CB002967

AVALIAÇÃO
MUSCULOESQUELÉTICA

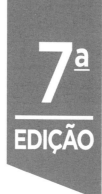

AVALIAÇÃO MUSCULOESQUELÉTICA

David J. Magee, PhD, BPT, CM
Professor Emeritus
Department of Physical Therapy
Faculty of Rehabilitation Medicine
University of Alberta
Edmonton, Alberta, Canada

Robert C. Manske, PT, DPT, MEd, SCS, ATC, CSCS
Professor
Wichita State University
Department of Physical Therapy
Via Christi Ascension Orthopedic and Sports Physical Therapy
Wichita, Kansas, United States

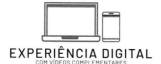

Título original em inglês: *Orthopedic Physical Assessment, 7th edition*
(ISBN do original: 978-0-323-52299-1)

Copyright © 2021 by Elsevier, Inc. All rights reserved.

This edition of **Orthopedic Physical Assessment, 7e (9780323522991)** by **David J. Magee and Robert C. Manske** is published by arrangement with Elsevier, Inc.

Esta edição de **Orthopedic Physical Assessment, 7e.**, de **David J. Magee e Robert C. Manske**, foi publicada mediante acordo com Elsevier, Inc.

Produção editorial: Retroflexo Serviços Editoriais

Tradução da 5ª edição: Luciana Cristina Baldini

Tradução das atualizações da 7ª edição: Fernando Gomes do Nascimento

Revisão científica da 5ª edição: Jayme de Paula Gonçalves *(in memoriam)*
    Sócio efetivo da Sociedade Brasileira de Cirurgia do Joelho
    Ex-professor adjunto de Ortopedia da Faculdade de Medicina da FUA
    Especialista em Medicina do Esporte pela Associação Médica Brasileira/Sociedade Brasileira de Medicina do Esporte
    Membro Titular da Sociedade Brasileira de Ortopedia e Traumatologia

Revisão científica das atualizações da 7ª edição: Maiza Ritomy Ide
    Fisioterapeuta pela Universidade Estadual de Londrina (UEL)
    Mestre em Ciências pela Faculdade de Medicina da Universidade de São Paulo (FMUSP)
    Doutora em Reumatologia pela FMUSP
    Pós-doutora em Reumatologia pela Universidade de Cantabria (Espanha)

Revisão de tradução e revisão de prova: Depto. editorial da Editora Manole

Projeto gráfico: Depto. editorial da Editora Manole

Diagramação: Luargraf Serviços Gráficos Ltda

Adaptação da capa para a edição brasileira: Depto. de arte da Editora Manole

CIP-BRASIL. CATALOGAÇÃO NA PUBLICAÇÃO
SINDICATO NACIONAL DOS EDITORES DE LIVROS, RJ

M171
7. ed.

    Magee, David J.
    Avaliação musculoesquelética / David J. Magee, Robert C. Manske ; tradução
Luciana Cristina Baldini, Fernando Gomes do Nascimento ; revisão científica Jayme de
Paula Gonçalves (*in memoriam*), Maiza Ritomy Ide. - 7. ed. - Santana de Parnaíba [SP] :
Manole, 2024.

    Tradução de: Orthopedic physical assessment
    ISBN 9788520465158

    1. Sistema musculoesquelético - Doenças - Diagnóstico. 2. Articulações -
Amplitude de movimento - Medição. I. Manske, Robert C. II. Baldini, Luciana Cristina.
III. Nascimento, Fernando Gomes do. IV. Gonçalves, Jayme de Paula, 1933-2019. V.
Ide, Maiza Ritomy. VI. Título.

23-86240
                 CDD: 616.7075
                 CDU: 616.74

Meri Gleice Rodrigues de Souza - Bibliotecária - CRB-7/6439

Todos os direitos reservados.
Nenhuma parte deste livro poderá ser reproduzida, por qualquer processo, sem a permissão expressa dos editores.
É proibida a reprodução por fotocópia.

A Editora Manole é filiada à ABDR – Associação Brasileira de Direitos Reprográficos.

7ª edição brasileira – 2024

Direitos em língua portuguesa adquiridos pela:
Editora Manole Ltda.
Alameda América, 876
Tamboré – Santana de Parnaíba – SP – Brasil
CEP: 06543-315
Fone: (11) 4196-6000
www.manole.com.br | https://atendimento.manole.com.br/

Impresso no Brasil
Printed in Brazil

Dedicatória

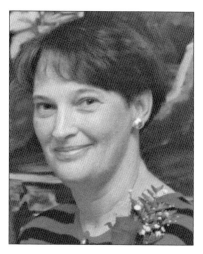

Bernice Sharon Magee
1945-2019
"My Rock and the Family's Glue"

Durante o processo de edição desta obra, foram tomados todos os cuidados para assegurar a publicação de informações técnicas, precisas e atualizadas conforme lei, normas e regras de órgãos de classe aplicáveis à matéria, incluindo códigos de ética, bem como sobre práticas geralmente aceitas pela comunidade acadêmica e/ou técnica, segundo a experiência do autor da obra, pesquisa científica e dados existentes até a data da publicação. As linhas de pesquisa ou de argumentação do autor, assim como suas opiniões, não são necessariamente as da Editora, de modo que esta não pode ser responsabilizada por quaisquer erros ou omissões desta obra que sirvam de apoio à prática profissional do leitor.

Do mesmo modo, foram empregados todos os esforços para garantir a proteção dos direitos de autor envolvidos na obra, inclusive quanto às obras de terceiros, imagens e ilustrações aqui reproduzidas. Caso algum autor se sinta prejudicado, favor entrar em contato com a Editora.

Finalmente, cabe orientar o leitor que a citação de passagens da obra com o objetivo de debate ou exemplificação ou ainda a reprodução de pequenos trechos da obra para uso privado, sem intuito comercial e desde que não prejudique a normal exploração da obra, são, por um lado, permitidas pela Lei de Direitos Autorais, art. 46, incisos II e III. Por outro, a mesma Lei de Direitos Autorais, no art. 29, incisos I, VI e VII, proíbe a reprodução parcial ou integral desta obra, sem prévia autorização, para uso coletivo, bem como o compartilhamento indiscriminado de cópias não autorizadas, inclusive em grupos de grande audiência em redes sociais e aplicativos de mensagens instantâneas. Essa prática prejudica a normal exploração da obra pelo seu autor, ameaçando a edição técnica e universitária de livros científicos e didáticos e a produção de novas obras de qualquer autor.

Prefácio para a sétima edição

Em 2014, quando concluí a 6ª edição do *Avaliação musculoesquelética*, pensei que essa seria a última revisão que teria que fazer. Felizmente, graças à Editora Elsevier, tive a oportunidade de fazer esta 7ª edição do livro, além da chance de trabalhar com o grande profissional que irá assumir o cargo de autor/editor do *Avaliação musculoesquelética*, o Dr. Robert Manske, que, por sua vez, nas futuras edições da obra contará com a colaboração da minha insubstituível editora de desenvolvimento, Bev Evjen. Com o apoio da Elsevier, tenho certeza de que o livro está em boas e competentes mãos.

Lembro-me de que, por ocasião da impressão da primeira edição, fui informado pela Elsevier que a primeira tiragem seria de 8.000 exemplares. Tudo o que eu conseguia pensar na época era, "quanto tempo levaria para vender 8.000 cópias, quando eu lecionava para apenas 40 alunos de fisioterapia por ano?" Ocorreu que o livro teve três tiragens no primeiro ano, e o resto, como dizem, "é história!" Fazer alguma coisa em vida e alcançar um sucesso que ultrapassa em muito todas as nossas expectativas, esperanças e sonhos é extremamente gratificante e recompensador. Aprecio demais o apoio das pessoas que me cederam informações e que fizeram críticas construtivas; suas contribuições muito fizeram para o sucesso do meu livro. E não tenho palavras para expressar meu agradecimento pelo apoio dessas pessoas e também dos modelos que gentilmente posaram para as fotos do livro, dos meus alunos e da minha família.

Em 1987, ano da publicação da primeira edição do *Avaliação musculoesquelética*, eu tinha um sonho – o de desenvolver uma série de livros que atendessem às necessidades dos profissionais de saúde de reabilitação na área dos problemas musculoesqueléticos. Com a ajuda dos demais editores – James Zachazewski, Sandy Quillen e Rob Manske – e dos vários especialistas em suas respectivas áreas, meu sonho se tornou realidade com a Série *Musculoskeletal Rehabilitation*. O *Avaliação musculoesquelética* passou a ser a pedra angular da série.

Na presente edição do *Avaliação musculoesquelética*, informações foram atualizadas em todos os capítulos, com o acréscimo de novos testes e figuras, principalmente na área de concussões e de avaliação do quadril. Estudos de confiabilidade para testes demonstram que existe variabilidade em seus desfechos. Assim, destacamos com ícones diferentes os principais testes, em virtude da demonstração clínica e/ou estatística da importância de tais testes em sua contribuição para a determinação dos problemas. Esperamos que essa mudança seja uma ferramenta útil, tanto para estudantes como para profissionais de saúde, em seu trabalho para determinar quais os testes que podem ser eficazes, dependendo da patologia em questão. Entretanto, é importante ter em mente que esses testes especiais não substituem uma boa anamnese ou exame.

David J. Magee, PhD, BPT, CM

Agradecimentos

A elaboração de um livro como este, embora fruto dos sonhos de duas pessoas, é, na verdade, a união de ideias, conceitos e ensinamentos desenvolvidos e transmitidos por colegas, amigos, profissionais de saúde e especialistas na área da avaliação musculoesquelética. Por ocasião da sua publicação pela primeira vez em 1987, eu não fazia ideia do quão bem-sucedido ele viria a ser. A importância do livro, atualmente traduzido para sete idiomas, ultrapassou em muito tudo o que eu poderia imaginar.

Para esta edição em particular, desejo expressar minha gratidão às seguintes pessoas:

Minha família, especialmente minha esposa, Bernice, por aguentar meus humores e idiossincrasias, sobretudo de madrugada!

Bev Evjen, nossa insubstituível editora de desenvolvimento e grande amiga. Sem sua ajuda, incentivo, persistência e atenção aos detalhes, esta edição, assim como as edições anteriores, não seria o que atualmente representa.

Rob Manske, que concordou em ser, daqui em diante, o autor do *Avaliação musculoesquelética.* Tenho certeza de que o livro está em muito boas mãos e será bem cuidado no futuro.

Judy Chepeha, que atuou como modelo clínico em cinco edições do livro. Seu apoio e entusiasmo em participar valorizaram sobremodo o livro, além de acrescentar consistência.

Meus alunos de graduação, mestrado e doutorado do Canadá, Estados Unidos, Brasil, Chile e Japão. Muitas de suas ideias serviram para que fizéssemos revisões, além de coletarem muitos dos artigos científicos usados como referências e nos ajudaram com muitas das tabelas.

Aos muitos **autores e editores,** que tiveram a gentileza de permitir que usássemos suas fotografias, desenhos e tabelas no texto. Com isso, as explicações se tornaram mais claras e de mais fácil compreensão. Sem esses acréscimos, o livro não atenderia às nossas expectativas.

Ted Huff e **Jodie Bernard,** nossos ilustradores médicos, cujas habilidades e atenção aos detalhes contribuíram significativamente para o sucesso desta obra.

Nosso fotógrafo, **Brian Gavriloff,** cujo talento com a câmera contribuiu imensamente para a qualidade do livro.

Dr. Andrew Porter por muitas das imagens radiográficas por ele fornecidas para as seções do livro sobre diagnóstico por imagem.

Nossos modelos, **Tanya Beasley, Paul Caines, Lee-Anne Clayholt, Carolyn Crowell, Michelle Cuthbert, Vanessa de Oliveira Furino, Devon Fraser, Ian Hallworth, Nathaniel Hay, Sarah Kazmir, Megan Lange, Tysen LeBlanc, Dolly Magee, Shawn Magee, Theo Magee, Tommy Magee, Harry Magee, Henry Magee, Nicole Nieberding, Judy Sara, Paula Shoemaker, Holly Stevens, Ben Stout, Brandon Thome, Veronica Toy, Joan Matthews-White e Yung Yung Wong.** Apreciamos e agradecemos a imensa paciência e aquiescência em servirem de modelo para as inúmeras fotografias e vídeos explicativos.

Brent Davis, Luke Kriley e **Jameson Fay,** que pesquisaram e atualizaram as tabelas de propriedades psicométricas dos testes especiais para esta edição.

Meus colegas, que colaboraram com ideias, sugestões, radiografias e fotografias, e que, além disso, digitaram e revisaram os manuscritos.

À equipe da WB Saunders (Elsevier), em especial **Kathy Falk,** que me orientou e sempre apoiou em muitas edições do livro, e **Lauren Willis, Sarah Vora** e **Rachel McMullen** por suas ideias, sugestões, ajuda e paciência na elaboração desta edição.

Aos meus professores, colegas e mentores, que me incentivaram a seguir a carreira por mim escolhida.

A essas pessoas e a muitas outras – obrigado por sua ajuda, ideias e encorajamento. Seu apoio certamente desempenhou um importantíssimo papel no sucesso e na conclusão deste livro.

David J. Magee, PhD, BPT, CM

Agradecimentos

Em primeiro lugar, quero agradecer a **David Magee** por me ter dado a oportunidade de ajudar nesta 7ª edição do *Avaliação musculoesquelética*. Costumo me referir a este texto como a "Bíblia Ortopédica". Sinto-me extremamente abençoado por ter David como meu mentor durante o processo de revisão de um livro dessa magnitude e importância. Apesar de muitos e inesperados eventos ocorridos ao longo desta revisão, David sempre foi aquela pessoa tranquila, gentil e paciente comigo durante todo o processo. Nunca é fácil abrir mão do controle. No entanto, de maneira lenta e paciente, David foi me "dando corda", pouco a pouco, mas sempre certificando-se de que não me daria corda suficiente para me enforcar... Ele jamais terá ideia do quanto me ensinou – coisas como orgulhar-se do seu trabalho, sobre a ética profissional em geral, a atenção aos detalhes, confiabilidade, justiça, honestidade, integridade e humildade, para citar apenas alguns de seus ensinamentos. Juntamente com David e Bev, esta 7ª edição do *Avaliação musculoesquelética* por certo será uma das realizações profissionais que me darão mais orgulho.

Em segundo lugar, quero agradecer a **Bev Evjen**. Muitos anos atrás, quando trabalhávamos em nosso livro *Athletic and Sport Issues*, David me confidenciou acerca de como Bev é importante para o *Avaliação musculoesquelética* e para toda a Série *Musculoskeletal Rehabilitation*. Na verdade, essa confidência de David simplesmente nem chega perto do que Bev representa. O processo de fazer este livro jamais funcionaria sem a amizade inquebrantável de Bev, sua atenção aos detalhes, persistência e incrível habilidade organizacional. Bev é uma mulher incrível e maravilhosa, sempre zelosa pelos nossos melhores interesses. Obrigado, Bev!

Em terceiro lugar, gostaria de agradecer ao **corpo docente, funcionários e alunos** da Wichita State University, onde trabalhei nos últimos 23 anos, **a todos os meus muitos colegas** com quem tive a honra de trabalhar em várias localizações da Via Christi–Ascension em Wichita nos últimos 25 anos, e **aos ex-pacientes e pacientes**, que generosamente me permitiram usar os vários testes deste livro para ajudar na determinação dos seus problemas ortopédicos. Todas essas pessoas constituem um incentivo constante que me motiva a continuar aprimorando meu conhecimento, para que eu me torne não apenas um professor melhor, mas, sobretudo e mais importante, um profissional de saúde melhor. Vocês todos são terapeutas e funcionários incrivelmente talentosos e sua amizade significa muito para mim.

Finalmente, agradeço à minha linda esposa, **Julie**, e aos nossos incríveis filhos, **Rachael, Halle e Tyler.** Muito obrigado por representar tanto em minha vida.

**Robert C. Manske, PT, DPT,
MEd, SCS, ATC, CSCS**

Conteúdo complementar

O ícone de filme , que o leitor encontrará no decorrer deste livro, indica que um vídeo sobre o assunto está disponível (em inglês) em uma plataforma digital exclusiva.

Para ingressar no ambiente virtual, utilize o QR code abaixo, faça seu cadastro e digite a senha: magee7

O prazo para acesso a esse material limita-se à vigência desta edição.

Sumário

1. Princípios e conceitos   1

Anamnese   1
Observação   14
Exame   16
   Princípios   16
   Sinais vitais   17
   Exame de triagem   17
   Exame de articulações específicas   30
   Avaliação funcional   43
   Testes especiais (diagnósticos)   47
   Reflexos e distribuição cutânea   51
   Movimentos do jogo articular   55
   Palpação   57
   Diagnóstico por imagem   59
Resumo   72
Estudo de casos   72
Conclusão   74

2. Cabeça e face   81

Anatomia aplicada   81
Anamnese   86
Observação   107
Exame   114
   Exame da cabeça   114
   Exame da face   118
   Exame do olho   121
   Exame do nariz   126
   Exame dos dentes   127
   Exame da orelha   127
   Testes especiais   127
   Reflexos e distribuição cutânea   164
   Movimentos do jogo articular   165
   Palpação   165
   Diagnóstico por imagem   167
Resumo da avaliação da cabeça e da face   171
Estudo de casos   171

3. Parte cervical da coluna   183

Anatomia aplicada   183
Anamnese   187
Observação   201
Exame   204
   Movimentos ativos   204

   Movimentos passivos   208
   Movimentos isométricos resistidos   211
   Exame de rastreamento   217
   Avaliação funcional   220
   Testes especiais   221
   Reflexos e distribuição cutânea   241
   Movimentos do jogo articular   247
   Palpação   249
   Diagnóstico por imagem   251
Resumo da avaliação da parte cervical da coluna   261
Estudo de casos   262

4. Articulação temporomandibular   271

Anatomia aplicada   271
Anamnese   274
Observação   280
Exame   283
   Movimentos ativos   283
   Movimentos passivos   288
   Movimentos isométricos resistidos   288
   Avaliação funcional   288
   Testes especiais   289
   Reflexos e distribuição cutânea   291
   Movimentos do jogo articular   291
   Palpação   293
   Diagnóstico por imagem   293
Resumo da avaliação da articulação temporomandibular   299
Estudo de casos   300

5. Ombro   305

Anatomia aplicada   305
Anamnese   315
Observação   321
Exame   332
   Movimentos ativos   333
   Movimentos passivos   347
   Movimentos isométricos resistidos   351
   Avaliação funcional   354
   Testes especiais   356
   Reflexos e distribuição cutânea   420
   Movimentos do jogo articular   424
   Palpação   427

XIV   Avaliação musculoesquelética

Diagnóstico por imagem   430
Resumo da avaliação do ombro   455
Estudo de casos   456

6.   Cotovelo   475

Anatomia aplicada   475
Anamnese   477
Observação   479
Exame   482
Movimentos ativos   482
Movimentos passivos   483
Movimentos isométricos resistidos   483
Avaliação funcional   487
Testes especiais   489
Reflexos e distribuição cutânea   507
Movimentos do jogo articular   511
Palpação   512
Diagnóstico por imagem   515
Resumo da avaliação do cotovelo   523
Estudo de casos   524

7.   Antebraço, punho e mão   529

Anatomia aplicada   529
Anamnese   534
Observação   538
Deformidades comuns das mãos e dos dedos   541
Outros achados físicos   547
Exame   548
Movimentos ativos   551
Movimentos passivos   554
Movimentos isométricos resistidos   556
Avaliação funcional (preensão)   558
Testes especiais   567
Reflexos e distribuição cutânea   593
Movimentos de jogo articular   600
Palpação   605
Diagnóstico por imagem   610
Resumo da avaliação do antebraço, punho e mão   623
Estudo de casos   624

8.   Parte torácica (dorsal) da coluna   633

Anatomia aplicada   633
Anamnese   636
Observação   639
Hipercifose   640
Escoliose   642
Respiração   644
Deformidades torácicas   644
Exame   646
Movimentos ativos   647
Movimentos passivos   655

Movimentos isométricos resistidos   657
Avaliação funcional   657
Testes especiais   663
Reflexos e distribuição cutânea   669
Movimentos do jogo articular   670
Palpação   673
Diagnóstico por imagem   675
Resumo da avaliação da parte torácica (dorsal) da coluna   681
Estudo de casos   682

9.   Parte lombar da coluna   685

Anatomia aplicada   685
Anamnese   690
Observação   700
Tipo de corpo   700
Marcha   700
Atitude   700
Postura total da coluna vertebral   700
Marcas cutâneas   703
Deformidade em degrau   704
Exame   704
Movimentos ativos   705
Movimentos passivos   710
Movimentos isométricos resistidos   712
Exame de rastreamento de articulações periféricas   720
Miótomos   721
Avaliação funcional   725
Testes especiais   726
Reflexos e distribuição cutânea   747
Movimentos do jogo articular   750
Palpação   754
Diagnóstico por imagem   756
Resumo da avaliação da parte lombar da coluna   776
Estudo de casos   777

10.   Pelve   789

Anatomia aplicada   789
Anamnese   793
Observação   796
Exame   800
Movimentos ativos   800
Movimentos passivos   805
Movimentos isométricos resistidos   809
Avaliação funcional   810
Testes especiais   810
Reflexos e distribuição cutânea   818
Movimentos do jogo articular   819
Palpação   822
Diagnóstico por imagem   824
Resumo da avaliação da pelve   828
Estudo de casos   828

11. Quadril 833

Anatomia aplicada 833
Anamnese 837
Observação 843
Exame 846
  Movimentos ativos 846
  Movimentos passivos 854
  Movimentos isométricos resistidos 855
  Avaliação funcional 859
  Testes especiais 862
  Reflexos tendinosos profundos e distribuição cutânea 896
  Movimentos do jogo articular 901
  Palpação 902
  Diagnóstico por imagem 905
Resumo da avaliação do quadril 931
Estudo de casos 932

12. Joelho 947

Anatomia aplicada 947
Anamnese 950
Observação 954
  Vista anterior, em pé 954
  Vista lateral, em pé 960
  Vista posterior, em pé 962
  Vistas anterior e lateral, sentado 962
  Marcha 963
Exame 965
  Movimentos ativos 966
  Movimentos passivos 968
  Movimentos isométricos resistidos 971
  Avaliação funcional 974
  Estabilidade ligamentar 979
  Testes especiais 1010
  Reflexos e distribuição cutânea 1033
  Movimentos do jogo articular 1035
  Palpação 1038
  Diagnóstico por imagem 1041
Resumo da avaliação do joelho 1063
Estudo de casos 1064

13. Perna, pé e tornozelo 1083

Anatomia aplicada 1083
  Retropé 1083
  Mediopé (articulações mediotarsais) 1086
  Antepé 1086
Anamnese 1087
Observação 1093
  Posição com sustentação de peso, vista anterior 1093
  Posição com sustentação de peso, vista posterior 1098

  Posição com sustentação de peso, vista lateral 1100
  Posição sem sustentação de peso 1102
  Deformidades, desvios e lesões comuns 1104
  Calçados 1113
Exame 1114
  Movimentos ativos 1114
  Movimentos passivos 1119
  Movimentos isométricos resistidos 1121
  Avaliação funcional 1124
  Testes especiais 1130
  Reflexos e distribuição cutânea 1146
  Movimentos do jogo articular 1152
  Palpação 1156
  Diagnóstico por imagem 1160
Resumo da avaliação da perna, tornozelo e pé 1183
Estudo de casos 1184

14. Avaliação da marcha 1197

Definições 1197
  Ciclo da marcha 1197
  Fase de apoio 1198
  Fase de balanço 1198
  Apoio bipodal 1200
  Apoio unipodal 1201
Parâmetros normais da marcha 1201
  Largura da base (do passo) 1201
  Comprimento do passo 1201
  Comprimento da passada 1202
  Desvio pélvico lateral (inclinação pélvica) 1202
  Desvio pélvico vertical 1202
  Rotação pélvica 1203
  Centro de gravidade 1203
  Cadência normal 1203
Padrão normal da marcha 1204
  Fase de apoio 1204
  Fase de balanço 1208
  Movimento articular durante a marcha normal 1209
Visão geral e anamnese 1211
Observação 1211
Exame 1214
  Pontuação da locomoção 1214
  Mecanismos de compensação 1214
Marcha anormal 1214
  Marcha antálgica (dolorosa) 1215
  Marcha artrogênica (quadril ou joelho rígido) 1221
  Marcha atáxica 1221
  Marchas com contratura das articulações 1222
  Marcha coxálgica 1223

XVI Avaliação musculoesquelética

Marcha equina (marcha com apoio nos artelhos) 1223
Marcha do glúteo máximo 1223
Marcha do glúteo médio (de Trendelenburg) 1223
Marcha hemiplégica ou hemiparética 1223
Marcha com hiperextensão do joelho 1224
Marcha da obesidade 1224
Marcha parkinsoniana 1224
Marcha dos flexores plantares 1224
Claudicação do psoas 1224
Marcha de evitação do quadríceps femoral 1225
Marcha em tesoura 1225
Marcha do membro inferior curto 1225
Marcha de parada (escarvante) ou do pé caído 1226
Marcha "de gingado" 1226

15. Avaliação da postura   1233

Desenvolvimento postural   1233
Fatores que afetam a postura   1238
Causas de má postura   1238
Métodos de avaliação postural   1239
Deformidades comuns da coluna vertebral   1239
Lordose   1239
Cifose   1240
Escoliose   1243
Anamnese   1247
Observação   1248
Posição em pé   1250
Flexão anterior   1261
Posição sentada   1263
Decúbito dorsal   1265
Decúbito ventral   1265
Exame   1265
Avaliação funcional   1266
Resumo da avaliação da postura   1268

16. Avaliação do amputado   1271

Níveis de amputação   1272
Anamnese   1274
Observação   1278
Exame   1283
Mensurações relacionadas à amputação   1283
Movimentos ativos   1283
Movimentos passivos   1283
Movimentos isométricos resistidos   1283
Avaliação funcional   1287
Testes para sensibilidade   1287
Avaliação psicológica   1287
Palpação   1288
Diagnóstico por imagem   1288
Resumo da avaliação do amputado   1288

17. Avaliação inicial da saúde   1291

Objetivos da avaliação   1295
Anamnese na atenção primária à saúde   1295
Exame   1296
Sinais vitais   1296
Problemas médicos gerais   1297
Cabeça e face   1297
Exame neurológico e distúrbios convulsivos (incluindo traumatismo craniano)   1299
Exame musculoesquelético   1300
Exame cardiovascular   1301
Exame pulmonar   1304
Exame gastrintestinal   1305
Exame urogenital   1306
Exame dermatológico (tegumentar)   1307
Exame para distúrbios causados pelo calor (hipertermia)   1307
Exame para distúrbios causados pelo frio (hipotermia)   1308
Exames laboratoriais   1308
Diagnóstico por imagem   1308
Perfil do condicionamento físico (avaliação funcional)   1309
Testes pós-lesionais para retorno à atividade   1320
Participação nos esportes   1321

18. Avaliação de emergências esportivas   1329

Preparação pré-evento   1329
Avaliação inicial   1329
Nível de consciência   1332
Estabelecer as vias aéreas   1333
Estabelecer a circulação   1336
Avaliação do sangramento, perda de líquido e choque   1338
Parada cardíaca súbita   1339
Avaliação das pupilas   1340
Avaliação à procura de lesão medular   1340
Avaliação à procura de traumatismo cranioencefálico (monitoramento neurológico)   1342
Avaliação de lesões causadas pelo calor   1344
Avaliação do movimento   1345
Posicionamento do paciente   1345
Gravidade da lesão   1348
Avaliação secundária   1348
Resumo da avaliação de emergências esportivas   1353
Estudo de casos   1354

Índice remissivo   1357

CAPÍTULO 1

Princípios e conceitos

Uma avaliação musculoesquelética requer um exame sistemático adequado e completo do paciente. Um diagnóstico correto depende do conhecimento de anatomia funcional, de uma anamnese precisa, da observação diligente e de um exame completo. O processo do diagnóstico diferencial envolve a utilização de sinais clínicos e sintomas, exame físico, um conhecimento da patologia e dos mecanismos de lesão, testes estimulantes e de palpação (movimento) e técnicas laboratoriais e de diagnósticos por imagem. Somente por meio de uma avaliação completa e sistemática é possível se estabelecer um diagnóstico preciso. A finalidade da avaliação deve ser compreender total e claramente os problemas do paciente, a partir de seu ponto de vista e do médico, e da base física dos sintomas que o levaram a procurá-lo. Como disse James Cyriax, "O diagnóstico é apenas uma questão de aplicar a anatomia".[1]

Um dos métodos de avaliação mais comumente utilizado é o de registros médicos orientados ao problema, que utiliza as anotações "SOAP".[2] SOAP refere-se às quatro partes da avaliação: Subjetiva, Objetiva, Avaliação e Plano. Esse método é particularmente útil para ajudar o examinador a solucionar um problema. Neste livro, a parte subjetiva da avaliação é abordada na Anamnese, a parte objetiva na Observação e a Avaliação no exame.

Embora o texto trate principalmente da avaliação física musculoesquelética de pacientes ambulatoriais, pode ser facilmente adaptado para a avaliação de pacientes internados. A diferença principal está na adaptação da avaliação às necessidades do paciente acamado. Frequentemente, o diagnóstico do paciente hospitalizado foi estabelecido previamente e qualquer avaliação adicional é modificada para determinar como a condição do paciente está respondendo ao tratamento. De modo semelhante, o paciente ambulatorial é avaliado continuamente durante o tratamento, e a avaliação é modificada de modo a refletir a resposta do paciente ao tratamento.

Independentemente do sistema de avaliação adotado, o examinador deve estabelecer um **método sequencial** a fim de garantir que nada seja negligenciado. A avaliação deve ser organizada, abrangente e reproduzível. Em geral, o examinador compara um lado do corpo supostamente normal com o outro, que se apresenta anormal ou lesionado. Por essa razão, o examinador deve compreender e conhecer a ampla variabilidade do que se considera normal. Além disso, o examinador deve centrar a atenção em apenas um aspecto da avaliação por vez, por exemplo, garantindo que seja obtida uma anamnese completa antes de finalizar o componente em exame. Ao avaliar uma determinada articulação, o examinador deve considerar a articulação e a lesão dentro do contexto de como esta pode afetar outras articulações na cadeia cinética. Essas outras articulações podem apresentar alterações à medida que tentam compensar as deficiências da articulação lesionada.

Cada capítulo termina com um resumo dos procedimentos de avaliação identificados nele. Essa seção permite que o examinador reveja rapidamente as etapas pertinentes da avaliação da articulação ou da estrutura que está sendo examinada. Para informações adicionais o examinador pode consultar seções mais detalhadas do capítulo.

Avaliação musculoesquelética total

- Anamnese.
- Observação.
- Exame do movimento.
- Testes especiais.
- Reflexos e distribuição cutânea.
- Movimentos do jogo articular.
- Palpação.
- Diagnóstico por imagem.

Anamnese

Idealmente, o ambiente para a avaliação deve ser privado e tão isento de distrações quanto possível. O examinador deve sempre se apresentar ao paciente e, em seguida, sentar-se ao seu lado ou à sua frente para, assim procedendo, promover a noção de que o examinador está focado no paciente. Demonstrações de gentileza e respeito ajudam a criar um ambiente que fomenta a troca de informações.[3]

Uma anamnese detalhada do paciente deve ser realizada e redigida para garantir confiabilidade. Isso requer uma comunicação efetiva e eficiente por parte do examinador e a capacidade de desenvolver um bom relacionamento com o paciente e, em alguns casos, com membros da família e outros indivíduos do grupo de enfermagem. Isso inclui falar de um modo e utilizar termos que possam ser compreendidos pelo paciente (perguntas de senso comum); deve saber ouvir o paciente e ser enfático, interessado, cuidadoso e profissional.[4] Naturalmente, a ênfase ao realizar a anamnese deve ser colocada nos aspectos da avaliação que tenham uma maior relevância clínica. Frequentemente, o examinador pode estabelecer o diagnóstico simplesmente *ouvindo o paciente*.[5,6] Na verdade, isso quer dizer que o paciente, diante do incentivo apropriado, descreverá sintomas complexos ao profissional de saúde, o que o levará a estabelecer o diagnóstico apropriado.[6] Nenhuma área deve ser menosprezada. A repetição ajuda o examinador a se familiarizar com a anamnese característica das queixas do paciente, de modo que algum desvio incomum, que frequentemente indica problemas, possa ser observado de imediato. Mesmo quando o diagnóstico for óbvio, a anamnese fornece informações valiosas sobre o distúrbio, sua situação atual, seu prognóstico e o tratamento adequado. A anamnese também permite que o examinador determine a personalidade do paciente, sua linguagem e capacidade cognitiva, sua capacidade de articulação, qualquer tratamento que tenha recebido e o comportamento da lesão. Além da anamnese da doença ou lesão atual, o examinador deve analisar dados, tratamentos e resultados anteriores relevantes. Os antecedentes médicos devem incluir qualquer doença, cirurgia, acidente ou alergia importante. Em alguns casos, pode ser necessário investigar detalhadamente os hábitos sociais e familiares do paciente caso pareçam relevantes. Os hábitos de vida, incluindo padrão de sono, estresse, carga de trabalho e atividades recreativas também devem ser anotados.

É importante que o examinador, de forma educada, porém firme, mantenha o paciente focado e desestimule o fornecimento de informações não relevantes. Questões e respostas devem fornecer informações práticas sobre o problema. Além disso, o examinador deve ficar atento a qualquer indício de sinais ou sintomas do tipo "**bandeira vermelha**" (Tab. 1.1), que indique que o problema não é musculoesquelético ou que se trata de um problema mais grave que precisa ser encaminhado a um profissional especializado da área.[7-9] Sudorese, palidez/rubor, uma compleição pálida/ictérica, tremores/agitação, elevação da temperatura corporal e alterações na pressão arterial podem indicar doenças sistêmicas graves. A ocorrência de apenas um sinal ou sintoma do tipo "bandeira vermelha" não necessariamente indica que há uma doença grave. Esse achado deverá ser considerado no contexto da anamnese e dos achados da avaliação do indivíduo.[9] Sinais e sintomas do tipo "**bandeira amarela**" também requerem a observação do examinador, uma vez que denotam problemas que podem ser graves ou que podem envolver mais de uma área, que requer um exame mais extensivo, ou que podem estar relacionados às precauções e con-

TABELA 1.1

Achados "bandeira vermelha" na anamnese que indicam a necessidade de encaminhamento a um médico

Câncer	• Dor noturna persistente • Dor constante em qualquer local do corpo • Perda de peso inexplicável (p. ex., 4,5 a 6,8 kg em duas semanas ou menos) (5% ou mais em 4 semanas) • Perda de apetite • Nódulos ou tumorações incomuns • Fadiga injustificável • Alteração nos hábitos intestinais ou vesicais • Feridas que não cicatrizam • Sangramento ou corrimento incomuns • Alteração evidente em uma verruga ou nevo • Tosse ou rouquidão persistente
Cardiovascular	• Dificuldade respiratória • Tontura • Dor ou sensação de peso no tórax • Dor pulsátil em qualquer local do corpo • Dor constante e intensa na perna (panturrilha) ou no membro superior • Alteração da cor ou dor nos pés • Edema (sem história de lesão)
Gastrintestinal/ geniturinário	• Dor abdominal intensa ou frequente • Azia ou indigestão frequentes • Náusea ou vômito frequentes • Alteração ou problemas da função intestinal ou vesical (p. ex., infecção do trato urinário), incontinência • Irregularidades menstruais incomuns
Diversos	• Febre ou sudorese noturna • Distúrbios emocionais graves recentes • Edema ou hiperemia em qualquer articulação sem história de lesão • Gravidez
Neurológico	• Alterações auditivas • Cefaleias frequentes ou intensas sem história de lesão • Problemas de deglutição ou alteração da fala • Alterações da visão (p. ex., borramento ou perda da visão) • Problemas de equilíbrio, coordenação ou queda • Episódios de desmaio (quedas súbitas) • Fraqueza súbita • Alfinetadas e agulhadas bilaterais

Dados de Stith JS, Sahrmann SA, Dixon KK et al. Curriculum to prepare diagnosticians in physical therapy, *J Phys Ther Educ* 9:50, 1995.

traindicações ao tratamento que o examinador possa ter que considerar; também podem indicar problemas psicossociais sobrejacentes que poderão afetar o tratamento.[10]

Geralmente, a anamnese é realizada numa sequência ordenada. Ela oferece ao paciente uma oportunidade de descrever o problema e as limitações causadas por ele do modo como é percebido. Para a obtenção de um resultado funcional bom, é essencial que o médico leve em conta as preocupações e expectativas do paciente em relação ao seu tratamento. Afinal, a anamnese é o relato do paciente a respeito de sua própria condição. Em certos casos, os desfechos informados pelo paciente são incluídos na anamnese. Esses desfechos fornecem um *status* da situação do paciente com relação à sua saúde e seus problemas; são diretamente informados pelo paciente, que relata ainda como o problema (ou problemas) afeta sua qualidade de vida.[11] As perguntas formuladas devem ser de fácil compreensão e não devem induzir o paciente. Por exemplo, o examinador não deve perguntar "Isso aumenta a sua dor?"; o melhor é perguntar "Isso altera sua dor de alguma maneira?". O examinador deve formular uma pergunta por vez e aguardar a resposta para cada questão antes de passar a outra.

Perguntas abertas solicitam informações narrativas; perguntas objetivas ou diretas solicitam informações específicas. Questões diretas frequentemente são utilizadas para completar detalhes de informações obtidas nas questões abertas e geralmente exigem uma resposta breve do tipo sim ou não. Em qualquer avaliação musculoesquelética, o examinador deve buscar respostas às seguintes pertinentes questões.

1. *Qual é a idade e o sexo do paciente?* Muitas condições ocorrem dentro de certas faixas etárias. Por exemplo, vários distúrbios do crescimento como a doença

---

▼ **Achados do tipo "bandeira amarela" na anamnese do paciente indicativos de possível necessidade de um exame mais detalhado**

- Sinais e sintomas anormais (padrões de queixa incomuns).
- Sintomas bilaterais.
- Periferização dos sintomas.
- Sintomas neurológicos (raízes nervosas ou nervos periféricos).
- Envolvimento de várias raízes nervosas.
- Padrões sensitivos anormais (não seguem os padrões de dermátomos ou de nervos periféricos).
- Anestesia em sela.
- Sinais de neurônio motor superior (medula espinal).
- Desmaios.
- Quedas sem perda de consciência.
- Vertigens.
- Sintomas do sistema nervoso autônomo.
- Debilitação progressiva.
- Perturbações progressivas da marcha.
- Inflamação poliarticular.
- Estresses psicossociais.
- Alterações circulatórias ou cutâneas.

---

de Legg-Perthes ou doença de Scheuermann são observados em adolescentes. Condições degenerativas como osteoartrite e osteoporose são frequentemente mais observadas na população idosa. A síndrome do impacto do ombro em indivíduos jovens (15 a 35 anos) resulta mais provavelmente de fraqueza muscular, em geral dos músculos que controlam a escápula, enquanto a condição em indivíduos mais velhos (com mais de 40 anos) é provavelmente decorrente de alterações degenerativas do complexo do ombro. Alguns problemas de saúde apresentam diferenças quanto ao sexo e até mesmo à raça. Por exemplo, alguns cânceres são mais prevalentes em homens (p. ex., próstata, bexiga), enquanto outros ocorrem com mais frequência em mulheres (p. ex., colo do útero, de mama), outros ainda são mais comuns em pessoas brancas.

2. *Qual é a ocupação do paciente?* No que ele trabalha? Como é o seu ambiente de trabalho? Quais são as demandas e posturas assumidas?[12] Por exemplo, um trabalhador braçal provavelmente possui músculos mais fortes que um trabalhador sedentário e pode ser menos propenso a uma distensão muscular. Contudo, os trabalhadores braçais são mais suscetíveis a lesão em virtude do tipo de emprego que têm. Visto que os trabalhadores sedentários não têm necessidade de um alto nível de força muscular, eles podem estressar exageradamente os músculos ou as articulações nos finais de semana por causa de uma atividade excessiva ou da participação em uma atividade com a qual não estão acostumados. Posturas habituais e distensões musculares repetitivas causadas por algumas ocupações podem indicar a localização ou a fonte do problema.

3. *Por que o paciente procurou ajuda?* Frequentemente, isso é denominado **história da doença atual** ou **queixa principal**.[3] Essa parte da anamnese permite que os pacientes descrevam com suas próprias palavras o que os incomoda e a magnitude do problema. É importante que o médico determine o que o paciente deseja ser capaz de fazer e o que ele é incapaz de fazer do ponto de vista funcional. Em outras palavras, há alguma limitação funcional? Com frequência é essa limitação que faz com que o paciente procure por tratamento de saúde. Também é essencial garantir que o examinador saiba quais são os desfechos importantes para o paciente, se as expectativas do paciente quanto ao tratamento a ser adotado são realistas e que direção funcional o tratamento deve seguir para assegurar que o paciente esteja apto, na medida do possível, a retornar ao seu nível de atividade prévio, ou que ele possa estar ciente do desfecho esperado para si.[13]

4. *Houve algum trauma desencadeante (macrotrauma) ou alguma atividade repetitiva (microtrauma)?* Em

outras palavras, qual foi o **mecanismo da lesão** e quais foram os fatores predisponentes? Se o paciente sofreu um acidente automobilístico, por exemplo, ele estava dirigindo ou era passageiro? Ele foi o causador do acidente? Qual parte do carro sofreu a colisão? Qual a velocidade do carro no momento do acidente? O paciente estava usando cinto de segurança? Ao formular questões sobre o(s) mecanismo(s) da lesão, o examinador deve tentar determinar a direção e a magnitude da força que ocasionou a lesão e como ela foi aplicada. Ouvindo atentamente o paciente, o examinador consegue em geral determinar quais estruturas foram lesionadas e o grau da gravidade, conhecendo a força e o mecanismo da lesão. Por exemplo, luxações anteriores do ombro geralmente ocorrem quando o membro superior é abduzido e rotacionado lateralmente além da amplitude de movimento (ADM) normal, e a "tríade terrível" do joelho (lesão do ligamento colateral medial, ligamento cruzado anterior e menisco medial) usualmente ocorre em razão de um golpe na face lateral do joelho, com ele flexionado, o peso total do paciente sobre ele e o pé fixo. Da mesma maneira, o examinador deve determinar se houve qualquer fator predisponente, incomum ou novo, como, por exemplo, postura sustentada ou atividades repetitivas, saúde geral, problemas familiares ou genéticos que possam ter ocasionado o problema.[14]

5. *O início do problema foi lento ou súbito?* O problema iniciou como uma dor insidiosa, leve, e então evoluiu para uma dor contínua ou houve um episódio específico no qual a parte do corpo foi lesionada? Caso tenha ocorrido um traumatismo desencadeante, em geral é relativamente fácil determinar a localização do problema. A dor piora no decorrer do dia? O início súbito foi causado por um trauma ou foi repentino com bloqueio decorrente de um espasmo muscular (bloqueio de espasmo) ou dor? Existe algo que alivia os sintomas? O conhecimento desses fatos ajuda o examinador a estabelecer um diagnóstico diferencial.

6. *Qual é a localização dos sintomas que incomodam o paciente?* Quando possível, pedir ao paciente que indique a área. O paciente indica uma estrutura específica ou uma região mais geral? Essa última pode indicar uma condição mais grave ou sintomas referidos (**bandeira amarela**). A maneira com que o paciente descreve os sintomas frequentemente ajuda a delinear os problemas. O lado dominante ou o não dominante foi lesionado? Uma lesão no lado dominante pode levar a limitações funcionais maiores. Os problemas são localizados (p. ex., uma entorse) ou sistêmicos (p. ex., artrite reumatoide)?

7. *Qual a localização da dor ou de outros sintomas quando o paciente se queixou pela primeira vez?* Dor é uma sensação subjetiva e suas manifestações são específicas para cada indivíduo. Trata-se de uma experiência complexa que envolve várias dimensões (Fig. 1.1).[15,16] Quando a intensidade da dor ou os sintomas são tais que o paciente se torna incapaz de se mover em uma determinada

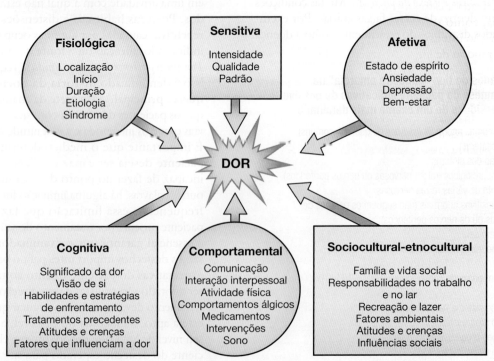

Figura 1.1 As dimensões da dor. (Redesenhada de Petty NJ, Moore AP: *Neuromusculoskeletal examination and assessment: a handbook for therapists*. London: Churchill-Livingstone, 1998. p. 8.)

direção ou de manter uma determinada postura por causa dos sintomas, dizemos que os sintomas são graves. Se os sintomas ou a dor tornam-se progressivamente piores com o movimento ou com a permanência numa determinada posição durante um período prolongado, dizemos que os sintomas são irritáveis.[17,18] A **dor aguda** é uma dor nova, frequentemente grave, contínua e talvez incapacitante, de qualidade ou duração suficientes para fazer o paciente procurar ajuda. Lesões agudas tendem a ser mais irritáveis, provocando dor logo no início do movimento, ou uma atividade mínima acarreta sintomas e, em geral, a dor permanece após o término do movimento.[4] A **dor crônica** é mais agravante, não é tão intensa, foi experimentada antes e, em muitos casos, o paciente sabe como lidar com ela. Mais frequentemente, a dor aguda é acompanhada por ansiedade, ao passo que a dor crônica está associada à depressão.[19] No caso de lesão tecidual, são liberadas substâncias que acarretam inflamação e **sensibilização periférica** dos nociceptores (também denominada **hiperalgesia primária**), resultando em dor localizada. Se a lesão não segue uma via normal de cura e se torna crônica, poderá ocorrer **sensibilização central**, também denominada **hiperalgesia secundária**. A sensibilização periférica é um fenômeno local, enquanto a sensibilização central é mais um processo central, com envolvimento da medula espinal e do encéfalo. A sensibilização central se manifesta na forma de uma hipersensibilidade generalizada a estressores físicos, mentais e emocionais, como toque, pressão mecânica, ruído, iluminação intensa, temperatura e medicação.[20,21] A dor mudou de lugar ou disseminou-se? A localização e a disseminação da dor podem ser anotadas em um gráfico do corpo, que faz parte da planilha de avaliação (Apêndice 1.1 *on-line* – utilizar o QR code no final deste capítulo). O examinador deve solicitar ao paciente que aponte exatamente onde a dor localizava-se e onde ela está localizada no momento. Há pontos-gatilho? **Pontos-gatilho** são áreas delimitadas de hiperirritabilidade no interior dos tecidos; são sensíveis à compressão, são frequentemente acompanhados por regiões tensas de tecido e, quando suficientemente hipersensíveis, podem dar origem a dor referida, que é constante, profunda e dolorosa. Esses pontos-gatilho permitem fazer o diagnóstico, uma vez que a aplicação de pressão sobre eles reproduz os sintomas do paciente. Pontos-gatilho não são encontrados em músculos normais.[22]

Em geral, a região da dor aumenta ou torna-se mais distal à medida que a lesão piora, e torna-se menor ou mais localizada à medida que ela melhora. Alguns examinadores chamam o primeiro caso **periferização dos sintomas** e o outro **centralização**

dos sintomas.[23-25] Quanto mais distal e superficial for o problema, mais precisamente o paciente consegue determinar a localização da dor. No caso de dor referida, o paciente geralmente aponta para uma área geral; no caso de uma lesão localizada, o paciente aponta para uma localização específica. A **dor referida** tende a ser sentida profundamente; seus limites são indistintos e ela irradia de modo segmentar, sem cruzar a linha média. O termo *dor referida* significa que a dor é sentida num outro local, não no tecido lesionado, visto que os mesmos segmentos neurais ou adjacentes suprem o local onde se localiza a dor referida. A dor também pode mudar de posição à medida que a lesão muda de local. Por exemplo, num desarranjo interno do joelho, causado por um corpo livre intra-articular, a dor pode ocorrer em flexão num momento e em extensão em outro. O examinador deve compreender claramente onde o paciente sente a dor. Por exemplo: a dor ocorre apenas no final da ADM, em uma parte da amplitude ou durante toda a ADM?[14]

8. *Quais são exatamente os movimentos ou atividades que causam dor?* Nesse estágio, não se deve solicitar ao paciente que realize os movimentos ou atividades; eles serão realizados durante o exame. Entretanto, o examinador deve lembrar quais são os movimentos que o paciente diz serem dolorosos para que, durante o exame, eles sejam realizados por último para se evitar a superabundância de sintomas dolorosos. Com a interrupção da atividade, a dor permanece a mesma? Ou quanto tempo ela demora para retornar ao nível precedente? Existe algum outro fator que agrava ou ajuda a aliviar a dor? Essas atividades alteram a intensidade da dor? As respostas a essas questões dão ao examinador uma ideia da irritabilidade da articulação. Elas também ajudam a diferenciar entre dor musculoesquelética ou mecânica e dor sistêmica, a qual é dor originária de um dos sistemas orgânicos que não o sistema musculoesquelético (Tab. 1.2).[24] Funcionalmente, a dor pode

---

Dor e sua relação com a gravidade de atividade de estresse repetitiva

- Nível 1: Dor após atividade específica.
- Nível 2: Dor após início da atividade, desaparecendo com o aquecimento.
- Nível 3: Dor durante e após atividade específica e que não afeta o desempenho.
- Nível 4: Dor durante e após atividade específica e que afeta o desempenho.
- Nível 5: Dor nas atividades de vida diária.
- Nível 6: Dor surda constante em repouso que não perturba o sono.
- Nível 7: Dor surda que perturba o sono.

Observação: o nível 7 indica o grau de gravidade mais elevado.

6 Avaliação musculoesquelética

TABELA 1.2

Diferenciação entre dor sistêmica e musculoesquelética

Sistêmica	Musculoesquelética

• Perturba o sono
• Dói de modo profundo ou latejante
• É reduzida com a pressão
• Dói e produz espasmos constantemente ou em vagas
• Não agravada pelo estresse mecânico
• Associada:
  – à icterícia
  – a artralgias migratórias
  – à erupção cutânea
  – à fadiga
  – à perda de peso
  – à febre baixa
  – à fraqueza generalizada
  – a sintomas cíclicos e progressivos
  – a tumores
  – à história de infecção
	• Geralmente diminui à noite
	• Dor aguda ou superficial
	• Geralmente diminui com a interrupção da atividade
	• Geralmente é contínua ou intermitente
	• É agravada pelo estresse mecânico

De Meadows JT. *Orthopedic differential diagnosis in physical therapy: a case study approach.* New York: McGraw-Hill, 1999. p. 100. Reproduzida com permissão de McGraw-Hill Companies.

ser dividida em diferentes níveis, especialmente para as condições de estresse repetitivo.

9. *Há quanto tempo o problema existe?* Qual a duração e a frequência dos sintomas? Respostas a essas questões ajudam o examinador a determinar se a condição é aguda, subaguda, crônica ou agudizada, e a ter uma noção da tolerância do paciente à dor. Geralmente, **condições agudas** são aquelas que estão presentes há 7-10 dias. **Condições subagudas** estão presentes entre 10 dias e 7 semanas e **condições ou sintomas crônicos** estão presentes há mais de 7 semanas. Em casos **agudizados**, os tecidos lesionados normalmente sofreram uma nova lesão. Esse conhecimento também é benéfico com relação a quão vigorosamente o paciente pode ser examinado. Por exemplo, quanto mais aguda for a condição, menor o estresse que o examinador pode aplicar sobre a articulação e os tecidos durante a avaliação. Um exame completo pode não ser possível em condições muito agudas. Nesse caso, o examinador deve selecionar os procedimentos de avaliação que fornecerão o máximo de informações com o mínimo de estresse ao paciente. O paciente protege ou apoia a parte lesionada? Em caso afirmativo, trata-se de uma indicação de desconforto e medo da dor caso a parte se mova, usualmente indicando uma condição mais aguda.

10. *A condição já havia ocorrido anteriormente?* Em caso afirmativo, como foi o início da primeira vez? Qual foi o local da condição original e houve alguma irradiação (disseminação) dos sintomas? Caso o paciente esteja se sentindo melhor, quanto tempo foi necessário para a recuperação? Algum tratamento ajudou a aliviar os sintomas? O problema atual parece ser o mesmo que o anterior ou ele é diferente? Se for diferente, no que ele difere? As respostas a essas questões ajudam o examinador a determinar a localização e a gravidade da lesão.

11. *Houve lesão também em outra parte da cadeia cinética?* Por exemplo, problemas no pé podem levar a problemas no joelho, no quadril, na região pélvica e/ou na coluna vertebral; problemas no cotovelo podem contribuir para problemas no ombro; e problemas no quadril podem contribuir para problemas no joelho.

12. *A intensidade, a duração ou a frequência da dor e de outros sintomas estão aumentando?* Essas alterações geralmente significam que a condição está piorando. Uma diminuição da dor ou de outros sintomas geralmente significa que a condição está melhorando. A dor é estática? Em caso afirmativo, há quanto tempo ela é assim? Essa questão pode ajudar o examinador a determinar o estado atual do problema. Esses fatores podem se tornar importantes no tratamento e podem ajudar a determinar se o tratamento está sendo eficaz. A dor ou outros sintomas estão associados a outras funções fisiológicas? Por exemplo, a dor piora com a menstruação? Em caso afirmativo, quando a paciente se submeteu pela última vez a um exame ginecológico? Questões como essas podem fornecer ao examinador uma indicação sobre o que está causando o problema e quais fatores podem afetá-lo. Geralmente, vale a pena fornecer ao paciente um questionário, uma escala visual analógica (EVA), uma escala de graduação numérica ou uma escala de graduação verbal que possa ser preenchida por ele enquanto ele aguarda para ser avaliado.[26-30] Demonstrou-se que uma redução de aproximadamente 30% de mudança ou de 2 pontos (i. e., 2 cm) em uma EVA entre um período e outro de testes representa uma diferença significativa.[28,31] Também é importante ter em mente que uma mudança de 1 ponto na intensidade, de 8 para 9, representa um aumento subjetivo mais expressivo, em comparação com um aumento de 2 para 3.[31] O questionário da dor de McGill-Melzack e seu resumo[32-34] fornece ao paciente três classes principais de termos – sensitiva, afetiva e avaliativa – que são utilizados para descrever a experiência álgica. Essas designações são utilizadas para diferenciar os pacientes que têm uma experiência de dor sensorial verdadeira dos que pensam ter sofrido a dor (estado

afetivo de dor). Outras escalas de graduação da dor permitem ao paciente quantificar visualmente a magnitude da dor sobre uma linha contínua de 10 cm (escala visual analógica) (Fig. 1.2) ou sobre uma escala tipo termômetro (Fig. 1.3).[35] Foi demonstrado que o examinador deve utilizar de modo constante as mesmas escalas de dor ao avaliar ou ao reavaliar os pacientes para obter resultados consistentes.[36-39] O examinador pode utilizar o questionário ou a escala completada como uma indicação da dor na maneira em que foi descrita ou percebida pelo paciente. De modo alternativo, um desenho autoexplicativo da dor (ver Apêndice 1.1 *on-line* – utilizar o QR code no final deste capítulo), que com o treino e as orientações dos avaliadores, tem se mostrado confiável e pode ser utilizado para o mesmo propósito.[40]

13. *A dor é constante, periódica, episódica (ocorrendo em certas atividades) ou ocasional?* O problema incomoda o paciente naquele exato momento? Quando o paciente não está sendo incomodado naquele exato momento, a dor não é constante. A **dor constante** é sugestiva de irritação química, tumores ou, possivelmente, lesões viscerais.[24] Ela está sempre presente, embora sua intensidade possa variar. Caso haja presença de **dor periódica** ou **ocasional**, o examinador deve tentar determinar a atividade, posição ou postura do paciente que irrita ou faz surgirem os sintomas uma vez que isso pode ajudar a determinar quais tecidos estão envolvidos. Esse tipo de dor parece ser mais mecânico e relacionado ao movimento e ao estresse.[24] A **dor episódica** está relacionada a atividades específicas. Simultaneamente, o examinador deve observar o

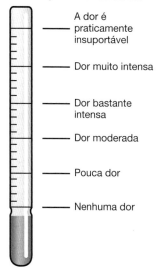

Figura 1.3 Escala de graduação da dor do tipo "termômetro". (Redesenhada de Brodie DJ, Burnett JV, Walker JM et al.: Evaluation of low back pain by patient questionnaires and therapist assessment, *J Orthop Sports Phys Ther* 11[11]:528, 1990.)

paciente. O paciente parece estar em dor constante? Ele parece não estar dormindo bem por causa da dor? O paciente movimenta-se bastante em uma tentativa de encontrar uma posição confortável?

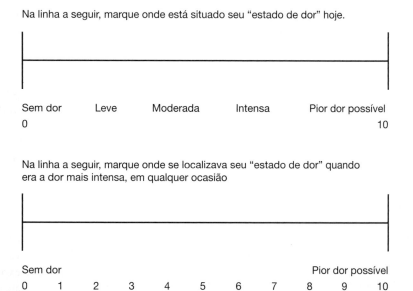

Figura 1.2 Escala visual analógica para dor. Somente como exemplo. Para um exame real, as linhas devem ter 10 cm de comprimento divididas em seções de 1 cm.

8 Avaliação musculoesquelética

14. *A dor está associada ao repouso? À atividade? A determinadas posturas? À função visceral? A um determinado momento do dia?* A dor com a atividade e que diminui com o repouso normalmente indica um problema mecânico que está interferindo no movimento, como por exemplo, aderências. A dor matinal com rigidez e que melhora com a atividade geralmente indica inflamação crônica e edema, os quais diminuem com o movimento. Dor ou sensação dolorosa que aumenta à medida que o dia progride usualmente indica um aumento da congestão em uma articulação. A dor em repouso ou a dor que é pior no início de uma atividade comparada ao final dela indica inflamação aguda. A dor que não é afetada pelo repouso ou pela atividade geralmente indica dor óssea ou pode estar relacionada aos distúrbios orgânicos ou sistêmicos como câncer ou doenças viscerais. Alguns examinadores utilizam a avaliação de 4 pontos do **Escore de Roles e Maudsley** para graduar a dor e as limitações à atividade.

A dor crônica frequentemente está associada a múltiplos fatores como, por exemplo, fadiga ou certas posturas ou atividades. Quando a dor ocorre à noite, qual a posição do paciente no leito: decúbito dorsal, decúbito lateral ou decúbito ventral? O sono altera a dor ou o paciente acorda ao mudar de posição? A dor noturna intratável pode indicar uma patologia grave (p. ex., tumor). Dor visceral raramente é afetada pelo movimento, exceto quando ele comprime ou distende a estrutura.[17] Sintomas de compressão nervosa periférica (p. ex., síndrome do túnel do carpo) e de síndromes do desfiladeiro torácico tendem a piorar à noite. A dor e a cãibra provocadas por marcha prolongada podem indicar estenose da parte lombar da coluna (claudicação intermitente neurogênica) ou problemas vasculares (circulatório ou claudicação intermitente vascular). A dor originária de problemas relacionados ao disco intervertebral é agravada pela posição sentada e pela flexão da coluna. A dor de origem facetária frequentemente é aliviada pela posição sentada e por flexão para a frente e é agravada por extensão e rotação da coluna. Que tipo de travesseiro e de colchão o paciente utiliza? Travesseiros de espuma frequentemente causam mais problemas a pessoas com distúrbios cervicais, uma vez que eles produzem um "rebote" maior que os travesseiros de pluma ou de trigo sarraceno. O excesso de travesseiros, travesseiros mal posicionados ou um colchão muito macio também podem causar problemas.

15. *Qual o tipo ou a qualidade de dor apresentada?* A **dor de origem nervosa** tende a ser aguda (lancinante), nítida e em queimação e também tende a acompanhar a distribuição dos nervos específicos. Assim sendo, o examinador deve ter um conhecimento profundo da distribuição sensorial das raízes nervosas (dermátomos) e dos nervos periféricos, uma vez que as diferentes distribuições podem informar a localização da patologia ou do problema caso o nervo esteja envolvido. A **dor óssea** tende a ser profunda, incômoda e localizada. A **dor vascular** tende a ser difusa, contínua, mal localizada e pode ser referida em outras partes do corpo. A **dor muscular** usualmente é difícil de ser localizada, é imprecisa e contínua, sendo frequentemente agravada por lesão, podendo ser referida a outras partes do corpo (Tab. 1.3). Caso um músculo seja lesionado, quando ele é contraído ou distendido, a dor aumenta. Tecidos inertes como ligamentos, cápsulas articulares e bolsas tendem a apresentar uma dor similar à dor muscular e, no repouso, ela pode ser indistinguível desse mesmo tipo de dor (p. ex., enquanto o examinador está realizando a anamnese). Contudo, a dor do tecido inerte aumenta quando as estruturas são distendidas ou comprimidas. Cada uma dessas dores teciduais específicas são algumas vezes agrupadas e denominadas **dor neuropática**, percorrendo vias anatômicas específicas e acometendo estruturas anatômicas específicas.[24] A escala de dor *Leeds Assessment of Neuropathic Symptoms and Signs* (LANSS) foi desenvolvida com o objetivo de determinar se as causas neuropáticas

---

Escore de satisfação de Roles e Maudsley[a]

Grau 1 Excelente – assintomático, indolor, movimento e atividade completos (ausência de sintomas no pós-tratamento)

Grau 2 Bom – desconforto ocasional, movimento e atividade completos (melhora significativa no pós-tratamento)

Grau 3 Razoável – algum desconforto na pós-atividade prolongada (alguma melhora no pós-tratamento)

Grau 4 Ruim – a dor limita as atividades (os sintomas permanecem inalterados ou pioram no pós-tratamento)

[a]Escores de satisfação do paciente no pós-tratamento.

TABELA 1.3

Descrições da dor e estruturas relacionadas

Tipo de dor	Estrutura
Cãibra, surda, indistinta	Músculo
Surda, indistinta	Ligamento, cápsula articular
Aguda ou com pontadas	Raiz nervosa
Aguda, intensa, tipo raio	Nervo
Sensação de queimação ou de pressão, ferroada, indistinta	Nervo simpático
Profunda, persistente, surda	Osso
Aguda, intensa, intolerável	Fratura
Latejante, difusa	Vasculatura

são predominantes na experiência álgica.[41] Por outro lado, a **dor somática** é uma dor crônica intensa ou indistinta inconsistente com a lesão ou a patologia de estruturas anatômicas específicas e não pode ser explicada por qualquer causa física visto que o estímulo sensitivo pode ser oriundo de muitas estruturas diferentes supridas pela mesma raiz nervosa.[18] A dor somática superficial pode ser localizada, mas a dor somática profunda é mais difusa e pode ser referida.[42] Durante o exame, a dor somática pode ser reproduzida, porém a dor visceral não é reproduzida pelo movimento.[42]

16. *Quais tipos de sensações o paciente sente e onde se localizam essas sensações anormais?* Caso o problema seja ósseo, geralmente há muito pouca irradiação da dor. Quando é aplicada pressão sobre uma raiz nervosa, a dor radicular (dor irradiada) é decorrente da pressão sobre a dura-máter, que é a cobertura mais externa da medula espinal. Se houver pressão sobre um tronco nervoso, não há ocorrência de dor, mas uma parestesia ou uma sensação anormal como alfinetadas ou formigamento. Parestesia é uma sensação desagradável que ocorre sem um estímulo ou causa aparente (ao paciente). A dor autonômica, mais provavelmente, é do tipo em queimação. Quando o próprio nervo é acometido, independentemente da localização da irritação ao longo do nervo, o cérebro percebe a dor como proveniente da periferia. Esse é um exemplo de **dor referida**.

17. *A articulação apresenta bloqueio, frouxidão, pontadas (pinçamento), instabilidade ou falseio?* Bloqueio raramente significa ausência total de movimento articular. **Bloqueio** pode significar que a articulação não pode ser totalmente estendida, como é o caso de laceração do menisco no joelho, ou que ela não estende em um momento e não flexiona no momento seguinte **(pseudobloqueio)**, como no caso de um corpo livre intra-articular. Bloqueio pode significar que a articulação não consegue realizar uma ADM total por causa do espasmo muscular ou porque o movimento foi muito rápido; algumas vezes, isso é denominado **bloqueio espasmódico**. O **falseio** frequentemente é causado pela inibição reflexa ou fraqueza muscular, de maneira que o paciente sente que o membro irá ser curvado caso seja colocado peso sobre o mesmo ou porque a dor será intensa. A inibição pode ser causada pela dor antecipada ou pela instabilidade.

Em condições não patológicas, uma ADM excessiva de uma articulação é denominada **frouxidão** ou **hipermobilidade**. Frouxidão sugere que o paciente possui uma ADM excessiva, mas pode controlar o movimento nessa amplitude sem a presença de patologia. É uma função dos ligamentos e resistência da cápsula articular.[43] Ela difere da flexibilidade, que é a ADM disponível em uma ou mais articulações e, principalmente, é uma função da resistência tecidual contrátil, bem como da resistência ligamentar e da cápsula articular.[43] Gleim e McHugh[43] descrevem flexibilidade em duas partes: estática e dinâmica. A flexibilidade estática está relacionada à ADM disponível em uma ou mais articulações; a flexibilidade dinâmica está relacionada à rigidez e à facilidade de movimento. A frouxidão pode ocorrer em razão de fatores familiares, pode estar relacionada à profissão ou a outras atividades (p. ex., esportes). De qualquer modo, a frouxidão, quando encontrada, deve ser considerada normal (Fig. 1.4). Caso ocorram sintomas, a frouxidão é então considerada hipermobilidade e tem um componente patológico, que geralmente indica a incapacidade do paciente de controlar a articulação durante o movimento, especialmente no final da amplitude, o que, por sua vez, provoca instabilidade articular. Instabilidade pode abranger um amplo âmbito de hipermobilidade patológica, desde uma perda do controle da artrocinemática dos movimentos articulares até uma instabilidade anatômica na qual a subluxação ou a luxação é iminente ou já ocorreu. Com o objetivo de avaliação, a instabilidade pode ser dividida em instabilidade translacional (perda do controle artrocinemático) e anatômica (luxação ou subluxação).[44] **A instabilidade trans-**

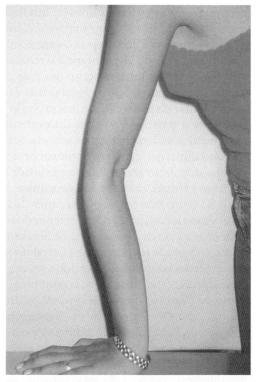

Figura 1.4 Frouxidão ligamentar congênita no nível do cotovelo, levando à hiperextensão. Também pode ser denominada *hipermobilidade não patológica*.

lacional (também denominada *instabilidade patológica* ou *mecânica*) refere-se à perda de controle nos pequenos movimentos articulares artrocinemáticos (p. ex., rotação, deslizamento, rolamento, translação) que ocorre quando o paciente tenta estabilizar (estática ou dinamicamente) a articulação durante o movimento. A **instabilidade anatômica** (também denominada *instabilidade clínica* ou *macroscópica* ou *hipermobilidade patológica*) refere-se ao movimento fisiológico excessivo ou macroscópico de uma articulação; nesse tipo de instabilidade, o paciente fica apreensivo no final da ADM visto que uma subluxação ou luxação é iminente. Deve ser observado que existe uma confusão no uso dos termos utilizados para descrever os dois tipos de instabilidade. Por exemplo, o termo instabilidade mecânica algumas vezes é utilizado para indicar instabilidade anatômica decorrente de uma disfunção anatômica ou patológica. **Instabilidade funcional** pode significar um ou ambos os tipos de instabilidade e implica uma incapacidade de controlar o movimento articular artro ou osteocinemático na ADM disponível consciente ou inconscientemente durante o movimento funcional. Essas instabilidades provavelmente são mais evidentes durante movimentos de alta velocidade ou com carga. Ambos os tipos de instabilidade podem desencadear sintomas, e o tratamento é centrado na aprendizagem do paciente para que ele desenvolva controle muscular da articulação e melhore o tempo de reação e o controle proprioceptivo. Ambos os tipos de instabilidade podem ser voluntários ou involuntários. A **instabilidade voluntária** é iniciada pela contração muscular, e a **instabilidade involuntária** é o resultado do posicionamento. Outro conceito que vale a pena lembrar durante a avaliação da instabilidade é o **conceito circular da instabilidade** desenvolvido originalmente a partir de estudos do ombro[45,46] e igualmente aplicável para outras articulações. Esse conceito afirma que a lesão de estruturas de um lado de uma articulação acarretando instabilidade pode, ao mesmo tempo, causar lesão às estruturas localizadas no outro lado ou em outras partes da articulação. Assim sendo, uma luxação anterior do ombro pode levar à lesão da cápsula posterior. Similarmente, uma instabilidade rotatória anterolateral do joelho acarreta lesão às estruturas posteriores (p. ex., complexo arqueado-poplíteo, cápsula posterior), assim como de estruturas anteriores (p. ex., ligamento cruzado anterior) e laterais (p. ex., ligamento colateral lateral). Por essa razão, o examinador deve estar consciente das possíveis lesões no lado oposto da articulação, mesmo quando os sintomas são predominantemente em um lado, especialmente quando o mecanismo da lesão é um trauma.

18. *O paciente apresentou algum sintoma medular bilateral, desmaio ou mal súbito?* A função vesical está normal? Ele apresenta algum envolvimento "em sela" (sensação anormal na região perianal, nádegas e face superior da porção posterior das coxas) ou vertigem? "Vertigem" e "tontura" são termos frequentemente utilizados como sinônimos, embora vertigem usualmente indique sintomas mais graves. Os termos descrevem uma sensação de flutuação ou de rotação acompanhada por sensação de instabilidade e perda de equilíbrio. Esses sintomas indicam problemas neurológicos graves como uma mielopatia cervical, os quais devem ser tratados cuidadosamente e podem (p. ex., em casos de função vesical alterada) ser condições de emergência que podem exigir cirurgia. O mal súbito ocorre quando o paciente cai subitamente, sem aviso ou provocação, sem perder a consciência.[24] Ele é causado por uma disfunção neurológica, principalmente encefálica.

19. *Existe alguma alteração de cor nos membros?* Alterações isquêmicas decorrentes de problemas circulatórios podem incluir pele pálida e frágil, perda de pelos e anormalidades nas unhas dos pés ou das mãos. Problemas como a distrofia simpática reflexa, que é uma resposta, embora menor, nervosa autônoma ao trauma, pode causar esses sintomas assim como problemas circulatórios como, por exemplo, a doença de Raynaud.

20. *O paciente tem sofrido algum estresse emocional ou econômico?* Esses estressores psicológicos algumas vezes são considerados **bandeiras amarelas** que alteram tanto a avaliação quanto o tratamento subsequente.[47,48] Divórcio, problemas conjugais, problemas financeiros, estresse profissional ou insegurança em relação ao trabalho podem contribuir para o aumento da dor ou dos sintomas em virtude do estresse psicológico. Quais recursos e sistemas de apoio estão disponíveis? Existem questões culturais a serem consideradas? O paciente possui um ambiente de vida de acesso fácil? Cada uma dessas questões pode elevar o estresse do paciente. Frequentemente, a dor é acentuada em pacientes com ansiedade, depressão ou histeria, ou os pacientes podem supervalorizar seus sintomas (**magnificação do sintoma**) na ausência de sinais objetivos, o que pode ser denominado **dor psicogênica**.[4,49,50] Portanto, os aspectos psicossociais podem influenciar significativamente as lesões.[51-54] Em decorrência da importância desses aspectos psicossociais relacionados com o movimento (como a ansiedade), elaboraram-se questionários como o Questionário de crenças, medo e evitação (*Fear-Avoidance Beliefs Questionnaire* – FABQ)[55] e a Escala Tampa para a cinesiofobia.[56-61] Em sua maioria, os estudos relacionados com aspectos psicossociais da lesão dizem respeito à região lombar, mas suas conclusões

podem ser aplicadas a outras articulações. O foco desses questionários recai nas crenças do paciente com relação ao modo como a atividade física e o trabalho afetam sua lesão e dor.[52,65,66] A Figura 1.5 esquematiza as diferentes vias normalmente percorridas seguinte à lesão; a via percorrida por um paciente com cinesiofobia aumentará a dor e causará novas lesões.[55] A Tabela 1.4 determina alguns dos processos psicológicos que afetam a dor.[52] Esses processos foram divididos em diferentes "bandeiras" coloridas (Tab. 1.5), mas o examinador deve ter em mente que essas bandeiras psicológicas, afora a

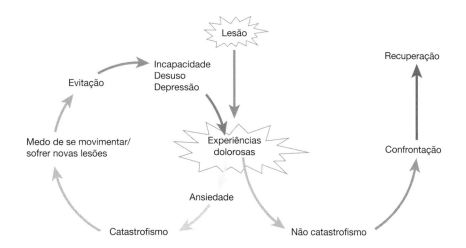

Figura 1.5 Vias que normalmente se seguem a uma lesão (à direita) e são percorridas pelo paciente que teme que movimentos aumentarão a dor ou causarão novas lesões (à esquerda). (Modificada de Waddell G, Newton M, Henderson I et al.: A fear-avoidance beliefs questionnaire [FABQ] and the role of fear-avoidance beliefs in chronic low back pain and disability, *Pain* 52:157-168, 1993.)

TABELA 1.4

Resumo dos processos psicológicos

Fator	Descrição	Possível efeito na dor e na incapacidade	Exemplo de estratégia terapêutica
Atenção	A dor exige nossa atenção	• A vigilância pode aumentar a intensidade da dor • A distração pode diminuir a intensidade da dor	• Técnicas de distração • Exposição interceptiva
Percepção	Como o que achamos sobre nossa dor pode influenciá-la	• Interpretações e crenças podem aumentar a dor e a incapacidade • Catastrofismo (pensamentos irracionais de que alguma coisa é pior do que é) • Pensamentos e crenças negativas podem aumentar a dor e a incapacidade • Expectativas podem influenciar a dor e a incapacidade • Padrões cognitivos podem reduzir a flexibilidade para lidar com a dor e a incapacidade	• Reestruturação cognitiva • Experimentos comportamentais planejados, por exemplo, para desconfirmar expectativas pouco realistas e o catastrofismo
Emoções e sua regulação	Frequentemente a dor leva a sentimentos negativos, que podem influenciar a dor, bem como alimentar as percepções, a atenção e comportamentos manifestos	• O medo pode reforçar um comportamento de fuga e a incapacidade • A ansiedade pode aumentar a incapacidade decorrente da dor • A depressão pode aumentar a incapacidade decorrente da dor • Em geral, a angústia promove percepções negativas e a incapacidade decorrente da dor • Emoções positivas podem atenuar a dor	• Programas de terapia cognitivo-comportamental para a ansiedade e a depressão • Ativação (para aumentar as emoções positivas) • Relaxamento • Técnicas de psicologia positiva que promovem o bem-estar e emoções positivas
Comportamento manifesto	O que fazemos para lidar com nossa dor influencia como a percebemos	• Um comportamento de fuga pode piorar a incapacidade • A atividade sem limites (atividade excessiva) pode provocar dor • O comportamento frente a um estímulo doloroso externa a dor	• Treinamento operante, com graduação das atividades • Exposição *in vivo* • Treinamento em estratégias de enfrentamento

Modificada de Linton SJ, Shaw WS: Impact of psychological factors in the experience of pain, *Phys Ther* 91:703, 2011.

12 Avaliação musculoesquelética

▼ TABELA 1.5

Resumo dos diferentes tipos de bandeiras psicológicas

Bandeira	Natureza	Exemplos
Vermelha	Sinais de doença grave	• Síndrome da cauda equina, fratura, tumor
Laranja	Sintomas psiquiátricos	• Depressão clínica, transtorno de personalidade
Amarela	Crenças, estimativas e julgamentos	• Crenças inúteis sobre a dor; lesão com indicativo de que não é controlável ou que provavelmente irá piorar • Expectativas de desfecho ruim em um tratamento, atraso no retorno ao trabalho
	Respostas emocionais	• Angústia que não preenche os critérios para o diagnóstico de transtorno mental • Preocupação, medo, ansiedade
	Comportamento frente a um estímulo doloroso (incluindo estratégias de enfrentamento da dor	• Evitação de atividades em razão da expectativa de dor e possibilidade de nova lesão • Dependência excessiva de tratamentos passivos (bolsas de água quente, bolsas de água fria, analgésicos)
Azul	Percepções sobre a relação entre trabalho e saúde	• Crença de que o trabalho é excessivamente penoso e que provavelmente será a causa de mais lesões • Crença de que tanto seu supervisor como seus colegas de trabalho não o apoiam
Negra	Obstáculos impostos pelo sistema ou contexto	• A legislação limita as opções para a volta ao trabalho • Conflito com a companhia de seguros com relação à reivindicação de indenização em decorrência da lesão • Familiares e profissionais de saúde excessivamente solícitos • Trabalho pesado, com pouca oportunidade de modificar funções

De Nicholas MK, Linton SJ, Watson PJ et al.: Early identification and management of psychological risk factors (yellow flags) in patients with low back pain: a reappraisal. *Phys Ther* 91:739, 2011.

bandeira vermelha, são diferentes das "bandeiras" patológicas mencionadas previamente.[54] Waddell e Main[47] consideram o comportamento da doença normal nos pacientes que exibem tanto um problema físico quanto variados graus do comportamento da doença (Tab. 1.6). Nesses casos, pode ser benéfico determinar o nível de estresse psicológico ou encaminhar o paciente a um outro profissional especializado.[48] Quando sintomas como a dor parecem ser exagerados, o examinador também deve considerar a possibilidade de que o paciente está fingindo. Esse fingimento sugere que o paciente tenta obter um ganho especial por meio de um esforço consciente de enganar.[67]

Reações ao estresse

- Dolorimento e dor.
- Ansiedade.
- Apetite alterado.
- Fadiga crônica.
- Dificuldade de concentração.
- Distúrbio do sono.
- Irritabilidade e impaciência.
- Perda de interesse e da alegria de viver.
- Tensão muscular (cefaleias).
- Suor nas mãos.
- Tremores.
- Isolamento.

21. *O paciente apresenta alguma doença sistêmica crónica ou grave, ou hábitos sociais adversos (p. ex., fumar, beber) que podem influenciar a evolução da patologia ou o tratamento?* Em alguns casos, o examinador pode utilizar um formulário de avaliação médica de triagem como parte da anamnese ou um questionário do estado de saúde[68-70] para determinar a presença de condições que podem afetar o tratamento ou requerer o encaminhamento a outro profissional de saúde.

22. *Existe algo na história familiar ou de desenvolvimento que possa estar relacionada, como tumores, artrite, cardiopatias, diabetes, alergias e anomalias congénitas?* Alguns processos das doenças ou patologias apresentam uma incidência familiar.

23. *O paciente realizou algum exame radiológico ou outro exame por imagem?* Em caso afirmativo, deve-se considerar que o paciente se expôs excessivamente aos raios X. Caso contrário, um exame radiológico pode ajudar no estabelecimento de um diagnóstico.

24. *O paciente fez uso de analgésicos, esteroides ou qualquer outra medicação? Em caso afirmativo, durante quanto tempo?* Altas doses de esteroides em uso prolongado podem acarretar problemas como, por exemplo, osteoporose. O paciente utilizou alguma outra medicação que possa ser considerada importante? Anticoagulantes como o ácido acetilsalicílico ou terapias anticoagulantes aumentam a possibili-

TABELA 1.6

Espectro de sinais e sintomas clínicos

	Doença física	Comportamento da doença
Dor		
Desenho da dor	Localizada Anatômica	Não anatômica Regional Ampliada
Adjetivos da dor	Sensorial	Emocional
Sintomas		
Dor	Musculoesquelética ou distribuição neurológica	Dor em todo o membro inferior Dor na extremidade do cóccix
Tontura	Dermatomal	Dormência em todo o membro inferior
Fraqueza	Miotomal	Falseio em todo o membro inferior
Padrão temporal	Varia com o tempo e com a atividade	Nunca fica sem dor
Resposta ao tratamento	Benefício variável	Intolerância ao tratamento Hospitalização de emergência
Sinais		
Dor à palpação	Distribuição musculoesquelética	Superficial Não anatômica
Carga axial	Dor no pescoço	Lombalgia
Rotação simulada	Dor na raiz nervosa	Lombalgia
Elevação do membro inferior estendido	Limitado no exame formal Nenhuma melhora na distração	Acentuada melhora com distração
Motor	Miotomal	Regional, pulsante, falseio
Sensorial	Dermatomal	Regional

De Waddell G, Main CJ. Illness behavior. In: Waddell G, editor. *The back pain revolution*. Edinburgh: Churchill Livingstone, 1998. p. 162.

dade de hematomas ou hemartrose, uma vez que o mecanismo de coagulação está alterado. O paciente sabe por que está tomando determinado medicamento? Com frequência, eles não sabem, devendo ser incentivados a manter uma lista atualizada dos medicamentos que estão tomando. Medicamentos de venda livre, pílulas anticoncepcionais e outros podem não ser considerados medicamentos pelos pacientes. Se esses medicamentos tiverem sido utilizados durante um longo tempo, o seu uso pode não parecer importante ao paciente. Há quanto tempo o paciente vem usando o medicamento? Quando o medicamento foi utilizado pela última vez? O medicamento foi útil?[71] Também é importante determinar se o medicamento foi utilizado para o problema que está sendo analisado. Se o paciente usou anti-inflamatórios ou analgésicos logo antes da consulta de avaliação, alguns sintomas podem ser mascarados.

25. *O paciente apresenta antecedentes cirúrgicos ou doença no passado/presente?* Em caso afirmativo, quando a cirurgia foi realizada, qual foi o local da cirurgia e qual foi o quadro tratado? Algumas vezes, o problema que o médico deverá tratar é consequência de uma cirurgia. O paciente já foi hospi-

talizado? Em caso afirmativo, qual a razão? Problemas de saúde como pressão sanguínea alta, problemas cardíacos e circulatórios, e doenças sistêmicas (p. ex., diabetes) devem ser anotados por causa de seus efeitos na cicatrização, prescrição de exercícios e atividades funcionais.[4]

É evidente que a realização de uma anamnese precisa e detalhada é muito importante. ***Ouça o paciente – ele está lhe contando o que há de errado!***[6] Em geral, durante a coleta da anamnese, um examinador experiente elaborará um diagnóstico diferencial. O examinador também permitirá que as respostas do paciente determinem as perguntas que devem ser feitas em seguida. À medida que a coleta da anamnese prossegue, a lista de diagnósticos prováveis será reduzida, até que permaneçam uma ou duas possibilidades que, por sua vez, orientarão o restante da avaliação.[3] Com experiência, o examinador deve ser capaz de estabelecer um **diagnóstico "funcional" preliminar** a partir apenas da anamnese. As fases seguintes de observação e de exame da avaliação são então utilizadas para confirmar, alterar ou refutar os possíveis diagnósticos. O que o examinador procura na observação e nos testes durante o exame frequentemente está relacionado ao que ele encontrou ao realizar a anamnese.

Observação

Em uma avaliação, a observação é a fase do "olhar", da inspeção. Seu objetivo é coletar informações sobre defeitos visíveis, déficits funcionais e anormalidades de alinhamento. Grande parte da fase de observação consiste na avaliação da **postura ereta normal** (ver Cap. 15). A postura normal engloba uma faixa muito ampla e os achados de assimetria são comuns. A chave é determinar se esses achados estão relacionados à patologia em questão. O examinador deve observar o modo como o paciente se move, bem como a postura geral, gestos, atitudes, o seu desejo de cooperar e qualquer comportamento que evidencie que ele está sentindo dor.[72] A observação pode começar na sala de espera ou quando o paciente estiver sendo conduzido à área de avaliação. Frequentemente, o paciente não percebe que a observação está sendo realizada nesse estágio e pode apresentar um quadro diferente. O paciente deve se despir em uma área privada de avaliação para permitir que ocorra uma observação adequada. Pacientes do sexo masculino devem usar apenas um calção e as mulheres devem usar um sutiã/top e um *shorts*. Como o paciente está quase despido, é importante que o examinador lhe explique que a observação e a inspeção detalhadas fazem parte da avaliação. Isso pode evitar uma possível situação de embaraço que pode ter consequências legais.

Comportamento que evidencia a dor[72]

- *Defesa* – rigidez anormal, movimento rígido ou interrompido ao movimentar a articulação ou o corpo de uma posição a outra.
- *Imobilização* – posição estática na qual o membro totalmente estendido suporta e mantém uma distribuição anormal de peso.
- *Atrito* – qualquer contato entre a mão e a área lesionada, isto é, toque, fricção ou o ato de segurar a área dolorida.
- *Careta* – expressão facial óbvia de dor que pode incluir enrugamento das sobrancelhas, estreitamento dos olhos, contração labial, retração dos cantos da boca e dentes cerrados.
- *Suspiros* – expiração do ar obviamente exagerada, em geral acompanhada pelos ombros que, de início, se elevam e em seguida caem; o paciente pode primeiro expandir as bochechas.

À medida que o paciente entra na área de avaliação, sua marcha deve ser observada (ver Cap. 14). Essa avaliação inicial da marcha é superficial; entretanto, problemas como o sinal de Trendelenburg ou um pé caído são facilmente observados. Caso pareça haver uma anormalidade, a marcha deve ser analisada mais detalhadamente após o paciente ter se despido.

O examinador deve estar posicionado de modo que o olho dominante seja utilizado. Ambos os lados do paciente devem ser comparados simultaneamente. Durante a fase de observação, o examinador apenas observa o paciente e não lhe pede que se mova; normalmente, o examinador não apalpa o paciente, exceto para verificar se uma área está morna ou quente ou para identificar pontos específicos.

Depois de o paciente ter se despido, o examinador deve observar a sua postura, procurando por assimetrias e determinando se estas são significativas ou se aplicam ao problema que está sendo avaliado. Ao fazê-lo, o examinador deve tentar responder às seguintes questões, frequentemente pela comparação dos dois lados do corpo:

1. Qual é o alinhamento corporal normal? No plano anterior, o nariz, o processo xifoide do esterno e a cicatriz umbilical devem estar em linha reta. No plano lateral, a ponta da orelha, a ponta do acrômio, a "proeminência" da crista ilíaca e o maléolo lateral (face anterior) devem estar em linha reta.

2. Existe alguma deformidade evidente? Deformidades podem assumir a forma de uma ADM restrita (p. ex., deformidade em flexão), de mal alinhamento (p. ex., geno varo), de alteração da forma de um osso (p. ex., fratura) ou de alteração da relação entre duas estruturas que se articulam entre si (p. ex., subluxação, luxação). **Deformidades estruturais** estão presentes mesmo em repouso; os exemplos incluem torcicolo, fraturas, escoliose e cifose. **Deformidades funcionais** são consequências de posturas assumidas e desaparecem quando a postura é modificada. Por exemplo, uma escoliose decorrente de um membro inferior curto, observada na posição ereta, desaparece com a flexão para a frente. O pé plano (pé chato) na sustentação de peso pode desaparecer quando o peso não é sustentado. **Deformidades dinâmicas** são causadas pela ação muscular e estão presentes quando os músculos são contraídos ou quando as articulações se movem. Por essa razão, não ficam normalmente evidentes quando os músculos estão relaxados. As deformidades dinâmicas são provavelmente mais observadas durante a fase de exame.

3. Os contornos ósseos do corpo são normais e simétricos ou existe um desvio evidente? O corpo não é perfeitamente simétrico e desvios podem não ter importância clínica. Por exemplo, muitas pessoas têm um ombro mais baixo no lado dominante ou demonstram uma leve escoliose da coluna adjacente ao coração. Entretanto, qualquer desvio deve ser anotado, porque ele pode contribuir para um diagnóstico mais preciso.

4. Os contornos dos tecidos moles (p. ex., músculos, pele, gordura) são normais e simétricos? Existe alguma perda de massa muscular evidente?

5. As posições dos membros estão iguais e simétricas? O examinador deve comparar o tamanho, a forma e a posição dos membros e qualquer atrofia, alteração de cor e de temperatura.

6. Tendo em vista que a posição pélvica desempenha um papel extremamente importante na postura

correta do corpo como um todo, o examinador deve determinar se o paciente é capaz de posicionar a **pelve em posição neutra**. Essa posição dinâmica ocorre quando as espinhas ilíacas anterossuperiores estão mais baixas (um a dois dedos) do que as espinhas ilíacas posterossuperiores no mesmo lado, com o paciente na postura ereta normal. Ao observar a pelve em posição neutra, o examinador deve ser capaz de responder afirmativamente a três questões. Caso contrário, provavelmente estará diante de estruturas hipomóveis e/ou hipermóveis que afetam a posição da pelve. As três questões são:

(1) O paciente é capaz de posicionar a pelve em posição neutra? (Se não é, por quê?)

(2) O paciente é capaz de manter a pelve em posição neutra enquanto realiza movimentos dinâmicos distais? (Se não é, por quê?)

(3) O paciente é capaz de controlar dinamicamente a posição neutra da pelve enquanto realiza movimentos dinâmicos (p. ex., caminhar, correr, pular)?

Se a resposta a alguma dessas questões for "não", o examinador deverá considerar o acréscimo de atividades de controle da "musculatura do *core*" a qualquer protocolo terapêutico.

7. A cor e a textura da pele estão normais? A aparência da pele é diferente na região da dor ou dos sintomas em comparação com outras regiões do corpo? A presença de equimoses ou hematomas indicam sangramento subcutâneo em razão de uma lesão tissular (Fig. 1.6). Em alguns casos, essa equimose pode estar desviada para longe do local da lesão em razão de sua gravidade. As alterações tróficas cutâneas resultantes de lesões de nervos periféricos incluem a perda de elasticidade da pele, pele brilhante, perda de pelos e fragilidade com ruptura cutânea fácil e cura lenta. As unhas podem tornar-se quebradiças e apresentar cristas. Distúrbios cutâneos como a psoríase podem afetar articulações (artrite psoriásica). Cianose, ou uma coloração azulada da pele, geralmente é uma indicação de má perfusão sanguínea. A hiperemia indica aumento do fluxo sanguíneo ou inflamação.

8. Existe alguma cicatriz que indique lesão ou cirurgia recente? Cicatrizes recentes são vermelhas, porque ainda estão em processo de resolução e contêm capilares; cicatrizes mais antigas são brancas e basicamente avasculares. As fibras da derme (pele) tendem a estar em uma direção ao longo das chamadas linhas de clivagem ou de tensão. Lacerações ou incisões cirúrgicas ao longo dessas linhas produzem cicatrizes menores. Incisões perpendiculares às linhas de flexão articular frequentemente produzem cicatrização excessiva (hipertrófica). Alguns indivíduos também apresentam propensão à formação de queloide (excessivo) ou cicatrização hipertrófica. Cicatrizes hipertróficas são aquelas

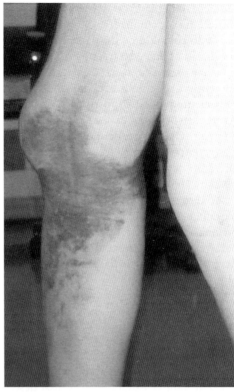

Figura 1.6 Equimose em torno do joelho após ruptura do quadríceps e luxação da patela. Note como a equimose dissemina-se distalmente em direção ao pé em razão da força da gravidade da perna pendurada.

que apresentam tecido cicatricial excessivo, mas permanecem dentro das margens da ferida. Queloides cicatriciais se expandem além das margens da ferida. Existe alguma calosidade, vesícula ou bolsa inflamada, indicativos de pressão excessiva ou atrito cutâneo? Existe alguma fístula que possa indicar a presença de infecção? Em caso afirmativo, ela está drenando ou está seca?

9. Existe alguma crepitação, produção de estalos ou sons anormais nas articulações quando o paciente as move? Os sons em si não indicam necessariamente a presença de uma patologia. Os sons produzidos ao movimento somente se tornam importantes quando estão relacionados aos sintomas do paciente. A crepitação pode variar de um rangido forte até um ruído agudo. O estalo, especialmente o indolor, pode ser causado por um tendão que se move sobre uma protuberância óssea. O estalido é percebido algumas vezes na articulação temporomandibular e pode ser uma indicação de uma patologia assintomática incipiente.

10. A área observada apresenta calor, edema ou hiperemia? Todos esses sinais, juntamente à dor e à perda de função, são indicativos de inflamação ou de um problema inflamatório ativo.

11. Que atitude o paciente parece ter em relação à condição ou ao examinador? Ele está apreensivo,

16 Avaliação musculoesquelética

inquieto, indignado ou deprimido? Essas questões fornecem ao examinador alguma indicação sobre o estado psicológico do paciente e de como ele reagirá ao exame e ao tratamento.

12. Qual é a expressão facial do paciente? Ele parece apreensivo, desconfortável ou sonolento?

13. O paciente parece disposto para movimentar-se? As articulações são mobilizadas como normalmente o fariam? Os padrões de movimento são normais? Caso contrário, como eles são anormais? Qualquer alteração deverá ser anotada e incluída na fase de observação da avaliação.

Ao término da fase de observação da avaliação, o examinador deve retornar à hipótese diagnóstica preliminar original estabelecida no final da anamnese para verificar se alguma alteração no diagnóstico deve ser feita a partir das informações adicionais obtidas nessa fase.

Exame

Princípios

Uma vez que essa parte da avaliação envolve tocar o paciente e, em alguns casos, pode lhe causar desconforto, o examinador deve, antes de iniciar o exame, obter um consentimento válido para realizá-lo. Um consentimento válido deve ser voluntário, deve englobar os procedimentos que serão realizados (consentimento informado), e o paciente deve ser legalmente competente para dar o consentimento (Apêndice 1.2 *on-line* – utilizar o QR code no final deste capítulo).[73,74]

O exame é utilizado para confirmar ou refutar a hipótese diagnóstica, que é baseada na anamnese e na observação. O exame deve ser realizado de modo sistemático, com o examinador buscando um padrão consistente de sinais e sintomas que leve a um diagnóstico diferencial. Um cuidado especial deve ser utilizado quando a condição articular for irritável ou aguda. Isso é particularmente verdadeiro caso a área apresente um espasmo grave ou se o paciente se queixar de dor contínua intensa que não está relacionada com a posição ou medicamento, dor noturna intensa, dor intensa sem história de lesão ou comportamento não mecânico da articulação.

Na parte do exame da avaliação, vários princípios devem ser seguidos.

1. A não ser que a realização de movimento bilateral seja necessária, o lado normal é testado primeiramente. O teste do lado normal em primeiro lugar permite ao examinador estabelecer dados de referência do movimento normal da articulação que está sendo testada[76] e mostra ao paciente o que ele deve esperar, aumentando sua confiança e diminuindo a sua apreensão no momento em que o lado lesionado for testado.

> ### "Bandeiras vermelhas" no exame que indicam a necessidade de consulta médica[75]
> - Dor contínua intensa.
> - Dor não afetada pelo medicamento ou posição.
> - Dor noturna intensa.
> - Dor intensa sem história de lesão.
> - Espasmo intenso.
> - Incapacidade de urinar ou incontinência urinária.
> - Temperatura elevada (especialmente quando prolongada).
> - Componente psicológico.

2. O paciente realiza movimentos ativos antes que os movimentos passivos sejam realizados pelo examinador. Os movimentos passivos são seguidos por movimentos isométricos resistidos (ver discussão mais adiante). Dessa maneira, o examinador tem uma melhor ideia do que o paciente acredita que pode fazer antes de as estruturas serem totalmente testadas.

3. Se possível, quaisquer movimentos dolorosos são realizados por último, para evitar um aumento dos sintomas álgicos no movimento seguinte, que, na realidade, pode ser assintomático.

4. Se a amplitude de movimento ativa (ADMA) não for total, a sobrepressão é aplicada somente com extrema cautela para evitar a exacerbação dos sintomas.

5. Durante a ADMA, quando a ADM é total, a sobrepressão pode ser cuidadosamente aplicada para que o *end feel* articular seja determinado. Muitas vezes, isso elimina a necessidade da realização de movimentos passivos.

6. Cada movimento ativo, passivo ou isométrico resistido pode ser repetido várias vezes ou pode ser mantido (sustentado) durante um determinado período para verificar se os sintomas aumentam ou diminuem, se ocorre um padrão diferente de movimento, se a fraqueza aumenta e se é provável a presença de uma insuficiência vascular. Essa atividade repetitiva ou sustentada é especialmente importante quando o paciente relata que os sintomas são alterados por movimentos repetitivos ou por posturas sustentadas.

7. Os movimentos isométricos resistidos são realizados com a articulação em uma posição neutra ou de repouso, de maneira que o estresse sobre os tecidos inertes seja mínimo. Qualquer sintoma produzido pelo movimento é então provavelmente causado por problemas no tecido contrátil.

8. Para os testes da amplitude de movimento passiva (ADMP) ou de ligamentos, não só o grau (i. e., a magnitude) da abertura como também a sua qualidade (i. e., *end feel*) são importantes.

9. Ao testar ligamentos, o examinador aplica várias vezes o estresse apropriado delicadamente. O

Princípios do exame

- Informar ao paciente o que você está fazendo.
- Testar primeiramente o lado normal (não envolvido).
- Realizar primeiramente movimentos ativos, seguidos por movimentos passivos e, posteriormente, por movimentos isométricos.
- Os movimentos dolorosos são realizados por último.
- Aplicar uma sobrepressão cuidadosa para testar o *end feel*.
- Repetir os movimentos ou manter certas posturas ou posições quando houver indicação na anamnese.
- Realizar os movimentos isométricos resistidos em posição de repouso.
- Lembrar que nos movimentos passivos e nos testes ligamentares tanto o grau quanto a qualidade (*end feel*) da abertura são importantes.
- Ao testar os ligamentos, repetir o teste com aumento de estresse.
- Ao testar um miótomo, certificar-se de que as contrações serão mantidas por cinco segundos.
- Avisar o paciente a respeito de possíveis exacerbações.
- Manter a dignidade do paciente.
- Encaminhar o paciente caso necessário.

estresse é aumentado até o ponto em que o paciente sinta dor, mas não além dele. Dessa maneira, a instabilidade máxima pode ser demonstrada sem produzir espasmo muscular.

10. Durante o teste dos **miótomos** (grupos de músculos inervados por uma única raiz nervosa), cada contração é mantida por um mínimo de **cinco segundos**, para observar se a fraqueza se torna evidente. A fraqueza miotomal leva tempo para se manifestar.

11. No final de uma avaliação, em razão do fato de um bom exame geralmente envolver o estresse de diferentes tecidos, o examinador deve prevenir o paciente de que ele poderá apresentar uma exacerbação dos sintomas como consequência da avaliação. Isso evita que ele pense que o tratamento inicial provocou uma piora de seu quadro e, consequentemente, hesite em retornar para a continuidade do tratamento.

12. Se, ao término do exame, o examinador tiver constatado que o paciente apresentou sinais e sintomas incomuns ou que a condição parece estar fora de sua área de atuação, ele não deve hesitar em encaminhá-lo a outro profissional de saúde adequado.

Sinais vitais

Em alguns casos, o examinador pode querer iniciar o exame aferindo os sinais vitais para estabelecer os dados dos parâmetros fisiológicos do paciente e os sinais vitais (Tab. 1.7) e rever o cartão de avaliação médica da anamnese. Idealmente, o paciente deve permanecer sentado por aproximadamente cinco minutos antes que sejam avaliados os sinais vitais, de modo que os valores não sejam afetados pelo esforço.[77] Isso inclui a pulsação (é utilizado mais comumente a pulsação radial do punho), pressão sanguínea, frequência respiratória, temperatura (37°C é normal, mas pode variar de 35,8°C a 37,4°C), e peso. A Tabela 1.8 delineia orientações para mensuração da pressão sanguínea. Os valores de pressão sanguínea devem ser verificados várias vezes em intervalos de quinze a trinta minutos, com o paciente em repouso entre as aferições para determinar se a elevação da pressão é precisa ou se está sendo causada pela ansiedade ("síndrome do jaleco branco") ou alguma razão parecida. Caso três aferições consecutivas sejam altas, afirma-se que o paciente apresenta pressão alta (hipertensão) (Tab. 1.9). Se as aferições permanecerem altas, uma investigação posterior deve ser realizada.[78-80]

Exame de triagem

O exame descrito neste livro enfatiza as articulações do corpo, seus movimentos e sua estabilidade. É necessário que todos os tecidos apropriados sejam examinados para se delinear a área acometida, que pode então ser examinada detalhadamente. A aplicação de tensão, de distensão ou de contração isométrica em tecidos específicos produz tanto uma resposta normal como uma anormal apropriada. Essa ação permite ao examinador determinar a natureza e o local dos sintomas presentes e a resposta do paciente a eles. O exame revela se certas atividades provocam ou alteram a dor do paciente; desse modo, o examinador pode centrar a atenção na resposta subjetiva (i. e., as sensações ou opiniões do paciente) bem como nos achados de teste. O paciente deve estar ciente de sua participação no exame. Por exemplo, ele não deve confundir questões relacionadas a dor associada ao movimento ("O movimento faz alguma diferença à dor?" "O movimento ocasiona ou altera a dor?") com questões sobre a dor já existente. Além disso, o examinador tenta observar se as respostas do paciente são mensuravelmente anormais. Os movimentos causam alguma anormalidade em relação à função? Uma perda de movimento ou fraqueza muscular pode ser mensurada e, portanto, é uma resposta objetiva. Durante toda a avaliação, o examinador busca dois grupos de dados: (1) o que o paciente sente (exame subjetivo) e (2) respostas que podem ser mensuradas ou encontradas pelo examinador (exame objetivo).

Para assegurar que todas as fontes possíveis de patologia sejam avaliadas, o exame deve ser abrangente. Isso é particularmente verdadeiro quando existem sintomas sem qualquer história de trauma. Nesse caso, o exame de triagem é realizado para excluir a possibilidade de sintomas referidos, sobretudo na coluna vertebral. Similarmente, caso haja qualquer dúvida sobre a localização da patologia, o exame de triagem é essencial para garantir um diagnóstico correto. O exame de triagem consiste em uma "olhada rápida" ou varredura de uma parte do corpo que envolve a coluna vertebral e as extremidades. Ele é utili-

18 Avaliação musculoesquelética

TABELA 1.7

Variações normais dos sinais vitais

Grupo etário	Frequência respiratória	Frequência cardíaca	Pressão sanguínea diastólica	Pressão sanguínea sistólica	Temperatura	Peso (kg)	Peso (libras)
Recém-nascido	30–50	120–160	Varia	50–70	36,5°C	2–3	4,5–7
Criança (1 a 12 meses)	20–30	80–140	Varia	70–100	37,0°C[a]	4–10	9–22
Criança (1 a 3 anos)	20–30	80–130	48–80	80–110	37,0°C[a]	10–14	22–31
Pré-escolar (3 a 5 anos)	20–30	80–120	48–80	80–110	37,0°C[a]	14–18	31–40
Idade escolar (6 a 12 anos)	20–30	70–110	50–90	80–120	37,0°C[a]	20–42	41–92
Adolescente (13 a 17 anos)	12–20	55–105	60–92	110–120	37,0°C[a]	> 50	> 110
Adulto (18 anos ou mais)	18–20	60–100	< 85	< 130	37,0°C[a]	Varia	Depende do tamanho do corpo

[a]Variação de 36,5°C a 37,5°C.

Lembrar-se destes pontos:
- A variação normal do paciente deve sempre ser levada em consideração.
- Espera-se que a frequência cardíaca, a pressão sanguínea e a frequência respiratória aumentem em condições febris ou de estresse.
- A frequência respiratória para crianças de 1 a 12 meses deve ser contada durante 60 segundos.

TABELA 1.8

Orientações para mensuração da pressão arterial

Postura	Recomenda-se a medição da pressão sanguínea na posição sentada. O paciente deve permanecer sentado tranquilamente por cinco minutos com as costas e o membro superior apoiados. O membro superior deve ficar posicionado no nível do coração, antes que a pressão sanguínea seja aferida.
Circunstâncias	Não ingerir cafeína nas horas que precedem a leitura. Não fumar trinta minutos antes da leitura. Um ambiente tranquilo e aquecido.
Equipamento	**Tamanho do manguito:** o balão deve envolver e cobrir dois terços do comprimento do membro superior; caso isso não ocorra, colocar o balão sobre a artéria braquial. Se o balão for muito curto, poderá superestimar o valor da pressão arterial. **Manômetro:** os aferidores aneroides devem ser calibrados a cada seis meses em relação a um manômetro de mercúrio.
Técnica	**Número de leituras:** • Em cada ocasião, obter no mínimo duas leituras, realizadas no intervalo de tempo que for necessário. Caso as leituras variem em mais de 5 mmHg, realizar leituras adicionais até a obtenção de duas leituras consecutivas próximas. • Se os valores iniciais estiverem elevados, realizar duas outras medidas em um intervalo mínimo de uma semana. • Inicialmente, aferir a pressão em ambos os membros superiores; caso a pressão seja diferente, considerar o membro superior com a pressão mais elevada. • Caso a pressão aferida no membro superior esteja elevada, obter a pressão em um membro inferior (principalmente em pacientes com menos de 30 anos). **Execução:** • Inflar o balão rapidamente a uma pressão de 20 mmHg acima da pressão sistólica, identificada pelo desaparecimento do pulso radial. • Desinflar o balão em aproximadamente 3 mmHg a cada segundo. • Registrar a fase V de Korotkoff (desaparecimento), exceto em crianças em que a utilização da fase IV (silenciador) pode ser preferível caso o desaparecimento dos sons não seja percebido. • Caso os sons de Korotkoff sejam fracos, solicitar ao paciente que eleve o membro superior, abra e feche a mão de cinco a dez vezes e então reinflar o balão rapidamente.
Registros	Pressão sanguínea, posição do paciente, membro superior e tamanho do manguito.

De Kaplan NM et al.: Systemic hyperextension, *Med Sci Sports Exerc* 26:S269, 1994.

TABELA 1.9

Classificação da hipertensão por idade

	MAGNITUDE DA HIPERTENSÃO				
	Normal	Estágio 1, leve	Estágio 2, moderado	Estágio 3, grave	Estágio 4, muito grave
Criança (6 a 9 anos)					
Sistólica	80–120	120–124	130–139	130–139	≥ 140
Diastólica	50–75	75–79	85–89	85–89	≥ 90
Criança (10 a 12 anos)					
Sistólica	80–120	125–129	135–144	135–144	≥ 145
Diastólica	50–80	80–84	90–94	90–94	≥ 95
Adolescente (13 a 15 anos)					
Sistólica	110–120	135–139	140–149	150–159	≥ 160
Diastólica	60–85	85–89	90–94	95–99	≥ 100
Adolescente (16 a 18 anos)					
Sistólica	110–120	140–149	150–159	160–179	≥ 180
Diastólica	60–90	90–94	95–99	100–109	≥ 110
Adulto (> 18 anos)					
Sistólica	110–130	140–159	160–179	180–209	≥ 210
Diastólica	80–90	90–99	100–109	110–119	≥ 120

Reproduzida com a permissão de McGrew, CA: Clinical implications of the AHA preparticipation cardiovascular screening guidelines, *Athletic Ther Today* 5(4):55, 2000.

zado para descartar sintomas, os quais podem ser referidos de uma parte do corpo para outra. Ele é dividido em duas varreduras: a varredura do membro superior e a do membro inferior. Isso é parte do exame que é realizado, quando necessário, juntamente com um exame detalhado centrado em uma ou mais articulações.

Quando utilizar o exame de triagem

- Não há história de trauma.
- Há sinais radiculares.
- Há trauma com sinais radiculares.
- Há alteração da sensibilidade no membro.
- Há sinais na medula ("trajetos longos").
- O paciente apresenta padrões anormais.
- Há suspeita de dor psicogênica.

Como todas as avaliações, a utilização de um exame de triagem depende do que o examinador encontrou na anamnese e na observação. Para a avaliação da coluna vertebral, o exame de triagem é integrado ao exame como uma parte comum da avaliação lombar ou cervical (Fig. 1.7A) e inclui uma varredura articular periférica, teste do miótomo e uma varredura sensorial. Se ao avaliar as articulações periféricas, o examinador suspeita que um problema está sendo referido da coluna, o exame de triagem é "inserido" no exame daquela articulação (Fig. 1.7B). Para esse exame, as articulações periféricas são "varridas", com o paciente realizando apenas poucos movimentos importantes em cada articulação. Os movimentos devem incluir aqueles dos quais espera-se exacerbação dos sintomas que são derivados da anamnese. O examinador então testa os miótomos do membro superior ou inferior (músculos importantes que representam uma raiz nervosa específica). Após esses testes, um exame sensorial (varredura sensorial) pode ser realizado, bem como exame dos reflexos apropriados, distribuição sensorial dos dermátomos e de nervos periféricos, e testes neurodinâmicos selecionados (p. ex., teste de tensão para o membro superior e para o membro inferior, *slump test*) caso o examinador suspeite de algum envolvimento neurológico. Nesse ponto, o examinador toma uma decisão ou "elabora uma hipótese" sobre se o problema está localizado na parte cervical da coluna, na parte lombar ou em uma articulação periférica, baseando-se nas informações obtidas. Uma vez tomada a decisão, o examinador completa a avaliação da coluna vertebral (no caso da suspeita de um problema na coluna) ou, em vez disso, opta por uma avaliação completa das articulações periféricas adequadas (ver Fig. 1.7). O exame de triagem não deve acrescentar mais que cinco ou dez minutos à avaliação.

A ideia do exame de triagem foi desenvolvida por James Cyriax,[1] que também, mais que qualquer outro autor, desenvolveu conceitos importantes como de tecido "contrátil" e "inerte", *"end feel"* e "padrões capsulares" e contribuiu enormemente para o desenvolvimento de um exame físico abrangente e sistemático das partes móveis do corpo. Apesar de várias de suas elaborações e paradigmas terem sido questionados,[81-83] os princípios básicos

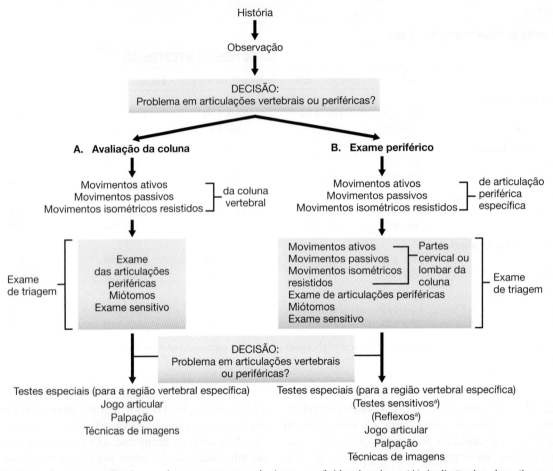

Figura 1.7 Exame de triagem utilizado para descartar a presença de sintomas referidos da coluna. (A) Avaliação da coluna (baseando-se na anamnese, o médico conclui se o problema está na coluna). (B) Avaliação de articulação periférica (baseando-se na anamnese, o médico conclui se o problema está em uma articulação periférica). ([a]Esses testes são utilizados caso não seja realizado o exame de triagem.)

para garantir que todos os tecidos sejam testados permanecem confiáveis.

Medula espinal e raízes nervosas

Para uma maior compreensão e para assegurar o valor do exame de triagem, o examinador deve ter um bom conhecimento dos sinais e sintomas que se originam na medula espinal e raízes nervosas, bem como os que são provenientes de nervos periféricos. O exame de triagem ajuda a determinar se a patologia é causada por tecidos inervados por uma raiz nervosa ou nervo periférico que está referindo sintomas distalmente.

A raiz nervosa é a porção de um nervo periférico que "conecta" o nervo à medula espinal. As raízes nervosas emergem de cada nível da medula espinal (p. ex., C3, C4) e muitas, mas não todas, interconectam-se em um plexo (braquial, lombar ou lombossacral) para formar nervos periféricos (Fig. 1.8). Esse arranjo pode resultar em uma única raiz nervosa que supre mais de um nervo periférico. Por exemplo, o nervo mediano é derivado das raízes nervosas da C6, da C7, da C8 e da T1, enquanto o nervo ulnar é derivado das raízes da C7, da C8 e da T1

(Tab. 1.10). Por essa razão, caso uma pressão seja aplicada sobre a raiz nervosa, a distribuição da sensibilidade ou da função motora frequentemente será sentida ou manifestada na distribuição de mais de um nervo periférico (Tab. 1.11). Portanto, embora os sintomas observados na lesão de uma raiz nervosa (p. ex., parestesia, dor, fraqueza muscular) possam ser semelhantes aos observados em nervos periféricos, os sinais (p. ex., área de parestesia, local de ocorrência da dor, músculos que apresentam fraqueza) geralmente são diferentes. O examinador deve ser capaz de diferenciar um dermátomo (raiz nervosa) da distribuição sensitiva de um nervo periférico, e um miótomo (raiz nervosa) dos músculos inervados por um nervo periférico específico. Além disso, sinais e sintomas neurológicos, como por exemplo, parestesia e dor, podem ser decorrentes da irritação ou inflamação de tecidos como articulações facetárias e ligamentos interespinais ou outros tecidos inervados pelas raízes nervosas e podem ser demonstrados no dermótomo, no miótomo ou no esclerótomo supridos pela raiz nervosa em questão. Essa irritação pode contribuir para a ocorrência de dor referida (ver discussão mais adiante).

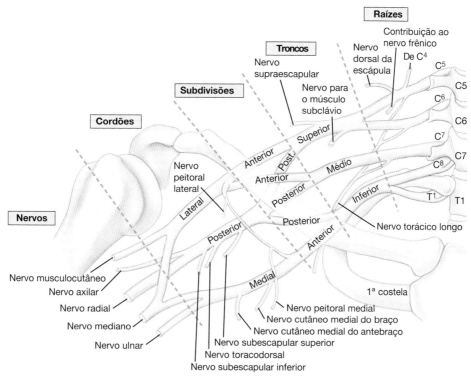

Figura 1.8   Plexo braquial. (De Neuman DA: *Kinesiology of the musculoskeletal system – foundations for rehabilitation*, St. Louis: Mosby Elsevier, 2010. p. 150.)

As raízes nervosas são constituídas por uma porção anterior (ventral) e uma porção posterior (dorsal) que se unem próximo ou no forame intervertebral para formar uma única **raiz nervosa** ou **nervo espinal** (Fig. 1.9). Elas são as partes mais proximais do sistema nervoso periférico.

O corpo humano tem 31 pares de raízes nervosas: 8 cervicais, 12 torácicas, 5 lombares, 5 sacrais e 1 coccígeo. Cada raiz nervosa tem dois componentes: uma porção **somática**, que inerva os músculos esqueléticos e transmite impulsos sensitivos a partir da pele, fáscias, músculos e articulações; e um componente **visceral**, que faz parte do sistema nervoso autônomo.[84] O sistema nervoso autônomo inerva os vasos sanguíneos, a dura-máter, o periósteo, os ligamentos e os discos intervertebrais, dentre muitas outras estruturas.

Exemplos do envolvimento do sistema nervoso autônomo ("bandeira amarela")

- Tinido nos ouvidos.
- Tontura.
- Borramento da visão.
- Fotofobia (sensibilidade à luz).
- Rinorreia (coriza).
- Sudorese.
- Lacrimejamento.
- Perda generalizada da força muscular.
- Aumento da frequência cardíaca.
- Rubor (vasodilatação).

A distribuição sensitiva de cada raiz nervosa é denominada **dermátomo**. Um dermátomo é definido como a área cutânea inervada por uma única raiz nervosa. A área inervada por uma raiz nervosa é maior que a área inervada por um nervo periférico.[85] As descrições de dermátomos nos capítulos seguintes devem ser consideradas somente como exemplos, visto que ocorrem pequenas diferenças e variações com cada paciente e os dermátomos também apresentam um alto grau de sobreposição.[86,87] A variabilidade nos dermátomos foi bem demonstrada por Keegan e Garrett em 1948 (Fig. 1.10).[88] Na parte torácica da coluna, a sobreposição pode ser demonstrada pelo fato de que a perda de um dermátomo comumente passa despercebida em virtude da sobreposição de dermátomos adjacentes.

As raízes nervosas espinais possuem um epineuro pouco desenvolvido e ausência de perineuro. Esse desenvolvimento torna a raiz nervosa mais suscetível a forças compressivas, deformação por tração, irritantes químicos (p. ex., álcool, chumbo, arsênico) e distúrbios metabólicos. Por exemplo, pode ocorrer uma compressão da raiz nervosa em decorrência da herniação posterolateral de um disco intervertebral, uma "queimação" ou estiramento das raízes nervosas ou do plexo braquial em um jogador de futebol ou a neurite alcoólica em um alcoólatra. A pressão sobre raízes nervosas acarreta perda de tônus e de massa muscular, mas a perda normalmente não é tão óbvia como quando é aplicada uma pressão a um nervo periférico. Visto que o nervo periférico que

Avaliação musculoesquelética

TABELA 1.10

Nervos periféricos comuns e raízes nervosas de origem

Nervo periférico	Raízes nervosas de origem
Axilar	C5, C6
Supraclavicular	C3, C4
Supraescapular	C5, C6
Subescapular	C5, C6
Torácico longo	C5, C6, C7
Musculocutâneo	C5, C6, C7
Nervo cutâneo medial do antebraço	C8, T1
Nervo cutâneo lateral do antebraço	C5, C6
Nervo cutâneo posterior do antebraço	C5, C6, C7, C8
Radial	C5, C6, C7, C8, T1
Mediano	C6, C7, C8, T1
Ulnar	C(7)8, T1
Pudendo	S2, S3, S4
Nervo cutâneo lateral da coxa	L2, L3
Nervo cutâneo medial da coxa	L2, L3
Nervo cutâneo intermédio da coxa	L2, L3
Nervo cutâneo posterior da coxa	S1, S2, S3
Femoral	L2, L3, L4
Obturador	L2, L3, L4
Ciático	L4, L5, S1, S2, S3
Tibial	L4, L5, S1, S2, S3
Fibular comum	L4, L5, S1, S2
Fibular superficial	L4, L5, S1
Fibular profundo	L4, L5, S1, S2
Nervo cutâneo lateral da perna (panturrilha)	L4, L5, S1, S2
Safeno	L3, L4
Sural	S1, S2
Plantar medial	L4, L5
Plantar lateral	S1, S2

TABELA 1.11

Dermátomos, miótomos, reflexos e áreas de parestesia das raízes nervosas

Raiz nervosa	Dermátomo[a]	Fraqueza muscular (miótomo)	Reflexos acometidos	Parestesia
C1	Vértice do crânio	Nenhuma	Nenhum	Nenhuma
C2	Têmpora, testa, occipício	Longo do pescoço, esternocleido-mastóideo, reto da cabeça	Nenhum	Nenhuma
C3	Todo o pescoço, porção posterior da bochecha, região temporal, prolongamento submandibular anterior	Trapézio, esplênio da cabeça	Nenhum	Bochecha, lado do pescoço

(continua)

TABELA 1.11 (*continuação*)

Dermátomos, miótomos, reflexos e áreas de parestesia das raízes nervosas

Raiz nervosa	Dermátomo[a]	Fraqueza muscular (miótomo)	Reflexos acometidos	Parestesia
C4	Região do ombro, região clavicular, região superior da escápula	Trapézio, elevador da escápula	Nenhum	Faixa horizontal ao longo da clavícula e da região superior da escápula
C5	Região do músculo deltoide, aspecto anterior de todo o braço à base do polegar	Supraespinal, infraespinal, deltoide, bíceps	Bíceps, braquiorradial	Nenhuma
C6	Porção anterior do braço, lado radial da mão ao polegar e indicador	Bíceps, supinador, extensores do punho	Bíceps, braquiorradial	Dedos polegar e indicador
C7	Porção lateral do braço e antebraço aos dedos indicador, médio e anular	Tríceps, flexores do punho (raramente, extensores do punho)	Tríceps	Dedos indicador, médio e anular
C8	Porção medial do braço e antebraço aos dedos indicador, médio e anular	Desviadores ulnares, extensores do polegar, adutores do polegar (raramente, tríceps)	Tríceps	Dedo mínimo isoladamente ou com dois dedos da mão adjacentes; não acometidos os dedos anular ou médio, isolada ou concomitantemente (C7)
T1 T2	Face medial do antebraço até a base do dedo mínimo Face medial da porção superior do braço até a face medial do cotovelo, tórax e regiões peitoral e média da escápula	Lesões discais nos dois níveis torácicos superiores parecem não produzir fraqueza radicular. A fraqueza de músculos intrínsecos da mão é decorrente de outra patologia (i. e., compressão no desfiladeiro torácico, neoplasia de pulmão e lesão de nervo ulnar). Compressões durais e de raiz nervosa da T1 acarretam a flexão do cotovelo com o braço na horizontal. Lesões da T1 e da T2 produzem o deslocamento anterior e posterior da escápula sobre a parede torácica. Flexão do pescoço em qualquer nível torácico.		
T3-T12	T3-T6, porção superior do tórax; T5-T7, margem costal; T8-T12, região abdominal e lombar	Sinais articulares e durais e dor radicular são comuns. Sinais radiculares (analgesia cutânea) são raros e têm área tão indefinida que apresentam pouco valor de localização. A fraqueza não é detectável.		
L1	Costas, acima do trocanter e da virilha	Nenhuma	Nenhuma	Região inguinal; após a manutenção de uma postura que causa dor
L2	Costas, face anterior da coxa até o joelho	Psoas, adutores do quadril	Nenhuma	Ocasionalmente, face anterior da coxa

(continua)

TABELA 1.11 (continuação)

Dermátomos, miótomos, reflexos e áreas de parestesia das raízes nervosas

Raiz nervosa	Dermátomo[a]	Fraqueza muscular (miótomo)	Reflexos acometidos	Parestesia
L3	Costas, porção superior da nádega, porção anterior da coxa e joelho, porção medial da perna	Psoas, quadríceps, atrofia da coxa	Reflexo patelar lento, FJP positiva, dor com EPE completa	Face medial do joelho, face anterior da perna
L4	Porção medial da nádega, porção lateral da coxa, porção medial da perna, face dorsal do pé, hálux	Tibial anterior, extensor do hálux	EPE limitada, dor na flexão do pescoço, reflexo patelar fraco ou ausente, flexão lateral limitada	Face medial da panturrilha e tornozelo
L5	Nádega, porção posterior e lateral da coxa, face lateral da perna, inferior, face dorsal do pé, metade medial da planta do pé, dedos do pé I, II e III	Extensor do hálux, fibulares, glúteo médio, dorsiflexores, atrofia dos músculos posteriores da coxa e da panturrilha	EPE limitada em um lado, flexão dolorosa do pescoço, tornozelo diminuído, elevação de membro inferior cruzado – dor	Face lateral da perna, três dedos do pé mediais
S1	Nádega, porção posterior da coxa e da perna	Panturrilha e músculos posteriores da coxa, atrofia de glúteos, fibulares, flexores plantares	EPE limitada, reflexo do calcâneo fraco ou ausente	Dois dedos do pé laterais, face lateral do pé, face lateral da perna até o joelho, face plantar do pé
S2	Mesmo que S1	O mesmo que S1, exceto fibulares	Mesmo que S1	Face lateral da perna, joelho e calcanhar
S3	Região inguinal, face medial da coxa até o joelho	Nenhuma	Nenhum	Nenhuma
S4	Períneo, genitália, região inferior do sacro	Bexiga e reto	Nenhum	Área de sela, genitália, ânus, impotência, com herniação posterior maciça

[a]Qualquer parte em que a dor pode ser sentida.
FJP: flexão de joelho em pronação; EPE: elevação da perna estendida.

inerva o músculo é usualmente suprido por mais de uma raiz nervosa, uma maior quantidade de fibras musculares pode ser acometida e a depleção ou a atrofia é mais evidente quando o nervo periférico em si é lesionado. Além disso, o padrão de enfraquecimento muscular (i. e., músculos que são acometidos) é diferente no caso de uma lesão da raiz nervosa em comparação com o de uma lesão de um nervo periférico, uma vez que uma raiz nervosa supre mais de um nervo periférico. A pressão sobre um nervo periférico que acarreta uma neuropraxia leva a uma ausência temporária da função do nervo. Nesse tipo de lesão, há um envolvimento basicamente motor, com pouco envolvimento sensitivo ou autônomo, e, apesar de uma fraqueza poder ser demonstrada, a atrofia muscular pode não estar evidente. Em lesões nervosas periféricas mais graves (p. ex., axonotmese e neurotmese), a atrofia é evidente.

Os **miótomos** são definidos como grupos de músculos inervados por uma única raiz nervosa. A lesão de uma única raiz nervosa geralmente está associada a

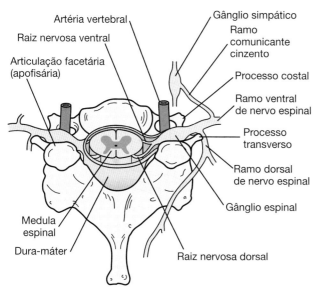

Figura 1.9 Medula espinal, porções da raiz nervosa e nervo espinal na parte cervical da coluna e sua relação com a vértebra e a artéria vertebral.

paresia (paralisia incompleta) do miótomo (músculos) suprido por ela. Consequentemente, demora certo tempo para que qualquer fraqueza se torne evidente no teste isométrico resistido ou do miótomo. Por essa razão, o teste isométrico dos miótomos é mantido por, no *mínimo, cinco segundos*. Por outro lado, uma lesão de um nervo periférico acarreta paralisia completa dos músculos por ele inervados, especialmente quando a lesão resulta numa axonotmese ou neurotmese e, consequentemente, a fraqueza se torna imediatamente evidente. Diferenças na magnitude da paralisia resultante devem-se ao fato de mais de um miótomo contribuir, do ponto de vista embriológico, para a formação de um músculo.

Um **esclerótomo** é uma região de osso ou de fáscia inervada por uma única raiz nervosa (Fig. 1.11). Assim como os dermátomos, os esclerótomos podem apresentar uma grande variabilidade entre os indivíduos.

É a natureza complexa dos dermátomos, miótomos e esclerótomos supridos pela raiz nervosa que pode acarretar uma dor referida, que é a dor sentida em uma parte do corpo que geralmente está a uma distância considerável dos tecidos que causam a dor. A dor referida é explicada como um erro de percepção por parte do cérebro. Geralmente, a dor deveria ser referida no miótomo, dermátomo ou esclerótomo apropriado, proveniente de qualquer tecido somático ou visceral inervado por uma raiz nervosa, mas, estranhamente, a dor algumas vezes não é referida seguindo um padrão específico.[89] Não se sabe a razão dessa ocorrência, mas clinicamente foi constatado que ocorre mesmo dessa forma.

Foram propostas muitas teorias sobre o mecanismo da dor referida, mas nenhuma delas foi comprovada de modo conclusivo. Geralmente, a dor referida pode envolver um ou mais dos seguintes mecanismos:

1. Interpretação errônea pelo cérebro sobre a fonte dos impulsos dolorosos.
2. Incapacidade do cérebro de interpretar o somatório de estímulos nocivos provenientes de várias fontes.
3. Distúrbio do aglomerado ou *pool* internuncial produzido por impulsos nervosos aferentes.

A dor referida é uma ocorrência comum em problemas associados ao sistema musculoesquelético. A dor frequentemente é sentida em pontos distantes do local da lesão. A localização da dor referida é um indicador do segmento anormal: ela indica que uma das estruturas inervadas por uma raiz nervosa específica está produzindo sinais e sintomas em outros tecidos inervados pela mesma raiz nervosa. Por exemplo, a dor no dermátomo L5 pode originar-se da irritação em torno da raiz nervosa L5, de um disco L5 pressionando a raiz nervosa L5, do envolvimento da articulação facetária em L4-L5, causando irritação da raiz nervosa L5, de qualquer músculo inervado pela raiz nervosa L5 ou de qualquer estrutura visceral inervada pela raiz nervosa L5. A dor referida tende a ser sentida profundamente; seus limites são indistintos e ela irradia de modo segmentar sem cruzar a linha mediana. A **dor radicular** ou **irradiada**, um tipo de dor referida, é uma dor aguda, penetrante, sentida em um dermátomo, miótomo ou esclerótomo em virtude do envolvimento direto de (ou de lesão a) um nervo espinal ou uma raiz nervosa espinal.[71] Uma **radiculopatia** refere-se à parestesia, torpor ou fraqueza irradiados, mas não à dor.[90] Uma **mielopatia** é um distúrbio neurogênico que envolve a medula espinal ou cérebro, o que acarreta uma lesão no neurônio motor superior; os padrões da dor ou dos sintomas são diferentes dos padrões da dor radicular e frequentemente tanto os membros superiores quanto o inferiores são acometidos (Fig. 1.12).

Nervos periféricos

Os nervos periféricos constituem um tipo especial de tecido "inerte" (ver discussão mais adiante) pelo fato de não serem tecido contrátil, porém, são necessários para o funcionamento normal dos músculos voluntários. O examinador deve ter em mente a possibilidade da existência de lesão do tecido nervoso ao examinar tanto o tecido contrátil como o tecido inerte. A Tabela 1.12 apresenta algumas das alterações tissulares resultantes de lesões de nervos periféricos.

Nos nervos periféricos, o epineuro é constituído por uma matriz de tecido conjuntivo areolar frouxo que circunda a fibra nervosa. Ele permite alterações no crescimento em comprimento das fibras nervosas em feixe (funículos) sem permitir que os feixes sejam distendidos. O perineuro protege os feixes nervosos, atuando como uma barreira contra a difusão de substâncias irritantes, e proporciona resistência tênsil e elasticidade ao nervo. Por essa razão, os nervos periféricos são mais comumente afetados por pressão, tração, atrito, anóxia ou secção. Os exemplos incluem pressão sobre o nervo mediano no

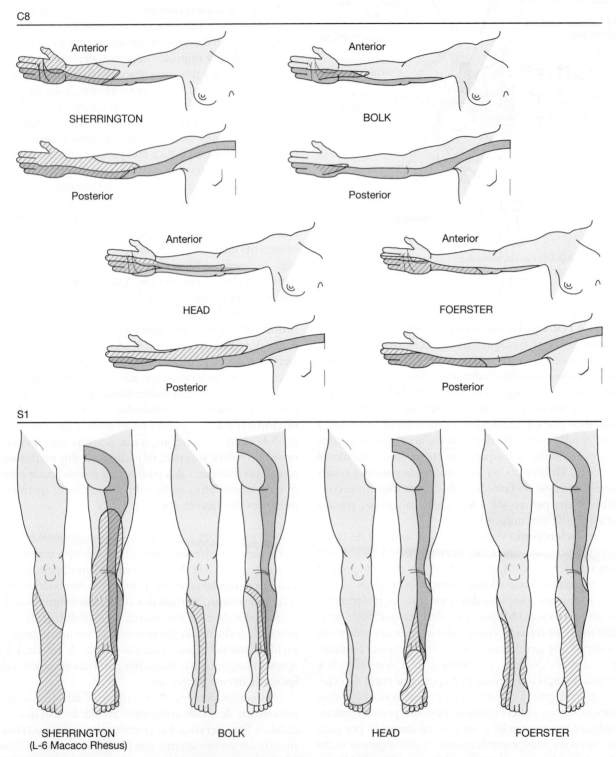

Figura 1.10 Variabilidade dos dermátomos da C8 e S1 conforme observado por quatro pesquisadores. Variabilidade similar é demonstrada na maior parte das vértebras cervical, lombar e sacral. (Redesenhada de Keegan JJ, Garrett FD: The segmental distribution of the cutaneous nerves in the limbs of man, *Anat Rec* 101:430, 433, 1948. Copyright © 1948. Esse material é utilizado com permissão de Wiley-Liss, um subsidiário de John Wiley & Sons.)

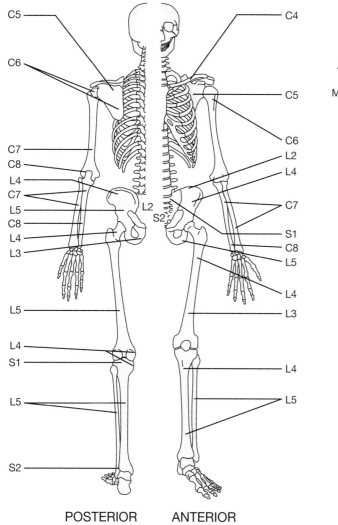

Figura 1.11 Esclerótomos do corpo. As linhas mostram as áreas de osso e fáscia supridas por raízes nervosas individuais.

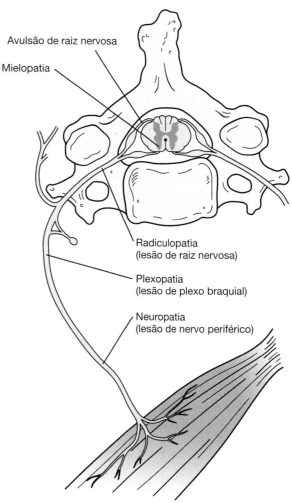

Figura 1.12 Trajeto do tecido neurológico da medula espinal até o músculo, indicando locais de lesões neurológicas.

TABELA 1.12

Sinais e sintomas de lesões de nervo periférico misto (neurônio motor inferior)[a]

Motor	Sensibilidade	Simpático
• Paralisia flácida • Perda de reflexos • Emaciação e atrofia muscular • Perda da ação sinérgica dos músculos • Fibroses, contraturas e aderências • Fraqueza e instabilidade articular • Diminuição da amplitude de movimento e rigidez • Osteoporose por desuso • Crescimento acometido	• Perda da sensibilidade ou sensibilidade anormal • Perda de tônus vasomotor: pele quente e com hiperemia (inicialmente); pele fria e pálida (mais tarde) • A pele pode estar descamativa (inicialmente); fina, lisa e brilhante (mais tarde) • Sulcos cutâneos mais rasos • Alterações ungueais (estrias, proeminências, ressecamento, fragilidade, curvatura anormal, opacidade) • Ulceração	• Perda de glândulas sudoríparas (ressecamento) • Perda de resposta pilomotora

[a]Principalmente axonotmese e neurotmese.

túnel do carpo, tração do nervo fibular comum no nível da cabeça da fíbula durante uma entorse lateral de tornozelo, atrito do nervo ulnar no túnel cubital, anóxia do nervo tibial anterior em uma síndrome de compartimento e secção do nervo radial numa fratura da diáfise umeral. Resfriamento, congelamento e lesões térmicas ou elétricas também podem acometer os nervos periféricos.

Geralmente, as lesões nervosas são classificadas pelos sistemas de Seddon[91] ou Sunderland.[92] Seddon, cujo sistema é mais comumente utilizado, classificou as lesões nervosas em neuropraxia (mais comum), axonotmese e neurotmese (Tab. 1.13). Sunderland criou um sistema semelhante, mas dividiu a axonotmese e a neurotmese em dois níveis ou graus cada (Tab. 1.14). Qualquer exame de uma articulação deve incluir um exame detalhado dos nervos periféricos, especialmente quando há sinais e sintomas neurológicos. O examinador deve ser capaz não somente de diferenciar lesões do tecido inerte de lesões do tecido contrátil, mas também de determinar se uma disfunção do tecido contrátil é resultante dele mesmo ou de uma lesão de um nervo periférico ou de uma raiz nervosa.

A perda sensitiva combinada com uma perda motora deve alertar o examinador para a presença de lesões do tecido nervoso.[93-95] A lesão de um único nervo periférico (p. ex., nervo mediano) é algumas vezes denominada **mononeuropatia**. Doenças sistêmicas (p. ex., diabetes) podem acometer mais de um nervo periférico. Nesse caso, a patologia é denominada **polineuropatia**. O mapeamento cuidadoso da área de perda sensitiva e o teste dos músculos acometidos pela perda motora permitem ao examinador diferenciar uma lesão de nervo periférico de uma lesão de raiz nervosa (a Tab. 1.15 apresenta um exemplo). Caso estudos eletromiográficos sejam utilizados para determinar o grau da lesão nervosa, a denervação somente poderá ser avaliada no mínimo três semanas após a lesão para permitir que a degeneração walleriana ocorra e a regeneração inicie (quando houver).[96-98] A atrofia mus-

TABELA 1.13

Classificação das lesões nervosas segundo Seddon

Grau da lesão	Definição	Sinais e sintomas
Neuropraxia (Sunderland 1°)	Um bloqueio fisiológico transitório causado por isquemia proveniente da compressão ou da distensão do nervo sem degeneração walleriana	• Dor • Ausência de atrofia muscular ou atrofia mínima • Fraqueza muscular • Parestesia • Propriocepção acometida • Tempo de recuperação: de minutos a dias
Axonotmese (Sunderland 2° e 3°)	Estrutura interna do nervo preservada, mas os axônios estão tão danificados que ocorre degeneração walleriana	• Dor • Atrofia muscular evidente • Perda total das funções motora, de sensibilidade e simpática (ver Tab. 1.12) • Tempo de recuperação: meses (o axônio se regenera a uma taxa de 2,5 cm/mês ou 1 mm/dia) • A sensibilidade é restaurada antes da função motora
Neurotmese (Sunderland 3°, 4° e 5°)	A estrutura do nervo é destruída por secção, fibrose intensa ou compressão intensa e prolongada	• Ausência de dor (anestesia) • Atrofia muscular • Perda total das funções motora, de sensibilidade e simpática (ver Tab. 1.12) • Tempo de recuperação: meses, e somente com cirurgia

Dados de Seddon HJ: Three types of nerve injury, *Brain* 66:17-28, 1943.

TABELA 1.14

Correlação das classificações de Seddon e Sunderland para lesões nervosas

Seddon	SUNDERLAND (GRAU)				
	Primeiro	Segundo	Terceiro	Quarto	Quinto
Neuropraxia	███████				
Axonotmese		███████			
Neurotmese			███████████████		

As áreas sombreadas indicam termos equivalentes.
De Morrey BF, editor: *The elbow and its disorders*, 2.ed., Philadelphia: WB Saunders, 1993. p. 814.

TABELA 1.15

Comparação de sinais e sintomas entre a lesão da raiz nervosa C7 e a lesão do nervo mediano no cotovelo

	Raiz nervosa da C7	Nervo mediano
Alteração sensorial	Face lateral do braço e antebraço até a face palmar e dorsal dos dedos indicador, médio e anular	Face palmar dos dedos polegar, indicador, médio e metade do anular Face dorsal dos dedos indicador, médio e possivelmente metade do anular
Alteração motora	Tríceps Flexores do punho Extensores do punho (raramente)	Pronador redondo Flexores do punho (metade lateral do flexor digital profundo) Palmar longo Pronador quadrado Flexor longo e curto do polegar Abdutor curto do polegar Oponente do polegar Dois lumbricais laterais
Alteração de reflexo	Tríceps pode estar acometido	Nenhum[a]
Parestesia	Faces palmar e dorsal dos dedos indicador, médio e anular	Os mesmos das alterações de sensibilidade

[a]Nenhum reflexo "comum" é acometido; caso o examinador tenha testado os reflexos do tendão dos músculos listados, eles estarão acometidos.

cular geralmente torna-se óbvia após quatro a seis semanas e evolui para atingir o seu máximo aproximadamente doze semanas após a lesão. As alterações circulatórias após a lesão nervosa variam ao longo do tempo. Nos estágios iniciais, a pele é quente, mas, aproximadamente três semanas após, ela torna-se mais fria em razão da diminuição da circulação. Em virtude da diminuição da circulação e do metabolismo celular alterado, ocorrem alterações tróficas cutâneas e ungueais.

Ao avaliar um paciente, o examinador também deve conhecer a chamada **síndrome do duplo esmagamento** ou neuropatia de duplo aprisionamento.[99-102] A teoria dessa lesão (ainda não provada, mas que possui evidências clínicas que a apoiam) é que, embora a compressão ou patologia em um ponto ao longo de um nervo periférico ou de uma raiz nervosa possa ser insuficiente para produzir sinais e sintomas, a compressão ou patologia em dois ou mais pontos pode acarretar um efeito cumulativo que resulta em sinais e sintomas aparentes.[103] Por causa desse efeito cumulativo, os sinais e sintomas podem indicar uma área de envolvimento (p. ex., túnel do carpo) enquanto outras áreas (p. ex., parte cervical da coluna, plexo braquial, desfiladeiro torácico) podem estar contribuindo para o problema. Da mesma forma, lesões cervicais podem estar envolvidas em síndromes do cotovelo de tenista (epicondilite lateral). Upton e McComas[99] acreditam que a compressão proximal sobre o tronco nervoso poderia aumentar a vulnerabilidade dos nervos periféricos ou das raízes nervosas em pontos distais ao longo dos seus trajetos, pois o transporte axonal estaria alterado. Além disso, nervos doentes são mais suscetíveis à lesão; sendo assim, a presença de doenças sistêmicas (p. ex., diabetes, disfunção tiroideana) pode tornar o nervo

mais suscetível à compressão em algum ponto de seu trajeto.[94] Finalmente, os sinais e sintomas poderiam potencialmente serem originados tanto de uma lesão de raiz nervosa como de uma lesão nervosa periférica. Somente com a avaliação meticulosa, o profissional de saúde pode delinear onde estão localizados os problemas reais.

Similarmente, a perda de extensibilidade em um determinado local do tecido nervoso pode produzir cargas de tensão crescentes quando um nervo periférico ou uma raiz nervosa é distendido, o que acarreta disfunção mecânica.[104] Esse é o princípio dos testes de **tensão neural** ou **neurodinâmicos**, como o de elevação da perna estendida, o *slump test* e o teste de tensão do membro superior.[104-106] Ele pode proporcionar uma explicação parcial para lesões como a da parte cervical da coluna que simulam o cotovelo de tenista e a síndrome do túnel do carpo. Esses testes colocam o tecido neural (p. ex., neuroeixo do sistema nervoso central [SNC], meninges, raízes nervosas e nervos periféricos) sob tensão quando são realizados e podem reproduzir os sintomas desencadeados durante a atividade funcional.[104,106,107] Por exemplo, sentar em um carro simula de perto a ação do *slump test* e a elevação do membro inferior estendido. Contudo, frequentemente esses testes não indicam, *per se*, onde está situado o problema. Talvez outros testes (p. ex., testes de condução nervosa, eletromiografia) tenham que ser solicitados para que seja determinado com exatidão o local do problema.

O tecido neural move-se em direção à articulação em que o alongamento é iniciado. Portanto, quando a flexão cervical é iniciada, as raízes nervosas, até mesmo as raízes da parte lombar da coluna, movem-se em direção à parte cervical. Do mesmo modo, a flexão de toda a coluna provoca movimento em direção à parte lombar e a exten-

Avaliação musculoesquelética

são do joelho ou a dorsiflexão do pé causa movimento neural em direção ao joelho ou ao tornozelo.[104,106,107] Esses "pontos de tensão" podem potencialmente auxiliar na determinação do local em que a restrição ao movimento que está ocorrendo. Normalmente, os testes de tensão são indolores, embora o paciente geralmente perceba um aumento da tensão ou desconforto na coluna ou nos membros. Como os testes de tensão indicam uma mobilidade e sensibilidade neural aos estresses mecânicos, eles são considerados positivos somente se reproduzirem os sintomas do paciente ou se a resposta do paciente for alterada pelo movimento de uma parte do corpo distal ao local em que os sintomas são sentidos (p. ex., dorsiflexão do pé que desencadeia sintomas na parte lombar da coluna), ou se houve assimetria na resposta.[104] Ao realizar testes de tensão, o examinador deve observar o ângulo ou a posição na qual a restrição ocorre e como a resistência é sentida. Em condições de irritação, somente as partes do teste que são necessárias para a obtenção de resultados positivos devem ser realizadas. Por exemplo, no *slump test,* se a flexão cervical e a flexão da parte lombar da coluna causarem sinais positivos não há necessidade de provocar um desconforto a mais ao paciente realizando a extensão do joelho e a dorsiflexão do pé.

No exame, o teste do tecido neurológico ocorre durante movimentos ativos, passivos e isométricos resistidos, bem como durante o teste funcional, testes específicos, reflexos, distribuição cutânea e palpação.

Exame de articulações específicas

O examinador deve utilizar um método constante e sistemático de exame, com variações mínimas, para verificar indícios fornecidos pela anamnese ou por respostas assimétricas. Por exemplo, se a anamnese for característica de uma lesão discal, o exame de todos os tecidos que possam ser acometidos pelo disco deve ser minucioso, sendo rápido em todas as outras articulações para excluir sinais contraditórios. Se a história sugerir artrite do quadril, o exame dessa parte do corpo deve ser minucioso, sendo mais rápido nas outras articulações, novamente, para excluir sinais contraditórios. Ao testar os movimentos, o examinador algumas vezes busca por respostas subjetivas do paciente e, em outras, por achados clínicos objetivos. Por exemplo, quando o exame da parte cervical da coluna revela sinais claros de um problema discal, à medida que o exame progride em direção ao membro superior, o examinador procura mais a fraqueza muscular (objetiva) do que o desencadeamento de dor (subjetiva). Por outro lado, quando a anamnese sugere uma lesão muscular, a dor provavelmente será desencadeada quando o membro superior for examinado. Em qualquer caso, as estruturas supostamente normais não devem ser omitidas no exame. Há apenas algumas poucas situações em que a rotina sistemática deve ser desviada: quando há incerteza sobre a localização da patologia (nesse caso, um exame de triagem deve ser realizado, com avaliação combinada da coluna e de uma ou mais articulações periféricas); quando não existe história de trauma ou indicação de uma patologia em uma articulação específica, no entanto, o paciente se queixa de dor nessa articulação (novamente, um exame de triagem é realizado); ou quando a articulação a ser avaliada apresenta uma lesão muito aguda ou irritável para realizar um exame sistemático total.

Se houver uma lesão orgânica, alguns movimentos ativos, passivos ou isométricos resistidos estarão anormais ou dolorosos e outros não. Achados negativos devem equilibrar os positivos, o exame deve ser suficientemente abrangente para permitir o aparecimento de padrões característicos. A identificação do problema não é feita tendo como base a força do primeiro achado positivo; ela é feita apenas após ficar claro que não existem outros sinais contraditórios. Os movimentos podem ser repetidos rapidamente e várias vezes e são feitos para se descartar qualquer problema como insuficiência vascular ou quando o paciente relatar na anamnese que movimentos repetitivos aumentam os sintomas. Da mesma forma, posturas sustentadas podem ser mantidas por vários segundos ou movimentos combinados podem ser realizados quando a anamnese indica que eles provocam aumento dos sintomas.

Tecidos contráteis podem ser submetidos à tensão quando submetidos a estiramento ou por contração.[1] Essas estruturas incluem músculos, seus tendões e suas inserções ósseas. **Tecidos nervosos** e suas bainhas associadas também são submetidos à tensão por estiramento e pinçamento, como ocorre com os **tecidos inertes**. Os tecidos inertes incluem todas as estruturas que não sejam consideradas contráteis ou neurológicas como cápsulas articulares, ligamentos, bolsas, vasos sanguíneos, cartilagens e dura-máter. A Tabela 1.16 apresenta o diagnóstico diferencial de lesões de tecidos contráteis (estiramentos e paratendinites) e de tecidos inertes (entorses). Alguns examinadores separam tecidos vasculares de outros tecidos inertes; entretanto, na maior parte das vezes, durante um exame musculoesquelético, eles podem ser agrupados com os outros tecidos inertes, tendo em mente que eles produzem seus próprios sinais e sintomas exclusivos.

Ao realizar o teste de movimentos, o examinador deve observar se o que predomina é a dor ou a restrição. Quando a dor for predominante, a condição é mais aguda e uma avaliação e um tratamento mais suaves são necessários. Quando a restrição for predominante, a condição é subaguda ou crônica, e uma avaliação e tratamento mais vigorosos podem ser realizados.

Movimentos ativos

Os movimentos ativos (ADMA) são realizados "ativamente" pelos músculos voluntários do paciente e têm o seu próprio valor particular pelo fato de combinarem testes de amplitude articular, controle, potência muscular e o desejo do paciente de realizar os movimentos. Esses movimentos são às vezes denominados **movimentos**

TABELA 1.16

Diagnóstico diferencial entre distensão muscular, lesão tendínea e entorse ligamentar

	Distensão de 1º grau	Distensão de 2º grau	Distensão de 3º grau (ruptura)	Paratendinite Tendinose	Entorse de 1º grau	Entorse de 2º grau	Entorse de 3º grau
Definição	Laceração de poucas fibras musculares	Laceração de aproximadamente metade das fibras musculares	Laceração de todas as fibras musculares (ruptura)	Inflamação do tendão Degeneração intratendínea	Laceração de poucas fibras do ligamento	Laceração de aproximadamente metade das fibras do ligamento	Laceração de todas as fibras do ligamento
Mecanismos da lesão	Hiperdistensão Sobrecarga	Hiperdistensão Sobrecarga Esmagamento	Hiperdistensão Sobrecarga	Uso excessivo Hiperdistensão Sobrecarga Envelhecimento	Sobrecarga Hiperdistensão	Sobrecarga Hiperdistensão	Sobrecarga Hiperdistensão
Início	Agudo	Agudo	Agudo	Crônico Agudo	Agudo	Agudo	Agudo
Fraqueza	Menor	Moderada a maior (inibição reflexa)	Moderada a maior	Menor a moderada	Menor	Menor a moderada	Menor a moderada
Incapacidade	Menor	Moderada	Maior	Menor a maior	Menor	Moderada	Moderada a maior
Espasmo muscular	Menor	Moderado a maior	Moderado	Menor	Menor	Menor	Menor
Inchaço	Menor	Moderado a maior	Moderado a maior	Menor a maior (espessamento) Não	Menor	Moderado	Moderado a maior
Perda de função	Menor	Moderada a maior	Maior (inibição reflexa)	Menor a maior	Menor	Moderada a maior	Moderada a maior (instabilidade)
Dor à contração isométrica	Menor	Moderada a maior	Ausente a menor	Menor a maior	Não	Não	Não
Dor ao alongamento	Sim	Sim	Não[a]	Sim	Sim	Sim	Não[a]
Jogo articular	Normal	Normal	Normal	Normal	Normal	Normal	Normal a excessivo
Defeito palpável	Não	Não	Sim (caso precoce)	Pode apresentar nódulo palpável	Não	Não	Sim (caso precoce)
Crepitação	Não	Não	Não	Possível	Não	Não	Não
ADM	Diminuída	Diminuída	Pode aumentar ou diminuir dependendo da tumefação	Diminuída	Diminuída	Diminuída	Pode aumentar ou diminuir dependendo do inchaço Possibilidade de luxação ou subluxação

[a]Não se for o único tecido lesionado; entretanto, frequentemente em lesões de 3º grau, outras estruturas sofrerão lesões de 1º ou 2º grau e ficarão doloridas.
ADM: amplitude de movimento.

fisiológicos. O final do movimento ativo é algumas vezes denominado **barreira fisiológica**. Tecidos contráteis, nervosos e inertes estão envolvidos ou são movidos durante os movimentos ativos. Quando movimentos ativos são realizados, uma ou mais estruturas rígidas (ossos) se movem e esse movimento acarreta o movimento de todas as estruturas que se fixam no osso ou que estão muito próximas dele. Embora os movimentos ativos geralmente sejam os primeiros movimentos realizados, eles não são realizados de forma alguma ou são realizados com cautela durante a consolidação de uma fratura ou quando o movimento pode causar estresse a tecidos moles recém-reparados. O examinador deve observar quais movimentos (caso haja algum) causam dor ou outros sintomas, e a magnitude e qualidade da dor resultante. Por exemplo, pequenos movimentos sem defesa que provocam dor intensa indicam uma articulação com uma condição irritativa e aguda. Se a patologia apresentar muita irritação ou for aguda, pode ser impossível a realização de todos os movimentos desejados. Nesse caso, devem ser realizados apenas os movimentos que fornecerem as informações mais úteis. O examinador deve observar o ritmo do movimento juntamente a qualquer dor, limitação ou movimentos incomuns (p. ex., instabilidade ao caminhar) ou movimentos substitutos. Os movimentos substitutos são movimentos modificados que o paciente utiliza consciente ou inconscientemente para realizar o que o examinador pediu ao paciente. Por exemplo, em presença de uma paralisia do deltoide, quando o examinador solicita ao paciente que abduza o membro superior, ele pode realizar esse movimento rotacionando lateralmente o ombro e utilizando o músculo bíceps para abduzir o membro.

Os movimentos ativos podem ser anormais por várias razões, e o examinador deve tentar diferenciar a causa. A dor é uma causa comum de movimento anormal assim como a fraqueza muscular, a paralisia ou o espasmo. Outras causas incluem tecidos contraídos ou encurtados, alterações da relação comprimento/tensão, modificação de fatores neuromusculares e interação articulação-musculatura. Em alguns casos, o paciente pode não ser capaz de movimentar ativamente a articulação ao longo da ADM disponível, em decorrência de fraqueza, dor ou de estruturas encurtadas. Essa incapacidade de mover-se ao longo da ADM disponível é por vezes denominada *lag*. O exemplo mais comum dessa situação é um *lag* do quadril, em que o quadríceps femoral se revela incapaz de conduzir ativamente o joelho até sua máxima extensão, mesmo nos casos em que uma extensão passiva completa é possível. (É comum observar essa situação em seguida a uma cirurgia.) É importante que o examinador tenha em mente que um *lag* também pode ser causado pela contração dos tecidos que atuam na direção oposta (p. ex., no joelho, cápsula posterior tensa, músculos posteriores da coxa encurtados, ou tecido cicatricial).

O componente "movimentos ativos" do exame é um teste funcional dos aspectos anatômicos e dinâmicos do corpo e das articulações enquanto apresenta a função motora correta ou incorreta, que é a capacidade de demonstrar destreza e padrões de movimento eficientes, mantendo simultaneamente o controle de posturas voluntárias.[12,108] O examinador deve garantir que o movimento seja realizado em uma velocidade lenta, suave e constante na direção desejada, utilizando o trajeto mais eficiente durante a ADM total.[109,110] Isso envolve a integração e a sincronização dos principais músculos movedores e sinergistas por meio da cadeia cinética parcial ou total envolvida no movimento.

Ao testar movimentos ativos, o examinador deve observar onde, no arco do movimento, os sintomas ocorrem. Por exemplo, a dor ocorre durante a abdução do ombro entre 60 e 120° quando há impacto sob o processo acromial ou o ligamento coracoacromial. Qualquer aumento na intensidade e na qualidade da dor também deve ser anotado. Essas informações ajudam o examinador a determinar o tecido específico envolvido. Por exemplo, a dor óssea, exceto em casos de fraturas ou tumores, geralmente não é alterada pelo movimento. Ao se observar a reação do paciente à dor, o examinador pode ter uma ideia de como a condição o está afetando e o limiar da dor do paciente. Ao observar o padrão de movimento, a qualidade e o ritmo, os movimentos em outras articulações e a restrição observável, o examinador pode dizer se o paciente está "trapaceando" (utilizando músculos acessórios ou substituição muscular) para realizar o movimento e quais tecidos estão acometidos. Por exemplo, a elevação irregular do ombro pode indicar um padrão capsular do ombro ou o disparo sequencial incorreto de diferentes músculos.

Observações do examinador durante os movimentos ativos

- Quando e onde ocorre o início da dor em cada movimento.
- Se o movimento aumenta a intensidade e a qualidade da dor.
- A reação do paciente à dor.
- A magnitude da restrição observável e sua natureza.
- O padrão do movimento.
- O ritmo e a qualidade do movimento.
- O movimento de articulações associadas.
- A disposição do paciente em mover a parte examinada.

Geralmente, os movimentos ativos são realizados uma ou duas vezes em cada direção desejada enquanto o examinador observa o padrão de movimento e quaisquer discrepâncias ou movimentos de trapaça/substituição. Caso o paciente sinta dor ou dificuldade em quaisquer movimentos particulares, esses movimentos devem ser realizados por último para não provocar um excesso de sintomas nos outros movimentos. Se o paciente relatar que certos movimentos repetitivos ou posturas sustentadas são o problema, o examinador deve assegurar-se de que os movimentos sejam repetidos (5 a 10 vezes) ou sustentados (em geral, durante cinco a vinte segundos, mas dependendo da anamnese) até que os sintomas sejam demonstrados.

Existem movimentos-padrão para cada articulação e esses movimentos tendem a seguir os pontos cardinais (i. e., são movimentos em um único plano). Contudo, se o paciente se queixar de problemas fora desses movimentos-padrão ou se os sintomas forem mais provavelmente desencadeados por movimentos combinados (i. e., movimentos em múltiplos planos ou em torno de eixos combinados), movimentos repetidos, movimentos com velocidade ou movimentos sob compressão, esses movimentos deverão então ser realizados.[111-113] McKenzie relatou que movimentos repetidos aumentam os sintomas em tecidos irritáveis e agudos ou em distúrbios internos,[23] enquanto disfunções posturais são pouco alteradas com movimentos repetidos.

Em alguns casos, especialmente quando as articulações não são muito reativas ou irritáveis, a sobrepressão pode ser cuidadosamente aplicada no final da ADMA. Quando a sobrepressão não produz sintomas e o *end feel* é normal, o movimento é considerado normal e o examinador pode decidir que movimentos passivos são desnecessários.

Movimentos passivos

Os movimentos passivos (ADMP) são prioritamente realizados para que seja determinada a ADM anatômica e o *end feel* disponíveis. A ADMP pode estar dentro dos limites normais, estar hipermóvel (ver seção sobre Anamnese) ou estar hipomóvel. A palpação de pontos mensuráveis pode ser importante para utilizar esses pontos como referência para a goniometria.[104] Nos movimentos passivos, a articulação é mobilizada em toda sua ADM pelo examinador enquanto o paciente mantém-se relaxado. Esses movimentos também podem ser denominados **movimentos anatômicos**. O final do movimento passivo é algumas vezes denominado **barreira anatômica**. Normalmente, a barreira fisiológica (movimento ativo) ocorre antes da barreira anatômica (movimento passivo), de modo que o movimento passivo sempre é discretamente maior que o ativo. O movimento deve continuar até atingir o máximo da amplitude possível e deve envolver os mesmos movimentos realizados ativamente, quando possível. O posicionamento do paciente (p. ex., sentado, deitado em decúbito dorsal) pode ter um efeito sobre a ADMA e a ADMP, de modo que ele deve ser considerado pelo examinador. Diferenças de ADM entre movimentos ativos e passivos podem ser causadas pela contração ou espasmo muscular, deficiência muscular, déficit neurológico, contraturas ou dor. A ADMA e a ADMP podem ser mensuradas com o auxílio de um goniômetro, de um inclinômetro, pela estimativa do examinador ("olhar atentamente") ou por alguma mensuração similar.[115,116] Na maior parte desses métodos, é difícil demonstrar diferenças consistentes inferiores a 5°.[117,118] A goniometria é especialmente útil para mensurar e registrar deformidades por fraturas ou articulares e demonstrou apresentar um nível satisfatório de confiabilidade,[118-120] embora isso possa depender do movimento mensurado.[120] Mensurações realizadas em épocas diferentes revelam a progressão ou a regressão da deformidade. Embora existam fontes que descrevam as ADM de várias articulações, os valores fornecidos representam valores médios e não necessariamente a ADM requerida para realizar atividades específicas ou a ADM apresentada por um determinado paciente. A mobilidade normal é relativa. Por exemplo, os ginastas tendem a ser classificados como "flexíveis" (hipermobilidade não patológica) na maior parte das articulações, enquanto as pessoas idosas tendem a ser classificadas como portadoras de hipomobilidade articular. Entretanto, para essas populações específicas, a ADM disponível pode ser considerada normal. Na realidade, a questão importante é: "o paciente apresenta a amplitude de movimento disponível para realizar o que ele deseja fazer funcionalmente?". Certas condições patológicas também podem alterar a ADM, por exemplo, a síndrome de Ehlers-Danlos. Por exemplo, se diversas articulações exibem ADM excessiva, pode estar presente uma condição conhecida como **síndrome da hipermobilidade articular benigna**.[121] O **Índice de hipermobilidade de Beighton** pode ser usado nesta condição; é uma modificação dos Critérios de Pontuação de Carter e Wilkinson (ver Cap. 17). Quando usado isoladamente e alcançado um determinado escore, esse índice indica que o paciente apresenta hipermobilidade articular difusa. Considera-se que há hipermobilidade articular generalizada ao ser obtida uma pontuação igual ou superior a 4 no Índice de Beighton.[122-124]

Observações do examinador durante os movimentos passivos

- Quando e onde ocorre o início de dor durante cada movimento.
- Se o movimento aumenta a intensidade e a qualidade da dor.
- O padrão de limitação do movimento.
- O *end feel* do movimento.
- O movimento das articulações associadas.
- A amplitude de movimento disponível.

Critérios de pontuação do Índice de hipermobilidade de Beighton[125,126]

- O paciente flexiona anteriormente o tronco e posiciona as mãos espalmadas no chão sem flexionar os joelhos (1 ponto).
- O joelho (ou joelhos) se hiperestende além de 0° (1 ponto para cada joelho).
- O cotovelo (ou cotovelos) se hiperestende além de 0° (1 ponto para cada cotovelo).
- O polegar pode ser flexionado para trás até tocar o antebraço (1 ponto para cada polegar).
- O dedo mínimo pode ser flexionado para trás em mais de 90° (1 ponto para cada dedo mínimo).

Observação: pontuação máxima = 9.

Da mesma maneira, os **Critérios diagnósticos de Brighton**, que não são de ampla utilização na ortopedia, medem a mobilidade articular e anormalidades de pele.[121,125] Segundo esses critérios, o paciente deverá apresentar dois critérios principais, um critério principal e dois secundários, ou quatro critérios secundários para que possa ser diagnosticado como tendo síndrome da hipermobilidade articular benigna.

Cada movimento deve ser comparado com o mesmo movimento na articulação oposta ou, secundariamente, com as normas-padrão. Embora o movimento passivo deva ser suave, o examinador deve determinar se há qualquer limitação da amplitude (**hipomobilidade**) ou um excesso de amplitude (**hipermobilidade** ou **frouxidão**) e, então, se ela é dolorosa. Articulações com hipermobilidade tendem a ser mais suscetíveis às entorses ligamentares, derrames articulares, dor crônica, lesão recorrente, paratendinite decorrente da deficiência de controle (instabilidade) e osteoartrite precoce. Articulações com hipomobilidade são mais suscetíveis a distensões musculares, síndromes de pinçamento nervoso e paratendinite decorrente do estresse excessivo.[127,128] A **hipomobilidade miofascial** é consequência do encurtamento adaptativo ou de hipertonicidade muscular ou de aderências ou cicatrizes

pós-traumáticas. A **hipomobilidade pericapsular** tem uma origem capsular ou ligamentar e pode ser decorrente de aderências, cicatrizes, artrite, artrose, fibrose ou adaptação tissular. A restrição pode ocorrer em todas as direções, mas com magnitudes diferentes em cada direção (p. ex., padrão capsular). A **hipomobilidade patomecânica** ocorre em decorrência de um trauma articular (micro ou macro) acarretando restrição em uma ou mais direções.[24] Hipermobilidade não é o mesmo que instabilidade. A instabilidade inclui uma ampla gama de hipermobilidade patológica. Embora existam testes para demonstrar a hipermobilidade geral, eles devem ser interpretados com cautela, visto que os pacientes apresentam uma ampla faixa de variabilidade entre articulações e nas articulações.[129,130] Com uma avaliação minuciosa, é frequente observar que uma articulação apresenta hipermobilidade em uma direção e hipomobilidade em outra. Também deve ser lembrado que a evidência de hiper ou hipomobilidade não indica necessariamente uma condição patológica no indivíduo que está sendo avaliado. O examinador deve tentar determinar a causa da limitação (p. ex., dor, espasmo, aderências, compressão) ou hipermobilidade (p. ex., lesão, ocupacional, genética, doença) e a qualidade do movimento (p. ex., em "cano de chumbo", em "roda denteada").

End feel.[1] Ao avaliar movimentos passivos, o examinador deve aplicar sobrepressão no final da ADM para determinar a qualidade do *end feel* (a sensação terminal que o examinador "sente" na articulação quando ela atinge o fim da ADM) de cada movimento passivo (Tab. 1.17). No entanto, deve-se ser cauteloso ao testar o *end feel* para assegurar que sintomas graves não sejam desencadeados. Caso o paciente seja capaz de manter uma posição no final da ADM fisiológica (amplitude final do movimento ativo) sem provocar sintomas ou se os sintomas desaparecerem rapidamente após o retorno à posição de repouso, o *end feel* poderá então ser testado. A dor nos *end feels* patológicos é comum.[82] Entretanto, se o paciente apresentar dor intensa no final do movimento, o *end feel* deve ser testado apenas com extrema cautela. Uma avaliação adequada do *end feel* pode auxiliar o examinador a avaliar o tipo de patologia presente, determinar um prognóstico para a condição e identificar a gravidade ou o estágio do problema. Determinando se a dor ou a restrição é o problema principal, o examinador pode estabelecer se um tratamento mais suave deve ser realizado (dor predominante) ou um tratamento mais vigoroso quando a restrição é predominante. As sensações do *end feel* que o examinador experimenta são subjetivas, assim a confiabilidade do avaliador tende a ser boa, enquanto entre avaliadores a confiabilidade é ruim.[81] Muitos profissionais desenvolvem sua própria classificação, sendo mais comumente utilizadas[82] as classificações desenvolvidas por Cyriax,[1] Kaltenborn[111] e Paris.[131]

Critérios diagnósticos de Brighton para a síndrome da hipermobilidade articular benigna

CRITÉRIOS PRINCIPAIS

- Índice de Beighton igual ou superior a 4/9 (tanto no exame atual como na história do paciente).
- Artralgia (dores articulares) por mais de três meses em quatro ou mais articulações.

CRITÉRIOS SECUNDÁRIOS

- Índice de Beighton de 1, 2 ou 3/9 (0, 1, 2 ou 3 se o paciente tiver 50+ anos).
- Artralgia (mais de 3 meses) em uma a três articulações ou dor nas costas (mais de 3 meses), oopondilose, espondilólise/espondilolistese.
- Luxação/subluxação em mais de uma articulação, ou em uma articulação em mais de uma ocasião.
- Reumatismo em tecidos moles (condições inflamatórias), mais de três lesões (p. ex., epicondilite, tenossinovite, bursite).
- Hábito marfanoide (aspecto similar ao de Marfan) (alto, magro, relação entre largura/altura superior a 1,03, relação entre segmento superior/inferior menor que 0,89, aracnodactilia [dedos das mãos longos, delgados, aracniformes] [sinais de Steinberg/pulso positivos].
- Pele anormal: estrias, hiperextensibilidade, pele adelgaçada, cicatrizes papiráceas (como papel).
- Sinais oculares: queda palpebral ou miopia, ou inclinação antimongoloide.
- Veias varicosas ou hérnia, ou prolapso uterino/retal.

De Grahame R, Bird HA, Child A et al.: The revised (Brighton, 1998) criteria for the diagnosis of benign joint hypermobility syndrome (BJHS), *J Rheumatol* 27:1778, 2000.

TABELA 1.17

End feel normal e anormal

End feel	Exemplo
Normal	
Osso com osso	Extensão do cotovelo
Aproximação de tecido mole	Flexão do joelho
Estiramento tissular	Dorsiflexão do tornozelo, rotação lateral do ombro, extensão do dedo
Anormal	
Espasmo muscular precoce	Espasmo protetor após a lesão
Espasmo muscular tardio	Espasmo resultante de instabilidade ou dor
Estiramento tissular "suave"	Encurtamento muscular
Espasticidade	Lesão do neurônio motor superior
Capsular duro	Ombro congelado
Capsular mole	Sinovite, edema de tecido mole
Osso com osso	Formação de osteófitos
Vazio	Bursite subacromial aguda
Bloqueio elástico	Laceração de menisco

Cyriax descreveu três ***end feels*** **normais** clássicos:[1]

- ***Osso com osso.*** Trata-se de uma sensação "dura", inflexível e indolor. Um exemplo de *end feel* osso com osso normal é a extensão do cotovelo.
- ***Aproximação de tecidos moles.*** Nesse tipo de *end feel,* existe uma compressão inflexível (sensação suave) que impede um movimento mais amplo. Os exemplos incluem a flexão do cotovelo e do joelho, na qual o movimento é interrompido pela compressão de tecidos moles, principalmente dos músculos. Em uma pessoa particularmente magra com pouca massa muscular, o *end feel* da flexão do cotovelo pode ser do tipo osso com osso.
- ***Estiramento tissular.*** Existe um tipo de movimento duro ou firme (elástico) que cede discretamente. Próximo do fim da ADM é produzida uma sensação de elasticidade ou resistência elástica. O *end feel* do estiramento tissular normal produz uma sensação de "tensão ou rigidez crescente". Essa tensão em alteração acarretou esse *end feel,* sendo algumas vezes dividida em dois tipos: **elástica (macia)** e **capsular (dura).** Essa sensação depende da espessura e do tipo de tecido e pode ser muito elástica, como o estiramento do tendão do calcâneo, ou discretamente elástica, como na flexão do punho (estiramento tissular), ou dura como na extensão do joelho. Um *end feel* duro é firme com um ponto de interrupção definido, enquanto o *end feel* macio

significa um *end feel* mais macio sem um local de interrupção definido.[132] O estiramento tissular é o tipo mais comum de *end feel* normal; ele é observado quando a cápsula e os ligamentos são os principais restritores do movimento. São exemplos a rotação lateral do ombro, a extensão do joelho e das articulações metacarpofalângicas.

Além dos três tipos normais de *end feel,* Cyriax descreveu cinco ***end feels*** **anormais** clássicos, vários dos quais tinham subdivisões, cada um comumente associado a um certo grau de dor ou de restrição ao movimento.[1,133]

- ***Espasmo muscular.*** Esse *end feel* é evocado pelo movimento, com uma parada súbita e dramática do movimento frequentemente acompanhada de dor. O *end feel* é súbito e rígido. Cyriax o denominou um "som vibrante".[1] Alguns examinadores dividem o espasmo muscular em diferentes partes. O **espasmo muscular precoce** ocorre no início da ADM, assim que o movimento começa; esse tipo de espasmo muscular está associado à inflamação e é observado em condições mais agudas. O **espasmo muscular tardio** ocorre próximo do fim ou no final da ADM. Usualmente, ele é decorrente da instabilidade e da consequente irritabilidade causada pelo movimento. Um exemplo é o espasmo muscular que ocorre durante o teste de apreensão para a avaliação da luxação anterior do ombro. Ambos os tipos de espasmos musculares são consequências de esforços subconscientes do corpo para proteger a articulação ou a estrutura lesionada e sua ocorrência pode estar relacionada à rapidez com que o examinador executa o movimento. **Espasticidade** é discretamente diferente e é observada nas lesões do neurônio motor superior.[134] É uma forma de hipertonicidade muscular que oferece uma resistência aumentada ao estiramento, envolvendo principalmente os flexores nos membros superiores e os extensores nos inferiores, podendo estar associada à franqueza muscular. A **Escala modificada de Ashworth** algumas vezes é utilizada para mensurar a espasticidade e a resistência ao movimento passivo; porém, sua confiabilidade foi questionada.[135-137] Alguns profissionais utilizam a **Escala de Tardien.**[138,139] Essas duas escalas são mais comumente utilizadas na avaliação de condições neurológicas e de problemas de lesões motoras superiores, não tanto em condições musculoesqueléticas. Um **músculo contraído** pode produzir um *end feel* próprio, fenômeno similar ao estiramento do tecido normal, mas que não produz um *end feel* elástico tão grande.
- ***Capsular.*** Embora esse *end feel* seja muito semelhante ao estiramento tissular, ele não ocorre onde se espera (i. e., ele ocorre mais no início da ADM) e tende a apresentar uma sensação mais "espessa". A ADM encontra-se reduzida de modo

Escala de Ashworth (modificada) para mensuração do tônus muscular[137]

0 = Tônus normal, sem aumento no tônus.

1 = Leve aumento no tônus muscular, que se manifesta por uma sensação de "prender e soltar" ou por resistência mínima ao final da amplitude de movimento (ADM) quando a parte (ou partes) afetada é mobilizada em flexão ou extensão.

1+ = Leve aumento no tônus muscular, que se manifesta por uma sensação de "prender", seguida por resistência mínima ao longo do restante (menos da metade) da ADM.

2 = Aumento mais expressivo no tônus muscular ao longo da maior parte da ADM, mas a parte (ou partes) afetada é facilmente mobilizada.

3 = Aumento considerável no tônus muscular, com dificuldade no movimento passivo.

4 = Rigidez da parte (ou partes) afetada em flexão ou em extensão.

De Bohannon R., Smith M.: Interrater reliability of a modified Ashworth scale of muscle spasticity, *Phys Ther* 67(2):206, 1987.

evidente e pode-se supor que o problema está localizado na cápsula. Geralmente, não ocorre espasmo muscular junto do *end feel* do tipo capsular, exceto caso o movimento seja rápido e a articulação aguda. Alguns examinadores dividem esse *end feel* em **capsular duro**, em que o *end feel* possui uma qualidade de "estiramento mais denso", e o **capsular mole** (pastoso), que é semelhante ao *end feel* do estiramento tissular normal, mas apresenta uma restrição da ADM. O *end feel* capsular duro é observado em condições mais crônicas ou em padrões capsulares mais completos. A limitação ocorre abruptamente após um movimento suave sem atrito. O *end feel* capsular mole é observado mais frequentemente em condições agudas; a rigidez manifesta-se no início da amplitude e aumenta até que o final da amplitude seja atingido. Maitland denomina isso "resistência por toda a amplitude".[140] Alguns autores interpretam esse *end feel* pastoso, mole, como o resultado de uma sinovite, edema de tecido mole ou hemartrose.[140] As lesões ligamentares e capsulares importantes frequentemente produzem um *end feel* **mole** até que a tensão seja suportada por outras estruturas.[142]

- **Osso com osso.** Esse *end feel* anormal é similar ao tipo osso com osso normal, mas a restrição ocorre antes do final da ADM normal ou em um local onde um *end feel* osso com osso não é esperado. Um exemplo é o *end feel* osso com osso na parte cervical da coluna resultante da formação de osteófitos.
- **Vazio.** O *end feel* vazio é detectado quando o movimento produz uma dor considerável. O movimento não pode ser realizado ou é interrompido por causa da dor, embora não seja detectada qualquer resistência mecânica real. Os exemplos incluem uma bursite subacromial aguda ou um tumor. Os pacientes comumente apresentam dificuldade para descrever o *end feel* vazio e não há espasmo muscular envolvido.
- **Bloqueio elástico.** Similar ao de um estiramento tissular, ele ocorre em um local inesperado; tende a ser encontrado em articulações com meniscos. Ocorre um efeito rebote com uma sensação de estiramento "espesso", embora a sensação não seja tão grande quanto no *end feel* capsular rígido. Isso geralmente indica um desarranjo interno na articulação. Um *end feel* do tipo bloqueio elástico pode ser encontrado em uma laceração do menisco do joelho quando ele é bloqueado ou incapaz de realizar a extensão completa.

Padrões capsulares.[1] Nos movimentos passivos, uma ADM completa deve ser testada em várias direções. Um movimento curto e excessivamente suave no meio da amplitude não atinge os resultados adequados nem revela achados potenciais. Além de avaliar o *end feel*, o examinador deve observar o **padrão de limitação ou restrição**. Caso a cápsula articular esteja acometida, o padrão de limitação é a característica que indica a presença de um **padrão capsular** na articulação. Esse padrão é o resultado de uma reação articular total, com espasmo muscular, contração capsular (a causa mais comum) e formação generalizada de osteófitos sendo os possíveis mecanismos envolvidos. Cada articulação apresenta um padrão característico de limitação. A presença desse padrão capsular não indica o tipo de envolvimento articular; apenas uma análise do *end feel* pode fazê-lo. Apenas as articulações controladas por músculos possuem um padrão capsular; articulações como as sacroilíaca e tibiofibular distal não exibem um padrão capsular. Dutton ressaltou que os padrões capsulares são baseados em achados empíricos e não em pesquisas, e isso pode ser o motivo dos padrões capsulares serem diferentes ou inconsistentes.[4] De fato, Hayes et al.[81] perceberam que o padrão de limitação é útil, mas que o conceito de limitação proporcional não deve ser utilizado. A Tab. 1.18 ilustra alguns padrões capsulares comuns observados nas articulações.

Padrões não capsulares.[1] O examinador deve também conhecer os **padrões não capsulares**, por exemplo, uma limitação que existe, mas que não corresponde ao padrão capsular clássico para a articulação em questão. No ombro, a abdução pode estar restringida, porém com muito pouca restrição rotacional (p. ex., bursite subacromial). Embora não haja uma reação capsular total, existem outras possibilidades como aderências ligamentares, em que apenas parte de uma cápsula ou ligamentos acessórios estão envolvidos. Pode haver uma restrição local em uma direção, geralmente acompanhada por dor, e ADM completa e indolor em todas as outras direções. Uma segunda possibilidade é o **desarranjo interno**, que comumente acomete apenas determinadas articulações como a do

TABELA 1.18

Padrões capsulares comuns das articulações

Articulação	Restrição[a]
Temporomandibular	Limitação da abertura da boca
Atlantoccipital	Extensão, flexão lateral igualmente limitada
Parte cervical da coluna	Flexão lateral e rotação igualmente limitada, extensão
Glenoumeral	Rotação lateral, abdução, rotação medial
Esternoclavicular	Dor no extremo da amplitude de movimento, especialmente adução horizontal e elevação completa
Acromioclavicular	Dor no extremo da amplitude de movimento, especialmente adução horizontal e elevação completa
Ulnoumeral (cotovelo)	Flexão, extensão
Radioumeral	Flexão, extensão, supinação, pronação
Radioulnar proximal (superior)	Supinação, pronação igualmente limitada
Radioulnar distal	Amplitude de movimento completa, dor no extremo da rotação
Radiocarpal (punho)	Flexão e extensão igualmente limitadas
Intercarpal	Nenhuma
Mediocarpal	Limitação igual na flexão e na extensão
Carpometacarpal (polegar)	Abdução, extensão
Carpometacarpal (outros dedos)	Limitação igual em todas as direções
Trapeziometacarpal	Abdução, extensão
Metacarpofalângica e interfalângica	Flexão, extensão
Parte torácica da coluna	Flexão lateral e rotação igualmente limitada, extensão
Parte lombar da coluna	Flexão lateral e rotação igualmente limitada, extensão
Sacroilíaca, sínfise púbica e sacrococcígea	Dor quando as articulações são estressadas
Quadril[b]	Flexão, abdução, rotação medial (mas, em alguns casos, a rotação medial é a mais limitada)
Joelho	Flexão, extensão
Tibiofibular distal	Dor quando a articulação é estressada
Talocrural	Flexão plantar, dorsiflexão
Do talocalcâneo (subtalar)	Limitação de amplitude de movimento (varo, valgo)
Mediotarsal	Dorsiflexão, flexão plantar, adução, rotação medial
Tarsometatarsal	Nenhuma
II metatarsofalângica (hálux)	Extensão, flexão
II a V metatarsofalângica	Variável
Interfalângica	Flexão, extensão

[a]Os movimentos são listados em ordem de restrição.
[b]Para o quadril, flexão, abdução e rotação medial são sempre os movimentos mais limitados no padrão capsular. Entretanto, a ordem da restrição pode variar.

joelho, do tornozelo e do cotovelo. Fragmentos intracapsulares podem interferir na sequência normal do movimento. Movimentos que causam colisão de fragmentos serão limitados, enquanto outros movimentos serão livres. Por exemplo, no joelho, um menisco lacerado pode causar um bloqueio da extensão, mas a flexão geralmente permanece livre. Corpos livres provocam limitação quando ficam localizados entre as superfícies articulares. Uma

terceira possibilidade são as **lesões extra-articulares**. Essas lesões manifestam-se por meio de limitação desproporcional, aderências extra-articulares ou uma estrutura com inflamação aguda que limitam o movimento em uma determinada direção. Por exemplo, a limitação da elevação do membro inferior estendido na síndrome discal lombar é designada como **fenômeno de comprimento constante**. Esse fenômeno ocorre quando a limitação de movimento de uma articulação depende da posição em que uma outra articulação é mantida. O tecido restringido (nesse caso, o nervo ciático) deve estar localizado fora da articulação ou das articulações (nesse caso, quadril e joelho) que estão sendo testadas. O fenômeno de comprimento constante também pode ser consequência de aderências musculares que causam restrição de movimento.

Tecido inerte.[1] Após o término dos movimentos ativos e passivos, o examinador deve ser capaz de determinar se existem problemas em quaisquer **tecidos inertes**. O examinador faz essa determinação pelo julgamento do grau de dor e da limitação do movimento no interior da articulação. Para lesões de tecido inerte, o examinador pode constatar que movimentos ativos e passivos são dolorosos na mesma direção. Geralmente, a dor ocorre à medida que a limitação do movimento se aproxima. Movimentos isométricos resistidos (discutidos mais adiante) geralmente são indolores, a menos que haja alguma compressão. Durante o exame, os tecidos inertes são testados ou submetidos a estresse durante movimentos ativos e passivos, teste funcional, testes especiais selecionados, teste do jogo articular e palpação.

Tecido inerte refere-se a todo tecido que não é considerado contrátil ou neurológico. Quatro padrões clássicos podem ser observados em lesões de tecido inerte, segundo a ADM disponível (ou restrição presente) e a magnitude da dor produzida.[1]

Padrões de lesões de tecido inerte

- Amplitude de movimento (ADM) total, indolor.
- ADM limitada e dolorosa em qualquer direção.
- ADM limitada ou excessiva e dolorosa em algumas direções.
- ADM limitada, indolor.

---

1. Caso a *ADM seja total e não haja dor*, não existe lesão dos tecidos inertes sendo testados pelo movimento passivo; entretanto, podem existir lesões de tecido inerte em outras direções ou em torno de outras articulações.
2. O próximo padrão possível é o caracterizado por *dor e limitação ao movimento em qualquer direção*. Nesse padrão, toda a articulação é acometida, indicando artrite ou capsulite. Cada articulação tem um padrão capsular próprio (ver Tab. 1.18) e a magnitude da limitação geralmente não é a mesma em cada direção; contudo, apesar de existir um padrão estabelecido para cada articulação, outras direções também podem estar acometidas. Todos os movimentos da articulação podem estar acometidos, mas os movimentos descritos para o padrão capsular geralmente ocorrem na ordem particular citada. Por exemplo, o padrão capsular do ombro é de rotação lateral muito limitada, seguida pela abdução e rotação medial. Nos padrões capsulares iniciais, pode haver restrição apenas de um movimento; esse movimento geralmente é aquele que possui o potencial de maior restrição. Por exemplo, em um padrão capsular inicial do ombro, somente a rotação lateral pode estar limitada e a sua limitação pode ser discreta.

3. Um paciente com uma lesão de tecido inerte pode apresentar *dor e limitação ou movimento excessivo em algumas direções, mas não em outras,* como ocorre em uma entorse ligamentar ou em uma aderência capsular local. Em outras palavras, um padrão não capsular está presente. Movimentos que distendem, pinçam ou movem a estrutura acometida provocam dor. O desarranjo interno que resulta no bloqueio de uma articulação é outro exemplo de uma lesão de tecido inerte que produz um padrão variável. Ocorre limitação extra-articular quando uma lesão fora da articulação interfere no seu movimento. Visto que esses movimentos pinçam ou distendem a estrutura envolvida (p. ex., bursite glútea, bursite subacromial aguda), a dor e a limitação do movimento ocorrem com o estiramento ou com a compressão dessas estruturas. Caso uma estrutura como um ligamento tenha sido lacerada, a ADM pode aumentar se o inchaço for mínimo, sobretudo logo após a lesão, indicando instabilidade (hipermobilidade patológica) articular e pode ser observada na coluna vertebral ou nas articulações periféricas. Frequentemente, o inchaço mascara a instabilidade visto que coloca os tecidos sob tensão. A hipermobilidade patológica, caso presente, acarreta um movimento articular maior que o normal, causa dor, coloca estruturas neurogênicas em risco e pode resultar em deformidade e degeneração progressivas.[143]

4. O padrão final do tecido inerte é um *movimento limitado indolor.* O *end feel* para esse tipo de condição frequentemente é do tipo osso com osso anormal e, geralmente, indica uma osteoartrite assintomática – isso é, existem osteófitos presentes que restringem o movimento, mas eles não pinçam ou comprimem nenhuma estrutura sensível. Caso essa situação seja encontrada, ela deve ser deixada de lado uma vez que não causa qualquer problema ao paciente além de uma restrição da ADM, e tentativas de tratamento podem levar a problemas futuros.

Movimentos isométricos resistidos

Os movimentos isométricos resistidos são os últimos testados no exame de articulações. Esse tipo de movimento consiste em uma contração muscular forte, estática (isométrica) e voluntária, e é utilizado principalmente para determinar se o tecido contrátil é o tecido envolvido, embora o nervo que inerva o músculo também seja testado. Caso o músculo, seus tendões ou osso em que eles se inserem estejam envolvidos, o indivíduo apresentará dor e fraqueza; a magnitude da dor e da fraqueza muscular está relacionada ao grau da lesão e ao limiar da dor do paciente. Caso ocorra movimento na articulação, o tecido inerte em torno dela também se move e não fica claro se a dor resultante é originária de tecidos contráteis ou inertes. A articulação, portanto, é colocada em posição neutra ou de repouso (ver Tab. 1.34 mais adiante) para que uma tensão mínima seja aplicada sobre o tecido inerte. É solicitado ao paciente que contraia o músculo o mais forte possível enquanto o examinador aplica uma resistência para impedir a ocorrência de qualquer movimento e para garantir que o paciente esteja aplicando o esforço máximo. Para manter o movimento em um nível mínimo, é melhor que o examinador posicione a articulação adequadamente na posição de repouso e, então, diga ao paciente: "Não deixe que eu o mova". Dessa maneira, o examinador pode assegurar que a contração seja isométrica e pode controlar a magnitude da força exercida. O movimento não pode ser completamente eliminado, mas esse método o minimiza. Alguma compressão de tecidos inertes (p. ex., cartilagem) ocorre com a contração e também pode haver algum cisalhamento articular, mas ele será mínimo se o movimento for realizado conforme o descrito.

Observações do examinador no movimento isométrico resistido

- Se a contração causa dor e, quando afirmativo, a intensidade e a qualidade da dor.
- Força da contração.
- Tipo de contração que causa problema (p. ex., concêntrica, isométrica, excêntrica, excêntrica-concêntrica).

Se, como recomendado, esse método de sustentação isométrica for utilizado, o movimento contra a resistência exige uma força muscular de grau 3 a 5 na escala de graduação do teste muscular (Tab. 1.19).[144] Caso a força muscular seja inferior ao grau 3, os métodos preconizados nos manuais de teste muscular[140,145,146] devem ser utilizados. Se o examinador tiver dificuldade para diferenciar os graus 4 e 5, um método de teste muscular de resistência excêntrica pode ser utilizado. Esse método começa como uma contração isométrica, mas, a seguir, o examinador aplica uma força suficiente para produzir uma contração excêntrica ou "frear" na contração isométrica do paciente. Esse método produz um limiar mais identificável para a contração isométrica máxima.[144] No entanto, deve-se reconhecer que todos os três métodos são subjetivos no que diz respeito aos valores normais e confiáveis. Quando um músculo é testado na posição de repouso, ele normalmente está sendo testado em sua posição de comprimento ideal,

TABELA 1.19

Graduação do teste de força muscular (Escala de Oxford modificada)

Grau	Valor	Grau de movimento
5+	Normal (100%)	ADM completa contra a gravidade com resistência máxima
4	Bom (75%)	ADM completa contra a gravidade com alguma (moderada) resistência
3+	Regular +	ADM completa contra a gravidade com resistência mínima
3	Regular (50%)	ADM completa contra a gravidade
3–	Regular –	Alguma ADM, mas não completa, contra a gravidade
2+	Ruim +	Inicia o movimento contra a gravidade
2	Ruim (25%)	ADM completa com gravidade eliminada
2–	Ruim –	Inicia o movimento se a gravidade foi eliminada
1	Traços	Evidência de discreta contratilidade, mas sem movimento articular
0	Zero	Nenhuma contração palpada

ADM: amplitude de movimento.

---

de modo que, quando necessário, a força máxima pode ser evocada. Contudo, em alguns casos, um músculo, em virtude de uma patologia, pode tornar-se alongado ou encurtado, acarretando fraqueza quando testado na posição de repouso normal. Testar um músculo na posição completamente alongada enrijece seus componentes inertes e coloca mais estresse sobre os tecidos contráteis, enquanto testá-lo em uma posição encurtada o coloca em sua posição mais fraca. Kendall et al.,[147] por exemplo, denominaram a fraqueza muscular que resulta do alongamento muscular **fraqueza de distensão** ou **fraqueza posicional**. Por essa razão, caso o examinador observe que a ADM está limitada ou em excesso durante o teste do movimento passivo, deve-se considerar a realização de testes isométricos em diferentes posições da ADM para se verificar se o problema é de comprimento e não de força muscular. Essa ação também ajuda a diferenciar entre a fraqueza ao longo da ADM (**fraqueza patológica**) da fraqueza que ocorre apenas em posições determinadas (**fraqueza posicional**). Se, na anamnese, o paciente se queixou de sintomas numa posição diferente daquelas comumente testadas, o examinador pode modificar a posição do teste isométrico para tentar desencadear os sintomas. No caso de o paciente se queixar de que uma contração concêntrica, excêntrica ou excêntrica-concêntrica causou o problema, o examinador pode incluir esses movimentos, com ou sem carga, no exame, mas somente após a conclusão dos testes isométricos. A contração excêntrica-concêntrica ou pseudoisométrica envolve músculos de duas articulações, em que o músculo é atuante concentricamente em uma articulação e excentricamente na outra, provocando o resultado mínimo ou não alterando o comprimento dos músculos. Os músculos que abrangem duas articulações estão entre os mais frequentemente lesionados (p. ex., posteriores da coxa, bíceps, gastrocnêmio) por causa das diferentes ações que ocorrem sobre as duas articulações ao mesmo tempo.

Em alguns casos, aparelhos podem ser utilizados para se medir a força muscular. No entanto, é necessário cautela, pois esses testes comumente não são isométricos e frequentemente não são realizados em posições funcionais nem em velocidades funcionais. Entretanto, eles proporcionam uma comparação ou relação entre o lado direito e o esquerdo e entre diferentes movimentos.

Quando presente, a fraqueza muscular pode ser causada por uma lesão do neurônio motor superior, uma lesão de um nervo periférico, uma patologia na junção neuromuscular, uma lesão de raiz nervosa ou uma lesão ou doença do músculo (miopatia), de seus tendões ou das próprias inserções ósseas. Para as quatro primeiras causas, o sistema de graduação do teste muscular pode ser utilizado. Para lesões de raízes nervosas, o teste de miótomos é o método de escolha. Ao se realizar testes para lesões musculares, o mais adequado é que primeiramente seja feito o teste dos movimentos isométricos resistidos para determinar quais movimentos são dolorosos; então, devem ser realizados testes para músculos específicos, como os apresentados em textos como o de Daniels e Worthingham,[145] para que se determine exatamente qual músculo está envolvido.

Sinais e sintomas das lesões do neurônio motor superior

- Espasticidade.
- Hipertonicidade.
- Hiper-reflexia (reflexos do tendão profundo).
- Reflexos patológicos positivos (p. ex., Babinski, Hoffman).
- Reflexos superficiais ausentes ou reduzidos.
- Resposta do extensor plantar (bilateral).

Sinais e sintomas da miopatia (doença muscular)[85]

- Dificuldade para se levantar.
- Dificuldade para caminhar.
- Miotonia (incapacidade de relaxamento muscular).
- Cãibra.
- Dor muscular (mialgia).
- Fraqueza progressiva.
- Mioglobinúria.

Causas da fraqueza muscular

- Distensão muscular.
- Dor/inibição reflexa.
- Lesão do nervo periférico.
- Lesão da raiz nervosa (miótomo).
- Lesão do neurônio motor superior (mesmo quando o músculo exibe aumento do tônus).
- Patologia do tendão.
- Avulsão.
- Componente psicológico.

Caso a contração pareça fraca, o examinador deve assegurar-se de que a fraqueza muscular não é causada por dor, medo, falta de cooperação ou simulação do paciente. Geralmente, o examinador pode solucionar esse problema solicitando ao paciente que realize primeiro uma contração no lado bom, que normalmente não produzirá dor. A fraqueza que não está associada à dor ou ao desuso é um sinal neurológico positivo, indicando que uma lesão de raiz nervosa, de um nervo periférico ou do neurônio motor superior é no mínimo parte do problema.

Tecido contrátil.[1] Nos testes isométricos resistidos, o examinador procura detectar problemas no **tecido contrátil**, que consiste em músculos, seus tendões e fixações (p. ex., ossos), e tecido nervoso que supre o tecido contrátil. Tanto os testes dos movimentos ativos quanto os dos movimentos isométricos resistidos revelam sintomas quando o tecido contrátil está acometido. Outras partes do exame, que testam o tecido contrátil, incluem os movimentos passivos, o teste funcional, testes especiais específicos e a palpação. Usualmente, os movimentos passivos são normais – isso é, são completos e indolores, embora a dor possa se manifestar no final da ADM quando o tecido contrátil ou nervoso é distendido. No caso de lesão de tecido contrátil, o movimento ativo é doloroso em uma direção (contração) e o movimento passivo, quando é doloroso, é na direção oposta (estiramento). O teste isométrico resistido é doloroso na mesma direção que a dos movimentos ativos. Caso os músculos sejam testados como foi previamente descrito, observa-se que nem todos os movimentos são acometidos, exceto em pacientes com dor psicogênica e, algumas vezes, em pacientes com uma lesão articular aguda, nos quais mesmo uma quantidade pequena de tensão sobre os músculos que envolvem a articulação provoca dor. Contudo, se a lesão articular é agudamente grave, os movimentos passivos, quando testados, encontram-se acentuadamente acometidos e não haverá qualquer dúvida sobre a localização da lesão. Como ocorre com o tecido inerte, quatro padrões clássicos foram identificados em lesões do tecido contrátil e nervoso.[1] (No entanto, nesse caso, lida-se com dor e força em vez de dor e alteração da ADM.)

Padrões da lesão do tecido contrátil e do tecido nervoso

- Nenhuma dor, o movimento é forte.
- Dor, o movimento é relativamente forte (mas não tão forte como deveria).
- Dor, o movimento é fraco.
- Nenhuma dor, o movimento é fraco.

1. O movimento *forte e indolor* indica ausência de lesão da unidade contrátil que está sendo testada ou do tecido nervoso que a supre, independentemente da sensibilidade dos músculos quando palpados. Os músculos e os nervos funcionam de modo indolor e não são a fonte do desconforto do paciente.

2. O movimento *forte e doloroso* indica uma lesão local do músculo ou do tendão. Essa lesão poderia ser uma distensão muscular de primeiro ou segundo grau. A quantidade de força geralmente é determinada pela magnitude da dor que o paciente sente na contração, que é decorrente da inibição reflexa que acarreta fraqueza ou contrações do tipo roda denteada. Uma distensão de segundo grau produz uma fraqueza maior e mais dor que uma distensão de primeiro grau. Similarmente, a presença de tendinose, tendinite, paratendinite ou paratendinite com tendinose (Tab. 1.20) pode acarretar contrações fortes (relativa) e dolorosas, mas, geralmente, a contração não é tão forte quanto

no lado bom, e a dor localiza-se no tendão ou ao seu redor, não no músculo.[148,149] Quando houver uma fratura por avulsão parcial, novamente, o movimento será forte e doloroso. Entretanto, quando a avulsão é total, o movimento será fraco e doloroso (ver discussão mais adiante). Tipicamente, não existe qualquer limitação primária do movimento passivo quando o tecido contrátil é lesionado, embora o final da ADM possa ser doloroso (distensão), exceto, por exemplo, no caso de uma laceração muscular macroscópica com hematoma onde o músculo, que muitas vezes apresenta espasmo, está sendo distendido. Nesse caso, o paciente pode apresentar rigidez articular secundária ao desuso. Frequentemente, isso é causado pelo espasmo muscular protetor de músculos adjacentes que permite, por exemplo, a sobreposição da contratura articular à lesão muscular. Essa rigidez articular passa então a ser prioritária no tratamento. Deve-se sempre lembrar que é mais fácil manter a função fisiológica que restaurá-la.

3. O movimento *fraco e doloroso* indica uma lesão grave em torno da articulação como, por exemplo, uma fratura. A fraqueza resultante usualmente é causada por inibição reflexa dos músculos que circundam a articulação, secundária à dor.

4. O movimento *fraco e indolor* indica uma ruptura de um músculo (distensão de terceiro grau) ou de seu tendão ou comprometimento do nervo periférico ou da raiz nervosa que inerva tal músculo.

TABELA 1.20

Modificação de Bonar da classificação de Clancy para tendinopatias

Diagnóstico patológico	Conceito (patologia macroscópica)	Aspecto histológico
Tendinose	Degeneração intratendínea (comumente causada pelo envelhecimento, microtrauma e comprometimento vascular)	Desorientação e desorganização do colágeno e separação das fibras com um aumento na substância fundamental mucoide, aumento da proeminência de células e espaços vasculares com ou sem neovascularização e necrose ou calcificação focais
Tendinite/ruptura parcial	Degeneração sintomática do tendão com ruptura vascular e resposta inflamatória de reparo	Alterações degenerativas como as citadas anteriormente com sobreposição de evidências de laceração, incluindo proliferação fibroblástica e miofibroblástica, hemorragia e organização com tecido de granulação
Paratendinite	Inflamação apenas da camada externa do tendão (paratendão), independentemente do paratendão estar ou não envolvido por sinóvia	Observa-se degeneração mucoide no tecido areolar; um infiltrado mononuclear leve e difuso com ou sem deposição de fibrina focal e exsudato fibrinoso também é observado
Paratendinite com tendinose	Paratendinite associada com degeneração intratendínea	Alterações degenerativas como as citadas para tendinose, com degeneração mucoide, com ou sem fibrose e células inflamatórias difusas no tecido alveolar paratendíneo

De Khan KM, Cook JL, Bonar F et al.: Histopathology of common tendinopathies: update and implications for clinical management, *Sports Med* 27:399, 1999.

Quando o movimento é fraco e indolor, deve-se suspeitar primeiramente de um comprometimento neurológico ou de uma ruptura de tendão. Com comprometimento neurológico, o examinador deve ser capaz de distinguir uma inervação muscular de uma raiz nervosa (miótomo) e uma inervação muscular de um nervo periférico (ver a Tab. 1.15 como exemplo). Ele também deve ser capaz de diferenciar lesões do neurônio motor inferior e superior (ver Tab. 1.12). As distensões musculares de terceiro grau são algumas vezes mascaradas, visto que, quando a força é suficientemente grande para causar uma laceração completa de um músculo, os músculos circunvizinhos, que auxiliam no movimento, podem também ser lesionados (com distensão de primeiro ou segundo grau). A dor desses músculos secundários pode mascarar a distensão de terceiro grau do principal músculo responsável pelo movimento. Entretanto, a fraqueza apresentada no teste deve ser ainda maior na distensão de terceiro grau (e sua ausência de dor). Embora possa ocorrer uma dor importante no momento da lesão de terceiro grau, ela geralmente regride rapidamente, tornando-se uma dor surda, mesmo quando o músculo está contraindo, uma vez que não existe tensão sobre ele. O músculo não possui mais dois pontos de fixação (origem e inserção). Por essa razão, é possível perceber na palpação uma "falha" ou lacuna no músculo. Quando o músculo com lesão de terceiro grau é contraído, ele pode formar uma protuberância, produzindo uma deformidade evidente (Fig. 1.13).

Quando todos os movimentos que envolvem uma articulação parecerem dolorosos, a dor normalmente é decorrente de fadiga, hipersensibilidade emocional ou de problemas emocionais. Os pacientes podem misturar e confundir esforço com desconforto, e deve-se explicar a eles que os dois não são necessariamente iguais.

Janda elaborou um conceito interessante, dividindo os músculos em dois grupos: posturais e fásicos.[150] Ele acreditava que os **músculos posturais** ou **tônicos**, que são responsáveis pela manutenção da postura ereta, apresentam uma tendência a tornarem-se contraídos e hipertônicos em patologias e a desenvolverem contraturas, porém, eles apresentam menor propensão a atrofia. Por outro lado, os **músculos fásicos**, que incluem quase todos os outros músculos, apresentam uma tendência a tornarem-se fracos e inibidos nas patologias. O examinador deve ter o cuidado de discernir o tipo de músculo acometido e a ADM disponível (movimentos ativos), bem como a força e a produção de dor (movimentos isométricos resistidos) ao testar o tecido contrátil. A Tabela 1.21 apresenta os músculos que são posturais e propensos a rigidez e os músculos que são fásicos e propensos a fraqueza. A Tabela 1.22 apresenta as características dos músculos posturais e fásicos. Quando existe um desequilíbrio muscular, os músculos contraídos devem ser primeiramente alongados até seu comprimento e tônus normais antes que a força possa ser equalizada.[151,152]

Janda et al. expandiram ainda mais esse conceito com a "síndrome cruzada superior" e a "síndrome cruzada

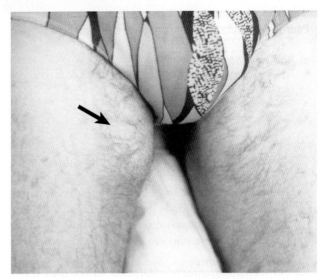

Figura 1.13 Ruptura (distensão de 3° grau) do músculo adutor direito. Observe a saliência muscular (*seta*) provocada quando se solicita ao paciente que contraia o músculo.

TABELA 1.21

Divisão funcional dos grupos musculares[a]

Músculos propensos a encurtamento (músculos posturais)	Músculos propensos a fraqueza (músculos fásicos)
• Gastrocnêmio e sóleo • Tibial posterior • Adutores curtos do quadril • Posteriores da coxa • Reto femoral • Iliopsoas • Tensor da fáscia lata • Piriforme • Eretor da espinha (especialmente porções lombar, toracolombar e cervical) • Quadrado do lombo • Peitoral maior • Fibras descendentes do trapézio • Levantador da escápula • Esternocleidomastóideo • Escalenos • Flexores do membro superior	• Fibulares • Tibial anterior • Vasto medial e lateral • Glúteo máximo, médio e mínimo • Reto do abdome • Oblíquo externo • Serrátil anterior • Romboide • Porção ascendente do trapézio • Flexores curtos cervicais • Extensores do membro superior

[a]Janda considerou todos os outros músculos neutros.
Modificada de Jull G, Janda V: Muscles and motor control in low back pain. In: Twomey LT, Taylor JR, editores. *Physical therapy for the low back: clinics in physical therapy*. New York: Churchill Livingstone, 1987. p. 258.

TABELA 1.22

Características dos grupos musculares postural e fásico

Músculos propensos a encurtamento (músculos posturais)	Músculos propensos a fraqueza (músculos fásicos)
Função predominantemente postural	Função primariamente fásica
Associados aos reflexos flexores	Associados aos reflexos extensores
Primariamente músculos biarticulares	Primariamente músculos monoarticulares
Prontamente ativados com o movimento (cronaxia mais curta)	Não prontamente ativados com movimento (cronaxia mais longa)
Tendência a encurtamento, hipertonia, tensionamento ou contraturas	Tendência a hipotonia, inibição ou fraqueza
Resistência à atrofia	A atrofia ocorre facilmente

Modificada de Jull G, Janda V: Muscles and motor control in low back pain. In: Twomey LT, Taylor JR, eds.: *Physical therapy for the low back: clinics in physical therapy.* New York: Churchill Livingstone, 1987.

pélvica" que mostram músculos (principalmente os posturais) em uma diagonal sobre uma articulação como contraídos e hipertônicos, enquanto os músculos sobre a outra diagonal são fracos e alongados (Fig. 1.14).[152,153] Esse conceito de músculos contraídos e hipertônicos em uma face de uma articulação com músculos fracos alongados na face oposta é algo que o examinador deve se lembrar a respeito de todas as articulações, especialmente ao investigar lesões articulares crônicas, uma vez que ambos os tipos de músculos tendem a estar presentes, exigindo abordagens terapêuticas diferentes.

Além disso, o examinador deve sempre considerar a ação de **pares de força** (*force couples*) ou binômios de força agindo em torno de uma articulação. Pares de força são grupos musculares que se contrapõem seja por meio da cocontração para estabilizar a articulação, ou por um grupo que atua concentricamente e o grupo oposto que atua excentricamente para provocar um movimento articular controlado suave e harmônico (Fig. 1.15).[154] A

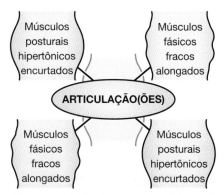

Figura 1.14 Resposta de músculos posturais e fásicos a doenças produzindo "síndromes cruzadas".

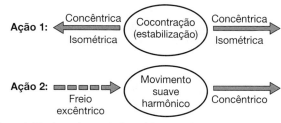

Figura 1.15 Ação de par de força (*force couple*).

patologia em um dos músculos do *force couple* ou em um dos pares de força que atuam sobre uma articulação pode levar a um desequilíbrio muscular, instabilidade e perda do movimento coordenado controlado.

Outros achados durante os testes para movimento

Ao se realizar o exame de articulações, o examinador deve estar atento a outros achados que podem se tornar evidentes e podem auxiliar na determinação da natureza e da localização do problema. Por exemplo, deve-se observar se existe ADM excessiva (hipermobilidade ou frouxidão) nas articulações. A comparação do lado normal com o lado acometido do corpo fornece dados que indicam se os achados no lado acometido devem ser considerados normais. Por exemplo, uma ADM aparentemente excessiva (frouxidão) pode ser a ADM normal para esse paciente. Também deve ser lembrado que as articulações do lado não dominante tendem a ser mais flexíveis que as do lado dominante.

Também é importante observar se um **arco doloroso** está presente; esse achado indica que uma estrutura interna está sendo pressionada ou pinçada em alguma parte da ADM. Sons, por exemplo, crepitação, clique ou estalo devem ser observados. Entretanto, para terem importância patológica, esses sons precisam estar relacionados aos sintomas do paciente. Eles podem ser causados por estruturas que deslizam umas sobre as outras (p. ex., deslizamento de tendões sobre ossos), corpos livres ou alterações artríticas na articulação, movimento anormal de estruturas (p. ex., clique do menisco na abertura ou no fechamento da articulação temporomandibular) ou laceração de uma estrutura (p. ex., laceração do disco cartilagíneo triangular do punho). **Dor no extremo da ADM** pode ser causada por compressão ou por estiramento de estruturas que circundam a articulação ou mesmo na articulação, especialmente quando o movimento a leva a sua posição de congruência máxima.

Avaliação funcional

A avaliação funcional tem um papel muito importante na avaliação do paciente.[155] Ela é diferente da análise de padrões específicos de movimentos ativos, passivos e isométricos resistidos utilizados na diferenciação entre tecido inerte, neurológico e contrátil. A avaliação funcional pode envolver análise de tarefas, observação de certas atividades do paciente ou uma avaliação detalhada do efeito da lesão ou da incapacidade sobre a capacidade de atuação do paciente no dia a dia. Reiman e Manske[156] organizaram testes funcionais com diferentes níveis de dificuldade, para finalidades de avaliação (Tab. 1.23). A determinação do que o paciente espera como resultado

funcional adequado e do que ele pode e não pode fazer funcionalmente pode ser extremamente importante na escolha de tratamentos que serão bem-sucedidos. Basicamente, a avaliação funcional ajuda o examinador a estabelecer o que é importante para o paciente e quais são as suas expectativas. Habitualmente, isso representa uma mensuração da **capacidade de realização de tarefa**

TABELA 1.23

Níveis que podem ser utilizados na avaliação da função em um paciente

Níveis para avaliação da função	Exemplos de avaliação
Nível I Avaliação centrada no relato subjetivo (paciente e profissional de saúde)	• Medidas de autorrelato mais indicativas da disfunção • Medidas biopsicossociais relevantes à disfunção • Autorrelato de escalas de classificação de atividades (a interpretação do paciente sobre requisitos específicos de seu nível de atividade necessário para que possa retornar ao nível de função prévio) • Análise do profissional de saúde de atividades esportivas/ocupacionais/AVD com relação aos requisitos (p. ex., tipo específico de movimentos, envolvimento dos sistemas de energia)
Nível II Avaliação centrada no comprometimento	• Medidas antropométricas (p. ex., índice de massa corporal, medidas da circunferência da cintura e da altura) • Comprimento dos músculos • Teste manual de força muscular • ADM • Sensibilidade • Jogo articular
Nível III Avaliação centrada na observação estática/postura/equilíbrio	• Postura estática • Equilíbrio estático (avaliação estática do equilíbrio em apoio bipodal e unipodal)
Nível IV Avaliação centrada na postura dinâmica, padrões gerais de movimento e equilíbrio dinâmico uniplanar	• Postura dinâmica (i. e., a postura do indivíduo enquanto realiza movimentos solicitados) • Padrões gerais de movimento (p. ex., deambulação, movimentos de transferência) • Equilíbrio dinâmico predominantemente em um plano de movimento, sem avaliação da qualidade (p. ex., teste funcional de alcançar, marcha em tandem)
Nível V Avaliação centrada nos padrões de movimento observados durante tarefas de nível mais elevado e/ou equilíbrio dinâmico multiplanar	• Avaliação de padrões de movimento realizados pelo indivíduo em suas tarefas básicas (p. ex., tarefas específicas à prática esportiva, ocupacionais etc.) • Teste dos quatro quadrados
Nível VI Avaliação centrada em padrões de movimento específicos	• Avaliação funcional do movimento • Avaliação da síndrome de comprometimento do movimento
Nível VII Avaliação centrada em padrões de movimento específicos que ocorrem predominantemente em um plano de movimento	• Teste 1RM • Resistência do tronco • Resistência com abdominais • Ponte em decúbito dorsal • Teste de alcançar para a frente com carga • Afundo • Flexão de braços na barra • Teste de descida do degrau • Agachamento sobre uma das pernas • Agachamento inclinado sobre uma das pernas em aparelho

(continua)

TABELA 1.23 (*continuação*)

Níveis que podem ser utilizados na avaliação da função em um paciente

Níveis para avaliação da função	Exemplos de avaliação

Nível VIII
Avaliação centrada em MBP que ocorrem predominantemente em um plano de movimento, mas que dependem de uma ou mais das seguintes condições:
• Base de apoio limitada
• Envolvimento de múltiplas articulações
• Envolvimento de múltiplos grupos musculares
• Movimento explosivo
	• Teste de resistência aeróbica com um ou mais dos seguintes testes:
	  – Caminhada de 1,6 km
	  – Caminhada de Rockport
	  – Corrida de 1,5 a 8 km
	  – Corrida de 12 minutos
	  – Corrida de vai-e-vem de 20 metros
	• Teste anaeróbico de Wingate
	• Teste SEBT
	• Flexão de joelho em 30 segundos
	• Teste do salto em distância unipodal em um plano de movimento para um ou mais dos seguintes:
	  – Salto em distância em pé
	  – Salto em distância em apoio unipodal
	  – Salto vertical
	• Supino sentado
	• Arremesso de peso na posição sentada

Nível IX
Avaliação centrada em MBP que ocorrem predominantemente em múltiplos planos de movimento e/ou exigem movimento explosivo
	• Testes de saltar e pular em múltiplos planos de movimento, ou requerendo múltiplos saltos ou pulos para um ou mais dos seguintes:
	  – Salto para o lado
	  – Salto cíclico sobre uma das pernas
	  – Saltar dentro-fora do hexágono
	  – Salto dentro-fora do hexágono modificado
	  – Saltar fazendo um 8
	  – Exercício carioca
	  – Pular na distância de 6 metros cronometrado
	  – Salto triplo em distância
	  – Pulo triplo em distância
	  – Salto em apoio unipodal com cruzamento em distância
	  – Teste de salto após fadiga
	• Corrida de vai-e-vem
	• Teste de Bosco
	• Teste de tiros de velocidade para avaliação anaeróbica
	• Teste funcional para membro inferior
	• Teste de velocidade e agilidade para um ou mais dos seguintes:
	  – Passo lateral de Edgren
	  – Teste de agilidade de Illinois
	  – Teste de agilidade com aceleração/mudança de direção (5-10-5)
	  – Teste de agilidade e fluidez dos movimentos
	  – Teste T
	  – Corrida em zigue-zague
	• Arremesso de bola medicinal para os lados
	• Arremesso de softbol de Underkoffler em distância

Nível X Avaliação centrada em MBP que ocorrem em múltiplos planos e/ou com movimento explosivo; a qualidade do desempenho também é avaliada	• Sistema de pontuação de erros de equilíbrio • Índice de desempenho funcional para arremesso • Estabilização de múltiplos saltos em apoio unipodal • Instrumento de avaliação de Tinetti
Nível XI Avaliação centrada na replicação de tarefas específicas realizadas durante as atividades esportivas/ocupacionais/de vida diária do indivíduo e/ou agrupamento de MBP que replicam o componente ou componentes da atividade esportiva/ocupacional/de vida diária	• Avaliação da capacidade funcional • Teste de quantificação da prontidão para demandas ocupacionais • BEAST90 • Teste de capacidades funcionais

(continua)

46 Avaliação musculoesquelética

TABELA 1.23 (continuação)

Níveis que podem ser utilizados na avaliação da função em um paciente

Níveis para avaliação da função	Exemplos de avaliação
Nível XII Avaliação centrada em MBP (quantitativas e qualitativas) com medidas de autorrelato e biopsicossociais	Avaliação avançando e retrocendo ao longo do espectro funcional, com uso de todos os parâmetros funcionais (i. e., deficiência, medidas de desempenho e medidas de autorrelato), conforme necessário

1RM: uma repetição máxima; ADM: amplitude de movimento; AVD: atividades de vida diária; BEAST90: *ball-sport endurance and sprint test* (teste de resistência e de velocidade em esportes com bola); MBP: medidas baseadas no desempenho; TDF: teste de desempenho funcional. Modificada de Reiman MP, Manske RC: The assessment of function how is it measured? A clinical perspective, *J Man Manip Ther* 19:95-97, 2011.

de **corpo inteiro**, em oposição ao exame isolado de uma articulação. Dito isso, Paxton et al.[157] recomendam que a avaliação funcional deve envolver questões específicas à articulação e questões sobre o nível de atividade, juntamente com questões relacionadas com a saúde em geral. Essas questões podem fazer parte de um questionário único ou de diversos instrumentos de avaliação. Visto que ele é uma parte da avaliação de cada articulação individualmente, o teste funcional deve demonstrar se um comprometimento isolado afeta a capacidade do paciente de realizar atividades diárias.

O examinador deve tentar estabelecer quais fatores funcionais são importantes para o paciente. Por exemplo, o teste funcional pode incluir movimentos com cargas diferentes para determinar a capacidade de trabalho ou de lazer do paciente. Do mesmo modo, movimentos repetidos e posturas sustentadas podem ser necessários para atividades ocupacionais, recreativas ou sociais. Em alguns casos, movimentos a velocidades diferentes ou com cargas diferentes podem ser necessários para se determinar a patologia.[113] A instabilidade atraumática de ombro, por exemplo, pode não ser evidente em um nadador, exceto quando ele realmente executa a atividade com a velocidade e a carga com que essa é executada na água.

Uma vez que o teste funcional se relaciona ao efeito da lesão sobre a vida do paciente, as atividades que produzem sintomas, que são restringidas pelos sintomas e os fatores (p. ex., força, potência, flexibilidade) necessários para a execução das atividades devem ser considerados. Por exemplo, quando o paciente se senta normalmente durante a realização da anamnese, o examinador percebe que ele possui uma ADM funcional (agilidade) para sentar-se com uma flexão de quadris e joelhos de 90°. A Tabela 1.24 apresenta uma lista de algumas mensurações de resultados funcionais que devem ser considerados. As atividades devem ser simples, orientadas ao paciente e baseadas no movimento funcional coordenado das articulações e devem ser atividades que o paciente deseja realizar. Embora a maioria dos resultados ou testes funcionais seja subjetiva, isso não os torna menos eficazes.[158]

A avaliação funcional é importante para determinar o efeito do problema de saúde ou da lesão sobre a vida diária do paciente, incluindo sua vida sexual. O compro-

TABELA 1.24

Exemplos de desfechos clínicos e funcionais

Desfechos clínicos	Desfechos funcionais
• Força • Amplitude de movimento • Propriocepção • Resistência (muscular) • Inchaço • Dor • Componente psicológico	• Potência • Agilidade • Percepção cinestésica • Resistência (muscular e cardiovascular) • Velocidade • Atividade específica • Dor • Nível de habilidade requerido para a atividade • Preparo psicológico • Habilidades para atividades de vida diária

metimento funcional pode ser discretamente incômodo ou completamente incapacitante para o paciente. As atividades funcionais que devem ser testadas, quando for adequado, incluem atividades de autocuidado como, por exemplo, caminhar, vestir-se, praticar a higiene diária (p. ex., lavar-se, barbear-se, pentear o cabelo), alimentar-se e ir ao banheiro; atividades recreativas, como, por exemplo, ler, costurar, assistir à televisão, jardinagem e tocar um instrumento musical; e atividades como dirigir automóvel, telefonar, ir ao mercado, preparar refeições e pendurar roupas. Goldstein dividiu as funções humanas em quatro amplas áreas, que foram então subdivididas em níveis mais distintos.[159] O examinador deve determinar quais áreas são importantes para o paciente e assegurar-se de que elas sejam consideradas durante a avaliação. A Avaliação breve da função musculoesquelética (ABFM) ajuda a determinar o quanto o paciente é incomodado por problemas funcionais.[160] Outras ferramentas de avaliação funcional disponíveis incluem a Avaliação da capacidade funcional (ACF),[159] a Mensuração da independência funcional (MIF),[161] o Teste de desempenho físico,[162] o Teste da condição funcional,[163] a Escala de mensuração do impacto da artrite (EMIA) 2,[164] a Ferramenta de avaliação funcional (FAF),[165] o SF-36 *Health Status Survey* (formulário abreviado),[166,167] o Perfil do impacto da doença,[168] o Breve questionário para avaliação da função musculoesquelética

(SMFA),[169] e o Teste da meia (*sock test*).[170] A ferramenta específica utilizada depende das necessidades do paciente e da condição patológica em questão.

Parte dessa avaliação funcional ocorre durante a realização da anamnese, quando o examinador pergunta ao paciente quais atividades ele é capaz de realizar facilmente, quais ele realiza com alguma dificuldade e quais as que ele é totalmente incapaz de realizar. Durante a observação, o examinador examina o que o paciente é capaz e incapaz de realizar dentro dos limites da área de avaliação. Finalmente, durante o exame, pode ser realizado um teste funcional ou uma análise ocupacional. Por exemplo, ao examinar a mão, o examinador observa a potência e a destreza apresentadas durante a realização de manobras fundamentais como, por exemplo, preensão e pinçamento. A seguir está um exemplo da análise de uma atividade laborativa que pode ser avaliada caso o paciente espere retornar à atividade e executá-la com sucesso.[171] Independentemente do teste funcional utilizado, o examinador deve saber qual o seu objetivo. Um teste funcional não deve ser realizado apenas por estar disponível. Ele não deve ser utilizado isoladamente, mas, sim, em conjunto com a avaliação geral, de modo que um quadro completo da avaliação do paciente possa ser elaborado.

Exemplo de uma análise de atividade laborativa

Título da ocupação: empacotador
Função essencial: empacotar embalagens de bolo de frutas para remessa

PASSOS

1. Selecionar uma caixa.
2. Colocar a caixa sobre o suporte da esteira.
3. Pegar uma embalagem de bolo em cada mão.
4. Colocar as embalagens dentro da caixa.
5. Repetir os passos 3 e 4 até que haja 36 embalagens em cada caixa.
6. Colocar a caixa cheia sobre a "mesa de fechamento".
7. Dobrar as abas curtas da tampa da caixa.
8. Dobrar as abas mais longas da tampa da caixa.
9. Selar as abas longas da caixa usando a máquina manual de colar fita adesiva.
10. Colocar a caixa fechada sobre a plataforma.

De Ellexson MT. Analysing an industry: job analysis for treatment, prevention, and placement, *Orthop Phys Ther Clin* 1:17, 1992.

Sistemas de pontuação numérica são frequentemente utilizados como parte da avaliação funcional; muitas vezes são usados também nas **regras de prognóstico clínico** (também conhecidas como **regras de decisão clínica** ou **pontuações de risco**), que quantificam diferentes partes da anamnese, do exame físico e dos resultados laboratoriais no processo de determinação de um diagnóstico ou prognóstico.[172-176] Ao combinar diferentes achados clínicos, nota-se um aumento na acurácia diagnóstica do exa-

minador.[8,155,172,177-180] As regras de prognóstico clínico, que geralmente se fundamentam em três a cinco características clínicas, não devem ser empregadas isoladamente nem são planejadas para substituir a avaliação clínica.[181] Tais regras são meios adjuvantes ao processo de avaliação, por identificarem um conjunto de preditores que irão classificar corretamente o *status* atual do paciente, ou seu *status* futuro.[180,182] Eles auxiliam no processo de elaboração do dignóstico, ajudam a estabelecer um prognóstico provável, bem como a selecionar a intervenção adequada.[182] Determina-se a utilização apropriada das regras pela semelhança entre as características do paciente ou da população-alvo às da coorte que resultou nos dados de desenvolvimento.[18,155,182,183] São exemplos de regras de prognóstico clínico as Regras de Ottawa para o tornozelo e o pé e as Regras de Pittsburgh para o joelho.[114,181]

Esses sistemas de pontuação numérica estão normalmente mais relacionados à função uma vez que eles são aplicados a uma articulação específica e muitas vezes a uma atividade e não ao corpo inteiro[184] e, para muitos, a avaliação funcional desempenha apenas um pequeno papel. Nesses sistemas numéricos, o médico deve assegurar-se de que os sistemas de pontuação realmente mensuram o que eles se propõem a mensurar. Para ser eficaz, um sistema de pontuação numérica deve demonstrar universalidade, praticidade, confiabilidade, reprodutibilidade, eficácia e abrangência, e ele deve ter sido comprovado.[185] A terminologia e os métodos devem ser descritos com precisão; os critérios devem estar relacionados ao resultado funcional (o que o paciente deseja) e não ao resultado clínico (o que o médico deseja); e as medidas devem ser suficientemente sensíveis para revelar uma diferença.[186] A Tabela 1.25 apresenta testes que podem ser utilizados em um exame de atividades simuladas de vida diária (AVD).[188] Gráficos semelhantes podem ser e foram desenvolvidos para a maior parte das articulações do corpo. Entretanto, muitos desses sistemas de pontuação numérica foram desenvolvidos a partir da perspectiva do médico e não a partir do que o paciente considera importante.

Testes funcionais também podem ser utilizados como testes estimulantes para desencadear os sintomas relatados pelo paciente ou para determinar como o paciente está progredindo ou se ele está pronto para retornar à atividade. Exemplos desses testes incluem o de salto em um só pé e o de disco para o joelho. Na realidade, esses testes podem ser utilizados para todas as articulações que sustentam o peso (membros inferiores). Entretanto, deve ser lembrado que muitos testes provocativos ou de estresse são projetados para pessoas muito ativas e não são adequados a todas as populações.

Testes especiais (diagnósticos)

Após o examinador ter completado a anamnese, a observação e a avaliação de movimentos, testes especiais para a articulação envolvida podem ser realizados. Existem

48 Avaliação musculoesquelética

TABELA 1.25

Descrição resumida dos testes usados no exame de atividades simuladas de vida diária (EASVD)

Teste	Medida	Unidades	Instrumento
Ficar em pé apoiado sobre os dois membros inferiores com os olhos abertos	Tempo máximo de três tentativas de trinta segundos	Segundos	Cronômetro
Ficar em pé apoiado sobre um membro inferior com os olhos abertos	Tempo máximo de três tentativas de trinta segundos	Segundos	Cronômetro
Ficar em pé apoiado sobre os dois membros inferiores com os olhos fechados	Tempo máximo de três tentativas de trinta segundos	Segundos	Cronômetro
Ficar em pé sobre um membro inferior com os olhos fechados	Tempo máximo de três tentativas de trinta segundos	Segundos	Cronômetro
Andar em tandem com suportes	Tempo para dar dez passos com apoio de calcanhar e dedos do pé	Passos/s	Cronômetro e barras paralelas
Andar em tandem sem suportes	Tempo para dar dez passos com apoio de calcanhar e dedos do pé	Passos/s	Cronômetro e barras paralelas
Vestir uma camisa	Tempo médio de duas tentativas	Segundos	Cronômetro e camisa
Manipular três botões visíveis	Tempo médio de duas tentativas	Segundos	Cronômetro e pano com três botões montados sobre uma prancha
Fechar uma roupa com zíper	Tempo médio de duas tentativas	Segundos	Cronômetro e pano com zíper montado sobre uma prancha
Colocar luvas	Tempo médio de duas tentativas	Segundos	Cronômetro e duas luvas de jardinagem
Digitar um número no telefone	Tempo médio de duas tentativas	Segundos	Cronômetro e telefone
Fazer um laço	Tempo médio de duas tentativas	Segundos	Cronômetro e cadarços longos de sapatos montados sobre uma prancha
Manipular alfinetes de segurança	Tempo médio de duas tentativas	Segundos	Cronômetro e dois alfinetes de segurança
Apanhar moedas	Tempo médio de duas tentativas	Segundos	Cronômetro e quatro moedas colocadas sobre uma superfície plástica
Colocar linha em uma agulha	Tempo médio de duas tentativas	Segundos	Cronômetro, linha e agulha de orifício largo
Desembrulhar um curativo	Tempo de uma tentativa	Segundos	Cronômetro e um curativo
Espremer um tubo de pasta de dente	Tempo médio de duas tentativas	Segundos	Cronômetro, tubo de pasta de dente e uma prancha
Cortar com uma faca	Tempo médio de duas tentativas	Segundos	Cronômetro, prato, garfo, faca e massa de modelar
Usar um garfo	Tempo médio de duas tentativas	Segundos	Cronômetro, prato, garfo e massa de modelar

Modificada de Potvin AR, Tourtellotte WW, Dailey JS et al.: Simulated activities of daily living examination, *Arch Phys Med Rehab* 53:478, 1972.

muitos testes especiais disponíveis para cada articulação para determinar se é um tipo particular de doença, problema de saúde ou lesão que está presente. Algumas vezes, eles são denominados *testes clínicos acessórios, estimulantes, de movimento, de palpação* ou *estruturais*. Apesar de sugerirem fortemente uma doença ou um determinado problema de saúde quando são positivos, esses testes não descartam necessariamente a doença ou o problema quando seus resultados são negativos. Isso dependerá da sensibilidade e da especificidade de cada teste, e também da habilidade e experiência do profissional de saúde.

Os testes especiais raramente serão aplicados de maneira isolada ou como testes que não fazem parte de uma avaliação mais ampla. Esses testes devem ser considerados tão somente como parte de uma avaliação clínica geral que inclua uma anamnese, observação e o restante do exame.[189,190] Um dos problemas com os testes especiais é que muitos profissionais de saúde, especialmente aqueles com menos experiência, esperam que um dado teste especial aplicado por eles irá fornecer uma resposta definitiva para o que está ocorrendo de errado.[191] Embora um teste especial possa fornecer uma resposta definitiva, é mais comum que isso não ocorra; entretanto, quando combinado com as demais informações provenientes da avaliação, emergirá um quadro mais nítido do problema. Nenhum teste físico é 100% confiável, válido, sensível ou específico. Neste livro, o autor apresentou testes importantes que devem ser praticados pelo profissional, que deverá se sentir à vontade com a sua aplicação e confiar em seu uso, pois o valor de tais testes foi demonstrado clinicamente (por meio da experiência do examinador) e/ou estatisticamente. Portanto, esses testes contribuem para a determinação do problema. É melhor dominar um ou dois desses testes, adquirindo confiança e proficiência em sua utilização, em lugar de aprender todos os testes possíveis utilizados na confirmação de uma determinada patologia. A "Legenda para classificação de testes especiais" foi desenvolvida com o objetivo de indicar se o autor acredita valer a pena aprender um determinado teste com base nas evidências atuais e na experiência do profissional. Dito isso, mesmo os testes assinalados com o ícone ✓ serão ou poderão ser ineficazes no caso de não serem atendidas as condições listadas no quadro da "Legenda para classificação de testes especiais". Sem que tais condições sejam atendidas, mesmo o melhor dos testes poderá fracassar na determinação do diagnóstico, independentemente da sua pontuação de utilidade, Escore QUADUS (Teste de avaliação da qualidade de estudos de acurácia diagnóstica – *Quality Assessment Diagnostic Accuracy Studies*) ou de seu valor de confiabilidade ou validade.[192,193] Os estudos sobre os testes são importantes; contudo, a experiência do profissional de saúde e o "estado" do paciente também são relevantes. O ícone ✓ não é prova da infalibilidade do teste. O ícone significa que o teste em questão é útil para estabelecer um diagnóstico, mas somente em conjunto com a anamnese e o restante do exame.

Considerações acerca dos testes especiais

Qualquer teste especial, independentemente de sua classificação, pode ser afetado de maneira positiva ou negativa:

- Pela capacidade do paciente de relaxar.
- Pela presença de dor e pela percepção da dor pelo paciente.
- Pela presença de apreensão por parte do paciente.
- Pela habilidade do profissional de saúde.
- Pela capacidade e confiança do profissional de saúde.

Quando optar por utilizar esses testes diagnósticos ou agrupá-los ou utilizá-los em regras para determinar o prognóstico clínico, o examinador deve determinar se o teste fornecerá informação confiável e útil que auxiliará no diagnóstico e no subsequente tratamento.[194,195] Para serem úteis, os testes diagnósticos devem fornecer dados

---

Legenda para classificação de testes especiais

As classificações a seguir foram elaboradas tendo como base a experiência clínica dos autores e a revisão da literatura:

✓ Implica que o teste tem evidências estatísticas (pesquisas) e clínicas (experiência do examinador) moderadas a robustas, ou que os autores consideraram que o teste tem utilidade – quando associado à anamnese e ao exame – no estabelecimento de um diagnóstico clínico.

⚠ Implica que o teste tem evidências estatísticas (pesquisas) mínimas e algum respaldo clínico (experiência do examinador), ou que os autores considerarm que o teste pode ajudar – quando associado à anamnese e ao exame – no estabelecimento de um diagnóstico clínico.

❓ Implica que o teste tem evidências estatísticas (pesquisas) insuficientes, mas pode haver apoio clínico à sua utilização no estabelecimento de um diagnóstico clínico, tratando-se de um examinador experiente e quando associado à anamnese e ao exame.

---

confiáveis (i. e., resultados consistentes independentemente de quem realiza o teste), devem ser válidos (i. e., que testam o que dizem testar) e devem ser precisos para maximizar os resultados do paciente.[194,196] Conforme já foi colocado, é preciso cautela ao analisar a utilidade de um teste especial, pois o teste é influenciado tanto pelo paciente como pelo profissional de saúde. Um estudo isolado que abordou a confiabilidade, a validade ou outras medidas de utilidade de um teste dá uma boa indicação de que o teste pode ter utilidade em certas circunstâncias (nesse caso, as circunstâncias empregadas para testar o teste); entretanto, ao elaborar um estudo de pesquisa, sempre há compromissos em termos do que é controlado e do que não é. Por exemplo, muitos testes são confirmados com o paciente em cirurgia, ocasião em que ele está inconsciente. Uma avaliação da análise de um determinado teste por diferentes autores mostra uma ampla variabilidade nos desfechos.[197,198] Diante de todos esses fatores, torna-se fácil perceber que os testes especiais, embora tenham um importante papel a desempenhar, não devem ser utilizados isoladamente nem devem ser o único fator decisório no estabelecimento de um diagnóstico.

A confiabilidade pode ser afetada pela cooperação do paciente, que pode ser influenciada pela sua capacidade de relaxamento, pela sua dor, sua apreensão e sua sinceridade; a habilidade do médico, que pode ser influenciada pela experiência, por sua capacidade de relaxamento e confiança ao realizar o teste; e a calibragem do equipamento.[194] Vários métodos são utilizados para determinar a confiabilidade, mas o coeficiente de correlação intraclasse (CCI) é o índice preferido, visto que ele reflete tanto a concordância quanto a correlação entre as taxações.[199] Ele é calculado por meio de análise de variância (Anova) utilizando-se estimativas de variância.[199] A Tabela 1.26 mostra os valores de concordância CCI que são ilustrativos para testes diagnósticos. Com dados nomi-

TABELA 1.26

Valores de referência do coeficiente de correlação intraclasse

Valor	Descrição
< 0,75	• Conformidade de ruim a moderada
> 0,75	• Conformidade boa
> 90	• Conformidade suficiente para garantir validade razoável de mensurações clínicas

Dados de Portney LG, Walkins MP: *Foundations of clinical research: applications to practice.* Upper Saddle River, NJ: Prentice Hall, 2000. p. 565.

nais, a estatística kappa (κ) é aplicada depois que a concordância de porcentagem entre os testadores tenha sido determinada.[199]

Ao realizar um teste, também é útil, em termos de confiabilidade, conhecer o padrão de erro de mensuração (PEM).[199] O PEM reflete a confiabilidade da resposta quando o teste é realizado muitas vezes. É uma indicação de quanta alteração pode haver quando um teste é repetido. Caso o PEM seja pequeno, então o teste é estável, com variabilidade mínima entre um e outro.[199]

Testes diagnósticos devem ser avaliados quanto à sua capacidade ou precisão diagnóstica para determinar quais pessoas apresentam o problema ou doença e quais não, uma vez que isso terá um impacto no tratamento subsequente e nos resultados do paciente.[200] Os métodos mais úteis para determinar se um teste é bom para a patologia que está sendo considerada são os de sensibilidade, especificidade e relações de probabilidade.[194-196,199-208] Sensibilidade significa a capacidade de um teste de identificar a pessoa que apresenta um problema de saúde, disfunção ou doença específica quando elas o realizam (i. e., um positivo verdadeiro).[194,196,199,205,208] Especificidade, por outro lado, é utilizada para determinar quais pessoas não apresentam um problema de saúde, disfunção ou doença específica (i. e., um negativo verdadeiro).[194,196,198,204,208] Os valores da sensibilidade e da especificidade para testes geralmente são baseados em um padrão-ouro, ou teste de referência (p. ex., diagnóstico por imagem, o que foi encontrado na cirurgia).[208,209] Caso o médico não esteja certo de que o paciente tenha uma problema de saúde, disfunção ou doença específica, então o examinador deve utilizar um teste de exclusão ou descoberta que apresente uma sensibilidade elevada na medida em que descarta as pessoas que não apresentam o problema, contanto que a especificidade do teste seja igual ou mais alta que um outro teste utilizado para o mesmo objetivo.[203] Por outro lado, caso o examinador tenha um nível elevado de suspeita (com base na anamnese precedente, observação e exame) de que o problema está presente e quer confirmar aquele resultado (teste de confirmação), então o examinador deve realizar um teste com especificidade mais alta para incluir as pessoas que apresentam o problema, desde que a sensibilidade do teste seja igual ou mais alta que um outro teste realizado para o mesmo objetivo.[196,203]

Em avaliações ou tratamentos posteriores dispendiosos ou perigosos, isso é especialmente verdadeiro. Para evitar que pessoas saudáveis recebam um tratamento caro ou perigoso desnecessário, é desejável uma alta especificidade.[204] Em um mundo ideal, deseja-se um teste que apresente tanto uma alta sensibilidade quanto uma especificidade elevada. Para tentar resolver essas diferenças nos níveis de sensibilidade e especificidade, as relações de probabilidade frequentemente são recomendadas como determinantes da utilidade de um teste.[194,196,200,203,205,210] Relações de probabilidade são baseadas na determinação das possibilidades de um problema de saúde, disfunção ou doença estar presente pela combinação da sensibilidade com a especificidade para indicar se o teste elevará ou abaixará a probabilidade do paciente apresentar a condição, disfunção ou doença.[194,205] Quanto mais alta for a relação de probabilidade, maior será a chance de o paciente apresentar o problema.

Há duas outras questões que o médico deve estar ciente ao considerar testes especiais ou para diagnóstico. Embora esteja além do âmbito deste livro, os médicos também devem considerar a receptividade, que é a capacidade de um teste de detectar uma alteração clinicamente importante e a mínima diferença clínica importante (MDCI) que é a menor diferença no resultado de um teste que o médico percebe como benéfica ou significativa no contexto que pode resultar em um tratamento específico ou em sua alteração.[201,202,211,212]

Os testes podem ser realizados de modo mais preciso logo após a lesão (durante o período de choque tissular – cinco a dez minutos após a lesão), sob anestesia ou em condições crônicas, caso em que a dor pode não ser um fator tão importante. Cada examinador tende a utilizar os testes que considera clinicamente eficazes. Em nenhuma circunstância testes especiais devem ser utilizados isoladamente, nem é necessário o conhecimento de todos eles. Eles devem ser vistos como parte integrante de um exame total.[213] Eles devem ser considerados testes destinados a confirmar uma hipótese diagnóstica, para realizar um diagnóstico diferencial, diferenciar entre estruturas, compreender sinais incomuns ou esclarecer sinais e sintomas difíceis.[112]

Utilidade de testes especiais[112]

- Confirmar uma hipótese de diagnóstico.
- Realizar um diagnóstico diferencial.
- Diferenciar estruturas.
- Compreender sinais incomuns.
- Esclarecer sinais e sintomas difíceis.

Nota: os testes especiais NÃO devem ser usados isoladamente.

Para cada exame articular descrito neste livro, mencionam-se testes específicos para condições específicas. Os testes podem ser utilizados na diferenciação entre patologias contráteis, inertes e neurológicas.

Atualmente, os profissionais de saúde, em sua maioria, escolhem usar apenas testes altamente confiáveis e com boa sensibilidade e especificidade. Embora essa meta seja altamente desejável, nem sempre é possível alcançá-la. Vários livros quantificaram o valor de alguns desses testes; ao revisar tais livros, será possível observar que muitos testes tiveram sua utilidade questionada.[197,198] Portanto, e conforme já foi previamente mencionado, esses testes não devem ser utilizados de maneira isolada, mas como parte de uma avaliação muito mais ampla. Neste livro, o autor incluiu muitos testes especiais – o que, de certa maneira, lembra uma enciclopédia de testes – e não apenas aqueles que já demonstraram boa confiabilidade, sensibilidade ou especificidade. Optou-se por essa linha de raciocínio por três razões: (1) fornecer uma fonte para diferentes testes, (2) fornecer exemplos de testes para examinadores que pretendam testar a confiabilidade, a especificidade e a sensibilidade dos testes, nos casos em que isso não tenha sido feito antes, e (3) demonstrar que os resultados dos testes dependem do estado do paciente e da capacidade e experiência do profissional de saúde. Destacamos em quadros aqueles testes que, na opinião do autor, são particularmente efetivos e que forneceram informações úteis e confiáveis. A recomendação do autor é que os estudantes aprendam *estes* testes. Muitos dos testes são semelhantes e apresentam resultados similares. A escolha de quais serão utilizados depende dos que fornecem os melhores resultados para cada examinador e dos que oferecem informações mais úteis e confiáveis.[214] Por exemplo, o teste de Lachmann e o da gaveta anterior podem ser utilizados para testar o ligamento cruzado anterior, apesar de a literatura indicar que o teste de Lachmann é mais sensível.[215,216]

Quando desejado, o examinador pode elaborar seu próprio teste especial ou modificar os testes descritos. Algumas vezes, o examinador pode reproduzir o mesmo movimento descrito pelo paciente como o mecanismo da lesão, que pode desencadear os sintomas. Entretanto, a adição de um excesso de testes especiais somente torna o quadro mais confuso e o diagnóstico mais difícil. Além disso, deve-se ser cauteloso ao realizar esses testes, visto que, geralmente, eles são testes estimulantes e desencadeiam sinais e sintomas, incluindo dor e apreensão. Assim sendo, os testes especiais devem ser realizados com cautela e podem ser contraindicados em presença de dor intensa, quadros articulares agudos e irritáveis, instabilidade, osteoporose, patologias ósseas, processos patológicos ativos, sinais e sintomas incomuns, sinais neurológicos importantes e apreensão do paciente.

Além dos testes especiais, o examinador também pode utilizar os **testes laboratoriais** para condições específicas solicitados por um médico. Por exemplo, no caso de uma osteomielite, é provável que o resultado de uma hemocultura seja positivo, a contagem leucocitária esteja elevada e a taxa da sedimentação de eritrócitos esteja aumentada. Se o examinador for um médico, ele pode optar pela aspiração de líquido articular (aspirado) com uma agulha hipodérmica para visualizar o líquido sinovial. As Tabelas 1.27, 1.28 e 1.29 apresentam os valores laboratoriais normais, achados laboratoriais em algumas doenças ósseas e uma classificação do líquido sinovial como exemplos de exames laboratoriais e seus valores.

Reflexos e distribuição cutânea

Após os testes especiais, o examinador pode testar os reflexos superficiais, tendíneos profundos ou patológicos para obter uma indicação do estado do nervo ou das raízes nervosas responsáveis pelo reflexo. Quando se supõe que o sistema nervoso esteja normal, não há necessidade de testar os reflexos ou a distribuição cutânea. Contudo, quando o examinador não tem certeza da existência de um envolvimento neurológico, tanto os reflexos quanto a sensibilidade devem ser testados para esclarecer o problema e a sua real localização.

Frequentemente, testam-se os reflexos tendinosos profundos (algumas vezes denominados *reflexos de estiramento muscular*)[41] com um martelo de reflexo. Com a prática, um reflexo tendinoso profundo pode ser desencadeado em quase todos os tendões. Os reflexos tendinosos profundos mais comuns são apresentados na Tabela 1.30. As Tabelas 1.31 e 1.32 apresentam reflexos super-

TABELA 1.27

Valores normais de testes laboratoriais utilizados na medicina ortopédica[a]

Teste laboratorial	Variação normal
Contagem de leucócitos	$4–9 \times 10^9$/L
Contagem de eritrócitos	$4,3–5,4 \times 10^{12}$/L (homens) $3,8–5,2 \times 10^{12}$/L (mulheres)
Hematócrito (Ht)	38–50% (homens) 34–46% (mulheres)
Hemoglobina (Hb)	130–170 g/L (homens) 115–160 g/L (mulheres)
Velocidade de sedimentação de eritrócitos (VSE)	0–10 mm/h (homens) 0–15 mm/h (mulheres) 0–10 mm/h (crianças)
Mioglobina (Mb)	30–90 ng/mL
Ferritina	25–465 µg/mL (homens) 15–200 µg/mL (mulheres)
Contagem de plaquetas	140.000–350.000/mm³
Cálcio	8,5–10,5 mg/dL
Cálcio ionizado	4,2–5,4 mg/dL
Fosfatase alcalina	25–92 U/L
Pesquisa de anticorpos antinucleares	Negativa
Ácido úrico	3,5–7,2 mg/dL (homens) 2,6–6,0 mg/dL (mulheres)
Fator de artrite reumatoide	< 1,20

[a]Os valores podem variar ligeiramente dependendo do equipamento utilizado.

Avaliação musculoesquelética

TABELA 1.28

Achados laboratoriais em doenças ósseas

Doença óssea	Cálcio	Fósforo inorgânico	Fosfatase alcalina	Cálcio	Fósforo
Hiperparatireoidismo primário	↑	↓	↑	↑	↑
Hiperparatireoidismo secundário	N-↓	↑	R↑	↑	↑
Hipertireoidismo acentuado	N	N	↑	↑	↑
Hipotireoidismo	N	N	N	N	N
Osteoporose senil	N	N-O↓	N	N	N
Raquitismo (em crianças)	↓	↓	↑	N	N
Osteomalacia (adultos)	N-↓	↓	↑	N	N
Doença de Paget	R↑	R↓	↑	N	N
Mieloma múltiplo	↑	N-↑	R↑	↑	↑

N: normal; O: ocasionalmente; R: raramente; ↑: aumentado; ↓: diminuído.
Adaptada de Quinn J: Introduction to the musculoskeletal system. In: Meschan I, editor: *Synopsis of analysis of roentgen signs in general radiology.* Philadelphia: WB Saunders Co., 1976. p. 27.

TABELA 1.29

Classificação do líquido sinovial

Tipo de líquido	Aspecto	Contagem de leucócitos/mm³	%PMN
Normal	Transparente, viscoso, amarelo pálido	0–200	< 10%
Grupo 1 (não inflamatório)	Transparente a levemente turvo	200–2.000	< 20%
Grupo 2 (inflamatório)	Levemente turvo (nebuloso)	2.000–50.000	20–75%
Grupo 3 (pioartrose)	Turvo a muito turvo, purulento	> 50.000–100.000	> 75%
Grupo 4 (induzido por cristais)	Branco, nebuloso, turvo	500–200.000	> 90%
Grupo 5 (hemorrágico)	Vermelho	200–2.000	50–75%

Modificada de Spender RT: Arthrocentesis and synovial fluid analysis. In: West SG: *Rheumatology secrets*, 3.ed., Philadelphia: Elsevier, 2015.

TABELA 1.30

Reflexos tendinosos profundos comuns

Reflexo	Local do estímulo	Resposta normal	Segmento pertinente do sistema nervoso central
Mandibular	Mandíbula	Fechamento da boca	V nervo craniano
Bicipital	Tendão do bíceps	Contração do bíceps	C5–C6
Braquiorradial	Tendão do braquiorradial ou imediatamente distal à junção musculotendínea	Flexão do cotovelo e/ou pronação do antebraço	C5–C6
Tricipital	Tendão do tríceps distal acima do processo do olécrano	Extensão do cotovelo/contração muscular	C7–C8
Patelar	Tendão patelar	Extensão do membro inferior	L3–L4
Posteriores da coxa mediais	Tendão do semimembranáceo	Flexão do joelho/contração muscular	L5, S1
Posteriores da coxa laterais	Tendão do bíceps femoral	Flexão do joelho/contração muscular	S1–S2
Tibial posterior	Tendão posterior tibial, atrás do maléolo medial	Flexão plantar do pé com inversão	L4–L5
Do calcâneo	Tendão do calcâneo	Flexão plantar do pé	S1–S2

TABELA 1.31

Reflexos cutâneos superficiais

Reflexo	Resposta normal	Segmento pertinente do sistema nervoso central
Abdominal superior	O umbigo move-se para cima em direção à área que está sendo percutida	T7–T9
Abdominal inferior	O umbigo move-se para baixo em direção à área que está sendo percutida	T11–T12
Cremastérico	O escroto é elevado	T12, L1
Plantar	Flexão dos dedos do pé	S1–S2
Glúteo	Tensão cutânea na região glútea	L4–L5, S1–S3
Anal	Contração dos músculos esfincterianos anais	S2–S4

ficiais e reflexos patológicos. Os reflexos superficiais são aqueles desencadeados por um estímulo superficial, geralmente com um objeto pontiagudo. Um reflexo patológico normalmente não está presente, exceto em indivíduos muito jovens (menores de cinco a sete meses) cujo cérebro não está suficientemente desenvolvido.[42] Caso esteja presente em adultos e crianças, ele frequentemente sinaliza uma condição patológica.

Com a perda ou anormalidade da condução nervosa, ocorre uma diminuição (hiporreflexia) ou perda (arreflexia) do reflexo de estiramento. O envelhecimento também provoca uma diminuição da resposta. As lesões do neurônio motor superior produzem achados de espasticidade, hiper-reflexia, hipertonia, respostas dos extensores plantares, redução ou ausência dos reflexos superficiais e fraqueza dos músculos distais à lesão. As lesões do neurônio motor inferior que envolvem raízes nervosas ou nervos periféricos produzem flacidez, hiporreflexia ou arreflexia, hipotonia, fasciculação, fibrilações, além de fraqueza e atrofia dos músculos envolvidos (ver Tab. 1.12).[217]

Os reflexos tendinosos profundos são realizados para avaliar a integridade do reflexo espinal, que possui um componente sensitivo (aferente) e um componente motor (eferente).[17] Reflexos tendinosos profundos anormais não são clinicamente relevantes, exceto quando são observa-

TABELA 1.32

Reflexos patológicos[a]

Reflexo	Manobra provocativa	Resposta positiva	Patologia
Babinski[b]	Compressão da face lateral da planta do pé	Extensão do hálux e abertura em leque dos outros quatro dedos do pé Reação normal em neonatos	Lesão do trato piramidal Hemiplegia orgânica
Chaddock	Compressão da face lateral do pé, abaixo do maléolo lateral	Mesma resposta que está acima	Lesão do trato piramidal
Oppenheim	Compressão da superfície anteromedial da tíbia	Mesma resposta que está acima	Lesão do trato piramidal
Gordon	Firme compressão dos músculos da panturrilha	Mesma resposta que está acima	Lesão do trato piramidal
Piotrowski	Compressão do músculo tibial anterior	Dorsiflexão e supinação do pé	Doença orgânica do sistema nervoso central
Brudzinski	Flexão passiva de um membro inferior	Uma resposta semelhante ocorre no membro oposto	Meningite
Hoffman (Digital)[c]	Flexo-extensão rápida da falange terminal dos dedos indicador, médio ou anular	Flexão reflexa da falange distal do polegar e da falange distal do dedo indicador ou médio (qualquer um que não tenha sido movimentado)	Irritabilidade aumentada dos nervos sensitivos no tétano Lesão do trato piramidal
Rossolimo	Percussão da superfície plantar dos dedos do pé	Flexão plantar dos dedos dos pés	Lesão do trato piramidal
Schaeffer	Pinçamento do terço médio do tendão do calcâneo	Flexão do pé e dedos dos pés	Hemiplegia orgânica

[a]Resposta positiva bilateral indica uma lesão do neurônio motor superior. Resposta positiva unilateral pode indicar uma lesão do neurônio motor inferior.
[b]Testes realizados mais frequentemente no membro inferior.
[c]Testes realizados mais frequentemente no membro superior.

dos com anormalidades sensitivas ou motoras. Para testar adequadamente os reflexos tendinosos profundos, o paciente deve estar relaxado e o examinador deve assegurar-se de que o músculo do tendão a ser testado está relaxado. O tendão a ser testado é levemente estirado e um estímulo adequado é aplicado, com um leve golpe de martelo sobre o tendão. O examinador deve percutir o tendão cinco ou seis vezes para tornar mais evidente qualquer resposta reflexa fraca, que pode indicar o desenvolvimento de sinais da raiz nervosa. Quando reflexos tendinosos profundos forem de difícil detecção, eles podem ser aumentados, solicitando-se ao paciente que cerre os dentes ou aperte as mãos uma contra a outra (**manobra de Jendrassik**) durante o teste do membro inferior, ou que aperte os membros inferiores um contra o outro ao testar o membro superior. Essas atividades aumentam a atividade facilitadora da medula espinal e, consequentemente, acentuam reflexos minimamente ativos.[218]

Os reflexos superficiais são testados estimulando-se a pele com um objeto moderadamente pontiagudo que não penetre a pele. As respostas esperadas são apresentadas na Tabela 1.31. É necessária muita prática para tornar-se hábil para o teste de reflexos superficiais.

Os reflexos patológicos, que geralmente não são evidentes por serem suprimidos pelo cérebro no nível do tronco cerebral ou da medula espinal (ver Tab. 1.32), podem indicar lesões do neurônio motor superior, quando presentes em ambos os lados, ou lesões do neurônio motor inferior, quando presentes em apenas um lado.[42] A estimulação inadequada (p. ex., pressão excessiva) pode acarretar uma resposta de retirada voluntária em indivíduos normais, e o examinador deve tomar cuidado para não confundir essa reação com a resposta patológica. Os dois reflexos patológicos mais comumente testados são o reflexo de Babinski (membro inferior) e o reflexo de Hoffman (membro superior).

Para terem importância clínica, os achados devem revelar assimetria entre reflexos bilaterais, exceto se houver uma lesão central. O desencadeamento dos reflexos geralmente depende da habilidade do examinador, O examinador não deve ficar excessivamente preocupado se os reflexos estiverem ausentes, diminuídos ou excessivos em ambos os lados, especialmente em pessoas jovens, a não ser que haja suspeita de uma lesão central. A realização de exercícios imediatamente antes do teste, bem como a ansiedade ou a tensão do paciente, pode acarretar acentuação dos reflexos tendinosos.[106] A hiporreflexia ou a arreflexia indica uma lesão de nervo periférico ou de uma raiz nervosa espinal decorrente de uma compressão, encarceramento ou lesão. Como exemplo temos a compressão da raiz nervosa, síndrome da cauda equina ou neuropatia periférica. A hiporreflexia ou a arreflexia pode ser observada na ausência de fraqueza ou atrofia muscular em virtude do envolvimento da alça eferente do arco reflexo no próprio reflexo. Reflexos hiperativos ou exagerados (hiper-reflexia) indicam lesões do neurô-

nio motor superior, como é observado na doença neurológica ou no comprometimento do cérebro ou do tronco cerebral. Na parte cervical da coluna, se houver uma hérnia de disco e compressão acima da região de alargamento cervical, os reflexos da extremidade superior tornam-se exagerados. Caso o alargamento cervical esteja envolvido (que é o caso mais comum), alguns reflexos são exagerados e alguns diminuídos.[219]

Graduação do reflexo do tendão profundo

0 – Ausente (arreflexia).
1 – Diminuído (hiporreflexia).
2 – Médio (normal).
3 – Exagerado (vigoroso).
4 – Clônus, muito vigoroso (hiper-reflexia).

Ao mesmo tempo, o examinador pode realizar um **exame de rastreamento sensitivo**, que verifica a distribuição cutânea dos vários nervos periféricos e os dermátomos em torno da articulação que está sendo examinada. O exame sensitivo é realizado por várias razões. Em primeiro lugar, ele é utilizado para determinar a extensão da perda sensitiva e se a perda é causada por lesões de raízes nervosas, lesões de nervos periféricos ou síndromes compressivas que envolvem túneis. Em segundo lugar, como a função está frequentemente associada à sensibilidade, ele é utilizado para determinar o grau de comprometimento funcional. Em terceiro lugar, visto que a função sensitiva é restabelecida antes da função motora, ele pode ser utilizado para determinar a recuperação nervosa após lesão ou reparação, assim como para indicar quando a reeducação pode ser iniciada. Além disso, quando a função sensitiva permanece após uma lesão medular, ele é um bom indicador de que pelo menos alguma função motora será restaurada.[220] Finalmente, ele faz parte da avaliação total e, comumente, é necessário por razões médico-legais. Embora a distribuição sensitiva dos nervos periféricos possa variar de pessoa para pessoa, ela tende a ser mais consistente que os dermátomos.[88,221] O examinador deve ser capaz de diferenciar a perda sensitiva que envolve uma raiz nervosa (dermátomo) daquela que envolve um nervo periférico (ver exemplo na Tab. 1.15).

O exame sensitivo é iniciado com uma investigação rápida da sensibilidade. Para isso, o examinador, com as mãos relaxadas, mas aplicadas com relativa firmeza sobre a pele a ser testada bilateralmente, percorre a pele e pergunta ao paciente se ele percebe qualquer diferença de sensibilidade. Durante o procedimento, o paciente pode manter os olhos abertos. Se o paciente perceber alguma diferença de sensibilidade entre os lados acometido e não acometido, uma avaliação sensitiva mais detalhada é então realizada. O examinador deve observar a capacidade do paciente de perceber a sensibilidade que está sendo testada e, quando houver, a diferença entre os dois lados do corpo. Além disso, as sensibilidades distais e proximais devem ser comparadas para cada forma de sensibilidade testada. Durante o teste sensitivo detalhado, o paciente deve manter os olhos fechados, de modo que os resultados indiquem a percepção e a interpretação dos estímulos pelo paciente, não o que o paciente vê acontecendo. No teste sensitivo detalhado, o examinador delineia a área específica de sensibilidade alterada e, a seguir, correlaciona-a com o dermátomo correspondente e a distribuição nervosa periférica. Contudo, o examinador deve ter consciência de que uma sensação anormal não é necessariamente proveniente da raiz nervosa indicada ou do nervo periférico; em razão da dor referida, ela pode originar-se em qualquer estrutura inervada por aquela raiz nervosa. Em alguns casos, uma parestesia pode não apresentar um padrão específico ou pode acometer toda a circunferência de um membro. Essa **parestesia** ou anestesia **"em luva de ópera"** ou **"em meia"** pode ser decorrente de uma insuficiência vascular ou de uma doença sistêmica.

A sensibilidade tátil superficial (toque leve), que é normalmente a primeira sensibilidade acometida, pode ser testada com uma mecha de algodão, uma escova de cabelo macia ou um pequeno pincel de pintura ou de maquiagem. A dor superficial pode ser testada com um alfinete marcador (mantendo um pedaço de esparadrapo fixado ao alfinete), uma carretilha ou qualquer outro objeto pontiagudo. Deve ser realizada apenas uma percussão leve. Deve haver um intervalo de aproximadamente dois segundos entre cada estímulo para evitar a soma. São as fibras aferentes do grupo II (Tab. 1.33) que estão sendo testadas. A percepção da alfinetada pode variar da ausência de percepção, sensação de pressão, hiperanalge-

sia com ou sem irradiação, localização e sensação da pontada até a percepção normal.

Quando desejado, o examinador também pode testar outras sensações. Dois tubos de ensaios (um contendo água quente e o outro, água fria) são utilizados para avaliar a sensibilidade à temperatura (trato espinotalâmico lateral e fibras do grupo III). Uma resposta normal a esse teste não significa necessariamente que o paciente apresenta sensibilidade normal à temperatura. Em vez disso, o paciente pode ser capaz de distinguir o quente do frio, cada um em um nível da faixa de sensibilidade, mas não necessariamente entre diferentes graus de quente e frio. A sensibilidade à vibração (i. e., tempo decorrido até que ocorra a parada da vibração) pode ser testada colocando-se um diapasão (geralmente são utilizados diapasões de 30 ou 256 ciclos por segundo) contra proeminências ósseas; esse método testa a integridade das fibras do grupo II nos sistemas lemniscais mediais e colunares dorsais. A dor à pressão profunda (fibras do grupo II Aβ) pode ser testada apertando-se o tendão do calcâneo, o músculo trapézio ou o espaço membranoso interdigital entre o polegar e o indicador ou pressionando-se o nó de um dos quirodáctilos contra o esterno. Para testar a propriocepção e o movimento (i. e., os receptores cutâneos e articulares, fusos musculares, sistemas colunares dorsais e lemniscais e fibras dos grupos I e II), os quirodáctilos ou pododáctilos do paciente são movidos passivamente e solicita-se a ele que, com os olhos fechados, indique a direção do movimento e a posição final. Para assegurar que a pressão sobre a pele do paciente não seja utilizada como uma pista para a direção do movimento, o dedo que estiver sendo testado deve ser mantido entre o polegar e o indicador do examinador.

As sensações corticais e discriminatórias podem ser testadas por meio da distinção de dois pontos, da localização de um ponto, da discriminação de textura, da função estereognóstica (i. e., identificação de objetos familiares mantidos na mão) e da grafestesia (i. e., reconhecimento de letras ou números escritos com um objeto de borda romba sobre as palmas das mãos ou outras partes do corpo). Essas técnicas também testam a integridade dos sistemas lemniscais e da coluna dorsal.

Movimentos do jogo articular

Todas as articulações sinoviais e cartilagíneas secundárias são, até certo ponto, capazes de uma ADMA denominada "movimento voluntário" (também denominado *movimento fisiológico ativo*) por meio da ação de músculos que cruzam essa articulação. Além disso, existe uma pequena ADM que pode ser obtida apenas passivamente pelo examinador; esse movimento é denominado **jogo articular** ou **movimento acessório**. Esses movimentos acessórios não estão sob controle voluntário; entretanto, eles são necessários para uma função indolor completa e a ADM total da articulação. **Disfunção articular** significa perda de movimento do jogo articular.

TABELA 1.33

Classificação das fibras nervosas

Axônios sensitivos	Diâmetro do axônio (μm)	Velocidade de condução (m/s)	Inervação
Ia (Aα)	12–22	65–130	Fusos musculares (terminações anuloespirais)
Ib (Aα)	12–22	65–130	Órgãos tendíneos de Golgi
II (Aβ)	5–15	20–90	Pressão, toque, vibração (terminações em regadores de flores)
III (Aδ)	2–10	6–45	Temperatura, dor rápida
IV (C)	0,2–1,5	0,2–2,0	Dor lenta, visceral, temperatura, toque rude

56 Avaliação musculoesquelética

A existência de movimento do jogo articular é necessária para que ocorra um movimento voluntário completo e indolor. Uma parte essencial da avaliação detalhada de qualquer articulação inclui o exame de seus movimentos do jogo articular. Caso qualquer movimento do jogo articular esteja ausente ou diminuído, esse movimento deve ser restaurado antes que o paciente possa recuperar o movimento funcional voluntário. Na maior parte das articulações, esse movimento é normalmente inferior a 4 mm em qualquer direção.

Regras de Mennell para o teste do jogo articular[222]

- O paciente deve estar relaxado e completamente apoiado.
- O examinador deve estar relaxado e segurar o paciente de modo firme, mas confortável.
- Deve-se examinar uma articulação de cada vez.
- Deve-se examinar um movimento de cada vez.
- Deve-se testar primeiramente o lado não afetado.
- Estabilizar uma superfície articular enquanto a outra é movimentada.
- Os movimentos devem ser normais e não forçados.
- Os movimentos não devem causar desconforto indevido.

Em alguns casos, os movimentos do jogo articular podem ser similares ou iguais aos movimentos testados durante movimentos passivos ou testes de ligamentos, o que é mais evidente em articulações que têm movimentos mínimos e em articulações que não têm músculos que atuam diretamente sobre elas, como as articulações sacroilíacas e as articulações tibiofibulares superiores.

Posição frouxa (repouso)

Para testar o movimento do jogo articular, o examinador coloca a articulação em sua posição de repouso, que é a posição em sua ADM na qual a articulação apresenta-se sob a menor quantidade de estresse; também é a posição em que a cápsula articular apresenta sua maior capacidade.[223] A posição de repouso (algumas vezes denominada *posição frouxa* ou *posição frouxa máxima*) é uma posição na qual há uma congruência mínima entre as superfícies articulares e a cápsula articular, na qual os ligamentos estão na posição de maior frouxidão e a separação passiva das superfícies articulares é máxima. Essa posição pode ser a posição de repouso anatômica, que geralmente é considerada ponto médio da ADM, ou ela pode localizar-se bem próxima do limite da amplitude que provoca dor e espasmo. A vantagem da posição frouxa é que as áreas de contato das superfícies articulares são reduzidas e mudam continuamente para reduzir o atrito e a erosão das articulações. A posição também promove uma lubrificação adequada da articulação e permite os movimentos cinemáticos articulares de rotação, de deslizamento e de rolamento. Por essa razão, trata-se da posição mais comumente praticada para o tratamento que utiliza mobilizações do jogo articular. A Tabela 1.34 apresenta exemplos de posições de repouso.

TABELA 1.34

Posição de repouso (frouxa) das articulações

Articulação	Posição
Facetária (partes cervical, torácica e lombar da coluna)	A meio caminho entre a flexão e a extensão
Temporomandibular	Boca levemente entreaberta (espaço livre), lábios unidos, arcadas dentárias sem contato
Glenoumeral	Abdução de 40o a 55° e adução horizontal de 30° (plano escapular)
Acromioclavicular	Membro superior em repouso ao lado do corpo na posição fisiológica normal
Esternoclavicular	Membro superior em repouso ao lado do corpo na posição fisiológica normal
Ulnoumeral (cotovelo)	Flexão de 70°, supinação de 10°
Radioumeral	Extensão completa, supinação completa
Radioulnar proximal (superior)	Flexão de 70°, supinação de 35°
Radioulnar distal (inferior)	Supinação de 10°
Radiocarpal (punho)	Neutra com discreto desvio ulnar
Intercarpal	Neutra ou leve flexão
Mediocarpal	Neutra ou leve flexão com desvio ulnar
Carpometacarpal (polegar)	A meio caminho entre a abdução-adução e a flexão-extensão
Carpometacarpal (demais dedos)	A meio caminho entre a flexão-extensão
Metacarpofalângica	Flexão discreta
Interfalângica	Flexão discreta
Sacroilíaca (em repouso)	Pelve neutra
Sacroilíaca (congruência mínima)	Contranutação
Quadril	Flexão de 30°, abdução de 30°, discreta rotação lateral
Joelho (tibiofemoral)	Flexão de 25°
Tibiofibular distal	Flexão plantar
Talocrural (tornozelo)	Flexão plantar de 10°, a meio caminho entre a inversão e a eversão máximas
Subtalar (talocalcânea)	A meio caminho entre os extremos da amplitude de movimento
Mediotarsal	A meio caminho entre os extremos da amplitude de movimento
Tarsometatarsal	A meio caminho entre os extremos da amplitude de movimento
Metatarsofalângica	10° de extensão
Interfalângica	Ligeira flexão

Posição de congruência máxima (sinartrodial)

A posição de congruência máxima deve ser evitada o quanto for possível durante uma avaliação, exceto para estabilizar uma articulação adjacente, visto que, nessa posição, a maior parte das estruturas articulares está sob tensão máxima. Nessa posição, as duas superfícies articulares encaixam-se com precisão – isso é, elas são totalmente congruentes. As superfícies articulares ficam bem comprimidas; os ligamentos e a cápsula articular apresentam-se contraídos ao máximo; e as superfícies articulares não podem ser separadas por forças de distração. Essa é a posição de máxima estabilidade articular. Por essa razão, essa posição comumente é utilizada durante o tratamento para estabilizar a articulação, caso uma articulação adjacente esteja sendo tratada. Quando lesionados, ligamentos, ossos ou outras estruturas articulares tornam-se mais dolorosos à medida que se aproximam da posição de congruência máxima. Caso uma articulação esteja inchada, a posição de congruência máxima não pode ser atingida.[142] Nessa posição, nenhum movimento acessório é possível. A Tabela 1.35 apresenta exemplos de posições de congruência máxima da maior parte das articulações.

Palpação

Inicialmente, a palpação utilizada como recurso para localizar uma área de sensibilidade não faz parte da avaliação, visto que a sensibilidade referida é uma ocorrência real, e pode ser enganadora. Somente após a identificação do tecido envolvido é que a palpação em busca de sensibilidade é utilizada para se determinar a extensão exata da lesão naquele tecido, e então ela somente é realizada se o tecido for superficial e de fácil alcance aos dedos. A palpação é uma técnica importante de avaliação que precisa ser praticada para ser utilizada de maneira eficaz.[224-227] Frequentemente, a dor à palpação permite que o examinador identifique o ligamento ou a porção específica lesionada ou o ponto exato da laceração ou da contusão.

Para uma palpação adequada, o examinador deve certificar-se de que a área a ser palpada está relaxada ao máximo. Para isso, a parte do corpo deve ser apoiada ao máximo. À medida que o examinador desenvolve a habilidade da palpação, ele deve ser capaz de realizar o seguinte:

Observações do examinador durante a palpação de um paciente

- Diferenças na textura e tensão tissulares.
- Diferenças na espessura tissular.
- Anormalidades.
- Dor à palpação.
- Variação de temperatura.
- Pulsos, tremores e fasciculações.
- Condição patológica dos tecidos.
- Ressecamento ou umidade excessiva.
- Sensibilidade anormal.

TABELA 1.35

Posição de congruência máxima das articulações

Articulação	Posição
Facetária (partes cervical, torácica e lombar da coluna)	Extensão completa
Temporomandibular	Dentes cerrados
Glenoumeral	Abdução completa e rotação lateral
Acromioclavicular	Membro superior abduzido em 90°
Esternoclavicular	Elevação máxima do ombro e protração
Ulnoumeral (cotovelo)	Extensão com supinação
Radioumeral	Cotovelo flexionado em 90°, supinação do antebraço em 5°
Radioulnar proximal	Supinação de 5°
Radioulnar distal	Supinação de 5°
Radiocarpal (punho)	Extensão com desvio radial
Intercarpal	Extensão
Mediocarpal	Extensão com desvio ulnar
Carpometacarpal (polegar)	Flexão completa
Carpometacarpal (dedos das mãos)	Oposição completa
Interfalângica	Extensão completa
Sacroilíaca	Nutação
Quadril	Extensão completa, rotação medial, abdução
Joelho (tibiofemoral)	Extensão completa, rotação lateral da tíbia
Tibiofibular distal	Flexão dorsal máxima
Talocrural (tornozelo)	Flexão dorsal máxima
Subtalar	Supinação
Mediotarsal	Supinação
Tarsometatarsal	Supinação
Metatarsofalângica	Extensão completa
Interfalângica	Extensão completa

---

1. Discriminar diferenças na tensão tissular (p. ex., derrame, espasmo) e no tônus muscular (i. e., espasticidade, rigidez, flacidez). **Espasticidade** refere-se ao tônus muscular em que pode haver um colapso deste tônus durante o teste. É decorrente da hipersensibilidade do arco reflexo e de mudanças no SNC que resultam em hiperatividade dos músculos, sendo um componente de uma lesão do neurônio motor superior.[134] **Rigidez** refere-se à resistência involuntária que é mantida durante o movimento passivo, desacompanhada de colapso do músculo. Resulta da hipertonia observada em lesões extrapiramidais.[134] **Flacidez** significa ausência de tônus muscular.

2. Distinguir diferenças na textura dos tecidos. Por exemplo, em alguns casos, o examinador é capaz de palpar a direção das fibras ou a presença de faixas fibrosas.
3. Identificar formas, estruturas e tipo de tecido e, consequentemente, detectar anormalidades. Por exemplo, uma deformidade óssea como a miosite ossificante pode ser palpada.
4. Determinar a espessura e a textura do tecido e se ele é flexível, mole e elástico. Existe inchaço evidente? O edema é um acúmulo anormal de líquido nos espaços intercelulares; a tumefação, por outro lado é o aumento de volume anormal de uma parte do corpo. Ela pode ser decorrente de um espessamento ósseo, espessamento da membrana sinovial ou acúmulo de líquido dentro e ao redor da articulação. Ela pode ser intra ou extracelular (edema), intra ou extracapsular. O inchaço pode ser localizado (encapsulado), o que pode indicar tumefação intra-articular, um cisto ou uma bolsa tumefada. A visualização da tumefação depende da profundidade do tecido (uma bolsa olecraniana com inchaço é mais evidente que uma bolsa do psoas tumefada) e da "frouxidão" tissular (o inchaço é mais evidente no aspecto dorsal do que palmar da mão, visto que os tecidos do dorso não estão "aderidos" ao tecido subjacente). O inchaço que ocorre imediatamente ou duas a quatro horas após a lesão provavelmente é causada por extravasamento de sangue para a interior dos tecidos (equimose) ou da articulação. A tumefação que se torna evidente após oito a 24 horas é causada por inflamação e, em uma articulação, por alteração sinovial. A tumefação óssea ou dura pode ser causada por osteófitos ou pela formação de osso novo (p. ex., na miosite ossificante). A tumefação de tecido mole, como membrana sinovial edemaciada, produz uma sensação pastosa, esponjosa (como a de uma esponja de borracha macia), enquanto a tumefação líquida produz uma sensação mais macia, mais móvel, flutuante. A tumefação sanguínea geralmente produz uma sensação mais dura, espessa, semelhante a um gel, e a pele suprajacente geralmente é mais quente. O pus é espesso e menos flutuante. A pele suprajacente é quente e a temperatura geralmente encontra-se elevada. O inchaço de tecido mole de longa duração, como calosidade cutânea, produz uma sensação de couro seco duro. A hipertrofia sinovial produz uma sensação dura, espessa com pouca flexibilidade. Quanto mais coriácea for a sensação produzida pela tumefação, maior a probabilidade dela ser crônica e ser causada por sintomas locais. Os espessamentos mais moles tendem a ser mais agudos e associados a sintomas recentes.[140] O edema depressível é espesso e com movimentação lenta, apresentando uma indentação após uma pressão

ser aplicada e removida. Geralmente é causado por estase circulatória e é mais comumente observado em extremidades distais. Um inchaço de longa duração pode causar inibição reflexa dos músculos que circundam a articulação, acarretando atrofia e fraqueza. A tumefação decorrente de sangramento intra-articular geralmente é aspirada e removida por causa do efeito irritante e lesivo que ele tem sobre a cartilagem articular.

Tumefação

- Surge logo após a lesão → sangue.
- Surge após 8 a 24 horas → sinovial.
- Sensação pastosa, esponjosa → sinovial.
- Sensação mais dura, tensa e com calor → sangue.
- Resistente, seca → calosidade.
- Espessamento coriáceo → crônico.
- Macio, flutuante → agudo.
- Dura → osso.
- Espessa, movimentação lenta → edema depressível.

---

5. Sentir variações da temperatura. Essa determinação é geralmente mais bem realizada utilizando-se o dorso da mão ou dos dedos do examinador e comparando-se ambos os lados. As articulações tendem a ser quentes na fase aguda, em presença de uma infecção, com tumefação decorrente de sangramento, após a prática de exercícios ou quando a parte estava coberta (por exemplo, por uma atadura elástica).
6. Determinar a sensibilidade articular aplicando pressão firme sobre a articulação. A pressão sempre deve ser aplicada com cuidado, especialmente na fase aguda.

Graduação da dor à palpação

- Grau I: o paciente queixa-se de dor.
- Grau II: o paciente queixa-se de dor e retrai-se.
- Grau III: o paciente retrai-se e afasta a articulação.
- Grau IV: o paciente não permite a palpação da articulação.

---

7. Sentir pulsações, tremores e fasciculações. As fasciculações resultam da contração de várias células musculares inervadas por um único axônio motor. As contrações são bem localizadas, usualmente são subconscientes e não acometem todo o músculo. Os tremores são movimentos involuntários em que grupos de músculos agonistas e antagonistas contraem e produzem movimentos rítmicos de uma articulação. As pulsações são indicadores de suficiência circulatória e seu ritmo e sua força devem ser testados quando houver suspeita de problemas circulatórios. A Tabela 1.36 apresenta as pulsações normalmente palpadas que podem ser usadas para determinar a suficiência circulatória e a localização.

TABELA 1.36

Localizações comuns de pulsos circulatórios

Artéria	Localização
Carótida	Anterior ao músculo esternocleidomastóideo
Braquial	Face medial do membro superior a meio caminho entre o ombro e o cotovelo
Radial	No punho, lateral ao tendão flexor radial do carpo
Ulnar	No punho, entre o tendão flexor superficial dos dedos e o flexor ulnar do carpo
Femoral	No triângulo femoral (sartório, adutor longo e ligamento inguinal)
Poplítea	Face posterior do joelho (profundo e difícil de ser palpado)
Tibial posterior	Face posterior do maléolo medial
Dorsal do pé	Entre o primeiro e o segundo osso metatarsal na face superior

8. Determinar o estado patológico dos tecidos dentro e ao redor da articulação. O examinador deve observar se há dor à palpação, espessamento tissular ou quaisquer outros sinais ou sintomas que indiquem a presença de uma patologia. Cicatrizes dolorosas ou neuromas podem ser diagnosticados utilizando-se o **teste da unha do polegar**. Esse teste envolve deslizar o dorso da unha do polegar sobre a cicatriz. Caso essa ação evoque uma dor aguda, é possível que haja um neuroma dentro da cicatriz. A sensibilidade difusa pode sugerir síndrome da dor regional complexa (reflexo da distrofia simpática).

9. Sentir a secura ou a umidade excessiva da pele. Por exemplo, articulações de pacientes com gota aguda tendem a ser secas, enquanto articulações com artrite séptica tendem a ser úmidas. Normalmente, pacientes nervosos apresentam aumento da umidade (transpiração) nas mãos.

10. Observar qualquer sensação anormal como, por exemplo, hipoestesia (diminuição da sensibilidade), hiperestesia (aumento da sensibilidade), anestesia (ausência de sensibilidade) ou crepitação. A crepitação fina e suave pode indicar enrugamento da cartilagem articular, enquanto um rangido grosseiro pode indicar lesão grave da cartilagem articular ou do osso. Uma crepitação coriácea rangente (crepitação de bola de neve) algumas vezes é sentida em tendões e indica patologia. Tendões podem "mover-se abruptamente" um sobre o outro ou sobre uma proeminência óssea. Ruídos altos, do tipo estalido, e indolores em articulações geralmente são causados por cavitação, na qual ocorre formação súbita e transitória de bolhas de gás decorrentes de pressão negativa no interior da articulação.

A palpação de uma articulação e da área circundante a ela deve ser realizada de uma maneira sistemática para assegurar que todas as estruturas sejam examinadas. Esse procedimento envolve a escolha de um ponto inicial e que, a partir dele, sejam avaliados os tecidos adjacentes, verificando-se a sua normalidade ou a possibilidade de um envolvimento patológico. O examinador deve agir de modo lento e cuidadoso, aplicando inicialmente uma leve pressão e passando para uma pressão mais profunda de palpação, procurando "sentir" a presença de condições patológicas ou alterações na tensão tissular.[224] O lado não envolvido deve ser palpado antes, de modo que o paciente tenha uma ideia do que esperar e para permitir que o examinador saiba qual a sensação "normal". Qualquer diferença ou anormalidade deve ser anotada e contribui para o diagnóstico.

Diagnóstico por imagem

Embora seja importante, a parte de diagnósticos por imagem geralmente é utilizada apenas para confirmar uma suspeita clínica e deve ser interpretada no contexto do exame completo.[228,229] Como nos testes especiais, o diagnóstico por imagem deve ser visto como parte da avaliação a ser utilizada nos casos em que isso ajudar na confirmação ou no estabelecimento de um diagnóstico.[230] Em alguns casos, foram desenvolvidas regras para decisões clínicas (p. ex., Regras para avaliação do pé e do tornozelo de Ottawa). Essas regras aumentam a precisão das avaliações diagnósticas; porém, o examinador deve estar ciente de que as regras se aplicam principalmente às lesões agudas, inéditas.[228] Apesar de este livro apresentar exemplos de diagnósticos por imagem em cada capítulo, aconselha-se ao leitor consultar textos mais detalhados sobre o assunto para obter um conhecimento mais aprofundado.[231-234]

Razões para solicitar exames de imagem diagnósticos

- Confirmar um diagnóstico.
- Estabelecer um diagnóstico.
- Determinar a gravidade da lesão.
- Determinar a progressão da doença.
- Determinar o estágio de cicatrização.
- Melhorar o tratamento do paciente.
- Determinar o alinhamento anatômico.

Radiografias

A radiografia convencional simples (também denominada *raios X*, embora essa denominação seja tecnicamente incorreta: ela deve ser chamada filmes de raios X[233]) é o principal meio de exame por imagem para problemas musculoesqueléticos. Ela apresenta vantagens como disponibilidade imediata, custo relativamente baixo e fornecimento de uma boa resolução anatômica. Seus aspectos negativos incluem a exposição do paciente à radiação, não oferecer uma boa diferenciação das estruturas constituídas por tecidos moles e não ser sensível a patologias sutis.[228] Radiografias não devem ser realizadas indiscriminadamente. Visto que os raios X podem causar lesão celular, deve existir uma indicação clara de necessidade antes que uma radiografia seja realizada e o processo não deve ser considerado rotineiro.[235]

As radiografias são visualizadas como se o paciente estivesse em pé na frente do observador, em posição anatômica.[233] Por exemplo, ao realizar uma radiografia anteroposterior (AP) do membro inferior direito do paciente, a visualização seria com a fíbula no lado esquerdo do observador, independentemente da posição do marcador de lado anatômico.[233]

Normalmente, o médico solicita um mínimo de duas incidências em uma orientação de 90° entre si – mais comumente incidências anteroposterior (AP) e uma lateral. São necessárias duas incidências uma vez que os raios X produzem imagens bidimencionais, de modo que todas as estruturas que estão no trajeto do feixe de raios X são sobrepostas e pode ser difícil avaliar anormalidades com apenas uma incidência. Duas incidências fornecem informação a respeito de uma estrutura como a presença de corpos estranhos ou lesões nela e sua localização e na determinação do alinhamento de fraturas.[233] Outras incidências podem ser obtidas, dependendo das circunstâncias clínicas e de necessidades específicas.[235-238] Para a parte lombar da coluna, são comumente realizadas as incidências AP, lateral e oblíqua.

Os raios X fazem parte do espectro eletromagnético e têm a capacidade de penetrar tecidos em graus variados. A radiografia baseia-se no princípio de que diferentes tecidos têm diferentes densidades e produzem imagens em diferentes tons de cinza.[239] Quanto maior for a densidade do tecido, menor será a penetração dos raios X e sua imagem será mais branca no filme (Fig. 1.16). Por ordem decrescente de grau de densidade estão as seguintes estruturas: metal, osso, tecidos moles, água, gordura e ar. Essas diferenças revelam as seis densidades básicas sobre a placa radiográfica.

Ao examinar as radiografias, o examinador deve identificar o filme, anotando a data, o nome, a idade e o sexo do paciente; além disso, ele deve identificar o tipo de incidência realizada (p. ex., AP, lateral, túnel, horizonte, com sustentação de peso, sob estresse). Para que sejam minimizados os erros diagnósticos na obtenção de radiografias, o quadro a seguir delineia as regras que o examinador deve ter em mente.

Regras para minimizar erros na obtenção de radiografias[240]

1. Se possível, o paciente deve estar desperto.
2. O feixe de raios-X deve estar perpendicular à região anatômica a ser examinada.
3. A fonte de raios-X deve estar à maior distância possível da região a ser examinada (distância mínima: 2,75 m).

As placas radiográficas que são reveladas após a exposição aos raios roentgen permitem ao examinador observar qualquer fratura, luxação, corpo estranho ou substância radiopaca que possa estar presente. A principal função da radiografia simples é descartar ou excluir a presença de fraturas ou doenças graves como infecção (osteomielite), espondilite ancilosante, ou tumores e anormalidades estruturais, como, por exemplo, anomalias do desenvolvimento, artrite e doenças ósseas metabólicas. Portanto, a principal finalidade dos filmes de raios-X é determinar o estado dos ossos e tecidos moles circunjacentes. A remodelação óssea (a síntese [ação osteoblástica] e a reabsorção [ação osteoclástica] de tecido ósseo) ocorre continuamente no corpo; a velocidade dessa remodelação é resultante de diversos fatores, como desuso, envelhecimento ou doença. Se a reabsorção ocorrer com maior rapidez do que a síntese, o resultado será a **osteoporose** (diminuição da massa óssea). A remodelação está relacionada com a **lei de Wolff**, essa lei afirma que as mudanças na forma e na função dos ossos são seguidas por mudanças em sua estrutura interna, ou que o osso responde (como ocorre em qualquer outro tecido) às tensões e pressões nele incidentes. Nas radiografias, a osteoporose (de maneira parecida com outras condições, como a osteomalácia) fica evidenciada como um aumento na radiolucência, o que é chamado **osteopenia**.

Usos das radiografias simples[231]

- Fraturas.
- Artrite.
- Tumores ósseos.
- Displasia esquelética.

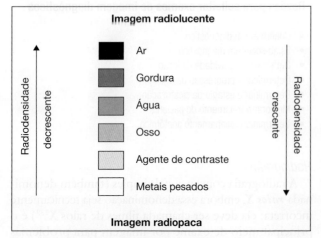

Figura 1.16 Densidade radiográfica (*tons de cinza*) em relação à radiodensidade do objeto. Observe que a sombra pode variar, dependendo da espessura do tecido. (De Richardson JK, Iglarsh ZA: *Clinical orthopaedic physical therapy*, Philadelphia: WB Saunders, 1995. p. 630.)

Normalmente, um **padrão de pesquisa de ABCD** é utilizado ao se observar imagens radiológicas (Tab. 1.37).[233] Em lesões de tecidos moles, os achados clínicos devem ter precedência sobre os achados radiológicos. É desejável saber se foram realizadas radiografias para que o examinador possa ter acesso a elas caso seja necessário. O examinador deve ter consciência de achados radiológicos evidentes e incomuns que desviam a atenção de outro tecido, o qual é, na realidade, a causa da dor; tais anormalidades radiográficas somente são importantes quando o exame clínico confirma sua relevância. Com experiência, o examinador torna-se capaz de detectar muitas alterações importantes de tecidos moles no exame radiográfico, tais como derrames articulares, calcificações tendíneas, presença de osso ectópico no músculo, desvio do tecido por um tumor e presença de ar ou corpo estranho nos tecidos. As radiografias também podem ser utilizadas para fornecer uma indicação da perda óssea. Para que a osteoporose seja evidente numa radiografia, deve haver uma perda óssea de aproximadamente 30 a 35% (Fig. 1.17). Pode-se utilizar a **espessura cortical** para determinar a perda óssea. O local mais comum para a

Observações do examinador ao avaliar uma radiografia

- Tamanho geral e formato do osso.
- Tamanho e formato locais do osso.
- Número de ossos.
- Alinhamento dos ossos.
- Espessura da cortical.
- Padrão trabecular do osso.
- Densidade geral do osso inteiro.
- Alteração local da densidade.
- Margens das lesões localizadas.
- Qualquer interrupção na continuidade do osso.
- Qualquer alteração periosteal.
- Qualquer alteração de tecidos moles (p. ex., tumefação macroscópica, elevação periosteal, visibilidade de coxins adiposos).
- Relação entre os ossos.
- Espessura da cartilagem (espaço da cartilagem no interior de articulações).
- Largura e simetria do espaço articular.
- Contorno e densidade do osso subcondral.

TABELA 1.37

Padrão de pesquisa ABCD para interpretação de imagens radiológicas

Divisão	Avaliação	FINALIDADE DO EXAME	
		Achados normais	Variações/anormalidades
A: Alinhamento	Estrutura esquelética geral	Tamanho de ossos macroscopicamente normais Número normal de ossos	Ossos supranumerários (extra) Ausência de ossos Deformidades congênitas Deformidades do desenvolvimento Fraturas corticais
	Contorno geral do osso	Delineações corticais contínuas e lisas	Fraturas por avulsão Fraturas por impactação Esporões Interrupções na continuidade cortical
	Alinhamento dos ossos com ossos adjacentes	Articulações normais Relações espaciais normais	Marcas de locais cirúrgicos passados Fratura Subluxação articular Luxação articular
B: Densidade óssea	Densidade óssea geral	Contraste suficiente entre o tom de cinza dos tecidos moles e o do osso	Perda da densidade óssea geral que resulta em contraste ruim entre tecidos moles e osso
		Contraste suficiente no interior de cada osso, entre a superfície cortical e o centro com tecido esponjoso	Adelgaçamento ou ausência de margens corticais
	Anormalidades de textura	Estrutura trabecular normal	Aparência alterada das trabéculas; podem ter aspecto fino, delicado, rendilhado, grosseiro, manchado, fofo
	Alterações locais da densidade óssea	Esclerose nas áreas com aumento de estresse, como superfícies de sustentação de peso ou locais de fixações de ligamentos, músculos ou tendões	Esclerose excessiva (aumento da densidade óssea) Esclerose reativa que delimita uma lesão (p. ex., tumor) Osteófitos

(continua)

TABELA 1.37 (continuação)
Padrão de pesquisa ABCD para interpretação de imagens radiológicas

Divisão	Avaliação	FINALIDADE DO EXAME	
		Achados normais	Variações/anormalidades
C: Espaços cartilagíneos	Largura do espaço articular	Espaços articulares bem preservados indicam a existência de espessura discal ou cartilagínea normal	Diminuição dos espaços articulares indica a presença de condições degenerativas ou traumáticas
	Osso subcondral	Superfície lisa	Esclerose excessiva como é observado na doença articular degenerativa Erosões como as observadas nas artrites inflamatórias
	Placas epifisárias	Tamanho normal relativo à epífise e à idade óssea	Comparação contralateral em busca de alterações quanto à espessura que possam estar relacionadas a condições anormais ou traumas
D: Tecidos moles	Músculos Coxins adiposos e linhas adiposas	Tamanho normal da imagem de tecido mole Crescente radiolucente paralela ao osso Linhas radiolucentes paralelas ao comprimento do músculo	Atrofia significativa Inchaço significativo Deslocamento dos coxins gordurosos da fossa óssea para os tecidos moles indica a presença de derrame articular Elevação ou borramento dos planos adiposos indica a presença de edema dos tecidos adjacentes
	Cápsulas articulares	Normalmente indistinto	Observar se um derrame articular ou hemorragia distende a cápsula
	Periósteo	Normalmente indistinto Reação periosteal volumosa é normal na consolidação da fratura	Observar reações periosteais: de aparência sólida, laminada ou em casca de cebola, espiculada ou em explosão solar, triângulo de Codman
	Diversos achados dos tecidos moles	Os tecidos moles normalmente exibem um tom de cinza da densidade da água	Corpos estranhos evidenciados por sua radiodensidade Bolhas de gás parecem radiolucentes Calcificações/ossificação parecem radiopacas

Modificada de Mckinnis LN: *Fundamentals of musculoskeletal imaging*. Philadelphia: FA Davis, 2005.

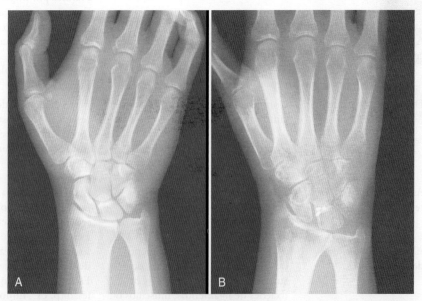

Figura 1.17 Osteoporose de imobilização e desuso. Radiografias obtidas imediatamente antes da reconstrução do ligamento do punho (A) e dois meses mais tarde (B). Observe em (B) a extensão da osteopenia. (De Resnick D, Kransdorf MJ: *Bone and joint imaging*. Philadelphia: Elsevier, 2005. p. 547.)

mensuração da espessura cortical é o ponto médio da diáfise do metacarpal II ou III (Fig. 1.18). Normalmente, a soma deve equivaler à metade do diâmetro ósseo total.

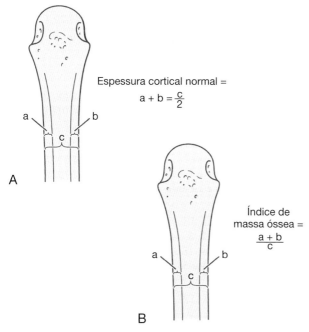

Figura 1.18 (A) As mensurações da espessura cortical geralmente se baseiam nas corticais da parte média da diáfise do segundo ou terceiro metacarpal. Normalmente, a soma das duas corticais deve equivaler aproximadamente à metade do diâmetro total da diáfise. (B) Também é possível expressar a espessura cortical como um índice da massa óssea, que é a soma das corticais dividida pelo diâmetro.

O examinador deve ter em mente a faixa etária na qual o paciente está ao analisar radiografias. Ocorrem alterações esqueléticas com a idade[241] e, por exemplo, o aspecto e a fusão das epífises podem ser importantes na interpretação da patologia do problema observado. Assim como ossos, estruturas constituídas por tecidos moles podem ser observadas, desde que haja algo que as delineie. Por exemplo, a silhueta da cápsula articular pode ser delimitada pela gordura pericapsular ou a silhueta da área cardíaca pode ser delimitada pelo ar presente nos pulmões. Variações e anomalias anatômicas devem ser descartadas antes que uma patologia seja mencionada. Por exemplo, o osso navicular acessório, a patela bipartida e o osso trígono podem ser confundidos com fraturas pelo examinador desprevenido. A fabela frequentemente é confundida com um corpo livre no joelho na incidência anteroposterior.

Radiografias também podem ser usadas para determinar o índice de maturidade de um paciente. Uma radiografia especial do punho é realizada para se avaliar a maturidade esquelética (Fig. 1.19). Essas radiografias podem ser comparadas com radiografias de referência contidas num atlas ósseo como, por exemplo, o atlas compilado por Gruelich e Pyle.[241] Para a coluna vertebral, Sanders et al.[242] preconizam o uso da Avaliação simplificada da maturidade esquelética de Tanner-Whitehouse-III (Tab. 1.38). Comumente, isso é realizado antes de uma epifisiodese e cirurgias de alongamento do membro inferior para confirmar que a criança tem uma idade esquelética adequada à realização do procedimento.

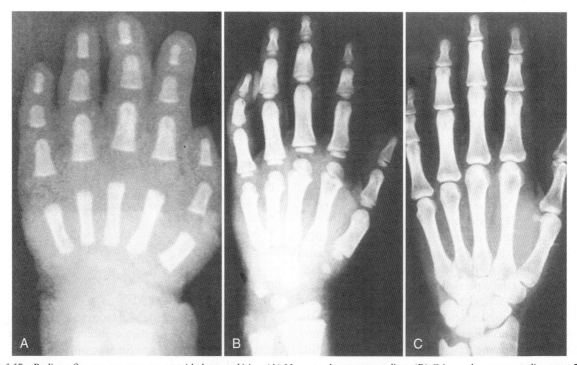

Figura 1.19 Radiografias que mostram a maturidade esquelética. (A) Neonato do sexo masculino. (B) Criança do sexo masculino com 5 anos de idade. (C) Adolescente do sexo feminino com 17 anos de idade.

TABELA 1.38

Achados principais da Avaliação simplificada de maturação óssea de Tanner-Whitehouse-III

Estágio	Aspectos principais	Estágio de Tanner-Whitehouse-III	Referência de Greulich e Pyle	Sinais de maturidade relacionados
1. Juvenil lento	As epífises dos dedos não estão cobertas	Alguns dedos estão no estágio E ou menos	• Meninas: 8 anos e 10 meses • Meninos: 12 anos e 6 meses (observe a V falange média)	Tanner estágio 1
2. Pré-adolescente lento	Todas as epífises dos dedos estão cobertas	Todos os dedos estão no estágio F	• Meninas: 10 anos • Meninos: 13 anos	Tanner estágio 2, início do estirão de crescimento
3. Adolescente rápido – início	Os dedos estão preponderantemente revestidos. As II-V epífises metacarpais são mais largas que suas metáfises	Todos os dedos estão no estágio G	• Meninas: 11 e 12 anos • Meninos: 13 anos e 6 meses e 14 anos	Velocidade de pico para altura, Risser estágio 0, cartilagem trirradiada pélvica aberta
4. Adolescente rápido – final	Algumas das placas epifisárias das falanges distais estão claramente começando a se fechar	Quaisquer falanges distais estão no estágio H	• Meninas: 13 anos (dedos 2, 3 e 4) • Meninos: 15 anos (dedos 4 e 5)	Tipicamente as meninas estão em Tanner estágio 3, Risser estágio 0, cartilagem trirradiada aberta
5. Adolescente contínuo – início	Todas as placas epifisárias das falanges distais estão fechadas. Outras estão abertas	Todas as falanges distais e os metacarpais do polegar estão no estágio I. Outras permanecem no estágio G	• Meninas: 13 anos e 6 meses • Meninos: 15 anos e 6 meses	Risser estágio 0, cartilagem trirradiada fechada: apenas ocasionalmente a menarca tem início antes dessa fase
6. Adolescente contínuo – final			• Meninas: 14 anos • Meninos: 16 anos (tardio)	Sinal de Risser positivo (estágio 1 ou mais)
7. Início da maturidade	Apenas a placa epifisária distal do rádio está aberta. Pode haver cicatrizes na placa epifisária dos metacarpais	Todos os dedos estão no estágio I. A fise distal do rádio está no estágio G ou H	• Meninas: 15 anos • Rapazes: 17 anos	Risser estágio 4
8. Maturidade	A placa epifisária distal do rádio está completamente fechada	Todos os dedos estão no estágio I	• Meninas: 17 anos • Rapazes: 19 anos	Risser estágio 5

De Sanders JO, Khoury JG, Kishan S et al.: Predicting scoliosis progression from skeletal maturity: a simplified classification during adolescence, *J Bone Joint Surg Am* 90(3):541, 2008.

Artrografia

A artrografia é uma técnica invasiva que consiste na injeção de ar, de um contraste iodado hidrossolúvel ou de uma combinação de ambos (duplo contraste) no interior de um espaço articular seguida por radiografias da articulação. O ar ou o contraste delineia as estruturas intra-articulares ou que se comunicam com ela (Fig. 1.20). A artrografia é particularmente útil na detecção de anormalidades articulares e comunicações de bolsas, anormalidades sinoviais, lesões da cartilagem articular e a extensão ou patologia capsular.[233] Esse procedimento é utilizado principalmente nas articulações do quadril, do joelho, do tornozelo, do ombro, do cotovelo e do punho.[235]

Usos da artrografia[231]

- Injeções de esteroides.
- Aspirações.
- Cinemática articular.

Artrografia computadorizada (artrotomografia computadorizada)

Essa técnica combina a artrografia e a tomografia computadorizada (TC) para a obtenção de imagens de articulações. Esse método fornece uma definição tridimensional da articulação, e o contraste ajuda a delinear as superfícies e margens articulares. Ela geralmente é

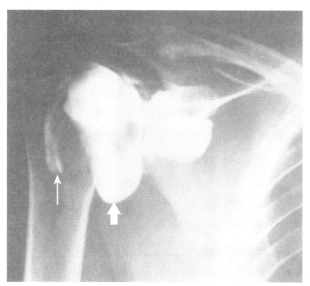

Figura 1.20 Artrografia normal, ombro em rotação lateral. Note a boa prega dependente (*seta larga*) e a silhueta do tendão bicipital (*seta estreita*). (De Neviaser TJ: Arthrography of the shoulder, *Orthop Clin North Am* 11:209, 1980.)

reservada para os casos em que a TC convencional não forneceu detalhes anatômicos adequados (p. ex., instabilidade do ombro).[44,235,238]

Usos da artrotomografia computadorizada[231]

- Corpos livres.
- Superfícies articulares.

Venograma e arteriograma

Em um venograma ou em uma arteriografia, um contraste radiopaco é injetado no interior de vasos específicos para identificar condições anormais (Fig. 1.21). Essa técnica pode ser usada para o diagnóstico da arteriosclerose, investigação de tumores e identificação de bloqueio após uma lesão traumática.

Mielografia

A mielografia é uma técnica por imagem invasiva utilizada para visualizar os tecidos moles no interior da coluna vertebral. Um contraste radiopaco hidrossolúvel é injetado no espaço epidural por meio de punção espinal e permitido que ele flua até diferentes níveis da medula espinal, delineando o contorno do saco tecal, raízes nervosas e medula espinal. Uma radiografia simples da coluna é então realizada (Figs. 1.22 e 1.23). Atualmente, em muitos casos, a mielografia vem sendo substituída pela tomografia computadorizada (TC) e pela ressonância magnética (RM).[235] Essa técnica é utilizada para detectar patologias de disco, hérnias de disco, compressão de raízes nervosas, estenose do canal vertebral e tumores medulares. O médico deve ter consciência de que a mielografia pode produzir efeitos colaterais adversos.

Grainger[243] relatou que 20 a 30% dos pacientes submetidos a mielografias apresentaram queixas de cefaleia, tontura, náusea, vômito e convulsões.[239]

Tomografia e tomografia computadorizada

A tomografia tornou-se uma técnica por imagem comum para distúrbios musculoesqueléticos, especialmente com o avanço da informática (tomografia computadorizada). Ela produz imagens de cortes transversais dos tecidos. A tomografia convencional, também denominada *planigrafia* ou *tomografia linear*, tende a revelar uma pequena área ou um plano em foco, sendo que as outras áreas ou planos aparecem indistintos ou borrados. Atualmente, a tomografia convencional raramente é utilizada, exceto na busca de alterações sutis da densidade óssea.

A TC envolve a realização dos mesmos cortes transversais finos ou "fatias" em níveis específicos (Fig. 1.24). A TC produz imagens de cortes transversais baseando-se na atenuação dos raios X. Com o auxílio do computador, a TC produz uma resolução superior do contraste tissular em comparação com as radiografias convencionais, assim sendo, fornece mais detalhes da patologia óssea sutil.[228,244] A TC proporciona a visualização da arquitetura óssea detalhada de modo excelente e uma boa resolução de imagem das estruturas dos tecidos moles.[234] Suas desvantagens incluem um plano de varredura limitado, seu custo, a exposição à radiação (dose similar ou maior do que as radiografias simples), alteração da imagem por artefatos e degradação da resolução da imagem de tecidos moles em indivíduos obesos.[44,235] A TC, ou tomografia axial computadorizada (TAC), é uma técnica radiológica que pode ser utilizada para avaliar protrusões discais, patologias facetárias ou estenose da coluna vertebral.[245] Essa técnica também pode ser utilizada para avaliar fraturas complexas, especialmente as que envolvem articulações, luxações, alinhamento e excursão patelofemoral, osteonecrose, tumores e osteomielite. Visto que apenas uma pequena área transversal em um plano é visualizada em cada varredura, múltiplas imagens ou varreduras são obtidas para uma visão completa da área.[44] A artrografia por TC pode ser utilizada para melhorar a avaliação de estruturas intra-articulares; também pode ser utilizada em pacientes que não tenham tolerância à RM convencional.

A tomografia computadorizada por emissão de fóton único (SPECT) é um tipo especializado de varredura por TC utilizado na ortopedia, sobretudo para a detecção de espondilólise.[234]

Usos da tomografia computadorizada[231]

- Fraturas complexas.
- Fraturas cominutivas.
- Fragmentos intra-articulares.
- Consolidação de fraturas (p. ex., pseudoartrose).
- Tumores ósseos.

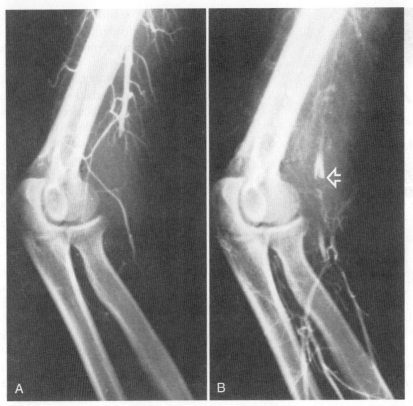

Figura 1.21 Oclusão da artéria braquial. (A) Arteriografia de um homem jovem com uma luxação do cotovelo previamente reduzida e isquemia em mão revelando oclusão da artéria braquial. (B) Uma radiografia posterior revela presença de coágulo recente (*seta*) na artéria braquial e reconstituição das artérias braquial e ulnar. Os sintomas isquêmicos foram tratados com reparação primária e trombectomia. (De McLean G, Frieman DB: Angiography of skeletal disease, *Orthop Clin North Am* 14:267, 1983.)

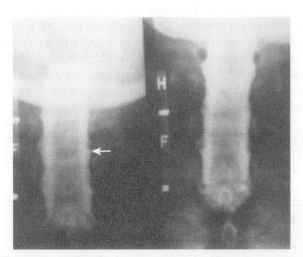

Figura 1.22 Mielografia da parte cervical da coluna. Note como o contraste radiopaco preenche as bainhas das raízes (*seta*).

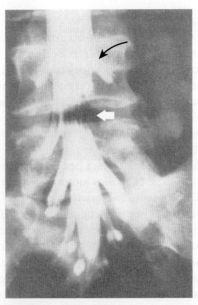

Figura 1.23 Mielografia da parte lombar da coluna revelando extrusão do núcleo pulposo da L4-L5 (*seta grande*). Note como o contraste radiopaco preenche os recessos durais (*seta pequena*). (De Selby DK et al. Water-soluble myelography, *Orthop Clin North Am* 8[1]:82, 1977.)

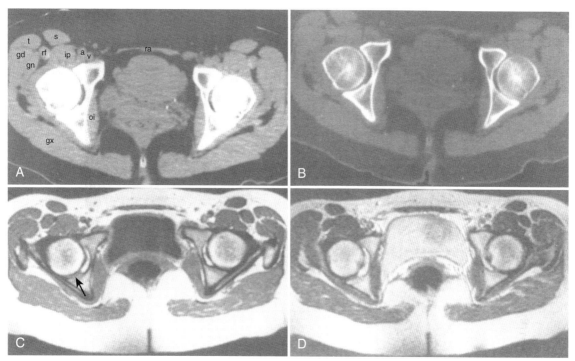

Figura 1.24 (A) Imagem normal de tomografia computadorizada (TC) em nível da região média do acetábulo obtida com ajustes de janela de tecidos moles mostrando o sinal intermediário homogêneo da musculatura. *a*: artéria femoral comum; *gd*: glúteo médio; *gn*: glúteo mínimo; *gx*: glúteo máximo; *ip*: iliopsoas; *oi*: obturador interno; *ra*: reto do abdome; *rf*: reto femoral; *s*: sartório; *t*: tensor da fáscia lata; *v*: veia femoral comum. (B) TC axial com ajustes de janela óssea revelando a melhor delineação dos detalhes ósseos da cortical e da medula. Note as superfícies articulares acetabulares semilunares anteriores e posteriores e a fossa acetabular central não articular. (C) Ressonância magnética normal, secção axial com força linear de 0,4-T em T1 (*TR*: 600 ms; *TE*: 20 ms), da porção média do acetábulo de um paciente diferente revelando uma imagem de alta intensidade de sinal normal da medula gordurosa (padrão adulto) e no tecido subcutâneo, uma imagem de baixa densidade de sinal nos músculos e ausência de sinal no osso cortical. A fina cartilagem hialina articular apresenta uma intensidade de sinal intermediária (*seta*). (D) Imagem por RM em T2 (*TR*: 2.000 ms; *TE*: 80 ms) que revela diminuição da alta intensidade de sinal na medula gordurosa e tecido subcutâneo com aumento da intensidade de sinal na bexiga urinária cheia. (De Pitt MJ, Lund PJ, Speer DP: Imaging of the pelvis and hip, *Orthop Clin North Am* 21[3]:553, 1990.)

Varredura por radionuclídeo (cintilografia)[246]

Nas cintilografias ósseas (osteocintilografia), substâncias químicas marcadas com isótopos radioativos (marcadores radioativos) como, por exemplo, complexos de metildifosfonato marcados com tecnécio-99m são injetadas por via intravenosa várias horas antes da varredura para localizar órgãos específicos que concentram a substância química específica. O isótopo é então localizado no local onde há um alto nível de atividade metabólica (p. ex., *turnover* ósseo) em comparação com o restante do osso. A radiografia revela uma "mancha quente" (Fig. 1.25) indicando áreas de *turnover* mineral aumentado.[233] Embora radiografias simples não revelem a presença de patologias ósseas ou fraturas por estresse até que haja uma perda óssea de 30 a 50%, as cintilografias ósseas as revelam com uma perda óssea mínima, de 4 a 7% (Fig. 1.26).[245] Visto que o isótopo é excretado pelos rins, os rins e a bexiga são frequentemente visíveis em cintilografias ósseas. Cintilografias ósseas são utilizadas para detectar doenças líticas (destruição óssea), infecções, fraturas e tumores. Elas são altamente sensíveis para a detecção de anormalidades ósseas, mas não especificam qual é a anormalidade (baixa especificidade). A cintilografia óssea pode ser de corpo total e o marcador é captado por uma câmera gama.[245] Em alguns casos, TC e RM de alta resolução estão substituindo as cintilografias ósseas.[247]

Usos da cintilografia

- Metástases esqueléticas.
- Fraturas por estresse.
- Osteomielite.

Discografia

A técnica de discografia envolve a injeção de uma pequena quantidade de contraste radiopaco no interior do núcleo pulposo de um disco intervertebral (Fig. 1.27) orientada radiograficamente. Não é uma técnica muito comum, mas pode ser utilizada para determinar alterações do núcleo pulposo ou do anel fibroso e, algumas vezes, ela é utilizada como um teste estimulante para observar se a injeção no interior do disco desencadeia os sintomas do paciente.[245]

68 Avaliação musculoesquelética

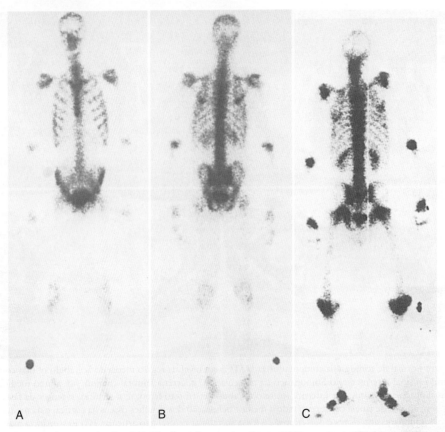

Figura 1.25 Cintilografia óssea de corpo inteiro. (A) Cintilografia anterior de um adulto normal. (B) Cintilografia posterior de um adulto normal. (C) Cintilografia posterior que revela envolvimento articular em um caso de artrite reumatoide. (De Goldstein HA. Bone scintigraphy, *Orthop Clin North Am* 14:244, 250, 1983.)

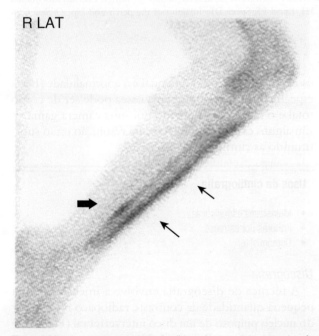

Figura 1.26 Fratura por estresse da tíbia e dor na região anterior da perna. Uma área fusiforme curta de captação aumentada na face posterior da diáfise distal da tíbia representa uma fratura por estresse (*seta grande*). Uma área longitudinal longa de captação aumentada na face anterior da diáfise tibial é consistente com dor na região anterior da perna (*setas pequenas*). (De Resnick D, Kransdorf MJ: *Bone and joint imaging*. Philadelphia: Elsevier, 2005. p. 103.)

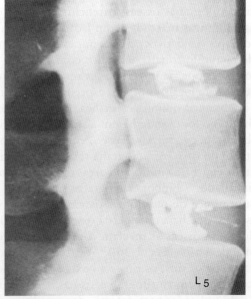

Figura 1.27 Discografia normal mostrando a pasta de bário. (De Farfan HF: *Mechanical disorders of the low back*. Philadelphia: Lea & Febiger, 1973. p. 96.)

Imagem por ressonância magnética

A imagem por ressonância magnética (RM) é uma técnica por imagem não invasiva e indolor que utiliza a exposição a campos magnéticos e não à radiação ionizante para a obtenção de imagens de ossos e tecidos moles. A imagem por RM baseia-se no efeito produzido por um forte campo magnético sobre átomos de hidrogênio. As imagens T1 revelam detalhes anatômicos muito bons dos tecidos moles (Fig. 1.28), enquanto as imagens T2 são utilizadas para a demonstração de patologias de tecidos moles que alteram o conteúdo hídrico tissular.[44,243] A imagem por RM oferece um excelente contraste tissular, é multiplanar (i. e., pode obter imagens em qualquer plano) e não produz efeitos adversos conhecidos. Em alguns pacientes, a claustrofobia é um problema, e, caso o paciente não permaneça imóvel, podem ser produzidas falsas imagens.[241] No caso de condições musculoesqueléticas, comumente são obtidas radiografias simples, que são examinadas para determinar se há necessidade de uma imagem por RM.[229]

A imagem por RM é utilizada para a avaliação de tumores da medula espinal, doenças intracranianas e alguns tipos de doenças do SNC (p. ex., esclerose múltipla); é largamente utilizada no lugar da mielografia na avaliação de patologias discais. A imagem por RM também auxilia o diagnóstico de lacerações musculares meniscais e ligamentares, patologia sinovial, excursão patelofemoral anormal, patologias articulares, patologia da medula óssea, osteonecrose, fraturas por estresse e lesões osteocondrais.[44,231,248]

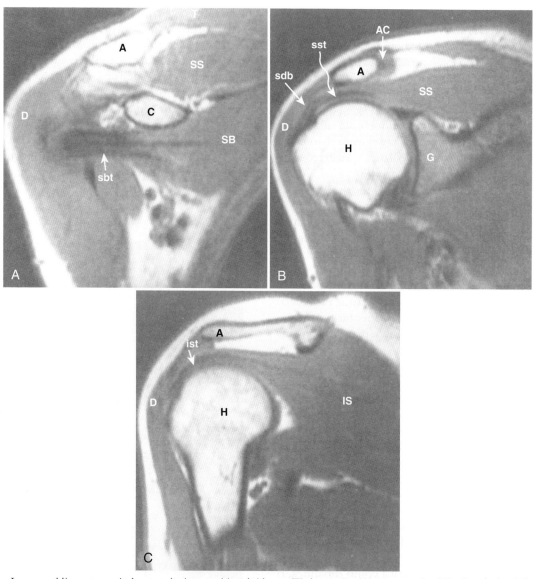

Figura 1.28 Imagens oblíquas coronais de ressonância magnética obtidas em T1 de anterior (A) para posterior (C). *A*: acrômio; *AC*: articulação acromioclavicular; *C*: coracoide; *D*: músculo deltoide; *G*: glenoide da escápula; *H*: úmero; *IS*: músculo infraespinal; *ist*: tendão do infraespinal; *SB*: músculo subescapular; *sbt*: tendão subescapular; *sdb*: bolsa subdeltoide-subacromial; *SS*: músculo supraespinal; *sst*: tendão do supraespinal; *T*: músculo trapézio. (De Mayer SJ, Dalinka MK: Magnetic resonance imaging of the shoulder, *Orthop Clin North Am* 21:500, 1990.)

Usos da imagem por ressonância magnética[230]

- Estruturas intra-articulares (p. ex., menisco, corpos livres).
- Lesão musculotendinosa.
- Instabilidade articular.
- Osteomielite.
- Fraturas.
- Lesão de estresse.
- Doença discal.
- Tumores de tecido mole.
- Malformações esqueléticas.
- Contusões ósseas.

Seus pontos negativos são o alto custo e a especificidade da patologia (p. ex., distensão de tendão *vs.* tendinite) pode não ser possível com a sua utilização; além disso, é elevada a prevalência de achados positivos em pacientes assintomáticos.[249,250] A presença de objetos metálicos (p. ex., marca-passos cardíacos) pode contraindicar sua realização em razão da atração magnética, especialmente quando os objetos não estão firmemente fixados ao osso. Foi relatado que a imagem por RM é segura para pacientes com próteses articulares e dispositivos de fixação interna, desde que estejam estáveis.[235]

A artrografia por RM pode melhorar a avaliação de estruturas intra-articulares, como instabilidade de ombro, impacto no tornozelo, lacerações labrais, lacerações de ligamentos do punho e corpos livres.[231,251]

Fluoroscopia

A fluoroscopia é uma técnica utilizada para mostrar o movimento nas articulações por meio de imagens radiográficas; também pode ser utilizada como uma técnica de orientação para a aplicação de injeções (p. ex., na discografia). A fluoroscopia raramente é utilizada por causa da magnitude da exposição à radiação. Algumas vezes ela é utilizada para orientar o posicionamento dos fragmentos de fratura e para demonstrar movimentos anormais.

Ultrassonografia diagnóstica

A ultrassonografia diagnóstica (USDI) é uma técnica auxiliar utilizada na prática clínica para a avaliação de uma ampla variedade de condições musculoesqueléticas.[252] O ultrassom (US) diagnóstico é muito diferente do US terapêutico; o último é realizado em frequências muito elevadas, de 8 milhões de Hz ou mais, com o objetivo de estimular tecidos situados além da superfície cutânea para a promoção da cicatrização em diversas lesões musculoesqueléticas. O US diagnóstico oferece várias vantagens singulares, em comparação com outras técnicas de imagens. O US diagnóstico possibilita tanto a avaliação estática como dinâmica, o que pode ter utilidade na diferenciação de diversas lesões. O profissional de saúde também pode interagir com o paciente durante a obtenção da imagem, o que lhe possibilita levantar uma história relevante, que ajudará a orientar o exame USDI e a identificar a causa da queixa.[253] Os custos para a aquisição de aparelhos de US vêm se tornando mais razoáveis; isso possibilita que uma maior quantidade de profissionais utilize um equipamento de exame capaz de visualizar os tecidos sob a pele, que não tem o inconveniente da radiação, que é amplamente disponível e que pode, até mesmo, possibilitar a visualização dinâmica de estruturas de tecido mole. Tecnologias avançadas estão possibilitando a obtenção de imagens em frequências de 10 a 15 MHz.[254] Transdutores com frequências mais elevadas (entre 12 e 18 MHz) possibilitam a obtenção de imagens melhores e uma visualização mais aprimorada de músculos, tendões, ligamentos e da cápsula articular. As ondas sonoras são transmitidas através dos tecidos por um transdutor, por meio de um agente pareador que envolve o cálculo do tempo transcorrido para que o eco retorne ao transdutor, vindo de diferentes interfaces. Assim, determina-se a profundidade da estrutura, com subsequente formação da imagem. Quanto mais baixa a frequência, menor a resolução dos detalhes. Frequências maiores possibilitam uma melhor visualização de estruturas mais superficiais. Atualmente, os aparelhos de US mais modernos e compactos não são maiores do que um *notebook* e podem ser transportados de uma sala para outra com muito mais portabilidade, em comparação com os equipamentos mais antigos, que eram bem maiores (Fig. 1.29).

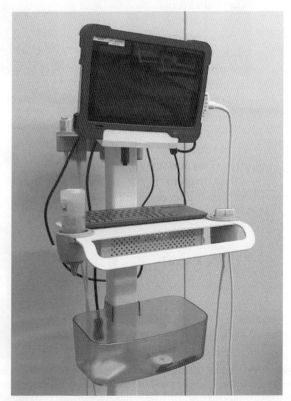

Figura 1.29 Moderno aparelho de ultrassonografia diagnóstica.

Usos da ultrassonografia diagnóstica[230]

- Displasia do quadril em crianças.
- Derrame articular.
- Patologia de tendão.
- Lacerações ligamentares.
- Tumores de tecidos moles.
- Doença vascular.

A aplicação do transdutor a uma região desnuda é feita com uma pressão suave, para que o paciente não sinta dor nem ocorra uma distorção significativa dos tecidos moles. O uso de gel condutor ou almofadas de gel ajuda a melhorar a resolução da imagem. O US emite ondas acústicas que são transmitidas e dissipadas em decorrência de vibrações moleculares e colisões inter-tissulares.[255] Tecidos como tendões e ossos podem ser descritos como **hiperecoicos** (i. e., mais claros ou intensos do que a imagem normal) ou **isoecoicos** (i. e., produzem imagens ultrassônicas iguais aos tecidos normais); o músculo é **hipoecoico** (i. e., mais escuro) e os líquidos são **anecoicos** (i. e., ausência de eco). Veias, artérias, nervos e alguns tendões são redondos ou ovais. As veias são facilmente compressíveis, as artérias são menos compressíveis e podem pulsar, e os nervos são as estruturas menos compressíveis dessas três. Os tendões não podem ser comprimidos. Os nervos podem consistir em uma mescla de hipoecoico e hiperecoico.[256] Os ossos normalmente são hiperecoicos, sendo visualizados por sua superfície cortical externa. Por baixo do osso cortical, o osso esponjoso pode ter uma coloração negra, pois as ondas sonoras não penetram profundamente o suficiente para que haja uma visualização precisa. Estruturas hipoecoicas, como por exemplo os líquidos, são negras por serem muito menos densas e, com isso, as ondas sonoras as atravessam completamente.

A melhor visualização na USDI ocorre quando o feixe sonoro incide em um ângulo de 90° com as estruturas que estão sendo visualizadas. Se for empregado um ângulo menor, pode ocorrer anisotropia, com consequente perda da qualidade da imagem. **Anisotropia** é o surgimento de uma falsa área hipoecoica (i. e., um artefato) com o uso do US. Na anisotropia, os ecos sonoros que retornam fazem com que as fibras estruturais tenham um aspecto patológico, quando talvez não o sejam. Portanto, o uso das **manobras de alternância** (i. e., movimento de um lado para o outro) e **calcanhar-dedo do pé** (i. e., movimento para a frente-para trás) com o transdutor pode otimizar a reflectividade do feixe. O tipo de transdutor utilizado é importante, porque utilizam-se diferentes tipos e formas para cada estrutura. Um transdutor plano pode realçar estruturas relativamente próximas à superfície. Outros transdutores são redondos, sendo utilizados para um campo de visão mais amplo, ou para uma visualização mais profunda. Transdutores menores são utilizados para a mão, o punho e o pé.

As incidências de US devem ser realizadas em, no mínimo, dois ângulos diferentes. As incidências de uso mais comum são a longitudinal ou de eixo longo e a transversal ou de eixo curto. Na incidência de eixo longo, o profissional de saúde pode observar o comprimento do tendão em paralelo. A incidência de eixo curto é obtida como uma incidência no plano transverso. Cada uma dessas modalidades tem seus próprios usos específicos, que serão descritos em capítulos subsequentes.

À medida que a USDI adquire maior aceitação na reabilitação, sua utilização também aumenta. Nas mãos de um operador experiente, USDI pode fornecer imagens bem detalhadas em cortes transversais e em diferentes planos. Nenhuma radiação é usada e não foram relatados efeitos biológicos nocivos. Ela apresenta a vantagem de fornecer imagens dinâmicas (em movimento) em tempo real, de modo que os tecidos possam ser visualizados enquanto se movem. A principal limitação com o uso da USDI é que ela depende do operador e, além disso, exige um treinamento apropriado e experiência para que sejam adquiridas imagens precisas, com interpretações abalizadas.[253] O aprendizado de como usar e interpretar corretamente a USDI é uma arte que exige prática e habilidade. É essencial que o operador tenha bom conhecimento da anatomia básica. E é fundamental que seja feita uma interpretação correta dos achados para diferenciar entre a anatomia normal e patológica. Com prática, todo profissional de saúde especializado poderá se tornar cada vez mais experiente no uso da USDI.

Xerorradiografia

A xerorradiografia é uma técnica em que uma placa xerorradiográfica substitui o filme radiográfico normal. Sobre a placa há uma camada fina de um material fotocondutor que intensifica a imagem (Fig. 1.30). Essa técnica é utilizada quando as margens entre áreas de densidades diferentes devem ser exageradas.[239,257]

72 Avaliação musculoesquelética

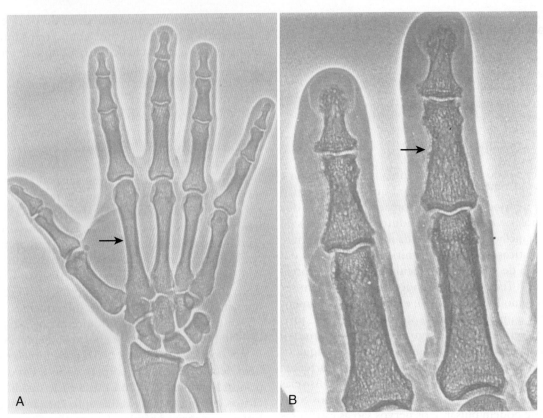

Figura 1.30 Xerorradiografia. (A) Exame normal. Observe a capacidade de apresentar tanto tecidos moles quanto estruturas ósseas em um único exame. O efeito halo (*seta*) ao redor das corticais ósseas é um exemplo de reforço da borda. (B) Alterações ósseas de hiperparatireoidismo mostradas pela xerorradiografia. A reabsorção do osso subperiosteal (*seta*) e a erosão distal em tufo são bem mostradas. (A: de Weissman BN, Sledge CB: *Orthopedic radiology*. Philadelphia: WB Saunders, 1986. p. 11. B: de Seltzer SE, Weissman BN, Finberg HJ et al.: Improved diagnostic imaging in joint diseases, *Semin Arthritis Rheum* 11[3]:315, 1982.)

Resumo

Ao final de cada capítulo, é apresentado um resumo da avaliação como um guia de consulta rápida. O resumo não segue exatamente a descrição do texto, mas aparece de modo que cada avaliação envolva o mínimo movimento do paciente para diminuir o desconforto. Por exemplo, todas as etapas do exame com o paciente em pé são realizadas em primeiro lugar, sendo seguidas por aquelas em que o paciente assume a posição sentada e assim por diante.

Estudo de casos

Os estudos de casos apresentam exercícios escritos para ajudar o examinador a desenvolver habilidades de avaliação. Baseando-se no estudo de caso apresentado, o leitor deve elaborar uma lista com questões adequadas para utilizá-las na anamnese, baseando-se na patologia das condições, no que deve ser especialmente pesquisado na observação e que parte do exame é essencial para o estabelecimento de um diagnóstico definitivo. Onde for adequado, são apresentados exemplos de diagnósticos entre parênteses no final de cada questão. No final do estudo de caso, o leitor pode elaborar um quadro mostrando o diagnóstico diferencial para o caso descrito. As Tabelas 1.39 e 1.40 ilustram exemplos de quadros de diagnóstico diferencial.

Capítulo 1 Princípios e conceitos **73**

TABELA 1.39

Diagnóstico diferencial entre claudicação e estenose vertebral

Claudicação vascular	Claudicação neurogênica	Estenose vertebral
A dor[a] é geralmente bilateral	A dor geralmente é bilateral, mas pode ser unilateral	Geralmente a dor é bilateral
Ocorre na panturrilha (pé, coxa, quadril ou nádegas)	Ocorre nas costas, nádegas, coxas, panturrilhas e nos pés	Ocorre nas costas, nádegas, coxas, panturrilhas e pés
A dor é consistente em todas as posições da coluna vertebral	Ocorre diminuição da dor com flexão da coluna vertebral. Ocorre aumento da dor com extensão da coluna vertebral	Ocorre diminuição da dor com flexão da coluna vertebral. Ocorre aumento da dor com extensão da coluna vertebral
A dor é desencadeada por esforço físico (p. ex., marcha)	Aumento da dor com a marcha	Aumento da dor com a marcha
Ocorre alívio imediato da dor com o repouso (um a cinco minutos)	Diminuição da dor com repouso no leito	Alívio da dor com o repouso prolongado (pode persistir por horas após o repouso)
Aumento da dor por marcha em aclive		Diminuição da dor com a marcha em aclive
Ausência de sensação de queimação ou hipoestesia	Sensação de queimação e hipoestesia das costas até as nádegas e em um ou ambos os membros inferiores	Sensação de queimação e hipoestesia nas extremidades inferiores
Diminuição ou ausência de pulso nas extremidades inferiores	Pulsação normal	Pulsação normal
Alterações cutâneas e de coloração nos pés – pele fria, com dormência, seca ou descamativa, mau crescimento de unhas e pelos	Boa nutrição cutânea	Boa nutrição cutânea
Acomete indivíduos de 40 a mais de 60 anos de idade	Acomete indivíduos com 40 anos e até mais de 60 anos de idade	Maior incidência na sétima década de vida; acomete principalmente homens

[a] A "dor" associada com claudicação vascular também pode ser descrita como uma sensação de "dolorimento", "cãibra" ou "cansaço".
Adaptada de Goodman CC, Snyder TE: *Differential diagnosis in physical therapy*. 2.ed. Philadelphia: WB Saunders, 1995. p. 539.

TABELA 1.40

Diagnóstico diferencial entre patologias de tecido contrátil (músculo) e de tecido inerte (ligamento)

	Músculo	Ligamento
Mecanismo da lesão	Hiperdistensão (sobrecarga) Esmagamento (pinçamento)	Hiperdistensão (sobrecarga)
Fatores contribuintes	Fadiga muscular Força muscular recíproca ruim Pouca flexibilidade Aquecimento pré-treinamento inadequado	Fadiga muscular Hipermobilidade
Movimento ativo	Dor na contração (1° e 2°) Dor no alongamento (1° e 2°) Ausência de dor na contração (3°) Fraqueza na contração (1°, 2° e 3°)	Dor no alongamento ou compressão (1° e 2°) Ausência de dor no alongamento (3°) Diminuição da ADM
Movimento passivo	Dor no alongamento Dor na compressão	Dor no alongamento (1° e 2°) Ausência de dor no alongamento (3°) Diminuição da ADM
Movimento isométrico resistido	Dor na contração (1° e 2°) Ausência de dor na contração (3°) Fraqueza na contração (1°, 2° e 3°)	Ausência de dor (1°, 2° e 3°)

(continua)

TABELA 1.40 (*continuação*)

Diagnóstico diferencial entre patologias de tecido contrátil (músculo) e de tecido inerte (ligamento)

	Músculo	Ligamento
Testes especiais	Se o teste isolar o músculo, fraqueza e dor na contração (1° e 2°) ou fraqueza e ausência de dor na contração (3°)	Caso o teste isole o ligamento, a ADM e a dor são afetadas
Reflexos	Normais, exceto em 3°	Normais
Distribuição cutânea	Normal	Normal
Movimento do jogo articular (na posição de repouso)	Normal	Aumento da ADM exceto quando restringida pelo inchaço
Palpação	Ponto de sensibilidade à palpação no local da lesão Intervalo na continuidade da estrutura, se for palpado precocemente Inchaço (sangue-equimose tardia) Espasmo	Ponto de sensibilidade no local da lesão Intervalo da estrutura, quando palpado precocemente Inchaço (sangue/líquido sinovial)
Diagnóstico por imagem	Imagem por RM, artrograma e TC revelam a lesão	Imagem por RM, artrograma e TC revelam a lesão Radiografia com estresse revela aumento da ADM

ADM: amplitude de movimento; RM: ressonância magnética; TC: tomografia computadorizada.

Conclusão

Tendo completado todas as partes da avaliação, o examinador pode selecionar os fatos objetivos e subjetivos pertinentes, anotar os sinais e sintomas importantes para determinar o que está causando os problemas do paciente e planejar um esquema terapêutico adequado com base nos achados. Esse é o processo normal e correto de raciocínio.[258,259] Quando a avaliação não for realizada por completo, o esquema terapêutico pode não ser instituído de forma correta e isso pode levar a um prolongamento injustificado do tratamento do paciente e acarretar aumento dos custos relativos à saúde.

Ocasionalmente, pacientes apresentam um conjunto de sinais e sintomas que indicam haver duas ou mais áreas possivelmente problemáticas. Somente com a adição de achados positivos e a subtração de achados negativos é que o examinador pode determinar a causa provável do problema. Em muitos casos, a decisão pode ser uma simples "hipótese diagnóstica", porque muito poucos problemas correspondem às "descrições clássicas" apresentadas nos livros. Somente o conhecimento, a experiência clínica e a capacidade diagnóstica do examinador, acompanhados por uma tentativa terapêutica, podem definir o problema de modo conclusivo.[260]

Finalmente, após o término da avaliação, o profissional de saúde pode advertir o paciente sobre uma possível exarcebação dos sintomas e não deve hesitar em encaminhá-lo a outro profissional de saúde caso ele apresente sinais e sintomas incomuns ou se a condição parecer estar fora da especialidade do examinador.

Conteúdo complementar

Este capítulo possui apêndice em uma plataforma digital exclusiva.

Para ingressar no ambiente virtual, utilize o QR code abaixo, faça seu cadastro e digite a senha: magee7

O prazo para acesso a esse material limita-se à vigência desta edição.

Referências bibliográficas

1. Cyriax J. Textbook of orthopaedic medicine. In: Diagnosis of Soft Tissue Lesions. 8th ed. Vol 1. London: Balliere Tindall; 1982.
2. Weed L. Medical records that guide and teach: part I. N Engl J Med. 1968;278:593–600.
3. Thompson J. A practical guide to clinical medicine – history of present illness. http:// medicine.ucsd.edu/clinicalmed/thinking.htm, 2007.
4. Dutton M. Orthopedic Examination, Evaluation and Intervention. New York: McGraw-Hill; 2004.
5. Gandhi JS, Osler W. A life in medicine. BMJ. 2000;321:1087.
6. Holmes F. If you listen, the patient will tell you the diagnosis. Int J Listening. 2007;21(2):156–161.
7. Stith JS, Sahrmann SA, Dixon KK, et al. Curriculum to prepare diagnosticians in physical therapy. J Phys Ther Educ. 1995;9:46–53.
8. Adams ST, Leveson SH. Clinical prediction rules. BMJ. 2012;344:8312–8322.
9. Moffett JK, McLean S, Roberts L. Red flags need more evaluation. Rheumatology. 2006;45:920–921.
10. Stewart J, Kempenaar L, Lanchlan D. Rethinking yellow flags. Man Ther. 2011;16:196–198.
11. Deshpande PR, Rajan S, Sudeepthi BL, Nazir A. Patient-reported outcomes: a new era in clinical research. Perspect Clin Res. 2011;2(4):137–144.
12. American Physical Therapy Association. Guide to physical therapist practice, second edition, American Physical Therapy Association. Phys Ther. 2001;81:9–746.
13. Martin RR, Mohtadi NG, Safran MR, et al. Differences in physician and patient ratings of items used to assess hip disorders. Am J Sports Med. 2009;37:1508–1512.
14. Maitland GD. Neuro/Musculoskeletal Examination and Recording Guide. Glen Osmond, South Australia: Lauderdale Press; 1992.
15. Vranceanu AM, Barsky A, Ring D. Psychosocial as- pects of disabling musculoskeletal pain. J Bone Joint Surg Am. 2009;91:2014–2018.
16. Melzack R, Katz J. Pain. WIREs Cognitive Science. 2013;4:1–15.
17. Petty NJ, Moore AP. Neuromusculoskeletal Examination and Assessment: A Handbook for Therapists. London: Churchill-Livingstone; 1998.
18. McGuire DB. The multiple dimensions of cancer pain: a framework for assessment and management. In: McGuire DB, Yarbo CH, Ferrell BR, eds. Cancer Pain Management. 2nd ed. Boston: Jones & Bartlett; 1995.
19. Wiener SL. Differential Diagnosis of Acute Pain by Body Region. New York: McGraw-Hill; 1993.
20. Nijs J, Van Houdenove B, Oostendorp RA. Recognition of central sensitization in patients with musculoskeletal pain: application of pain neurophysiology in manual therapy practice. Man Ther. 2010;15:135–141.
21. Smart KM, Blake C, Staines A, et al. Clinical indica- tors of nociceptive, peripheral neuropathic and cen- tral mechanisms of musculoskeletal pain: a Delphi survey of clinical experts. Man Ther. 2010;15:80–87.
22. Travell JG, Simons DG. Myofascial Pain and Dysfunction: The Trigger Point Manual. Baltimore: Williams & Wilkins; 1983.
23. McKenzie RA. The Lumbar Spine: Mechanical Diagnosis and Therapy. Waikane, New Zealand: Spinal Publications; 1982.
24. Meadows JT. Orthopedic Differential Diagnosis in Physical Therapy: A Case Study Approach. New York: McGraw Hill; 1999.
25. Arendt-Nielsen L, Fernandez-de-las-Penas C, Graven-Nielson T. Basic aspects of musculoskeletal pain: from acute to chronic pain. J Man Manip Ther. 2011;19(4):186–193.
26. Jensen MP, Karoly P, Braver S. The measurement of clinical pain intensity: a comparison of six methods. Pain. 1956;27:117–126.
27. Strong J. Assessment of pain perception in clinical practice. Manual Ther. 1999;4:216–220.
28. Farrar JT, Young JP, LaMoreaux L, et al. Clinical importance of changes in chronic pain intensity measured on an 11-point numerical pain rating scale. Pain. 2001;94:149–158.
29. Hawker GA, Mian S, Kendzerska T, French M. Measures of adult pain. Arthritis Care Res. 2001;63(S11):S240–S252.
30. Haefeli M, Elfering A. Pain assessment. Eur Spine J. 2006;15:S17–S24.
31. Rowbotham MC. What is a "clinically meaningful" reduction in pain? Pain. 2001;94:131–132.
32. Melzack R. The McGill pain questionnaire: major properties and scoring methods. Pain. 1975;1:277–299.
33. Melzack R, Torgerson WS. On the language of pain. Anesthesiology. 1971;34:50–59.
34. Melzack R. The short-form McGill pain questionnaire. Pain. 1987;30:191–197.
35. Brodie DJ, Burnett JV, Walker JM, et al. Evaluation of low back pain by patient questionnaires and therapist assessment. J Orthop Sports Phys Ther. 1990;11:519–529.
36. Scott J, Huskisson EC. Vertical or horizontal visual chronic pain is often associated scales. Ann Rheum Dis. 1979;38:560.
37. Langley GB, Sheppeard H. The visual analogue scale: its use in pain management. Rheumatol Int. 1985;5:145–148.
38. Carlsson AM. Assessment of chronic pain: aspects of the reliability and validity of the visual analogue scale. Pain. 1983;16:87–101.
39. Huskisson EC. Measurement of pain. Lancet. 1974;2(7889):1127–1131.
40. Lacey RJ, Lewis M, Jordan K, et al. Interrater reliability of scoring of pain drawings in a self-report health survey. Spine. 2005;30:E455–E458.
41. Bennett M. The LANSS Pain Scale: the Leeds assessment of neuropathic symptoms and signs. Pain. 2001;92:147–157.
42. Halle JS. Neuromusculoskeletal scan examination with selected related topics. In: Flynn TW, ed. The Thoracic Spine and Rib Cage: Musculoskeletal Evaluation and Treatment. Boston: Butterworth-Heinemann; 1996.
43. Gleim GW, McHugh MP. Flexibility and its effect on sports injury performance. Sports Med. 1997;24:289–299.
44. Lee M. Biomechanics of joint movements. In: Refshauge K, Gass E, eds. Musculoskeletal Physiotherapy. Oxford, England: Butterworth-Heinemann; 1995.
45. Bowen MK, Warren RF. Ligamentous control of shoulder stability based on selective cutting and static translation experiments. Clin Sports Med. 1991;10:757–782.
46. Terry GC, Hammon D, France P, et al. The stabilizing function of passive shoulder restraints. Am J Sports Med. 1991;19:26–34.
47. Waddell G, Main CJ. Illness behavior. In: Waddell G, ed. The Back Pain Revolution. Edinburgh: Churchill Livingstone; 1998.
48. Main CJ, Waddell G. Psychologic stress. In: Waddell G, ed. The Back Pain Revolution. Edinburgh: Churchill Livingstone; 1998.
49. Barsky AJ, Goodson JD, Lane RS, et al. The ampli- fication of somatic symptoms. Psychosomatic Med. 1988;50:510–519.
50. Chaturvedi SK. Prevalence of chronic pain in psychi- atric patients. Pain. 1987;24:231–237.

51. Main CJ, George SZ. Psychosocial influences on low back pain: why should you care? Phys Ther. 2011;91:609–613.

52. Linton SJ, Shaw WS. Impact of psychological factors in the experience of pain. Phys Ther. 2011;91:700–711.

53. Hill JC, Fritz JM. Psychosocial influences on low back pain, disability and response to treatment. Phys Ther. 2011;91:712–721.

54. Nicholas MK, Linton SJ, Watson PJ, et al. Early iden- tification and management of psychological risk fac- tors ("yellow flags") in patients with low back pain: a reappraisal. Phys Ther. 2011;91:737–753.

55. Waddell G, Newton M, Henderson I, et al. A fear- avoidance beliefs questionnaire (FABQ) and the role of fear-avoidance beliefs in chronic low back pain and disability. Pain. 1993;52:157–168.

56. Vlaeyen J, Kole-Snijders A, Boeren R, et al. Fear of movement/(re)injury in chronic low back pain and its relation to behavioral performance. Pain. 1995;62:363–372.

57. Miller RP, Kori SH, Todd DD. The Tampa Scale. Tampa, FL: Unpublished report; 1991.

58. Murphy DR, Hurwitz EL. The usefulness of clinical measures of psychologic factors in pa- tients with spinal pain. J Manip Physiol Ther. 2011;34:609–613.

59. Hapidou EG, O'Brien MA, Pierrynowski MR, et al. Fear and avoidance of movement in people with chronic pain: psychometric properties of the 11 item Tampa Scale for Kinesiophobia (TSK-11). Physiother Can. 2012;64:235–241.

60. Swinkels-Meewisse EJ, Swinkels RA, Verbeek AL, et al. Psychometric properties of the Tampa Scale for Kinesiophobia and the Fear-Avoidance Beliefs Questionnaire in acute low back pain. Man Ther. 2003;8(1):29–36.

61. Vlaeyen JW, Kole Snijders AM, Rotteveel AM, et al. The role of fear of movement/(re)injury in pain disability. J Occup Rehabil. 1995;5(4):235–252.

62. McCracken LM, Gross RT, Aikens J, Carnrike CL. The assessment of anxiety and fear in persons with chronic pain: a comparison of instruments. Behav Res Ther. 1996;34(11/12):927–933.

63. Asmundson GJ, Norton PJ, Norton GR. Beyond pain: the role of fear and avoidance in chronicity. Clin Psychol Rev. 1999;19(1):97–119.

64. Fritz JM, George SZ, Delitto A. The role of fear- avoidance beliefs in acute low back pain: relation- ships with current and future disability and work status. Pain. 2001;94:7–15.

65. George SZ, Stryker SE. Fear-avoidance beliefs and clinical outcomes for patients seeking outpatient physical therapy for musculoskeletal pain conditions. J Orthop Sports Ther. 2011;41:249–259.

66. Gray H, Adefolarin AT, Howe TE. A systematic review of instruments for the assessment of work-related psychosocial factors (blue flags) individuals with non- specific low back pain. Man Ther. 2011;16:531–543.

67. LoPiccolo CJ, Goodkin K, Baldewicz TT. Current is- sues in the diagnosis and management of malinger- ing. Ann Med. 1989;31:166–174.

68. Mallinson S. Listening to respondents: a qualita- tive assessment of the short-form 36 Health Status Questionnaire. Social Sci Med. 2002;54:11–21.

69. Ware JE, Sherbourne CD. The MOS 36-item short form health survey (SF-36). Med Care. 1992;30(6):473–483.

70. Terwee CB, Bot SD, de Boer MR, et al. Quality criteria were proposed for measurement properties of health status questionnaires. J Clin Epidemiol. 2007;60:34–42.

71. Goodman CC, Snyder TE. Differential Diagnosis in Physical Therapy. Philadelphia: WB Saunders; 1995.

72. Keefe FJ, Block AR. Development of an observation method for assessing pain behavior in chronic low back pain patients. Behav Ther. 1982;13:363–375.

73. Refshauge KM, Latimer J. The physical examination. In: Refshauge KM, Gass E, eds. Musculoskeletal Physiotherapy. Oxford, England: Butterworth-Heinemann; 1995.

74. Delany C. Should I warn the patient first? Aust J Physiother. 1990;42.249–255.

75. Ross MD, Boissonnault WG. Red flags: to screen or not to screen. J Orthop Sports Phys Ther. 2010;40:682–684.

76. Macedo LG, Magee DJ. Differences in range of mo- tion between dominant and nondominant sides of upper and lower extremities. J Manip Physiol Ther. 2008;31:577–582.

77. Thompson J. A practical guide to clinical medicine – vital signs. http://medicine.ucsd.edu/clinicalmed/thinking.htm, 2007.

78. Kaplan NM, Deveraux RB, Miller HS. Systemic hyperex- tension. Med Sci Sports Exerc. 1994;26:S268–S270.

79. Zabetakis PM. Profiling the hypertensive patient in sports. Clin Sports Med. 1984;3:137–152.

80. Sanders B, Nemeth WC. Preparticipation physi- cal examination. J Orthop Sports Phys Ther. 1996;23:144–163.

81. Hayes KW, Petersen C, Falconer J. An examina- tion of Cyriax's passive motion tests with patients having osteoarthritis of the knee. Phys Ther. 1994;74:697–708.

82. Peterson CM, Hayes KW. Construct validity of Cyriax's selective tension examination: association of end feels with pain in the knee and shoulder. J Orthop Sports Phys Ther. 2000;30:512–527.

83. Franklin ME, Conner-Kerr T, Chamness M, et al. Assessment of exercise-induced minor muscle lesions: the accuracy of Cyriax's diagnosis by selective tissue paradigm. J Orthop Sports Phys Ther. 1996;24:122–129.

84. Williams P, Warwick R, eds. Gray's Anatomy. 36 ed. Edinburgh: Churchill Livingstone; 1980.

85. Kandel ER, Schwartz JH, Jessell TM. Principles of Neural Science. New York: McGraw Hill; 2000.

86. Nitta H, Tajima T, Sugiyama H, et al. Study on der- matomes by means of selective lumbar spinal nerve block. Spine. 1993;18:1782–1786.

87. Downs MB, Laport E. Conflicting dermatome maps: educational and clinical implications. J Orthop Sports Phys Ther. 2011;41:427–434.

88. Keegan JJ, Garrett ED. The segmental distribution of the cutaneous nerves in the limbs of man. Anat Rec. 1948;101:409–437.

89. Grieve GP. Referred pain and other clinical features. In: Boyling JD, Palastanga N, eds. Grieve's Modern Manual Therapy: The Vertebral Column. 2nd ed. Edinburgh: Churchill Livingstone; 1994.

90. Smyth MJ, Wright V. Sciatica and the intervertebral disc: an experimental study. J Bone Joint Surg Am. 1958;40:1401–1418.

91. Seddon HJ. Three types of nerve injury. Brain. 1943;66:17–28.

92. Sunderland S. Nerve and Nerve Injuries. Edinburgh: Churchill Livingstone; 1978.

93. Wilgis EF. Techniques for diagnosis of peripheral nerve loss. Clin Orthop. 1982;163:8–14.

94. Tardif GS. Nerve injuries: testing and treatment tac- tics. Phys Sports Med. 1995;23:61–72.

95. Omer GE. Physical diagnosis of peripheral nerve in- juries. Orthop Clin North Am. 1981;12:207–228.

96. Harrelson GL. Evaluation of brachial plexus injuries. Sports Med Update. 1989;4:3–8.

97. Wilbourn AJ. Electrodiagnostic testing of neu- rologic injuries in athletes. Clin Sports Med. 1990;9:229–245.

98. Leffert R. Clinical diagnosis, testing, and electromyo- graphic study in brachial plexus traction injuries. Clin Orthop. 1988;237:24–31.

99. Upton AR, McComas AJ. The double crush in nerve- entrapment syndromes. Lancet. 1973;2:359–362.

100. Mackinnon SE. Double and multiple "crush" syn- dromes. Hand Clin. 1992;8:369–390.

101. Lee Dellon A, Mackinnon SE. Chronic nerve com- pression model for the double crush hypothesis. Ann Plast Surg. 1991;26:259–264.

102. Nemoto K, Matsumoto N, Tazaki K, et al. An experi- mental study on the "double crush" hypothesis. J Hand Surg Am. 1987;12:552–559.

103. Schmid AB, Coppieters MW. The double crush syn- drome revisited—a Delphi study to reveal current expert views on mechanisms underlying dual nerve disorders. Man Ther. 2011;16:557–562.

104. Butler D. Mobilisation of the Nervous System. Melbourne: Churchill Livingstone; 1991.

105. Elvey RL. Treatment of arm pain associated with ab- normal brachial plexus tension. Aust J Physiother. 1986;32:225–230.

106. Shacklock M. Neurodynamics. Physiotherapy. 1995;81:9–16.

107. Shacklock M, Butler D, Slater H. The dynamic central nervous system: structure and clinical neurobiomechanics. In: Boyling JD, Palastanga N, eds. Grieve's Modern Manual Therapy: The Vertebral Column. 2nd ed. Edinburgh: Churchill Livingstone; 1994.

108. Sahrmann SA. Diagnosis and Treatment of Movement Impairment Syndromes. St. Louis: Mosby; 2002.

109. Shumway-Cook A, Woollacott M. Motor Control: Theory and Practical Applications. Baltimore: Williams & Wilkins; 1995.

110. Schmidt RA, Lee TD. Motor Control and Learning: A Behavioral Emphasis. Champaign, IL: Human Kinetics; 1999.

111. Kaltenborn FM. Manual Mobilization of the Extremity Joints. Oslo, Norway: Olaf Norlis Bokhandel; 1980.

112. Ombregt L, Bisschop P, ter Veer HJ, et al. A System of Orthopedic Medicine. London: WB Saunders; 1995.

113. Jull GA. Examination of the articular system. In: Boyling JD, Palastanga N, eds. Grieve's Modern Manual Therapy: The Vertebral Column. 2nd ed. Edinburgh: Churchill Livingstone; 1994.

114. Myers A, Canty K, Nelson T. Are the Ottawa ankle rules helpful in ruling out the need for x-ray examination in children? Arch Dis Child. 2005;90:1309–1311.

115. Lea RD, Gerhardt JJ. Range-of-motion measure- ments. J Bone Joint Surg Am. 1995;77:784–798.

116. Williams JG, Callaghan M. Comparison of visual esti- mation and goniometry in determination of a shoul- der joint angle. Physiotherapy. 1990;76:655–657.

117. Bovens AM, van Baak MA, Vrencken JG, et al. Variability and reliability of joint measurements. Am J Sports Med. 1990;18:58–63.

118. Boone DC, Azen SP, Lin CM, et al. Reliability of goniometric measurements. Phys Ther. 1978;58(11):1355–1360.

119. Mayerson NH, Milano RA. Goniometric measure- ment reliability in physical medicine. Arch Phys Med Rehabil. 1984;65:92–94.

120. Riddle DL, Rothstein JM, Lamb RL. Goniometric reli- ability in a clinical setting: shoulder measurements. Phys Ther. 1987;67:668–673.

121. Remvig L, Jensen DV, Ward RC. Epidemiology of general joint hypermobility and basis for the proposed criteria for benign joint hypermobil- ity syndrome: review of the literature. J Rheumatol. 2007;34(4):804–809.

122. Remvig L, Jensen DV, Ward RC. Are diagnostic cri- teria for general joint hypermobility and benign joint hypermobility syndrome based on reproducible and valid tests? A review of the literature. J Rheumatol. 2007;34(4):798–803.

123. Juul-Kristensen B, Rogind H, Jensen DV, et al. Inter- examiner reproducibility of tests and criteria for gen- eralized joint hypermobility and benign joint hypermo- bility syndrome. Rheumatology. 2007;46:1835–1841.

124. Wolf JM, Cameron KL, Owens BD. Impact of joint laxity and hypermobility on the musculoskeletal system. J Am Acad Orthop Surg. 2011;19(8):463–471.

125. Aslan UB, Çelik E, Cavlak U, et al. Evaluation of inter- rater and intrarater reliability of Beighton and Horan joint mobility index. Fizyoterapi Rehabilitasyon. 2006;17(3):113–119.

126. Hirsch C, Hirsch M, John MT, et al. Reliability of the Beighton Hypermobility Index to determine the gen- eral joint laxity performed by dentists. J Orofacial Ortho. 2007;68:342–352.

127. Beighton P, Grahame R, Borde H. Hypermobility of Joints. Berlin: Springer-Verlag; 1983.

128. Wynne-Davies R. Hypermobility. Proc R Soc Med. 1971;64:689–693.

129. Carter C, Wilkinson J. Persistent joint laxity and con- genital dislocation of the hip. J Bone Joint Surg Br. 1969;46:40–45.

130. Nicholas JS, Grossman RB, Hershman EB. The im- portance of a simplified classification of motion in sports in relation to performance. Orthop Clin North Am. 1977;8:499–532.

131. Paris SV, Patla C. E1 Course Notes: Extremity Dysfunction and Manipulation. Atlanta: Patris; 1988.

132. Riddle DL. Measurement of accessory motion: critical issues and related concepts. Phys Ther. 1992;72:865–874.

133. Petersen CM, Hayes KW. Construct validity of Cyriax's selective tissue examination: association of end-feels with pain at the knee and shoulder. J Orthop Sports Phys Ther. 2000;30:512–521.

134. Ivanhoe CB, Reistetter TA. Spasticity: the misunder- stood part of the upper motor neuron syndrome. Am J Phys Med Rehabil. 2004;83(suppl):S3–S9.

135. Pandyan AD, Johnson GR, Price CI, et al. A review of the properties and limitations of the Ashworth and modified Ashworth scales as measures of spasticity. Clin Rehab. 1999;13:373–383.

136. Haas BM, Bergstrom E, Jamous A, et al. The inter rater reliability of the original and of the modified Ashworth scale for the assessment of spasticity in patients with spinal cord injury. Spinal Cord. 1996;34:560–564.

137. Ward AB. Assessment of tone. Age Aging. 2000;29:385–386.

138. Haugh AB, Pandyan AD, Johnson GR. A systemic re- view of the Tardieu Scale for the measurement of spasticity. Disability Rehabil. 2006;28(15):899–907.

139. Glisky J. Tardieu Scale. J Physiother. 2016;62:229.

140. Maitland GD. Palpation examination of the posterior cervical spine: the ideal, average and abnormal. Aust J Physiother. 1982;28:3–11.

141. Clarkson HM, Gilewich GB. Musculoskeletal Assessment: Joint Range of Motion and Manual Muscle Strength. Baltimore: Williams & Wilkins; 1989.

142. Evans P. Ligaments, joint surfaces, conjunct rotation and close pack. Physiotherapy. 1988;74:105–114.

143. Pope MH, Frymoyer JW, Krag MH. Diagnosing insta- bility. Clin Orthop. 1992;279:60–67.

144. Sapega AA. Muscle performance evaluation in orthopedic practice. J Bone Joint Surg Am. 1990;72:1562–1574.

145. Hislop HJ, Montgomery J. Daniels and Worthingham's Muscle Testing: Techniques of Manual Examination. Philadelphia: WB Saunders; 1995.

146. Bohannon RW. Manual muscle testing: does it meet the standards of an adequate screening test? Clin Rehabil. 2005;19:662–667.

147. Kendall HO, Kendall FP, Boynton DA. Posture and Pain. Huntington, NY: Robert E. Krieger; 1970.

148. American Academy of Orthopedic Surgeon. Athletic Training and Sports Medicine. 2nd ed. Park Ridge, IL: American Academy of Orthopedic Surgeons; 1991.

149. Khan KM, Cook JL, Bonar F, et al. Histopathology of common tendinopathies: update and impli- cations for clinical management. Sports Med. 1999;27:393–408.

150. Janda V. On the concept of postural muscles and posture in man. Aust J Physiother. 1983;29:83–85.

151. Schlink MB. Muscle imbalance patterns associated with low back syndromes. In: Watkins RG, ed. The Spine in Sports. St. Louis: Mosby; 1996.

152. Jull GA, Janda V. Muscles and motor control in low back pain: assessment and management. In: Twomey LT, Taylor JR, eds. Physical Therapy of the Low Back. New York: Churchill Livingstone; 1987.

153. Janda V. Muscles and motor control in cervicogenic disorders: assessment and management. In: Grant R, ed. Physical Therapy of the Cervical and Thoracic Spine. New York: Churchill-Livingstone; 1994.

154. Watson CJ, Schenkman M. Physical therapy man- agement of isolated serratus anterior muscle pa- ralysis. Phys Ther. 1995;75:194–202.

155. Laupacis A, Sekar N, Stiell IG. Clinical prediction rules—a review and suggested modifications of meth- odological standards. JAMA. 1997;277:488–494.

156. Reiman MP, Manske RC. The assessment of func- tion: how is it measured? A clinical perspective. J Man Manip Ther. 2011;19:91–99.

157. Paxton EW, Fithian DC, Stone ML, et al. The reliability and validity of knee-specific and general health instruments in assessing acute patellar dislocation outcomes. Am J Sports Med. 2003;31:487–492.

158. Epstein AM. The outcomes movement: will it get us where we want to go? N Engl J Med. 1990;323:266–270.

159. Goldstein TS. Functional Rehabilitation in Orthopedics. Gaithersburg, MD: Aspen; 1995.

160. Swiontkowski MF, Engelberg R, Martin DP, et al. Short musculoskeletal function assessment questionnaire: validity, reliability, and responsiveness. J Bone Joint Surg Am. 1999;81:1245–1260.

161. Research Foundation, State University of New York. Guide for Use of the Uniform Data Set for Medical Rehabilitation Including the Functional Independence Measure (FIM). Buffalo, NY: Research Foundation, State University of; 1990.

162. Reuben DB, Siu AL. An objective measure of physical function of elderly outpatients: the physical performance test. J Am Geriatr Soc. 1990;38:1105–1112.

163. Jette AM. Functional status index: reliability of a chronic disease evaluation instrument. Arch Phys Med Rehabil. 1980;61:395–401.

164. Meenan R, Mason JH, Anderson JJ, et al. AIMS 2: the content and properties of a revised and expanded arthritis impact measurement scales health status questionnaire. Arthritis Rheum. 1990;25:1–10.

165. Brimer MA, Shuneman G, Allen BR. Guidelines for developing a functional assessment for an acute facility. Phys Ther Forum. 1993;12:22–25.

166. Gatchel RJ, Polatin PB, Mayer TG, et al. Use of the SF-36 health status survey with a chronically disa- bled back pain population: strength and limitations. J Occup Rehab. 1998;8:237–245.

167. Gatchel RJ, Mayer T, Dersh J, et al. The association of the SF-36 health status survey with 1-year socio- economic outcomes in a chronically disabled spinal disorder population. Spine. 1999;24:2162–2170.

168. Bergner M, Bobbitt RA, Pollard WE, et al. The sick- ness impact profile: validation of a health status measure. Medical Care. 1976;14:57–67.

169. Swiontkowski MF, Engelberg R, Martin DP, et al. Short musculoskeletal function assessment ques- tionnaire: validity, reliability and responsiveness. J Bone Joint Surg Am. 1999;81:1245–1260.

170. Strand LI, Wie SL. The sock test for evaluating activ- ity limitation in patients with musculoskeletal pain. Phys Ther. 1999;79:136–145.

171. Ellexson MT. Analyzing an industry: job analysis for treatment, prevention, and placement. Orthop Phys Ther Clin. 1992;1:15–21.

172. McGinn TG, Guyatt GH, Wyer PC, et al. Users' guides to medical literature: XXII: how to use articles about clinical deci- sion rules. JAMA. 2000;284(7):79–84.

173. Backstrom KM, Whitman JM, Flynn TW. Lumbar spinal stenosis—diagnosis and management of the aging spine. Man Ther. 2011;16:308–317.

174. Haskins R, Rivett DA, Osmotherly PG. Clinical prediction rules in the physiotherapy management of low back pain: a systemic review. Man Ther. 2012;17:9–21.

175. Flynn T, Fritz J, Whitman J, et al. A clinical prediction rule for classifying patients with low back pain who demonstrate short-term improvements with spinal manipulation. Spine. 2002;27:2835–2843.

176. Glynn PE, Weisbach PC. Clinical Prediction Rules—A Physical Therapy Reference Manual. Sudbury, MA: Jones and Bartlett Publishers; 2011.

177. Reilly BM, Evans AT. Translating clinical research into clinical practice: impact of using predic- tion rules to make decisions. Ann Intern Med. 2006;144:201–209.

178. Wasson JH, Sox HC, Neff RK, et al. Clinical prediction rules—applications and methodological standards. N Eng J Med. 1985;313:793–799.

179. Toll DB, Janssen KJ, Vergouwe, Moons KG. Validation, updating and impact of clinical prediction rules: a review. J Clin Epidemiol. 2008;61:1085–1094.

180. Beatie P, Nelson R. Clinical prediction rules: what are they and what do they tell us? Austr J Physiother. 2006;52:157–163.

181. Brehant JC, Stiell IG, Visentin L, et al. Clinical decision rules "in the real world": how a widely disseminated rule is used in everyday practice. Acad Emerg Med. 2005;12:948–957.

182. Bruce SL, Wilkerson GB. Clinical prediction rules, Part 1: Conceptual overview; Part 2: Data analysis procedures and clinical application of results. Athletic Ther Today. 2010;15(2):4–13.

183. Ebell M. AHRQ White Paper: use of clinical deci- sion rules for point-of-care decision support. Med Decision Making. 2010;30(6):712–721.

184. Rowe CR. The Shoulder. Edinburgh: Churchill Livingstone; 1988.

185. Lippitt SB, Harryman DT, Matsen FA. A practical tool for evaluating function: the simple shoulder test. In: Matsen FA, Fu FH, Hawkins RJ, eds. The Shoulder: A Balance of Mobility and Stability. Rosemont, IL: American Academy of Orthopedic Surgeons; 1993.

186. Gerber C. Integrated scoring systems for the func- tional assessment of the shoulder. In: Matsen FA, Fu FH, Hawkins RJ,

eds. The Shoulder: A Balance of Mobility and Stability. Rosemont, IL: American Academy of Orthopedic Surgeons; 1993.

187. Carroll HD. A quantitative test of upper extremity function. J Chron Dis. 1965;18:479–491.

188. Potvin AR, Tourtellotte WW, Dailey JS, et al. Simulated activities of daily living examination. Arch Phys Med Rehabil. 1972;53:476–486.

189. Cook C. The lost art of the clinical examination: an overemphasis on clinical special tests. J Man Manip Ther. 2010;18:3–4.

190. Hegedus EJ. Studies of quality and impact in clinical diagnosis and decision making. J Man Manip Ther. 2010;18:5–6.

191. Hegedus EJ, Wright AA, Cook C. Orthopedic special tests and diagnostic accuracy studies: house wine served in very cheap containers. Br J Sports Med. 2017;51(22):1578–1579.

192. Ransohoff DF, Feinstein AR. Problems of spectrum and bias in evaluating the efficacy of diagnostic tests. N Engl J Med. 1978;299:926–930.

193. Bossuyt PM, Reitsma JB, Bruns DE, et al. Towards complete and accurate reporting of studies of di- agnostic accuracy: the STARD initiative. BMJ. 2003;326:41–42.

194. Cipriani D, Noftz J. The utility of orthopedic clinical tests for diagnosis. In: Magee DJ, Zachazewski JE, Quillen SW, eds. Scientific Foundations and Principles of Practice in Musculoskeletal Rehabilitation. Philadelphia: Elsevier; 2007.

195. Greenhalgh T. How to read a paper: papers that report diagnostic or screening tests. Br Med J. 1997;315:540–543.

196. Fritz JM, Wainner RS. Examining diagnostic tests: an evidence-based perspective. Phys Ther. 2001;81:1546–1564.

197. Cook CE, Hegedus EJ. Orthopedic Physical Examination Tests—An Evidence Based Approach. Upper Saddle River, NJ: Prentice Hall Pearson; 2008.

198. Cleland J, Koppenhaver S. Orthopedic Clinical Examination: An Evidence-Based Approach for Physical Therapists. 2nd ed. Philadelphia: Saunders Elsevier; 2011.

199. Portney LG, Walkins MP. Foundations of Clinical Research: Applications to Practice. Upper Saddle River, NJ: Prentice Hall; 2000.

200. Schwartz JS. Evaluating diagnostic tests: what is done—what needs to be done. J Gen Int Med. 1986;1:266–267.

201. Guyatt GH, Deyo RA, Charlson M, et al. Responsiveness and validity in health status measurement: a clarification. J Clin Epidemiol. 1989;42:403–408.

202. Jaeschke R, Singer J, Guyatt GH. Measurement of health status: ascertaining the minimally clinical important difference. Control Clin Trials. 1989;10:407–415.

203. Boyko EJ. Ruling out or ruling in disease with the most sensitive or specific diagnostic test: short cut or wrong turn? Med Decision Making. 1994;14:175–179.

204. Hagen MD. Test characteristics: how good is that test? Med Decision Making. 1995;22:213–233.

205. Jaeschke R, Guyatt GH, Sackett DL. Users' guides to the medical literature. III. How to use an article about a diagnostic test. B. What are the results and will they help me in caring for my patients? The Evidence-Based Medicine Working Group. JAMA. 1994;271:703–707.

206. Anderson MA, Forman TL. Return to competi- tion: functional rehabilitation. In: Zachazewski JE, Magee DJ, Quillen WS, eds. Athletic Injuries and Rehabilitation. Philadelphia: WB Saunders; 1996.

207. Lijmer JG, Mol BW, Heisterkamp S, et al. Empirical evidence of design-related bias in studies of diag- nostic tests. JAMA. 1999;282:1061–1066.

208. Schulzer M. Diagnostic tests: a statistical review. Muscle Nerve. 1994;17:815–819.

209. Cook C. Challenges with diagnosis: sketchy reference standards. J Man Manip Ther. 2012;20:111–112.

210. Sackett DL. A primer on the precision and ac- curacy of the clinical examination. JAMA. 1992;267:2638–2644.

211. Wright A, Hannon J, Hegedus EJ, et al. Clinimetrics corner: a closer look at the minimal clinically im- portant difference (MCID). J Man Manip Ther. 2012;20:160–166.

212. Davidson M, Keating J. Patient-reported outcome measures (PROMS): how should I interpret reports of measurement properties? A practical guide for clinicians and researchers who are no biostatisti- cians. Br J Sports Med. 2014;48:792–796.

213. McGregor AH, Doré CJ, McCarthy ID, et al. Are subjective clinical findings and objective clinical tests related to the motion characteristics of low back pain subjects? J Orthop Sports Phys Ther. 1998;28:370–377.

214. Kuroda R, Hoshino Y, Kubo S, et al. Similarities and differences of diagnostic manual tests for anterior cruciate ligament insufficiency—a global survey and kinematics assessment. Am J Sports Med. 2012;40:91–99.

215. Jonsson T, Althoff B, Peterson L, et al. Clinical di- agnosis of ruptures of the anterior cruciate liga- ment: a comparative study of the Lachman test and the anterior drawer sign. Am J Sports Med. 1982;10:100–102.

216. Rosenberg TD, Rasmussen GL. The function of the anterior cruciate ligament during anterior drawer and Lachman's testing. Am J Sports Med. 1984;12:318–322.

217. Cervical Spine Research Society. The Cervical Spine. Philadelphia: JB Lippincott; 1989.

218. Hagbarth KE, Wallen G, Burke D, et al. Effects of the Jendrassik maneuvre on muscle spin- dle activity in man. J Neurol Neurosurg Psych. 1975;38:1143–1153.

219. Bland JH. Disorders of the Cervical Spine. Philadelphia: WB Saunders; 1987.

220. Poynton AR, O'Farrell DA, Shannon F, et al. Sparing of sensation to pin prick predicts recovery of a mo- tor segment after injury to the spinal cord. J Bone Joint Surg Br. 1997;79:952–954.

221. Hockaday JM, Whitty CWM. Patterns of referred pain in the normal subject. Brain. 1967;90:481–495.

222. Mennell JM. Joint Pain. Boston: Little Brown & Co; 1972.

223. Kaltenborn FM. Mobilization of the Extremity Joints: Examination and Basic Treatment Techniques. Oslo, Norway: Olaf Norlis Bokhandel; 1980.

224. Lewit K, Liebenson C. Palpation: Problems and im- plications. J Manip Physiol Ther. 1993;16:586–590.

225. Gerwin RD, Shannon S, Hong CZ, et al. Interrater reliability in myofascial trigger point examination. Pain. 1997;17:591–595.

226. Njoo KH, Van der Does E. The occurrence and in- terrater reliability of myofascial trigger points in the quadratus lumborum and gluteus maximus: a prospective study in non-specific low back patients and controls in general practice. Pain. 1994;58:317–321.

227. Snider KT, Snider EJ, Degenhardt BF, et al. Palpatory accuracy of lumbar spinous processes using mul- tiple bony landmarks. J Manip Physiol Ther. 2011;34:306–313.

228. Deyle GD. Musculoskeletal imaging in physi- cal therapy practice. J Orthop Sports Phys Ther. 2005;35:708–721.

229. Deyle GD. The role of MRI in musculoskeletal practice: a clinical perspective. J Man Manip Ther. 2011;19(3):152–161.

230. Khan KM, Tress BW, Hare WS, et al. Treat the patient, not the x-ray: advances in diagnostic imaging do not replace the

need for clinical interpretation. Clin J Sports Med. 1998;8:1–4.

231. Johnson TR, Steinbach LS. Essentials of Musculoskeletal Imaging. Rosemont, IL: American Academy of Orthopedic Surgeons; 2003.

232. Resnick D, Kransdorf MJ. Bone and Joint Imaging. Philadelphia: Elsevier; 2005.

233. McKinnis LN. Fundamentals of Musculoskeletal Imaging. Philadelphia: FA Davis; 2005.

234. Coris EE, Zwygart K, Fletcher M, et al. Imaging in sports medicine: an overview. Sports Med Arthrosc Rev. 2009;17:2–12.

235. Bigg-Wither G, Kelly P. Diagnostic imaging in mus- culoskeletal physiotherapy. In: Refshauge K, Gass E, eds. Musculoskeletal Physiotherapy. Oxford, England: Butterworth-Heinemann; 1995.

236. Jones MD. Basic Diagnostic Radiology. St. Louis: Mosby; 1969.

237. Miller WT. Introduction to Clinical Radiology. New York: MacMillan; 1982.

238. Gross GW. Imaging. In: Stanitski CL, DeLee JC, Drez D, eds. Pediatric and Adolescent Sports Medicine. Philadelphia: WB Saunders; 1994.

239. Fischbach F. A Manual of Laboratory Diagnostic Tests. 3nd ed. Philadelphia: JB Lippincott.; 1988.

240. Ghanem I, El Hage S, Rachkidi R, et al. Pediatric cer- vical spine instability. J Child Orthop. 2008;2:71–84.

241. Gruelich WW, Pyle SU. Radiographic Atlas of Skeletal Development of the Wrist and Hand. Stanford, CA: Stanford University Press; 1959.

242. Sanders JO, Khoury JG, Kishan S, et al. Predicting scoliosis progression from skeletal maturity: a sim- plified classification during adolescence. J Bone Joint Surg Am. 2008;90(3):540–543.

243. Grainger RG. The spinal canal. In: Whitehouse GH, Worthington BS, eds. Techniques in Diagnostic Radiology. Oxford, England: Blackwell Scientific; 1983.

244. Buckwalter KA. Computerized tomography in sports medicine. Sports Med Arthrosc Rev. 2009;17:13–20.

245. Evans RC. Illustrated Essentials in Orthopedic Physical Assessment. St. Louis: Mosby Year Book; 1994.

246. Hsu W, Hearty TM. Radionuclide imaging in the diag- nosis and management of orthopedic disease. J Am Acad Orthop Surg. 2012;20(3):151–159.

247. Leffers D, Collins L. An overview of the use of bone scintigraphy in sports medicine. Sports Med Arthrosc Rev. 2009;17:21–24.

248. Black BR, Chong LR, Potter HG. Cartilage imag- ing in sports medicine. Sports Med Arthrosc Rev. 2008;17:68–80.

249. Silvis ML, Mosher TJ, Smetana BS, et al. High prevalence of pelvis and hip magnetic resonance imaging findings in asymptomatic collegiate and professional hockey players. Am J Sports Med. 2011;39:715–721.

250. Hurd WJ, Eby S, Kaufman KR, et al. Magnetic resonance imaging of the throwing elbow in the uninjured high school-aged baseball pitcher. Am J Sports Med. 2011;39:722–728.

251. Murray PJ, Shaffer BS. MR imaging of the shoulder. Sports Med Arthrosc Rev. 2008;17:40–48.

252. Klauser AS, Taglifico A, Allen GM, et al. Clinical indications for musculoskeletal ultrasound: a Delphi-based consensus paper of the European Society of Musculoskeletal Radiology. Eur Radiol. 2012;22:1140–1148.

253. Alves TI, Girish G, Brigido MK, Jacobson JA. US of the knee: Scanning techniques, pitfalls, and pathologic conditions. Radio Graphics. 2016;36:1759–1775.

254. Jacobson JA. Musculoskeletal Ultrasound: Focused impact on MRI. Am J Radiol. 2009;193:619–627.

255. Starr HM, Sedgley MD, Means KR, Murphy MS. Ultrasonography for hand and wrist conditions. J Am Acad Orthop Surg. 2016;24:544–554.

256. Vanderhave KL, Brighton B, Casey V, et al. Applications of musculoskeletal ultrasonogra- phy in pediatric patients. J Am Acad Orthop Surg. 2014;22(11):691–698.

257. Weissman BNW, Sledge CB. Orthopedic Radiology. Philadelphia: WB Saunders; 1986.

258. Jones MA. Clinical reasoning in manual therapy. Phys Ther. 1992;72:875–884.

259. Jones MA, Rivett DA. Clinical Reasoning for Manual Therapists. Edinburgh: Butterworth Heinemann; 2004.

260. Thompson J. A practical guide to clinical medicine – clinician decision making. http://medicine.ucsd.edu/clinicalmed/thinking.htm, 2007.

Cabeça e face

Paramédicos e médicos que trabalham em serviços de emergência frequentemente são os primeiros a fazer a avaliação da cabeça e da face. Nesses serviços, a avaliação abrange os aspectos ósseos da cabeça e da face, bem como os tecidos moles. A avaliação dos tecidos moles envolve principalmente os órgãos sensoriais como a pele, os olhos, o nariz, as orelhas e o encéfalo, enquanto os músculos são examinados apenas quando se relacionam à lesão dessas estruturas. As articulações e sua integridade não são o objetivo principal da avaliação. Visto que as articulações temporomandibulares e a parte cervical da coluna são discutidas nos Capítulos 3 e 4, esse capítulo se refere apenas à cabeça, à face e às estruturas associadas.

Anatomia aplicada

A cabeça e a face são constituídas pela abóbada craniana e pelos ossos faciais. A **abóbada craniana**, ou crânio, é composta por vários ossos: um frontal, dois esfenoides, dois parietais, dois temporais e um occipital (Fig. 2.1). Desses, o mais forte é o osso occipital, e os mais fracos são os ossos temporais. O osso frontal forma a testa e os ossos temporais, e os esfenoides formam as paredes anterolaterais do crânio ou têmporas da cabeça. Os ossos parietais formam o topo e as porções posterolaterais do crânio, e os ossos occipitais formam a porção posterior do crânio. A abóbada craniana atinge 90% do seu tamanho final em torno dos 5 anos de idade.

Além dos ossos da abóbada craniana, há 14 **ossos faciais**. Esses ossos desenvolvem-se mais lentamente que os ossos cranianos, atingindo apenas 60% do seu tamanho final em torno dos 6 anos de idade. O esqueleto facial é composto pela mandíbula, que faz parte do maxilar inferior; pela maxila, que faz parte do maxilar superior em cada lado; pelos ossos nasais, que formam a ponte do nariz, e pelos ossos palatinos, lacrimais, zigomáticos e etmoides, que formam o restante da face. É o osso zigomático que confere à bochecha sua proeminência. Os ossos esfenoides também formam parte da cavidade orbitária. A porção facial do crânio possui cavidades para os olhos (orbitárias), nariz (nasais) e boca (oral), bem como espaços que permitem a penetração de nervos e vasos sanguíneos na estrutura óssea. O peso é reduzido na região craniana pela presença de cavidades sinusais (Fig. 2.2).

Os músculos da cabeça e da face são controlados principalmente pelos 12 **nervos cranianos**. Os nervos cranianos e suas principais funções são apresentados na Tabela 2.1. Eles geralmente contêm fibras tanto sensoriais quanto motoras. Entretanto, alguns nervos cranianos são estritamente sensoriais (olfatório e óptico), enquanto outros são estritamente motores (oculomotor, troclear e hipoglosso).

O **olho externo** é composto por pálpebras (superior e inferior), conjuntiva (membrana transparente que recobre a córnea, a íris, a pupila, o cristalino e a esclera), glândula lacrimal, músculos oculares e órbita óssea (Fig. 2.3). Os músculos do olho, suas ações e sua inervação são apresentados na Tabela 2.2. Os músculos e os movimentos oculares são demonstrados na Figura 2.4. Para produzir algumas das ações, os vários músculos do olho devem trabalhar em conjunto. As **pálpebras** protegem o olho contra corpos estranhos, distribuem lágrimas sobre a superfície do olho e limitam a quantidade de luz que entra no olho. A **conjuntiva** é uma membrana fina que recobre a maior parte da superfície anterior do olho. Ela ajuda a proteger o olho contra corpos estranhos e ressecamento. A **glândula lacrimal** produz as lágrimas, que mantêm o olho úmido (Fig. 2.5). O olho em si é constituído pela esclera, córnea e íris, assim como pelo cristalino e pela retina (Fig. 2.6). A **esclera** é a parte branca densa do olho que sustenta fisicamente as estruturas internas. A **córnea** é muito sensível à dor (p. ex., a dor extrema que acompanha abrasão corneana) e separa o humor aquoso da câmara anterior do olho do ambiente externo. Ela permite a transmissão de luz através do cristalino até a retina. A **íris** é um disco muscular contrátil que controla a quantidade de luz que entra no olho e que contém células pigmentadas que conferem cor ao olho. O **cristalino**, como o nome indica, é uma estrutura cristalina localizada imediatamente atrás da íris que permite que imagens a distâncias variadas sejam focalizadas sobre a retina. Basicamente, é o cristalino e seus ligamentos de sustentação que dividem o olho em câmaras: câmara anterior (**humor aquoso**) e câmara posterior (**humor vítreo**). Finalmente, a **retina** é a principal estrutura sensorial do olho que transforma impulsos luminosos em impulsos elétricos que são então transmitidos ao encéfalo pelo nervo óptico. O encéfalo interpreta os impulsos como os objetos vistos.

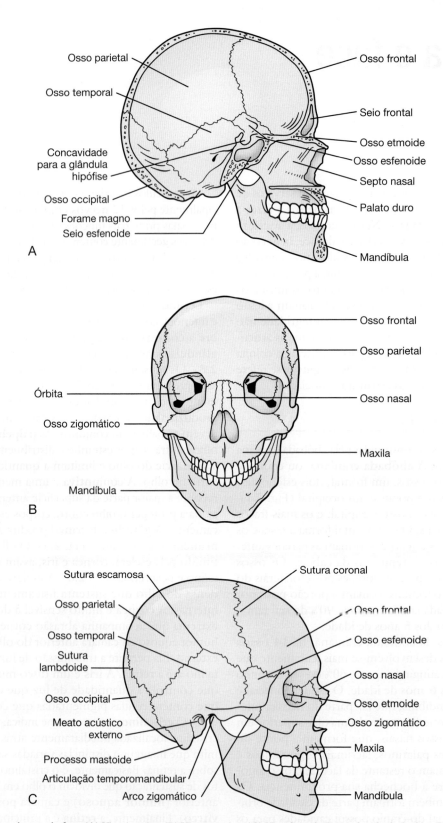

Figura 2.1 Ossos da cabeça e da face. (A) Vista interior. (B) Vista anterior. (C) Vista lateral. (Reproduzida de Jenkins DB. *Hollinshead's functional anatomy of the limbs and back*. Philadelphia: WB Saunders, 1991. p.332-333.)

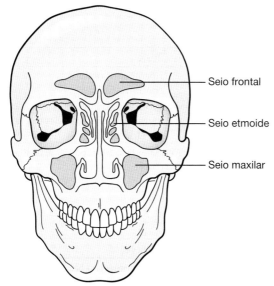

Figura 2.2 Seios nasais. (Modificada de Swartz HM. *Textbook of physical diagnosis*. Philadelphia: WB Saunders, 1989. p. 166.)

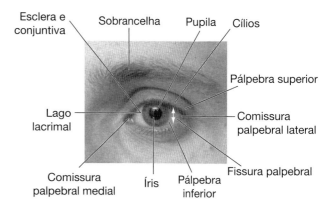

Figura 2.3 Estrutura externa do olho.

TABELA 2.1

Nervos cranianos e métodos de teste

Nervo	Aferente (sensitivo)	Eferente (motor)	Teste
I. Olfatório	Olfato: nariz	—	Identificação de odores familiares (p. ex., chocolate, café)
II. Óptico	Visão: olho	—	Teste dos campos visuais
III. Oculomotor	—	Motor voluntário: levantador da pálpebra; retos superior, medial e inferior; músculo oblíquo inferior do globo ocular Autônomo: músculo liso do olho	Olhar para cima, para baixo e medial Reação à luz
IV. Troclear	—	Motor voluntário: músculo oblíquo superior do olho	Olhar para baixo e lateral
V. Trigêmeo	Tato, dor: pele da face, membranas mucosas do nariz, dos seios da face, da boca e da porção anterior da língua	Motor voluntário: músculos da mastigação	Reflexo corneano Sensibilidade facial Cerrar os dentes; empurrar o queixo para baixo para separar as maxilas
VI. Abducente	—	Motor voluntário: músculo reto lateral do olho	Olhar lateral
VII. Facial	Paladar: porção anterior da língua	Motor voluntário: músculos faciais Autônomo: glândulas lacrimais, submandibulares e sublinguais	Cerrar bem os olhos Sorrir e mostrar os dentes Assoviar e estufar as bochechas Identificação de sabores familiares (p. ex., doce, azedo)
VIII. Vestibulococlear (nervo acústico)	Audição: orelha Equilíbrio: orelha	—	Ouvir o tiquetaque de um relógio Testes auditivos Testes de equilíbrio e de coordenação
IX. Glossofaríngeo	Tato, dor: porção posterior da língua, faringe Paladar: porção posterior da língua	Motor voluntário: músculo não importante da faringe Autônomo: glândula parótida	Reflexo de vômito Capacidade de deglutição
X. Vago	Tato, dor: faringe, laringe, brônquios Paladar: língua, epiglote	Motor voluntário: músculos do palato, faringe e laringe Autônomo: vísceras torácicas e abdominais	Reflexo de vômito Capacidade de deglutição Dizer "Aaahhh"

(continua)

TABELA 2.1 (continuação)

Nervos cranianos e métodos de teste

Nervo	Aferente (sensitivo)	Eferente (motor)	Teste
XI. Acessório	—	Motor voluntário: músculo esternocleidomastóideo e trapézio	Encolher os ombros contrarresistência
XII. Hipoglosso	—	Motor voluntário: músculos da língua	Protrusão da língua (quando lesionada, a língua se desvia para o lado lesionado)

Adaptada de Hollinshead WH, Jenkins DB. *Functional anatomy of the limbs and back*. Philadelphia: WB Saunders, 1981. p. 358. E de Reid DC. *Sports injury assessment and rehabilitation*. New York: Churchill Livingstone, 1992. p. 860.

TABELA 2.2

Músculos do olho: suas ações e inervação

Ação	Músculos atuantes	Inervação
Move a pupila para cima	Reto superior	Oculomotor (NC III)
Move a pupila para baixo	Reto inferior	Oculomotor (NC III)
Move a pupila medialmente	Reto medial	Oculomotor (NC III)
Move a pupila lateralmente	Reto lateral	Abducente (NC VI)
Move a pupila para baixo e lateralmente	Oblíquo superior	Troclear (NC IV)
Move a pupila para cima e lateralmente	Oblíquo inferior	Oculomotor (NC III)
Eleva a pálpebra superior	Levantador da pálpebra superior	Oculomotor (NC III)

NC: nervo craniano.

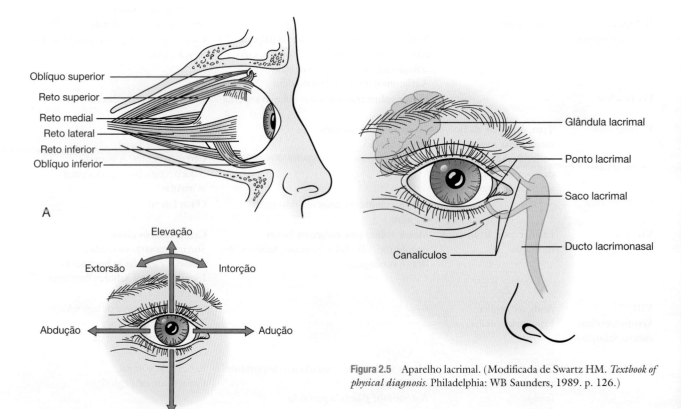

Figura 2.4 Músculos (A) e movimentos (B) do olho. (Modificada de Swartz HM. *Textbook of physical diagnosis*. Philadelphia: WB Saunders, 1989. p. 125-126.)

Figura 2.5 Aparelho lacrimal. (Modificada de Swartz HM. *Textbook of physical diagnosis*. Philadelphia: WB Saunders, 1989. p. 126.)

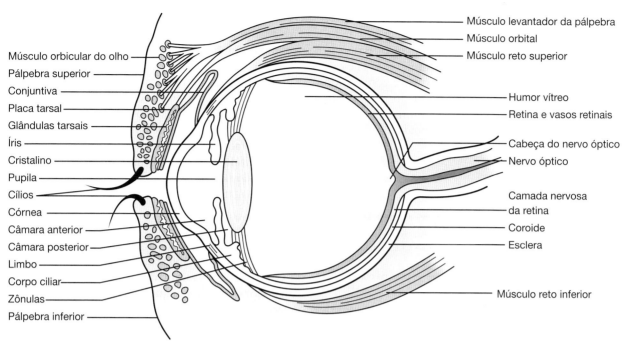

Figura 2.6 Corte transversal do olho. (Modificada de Swartz HM. *Textbook of physical diagnosis*. Philadelphia: WB Saunders, 1989. p.132.)

A **orelha externa** consiste em uma cartilagem recoberta por pele. Sua finalidade principal é direcionar o som e proteger o **meato acústico externo**, através do qual o som é transmitido à membrana timpânica. A orelha externa, que algumas vezes é denominada *pina*, *aurícula* ou *trombeta acústica*, é constituída, externamente, pela hélice e pelo lóbulo, e, no lado interno, pela fossa triangular, antélice, concha, trago (projeção cartilaginosa anterior ao meato acústico externo) e antitrago (Fig. 2.7).

As estruturas da **orelha média** consistem na membrana timpânica ou tímpano, que vibra quando o som a atinge e envia vibrações à cóclea por meio de ossículos (martelo, bigorna e estribo). A cóclea, que faz parte da **orelha interna**, transmite as ondas sonoras ao nervo vestibulococlear (nervo craniano VIII), que transmite impulsos elétricos ao encéfalo para interpretação. Os **canais semicirculares**, a outra parte da orelha interna, desempenham um papel significativo na manutenção do equilíbrio.

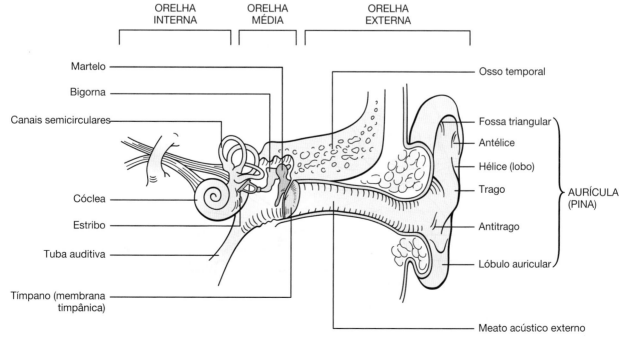

Figura 2.7 Corte transversal da orelha.

O **nariz externo,** assim como a orelha externa, consiste principalmente em cartilagem recoberta por pele. Entretanto, sua porção proximal contém osso recoberto por pele. A Figura 2.8 mostra a constituição óssea e cartilaginosa do nariz. O assoalho do nariz é constituído pelo palato duro e pelo palato mole que formam o teto da boca (Fig. 2.9). O teto do nariz é formado por cartilagem e pelos ossos nasais, frontais, etmoides e esfenoides.

Os ossos frontais e maxilares formam a ponte do nariz. Três estruturas ósseas denominadas *conchas nasais* (superior, média e inferior) formam as faces laterais do nariz, que aumentam a área de superfície desse e, assim, aquecem, umidificam e filtram maior quantidade de ar inspirado. O nariz é dividido em duas câmaras (vestíbulos) por um septo. Essas câmaras são revestidas por uma membrana mucosa contendo pelos. Estes filtram detritos e outras substâncias estranhas encontradas no ar inspirado. A placa cribriforme do osso etmoide contém as fibras sensoriais do nervo olfatório (nervo craniano I), responsável pelo olfato.

Anamnese

Além das questões apresentadas na seção "Anamnese" do Capítulo 1, o examinador deve obter as seguintes informações do paciente que sofreu uma lesão na cabeça ou face:

1. *O que aconteceu?* Essa pergunta tem como objetivo determinar o mecanismo de lesão e, possivelmente, a área do encéfalo ou face lesionada (Tab. 2.3). O quadro a seguir oferece uma classificação patológica para lesões encefálicas traumáticas agudas.[1] Um golpe forte sobre uma cabeça móvel em repouso geralmente produz uma lesão encefálica máxima abaixo do ponto de impacto (Fig. 2.10). Esse tipo de lesão, denominada **lesão por golpe**, geralmente é causada pela aceleração linear ou translacional.[2] Frequentemente, ela causa lesões isquêmicas focais, especialmente no cerebelo, acarretando alterações nos movimentos coordenados delicados, no equilíbrio e na postura. Caso a cabeça esteja em movi-

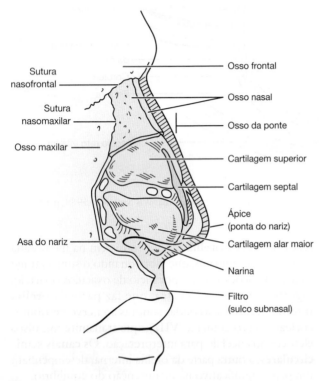

Figura 2.8 Estruturas ósseas e cartilaginosas do nariz.

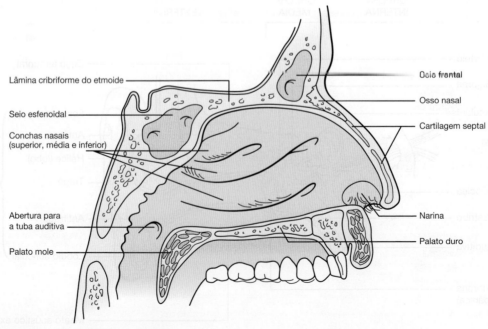

Figura 2.9 Corte transversal do nariz e da nasofaringe.

TABELA 2.3

Regiões do encéfalo e suas funções

Região do encéfalo	Funções
Cérebro	Aspectos cognitivos do controle motor Memória Percepção sensorial (p. ex., dor, tato) Fala Sentidos especiais (p. ex., paladar, visão)
Cerebelo	Coordena e integra o comportamento motor Equilíbrio Aprendizado motor Controle motor (contração muscular e produção de força)
Diencéfalo (tálamo)	Regulação da temperatura corporal e equilíbrio hídrico Controle das emoções Processamento de informações para o cérebro
Tronco encefálico	Controle das frequências respiratória e cardíaca Controle do fluxo sanguíneo periférico

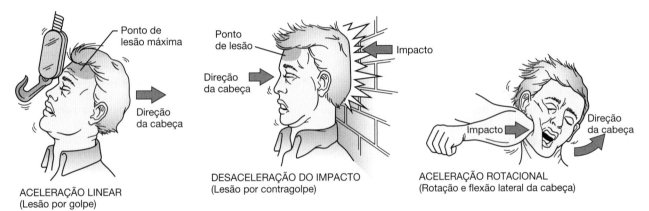

Figura 2.10 Mecanismos de lesão encefálica.

mento e bata em um objeto não flexível, como o solo, a lesão encefálica máxima geralmente localiza-se em uma área oposta ao local do impacto.

Classificação patológica das lesões encefálicas traumáticas agudas

- Lesão encefálica difusa
  - Concussão cerebral
  - Lesão axonal difusa
- Lesão encefálica focal
  - Hematoma epidural
  - Hematoma subdural
  - Contusão cerebral
  - Hemorragia intracerebral
  - Hemorragia subaracnóidea
  - Hemorragia intraventricular
- Fratura craniana
- Lesão encefálica penetrante

Modificado de Jordan BD: Brain injury in boxing, *Clin Sports Med* 28:561-578, 2009.

Essa **lesão por contragolpe** é resultado da desaceleração por impacto. A lesão ocorre no lado da cabeça oposto ao que recebeu o golpe, uma vez que a cabeça encontra-se em aceleração antes do impacto, o que provoca movimentação do líquido cerebrospinal para longe da extremidade do trajeto (o lado distante do impacto). O líquido move-se em direção ao lado onde o impacto ocorreu. Consequentemente, ocorre um espessamento do líquido cerebrospinal e a produção de um efeito de acolchoamento no ponto de impacto. Em razão da falta de acolchoamento na extremidade do trajeto, é provável que ocorra uma lesão encefálica maior no lado oposto ao do impacto. O encéfalo pode também sofrer uma "sacudida" causada pela reverberação repetida em seu interior após a cabeça ter sido golpeada. A **gravidade da concussão** pode ser determinada apenas após os sinais e os sintomas terem desaparecido e qualquer teste neurológico e cognitivo ser normal.[3] Quando a parte cervical da coluna é movida além da sua amplitude de movimento (ADM) normal, especialmente em rotação ou flexão lateral, pode ocorrer uma torção do hemisfério cerebral, do tronco encefálico, da artéria carótida ou do seio carotídeo, podendo resultar em uma lesão dessas estruturas ou isquemia cerebral. As regiões do encéfalo mais suscetíveis à lesão incluem os lobos temporais, o lobo frontal anterior, o lobo occipital posterior e a porção superior do mesencéfalo.[4]

2. *O paciente perdeu a consciência? Em caso afirmativo, durante quanto tempo ele permaneceu inconsciente? O paciente já havia sofrido uma concussão anteriormente?* Frequentemente, é difícil para o paciente responder a essas questões ou para o examinador tomar conhecimento, visto que o paciente pode ter ficado atordoado momentaneamente e o período pode ter sido tão curto que ele acredita não ter perdido a consciência. Em outras palavras, a perda de consciência pode ter sido apenas momentânea ou, mais comumente, a sua duração pode ter sido de segundos a minutos. Caso o examinador esteja trabalhando com uma equipe esportiva, anotações precisas são essenciais para que a gravidade e o número de concussões sofridas pelo atleta sejam registrados. Assim, assegura-se (ver discussão mais adiante) que um tratamento adequado seja instituído e que não seja permitido ao atleta retornar às competições cedo demais. Caso ocorra inconsciência, o nível de consciência poderá variar durante o período de recuperação. O paciente pode estar comatoso, estuporoso, enfraquecido, letárgico, confuso ou totalmente alerta. O paciente passa pelas seguintes fases de recuperação: inconsciência (também denominado **coma paralítico**), estupor, enfraquecimento, letargia, confusão mental (com ou sem delírio), estado de quase lucidez com automatismo e, finalmente, estado de alerta total. **Estupor** significa que o paciente está apenas parcialmente consciente e apresenta uma responsividade reduzida. **Embotamento** significa que o paciente apresenta redução da sensibilidade à dor ou aos estímulos desagradáveis. **Letargia** refere-se a um estado de lentidão, embotamento ou sonolência excessiva. **Confusão mental** significa que o paciente apresenta desorientação temporal, espacial ou pessoal. **Delírio** significa que o paciente pode experimentar episódios de ilusões, alucinações, agitação ou incoerência. Por **lucidez com automatismo** entende-se que o paciente parece estar alerta e totalmente recuperado, mas age apenas mecanicamente e não tem realmente consciência do que está fazendo. Tanto a amnésia retrógrada quanto a pós-traumática são evidentes e o paciente demonstra confusão mental e queixa-se de zumbido (i. e, "campainha" no ouvido) e tontura. O paciente também apresenta cefaleias residuais e instabilidade

durante cinco a dez minutos após a recuperação da consciência. A literatura relata que a perda de consciência em si não é um bom previsor do grau de perda neurofisiológica ou do dano decorrente de uma lesão da cabeça.[5] A gravidade do traumatismo cranioencefálico é melhor determinada pela realização de diferentes testes neurofisiológicos (p. ex., Teste de orientação e amnésia de Galveston [GOAT],[6] Teste de aprendizagem verbal de Hopkins,[7] Teste de trilha, Teste de classificação de cartas de Wisconsin, Teste de substituição de dígitos [DSST][8] e medidas do tempo de decisão[8]), bem como pela consideração de todos os sinais e sintomas apresentados pelo paciente.[9-15] Entretanto, para se garantir dados adequados, esses testes também devem ter sido realizados antes da lesão (p. ex., na avaliação esportiva prévia).[9,16]

Níveis de consciência

• Alerta	Desperta prontamente, está orientado e totalmente ciente do que está à sua volta
• Confusão mental	Memória comprometida
	Está confuso e desorientado
• Letargia	Dorme quando não é estimulado
	Está sonolento e desatento
	Responde quando chamado pelo nome
	Perde a linha do pensamento
	Diminui os movimentos espontâneos
	Tem pensamento lento e confuso
• Obnubilação	Responde a voz alta ou a sacudidas
	Responde a estímulos dolorosos (afastamento)
	Tem confusão mental ao despertar
	Tem fala monossilábica
	Tem fala indistinta e incoerente
	Necessita de estimulação constante para cooperar
• Estupor (semicoma)	Responde a estímulos dolorosos (afastamento), sacudidas
	Resmunga, geme
	Exibe atividade reflexa
• Coma	Não responde a estímulos dolorosos e a nenhum outro

Uma **concussão** (um subgrupo da lesão encefálica traumática leve [LCTl) é um processo fisiopatológico que afeta o encéfalo, sendo causada por forças biomecânicas diretas/indiretas, em aceleração/desaceleração transmitidas à cabeça seguida de uma explosão, queda, impacto direto, acidente automobilístico ou lesão esportiva; leva principalmente a alterações funcionais, não estruturais, no tecido neurológico (observação: podem ocorrer alterações estruturais em casos de maior gravidade da lesão ou em policoncussões).[9,17-39] Concussões podem ocorrer em decorrência de um golpe contra a cabeça ou a mandíbula ou de uma queda de certa altura sobre as nádegas. Comumente, uma concussão resulta em cefaleia pós-traumática, tontura, incapacidade de processar informações e outras alterações cognitivas, somáticas, afetivas e distúrbios do sono (Tab. 2.4). A concussão pode ou não envolver perda da consciência.[49] Tipicamente, uma LCTl envolve uma pontuação de 13 a 15 na **Escala de coma de Glasgow** (com o teste realizado seis horas após a ocorrência da lesão; Tab. 2.5), possível perda da consciência por até 30 minutos (ocorre em 10% ou menos dos casos) e possível amnésia (i. e., retrógrada ou pós-traumática [também conhecida como amnésia anterógrada]) por até 24 horas depois da lesão.[22,27,29,33,50,51]

Orientações para concussão disponíveis na internet

- Ontario Neurotrauma Foundation: orientações para concussão/traumatismo cranioencefálico leve e para sintomas persistentes, 3.ed., 2018.
- Ontario Neurotrauma Foundation: orientações para o diagnóstico e tratamento de concussão pediátrica, 2014.
- Physiotherapy Alberta – College and Association: tratamento da concussão – um conjunto de ferramentas para fisioterapeutas, 2017.
- Parachute Canada: declaração sobre testes iniciais para concussão no Canadá, 2017.
- Fowler/Kennedy/St. Joseph's Health Care: orientações para tratamento da síndrome pós-concussão, 2013.
- Ontario Psychological Association: orientações para a melhor prática na avaliação de concussões e sintomas correlatos, 2016.

TABELA 2.4

Sinais e sintomas da concussão[9,32,36,40-48]

Somáticos (físicos)	Cognitivos	Emocionais (afetivos)	Do sono
• Cefaleia • Náuseas • Vômito • Problemas de equilíbrio/incoordenação • Tontura/vertigem • Problemas visuais (visão turva ou visão dupla, movimentos sacádicos) • Fadiga • Sensibilidade à luz (fotofobia) • Sensibilidade ao ruído (fonofobia) • Dormência/formigamento • Atordoamento • Zumbido • Convulsões	• Sensação de "nevoeiro" mental • Sensação de lentidão • Dificuldade em se concentrar • Dificuldade de relembrar (amnésia – retrógrada e/ou pós-traumática) • Esquecimento de informações e conversas recentes (disfunção da memória) • Confuso sobre eventos recentes/atordoado/zonzo • Responde às perguntas com lentidão (fala arrastada) • Repete as perguntas • Desorientação • Vertigem • Olhar vago (sem expressão) • Perda da consciência (ocorre em < 10%)	• Irritável/baixa tolerância à frustração • Tristeza • Mais emotivo (mal-humorado) • Nervosismo • Depressão • Ansiedade • Mudanças de personalidade	• Sonolência/letargia • Dorme mais que o habitual • Dorme menos que o habitual • Dificuldade para adormecer

TABELA 2.5

☑ Escala de coma de Glasgow[a]

				Avaliação 1 (h)	Avaliação 2 (h)
Olhos	Abertos	Espontaneamente	4		
		Ao comando verbal	3		
		À dor	2		
		Ausência de resposta	1	_____	_____

(continua)

TABELA 2.5 (continuação)

✓ Escala de coma de Glasgow[a]

				Avaliação 1 (h)	Avaliação 2 (h)
Melhor resposta motora	Ao comando verbal	Obedece	6		
		Localiza a dor	5		
	Ao estímulo doloroso[b]	Flexão – retirada	4		
		Flexão – anormal (rigidez de decorticação)	3		
		Extensão (rigidez de descerebração)	2		
		Ausência de resposta	1		
Melhor resposta verbal[c]		Orientado e conversando	5		
		Desorientado e conversando	4		
		Palavras inapropriadas	3		
		Sons incompreensíveis	2		
		Ausência de resposta	1		
Total			3-15		

[a]A Escala de coma de Glasgow, que se baseia na abertura dos olhos e em respostas verbais e motoras, é uma maneira prática de monitorar alterações no nível de consciência. Se forem atribuídos graus numéricos às respostas na escala, a capacidade de responder do paciente poderá ser expressa em uma pontuação que é resultado do somatório dos graus. A pontuação mais baixa é 3 e a mais alta é 15.
[b]Aplicar os nós dos dedos ao esterno; observar os braços.
[c]Se houver necessidade, despertar o paciente com um estímulo doloroso.

Gravidade da lesão cranioencefálica com base na pontuação mantida na Escala de coma de Glasgow (depois de transcorridas 6 horas ou mais)

8 ou menos: Lesão cranioencefálica grave
9-11: Lesão cranioencefálica moderada
12 ou mais: Lesão cranioencefálica leve

Considerando que acredita-se que as alterações são mais comumente do tipo funcional e não estrutural e também porque os exames por imagem (i. e., tomografia computadorizada [TC] e ressonância magnética [RM]) não revelam alterações em casos de concussão funcional, não se recomenda o emprego de imagens diagnósticas como parte da avaliação inicial (i. e., nas primeiras 24 a 48 horas). Os exames de imagem são realizados em caso de um nível prolongado e grave de inconsciência ou desorientação, amnésia pós-traumática e/ou déficit neurológico, sangue/hemorragia intracraniana no encéfalo (i. e., hemorragia subdural, epidural, intracerebral ou subaracnóidea), fratura de crânio ou outra lesão grave evidenciada pela deterioração progressiva do paciente.[31,37,42,52-55] Os sinais e sintomas da hemorragia intracraniana consistem em deterioração da consciência, confusão mental, cefaleia muito intensa ou progressiva, vômitos repetidos, convulsões e visão dupla ou turva. Os sinais e sintomas neurológicos de uma lesão na parte cervical da coluna são fraqueza, parestesia ou queimação nos membros, dor intensa no pescoço e uma dificuldade persistente e aumentada na deambulação, ou perda do equilíbrio.[51]

Sinais e sintomas indicativos da necessidade de encaminhamento de um indivíduo com lesão cranioencefálica a um Serviço de Emergência[33,41,51,56,57]

- Cefaleia muito intensa ou que piora.
- Muita sonolência, ou não pode ser despertado com facilidade.
- Incapaz de reconhecer pessoas ou lugares.
- Presença de náuseas ou vômitos significativos (i. e., êmese).
- Comportamento peculiar, mais confuso ou irritável.
- Presença de convulsões.
- Fraqueza ou dormência nos braços ou nas pernas.
- Fala enrolada.
- Insegurança na marcha ou no equilíbrio.
- Rigidez nucal (i. e., parte posterior do pescoço).
- Redução do nível de consciência.
- Sinais de Battle (equimose mastoide; i. e., contusão sobre o processo mastoide).
- Presença de visão turva ou dupla; ou perda da visão.
- Desenvolve sonolência, letargia ou entorpecimento.
- Apresenta ou desenvolve piora na capacidade mental/cognitiva (i. e., incapacidade de responder a questões simples, uma amnésia que piora).
- Pupila, ou pupilas, assimétricas ou fixas e dilatadas.
- Incontinência urinária ou fecal.
- Dormência ou queimação nas pernas e/ou nos braços.

A necessidade da obtenção de imagens neurológicas deve ser determinada com a ajuda do **Canadian CT Head Rule** ou dos **Critérios de Nova Orleans**.[23] Contudo, o examinador deverá considerar que as novas técnicas de neuroimagem, como as imagens de tensor de difusão, imagens por ressonância magnética funcional (fIRM), marcadores séricos da bile, tomografia por emissão de pósitrons (PET *scan*) e espectroscopia por ressonância magnética demonstraram a possível existência de algumas alterações estruturais em casos de concussão, como por exemplo a lesão axonal difusa que pode resultar em cefaleia, irritabilidade, problemas de equilíbrio, náuseas e vômitos, memória disfuncional, movimento ocular funcional prejudicado, confusão mental, amnésia, fadiga/sonolência, fala enrolada, fadiga, fotofobia (i. e., sensibilidade à luz) e fonofobia (i. e., sensibilidade aos sons), visão turva, dificuldade em se concentrar e distúrbios do sono. O examinador pode usar essas técnicas de obtenção de imagens diagnósticas quando na presença de múltiplos fatores de risco ou modificadores (Tab. 2.6) que possam resultar em um comprometimento mais grave ou prolongado, ou se os sinais e sintomas do paciente não tiverem melhorado ao longo dos primeiros dias.[13,19,21,22,26,29,31,40,52,54,61-66]

Regra canadense para tomografias computadorizadas da cabeça[a,58-60]

A tomografia computadorizada (TC) deve ser utilizada em pacientes com lesão cranioencefálica leve apenas no caso de algum dos achados a seguir: pacientes com lesão cranioencefálica leve que apresentam uma pontuação de 13-15 na Escala de coma de Glasgow depois de terem perda de consciência, amnésia ou confusão mental testemunhada.

- Alto risco para intervenção neurocirúrgica
  1. Pontuação inferior a 15 na Escala de coma de Glasgow 2 horas depois da lesão.
  2. Suspeita de fratura craniana exposta ou deprimida.
  3. Algum sinal de fratura da base do crânio.[b]
  4. Dois ou mais episódios de vômito.
  5. 65 anos ou mais.
- Risco médio para detecção de lesão cranioencefálica pela TC
  6. Amnésia antes do impacto de 30 minutos ou mais.
  7. Mecanismo perigoso.[c]

[a]A regra não é aplicável se o paciente não experimentou traumatismo, tem pontuação inferior a 13 na Escala de coma de Glasgow, tem menos de 16 anos, está sendo medicado com varfarina ou tem algum transtorno hemorrágico, ou ainda exibe fratura craniana exposta evidente.
[b]Os sinais de fratura da base do crânio incluem hemotímpano (i. e., sangue atrás do tímpano), olhos de guaxinim, otorreia (i. e., vazamento pela orelha) ou rinorreia (i. e., vazamento pelo nariz) de líquido cerebrospinal, sinal de Battle.
[c]Mecanismo perigoso é, por exemplo, um pedestre atropelado por um veículo, ocupante ejetado do automóvel, queda de uma altura de 90 cm ou mais ou queda de cinco degraus.
De Stiell IG, Clement CM, Rowe BH et al.: Comparison of the Canadian CT Head Rule and the New Orleans Criteria in patients with minor head injury, JAMA 294(12):1512, 2005.

Em geral, as concussões relacionadas com a prática esportiva são causadas por forças traumáticas menos graves, comparativamente a outros meca-

Critérios de Nova Orleans[58,60]

A tomografia computadorizada (TC) deve ser utilizada em pacientes com lesão cranioencefálica leve apenas no caso de algum dos achados a seguir. Os critérios são aplicáveis tão somente a pacientes que também tenham uma pontuação de 15 na Escala de coma de Glasgow.

- Cefaleia.
- Vômito.
- Idade superior a 60 anos.
- Intoxicação medicamentosa ou alcoólica.
- Amnésia anterógrada persistente (deficiência na memória de curto prazo).
- Traumatismo visível acima da clavícula.
- Convulsão.

De Stiell IG, Clement CM, Rowe BH et al.: Comparison of the Canadian CT Head Rule and the New Orleans Criteria in patients with minor head injury, *JAMA* 294(12):1512, 2005.

nismos de lesão, por exemplo, queda de altura, rolar escadas, ou acidentes automobilísticos que apresentam valores muito inferiores na Escala de coma de Glasgow. Basicamente, essas concussões estão associadas a menor grau de incapacidade e a recuperações mais rápidas do problema, em decorrência dos níveis mais elevados de aptidão física e força dos atletas, presença de menor quantidade de comorbidades e motivação do atleta para um breve retorno ao esporte.[19] Apesar desses desfechos em curto prazo melhores, os atletas podem se revelar mais vulneráveis aos efeitos de longo prazo de uma LCTl, pois comumente eles são submetidos a traumatismos cranioencefálicos repetidos nos esportes de contato e colisão.[19] As concussões têm sido caracterizadas como síndromes clínicas que habitualmente demonstram comprometimento pós-traumático imediato e temporário da função neural; por exemplo, observam-se alteração na função cognitiva (i. e., processamento de informações, tomada de decisões, alterações de humor, capacidade de julgamento diminuída, diminuição do tempo de reação e perda da memória), cefaleia pós-traumática do tipo enxaqueca (i. e., cefaleia acompanhada por náuseas e fotossensibilidade e/ou fonossensibilidade), nível de consciência possivelmente alterado, perturbações visuais/auditivas e problemas de equilíbrio (p. ex., problemas de coordenação, equilíbrio ou marcha) em decorrência do possível envolvimento do tronco encefálico, cérebro, cerebelo, nervos cranianos e/ou sistema vestíbulo-ocular. As concussões manifestam uma série de sintomas cognitivos, físicos, emocionais, somáticos e relacionados com o sono e um comprometimento que exige uma abordagem individualizada e multifacetada para a avaliação e tratamento.[20,21,40,62,68-70]

TABELA 2.6

Fatores de risco que podem prolongar ou complicar a recuperação de uma concussão

Fatores	Modificador
Sintomas	Quantidade de concussões Duração dos sintomas (> 10 dias) Gravidade (intensidade e duração) Nebulosidade ou tontura
Sinais	Perda prolongada da consciência (> 1 min), amnésia (pós-traumática [anterógrada] e/ou retrógrada)
Sequelas	Convulsões concussivas
Temporais	Frequência – concussões repetidas ao longo do tempo Ocasião – lesões ocorridas em um pequeno intervalo de tempo "Recenticidade" – concussão ou traumatismo cranioencefálico recente
Limiar	Concussões repetidas que ocorrem com força de impacto progressivamente menor ou recuperação mais lenta após cada concussão sucessiva
Idade/sexo	Crianças e adolescentes (< 18 anos) podem se recuperar mais lentamente As mulheres se recuperam mais lentamente
Comorbidades e pré-morbidades	História de enxaqueca Depressão ou outro transtorno de saúde mental Transtorno de déficit de atenção/hiperatividade (TDAH) Transtorno de estresse pós-traumático (TEPT) Déficits de aprendizagem Distúrbios do sono Genótipo específico Disfunção vestibular (p. ex., cinetose [enjoo ao movimento]) Disfunção oculomotora (p. ex., nistagmo) Ansiedade Estresse
Medicação	Fármacos psicoativos Anticoagulantes
Comportamento	Estilo de jogo perigoso
Esportes	Atividade de alto risco Esporte de contato ou de colisão Esporte de alto nível Posição no jogo Equipamento utilizado

Modificada de McCrory P, Meeuwisse W, Johnston K et al.: Consensus statement on concussion in sport – The 3rd International Conference on Concussion in Sport, Zurich, novembro de 2008. *Clin J Sport Med* 19(3):189, 2009.

Nota clínica

Atualmente, não existe um limiar de força conhecido por resultar em uma concussão; também não se sabe como a magnitude do impacto se correlaciona com a lesão clínica.[9,10,22,26,29,57,59,67]

Atualmente há ampla concordância de que a base de uma lesão concussiva é o **comprometimento neurometabólico**, com envolvimento de uma cascata de alterações neuroquímicas, hemodinâmicas, estruturais, elétricas, metabólicas e fisiológicas.[34,65,71-79] Normalmente, o fluxo sanguíneo cerebral está acoplado ao metabolismo cerebral, de modo que um aumento na atividade e no metabolismo neuronais resulta em um aumento no fluxo sanguíneo cerebral regional e global.[20,28,50,65,71,72] Com a concussão, ocorre uma defasagem entre a demanda energética do encéfalo e o fornecimento de energia ao órgão; esse déficit de energia resulta em um **período de vulnerabilidade** (i. e., os primeiros 7 a 10 dias), durante o qual o encéfalo está em risco de novas lesões.[40] Isso pode explicar por que os sintomas são exacerbados pelo esforço cognitivo e físico excessivo logo em seguida à ocorrência da concussão.[77,79] A alteração no funcionamento normal do encéfalo resulta no não atendimento das demandas metabólicas basais; por sua vez, isso acarreta uma **crise na cascata neurometabólica** em que o encéfalo se torna incapaz de restaurar com suficiente rapidez a hemostasia iônica através das membranas celulares.[80,81] Esse déficit de energia é responsável pelos sintomas somáticos, cognitivos, do sono e do humor que se seguem à concussão.[28,65,82] As mudanças no sistema nervoso central resultam em efeitos sistêmicos disseminados, inclusive com alteração na função do sistema nervoso autônomo, alteração da resposta cardiovascular ao exercício, diminuição da reatividade ao dióxido de carbono e alteração do funcionamento dos sistemas renal e hepático.[83] Acredita-se que os sintomas da concussão surjam em decorrência das alterações neuroquímicas e neurometabólicas temporárias iniciadas pela lesão,[19] o que resulta na crise energética neurometabólica no encéfalo.[40]

Em decorrência da cascata neurometabólica e também porque demanda tempo para que as alterações voltem à normalidade, há maior risco de repetição da concussão nos primeiros 7 a 10 dias após a concussão inicial.[54] Caso ocorra uma segunda lesão quando o encéfalo ainda não tiver se recuperado por completo da primeira concussão, em casos extremamente raros, é possível a ocorrência de edema cerebral difuso, sobretudo em crianças e adolescentes, herniação e morte em decorrência de uma lesão cranioencefálica relativamente pouco importante.[28,84] Essa **síndrome do segundo impacto** (também conhecida como **edema cerebral maligno**) tem sido caracterizada por uma rápida deterioração clínica resultante da hiperemia cerebral e por elevação na pressão intracraniana, com uma elevada taxa de mortalidade seguinte a um segundo impacto a um encéfalo que ainda se encontra sintomático e em recuperação da lesão cranioencefálica inicial.[42,85-87] A janela de 7 a 10 dias de maior suscetibilidade à ocorrência de outra concussão e de uma lesão mais grave é a razão para um maior cuidado com o paciente em seguida a uma concussão inicial, especialmente em crianças e adolescentes, cujos encéfalos ainda estão em desenvolvimento.[29,85]

Nota clínica

Se uma criança ou adolescente tem uma concussão, esse paciente deve se abster da prática de esportes e de exercícios vigorosos durante um mínimo de 7 a 10 dias, ou até que todos os sinais e sintomas tenham desaparecido para que, assim, diminua a probabilidade de uma lesão cranioencefálica mais grave ou o surgimento de complicações.

Nos últimos anos, tem sido observada muita controvérsia com relação a traumatismos cranioencefálicos repetidos na prática esportiva, o que pode acarretar a ocorrência da **encefalopatia traumática crônica (ETC)**. Trata-se de um transtorno neurodegenerativo progressivo deflagrado por traumatismos cranioencefálicos repetidos; caracteriza-se pela atrofia cerebral e pela patologia da proteína tau que ocorre mais tarde na vida dos lesionados, mais frequentemente depois que o atleta suscetível deixou de praticar o esporte.[19,64,88-92] Há a preocupação de que indivíduos sujeitos à exposição ao longo da vida a esportes de colisão e contato possam desenvolver, na meia-idade, percentuais mais elevados de depressão e demência, possivelmente acarretando o surgimento da ETC (Tab. 2.7).[76,93] Existem pelo menos 20 transtornos neuropatológicos diferentes associados à agregação anormal da proteína tau no encéfalo, incluindo doença de Alzheimer, demência frontotemporal, demência com corpos de Lewy e outras condições neuropatológicas.[94] Além disso, pode-se encontrar a proteína tau em indivíduos que estão vivenciando um processo de envelhecimento normal, independentemente de traumatismos cranioencefálicos.[88-92,94] A ETC não consiste no acúmulo de sintomas decorrentes de lesões prévias, mas as concussões podem contribuir para (ou resultar em) um declínio progressivo na função neuronal em indivíduos suscetíveis. Atualmente, a ETC pode ser diagnosticada apenas durante autópsias.[88-92] Não há dúvidas de que concussões repetidas podem exercer efeitos nocivos duradouros.[19,94] Por causa dessa incerteza com relação aos desfechos, deve-se ter cuidado extra ao lidar com concussões (p. ex., "em caso de dúvida, mantenha o paciente fora"). Além disso, todo paciente sob suspeita de ter experimentado

TABELA 2.7

Sinais e sintomas iniciais e tardios de encefalopatia traumática crônica

Sinais iniciais	Sinais tardios
• Problemas na memória de curto prazo	• Piora do comprometimento da memória
• Disfunção executiva (p. ex., planejamento, organização, multitarefas)	• Piora da disfunção executiva
• Depressão e/ou apatia	• Dificuldades de linguagem
• Instabilidade emocional	• Comportamento agressivo e irritável
• Problemas no controle de impulsos (p. ex., desinibição, ter "pavio curto")	• Apatia
• Comportamento suicida	• Distúrbio motor, inclusive parkinsonismo
	• Demência (i. e., um comprometimento cognitivo e da memória grave o bastante para prejudicar o aspecto social e/ou ocupacional)

De Stern RA, Riley DO, Daneshvar DH et al.: Long-term consequences of repetitive brain trauma: chronic traumatic encephalopathy, *Phys Med Rehabil* 3:S460-S467, 2011.

uma concussão deve ser tratado individualmente para garantir que se recuperou por completo antes que possa retornar à prática esportiva.

Deve-se ter em mente que os sintomas de concussão não são específicos das concussões e podem se assemelhar aos de outras comorbidades ou condições.[22,27,42,95,96] Assim, é imperativo que se estabeleça um diagnóstico diferencial cuidadoso e completo. Em comparação com os homens, as mulheres aparentemente são mais suscetíveis a concussões,[97] e a LCTl é diferente em crianças e adolescentes, em comparação com os adultos.[11,61,86] Os efeitos da concussão são cumulativos; o risco de ocorrência de uma nova concussão seguinte à inicial é quatro a seis vezes maior, comparativamente a alguém que não teve uma concussão.[73,98,99] Embora na maioria das vezes as concussões se resolvam dentro de duas a quatro semanas, um pequeno percentual de concussões pode acarretar problemas graves e contínuos (p. ex., síndrome pós-concussão, síndrome do segundo impacto).[71,98-103]

Comorbidades com sinais e sintomas parecidos aos da concussão[9,23,27,44,63,66,73,104-107]

- Enxaqueca crônica.
- Depressão.
- Transtornos de ansiedade.
- Desidratação.
- Dor crônica.
- Transtorno de déficit de atenção/hiperatividade (TDAH).
- Dificuldades de aprendizado.
- Atrasos no desenvolvimento.
- Distúrbios do sono.
- Transtorno de estresse pós-traumático (TEPT).
- Cefaleias pós-traumáticas.
- Distúrbios associados ao efeito chicote.
- Anemia.
- Distúrbios neuroendócrinos.
- Anorexia nervosa.
- Insônia.
- Uso abusivo de substâncias.

Em atletas – e sobretudo aqueles em alto risco para possível lesão por concussão ou com história significativa de concussões ou com outras comorbidades relevantes já mencionadas – deve-se considerar individualmente a realização de **testes neuropsicológicos** como parte do **exame pré-participação**, com vistas à obtenção de mensurações basais que possam ser comparadas com valores pós-lesão, no caso de uma suspeita de concussão.[15,19,20,26,29,42,108-114]

Normalmente, pode-se realizar testes neuropsicológicos a cada dois anos em adultos (e em crianças, a cada quatro meses a um ano, dependendo do grau de maturidade), caso não tenha ocorrido concussão prévia.[25,115,116] Se não houver valores pré-lesão obtidos por testes neuropsicológicos, o examinador poderá recorrer a valores normativos, mas isso não é o ideal.[13,36,117] Na maioria dos indivíduos que tiveram uma concussão, os valores dos testes retornarão ao normal dentro de sete a dez dias.[9,118-120] Os testes neuropsicológicos mais comumente utilizados nos esportes são o Teste cognitivo e de avaliação imediata pós-concussão (ImPACT), Instrumento computadorizado de avaliação cognitiva (CogSport), Métrica para avaliação neuropsicológica automatizada (ANAM) e Índice de resolução da concussão.[13,16,22,26,31,35,37,40,120-134] A Tabela 2.8 lista outros testes neurofisiológicos.

Os exames para "concussão" pré-participação devem incluir uma anamnese de qualquer concus-

TABELA 2.8

Exemplos de testes neurofisiológicos

Teste	Capacidade avaliada
Teste de desempenho contínuo	Atenção mantida, tempo de reação
Teste da Associação da palavra oral controlada	Fluência verbal, recuperação de palavras
Recordação remota (Teste da aprendizagem verbal de Hopkins)	Aprendizagem retardada de uma lista de palavras previamente estudadas
Utilização de números (da Escala de memória de Wechsler, revisada)	Utilização da atenção
Teste de Grooved-Pegboard	Velocidade e coordenação motoras
Teste de aprendizagem verbal de Hopkins	Memória verbal (memória de palavras)
Teste cognitivo e de mensuração do desempenho pós-concussão imediato (ImPACT)	Uso da atenção, atenção mantida e seletiva, tempo de reação, memória
Combinação número/símbolo	Velocidade de processamento, velocidade motora visual
Questionário de orientação	Orientação, amnésia pós-traumática
Rastreamento de números sequenciais	Atenção mantida, tempo de reação
Teste de Stroop	Flexibilidade mental, atenção
Modalidades dígito-símbolo	Rastreamento visual, atenção
Memória de símbolos	Memória visual imediata

(continua)

TABELA 2.8 (*continuação*)

Exemplos de testes neurofisiológicos

Teste	Capacidade avaliada
Teste de trilhas	Rastreamento visual, flexibilidade mental
Memória de trabalho verbal	Memória de palavras, memória de trabalho
Utilização visual	Atenção visual, memória imediata
Busca de símbolo visual	Rastreamento visual, tempo de reação
Rastreamento de palavra/cor	Atenção centrada, inibição da resposta

Dados de Maroon JC, Lovell MR, Norwig J et al.: Cerebral concussion in athletes: evaluation and neurophysiological testing, *Neurosurg* 47:659-672, 2000.

são, em conjunto com uma avaliação de sintomas somáticos e cognitivos, avaliação de nervos cranianos, um exame físico e neurocomportamental e avaliações do controle motor e do equilíbrio.[3,20,98,110,120,135-139] A Tabela 2.9 resume os domínios sugeridos para a anamnese e exame físico para concussões, a ser utilizado no exame pré-temporada. No exame pré-participação, o examinador pode usar o Instrumento de avaliação para concussão no esporte (SCAT5; ver Fig. 2.49) e o SCAT5 para crianças (ver Fig. 2.50) como parte do processo de avaliação, considerando que os mesmos instrumentos são utilizados após a ocorrência de uma concussão. Do mesmo modo, também pode ser aplicado o formulário Avaliação padronizada das concussões (SAC); na verdade, esse formulário faz parte do SCAT5.

TABELA 2.9

Sugestão de domínios da história e exame clínico para o exame pré-temporada/pré-participação para "concussão"

Domínio	Características ou exemplos	Como avaliar?[a]
Concussões prévias	Data(s) e circunstâncias; presença e duração da perda de consciência, amnésia e sintomas de cada lesão	História
História pessoal relacionada com concussões	Transtornos de humor, déficits de aprendizagem, transtorno de déficit de atenção/hiperatividade, epilepsia ou convulsões, apneia do sono, fratura de crânio, enxaqueca, fatores de risco potenciais	História
História familiar	Transtornos de humor, déficits de aprendizagem, transtorno de déficit de atenção/hiperatividade, demência (p. ex., doença de Alzheimer), enxaqueca, complicações de concussões	História
Sintomas	Atuais e recorrentes	Lista de verificação dos sintomas ou escala (SCAT5)
Estado mental	Nível de consciência, atenção e concentração, orientação, memória	Avaliação padronizada da concussão (APC) SCAT5
Exame ocular	Movimentos dos olhos com perseguição visual suave (nervos cranianos [NC] III, IV, VI), nistagmo (NC VIII), reflexo pupilar (NC II, III)	Exame clínico de todos os nervos cranianos
Força muscular	Avaliação da força dos músculos deltoide, bíceps braquial, tríceps braquial, flexores e extensores de punho e dos dedos[b]; desvio pronador; nervos periféricos; articulações adjacentes	Exame clínico
Controle motor	Avaliação do equilíbrio	Sistema de pontuação para erros de equilíbrio (BESS)
Função cognitiva	Tempo de reação, memória de trabalho, recordação remota	Testes neurocognitivos
Coordenação	Índex-nariz, dupla tarefa	Exame clínico
Marcha	Observar possíveis desvios, calcanhar-dedos do pé, dupla tarefa	Exame clínico
Sistema oculovestibular	Acuidade visual, nistagmo, perseguição visual suave, acomodação, convergência, movimentos sacádicos, reflexo vestíbulo-ocular (RVO), acuidade dinâmica da visão	Exame clínico
Tempo de reação	Tempo de reação com régua	Exame clínico

[a]Os instrumentos de avaliação estão indicados, quando disponíveis.
[b]Déficits notáveis podem estar associados a lesão de raiz nervosa ou a concussão.
Modificada de Broglio SP, Cantu RC, Gioia GA et al.: National Athletic Trainers Association Position Statement: management of sport concussion, *J Athletic Train* 49(2):245-265, 2014.

96 Avaliação musculoesquelética

A Tabela 2.10[100] lista os estágios de gravidade da concussão. A Tabela 2.11[9,29,98,109,140-142] lista os sinais e sintomas agudos e tardios (ou posteriores) das concussões. Tontura, turvação, comprometimento da memória, ansiedade, fotofobia e fonofobia são considerados os principais fatores de risco indicativos da possibilidade de desenvolvimento de sintomas persistentes depois da ocorrência de uma concussão.[73]

No passado, desenvolveram-se diversos sistemas diferentes de graduação (ver edições prévias do

TABELA 2.10

Estágios de gravidade da lesão concussiva

Concussão aguda (7-10 dias)	Síndrome pós-concussão (concussão crônica)	Síndrome pós-concussão prolongada	Encefalopatia traumática crônica
• *Sintomas físicos (somáticos)*: cefaleia, tontura, perda da audição, dificuldade de equilíbrio, distúrbios do sono, náuseas/vômito, sensibilidade à luz ou ao ruído, desempenho atlético diminuído • *Déficits cognitivos*: perda da memória de curto prazo (anterógrada e/ou retrógrada), dificuldade em focar ou se concentrar, confusão mental, perda da consciência, desorientação, incapacidade de manter o foco, atraso nas respostas verbais e/ou motoras, sonolência excessiva, diminuição da atenção, desempenho no trabalho ou escolar diminuído • *Transtornos emocionais (afetivos)*: Irritabilidade, raiva, medo, oscilações do humor, diminuição da libido	• Sintomas persistentes de concussão • Habitualmente com duração de 1-6 semanas após TCEL • Autolimitante	• Sintomas que persistem por mais de 6 meses • Limiar para concussão diminuído • Desempenho atlético diminuído • Desempenho no trabalho ou escolar diminuído	• Período de latência (habitualmente 6 a 10 anos) • Transtornos de personalidade • Labilidade emocional • Insucesso nas relações conjugais/pessoais • Depressão • Uso abusivo de bebidas alcoólicas/drogas • Tentativas/concretização de suicídio

TCEL: traumatismo cranioencefálico leve.
Modificada de Sedney CL, Orphanos J, Bailes JE: When to consider retiring an athlete after sports-related concussion, *Clin Sports Med* 30(1):189-200, 2011.

TABELA 2.11

Sinais e sintomas agudos e tardios (retardados) da concussão

Agudos (primeiras 24-48 horas)[a,b]	Tardios (retardados)
• Atordoamento • Respostas motoras e/ou verbais retardadas • Disfunção da memória ou da cognição • Desorientação • Amnésia (retrógrada e/ou pós-traumática) • Cefaleia • Problemas de equilíbrio/incoordenação • Vertigem/tontura • Dificuldade de concentração • Perda de consciência • Distúrbios visuais (visão turva, movimentos sacádicos) • Olhar vago (expressão facial atordoada) • Fotofobia • Zumbido • Náuseas • Vômito • Maior emotividade • Fala pastosa ou incoerente	• Cefaleia leve persistente • Cansaço fácil • Distúrbios do sono • Incapacidade de realizar atividades de vida diária • Depressão/ansiedade • Letargia • Disfunção da memória • Atordoamento • Alterações da personalidade • Baixa tolerância à frustração/irritabilidade • Intolerância à luz forte e a sons altos (fotofobia e fonofobia) • Irritabilidade

[a]Os sinais e sintomas agudos podem piorar progressivamente ao longo de 24 a 48 horas.
[b]Alguns sinais e sintomas podem levar algum tempo após a ocorrência da concussão para que se tornem evidentes.

Avaliação musculoesquelética). Esses sistemas ofereciam graduações da gravidade de uma concussão. Entretanto, o uso desses sistemas de graduação tem sido desestimulado, pois eles não foram formulados com base no conhecimento científico relacionado com o processo de recuperação do problema e, além disso, não há evidências de que a amnésia (retrógrada ou pós-traumática) ou a perda da consciência devam ser considerados mais importantes do que outros marcadores, por ocasião da tomada de decisões concernentes às concussões.[18,20,42,95,143,144] A Fifth International Conference on Concussion and Sport realizada em Berlim[66] recomendou o abandono das escalas de graduação porque a gravidade de uma concussão pode ser determinada apenas em retrospecto, depois que todos os sinais e sintomas desapareceram, quando o exame neurológico está normal e com as funções cognitivas tendo retornado à normalidade.[66] Para facilitar a descrição, as concussões podem ser agrupadas como simples, complexas ou pós-concussão,[110,132] com base na duração dos sintomas. Isso significa que, com frequência, tais lesões podem ser classificadas apenas retrospectivamente, não no momento de ocorrência da lesão.[62] Em primeiro lugar, praticamente todos os indivíduos, não importando se sua concussão é simples ou complexa, exibirão os mais severos sinais e sintomas de disfunção cognitiva e problemas de equilíbrio durante a fase aguda (primeiras 24 a 48 horas), porque poderá transcorrer algum tempo para que os sinais e sintomas sejam evidenciados.[29,66,75] Só então essas disfunções e problemas serão atenuadas em velocidades diferentes, dependendo do indivíduo,

ao longo de um determinado período. **Concussão simples** implica que a lesão, função cognitiva e outros sinais e sintomas desaparecerão espontaneamente ao longo de sete a dez dias sem complicações; não há necessidade de fazer testes neurocognitivos nem intervenção, além da observação (i. e., o examinador deve fazer testes/triagens lineares do estado mental em intervalos regulares ao longo de 10 a 14 dias, a fim de garantir que os sinais e sintomas estão cedendo).[21,22,51,62,86,110,145] Oitenta a 90% das concussões são do tipo simples.[40,110,146] Por outro lado, as **concussões complexas** se prolongam por mais de dez dias e/ou apresentam sintomas persistentes, com ocorrência de sequelas específicas (p. ex., convulsões, perda da consciência por períodos superiores a um minuto, comprometimento cognitivo prolongado) e, mais comumente, ocorre resolução clínica da condição dentro de 30 dias a contar da ocorrência da lesão.[3,95,110,132] Aproximadamente 15 a 30% dos indivíduos manifestarão sintomas que persistem além do normal para as concussões simples, de uma (para adultos) a quatro (para crianças e adolescentes) semanas. Indivíduos que tiveram mais de uma concussão, ou com amnésia pós-traumática, amnésia retrógrada ou desorientação com duração superior a 5 minutos se enquadram nesse grupo.[147] As concussões complexas exigem uma abordagem terapêutica multidisciplinar.[148] No caso de uma concussão complexa, pode ser válida a realização de testes neuropsicológicos e de exames de imagem diagnósticos.[67,141,149-151] A Tabela 2.12 lista as orientações para o retorno à prática esportiva no caso de concussões simples e complexas.

TABELA 2.12

Orientações para o retorno à atividade esportiva depois de concussões simples e complexas

Grau de concussão	Tratamento no campo	Primeira concussão	Segunda concussão	Terceira concussão
Simples	Afastar o atleta da competição	O atleta pode retornar à atividade quando permanecer assintomático durante uma semana	Obter TC; o atleta pode retornar em duas semanas quando permanecer assintomático por uma semana	Afastamento do atleta por um mês, no mínimo; pode retornar então quando permanecer assintomático por uma semana
Complexa	Afastar o atleta da competição; transportá-lo ao hospital para avaliação emergencial por um neurocirurgião e para obter um diagnóstico por neuroimagem	Obter uma TC, afastar da atividade por no mínimo um mês ou até que os sinais e sintomas tenham desaparecido; o atleta pode então retornar à atividade caso se apresente assintomático por uma semana	Obter TC; considerar o afastamento até o final da temporada	Afastamento do atleta nessa temporada; o atleta pode retornar na próxima se estiver assintomático, mas deve-se considerar o afastamento definitivo de esportes de contato

TC: tomografia computadorizada.
Modificada de Warren WL, Bailes JE, Cantu RC: Guidelines for safe return to play after athletic head and neck injuries. In: Cantu RC, editor: *Neurologic athletic head and spine injuries*, Philadelphia: WB Saunders, 2000.

Se os sintomas persistirem ou se arrastarem por três meses ou mais (aproximadamente um mês em crianças), então o examinador estará diante de uma **síndrome pós-concussão**. Nesse caso, é frequente que tal condição tenha consequências a longo prazo, que irão interferir gravemente na qualidade de vida do paciente.[19,23,26,36,39,42,43,45,48,55,104,120,152-155] O examinador deve ter em mente que o período apropriado para a determinação da presença/duração dos sintomas persistentes varia entre autores. O fator preditor mais robusto e consistente para uma recuperação mais lenta da concussão é a gravidade dos sintomas iniciais do indivíduo, no primeiro dia depois da lesão, ou nos dias imediatamente seguintes (24 a 48 horas). O risco de ocorrência de uma síndrome pós-concussão é mais alto naqueles pacientes em que o surgimento tardio de sintomas seja superior a três horas após a ocorrência da lesão, com história pessoal ou familiar de transtornos do humor, com outras enfermidades psiquiátricas, e com enxaqueca.[44] Ter poucos sintomas no primeiro dia após a lesão é um indicador prognóstico favorável. O termo "síndrome pós-concussão" remete a deficiências cognitivas e de memória e a pelo menos três ou mais dos seguintes sintomas: cefaleia, náuseas, tontura, fadiga, comprometimento do equilíbrio, distúrbios do sono, irritabilidade, atrofia, comprometimento da visão (visão turva), confusão mental, comprometimento da memória, fadiga e mudança de personalidade, em combinações variadas.[73,104] A causa fundamental da síndrome pós-concussão pode ser uma disfunção fisiológica persistente, incluindo uma alteração da função autonômica e um comprometimento da autorregulação do fluxo sanguíneo cerebral.[155] A síndrome pós-concussão pode ter outras causas: enxaqueca, disfunção vestibular e transtornos emocionais.[79,155,156] Entre 10 e 15% dos pacientes diagnosticados com TCEL, persistirá o atraso no retorno às atividades escolares, ocupacionais ou esportivas.[22,23,26,27,36,71,81,112,146,154] A presença de perda prolongada da consciência (mais de 30 segundos a 1 minuto), história de mais de três concussões, amnésia, estado de confusão mental prolongado e persistência dos sintomas são achados associados a uma lesão mais grave e persistente.[154,157] Pacientes com sintomas afetivos tendem a demonstrar uma grande sobreposição entre transtornos do humor e sintomas de síndrome pós-concussão. Os sintomas de depressão maior incluem: humor deprimido, perda do interesse, fadiga, disfunção do sono e dificuldade para se concentrar. O **Inventário de depressão de Beck**[158] e o **Questionário de saúde do paciente (PHQ-9)**[131] são exemplos de questionários utilizados para medir o nível de depressão.[159] Os sintomas de um transtorno de ansiedade (p. ex.,

transtorno de ansiedade generalizada, transtorno de estresse pós-traumático [TEPT], transtorno de estresse agudo) incluem: sensação de estar tenso ou "no limite", fatigabilidade, irritabilidade, dificuldade de concentração e dificuldade para dormir ou para permanecer acordado.[45,46,71]

A **Escala de sintomas pós-concussão (PCSS)** consiste em uma lista de verificação com 22 itens que pode ser aplicada para auxiliar no diagnóstico de concussão e também para monitorar a recuperação ao longo do tempo. A PCSS avalia a frequência, intensidade e duração dos sintomas pós-concussão.[13,37,66,81,126,133,152,159-162] O **Questionário Rivermead de sintomas pós-concussionais (RPSQ)** é um questionário de 16 itens que mede a gravidade dos sintomas; ele compara os sintomas experimentados nas últimas 24 horas com a experiência do indivíduo com as mesmas lesões antes da lesão atual. Foi concebido para avaliar a gravidade da síndrome pós-concussão.[115,116,133,159,163,164] Para avaliações de acompanhamento, o examinador também pode recorrer ao **Questionário de acompanhamento do setor de traumatismo cranioencefálico de Rivermead (RHFUQ)**.[116]

É preciso ter muita cautela ao estabelecer o diagnóstico de síndrome pós-concussão, pois podem estar presentes sintomas significativos, talvez resultantes de outras condições atraumáticas ou pré-mórbidas – como, por exemplo, enxaqueca crônica, depressão, ansiedade, problemas de atenção, disfunção do sono e TEPT, bem como dor relacionada com cefaleias pós-traumáticas e transtornos associados ao efeito chicote (TAEC). É difícil diferenciar cada uma dessas condições.[9,23,27,44,63,66,73,104-107] Constatou-se que indivíduos com transtornos psiquiátricos – como, por exemplo, transtornos de ansiedade, depressão e da personalidade histriônica compulsiva – ou indivíduos com história familiar de transtornos do humor exibem uma incidência mais alta de síndrome pós-concussão.[73] A Tabela 2.6 resume os fatores de risco que podem prolongar ou complicar a recuperação em indivíduos pós-concussão.[104] Caracteristicamente, pessoas com transtornos pós-concussão exibem significativa intolerância ao exercício, enquanto aqueles com sinais e sintomas originários da parte cervical da coluna ou do sistema vestibular, ou que tenham alguma disfunção visual ou uma combinação dessas condições, não exibem qualquer intolerância precoce significativa ao exercício. O **teste de esteira de Buffalo para concussão (BCTT)** usa um programa de exercícios graduais em que o nível dos exercícios não precipita sinais e sintomas de concussão.[77,104]

Independentemente do método usado para classificar a concussão, é importante que o examinador entenda que cada concussão deve ser tratada de maneira individual, pois não existe "uma situação única" no campo do tratamento das concussões.[21] Se houver suspeita de concussão, deve-se usar o SCAT5 ou o SCAT5 para crianças para avaliação. Trata-se do instrumento acessório de uso mais comum, que foi atualizado em 2017 durante a Conferência Internacional sobre concussão e esporte em Berlim (a versão moderna do SCAT3 e do SCAT3 para crianças).

3. *No caso de o paciente ter sofrido um traumatismo cranioencefálico, existem alguns sintomas associados ao pescoço ou a problemas respiratórios, alterações da visão, secreção proveniente do nariz ou orelhas, incontinência urinária ou fecal?* Esses sintomas indicam lesão do encéfalo ou da coluna graves e o paciente deve ser tratado com extrema cautela.

4. *Quais são os locais e limites da dor?* Essa questão auxilia o examinador a determinar quais estruturas foram lesionadas. É importante manter em mente que o paciente pode estar apresentando uma dor referida.

Sinais e sintomas cranioencefálicos crônicos que exigem cuidados especializados

- Presença de amnésia.
- Sintomas residuais prolongados.
- Perda de consciência.
- Cefaleia prolongada.
- Síndrome pós-concussão.
- Alterações da personalidade.
- Mais de uma concussão.
- Desorientação prolongada, instabilidade ou confusão (> 2-3 min).
- Visão turva.
- Tontura (> 5 min).
- Zumbido (> 5 min).

5. *Que tipo de dor o paciente está apresentando?* O tipo de dor fornece uma indicação do tipo de estrutura lesionada (ver Tab. 1.3).

6. *O paciente apresenta alguma parestesia, sensibilidade anormal ou falta de sensibilidade?* O olfato (nervo craniano I), a visão (nervo craniano II), o paladar (nervo craniano VII) e a audição (nervo craniano VIII) estão normais? Essas questões fornecem ao examinador uma noção a respeito de outras possíveis estruturas neurológicas (sobretudo os nervos cranianos) lesionadas e, neste caso, quais são elas.

7. *Qual é a idade e o sexo do paciente?* Em comparação com os adultos, as crianças que tiveram uma concussão tendem a levar mais tempo para se recuperar.[165] Crianças que tiveram uma concussão relacionada com a prática esportiva em geral se recuperam, a partir de uma perspectiva clínica, dentro de um mês. Contudo, aproximadamente 30% das crianças e adolescentes informam sintomas persistentes depois de transcorridas quatro semanas.[166,167] Nas crianças, em decorrência do contínuo desenvolvimento encefálico, cognitivo, físico e emocional, o encéfalo se torna mais vulnerável a lesões adicionais durante o período de recuperação aguda, que tende a ser mais longo. Assim, é aconselhável que se tenha cautela ao considerar o retorno de uma criança às atividades antes da recuperação completa. Um retorno prematuro poderá resultar em deficiências ou problemas adicionais à criança.[13,26,86,147,152,168-170] Por exemplo, a principal preocupação para o retorno prematuro de uma criança ou adolescente atleta às suas atividades é o edema cerebral difuso, que poderá resultar em uma catastrófica deterioração tardia, comumente conhecida como **síndrome do segundo impacto** ou **edema cerebral maligno**.[26,32,70,171] Tendo em vista a inexistência de um método para predizer quais crianças vivenciarão um prolongamento dos sintomas pós-concussão, recomenda-se que o tratamento conservador a todas as crianças inclua repouso cognitivo e também físico, seguido por um retorno em etapas à escola (Tab. 2.13) e ainda às atividades esportivas (Tab. 2.14).[43,172] Atividades aeróbicas leves e controladas são seguras, desde que não venham a exacerbar os sintomas enquanto promovem a recuperação pela melhora dos desfechos físicos, psicológicos e acadêmicos.[173] A adaptação no que se refere ao retorno à escola e às atividades esportivas deve ser individualizada, sempre levando em conta os sintomas ou dificuldades vivenciados pela criança.[86] A duração esperada dos sintomas em crianças (com 5 a 12 anos) é de até quatro semanas. As crianças não deverão retornar à prática esportiva até que tenham obtido sucesso em seu retorno à escola.[174] Crianças com história de concussão prévia, e em particular uma concussão recente, têm um risco aumentado de prolongamento dos sintomas subsequentes à concussão.[175] Em geral não se recomenda o uso rotineiro de testes neuropsicológicos computadorizados basais para crianças e adolescentes, em decorrência de problemas com sua confiabilidade ao longo do tempo e também por serem insuficientes as evidências de valor diagnóstico ou prognóstico.[166]

A adolescência (13 a 18 anos) também é um período crítico para o desenvolvimento do encéfalo. Lesões cranioencefálicas durante esse estágio da vida podem resultar em maior grau de lesão, em comparação com o que ocorre em um adulto.[70] Além das diferenças do desenvolvimento, as diferenças anatômicas e fisiológicas constituem fatores que possivelmente podem explicar a vulnerabilidade dos adolescentes aos sintomas ligados à concussão.[144] Adolescentes que exibem quatro ou mais sintomas de concussão têm o dobro do risco de recuperação prolongada.[157]

Avaliação musculoesquelética

TABELA 2.13

Orientações para o retorno às atividades escolares

Os ESTÁGIOS 1 a 3 das orientações para o Retorno às atividades (RA) e para o Retorno à escola (RE) devem progredir em conjunto; contudo, os jovens precisam ter retornado integralmente às atividades escolares antes de avançar para os ESTÁGIOS 4 e 5 das orientações para RA

Estágio		
Estágio 1	Fase breve de repouso físico e cognitivo com atividades orientadas pelos sintomas/24-48 horas	META: fora da escola por no mínimo 24 horas. Atividades em casa e de lazer conforme tolerado, sem que ocorra aumento na quantidade ou na gravidade dos sintomas. Notificar a escola acerca da concussão. Restringir atividades físicas de qualquer intensidade com duração superior a 5 minutos, desde que essas atividades breves não exacerbem os sintomas. REPOUSO/ATIVIDADES LEVES: atividades comuns da vida diária que não provoquem sintomas, por exemplo, cuidados pessoais e tarefas fáceis (p. ex., fazer a cama, socialização tranquila com um amigo, falar ao celular). LIMITAR o tempo de tela (p. ex., TV, videogames, mensagens) e de leitura. QUANDO AVANÇAR PARA O ESTÁGIO 2? → quando os sintomas não são exacerbados pelas atividades comuns da vida diária, ou desapareceram. Se houver persistência dos sintomas por mais de uma semana, então avançar cuidadosamente para o ESTÁGIO 2.
Estágio 2	Preparando-se para o retorno à escola	META: iniciar atividades cognitivas simples em casa com duração máxima de 30 minutos, sem que ocorra piora dos sintomas. Se os sintomas piorarem, reduzir a atividade. ATIVIDADES: caminhar, 15 minutos de tempo de tela/trabalhos escolares duas vezes ao dia; socializar com 1 a 2 amigos por não mais de 30 minutos. QUANDO AVANÇAR PARA O ESTÁGIO 3? → quando os sintomas desapareceram, diminuírem ou se os sintomas persistiram nas duas últimas semanas, então avançar para o ESTÁGIO 3 com a ajuda de profissionais da escola ou profissionais de saúde.
Estágio 3	Retorno à escola com adaptações ambientais e modificação das atividades acadêmicas	META: elaborar a rotina de retorno à escola, aumentando as atividades cognitivas em ambiente escolar com as devidas adaptações. Este estágio pode se prolongar por dias ou meses, dependendo da velocidade de recuperação. AS MODIFICAÇÕES ACADÊMICAS são decididas individualmente e orientadas pelos sintomas HORÁRIOS/COMPARECIMENTO: iniciar comparecendo durante uma hora, meio período, ou em dias alternados. Tentar reduzir o tempo de aula, com horário de início mais tarde, ou um período mais curto. CURRÍCULO: comparecer às aulas menos estressantes, reservar mais tempo para fazer as tarefas escolares, não fazer provas, deveres de casa em blocos de 15 minutos até um máximo de 45 minutos por dia. AMBIENTE: de preferência sentado; evitar aulas de computador, música e educação física; evitar ambientes barulhentos/aglomerados, por exemplo, a cafeteria. Usar fones de ouvido ou óculos de sol se houver fotossensibilidade ou fonossensibilidade. Proporcionar um espaço de estudo tranquilo ou períodos de repouso durante as aulas. ATIVIDADES: limitar o tempo de tela/TV a blocos de 15 minutos por até uma hora por dia. Atividades escolares gerais: não usar o ônibus escolar, refeitório, recreio. Não carregar livros pesados. QUANDO AVANÇAR PARA O ESTÁGIO 4? → quando as atividades forem toleradas sem que ocorra aumento dos sintomas.
Estágio 4	Rotinas normais, com algumas restrições	META: retorno à frequência escolar integral, mas em caso de necessidade poderá comparecer menos de cinco dias por semana, em decorrência da fadiga ou outros sintomas persistentes. ATIVIDADES: fazer os deveres de casa conforme a tolerância, sem causar sintomas nem exacerbações. Fazer apenas uma prova por semana; talvez necessite de provas mais curtas ou de mais tempo para completar. NÃO se deve exigir que o aluno faça recuperação escolar por causa dos trabalhos ou provas perdidos, além de novos aprendizados e atividades curriculares. QUANDO AVANÇAR PARA O ESTÁGIO 5? → quando o aluno estiver assintomático.
Estágio 5	Retorno integral às atividades escolares	META: retorno gradativo às rotinas normais, inclusive comparecimento, deveres de casa, testes/provas e atividades extracurriculares normais. PARE!!! Se ocorrer exacerbação ou retorno dos sintomas em qualquer ESTÁGIO, reduzir a atividade, retornando ao estágio precedente por 24 horas.

OBSERVAÇÕES IMPORTANTES
A ANSIEDADE pode estar intensificada em seguida a uma lesão cranioencefálica. Muitos jovens ficam preocupados com relação ao insucesso escolar, devendo ser tranquilizados de que as adaptações serão temporárias.
A DEPRESSÃO é comum durante a recuperação de uma lesão cranioencefálica, especialmente nos casos em que o jovem precisa se manter inativo. A depressão pode piorar os sintomas ou prolongar a recuperação.
Observação: cada pessoa se recupera em uma velocidade distinta. Isso depende de muitos fatores, incluindo a gravidade da lesão e o história clínica do paciente. Esses referenciais de tempo servem para ajudar a estabelecer expectativas, devendo ser empregadas como orientações. Se houver preocupação em relação ao ritmo da recuperação, contatar o médico ou o especialista em lesão cranioencefálica.
©CanChild, McMaster University, 2018
De DeMatteo C, Randall S, Falla K et al.: Concussion management has changed: new pediatric protocols using the latest evidence, *Clin Pediatr (Phila)* 59:5-20, 2020.

TABELA 2.14

Protocolo de retorno gradativo à prática esportiva

Estágio de reabilitação	Exercícios funcionais em cada estágio da reabilitação	Objetivo de cada estágio
1. Sem atividade (repouso cognitivo ou cerebral)	Repouso físico e cognitivo limitado pela sintomatologia	Recuperação
2. Exercício aeróbico leve	Caminhar, nadar ou usar bicicleta estacionária; manter a intensidade abaixo de 70% da frequência cardíaca máxima permitida; não fazer treinamento de resistência	Aumentar a frequência cardíaca
3. Exercício específico do esporte	Treinamento de patinação para hóquei no gelo, treinamento de corrida para futebol; nenhuma atividade com impacto na cabeça	Adicionar movimento
4. Exercícios de treinamento sem contato	Progressão para exercícios de treinamento mais complexos (p. ex., treinamento de passes no futebol americano e no hóquei no gelo); pode iniciar treinamento progressivo de resistência	Carga para exercícios, coordenação e cognição
5. Prática sem restrição de contato	Depois da liberação do médico, participação nas atividades normais de treinamento	Restauração da confiança e avaliação das habilidades funcionais pela equipe técnica
6. Retorno ao jogo	Participação normal nos jogos, atividade normal	

Observação: é recomendável um período inicial de 24 a 48 horas de repouso físico relativo e de repouso cognitivo antes que o atleta retorne à progressão esportiva. Devem transcorrer 24 horas (ou mais) no mínimo para cada etapa da progressão. Se for observada piora de qualquer sintoma durante o exercício, o atleta deverá retornar à etapa precedente. O treinamento de resistência será adicionado apenas nos estágios mais avançados (no mínimo, estágios 3 ou 4). Se os sintomas persistirem (p. ex., mais do que 10 a 14 dias em adultos ou mais de um mês em crianças), o atleta deverá ser encaminhado a um profissional da saúde especializado em tratamento de concussões.
Modificada de McCrory P, Meeuwisse WH, Aubry M et al.: Consensus statement on concussion in sport: the 4th International Conference on Concussion in Sport, Zurich, novembro de 2012, *Br J Sports Med* 47(5):250-258, 2013; Halstead ME, Walter KD: Clinical report-sport related concussion in children and adolescents, *Pediatrics* 126(3):597-611, 2010.

Foi constatado que, comparativamente a atletas do sexo masculino, as atletas do sexo feminino têm maior risco de ter uma concussão, relatar sintomas mais expressivos e demonstrar diferenças em relação aos testes neuropsicológicos de base.[13,42,81,86,176-178] Atletas do sexo feminino demonstram pontuações compostas de memória visual, tempo de reação complexa e velocidade de processamento significativamente mais baixas do que atletas do sexo masculino.[177] As atletas que tiveram uma concussão relatam mais frequentemente sonolência e sensibilidade aumentada a ruídos (fonofobia), enquanto os atletas relatam mais comumente amnésia e confusão mental/desorientação.[177] Relatou-se que as atletas mulheres que tiveram uma concussão exibiam sintomas totais de concussão mais expressivos e mais dificuldade em se concentrar, maior fadiga e mais vertigem, comparativamente a atletas homens pós-concussão.[179] Curiosamente, embora existam diferenças sintomatológicas entre homens e mulheres, relatou-se que a velocidade de recuperação é a mesma.[177] Comparativamente com os homens, nas mulheres os sintomas pós-concussão tendem a ocorrer em maior quantidade.[176]

8. *Quais atividades agravam o problema específico?* Em um indivíduo que teve uma concussão, a atividade prematura tende a agravar os sintomas em geral; assim, todas as atividades devem ser adiadas até que os sintomas desapareçam, ou até que a atividade possa ser realizada em um nível que não causa sintomas (i. e., atividade em nível subsintomático).

9. *Quais atividades atenuam o problema específico?* Em um indivíduo que teve uma concussão, é recomendável que se respeite um **"período de repouso cognitivo"** em seguida à lesão. Em geral, esse período fica limitado a dois a três dias de ausência de atividades, seguido por atividades em nível subsintomático. Se o atleta quer manter seu nível de condicionamento cardiorrespiratório, o examinador pode usar o **Teste de esteira de Buffalo para concussão** para testar sistematicamente sua tolerância ao exercício e também para proporcionar uma atividade subsintomática.[77,104,142]

10. *O paciente apresenta cefaleia e, em caso afirmativo, qual a sua localização* (Tabs. 2.15 e 2.16)? A cefaleia é tolerável? Qual é o tipo da cefaleia? Trata-se de uma cefaleia de tipo pulsátil, latejante, enfadonha, tipo choque, difusa, incômoda ou do tipo que pressiona continuamente? A dor da cefaleia é agravada pelo movimento ou pelo repouso? Qual é a localização exata da cefaleia? A cefaleia é afetada pela posição ou pelo período do dia? (Tab. 2.17) Ela se localiza em toda a cabeça, região dos seios da face ou na região retro-ocular? Apresenta uma

Avaliação musculoesquelética

TABELA 2.15

Tipos e causas comuns de cefaleias

Tipo de dor	Causas comuns
Aguda	Trauma, infecção aguda, acidente vascular encefálico iminente, hemorragia subaracnoide
Crônica, recorrente	Enxaqueca (padrão definido de intervalo irregular); esforço visual; barulho; comer, beber ou fumar de maneira excessiva; ventilação inadequada
Contínua, recorrente	Trauma
Grave, intensa	Meningite, aneurisma (ruptura), enxaqueca, tumor cerebral
Intensa, transitória, semelhante a choque	Neuralgia
Latejante, pulsátil (vascular)	Enxaqueca, febre, hipertensão, insuficiência aórtica, neuralgia
Constante, compressiva (como uma faixa apertada), bilateral	Contração muscular

TABELA 2.16

Localização e causas comuns de cefaleias

Localização	Causas comuns
Testa	Sinusite, distúrbio ocular ou nasal, espasmo muscular da região occipital ou suboccipital
Porção lateral da cabeça	Enxaqueca, distúrbio ocular ou auditivo, neuralgia auriculotemporal
Occipital	Problemas miofasciais, hérnia de disco, esforço visual, hipertensão, neuralgia occipital
Parietal	Histeria, meningite, constipação, tumor
Face	Sinusite maxilar, neuralgia do trigêmeo, problemas odontológicos, tumor

TABELA 2.17

Efeito da posição ou do período do dia em que ocorre a cefaleia

Posição ou período do dia em que a cefaleia é pior	Causas comuns
Manhã	Sinusite, enxaqueca, hipertensão, alcoolismo, posição ao dormir
Tarde	Esforço visual, tensão muscular
Noite	Doença intracraniana, osteomielite, nefrite
Flexão do corpo	Sinusite
Decúbito horizontal	Enxaqueca

distribuição em "faixa de chapéu", afeta o pescoço ou a área occipital? Para que um diagnóstico seja estabelecido e qualquer alteração seja observada, é importante que o examinador anote a localização, as características, duração e frequência da cefaleia, bem como qualquer fator que pareça agravar ou aliviar a dor (Tab. 2.18).

Depois de uma concussão, a cefaleia é o sintoma mais comumente relatado. Essas cefaleias pós-traumáticas não são todas iguais. Na verdade, podem ser (mas não estão limitadas a) cefaleias mistas, cefaleias do tipo tensional, cefaleias em salvas e cefaleias semelhantes à enxaqueca.[73,181,182] As cefaleias não associadas a sintomas do tipo enxaqueca não estão significativamente associadas ao prolongamento do tempo de recuperação.[63] Os sintomas de uma **cefaleia pós-concussiva do tipo enxaqueca** incluem uma cefaleia do tipo latejante, unilateral e episódica, náuseas, vômito, fotofobia, fonofobia e agravamento às atividades. Esses sintomas estão relacionados com um tempo prolongado de recuperação dos sintomas pós-concussão.[118,182,183] As mulheres têm maior probabilidade de relatar cefaleias do tipo enxaqueca, comparativamente aos homens.[181]

11. *O paciente apresenta tontura, instabilidade ou distúrbios de equilíbrio?* O examinador deve também observar se a tontura é provocada por movimentos bruscos como ficar em pé, girar o corpo e inclinar-se, ou se ela ocorre sem movimento. Deve-se lembrar que "tontura" é um termo algumas vezes utilizado por pacientes para designar a instabilidade na marcha. Geralmente, a tontura está associada a problemas da orelha média, no sistema vestibular, insuficiência vertebrobasilar ou problemas na parte cervical alta da coluna.[69,184] A Tabela 2.19 resume alguns tipos comuns de sintomas de tontura. A vertigem envolve um componente rotatório; o ambiente em que o paciente está parece girar ao seu redor ou o corpo do paciente parece rodar em relação ao ambiente. Caso o paciente se queixe de tontura ou vertigem, o momento do início e a duração dos episódios devem ser anotados. Uma descrição do tipo de movimento que ocorre e de quaisquer outros sintomas associados devem ser incluídos. O examinador pode usar o **Inventário para tontura em pessoas com deficiência** com o objetivo de testar a tontura pós-concussão. Com isso, o examinador pode determinar se há problemas no sistema vestibular e/ou oculomotor.[69,160,184] Aproximadamente 50% dos atletas que tiveram uma concussão relatam tontura; esse sintoma está associado a risco aumentado de um tempo prolongado de recuperação (> 21 dias).[69] O equilíbrio pode ser afetado por problemas cerebrais ou dos canais semicirculares da

TABELA 2.18

Cefaleias: diagnóstico diferencial

Distúrbio	Sexo/idade predominância	Natureza da dor	Frequência	Localização	Duração	Eventos prodrômicos	Fatores desencadeantes	Causa	Predisposição familiar	Outros sintomas possíveis
Enxaqueca	Mulher/20 a 40 anos	Aumenta até tornar-se latejante e intensa	Geralmente não mais que duas vezes por semana. Pode ser noturna	Geralmente unilateral	Várias horas a dias	Podem ocorrer distúrbios visuais no lado oposto ao local da dor	Desconhecidos, podem ser físicos, emocionais, hormonais, alimentares	Vasomotora	Sim	Náuseas, vômito, palidez, fotofobia, perturbações do humor, retenção hídrica
Cefaleia em salvas (histamínica)	Homem/40 a 60 anos	Excruciante, tipo facada, queimação, pulsátil	Um a quatro episódios em 24 horas. Manifestação noturna	Unilateral, olho, têmpora, testa	Minutos a horas	Podem ocorrer distúrbios do sono ou alterações da personalidade	Desconhecidos, podem ser serotonina, histamina, hormonal, fluxo sanguíneo	Vasomotora	Menor	Sudorese facial ipsilateral, lacrimejamento, congestão nasal ou coriza
Cefaleia hipertensiva	Nenhuma	Surda, latejante, não localizada	Variável	Todo o crânio, especialmente a região occipital	Variável	Nenhum	Atividades que aumentam a pressão sanguínea	Hipertensão arterial; diastólica > 120 mmHg	Somente em relação à hipertensão	
Neuralgia do trigêmeo (*tic douloureux*)	Mulher/40 a 60 anos	Excruciante, espontânea, lancinante, tipo relâmpago	Pode ocorrer muitas vezes ao dia (12 ou mais)	Unilateral, ao longo do trajeto do nervo trigêmeo	30 segundos a 1 minuto	Formigamento a desagradável	Toque (frio) sobre a área acometida	Neurológica	Nenhuma	Hiperemia conjuntival, lacrimejamento
Neuralgia do glossofaríngeo	Homem/40 a 60 anos	Excruciante, espontânea, lancinante, tipo relâmpago	Pode ocorrer muitas vezes ao dia (12 ou mais)	Unilateral, da região retrolingual à orelha	30 segundos a 1 minuto	Nenhum	Movimento ou contato da faringe	Neurológica	Nenhuma	
Neuralgia cervical	Nenhuma	Difusa ou com pressão na cabeça		Bilateral, occipital, frontal ou facial	Variável	Nenhum	Postura ou movimento da cabeça	Neurológica, pressão sobre as raízes de nervos espinais	Nenhuma	Tontura, distúrbios auditivos
Distúrbios oculares	Nenhuma	Desconforto generalizado nos olhos ou em torno deles	Aumenta com o esforço visual prolongado	Todo o crânio	Durante e após esforço visual	Nenhum	Comprometimento da função ocular	Dor na córnea, íris ou intraocular	Possível	Diminuição da visão, sensibilidade à luz
Distúrbios sinusais, nasais e auditivos	Nenhuma	Difusa, persistente	Variável	Frontal, temporal, orelha, nariz, occipital	Variável	Nenhum	Infecção, alergia, química, flexão, esforço	Bloqueio, inflamação, infecção	Nenhuma	

Modificada de Esposito CJ, Grim GA, Binkley TK: Headaches: a differential diagnosis. *J Craniomand Pract* 4:320-321, 1986.

TABELA 2.19
Sintomas para tipos comuns de tontura

Descrições	Causas comuns
Vertigem (p. ex., visualiza, no ambiente, girando, se inclinando ou caindo)	Desequilíbrio nos sinais vestibulares tônicos, em decorrência de uma lesão central ou periférica unilateral
Atordoamento/zonzo	Pressão arterial, metabólica, fármacos, vestibular, psicofisiológica
Quase desmaio	Diminuição da circulação sanguínea cerebral (difusa)
Sensação de estar fora do corpo, flutuando, girando internamente (p. ex., sem movimento visualizado do ambiente)	Psicofisiológica
Cinetose (enjoo de movimento) ou intolerância ao movimento	Conflito sensório
Instabilidade na marcha	Perda da função vestibular, proprioceptiva, cerebelar ou motora

De Kerber KA, Baloh RW: The evaluation of a patient with dizziness, *Neurol Clin Pract* 1(1):24-32, 2011.

orelha interna. O examinador deve também anotar se o paciente está falando sobre instabilidade, perda de equilíbrio ou queda real.

12. *O paciente apresenta irritação sem motivo aparente ou dificuldade de concentração?* O estado do paciente indica a gravidade da lesão e a possibilidade de uma concussão.

13. *O paciente sabe onde ele está, quem ele é, que dia e que horas são?* Ele tem alguma ideia do que estava acontecendo no momento em que sofreu a lesão? Esses tipos de questões revelam a gravidade da lesão.

14. *O paciente tem qualquer memória de eventos passados ou do que ocorreu antes ou após a lesão?* Esse tipo de pergunta avalia a amnésia retrógrada, a amnésia pós-traumática e a gravidade da lesão, que podem ser determinadas por meio de questões diretas sobre eventos passados do próprio paciente como, por exemplo, data de nascimento ou ano de graduação do ensino médio ou da universidade. A **amnésia pós-traumática** (**anterógrada**) é a perda de memória de eventos que ocorreram imediatamente após o despertar ou a partir do momento da lesão. Considera-se que a amnésia pós-traumática seja o período decorrido do momento da lesão ao retorno da memória consciente. No estado agudo, pode levar tempo para que a amnésia pós-traumática se torne evidente.

Algumas vezes, o paciente se lembra do que aconteceu imediatamente após a lesão, mas à medida que o tempo passa (até uma a duas horas após a lesão), a amnésia pós-traumática torna-se clara. Essa é uma das razões por que se aconselha reavaliar lesões agudas na cabeça a cada quinze a trinta minutos. Manzi e Weaver relataram que um paciente que passou por um período de amnésia pós-traumática inferior a sessenta minutos seja considerado portador de um traumatismo cranioencefálico leve.[185] A **amnésia retrógrada** é a perda de memória de eventos que ocorreram antes da lesão. Após a concussão, podem ser necessários 5 a 10 minutos para que a amnésia retrógrada se manifeste e a amnésia pode se referir a apenas alguns minutos anteriores à lesão. Por essa razão, o paciente deve ser frequentemente questionado sobre o que aconteceu antes da lesão e sobre como ela ocorreu, para verificar se há alguma alteração no padrão de memória do paciente. Há sempre algum grau de amnésia retrógrada permanente nesses pacientes.

Gravidade da lesão cranioencefálica de acordo com a duração da amnésia pós-traumática

Menos que 60 minutos: Leve
1 a 24 horas: Moderada
Mais de uma semana: Grave (é improvável que haja um retorno completo das funções neurológicas)

Questões sobre a lesão, sobre eventos pré e pós-traumáticos e memória (**questões de Maddocks**) também podem ser formuladas. Questionamentos como "Que dia é hoje?", "Qual é o time adversário?", "Quem está vencendo?" e "Qual é o número do seu telefone, onde mora?" avaliam a capacidade do paciente com relação à memória estática. O examinador deve assegurar-se de que ele ou alguém presente no momento da avaliação conheça as respostas dessas questões formuladas. Embora seja prática comum fazer essas perguntas de orientação (p. ex., hora, local), demonstrou-se que elas talvez não sejam confiáveis em situações na área esportiva, comparativamente à avaliação da memória.[186,187] A **memória recente** pode ser testada pedindo-se ao paciente que memorize de dois a cinco objetos ou nomes comuns como por exemplo, a cor "vermelha", o número "5", o nome "sr. Silva" e a palavra "orgulho". Cinco a dez minutos mais tarde solicita-se que ele os repita. Pode ser pedido ao paciente que repita as palavras duas ou três vezes, quando o examinador as pronunciar inicialmente, para se testar a memória imediata ou para se assegurar de que o paciente é capaz de enunciá-las e lembrar-se delas. A **memória imediata**, outra forma de memória, é testada de melhor forma por meio da repetição de uma série de números. Normalmente, uma pessoa é capaz de repetir pelo menos seis números, e muitos indivíduos são capazes de repetir oito ou nove. Em um tipo de teste semelhante, também pode ser solicitado ao paciente que repita os meses do ano na ordem inversa. De modo geral, acredita-se que a memória seja formada e armazenada em certas regiões dos lobos temporais. Acredita-se que o lobo parietal capacita o indivíduo a ter uma apreciação do ambiente, interpretar estímulos visuais e comunicar-se.

Testes comuns para lesão cranioencefálica

- Memória estática (Que dia é hoje? Quem está vencendo?).
- Memória imediata (séries repetidas de dígitos).
- Memória recente (memória de três objetos comuns ou nomes após 15 minutos).
- Memória de curto prazo (Qual é o plano de jogo?).
- Capacidade de processamento e concentração (teste menos 7, meses na ordem inversa, multiplicando).
- Relacionamentos abstratos.
- Coordenação (testes índex-nariz, calcanhar-joelho, dupla tarefa).
- Equilíbrio (BESS).
- Marcha (normal, calcanhar-dedos do pé, dupla tarefa).
- Miótomos.
- Coordenação ocular (p. ex., acuidade, perseguição visual suave, acomodação, convergência, movimentos sacádicos, diâmetro das pupilas).
- Teste para distúrbios visuais.
- Tempo de reação.
- Reflexo vestíbulo-ocular (RVO).

---

15. *O paciente consegue solucionar problemas simples?* Visto que as concussões reduzem a capacidade de processar informações, é importante determinar a **capacidade de raciocínio e processamento** do paciente. Por exemplo, o paciente sabe o número do telefone de sua casa? O paciente é capaz de realizar o teste do "menos 7" ou de "sequência de 7" (i. e., contar de trás para a frente a partir de 100, de 7 em 7 números sucessivamente)? Esse teste fornece ao examinador uma noção da capacidade de cálculo e habilidade de concentração do paciente. A capacidade matemática (somar, subtrair, multiplicar e dividir) também pode ser avaliada para testar a capacidade de processamento. Além disso, pode-se pedir ao paciente para citar o nome de várias pessoas importantes em ordem cronológica inversa (p. ex., os últimos três presidentes da República) ou algumas capitais importantes. Finalmente, o paciente deve ser testado quanto à sua capacidade de compreensão de relações abstratas. Por exemplo, pode-se citar um ditado comum como, por exemplo, "mais vale um pássaro na mão que dois voando" e pedir a ele que explique seu significado. Pacientes com comprometimento mental orgânico e certos pacientes com esquizofrenia podem dar uma resposta concreta, não conseguindo reconhecer o princípio abstrato envolvido.[185] A capacidade de conceituação, abstração, planejamento do futuro e formulação de opiniões racionais sobre problemas ou eventos é, em grande parte, uma função dos lobos frontais.

16. *O paciente consegue falar normalmente?* Pacientes com lesões do lobo parietal apresentam grande dificuldade para comunicar-se e compreender o que está ocorrendo ao seu redor. O termo **disartria** indica defeitos de articulação, enunciação ou ritmo da fala. Usualmente, a disartria é decorrente de problemas extraneurais, como próteses dentárias mal ajustadas, malformações de estruturas orais ou comprometimento da musculatura da língua, palato, faringe ou lábios em razão da incoordenação, fraqueza ou inervação anormal. Ela é caracterizada pela fala pastosa, lenta, ininteligível e quebras no ritmo da fala normal. **Disfonia** é um distúrbio da vocalização caracterizado por produção anormal de sons pela laringe. A disfonia é usualmente causada por várias anormalidades da própria laringe ou de sua inervação. A principal queixa de disfonia é a rouquidão, que varia de uma voz discretamente áspera até a incapacidade de produzir som. **Disfasia** indica a incapacidade de usar e compreender palavras escritas e faladas consequente de distúrbios que envolvem centros corticais da fala ou suas interconexões no hemisfério cerebral dominante. Em todos esses problemas, os mecanismos periféricos da fala permanecem intactos.

17. *O paciente tem alguma alergia ou está usando alguma medicação?* Alergias, assim como medicações, podem afetar os olhos e o nariz. As próprias medicações podem mascarar alguns sintomas.

18. *O paciente apresenta algum problema ocular?* A **diplopia** monocular (visão turva apenas ao olhar com um olho) pode ocorrer em razão da presença de hifema, descolamento de cristalino ou outro traumatismo do globo ocular.[188] A diplopia binocular (visão turva em ambos os olhos) ocorre em 10 a 40% dos pacientes com fratura do arco zigomático. Ela pode ser causada pelo aprisionamento de tecidos moles, lesão neuromuscular (intraorbitária ou intramuscular), hemorragia ou edema. Ela desaparece quando um dos olhos é fechado. A visão dupla, que ocorre quando o olho bom é fechado, indica que alguma estrutura do olho foi lesionada. Caso ela ocorra com ambos os olhos abertos, existe algo afetando o movimento livre dos olhos (Tabs. 2.20

TABELA 2.20

Sintomas oculares comuns e condições da doença

Sintoma visual	Causas associadas
Perda da visão	Neurite óptica
	Descolamento da retina
	Hemorragia da retina
	Oclusão da artéria central da retina
Pontos	Sem significado patológico[a]
Lampejos	Enxaqueca
	Descolamento da retina
	Descolamento vítreo posterior
Perda de campo visual ou presença de sombras ou cortinas	Descolamento da retina
	Hemorragia da retina
Ofuscamento, fotofobia	Irite (inflamação da íris)
	Meningite (inflamação das meninges)
Distorção da visão	Descolamento da retina
	Edema macular
Dificuldade para ver com pouca luz	Miopia
	Deficiência de vitamina A
	Degeneração da retina
Halos coloridos em torno de lâmpadas	Glaucoma agudo de ângulo estreito
	Opacificação do cristalino ou da córnea
Alterações da visão colorida	Cataratas
	Fármacos (i. e., visão amarela em razão da utilização de digitálicos)
Visão dupla	Paresia ou paralisia muscular extraocular

[a]Pode preceder um descolamento da retina ou estar associado a fármacos utilizados no tratamento de infertilidade.
De Swartz MH: *Textbook of physical diagnosis.* Philadelphia: WB Saunders, 1989. p. 132.

TABELA 2.21

Sintomas oculares não visuais comuns e condições da doença

Sintoma não visual	Causas associadas
Prurido	Olhos secos
	Fadiga ocular
	Alergias
Lacrimejamento	Estado emocional
	Hipersecreção lacrimal
	Bloqueio da drenagem
Ressecamento	Síndrome de Sjögren
	Secreção diminuída decorrente do envelhecimento
Sensação de areia, aspereza	Conjuntivite
Repleção ocular	Proptose (protrusão do globo ocular)
	Alterações nas pálpebras decorrentes do envelhecimento
Espasmos	Fibrilação do orbicular do olho
Peso nas pálpebras	Fadiga
	Edema palpebral
Tontura	Erro de refração
	Doença cerebelar
Piscar de olhos	Irritação local
	Tique facial
Colamento das pálpebras	Doença inflamatória das pálpebras ou conjuntival
Sensação de corpo estranho	Corpo estranho
	Abrasão corneana
Queimação	Erro de refração não corrigido
	Conjuntivite
	Síndrome de Sjögren
Latejamento, dor surda contínua	Irite aguda (inflamação da íris)
	Sinusite (inflamação dos seios paranasais)
Sensibilidade	Inflamação das pálpebras
	Conjuntivite
	Irite
Cefaleia	Erros de refração
	Enxaqueca
	Sinusite
Sensação de tração	Erros de refração não corrigidos

De Swartz MH: *Textbook of physical diagnosis.* Philadelphia: WB Saunders, 1989. p. 133.

e 2.21). A visão turva e/ou a visão dupla podem ocorrer em casos de lesão cranioencefálica. Observe se está ocorrendo nistagmo (i. e., movimentos oculares involuntários rápidos), acomodação anormal (i. e., olhar para objetos próximos e distantes), convergência (i. e., movimento dos olhos para dentro), movimentos sacádicos (i. e., movimentos espasmódicos rápidos dos olhos) e perseguição visual suave (i. e., como os olhos seguem um objeto).

19. *O paciente usa óculos ou lentes de contato?* Se o paciente usa óculos, as lentes são tratadas (endurecidas) ou feitas de policarbonato? Caso sejam endurecidas, há quanto tempo foram tratadas? Se o paciente usa lentes de contato, elas são duras, gelatinosas ou de uso prolongado? O paciente usa protetor ocular? Em caso afirmativo, de qual tipo? Ele apresenta lacrimejamento? Ele tem dor nos olhos? Pequenas lesões perfurantes podem ser indolores. Quando o paciente se queixa de lampejos

luminosos intensos, "cortina caindo em frente ao olho" ou presença de flocos escuros flutuando, esses achados podem ser indicadores de descolamento da retina. Essas perguntas informam ao examinador se o equipamento ocular ou os olhos necessitam ser examinados mais detalhadamente.

20. *O paciente apresenta algum problema de audição?* O paciente queixa-se de dor de ouvido? Em caso afirmativo, quando ela iniciou e qual sua duração? O paciente queixa-se de dor ou alguma secreção no ouvido? A dor de ouvido está associada a uma infecção do trato respiratório superior, à natação ou a um traumatismo? O paciente também deve ser questionado a respeito do seu método de limpeza das orelhas. Quando parece haver perda auditiva, deve ser perguntado ao paciente se ela ocorreu rápida ou lentamente, se ele ouve melhor ao telefone (som amplificado), em um ambiente quieto ou barulhento e se a fala é ouvida fraca ou alta. O paciente utiliza aparelho auditivo?

21. *O paciente apresenta algum problema no nariz?* O paciente utilizou gotas ou *spray* nasal? Em caso afirmativo, quanto? Com qual frequência e durante quanto tempo? O paciente apresenta alguma secreção nasal e, em caso afirmativo, sua característica é aquosa, mucoide, purulenta, crostosa ou sanguínea? A secreção tem algum odor (indicativo de infecção), e ela é uni ou bilateral? O paciente apresenta algum sintoma nasal associado como, por exemplo, espirros, congestão nasal, prurido ou respiração bucal? O paciente queixa-se de sangramento nasal e apresentou muitos episódios desse problema? Em caso afirmativo, com qual frequência eles ocorrem, qual a magnitude do sangramento e o que parece ser sua causa? Respostas positivas a qualquer uma dessas questões indicam que o nariz precisa ser examinado mais detalhadamente.

22. Caso o examinador esteja preocupado com a boca e os dentes ou as articulações temporomandibulares, questões relacionadas a essas áreas podem ser encontradas no Capítulo 4. Entretanto, é importante assegurar que a oclusão dentária e o alinhamento da mordida do paciente não foram alterados. Todos os dentes estão presentes e simétricos? Existe algum inchaço ou sangramento em torno dos dentes? Os dentes são móveis ou está faltando parte de um dente? A polpa está exposta? Cada uma dessas questões ajuda a determinar se os dentes sofreram lesão. Quando intactos, os dentes que sofreram avulsão devem ser reimplantados o mais rápido possível. Quando reimplantados, após limpeza (enxaguados com soro fisiológico ou água), em menos de 30 minutos, a probabilidade de retenção dos mesmos é de 90%. Quando o reimplante não é possível, o dente deve ser conservado em soro fisiológico ou o paciente deve mantê-lo entre a gengiva e a bochecha enquanto é encaminhado a um tratamento odontológico.

23. Questões relativas ao pescoço e à parte cervical da coluna podem ser encontradas no Capítulo 3.

Observação

Para uma observação adequada[186-192] da cabeça e da face, qualquer chapéu, capacete, proteção bucal ou facial deve ser removido. Quando existe suspeita de lesão cervical ou quando o paciente apresentar uma condição emergencial, o examinador pode despender tempo para remover somente os itens que estão interferindo no cuidado emergencial imediato. Se houver suspeita de uma lesão cervical, a remoção desses itens deve ser realizada com extrema cautela. Ao avaliar a cabeça e a face, o examinador também deve observar e avaliar a postura da parte cervical da coluna e as articulações temporomandibulares; ver descrições detalhadas da observação dessas áreas nos Capítulos 3 e 4.

Durante a observação da cabeça e da face, é essencial que o examinador olhe para a face, para observar a posição e a forma dos olhos, nariz, boca, dentes e orelhas e verificar a presença de deformidades, assimetrias, desequilíbrio facial, aumentos de volume, lacerações, corpos estranhos ou sangramento tanto durante o repouso, como em movimento, ou, ainda, em diferentes expressões faciais.[193] A expressão facial normal do indivíduo também deve ser observada o melhor possível. Frequentemente, a expressão facial reflete a sensação geral e o bem-estar do paciente. Um olhar estupefato ou vago frequentemente indica problemas. Enquanto conversa com o paciente, o examinador deve observar qualquer assimetria de movimentos faciais ou alteração na expressão facial quando o paciente responde. É comum a presença de discreta assimetria facial. Além disso, pequenos graus de paralisia podem não ser evidentes, exceto durante a tentativa de uma expressão exagerada. Quando existe suspeita de paralisia facial, deve ser pedido ao paciente que exagere as expressões faciais que a demonstrarão. Quando existe assimetria facial, deve-se observar se todas as características de um lado da face estão acometidas ou se apenas uma parte delas foi afetada. Por exemplo, na paralisia do nervo facial (nervo craniano VII), todo o lado da face é acometido, embora as diferenças mais perceptíveis ocorram em torno de um olho e de um lado da boca. Quando somente um lado da boca estiver comprometido, deve-se suspeitar de um problema com o nervo trigêmeo (nervo craniano V). Quaisquer alterações no formato da face ou achados incomuns, como tumores, edema, inchaço, asperezas, olhos proeminentes, quantidade de pelos faciais, transpiração excessiva ou cor da pele, devem ser observados. O inchaço ocular é frequentemente um dos sinais mais precoces de edema da face. A coloração da pele pode incluir cianose, palidez, icterícia ou pigmentação, e cada uma delas pode indicar diferentes problemas sistêmicos.

O examinador deve observar o paciente de frente, de lado, de trás e de cima, atendo-se na área atrás das orelhas, na linha do cabelo e em torno da coroa da cabeça, assim como na face (Fig. 2.11). Quando o examinador suspeitar de uma lesão craniana (abóbada craniana), deve obser-

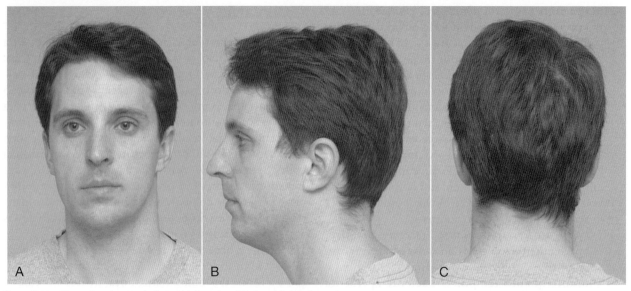

Figura 2.11 Vistas da cabeça e da face. (A) Anterior. (B) Lateral. (C) Posterior.

var atrás das orelhas (**sinal de Battle** [ver Fig. 2.17]), na linha do cabelo e em torno da coroa da cabeça em busca de qualquer deformidade, equimose ou laceração.

Ao inspecionar o paciente de frente, o examinador deve observar a linha do cabelo, observando se há qualquer anormalidade. Os tecidos moles, como as pálpebras, sobrancelhas, bochechas, lábios, nariz e queixo devem ser inspecionados, buscando-se a presença de lacerações, equimoses ou hematomas (Figs. 2.12 e 2.13). Os olhos devem estar nivelados. Por exemplo, uma fratura do arco zigomático acarreta queda do olho do lado acometido (Fig. 2.14). Os dois olhos devem ser comparados, observando-se a presença de proeminência ou retração (Fig. 2.15). Quando parece haver alguma protrusão, especialmente unilateral, o examinador deve inclinar a cabeça do paciente para a frente ou para trás e, olhando de cima,

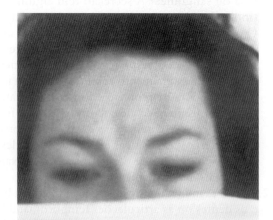

Figura 2.13 Contusão da testa causada por uma bola de raquetebol.

comparar cada córnea com a pálpebra abaixo, observando se há protrusão de uma ou ambas as córneas além das margens palpebrais. Caso haja protrusão de um ou de ambos os olhos, o examinador pode utilizar uma trena para medir grosseiramente a distância entre o ângulo do olho e o ápice corneano.

É necessário o encaminhamento imediato para um exame mais detalhado realizado por um especialista nos casos de corpo estranho encravado na córnea; névoa ou presença de sangue na câmara anterior (hifema); diminuição da visão ou visão parcial; ação pupilar irregular, assimétrica ou ruim; diplopia ou visão dupla; laceração palpebral ou comprometimento da função palpebral; perfuração ou laceração do globo ocular; quebra de lente de contato ou estilhaços de lente de óculos no olho; inexplicada dor ocular tipo pontada ou profunda e latejante; visão turva que não melhora com o piscar; perda total ou parcial do campo de visão; protrusão de um olho

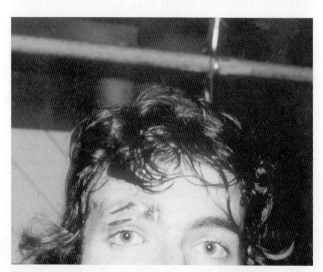

Figura 2.12 Lacerações da pálpebra superior e supercílio.

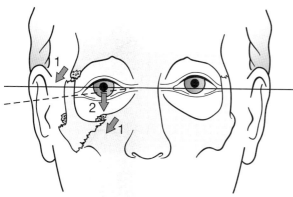

Figura 2.14 Deslocamento inferior do arco zigomático (1) acarreta depressão do canto lateral e da pupila (2) em decorrência da depressão dos ligamentos suspensores que se fixam no tubérculo orbitário lateral (de Whitnall). (Modificada de Ellis E. Fractures of the zygomatic complex and arch. In: Fonseca RJ, Walker RV, editores. *Oral and maxillofacial trauma*. Philadelphia: WB Saunders, 1991. p. 446.)

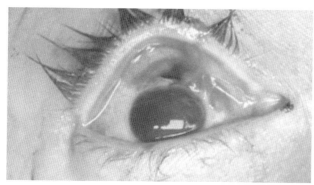

Figura 2.15 Ruptura do bulbo do olho direito causada por traumatismo. Nota-se visível ferimento por punção superiormente à pupila, uma pupila com forma irregular e endoftalmia (deslocamento posterior do bulbo do olho). (De Gragossian A, Vearrier D: Ruptured globe in a 35-year-old male, *Visual J Emerg Med* 13:50-51, 2018.)

em comparação ao outro; olho lesionado que não se move tão completamente quanto o olho não lesionado; tamanho ou forma anormal da pupila. Uma pupila em gota geralmente indica encarceramento da íris em uma laceração corneana ou escleral. Além disso, os olhos devem ser observados lateralmente. A distância normal entre a córnea e o ângulo do olho é de 16 mm ou menos. As distâncias entre as pálpebras superior e inferior devem ser iguais em ambos os olhos. Quando estes se abrem, a pálpebra superior deve cobrir uma parte da íris, mas não a pupila. Quando a pálpebra superior cobre uma porção maior da íris que a outra ou quando ela se estende sobre a íris ou na pupila, deve-se suspeitar de ptose ou queda dessa pálpebra. Caso a pálpebra não cubra parte da íris, deve-se suspeitar de retração palpebral. As pálpebras estão evertidas ou invertidas? Normalmente, elas não apresentam nenhuma dessas alterações. O examinador também deve observar se o paciente consegue fechar completamente os olhos. Quando existe uma suspeita de uma lesão ocular, essa ação deve ser realizada com muito cuidado, visto que o ato de fechar os olhos pode aumentar a pressão intraocular. As pálpebras devem ser pressionadas concomitantemente, apenas o suficiente para aproximar os cílios. Deve-se observar a presença de qualquer inflamação ou tumor, especialmente na margem palpebral. Quando presente, também deve ser observada a presença de um "olho preto" ou contusão periorbitária (Fig. 2.16). Os cílios devem ser inspecionados, observando se a sua distribuição é uniforme ao longo das margens palpebrais. A presença de "olhos de guaxinim" (Fig. 2.17), que são descoloração púrpura das pálpebras e regiões orbitárias, pode indicar fraturas de órbitas, fraturas basilares do crânio ou uma fratura da base da fossa craniana anterior.[189] Esse sinal leva várias horas para se desenvolver.

A conjuntiva deve ser inspecionada, observando-se a presença de hemorragia, laceração e corpos estranhos.[193] Quando o paciente se queixa de "algo no olho", a eversão da pálpebra superior geralmente revela a presença de um corpo estranho que, em geral, pode ser facilmente removido. É comum o deslocamento de lentes de contato

Sinais e sintomas oculares que exigem cuidado especializado

- Corpo estranho de difícil remoção.
- Movimento inadequado do olho.
- Alteração da ação pupilar.
- Pupila com tamanho ou forma anormal.[a]
- Visão dupla.
- Visão turva.
- Visão diminuída ou parcial.
- Perda parcial ou total do campo visual.
- Laceração de olho ou pálpebra.
- Presença de sangue entre a córnea e a íris (hifema).
- Comprometimento da função da pálpebra.
- Penetração ocular ou palpebral.
- Dor ocular.
- Dor ocular aguda ou latejante.
- Protrusão ou retração ocular

[a]Em alguns indivíduos, esse é um achado normal e deve ser verificado na avaliação pré-temporada.

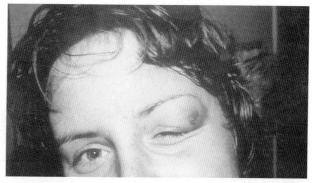

Figura 2.16 Olho preto (equimose periorbitária).

110 Avaliação musculoesquelética

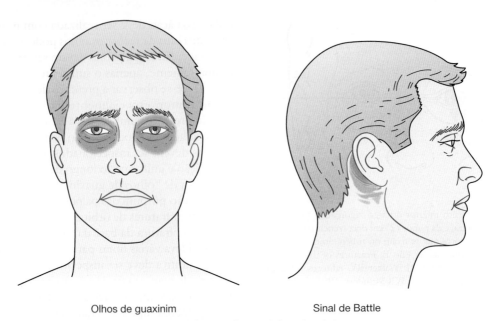

Olhos de guaxinim　　　　　　Sinal de Battle

Figura 2.17 Sinal de Battle e olhos de guaxinim em decorrência de fratura da base do crânio.

para essa área superior do olho. A cobertura conjuntival da pálpebra inferior pode ser examinada solicitando-se ao paciente que olhe para cima enquanto o examinador traciona a pálpebra inferior para baixo. A conjuntiva deve ser examinada como uma camada epitelial contínua desde o globo ocular até as pálpebras. A cor da esclera também deve ser observada. Hemorragia conjuntival pós-traumática (Fig. 2.18) e possíveis lacerações esclerais (Fig. 2.19) devem ser observadas, quando presentes. Em pacientes de pele escura, áreas pigmentadas podem se apresentar como pequenas manchas ou áreas escuras próximas ao limbo. A forma e cor da córnea devem ser inspecionadas. As câmaras anteriores dos olhos devem ser inspecionadas e comparadas quanto a transparência e profundidade.[194] Caso esteja presente, o hifema na forma de névoa ou de um real acúmulo de sangue (Fig. 2.20) na câmara anterior do olho deve ser observado.[188] Quando existe possibilidade ou evidências de sangramento na câmara anterior do olho, a atividade do paciente deve ser restringida, visto que um aumento da atividade eleva a probabilidade de

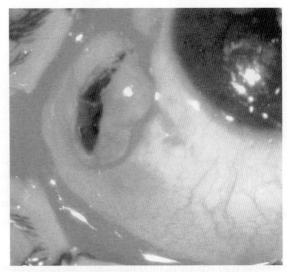

Figura 2.19 Ferimento penetrante na esclera. Laceração anterior radial da esclera com prolapso ciliar e do humor vítreo. (De Eagling EM, Roper-Hall MJ: *Eye injuries: an illustrated guide*, Londres, 1986, Butterworth-Heinemann.)

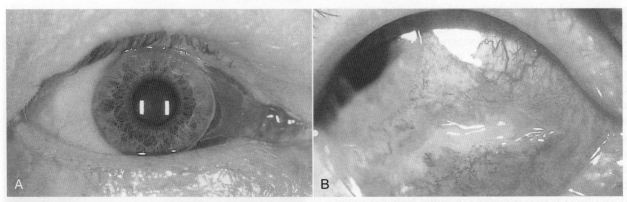

Figura 2.18 Hemorragia e laceração conjuntival. (A) Um traumatismo resultou em grande hemorragia na conjuntiva nasal. (B) Laceração conjuntival presente em outro paciente. (De Yanoff M, Sassani J: *Ocular pathology*, 7.ed. Philadelphia, 2015, Saunders/Elsevier.)

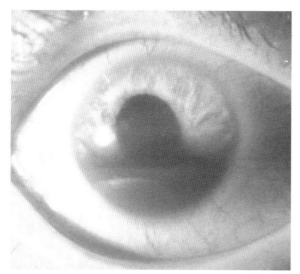

Figura 2.20 Hifema traumático. Observe o sangue visível na câmara anterior. (De Bowling B: *Kanski's clinical ophthalmology: a systematic approach*, 8.ed., China, 2016, Elsevier.)

hemorragia secundária durante a primeira semana após a lesão. O exame da córnea com o auxílio de uma lanterna do tipo caneta, cuja luz incide obliquamente sobre o olho, deve ser realizado para investigar a presença de corpos estranhos, abrasões ou lacerações. Lesões corneanas podem acarretar lacrimejamento, fotofobia (intolerância a luz) ou blefaroespasmo (espasmo do músculo orbicular da pálpebra), assim como dor intensa em razão da exposição de terminações nervosas sensoriais. Abrasões são facilmente delineadas com o auxílio de uma tira de fluoresceína mergulhada nas lágrimas expostas quando a pálpebra inferior é puxada para baixo.

O **tamanho pupilar** (variação do diâmetro, 2 a 6 mm; diâmetro médio, 3,5 mm), a sua forma (redonda) e a sua simetria devem ser comparados com os da pupila do outro olho. Frequentemente, pupilas elípticas indicam laceração corneana. A cor das íris deve ser comparada. Ao observar as pupilas, o examinador deve averiguar se elas são iguais. As pupilas são menores ou maiores que o normal? Elas são redondas ou têm forma irregular? Normalmente, as pupilas são discretamente desiguais em 5% da população, mas a desigualdade do tamanho delas deve inicialmente ser vista com suspeita. Por exemplo, alguns fármacos podem afetar a dilatação pupilar, e uma dilatação unilateral pode ser o resultado de uma resposta nervosa simpática após um golpe contra a face.[4] As pupilas tendem a ser menores em bebês, idosos e indivíduos com hipermetropia, enquanto tendem a ser discretamente dilatadas em indivíduos com miopia ou íris de cor clara.

O nariz deve ser inspecionado quanto a presença de alterações de forma, tamanho ou cor.[193] A pele deve ser lisa, sem inchaço, e deve ter a mesma cor da face. Geralmente, as vias aéreas são ovais e simetricamente em harmonia. Caso o indivíduo apresente uma secreção nasal, as suas características (i. e., cor, odor, textura) devem ser observadas e descritas. Secreção sanguinolenta ocorre em decorrência de uma epistaxe ou de um traumatismo, como fratura nasal, fratura do arco zigomático ou fratura do crânio. Secreção mucoide é típica da rinite. Secreção purulenta bilateral pode ocorrer em infecções do trato respiratório superior. Secreção purulenta unilateral, espessa, esverdeada e comumente malcheirosa geralmente indica a presença de um corpo estranho. Pode ocorrer rinorreia de líquido cerebrospinal em casos de fratura da placa cribriforme ou do seio frontal, em decorrência de uma laceração na dura-máter.[195] Outros sinais e sintomas associados ao vazamento de líquido cerebrospinal são: cefaleias posicionais (melhoram quando o indivíduo está deitado), náuseas, vômito, dor e rigidez cervical, desequilíbrio, zumbido nas orelhas e fotofobia.

A depressão da ponte nasal pode ser decorrente de uma fratura do osso do nariz. A dilatação das narinas está associada à dificuldade respiratória, enquanto o estreitamento das vias aéreas na inspiração pode indicar obstrução nasal crônica e pode estar associado à respiração bucal. A mucosa nasal deve ser brilhante e possuir uma coloração rosa escuro. Frequentemente, é aparente a presença de uma película de secreção transparente sobre o septo nasal. O septo nasal deve estar localizado junto à linha mediana e deve ser razoavelmente reto, parecendo ser mais grosso na parte anterior que na posterior. A presença de um hematoma na área septal deve ser notada. Cavidades nasais posteriores assimétricas podem indicar um desvio do septo nasal.

Com o paciente mantendo a boca fechada, deve ser observada a simetria e a cor dos lábios, assim como a presença de edema e de anormalidades em sua superfície. Antes da avaliação, o batom deve ser removido. Os lábios devem ser rosados e possuir simetria vertical e horizontal, tanto em repouso quanto em movimento. Lábios secos e rachados podem ser decorrentes de desidratação causada pelo vento ou pela baixa umidade, enquanto fissuras profundas nos cantos da boca podem indicar fechamento excessivo da boca (diminuição da dimensão oclusal vertical) ou deficiência de riboflavina.

A queda da boca para um lado, uma queda da pálpebra inferior e o achatamento da prega nasolabial sugerem um possível comprometimento do nervo facial (nervo craniano VII). O paciente também é incapaz de fechar os lábios como, por exemplo, para assobiar.

A forma e a posição da mandíbula e dos dentes também devem ser observadas de frente e de perfil.[193] A assimetria pode indicar uma fratura de mandíbula (Fig. 2.21), enquanto o sangramento em torno das gengivas pode indicar fratura, avulsão ou afrouxamento dos dentes (Fig. 2.22). Quando houver falta de dentes, a sua ausência deve ser explicada. Caso não haja uma explicação, pode ser necessária a realização de uma radiografia para se assegurar que eles não penetraram na cavidade abdominal ou torácica. Dor ao ser realizada percussão dos dentes geralmente indica lesão do ligamento periodontal.

112 Avaliação musculoesquelética

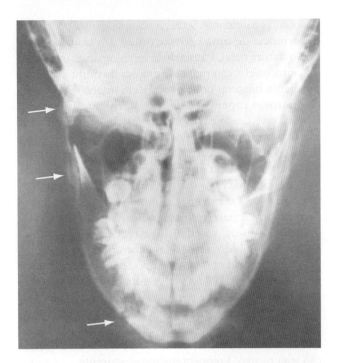

Figura 2.21 Fratura de colo do côndilo à direita (*setas superiores*) com fratura transmandibular no mesmo lado (*seta inferior*). Quando uma fratura é detectada na mandíbula, buscar atentamente a presença de uma segunda. (De O'Donoghue DH. *Treatment of injuries to athletes*. Philadelphia: WB Saunders, 1984. p. 115.)

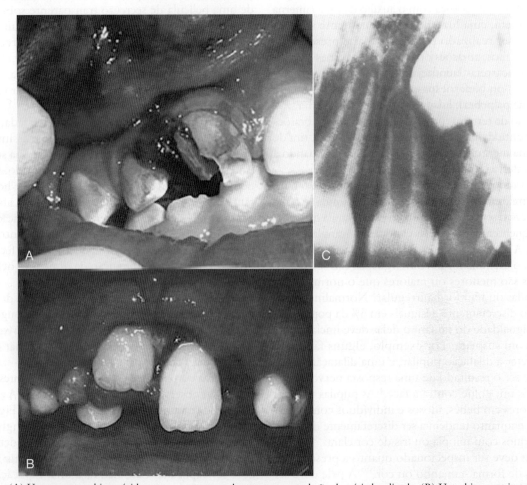

Figura 2.22 (A) Um pequeno objeto rígido, nesse caso uma pedra, causou grave lesão dentária localizada. (B) Um objeto macio maior causou lesões dentárias generalizadas envolvendo deslocamento de tecidos moles, intrusão, luxação e avulsão de dentes, além de fraturas ósseas. (C) Radiografia do canal da raiz com ápice com ampla abertura. A e B de Moule AJ, Moule CA: Min or traumatic injuries to the permanent dentition, *Dent Clin North Am* 53(4):639-659, 2009. Cortesia de Richard Widmer, BDSc, MDSc, Sydney, NSW, Austrália. C de Torg JS. *Athletic injuries to the head, neck and face*. Philadelphia: Lea & Febiger, 1982. p. 247.)

De perfil, o examinador deve observar a presença de assimetria ou depressão, as quais podem indicar patologia. O examinador deve inspecionar os pavilhões auriculares, observando seu tamanho, forma, simetria, pontos de reparo anatômicos, cor e posição na cabeça. Para determinar a posição do pavilhão auricular, o examinador pode traçar uma linha imaginária entre o canto lateral do olho e a protuberância occipital (Fig. 2.23). O topo do pavilhão auricular deve tocar ou ficar acima dessa linha.[12] A seguir, o examinador traça uma outra linha imaginária perpendicular à linha precedente e imediatamente anterior ao pavilhão auricular. A posição do pavilhão auricular deve ser quase vertical. Quando o ângulo é superior a 10° (posterior ou anterior), ele é considerado anormal. Um pavilhão com implantação baixa ou posicionado num ângulo incomum pode indicar aberrações cromossômicas ou distúrbios renais. Além disso, as superfícies lateral e medial e os tecidos circunvizinhos devem ser examinados, observando-se a presença de qualquer deformidade, lesão ou nódulo. Os pavilhões auriculares devem ter a mesma cor que a da pele da face e não devem apresentar nevos, cistos, outras lesões ou deformidades. Os atletas, especialmente os lutadores, podem apresentar uma orelha em couve-flor (hematoma auricular), cicatriz queloidiana que se forma no pavilhão auricular por causa de atrito ou torção da orelha (Fig. 2.24). A coloração azulada pode indicar um certo grau de cianose. A palidez ou hiperemia excessiva podem ser consequência da instabilidade vasomotora ou do aumento da temperatura. A geladura pode causar palidez extrema ou formação de vesículas (Fig. 2.25).

O examinador deve fazer uma inspeção da região posterior em busca de qualquer assimetria ou depressão. As posições dos pavilhões auriculares (altura, protrusão) podem ser comparadas observando-as por trás. Uma linha baixa do cabelo pode indicar patologias como síndrome de Klippel-Feil. O examinador deve também investigar a presença do **sinal de Battle** e de **olhos de guaxinim** (ou **panda**) (ver Fig. 2.17). Esse sinal, que leva até 24 horas para se manifestar, caracteriza-se por alterações púrpuras e azuladas da cor da pele na área mastóidea e nos olhos, e pode indicar uma fratura de osso temporal ou uma fratura da base do crânio.

Em seguida, o examinador observa o paciente de cima (vista superior), verificando a presença de qualquer assimetria (Fig. 2.26). Esse método é particularmente útil na investigação de uma possível fratura do arco zigomático (Fig. 2.27). A deformidade é mais fácil de ser detectada quando o examinador coloca cuidadosamente os dedos indicadores sob as margens infraorbitárias, ao longo

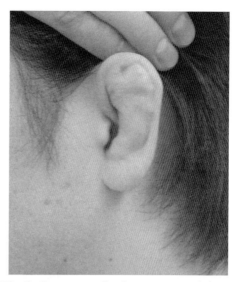

Figura 2.24 Orelha em couve-flor (hematoma auricular).

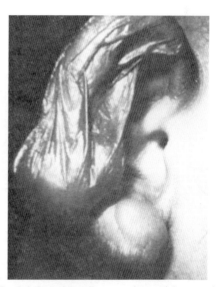

Figura 2.25 Geladura da orelha com desenvolvimento de grandes bolhas que estão em processo de resolução espontânea. (De Schuller DE, Bruce RA. Ear, nose, throat and eye. In: Strauss RB, editor. *Sports medicine*. 2.ed. Philadelphia: WB Saunders, 1991. p. 191.)

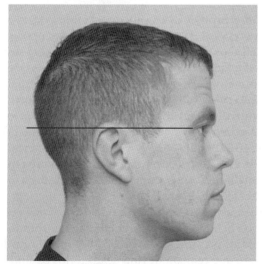

Figura 2.23 Alinhamento auricular. Demonstração da posição normal.

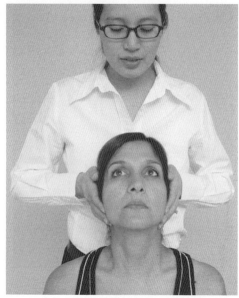

Figura 2.26 Exame de cima do paciente para verificação da simetria bilateral de sua face.

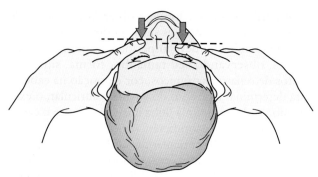

Figura 2.28 Método de avaliação do deslocamento posterior do complexo zigomático por trás do paciente. O examinador deve comprimir firmemente, mas com cuidado, os dedos para o interior dos tecidos moles edemaciados enquanto palpa ao longo das áreas infraorbitárias. (Modificada de Ellis E. Fractures of the zygomatic complex and arch. In: Fonseca RJ, Walker RV, editores. *Oral and maxillofacial trauma*. Philadelphia: WB Saunders, 1991. p. 443.)

Sinais e sintomas de fraturas maxilares e zigomáticas

- Assimetria facial.
- Perda da proeminência da bochecha.
- Níveis palpáveis.
  - Margem infraorbitária (sutura zigomaticomaxilar).
  - Margem orbitária lateral (sutura frontozigomática).
  - Raiz do zigoma intraoralmente.
  - Arco zigomático entre a orelha e o olho (sutura zigomaticotemporal).
- Hipoestesia/anestesia.
  - Bochecha, lateral do nariz, lábio superior e dentes no lado lesionado.
  - Compressão do nervo infraorbitário, em seu trajeto ao longo do assoalho da órbita até a face, através do forame situado abaixo da margem orbitária.

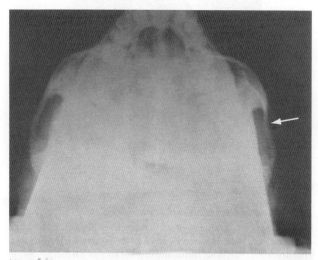

Figura 2.27 Fratura típica do arco zigomático à direita (*seta*). Observe o arco normal à esquerda. (De O'Donoghue DH. *Treatment of injuries to athletes*. Philadelphia: WB Saunders, 1984. p. 114.)

dos corpos zigomáticos e, em seguida, pressiona delicadamente para o interior do edema, visando reduzir o seu efeito (Fig. 2.28).

Exame

O exame da cabeça e da face difere da avaliação ortopédica de outras áreas do corpo, visto que a avaliação não envolve articulações. As únicas articulações que poderiam ser incluídas na avaliação são as articulações temporomandibulares, que são discutidas no Capítulo 4.

Exame da cabeça

Muitos problemas da cabeça e da face podem afetar a parte cervical da coluna, a articulação temporomandibular ou os dentes. Entretanto, quando existe suspeita de lesão cranioencefálica, uma observação rigorosa do paciente é necessária, devendo ser anotada qualquer alteração observada e o momento de sua ocorrência. Um **controle neurológico** deve ser instituído pelo examinador de modo que qualquer alteração que ocorre ao longo do tempo possa ser facilmente determinada (Tab. 2.22). Testes devem ser realizados a cada quinze ou trinta minutos, dependendo da gravidade da lesão e das alterações registradas.

Atualmente, recomenda-se que o atleta não retorne às competições ou às práticas depois de ter sofrido uma concussão. Na verdade, as atividades devem ficar limitadas até que tenham desaparecido todos os sintomas. Pesquisas demonstraram que o encéfalo se torna vul-

TABELA 2.22

Tabela de controle neurológico

Unidade		Avaliação 1 (h)	Avaliação 2 (h)	Avaliação 3 (h)
I. Sinais vitais	Pressão arterial Pulso Respiração Temperatura			
II. Consciente e	Orientado Desorientado Agitado Agressivo			
III. Fala	Clara Digressiva Truncada Ausente			
IV. Acorda	Ao escutar seu nome Ao ser sacudido Com a provocação de uma dor leve Com a provocação de uma dor forte			
V. Reação não verbal à dor	Adequada Inadequada "Descerebrada" Ausente			
VI. Pupilas	Tamanho à direita Tamanho à esquerda Reação à direita Reação à esquerda			
VII. Capacidade de mover	Membro superior direito Membro superior esquerdo Membro inferior direito Membro inferior esquerdo			
VIII. Sensibilidade	Lado direito (normal/anormal) Lado esquerdo (normal/anormal) Dermátomo acometido (especificar) Nervo periférico acometido (especificar)			

Modificada de American Academy of Orthopedic Surgeons: *Athletic training and sports medicine,* Park Ridge, IL, AAOS, 1984. p. 399.

nerável a uma nova lesão num período de três a cinco dias após concussões em razão da alteração do fluxo sanguíneo e da disfunção metabólica.[140] Quando o examinador considera a possibilidade de permitir a um paciente que retome suas atividades porque todos os sintomas desapareceram, devem ser obedecidos os protocolos para retorno às aulas (ver Tab. 2.13) e para retorno à prática esportiva (ver Tab. 2.14), ao se pensar em permitir que o indivíduo volte à escola ou à atividade. Os testes de estresse provocativo estão comumente relacionados ao esporte, mas podem incluir a realização de polichinelo, flexões abdominais, flexões no solo, flexões de joelho e a permanência em decúbito dorsal durante um minuto com os pés elevados ou atividades semelhantes que possam estar relacionadas funcionalmente ao que o paciente irá realizar (p. ex., movimentos rápidos com a cabeça, esforço ou prender a respiração). Essas atividades devem ser vistas como ações que aumentam a pressão intracraniana e que podem causar uma resposta fisiológica diferente em atletas que sofreram concussão,[196] o que pode acarretar sintomas.[4,197] Embora as orientações apresentadas nas Tabelas 2.13 e 2.14 possam parecer extremamente cautelosas, elas se destinam a prevenir a **síndrome do segundo impacto**, especialmente em crianças. Trata-se de uma lesão potencialmente catastrófica pois apresenta uma taxa de mortalidade próxima de 50% ou lesão encefálica permanente.[101,198-203]

116 Avaliação musculoesquelética

> **Exame da cabeça**
>
> - Concussão.
> - Cefaleia.
> - Testes de memória.
> - Controle neurológico e Escala de coma de Glasgow.
> - Lesão intracraniana em expansão.
> - Propriocepção.
> - Coordenação.
> - Cartão de traumatismo cranioencefálico.

> **Bandeiras vermelhas[a] para concussões na fase aguda[33]**
> - Cefaleia que piora.
> - Rigidez nucal.
> - Sinal de Battle e/ou olhos de guaxinim (sinal tardio).
> - Surgimento de visão turva, visão dupla ou perda da visão.
> - Tornar-se sonolento ou letárgico.
> - Deterioração da capacidade mental/cognitiva.
> - Comportamento incomum.
> - Fala enrolada.
> - Incapacidade de reconhecer pessoas.
> - Deterioração da memória.
> - Incapacidade de responder questões simples.
> - Convulsões.
> - Incontinência vesical ou intestinal.

[a]Implicam que o paciente precisa ser examinado por um médico ou no pronto atendimento.

O examinador deve sempre estar atento à possibilidade de ocorrência de uma **lesão expansiva intracraniana** em razão de ruptura ou laceração de um vaso sanguíneo. Normalmente, o encéfalo possui um volume constante que se encontra encerrado em uma estrutura não expansível, isto é, o crânio e a dura-máter. Essas lesões podem ser causadas por hemorragia epidural (geralmente decorrente da laceração de uma das artérias meníngeas resultante de um impacto em alta velocidade), hemorragia subaracnóidea (geralmente decorrente de um aneurisma) ou hemorragia subdural (geralmente decorrente de laceração de veias comunicantes entre o encéfalo e os seios cavernosos).[198] Essas lesões são situações emergenciais que devem ser tratadas imediatamente em razão de sua alta taxa de mortalidade (de até 50%). São indicações de uma lesão expansiva intracraniana a alteração do estado de lucidez (estado de consciência), desigualdade pupilar, redução incomum da frequência cardíaca que ocorre principalmente depois de um intervalo de lucidez, irregularidade dos movimentos oculares e inadequação da fixação ocular. Além disso, o paciente tende a apresentar um aumento da temperatura corporal e respiração irregular. A pressão intracraniana normal é de 4 a 15 mmHg, uma pressão intracraniana superior a 20 mmHg é considerada anormal. Uma pressão intracraniana de 40 mmHg acarreta disfunção e comprometimento neurológicos. Embora nos serviços de emergência não haja uma maneira de se determinar a pressão intracraniana, os sinais e sintomas mencionados indicam que a pressão está aumentando. A maior parte dos pacientes com aumento da pressão intracraniana queixa-se de cefaleia intensa e, frequentemente, esse sintoma é seguido por vômito (algumas vezes, vômito em jato). Finalmente, uma lesão expansiva intracraniana acarreta aumento da fraqueza no lado do corpo oposto ao da lesão.

> **Sinais e sintomas de uma lesão expansiva intracraniana**
> - Alteração do estado de consciência.
> - Nistagmo.
> - Desigualdade pupilar.
> - Movimentos oculares irregulares.
> - Redução anormal da frequência cardíaca.
> - Respiração irregular.
> - Cefaleia intensa.
> - Vômito intratável.
> - Testes positivos para lesão expansiva intracraniana (lateralização).
> - Testes positivos de coordenação.
> - Diminuição progressiva da força muscular.
> - Convulsão.

Os sinais e sintomas que indicam uma boa possibilidade de recuperação de um traumatismo cranioencefálico, especialmente quando o paciente apresentou perda da consciência, incluem a resposta a estímulos dolorosos, abertura dos olhos, atividade pupilar, movimentos oculares espontâneos, reflexos vestíbulo-oculares intactos e respostas adequadas das funções motoras. Os sinais neurológicos que indicam um prognóstico ruim após um traumatismo cranioencefálico incluem pupilas não reativas, ausência de reflexos vestíbulo-oculares, padrões em extensão graves ou ausência total de respostas motoras e aumento da pressão intracraniana.[185]

Ao examinar um paciente consciente ou inconsciente com possível traumatismo cranioencefálico, é importante determinar o nível de consciência do indivíduo, o que pode ser feito com a **Escala de coma de Glasgow** ✓ (ver Tab. 2.5 e seção "Testes especiais" para descrição). A **escala de função cognitiva do Rancho Los Amigos** também pode ser usada para avaliar as capacidades cognitivas do paciente. Essa escala vai do nível I, no qual o paciente não responde, ao nível VIII, no qual o comportamento do paciente tem um objetivo e este é adequado (Tab. 2.23). A escala do Rancho Los Amigos proporciona uma avaliação apenas da função cognitiva e do comportamento, não do funcionamento físico.[185]

Quando um indivíduo sofre um traumatismo cranioencefálico, como, por exemplo, uma concussão leve, e não é encaminhado ao hospital, o examinador deve assegu-

TABELA 2.23

Escala da função cognitiva do Rancho Los Amigos

Nível I	Ausência de resposta
Nível II	Resposta generalizada
Nível III	Resposta localizada
Nível IV	Confusão mental, agitação
Nível V	Confusão mental, inadequada
Nível VI	Confusão mental, adequada
Nível VII	Automática, adequada
Nível VIII	Voluntária, adequada

De Hagen C, Malkmus D, Durham P: Levels of cognitive functioning. In: *Rehabilitation of the brain injured adult – comprehensive management.* Professional Staff Association of Rancho Los Amigos, Downey, CA, 1980.

rar-se de que alguém acompanhe essa pessoa até sua casa e que lá haja alguém ciente do fato que possa monitorar o paciente no caso de sua condição piorar. Instruções escritas adequadas em relação ao quadro do paciente devem ser fornecidas às pessoas da casa. O **cartão de traumatismo cranioencefálico** é um exemplo (Fig. 2.29).

Levin e colegas relataram o uso do **teste de orientação e de amnésia de Galveston (GOAT)**,[6] que segundo eles mede a orientação pessoal, espacial e temporal, e a memória de eventos que procedem e sucedem o traumatismo cranioencefálico. À medida que o paciente melhora, a pontuação total do GOAT deve aumentar.

Como parte do exame da cabeça, o examinador deve testar os **nervos cranianos** (ver Tab. 2.1). O nervo craniano mais comumente afetado é o nervo olfatório (nervo craniano I), seguido pelo nervo facial (nervo craniano VII). Nos casos de envolvimento de múltiplos nervos cranianos, relatou-se associações mais frequentes entre os nervos cranianos II, III, IV e VI; dos nervos cranianos VI e VII; e do nervo craniano VII e dos nervos cranianos VII e VIII.[195,204,205]

O examinador também pode querer determinar se o paciente sofreu uma **lesão do neurônio motor superior**. O teste dos reflexos tendíneos profundos (ver Tab. 1.30), o teste dos reflexos patológicos (ver Tab. 1.32) ou solicitar ao paciente que realize vários testes de equilíbrio e de coordenação são meios que podem ajudar a determinar se esse tipo de lesão ocorreu. Contudo, os reflexos patológicos podem deixar de ser realizados por causa do choque. Os reflexos tendíneos profundos acentuam-se no lado oposto ao da lesão.

O **equilíbrio** pode ter um papel importante na avaliação de um paciente com traumatismo cranioencefálico. O controle do equilíbrio é uma atividade complexa que envolve atividades como a capacidade de manter a posição corporal, a capacidade de desempenhar respostas posturais a perturbações externas, a capacidade de fornecer estabilidade na marcha e a capacidade de possibilitar

---

Diretrizes de cuidados de saúde domiciliar: lesões cranioencefálicas

A pessoa sob seus cuidados teve uma lesão cranioencefálica, que no momento não parece ser grave. Entretanto, para garantir cuidados adequados, por favor, certifique-se de que as seguintes diretrizes sejam seguidas durante as próximas 24 horas.

1. Atividade física limitada por, no mínimo, 24 horas. (repouso absoluto, não dirigir).

2. Dieta líquida nas próximas 8 a 24 horas (sem bebida alcoólica).

3. Colocar compressa de gelo por aproximadamente 15 minutos a cada 1 hora para aliviar o desconforto e o inchaço.

4. Paracetamol pode ser administrado quando necessário, mas NÃO ácido acetilsalicílico. Não administrar outro fármaco sem prescrição médica nas próximas 24 horas.

5. Despertar o paciente a cada 2 horas durante as próximas _____ horas e ficar atento aos sintomas do número 6.

6. O aparecimento de alguns dos sinais e sintomas a seguir significa que você deve consultar um médico ou dirigir-se a uma unidade hospitalar de pronto atendimento **imediatamente**:

   - Náuseas e/ou vômito
   - Fraqueza ou dormência nos membros superiores, inferiores ou qualquer outra parte do corpo
   - Quaisquer dificuldades visuais ou tontura
   - Zumbido
   - Confusão mental ou desorientação, irritabilidade, agitação e esquecimento
   - Perda de coordenação
   - Distúrbio do sono não usual ou dificuldade em acordar
   - Piora progressiva da cefaleia
   - Cefaleia intensa persistente após 48 horas
   - Assimetria nas pupilas; reação pupilar à luz lenta ou ausente
   - Dificuldade respiratória
   - Frequência cardíaca irregular
   - Convulsões ou tremores

7. Ligar para agendar uma consulta de acompanhamento com o médico ou fisioterapeuta* do time. Na impossibilidade de contatar seu médico, dirigir-se a um pronto atendimento assim que possível para uma avaliação.

*Consulta: _____ tel _____

ou _____ tel _____

INSTRUÇÕES ESPECIAIS, AGENDAMENTOS:

Figura 2.29 Orientações de cuidado de enfermagem domiciliar para pacientes com lesões cranioencefálicas. (Modificada de Allaman FL, Crow RW. On-field evaluation of sports injuries. In: Griffin LY, editor. *Orthopedic knowledge update: sports medicine.* Rosemont, IL: American Academy Orthopaedic Surgeons, 1994. p. 14.)

ajustes posturais antecipatórios e integração sensorial.[206-208] Para a obtenção de um equilíbrio correto, há a necessidade de informações provenientes dos sistemas somatossensorial, visual e vestibular, além de um sistema nervoso central intacto, para que seja possível manter uma postura ereta.[82] O equilíbrio envolve a integração de vários estímulos (p. ex., sistemas visual, proprioceptivo e vestibular), que são analisados pelo encéfalo para permitir uma ação adequada. Por exemplo, na posição em pé, o corpo fica inerentemente instável, e apenas a integração de estímulos originários de várias fontes permite ao paciente ficar em pé e realizar correções adequadas para manter a postura ereta correta. O equilíbrio e a coordenação podem ser testados de várias maneiras. Pode-se solicitar ao paciente que fique em pé e ande em linha reta com os olhos abertos e, a seguir, com os olhos fechados. O examinador deve observar qualquer diferença. O **Sistema de pontuação para erros de equilíbrio (BESS)** (ver "Testes especiais" – Equilíbrio para descrição) foi desenvolvido como teste objetivo para mensurar o equilíbrio. Trata-se do teste de equilíbrio de uso mais comum, fazendo parte do instrumento SCAT5.[137,154,209-214] Outros testes de equilíbrio que podem ser considerados pelo examinador são: **Teste de equilíbrio em quatro estágios, Avaliação do equilíbrio – teste dos sistemas** (**BESTest**; ver Tab. 2.26), **Mini BESTest** e **Teste da estrela de excursão da perna para equilíbrio** (**SEBT**; ver Fig. 2.53).[206,207,215]

A coordenação pode ser testada com o teste índex-nariz ou o teste calcanhar-joelho (ver seção "Testes especiais").

A marcha pode ser testada pedindo ao paciente que deambule por uma determinada distância, ou realizando testes de marcha como o **Índice da marcha dinâmica (DGI)**,[216,217] **Avaliação funcional da marcha, Escala (modificada) de pontuação para anormalidades da marcha (GARS-M)** e **Teste cronometrado da cadeira (TUG)**.[49,216,218-220] Na avaliação da marcha, o examinador observa se há movimentos laterolaterais excessivos em contraposição ao desequilíbrio, um movimento excessivo dos quadris, movimento de membros superiores ou a incapacidade de coordenar os movimentos dos pés na posição em tandem.[33]

O equilíbrio e a marcha podem se tornar mais difíceis se forem realizadas como uma **atividade de dupla tarefa**. Isso significa que o examinador solicita ao paciente que faça uma segunda atividade enquanto está se equilibrando ou deambulando (p. ex., "andar e conversar").[144,221-225] Foi relatado que as avaliações do equilíbrio com dupla tarefa, em particular, oferecem a possibilidade de uma detecção mais sensível de déficits neurológicos persistentes. Assim, essa prática pode ajudar na identificação de comprometimentos que podem precisar de atenção adicional para sua resolução em seguida a uma concussão.[144]

O **tempo de reação com régua que cai** é outro componente que pode ser considerado parte da multifacetada bateria de avaliação da concussão. Em seguida a uma concussão, um tempo de reação prolongado é um achado comum, sendo um dos mais sensíveis indicadores de alteração neurocognitiva pós-lesão. O teste do tempo de reação com régua é um teste físico motor no qual o paciente é solicitado a segurar uma régua em queda, com o fechamento da mão em torno da régua depois que o examinador soltou o objeto. Foi relatado um prolongamento total de 13% no tempo de reação com régua em

atletas testados dentro de 72 horas após a ocorrência da concussão, comparativamente ao nível basal.[226] (Ver também a seção "Testes especiais".)

Tendo em vista a relação existente entre a tontura e potenciais problemas de equilíbrio e também considerando que o sistema vestibular consiste em uma rede sensorial complexa que fornece uma sensação subjetiva de automovimento, é importante que o examinador avalie a integridade e o funcionamento do sistema vestíbulo-ocular, pois 40% e 50% dos atletas que tiveram uma concussão relatam disfunção do equilíbrio e tontura, respectivamente, o que pode refletir comprometimentos subjacentes do sistema vestibular (i. e., os sistemas vestíbulo-ocular e vestibuloespinal).[148] O **Teste vestibular/oculomotor** (**VOMS**) envolve o uso de vários testes com o objetivo de avaliar sintomas vestibulares e oculomotores (p. ex., cefaleia do tipo enxaqueca, tontura, náuseas, flacidez) pós-concussão. O VOMS consiste nos testes de perseguição visual suave, movimentos sacádicos, reflexo vestíbulo-ocular (RVO), sensibilidade visual dos movimentos (SVM) e distância do ponto próximo de convergência (PPC) (ver seção "Testes especiais").[69,148] Mais de 60% dos pacientes que tiveram uma concussão apresentam provocação de sintoma igual ou superior a um dos itens do VOMS.[148] Foram relatados problemas pós-traumáticos oculomotores ou visuais em 30 a 65% dos pacientes com LCTl e em aproximadamente 30% dos pacientes com concussão. O examinador poderá observar comprometimento da visão pós-concussão, que se evidencia como diplopia (i. e., visão dupla), visão turva, fadiga ocular, dificuldade em acompanhar com os olhos um objeto em movimento, ou palavras impressas que parecem estar se movendo na página durante a leitura, perda da integridade do campo visual, visão binocular (i. e., ausência de convergência), dificuldade com a acomodação (i. e., foco), distúrbios sacádicos (i. e., movimentos oculares anormais), cefaleias e, em menor escala, sintomas de tontura e náuseas. O comprometimento pode resultar em desconforto visual e em dificuldades funcionais mediadas pela visão, como por exemplo ler com lentidão e ocorrência de lacrimejamento durante atividades acadêmicas ou ocupacionais.[161,227,228]

O tônus e a força musculares também podem ter um papel na avaliação do paciente com suspeita de traumatismo cranioencefálico. O aumento unilateral do tônus muscular usualmente indica compressão contralateral do pedúnculo cerebral. A flacidez do tônus muscular indica infarto do tronco encefálico, secção medular ou choque espinal. Efeitos unilaterais como hemiparesia também podem ser observados no acidente vascular encefálico.

Exame da face[190-194,229]

Após um traumatismo cranioencefálico ser descartado ou quando não existe suspeita dele, o examinador pode avaliar a face em busca de lesão. Um traumatismo significativo e uma lesão subsequente de face devem ser avaliados em primeiro lugar. Na ausência de traumatismo significativo, somente aquelas áreas da face que foram acometidas pelo traumatismo (p. ex., olhos, nariz, orelhas) precisam ser avaliadas. Inicialmente, quando o paciente consegue abrir a boca, podem ser realizados testes em busca de fraturas com o auxílio de um abaixador de língua. É pedido ao paciente que morda o abaixador de língua o mais forte possível, enquanto o examinador torce o instrumento e tenta quebrá-lo (Fig. 2.30A). O examinador deve observar se o paciente é capaz de morder com força e de manter a contração, além de determinar o local onde alguma dor é evocada.

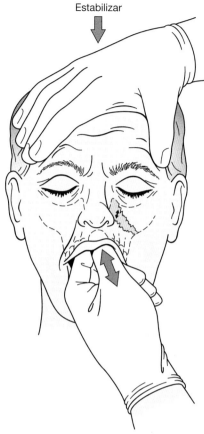

Figura 2.31   Teste para a fratura da maxila.

Exame facial

- Contornos dos ossos e tecidos moles.
- Fraturas.
- Mandíbula.
- Maxila.
- Zigoma.
- Crânio.
- Nervos cranianos.
- Músculos faciais.

Para testar a presença de uma fratura de maxilar, o examinador segura a parte anterior da maxila com os dedos de uma mão e coloca os dedos da outra sobre a ponte do nariz ou sobre a testa do paciente. O examinador então traciona delicadamente a maxila para a frente (Fig. 2.31). Caso um movimento seja sentido com os dedos da outra mão sobre o nariz ou quando sente que a mão de teste se move para a frente, pode haver uma fratura Le Fort II ou III (Fig. 2.32). Quando a maxila se move sem movimento no nariz, a maxila está fraturada horizontalmente ou há uma fratura Le Fort I. Em uma fratura Le Fort I, o palato fica separado da porção superior da maxila e o segmento que sustenta os dentes superiores move-se sozinho. Em uma fratura Le Fort II, os ossos do nariz, a porção média da face e a maxila movem-se. Em uma fratura Le Fort III, o terço médio da face separa-se do terço superior. Frequentemente, isso é denominado *separação craniofacial*. O paciente pode queixar-se de anestesia labial ou da bochecha e de visão dupla (diplopia) em qualquer uma dessas fraturas.

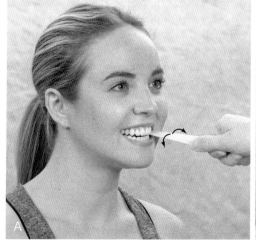
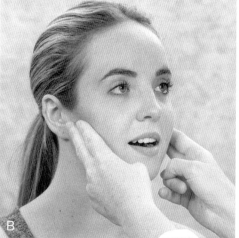

Figura 2.30   Teste para fratura da mandíbula. (A) A paciente morde o depressor lingual enquanto o examinador tenta torcer o instrumento e quebrá-lo (teste do depressor lingual). (B) Pressão nos ângulos da mandíbula.

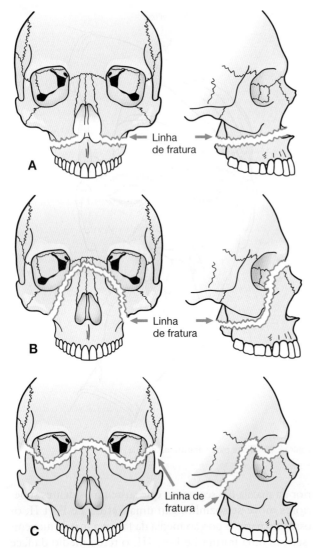

Figura 2.32 Fraturas Le Fort. (A) Le Fort I. (B) Le Fort II. (C) Le Fort III.

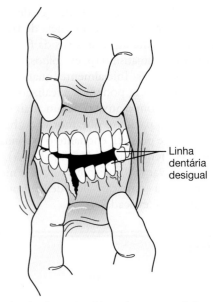

Figura 2.33 A má oclusão dentária pode estar associada a fratura da mandíbula ou da maxila.

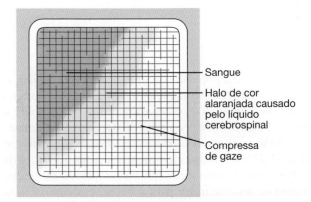

Figura 2.34 Um halo de cor alaranjada irá se formar em torno do sangue em uma compressa de gaze na presença de líquido cerebrospinal, em decorrência das diferentes densidades do sangue e do líquido cerebrospinal.

A seguir, o examinador solicita ao paciente que abra a boca discretamente. O examinador aplica com cuidado uma pressão bilateral nos ângulos da mandíbula (Fig. 2.30B). A dor localizada, a anestesia do lábio inferior e a presença de uma laceração intraoral podem indicar uma fratura da mandíbula. Uma má oclusão dentária frequentemente é observada em fraturas da mandíbula ou da maxila (Fig. 2.33). Alterações olfativas (nervo craniano I) são comumente observadas em fraturas frontobasais e nasoetmoidais. Fraturas de crânio estão frequentemente associadas a presença de secreção nasal transparente (rinorreia de líquido cerebrospinal), a secreção transparente de ouvido (otorreia) ou a um sabor salgado. Caso o líquido esteja acompanhado por sangue, o examinador pode utilizar uma compressa de gaze para colhê-lo. Se houver líquido cerebrospinal misturado ao sangue, pode-se observar um efeito de "halo" à medida que o líquido se acumula na compressa de gaze (Fig. 2.34). Se a membrana timpânica não foi perfurada, pode-se observar a presença de sangue atrás dela. Fraturas de crânio também podem acarretar visão turva, visão dupla, perda do olfato (anosmia), tontura, zumbido, náuseas e vômito, assim como sinais e sintomas de concussão. Fraturas ou luxações do assoalho da órbita são frequentemente acompanhadas por anestesia da pele na porção média da face ou anestesia da bochecha, dos lábios, dos dentes maxilares e das gengivas.[230] Fraturas do arco zigomático são detectadas pela observação (ver Fig. 2.28). Elas também podem causar epistaxe unilateral, visão dupla e anestesia, e podem estar associadas a lesões oculares. A abertura da boca também pode ter sido afetada.

Após a exclusão da possibilidade de ter ocorrido um traumatismo significativo, o examinador pode testar os músculos da face (Tab. 2.24), sobretudo quando existe suspeita de lesão dessas estruturas. Os músculos da face são diferentes da maior parte dos músculos visto que, com exceção da articulação temporomandibular, são eles que

TABELA 2.24

Músculos da face

	Ação	Nervo craniano
Músculos da boca		
Orbicular da boca	Comprime os lábios contra os dentes superiores, fecha a boca, protrai os lábios	VII (ramos zigomático, bucal e mandibular)
Depressor do ângulo da boca	Deprime o ângulo da boca	VII (ramos bucal e mandibular)
Levantador do ângulo da boca	Eleva o ângulo da boca	VII (ramos zigomático e bucal)
Zigomático maior	Puxa o ângulo da boca para cima e para trás	VII (ramos zigomático e bucal)
Risório	Puxa o ângulo da boca lateralmente	VII (ramos zigomático e bucal)
Músculo dos lábios		
Levantador do lábio superior	Eleva o lábio superior, dilata a narina	VII (ramos zigomático e bucal)
Músculo da bochecha		
Bucinador	Comprime as bochechas contra os dentes molares. Ato de sugar e assoprar	VII (ramo bucal)
Músculo do queixo		
Mentoniano	Franze a pele do mento, protrai o lábio inferior	VII (ramo mandibular)
Músculo do nariz		
Nasal	Comprime as narinas Dilata a narina	VII (ramos zigomático e bucal)
Músculo do olho		
Orbicular do olho	Fecha o olho com força Fecha o olho com delicadeza Pressiona lágrimas lubrificantes contra o globo ocular	VII (ramos temporal e zigomático)
Músculos da testa		
Prócero	Enrugamento transverso da ponte do nariz	VII (ramos temporal e zigomático)
Corrugador	Enrugamento vertical da ponte do nariz	VII (ramo temporal)
Frontal	Traciona o couro cabeludo para cima e para trás	VII (ramo temporal)

Adaptada de Liebgott B: *The anatomical basis of dentistry.* St. Louis: Mosby, 1986. p. 242-243.

movem a pele e os tecidos moles ao invés das articulações. Por exemplo, o músculo frontal pode estar fraco quando as sobrancelhas não se elevam simetricamente. O músculo corrugador traciona as sobrancelhas na direção inferomedial (franzimento da sobrancelha). O músculo orbicular da boca aproxima e comprime os lábios, enquanto os músculos zigomáticos elevam o ângulo da boca (sorriso).

Exame do olho[190-193]

Caso as pálpebras estejam fechadas por causa do inchaço, o examinador deve supor inicialmente que houve ruptura do globo ocular. Um ferimento palpebral penetrante deve ser avaliado cuidadosamente, visto que pode estar associado a uma lesão do globo ocular. O examinador não deve forçar a abertura palpebral, uma vez que a pressão intraocular pode forçar a extrusão do conteúdo ocular caso o globo tenha sofrido ruptura. O paciente também deve ser instruído a não comprimir as pálpebras fortemente, visto que essa ação pode aumentar a pressão intraocular de um valor normal de 15 para aproximadamente 70 mmHg.

Para examinar o **funcionamento normal dos músculos oculares** e de diversos nervos cranianos (II, III, IV e VI), o examinador solicita ao paciente que os mova por meio das **seis posições cardinais do olhar** (para cima e à esquerda, para cima e à direita, para baixo e à esquerda, para baixo e à direita, lateralmente e medialmente; Fig. 2.35). O examinador mantém o queixo do paciente estável com uma das mãos e solicita que ele siga a sua outra mão enquanto traça um grande "H" no ar. O examinador deve manter o dedo indicador ou o lápis a uma distância aproximada de 25 cm do nariz do paciente. A partir da linha mediana, o dedo ou o lápis é movido e mantido

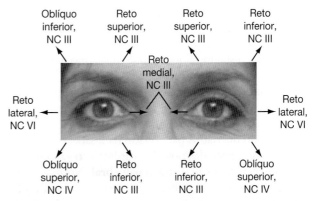

Figura 2.35 Os seis campos cardeais do olhar, mostrando os músculos oculares e os nervos cranianos (NC) envolvidos no movimento.

aproximadamente 30 cm à direita do paciente. Em seguida, ele é movido e mantido aproximadamente 20 cm para cima; movido e mantido 40 cm (20 cm em relação à linha mediana) para baixo; e, então, é movido lentamente de volta para a linha mediana. O mesmo movimento é repetido no outro lado. O examinador deve observar os movimentos de ambos os olhos, verificando se eles acompanham o dedo ou lápis suavemente. Ele também deve observar qualquer movimento paralelo dos olhos em todas as direções. Caso os olhos não se movam simultaneamente ou quando apenas um deles se move, há algo afetando a ação dos músculos. Uma das causas mais comuns do não movimento de um olho após um traumatismo é uma fratura por explosão do assoalho orbital (Fig. 2.36). Visto que os músculos inferiores ficam "presos" no local da fratura, o olho acometido apresenta movimentação limitada (Fig. 2.37), especialmente para cima. O paciente com esse tipo de fratura também pode apresentar depressão do globo ocular, visão borrada, visão dupla e hemorragia conjuntival.

Exame ocular

- Seis posições cardinais do olhar.
- Pupilas (tamanho, igualdade, reatividade).
- Nistagmo.
- Campo visual (visão periférica).
- Acuidade visual (tabela de escalas visuais).
- Simetria do olhar.
- Corpos estranhos/abrasão corneana.
- Ossos e tecidos moles circundantes.
- Hifema.
- Movimentos sacádicos (horizontais e verticais).
- Acomodação.
- Ponto próximo de convergência.
- Fixação dos olhos em um objeto em movimento.
- Reflexo vestíbulo-ocular (RVO).
- Rastreamento visual.

Ocasionalmente, durante o movimento extremo para o lado, os olhos apresentam um movimento rítmico denominado *nistagmo fisiológico*. O **nistagmo** é um movimento rítmico dos olhos com uma movimentação lenta anormal para longe do ponto de fixação e de retorno rápido. No nistagmo fisiológico ocorre um movimento rápido na direção do olhar seguido por um retorno lento. Esse teste diferencia o nistagmo fisiológico do nistagmo patológico, em que ocorre um movimento rápido dos olhos na mesma direção, independentemente do olhar. O nistagmo patológico ocorre na região da visão binocular completa, não apenas na periferia. O nistagmo cerebelar é maior quando os olhos são desviados para o lado da lesão.

Durante o teste das posições cardinais, o examinador deve observar também o **atraso palpebral**. Normalmente, a pálpebra superior cobre a porção superior da íris, subindo quando o paciente olha para cima e baixando rapidamente quando ele baixa o olho. No atraso palpebral,

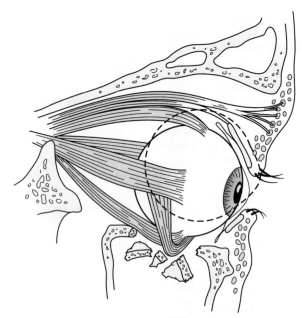

Figura 2.36 Fratura por explosão (*blowout*) do assoalho orbitário. A *linha tracejada* indica a posição normal do globo ocular. Os músculos oblíquo inferior e reto inferior são "aprisionados" no local da fratura impedindo que o olho retorne à sua posição normal. (Modificada de Paton D, Goldberg MF. *Management of ocular injuries*. Philadelphia: WB Saunders, 1976. p. 63.)

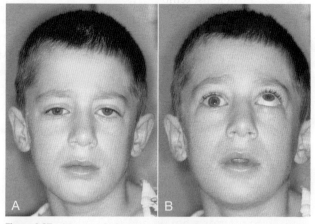

Figura 2.37 Menino de 9 anos com uma fratura por explosão "com encarceramento" no assoalho orbital direito e encarceramento do músculo reto inferior. Essa lesão representa uma emergência cirúrgica; a órbita deve ser explorada e o músculo liberado com a maior rapidez possível. (A) Olhar frontal. (B) Olhar para cima. Observar como o olho direito não se eleva ao pedir ao paciente que olhe para cima. (De Bell RB, Al-Bustani SS: Orbital fractures. In: Bagheri S, Bell RB, Khan HA, editores: *Current therapy in oral and maxillofacial surgery*, Philadelphia, 2012, Saunders.)

a pálpebra superior demora para baixar à medida que o paciente abaixa o olho.

A **visão periférica** ou o **campo visual** (limites periféricos da visão) pode ser checado pelo **teste de confrontação** (Fig. 2.38). Solicita-se ao paciente que cubra o olho direito enquanto o examinador cobre seu próprio olho esquerdo, de maneira que os olhos abertos do examinador e do

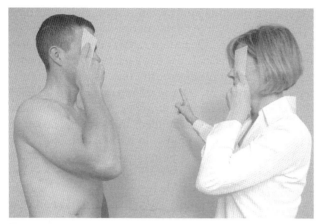

Figura 2.38 Teste ocular de confrontação.

paciente permaneçam diretamente opostos um ao outro. Enquanto o examinador e o paciente entreolham-se, o examinador estende por completo o membro superior direito lateralmente, a meio caminho entre ele e o paciente e, a seguir, move-o na direção deles com os dedos ondulando. O paciente relata ao examinador quando ele vê pela primeira vez os dedos em movimento. O examinador então compara a resposta do paciente com o momento ou a distância na qual ele observou os dedos pela primeira vez. A seguir, o teste é repetido no outro lado.

Os campos nasais, temporais, superiores e inferiores devem ser todos testados de modo semelhante. O campo visual deve descrever ângulos de 60° nasal, 90° temporal, 50° superior e 70° inferiormente. O teste duplo simultâneo também pode ser realizado. Esse método utiliza dois estímulos (p. ex., movimento dos dedos) que são apresentados simultaneamente nos campos visuais direito e esquerdo, e o paciente deve informar qual dedo está se movendo. Normalmente, o paciente deve dizer "ambos" sem hesitação. Em qualquer perda de campo visual (i. e., quando o paciente é incapaz de ver nos mesmos campos visuais como antes), o paciente deve ser encaminhado para um exame mais detalhado.

As **pálpebras** devem ser evertidas para o exame em sua porção inferior a fim de que seja obtida uma visão mais clara do globo ocular, especialmente se o paciente se queixa de um corpo estranho. A pálpebra superior deve ser evertida com o auxílio de um afastador de pálpebra especial ou com um cotonete (Fig. 2.39). Solicita-se ao paciente que olhe para baixo e para a direita e, em seguida, para baixo e para a esquerda, enquanto a face superior do olho é examinada. O examinador pode inspecionar a face inferior do olho e seu revestimento conjuntival tracionando cuidadosamente a pálpebra inferior para baixo e mantendo-a delicadamente contra a órbita óssea. Em seguida, solicita-se ao paciente que olhe para cima e para a direita e, a seguir, para cima e para a esquerda, enquanto a face inferior do olho é examinada. Essas duas técnicas também podem ser utilizadas para a localização de uma lente de contato que se deslocou para longe da córnea.

A presença de laceração em ambas as pálpebras deve ser investigada. A detecção de lacerações em áreas de glândulas lacrimais é particularmente importante, visto que caso não sejam tratadas adequadamente, a função lacrimal da glândula pode ser perdida (Fig. 2.40).

A **reação pupilar** à luz deve então ser testada. Primeiramente, a luz no ambiente é reduzida. As pupilas dilatam em um ambiente escuro ou com uma distância focal longa e contraem em um ambiente bem iluminado ou com uma distância focal curta. O examinador focaliza a luz de uma caneta-lanterna diretamente no interior de um dos olhos

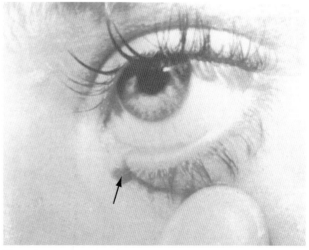

Figura 2.40 Laceração da pálpebra inferior (*seta*). (De Pashby TJ, Pashby RC. Treatment of sports eye injuries. In: Schneider RC et al., eds. *Sports injuries: mechanisms, prevention and treatment.* Baltimore: Williams & Wilkins, 1985. p. 576.)

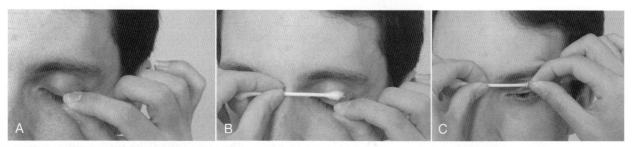

Figura 2.39 Eversão da pálpebra. (A) Preensão dos cílios. (B) Colocação de um cotonete umedecido sobre a pálpebra. (C) Eversão da pálpebra sobre o cotonete.

do paciente durante aproximadamente 5 segundos (Fig. 2.41). Normalmente, ocorre constrição pupilar, seguida de uma discreta dilatação. A reação pupilar é classificada como rápida (normal), lenta, não reativa ou fixa. Uma pupila oval ou ligeiramente oval, ou uma pupila fixa e dilatada indica aumento da pressão intracraniana. A fixação e dilatação de ambas as pupilas constituem um sinal terminal de anóxia e isquemia cerebral. Caso a dilatação seja significativa, pode-se suspeitar de uma lesão do nervo óptico. Se ambas as pupilas apresentarem tamanho e posição médios, e não são reativas, geralmente indicam uma lesão mesencefálica. Em um paciente totalmente consciente e alerta, que sofreu um golpe próximo ao olho, a presença de uma pupila dilatada fixa geralmente indica lesão dos nervos ciliares do olho em vez de lesão encefálica. O outro olho é testado de modo similar e os resultados são comparados.

Normalmente, ambas as pupilas contraem quando uma luz é focalizada em um olho. A reação do olho que está sendo testado é denominada **reflexo direto à luz**; a reação da outra pupila é denominada **reflexo consensual à luz**. Essa reação é mais rápida nos jovens e em indivíduos com olhos azuis.[194] Caso o nervo óptico esteja lesionado, a pupila acometida contrai em resposta à luz no olho oposto (consensual) e dilata em resposta à luz incidindo sobre ela (direto). Quando o nervo oculomotor é acometido, a pupila afetada fica fixa e dilatada e não responde à luz, seja de modo direto ou consensual. Quando as pupilas não reagem, trata-se de uma indicação de lesão do nervo oculomotor e de suas conexões ou de uma lesão cranioencefálica. O olho também apresenta desvio lateral em razão de paresia do músculo reto medial.

A seguir, verifica-se a acomodação pupilar. É pedido ao paciente que olhe para um objeto distante e, em seguida, para um objeto de teste – um lápis ou o dedo do examinador mantido a 10 cm da ponte do nariz. As pupilas dilatam quando o paciente olha para um objeto distante e contraem quando o paciente focaliza o olhar sobre o objeto próximo (i. e., acomodação). Os olhos também aduzem (i. e., ficam "vesgos") quando o paciente fixa o olhar sobre o objeto próximo (i. e., convergência). Essas ações são denominadas **reflexo de acomodação-convergência**.[194] Ao olhar objetos distantes, os olhos devem permanecer paralelos. O desvio ou a falta de paralelismo é denominado **estrabismo** e indica fraqueza de um dos músculos extraoculares ou falta de coordenação neural.[231]

Quando inspecionado sob uma luz normal incidindo acima da cabeça, o cristalino deve ser transparente. A focalização com uma luz sobre ele pode fazer com que o cristalino pareça cinza ou amarelo. A córnea deve ser lisa e transparente. Caso o paciente apresente uma dor intensa na área corneana, deve-se suspeitar de uma abrasão corneana (Fig. 2.42). Um especialista adequado pode testar a presença de uma abrasão corneana, utilizando uma tira de fluoresceína e uma lâmpada de fenda. A córnea deve ter transparência cristalina quando visualizada e os detalhes da íris devem ser iguais aos do outro olho.

Para verificar a profundidade da **câmara anterior do olho** ou um ângulo corneano estreito, o examinador incide a luz obliquamente através de cada olho. Normalmente, ela ilumina toda a íris. Caso o ângulo corneano esteja estreito em decorrência de uma câmara anterior rasa, o examinador é capaz de observar uma sombra em forma de lua crescente no lado da íris distante da luz (Fig. 2.43). Esse achado indica uma predisposição anatômica ao glaucoma de ângulo estreito.

Para testar a **simetria do olhar**, o examinador direciona uma fonte de luz a aproximadamente 60 cm de distância do paciente enquanto ele está em pé, diretamente em frente ao paciente, e mantendo a luz suficientemente distante para evitar a convergência do olhar do paciente. Solicita-se ao paciente que olhe para a luz. Os pontos de luz refletidos sobre as duas córneas devem estar na mesma localização relativa (Fig. 2.44). Quando um olho não olha diretamente para a luz, o ponto de luz refletido desloca-se para o lado oposto ao do desvio. Por exemplo, quando o olho desvia medialmente, o reflexo parece localizado mais lateralmente que no outro olho. O exa-

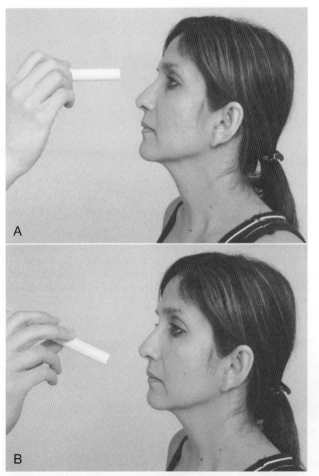

Figura 2.41 Teste da reação das pupilas à luz. (A) Luz dirigida diretamente ao olho. (B) Luz incidindo distante do olho.

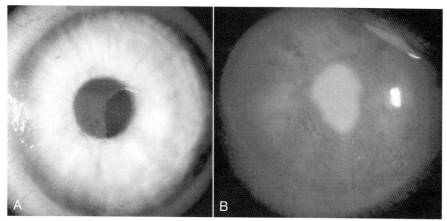

Figura 2.42 Abrasão do epitélio corneano. (A) Defeito observado sem coloração com fluoresceína. É essencial que se observe se há irregularidade da superfície corneana (que normalmente é lisa) para identificar o defeito, caso não haja disponibilidade de fluoresceína. (B) Técnica clássica de coloração ocular com fluoresceína para evidenciar um defeito epitelial. (De Broocker G et al.: Ocular trauma. In: Palay DA, Krachmer JH, editores: *Primary care* ophthalmology, 2.ed., Philadelphia, 2005, Mosby.)

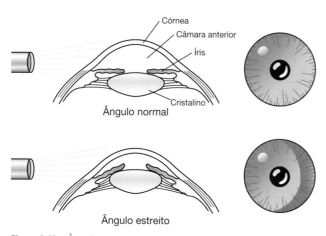

Figura 2.43 Ângulo corneano normal e estreito (profundidade da câmara anterior). (Modificada de Swartz HM. *Textbook of physical diagnosis.* Philadelphia: WB Saunders, 1989. p. 144.)

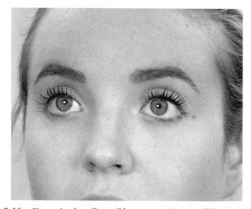

Figura 2.44 Simetria do olhar. Observe os "pontos" brancos de luz sobre as pupilas.

minador pode estimar o ângulo de desvio observando a posição do reflexo. Cada milímetro de deslocamento do reflexo representa aproximadamente 7° de desvio ocular. Para detectar um desvio leve, o **teste de cobrir-descobrir** pode ser utilizado (Fig. 2.45). O paciente fixa o olhar em um ponto específico, como a ponte do nariz do examinador. A seguir, um de seus olhos é coberto com um cartão. Normalmente, o olho descoberto não se move. Quando ele se move, significa que ele não estava reto antes do outro olho ser coberto. Da mesma maneira o outro olho então é testado.

A acuidade visual é testada usando-se tabelas de escalas visuais. A **acuidade visual** é a capacidade do olho de perceber detalhes finos como ocorre, por exemplo, quando ele lê. Quando uma tabela de escala visual de parede não estiver disponível, uma escala visual de bolso pode ser utilizada. Essa tabela de escala visual de bolso geralmente é colocada a uma distância de 35 a 36 cm do paciente. Assim como se procede com a tabela de parede, solicita-se ao paciente que decifre a menor linha possível. Quando não houver qualquer tabela de escala visual disponível, qualquer material impresso pode ser utilizado. Um paciente que utilize óculos ou lentes de contato, deve ser testado com e sem as lentes corretivas. O teste é realizado rapidamente para evitar que o paciente memorize a tabela. A acuidade visual é registrada na forma de fração, sendo que o numerador indica a distância entre o paciente e a tabela (p. ex., 20 pés = 6 m) e o denominador indica a distância em que o olho normal é capaz de ler a linha. Assim sendo, 20/100 significa que o paciente é capaz de ler a uma distância de 6 m o que um indivíduo, em média, é capaz de ler a uma distância de 30 m. Quanto menor for a fração, pior é a miopia (visão de perto). Os pacientes com visão corrigida inferior a 20/40 devem ser encaminhados ao especialista adequado.[194] Quando disponível, o exame intraocular com auxílio de um oftalmoscópio pode revelar a presença de lesão do cristalino, do corpo vítreo ou da retina.

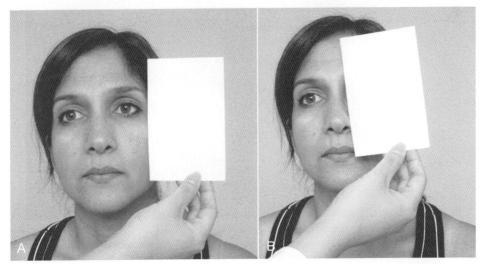

Figura 2.45   Teste de cobrir-descobrir para investigação de desvio ocular discreto. Enquanto a paciente olha para um ponto específico (A), o examinador cobre um de seus olhos e verifica o movimento do olho descoberto (B).

Exame do nariz[190-194,198,232]

A **permeabilidade das vias nasais** pode ser determinada pela oclusão de uma das narinas do paciente, pressionando um dedo contra a porção lateral da narina. O quadro a seguir resume os pontos a serem considerados durante a avaliação do nariz. Solicita-se então ao paciente que inspire e expire pela narina oposta com a boca fechada. O processo é repetido no outro lado. Normalmente, nenhum som é escutado e o paciente é capaz de respirar facilmente com a narina aberta.

Exame nasal

- Patência.
- Cavidades nasais.
- Seios.
- Fratura.
- Secreção nasal (sanguinolenta, cor de palha, transparente).

Caso disponíveis, uma fonte de luz e um espéculo nasal podem ser utilizados para inspecionar a cavidade nasal. A mucosa nasal e os turbinados podem ser inspecionados quanto à coloração, aos corpos estranhos e às massas anormais (p. ex., pólipo). O **septo nasal** deve estar na linha mediana, ser reto, e normalmente o anterior é mais espesso que o posterior. A assimetria das cavidades nasais indica desvio de septo. Quando um paciente apresenta um hematoma septal, ele deve ser tratado rapidamente, visto que o hematoma pode causar uma pressão excessiva sobre o septo, tornando-o avascular. A ausência de vascularização pode resultar em uma deformidade de "nariz em sela" decorrente da necrose e absorção da cartilagem subjacente (Fig. 2.46).

A iluminação dos **seios frontal e maxilar** pode ser realizada quando o paciente apresentar dor à palpação

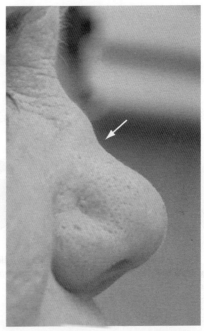

Figura 2.46   Deformidade de "nariz em sela" (*seta*) em decorrência de inflamação recorrente da cartilagem nasal que leva a uma destruição da cartilagem septal. (De Mathew SD, Battafarano DF, Morris MJ: Relapsing polychondritis in the department of defense population and review of the literature, *Sem Arthr Rheum* 42[1]:70-83, 2012.)

no seio ou quando houver suspeita de infecção. O exame deve ser realizado em um ambiente completamente escuro. Para iluminar os seios maxilares, o examinador coloca a fonte de luz lateralmente ao nariz do paciente, imediatamente abaixo da face medial do olho. O examinador então observa através da boca aberta do paciente em busca da iluminação do palato duro. Para iluminar os seios frontais, o examinador coloca a fonte de luz contra a face medial de cada borda supraorbitária. O examinador procura identificar uma área de luminosidade vermelha pálida à medida que a luz é transmitida imediatamente abaixo da sobrancelha. Os seios geralmente apresentam diferentes graus de iluminação. A ausência de luminosidade indica que o seio está cheio de secreções ou que ele não se desenvolveu.

Exame dos dentes[190-194,198,232]

O examinador deve observar os dentes para ver se estão na posição normal e se alguns deles estão ausentes, lascados ou afundados (ver Fig. 2.22). Utilizando os dedos indicador e polegar enluvados, o examinador aplica uma leve pressão sobre cada dente, pressionando para dentro, em direção à língua, e para fora, em direção aos lábios. Normalmente, observa-se um pequeno movimento. Caso o dente esteja frouxo, com movimentação excessiva, dor aumentada ou dormência quando comparado aos outros dentes, há indicação de teste positivo. Um dente que sofreu avulsão pode ser limpo com água morna e inserido novamente no alvéolo. A seguir, o paciente deve ser encaminhado ao especialista adequado para a devida estabilização e procedimentos no canal da raiz.

Exame dentário

- Número de dentes.
- Posição dos dentes.
- Movimento dos dentes.
- Condição dos dentes.
- Condição das gengivas.

Exame da orelha[189-193]

O exame da orelha avalia principalmente se o paciente é capaz de escutar. Vários testes podem ser utilizados para avaliar a audição (ver seção "Testes especiais").

Exame auricular

- Sensibilidade (externa e interna).
- Secreção auricular (sanguinolenta, cor de palha, transparente).
- Audição.
- Equilíbrio.

A **perda auditiva condutiva** indica que o paciente apresenta uma redução de todos os sons e não dificuldade de interpretá-los. A **perda auditiva neurossensitiva ou perceptiva** indica que o paciente apresenta dificuldade para interpretar os sons escutados.

O exame interno da estrutura da orelha pode ser realizado, quando disponível, com o auxílio de um otoscópio. Nesse caso, o examinador deve observar o canal, assim como a membrana timpânica, detectando a presença de qualquer bloqueio, excesso de cerume, inchaço, hiperemia, transparência (geralmente, uma coloração cinza-perolado), protrusão, retração ou perfuração da membrana timpânica.

Testes especiais

Somente os testes especiais que o examinador considera úteis são realizados, para ajudá-lo na confirmação de um diagnóstico. Por exemplo, os testes para a investigação de lesões expansivas intracranianas não devem ser realizados no caso de uma lesão facial, a menos que exista suspeita de associação com uma lesão encefálica ou de outros tecidos neurológicos.

Para o leitor que deseja fazer uma revisão, a confiabilidade, validade, especificidade, sensibilidade e as razões de chance (*odds ratios*) de alguns dos testes especiais utilizados na cabeça e face estão disponibilizadas no Apêndice 2.1 (*on-line* – utilizar o QR code no final deste capítulo).

Testes para lesões expansivas intracranianas

Para cada um desses testes, o paciente deve ser capaz de ficar em pé normalmente com os olhos abertos.

❓ ***Teste de controle neurológico – membro superior.*** Solicita-se ao paciente que fique em pé com os membros superiores flexionados a 90° e os olhos fechados. Pede-se ao paciente que mantenha essa posição durante aproximadamente 30 segundos. Quando o examinador observar que um membro superior tende a se mover ou "desviar" para fora e para baixo, o teste é considerado positivo para uma lesão expansiva intracraniana localizada no lado oposto ao lado que apresenta o desvio.

❓ ***Teste de controle neurológico – membro inferior.*** Solicita-se ao paciente que se sente à beira de uma maca ou sobre uma cadeira com os membros inferiores estendidos para a frente sem que eles toquem o solo. Solicita-se ao paciente que feche os olhos durante aproximadamente 20 a 30 segundos. Caso o examinador observe que um membro inferior tende a se mover ou desviar, o teste é considerado positivo para uma lesão expansiva intracraniana localizada no lado oposto àquele com desvio.

⚠️ **Teste de Tandem para andar ou ficar em pé.** Os pacientes com lesões expansivas intracranianas apresentam dificuldade progressiva para caminhar em tandem ("andar na linha") ou para ficar em pé em tandem (um pé na frente do outro). O ato de ficar em pé em tandem é mais difícil que o de andar em tandem.

Testes para concussão

✅ ***Avaliação da concussão aguda.*** Existem diferentes maneiras de realizar a Avaliação da concussão aguda (ACE) – uma utilizada pelo médico no consultório, outra utilizada pelo serviço de emergência, e ainda uma terceira utilizada pelos planos de saúde. A ACE consiste em questões relacionadas com as características da concussão, como perda da consciência, amnésia, sintomas de concussão e fatores de risco que podem prognosticar a recuperação. A ACE pode ser aplicada de maneira seriada no acompanhamento da recuperação ou das mudanças que ocorrem com o passar do tempo para ajudar na tomada de decisões de tratamento clínico.[133,233]

☑ *Inventário breve de sintomas (BSI-18).* O BSI-18[234] pode ter utilidade na identificação da influência da depressão, da ansiedade e do isolamento somático, tanto antes como depois da lesão, e também nos casos de demora na recuperação de uma concussão.[142] O BSI-18 é um instrumento curto e confiável, que é aplicado para detectar problemas psicológicos.[235]

☑ *Inventário de sintomas de concussão (CSI).* O CSI é uma escala de 12 itens desenvolvida com o objetivo de testar sintomas de concussão dentro das primeiras 24 horas de ocorrência da lesão. O CSI mede a velocidade de processamento cognitivo, a memória de trabalho, a atenção, a concentração, o aprendizado, a memória e o funcionamento executivo.[109,162] Esse teste não foi projetado para ser aplicado isoladamente, mas como parte de um conjunto de testes que ajudarão o examinador a confirmar uma concussão e sua gravidade.[109] O CSI também pode ser utilizado para acompanhamento da recuperação.[133]

☑ **Escala de coma de Glasgow.** A Escala de coma de Glasgow (ver Tab. 2.5) é uma escala de pontuação que avalia a abertura dos olhos e respostas motoras e verbais. O teste pode ser aplicado a indivíduos para mensurar objetivamente o nível de consciência e a gravidade da lesão cranioencefálica. As respostas recebem pontuações entre 1 e 5, com uma pontuação total combinada de 3 a 15, sendo 15 considerada normal. Uma pontuação inicial inferior a 5 está associada a uma probabilidade de 80% de que o paciente esteja em estado vegetativo prolongado ou que esteja morto. Uma pontuação inicial superior a 11 está associada a 90% de probabilidade de recuperação. As concussões geralmente recebem pontuações entre 13 e 15. O principal uso da Escala de coma de Glasgow na avaliação de pacientes com concussão é descartar lesões cranioencefálicas mais graves; a escala também pode ajudar a determinar quais indivíduos precisam de atendimento médico de emergência imediato.[133]

O primeiro teste está relacionado à abertura dos olhos. Ela pode ocorrer espontaneamente, em resposta ao estímulo verbal ou doloroso, ou pode não ocorrer de forma alguma. A cada uma das respostas é designado um valor numérico: abertura espontânea dos olhos, 4; resposta ao estímulo verbal, 3; resposta ao estímulo doloroso, 2; e ausência de resposta, 1. A abertura espontânea dos olhos indica atividade do sistema de ativação reticular ascendente. Estas respostas não significam necessariamente que o paciente tem consciência de onde está ou do que está acontecendo, mas indica que ele está em estado de vigília. Um paciente que abre os olhos em resposta à voz do examinador provavelmente está respondendo ao estímulo sonoro, não necessariamente ao comando de abrir os olhos. Se o examinador não tiver certeza, ele pode

tentar utilizar diferentes objetos sonoros (p. ex., sino, buzina) para provocar uma resposta adequada.

O segundo teste envolve uma resposta motora; quando o paciente apresenta resposta a um comando verbal, um grau 6 lhe é conferido. Caso contrário, ele é classificado numa escala de 5 graus de acordo com a resposta motora a um estímulo doloroso (ver Tab. 2.5). Para a pontuação de respostas motoras, a facilidade com que as respostas são obtidas é que constitui o critério para a melhor resposta. Os comandos dados ao paciente devem ser simples, como "Mova o seu braço". Não deve ser pedido ao paciente que aperte a mão do examinador e este também não deve colocar algo na mão do paciente e pedir-lhe que o segure. Essa ação pode provocar um **reflexo de preensão** e não uma resposta a um comando.[185]

Caso o paciente não apresente uma resposta motora a um comando verbal, o examinador deve então tentar obter uma resposta motora a um estímulo doloroso. O tipo e a qualidade da reação do paciente ao estímulo doloroso constituem os critérios de pontuação. O estímulo não deve ser aplicado na face, uma vez que o estímulo doloroso nessa área pode provocar um forte fechamento dos olhos como reação de defesa. O estímulo doloroso pode consistir em aplicação de pressão com o nó de um dedo sobre o esterno, a compressão do músculo trapézio ou a compressão de tecidos moles entre o polegar e o indicador (Fig. 2.47). Se o paciente move um membro quando o estímulo doloroso é aplicado em mais de um ponto ou tenta remover a mão do examinador que está aplicando o estímulo doloroso, o paciente o está localizando, e o grau 5 lhe é conferido. Quando o paciente se afasta rapidamente do estímulo doloroso, ele está apresentando um **reflexo de retirada** normal, e o grau 4 lhe é conferido.

Entretanto, quando a aplicação de um estímulo doloroso provoca uma postura de decorticação ou de descerebração (Fig. 2.48), o paciente está apresentando uma resposta anormal, sendo conferido o grau 3 para a postura de decorticação (lesão acima do núcleo vermelho) ou grau 2 para a postura de descerebração (lesão de tronco encefálico ou do mesencéfalo). A **postura de decorticação** é decorrente de lesões da área do diencéfalo, enquanto a postura de descerebração é decorrente de lesões do mesencéfalo. A postura de decorticação caracteriza-se pela flexão dos membros superiores, punhos e dígitos; adução dos membros superiores; extensão e rotação medial dos membros inferiores e flexão plantar. A **postura de descerebração**, que possui um prognóstico pior, caracteriza-se pela extensão, adução e hiperpronação dos membros superiores, enquanto os membros inferiores envolvem as mesmas alterações da postura de decorticação.[236] A rigidez de descerebração geralmente é bilateral. Caso o paciente não apresente qualquer reação ao estímulo doloroso, o grau 1 lhe é conferido. **Observação:** é importante ter certeza de que a ausência de resposta é causada por um traumatismo cranioencefálico e não por um trau-

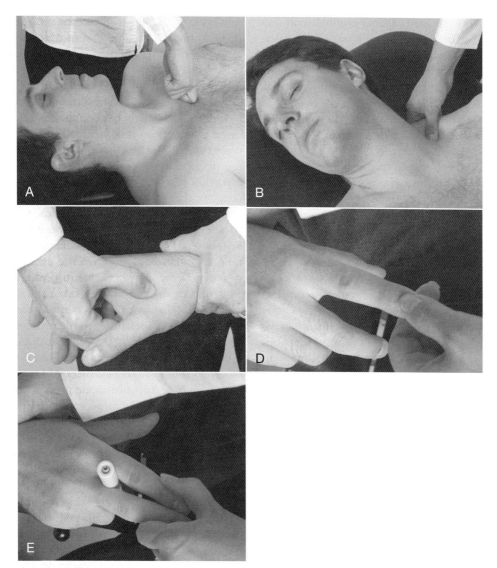

Figura 2.47 Exemplos de estímulos dolorosos aplicados pelo examinador. (A) Nó do dedo contra o esterno. (B) Compressão do músculo trapézio. (C) Compressão do tecido entre os dedos polegar e indicador. (D) Compressão de uma ponta de dedo. (E) Compressão de um objeto entre dois dedos.

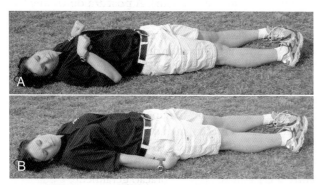

Figura 2.48 (A) Rigidez em descorticação. (B) Rigidez em descerebração.

matismo medular que acarreta ausência de sensibilidade. Qualquer diferença de reação entre os membros deve ser observada atentamente. Esse achado pode indicar uma lesão focal específica.[185]

No terceiro teste, a resposta verbal é classificada em uma escala de 5 pontos, avaliando-se a fala do paciente ao responder a questões simples como, por exemplo, "Onde você está?" ou "Você está ganhando o jogo?". Em relação às respostas verbais, é conferido o grau 5 ao paciente que conversa adequadamente, apresenta uma orientação adequada e demonstra consciência de si mesmo e do ambiente onde está. O paciente que apresenta confusão está desorientado e incapaz de interagir totalmente com o ambiente, mas é capaz de conversar usando palavras apropriadas e lhe é conferido o grau 4. O paciente que apresenta fala inadequada e é incapaz de manter uma conversa com o examinador recebe o grau 3. Confere-se o grau 2 ao paciente que emite apenas grunhidos ou sons incompreensíveis. Novamente, o examinador deve observar se existe alguma causa mecânica responsável pela incapacidade de verbalização. Ao paciente que não emite som e, consequentemente, não apresenta resposta verbal, atribui-se o grau 1.

Após a ocorrência da lesão, é fundamental que a pontuação inicial da escala de coma de Glasgow seja obtida o mais rápido possível A seguir, a avaliação pode ser repetida em intervalos de quinze ou trinta minutos, especialmente nos estágios iniciais, caso o examinador tenha observado alterações. Se a pontuação estiver entre 3 e 8, é necessário um tratamento de emergência. Na escala de coma de Glasgow, a pontuação inicial é utilizada como referência para se determinar a gravidade do traumatismo cranioencefálico do paciente. Considera-se que os pacientes que mantêm uma pontuação de 8 ou menos na escala de coma de Glasgow durante 6 horas ou mais apresentam traumatismo cranioencefálico grave. Considera-se que um paciente com uma pontuação entre 9 e 11 apresenta uma lesão moderada e que um paciente com uma pontuação igual ou superior a 12 apresenta um traumatismo cranioencefálico leve.[185]

✓ *Escala para lesão cranioencefálica.* Essa escala de 16 itens é preenchida pelo indivíduo lesionado com o objetivo de determinar a gravidade da lesão cranioencefálica.[237] A presença de cefaleia, náuseas e dificuldades de equilíbrio está relacionada com sintomas neuropsicológicos, enquanto fadiga, problemas para dormir e sonolência estão relacionados com o grupo neurofisiológico. A sensação de estar desacelerado e/ou de estar "em um nevoeiro" e a dificuldade de concentração estão relacionadas com sintomas cognitivos.[237]

✓ *Questões de Maddocks.* As Questões de Maddocks (ver SCAT5; Fig. 2.49) consiste em perguntas feitas ao paciente e tem como objetivo mensurar especificamente a orientação seguinte a uma suspeita de concussão em um evento esportivo.[33,42,57,186]

✓ *Diretrizes escandinavas para lesão cranioencefálica.* É um algoritmo terapêutico que pode ser utilizado no tratamento de lesões cranioencefálicas de intensidade mínima, leve e moderada em adultos.[238,239]

✓ *Instrumento de avaliação da concussão nos esportes 5.* Atualmente, o SCAT (Fig. 2.49) é um dos instrumentos de avaliação da concussão mais comumente utilizados. O teste foi desenvolvido ao longo de quatro versões (não existe SCAT4 nem SCAT4 para crianças).[240,241] O SCAT5 é aplicado em jovens e adultos (13 anos ou mais) e o SCAT5 para crianças atende às crianças (5 a 12 anos; Fig. 2.50).[133,241] O teste pode ser utilizado no estabelecimento dos valores basais na pré-temporada e também pós-concussão. Sem exceção, indivíduos com comorbidades (p. ex., cefaleias, transtornos de aprendizado/dislexia, transtorno de déficit de atenção/hiperatividade [TDAH], depressão, ansiedade ou com outra história psicológica) relatam sintomas mais expressivos na pontuação basal de gravidade.[242,243] O instrumento engloba a Escala de coma de Glasgow, o SAC, questões de Maddocks modificadas, avaliação breve da orientação, memória e concentração, uma avaliação da parte cervical da coluna e uma avaliação do equilíbrio (teste BESS), bem como informações sobre o mecanismo de lesão e informações básicas sobre comorbidades (p. ex., história de concussões, cefaleias, enxaquecas, depressão e/ou ansiedade).[66,133,162,243,244] Originalmente, o instrumento foi desenvolvido com o objetivo de ajudar nas decisões quanto ao retorno do indivíduo à prática esportiva, mas hoje é utilizado na identificação de concussões e também para proporcionar ideias para o tratamento inicial em casos de suspeita de concussão.[240] O instrumento não deve ser aplicado isoladamente, nem deve ser usado de modo absoluto para o estabelecimento de um diagnóstico de concussão. Durante a fase aguda, o examinador deve repetir a aplicação do instrumento, para verificar se a intensidade dos sintomas estão se exacerbando ou diminuindo. Alguns dias após a ocorrência da concussão, frequentemente o instrumento é combinado com testes neuropsicológicos.[33,110] Depois de utilizados o SCAT5 e quaisquer outros testes, é preciso que o profissional de saúde ainda faça seu julgamento clínico em relação à ocorrência, ou não, da concussão, e se o paciente terá permissão para retornar às aulas, ao trabalho, à prática esportiva e/ou às competições.[33]

✓ *Avaliação padronizada da concussão.* O SAC é um teste neurocognitivo que pode ser aplicado isoladamente ou como parte do SCAT5.[129,245] Sua realização não deve ultrapassar os 10 minutos, devendo ser administrado em estado de repouso.[54,110,133,154,228,240] O teste é utilizado na avaliação da função cognitiva, incluindo perguntas padronizadas de orientação (i. e., lugar, tempo, meses, ano), memória de trabalho (i. e., recordação imediata de palavras específicas), concentração (i. e., recordação de uma lista de números de trás para a frente) e memória remota (i. e., recordação remota – p. ex., lembrar de algumas palavras que foram previamente memorizadas). O SAC tem boa sensibilidade para os efeitos imediatos da concussão, sendo mais efetivo nas primeiras 48 horas após a ocorrência da lesão.[15,54,57,110] A pontuação do SAC cai, em média, 2,9 pontos imediatamente após a concussão, retornando ao valor basal dentro de 5 a 7 dias.[41,54] Analogamente ao SCAT5, o SAC não deve ser administrado de maneira isolada, mas deve ser apoiado por testes neurocognitivos, testes de estabilidade postural e outros testes pós-concussão.[110,246,247] Do mesmo modo, o SAC é administrado como um dos testes para as avaliações basais na pré-temporada.[248,249] É utilizado para avaliação da orientação, memória imediata e remota, bem como concentração.[133,248] Observaram-se diferenças nos valores basais em mulheres e em atletas jovens com idades entre 9 e 14 anos.[133]

Testes de equilíbrio

Se o examinador está pensando em aplicar um teste de equilíbrio, há diversos pontos a se considerar. Em

SCAT5© INSTRUMENTO DE AVALIAÇÃO PARA CONCUSSÃO NO ESPORTE – 5ª EDIÇÃO

DESENVOLVIDO PELO CONCUSSION IN SPORT GROUP
PARA USO EXCLUSIVO POR PROFISSIONAIS DA ÁREA DA SAÚDE

Patrocinado por

Detalhes do paciente

Nome: _____

Data de nascimento: _____

Endereço: _____

Identidade: _____

Examinador: _____

Data da lesão: _____ Hora: _____

O QUE É O SCAT5?

O SCAT5 é um instrumento padronizado para a avaliação de concussões, planejado para uso por médicos e por profissionais da saúde credenciados.[1] O SCAT5 não pode ser realizado de forma correta em menos de 10 minutos.

Se você não é médico ou profissional da saúde credenciado, use o Instrumento de identificação de concussão 5 (CRT5). O SCAT5 deve ser utilizado na avaliação de atletas com 13 anos ou mais. Para crianças com 12 anos ou menos, use o SCAT5 para crianças.

A aplicação do SCAT5 como teste basal na pré-temporada pode ter utilidade na interpretação das pontuações de testes pós-lesão, mas não foi planejado com essa finalidade. Você encontrará instruções detalhadas para uso do SCAT5 na página 137. Leia cui-dadosamente essas instruções antes de aplicar o teste no atleta. Instruções verbais breves para cada teste são fornecidas em itálico. O único equipamento necessário para o aplicador do teste é um relógio ou cronômetro.

Este instrumento pode ser copiado livremente em seu forma-to atual para distribuição individual, para equipes, grupos e organizações. Não deverá sofrer qualquer alteração, ter seu nome alterado, ou vendido para lucro comercial. Para qual-quer revisão, tradução ou reprodução em forma digital, ob-tenha aprovação específica do Concussion in Sport Group.

Identifique e remova

Um impacto na cabeça, seja por golpe direto ou por transmissão indireta de força, pode estar associado a uma lesão cranioence-fálica grave e potencialmente fatal. Se houver motivo para preo-cupa ção significativa, inclusive alguma das bandeiras vermelhas listadas no Quadro 1, então deve-se promover a ativação de pro-cedimentos emergenciais e o transporte urgente para o hospital mais próximo.

Pontos essenciais

- Qualquer atleta com suspeita de concussão deve ser RETIRADO DA PRÁTICA ESPORTIVA, avaliado clinicamente e monitorado para determinar se há deterioração de seu estado. A nenhum atleta com diagnóstico de concussão será permitido o retorno à prática esportiva no dia de ocorrência da lesão.

- Se o atleta está sob suspeita de concussão e não há assistência médica imediatamente disponível, o atleta deverá ser encaminhado a um hospital para avaliação urgente.

- Atletas com suspeita de concussão não devem consumir bebidas alcoólicas, usar fármacos psicoativos nem dirigir até que tenham sido liberados para tais atividades pelo médico.

- Os sinais e sintomas de uma concussão evoluem com o passar do tempo, sendo importante considerar a realização de avaliações repetidas ao longo do tratamento.

- O diagnóstico de concussão é dado mediante uma avaliação clínica feita por um médico. O SCAT5 NÃO deve ser aplicado com o objetivo de confirmar, ou excluir, o diagnóstico de concussão. O atleta pode ter tido uma concussão mesmo que seu resultado no SCAT5 tenha sido "normal".

Lembre-se:

- Os princípios básicos dos primeiros socorros (perigo, resposta, vias respiratórias, respiração, circulação) devem ser seguidos fielmente.

- Não tente movimentar o atleta (além do necessário para o manejo das vias respiratórias), a menos que tenha sido treinado para fazê-lo com segurança.

- A avaliação para lesão medular é uma parte fundamental da avaliação inicial à beira do campo.

- Não remova o capacete ou qualquer outro equipamento, a menos que tenha sido treinado para fazê-lo com segurança.

Figura 2.49   Instrumento de avaliação para concussão no esporte – 5ª edição (SCAT5). (©Concussion in Sport Group 2017. De Echemendia RJ, Meeuwisse W, McCrory P et al.: The Sport Concussion Assessment Tool 5th Edition (SCAT5): Background and rationale, *Br J Sports Med* 51[11]:851-858, 2017.)

132 Avaliação musculoesquelética

1

AVALIAÇÃO IMEDIATA OU À BEIRA DO CAMPO

Antes de prosseguir para a avaliação neurocognitiva, os elementos a seguir devem ser avaliados em todos os atletas com suspeita de concussão, e idealmente devem ser realizados no campo de jogo, tão logo tenham sido concluídas as prioridades de primeiros socorros/emergenciais.

Se em seguida a um golpe direto ou indireto na cabeça for detectada alguma das "bandeiras vermelhas" ou sinais observáveis, o atleta deverá ser removido da prática imediatamente e em segurança, devendo ser avaliado por um médico ou profissional da saúde credenciado.

O médico ou profissional da saúde credenciado determinará, a seu critério, se o atleta precisa ser transportado para um hospital

A GCS é importante como medida padronizada para todos os pacientes; em caso de necessidade, deve ser aplicada regularmente, no caso de ser observada deterioração no estado de consciência. As questões de Maddocks e o exame da parte cervical da coluna são etapas essenciais da avaliação imediata; contudo, não precisam ser efetuadas regularmente.

ETAPA 1: BANDEIRAS VERMELHAS

• BANDEIRAS VERMELHAS:

- Dor ou dor à palpação cervical
- Visão dupla
- Fraqueza ou formigamento/queimação nos braços ou pernas
- Cefaleia grave ou de intensidade crescente
- Convulsão
- Perda da consciência
- Deterioração do estado de consciência
- Vômito
- Aumento do grau de inquietação, agitação ou combatividade

ETAPA 2: SINAIS OBSERVÁVEIS

Testemunhados ☐   Observados em vídeo ☐

Deitado imóvel no campo de jogo	S	N
Dificuldades de equilíbrio/marcha/incoordenação motora: cambaleia, movimentos lentos/trabalhosos	S	N
Desorientação ou confusão mental, ou incapacidade de responder adequadamente às questões	S	N
Olhar vazio ou vago	S	N
Lesão facial pós-traumatismo na cabeça	S	N

ETAPA 3: AVALIAÇÃO DA MEMÓRIA QUESTÕES DE MADDOCKS[2]

"Vou fazer algumas perguntas. Ouça cuidadosamente e dê o melhor de si. Primeiro, conte o que aconteceu."

_____

_____

Assinalar "S" para resposta correta / N para incorreta

Onde estamos?	S	N
Em que tempo da partida estamos?	S	N
Quem marcou o último ponto da partida?	S	N
Por qual time você jogou na última semana/jogo?	S	N
Seu time venceu o último jogo?	S	N

Observação: Podem ser formuladas questões específicas para o esporte praticado.

Nome: _____

Data de nascimento: _____

Endereço: _____

Identidade: _____

Examinador: _____

Data: _____

ETAPA 4: EXAME
ESCALA DE COMA DE GLASGOW (GCS)[3]

Hora da avaliação			
Data da avaliação			
Melhor resposta ocular (O)			
Não abre os olhos	1	1	1
Abertura dos olhos em resposta à dor	2	2	2
Abertura dos olhos em resposta à fala	3	3	3
Abertura espontânea dos olhos	4	4	4
Melhor resposta verbal (V)			
Não há resposta verbal	1	1	1
Sons incompreensíveis	2	2	2
Palavras inadequadas	3	3	3
Confuso	4	4	4
Orientado	5	5	5
Melhor resposta motora (M)			
Não há resposta motora	1	1	1
Extensão em resposta à dor	2	2	2
Flexão anormal em resposta à dor	3	3	3
Flexão/movimento de retirada em resposta à dor	4	4	4
Localiza a dor	5	5	5
Obedece comandos	6	6	6
Escala de coma de Glasgow (O + V + M)			

AVALIAÇÃO DA PARTE CERVICAL DA COLUNA

O atleta relata ausência de dor no pescoço em repouso?	S	N
Caso NÃO sinta dor no pescoço em repouso, o atleta exibe amplitude de movimento ATIVA completa sem dor?	S	N
A força e sensibilidade dos membros estão normais?	S	N

Em um paciente que não esteja lúcido ou completamente consciente, deve-se assumir a possibilidade de lesão da parte cervical da coluna, até prova em contrário.

© Concussion in Sport Group 2017
Echemendia RJ et al. *Br J Sports Med* 2017;51:851-858. Doi:10.1136/bjsports-2017-097506SCAT5

Figura 2.49 (*continuação*)

Capítulo 2 Cabeça e face **133**

AVALIAÇÃO NO CONSULTÓRIO OU LONGE DO CAMPO

Observe que a avaliação neurocognitiva deve ser realizada em um ambiente livre de distrações e com o atleta em um estado de repouso.

ETAPA 1: CONTEXTO DO ATLETA

Esporte/equipe/escola: _____

Data/hora da lesão: _____

Escolaridade: _____

Idade: _____

Sexo: M/F/Outro_____

Mão dominante: esquerda/nenhuma/direita _____

Quantas concussões o atleta teve anteriormente? _____

Quando ocorreu a concussão mais recente? _____

Quanto tempo levou para sua recuperação
(tempo até ser liberado para a prática esportiva)
em sua concussão mais recente?: _____ (dias)

O atleta já foi:

Hospitalizado por causa de lesão na cabeça?	**Sim**	**Não**
Diagnosticado/tratado para cefaleia ou enxaqueca?	**Sim**	**Não**
Diagnosticado com dificuldade de aprendizado/dislexia?	**Sim**	**Não**
Diagnosticado com TDA/TDAH?	**Sim**	**Não**
Diagnosticado com depressão, ansiedade ou outro transtorno psiquiátrico?	**Sim**	**Não**

Atualmente usa medicamentos? Se sim, liste a seguir:

_____

_____

_____

_____

_____

Nome:_____

Data de nascimento: _____

Endereço: _____

Identidade: _____

Examinador: _____

Data:_____

2

ETAPA 2: AVALIAÇÃO DOS SINTOMAS

O examinador entregará o formulário de sintomas ao atleta e pedirá a ele que leia este parágrafo de instruções em voz alta e, em seguida, preencha a escala de sintomas. Para a avaliação basal, o atleta deve avaliar seus sintomas com base em como se sente normalmente; já no caso da avaliação pós-lesão, o atleta deve classificar seus sintomas no momento presente.

Assinalar: ☐ **Basal** ☐ **Pós-lesão**

Passe o formulário para o atleta

	Nenhuma	Leve		Moderada		Intensa	
Cefaleia	0	1	2	3	4	5	6
"Pressão na cabeça"	0	1	2	3	4	5	6
Dor no pescoço	0	1	2	3	4	5	6
Náuseas ou vômito	0	1	2	3	4	5	6
Tontura	0	1	2	3	4	5	6
Visão turva	0	1	2	3	4	5	6
Problemas de equilíbrio	0	1	2	3	4	5	6
Sensibilidade à luz	0	1	2	3	4	5	6
Sensibilidade aos ruídos	0	1	2	3	4	5	6
Sentindo-se "lento"	0	1	2	3	4	5	6
Sentindo-se "em um nevoeiro"	0	1	2	3	4	5	6
"Não se sente bem"	0	1	2	3	4	5	6
Dificuldade em se concentrar	0	1	2	3	4	5	6
Dificuldade de memória	0	1	2	3	4	5	6
Fadiga ou pouca energia	0	1	2	3	4	5	6
Confusão mental	0	1	2	3	4	5	6
Sonolência	0	1	2	3	4	5	6
Mais emotivo	0	1	2	3	4	5	6
Irritabilidade	0	1	2	3	4	5	6
Tristeza	0	1	2	3	4	5	6
Nervoso ou ansioso	0	1	2	3	4	5	6
Dificuldade para dormir (se aplicável)	0	1	2	3	4	5	6

Número total de sintomas:	**de 22**
Pontuação para a gravidade dos sintomas	**de 132**
Seus sintomas pioram com a atividade física?	**S N**
Seus sintomas pioram com a atividade mental?	**S N**

Se 100% equivale a se sentir perfeitamente normal, qual percentual de normalidade você está sentindo?

Se não está 100%, por quê?

_____

_____

_____

Devolva o formulário para o examinador

© Concussion in Sport Group 2017
Echemendia RJ et al. *Br J Sports Med* 2017;51:851-858. Doi:10.1136/bjsports-2017-097506SCAT5

Figura 2.49 (*continuação*)

Br J Sports Med: originalmente publicado como 10.1136/bjsports-2017-097506SCAT5 em 26 de abril de 2017. Baixado de http://bjsm.bmj.com/ em 29 de outubro de 2018 por visitante. Protegido por copyright.

134 Avaliação musculoesquelética

3

ETAPA 3: AVALIAÇÃO COGNITIVA

Avaliação padronizada da concussão (SAC)[4]

ORIENTAÇÃO

Em que mês estamos?	0	1
Qual é a data de hoje?	0	1
Em que dia da semana estamos?	0	1
Em que ano estamos?	0	1
Que horas são agora? (variação de uma hora)	0	1
Pontuação para orientação		de 5

MEMÓRIA IMEDIATA

O componente "Memória imediata" pode ser testado com a tradicional lista de 5 palavras por tentativa ou, opcionalmente, o uso de 10 palavras por tentativa para minimizar qualquer efeito de teto. As três tentativas devem ser administradas, independentemente da pontuação obtida na primeira tentativa. Administre na velocidade de uma palavra por segundo.

Escolha o grupo com a lista de 5 OU 10 palavras e faça um círculo na lista específica de palavras escolhida para o teste.

"Vou testar sua memória. Vou ler uma lista de palavras e, quando eu terminar, repita tantas palavras quantas você puder lembrar, em qualquer ordem." Para as tentativas 2 e 3: "Vou repetir a mesma lista. Repita tantas palavras quantas você puder lembrar, em qualquer ordem, mesmo que você tenha dito a palavra anteriormente".

Lista	Listas de 5 palavras alternadas					Pontuação (de 5)		
						Tentativa 1	Tentativa 2	Tentativa 3
A	Dedo	Moeda	Cobertor	Limão	Inseto			
B	Vela	Papel	Açúcar	Lanche	Vagão			
C	Bebê	Macaco	Perfume	Tarde	Ferro			
D	Braço	Maçã	Tapete	Sela	Bolha			
E	Jaqueta	Seta	Pimenta	Algodão	Cinema			
F	Dólar	Mel	Espelho	Sela	Âncora			
	Pontuação para memória imediata					de 15		
	Tempo para completar a última tentativa							

Lista	Listas de 10 palavras alternadas					Pontuação (de 10)		
						Tentativa 1	Tentativa 2	Tentativa 3
G	Dedo	Moeda	Cobertor	Limão	Inseto			
	Vela	Papel	Açúcar	Lanche	Vagão			
C	Bebê	Macaco	Perfume	Tarde	Ferro			
	Braço	Maçã	Tapete	Sela	Bolha			
F	Jaqueta	Seta	Pimenta	Algodão	Cinema			
	Dólar	Mel	Espelho	Sela	Âncora			
	Pontuação para memória imediata					de 30		
	Tempo para completar a última tentativa							

CONCENTRAÇÃO

NÚMEROS DE TRÁS PARA A FRENTE

Faça um círculo na lista de números escolhida (A, B, C, D, E, F). Aplique na velocidade de um número por segundo, LENDO a coluna selecionada.

"Vou ler uma sequência de números e, quando eu terminar, repita esses números de trás para a frente, invertendo a ordem da minha leitura. Por exemplo, se eu disser 7-1-9, você deve dizer 9-1-7.

Lista de números para concentração (circule uma)					
Lista A	Lista B	Lista C			
4-9-3	5-2-6	1-4-2	Sim	Não	0
6-2-9	4-1-5	6-5-8	Sim	Não	1
3-8-1-4	1-7-9-5	6-8-3-1	Sim	Não	0
3-2-7-9	4-9-6-8	3-4-8-1	Sim	Não	1
6-2-9-7-1	4-8-5-2-7	4-9-1-5-3	Sim	Não	0
1-5-2-8-6	6-1-8-4-3	6-8-2-5-1	Sim	Não	1
7-1-8-4-6-2	8-3-1-9-6-4	3-7-6-5-1-9	Sim	Não	0
5-3-9-1-4-8	7-2-4-8-5-6	9-2-6-5-1-4	Sim	Não	1
Lista D	Lista E	Lista F			
7-8-2	3-8-2	2-7-1	Sim	Não	0
9-2-6	5-1-8	4-7-9	Sim	Não	1
4-1-8-3	2-7-9-3	1-6-8-3	Sim	Não	0
9-7-2-3	2-1-6-9	3-9-2-4	Sim	Não	1
1-7-9-2-6	4-1-8-6-9	2-4-7-5-8	Sim	Não	0
4-1-7-5-2	9-4-1-7-5	8-3-9-6-4	Sim	Não	1
2-6-4-8-1-7	6-9-7-3-8-2	5-8-6-2-4-9	Sim	Não	0
8-4-1-9-3-5	4-2-7-9-3-8	3-1-7-8-2-6	Sim	Não	1
Pontuação dos números:					de 4

MESES NA ORDEM INVERSA

"Agora cite os meses do ano em ordem inversa. Comece com o último mês e continue. Por exemplo, dezembro, novembro etc. Comece!"

Dez – Nov – Out – Set – Ago – Jul – Jun – Mai – Abr – Mar – Fev – Jan	0 1
Pontuação dos meses	de 1
Pontuação total para concentração (números + meses)	de 5

Nome:

Data de nascimento:

Endereço:

Identidade:

Examinador:

Data:

© Concussion in Sport Group 2017

Echemendia RJ et al. *Br J Sports Med* 2017;51:851-858. Doi:10.1136/bjsports-2017-097506SCAT5

Figura 2.49 *(continuação)*

ETAPA 4: AVALIAÇÃO NEUROLÓGICA

Consulte a página de instruções (p. 137) para detalhes da administração e pontuação dos testes.

O paciente é capaz de ler em voz alta (p. ex., lista de checagem dos sintomas) e seguir instruções sem dificuldade?	S	N
O paciente apresenta amplitude de movimento PASSIVA completa da parte cervical da coluna sem sentir dor?	S	N
Sem mover a cabeça ou o pescoço, o paciente é capaz de olhar de um lado para outro e de cima para baixo sem visão dupla?	S	N
O paciente realiza normalmente o teste de coordenação índex-nariz?	S	N
O paciente é capaz de andar em tandem normalmente?	S	N

EXAME DO EQUILÍBRIO

Teste com Sistema de pontuação para erros de equilíbrio, modificado (mBESS)[5]

Qual foi o pé testado
(i. e., qual é o pé não dominante)   ☐ Esquerdo ☐ Direito

Superfície de teste (piso duro, campo etc.)_____
Calçado do atleta (sapatos,
pés descalços, órteses, enfaixado etc.)_____

Condição	Erros
Postura em apoio bipodal	de 10
Postura em apoio unipodal (pé não dominante)	de 10
Postura em tandem (pé não dominante atrás)	de 10
Total de erros	de 30

Nome:_____
Data de nascimento: _____
Endereço: _____
Identidade: _____
Examinador: _____
Data: _____

ETAPA 5: RECORDATÓRIO TARDIO:

O exame do recordatório tardio deve ser realizado depois de transcorridos no mínimo 5 minutos a contar do fim da seção para lembrança imediata. Atribuir 1 ponto para cada resposta correta.

"Você se lembra da lista de palavras que li para você há alguns minutos? Cite todas as palavras da lista que você é capaz de lembrar, em qualquer ordem.

Contagem de tempo _____

Registre cada palavra corretamente pronunciada. A pontuação total é igual ao número de palavras recordadas.

_____

_____

_____

Número total de palavras corretamente recordadas: de 5 ou de 10

ETAPA 6: DECISÃO

Domínio	Data e hora da avaliação:		
Número de sintomas (de 22)			
Pontuação para gravidade dos sintomas (de 132)			
Orientação (de 5)			
Memória imediata	de 15 de 30	de 15 de 30	de 15 de 30
Concentração (de 5)			
Exame neurológico	Normal Anormal	Normal Anormal	Normal Anormal
Erros de equilíbrio (de 30)			
Recordatório tardio	de 5 de 10	de 5 de 10	de 5 de 10

Data e hora da lesão: _____

Se você já conhecia o atleta antes da lesão, ele lhe parece diferente do seu normal?
☐ Sim ☐ Não ☐ Não tenho certeza ☐ Não aplicável
(Se parecer diferente, descreva por que na seção de anotações clínicas)

Diagnóstico de concussão?
☐ Sim ☐ Não ☐ Não tenho certeza ☐ Não aplicável

Se é um reteste, o atleta melhorou?
☐ Sim ☐ Não ☐ Não tenho certeza ☐ Não aplicável

Sou médico ou profissional da saúde credenciado e administrei pessoalmente ou supervisionei a administração desse SCAT5.

Assinatura:_____
Nome:_____
Título:_____
Número do registro (se aplicável):_____
Data:_____

A PONTUAÇÃO OBTIDA COM A APLICAÇÃO DO SCAT5 NÃO DEVE SER UTILIZADA COMO MÉTODO INDEPENDENTE/ISOLADO PARA O DIAGNÓSTICO DE CONCUSSÃO, COMO MEDIDA DE RECUPERAÇÃO OU NA TOMADA DE DECISÕES SOBRE O ESTADO DE PRONTIDÃO DO ATLETA PARA SEU RETORNO ÀS COMPETIÇÕES EM SEGUIDA A UMA CONCUSSÃO.

© Concussion in Sport Group 2017
Echemendia RJ et al. *Br J Sports Med* 2017;51:851-858. Doi:10.1136/bjsports-2017-097506SCAT5

Figura 2.49 (*continuação*)

136 Avaliação musculoesquelética

ANOTAÇÕES CLÍNICAS:

_____

_____

_____

_____

_____

Nome:_____

Data de nascimento: _____

Endereço: _____

Identidade: _____

Examinador: _____

Data:_____

_____

_____

_____

_____

_____

_____

_____

✂ ·

ORIENTAÇÕES PÓS-LESÃO CONCUSSIVA

(A serem passadas à pessoa que estiver monitorando o atleta que teve uma concussão)

Este paciente teve uma lesão na cabeça. Foi realizado um cuidadoso exame clínico, não tendo sido detectado nenhum sinal de qualquer complicação grave. O tempo de sua recuperação varia, dependendo do indivíduo; o paciente deverá ser monitorado durante algum tempo por um adulto responsável. O médico responsável pelo paciente o orientará com relação a esse período.

Se for observada alguma alteração no comportamento, vômito, piora da cefaleia, visão dupla ou sonolência excessiva, entre imediatamente em contato com seu médico ou com o setor de emergência do hospital mais próximo.

Outros pontos importantes:

Repouso inicial: limite a atividade física às atividades de vida diária rotineiras (evitar exercícios, treinamento, prática esportiva). Limite também atividades como escola, trabalho e tempo de tela em um nível que não piore os sintomas.

1) Evite bebidas alcoólicas

2) Evite medicamentos prescritos ou de venda livre sem supervisão médica. Especificamente:

a) Evite comprimidos para dormir

b) Não use ácido acetilsalicílico, fármacos anti-inflamatórios ou analgésicos fortes, como os narcóticos

3) Não dirija até que tenha sido liberado para tal por um profissional da saúde.

4) O retorno aos jogos/prática esportiva dependerá da liberação por um profissional da saúde.

Telefone da clínica: _____

Nome do paciente: _____

Data/hora da lesão: _____

Data/hora da revisão clínica: _____

Profissional da saúde responsável:_____

© Concussion in Sport Group 2017

Detalhes do contato ou carimbo

© Concussion in Sport Group 2017

Echemendia RJ et al. _Br J Sports Med_ 2017;51:851-858. Doi:10.1136/bjsports-2017-097506SCAT5

Figura 2.49 (_continuação_)

INSTRUÇÕES

As palavras em itálico em todo SCAT5 são as instruções passadas ao atleta pelo profissional de saúde

Escala de sintomas

A janela de tempo para os sintomas deve levar em consideração o tipo de teste que esteja sendo administrado. É vantajoso fazer uma avaliação inicial pré-lesão de como o atleta "caracteristicamente" se sente, enquanto durante o estágio agudo/pós-agudo, a melhor prática consiste em perguntar como o atleta está se sentindo no momento do teste.

A escala de sintomas deve ser preenchida pelo atleta, não pelo examinador. Em situações nas quais a escala de sintomas está sendo preenchida depois do exercício, isso deve ser feito com o atleta em um estado de repouso, com sua frequência cardíaca próxima dos valores em repouso.

Quanto ao número total de sintomas, o máximo possível é 22, exceto imediatamente após a lesão se o item "sono" for omitido, restando então um máximo de 21.

Para a pontuação de gravidade dos sintomas, adicione todas as pontuações no quadro. O máximo possível é 22 x 6 = 132, exceto imediatamente após a lesão se for omitido o item "sono", restando então um máximo de 21 x 6 = 126.

Memória imediata

O componente "Memória imediata" pode ser avaliado com a tradicional lista de 5 palavras por tentativa; ou, opcionalmente, com o uso de 10 palavras por tentativa. A literatura sugere que, com o uso da lista de 5 palavras, a memória imediata tem um notável efeito de teto. Em situações em que esse teto é significativo, talvez seja melhor tornar a tarefa mais difícil, mediante a incorporação de dois grupos de 5 palavras, totalizando 10 palavras por tentativa. Nesse caso, a pontuação máxima por tentativa é igual a 10, com um total máximo de 30 pontos para as tentativas.

Escolha uma das listas de palavras (5 ou 10). Em seguida, administre 3 tentativas para memória imediata com o uso da lista escolhida.

Administre as três tentativas, independentemente da pontuação nas tentativas precedentes.

"Vou testar sua memória. Vou ler uma lista de palavras e, quando eu terminar, repita tantas palavras quantas você puder lembrar, em qualquer ordem." As palavras devem ser lidas na velocidade de uma palavra por segundo.

As tentativas 2 e 3 DEVEM ser administradas, independentemente da pontuação nas tentativas 1 e 2.

Tentativas 2 e 3:

"Vou repetir a mesma lista. Repita tantas palavras quantas você puder lembrar, em qualquer ordem, mesmo que você tenha dito a palavra anteriormente."

Atribua 1 ponto para cada resposta correta. A pontuação total equivale à soma das três tentativas. NÃO informe ao atleta que ele será testado quanto ao recordatório tardio.

Concentração

Números de trás para a frente

Escolha uma coluna de números das listas A, B, C, D, E ou F e administre-os como segue:

Diga: *"Vou ler uma sequência de números e, quando eu terminar, repita esses números de trás para a frente, invertendo a ordem da minha leitura. Por exemplo, se eu disser 7-1-9, você deve dizer 9-1-7".*

Comece com a primeira sequência de 3 números.

Se a leitura for correta, circule "S" para correto e passe para o próximo trecho da sequência. Se incorreta, circule "N" para a primeira sequência e leia a tentativa 2 no mesmo trecho da sequência. Um ponto possível para cada trecho da sequência. Pare depois de "incorreto" nas duas tentativas (2 N) em um trecho da sequência. Os números devem ser lidos na velocidade de um por segundo.

Meses na ordem inversa

"Agora cite os meses do ano em ordem inversa. Comece com o último mês e continue. Por exemplo, dezembro, novembro etc. Comece!"

1 ponto para a sequência inteira correta.

Recordatório tardio

O exame do recordatório tardio deve ser realizado depois de transcorridos 5 minutos a contar do fim da seção para lembrança imediata.

"Você se lembra da lista de palavras que li para você há alguns minutos? Cite todas as palavras da lista que você é capaz de lembrar, em qualquer ordem."

Assinale 1 ponto para cada resposta correta

Teste do Sistema de pontuação para erros de equilíbrio modificado (mBESS)[5]

Esse teste de equilíbrio se baseia em uma versão modificada do Sistema de pontuação para erros de equilíbrio (BESS).[5] O examinador deve ter um cronômetro para a aplicação desse teste.

Cada tentativa/postura de 20 segundos é pontuada pela contagem do número de erros. O examinador começará contando os erros apenas depois que o atleta assumir a posição inicial correta. O BESS modificado é calculado pela adição de um ponto de erro para cada erro cometido durante os três testes de 20 segundos. O número máximo total de erros para qualquer condição isolada é 10. Se o atleta cometer vários erros simultaneamente, será anotado apenas um erro, mas o atleta deverá retornar rapidamente à posição de teste; a contagem será reiniciada apenas quando o atleta estiver em posição. Atletas incapazes de manter o procedimento do teste durante, no mínimo, cinco segundos no início receberão a maior pontuação possível – 10 – para a condição em teste.

OPÇÃO: para uma avaliação mais aprofundada, as mesmas 3 posturas poderão ser testadas em uma superfície revestida com espuma de borracha de média densidade (p. ex., 50 cm x 40 cm x 6 cm).

Teste de equilíbrio – tipos de erros

1. Mãos que se afastam das cristas ilíacas
2. Abertura dos olhos
3. Pisa, cambaleia ou cai
4. Movimenta um quadril em mais de 30° de abdução
5. Levanta o antepé ou o calcanhar
6. Permanece fora da posição de teste por mais de 5 segundos

"Agora vou testar seu equilíbrio. Tire os sapatos (se aplicável), arregace as calças acima do tornozelo (se aplicável) e remova qualquer protetor de tornozelo (se aplicável). O teste vai consistir em três testes com duração de 20 segundos cada, com diferentes posturas."

(a) Apoio bipodal:

"Na primeira postura, você fica apoiado nos dois pés unidos; suas mãos ficam apoiadas nos quadris. Você deve ficar com os olhos fechados. Tente manter a estabilidade nessa posição durante 20 segundos. Eu contarei o número de vezes em que você sai dessa posição. Começarei a contar o tempo quando você estiver em posição e com os olhos fechados."

(b) Apoio unipodal:

"Se você fosse chutar uma bola, qual perna você usaria? [Esse será o pé dominante] *Agora, fique apoiado sobre seu pé não dominante. A perna dominante deve ser mantida em aproximadamente 30° de flexão do quadril e em 45° de flexão do joelho. Também agora você deve tentar manter a estabilidade durante 20 segundos com as mãos apoiadas nos quadris e com os olhos fechados. Eu contarei o número de vezes em que você sai dessa posição. Se você cambalear nessa posição, abra os olhos e retorne à posição inicial e continue se equilibrando. Começarei a contar o tempo quando você estiver em posição e com os olhos fechados."*

(c) Postura em tandem:

"Agora toque o calcanhar com os dedos do outro pé, com seu pé não dominante atrás. Seu peso deve estar homogeneamente distribuído nos dois pés. Mais uma vez você deve tentar manter a estabilidade durante 20 segundos com as mãos apoiadas nos quadris e com os olhos fechados. Eu contarei o número de vezes em que você sai dessa posição. Se você cambalear nessa posição, abra os olhos e retorne à posição inicial e continue se equilibrando. Começarei a contar o tempo quando você estiver em posição e com os olhos fechados."

Marcha em tandem

O examinador orienta o atleta a ficar ereto com os pés unidos atrás de uma linha de partida (o teste será realizado mais efetivamente com o calçado removido). Em seguida, o atleta anda para a frente com a maior rapidez e precisão possíveis ao longo de uma linha de 38 mm de largura (fita esportiva) e 3 metros de comprimento, usando uma marcha com alternância dos pés (calcanhar-artelhos). O examinador deve se assegurar de que o atleta aproxime seu calcanhar e dedos do outro pé a cada passo. Ao cruzar a linha dos 3 metros, o atleta deve girar 180° e retornar ao ponto de partida, usando o mesmo tipo de marcha. O atleta não terá sucesso no teste se pisar fora da linha, apresentar separação entre o calcanhar e os dedos do outro pé, ou se tocar ou agarrar o examinador ou algum objeto.

Índex-nariz

"Agora, vou testar sua coordenação. Sente-se confortavelmente na cadeira com os olhos abertos e seu braço (direito ou esquerdo) esticado (ombro flexionado a 90° e cotovelo e dedos da mão estendidos), apontando à sua frente. Quando eu der o sinal de 'Comece!', faça cinco repetições sucessivas de tocar a ponta do nariz com o dedo indicador. Faça o exercício com a maior rapidez e precisão possíveis."

Referências

1. McCrory et al. Consensus Statement On Concussion In Sport – The 5th International Conference On Concussion In Sport Held In Berlin, October 2016. British Journal of Sports Medicine 2017 (available at www.bjsm.bmj.com)

2. Maddocks, DL; Dicker, GD; Saling, MM. The assessment of orientation following concussion in athletes. Clinical Journal of Sport Medicine 1995; 5: 32-33

3. Jennett, B., Bond, M. Assessment of outcome after severe brain damage: a practical scale. Lancet 1975; i: 480-484

4. McCrea M. Standardized mental status testing of acute concussion. Clinical Journal of Sport Medicine. 2001; 11: 176-181

5. Guskiewicz KM. Assessment of postural stability following sport-related concussion. Current Sports Medicine Reports. 2003; 2: 24-30

© Concussion in Sport Group 2017
Echemendia RJ et al. *Br J Sports Med* 2017;51:851-858. Doi:10.1136/bjsports-2017-097506SCAT5

Figura 2.49 *(continuação)*

INFORMAÇÕES SOBRE CONCUSSÃO

Qualquer atleta sob suspeita de ter tido uma concussão deve ser removido da prática esportiva e passar por uma avaliação clínica.

Sinais a serem observados

Podem surgir problemas nas primeiras 24 a 48 horas. O atleta não deve ser deixado só, devendo ser imediatamente encaminhado ao hospital se apresentar:

- Cefaleia que piora
- Sonolência ou incapacidade de ficar desperto
- Incapacidade de reconhecer pessoas ou identificar lugares
- Vômito repetido

- Comportamento não habitual, ou confuso ou irritável
- Convulsões (os braços e as pernas se movimentam de maneira desajeitada, incontrolável)

- Fraqueza ou dormência nos braços ou nas pernas
- Instabilidade quando na posição em pé
- Fala arrastada

Em seguida a uma suspeita de concussão, consulte o médico ou profissional da saúde credenciado. Lembre-se: é melhor optar pela segurança.

Repouso e reabilitação

Em seguida a uma concussão, durante alguns dias o atleta deve ficar em repouso físico e em relativo repouso cognitivo, possibilitando que os sintomas melhorem. Na maioria dos casos, depois de não mais que alguns dias de repouso, o atleta poderá aumentar gradativamente seu nível de atividades cotidianas, na condição de que não ocorra exacerbação de seus sintomas. Tão logo o atleta se mostre capaz de desempenhar suas atividades cotidianas habituais sem sintomas relacionados com a concussão, poderá ser implementada a segunda etapa para a progressão do retorno à prática esportiva/jogo. O atleta não deverá retornar à prática esportiva/jogo até que tenham desaparecido os sintomas relacionados com a concussão e ele tenha retornado com sucesso e integralmente às atividades escolares/de aprendizado.

Ao retornar à prática esportiva/jogo, o atleta deverá seguir uma progressão gradual de exercícios monitorados pelo médico, com aumento progressivo na quantidade dos exercícios. Por exemplo:

Estratégia para o retorno gradativo à prática esportiva

Etapa do exercício	Exercício funcional a cada etapa	Objetivo de cada etapa
1. Atividade limitada pelos sintomas	Atividades cotidianas que não provoquem sintomas	Reintrodução gradativa das atividades ocupacionais/escolares
2. Exercício aeróbico leve	Caminhar ou usar bicicleta ergométrica em ritmo lento a médio. Não fazer exercício de resistência	Aumento da frequência cardíaca
3. Exercício específico do esporte	Exercícios de corrida ou patinação. Atividades que não envolvam impacto na cabeça	Adicionar movimento
4. Exercícios de treinamento sem contato físico	Exercícios de treinamento mais intensos, p. ex., exercícios de passe. Pode iniciar treinamento de resistência progressiva	Exercício, coordenação e melhora do raciocínio
5. Prática com contato integral	Depois da liberação médica, participação nas atividade normais de treinamento.	Restauração da confiança e avaliação das habilidades funcionais pela equipe de treinadores
6. Retorno à prática esportiva/jogo	Prática normal do esporte/jogo	

Nesse exemplo, tipicamente seriam necessárias 24 horas (ou mais) para cada etapa da progressão. Se algum sintoma piorar durante a prática do exercício, o atleta deverá retornar à etapa precedente. O treinamento de resistência será acrescentado apenas nos estágios mais avançados (no mínimo, no estágio 3 ou 4).

Antes que o atleta possa retornar à prática esportiva/jogo, deve ser obtida liberação por escrito, emitida por um profissional da saúde, conforme legislação e regulamentos locais.

Estratégia para o retorno gradativo às atividades escolares

A concussão pode afetar a capacidade de aprendizado escolar. Em seguida a uma concussão, o atleta talvez tenha que faltar alguns dias de escola. Ao retornar à escola, alguns atletas precisarão fazê-lo gradativamente; e talvez haja necessidade de algumas mudanças em seu cronograma escolar, para que não ocorra exacerbação dos sintomas da concussão. Se determinada atividade faz com que os sintomas piorem, então o atleta deverá interromper essa atividade e repousar até que os sintomas melhorem. Para certificar-se de que o atleta poderá retornar às atividades escolares sem problemas, é importante que o profissional da saúde, pais, cuidadores e professores conversem entre si, de modo que todos tomem conhecimento do plano que fará com que o atleta retorne à vida escolar.

Observação: se a atividade mental não causar sintomas, o atleta talvez possa saltar a etapa 2 e retornar à escola durante meio período, inicialmente sem fazer deveres de casa.

Atividade mental	Atividade em cada etapa	Objetivo de cada etapa
1. Atividades cotidianas que não promovam sintomas	Atividades típicas realizadas pelo atleta durante o dia, na condição de que não aumentem os sintomas (p. ex., ler, digitar, tempo de tela). Começar com 5 a 15 minutos a cada vez, aumentando gradativamente	Retorno gradativo às atividades típicas
2. Atividades escolares	Deveres de casa, leitura ou outras atividades cognitivas fora da sala de aula	Aumento da tolerância às tarefas cognitivas
3. Retorno à escola durante meio período	Introdução gradativa às tarefas escolares. Talvez haja necessidade de começar com meio período, ou com maior número de pausas durante o dia	Aumento das atividades acadêmicas
4. Retorno integral à escola	Progressão gradativa para as atividades escolares, até que o atleta possa tolerar dias em tempo integral	Retorno integral às atividades acadêmicas e recuperação das tarefas não cumpridas durante o período

Se o atleta continuar apresentando sintomas com a atividade mental, outras adaptações que poderão ajudá-lo em seu retorno à escola estão relacionadas a seguir:

- Ir para a escola mais tarde, comparecer apenas em meio período ou comparecer apenas em determinadas aulas.
- Mais tempo para realizar tarefas/testes.
- Uma sala tranquila para fazer as tarefas/testes.
- Não frequentar áreas barulhentas, como a cafeteria, salas de reunião, eventos esportivos, aulas de música, aula de trabalhos manuais (oficinas) etc.

- Fazer muitas pausas durante as aulas, deveres de casa, provas.
- Não mais do que uma prova/dia.
- Tarefas mais curtas.
- Dicas de repetição/memória.
- Ajuda de colegas estudantes/professores particulares.
- Tranquilização por parte dos professores de que o atleta terá ajuda quando se sentir melhor.

O atleta não deverá retornar à prática esportiva até que tenha retornado às atividades escolares/de aprendizado, sem que seus sintomas sejam significativamente exacerbados, e apenas quando não houver mais necessidade de mudanças em seu cronograma.

© Concussion in Sport Group 2017
Echemendia RJ et al. *Br J Sports Med* 2017;51:851-858. Doi:10.1136/bjsports-2017-097506SCAT5

Figura 2.49 (*continuação*)

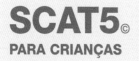

SCAT5© PARA CRIANÇAS

INSTRUMENTO DE AVALIAÇÃO PARA CONCUSSÃO NO ESPORTE
PARA CRIANÇAS COM IDADES ENTRE 5 E 12 ANOS
PARA USO EXCLUSIVO POR PROFISSIONAIS DA ÁREA MÉDICA

Patrocinado por

 FIFA®

Detalhes do paciente

Nome: _____

Data de nascimento: _____

Endereço: _____

Identidade: _____

Examinador: _____

Data da lesão: _____ Hora: _____

O QUE É O SCAT5 PARA CRIANÇAS?

O SCAT5 para crianças é um instrumento padronizado para a avaliação de concussões, planejado para uso por médicos e por profissionais da saúde credenciados.[1]

Se você não é médico ou profissional da saúde credenciado, use o Instrumento de identificação de concussão 5 (CRT5). O SCAT5 para Crianças deve ser aplicado na avaliação de crianças com idades entre 5 e 12 anos. Para crianças com 13 anos ou mais, use o SCAT5.

A aplicação do SCAT5 para Crianças como teste basal na pré--temporada pode ter utilidade na interpretação das pontuações de testes pós-lesão, mas ele não foi planejado com essa finalidade. Você encontrará instruções detalhadas para uso do SCAT5 para Crianças na página 145. Leia cuidadosamente essas instruções antes de aplicar o teste no atleta. Instruções verbais breves para cada teste são fornecidas em *itálico*. O único equipamento necessário para o aplicador do teste é um relógio ou cronômetro.

Este instrumento pode ser livremente copiado em seu formato atual para distribuição individual, para equipes, grupos e organizações. Não deverá sofrer qualquer alteração, ter seu nome alterado, ou vendido para lucro comercial. Para qualquer revisão, tradução ou reprodução em forma digital, obtenha aprovação específica do Concussion in Sport Group.

Identifique e remova

Um impacto na cabeça, seja por golpe direto ou por transmissão indireta de força, pode estar associado a uma lesão cranioencefálica grave e potencialmente fatal. Se houver motivo para preocupação significativa, inclusive qualquer das *bandeiras vermelhas* listadas no Quadro 1, então deve-se promover a ativação de procedimentos emergenciais e o transporte urgente para o hospital mais próximo.

Pontos essenciais

- Qualquer atleta com suspeita de concussão deve ser RETIRADO DA PRÁTICA ESPORTIVA, avaliado clinicamente e monitorado para deterioração de seu estado. A nenhum atleta com diagnóstico de concussão será permitido o retorno à prática esportiva no dia de ocorrência da lesão.

- Se a criança está sob suspeita de concussão e não há assistência médica imediatamente disponível, ela deverá ser encaminhada a um hospital para avaliação urgente.

- Os sinais e sintomas de uma concussão evoluem com o passar do tempo, sendo importante considerar repetidas avaliações ao longo do tratamento.

- O diagnóstico de concussão é uma avaliação clínica da alçada do médico. O SCAT5 para Crianças NÃO deve ser aplicado por si só com o objetivo de firmar, ou excluir, o diagnóstico de concussão. O atleta pode ter sofrido uma concussão, mesmo que seu resultado no SCAT5 para crianças tenha sido "normal".

Lembre-se:

- Os princípios básicos dos primeiros socorros (perigo, resposta, vias aéreas, respiração, circulação) devem ser fielmente seguidos.

- Não tente mobilizar o atleta (além do necessário para o tratamento das vias aéreas), a menos que tenha sido treinado para fazê-lo com segurança.

- A avaliação para lesão da medula espinal é uma parte fundamental da avaliação inicial à beira do campo.

- Não remova o capacete ou qualquer outro equipamento, a menos que tenha sido treinado para fazê-lo com segurança.

Figura 2.50 Instrumento de avaliação para concussão no esporte para crianças com 5 a 12 anos (SCAT5 para crianças). (© Concussion in Sport Group 2017. Obtido de McCrory P, Meeuwisse W, Dvorak J et al.: Consensus statement on concussion in sport. *Br J Sports Med* 51:838-847, 2017.)

140 Avaliação musculoesquelética

AVALIAÇÃO IMEDIATA OU À BEIRA DO CAMPO

Antes de prosseguir para a avaliação neurocognitiva, os elementos a seguir devem ser avaliados para todos os atletas com suspeita de ter sofrido concussão e idealmente devem ser realizados no campo de jogo, tão logo tenham sido concluídas as prioridades de primeiros socorros/emergenciais.

Se em seguida a um golpe direto ou indireto na cabeça for detectada qualquer das "bandeiras vermelhas" ou sinais observáveis, o atleta deverá ser removido da prática imediatamente e em segurança, devendo ser avaliado por um médico ou profissional da saúde credenciado.

O médico ou profissional da saúde credenciado determinará, a seu critério, se o atleta deve ser transportado para um hospital

A GCS é importante como medida padronizada para todos os pacientes; em caso de necessidade, deve ser aplicada regularmente, no caso de ser observada deterioração no estado de consciência. O exame da coluna vertebral cervical é uma etapa essencial da avaliação imediata; mas essa medida não precisa ser efetuada regularmente.

ETAPA 1: BANDEIRAS VERMELHAS

BANDEIRAS VERMELHAS:

- Dor ou sensibilidade cervical
- Visão dupla
- Fraqueza ou formigamento/queimação nos braços ou pernas
- Cefaleia intensa ou de intensidade crescente
- Convulsão
- Perda da consciência
- Deterioração do estado de consciência
- Vômito
- Aumento da inquietude; agitado ou combativo

ETAPA 2: SINAIS OBSERVÁVEIS

Testemunhados ☐   Observados em vídeo ☐

Deitado imóvel no campo de jogo	S	N
Dificuldades de equilíbrio/marcha/incoordenação motora: cambaleia, movimentos lentos/elaborados	S	N
Desorientação ou confusão, ou incapacidade de responder adequadamente às questões	S	N
Olhar vazio ou vago	S	N
Lesão facial pós-traumatismo na cabeça	S	N

ETAPA 3: EXAME
ESCALA DE COMA DE GLASGOW (GCS)[3]

Hora da avaliação			
Data da avaliação			
Melhor resposta ocular (O)			
Não abre os olhos	1	1	1
Abertura dos olhos em resposta à dor	2	2	2
Abertura dos olhos em resposta à fala	3	3	3
Abertura espontânea dos olhos	4	4	4
Melhor resposta verbal (V)			
Não há resposta verbal	1	1	1
Sons incompreensíveis	2	2	2
Palavras inadequadas	3	3	3
Confuso	4	4	4

Nome:_____

Data de nascimento: _____

Endereço: _____

Identidade: _____

Examinador: _____

Data:_____

Orientado	5	5	5
Melhor resposta motora (M)			
Não há resposta motora	1	1	1
Extensão em resposta à dor	2	2	2
Flexão anormal em resposta à dor	3	3	3
Flexão/movimento de retirada em resposta à dor	4	4	4
Localiza a dor	5	5	5
Obedece comandos	6	6	6
Escala de coma de Glasgow (O + V + M)			

AVALIAÇÃO DA PARTE CERVICAL DA COLUNA

O atleta relata ausência de dor no pescoço em repouso?	S	N
Caso NÃO sinta dor no pescoço em repouso, o atleta exibe amplitude de movimento ATIVA completa sem dor?	S	N
A força e sensibilidade dos membros estão normais?	S	N

Em um paciente que não esteja lúcido ou completamente consciente, deve-se assumir a possibilidade de lesão da parte cervical da coluna, até prova em contrário.

AVALIAÇÃO NO CONSULTÓRIO OU LONGE DO CAMPO
ETAPA 1: CONTEXTO DO ATLETA

Observe que a avaliação neurocognitiva deve ser realizada em um ambiente livre de distrações e com o atleta em um estado de repouso.

Esporte/equipe/escola: _____

Data/hora da lesão: _____

Escolaridade: _____

Idade: _____

Sexo: M/F/Outro

Mão dominante: esquerda/nenhuma/direita

Quantas concussões o atleta sofreu anteriormente? _____

Quando ocorreu a concussão mais recente? _____

Quanto tempo levou para sua recuperação (tempo até ser liberado para a prática esportiva) em sua concussão mais recente?:_____ (dias)

O atleta já foi:

	Sim	Não
Hospitalizado por causa de lesão na cabeça?		
Diagnosticado/tratado para cefaleia ou enxaqueca?		
Diagnosticado com dificuldade de aprendizado/dislexia?		
Diagnosticado com TDA/TDAH?		
Diagnosticado com depressão, ansiedade ou outro transtorno psiquiátrico?		

Atualmente usa medicamentos? Se sim, liste a seguir: _____

© Concussion in Sport Group 2017

Figura 2.50 (*continuação*)

Capítulo 2   Cabeça e face   **141**

ETAPA 2: AVALIAÇÃO DOS SINTOMAS

O examinador entregará o formulário de sintomas ao atleta e pedirá que ele leia esse parágrafo de instruções em voz alta e, em seguida, preencha a escala de sintomas. Para a avaliação basal, o atleta deve avaliar seus sintomas com base em como se sente normalmente; já no caso da avaliação pós-lesão, o atleta deve classificar seus sintomas no momento presente.

A ser preenchido em um estado de repouso

Assinalar: ☐ **Basal**   ☐ **Pós-lesão**

Nome:_____

Data de nascimento: _____

Endereço: _____

Identidade: _____

Examinador: _____

Data:_____

Relatório da criança[3]

	Não/nunca	Um pouco/raramente	Leve-mente/algumas vezes	Muito/frequen-temente
Sinto dores de cabeça	0	1	2	3
Sinto-me tonto	0	1	2	3
Sinto como se a sala estivesse girando	0	1	2	3
Sinto-me como se fosse desmaiar	0	1	2	3
As coisas estão embaçadas, quando olho para elas	0	1	2	3
Estou vendo em dobro	0	1	2	3
Sinto-me enjoado no meu estômago	0	1	2	3
Meu pescoço dói	0	1	2	3
Eu estou muito cansado	0	1	2	3
Eu me canso facilmente	0	1	2	3
Tenho problemas em prestar atenção	0	1	2	3
Eu me distraio facilmente	0	1	2	3
Tenho dificuldade em me concentrar	0	1	2	3
Tenho problemas em lembrar do que as pessoas me falam	0	1	2	3
Eu tenho problemas em seguir instruções	0	1	2	3
Eu sonho acordado demais	0	1	2	3
Sinto-me confuso	0	1	2	3
Esqueço coisas	0	1	2	3
Tenho problemas em concluir tarefas	0	1	2	3
Tenho problemas em perceber as coisas	0	1	2	3
Tenho dificuldade em aprender coisas novas	0	1	2	3
Número total de sintomas:				de 21
Pontuação para a gravidade dos sintomas:				de 63
Seus sintomas pioram com a atividade física?			Sim	Não
Seus sintomas pioram ao tentar pensar?			Sim	Não

Pontuação geral a ser respondida pela criança:

	Muito mal		Muito bem
Em uma escala de 0 a 10 (em que 10 é normal), como você está se sentindo agora?		0 1 2 3 4 5 6 7 8 9 10	

Se não marcou 10, de que modo você está se sentindo diferente?

Relatório dos pais

A criança:	Não/nunca	Um pouco/raramente	Leve-mente/algumas vezes	Muito/frequen-temente
Sente dores de cabeça	0	1	2	3
Sente-se tonta	0	1	2	3
Tem a sensação de que a sala está girando	0	1	2	3
Sente-se como se fosse desmaiar	0	1	2	3
Tem visão turva	0	1	2	3
Tem visão dupla	0	1	2	3
Sente náuseas	0	1	2	3
O pescoço está dolorido	0	1	2	3
Fica muito cansada	0	1	2	3
Cansa-se facilmente	0	1	2	3
Tem problemas em manter a atenção	0	1	2	3
Distrai-se facilmente	0	1	2	3
Tem dificuldade em se concentrar	0	1	2	3
Tem problemas em lembrar do que as pessoas lhe falam	0	1	2	3
Tem dificuldade em seguir orientações	0	1	2	3
Tende ao devaneio	0	1	2	3
Sente-se confusa	0	1	2	3
Esquece das coisas	0	1	2	3
Tem dificuldade em concluir tarefas	0	1	2	3
Tem pouca capacidade em solucionar problemas	0	1	2	3
Tem dificuldade de aprendizado	0	1	2	3
Número total de sintomas:				de 21
Pontuação para a gravidade dos sintomas:				de 63
Os sintomas da criança pioram com a atividade física?			Sim	Não
Os sintomas da criança pioram com a atividade mental?			Sim	Não

Pontuação geral a ser respondida pelos pais/professor/treinador/cuidador:

Em uma escala de 0 a 100% (em que 100% é normal), como você classificaria a criança agora?

Se não marcou 100%, de que modo a criança parece diferente?

© Concussion in Sport Group 2017

Figura 2.50   *(continuação)*

142 Avaliação musculoesquelética

ETAPA 3: AVALIAÇÃO COGNITIVA

Avaliação padronizada da concussão – Versão para crianças (SAC-C)[4]

MEMÓRIA IMEDIATA

O componente "Memória imediata" pode ser completado com a tradicional lista de 5 palavras por tentativa ou, opcionalmente, o uso de 10 palavras por tentativa para minimizar qualquer efeito de teto. Todas as 3 tentativas devem ser administradas, independentemente do número correto obtido na primeira tentativa. Administre na velocidade de uma palavra por segundo.

Escolha o grupo com a lista de 5 OU 10 palavras e faça um círculo na lista específica de palavras escolhida para o teste.

"Vou testar sua memória. Vou ler uma lista de palavras e, quando eu terminar, repita tantas palavras quantas você puder lembrar, em qualquer ordem." Para as tentativas 2 e 3: "Vou repetir a mesma lista. Repita tantas palavras quantas você puder lembrar, em qualquer ordem, mesmo que você tenha dito a palavra anteriormente".

Lista	Listas de 5 palavras alternadas					Pontuação (de 5)		
						Tentativa 1	Tentativa 2	Tentativa 3
A	Dedo	Moeda	Cobertor	Limão	Inseto			
B	Vela	Papel	Açúcar	Lanche	Vagão			
C	Bebê	Macaco	Perfume	Tarde	Ferro			
D	Braço	Maçã	Tapete	Sela	Bolha			
E	Jaqueta	Seta	Pimenta	Algodão	Cinema			
F	Dólar	Mel	Espelho	Sela	Âncora			
Pontuação para memória imediata							de 15	
Tempo para completar a última tentativa								

Lista	Listas de 10 palavras alternadas					Pontuação (de 10)		
						Tentativa 1	Tentativa 2	Tentativa 3
G	Dedo	Moeda	Cobertor	Limão	Inseto			
	Vela	Papel	Açúcar	Lanche	Vagão			
H	Bebê	Macaco	Perfume	Tarde	Ferro			
	Braço	Maçã	Tapete	Sela	Bolha			
I	Jaqueta	Seta	Pimenta	Algodão	Cinema			
	Dólar	Mel	Espelho	Sela	Âncora			
Pontuação para memória imediata							de 30	
Tempo para completar a última tentativa								

Nome: _____

Data de nascimento: _____

Endereço: _____

Identidade: _____

Examinador: _____

Data: _____

CONCENTRAÇÃO

NÚMEROS DE TRÁS PARA A FRENTE

Faça um círculo na lista de números escolhida (A, B, C, D, E, F). Aplique na velocidade de um número por segundo, LENDO a coluna selecionada.

"Vou ler uma sequência de números e, quando eu terminar, repita esses números de trás para a frente, invertendo a ordem da minha leitura. Por exemplo, se eu disser 7-1-9, você deve dizer 9-1-7.

Lista de números para concentração (circule uma)					
Lista A	Lista B	Lista C			
5-2	4-1	4-9	Sim	Não	0
4-1	9-4	6-2	Sim	Não	1
4-9-3	5-2-6	1-4-2	Sim	Não	0
6-2-9	4-1-5	6-5-8	Sim	Não	1
3-8-1-4	1-7-9-5	6-8-3-1	Sim	Não	0
3-2-7-9	4-9-6-8	3-4-8-1	Sim	Não	1
6-2-9-7-1	4-8-5-2-7	4-9-1-5-3	Sim	Não	0
1-5-2-8-6	6-1-8-4-3	6-8-2-5-1	Sim	Não	1
7-1-8-4-6-2	8-3-1-9-6-4	3-7-6-5-1-9	Sim	Não	0
5-3-9-1-4-8	7-2-4-8-5-6	9-2-6-5-1-4	Sim	Não	1
Lista D	Lista E	Lista F			
2-7	9-2	7-8	Sim	Não	0
5-9	6-1	5-1	Sim	Não	1
7-8-2	3-8-2	2-7-1	Sim	Não	0
9-2-6	5-1-8	4-7-9	Sim	Não	1
4-1-8-3	2-7-9-3	1-6-8-3	Sim	Não	0
9-7-2-3	2-1-6-9	3-9-2-4	Sim	Não	1
1-7-9-2-6	4-1-8-6-9	2-4-7-5-8	Sim	Não	0
4-1-7-5-2	9-4-1-7-5	8-3-9-6-4	Sim	Não	1
2-6-4-8-1-7	6-9-7-3-8-2	5-8-6-2-4-9	Sim	Não	0
8-4-1-9-3-6	4-2-7-9-3-8	3-1-7-8-2-6	Sim	Não	1
Pontuação dos números					de 5

DIAS NA ORDEM INVERSA

"Agora cite os dias da semana em ordem inversa. Comece com o primeiro dia e continue. Por exemplo, domingo, sábado etc. Comece!"

Domingo – Sábado – Sexta-feira – Quinta-feira – Quarta-feira – Terça-feira – Segunda-feira	0	1
Pontuação dos dias		de 1
Pontuação total para concentração (números + dias)		de 6

© Concussion in Sport Group 2017

Figura 2.50 *(continuação)*

Capítulo 2 Cabeça e face **143**

4

ETAPA 4: AVALIAÇÃO NEUROLÓGICA

Consulte a página de instruções (p. 145) para detalhes da administração e pontuação dos testes.

O paciente é capaz de ler em voz alta (p. ex., lista de checagem dos sintomas) e seguir instruções sem dificuldade?	S	N
O paciente se apresenta com completa amplitude de movimento PASSIVO da parte cervical da coluna sem sentir dor?	S	N
Sem mover a cabeça ou o pescoço, o paciente é capaz de olhar de um lado para outro e de cima para baixo sem visão dupla?	S	N
O paciente é capaz de fazer normalmente o teste de coordenação índex-nariz?	S	N
O paciente é capaz de andar em tandem normalmente?	S	N

EXAME PARA EQUILÍBRIO

Teste com Sistema de pontuação para erros de equilíbrio, modificado (mBESS)[5]

Qual foi o pé testado □ Esquerdo
(i. e., qual é o pé não dominante) □ Direito

Superfície de teste (piso duro, campo etc.)_____
Calçado do atleta (sapatos,
pés descalços, órteses, enfaixado etc.)_____

Condição	Erros	
Postura em apoio bipodal		de 10
Postura em apoio unipodal (pé não dominante, somente 10-12 anos)		de 10
Postura em tandem (pé não dominante atrás)		de 10
Total de erros	5-9 anos de 20	10-12 anos de 30

Nome:_____

Data de nascimento: _____

Endereço: _____

Identidade: _____

Examinador: _____

Data: _____

5

ETAPA 5: LEMBRANÇA RETARDADA:

O exame para lembrança retardada deve ser realizado depois de transcorridos 5 minutos a contar do fim da sessão para lembrança imediata. Atribuir 1 ponto para cada resposta correta.

"Você se lembra da lista de palavras que li para você há alguns minutos? Cite todas as palavras da lista que você é capaz de lembrar, em qualquer ordem.

Contagem de tempo

Registre cada palavra corretamente pronunciada. A pontuação total é igual ao número de palavras recordadas.

_____

_____

_____

Número total de palavras corretamente recordadas: de 5   ou   de 10

6

ETAPA 6: DECISÃO

Domínio	Data e hora da avaliação:		
Número de sintomas Relatório da criança (de 21) Relatório dos pais (de 21)			
Pontuação para gravidade dos sintomas Relatório da criança (de 63) Relatório dos pais (de 63)			
Memória imediata	de 15 de 30	de 15 de 30	de 15 de 30
Concentração (de 6)			
Exame neurológico	Normal Anormal	Normal Anormal	Normal Anormal
Erros de equilíbrio (5-9 anos de 20) (10-12 anos de 30)			
Lembrança retardada	de 5 de 10	de 5 de 10	de 5 de 10

Data e hora da lesão: _____

Se você já conhecia o atleta antes da lesão, ele lhe parece diferente do seu normal?
□ **Sim** □ **Não** □ **Não tenho certeza** □ **Não aplicável**
(Se parecer diferente, descreva por que na seção de anotações clínicas)

Diagnóstico de concussão?
□ **Sim** □ **Não** □ **Não tenho certeza** □ **Não aplicável**

Se é um reteste, o atleta melhorou?
□ **Sim** □ **Não** □ **Não tenho certeza** □ **Não aplicável**

Sou médico ou profissional da saúde credenciado e administrei pessoalmente ou supervisionei a administração deste SCAT5 para crianças.

Assinatura:_____

Nome:_____

Título: _____

Número do registro (se aplicável):_____

Data: _____

A PONTUAÇÃO OBTIDA COM A APLICAÇÃO DO SCAT5 PARA CRIANÇAS NÃO DEVE SER UTILIZADA COMO MÉTODO INDEPENDENTE/ISOLADO PARA O DIAGNÓSTICO DE CONCUSSÃO, COMO MEDIDA DE RECUPERAÇÃO OU NA TOMADA DE DECISÕES SOBRE O ESTADO DE PRONTIDÃO DO ATLETA PARA SEU RETORNO ÀS COMPETIÇÕES EM SEGUIDA A UMA CONCUSSÃO.

© Concussion in Sport Group 2017

Figura 2.50 *(continuação)*

144 Avaliação musculoesquelética

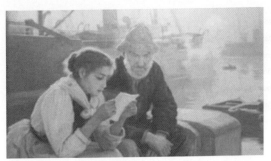

Nome:_____
Data de nascimento:_____
Endereço:_____
Identidade:_____
Examinador:_____
Data:_____

Para a avaliação neurológica (p. 143), se a criança não puder ler, peça--lhe que descreva o que está vendo nesta fotografia.

ANOTAÇÕES CLÍNICAS:

_____
_____
_____
_____
_____
_____
_____

✂ ·

Orientação sobre lesões concussivas para a criança e pais/cuidadores

(A ser passada para a pessoa que estiver monitorando a criança que sofreu concussão)

Essa criança sofreu lesão na cabeça e precisa ser cuidadosamente monitorada durante as próximas 24 horas por um adulto responsável.

Se for observada qualquer alteração no comportamento, vômito, tontura, piora da cefaleia, visão dupla ou sonolência excessiva, chame uma ambulância e conduza imediatamente a criança ao hospital.

Outros pontos importantes:

Em seguida à concussão, a criança deverá ficar de repouso durante pelo menos 24 horas.

- A criança não deve usar computador, navegar na internet ou jogar videogames, se essas atividades exacerbarem os sintomas.
- A criança não deve ser medicada com nenhum tipo de medicamento, inclusive analgésicos, a menos que haja prescrição médica.
- A criança não retornará à escola até que os sintomas tenham melhorado.
- A criança não retornará à prática esportiva/jogo até que tenha permissão dada pelo médico.

Telefone da clínica:

Nome do paciente: _____
Data/hora da lesão: _____
Data/hora da revisão clínica: _____
Profissional da saúde responsável:_____

© Concussion in Sport Group 2017

Detalhes do contato ou carimbo

© Concussion in Sport Group 2017

Figura 2.50 (*continuação*)

INSTRUÇÕES

As palavras em itálico em todo SCAT5 para Crianças são as instruções passadas ao atleta pelo profissional de saúde

Escala de sintomas

Nas situações em que a escala de sintomas está sendo preenchida depois do exercício, ainda assim isso deverá ser feito com a criança em estado de repouso, pelo menos de 10 minutos após o término do exercício.

Ao nível basal
- A criança deve preencher o Relatório para a criança, levando em conta como ela se sente hoje, e
- O pai ou mãe/cuidador deve preencher o Relatório dos pais levando em conta como a criança estava ao longo da semana precedente.

No dia da lesão
- A criança deve preencher o Relatório para a criança, levando em conta como ela se sente agora.
- Se o pai ou mãe estiver presente e se teve tempo de avaliar a criança no dia da lesão, preencherá o Relatório dos pais, levando em conta como a criança parece estar agora.

Em todos os dias subsequentes
- A criança deverá preencher o Relatório para a criança, levando em conta como ela se sente no dia, e
- O pai ou mãe/cuidador deverá preencher o Relatório dos pais, levando em conta como a criança estava nas últimas 24 horas.

Quanto ao número total de sintomas, o máximo possível é 21.

Para a Pontuação da gravidade dos sintomas, faça o somatório de todas as pontuações na tabela; o máximo possível é 21 x 3 = 63

Avaliação padronizada da concussão, versão para crianças (SAC-C)

Memória imediata

Escolha uma das listas de 5 palavras. Em seguida, administre 3 tentativas para memória imediata com o uso da lista escolhida.

Complete todas as três tentativas, independentemente da pontuação nas tentativas precedentes.

"Vou testar sua memória. Vou ler uma lista de palavras e, quando eu terminar, repita tantas palavras quantas você puder lembrar, em qualquer ordem." As palavras devem ser lidas na velocidade de uma palavra por segundo.

OPÇÃO: a literatura sugere que, com o uso da lista de 5 palavras, a memória imediata tem notável efeito de teto (em crianças mais jovens, use a lista de 5 palavras). Em situações em que esse teto é significativo, talvez seja melhor tornar a tarefa mais difícil, mediante a incorporação de dois grupos de 5 palavras para um total de 10 palavras por tentativa. Nesse caso, a pontuação máxima por tentativa é igual a 10, com um máximo total de 30 para as tentativas.

As tentativas 2 e 3 DEVEM ser completadas, independentemente da pontuação nas tentativas 1 e 2.

Tentativas 2 e 3: *"Vou repetir a mesma lista. Repita tantas palavras quantas você puder lembrar, em qualquer ordem, mesmo que você tenha dito a palavra anteriormente".*

Atribua 1 ponto para cada resposta correta. A pontuação total equivale à soma das três tentativas. NÃO informe ao atleta que ele será testado para lembrança retardada.

Concentração

Números de trás para a frente

Escolha uma coluna de números das listas A, B, C, D, E ou F e administre-os como segue:

"Vou ler uma sequência de números e, quando eu terminar, repita esses números de trás para a frente, invertendo a ordem da minha leitura. Por exemplo, se eu disser 7-1, você deve dizer 1-7."

Se a leitura for correta, circule "S" para correto e passe para o próximo trecho da sequência. Se incorreta, circule "N" para a primeira sequência e leia a tentativa 2 no mesmo trecho da sequência. Para cada trecho da sequência, é possível atribuir 1 ponto. Pare depois de "incorreto" nas duas tentativas (2 N) em um trecho da sequência. Os números devem ser lidos na velocidade de um por segundo.

Dias da semana na ordem inversa

"Agora diga para mim os dias da semana na ordem inversa. Comece com domingo e vá voltando. Por exemplo, você dirá domingo, sábado etc. Vá em frente!"

Atribuir 1 ponto para a sequência inteira correta.

Lembrança retardada

O exame para lembrança retardada deve ser realizado depois de transcorridos pelo menos 5 minutos a contar do fim da sessão para lembrança imediata.

"Você se lembra da lista de palavras que li para você há alguns minutos? Cite todas as palavras da lista que você é capaz de lembrar, em qualquer ordem."

Faça um círculo em torno de cada palavra corretamente lembrada. A pontuação total é igual ao número de palavras lembradas.

Avaliação neurológica

Leitura

O examinador pede à criança que leia um parágrafo do texto das instruções no SCAT5 para Crianças. Se a criança não puder ler, o examinador pedirá a ela que descreva o que está vendo em uma fotografia ou imagem, como a ilustrada na página 144.

Teste do Sistema de pontuação para erros de equilíbrio modificado (mBESS)[5]

Essas instruções devem ser lidas pela pessoa que estiver administrando o SCAT5 para Crianças, e cada tarefa de equilíbrio deve ser demonstrada para a criança. Em seguida, o examinador deve pedir que ela copie o que foi demonstrado.

Cada tentativa de 20 segundos/postura é pontuada pela contagem do número de erros. Esse teste se baseia em uma versão modificada do Teste do sistema de pontuação para erros de equilíbrio (BESS).[5]

Para a aplicação desse teste, o examinador deverá ter à mão um cronômetro ou relógio com ponteiro de segundos.

"Agora vou testar seu equilíbrio. Tire os sapatos, arregace as calças acima do tornozelo (se aplicável) e remova qualquer protetor de tornozelo (se aplicável). O teste vai consistir em duas partes diferentes."

OPÇÃO: para uma avaliação mais aprofundada, as mesmas três posturas poderão ser testadas em uma superfície revestida com espuma de borracha de média densidade (p. ex., 50 cm x 40 cm x 6 cm).

(a) Postura em apoio bipodal:

Na primeira postura, a criança fica apoiada nos dois pés unidos; suas mãos ficam apoiadas nos quadris. A criança deve ficar com os olhos fechados, e deve manter a estabilidade nessa posição durante 20 segundos. O examinador deve informar à criança que contará o número de vezes em que ela sai dessa posição. E deve começar a contagem do tempo quando a criança estiver em posição e com os olhos fechados.

(b) Postura em tandem:

Instrua ou demonstre para a criança como assumir a postura de calcanhar tocando os dedos do outro pé, com seu pé não dominante atrás. O peso da criança deve estar homogeneamente distribuído nos dois pés. Mais uma vez a criança deve tentar manter a estabilidade durante 20 segundos com as mãos apoiadas nos quadris e com os olhos fechados. O examinador deve informar à criança que contará o número de vezes em que ela sai dessa posição. Se a criança cambalear nessa posição, instrua-a para que abra os olhos e retorne à posição inicial e continue se equilibrando. O examinador deve começar a contagem do tempo quando a criança estiver em posição e com os olhos fechados.

(c) Postura em apoio unipodal (apenas crianças com 10-12 anos):

"Se você fosse chutar uma bola, qual o pé que você usaria? [Esse será o pé dominante] Agora, fique apoiado sobre seu outro pé. Você deve dobrar a outra perna, mantendo a posição (demonstre para a criança). Também agora você deve tentar manter essa posição durante 20 segundos com as mãos apoiadas nos quadris e com os olhos fechados. Eu contarei o número de vezes que você sai dessa posição. Se você sair dessa posição, abra os olhos e retorne à posição inicial e continue se equilibrando. Começarei a contagem do tempo quando você estiver em posição e com os olhos fechados."

Teste de equilíbrio – tipos de erros

1. Mãos que se afastam das cristas ilíacas
2. Abertura dos olhos
3. Pisa, cambaleia ou cai
4. Movimenta um quadril em mais de 30° de abdução
5. Levanta o antepé ou o calcanhar
6. Permanece fora da posição do teste por mais de cinco segundos

Para cada um dos três testes de 20 segundos, a pontuação é atribuída pela contagem dos erros, ou desvios da postura apropriada, acumulados pela criança. O examinador começará a contagem de erros apenas depois que a criança assumir a posição apropriada para início do teste. O BESS modificado é calculado pela adição de um ponto de erro para cada erro cometido durante os três testes de 20 segundos. O número máximo total de erros para qualquer condição isolada é 10. Se a criança cometer vários erros simultâneos, apenas será anotado um erro, mas ela deverá retornar rapidamente à posição de teste; e a contagem apenas será reiniciada assim que ela estiver em posição. Crianças incapazes de manter o procedimento do teste durante, no mínimo, 5 segundos no início receberão a maior pontuação possível – 10 – para a condição em teste.

Marcha em tandem

Instrução para o examinador – Demonstre o seguinte para a criança:

A criança deve ser instruída a ficar ereta com os pés unidos atrás de uma linha de partida (o teste será realizado mais efetivamente com o calçado removido). Em seguida, a criança anda para a frente com a maior rapidez e precisão possíveis ao longo de uma linha de 38 mm de largura (fita esportiva) e 3 metros de comprimento, usando uma marcha com alternância de pés (calcanhar-artelhos). O examinador deve assegurar-se de que a criança aproxime seu calcanhar/dedos do outro pé a cada passo. Ao cruzar a linha dos 3 metros, a criança deve girar 180° e retornar ao ponto de partida usando o mesmo tipo de marcha. A criança não terá sucesso no teste se pisar fora da linha, apresentar separação entre o calcanhar e dedos do outro pé, ou se tocar ou agarrar o examinador ou algum objeto.

Índex-nariz

"Agora, vou testar sua coordenação. Sente-se confortavelmente na cadeira com os olhos abertos e seu braço (direito ou esquerdo) esticado (ombro flexionado em 90° e cotovelo e dedos da mão estendidos), apontando para a sua frente. Quando eu der o sinal de "Comece!", faça cinco repetições sucessivas de tocar o nariz com o dedo usando o indicador para tocar a ponta do nariz. Em seguida, retorne à posição inicial. Faça o exercício com a maior rapidez e precisão possíveis."

Pontuação: 5 repetições corretas em < 4 segundos = 1

Observação para os aplicadores do teste: Crianças fracassam no teste se não tocarem o nariz, se não estenderem completamente o cotovelo ou se não completarem cinco repetições.

Referências

1. McCrory et al. Consensus Statement On Concussion In Sport – The 5th International Conference On Concussion In Sport Held In Berlin, October 2016. British Journal of Sports Medicine 2017 (available at www.bjsm.bmj.com)
2. Jennett, B., Bond, M. Assessment of outcome after severe brain damage: a practical scale. Lancet 1975; i: 480-484
3. Ayr, L.K., Yeates, K.O., Taylor, H.G., Brown, M. Dimensions of postconcussive symptoms in children with mild traumatic brain injuries. Journal of the International Neuropsychological Society. 2009; 15:19–30
4. McCrea M. Standardized mental status testing of acute concussion. Clinical Journal of Sports Medicine. 2001; 11: 176-181
5. Guskiewicz KM. Assessment of postural stability following sport-related concussion. Current Sports Medicine Reports. 2003; 2: 24-30

© Concussion in Sport Group 2017

Figura 2.50 *(continuação)*

146 Avaliação musculoesquelética

INFORMAÇÕES SOBRE CONCUSSÃO

Se você acredita que você, ou um companheiro de equipe, sofreu uma concussão, informe imediatamente ao técnico/treinador/pais, para que possa ser afastado da prática esportiva/jogo. Um médico deverá examiná-lo (ou ao seu companheiro de equipe) tão logo seja possível. VOCÊ OU O SEU COMPANHEIRO DE EQUIPE NÃO DEVE RETORNAR À PRÁTICA ESPORTIVA/COMPETIÇÃO NESSE DIA.

Sinais a serem observados

Podem surgir problemas ao longo das primeiras 24-48 horas. Você ou o seu companheiro de equipe não deve ser deixado só, devendo ser imediatamente encaminhado ao hospital se:

- Apresentar nova cefaleia ou cefaleia que piora
- Estiver sentindo dor cervical que piora
- Tornar-se sonolento ou não puder ser despertado
- Demonstrar incapacidade de reconhecer pessoas ou identificar lugares

- Estiver com desarranjo gástrico ou vômito
- Agir de modo estranho, sentir-se/parecer estar confuso, ou irritadiço
- Sofrer convulsões (os braços e as pernas se movimentam de forma incontrolável)
- Exibir fraqueza, dormência ou

formigamento (nos braços, pernas ou rosto)
- Estiver com a fala arrastada
- Não puder compreender o que as pessoas falam, nem seguir orientações

Em seguida a uma suspeita de concussão, consulte o médico ou profissional da saúde credenciado. Lembre-se: é melhor optar pela segurança.

Estratégia para o retorno gradativo à prática esportiva

Em seguida a uma concussão, durante alguns dias a criança deve ficar em repouso físico e mental. Isso permitirá que seus sintomas melhorem. Na maioria dos casos, depois de não mais que alguns dias de repouso, a criança poderá aumentar gradativamente seu nível de atividades cotidianas, na condição de que não ocorra exacerbação de seus sintomas. Tão logo a criança se mostre capaz de desempenhar suas atividades cotidianas habituais sem sintomas, ela deverá aumentar gradativamente a prática do exercício em etapas, sob a orientação do profissional da saúde (ver a seguir).

O atleta não deve retornar à prática esportiva/jogo no dia da lesão.

OBSERVAÇÃO: é recomendável um período inicial de alguns dias de repouso cognitivo ("pensar") e físico, antes que a criança inicie a progressão para seu retorno à prática esportiva/jogo.

Etapa do exercício	Exercício funcional a cada etapa	Objetivo de cada etapa
1. Atividade limitada pelos sintomas	Atividades do cotidiano que não provoquem sintomas	Reintrodução gradativa das atividades de trabalho/escolares
2. Exercício aeróbico leve	Caminhar ou usar bicicleta estacionária em ritmo lento a médio. Não fazer exercício de resistência	Aumento da frequência cardíaca
3. Exercício específico para o esporte	Exercícios de corrida ou patinação. Atividades que não envolvam impacto na cabeça	Adicionar movimento
4. Exercícios de treinamento sem contato físico	Exercícios de treinamento mais intensos, p. ex., exercícios de passe, Pode iniciar treinamento de resistência progressiva	Exercício, coordenação e melhora do raciocínio
5. Prática com contato integral	Depois da liberação médica, participação nas atividades normais de treinamento	Restauração da confiança e avaliação das habilidades funcionais pela equipe de treinadores
6. Retorno à prática esportiva/jogo	Prática normal do esporte/jogo	

Devem transcorrer pelo menos 24 horas (ou mais) para cada etapa da progressão. Se qualquer sintoma piorar durante a prática do exercício, o atleta deverá retornar à etapa precedente. O treinamento de resistência será acrescentado apenas nos estágios mais avançados (no mínimo, no estágio 3 ou 4). A criança não deverá retornar à prática esportiva/jogo até que tenham desaparecido os sintomas da concussão e só depois de ser liberada pelo profissional da saúde, com permissão por escrito para seu retorno ao esporte.

Se a criança apresentar sintomas por mais de um mês, deverá ser orientada para encaminhamento a um médico especialista em tratamento de concussão.

Estratégia para o retorno gradativo à escola

A concussão pode afetar a capacidade de aprendizado escolar. Em seguida a uma concussão, a criança talvez precise se ausentar alguns dias da escola, mas seu médico deve ajudá-la a retornar dentro de poucos dias. Ao retornar à escola, algumas crianças precisarão fazê-lo gradativamente; e talvez haja necessidade de algumas mudanças em seu cronograma escolar, para que não ocorra grande exacerbação dos sintomas da concussão. Se determinada atividade faz com que os sintomas piorem, então a criança deverá interromper essa atividade e repousar até que os sintomas melhorem. Para certificar-se de que a criança poderá retornar às atividades escolares sem problemas, é importante que profissionais de saúde, pais, cuidadores e professores conversem entre si de modo que todos tomem conhecimento do plano que fará com que a criança retorne à vida escolar.

Observação: se a atividade mental não causar sintomas, a criança talvez possa retornar à escola em meio período, inicialmente sem fazer deveres de casa.

Atividade mental	Atividade em cada etapa	Objetivo de cada etapa
1. Atividades cotidianas que não promovam sintomas	Atividades típicas realizadas pelo atleta durante o dia, na condição de que não aumentem os sintomas (p. ex., ler, digitar, tempo de tela). Começar com 5 a 15 minutos por vez, aumentando gradativamente	Retorno gradativo às atividades típicas
2. Atividades escolares	Deveres de casa, leitura ou outras atividades cognitivas fora da sala de aula	Aumento da tolerância às tarefas cognitivas
3. Retorno à escola em meio período	Introdução gradativa às tarefas escolares. Talvez haja necessidade de começar com meio período, ou com maior quantidade de pausas durante o dia	Aumento das atividades acadêmicas
4. Retorno integral à escola	Progressão gradativa nas atividades escolares até que a criança possa tolerar atividades em tempo integral	Retorno integral às atividades acadêmicas e recuperação das tarefas não cumpridas durante o período

Se a criança continuar apresentando sintomas com a atividade mental, outras adaptações que poderão ajudá-lo em seu retorno à escola estão relacionadas a seguir:

- Ir para a escola mais tarde, comparecer apenas em meio período ou comparecer apenas em determinadas aulas
- Mais tempo para realizar tarefas/provas
- Uma sala tranquila para realizar tarefas/provas
- Não frequentar áreas barulhentas, como a cafeteria, salas de reunião, eventos esportivos, aulas de música, aula de trabalhos manuais (oficinas) etc.

- Fazer muitas pausas durante as aulas, deveres de casa, provas
- Não fazer mais de uma prova/dia
- Tarefas mais curtas
- Repetição/dicas para memorização
- Ajuda de colegas estudantes/professores particulares
- Tranquilização por parte dos professores de que o aluno terá ajuda enquanto melhora

A criança não deverá retornar à prática esportiva até que tenha retornado às atividades escolares/de aprendizado sem que seus sintomas sejam significativamente exacerbados, e apenas quando não houver mais necessidade de adaptações em seu cronograma.

© Concussion in Sport Group 2017

Figura 2.50 *(continuação)*

primeiro lugar, o indivíduo deve ter repousado por no mínimo 20 minutos depois de uma atividade vigorosa, de modo que a fadiga não interfira no teste. Em segundo lugar, o teste poderá diferir, em comparação com o teste basal, se os sapatos que o indivíduo está calçando forem diferentes, se ele estiver com o tornozelo ou o pé enfaixado, se estiver engessado ou se houver qualquer outra lesão no membro inferior.[9,32,214,250] A sensibilidade do teste de equilíbrio é mais elevada imediatamente depois de ocorrida a lesão, decaindo do primeiro ao décimo dia.[41,57,75,82,110,154,251]

Aproximadamente 30% dos casos de concussão levam a problemas de equilíbrio, cuja prevalência é menor apenas que cefaleias, tontura, confusão mental, desorientação e visão turva.[213] Habitualmente, os resultados dos testes de equilíbrio retornam ao normal dentro de 3 a 5 dias após a concussão.[75] As perturbações no equilíbrio podem ser indicativas de uma concussão; contudo, como também ocorre com os demais testes, o teste de equilíbrio não pode ser administrado isoladamente, pois outras condições podem acarretar problemas de equilíbrio.

✅ *Teste de equilíbrio em quatro estágios.* É aplicado para testar o equilíbrio; contudo, é mais provável que esse teste seja usado em pessoas idosas. Nesse grupo etário, o teste pode ser combinado com o **Teste senta-levanta por 30 segundos** e o **Teste cronometrado da cadeira** (TUG), com o objetivo de determinar o risco de o indivíduo experimentar uma queda. Para o teste de equilíbrio, o examinador solicita ao paciente que fique em pé em quatro posições durante 10 segundos em cada posição, mantendo os braços abertos ou movimentando o corpo, se desejável, para manter o equilíbrio. Entretanto, os pés não podem se mover. Pede-se ao paciente que mantenha cada posição até receber a instrução de parar (i. e., aos 10 segundos).

✅ *Sistema de pontuação para erros de equilíbrio.* O BESS é um instrumento de avaliação clínica do equilíbrio que foi desenvolvido com o objetivo de avaliar a estabilidade postural estática pós-concussão.[9,82,154,213,214,252]

O teste vem sendo comumente administrado na avaliação das concussões, visto que essas lesões exercem um efeito adverso no equilíbrio, sobretudo nas primeiras 24 horas.[81,253] Por esse motivo, o BESS passou a fazer parte do instrumento de avaliação SCAT5.[211] No caso de uma concussão, qualquer déficit de equilíbrio é atribuído à incapacidade do paciente em integrar as informações sensoriais provenientes dos componentes vestibular e visual dos mecanismos de equilíbrio do encéfalo.[26] O teste se divide em seis partes – três sobre um piso sólido e três sobre uma superfície de espuma (Fig. 2.51).[206,247] Sobre cada superfície são tentadas três posturas: apoio bipodal, apoio unipodal e tandem (calcanhar de um pé-artelhos do outro). Cada uma das seis posturas é avaliada durante 20 segundos, com o paciente de olhos fechados e com as mãos apoiadas nas cristas ilíacas. O examinador conta a quantidade de erros em cada teste (Tab. 2.25). Desde

que o examinador tenha um valor de pontuação basal, uma pontuação de três ou mais erros (comparativamente ao valor basal) indica um comprometimento no equilíbrio[35,54,129,137,154,207,209-214,254] e esse resultado pode ser um indicador de concussão.[110] O nível de competição nas escolas secundárias, o TDAH e transtornos de aprendizado foram associados a um mau desempenho basal no BESS.[41,248] Ao avaliar crianças com 12 anos ou menos, sugeriu-se que a criança seja testada apenas sobre uma superfície sólida (teste conhecido como **mini-BESS**), apenas em apoio bipodal e em tandem; isso se deve ao fato de que as crianças, quando testadas no período pré-concussão, apresentam desempenho significativamente pior nos testes de equilíbrio comparativamente aos grupos etários de mais idade.[249] O BESS é um teste estático; testa apenas o aspecto vestibuloespinal do sistema vestibular. Não testa os aspectos dinâmicos do sistema nem o controle vestíbulo-ocular.

✅ *Avaliação do equilíbrio – teste dos sistemas e mini-BESTest.*[206,207] O BESTest consiste em uma avaliação dinâmica do equilíbrio envolvendo diversos testes. Foi desenvolvido com o objetivo de identificar problemas do controle postural específicos, como por exemplo limitações biomecânicas, limites da estabilidade, respostas posturais, ajustes posturais antecipatórios, orientação sensorial, equilíbrio dinâmico durante a marcha e efeitos cognitivos (Tab. 2.26).[206,207] Esse teste foi planejado para diferenciar os sistemas subjacentes e também para o tratamento de problemas de equilíbrio nos pacientes. Envolve mais do que o BESS e sua aplicação consome entre 30 e 45 minutos, aproximadamente.[207,215,255]

Desenvolveu-se uma versão abreviada desse teste (**mini-BESTest de 14 itens**), que demonstrou utilidade em predizer quedas.[206] Essa versão abreviada testa transições de algumas habilidades/controle postural antecipatório, controle de reações posturais, orientação sensorial e estabilidade, além da marcha. Sua aplicação demanda aproximadamente 10 a 15 minutos.[215,255]

⚠ *Teste de estabilidade da marcha com dupla tarefa.*[54] Depois de uma concussão, podem ocorrer déficits na integração sensorial utilizada para a manutenção de um equilíbrio ou locomoção satisfatórios.[256] Relatou-se que a avaliação do equilíbrio com dupla tarefa proporciona uma noção de déficits neurológicos persistentes. O teste pode ajudar ainda na identificação de processos comprometidos que podem exigir maior tempo para a recuperação no período pós-concussão, visto que a avaliação envolve mais do que realizar apenas uma tarefa (p. ex., equilibrar-se), e isso torna o teste mais difícil para o paciente.[144,223] Essa situação foi denominada **paradigma do duplo teste**.[49,221] O examinador solicita ao paciente que execute uma segunda tarefa enquanto está andando ou se equilibrando. Se as demandas impostas pela execução simultânea das duas tarefas excede a capacidade cognitiva do paciente, o desempenho em uma ou nas duas tarefas pode diminuir, acarretando instabilidade postural.[223] A diminuição no

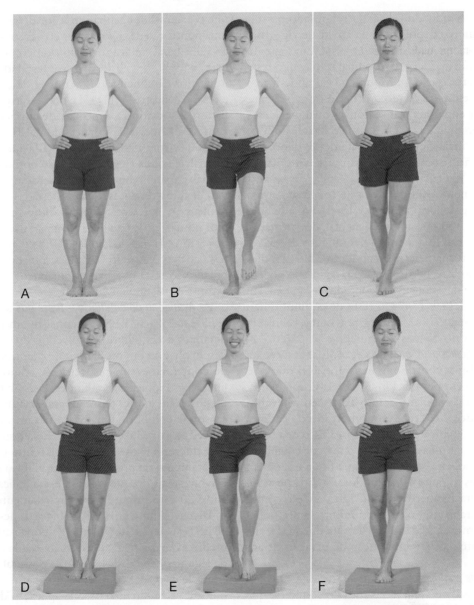

Figura 2.51 Posturas para o Sistema de pontuação para erros de equilíbrio (BESS). (A) Apoio bipodal em piso sólido. (B) Apoio unipodal em piso sólido. (C) Postura em tandem (calcanhar-artelhos) em piso sólido. (D) Apoio bipodal em superfície de espuma. (E) Apoio unipodal em superfície de espuma. (F) Postura em tandem (calcanhar-artelhos) em superfície de espuma.

TABELA 2.25

Posturas para o teste Sistema de pontuação para erros de equilíbrio; BESS)

Erros
- Mãos que se afastam das cristas ilíacas
- Abertura dos olhos
- Pisa, cambaleia ou cai
- Movimenta um quadril em mais de 30° de flexão ou extensão
- Levanta o antepé ou o calcanhar
- Permanece fora da posição do teste por mais de cinco segundos

De Guskiewicz KM, Ross SE, Marshall SW: Postural stability and neuropsychological deficits after concussion in collegiate athletes, *J Athl Train* 36(3):265, 2001.

desempenho em uma condição de dupla tarefa é conhecida como **custo da dupla tarefa**. Em sua maioria, as atividades de vida diária envolvem o desempenho simultâneo de tarefas cognitivas e motoras;[221] assim, o teste é uma tentativa de mimetizar uma atividade mais funcional que inclua o equilíbrio.

O examinador solicita ao paciente que se equilibre ou deambule com os pés descalços a uma velocidade autosselecionada ao longo de uma pista (ou trecho da sala), enquanto executa uma segunda tarefa. É importante que o paciente tente não focar sua atenção em alguma das tarefas propostas.[257] A segunda tarefa envolve uma tarefa mental (p. ex., somar, subtrair, multiplicar, recitar de trás para a frente os meses do ano) ou física (p. ex., passar por cima de obstáculos).[144,221,223,258] As demandas do controle

TABELA 2.26

Resumo dos itens de Avaliação do equilíbrio – teste dos sistemas (BESTest) para cada categoria de sistema[206,207]

I. Limitações biomecânicas	II. Limites de estabilidade/ verticalidade	III. Ajustes posturais antecipatórios	IV. Respostas posturais	V. Orientação sensorial	VI. Estabilidade na marcha
1. Base de apoio	6. Verticalidade sentado (esquerda e direita) e inclinação lateral (esquerda e direita)	9. Sentado para em pé	14. Resposta no lugar – para a frente	19. Orientaçã sensorial para o equilíbrio (CTSIB modificado) Superfície firme, OA Superfície firme, OF Superfície de espuma, OA Superfície de espuma, OF	21. Marcha, superfície plana
2. Alinhamento do CdM	7. Alcance funcional para a frente	10. Ficar na ponta dos pés	15. Resposta no lugar – para trás		22. Mudança na velocidade da marcha
3. Força e ADM de tornozelo	8. Alcance funcional lateral (esquerda e direita)	11. Em pé em apoio unipodal (esquerda e direita)	16. Correção com passo compensatório – para a frente		23. Andar com viradas de cabeça, horizontal
4. Força lateral de quadril/ tronco		12. Tocar degrau alternadamente	17. Correção com passo compensatório – para trás	20. Inclinação, OF	24. Andar e girar sobre o eixo
5. Sentar no chão e levantar		13. Em pé, levantar o braço	18. Correção com passo compensatório – lateral (esquerda e direita)		25. Passar sobre obstáculos
					26. Teste cronometrado (TUG)
					27. Teste cronometrado da cadeira (TUG) com dupla tarefa

ADM: amplitude de movimento; CdM: Centro de massa; CTSIB: Teste clínico de integração sensorial para o equilíbrio; OA: olhos abertos; OF: olhos fechados.

De Horak FB, Wrisley DM, Frank J: The balance evaluation systems test (BESTest) to differentiate balance deficits, *Phys Ther* 89(5):487, 2009.

do equilíbrio e da marcha dependem muito da complexidade da tarefa e do tipo de teste secundário a ser administrado.[259] Atletas que tiveram uma concussão terão uma velocidade de marcha significativamente mais lenta durante a realização de uma tarefa cognitiva secundária, mais tempo em apoio bipodal, menos tempo em apoio unipodal (i. e., passos mais curtos) e maior amplitude dos passos ao longo do ciclo da marcha.[258,260] Isso foi denominado **estratégia conservadora para a marcha**. Essa é definida como uma redução na velocidade da marcha e um aumento do tempo em duplo apoio, com identificação de alterações na dinâmica do controle postural.[144,221,222,261] Crianças e adolescentes que tiveram uma concussão exibem uma marcha em tandem mais lenta e um tempo maior na fase de duplo apoio em comparação com controles.[221]

▲ *Teste de Stroop de dupla tarefa com obstáculo.* Trata-se de um evento com dupla tarefa administrado ao longo de uma pista de 7 m de comprimento. Sua aplicação exige que o paciente, utilizando uma marcha em tandem (i. e., calcanhar-dedos do pé), salte sobre um objeto imóvel normatizado a 30% do comprimento da perna do paciente, o que é definido como a distância desde o platô tibial até o chão.[225]

▲ *Teste de Romberg.* Trata-se de um teste estático; ele envolve a posição em pé, relaxada, com os olhos fechados. Solicita-se ao paciente que fique em pé com os pés unidos, mantendo os membros superiores nas laterais do corpo e os olhos abertos. O examinador observa se o paciente apresenta algum problema de equilíbrio. Em seguida, é pedido ao paciente que feche os olhos durante 20 segundos no mínimo, e o examinador observa quaisquer diferenças. Considera-se um teste de Romberg positivo quando o paciente oscila excessivamente ou cai para um lado quando os olhos estão fechados. Ele é indicativo de uma lesão expansiva intracraniana, de uma possível patologia das colunas posteriores da medula espinal ou de problemas proprioceptivos. Vários autores acreditam que esse teste é demasiadamente subjetivo.[110,214,252]

☑ **Teste de organização sensorial.** O SOT envolve o uso de um "aparelho de equilíbrio", no qual o paciente fica em pé sobre uma placa de força circundada por uma imagem visual (Fig. 2.52); a placa mede objetivamente a oscilação postural e o centro de pressão sob três condições visuais diferentes (i. e., olhos abertos, olhos fechados e com oscilação referenciada) em duas condições de superfície diferentes (superfície fixa e com oscilação referenciada [i. e., a superfície se move]).[54,252] A expressão "oscilação referenciada" envolve a inclinação (i. e., movimento para cima e para baixo) da superfície de sustentação e/ou da área visual circunjacente, de modo a afetar diretamente a oscilação do centro de gravidade do paciente. Com isso, é mensurada a capacidade do paciente de manter o equilíbrio.[54] O protocolo do teste consiste em três tentativas sob três condições visuais diferentes (i. e., olhos abertos, olhos fechados e com oscilação referenciada) em duas condições de superfície distintas (i. e., superfície fixa e com oscilação referenciada), em um total de 18 testes. Em cada teste o examinador solicita ao paciente que fique em pé com a máxima imobilidade possível e em uma postura corporal normal, com seus pés afastados na largura dos ombros.[213] O teste é administrado para verificar se o paciente apresenta redução na interação sensorial e/ou diminuição da estabilidade postural.[214]

⚠ **Teste da estrela de excursão da perna para equilíbrio (SEBT).** Este teste dinâmico mensura a capacidade do indivíduo de manter uma postura sobre uma das pernas enquanto a perna contralateral avança o mais longe possível em oito direções diferentes (i. e., anterior, anteromedial, medial, posteromedial, posterior, posterolateral, lateral e anterolateral). No início do teste, o examinador aplica no chão quatro tiras de fita adesiva com um comprimento de 1,80 m a 2,40 m em um padrão de estrela, conforme ilustra a Figura 2.53A. Todas as linhas estão separadas umas das outras por um ângulo de 45°. O paciente se posiciona em pé no centro da estrela, equilibrando-se em uma das pernas e estende a outra perna nas diferentes direções indicadas pela estrela (Fig. 2.53B). Com uma fita métrica, o examinador mede a distância que o paciente foi capaz de alcançar em cada direção ao longo da estrela. O teste tem início com o paciente equilibrado sobre a perna dominante ou sadia e é concluído com a outra perna. Em seguida, o examinador compara os resultados. Se o examinador tiver à sua disposição valores pré-concussão, esses dados poderão ser utilizados para comparação com os valores pós-concussão. Essa comparação deve demonstrar reduções bilaterais com a concussão.[262,263] Se os valores diminuem unilateralmente, é provável que isso decorra de uma lesão na perna. As direções mais importantes são: anterior, posteromedial e posterolateral.[262,264] O **Teste de equilíbrio em Y** é uma modificação ou refinamento desse teste; nesse teste, o

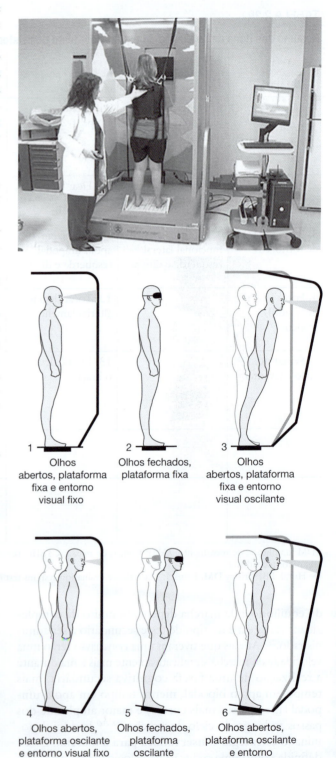

Figura 2.52 Teste de organização sensorial (TOS). (De Graham V, Napier-Dovorany K: Multifactorial measures of fall risk in the visually impaired population: a pilot study, *J Body Mov Ther* 20[1]:104-109, 2015; Lew HK, Tanaka C, Hirohata E, Goodrich GL: Auditory, vestibular, and visual impairments. In: Cifu DX, Kaelin DL, Kowalske KJ et al., editores: *Braddom's physical medicine and rehabilitation*, 5.ed., Philadelphia, 2016, Elsevier [desenhos esquemáticos por cortesia de Natus Medical Incorporated].)

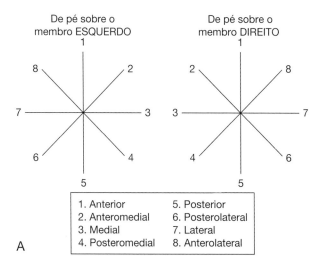

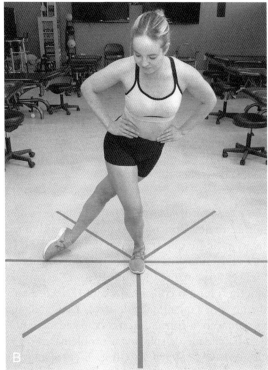

Figura 2.53 Teste de equilíbrio da excursão em estrela (SEBT). (A) Organização. (B) A paciente está testando o equilíbrio sobre a perna direita, em direção lateral.

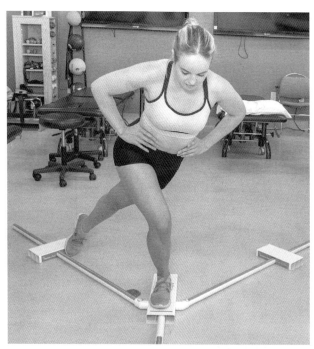

Figura 2.54 Teste de equilíbrio em Y, ilustrando a paciente que está se equilibrando sobre a perna direita, em posição posterolateral. Observar como as caixas brancas foram empurradas até o mais distante possível.

paciente executa apenas os movimentos anterior, posteromedial e posterolateral, com a ajuda de um aparelho específico em forma de Y, no qual caixas são empurradas ao longo de um trilho metálico, enquanto o paciente se equilibra sobre um dos pés na caixa central (Fig. 2.54).

Testes para coordenação

⚠ *Teste do tamborilar com os dedos.* Solicita-se ao paciente que "tamborile" com os dedos indicador e médio de uma mão o mais rápido possível sobre o dorso da outra. O teste é repetido com a mão oposta. O examinador compara a coordenação e a velocidade dos dois lados. Os dois lados devem ser iguais. Um teste positivo é um movimento mais lento no lado afetado.

❓ *Teste dedo-polegar.* Solicita-se ao paciente que toque cada dedo com o polegar da mesma mão. O lado normal ou não lesionado é testado primeiro. A seguir, testa-se o lado lesionado. O examinador compara a coordenação e a velocidade dos dois lados. Os dois lados devem ser iguais. Um teste positivo é um movimento mais lento no lado afetado.

⚠ *Teste índex-nariz.* Solicita-se ao paciente em pé ou sentado e com os olhos abertos que leve o dedo indicador até o nariz (Fig. 2.55A). O teste é repetido com os olhos fechados. Ambos os membros superiores são testados várias vezes com aumento progressivo da velocidade. Normalmente, os testes devem ser realizados de modo fácil, suave e rápido, seja com os olhos abertos ou fechados.[33]

❓ *Teste de "inversão" (flip) da mão.* O examinador pede ao paciente que toque o dorso da mão oposta, que fica imóvel, com a face anterior dos dedos. A seguir, é pedido que ele inverta a mão de teste e toque a mão oposta com a face posterior dos dedos. O movimento é repetido várias vezes, com ambos os lados sendo testados. O examinador compara a coordenação e a velocidade dos dois lados.

❓ *Teste mão-coxa.* O examinador pede ao paciente que percuta a coxa com a mão o mais rápido possível. O lado não lesionado é testado primeiro. Pode ser pedido ao paciente que realize supinação e pronação da mão entre cada contato mão-coxa para tornar o teste mais complexo.

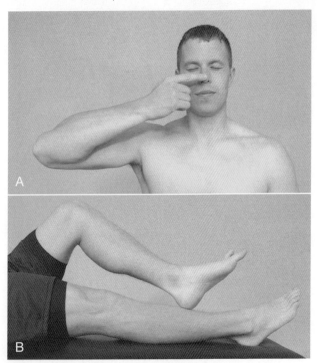

Figura 2.55 Realização de teste de coordenação. (A) Tocar o nariz com o dedo indicador, olhos fechados. (B) Tocar o joelho com o calcanhar contralateral, olhos fechados.

O examinador observa a velocidade e a coordenação e compara os dois lados.

❓ Teste calcanhar-joelho. O paciente, que está em decúbito dorsal e com os olhos abertos, toca o calcanhar de um pé no joelho oposto e, em seguida, desliza o calcanhar ao longo da parte anterior da perna (Fig. 2.55B). O teste é repetido com os olhos fechados. Ambos os membros inferiores são testados. O teste pode ser repetido várias vezes com aumento progressivo da velocidade. O examinador observa qualquer diferença na coordenação ou a presença de tremor. Normalmente, o teste deve ser realizado de modo fácil, suave e rápido, com os olhos abertos ou fechados.

❓ Teste de parada no ponto desejado. O paciente e o examinador ficam de frente um para o outro. O examinador mantém ambos os dedos indicadores afastados aproximadamente 15 cm. Solicita-se ao paciente que levante os membros superiores acima da cabeça e, em seguida, que os mova para baixo até tocar com os seus dedos indicadores os dedos indicadores do examinador (Fig. 2.56). O paciente repete o teste com os olhos fechados. Normalmente, o teste pode ser realizado sem dificuldade. Os pacientes com doença vestibular apresentam problemas para tocar no ponto desejado. O teste também pode ser utilizado para testar a propriocepção.

Testes para função cognitiva

A avaliação cognitiva envolve orientação, memória imediata, concentração, recordação remota e uma pontuação total.

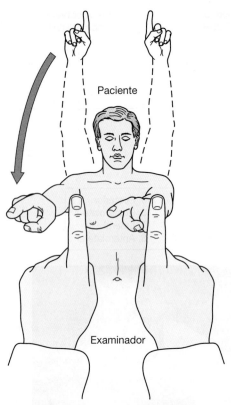

Figura 2.56 Teste de parada no ponto desejado. (Reproduzida de Reilly BM. *Practical strategies in outpatient medicine.* Philadelphia: WB Saunders, 1991. p. 195.)

⚠ Teste de seguir os números. O teste de seguir os números é um teste neuropsicológico no qual o examinador solicita ao paciente que trace com uma caneta ou lápis uma lista de 25 números em um papel com a maior rapidez possível, mas mantendo a precisão. O examinador cronometra o tempo consumido para realizar a tarefa, juntamente com a quantidade de erros. Essa tarefa mensura a orientação, a concentração, a capacidade visuoespacial e a habilidade de solucionar problemas.[252,265,266]

⚠ Teste visual de Stroop. Este teste foi projetado para avaliar a flexibilidade cognitiva e o tempo de atenção, examinando a capacidade do paciente de separar estímulos de nomeação de palavras e cores por meio de três subtestes separados. Cada subteste contém 100 itens apresentados em cinco colunas com 20 itens cada. O paciente terá 45 segundos para completar cada subteste; o examinador calcula uma pontuação total com base na soma de cada um dos subtestes. Durante a realização do primeiro subteste, o examinador solicita ao paciente que leia em voz alta os nomes das cores (p. ex., vermelho, verde ou azul) que estão impressas em tinta preta. O examinador registra o tempo consumido pelo leitor para completar a tarefa e quaisquer erros cometidos. No segundo subteste, o examinador solicita ao paciente para repetir o teste com uma nova lista de palavras, lendo em voz alta os nomes das cores (p. ex., vermelho, verde ou azul). Mas desta vez as cores nomeadas estão impressas em palavras com cor diferente (p. ex., a palavra "azul" está grafada em vermelho). Também nessa fase o examinador registra o tempo consumido e a quantidade de erros cometidos. No terceiro subteste, o examinador pede ao paciente que repita o segundo subteste, mas ele deve pronunciar as cores em que as palavras foram impressas (p. ex., quando o vermelho estiver impresso na cor verde, o paciente deve dizer "verde"). Novamente são registrados o tempo consumido para completar a tarefa e a quantidade de erros cometidos.[224,252,268] O indicador de controle cognitivo inibitório é o percentual de erros, não a velocidade.[224,225]

⚠ *Teste de Wechsler de memória de dígitos.* Esse teste consiste em duas partes, sendo aplicado com o objetivo de examinar a concentração e a recordação da memória imediata em crianças. O teste de Wechsler foi planejado para crianças com 5 a 15 anos.[267] Nas duas partes do teste, o examinador apresenta à criança uma série de números, palavras ou letras. Em seguida, pede à criança que repita os números, palavras ou letras na mesma ordem (i. e., ordem normal) na primeira parte, ou na ordem invertida (i. e., de trás para a frente) na segunda parte. O examinador registra a quantidade de tentativas bem-sucedidas para cada parte, constituindo a pontuação total (i. e., total de dígitos).[252]

Testes do sistema vestibular

O sistema vestibular é composto por uma complexa rede que inclui pequenos órgãos sensoriais na orelha interna (i. e., utrículo, sáculo e canais semicirculares), juntamente com conexões ao tronco encefálico, cerebelo, córtex cerebral, sistema ocular e músculos posturais.[69] O sistema vestibular fornece informações relacionadas com os movimentos da cabeça e a manutenção do controle do equilíbrio.[69] Está organizado em duas unidades funcionais distintas: o **sistema vestíbulo-ocular**, responsável pela estabilidade visual durante os movimentos da cabeça, e o sistema vestibuloespinal, que é responsável pelo controle postural.[69] Os sintomas de tontura e problemas de visão estão relacionados com o sistema vestíbulo-ocular; problemas com o equilíbrio estão relacionados com o **sistema vestibuloespinal**.[69]

A **tontura** é definida como uma sensação subjetiva de que "tudo está girando", com possibilidade de perda do equilíbrio. Esse é um sintoma muito subjetivo, que pode ter diversas causas (ver Tab. 2.19). Ao pesquisar as causas da tontura, o examinador deve primeiramente se concentrar no sistema cardiovascular, com uma avaliações do ritmo cardíaco e da pressão arterial ortostática. Em seguida, o exame neurológico deve ter como foco a função oculomotora e o equilíbrio.[269] Ao avaliar a tontura, as características principais a serem notadas são o momento do surgimento do problema, se a tontura é constante ou episódica, sua duração, o que dá início à tontura, qualquer fator agravante ou mitigante e/ou qualquer outro padrão associado aos sintomas.[269] O examinador pode utilizar o

Inventário para tontura em pessoas com deficiência[184] ou a sua modificação para que possa determinar o grau em que a tontura está afetando o paciente.

O exame clínico de um paciente no qual se suspeita de distúrbio vestibular deve começar com um exame ocular. O examinador solicita ao paciente que movimente os olhos nas seis **posições cardinais do olhar** diferentes (ver Fig. 2.35).[27,270] O examinador deve ficar atento para a presença de nistagmo, anormalidade na **perseguição visual** (p. ex., movimentos sacádicos com sintomas durante o teste de perseguição visual suave) ou anormalidade na **distância do ponto próximo de convergência (PPC)** (o normal é uma distância de 6 a 10 cm em relação ao nariz).

Existem várias condições oculomotoras que podem indicar problemas no sistema vestibular. Os **movimentos sacádicos** consistem em um movimento simultâneo, rápido e abrupto dos dois olhos, que ocorrem quando o paciente tenta fixar-se em dois alvos distantes entre si com ambos os olhos, enquanto os olhos se movem de um lado para o outro entre os alvos.[245,271] A **perseguição visual suave** consiste em movimentos visuais suaves e previsíveis de acompanhamento (i. e., os olhos se movem suavemente, em vez de "aos saltos" [i. e., movimentos sacádicos]) quando a pessoa olha entre dois objetos. O examinador pode utilizar o exame da perseguição visual suave na avaliação da função cognitiva, porque o movimento exige atenção, antecipação e memória de trabalho, bem como movimentos oculares suaves e, em certas ocasiões, movimentos sacádicos para que o olhar seja mantido em um alvo fixo.[76] Essa **perseguição** é testada solicitando ao paciente que fixe seu olhar e acompanhe lentamente objetos móveis. Para o teste de perseguição visual suave, solicita-se ao paciente que acompanhe visualmente um objeto que está se movendo nas direções horizontal e vertical a uma velocidade aproximada de $10°$ a $20°$ por segundo, mas mantendo sua cabeça imóvel. **Nistagmo espontâneo** é o movimento não estimulado dos olhos. A presença de nistagmo indica um desequilíbrio no sistema vestibular central ou periférico.[269] O nistagmo espontâneo unidirecional horizontal é uma característica do desequilíbrio vestibular periférico agudo. O nistagmo ocorre secundariamente a um desequilíbrio específico da direção do RVO, que ativa a atividade neuronal do tronco encefálico. A **acomodação** é o processo pelo qual o olho altera a forma do cristalino de modo a manter o foco em um objeto.[76] A **convergência** consiste em uma adução simultânea dos olhos, com o objetivo de manter a fusão binocular (i. e., os dois olhos se fixam no mesmo objeto ao mesmo tempo).[76] O **ponto próximo de convergência (PPC)** é uma medida de quão perto o paciente pode trazer um objeto em direção ao nariz, mas ainda mantendo a fusão normal. Normalmente, o PPC é inferior a 6 cm entre o nariz e o objeto. O examinador pede ao paciente que foque a visão no objeto que está sendo conduzido lentamente na direção da ponta do nariz do paciente, enquanto este foca no objeto com os dois olhos. O examinador orienta o paciente a parar de mover o objeto no momento em que ele vê duas imagens distintas, ou se o examinador notar que ocorreu desvio de um dos olhos. O PPC é medido como a média de três tentativas de mensuração distintas, medidas consecutivamente e sem intervalo. Médias de PPC iguais ou inferiores a 5 são consideradas normais; por outro lado, médias superiores a 5 são tidas como anormais.[227] A **insuficiência de convergência** é uma condição na qual os olhos do paciente se mostram incapazes de operar em conjunto ao olharem para um objeto próximo. Esse é um distúrbio comum da visão binocular que se caracteriza por **exoforia** (i. e., a tendência de um dos olhos de se desviar afastando-se da linha mediana).[227]

Os **problemas vestibulares** podem ser causados por déficits vestibulares periféricos e centrais; é difícil avaliá-los, por serem subjetivos e resultantes de uma série de sensações relatadas pelo paciente.[270] Existem dois mecanismos para a disfunção vestibular no indivíduo que teve uma concussão. No primeiro deles, pode ter ocorrido lesão nos receptores periféricos, o que altera a noção de movimento. No segundo mecanismo, pode ter ocorrido comprometimento da integração central das informações vestibulares, visuais e somatossensoriais no encéfalo. O examinador também pode se ver diante de várias combinações de déficits periféricos e centrais que conduzem aos sintomas.[26,213] Aproximadamente três quartos dos transtornos vestibulares são periféricos e envolvem a orelha ou o nervo vestibular. O transtorno vestibular periférico mais comum é a **vertigem posicional paroxística benigna (VPPB)**, que resulta em tontura, oscilopsia (i. e., os objetos parecem oscilar), nistagmo, náuseas e desequilíbrio postural.[270] Esse tipo de vertigem ocorre quando a pessoa se levanta rapidamente de uma posição relaxada em decúbito dorsal ou sentada; não indica necessariamente a presença de patologia. Trata-se do resultado da insuficiência da circulação sanguínea ao encéfalo, causada pela rápida mudança de posição. Esse tipo de vertigem também pode ser decorrente de um problema da orelha interna.[270] Caracteristicamente, os sinais e sintomas de uma **disfunção do canal semicircular** são vertigem rotacional e desvio de sua noção de frente (i. e., um desvio do que o paciente acredita ser sua frente, ao ser solicitado a olhar diretamente adiante), nistagmo vestibular espontâneo com oscilopsia, desequilíbrio postural, incapacidade de parar no ponto desejado, náuseas e vômito.[270] As causas patológicas centrais de ocorrência mais frequente para a tontura e a vertigem são os transtornos cerebrovasculares, a doença cerebral, a enxaqueca, a esclerose múltipla, tumores localizados na fossa posterior, transtornos neurodegenerativos e transtornos psiquiátricos.[105] A disfunção do sistema oculomotor é um dos problemas visuais mais comumente relatados em indivíduos com traumatismo cranioencefálico leve a moderado (TCEL, TCEM).[64,245,272]

✓ **Manobra ou teste de Dix-Hallpike.**[270,273,274] Esse teste tem como objetivo identificar a **VPPB**, uma condição na qual o paciente vivencia episódios de tontura, ou de vertigem, sobretudo se a cabeça e o pescoço são mobilizados a posições diferentes. O teste é realizado com o paciente sentado com as pernas estendidas sobre a maca de exame, com a cabeça em uma rotação aproximada de 30° a 45° (Fig. 2.57A). O examinador fica em pé atrás do paciente; uma das suas mãos apoia a cabeça/pescoço e a outra mão firma o tronco. Em seguida, o examinador ajuda o paciente a assumir a posição de decúbito dorsal. A cabeça do paciente deve ficar ligeiramente abaixo do plano horizontal e essa posição deve ser mantida por 30 a 60 segundos (Fig. 2.57B). Roda-se a cabeça do paciente para os dois lados, começando pelo lado não afetado. O teste é

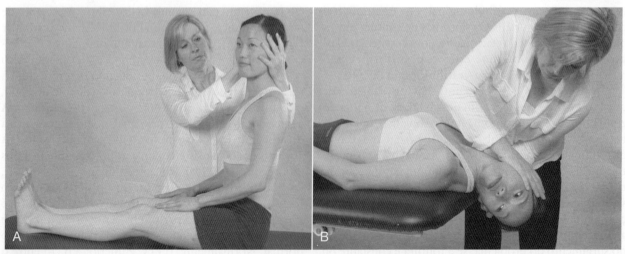

Figura 2.57 Manobra ou teste de Dix-Hallpike. (A) Esse teste é realizado com o paciente sentado com as pernas estendidas em uma maca de exame com a cabeça em rotação aproximada de 30° a 45°, primeiramente voltado para o lado não afetado. (B) O examinador ajuda o paciente a assumir uma posição de decúbito dorsal com a cabeça um pouco abaixo do plano horizontal, ainda mantendo a rotação. A posição deve ser mantida durante 30 a 60 segundos. O examinador testa a rotação para os dois lados.

considerado positivo se promover sinais de tontura e nistagmo (movimentos involuntários dos olhos). A orelha afetada é a mais próxima ao examinador (i. e., orelha de baixo). A **manobra de Epley** e a **manobra de Semont** são exercícios que podem ser prescritos para proporcionar alívio à tontura causada pela VPPB.

⚠ *Teste do deslizamento lateral da cabeça (HTT).* O HTT (Fig. 2.58) também é aplicado para determinar se há redução na função vestibular em alguma das orelhas. O examinador se posiciona em pé à frente do paciente. O paciente senta na maca de exame e o examinador lhe pede para fixar seu olhar no nariz do examinador. O examinador segura a cabeça do paciente para que, com isso, ocorra relaxamento dos seus músculos cervicais; em seguida e abruptamente, acelera e desacelera lateralmente a cabeça do paciente (i. e., um deslizamento lateral); o movimento é feito em alta velocidade. Ao término do movimento, o examinador observa os olhos do paciente, para verificar se há necessidade de movimentos sacádicos de fixação para que os olhos retornem ao nariz do examinador. Se o teste tiver resultado positivo, é provável que se trate de um problema da orelha interna.[270,275] Como o Teste do impulso cefálico (HIT), o HTT depende de uma avaliação subjetiva do examinador.

⚠ *Teste do impulso cefálico.* O HIT, também conhecido como **Teste vestibular do impulso cefálico** (VHIT) ou **Teste do impulso cefálico de Halmagyi-Curthoys** (Fig. 2.59), é aplicado com o objetivo de diagnosticar uma redução na função vestibular em alguma das orelhas.[270] O examinador se posiciona em pé à frente do paciente. O paciente senta na maca de exame e o examinador lhe pede para fixar seu olhar no nariz do examinador. O examinador segura a cabeça do paciente para que, com isso, ocorra relaxamento dos seus músculos cervicais; em seguida e abruptamente, acelera e desacelera a cabeça do paciente, movendo-a para a direita ou para a esquerda

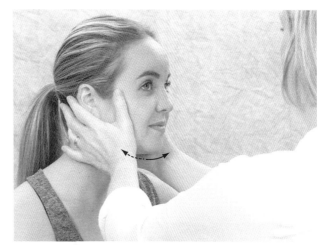

Figura 2.59 Teste de impulso da cabeça. O examinador gira rapidamente a cabeça do paciente para a esquerda ou direita, enquanto o paciente continua com os olhos voltados para o nariz do examinador.

em aproximadamente 20°. Depois de interromper o movimento, o examinador observa os olhos do paciente, para verificar se há necessidade de movimentos sacádicos de refixação para que os olhos retornem ao nariz do examinador. Se o teste tiver resultado positivo, é provável que se trate de um problema da orelha interna.

⚠ *Teste de sacudir a cabeça.* Esse é um teste para determinar se há nistagmo. O paciente fica sentado de frente para o examinador. O examinador flexiona a cabeça do paciente em 20° a 30°. Nessa posição, o examinador pede ao paciente que gire a cabeça de um lado para outro 20 vezes com os olhos fechados e, em seguida, interrompa o movimento. A seguir, o paciente olha diretamente para a frente enquanto o examinador observa seus olhos em busca de nistagmo (Fig. 2.60).

⚠ *Teste do empurrão da cabeça.* O HTT é aplicado para testar o reflexo vestíbulo-ocular (RVO) (Fig. 2.61). O

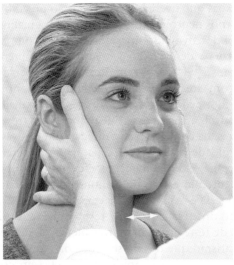

Figura 2.58 Teste do deslizamento lateral da cabeça. Rapidamente, o examinador acelera e desacelera lateralmente a cabeça do paciente.

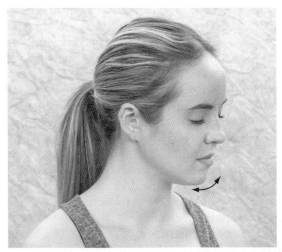

Figura 2.60 Teste de sacudir a cabeça. O paciente flexiona o pescoço em 20° a 30° e, em seguida, gira 20 vezes a cabeça de um lado para o outro com os olhos fechados.

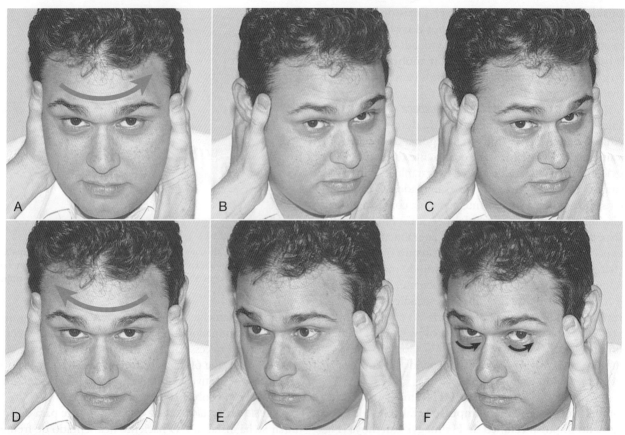

Figura 2.61 Teste de empurrão da cabeça. O examinador pede ao paciente para fixar o olhar no nariz do examinador. O examinador gira a cabeça do paciente, mas apenas em aproximadamente 10° a 15°; não há necessidade de maiores ângulos de rotação, que podem representar risco de lesão cervical. A aceleração deve ser ≥ 3.000 graus/s^2 e a velocidade de pico deve ficar entre 150 e 300 graus/s. Isso significa que a rotação deve ser interrompida em 150 ms. (A-C) mostram um empurrão da cabeça para a esquerda, com excitação do canal horizontal (CH) esquerdo. Os olhos permanecem fixos no nariz do examinador durante toda a manobra, o que indica um funcionamento normal do CH esquerdo. (D-F) mostram um empurrão da cabeça para a direita, com excitação do CH direito. Os olhos não ficam fixos no alvo, mas se movimentam com a cabeça durante a manobra (D e E). Um movimento sacádico de refixação faz com que os olhos retornem ao alvo em seguida ao término do movimento da cabeça (F). Esse é um sinal "positivo" do teste para o CH direito, indicativo de hipofuncionamento do canal. (De Carey JP, Della Santina CC: Principles of applied vestibular physiology. In: Flint PW, Haughey BH, Lund V et al., eds. *Cummings otolaryngology*, 6.ed. Philadelphia, 2015, Saunders.)

examinador se posiciona em pé à frente do paciente. O paciente senta na maca de exame e o examinador lhe pede para fixar seu olhar no nariz do examinador. O examinador segura a cabeça do paciente para que, com isso, ocorra relaxamento dos seus músculos cervicais; em seguida gira a cabeça para a direita ou esquerda e, enquanto faz esse movimento, acelera-o abruptamente e, em seguida, retorna à mesma velocidade menor de movimentação até aproximadamente 20°. Enquanto o examinador movimenta a cabeça do paciente, deve observar os olhos do paciente, para verificar se há, ou não, necessidade de movimentos sacádicos de fixação para que os olhos do paciente retornem ao nariz do examinador. O HTT é muito parecido com o HIT. A única diferença é o movimento abrupto de rotação.[269,270]

✓ **Teste de King-Devick.** Este (Fig. 2.62) é um teste oculomotor de acompanhamento visual, sendo utilizado na detecção de déficits sutis no acompanhamento visual cognitivo, como o ritmo sacádico, a linguagem e outros aspectos correlatos de uma função encefálica não ideal em pessoas que tiveram uma concussão ou com outros transtornos neurológicos.[31,33,271,276,277] Originalmente, o teste foi desenvolvido nos anos de 1970 como instrumento para a identificação de transtornos de aprendizado em jovens.[271,278] Trata-se de um teste de perseguição visual com dois a três minutos de duração, no qual o examinador pede ao paciente para ler, com a maior rapidez possível, uma sequência de números em três cartões diferentes, da esquerda para a direita, com graus variáveis de dificuldade visual (p. ex., espaçamento diferente dos números).[133,277] Primeiramente, o examinador apresenta ao paciente um cartão de demonstração, para mostrar como o teste é realizado. Essa etapa é seguida pela apresentação dos três cartões de teste (ver Fig. 2.62). Os cartões de teste apresentam três fileiras de números de um algarismo que devem ser lidos da esquerda para a direita com a maior rapidez possível, sem cometer nenhum erro.[64,133,245,277,279] O examinador cronometra o

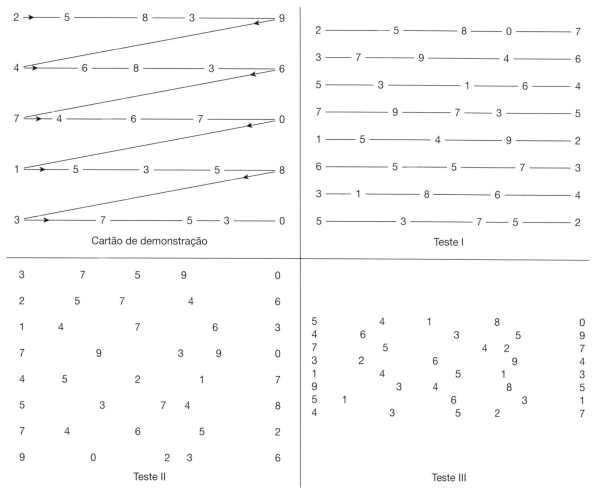

Figura 2.62 Teste de King-Devick (K-D). Para aplicar o teste K-D, o examinador pede ao participante que leia os números da esquerda para a direita o mais rápido possível, sem cometer erros. O examinador deve iniciar a contagem de tempo no cronômetro quando o participante tiver lido o primeiro número, interrompendo a contagem logo após a leitura do último número. O tempo necessário para completar cada cartão de teste é registrado em segundos com o cronômetro, e a pontuação de tempo do teste K-D se baseia no tempo cumulativo gasto na leitura dos três cartões. O examinador também deve registrar a quantidade de erros cometidos na leitura dos três cartões de teste; pronúncias incorretas dos números são registradas como erro, caso o participante não corrija imediatamente o engano, antes de avançar para o número seguinte. (De Leong DF, Balcer LJ, Galetta SL et al.: The King-Devick Test for sideline concussion screening in collegiate football, *J Optometry* 8:131-139, 2015.)

tempo que o paciente leva para completar cada um dos três cartões de teste; em seguida, soma os tempos para obter o tempo total necessário para a leitura dos três cartões. Também deve registrar a quantidade de erros cometidos na leitura de cada cartão.[133,127] Normalmente, o paciente conta com uma pontuação basal do teste feito na avaliação da pré-temporada. Essa avaliação basal possibilita que o examinador determine se houve um aumento no tempo necessário para realizar os três testes. Para completar o teste, os atletas com concussão tendem a se demorar 5 a 7 segundos a mais do que o normal.[33,277] Deve-se lembrar que este teste tem um efeito de aprendizado, de modo que ele não é bom para avaliações em série.[245,271] Esse teste não avalia a capacidade de acompanhar objetos, a convergência ou a acomodação.[69] O examinador deverá testá-las adicionalmente se houver suspeita de concussão, tendo em vista que os déficits relacionados com a disfunção oculomotora e com o TCEL/TCEM incluem movimentos sacádicos antecipatórios durante a perseguição visual suave, movimentos antissacádicos (i. e., movimentos oculares voluntários que se afastam do lado de apresentação do estímulo), nistagmo e alteração do RVO.[57,64,76,276,280]

⚠ *Exame vestíbulo-oculomotor para concussão.* Em geral, os pacientes com lesões vestibulares pós-traumáticas isoladas manifestam sintomas de vertigem posicional real (i. e., uma sensação de movimento e náuseas que são precipitadas pelos movimentos da cabeça e caracteristicamente não associadas a outros sintomas pós-concussão). Tipicamente, embora possam ser temporariamente exacerbados pela posição da cabeça, os sintomas vestibulares causados essencialmente por uma concussão não manifestam nistagmo; quase sempre a manobra de Dix-Hallpike é positiva em repouso, com ou sem movimentação da cabeça, e está associada a várias outras queixas de sintomas pós-concussão, como por exemplo vertigem e problemas cognitivos.[79]

O **RVO**, localizado no tronco encefálico, é a mais importante estrutura do sistema vestibular. O RVO apresenta três planos de ação principais: rotação horizontal da cabeça em torno de um eixo vertical (mecanismo de orientação), extensão ou flexão da cabeça em relação ao eixo horizontal (inclinação) e inclinação lateral da cabeça em torno de um eixo x horizontal (rolamento).[270] Os sinais no plano de ação de mecanismo de orientação incluem nistagmo horizontal, incapacidade de parar no ponto desejado e desvio horizontal quando o paciente olha diretamente à frente (i. e., o paciente pensa que está olhando diretamente à frente). Os sinais no plano de ação de rolamento incluem o nistagmo torsional, desvio enviesado, torção ocular, inclinação da cabeça ou do corpo e uma reação de inclinação ocular. Os sinais no plano de ação de inclinação são um nistagmo que bate para cima ou para baixo (i. e., nistagmo *upbeat* ou *downbeat*), inclinações e quedas para a frente ou para trás, e desvio vertical do procedimento ao olhar diretamente para a frente.[270] A perda bilateral ou periférica da função vestibular pode ser demonstrada por meio da oscilopsia que ocorre durante movimentos da cabeça e da instabilidade da marcha e da postura que aumenta no ambiente escuro ou em piso irregular. A insuficiência unilateral aguda ou subaguda do sistema vestibular pode ser observada por meio de uma vertigem rotacional ou pela evidente inclinação do corpo, nistagmo, oscilopsia, náuseas e por uma tendência a experimentar quedas.[270]

O **teste vestibular/oculomotor** (VOMS) é um teste extensivo de controle dos movimentos dos olhos que indica causas oculomotoras vestibulares de vertigem ou tontura. Inclui testes para perseguição visual suave, movimentos sacádicos horizontais, movimentos sacádicos verticais, convergência, o teste RVO horizontal, o teste RVO vertical, um teste para sensibilidade dos movimentos visuais (SMV), acomodação, paralisias oculomotoras e perseguição visual (i. e., movimentos oculares sacádicos acompanhados de sintomas durante o teste de perseguição visual suave ou um PPC anormal).[69] Para que o examinador possa diagnosticar adequadamente sintomas vestibulares que resultam em vertigem ou tontura, é importante que ele determine o tipo de vertigem e sua duração, o que dá início ou exacerba a vertigem e se esse problema está associado a uma disfunção auditiva, cefaleia ou a sinais e sintomas neurológicos não vestibulares.[270] A Tabela 2.27 descreve as alterações oculares que podem ser observadas durante o teste VOMS.[160]

Testes clínicos do tempo de reação

Depois de uma concussão, é comum que haja um tempo de reação prolongado; esse é um dos indicadores mais sensíveis de alteração neurocognitiva pós-lesão. Foi relatado aumentos superiores a 10% no tempo de reação em atletas testados dentro de 72 horas após uma concussão, em comparação com percentuais basais.[226]

TABELA 2.27

Descrição do Teste vestibular/oculomotor (VOMS)

Teste ocular	Capacidade funcional alvo
Perseguição visual suave	Capacidade dos olhos de seguir um objeto em movimento lento
Movimentos sacádicos horizontais, verticais	Capacidade dos olhos de se mover entre objetos sem movimentar a cabeça em cada plano direcional
Reflexo vestíbulo-ocular horizontal e vertical	Capacidade de estabilizar a visão durante o movimento da cabeça em cada plano de orientação
Teste de sensibilidade do movimento visual	Capacidade de inibir os movimentos oculares induzidos pelo sistema vestibular usando a sensibilidade visual e dos movimentos

Antes de ser iniciado o teste, os participantes classificam a cefaleia, tontura, náuseas e a turvação mental em uma escala de Likert de 6 pontos, de modo parecido com a Escala dos sintomas pós-concussão ou com uma escala visual analógica de 10 pontos. Em seguida a cada componente, os participantes informam sua avaliação para cada um dos quatro sintomas. Para cada componente do teste, a função-alvo está descrita na tabela acima para cada componente do teste.
Modificada de Henry LC, Elbin RJ, Collins MW et al.: Examining recovery trajectories after sport related concussion with a multimodal clinical assessment approach, *Neurosurgery* 78(2):232-241, 2016.

⚠️ *Teste de tempo de reação com régua.* Esse teste simples mede o tempo de reação e pode ser utilizado no consultório.[281] Para a aplicação desse teste, o examinador segura verticalmente uma régua longa ou vara de medição. O paciente senta com o braço dominante sobre a maca, com a mão posicionada além da borda da maca. O examinador segura verticalmente a régua, de modo que o objeto fique alinhado com a parte superior da mão aberta do paciente (Fig. 2.63A). A mão do paciente fica aberta, ou então circunda a régua, mas sem tocá-la. É importante que a distância entre o polegar e o indicador do paciente no início do teste permaneça constante ao longo de todos os testes. Quando o paciente estiver pronto, e com o uso de intervalos aleatórios que variam de 2 a 5 segundos, o examinador solta a régua e o paciente a agarra com a maior rapidez possível, mediante o fechamento do polegar e do indicador em torno da régua (Fig. 2.63B). Em seguida, o examinador mede a distância de queda da régua (em seu aspecto superior) antes que o paciente a tenha agarrado. O paciente deve praticar duas vezes antes de realizar o teste três vezes. Calcula-se a média dos tempos de reação clínica com a aplicação da fórmula para um corpo sob a influência da gravidade (distância $\times$ ½ gravidade $\times$ tempo de queda ao quadrado [G. = $-9,8m/s^2$]).[133,226,281-283]

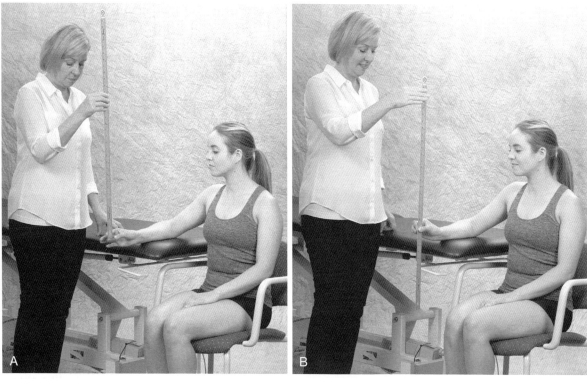

Figura 2.63 Teste de tempo de reação com régua em queda. (A) Posição inicial. (B) A examinadora solta a régua e a paciente a segura com a maior rapidez possível.

Testes para propriocepção

Teste de parada no ponto desejado. O teste é realizado conforme descrito na seção "Testes para coordenação".

Teste proprioceptivo índex-nariz. O paciente mantém os olhos fechados. O examinador toca delicadamente um dos dedos do paciente e pede que toque o nariz com esse dedo. A seguir, o examinador toca um outro dedo da outra mão e o paciente toca novamente o nariz. Os pacientes com perda proprioceptiva apresentam dificuldade para realizar o teste sem estímulo visual.

Teste proprioceptivo do movimento. O paciente mantém os olhos fechados. O examinador move o dedo da mão ou do pé do paciente para cima ou para baixo, segurando-o lateralmente para reduzir as pistas fornecidas pela pressão. O paciente informa então ao examinador em que direção o dedo foi movido.

Teste proprioceptivo espacial. O paciente mantém os olhos fechados. O examinador coloca uma das mãos ou um dos pés do paciente em uma posição espacial selecionada. A seguir, o examinador pede ao paciente que reproduza essa posição com o outro membro ou que localize a mão ou o pé com o outro membro. A perda proprioceptiva verdadeira faz com que o paciente seja incapaz de posicionar adequadamente ou de localizar o membro normal com o membro com perda proprioceptiva.

Testes para audição

Teste de Rinne. O teste de Rinne é efetuado posicionando-se a base do diapasão sobre o osso mastoide do paciente. O examinador começa a cronometrar o tempo. Solicita-se ao paciente que informe ao examinador quando ele deixa de escutar o som, e o examinador anota o número de segundos. Em seguida, o examinador posiciona rapidamente um diapasão que ainda está vibrando distante 1 a 2 cm do canal auditivo e solicita ao paciente que informe quando ele deixa de ouvir o som. O examinador então compara o número de segundos em que o som foi escutado através da condução óssea (primeiro tempo cronometrado em segundos) e da condução aérea (segundo tempo também em segundos). A contagem ou cronometragem do intervalo entre os dois sons determina a duração de tempo em que o som é ouvido através da condução aérea (Fig. 2.64). O som conduzido pelo ar deve ser escutado durante um tempo duas vezes maior que o tempo do som conduzido pelo osso. Por exemplo, quando a condução óssea for escutada por 15 segundos, a condução aérea deve ser escutada por 30 segundos.[189-191]

Teste de Schwabach. Esse teste consiste em uma comparação da audição do paciente e do examinador por condução óssea. Alternadamente, o examinador coloca um diapasão que está vibrando contra o seu processo mastoide e o do paciente até um deles não mais ouvir um som. O tempo que o examinador e o paciente necessitam para ouvir o som deve ser igual.[189,190]

Teste do tique-taque do relógio. Esse teste utiliza um relógio não elétrico que faz tiquetaque para testar a audição de alta frequência. O examinador posiciona o relógio a aproximadamente 15 cm da orelha a ser testada e o

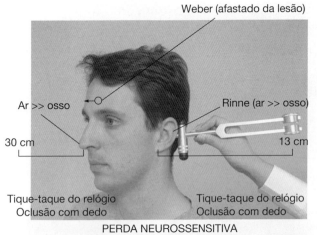
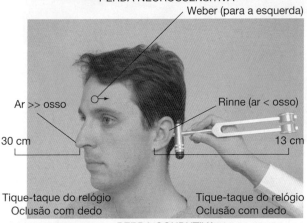
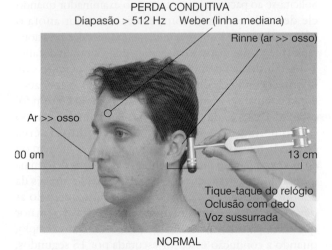

Figura 2.64 Testes auditivos junto ao leito e resultados para perda neurossensitiva ou condutiva na orelha esquerda e na audição normal.

move lentamente em direção a ela. O paciente então informa ao examinador quando ele escuta o tiquetaque. A distância pode ser medida e pode dar alguma ideia sobre a capacidade do paciente de ouvir sons de alta frequência.[189,190]

Teste de Weber. O examinador coloca a base de um diapasão vibrando sobre o vértice na linha média da cabeça do paciente. O paciente deve escutar o som igualmente bem em ambas as orelhas (Fig. 2.65). Caso o paciente escute melhor em uma orelha (i. e., lateralização do som), solicita-se a ele que a identifique. Para testar a confiabilidade da resposta do paciente, o examinador repete o procedimento enquanto oclui uma orelha com um dedo e pergunta ao paciente por qual orelha o som é mais bem escutado. Ele deve ser mais bem escutado na orelha oclusa.[189,190]

Teste da voz sussurrada. A resposta do paciente à voz sussurrada do examinador pode ser utilizada para determinar a capacidade auditiva. O examinador dificulta a audição em uma das orelhas do paciente colocando o dedo delicadamente no seu canal auditivo. Posicionando-se a uma distância de aproximadamente 30 a 60 cm do paciente, o examinador sussurra palavras de uma ou duas sílabas e pede ao paciente que as repita. Quando o paciente apresenta dificuldade, o examinador aumenta gradativamente o volume até o paciente responder adequadamente. O procedimento é repetido na outra orelha. O paciente deve ser capaz de ouvir palavras sussurradas em cada orelha, a uma distância de 30 a 60 cm, e responder corretamente em pelo menos 50% das vezes.[189,190]

Exercícios gradativos pós-concussão

Depois de uma concussão, normalmente (sobretudo em crianças e adolescentes) deve-se manter um período de 2 a 3 dias de **repouso cognitivo**. O prolongamento do repouso além dos dois primeiros dias pode prejudicar a recuperação, em vez de ajudá-la, porque o paciente talvez não responda satisfatoriamente a uma remoção prolongada do seu ambiente social e físico, o que poderá fazer com que o repouso prolongado afete adversamente a fisiologia da concussão.[77,284,285] A atividade limitada na presença de sintomas é uma medida segura, desde que o paciente siga os critérios predeterminados de interrupção da atividade **antes que ocorra exacerbação dos sintomas**. Essa estratégia pode ajudar o paciente a manter sua capacidade aeróbica.[77] A prática de exercícios aeróbicos pode ajudar nas disfunções fisiológicas ligadas à concussão, pois o exercício aumenta a atividade parassimpática, diminui a ativação simpática e melhora a circulação sanguínea cerebral.[31,77,156] A prática de exercícios aeróbicos também será útil no tratamento da depressão.[156]

Teste de esteira de Buffalo para concussão. Esse teste (BCTT) foi desenvolvido para a avaliação sistemática da tolerância ao exercício em indivíduos com sintomas prolongados de concussão (i. e., mais de 3 a 6 semanas). O teste tomou por base o **teste de esteira de Balke para cardíacos**,[286,287] que pressupõe um aumento gradativo na carga de trabalho durante a marcha, tendo sido demonstrada a sua segurança e confiabilidade quando aplicado a pacientes com problemas cardíacos.[79] Antes que o BCTT possa ser iniciado, o paciente em repouso não pode apresentar qualquer sintoma de concussão. Por determinar a **frequência cardíaca sublimiar ao exercício**, o teste ajuda a determinar quando o indivíduo pode começar a fazer exercícios para recuperar ou restaurar sua aptidão física e

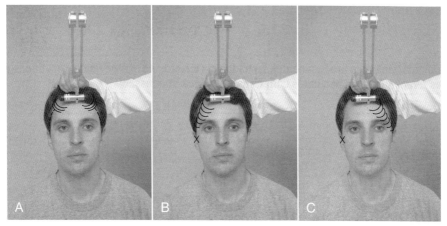

Figura 2.65 Teste de Weber. (A) Ao ser aplicado um diapasão no centro da testa, o paciente escuta o som no centro, sem que ocorra lateralização para algum dos lados (resposta normal). (B) Na presença de perda auditiva condutiva, o paciente escuta o som no lado da perda condutiva. (C) Na presença de perda neurossensitiva, o paciente escuta melhor o som no lado oposto (não afetado).

seu nível de trabalho sem que sejam causados sintomas.[156] Os dados obtidos com a realização do teste possibilitam ao examinador elaborar um programa terapêutico à base de exercícios com vistas à restauração da fisiologia em um processo crescente de recuperação.[77,104,142] Se os testes oculomotores vestibulares provocaram o surgimento de sintomas, então um cicloergômetro deve ser escolhido como o aparelho de exercício, para que sejam minimizados os movimentos da cabeça, em comparação com o que ocorre na esteira. Independentemente da modalidade utilizada, o examinador orienta o paciente a informar se houver piora nos sintomas.[47] Em caso de necessidade, o examinador poderá recorrer ao Exame físico de Buffalo para concussão, aplicando esse teste antes do teste na esteira. Testes que envolvam a prática de exercício devem ser considerados apenas para pacientes sem problemas ortopédicos ou vestibulares que aumentem o risco de queda na esteira, no cicloergômetro ou no aparelho elíptico – e tão somente se o paciente não tiver cardiopatias (Tabs. 2.28 e 2.29).[77]

O teste é realizado em uma esteira, tendo início em uma velocidade de 5 a 5,8 km a 0°, dependendo da idade e altura do paciente. Essa é a velocidade de aquecimento; a velocidade e o tempo podem ser alterados conforme a necessidade. O teste tem início após o aquecimento. Durante o primeiro minuto de teste, a velocidade e a inclinação permanecem as mesmas (i. e., 5 a 5,8 km a 0°). A inclinação da esteira deve ser aumentada em 1° por minuto, sendo mantida a mesma velocidade de marcha até que os sintomas fiquem evidenciados (geralmente bem abaixo da capacidade máxima normal de exercício prevista para a idade) ou ao ser alcançada a máxima inclinação, ocasiões em que o paciente é instruído a parar.[77] O examinador deve ser cauteloso, porque também foi relatada a ocorrência de sintomas neurológicos em indivíduos saudáveis em seguida à prática de exercício intenso; além disso, ocasionalmente, sintomas cervicais e cefaleias do tipo enxaqueca podem ser exacerbados durante os

TABELA 2.28

Contraindicações absolutas e relativas ao uso do Teste da esteira de Buffalo para concussão[77,79]

Contraindicações absolutas

História	Relutância em fazer exercícios Risco aumentado para doença cardiopulmonar[a]
Exame físico	Déficit neurológico focal (i. e., problema com o funcionamento encefálico, medular ou de nervo) Déficit significativo no equilíbrio/vestibular, déficit visual, ou lesão ortopédica/disfunção motora que realmente representa um risco significativo para caminhar/correr em uma esteira Pontuação superior a 7 nos 10 pontos possíveis em uma escala de gravidade dos sintomas

Contraindicações relativas

História	Uso de fármaco betabloqueador Depressão maior (talvez não cumpra as orientações ou a prescrição) Não fala o idioma português
Exame físico	Pequeno déficit de equilíbrio, déficit visual ou lesão ortopédica que aumenta o risco ao caminhar/correr em uma esteira PA sistólica em repouso > 140 mmHg ou PA diastólica > 90 mmHg Obesidade: índice de massa corporal > 30 kg/m²

PA: pressão arterial.
[a]Indivíduos sabidamente com doença cardiovascular, pulmonar ou metabólica; sinais e sintomas sugestivos de doença cardiovascular ou pulmonar; ou indivíduos com mais de 45 anos de idade e com mais de um fator de risco, inclusive (1) história familiar de infarto agudo do miocárdio, revascularização do miocárdio ou morte súbita antes dos 55 anos; (2) tabagismo; (3) hipertensão; (4) hipercolesterolemia; (5) glicemia em jejum alterada; ou (6) obesidade (índice de massa corporal > 30 kg/m²).
Modificada de Leddy JJ, Willer B: Use of graded exercise testing in concussion and return-to-activity management, *Curr Sports Med Rep* 12(6):372, 2013.

TABELA 2.29

Resumo da fisiopatologia, sintomas predominantes, achados pertinentes no exame físico, resultados do teste gradual em esteira e opções terapêuticas em pacientes com transtornos pós-concussão[71,79]

	TPC fisiológico	TPC vestíbulo-ocular	TPC cervicogênico
Fisiopatologia	• Alterações persistentes na despolarização neuronal, permeabilidade celular, função mitocondrial, metabolismo celular e circulação sanguínea cerebral	• Disfunção dos sintomas vestibulares e oculomotores	• Traumatismo e inflamação musculares • Disfunção da propriocepção da parte cervical da coluna
Sintomas predominantes	• Cefaleia exacerbada pela atividade física e cognitiva • Náuseas, vômito intermitente, fotofobia, fonofobia, tontura, fadiga, dificuldade em se concentrar, fala arrastada, atordoamento, pressão na cabeça	• Tontura, vertigem, náuseas, atordoamento, instabilidade na marcha e instabilidade postural em repouso • Visão turva ou dupla, dificuldade em perseguir objetos e no foco, sensibilidade ao movimento, fotofobia, tensão ocular ou dor na testa e cefaleia exacerbada por atividades que pioram os sintomas vestíbulo-oculares (p. ex., ao ler)	• Dor e rigidez do pescoço; diminuição da amplitude de movimento • Cefaleia occipital exacerbada pelos movimentos da cabeça e não pela atividade física ou cognitiva. • Atordoamento e desequilíbrio postural
Achados do exame físico	• Ausência de achados neurológicos focais • FC em repouso elevada	• Prejuízo nos testes padronizados de equilíbrio e marcha • Comprometimento do RVO, fixação, convergência, movimentos sacádicos horizontais e verticais	• Diminuição da lordose fisiológica e amplitude de movimento cervical • Dor à palpação/espasmo da musculatura paraespinal e suboccipital • Comprometimento do senso de posição da cabeça-pescoço (i. e., propriocepção)
Teste gradual em esteira	• Com frequência, os testes graduais em esteira são interrompidos prematuramente em virtude do surgimento de sintomas ou sua exacerbação	• Caracteristicamente os pacientes conseguem máximo esforço sem exacerbação dos sintomas vestíbulo-oculares nos testes graduais em esteira	• Caracteristicamente os pacientes conseguem máximo esforço sem exacerbação dos sintomas cervicogênicos nos testes graduais em esteira
Opções terapêuticas	• Repouso físico e cognitivo • Adaptações na escola • Deve ser considerada a implementação de programas de exercícios aeróbicos no limiar subsintomático para atletas adolescentes e adultos	• Programa de reabilitação vestibular • Programa de terapia da visão • Adaptações escolares • Deve ser considerada a implementação de programas de exercícios aeróbicos no limiar subsintomático para atletas adolescentes	• Terapia manual para a parte cervical da coluna • Retreinamento da propriocepção da cabeça-pescoço • Exercícios de estabilização do equilíbrio e do olhar • Deve ser considerada a implementação de programas de exercícios aeróbicos no limiar subsintomático para atletas adolescentes e adultos

FC: frequência cardíaca; RVO: reflexo vestíbulo-ocular; TPC: transtornos pós-concussão.
Modificada de Ellis MJ, Leddy JJ, Willer B: Physiological, vestibulo-ocular and cervicogenic postconcussion disorders: An evident space classification system with directions for treatment, *Brain Inj* 29(2):241, 2015.

estágios finais do teste.[77] Durante a realização do teste, mensuram-se a frequência cardíaca (com o uso de uma cinta peitoral de monitoramento cardíaco) e a pressão arterial em intervalos de 2 minutos. No início do terceiro minuto e a cada minuto depois, a inclinação é aumentada em 1°, enquanto o examinador observa a frequência cardíaca e o esforço percebido (Fig. 2.66) ou qualquer ocorrência de sintomas. O teste será interrompido se for observada qualquer exacerbação significativa dos sintomas (o que é definido como equivalente ou superior a três pontos em uma escala analógica visual, em comparação com a pontuação sintomatológica geral obtida com o paciente em repouso, antes do teste da esteira, ou na situação de exaustão). (Observação: Se for utilizado um cicloergômetro, o protocolo implica a manutenção de uma cadência de 60 rpm; a resistência é regulada inicialmente no nível 1, com aumento de um nível a cada minuto.) Se o paciente alcançar a inclinação máxima e, ainda assim, der continuidade ao teste, a velocidade deverá ser aumentada em 65 metros/hora para cada minuto subsequente, até que tenham sido atendidos os critérios para a interrupção do exercício.[48,79] O protocolo de segurança impõe que o exercício seja interrompido em conformidade com um critério de interrupção predeterminado.[104] Assim que

Escala RPE de Borg®

Use essa escala para obter informações acerca do seu grau de estafa e de cansaço causado pela tarefa. RPE significa Ratings® (R) of Perceived (P) Exertion (E) (Pontuações para esforço percebido). O esforço é sentido principalmente na forma de fadiga muscular e de falta de ar, ou possivelmente por uma sensação de incômodo. Quando o exercício é muito intenso, também se torna difícil falar. O importante é sua própria sensação de esforço. Você não deve subestimar o esforço, mas também não deve superestimá-lo. Em exercícios comuns, como por exemplo ao pedalar, correr ou caminhar, 11 a 15 é um bom nível. Para exercícios de força e de treinamento intervalado de alta intensidade (TIAI), 15 a 19 é bom. Se você estiver enfermo, siga as orientações do seu médico. Examine a escala e as descrições; em seguida, marque um número. Use qualquer número que desejar, inclusive números entre descrições.

6	Nenhum esforço	Ausência de fadiga muscular, falta de ar ou dificuldade para respirar
7	Extremamente leve	Muito, muito leve
8		
9	Muito leve	Por exemplo, caminhar lentamente por pouco tempo. Muita facilidade em falar.
10		
11	Leve	Como um exercício leve, em seu próprio ritmo.
12	Moderado	
13	Um pouco intenso	Razoavelmente extenuante e alguma falta de ar. Não é tão fácil falar.
14		
15	Intenso	Intenso e extenuante. Um limite superior para o treinamento de condicionamento cardiovascular, como por exemplo ao correr ou caminhar com rapidez.
16		
17	Muito intenso	Muito extenuante e cansativo. Muito difícil falar.
18		
19	Extremamente intenso	O esforço mais extenuante que você já vivenciou.
20	Esforço máximo	Maximamente intenso.

Escala RPE de Borg®
© Gunnar Borg, 1970, 1998, 2017 English

Figura 2.66 Escala de Borg do esforço percebido. (© Gunnar Borg, 1970, 1985, 1994, 1998. De Borg G: *Borg's perceived exertion and pain scales.* Champaign, IL, 1998, Human Kinetics.)

se tenha estabelecido o diagnóstico de concussão fisiológica (i. e., os sintomas são decorrentes de uma concussão) pelo teste da esteira e determinada a frequência cardíaca alvo do limiar dos sintomas para o paciente em questão, o examinador prescreverá o exercício no nível de 80 a 90% da **frequência cardíaca do limiar dos sintomas,** que passará a ser sua frequência cardíaca alvo individual. O examinador solicita ao paciente que se exercite durante 20 minutos por dia a 80 a 90% da frequência cardíaca do limiar dos sintomas, com um aquecimento de 5 minutos e 5 minutos de relaxamento; a duração total do exercício é de 30 minutos por dia, em 6 ou 7 dias por semana. É importante que o paciente use um monitor de frequência cardíaca para que não ocorra esforço excessivo, o que precipitará o surgimento dos sintomas. O examinador deve orientar o paciente para que interrompa o exercício se notar a ocorrência de exacerbação dos sintomas, ou depois de transcorridos 20 minutos da prática (i. e., tempo total de 30 minutos) – o que ocorrer primeiro. O paciente também pode ser aconselhado a cumprir o programa de exercícios no cicloergômetro ou no aparelho elíptico, para que seja minimizada a possibilidade de qualquer problema vestibular e, em seguida, avançar para a corrida na esteira. A frequência cardíaca do limiar dos sintomas aumenta em 5 a 10 batimentos/minuto a cada 1 a 2 semanas, dependendo da rapidez com que o paciente responde ao exercício e também da ausência de qualquer sintoma. Tão logo o paciente se mostre capaz de se exercitar em um nível igual ou superior a 85% da frequência cardíaca do limiar dos sintomas durante 20 minutos, o examinador deverá avaliá-lo para verificar se poderá retornar às aulas, ao trabalho, à prática esportiva ou às competições. É aconselhável que a orientação sobre o retorno à prática esportiva não tome por base apenas o teste, devendo também levar em conta a história (p. ex., dependendo do número de concussões precedentes e da presença de outros sinais e sintomas [p. ex., disfunção ocular ou vestibular] que precisam ser resolvidos), antes do retorno integral à prática esportiva, ao trabalho ou à escola.[77,104] Também é aconselhável que haja alguém monitorando a segurança durante o treinamento por exercícios. Essa pessoa deve interromper o exercício ao primeiro sinal de exacerbação dos sintomas. O teste pode ser repetido a intervalos de 2 a 3 semanas, com o objetivo de estabelecer uma nova frequência cardíaca do limiar dos sintomas, até que os sintomas não sejam mais exacerbados no cicloergômetro, no aparelho elíptico ou na esteira. Outra opção é estabelecer a frequência cardíaca do limiar dos sintomas no teste inicial e aumentar o valor em 5 a 10 batimentos/minuto a cada 2 semanas, desde que o paciente responda favoravelmente.[79] A resolução fisiológica dos sintomas pós-concussão é definida como a capacidade de se exercitar até a exaustão voluntária a 85 a 90% da **frequência cardíaca máxima prevista para a idade** durante 20 minutos, sem que ocorra exacerbação dos sintomas.[79] Se a esse nível não estiverem ocorrendo sintomas pós-concussão, o paciente poderá ser liberado para a prática esportiva, trabalho ou competições, atendendo aos protocolos para retorno à prática esportiva/competições.[32,79,288]

> **Critérios para interrupção do Teste de esteira de Buffalo para concussão**
>
> - Exacerbação dos sintomas.
> - Atordoamento ou vertigem.
> - Pontuação de 6 ou mais na escala de Borg.
> - Náuseas.
> - Escala de gravidade dos sintomas > 1.

Se durante o teste o paciente for capaz de se exercitar até a exaustão sem que ocorra reprodução ou exacerbação da cefaleia ou de outros sintomas de concussão, e se ele demonstrar uma resposta fisiológica normal ao exercício, então o examinador poderá concluir que os sintomas apresentados por ele não são decorrentes de uma concussão fisiológica, mas de outros problemas, como por exemplo uma lesão cervical, disfunção vestibular/ocular ou uma síndrome de cefaleia pós-traumática, como a enxaqueca.[79]

Reflexos e distribuição cutânea

Em um paciente com lesão cranioencefálica, os reflexos tendíneos profundos (ver Tab. 1.30) devem ser testados. A acentuação de um ou mais desses reflexos pode indicar traumatismo no lado oposto do encéfalo. Reflexos patológicos (ver Tab. 1.32) também podem estar alterados em um traumatismo cranioencefálico.

O **reflexo corneano** (nervo trigêmeo, nervo craniano V) é utilizado para testar lesão ou disfunção da ponte. Em alguns casos, o paciente pode olhar para um lado para evitar o piscar involuntário. O examinador toca a córnea (não os cílios ou a conjuntiva) com uma ponta pequena e fina de algodão (Fig. 2.67). A resposta normal é um piscar bilateral, visto que o arco reflexo conecta ambos os núcleos dos nervos faciais. Quando o reflexo está ausente, o teste é considerado positivo.

O **reflexo de vômito** pode ser testado utilizando-se um abaixador de língua que é inserido na porção posterior da faringe e deprimido em direção à hipofaringe. O reflexo testa os nervos cranianos IX e X e, no caso de um traumatismo, sua ausência pode indicar disfunção da porção caudal do tronco encefálico.

O **reflexo consensual à luz** pode ser testado focalizando-se uma luz em um olho. Essa ação faz com que a pupila iluminada contraia. Quando há comunicação normal entre os dois nervos oculomotores, a pupila não iluminada também contrai.

Geralmente, o **reflexo mandibular** é testado apenas quando a articulação temporomandibular ou parte cervical da coluna é examinada.

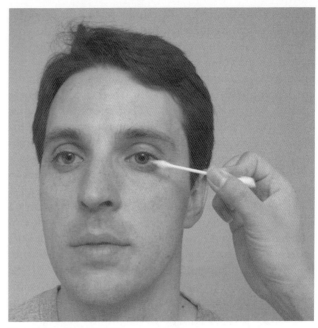

Figura 2.67 Teste do reflexo corneano.

O examinador deve verificar a sensibilidade da cabeça e da face, tendo em mente as diferenças entre as distribuições dos dermátomos e nervos sensoriais (Fig. 2.68). Anestesia ou parestesia labial é frequentemente observada em pacientes com fratura mandibular.

Lesões nervosas da cabeça e da face

A **paralisia de Bell** envolve a paralisia do nervo facial (nervo craniano VII) e, geralmente, ocorre onde o nervo emerge a partir do forame estilomastóideo. A pressão no forame, causada por inflamação ou traumatismo, acomete o nervo e, consequentemente, os músculos da face (occi-

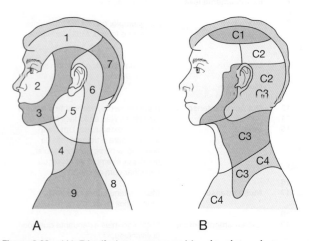

Figura 2.68 (A) Distribuição neurossensitiva da cabeça, do pescoço e da face. (1) Nervo oftálmico. (2) Nervo maxilar. (3) Nervo mandibular. (4) Nervo cutâneo transverso do pescoço (C2-C3). (5) Nervo auricular maior (C2-C3). (6) Nervo auricular menor (C2). (7) Nervo occipital maior (C2-C3). (8) Ramos dorsais cervicais (C3-C5). (9) Nervo supraescapular (C5-C6). (B) Padrão dos dermátomos da cabeça, do pescoço e da face. Observe a sobreposição de C3.

pitofrontal, corrugador, orbicular do olho, e os músculos do nariz e da boca) em um dos lados. A inflamação pode ser decorrente de uma infecção da orelha média, infecção viral, resfriamento da face ou tumor. O resultado perceptível é a suavização das expressões faciais no lado acometido decorrente da perda de ação muscular; o olho do lado acometido permanece aberto e a pálpebra inferior fica flácida. O paciente é incapaz de piscar, assoviar, contrair os lábios ou enrugar a testa. Os sons da fala emitidos, especialmente aqueles que exigem a contração labial, são acometidos, acarretando fala pastosa. O paciente apresenta um desvio para baixo da boca, e esta e o nariz podem desviar para o lado oposto, particularmente em casos de longa duração, os quais são surpreendentemente poucos (90% dos pacientes recuperam-se completamente em duas a oito semanas). A sensibilidade facial no lado acometido é perdida, e, algumas vezes, a sensibilidade gustativa também torna-se ausente. O sistema de graduação do nervo facial de House-Brackmann (Tab. 2.30) pode ser utilizado para classificar o nível de envolvimento do nervo facial.[289]

Movimentos do jogo articular

Como não existem estruturas articulares envolvidas na avaliação da cabeça e da face, não há movimentos do jogo articular a serem testados.

Palpação

Durante a palpação da cabeça e da face, o examinador deve observar qualquer local com dor à palpação, deformidade, crepitação ou outros sinais e sintomas que possam indicar a origem da patologia. O examinador deve observar a textura da pele e dos tecidos ósseos e moles circundantes. Normalmente, a palpação é realizada com o paciente sentado ou em decúbito dorsal, começando pela porção anterior do crânio, passando para a região posterior, para a face e, finalmente, para as estruturas laterais e posteriores da cabeça.

A palpação do crânio é realizada por meio de um delicado movimento rotatório dos dedos, progredindo sistematicamente de frente para trás. Normalmente, a pele do crânio move-se livremente e não apresenta qualquer dor à palpação, inchaço ou depressões.

A área e o músculo temporais devem ser palpados lateralmente em busca de dor à palpação e deformidades. A orelha externa ou o pavilhão auricular e a região periauricular também devem ser palpados em busca de locais sensíveis ou lacerações.

O occipício deve ser palpado posteriormente e deve ser observada a presença de dor à palpação. A presença do **sinal de Battle** (ver Fig. 2.17) deve ser registrada, visto que é indicativo de uma possível fratura da base do

---

TABELA 2.30

Sistema de graduação do nervo facial de House-Brackmann

Parâmetro	Grau I	Grau II	Grau III	Grau IV	Grau V	Grau VI
Aparência geral	Normal	Fraqueza discreta na inspeção cuidadosa	Diferença notória, porém não desfigurante entre ambos os lados	Fraqueza notória e/ou assimetria desfigurante	Apenas um discreto movimento perceptível	Ausência de movimento
Em repouso	Simetria normal	Simetria normal	Simetria normal	Simetria normal	Assimetria	Assimetria
Movimento da testa	Normal com excelente função	Função moderada a boa	Função discreta a moderada	Nenhum	Nenhum	Nenhum
Oclusão palpebral	Oclusão normal	Oclusão completa com esforço mínimo	Oclusão completa com máximo esforço	Oclusão incompleta com máximo esforço	Oclusão incompleta com máximo esforço	Ausência de movimento
Boca	Normal e simétrica	Discreta assimetria	Discreta assimetria com esforço máximo	Assimetria com esforço máximo	Movimento discreto	Ausência de movimento
Contratura por sincinesia[a] e/ou espasmo hemifacial	Nenhuma	Pode apresentar sincinesia bem discreta; ausência de contratura ou espasmo hemifacial	Contratura por sincinesia notória mas não desfigurante e/ou espasmo hemifacial	Contratura por sincinesia e/ou espasmo facial assimétrico levando a uma desfiguração grave o suficiente para interferir na função	Contratura por sincinesia e/ou espasmo hemifacial geralmente ausentes	Ausência de movimento

[a]*Sincinesia*: movimento muscular voluntário anormal, causador de contração simultânea de outros músculos.
Modificada de Dutton M: *Orthopedic examination, evaluation and intervention*. New York: McGraw Hill, 2004. p. 1130. Adaptado de House JW, Brackmann DE. Facial nerve grading system. *Otolaryngol Head Neck Surg* 1985 93:146-147.

crânio. Podem transcorrer dois ou três dias até que o sinal se torne visível.

A palpação da face é iniciada na porção superior e, de maneira sistemática, prossegue para a porção inferior. Assim como para o crânio, a palpação da testa é realizada por meio de delicados movimentos rotatórios dos dedos, sentindo o movimento da pele e do músculo occipito-frontal subjacente. Em geral, a pele da testa move-se livremente, é lisa e uniforme, sem áreas sensíveis. A seguir, o examinador realiza a palpação periorbitária, movendo-se sobre o supercílio e bordas supraorbitárias, em torno da face lateral do olho e ao longo do arco zigomático até as bordas infraorbitárias, procurando detectar a presença de deformidade, crepitação, sensibilidade e lacerações ou cicatrizes decorrentes de lacerações precedentes (Fig. 2.69A e B). Os músculos orbiculares do olho circundam a órbita, e a face medial da borda orbitária e o nariz são então palpados, observando-se presença de dor à palpação, deformidade e fratura. É realizada a palpação dos ossos do nariz, incluindo as cartilagens laterais e alares, observando-se a presença de crepitação ou desvio (Fig. 2.69C). O septo deve ser inspecionado para que se verifique se está alargado, o que pode indicar a presença de um hematoma septal, que ocorre frequentemente em uma fratura. Também deve ser determinado se o paciente consegue respirar pelo nariz ou sentir odores.

Deve ser investigada a presença de inchaço na região dos seios frontais e maxilares. Para palpar os seios frontais, o examinador utiliza os polegares para pressionar para cima, sob o osso do supercílio em cada lado do nariz (Fig. 2.70A). A seguir, o examinador pressiona abaixo dos processos zigomáticos, utilizando os dedos polegares ou indicadores e médios para palpar os seios maxilares (Fig. 2.70B). Não deve haver sensibilidade ou inchaço sobre os tecidos moles. As regiões dos seios paranasais podem ser percutidas para detectar a presença de sensibilidade. Uma leve percussão diretamente sobre cada seio com o dedo indicador também pode ser realizada para detectar a presença de sensibilidade.

O examinador move-se então para baixo para palpar a mandíbula. Ele palpa ao longo de toda sua extensão, observando a presença de sensibilidade, crepitação ou deformidade. Com a mão enluvada o examinador também pode palpar ao longo da mandíbula interiormente,

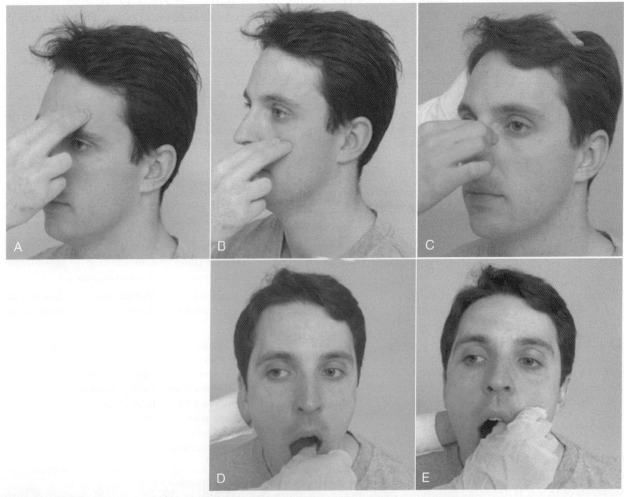

Figura 2.69 Palpação da face. (A) Borda orbital superior. (B) Borda orbital inferior. (C) Nariz. (D) Mandíbula. (E) Maxila.

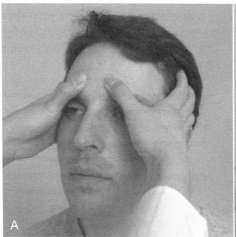 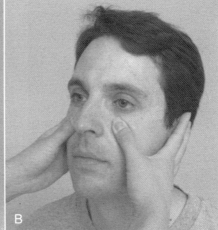

Figura 2.70 (A) Palpação do seio frontal. (B) Palpação do seio maxilar.

observando qualquer sensibilidade ou dor (Fig. 2.69D). A mão que fica fora da boca pode ser usada para estabilizar a mandíbula durante esse procedimento. Para verificar se algum sinal de sensibilidade é provocado, pode ser realizada a percussão ao longo da mandíbula com um dedo. Os músculos da bochecha (bucinador) e da boca (orbicular da boca) devem ser palpados ao mesmo tempo.

A maxila pode ser palpada de modo semelhante, interna e externamente, observando-se o posicionamento dos dentes, a presença de sensibilidade e de qualquer deformidade (Fig. 2.69E). O examinador pode apreender os dentes anteriormente para verificar se eles e a maxila movem-se em relação ao resto da face, o que pode indicar uma fratura do tipo Le Fort (Fig. 2.71).

A traqueia deve ser palpada, observando-se sua posição na linha mediana. O examinador coloca um polegar ao longo de cada lado da traqueia, comparando os espaços entre a traqueia e o músculo esternocleidomastóideo, os quais devem ser simétricos. O osso hióideo e as cartilagens tireoide e cricoide devem ser identificados. Normalmente eles são lisos, indolores e movem-se durante a deglutição.

Diagnóstico por imagem

Radiografia simples

O quadro a seguir resume as radiografias simples comumente obtidas em casos de envolvimento da cabeça e da face.

Radiografias simples comuns da cabeça e da face, dependendo da patologia

- Incidência anteroposterior (Fig. 2.72).
- Incidência em perfil (Fig. 2.73).

Incidência anteroposterior. O examinador deve observar se os contornos ósseos estão normais, buscando detectar fraturas nos vários ossos (Figs. 2.74 e 2.75; ver Fig. 2.72).

Incidência em perfil. Novamente, o examinador deve observar os contornos ósseos, investigando a possibilidade de fraturas (Fig. 2.76).

Tomografia computadorizada

Tomografias computadorizadas (TC) ajudam a diferenciar o tecido ósseo de tecidos moles e fornecem uma imagem mais precisa de fraturas (Figs. 2.77 e 2.78). A **Regra do Canadá para tomografias computadorizadas da cabeça** ou os **Critérios de New Orleans** são instrumentos que foram desenvolvidos para auxiliar o profissional de saúde em sua decisão de quando realizar uma TC em pacientes com traumatismo cranioencefálico leve.[59] Os autores da regra definiram o traumatismo cranioencefálico leve como a perda testemunhada da consciência,

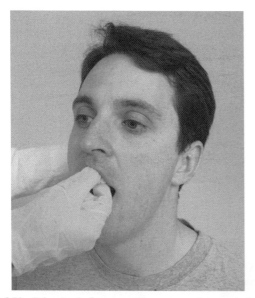

Figura 2.71 Palpação de fratura maxilar com movimento de balanço anteroposterior.

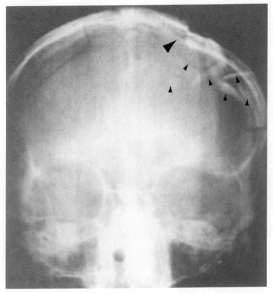

Figura 2.72 Radiografia anteroposterior do crânio mostrando uma fratura parietal do crânio com depressão (*seta grande*) com múltiplos fragmentos ósseos no encéfalo (*setas pequenas*). (De Albright JP et al.: Head and neck injuries in sports. In: Scott WN et al., eds. *Principles of sports medicine*. Baltimore: Lippincott Williams & Wilkins, 1984. p. 53.)

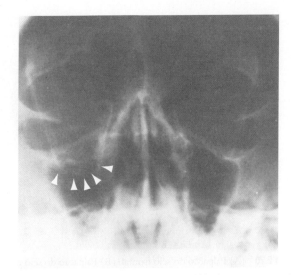

Figura 2.75 Radiografia simples com incidência anteroposterior mostrando uma fratura por explosão da órbita (*setas*). (De Paton D, Goldberg MF: *Management of ocular injuries*. Philadelphia: WB Saunders, 1976. p. 70.)

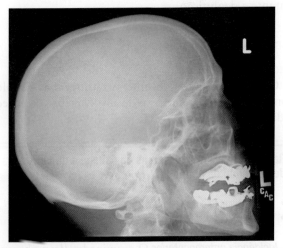

Figura 2.73 Radiografia em perfil normal da cabeça e da face.

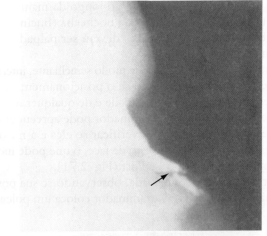

Figura 2.76 Radiografia com incidência em perfil dos ossos nasais mostrando uma fratura nasal (*seta*). (De Torg JS: *Athletic injuries to the head, neck and face*. Philadelphia: Lea & Febiger, 1982. p. 229.)

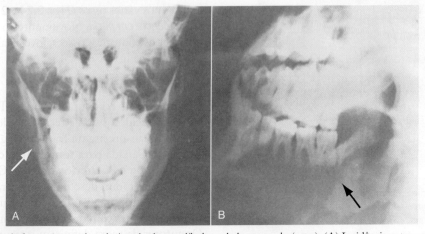

Figura 2.74 Radiografia de fratura incompleta do ângulo da mandíbula no lado esquerdo (*setas*). (A) Incidência anteroposterior. (B) Incidência em perfil. (De O'Donoghue DH: *Treatment of injuries to athletes*, Philadelphia, 1984, WB Saunders, p. 114.)

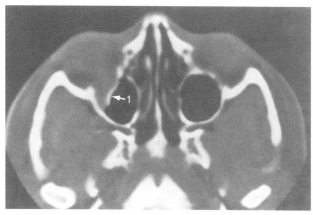

Figura 2.77 Tomografia computadorizada axial demonstrando uma fratura por explosão da órbita (1) com herniação do conteúdo orbitário para o interior do seio maxilar. (De Sinn DP, Karas ND: Radiographic evaluation of facial injuries. In: Fonseca RJ, Walker RV, editores. *Oral and maxillofacial trauma*. Philadelphia: WB Saunders, 1991.)

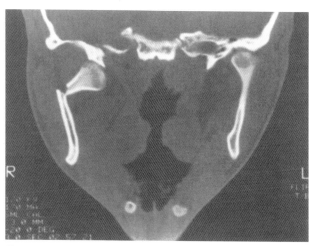

Figura 2.78 A tomografia computadorizada é ideal para fraturas condilares como a observada no côndilo direito. (De Bruce R, Fonseca RJ: Mandibular fractures. In: Fonseca RJ, Walker RV, editores. *Oral and maxillofacial trauma*. Philadelphia: WB Saunders, 1991. p. 389.)

uma amnésia clara ou desorientação testemunhada em pacientes com uma pontuação de 13 a 15 na Escala de coma de Glasgow. Normalmente, as TC não são recomendadas em casos de concussão, a menos que se suspeite de fratura de crânio, hemorragia intracraniana, déficit neurológico, tempo prolongado de inconsciência ou deterioração progressiva do paciente.[31,37,42,52-55]

Imagem de ressonância magnética

A ressonância magnética (RM) é especialmente útil para demonstrar lesões de tecidos moles da cabeça e da face e para se diferenciar o tecido ósseo dos tecidos moles (Figs. 2.79 e 2.80). Do mesmo modo que na TC, normalmente não se recomenda RM em casos de concussão, exceto diante das mesmas suspeitas.[31,37,42,52-55]

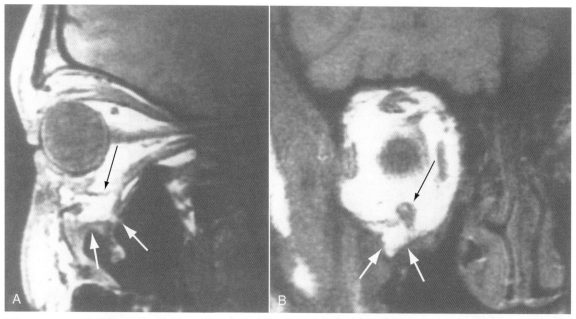

Figura 2.79 Imagens de ressonância magnética que revelam uma fratura por explosão. Imagens T1 sagital (A) e coronal (B) revelam uma fratura por explosão da órbita direita com depressão do assoalho orbitário (*setas brancas*) para o interior do seio maxilar superior. O músculo reto inferior (*seta longa*) é claramente identificado e não foi encarcerado em decorrência da fratura do assoalho. (De Harms SE: The orbit. In Edelman RR, Hesselink JR, editores. *Clinical magnetic resonance imaging*. Philadelphia: WB Saunders, 1990. p. 619.)

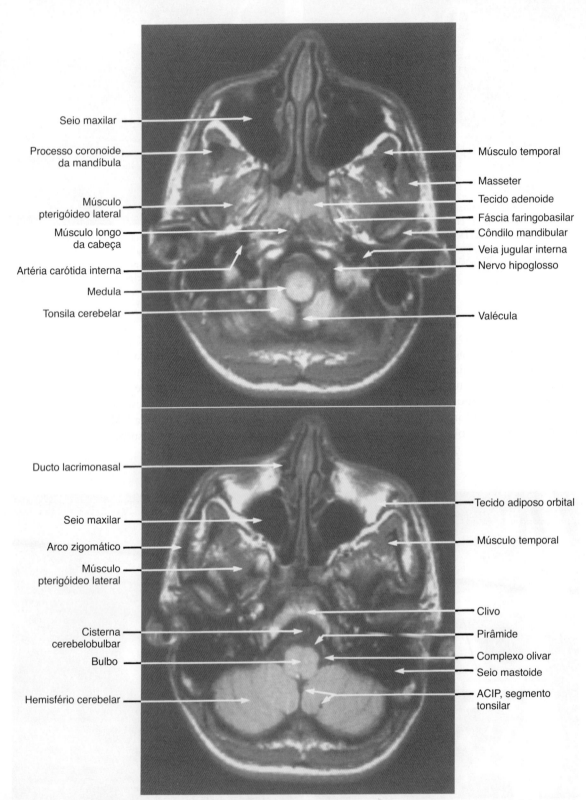

Figura 2.80 Imagens T1 por ressonância magnética da cabeça e do encéfalo em dois níveis. ACIP, artéria cerebelar inferior posterior. (De Greenberg JJ et al.: Brain: indications, techniques, and atlas. In: Edelman RR, Hesselink JR, editores. *Clinical magnetic resonance imaging*. Philadelphia: WB Saunders, 1990. p. 384.)

Resumo da avaliação da cabeça e da face[a]

Observação: a patologia sob suspeita determinará quais os *Testes especiais* que serão realizados.

Anamnese (posição sentada)
Observação (posição sentada)
Exame[a] (posição sentada)
  Traumatismo cranioencefálico
    Observação da condição neurológica
    Escala de coma de Glasgow
    Concussão
    Testes de memória
    Cefaleia
    Lesão expansiva intracraniana
    Propriocepção
    Coordenação
    Cartão de traumatismo cranioencefálico
  Traumatismo facial
    Contornos ósseos e de tecidos moles
    Fraturas
    Nervos cranianos
    Músculos faciais
  Traumatismo do olho
    Seis posições cardinais do olhar
    Pupilas (tamanho, simetria, reatividade)
    Campo visual (visão periférica)
    Acuidade visual
    Simetria do olhar
    Hifema
    Corpo estranho, abrasão corneana
    Nistagmo
    Ossos e tecidos moles circundantes
    Movimentos sacádicos (horizontais e verticais)
    Acomodação
    Ponto próximo de convergência
    Perseguição visual suave
    Reflexo vestíbulo-ocular (RVO)
    Acompanhamento de objeto
  Traumatismo do nariz
    Patência

    Cavidades nasais
    Seios
    Fratura
    Secreção nasal (sanguinolenta, cor de palha, transparente)
  Traumatismo dentário
    Número de dentes
    Posicionamento dos dentes
    Movimentos dos dentes
    Condição dos dentes
    Condição das gengivas
  Traumatismo da orelha
    Sensibilidade ou dor
    Secreção da orelha (sanguinolenta, cor de palha, transparente)
    Testes auditivos
    Equilíbrio
  Testes especiais
    Testes para lesões expansivas intracranianas
    Testes para concussão
    Testes de equilíbrio
    Testes de coordenação
    Testes de função cognitiva
    Testes do sistema vestibular
    Testes clínicos do tempo de reação
    Testes de propriocepção
    Testes de audição
    Exercícios gradativos pós-concussão
  Reflexos e distribuição cutânea
  Palpação
  Diagnóstico por imagem

[a]No exame da cabeça e da face, quando apenas uma área foi lesionada (p. ex., nariz), somente essa área deve ser examinada, contanto que o examinador esteja seguro de que as estruturas adjacentes também não foram lesionadas. Após qualquer exame, o paciente deve ser prevenido sobre a possibilidade de exacerbação dos sintomas como resultado da avaliação.

Estudo de casos

Ao estudar os casos a seguir, o examinador deve listar as questões adequadas que devem ser formuladas e a razão pela qual elas são feitas, identificar o que procurar e o porquê, justificar e especificar quais coisas devem ser testadas e o porquê. Dependendo das respostas do paciente (e o examinador deve considerar as diferentes respostas), várias causas possíveis do problema do paciente podem tornar-se evidentes (exemplos são apresentados entre parênteses). Uma **tabela** de diagnóstico diferencial deve ser elaborada (ver exemplo na **Tab.** 2.31). A seguir, o examinador pode decidir como diferentes diagnósticos podem alterar o plano de tratamento.

1. Você é responsável pelo atendimento de saúde em um evento de luta livre (MMA) local. Um lutador de 30 anos recebe um golpe e perde a luta no terceiro *round* por nocaute técnico. Embora, na verdade, ele não tenha perdido a consciência, continua apresentando tontura e cefaleia, mesmo passados 30 minutos após o término do combate. Apresenta zumbido e um pouco de amnésia retrógrada. Esse atleta teve uma concussão ou uma lesão intracraniana? Quais são os outros achados que você espe-

raria encontrar diante do seu diagnóstico? Qual seria seu plano terapêutico imediato para esse atleta?
2. Você é responsável pelo atendimento de saúde em um torneio de beisebol de uma liga júnior. Ao deslizar até a *home plate*, um jogador de beisebol de 10 anos colidiu seu incisivo central maxilar direito com um taco de beisebol. Houve sangramento intenso do dente em questão. O dente está frouxo, mas permanece no lugar, preso pelos tecidos moles e gengiva. Há outros testes que precisam

(continua)

Estudo de casos – cont.

ser feitos para que fique determinada a extensão geral da lesão à maxila ou ao dente? Como se determina a extensão da lesão? Enquanto você está realizando esse e outros procedimentos, o dente cai em sua mão. E agora, qual seria o seu plano terapêutico para esse pequeno atleta?

3. Um homem de 27 anos estava jogando futebol americano. Ele levou uma joelhada na cabeça, permanecendo inconsciente durante aproximadamente 3 minutos. Como você diferenciaria o ocorrido entre uma primeira concussão de 4° grau e uma lesão expansiva intracraniana?

4. Um menino de 13 anos sofreu uma cotovelada no nariz e na bochecha enquanto praticava luta. O nariz estava encurvado e dolorido, sangrou após a lesão, e a bochecha está sensível. Descrever o seu plano de avaliação para esse paciente (fratura nasal *versus* fratura do arco zigomático).

5. Uma mulher de 23 anos sofreu um acidente de automóvel. Ela estava como passageira no banco da frente e não estava usando cinto de segurança. O carro em que ela estava colidiu com outro automóvel, que avançara um sinal vermelho. Ela bateu a face contra o painel do carro e sofreu um traumatismo facial grave. Descrever o seu plano de avaliação para essa paciente (fratura do tipo Le Fort *versus* fratura mandibular).

6. Um homem de 83 anos tropeçou no banheiro e bateu com o queixo na banheira, perdendo a consciência. Descrever seu plano de avaliação para esse paciente (lesão da parte cervical da coluna *versus* fratura mandibular).

7. Uma mulher de 18 anos estava jogando *squash*. Ela não usava óculos de proteção e a bola atingiu seu olho. Descrever o seu plano de avaliação para essa paciente (ruptura de globo *versus* fratura por explosão).

8. Um menino de 15 anos estava jogando hóquei sobre a grama. Ele não usava proteção bucal, foi atingido pela bola na boca e queixo. Apresentou um sangramento significativo. Descrever o seu plano de avaliação para esse paciente (fratura dentária *versus* fratura da mandíbula).

9. Um lutador de 16 anos o procura com queixa de dor na orelha. Ele acabou de perder uma luta. Descrever o seu plano de avaliação para esse paciente (orelha em couve-flor *versus* otite externa).

10. Uma jogadora de basquete de 17 anos o procura com queixa de dor ocular. Ela explica que, ao saltar para pegar a bola, alguém atingiu seu olho com o dedo. Descrever o seu plano de avaliação para essa paciente (hifema *versus* abrasão corneana).

TABELA 2.31

Diagnóstico diferencial entre concussão[a] e lesão intracraniana

Sinal ou sintoma	Concussão[a]	Lesão intracraniana
Confusão	Sim, mas deve melhorar ao longo do tempo	Aumento da confusão mental ao longo do tempo
Amnésia	Pós-traumática, retrógrada	Incomum
Perda de consciência	Sim, mas com recuperação	Variação do intervalo de lucidez
Zumbido	Intenso	Não é um fator
Tontura	Intensa, mas com melhora	Pode piorar
Cefaleia	Frequente	Intensa
Nistagmo ou movimentos irregulares dos olhos	Incomum	Possível
Desigualdade pupilar	Incomum	Possível inicialmente, presente mais tarde
Respiração irregular	Não	Possível inicialmente, presente mais tarde
Baixa frequência cardíaca	Não	Possível inicialmente, presente mais tarde
Vômito intratável	Incomum	Possível
Lateralização	Não	Sim
Coordenação afetada	Sim, mas com melhora	Sim e piora
Convulsão	Incomum	Possível inicialmente, provável mais tarde
Alteração de personalidade	Possível	Possível

[a]A presença de sinais e sintomas específicos poderá depender da gravidade da concussão.

Conteúdo complementar

Este capítulo possui apêndice em uma plataforma digital exclusiva.

Para ingressar no ambiente virtual, utilize o QR code abaixo, faça seu cadastro e digite a senha: magee7

O prazo para acesso a esse material limita-se à vigência desta edição.

Referências bibliográficas

1. Jordan BD. Brain injury in boxing. Clin Sports Med. 2009;28:561-578.
2. McAlindon RJ. On field evaluation and management of head and neck injured athletes. Clin Sports Med. 2002;21:1-14.
3. McCrory P, Johnston K, Meeuwisse W, et al. Summary and agreement statement of the 2nd International Conference on concussion in sport, Prague 2004. Clin J Sports Med. 2005;15:48-55.
4. Albright JP, Van Gilder J, El Khoury G, et al. Head and neck injuries in sports. In: Scott WN, Nisonson B, Nicholas JA, eds. Principles of Sports Medicine. Baltimore: Williams & Wilkins; 1984.
5. Lovell MR, Iverson GL, Collins MW, et al. Does the level of consciousness predict neurophysiological decrements after concussion? Clin J Sports Med. 1999;9:193-198.
6. Levin HS, O'Donnell VM, Grossman RG. The Galveston orientation and amnesia test: a practical scale to assess cognition after head injury. J Nerv Ment Dis. 1979;167:675-684.
7. Brandt J. The Hopkins verbal learning test: development of a new memory test with six equivalent forms. Clin Neuropsychologist. 1991;5:125-142.
8. Maddocks D, Saling M. Neurophysiological deficits following concussion. Brain Inj. 1996;10:99-103.
9. Harmon KG, Drezner JA, Gammons M, et al. American Medical Society for Sports Medicine position statement: concussion in sport. Br J Sports Med. 2013;47:15-26.
10. McCrory P, Meeuwisse WH, Aubry M, et al. Consensus statement on concussion in sport: the 4th International Conference on concussion in sport held in Zurich, November 2012. Br J Sports Med. 2013;47:250-258.
11. Meehan WP, Taylor AM, Proctor M. The pediatric athlete: younger athletes with sport-related concussion. Clin Sports Med. 2011;30:133-144.
12. Putukian M, Echemendia RJ. Managing successive minor head injuries: which tests guide return to play? Phys Sportsmed. 1996;24(11):25-38.
13. Johnson EW, Kegel NE, Collins MW. Neurophysiological assessment of sports-related concussion. Clin Sports Med. 2011;30:73-88.
14. Solomon GS, Dott S, Lovell MR. Long-term neurocognitive dysfunction in sports: what is the evidence? Clin Sports Med. 2011;30:165-177.
15. Echemendia RJ, Iverson GL, McCrea M, et al. Advances in neurophysiological assessment of sport-related concussion. Br J Sports Med. 2013;47:294-298.
16. Lovell MR, Collins MW. Neurophysiological assessment of the college football players. J Head Trauma Rehabil. 1998;13(2):9-26.
17. Kerr ZY, Mihalik JP, Guskiewicz KM, et al. Agreement between athlete-recalled and clinically documented concussion histories in former collegiate athletes. Am J Sports Med. 2015;43(3):606-613.
18. Pfaller AY, Nelson LD, Apps JN, et al. Frequency and outcomes of a symptom-free waiting after sport-related concussion. Am J Sports Med. 2016;44(11):2941-2946.
19. Rabinowitz AR, Li X, Levin HS. Sport and nonsport etiologies of mild traumatic brain injury: similarities and differences. Annu Rev Psychol. 2014;65:301-331.
20. Maroon JC, Lovell MR, Norwig J, et al. Cerebral concussion in athletes: evaluation and neurophysiological testing. Neurosurg. 2000;47:659-672.
21. Echemendia RJ, Giza CC, Kutcher JS. Developing guidelines for return to play: consensus and evidence-based approaches. Brain Inj. 2015;29(2):85-194.
22. Putukian M. The acute symptoms of sport-related concussion: diagnosis and on-field management. Clin Sports Med. 2011;30:49-61.
23. Ontario Neurotrauma Foundation. Guidelines for Concussion/mild Traumatic Brain Injury and Persistent Symptoms. 2nd ed. 2013.
24. Ontario Ministry of Tourism, Culture and Sport: Concussion guidelines. Available at: http://www.he alth.gov.on.ca/en/public/programs/concussions/.
25. Kerr ZY, Mihalik JP, Guskiewicz KM, et al. Agreement between athlete-recalled and clinically documented concussion histories in former collegiate athletes. Am J Sports Med. 2015;43(3):606-613.
26. Broglio SP, Cantu RC, Gioia GA, et al. National Athletic Trainers' Association Position Statement: management of sport concussion. J Athl Train. 2014;49(2):245-265.
27. Marshall S, Bayley M, McCullagh S, et al. Updated clinical practice guidelines for concussion/mild traumatic brain in-

jury and persistent symptoms. Brain Inj. 2015;29(6):688–700.

28. Kanani AN, Hartshorn S. Fifteen minute consultation: a structured approach to the recognition and management of concussion in children and adolescents. Arch Dis Child Educ Pract Ed. 2016;101(2):71–76.

29. McCrory P, Meeuwisse WH, Echemendia EJ, et al. What is the lowest threshold for making a diagnosis of concussion? Br J Sports Med. 2013;47:268–271.

30. Emery CA, Black AM, Kolstad A, et al. What strategies can be used to effectively reduce the risk of concussion in sport? A systematic review. Br J Sports Med. 2017;51(12):970–984.

31. Register-Mihalik JK, Kay MC. The current state of sports concussion. Neurol Clin. 2017;35:387–402.

32. Harmon KG, Drezner J, Gammons M, et al. American Medical Society for Sport Medicine position statement: concussion in sport. Clin J Sports Med. 2013;23(1):1–18.

33. Podell K, Presley C, Derman H. Sideline sports concussion assessment. Neurol Clin. 2017;35(3):435–450.

34. Steenerson K, Starling AJ. Pathophysiology of sports-related concussion. Neurol Clin. 2017;35(3):403–405.

35. Sufrinko A, McAllister-Deitrick J, Womble M, Kontos A. Do sideline concussion assessments predict subsequent neurocognitive impairment after sport-related concussion? J Athl Train. 2017;52(7):676–681.

36. Grindel SH, Lovell MR, Collins MW. The assessment of sport-related concussion: the evidence behind neuropsychological testing and management. Clin J Sports Med. 2001;11:134–143.

37. Lovell MR, Iverson GL, Collins MH, et al. Measurement of symptoms following sports-related concussion: reliability and normative data for the post-concussion scale. Appl Neuropsychol. 2006;13:166–174.

38. Carl RL, Kinsella SB. Pediatricians' knowledge of current sport concussion legislation and guidelines and comfort with sports concussion management: a cross sectional study. Clin Pediatr. 2014;53(7):689–697.

39. Azouvi P, Arnould A, Dromer E, Vallat-Azouvi C. Neuropsychology of traumatic brain injury: an expert overview. Rev Neurol (Paris). 2017;173:461–472.

40. Collins MW, Kontos AP, Reynolds E, et al. A comprehensive, targeted approach to the clinical care of athletes following sport-related concussion. Knee Surg Sports Traumatol Arthrosc. 2014;22:235–246.

41. Putukian M. Clinical evaluation of the concussed athlete: a view from the sideline. J Athl Train. 2017;52(3):236–244.

42. Halstead ME, Walter KD, McCambridge TM, et al. Clinical report – sport-related concussion in children and adolescents. Pediatrics. 2010;126(3):597–615.

43. Zemek RL, Farion KJ, Sampson M, McGahern C. Prognosticators of persistent symptoms following pediatric concussion: a systematic review. JAMA Pediatr. 2013;167(3):259–265.

44. Morgan CD, Zuckerman SL, Lee YM, et al. Predictors of postconcussion syndrome after sports-related concussion in young athletes: a matched case-control study. J Neurosurg Pediatr. 2015;15:589–598.

45. Lau BC, Collins MW, Lovell MR. Cut off scores in neurocognitive testing and symptom clusters that predict protracted recovery from concussions in high school athletes. Neurosurgery. 2012;70(2):371–379.

46. Potter S, Leigh E, Wade D, Fleminger S. The Rivermead Post Concussion Symptoms Questionnaire: a confirmatory factor analysis. J Neurol. 2006;253(12):1603–1614.

47. Grabowski P, Wilson J, Walker A, et al. Multimodal impairment-based physical therapy for the treatment of patients with post-concussion syndrome: a retrospective analysis on safety and feasibility. Phys Ther Sport. 2017;23:22–30.

48. Kozlowski KF, Graham J, Leddy JJ, et al. Exercise intolerance in individuals with postconcussion syndrome. J Athl Train. 2013;48(5):627–635.

49. Alsalaheen BA, Mucha A, Morris LO, et al. Vestibular rehabilitation for dizziness and balance disorders after concussion. J Neurol Phys Ther. 2010;34(2):87–93.

50. Kozlowski K. Exercise in concussion, part 1: local and systemic alterations and normal function. Int J Athl Ther Train. 2014;19(2):23–27.

51. Brooks J, Kemp S, Newth A, Sylvester R. Managing recovery from concussion. BMJ. 2016;355:5629–5630.

52. Johnson KM, Ptito A, Chankowsky J, Chen JK. New frontiers in diagnostic imaging in concussive head injury. Clin J Sports Med. 2001;11(3):166–175.

53. May KH, Marshall DL, Burns TG, et al. Pediatric sports specific return to play guidelines following concussion. Int J Sports Phys Ther. 2014;9(2):242–255.

54. Giza CC, Kutcher JS, Ashwal S, et al. Summary of evidence-based guideline update: evaluation and management of concussion in sports: report of the Guideline Development Subcommittee of the American Academy of Neurology. Neurology. 2013;80(24):2250–2257.

55. Johnston KM, McCrory P, Mohtadi NG, Meeuwisse W. Evidence-based review of sport-related concussion: clinical science. Clin J Sports Med. 2001;11(3):150–159.

56. Hides JA, Franettovich MM, Mendis MD, et al. Self-reported concussion history and sensorimotor tests predict head/neck injuries. Med Sci Sports Exerc. 2017;49(12):2385–2393.

57. Putukian M, Raftery M, Guskiewicz K, et al. Onfield assessment of concussion in the adult athlete. Br J Sports Med. 2013;47(5):285–288.

58. Stiell IG, Clement CM, Rowe BH, et al. Comparison of the Canadian CT Head Rule and the New Orleans Criteria in patients with minor head injury. J Am Med Assoc. 2005;294(12):1511–1518.

59. Stiell IG, Wells GA, Vandemkeen K, et al. The Canadian CT Head Rule for patients with minor head injury. Lancet. 2001;357:1391–1396.

60. Mata-Mbemba D, Mugikura S, Nakagawa A, et al. Canadian CT Head Rule and New Orleans Criteria in mild traumatic brain injury: comparison at a Chapter 2 H ead and Face 159 tertiary referral Hospital in Japan. SpringerPlus. 2016;5:176–182.

61. McCrory P, Meeuwisse W, Johnston K, et al. Consensus statement on concussion in sport—3rd International Conference on concussion in sport, held in Zurich, November 2008. Clin J Sports Med. 2009;19:185–195.

62. Makdissi M. Is the simple versus complex classification of concussion a valid and useful differentiation? Br J Sports Med. 2009;43(suppl 1):i23–i27.

63. Brooks BL, Mannix R, Maxwell B, et al. Multiple past concussions in high school football players: are there differences in cognitive functioning and symptom reporting? Am J Sports Med. 2016;44(12):3243–3251.

64. Leong DF, Balcer LJ, Galetta SL, et al. The King-Devick test for sideline concussion screening in collegiate football. J Optom. 2015;8:131–139.

65. Wells EM, Goodkin HP, Griesbach GS. Challenges in determining the role of rest and exercise in the management of mild traumatic brain injury. J Child Neurol. 2015;31(1):86–92.

66. McCrory P, Meeuwisse W, Dvorak J, et al. Consensus statement on concussion

in sport – the 5th International Conference on concussion in sport held in Berlin, October 2016. Br J Sports Med. 2017;51(11):838–847.

67. Hinton-Bayre AD, Geffen G. Severity of sports-related concussion and neurophysiological test performance. Neurology. 2002;59:1068–1070.

68. Sawyer AR, Hamdallah M, White D, et al. A high school coaches' assessments, intentions to use, and use of a concussion prevention toolkit: Centers for Disease Control and Prevention's heads up: concussion in high school Sports. Health Promot Pract. 2010;11(1):33–43.

69. Mucha A, Collins MW, Elbin RJ, et al. A brief vestibular/ocular motor screening (VOMS) assessment to evaluate concussions: preliminary findings. Am J Sports Med. 2014;42(10):2479–2486.

70. Purcell L. What are the most appropriate return-to-play guidelines for concussed child athletes? Br J Sports Med. 2009;43(suppl 1):i51–i55.

71. Ellis MJ, Leddy JJ, Willer B. Physiological, vestibulo-ocular and cervicogenic post-concussion disorders: an evidence-based classification system with directions for treatment. Brain Inj. 2015;29(2):238–248.

72. Giza CC, Hovda DA. The new neural metabolic cascade of concussion. Neurosurgery. 2014;75:S24–S33.

73. Phillips MM, Reddy CC. Managing patients with prolonged recovery following concussion. Phys Med Rehabil Clin North Am. 2016;27:455–474.

74. Cancelliere C, Hincapie CA, Keighley M, et al. Systematic review of prognosis and returned to play after sport concussion: results of the International Collaboration on Mild Traumatic Brain Injury Prognosis. Arch Phys Med Rehabil. 2014;95(suppl 3):S210–S229.

75. McCrea M, Guskiewicz KM, Marshall SW, et al. Acute effects and recovery time following concussion in collegiate football players: the NCAA Concussion Study. J Am Med Assoc. 2003;290(19):2556–2563.

76. Ventura RE, Balcer LJ, Galetta SL. The neuro-ophthalmology of head trauma. Lancet Neurol. 2014;13(10):1006–1016.

77. Leddy J, Hinds A, Sirica D, Willer B. The role of controlled exercise in concussion management. Phys Med Rehabil. 2016;8(suppl 3):S91–S100.

78. Buckley TA, Oldham JR, Caccese JB. Postural control deficits identify lingering post-concussion neurological deficits. J Sports Health Sci. 2016;5(1):61–69.

79. Leddy JJ, Willer B. Use of graded exercise testing in concussion and return-to-activity management. Curr Sports Med Rep. 2013;12(6):370–376.

80. Collins MW, Lovell MR, Iverson GL, et al. Cumulative effects of concussion in high school athletes. Neurosurgery. 2002;51(5):1175–1181.

81. Kontos AP, Elbin RJ, Schatz P, et al. A revised factor structure for the post-concussion symptoms scale: baseline and post-concussion factors. Am J Sports Med. 2012;40(10):2375–2384.

82. Susco TM, McLeod TC, Gansneder BM, Shultz SJ. Balance recovers within 20 minutes after exertion as measured by the balance error scoring system. J Athl Train. 2004;39(3):241–246.

83. Schneider K. Concussion in sport – where have we been and where do we need to go? Physiother Pract. 2018;8(1):10–13.

84. Guha A. Management of traumatic brain injury: some current evidence and applications. Postgrad Med J. 2004;80(949):650–653.

85. Pellman EJ, Viano DC, Casson IR, et al. Concussion in professional football: repeat injuries–part 4. Neurosurgery. 2004;55(4):860–876.

86. Makdissi M, Davis G, Jordan B, et al. Revisiting the modifiers: how should the evaluation and management of acute concussions differ in specific groups. Br J Sports Med. 2013;47:314–320.

87. McCrory P. Does second impact syndrome exist? Clin J Sports Med. 2001;11(3):144–149.

88. Gavett BE, Stern RA, McKee AC. Chronic traumatic encephalopathy: a potential late effect of sport-related concussive and subconcussive head trauma. Clin Sports Med. 2011;30(1):179–188.

89. McKee AC, Stein TD, Nowinski CJ, et al. The spectrum of disease in chronic traumatic encephalopathy. Brain. 2013;136(Pt 1):43–64.

90. McKee AC, Cairns NJ, Dickson DW, et al. The first NINDS/NIBIB consensus meeting to define neuropathological criteria for the diagnosis of chronic traumatic encephalopathy. Acta Neuropathol. 2016;131:75–86.

91. Stern RA, Riley DO, Daneshvar DH, et al. Long-term consequences of repetitive brain trauma: chronic traumatic encephalopathy. Phys Med Rehabil. 2011;3:S460–S467.

92. Mez J, Solomon TM, Daneshvar DH, et al. Pathologically confirmed chronic traumatic encephalopathy in a 25-year-old former college football player. JAMA Neurol. 2016;73(3):353–355.

93. Martini DN, Eckner JT, Meehan SK, Broglio SP. Long-term effects of adolescent sport concussion across the age spectrum. Am J Sports Med. 2017;45(6):1420–1428.

94. Love S, Solomon GS. Talking with parents of high school football players about chronic traumatic encephalopathy: a concise summary. Am J Sports Med. 2015;43(5):1260–1264.

95. Meehan WP, Bachur RG. Sport-related concussion. Pediatrics. 2009;123(1):114–123.

96. Kerr ZY, Register-Mihalik JK, Marshall SW, et al. Disclosure and non-disclosure of concussion and concussion symptoms in athletes: review and application of the socio-ecological framework. Brain Inj. 2014;28(8):1009–1021.

97. Covassin T, Elbin RJ. The female athlete: the role of gender in the assessment and management of sport related concussion. Clin Sports Med. 2011;30:125–131.

98. Kelly JP, Rosenberg JH. Diagnosis and management of concussion in sports. Neurology. 1997;48:575–580.

99. Gronwell D, Wrightson P. Cumulative effect of concussion. Lancet. 1975;2:995–997.

100. Sedney CL, Orphanos J, Bailes JE. When to consider retiring an athlete after sports-related concussion. Clin Sports Med. 2011;30:189–200.

101. McCrory PR, Berkovic SF. Second impact syndrome. Neurology. 1998;50:677–683.

102. Evans RW. The post concussion syndrome: 130 years of controversy. Semin Neurol. 1994;14:32–39.

103. d'Hemecourt P. Subacute symptoms of sports-related concussion: outpatient management and return to play. Clin Sports Med. 2011;30:63–72.

104. Leddy J, Baker JG, Haider MN, et al. A physiologicalapproach to prolonged recovery from sport-related concussion. J Athl Train. 2017;52(3):299–308.

105. Buckley TA, Munkasy BA, Clouse BP. Acute cognitive and physical rest may not improve concussion recovery time. J Head Trauma Rehabil. 2016;31(4):233–241.

106. Bernard CO, Ponsford JL, McKinlay A, et al. Do concussive symptoms really resolve in young children? J Head Trauma Rehabil. 2017;32(6):413–424.

107. Makdissi M, Cantu RC, Johnston KM, et al. The difficult concussion patient: what is the best approach to investigation and management of persistent (>10 days)

107. postconcussive symptoms? Br J Sports Med. 2013;47(5):308–313.

108. Nakayama Y, Covassin T, Schatz P, et al. Examination of the test-retest reliability of a computerized neurocognitive test battery. Am J Sports Med. 2014;42(8):2000–2005.

109. Randolph C, Millis S, Barr WB, et al. Concussion symptom inventory: an empirically derived scale for monitoring resolution of symptoms following sport-related concussion. Arch Clin Neuropsychol. 2009;24(3):219–229.

110. Broglio JP, Guskiewicz KM, Norwig J. If you're not measuring, you're guessing: the advent of objective concussion assessments. J Athl Train. 2017;52(3):160–166.

111. Creighton DW, Shrier I, Shultz R, et al. Return-to-play in sport: a decision-based model. Clin J Sports Med. 2010;20(5):379–385.

112. Barlow KM. Postconcussion syndrome: a review. J Child Neurol. 2016;31(1):57–67.

113. Cottle JE, Hall EE, Patel K, et al. Concussion baseline testing: preexisting factors, symptoms, and neurocognitive performance. J Athl Train. 2017;52(2):77–81.

114. Parachute Canada. Statement on Concussion Baseline Testing in Canada; 2017.

115. King NS, Crawford S, Wenden FJ, et al. The Rivermead Post Concussion Symptoms Questionnaire: a measure of symptoms commonly experienced after head injury and its reliability. J Neurol. 1995;242(9):587–592.

116. Crawford S, Wenden FJ, Wade DT. The Rivermead Head Injury Follow Up Questionnaire: a study of a new rating scale and other measures to evaluate outcome after head injury. J Neurol Neurosurg Psychiatry. 1996;60(5):510–514.

117. Schmidt JD, Register-Mihalik JK, Mihalik JP, et al. Identifying impairments after concussion: normative data vs individualized baselines. Med Sci Sports Exerc. 2012;44:1621–1628.

118. Pellman EJ, Viano DC, Casson IR, et al. Concussion in professional football: injuries involving 7 or more days out–part 5. Neurosurgery. 2004;55(5):1100–1119.

119. Pellman EJ, Lovell ML, Viano DC, et al. Concussion in professional football: neuropsychological testing–part 6. Neurosurgery. 2004;55(6):1290–1305.

120. Lovell MR, Collins MW. Neuropsychological assessment of the college football player. J Head Trauma Rehabil. 1998;13:9–26.

121. Schatz P, Putz BO. Cross-validation of measures used for computer-based assessment of concussion. Appl Neuropsychol. 2006;13(3):151–159.

122. Elbin RJ, Schatz P, Covassin T. One year test-retest reliability of the online version of ImPACT in high school athletes. Am J Sports Med. 2011;39:2319–2324.

123. Schatz P, Sandel N. Sensitivity and specificity of the online version of ImPACT in high school and collegiate athletes. Am J Sports Med. 2013;11:321–326.

124. Echemendia RJ, Herring S, Bailes J. Who should conduct and interpret the neuropsychological assessment in sports related concussion? Br J Sports Med. 2009;43(suppl 1):i32–i35.

125. Schatz P, Pardini JE, Lovell MR, et al. Sensitivity and specificity of the ImPACT test battery for concussion in athletes. Arch Clin Neuropsychol. 2006;21(1):91–99.

126. Pellman EJ, Lovell MR, Vianao DC, Casson IR. Concussion in professional football: recovery of NFL and high school athletes assessed by computerized neuropsychological testing–part 12. Neurosurgery. 2006;58(2):263–274.

127. Schatz P, Zillmer ER. Computer-based assessment of sports-related concussion. Appl Neuropsychol. 2003;10(1):42–47.

128. Erlanger D, Feldman D, Kutner K, et al. Development and validation of a web-based neuropsychological test protocol for sports-related return-to-play decision-making. Arch Clin Neuropsychol. 2003;18:293–316.

129. Barr WB, Prishep LS, Chabot R, et al. Measuring brain electrical activity to track recovery from sport-related concussion. Brain Inj. 2012;26(1):58–66.

130. Lichenstein JD, Moser RS, Schatz P. Age and test setting affect the prevalence of invalid baseline scores on neurocognitive tests. Am J Sports Med. 2013;42(2):479–484.

131. Nelson LD, Pfaller AY, Rein LE, McCrea MA. Rates and predictors of invalid baseline test performance in high school and collegiate athletes for 3 computerized neurocognitive tests: ANAM, Axon Sports and ImPACT. Am J Sports Med. 2015;43(9):2018–2026.

132. Iverson G. Predicting slow recovery from sport-related concussion: the new simple-complex distinction. Clin J Sports Med. 2007;17(1):31–37.

133. Graham R, Rivara FP, Ford MA, et al. Sports-related Concussions in Youth: Improving the Science, Changing the Culture. Appendix C: Clinical Evaluation Tools-Concussion Assessment Tools. Committee on Sports-Related Concussions in Youth; Board on Children, Youth and Families; Institute of Medicine; National Research Council. Washington: National Academies Press (US); 2014.

134. Farnsworth JL, Dargo L, Ragan BG, Kang M. Reliability of computerized neurocognitive tests for concussion assessment: a meta-analysis. J Athl Train. 2017;52(9):826–833.

135. LaBotz M, Martin MR, Kimura IF, et al. A comparison of a preparticipation evaluation history form and a symptom-based concussion survey in the identification of previous head injury in collegiate athletes. Clin J Sports Med. 2005;15:73–78.

136. Piland SG, Motl RW, Guskiewicz KM, et al. Structural validity of a self-report concussion-related symptoms scale. Med Sci Sports Exerc. 2006;38:27–32.

137. Broglio SP, Guskiewicz KM. Concussion in sports: the sideline assessment. Sports Health. 2009;1(6):361–369.

138. Makdissi M, Darby D, Maruff P, et al. Natural history of concussion in sport-markers of severity and implications for management. Am J Sports Med. 2010;38:464–471.

139. Baugh CM, Kroshus E, Stamm JM, et al. Clinical practices in collegiate concussion management. Am J Sports Med. 2016;44(6):1391–1399.

140. Wojtys EM, Hovda D, Landry G, et al. Concussion in sports. Am J Sports Med. 1999;27:676–686.

141. Kelly JP, Rosenberg JH. Practice parameter: the management of concussions in sports: report of the quality standards subcommittee. Neurology. 1997;48:581–585.

142. Makdissi M, Schneider KJ, Feddermann-Demont N, et al. Approach to investigation and treatment of persistent symptoms following sport-related concussion: a systematic review. Br J Sports Med. 2017;51(12):958–968.

143. Sullivan SJ, Schneiders AG, McCrory P, Gray A. Physiotherapists' use of information identifying a concussion: an extended Delphi approach. Br J Sports Med. 2008;42(3):175–177.

144. Howell DR, Osternig LR, Chou LS. Adolescents demonstrate greater gait balance control deficits after concussion than young adults. Am J Sports Med. 2014;43(3):625–632.

145. Tsao JW, Perry BN, Kennedy CH, Beresford R. Predicting prolonged recovery after concussion. Neurology. 2014;83(24):2196–2197.

146. Yengo-Kahn AM, Johnson DJ, Zuckerman SL, Solomon GS. Concussions in the National Football League: a current concepts review. Am J Sports Med. 2015;44(3):801–811.

147. Lovell MR, Collins MW, Iverson GL, et al. Recovery from mild concussion in high school athletes. J Neurosurg. 2003;98(2):96–301.

148. Kontos AP, Sufrinko A, Elbin RJ, et al. Reliability and associated risk factors for performance on the vestibular/ocular motor screening (VOMS) tool in healthy collegiate athlete. Am J Sports Med. 2016;44(6):1400–1406.

149. Mrazik M, Ferrara MS, Peterson CL, et al. Injury severity and neurophysiological and balance outcomes of four college athletes. Brain Inj. 2000;14:921–931.

150. Collins MW, Grindell SH, Lovell MR, et al. Relationship between concussion and neurophysiological performance in college football players. J Am Med Assoc. 1999;282:964–970.

151. Bleiberg J, Cernich A, Cameron K, et al. Duration of cognitive impairment after sports concussion. Neurosurgery. 2004;54:1073–1080.

152. Zemek R, Barrowman N, Freedman SB, et al. Clinical risk score for persistent postconcussion symptoms among children with acute concussion in the ED. J Am Med Assoc. 2016;315(10):1014–1025.

153. Guskiewicz KM, McCrea M, Marshall SW, et al. Cumulative effects associated with recurrent concussion in collegiate football players: the NCAA concussion study. J Am Med Assoc. 2003;290(19):2549–2555.

154. Ellenberg D, Henry LC, Macciocchi SN, et al. Advances in sport concussion assessment: from behavioral to brain imaging measures. J Neurotrauma. 2009;26(12):2365–2382.

155. Baker JG, Freitas MS, Leddy JJ, et al. Return to full functioning after graded exercise assessment and progressive exercise treatment of postconcussion syndrome. Rehabil Res Pract. 2012:705309. Epub 2012 Jan 16.

156. Leddy JJ, Kozlowski K, Donnelly JP, et al. A preliminary study of subsymptom threshold exercise training for refractory post-concussion syndrome. Clin J Sports Med. 2010;20(1):21–27.

157. Covassin T, Moran R, Wilhelm K. Concussion symptoms and neurocognitive performance of high school and college athletes who incur multiple concussions. Am J Sports Med. 2013;41(12):2885–2889.

158. Beck AT, Ward CH, Mendelson M, et al. An inventory for measuring depression. Arch Gen Psychiatry. 1961;4(6):561–571.

159. Sullivan K, Garden N. A comparison of the psychometric properties of 4 postconcussion syndrome measures in a nonclinical sample. J Head Trauma Rehabil. 2011;26(2):170–176.

160. Henry LC, Elbin RJ, Collins MW, et al. Examining recovery trajectories after sport-related concussion with a multimodal clinical assessment approach. Neurosurgery. 2016;78(2):232–241.

161. Master CL, Scheiman M, Gallaway M, et al. Vision diagnoses are common after concussion in adolescents. Clin Pediatr. 2016;55(3):260–267.

162. McCrea M, Iverson GL, Echemerndia RJ, et al. Date of injury assessment of sport-related concussion. Br J Sports Med. 2013;47(5):272–284.

163. Eyres S, Carey A, Gilworth G, et al. Construct validity and reliability of the Rivermead Postconcussion Symptoms Questionnaire. Clin Rehab. 2005;19(8):878–887.

164. Rush AJ, Trivedi MH, Ibrahim HM, et al. The 16-item Quick Inventory of Depressive Symptomatology (QIDS), clinician rating (QIDS-C) and self-report (QIDS-SR): a psychometrics evaluation in patients with chronic major depression. Biol Psychiatry. 2003;54(5):573–583.

165. DeMatteo C, Stazyk K, Singh SK, et al. Development of a conservative protocol to return children and youth to activity following concussive injury. Clin Pediatr (Phila). 2015;54(2):152–163.

166. Davis GA, Anderson V, Babl FE, et al. What is the difference in concussion management in children as compared with adults? A systematic review. Br J Sports Med. 2017;51(12):949–957.

167. Iverson GL, Gardner AJ, Terry DP, et al. Predictors of clinical recovery from concussion: a systematic review. Br J Sports Med. 2017;51(12):941–948.

168. McCrea M, Guskiewicz K, Randolph C, et al. Effects of a symptom-free waiting period on clinical outcome and risk of reinjury after sport-related concussion. Neurosurgery. 2009;65(5):876–882.

169. Yeates KO, Beauchamp M, Craig W, et al. Advancing Concussion Assessment in Pediatrics (A-CAP): a prospective, concurrent cohort, longitudinal study of mild traumatic brain injury in children: protocol study. Br Med J Open. 2017;7(7):e17012.

170. Zemek KJ, Farion M, Sampson M, McGahern C. Prognosticators of persistent

171. symptoms following pediatric concussion: a systematic review. JAMA Pediatrics. 2013;167(3):259–265.

171. Meehan WP, Mannix RC, Stracciolini A, et al. Symptom severity predicts prolonged recovery after sport-related concussion, but age and amnesia do not. J Pediatr. 2013;163:721–725.

172. Field M, Collins MW, Lovell MR, Maroon J. Does age play a role in recovery from sports-related concussion? A comparison of high school and collegiate athletes. J Pediatr. 2003;142:546–553.

173. Grool AM, Aglipay M, Momoli F, et al. Association between early participation in physical activity following acute concussion and persistent postconcussive symptoms in children and adolescents. J Am Med Assoc. 2016;316(23):2504–2514.

174. Collie A, Makdissi M, Maruff P, et al. Cognition in the days following concussion: comparison of symptomatic versus asymptomatic athletes. J Neurol Neurosurg Psychiatry. 2006;77(2):241–245.

175. Eisenberg MA, Andrea J, Meehan W, Mannix R. Time interval between concussions and symptom duration. Pediatrics. 2013;132(1):8–17.

176. Covassin T, Schatz P, Swanik CB. Sex differences in neuropsychological function and post-concussion symptoms of concussed collegiate athletes. Neurosurgery. 2007;61(2):345–351.

177. Ono KE, Burns TG, Bearden DJ, et al. Sex-based differences as a predictor of recovery trajectories in young athletes after a sports-related concussion. Am J Sports Med. 2016;44(3):748–752.

178. Covassin T, Swanik CB, Sachs M, et al. Sex differences in baseline neuropsychological function and Chapter 2 Head and Face 161 concussion symptoms in collegiate athletes. Br J Sports Med. 2006;40(11):923–927.

179. Covassin T, Elbin RJ, Bleecker A, et al. Are there differences in neurocognitive function and symptoms between male and female soccer players after concussions? Am J Sports Med. 2013;41(12):2890–2895.

180. Niere K, Quin A. Development of a headache-specific disability questionnaire for patients attending physiotherapy. Man Ther. 2009;14:45–51.

181. Mihalik JP, Register-Mihalk J, Kerr ZY, et al. Recovery of posttraumatic migraine characteristics in patients after mild traumatic brain injury. Am J Sports Med. 2013;41(7):1490–1496.

182. Kontos AP, Elbin RJ, Lau B, et al. Posttraumatic migraine as a predictor of

183. Seifert T. Headache and sports. Curr Pain Headache Rep. 2014;18(9):448–455.

184. Jacobson GP, Newman CW. The development of the dizziness headache inventory. Arch Otolatyngol Head Neck Surg. 1990;116(4):424–427.

185. Manzi DB, Weaver PA. Head Injury: The Acute Care Phase. Thorofare, NJ: Slack; 1987.

186. Maddocks DL, Dicker GD, Saling MM. The assessment of orientation following concussion in athletes. Clin J Sports Med. 1995;5:32–35.

187. McCrea M, Kelly JP, Kluge J, et al. Standardized assessment of concussion in football players. Neurology. 1997;48:586–588.

188. Stilger VG, Alt JM, Robinson TW. Traumatic hyphema in an intercollegiate baseball player: a case report. J Athl Train. 1999;34:25–28.

189. Seidel HM, Ball JW, Dains JE, et al. Mosby's Guide to Physical Examination. St Louis: Mosby; 1987.

190. Swartz MH. Textbook of Physical Diagnosis. Philadelphia: WB Saunders; 1989.

191. Reilly BM. Practical Strategies in Outpatient Medicine. Philadelphia: WB Saunders; 1984.

192. Novey DW. Rapid Access Guide to the Physical Examination. Chicago: Year Book Medical; 1988.

193. Kelly JP. Maxillofacial injuries. In: Zachazewski JE, Magee DJ, Quillen WS, eds. Athletic Injuries and Rehabilitation. Philadelphia: WB Saunders; 1996.

194. Pashby TJ, Pashby RC. Treatment of sports eye injuries. In: Fu FH, Stone DA, eds. Sports Injuries: Mechanisms, Prevention, and Treatment. Baltimore: Williams & Wilkins; 1994.

195. Coello AF, Canals AG, Gonzalez JM, Martin JJ. Cranial nerve injury after minor head trauma. J Neurosurg. 2010;113(3):547–555.

196. Gall B, Parkhouse W, Goodman D. Heart rate variability of recently concussed athletes at rest and exercise. Med Sci Sports Exerc. 2004;36: 1269–1274.

197. Kelly JP, Nichols JS, Filley CM, et al. Concussion in sports: guidelines for the prevention of catastrophic outcome. J Am Med Assoc. 1991;266:2867–2869.

198. Durand P, Adamson GJ. On-the-field management of athletic head injuries. J Am Acad Orthop Surg. 2004;12. 191-145.

199. Macciocchi SN, Barth JT, Littlefield LM. Outcome after mild head injury. Clin Sports Med. 1998;17(1):27–36.

200. Polin RS, Alves WM, Jane JA. Sports and head injuries. In: Evans RW, ed. Neurology and Trauma. Philadelphia: WB Saunders; 1996.

201. Cantu RC. Return to play guidelines after a head injury. Clin Sports Med. 1998;17(1):45–60.

202. Fick DS. Management of concussion in collision sports: guidelines for the sidelines. Postgrad Med. 1995;97:53–60.

203. Cantu RC. Second-impact syndrome. Clin Sports Med. 1998;17:37–44.

204. Matuszak JM, McVige J, McPherson J, et al. A practical concussion physical examination toolbox. Sports Health. 2016;8(3):260–269.

205. Patel P, Kalyanaraman S, Reginald J, et al. Post-traumatic cranial nerve injury. Indian J Neurotrauma. 2005;2(1):27–32. 206.

206. Tsang CS, Liao L-R, Chung RC, Pang MY. Psychometrics properties of the Mini-Balance Evaluation Systems Test (Mini-BESTest) in community-dwelling individuals with chronic stroke. Phys Ther. 2013;93(8):1102–1115.

207. Horak FB, Wrisley DM, Frank J. The Balance Evaluation Systems Test (BESTest) to differentiate balance deficits. Phys Ther. 2009;89(5):485–498.

208. Shumway-Cook A, Woollacott M. Attention demands and postural control: the effect of sensory context. J Gerontol Biol Med Sci. 2000;55(1):M10–M16.

209. Riemann BL, Guskiewicz KM, Shields EW. Relationship between clinical and forceplate measures of postural stability. J Sports Rehab. 1999;8:71–82.

210. Valovich-McLeod TC, Barr WB, McCrea M, et al. Psychometric and measurement properties of concussion assessment tools in youth sports. J Athl Train. 2006;41:399–408.

211. McCrea M, Barr WB, Guskiewicz K, et al. Standard regression-based methods for measuring recovery from sport-related concussion. J Int Neuropsychol Soc. 2005;11:58–69.

212. Guskiewicz KM, Ross SE, Marshall SW. Postural stability and neuropsychological deficits after concussion in collegiate athletes. J Athl Train. 2001;36: 263–273.

213. Guskiewicz KM. Balance assessment in the management of sport-related concussion. Clin Sports Med. 2011;30(1):89–102.

214. Guskiewicz KM. Postural stability assessment following concussion: one piece of the puzzle. Clin J Sports Med. 2001;11(3):182–189.

215. Franchignoni F, Horak F, Godi M, et al. Using psychometric techniques to improve The Balance Evaluation Systems Test: The Mini-Bestest. J Rehabil Med. 2010;42(4):323–331.

216. Whitney S, Wrisley D, Furman J. Concurrent validity of the Berg Balance scale and the Dynamic Gait Index in people with vestibular dysfunction. Physiother Res Int. 2003;8(4):178–186.

217. Jonsdottir J, Cattaneo D. Reliability and validity of the dynamic gait index in persons with chronic stroke. Arch Phys Med Rehabil. 2007;88: 1410–1415.

218. Perell KL, Nelson A, Goldman RL, et al. Fall risk assessment measures: an analytical review. J Gerontol A Biol Sci Med Sci. 2001;56(12):M761–M766.

219. VanSwearingen JM, Paschal KA, Bonino P, Yang JF. The Modified Gait Abnormality Rating Scale for recognizing the risk of recurrent falls in community-dwelling elderly adults. Phys Ther. 1996;76:994–1002.

220. Herman T, Inbar-Borovsky N, Brozgol M, et al. The dynamic gait index in healthy older adults: the role of stair climbing, fear of falling and gender. Gait Posture. 2009;29(2):237–241.

221. Kleiner M, Wong L, Dubé A, et al. Dual-task assessment protocols in concussion assessment: a systematic literature review. J Orthop Sports Phys Ther. 2018;48(2):87–103.

222. Cossette I, Gagné ME, Ouellet MC, et al. Executive dysfunction following a mild traumatic brain injury revealed in early adolescence with locomotor-cognitive dual-tasks. Brain Inj. 2016;30(13–14):1648–1655.

223. Howell DR, Osternig LR, Chou LS. Single-task and dual-task tandem gait test performance after concussion. J Sci Med Sport. 2017;20(7):622–626.

224. Morgan AL, Brandt JF. An auditory Stroop effect for pitch, loudness and time. Brain Lang. 1989;36(4):592–603.

225. Worden TA, Mendes M, Singh P, Vallis LA. Measuring the effects of a visual or auditory Stroop task on dual-task cost during obstacle crossing. Gait Posture. 2016;50:159–163.

226. Eckner JT, Kutcher JS, Broglio SP, Richardson JK. Effect of sport-related concussion on clinically measured simple reaction time. Br J Sports Med. 2014;48(2):112–118.

227. Pearce KL, Sufrinko A, Lau BC, et al. Near point of convergence after a sport-related concussion: measurement reliability and relationship to neurocognitive impairment and symptoms. Am J Sports Med. 2015;43(12):3055–3061.

228. Alla S, Sullivan SJ, Hale L, McCrory P. Self-report scales/checklists for the measurement of concussion symptoms: a systematic review. Br J Sports Med. 2009;43(suppl 1):i3–i12.

229. Fonseca RJ, Walker RV. Oral and Maxillofacial Trauma. Philadelphia: WB Saunders; 1991.

230. Pollock RA, Dingman RO. Management and reconstruction of athletic injuries of the face, anterior neck, and upper respiratory tract. In: Schneider RC, Kennedy JC, Plant ML, eds. Sports Injuries: Mechanisms, Treatment and Prevention. Baltimore: Williams & Wilkins; 1985.

231. Simpson JF, Magee KR. Clinical Evaluation of the Nervous System. Boston: Little, Brown; 1973.

232. Cantu RC. Guidelines for return to contact sports after cerebral concussion. Phys Sportsmed. 1986;14:75–83.

233. Gioia G, Collins M, Isquith PK. Improving identification and diagnosis of mild hematocrit injury with evidence: psychometric support for the acute concussion evaluation. J Head Trauma Rehabil. 2008;23(4):230–242.

234. Derogatis LR. BSI Brief Symptom Inventory. Administration, Scoring, and Procedures Manual. 4th ed. Minneapolis: National Computer Systems; 1993.

235. Franke GH, Jarger S, Glaesmer H, et al. Psychometric analysis of the brief symptom inventory 18 (BSI-18) in a representative German sample. BMC Med Res Methodol. 2017;17(1):14–21.

236. Topel JL. Examination of the comatose patient. In: Weiner WJ, Goetz CG, eds. Neurology for the Non-neurologist. Philadelphia: JB Lippincott; 1989.

237. Piland SG, Motl RW, Ferrara MS, Peterson CL. Evidence for the factorial and construct validity of a self-report concussion symptoms scale. J Athl Train. 2003;38(2):104–112.

238. Undén J, Ingebrigtsen T, Romner B. The Scandinavian Neurotrauma Committee: Scandinavian guidelines for initial management of minimal, mild, and moderate head injuries in adults: an evidence and consensus-based update. BMC Med. 2013;11:50–63.

239. Ingebrigtsen T, Romner B, Kock-Jensen C. Scandinavian guidelines for initial management of minimal, mild, and moderate head injuries. The Scandinavian Neurotrauma Committee. J Trauma. 2000;48(4):760–766.

240. Echemendia RJ, Meeuwisse W, McCrory P, et al. The Sport Concussion Assessment Tool Fifth edition (SCAT5). Br J Sports Med. 2017;51(11):848–850.

241. Davis GA, Purcell L, Schneider KJ, et al. The child Sport Concussion Assessment Tool Fifth edition (child SCAT5): background and rationale. Br J Sports Med. 2017;5111:859–861.

242. Snedden TR, Brooks MA, Hetzel S, McGuine T. Normative values of the Sport Concussion Assessment Tool 3 (SCAT3) in high school athletes. Clin J Sports Med. 2017;27(5):462–467.

243. Chin EY, Nelson LD, Barr WB, et al. Reliability and validity of the Sport Concussion Assessment Tool-3 (SCAT3) in high school and collegiate athletes. Am J Sports Med. 2016;44(9):2276–2285.

244. Davis GA, Makdissi M. Concussion tests: clarifying potential confusion regarding sideline assessment and cognitive testing. Br J Sports Med. 2012;46(14):959–960.

245. Ventura RE, Jancuska JM, Balcer LJ, Galetta SL. Diagnostic tests for concussion: is vision part of the puzzle. J Neuro Ophthalmol. 2015;35(1):73–81.

246. Valovich TC, Perron DH, Gansneder BM. Repeat administration elicits a practice effect with a Balance Error Scoring System but not with the Standardized Assessment of Concussion in high school athletes. J Athl Train. 2003;38(1):51–56.

247. McCrea M. Standardized mental status testing on the sideline after sport-related concussion. J Athl Train. 2001;36(3):274–279.

248. McCrea M. Standardized mental status assessment of sport concussion. Clin J Sports Med. 2001;11(3):176–181.

249. Breen EO, Howell DR, Stracciolini A, et al. Examination of age-related differences on clinical tests of postural stability. Sports Health. 2016;8(3):244–249.

250. Wilkins JC, Valovich McLeod TC, Perrin DH, Gansneder BM. Performance on the balance error scoring system decreases after fatigue. J Athl Train. 2004;39(2):156–161.

251. DeMatteo C, Stazyk K, Giglia L, et al. A balanced protocol for return to school for children and youth following concussive injury. Clin Pediatr (Phila). 2015;54(8):783–792.

252. Guskiewicz KM, Rieman BL, Perrin DH, Nashner LM. Alternative approaches to the assessment of mild head injury in athletes. Med Sci Sports Exerc. 1997;29(suppl 7):S213–S221.

253. Iverson GL, Koehle MS. Normative data for the modified balance error scoring system in adults. Brain Inj. 2013;27(5):596–599.

254. Kosinski M, Bayless MS, Bjoner JB, et al. A six-item short-form survey for measuring headache impact: the HIT-6. Qual Life Res. 2003;12(8): 963–974.

255. Potter K, Brandfuss K. The Mini-Balance Evaluation Systems Test (Mini-BESTest). J Physiother. 2015;61(4):225.

256. Broglio SP, Macciocchi SN, Ferrar MS. Sensitivity of the concussion assessment battery. Neurosurgery. 2007;60(6):1050–1057.

257. Howell DR, Osternig LR, Christie AD, Chou LS. Return to physical activity timing and dual-task gait stability are associated 2 months following concussion. J Head Trauma Rehabil. 2016;31(4):262–268.

258. Martini DN, Sabin MJ, DePesa SA, et al. A chronic effects of concussion on gait. Arch Phys Med Rehabil. 2011;92(4):585–589.

259. Woollacott M, Shumway-Cook A. Attention and the control of posture and gait: a review of an emerging area of research. Gait Posture. 2002;16(1):1–14.

260. Buckley TA, Vallabhajosula S, Oldham JR, et al. Evidence of a conservative gait strategy in athletes with a history of concussions. J Sport Health Sci. 2016;5(4):417–423.

261. Martini DN, Goulet GC, Gates DH, Broglio SP. Long-term effects of adolescent concussion history on gait, across age. Gait Posture. 2016;49:264–270.

262. Shaffer SW, Teyhen DS, Lorenson CL, et al. Y-balance test: a reliability study involving multiple raters. Mil Med. 2013;178(11):1264–1270.

263. Gribble PA, Hertel J. Considerations for normalizing measures of the star excursion balance test. Measurement Phys Educ Exerc Sci. 2003;7(2):89–100.

264. Hertel J, Braham RA, Hale SA, Olmstead-Kramer LC. Simplify the star excursion balance test: analysis of subjects with and without chronic ankle instability. J Orthop Sports Phys Ther. 2006;36(3):131–137.

265. Reitan RM. Validity of the trail making test as an indicator of organic brain damage. Percept Mot Skills. 1958;8(3):271–276.

266. Tombaugh TN. Trail making test A and B: normative data stratified by age and education. Arch Clin Neuropsychol. 2004;19(2):203–214.

267. Wechsler D. A standardized memory scale for clinical use. J Psychol. 1945;19(1):87–95.

268. Scarpina F, Tagini S. The Stroop color and word test. Front Psychol. 2017;8:557.

269. Kerber KA, Baloh RW. The evaluation of a patient with dizziness. Neurol Clin Pract. 2011;1(1):24–33.

270. Brandt T, Strupp M: General vestibular testing. Clin Neurophysiol 116(2):406-426, 205.

271. Oberlander TJ, Olson BL, Weidauer L. Test-retest reliability of the King-Devick test in an adolescent population. J Athl Train. 2017;52(5):439–445.

272. Kontos AP, Sufrinko A, Elbin RJ, et al. Reliability and associated risk factors for performance on the vestibular/ocular motor screening (VOMS) tool in healthy collegiate athletes. Am J Sports Med. 2016;44(6):1400–1406.

273. Herdman SJ. Vestibular Rehabilitation. 3rd ed. Philadelphia: FA Davis; 2007.

274. Johnson EG, Landel R, Kusunose RS, et al. Positive patient outcome after manual cervical spine management despite a positive vertebral artery test. Man Ther. 2008;13:367–371.

275. Kessler P, Tomlinson D, Blakeman A, et al. The high-frequency/acceleration head heave test in detecting otolith diseases. Otol Neurotol. 2007;28(7):896–904.

276. Galetta KM, Barrett J, Allen M, et al. The King-Devick test as a determinant of head trauma and concussion in boxers and MMA fighters. Neurology. 2011;76(17):1456–1462.

277. Galetta KM, Brandes LE, Maki K, et al. The King-Devick test and sports-related concussion: study of a rapid visual screening tool in a collegiate cohort. J Neurol Sci. 2011;309(1–2):34–39.

278. King D, Brughelli M, Hume P, Gissane C. Concussions in amateur rugby union identified with the use of a rapid visual screening tool. J Neurol Sci. 2013;326(1–2):59–63.

279. Oride MK, Marutani JK, Rouse MW, DeLand PN. Reliability study of the Pierce and King-Devick saccade tests. Am J Optometry Physiol Opt. 1986;63(0).410 424.

280. Molloy JH, Murphy I, Gissane C. The King-Devick (K-D) test and concussion diagnosis in semi-professional rugby union players. J Sci Med Sport. 2017;20(8):708–711.

281. Del Rossi G. Evaluating the recovery curve for clinically assessed reaction time after concussion. J Athl Train. 2017;52(8):766–770.

282. MacDonald J, Wilson J, Young J, et al. Evaluation of a simple test of reaction time for baseline concussion testing in the population of high school athletes. Clin J Sports Med. 2015;25(1):43–48.

283. Eckner JT, Kutcher JS, Richardson JK. Effect of concussion on clinically measured reaction time in 9 NCAA division I collegiate athletes: a preliminary study. Phys Med Rehabil. 2010;3(3):212–218.

284. Silverberg ND, Iverson GL. Is rest after concussion "the best medicine"?: Recommendations for activity resumption following concussion and athletes, civilians, and military service members. J Head Trauma Rehabil. 2013;28(4):250–259.

285. Griesbach GS, Tio DL, Vincelli J, et al. Differential effects of voluntary and forced exercise on stress responses after traumatic brain injury. J Neurotrauma. 2012;29(7):1426–1433.

286. Balke B, Ware RW. An experimental study of physical fitness in Air Force personnel. U S Armed Forces Med J. 1959;10(6):675–688.

287. Froelicher VF, Thompson AJ, Davis G, et al. Prediction of maximum oxygen consumption: comparison of the Bruce and Balke Treadmill Protocols. Chest. 1975;68(3):331–336.

288. Leddy JJ, Baker JG, Kozlowski K, et al. Ability of a graded exercise test for assessing recovery from concussion. Clin J Sports Med. 2011;21(2):89–94.

289. House JW, Brackmann DE. Facial nerve grading system: otolaryngol. Head Neck Surg. 1985;93:146–147.

290. Caccese JB, Kaminski TW. Comparing computer-derived and human-observed scores for the balance error scoring system. J Sport Rehabil. 2016;25(2):133–136.

291. Sheehan DP, Lafave MR, Katz L. Intra-rater and inter-rater reliability of the Balance Error Scoring System in pre-adolescent school children. Meas Educ Exerc Sci. 2011;15(3):234–243.

292. Broglio SP, Zhu W, Sopiarz K, Park Y. Generalizability theory analysis of Balance Error Scoring System reliability in healthy young adults. J Athletic Train. 2009;44(5):497–502.

293. Ozinga SJ, Linder SM, Koop MM, et al. Normative performance on the Balance Error Scoring System by youth, high school, and collegiate athletes. J Athl Train. 2018;53(7):636–645.

294. Iverson GL, Koehle MS. Normative data for the balance error scoring system in adults. Rehabil Res Pract. 2013;2013:846418.

295. Leddy AL, Crowner BE, Earhart GM. Functional gait assessment and balance evaluation system test: reliability, validity, sensitivity, and specificity for identifying individuals with Parkinson disease who fall. Phys Ther. 2011;91(1):102–113.

296. Mital S, Ramalingam T, Dibyendunarayan B, et al. Intra and inter-rater reliability of brief balance evaluation system test in patients with total knee arthroplasty. Indian J Physiother Occup Ther. 2018;12(1):144–150.

297. Duncan RP, Leddy AL, Cavanaugh JT, et al. Comparative utility of the BESTest, Mini-BESTest, and Brief-BESTest for predicting falls in individuals with Parkinson disease: a cohort study. Phys Ther. 2013;93(4):542–550.

298. Jacobson CP, Means ED. Efficacy of a monothermal warm water caloric screening test. Ann Otol Rhinol Laryngol. 1985;94:377–381.

299. Shupak A, Kaminer M, Gilbey P, Tal D. Monothermal caloric testing in the screening of vestibular function. Aviat Space Env Med. 2010;81(4):369–374.

300. Shumway-Cook A, Taylor CS, Matsuda, PN et al. Expanding the scoring system for the dynamic gait index. Phys Ther. 93(11):1493–1506.

301. Arceneaux JM. Validity and reliability of rapidly alternating movement's tests. Int J Neurosci. 1997;89:281–286.

302. Swaine BR, Sullivan SJ. Reliability of the cores for the finger to nose tests in adults with traumatic brain injury. Phys Ther. 1993;73(2):71–78.

303. Feys PG, Davies-Smith A, Jones R, et al. Intention tremor rated according to different finger-to-nose test protocols: a survey. Arch Phys Med Rehabil. 2003;84:79–82.

304. Schneiders AG, Sullivan SJ, Gray AR, et al. Normative values for three clinical measures of Chapter 2 H ead and Face 163 motor performance used in the neurological assessment of sports concussion. J Sci Med Sport. 2010;13:196–201.

305. Nilsagård Y, Kollén L, Axelsson H, et al. Functional gait assessment: reliability and validity in people with peripheral vestibular disorders. Int J Ther Rehabil. 2014;21(8):367–373.

306. Yang Y, Wang Y, Zhou Y, et al Validity of the Functional Gait Assessment in patients with Parkinson disease: construct, concurrent, and predictive validity. Phys Ther. 2014;94(3):392–400.

307. Juarez VJ, Lyons M. Interrater reliability of the Glasgow coma scale. J Neurosci Nurs. 1995;27(5):283–286.

308. Pettigrew LEL, Wilson JTL, Teasdale GM. Reliability of rating on the Glasgow Outcome Scales from in-person and telephone structured interviews. J Head Trauma Rehabil. 2003;18(3):252–258.

309. Rowley G, Fielding K. Reliability and accuracy of the Glasgow Coma Scale with experienced and inexperienced users. Lancet. 1991;337:535–538.

310. Fielding K, Rowley G. Reliability of assessments by skilled observers using the Glasgow Coma Scale. Aust J Adv Nurs. 1990;7(4):13–17.

311. Gill MR, Reiley DG, Green SM. Interrater reliability of Glasgow Coma Scale scores in the emergency department. Ann Emerg Med. 2004;43(2):215–223.

312. Awadie A, Holdstein Y, Kaminer M, Shupak A. The head impulse test as a predictor of video nystagmography caloric test lateralization according to the level of examiner experience: a prospective open-label study. Ent Ear Nose Throat J. 2018;97(1/2):16–23.

313. Singh N, Govindaswamy R, Jagadish N. Efficacy of vestibulo-ocular reflex gain and refixation saccades of video head impulse test in identifying vestibular pathologies. Ind J Otol. 2017;23(4):247–251.

314. Heick JD, Bay C, Dompier TP, Valovich McLeod TC. The psychometric properties of the King-Devick Test and the influence of age and sex in healthy individuals aged 14 to 24 years. Athletic Train Sports Health Care. 2016;8(5):222–229.

315. Alsalaheen B, Haines J, Yorke A, Diebold J. King-Devick Test reference values and associations with balance measures in high school American football players. Scand J Med Sci Sports. 2016;26(2):235–239.

316. Vartiainen MV, Holm A, Peltonen K, et al. King-Devick test normative reference values for professional male ice hockey players. Scand J Med Sci Sports. 2015;25(3):e327–e330.

317. Hecimovich M, King D, Dempsey A, Murphy M. The King-Devick test is a valid and reliable tool for assessing sport-related concussion in Australian football: a prospective cohort study. J Sci Med Sport. 2018;21(10):1004–1007.

318. Hale L, McIlraith L, Miller C, et al. The interrater reliability of the modified Gail Abnormality Rating Scale for use with people with intellectual disability. J Intellect Dev Disabil. 2010;5(2):77–81.

319. Brach JS, VanSwearingen JM. Physical impairment and disability: relationship to performance of activities of daily living in community-dwelling older men. Phys Ther. 2002;82(8):752–761.

320. Franchignoni F, Tesio L, Martino MT, et al. Reliability of four simple, quantitative tests of balance and mobility in health elderly females. Aging Clin Exp Res. 1998;10(1):26–31.

321. Johnston DF. A new modification of the Rinne test. Clin Otolaryngol. 1992;17:322–326.

322. Thyssen HH, Brynskov J, Jansen EC, et al. Normal ranges and reproducibility for the quantitative Romberg's test. Acta Neurol Scand. 1982;66:100–104.

323. Geer F, Letz R, Green RC. Relationships between quantitative measures and neurologist's clinical rating of tremor and standing steadiness in two epidemiological studies. Neurotoxicology. 2000;21(5):753–760.

324. Jacobson GP, McCaslin DL, Piker EG, et al. Insensitivity of the "Romberg test of standing balance on firm and compliant support surfaces" to the results of caloric and VEMP tests. Ear Hear. 2011;32(6):e1–e5.

325. Undén L, Calcagnile O, Undén J, et al. Validation of the Scandinavian guidelines for initial management of minimal, mild and moderate traumatic brain injury in adults. BMC Med. 2015;13:1–9.

326. Undén J, Dalziel SR, Borland ML, et al. External validation of the Scandinavian guidelines for management of minimal, mild and moderate head injuries in children. BMC Med. 2018;16(1):176.

327. Shaikh AA, Walunjkar RN. Reliability of the Star Excursion Balance test (SEBT) in healthy children of 12-16 years. Indian Physiother Occup Ther. 2014;8(2):29–32.

328. Hyong IH, Kim JH. Test of intrarater and interrater reliability for the star excursion balance test. J Phys Ther Sci. 2014;26(8):1139–1141.

329. van Lieshout R, Reijneveld EA, van den Berg SM, et al. Reproducibility of the modified star excursion balance test composite and specific reach direction scores. Int J Sports Phys Ther. 2016;11(3):356–365.

330. Gribble PA, Kelly SE, Refshauge KM, Hiller CE. Interrater reliability of the star excursion balance test. J Athletic Train. 2013;48(5):621–626.

331. Munro AG, Herrington LC. Between-session reliability of the star excursion balance test. Phys Ther Sport. 2010;11(4):128–132.

CAPÍTULO 3

Parte cervical da coluna

O exame da parte cervical da coluna tem como objetivo determinar se a lesão ou patologia ocorre na parte cervical da coluna ou em uma porção do membro superior. Cyriax[1] denominou essa avaliação de **exame de rastreamento**. Na avaliação inicial de um paciente com queixa de dor no pescoço e/ou no membro superior, esse procedimento sempre é realizado, exceto quando o examinador está absolutamente seguro quanto à localização da lesão. Caso a lesão esteja localizada no pescoço, o exame de rastreamento é definitivamente solicitado para descartar um envolvimento neurológico. Após a determinação do local da lesão, uma avaliação mais detalhada da área acometida é realizada caso esse local seja fora da parte cervical da coluna.

Visto que muitos problemas que acometem a parte cervical da coluna podem se manifestar em outras partes do corpo, ela é uma região cuja avaliação adequada é complicada e deve-se despender o tempo necessário para garantir que seja examinado o máximo possível de causas e problemas.

Anatomia aplicada

A parte cervical da coluna apresenta vários pares de articulações. Trata-se de uma área em que a estabilidade foi sacrificada em favor da mobilidade, tornando-a particularmente vulnerável à lesão, visto que se apoia entre uma cabeça pesada e móvel, uma parte torácica da coluna estável e as costelas. A parte cervical da coluna está dividida em duas áreas – a **cervicoencefálica** para a parte cervical alta e a **cervicobraquial** para a parte cervical baixa. A região cervicoencefálica ou cervicocraniana (C0-C2) demonstra a relação entre a parte cervical da coluna e o occipício, e lesões nessa região apresentam a possibilidade de envolvimento com o cérebro, com o tronco encefálico e com a coluna vertebral (Fig. 3.1).[2,3] Lesões nessa área acarretam os sintomas: cefaleia, fadiga, vertigem, concentração ruim, hipertonia do sistema nervoso simpático e irritabilidade. Além disso, pode haver disfunções cognitiva e dos nervos cranianos.[2,3]

As articulações atlantoccipitais (C0-C1) são as duas articulações mais superiores. O principal movimento dessas duas articulações é a flexão-extensão (15 a 20°) ou movimento de concordância com a cabeça. A flexão

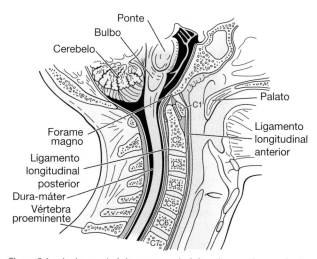

Figura 3.1 A vista sagital da parte cervical da coluna exibe as relações entre o tronco encefálico, o bulbo, o forame magno, o canal medular e a parte cervical. A porção inferior da medula está fora e abaixo do forame; portanto, na subluxação do atlas sobre o áxis pode ocorrer uma compressão do tronco encefálico por meio da pressão do odontoide contra a parte superior da medula espinal e a parte inferior do bulbo. Observe que o arco anterior do atlas está apenas a milímetros da faringe. (Redesenhada de Bland JH. *Disorders of the cervical spine*. Philadelphia: WB Saunders, 1994. p. 47.)

lateral é de aproximadamente 10°, enquanto a rotação é desprezível. O **atlas** (C1) não tem corpo vertebral. Durante o desenvolvimento, o corpo vertebral da C1 transforma-se no **dente do áxis**, que faz parte da C2. As articulações atlantoccipitais são elipsoides e atuam em uníssono. Juntamente das articulações atlantoaxiais, essas articulações são as mais complexas do esqueleto axial.

Existem vários ligamentos que estabilizam as articulações atlantoccipitais. Anterior e posteriormente, estão as membranas atlantoccipitais. A membrana anterior é reforçada pelo ligamento longitudinal anterior. A membrana posterior substitui o ligamento amarelo entre o atlas e o occipício. A membrana tectória, que é uma faixa larga que recobre o dente do áxis e seus ligamentos, está localizada no interior da cavidade medular e trata-se de uma continuidade do ligamento longitudinal posterior. Os ligamentos alares são dois cordões fortes redondos localizados em cada lado da porção superior do dente do áxis, dirigindo-se para cima e lateralmente até fixarem-se nas faces mediais dos côndilos occipitais. Os ligamentos alares limitam a flexão e a rotação e desempenham um papel importante na estabilização da C1 e da C2, especialmente na rotação.[4]

As **articulações atlantoaxiais** (C1-C2) são as articulações mais móveis da parte cervical da coluna. A flexão-extensão é de aproximadamente 10° e a flexão lateral é de aproximadamente 5°. A rotação, aproximadamente de 50°, é o principal movimento dessas articulações. Na rotação, ocorre uma diminuição da altura da parte cervical da coluna nesse nível, uma vez que as vértebras se aproximam por causa do formato das articulações facetárias. O dente do áxis de C2 atua como um ponto pivô da rotação. Essa articulação média, ou mediana, é classificada como **articulação pivô (trocoide)**. As articulações atlantoaxiais laterais ou facetárias são classificadas como **articulações planas**. Geralmente, quando um indivíduo consegue falar e mastigar, é provável que esteja ocorrendo algum movimento no nível de C1-C2. Nas articulações atlantoaxiais, o principal ligamento de suporte é o **ligamento transverso do atlas**, que mantém o dente do áxis contra o arco anterior do atlas. É esse ligamento que enfraquece ou rompe na artrite reumatoide. À medida que o ligamento cruza o dente do áxis, ocorre a formação de dois feixes, um em direção ao occipício (superior) e um em direção ao áxis (inferior). O ligamento e os feixes formam uma cruz e esse conjunto é denominado **ligamento cruciforme do atlas** (Fig. 3.2).

A artéria vertebral – parte do sistema vertebrobasilar que passa pelos processos transversos das vértebras cervicais, iniciado geralmente na C6, mas introduzindo-se até a C4 – supre 20% da irrigação sanguínea ao cérebro (principalmente à porção posterior do cérebro) juntamente à artéria carótida interna (80%) (Fig. 3.3).[5,6] Nesse trajeto, a artéria vertebral está situada próxima às articulações facetárias e ao corpo vertebral, onde pode ser comprimida pela formação de osteófitos ou pela lesão da articulação facetária. Além disso, em indivíduos mais idosos, as alterações ateroscleróticas e outros fatores de risco vascular (p. ex., hipertensão, obesidade excessiva ou altos níveis de colesterol, diabetes, tabagismo) podem contribuir para um fluxo sanguíneo alterado nas artérias.[7] Movimentos de rotação, de extensão e de tração são os principais estressores das artérias carótida interna e vertebrais, mas outros movimentos também podem estirar a artéria.[8-10] Observou-se que a rotação e a extensão de apenas 20° diminuem significativamente o fluxo sanguíneo da artéria vertebral.[11,12] Os maiores estressores estão localizados em quatro pontos das artérias vertebrais: onde ela penetra o processo transverso da C6, no interior dos canais ósseos dos processos vertebrais transversos, entre C1 e C2 e entre C1 e a entrada das artérias no crânio.[13,14] Essas duas últimas áreas apresentam a maior probabilidade de problemas (p. ex., trombose, dissecção, acidente vascular encefálico) relacionados ao tratamento e ao estresse concomitante sobre as artérias vertebrais.[15] Dutton[13] relata que o mecanismo mais comum de lesão não penetrante na artéria vertebral consiste na extensão do pescoço, com ou sem flexão lateral ou rotação.[16,17] Dependendo do tipo de lesão possível, os sintomas podem ser retardados.[18,19] Os

sintomas relacionados à artéria vertebral incluem vertigem, problemas de equilíbrio, parestesia de membro superior, náusea, zumbidos, "*drop attacks*" (queda sem perda de consciência), distúrbios visuais ou, em caso raros, acidente vascular encefálico (AVE) ou morte.[20]

A parte cervical baixa da coluna (C3-C7) é denominada **área cervicobraquial**, uma vez que a dor nessa área é frequentemente referida para a extremidade superior.[2,3] Uma patologia localizada nesta região acarreta dor apenas no pescoço, dor apenas no membro superior ou dor tanto no pescoço quanto no membro superior. Assim sendo, os sintomas incluem dor no pescoço e/ou membro superior, cefaleias, amplitude de movimento (ADM) restrita, parestesia, miótomos e dermátomos alterados e sinais radiculares. Disfunções cognitivas e do nervo craniano não são sintomas de lesão comuns nessa área, porém a disfunção simpática pode ser. A lesão em ambas as áreas, quando muito grave, pode acarretar problemas psicossociais.

Existem 14 **articulações facetárias (apofisárias)** na parte cervical da coluna (C1-C7). As quatro articulações facetárias superiores das duas vértebras torácicas superiores (T1-T2) são frequentemente incluídas no exame da parte cervical da coluna. As facetas superiores da parte cervical da coluna estão direcionadas para cima, para trás e medialmente; as facetas inferiores estão direcionadas para baixo, para a frente e lateralmente (Fig. 3.4). Esse plano facilita a flexão e a extensão, mas ele impede a rotação ou a flexão lateral simples sem que ambas ocorram juntas num certo grau. Isso é denominado **movimento acoplado** com rotação e flexão lateral ocorrendo, ambos, com um movimento ou outro.[21] Ishii et al.[22,23] relataram que entre a C0 e a C2, bem como entre a C7 e a T1, os dois movimentos ocorrem em direções opostas, enquanto entre a C2 e a C7 eles ocorrem na mesma direção. Essas articulações se movimentam principalmente por deslizamento e são classificadas como **articulações sinoviais (diartrodiais)**. As cápsulas são frouxas para permitir uma movimentação suficiente. Ao mesmo tempo, elas provêm suporte e um tipo de restrição da amplitude de movimento final. A maior flexão-extensão das articulações facetárias ocorre entre a C5 e a C6; entretanto, no nível da C4-C5 e da C6-C7, a magnitude do movimento é quase a mesma. Em virtude dessa mobilidade, a probabilidade de ocorrer degeneração nesses níveis é maior. A posição neutra ou de repouso da parte cervical da coluna ocorre com uma posição discretamente estendida. A posição de congruência máxima das articulações facetárias ocorre com a extensão completa.

Parte cervical da coluna

Posição de repouso:	A meio caminho entre a flexão e a extensão
Posição de congruência máxima:	Extensão completa
Padrão capsular:	Flexão lateral e rotação igualmente limitadas, extensão

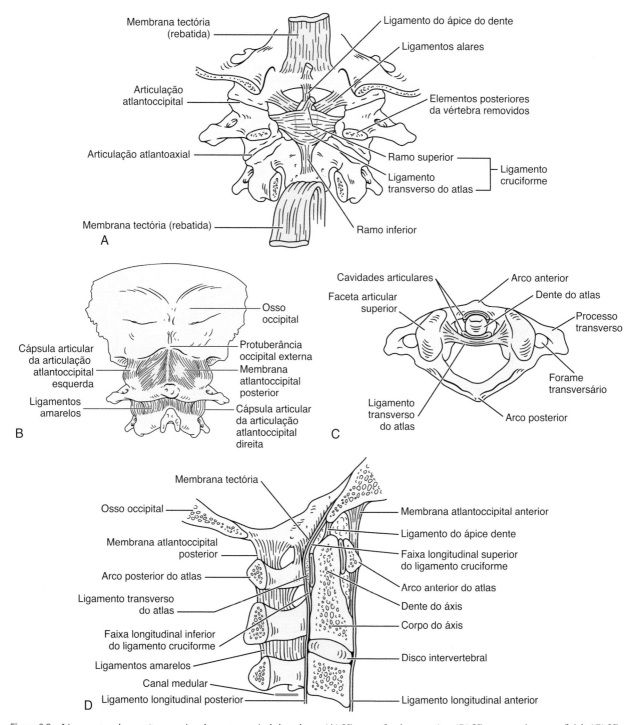

Figura 3.2 Ligamentos da porção superior da parte cervical da coluna. (A) Vista profunda posterior. (B) Vista posterior superficial. (C) Vista superior. (D) Vista lateral.

O **nervo sinovertebral** ou **meníngeo recorrente** inerva o saco anterior da dura-máter, o anel fibroso posterior e o ligamento longitudinal posterior. As articulações facetárias são inervadas pelo ramo medial dos ramos primários dorsais.[24] Para C3-C7, os ligamentos principais são o ligamento longitudinal anterior, o ligamento longitudinal posterior, o ligamento amarelo e os ligamentos supraespinais e interespinais (Fig. 3.5). Há também ligamentos entre os processos transversos (ligamentos intertransversários), mas, na parte cervical da coluna, eles são rudimentares.

Alguns anatomistas[25-28] denominam os processos costais ou uncovertebrais como **articulações uncovertebrais** (Fig. 3.6). Essas estruturas foram descritas por von Luschka em 1858. O processo unciforme confere um formato "em sela" ao aspecto superior da vértebra cer-

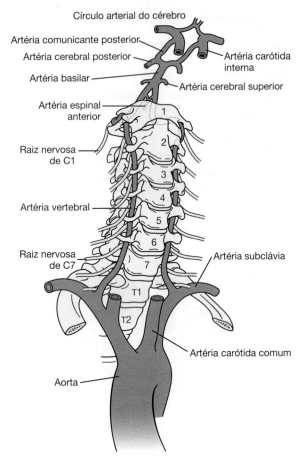

Figura 3.3 Ilustração de incidência anterolateral do trajeto das artérias vertebrais de C6 a C1 através dos anéis ósseos dos forames transversários. Observe a volta dupla em U realizada pela artéria de C2 a C1 e o trajeto posterior em torno da massa lateral do atlas. (Modificada de Bland JH, Nakano KK. Neck pain. In Kelley WN, et al., editores. *Textbook of rheumatology*. 1.ed. Philadelphia, WB Saunders, 1981.)

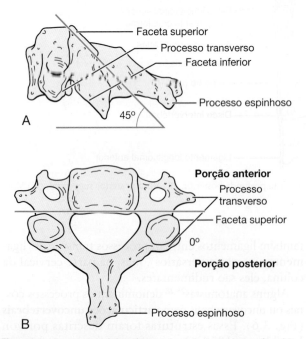

Figura 3.4 Parte cervical da coluna – plano das articulações facetárias. (A) Vista lateral. (B) Vista superior.

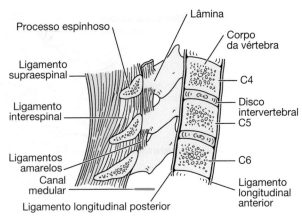

Figura 3.5 Corte mediano das vértebras C4 a C6 para ilustrar o disco intervertebral e os ligamentos da parte cervical da coluna.

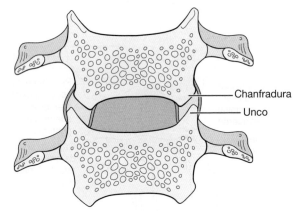

Figura 3.6 Articulações uncovertebrais.

vical, que é mais pronunciada no sentido posterolateral; como consequência, ele limita a flexão lateral. Estendendo-se do processo unciforme, existe uma "articulação" que parece se formar em decorrência de uma fraqueza do anel fibroso. A porção da vértebra que está acima, que se "articula" ou se conforma ao processo unciforme, é dominada incisura (chanfradura). Incisuras são observadas de C3 à T1, no entanto, segundo a maior parte dos autores,[25-28] elas não são observadas até a idade de 6 a 9 anos e atingem o desenvolvimento total somente em torno dos 18 anos. Existe certa controvérsia quanto ao fato de elas serem classificadas como articulações reais, visto que alguns autores acreditam que elas são decorrentes da degeneração do disco intervertebral.

Os **discos intervertebrais** representam aproximadamente 25% da altura da parte cervical da coluna. Entre o atlas e o occipício (C0-C1) ou entre o atlas e o áxis (C1-C2) não existe disco intervertebral. São os discos, e não as vértebras, que conferem a forma lordótica da parte cervical da coluna (Fig. 3.7). O **núcleo pulposo** atua como um amortecedor da compressão axial, distribuindo forças compressivas, enquanto o **anel fibroso** atua resistindo à tensão no interior do disco. O disco intervertebral possui alguma inervação na periferia do anel fibroso.[29,30]

Capítulo 3 Parte cervical da coluna **187**

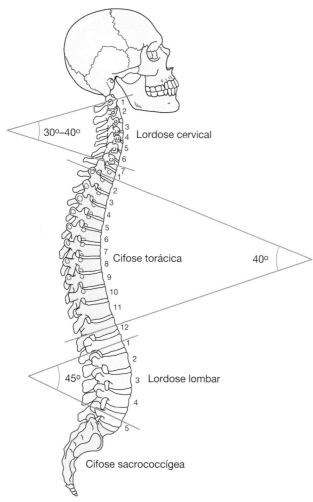

Figura 3.7 Curvaturas normais do plano sagital através das regiões da coluna vertebral. As curvaturas representam as posições de repouso normais da região. (Modificada de Neumann DA. *Kinesiology of the musculoskeletal system – foundations for physical rehabilitation*. St. Louis: Mosby, 2002. p. 276.)

Existem sete vértebras na parte cervical da coluna; o corpo de cada vértebra (com exceção da C1) sustenta o peso das vértebras localizadas acima. As articulações facetárias podem sustentar parte do peso das vértebras acima, mas esse peso é mínimo quando a postura lordótica normal é mantida. Contudo, mesmo essa pequena sustentação de peso pode acarretar alterações espondilíticas nessas articulações. O anel externo do corpo vertebral é constituído por osso cortical, e a parte interna é constituída por osso esponjoso recoberto pela placa terminal cartilaginosa. O arco vertebral protege a medula espinal enquanto os processos espinhosos, bífidos na maior parte da porção cervical da coluna, servem à fixação dos músculos. Os processos transversos possuem basicamente a mesma função. Na parte cervical da coluna, os processos transversos são constituídos de duas partes: a porção anterior, que fornece o forame para o corpo vertebral, e a porção posterior, que contém duas articulações facetárias (ver Fig. 3.4,B). Na parte cervical

da coluna, os processos espinhosos encontram-se no nível das articulações facetárias da mesma vértebra. Geralmente, o processo espinhoso é considerado ausente ou rudimentar na C1. Essa é a razão pela qual a primeira vértebra palpável a partir da protuberância occipital externa é o processo espinhoso da C2.

Apesar de existirem sete vértebras cervicais, existem oito **raízes nervosas cervicais**. Essa diferença é em virtude do fato de uma raiz nervosa emergir entre o occipício e a C1, que é designada raiz nervosa C1. Na parte cervical da coluna, cada raiz nervosa é denominada de acordo com a vértebra localizada abaixo dela. Como exemplo, a raiz nervosa C5 emerge entre as vértebras C4 e C5 (Fig. 3.8). No restante da coluna vertebral, cada raiz nervosa é nomeada de acordo com a vértebra acima; a raiz nervosa L4, por exemplo, emerge entre as vértebras L4 e L5. A modificação da nomeação das raízes nervosas em relação à vértebra superior ou inferior ocorre entre as vértebras C7 e T1. A raiz nervosa entre essas duas vértebras é denominada C8 pelo fato de existirem oito raízes nervosas cervicais e somente sete vértebras cervicais.

Anamnese

Além das questões apresentadas na seção "Anamnese" do Capítulo 1, o examinador deve obter as seguintes informações do paciente:

1. *Qual é a idade do paciente?* A espondilose (também denominada *espondilose deformante*) é frequentemente observada em indivíduos com 25 anos ou mais, está presente em 60% dos indivíduos com

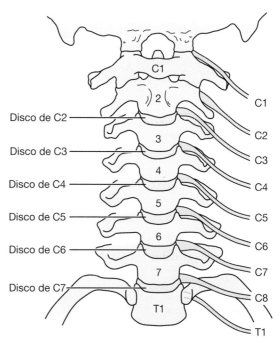

Figura 3.8 Vista anterior da parte cervical da coluna exibindo as raízes nervosas. Observe como cada raiz nervosa cervical é numerada de acordo com a vértebra abaixo dela.

188 Avaliação musculoesquelética

mais de 45 anos e em 85% daqueles com mais de 65 anos.[31,32] Trata-se de uma doença generalizada do envelhecimento, iniciada pela degeneração dos discos intervertebrais. Geralmente, os sintomas de osteoartrite manifestam-se somente em indivíduos com 60 anos ou mais (Tab. 3.1).

2. *Quais são os sinais e sintomas? Quais são os mais graves?* A Tabela 3.2 apresenta muitos dos sinais e sintomas que podem surgir em razão de enfermidades da parte cervical da coluna.[33] Em que local os sintomas são mais graves – no pescoço, no ombro, acima ou abaixo do cotovelo, nas mãos e/ou nos dedos?[34] A localização dos sintomas pode ajudar na determinação do nível da parte cervical da coluna que está envolvido (p. ex., parestesia no dedo médio pode indicar um problema na C6-C7). Os sintomas são constantes, intermitentes ou variáveis?[34] A Força-tarefa para dor cervical e seus transtornos associados (*Bone and Joint Decade 2000-10 Task Force on Neck Pain and its Associated Disorders*) recomendou que pessoas com dor cervical sejam divididas em quatro grupos (Tab. 3.3).[35]

Watkins[36] elaborou uma escala de gravidade para lesão neurológica acarretada pela prática do futebol americano. Ela pode ser utilizada como uma orientação para a gravidade da lesão envolvendo a parte cervical da coluna, especialmente quando estiver sendo considerada a possibilidade de o paciente retomar suas atividades (Fig. 3.9). Uma pontuação combinada (A + B) de 4 é considerada um episódio leve, de 4 a 7, o episódio é considerado moderado e, de 8 a 10, o episódio é considerado grave. Essa escala pode ser combinada com informações radiológicas sobre o tamanho do canal (pontuação C) para fornecer uma determinação geral sobre a possibilidade de retorno de sintomas se o paciente retomar suas atividades. Nesse caso, uma pontuação de 6 (A + B + C) indica risco mínimo, uma pontuação de 6 a 10 indica risco moderado e uma pontuação de 10 a 15 indica risco grave. Watkins[36] também indica que fatores atenuantes como idade do paciente, nível de atividade e risco *versus* benefício também têm papel significativo, e, embora não estejam incluídos na pontuação, devem ser considerados. A Tabela 3.4 resume alguns dos fatores que aumentam a probabilidade de recuperação de uma dor cervical. A **síndrome crônica pós-lesão em chicote** pode causar ansiedade, catastrofização da dor (i. e., atitude negativa ou exacerbada em relação à dor) e outros fatores psicossociais adversos com o passar do tempo. Isso poderá ter grande influência nos

TABELA 3.1

Diagnóstico diferencial entre espondilose cervical, estenose espinal e herniação discal

	Espondilose cervical	Estenose espinal cervical	Herniação discal cervical[a]
Dor	Unilateral	Pode ser uni ou bilateral	Pode ser unilateral (mais comum) ou bilateral
Distribuição da dor	Nos dermátomos acometidos	Geralmente vários dermátomos acometidos	Nos dermátomos acometidos
Dor à extensão	Aumenta	Aumenta	Pode aumentar (mais comum)
Dor à flexão	Diminui	Diminui	Pode aumentar ou diminuir[b] (mais comum)
Dor aliviada pelo repouso	Não	Sim	Não
Faixa etária acometida	60% de indivíduos com mais de 45 anos	11-70 anos	17-60 anos
	85% de indivíduos com mais de 65 anos	Mais comumente: 30-60 anos	
Instabilidade	Possível	Não	Não
Níveis comumente afetados	C5-C6, C6-C7	Varia	C5-C6
Início	Lento	Lento (pode estar combinado à espondilose ou à hérnia discal)	Súbito
Diagnóstico por imagem	Diagnóstico	Diagnóstico	Diagnóstico (deve ser confirmado pela presença de achados clínicos)

[a]Protrusão posterolateral.
[b]Depende da direção da herniação.

TABELA 3.2

Sinais e sintomas provenientes de enfermidades da parte cervical da coluna

Sinais	Sintomas
• Queda	• Dor
• Couro cabeludo sensível	• Cefaleia
• Ossos sensíveis	• Tontura
• Anestesia (ausência de sensibilidade)	• Vertigem
• Hiperestesia (aumento da sensibilidade)	• Parestesia
	• Fadiga
	• Insônia
• Disestesia (sensibilidade anormal)	• "Músculos inferiores e superiores inquietos"
• Atrofia	• Tosse
• Fraqueza das extremidades superiores	• Espirro
	• Náusea
• Assimetria	• Diarreia
• Sudorese, presente ou ausente	• Ameaça de desmaio
	• Perturbação visual
• Nistagmo	• Perturbação auditiva
• Músculos sensíveis	• Dor e dolorimento no membro superior e inferior
• Fasciculação	
• Marcha patológica	• Pescoço rígido
• Perda transitória da audição, consciência ou visão	• Torcicolo
	• Perturbação da marcha
	• Equilíbrio ruim
• Queda súbita sem perda de consciência	• Perturbação da fala
	• Espasmo muscular
• Ataxia	• Humor deprimido
• Marcha espástica	• Zumbido
• Alterações de reflexos	• Diplopia

Modificada de Bland JH. Disorders of the cervical spine. Philadelphia: WB Saunders Co., 1994. p. 161.

TABELA 3.3

Classificação de pacientes com dor cervical

Grau	Manifestações clínicas
1	Sem sinais de doença grave. Pouca ou nenhuma interferência nas AVD
2	Sem sinais de doença grave. Interferência nas AVD
3	Dor acompanhada por sinais neurológicos de compressão neural (radiculopatia)
4	Sinais de doença grave (p. ex., instabilidade, infecção)

AVD: atividades de vida diária.
Adaptada de Guzman, J, Haldeman S, Carroll LJ et al.: Clinical practice implications of the Bone and Joint Decade 2000-2010 Task Force on Neck Pain and Its Associated Disorders: from concepts and findings to recommendations, *J Manipulative Physiol Ther* 32(2 Suppl.):235, 2009.

sintomas percebidos pelo paciente.[37] A Tabela 3.5 delineia as "bandeiras amarelas" relacionadas com as crenças de evitação e medo e possível incapacidade em longo prazo.

3. *Qual foi o mecanismo da lesão?* Houve envolvimento de trauma, alongamento ou uso excessivo? O paciente estava em movimento quando a lesão ocorreu? A Tabela 3.6 delineia os sinais e sintomas de alerta ("bandeiras vermelhas") para transtornos graves da parte cervical da coluna.[38] Essas questões ajudam a determinar o tipo e a gravidade de lesão. Por exemplo, o trauma pode causar uma lesão em chicote (aceleração) ou distúrbio associado a lesão em chicote (DAC) (Tab. 3.7),[39] a lesão por alongamento pode acarretar sensação de queimação, o uso excessivo ou posturas sustentadas podem acarretar sintomas da síndrome do desfiladeiro torácico, e um relato de início insidioso em um indivíduo com mais de 55 anos pode indicar espondilose cervical. O paciente foi atingido lateralmente, pela frente ou por trás? Ele percebeu a iminência do acidente?[40] Tipicamente, as sensações de "queimação" ou "ferroada" ocorrem em razão de um golpe contra uma parte do plexo braquial ou de alongamento e tração ou por compressão do plexo braquial (Tab. 3.8; Fig. 3.10). Em alguns casos, há relato de **paralisia causada por mochila (PCM)**,[41] decorrente do uso de mochila pesada, sobretudo sem apoio na cintura; os sintomas, que comumente são bilaterais, estão relacionados com o plexo braquial (i. e., paresia, dormência, parestesia e debilidade motora indolor no cíngulo do membro superior e nos músculos flexores do cotovelo). As respostas a essas questões ajudam o examinador a determinar como a lesão ocorreu, quais foram os tecidos lesionados e a gravidade das lesões.

4. *O paciente tinha sentido dor cervical previamente?* A Tabela 3.9 resume os fatores que reduzem as probabilidades de um novo episódio de dor cervical.[35] Em casos crônicos de dor ou cefaleia, poderá ter utilidade o uso de um **diário da dor**, para ajudar na determinação dos padrões álgicos ou fatores que deflagram a dor ou as cefaleias.

5. *Qual é a atividade ou o passatempo usual do paciente?* Alguma atividade ou postura particular o incomoda? Qual tipo de trabalho ele realiza? Existe alguma posição que ele mantém durante longos períodos (p. ex., ao costurar, digitar ou trabalhar em uma escrivaninha)? O paciente usa óculos? Em caso afirmativo, eles são bifocais ou multifocais? Sintomas da parte cervical alta da coluna podem surgir em decorrência de movimentos de concordância excessivos à medida que o paciente tenta enxergar pela parte correta dos óculos. Problemas articulares cervicotorácicos (parte cervical baixa da coluna/ parte torácica alta da coluna) geralmente causam

Escala de gravidade do déficit neurológico de Watkins

Grau	Déficit neurológico
1	Dormência ou disestesia no membro superior (unilateral); perda de força
2	Perda da função motora e sensitiva em ambos os membros superiores
3	Perda da função motora e sensitiva ipsilateral (membro superior, membro inferior, tronco)
4	Tetraparesia transitória (perda sensitiva temporária nos quatro membros)
5	Tetraplegia transitória (perda motora temporária nos quatro membros)

Pontuação: _____ (A)

Grau	Duração dos sintomas
1	Inferior a 5 minutos
2	Inferior a 1 hora
3	Inferior a 24 horas
4	Inferior a 1 semana
5	Superior a 1 semana

Pontuação: _____ (B)

Pontuação da gravidade: A + B = _____
(≤ 4: episódio leve; 4-7: episódio moderado; 8-10: episódio grave)

Grau	Diâmetro do canal central
1	> 12 mm
2	Entre 10 e 12 mm
3	10 mm
4	8 a 10 mm
5	< 8 mm

Pontuação: _____ (C)

Pontuação do retorno à atividade: A + B + C = _____
(≤ 6: risco mínimo; 6-10: risco moderado; 10-15: risco grave)

Figura 3.9 Escala de gravidade do déficit neurológico de Watkins. (Dados de Watkins RG. Neck injuries in football. In: Watkins RG, editor. *The spine in sports.* St. Louis: Mosby-Year Book, 1996. p. 327.)

TABELA 3.4

Fatores que aumentam as probabilidades de recuperação de um episódio de dor cervical

Cenário e grau de dor cervical	Provavelmente aumenta	Pode aumentar	Sem efeito	Sem evidência suficiente para determinar a probabilidade
População geral	Mais jovens, previamente sem dor cervical, boa saúde física e psicológica, boa estratégia de enfrentamento, bom suporte social	Estar empregado	—	Sexo, condição física ou de condicionamento geral antes do episódio de dor, alterações que sugerem discopatia cervical
No trabalho	Exercício e esportes, ausência de dor ou baixa por saúde prévia	Mudança de ocupação (para certos tipos de trabalho), trabalho em escritório, grande influência no trabalho	Idade, demandas ergonômicas/de trabalho braçal, fatores psicossociais relacionados com o trabalho (mas muitos desses fatores ainda não foram estudados)	Sexo, indenização, litígio judicial, obesidade, tabagismo, alterações que sugerem discopatia cervical

(continua)

Capítulo 3 Parte cervical da coluna **191**

TABELA 3.4 (*continuação*)

Fatores que aumentam as probabilidades de recuperação de um episódio de dor cervical

Cenário e grau de dor cervical	Provavelmente aumenta	Pode aumentar	Sem efeito	Sem evidência suficiente para determinar a probabilidade
Após um acidente automobilístico	Ausência de dor ou baixa por saúde prévia, menor quantidade de sintomas inicialmente, menor gravidade dos sintomas, DAC grau I, boa saúde psicológica (p. ex., não lida passivamente com a situação, não tem medo de se movimentar, não tem ansiedade pós-lesional), não fez uso de tratamento excessivo inicialmente	Previamente sem problemas com dores e com boa saúde, seguro que o exime de responsabilidade civil, sem necessidade de acionar advogados, velocidade mais baixa na hora do acidente	Fatores específicos da colisão (p. ex., posição da cabeça no momento do impacto, posição no veículo, direção da colisão)	Idade, sexo, cultura, aptidão física, alterações que sugerem discopatia cervical

DAC: distúrbio associado a lesão em "chicote".
De Guzman J, Haldeman S, Carroll LJ et al.: Clinical practice implications of the Bone and Joint Decade 2000-2010 Task Force on Neck Pain and Its Associated Disorders: from concepts and findings to recommendations, *J Manipulative Physiol Ther* 32(2 Suppl.):234, 2009.

TABELA **3.5**

"Bandeiras amarelas" clínicas que indicam crenças de evitação-medo exacerbadas e o risco de o paciente desenvolver incapacidade em longo prazo

Atitudes e crenças	Comportamentos
• Crença de que a dor é nociva ou incapacitante, o que resulta em reações de defesa e no medo de se movimentar • Crença de que toda dor deve ser abolida antes do retorno à atividade • Expectativa de exacerbação da dor com atividade ou trabalho, incapacidade de prever a capacidade • Catastrofização, espera pelo pior • Crença de que a dor não pode ser controlada • Atitude passiva quanto à reabilitação	• Prolongamento do repouso • Diminuição do nível de atividade, com abandono significativo das atividades de vida diária • Evitação das atividades normais e substituição progressiva do estilo de vida, afastando-se das atividades produtivas • Relatos de dor extrema • Dependência excessiva de meios auxiliares (tipoias, muletas etc.) • Piora na qualidade do sono seguinte ao surgimento de dor nas costas • Consumo exagerado de bebidas alcoólicas ou de outras substâncias; aumento desde o início da dor nas costas • Tabagismo

De Childs JD, Fritz JM, Piva SR et al.: Proposal of a classification system for patients with neck pain, *J Orthop Sports Phys Ther* 34:686-700, 2004. Dados de Kendall et al.: *Guide to assessing psychosocial yellow flags in acute low back pain: risk factors for long-term disability and work loss*, Wellington, New Zealand, 2002, Accident Rehabilitation and Compensation Insurance Corporation of New Zealand and the National Health Committee.

TABELA 3.6
Sinais e sintomas de alerta para distúrbios graves da parte cervical da coluna ("bandeiras vermelhas"), alguns dos quais exigirão a realização imediata de exames de imagens

Causa potencial	Características clínicas
Fratura	Traumatismo clinicamente relevante em adolescente ou adulto Traumatismo pouco importante em paciente idoso Espondilite anquilosante Seguir a Regra canadense da parte cervical da coluna 205 (i. e., C-Spine rules)
Neoplasia (câncer)	Dor que piora durante a noite Perda de peso sem explicação Histórico de neoplasia Idade superior a 50 e inferior a 20 anos História prévia de câncer Dor constante que não cede ao repouso no leito
Infecção	Febre, calafrios, sudorese noturna Perda de peso sem explicação Histórico de infecção sistêmica recente Procedimento invasivo recente Imunossupressão Uso de medicação intravenosa
Lesão neurológica	Déficit neurológico progressivo Sintomas em membros superior e inferior Disfunção vesical ou intestinal
Mielopatia cervical	Atrofia dos músculos intrínsecos da mão Perturbação sensitiva nas mãos Marcha instável Presença de reflexo de Hoffmann Hiper-reflexia Distúrbio vesical e intestinal Fraqueza e/ou alterações na sensibilidade multissegmentares Clônus (uma série de contrações musculares rítmicas involuntárias) Reflexo braquiorradial com resposta invertida
Instabilidade ligamentar cervical alta	Cefaleia e dormência occipital Limitação grave durante ADM ativa do pescoço em todas as direções Sinais de mielopatia cervical Pós-traumatismo Artrite reumatoide Síndrome de Down
Insuficiência da artéria vertebral	Quedas súbitas Tontura ou vertigem relacionada com o movimento cervical Disfasia (dificuldade de deglutição) Disartria (dificuldade em falar) Diplopia (visão dupla) Sinais positivos em testes de nervos cranianos Ataxia (incoordenação muscular) Náuseas
Doença inflamatória ou sistêmica	Temperatura > 37°C Pressão arterial > 160/95 mmHg Frequência cardíaca em repouso > 100 bpm Frequência respiratória em repouso > 25 rpm Fadiga

ADM: amplitude de movimento.
Modificada de Rao RD, Currier BL, Albert TJ et al.: Degenerative cervical spondylosis: clinical syndromes, pathogenesis, and management, *J Bone Joint Surg Am* 89(6):1360-1378, 2007; Childs JD, Fritz JM, Piva SR et al.: Proposal of a classification system for patients with neck pain, *J Orthop Sports Phys Ther* 34:688, 2004.

TABELA 3.7

Classificação de Quebec da gravidade dos distúrbios associados à lesão em "chicote"

Grau	Apresentação clínica
0	Ausência de sintomas no pescoço, ausência de sinal(is) físico(s)
1	Ausência de sinal(is) físico(s), dor no pescoço, rigidez ou apenas sensibilidade, predominância de queixas em relação ao pescoço, ADM normal, reflexos, dermátomos e miótomos normais
2	Sintomas relacionados ao pescoço (dor, rigidez) e sinal(is) musculoesquelético(s) como ADM e ponto de sensibilidade diminuídos, queixas com relação aos tecidos moles (dor, rigidez) nos ombros e dorso, reflexos, dermátomos e miótomos normais
3	Sintomas relacionados ao pescoço (dor, rigidez, restrição da ADM) e sinal(is) neurológico(s) como diminuição ou ausência de reflexos do tendão profundo, fraqueza (miótomo positivo) e déficits de sensibilidade (dermátomo positivo), ausência de fratura no exame radiológico, TC e RM podem revelar envolvimento de nervo e possível lesão do disco
4	Sintomas relacionados ao pescoço (dor, rigidez, restrição da ADM) com fratura ou luxação e sinais neurológicos objetivos, possíveis sinais da medula espinal

ADM: amplitude de movimento; RM: imagens de ressonância magnética; TC: tomografia computadorizada.
Modificada de Spitzer WO, Skovron ML, Salmi LR et al. Scientific monograph of the Quebec Task Force on Whiplash-Associated Disorders: redefining "whiplash" and its management. *Spine* 1995 20:8S-58S.

TABELA 3.8

Diagnóstico diferencial entre lesão da raiz nervosa cervical e do plexo braquial

	Lesão da raiz nervosa cervical	Lesão do plexo braquial
Causa	Hérnia de disco Estenose Osteófitos Traumatismo com edema Espondilose	Distensão da parte cervical da coluna Compressão da parte cervical da coluna Depressão do ombro
Fatores contribuintes	Defeitos congênitos	Síndrome do desfiladeiro torácico
Dor	Dor aguda ou em queimação nos dermátomos acometidos	Dor aguda ou em queimação em todos ou na maioria dos dermátomos, dor no trapézio
Parestesia	Dormência, sensação de agulhada nos dermátomos acometidos	Dormência, sensação de alfinetada em todos ou na maioria dos dermátomos do membro superior (distribuição mais ambígua)
Dor à palpação	Sobre a área acometida da face posterior da parte cervical da coluna	Sobre a área acometida do plexo braquial ou lateralmente à parte cervical da coluna
Amplitude de movimento	Diminuída	Diminuída, mas geralmente recuperada muito rapidamente
Fraqueza	Geralmente, paralisia transitória O miótomo pode ser acometido	Fraqueza muscular transitória Miótomos acometidos
Reflexos do tendão profundo	A raiz nervosa acometida pode estar deprimida	Podem estar deprimidos
Teste provocativo	A flexão lateral, a rotação e a extensão com compressão aumentam os sintomas A tração cervical diminui os sintomas Testes de tensão do membro superior positivos	A flexão lateral com compressão (ipsilateral) ou a distensão (contralateral) pode aumentar os sintomas Testes de tensão do membro superior podem ser positivos

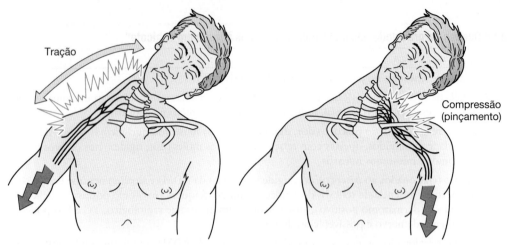

Figura 3.10   Mecanismo de lesão para patologia do plexo braquial (dor em queimação ou sensação de picada).

TABELA 3.9

Fatores que diminuem a probabilidade de se ter um novo episódio de dor cervical

Cenário e grau de dor cervical	Provavelmente diminui	Pode diminuir	Sem efeito	Sem evidência suficiente para determinar a probabilidade
População geral	Previamente sem dor cervical, sem outros problemas musculoesqueléticos, boa saúde psicológica	Mais jovens, sexo masculino, não fumante, mudanças de regra nos esportes (como no hóquei no gelo)	Obesidade	Peso da mochila escolar, alterações que sugerem discopatia cervical (nas imagens)
No trabalho	Mais jovens (risco máximo na 4ª e 5ª décadas), sexo masculino, previamente sem dor cervical, nas costas ou nos membros superiores, pouco estresse psicológico no trabalho, bom apoio dos colegas de trabalho, trabalho ativo (não sedentário), trabalho menos repetitivo ou de precisão	Não ser imigrante ou de minoria conspícua, maior força ou resistência do pescoço, não trabalhar com o pescoço flexionado por longos períodos, não fumante, previamente sem cefaleia, boa saúde física, personalidade "não do tipo A", não trabalhar em posições desajeitadas, trabalho físico leve, posição adequada com relação ao teclado, sem postura desajeitada da cabeça, cotovelos e ombros, sem brilho ofuscante da tela	Atividade física ou esportiva em momentos de lazer, qualidade do sono, tempo fazendo atividades domésticas, tempo gasto em passatempos	Estado civil, escolaridade, categoria ocupacional, duração do emprego, obesidade, autoavaliação do status da saúde, estresse mental, satisfação com o trabalho, trabalhar com as mãos acima do nível dos ombros, altura da tela do computador, alterações que sugerem discopatia cervical
Após um acidente automobilístico	—	Sexo masculino, previamente sem problemas com dores, viajar no banco traseiro, colisão lateral, sem indenização para dor e sofrimento, assentos do carro e descansos de cabeça especialmente manufaturados	Gancho de reboque no automóvel, idade, tipo de contenção no assento para crianças	Percepção de que haveria um acidente, gravidade do impacto da colisão, alterações que sugerem discopatia cervical (nas imagens)

De Guzman, J, Haldeman S, Carroll LJ et al.: Clinical practice implications of the Bone and Joint Decade 2000-2010 Task Force on Neck Pain and Its Associated Disorders: from concepts and findings to recommendations, *J Manipulative Physiol Ther* 32(2 Suppl.):233, 2009.

dor quando ocorre a realização de atividades que requerem movimento de puxar-empurrar, como cortar grama, serrar e limpar janelas. Quais movimentos incomodam o paciente? Por exemplo, a extensão pode agravar os sintomas no paciente com sinais e sintomas radiculares.[42]

6. *A cabeça chocou-se contra algo ou o paciente perdeu a consciência?* Quando a lesão for causada por um acidente automobilístico, é importante saber se o paciente usava cinto de segurança, qual o tipo do cinto (de colo ou de ombro) e se ele percebeu a iminência do acidente. Essas questões dão alguma ideia sobre a gravidade e os mecanismos da lesão. Caso o paciente apresente perda de consciência ou instabilidade, as características de cada episódio da consciência alterada devem ser anotadas (ver Cap. 2).

7. *Os sintomas manifestaram-se imediatamente?* Geralmente, a dor óssea manifesta-se imediatamente, ao passo que a dor muscular ou ligamentar pode manifestar-se imediatamente (p. ex., laceração) ou levar várias horas ou dias para se manifestar (p. ex., distensão causada por um acidente automobilístico). Setenta por cento dos pacientes que sofreram lesão em chicote relataram a ocorrência imediata dos sintomas enquanto o restante declarou surgimento mais tardio deles.[33,43-47] Os sintomas estiveram presentes por quanto tempo? Síndromes de dor miofascial apresentam sensação de dor generalizada e pelo menos três pontos-gatilho, com duração mínima de três meses, sem histórico de trauma.[48]

8. *Quais são os locais e limites da dor?* Solicitar ao paciente que indique a localização ou os locais da dor. Em uma lesão de raiz nervosa C4 ou de raízes nervosas acima desse nível, os sintomas não irradiam para o membro superior. Por exemplo, as raízes nervosas de C2 e C3 avançam para o aspecto lateral do pescoço, enquanto as de C4 e C5 avançam para o aspecto lateral do pescoço e para os ombros. A **radiculopatia cervical** ou lesão de raízes nervosas da parte cervical da coluna manifesta-se principalmente por meio de sintomas motores e sensoriais unilaterais no membro superior, com fraqueza muscular (miótomo), alteração sensorial (dermátomo), hipoatividade reflexa e, algumas vezes, atividade focal constituindo os sinais principais.[49-52] As radiculopatias agudas comumente estão associadas a herniações do disco, enquanto os tipos crônicos estão mais relacionados à espondilose.[50] As herniações discais na parte cervical da coluna geralmente acarretam dor intensa no pescoço que pode irradiar para o ombro, escápula e/ou membro superior, ADM limitada e aumento da dor ao tossir, espirrar, realizar movimentos súbitos ou de esforço.[47] O uso da discografia demonstrou que as lesões discais na parte cervical da coluna podem levar a dor referida à parte torácica da coluna, sobretudo ao longo da borda medial da escápula.[53] A dor discal originária em C3-C4 é referida à junção cervicotorácica e à parte descendente do músculo trapézio ipsilateral; em C4-C5, à borda superomedial da escápula; em C5-C6 à região média da escápula; e em C6-C7 à região inferior da escápula e ao longo da borda medial da escápula. A **mielopatia cervical** ou lesão da própria medula espinal manifesta-se mais provavelmente por fraqueza espástica, parestesia e uma possível incoordenação de um ou ambos os membros inferiores, assim como disfunções proprioceptivas e/ou esfincterianas (Tabs. 3.10 e 3.11).[54] Nos casos de mielopatia cervical, os sintomas na mão podem ser precocemente evidentes. Essa **mão mielopática** é decorrente da fraqueza e, em seguida, da perda da adução e da extensão dos dois ou três dedos ulnares (**sinal do escape do dedo** ou **sinal de Wartenberg**, que é a dificuldade com a adução do dedo mínimo) e o paciente demonstra incapacidade em agarrar e soltar (**teste de agarrar e soltar**) rapidamente com esses dedos.[55] Para a realização do teste, o examinador pede ao paciente que agarre e solte durante 10 segundos. Em condições normais, são possíveis 20 ou mais repetições.

9. *Existe alguma irradiação da dor?* É útil correlacionar essa resposta com o dermátomo e achados do nervo periférico sensorial ao realizar o teste da sensibilidade e da palpação posteriormente no exame. A dor é profunda? Superficial? Penetrante? Em queimação? A sensação é de dor? Por exemplo, quando um atleta sofre uma lesão por tração do plexo braquial sente uma dor em queimação, parecida com um raio, no ombro e membro superior, sendo seguida por um período de sensação de peso ou de perda de função do membro superior. A Figura 3.11 mostra a irradiação da dor na enfermidade da articulação facetária (apofisária).[56,57]

10. *A dor é afetada pelo riso? Pela tosse? Pelo espirro? Pelo esforço?* Em caso afirmativo, um aumento da pressão intratorácica ou intra-abdominal pode estar contribuindo para o problema.

11. *O paciente apresenta cefaleia? Em caso afirmativo, qual a sua localização? Qual a sua frequência?* Cefaleias cervicogênicas ocorrem como um sintoma de disfunção musculoesquelética na parte cervical da coluna, especialmente C1, C2 e C3.[58-61] A Tabela 3.12 resume os critérios clínicos para uma cefaleia cervicogênica.[58] Se o paciente se queixa de cefaleia, o examinador deve registrar o histórico do problema, seu padrão temporal, o comportamento dos sintomas e a medicação utilizada, para que possa assegurar que a cefaleia é benigna e pode ser classificada.[62] Por exemplo, ela ocorre todos os dias, duas vezes por dia, dois dias por semana ou um dia

196 Avaliação musculoesquelética

TABELA 3.10

Sinais e sintomas da mielopatia cervical

Alterações motoras	Alterações sensitivas
Sintomas iniciais (predominantemente nos membros inferiores) • Paraparesia espástica • Rigidez e sensação de peso, pele desgastada nos pododáctilos, dificuldade em subir escadas • Fraqueza, espasmos, cãibras, fadiga fácil • Diminuição da energia, especialmente dos flexores (dorsiflexores do tornozelo e dos pododáctilos; flexores dos quadris) • Hiper-reflexia do joelho e contrações musculares do tornozelo, com clônus • Sinal de Babinski positivo, hipertonia dos extensores • Diminuição ou ausência de reflexos abdominais superficiais e cremastéricos • Pé caído, monoplegia crural ***Sintomas tardios (em ordem de ocorrência)*** • Várias combinações de envolvimento dos membros superiores e inferiores • Quadro misto de disfunção neuromotora superior e inferior • Atrofia, fraqueza, hipotonia, hiper a hiporreflexia e ausência dos reflexos do tendão profundo	• Cefaleia e dor na cabeça • Dor ocular, auricular, no pescoço, garganta ou seios faciais • Sintomas de sensibilidade na faringe e laringe • Rouquidão e afonia paroxismal • Vertigem rotatória • Zumbido e vibração simultâneos ou ruídos sibilantes contínuos • Surdez • Alterações oculovisuais (p. ex., turvação, fotofobia, escotomas cintilantes, diplopia, hemianopsia homônima e nistagmo) • Perturbação do sistema nervoso autônomo (p. ex., sudorese, rubor, rinorreia, salivação, lacrimejamento, náusea e vômito) • Fraqueza em um ou em ambos os membros inferiores, quedas súbitas com ou sem perda de consciência • Dormência em uma ou em ambas as porções laterais do corpo • Disfagia ou disartria • Espasmos mioclônicos • Soluço • Alterações respiratórias (p. ex., respiração de Cheyne-Stokes, de Biot ou atáxica)

Modificada de Bland JH. *Disorders of the cervical spine*. Philadelphia: WB Saunders, 1994. p. 215-216.

TABELA 3.11

Diagnóstico diferencial entre distúrbios neurológicos da parte cervical da coluna e do membro superior

Radiculopatia cervical (lesão de raiz nervosa)	Mielopatia cervical	Lesão do plexo braquial (plexopatia)	Dor em queimação (lesão transitória do plexo braquial)	Nervo periférico (membro superior)
Dor no membro superior na distribuição do dermátomo	Dormência na mão, dor na cabeça, rouquidão, vertigem, zumbido, surdez	Dor mais localizada no ombro e no pescoço (às vezes na face)	Dor temporária no dermátomo	Ausência de dor
Aumento da dor pela extensão e rotação ou flexão lateral	Extensão, rotação e flexão lateral podem causar dor	Dor à compressão do plexo braquial	Dor à compressão ou distensão do plexo braquial	Ausência de dor no início. Caso ocorra contratura (tardia), dor ao alongamento
A dor pode ser aliviada com a colocação da mão sobre a cabeça (C5, C6)	Posições do membro superior não têm efeito sobre a dor	Posições do membro superior não têm efeito sobre a dor[a]	Posições do membro superior não têm efeito sobre a dor[a]	Posições do membro superior não têm efeito sobre a dor[a]
Sensibilidade (dermátomo) afetada	Sensibilidade afetada, padrão anormal	Sensibilidade (dermátomo) afetada	Sensibilidade (dermátomo) afetada	Sensibilidade nervosa periférica afetada
Marcha não afetada	Marcha com base larga, quedas súbitas sem desmaio, ataxia; propriocepção afetada	Marcha não afetada	Marcha não afetada	Marcha não afetada
Função da mão alterada	Perda da função da mão	Perda da função do membro superior	Perda temporária da função	Perda de função dos músculos inervados pelo nervo acometido

(continua)

TABELA 3.11 *(continuação)*
Diagnóstico diferencial entre distúrbios neurológicos da parte cervical da coluna e do membro superior

Radiculopatia cervical (lesão de raiz nervosa)	Mielopatia cervical	Lesão do plexo braquial (plexopatia)	Dor em queimação (lesão transitória do plexo braquial)	Nervo periférico (membro superior)
Função intestinal e vesical não alteradas	Possível perda de controle intestinal e vesical	Controle intestinal e vesical não afetados	Controle intestinal e vesical não afetados	Controle intestinal e vesical não afetados
Fraqueza no miótomo, mas sem espasticidade	Paresia espástica (principalmente no membro inferior no início; no membro superior depois)	Fraqueza no miótomo	Fraqueza temporária no miótomo	Fraqueza dos músculos inervados pelo nervo acometido
Reflexos do tendão profundo (RTP) hipoativos	RTP do membro inferior hiperativo RTP do membro superior hiperativo	RTP hipoativos	RTP não acometidos	RTP podem ser diminuídos
Reflexo patológico negativo	Reflexo patológico positivo	Reflexo patológico negativo	Reflexo patológico negativo	Reflexo patológico negativo
Reflexo superficial negativo	Reflexo superficial diminuído	Reflexo superficial negativo	Reflexo superficial negativo	Reflexo superficial negativo
Atrofia (sinal tardio), difícil de ser detectada no início	Atrofia	Atrofia	Possível atrofia	Atrofia (não usual com neuropraxia)

[a]Exceto em posições de teste que colocam o nervo sob tensão.
RTP: reflexos de tendão profundo.

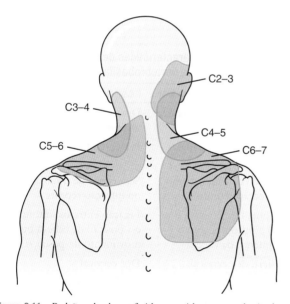

Figura 3.11 Padrões de dor referida sugeridos na patologia das articulações apofisárias (facetárias). (Redesenhada de Porterfield JA, DeRosa C. *Mechanical neck pain – perspective in functional anatomy.* Philadelphia: WB Saunders, 1995. p. 104. Adaptada de Dwyer A, April C, Bogduk N. Cervical zygapophyseal joint pain patterns. *Spine* 1990 15:453-457.)

TABELA 3.12
Critérios clínicos para o diagnóstico de cefaleia cervicogênica

- Cefaleia unilateral sem desvio lateral com um componente occipital ou suboccipital
- Sintomas e sinais de envolvimento cervical: dor deflagrada por movimento do pescoço ou manutenção de postura desajeitada e/ou pressão externa na região posterior do pescoço ou na região occipital; dor ipsilateral no pescoço, ombro e braço; redução da amplitude de movimento; mobilidade anormal em C0-C1
- Episódios álgicos de duração variada, ou dor contínua e flutuante
- Dor moderada, não excruciante, habitualmente de natureza não pulsante
- Dor que inicia no pescoço e se alastra para as regiões óculo-fronto-temporais; sensação dolorosa suboccipital ou nucal
- Bloqueios anestésicos suprimem temporariamente a dor, desde que seja obtida uma anestesia completa, ou ocorrência de traumatismo cervical sustentado logo antes do início
- Vários eventos relacionados com a crise e anormalidades sensitivas: sinais e sintomas autonômicos, náuseas, vômitos, edema e rubor ipsilaterais na região periocular, tontura, fotofobia, fonofobia, ou turvamento da visão no olho ipsilateral

O paciente que atende aos cinco primeiros critérios descritos se qualifica para a o diagnóstico de possível cefaleia cervicogênica

O paciente que atende a mais de três critérios se qualifica para o diagnóstico de provável cefaleia cervicogênica

Modificada de Bogduk N, Govind J: Cervicogenic headache: an assessment of the evidence on clinical diagnosis, invasive tests and treatment, *Lancet Neurol* 8(10):959-968, 2009. Adaptada de Antonaci F, Ghirmai S, Bono S et al.: Cervicogenic headache: evaluation of the original diagnostic criteria. *Cephalalgia* 21:573-583, 2001.

por mês?[63] Qual a sua intensidade? Qual a sua duração? Ela é afetada por medicamentos? Em caso afirmativo, por qual quantidade e tipo do medicamento consumido? Existem alguns fatores desencadeantes (p. ex., alimentos, estresse, postura)? Ver Tabelas 2.15-2.17, que indicam a influência do momento do dia, da posição corporal, da localização da cefaleia e do tipo de dor no diagnóstico do tipo de cefaleia que o paciente pode estar apresentando. A Tabela 2.18 exibe as características proeminentes de algumas das cefaleias mais comuns. A disfunção da articulação craniovertebral geralmente é acompanhada por cefaleias. Por exemplo, cefaleias C1 ocorrem na base e no topo da cabeça, enquanto cefaleias C2 ocorrem na região temporal. A **dissecção da artéria cervical**, embora de ocorrência rara, pode resultar em dor cervical e em uma cefaleia do tipo enxaqueca.[20] A dissecção de uma artéria cervical (i. e., artéria vertebral ou carótida interna [Fig. 3.12]) geralmente resulta em uma dor cervical aguda a intensa "incomum", diferente de qualquer coisa previamente vivenciada. O problema pode ser seguido por um **ataque isquêmico transitório (AIT)** ou por um AVE.[20] Os sinais e sintomas de dissecção de artéria vertebral incluem distúrbios do equilíbrio, ataxia (i. e., fala arrastada, cambaleios, quedas [como se estivesse bêbado]),

síncope (i. e., desmaios), *drop attaks* (i. e., quedas súbitas), disfagia (i. e., dificuldade para deglutir), disartria (i. e., dificuldade de fala) e problemas de visão (i. e., visão turva) (Tab. 3.13).[20,64] Muitos desses pacientes exibem sinais e sintomas neurológicos temporários dias ou semanas antes da ocorrência da dissecção.[20] O paciente com dissecção da artéria carótida interna manifesta dor frontal ou retro-orbital unilateral, e também constrição pupilar (i. e., miose) ou paralisia facial.[20]

Se a cefaleia for uma queixa importante, especialmente seguinte a um traumatismo, então o examinador deve medir a pressão arterial do paciente, avaliar seu estado mental, como se faz em casos de concussão (ver Cap. 2, SCAT5), e avaliar os nervos cranianos (ver Tab. 2.1).[65]

12. *A mudança de posições altera a cefaleia ou a dor?* Em caso afirmativo, quais posições aumentam ou diminuem a dor? O paciente pode relatar que a dor e os sintomas referidos diminuem ou são aliviados com a colocação da mão ou do membro superior do lado afetado no topo da cabeça. Isso é denominado **sinal de Bakody** e, geralmente, indica problemas na região de C4 ou de C5.[66,67]

13. *O paciente apresenta parestesia (sensação de "alfinetadas")?* Essa sensação ocorre quando uma pressão é aplicada sobre uma raiz nervosa. Ela pode

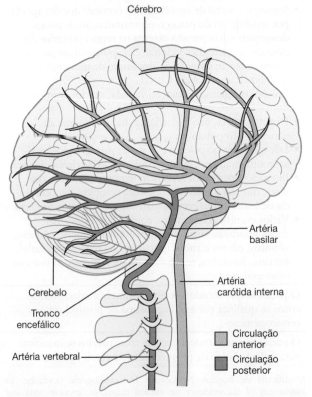

Figura 3.12 Distribuição das artérias carótida interna, basilar e vertebral via círculo arterial do cérebro. (Redesenhada de Haneline M: The etiology of cervical artery dissection, *J Chiro Med* 6:111, 2007.)

TABELA 3.13

Diferenciação entre características de dissecção de artéria cervical e insuficiência vertebrobasilar

Dissecção de artéria cervical	Insuficiência vertebrobasilar
Início agudo de dor cervical ou cefaleia	Dor cervical ou cefaleia prolongada
Paciente jovem/de meia-idade (30-50 anos)	Paciente idoso (> 65 anos)
Histórico de traumatismo ou infecção recente	Sem relato de traumatismo ou infecção recente
Sem uma ligação clara dos sinais e sintomas com o movimento da cabeça	Ligação entre os sintomas e a posição da cabeça ou movimento do pescoço
Cefaleia, dor cervical	Dor cervical
Dor moderada a intensa	Dor leve a moderada
Ocorrência conjunta de tontura, diplopia, disartria, disfagia, queda súbita, outros sintomas (p. ex., parestesia ou fraqueza de membro, síndrome de Horner)	Ocorrência conjunta de tontura, diplopia, disartria, disfagia, queda súbita, pré-síncope

De Thomas LC: Cervical arterial dissection: an overview and implications for manipulative therapy practice. *Man Ther* 21:2-9, 2016.

tornar-se evidente se a pressão sobre um tronco nervoso é aliviada. A dormência e/ou parestesia nas mãos ou nos membros inferiores e a deterioração da função da mão podem estar relacionadas à mielopatia cervical (ver Tab. 3.10).

14. *O paciente apresenta parestesia nas extremidades?* Os sintomas são bilaterais? Sintomas bilaterais geralmente indicam distúrbios sistêmicos (p. ex., diabetes, uso abusivo de álcool) que causam neuropatias ou lesões centrais expansivas.

15. *Há algum fator de risco presente?* Por exemplo, a hipertensão pode ser um fator de risco para arteriopatia da artéria carótida ou vertebral.[68] A instabilidade decorrente de problemas nos ligamentos craniovertebrais pode comprometer tecidos neurológicos e vasculares na região cervical alta.[68] Outros fatores de risco relacionados com a insuficiência vertebrobasilar podem incluir: doença cardiovascular, AIT, distúrbios da coagulação, terapia anticoagulante, uso de anticoncepcionais orais, tabagismo, uso prolongado de esteroides e história pregressa de traumatismo cranioencefálico.

16. *O paciente apresenta sintomas nos membros inferiores?* Esse achado pode indicar um problema grave que acomete a medula espinal (mielopatia; ver Tab. 3.10). Esses sintomas podem incluir dormência, parestesia, tropeços, dificuldade de marcha e falta de equilíbrio ou agilidade. Todos esses sintomas podem indicar mielopatia cervical. Da mesma forma, sinais de disfunção esfincteriana (intestinal ou vesical) ou sexual podem estar relacionados à mielopatia cervical.

17. *O paciente apresenta dificuldade de marcha? Ele apresenta problema de equilíbrio?* Ele tropeça ao andar, apresenta dificuldade para andar no escuro ou anda com os pés bem afastados? Respostas positivas podem indicar mielopatia cervical. A anormalidade de nervos cranianos associada a alterações da marcha pode indicar disfunções neurológicas sistêmicas.[69]

18. *O paciente apresenta tontura, desmaio ou crises convulsivas?* Qual o grau, a frequência e a duração da tontura? Ela está associada a certas posições da cabeça ou do corpo? Problemas dos canais semicirculares ou da artéria vertebral (Tab. 3.14) podem acarretar tontura. A tontura causada por um problema na artéria vertebral normalmente está associada a outros sintomas. A queda sem provocação e com manutenção da consciência algumas vezes é denominada ***drop attack*** (queda súbita).[70] O paciente apresentou algum distúrbio visual? Distúrbios visuais como, por exemplo, diplopia (visão dupla), nistagmo ("olhos dançantes"), escotomas (campo visual diminuído) e perda da acuidade visual podem indicar lesão grave, lesão neurológica e, algumas vezes, aumento da pressão intracraniana (ver Cap. 2).[66]

TABELA 3.14

Sinais e sintomas da insuficiência arterial vertebrobasilar[a]

- Tontura, vertigem
- Atordoamento
- Queda súbita (*drop attacks*), apagões
- Síncope (perda da consciência)
- Acidente vascular encefálico
- Diplopia, turvação da visão
- Alucinação visual
- Zumbido (ruído auricular)
- Rubor
- Sudorese
- Lacrimejamento (lágrimas involuntárias)
- Rinorreia (coriza nasal)
- Escotomas (deficiência visual em uma área definida do[s] olho[s])
- Soluço
- Espasmos miotônicos
- Tremor e rigidez
- Desorientação
- Vertigem
- Fotofobia (sensibilidade à luz)
- Dormência e parestesia (em torno dos lábios ou na face)
- Tetraparesia (fraqueza nos quatro membros)
- Disfagia (dificuldade de deglutição)
- Disartria (dificuldade de articulação da fala)
- Fotopsia (sensação de "faíscas" de luz)
- Anosognosia visual (falta de percepção de um déficit visual)
- Nistagmo
- Ataxia (ausência de coordenação muscular voluntária/marcha insegura)
- Náusea/vômito
- Cefaleia

[a]Esses sintomas paraespinais resultam principalmente da rotação e da extensão do pescoço, embora eles às vezes surjam durante a flexão. O espectro dos sintomas e sinais neurológicos é tão amplo quanto o das estruturas que estiverem potencialmente envolvidas. Em uma síndrome neurológica estranha, complexa e pouco explicável, deve-se suspeitar de insuficiência da artéria vertebrobasilar.
Modificada de Bland JH. Disorders of the cervical spine. Philadelphia: WB Saunders Co., 1994. p. 217.

19. *O paciente apresenta ou queixa-se de algum sintoma simpático?* Pode ter ocorrido lesão de nervos cranianos ou do sistema nervoso simpático, que está localizado nos tecidos moles do pescoço, anterior e lateralmente às vértebras cervicais. A Tabela 2.1 apresenta os nervos cranianos e suas funções. Lesões graves (p. ex., por aceleração/do tipo chicote) podem acarretar hipertonia do sistema nervoso simpático.[2] Alguns dos sinais e sintomas simpáticos que podem ser encontrados pelo examinador são: zumbido, tontura, borramento da visão, fotofobia, rinorreia, sudorese, lacrimejamento e perda de força.

20. *O problema está melhorando? Piorando? Permanece inalterado?* A resposta a essas questões proporciona ao examinador alguma indicação sobre a evolução do problema.

200 Avaliação musculoesquelética

21. *Quais atividades agravam o problema? Quais atividades o melhoram?* Existe alguma posição da cabeça ou do pescoço que o paciente considera particularmente incômoda? Essas posições devem ser observadas. Por exemplo, a leitura (na qual a parte cervical da coluna fica flexionada) incomoda o paciente? Quando os sintomas permanecem inalterados com a alteração de posição, é provável que o problema não seja de origem mecânica. Lesões da C3, da C4 e da C5 podem afetar o diafragma e, consequentemente, podem acometer a respiração.

22. *O paciente queixa-se de qualquer restrição ao realizar movimentos?* Em caso afirmativo, quais movimentos são restringidos? Nesse estágio, é importante que o paciente não demonstre os movimentos. Os movimentos reais serão realizados durante o exame.

23. *O paciente respira pela boca?* A respiração bucal estimula o posicionamento da cabeça para a frente e aumenta a atividade dos músculos respiratórios acessórios.

24. *O paciente apresenta alguma dificuldade de deglutição (disfagia) ou alguma alteração na voz?* Essas alterações podem ser causadas por problemas neurológicos, pressão mecânica ou incoordenação muscular. A dor à deglutição pode ser indicativa de edema de tecidos moles da garganta, subluxação vertebral, projeção de osteófitos ou protrusão do disco para o interior do esôfago ou da faringe. Além disso, a deglutição torna-se mais difícil e a voz torna-se mais fraca quando o pescoço é estendido.

25. *O que pode ser aprendido sobre a posição do paciente durante o sono e sobre os sintomas noturnos?* Ele apresenta algum distúrbio do sono? Quantos travesseiros ele utiliza, qual o tipo (p. ex., pluma, espuma, trigo sarraceno)? Travesseiros de espuma tendem a reter a forma e apresentam um maior "rebote"; eles não oferecem tanto suporte quanto um travesseiro de pluma ou de trigo sarraceno. Qual o tipo de colchão utilizado pelo paciente (p. ex., duro, mole)? Ao dormir, o paciente "abraça" o travesseiro ou abduz os membros superiores? Essas posições podem aumentar o estresse sobre as raízes nervosas da parte cervical baixa da coluna.

26. *O paciente apresenta disfunção cognitiva?* No caso de suspeita de possível lesão cranioencefálica, o médico também deve considerar testes de avaliação do estado mental (ver Cap. 2).

27. *O paciente demonstra problemas comportamentais ou psicológicos que possam contribuir para a condição?* Esses problemas podem estar relacionados com aspectos como problemas financeiros, habilidades de enfrentamento, evitação e medo, catastrofização da dor, litígios, problemas ocupacionais, estresse e/ou qualidade de vida.[71-73] Esses conceitos emergiram das pesquisas de Waddell et al. sobre a parte lombar da coluna.[74] A Tabela 3.15 apresenta os

TABELA 3.15

Sinais comportamentais (não orgânicos) confiáveis encontrados na parte cervical da coluna e critérios para um teste positivo[a]

Sinal	Local do teste	Critérios para um teste positivo
Palpação		
• Sensação dolorosa superficial	Palpação das regiões cervical e torácica alta da coluna	O paciente se queixa de dor ao leve contato ou pinçamento da pele
• Sensação dolorosa não anatômica	Palpação profunda das regiões cervical, torácica, lombar e braquial	O paciente se queixa de sensação dolorosa disseminada, fora das regiões cervical e torácica alta da coluna
Simulação		
• Rotação da cabeça/ombros/tronco/pelve com o paciente em pé	O examinador promove rotação da cabeça, ombros, tronco e pelve do paciente	O paciente se queixa de dor cervical à rotação
Amplitude de movimento cervical	O paciente promove rotação da cabeça até onde for possível para a direita e, em seguida, para a esquerda	A rotação é inferior a 50% do normal em cada direção
Distúrbio regional	Toque leve ou toque com alfinete	O paciente relata diminuição da sensibilidade em um padrão que não corresponde a um dermátomo específico de uma ou mais raízes nervosas ou nervo(s) periférico(s)
• Perda sensitiva		
• Perda motora	Teste manual de força muscular formal, observação	Fraqueza detectada em um padrão não anatômico; o padrão é o de "fraqueza que faz ceder" Também positivo se for observado que o paciente tem força muscular normal, nas no teste formal exibe fraqueza

(continua)

TABELA 3.15 *(continuação)*

Sinais comportamentais (não orgânicos) confiáveis encontrados na parte cervical da coluna e critérios para um teste positivo[a]

Sinal	Local do teste	Critérios para um teste positivo
Reação exagerada	Observação do examinador	O examinador percebe que o paciente está "reagindo exageradamente" durante o exame. Os comportamentos confiáveis são: • Movimentos moderada a extremamente "duros", rígidos ou lentos • Fricção da região afetada por mais de 3 segundos • Agarra, pega ou aperta a região por mais de 3 segundos • Faz careta em decorrência da dor • Suspira

[a]Waddell considerou três testes positivos, em um total de cinco, como ponto de corte para problemas não orgânicos significativos que acometem o paciente.
De Sobel JB, Sollenberger P, Robinson R et al.: Cervical nonorganic signs: a new clinical tool to assess abnormal illness behavior in neck pain patients: a pilot study. *Arch Phys Med Rehabil* 81(2):172, 2000.

testes aplicáveis com o objetivo de determinar se existe algum componente psicológico nos problemas do paciente.[71,75,76] Aspectos como a depressão podem ser avaliados com a aplicação do **Inventário de depressão de Beck**, **Escalas de depressão, ansiedade e estresse (DASS-21)**,[77] e a **Escala de impacto dos eventos-revisada**.[78,79]

28. *O paciente apresenta algum problema nas articulações temporomandibulares (ATM)?* A ATM pode levar a dor referida à parte cervical da coluna (ver Cap. 4) e vice-versa.[80,81]

Observação

Para uma observação adequada, o paciente deve estar devidamente despido. Contudo, o examinador também deve observá-lo quando ele entra na sala de exame e antes ou enquanto ele se despe. Os movimentos espontâneos dessas atividades podem ser muito úteis na determinação dos problemas do paciente. Por exemplo, o paciente consegue mover facilmente a cabeça enquanto se despe? Um paciente deve remover as roupas acima da cintura e uma paciente deve ficar apenas de sutiã para essa parte da avaliação. Em alguns casos, a remoção do sutiã pode ser necessária para determinar se a paciente apresenta certos problemas como síndrome do desfiladeiro torácico, sintomas torácicos referidos na parte cervical da coluna ou na distribuição sensorial de um nervo torácico com irradiação anteriormente ao longo das costelas, ou alguma restrição funcional de movimentos das costelas. O examinador deve observar o desejo do paciente de se mover e o padrão do movimento apresentado. Frequentemente, a expressão facial do paciente pode fornecer ao examinador uma indicação sobre a magnitude da dor que ele vem sentindo. Se o paciente estiver apoiando a cabeça e o pescoço durante a anamnese e a observação e demonstrar temor ao movimentar a cabeça (i. e., **Sinal de Rust**), isso pode ser um indicativo de instabilidade cervical; nesse caso, o examinador deverá prosseguir em seu exame com

cautela, pois essa ação do paciente pode ser indício de fratura ou lesão ligamentar, que acarreta instabilidade à região cervical alta.

O paciente pode permanecer sentado ou em pé. Normalmente, a posição em pé é melhor, visto que a postura do corpo inteiro pode ser observada (ver Cap. 15). Em geral, anormalidades em uma região acometem uma outra região. Por exemplo, uma lordose lombar excessiva pode acarretar a projeção do queixo para a frente (a parte cervical da coluna fica em extensão) para compensar a deformidade lombar e manter o centro de gravidade do corpo centrado abaixo da base de sustentação. Na região cervical, o examinador deve observar:

Postura da cabeça e do pescoço (posição em pé). A cabeça está na linha mediana e o paciente apresenta uma curvatura lordótica normal (30-40°) (ver Figs. 3.7 e 3.13)? Essa curvatura, em conjunto com outras curvaturas espinais na região inferior da coluna, proporciona a ela um mecanismo de absorção de choque e auxilia o corpo a manter seu centro de gravidade.[82] Observando-se de frente, o queixo deve estar alinhado com o externo (manúbrio) e, lateralmente, as orelhas devem estar alinhadas com o ombro e a testa na vertical. Há evidências de torcicolo (congênito ou adquirido) (Fig. 3.14), síndrome de Klippel-Feil (fusão congênita de algumas vértebras cervicais, usualmente C3-C5) (Fig. 3.15) ou de alguma outra deformidade no pescoço? No caso de ser observado torcicolo agudo decorrente de um problema de disco, a cabeça fica em flexão lateral, afastando-se do lado dolorido. O paciente apresenta projeção do queixo para a frente ou uma "postura militar"? A habitual projeção do queixo para a frente pode ser decorrente do encurtamento adaptativo dos músculos occipitais. Ela também pode resultar em alteração do alinhamento da parte cervical da coluna, acarretando aumento de um estresse abrangente das articulações facetárias e aspecto posterior de discos e de outros elementos posteriores (Fig. 3.16). A posição também pode desencadear fraqueza dos flexores profundos do pescoço.[83] Janda[84] descreveu uma **"síndrome cruzada superior"** cervical para demonstrar

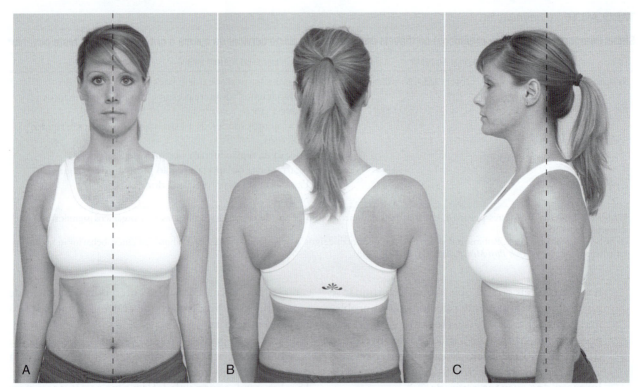

Figura 3.13 Observação da cabeça e do pescoço. (A) Vista anterior. (B) Vista posterior. (C) Vista lateral. Na postura normal, a orelha deve ficar alinhada verticalmente ao ombro e à testa. Observe que a modelo tem "queixo protruso" com a cabeça em posição de anteriorização, resultando em diminuição na curva lordótica.

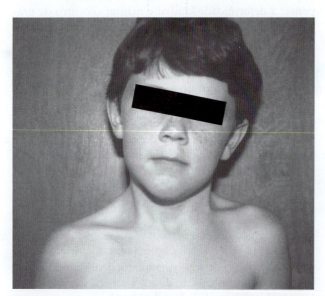

Figura 3.14 Menino de 7 anos com torcicolo congênito do lado esquerdo. (De Mauck BM: Congenital anomalies of the trunk and upper extremity. In: Azar FM, Beaty JH, Canale ST, editores: *Campbell's operative orthopedics*, 13.ed., Philadelphia, 2017, Elsevier.)

o efeito de uma postura com projeção do queixo para a frente sobre os músculos. Nessa síndrome, os flexores profundos do pescoço são fracos, assim como os romboides, os serráteis anteriores e, frequentemente, a porção ascendente dos trapézios. Em oposição a esses músculos fracos, ficam os fortes músculos peitoral maior e menor,

juntamente com a parte descendente dos trapézios e os levantadores da escápula (Fig. 3.17). A cabeça está localizada exatamente no meio dos ombros? A cabeça está inclinada ou rotacionada para um dos lados, indicando um possível torcicolo? Essa postura parece ser habitual, (em outras palavras, o paciente sempre volta a essa postura)? A postura habitual pode ser resultante da compensação postural, músculos fracos, perda auditiva, problemas da articulação temporomandibular ou uso de óculos bifocais ou multifocais. A linha do pescoço definida pelo trapézio deve ser igual em ambos os lados. A postura da cabeça e do pescoço deve ser verificada com o paciente na posição sentada e, a seguir, na posição em pé. Quaisquer diferenças devem ser anotadas.

Níveis dos ombros. Normalmente, o ombro do lado dominante fica discretamente mais baixo que o do lado não dominante. Isso se dá em razão da **lateralidade**. Em uma lesão, o lado lesionado pode elevar-se para fornecer proteção (p. ex., parte descendente do trapézio e/ou levantador da escápula) ou por causa do espasmo muscular. Ombros curvados podem ser consequência ou causa da projeção do queixo para a frente. O encurvamento dos ombros também causa protrusão das escápulas, rotação medial dos úmeros e contração das estruturas anteriores/alongamento das estruturas posteriores dos ombros.

Espasmo muscular ou qualquer assimetria. O paciente apresenta alguma atrofia do músculo deltoide (paralisia de nervo axilar) ou torcicolo (espasmo muscular, con-

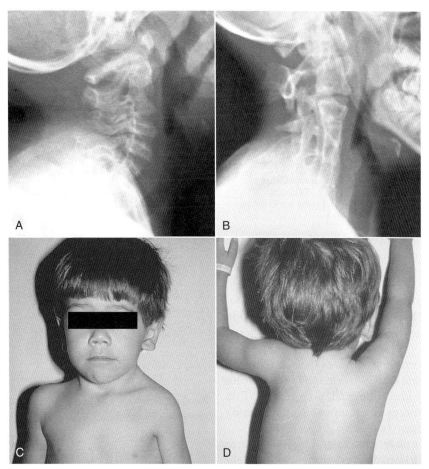

Figura 3.15 Síndrome de Klippel-Feil. (A) A radiografia revela leve envolvimento ósseo, com fusão dos segmentos cervicais superiores. (B) A radiografia de outro paciente revela grave envolvimento ósseo, em que ocorreu fusão e hipoplasia (subdesenvolvimento) de C3 até C7. (C) Clinicamente, o pescoço tem aspecto mais curto e largo nessa vista anterior dessa criança. (D) Na vista posterior, a linha capilar é baixa, havendo associação com uma deformidade de Sprengel; a escápula esquerda é hipoplásica e alta. Como resultado, o paciente é incapaz de erguer completamente seu braço esquerdo. Nessa criança, não se observa o típico pescoço alado. (De Deeney VF, Arnold J: Orthopedics. In: Zitelli BJ, McIntire SC, Nowalk AJ, editores: *Zitelli and Davis'atlas of pediatric physical diagnosis*, 7.ed., Philadelphia, 2018, Elsevier.)

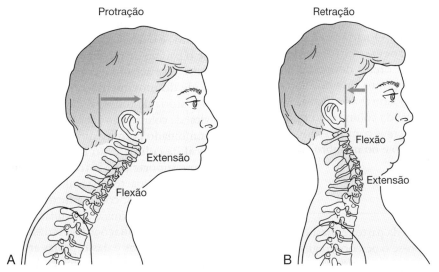

Figura 3.16 Protração e retração do crânio. (A) Durante a protração do crânio, a porção baixa a média da parte cervical da coluna flexiona à medida que a região craniocervical alta se estende. (B) Contrariamente, durante a retração do crânio, a porção baixa a média da parte cervical se estende à medida que a região craniocervical alta é flexionada. Observe a alteração na distância entre os processos espinhosos de C1 e C2 durante os dois movimentos. (Modificada de Neumann DA. *Kinesiology of the musculoskeletal system – foundations for physical rehabilitation*. St. Louis: CV Mosby, 2002. p. 284.)

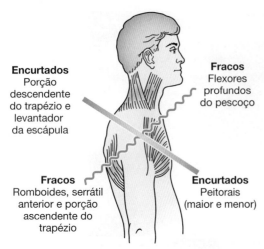

Figura 3.17 Síndrome cruzada superior.

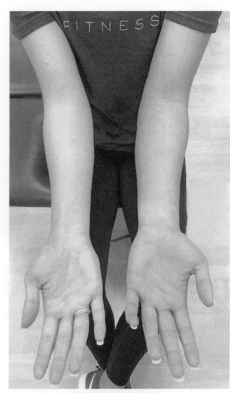

Figura 3.18 Edema e alteração da cor de membro superior (braço esquerdo), causados pela síndrome do desfiladeiro torácico (venosa).

tração ou proeminência do músculo esternocleidomastóideo) (Ver Fig. 3.14)? Outro exemplo é a atrofia do músculo trapézio, em decorrência de paralisia de nervo acessório.

Expressão facial. O examinador deve observar as expressões faciais do paciente enquanto ele muda de posição, realiza diferentes movimentos e explica o problema. Essa observação deve fornecer ao examinador uma ideia da magnitude do sofrimento subjetivo do paciente.

Contornos ósseos e de tecidos moles. Quando a parte cervical da coluna é lesionada, a cabeça tende a se inclinar e rotar para longe da dor e a inclinar a face para cima. Caso o paciente seja histérico, a cabeça tende a se inclinar e a rodar em direção à dor e a face é inclinada para baixo.

Evidência de isquemia em membro superior. O examinador deve observar qualquer alteração da coloração cutânea, úlceras ou distensão venosa, as quais são evidências de isquemia de membro superior (Fig. 3.18).

Postura sentada normal. O nariz deve estar alinhado ao manúbrio e ao processo xifoide do esterno. Lateralmente, o lobo da orelha deve estar alinhado ao processo acromial e ao ponto superior da crista ilíaca para um alinhamento postural adequado. A curvatura normal da parte cervical da coluna é do tipo lordótica. A dor referida de problemas como a espondilose tende a se manifestar no ombro e no membro superior, e não no pescoço.

Exame

Um exame completo da parte cervical da coluna deve ser realizado, incluindo-se o pescoço, região torácica alta da coluna vertebral, costelas superiores e ambos os membros superiores.[85] Muitos dos sintomas que aparecem em um membro superior originam-se no pescoço. Exceto quando houver histórico preciso de trauma de uma articulação periférica, um exame de rastreamento dos membros superiores deve ser realizado para que problemas no pescoço possam ser descartados.

Movimentos ativos

Os primeiros movimentos a serem realizados são os movimentos ativos da parte cervical da coluna, com o paciente na posição sentada. O examinador observa a existência de diferenças na amplitude de movimento (ADM) e o desejo do paciente de realizar o movimento.[86] Se o padrão de movimento for aberrante ou descontrolado, esse achado é conhecido por **disfunção do controle do movimento cervical**.[87] A ADM nessa fase é a somatória de todos os movimentos de toda a parte cervical da coluna, não apenas em um nível. Esse movimento combinado permite uma maior mobilidade à parte cervical da coluna e, ao mesmo tempo, proporciona um firme suporte para o tronco e apêndices. A ADM disponível na parte cervical da coluna é o resultado de muitos fatores, como a flexibilidade dos discos intervertebrais, a forma e a inclinação dos processos articulares das articulações facetárias e a discreta frouxidão dos ligamentos e das cápsulas articulares. As mulheres tendem a apresentar uma ADM dos movimentos ativos maior que os homens, com exceção da flexão, mas as diferenças não são grandes. A amplitude disponível diminui com a idade, exceto a rotação no nível da C1-C2, que pode aumentar.[88,89]

Movimentos ativos da parte cervical da coluna

- Flexão.
- Extensão.
- Flexão lateral direita e esquerda.
- Rotação esquerda e direita.
- Movimentos combinados (quando necessários).
- Movimentos repetitivos (quando necessários).
- Posições sustentadas (quando necessárias).

Os movimentos devem ser realizados em uma ordem particular, de modo que a maior parte dos movimentos dolorosos seja realizada por último e não haja dor residual do movimento prévio durante a realização do movimento seguinte.[1] Quando o paciente queixa-se, durante a anamnese, de dor quando são realizados movimentos específicos, esses movimentos devem ser realizados por último. Em um quadro muito agudo envolvendo a parte cervical da coluna, somente alguns movimentos – aqueles que fornecem a maior parte das informações – são realizados para se evitar uma exacerbação indevida dos sintomas.

Se, ao fazer movimentos ativos e passivos, o paciente tem seus sintomas aliviados ao retornar à posição neutra, o problema é do tipo não irritável. Se os sintomas não forem aliviados, então a condição é irritável e os movimentos podem estar sofrendo restrição, dependendo da intensidade dos sintomas.

Enquanto o paciente realiza os movimentos ativos, o examinador observa a presença de limitações de movimentos e de possíveis causas de dor, espasmo, rigidez ou bloqueio. À medida que o paciente atinge a ADM total do movimento ativo, uma **hiperpressão** passiva pode ser aplicada muito cuidadosamente, mas somente se o movimento parecer completo e não demasiadamente doloroso (ver movimento passivo mais adiante). Se, ao realizar movimentos ativos e também passivos, o paciente se mostrar capaz de manter a posição final do movimento, os sintomas não deverão ser considerados graves. Se o paciente não for capaz de manter a posição final do movimento, qualquer sintoma existente deve ser considerado mais grave, e o examinador não deve aplicar hiperpressão. A hiperpressão ajuda o examinador a testar o *end feel* do movimento diferenciando-se também a amplitude final fisiológica (ativa) e a anatômica (passiva). O examinador deve ter cautela ao aplicar uma hiperpressão à rotação ou a qualquer combinação de rotação, flexão lateral e extensão.[8] Nessas posições, a artéria vertebral se encontra frequentemente comprimida, podendo acarretar diminuição da irrigação sanguínea cerebral. Se isso ocorrer, o paciente pode queixar-se de tontura ou de sensação de desmaio. Quando o paciente apresenta esses sintomas, o examinador deve ser extremamente cuidadoso durante esses movimentos, no restante da avaliação e no tratamento.

O examinador pode diferenciar entre movimentos das partes cervicais baixa e alta da coluna. Durante a flexão, o "**movimento de concordância**" ocorre na parte cervical alta da coluna, enquanto a **flexão** ocorre na parte cervical baixa da coluna. Quando o movimento de concordância não ocorre, há indicação de restrição de movimento na parte cervical alta da coluna; quando a flexão não ocorre, há indicação de restrição de movimento na parte cervical baixa da coluna. O movimento pode ocorrer entre a C1 e a C2 sem acometer as outras vértebras, mas isso não acontece com outras vértebras cervicais. Em outras palavras, de C2 a C7, quando uma vértebra se move, as vértebras adjacentes também se movem. Portanto, os movimentos ativos na parte cervical da coluna podem ser divididos em duas partes: aqueles que testam a cervical alta (C0-C2) e aqueles que envolvem o restante da parte cervical (C2-C7) (Fig. 3.19). A Tabela 3.16 fornece as ADM aproximadas nas diferentes porções da parte cervical da coluna.[90]

Flexão

Para testar o movimento de flexão na parte cervical alta da coluna, solicita-se ao paciente que realize o movimento de concordância ou encoste o queixo no pomo de Adão. Normalmente, esse movimento é indolor. Sintomas positivos (p. ex., parestesia dos pés, sensação de choque elétrico ao longo do pescoço [**sinal de Lhermitte**], dor intensa, náusea, sinais da medula espinal) são indicativos de uma enfermidade grave (p. ex., meningite, tumor, fratura do odontoide) pois a dura-máter nas partes cervical e torácica da coluna também está sendo distendida.[13] Enquanto o paciente flexiona a cabeça (em movimento de concordância), o examinador pode palpar o movimento relativo entre o processo mastoide e o processo transverso da C1 em cada lado comparando a hipo ou hipermobilidade entre C0 e C1.[13] De modo semelhante, o examinador pode palpar o arco posterior da C1 e a lâmina da C2 durante o movimento de concordância para comparar o movimento relativo.[13] No caso de flexão ou inclinação para a frente da parte cervical baixa da coluna, a ADM máxima é de 80 a 90°. O extremo da ADM é normalmente obtido quando o queixo é capaz de tocar o tórax com a boca fechada; contudo, uma distância de até dois dedos entre queixo e o tronco é considerada normal. Caso os músculos flexores profundos do pescoço sejam fracos, os músculos esternocleidomastóideos iniciam o movimento de flexão, fazendo a mandíbula, e não o nariz, dirigir o movimento, uma vez que esses músculos fazem o queixo se elevar antes que ocorra a flexão.[63,91,92] Na flexão, o disco intervertebral se alarga posteriormente e se estreita anteriormente. O forame intervertebral é 20 a 30% mais largo na flexão que na extensão. As vértebras são desviadas para a frente na flexão e para trás na extensão (Figs. 3.20 e 3.21). Além disso, o processo mastoide move-se para longe do processo transverso da C1 na flexão e na extensão. Quando o paciente flexiona o pescoço para a frente, o examinador deve observar se existe uma proeminência posterior do

206 Avaliação musculoesquelética

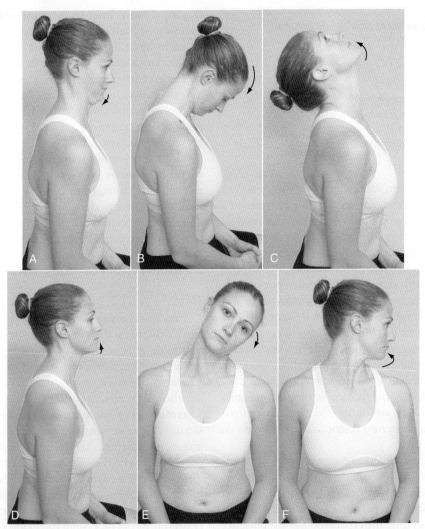

Figura 3.19 Movimentos ativos da parte cervical da coluna. (A) Movimento de concordância anterior (parte cervical alta da coluna). (B) Flexão (parte cervical baixa da coluna). (C) Extensão (parte cervical baixa da coluna). (D) Movimento de concordância posterior (parte cervical alta da coluna). (E) Flexão lateral. (F) Rotação.

TABELA 3.16
Amplitude de movimento aproximada para os três planos de movimento das articulações da região craniocervical[a]

Articulação ou região	Flexão e extensão (plano sagital, graus)	Rotação axial (plano horizontal, graus)	Flexão lateral (plano frontal, graus)
Articulação atlantoccipital	Flexão: 5 Extensão: 10 Total: 15	Não significativo	Aproximadamente 5
Complexo articular atlantoaxial	Flexão: 5 Extensão: 10 Total: 15	40-45	Não significativo
Região intracervical (C2-C7)	Flexão: 35 Extensão: 70 Total: 105	45	35
Total através da região craniocervical	Flexão: 45-50 Extensão: 85 Total: 130-135	90	Aproximadamente 40

[a]Os movimentos dos planos horizontal e frontal são apenas para um lado. Os dados foram compilados de várias fontes e estão sujeitos a grandes variações interpacientes.
De Neumann DA. Kinesiology of the musculoskeletal system – foundations for physical rehabilitation. St. Louis: CV Mosby, 2002. p. 278.

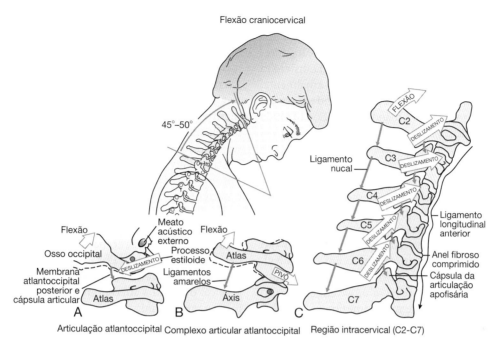

Figura 3.20 Cinemática da flexão craniocervical. (A) Articulação atlantoccipital. (B) Complexo articular atlantoaxial. (C) Região intracervical (C2-C7). Observe em *C* que a flexão afrouxa o ligamento longitudinal anterior e aumenta o espaço entre as lâminas adjacentes e os processos espinhosos. Os tecidos alongados e esticados estão em destaque pelas *setas finas*; o tecido afrouxado está indicado por uma *seta ondulada*. (Modificada de Neumann DA. *Kinesiology of the musculoskeletal system – foundations for physical rehabilitation*. St. Louis: CV Mosby, 2002. p. 281.)

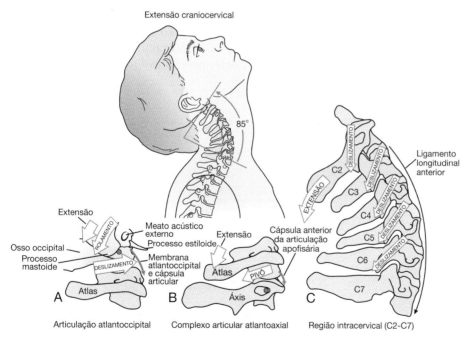

Figura 3.21 Cinemática da extensão craniocervical. (A) Articulação atlantoccipital. (B) Complexo articular atlantoaxial. (C) Região intracervical (C2-C7). Os tecidos alongados e esticados estão em destaque pelas *setas finas*. (Modificada de Neumann DA. *Kinesiology of the musculoskeletal system – foundations for physical rehabilitation*. St. Louis: CV Mosby, 2002. p. 280.)

processo espinhoso do áxis (C2). Essa proeminência pode ser o resultado da subluxação anterior do atlas, que permite que o processo espinhoso do áxis se torne mais proeminente. Caso esse sinal apareça, o examinador deve usar de extrema cautela durante o restante da avaliação cervical. Para verificar a subluxação, o teste de Sharp-Purser (ver em Testes especiais) pode ser realizado, mas somente se isso for feito com extremo cuidado.

Extensão

Para testar a extensão na parte cervical alta da coluna, solicita-se ao paciente que eleve o queixo sem mover o pescoço. O examinador pode elevar o occipício ao mesmo tempo. No caso de surgirem sintomas graves (p. ex., parestesia dos pés, perda de equilíbrio, queda brusca sem desmaio), a presença de compressão da medula espinal ou disfunção vertebrobasilar é possível.[13] A extensão ou a flexão da parte cervical da coluna para trás é normalmente limitada a 70°. Visto que não há um bloqueio anatômico para impedir que o movimento passe dessa posição, é frequente a ocorrência de problemas em razão da distensão cervical ou a golpes do tipo "em chicote". Normalmente, existe extensão suficiente para que o plano entre o nariz e a testa seja quase horizontal. Quando a cabeça é mantida em extensão, o atlas é inclinado para cima, o que acarreta compressão posterior entre o atlas e o occipício.

Flexão lateral

A flexão lateral é de aproximadamente 20° a 45° tanto para a direita como para a esquerda (Fig. 3.22). À medida que o paciente realiza o movimento, o examinador pode palpar os processos transversos adjacentes no lado convexo para determinar o movimento relativo em cada nível. Quando o paciente realiza o movimento, o examinador deve se assegurar de que a orelha se move em direção ao ombro e não que o ombro se move em direção à orelha.

Rotação

Normalmente, a rotação é de 70° a 90° tanto para a direita quanto para a esquerda, e o queixo não chega a atingir o plano do ombro (Fig. 3.23). A rotação e a flexão lateral sempre ocorrem juntas (movimento acoplado), mas não necessariamente na mesma direção.[21,22] Esse movimento combinado, que pode ou não ser visível em um determinado paciente, ocorre em razão da forma das superfícies articulares facetárias; essa forma é coronalmente oblíqua. A maior parte da rotação ocorre entre a C1 e a C2. Se o paciente pode realizar um movimento de rotação de 40° a 50°, é improvável que a articulação C1/C2 esteja acometida.[13] Entretanto, caso a flexão lateral ocorra precocemente para realizar o movimento completo, provavelmente a articulação C1-C2 está envolvida.[13]

Quando, na anamnese, o paciente queixa-se que **movimentos repetitivos** ou **posturas sustentadas** causaram problemas, os movimentos específicos não devem apenas ser realizados, eles devem ser repetidos várias vezes ou as posturas devem ser sustentadas para se observar se os sintomas são exacerbados. Quando, durante a anamnese, o paciente queixa-se de que um movimento que não é realizado em um plano cardinal ou um **movimento combinado** (p. ex., flexão lateral, rotação e extensão combinadas) exacerba os sintomas, esses movimentos também devem ser realizados. Por exemplo, o **teste de flexão-rotação cervical**, em que o paciente flexiona a parte cervical da coluna até o ponto de sentir dor ou desconforto e, em seguida, enquanto mantém a posição, gira a cabeça, é considerado positivo para dor e disfunção originárias do segmento C1-C2 em casos de cefaleias cervicogênicas, quando a dor também ocorrer a rotação.[93-95] A Tabela 3.17 descreve exemplos de restrições de movimentos e suas possíveis causas.

Movimentos passivos

Quando o paciente não apresenta uma ADM ativa completa ou quando o examinador não aplica hiperpressão para determinar o *end feel* (sensação terminal)

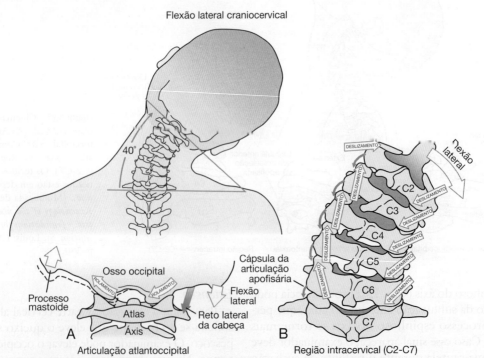

Figura 3.22 Cinemática da flexão lateral craniocervical. (A) Articulação atlantoccipital. A função principal do reto lateral da cabeça é flexionar lateralmente essa articulação. Observe a ligeira compressão e distração das superfícies articulares. (B) Região intracervical (C2-C7). Observe o padrão de acoplamento ipsilateral entre a rotação axial e a flexão lateral. Os tecidos alongados e encurtados estão indicados pelas *setas finas*. (Modificada de Neumann DA. *Kinesiology of the musculoskeletal system – foundations for physical rehabilitation*. St. Louis: CV Mosby, 2002. p. 286.)

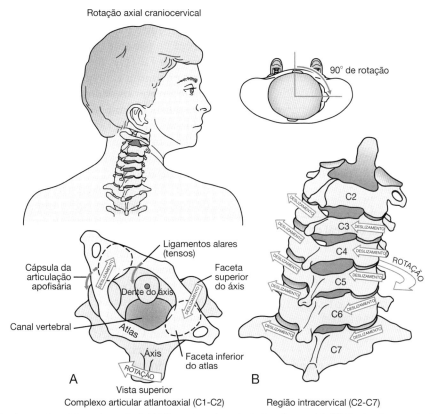

Figura 3.23 Cinemática da rotação axial craniocervical. (A) Complexo da articulação atlantoaxial. (B) Região intracervical (C2-C7). (Modificada de Neumann DA. *Kinesiology of the musculoskeletal system – foundations for physical rehabilitation*. St. Louis: CV Mosby, 2002. p. 285.)

TABELA 3.17

Restrição de movimentos e possíveis causas

Restrição de movimento	Possíveis causas
Extensão e inclinação lateral direita	Hipomobilidade da extensão direita Rigidez muscular do músculo flexor esquerdo Aderências da cápsula anterior Subluxação direita Pequena protrusão direita do disco
Flexão e inclinação lateral direita	Hipomobilidade da flexão esquerda Rigidez muscular do extensor esquerdo
Restrição da extensão e inclinação lateral direita maior que a extensão e inclinação lateral esquerda	Aderências da cápsula posterior esquerda Subluxação esquerda Padrão capsular esquerdo (artrite, artrose)
Restrição da flexão e inclinação lateral direita igual à extensão e flexão lateral esquerda	Artrofibrose esquerda (*end feel* capsular muito firme)
Inclinação lateral na posição neutra, na flexão e extensão	Hipomobilidade ou anomalia uncovertebral

De Dutton M: *Orthopedic examination, evaluation and intervention*. New York: McGraw Hill, 2004. p. 1050.)

do movimento, deve ser solicitado ao paciente que se deite em decúbito dorsal. A seguir, como nos movimentos ativos, o examinador testa passivamente a flexão, a extensão, a flexão lateral e a rotação. A ADM passiva com o paciente em decúbito dorsal é normalmente maior que a ADM ativa e passiva com o paciente na posição sentada. Por exemplo, na posição sentada, a flexão lateral ativa é de aproximadamente 45°, ao passo que em decúbito dorsal a flexão lateral passiva é de 75° a 80°, e o examinador frequentemente é capaz de levar a orelha do paciente até o ombro. Esse aumento de amplitude no decúbito dorsal é decorrente do relaxamento de músculos que, na posição sentada, procuram manter a cabeça elevada atuando contra a força da gravidade. Portanto, para a parte cervical da coluna, movimentos passivos com hiperpressão devem ser realizados juntamente com o exame para movimentos ativos. Os movimentos ativos com hiperpressão no final da amplitude não fornecem uma impressão verdadeira do *end feel* da parte cervical da coluna. Ao realizar a flexão passiva com hiperpressão, se o paciente relatar dor nos membros inferiores, esse achado pode indicar uma radiculopatia de membro inferior envolvendo um dos nervos periféricos que suprem o membro, visto que o movimento distende a dura-máter (**teste de Lindner**).[96] Se a segunda mão do examinador for aplicada sobre o esterno com o objetivo de evitar a flexão torácica, o teste passa a se chamar **teste de Soto-Hall**.

Movimentos passivos da parte cervical da coluna e *end feel* normal

- Flexão (distensão tissular).
- Extensão (distensão tissular).
- Flexão lateral direita e esquerda (distensão tissular).
- Rotação direita e esquerda (distensão tissular).

Durante os movimentos passivos, o examinador pode palpar entre vértebras adjacentes para sentir a magnitude relativa do movimento em cada lado. Para a flexão, o examinador palpa entre os processos mastoide e transverso para o movimento entre a C0 e a C1 (Fig. 3.24A) e entre o arco da C1 e o processo espinhoso da C2 para o movimento entre a C1 e a C2 (Fig. 3.24B). Para o restante da parte cervical e da parte torácica alta da coluna, o examinador pode palpar entre os processos espinhosos em cada nível enquanto flexiona a coluna passiva e progressivamente. A fim de sentir o movimento, o examinador irá verificar que, ao trabalhar ao longo da coluna da C2 à C7, é necessária mais flexão para sentir o movimento (Fig. 3.24C). O movimento em cada segmento durante a flexão lateral e a rotação pode ser detectado por meio da palpação dos processos transversos adjacentes em cada lado enquanto ele é realizado (Fig. 3.25). Para testar a rotação entre o occipício e a C1 o examinador segura a cabeça do paciente na posição e palpa os processos transversos da C1 (Fig. 3.26). Primeiramente, o examinador deve encontrar o processo mastoide em cada lado e, a seguir, mover os dedos inferior e anteriormente até que uma saliência firme (i. e., processo transverso da C1) seja palpada em cada lado (geralmente, abaixo do lobo da orelha e imediatamente atrás da mandíbula). A palpação na área do processo transverso da C1 é comumente dolorosa, portanto, deve-se usar de muita cautela, e o examinador avisará ao paciente que a palpação pode ser dolorosa. A seguir, o examinador roda a cabeça do paciente ao mesmo tempo que palpa os processos transversos; em casos normais, o processo transverso de cada lado para o qual a cabeça é rodada parece não existir (superfície inferior) enquanto parece ficar acentuado no outro lado (superfície superior). Quando esse desaparecimento/acentuação não ocorre, há restrição de movimento entre a C0 e a C1 naquele lado. Para testar a rotação em C1-C2, o examinador se posiciona em pé ao lado do paciente que está em posição sentada e realiza uma flexão lateral da cabeça e pescoço do paciente para, em seguida, rotacionar para o lado oposto. À medida que a rotação é realizada, o examinador palpa a posição relativa dos processos transversos C1 e C2 enquanto a cabeça é rodada. Para limitar a flexão lateral a um segmento específico, ao mesmo tempo que o examinador flexiona a cabeça lateralmente, ele aplica uma força de translação oposta na direção contrária ao movimento passivo para limitá-lo abaixo daquele que está sendo testado.[13] Em todos esses movimentos, o *end feel* deve ser uma distensão tissular firme.

Quando os movimentos passivos com hiperpressão forem normais e indolores, o examinador pode, com muito cuidado, testar outras posições. Para o teste de flexão-rotação, o paciente fica em posição de decúbito dorsal enquanto o examinador flexiona o pescoço com-

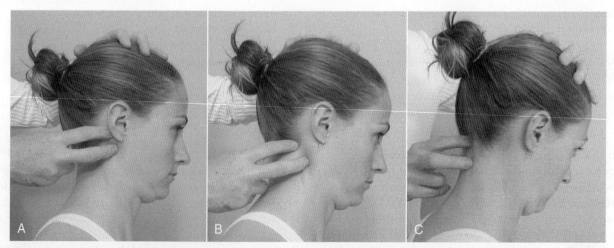

Figura 3.24 Teste para o movimento passivo na parte cervical da coluna. (A) Posicionamento para o teste da articulação atlantoccipital. (B) Posicionamento para o teste da articulação atlantoaxial. (C) Flexão para o teste da C2-T1.

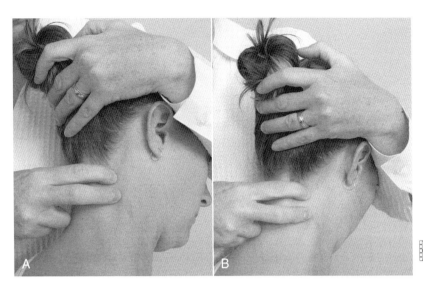

Figura 3.25 Teste para o movimento passivo na parte cervical da coluna. (A) Flexão lateral. (B) Rotação.

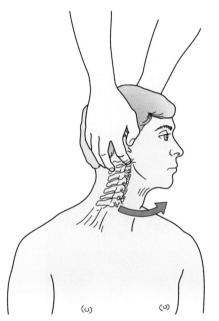

Figura 3.26 Rotação esquerda do occipício sobre a C1. Observe o dedo indicador palpando o processo transverso direito da C1.

pletamente e, mantendo essa posição, rota a cabeça passivamente o mais distante possível dentro dos limites de conforto do paciente.[97] Hall e Robson[97] relatam uma restrição significativa na rotação em pacientes que se queixam de cefaleia cervicogênica, indicando disfunção segmentar da C1-C2. A posição quadrante consiste na extensão, na flexão lateral e na rotação em amplitude máxima; uma posição que aumenta a vulnerabilidade dos tecidos anteriores, posteriores e laterais do pescoço, incluindo a artéria vertebral.[98] Quando uma hiperpressão é aplicada na posição quadrante e manifestam-se sintomas, é grande a possibilidade de enfermidade da raiz nervosa (sinais radiculares), envolvimento de articulação apofisária (dor localizada) ou envolvimento da artéria vertebral (tontura, náusea).[63]

Além dos movimentos passivos de toda a parte cervical da coluna, movimentos fisiológicos entre cada par de vértebras podem ser realizados. Eles são denominados **movimentos intervertebrais fisiológicos passivos (MIFP)**. Estabilizando ou bloqueando o movimento de uma vértebra (usualmente a distal) e, a seguir, movendo passivamente a cabeça por meio dos diferentes movimentos fisiológicos (p. ex., flexão, extensão, flexão lateral, rotação), cada segmento pode ser testado. É desnecessário dizer que a magnitude do movimento de cada segmento será consideravelmente menor que a magnitude do todo.[99]

Movimentos passivos são realizados para se determinar o *end feel* de cada movimento. Isso pode fornecer ao examinador uma ideia da patologia envolvida. Os **end feels** normais dos movimentos da parte cervical da coluna são de distensão tissular para os quatro movimentos. Como ocorre com os movimentos ativos, os movimentos mais dolorosos devem ser realizados por último. O examinador também deve observar a presença de um **padrão capsular** (i. e., flexão lateral e rotação igualmente limitadas; extensão menos limitada). A hiperpressão pode ser utilizada para testar toda a coluna vertebral (Fig. 3.27A), sendo aplicada no final da ADM, ou ao realizar um posicionamento adequado, pode ser utilizada para testar diferentes regiões da parte cervical da coluna.[100] Por exemplo, o *end feel* do movimento da parte cervical baixa da coluna em extensão é testado com extensão mínima e a cabeça empurrada diretamente para trás (Fig. 3.27C), enquanto a parte cervical alta da coluna é testada pelo "movimento de concordância" com a cabeça em extensão e empurrada posteriormente até um ângulo aproximado de 45° (Fig. 3.27B).[101]

Movimentos isométricos resistidos

A seguir, os mesmos movimentos realizados ativamente (flexão, extensão, flexão lateral e rotação) são testados isometricamente, com o objetivo de determinar a força

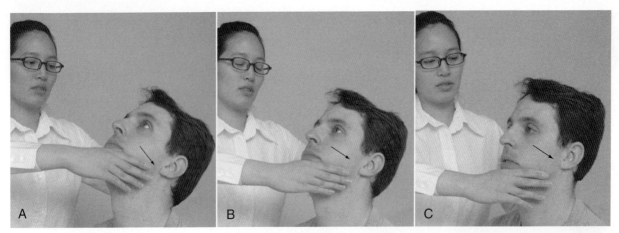

Figura 3.27 (A) Hiperpressão sobre toda a parte cervical da coluna. (B) Hiperpressão sobre a parte cervical alta da coluna. (C) Hiperpressão sobre a parte cervical baixa da coluna. O examinador deve diferenciar os sintomas da articulação temporomandibular dos sintomas cervicais.

muscular relativa de cada movimento e também para comparar movimentos opostos.[102] Para o examinador, é melhor colocar o paciente em posição de repouso e, a seguir, dizer "Não me deixe movê-lo" em vez de dizer "Contraia os músculos o máximo possível". Dessa maneira, o examinador garante que o movimento seja o mais isométrico possível e que seja mínima a quantidade de movimento (Fig. 3.28). O examinador deve garantir que esses movimentos sejam realizados com a parte cervical da coluna na posição neutra e que os movimentos dolorosos sejam realizados por último. A flexão do pescoço testa o nervo craniano XI e os miótomos C1 e C2, assim como a força ou condição muscular. Utilizando a Tabela 3.18 e observando as várias combinações de músculos que causam o movimento (Fig. 3.29), o examinador frequentemente será capaz de decidir qual músculo apresenta problema (Fig. 3.30). Quando,

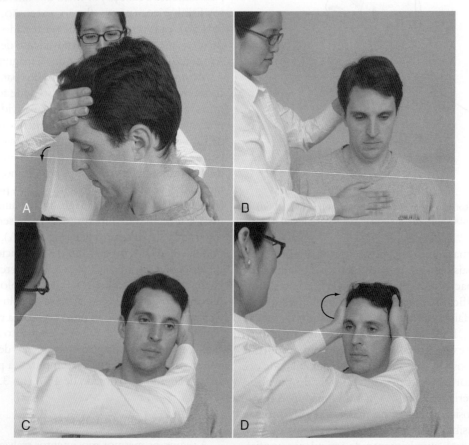

Figura 3.28 Posicionamento para a realização de movimentos isométricos resistidos. (A) Flexão. Observe a discreta flexão do pescoço antes de impor resistência. (B) Extensão. Observe a discreta flexão do pescoço antes de impor resistência. (C) Flexão lateral (nesta figura, flexão lateral para a esquerda). (D) Rotação (nesta figura, rotação para a esquerda).

TABELA 3.18

Músculos da parte cervical da coluna: ações e inervações

Ação	Músculos atuantes	Inervação
Flexão anterior da cabeça	1. Reto anterior da cabeça	C1-C2
	2. Reto lateral da cabeça	C1-C2
	3. Longo da cabeça	C1-C3
	4. Músculos hioides	Nervo alveolar inferior, facial, hipoglosso, alça cervical
	5. Oblíquo superior da cabeça	C1
	6. Esternocleidomastóideo (quando a cabeça está em posição neutra ou em flexão)	Acessório, C2
Extensão da cabeça	1. Esplênio da cabeça	C4-C6
	2. Semiespinal da cabeça	C1-C8
	3. Longuíssimo da cabeça	C6-C8
	4. Espinal da cabeça	C6-C8
	5. Trapézio	Acessório, C3-C4
	6. Reto menor posterior da cabeça	C1
	7. Reto maior posterior da cabeça	C1
	8. Oblíquo superior da cabeça	C1
	9. Oblíquo inferior da cabeça	C1
	10. Esternocleidomastóideo (quando a cabeça está em certo grau de extensão)	Acessório, C2
Rotação da cabeça (contração dos músculos de um lado)	1. Trapézio (a face move-se para o lado oposto)	Acessório, C3, C4
	2. Esplênio da cabeça (a face move-se para o mesmo lado)	C4-C6
	3. Longuíssimo da cabeça (a face move-se para o mesmo lado)	C6-C8
	4. Semiespinal da cabeça (a face move-se para o mesmo lado)	C1-C8
	5. Oblíquo inferior da cabeça (a face move-se para o mesmo lado)	C1
	6. Esternocleidomastóideo (a face move-se para o lado oposto)	Acessório, C2
Flexão lateral da cabeça	1. Trapézio	Acessório, C3-C4
	2. Esplênio da cabeça	C4-C6
	3. Longuíssimo da cabeça	C6-C8
	4. Semiespinal da cabeça	C1-C8
	5. Oblíquo inferior da cabeça	C1
	6. Reto lateral da cabeça	C1-C2
	7. Longo da cabeça	C1-C3
	8. Esternocleidomastóideo	Acessório, C2
Flexão do pescoço	1. Longo do pescoço	C2-C6
	2. Escaleno anterior	C4-C6
	3. Escaleno médio	C3-C8
	4. Escaleno posterior	C6-C8
	5. Músculos infra-hióideos	Alça cervical, nervo hipoglosso
	6. Músculos supra-hióideos	Nervo alveolar inferior, nervo facial, C1
Extensão do pescoço	1. Esplênio do pescoço	C6-C8
	2. Semiespinal do pescoço	C1-C8
	3. Longuíssimo do pescoço	C6-C8
	4. Levantador da escápula	C3-C4, escapular dorsal
	5. Iliocostais do pescoço	C6-C8
	6. Espinais cervicais	C6-C8
	7. Multífido	C1-C8
	8. Interespinais cervicais	C1-C8
	9. Trapézio	Acessório
	10. Reto maior posterior da cabeça	C3-C4
	11. Rotadores curtos	C1
	12. Rotadores longos	C1-C8

(continua)

TABELA 3.18 (continuação)
Músculos da parte cervical da coluna: ações e inervações

Ação	Músculos atuantes	Inervação
Flexão lateral do pescoço	1. Levantador da escápula	C3, C4, escapular dorsal
	2. Esplênio do pescoço	C4-C6
	3. Iliocostais do pescoço	C6-C8
	4. Longuíssimo do pescoço	C6-C8
	5. Semiespinal do pescoço	C1-C8
	6. Multífido	C1-C8
	7. Intertransversários	C1-C8
	8. Escalenos	C3-C8
	9. Esternocleidomastóideo	Acessório, C2
	10. Oblíquo inferior da cabeça	C1
	11. Rotadores curtos	C1-C8
	12. Rotadores longos	C1-C8
	13. Longo do pescoço	C2-C6
Rotação[a] do pescoço (contração dos músculos de um lado)	1. Levantador da escápula (a face move-se para o mesmo lado)	C3-C4, escapular dorsal
	2. Esplênio do pescoço (a face move-se para o mesmo lado)	C4-C6
	3. Iliocostais do pescoço (a face move-se para o mesmo lado)	C6-C8
	4. Longuíssimo do pescoço (a face move-se para o mesmo lado)	C6-C8
	5. Semiespinal do pescoço (a face move-se para o mesmo lado)	C1-C8
	6. Multífido (a face move-se para o lado oposto)	C1-C8
	7. Intertransversários (a face move-se para o mesmo lado)	C1-C8
	8. Escalenos (a face move-se para o lado oposto)	C3-C8
	9. Esternocleidomastóideo (a face move-se para o lado oposto)	Acessório, C2
	10. Oblíquo inferior da cabeça (a face move-se para o mesmo lado)	C1
	11. Rotadores curtos (a face move-se para o mesmo lado)	C1-C8
	12. Rotadores longos (a face move-se para o mesmo lado)	C1-C8

[a]Ocorre com a flexão lateral e m razão da direção das articulações facetárias.

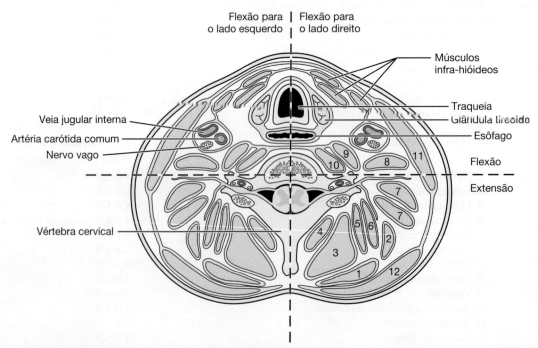

Figura 3.29 Relações anatômicas da parte cervical baixa da coluna. 1, Esplênio da cabeça. 2, Esplênio do pescoço. 3, Semiespinais do pescoço e da cabeça. 4, Multífido e rotadores. 5, Longuíssimo da cabeça. 6, Longuíssimo do pescoço. 7, Levantador da escápula. 8, Escaleno posterior. 9, Escaleno médio. 10, Escaleno anterior. 11, Esternocleidomastóideo. 12, Trapézio.

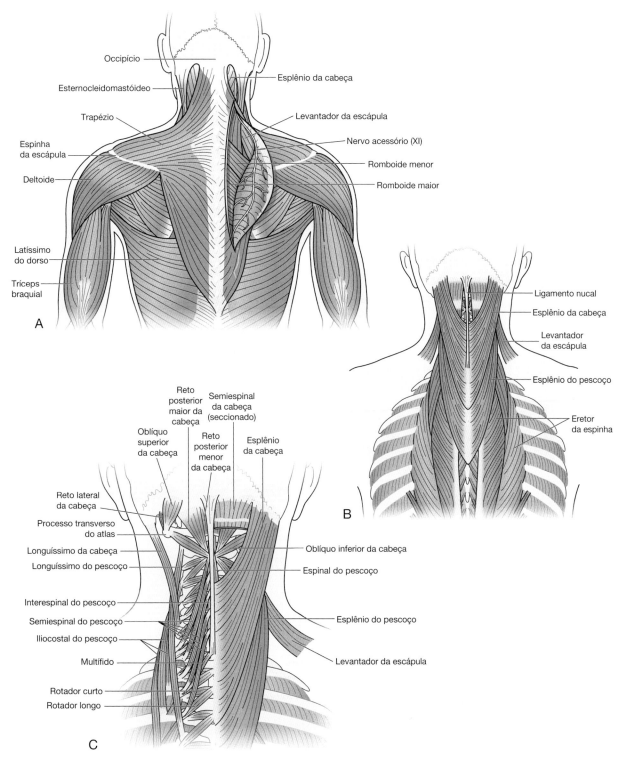

Figura 3.30 Músculos da parte cervical da coluna. (A) Músculos posteriores superficiais. (B) Músculos posteriores médios. (C) Músculos posteriores profundos.

(continua)

216 Avaliação musculoesquelética

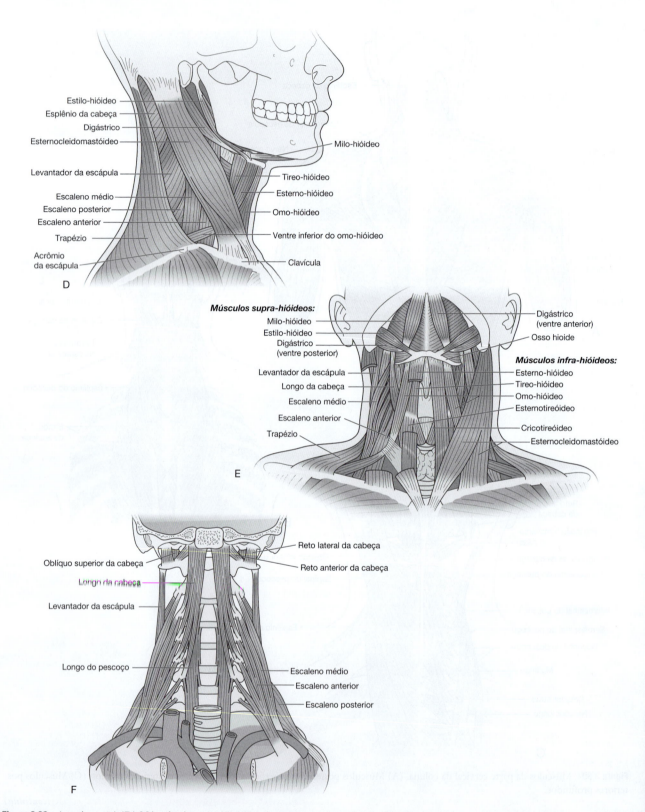

Figura 3.30 (*continuação*) (D) Músculos laterais. (E) Músculos anteriores superficiais. (F) Músculos anteriores profundos.

na anamnese, o paciente queixou-se de que certos movimentos com carga ou combinados (aqueles movimentos com resistência além da força da gravidade) são dolorosos, o examinador não deve hesitar em testar com cuidado esses movimentos isometricamente para obter uma melhor definição do problema. Quando existir suspeita de uma lesão neurológica, o examinador deve avaliar cuidadosamente a fraqueza muscular para determinar quais estruturas foram lesionadas. No caso de uma neuropraxia ou uma axonotmese grave, o paciente pode apresentar fraqueza residual, apesar de a atrofia muscular não ser evidente.

Movimentos isométricos resistidos da parte cervical da coluna

- Flexão.
- Extensão.
- Flexão lateral direita e esquerda.
- Rotação direita e esquerda.

Exame de rastreamento

Articulação periférica

Após o término dos movimentos isométricos resistidos para a parte cervical da coluna, as articulações periféricas devem ser examinadas para descartar patologias óbvias nas extremidades e para observar regiões que possam necessitar de uma avaliação mais detalhada.[1] As seguintes articulações devem ser examinadas bilateralmente:

Exame de rastreamento das articulações periféricas

Articulações temporomandibulares	Boca aberta
	Boca fechada
Articulações dos ombros	Elevação em abdução
	Elevação em flexão anterior
	Elevação ao longo do plano da escápula (escapulação)
	Teste de arranhar de Apley (direito e esquerdo)
	Rotação em 90° de abdução
Articulações do cotovelo	Flexão
	Extensão
	Supinação
	Pronação
Articulações do punho e da mão	Flexão
	Extensão
	Desvio radial
	Desvio ulnar
	Abdução dos dedos/polegar
	Adução dos dedos/polegar
	Oposição do polegar e dedo mínimo

Articulações temporomandibulares. O examinador verifica o movimento das articulações colocando os dedos indicador ou mínimo nas orelhas do paciente (Fig. 3.31). A polpa do dedo é posicionada para a frente para sentir

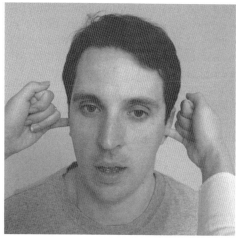

Figura 3.31 Teste para articulações temporomandibulares.

a igualdade do movimento dos côndilos das ATM e para detectar a presença de estalido ou rangido, além de assegurar que as orelhas estão desobstruídas. Em geral, a presença de dor ou sensibilidade, especialmente durante o fechamento da mandíbula, indica capsulite posterior. Quando o paciente abre a boca, os côndilos normalmente movem-se para a frente. Para abrir a boca completamente, os côndilos devem realizar movimentos de rotação e de translação, também bilateralmente. Quando isso não acontece, a abertura da boca fica limitada e/ou o desvio da mandíbula ocorre (ver Cap. 4). O examinador deve observar o paciente à medida que ele abre e fecha a boca e deve notar a presença de qualquer desvio durante o movimento.

Cíngulo do membro superior. O examinador examina rapidamente esse complexo de articulações (articulação glenoumeral, acromioclavicular, esternoclavicular e "escapulotorácica") solicitando ao paciente que ele realize a elevação ativa dos ombros ("levante seus ombros até as orelhas", "encolha seus ombros") e, em seguida, que ele eleve ativamente cada membro superior em abdução. Em seguida, o examinador pedirá ao paciente que faça uma elevação ativa em flexão anterior e elevação ao longo do plano da escápula (escapulação). Esses movimentos verificam a mobilidade da escápula sobre o tórax e o movimento das costelas superiores. Além disso, o examinador testa rapidamente a rotação medial e lateral de cada ombro com o membro superior na lateral do corpo e abduzido a 90°. Qualquer padrão de restrição deve ser registrado. Quando o paciente for capaz de realizar a abdução completa sem dificuldade ou dor, o examinador pode concluir que não há problema no complexo do ombro (ver Cap. 5).

Articulações do cotovelo. As articulações do cotovelo são movidas ativamente realizando flexão, extensão, supinação e pronação. Qualquer restrição de movimento ou sinais e sintomas anormais devem ser anotados, visto que podem indicar presença de patologia (ver Cap. 6).

218 Avaliação musculoesquelética

Punho e mão. O paciente realiza ativamente movimentos de flexão, extensão e desvio ulnar e radial do punho. Para os polegares e demais dígitos, são realizados movimentos ativos (flexão, extensão, abdução, adução e oposição). Essas ações podem ser realizadas solicitando-se ao paciente que cerre o punho e, a seguir, abra a mão com os dedos bem afastados. Novamente, qualquer alteração de sinais e sintomas ou qualquer restrição de movimento devem ser anotadas (ver Cap. 7).

Miótomos

Após o término do exame de rastreamento das articulações periféricas, o examinador deve determinar a força muscular e possível fraqueza neurológica originária de raízes nervosas da parte cervical da coluna por meio do teste de miótomos (Tab. 3.19 e Fig. 3.32). Os miótomos são testados por contrações isométricas resistidas com a articulação na posição de repouso ou próxima da mesma. Como nos movimentos isométricos resistidos previamente citados, o examinador deve colocar o paciente na posição sentada e dizer "Não me deixe movê-lo", de modo que uma contração isométrica seja obtida.

Miótomos cervicais

- Flexão do pescoço: C1-C2.
- Flexão lateral do pescoço: C3 e nervo craniano XI.
- Elevação do ombro: C4 e nervo craniano XI.
- Abdução do ombro/rotação lateral do ombro: C5.
- Flexão do cotovelo e/ou extensão do punho: C6.
- Extensão do cotovelo e/ou flexão do punho: C7.
- Extensão do polegar e/ou desvio ulnar: C8.
- Abdução e/ou adução dos intrínsecos da mão: T1.

A contração deve ser mantida por ***pelo menos 5 segundos*** de modo que, quando presente, uma fraqueza possa ser observada. Quando justificável, ambos os lados são testados ao mesmo tempo para permitir uma comparação. Se possível, o examinador não deve aplicar pressão sobre as articulações, visto que essa ação pode mascarar sintomas quando as articulações estão sensíveis.

Para testar a flexão do pescoço (miótomo C1-C2), a cabeça do paciente deve ser levemente flexionada. O examinador aplica pressão sobre a testa do paciente enquanto estabiliza o tronco com a mão, entre as escápulas (ver Fig. 3.32A). O examinador deve assegurar-se

---

TABELA 3.19

Miótomos do membro superior

Raiz nervosa	Ação do teste	Músculos[a]
C1-C2	Flexão do pescoço	Reto lateral, reto anterior da cabeça, longo da cabeça, longo do pescoço, esternocleidomastóideo
C3	Flexão lateral do pescoço	Longo da cabeça, longo do pescoço, trapézio, escaleno médio
C4	Elevação do ombro	Diafragma, trapézio, levantador da escápula, escaleno anterior, escaleno médio
C5	Abdução do ombro	Romboides maior e menor, deltoide, supraespinal, infraespinal, redondo menor, bíceps, escalenos anterior e médio
C6	Flexão do cotovelo e extensão do punho	Serrátil anterior, latíssimo do dorso, subescapular, redondo maior, peitoral maior (cabeça clavicular), bíceps, coracobraquial, braquial, braquiorradial, supinador, extensor radial longo do carpo, escalenos anterior, médio e posterior
C7	Extensão do cotovelo e flexão do punho	Serrátil anterior, latíssimo do dorso, peitoral maior (cabeça esternal), peitoral menor, tríceps, pronador redondo, flexor radial do carpo, flexor superficial dos dedos, extensor radial longo do carpo, extensor radial curto do carpo, extensor dos dedos, extensor do dedo mínimo, escalenos médio e posterior
C8	Extensão do polegar e desvio ulnar	Peitoral maior (cabeça esternal), peitoral menor, tríceps, flexor superficial dos dedos, flexor profundo dos dedos, flexor longo do polegar, pronador quadrado, flexor ulnar do carpo, abdutor longo do polegar, extensor longo do polegar, extensor curto do polegar, extensor do dedo indicador, abdutor curto do polegar, flexor curto do polegar, oponente do polegar, escalenos médio e posterior
T1	Intrínsecos da mão	Flexor profundo dos dedos, músculos intrínsecos da mão (exceto o extensor curto do polegar), flexor curto do polegar, oponente do polegar

[a]Os músculos listados podem ser inervados por raízes nervosas adicionais; estão listadas apenas as origens das raízes nervosas principais.

Capítulo 3 Parte cervical da coluna **219**

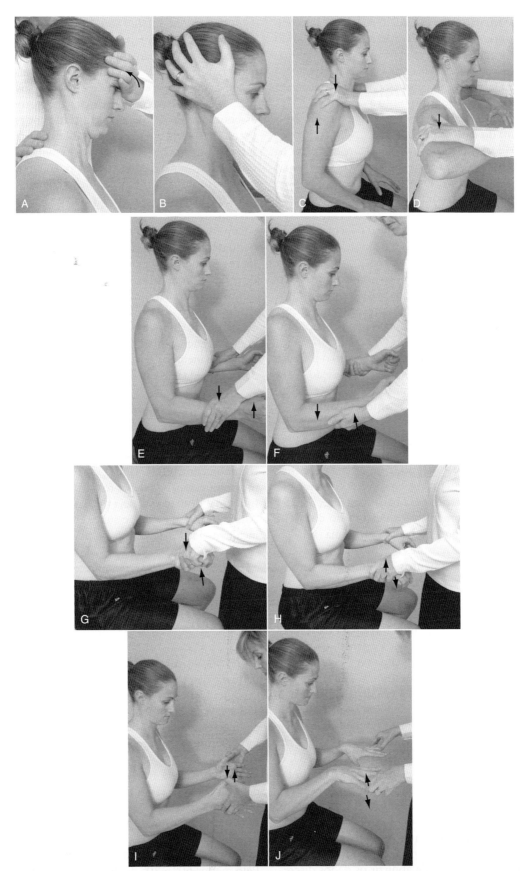

Figura 3.32 Posicionamento para testar os miótomos. (A) Flexão do pescoço (C1, C2). (B) Flexão lateral do pescoço para a direita (C3). (C) Elevação do ombro (C4). (D) Abdução do ombro (C5). (E) Flexão do cotovelo (C6). (F) Extensão do cotovelo (C7). (G) Extensão do punho (C6). (H) Flexão do punho (C7). (I) Extensão do polegar (C8). (J) Abdução do dedo (T1).

de que o pescoço não fique estendido enquanto a pressão é aplicada sobre a testa. Para testar a flexão lateral do pescoço (miótomo C3 e nervo craniano XI), o examinador coloca uma mão acima da orelha do paciente e aplica a força de flexão lateral enquanto estabiliza o tronco com a outra mão colocada sobre o ombro oposto (ver Fig. 3.32B). A flexão lateral deve ser testada tanto do lado direito quanto do lado esquerdo.

O examinador, então, solicita ao paciente que eleve os ombros (miótomo C4 e nervo craniano XI) até aproximadamente a metade da elevação total. Ele aplica uma força para baixo sobre os ombros do paciente enquanto o paciente tenta mantê-los na posição (ver Fig. 3.32C). O examinador deve certificar-se de que o paciente, quando sentado, está com as mãos livres e não está "apoiando" os membros superiores contra as coxas.

Para testar a abdução do ombro (miótomo C5), o examinador solicita ao paciente que eleve os braços aproximadamente 75° a 80° no plano escapular com os cotovelos flexionados a 90° e os antebraços em pronação ou em posição neutra (ver Fig. 3.32D). O examinador aplica uma força para baixo sobre os úmeros enquanto o paciente tenta manter os membros superiores na posição. Para evitar que ocorra rotação, o examinador coloca seus antebraços sobre os antebraços do paciente enquanto aplica pressão sobre o úmero.

Para testar a flexão e a extensão do cotovelo, o examinador solicita ao paciente que posicione os membros superiores lateralmente ao corpo, com os cotovelos flexionados a 90° e os antebraços em posição neutra. Ele aplica uma força isométrica para baixo (ver Fig. 3.32E) sobre os antebraços para testar os flexores do cotovelo (miótomo C6) e uma força isométrica para cima (ver Fig. 3.32G) para testar os extensores do cotovelo (miótomo C7). Para testar os movimentos do punho (extensão, flexão, desvio ulnar), o paciente mantém os membros superiores ao lado do corpo, com os cotovelos a 90°, antebraços em pronação e os punhos, as mãos e os dedos em posição neutra. Ele aplica uma força para baixo (ver Fig. 3.32F) sobre as mãos para testar a extensão do punho (miótomo C6) e uma força para cima (ver Fig. 3.32H) para testar a flexão do punho (miótomo C7). Para aplicar uma força lateral (desvio radial) a fim de testar o desvio ulnar (miótomo C8), o médico estabiliza o antebraço do paciente com uma mão e aplica uma força de desvio radial sobre a lateral da mão.

No teste de extensão do polegar (miótomo C8), o paciente estende este dedo quase atingindo a ADM total (ver Fig. 3.32I). O examinador aplica uma força isométrica para colocar o polegar em flexão. A fim de testar os músculos intrínsecos da mão (miótomo T1), o paciente aperta um pedaço de papel entre os dedos enquanto o examinador tenta puxá-lo; o paciente pode apertar os dedos do examinador ou pode abduzir os dedos discretamente com o examinador aduzindo-os isometricamente (ver Fig. 3.32J).

Exame de rastreamento sensorial

O examinador então, testa a sensibilidade realizando um **exame de rastreamento sensorial**. Esse "rastreamento sensorial" é realizado passando as mãos relaxadas sobre a cabeça do paciente (laterais e dorso); pelos ombros, no tórax superior e nas costas; e pelos membros superiores, assegurando-se de que está cobrindo todas as faces do braço. Caso seja notada alguma diferença entre os lados nesse "rastreamento sensorial", o examinador pode então utilizar um alfinete, pedaço de algodão em rama ou uma escova (ou uma combinação deles) para mapear a área exata da diferença sensorial e para verificar se a diferença é resultado de um déficit de raiz nervosa (ver seção mais adiante sobre reflexos e distribuição cutânea), de nervo periférico ou algum outro déficit neurológico. O exame de rastreamento sensorial pode também incluir o teste de reflexos, especialmente dos reflexos dos tendões profundos para avaliar uma enfermidade do neurônio superior e inferior e os reflexos patológicos presentes na enfermidade do neurônio motor superior e o resultado dos testes neurodinâmicos selecionados (p. ex., teste da tensão do membro superior, slump test) se houver suspeita de irritabilidade de nervo periférico.

Avaliação funcional

Quando, na anamnese, o paciente queixa-se de dificuldades funcionais ou quando o examinador suspeita de algum comprometimento funcional, uma série de testes ou movimentos funcionais pode ser realizada para que a capacidade funcional do paciente seja determinada, levando-se em consideração sua idade e sua saúde. Esses testes podem incluir atividades de vida diária (AVD) como as seguintes:

Avaliação funcional da parte cervical da coluna

- Atividades de vida diária (AVD).
- Tabela de pontuação numérica (quando desejado).

Respiração. A respiração com a boca fechada deve ser natural e não trabalhosa. Não deve ocorrer engasgamento ou dificuldade respiratória.

Deglutição. Trata-se de um movimento complexo que envolve músculos dos lábios, língua, mandíbula, palato mole, faringe e laringe, assim como os músculos supra e infra-hióideos.

Olhar para o teto. Pelo menos 40° a 50° de extensão do pescoço são necessários para as atividades diárias. Quando o paciente não apresenta essa amplitude, ele flexionará as costas e/ou os joelhos para atingir a amplitude desejada.

Olhar para a fivela do cinto ou para os cadarços dos sapatos. Pelo menos 60° a 70° de flexão do pescoço são necessários. Quando o paciente não apresenta essa amplitude, ele flexiona as costas para completar a tarefa.

Avaliar o ombro. Pelo menos 60° a 70° de rotação cervical são necessários. Quando o paciente não apresenta essa amplitude, ele rotacionará o tronco para completar a tarefa.

Retração do queixo. Essa ação produz flexão da parte cervical alta da coluna e extensão da parte baixa.[101]

Projeção do queixo. Essa ação produz extensão da parte cervical alta da coluna e flexão da parte baixa.[101]

Força do pescoço. Em atletas, a força do pescoço deve ser de aproximadamente 30% do peso corporal para diminuir as chances de lesão.[103]

Parestesia. A parestesia, especialmente referida para as mãos, pode tornar o ato de cozinhar e de manipular utensílios domésticos particularmente difícil ou até mesmo perigoso.

A Tabela 3.20 apresenta uma lista de testes funcionais de força que podem fornecer ao examinador alguma indicação sobre a capacidade funcional da força do paciente. Para a flexão, quando a mandíbula se projeta para a frente no início do movimento, há indicação de um padrão de desequilíbrio do esternocleidomastóideo forte e dos flexores profundos do pescoço fracos.[13]

Pinfold et al.[104,105] desenvolveram o **Questionário de incapacidade por lesão em chicote** com o objetivo de avaliar o impacto dos distúrbios associados à lesão em "chicote" (DAC), inclusive problemas sociais e emocionais.[106,107] Vernon e Mior[108] elaboraram um teste funcional com pontuação numérica denominado **Índice de incapacidade do pescoço,**[109,110] o qual é uma modificação do índice da dor lombar de Oswestry.[111] Podem-se utilizar esse índice e testes semelhantes (p. ex., **Questionário de Bournemouth,**[112] a **Escala de Copenhagen para incapacitação funcional do pescoço,**[113] e o **Questionário de Northwick Park para dor no pescoço**[114,115]) para detectar a presença de alterações ao longo do tempo nos pacientes.[116,117] A **Lista de atividades e participação nas lesões em chicote** foi desenvolvida com o objetivo de determinar limitações nas atividades e restrições à participação para pacientes com DAC.[118,119]

Testes especiais

Existem vários testes especiais que podem ser realizados caso o examinador os considere relevantes e que o ajudarão a confirmar um diagnóstico. Os testes jamais deverão ser aplicados isoladamente; em certas circunstâncias, eles são combinados para que sejam alcançados resultados melhores.[120-122] Desses testes, alguns devem ser sempre realizados (p. ex., testes de instabilidade, testes da artéria vertebral), especialmente quando for preciso realizar tratamento na parte cervical alta da coluna; ao passo que outros somente devem ser realizados caso o examinador deseje utilizá-los como testes confirmatórios. Alguns deles são testes provocativos e somente devem ser utilizados quando o examinador deseja desencadear sintomas. Outros aliviam sintomas e são utilizados quando existem sintomas presentes. A confiabilidade de muitos desses testes geralmente depende da experiência e capacidade do examinador, e se o paciente está suficientemente relaxado para permitir a realização do teste.[123,124]

TABELA 3.20

Teste funcional para a força da parte cervical da coluna

Posição inicial	Ação	Teste funcional[a]
Decúbito dorsal	Elevação da cabeça, mantendo o queixo contraído (flexão do pescoço)	6-8 repetições: funcional 3-5 repetições: suficientemente funcional 1-2 repetições: funcionalmente ruim 0 repetição: não funcional
Decúbito ventral	Elevação da cabeça para trás (extensão do pescoço)	Manutenção por 20-25 segundos: funcional Manutenção por 10-19 segundos: suficientemente funcional Manutenção por 1-9 segundos: funcionalmente ruim Manutenção por 0 segundo: não funcional
Decúbito lateral (com travesseiros sob a cabeça de modo que ela não fique em flexão lateral)	Elevação da cabeça para o lado, para longe do travesseiro (flexão lateral do pescoço) (deve ser repetida no outro lado)	Manutenção por 20-25 segundos: funcional Manutenção por 10-19 segundos: suficientemente funcional Manutenção por 1-9 segundos: funcionalmente ruim Manutenção por 0 segundo: não funcional
Decúbito dorsal	Elevação da cabeça na mesa de exame e rotação para um lado, mantendo-a fora da mesa ou distante do travesseiro (rotação do pescoço) (deve ser repetida para ambos os lados)	Manutenção por 20-25 segundos: funcional Manutenção por 10-19 segundos: suficientemente funcional Manutenção por 1-9 segundos: funcionalmente ruim Manutenção por 0 segundo: não funcional

[a]Pacientes mais jovens devem ser capazes de executar a maioria das repetições pelo tempo mais longo; com o envelhecimento, o tempo e as repetições diminuem.

Adaptada de Palmer ML, Epler M: *Clinical assessment procedures in physical therapy*, Philadelphia, 1990, J. B. Lippincott, p. 181-182.

Testes essenciais realizados na parte cervical da coluna, dependendo da doença suspeitada[a]

- *Para testar a força dos músculos cervicais (flexores profundos do pescoço):*
  - ✓ Teste de flexão craniocervical.
  - ⚠ Teste de resistência dos flexores profundos do pescoço.
- *Para sintomas neurológicos:*
  - ✓ Teste de tensão do plexo braquial.
  - ✓ Teste de provocação do plexo braquial.
  - ⚠ Sinal da campainha.
  - ✓ Teste de distração (se os sintomas são graves).
  - ✓ Teste de compressão de forame (três estágios) (se assintomático ou com sintomas leves).
  - ✓ Testes neurodinâmicos para membro superior (tensão) (específicos para determinados sintomas de nervos/raízes nervosas).
- *Para mielopatia:*
  - ✓ Teste de Romberg.
- *Para sinais vasculares:*[b]
  - ❓ Manter a posição planejada de mobilização/manipulação durante um mínimo de 30 segundos; o examinador observa sinais da artéria basilar-vertebral.
- *Para instabilidade cervical:*[c]
  - ❓ Teste de cisalhamento anterior com estresse.
  - ❓ Teste de estresse com flexão lateral para ligamentos alares.
  - ⚠ Teste de cisalhamento lateral.
  - ⚠ Teste da membrana atlantoccipital posterior.
  - ❓ Teste de estresse rotacional para ligamentos alares.
  - ⚠ Teste de estresse para ligamento transverso.
- *Para mobilidade da parte cervical da coluna:*
  - ✓ Teste de flexão-rotação cervical.
- *Para mobilidade da primeira costela:*
  - ✓ Mobilidade da primeira costela.

[a] Os autores recomendam que esses testes essenciais sejam aprendidos pelo profissional de saúde, de modo a facilitar seus diagnósticos. Ver Capítulo 1, "Legenda para classificação de testes especiais".
[b] Esses testes deverão ser realizados se o examinador estiver prevendo a realização de técnicas de manipulação ou de mobilização até o final da ADM na parte cervical da coluna, especialmente na sua porção alta. Se houver instabilidade nos sinais vasculares, a mobilização e/ou manipulação não deve ser realizada.
[c] Antes que esses testes sejam realizados, deve-se observar as C-spine rules (i. e., Regra canadense para radiografias da parte cervical da coluna), e os resultados devem demonstrar que não há indicação para radiografias.

A confiabilidade, validade, especificidade e sensibilidade de alguns testes especiais/diagnósticos na parte cervical da coluna são delineados no Apêndice 3.1 (*on-line* – utilizar o QR code no final deste capítulo).

Testes para força muscular cervical

✓ **Teste de flexão craniocervical.**[32,125-128] O teste de flexão craniocervical (FCC) testa a função dos músculos cervicais profundos.[125] Este teste exige o uso de um aparelho pneumático de pressão. Posiciona-se o paciente em decúbito dorsal com os joelhos flexionados, com a cabeça e o pescoço em uma amplitude média. Posiciona-se o sensor de pressão inflável sob a parte cervical da coluna (Fig. 3.33). Podem-se usar toalhas para manter a cabeça e o pescoço em uma posição intermediária neutra (duas linhas paralelas: uma da testa ao queixo e a outra do trago auricular até a linha da porção longitudinal do pescoço). O examinador infla o aparelho de pressão até 20 mmHg para "preencher" a curva lordótica da parte cervical da coluna. Mantendo a cabeça/occipício imóveis (sem empurrar para baixo nem levantar), o paciente flexiona a parte cervical da coluna, fazendo um movimento de assentimento com a cabeça até cinco segmentos gradativos de pressão crescente (22, 24, 26, 28 e 30 mmHg), mantendo cada segmento por 10 segundos, com outros 10 segundos de repouso entre cada segmento. Durante a realização do teste, os músculos cervicais superficiais (i. e., esternocleidomastóideo, platisma, hioide) devem permanecer relaxados.[129] Normalmente, pacientes jovens e de meia-idade devem ser capazes de aumentar a pressão para algo entre 26 e 30 mmHg, mantendo a pressão durante 10 segundos sem recorrer aos músculos superficiais. Pessoas idosas têm maior probabilidade de recorrer ao músculo esternocleidomastóideo durante o teste.[130] O examinador considerará o teste como positivo se o paciente não puder aumentar a pressão até, no mínimo, 26 mmHg, se não for capaz de manter uma contração durante 10 segundos, se usar os músculos cervicais superficiais, ou se estender a cabeça. O índice de desempenho é calculado como o aumento da pressão multiplicado pelo número de repetições, enquanto a pontuação de ativação é a pressão máxima alcançada e mantida durante 10 segundos. São sinais de diminuição da resistência: incapacidade de manter a pressão estável, ou se a pressão diminui com o passar do tempo; se os flexores superficiais estiverem (ou se tornarem) ativos; e manutenção da pressão, mas com uma ação espasmódica.[125]

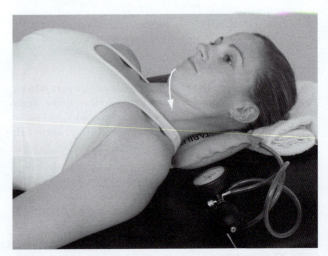

Figura 3.33 Teste de flexão craniocervical.

⚠ **Teste de resistência para os flexores profundos do pescoço.**[32,131] Posiciona-se o paciente em decúbito dorsal com os joelhos flexionados. Seu queixo deve ficar em retração máxima e mantido assim enquanto ele levanta a cabeça e o pescoço até que a cabeça esteja posicionada a aproximadamente 2 a 5 cm da mesa de exame. O examinador posiciona uma das mãos sobre a mesa, por baixo da cabeça do paciente (occipício) e observa as pregas cutâneas resultantes do retraimento do queixo e da flexão cervical. O teste é encerrado tão logo as pregas cutâneas tenham se separado (o queixo ter deixado a retração máxima) ou assim que a cabeça do paciente tocar a mesa de exame. Pessoas normais devem ser capazes de manter a posição por 39 ± 26 segundos, enquanto aquelas com dores cervicais sustentam a posição por 24 segundos, em média.[131]

Testes para detectar sintomas neurológicos

Esses testes foram projetados para, na maioria dos casos, provocar sintomas neurológicos (o teste de distração é a exceção), com o objetivo de determinar o efeito da aplicação de pressão ou do alongamento ao tecido nervoso. Os testes são específicos para o tecido neurológico (i. e., eles produzem sintomas neurológicos), mas não necessariamente informam ao examinador onde se situa a origem da patologia. A patologia pode ser resultante de um traumatismo, degeneração ou anomalias anatômicas que podem ocorrer em qualquer local ao longo do trajeto da raiz nervosa ou do nervo afetado.[132,133]

Os testes para detectar sintomas neurológicos que envolvem mobilização do nervo são chamados **testes neurodinâmicos**, porque avaliam a sensibilidade das raízes nervosas e dos nervos periféricos ao movimento e à tensão causada pelo movimento. Essa sensibilidade também foi denominada *mecanossensibilidade neurológica*.[134]

> **Testes neurodinâmicos**[134]
>
> Durante a realização de um teste neurodinâmico, considera-se um teste positivo apenas ao ocorrer uma ou mais das seguintes condições:
> - Há reprodução dos sintomas do paciente.
> - Observa-se uma sensação assimétrica entre os membros direito e esquerdo.
> - Ocorre desvio significativo da sensação normal.
> - Os sintomas mudam com os movimentos sensibilizantes.

❓ **Teste de compressão de membro superior.**[135] Esse teste é realizado para diferenciar a compressão de raiz de nervo cervical de lesões no ombro. O paciente fica na posição sentada e o examinador aperta com firmeza o seu braço, incluindo os músculos bíceps e tríceps braquial no lado da dor no ombro (Fig. 3.34). O teste é considerado positivo pela promoção de uma dor local intensa no braço, indicativa de lesão de raiz nervosa (uma ou mais raízes nervosas de C5 até a T1). Se a dor ocorrer no ombro, trata-se de um problema nesse local.

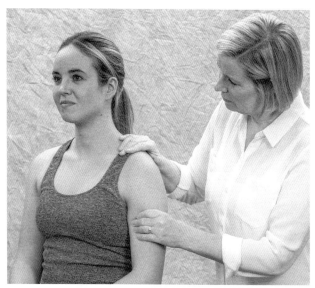

Figura 3.34 Teste de compressão de membro superior.

✔ **Teste de compressão do plexo braquial.**[136] O examinador aplica uma compressão firme sobre o plexo braquial apertando-o sob o polegar ou dígitos na interface do pescoço com o ombro (Fig. 3.35). A dor no local não é diagnóstica; o teste somente é positivo se a dor irradiar para o ombro ou para a extremidade superior. Ele é positivo para lesões cervicais mecânicas que têm componente mecânico.

✔ **Teste de provocação do plexo braquial.**[137] O paciente assume a posição de decúbito dorsal. Iniciando com o lado não afetado ou que exiba menos sintomas, o examinador faz uma abdução do ombro do paciente até cerca de 90° com o cotovelo flexionado e o punho estendido, enquanto impede a elevação do ombro com uma das mãos (Fig. 3.36A) ou com o uso do seu cotovelo (Fig. 3.36B). Em seguida, o examinador estende o cotovelo

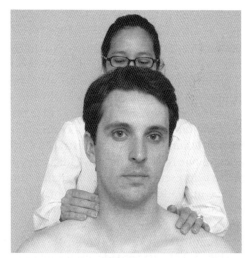

Figura 3.35 Manobra para comprimir e pressionar o plexo braquial na interface pescoço-ombro. Demonstração no lado direito.

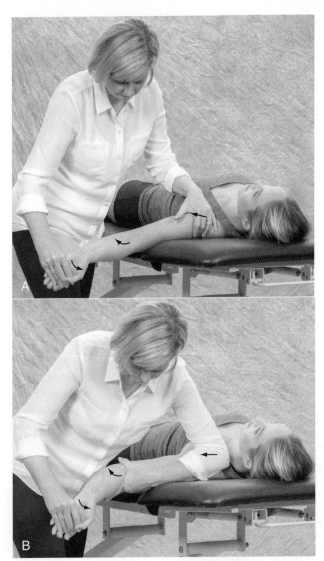

Figura 3.36 Teste de provocação do plexo braquial. (A) Primeiro método – a examinadora mantém o ombro da paciente deprimido com a mão esquerda, enquanto o ombro da paciente é estendido e também o punho e os dedos. (B) Segundo método – a examinadora mantém o ombro da paciente deprimido usando o cotovelo esquerdo, enquanto o cotovelo, punho e dedos da paciente são estendidos.

do paciente. A perda de ≥ 30° da extensão do cotovelo e a promoção de uma dor moderada são considerados achados positivos para envolvimento do plexo braquial. No paciente com síndrome de lesão em chicote, o teste poderá resultar positivo bilateralmente. Esse teste não funcionará se o ombro não for mantido em depressão.

✓ **Teste de distração.** O teste de distração é utilizado para pacientes que relatam sintomas radiculares durante a anamnese e apresentam sinais radiculares durante o exame. Ele é utilizado para aliviar sintomas. Para realizar o teste de distração, o examinador coloca uma mão sob o queixo do paciente e a outra em torno do occipício e, a seguir, ele eleva lentamente a cabeça do paciente (Fig. 3.37) – na verdade, estará aplicando uma tração à parte cervical da coluna. O teste é considerado

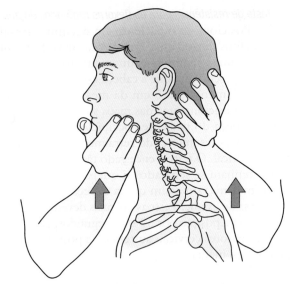

Figura 3.37 Teste de distração.

positivo quando a dor é aliviada ou diminui com a elevação ou a distração da cabeça, indicando redução da pressão sobre as raízes nervosas. Esse teste também pode ser utilizado para a investigação de sinais radiculares referidos para o complexo do ombro anterior ou posteriormente. Quando o paciente abduz os membros superiores enquanto a tração é aplicada, os sintomas no ombro frequentemente são ainda mais aliviados ou reduzidos, especialmente se as raízes nervosas de C4 ou C5 estiverem envolvidas. Nesse caso o teste será indicativo de compressão na raiz nervosa na parte cervical da coluna, não de enfermidade do ombro. Caso ocorra piora da dor durante a distração, esse achado pode ser devido a um espasmo muscular, distensão ligamentar/muscular, irritabilidade dural ou herniação de disco.[13]

⚠ **Sinal da campainha.**[138] O paciente assume a posição sentada e o examinador fica posicionado às suas costas, mobilizando com cuidado o músculo esternocleidomastóideo lateralmente (afastando-o do caminho); em seguida, com o dedo indicador da mesma mão, palpa as raízes nervosas na goteira vertebral de cada vértebra, no ponto em que as raízes deixam a goteira. O examinador deve aplicar uma pressão moderada sobre a raiz nervosa durante 2 a 3 segundos (Fig. 3.38). O processo é repetido para cada raiz nervosa. O examinador deve ter o cuidado de não aplicar pressão sobre a artéria carótida. O teste será considerado positivo com a promoção de sintomas da raiz nervosa em particular, referidos ao braço ou à região torácica média (i. e., padrão de referência somática). A reprodução de sintomas no braço é sugestiva de um problema radicular (i. e., de raiz nervosa).

✓ **Teste (de Spurling) de compressão do forame.**[139] Esse teste é realizado quando, na anamnese, o paciente queixa-se de sintomas das raízes nervosas que, no momento do exame, estão diminuídos ou ausentes. Esse teste tem como objetivo provocar sintomas. Primeiramente, o

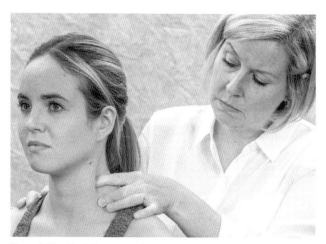

Figura 3.38   Sinal da campainha.

paciente realiza a flexão lateral da cabeça para o lado não acometido e, a seguir, para o lado acometido (Fig. 3.39). O examinador exerce cuidadosamente uma pressão direta sobre a cabeça. Bradley et al.[69] defendem a realização desse teste em três estágios, cada um deles sendo progressivamente mais provocativo. Quando sintomas são desencadeados, não se deve passar para o estágio seguinte. O primeiro estágio envolve a compressão da cabeça na posição neutra. O segundo estágio envolve compressão com a cabeça em extensão e o estágio final envolve a cabeça em extensão e rotação para o lado não acometido e, a seguir, para o lado da queixa, com compressão. A terceira parte do teste se aproxima mais do teste descrito por Spurling.[139] Um resultado do teste é considerado positivo quando a dor irradia para o membro superior na direção da qual a cabeça é lateralmente flexionada durante a compressão; isso indica pressão sobre uma raiz nervosa (radiculite cervical). A **radiculite** implica a presença de dor na distribuição do dermátomo da raiz nervosa acometida.[69] A ocorrência de dor no pescoço sem irradiação para o ombro ou braço não constitui um teste positivo. A distribuição da dor e a sensibilidade alterada no dermátomo podem fornecer alguma indicação sobre qual raiz nervosa está envolvida. As posições do teste estreitam o forame intervertebral de modo que as seguintes condições poderão acarretar os sintomas: estenose, espondilose cervical, osteófitos, articulações facetárias tróficas, artríticas ou inflamadas, ou hérnias discais, que também estreitam o forame, ou até mesmo fraturas vertebrais. Quando a dor é sentida no lado oposto ao do movimento da cabeça, é denominada **sinal de Spurling reverso** e indica espasmo muscular em condições como, por exemplo, mialgia tensional e síndromes da lesão em chicote (SLE).[140]

Um teste muito similar é denominado **teste de compressão cervical máxima**. Nesse teste, o paciente flexiona a cabeça e a rotaciona para o mesmo lado. O teste é repetido no outro lado. O teste é considerado positivo quando a dor irradia para o membro superior.[30] Caso a cabeça seja posicionada em extensão (assim como em flexão e rotação lateral) e uma compressão é aplicada, os forames intervertebrais se fecham ao máximo no lado do movimento e os sintomas são acentuados. A dor no lado côncavo indica enfermidade radicular ou da articulação facetária, enquanto a dor no lado convexo indica distensão muscular (Fig. 3.40).[141] Essa segunda posição também pode comprimir a artéria vertebral. Durante o teste para a artéria vertebral, a posição deve ser mantida por 20 a 30 segundos para que sintomas sejam desencadeados (p. ex., tontura, nistagmo, sensação de desmaio, náusea), que indicam compressão da artéria vertebral.

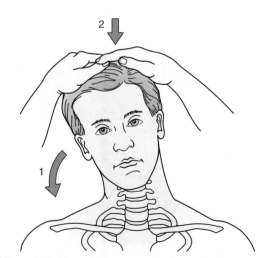

Figura 3.39   Teste de compressão de forame. O paciente flexiona a cabeça para um dos lados (1), e o examinador faz pressão diretamente para baixo sobre a cabeça (2).

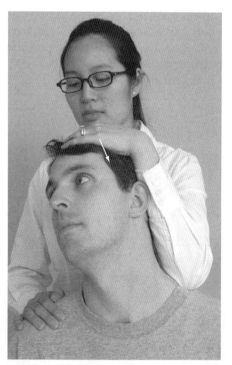

Figura 3.40   Teste de compressão cervical máxima.

✓ **Teste de compressão de Jackson.** Esse teste também é uma modificação do teste de compressão do forame. O paciente roda a cabeça para um lado. O examinador então exerce uma pressão cuidadosa diretamente sobre a cabeça (Fig. 3.41). O teste é repetido com a cabeça rodada para o outro lado. Caso ocorra dor que irradie para o membro superior, indicando pressão sobre uma raiz nervosa, o teste é considerado positivo. A distribuição da dor (dermátomo) pode fornecer uma indicação de qual raiz nervosa está acometida.[66]

? **Teste de contração do escaleno.**[48] Na posição sentada, o paciente roda a cabeça para o lado acometido e traciona o queixo para baixo até a depressão localizada acima da clavícula, flexionando a parte cervical da coluna. Caso a dor aumente, em geral ela se localiza em pontos-gatilho situados nos escalenos no lado para o qual a cabeça é rodada. Sinais radiculares podem indicar plexopatia ou sintomas do desfiladeiro torácico.

⚠ **Teste de abdução (alívio) do ombro.** Esse teste é utilizado para testar sintomas radiculares, especialmente aqueles que envolvem as raízes nervosas da C4 ou da C5. Na posição sentada ou em decúbito dorsal, o examinador passivamente ou o paciente ativamente eleva o membro superior em abdução, de modo que a mão ou o antebraço permaneça no topo da cabeça (Fig. 3.42).[66,142] Uma diminuição ou um alívio dos sintomas indica um problema de compressão extradural cervical como uma hérnia de disco, compressão de veia epidural ou compressão radicular, geralmente na área C4-C5 ou C5-C6. A diferenciação é realizada pela distribuição dos sintomas no dermátomo (e possivelmente no miótomo). Esse achado também é denominado sinal de Bakody.[67] A abdução do membro superior diminui o comprimento da via neurológica e reduz a pressão sobre as raízes nervosas inferiores.[142,143] Quando a dor aumenta com o posicionamento do membro superior, ela indica que a pressão está aumentando no triângulo interescalênico.[67]

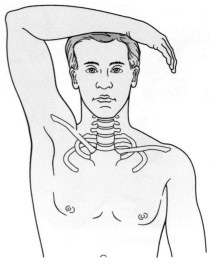

Figura 3.42 Teste de abdução do ombro (de Bakody).

? **Teste de depressão do ombro.** Esse teste pode ser aplicado na avaliação de lesões do plexo braquial (ver Tab. 3.11), tendo em vista que a posição do teste é o mecanismo de lesão para esses problemas, plexopatias e radiculopatias. No caso de lesão do plexo braquial, comumente estará afetada mais de uma raiz nervosa. O examinador flexiona lateralmente a cabeça do paciente (p. ex., para a esquerda), ao mesmo tempo que aplica uma pressão para baixo no ombro contralateral (p. ex., o direito) (Fig. 3.43). Se ocorrer exacerbação da dor, isso indica irritação ou compressão das raízes nervosas ou invasões foraminais, como osteófitos na região do lado que está sob compressão, ou aderências em torno dos manguitos durais do nervo e da cápsula articular adjacente, ou uma cápsula articular hipermóvel no lado que está sendo comprimido. A diferenciação se faz pela distribuição dos sintomas no dermátomo (e, possivelmente, no miótomo).

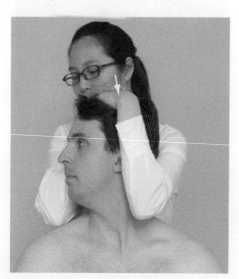

Figura 3.41 Teste de compressão de Jackson.

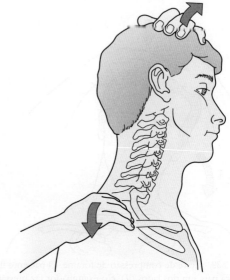

Figura 3.43 Teste de depressão do ombro.

❓ Sinal de Tinel para lesões do plexo braquial.[144] Na posição sentada, o paciente realiza uma flexão lateral discreta do pescoço. O examinador percute a região do plexo braquial (Fig. 3.44) com um dedo ao longo dos troncos nervosos de modo que diferentes raízes nervosas são testadas. A ocorrência de dor local pura indica que existe uma lesão do plexo cervical subjacente. A ocorrência de dor puramente local sugere a presença de uma lesão subjacente no plexo braquial. Um sinal de Tinel positivo (sensação de parestesia na distribuição de um nervo) significa que a lesão está intacta do ponto de vista anatômico e que está ocorrendo alguma recuperação. Quando a dor é desencadeada na distribuição de um nervo periférico, o sinal é positivo para um neuroma e indica uma interrupção da continuidade do nervo.

✓ Testes neurodinâmicos (de tensão) do membro superior (teste de tensão do plexo braquial ou de Elvey). Os testes neurodinâmicos de tensão do membro superior (TNTMS) equivalem ao teste de elevação do membro inferior estendido (TEMIE) para a parte lombar da coluna. São testes de tensão que têm por objetivo colocar sob estresse estruturas neurológicas do membro superior com seu alongamento, embora, na realidade, o estresse seja aplicado indistintamente sobre todos os tecidos do membro superior. O tecido neurológico é diferenciado pelos chamados testes de sensibilização (p. ex., flexão do pescoço com o TEMIE). Esse teste, descrito originalmente por Elvey,[100] foi, desde então, dividido em quatro testes (Tab. 3.21). Modificação da posição do ombro, do cotovelo, do antebraço, do punho e dos dedos acarreta um estresse maior nos nervos específicos (viés nervoso).[146]

Cada teste começa com a verificação do lado bom primeiro mediante o posicionamento do ombro, seguido pelo antebraço, punhos e dedos e, por último, em virtude de sua grande ADM, o cotovelo. Davis et al.[147] acreditam que os testes devem ser considerados positivos tão somente se os sintomas neurológicos se manifestarem antes de 60° de extensão de cotovelo, nos casos em que esse movimento foi o último a ser realizado. Cada fase é adicionada até que haja manifestação de sintomas. Para "sensibilizar"

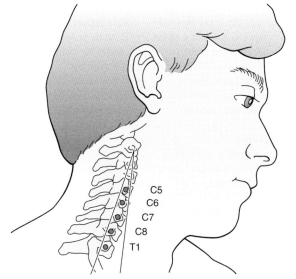

Figura 3.44 Sinal de Tinel para lesões do plexo braquial. Os *pontos* indicam locais de percussão.

TABELA 3.21

Testes neurodinâmicos de tensão do membro superior demonstrando a ordem do posicionamento[a] articular e dos nervos envolvidos

	TNTMS1[133]	TNTMS2	TNTMS3[145]	TNTMS4
Ombro	Depressão e abdução (110°)	Depressão e abdução (10°)	Depressão, rotação medial do ombro, abdução (40°) e extensão (25°)	Depressão e abdução (10-90°), mão na orelha
Cotovelo	Extensão	Extensão	Extensão	Flexão
Antebraço	Supinação	Supinação	Pronação	Supinação ou pronação
Punho	Extensão	Extensão	Flexão e desvio ulnar	Extensão e desvio radial
Dígitos e polegar	Extensão	Extensão	Flexão	Extensão
Ombro	—	Rotação lateral	Rotação medial	Rotação lateral
Parte cervical da coluna	Flexão lateral contralateral	Flexão lateral contralateral	Flexão lateral contralateral	Flexão lateral contralateral
Nervos envolvidos	Nervo mediano, nervo interósseo anterior, C5, C6, C7	Nervo mediano, nervo musculocutâneo, nervo axilar	Nervo radial	Nervo ulnar, raízes nervosas C8 e T1

[a]Com frequência o movimento do cotovelo é realizado por último, pois o aumento ou diminuição da ADM dessa articulação pode ser utilizado para determinar se o paciente está melhorando ou piorando ao longo do tempo.
TNTMS: testes neurodinâmicos (de tensão) do membro superior.

ainda mais o teste, uma flexão lateral da parte cervical da coluna pode ser realizada.[100,141] Os sintomas são mais facilmente agravados no membro superior que no membro inferior durante a realização de testes de tensão.[146,148] Caso ocorra piora dos sinais neurológicos, ou ainda na fase aguda ou na presença de lesão na cauda equina ou na medula, esses testes de estresse são contraindicados.[146]

Ao se posicionar o ombro, é essencial que uma força constante de depressão seja aplicada sobre o cíngulo do membro superior de modo que, mesmo com a abdução, ele permaneça deprimido. Quando o ombro não é mantido deprimido, é menos provável que o teste funcione. Enquanto o cíngulo do membro superior é mantido deprimido, a articulação glenoumeral é levada à posição de abdução adequada (110° ou 10°, dependendo do teste) e o antebraço, o punho e os dedos são levados à posição final de amplitude de movimento adequada; por exemplo, no TNTMS2, o punho é colocado em extensão total (Fig. 3.45). A extensão do cotovelo estressa os nervos radial e mediano, enquanto a flexão estressa o nervo ulnar. A extensão do punho e dos dígitos estressa os nervos mediano e ulnar, enquanto libera estresse no nervo radial.[146] Quando necessário (na realização de TNTMS2, 3 e 4), a articulação glenoumeral é rotacionada adequadamente e mantida na posição. O posicionamento do cotovelo frequentemente é realizado por último visto que a sua ADM é mais facilmente mensurada durante o registro da amplitude disponível para demonstrar melhora ao longo do tempo. À medida que o cotovelo é levado a sua posição extrema (final da amplitude), os sintomas geralmente são sentidos.[148] Alguns desses sintomas são normais (Tab. 3.22) e alguns, patológicos. Quando os sintomas são mínimos ou ausentes, é realizada uma flexão

TABELA 3.22

Teste neurodinâmico de tensão do membro superior: sinais e sintomas normais e patológicos

Normal (negativo)	Patológico (positivo)
• Dor profunda ou distensão da fossa cubital (99%) • Dor profunda ou distensão do aspecto anterior e radial do antebraço e aspecto radial da mão (80%) • Parestesia dos dígitos inervados pelo nervo acometido (viés nervoso) • Distensão na área anterior do ombro • Aumento das respostas acima com a flexão lateral cervical contralateral (90%) • Diminuição das respostas acima com a flexão lateral cervical ipsilateral (70%)	• Produção de sintomas do paciente (característica mais importante) • Teste de sensibilização no quadrante ipsilateral altera os sintomas • Sintomas diferentes à direita e à esquerda (quadrante contralateral)

Adaptada de Butler, DS. *Mobilisation of the nervous system*. Melbourne: Churchill Livingstone, 1991.

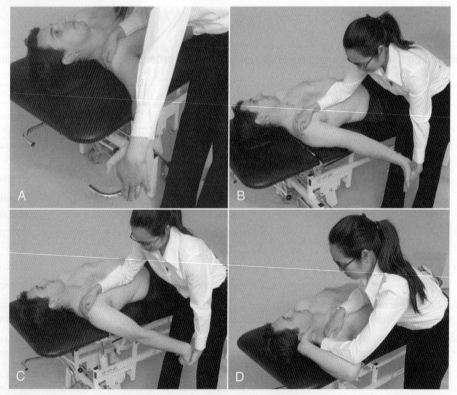

Figura 3.45 Testes neurodinâmicos de tensão para membro superior (testes de Elvey). (A) Teste neurodinâmico para o membro superior (TNTMS) 1. (B) TNTMS2. (C) TNTMS3. (D) TNTMS4.

lateral contralateral da cabeça e da parte cervical da coluna. Esse movimento final é algumas vezes denominado teste de sensibilização. Esse **teste de sensibilização** pode ser realizado no membro testado ou próximo a ele (p. ex., flexão lateral do pescoço no TNTMS) ou pode ser realizado em outro quadrante (p. ex., TNTMS direito e TEMIE direito).

Os testes destinam-se a estressar tecidos. Embora estressem os tecidos neurológicos, eles também estressam alguns tecidos contráteis e inertes. A diferenciação entre os tipos de tecidos depende dos sinais e sintomas apresentados (Tab. 3.23).

Finalmente, apesar de TNTMS específicos terem sido descritos, quando o paciente relata sintomas neurológicos ao realizar movimentos funcionais (p. ex., puxar a carteira do bolso traseiro), esses movimentos também devem ser testados pelo posicionamento do membro e levando-se as articulações em direção a sua amplitude final.

Evans[67] descreveu uma modificação do TNTMS que denominou **teste de tensão do plexo braquial** ✓. Em posição sentada, o paciente abduz os membros superiores com os cotovelos estendidos, parando um pouco antes do início dos sintomas. O paciente rotaciona o ombro lateralmente pouco antes da manifestação de sintomas e o examinador, então, mantém essa posição. Finalmente, o paciente flexiona os cotovelos de modo que as mãos fiquem atrás da cabeça (Fig. 3.46). A reprodução de sintomas radiculares com a flexão do cotovelo é considerada um teste positivo. Esse teste é semelhante ao TNTMS4 e estressa principalmente o nervo ulnar e as raízes nervosas C8 e T1.

Evans[67] elaborou um segundo teste semelhante. Em posição sentada, o paciente abduz o membro superior a 90° com o cotovelo totalmente estendido. O membro superior é estendido na altura do ombro e, a seguir, o cotovelo é estendido (Fig. 3.47). Caso ocorra dor radicular, o teste é positivo **(sinal de Bikele)**. Na realidade, esse teste é uma modificação do TNTMS4 realizado ativamente.

✓ *Teste de Valsalva.* Esse teste é utilizado para determinar o efeito do aumento da pressão sobre a medula espinal. O examinador solicita ao paciente que ele realize uma inspiração profunda e a sustente enquanto realiza um esforço como se fosse evacuar. O teste é considerado

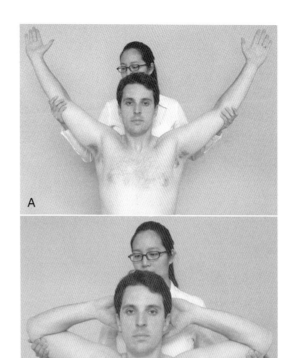

Figura 3.46 Teste de tensão do plexo braquial. (A) O paciente abduz e, a seguir, faz uma rotação lateral dos membros superiores até sentir que apareceram sintomas. A seguir, ele abaixa os membros superiores até os sintomas desaparecerem e a examinadora os mantém na posição. (B) Enquanto os ombros são mantidos em posição, o paciente flexiona os cotovelos e coloca as mãos atrás da cabeça. O retorno de sintomas indica teste positivo.

positivo quando há aumento da dor, que pode ser causado pela elevação da pressão intratecal. Esse aumento de pressão na medula espinal em geral é decorrente de uma lesão expansiva, como uma hérnia de disco, um tumor, estenose ou osteófitos. Os resultados do teste são muito subjetivos. Ele deve ser realizado com atenção e cautela, visto que o paciente pode sentir tontura e desmaiar durante a sua execução ou logo depois dela, se o procedimento bloquear o fluxo sanguíneo cerebral.

TABELA 3.23

Diagnóstico diferencial entre tecido contrátil, tecido inerte e tecido nervoso baseado no alongamento ou na tensão

	Tecido contrátil	Tecido inerte (ligamento)	Tecido neurogênico
Dor	Cãibra, dor surda	Dor surda Dor aguda	Em queimação, intensa, tipo raio
Parestesia	Não	Não	Sim
Constância	Intermitente	Intermitente	Duração maior dos sintomas
Padrão dermatométrico	Não	Não	Sim (se houver raiz nervosa patológica)
Distribuição nervosa sensitiva periférica	Não	Não	Sim (se com acometimento de nervo periférico ou raiz nervosa
Resistência ao alongamento	Espasmo muscular	Capsular firme, flexível	Alongamento de tecido mole

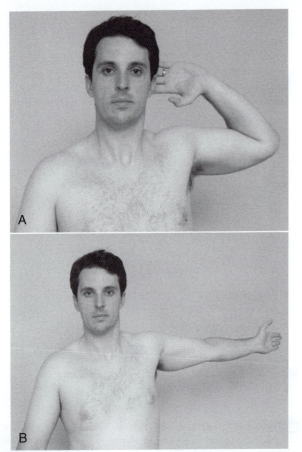

Figura 3.47 Sinal de Bikele. (A) O membro superior é abduzido a 90° com o cotovelo totalmente flexionado. (B) O membro superior e, então, o cotovelo são estendidos.

Testes para lesões do neurônio motor superior (mielopatia cervical)

Além dos testes descritos em seguida, presença de reflexos patológicos (p. ex., Babinski, Hoffmann), hiper-reflexia de reflexos tendinosos profundos e clônus podem sugerir uma mielopatia cervical.[149]

● **Teste de agarrar e soltar (teste dos 10 segundos).**[55,150] Normalmente, o paciente pode realizar 20 repetições de movimentos rápidos de fechar e abrir, desde a completa flexão dos dedos até sua completa extensão ao longo dos 10 segundos. Se durante esse período os movimentos se tornam mais lentos (i. e., o paciente não pode fazer as 20 repetições) ou se ocorre uma extensão exagerada do punho com a extensão dos dedos, ou uma exagerada flexão do punho com a flexão dos dedos, o teste é considerado positivo para mielopatia cervical.

● **Sinal de Lhermitte.** Trata-se de um teste para a medula espinal em si e para uma possível lesão do neurônio motor superior. O paciente deve sentar-se na mesa de exame com os membros inferiores estendidos. O examinador flexiona passivamente a cabeça e o quadril do paciente simultaneamente, com o membro inferior estendido (Fig. 3.48). O teste é considerado positivo quando o paciente sente uma dor aguda, semelhante a um choque elétrico na porção baixa da coluna e nos membros superiores ou inferiores; ele indica irritação dural ou meníngea na coluna vertebral ou possível mielopatia cervical.[67] Tossir ou espirrar pode produzir resultados semelhantes. Esse teste é similar a uma combinação do teste de Brudzinski com o teste de elevação do membro inferior estendido (TEMIE) (ver Cap. 9). Quando o paciente consegue flexionar ativamente a cabeça até o tronco em decúbito dorsal, o teste é denominado **teste de Soto-Hall**. Caso os quadris sejam flexionados a 135°, uma maior tração é aplicada sobre a medula espinal.[66]

✓ **Teste de Romberg.** Para a realização desse teste, o paciente deve ficar em pé e é solicitado que ele feche os olhos. A posição é mantida por 20 a 30 segundos. Quando o corpo começa a balançar excessivamente ou o paciente perde o equilíbrio, o teste é considerado positivo para uma lesão do neurônio motor superior.

▲ **Teste dos passos estáticos em 10 segundos.**[151] Com o paciente em pé, solicita-se a ele que dê passos "sem sair do lugar", devendo levantar a coxa de uma das pernas paralelamente ao solo (i. e., quadril e joelhos a 90°) e, em seguida, levantar a outra perna de maneira semelhante, como se estivesse andando em velocidade máxima, mas sem se apoiar em qualquer objeto. O examinador conta o número de passos em 10 segundos (Tab. 3.24).

Testes para sinais vasculares (testes de "desobstrução" vascular)

O teste para a artéria vertebral e para a artéria carótida interna é um item importante da avaliação da parte cervical da coluna nos casos em que técnicas de terapia manual como a mobilização na amplitude final de movimento e técnicas de manipulação são contempladas, especialmente quando elas envolvem um componente rotatório (superior a 45°) e a parte cervical alta da coluna (C0-C3).[152-154] A artéria vertebral é particularmente vulnerável à lesão visto que passa de sua região protegida no forame transversário para o interior dos processos transversos da parte cervical da coluna e, então, faz uma curva antes de entrar na abóbada craniana, atrás da primeira vértebra. Uma insuficiência vertebrobasilar acarreta sintomas isquêmicos na ponte, medula e cerebelo (ver Fig. 3.1).[155] Vários autores[152,155-159] relataram que a eficácia dos testes para a artéria vertebral não foi comprovada de modo conclusivo na indicação de distensão e de oclusão da artéria vertebral ou da artéria carótida interna, porém afirmam que devem ser realizados para reduzir o risco de possíveis complicações catastróficas na mobilização da amplitude final ou da manipulação, especialmente da parte cervical alta da coluna. Portanto, o examinador deve levar em conta os fatores de risco ao fazer o exame.[68] Em qualquer caso, parece que, embora a circulação possa estar mais lenta em um vaso, existe "bastante folga no sistema", de modo que outros vasos serão capazes de compensar a deficiência, mediante o aumento do fluxo,

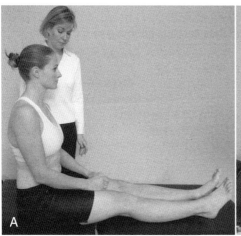 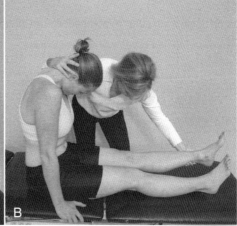

Figura 3.48 Sinal de Lhermitte. (A) Paciente sentada com os membros inferiores estendidos. (B) A examinadora flexiona a cabeça e o quadril da paciente simultaneamente.

TABELA 3.24

Valores normais (número de passos) para o teste dos passos estáticos em 10 segundos para cada sexo e faixa etária

Idade	Homens	Mulheres
20-29	21,9 ± 2,6	20,6 ± 3,5
30-39	21,4 ± 3,7	20,9 ± 4,4
40-49	20,9 ± 3,5	19,9 ± 2,2
50-59	19,9 ± 3,1	19,0 ± 2,7
60-69	18,3 ± 2,8	18,2 ± 2,2
70-79	17,5 ± 3,1	16,9 ± 2,3
Média	20,0 ± 3,5	19,2 ± 3,3

Modificada de Yukawa Y, Kato F, Ito K et al.: "Ten second step test" as a new quantifiable parameter of cervical myelopathy, *Spine* 34(1):82-86, 2009.

na condição de que inexistam processos patológicos significativos nos vasos.[160] A Tabela 3.25 delineia os sinais e sintomas das artérias vertebral e carótida interna associados à patologia.[161] Embora o texto que vem a seguir discuta muitos testes para a artéria vertebral, nem todos precisam ser realizados. Entretanto, é imperativo que o paciente seja testado na posição em que a terapia será aplicada e mantenha-se nessa posição por pelo menos 10 a 30 segundos , especialmente se a técnica for de amplitude final ou envolver a parte cervical alta da coluna.[6,162-164] Isso é conhecido como **teste posicional provocativo**.[68] Quaisquer dos sinais ou sintomas que indiquem problemas na artéria vertebrobasilar sugerem que a terapia não deveria ser administrada (Tab. 3.26). Ao se realizar mais de um teste, deve haver um intervalo de 10 segundos entre eles para garantir que não ocorram sintomas latentes provenientes do teste anterior. Recomenda-se que caso uma mobilização ou manipulação da parte cervical da coluna seja contemplada, o médico siga o Protocolo Australiano da Associação de Fisioterapia realizando os Testes de Pré-Manipulação da Parte Cervical da Coluna.[165] Se durante a realização de testes para a artéria vertebral ou durante a anamnese o paciente relatar sinais e sintomas que possam estar relacionados à artéria vertebral, deve-se ter cuidado ao realizar uma mobilização da parte cervical alta da coluna.[153,166-168]

Fatores de risco para as artérias carótida e vertebral[68]

- Hipertensão arterial.
- Hipermobilidade dos ligamentos craniovertebrais (ligamentos transversos ou alares, membrana tectória).
- Doença cardiovascular.

Sinais e sintomas que podem indicar problemas de artéria vertebrobasilar[152,155]

- Tontura/vertigem.
- Disfagia (dificuldade de deglutição).
- Queda súbita.
- Mal-estar e náusea.
- Vômito.
- Instabilidade da marcha, incoordenação.
- Distúrbios visuais.
- Cefaleias graves.
- Fraqueza nas extremidades.
- Alterações sensitivas na face ou no corpo.
- Disartria (dificuldade na fala).
- Inconsciência, desorientação, sensação de desmaio.
- Dificuldades auditivas.
- Paralisia facial.

Observação: sintomas semelhantes podem ser observados em outros problemas (p. ex., vertigem posicional paroxística benigna, lesão cranioencefálica, epilepsia, doença auricular).

TABELA 3.25

Sinais e sintomas de doença vascular relacionados com as artérias carótida interna e vertebral

Fatores a serem considerados na avaliação de problemas vasculares cervicais
- Fatores de risco
- Teste de posicionamento (especialmente rotação e extensão)
- Exame de nervo craniano
- Exame ocular
- Função cognitiva
- Exame da pressão arterial
- Cefaleia "inédita"

Sinais e sintomas não isquêmicos (locais) da artéria vertebral
- Dor na região posterior do pescoço, ipsilateral
- Cefaleia occipital
- Comprometimento da raiz nervosa cervical C5-C6 (raro)

Sinais e sintomas de isquemia da artéria vertebral
- Cefaleia "inédita"
- Dor cervical posterior, superior e ipsilateral
- Cefaleia occipital
- Ataque isquêmico transitório na porção posterior do encéfalo: tontura, diplopia, disartria, disfagia, quedas súbitas, náusea, nistagmo, dormência facial, ataxia, vômito, rouquidão, perda da memória de curto prazo, fraqueza, fraqueza/hipotonia de membro (superior ou inferior), anidrose (ausência de sudação facial), distúrbios auditivos, mal-estar, distesia perioral, fotofobia, alterações pupilares, indivíduo desajeitado e agitação
- AVE na porção posterior do cérebro: síndrome de Wallenberg (um problema neurológico causado por um AVE na artéria vertebral ou na artéria cerebral inferoposterior do tronco encefálico); sintomas que incluem dificuldade de deglutição, rouquidão, tontura, náusea e vômito, movimentos oculares involuntários rápidos (nistagmo), e problemas de equilíbrio e coordenação da marcha

Fatores de risco vascular
- Hipertensão
- Hipercolesterolemia (colesterol elevado)
- Hiperlipidemia (gordura elevada)
- Hiperomocisteinemia (endurecimento das artérias)
- Diabetes *mellitus*
- Distúrbios de coagulação generalizada
- Infecção
- Tabagismo
- Traumatismo vascular direto
- Causas iatrogênicas (intervenções cirúrgicas, médicas)

Sinais e sintomas não isquêmicos (locais) da carótida interna
- Dor na cabeça/no pescoço
- Síndrome de Homer: um problema raro causado por lesão dos nervos simpáticos da face que envolve um conjunto de sintomas como afundamento do globo ocular (enoftalmia), pupilas pequenas, constritas (miose), ptose (queda das pálpebras), anidrose (ressecamento facial)
- Zumbido pulsátil
- Paralisias dos nervos cranianos (mais comumente NC IX a XII)
- Ruído anormal da carótida, ipsilateral (incomum)
- Sensibilidade no couro cabeludo (incomum)
- Inchaço do pescoço (incomum)
- Paralisia do NC VI (incomum)
- Dor orbital (incomum)

Sinais e sintomas de isquemia da artéria carótida interna
- Cefaleia temporal frontal, ipsilateral (enxaqueca em salvas, "em trovoada", sem aura ou simplesmente "diferente das cefaleias anteriores")
- Dor cervical anterolateral e superior/mediana, dor e sensibilidade facial (carotidinia)
- Ataque isquêmico transitório (AIT)
- Acidente vascular encefálico isquêmico
- Infarto retinal
- Amaurose fugaz (cegueira episódica transitória causada pela diminuição do fluxo sanguíneo na retina)

Dados de Kerry R, Taylor AJ. Cervical artery dysfunction assessment and manual therapy. *Man Ther* 2006 11:243-253.

TABELA 3.26

Diagnóstico diferencial entre doença da artéria carótida interna, doença da artéria vertebrobasilar e instabilidade da parte cervical alta da coluna

	Enfermidade da artéria carótida interna	Enfermidade da artéria vertebrobasilar	Instabilidade da parte cervical alta da coluna
Manifestações iniciais	Dor cervical nas regiões média e alta, dor em torno da orelha e da mandíbula (carotidinia), cefaleia (fronto-têmporo-parietal) Ptose Disfunção de nervo craniano inferior (VIII-XII) Surgimento agudo de uma dor descrita como "inédita"	Dor cervical nas regiões média e alta, cefaleia occipital Surgimento agudo de uma dor descrita como "inédita"	Dor cervical e na cabeça Sensação de instabilidade Hiperatividade da musculatura cervical Precisa apoiar constantemente a cabeça Piora dos sintomas

(continua)

TABELA 3.26 (*continuação*)

Diagnóstico diferencial entre doença da artéria carótida interna, doença da artéria vertebrobasilar e instabilidade da parte cervical alta da coluna

	Enfermidade da artéria carótida interna	Enfermidade da artéria vertebrobasilar	Instabilidade da parte cervical alta da coluna
Manifestações tardias	Disfunção retiniana temporária (escotoma cintilante, amaurose fugaz) Ataque isquêmico transitório Acidente vascular encefálico	Ataque isquêmico transitório na porção posterior do encéfalo (tontura, diplopia, disartria, disfagia, quedas súbitas, náusea, nistagmo, dormência facial, ataxia, vômito, rouquidão, perda de memória de curto prazo, imprecisão, fraqueza/hipotonia de membro [superior ou inferior)] anidrose [ausência de sudação facial], distúrbios auditivos, mal-estar, disestesia perioral, fotofobia, alterações pupilares, indivíduo desajeitado e agitação) Disfunção de nervo craniano AVE na porção posterior do encéfalo (p. ex., síndrome de Wallenberg, síndrome do encarceramento)	Disestesias bilaterais de pés e mãos Sensação de um bolo na garganta Sabor metálico na boca (VII) Fraqueza em braços e pernas Incoordenação bilateral

De Rushton A, Rivett D, Carlesso L et al.: International framework for examination of the cervical region for potential of cervical arterial dysfunction prior to orthopedic manual therapy intervention, *Man Ther* 19(3):222-228, 2014.

Frequentemente, esses testes são mais eficazes quando realizados com o paciente na posição sentada, visto que o sangue deve fluir contra a gravidade e está presente uma restrição causada pelo movimento passivo. Entretanto, o decúbito dorsal possibilita uma amplitude de movimento passiva maior.[169] Movimentos para a direita tendem a apresentar efeito maior sobre a artéria vertebral esquerda, e movimentos para a esquerda, sobre a artéria direita.[168]

❓ Teste de Barré.[170] O paciente fica em pé com os ombros flexionados anteriormente a 90°, os cotovelos estendidos, os antebraços em supinação, as palmas das mãos viradas para cima e os olhos fechados mantendo a posição por 10 a 20 segundos. O teste é considerado positivo quando um membro superior abaixa vagarosamente com pronação simultânea do antebraço.

Acredita-se que a causa seja uma diminuição do fluxo sanguíneo para o tronco encefálico. Esse teste é idêntico à primeira parte do teste de Hautant.

❓ Teste de Hautant.[67,171] Esse teste possui duas partes e é utilizado para diferenciar a tontura ou vertigem resultante de problemas articulares da causada por problemas vasculares. O paciente senta-se e flexiona anteriormente ambos os membros superiores a 90° (Fig. 3.49). A seguir, ele fecha os olhos. O examinador observa se ocorre alguma modificação no posicionamento dos membros superiores. Quando eles se movem, a causa não é vascular. Em seguida, é solicitado ao paciente que rotacione ou estenda e rotacione o pescoço; essa posição é mantida enquanto os olhos estão ainda fechados. Se ocorrer oscilação dos membros superiores, a disfunção é causada por um com-

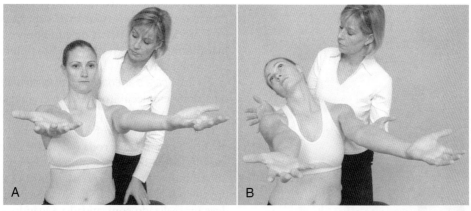

Figura 3.49 Posicionamento para o teste de Hautant. (A) Extensão anterior de ambos os membros a 90°. (B) Rotação e extensão do pescoço com os membros superiores estendidos anteriormente a 90°.

prometimento vascular cerebral. Cada posição deve ser mantida por 10 a 30 segundos.

Teste de Naffziger.[67,172] O paciente senta-se e o examinador, posicionado em pé atrás dele, coloca seus dígitos sobre as veias jugulares do paciente (Fig. 3.50). O examinador comprime as veias por 30 segundos (Naffziger recomendava 10 minutos!) e, a seguir, pede para o paciente tossir. A ocorrência de dor pode indicar um problema radicular ou uma lesão expansiva (p. ex., tumor). Quando o paciente apresenta sensação de desmaio ou sintomas similares à compressão das veias jugulares, o teste deve ser interrompido.

Testes estáticos para a artéria vertebral. Como sugerido por Grant,[173] o examinador pode testar os seguintes movimentos passivos com o paciente em decúbito dorsal ou sentado, observando a ocorrência de nistagmo e queixas de tontura, sensação de desmaio ou distúrbios visuais do paciente. Cada teste é progressivamente mais provocativo. Quando o paciente apresenta sintomas no primeiro teste, não há necessidade de se passar para o teste seguinte.

Na posição sentada:
1. Extensão total sustentada da cabeça e do pescoço.
2. Rotação, direita e esquerda, total sustentada da cabeça e do pescoço (quando esse movimento provoca sintomas, ele algumas vezes é denominado **sinal de Barré-Lieou**).[67]
3. Rotação, direita e esquerda, total sustentada da cabeça e do pescoço, com extensão (**teste de DeKleyn**).[67]
4. Movimento à posição provocativa (implica o movimento até a posição que provoca o surgimento dos sintomas).
5. Movimento rápido da cabeça na posição provocativa.
6. Movimento rápido e repetido da cabeça na posição estimulante.
7. Cabeça imóvel, movimento sustentado do tronco, direita e esquerda (10 a 30 segundos).
8. Cabeça imóvel, movimento repetido do tronco, direita e esquerda.

Em decúbito dorsal:
1. Extensão total sustentada da cabeça e do pescoço.
2. Rotação, direita e esquerda, total sustentada da cabeça e do pescoço.
3. Rotação com extensão total sustentada da cabeça e do pescoço, direita e esquerda (quando combinada com flexão lateral, é denominada **manobra de Hallpike**[67]). A extensão combinada com a rotação provou ser a posição que mais provavelmente oclui a artéria vertebral.[152]
4. Oscilação posteroanterior unilateral (grau IV de Maitland) das articulações facetárias C1-C2 (em decúbito ventral) com a cabeça rodada para a direita e para a esquerda.
5. Mobilização simulada e posição de manipulação.

Cada posição deve ser mantida por no mínimo 10 a 30 segundos, a menos que os sintomas sejam evocados. É mais provável que a extensão isolada teste com maior precisão a patência do forame intervertebral, enquanto a rotação e a flexão lateral ou, especialmente, a rotação e a extensão testam a artéria vertebral (Tab. 3.27).[10] Caso sintomas sejam desencadeados, deve-se ter cuidado em relação ao tratamento a ser seguido.

Aspinall[174] defendeu a utilização de uma série progressiva de testes clínicos para avaliar a artéria vertebral. Nesses testes, o examinador move-se progressivamente da parte cervical baixa da coluna e da artéria vertebral inferior para a parte cervical alta da coluna e a artéria vertebral superior onde ela é mais vulnerável às patologias. A Tabela 3.28 apresenta os testes clínicos progressivos de Aspinall para as artérias vertebrais.

Teste de Underburg.[67] O paciente fica em pé com os ombros flexionados anteriormente a 90°, cotovelos estendidos e antebraços em supinação. A seguir, ele fecha os olhos e anda no local mantendo a cabeça estendida e rotada para um lado. O teste é repetido com o movimento da cabeça para o lado oposto. O teste é considerado positivo quando os membros superiores abaixam, o paciente apresenta perda de equilíbrio ou pronação das mãos; um resultado positivo indica diminuição do fluxo sanguíneo cerebral.

Teste para a artéria vertebral (quadrante cervical). Com o paciente em decúbito dorsal, o examinador coloca passivamente a cabeça e o pescoço do paciente em extensão e flexão lateral (Fig. 3.51).[175] Após realizar esse movimento, o examinador roda o pescoço do paciente para o mesmo lado e mantém a posição por aproximadamente 30 segundos. Um teste positivo produz sintomas referidos quando a artéria oposta estiver acometida. Esse teste deve ser realizado com cuidado. Quando o paciente apresenta tontura ou nistagmo, é provável que as artérias

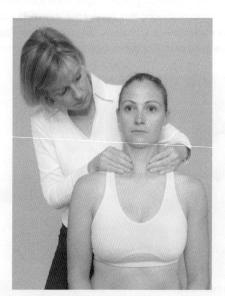

Figura 3.50 Teste de Naffziger (compressão das veias jugulares).

TABELA 3.27

Relação entre o posicionamento da cabeça e o fluxo sanguíneo para a cabeça e a função neurológica

Posição da cabeça	Fluxo sanguíneo	Espaço neurológico
Neutra	Normal	Normal
Flexão	Normal	Normal
Extensão	Geralmente normal	Diminuição
Flexão lateral	Diminuição discreta na artéria ipsilateral Normal na artéria contralateral	Diminuição no aspecto ipsilateral Aumento no aspecto contralateral
Rotação	Diminuição discreta na artéria ipsilateral Diminuição significativa na artéria contralateral	Diminuição no aspecto ipsilateral Aumento no aspecto contralateral
Extensão e rotação	Diminuição bilateral, maior na artéria contralateral	Diminuição bilateral, maior no aspecto ipsilateral
Flexão e rotação	Diminuição bilateral	Diminuição no aspecto ipsilateral Aumento no aspecto contralateral

TABELA 3.28

Testes clínicos progressivos de Aspinall para patologia da artéria vertebral

Região da artéria vertebral	POSIÇÃO		Teste
	Sentada	Deitada	
Região 1 (parte cervical baixa da coluna)	X		Rotação cervical ativa
Região 2 (parte cervical média da coluna)	X		Rotação cervical ativa
	X	X	Rotação cervical passiva
	X		Extensão cervical ativa
	X	X	Extensão cervical passiva
	X	X	Extensão cervical passiva com rotação
	X		Extensão segmentar passiva com rotação
	X	X	Flexão cervical passiva
	X	X	Flexão cervical com tração
		X	Movimento oscilatório anterior/posterior acessório – processos transversos C2-C7 em extensão e rotação combinadas
		X	Posição de manipulação sustentada
Região 3 (parte cervical alta da coluna)	X		Rotação cervical ativa
	X	X	Rotação cervical passiva
	X		Extensão cervical ativa
	X	X	Extensão cervical passiva
	X	X	Rotação cervical passiva com extensão
	X	X	Rotação cervical com extensão e tração
	X		Rotação cervical com flexão
		X	Movimento oscilatório anterior/posterior acessório – processos transversos C1-C2 em extensão e rotação combinadas
		X	Posição de manipulação sustentada

De Aspinall W. Clinical testing for the craniovertebral hypermobility syndrome, *J Orthop Sport Phys Ther* 1989 12:180-181.

vertebrais estejam sendo comprimidas. O teste de **DeKleyn-Nieuwenhuyse**[69,170] ❓ tem função semelhante, mas envolve uma extensão e rotação em vez de extensão e flexão lateral. Ambos os testes também podem ser utilizados para avaliar compressões de raízes nervosas da parte cervical baixa da coluna. Para testar a parte cervical alta da coluna, o examinador "empurra" o queixo do paciente e, a seguir, realiza extensão, flexão lateral e rotação.

Testes para vertigem e tontura

❓ *Teste de tontura.* O paciente senta-se e o examinador segura a sua cabeça. O examinador roda a cabeça do paciente ativamente o máximo possível para a direita e, a seguir, para a esquerda, mantendo-a no limite do movimento durante um curto período (10 a 30 segundos), com os ombros permanecendo imóveis. Em seguida, o examinador retorna a cabeça do paciente à

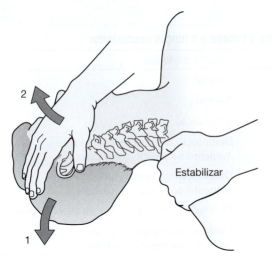

Figura 3.51 Teste para a artéria vertebral (quadrante cervical). O examinador move a cabeça e o pescoço do paciente de maneira passiva em extensão e flexão lateral (*1*), então rotação (*2*), mantendo por 30 segundos.

posição neutra. A seguir, os ombros do paciente são rodados ativamente o máximo possível para a direita e a posição é mantida por 10 a 30 segundos e, então, para a esquerda o máximo possível e a posição é mantida por 10 a 30 segundos com a cabeça do paciente direcionada diretamente para a frente. Quando o paciente apresenta tontura em ambas as posições, o problema está localizado nas artérias vertebrais visto que, em ambos os casos, a artéria vertebral pode ser "torcida" reduzindo-se o fluxo sanguíneo. Caso o paciente apresente tontura somente quando a cabeça é rodada, o problema está localizado nos canais semicirculares da orelha interna.

Fitz-Ritson[176] defende uma modificação desse teste. Para a primeira parte do teste, ele sugere que o examinador mantenha os ombros imóveis enquanto o paciente roda rapidamente a cabeça para a esquerda e para a direita com os olhos fechados. Quando o paciente apresenta vertigem, o problema está localizado nos núcleos vestibulares ou nos músculos e nas articulações da parte cervical da coluna. Além disso, pacientes podem perder o equilíbrio, pender para um lado ou, possivelmente, vomitar. O segundo estágio é igual ao previamente mencionado, exceto pelo fato de os olhos serem mantidos fechados. Quando o paciente apresenta vertigem nesse estágio, Fitz-Ritson acredita que o problema está localizado na parte cervical da coluna, uma vez que o aparelho vestibular não está sendo movido.

Manobra ou teste de Dix-Hallpike.[177,178] Ver Capítulo 2 para uma descrição.

Teste de temperatura (calórico).[179] Alternadamente, o examinador aplica tubos de ensaio quentes e frios várias vezes logo atrás das orelhas do paciente, nas laterais da cabeça; é testado um lado por vez. Um teste positivo está associado à indução de vertigem, que indica problemas na orelha interna.

Testes para instabilidade cervical (testes para rastrear a presença de instabilidade)

A instabilidade na parte cervical da coluna é normalmente resultado de uma lesão ligamentar (p. ex., ligamento transverso, ligamentos alares), lesão óssea ou articular (p. ex., fratura ou luxação) ou fraqueza muscular (p. ex., flexores ou extensores profundos). A instabilidade pode ser resultante de condições artríticas crônicas (p. ex., artrite reumatoide), traumatismo, utilização de corticosteroides em longo prazo, malformações congênitas, síndrome de Down e osteoporose.[13] Deve-se ter um alto nível de suspeita de instabilidade quando na anamnese o paciente queixa-se de instabilidade, protuberância na garganta, parestesia labial, cefaleia grave (especialmente ao executar movimentos), espasmo muscular, náusea ou vômito.[13] Se o examinador pretende fazer mobilização (especialmente técnicas na amplitude final) ou técnicas de manipulação da porção cervical da coluna, sobretudo da parte cervical alta, uma seleção de testes de "desobstrução" apropriados deve ser realizada para descartar instabilidade. Se for observada instabilidade, o examinador **não** realizará mobilizações e/ou manipulações.

Sinais e sintomas da instabilidade cervical

- Espasmo muscular grave.
- Paciente não quer mover a cabeça (especialmente em flexão).
- Protuberância na garganta.
- Parestesia facial ou labial.
- Cefaleia grave.
- Tontura.
- Náusea.
- Vômito.
- *End feel* suave.
- Nistagmo.
- Alterações pupilares.

 Teste de cisalhamento anterior ou de estresse sagital.[70,180,181] Esse teste destina-se a testar a integridade dos ligamentos de suporte e dos tecidos capsulares da parte cervical da coluna. Ele é similar ao teste de **pressões vertebrais centrais posteroanteriores** (PVCPA) apresentado na seção sobre o jogo articular. O paciente é posicionado em decúbito dorsal no leito com a cabeça em repouso, em posição neutra. O examinador aplica uma força direcionada para a frente pelo arco posterior da C1 ou dos processos espinhosos da C2 à T1 ou, bilateralmente, pela lâmina de cada corpo vertebral. Em cada caso, o *end feel* normal é o estiramento tissular com uma parada abrupta (Fig. 3.52). Os sinais positivos, especialmente quando a parte cervical alta da coluna é testada, incluem o nistagmo, alterações pupilares, tontura, *end feel* suave, náusea, parestesia facial ou labial e uma sensação de protuberância na garganta.[69]

Teste com estresse para os ligamentos alares com flexão lateral.[124,171,180,182] O paciente é posicionado em decúbito

Capítulo 3 Parte cervical da coluna **237**

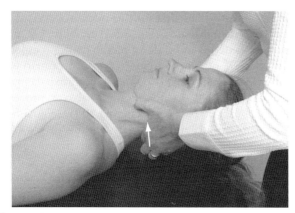

Figura 3.52 Teste de estresse sagital anterior.

ralmente a cabeça e o áxis. Normalmente, quando o ligamento está intacto, ocorre uma flexão lateral mínima, com um *end feel* capsular forte e uma parada firme.

⚠ **Teste de cisalhamento lateral (transverso).**[171,180] Esse teste é utilizado para determinar a presença de instabilidade da articulação atlantoaxial causada por displasia do odontoide. O paciente é posicionado em decúbito dorsal com a cabeça apoiada. O examinador coloca a face radial da segunda articulação metacarpofalângica (MCF) de uma mão contra o processo transverso do atlas e a articulação MCF da outra mão contra o processo transverso oposto do áxis. A seguir, as mãos do examinador são cuidadosamente empurradas em conjunto, provocando um cisalhamento de um osso sobre o outro (Fig. 3.54). Normalmente, movimento mínimo e nenhum sintoma (medular ou vascular) são produzidos. Visto que esse teste normalmente é doloroso em virtude da compressão de tecidos moles contra o osso, o paciente deve ser previamente prevenido de que a dor é uma sensação normal e esperada. O teste também pode ser utilizado para verificar outros níveis da parte cervical da coluna (i. e., C2-C7).

dorsal com a cabeça em posição neutra fisiológica enquanto o examinador estabiliza o áxis com uma preensão ampla em torno do processo espinhoso e da lâmina (Fig. 3.53). A seguir, o examinador tenta flexionar lateralmente

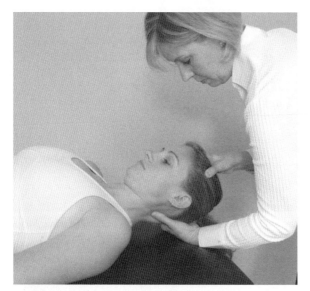

Figura 3.53 Teste de estresse dos ligamentos alares em flexão lateral. A examinadora tenta flexionar lateralmente a cabeça da paciente, enquanto estabiliza o áxis.

⚠ **Teste da membrana atlantoccipital posterior.**[183] Esse teste avalia a estabilidade entre o occipício e o atlas na parte posterior do pescoço. O paciente assume a posição sentada e sua cabeça fica acomodada contra o tórax do examinador. Os dedos da mão de cima do examinador agarram o occipício, enquanto a mão de baixo estabiliza C1, mediante a aplicação de uma pressão para baixo, com os dedos posicionados na massa lateral do atlas (Fig. 3.55). O examinador realiza o teste tracionando com a mão esquerda na direção oposta à pressão para baixo exercida pela outra mão. A tração é repetida em diferentes ângulos de flexão do pescoço e nos dois lados, começando com o lado não lesionado, ou que não está apresentando sintomas. Será atribuído um resultado positivo ao teste se houver movimento anormal em relação ao outro lado (não lesionado) e, possivelmente, dor.

❓ **Teste com estresse para os ligamentos alares com rotação.**[180,182] O paciente é colocado na posição sentada. O

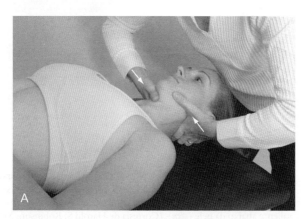
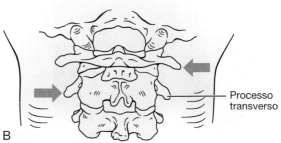

Figura 3.54 (A) Teste de cisalhamento lateral atlantoaxial. (B) Articulações metacarpofalângicas contra os processos transversos.

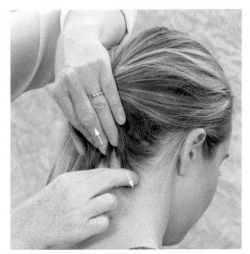

Figura 3.55 Teste da membrana atlantoccipital posterior.

mãos no mesmo lado da junção occipitocervical do paciente. A mão de baixo (Fig. 3.57) estabiliza C2 pressionando os dedos indicador e médio contra o aspecto lateral de C2, puxando-a para trás. A outra mão está posicionada acima, com o dedo médio por baixo da massa lateral do atlas e o dedo indicador por baixo do processo mastoide, puxando para cima, em rotação (ver Fig. 3.57). O teste é realizado em diferentes ângulos de rotação, com o objetivo de localizar a posição de máximo movimento entre C1 e C2.

⚠ *Teste de Sharp-Purser. Esse teste deve ser realizado com extrema cautela.* Ele se destina a detectar subluxação do atlas sobre o áxis (Fig. 3.58). Quando o ligamento transverso que mantém a posição do dente do áxis em sua relação com a C1 (Fig. 3.59) é lacerado, ocorre uma translação da C1 para a frente (subluxação) sobre a C2 na flexão. Por

examinador segura a lâmina e o processo espinhoso de C2 entre os dedos indicador e polegar. Enquanto estabiliza C2, o examinador roda passivamente a cabeça do paciente para a esquerda ou para a direita, movendo a cabeça para o lado "assintomático" primeiro. Quando uma rotação superior a 20° a 30° sem movimentação da C2 é possível, há indicação de lesão dos ligamentos alares contralaterais, sobretudo quando o teste aplicando estresse com flexão lateral dos ligamentos alares for positivo na mesma direção. Quando ocorre movimento excessivo na direção oposta em ambos os testes, a instabilidade é observada em razão de um aumento da zona neutra na articulação (Fig. 3.56).

Kaale et al.[183] preconizam a realização do teste ❓ de modo diferente. Esses autores defendem que o paciente deve assumir uma posição sentada. O examinador apoia a cabeça do paciente contra seu corpo e posiciona as duas

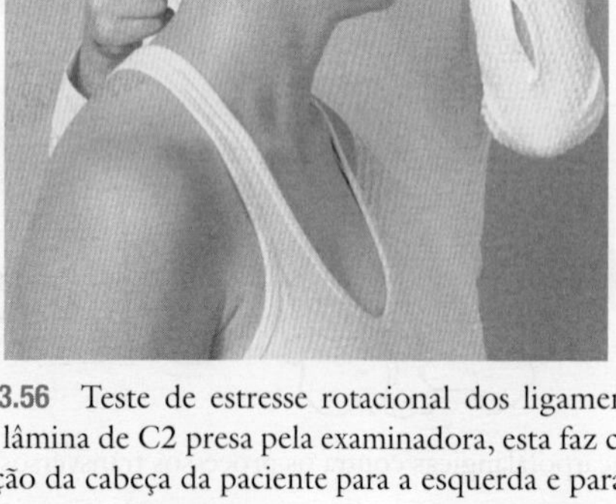

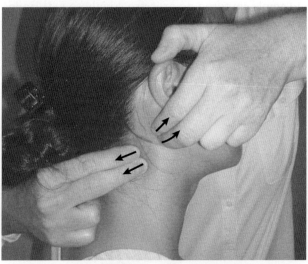

Figura 3.57 Teste de estresse rotacional dos ligamentos alares. Método alternativo de Kaale.

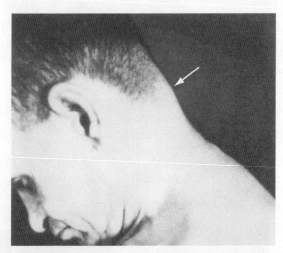

Figura 3.56 Teste de estresse rotacional dos ligamentos alares. Com a lâmina de C2 presa pela examinadora, esta faz com a outra mão a rotação da cabeça da paciente para a esquerda e para a direita.

Figura 3.58 Subluxação do atlas à flexão do pescoço. Observe a proeminência na face posterior do pescoço causada pela subluxação anterior do atlas, fazendo com que o processo espinhoso do áxis se saliente abaixo da pele (*seta*). (Cortesia de Harold S. Robinson, M.D., Vancouver, British Columbia.)

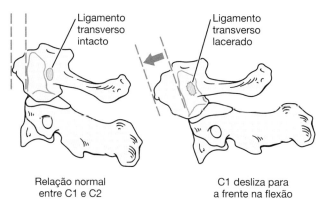

Figura 3.59 Translação anterior da C1 sobre a C2 em flexão em decorrência da laceração do ligamento transverso.

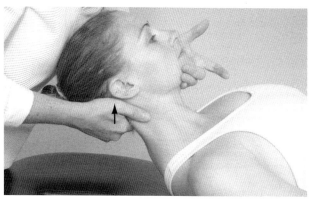

Figura 3.61 Teste de Aspinall para o ligamento transverso.

essa razão, o examinador pode perceber uma certa indecisão por parte do paciente em realizar a flexão anterior quando o ligamento transverso está lesionado. Para realizar o teste, o examinador coloca uma das mãos sobre a testa do paciente enquanto o polegar da outra mão é posicionado sobre o processo espinhoso do áxis para estabilizá-lo (Fig. 3.60). Solicita-se ao paciente que flexione lentamente a cabeça; enquanto isso, o examinador pressiona a cabeça do paciente para trás com a palma da mão. Um teste é considerado positivo quando o examinador sente que a cabeça desliza para trás durante o movimento. O deslizamento para trás indica que a subluxação do atlas foi reduzida e o deslizamento pode ser acompanhado por um "estalido".

Aspinall[184] defende o uso de um teste adicional quando o teste de Sharp-Purser for negativo (**teste do ligamento transverso de Aspinall**). O paciente é posicionado em decúbito dorsal. O examinador estabiliza o occipício sobre o atlas em flexão e o mantém nessa posição flexionada. A seguir, o examinador aplica uma força direcionada para a frente sobre a região posterior do atlas (Fig. 3.61). Normalmente, o paciente não sente qualquer movimento ou sintoma. Para que o teste seja considerado positivo, o paciente deve sentir uma protuberância na garganta, visto que o atlas move-se em direção ao esôfago. Isso indica hipermobilidade na articulação atlantoaxial.

Rey-Eiriz et al.[185] defenderam a realização de um teste similar para hipermobilidade na parte cervical média da coluna (**teste do deslizamento posterior-anterior da parte cervical média da coluna** ❓). A cabeça e o processo espinhoso cervical são mantidos na posição neutra e o examinador empurra anteriormente na lâmina de C3, C4 ou C5. A presença de hipomobilidade no teste foi definida como uma resistência anormal ao movimento, *end feel* anormal e/ou reprodução de dor local ou referida.

⚠ **Teste com aplicação de estresse sobre o ligamento transverso.**[171,180] O paciente coloca-se em decúbito dorsal com o examinador apoiando o occipício com as palmas das mãos e os terceiros, quartos e quintos dígitos. O examinador coloca os dedos indicadores no espaço localizado entre o occipício do paciente e o processo espinhoso de C2, de modo que as polpas digitais fiquem sobre o arco neural de C1. A cabeça e C1 são então elevadas cuidadosamente, para a frente e em conjunto, não permitindo qualquer flexão ou extensão (Fig. 3.62). Esse cisalhamento anterior normalmente é resistido pelo ligamento transverso (Fig. 3.63). A posição é mantida por 10 a 20 segundos para observar se ocorre desenca-

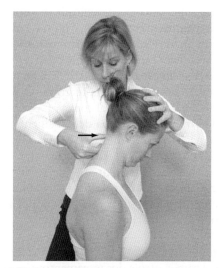

Figura 3.60 Teste de Sharp-Purser para subluxação do atlas sobre o áxis.

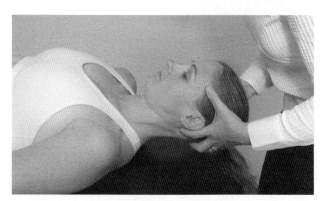

Figura 3.62 Teste para o ligamento transverso da C1. As mãos da examinadora apoiam a cabeça e C1.

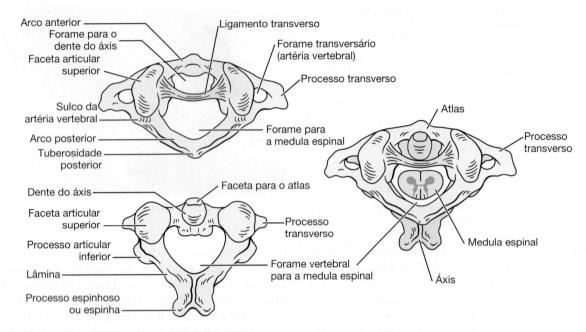

Figura 3.63 Relação entre C1 e C2 e a posição do ligamento transverso.

deamento de sintomas, indicando um teste positivo. Os sintomas positivos incluem *end feel* suave; espasmo muscular; tontura, náusea, parestesia labial, facial ou de extremidade; nistagmo; ou uma sensação de protuberância na garganta. O teste indica hipermobilidade na articulação atlantoaxial.

Kaale et al.[183] defenderam a realização do teste ❓ com a estabilização de C2 a partir do aspecto ventral do pescoço, com os dedos pressionados contra o aspecto anterior da porção lateral do processo transverso em um dos lados, e com o polegar na mesma posição no lado oposto de C2 (Fig. 3.64). ***Não sufoque o paciente!*** O examinador posiciona a sua outra mão de maneira similar, no aspecto posterior dos processos transversos de C1 e contra a parte inferior do occipício. Pressiona-se C1 para a frente, enquanto C2 é pressionada para trás, sendo assim testada a translação entre o dente do áxis e o atlas.

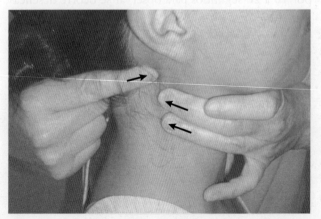

Figura 3.64 Teste de estresse para o ligamento transverso. Método alternativo de Kaale.

Testes para mobilidade da região cervical alta

✅ ***Teste de flexão e rotação cervical.***[61,97,186,187] O teste tem por objetivo determinar a mobilidade da região cervical alta (C1-C2) e também determinar se essa parte da coluna vertebral é a causa de uma cefaleia cervicogênica.[61,188-190] O paciente é posicionado em decúbito dorsal. O examinador senta-se ou fica em pé à cabeceira do paciente e flexiona completamente sua parte cervical da coluna. Enquanto mantém a posição flexionada, o examinador gira a cabeça do paciente para a direita e para a esquerda. A rotação normal na posição flexionada deve ser de aproximadamente 45° para cada lado (Fig. 3.65). É mais provável que a manutenção da posição flexionada isole a rotação à área de C1-C2; assim, uma disfunção nessa área pode se tornar evidente se a rotação for inferior (hipomobilidade) ou superior (hipermobilidade) ao normal. Se o paciente também manifesta cefaleia, é provável que a ADM limitada para um dos lados seja de natureza cervicogênica, não uma enxaqueca ou outro tipo de cefaleia.[190]

❓ ***Teste de distração de Pettman.***[180,181] Esse teste é utilizado para testar a membrana tectória. O paciente é posicionado em decúbito dorsal com a cabeça em posição neutra. O examinador traciona delicadamente a cabeça. Desde que não ocorram sintomas, a cabeça do paciente é levantada, flexionando a coluna vertebral, e a tração é reaplicada. Quando o paciente se queixa de sintomas, como, por exemplo, dor ou parestesia na segunda posição, o teste é considerado positivo para presença de frouxidão da membrana tectória (Fig. 3.66).

Testes para disfunção no controle dos movimentos

Os testes para controle dos movimentos têm por objetivo testar a capacidade de execução correta de um movi-

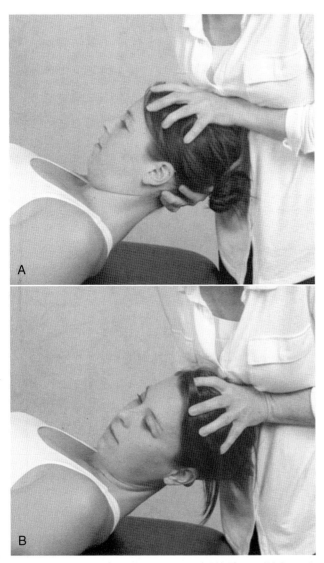

Figura 3.65 Teste de flexão-rotação cervical. (A) Flexão. (B) Rotação em flexão.

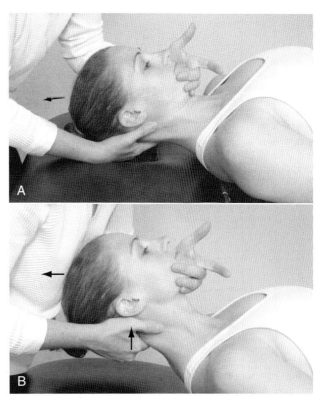

Figura 3.66 Teste de distração de Pettman. (A) Primeira posição. (B) Segunda posição (flexionada).

mento ativo pelo paciente. A Tabela 3.29 define como esses testes são realizados e o que o examinador deve observar para determinar se o movimento está apropriadamente controlado.[87]

Testes para mobilidade da primeira costela

Embora a primeira costela normalmente seja incluída na avaliação da parte torácica da coluna, o examinador sempre deve testar sua mobilidade ao examinar a parte cervical da coluna, especialmente quando a flexão lateral for limitada e o paciente apresentar dor ou sensibilidade na região da primeira costela ou T1.

Para o primeiro teste ✓, o paciente é posicionado em decúbito dorsal totalmente apoiado. O examinador realiza a palpação bilateral da primeira costela, lateralmente à T1, e coloca seus dedos ao longo do trajeto das costelas do paciente imediatamente posterior às clavículas (Fig. 3.67A). Enquanto palpa as costelas, o examinador observa o movimento de ambas as primeiras costelas, ao mesmo tempo que o paciente inspira e expira profundamente, e qualquer assimetria é notada. A seguir, o examinador palpa uma das primeiras costelas e flexiona lateralmente a cabeça para o lado oposto até sentir que a costela se move para cima. A amplitude da flexão lateral do pescoço é observada. Em seguida, a flexão lateral é repetida no lado oposto e os resultados dos dois lados são comparados. A assimetria pode ser causada por hipomobilidade da primeira costela ou por encurtamento dos músculos escalenos do mesmo lado.

Para o segundo teste, o paciente é posicionado em decúbito ventral e, novamente, o examinador palpa a primeira costela (Fig. 3.67B). Utilizando o polegar, reforçado pelo outro polegar, o examinador empurra a costela na direção caudal, observando a magnitude do movimento, o *end feel* e a presença de dor. A outra costela é testada de modo semelhante e os dois lados são comparados. Normalmente, ocorre uma distensão tissular firme sem dor, exceto, possivelmente, onde os polegares do examinador estão comprimindo tecidos moles contra a costela.

Testes para a síndrome do desfiladeiro torácico

Ver testes especiais no Capítulo 5.

Reflexos e distribuição cutânea

Quando o examinador suspeitar de envolvimento neurológico durante a avaliação, torna-se necessário testar os reflexos e a sensibilidade cutânea. Para a parte cervical

TABELA 3.29

242

Avaliação musculoesquelética

Definições operacionais para os testes de controle dos movimentos da parte cervical da coluna

Testes de controle dos movimentos	Músculos/direção de controle dos movimentos	Desempenho correto	Desempenho prejudicado
1.Extensão cervical ativa (em posição de quatro apoios, de joelhos) Instrução: *imagine que você tem um livro entre as mãos. Olhe para baixo para flexionar conjuntamente a cabeça e o pescoço até onde for possível e, em seguida, projete sua cabeça para trás também até onde for possível (partes cervicais baixa e média da coluna), mas mantenha os olhos fixos no livro* O paciente deve realizar extensão cervical, enquanto mantém a região craniocervical na posição neutra	Tendência em favor do semiespinal do pescoço/multífido, que têm ação apenas na parte cervical da coluna; e contra os extensores superficiais, que também estendem a cabeça	O paciente é capaz de dissociar a extensão cervical média-baixa da extensão alta: a cabeça permanece em uma posição neutra, enquanto ele realiza a extensão cervical média-baixa até cerca de 20°	O paciente é incapaz de dissociar a extensão cervical média-baixa da extensão alta. Podem-se observar diferentes incapacidades: 1.O paciente não pode chegar a 20° de extensão cervical enquanto mantém a região craniocervical em uma posição neutra 2.O paciente adota uma estratégia de coordenação ruim e recorre excessivamente aos músculos cervicais superficiais, o que fica indicado pela extensão craniocervical (queixo retraído) e pelo uso excessivo dos músculos semiespinais da cabeça, o que fica indicado por sua perceptível saliência na parte posterior do pescoço
2.Rotação cervical alta (em posição de quatro apoios, de joelhos) Instrução: *faça rotação da cabeça, mantendo a região cervical imóvel, como se estivesse dizendo "não"* O examinador estabiliza suavemente a vértebra C2 (apenas ao praticar o movimento) para ajudar o paciente a localizar o movimento na região cervical alta. O paciente é instruído a realizar rotação craniocervical em pequenas amplitudes para ambos os lados (não superiores a 40°), enquanto mantém a parte cervical da coluna em uma posição neutra	Tendência em favor dos rotadores suboccipitais (oblíquos superior e inferior da cabeça)	O paciente é capaz de dissociar o movimento de rotação cervical alta do movimento na região cervical média-baixa: não ocorre movimento da parte cervical média-baixa	O paciente mostra-se incapaz de dissociar o movimento de rotação cervical alta do movimento na região cervical típica: ocorre movimento excessivo da região cervical típica
3.Flexão cervical ativa (em posição de quatro apoios, de joelhos) Instrução: *olhe para baixo a fim de flexionar conjuntamente a cabeça e o pescoço, até onde for possível*	Músculos extensores	O movimento de flexão é predominantemente uma rotação anterior da cabeça e parte cervical da coluna no plano sagital	Movimento: a cabeça e a parte cervical da coluna fazem uma translação anterior, com rotação anterior no plano sagital reduzida durante o movimento de flexão A flexão cervical baixa é maior do que a flexão torácica alta

(continua)

TABELA 3.29 *(continuação)*

Definições operacionais para os testes de controle dos movimentos da parte cervical da coluna

Testes de controle dos movimentos	Músculos/direção de controle dos movimentos	Desempenho correto	Desempenho prejudicado
4. Extensão cervical ativa (posição sentada) Instrução: *olhe para o teto e olhe então para trás até onde for possível*	Músculos flexores (controle excêntrico)	A cabeça estende atrás do plano frontal em 15°-20°. Deve ser observado um padrão de extensão cervical suave e homogêneo das regiões cervicais alta, média e baixa	Extensão dominante da parte cervical alta da coluna com mínimo ou nenhum movimento da cabeça posteriormente A cabeça se move para trás, mas em seguida chega a um ponto de extensão em que parece cair ou fazer translação posterior
5. Retorno à posição neutra a partir da posição de extensão cervical (sentado) Instrução: *retorne à posição neutra a partir da posição de extensão cervical*	Músculos flexores (controle concêntrico)	O retorno à posição neutra tem início com a flexão craniocervical, seguida pela flexão cervical baixa	O início do retorno à posição neutra com os músculos esternocleidomastóideo e escaleno anterior resulta em flexão cervical baixa, mas não em flexão craniocervical alta A flexão craniocervical é o último (em vez do primeiro) componente do padrão de movimento
6. Flexão bilateral ativa dos braços (em pé) Instrução: *eleve e abaixe seus braços (palmas voltadas para dentro) até onde for possível, mantendo a cabeça estável*	Cocontração dos músculos flexores, extensores	A parte cervical da coluna permanece imóvel durante 180° de flexão bilateral dos braços	Observa-se movimento anterior da cabeça compensatório/excessivo, ou extensão da parte cervical da coluna durante 180° de flexão bilateral dos braços
7. Balanço para trás (em posição de quatro apoios, de joelhos) Instrução: *balance para trás lentamente, até onde for possível*	Cocontração dos músculos flexores, extensores	A parte cervical da coluna permanece em uma posição neutra durante o movimento	Observa-se movimento compensatório ou extensão cervical excessiva durante o balanço posterior na posição de quatro apoios
8. Flexão unilateral ativa do braço (em pé) Instrução: *eleve e abaixe cada braço separadamente (palmas voltadas para dentro) até onde for possível, mantendo a cabeça em uma posição neutra*	Cocontração dos músculos flexores, extensores	A parte cervical da coluna permanece estável à observação durante a flexão com um dos braços até 180°, para ambos os lados	Observa-se movimento compensatório de rotação/lateroflexão cervical durante a flexão de braço até 180° para qualquer dos lados
9. Rotação cervical ativa (sentado) Instrução: *faça rotação da cabeça e pescoço até onde for possível para cada lado, enquanto mantém o plano da face vertical e os olhos horizontais* Observação: a rotação cervical bilateral é avaliada com a escápula em uma posição neutra (mãos nas coxas)	Controle do movimento de rotação	Deve ser observado um padrão de rotação suave e homogêneo da cabeça em torno de um eixo vertical para cada lado (70°-80° de rotação para cada lado) O plano da face deve ficar vertical, com os olhos horizontais e com um movimento cervical alto e baixo simultâneo. Não devem ser observados outros componentes de movimento (i. e., lateroflexão, extensão, ou flexão)	Ocorre rotação para qualquer dos lados com flexão lateral, extensão ou flexão e/ou translação anterior da cabeça e do pescoço concorrente/simultânea

De Segarra V, Dueñas L, Torres R et al.: Inter- and intra-tester reliability of a battery of cervical movement control dysfunction tests, *Man Ther* 20(4):572, 2015.

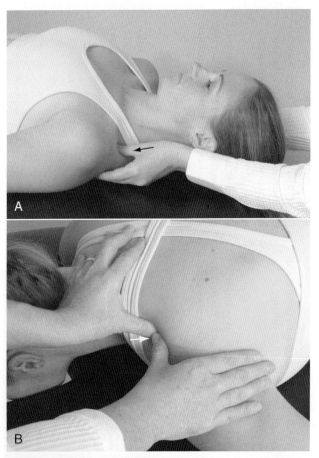

Figura 3.67 Teste de mobilidade da primeira costela. (A) Em decúbito dorsal. (B) Em decúbito ventral.

da coluna, os seguintes reflexos devem ser verificados, observando-se diferenças entre os dois lados, como mostra a Figura 3.68: bicipital (C5-C6), braquiorradial (C5-C6), tricipital (C7-C8) e mandibular (nervo craniano V). Bland[33] defendeu que o teste mandibular era um teste diagnóstico útil. Um teste mandibular normal (negativo) combinado com a presença de reflexos positivos do tendão (exagerados) no membro superior sugeriu que a lesão ocorreu abaixo do forame magno. Se ambos os reflexos fossem anormais, então a lesão estaria acima da ponte.

Os reflexos são testados com o martelo de reflexos. O examinador testa os reflexos bicipital e mandibular colocando seu polegar sobre o tendão bicipital do paciente ou sobre o ponto médio do queixo e, a seguir, percute a unha do seu polegar com o martelo de reflexo para provocá-lo. O reflexo mandibular também pode ser testado com um abaixador de língua (ver Fig. 3.68B). O examinador mantém o abaixador de língua firmemente contra os dentes inferiores do paciente, enquanto este relaxa a mandíbula; então, o examinador percute o abaixador de língua com o martelo de reflexo. Os reflexos braquiorradial e tricipital são testados por meio da percussão direta do tendão ou do músculo.

Se o examinador suspeita de envolvimento de nervos cranianos, então deve testar cada um desses nervos separadamente (ver Tab. 2.1). É mais provável que esses nervos sejam afetados por uma lesão cranioencefálica, mas lesões cranioencefálicas e do pescoço podem ocorrer em uníssono. Assim, o examinador deve testar qualquer nervo

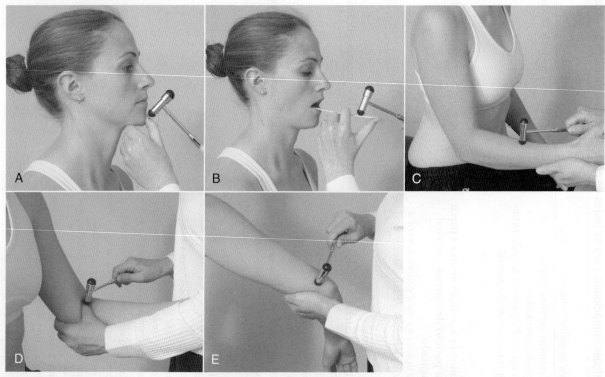

Figura 3.68 Teste para reflexos do membro superior. (A) Mandibular. (B) Mandibular (método do abaixador da língua). (C) Braquiorradial. (D) Bicipital. (E) Tricipital.

Reflexos comuns verificados na avaliação da parte cervical da coluna

- Bicipital (C5, C6).
- Tricipital (C7, C8).
- Sinal de Hoffmann (na suspeita de lesão do neurônio motor superior).
- Reflexo braquiorradial com resposta invertida (na suspeita de lesão do neurônio motor superior).

craniano que possa estar envolvido, especialmente no caso de o paciente, durante a anamnese, ter se queixado de qualquer sinal ou sintoma que envolva nervos cranianos.

Quando houver suspeita de uma lesão do neurônio motor superior, os reflexos patológicos (p. ex., **reflexo de Babinski**) devem ser avaliados (ver Tab. 1.32) e os reflexos dos tendões profundos (ver Tab. 1.30) podem revelar hiper-reflexia. O **sinal de Hoffmann** equivale para o membro superior ao teste de Babinski, embora sua eficácia tenha sido posta em dúvida.[191] Para testar o sinal de Hoffmann, o examinador segura o dedo médio do paciente e movimenta rápida e bruscamente a falange distal. O sinal é considerado positivo quando a articulação interfalângica do polegar da mesma mão flexiona/faz adução (Fig. 3.69). Os dedos também podem flexionar. Denno e Meadows[192] sugeriram um sinal de Hoffmann dinâmico. Solicita-se ao paciente que flexione e estenda repetidamente a cabeça e, a seguir, o teste é realizado da maneira descrita previamente. Denno e Meadows acreditavam que o teste dinâmico revela resultados positivos mais precocemente que o sinal de Hoffmann estático ou normal. O **reflexo braquiorradial com resposta invertida** (também conhecido como **sinal do braquiorradial invertido**) é um reflexo patológico. Com o uso do martelo de reflexo, o examinador percute rapidamente nas proximidades do processo estiloide do punho. O teste será considerado positivo se houver flexão dos dedos e leve extensão do cotovelo.[193,194] Uma vez que uma lesão do neurônio motor superior acomete tanto o membro superior quanto o inferior, no início unilateralmente e, em estágios posteriores, bilateralmente, o teste de Babinski pode ser realizado se desejado. O clônus é mais facilmente observado provocando-se uma dorsiflexão súbita do tornozelo que faz com que ocorram três a cinco contrações reflexas dos flexores plantares. A presença de clônus também é um sinal de lesão do neurônio motor superior.[195,196]

A seguir, o examinador verifica o padrão de dermátomo das várias raízes nervosas bem como a distribuição sensitiva dos nervos periféricos (Figs. 3.70 e 3.71) utilizando um rastreamento de sensibilidade (ver discussão anterior). Os dermátomos variam de indivíduo para indivíduo e sobrepõem-se bastante, e os diagramas são apenas uma estimativa. Por exemplo, o dermátomo C5 pode terminar distalmente sobre o lado radial do braço no cotovelo, antebraço ou punho. As radiculopatias cervicais também podem exibir padrões modificados. Levine et al.[50] salientam que aproximadamente 45% dos pacientes apresentam padrões modificados e não seguem rigidamente os padrões exatos de dermátomos. Classicamente, esses pacientes também apresentam dor referida no trapézio e na área periescapular posteriormente e alguns apresentarão dor na região mamária anterior.

Por causa da medula espinal e das raízes nervosas associadas e sua relação com outros tecidos ósseos e moles da parte cervical da coluna, a dor referida é um achado relativamente comum em lesões da parte cervical da coluna. Na cervical, os discos intervertebrais, as articulações facetárias e outros tecidos ósseos e moles podem referir a dor para outros segmentos do pescoço (dermátomos) ou para a cabeça, ombro, região escapular e todo

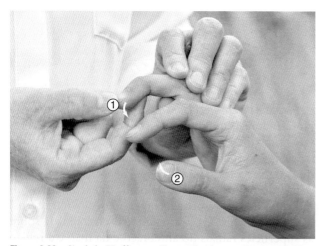

Figura 3.69 Sinal de Hoffmann. O examinador movimenta rápida e bruscamente a falange distal do dedo médio (terceiro dígito) do paciente (*1*). Em um teste positivo, essa ação faz com que o polegar do paciente flexione e/ou aduza.(*2*).

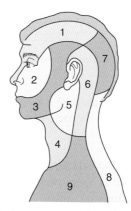

Figura 3.70 Distribuição nervosa sensitiva da cabeça, do pescoço e da face. *1*, Nervo oftálmico. *2*, Nervo maxilar. *3*, Nervo mandibular. *4*, Nervo cutâneo transverso do pescoço (C2-C3). *5*, Nervo auricular maior (C2-C3). *6*, Nervo auricular menor (C2). *7*, Nervo occipital maior (C2-C3). *8*, Ramos dorsais cervicais (C3-C5). *9*, Nervo supraescapular (C5-C6).

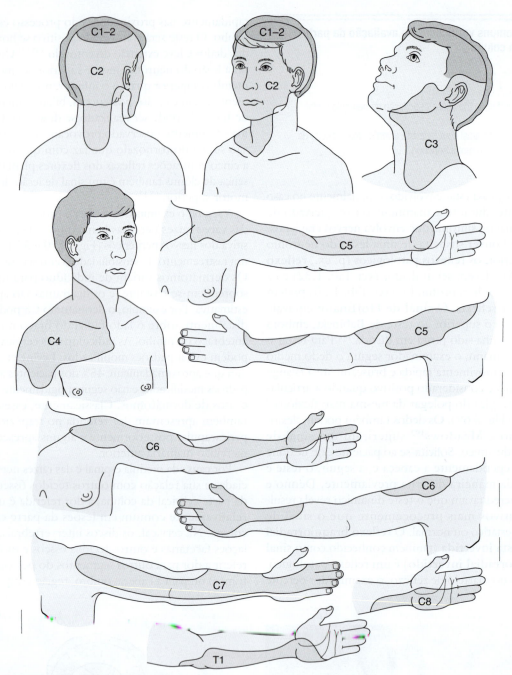

Figura 3.71 Dermátomos da parte cervical da coluna.

o membro superior (Figs. 3.72 e 3.73).[48,88] A Tabela 3.30 apresenta os músculos da parte cervical da coluna e sua dor referida.

Lesões do plexo braquial na parte cervical da coluna[197,198]

Frequentemente as lesões do plexo braquial resultam em parestesia em uma ou ambas as mãos e em todos os dedos. Se a lesão foi decorrente de pressão externa, a parestesia poderá ser sentida apenas após a remoção da compressão. É o chamado **fenômeno de liberação**, que pode ocorrer por ocasião do alívio da pressão sobre qualquer nervo periférico.

Paralisia de Erb-Duchenne. Essa paralisia é uma lesão do plexo braquial superior que envolve lesão de raízes nervosas superiores (C5, C6) em decorrência de compressão ou estiramento. Frequentemente, a lesão ocorre no ponto de Erb. Nessa lesão, são principalmente os músculos da região do ombro e do cotovelo que são acometidos; os músculos da mão (especialmente os músculos intrínsecos) não estão envolvidos. Entretanto, a sensibilidade sobre as superfícies radiais do antebraço e da mão e a região deltoide estão acometidas.

Paralisia de Klumpke (Dejerine-Klumpke). Essa lesão envolve o plexo braquial inferior e é decorrente da com-

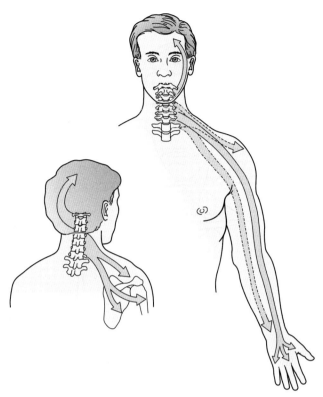

Figura 3.72 Sintomas referidos da parte cervical para regiões da coluna vertebral, da cabeça, do cíngulo do membro superior e do membro superior.

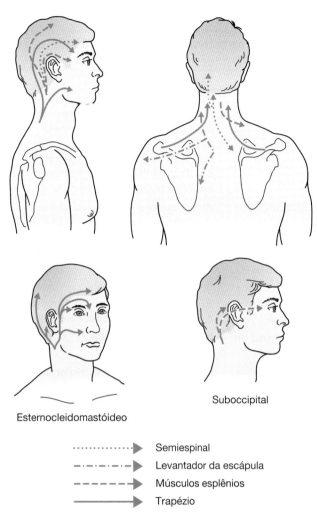

Figura 3.73 Músculos e respectivos padrões de dor referida. O diagrama apresenta basicamente um lado.

pressão ou estiramento das raízes nervosas inferiores (C8, T1). Atrofia e fraqueza são evidentes nos músculos do antebraço e da mão e também no tríceps. As alterações evidentes estão localizadas nos aspectos distais do membro superior. A lesão resultante é uma mão não funcional. A perda sensitiva ocorre principalmente na face ulnar do antebraço e da mão.

Paralisia do plexo braquial do neonato.[199] Essas lesões do plexo braquial ocorrem em 0,1 a 0,4% dos nascimentos e a maior parte dos neonatos recupera-se totalmente em 2 meses. Os lactentes que não se recuperam em 3 meses apresentam um risco considerável de diminuição da força e da ADM do membro superior.

Dor em queimação e sensação de picada.[200,201] São lesões transitórias do plexo braquial que podem ser decorrentes de traumatismos (ver Fig. 3.10) combinadas a fatores como estenose ou degeneração discal (espondilose). A dor em queimação recorrente não está associada a uma lesão cervical mais grave do pescoço, mas o seu efeito sobre o nervo pode ser cumulativo.[200]

Movimentos do jogo articular

Os movimentos do jogo articular que ocorrem na parte cervical da coluna podem ser movimentos gerais (denominados **movimentos intervertebrais passivos [MIVP]**) que envolvem toda a cervical (os quatro primeiros abaixo) ou movimentos específicos que se limitam a um segmento. Quando são realizados os movimentos do jogo articular, o examinador deve observar qualquer diminuição da ADM, dor ou diferença no *end feel*.

Movimentos do jogo articular da parte cervical da coluna

- Deslizamento lateral da parte cervical da coluna (geral).
- Deslizamento anterior da parte cervical da coluna (geral).
- Deslizamento posterior da parte cervical da coluna (geral).
- Deslizamento com tração da parte cervical da coluna (geral).
- Rotação do occipício sobre C1 (específico).
- Pressão vertebral central posteroanterior (específico).
- Pressão vertebral unilateral posteroanterior (específico).
- Pressão vertebral transversa (específico).

Deslizamento lateral. O examinador segura a cabeça do paciente e a move de um lado a outro, mantendo-a no mesmo plano dos ombros (Fig. 3.74).[202]

Deslizamento anterior e posterior. O examinador segura a cabeça do paciente com uma mão em torno do occipício

TABELA 3.30

Músculos da parte cervical da coluna e localização da dor referida

Músculo	Padrão de dor referida
Trapézio	Occipício direito e esquerdo; aspecto lateral da cabeça acima da orelha até atrás do olho; ponta da mandíbula Dos processos espinhosos até a borda medial da escápula e ao longo da espinha da escápula. Também pode estar localizada no aspecto lateral do braço.
Esternocleido-mastóideo	Atrás e no topo da cabeça; na frente da orelha, acima da testa até o aspecto medial do olho; bochecha Atrás da orelha; da orelha até a testa
Esplênio da cabeça	Topo da cabeça
Esplênio do pescoço	Região posterior do pescoço e ângulo do ombro; lateral da cabeça até o olho
Semiespinal do pescoço	Região posterior da cabeça
Semiespinal da cabeça	Faixa em torno da cabeça, no nível da testa
Multífido	Do occipício à região posterior do pescoço e ângulo do ombro até a base da espinha da escápula
Suboccipital	Da face lateral da cabeça até o olho
Escalenos	Da borda medial da escápula e região torácica anterior ao aspecto posterolateral do membro superior e os aspectos anterolateral e posterolateral da mão

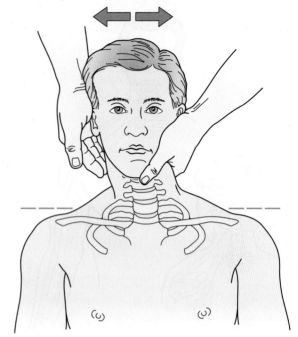

Figura 3.74 Deslizamento lateral da parte cervical da coluna. Na ilustração, é demonstrado o deslizamento para a direita.

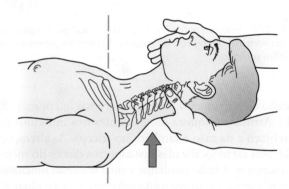

Figura 3.75 Deslizamento anterior da parte cervical da coluna.

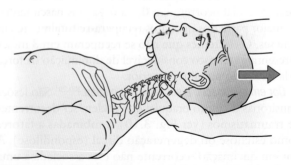

Figura 3.76 Deslizamento por tração da parte cervical da coluna.

e a outra em torno do queixo, tomando cuidado para que o paciente não fique sufocado.[101] O examinador então leva a cabeça para a frente no mesmo plano dos ombros para deslizamento anterior (Fig. 3.75) e para trás para o deslizamento posterior. Enquanto realiza esses movimentos, o examinador deve impedir a flexão e a extensão da cabeça.

Deslizamento com tração. O examinador coloca uma mão em torno do queixo do paciente e a outra sobre o occipício.[103] A seguir, ele aplica uma tração na direção longitudinal reta, com a maior parte da tração ocorrendo pelo occipício (Fig. 3.76).

Pressões vertebrais. Para os três últimos movimentos do jogo articular (Fig. 3.77), o paciente coloca-se em decúbito ventral apoiado sobre o dorso das mãos.[175] Essas técnicas são específicas para cada vértebra e aplicadas a uma vértebra por vez ou pelo menos naquelas que o exame indicou que podem estar acometidas pela enfermidade. Algumas vezes, eles são denominados **movimentos intervertebrais passivos acessórios (MIVPA)**.[99] O examinador palpa os processos espinhosos da parte cervical da coluna, iniciando-se pela C2 e descendo até os processos espinhosos da T2. As posições das mãos, dos dedos e dos polegares do examinador, ao realizar PVCPA, são apresentadas na Figura 3.77A. A seguir, pelos polegares do examinador, uma pressão é aplicada cuidadosamente a partir dos ombros e a vértebra é empurrada para a frente. O examinador deve ter o cuidado de aplicar a pressão lentamente, com movimentos contro-

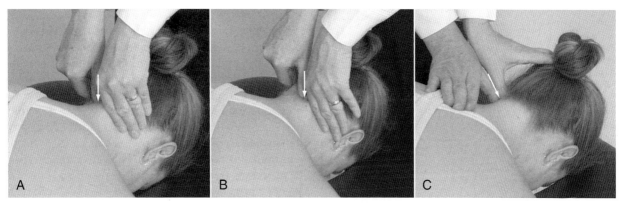

Figura 3.77 Pressões vertebrais sobre a parte cervical da coluna. (A) Pressão vertebral central posteroanterior sobre a ponta do processo espinhoso. (B) Pressão vertebral unilateral posteroanterior sobre a face posterior do processo transverso. (C) Pressão vertebral transversa sobre o lado do processo espinhoso.

lados cuidadosos, para "sentir" o movimento, que, na realidade, é mínimo. Esse "teste de elasticidade" pode ser repetido várias vezes para determinar a qualidade do movimento e o *end feel*. A hipomobilidade fica indicada por uma resistência anormal ao movimento, um *end feel* anormal, ou pela reprodução de dor local ou referida.[185] A amplitude final pode ser determinada sentindo-se o processo espinhoso adjacente (acima ou abaixo). Quando o processo espinhoso adjacente começa a se mover, a amplitude final da vértebra em que a PVCPA está sendo aplicada foi alcançada.

Para a **pressão vertebral unilateral posteroanterior (PVUPA)**, o examinador move seus dedos lateralmente, afastando-os da ponta do processo espinhoso, de modo que os polegares permaneçam sobre a lâmina ou processo transverso, aproximadamente 2 a 3 cm lateral ao processo espinhoso da vértebra cervical ou torácica (ver Fig. 3.77B). Uma pressão elástica anterior é aplicada como na técnica de pressão central. Essa pressão produz uma rotação mínima do corpo vertebral. Quando o processo espinhoso é palpado durante a aplicação dessa técnica, o examinador sente que ele se move para o lado onde a pressão foi aplicada. De maneira semelhante, a amplitude final pode ser determinada sentindo o processo espinhoso adjacente (acima ou abaixo). Quando o processo adjacente começa a rotacionar, a amplitude final da vértebra em que a PVUPA está sendo aplicada foi alcançada. Ambos os lados devem ser testados e comparados.

Para a **pressão vertebral transversa**, o examinador coloca os polegares ao longo da lateral do processo espinhoso das partes cervical ou torácica da coluna (ver Fig. 3.77C). A seguir, ele aplica uma pressão elástica transversa sobre a lateral do processo espinhoso, sentindo a qualidade do movimento. Essa pressão também produz rotação do corpo vertebral, e a amplitude final pode ser determinada sentindo-se a rotação do processo espinhoso adjacente.

Palpação

Quando, após completar o exame da parte cervical da coluna, o examinador definir que o problema está localizado em outra articulação, a palpação deve ser adiada até que aquela articulação seja totalmente examinada. Entretanto, durante a palpação da parte cervical da coluna, o examinador deve anotar a presença de dor à palpação, pontos-gatilho, espasmo muscular ou outros sinais e sintomas que possam indicar a origem da enfermidade. A provocação da dor e a localização do ponto de referência apresentaram a maior confiabilidade intra-avaliador na palpação.[203] Como em qualquer palpação, o examinador deve observar a textura da pele e os tecidos ósseos e moles circunvizinhos nos aspectos posterior, laterais e anterior do pescoço. Geralmente, a palpação é realizada com o paciente em decúbito dorsal para que seja obtido o máximo possível de relaxamento dos músculos do pescoço. Contudo, o examinador pode realizá-la com o paciente sentado (com a cabeça apoiada sobre os antebraços que estão repousando sobre algo na altura dos ombros) ou em decúbito ventral (sobre uma mesa de exame que tenha um orifício para a face), caso seja mais confortável para o paciente.

Para palpar as estruturas posteriores, o examinador posiciona-se atrás da cabeça do paciente. Com o paciente em decúbito dorsal, sua cabeça é "encaixada" nas mãos do examinador enquanto ele palpa com os dedos de ambas as mãos. Para as estruturas laterais e anteriores, o examinador posiciona-se ao lado do paciente. Quando ele suspeita que o problema está localizado na parte cervical da coluna, a palpação é realizada nas estruturas a seguir (Fig. 3.78).

Aspecto posterior

Protuberância occipital externa. A protuberância pode ser encontrada na região posterior da linha mediana. O examinador palpa a região posterior do crânio, na linha mediana, e move os dedos distalmente até atingir um ponto onde eles "afundam". A parte do osso imediatamente anterior à depressão é a protuberância occipital externa. O ínio, ou "proeminência do conhecimento", é o ponto mais evidente da protuberância occipital externa e localiza-se na linha mediana do occípicio.

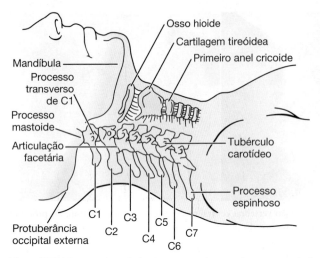

Figura 3.78 Pontos de referência para a palpação da parte cervical da coluna.

Processos espinhosos e facetas articulares das vértebras cervicais. Os processos espinhosos da C2, da C6 e da C7 são os mais evidentes. Caso o examinador palpe o occipício do crânio e desça na linha mediana, o processo espinhoso da C2 será palpado como a primeira proeminência. Os processos espinhosos seguintes mais evidentes são os da C6 e da C7, embora os da C3, da C4 e da C5 possam ser diferenciados com a palpação cuidadosa e pela flexão da coluna. O examinador consegue diferenciar a C6 da C7 flexionando e estendendo passivamente o pescoço do paciente. Com esse movimento, o processo espinhoso da C6 move-se para dentro e para fora e o da C7 permanece imóvel. Os movimentos entre os processos espinhosos da C2 à C7 ou da T1 podem ser palpados, sendo sentidos entre cada conjunto de processos espinhosos. Enquanto palpa entre os processos espinhosos, o examinador pode utilizar a mão oposta ou o tronco para empurrar a cabeça do paciente em flexão na posição de concordância e, a seguir, liberá-la, fazendo com que a parte cervical da coluna flexione e estenda; o dedo que está realizando a palpação sentirá o movimento entre os dois processos espinhosos e a tensão (na flexão) dos ligamentos interespinais e supraespinais. O movimento relativo entre as vértebras cervicais pode então ser determinado (i. e., hipomobilidade, movimento normal ou hipermobilidade).[101] A articulação facetária pode ser palpada 1,3 a 2,5 cm lateralmente ao processo espinhoso. Geralmente, as articulações facetárias não são sentidas como estruturas distintas, e sim como uma massa óssea dura sob os dedos. Os músculos da área adjacente podem ser palpados para detectar a presença de dor à palpação, edema ou outros sinais de enfermidade. A palpação cuidadosa também deve incluir as estruturas suboccipitais.

Processos mastoides (abaixo e atrás do lobo da orelha). Quando o examinador palpa o crânio seguindo a face posterior da orelha, ele encontra um ponto sobre o crânio no qual o dedo "afunda". O ponto imediatamente anterior à depressão é o processo mastoide.

Aspecto lateral

Processos transversos das vértebras cervicais. O processo transverso da C1 é o mais facilmente palpado. O examinador palpa primeiramente o processo mastoide e, a seguir, move os dedos para baixo e levemente para a frente até sentir uma proeminência dura. Quando ele aplica uma pressão leve sobre a proeminência, o paciente deve informar que sente uma sensação de desconforto. Essas proeminências são os processos transversos da C1. Quando o examinador roda a cabeça do paciente enquanto palpa os processos transversos da C1, o processo transverso superior projeta-se mais e o inferior dá a sensação de ter desaparecido. Caso isso não ocorra, o segmento está hipomóvel. Os outros processos transversos podem ser palpados se a musculatura estiver suficientemente relaxada. Após os processos transversos da C1 terem sido localizados, o examinador move os dedos distalmente, procurando detectar proeminências semelhantes. Normalmente, elas não estão localizadas diretamente abaixo, e sim seguem o trajeto lordótico das vértebras cervicais sob o músculo esternocleidomastóideo. Essas estruturas estão localizadas mais anteriormente do que poderia ser suspeitado (ver Fig. 3.78). Durante a flexão, o espaço entre o processo mastoide e os processos transversos aumenta. Na extensão, ele diminui. Na flexão lateral, os processos mastoide e transversos aproximam-se no lado em que a cabeça foi flexionada lateralmente e se afastam no lado oposto.[101]

Linfonodos e artérias carótidas. Os linfonodos são palpáveis somente quando estão aumentados de volume. Eles estão localizados ao longo da linha do músculo esternocleidomastóideo. O pulso carotídeo pode ser palpado na porção média do pescoço, entre o músculo esternocleidomastóideo e a traqueia. O examinador deve determinar se o pulso é normal e igual em ambos os lados.

Articulações temporomandibulares, mandíbula e glândulas parótidas. As ATM podem ser palpadas anteriormente às orelhas externas. O examinador pode palpar diretamente sobre a articulação ou pode colocar o dedo mínimo ou indicador (polpa digital para a frente) na orelha externa para sentir o movimento da articulação. A seguir, ele pode mover os dedos ao longo da mandíbula, detectando qualquer anormalidade. O ângulo da mandíbula encontra-se no nível da vértebra C2. Normalmente, as glândulas parótidas não são palpáveis por estarem localizadas acima do ângulo da mandíbula. Entretanto, quando aumentadas de volume, elas são palpáveis como uma estrutura macia e esponjosa.

Aspecto anterior

Osso hioide, cartilagem tireóidea e primeiro anel cricoide. O osso hioide pode ser palpado como parte da porção superior da traqueia, acima da cartilagem tireóidea e anteriormente às vértebras C2-C3. A cartilagem tireóidea localiza-se anteriormente às vértebras C4-C5. Com o pescoço em posição neutra, a cartilagem tireóidea pode ser facilmente movida. Na extensão, ela é fixa e o examinador pode sentir crepitação. Adjacente à cartilagem, está a glândula tireoide, que o examinador deve palpar. Quando anormal, ela é sensível e volumosa. O anel cricoide é a primeira parte da traqueia e está situado acima do local onde é realizada a traqueostomia de emergência. O anel move-se quando o paciente deglute. A palpação rude da cartilagem cricóidea pode fazer com que o paciente engasgue. Enquanto palpa o osso hioide, o examinador deve solicitar ao paciente que degluta; normalmente, o osso deve mover-se e não deve haver dor. O anel cricoide e a cartilagem tireóidea também se movem quando são palpados enquanto o paciente deglute.

Seios paranasais. Retornando à face, o examinador deve palpar os seios paranasais (frontais e maxilares) em busca de sinais de dor à palpação ou aumento de volume (Fig. 3.79).

Primeiras três costelas. O examinador palpa o manúbrio e, movendo os dedos lateralmente, segue o trajeto das primeiras três costelas na direção posterior, sentindo se uma costela é mais proeminente que as outras. Ele deve palpar as costelas individualmente e com cuidado, visto que é difícil palpá-las quando passam sob a clavícula. Deve ser solicitado ao paciente que inspire e expire profundamente algumas vezes para permitir a comparação dos movimentos das costelas durante a respiração. Normalmente, a mobilidade é igual em ambos os lados. A primeira costela apresenta maior propensão à enfermidade que a segunda e a terceira e pode causar dor referida para o pescoço e/ou ombro.

Fossa supraclavicular. O examinador pode palpar a fossa supraclavicular, que está localizada acima da clavícula. Normalmente, ela é uma indentação suave. O examinador deve palpar em busca de inchaço pós-traumático (possível fratura da clavícula), tecido mole anormal (possivelmente glândulas inchadas) e tecido ósseo anormal (possivelmente, uma costela cervical). Além disso, ele deve palpar o músculo esternocleidomastóideo em toda sua extensão em busca de sinais de enfermidade, especialmente em casos de torcicolo.

Diagnóstico por imagem

Técnicas por imagem devem ser realizadas principalmente como adjuvantes ao exame clínico. A ocorrência de muitas alterações degenerativas ou variações anatômicas ou congênitas é relativamente alta na parte cervical da coluna e muitas delas não têm relação com as queixas do paciente.[204]

Radiografia simples

Normalmente, um conjunto padrão de radiografias da parte cervical da coluna é constituído por uma incidência anteroposterior (AP), uma lateral e uma incidência com a boca aberta ou odontoide ("transoral"). Outras incidências que podem ser incluídas são a incidência oblíqua, a incidência com estresse em flexão (incidência de perfil em flexão) e a incidência com estresse em extensão (incidência de perfil em extensão). Em casos de osteoartrite, as radiografias comumente solicitadas são AP (C3-C7), perfil e oblíqua. Em casos de traumatismo em que o paciente está alerta e estável, pode-se utilizar a Regra canadense da parte cervical da coluna[205-207] para determinar se há necessidade de um diagnóstico por imagem (Fig. 3.80). Os critérios de baixo risco do **Estudo nacional de utilização emergencial de radiografias (NEXUS)** constituem outra regra para decisão clínica relacionada com o uso de radiografias.[208,209]

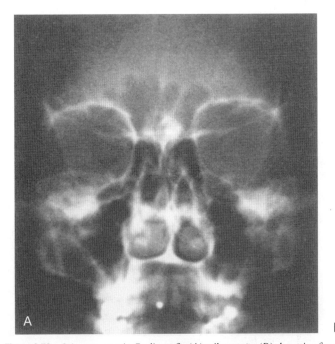

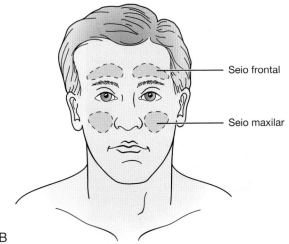

Figura 3.79 Seios paranasais. Radiografia (A) e ilustração (B) dos seios frontais e maxilares.

252 Avaliação musculoesquelética

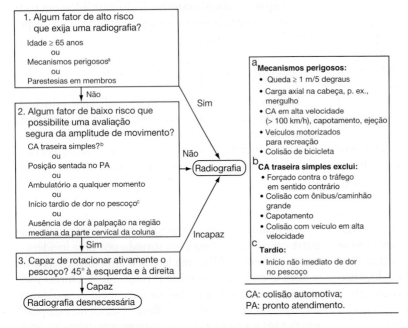

Figura 3.80 ☑ Regras canadenses da parte cervical da coluna. (De Stiell IG, Wells KL et al. The Canadian C-spine rule for radiography in alert and stable trauma pacients. *JAMA* 2001 286[15]:1846.)

Incidências radiológicas comuns para a parte cervical da coluna

- Incidência anteroposterior (ver Figs. 3.81 e 3.82).
- Incidência em perfil (ver Fig. 3.83A).
- Incidência transoral para o dente do áxis (pós-traumatismo) (ver Fig. 3.90).
- Incidência oblíqua (ver Fig. 3.92).
- Incidência com estresse em flexão (incidência de perfil em flexão) (ver Fig. 3.83B).
- Incidência com estresse em extensão (incidência de perfil em extensão) (ver Fig. 3.83C).
- Incidência do nadador (pós-traumatismo) (ver Cap. 5, Fig. 5.219B).

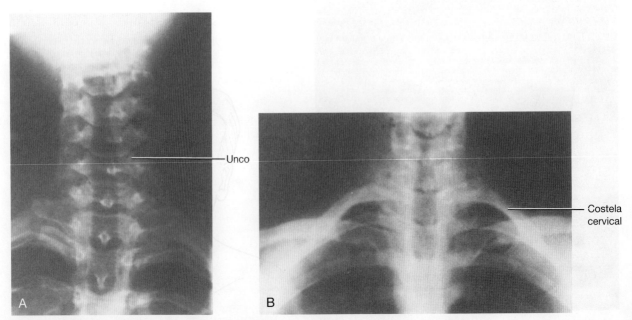

Figura 3.81 Incidências anteroposteriores da parte cervical da coluna. (A) Coluna normal. (B) Costela cervical.

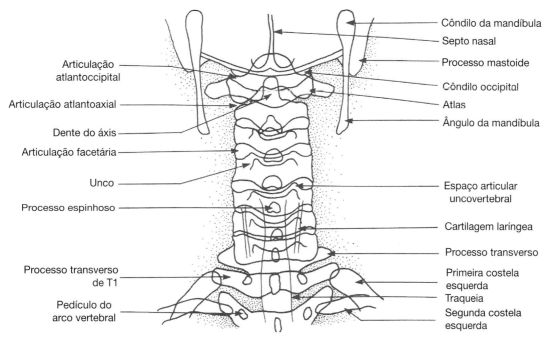

Figura 3.82 Diagrama de estruturas observadas na incidência anteroposterior da parte cervical da coluna.

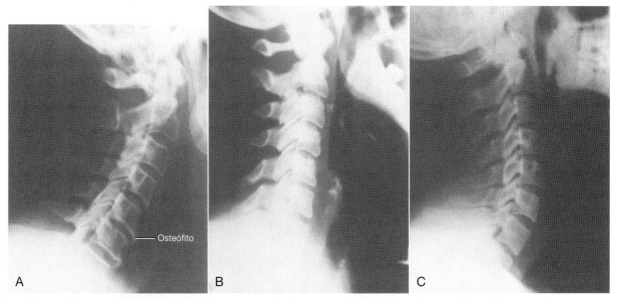

Figura 3.83 Incidência em perfil da parte cervical da coluna. (A) Curva normal revelando labiação osteofítica. (B) Parte cervical da coluna em flexão. (C) Parte cervical da coluna em extensão.

Critérios de baixo risco do estudo NEXUS para radiografias cervicais[208,209]

Indica-se a realização de radiografias da parte cervical da coluna a pacientes pós-traumatismo, a menos que todos os critérios a seguir sejam atendidos:
- Ausência de dor à palpação no aspecto posterior ou na linha mediana da parte cervical da coluna.
- Estado de alerta normal.
- Ausência de déficit neurológico motor ou sensitivo.
- Ausência de lesão dolorosa clinicamente evidente que possa distrair o paciente de uma lesão cervical.
- Ausência de evidências de embriaguez.

NEXUS: Estudo nacional de utilização emergencial de radiografias.

Incidência anteroposterior. O examinador deve observar o seguinte (Figs. 3.81 e 3.82): a forma das vértebras, a presença de qualquer imagem em cunha lateral ou osteófitos, o espaço discal e a presença de costela cervical. O alinhamento frontal também deve ser verificado.

Incidência em perfil. Incidências em perfil da parte cervical da coluna fornecem a maior quantidade de informações radiológicas. O examinador deve observar o seguinte (Figs. 3.83 a 3.86).

1. *Curvatura normal ou anormal.* A curvatura pode variar bastante, visto que 20 a 40% das colunas vertebrais normais são retas ou apresentam uma leve cifose na posição neutra.[210] McAviney et al.[211] descreveram a lordose normal da parte cervical da coluna como sendo de 30 a 40° (ver Fig. 3.7) quando são traçadas e medidas as linhas que cruzam as faces posteriores dos corpos vertebrais da C2 e C7. Eles descobriram que pacientes com lordose inferior a 20° eram mais suscetíveis a apresentar sintomas cervicogênicos. As "linhas" das vértebras são normais? A linha que une a porção anterior dos corpos vertebrais (linha vertebral anterior) deve formar um arco contínuo e suave da C2 à C7 (ver Fig. 3.84). Linhas similares devem ser observadas para os corpos vertebrais posteriores (linha vertebral posterior), que formam a face anterior do canal medular, e para a face posterior do canal medular (linha do canal posterior). A interrupção de qualquer uma dessas linhas deve indicar instabilidade, possivelmente causada por lesão ligamentar.
2. *"Torção" da parte cervical da coluna.* A torção pode ser indicativa de uma subluxação ou luxação da parte cervical.
3. *Forma geral das vértebras.* Existe alguma fusão, colapso ou acunhamento? O examinador deve contar as vértebras, visto que as radiografias nem sempre mostram a C7 ou a T1 e é essencial que elas sejam visualizadas para um exame radiológico adequado.
4. *Deslocamento.* As vértebras estão normalmente alinhadas entre si (Figs. 3.87 e 3.88)?
5. *Espaço discal.* Ele é normal? Estreito? O estreitamento pode indicar espondilose cervical (também conhecida como espondilose deformante).
6. *Labiação em bordas vertebrais.* A labiação indica degeneração (ver Figs. 3.83A e 3.84).
7. *Osteófitos.* Osteófitos indicam degeneração ou movimento anormal (instabilidade) (ver Figs. 3.83A e 3.84).
8. *Relação do diâmetro do canal medular.* Normalmente, a relação entre o diâmetro do canal medular e o diâmetro do corpo vertebral (índice de Torg) da parte cervical da coluna é 1. Quando ele é inferior a 0,8 há indicação de possível estenose cervical.[54,212-215] Essa comparação é mostrada na Fig. 3.85 (relação AB:BC). Cantu[213] indica que essa mensuração é uma mensuração estática e pode não se aplicar à estenose que ocorre durante o movimento da parte cervical da coluna.
9. *Espessura dos tecidos moles pré-vertebrais.* Mensurada no nível da margem anteroinferior da vértebra C3, a espessura normalmente é de 7 mm.[216] Suspeita-se

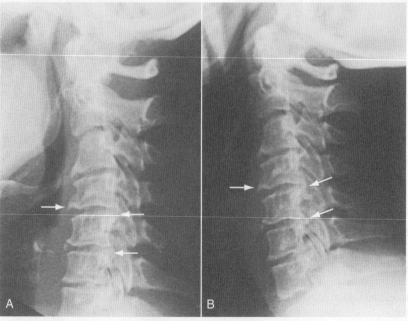

Figura 3.84 Radiografias de um homem de 68 anos com sinais radiológicos múltiplos de osteoartrose cervical (*setas*). (A) A parte cervical da coluna está em flexão, por isso se encontra muito limitada. Observe que as extremidades do atlas estão para cima, quando comparadas com as em (B). Todos os espaços do disco intervertebral entre C2-C3 encontram-se muito estreitos. Os osteófitos anterior e posteriores estão presentes (*setas*). A coluna se estende muito pouco em *B* e está quase reta em *A* (i. e., sem flexão significativa). (De Bland JH. *Disorders of the cervical spine.* Philadelphia: WB Saunders, 1994. p. 213.)

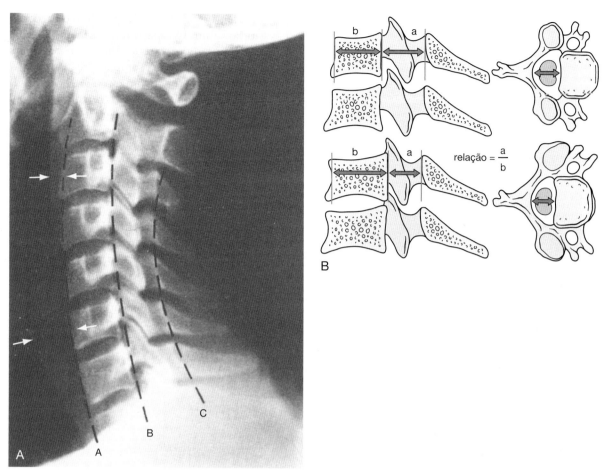

Figura 3.85 (A) Parte cervical da coluna normal. Incidência em perfil. Observe o alinhamento e o aspecto das articulações facetárias. *A*, Linha vertebral anterior. *B*, Linha vertebral posterior. *C*, Linha posterior do canal. O espaço retrofaríngeo (*entre as setas superiores*) não deve ser maior que 5 mm. O espaço retrotraqueal (*entre as setas inferiores*) não deve ser maior que 22 mm. (B) A razão de Torg é calculada dividindo-se a menor distância entre o corpo vertebral posterior e a linha espinolaminar (*a*) pela largura do corpo vertebral (*b*). (A, Modificada de Forrest DM, Brown JC. *The radiology of joint disease*. Philadelphia: WB Saunders, 1987. p. 408. B, Redesenhada de McAlindon RJ. On field evaluation and management of head and neck injuried athletes. *Clin Sports Med* 2002 21:10. Adaptada de Torg JS, Pavlov H. Cervical spinal stenosis with cord neurapraxia and transient quadriplegia. *Clin Sports Med* 1987 6:115-133, com permissão.)

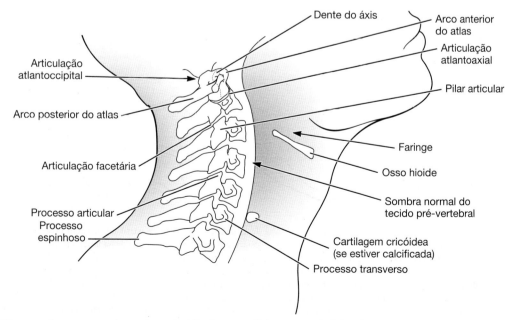

Figura 3.86 Diagrama das estruturas observadas na incidência em perfil da parte cervical da coluna.

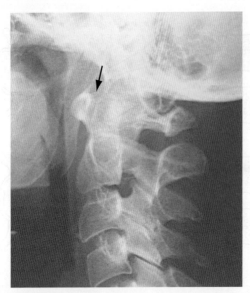

Figura 3.87 Subluxação atlantoaxial. A incidência em flexão demonstra uma largura anormal do espaço atlantoaxial (*seta*), que mede 4 mm. (De Resnick D, Kransdorf MJ. *Bone and joint imaging*. Philadelphia: Saunders, 2005. p. 883.)

de edema ou hemorragia quando o espaço é superior a 7 mm. O espaço retrofaríngeo, localizado entre a margem anterior do corpo vertebral e a margem posterior da sombra aérea faríngea, deve ter largura de 2 a 5 mm em C3. Da C4 à C7, o espaço é denominado **espaço retrotraqueal** e deve ter largura de 18 a 22 mm (ver Fig. 3.85).

10. *Subluxação de facetas.*
11. *Sombras anormais em tecidos moles.*
12. *Desvio dianteiro da C1 sobre a C2.* Esse achado indica instabilidade entre essas duas vértebras. Normalmente, o espaço articular entre o dente do áxis e o arco anterior do atlas (algumas vezes denominado **índice atlas-odontoide** ou **intervalo atlanto-odontoide [IAO]**) não ultrapassa 2,5 a 3 mm no adulto (4,5 a 5 mm nas crianças). A instabilidade está presente quando ocorre uma diferença de 3,5 mm no IAO nas incidências em flexão. Comumente, um IAO superior a 5 mm em adultos sugere ruptura do ligamento transverso. Uma diferença de 7 mm pode ser sugestiva de ruptura de ligamentos alares.

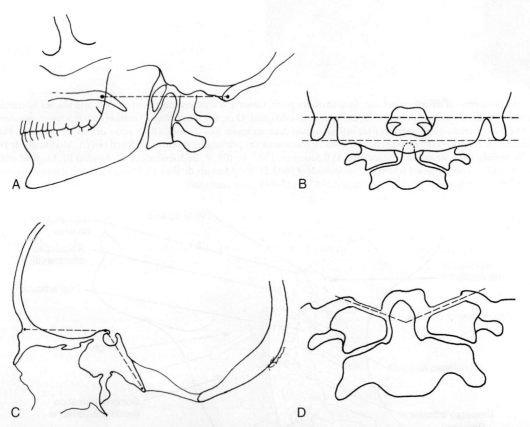

Figura 3.88 Junção cervicobasilar: relações ósseas normais. (A) Linha de Chamberlain traçada a partir da margem posterior do palato duro à borda posterior do forame magno. O dente do áxis normalmente não se estende mais que 5 mm acima dessa linha. (B) A linha bimastoide (*linha inferior*), que conecta as extremidades dos mastoides, está normalmente dentro de 2 mm da extremidade odontoide. A linha digástrica (*linha superior*), que conecta as fossas musculares digástricas, está normalmente localizada acima do dente do áxis. (C) O ângulo basilar, que geralmente excede 140°, é formado pelo ângulo de intersecção de duas linhas – uma traçada a partir do násio até o tubérculo da sela, e a segunda traçada a partir do tubérculo da sela à extremidade anterior do forame magno. (D) O ângulo da articulação atlantoccipital, estruturado nos tomogramas frontais pela intersecção de duas linhas traçadas ao longo dos eixos dessas articulações, é normal até 150°. (De Resnick D, Kransdorf MJ. *Bone and joint imaging*. Philadelphia: Saunders, 2005. p. 37.)

O espaço disponível para a medula (EDM) é medido entre o aspecto posterior do dente do áxis e a cortical anterior do arco posterior do atlas. Em adultos e adolescentes, o EDM deve ser superior a 13 mm (Fig. 3.89).[217]

13. *Instabilidade.* A instabilidade está presente quando ocorre deslocamento horizontal superior a 3,5 mm de uma vértebra em relação à vértebra adjacente (ver Fig. 3.87).

Incidência aberta ou odontoide ("transoral"). Essa incidência AP permite ao examinador determinar o estado do dente do áxis da C2 e sua relação com a C1 (Fig. 3.90; ver Fig. 3.88). Ela também pode mostrar as articulações atlantoccipital e atlantoaxial.

Incidência oblíqua. Essa incidência fornece informações sobre o forame neural e elementos posteriores da parte cervical da coluna. O examinador deve observar o seguinte (Figs. 3.91 e 3.92):

1. Labiação das articulações uncovertebrais (osteófitos).
2. Sobreposição das articulações facetárias (subluxação, espondilose).
3. Articulações facetárias e forame intervertebral (ver Fig. 3.92).

Incidência pilar. Essa incidência especial é utilizada para se avaliarem as massas laterais da parte cervical da coluna e particularmente as articulações facetárias (Fig. 3.93). Geralmente, ela é reservada a pacientes com suspeita de fratura facetária.[218]

Tomografia computadorizada

A tomografia computadorizada (TC) ajuda a delinear a anatomia óssea e de tecidos moles da parte cervical da coluna em cortes transversos e pode revelar, por exemplo, um prolapso discal. Ela também revela o tamanho e a extensão reais de osteófitos melhor que as radiografias simples (Fig. 3.94). A TC é particularmente útil para

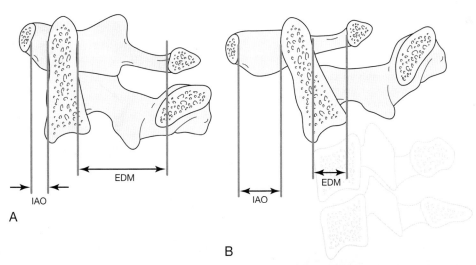

Figura 3.89 O intervalo atlanto-odontoide (IAO) e o espaço disponível para a medula (EDM) são utilizados na determinação da instabilidade atlantoaxial. O IAO aumenta, enquanto o EDM diminui. Um EDM inferior a 13 mm é achado significativo. (A) Normal. (B) Subluxação. (Redesenhada de Ghanem I, El Hage S, Rachkidi R et al.: Pediatric cervical spine instability. *J Child Orthop* 2[2]:71-84, 2008.)

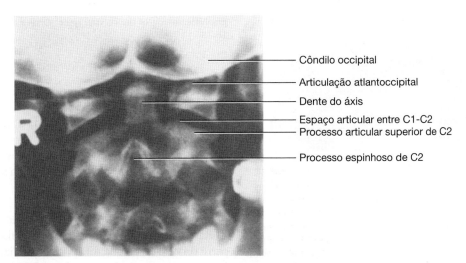

Figura 3.90 Radiografia transoral.

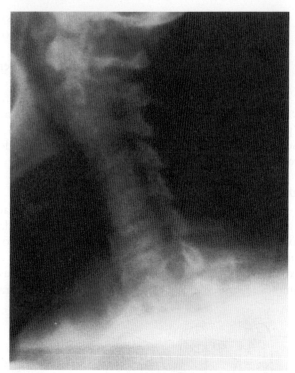

Figura 3.91 Achados radiológicos anormais na incidência oblíqua. Observe a perda da curvatura normal; estreitamento no nível da C4, da C5 e da C6; osteófitos e labiamento na C4, na C5 e na C6; e invasão no forame intervertebral em C4-C5, C5-C6 e C6-C7.

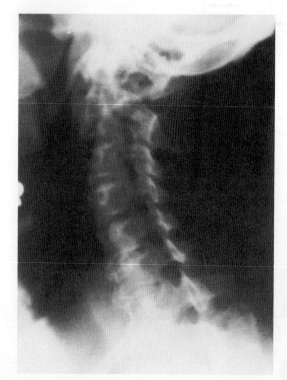

Figura 3.92 Incidência oblíqua da parte cervical da coluna demonstrando os forames intervertebrais e articulações facetárias. Também são evidentes o labiamento intenso e espondilose na parte cervical baixa da coluna.

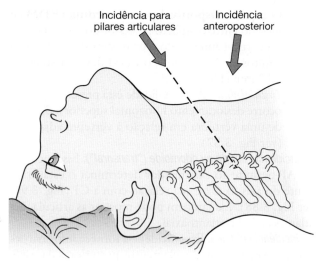

Figura 3.93 Diagrama da incidência para visualizar os pilares articulares, demonstrando a orientação das articulações facetárias.

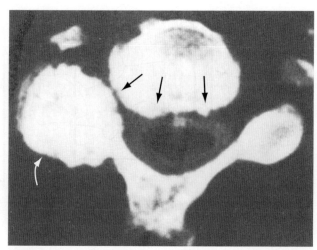

Figura 3.94 Estenose foraminal causada por artropatia facetária hipertrófica e espondilose. Tomografia computadorizada com metrizamida através dos forames de C5 demonstra com detalhe o aumento acentuado da faceta (*seta branca*) e a "barra" óssea ou esporão espondilítico (*setas pretas*). O forame direito está quase ocluído pelo osso anormal. (De Dorwart RH, LaMasters DL. Application of computed tomographic scanning of the cervical spine. *Orthop Clin North Am* 1985 16:386.)

revelar fragmentos ósseos no canal medular após uma fratura e defeitos ósseos em corpos vertebrais e arcos neurais. A TC pode ser combinada à mielografia para delimitar a medula espinal e raízes nervosas no interior do saco tecal (Fig. 3.95). Somente após a realização de radiografias convencionais e demonstrada sua necessidade, a TC é utilizada.

Imagens ultrassonográficas diagnósticas

Raramente se recorre à ultrassonografia diagnóstica na parte cervical da coluna. Ela pode ser utilizada intermitentemente no exame do plexo braquial. Ao examinar essa

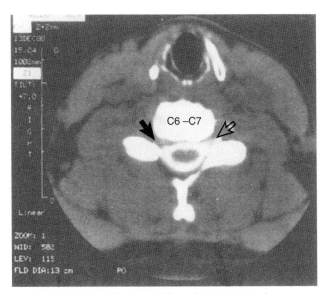

Figura 3.95 Tomografia computadorizada pós-injeção de contraste revelando forame com permeabilidade normal no nível da C6-C7 no lado esquerdo (*seta vazada*). A bainha da raiz nervosa foi preenchida por contraste e entra no forame neural. No lado direito (*seta preenchida*), não há evidência de preenchimento da bainha da raiz nervosa no interior do forame neural em virtude da herniação discal lateral em C6. (De Bell GR, Ross JS. Diagnosis of nerve root compression: myelography, computed tomography, and MRI. *Orthop Clin North Am* 1992 23:410.)

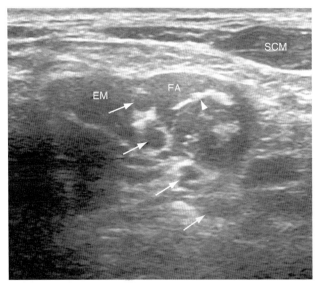

Figura 3.96 Imagem ultrassonográfica transversa do aspecto anterolateral inferior do pescoço mostra raízes hipoecoicas do plexo braquial ao deixarem os forames neurais e avançarem até a região intraescalenos. Raízes nervosas hipoecoicas circulares de C5-C8 (*seta superior até seta inferior, respectivamente*) atravessam o espaço entre o padrão fascicular hiperecoico dos músculos escaleno anterior (EA) e o escaleno médio (EM). Visualizam-se os músculos escaleno anterior (*ponta de seta*) e esternocleidomastóideo (SCM). (De Haun DW, Cho JC, Clark TB, Kettner NW: Normative cross-sectional area of the brachial plexus and subclavian artery using ultrasonography. *J Manip Physiol Ther* 32[7]:566, 2009.)

região, o examinador deve avaliar diversas áreas específicas: região extraforaminal das cinco raízes nervosas inferiores (i. e., C5, C6, C7, C8 e T1), a região intraescalenos, com inclusão das cinco raízes nervosas e três troncos nervosos, a região supraclavicular com as seis subdivisões, a região infraclavicular e os três cordões nervosos, e a região axilar e os cinco ramos nervosos terminais (i. e., nervos musculocutâneo, axilar, radial, mediano e ulnar) (Ver Fig. 1.8).[219] A aplicação transversa do transdutor na parte anterolateral da região inferior do pescoço mostrará as raízes nervosas hipoecoicas do plexo braquial ao deixarem os forames nervosos (Fig. 3.96). Ao avançar inferiormente pelo pescoço até a região interescalenos, ficarão evidentes as cinco raízes nervosas hipoecoicas do plexo braquial (Fig. 3.97). A Figura 3.98 mostra a região supraclavicular, que fica evidenciada como um "cacho de uvas" na posição dorsal e cranial à artéria subclávia e à primeira costela.

Mielografia

Mielogramas constituem a técnica de escolha para avulsões do plexo braquial, seja a paralisia de Erb-Duchenne (C5 e C6) ou a paralisia de Klumpke (C7, C8 e T1). Ela também pode ser utilizada para demonstrar estenose do forame intervertebral e estenose vertebral cervical. Ela também pode ser utilizada para delinear o contorno do saco tecal, raízes nervosas e medula espinal (Fig. 3.99).

Ressonância magnética

Essa técnica não invasiva pode diferenciar entre tecidos moles e ósseos (Figs. 3.100 e 3.101). Visto que ela revela diferenças baseadas no conteúdo hídrico, a ressonância magnética (RM) consegue diferenciar o núcleo pulposo do anel fibroso. A RM pode ser usada para revelar protrusões discais, mas foi relatado que pacientes que apre-

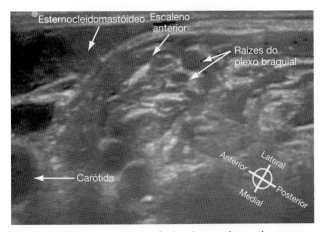

Figura 3.97 Imagem transversa da área intraescalenos, demonstrando raízes hipoecoicas do plexo braquial. (De Weller RS: Ultrasound of the brachial plexus. In Walker FO, Cartwright MS, editores: *Neuromuscular ultrasound*, Philadelphia, 2011, Saunders/Elsevier.)

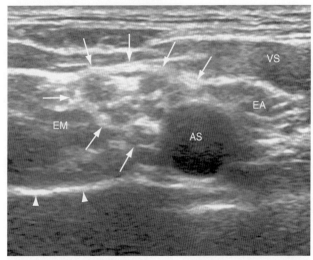

Figura 3.98 Essa ultrassonografia transversa na região supraclavicular mostra as divisões hipoecoicas do plexo braquial, localizadas dorsocranialmente à artéria subclávia (AS), assemelhando-se a um "cacho de uvas". Também pode ser visualizada a sombra da primeira costela (*pontas de setas*), o escaleno anterior (EA), o escaleno médio (EM) e a veia subclávia (VS), que está situada superficialmente ao *EA*. (De Haun DW, Cho JC, Clark TB, Kettner NW: Normative cross-sectional area of the brachial plexus and subclavian artery using ultrasonography. *J Manip Physiol Ther* 32[7]:566, 2009.)

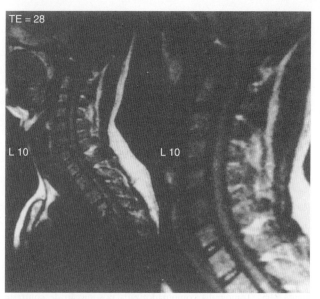

Figura 3.100 Ressonância magnética das partes cervical e torácica alta da coluna. Imagem sagital (*esquerda*) com ampliação de imagem da parte cervical (*direita*). (De Foreman SM, Croft AC. *Whiplash injuries: the cervical acceleration/deceleration syndrome*. Baltimore: Williams & Wilkins, 1988. p.126.)

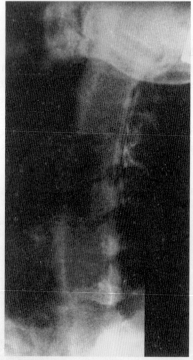

Figura 3.99 Mielografia da parte cervical da coluna.

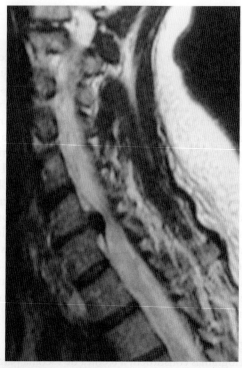

Figura 3.101 Deslocamento posterior do disco: imagem de achados de RM. Imagem sagital de RM com *spin echo* rápido pesada em T2 (TR/TE, 2608/96) revela extrusão paracentral de um disco com baixa intensidade do sinal no nível da C6-C7. (De Resnick D, Kransdorf MJ. *Bone and joint imaging*. Philadelphia: Saunders, 2005. p. 415. Cortesia de Goodwin D, MD., Hanover, NH.)

sentam essas lesões são frequentemente assintomáticos, evidenciando o fato de que anormalidades em exames por imagem somente devem ser levadas em consideração quando relacionadas à anamnese e ao exame clínico.[220] Uma RM permite a visualização de raízes nervosas, da medula espinal e do saco tecal, assim como de ossos e da medula óssea. Ela também é utilizada para a identificação de cicatrizes pós-operatórias e hérnias discais.[221] A **angiorressonância magnética** (**ARM**) é um exame dos vasos sanguíneos por RM em que um corante é introduzido na corrente sanguínea através de uma das veias da mão ou do antebraço; objetiva-se assim observar com maior nitidez os vasos sanguíneos do pescoço na RM. A ARM também é útil na determinação da patência e da condição da artéria vertebral.[222-224]

Xerorradiografia

Essa técnica ajuda a delinear o tecido ósseo e os tecidos moles ao tornar mais nítidas as interfaces entre os tecidos (Fig. 3.102).

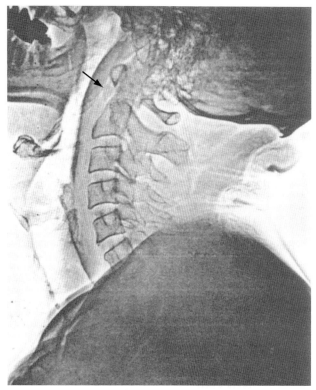

Figura 3.102 Xerorradiografia da parte cervical da coluna (vista lateral). A *seta* indica uma massa calcificada. (De Forrester DM, Brown JC. *The radiology of joint disease*. Philadelphia: WB Saunders, 1987. p. 420.)

Resumo da avaliação da parte cervical da coluna[a]

Observação: a doença sob suspeita determina quais *Testes especiais* deverão ser realizados.
Anamnese
Observação (em pé ou sentado)
Exame (sentado)
    Movimentos ativos
        Flexão
        Extensão
        Flexão lateral (direita e esquerda)
        Rotação (direita e esquerda)
        Movimentos combinados (quando necessários)
        Movimentos repetitivos (quando necessários)
        Posições sustentadas (quando necessárias)
    Movimentos isométricos resistidos (como nos movimentos ativos)
    Exame de rastreamento
        Articulação periférica:
            Articulações temporomandibulares (boca aberta e fechada)
            Cíngulo do membro superior (elevação por meio da abdução, elevação por meio da flexão para a frente, elevação pelo plano da escápula, rotação medial e lateral com o membro superior posicionado na lateral do corpo; rotação medial e lateral com abdução de 90°)
            Cotovelo (flexão, extensão, supinação, pronação)
            Punho (flexão, extensão, desvio radial e ulnar)
            Dedos e polegar (flexão, extensão, abdução, adução)

    Miótomos
        Flexão do pescoço (C1, C2)
        Flexão lateral do pescoço (C3)
        Elevação do ombro (C4)
        Abdução do ombro (C5)
        Flexão (C6) e/ou extensão (C7) do cotovelo
        Flexão (C7) e/ou extensão (C6) do punho
        Extensão (C8) e/ou desvio ulnar (C8) do polegar
        Intrínsecos da mão (abdução ou adução) (T1)
    Exame de rastreamento sensitivo
Avaliação funcional
Testes especiais[b] *(posição sentada)*
    Para sintomas neurológicos:
        Teste de tensão do plexo braquial
        Teste de distração (se os sintomas são graves)
        Sinal da campainha
        Teste de compressão foraminal (três estágios) (se assintomático ou com sintomas leves)
    Para mielopatia:
        Teste de Romberg
    Para instabilidade cervical:
        Teste da membrana atlantoccipital posterior
    Para disfunção do controle dos movimentos:
        Extensão cervical ativa
        Rotação cervical ativa
        Retorno à posição neutra a partir da posição de extensão cervical
Reflexos e distribuição cutânea
    Bicipital (C5-C6)

(continua)

Avaliação musculoesquelética

Resumo da avaliação da parte cervical da coluna[a] *(continuação)*

Tricipital (C7-C8)
Sinal de Hoffmann (ou Teste de Babinski)
Rastreamento sensitivo
Exame (posição em pé)
Testes especiais (em pé)
Para disfunção do controle dos movimentos:
Flexão ativa de membro superior bilateral
Flexão ativa de membro superior unilateral
Exame (em posição de quatro apoios, de joelhos)
Testes especiais (em posição de quatro apoios, de joelhos)
Para disfunção do controle dos movimentos:
Extensão cervical ativa
Flexão cervical ativa
Rotação cervical alta ativa
Balanço para trás
Exame, decúbito dorsal
Movimentos passivos
Flexão
Extensão
Flexão lateral
Rotação
Testes especiais[b] (decúbito dorsal)
Para força da musculatura cervical (flexores profundos do pescoço):
Teste de flexão craniocervical
Teste de resistência dos flexores profundos do pescoço
Para sintomas neurológicos:
Teste de provocação do plexo braquial
Testes neurodinâmicos (tensão) para o membro superior (específicos para sintomas de nervo/raiz nervosa em particular)
Para sinais vasculares:[c]
Manutenção da posição de mobilização/manipulação planejada por, no mínimo, 30 segundos, com atenção a sinais da artéria basilar-vertebral

Para instabilidade cervical:[c]
Teste de cisalhamento anterior
Teste de cisalhamento lateral
Teste de estresse dos ligamentos alares em flexão lateral
Teste de estresse dos ligamentos alares em rotação
Teste de estresse do ligamento transverso
Para mobilidade da parte cervical da coluna:
Teste de flexão e rotação cervical
Para mobilidade da primeira costela:
Mobilidade da primeira costela
Movimentos do jogo articular
Deslizamento lateral da parte cervical da coluna
Deslizamento anterior da parte cervical da coluna
Deslizamento posterior da parte cervical da coluna
Deslizamento por tração da parte cervical da coluna
Rotação do occipício sobre a C1
Palpação
Exame, decúbito ventral
Movimentos do jogo articular
Pressão vertebral posteroanterior central
Pressão vertebral posteroanterior unilateral
Pressão vertebral transversa
Palpação
Diagnóstico por imagem
Após qualquer exame, o paciente deve ser prevenido sobre a possibilidade de exacerbação de sintomas como consequência da avaliação.

[a]Esse resumo é apresentado em uma ordem que limita a quantidade de movimentos que o paciente deve realizar, mas garante que todas as estruturas necessárias sejam testadas.
[b]Os autores recomendam que esses testes essenciais sejam aprendidos pelo profisional de saúde, para facilitação do diagnóstico.
[c]Os testes devem ser realizados quando o examinador antecipa que irá realizar técnicas de mobilização ou manipulação até o final da amplitude de movimento na parte cervical da coluna, e em especial em sua região alta. Se houver instabilidade nos sinais vasculares, o examinador não deverá fazer a mobilização e/ou manipulação.

Estudo de casos

Ao estudar os casos a seguir, o examinador deve listar as questões adequadas que devem ser formuladas e a razão pela qual elas são feitas, o que procurar e por quê, o que deve ser testado e a justificativa para fazê-lo. Dependendo das respostas do paciente (e o examinador deve considerar diferentes respostas), várias causas possíveis do problema do paciente podem se tornar evidentes (exemplos são apresentados entre parênteses). Uma tabela de diagnóstico diferencial deve ser elaborada. (Ver exemplo na Tab. 3.31). A seguir, o examinador pode decidir como diferentes diagnósticos podem afetar o plano de tratamento.

1. Um homem com 59 anos que trabalha como supervisor em um chão de fábrica chega até você com uma queixa de cefaleia e rigidez cervical. Ele nega dormência ou parestesia nos membros. Apresenta uma ADM cervical ativa e passiva limitada, sobretudo na rotação para o lado direito e na inclinação lateral. Também relata cefaleias intermitentes na base do crânio. Descreva seu plano de avaliação (enxaqueca *versus* cefaleia de tensão *versus* síndrome facetária).

2. Uma mulher com 61 anos chega até você com queixas de dor cervical e dor radicular à direita que irradia distalmente à mão e aos dedos. Sua dor é intermitente e parece piorar depois de dormir e após carregar peso com os membros superiores. Relata dormência e parestesia intermitentes na distribuição dos nervos radial e medial. Os reflexos estão normais e simétricos e não ocorreu perda da força muscular em membros superiores. A ADM cervical está limitada na inclinação para o lado direito e rotação para a direita. A ADM cervical para flexão e extensão parece estar normal. Descreva seu plano de avaliação (espondilose cervical *versus* lesão discal cervical).

TABELA 3.31

Diagnóstico diferencial entre síndrome facetária cervical, lesão de raiz nervosa e síndrome do desfiladeiro torácico

Sinais e sintomas	Síndrome facetária	Raiz nervosa cervical	Síndrome do desfiladeiro torácico
Dor referida	Possível	Sim	Possível
Dor à hiperextensão e rotação	Sim (frequentemente sem aumento de sintomas referidos)	Sim, com aumento de sintomas	Não
Rigidez da coluna vertebral	Sim	Possível	Possível
Parestesia	Não	Sim	Possível
Reflexos	Não acometidos	Podem ser acometidos	Podem ser acometidos
Espasmo muscular	Sim	Sim	Sim
Testes de tensão	Pode ou não ser positivo	Positivo	Pode ser positivo
Palidez e frieza	Não	Não	Possível
Fraqueza muscular	Não	Possível	Não no início (posteriormente, nos músculos pequenos da mão)
Fadiga e cãibra muscular	Não	Não	Possível

3. Um bebê com 2 meses de vida é trazido a você por um genitor preocupado. Ele não move a cabeça adequadamente e o músculo esternocleidomastóideo no lado esquerdo está proeminente. Descreva seu plano de avaliação antes de iniciar o tratamento (torcicolo congênito *versus* síndrome de Klippel-Feil).

4. Um homem com 54 anos queixa-se de rigidez cervical, especialmente ao se levantar. Algumas vezes, ele apresenta dormência no membro superior esquerdo. Descreva seu plano de avaliação (espondilose cervical *versus* bursite subacromial).

5. Um jogador de futebol com 18 anos queixa-se de "braço morto" após um choque contra um outro jogador há dois dias. Embora no momento ele consiga mover o membro superior esquerdo, ele sente que o membro ainda não está bem. Descreva seu plano de avaliação (lesão do plexo braquial *versus* distensão acromioclavicular).

6. Uma mulher com 23 anos o procura após um acidente automobilístico. Seu carro sofreu uma colisão traseira enquanto estava parado num semáforo. Ela pôde prever o acidente porque percebeu através do espelho retrovisor que o carro atrás dela não iria conseguir parar. O carro vinha a 50 km/hora e marcas de derrapagem eram percebidas a 5 metros da localização de seu carro. Descreva seu plano de avaliação (distensão cervical *versus* síndrome facetária cervical).

7. Uma mulher queixa-se de cefaleias persistentes com duração de dias a cada novo episódio. Ela tem 35 anos e, recentemente, perdeu o emprego. Ela queixa-se que, algumas vezes, vê flashes luminosos e não consegue suportar pessoas ao seu redor quando a dor é muito intensa. Descreva seu plano de avaliação para essa paciente (enxaqueca *versus* cefaleia tensional).

8. Um homem com 26 anos queixa-se de dor no pescoço. A dor mostrou-se evidente quando ele se levantou no dia anterior e, desde então, não diminui de forma significativa. Ele acredita ter dormido em "má posição". Não há histórico prévio de traumatismo. Descreva seu plano de avaliação para esse paciente (torcicolo adquirido *versus* lesão discal cervical).

9. Uma mulher com 75 anos queixa-se principalmente de dor no pescoço mas também de rigidez. Ela apresenta uma corcunda. Não tem histórico de traumatismo. Descreva seu plano de avaliação para essa paciente (osteoporose *versus* espondilose cervical).

10. Um homem com 47 anos queixa-se de dor no cotovelo e no pescoço. Não apresenta histórico recente de traumatismo, mas ele se lembra de ter sofrido um acidente automobilístico há 19 anos. Atualmente, ele trabalha sentado em uma escrivaninha durante todo o dia. Descreva seu plano de avaliação para esse paciente (espondilose cervical *versus* cotovelo de tenista *versus* lesão por duplo esmagamento – *double crush*).

11. Um rapaz com 16 anos o procura com queixa de ter machucado o pescoço. Enquanto "brincava" com amigos num lago, ele tentou fugir e mergulhou para escapar. Ele bateu o topo de sua cabeça no fundo do lago e sentiu uma dor do tipo queimação. A dor diminuiu quando ele saiu da água, mas ele ainda apresenta uma dor residual. Descreva seu plano de avaliação para esse paciente (fratura cervical *versus* distensão cervical).

12. Uma garota com 14 anos queixa-se de dor no pescoço. Ela tem cabelo comprido. Relata que quando ela retira o cabelo da frente dos seus olhos, ato realizado constantemente, ela sente dor no pescoço. Embora a intensidade da dor tenha diminuído, ainda está presente e ela não consegue mover totalmente seu pescoço. Descreva seu plano de avaliação para essa paciente (distensão cervical *versus* torcicolo adquirido).

Conteúdo complementar

Este capítulo possui apêndice e vídeos em uma plataforma digital exclusiva.

Para ingressar no ambiente virtual, utilize o QR code abaixo, faça seu cadastro e digite a senha: magee7

O prazo para acesso a esse material limita-se à vigência desta edição.

Referências bibliográficas

1. Cyriax J. Textbook of Orthopaedic Medicine: Diagnosis of Soft Tissue Lesions. Vol. 1. London: Bailliere Tindall; 1982.
2. Porterfield JA, DeRosa C. Mechanical Neck Pain — Perspective in Functional Anatomy. Philadelphia: WB Saunders; 1995.
3. Radanov BP, Dvorak J, Valach L. Cognitive deficits in patients after soft tissue injury of the cervical spine. Spine. 1992;17:127–131.
4. Panjabi M, Dvorak J, Crisco J, et al. Flexion, extension, and lateral bending of the upper cervical spine in response to alar ligament transactions. J Spinal Disord. 1991;4(2):157–167.
5. Rieger P, Huber G. Fenestration and duplicate origin of the left vertebral artery in angiography: report of three cases. Neuroradiology. 1983;25(1):45–50.
6. Taylor AJ, Kerry R. Neck pain and headache as a result of internal carotid artery dissection: implications for manual therapists. Man Ther. 2005;10:73–77.
7. Castaigne P, Lhermitte F, Gautier JC, et al. Arterial occlusions in the vertebro-basilar system: a study of 44 patients with post-mortem data. Brain. 1973;96(1):133–154.
8. Toole J, Tucker SH. Influence of head position upon cerebral circulation. Arch Neurol. 1960;2:616–623.
9. Brown BS, Tissington-Tatlow WF. Radiographic studies of the vertebral arteries in cadavers. Radiology. 1963;81:80–88.
10. Haynes MJ. Doppler studies comparing the effects of cervical rotation and lateral flexion on vertebral artery blood flow. J Manip Physiol Ther. 1996;19:378–384.
11. Endo K, Ichimaru K, Shimura H, et al. Cervical vertigo after hair shampoo treatment at a hair dressing salon: a case report. Spine. 2000;25:632.
12. Nagler W. Vertebral artery obstruction by hyperextension of the neck: report of three cases. Arch Phys Med Rehabil. 1973;54:237–240.
13. Dutton M. Orthopedic Examination, Evaluation and Intervention. New York: McGraw Hill; 2004.
14. Miyachi S, Okamura K, Watanabe M, et al. Cerebellar stroke due to vertebral artery occlusion after cervical spine trauma: two case reports. Spine. 1994;19:83–89.
15. Hart RG, Easton JD. Dissections. Stroke. 1985;16:925–927.
16. Hayes P, Gerlock AJ, Cobb CA. Cervical spine trauma: a cause of vertebral artery injury. J Trauma. 1980;20:904–905.
17. Schwarz N, Buchinger W, Gaudernak T, et al. Injuries of the cervical spine causing vertebral artery trauma: case reports. J Trauma. 1991;31:127–133.
18. Auer RN, Krcek J, Butt JC. Delayed symptoms and death after minor head trauma with occult vertebral artery injury. J Neurol Neurosurg Psychiatry. 1994;57:500–502.
19. Bose B, Northrup BE, Osteoholm JL. Delayed vertebrobasilar insufficiency following cervical spine injury. Spine. 1985;10:108–110.
20. Thomas LC. Cervical arterial dissection: an overview and implications for manipulative therapy practice. Man Ther. 2016;21:2–9.
21. Kapandji IA. The Physiology of Joints: The Trunk and the Vertebral Column. Vol. 3. New York: Churchill Livingstone; 1974.
22. Ishii T, Mukai Y, Hosono N, et al. Kinematics of the cervical spine in lateral bending in vivo three-dimensional analysis. Spine. 2006;31:155–160.
23. Ishii T, Mukai Y, Hosono N, et al. Kinematics of the subaxial cervical spine in rotation in vivo three-dimensional analysis. Spine. 2004;29:2826–2931.
24. Bogduk N. The innervation of the lumbar spine. Spine. 1983;8:286–293.
25. Boreadis AG, Gershon-Cohen J. Luschka joints of the cervical spine. Radiology. 1956;66:181–187.
26. Hall MC. Luschka's Joint. Springfield, IL: Charles C Thomas; 1965.
27. Silberstein CE. The evolution of degenerative changes in the cervical spine and an investigation into the "joint of Luschka. Clin Orthop. 1965;40:184–204.
28. Willis TA. Luschka's joints. Clin Orthop. 1966;46:121–125.
29. Ferlic D. The nerve supply of the cervical intervertebral disc in man. Johns Hopkins Hosp Bull. 1963;113:347.
30. Mendel T, Wink CS, Zimny ML. Neural elements in human cervical intervertebral discs. Spine. 1992;17:132–135.
31. Rao RD, Currier BL, Albert TJ, et al. Degenerative cervical spondylosis: cervical syndromes, pathogenesis and management. J Bone Joint Surg Am. 2007;89:1360–1378.
32. Childs JD, Cleland JA, Elliott JM, et al. Neck pain: clinical guidelines linked to the international classification of functioning, disability and health. J Orthop Sports Phys Ther. 2008;38:A1–A34.
33. Bland JH. Disorders of the Cervical Spine. Philadelphia: WB Saunders; 1994.
34. Cleland J. Orthopedic Clinical Examination—An Evidence Based Approach for Physical Therapists. Carlstadt, NJ: Icon Learning Systems; 2005.

35. Guzman J, Haldeman S, Carroll L, et al. Clinical practice implications of the Bone and Joint Decade 2000–2010 Task Force on Neck Pain and Its Associated Disorders: from concepts and findings to recommendations. J Manip Physiol Ther. 2009;32(suppl 2):227–243.

36. Watkins RG. Neck injuries in football. In: Watkins RG, ed. The Spine in Sports. St Louis: Mosby-Year Book; 1996.

37. Buitenhuis J, de Jong PJ, Jaspers JP, et al. Catastrophizing and causal beliefs in whiplash. Spine. 2008;33:2427–2433.

38. Greenhalgh S, Selfe J. A qualitative investigation of red flags for serious spinal pathology. Physiotherapy. 2009;95(3):223–226.

39. Spitzer WO, Skovron ML, Salmi LR, et al. Scientific monograph of the Quebec Task Force on Whiplash-Associated Disorders: redefining "whiplash" and its management. Spine. 1995;20(suppl 8):S1–S73.

40. Siegmund GP, Davis MB, Quinn KP, et al. Head-turned postures increase the risk of cervical facet capsule injury during whiplash. Spine. 2008;33:1643–1649.

41. Nyland T, Mattila VM, Salmi T, et al. Recovery of brachial plexus lesions resulting from heavy backpack use: a follow-up case series. BMC Musculoskel Dis. 2011;12(1):62–68.

42. Kitigawa T, Fujiwara A, Kobayashi N, et al. Morphologic changes in the cervical neural foramen due to flexion and extension–in vivo imaging study. Spine. 2004;29:2821–2825.

43. Benoist M. Natural evolution and resolution of the cervical whiplash syndrome. In: Gunzburg R, Szpalski M, eds. Current concepts with prevention, diagnosis and treatment of cervical whiplash syndrome. Philadelphia: Lippincott-Raven; 1998.

44. Suissa S, Harder S, Veilleux M. The Quebec whiplash-associated disorders cohort study. Spine. 1995;20:S12–S20.

45. Evans RW. Some observations on whiplash injuries. Neurol Sci. 1992;10:975–997.

46. Deans GT, Magalliard JN, Kerr M, et al. Neck sprain — a major disability following car events. Injury. 1987;18:10–12.

47. Wiener SL. Differential Diagnosis of Acute Pain by Body Region. New York: McGraw Hill; 1993.

48. Travell TG, Simons DG. Myofascial Pain and Dysfunction: The Trigger Point Manual. Vol. 1. Baltimore: Williams & Wilkins; 1983.

49. Malanga GA. The diagnosis and treatment of cervical radiculopathy. Med Sci Sports Exer. 1997;29:S236–S245.

50. Levine MJ, Albert TJ, Smith MD. Cervical radiculopathy diagnosis and nonoperative management. J Am Acad Orthop Surg. 1996;4:305–316.

51. Ellenberg MR, Honet JC, Treanor WJ. Cervical radiculopathy. Arch Phys Med Rehabil. 1994;75:342–352.

52. Carette S, Fehlings MG. Cervical radiculopathy. N Engl J Med. 2005;353:392–399.

53. Cloward RB, diskography Cervical. A contribution to etiology and mechanism of neck, shoulder and arm pain. Ann Surg. 1959;150(6):1052–1064.

54. Tsairis P, Jordan B. Neurological evaluation of cervical spinal disorders. In: Camins MB, O'Leary PF, eds. Disorders of the Cervical Spine. Baltimore: Williams & Wilkins; 1992.

55. Ono K, Ebara S, Fuji T, et al. Myelopathy hand. New clinical signs of cervical cord damage. J Bone Joint Surg Br. 1987;69(2):215–219.

56. Dywer A, April C, Bogduk N. Cervical zygapophyseal joint pain patterns. Spine. 1990;15:453–457.

57. Fukui S, Ohseto K, Shiotani M, et al. Referred pain distribution of the cervical zygapophyseal joints and cervical dorsal rami. Pain. 1996;68(1):79–83.

58. Bogduk N, Govind. Cervicogenic headache: an assessment of the evidence on clinical diagnosis, invasive tests, and treatment. Lancet Neurol. 2009;8(10):959–968.

59. Hall T, Briffa K, Hopper D, Robinson K. Reliability of manual examination and frequency of symptomatic cervical motion segment dysfunction in cervicogenic headache. Man Ther. 2010;15(6):542–546.

60. Fernández-de-las-Peñas C, Cuadrado ML. Cervicogenic headache. In: Aminoff MJ, Daroff RB, eds. Encyclopedia of the Neurological Sciences. 2nd ed. London: Academic Press/Elsevier; 2014.

61. Rubio-Ochoa J, Benitez-Martinez J, Lluch E, et al. Physical examination tests for screening and diagnosis of cervicogenic headache: a systematic review. Man Ther. 2016;21:35–40.

62. Luedtke K, Boissonnault W, Caspersen N, et al. International consensus on the most useful physical examination tests used by physiotherapists for patients with headache: a Delphi study. Man Ther. 2016;23:17–24.

63. Petty NJ, Moore AP. Neuromusculoskeletal Examination and Assessment—A Handbook for Therapists. London: Churchill Livingstone; 1998.

64. Thomas LC, Rivett DA, Attia JR, Levi C. Risk factors and clinical presentation of cervical arterial dissection: preliminary results of the prospective case-control study. J Orthop Sports Phys Ther. 2015;45(7):503–511.

65. Donohoe CD. The role of the physical examination in the evaluation of headache. Med Clin North Am. 2013;97(2):197–216.

66. Foreman SM, Croft AC. Whiplash Injuries: The Cervical Acceleration/Deceleration Syndrome. Baltimore: Williams & Wilkins; 1988.

67. Evans RC. Illustrated Essentials in Orthopedic Physical Assessment. St Louis: Mosby-Year Book; 1994.

68. Rushton A, Rivett D, Carlesso L, et al. International framework for examination of the cervical region for potential of cervical arterial dysfunction prior to orthopedic manual therapy intervention. Man Ther. 2014;19(3):222–228.

69. Bradley JP, Tibone JE, Watkins RG. History, physical examination, and diagnostic tests for neck and upper extremity problems. In: Watkins RG, ed. The Spine in Sports. St Louis: Mosby-Year Book; 1996.

70. Meadows JT. Orthopedic Differential Diagnosis in Physical Therapy—A Case Study Approach. New York: McGraw-Hill; 1999.

71. Sobel JB, Sollenberger P, Robinson R, et al. Cervical nonorganic signs: a new clinical tool to assess abnormal illness behavior in neck pain patients: a pilot study. Arch Phys Med Rehabil. 2000;81(2):170–175.

72. Sullivan MJ, Adams H, Rhodenizer T, Stanish WD. A psychosocial risk factor–targeted intervention for the prevention of chronic pain and disability following whiplash injury. Phys Ther. 2006;86(1):8–18.

73. Adams H, Ellis T, Stanish WD, Sullivan MJ. Psychosocial factors related to return to work following rehabilitation of whiplash injuries. J Occup Rehabil. 2007;17(2):305–315.

74. Waddell G, Main CJ, Morris EW, et al. Chronic lowback pain, psychologic distress, and illness behavior. Spine. 1984;9(2):209–213.

75. Jorritsma W, Dijkstra PU, De Vries GE, et al. Physical dysfunction and nonorganic signs in patients with chronic neck pain: exploratory study into interobserver reliability and construct validity. J Orthop Sports Phys Ther. 2014;44(5):366–376.

76. Novy DM, Collins HS, Nelson DV, et al. Waddell signs: distributional properties and correlates. Arch Phys Med Rehabil. 1998;79(7):820–822.

77. Antony MM, Bieling PJ, Cox BJ, et al. Psychometric properties of the 42-item and 21-item versions of the depression anxiety stress scales in clinical groups and a community sample. Psychol Assessment. 1998;10(2):176–181.

78. Horowitz M, Wilner N, Alvarez W. Impact of event scale: a measure of subjective stress. Psychosom Med. 1979;41(3):209–218.

79. Motlagh H. Impact of event scale–revised. J Physiother. 2010;56(3):203.

80. Armijo-Olivo S, Bravo J, Magee DJ, et al. The association between head and cervical posture and temporomandibular disorders: a systematic review. J Orofac Pain. 2005;20(1):9–23.

81. Armijo-Olivo S, Magee DJ. Cervical musculoskeletal impairments and temporomandibular disorders. J Oral Maxillofac Res. 2012;3(4):1–18.

82. Levangie PK, Norkin CC. Joint Structure and Function: A Comprehensive Analysis. Philadelphia: FA Davis; 2005.

83. Watson D, Trott P. Cervical headache: an investigation of natural head posture and upper cervical flexor muscle performance. Cephalalgia. 1993;13:272–284.

84. Janda V. Muscles and motor control in cervicogenic disorders: assessment and management. In: Grant R, ed. Physical Therapy of the Cervical and Thoracic Spine. New York: Churchill Livingstone; 1994.

85. Tsang SM, Szeto GP, Lee RY. Normal kinematics of the neck: the interplay between the cervical and thoracic spine. Man Ther. 2013;18(5):431–437.

86. Prushansky T, Dvir Z. Cervical motion testing: methodology and clinical implications. J Manip Physiol Ther. 2008;31:518–524.

87. Segarra V, Duoñao L, Torres R, et al. Inter- and intra-tester reliability of a battery of cervical movement control dysfunction tests. Man Ther. 2015;20(4):570–579.

88. Youdas JW, Garrett TR, Suman VJ, et al. Normal range of motion of the cervical spine: an initial goniometric study. Phys Ther. 1992;72:770–780.

89. Dvorak J, Antinnes JA, Panjabi M, et al. Age and gender related normal motion of the cervical spine. Spine. 1992;17:S393–S398.

90. Neumann DA. Kinesiology of the Musculoskeletal System—Foundations for Physical Rehabilitation. St Louis: CV Mosby; 2002.

91. Reese NB. Muscle and Sensory Testing. Philadelphia: WB Saunders; 1999.

92. Janda V. Muscles and cervicogenic pain syndrome. In: Grant R, ed. Physical Therapy of the Cervical And Thoracic Spine. New York: Churchill Livingstone; 1988.

93. Smith K, Hall T, Robinson K. The influence of age, gender, lifestyle factors and sub-clinical neck pain on the cervical flexion rotation test and cervical range of motion. Man Ther. 2008;13:552–559.

94. Takasaki H, Hall T, Oshiro S, et al. Normal kinematics of the upper cervical spine during the flexion-rotation test—in vivo measurements using magnetic resonance imaging. Man Ther. 2011;16:167–171.

95. Hall T, Briffa K, Hopper D, et al. Long-term stability and minimal detectable change of the cervical flexion-rotation test. J Orthop Sports Phys Ther. 2010;40:225–229.

96. Miller KJ. Physical assessment of lower extremity radiculopathy and sciatica. J Chiropr Med. 2007;6(2):75–82.

97. Hall T, Robinson K. The flexion-rotation test and active cervical mobility—a comparative measurement study in cervicogenic headache. Man Ther. 2004;9:147–202.

98. Yi-Kai L, Yun-Kun Z, Cai-Mo L, et al. Changes and implications of blood flow velocity of the vertebral artery during rotation and extension of the head. J Manip Physiol Ther. 1999;22:91–95.

99. Magarey ME. Examination of the cervical and thoracic spine. In: Grant R, ed. Physical Therapy of the Cervical and Thoracic Spine. New York: Churchill Livingstone; 1988.

100. Elvey RL. The investigation of arm pain. In: Boyling JD, Palastanga N, eds. Grieve's Modern Manual Therapy: the Vertebral Column. 2nd ed. Edinburgh: Churchill Livingstone; 1994.

101. Magarey ME. Examination of the cervical spine. In: Grieve GP, ed. Modern Manual Therapy of the Vertebral Column. Edinburgh: Churchill Livingstone; 1986.

102. Dvir Z, Pruchansky T. Cervical muscle strength testing: methods and clinical implications. J Manip Physiol Ther. 2008;31:518–524.

103. Schneider R, Gosch H, Norrell H, et al. Vascular insufficiency and differential distortion of brain and cord caused by cervicomedullary football injuries. J Neurosurg. 1970;33:363–375.

104. Pinfold M, Niere KR, O'Leary EF, et al. Validity and internal consistency of a whiplash-specific disability measure. Spine. 2004;29(3):263–268.

105. Willis C, Niere R, Hoving JL, et al. Reproducibility and responsiveness of the whiplash disability questionnaire. Pain. 2004;110(3):681–688.

106. Stupar M, Côté P, Beaton DE, et al. A test-retest reliability study of the whiplash disability questionnaire in patients with acute whiplash-associated disorders. J Manipulative Physiol Ther. 2015;38(9):629–636.

107. Stupar M, Cote P, Beaton DE, et al. Structural and construct validity of the whiplash disability questionnaire in adults with acute whiplash-associated disorders. Spine J. 2015;15(11):2369–2377.

108. Vernon H, Mior S. The neck disability index: a study of reliability and validity. J Manip Physiol Ther. 1991;14:409–415.

109. Vernon H. The neck disability index: state-ofthe-art, 1991–2008. J Manip Physiol Ther. 2008;31:491–502.

110. Macdermid JC, Walton DM, Avery S, et al. Measurement properties of the neck disability index: a systemic review. J Orthop Sports Phys Ther. 2009;39:400–417.

111. Stratford PW, Riddle DL, Binkley JM, et al. Using the neck disability index to make decisions concerning individual patients. Physiother Can. 1999;51:107–112.

112. Bolton JE, Humphreys BK. The Bournemouth Questionnaire: a short-form comprehensive outcome measure. II. Psychometric properties in neck pain patients. J Manipulative Physiol Ther. 2002;25(3):141–148.

113. Manniche JA, Mosdal C, Hindsberger C. The Copenhagen Functional Disability Scale: a study of reliability and validity. J Manip Physiol Ther. 1998;21:520–527.

114. Leak AM, Cooper J, Dyer S, et al. The Northwick Park Neck Pain Questionnaire, devised to measure neck pain and disability. Br J Rheumatol. 1994;33:469–4 74.

115. Hoving JL, O'Leary EF, Niere KR, et al. Validity of the neck disability index, Northwick Park neck pain questionnaire, and problem elicitation technique for measuring disability associated with whiplash associated disorders. Pain. 2003;102(3):273–281.

116. Bolton JE. Sensitivity and specificity of outcome measures in patients with neck pain: detecting clinically significant improvement. Spine. 2004;29:2410–2417.

117. Bolton JE, Humphreys BK. The Bournemouth Questionnaire: a short-form comprehensive outcome measure. II Psychometric properties in neck pain patients. J Manip Physiol Ther. 2002;25:141–148.

118. Stenneberg MS, Schmitt MA, van Trijffel E, et al. Validation of a new questionnaire to assess the impact of whiplash associated disorders: the whiplash activity and participation list (WAL). Man Ther. 2015;20(1):84–89.

119. Schmitt MA, Stenneberg MS, Schrama PP, et al. Measurement of clinically relevant functional health perceptions in patients with whiplash-associated disorders: the development of the whiplash specific activity and participation list (WAL). Eur Spine J. 2013;22(9):2097–2104.

120. Cook C, Hegedus E. Diagnostic utility of clinical tests for spinal dysfunction. Man Ther. 2011;16(1):21–25.

121. Schneider GM, Jull G, Thomas K, Salo P. Screening of patients suitable for diagnostic cervical facet joints blocks – a role for physiotherapists. Man Ther. 2012;17(2):180–183.

122. Schneider GM, Jull G, Thomas K, et al. Derivation of a clinical decision guide in the diagnosis of cervical facet joint pain. Arch Phys Med Rehabil. 2014;95(9):1695–1701.

123. Cattrysse E, Swinkels RA, Oostendorp RA, et al. Upper cervical instability: are clinical tests reliable? Man Ther. 1997;2:91–97.

124. Olson KA, Paris SV, Spohr C, et al. Radiographic assessment and reliability study of the craniovertebral sidebending test. J Man Manip Ther. 1998;6:87–96.

125. Jull GA, O'Leary SP, Falla DL. Clinical assessment of the deep cervical flexor muscles: the craniocervical flexion test. J Manip Physiol Ther. 2008;31:525–533.

126. Falla DL, Jull GA, Hodges PW. Patients with neck pain demonstrate reduced electromyographic activity of the deep cervical flexor muscles during performance of the craniocervical flexion tests. Spine. 2004;29:2108–2114.

127. Jull GA. Physiotherapy management of neck pain of mechanical origin. In: Giles LG, Singer KP, eds. Clinical Anatomy and Management of Cervical Spine Pain. London: Butterworth-Heinemann; 1998.

128. Jull G, Barrett C, Magee R, et al. Further clinical clarification of the muscle dysfunction in cervical headache. Cephalalgia. 1999;19:179–185.

129. Jull G, Falla D. Does increased superficial neck flexor activity in the craniocervical flexion test reflect reduced deep flexor activity in people with neck pain? Man Ther. 2016;25:43–47.

130. Uthaikhup S, Jull G. Performance in the cranio-cervical flexion test is altered in elderly subjects. Man Ther. 2009;14:475–479.

131. Harris KD, Heer DM, Roy TC, et al. Reliability of a measurement of neck flexor muscle endurance. Phys Ther. 2005;85:1349–1355.

132. Van Hoof T, Vangestel C, Forward M, et al. The impact of muscular variation on the neurodynamic test for the median nerve in a healthy population with Langer's axillary arch. J Manip Physiol Ther. 2008;31:414–483.

133. Vanti C, Conteddu L, Guccione A, et al. The upper limb neurodynamic test 1: intra- and inter-tester reliability and the effect of several repetitions on pain and resistance. J Manip Physiol Ther. 2010;33:292–299.

134. Boyd BS, Wanek L, Gray AT, et al. Mechanosensitivity of the lower extremity nervous system during straight leg raise neurodynamic testing in healthy individuals. J Orthop Sports Phys Ther. 2009;39:780–790.

135. Gumina S, Carbone S, Albino P, et al. Firm squeeze test: a new clinical test to distinguish neck from shoulder pain. Eur Spine J. 2013;22:1558–1563.

136. Uchihara T, Furukawa T, Tsukagoshi H. Compression of brachial plexus as a diagnostic test of a cervical cord lesion. Spine. 1994;19:2170–2173.

137. Sterling M, Kenardy J. Physical and psychological aspects of whiplash: important considerations for primary care assessment. Man Ther. 2008;13(2):93–102.

138. Maigne R, Nieves WL, Jommer HM. Diagnosis and Treatment of Pain of Vertebral Origin, A Manual Medicine Approach. Baltimore: Williams & Wilkins; 1996.

139. Spurling RG, Scoville WB. Lateral rupture of the cervical intervertebral disc. Surg Gynec Obstet. 1944;78:350–358.

140. Kelly JJ. Neurological problems in the athlete's shoulder. In: Pettrone FA, ed. Athletic Injuries of the Shoulder. New York: McGraw-Hill; 1995.

141. Wells P. Cervical dysfunction and shoulder problems. Physiotherapy. 1982;68:66–73.

142. Davidson RI, Dunn EJ, Metzmaker JN. The shoulder abduction test in the diagnosis of radicular pain in cervical extradural compressive monoradiculopathies. Spine. 1981;6:441–446.

143. Farmer JC, Wisneski RJ. Cervical spine nerve root compression: an analysis of neuroforaminal pressure with varying head and arm positions. Spine. 1994;19:1850–1855.

144. Landi A, Copeland S. Value of the Tinel sign in brachial plexus lesions. Ann R Coll Surg Engl. 1979;61:470–471.

145. Manvell JJ, Manvell N, Snodgrass SL, Reid SA. Improving the radial nerve neurodynamic test: an observation of tension of the radial, median and ulnar nerves during upper limb positioning. Man Ther. 2015;20(6):790–796.

146. Butler DS. Mobilisation of the Nervous System. Melbourne: Churchill Livingstone; 1991.

147. Davis DS, Anderson IB, Carson MG, et al. Upper limb neural tension and seated slump tests: the false positive rate among healthy young adults without cervical or lumbar symptoms. J Man Manip Ther. 2008;16:136–141.

148. Slater H, Butler DS, Shacklock MO. The dynamic central nervous system: examination and assessment using tension tests. In: Boyling JD, Palastanga N, eds. Grieve's Modern Manual Therapy: The Vertebral Column. 2nd ed. Edinburgh: Churchill Livingstone; 1994.

149. Cook CE, Wilhelm M, Cook AE, et al. Clinical tests for screening and diagnosis of cervical spine myelopathy: a systemic review. J Manip Physiol Ther. 2011;34:539–546.

150. Yukawa Y, Nakashima H, Ito K, et al. Quantifiable tests for cervical myelopathy; 10-sec grip and release test and 10-s step test: standard values and aging variation from 1230 healthy volunteers. J Orthop Sci. 2013;18(4):509–513.

151. Yukawa Y, Kato F, Ito K, et al. "Ten second step test" as a new quantifiable parameter of cervical myelopathy. Spine. 2009;34:82–86.

152. Grant R. Vertebral artery testing—the Australian Physiotherapy Association Protocol after 6 years. Man Ther. 1996;1:149–153.

153. Kunnasmaa KT, Thiel HW. Vertebral artery syndrome: a review of the literature. J Orthop Med. 1994;16:17–20.

154. Bolton PS, Stick PE, Lord RS. Failure of clinical tests to predict cerebral ischemia before neck manipulation. J Manip Physiol Ther. 1989;12:304–307.

155. Magarey ME, Rebbeck T, Coughlan B, et al. Premanipulative testing of the cervical spine review, revision and new clinical guidelines. Man Ther. 2004;9:95–108.

156. Rivett DA, Sharples KJ, Milburn PD. Effects of premanipulative test on vertebral artery and internal carotid artery blood flow: a pilot study. J Manip Physiol Ther. 1999;22(6):368–375.

157. Thiel H, Rix G. Is it time to stop functional pre-manipulation testing of the cervical spine? Man Ther. 2005;10:154–158.

158. Kerry R, Taylor AJ, Mitchell J, et al. Cervical arterial dysfunction and manual therapy: a critical literature review to inform professional practice. Man Ther. 2008;13:278–288.

159. Bowler N, Shamley D, Davies R. The effect of a simulated manipulation position on internal carotid and vertebral artery blood flow in healthy individuals. Man Ther. 2011;16:87–93.

160. Thomas LC, McLeod LR, Osmotherly PG, Rivett DA. The effect of end-range cervical rotation on vertebral and internal carotid arterial blood flow and cerebral inflow: a sub analysis of an MRI study. Man Ther. 2015;20(3):475–480.

161. Willett GM, Wachholtz NA. A patient with internal carotid artery dissection. Phys Ther. 2011;91(8):1266–1274.

162. Arnold C, Bourassa R, Langer T, et al. Doppler studies evaluating the effect of a physical therapy screening protocol on vertebral artery blood flow. Man Ther. 2004;9:13–21.

163. Fast A, Zinicola DF, Marin EL. Vertebral artery damage complicating cervical manipulation. Spine. 1987;12:840–842.

164. Golueke P, Sclafani S, Phillips T, et al. Vertebral artery injury—diagnosis and management. J Trauma. 1987;27:856–865.

165. Australian Physiotherapy Association. Protocol for pre-manipulative testing of the cervical spine. Aust J Physiother. 1988;34:97–100.

166. Rivett DA. The premanipulative vertebral artery testing protocol. N Z J Physiother. 1995;23:9–12.

167. Barker S, Kesson M, Ashmore J, et al. Guidance for pre-manipulative testing of the cervical spine. Man Ther. 2000;5:37–40.

168. Mitchell J. Vertebral artery blood flow velocity changes associated with cervical spine rotation: a meta-analysis of the evidence with implications for professional practice. J Man Manip Ther. 2009;17:46–58.

169. Wadsworth CT. Manual Examination and Treatment of the Spine and Extremities. Baltimore: Williams & Wilkins; 1988.

170. Ombregt L, Bisschop P, ter Veer HJ, et al. A System of Orthopedic Medicine. London: WB Saunders; 1995.

171. Meadows JJ, Magee DJ. An overview of dizziness and vertigo for the orthopedic manual therapist. In: Boyling JD, Palastanga N, eds. Grieve's Modern Manual Therapy: The Vertebral Column. 2nd ed. Edinburgh: Churchill Livingstone; 1994.

172. Gird RB, Naffziger HC. Prolonged jugular compression: a new diagnostic test of neurological value. Trans Am Neurol Assoc. 1940;66:45–49. Chapter 3 Cervical Spine 241

173. Grant R. Vertebral artery insufficiency: a clinical protocol for pre-manipulative testing of the cervical spine. In: Boyling JD, Palastanga N, eds. Grieve's Modern Manual Therapy: The Vertebral Column. 2nd ed. Edinburgh: Churchill Livingstone; 1994.

174. Aspinall W. Clinical testing for cervical mechanical disorders which produce ischemic vertigo. J Orthop Sports Phys Ther. 1989;11:176–182.

175. Maitland GD. Vertebral Manipulation. London: Butterworths; 1973.

176. Fitz-Ritson D. Assessment of cervicogenic vertigo. J Manip Physiol Ther. 1991;14:193–198.

177. Herdman SJ. Vestibular Rehabilitation. 3rd ed. Philadelphia: FA Davis; 2007.

178. Johnson EG, Landel R, Kusunose RS, et al. Positive patient outcome after manual cervical spine management despite a positive vertebral artery test. Man Ther. 2008;13:367–371.

179. Goncalves DU, Felipe L, Lima TM. Interpretation and use of caloric testing. Braz J Otorhinolaryngol. 2008;74(3):440–446.

180. Pettman E. Stress tests of the craniovertebral joints. In: Boyling JD, Palastanga N, eds. Grieve's Modern Manual Therapy: The Vertebral Column. 2nd ed. Edinburgh: Churchill Livingstone; 1994.

181. Osmotherly PG, Rivett DA, Rowe LJ. The anterior shear and distraction tests for craniocervical instability: an evaluation using magnetic resonance imaging. Man Ther. 2012;17:416–421.

182. Osmotherly PG, Rivett DA, Rowe LJ. Construct validity of clinical tests for alar ligament integrity: an evaluation using magnetic resonance imaging. Phys Ther. 2012;92:718–725.

183. Kaale BR, Krakenes J, Albrektsen G, Wester K. Clinical assessment techniques for detecting ligament and membrane injuries in the upper cervical spine region—a comparison with MRI results. Man Ther. 2008;13:397–403.

184. Aspinall W. Clinical testing for the craniovertebral hypermobility syndrome. J Orthop Sports Phys Ther. 1990;12:47–54.

185. Rey-Eiriz G, Alburque-Sendin F, Barrera-Mellado I, et al. Validity of the posterior-anterior middle cervical spine gliding test for the examination of the intervertebral joint hypomobility in mechanical neck pain. J Manip Phyiol Ther. 2010;33:279–285.

186. Hall TM, Robinson KW, Fujinawa O, et al. Intertester reliability and diagnostic validity of the cervical flexion-rotation test. J Manip Physiol Ther. 2008;31(4):293–300.

187. Ogince M, Hall T, Robinson K. The diagnostic validity of the cervical flexion-rotation test in C1/2 related cervicogenic headache. Man Ther. 2007;12:256–262.

188. Hall T, Briffa K, Hopper D. The influence of lower cervical joint pain on range of motion and interpretation of the flexion-rotation test. J Man Manip Ther. 2010;18(3):126–131.

189. Greenbaum T, Dvir Z, Reiter S, Winocur E. Cervical flexion-rotation test and physiological range of motion – a comparative study of patients with myogenic temporomandibular disorder versus healthy subjects. Musculoskelet Sci Pract. 2017;27:7–13.

190. Hall TM, Briffa K, Hopper D, Robinson K. Comparative analysis and diagnostic accuracy of the cervical flexion-rotation test. J Headache Pain. 2010;11(5):391–397.

191. Glaser JA, Cure JK, Bailey KL, Morrow DL. Cervical spinal cord compression and the Hoffman sign. Iowa Orthop J. 2001;21:49–52.

192. Denno JJ, Meadows GR. Early diagnosis of cervical spondylotic myelopathy: a useful clinical sign. Spine. 1991;16:1353–1355.

193. Estañol BV, Marin OS. Mechanism of the inverted supinator reflex. A clinical and neurophysiological study. J Neurol Neurosurg Psychiatry. 1976;39:905–908.

194. Kiely P, Baker JF, O'hEireamhoin S, et al. The evaluation of the inverted supinator reflex in asymptomatic patients. Spine. 2010;35(9):955–957.

195. Refshauge K, Gass E. The neurological examination. In: Refshauge K, Gass E, eds. Musculoskeletal Physiotherapy. Oxford: Butterworth-Heinemann; 1995.

196. Cook C, Roman M, Stewart KM, et al. Reliability and diagnostic accuracy of clinical special tests for myelopathy in patients seen for cervical dysfunction. J Orthop Sports Phys Ther. 2009;39:172–178.

197. Coene LN. Mechanisms of brachial plexus lesions. Clin Neuro Neurosurg. 1993;95S:S24–S29.

198. Benjamin K. Injuries to the brachial plexus: mechanisms of injury and identification of risk factors. Adv Neonatal Care. 2005;5:181–189.

199. Waters PM. Obstetric brachial plexus injuries: evaluation and management. J Am Acad Orthop Surg. 1997;5:205–214.

200. Cantu RC. Stingers, transient quadriplegia, and cervical spinal stenosis: return to play criteria. Med Sci Sports Exer. 1997;29:S233–S235.

201. Weinstein SM. Assessment and rehabilitation of the athlete with a "stinger." A model for the management of noncatas-

201. trophic athletic cervical spine injury. Clin Sports Med. 1998;17:127–135.
202. Mennell JM. Joint Pain. Boston: Little, Brown; 1964.
203. Seffinger MA, Najm WI, Mishra SI, et al. Reliability of spinal palpation for diagnosis of back and neck pain. Spine. 2004;19:E413–E425.
204. Johnson MJ, Lucas GL. Value of cervical spine radiographs as a screening tool. Clin Orthop Relat Res. 1997;340(–108):102.
205. Stiell IG, Wells GA, Vandemheen KL, et al. The Canadian C-spine rule for radiography in alert and stable trauma patients. JAMA. 2001;286(15):1841–1848.
206. Brehaut JC, Steill IG, Graham ID. Will a new clinical decision rule be widely used? The case of the Canadian C-spine rule. Acad Emerg Med. 2006;13:413–420.
207. Stiell IG, Wells GA, Vandemhaven K, et al. The Canadian CT Head Rule for patients with minor head injury. Lancet. 2001;357(9266):1391–1396.
208. Stiell IG, Clement CM, McKnight RD, et al. The Canadian C-spine rule versus the NEXUS low risk criteria in patients with trauma. N Eng J Med. 2003;349:2510–2518.
209. Cook CE, Hegedus EJ. Orthopedic Physical Examination Tests—An Evidence Based Approach. Upper Saddle River, NJ: Pearson/Prentice Hall; 2008.
210. Helliwell PS, Evans PF, Wright V. The straight cervical spine: does it indicate muscle spasm? J Bone Joint Surg Br. 1994;76:103–106.
211. McAviney J, Schulz D, Bock R, et al. Determining the relationship between cervical lordosis and neck complaints. J Manip Physiol Ther. 2005;28:187–193.
212. Pavlov H, Torg JS, Robie B, et al. Cervical spine stenosis: determination with vertebral body method. Radiology. 1987;164:771–775.
213. Cantu RC. Functional cervical spinal stenosis: a contraindication to participation in contact sports. Med Sci Sports Exerc. 1993;25:316–317.
214. Castro FP, Ricciardi J, Brunet ME, et al. Stingers, the Torg ratio, and the cervical spine. Am J Sports Med. 1997;25:603–608.
215. Torg JS, Pavlov H, Genuario SE, et al. Neurapraxia of the cervical spinal cord with transient quadriplegia. J Bone Joint Surg Am. 1986;68(9):1354–1370.
216. Templeton PA, Young JW, Mirvis SE, et al. The value of retropharyngeal soft tissue measurements in trauma of the adult cervical spine. Skeletal Radiol. 1987;18:98–104.

217. Ghanem I, El Hage S, Rachkidi R, et al. Pediatric cervical spine instability. J Child Orthop. 2008;2(2):71–84.
218. Harris JH. Radiographic evaluation of spinal trauma. Orthop Clin North Am. 1986;17:75–86.
219. Griffith JF. Diagnostic Ultrasound Musculoskeletal. Philadelphia: Elsevier; 2015.
220. Reid DC. Sports Injury Assessment and Rehabilitation. New York: Churchill Livingstone; 1992.
221. Bigg-Wither G, Kelly P. Diagnostic imaging in musculoskeletal physiotherapy. In: Refshauge K, Gass E, eds. Musculoskeletal Physiotherapy. Oxford: Butterworth-Heinemann; 1995.
222. Vaccaro AR, Klein GR, Flanders AE, et al. Long-term evaluation of vertebral artery injuries following cervical spine trauma using magnetic resonance angiography. Spine. 1998;23:789–795.
223. Furumoto T, Nagase J, Takahashi K, et al. Cervical myelopathy caused by the anomalies vertebral artery—a case report. Spine. 1996;21:2280–2283.
224. Combs SB, Triano JJ. Symptoms of neck artery compromise: case presentations of risk estimate for treatment. J Manip Physiol Ther. 1997;20:274–278.
225. Wainner RS, Fritz JM, Irrgang JJ, et al. Reliability and diagnostic accuracy of the clinical examination and patient self-report measures for cervical radiculopathy. Spine. 2003;28(1):52–62.
226. Lauder TD, Dillingham TR, Andary M, et al. Predicting electrodiagnostic outcome in patients with upper limb symptoms: are the history and physical exam helpful? Arch Phys Med Rehabil. 2000;81:436–441.
227. Selvaratnam PJ, Matyas TA, Glasgow EF. Noninvasive discrimination of brachial plexus involvement in upper limb pain. Spine. 1994;19(1):26–33.
228. Viikari-Juntura E, Porras M, Laasonen EM. Validity of clinical tests in the diagnosis of root compression in cervical disc disease. Spine. 1989;14(3):253–257.
229. Viikari-Juntura E. Interexaminer reliability of observations in physical examinations of the neck. Phys Ther. 1987;67:1526–1532.
230. Quintner JL. A study of upper limb pain and paraesthesia following neck injury in motor vehicle accidents: Assessment of the brachial plexus tension test of Elvey. Br J Rheumatol. 1989;28:528–533.
231. Nordin M, Carragee EJ, Hogg-Johnson S, et al. Assessment of neck pain and its associated disorders: results of the Bone and Joint Decade 2000–2010

Task Force on Neck Pain and Its Associated Disorders. J Manip Physiol Ther. 2009;32(suppl 2):S117–S140.
232. Lindgren KA, Leino E, Manninen H. Cervical rotation lateral flexion test in brachialgia. Arch Phys Med Rehabil. 1992;73:735–737.
233. Cote P, Kreitz BG, Cassidy JD, et al. The validity of the extension-rotation test as a clinical screening procedure before neck manipulation: a secondary analysis. J Manip Physiol Ther. 1996;19(3):159–164.
234. Sakagnchi M, Kitagawa K, Hougakti H, et al. Mechanical compression of the extracranial vertebral artery during neck rotation. Neurology. 2003;61:845–847.
235. Sandmark H, Nisell R. Validity of five common manual neck pain provoking tests. Scand J Rehab Med. 1995;27:131–136.
236. Tong HC, Haig AJ, Yamakawa K. The Spurling test and cervical radiculopathy. Spine. 2002;27:156–159.
237. Shabat S, Leitner Y, David R, Folman Y. The correlation between Spurling test and imaging studies in detecting cervical radiculopathy. J Neuroimaging. 2012;22(4):375–378.
238. Shah KC, Rajshekhar V. Reliability of diagnosis of soft cervical disc prolapse using Spurling's test. Br J Neurosurg. 2004;18(5):480–483.
239. Jull G, Bogduk N, Marsland A. The accuracy of manual diagnosis for cervical zygapophyseal joint pain syndromes. Med J Austr. 1988;148:233–236.
240. Viikari-Juntura E, Takala E-S, Riijimaki H, et al. Predictability of symptoms and signs in the neck and shoulders. J Clin Epidemiol. 2000;53:800–808. 242 Chapter 3 Cervical Spine
241. Cleland JA, Fritz JM, Whitman JM, et al. The reliability and construct validity of the neck disability index and patient specific scale in patients with cervical radiculopathy. Spine. 2006;31(5):598–602.
242. Young IA, Cleland JA, Michener LA, Brown C. Reliability, construct validity, and responsiveness of the neck disability index, patient-specific functional scale, and numeric pain rating scale in patients with cervical radiculopathy. Am J Phys Med Rehabil. 2010;89:831–839.
243. Carreon LY, Glassman SD, Campbell MJ, et al. Neck Disability Index, short form-36 physical component summary and pain scales for neck and arm pain: the minimum clinically important difference and substantial clinical benefit after cervical spine fusion. Spine J. 2010;10:469–474.
244. Cleland JA, Childs JD, Whitman JM. Psychometric properties of the Neck

Disability Index and Numeric Pain Rating Scale in patients with mechanical neck pain. Arch Phys Med Rehabil. 2008;89(1):69–74.

245. Humphreys BK, Delahaye M, Pederson CK. An investigation into the validity of cervical spine motion palpation using subjects with congenital vertebrae as a "gold standard. BMC Musculoskelet Disord. 2004;5:19.

246. Westaway MD, Stratford PW, Binkley JM. The patient-specific functional scale: validation of its use in persons with neck dysfunction. J Orthop Sports Phys Ther. 1998;27(5):331–338.

247. Singh A, Gnanalignham K, Casey A, et al. Quality of life assessment using the Short Form-12 (SF-12) questionnaire in patients with cervical spondylotic myelopathy: comparison with SF-36. Spine. 2006;31(6):639–643.

248. Brazier JE, Harper R, Jones NM, et al. Validating the SF-36 health survey questionnaire: new outcome measure for primary care. BMJ. 1992;305(6846):160–164.

249. Mathews JA. Atlanto-axial subluxation in rheumatoid arthritis. Ann Rheum Dis. 1969;28:260–266.

250. Stevens JC, Cartlidge NE, Saunders M, et al. Atlantoaxial subluxation and cervical myelopathy in rheumatoid arthritis. Quart J Med. 1971;40:391–408.

251. Uitvlugt G, Indenbaum S. Clinical assessment of atlantoaxial instability using the Sharp-Purser test. Arthr Rheum. 1988;31(7):918–922.

252. Bertilson BC, Grunnesjo M, Strender L-S. Reliability of clinical tests in the assessment of patients with neck/shoulder problems—impact of history. Spine. 2003;28:2222–2231.

253. Petersen SM, Covill LG. Reliability of the radial and ulnar nerve biased upper extremity neural tissue provocation tests. Physiother Theory Pract. 2010;26(7):476–482.

254. Heide BVD, Zusman AM. Pain and muscular responses to a neural tissue provocation test in the upper limb. Man Ther. 2001;6(3):154–162.

255. Coppieters M, Stappaerts K, Janssens K, et al. Reliability of detecting "onset of pain" and "submaximal pain" during neural provocation testing of the upper quadrant. Physiother Res Int. 2002;7(3):146–156.

256. Kleinrensink GJ, Stoeckart R, Mulder PG, et al. Upper limb tension tests as tools in the diagnosis of nerve and plexus lesions: anatomical and biomechanical aspects. Clin Biomech. 2000;15(1):9–14.

257. Refshauge KM. Rotation: a valid premanipulative dizziness test? Does it predict safe manipulation. J Manip Physiol Ther. 1994;17(1):15–19.

CAPÍTULO **4**

Articulação temporomandibular

As articulações temporomandibulares (ATM) são duas das articulações mais frequentemente utilizadas do corpo, mas, provavelmente, elas são as que têm recebido menos atenção. Demonstrou-se que os distúrbios temporomandibulares (DTM) afetam 10 a 15% dos adultos.[1] Sem elas, teríamos sérias dificuldades para falar, comer, bocejar, beijar ou sugar. Deve-se incluir as ATM em qualquer exame da cabeça e do pescoço. Os DTM consistem em várias doenças multifatoriais complexas que envolvem muitos fatores inter-relacionados, incluindo aspectos psicossociais.[2-4] As lesões orais (p. ex., herpes-zóster, herpes simples, úlceras orais), uso excessivo da musculatura (p. ex., cerrar o maxilar, bruxismo), traumatismo, lúpus eritematoso sistêmico, artrite reumatoide, cefaleia e dor oncológica podem mimetizar os DTM.[5-7] Três características cardinais de DTM são: dor orofacial, movimento mandibular limitado e ruído da articulação.[2] Grande parte do conteúdo deste capítulo foi desenvolvida com base nos ensinamentos de Rocabado.[8]

Anatomia aplicada

As ATM estão localizadas imediatamente anterior ao meato acústico externo (a orelha).[9] A ATM é uma articulação sinovial, condilar, ovoide modificada e do tipo gínglimo, com superfícies fibrocartilagíneas em vez de cartilagem hialina[10,11] e possui um disco articular; esse disco divide completamente cada articulação em duas cavidades (Fig. 4.1). Ambas as articulações, uma em cada lado da mandíbula, devem ser consideradas em conjunto em qualquer exame. Juntamente com os dentes, essas articulações são consideradas um "complexo triarticular".

O **movimento de deslizamento** ou **translação** ocorre na cavidade superior da ATM, enquanto o **movimento de rotação** ou **de dobradiça** ocorre na cavidade inferior (Fig. 4.2). A rotação ocorre a partir do começo até o meio da amplitude de movimento. A cabeça superior do músculo pterigóideo lateral traciona o disco, ou **menisco**, para a frente e prepara para a rotação condilar durante o movimento. A rotação ocorre por meio das duas cabeças condilares entre o disco articular e o côndilo. Além disso, o disco proporciona contornos congruentes e lubrificação para a articulação. O deslizamento, que ocorre como segundo movimento, é um movimento de translação do côndilo e do disco ao longo da inclinação do tubérculo articular. Tanto o deslizamento como a rotação são essenciais para a abertura e fechamento completos da boca (Fig. 4.3). A cápsula das ATM é fina e frouxa. Na posição de repouso, a boca permanece ligeiramente aberta, os lábios permanecem próximos e os dentes não se mantêm em contato, e sim discretamente afastados. Na posição de congruência máxima, os dentes ficam fortemente cerrados e as cabeças condilares ficam posicionadas na face posterior da articulação. A **oclusão cêntrica** é a relação entre a mandíbula e os dentes quando ocorre um contato máximo dos dentes, e trata-se da posição assumida pela mandíbula na deglutição. A posição em que os dentes ficam completamente interdigitados é denominada **posição de oclusão mediana**.[12]

Articulações temporomandibulares

Posição de repouso:	Boca discretamente aberta, lábios juntos e dentes sem contato
Posição de congruência máxima:	Dentes bem cerrados
Padrão capsular:	Limitação da abertura bucal

As ATM deslocam-se ativamente apenas para a frente e discretamente para os lados. Durante o movimento de abertura da boca, os côndilos da articulação permanecem sobre o disco nos tubérculos articulares e qualquer movimento súbito, como o bocejo, pode deslocar um ou ambos os côndilos para a frente. À medida que a mandíbula se move para a frente durante a abertura, o disco move-se medial e posteriormente até que os ligamentos colaterais e o pterigóideo lateral interrompam o seu movimento. O disco fica então "assentado" sobre a cabeça da mandíbula e ambos se movem para a frente para que a abertura seja completa. Quando esse "assentamento" do disco não ocorre, a amplitude de movimento (ADM) total da ATM fica limitada. Na primeira fase, ocorre principalmente rotação, basicamente no espaço articular inferior. Na segunda fase, na qual a mandíbula e o disco movem-se em conjunto, ocorre principalmente translação no espaço articular superior.[13]

272 Avaliação musculoesquelética

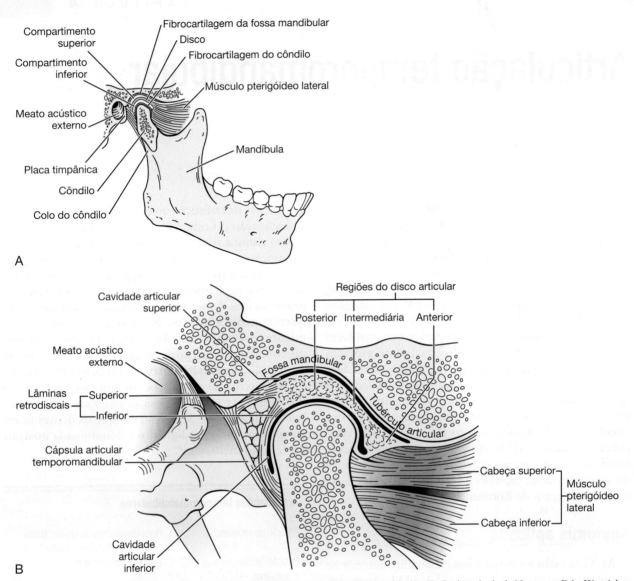

Figura 4.1 (A) Articulação temporomandibular. (B) *Close-up* da articulação temporomandibular. (B, Redesenhada de Neumann DA. *Kinesiology of the musculoskeletal system – foundations for physical rehabilitation*. St. Louis: CV Mosby, 2002. p. 357.)

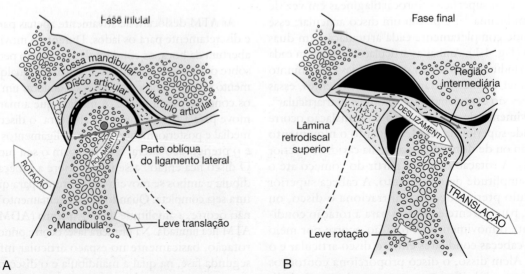

Figura 4.2 Artrocinemática da abertura da boca: (A) Fase inicial. (B) Fase final. (Modificada de Neumann DA. *Kinesiology of the musculoskeletal system – foundations for physical rehabilitation*. St. Louis: CV Mosby, 2002. p. 360.)

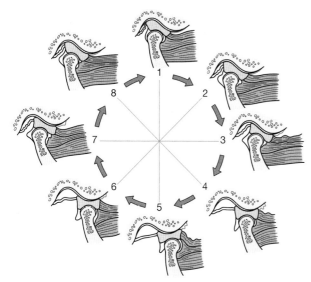

Figura 4.3 Movimento funcional normal do côndilo e do disco durante a amplitude total de abertura e fechamento. Observe que o disco está rotacionado posteriormente sobre o côndilo enquanto este realiza a translação para fora da fossa. O movimento de fechamento é exatamente o oposto do movimento de abertura.

O osso hioide, situado na região anterior da garganta, algumas vezes é considerado o esqueleto da língua.[12] Ele serve como ponto de fixação para os músculos extrínsecos da língua e infra-hióideos, promovendo estabilização recíproca durante a deglutição; e por meio das suas inserções musculares pode interferir na função cervical e até mesmo na junção do ombro. A Figura 4.4 mostra o efeito de uma postura de anteriorização da cabeça e a relação entre o osso hioide e os músculos relacionados.

As ATM são inervadas por ramos provenientes dos nervos auriculotemporal e por ramos massetéricos derivados do nervo mandibular. O disco é inervado ao longo de sua periferia, no entanto, ele não é inervado nem vascularizado em sua zona intermediária (que sustenta a força).

O ligamento temporomandibular ou **lateral** restringe o movimento da mandíbula e evita a compressão dos tecidos atrás do côndilo. Na verdade, esse ligamento colateral é um espessamento da cápsula articular. Os **ligamentos esfenomandibular** e **estilomandibular** atuam como restrições "orientadoras" para manter firmemente em oposição o côndilo, o disco e o osso temporal. O ligamento estilomandibular é uma faixa especializada da fáscia cerebral profunda com espessamento da fáscia parotídea.

Os seres humanos têm 20 dentes decíduos ou temporários ("de leite") e 32 dentes permanentes (Fig. 4.5). Os dentes temporários caem entre os 6 e 13 anos. No indivíduo adulto, os incisivos são os dentes frontais (quatro maxilares e quatro mandibulares), sendo que os incisivos maxilares são maiores que os mandibulares. Os incisivos destinam-se a cortar alimentos. Os dentes caninos (dois maxilares e dois mandibulares) são os dentes permanentes mais longos e destinam-se a cortar e lacerar alimentos. Os pré-molares esmagam e trituram o alimento para a digestão. Geralmente, eles têm duas cúspides. Ao todo, são oito pré-molares, dois em cada lado, em cima e em baixo. O último conjunto de dentes são os molares, que esmagam e moem o alimento para a digestão. Existem dois ou três em cada lado, em cima e em baixo (total de 8 a 12) e eles têm quatro ou cinco cúspides. Os terceiros

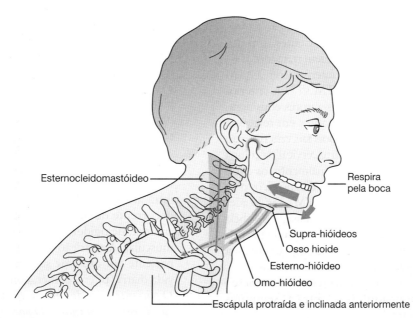

Figura 4.4 A postura de anteriorização da cabeça demonstra um mecanismo pelo qual a tensão passiva nos músculos supra-hióideo e infra-hióideo selecionados altera a postura de repouso da mandíbula. A mandíbula é tracionada inferior e posteriormente, alterando a posição do côndilo no interior da articulação temporomandibular. Observe a inter-relação entre a parte cervical da coluna e o ombro. (Modificada de Neumann DA. *Kinesiology of the musculoskeletal system – foundations for physical rehabilitation*. St. Louis: CV Mosby, 2002. p. 366.)

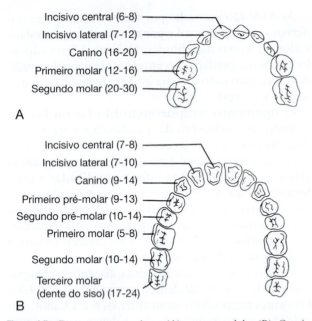
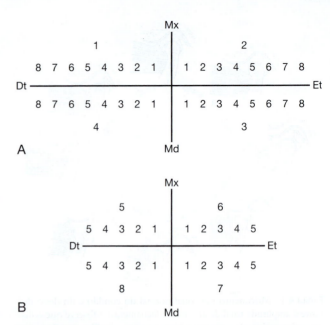

Figura 4.5 Dentes em uma criança (A) e em um adulto (B). Os números indicam a idade (em meses para a criança e em anos para o adulto) em que ocorre a erupção dos dentes.

Figura 4.6 Símbolos numéricos da dentição de um adulto (A) e de uma criança (B). (De Liebgott B. *The anatomical basis of dentistry.* St. Louis: CV Mosby, 1986.)

molares são denominados **dentes do siso**. A falta de dentes, a erupção anormal, a má oclusão ou cáries dentárias (deterioração) podem acarretar problemas da ATM. Convencionalmente, os dentes são divididos em quatro quadrantes – os quadrantes superior esquerdo, superior direito, inferior esquerdo e inferior direito (Fig. 4.6).

Anamnese

Em 1992, foram publicados os Critérios diagnósticos clínicos para distúrbios temporomandibulares (CDC/DTM), com o objetivo de fornecer uma definição padronizada de subgrupos diagnósticos de pacientes com dor orofacial e DTM. Esses subgrupos incluem transtornos da musculatura mastigatória, problemas internos com a ATM e doença articular degenerativa da ATM.[14,15] Os critérios foram revisados em 2010.[9,16,17] Alguns autores consideraram os critérios excessivamente limitantes em relação à diversidade de pacientes com DTM, pois tais critérios não levam em conta o envolvimento da parte cervical da coluna nem tratam cientificamente da dor.[9] Atualmente, os critérios mais amplos são chamados Critérios diagnósticos para distúrbios temporomandibulares (CD/DTM), sendo adequados para as finalidades clínicas e de pesquisa.[18] A Tabela 4.1 delineia algumas condições que podem mimetizar os DTM.[5] A Tabela 4.2 fornece uma classificação e relaciona os padrões clínicos dos DTM.[9]

Além das questões apresentadas na seção "Anamnese" do Capítulo 1, o examinador deve obter as seguintes informações do paciente:[19,20]

1. *Onde se localiza a dor? Na face, na mandíbula, na têmpora, à frente da orelha? Quando começou a dor? A dor é constante, recorrente ou é um problema ocorrido uma única vez? Como você classificaria a sua dor (ver Fig. 1.2)?*[9] Com essas questões, o examinador terá alguma ideia do nível de dor do paciente e onde está localizada a dor.

2. *O paciente tem alguma dificuldade para mastigar, ingerir alimento mole ou duro, sorrir ou gargalhar, escovar os dentes ou lavar o rosto, bocejar, deglutir ou falar?* Com essas questões, o examinador terá uma ideia das limitações funcionais que estão acometendo o paciente.

3. *Ele sente dor ou restrição ao abrir ou fechar a boca?* Geralmente, a dor e outros sintomas de disfunção da ATM estão associados ao movimento mandibular.[5] Os sinais e sintomas de disfunção da ATM incluem dor facial, desconforto auricular, cefaleia e desconforto mandibular.[5] A dor com a boca completamente aberta (p. ex., dor associada à abertura para morder uma maçã, bocejar) provavelmente é causada por um problema extra-articular, enquanto a dor associada ao ato de morder objetos firmes (p. ex., nozes, frutas e vegetais crus) (i. e., carga dinâmica) é provavelmente causada por um problema intra-articular.[21] A limitação da abertura pode ser decorrente de deslocamento do disco na porção anterior, de rigidez de tecido inerte ou de espasmo muscular. A restrição pode acarretar ansiedade ao paciente por causa de seu efeito nas atividades de vida diária (p. ex., comer, conversar).[4]

4. *O paciente sente dor ao comer ou durante a aplicação de carga dinâmica? O paciente mastiga no lado direito da boca? No esquerdo? Em ambos os lados igualmente?* A perda de molares ou o desgaste de próteses podem acarretar perda de dimensão ver-

TABELA 4.1

Condições que podem mimetizar distúrbios temporomandibulares

Condição	Localização	Características da dor	Fatores agravantes	Achados típicos
Condições dentárias				
Cárie/abscesso	Dente afetado	Dor difusa, intermitente a contínua	Estímulos quentes ou frios	Deterioração visível
Dente fissurado	Dente afetado	Dor difusa intermitente ou penetrante	Morder, comer	Frequentemente é difícil visualizar as fissuras
Alvéolo seco	Dente afetado	Dor penetrante profunda e contínua	Estímulos quentes ou frios	Perda do coágulo, exposição de osso
Arterite de célula gigante	Região temporal	Início súbito de dor difusa contínua	Distúrbio visual, perda da visão	Couro cabeludo dolorido, ausência de pulso da artéria temporal
Cefaleia do tipo enxaqueca	Região temporal, atrás do olho, alodinia cutânea	Aguda e pulsante, ocasionalmente com aura	Atividade, náuseas, fonofobia, fotofobia	Frequentemente normal, aversão durante o exame oftalmoscópico, achados de nervos cranianos normais
Condições neuropáticas				
Neuralgia glossofaríngea	Mais frequentemente orelha, ocasionalmente pescoço ou língua	Crises paroxísticas de dor elétrica ou penetrante	Tosse, deglutição, tocar a orelha	Dor ao toque leve
Neuralgia pós-herpética	Dermátomo do nervo e de sua distribuição	Dor penetrante, em queimação, contínua	Comer, toque leve	Hiperalgesia
Neuralgia do trigêmeo	Nervo trigêmeo unilateral	Crises paroxísticas de dor penetrante	Estímulos quentes ou frios, comer, toque leve, lavar	Dor ao toque leve
Cálculo salivar	Região submandibular ou parotídea	Dor difusa intermitente	Comer	Glândula dolorosa, cálculo palpável, sem fluxo salivar
Sinusite	Seio maxilar, quadrante superior intraoral	Dor difusa contínua	Cefaleia, rinorreia, infecção respiratória superior recente	Dor à palpação sobre o seio maxilar ou dentes posteriores superiores

De Gauer RL, Semidey MJ: Diagnosis and treatment of temporomandibular disorders. *Am Fam Physician* 91(6):380, 2015.

tical, o que pode tornar a mastigação dolorosa. A **dimensão vertical** é a distância entre dois pontos arbitrários na face, um deles localizado acima e o outro, abaixo da boca, geralmente na linha mediana. Frequentemente, mastigar apenas de um lado é consequência de má oclusão.[21]

5. *Quais movimentos da mandíbula causam dor? Os sintomas alteram em um período de 24 horas?* O examinador deve observar os movimentos mandibulares do paciente enquanto ele fala. Uma história de rigidez ao acordar com dor ao movimento e que desaparece ao longo do dia sugere osteoartrite.[22]

6. *Alguma das seguintes ações causa dor ou desconforto: bocejar, morder, mastigar, deglutir, falar, gritar? Em caso afirmativo, onde?* Todas essas ações causam movimento, compressão e/ou distensão de tecidos moles das ATM.

7. *O paciente respira pelo nariz ou pela boca?* A respiração normal é pelo nariz com os lábios fechados e sem "engolir ar". Quando o paciente respira pela boca, a língua não se posiciona adequadamente contra o palato. No indivíduo jovem, quando a língua não pressiona o palato, podem ocorrer anormalidades de desenvolvimento, visto que a língua normalmente produz pressão interna para dar forma à boca. O complexo muscular dos bucinadores e do orbicular da boca produz pressão externa para contrabalançar a pressão interna da língua. A perda do equilíbrio normal do pescoço frequentemente faz com que o indivíduo se torne um respirador bucal e um respirador respiratório superior, fazendo um maior uso dos músculos acessórios da respiração. Condições como adenoides, tonsilite e infecções das vias aéreas superiores podem causar o mesmo problema.

8. *O paciente apresentou queixa de crepitação ou estalido?* Normalmente, os côndilos da ATM deslizam para fora da concavidade e em direção à borda do

TABELA 4.2
Classificação e padrões clínicos do distúrbio temporomandibular recorrente primário

Miogênico	Artrogênico	Deslocamento de disco com redução	Deslocamento de disco sem redução	Envolvimento da parte cervical da coluna
• Associado ao estresse, ansiedade, cerrar os dentes, bruxismo; componente secundário de todas as demais modalidades de DTM • Dor à palpação da musculatura (temporal, masseter, pterigóideos) • PGMF palpáveis na musculatura da ATM • Provocação com atividade (mastigação, bruxismo etc.) • Frequentemente bilateral, quando distúrbio primário • Confirmado por meio de técnicas de manejo muscular e orientações ao paciente para redução dos fatores contributivos	• Associado com dor na interlinha articular, artrite ou artrose, artralgia, hipermobilidade e dor articular ao movimento • Dor à palpação da interlinha articular • Crepitação (palpável ou audível pelo paciente e/ou profissional da saúde) • Teste positivo para compressão articular • Irregularidades dos movimentos acessórios • Confirmado por meio de técnicas articulares, inclusive mobilização articular quando aplicável e orientações ao paciente quanto a articulações hipermóveis	• Associado com ruídos articulares (estalidos) e com bloqueio da abertura; pode desaparecer espontaneamente • Ruído na abertura e/ou recíproco • Geralmente não associado a bloqueio grave da articulação • Teste positivo para compressão articular • Geralmente unilateral • Confirmado pela resposta à intervenção articular, dificuldade em diferenciar clinicamente os diferentes deslocamentos de disco	• Associado com bloqueio da abertura e possivelmente história de deslocamento com redução • Pode ter história de ruído na abertura e/ou recíproco • Bloqueio que não permite amplitude funcional • Teste positivo para compressão articular • Geralmente unilateral • Confirmado por meio de resposta à intervenção articular, dificuldade em diferenciar clinicamente os diferentes deslocamentos de disco	• Geralmente presente em todos os pacientes com DTM • Dor na região cervical alta e/ou cefaleia • Limitações nos movimentos acessórios • Pode haver envolvimento de vários níveis • Unilateral ou bilateral • Confirmado por meio de terapia manual e redução dos sintomas (alto percentual de erro com imagens diagnósticas)

ATM: articulação temporomandibular; DTM: distúrbio temporomandibular; PGMF: pontos-gatilho miofasciais.
De Shaffer SM, Brismée JM, Sizer PS, Courtney CA: Temporal mandibular disorders. Part one: Anatomy and examination/diagnosis, *J Man Manip Ther* 22(1):5, 2014.

disco. O estalido é resultado do movimento anormal do disco e da mandíbula. O estalido precoce significa uma disfunção de desenvolvimento, enquanto o estalido tardio muito provavelmente significa um problema crônico. Ele pode ocorrer quando o côndilo desliza de volta, da borda para o centro (Fig. 4.7).[23] Quando o disco adere ou protrai discretamente, a abertura da boca faz o côndilo se mover abruptamente sobre o disco e para sua posição normal, produzindo um único estalido (ver Fig. 4.7).[24] Pode ocorrer um deslocamento anterior parcial (subluxação) ou luxação do disco, sendo que o côndilo deve ultrapassá-lo para atingir sua posição normal quando a boca está totalmente aberta (Fig. 4.8). Essa ultrapassagem também pode produzir um estalido. De modo semelhante, pode ser produzido um estalido quando o disco é desviado anterior e/ou medialmente fazendo com que, durante a abertura da boca, o côndilo ultrapasse a borda posterior do disco mais tarde que o normal. Esse fenômeno também pode ocorrer durante o fechamento da boca, o que é conhecido como **deslocamento do disco com redução**. Quando o estalido ocorre em ambas as direções,

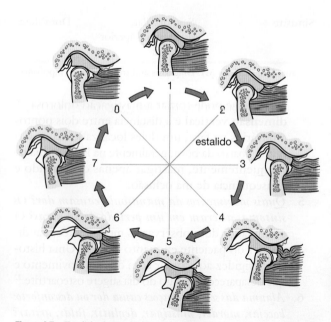

Figura 4.7 Estalido único. Entre as posições 2 e 3, o indivíduo sente um estalido quando o côndilo se move através da borda posterior para a zona intermediária do disco. O trabalho normal do côndilo-disco ocorre durante o restante dos movimentos de abertura e fechamento. Na posição de congruência máxima (1), o disco é novamente desviado para a frente (e medialmente) pela ação do músculo pterigóideo lateral superior.

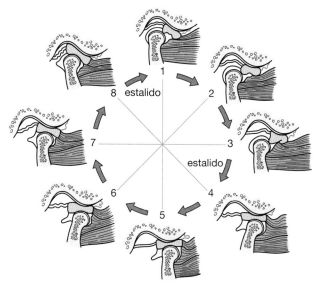

Figura 4.8 Luxação funcional do disco com redução. Durante a abertura, o côndilo passa sobre a borda posterior do disco para a área intermediária deste, reduzindo dessa forma o disco luxado.

ele é denominado **estalido recíproco** (Fig. 4.9). O estalido de abertura ocorre em algum lugar durante o movimento de abertura ou protrusão e indica que o côndilo está deslizando sobre a borda posterior mais espessa do disco para a sua posição na zona média ou intermediária, mais fina. O estalido de fechamento (recíproco) ocorre próximo do fim do movimento de fechamento ou de retrusão

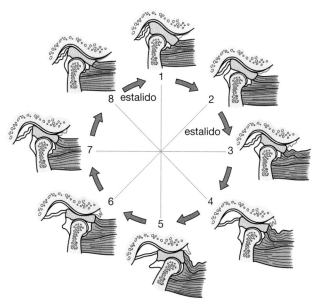

Figura 4.9 Estalido recíproco. Entre as posições *2* e *3*, o indivíduo sente um estalido quando o côndilo se move através da borda posterior do disco. O trabalho normal do côndilo-disco ocorre durante o restante dos movimentos de abertura e fechamento, até aproximar-se da posição de congruência máxima. Um segundo estalido é ouvido quando o côndilo se move novamente da zona intermediária até a borda posterior do disco entre as posições *8* e *1*.

uma vez que a tração do músculo pterigóideo lateral superior faz o disco deslizar mais anteriormente e o côndilo se mover sobre sua borda posterior.

Estalidos também podem ser causados por aderências (Fig. 4.10), especialmente em indivíduos que rangem os dentes (**bruxismo**). Esses estalidos resultantes de "aderências" ocorrem apenas uma vez após o período de bruxismo.[25] Quando existem aderências no espaço articular superior ou inferior, ocorre limitação da translação ou da rotação. Isso se manifesta como um bloqueio fechado temporário sendo seguido pela abertura acompanhada por um estalido.

Quando o tubérculo articular apresenta um desenvolvimento anormal (p. ex., inclinação posterior acentuada e curta ou inclinação anterior achatada e longa), o movimento anterior máximo do disco pode ser atingido antes que ocorra a translação máxima do côndilo. À medida que o côndilo passa sobre o disco, um forte estalido é produzido e ocorre um salto (subluxação) do conjunto côndilo-disco para a frente.[25]

Estalidos "suaves" ou "fortes" que são algumas vezes ouvidos em articulações normais são causados por movimento ligamentar, separação de superfícies articulares ou aspiração de tecido livre atrás do côndilo quando este se move para a frente. Esses estalidos geralmente são resultantes da incoordenação muscular. Estalidos "rudes" ou "crepitantes" mais provavelmente indicam a presença de patologia articular ou defeitos de superfícies articulares. A crepitação suave (como o esfregar dos nós dos dedos) é um som que algumas vezes é produzido em articulações assintomáticas e não representa necessariamente uma indicação de enfermidade.[26] A crepitação rude (como pisar sobre cascalho) indica alterações artríticas nas articulações. O estalido pode ser causado pela incoordenação da ação muscular dos músculos pterigóideos laterais, laceração ou perfuração do disco, osteoartrose ou problema de oclusão. Normalmente, a cabeça superior do músculo pterigóideo lateral traciona o disco para a frente. Quando o disco não se move primeiro, o côndilo estala sobre o disco enquanto é tracionado para a frente pela cabeça inferior do músculo pterigóideo lateral. Iglarsh e Snyder-Mackler[13] dividiram o deslocamento do disco em quatro estágios (Tab. 4.3).

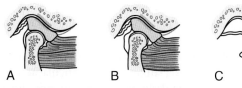

Figura 4.10 (A) Aderência no espaço articular superior. (B) A presença da aderência limita somente a rotação da articulação. (C) Quando é realizada a liberação da aderência, a translação normal pode ocorrer.

TABELA 4.3

Disfunção do disco temporomandibular

Estágio	Características
Estágio 1	Disco ligeiramente anterior e medial ao processo condilar Estalido inconsistente (pode ou não estar presente) Ausência de dor ou dor leve
Estágio 2	Disco anterior e medial Estalido recíproco presente (na fase inicial da abertura e na fase final do fechamento) Dor intensa consistente
Estágio 3	Estalido recíproco consistente (na fase final da abertura e na fase inicial do fechamento) É o estágio mais doloroso
Estágio 4	Estalido é raro (o disco não volta mais à posição) Ausência de dor

Dados de Iglarsh ZA, Snyder-Mackler L. Temporomandibular joint and the cervical spine. In: Richardson JK, Iglarsh ZA, editores. *Clinical orthopedic physical therapy*. Philadelphia: WB Saunders, 1994.

9. *Alguma vez o paciente apresentou bloqueio da boca ou da mandíbula?* O bloqueio pode significar que a boca não abre (i. e., bloqueio fechado) ou não fecha completamente e, em geral, está relacionado a problemas do disco ou à degeneração articular. Geralmente o bloqueio é precedido por um estalido recíproco. Quando ocorre um bloqueio mandibular na posição fechada, ele provavelmente é causado por um disco, com o côndilo localizado posterior ou anteromedialmente a ele. Mesmo quando a translação é bloqueada (p. ex., disco "bloqueado"), a mandíbula ainda pode abrir 30 mm por rotação. Quando ocorre uma luxação funcional do disco com redução (ver Fig. 4.8), o disco geralmente se encontra posicionado anteromedialmente e a abertura fica limitada. O paciente queixa-se de que a mandíbula "prende" algumas vezes, de modo que o bloqueio ocorre apenas ocasionalmente e, nesses momentos, a abertura é limitada. Caso ocorra luxação anterior funcional do disco sem redução, ocorre um **bloqueio fechado**. O bloqueio fechado indica que ocorreu deslocamento anterior e/ou medial do disco, de modo que o disco não retorna à sua posição normal durante todo o movimento do côndilo. Nesse caso, a abertura é limitada a aproximadamente 25 mm, a mandíbula desvia para o lado acometido (Fig. 4.11) e o movimento lateral para o lado não envolvido é reduzido.[25] Quando ocorre bloqueio na posição aberta, ele é provavelmente causado pela subluxação da articulação ou, possivelmente, pelo deslocamento posterior do disco (ver Fig. 4.11). Em um **bloqueio aberto**, ocorrem dois estalidos na abertura, quando o côndilo se move

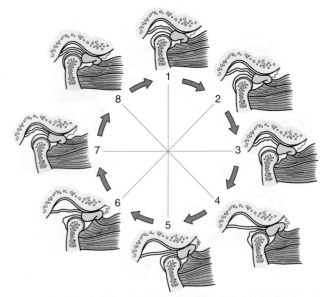

Figura 4.11 Bloqueio fechado. O côndilo nunca assume uma relação normal com o disco; em vez disso, faz com que ele se mova à sua frente. Esse problema limita a distância que o côndilo pode percorrer para a frente.

sobre a borda posterior do disco e, a seguir, quando ele se move sobre a borda anterior do disco, e dois estalidos ocorrem no fechamento. Se, após o segundo estalido de abertura, o disco permanecer posterior ao côndilo, ele poderá impedir o deslizamento para trás do côndilo (Fig. 4.12).[27] Quando o côndilo se

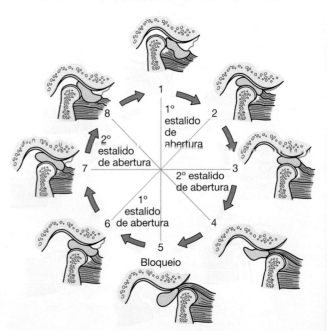

Figura 4.12 Bloqueio aberto (incoordenação discal). *1,* O disco sempre permanece na posição anterior com a mandíbula fechada. *1-4,* O disco é deslocado posteriormente ao côndilo com um ou dois estalidos de abertura. *5-6,* O disco atrapalha o fechamento da mandíbula após a abertura máxima. *6-1,* Novamente, a partir da posição posterior, o disco é deslocado para a posição anterior com a produção de um ou dois estalidos.

desloca para fora da fossa, trata-se de uma luxação verdadeira com bloqueio aberto; o paciente não consegue fechar a boca e a luxação precisa ser reduzida.[27]

10. *O paciente tem algum hábito como fumar cachimbo, usar piteira, apoiar-se sobre o queixo, mascar chicletes, roer unhas, mastigar cabelo, contrair e morder os lábios, mover a boca continuamente ou qualquer outro hábito nervoso?* Todas essas atividades impõem um estresse adicional sobre as ATM.

11. *O paciente range os dentes ou os cerra fortemente?* **Bruxismo** é o cerramento forçado e o ranger dos dentes, especialmente durante o sono. Ele pode acarretar dor facial, mandibular ou dental ou cefaleias matinais juntamente à hipertrofia muscular. Caso os dentes anteriores estejam em contato e os posteriores não, dor facial e temporomandibular podem ocorrer em razão de má oclusão. Normalmente, os dentes superiores cobrem o terço superior até metade dos dentes inferiores (Fig. 4.13).

12. *O paciente parece apresentar qualquer problema psicossocial ou questão relacionada ao estresse?* A disfunção temporomandibular frequentemente é acompanhada por questões relacionadas ao psicossocial.[2,28] A Tabela 4.4 relaciona os fatores psicossociais que podem acometer a ATM.

13. *O paciente apresenta falta de dentes? Em caso afirmativo, quais e quantos?* A perda de um ou mais dentes é chamada **edentulismo parcial**. A presença ou ausência de dentes e sua inter-relação devem ser anotadas em uma tabela semelhante à apresentada na Fig. 4.6. Elas podem ter um efeito sobre as ATM e seus músculos. No caso de falta de alguns dentes, pode ocorrer desvio de outros para preencher o espaço, alterando a oclusão.

14. *O paciente apresenta incômodo ou dor de dente?* Esse achado pode indicar a presença de cárie ou de abscesso dentário. A dor de dente pode fazer com que o paciente morda inadequadamente, o que impõe um estresse anormal sobre as ATM.

15. *O paciente apresenta alguma dificuldade de deglutição? Ele é capaz de deglutir normalmente ou engasga?*

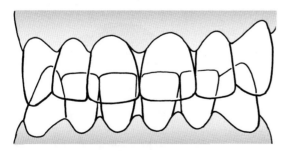

Figura 4.13 Normalmente, os dentes maxilares anteriores se sobrepõem aos dentes anteriores mandibulares em quase metade da extensão das coroas mandibulares. (De Okeson JP. *Management of temporomandibular disorders and occlusion.* St. Louis: CV Mosby, 1998. p. 84.)

TABELA 4.4

Lista para verificação dos fatores psicológicos e comportamentais

1. Ansiedade clinicamente significativa ou depressão.
2. Evidência de abuso de drogas.
3. Insucessos repetidos em terapias convencionais.
4. Evidência de ganho secundário.
5. Acontecimentos principais da vida (p. ex., novo emprego, casamento ou divórcio, morte).
6. Duração da dor superior a 6 meses.
7. História de distúrbios possivelmente relacionados ao estresse.
8. Inconsistência na resposta ao tratamento farmacológico.
9. Relatos de dor inconsistentes, inapropriados, vagos ou ambos.
10. Hiperdramatização dos sintomas.
11. Sintomas que variam conforme acontecimentos da vida.

Nota: os dois primeiros fatores são os mais significativos e justificam uma avaliação subsequente por um psiquiatra; os fatores de 3 a 6 necessitam, no mínimo, de um fator a mais para a consideração de encaminhamento; e os fatores de 7 a 11 necessitam de três ou mais fatores para a consideração de encaminhamento ao psiquiatra.
De McNeill C, Mohl ND, Rugh JD et al.: Temporomandibular disorders: diagnosis, management, education and research. *J Am Dent Assoc* 1990 120:259.

O que acontece com a língua quando ele deglute? Ela se move normalmente, para a frente ou para o lado? Existe alguma evidência do hábito de protruir a língua ou de sugar o polegar? Por exemplo, o nervo facial (NC VII) e o nervo trigêmeo (NC V), que controlam a expressão facial e a mastigação e contribuem para a fala, também controlam a vedação labial anterior. Quando a vedação labial está enfraquecida, os dentes podem mover-se para a frente, uma ação que seria acentuada naqueles que têm o hábito de protruir a língua entre os incisivos anteriores. A **posição de repouso** normal **da língua** é contra o palato anterior (Fig. 4.14). É a posição em que o indivíduo coloca a língua para produzir um "estalido".

16. *O paciente apresenta algum problema auditivo como perda auditiva, zumbido, obstrução, dor de ouvido ou tontura?* Esses sintomas podem ser causados por problemas da orelha interna, da parte cervical da coluna ou da ATM.

17. *O paciente coloca a cabeça em posturas habituais?* Por exemplo, o ato de segurar o telefone entre a orelha e o ombro compacta a ATM nesse lado. Ler ou ouvir alguém apoiando-se com uma mão contra a mandíbula produz o mesmo efeito.

18. *O paciente percebeu alguma alteração na voz?* Alterações podem ser causadas por espasmo muscular.

19. *O paciente tem cefaleia? Em caso afirmativo, qual a sua localização?* Problemas da ATM podem produzir dor referida à cabeça. Ele apresenta alguma história de infecção ou de aumento ganglionar?

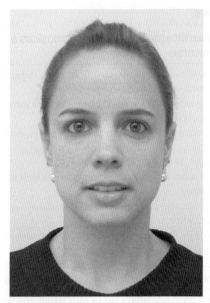

Figura 4.14 Posição de repouso normal da língua. A posição da língua não pode ser visualizada por causa dos dentes; contudo, os dentes superiores e inferiores não estão em contato.

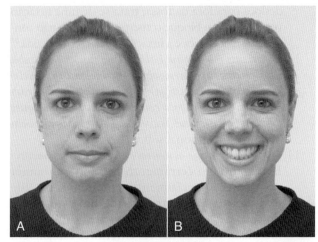

Figura 4.15 Simetria facial. Observe tanto a simetria vertical quanto a horizontal. Note também as alterações de simetria que ocorrem com a pessoa séria (A) e sorrindo (B). Essas alterações de simetria podem, ou não, ter relação com patologias.

20. *O paciente alguma vez sentiu tontura ou desmaiou?*
21. *O paciente já usou placas de mordida ou outro aparelho ortodôntico? Em caso afirmativo, quando? Por quanto tempo?*
22. *O paciente alguma vez foi examinado por um odontologista? E por um periodontista (odontologista especializado no estudo dos tecidos ao redor dos dentes e de doenças desses tecidos)? E por um ortodontista (odontologista especializado na correção e prevenção de irregularidades dentárias)? E por um endodontista (odontologista especializado no tratamento de doenças da polpa dental, canais e regiões periapicais)?* Em caso afirmativo, por que ele procurou o especialista e o que foi feito?
23. *O paciente tem algum problema na parte cervical da coluna?* Problemas na ATM podem levar a dor referida à parte cervical e vice-versa. Se forem observados sintomas de parte cervical, o examinador deve incluir um exame dessa parte da coluna (ver Cap. 3).

Observação

Ao avaliar as ATM, o examinador também deve avaliar a postura da parte cervical da coluna e da cabeça. Por exemplo, é necessário que a cabeça esteja "equilibrada" sobre a parte cervical e em alinhamento postural adequado.

1. A face é simétrica horizontal e verticalmente e as proporções faciais são normais (Fig. 4.15)? O examinador deve verificar a simetria horizontal e vertical das sobrancelhas, dos olhos, do nariz, das orelhas, o comprimento da mandíbula a partir da linha do centro e a distância desde as pregas nasolabiais até os cantos da boca para verificar se há simetria, tanto no plano horizontal como no vertical. Horizontalmente, a face de um adulto é dividida em terços (Fig. 4.16); isso demonstra a dimensão vertical normal. Geralmente, os dentes superiores e inferiores são utilizados para mensurar a dimensão vertical. As linhas horizontais bipupilar, ótica e oclusiva devem ser paralelas entre si (Fig. 4.17). A perda de dentes em um lado pode acarretar uma convergência em que, no mínimo, duas das linhas podem convergir, visto que a linha da mandíbula é mais curta em um dos lados. Uma maneira rápida de medir a dimensão vertical é medir desde a margem lateral do olho até o canto da boca e do nariz até o queixo (Fig. 4.18). Normalmente, as duas medidas são iguais, do mesmo modo que as medidas desde as margens laterais do olho até o canto da boca, bilateralmente. Se a segunda medida for menor que a primeira em 1 mm ou mais, haverá uma perda de dimensão vertical, a qual poderá ser decorrente da perda de dentes, retrognatismo, ou de uma disfunção de ATM. Em crianças, indivíduos idosos e naqueles com grandes falhas dentais,

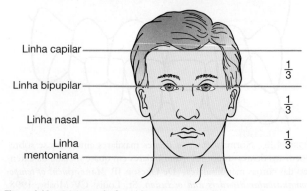

Figura 4.16 Divisões da face (dimensão vertical).

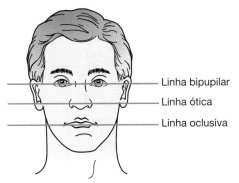

Figura 4.17 Normalmente, as linhas bipupilar, ótica e oclusiva são paralelas.

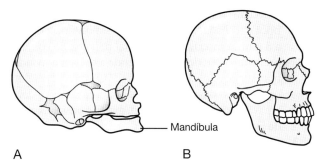

Figura 4.19 Crânio humano ao nascimento (A) e na fase adulta (B). Observe a diferença proporcionada pelo desenvolvimento dos dentes e da mandíbula no adulto.

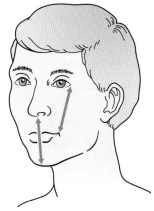

Figura 4.18 Uma mensuração rápida da dimensão vertical. Normalmente, a distância bilateral entre a margem lateral do olho e o canto da boca é igual à distância entre o nariz e a ponta do queixo.

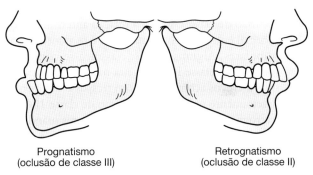

Figura 4.20 Prognatismo e retrognatismo.

o terço inferior da face não é bem desenvolvido (falha de dentes) ou é retraído (Fig. 4.19). À medida que os dentes crescem, o terço inferior desenvolve e atinge sua proporção normal. O examinador deve observar se o paciente apresenta alguma paralisia, que pode ser indicada pela presença de ptose (queda de uma pálpebra) ou pela queda unilateral da boca (paralisia de Bell).

2. O examinador deve observar se os dentes estão normalmente alinhados ou se há mordida cruzada, prognatismo ou retrognatismo (Fig. 4.20). Na **mordida cruzada**, os dentes da mandíbula são laterais aos dentes superiores (maxilares) em um lado e mediais no lado oposto. Ocorre uma interdigitação anormal dos dentes. Na mordida cruzada anterior, os incisivos inferiores ficam à frente dos incisivos superiores. Na mordida cruzada posterior, existe uma relação transversa anormal dos dentes. No **prognatismo**, os dentes mandibulares ficam em **bucoversão** (i.e., localizam-se anteriores aos dentes maxilares) uni, bilateralmente ou aos pares. No **retrognatismo**, os incisivos maxilares anteriores estendem-se abaixo dos incisivos mandibulares anteriores quando a man-

díbula se encontra em oclusão cêntrica. A posição mais comum dos dentes (i. e., **oclusão dental normal**) é em pequeno retrognatismo anterior (1 a 2 mm).[5] Isso se deve ao fato de o arco maxilar ser discretamente mais longo que o mandibular. **Trespasse horizontal** (Fig. 4.21) é a distância em que os incisivos maxilares

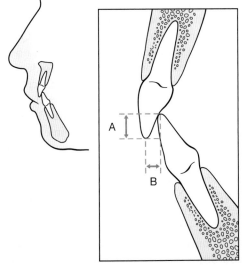

Figura 4.21 Sobreposição de dentes maxilares anteriores. (A) Sobreposição vertical (retrognatismo). (B) Sobreposição horizontal. (Redesenhada de Friedman MH, Weisberg J. The temporomandibular joint. In: Gould JA, editor. *Orthopedics and sports physical therapy*. St. Louis: CV Mosby, 1990. p. 578.)

se fecham sobre os incisivos mandibulares quando a boca é fechada. Normalmente, essa distância é de 2 a 3 mm. A **interferência oclusal** refere-se ao contato prematuro dos dentes, que tende a desviar a mandíbula lateral e/ou anteriormente.[29] Qualquer aparelho ortodôntico ou prótese dental presente também deve ser avaliado, verificando-se seu ajuste e possíveis áreas de inflamação e dor.

3. O examinador deve observar se existe alguma **má oclusão** que possa acarretar uma mordida defeituosa. A má oclusão pode ser um fator importante no desenvolvimento de problemas discais das ATM. A oclusão ocorre quando os dentes se mantêm em contato e a boca está fechada. A má oclusão é definida como qualquer desvio da oclusão normal. A oclusão de classe I indica a relação anteroposterior normal entre os dentes maxilares e os dentes mandibulares. Algumas vezes, classifica-se como má oclusão de classe I uma ligeira modificação apenas nos incisivos acometidos e um trespasse horizontal ligeiramente maior. A má oclusão de classe II (i. e., **retrognatismo**) ocorre quando os dentes mandibulares se posicionam posteriormente à sua posição normal em relação aos dentes maxilares. Esse tipo de má oclusão envolve todos os dentes, inclusive os molares. A designação má oclusão de classe II, divisão 1 (também denominada **grande trespasse horizontal** ou **superposição horizontal**) indica que os incisivos maxilares apresentam um trespasse horizontal significante. A má oclusão de classe II, divisão 2 (também denominada **retrognatismo profundo** ou **superposição vertical**) indica que o trespasse horizontal não é importante, mas existe um retrognatismo e uma abertura lateral dos incisivos maxilares laterais.[30] A má oclusão de classe III (i. e., **prognatismo**) ocorre quando os dentes mandibulares ficam posicionados anteriormente à sua posição normal em relação aos dentes maxilares. Quando os dentes maxilares e mandibulares ficam no mesmo plano vertical, ocorre uma má oclusão de classe III.

4. Qual é o perfil facial? O perfil ortognático é a forma normal de "queixo reto". Nesse perfil facial, uma linha vertical traçada perpendicularmente à linha bipupilar toca os lábios superior e inferior e a ponta do queixo. Em um indivíduo com um perfil retrognático, o queixo situa-se atrás da linha vertical e o indivíduo é descrito como possuidor de um "queixo retraído". No perfil prognático, o queixo encontra-se à frente da linha vertical e o indivíduo apresenta um queixo protraído ou "forte" (Fig. 4.22).[30]

5. O examinador deve observar se o paciente apresenta contornos ósseos e de tecidos moles normais. Ao morder, os músculos masseteres do paciente salientam-se normalmente? A hipertrofia causada por uso excessivo pode acarretar um desgaste anormal dos dentes. Ao examinar os tecidos moles, é impor-

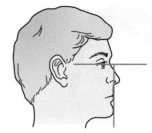
Ortognata

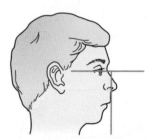
Retrognata

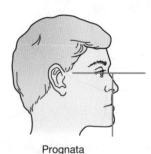
Prognata

Figura 4.22 Perfis faciais.

tante que a simetria seja observada. Normalmente, o lábio superior deve cobrir dois terços dos dentes maxilares em repouso. Caso isso não ocorra, diz-se que o lábio é curto.[13] Entretanto, quando o lábio pode ser tracionado sobre os dentes superiores, diz-se que o lábio superior é funcional e não precisa de tratamento. O lábio inferior normalmente cobre os dentes mandibulares e, quando a boca é fechada, cobre parte dos dentes maxilares.

6. O paciente é capaz de mover a língua adequadamente? O paciente é capaz de mover a língua para cima e contra o palato? A limitação pode ser causada pela pequena prega de membrana mucosa (i. e., o **frênulo da língua**), que se estende desde o assoalho da boca até a linha mediana da face inferior da língua. A língua pode ser protruída ou enrolada? O paciente é capaz de "estalar" a língua? A expressão **protrusão lingual** refere-se ao movimento da língua para a frente, normalmente empurrando contra os dentes da arcada inferior; ela também ocorre quando a língua é empurrada contra os dentes superiores e quando os dentes inferiores são fechados firmemente contra ela, criando uma vedação oral.[31] Os indivíduos com esse tipo de protrusão lingual acham mais fácil

projetar a língua se a cabeça estiver protrusa. Por essa razão, para testar a protrusão lingual, a posição da cabeça do paciente é corrigida e é solicitado ao mesmo que degluta. No indivíduo com esse tipo de protrusão lingual, a deglutição faz com que a língua se mova para a frente e acarrete protrusão da cabeça. A protrusão da língua pode ser decorrente da hiperatividade dos músculos mastigatórios. Quando um indivíduo deglute, o osso hioide deve mover-se para cima e para baixo rapidamente. Quando ele se move apenas para cima e lentamente e os músculos suboccipitais contraem posteriormente, suspeita-se que o indivíduo apresente protrusão lingual.[32]

7. Onde a língua repousa? Ela é mordida frequentemente? Ela apresenta fissuras ou cristas? O paciente deglute normalmente? Durante a deglutição, os lábios se afastam? Qual é a posição da língua durante a deglutição? Os músculos faciais contraem-se durante a deglutição? Todos esses fatores fornecem ao examinador uma ideia sobre a mobilidade das estruturas da boca e da mandíbula e seus mecanismos neurológicos.

Exame

O examinador deve lembrar-se de que muitos problemas de ATM podem ser resultantes ou estar relacionados a problemas da parte cervical da coluna ou dentários. Por essa razão, a parte cervical é pelo menos parcialmente incluída em qualquer avaliação temporomandibular.

Movimentos ativos

Com o paciente na posição sentada, o examinador observa os movimentos ativos, verificando se eles desviam do que é considerada a ADM normal e se o paciente demonstra vontade de realizá-lo. Primeiramente, solicita-se ao paciente que realize movimentos ativos da parte cervical da coluna. Enquanto o paciente realiza movimentos ativos cervicais, o examinador observa não só o movimento da parte cervical da coluna, mas também qualquer mudança na posição da mandíbula, pois essa posição pode ter influência na ADM cervical (especialmente na região cervical alta).[33] Se for o caso, os movimentos mais dolorosos devem ser realizados por último.

Movimentos ativos da parte cervical da coluna

- Flexão.
- Extensão.
- Flexão lateral esquerda e direita.
- Rotação esquerda e direita.
- Movimentos combinados (quando necessário).
- Movimentos repetitivos (quando necessário).
- Posições mantidas (quando necessário).

Durante a flexão do pescoço, a mandíbula move-se para cima e para a frente e as estruturas posteriores do pescoço ficam tensas. Durante a extensão, a mandíbula move-se para baixo e para trás e as estruturas anteriores do pescoço são tensionadas. O examinador deve observar se o paciente consegue flexionar e estender o pescoço mantendo a boca fechada ou se ele tem que abri-la para realizar esses movimentos. Deve ser solicitado ao paciente que coloque um punho sob o queixo e, a seguir, abra a boca mantendo o punho na posição e a mandíbula contra ele. Quando ele abre a boca dessa maneira, ocorre o movimento de extensão do pescoço, visto que a cabeça está rodada para trás sobre os côndilos temporomandibulares. Esse movimento de teste é especialmente importante quando o paciente sente subjetivamente que existe uma perda de extensão do pescoço. Na flexão lateral do pescoço para a direita, ocorre uma oclusão máxima à direita. A flexão lateral e rotação do pescoço ocorrem para o mesmo lado, de modo que quando esses movimentos são realizados para a direita, a oclusão máxima também ocorre à direita.

Após observar os movimentos do pescoço, o examinador passa a observar os movimentos ativos das ATM. Os movimentos da mandíbula podem ser mensurados com o auxílio de uma régua milimetrada, um aferidor de profundidade ou um compasso Vernier. Utilizando uma régua, o examinador deve escolher um ponto na linha mediana a partir do qual ele irá mensurar a abertura e o desvio lateral.[34] A mesma régua pode ser utilizada para medir a protrusão e a retrusão. A Tabela 4.5 fornece a ADM ativa para as ATM.

Movimentos ativos das articulações temporomandibulares

- Abertura da boca.
- Fechamento da boca.
- Protrusão da mandíbula.
- Desvio lateral da mandíbula para a direita e para a esquerda.

Abertura e fechamento da boca

Na abertura (i. e., depressão mandibular) e no fechamento (i. e., elevação mandibular) da boca, o arco de movimento normal da mandíbula é suave e contínuo, isto é, ambas as ATM trabalham em uníssono, sem assimetria ou movimentos laterais, e ambas as articulações rotacionam bilateralmente e transladam igualmente. Normalmente, a mandíbula deve abrir mais de 30 a 35 mm[5] e a mastigação tipicamente depende de uma abertura de cerca de 18 mm. Qualquer alteração pode causar ou indicar a existência de problemas nas ATM. Para observar qualquer assimetria, a abertura e o fechamento da boca devem ser realizados lentamente. A primeira fase da abertura é a rotação, que pode ser testada pedindo-se ao paciente que abra a boca o máximo possível enquanto mantém a língua contra o palato duro. Geralmente, esse movimento provoca dor

TABELA 4.5

Medidas de amplitude de movimento ativa nas articulações temporomandibulares por idade e sexo

Movimento ativo	IDADE			
	6 anos	12-14 anos	18-25 anos (mulheres)	18-25 anos (homens)
Abertura média (mm) (±DP)	44,8 (±4,3) Variação 33-60	53,9 (±5,9) Variação 41-73	51,0 (±5,7) Variação 39-75	55,5 (±7,1) Variação 42-77
Desvio lateral médio (mm) (±DP)	8,2 (±1,3) Variação 5-13	10,0 (±1,7) Variação 6-15	9,7 (±1,1) Variação 5-15	10,0 (±2,1) Variação 6-16
Protrusão média (mm) (±DP)	0,6	1,4	2,3-10	3,0-10
Retrusão (mm)			1-3	1-3

DP: desvio-padrão.
De Shaffer SM, Brismée JM, Sizer PS, Courtney CA: Temporal mandibular disorders. Part one: Anatomy and examination/diagnosis, *J Man Manip Ther* 22(1):7, 2014.

mínima e ocorre mesmo em presença de uma disfunção temporomandibular aguda. A segunda fase da abertura consiste na translação e rotação quando os côndilos se movem ao longo da inclinação da eminência. Essa fase começa quando a língua perde contato com o palato duro (i. e., céu da boca).[3] A maior parte das sensações de estalidos ocorre durante essa fase. Enquanto o paciente realiza movimentos ativos, o examinador pode palpar as duas articulações simultaneamente, de modo a comparar a qualidade dos movimentos que ocorrem nas duas articulações.[9]

O músculo pterigóideo lateral é o principal responsável pela abertura da boca, sendo também o mais robusto contribuinte para a protrusão e para os desvios medial e lateral da mandíbula.[9] Os músculos temporais, masseteres e pterigóideos mediais são os principais promotores do fechamento (Tab. 4.6).[9]

Normalmente, a mandíbula deve abrir e fechar em linha reta (Figs. 4.23 e 4.24), desde que a ação bilateral dos músculos seja igual e os tecidos inertes tenham flexibilidade normal. Cada movimento é realizado pelo menos três vezes, com o objetivo de determinar se há algum desvio em cada repetição; isso também vai possibilitar que o examinador determine se o desvio se deve a uma disfunção muscular, neuromuscular ou mecânica.[35] Alguns estudiosos denominam esse monitoramento linear como **marcha mandibular**.[35] Quando ocorre um desvio à esquerda durante a abertura (ver Fig. 4.23) (curva tipo C) ou à direita (curva tipo C invertido), a hipomobilidade é evidente em direção ao lado do desvio causado por um deslocamento do disco sem redução ou hipomobilidade muscular unilateral;[20] quando o desvio é de uma curva tipo S ou tipo S invertido, é provável que o problema seja de desequilíbrio muscular ou de luxação medial, uma vez que o côndilo "caminha em torno" do disco no lado acometido.[20] O queixo desvia em direção ao lado acometido, geralmente por causa do espasmo dos músculos pterigóideos ou masseteres ou de uma obstrução da articulação. Essas duas curvas retornam à linha mediana. Caso esteja ocorrendo desvio para um dos lados, sem que ocorra retorno à linha mediana, isso se

deve ao espasmo muscular ou à presença de aderências. O desvio no início da abertura da boca geralmente é causado por espasmo muscular, enquanto o desvio no final da abertura geralmente é causado por uma capsulite ou por uma cápsula tensa. A dor ou o incômodo, sobretudo no fechamento da boca, indica capsulite posterior.

Em seguida, o examinador deve determinar se a boca do paciente pode ser aberta funcionalmente. A **abertura funcional** ou **abertura ativa completa** é determinada solicitando-se ao paciente que tente colocar duas ou três articulações interfalângicas proximais flexionadas no interior da boca (Fig. 4.25).[36] Essa abertura deve ser de aproximadamente 35 a 55 mm.[4] Normalmente, uma abertura de apenas 25 a 35 mm é necessária para a atividade cotidiana. Caso o paciente apresente dor à abertura, o examinador também deve mensurar a magnitude da abertura ao ponto da dor e comparar essa distância com a abertura funcional.[19] Quando o espaço é menor que isso, diz-se que as ATM são hipomóveis. Kropmans et al.[37] revelaram que, para haver indicação de tratamento, deve ter sido observado no mínimo 6 mm de alteração, sendo a diferença detectada ao ser realizado mais de uma mensuração ou para determinar o efeito do tratamento.

Enquanto a boca é aberta, o examinador deve palpar o meato acústico externo com a polpa do dedo indicador ou mínimo (com a parte carnosa anterior). A seguir, solicita-se ao paciente que feche a boca. Quando o examinador sente pela primeira vez o côndilo tocar o dedo, as ATM estão em posição de repouso. Essa posição de repouso das ATM é denominada **espaço livre** ou **espaço interoclusal**. O espaço livre é o espaço potencial ou a distância vertical entre os dentes quando a mandíbula está em posição de repouso. Para determinar o espaço livre, o examinador marca um ponto sobre o queixo e um ponto localizado verticalmente acima, sobre o lábio superior, abaixo do nariz. O paciente fecha a boca em oclusão cêntrica e a distância entre os dois pontos é mensurada. Em seguida, é solicitado ao paciente que profira uma palavra simples

TABELA 4.6

Músculos da articulação temporomandibular: suas ações e inervações

Ação	Músculos atuantes	Inervação
Abertura da boca (depressão da mandíbula)	1. Pterigóideo lateral (externo) 2. Milo-hióideo[a] 3. Genio-hióideo[a] 4. Digástrico[a]	Mandibular (NC V) Alveolar inferior (NC V) Hipoglosso (NC XII) Alveolar inferior (NC V) Facial (NC VII)
Fechamento da boca (elevação da mandíbula ou oclusão)	1. Masseter 2. Temporal 3. Pterigóideo medial (interno)	Mandibular (NC V) Mandibular (NC V) Mandibular (NC V)
Protrusão da mandíbula	1. Pterigóideo lateral (externo) 2. Pterigóideo medial (interno) 3. Masseter[a] 4. Milo-hióideo[a] 5. Genio-hióideo[a] 6. Digástrico[a] 7. Estilo-hióideo[a] 8. Temporal (fibras anteriores)[a]	Mandibular (NC V) Mandibular (NC V) Mandibular (NC V) Alveolar inferior (NC V) Hipoglosso (NC XII) Alveolar inferior (NC V) Facial (NC VII) Facial (NC VII) Mandibular (NC V)
Retração da mandíbula	1. Temporal (fibras posteriores) 2. Masseter[a] 3. Digástrico[a] 4. Estilo-hióideo[a] 5. Milo-hióideo[a] 6. Genio-hióideo[a]	Mandibular (NC V) Mandibular (NC V) Alveolar inferior (NC V) Facial (NC VII) Alveolar inferior (NC V) Alveolar inferior (NC V) Hipoglosso (NC XII)
Desvio lateral da mandíbula	1. Pterigóideo lateral (externo) 2. Pterigóideo medial (interno) 3. Temporal[a] 4. Masseter[a]	Mandibular (NC V) Mandibular (NC V) Mandibular (NC V) Mandibular (NC V)

[a]Atua apenas quando há necessidade de auxílio.
NC: nervo craniano.

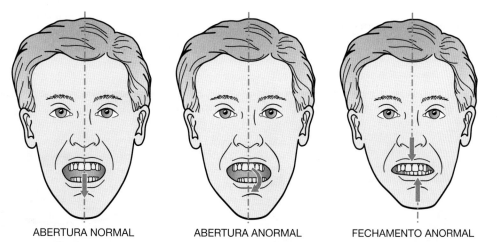

Figura 4.23 Movimento mandibular.

três vezes (p. ex., "boi, boi, boi") e mantenha imóvel essa posição da mandíbula. A distância entre os dois pontos é novamente medida. A diferença entre as duas medidas é o espaço livre.[29] Normalmente, nesse momento, o espaço entre os dentes anteriores é de 2 a 4 mm.

Caso a rotação da ATM não ocorra, torna-se impossível abrir a boca completamente. Pode ocorrer deslizamento da ATM e não ocorrer rotação. Quando a translação (deslizamento) não ocorre, a mandíbula ainda consegue abrir até 30 mm em consequência da rotação. Normalmente,

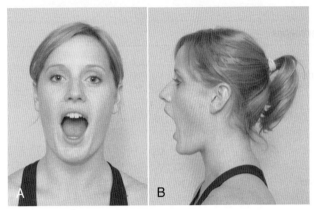

Figura 4.24 Abertura ativa da boca. (A) Aspecto anteroposterior. (B) Aspecto lateral.

quando a boca é aberta, o disco move-se para a frente 7 mm e o côndilo move-se para a frente 14 mm.[38]

Quando ocorre um estalido durante a abertura (ver questão 8 na seção precedente, "Anamnese"), o examinador deve solicitar ao paciente que abra a boca com a mandíbula protruída e retraída. Caso o estalido seja eliminado com a protrusão e acentuado na retração, é provável que o problema seja uma luxação do disco anterior com redução.[39] A luxação do disco anterior sem redução não pode ser determinada com tal segurança.[40]

Protrusão da mandíbula

O examinador solicita ao paciente que protrua ou ressalte a mandíbula além dos dentes superiores (Fig. 4.26A). O paciente deve ser capaz de fazê-lo sem dificuldade. O movimento normal é > 7 mm, mensurado a partir da posição de repouso até a posição protruída.[4] Os valores normais variam de acordo com o grau de retrognatismo (movimento maior) ou prognatismo (movimento menor).

Retrusão da mandíbula

O examinador solicita ao paciente que retraia ou tracione a mandíbula para dentro ou para trás o máximo possível (Fig. 4.26B). Em retenção completa ou relação cêntrica, a ATM fica em posição de congruência máxima. O movimento normal é de 3 a 4 mm.[21]

Desvio lateral ou excursão da mandíbula

No desvio lateral, os dentes são levemente desocluídos e o paciente move a mandíbula lateralmente, primeiro para um lado e, a seguir, para o outro (Fig. 4.26C). Com as articulações em posição de repouso, são selecionados dois pontos nos dentes superiores e inferiores que se encontram no mesmo nível. Quando a mandíbula é desviada lateralmente, os dois pontos, que se afastaram, são medidos, fornecendo a magnitude do desvio lateral. O

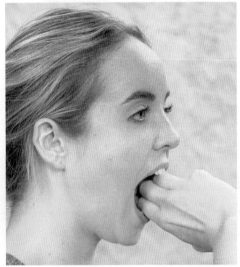

Figura 4.25 Teste funcional de abertura com os "nós" dos dedos.

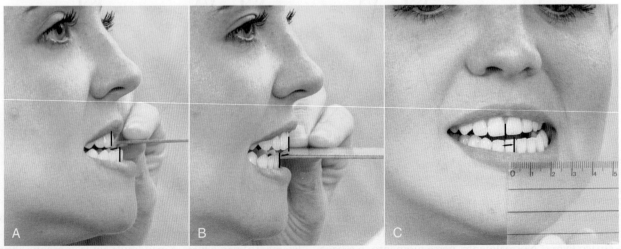

Figura 4.26 Outros movimentos ativos da articulação temporomandibular. (A) Protrusão. (B) Retrusão. (C) Desvio lateral para a direita e para a esquerda. Observe a posição dos dentes inferiores em relação aos dentes superiores.

desvio lateral normal é de 10 a 15 mm.[4] Durante o desvio lateral, o côndilo oposto move-se para a frente, para baixo e em direção ao lado do movimento. O côndilo do lado do movimento (p. ex., côndilo esquerdo no desvio lateral esquerdo) permanece relativamente imóvel e torna-se mais proeminente.[21] Qualquer desvio lateral a partir da posição de abertura normal ou protrusão anormal para um lado indica que o músculo pterigóideo lateral, o masseter ou o temporal, o disco ou o ligamento lateral do lado oposto encontra-se acometido.

Ao mapear qualquer alteração, o examinador deve anotar o tipo de desvio da abertura assim como a abertura funcional e qualquer desvio lateral (Fig. 4.27).

Mensuração mandibular

Em seguida, o examinador deve medir a mandíbula, do aspecto posterior da ATM até a incisura do queixo (Fig. 4.28). Ambos os lados são medidos e a sua igualdade é comparada (a distância normal é de 10 a 12 cm). Qualquer diferença indicará um problema do desenvolvimento ou uma alteração estrutural que acarreta convergência esquerda ou direita; deste modo, o paciente pode ser incapaz de obter um equilíbrio na linha mediana.

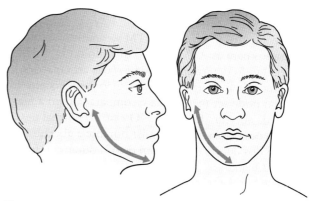

Figura 4.28 Mensuração da mandíbula.

Deglutição e posição da língua

É solicitado ao paciente que relaxe e, a seguir, degluta. O examinador pede ao paciente que deixe a língua na posição assumida durante a deglutição (normalmente perto do céu da boca). Utilizando luvas de borracha, o examinador separa os lábios do paciente e a posição da língua é observada (p. ex., entre os dentes? no palato superior anterior?).[29] Durante a deglutição, o examinador também pode observar a ação dos músculos supra-hióideos.

Testes para os nervos cranianos

Se houver suspeita de que ocorreu lesão dos nervos cranianos, eles devem ser testados.

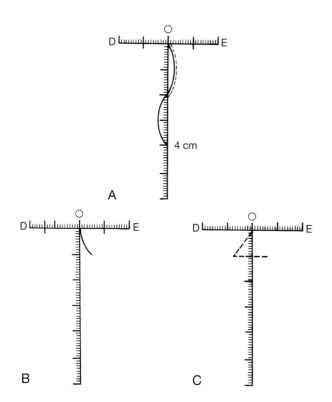

Figura 4.27 Mapeamento do movimento temporomandibular. (A) Desvio tanto para a direita (*D*) quanto para a esquerda (*E*) durante a abertura; abertura máxima, 4 cm; desvio lateral igual (1 cm em cada direção); protrusão durante a abertura funcional (*linhas tracejadas*). (B) Padrão capsuloligamentar; abertura limitada a 1 cm; desvio lateral maior para a direita do que para a esquerda; desvio para a esquerda durante a abertura. (C) A protrusão é de 1 cm; desvio lateral para a direita na protrusão (indica fraqueza do músculo pterigóideo lateral na contralateral).

Testes para os nervos cranianos	
NC I:	Cheirar café ou alguma substância semelhante mantendo os olhos fechados
NC II (nervo óptico):	Ler algo com um dos olhos fechado
NC III, IV, VI:	Movimentos oculares; observar a presença de ptose
NC V (nervo trigêmeo):	Contrair os músculos da mastigação (masseteres e temporal)
NC VII (nervo facial):	Mover as sobrancelhas para cima e para baixo, contrair os lábios, mostrar os dentes. Esse nervo craniano é o mais comumente lesionado. Se o paciente for incapaz de assoviar ou piscar ou fechar um olho de um só lado, os sintomas podem ser indicadores de paralisia de Bell (paralisia do nervo facial)
NC VIII (nervo auditivo):	Olhos fechados; falar com o paciente e pedir que ele repita o que foi dito
NC IX:	Pedir ao paciente que degluta
NC X (nervo vago):	Pedir ao paciente que degluta
NC XI (acessório espinal):	Pedir ao paciente que contraia o esternocleidomastóideo
NC XII:	Pedir ao paciente que projete a língua para fora da boca e a movimente para a direita e para a esquerda.

Movimentos passivos

Movimentos passivos das ATM são muito raramente realizados para as ATM, exceto quando o examinador está tentando determinar o *end feel* das articulações. A magnitude da abertura passiva (distensão passiva completa) também pode ser mensurada e comparada com a magnitude da abertura funcional.[19] O *end feel* normal dessas articulações é a distensão tissular durante a abertura e o contato dos dentes ("osso com osso") durante o fechamento. Quando os dentes ficam em contato máximo, o trespasse horizontal algumas vezes é mensurado. O **trespasse** é a distância horizontal a partir da borda dos incisivos centrais superiores até os incisivos centrais inferiores (ver Fig. 4.21). Quando os dentes inferiores se estendem sobre os dentes superiores, esse tipo de má oclusão é denominado **prognatismo**. **Retrognatismo** é a sobreposição vertical dos dentes.

End feel normal nas articulações temporomandibulares

- Abertura: distensão tissular.
- Fechamento: osso com osso.

Movimentos isométricos resistidos

Os movimentos isométricos resistidos das ATM são relativamente difíceis de serem testados. A mandíbula deve estar em posição de repouso. O examinador aplica uma resistência firme, mas delicada sobre as articulações e solicita ao paciente que mantenha a posição, dizendo "Não me deixe movê-lo". É também importante testar os músculos da parte cervical da coluna (ver Cap. 3), porque existe uma íntima correlação entre os músculos do pescoço e os das ATM.[1]

Movimentos isométricos resistidos das articulações temporomandibulares

- Depressão (abertura).
- Oclusão (fechamento).
- Desvio lateral esquerdo e direito.

Abertura da boca (depressão). Esse movimento pode ser testado aplicando-se resistência sobre o queixo ou, utilizando uma luva de borracha, sobre os dentes com uma mão, enquanto a outra é mantida atrás da cabeça ou do pescoço ou sobre a testa para estabilizar a cabeça (Fig. 4.29A; Tab. 4.6).

Fechamento da boca (elevação ou oclusão). Uma mão é colocada sobre a região posterior da cabeça ou do pescoço para estabilizar a cabeça, enquanto a outra é colocada sob o queixo, com a boca do paciente discretamente aberta, para resistir ao movimento (Fig. 4.29B). Em um segundo método, o examinador utiliza uma luva de borracha e coloca dois dedos sobre os dentes inferiores do paciente (mandíbula) para resistir ao movimento (Fig. 4.29C).

Desvio lateral da mandíbula. Uma das mãos do examinador é colocada sobre a lateral da cabeça, acima da ATM, para estabilizar a cabeça. A outra mão é colocada ao longo da mandíbula, com a boca discretamente aberta, e o paciente força a mandíbula contra ela (Fig. 4.29D). Ambos os lados são testados individualmente.

Avaliação funcional

Após os movimentos básicos das ATM terem sido testados, o examinador deve testar atividades funcionais ou atividades da vida diária que envolvem o uso das ATM. Essas atividades incluem a mastigação, a deglutição, a tosse, a fala e o ato de assoprar. Caso o paciente se queixe de dor ao se alimentar, o examinador pode solicitar a ele que morda sobre um abaixador de língua mantido entre os dentes em posições diferentes para observar se o movimento compressivo é doloroso nos dentes ou na ATM. Morder utilizando um lado da boca estressa a ATM contralateral.[12]

Além disso, foram publicados diversos questionários funcionais que podem ser utilizados como parte da avaliação funcional: os Critérios diagnósticos de pesquisa para distúrbios temporomandibulares (CDP/DTM),[16,17,41-44] o Questionário para limitações das funções de vida diária (DTM),[45] a Escala de limitações funcionais da mandíbula (há escalas com 8 e 20 itens),[46] o Questionário de deficiên-

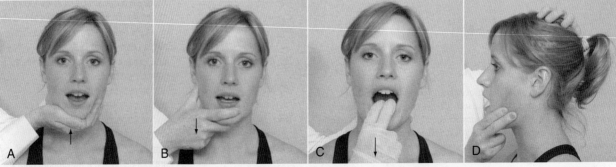

Figura 4.29 Movimentos isométricos resistidos para os músculos que controlam a articulação temporomandibular. (A) Abertura da boca (depressão). (B) Fechamento da boca (elevação ou oclusão). (C) Fechamento da boca (método alternativo). (D) Desvio lateral da mandíbula.

cias funcionais da mandíbula (QDFM),[47-49] o Questionário de anamnese para dor mandibular e a Escala DTM.

Testes especiais

Não existem testes especiais de rotina para as ATM.

? O teste de Chvostek é utilizado para determinar se existe alguma patologia comprometendo o nervo craniano VII (facial) (Fig. 4.30). O examinador percute a glândula parótida localizada sobre o músculo masseter. Quando ocorre contração dos músculos faciais, o resultado é considerado positivo.

Caso o paciente apresente uma lesão nervosa facial (paralisia de Bell), o examinador pode utilizar o sistema de graduação do nervo facial (ver Tab. 2.30) desenvolvido pela Academia Americana de Otolaringologia.[19]

⚠ Teste de flexão/extensão.[35] O paciente fica na posição sentada e, antes que faça qualquer movimento, o examinador solicita que mantenha a boca fechada e a língua em contato com o céu da boca (i. e., palato duro) e com os dentes frontais. Enquanto mantém essa posição, o paciente é solicitado a flexionar e estender a parte cervical da coluna. Se, ao fazer esses dois movimentos, o paciente perder contato com o palato duro, isso pode sugerir hipertonicidade do hioide ou retesamento do frênulo da língua.

? Teste de compressão articular.[9] Posiciona-se o paciente em decúbito lateral, com a cabeça apoiada. Com uma das mãos, o examinador empurra a mandíbula em uma direção posterior e cranial, para comprimir o côndilo contra o osso temporal. Enquanto isso, com a outra mão ele faz uma contraforça no crânio (Fig. 4.31A). O teste também pode ser feito com o paciente em decúbito dorsal; o examinador empurra simultaneamente os dois côndilos para dentro e para cima (**carga craniana**; Fig. 4.31B). O teste é positivo se o paciente sentir dor.

? Teste de pressão.[35] O examinador aplica cerca de 1 kg de pressão sobre o músculo temporal (ver Fig. 4.39A). Se o músculo estiver sensível, isso indica um gerador álgico; assim, o examinador pode diferenciar entre dor muscular e dor articular.

⚠ Teste de recarga.[35] Esse teste é realizado se, durante o exame, forem ouvidos ruídos ou estalidos. Solicita-se ao paciente sentado que abra a boca até o ponto em que ocorreu o estalido. O examinador insere um abaixador de língua verticalmente entre os molares, no lado do ruído (Fig. 4.32). Com o abaixador de língua inserido, o examinador solicita ao paciente que, novamente, abra e feche a boca. Se o ruído foi eliminado com o abaixador de língua posicionado, essa "tala" está ajudando a reduzir a aplicação de carga posterior incidente na articulação, possibilitando assim o reposicionamento do disco.

⚠ Teste de cerrar os dentes com separação.[35] O paciente está sentado e, iniciando com o lado não afetado, é solicitado pelo examinador a morder um chumaço de algodão ou objeto semelhante posicionado entre as mandíbulas (Fig. 4.33). O teste é repetido no outro lado. A aplicação do chumaço de algodão promove a distração da ATM ipsilateral e comprime a articulação contralateral. Se a dor estiver localizada no músculo que fecha a boca, o músculo afetado pode ser de qualquer dos lados.

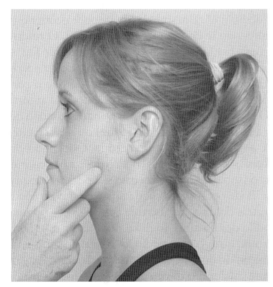

Figura 4.30 Teste de Chvostek.

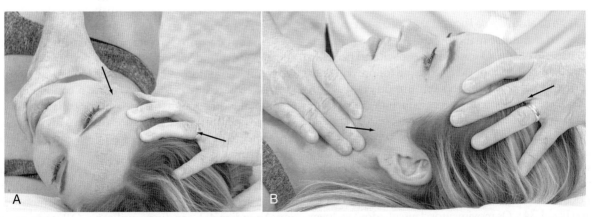

Figura 4.31 Teste de compressão articular. (A) Em decúbito lateral. (B) Em decúbito dorsal. Ambos os côndilos são simultaneamente comprimidos.

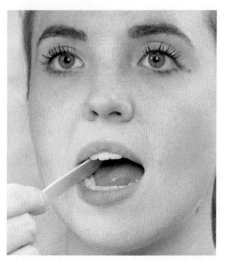

Figura 4.32 Teste de recarga.

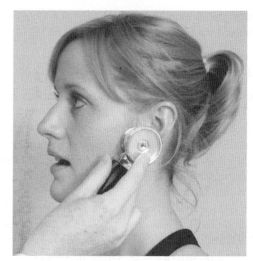

Figura 4.34 Ausculta da articulação temporomandibular esquerda.

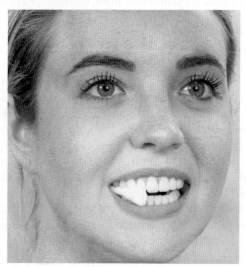

Figura 4.33 Teste de cerrar os dentes com separação.

Se a dor estiver situada na articulação no lado da distração, esse achado sugere um problema capsular. Se a dor ocorrer no lado contralateral, é indício de inflamação na articulação.

⚠ *Teste do abaixador de língua.*[9,50-53] Utiliza-se esse teste para descartar fraturas mandibulares. Testa-se primeiro o lado não envolvido. O examinador solicita ao paciente que morda um abaixador de língua que foi previamente posicionado sobre os molares em um dos lados. Em seguida, o examinador tenta torcer e quebrar o abaixador de língua (ver Fig. 2.30A). Se o examinador for capaz de quebrar o item, o teste é negativo. Se o paciente não puder estabilizar o abaixador de língua por causa da dor, o teste é positivo e indica a necessidade de realizar exames de imagem diagnósticos.

O examinador pode auscultar as ATM durante o movimento (Fig. 4.34). Os movimentos "auscultados" incluem a abertura e o fechamento da boca, o desvio lateral da mandíbula para a direita e para a esquerda e a protrusão mandibular. Em geral, somente se ouve som durante a oclusão. Trata-se de um único som compacto, não um som "deslizante". Um som deslizante pode ocorrer quando os dentes não se chocam simultaneamente. O ruído articular mais comum é o estalido recíproco (ver Fig. 4.9), que ocorre quando a boca é aberta e quando ela é fechada. O estalido ✓ é uma evidência clínica de que o côndilo está deslizando sobre o disco, ocorrendo uma autorredução. O clique de abertura ocorre quando o côndilo desliza sob a face posterior do disco (reduz) ou desliza anteriormente ao disco (subluxa) na abertura. O segundo clique, mais baixo, ocorre quando o côndilo desliza posteriormente ao disco (subluxa) ou desliza para sua posição adequada e reduz. Pode ocorrer um clique único quando o côndilo é preso atrás do disco na abertura (ver Fig. 4.7) ou quando o côndilo desliza atrás do disco no fechamento. Durante a abertura, quanto mais tardio for o estalido, mais anterior é a posição do disco. Quanto mais tardio for o estalido de abertura, maior é o desvio anterior do disco e maior é a probabilidade de bloqueio. Um estalido de fechamento geralmente é causado pela frouxidão das estruturas que fixam o disco ao côndilo. A probabilidade de o estalido ocorrer é maior em articulações hipermóveis.[54,55]

Um som de atrito (crepitação) geralmente indica uma doença articular degenerativa ou uma perfuração no disco. A crepitação dolorosa comumente significa que o disco sofreu erosão, que existe atrito entre o côndilo e o osso temporal e que grande parte da fibrocartilagem foi destruída. Enquanto o examinador realiza a ausculta, cada movimento deve ser repetido 4 ou 5 vezes para assegurar um diagnóstico correto.

A confiabilidade, a validade, a especificidade e a sensibilidade de alguns testes especiais/diagnósticos utilizados na articulação temporomandibular são demonstrados no Apêndice 4.1 (*on-line* – utilizar o QR code no final deste capítulo).

Reflexos e distribuição cutânea

O reflexo das ATM é denominado **reflexo mandibular**. O examinador coloca seu polegar sobre o queixo do paciente, que mantém a boca relaxada e aberta em posição de repouso. Solicita-se ao paciente que feche os olhos. Se isso não for feito, o paciente geralmente fica tenso ao ver o martelo de reflexo sendo balançado em direção ao polegar/outro dedo do examinador ou ao abaixador de língua e o teste não funciona. A seguir, o examinador percute a unha do polegar com um martelo neurológico (Fig. 4.35A). O reflexo mandibular também pode ser testado utilizando-se um abaixador de língua (Fig. 4.35B). O examinador mantém o abaixador de língua firmemente contra os dentes inferiores do paciente; enquanto o paciente relaxa os músculos mandibulares, o examinador percute o abaixador de língua com o martelo de reflexo. O reflexo provoca o fechamento da boca. Trata-se de um teste para o NC V.

O examinador deve conhecer os padrões dermatoméricos da cabeça e do pescoço (Fig. 4.36), assim como a distribuição neurossensorial dos nervos periféricos (ver Fig. 3.70). A dor da ATM pode ser referida aos dentes, ao pescoço ou à cabeça e vice-versa (Fig. 4.37). A Tabela 4.7 apresenta os músculos da ATM e seu padrão de dor referida.

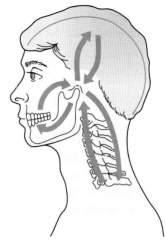

Figura 4.37 Padrões de dor referida para a articulação temporomandibular e dela para os dentes, a cabeça e o pescoço.

Movimentos do jogo articular

Em seguida, são testados os movimentos do jogo articular das ATM. A dor durante a realização desses testes pode indicar problemas articulares ou enfermidade de tecidos retrodiscais.[56]

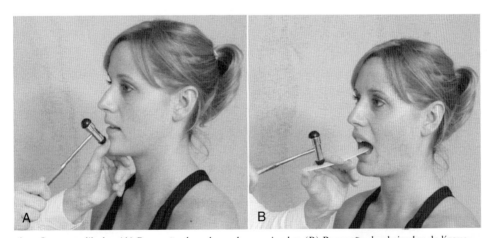

Figura 4.35 Teste do reflexo mandibular. (A) Percussão do polegar do examinador. (B) Percussão do abaixador de língua.

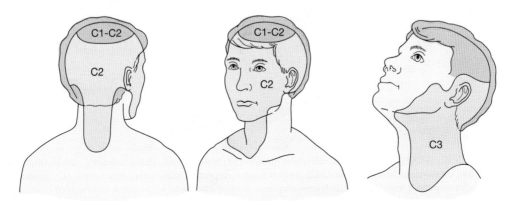

Figura 4.36 Dermátomos da cabeça.

TABELA 4.7
Músculos temporomandibulares e dor referida

Músculos	Padrão de dor referida
Masseter	Bochecha, mandíbula à testa ou à orelha
Temporal	Maxila à testa e lateral da cabeça acima da orelha
Pterigóideo medial	Mandíbula posterior à articulação temporomandibular
Pterigóideo lateral	Bochecha à articulação temporomandibular
Digástrico	Parte cervical lateral da coluna à porção posterolateral do crânio
Occipitofrontal	Acima do olho, sobre a pálpebra, e acima da porção lateral do crânio

Deslizamento cefálico longitudinal (distração) e anterior. Utilizando luvas de borracha, o examinador coloca o polegar sobre os dentes inferiores do paciente, no interior da boca, com o dedo indicador sobre a mandíbula, no exterior da boca. A seguir, ele realiza a distração da mandíbula, empurrando-a para baixo com o polegar e tracionando-a para baixo e para a frente com o dedo indicador enquanto os outros dedos a empurram contra o queixo, que atua como um ponto pivô. O examinador deve sentir a distensão tissular da articulação. Cada articulação é testada individualmente enquanto a outra mão e o braço estabilizam a cabeça (Fig. 4.38A).

Deslizamento lateral da mandíbula. O paciente posiciona-se em decúbito dorsal com a boca levemente aberta e a mandíbula relaxada. O examinador coloca o polegar no interior da boca do paciente, ao longo da face medial da mandíbula e dos dentes. Empurrando o polegar lateralmente, a mandíbula desliza lateralmente.[32] Cada articulação é testada de forma individual (Fig. 4.38B).

Deslizamento medial da mandíbula. O paciente posiciona-se em decúbito lateral com a mandíbula relaxada. O examinador coloca o polegar (ou polegares sobrepostos) sobre a face lateral do processo condilar, fora da boca, e aplica uma pressão medial sobre o côndilo, deslizando-o medialmente.[32] Cada articulação é testada de forma individual (Fig. 4.38C).

Deslizamento posterior da mandíbula. O paciente posiciona-se em decúbito lateral com a mandíbula relaxada. O examinador coloca o polegar (ou polegares sobrepostos) sobre a face anterior do processo condilar, fora da boca, e aplica uma pressão posterior sobre o côndilo, deslizan-

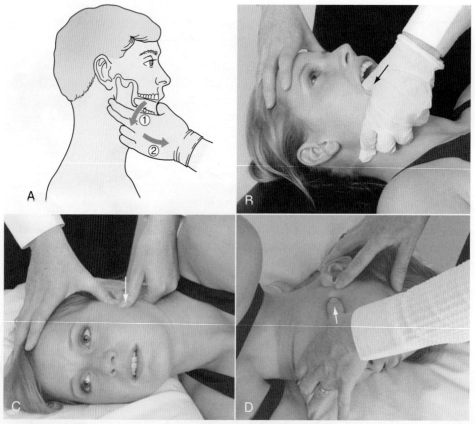

Figura 4.38 Jogo articular das articulações temporomandibulares quando cada lado é testado individualmente. (A) Deslizamento longitudinal proximal e anterior. (B) Deslizamento lateral da mandíbula. O examinador empurra a mandíbula lateralmente. (C) Deslizamento medial da mandíbula. O examinador empurra a mandíbula medialmente enquanto palpa a articulação temporomandibular com o outro polegar. Isso faz com que a outra articulação temporomandibular se movimente lateralmente. (D) Deslizamento posterior da mandíbula. O examinador empurra a mandíbula posteriormente enquanto palpa a articulação temporomandibular com o outro polegar.

do-o posteriormente.[32] Cada articulação é testada de forma individual (Fig. 4.38D).

Deslizamento caudal-anterior-medial (CAM). O paciente assume a mesma posição usada no deslizamento medial. A mão mobilizadora é posicionada sobre o ramo proximal (superior) da mandíbula e empurra o ramo em uma direção caudal, anterior e medial, promovendo um deslizamento CAM. O teste pode ser realizado em vários níveis de abertura da boca; sua aplicação testa o ligamento temporomandibular.[9]

Palpação

A palpação deve ser realizada cuidadosamente, em decorrência do incômodo à palpação dos tecidos em torno da ATM. Para palpar as ATM, o examinador coloca os dedos (polpas) nos meatos acústicos externos do paciente e solicita que ele abra e feche a boca ativamente. Enquanto isso estiver sendo realizado, o examinador determina se ambos os lados se movem simultaneamente e se o movimento é suave. Quando o paciente sente dor durante o fechamento, geralmente a cápsula posterior está comprometida. Durante a palpação, o examinador observa se há incômodo à palpação e se a articulação é irritável ou não. Se a articulação ou estrutura que está sendo palpada (com a aplicação de aproximadamente 1 kg de força) estiver **irritável**, os sintomas do paciente serão exacerbados à mínima pressão. Além disso, irá transcorrer um tempo relativamente mais longo para que o incômodo retorne ao seu nível basal. Se a articulação ou estrutura é **não irritável**, os sintomas do paciente se tornam evidentes apenas se o examinador aplicar mais pressão; além disso, o tempo para o retorno ao incômodo basal é relativamente curto.[9] O examinador também pode aplicar pressão aos músculos faciais (Fig. 4.39) para determinar se esses músculos são geradores álgicos, mediante a comparação entre o incômodo produzido.[35]

A seguir, o examinador coloca os dedos indicadores sobre os processos condilares da mandíbula e palpa em busca de dor ou incômodo desencadeado durante a abertura e o fechamento da boca. O examinador também pode palpar o músculo pterigóideo medial, as margens medial e inferior da cabeça do pterigóideo lateral, o temporal e seu tendão e o masseter e qualquer outro tecido mole, observando a presença de dor à palpação ou de indicações de patologias (ver Fig. 4.39). Esse procedimento é seguido pela palpação das estruturas a seguir.

Mandíbula. O examinador palpa a mandíbula ao longo de toda a sua extensão, sentindo qualquer diferença entre os lados esquerdo e direito. À medida que o examinador se move ao longo da face superior do ângulo da mandíbula, os dedos passam sobre a glândula parótida. Normalmente, a glândula não é palpável, mas quando ela apresenta alguma patologia (p. ex., caxumba), a sensação à palpação local é de uma textura "esponjosa" e não de uma textura óssea e dura normal.

Dentes. O examinador deve observar a posição, a falta ou a sensibilidade dos dentes. O examinador utiliza uma luva de borracha e palpa o interior da boca do paciente. Ao mesmo tempo, a região interna da bochecha e as gengivas podem ser palpadas em busca de patologias.

Osso hioide (anterior às vértebras C2-C3). Enquanto palpa o osso hioide (Fig. 4.40), o examinador solicita ao paciente que degluta. Normalmente, o osso move-se e não causa dor. O osso hioide faz parte da porção superior da traqueia.

Cartilagem tireóidea (anterior às vértebras C4-C5). Enquanto o pescoço está em posição neutra, a cartilagem tireóidea pode ser facilmente movida. Quando ele está em extensão, ela é distendida e o examinador pode sentir crepitações. A glândula tireoide, adjacente à cartilagem, pode ser palpada ao mesmo tempo. Se anormal ou inflamada, ela é sensível e seu volume está aumentado.

Processos mastoides. O examinador deve palpar o crânio, seguindo o aspecto posterior da orelha. Ele chega a um ponto do crânio onde o dedo mergulha. O ponto imediatamente antes da depressão é o processo mastoide (ver Fig. 3.78).

Parte cervical da coluna. Começando na face posterior, no occipício, o examinador palpa sistematicamente as estruturas posteriores do pescoço (processos espinhosos, articulações facetárias e músculos da região suboccipital), partindo da cabeça em direção aos ombros. Na face lateral, os processos transversos das vértebras, os gânglios linfáticos (palpáveis somente quando aumentados de volume) e os músculos devem ser palpados em busca de dor a palpação. No Capítulo 3, é apresentada uma descrição mais detalhada do exame dessas estruturas.

Diagnóstico por imagem

Pode-se recorrer às imagens diagnósticas apenas quando esses recursos produzirem informações que irão influenciar as decisões terapêuticas.[57,58]

Radiografia simples

Na incidência anteroposterior, o examinador deve observar a forma dos côndilos e os contornos normais. Na incidência lateral, o examinador deve verificar a forma e os contornos dos côndilos, a posição das cabeças condilares com a boca aberta e fechada (Fig. 4.41), a magnitude do movimento condilar (fechado *versus* aberto) e a relação entre a ATM e outras estruturas ósseas do crânio e da parte cervical da coluna (Fig. 4.42). O quadro a seguir relaciona as incidências radiográficas comumente obtidas para a ATM. Em alguns casos, o examinador pode solicitar a um odontologista uma radiografia panorâmica odontológica (Fig. 4.43), para que seja possível fazer a comparação de dentes nos dois lados do maxilar.

294 Avaliação musculoesquelética

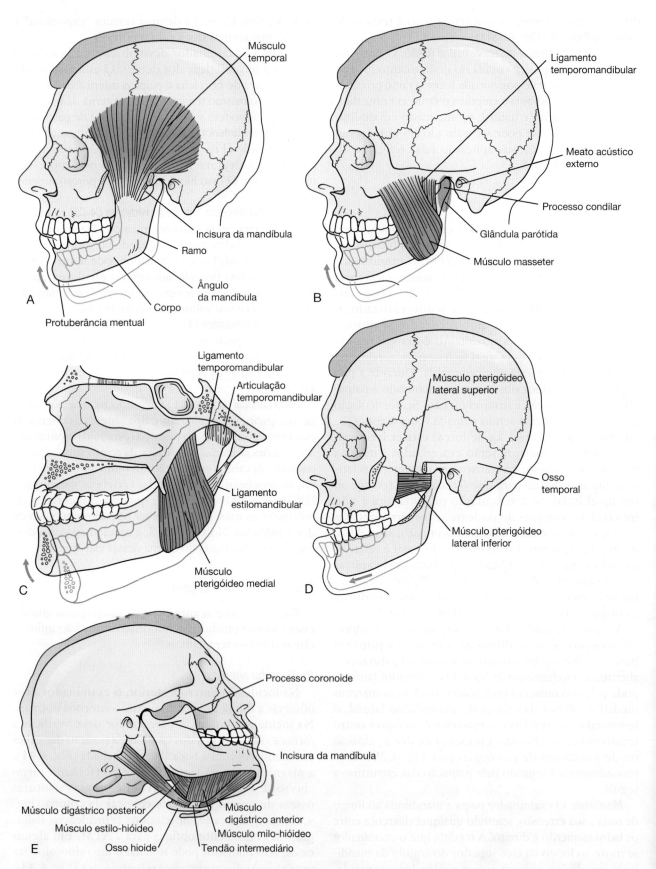

Figura 4.39 Músculos da articulação temporomandibular. (A) Músculo temporal. (B) Músculo masseter. (C) Músculo pterigóideo medial. (D) Músculos pterigóideos laterais inferior e superior. (E) Músculo digástrico. (Modificada de Okeson JP. *Management of temporomandibular disorders and occlusion*. St. Louis: CV Mosby, 1998. p. 18-20, 22.)

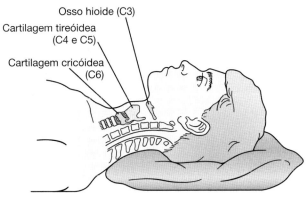

Figura 4.40 Posição do osso hioide, da cartilagem tireóidea e da cartilagem cricóidea.

Incidências radiográficas comuns das articulações temporomandibulares

- Incidência anteroposterior (boca fechada) (Fig. 4.44).
- Incidência em perfil (boca aberta e fechada) da ATM (Fig. 4.45).
- Incidência em perfil (boca fechada) (Fig. 4.46).
- Incidência em perfil (ATM e parte cervical da coluna) (Fig. 4.42).
- Incidência transcraniana (perfil oblíquo) (Fig. 4.47).
- Incidência submentovértice (Fig. 4.48).
- Incidência panorâmica odontológica (Fig. 4.43).

ATM: articulação temporomandibular.

Imagens ultrassonográficas diagnósticas

As ultrassonografias diagnósticas (USD) estão começando a ser utilizadas na avaliação da ATM. Sua vantagem é que essa técnica pode projetar a abertura e o fechamento dinâmicos da articulação.[59-61] Para que a USD seja de valia no exame de imagem da ATM, devem ser utilizados aparelhos de alta resolução (≥ 12 MHz).[57,62] De maneira

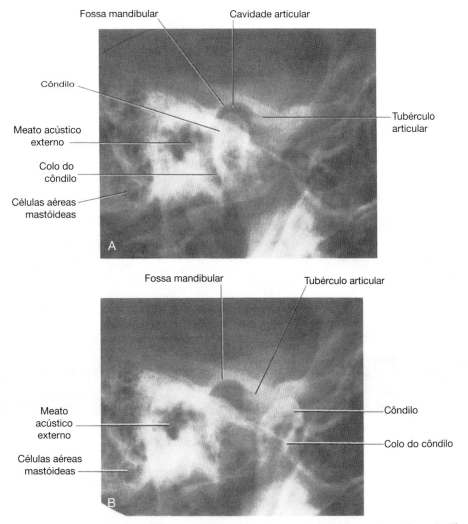

Figura 4.41 Radiografias da articulação temporomandibular direita. (A) Boca fechada. (B) Boca aberta. (De Liebgott B. *The anatomical basis of dentistry*. St. Louis: CV Mosby, 1986. p. 295. Cortesia do dr. Friedman.)

296 Avaliação musculoesquelética

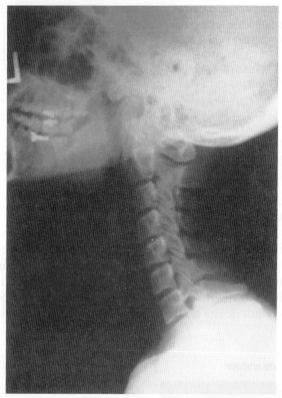

Figura 4.42   Radiografia lateral do crânio, articulação temporomandibular esquerda e parte cervical da coluna.

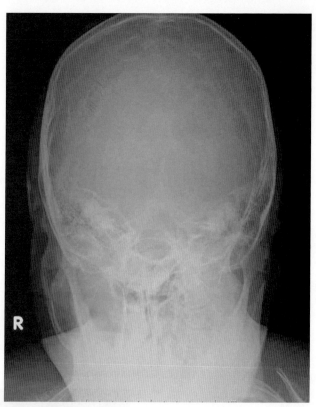

Figura 4.44   Incidência anteroposterior das articulações temporomandibulares (boca fechada).

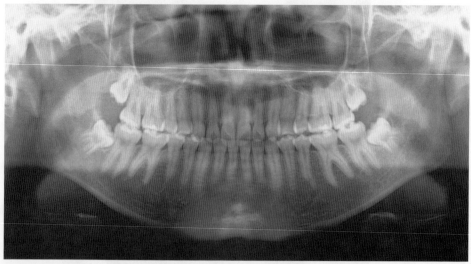

Figura 4.43   Radiografia panorâmica odontológica (De Kaneda T, Weber AL, Scrivani SJ et al.: Cysts, tumors, and nontumorous lesions of the jaw. In: Som PM, Curtin HD, editores: *Head and neck imaging*, 5.ed., St. Louis, 2011, Mosby, Inc.)

Capítulo 4 Articulação temporomandibular **297**

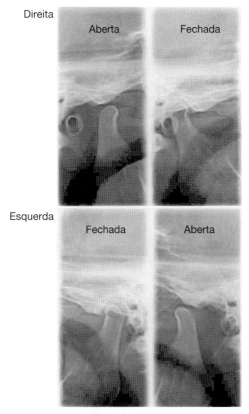

Figura 4.45 Incidência em perfil das articulações temporomandibulares (boca aberta e fechada).

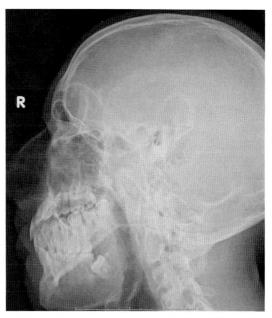

Figura 4.47 Incidência transcraniana (perfil oblíquo) (boca fechada).

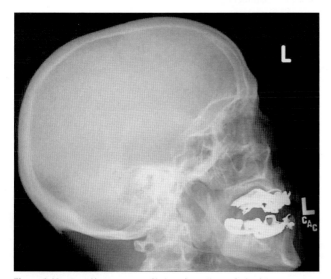

Figura 4.46 Incidência em perfil do crânio (boca fechada).

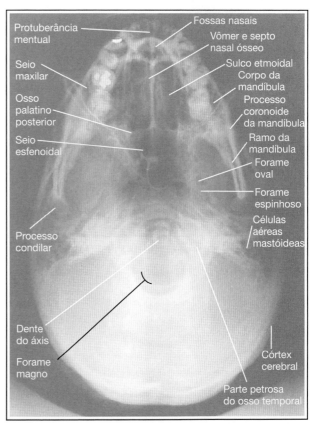

Figura 4.48 Imagem craniana em incidência submentovértice (Schueller) com posicionamento preciso. (De McQuillen Martensen K: *Radiographic image analysis*, 3.ed., St. Louis, 2011, WB Saunders Company, p. 525.)

similar às imagens por ressonância magnética (RM), a USD pode ser utilizada na detecção das relações normais entre côndilos e discos, deslocamento anterior do disco com e sem redução, derrame articular e doenças ósseas (Fig. 4.49).[57,62,63] Como com todas as técnicas de USD, a qualidade dependerá da experiência e treinamento do operador.[57,64]

Imagens por ressonância magnética

Os odontologistas consideram a imagem por RM como o padrão-ouro entre as técnicas de imagens para testar a confiabilidade dos achados clínicos na ATM.[14,59,60,62,64] Essa técnica é utilizada para diferenciar tecidos moles articulares, principalmente o disco, das estruturas ósseas. A sua vantagem é a utilização de radiação não ionizante (Figs. 4.50 e 4.51). A RM é contraindicada em pacientes com marca-passo, clipes vasculares intracranianos e partículas metálicas no olho ou em outras estruturas vitais.[57]

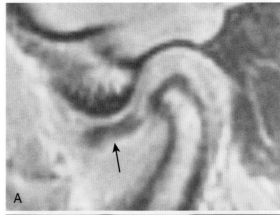

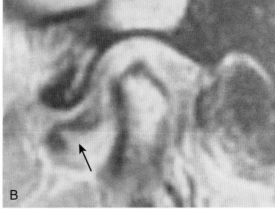

Figura 4.50 Bloqueio agudo da articulação temporomandibular em decorrência de luxação não reduzido de disco. (A) A imagem de ressonância magnética sagital, sequência *spin-echo* ponderada em T1 com a boca fechada mostra o disco deslocado (*seta*) anteriormente ao côndilo. (B) Na tentativa de abertura da boca, não ocorre uma translação apreciável do côndilo, mas o disco se dobra sobre si próprio na delgada zona intermediária, em decorrência do aumento da pressão exercida pelo côndilo. A configuração bicôncava normal do disco e a intensidade de sinal intradiscal normal são mantidas (*seta*). (De Resnick D, Kransdorf MJ: *Bone and joint imaging*, Philadelphia, 2005, WB Saunders, p. 516.)

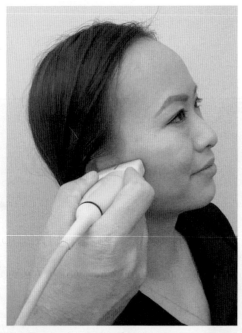

Figura 4.49 Exame ultrassonográfico da articulação temporomandibular.

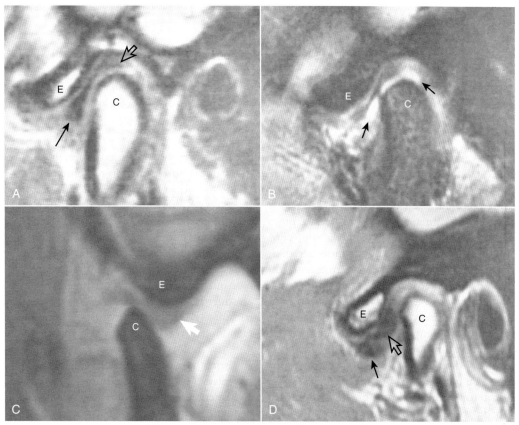

Figura 4.51 Imagem de ressonância magnética (RM) da articulação temporomandibular (ATM). (A) RM sagital, sequência *spin-echo* ponderada em T1 de uma ATM normal. A incidência com a boca fechada mostra uma elevada intensidade de sinal na medula condilar (*C*) e no tubérculo articular (*E*). O osso cortical circunjacente não está emitindo sinal. O disco, com baixa intensidade de sinal, está interposto entre o côndilo e a fossa; a zona intermediária se articula com o côndilo e a eminência, no local onde a aposição é maior. A *seta sólida* aponta para a faixa anterior e a *seta vazada* para a faixa posterior do disco. (B) A RM sagital com gradiente *echo*, usada para uma rápida varredura (pseudodinâmica), mostra o disco em posição normal com a boca fechada. A medula assume uma baixa intensidade de sinal nessa sequência; o líquido no espaço articular inferior torna-se claro (*setas*); o disco permanece com baixa intensidade de sinal. (C) Imagem sagital com gradiente *echo* de uma ATM normal com a boca aberta. A zona intermediária do disco mantém sua posição entre o côndilo (*C*) e a eminência (*E*), enquanto a faixa posterior desliza posteriormente ao côndilo (*seta*). (D) A RM sagital, sequência *spin-echo* ponderada em T1 em paciente com estalido e dor mostra desarranjo interno, com as faixas anterior (*seta sólida*) posterior (*seta vazada*) do disco deslocadas anteriormente em relação ao côndilo (*C*). C: côndilo; E: eminência. (De Resnick D, Kransdorf MJ: *Bone and joint imaging*, Philadelphia, 2005, WB Saunders, p. 509.)

Resumo da avaliação da articulação temporomandibular[a]

Observação: a patologia sob suspeita determinará quais os *Testes especiais* que devem ser realizados.
Anamnese
Observação
Exame
  Movimentos ativos
    Flexão do pescoço
    Extensão do pescoço
    Flexão lateral do pescoço (esquerda e direita)
    Rotação do pescoço (esquerda e direita)
    Extensão do pescoço abrindo a boca
    Avaliação da abertura funcional
    Avaliação do espaço livre
    Boca aberta
    Boca fechada (oclusão)
    Mensuração da protrusão da mandíbula
    Mensuração da retrusão da mandíbula
    Mensuração do desvio lateral da mandíbula (esquerda e direita)

  Mensuração do comprimento mandibular
  Deglutição e posição da língua
  Testes para os nervos cranianos (se necessário)
  Movimentos passivos (como nos movimentos ativos), se necessário
  Movimentos isométricos resistidos
    Boca aberta
    Boca fechada (oclusão)
    Desvio lateral da mandíbula
  Avaliação funcional
  Testes especiais
  Reflexos e distribuição cutânea
  Movimentos do jogo articular
  Palpação
  Diagnóstico por imagem

---

[a]Geralmente, toda a avaliação é realizada com o paciente sentado. Após qualquer exame, o paciente deve ser advertido quanto à possibilidade de exacerbação dos sintomas em decorrência da avaliação.

Estudo de casos

Ao estudar os casos a seguir, o examinador deve listar as questões apropriadas a serem respondidas e o motivo pelo qual elas estão sendo feitas, o que procurar e por que e que coisas devem ser testadas e por quê. Dependendo das respostas do paciente (e o examinador deve considerar diferentes respostas), várias causas possíveis do problema do paciente podem tornar-se evidentes (exemplos são apresentados entre parênteses). Uma tabela de diagnóstico diferencial deve ser elaborada. (Ver exemplo na Tab. 4.8). A seguir, o examinador pode decidir como diferentes diagnósticos podem afetar o plano de tratamento.

1. Uma dona de casa de 52 anos está sendo examinada por sentir um estalido doloroso no lado direito de sua mandíbula. Ela informa início recente de dor mandibular seguinte a uma consulta a seu odontologista para uma obturação dentária de rotina. A dor é unilateral e piora quando ela come. Ela sente dor próximo à sua ATM nesse lado, mas também relata que, segundo acredita, ainda está sentindo dor de dente, como sentia antes do procedimento odontológico, inclusive uma dor aguda ao tomar bebidas quentes ou frias. Descreva como você determinaria se o problema da paciente tem origem na ATM, no procedimento dentário ou em ambos.

2. Você está tratando um homem de 28 anos que participa de competições de tae kwon do. Durante um evento recente, ele recebeu um chute na boca. Embora estivesse usando um protetor bucal, o chute foi suficientemente forte a ponto de causar lesão em vários de seus dentes; o paciente também está sentindo dor na mandíbula esquerda. Ele sente dor ao abrir e fechar a boca, mas apenas no lado esquerdo. Ele sente dor mesmo nas ocasiões em que abre a boca para falar. Em decorrência da contusão presente na região lateral da face, você antecipa que parte do problema do paciente pode ter origem nos tecidos moles. Quais músculos que afetam o funcionamento da ATM deveriam ser palpados na avaliação desse paciente? Além disso, quais músculos deveriam ser testados manualmente e como você testaria cada um deles?

3. Uma mulher de 49 anos queixa-se de dor no pescoço e na articulação temporomandibular esquerda. A dor é pior quando ela come, especialmente quando ela mastiga à esquerda. Descreva o seu plano de avaliação para essa paciente (espondilose cervical *versus* disfunção temporomandibular; ver Tab. 4.8).

4. Uma mulher de 33 anos queixa-se de dor e estalidos ao abrir a boca, especialmente quando ela a abre bastante. Ela relata a ocorrência de um pequeno estalido durante o fechamento, mas com uma dor mínima. Descreva o seu plano de avaliação para essa paciente (artrite da articulação temporomandibular *versus* disfunção do disco temporomandibular).

5. Um jogador de hóquei de 18 anos relata que foi atingido na mandíbula enquanto jogava. Ele sente uma dor

TABELA 4.8

Diagnóstico diferencial entre a espondilose cervical e a disfunção da articulação temporomandibular

	Espondilose cervical	Disfunção da ATM
Anamnese	Início insidioso Pode queixar-se de dor referida no ombro, no membro superior ou na cabeça Rigidez do pescoço	Início insidioso Pode estar relacionada ao ato de morder algo duro Pode apresentar dor referida no pescoço ou na cabeça
Observação	Defesa muscular dos músculos do pescoço	Defesa muscular mínima ou ausente
Movimentos ativos	Limitação dos movimentos da parte cervical da coluna Movimentos normais da ATM	Os movimentos cervicais podem estar limitados quando comprimem ou forçam a ATM Os movimentos da ATM podem ou não ser dolorosos, mas a amplitude de movimento é alterada
Movimentos passivos	Restritos Pode apresentar *end feel* alterado: espasmo muscular ou osso com osso	Restritos
Movimentos isométricos resistidos	Relativamente normais Miótomos podem ser afetados	Normais
Testes especiais	Teste de Spurling pode ser positivo Teste de distração pode ser positivo	Nenhum
Reflexos e distribuição cutânea	Pode apresentar hiporreflexia dos reflexos tendíneos profundos Ver história de dor referida	Nenhum efeito Ver história de dor referida

ATM: articulação temporomandibular.

intensa e apresenta dificuldade para falar. Descreva o seu plano de avaliação para esse paciente (entorse cervical *versus* disfunção da articulação temporomandibular).

6. Um homem de 35 anos procura ajuda por apresentar bloqueio mandibular aberto. Descreva o seu plano de avaliação para esse paciente (disfunção do disco temporomandibular *versus* artrite temporomandibular).

7. Uma mulher de 42 anos queixa-se de dor na mandíbula e cefaleia. Há 3 dias, ela escorregou em uma escada molhada e caiu, tendo batido o queixo contra os degraus. Descreva o seu plano de avaliação para essa paciente (disfunção da articulação temporomandibular *versus* traumatismo cranioencefálico).

8. Uma mulher nervosa de 27 anos queixa-se de dor mandibular. Recentemente, ela começou a utilizar uma nova dentadura. Descreva o seu plano de avaliação para essa paciente (entorse cervical *versus* disfunção da articulação temporomandibular).

Conteúdo complementar

Este capítulo possui apêndice e vídeos em uma plataforma digital exclusiva.

Para ingressar no ambiente virtual, utilize o QR code abaixo, faça seu cadastro e digite a senha: magee7

O prazo para acesso a esse material limita-se à vigência desta edição.

Referências bibliográficas

1. Armijo-Olivo S, Fuentes J, Major PW, et al. The association between neck disability and jaw disability. J Oral Rehab. 2010;37(9):670–679.
2. Dimitroulis G. Temporomandibular disorders: a clinical update. BMJ. 1998;317:190–194.
3. Clark GT, Seligman DA, Solberg WK, et al. Guidelines for the examination and diagnosis of temporomandibular disorders. J Craniomand Disord. 1989;3:7–14.
4. Dimitroulis G, Dolwick MF, Gremillion HA. Temporomandibular disorders: clinical evaluation. Aust Dent J. 1995;40:301–305.
5. Gauer RL, Semidey MJ. Diagnosis and treatment of temporomandibular disorders. Am Fam Physician. 2015;91(6):378–386.
6. Okeson JP, de Leeuw R. Differential diagnosis of temporomandibular disorders and other orofacial pain disorders. Dent Clin North Am. 2011;55(1):105–120.
7. Zakrzewska JM. Differential diagnosis of facial pain and guidelines for management. Br J Anesth. 2013;111(1):95–104.
8. Rocabado M. Course Notes: Course on Temporomandibular Joints. Edmonton: Canada; 1979.
9. Shaffer SM, Brismée JM, Sizer PS, Courtney CA. Temporal mandibular disorders. Part one: anatomy and examination/diagnosis. J Man Manip Ther. 2014;22(1):2–12.
10. Rees LA. The structure and function of the mandibular joint. Br Dent J. 1954;96:125–133.
11. Kuroda S, Tanimoto K, Izawa T, et al. Biomechanical and biochemical characteristics of the mandibular condylar cartilage. Osteoarthritis Cartilage. 2009;17(11):1408–1415.
12. Dutton M. Orthopedic Examination, Evaluation and Intervention. New York: McGraw Hill; 2004.
13. Iglarsh ZA, Snyder-Mackler L. Temporomandibular joint and the cervical spine. In: Richardson JK, Iglarsh ZA, eds. Clinical Orthopedic Physical Therapy. Philadelphia: W.B. Saunders; 1994.
14. Emshoff R, Brandlmaier I, Bosch R, et al. Validation of the clinical diagnostic criteria for temporomandibular disorders for the diagnostic subgroup—disc derangement with reduction. J Oral Rehab. 2002;29:1139–1145.
15. Emshoff R, Brandlmaier I, Bertram S, Rudisch A. Comparing methods for diagnosing temporomandibular joint disk displacement without reduction. J Am Dent Assoc. 2002;133(4):442–451.
16. List T, Greene CS. Moving forward with the RDC/TMD. J Oral Rehab. 2010;37:731–733.
17. Schiffman EL, Truelove EL, Ohrbach R, et al. The research diagnostic criteria for temporomandibular disorders I: overview and methodology for assessment of validity. J Orofacial Pain. 2010;24:7–24.
18. Schiffman E, Ohrbach R, Truelove E, et al. Diagnostic criteria for temporomandibular disorders (DC/TMD) for clinical and research applications: recommendations of the International RDC/TMD Consortium Network and Orofacial pain special interest Group. J Oral Facial Pain Headache. 2014;28(1):6–27.
19. House JW, Brackmann DE. Facial nerve grading system. Otolaryngol Head Neck Surg. 1985;93:146–147.
20. Okeson JP. Management of Temporomandibular Disorders and Occlusion. St Louis: CV Mosby; 1998.
21. Trott PH. Examination of the temporomandibular joint. In: Grieve G, ed. Modern Manual Therapy of the Vertebral Column. Edinburgh: Churchill Livingstone; 1986.
22. Day LD. History taking. In: Morgan DH, House LR, Hall WP, et al., eds. Diseases of the Temporomandibular Apparatus. St Louis: C.V. Mosby; 1982.

23. Isberg-Holm AM, Westesson PL. Movement of the disc and condyle in temporomandibular joints with clicking. Acta Odontol Scand. 1982;40:151–164.

24. Bush FM, Butler JH, Abbott DM. The relationship of TMJ clicking to palpable facial pain. J Craniomand Pract. 1983;1:44–48.

25. Bourbon B. Craniomandibular examination and treatment. In: Myers R, ed. Saunders Manual of Physical Therapy Practice. Philadelphia: W.B. Saunders; 1995.

26. Kaplan AS. Examination and diagnosis. In: Kaplan AS, Assael LA, eds. Temporomandibular Disorders—Diagnosis and Treatment. Philadelphia: W.B. Saunders; 1991.

27. Hondo T, Shimoda T, Moses JJ, et al. Traumatically induced posterior disc displacement without reduction of the TMJ. J Craniomand Pract. 1994;12:128–132.

28. McNeill C, Mohl ND, Rugh JD, et al. Temporomandibular disorders: diagnosis, management, education and research. J Am Dent Assoc. 1990;120:253–260.

29. Curnette DC. The role of occlusion in diagnoses and treatment planning. In: Morgan DH, House LR, Hall WP, et al., eds. Diseases of the Temporomandibular Apparatus. St Louis: C.V. Mosby; 1982.

30. Enlow DH. Handbook of Facial Growth. Philadelphia: W.B. Saunders; 1975.

31. Mew J. Tongue posture. Br J Orthod. 1981;8:203–211.

32. Petty NJ, Moore AP. Neuromusculoskeletal Examination and Assessment—A Handbook for Therapists. London: Churchill Livingstone; 1998.

33. Grondin F, Hall T, von Piekartz H. Does altered mandibular position and dental occlusion influence upper cervical movement: a cross sectional study of asymptomatic people. Musculoskel Sci Pract. 2017;27:85–90.

34. Walker N, Bohanen RW, Cameron D. Discriminant validity of temporomandibular joint range of motion measurements obtained with a ruler. J Orthop Sports Phys Ther. 2000;30:484–492.

35. Mitchel B, Cummins C, LeFebvre R. Temporal Mandibular Joint Disorders (TMD): A Clinical Assessment. University of Western States College of Chiropractic; 2015.

36. Friedman M, Weisberg J. Screening procedures for temporomandibular joint dysfunction. Am Fam Physician. 1982;25:157–160.

37. Kropmans T, Dijkstra P, Stegenga B, et al. Smallest detectable difference of maximal mouth opening in patients with painful restricted temporomandibular joint function. Eur J Oral Sci. 2000;108:9–13.

38. Friedman MH, Weisberg J. The temporomandibular joint. In: Gould JA, ed. Orthopedic and Sports Physical Therapy. St Louis: C.V. Mosby; 1990.

39. Yatani H, Sonoyama W, Kuboki T, et al. The validity of clinical examination for diagnosing anterior disc displacement with reduction. Oral Surg Oral Med Oral Pathol Oral Radiol Endod. 1998;85:647–653.

40. Yatani H, Suzuki K, Kuboki T, et al. The validity of clinical examination for diagnosing anterior disc displacement without reduction. Oral Surg Oral Med Oral Pathol Oral Radiol Endod. 1998;85:654–660.

41. Look JO, John MT, Tai F, et al. The research diagnostic criteria for temporomandibular disorders II: reliability of axis I diagnoses and selected clinical measures. J Orofacial Pain. 2010;24:25–34.

42. Ohrbach R, Turner JA, Sherman JJ, et al. The research diagnostic criteria for temporomandibular disorders IV: evaluation of psychometric properties of the axis II measures. J Orofacial Pain. 2010;24:48–62.

43. Schiffman EL, Ohrbach R, Truelove EL, et al. The research diagnostic criteria for temporomandibular disorders V: methods used to establish and validate revised axis I diagnostic algorithms. J Orofacial Pain. 2010;24:63–78.

44. Anderson GC, Gonzalez YM, Ohrbach R, et al. The research diagnostic criteria for temporomandibular disorders VI: future directions. J Orofacial Pain. 2010;24:79–88.

45. Sugisaki M, Kino K, Yoshida N, et al. Development of a new questionnaire to assess pain-related limitations of daily functions in Japanese patients with temporomandibular disorders. Community Dent Oral Epidemiol. 2005;33:384–395.

46. Ohrbach R, Larsson P, List T. The jaw functional limitation scale: development, reliability and validity of 8-item and 20-item v ersions. J Orofacial Pain. 2008;22:219–230.

47. Stegenga B, de Bont LG, de Lecuw R, et al. Assessment of mandibular function impairment associated with temporomandibular joint osteoarthrosis and internal derangement. J Orofacial Pain. 1993;7:183–195.

48. Kropmans TJ, Dijkstra PU, van Veen A, et al. The smallest detectable difference of mandibular function impairment in patients with a painfully restricted temporomandibular joint. J Dent Res. 1999;78:1445–1449.

49. Sudheesh KM, Desai R, Bharani S, Katta N. Assessment of mandibular function using mandibular function impairment questionnaire after closed treatment of unilateral mandibular condyle fractures. Int J Oral Health Med Res. 2016;3(1):28–30.

50. Caputo ND, Raja A, Shields C, Menke N. Re-evaluating the diagnostic accuracy of the tongue blade test: still useful as a screening tool for mandibular fractures? J Emerg Med. 2013;45(1):8–12.

51. Alonso LL, Purcell TB. Accuracy of the tongue blade test and patients with suspected mandibular fracture. J Emerg Med. 1995;13(3):297–304.

52. Schwab RA, Genners K, Robinson WA. Clinical predictors of mandibular fractures. Am J Emerg Med. 1998;16(3):304–305.

53. Malhotra R, Dunning J. The utility of the tongue blade test for the diagnosis of mandibular fracture. Emerg Med J. 2003;20(6):552–553.

54. Friedman MH, Weisberg J. Application of orthopedic principles in evaluation of the temporomandibular joint. Phys Ther. 1982;62:597–603.

55. Rocabado M. Arthrokinematics of the temporomandibular joint. Dent Clin North Am. 1983;27:573–594.

56. Langendoen J, Muller J, Jull GA. Retrodiscal tissue of the temporomandibular joint: clinical anatomy and its role in diagnosis and treatment of arthropathies. Man Ther. 1997;2:191–198.

57. Bas B, Yilmaz N, Gökce E, Akan H. Diagnostic value of ultrasonography and temporomandibular disorders. J Oral Maxillofac Surg. 2011;69(5):1304–1310.

58. Emshoff R, Innerhofer K, Rudisch A, Bertram S. Clinical versus magnetic resonance imaging findings with internal derangement of the temporomandibular joint: an evaluation of anterior disc displacement without reduction. J Oral Maxillofacial Surg. 2002;60(1):36–41.

59. Emshoff R, Bertram S, Rudisch A, Gassner R. The diagnostic value of ultrasonography to determine the temporomandibular joint disk position. Oral Surg Oral Med Oral Pathol Oral Radiol Endod. 1997;84(6):688–696.

60. Hechler BL, Phero JA, Van Mater H, Matthews NS. Ultrasound versus magnetic resonance imaging of the temporomandibular joint and juvenile idiopathic arthritis: a systematic review. Int J Oral Maxillofac Surg. 2018;47(1):83–89.

61. Klatkiewicz T, Gawriolek K, Radzikowska MP, Czajka-Jakubowska A. Ultrasonography in the diagnosis of temporoman-

dibular joints: a meta-analysis. Med Sci Monit. 2018;24:812–817.

62. Kaya K, Dulgeroglu D, Unsal-Delialioglu S, et al. Diagnostic value of ultrasonography evaluation of temporomandibular joint anterior disc displacement. J Cranio-Maxillo-Fac Surg. 2010;38(5):391–395.

63. Kundu H, Basavaraj P, Kote S, et al. Assessment of TMJ disorders using ultrasonography as a diagnostic tool: a review. J Clin Diagn Res. 2013;7(12):3116–3120.

64. Manfredini D, Guarda-Nardini L. Ultrasonography of the temporomandibular joint: a literature review. Int J Oral Maxillofac Surg. 2009;38(12):1229–1236.

65. Neiner J, Free R, Caldito G, et al. Tongue blade bite test predicts mandibular fractures. Craniomaxillofac Trauma Reconstr. 2016;9(2):121–124.

Ombro

O pré-requisito para qualquer tratamento de um paciente com dor na região do ombro é o preciso e completo conhecimento do quadro clínico dos sinais e sintomas, conforme a sua apresentação durante a avaliação e a sua manifestação até aquele momento. Esse conhecimento assegura a utilização de técnicas adequadas para o tratamento da condição e a avaliação do grau de êxito, levando-se em consideração o contexto. A dor no ombro pode ser causada por uma doença intrínseca das articulações do ombro, por mais de uma estrutura nessa articulação, ou por uma patologia localizada nas estruturas periarticulares, ou pode ser originária de patologia localizada na parte cervical da coluna, no tórax ou nas vísceras. Como complicador, não existe padrão álgico único para tecidos específicos no ombro. Em sua maioria, os tecidos doloridos no ombro exibem um padrão álgico similar.[1] Por exemplo, as lesões de tendão, a síndrome do manguito rotador, as lesões do lábio superior de anterior para posterior (lesões SLAP), a osteoartrite e a instabilidade do ombro exibem sintomas semelhantes.[1] Em geral, a enfermidade está relacionada ao nível de atividade, e a idade pode desempenhar um papel importante. A avaliação do complexo do ombro é difícil em decorrência do grande número de estruturas (a maior parte localizada em uma pequena área), de seus diversos movimentos e das inúmeras lesões que podem ocorrer dentro ou fora das articulações. Influências como dor referida da parte cervical da coluna, e a possibilidade da presença simultânea de mais de uma lesão, bem como a dificuldade para decidir o peso de cada resposta, tornam a compreensão do exame ainda mais difícil. A avaliação da região do ombro, com frequência, necessita de uma avaliação das partes cervical (ver Cap. 3) e torácica da coluna (ver Cap. 8), em especial das costelas, para descartar sintomas referidos. O examinador deve estar capacitado para incluir a parte cervical da coluna e seu exame de rastreamento, para que seja esclarecido qualquer problema envolvendo nervos periféricos e raízes nervosas.

Anatomia aplicada

Articulação glenoumeral é uma articulação sinovial multiaxial do tipo "bola e soquete", que depende principalmente dos músculos e dos ligamentos, em vez dos ossos, para seu suporte, estabilidade e integridade.[2] Por essa razão, a avaliação dos músculos e ligamentos/cápsulas pode ter um papel muito importante na avaliação do ombro. O **lábio** (anel de fibrocartilagem) circunda e aprofunda a cavidade glenoidal da escápula em cerca de 30 a 50% (Fig. 5.1).[3,4] O lábio funciona como um "bloco de calço", aumenta a profundidade da cavidade glenoidal, opõe resistência à translação, possibilita a **compressão da concavidade** (i. e., quando a cabeça do úmero é comprimida na cavidade glenoidal pelo manguito rotador), centraliza a cabeça do úmero na cavidade glenoidal e ajuda a manter a pressão negativa no interior da articulação – todos esses aspectos ajudam na estabilização da articulação glenoumeral.[4] Somente uma parte da cabeça do úmero encontra-se constantemente em contato com a cavidade glenoidal a qualquer momento. Essa articulação possui três eixos e três graus de liberdade. A posição de repouso da articulação glenoumeral é de 55° de abdução e 30° de adução horizontal. A posição de congruência máxima da articulação é a de abdução completa e rotação lateral. Quando a articulação encontra-se relaxada, o úmero repousa no centro da cavidade glenoide; com a contração dos músculos do manguito rotador, ele é empurrado ou trasladado para a posição anterior, posterior, inferior ou superior ou para qualquer combinação desses movimentos. Esse movimento é pequeno, mas, se não ocorrer, o movimento completo será impossível. Na posição de repouso, a cavidade glenoidal apresenta uma inclinação superior de 5° e uma retroversão de 7° (rotação medial discreta). **Torção umeral** é a posição relativa da cabeça do úmero e do eixo do cotovelo na parte distal do úmero (Fig. 5.2).[5] A quantidade de torção é determinada por fatores genéticos e também relacionados com a atividade; uma retrotorção mais expressiva é comumente observada no membro dominante. A retrotorção é maior ao nascimento, diminui no início da adolescência e comumente se normaliza um pouco depois, ainda na adolescência.[6-9] A quantidade de torção presente afeta as rotações medial e lateral do ombro; normalmente varia de −5° até +50°; nas crianças, o ângulo é menor.[10,11] Quanto maior for o ângulo de torção (i. e., menos retroversão), maior será a quantidade de rotação lateral possível para o paciente.[10,12] O ângulo entre o colo e a diáfise do úmero é de aproximadamente 130°, ao passo que a cabeça do úmero apresenta uma retroversão de 25° a 30° em adultos (cerca de 75° em bebês) em relação à linha que une os epicôndilos (Fig. 5.3).[4,13,14] A retroversão pode ser maior em atletas que realizam movimentos de

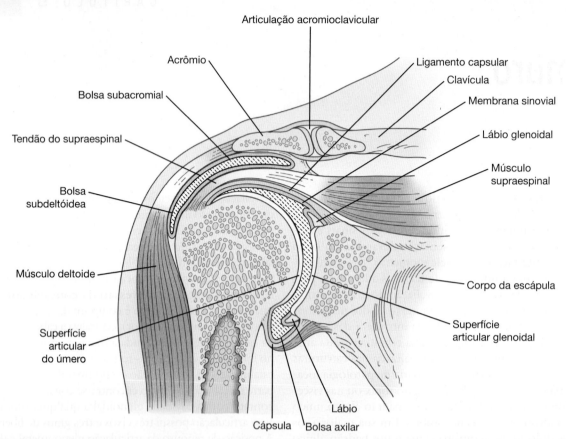

Figura 5.1 Vista anterior em seção transversal no plano frontal da articulação glenoumeral direita. Observe as bolsas subacromial e subdeltóidea no interior do espaço subacromial. A bolsa e o revestimento sinovial estão ilustrados na área tracejada. Também podem ser observados os músculos deltoide e supraespinal. (Reproduzida de Neuman DA: *Kinesiology of the musculoskeletal system: foundations for rehabilitation*, 2.ed, St. Louis, 2010, Mosby/Elsevier, p. 143.)

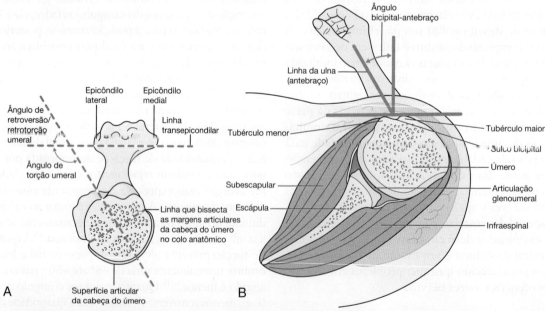

Figura 5.2 (A) O ângulo de retroversão da cabeça do úmero é o ângulo entre a linha que bissecta as margens articulares umerais e a linha que une os epicôndilos no cotovelo. (B) Ângulo bicipital-antebraço (ABA): o ângulo entre o eixo epicondilar (porção distal do úmero) e uma linha que conecta os dois tubérculos (porção proximal do úmero) representa a torção do úmero. Tendo em vista que a ulna é perpendicular ao eixo epicondilar, o ângulo entre a ulna e a vertical é uma medida da **retroversão umeral**. (A, Modificada de Van Hoof T, Vangestel C, Shacklock M et al.: Asymmetry of the ULNT1 elbow extension range-of-motion in a healthy population: consequences for clinical practice and research. *Phys Ther Sport* 13:141-149, 2011. B, Reproduzida de Dashottar A, Borstad JD: Validity of measuring humeral torsion using palpation of bicipital tuberosities, *Physiother Theory Pract* 29(1):67-74, 2013.)

arremesso com o braço acima da cabeça (i. e., a retroversão é condicionada pelos repetidos arremessos), como os arremessadores de beisebol e os tenistas, que tentam manter a rotação lateral máxima no ombro.[5,6,14-21] Isso pode levar a um **déficit de rotação medial da glenoumeral (DRMG)** aumentado e também a um incremento na rotação lateral, com possível instabilidade posterior.[22-25] Por outro lado, os nadadores exibem retroversão praticamente igual tanto no ombro dominante como no não dominante, visto que a natação é um esporte bilateral, no qual os dois ombros comumente realizam a mesma ação (i. e., no estilo livre).[26]

Articulação glenoumeral

Posição de repouso:	40-55° de abdução, 30° de adução horizontal (plano da escápula)
Posição de congruência máxima:	Abdução completa, rotação lateral
Padrão capsular:	Rotação lateral, abdução, rotação medial

Os músculos do manguito rotador desempenham um papel fundamental no movimento do ombro. O seu posicionamento sobre o úmero pode ser observado ao "cobrir" o ombro com a mão, mantendo o polegar direcionado para a frente, conforme a Figura 5.4. O tendão do bíceps braquial (Fig. 5.5) está localizado entre os dedos polegar e indicador, em uma posição imediatamente anterior ao dedo indicador. O tendão da cabeça longa do bíceps braquial tem origem no tubérculo supraglenoidal da escápula, medindo aproximadamente 9 cm de comprimento.[27] A **polia de reflexão do bíceps** consiste no ligamento glenoumeral superior, ligamento coracoumeral e fibras profundas dos tendões do supraespinal e do subescapular; ela ajuda na estabilização da cabeça longa do bíceps em seu trajeto sobre a interlinha articular, estando firmemente fixada ao lábio superior. A polia de reflexão do bíceps faz uma volta de 30° a 40°, onde é estabilizada pelas estruturas do intervalo rotador ao deixar a articulação.[28-30] O tendão avança profundamente ao ligamento coracoumeral e através do intervalo rotador, antes de deixar a articulação.[30] Lesões na polia estão associadas a lacerações

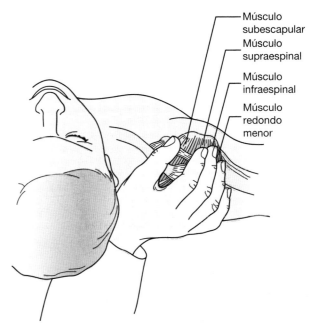

Figura 5.4 Posicionamento do manguito rotador com o polegar sobre o músculo subescapular, o dedo indicador sobre o músculo supraespinal, o dedo médio sobre o músculo infraespinal e o dedo anular sobre o redondo menor.

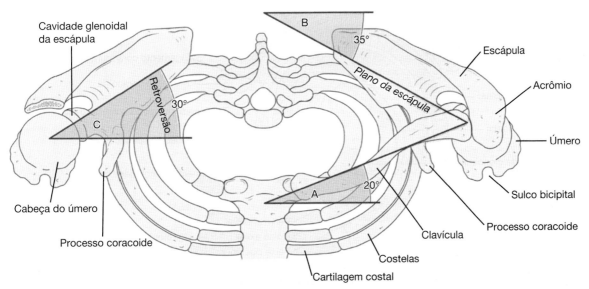

Figura 5.3 Vista superior dos dois ombros na posição anatômica. Ângulo A: a clavícula exibe um desvio de aproximadamente 20° posterior ao plano frontal. Ângulo B: a escápula (plano da escápula) está desviada em cerca de 35° anterior em relação ao plano frontal. Ângulo C: retroversão da cabeça do úmero de aproximadamente 30° posterior ao eixo mediolateral no cotovelo. A clavícula e o acrômio direitos foram removidos para a exposição do topo da articulação glenoumeral direita. (Reproduzida de Neuman DA: *Kinesiology of the musculoskeletal system: foundations for rehabilitation*, 2.ed, St. Louis, 2010, Mosby/Elsevier, p. 123.)

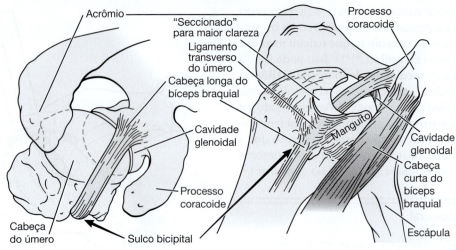

Figura 5.5 O aparelho bicipital.

do manguito rotador, lesões SLAP, bem como a instabilidade e lacerações do bíceps braquial.[28] A cabeça longa (e também a curta) do bíceps braquial estabiliza anteriormente a articulação glenoumeral, atuando como um depressor dinâmico da cabeça do úmero.[30,31] A polia está mais vulnerável a lesões diante de uma carga de cisalhamento por ocasião de uma flexão anterior, em rotação neutra ou medial.[27,30] O manguito rotador controla os movimentos osteocinemático e artrocinemático da cabeça do úmero na glenoide e, com o bíceps braquial, abaixa a cabeça do úmero durante os movimentos de elevação.

Os principais ligamentos da articulação glenoumeral – os ligamentos glenoumerais superior, médio e inferior – desempenham um papel importante na estabilização do ombro (Fig. 5.6).[32,33] A principal função do ligamento glenoumeral superior é limitar a translação inferior em adução. Ele também restringe a translação anterior e a rotação lateral até a abdução de 45°. O ligamento glenoumeral médio, ausente em 30% da população, limita a rotação lateral entre 45 e 90° de abdução. O ligamento glenoumeral inferior é o mais importante dos três ligamentos. Ele possui um feixe anterior e um feixe posterior

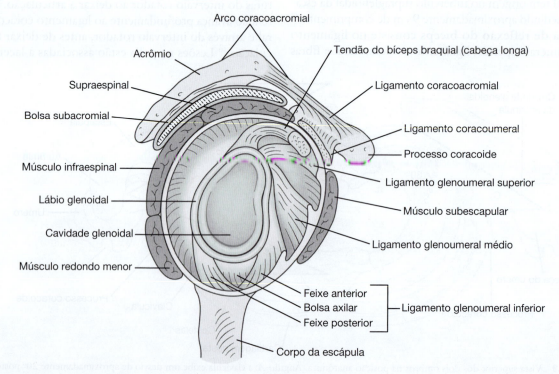

Figura 5.6 Aspecto lateral da superfície interna da articulação glenoumeral direita. O úmero foi removido para exposição dos ligamentos capsulares e da cavidade glenoidal. Observe o saliente arco coracoacromial e a bolsa subacromial subjacente *(branco tracejado)*. Os quatro músculos do manguito rotador estão ilustrados em *cinza-escuro*. (Reproduzida de Neuman DA: *Kinesiology of the musculoskeletal system: foundations for rehabilitation*, 2.ed, St. Louis, 2010, Mosby/Elsevier, p. 139.)

com uma "bolsa axilar" fina entre ambos, atuando de modo muito semelhante a uma rede ou tipoia. Ele apoia a cabeça do úmero acima de 90° de abdução, limitando a translação inferior, enquanto o feixe anterior fica sob tensão na rotação lateral e o feixe posterior na rotação medial.[34] A rotação lateral excessiva, como observada em esportes de arremesso, pode acarretar estiramento da parte anterior do ligamento (e cápsula), aumentando a frouxidão glenoumeral.[35] O ligamento coracoumeral basicamente limita a translação inferior e ajuda a limitar a rotação lateral abaixo de 60° de abdução. Ele também ajuda a estabilizar a cabeça longa do bíceps braquial.[29] Esse ligamento é encontrado no intervalo rotador, entre a borda anterior do tendão do supraespinal e a borda superior do tendão do subescapular, portanto o ligamento une os dois tendões anteriormente (Fig. 5.7).[36-38] O **intervalo rotador** é o espaço anatômico limitado pelos músculos subescapular e supraespinal e o processo coracoide.[39] Ele consiste em fibras do ligamento coracoumeral, ligamentos glenoumerais médio e superior, tendão da cabeça longa e polia do tendão do bíceps braquial, cápsula da articulação glenoumeral e parte dos tendões do supraespinal e do subescapular.[38,40] O papel do intervalo rotador é o de estabilizador passivo da articulação glenoumeral,

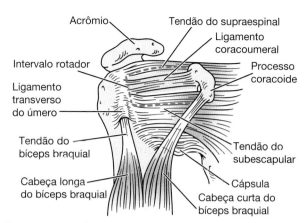

Figura 5.7 Intervalo rotador *(entre as linhas tracejadas)* mostrando a relação entre o tendão do supraespinal, o tendão do subescapular e o ligamento coracoumeral.

atuando como uma "rédea de controle" contra movimentos excessivos e contra a translação glenoumeral posteroinferior.[39,40] A lesão nessas estruturas pode resultar na formação de contraturas (p. ex., ombro congelado), instabilidade do tendão do bíceps e instabilidade glenoumeral anterior.[38] Consultar a Tabela 5.1 para informações sobre estruturas que limitam o movimento em graus

TABELA 5.1

Estruturas que limitam o movimento nos diferentes graus de abdução

Ângulo de abdução	Rotação lateral	Neutro	Rotação medial
0°	Ligamento GU superior Cápsula anterior	Ligamento coracoumeral Ligamento GU superior Cápsula (anterior e posterior) Supraespinal	Cápsula posterior
0°–45° (observe: 30°–45° de abdução no plano da escápula [posição de repouso] – frouxidão máxima do ombro)	Ligamento coracoumeral Ligamento GU superior Cápsula anterior	Ligamento GU médio Cápsula posterior Subescapular Infraespinal Redondo menor	Cápsula posterior
45°–60°	Ligamento GU médio Ligamento coracoumeral Ligamento GU inferior (faixa anterior) Cápsula anterior	Ligamento GU médio Ligamento GU inferior (especialmente a faixa anterior) Subescapular Infraespinal Redondo menor	Ligamento GU inferior (faixa posterior) Cápsula posterior
60°–90°	Ligamento GU inferior (faixa anterior) Cápsula anterior	Ligamento GU inferior (especialmente a faixa posterior) Ligamento GU médio	Ligamento GU inferior (faixa posterior) Cápsula posterior
90°–120°	Ligamento GU inferior (faixa anterior) Cápsula anterior	Ligamento GU inferior	Ligamento GU inferior (faixa posterior) Cápsula posterior
120°–180°	Ligamento GU inferior (faixa anterior) Cápsula anterior	Ligamento GU inferior	Ligamento GU inferior (faixa posterior) Cápsula posterior

GU: glenoumeral.
Dados de Curl LA, Warren RF: Glenohumeral joint stability – selective cutting studies on the static capsular restraints, *Clin Orthop Relat Res* 330:54-65, 1996; e Peat M, Culham E: Functional anatomy of the shoulder complex, In: Andrews JR, Wilks KE, editores: *The athlete's shoulder*, New York, 1994, Churchill Livingstone.

diferentes de abdução.[34,41] O ligamento coracoacromial forma um arco sobre a cabeça do úmero, atuando como um bloqueio para a translação superior.[42] O ligamento transverso do úmero forma um teto sobre o sulco bicipital, para manter o tendão da cabeça longa do bíceps no interior do sulco. O padrão capsular da articulação glenoumeral é de uma rotação lateral muito limitada, seguida por abdução e rotação medial. Ramos do fascículo posterior do plexo braquial e dos nervos supraescapular, axilar e peitoral lateral inervam a articulação.

A **articulação acromioclavicular** é uma articulação sinovial plana que aumenta a amplitude de movimento (ADM) do úmero na glenoide (Fig. 5.8). Os ossos que constituem essa articulação são o processo acromial da escápula e a extremidade lateral da clavícula. O acrômio pode apresentar diferentes formas ou tipos de superfície inferior: tipo I, plano (17%), tipo II, curvo (43%), tipo III, em gancho (39%), e tipo IV, convexo (i. e., curvado para cima) (1%) (Fig. 5.9).[43] Cerca de 70% das lacerações do manguito rotador estão associadas à presença de um acrômio em gancho.[43] Alguns autores acreditam que o acrômio em gancho não é uma variante anatômica, mas sim o resultado da ossificação do ligamento coracoacromial em seu ponto de inserção no acrômio.[44] A articulação possui três graus de liberdade. Uma cápsula fibrosa circunda a articulação. Um disco articular pode ser encontrado no interior da articulação. Raramente, o disco separa as superfícies articulares do acrômio e da clavícula. A força dessa articulação depende de ligamentos. Os ligamentos acromioclaviculares circundam a articulação e controlam o movimento horizontal da clavícula.[45] Em geral, esses são os primeiros ligamentos a serem lesionados quando a articulação é submetida a um estresse. O ligamento coracoclavicular é o principal suporte da articulação acromioclavicular. Ele possui duas porções: a conoide (medial) e a trapezoide (lateral); essas porções controlam o movimento vertical da clavícula.[45,46] Quando ocorre uma deformidade em degrau, significa que esse ligamento sofreu laceração. Na posição de repouso da articulação, o membro superior repousa ao lado do corpo na posição ereta normal. Na posição de congruência máxima da articulação acromioclavicular, o membro superior encontra-se em abdução de 90°. A indicação da existência de um padrão capsular na articulação é a dor na ADM extrema, em especial na adução horizontal (flexão cruzada) e elevação completa. Essa articulação é inervada por ramos do nervo supraescapular e peitoral lateral.

A **articulação esternoclavicular**, juntamente com a articulação acromioclavicular, permite que o úmero se mova na cavidade glenoidal, por meio de uma abdução completa de 180° (Fig. 5.10). Trata-se de uma articulação sinovial em forma de sela com três graus de liberdade, sendo constituída pela extremidade medial da clavícula,

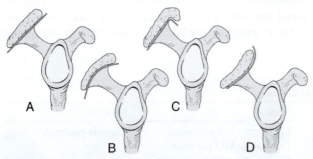

Figura 5.9 Morfologia do acrômio. (A) Plano. (B) Encurvado. (C) Em gancho. (D) Convexo (curvado para cima).

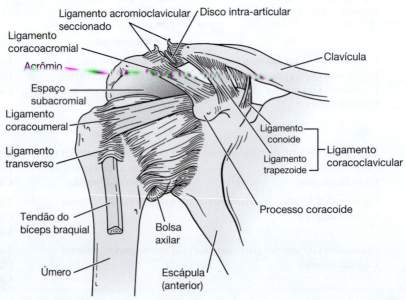

Figura 5.8 Vista anterior das articulações glenoumeral e acromioclavicular direitas. Observe o espaço subacromial ou o desfiladeiro supraespinal localizados entre o topo da cabeça do úmero e a face inferior do acrômio. (Modificada de Neumann DA. *Kinesiology of the musculoskeletal system: foundations for physical rehabilitation*. St. Louis: Mosby, 2002. p. 107.)

Articulação acromioclavicular

Posição de repouso:	Membro superior lateral ao corpo, na posição fisiológica normal
Posição de congruência máxima:	90° de abdução
Padrão capsular:	Dor nos extremos da amplitude de movimento, em especial na adução horizontal e na elevação completa

pelo manúbrio esternal e pela cartilagem da primeira costela. É a articulação que une o esqueleto apendicular ao esqueleto axial.[47] Existe um disco considerável entre as duas superfícies articulares ósseas. A cápsula é mais espessa na parte anterior que na parte posterior. O disco separa as superfícies articulares da clavícula e do esterno e aumenta de modo significativo a estabilidade da articulação, em decorrência de suas fixações, impedindo o deslocamento medial da clavícula. Assim como a articulação acromioclavicular, a estabilidade dessa articulação depende de ligamentos. Os ligamentos da articulação esternoclavicular incluem os ligamentos esternoclaviculares anterior e posterior, que sustentam a articulação nas partes anterior e posterior, e o ligamento interclavicular, e o ligamento costoclavicular, que se inicia na clavícula e termina na primeira costela e sua cartilagem. Esse é o principal ligamento que mantém a integridade da articulação esternoclavicular. Os movimentos possíveis nessa articulação e na articulação acromioclavicular são elevação, depressão, protração, retração e rotação. A posição de congruência máxima da articulação esternoclavicular é de rotação completa ou máxima da clavícula, que ocorre quando a parte superior do braço encontra-se em elevação completa. A posição de repouso e o padrão capsular são iguais aos da articulação acromioclavicular. A articulação é inervada por ramos do nervo supraclavicular anterior e pelo nervo do músculo subclávio. Os vasos mais importantes e a traqueia repousam na parte posterior, próximas às articulações esternoclavicular e do esterno (ver Fig. 5.10B).[47]

Articulação esternoclavicular

Posição de repouso:	Membro superior lateral ao corpo, na posição fisiológica normal
Posição de congruência máxima:	Elevação e protração completas
Padrão capsular:	Dor nos extremos da amplitude de movimento, em especial na adução horizontal e na elevação completa

Embora a **articulação escapulotorácica** não seja de fato uma articulação, ela é fundamental para o complexo do ombro, devendo ser considerada em qualquer avaliação, visto que uma escápula estável capacita o restante do ombro a funcionar de forma correta. Alguns textos a denominam articulação escapulocostal. Essa "articulação" consiste no corpo da escápula e nos músculos que cobrem a parede torácica posterior. Os músculos que atuam sobre a escápula auxiliam no controle do seu movimento. A borda medial da escápula não é paralela aos processos espinhosos, mas apresenta uma angulação de aproximadamente 3° (de cima para baixo). Em relação ao plano sagital, a escápula está localizada 20 a 30° à frente.[32] Uma vez que não se trata, de fato, de uma articulação, ela não possui um padrão capsular nem uma posição de congruência máxima. A posição de repouso dessa articulação é igual à da articulação acromioclavicular. A escápula

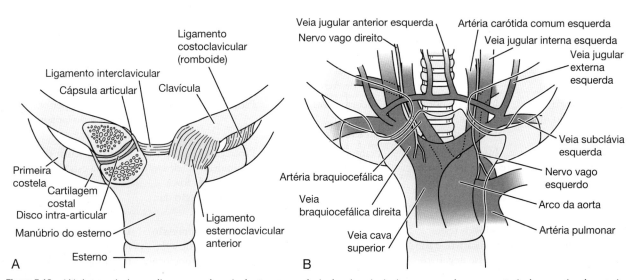

Figura 5.10 (A) Anatomia óssea e ligamentar da articulação esternoclavicular. As principais estruturas de sustentação incluem a cápsula anterior, a cápsula posterior, o ligamento interclavicular, o ligamento costoclavicular (romboide) e o disco e o ligamento intra-articular. (B) Anatomia retroesternal. Observe a proximidade da articulação esternoclavicular à traqueia, ao arco aórtico e à veia braquiocefálica. (Reproduzida de Higginbotham TO, Kuhn JE: Atraumatic disorders of the sternoclavicular joint. *J Am Acad Ortho Surg* 2005 13:139.)

312 Avaliação musculoesquelética

estende-se do processo espinhoso T2 ao processo espinhoso T7 ou T9, dependendo do seu tamanho. Visto que a escápula é uma base estável para os músculos do manguito rotador, os músculos que controlam seus movimentos devem ser fortes e equilibrados, uma vez que a articulação direciona as forças provenientes do tronco e dos membros inferiores para o membros superiores.[48]

Durante a avaliação do ombro, em especial em atletas e pessoas que trabalham realizando movimentos com o braço acima da cabeça, é importante não examinar tão somente o ombro, mas também toda a cadeia cinética (Tabela 5.2).[49] **Cadeia cinética** refere-se à ligação dos vários segmentos do corpo que possibilitam a transferência de forças e de movimentos com início nos pés, membros inferiores, centro do corpo (*core*) e tronco, proporcionando uma base de sustentação e gerando energia ou potência que poderá ser transferida para os ombros, os braços e as mãos.[50-53] Alterações, déficits ou rupturas em algum desses segmentos poderão resultar em diminuição do desempenho e na ocorrência de lesões.[18,50] Ao avaliar um indivíduo ativo, frequentemente será importante considerar a cadeia cinética em sua totalidade, com o objetivo de determinar qual parte ou partes da cadeia está/estão contribuindo para o problema. A Tabela 5.3 exemplifica o que ocorre nas cadeias cinéticas de todo o corpo durante a realização de um arremesso, além dos problemas que poderão surgir nos casos de déficits na cadeia cinética durante o arremesso.[50]

TABELA 5.2

Avaliação das cadeias cinéticas proximal e distal

Ênfase no exame	Normal	Anormal	Resultado	Avaliação
Estabilidade em apoio unipodal: postura	Trendelenburg negativo	Trendelenburg positivo	Redução da força do ombro	Força do glúteo médio
Estabilidade em apoio unipodal: agachamento	Controle do joelho em varo/valgo durante a descida	Joelho valgo ou efeito saca-rolha durante a descida	Alteração da posição do braço durante a tarefa	Controle postural dinâmico
Rotação de quadril	Simetria bilateral dentro dos limites normais conhecidos	Assimetria entre os lados e/ou fora dos limites normais	Redução da flexibilidade e rotação de tronco	Rotação medial e lateral de quadril
Prancha	Capacidade de manter a posição do corpo por, no mínimo, 30 segundos	Incapacidade de manter a posição do corpo	Redução da estabilidade e força do *core*	Controle postural dinâmico na posição horizontal em suspensão
Discinesia escapular	Simetria bilateral, sem saliência do ângulo inferior ou da borda medial	Assimetria entre os lados ou saliência bilateral do ângulo inferior e/ou da borda medial	Redução da função do manguito rotador e maior risco de impacto interno e/ou externo	Controle da musculatura escapular (avaliação clínica do tipo "sim/não", manobras manuais corretivas)
Rotação de ombro	Assimetria entre os lados ou valores de rotação medial e lateral < 15° ou < 5°	Assimetria entre os lados de 15° ou mais na rotação medial e/ou lateral ou 5° ou mais da ADM total	Alteração da cinemática e aumento da carga sobre o lábio glenoidal	Rotação medial e lateral da articulação glenoumeral
Flexibilidade da musculatura do ombro	Mobilidade normal do peitoral menor e do latíssimo do dorso	Encurtamento do peitoral menor e/ou latíssimo do dorso	Protração da escápula	Palpação do peitoral menor e do latíssimo do dorso
Força do ombro	Músculos anteriores e posteriores com resistência normal durante os testes	Fraqueza e/ou desequilíbrio dos músculos anteriores e posteriores	Protração da escápula; diminuição da elevação do braço, da força e da compressão da concavidade	Força muscular de uma escápula estabilizada
Desarranjos internos na articulação	Todos os testes provocativos e sob estresse negativos	Estalidos, cliques, deslizamento, dor, rigidez, possível "braço morto"	Perda da compressão da concavidade e da estabilidade funcional	Lesão labial, lesão ou fraqueza do manguito rotador, instabilidade glenoumeral, tendinopatia do bíceps braquial

ADM: amplitude de movimento.
De Kibler WB, Wilkes T, Sciascia A: Mechanics and pathomechanics in the overhead athlete, *Clin Sports Med* 32:637-651, 2013.

TABELA 5.3

Fases do arremesso e a cadeia cinética

Fase	Movimentos exigidos/ mecânica normal	Função	Déficits/patomecânica	Avaliação
Fase 1: preparação	*Perna de apoio:* Abdução, extensão de quadril Flexão de joelho (contração isométrica dos extensores de joelho)	Proporciona uma base firme para a cadeia cinética	Fraqueza nos abdutores e extensores de quadril e joelho Base instável Fenômeno de "agarramento" Possível lesão na cadeia cinética distal Sobrecarga dos músculos do membro inferior ou para a estabilização do equilíbrio instável Movimento prematuro para a frente, equilíbrio ruim Aumenta as forças sobre a cadeia cinética distal	*Perna de apoio:* Equilíbrio unipodal (em pé, agachamento parcial) Força da abdução de quadril (em decúbito lateral, apoio unipodal) Força dos extensores de quadril (em pé, decúbito ventral) Força do quadríceps femoral
Fase 2: passada	*Perna de apoio:* Abdução, extensão de quadril Extensão de joelho Rotação medial de quadril *Perna da passada:* Rotação lateral de quadril Pé posicionado na direção do alvo *Ombro:* Rotação lateral, abdução de ombro Protração escapular, inclinação anterior, rotação lateral	Proporciona uma base estável para a cadeia cinética Prepara o braço de arremesso para as próximas fases do arremesso	Fraqueza do quadril e joelho; base instável Déficits de rotação medial do quadril Abertura ou rotação pélvica anterior prematura Aumento da demanda sobre a cadeia cinética distal Déficits na amplitude de rotação lateral de quadril → alteração no posicionamento do pé Posições do pé que fecham o corpo aumentam a carga sobre os oblíquos, quadril Posições do pé que abrem o corpo aumentam a carga sobre os abdominais, ombro, cotovelo medial	*Perna de apoio:* Equilíbrio unipodal e força do quadril/joelho ADM de rotação medial de quadril *Perna da passada:* ADM de rotação lateral de quadril Posicionamento do pé na perna da passada *Ombro:* ADM glenoumeral Avaliação da discinesia escapular
Fase 3: elevação do braço	*Perna da passada:* Extensão de joelho *Tronco:* Rotação da pelve na direção do alvo Hiperextensão da parte lombar da coluna Rotação da parte superior do tronco	Desacelera o joelho flexionado (excêntrico) Estabiliza a perna da passada (isométrico) Proporciona uma base estável Controle excêntrico dos oblíquos do abdome para evitar hiperextensão	Fraqueza ou encurtamento dos extensores de joelho: Redução da estabilidade Comprometimento da transferência de energia para a cadeia cinética distalmente Perda da velocidade e precisão Lesões por uso excessivo (ombro, cotovelo) Rotação prematura do tronco Aumenta a tensão em valgo no cotovelo Hiperextensão da parte lombar da coluna	Força do quadríceps femoral Sincronização da rotação de tronco Flexibilidade de tronco

(continua)

314 Avaliação musculoesquelética

TABELA 5.3 (continuação)

Fases do arremesso e a cadeia cinética

Fase	Movimentos exigidos/mecânica normal	Função	Déficits/patomecânica	Avaliação
Fase 3: elevação do braço	*Braço de arremesso:* Flexão de cotovelo; Rotação lateral de ombro; Abdução de ombro até 90°; Retração, rotação lateral, inclinação posterior da escápula; Mão no topo da bola	O cotovelo e a mão "atrasam" atrás do ombro; A ativação do manguito rotador proporciona estabilidade à articulação glenoumeral; Preserva o espaço subacromial; Evita colisão	DRMG > 18°–20°; Risco de lesão ao ombro, cotovelo; Aumento da rotação lateral glenoumeral; Risco de lacerações SLAP, impacto, lacerações do manguito rotador; Aumento das tensões de cotovelo em valgo; Discinesia escapular → impacto externo, impacto interno, diminuição da força do manguito rotador, tensão na cápsula anterior; Diminuição da flexão de cotovelo → aumento da tensão em valgo no cotovelo; A mão está embaixo ou no lado da bola → aumento da tensão em valgo no cotovelo	ADM glenoumeral; ADM de cotovelo; Discinesia da escápula; Posicionamento da mão
Fase 4: aceleração	*Braço de arremesso:* Extensão de cotovelo; Rotação medial de ombro; Abdução de ombro até 90°; Protração da escápula; *Tronco:* Flexão anterior; *Perna da passada:* Flexão de quadril, extensão de joelho	"Atraso" entre a extensão do cotovelo e a rotação medial do ombro, para diminuir a resistência rotacional ao longo do eixo longitudinal; Base de apoio estável	Quando o cotovelo do braço de arremesso estiver caído abaixo de 90° de abdução; Aumento da carga em valgo no cotovelo; Hiperlordose ou extensão do dorso; Aumento da carga sobre os abdominais; Cria um "braço lento"; Aumento das cargas de compressão no ombro	Posicionamento do cotovelo; Discinesia da escápula; Controle excêntrico e concêntrico do movimento lombar na posição em pé
Fase 5: desaceleração	*Braço/ombro:* Desaceleração do braço; Desaceleração da rotação medial de ombro; Desaceleração da extensão de cotovelo; A escápula retorna à posição inclinada anterior	Desacelera o braço de arremesso; Contrabalança o grande torque de rotação medial; Contração do manguito rotador, a cápsula posterior limita a translação anterior excessiva do úmero	Em sua maioria, as lesões por uso excessivo do aspecto posterior do braço ou do tronco ocorrem nessa fase, ou durante a fase de seguimento; A energia deve ser dissipada com segurança	Força do manguito rotador; Discinesia da escápula
Fase 6: seguimento	*Desaceleração do tronco; Desaceleração do ombro; Desaceleração da escápula; Desaceleração do cotovelo*	A perna da passada estabiliza e absorve excentricamente as forças	Em sua maioria, as lesões por uso excessivo do aspecto posterior do braço ou do tronco ocorrem nessa fase, ou no final da fase de desaceleração; A energia deve ser dissipada com segurança	Flexão lombar; Discinesia da escápula; ADM de adução horizontal de ombro

ADM: amplitude de movimento; DRMG: déficit de rotação medial da glenoumeral; SLAP: lesões do lábio superior de anterior para posterior.

Modificada de Chu SK, Jayabalan P, Kibler WB, Press J: The kinetic chain revisited: new concepts on throwing mechanics in injury, *Phys Med Rehabil* 8(3 Supl.):S72, 2016. Adaptada de Kibler WB, Wilkes T, Sciascia A: Mechanics and pathomechanics in the overhead athlete. *Clin Sports Med* 32:637-651, 2013.

Anamnese

Além das questões descritas na seção "Anamnese", do Capítulo 1, o examinador deve obter as seguintes informações do paciente.[54] Mais comumente, o paciente queixa-se de dor, especialmente em relação ao movimento, à restrição de movimento ou à instabilidade do ombro.

1. *Qual é a idade do paciente?* Muitos problemas do ombro podem estar relacionados à idade. Por exemplo, a degeneração do manguito rotador com frequência ocorre em pacientes entre 40 e 60 anos. As lacerações do manguito rotador podem ocorrer em qualquer idade; contudo, é mais provável que ocorram em indivíduos com mais de 65 anos (sobretudo lacerações completas).[55] Litaker et al.[56] sugeriram que o enfraquecimento da rotação lateral, dores noturnas e idade acima dos 65 anos são indicativos de laceração do manguito rotador. Murrell e Watson relataram uma chance de 98% de ocorrência de uma laceração total do manguito rotador se o paciente tivesse mais de 60 anos, se houvesse enfraquecimento da abdução e se o paciente apresentasse um sinal de impacto positivo.[57] Park et al. informaram que a presença de um arco doloroso, sinal de braço caído e enfraquecimento na rotação lateral de ombro levariam a mais de 90% de chance de haver uma laceração total do manguito rotador.[58] O impacto primário, em decorrência da degeneração e da fraqueza do manguito, é comumente observado em pacientes com mais de 35 anos, enquanto o impacto secundário, em decorrência da instabilidade causada pela fraqueza dos músculos que controlam a escápula ou o úmero, é mais comum em indivíduos no final da adolescência ou no início da segunda década de vida, em especial praticantes de atividades intensas que utilizam os membros superiores acima da cabeça, como nadadores ou arremessadores de beisebol.[59] Depósitos de cálcio podem ocorrer entre 20 e 40 anos.[60] Condrossarcomas podem ser observados em indivíduos com mais de 30 anos, enquanto o ombro congelado é observado em indivíduos entre 45 e 60 anos, em decorrência de outras causas que não uma etiologia traumática (Tabs. 5.4 e 5.5). O ombro congelado decorrente de traumatismo pode ocorrer em qualquer idade, porém é mais comum em indivíduos mais velhos. Lesões por uso excessivo na epífise proximal do úmero (i. e., ombro de Little Leaguer's ou apofisite) podem ser observadas em arremessadores de beisebol jovens e esqueleticamente imaturos, em razão de cisalhamentos microtraumáticos, torque ou forças de tração incidentes na fise, repetitivos e crônicos, durante o uso do braço.[61]

2. *O paciente mantém o membro superior em uma posição de proteção* (Fig. 5.11) *ou hesita em movê-lo?* Essa ação pode indicar instabilidade de uma das articulações do complexo do ombro ou a existência de um problema agudo no ombro. Em alguns casos, pacientes com frouxidão dos ombros podem perguntar o que ocorre ao fazer esse movimento. De fato, o paciente está subluxando o ombro (Fig. 5.12). Isso pode ser ou não patológico, mas é um sinal de instabilidade voluntária em que ele utiliza seus músculos para subluxar o úmero na glenoide, estressando o lábio e os tecidos inertes.

3. *No caso de uma lesão, qual foi exatamente o mecanismo de lesão?* O paciente sofreu uma queda sobre a mão estendida (uma lesão QSME), que poderia indicar uma fratura ou uma luxação da articulação glenoumeral? O paciente sofreu uma queda ou levou uma pancada na ponta do ombro, ou caiu sobre o cotovelo, direcionando o úmero contra o acrômio? Esse achado pode indicar uma luxação ou subluxação acromioclavicular.[62,63] Um golpe no aspecto posterolateral do ombro pode fazer com que a porção lateral da clavícula seja empurrada anteriormente, enquanto a porção medial é empurrada posteriormente, o que poderá acarretar complicações por causa da íntima associação das estruturas neurovasculares situadas por detrás da extremidade medial da clavícula (ver Fig. 5.10B).[64] O ombro parece instável ou parece "sair do lugar" durante o movimento? O braço "fica morto" ao realizar atividades? "Ficar morto" significa que a incapacidade do paciente em usar o membro superior funcionalmente é em razão da dor e de um sentimento subjetivo de dificuldade de movimentar o braço.[65] Pacientes com instabilidade podem parecer normais ao exame clínico, em especial quando não há fadiga dos músculos do ombro. Muitas lesões por movimentos excessivos são mais evidentes logo após a realização de atividades repetitivas pelo paciente.[66] Isso pode indicar uma instabilidade grave ou anatômica, como luxação ou uma subluxação recorrente do ombro, ou uma instabilidade sutil durante a translação. O espectro da instabilidade varia de uma instabilidade grave ou anatômica – lesão tipo TUBC (origem **T**raumática, **U**nidirecional anterior, com lesão de **B**ankart, que requer tratamento **C**irúrgico) – a uma instabilidade translacional – lesão tipo AMBRI (achado **A**traumático, **M**ultidirecional, **B**ilateral do ombro, tratável com **R**eabilitação e, raramente, com cirurgia para a cápsula **I**nferior).

4. *Existe algum movimento ou posição que provoca dor ou sintomas no paciente?* Em caso afirmativo, quais? O examinador deve ter em mente que movimentos da parte cervical da coluna podem causar dor no ombro. Indivíduos que apresentam luxações recorrentes/instabilidade do ombro podem constatar que qualquer movimento que envolve rotação late-

316 Avaliação musculoesquelética

TABELA 5.4

Diagnóstico diferencial entre degeneração do manguito rotador, ombro congelado, instabilidade atraumática e espondilose cervical

	Lesões do manguito rotador	Ombro congelado	Instabilidade atraumática	Espondilose cervical
Anamnese	Idade: 30–50 anos Dor e fraqueza após carga excêntrica	Idade: 45+ anos (tipo insidioso) Surgimento insidioso ou após traumatismo ou cirurgia Limitação funcional da rotação lateral, abdução e rotação medial	Idade: 10–35 anos Dor e instabilidade às atividades Sem história de traumatismo	Idade: 50+ anos Aguda ou crônica
Observação	Contorno normal de ossos e tecidos moles Pode ser observado um "retraimento" protetor do ombro	Contorno normal de ossos e tecidos moles	Contorno normal de ossos e tecidos moles	Movimento da parte cervical da coluna: mínimo ou ausente Pode ocorrer torcicolo
Movimento ativo	Fraqueza da abdução e/ou rotação Pode ocorrer crepitação	Limitação da ADM Ombro "retraído"	ADM completa ou excessiva	ADM limitada, com dor
Movimento passivo	Dor, caso haja impacto	Limitação da ADM, especialmente em rotação lateral, abdução rotação medial (padrão capsular)	ADM normal ou excessiva	ADM limitada (os sintomas podem ser exacerbados)
Movimento isométrico resistido	Dor e fraqueza na abdução e na rotação lateral	Normal quando o braço está ao lado do corpo	Normal	Normal, exceto se houver compressão de raiz nervosa Miótomo pode estar afetado
Testes especiais	Teste do braço caído positivo Teste da "lata vazia" positivo	Nenhum	Teste de carga e desvio positivo Teste de apreensão positivo Teste de relocação positivo Testes de ampliação positivos	Teste de Spurling positivo Teste de distração positivo TNMS positivo Teste de abdução do ombro positivo
Função sensitiva e reflexos	Não afetados	Não afetados		Dermátomos afetados Reflexos afetados
Palpação	Dor à palpação sobre o manguito rotador	Incômodo, mas indolor, a menos que a cápsula seja alongada	Dor anterior ou posterior	Dor à palpação sobre a vértebra ou faceta envolvida
Imagens diagnósticas	Radiografia: deslocamento superior da cabeça do úmero; formação de saliência acromial RM é diagnóstica	Radiografia: negativa Artrografia: diminuição do tamanho da cápsula	Negativo	Radiografia: estreitamento por osteófitos

ADM: amplitude de movimento; RM: imagens por ressonância magnética; TNMS: teste (de tensão) neurodinâmico do membro superior.

TABELA 5.5

Diagnóstico diferencial de enfermidades do ombro

Enfermidade	Sintomas
Impacto primário externo (estágio I)	Dor leve intermitente em atividades que obrigam a elevar o membro superior acima da cabeça Acima dos 35 anos de idade
Impacto primário externo (estágio II)	Dor leve a moderada em atividades que obrigam a elevar o membro superior acima da cabeça ou atividades estressantes
Impacto primário externo (estágio III)	Dor em repouso ou em atividades Pode apresentar dor noturna Observa-se fraqueza escapular ou do manguito rotador
Laceração do manguito rotador (em toda a sua espessura)	Dor noturna clássica Fraqueza observada predominantemente em abdução e rotação lateral Perda de movimento
Capsulite adesiva (ombro congelado idiopático)	Incapacidade para realizar AVD, em decorrência da perda de movimento A perda de movimento pode ser interpretada como fraqueza
Instabilidade anterior (com ou sem impacto secundário externo)	A apreensão em relação ao desvio mecânico limita as atividades Estalidos e deslizamentos podem se manifestar como instabilidade Em geral, a apreensão está relacionada à abdução horizontal e à rotação lateral Pode haver dor anterior ou posterior Estabilizadores da escápula fracos
Instabilidade posterior	Deslizamento ou estalido do úmero "saindo" das costas Isso pode ser associado à flexão anterior e à rotação medial com o ombro sob carga compressiva
Instabilidade multidirecional	Frouxidão do ombro em todas as direções Isso pode ser mais pronunciado durante o carregamento de malas ou na mudança de posição durante o sono Pode ou não haver dor

AVD: atividades de vida diária.
Modificada de Maughon TS, Andrews JR: The subjective evaluation of the shoulder in the athlete, In: Andrews JR, Wilk KE, editores: *The athlete's shoulder*, New York, 1994, Churchill Livingstone, p. 36.

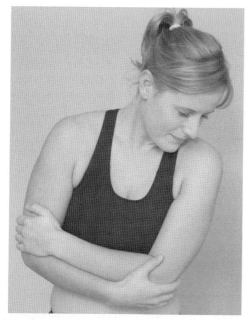

Figura 5.11 A paciente sustenta o membro superior na posição de proteção.

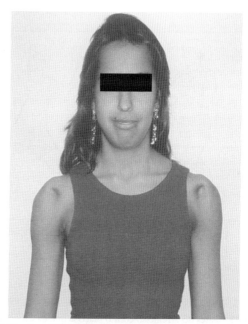

Figura 5.12 Instabilidade voluntária. Observe como a paciente utiliza os músculos para subluxar o úmero posteriormente na cavidade glenoidal, resultando no surgimento de um sulco anterior em cada ombro.

ral é incômodo, visto que esse movimento está envolvido nas luxações anteriores do ombro. Nos casos de impacto subacromial, o músculo peitoral menor tende a ficar excessivamente ativo durante as atividades de elevação.[67] Questões relacionadas com a instabilidade a serem formuladas pelo examinador devem incluir o seguinte:[68]

a. Quantos episódios ocorreram no ano passado?
b. Houve alguma lesão precipitante?
c. Em que direção na maioria das vezes o ombro "sai do lugar"?
d. Já houve necessidade de ajuda para fazer com que o ombro voltasse à posição correta na articulação (i. e., redução de luxação)?

Se o paciente estiver se queixando de dor durante atividades com o braço acima da cabeça, sobretudo se ele for um atleta, o examinador deverá inquirir sobre qual fase do movimento causa dor (Fig. 5.13) e como ela afeta a cadeia cinética.[69,70] Diante de um ombro instável e dolorido, o paciente pode se queixar de dor quando a mão é posicionada atrás da cabeça, com o cotovelo para trás (i. e., **sinal da siesta**) (Fig. 5.14A), ou quando o paciente está carregando algo pesado com o braço estendido ao longo do corpo (i. e., **sinal da maleta**) (Fig. 5.14B).

Algumas vezes, indivíduos com luxação recorrente podem apresentar dor no extremo da rotação medial, quando a cabeça do úmero é "comprimida" contra a face anterior da cavidade glenoidal. Problemas com a cabeça longa do bíceps braquial causam dor que se desloca medial e lateralmente durante as rotações medial e lateral do ombro.[71] A abdução e a rotação laterais excessivas podem levar à síndrome "do braço morto", na qual o paciente sente uma dor paralisante súbita e fraqueza no ombro.[65] Esse achado é com frequência uma indicação de alteração dos mecanismos do ombro, que comumente envolvem uma cápsula posterior encurtada, alteração da artrocinemática da articulação glenoumeral e **discinesia escapular**.[65,72,73] Em arremessadores, a condição pode ser denominada **escápula "SICK"** (má posição da **E**scápula, proeminência da borda medial **I**nferior da escápula, dor e má posição **C**oracoide e dis**C**inesia escapular).[74] Quando o paciente se queixar de dor durante fases específicas do movimento de arremesso (p. ex., durante a fase final de preparação e durante a aceleração), a instabilidade anterior deve ser considerada, mesmo em presença de sinais clínicos mínimos.[75] Em geral, instabilidade e impacto secundário ocorrem de forma concomitante. Um impacto secundário indica que, apesar da presença de sinais de impacto, os sinais apresentados pelo paciente são decorrentes de um problema primário, em algum outro ponto, geralmente nos músculos estabilizadores ou controladores da escápula ou úmero. Um impacto primário implica, como causa primária da dor, um impacto ou pinçamento.

A estabilidade do ombro depende tanto dos estabilizadores dinâmicos (os músculos) quanto dos estabilizadores estáticos (p. ex., cápsula e lábio).[34] Dor noturna e dor em repouso, com frequência, estão relacionadas a lacerações do manguito rotador e ocasionalmente a tumores; a dor relacionada a atividades físicas em geral indica uma paratendinite. Comumente, a dor artrítica se manifesta, pelo menos

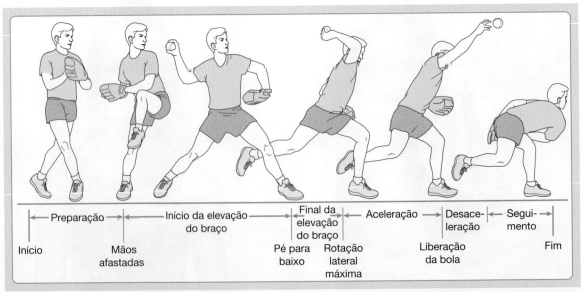

Figura 5.13 Fases do arremesso com o braço acima da cabeça e eventos principais. Padrões semelhantes podem ser observados quando há uso de equipamentos (p. ex., no tênis ou no futebol americano). Observe como toda a cadeia cinética está envolvida na atividade. (De Harrast MA, Laker SR, Maslowski E, De Luigi AJ: Sports medicine and adaptive sports. In: Cifu DX, Kaelin DL, Kowalske KJ et al., editores; *Braddom's physical medicine and rehabilitation*, 5.ed. Philadelphia, 2016, Elsevier.)

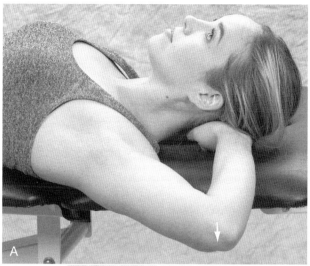

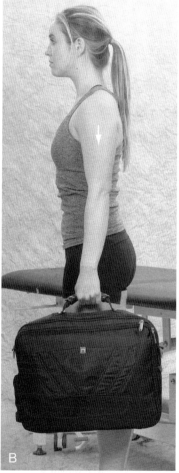

Figura 5.14 (A) Sinal da siesta. (B) Sinal da maleta.

inicialmente, nos extremos do movimento. A dor de origem acromioclavicular é, em particular, evidente em uma abdução superior a 90° e tende a se localizar na articulação. De modo semelhante, a dor esternoclavicular localiza-se na articulação e aumenta na adução horizontal; em alguns casos, essa dor pode ser referida ao aspecto lateral do pescoço, podendo se sobrepor à dor da articulação acromioclavicular e do espaço subacromial.[76] Além disso, o paciente sentirá dor na articulação lesionada durante a protração e retração do ombro.[76]

5. *Qual a magnitude e o comportamento da dor do paciente?* Por exemplo, uma dor profunda e incômoda, semelhante à dor de dente, localizada na região do pescoço, do ombro ou em ambos pode indicar **síndrome do desfiladeiro torácico** (Fig. 5.15)[77] ou uma neuropatia aguda do plexo braquial. Distensões musculares do manguito rotador em geral causam uma dor forte, semelhante à dor de dente, que piora à noite, enquanto a tendinite calcificada aguda normalmente causa uma dor do tipo queimação. Uma entorse da primeira ou da segunda costela decorrente de traumatismo direto ou contração súbita dos escalenos pode simular um impacto agudo ou uma lesão do manguito rotador.[78]

6. *Existe alguma atividade que desencadeia ou aumenta a dor?* Por exemplo, a paratendinite ou a tendinose bicipital[79] são com frequência observadas em esquiadores, podendo ser decorrentes da ação de segurar o elevador de esqui; no esqui *cross-country*, pode ser uma consequência do uso dos bastões para propulsão. A paratendinite é a inflamação do paratendão do tendão. O paratendão é a cobertura externa do tendão, estando ou não revestido por sinóvia. Tendinose é uma degeneração do próprio tendão. Com o uso excessivo crônico, é provável que ocorra tendinose em vez de paratendinite (Tab. 5.6; ver Tab. 1.20).[79,80] Nadadores de elite, em geral, treinam mais de 15 mil metros por dia, o que pode acarretar uma sobrecarga decorrente do estresse (microtraumatismos repetitivos) das estruturas do ombro. O ato de arremessar ou de alcançar objetos altera a dor? Em caso afirmativo, quais posições causam dor ou desconforto? Essas questões podem indicar quais estruturas estão lesionadas.

7. *Alguma posição alivia a dor?* A elevação do membro superior acima da cabeça pode aliviar os sintomas em pacientes com dor proveniente de uma raiz nervosa. Em um paciente com instabilidade ou condições inflamatórias, a elevação do membro superior acima da cabeça, em geral, exacerba os problemas do ombro.

8. *O que o paciente é incapaz de realizar funcionalmente?* Ele é capaz de falar ou deglutir? Ele apresenta rouquidão? Esses sinais podem indicar uma lesão da articulação esternoclavicular (caso haja edema) ou uma luxação posterior da articulação, visto que uma pressão é aplicada sobre a traqueia. Além disso, é importante que o examinador determine se o ombro tem sido excessivamente estressado ou utilizado.[81] Por exemplo, em nadadores e em arremessadores de beisebol, é importante que o examinador determine o que segue:[82]

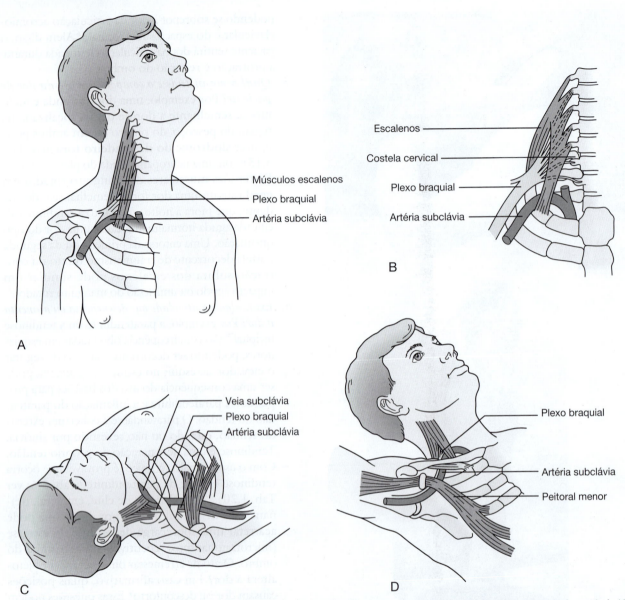

Figura 5.15 Local e causas da síndrome do desfiladeiro torácico. (A) Síndrome do escaleno anterior. (B) Síndrome da costela cervical. (C) Síndrome do espaço costoclavicular. (D) Síndrome de hiperabdução (abdução, extensão e rotação lateral).

TABELA 5.6

Implicações do diagnóstico de tendinose em comparação com a tendinite

Característica	Tendinose por uso excessivo	Tendinite por uso excessivo
Prevalência	Comum	Rara
Tempo de recuperação, apresentação inicial	6–10 semanas	Diversos dias a duas semanas
Tempo de recuperação completa, apresentação crônica	3–6 meses	4–6 semanas
Probabilidade de recuperação total de sintomas crônicos para a prática esportiva	~ 80%	99%
Foco da terapia conservadora	Estimulação da síntese de colágeno, maturação e força	Terapias e medicamentos anti-inflamatórios
Papel da cirurgia	Excisão de tecido anormal	Desconhecido
Prognóstico da cirurgia	70–85%	95%
Tempo de recuperação da cirurgia	4–6 meses	3–4 semanas

De Khan KM, Cook JL, Taunton JE et al.: Overuse tendinosis, not tendonitis. Part I: a new paradigm for a difficult clinical problem. *Phys Sports Med* 28:43, 2000. Reproduzida com permissão de McGraw Hill.

a. A idade em que o paciente começou a praticar a atividade.
b. Quantidade total de anos de arremesso/natação.
c. Quantidade de arremessos feitos por entrada (*inning*)/eliminação do campo.
d. Quantidade de *games/innings* arremessados por ano.
e. Distâncias nadadas por semana.
f. Estilos de natação utilizados/tipos de arremessos feitos.
g. Tempo de descanso entre entrada/eliminação.
h. Se houve um período de descanso completo da atividade durante o ano.
i. Se ocorreu alguma lesão antecedente relacionada com a atividade.
j. A fase da atividade que produz os sintomas.

9. *Por quanto tempo o problema tem incomodado o paciente?* Por exemplo, o ombro congelado idiopático evolui em três fases: o quadro clínico torna-se progressivamente pior, entra em uma fase de estabilização e, em seguida, melhora gradativamente. Cada fase dura três a cinco meses.[83,84]

10. *Existe alguma indicação de espasmo muscular, deformidade, equimose, atrofia, parestesia ou dormência?*[85] Esses achados podem ajudar o examinador a determinar a intensidade da condição e, potencialmente, as estruturas lesionadas.

11. *O paciente queixa-se de sensação de fraqueza e peso no membro após uma atividade?* O membro cansa facilmente? Esses achados podem indicar envolvimento vascular. Existe algum sintoma venoso, como edema ou endurecimento, que pode estender-se ao longo do membro até os dedos? Existe algum sintoma arterial, como membro superior frio ou pálido? Essas queixas podem ser consequência da pressão sobre uma artéria *e/ou* uma veia. Um exemplo é a síndrome do desfiladeiro torácico (ver Fig. 5.15), em que a pressão pode ser aplicada sobre estruturas vasculares ou neurológicas, à medida que elas entram no membro superior, em três locais: no triângulo escaleno, no espaço costoclavicular e sob o músculo peitoral menor e o processo coracoide.[86,87] A solicitação repetitiva e excessiva do ombro, como a observada no arremesso, pode levar à síndrome do desfiladeiro torácico, à oclusão da artéria axilar, à trombose de esforço ou à pressão no espaço quadrilátero (os limites do espaço quadrilátero são a borda medial do úmero na posição lateral, a borda lateral da cabeça longa do tríceps braquial na posição medial, a borda inferior do redondo menor e a borda superior do redondo maior).[88]

12. *Existe alguma indicação de lesão nervosa?* O examinador deve avaliar os nervos e os músculos por eles inervados para determinar uma possível lesão nervosa. Uma história de fraqueza, dormência ou parestesia pode indicar lesão nervosa (Tab. 5.7).

Por exemplo, o nervo supraescapular pode ser lesionado ao passar pela incisura supraescapular, sob o ligamento escapular transverso, acarretando atrofia e paralisia dos músculos supraespinal e infraespinal. O examinador deve ouvir atentamente a história do paciente, uma vez que essa condição pode simular uma distensão de 3° grau (ruptura) do tendão do músculo supraespinal. Outra lesão nervosa possível é a do nervo axilar (circunflexo) (Fig. 5.16) ou do nervo musculocutâneo (Fig. 5.17), após uma luxação da articulação glenoumeral. Em uma lesão do nervo axilar, o músculo deltoide e o músculo redondo menor atrofiam e enfraquecem ou paralisam. Em alguns casos, o nervo radial (ver Fig. 5.16) é lesionado ao circundar a face posterior da diáfise do úmero. A lesão ocorre, com frequência, em fraturas da diáfise do úmero. Quando o nervo é lesionado nesse local, os extensores do cotovelo, do punho e dos dedos são afetados. O indivíduo apresenta alteração da sensibilidade na distribuição sensitiva do nervo radial.

13. *Qual o ombro dominante?* Geralmente, o ombro dominante é mais baixo que o ombro não dominante; a ADM pode ser diferente para cada um. Em geral, a musculatura do ombro dominante é maior, podendo exibir uma ADM diferente em comparação com o ombro não dominante.[89]

Causas da síndrome de impacto de ombro primária e secundária

- Artrocinemática glenoumeral anormal (secundária).
- Artrocinemática escapulotorácica anormal (secundária).
- Postura "relaxada" (queixo enterrado) (secundária).
- Debilidade ou fadiga muscular (secundária).
- Hipomobilidade muscular (secundária).
- Retesamento capsular, em especial posterior (secundária).
- Inflamação do espaço subacromial (primária).
- Degeneração do tendão do manguito rotador (primária).
- Aderências, sobretudo inferiormente (secundária).
- Osteófitos sob a articulação acromioclavicular (primária).
- Acrômio em gancho (primária).
- Hipermobilidade da articulação glenoumeral (primária).

Observação

O paciente deve estar adequadamente despido para que o examinador possa observar os contornos ósseos e de tecidos moles de ambos os ombros e determinar se eles são normais e simétricos. Ao observar o ombro, o examinador inspeciona a cabeça, a parte cervical da coluna, o tórax (em especial a face posterior) e todo o membro superior. Por exemplo, a mão pode apresentar algumas alterações vasomotoras decorrentes de problemas no ombro, como pele brilhante, queda de pelos, edema e atrofia muscular.

TABELA 5.7

Lesões de nervos periféricos (neuropatias) ao redor do ombro

Nervo acometido (raiz)	Fraqueza muscular	Alteração sensitiva	Reflexos afetados	Mecanismo da lesão
Nervo supraescapular (C5–C6)	Supraespinal, infraespinal (rotação lateral do membro superior)	Topo do ombro, da clavícula até a espinha da escápula Dor na parte posterior do ombro com irradiação para o membro superior	Nenhum	Compressão na incisura supraescapular Distensão em protração escapular mais adução horizontal Compressão na incisura espinoglenoide Golpe direto Lesão invasiva (p. ex., gânglio)
Nervo axilar (circunflexo) (fascículo posterior; C5–C6)	Deltoide, redondo menor (abdução do membro superior)	Área deltoide Dor na parte anterior do ombro	Nenhum	Luxação glenoumeral anterior ou fratura do colo cirúrgico do úmero Abdução forçada Cirurgia para correção de instabilidade
Nervo radial (C5–C8, T1)	Tríceps braquial, extensores do punho, extensores dos dedos (extensão do ombro, do punho e da mão)	Dorso da mão	Tricipital	Fratura da diáfise do úmero Pressão (p. ex., paralisia por uso de muleta)
Nervo torácico longo (C5–C6, [C7])	Serrátil anterior (controle da escápula)	Nenhuma	Nenhum	Golpe direto Tração Compressão contra a parede torácica interna (lesão ocasionada pelo uso de mochila) Esforço intenso acima da altura do ombro Distensão repetitiva
Nervo musculocutâneo (C5–C7)	Coracobraquial, bíceps braquial (flexão do cotovelo)	Face lateral do antebraço	Bicipital	Compressão Hipertrofia muscular Golpe direto Fratura (clavícula ou úmero) Luxação (anterior) Cirurgia (Putti-Platt, Bankart)
Nervo acessório espinal (nervo craniano XI; C3–C4)	Trapézio (elevação do ombro)	Plexo braquial, sintomas possíveis decorrentes da queda do ombro Dor no ombro	Nenhum	Golpe direto Tração (depressão do ombro e rotação do pescoço para o lado oposto) Biópsia
Nervo subescapular (fascículo posterior; C5–C6)	Subescapular, redondo maior (rotação medial do braço)	Nenhuma	Nenhum	Golpe direto Tração
Nervo escapular dorsal (C5)	Elevador da escápula, romboide maior, romboide menor (retração e elevação da escápula)	Nenhuma	Nenhum	Golpe direto Compressão
Nervo peitoral lateral (C5–C6)	Peitoral maior, peitoral menor	Nenhuma	Nenhum	Golpe direto
Nervo toracodorsal (C6–C7, [C8])	Latíssimo do dorso	Nenhuma	Nenhum	Golpe direto Compressão
Nervo supraclavicular	Nenhuma	Dor clavicular discreta Perda de sensibilidade na parte anterior do ombro	Nenhum	Compressão

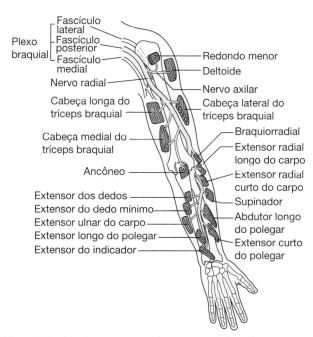

Figura 5.16 Distribuição motora dos nervos radial e axilar.

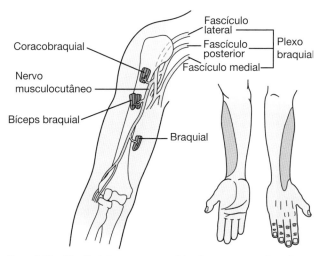

Figura 5.17 Distribuição motora e sensitiva do nervo musculocutâneo.

É importante observar o paciente enquanto ele remove as roupas da parte superior do corpo e, posteriormente, quando ele volta a vesti-las. Por exemplo, ele remove a roupa do membro superior acometido por último ou a veste primeiro? Isso indica que o paciente está limitando o movimento do membro superior o máximo possível, o que aponta uma possível patologia. As ações do paciente fornecem indicações sobre a restrição funcional, a dor ou a fraqueza do membro superior.

Como parte da observação, é importante que o examinador preste atenção se o paciente pode assumir uma posição de "pelve neutra", pois uma posição anormal da pelve pode resultar em uma posição escapulotorácica, glenoumeral e da parte cervical anormal da coluna, bem como uma cinemática anormal nessas articulações (i. e., alteração na cadeia cinética). Por outro lado, a cinemática desempenha certo papel no grau de força que pode ser produzida para contribuir para uma atividade realizada pelo quadrante inferior. Por exemplo, cerca de 50% da força de um arremesso é normalmente produzida pelo quadrante inferior ou pela cadeia cinética inferior. O examinador deve formular três questões relacionadas com a posição "pélvica neutra":

1. O paciente é capaz de assumir a posição de "pelve neutra"?
2. O paciente é capaz de manter a posição de pelve neutra estática durante a realização de movimentos dinâmicos distais (p. ex., movimentos do ombro)?
3. O paciente é capaz de controlar uma pelve neutra dinâmica enquanto realiza movimentos dinâmicos com o ombro?

Se a resposta a alguma dessas questões for negativa, o examinador deverá considerar a inclusão da pelve e de qualquer parte do quadrante inferior ou da cadeia cinética inferior com restrição no plano terapêutico para o ombro.

Vista anterior

Ao observar a parte anterior do paciente (Fig. 5.18A), o examinador deve primeiramente assegurar-se de que a cabeça e o pescoço encontram-se na linha média do corpo, observando a sua relação com os ombros. A postura em uma posição anterior da cabeça está, com frequência, associada a ombros arredondados, um úmero rotacionado medialmente e uma escápula em protração, resultando em translação da cabeça umeral na parte anterior, tensão capsular posterior, encurtamento dos músculos peitoral, parte descendente do trapézio e elevador da escápula e fraqueza dos estabilizadores da parte inferior da escápula e dos flexores profundos do pescoço.[90] Ao observar o ombro, o examinador deve investigar a possibilidade da presença de uma **deformidade em degrau** (Fig. 5.19A). Essa deformidade pode ser causada por uma luxação acromioclavicular, com a extremidade distal da clavícula posicionada acima do processo acromial. Ao ser observada em repouso, essa deformidade indica que tanto o ligamento acromioclavicular quanto o coracoclavicular foram lacerados. A deformidade pode ser acentuada ao solicitar ao paciente a realização de adução horizontal do membro superior ou rotação medial do ombro, levando a mão até as costas, o mais alto possível. Ocasionalmente, o edema pode ser evidente na parte anterior da articulação acromioclavicular. Isso é denominado **sinal de Fountain** e indica que a degeneração promoveu a comunicação entre a articulação acromioclavicular e a bolsa subacromial edemaciada subjacente.[91] Se uma **deformidade em sulco** aparecer ao aplicar uma tração ao membro superior, ela pode ser causada por instabilidade multidirecional ou perda do controle muscular decorrente de uma lesão nervosa ou AVE, acarretando subluxação inferior da articulação glenoumeral (Fig. 5.19B). Essa deformidade é lateral ao acrômio, não devendo ser confundida com uma

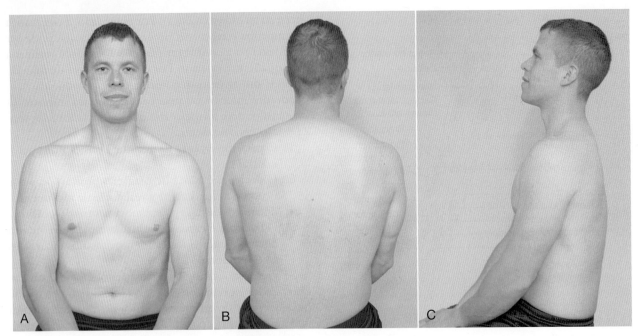

Figura 5.18 Vistas anterior (A) posterior (B) e lateral (C) do ombro.

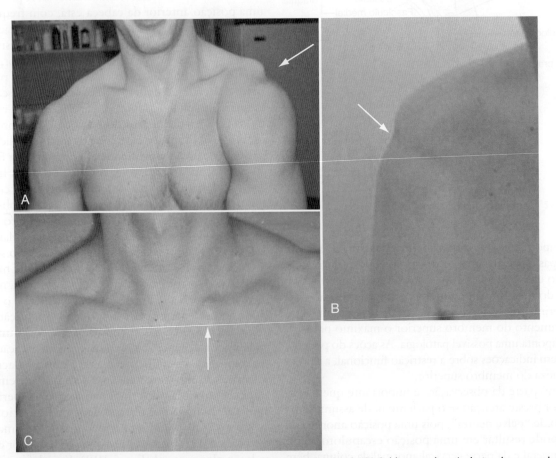

Figura 5.19 (A) Deformidade em degrau decorrente de luxação acromioclavicular *(seta)*. (B) Subluxação da articulação glenoumeral após um acidente vascular encefálico (paralisia do músculo deltoide). (C) Luxação anterior na articulação esternoclavicular *(seta)*.

deformidade em degrau. Esse sinal é também denominado **sinal do sulco**, em decorrência do surgimento de um sulco ou incisura sob o processo acromial (Fig. 5.19C), embora o inchaço possa ocultar uma subluxação. No caso de uma luxação posterior, o examinador deve estar atento aos tecidos vasculares situados atrás da articulação, que podem estar lesionados (ver Fig. 5.10). O achatamento da área do músculo deltoide, a qual normalmente é arredondada, pode indicar uma luxação anterior da articulação glenoumeral ou paralisia do músculo deltoide (Fig. 5.20). Em uma luxação anterior, observar também como o membro superior é mantido abduzido, por conta da localização da cabeça do úmero abaixo da cavidade glenoidal. Ao apalpar a axila, o examinador deve sentir a cabeça do úmero. O examinador deve observar a presença de qualquer protuberância anormal ou desalinhamento ósseo que possa indicar uma lesão antecedente, como uma fratura consolidada de clavícula.

Na maioria dos indivíduos, o lado dominante é mais baixo que o lado não dominante. Essa diferença pode ser causada pelo maior uso do lado dominante, o que acarreta distensão de ligamentos, cápsulas articulares e músculos, permitindo que o membro superior "caia" levemente. Os tenistas[92] e outros atletas que alongam os membros superiores em um movimento de alcance apresentam diferenças ainda maiores, com uma hipertrofia muscular macroscópica no lado dominante (Fig. 5.21). Entretanto, quando o paciente protege muito o ombro, o ombro lesionado, dominante ou não, pode parecer mais alto que o ombro normal (ver Fig. 5.11).

O examinador deve observar se o paciente consegue assumir a posição funcional normal do ombro, que consiste no plano da escápula, em uma abdução de 60°, com o membro superior em posição neutra, isto é, sem qualquer grau de rotação. Nessa posição ou com o membro superior em 90° de abdução, pode-se observar a ruptura ou ausência congênita do músculo peitoral (Figs. 5.22 e 5.23) ou a presença do **músculo axilopeitoral (i. e., arco axilar de Langer)**; esse é o mais comum músculo anômalo na fossa axilar (Fig. 5.24), não devendo ser confundido com a ausência congênita da cabeça esternal do peitoral maior.[93-96] Com frequência, a ruptura do músculo peitoral maior é acompanhada por uma sensação de laceração e estalos, com fraqueza, limitação de movimento dolorosa e equimose.[93] Caso o membro superior do paciente seja rotacionado medialmente a partir dessa posição para levar a mão até a linha média, o tendão do bíceps braquial é forçado contra o tubérculo menor da parede medial do sulco bicipital (intertubercular). Ao manter essa posição por um longo período, pode ocorrer aumento do desgaste do tendão do bíceps braquial, que pode levar a uma tendinite ou paratendinite bicipital. Se o membro superior for aduzido horizontalmente e em seguida for rotacionado medialmente, a ocorrência de dor anterior pode indicar sintomas de síndrome do impacto (teste de Hawkins-Kennedy – ver seção sobre testes especiais, mais adiante). A largura e a profundidade do sulco bicipital podem variar (Fig. 5.25), possivelmente acarretando problemas se o ombro for utilizado em excesso. Sulcos particularmente largos ou profundos acarretam os maiores problemas. Os sulcos largos tendem a permitir o movimento lateral excessivo do tendão, levando à inflamação do paratendão (paratendinite);[79] os sulcos profundos tendem a ser muito estreitos, comprimindo o tendão, sobretudo quando ele se encontra inflamado.[97]

Vista posterior

Ao observar a parte posterior do paciente (Fig. 5.18B), o examinador pode observar, novamente, os contornos ósseos e de tecidos moles e o alinhamento corporal, especialmente o mau posicionamento da escápula.[98] A escápula desempenha um papel importantíssimo no ombro.[99]

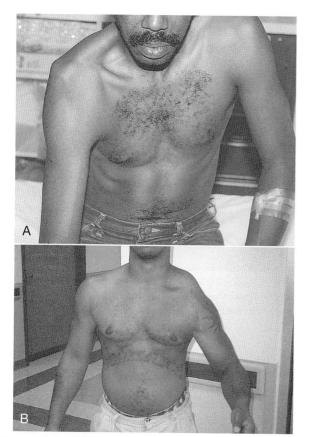

Figura 5.20 (A) Manifestação típica de uma luxação de ombro direito. O ombro está muito dolorido; assim, o paciente opõe resistência ao movimento. O contorno arredondado externo do ombro está achatado e pode-se observar a cabeça do úmero deslocada na área subcoracoide ou na axila. Com frequência, o paciente faz uma discreta abdução de braço, flexiona o tronco na direção do lado lesionado e apoia o cotovelo flexionado do lado lesionado com a outra mão. (B) Luxação de ombro esquerdo óbvia – luxação crônica que ocorre com frequência diante de mínimo traumatismo. Neste caso, o paciente se mostrava capaz de luxar o ombro quando queria, simulando assim uma nova lesão, que ele usava como desculpa para conseguir narcóticos em diferentes serviços de pronto atendimento. (De Naples RM, Ufberg JW: Management of common dislocations. In: Roberts JR, Custalow CB, Thomsen TW, editores: *Roberts and Hedges' clinical procedures in emergency medicine and acute care*, 7.ed. Philadelphia, 2019, Elsevier.)

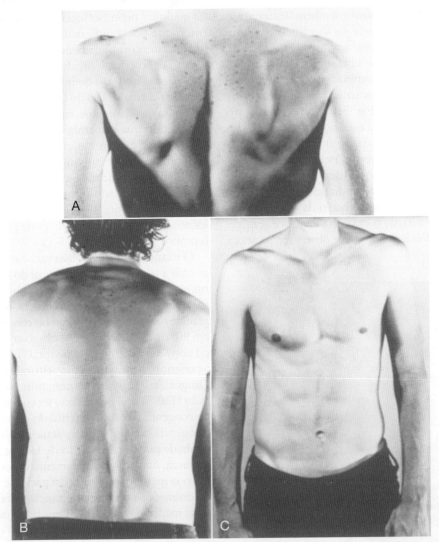

Figura 5.21 Depressão do ombro direito em um indivíduo destro – nesse caso, trata-se de um tenista. (A) Hipertrofia dos músculos do ombro atuantes na prática esportiva. (B) Com os músculos relaxados, a distância entre os processos espinhosos e a borda medial da escápula aumenta à direita. (C) Ombro deprimido. (De Priest JD, Nagel DA. Tennis shoulder. *Am J Sports Med* 1976 4:33.)

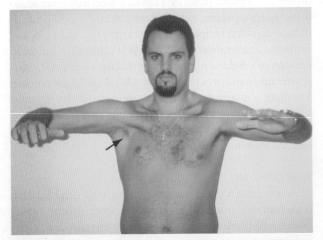

Figura 5.22 Ausência congênita da cabeça esternal do peitoral maior. Observe o músculo axilopeitoral (*seta*).

Primeiramente, esse osso proporciona uma origem para os músculos do manguito rotador, e também para os músculos bíceps e tríceps braquial; portanto, a escápula representa uma base dinâmica estável, a partir da qual esses músculos atuam. Em segundo lugar, a escápula mantém o alinhamento glenoumeral dentro dos limites fisiológicos, o que facilita a congruência e a capacidade de compressão da concavidade ao nível da articulação glenoumeral ao longo de toda a ADM. Em terceiro lugar, a ligação entre o acrômio e a clavícula leva a uma rotação ascendente da escápula e a uma inclinação posterior, de modo a possibilitar a elevação máxima do braço. Finalmente, a escápula facilita a transferência de força do ombro para o *core* (e vice-versa), atuando como um funil para uma eficiente transferência de energia. Essa transferência de forças pode envolver toda a cadeia cinética. Usando corretamente essa "cadeia", o paciente pode reduzir os estresses incidentes no ombro em si.

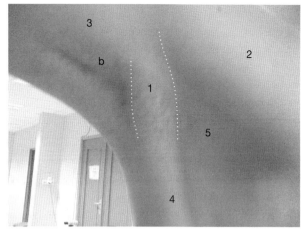

Figura 5.24 Arco axilar de Langer *(1, delineado pelas linhas tracejadas)*; peitoral maior *(2)*; inserção do tendão do latíssimo do dorso *(4)*; subescapular *(5)*; e feixe neurovascular *b)*. (Van Hoof T, Vangestel C, Shacklock M et al.: Asymmetry of the ULNT1 elbow extension range-of-motion in a healthy population: consequences for clinical practice and research. *Phys Ther Sport* 13(3):141-149, 2011.)

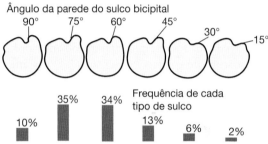

Figura 5.25 Diferentes formas do sulco bicipital. (Adaptada de Hitchcock HH, Bechtol CO: Painful shoulder: observation on the role of the tendon of the long head of the biceps brachii in its causation, *J Bone Joint Surg Am* 30:267, 1948.)

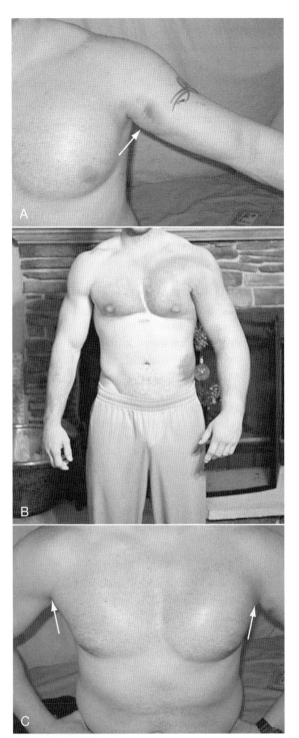

Figura 5.23 Ruptura do músculo peitoral maior. (A) Equimose e edema; a *seta* ilustra a ruptura da cabeça esternal do peitoral maior. (B) Inchaço importante e contusão em seguida à ruptura do peitoral maior. (C) O desaparecimento da prega axilar no lado esquerdo, em decorrência de uma laceração do peitoral maior, cria assimetria, em comparação com o lado direito normal. (De Provencher MT, Handfield K, Boniquit NT et al.: Injuries to the pectoralis major muscle – diagnosis and management, *Am J Sports Med* 38:1693-1705, 2010.)

A atrofia da parte descendente do trapézio pode indicar paralisia de nervo acessório espinal, enquanto a atrofia do supraespinal ou do infraespinal pode indicar paralisia de nervo supraespinal.[100] As espinhas das escápulas, que começam medialmente no nível da terceira vértebra torácica (T3), devem estar no mesmo ângulo. A escápula deve se estender do processo espinhoso da vértebra torácica T2 ou T3 até o processo espinhoso de T7 ou T9, com a borda medial paralela à linha mediana torácica.[101] A escápula no lado dominante se acomodará em um nível mais baixo e afastado da coluna vertebral, em comparação com o que ocorre no lado não dominante. Sobush et al. elaboraram um método de mensuração da posição escapular, denominado **teste de Lennie**.[102] Nesse teste, eles mensuraram, horizontalmente, a distância entre os processos espinhosos e as três posições da escápula: a face medial do ponto mais superior (ângulo superior), a base da espinha da escápula e o ângulo inferior (Fig. 5.26).[102] Quando a escápula encontra-se em uma posição

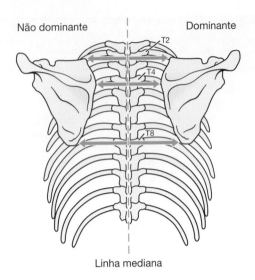

Figura 5.26 Teste de Lennie. As mensurações são feitas em três posições sobre a escápula, comparando o lado dominante e o não dominante.

mais baixa que a normal contra a parede torácica, a borda medial superior da escápula pode "raspar" sobre as costelas, produzindo um som agudo ou surdo (escápula em ressalto) durante a abdução e adução.[103-107] Outras causas da produção desse som podem ser a cifose da coluna, ombros arredondados, escápula apontando anteriormente, e uma postura de queixo "enterrado".[108] Os ângulos inferiores das escápulas devem ser equidistantes em relação à coluna vertebral.

Em alguns pacientes, observam-se **"depressões subacromiais"** morfológicas sobre o aspecto posteromedial do deltoide de ambos os ombros, que ocorrem cerca de 1 cm inferior e medial ao ângulo posterior do acrômio. Essas depressões estão presentes em todos os momentos, esteja o ombro em repouso, em movimento ou sob estresse. Acredita-se que essas depressões estão associadas a uma instabilidade posicional posterior recorrente.[109] Em casos peculiares, nos quais estão presentes tanto atrofia como fraqueza bilateral, o examinador deve pensar na possibilidade de um transtorno miogênico hereditário, como uma **distrofia muscular do cíngulo do membro superior (DMCMS)** ou **distrofia fascioescapuloumeral (DFEU)**.[110]

A **discinesia escapular**, ou **disfunção escapular**, embora não seja em si uma lesão, pode levar a alteração na angulação da articulação glenoumeral, estresse anormal nos ligamentos do ombro, alteração do espaço subacromial, sobrecarga da articulação acromioclavicular, aumento do estresse nos músculos estabilizadores da escápula, alteração da ativação muscular e modificação da posição e movimento do braço.[99] Por exemplo, um músculo peitoral menor tensionado pode resultar em um impacto secundário, causado pela inclinação anterior da escápula e pela rotação medial do seu ângulo inferior.[111] As posições anormais da escápula são definidas como inclinação, alamento ou **disritmia** (i. e., anormalidade [prematuridade, excesso ou "tremedeira"] no ritmo do movimento) (Fig. 5.27).[72,101,112] O sequenciamento dos padrões de ativação do músculo e o seu desempenho e duração, que ajudam na estabilização da escápula, juntamente com a inibição decorrente da dor, são alterados em casos de discinesia.[112-114] Comumente, essas alterações são resultantes de uma excessiva protração da escápula durante o movimento do braço. Kibler et al.[115] dividiram a instabilidade ou discinesia escapular em quatro padrões de movimento. O tipo I refere-se à proeminência da borda medial inferior durante o repouso e à inclinação dorsal do ângulo inferior durante o movimento (inclinação escapular), enquanto o acrômio inclina-se anteriormente sobre a parte superior do tórax. Isso pode ser observado em repouso ou durante o movimento concêntrico ou excêntrico. Se a borda inferior se inclina em afastamento da parede da parede torácica, isso pode indicar a presença de músculos fracos (p. ex., parte ascendente do trapézio, grande dorsal e serrátil anterior) ou uma tensão do músculo peitoral menor ou maior, tracionando ou inclinando a escápula de cima para a frente.[74] O tipo II é o alamento clássico da escápula, com proeminência de toda a sua borda medial e elevação em afastamento da parede posterior do tórax, tanto estática quanto dinamicamente (Fig. 5.28). Isso também pode ser observado em repouso ou durante os movimentos concêntricos ou excêntricos. Essa deformidade pode indicar a presença de uma lesão por fraqueza SLAP ao bíceps; fraqueza dos músculos serrátil anterior, dos romboides e das partes inferior, média e superior do trapézio; de um problema do nervo torácico longo; ou da tensão dos rotadores umerais.[74] O tipo III refere-se à elevação da borda superior da escápula durante o repouso e o movimento; a ação de encolher os ombros inicia o movimento, e ocorre alamento mínimo. Essa deformidade é observada no movimento ativo e pode ser o resultado de uma hiperatividade do elevador da escápula e da parte descendente do trapézio, com desequilíbrio do par de força das partes superior e inferior do trapézio (Fig. 5.29). Isso está associado a lesões por impacto e a lesões do manguito rotador.[74] No padrão de tipo IV, ambas as escápulas são simétricas durante o repouso e o movimento; elas rotacionam simetricamente para cima, e os ângulos inferiores rotacionam lateralmente, afastando-se da linha média (alamento rotativo). Isso é observado durante o movimento, podendo indicar que os músculos que controlam a escápula não a estão estabilizando. Huang et al.[116,117] contribuíram para a classificação de Kibler, ao incluir padrões mistos para a discinesia escapular (Tab. 5.8), observando que os padrões podem ser diferentes durante a elevação (por meio da flexão anterior e da abdução) e nas fases descendentes; estas últimas demonstram uma perda mais drástica de controle. Para incrementar a perda do controle escapular e aumentar a deformidade, o examinador pode pedir que o paciente segure um peso na mão durante o movimento.[118,119]

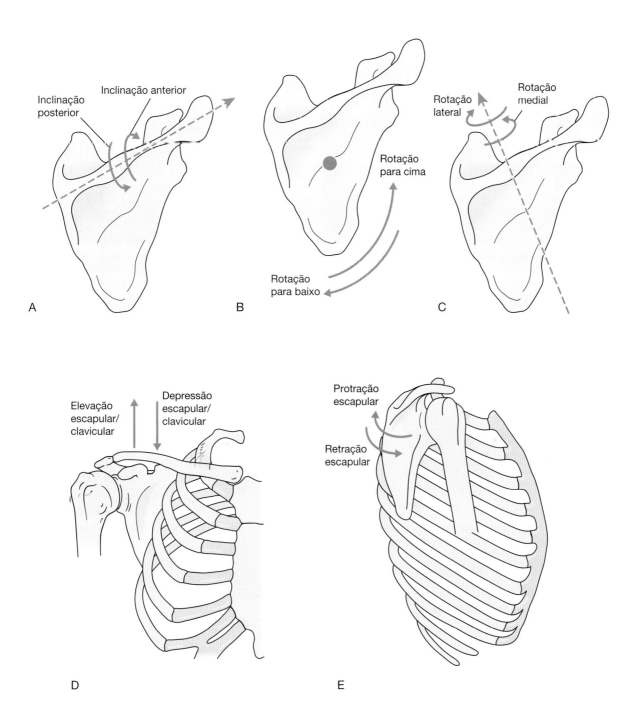

Figura 5.27 Movimentos individuais da escápula. (A) Inclinação escapular. (B) Rotação escapular *(o ponto indica o centro de rotação)*. (C) Rotação e alamento escapulares. (D) Elevação escapular/clavicular. (E) Protração e retração da escápula ao longo da parede torácica. (Modificada de McClure PW, Bialker J, Neff N et al.: Shoulder function and 3-dimensional kinematics in people with shoulder impingement syndrome before and after a 6-week exercise program, *Phys Ther* 84[9]:832-848, 2004.)

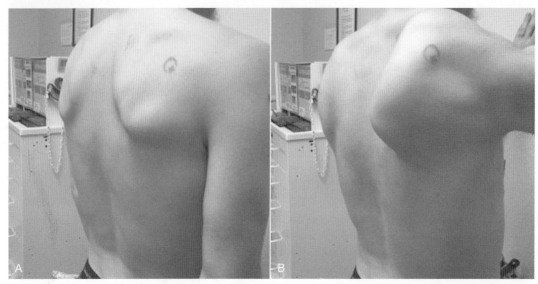

Figura 5.28 Alamento da borda medial da escápula. (A) Em repouso, o paciente exibe sutil saliência da borda medial da escápula direita. (B) Ao flexionar anteriormente o braço e empurrá-lo contra uma parede, ocorre protrusão da borda medial da escápula direita em relação à parede torácica posterior ("alamento escapular"). (De Chiu EF, Miller TA, Canders CP: Winged scapula, *Visual J Emerg Med* 13:135-136, 2018.)

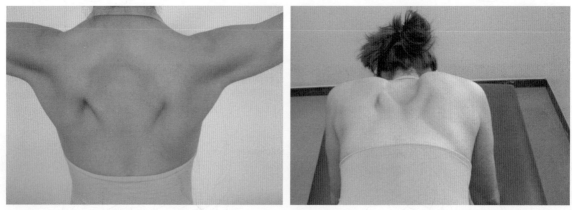

Figura 5.29 Padrão de desequilíbrio das partes descendente e ascendente do trapézio. Observe o hiperdesenvolvimento das partes descendente e ascendente do trapézio na tentativa de evitar um alamento por rotação.

TABELA 5.8

Descrições detalhadas dos padrões de discinesia escapular

Padrão	Descrições Padrão I
Padrão I	O ângulo inferomedial da escápula está deslocado posteriormente do aspecto posterior do tórax, ficando proeminente durante a observação dinâmica e a palpação
Padrão II	Toda a borda medial da escápula está deslocada posteriormente do aspecto posterior do tórax, ficando proeminente durante a observação dinâmica e a palpação
Padrão III	Elevação prematura da escápula ou rotação superior da escápula excessiva/insuficiente (disritmia) durante a obervação dinâmica e a palpação, em comparação com o lado assintomático
Padrão IV (normal)	1. Sem evidências de deslocamento posterior na borda medial/ângulo inferior da escápula e movimento escapular excessivo/insuficiente 2. Mobilidade mínima durante os 30°-60° iniciais de elevação escapuloumeral; em seguida, rotação superior e inferior suave e contínua durante a elevação e o abaixamento do úmero, respectivamente
Padrões mistos	Condição mista de padrões anormais: (1) padrões I + II; (2) padrões II + III; (3) padrões I + III; (4) padrões I + II + III

De Huang TS, Huang HY, Wang TG et al.: Comprehensive classification test of scapular dyscinesis: a reliability study, *Man Ther* 20(3):429, 2015.

Causas da discinesia escapular[99]

ÓSSEAS
- Hipercifose torácica.
- Pseudoartrose de fratura clavicular.
- Fratura clavicular com consolidação viciosa.

ARTICULARES
- Instabilidade acromioclavicular.
- Artrose acromioclavicular.
- Disfunção glenoumeral interna.

NEUROLÓGICAS
- Radiculopatia cervical.
- Paralisia de nervo torácico longo.
- Paralisia de nervo acessório espinal.

DE TECIDOS MOLES
- Doença muscular intrínseca (entorse de 1°, 2° ou 3° grau).
- Hipomobilidade (p. ex., cabeça curta do bíceps braquial, peitoral menor).
- Déficit de rotação medial da glenoumeral (DRMG).
- Alteração dos padrões de ativação muscular.
- Alteração da ação do par de força muscular.

TRANSTORNOS MIOGÊNICOS
- Distrofia muscular do cíngulo do membro superior (DMCMS).
- Distrofia fascioescapuloumeral (DFEU).

Kibler et al.[99] defenderam o uso de um **teste de movimento dinâmico escapular** ✓ para verificação da discinesia escapular. O examinador pede ao paciente (que está segurando na mão um peso de 1,4 a 2,3 kg) que eleve e abaixe completamente os braços, três a cinco vezes, em flexão anterior ou em escapulação. O examinador fica atento a qualquer proeminência da borda medial da escápula (i. e., alamento escapular clássico), o que indica positividade do teste.[120]

Um **alamento escapular primário** indica que o alamento é resultante de fraqueza muscular de um dos estabilizadores musculares da escápula. Isso, por sua vez, desarranja o equilíbrio normal do par de força muscular do complexo escapulotorácico.[121] O **alamento escapular secundário** indica uma alteração do movimento normal da escápula em decorrência de problema na articulação glenoumeral.[121] O **alamento dinâmico da escápula** (i. e., alamento com movimento) pode ser causado por uma lesão do nervo torácico longo, afetando o músculo serrátil anterior; paralisia do trapézio (nervo acessório espinal); fraqueza do romboide; instabilidade multidirecional; ação voluntária; ou ombro doloroso com consequente imobilização da articulação glenoumeral, a qual, por sua vez, acarreta um ritmo escapuloumeral inverso.[122] Essa imobilização da articulação glenoumeral leva à inversão da origem-inserção dos músculos do manguito rotador, de modo que, em vez de moverem o úmero, como fazem normalmente, eles atuam de modo inverso, movendo a escápula. Comumente, no caso de uma patologia, os músculos que controlam a escápula ficam fracos e não conseguem neutralizar essa ação, o que resulta em protração da escápula e alamento dinâmico. As duas outras causas comuns de alamento dinâmico – paralisia do nervo torácico longo e paralisia do nervo acessório espinal – causam um posicionamento diferente da escápula e diferentes padrões de alamento. A paralisia do nervo acessório espinal provoca depressão e movimento lateral da escápula, com rotação lateral do ângulo inferior. Quando o trapézio está fraco ou paralisado, o alamento da escápula ocorre antes da abdução de 90°, com um pequeno alamento na flexão anterior.[123] A paralisia de nervo torácico longo provoca elevação e movimentação medial da escápula, com rotação medial do ângulo inferior (Fig. 5.30).[124,125] Quando o serrátil anterior está fraco ou paralisado, o alamento da escápula ocorre na abdução e flexão anterior (em especial com uma "ejeção" anterior contra resistência) (ver Fig. 5.28B).[123,126] Radiculopatias em C3, C4 (trapézio), C5

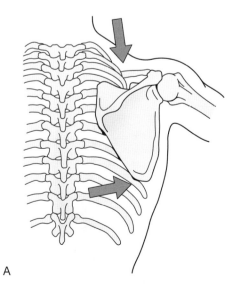
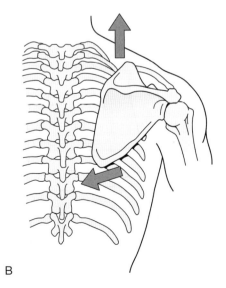

Figura 5.30 Movimento escapular causando alamento escapular em decorrência da paralisia do trapézio (A) e da paralisia do serrátil anterior (B).

(romboides) e C7 (serrátil anterior e romboides) também podem causar alamento da escápula.[127,128]

O alamento estático (i. e., alamento em repouso) é, em geral, causado por uma deformidade estrutural da escápula, da clavícula, da coluna vertebral ou das costelas.[129]

A deformidade de Sprengel, um problema do desenvolvimento, consiste em uma escápula alta ou não descendente (Fig. 5.31), é rara; contudo, é a deformidade congênita mais comum do complexo do ombro.[130-133] Nessa deformidade, os músculos escapulares se encontram mal desenvolvidos ou são substituídos por uma faixa fibrosa. Ela pode ser uni ou bilateral; a amplitude da abdução do ombro diminui, levando a uma diminuição da sua capacidade funcional. Em geral, a escápula é menor que o normal e encontra-se rotacionada medialmente. O problema pode estar associado a outras anormalidades (p. ex., escoliose, síndrome de Klippel-Feil, anomalias das costelas).[133]

Os músculos do ombro podem ser acentuados ao solicitar que o paciente coloque as mãos nos quadris e os contraia. O examinador deve verificar atentamente a presença de atrofia dos músculos supra e infraespinal (paralisia do nervo supraescapular), do músculo serrátil anterior (paralisia do nervo torácico longo) e do músculo trapézio (paralisia do nervo acessório espinal). A atrofia de qualquer um deles pode levar ao alamento da escápula.

Exame

Visto que a avaliação do ombro pode incluir uma avaliação da parte cervical da coluna, o exame pode ser extenso. Se o examinador tiver alguma dúvida em relação à localização da lesão, deve ser realizada a avaliação da parte cervical da coluna (ver Cap. 3). Além disso, é importante que o examinador tenha em mente que o membro superior, do qual o ombro é uma parte fundamental, pode atuar como uma cadeia cinética aberta, quando a mão se encontra livre para movimentar-se, ou como uma cadeia cinética fechada, quando a mão encontra-se fixada a um objeto relativamente imóvel. Por exemplo, a instabilidade escapular pode ser evidente na cadeia cinética fechada, quando o membro superior se encontra fixado e os músculos do manguito rotador atuam em ordem inversa (inversão da origem-inserção; p. ex., a inserção dos músculos no úmero torna-se a parte estável, uma vez que o membro superior está fixado, enquanto a escápula torna-se a parte móvel e apresenta maior probabilidade de se mover) (Fig. 5.32). Ela também pode ser evidente na cadeia cinética aberta, em especial durante movimentos de alta velocidade, quando a escápula necessita ser estabilizada (p. ex., ao rebater uma bola) ou quando os músculos escapulares devem atuar de modo excêntrico para diminuir ou interromper um movimento (i. e., eles são incapazes de fazê-lo em decorrência da fraqueza). Na cadeia cinética aberta, a escápula atua como a "base" ou origem dos músculos, enquanto a inserção no úmero é mais móvel. O conhecimento do equilíbrio muscular e dos pares de força musculares é fundamental para o estabelecimento do diagnóstico. Por exemplo, os membros inferiores, a pelve e o tronco atuam como geradores de força, enquanto o ombro atua como um funil e regulador

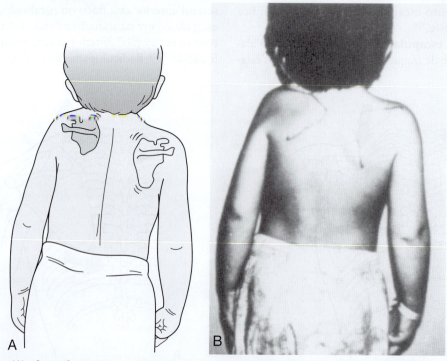

Figura 5.31 Diagrama (A) e fotografia (B) de uma criança com deformidade de Sprengel. Observe a elevação do ombro e a escápula mal desenvolvida à esquerda. (A, modificada de Gartland JJ. *Fundamentals of orthopaedics*. Philadelphia: WB Saunders, 1979. p. 73. B, cortesia do Dr. Roshen Irani.)

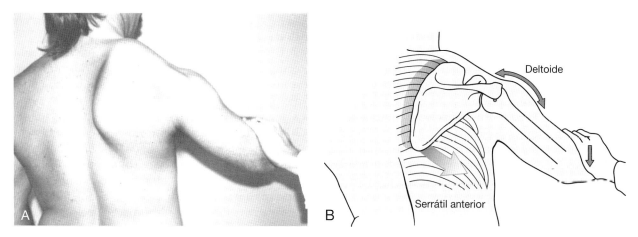

Figura 5.32 Patomecânica de "alamento clássico" da escápula. (A) Alamento da escápula direita causada pela fraqueza acentuada do serrátil anterior direito. O alamento da borda medial da escápula fica exacerbado quando se aplica resistência contra o esforço de abdução do ombro. Observe como a estabilização ocorre no local em que a mão do examinador oferece resistência. Em vez do movimento do membro superior, a escápula se move, visto que seus músculos estabilizadores estão fracos. (B) Análise cinesiológica da escápula em alamento. Sem uma força adequada de rotação para cima a partir do serrátil anterior (*seta descolorida*), a escápula torna-se instável e não consegue resistir à tração do deltoide. Subsequentemente, a força do deltoide (*seta bidirecional*) faz com que a escápula rotacione para baixo e a articulação glenoumeral abduza parcialmente (origem-inserção contrária). (De Neumann DA. *Kinesiology of the musculoskeletal system: foundations for physical rehabilitation.* St. Louis: Mosby, 2002. p. 107.)

de força; o braço atua como um sistema que libera força.[74] Essas **cadeias cinéticas** e a interação intrincada e complexa de seus componentes exercem efeitos diferentes sobre o ombro. As ações de comer, alcançar objetos e vestir-se são consideradas atividades de cadeia cinética aberta, enquanto as ações de andar com muletas e levantar-se de uma cadeira são consideradas movimentos de cadeia cinética fechada.

Como em qualquer avaliação, o examinador deve comparar um lado do corpo com o outro. A comparação é necessária por conta das diferenças entre indivíduos normais.

Movimentos ativos

Os primeiros movimentos a serem examinados são os movimentos ativos. Em geral, os movimentos dolorosos são realizados no fim, para que não haja transferência da dor para o movimento seguinte. O examinador deve ter em mente que os movimentos do ombro constituem uma combinação não só dos movimentos glenoumerais, escapulotorácicos, acromioclaviculares e esternoclaviculares, mas também do movimento máximo no extremo das amplitudes, que pode envolver as costelas e a parte torácica da coluna.[134] É essencial que o examinador, ao observar os movimentos ativos, seja capaz de diferenciar o movimento escapular e a capacidade da escápula de atuar como uma base estável para a função glenoumeral, ao mesmo tempo que tenha condições de se movimentar. Também é essencial observar o modo como os movimentos glenoumerais são realizados durante os movimentos ativos, pois frequentemente o movimento escapular compensa a limitação dos movimentos glenoumerais, visto que o movimento escapular, com frequên-

cia, pode compensar o movimento glenoumeral restrito, levando ao enfraquecimento e, comumente, ao alongamento dos músculos que controlam a escápula. Por sua vez, essa situação leva ao uso excessivo do manguito rotador, quando o corpo tenta controlar o movimento da cadeia cinética superior.[135] Se estiver ocorrendo discinesia sem dor, o paciente poderá utilizar seu ombro excessivamente, sobretudo nos movimentos com o braço acima da cabeça; e isso representa um alto risco de ocorrência de dor no ombro.[136] Na verdade, esse paciente tem em seu ombro uma verdadeira "bomba-relógio". Se o ombro for excessivamente mobilizado ou estressado, o paciente começará a desenvolver problemas, incluindo fraqueza muscular (p. ex., peitoral menor) e instabilidade da articulação glenoumeral.

Movimentos ativos do complexo do ombro

- Elevação por meio da abdução (170 a 180°).
- Elevação por meio da flexão anterior (160 a 180°).
- Elevação por meio do plano da escápula (170 a 180°).
- Rotação lateral (externa) (80 a 90°).
- Rotação medial (interna) (60 a 100°).
- Extensão (50 a 60°).
- Adução (50 a 75°).
- Adução/abdução horizontal (flexão cruzada/extensão cruzada; 130°).
- Circundução (200°).
- Protração escapular.
- Retração escapular.
- Movimentos combinados (se necessário).
- Movimentos repetitivos (se necessário).
- Posições sustentadas (se necessário).

Avaliação musculoesquelética

A disritmia escapular fica demonstrada por uma excessiva e prematura elevação ou protração da escápula, por um movimento pouco suave e não contínuo por ocasião da elevação e sobretudo no abaixamento, ou por uma rápida rotação para baixo quando o paciente abaixa o braço.[101] Além disso, a postura pode afetar a ADM ao nível do ombro. Uma postura deficiente (ombro arredondado) com a cabeça projetada anteriormente faz com que a escápula exiba mais translação superior entre 0º e 90º de elevação, em conjunto com uma maior inclinação anterior e menor rotação para cima (i. e., mais rotação medial) entre 90º e a abdução máxima, e com uma rotação medial ligeiramente maior durante a abdução, acompanhada por menor atividade anterior do serrátil durante a flexão anterior.[51,137,138] Na flexão anterior, ocorre maior rotação medial da escápula.[139] Portanto, o examinador deve ficar atento ao movimento ativo do ombro na postura normal do paciente e em uma posição corrigida (i. e., se o paciente puder manter a posição corrigida), para verificar se há necessidade de correção de sinais e sintomas e/ou de alterações na ADM, ou ainda de outras partes

da cadeia cinética, a fim de restaurar os movimentos normais da cadeia cinética.

A compreensão dos **pares de força** que atuam sobre o complexo do ombro e a necessidade de equilibrar a força e a resistência desses músculos são muito importantes na avaliação do ombro.[140] Pares de força são grupos de músculos de ação contrária que apresentam uma ação evidente quando um movimento é realizado com carga ou de modo rápido.[141] Em um determinado movimento, um grupo de músculos (os agonistas) atua concentricamente ou como "motores", enquanto o outro grupo (os antagonistas) atua excentricamente e como estabilizadores dinâmicos, de forma controlada e harmônica para produzir um movimento suave. Portanto, esses músculos podem agir por cocontração ou coativação, de modo a produzir um efeito estabilizador e um controle articular. Se essas funções forem alteradas ou se perderem, o movimento será alterado, o que frequentemente levará a sobrecarga por estresse e dor.[142] A Tabela 5.9 apresenta exemplos de algumas dessas forças acopladas que atuam sobre o ombro.

TABELA 5.9

Pares de forças sobre o ombro

Movimento	Agonista/estabilizador	Antagonista/estabilizador
Protração (escápula)	Serrátil anterior[a] Peitoral maior[b] e peitoral menor[b]	Trapézio Romboides
Retração (escápula)	Trapézio Romboides	Serrátil anterior[a] Peitoral maior[b] e peitoral menor[b]
Elevação (escápula)	Parte descendente do trapézio[b] Levantador da escápula[b]	Serrátil anterior[a] Parte ascendente do trapézio[a]
Depressão (escápula)	Serrátil anterior[a] Parte ascendente do trapézio[a]	Parte ascendente do trapézio[b] Levantador da escápula[b]
Rotação lateral (rotação para cima do ângulo inferior da escápula)	Trapézio (fibras superiores[b] e inferiores[a]) Serrátil anterior[a]	Levantador da escápula[b] Romboides Peitoral menor[b]
Rotação medial (rotação para baixo do ângulo inferior da escápula)	Levantador da escápula[b] Romboides Peitoral menor[b]	Trapézio (fibras superiores[b] e inferiores[a]) Serrátil anterior[a]
Estabilização escapular	Parte descendente do trapézio[b] Parte ascendente do trapézio[a] Romboides	Serrátil anterior[a]
Abdução (úmero)	Deltoide	Supraespinal
Rotação medial (úmero)	Subescapular[b] Peitoral maior[b] Latíssimo do dorso Parte anterior do deltoide Redondo maior	Infraespinal[a] Redondo menor Parte posterior do deltoide
Rotação lateral (úmero)	Infraespinal Redondo menor Parte posterior do deltoide	Subescapular[b] Peitoral maior[b] Latíssimo do dorso Parte anterior do deltoide

[a]Músculos com propensão à fraqueza.
[b]Músculos com propensão ao encurtamento.

A elevação ativa por meio de abdução é, em geral, de 170 a 180°. O extremo da ADM é atingido quando o membro superior é abduzido e toca a orelha do mesmo lado da cabeça (Fig. 5.33). O examinador deve observar que o paciente não encolhe os ombros (i. e., eleva a escápula) ao ser realizado o movimento. Esse **"sinal de encolhimento do ombro"** indica a incapacidade de elevar o braço até 90°, sem elevação da escápula. Comumente, o sinal do encolhimento do ombro está associado a uma capsulite adesiva, grandes lacerações do manguito rotador e artrite glenoumeral.[98,142,143] Quando o paciente eleva o membro superior pela abdução do ombro, o examinador deve observar se há um **arco doloroso** presente (Fig. 5.34).[144] Um arco doloroso pode ser causado por uma bursite subacromial, depósitos de cálcio ou peritendinite ou tendinose,[79,80] dos músculos do manguito rotador. A dor é o resultado do pinçamento de estruturas inflamadas ou sensíveis sob o processo acromial e o ligamento coracoacromial. Inicialmente, as estruturas não são pinçadas sob o processo acromial, de modo que o paciente é capaz de abduzir o membro superior em 45 a 60° com pouca dificuldade. Quando o paciente abduz mais o membro superior (60 a 120°), as estruturas (p. ex., bolsa subacromial e inserções tendíneas do manguito rotador, em especial do músculo supraespinal) são pinçadas; em geral, o paciente torna-se incapaz de abduzir totalmente o membro, em razão da dor. No entanto, se a abdução completa for possível, a dor diminui após aproximadamente 120°, visto que os tecidos moles pinçados passaram sob o processo acrômio e não são mais pinçados. Com frequência, a dor é maior na subida (contra a força da gravidade), em comparação à descida, e maior na abdução ativa do que na abdução passiva. Quando o movimento é muito doloroso, o paciente comumente eleva o membro superior, utilizando um movimento de flexão anterior, ou "encolhe" o ombro, utilizando a parte descendente do trapézio e o elevador da escápula, na tentativa de reduzir a dor. Em alguns casos, a dor pode ser reduzida pela retração da escápula (com manutenção dessa posição), de modo a aumentar um pouco mais o tamanho do espaço sob o espaço coracoacromial. Foi relatado que o sinal do arco doloroso, um sinal positivo para braço caído e um teste positivo para infraespinal são robustos indicadores de uma laceração completa do manguito rotador.[58] Um segundo arco doloroso do ombro pode ser observado durante o mesmo movimento de abdução. O arco doloroso (ver Fig. 5.34) ocorre próximo ao final da abdução, nos últimos 10 a 20° de elevação, e é causado por uma patologia da articulação acromioclavicular ou por um teste de impacto positivo. No caso de uma lesão da articulação acromioclavicular, a dor, em geral, localiza-se na articulação. Na síndrome do impacto, a dor, com frequência, ocorre na região anterior do ombro. A Tabela 5.10 apresenta os

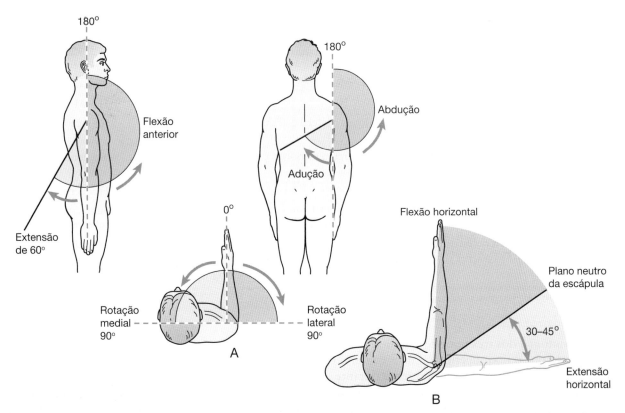

Figura 5.33 Movimentos do complexo do ombro. (A) Amplitude de movimento do ombro. (B) Eixos de elevação do membro superior. (Adaptada de Perry J. Anatomy and biomechanics of the shoulder in throwing, swimming, gymnastics, and tennis. *Clin Sports Med* 1983 2:255.)

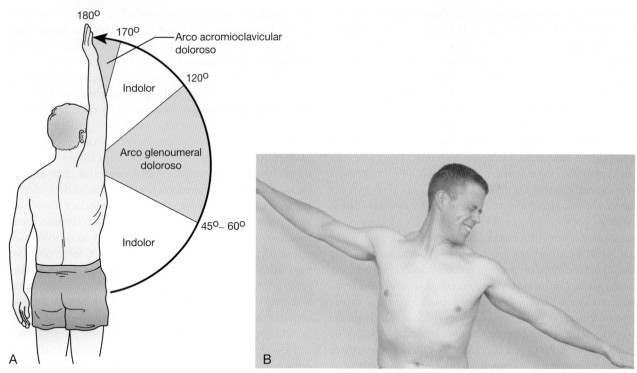

Figura 5.34 Arco doloroso do ombro. (A) Arco doloroso da articulação glenoumeral. Apenas no caso de problemas da articulação acromioclavicular a faixa de 170 a 180° deve provocar dor. (B) Observe o impacto provocando dor à esquerda a aproximadamente 85°. (A, modificada de Hawkins RJ, Hobeika PE. Impingement syndrome in the athletic shoulder. *Clin Sports Med* 1983, 2:391-405.)

TABELA 5.10

Classificação dos arcos glenoumerais dolorosos

	Anterior	Posterior	Superior
Dor noturna	Sim	Sim	Possível
Idade	Mais de 50 anos	Mais de 50 anos	Mais de 40 anos
Relação entre sexos	M > H	M > H	H > M
Agravado por	Rotação lateral e abdução	Rotação medial e abdução	Abdução
Dor à palpação	Tubérculo menor	Face posterior do tubérculo maior	Tubérculo maior
Envolvimento da articulação acromioclavicular	Não	Não	Frequente
Calcificação (quando presente)	Supraespinal, infraespinal e/ou subescapular	Supraespinal e/ou infraespinal	Supraespinal e/ou subescapular
Distensão de terceiro grau do bíceps braquial (cabeça longa)	Não	Não	Ocasional
Prognóstico	Bom	Muito bom	Ruim (sem cirurgia)

De Kessel L, Watson M. The painful arc syndrome. *J Bone Joint Surg Br* 1977 59:166.

sinais e os sintomas dos três tipos de arco doloroso do ombro, sendo que o tipo superior é o mais comum. O arco doloroso também pode estar presente durante a elevação pela flexão anterior e escapulação, embora a dor geralmente seja menos intensa nesses movimentos. A interconexão das bolsas subacromial, subcoracoide e subescapular com a cápsula da articulação glenoumeral, com frequência, produz muitos sinais e sintomas que podem resultar em um arco doloroso.

Ao examinar o movimento de elevação pela abdução, o examinador deve observar o **ritmo escapuloumeral** do complexo do ombro (Fig. 5.35), tanto na parte anterior quanto na posterior.[145-147] Isso significa que, durante a abdução de 180°, existe uma relação aproximada de

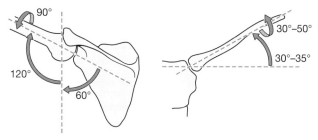

Figura 5.35 Movimentos da escápula, úmero e clavícula durante o ritmo escapuloumeral.

2:1 do movimento do úmero em relação ao da escápula, com um movimento de 120° na articulação glenoumeral e de 60° na articulação escapulotorácica; no entanto, deve-se ter em mente que existe uma grande variabilidade entre os indivíduos, podendo depender da velocidade do movimento;[148] os autores ainda não entraram em consenso em relação à magnitude exata de cada movimento.[146,147,149] Embora todos eles concordem que o movimento da articulação glenoumeral é maior que o da articulação escapulotorácica, Davies e Dickoff-Hoffman acreditam que a relação seja maior, de pelo menos 120° de abdução,[150] enquanto Poppen e Walker[151] e outros[36,152] acreditam que a relação seja menor (5:4 ou 3:2), após 30° de abdução. Existem três fases durante esse movimento simultâneo total nas quatro articulações; o leitor deve ter em mente que outros autores conferem valores diferentes à magnitude de cada movimento citada no presente texto.

Ritmo escapuloumeral

Fase 1:	Úmero	abdução de 30°
	Escápula	movimento mínimo (fase de preparação)
	Clavícula	elevação de 0-5°
Fase 2:	Úmero	abdução de 40°
	Escápula	rotação de 20°, protração ou elevação mínima e, possivelmente, inclinação posterior
	Clavícula	elevação de 15° e rotação posterior na articulação esternoclavicular
Fase 3:	Úmero	abdução de 60°, rotação lateral de 90°
	Escápula	rotação de 30°
	Clavícula	rotação posterior de 30-50° e elevação de até 15°

---

1. Na primeira fase – 30° de elevação pela abdução – considera-se que a escápula está "assentada". Essa fase de assentamento significa que a escápula pode rotacionar discretamente para dentro, para fora ou não rotacionar.[126] Portanto, não existe uma relação de movimento de 2:1 durante essa fase. O ângulo entre a espinha escapular e a clavícula também pode aumentar até 5° pela elevação das articulações esternoclavicular e acromioclavicular,[145] mas isso depende da movimentação da escápula durante essa fase. A clavícula rotaciona minimamente durante esse estágio.

2. Durante os próximos 60° de elevação (segunda fase), a escápula rotaciona para cima (o ângulo inferior se movimenta para fora) cerca de 20° e inicia uma inclinação posterior,[153] enquanto o úmero eleva-se 40° com protração ou elevação mínima da escápula.[145] Por essa razão, existe uma relação de 2:1 do movimento escapuloumeral. Durante a segunda fase, a clavícula eleva-se em decorrência da rotação escapular,[36,145] e começa a se movimentar em rotação posterior, retração e mínima elevação na articulação esternoclavicular. Na articulação acromioclavicular, a clavícula se inclina em direção posterior e para cima e rotaciona medialmente. Durante a segunda e a terceira fases, a rotação da escápula (total: 60°) é possível, visto que ocorre um movimento de 20° na articulação acromioclavicular e de 40° na articulação esternoclavicular. As articulações esternoclavicular e acromioclavicular contribuem para a rotação para cima escapulotorácica, mediante a retração na articulação esternoclavicular e pela rotação medial na articulação acromioclavicular.[153]

3. Durante os 90° finais de movimento (terceira fase), a relação do movimento escapuloumeral continua 2:1, enquanto o ângulo entre a espinha escapular e a clavícula aumenta mais 10°. Dessa forma, a escápula continua a rotacionar e agora começa a se elevar. A magnitude da protração continua a ser mínima na realização do movimento de abdução. Nesse estágio, a clavícula rotaciona 30 a 50° posteriormente em torno do eixo longitudinal e eleva-se em até mais 15°.[36] Na verdade, a clavícula faz rotação de somente 5° a 8° relativamente ao acrômio, por causa da rotação escapular.[154,155] Além disso, durante esse estágio final, o úmero termina a rotação lateral de 90°, para que o tubérculo maior do úmero evite o processo acromial. As Tabelas 5.11 e 5.12 resumem a cinemática do ombro em estados saudáveis e patológicos.[156]

No ombro instável, o ritmo escapuloumeral é comumente alterado em decorrência do funcionamento dinâmico incorreto dos estabilizadores da escápula e/ou do úmero.[157] Isso pode estar relacionado à artrocinemática incorreta na articulação glenoumeral. Assim, o examinador deve assegurar-se da presença de um jogo articular normal e de estruturas hipomóveis que podem resultar nesses movimentos anormais.[157] Kon et al. defenderam o uso de um peso de 3 kg ao verificar o ritmo escapuloumeral durante os movimentos ativos, em especial a elevação, porque durante esses movimentos o peso extra exige maior estabilização muscular.[158]

Kibler aponta a importância da observação do movimento, em especial da escápula, tanto na fase ascendente como na descendente da abdução.[159] Em geral, a fraqueza

Avaliação musculoesquelética

TABELA 5.11

Resumo da cinemática escapular durante a elevação dos braços nas condições saudável e não saudável

Grupo	Saudável (normal)	Impacto ou doença do manguito rotador	Instabilidade da articulação glenoumeral	Capsulite adesiva
Movimento escapular primário	Rotação superior	Diminuição da rotação superior	Diminuição da rotação superior	Aumento da rotação superior
Movimento escapular secundário	Inclinação posterior	Diminuição da inclinação posterior	Ausência de evidências consistentes de alteração	Ausência de evidências consistentes de alteração
Movimento escapular acessório	Rotação medial/lateral variável	Aumento da rotação medial	Aumento da rotação medial	Ausência de evidências consistentes de alteração
Implicações presumidas	Maximiza a ADM do ombro e o espaço subacromial disponível	Presume-se que contribua para o impacto subacromial ou interno	Presume-se que contribua para menor estabilidade articular inferior e anterior	Presume-se que seja compensatório para minimizar a perda funcional da ADM de ombro

ADM: amplitude de movimento.
Adaptada com permissão de Ludewig PM, Reynolds JF: The association of scapular kinematics and glenohumeral joint pathologies, *J Orthop Sports Phys Ther* 39:95, 2009.

TABELA 5.12

Mecanismos da discinesia escapular

Mecanismo	Efeitos associados
Ativação inadequada do serrátil anterior	Diminuição da rotação superior e inclinação posterior da escápula
Ativação excessiva da parte descendente do trapézio	Aumento da elevação clavicular
Encurtamento do peitoral menor	Aumento da rotação medial e inclinação anterior da escápula
Encurtamento dos tecidos moles no aspecto posterior da articulação glenoumeral	Aumento da inclinação anterior da escápula
Hipercifose torácica ou postura em flexão	Aumento da rotação medial e inclinação anterior/diminuição da rotação superior da escápula

Modificada de Ludewig PM, Reynolds JF: The association of scapular kinematics and glenohumeral joint pathologies, *J Orthop Sports Phys Ther* 39:97, 2009.

dos músculos que controlam a escápula é mais evidente durante a fase descendente; uma instabilidade nas ações de correr, segurar ou saltar pode ser observada quando o paciente perde o controle da escápula.

A velocidade da abdução também pode ter um efeito sobre a relação.[160] Portanto, é mais importante a observação da presença de assimetria entre o lado lesionado e o lado normal do que a preocupação com os graus reais de movimentos que ocorrem em cada articulação. Dessa forma, quando a clavícula não rotaciona e se eleva, a elevação pela abdução na articulação glenoumeral fica limitada a 120°.[145] Se a articulação glenoumeral não se mover, a elevação pela abdução fica limitada a 60° e ocorre totalmente na articulação escapulotorácica. Se não ocorrer rotação lateral do úmero durante a abdução, o movimento total disponível é de 120°, sendo que 60° ocorre na articulação glenoumeral e 60°, na articulação escapulotorácica.[36] O final da ADM é atingido quando há contato entre o colo cirúrgico do úmero com o processo acromial. **O ritmo escapuloumeral inverso** (Fig. 5.36) significa que a escápula se move mais que o úmero. Isso é observado em condições como o ombro congelado. O paciente parece "elevar" todo o complexo do ombro (o **sinal de encolhimento do ombro**) em vez de produzir um movimento de abdução coordenado e suave.

A elevação ativa pela flexão anterior é, em geral, de 160 a 180°; no extremo da ADM, o membro superior encontra-se na mesma posição que na elevação ativa pela abdução. À medida que o movimento é tentado pelo paciente, o examinador observa o movimento da escápula (i. e., o movimento é igual nos dois lados?), do úmero e da clavícula. O examinador também pode palpar os segmentos vertebrais C7 a T4 para sentir o movimento. Normalmente, nos últimos 30° de elevação por flexão anterior, ocorrerá rotação dos processos espinhosos para o mesmo lado (i. e., ipsilateral). Se os segmentos permanecem imóveis, então está ocorrendo restrição do movimento pelas articulações facetárias ou pelas costelas. O examinador talvez tenha que avaliar esses movimentos da coluna e das costelas, para assegurar se há um movimento normal na cadeia cinética.[161] A elevação ativa (170 a 180°) pelo plano da escápula (30 a 45° de flexão anterior), denominada **escapulação**, é a posição mais natural e funcional de elevação (ver Fig. 5.33). A elevação nessa posição é, em alguns casos, denominada *elevação neutra*. O ângulo exato é determinado pelo contorno da parede torácica sobre a qual a escápula repousa. Com frequência, o movimento de elevação é menos doloroso nessa posição, em comparação à elevação pela abdução, em que a arti-

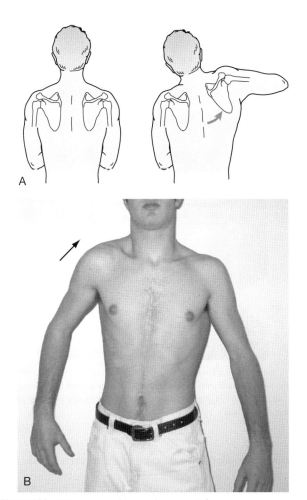

Figura 5.36 Ritmo escapuloumeral inverso (observe o repuxamento do ombro) e movimento escapular excessivo. Os exemplos incluem o ombro congelado (A) e a laceração do manguito rotador (B). Em (B), o paciente com uma laceração completa do manguito rotador do braço direito não é capaz de manter o membro na posição abduzida e o membro cai para o lado. Com frequência, o paciente encolhe ou prende para a frente o ombro, de modo que possa usar os músculos intactos do manguito rotador e o deltoide a fim de manter o braço na posição de abdução. (B de Waldman SD: *Physical diagnosis of pain: an atlas of signs and* symptoms, Philadelphia: 2006, Saunders.)

culação glenoumeral encontra-se em extensão ou em elevação na flexão anterior. O movimento no plano da escápula impõe menor estresse sobre a cápsula e a musculatura circunjacente, sendo a posição em que a maior parte das atividades cotidianas é comumente realizada. O teste da força nesse plano também fornece valores mais elevados. Relatou-se que a elevação realizada dentro de um arco de 30° do plano da escápula não promoverá alteração nos padrões de ativação muscular no ombro.[162] Pacientes com fraqueza escolhem espontaneamente esse plano ao elevarem o membro superior.[163,164] Durante a elevação por escapulação, o ritmo escapuloumeral é semelhante ao da abdução, apesar de existir maior variabilidade individual. As três fases são similares, mas existem diferenças. Por exemplo, na elevação por escapulação, não ocorre ou ocorre pouca rotação lateral da cabeça do úmero na terceira fase.[152] Além disso, a elevação total na escapulação é de aproximadamente 170°, a rotação escapular é de cerca de 65°, e a abdução umeral é de cerca de 105°. Embora ocorra uma rotação escapular discretamente maior na escapulação, essa diferença pode ser novamente decorrente de variações individuais.[152] É provável que ocorra maior protração escapular na elevação por escapulação, em especial na elevação pela flexão anterior.

Em geral, a rotação lateral ativa é de 80 a 90°, mas pode ser maior em alguns atletas, como ginastas e arremessadores de beisebol. Deve-se ter cautela ao aplicar uma hiperpressão nesse movimento, visto que pode levar a luxação anterior da articulação glenoumeral, em especial em indivíduos com problemas de luxação recorrente. Quando a rotação lateral da articulação glenoumeral é limitada, o paciente compensa retraindo a escápula. Para minimizar o movimento escapular, a rotação lateral pode ser medida com o paciente na posição de decúbito dorsal ou lateral, com seu braço abduzido a 90°; o cotovelo também a 90° (Fig. 5.37). Wilk et al.[165] recomendaram que a rotação seja testada em decúbito dorsal com o braço

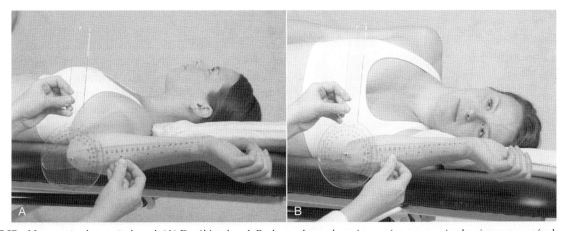

Figura 5.37 Mensuração da rotação lateral. (A) Decúbito dorsal. Roda-se o braço da paciente até que o examinador sinta que a escápula se move e até ser alcançado um ponto final. O examinador está usando um goniômetro manual para medir a rotação (medial e lateral). (B) Decúbito lateral. Roda-se o braço da paciente até observar que a escápula está se movendo e perceber resistência. Usando um goniômetro manual, pode-se medir o grau de rotação lateral e medial com esse procedimento.

abduzido a 90°, o cotovelo a 90° e a escápula estabilizada para aumento da confiabilidade.

A rotação medial ativa é, normalmente, de 60 a 100°. Em geral, ela é avaliada ao medir-se a altura do polegar (em extensão) no movimento de "pedir carona", alcançando as costas do paciente (Fig. 5.38A e B). Os pontos de referência comuns incluem o trocanter maior, as nádegas, a cintura e os processos espinhosos, com T5 a T10 representando o grau normal de rotação medial.[166] Van den Dolder et al.[167] recomendaram que fosse traçada uma linha ligando as duas espinhas ilíacas posterossuperiores e, em seguida, realizada a mensuração até a ponta do polegar (Fig. 5.39); e, por fim, que fossem comparados os dois lados. Ao realizar o teste dessa maneira, o examinador deve ter em mente que, na realidade, a amplitude mensurada não é apenas da articulação glenoumeral. De fato, grande parte da amplitude

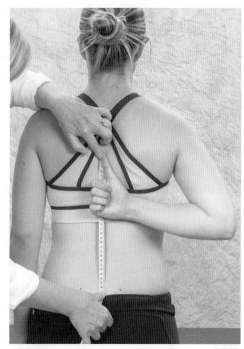

Figura 5.39 Avaliação da rotação medial ativa. O examinador está medindo a distância entre o polegar da paciente e uma linha imaginária unindo as duas espinhas ilíacas posterossuperiores *(marcas pretas na pele da paciente).*

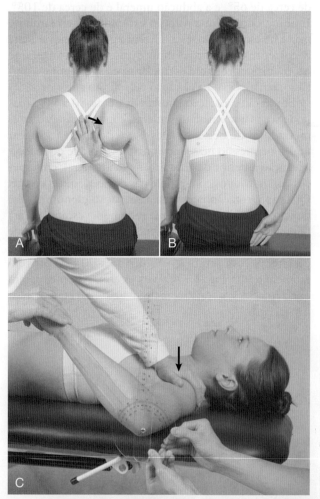

Figura 5.38 Mensuração da rotação medial. (A) Elevando a mão no dorso. Observe o alamento da escápula *(seta)*; assim, o resultado depende dos movimentos glenoumeral e escapular. (B) A posição da mão quando a escápula começa a apresentar alamento indica o final da rotação medial verdadeira na articulação glenoumeral. (C) Decúbito dorsal. Mensuração da amplitude de movimento passiva em rotação medial, usando estabilização da escápula (via contenção do processo coracoide e mantendo a escápula para baixo) *(seta)*.

é obtida pelo alamento da escápula. Em presença de um movimento glenoumeral medial tenso, é observado um maior alamento e uma maior protração da escápula. Awan et al.[168] aconselharam a realização de um teste de rotação medial com o paciente em decúbito dorsal; o ombro deve abduzir até 90° e o cotovelo deve flexionar até 90°. O examinador (passivamente) ou o paciente (ativamente) promove a rotação medial do braço; tão logo a escápula comece a se erguer, o movimento é interrompido e o examinador mede a quantidade de rotação medial. Esse método elimina o movimento escapular que habitualmente contribui para a rotação medial e fornece a real rotação medial que ocorre na articulação glenoumeral, enquanto o peso do corpo estabiliza ou impede a movimentação da escápula. É possível que o examinador tenha que estabilizar manualmente a escápula enquanto é tentada e testada a rotação medial (Fig. 5.38C). A rotação lateral pode ser testada na mesma posição, mas nesse caso o examinador palpa em busca do primeiro movimento da escápula, interrompe o movimento e mede a rotação lateral real na articulação glenoumeral.

O teste para rotação realizado em uma posição com o ombro em abdução de 90°; quando o paciente consegue atingir essa posição, fornece uma indicação mais clara da real rotação medial e lateral da articulação glenoumeral. A rotação é medida quando a escápula inicia seu movimento. Se a rotação for testada em abdução de 90° e houver crepitação na rotação, será um indicativo de abrasão das margens do tendão lacerado contra o arco coracoacromial, o que é denominado **"sinal de abrasão"**.[103]

É importante comparar as rotações lateral e medial, especialmente em indivíduos ativos que utilizam seu membro superior dominante nos extremos do movimento e em situações de grande carga. A maior parte dessa mudança no ganho de rotação medial é decorrente de alterações de tecidos moles na cápsula e nos músculos, mas parte dela pode ser resultante de mudanças na retrotorção umeral por causa do estresse das altas cargas em atividades com o braço acima da cabeça.[169] Normalmente, qualquer ganho na rotação lateral se faz acompanhar por uma perda comparável na rotação medial. Assim, é importante observar qualquer **déficit de rotação medial da glenoumeral (DRMG)** (Fig. 5.40),[65] que é a diferença na rotação medial entre os dois ombros do paciente. Pequenas mudanças no DRMG podem acarretar mudanças biomecânicas no movimento glenoumeral passivo.[170] Por exemplo, a perda na rotação medial pode ser decorrente de espessamento, contratura ou elasticidade da cápsula posteroinferior, o que, por sua vez, pode resultar em uma lesão SLAP.[81,171] Em geral, a diferença deve ser de 20°, ou 10° da rotação total do braço contralateral.[65,172,173] Isso também pode ser comparado ao **ganho de rotação lateral glenoumeral (GERG)** (ver Fig. 5.40). Caso a relação DRMG/GERG seja superior a 1, o paciente provavelmente desenvolverá problemas no ombro.[74,174]

Wilk et al.[174,175] defendem o acréscimo bilateral da rotação medial e lateral a 90° de abdução (o que resultará em um *movimento rotacional total*) para ambos os membros; esses autores informaram que, em atletas praticantes de arremesso, o braço dominante (arremessador) deve estar dentro de 5° do valor do membro não dominante, para que seja evitada a ocorrência de lesões. (Isso não significa que as quantidades de rotação medial e lateral sejam as mesmas no membro dominante.) Pode ocorrer um ganho na rotação lateral e uma perda na rotação medial – ou vice-versa. Essa mudança pode ser decorrente da retroversão umeral (RU), que pode variar, dependendo da idade do paciente e de suas atividades com o braço acima da cabeça.[10-12,24,176] Normalmente, a retrotorção umeral diminui com o passar dos anos; contudo, com a prática de atividades com sobrecarga e alto estresse (p. ex., arremesso no beisebol, jogar tênis) em rotação lateral, ocorre uma desaceleração na diminuição da quantidade de retrotorção. Ao ser mensurada, fica a impressão de que a retrotorção é maior do que no lado não afetado.[176] Uma rotação lateral excessiva pode levar ao impacto interno posterior.[177]

No ombro instável, alguns autores defenderam que o examinador faça o **teste de estabilidade rotacional dinâmica (TERD)**, ⚠ que avalia a capacidade do manguito rotador de manter a cabeça do úmero na cavidade glenoidal ao longo do arco de rotação (i. e., a capacidade do manguito rotador de manter o controle artrocinemático).[178-180] O paciente fica sentado ou deitado com o braço em abdução de aproximadamente 90° e o cotovelo fletido também por volta de 90°. O examinador controla a posição do braço do paciente com uma das mãos, enquanto a outra mão palpa a posição do úmero na cavidade glenoidal (é melhor prática a palpação da interlinha articular) (Fig. 5.41). O examinador coloca a articulação glenoumeral do paciente em diferentes posições de flexão e abdução, nas proximidades da posição em que o paciente exibe sintomas. O examinador pede ao paciente que faça uma contração isométrica contra uma resistência leve a moderada e, em seguida, isotonicamente (de modo concêntrico ou excêntrico [*break* excêntrico], dependendo de quais movimentos causaram os sintomas do paciente). Enquanto o paciente faz uma contração, o examinador palpa a interlinha articular para verificar se e quando ocorre a perda do controle artrocinemático (i. e., a cabeça do úmero "desliza" ou faz translação?).[179] Durante o teste, a escápula deve ficar estável e não deve ocorrer translação. Se ocorrer protração da escápula durante o teste, isso indica perda do controle escapular.

Margarey e Jones[179] também preconizaram a realização do **teste de relocação dinâmica (TRD)**, que testa a capacidade do manguito rotador de estabilizar a cabeça do úmero por meio da cocontração dos músculos do manguito. O paciente fica sentado com o braço apoiado em 60° a 80° de abdução no plano da escápula (escapulação) (Fig. 5.42). Com o dedo médio de uma das mãos palpando o subescapular e com o polegar ao longo da margem externa do acrômio, o examinador usa sua outra mão para aplicar tração (distração longitudinal) ao braço, enquanto pede ao paciente que tracione o braço para cima, para o interior da cavidade articular. Enquanto o paciente traciona o braço para dentro e para cima, o examinador deverá ficar atento à contração do manguito rotador, em especial

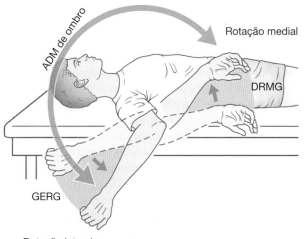

Figura 5.40 Amplitude de movimento de ombro, revelando um déficit de rotação medial da glenoumeral (DRMG) e um ganho na rotação lateral (GERG) da mesma articulação. ADM: amplitude de movimento.

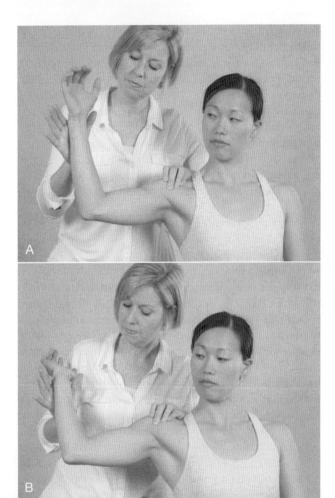

Figura 5.41 Teste de instabilidade rotacional dinâmica mostrando duas posições diferentes nas quais pode-se avaliar o controle da cabeça do úmero. A mão esquerda da examinadora é colocada sobre a cabeça do úmero, a fim de detectar qualquer translação que possa ocorrer durante a contração dos rotadores. A rotação lateral isométrica é resistida na amplitude média (A) e final (B) em uma posição funcionalmente relevante para um arremessador.

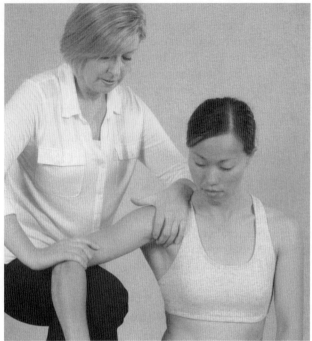

Figura 5.42 Teste de relocação dinâmica.

do subescapular. Se os músculos peitorais estiverem hiperativos, o examinador poderá palpar o manguito rotador em seu aspecto posterior.[178] Durante o teste, a escápula deve permanecer imóvel. Se ocorrer protração da escápula, isso indica instabilidade escapular.

Normalmente, a extensão ativa é de 50 a 60°. O examinador deve assegurar-se de que o movimento ocorra no ombro e não na coluna vertebral, visto que alguns pacientes podem flexionar a coluna vertebral ou inclinar-se para a frente, dando a impressão de que ocorreu um aumento da extensão do ombro. Do mesmo modo, a retração da escápula parece aumentar a extensão glenoumeral. Comumente, a fraqueza da extensão completa indica fraqueza da parte posterior do deltoide em um membro superior e, em alguns casos, é denominada **sinal da cauda de andorinha**, uma vez que ambos os membros superiores não se estendem da mesma maneira, em decorrência de uma lesão do músculo em si ou do nervo axilar.[181]

Em geral, a adução é de 50 a 75°, quando o braço é levado à frente do corpo. A adução horizontal, ou flexão cruzada, normalmente é de 130°. Para realização desse movimento, o paciente, primeiramente, abduz o membro superior a 90° e, em seguida, move o membro superior, cruzando à frente do corpo. A abdução horizontal, ou extensão cruzada, é de aproximadamente 45°. Após a abdução do membro superior a 90°, o paciente deve mover o membro estendido para trás. Em ambos os casos, o examinador deve observar a magnitude relativa do movimento escapular entre o lado normal e o patológico. Se o movimento for limitado na articulação glenoumeral, observa-se um maior movimento escapular. Em geral, a circundução, que consiste no movimento circular do membro superior no plano vertical, é de aproximadamente 200°.

Além dos movimentos acima, muitos dos quais envolvem movimentos do úmero e da escápula, o paciente deve realizar ativamente dois movimentos distintos da escápula: a retração e a protração escapulares (Fig. 5.43). Para a retração escapular, deve-se solicitar ao paciente que comprima as escápulas simultaneamente. Com frequência, as bordas mediais das escápulas permanecem paralelas à coluna vertebral, mas movem-se em direção a ela com os tecidos moles, agrupando-se entre as escápulas (ver Fig. 5.43B). Idealmente, o paciente deve ser capaz de realizar esse movimento sem contração excessiva da parte superior dos músculos trapézios. Para a protração escapular, o paciente deve tentar levar os ombros aproximando-os na parte anterior, de modo que as escápulas se movam para longe da linha média, em geral com o ângulo inferior da escápula movendo-se lateralmente mais

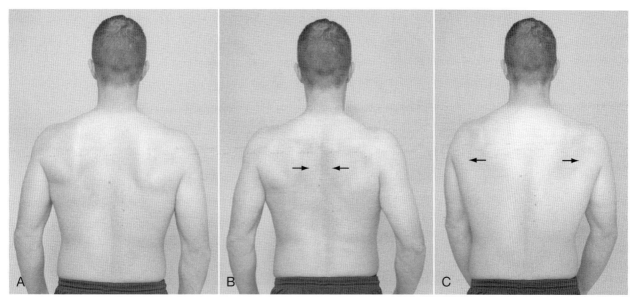

Figura 5.43 (A) Posição de repouso. (B) Retração escapular. (C) Protração escapular.

que o ângulo superior, para que ocorra alguma rotação lateral do ângulo inferior (ver Fig. 5.43C). A ocorrência de dor na articulação esternoclavicular durante a protração pode indicar um problema nessa articulação.[70] Esse ciclo de protração/retração pode causar um estalido próximo ao ângulo inferior ou do canto supramedial, que, em alguns casos, é denominado **escápula com estalos**, causado pelo atrito da escápula sobre as costelas subjacentes na "articulação" escapulotorácica.[106] Esse problema pode ser decorrente de uma incongruência entre a escápula côncava e a parede torácica convexa, de um desequilíbrio ou encurtamento muscular, da postura (em especial uma postura cifótica), ou da inflamação de uma bolsa, resultando em dor e/ou crepitação.[182]

A lesão de músculos individuais pode acometer diversos movimentos. Por exemplo, quando o músculo serrátil anterior estiver fraco ou paralisado, os "alamentos" da escápula ocorrem para longe do tórax, em sua borda medial. O músculo também auxilia a rotação superior da escápula durante a abdução. A lesão do músculo ou do seu nervo pode, como consequência, limitar a abdução. De fato, a perda ou a fraqueza do músculo serrátil anterior acomete todos os movimentos do ombro, em decorrência da perda da estabilidade escapular.[141] Da mesma forma, a fraqueza da parte inferior do músculo trapézio pode causar alteração da mecânica escapular e acarretar um impacto anterior secundário. Muitos dos testes para esses músculos estão descritos na seção "Testes especiais", mais adiante.

Ao observar esses movimentos, o examinador pode solicitar ao paciente que os execute em combinação, sobretudo se a anamnese indicou que os movimentos combinados são incômodos. Por exemplo, o **teste de coçar de Apley** combina a rotação medial com a adução, e a rotação lateral com a abdução (Fig. 5.44). Esse método pode diminuir o tempo necessário para a realização da avaliação. Além disso, ao solicitar ao paciente a realização de movimentos combinados, o examinador pode ter uma ideia da sua capacidade funcional. Por exemplo, a abdução combinada com a flexão e a rotação lateral ou a adução combinada com a extensão e a rotação medial são necessárias para as ações de pentear o cabelo, fechar um zíper nas costas ou tirar uma carteira do bolso de trás. Entretanto, o examinador deve observar com cuidado os movimentos que estão restringidos e quais não estão, uma vez que diversos movimentos são realizados ao mesmo tempo. Alguns examinadores preferem realizar o mesmo movimento em ambos os membros superiores de forma simultânea: alcançar o pescoço (abdução, flexão e rotação lateral na articulação glenoumeral) e alcançar as costas (adução, extensão e rotação medial na articulação glenoumeral). Alguns autores acreditam que esse método facilita a comparação (Fig. 5.45).[91] Com frequência, o ombro dominante apresenta maior restrição que o ombro não dominante, mesmo em indivíduos normais. Uma exceção são os pacientes que utilizam continuamente os membros superiores nos extremos do movimento (p. ex., arremessadores de beisebol). Em razão da ADM adicional desenvolvida ao longo do tempo com a realização de atividade, o membro superior dominante pode apresentar uma ADM maior. No entanto, o examinador deve ter em mente que movimentos do ombro incluem movimentos da escápula, da clavícula e da articulação glenoumeral, sendo que muitos problemas observados da articulação glenoumeral são, na realidade, problemas de controle da musculatura escapular, que podem secundariamente levar a problemas da articulação glenoume-

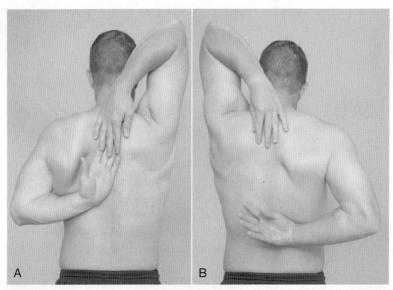

Figura 5.44 Teste de coçar de Apley. (A) O membro superior direito encontra-se em rotação lateral, flexão e abdução; o membro superior esquerdo encontra-se em rotação medial, extensão e adução. (B) O membro superior esquerdo encontra-se em rotação lateral, flexão e abdução; o membro superior direito encontra-se em rotação medial, extensão e adução. Observe a diferença da rotação medial e do alamento escapular no membro superior direito em comparação ao esquerdo em A.

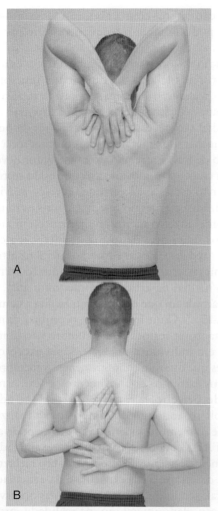

Figura 5.45 (A) Alcance pelo pescoço. (B) Alcance pelas costas. Observe a diferença na rotação medial nos dois lados e o maior alamento da escápula esquerda.

ral, sobretudo em indivíduos com menos de 40 anos de idade. Se, na anamnese, o paciente se queixou de que os movimentos do ombro são dolorosos em certas posturas, ou de que movimentos sustentados ou repetitivos aumentam os sintomas, o examinador deve solicitar ao paciente que mantenha o membro superior em uma posição (10 a 60 segundos) ou que realize os movimentos de forma repetitiva (10 a 20 repetições). Idealmente, esses movimentos repetidos devem ser realizados na velocidade e com a carga que o paciente estava utilizando ao sentir os sintomas. Por essa razão, o jogador de voleibol deve realizar o movimento de bloqueio, no qual ele salta para golpear uma bola imaginária.

Um retesamento capsular, embora comumente testado durante o movimento passivo, pode ter um efeito sobre o movimento ativo, limitando alguns ou todos os movimentos da articulação glenoumeral, com um movimento compensador excessivo da escápula. Assim como um ombro congelado pode afetar todos os movimentos, um encurtamento seletivo, em decorrência de determinadas patologias, pode acometer apenas parte da cápsula. Por exemplo, na instabilidade anterior do ombro, um retesamento capsular posterior é um achado comum combinado com fraqueza da parte inferior do músculo trapézio e do músculo serrátil anterior. A Tabela 5.13 apresenta uma relação de retesamentos capsulares selecionados e identifica seus efeitos sobre o movimento.

De modo semelhante, um encurtamento muscular pode acometer tanto o movimento ativo quanto o passivo. Por exemplo, na instabilidade anterior do ombro, os músculos que podem estar contraídos são: subescapular, peitorais menor e maior, latíssimo dorsal, parte descendente do trapézio, elevador da escápula, esternocleidomastóideo, escalenos e reto da cabeça. Os

TABELA 5.13

Contração capsular: seus efeitos e translação resultante da cabeça do úmero

Local	Efeitos (sinais e sintomas)	Translação resultante
Posterior	Diminuição da flexão cruzada Diminuição da rotação medial Diminuição da flexão (amplitude final) Diminuição do deslizamento posterior Sinais de impacto na rotação medial Fraqueza dos rotadores externos Fraqueza dos estabilizadores da escápula	Anterior (com rotação medial)
Posteroinferior	Elevação anterior Diminuição da rotação medial do membro superior elevado Diminuição da adução horizontal	Superior Anterossuperior Anterossuperior
Posterossuperior	Limitação da rotação medial	Anterossuperior
Anterossuperior	Diminuição da flexão (amplitude final) Diminuição da extensão (amplitude final) Diminuição da rotação lateral Diminuição da extensão horizontal Diminuição da abdução (amplitude final) Diminuição do deslizamento posteroinferior Impacto na rotação medial e na flexão cruzada Aumento da dor noturna Fraqueza do manguito rotador Pode apresentar TNMS positivo Testes do bíceps podem ser positivos	Posterior (com rotação lateral)
Anteroinferior	Diminuição da abdução Diminuição da extensão Diminuição da rotação lateral Diminuição da extensão horizontal Aumento do deslizamento posterior	Posterior (com rotação lateral do membro superior elevado)

TNMS: teste (de tensão) neurodinâmico do membro superior.
Dados de Matsen FA et al.: *Practice evaluation and management of the shoulder*, Philadelphia, 1994, WB Saunders.

músculos fracos incluem o serrátil anterior, partes transversa e ascendente do trapézio, infraespinal, redondo menor, deltoide posterior, romboides, longo do pescoço e longo da cabeça.[106]

Deve-se lembrar que o tendão do bíceps braquial não se move no sulco bicipital durante o movimento; ao contrário, o úmero move-se sobre o tendão fixado. Da adução até a elevação completa da abdução, um determinado ponto no sulco move-se ao longo do tendão por, pelo menos, 4 cm. Se o examinador desejar manter a excursão do sulco bicipital ao longo do tendão do bíceps braquial a um mínimo, o membro superior deve ser elevado com o úmero em rotação medial; a elevação do membro superior com o úmero em rotação lateral provoca a excursão máxima do sulco bicipital ao longo do tendão do bíceps braquial. Essa posição de rotação lateral é, em alguns casos, utilizada por pacientes que apresentam patologias do deltoide ou do supraespinal, uma vez que a rotação lateral permite que o tendão do bíceps braquial seja utilizado como um abdutor do ombro, em um movimento "trapaceado".

Movimentos umerais anormais

Translação umeral superior:	Predomínio de rotadores escapulares descendentes
Translação umeral anterior:	Fraqueza dos músculos subescapular e redondo menor; encurtamento do infraespinal e do redondo menor
Translação umeral inferior:	Fraqueza dos rotadores escapulares ascendentes; má sintonização da rotação glenoumeral
Diminuição da rotação lateral:	Peitoral maior e/ou latíssimo do dorso curtos
Retração escapular excessiva durante a rotação lateral:	Contração capsular anterior; contração dos rotadores mediais; mau controle escapulotorácico

À medida que o paciente realiza os diversos movimentos, o examinador deve observar se os componentes do complexo do ombro se movem na sequência coordenada normal e se o paciente demonstra alguma apreensão ao

346 Avaliação musculoesquelética

executar um movimento. Na **instabilidade anterior** do ombro, o cíngulo do membro superior (cintura escapular) frequentemente "cai", podendo ocorrer um movimento escapulotorácico excessivo na abdução. Na **instabilidade posterior**, a adução horizontal (flexão cruzada) pode causar um movimento escapulotorácico excessivo. A demonstração de qualquer apreensão durante a realização do movimento sugere a possibilidade de instabilidade. O examinador também deve observar o **alamento da escápula** durante os movimentos ativos. O alamento da borda medial da escápula é indicativo de lesão do músculo serrátil anterior ou do nervo torácico longo. O alamento com rotação da escápula ou a inclinação escapular indica a presença de patologia na parte descendente do trapézio ou lesão do nervo acessório espinal (nervo craniano XI; Tab. 5.14).[100,166,183] A inclinação escapular (o ângulo inferior da escápula move-se para longe da caixa torácica) pode também ser decorrente de fraqueza da parte ascendente do trapézio ou de um encurtamento do peitoral menor. Em alguns casos, pode ser necessário carregar isometricamente o músculo adequado (mantendo a contração por 10 a 15 segundos), de modo a demonstrar a anormalidade da estabilidade escapular. Foi relatado que a aplicação de uma resistência à adução a 30 e a 60° de abdução do ombro é a melhor maneira de demonstrar o alamento da escápula.[166] A aplicação de carga excêntrica do ombro em diferentes posições, em especial na adução horizontal, também pode demonstrar o alamento ou a perda do controle escapular. A fraqueza dos músculos que controlam a escápula, com frequência, causa hiperatividade do manguito rotador e do bíceps braquial, levando a patologias por uso excessivo dessas estruturas.

Caso seja observada a possibilidade de ocorrência de alamento da escápula, o examinador deve solicitar ao paciente a realização de flexão anterior do ombro a 90°. Em seguida, o examinador deve empurrar o membro superior estendido em direção ao corpo do paciente,

Causas de padrões de desequilíbrio escapular

Aumento da protração:	Encurtamento do peitoral menor
	Fraqueza/alongamento da parte ascendente do trapézio
	Fraqueza/alongamento do serrátil anterior
Aumento da depressão:	Fraqueza da parte descendente do trapézio
Perda da estabilização escapular:	Protração precoce/excessiva
	Rotação lateral precoce/excessiva da escápula
	Elevação precoce/excessiva da escápula
	Contração dos rotadores laterais
	Impacto secundário

Indicações de perda do controle escapular

- Protração da escápula ao longo da parede torácica, em especial sob carga.
- Contração precoce da parte descendente do trapézio na abdução, em especial sob carga.
- Aumento do trabalho do manguito rotador e do bíceps braquial, em especial na atividade em cadeia fechada (inversão da origem--inserção).
- Alteração do ritmo escapuloumeral.

Alamentos escapulares anormais

Na elevação concêntrica:	Alongamento/fraqueza do serrátil anterior
Na flexão anterior excêntrica:	Manguito rotador hiperativo; músculos que controlam a escápula hipoativos
Inclinação do ângulo inferior:	Encurtamento do peitoral menor; fraqueza da parte ascendente do trapézio

enquanto o paciente resiste. Em caso de fraqueza da parte superior ou inferior do músculo trapézio, do músculo serrátil anterior ou dos nervos que inervam esses músculos, a incapacidade de contração desses músculos provocará o alamento da escápula. O alamento da escápula também pode ser testado ao solicitar ao paciente que fique em pé e se apoie contra uma parede. O examinador deve pedir para o paciente realizar uma flexão de braços a partir da parede, enquanto observa a ocorrência de alamento (ver Figs. 5.28B e Fig. 5.46A). Do mesmo modo, a realização de uma flexão de braços contra o solo pode demonstrar o alamento (Fig. 5.46B). O paciente deve estar relaxado na posição inicial e, em seguida, realizar uma flexão de braços. Em alguns casos, o alamento é visível somente em repouso (alamento estático); outras vezes durante o repouso e a atividade; ou somente durante a atividade (alamento dinâmico).

TABELA 5.14

Alamento da escápula: causas dinâmicas e efeitos

Causa	Efeitos (sinais e sintomas)
Lesão do trapézio ou do nervo acessório espinal	Incapacidade para levantar (encolher) o ombro
Lesão do serrátil anterior ou do nervo torácico longo	Dificuldade de elevar o membro superior acima de 120°
Distensão dos romboides	Dificuldade de empurrar o cotovelo de volta contra resistência (com a mão na cintura)
Desequilíbrio muscular ou contraturas	Alamento da borda superior da escápula na adução e na rotação lateral

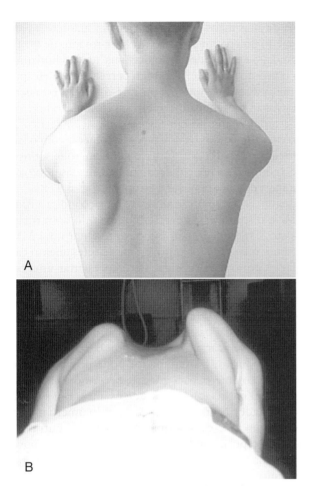

Figura 5.46 Demonstra-se o alamento escapular ao solicitar que o paciente empurre contra uma parede (demonstração de fraqueza unilateral à esquerda) (A) ou contra o chão (fraqueza bilateral) (B) com os braços flexionados anteriormente a 90°. (A, de Li T, Yang ZZ, Deng Y et al.: Indirect transfer of the sternal head of the pectoralis major with autogenous semitendinosus augmentation to treat scapular winging secondary to long thoracic nerve palsy, *J Shoulder Elbow Surg* 26[11]:1970-1977, 2017.)

A lesão de outros nervos da região do ombro não deve ser ignorada (Tab. 5.15). Como mencionado anteriormente, a lesão do nervo supraescapular pode acometer tanto o músculo supraespinal quanto o infraespinal ou somente o infraespinal, dependendo da localização da patologia (ver Fig. 5.188), enquanto a lesão do nervo musculocutâneo pode levar à paralisia dos músculos coracobraquial, bíceps e braquial. Essas alterações acometem a flexão e a supinação do cotovelo e a flexão anterior do ombro. Ocorre também uma perda do reflexo do bíceps braquial. A lesão do nervo axilar (circunflexo) leva à paralisia dos músculos deltoide e redondo menor, acometendo a abdução e a rotação lateral do ombro. Ocorre também uma perda sensitiva na área de inserção da deltoide. A lesão do nervo radial acomete todos os músculos extensores do membro superior, incluindo o tríceps braquial. A paralisia do tríceps pode passar despercebida na avaliação do ombro, exceto na tentativa de uma extensão do braço, com a extensão do cotovelo contra a gravidade.

TABELA 5.15
Sinais e sintomas de possível envolvimento de nervo periférico

Nervo espinal acessório	Incapacidade para abduzir o membro superior além de 90° Dor no ombro à abdução
Nervo torácico longo	Dor à flexão do membro superior completamente estendido Incapacidade para flexionar o membro superior completamente estendido O alamento inicia na flexão anterior a 90°
Nervo supraescapular	Aumento da dor na flexão anterior do ombro Fraqueza do ombro (perda parcial do controle umeral) Aumento da dor com a abdução escapular Aumento da dor com a rotação cervical para o lado oposto
Nervo axilar (circunflexo)	Incapacidade para abduzir o membro superior com rotação neutra
Nervo musculocutâneo	Flexão do cotovelo fraco com o antebraço em supinação

Ambos os movimentos são afetados na paralisia alta do nervo radial, embora algumas funções do tríceps possam permanecer (p. ex., na paralisia do nervo radial após uma fratura de diáfise do úmero).

Movimentos passivos

Se a ADM não for completa durante os movimentos ativos e o examinador for incapaz de testar a sensação ao final do movimento, todos os movimentos passivos do ombro devem ser realizados para determinação do *end feel*, e qualquer restrição deve ser anotada. Esse exame passivo deve incluir não só a mobilidade das quatro articulações do ombro, como também as costelas e a coluna vertebral, pois limitações nos movimentos dessas estruturas podem limitar o movimento do ombro.

Quando o examinador está considerando a ADM de ombro e os dois lados são comparados, a ADM total no lado dominante não deve ser exceder em 8° a do lado não dominante; o DRMG entre os lados deve ser igual ou inferior a 20° e a rotação lateral glenoumeral deve ser igual ou inferior a 5° entre os lados. Qualquer valor acima desses citados indica a necessidade de considerar uma intervenção terapêutica.[52,184-186] **Hiperfrouxidão anterior** é definida como uma rotação lateral superior a 85° com o braço ao lado do corpo; **hiperfrouxidão inferior** é determinada por um teste positivo para hiperabdução, em que foi encontrada uma diferença entre os lados superior a 20°.[187]

Movimentos passivos do complexo do ombro e *end feel* normal

- Elevação por meio da flexão anterior do membro superior (distensão tissular).
- Elevação por meio da abdução do membro superior (osso com osso ou distensão tissular).
- Elevação por meio da abdução apenas da articulação glenoumeral (osso com osso ou distensão tissular).
- Rotação lateral do membro superior (distensão tissular).
- Rotação medial do membro superior (distensão tissular).
- Extensão do membro superior (distensão tissular).
- Adução do membro superior (aproximação tissular).
- Adução horizontal (distensão ou aproximação tissular) e abdução do membro superior (distensão tissular).
- Teste de quadrante.

O *end feel* de um retesamento capsular é diferente do *end feel* da distensão tissular de um encurtamento muscular.[188] O retesamento capsular possui uma sensação elástica mais dura e, em geral, ocorre precocemente na ADM. Quando houver insegurança em relação ao *end feel*, o examinador pode solicitar que o paciente contraia os músculos que atuam na direção oposta, 10 a 20% da contração voluntária máxima (CVM), e relaxe em seguida. O examinador deve em seguida tentar mover ainda mais o membro em sua amplitude. Se a amplitude aumentar, o problema é muscular e não capsular.

Se o problema for capsular, o retesamento capsular deve ser mensurado. Por exemplo, uma cápsula posterior retesada pode provocar um aumento na protração e depressão da escápula, o que leva a uma inclinação anterior e elevação escapular insuficiente; isso, por sua vez, pode acarretar impacto.[81] Além disso, esse problema pode limitar a adução horizontal, e o retesamento posteroinferior pode aumentar o risco de lesão ao manguito rotador.[189] O **ombro congelado** (i. e., **capsulite adesiva**) pode limitar os movimentos em todas as direções, mas basicamente limita os movimentos em rotação lateral, abdução e rotação medial (i. e., um padrão capsular), resultando em um ritmo escapuloumeral invertido (i. e., a escápula tem maior ADM em comparação com o úmero; e, nos movimentos de elevação, o paciente exibe o **sinal de encolhimento do ombro**).[190] O ombro congelado pode ser dividido em primário (associado a um surgimento idiopático e que se prolonga por 12 meses antes do "descongelamento") e secundário (em que o problema é decorrente da inatividade forçada em seguida a algum traumatismo).[190]

Para mensurar um retesamento capsular posterior, o paciente, adequadamente despido (torso nu para os homens; sutiã para as mulheres), deve ser posicionado em decúbito dorsal com o braço em flexão anterior de 90° e o cotovelo flexionado a 90°. O examinador deve posicionar-se ao lado do paciente e palpar a borda lateral da escápula. Em seguida, o examinador retrai passivamente a escápula e mantém a posição de retração com

uma de suas mãos. Com a outra mão, mantém a parte distal do úmero em abdução de 90° e rotação de 0°. Em seguida, o examinador promove uma adução horizontal do braço do paciente. Tão logo percebe que a escápula começa a se movimentar ou que o úmero começa a rotacionar, o examinador interrompe a adução horizontal e mede o ângulo em relação à posição vertical.[191] Devem ser medidos os dois lados, a começar com o lado normal (Fig. 5.47A).[192] O teste também pode ser realizado com o paciente em decúbito lateral, mas nesse caso fica mais difícil estabilizar a escápula (Fig. 5.47B).[193,194] O ângulo entre a posição vertical e o braço indica a ADM passiva disponível e deve ser comparado com o lado oposto.[191] Se o lado patológico apresentar uma ADM menor e o *end feel* for capsular, existe retesamento capsular. A contração capsular deve apresentar uma boa correlação com a diminuição da rotação medial, desde que não seja permitida a movimentação da escápula para compensar.[193,194] Da mesma maneira, o examinador mede a rotação medial passiva na articulação glenoumeral; o paciente deve ficar em decúbito dorsal, com o úmero a 90° de abdução (o examinador pode posicionar uma toalha sob o úmero, para que este permaneça na posição horizontal em relação à maca de exame). Em seguida, o examinador realiza rotação passiva do úmero medialmente com uma de suas mãos, enquanto a outra mão palpa a escápula. Tão logo a escápula comece a se mover, o examinador interrompe a rotação medial do úmero e o ângulo é medido e comparado.[191]

Deve-se atribuir uma atenção particular à rotação passiva medial e lateral quando o examinador suspeitar de um problema na cápsula da articulação glenoumeral (ver discussão precedente sobre DRMG). Lunden et al.[195] recomendam que a rotação seja medida (em especial a rotação medial) com o paciente em decúbito lateral, para que se obtenha maior confiabilidade (Fig. 5.48). Ropars et al.[143] recomendam que a rotação lateral seja medida com o uso do método do "cotovelo na maca" (CNM), pois, de acordo com esses autores, esse procedimento demonstrou melhor reprodutibilidade em comparação com outros métodos. O paciente deve ficar na posição de decúbito dorsal com o braço ao lado do corpo e o cotovelo flexionado a 90° (Fig. 5.49). Um movimento escapular excessivo pode compensar uma articulação glenoumeral rígida. A **bursite subcoracoide** pode limitar a rotação lateral completa, enquanto a **bursite subacromial** pode limitar a abdução completa em decorrência da compressão ou do pinçamento dessas estruturas. Quando houver limitação da rotação lateral do ombro, o examinador deve verificar a supinação do antebraço com o braço flexionado anteriormente a 90°. Os pacientes com luxação posterior da articulação glenoumeral apresentam restrição da rotação lateral do ombro e limitação da supinação na flexão anterior (**sinal de Rowe** ❓).[196] A rotação lateral é o movimento mais comumente afetado

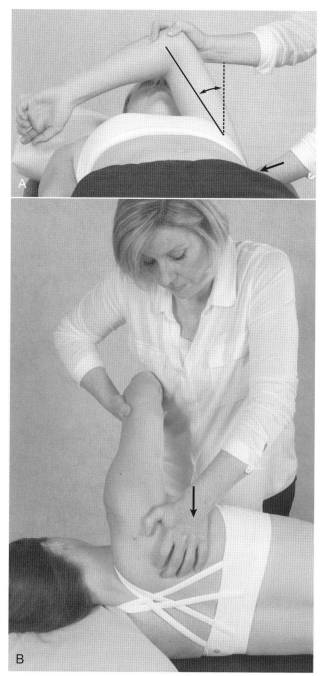

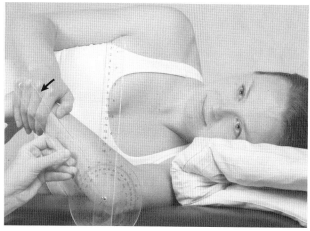

Figura 5.48 Mensuração da rotação medial com a paciente em decúbito lateral (postura de dormir).

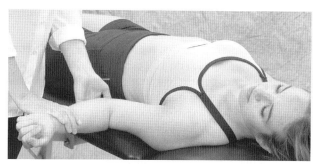

Figura 5.49 Método do "cotovelo sobre a maca" (CSM) para mensuração da rotação lateral de ombro.

Figura 5.47 Teste para retesamento capsular posterior. (A) Posição em decúbito dorsal. Ângulo formado pela posição final do úmero em relação à posição inicial, para determinar a amplitude de movimento da adução horizontal glenoumeral. Observe a estabilização da escápula *(seta)*. (B) Posição inicial para a mensuração da flexibilidade do aspecto posterior do ombro com o paciente em decúbito lateral. Observe a estabilização escapular *(seta)* com o tronco perpendicular à maca de exame. Tão logo a escápula começa a se movimentar, a examinadora interrompe o movimento.

em pacientes com ombro congelado; com frequência, pode ser observado um padrão capsular de rotação lateral, abdução e rotação medial (nessa ordem).[197] Mesmo quando for aplicada hiperpressão durante o movimento ativo, também é necessário que o examinador realize a elevação pela abdução apenas da articulação glenoumeral (Fig. 5.50) e o teste de quadrante.

O examinador deve realizar a elevação passiva pela abdução ou escapulação da articulação glenoumeral, com a clavícula e a escápula fixadas, de modo a determinar a magnitude da abdução apenas da articulação glenoumeral (ver Fig. 5.50). Isso pode indicar uma contração capsular ou enfermidade do espaço subacromial.[91] Em geral, esse movimento deve atingir até 120°, embora Gagey e Gagey[198] afirmem que um movimento superior a 105° é indicativo de frouxidão do ligamento glenoumeral inferior (**teste da hiperabdução de Gagey** ▲).[199]

A rotação do úmero na posição de quadrante demonstra o "paradoxo do pivô" de Codman[164,200] e a rotação conjunta de MacConaill[201] (rotação que ocorre automaticamente ou subconscientemente com o movimento) no movimento diadocal (uma sucessão de dois ou mais movimentos distintos). Por exemplo, quando o membro superior, com o cotovelo flexionado, é rotacionado lateralmente com o membro superior na posição lateral e, em seguida, abduzido no plano coronal até 180°, o ombro fica em rotação medial de 90°, apesar de não ocorrer uma rotação aparente. O trajeto traçado pelo úmero durante

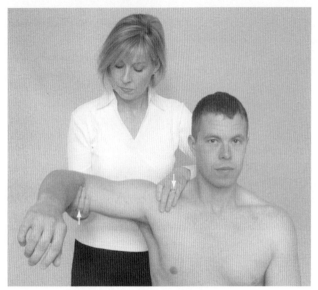

Figura 5.50 Abdução passiva da articulação glenoumeral.

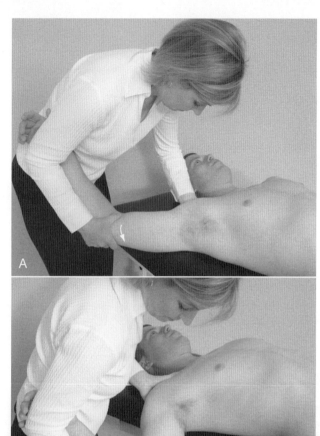

Figura 5.51 Posição do quadrante. (A) Teste de adução. (B) Teste de abdução (quadrante bloqueado).

o teste de quadrante, em que o osso se move para a frente na abdução aproximada de 120°, é consequência da rotação inconsciente da articulação glenoumeral. Portanto, o objetivo do teste de quadrante é demonstrar a ocorrência ou não da rotação automática ou subconsciente durante o movimento. O examinador não deve apenas sentir o movimento, mas também determinar a sua qualidade e a magnitude do movimento anterior do úmero. Esse teste e o teste de quadrante bloqueado apresentado a seguir avaliam uma área ou um quadrante dos 200° de circundução. Esse é o quadrante do movimento de circundução em que o úmero deve rotacionar para permitir o movimento completo e indolor. Embora ambos os testes, em geral, devam ser indolores, o examinador deve ter em mente que eles impõem um alto nível de estresse sobre os tecidos moles da articulação glenoumeral; o desconforto não deve ser interpretado erroneamente como dor patológica. Se o movimento for doloroso e restrito, os testes indicam estágios iniciais de uma patologia do ombro.[201]

Para testar a **posição de quadrante**,[202,203] o examinador deve estabilizar a escápula e a clavícula, ao posicionar o seu antebraço sob a escápula do paciente do lado a ser testado e estender a mão sobre o ombro para segurar o músculo trapézio e impedir a elevação do ombro (Fig. 5.51). Para testar a posição, o membro superior deve ser elevado até repousar ao lado da cabeça do paciente, com o ombro rotacionado lateralmente. Em seguida, o ombro do paciente deve ser aduzido. Considerando que a adução ocorre no plano coronal, atinge-se um ponto (a posição de quadrante) no qual o membro superior move-se discretamente para a frente a partir do plano coronal. Em uma adução aproximada de 60° (a partir do membro superior ao lado da cabeça), ocorre essa posição de movimento anterior máximo (i. e., em uma abdução de aproximadamente 120°), mesmo quando se aplica uma pressão direcionada para trás. Quando a adução do ombro aumenta ainda mais, o membro superior retorna ao plano coronal prévio. A posição de quadrante indica a posição na qual o membro superior rotacionou medialmente durante a sua descida para o lado do corpo do paciente.

A posição de quadrante também pode ser estabelecida pela abdução do ombro rotacionado medialmente, enquanto se mantém a extensão. Nesse caso, atinge-se a posição de quadrante (em abdução de aproximadamente 120°) quando o ombro deixa de abduzir, visto que a sua rotação lateral é impedida pelo aprisionamento do tubérculo maior no espaço subacromial. Essa posição é denominada **posição de quadrante bloqueada**.[204] Caso seja permitido que o membro superior se mova para a frente, a rotação lateral ocorre, e a abdução completa pode ser atingida. Tanto o quadrante como o quadrante bloqueado apenas indicam onde ocorre normalmente a rotação durante a abdução/adução de ombro.

O padrão capsular do ombro é a rotação lateral com a maior restrição, seguida pela abdução e a rotação medial. Cada um desses movimentos normalmente possui um *end feel* de distensão tissular. Outros movimentos podem ser limitados, mas não na mesma ordem e com tanta restrição. Os padrões capsulares iniciais podem apresentar apenas limitações da rotação lateral ou, possivelmente, da rotação lateral e da abdução. A observação de limitação, mas não na ordem descrita, indica um padrão não capsular.

Movimentos isométricos resistidos

Após completar os movimentos ativos e passivos, que são realizados com o paciente em pé, sentado ou em decúbito dorsal (no caso do teste de quadrante), o paciente deve permanecer deitado para a realização dos movimentos isométricos resistidos (Fig. 5.52). A desvantagem dessa posição é que o examinador não consegue observar a estabilização da escápula durante o teste. Em geral, a escápula não deve se mover durante o teste isométrico. A ocorrência da protração, alamento ou inclinação da escápula durante o teste isométrico indicam fraqueza dos músculos que a controlam. Embora todos os músculos em torno do ombro possam ser testados em decúbito dorsal, sugeriu-se que eles sejam testados em mais de uma posição (p. ex., magnitudes diferentes de abdução ou de flexão anterior), para determinar o efeito mecânico da contração em diversas situações. Se, na anamnese, o paciente queixou-se de dor em uma ou mais posições, essas posições também devem ser testadas. Caso a dor seja observada na posição inicial, pode-se testar outras posições (p. ex., posição da lesão e posição de vantagem mecânica), para diferenciar melhor o tecido contrátil específico que foi lesionado. Durante os movimentos ativos, o examinador deve observar quais movimentos causam desconforto ou dor, de modo a correlacionar essas informações com as obtidas em relação aos movimentos isométricos resistidos. Ao observar atentamente os movimentos que causam dor durante o teste isométrico, o examinador deve ser capaz de determinar qual(is) músculo(s) apresenta(m) anormalidades (Fig. 5.53; Tab. 5.16). O examinador deve dar especial atenção ao manguito rotador (sobretudo o supraespinal e o subescapular em atletas que fazem movimentos com o braço acima da cabeça), ao bíceps braquial e ao tríceps braquial, juntamente com os músculos que controlam a escápula (i. e., trapézio, serrátil anterior, levantador da escápula e peitoral menor).[205] Por exemplo, quando o paciente sente dor principalmente durante a rotação medial, mas também durante a abdução e a adução, a suspeita é de um problema no músculo subescapular, visto que os outros músculos envolvidos nessas ações não apresentaram dor em outros movimentos. Para realização dos testes isométricos resistidos iniciais, o examinador deve posicionar o membro superior do paciente ao lado do corpo, com o cotovelo flexionado a 90°. Em seguida, os músculos do ombro devem ser testados isometricamente, com o examinador posicionando o paciente de forma adequada e pedindo: "Não deixe que eu o mova".

Movimentos isométricos resistidos do complexo do ombro

- Flexão anterior do ombro.
- Extensão do ombro.
- Adução do ombro.
- Abdução do ombro.
- Rotação medial do ombro.
- Rotação lateral do ombro.
- Flexão do cotovelo.
- Extensão do cotovelo

Deve-se realizar a flexão e a extensão isométricas resistidas do cotovelo, uma vez que alguns músculos (p. ex., bíceps braquial e tríceps braquial) atuam sobre o cotovelo, assim como sobre o ombro. Ademais, a região de hipovascularidade da cabeça longa do bíceps braquial se situa a 1,2 a 3 cm de sua origem no processo coracoide, onde pode ter uma ruptura.[27,206] O examinador deve estar atento à possibilidade de uma distensão de 3° grau (ruptura) do tendão da cabeça longa do bíceps braquial (no ombro; "músculo de Popeye" ou **sinal de Popeye**), pois o músculo irá se salientar distalmente (i. e., em direção ao cotovelo), enquanto uma ruptura distal (no cotovelo) fará com que a protuberância seja mais proximal ao ser testada a flexão isométrica do cotovelo (Fig. 5.54).[27] Relatou-se que 96% de todas as rupturas de bíceps braquial ocorrem na cabeça longa.[27]

Durante o teste, o examinador encontrará diferenças nas forças relativas dos diversos grupos musculares que envolvem o ombro. As porcentagens relativas do teste isométrico são alteradas nos testes em velocidades maiores e nos testes em planos diferentes. Se, na anamnese, o paciente queixou-se de dor ou sintomas em movimentos concêntricos, excêntricos ou excêntrico-con-

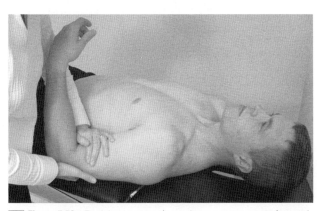

Figura 5.52 Posicionamento do paciente para o teste de movimentos isométricos resistidos.

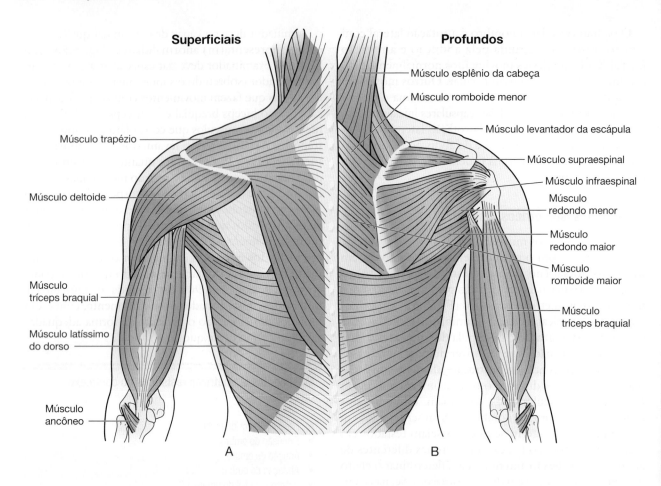
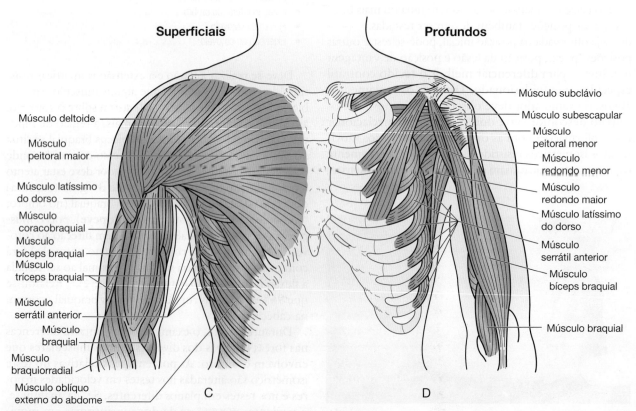

Figura 5.53 Músculos da região do ombro. Vista posterior dos músculos superficiais (A) e profundos (B). Vista anterior dos músculos superficiais (C) e profundos (D).

TABELA 5.16

Músculos ao redor do ombro: suas ações, inervação e derivação de raízes nervosas

Ação	Músculos atuantes	Inervação	Retração da derivação das raízes nervosas
Flexão anterior	1. Deltoide (fibras anteriores)	Axilar (circunflexo)	C5–C6 (fascículo posterior)
	2. Peitoral maior (fibras claviculares)	Peitoral lateral	C5–C6 (fascículo lateral)
	3. Coracobraquial	Musculocutâneo	C5–C7 (fascículo lateral)
	4. Bíceps braquial (quando se exige uma contração forte)	Musculocutâneo	C5–C7 (fascículo lateral)
Extensão	1. Deltoide (fibras posteriores)	Axilar (circunflexo)	C5–C6 (fascículo posterior)
	2. Redondo maior	Subescapular	C5–C6 (fascículo posterior)
	3. Redondo menor	Axilar (circunflexo)	C5–C6 (fascículo posterior)
	4. Latíssimo do dorso	Toracodorsal	C6–C8 (fascículo posterior)
	5. Peitoral maior (fibras esternocostais)	Peitoral lateral	C5–C6 (fascículo lateral)
	6. Tríceps braquial (cabeça longitudinal)	Peitoral medial / Radial	C8, T1 (fascículo medial) / C5–C8, T1 (fascículo posterior)
Adução horizontal	1. Peitoral maior	Peitoral lateral	C5–C6 (fascículo lateral)
	2. Deltoide (fibras anteriores)	Axilar (circunflexo)	C5–C6 (fascículo posterior)
Abdução horizontal	1. Deltoide (fibras posteriores)	Axilar (circunflexo)	C5–C6 (fascículo posterior)
	2. Redondo maior	Subescapular	C5–C6 (fascículo posterior)
	3. Redondo menor	Axilar (circunflexo)	C5–C6 (tronco do plexo braquial)
	4. Infraespinal	Supraescapular	C5–C6 (tronco do plexo braquial)
Abdução	1. Deltoide	Axilar (circunflexo)	C5–C6 (fascículo posterior)
	2. Supraespinal	Supraescapular	C5–C6 (tronco do plexo braquial)
	3. Infraespinal	Supraescapular	C5–C6 (tronco do plexo braquial)
	4. Subescapular	Subescapular	
	5. Redondo menor	Axilar (circunflexo)	C5–C6 (fascículo posterior)
	6. Cabeça longa do bíceps braquial (quando o membro superior é primeiramente rotacionado na parte lateral, movimento auxiliar)	Musculocutâneo	C5–C6 (fascículo posterior) / C5–C7 (fascículo lateral)
Adução	1. Peitoral maior	Peitoral lateral	C5–C6 (fascículo lateral)
	2. Latíssimo do dorso	Toracodorsal	C6–C8 (fascículo posterior)
	3. Redondo maior	Subescapular	C5–C6 (fascículo posterior)
	4. Subescapular	Subescapular	C5–C6 (fascículo posterior)
	5. Coracobraquial	Musculocutâneo	C5–C7 (fascículo lateral)
Rotação medial	1. Peitoral maior	Peitoral lateral	C5–C6 (fascículo lateral)
	2. Deltoide (fibras anteriores)	Axilar (circunflexo)	C5–C6 (fascículo posterior)
	3. Latíssimo do dorso	Toracodorsal	C6–C8 (fascículo posterior)
	4. Redondo maior	Subescapular	C5–C6 (fascículo posterior)
	5. Subescapular (quando o membro superior se encontra na lateral do corpo)	Subescapular	C5–C6 (fascículo posterior)
Rotação lateral	1. Infraespinal	Supraescapular	C5–C6 (tronco do plexo braquial)
	2. Deltoide (fibras posteriores)	Axilar (circunflexo)	C5–C6 (fascículo posterior)
	3. Redondo menor	Axilar (circunflexo)	C5–C6 (fascículo posterior)
Elevação da escápula	1. Trapézio (fibras superiores)	Acessório	Nervo craniano XI
	2. Levantador da escápula	Raízes nervosas C3–C4	C3–C4
	3. Romboide maior	Raízes nervosas C3–C4	C3–C4
	4. Romboide menor	Escapular dorsal	C5
		Escapular dorsal	(C4), C5
		Escapular dorsal	(C4), C5

(continua)

TABELA 5.16 (continuação)

Músculos ao redor do ombro: suas ações, inervação e derivação de raízes nervosas

Ação	Músculos atuantes	Inervação	Retração da derivação das raízes nervosas
Depressão da escápula	1. Serrátil anterior 2. Peitoral maior 3. Peitoral menor 4. Latíssimo do dorso 5. Trapézio (fibras inferiores)	Torácico longo Peitoral lateral Peitoral medial Toracodorsal Acessório Raízes nervosas C3–C4	C5–C6, (C7) C5–C6 (fascículo lateral) C8, T1 (fascículo medial) C6–C8 (fascículo posterior) Nervo craniano XI C3–C4
Protração (movimento em direção anterior) da escápula	1. Serrátil anterior 2. Peitoral maior 3. Peitoral menor 4. Latíssimo do dorso	Torácico longo Peitoral lateral Peitoral medial Toracodorsal	C5–C6, (C7) C5–C6 (fascículo lateral) C8–T1 (fascículo medial) C6–C8 (fascículo posterior)
Retração (movimento em direção posterior) da escápula	1. Trapézio 2. Romboide maior 3. Romboide menor	Acessório Escapular dorsal Escapular dorsal	Nervo craniano XI (C4), C5 (C4), C5
Rotação lateral (para cima) do ângulo inferior da escápula	1. Trapézio (fibras superiores e inferiores) 2. Serrátil anterior	Acessório Torácico longo	Nervo craniano XI C3–C4 C5–C6, (C7)
Rotação medial (para baixo) do ângulo inferior da escápula	1. Levantador da escápula 2. Romboide maior 3. Romboide menor 4. Peitoral menor	Raízes nervosas C3–C4 Escapular dorsal Escapular dorsal Escapular dorsal Peitoral medial	C3–C4 C5 (C4), C5 (C4), C5 C8, T1 (fascículo medial)
Flexão do cotovelo	1. Braquial 2. Bíceps braquial 3. Braquiorradial 4. Pronador redondo 5. Flexor ulnar do carpo	Musculocutâneo Musculocutâneo Radial Mediano Ulnar	C5–C6, (C7) C5–C6 C5–C6, (C7) C6–C7 C7–C8
Extensão do cotovelo	1. Tríceps braquial 2. Ancôneo	Radial Radial	C6–C8 C7–C8, (T1)

NC: nervo craniano.

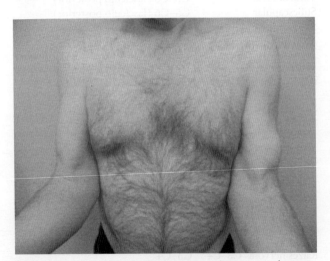

Figura 5.54 Na maioria dos pacientes que tiveram uma laceração completa do tendão da cabeça longa do bíceps braquial, é imediatamente evidente uma deformidade de "Popeye" (no caso, no braço esquerdo). (De McFarland EG, Borade A: Examination of the biceps tendon, *Clin Sport Med* 35[1]:32, 2016.)

cêntricos (bíceps braquial e tríceps braquial), esses movimentos também devem ser testados, com ou sem carga, conforme necessário.

Forças musculares isométricas relativas

- A abdução deve ser de 50 a 70% da adução.
- A flexão anterior deve ser de 50 a 60% da adução.
- A rotação medial deve ser de 45 a 50% da adução.
- A rotação lateral deve ser de 65 a 70% da rotação medial.
- A flexão anterior deve ser de 50 a 60% da extensão.
- A adução horizontal deve ser de 70 a 80% da abdução horizontal.

Avaliação funcional

O complexo do ombro tem um papel fundamental nas atividades de vida diária (AVD), algumas vezes atuando como parte de uma cadeia cinética aberta e, outras vezes, como parte de uma cadeia cinética fechada. A avaliação da função representa uma parte importante da avaliação do ombro.[207] A limitação funcional pode afetar enormemente o paciente. Por exemplo, o ato de colocar a mão atrás da cabeça (p. ex., para pentear o cabelo) exige uma rotação lateral quase completa, enquanto o ato de colocar a mão nas costas (p. ex., para tirar uma carteira do bolso de trás ou desabotoar um sutiã) exige uma rotação medial quase completa. Matsen et al.[103] descreveram a ADM funcional necessária para a realização de algumas das AVD funcionais (Tab. 5.17), e Mannerkorpi et al.[208] e Dutton[209] resumiram os movimentos funcionais do membro superior (Tab. 5.18). Essas tabelas apontam que, embora seja desejável uma ADM completa, a maioria das tarefas funcionais pode ser realizada com uma ADM

TABELA 5.17

Amplitude de movimento do ombro necessária para a realização de certas atividades de vida diária

Atividade	Amplitude de movimento	Atividade	Amplitude de movimento
Alimentar-se	Adução horizontal[a] de 70-100° Abdução de 45-60°	Mão atrás da cabeça	Adução horizontal[a] de 10–15° Flexão anterior de 110–125° Rotação lateral de 90°
Pentear o cabelo	Adução horizontal[a] de 30-70° Abdução de 105-120° Rotação lateral de 90°	Colocar algo sobre uma prateleira	Adução horizontal de 70–80° Flexão anterior de 70–80°
Alcançar a região perineal	Abdução horizontal de 75-90° Abdução de 30-45° Rotação medial de 90°+	Lavar o ombro oposto	Rotação lateral de 45° Flexão anterior de 60–90° Adução horizontala de 60–120°
Vestir uma camiseta	Abdução horizontal de 50-60° Abdução de 55-65° Rotação medial de 90°		

[a]Adução horizontal a partir de 0° a 90° de abdução.
Adaptada de Matsen FA, et al.: *Practical evaluation and management of the shoulder*. Philadelphia: WB Saunders, 1994. p. 20, 24.

TABELA 5.18

Escore de movimentos funcionais do braço

Mão à nuca (teste 1)

0	Os dedos alcançam o meio da nuca, com o ombro em abdução e rotação lateral completas. O punho não é estendido dorsalmente.
1	Os dedos alcançam o meio da nuca, mas não ocorre abdução e/ou rotação lateral completas.
2	Os dedos alcançam o meio da nuca, mas compensando com adução (acima de 20° no plano horizontal) ou elevação do ombro.
3	Os dedos tocam a nuca.
4	Os dedos não alcançam a nuca.

Mão à escápula (por detrás) (teste 2)

0	A mão alcança o aspecto posterior da escápula oposta, ou 5 cm abaixo dela, em rotação medial completa. Não ocorre desvio lateral do punho.
1	A mão alcança a escápula oposta 6-15 cm abaixo dela.
2	A mão alcança a crista ilíaca oposta.
3	A mão alcança a nádega.
4	Não é capaz de colocar a mão atrás das costas.

Mão à escápula oposta (pela frente) (teste 3)

0	A mão alcança a espinha da escápula oposta em adução completa, sem flexão do punho.
1	A mão alcança a espinha da escápula oposta em adução completa.
2	A mão ultrapassa a linha mediana do tronco.
3	A mão não é capaz de ultrapassar a linha mediana do tronco.

Modificada de Mannerkorpi K, Svantesson U, Carlsson J et al.: Tests of functional limitations in fibromyalgia syndrome: a reliability study, *Arthr Care Res* 12(3): 195, 1999; e *Dutton M: Dutton's orthopedic examination, evaluation and intervention*, 3.ed. New York, 2012, McGraw-Hill, p. 511.

inferior à total.[210] Na Tabela 5.18, o teste 1 mede a capacidade de realizar atividades como alcançar objetos com o braço, puxar ou pendurar um objeto acima da cabeça, pentear os cabelos ou beber algo usando um copo. O teste 2 mede a capacidade de realizar atividades como tirar algo do bolso traseiro, coçar as costas ou fechar um sutiã. O teste 3 mede a capacidade de realizar tarefas como prender um cinto de segurança no carro ou girar um volante.[208,209]

A avaliação funcional pode ser baseada em uma dada articulação, estrutura (p. ex., **Pontuação de Nottingham para a clavícula** [*Nottingham Clavicle Score*]),[211] AVD, atividade laboral ou recreativa e em medidas de desfecho,[212,213] uma vez que são as que mais interessam ao paciente,[214-220] ou pode ser baseada em escalas de pontuação numérica que derivam de medidas clínicas e também funcionais. Algumas escalas de avaliação numérica são elaboradas para populações específicas, como atletas, níveis de incapacitação[221-224] ou para lesões específicas, como instabilidade.[225-228] Também existem outras escalas de pontuação do ombro.[229-241] Ao utilizar escalas de pontuação numérica, o examinador não deve confiar totalmente nas pontuações, visto que a maioria dessas escalas se baseia, principalmente, nas medidas clínicas do examinador e não no resultado funcional subjetivo esperado para o paciente, o que representa a principal preocupação do paciente. Além disso, há certa preocupação acerca de estarem sendo registrados, de fato, os dados mais apropriados (com base nos desfechos desejados pelos pacientes).[242-244] É provável que os testes de pontuação numérica mais funcionais do ombro, do ponto de vista do paciente, sejam o **Teste simples de ombro**, desenvolvido por Lippitt, Matsen et al.;[103,216,227,245-248] o **Teste de deficiências do braço, ombro e mão (DASH)**, de Hudak et al.,[216,249-251] e sua modificação, o **DASH rápido**;[227,251-254] o **Índice Western Ontário da instabilidade do ombro (WOSI)**;[238] a **Pontuação do índice de gravidade da instabilidade (ISIS)** para seleção de pacientes para a cirurgia de estabilização;[255,256] o Índice da dor e incapacitação do ombro (SPADI);[222,223,227,257,258] a **Pontuação do ombro de Penn**, desenvolvida por Leggin et al.;[259,260] a **Pontuação do ombro da American Shoulder and Elbow Surgeons (ASES)**;[235,247,257,261] a **Pontuação da instabilidade do ombro de Oxford**;[227,262] e a **Pontuação do ombro de Constant-Murley.**[233,263-266] Contudo, alguns autores[264,265] têm questionado essa última ferramenta de pontuação, e também o que ela pretende medir. A Tabela 5.19 fornece ao examinador um método de determinação da força e da resistência funcionais do ombro do paciente. Essa tabela baseia-se na população geral e não indica uma leitura funcional real de atletas ou indivíduos que realizam trabalho pesado que envolve os ombros. Ahmad et al.[267] desenvolveram a **Pontuação de arremesso para a juventude (YTS)**, para avaliação de lesões em jovens praticantes de beisebol (i. e., dos 10 aos 19 anos); e a Kerlan-Jobe Clinic estruturou a **Pontuação do ombro e do cotovelo**

da **Kerlan-Jobe Orthopedic Clinic**, para atletas adultos que realizam movimentos com o braço acima da cabeça.[249,268,269] Também foi publicada a **Escala do grau de envolvimento do ombro nos esportes (DOSIS)**, que pode ser utilizada na determinação da quantidade de uso do ombro. A DOSIS é similar à **Escala de atividade de Teglar** para o joelho.[270] Para atletas ou indivíduos que submetem os ombros a uma carga significativa durante a flexão anterior, desenvolveu-se o **teste de salto com um braço** (Fig. 5.55). Para realização desse teste, o paciente deve assumir a posição de flexão, equilibrando-se em um braço. O paciente, então, deve saltar sobre um degrau de 10 cm e, em seguida, retornar ao solo. O salto é repetido cinco vezes, anotando o tempo. O paciente deve iniciar o teste com o braço normal e, em seguida, utilizar o braço lesionado para comparação dos dois testes. Considerando que o paciente esteja treinado, é normal que o movimento seja completado em menos de 10 segundos.[271]

Burkhart et al. observaram a importância de testar a estabilidade (i. e., teste da função da cadeia cinética) e flexibilidade centrais, ao avaliar o ombro, para assegurar a transferência adequada de forças dos membros inferiores ao tronco e ao ombro, como parte da cadeia cinética.[74] Eles defenderam o teste de parada sobre um membro inferior (sem Trendelenburg), agachamento de um membro inferior (pelve estável), movimento de subir e descer com um membro inferior (pelve estável), rotação medial bilateral normal do quadril e força dos músculos abdutores do quadril, flexores do tronco e abdominais.

Testes especiais

No exame do ombro, testes especiais são frequentemente realizados para a confirmação de achados ou para uma tentativa diagnóstica. Muitos desses testes, sobretudo os que envolvem o lábio, não apresentaram uma elevada sensibilidade ou especificidade; portanto, com frequência, uma combinação de testes (i, e., grupos de testes, regras preditivas clínicas) pode ser uma opção mais útil,[272-279] embora mesmo nesses casos os testes não sejam necessariamente definitivos ou discriminatórios.[1,280] O problema é que múltiplas fontes de dor no ombro (p. ex., tendinite, lacerações do manguito rotador, lesões SLAP, instabilidade, impacto) podem levar aos mesmos sintomas álgicos. Diante disso, os testes raras vezes são diagnósticos, mas efetivamente elevam o nível de suspeita do profissional de saúde com relação a saber se a lesão pode ser tratada de modo conservador ou se o paciente precisa ser encaminhado a um cirurgião.[1,281]

O examinador deve ter experiência em relação à execução dos testes utilizados. A experiência aumenta a confiabilidade dos achados, embora a confiabilidade de alguns testes tenha sido questionada.[273,282,283] Dependendo da anamnese, alguns testes são obrigatórios, enquanto outros podem ser utilizados como testes confirmatórios ou de exclusão. Como em todos os testes passivos, a probabilidade

TABELA 5.19

Teste funcional do ombro

Posição inicial	Ação	Teste funcional[a]
Sentada	Flexão anterior do membro superior a 90°	Levanta um peso de 2 a 2,5 kg: funcional Levanta um peso de 500 g a 1,5 kg: suficientemente funcional Levanta o peso do membro superior: funcionalmente ruim Não consegue levantar o membro superior: não funcional
Sentada	Extensão do ombro	Levanta um peso de 2 a 2,5 kg: funcional Levanta um peso de 500 g a 1,5 kg: suficientemente funcional Levanta o peso do membro superior: funcionalmente ruim Não consegue levantar o membro superior: não funcional
Deitada de lado (pode ser feito sentando-se com uma polia)	Rotação medial do ombro	Levanta um peso de 2 a 2,5 kg: funcional Levanta um peso de 500 g a 1,5 kg: suficientemente funcional Levanta o peso do membro superior: funcionalmente ruim Não consegue levantar o membro superior: não funcional
Deitada de lado (pode ser feito sentando-se com uma polia)	Rotação lateral do ombro	Levanta um peso de 2 a 2,5 kg: funcional Levanta um peso de 500 g a 1,5 kg: suficientemente funcional Levanta o peso do membro superior: funcionalmente ruim Não consegue levantar o membro superior: não funcional
Sentada	Abdução do ombro	Levanta um peso de 2 a 2,5 kg: funcional Levanta um peso de 500 g a 1,5 kg: suficientemente funcional Levanta o peso do membro superior: funcionalmente ruim Não consegue levantar o membro superior: não funcional
Sentada	Adução do ombro (utilizando uma polia na parede)	Levanta um peso de 2 a 2,5 kg: funcional Levanta um peso de 500 g a 1,5 kg: suficientemente funcional Levanta o peso do membro superior: funcionalmente ruim Não consegue levantar o membro superior: não funcional
Sentada	Elevação do ombro (encolhimento do ombro)	5–6 repetições: funcional 3–4 repetições: suficientemente funcional 1–2 repetições: funcionalmente ruim 0 repetições: não funcional
Sentada	Flexão do membro superior na posição sentada (disfunção do ombro)	5–6 repetições: funcional 3–4 repetições: suficientemente funcional 1–2 repetições: funcionalmente ruim 0 repetições: não funcional

*Pacientes condicionados mais jovens devem facilmente atingir resultados superiores aos valores fornecidos para esses testes. Uma comparação entre o lado bom e o lado comprometido fornece ao examinador alguma ideia sobre a capacidade da força funcional do paciente.
Dados de Palmer ML, Epler M: *Clinical assessment procedures in physical therapy*. Philadelphia: JB Lippincott, 1990. p. 68-73.

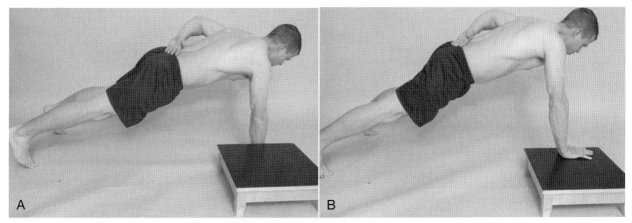

Figura 5.55 Teste do salto com um membro superior. (A) Posição inicial. (B) Posição final.

358 Avaliação musculoesquelética

Testes especiais frequentemente realizados no ombro, dependendo do problema suspeitado[a]

- *Para instabilidade anterior do ombro (glenoumeral):*
  - ✅ Teste de apreensão (*crank test*) e liberação ("surpresa") e teste de relocação de Jobe e suas modificações
  - ⚠️ Teste da gaveta anterior de ombro
  - ⚠️ Teste de apreensão óssea
  - ⚠️ Teste de carga e desvio
  - ❓ Teste de instabilidade anterior de Andrews
  - ❓ Teste de instabilidade anterior (de Leffert)
  - ❓ Teste de Dugas
  - ❓ Teste do ponto de apoio
  - ❓ Teste de Protzman
  - ❓ Teste de Rockwood
  - ❓ Teste de Rowe
  - ❓ Teste de apreensão em decúbito dorsal
- *Teste para instabilidade posterior do ombro (glenoumeral):*
  - ✅ Teste do abalo (de Jahnke)
  - ⚠️ Teste de carga e desvio
  - ⚠️ Teste de Norwood
  - ❓ Teste de circundução
  - ❓ Teste de Miniaci
  - ❓ Teste de apreensão ou estresse posterior
  - ❓ Teste da gaveta posterior
  - ❓ Teste de subluxação posterior
  - Teste de empurrar-puxar
- *Para instabilidade inferior e multidirecional do ombro (glenoumeral):*
  - ✅ Sinal do sulco
  - ⚠️ Teste de Feagin (teste de instabilidade inferior em abdução)
  - ⚠️ Teste de hiperabdução (teste de hiperabdução de Gagey)
  - ⚠️ Teste de hiperextensão-rotação medial
  - ⚠️ Teste do joelho-ombro
  - ❓ Teste de Rowe
- *Para impacto anterior:*
  - ✅ Teste do impacto do processo coracoide
  - ✅ Teste de Hawkins-Kennedy
  - ✅ Teste de Neer e modificação
  - ✅ Teste do impacto em decúbito dorsal
  - ✅ Teste de Yokum
  - ✅ Teste de Zaslav (teste de força e resistência com rotação medial [TFRRM])
  - ❓ Sinal do impacto
  - ❓ Teste do impacto reverso (alívio do impacto)
- *Para impacto posterior:*
  - ❓ Teste do impacto interno posterior
- *Para lesões labiais:[b]*
  - ✅ Teste de compressão ativa de O'Brien
  - ✅ Teste de Kim (teste de carga do bíceps braquial II)
  - ✅ Teste de Porcellini
  - ⚠️ Teste do deslizamento anterior
  - ⚠️ Teste de carga do bíceps braquial (teste de Kim II)

- ⚠️ Teste de tensão do bíceps braquial
- ⚠️ Teste do som surdo (*clunk*)
- ⚠️ Teste de rotação e compressão
- ⚠️ Teste de abdução forçada do ombro e de flexão do cotovelo
- ⚠️ Teste do cisalhamento de Mayo
- ⚠️ Teste de provocação da dor (de Mimori)
- ⚠️ Teste de distração passiva
- ⚠️ Teste de rotação lateral resistida em supinação (TRLRS)
- ⚠️ Teste de resistência à flexão em supinação
- ⚠️ Teste de arremesso
- ❓ Teste do estalido labial (*crank test*)
- ❓ Teste de tensão labial
- ❓ Teste de cisalhamento labial dinâmico (teste SLAP de O'Driscoll)
- ❓ Teste de compressão passiva
- ❓ Teste de preensão SLAP
- *Para discinesia escapular:*
  - ✅ Teste para discinesia escapular
  - ✅ Teste de carga na escápula
  - ⚠️ Teste de deslizamento lateral da escápula
  - ⚠️ Teste de retração da escápula (TRE)
  - ⚠️ Teste de flexão na parede/solo
  - ❓ Teste de rotação medial cinética
  - ❓ Teste de ajuda à escápula
  - ❓ Teste isométrico do pinçamento ou aperto da escápula
- *Para problemas na articulação acromioclavicular:*
  - ✅ Teste da adução horizontal (adução transversal ao corpo)
  - ✅ Sinal de Paxinos
  - ⚠️ Teste do cisalhamento acromioclavicular
  - ❓ Teste de rotação e compressão de Ellman
- *Para problemas ligamentares e capsulares:*
  - ✅ Teste do estalido labial (*crank test*)
  - ⚠️ Teste de flexão baixa
  - ❓ Teste do ligamento coracoclavicular
  - ❓ Teste do ligamento glenoumeral posterior inferior
- *Para problema muscular:[b]*
  - Bíceps braquial
    - ⚠️ Teste de encurtamento do bíceps braquial
    - ⚠️ Teste de Speed
    - ⚠️ Teste de Yergason
    - ❓ Teste de Gilchrest
    - ❓ Teste de Heuter
    - ❓ Teste de Lippman
    - ❓ Teste de Ludington
    - ❓ Teste do soco (*uppercut*)
  - Deltoide
    - ⚠️ Sinal do *lag* em extensão do deltoide (sinal da cauda de andorinha)
  - Estabilidade do manguito rotador
    - ⚠️ Teste de relocação dinâmica (TRD)
    - ⚠️ Teste de estabilidade rotacional dinâmica (TERD)

(continua)

Testes especiais frequentemente realizados no ombro, dependendo do problema suspeitado[a] (*continuação*)

- ⚠ Teste lateral de Jobe
- ❓ Teste de abrasão
- Manguito rotador (geral)
  - ✓ Teste de ruptura
  - ✓ Teste de Whipple
  - ⚠ Teste da queda do membro superior (teste de Codman)
- Supraespinal
  - ✓ Posição do brinde com champanhe
  - ✓ Teste "da lata vazia" (teste de Jobe ou do supraespinal)
  - ⚠ Teste do braço caído
- Subescapular
  - ✓ Sinal do *lag* em rotação lateral (SLRE)
  - ✓ Sinal de dorso da mão (*lift-off*) (teste de Gerber)
  - ✓ Teste do *lag* em rotação medial ou de "rebote"
  - ⚠ Sinal do afastamento do ventre
  - ⚠ Teste da compressão abdominal (compressão do ventre, ou teste de Napoleão)
  - ❓ Teste do "abraço de urso"
- Infraespinal
  - ✓ Teste do infraespinal
  - ✓ Sinal do *lag* em rotação lateral
  - ⚠ Sinal da queda do braço
  - ⚠ Teste de retração escapular do infraespinal (TREI)
- Redondo menor
  - ✓ Sinal do tocador de clarim (teste de Patte)
  - ✓ Sinal do *lag* em rotação lateral
  - ❓ Teste do redondo menor
- Trapézio, romboides
  - ✓ Teste do trapézio (três posições)

- ⚠ Fraqueza do romboide
- Latíssimo do dorso, peitoral maior, peitoral menor
  - ⚠ Fraqueza do latíssimo do dorso
  - ⚠ Teste da contratura do peitoral maior
  - ⚠ Encurtamento do peitoral menor
  - ⚠ Teste da ponta da escápula para trás (peitoral menor)
  - ⚠ Encurtamento do latíssimo do dorso, peitoral maior, peitoral menor
- Serrátil anterior
  - ⚠ Teste *punch-out*
  - ⚠ Sinal do triângulo
- **Para função *neurológica*:**
  - ✓ Teste (de tensão) neurodinâmico do membro superior (TNMS)
    - Nervo mediano (TNMS I)
    - Nervo mediano (TNMS II)
    - Nervo radial (TNMS III)
    - Nervo ulnar (TNMS IV)
  - ⚠ *Scratch collapse Test* (nervo axilar, nervo torácico longo)
  - ❓ Teste de *lag* em elevação ativa
  - ❓ Sinal de Tinel
- **Para *síndrome do desfiladeiro torácico*:**
  - ⚠ Teste de Roos
  - ❓ Manobra de Adson
  - ❓ Síndrome costoclavicular (braçadeira militar)
  - ❓ Manobra de Halstead
  - ❓ Teste provocativo de elevação
  - ❓ Elevação passiva do cíngulo do membro superior
  - ❓ Teste de Wright
- **Outros:**
  - ⚠ Teste da percussão do olécrano-manúbrio

[a]Ver Capítulo 1, Legenda para classificação de testes especiais.
[b]Pesquisas mostraram que não existe um teste isolado, ou mesmo um grupo de testes, que possa, com precisão, diagnosticar uma lesão do lábio superior de anterior para posterior (SLAP) ou do manguito rotador.[98,275,284-289]

de os resultados serem positivos é maior na presença de patologias, quando os músculos se encontram relaxados, o paciente recebe apoio e não existe ou existe um mínimo espasmo muscular.

A confiabilidade, validade, especificidade e sensibilidade de alguns testes especiais/diagnósticos na parte cervical da coluna são delineados no Apêndice 5.1 (*on-line* – utilizar o QR code no final deste capítulo).

Instabilidade e impacto de pseudofrouxidão

A ocorrência de dor na região anterior do ombro, em geral, é observada em pacientes jovens e adultos com queixa de dor e disfunção do ombro. A instabilidade no ombro se manifesta como um movimento anormal sintomático na região do complexo do ombro, incluindo a escápula. Esse movimento anormal pode ser decorrente de vários fatores intrínsecos e extrínsecos, como padrões musculares escapulares ou glenoumerais anormais, hipo

ou hipermobilidade da cápsula (mais comumente um encurtamento da cápsula posterior) ou das costelas, uma laceração labial (uma lesão de Bankart ou SLAP), uma lesão no manguito rotador ou no bíceps braquial, alteração na área de superfície de contato entre a cavidade glenoidal e a cabeça do úmero e/ou algum problema com o sistema nervoso central ou periférico.[178,290] Kuhn et al.[68,291] defenderam o uso do **sistema FEDS** (i. e., frequência, etiologia, direção e severidade) para o diagnóstico de instabilidade glenoumeral. Lewis et al.[292-294] sugeriram o uso do **Procedimento para modificação dos sintomas do ombro (PMSO)** como parte do exame dessa articulação, com o objetivo de demonstrar ao paciente que os sintomas do manguito rotador são passíveis de modificação, o que pode aumentar a confiança do indivíduo em sua inserção e adesão a qualquer plano terapêutico apropriado. Entretanto, alguns autores questionaram a utilidade do PMSO.[295]

Em pacientes mais velhos (com mais de 40 anos), o impacto mecânico ocorre por conta de alterações degenerativas do manguito rotador, do processo acromial e do processo coracoide e dos tecidos da região anterior por sobrecarga de estresse. Nesses casos, o impacto é o principal problema (logo, utiliza-se o termo **impacto primário**). Ele pode ser intrínseco, em decorrência da degeneração do manguito rotador, ou extrínseco, em razão da forma do acrômio e da degeneração do ligamento coracoacromial.[296]

Em pacientes jovens (com idade entre 15 e 35 anos), a dor na região anterior do ombro é decorrente, basicamente, de problemas da dinâmica muscular, com um transtorno na ação dos pares de força musculares normais, acarretando desequilíbrio muscular e padrões anormais de movimento, tanto na articulação glenoumeral quanto na escapulotorácica. O resultado dessa alteração da dinâmica muscular são sintomas de impacto anterior (logo, utiliza-se o termo **impacto secundário**). Os sinais de impacto são um resultado secundário da alteração da dinâmica muscular na escápula ou na articulação glenoumeral.[296] Um impacto secundário representa basicamente um problema da dinâmica muscular. Em geral, ele é observado com a instabilidade, seja da escápula ou da articulação glenoumeral. Uma articulação hipermóvel ou frouxa não indica necessariamente instabilidade.[297] Ocorre um certo grau de "frouxidão" não patológica em uma articulação, de modo que a ADM é maior em uma ou mais direções e o complexo do ombro funciona normalmente. Com frequência, isso é observado em ambos os lados. A instabilidade torna o paciente incapaz de controlar ou estabilizar uma articulação durante um movimento ou em uma posição estática, seja em decorrência da lesão dos estabilizadores estáticos (como observado na luxação anterior com laceração da cápsula e do lábio, também denominada **instabilidade macroscópica** ou **anatômica**), da fraqueza dos músculos que controlam a articulação ou do desequilíbrio dos pares de força musculares (também denominada **instabilidade translacional**).[298]

Tanto o impacto primário como o secundário ocorrem na parte anterior (logo, utilizam-se os termos *impacto primário anterior* ou *secundário anterior*). Como as áreas de impacto localizam-se na região do desfiladeiro supraespinal, também são denominados **síndrome do impacto do desfiladeiro**.[90]

Jobe et al. acreditam que a síndrome do impacto e a instabilidade, com frequência, ocorrem concomitantemente em atletas que praticam esportes que exigem o movimento de arremesso. Com base nessa suposição, eles elaboraram a seguinte classificação:[75,299]

- Grau I. Impacto puro sem instabilidade (em geral observado em pacientes mais velhos).
- Grau II. Impacto secundário e instabilidade causados por microtraumas capsulares e labiais crônicos.
- Grau III. Impacto secundário e instabilidade causados pela hipermobilidade ou frouxidão generalizadas.
- Grau IV. Instabilidade primária sem impacto.

Nessa classificação, o impacto secundário indica que o impacto ocorre secundariamente e que o principal problema é a instabilidade.

Um terceiro tipo de impacto é denominado **impacto interno** ou não do desfiladeiro. Esse tipo de impacto é observado na parte posterior, não na anterior, sobretudo em atletas que executam movimentos com os membros superiores acima do nível da cabeça. Ele envolve o contato do manguito rotador (principalmente o supraespinal e o infraespinal) com o lábio glenoidal posterossuperior, quando o membro superior é abduzido a 90° e posicionado em rotação lateral completa.[271,300-305]

Se a anamnese indicar a existência de uma instabilidade, deve-se realizar pelo menos um teste para instabilidades anterior, posterior e multidirecional. Além disso, em decorrência da inter-relação entre o impacto e a instabilidade, deve-se realizar testes para ambos, caso a anamnese indique a presença de uma dessas condições.[305] Subluxações e luxações traumáticas ocorridas pela primeira vez podem resultar em laceração do lábio (lesão de Bankart ou SLAP), lesão de Hill-Sachs, lesão osteocondral e/ou lesão capsular; portanto, durante a avaliação, o examinador deve considerar a possibilidade de existência de tais problemas.[306]

Ao investigar a instabilidade do ombro, é importante observar que ela inclui uma ampla variedade de condições, que variam desde a instabilidade macroscópica ou anatômica, observada nas lesões tipo TUBC, até a instabilidade translacional (fraqueza muscular), observada nas lesões tipo AMBRI (Tab. 5.20).[103] Burkhart et al.[65] incluíram também a **pseudofrouxidão**, que abrange a artrocinemática gleunoumeral alterada, em decorrência da presença de uma lesão SLAP, cápsula posteroinferior rígida e, com frequência, discinesia escapular. Eles concluíram que o aumento aparente da frouxidão anterior resulta do efeito de came (ressalto) diminuído na articulação glenoumeral combinado com o alongamento funcional da cápsula anteroinferior e do ligamento glenoumeral.[65] Uma lesão SLAP posterossuperior permite a frouxidão do lado oposto (conceito de instabilidade circular).[65] Ao realizar os testes de instabilidade, o examinador deve tentar duplicar os sintomas do paciente e detectar movimentos anormais. Por essa razão, uma resposta do tipo "É isso que eu sinto no ombro quando ele me incomoda" é muito mais significativa que o grau de frouxidão ou de translação observados.[103]

Testes para instabilidade anterior do ombro

❓ *Teste para instabilidade anterior de Andrews.*[307] O paciente posiciona-se em decúbito dorsal, com o ombro abduzido a 130° e rotacionado lateralmente a 90°. O examinador estabiliza o cotovelo e a parte distal do úmero

TABELA 5.20

Diagnóstico diferencial entre instabilidade (lesão AMBRI) e luxação anterior traumática do ombro (TUBC)

	Instabilidade do ombro	Luxação anterior traumática
Anamnese	Sensação de deslizamento do ombro com dor Sensação de insegurança ao realizar atividades específicas Ausência de história de lesão	Elevação e rotação lateral do membro superior em relação ao corpo Sensação de insegurança em uma posição específica (de luxação) Episódios recorrentes de apreensão
Observação	Normal	Normal, se a luxação estiver reduzida; caso contrário, ocorre perda do aspecto arredondado do deltoide causada pela luxação anterior
Movimento ativo	ADM normal Pode ser anormal ou doloroso na atividade de velocidade	Apreensão e diminuição da ADM em abdução e rotação lateral
Movimento passivo	ADM normal Dor no extremo da ADM possível	Defesa muscular e diminuição da ADM na posição de apreensão
Movimento isométrico resistido	Normal em posição de teste Pode ser fraco na posição provocativa	Dor à abdução e rotação lateral
Testes especiais	Teste de carga e desvio positivo	Teste de apreensão positivo Teste de aumento positivo Teste de relocação positivo
Reflexos e distribuição cutânea	Reflexos e sensibilidade normais	Reflexos normais Sensibilidade normal, exceto em casos de lesão do nervo axilar ou musculocutâneo
Palpação	Normal	Parte anterior do ombro sensível
Diagnóstico por imagem	Normal	Normal, exceto se o ombro ainda estiver luxado; defeito possível

ADM: amplitude de movimento; AMBRI: causa Atraumática, Multidirecional, achados Bilaterais de ombro, tratável com Reabilitação e, raramente, com cirurgia para a cápsula Inferior; TUBC: origem Traumática, Unidirecional anterior, com lesão de Bankart, que requer tratamento Cirúrgico.

com uma das mãos e utiliza a outra mão para fixar a cabeça umeral e elevá-la anteriormente (Fig. 5.56). Uma reprodução dos sintomas do paciente corresponde a um teste positivo de instabilidade anterior. Caso o examinador detecte um som surdo (estampido), pode ser indicativo de laceração da parte labial anterior. O teste é uma modificação do teste de carga e desvio.

⚠ *Teste da gaveta anterior do ombro.*[308] O paciente posiciona-se em decúbito dorsal. O examinador prende a mão do ombro acometido em sua axila, segurando a mão do paciente com o braço, de modo que o paciente fique relaxado. O ombro a ser testado é abduzido entre 80 e 120°, com flexão anterior de até 20°, e rotacionado lateralmente até 30°. Em seguida, o examinador estabiliza a escápula do paciente com a mão oposta, empurrando a espinha da escápula para a frente com os dedos indicador e médio. O polegar do examinador aplica uma contrapressão sobre o processo coracoide do paciente. Com o braço que está segurando a mão do paciente, o examinador coloca a sua mão em torno da parte superior do braço relaxado do paciente e traciona o úmero para a frente. O movimento pode ser acompanhado por um estalido e/ou por apreensão do paciente. A magnitude do movimento disponível é comparada com a do lado normal. Um teste positivo indica instabilidade anterior (Fig. 5.57), conforme a magnitude da translação anterior. O estalido pode indicar uma laceração labial ou um deslizamento da cabeça do úmero sobre a borda glenoidal. Esse teste é uma modificação do teste de carga e desvio.

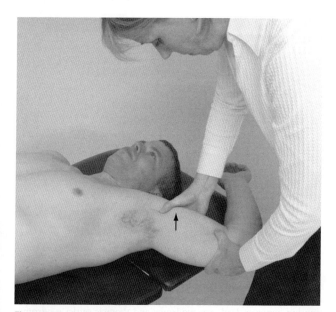

Figura 5.56 Teste de Andrews para instabilidade anterior.

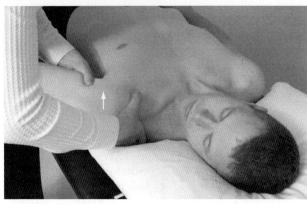

Figura 5.57 Teste da gaveta anterior do ombro.

? **Teste para instabilidade anterior (teste de Leffert).**[309] Com o paciente sentado, o examinador posiciona-se, em pé, atrás do ombro a ser examinado. Ele coloca a sua mão mais próxima sobre o ombro do paciente, de modo a posicionar o dedo indicador sobre a parte anterior da cabeça do úmero e o dedo médio sobre o processo coracoide. O polegar é posicionado sobre a parte posterior da cabeça do úmero. Com a outra mão, o examinador segura o punho do paciente e, com cuidado, abduz e rotaciona lateralmente o membro superior (Fig. 5.58). Se, durante o movimento do membro, o dedo de palpação sobre a parte anterior da cabeça do úmero se mover para a frente, o teste é considerado positivo para a instabilidade anterior. Em geral, os dois dedos permanecem no mesmo plano. Em um teste positivo, quando o membro superior retorna à posição inicial, o dedo indicador retorna à posição inicial na medida em que a cabeça do úmero desliza para trás.

✓ **Teste de apreensão (crank test) para luxação anterior do ombro.** Esse teste destina-se principalmente aos problemas de instabilidade traumática que causam instabilidade macroscópica ou anatômica do ombro, apesar de a fase de relocação do teste ser, em alguns casos, utilizada para diferenciar entre instabilidade e síndrome do impacto. O examinador abduz o braço do paciente a 90° e, de forma lenta, rotaciona o ombro lateralmente (Fig. 5.59). Com uma das mãos sob a articulação glenoumeral, para que

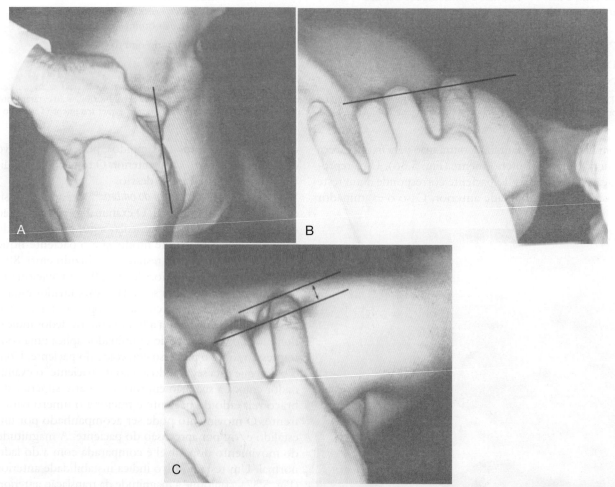

Figura 5.58 Teste de instabilidade anterior. (A) Vista lateral. (B) Vista superior. Com o braço do paciente na lateral do corpo, os dedos do examinador se situam no mesmo plano. (C) No caso de um teste positivo, em abdução e rotação lateral, os dedos indicador e médio não se situam mais no mesmo plano. (Adaptada de Leffert RD, Gumbery G: The relationship between dead arm syndrome and thoracic outlet syndrome, *Clin Orthop Relat Res* 223:22-23, 1987.)

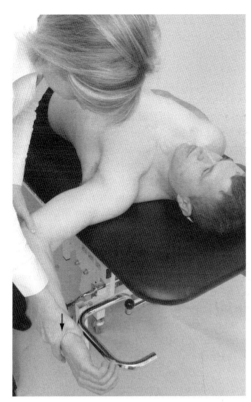

Figura 5.59 Teste de apreensão (*crank test*) para instabilidade anterior.

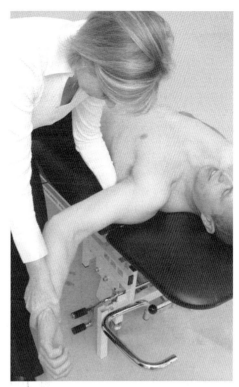

Figura 5.60 Teste do fulcro com o punho esquerdo empurrando a cabeça do úmero anteriormente.

ela atue como um fulcro (Fig. 5.60), o teste de apreensão torna-se o **teste do fulcro**.[310] Kvitne e Jobe[75] recomendaram a aplicação de uma força leve direcionada para a frente sobre a parte posterior da cabeça do úmero, na posição de teste, para observar se ocorre aumento de apreensão ou de dor (Fig. 5.61). Se a dor posterior aumentar, é indicação de um impacto interno posterior.[304] Hamner et al.[311] sugeriram que, na suspeita de um impacto interno posterossuperior, o teste de relocação seja realizado em 110 a 120° de abdução. Considerando que a

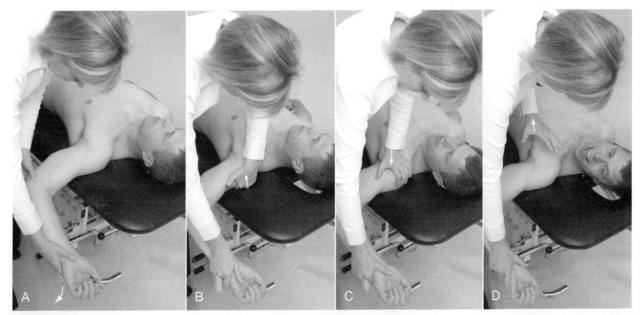

Figura 5.61 Teste de relocação e de apreensão. (A) Abdução e rotação lateral (teste de apreensão). (B) Abdução e rotação lateral combinadas com a translação anterior do úmero, o que pode causar subluxação anterior ou dor articular posterior. (C) Abdução e rotação lateral combinadas com a translação posterior do úmero (teste de relocação). (D) Teste "surpresa".

articulação está normal, a translação da cabeça do úmero na glenoide é menor que em outros testes, uma vez que o teste coloca a articulação na posição de congruência máxima.[312] O teste é positivo quando o paciente apresenta uma sensação ou um olhar de apreensão ou uma expressão de alarme e resiste aos movimentos subsequentes. Como consequência, a apreensão do paciente é maior que a queixa de dor (i. e., predominância da apreensão). O paciente também pode relatar que a sensação desencadeada é semelhante à que ele experimentou ao sofrer luxação do ombro. É *fundamental* que o teste seja realizado lentamente. Se realizado muito rapidamente, o úmero pode luxar. Hawkins e Bokor orientam o examinador a observar a magnitude da rotação lateral, no momento em que o paciente demonstra apreensão, e comparar a amplitude com a do lado não lesionado.[313]

Castagna et al.[314] recomendaram a realização do **teste de Castagna** ⚠, que é semelhante ao teste de apreensão, mas é feito com o braço do paciente a 45° de abdução, em vez de 90°, e com o cotovelo a 90°, sendo em seguida rotacionado lateralmente (Fig. 5.62A). Uma dor posterossuperior sugere frouxidão da cápsula anterior e lesão no ligamento glenoumeral médio. Se a dor for aliviada com a relocação (ver teste de relocação de Jobe, mais adiante) (Fig. 5.62B), o teste é considerado positivo. Do mesmo modo, Bak[315] recomendou a realização do teste de apreensão em nadadores com o braço na posição de 135° de abdução, pois essa é a posição do braço no início da fase de recuperação.

Em seguida, quando o examinador aplica uma força de translação posterior sobre a cabeça do úmero ou sobre o membro superior (**teste de relocação**), em geral, a apreensão do paciente desaparece, a dor pode diminuir e é possível uma maior rotação lateral antes que a apreensão ou a dor retornem (ver Fig. 5.61A e 5.61C). Em alguns casos, essa relocação é denominada **sinal** ou **teste de Fowler** ✓ ou **teste de relocação de Jobe** ✓. O teste é considerado positivo quando a dor diminui durante a manobra, mesmo na ausência de apreensão.[316,317] Quando os sintomas do paciente diminuem ou são eliminados durante o teste de relocação, o diagnóstico é de instabilidade, subluxação, luxação ou impacto glenoumeral. Se a apreensão predominar durante o teste de apreensão e desaparecer durante o teste de relocação, o diagnóstico é de instabilidade, subluxação ou luxação glenoumeral. Se a dor predominar durante o teste de apreensão e desaparecer durante o teste de relocação, o diagnóstico é de instabilidade anterior ou pseudofrouxidão da articulação glenoumeral ou escapulotorácica, com impacto secundário ou uma lesão SLAP posterior.[318] Pacientes com impacto primário não apresentam alteração da dor no teste de relocação.[75,307,319] Se, durante o teste de relocação posteriormente, a dor posterior diminuir, o teste é considerado positivo para o impacto interno posterior.[304,320] Caso o membro superior seja liberado (**teste de liberação anterior** ou **teste "surpresa"** ✓ [ver Fig. 5.61D]) na amplitude recém-adquirida, a dor e a translação anterior da cabeça do úmero são observadas nos testes positivos.[305,317,321] A dor resultante desse processo de liberação pode ser causada por instabilidade anterior do ombro, lesão labial (lesão de Bankart ou lesão SLAP – anteroposterior do lábio superior) ou paratendinite bicipital ou tendínea. Mais comumente, ela está relacionada à instabilidade anterior, visto que a dor é produzida temporariamente pela translação anterior.[321] Descreveu-se também que esse teste causa dor em pacientes mais velhos com enfermidade do manguito rotador e sem instabilidade.[322] Essa manobra de liberação deve ser realizada com cuidado, uma vez que, com frequência, causa apreensão e desconfiança por parte do paciente e pode causar luxação, sobretudo em pacientes que apresentam luxações recorrentes. Portanto, para a maior parte dos pacientes, durante a

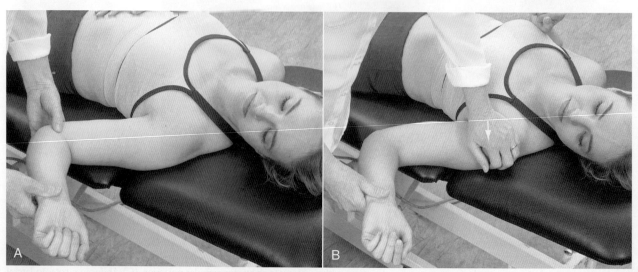

Figura 5.62 Teste de Castagna. (A) Rotação lateral em abdução de 45°. (B) Com relocação.

realização do teste de relocação, a rotação lateral deve ser liberada antes da liberação do estresse posterior.

O teste de apreensão pode ser modificado para testar a rotação lateral em graus variados de abdução (ver Teste de apreensão óssea, mais adiante), dependendo da anamnese e do mecanismo da lesão.[323] O teste de Rockwood descrito mais adiante é, simplesmente, uma modificação do teste de apreensão.

Milgrom et al.[324] sugeriram que o **teste de apreensão em decúbito dorsal** ❓ pode ter utilidade na determinação do risco de instabilidade recorrente em pacientes que passaram por reabilitação em seguida a uma luxação anterior. O paciente fica em decúbito dorsal com o braço afetado a 90° de abdução, com o cotovelo a 90° de flexão (Fig. 5.63). O examinador utiliza uma de suas mãos para apoiar o cotovelo do paciente e segura a parte distal do seu antebraço com a outra mão. Em seguida e com rapidez, o examinador mobiliza o braço do paciente em uma rotação lateral de aproximadamente 90°. Se o paciente demonstrar apreensão ou opuser resistência ao movimento, o teste será considerado positivo e o paciente não terá permissão para retornar integralmente às suas atividades, pois haverá necessidade de reabilitação antes que isso possa ocorrer. Milgrom et al. acreditam que o teste deva ser realizado em qualquer ocasião depois de transcorridas 3 a 6 semanas após a redução da luxação.

⚠️ *Teste de apreensão óssea.*[325-327] Esse teste foi projetado para a observação de defeitos ósseos (p. ex., uma lesão de Hill-Sachs ou de Bankart) no paciente com instabilidade anterior. O paciente deve ser testado na posição em pé ou sentada, inicialmente com o braço em abdução de 90° e o cotovelo em flexão de 90°. Em seguida, o examinador, enquanto segura o cotovelo e a mão do paciente, faz uma rotação lateral do braço, observando o surgimento de apreensão (essa parte do teste é semelhante ao que ocorre no teste de apreensão). Continuando, o examinador repete o teste, mas agora em abdução de 45° e em rotação lateral de 45° (Fig. 5.64). Se o paciente demons-

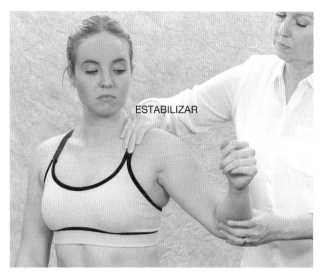

Figura 5.64 Teste de apreensão óssea.

trar apreensão (acompanhada ou não por dor) nessas duas posições, o teste será considerado positivo para um defeito ósseo que está contribuindo para a instabilidade anterior. Nesse caso, haverá necessidade de obter imagens diagnósticas para confirmação.

❓ *Teste de Dugas.*[328] Esse teste é utilizado quando se suspeita de uma luxação anterior do ombro não reduzida. Solicita-se que o paciente posicione a mão sobre o ombro oposto e, em seguida, tente baixar o cotovelo até o tórax. Isso é impossível em casos de luxação anterior, e o paciente apresenta dor no ombro. Se a dor estiver localizada apenas sobre a articulação acromioclavicular, deve-se suspeitar de um problema nessa articulação.

⚠️ *Teste de carga e desvio.*[166,316] Este teste destina-se principalmente ao diagnóstico de instabilidade não traumática da articulação glenoumeral. O paciente senta-se sem suporte para as costas e com a mão do membro superior testado em repouso sobre a coxa. Idealmente, o paciente deve sentar-se com a postura com alinhamento adequado (i. e., o lobo auricular, a ponta do acrômio e o ponto mais alto da crista ilíaca em linha reta). Caso o paciente se incline para a frente, a escápula protrairá e fará com que a cabeça do úmero realize uma translação anterior na glenoide e estreite o espaço subacromial.[329] Para obtenção de resultados melhores, os músculos do ombro devem estar tão relaxados quanto possível. Em pé ou sentado logo atrás do paciente, o examinador deve estabilizar o ombro do paciente com uma das mãos sobre a clavícula e a escápula (Fig. 5.65A). Com a outra mão, ele segura a cabeça do úmero, com o polegar apoiado sobre a região posterior da cabeça do úmero e os dedos sobre a região anterior da cabeça do úmero (Fig. 5.65B). O examinador, então, corre os dedos ao longo da região anterior do úmero e corre o polegar na região posterior, para "sentir" a posição do úmero em relação à glenoide (Fig. 5.66). Se os dedos "mergulharem" na região ante-

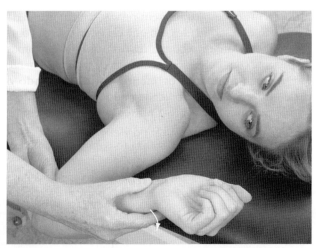

Figura 5.63 Teste de apreensão em decúbito dorsal.

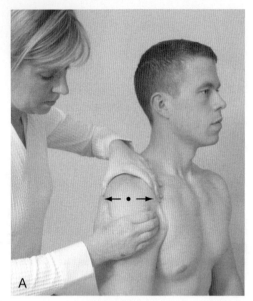
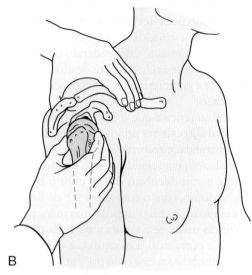

Figura 5.65 (A) Teste de carga e desvio na posição sentada. Note que o úmero está sob carga ou "centralizado" na cavidade glenoidal na posição inicial. Em seguida, a examinadora move o úmero anterior ou posteriormente. (B) O tracejado mostra a posição das mãos da examinadora em relação aos ossos do ombro do paciente. Observe que o polegar esquerdo da examinadora segura a espinha da escápula, a fim de obter estabilidade.

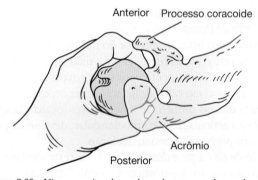

Figura 5.66 Vista superior do ombro, demonstrando a palpação dos aspectos anterior e posterior da articulação glenoumeral, como garantia de que a cabeça do úmero esteja centralizada na cavidade glenoidal.

rior à medida que se movem medialmente, e isso não ocorrer com o polegar, é indicativo de que a cabeça do úmero está assentada anteriormente. Em geral, o examinador "sente" a cabeça do úmero posicionada um pouco mais anteriormente (i. e., o "mergulho" é discretamente maior anteriormente), caso esteja "assentada" adequadamente na glenoide. A protração da escápula provoca o desvio anterior da cabeça do úmero na glenoide. O examinador deve ser cauteloso em relação à colocação dos dedos e do polegar. Em casos de patologia anterior ou posterior, o posicionamento dos dedos e do polegar pode causar dor. Em caso de necessidade, o úmero é então empurrado delicadamente na glenoide, anterior ou posteriormente (mais comum), para assentar-se adequadamente na cavidade glenoidal.[305] O assentamento coloca a cabeça do úmero na sua posição normal em relação à glenoide.[91] Essa é a parte de "carga" do teste. Quando uma carga não é aplicada (como no caso do teste da gaveta anterior), não existe uma posição inicial padrão ou "normal" para o teste. Em seguida, o examinador empurra a cabeça do úmero para a frente (instabilidade anterior) ou para trás (instabilidade posterior), observando a magnitude da translação e o *end feel*. Essa é a parte de "desvio" do teste.

Na translação anterior, caso a cabeça não esteja centrada, a translação posterior é maior que a anterior, produzindo um teste falso-negativo. No entanto, se a cabeça do úmero estiver primeiramente centrada de forma adequada, na presença de instabilidade anterior, a translação anterior é possível, mas a translação posterior é praticamente ausente, em razão da rigidez da parte posterior da cápsula que acompanha uma instabilidade anterior positiva. As diferenças entre o lado acometido e o lado normal devem ser comparadas em relação à magnitude da translação e da facilidade com que ela ocorre. Essa comparação, em conjunto com a reprodução dos sintomas do paciente com frequência é considerada mais importante que a magnitude do movimento obtido. Quando o paciente apresenta instabilidade multidirecional, tanto a translação anterior quanto a posterior podem ser excessivas no lado acometido em comparação ao lado normal. O teste também pode ser realizado com o paciente em decúbito dorsal.

A translação de 25% ou menos do diâmetro da cabeça do úmero anteriormente é considerada normal, embora os resultados variem entre os pacientes.[313,330] Em geral, a translação anterior é menor que a posterior, apesar de alguns autores discordarem e considerarem que ambas as translações são praticamente iguais.[331,332] Sauers et al.[332] e

Ellenbecker et al.[333] apontam que a dominância da mão não afeta a magnitude da translação. Entretanto, Lintner et al.[334] discordam, relatando que o ombro não dominante apresenta uma translação maior. Hawkins e Mohtadi,[316] Silliman e Hawkins[305] e Altchek et al.[335] defendem um sistema de três graus para a translação anterior (Fig. 5.67). Esses autores acreditam que a translação da cabeça do úmero normal é de 0 a 25% do seu diâmetro. Uma translação de até 50% da cabeça do úmero, com ela atingindo a borda glenoidal e reduzindo espontaneamente, é classificada como grau I. Na translação de grau II, a cabeça do úmero apresenta uma translação superior a 50%; a cabeça parece sobrepor-se à borda glenoidal, mas reduz espontaneamente. Ombros hipermóveis normais podem apresentar translação de grau II em qualquer direção.[334] A translação de grau III significa que a cabeça do úmero ultrapassa a borda glenoidal e não reduz espontaneamente. Na translação posterior, a translação de 50% do diâmetro da cabeça do úmero é considerada normal, embora exista uma variabilidade entre os pacientes.[305] Por essa razão, normalmente se espera que ocorra uma translação posterior maior que a anterior durante a realização do teste. Entretanto, nem todos os autores concordam com esse ponto de vista.

O teste de carga e desvio também pode ser realizado com o paciente em decúbito dorsal.[323] Para testar a translação anterior, o braço do paciente é colocado em 45 a 60° de escapulação (abdução no plano da escápula) e em rotação neutra pelo examinador, que mantém o antebraço próximo ao punho (Fig. 5.68). Em seguida, o examinador coloca a outra mão em torno do braço do paciente, próximo à inserção da deltoide, com o polegar na frente e os dedos atrás, sentindo o movimento da cabeça do úmero na glenoide, enquanto aplica uma força de translação anterior ou anteroinferior (com os dedos) ou uma força de translação posterior (com o polegar). Idealmente, o úmero deve ter sido "carregado" na glenoide antes do início do teste. Com a mão segurando o antebraço, o examinador controla a posição do braço e aplica uma carga axial ao úmero. Durante os movimentos de translação com o polegar ou os dedos, a escápula não deve se mover. À medida que a força de translação anterior ou anteroinferior é aplicada, o examinador, com a outra mão (aquela que segura o antebraço), rotaciona o úmero lateralmente de modo progressivo (ver Fig. 5.68B). Isso faz com que ocorra um envolvimento maior da faixa anterior do ligamento glenoumeral inferior, que, se intacto, limita o movimento, de modo que a magnitude da translação anterior diminui à medida que a rotação lateral aumenta. Para testar a translação posterior (instabilidade posterior), o membro superior é posicionado em escapulação com rotação lateral de 45 a 60° (Fig. 5.69). Nesse caso, o polegar empurra o úmero para trás.[323,336] Progressivamente, enquanto a translação posterior é aplicada, o examinador rotaciona o membro superior medialmente. A rotação medial torna a faixa posterior do ligamento glenoumeral inferior e a parte posteroinferior da cápsula cada vez mais tensas, de modo que a translação posterior diminui à medida que a rotação medial aumenta.

❓ *Teste para instabilidade anterior em decúbito ventral.*[307] O paciente posiciona-se em decúbito ventral. O examinador coloca o membro superior do paciente abduzido a 90° e o rotaciona lateralmente a 90°. Ao manter essa posição com uma das mãos no cotovelo, o examinador coloca a outra mão sobre a cabeça do úmero e a empurra para a frente (Fig. 5.70). O teste para instabilidade anterior é considerado positivo quando reproduz os sintomas do paciente. Esse teste é uma modificação do teste de carga e desvio.

❓ *Teste de Protzman para instabilidade anterior.*[337] O teste é realizado com o paciente sentado. O examinador abduz o membro superior do paciente a 90° e o apoia contra o seu quadril, de modo que os músculos do ombro do paciente fiquem relaxados. O examinador palpa a face anterior da cabeça do úmero com os dedos de uma das mãos, profundamente, na axila do paciente, enquanto posiciona os dedos da outra mão sobre a face posterior da cabeça do úmero. Em seguida, o examinador empurra a cabeça do úmero para a frente e para baixo (Fig. 5.71). Se esse movimento provocar dor e a palpação indicar um movimento anteroinferior anormal, o teste é considerado positivo para a instabilidade anterior. Em geral, a translação anterior não deve ser superior a 25% do diâmetro da cabeça do úmero.[338] Em alguns casos, pode-se palpar um estalido à medida que a cabeça do úmero desliza sobre a borda glenoidal. O teste também pode ser realizado com o paciente em decúbito dorsal e o cotovelo apoiado sobre um travesseiro.

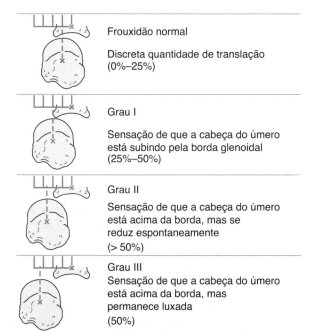

Figura 5.67 Graus de translação glenoumeral anterior.

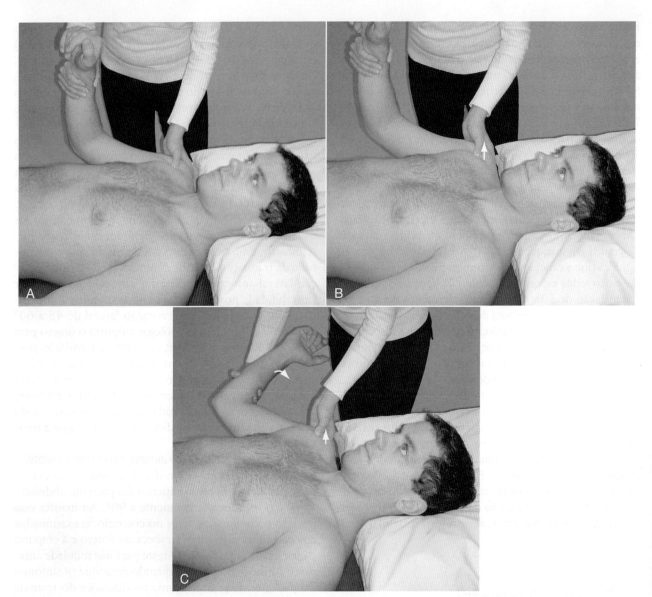

Figura 5.68 (A) Posição inicial para o teste de carga e desvio para instabilidade anterior do ombro em decúbito dorsal. A mão da examinadora segura o braço do paciente com os dedos posteriormente. O braço da examinadora posiciona o braço do paciente e controla sua rotação. O braço é posicionado no plano da escápula, em abdução de 45° a 60° e mantido a 0° de rotação. Com seu braço, a examinadora aplica uma carga axial no braço do paciente através do úmero. Em seguida, os dedos da examinadora desviam anterior e anteroinferiormente a cabeça do úmero sobre a borda glenoidal. (B) A segunda posição para o teste de carga e desvio para instabilidade anterior ocorre como está descrito em (A) para a posição inicial, exceto que o braço do paciente é progressivamente submetido a uma rotação lateral em incrementos de 10° a 20°, enquanto a força de luxação anterior é alternadamente aplicada e liberada. (C) A examinadora quantifica o grau de rotação lateral necessário para a redução da translação, do grau 3 ou 2 para o grau 1. Em seguida, a examinadora compara os ombros normal e anormal em relação a essa diferença de translação com a rotação umeral. O grau de rotação necessário para a redução da translação é um indicador da frouxidão funcional dos ligamentos capsulares anteroinferiores.

❓ Teste de Rockwood para instabilidade anterior.[339] O examinador deve posicionar-se em pé, atrás do paciente sentado. Com o membro superior ao lado do corpo do paciente, o examinador rotaciona o ombro lateralmente. O membro superior é abduzido a 45° e repete-se a rotação lateral passiva. O mesmo procedimento é repetido a 90 e 120° (Fig. 5.72). Essas diferentes posições são executadas porque os estabilizadores do ombro variam à medida que o ângulo de abdução muda (ver Tab. 5.1).

O teste é considerado positivo quando o paciente apresenta uma apreensão acentuada sobretudo com dor posterior, quando o membro superior é testado a 90°. Na abdução a 45 e a 120°, o paciente demonstra certa inquietação e alguma dor; a 0°, o paciente raramente demonstra apreensão.

De modo similar, os testes de Rowe e do fulcro estressam as estruturas anteriores do ombro. É provável que eles demonstrem a apreensão de forma mais precoce,

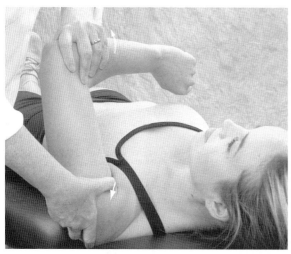

Figura 5.69 Teste de carga e desvio para instabilidade posterior do ombro. A paciente fica em decúbito dorsal sobre a maca de exame. O braço é conduzido até aproximadamente 90° de elevação anterior no plano da escápula. A examinadora aplica uma força com direção posterior ao úmero, com o braço em graus variáveis de rotação lateral.

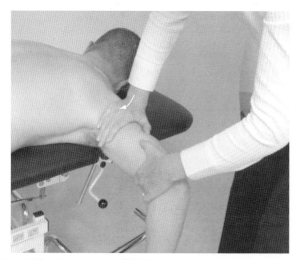

Figura 5.70 Teste para instabilidade anterior em decúbito ventral. A examinadora estabiliza o membro superior em abdução de 90° e rotação lateral e, em seguida, força o ombro para a frente sobre o úmero.

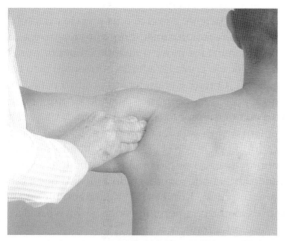

Figura 5.71 Teste de Protzman para instabilidade anterior (vista posterior).

uma vez que estressam as estruturas anteriores prematuramente (i. e., a cabeça do úmero é empurrada para a frente pelo examinador). Na realidade, esses testes são o oposto do teste de relocação; logo, são denominados **testes com aumento**.

Teste de Rowe para instabilidade anterior.[340] Em decúbito dorsal, o paciente posiciona a mão atrás da cabeça. O examinador coloca uma das mãos (com o punho cerrado) contra a parte posterior da cabeça do úmero e empurra para cima, enquanto estende discretamente o membro superior (Fig. 5.73). Essa parte é semelhante ao teste do fulcro. Uma expressão facial de apreensão ou de dor é indicativa de teste positivo para instabilidade anterior. Se, durante o teste, surgir um som surdo (estalido) ou de rangido, pode ser indicativo de uma laceração do lábio anterior (ver teste da batida, na seção "Testes para lacerações labiais").

Testes para instabilidade posterior do ombro[341]

No ombro, a instabilidade posterior não é tão comum como a instabilidade anterior, mas o examinador deve cercar-se de cautela, avaliando o paciente também à procura de instabilidade posterior, em especial na presença de instabilidade anterior e ruptura labial.[342] Em casos nos quais não foi feita uma avaliação cuidadosa, luxações posteriores têm passado despercebidas, mesmo quando a cabeça do úmero apresenta luxação posterior. Uma **lesão por avulsão umeral posterior do ligamento glenoumeral (HAGL)** pode acarretar instabilidade posterior persistente do ombro.[264] Essas lesões são mais adequadamente avaliadas se for realizado um teste de carga e desvio, com o braço em abdução de 90° e em rotação neutra, em conjunto com uma carga axial direcionada posteriormente.[342-345] No caso de instabilidade posterior, observa-se um aumento da retroversão glenoidal, presença de dor posterior profunda e também achados positivos em outros testes relevantes (i. e., teste do abalo, teste de Kim, teste de carga e desvio posteriores e teste do estresse posterior).[346]

Teste de circundução.[347] O paciente posiciona-se em pé. Com o examinador atrás do paciente, segurando seu antebraço com uma das mãos, ele inicia a circundução, estendendo o membro superior do paciente, enquanto mantém uma abdução discreta. À medida que a circundução evolui para a elevação, o membro superior é levado acima do topo e em posição flexionada e aduzida. Caso o paciente apresente instabilidade posterior, o membro superior se tornará vulnerável à subluxação posterior à medida que o membro superior se move para a flexão anterior e adução. Em um teste positivo, quando o examinador palpa a face posterior do ombro do paciente, enquanto o membro superior move-se para baixo em flexão anterior e adução, observa-se que a cabeça do úmero subluxa posteriormente, e o paciente constata que é isso o que ele sente quando o ombro lhe incomoda (Fig. 5.74).

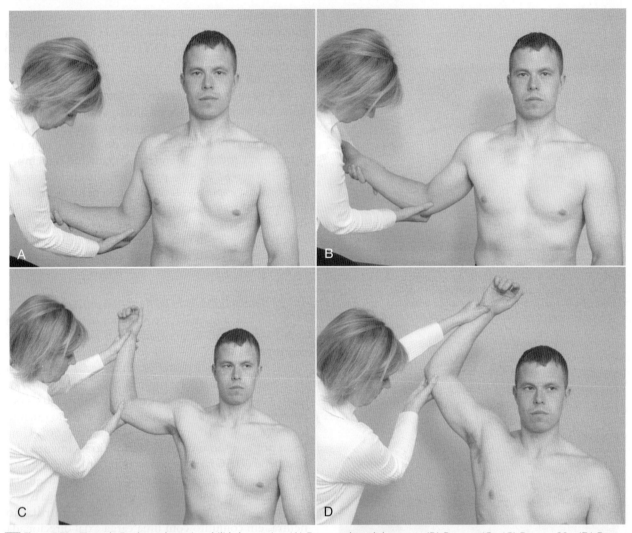

Figura 5.72 Teste de Rockwood para instabilidade anterior. (A) Braço na lateral do corpo. (B) Braço a 45°. (C) Braço a 90°. (D) Braço a 120°.

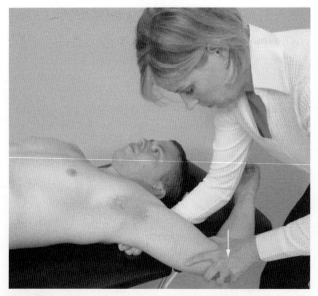

Figura 5.73 Teste de Rowe para instabilidade anterior.

✓ **Teste do abalo (teste de Jahnke).**[310,348,349] O paciente senta-se com o membro superior rotacionado medialmente e flexionado para a frente a 90°. O examinador segura o cotovelo do paciente e exerce uma pressão axial sobre o úmero, na direção proximal. Enquanto mantém a carga axial, o examinador move o membro superior horizontalmente (flexão cruzada/adução horizontal) pelo corpo (Fig. 5.75). O teste é considerado positivo para a instabilidade posterior recorrente, quando ocorre um abalo súbito ou um som surdo (estalido) à medida que a cabeça do úmero desliza para fora (ocorre subluxação) da parte posterior da glenoide (Fig. 5.76). Quando o membro superior retorna à posição original de abdução a 90°, um segundo abalo pode ser observado à medida que a cabeça do úmero reduz. Kim et al.[349] relataram que os sinais positivos também indicam um teste positivo para laceração labial posteroinferior.

⚠ **Teste de carga e desvio.** Esse teste está descrito na seção "Testes para instabilidade anterior do ombro".

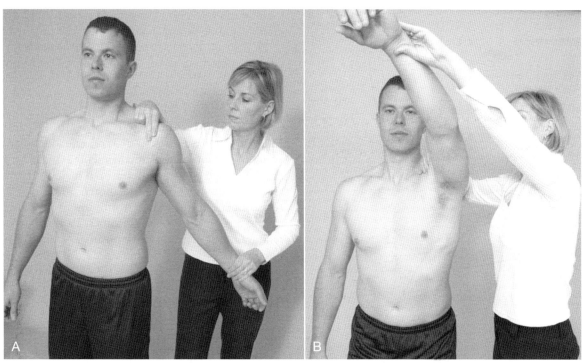

Figura 5.74 Teste de circundução. (A) Posição inicial. (B) A posição de adução e flexão em que o ombro fica vulnerável à subluxação posterior.

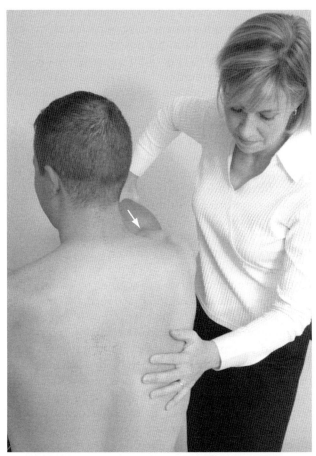

Figura 5.75 Teste do abalo.

❓ Teste de Miniaci para subluxação posterior.[350] O paciente posiciona-se em decúbito dorsal, com o ombro fora da borda da maca de exame. O examinador utiliza uma das mãos para flexionar (70 a 90°), aduzir e rotacionar medialmente o membro superior, enquanto empurra o úmero para trás. O paciente pode demonstrar apreensão durante essa manobra, uma vez que esses movimentos provocam uma subluxação posterior do úmero. Com a outra mão, o examinador palpa as superfícies anterior e posterior do ombro. Em seguida, ele abduz e rotaciona lateralmente o membro superior. Ouve-se um som surdo (estalido) e ocorre redução (relocação) do úmero, o que indica um teste positivo (Fig. 5.77).

⚠ Teste de estresse de Norwood para instabilidade posterior.[351] O paciente posiciona-se em decúbito dorsal com o ombro abduzido de 60 a 100° e rotacionado lateralmente a 90°, com o cotovelo flexionado a 90°, de modo que o membro superior se encontre na horizontal. O examinador estabiliza a escápula com uma das mãos, palpando a parte posterior da cabeça do úmero com os dedos, e estabiliza o membro superior, ao segurar o antebraço no nível do cotovelo ou do punho. Em seguida, o examinador leva o membro superior em adução horizontal para a posição de flexão anterior. Ao mesmo tempo, o examinador sente o deslizamento posterior da cabeça do úmero com os dedos (Fig. 5.78). Cofield e Irving recomendaram, após a flexão anterior, realizar a rotação medial de aproximadamente 20° do antebraço e, em seguida, empurrar o cotovelo para trás, de modo a aumen-

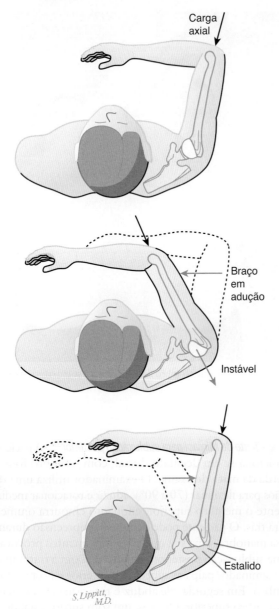

Figura 5.76 Teste do abalo positivo. A cabeça do úmero do braço sob carga axial desliza para a parte dorsal do ombro quando o braço é aduzido transversalmente ao corpo e faz um som surdo (estalido) de volta, ao ocorrer alinhamento da posição do braço com a escápula. (De Matsen FA III, Lippitt SB: *Shoulder surgery: principles and procedures*, Philadelphia, 2004, WB Saunders.)

tar o efeito do teste.[352] De forma semelhante, o polegar pode empurrar a cabeça do úmero posteriormente, enquanto se realiza a adução horizontal em flexão anterior para aumentar o efeito, tornando o teste similar ao teste de apreensão posterior. Um teste é considerado positivo quando ocorre deslizamento posterior da cabeça do úmero em relação à glenoide. Deve-se ter cautela com esse teste, visto que ele nem sempre causa apreensão antes da ocorrência de uma subluxação ou luxação. O paciente confirma se a sensação é igual à experimentada durante as atividades. O membro superior retorna à posição inicial e observa-se a redução da cabeça do úmero. Um estalido causado pela passagem da cabeça sobre a borda glenoidal pode acompanhar a subluxação ou a redução.

? Teste de apreensão ou de estresse posterior.[336,353] O paciente posiciona-se em decúbito dorsal ou na posição sentada. O examinador eleva o ombro do paciente no plano da escápula a 90°, enquanto estabiliza a escápula com a outra mão (Fig. 5.79). Em seguida, ele aplica uma força posterior sobre o cotovelo do paciente. Enquanto aplica a carga axial, o examinador aduz horizontalmente e rotaciona medialmente o membro superior. O teste é considerado positivo quando o paciente apresenta uma expressão de apreensão ou de alarme, resistência em aumentar o movimento ou quando ocorre a reprodução dos sintomas. Pagnani e Warren relataram que, em um teste positivo, é mais provável que ocorra o desencadeamento da dor que a apreensão.[354] Eles relataram que o teste é negativo em casos de instabilidade multidirecional (inferior) atraumática. Quando o teste é realizado com o paciente na posição sentada, a escápula deve ser estabilizada. Um teste positivo é indicativo de uma instabilidade posterior ou de uma luxação do úmero. O teste também deve ser realizado com o membro superior em abdução de 90°. O examinador palpa a cabeça do úmero com uma das mãos, enquanto a outra mão empurra a cabeça do úmero para trás. A translação de 50% ou menos do diâmetro da cabeça do úmero é considerada normal, embora os resultados variem entre os pacientes.[312] Caso a cabeça do úmero se mova posteriormente mais de 50% do seu diâmetro (Fig. 5.80), a instabilidade posterior torna-se evidente.[338] O movimento pode ser acompanhado por um som surdo (estalido) quando a cabeça do úmero passa sobre a borda glenoidal.

? Teste da gaveta posterior para o ombro.[308,355] O paciente posiciona-se em decúbito dorsal. Em pé, o examinador posiciona-se ao nível do ombro do paciente e segura a parte proximal do antebraço com uma das mãos, flexionando o cotovelo do paciente a 120° e levando o ombro à abdução de 80 a 120° e à flexão anterior de 20 a 30°. Com a outra mão, o examinador estabiliza a escápula, ao colocar os dedos indicador e médio sobre a espinha da escápula e o polegar sobre o processo coracoide (a maca de exame também estabiliza parcialmente a escápula). Em seguida, o examinador rotaciona a parte superior do braço medialmente e flexiona o ombro para a frente entre 60 e 80°, ao mesmo tempo que retira o polegar da outra mão no processo coracoide e empurra a cabeça do úmero para trás. Pode-se sentir a cabeça do úmero pelo dedo indicador da mesma mão (Fig. 5.81). Em geral, esse teste é indolor, mas o paciente pode demonstrar apreensão. Um teste positivo é indicativo de instabilidade posterior e demonstra a existência de uma translação posterior significativa (> 50% do diâmetro da cabeça do úmero). Esse teste é semelhante ao teste de Norwood, mas sem a adução horizontal.

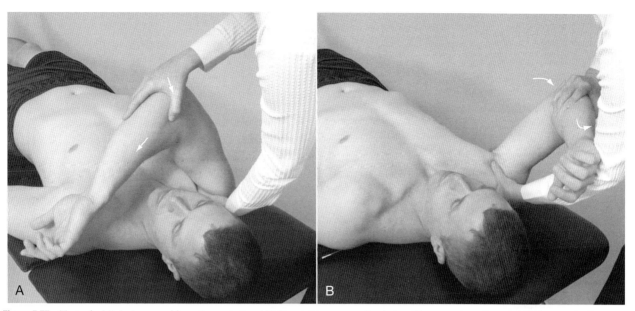

Figura 5.77 Teste de Miniaci para subluxação posterior. (A) Para iniciar, a examinadora utiliza uma das mãos para flexionar, aduzir e rotar medialmente o membro superior, enquanto empurra o úmero para trás. (B) Em seguida, o membro superior é abduzido e rotado lateralmente, enquanto a examinadora faz palpação para detectar um som surdo (estalido).

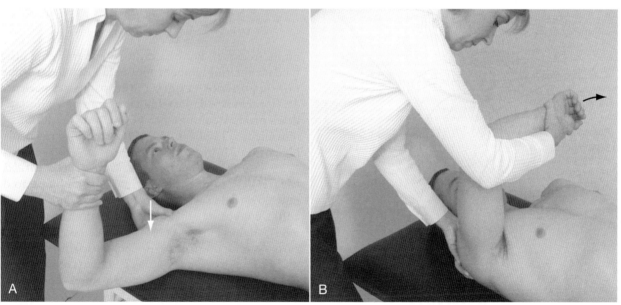

Figura 5.78 Teste de estresse de Norwood para instabilidade posterior do ombro. (A) Membro superior abduzido a 90°. (B) Membro superior aduzido horizontalmente para a posição de flexão anterior.

Teste de subluxação posterior.[356] O paciente fica na posição sentada ou em pé. Começando com o ombro não afetado, o examinador posiciona o braço em teste em adução, rotação medial e flexão anterior de 70° a 90°. Em seguida, o examinador aplica uma força direcionada posteriormente ao cotovelo do paciente, enquanto mobiliza devagar o ombro em abdução horizontal e rotação lateral (Fig. 5.82). Em seguida, testa-se o ombro afetado. Se o examinador ouvir um som surdo (estalido), o teste é considerado positivo e indicativo de ocorrência de redução da cabeça do úmero na cavidade glenoidal durante o movimento.

Teste de empurrar-puxar.[310] O paciente posiciona-se em decúbito dorsal. O examinador segura o membro superior do paciente no nível do punho, abduz o braço a 90° e o flexiona anteriormente a 30°. Posiciona-se a outra mão sobre o úmero, próximo à cabeça do osso. Em seguida, o examinador traciona o membro superior para cima, no nível do punho, enquanto empurra o úmero para baixo com a outra mão (Fig. 5.83). Em geral, pode-

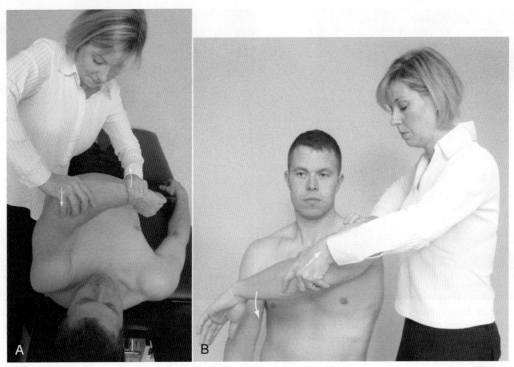

Figura 5.79 Teste de apreensão posterior. (A) Decúbito dorsal. (B) Posição sentada, braço em rotação medial e adução.

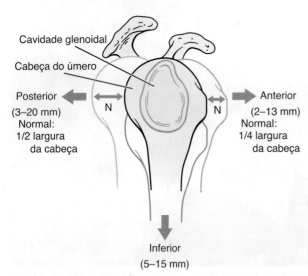

Figura 5.80 Movimento de translação normal da cabeça do úmero na cavidade glenoidal. (Reproduzida de Harryman DT II, Slides JA, Harris SL et al.: Laxity of the normal glenohumeral joint: a quantitative in vivo assessment, *J Shoulder Elbow Surg*, 1:73, 1992.)

-se obter uma translação posterior de 50%. Quando ocorre uma translação posterior superior a 50% ou quando o paciente torna-se apreensivo ou apresenta dor, o examinador deve suspeitar de uma instabilidade posterior.[339]

Testes para instabilidade inferior e multidirecional do ombro

Acredita-se que, quando um paciente apresenta instabilidade inferior, ele também apresenta instabilidade multidirecional. Por essa razão, o paciente com instabilidade inferior também apresenta instabilidade anterior ou posterior. A queixa principal desses pacientes é a dor, em vez da instabilidade, com a manifestação dos sintomas comumente no meio da amplitude de movimento. Também podem ocorrer sintomas neurológicos transitórios.[357]

⚠ **Teste de Feagin (teste de estabilidade inferior em abdução [TEIA]).**[339] O teste de Feagin é uma modificação do teste do sinal do sulco, com o membro superior abduzido a 90°, em vez de ao lado do corpo do paciente (Fig. 5.84). Alguns autores consideram que essa é a segunda parte do teste do sulco.[358] Em pé, o paciente mantém o membro superior em abdução de 90° e o cotovelo estendido e em repouso sobre o topo do ombro do examinador. O examinador coloca as mãos entrelaçadas sobre o úmero do paciente, entre os terços superior e médio, empurrando o úmero para baixo e para a frente (Fig. 5.84A). O teste também pode ser realizado com o paciente sentado. Nesse caso, o examinador segura o membro superior do paciente no nível do cotovelo (estendido), abduzido a 90° com uma de suas mãos e o seu membro superior, mantendo o membro superior do paciente contra o seu corpo. Posiciona-se a outra mão imediatamente ao lado do acrômio, sobre a cabeça do úmero. Ao assegurar-se de que a musculatura do ombro está relaxada, o examinador empurra a cabeça do úmero para baixo e para a frente (Fig. 5.84B). Com frequência, a realização do teste dessa maneira permite ao examinador um maior "controle". Também se pode observar a presença de um

Capítulo 5 Ombro **375**

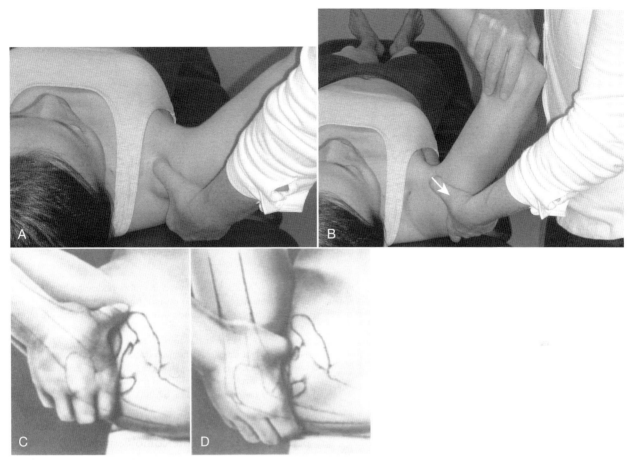

Figura 5.81 Teste da gaveta posterior do ombro. (A) Inicialmente, a examinadora palpa o processo coracoide e, em seguida, desliza seu polegar lateralmente sobre a cabeça do úmero. (B) O braço é posicionado e, continuando, a examinadora empurra posteriormente a cabeça do úmero. (C e D) Vista sobreposta dos ossos envolvidos no teste.

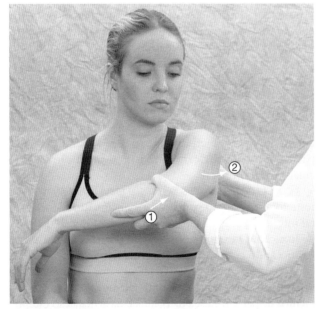

Figura 5.82 Teste de subluxação posterior. A examinadora empurra posteriormente o braço *(1)* enquanto o braço da paciente é submetido a abdução horizontal e rotação lateral *(2)*.

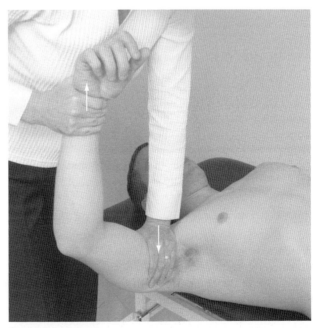

Figura 5.83 Teste de empurrar-puxar.

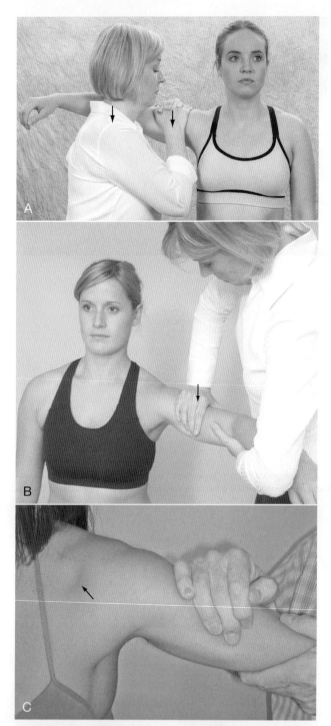

Figura 5.84 Teste de Feagin. (A) Em pé. (B) Sentada. (C) Feagin positivo – observe o sulco *(seta)*.

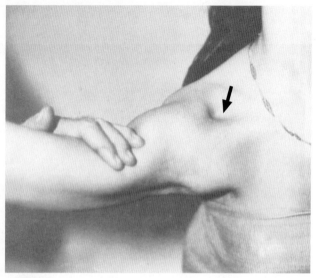

Figura 5.85 Mulher de 21 anos cujo ombro pode estar luxado inferior e anteriormente e subluxado posteriormente. Observe o sulco *(seta)* anteriormente, ao ser realizado o teste de Feagin. A paciente mostrava-se incapaz de carregar livros, alcançar pontos acima da cabeça ou usar o braço para atividades como o tênis ou a natação. Os episódios associados de dormência e fraqueza de todo o membro superior duravam, por vezes, 1 ou 2 dias. (De Neer CS, Foster CR: Inferior capsular shift for involuntary inferior and multidirectional instability of the shoulder, *J Bone Joint Surg Am* 62:900, 1980.)

sulco acima do processo coracoide (Fig. 5.85). Um olhar de apreensão do paciente indica um teste positivo e a presença de frouxidão capsular inferior.[359] Quando o sinal do sulco e o teste de Feagin são positivos, existe maior indicação de instabilidade multidirecional, em vez de apenas frouxidão, mas deve-se considerar o resultado como sendo positivo somente se o paciente for sintomático (p. ex., dor/incômodo à atividade, o ombro não é percebido pelo paciente como "estando OK" à atividade).[359] Essa posição de teste também causa maior estresse ao ligamento glenoumeral inferior.

▲ *Teste de hiperabdução (teste de hiperabdução de Gagey).*[199] Esse teste se propõe a testar o ligamento glenoumeral inferior. O paciente fica sentado ou em pé e o examinador fica em pé atrás do paciente. O examinador segura o cotovelo do paciente (o cotovelo está a 90°) e promove a abdução passiva do braço com uma das mãos, enquanto estabiliza a escápula e a clavícula com a outra mão (Fig. 5.86). O examinador promove uma abdução passiva do braço até que a escápula e a clavícula comecem a se elevar. Se a elevação da articulação glenoumeral for superior a 105°, o teste é considerado positivo para frouxidão no ligamento glenoumeral inferior e para uma possível laceração labial inferior. Contudo, deve-se ter em mente que, subjetivamente, o ritmo escapoulomeral passivo normal pode exibir até 120° de abdução na articulação glenoumeral.

▲ *Teste de hiperextensão-rotação medial (HERM).*[360] Esse teste foi estruturado para avaliar o ligamento glenoumeral inferior e a cápsula inferior, com diminuição do risco de luxação. O examinador fica em pé atrás do paciente. Começando com o ombro normal, o examinador eleva com cuidado o membro do paciente que não está sendo testado até sua elevação máxima, de modo a evitar movimentos da parte torácica da coluna e da articulação escapulotorácica, enquanto, de modo simultâneo, promove rotação medial do braço em teste, estendendo-o maxi-

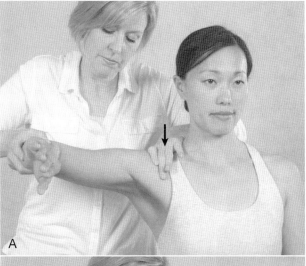

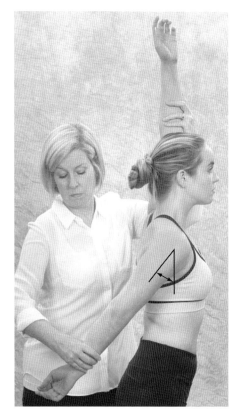

Figura 5.87 Teste de hiperextensão-rotação medial (HERM).

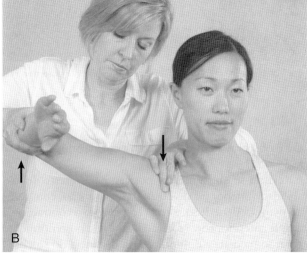

Figura 5.86 Teste de hiperabdução (teste de hiperabdução de Gagey). (A) Posição inicial. (B) Posição final.

mamente (Fig. 5.87). Essa mobilização deve ser realizada cuidadosamente, pois o paciente pode demonstrar apreensão ao ter o braço lesionado elevado. Para o teste ser considerado positivo, a extensão do braço afetado deve ser superior a 10° em comparação com o braço normal.

⚠ *Teste do joelho-ombro.*[361] O paciente fica sentado e é solicitado a segurar um joelho com as duas mãos (Fig. 5.88). Se o paciente sentir dor no ombro, o teste será considerado positivo. O paciente também sentirá que seu ombro está deslizando para fora da cavidade articular, ou será visível um sinal de gaveta anteroinferior. Esse é um teste para instabilidade anterior e multidirecional.

❓ *Teste de Rowe para instabilidade multidirecional.*[340] O paciente posiciona-se em pé, flexionando a cintura anteriormente a 45°, com os membros superiores relaxados e apontados para o solo. O examinador coloca uma das mãos sobre o ombro do paciente, de modo a apoiar os dedos indicador e médio sobre a face anterior da cabeça do úmero e o polegar sobre a face posterior. Em seguida, o examinador traciona discretamente o membro superior para baixo (Fig. 5.89).

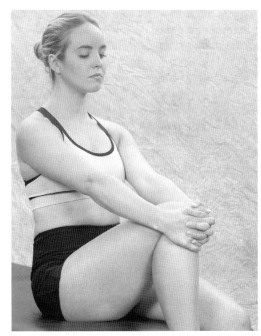

Figura 5.88 Teste do joelho-ombro.

Com o objetivo de testar a presença de instabilidade anterior, empurra-se a cabeça do úmero para a frente, com o polegar, enquanto se estende o membro superior em 20 a 30° a partir da posição vertical. Para testar a instabilidade

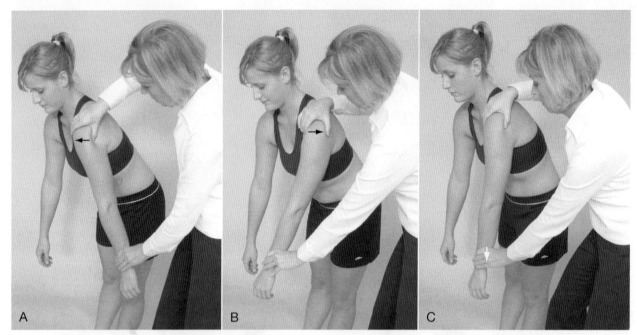

Figura 5.89 Teste de Rowe para instabilidade multidirecional. (A) Teste para instabilidade anterior. (B) Teste para instabilidade posterior. (C) Teste para instabilidade inferior.

posterior, empurra-se a cabeça do úmero para trás, com os dedos indicador e médio, enquanto se flexiona o membro superior em 20 a 30° a partir da posição vertical. Para a instabilidade inferior, aplica-se maior tração ao membro superior, tornando o sinal do sulco evidente.

✓ **Teste para instabilidade inferior do ombro (sinal do sulco).**[308,310] O paciente posiciona-se em pé com o membro superior ao lado do corpo e com os músculos do ombro relaxados. O examinador segura o antebraço do paciente abaixo do cotovelo e puxa o membro superior distalmente (Fig. 5.90A). A presença de um **sinal do sulco** (ver Fig. 5.90B) pode ser indicativo de uma instabilidade inferior ou frouxidão glenoumeral,[362] mas deve-se considerar o resultado como positivo apenas se o paciente estiver sintomático (p. ex., dor/incômodo durante a atividade, o ombro não é percebido pelo paciente como "estando OK" com a atividade).[359] A presença de sinal do sulco bilateral não é tão importante, do ponto de vista clínico, quanto a frouxidão unilateral no lado acometido.[358] O sinal do sulco com uma sensação de subluxação também é clinicamente importante.[358] O sinal do sulco pode ser graduado pela mensuração da distância a partir da borda inferior do acrômio até a cabeça do úmero. Um sulco + 1 significa uma distância inferior a 1 cm; um sulco + 2, distância de 1 a 2 cm (alguns autores relatam que grau +1 é < 1,5 cm e grau +2 é 1,5 a 2 cm[98,305]); e um sulco + 3, distância superior a 2 cm. Relatou-se que um deslocamento da cabeça do úmero superior a 2 cm em relação ao acrômio é indicativo de alto grau de frouxidão glenoumeral.[359] Observação: um sinal do sulco é observado mais lateralmente do que uma deformidade em degrau,

que é observada em casos de entorse acromioclavicular de 3° grau.

Relatou-se que a melhor posição para o teste de instabilidade inferior é a de 20 a 50° de abdução, com rotação neutra. Além disso, a rotação provoca a contração da cápsula anteriormente (rotação lateral) ou posteriormente (rotação medial) e diminuição da distância do sulco.[323] Por essa razão, deve-se testar mais de uma posição.[124,354,363] Dependendo da anamnese, o examinador deve testar o paciente na posição em que ele relata uma sensação de instabilidade. Ren e Bicknell[361] defenderam também a realização do teste a 30° de rotação lateral (Fig. 5.90C). Se a quantidade de translação inferior não diminuir com a realização do teste a 30° de rotação lateral, isso sugere que o ligamento glenoumeral superior e as estruturas no **intervalo rotador** estão frouxos e não estão mantendo a cabeça do úmero no interior da cavidade glenoidal, como deveriam fazê-lo.[39,40]

Testes para síndrome do impacto

O impacto anterior do ombro, independentemente de sua causa (i. e., patologia do manguito rotador, paratendinite/tendinose bicipital, instabilidade escapular ou umeral e enfermidade labial), é uma consequência da compressão de estruturas na face anterior do úmero, entre a cabeça do úmero e o processo coracoide, abaixo do processo acrômio (Fig. 5.91).[364-369] Park et al.[58] constataram que a combinação de vários testes apresentava melhores resultados. Eles observaram que o teste de Hawkins-Kennedy, o sinal do arco doloroso e um teste do infraespinal positivo resultaram em maior probabilidade

Capítulo 5 Ombro **379**

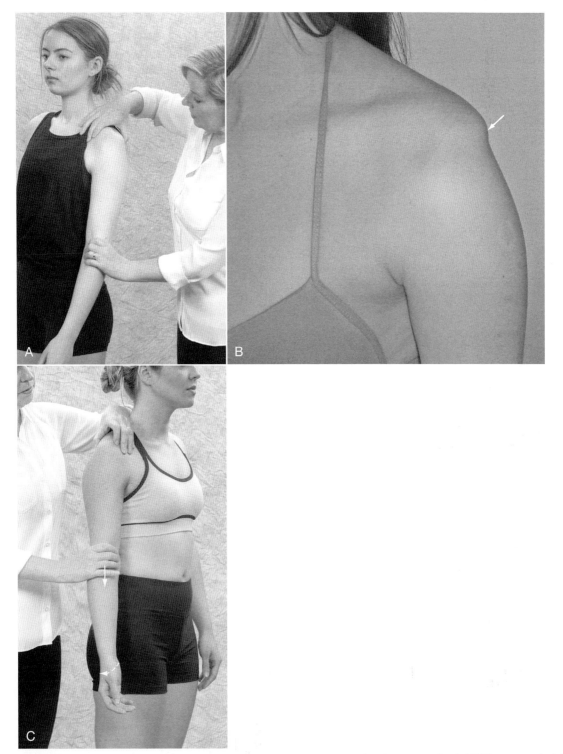

Figura 5.90 (A) Teste para instabilidade inferior do ombro (teste do sulco). (B) Sinal do sulco positivo *(seta)*. (C) Teste para o sinal do sulco *(seta)* a 30° de rotação lateral *(seta tracejada)*.

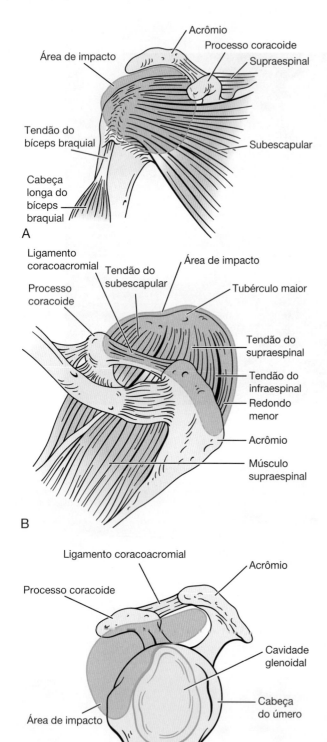

de ter ocorrido um impacto anterior, enquanto o sinal do arco doloroso, o teste do membro superior caído e o teste do infraespinal foram melhores indicadores para a presença de das lacerações completas do manguito rotador. A abdução e a rotação lateral (i. e., a posição inicial de aceleração para o arremesso) podem fazer com que o aspecto posterossuperior do lábio entre em contato com o manguito rotador, o que resulta em impacto posterossuperior.[370,371]

✓ **Teste do impacto de Hawkins-Kennedy.**[82,273,372] O paciente encontra-se em pé enquanto o examinador flexiona o seu membro superior para a frente a 90° e, em seguida, rotaciona internamente e forçadamente o ombro (Fig. 5.96B). Esse movimento empurra o tendão do supraespinal contra a superfície anterior[373] do ligamento coracoacromial e do processo coracoide.[374-376] Esse teste também pode ser realizado com diferentes graus de flexão anterior (verticalmente "circundando o ombro") ou adução horizontal (horizontalmente "circundando o ombro"). A dor indica um teste positivo para paratendinite/tendinose do supraespinal ou impacto secundário.[79] Alguns autores também defendem que o examinador posicione um braço sob o braço do paciente e contenha o outro ombro (Fig. 5.92).[356] Isso possibilitará ao paciente relaxar o braço apoiado no braço do examinador. Um teste positivo indicaria o pinçamento de estruturas, não distensão muscular. McFarland et al.[377] descreveram o **sinal do impacto do coracoide** ✓ , que é igual ao teste de Hawkins-Kennedy, porém envolve adução horizontal do membro superior sobre o corpo em 10 a 20°, antes da realização da rotação

Figura 5.91 Área de impacto. (A) Vista anterior. (B) Vista superior. (C) Vista lateral.

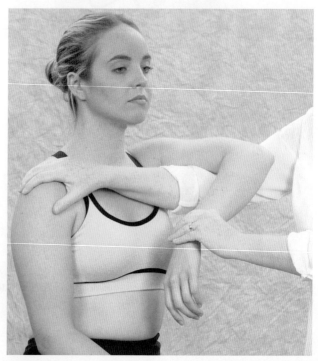

Figura 5.92 Teste do impacto de Hawkins-Kennedy, modificado. Observe a posição do braço direito da examinadora.

medial (Fig. 5.93). Isso aumenta a probabilidade de aproximação do túberculo do úmero e do processo coracoide. O **teste de Yocum** ✓ é uma modificação desse teste, em que a mão do paciente é posicionada sobre o seu ombro oposto, com o cotovelo elevado pelo examinador.[92,378] O teste é considerado positivo com a ocorrência de dor.

❓ *Teste do impacto.*[379] O paciente encontra-se sentado. O examinador leva o seu membro superior à abdução de 90° e rotação lateral completa. Essa posição é a mesma utilizada no teste de apreensão. Contudo, quando o paciente não apresenta história de possível subluxação ou luxação traumática, o movimento também pode causar translação anterior do úmero, resultando em impacto secundário do manguito rotador. Por essa razão, um teste positivo indica uma lesão do ombro de grau II ou III, com base na classificação de Jobe (ver discussão anterior).[299] A positividade do teste depende do desencadeamento de sintomas e/ou de dor anterior ou posterior do ombro.

Branch et al.[380] defenderam o teste da parte anterior da cápsula em uma posição de 30 a 40° de abdução e 0 a 10° de flexão.[169] Aplica-se a rotação lateral, de modo passivo, para estressar a parte anterior da cápsula. Com o objetivo de testar a parte posterior da cápsula, eles defenderam a colocação do úmero em abdução de 60 a 70° e flexão de 20 a 30°, seguida pela rotação medial passiva para estressar a parte posterior da cápsula. No teste com abdução inferior a 70°, eles acreditavam que os sinais do impacto seriam menores.

✓ *Teste de Zaslav (teste de força e resistência com rotação medial [TFRRM]).*[381] Esse teste é uma complementação do teste de Neer. O paciente posiciona-se em pé com o membro superior abduzido a 90° e rotacionado lateralmente entre 80 e 85°. O examinador emprega uma resistência isométrica em rotação lateral, seguida por uma resistência isométrica em rotação medial (Fig. 5.94). O teste é considerado positivo caso o paciente apresente uma boa força de resistência durante a rotação lateral, mas não durante a medial, com indicação de impacto interno. Se o paciente demonstrar mais fraqueza durante a rotação lateral, é indicação de um impacto anterior externo clássico. Esse teste pode ser utilizado na diferenciação entre um impacto de desfiladeiro (subacromial) e um problema intra-articular (não situado no desfiladeiro), quando o teste de Neer teve resultado positivo.

✓ *Teste do impacto de Neer.*[82,273,382] O membro superior do paciente encontra-se totalmente elevado no plano da escápula, de forma passiva e forçada, e rotado medialmente pelo examinador. O estresse passivo provoca um "esmagamento" do tubérculo maior contra a borda ante-

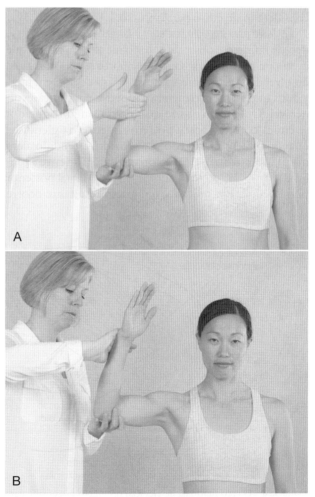

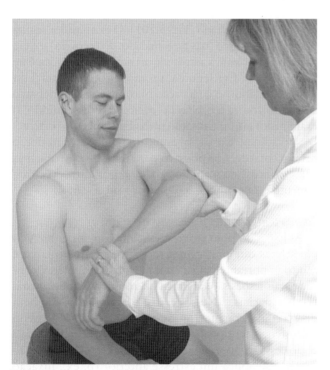

Figura 5.93 Sinal do impacto do coracoide, no teste realizado com o membro superior flexionado a 90°, aduzido a 10° e rotado medialmente. O teste é positivo quando provoca dor na área do coracoide.

Figura 5.94 Teste de força e resistência em rotação medial. A examinadora solicita à paciente que oponha máxima resistência à rotação medial (A), seguida pela rotação lateral (B).

roinferior do acrômio (Fig. 5.95).[374] A expressão facial do paciente revela dor, o que indica um resultado positivo do teste (Fig. 5.96A). O teste é indicativo de uma lesão por uso excessivo do músculo supraespinal e, em alguns casos, do tendão do bíceps braquial. Se, ao ser realizado com o membro superior rotacionado lateralmente, o teste for positivo, o examinador deve verificar a articulação acromioclavicular (**teste de diferenciação acromioclavicular**).[383]

Guosheng et al.[384] recomendam a realização do teste de Neer em duas posições, e batizam o novo teste de **Teste de Neer modificado** ✓. A primeira parte do teste (Fig. 5.97A) é realizada de maneira semelhante ao teste de Neer; o paciente fica sentado e o examinador estabiliza a clavícula e a escápula com uma das mãos, enquanto faz a abdução do braço em teste, cujo cotovelo se encontra flexionado a 90° com a palma da mão voltada para o chão, tão longe quanto possível. Em seguida, o examinador faz uma rotação lateral do braço abduzido (Fig. 5.97B). A supressão da dor com a segunda parte do teste é considerada como um sinal positivo para impacto. Se a dor não desaparecer na segunda parte do teste ou se o paciente se mostrar incapaz de abduzir o braço, o teste deve ser considerado negativo para impacto.

❓ *Teste para impacto posterior interno.*[104,320,371,385-387] Esse tipo de impacto é observado, basicamente, em atletas que executam movimentos com os membros superiores acima do nível da cabeça, embora possa ser observado em indivíduos que mantêm o membro superior em posição vulnerável. O impacto ocorre quando o manguito rotador se choca contra a borda posterossuperior da glenoide, quando o membro superior é abduzido, estendido além do plano coronal e rotacionado lateralmente (Fig. 5.98).[300,371,388,389] O resultado é uma lesão labial posterior tipo "beijo". Por um lado, o impacto resultante ocorre entre o manguito rotador e o tubérculo maior; por outro lado, ele ocorre entre a borda posterior da glenoide e o lábio. Com frequência, ele acompanha uma instabilidade anterior ou pseudofrouxidão; a atividade do deltoide aumenta para compensar a fraqueza dos músculos do manguito rotador. O paciente queixa-se de dor na região posterior durante a fase final do "engatilhamento" ou na fase inicial de aceleração do arremesso. Para realizar o teste, posiciona-se o paciente em decúbito dorsal. O examinador abduz passivamente o ombro entre 90° e 110°, com 15° a 20° de extensão e rotação lateral máxima (Fig. 5.99). O teste é considerado positivo quando desencadeia dor localizada na região posterior do ombro.[104]

❓ *Sinal do impacto reverso (teste de alívio do impacto).*[322] Esse teste é utilizado quando o paciente apresenta um arco doloroso positivo ou dor à rotação lateral. O paciente posiciona-se em decúbito dorsal. O examinador empurra a cabeça do úmero para baixo, enquanto abduz ou rotaciona lateralmente o membro superior. Corso defendeu a realização do teste com o paciente em pé.[390] Ele também defendeu um deslizamento inferior do úmero durante a abdução, mas sugeriu o uso de um deslizamento posteroinferior da cabeça do úmero durante a flexão anterior. Defendeu ainda a aplicação do deslizamento imediatamente antes da ADM que provocou dor no movimento ativo. Se a dor diminuir ou desaparecer durante a repetição de movimentos com a cabeça do úmero deprimida, o teste é considerado positivo para o impacto mecânico sob o acrômio (Fig. 5.100).

✓ *Teste do impacto em decúbito dorsal.*[56,280] O paciente fica em decúbito dorsal com o examinador ao seu lado, à altura do ombro a ser testado (Fig. 5.101). O examinador segura o punho e o úmero (nas proximidades do cotovelo) e eleva o braço do paciente à amplitude máxima (aproximadamente 170° a 180°). Em seguida, promove rotação lateral do braço, aduzindo-o à elevação máxima com o antebraço supinado contra a orelha do paciente. Prosseguindo, o examinador faz uma rotação medial do braço do paciente. Se a rotação medial causar aumento significativo na dor, o teste é considerado positivo para impacto e problemas (inespecíficos) no manguito rotador, por causa do estreitamento e da compressão do espaço subacromial.

Testes para lacerações labiais

As lesões do lábio são relativamente comuns, sobretudo em atletas que praticam arremesso, em que o lábio é muito importante para a estabilidade glenoumeral; contudo, tais lesões são de difícil diagnóstico usando apenas testes especiais.[74] Nesses casos, o examinador também deverá contar com uma anamnese detalhada.[391] Em jovens, a resistência tensional do lábio é menor que a da cápsula e, por essa razão, o lábio é mais propenso a sofrer lesão quando se aplica um estresse anterior (p. ex., luxação anterior) sobre a articulação glenoumeral.[392] A laceração resultante pode ser uma **lesão de Bankart**, em que o lábio anteroinferior é lacerado ou se ocorreu uma lesão

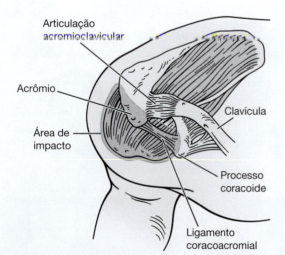

Figura 5.95 O arco funcional de elevação do úmero proximal é para a frente, conforme foi proposto por Neer. O tubérculo maior impacta contra o terço anterior da superfície acromial. Essa área crítica compreende os tendões do supraespinal e bicipital e a bolsa subacromial.

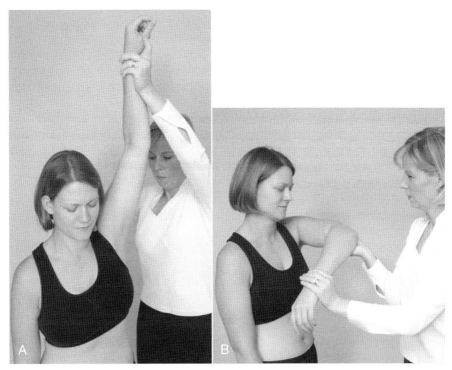

Figura 5.96 Sinal do impacto. (A) O sinal do impacto de Neer é considerado positivo quando desencadeia dor e o paciente apresenta uma expressão facial de dor quando o examinador flexiona forçadamente o membro superior para a frente, forçando o tubérculo maior contra a superfície anteroinferior do acrômio. (B) Um método alternativo (teste do impacto de Hawkins-Kennedy) apresenta o sinal do impacto pela rotação medial forçada da parte proximal do úmero, com o membro superior flexionado anteriormente a 90°.

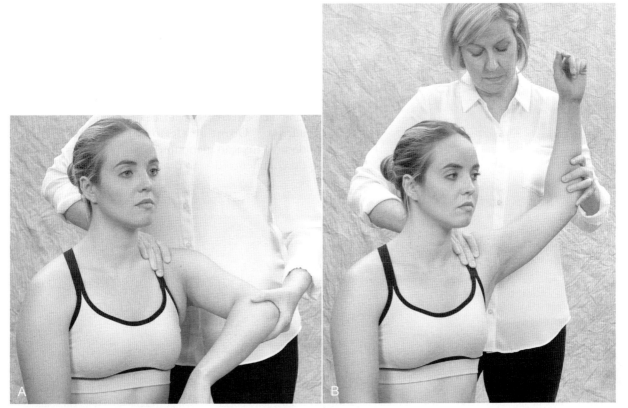

Figura 5.97 Teste de Neer, modificado. (A) Posição inicial. (B) Posição final.

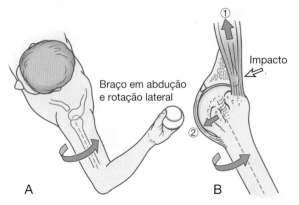

Figura 5.98 Impacto interno da superfície inferior do manguito rotador contra o aspecto posterior do lábio na máxima rotação lateral e abdução. (A) Rotação lateral. (B) Área de impacto *(seta vazada)* quando o manguito rotador *(1)* se contrai e a cabeça do úmero é empurrada anteriormente *(2)*.

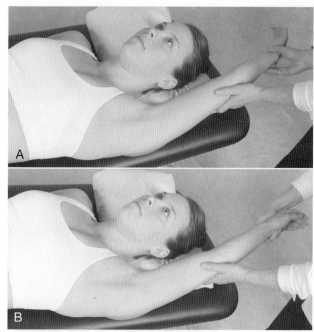

Figura 5.101 Teste do impacto em decúbito dorsal. (A) Braço em rotação lateral. (B) Braço em rotação medial.

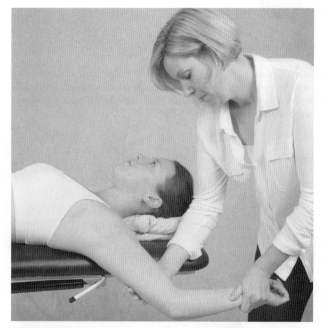

Figura 5.99 Teste do impacto interno posterior.

do lábio superior, causando uma **lesão SLAP** (ao bíceps braquial) (Fig. 5.102).[393-395] Essas lesões são exemplos clássicos do **conceito circular de instabilidade.** Esse conceito sugere que a lesão em uma direção da articulação acarreta lesão de estruturas localizadas no outro lado da articulação. Uma lesão de Bankart ocorre geralmente com uma luxação anterior traumática, acarretando instabilidade anterior. No ombro direito, por exemplo, essa lesão resulta em descolamento do lábio em qualquer local entre as posições de 3 e 7 horas, resultando em lesão estrutural tanto anterior quanto posterior (ver Fig. 5.102A). Não ocorre apenas laceração do lábio, mas também perda da estabilidade do ligamento glenoumeral inferior.[396] Ocorre uma **lesão de Bankart reversa** no caso de uma luxação glenoumeral posterior, resultando em descolamento do lábio na posição de 6 às 9 horas na

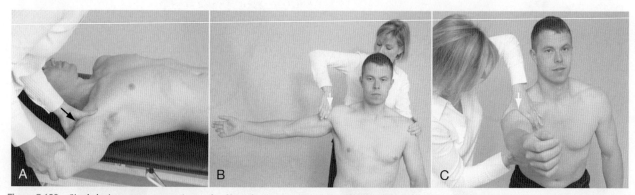

Figura 5.100 Sinal do impacto reverso (teste de alívio do impacto). (A) Em decúbito dorsal. (B) Em pé, realizando o teste em abdução. (C) Em pé, realizando o teste em flexão anterior.

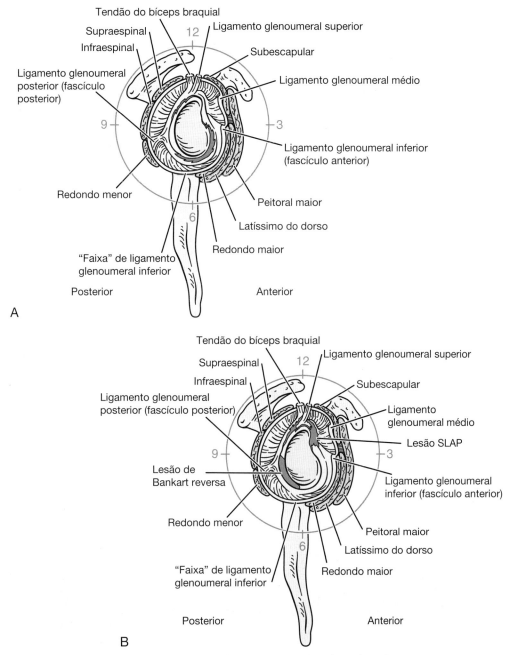

Figura 5.102 Lesões labiais do ombro direito. (A) Lesão de Bankart. (B) Lesão SLAP e lesão de Bankart reversa.

cavidade glenoidal (ver Fig. 102B). A lesão SLAP apresenta descolamento do lábio (arrancado ou descascado, dependendo do mecanismo) entre a posição de 10 e 2 horas (ver Fig. 5.102B). Com frequência, a lesão é causada por uma queda sobre a mão estendida (QSME), ocorre durante a fase de desaceleração no momento do arremesso, ou surge quando se aplica uma tração súbita ao bíceps braquial.[397,398] Quando ocorre também descolamento do tendão do bíceps braquial, o ombro se torna instável e se perde o suporte do ligamento glenoumeral superior. Snyder et al.[399] dividiram as lesões SLAP em quatro tipos:

- Tipo I. Lábio superior com esgarçamento acentuado, mas com fixações intactas.
- Tipo II. Lábio superior com pequena laceração e instabilidade do complexo labiobicipital (mais comum).
- Tipo III. Laceração do lábio do tipo "alça de balde", que pode se deslocar para o interior da articulação; a fixação lábio-bíceps permanece intacta.
- Tipo IV. Laceração do lábio do tipo "alça de balde", que se estende até o tendão do bíceps braquial, permitindo a subluxação do tendão para o interior da articulação.

Burkhart et al.[65,400] descreveram um **mecanismo de peel-back** que resultou em uma lesão SLAP posterior do tipo II em atletas que fazem uso dos braços acima da cabeça; esses autores mostraram um aumento na rotação lateral, diminuição na rotação medial e um encurtamento da cápsula posterior, cujo resultado é a migração posterossuperior da cabeça do úmero durante a rotação lateral máxima, acarretando uma laceração no aspecto posterossuperior do lábio.[401-403] A Figura 5.103 ilustra três mecanismos possíveis de lesões SLAP.

Pesquisas mostraram a inexistência de um teste isolado que possa, com precisão, diagnosticar uma lesão SLAP.

Na maioria dos casos, o examinador não conta com testes definitivos. Com mais frequência, a aplicação de testes conduz tão somente a um nível mais elevado de suspeita de uma lesão labial.[99,275,284-287,391,404,405] Existem diversos testes para lesões labiais. Tais testes, especialmente aqueles para lesões SLAP, mostram sensibilidade, mas falta especificidade. Parte do motivo para tal situação é que, em geral, as lesões SLAP ocorrem em conjunto com outras lesões do ombro (p. ex., instabilidade, lacerações musculares e rupturas de tendões) e não existe um padrão álgico específico associado às lesões SLAP, o que resulta em uma cascata de problemas mecânicos no ombro. Além disso, os pacientes frequentemente não são capazes de descrever com precisão a localização da dor, ou de fornecer uma história precisa, ou ainda apontar para um mecanismo de lesão.[391,406] Atualmente, não contamos com evidências convincentes de que haja testes precisos para detecção de uma lesão SLAP.[275,288,289]

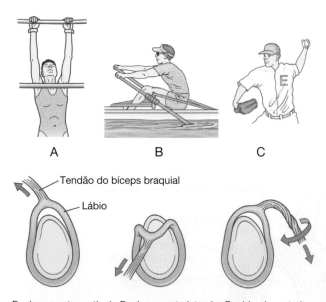

Figura 5.103 Mecanismos das lesões SLAP. (A) Deslocamento vertical. (B) Deslocamento lateral. (C) *Peel-back* posterior.

✓ **Teste de compressão ativa de O'Brien.**[82,104,286,318,407-410] O objetivo desse teste é detectar a lesão SLAP (tipo II) ou lesões labiais superiores. O paciente posiciona-se em pé, com o membro superior flexionado anteriormente a 90° e o cotovelo completamente estendido. Em seguida, o membro superior é aduzido horizontalmente entre 10° e 15° (posição inicial) e rotacionado medialmente, com o polegar direcionado para baixo. O examinador posiciona-se em pé, atrás do paciente, e aplica uma força excêntrica dirigida para baixo sobre o membro superior (Fig. 5.104). O examinador retorna o membro superior à posição inicial, coloca a palma da mão em supinação, de modo que o ombro faça rotação lateral, e repete a carga

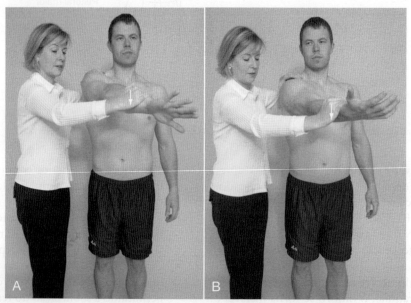

Figura 5.104 Teste da compressão ativa de O'Brien. (A) Posição 1: o paciente flexiona anteriormente o membro superior a 90°, com o cotovelo estendido e aduzido a 15° medial à linha média do corpo e com o polegar direcionado para baixo. A examinadora aplica uma força descendente sobre o membro superior contra a qual o paciente resiste. (B) Posição 2: o teste é realizado com o paciente na mesma posição, mas ele faz uma supinação completa do membro superior com a palma da mão direcionada para cima. Repete-se a mesma manobra. O teste é considerado positivo para lesão labial superior quando a dor é desencadeada na primeira etapa e diminui ou desaparece na segunda etapa da manobra.

excêntrica descendente. Quando, na primeira parte do teste, observa-se dor na interlinha articular ou um clique doloroso profundo "no interior" do ombro (não sobre a articulação acromioclavicular) e, na segunda parte, o sinal ou o sintoma desaparece ou diminui, o teste é considerado positivo para anormalidades labiais. O teste também "bloqueia e carrega" a articulação acromioclavicular na rotação medial; portanto, o examinador deve ser cauteloso ao diferenciar uma patologia labial e uma acromioclavicular (dor sobre a articulação acromioclavicular).[63]

Sugeriu-se que, para a obtenção de resultados mais claros, o teste deve ser modificado da seguinte maneira. O examinador solicita ao paciente que flexione anteriormente os dois braços a 90°, de modo que os dorsos das mãos fiquem próximos entre si, com os polegares voltados para o chão (o ombro fica em rotação medial). O examinador fica em pé, à frente do paciente, e aplica uma força descendente uniforme e simultânea aos dois braços, observando se há alguma diferença (Fig. 5.105A). Em seguida, o examinador pede ao paciente que faça uma rotação lateral dos ombros, de modo que as mãos fiquem unidas, com as palmas voltadas para cima. Continuando o teste, o examinador aplica uma força descendente aos dois braços, observando se há alguma diferença (Fig. 5.105B). Os resultados devem ser idênticos aos do teste original; contudo, a realização do teste dessa maneira possibilita uma melhor padronização.[411]

⚠ **Teste de deslizamento anterior.**[82,289,408,412,413] O paciente encontra-se sentado com as mãos na cintura e os polegares direcionados para trás. Em pé, o examinador posiciona-se atrás do paciente e estabiliza a escápula e a clavícula do paciente com uma das mãos. Com a outra mão, o examinador aplica uma força anterossuperior no cotovelo (Fig. 5.106A). Se houver laceração labial (lesão SLAP), a cabeça do úmero desliza sobre o lábio, produzindo um "estouro" ou estalido acompanhado por dor na interlinha articular, e o paciente queixa-se de dor anterossuperior. No teste descrito por McFarland et al.,[82] o examinador aplica uma carga ascendente axial à articulação glenoumeral, à qual o paciente opõe resistência (Fig. 5.106B). O teste é considerado positivo se ocorrer produção de dor ou estalido profundamente no ombro.

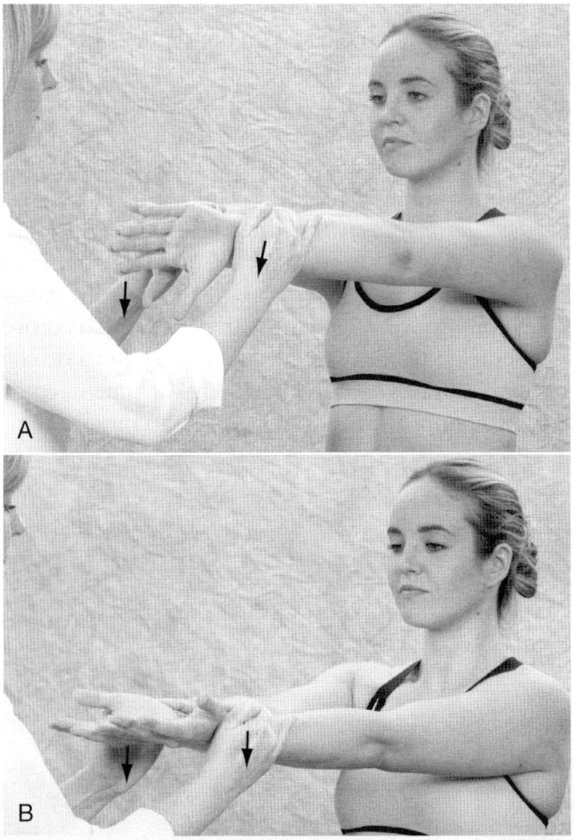

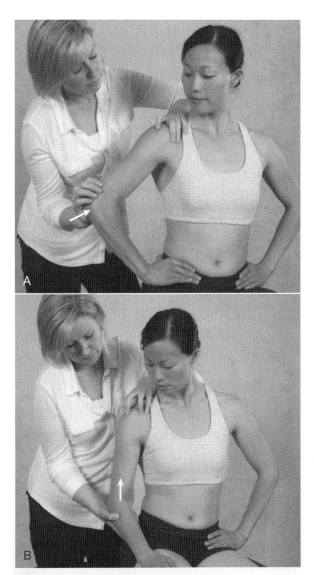

Figura 5.105 Teste de O'Brien, modificado. (A) Em rotação medial com os dorsos das mãos unidos. (B) Em rotação lateral com as palmas das mãos voltadas para cima.

Figura 5.106 (A) Teste de deslizamento anterior. Observe a posição das mãos da examinadora e dos braços da paciente. (B) Teste do deslizamento anterior de McFarland.

⚠ **Teste de carga no bíceps braquial (teste de Kim II).**[285,414] Esse teste tem por objetivo verificar a integridade do lábio superior. O paciente é posicionado em decúbito dorsal, ou sentado, com seu ombro em abdução de 120° e em rotação lateral com o cotovelo flexionado até 90° e o antebraço supinado, como ocorre para o teste de apreensão ou para o teste do estalido labial (*crank test*). O examinador realiza o teste de apreensão posicionando o braço em rotação lateral completa. Se o paciente demonstrar apreensão, o examinador interrompe a rotação lateral e mantém a posição. Em seguida, o paciente é solicitado a flexionar o cotovelo contra a resistência do examinador aplicada ao punho. Se a apreensão diminuir, ou se o paciente se sentir mais confortável, o teste é considerado negativo para uma lesão SLAP. Se a apreensão permanecer a mesma ou se o ombro ficar mais dolorido, o teste é considerado positivo para uma lesão SLAP na presença de luxações recorrentes (Fig. 5.107). Wilk et al.[415] também defendem a realização do teste com o antebraço em pronação (**teste da carga no bíceps braquial em pronação** ❓). Se houver dor localizada profundamente na articulação glenoumeral superior, o teste é considerado positivo.

⚠ **Teste de tensão do bíceps braquial.**[273] Esse teste é utilizado para determinar a existência de uma lesão SLAP. O paciente, em pé, abduz e faz rotação lateral do membro superior a 90°, com o cotovelo estendido e o antebraço em supinação. Em seguida, o examinador aplica uma força excêntrica de adução sobre o membro superior. O teste é considerado positivo quando ocorre reprodução de sintomas do paciente (Fig. 5.108). O examinador também deve realizar o teste de Speed (analisado mais adiante) para descartar a existência de patologia no bíceps braquial.

⚠ **Teste da batida (clunk test).** O paciente posiciona-se em decúbito dorsal. O examinador coloca uma das mãos sobre a face posterior do ombro, sobre a cabeça do úmero. Com a outra mão, segura o úmero acima do cotovelo. O examinador abduz completamente o membro superior acima da cabeça do paciente. Em seguida, empurra anteriormente com a mão sobre a cabeça do úmero (pode-se utilizar o punho cerrado para aplicar uma maior pressão anterior), enquanto a outra mão faz rotação lateral do úmero (Fig. 5.109). Um teste é considerado positivo quando provoca uma batida (som surdo, ou um "estalido") ou um rangido, indicando laceração labial.[416] O teste também pode causar apreensão em casos de instabilidade anterior. Walsh relatou que se o examinador continuar essa manobra com a realização de uma adução horizontal, que recoloca o úmero, um estalido ou um clique também pode ser detectado, indicando uma laceração do lábio.[417]

O examinador também pode posicionar o membro superior em graus diferentes de abdução (verticalmente "circundando o ombro") e realizar o teste. Isso provoca estresse em diferentes partes do lábio.

⚠ **Teste de rotação com compressão.**[276,289,418] Posiciona-se o paciente em decúbito dorsal com o examinador em pé ao lado do ombro em teste. O examinador abduz passivamente o ombro para algo entre 20° e 90°, com o cotovelo do paciente a 90°. Em seguida, aplica uma força de compressão axial através do eixo longitudinal do úmero (empurrando para cima através do cotovelo), ao mesmo tempo

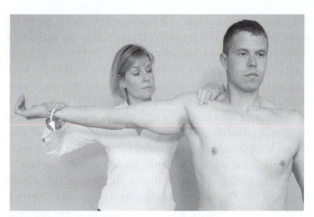

Figura 5.108 Teste de tensão do bíceps braquial. O membro superior do paciente é abduzido a 90° e rotado lateralmente. Em seguida, a examinadora aplica uma força excêntrica de adução.

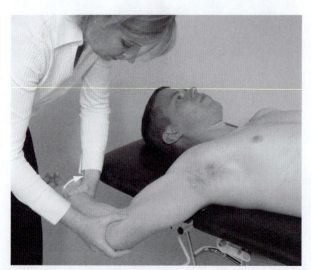

Figura 5.107 Teste de carga no bíceps braquial (teste de Kim II).

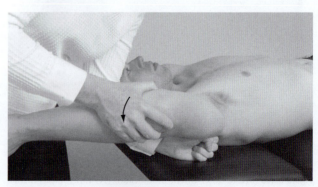

Figura 5.109 Teste da batida (*clunk test*).

que rotaciona passivamente o úmero para trás e para a frente (círculos pequenos e grandes), na tentativa de "capturar" o lábio no interior da articulação (Fig. 5.110). Se a manobra promover dor, estalidos ou uma sensação de "agarrar", o teste é considerado positivo para laceração labial.

❓ Teste de cisalhamento labial dinâmico (teste SLAP de O'Driscoll).[419] O paciente fica em uma posição sentada, em pé (a mais comum) ou em decúbito dorsal com o braço ao lado do corpo e o cotovelo flexionado a 90°. Se o paciente estiver na posição de decúbito dorsal, o braço não deve repousar sobre a maca. O examinador promove uma rotação lateral do braço até encontrar tensão e conduz o braço até 70° de abdução no plano da escápula (Fig. 5.111). Mantendo o cotovelo flexionado, o examinador então abduz o braço de 70° até 120°, enquanto aplica uma carga de cisalhamento à articulação, mobilizando-a para a frente e para trás, de 70° até 120° e retornando a 70°. Há indicação de positividade do teste pela ocorrência de dor e, possivelmente, de um estalido entre 90° e 120° de abdução. Kibler et al.[408] modificaram o teste ao conduzir o braço acima dos 120°, antes de posicionar o braço em abdução horizontal máxima. Finalmente, o examinador abaixa o braço para 60° de abdução.[420]

⚠ Teste de abdução forçada do ombro e flexão do cotovelo.[421] O paciente fica na posição sentada e o examinador fica em pé por trás, no lado a ser testado. Em seguida, abduz passivamente e de forma completa o ombro do paciente, com o cotovelo em extensão total. O examinador observa se há qualquer dor no aspecto posterossuperior do ombro (Fig. 5.112A). O examinador então flexiona passivamente o cotovelo do paciente e observa se a dor diminuiu (Fig. 5.112B). Se a dor aumentar com a extensão do cotovelo, em comparação com a dor durante a flexão dessa articulação, o teste é considerado positivo para laceração labial superior.

✓ Teste de Kim (teste de carga do bíceps I).[285,348,410] O paciente encontra-se sentado com o dorso apoiado. O membro superior é abduzido a 90°, com o cotovelo apoiado em flexão de 90°. A mão do examinador aplica uma força de compressão axial à glenoide pelo úmero, enquanto sustenta o cotovelo e o antebraço. Mantendo a força de compressão axial, o examinador eleva o membro superior na diagonal com a mesma mão, enquanto a outra mão aplica uma força para baixo e para trás na parte proximal do membro superior (Fig. 5.113). O início repentino de dor na parte posterior do ombro com estalido indica um teste positivo para uma lesão labial posteroinferior.

❓ Teste do estalido labial (crank test).[422] O paciente posiciona-se em decúbito dorsal ou na posição sentada. O examinador eleva o membro superior do paciente a 160° no plano da escápula. Nessa posição, o examinador aplica, com uma das mãos, uma carga axial sobre o úmero e, com a outra mão, rotaciona o úmero medial e lateralmente. O teste é considerado positivo se houver dor à rotação, sobretudo à rotação lateral, com ou sem a presença de um estalido ou com a reprodução dos sintomas do paciente (Fig. 5.114).

❓ Teste de tensão labial.[275] O paciente fica na posição de decúbito dorsal. Inicialmente, o examinador posiciona o braço do paciente a 120° de abdução, com o antebraço em posição neutra e, em seguida, em rotação lateral total (Fig. 5.115). Nessa posição, o examinador segura a mão do paciente e lhe pede para supinar o antebraço contra resistência, a partir da posição neutra dessa parte do membro superior. Se o paciente indica aumento da dor durante a supinação do antebraço, isso é considerado um teste positivo para uma lesão SLAP.

⚠ Teste de cisalhamento de Mayo.[409] O paciente fica em pé e o examinador também, às suas costas. O examinador eleva o braço do paciente até cerca de 70° e, em seguida, promove rotação lateral do braço. Depois de executado

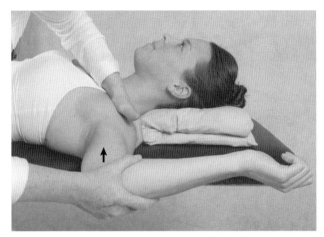

Figura 5.110 Teste de rotação com compressão.

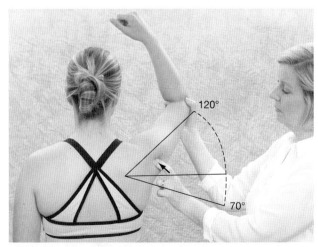

Figura 5.111 Teste de cisalhamento labial dinâmico (teste de O'Driscoll para lesões SLAP). Braço a 120° no plano da escápula. Os dedos da examinadora aplicam uma força de cisalhamento anterior *(seta)*.

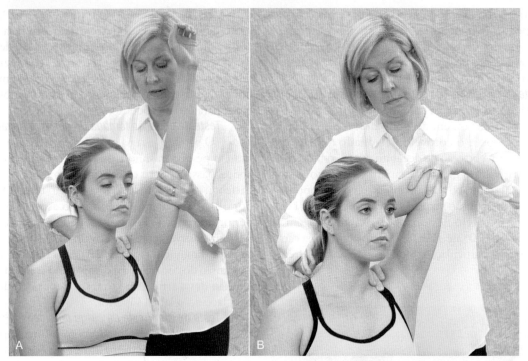

Figura 5.112 Teste de abdução forçada do ombro (A) e flexão forçada do cotovelo (B).

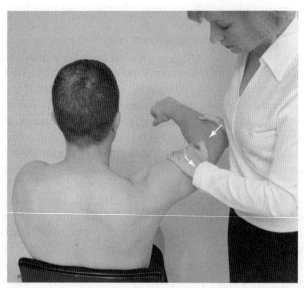

Figura 5.113 Teste de Kim (teste de carga do bíceps braquial I).

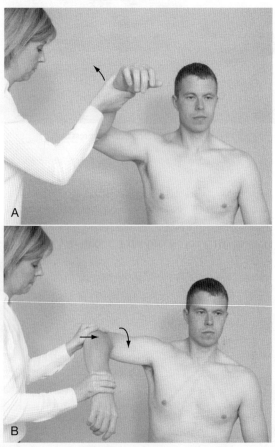

Figura 5.114 Teste do estalido labial (*crank test*). (A) Teste do estalido labial *(crank test)* na posição sentada com rotação lateral do úmero. (B) Teste do estalido labial na posição sentada com rotação medial do úmero.

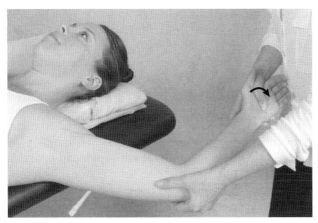

Figura 5.115 Teste de tensão labial.

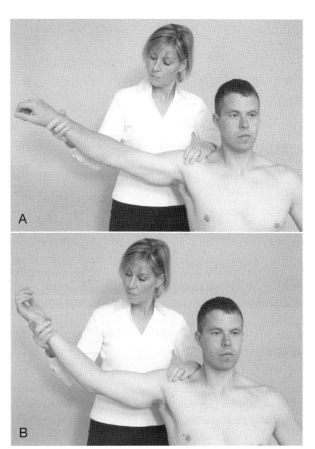

Figura 5.117 Teste de provocação de dor. (A) Teste com o antebraço em pronação. (B) Teste com o antebraço em supinação.

esse último movimento, o braço do paciente é conduzido à elevação máxima. Em seguida, o examinador mobiliza o braço para baixo, enquanto mantém a rotação lateral e aplica uma força direcionada anteriormente com a mão sobre o aspecto posterior do ombro (Fig. 5.116). O teste é considerado positivo se o paciente relatar dor ou um estalido no aspecto posterior ou posterossuperior do ombro, sendo indicativo de laceração labial superior (SLAP).

▲ **Teste de provocação de dor (teste de Mimori).**[423] O paciente posiciona-se sentado, e seu membro superior é abduzido entre 90 e 100°. Segurando o punho do paciente, o examinador rotaciona o membro superior lateralmente (Fig. 5.117). O antebraço é colocado em supinação máxima e, posteriormente, em pronação máxima. Quando a dor é desencadeada apenas na pronação ou quando ela é mais intensa na pronação, o teste é considerado positivo para uma laceração superior (lesão SLAP). Como em outros testes para o lábio superior, o bíceps braquial deve ser testado (teste de Speed) para descartar patologias do bíceps braquial que possam provocar dor.

? **Teste de compressão passiva.**[325,424] O paciente fica na posição de decúbito lateral com o braço em teste voltado para cima e com o examinador atrás do paciente. O examinador estabiliza o ombro com uma das mãos sobre a escápula e a clavícula, enquanto a outra segura o braço a 30° de abdução, no cotovelo. O ombro do paciente é lateralmente rotacionado e seu braço é empurrado proximalmente e estendido pela mão do examinador que está no cotovelo. Esse movimento provoca compressão do lábio superior na cavidade glenoidal. Fica indicado um teste positivo para laceração labial superior (SLAP) quando há um estalido ou dor na articulação glenoumeral.

▲ **Teste de distração passiva (TDP).**[325,425] O paciente fica em posição de decúbito dorsal com o braço em teste abduzido a 150°, o cotovelo estendido e o antebraço supinado (Fig. 5.118A). O examinador estabiliza o braço (úmero) de modo a evitar rotação. Enquanto mantém o úmero na mesma posição, o antebraço do paciente é pronado (Fig. 5.118B). Uma dor sentida profundamente no ombro (anterior ou posteriormente) é considerada como teste positivo para uma lesão SLAP. Esse teste mimetiza

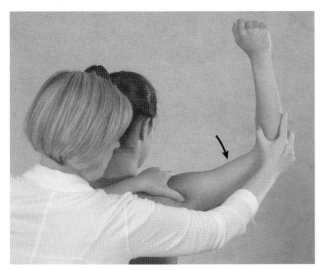

Figura 5.116 Teste de cisalhamento de Mayo.

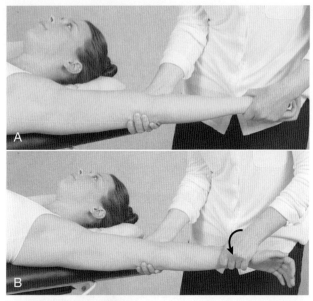

Figura 5.118 Teste de distração passiva. (A) Braço em abdução de 150°, cotovelo estendido e antebraço supinado. (B) Antebraço pronado.

a posição do braço e da articulação glenoumeral quando a mão de um nadador do estilo costas entra na água.

✓ **Teste de Porcellini.**[426] Esse teste é usado para verificação de instabilidade posterior e de lacerações labiais posteriores. O paciente fica em pé e o examinador, também em pé, fica por trás do paciente. O braço do paciente é flexionado anteriormente até 90°, abduzido em 10° a 15° e rodado à rotação medial máxima (semelhante a parte do teste de O'Brien). O examinador estabiliza a escápula com uma das mãos, enquanto o paciente é solicitado a elevar o braço. Enquanto isso, a outra mão do examinador empurra para baixo o braço do paciente (Fig. 5.119A). Devem ser observadas a dor e o nível de força. Em continuidade, com o paciente na mesma posição, o examinador coloca o polegar da mão que está estabilizando a escápula em uma posição imediatamente lateral à interlinha posterior da articulação glenoumeral, com o objetivo de estabilizar o aspecto posterior da cabeça do úmero, e mantém a aplicação de uma força anterior com o polegar, para evitar que a cabeça do úmero subluxe posteriormente (Fig. 5.119B). Se ocorrer diminuição da dor, com ou sem mudança na força com a segunda parte do teste, este será considerado positivo.

⚠ **Teste de rotação lateral em supinação resistida (TRLSR).**[285,397] O objetivo desse teste é avaliar as lesões SLAP; acredita-se que ele recrie o mecanismo *peel-back* do lábio superior. O paciente é colocado em decúbito dorsal, com a escápula próxima à borda da cama de exame. Em pé, ao lado do paciente, o examinador segura o membro superior a ser examinado no nível do cotovelo e da mão. O membro superior do paciente é posicionado com o ombro em abdução de 90°, o cotovelo flexionado em 65 a 70° e o antebraço em posição neutra ou em pronação discreta. Em seguida, solicita-se ao paciente que coloque a mão em supinação máxima, enquanto o examinador exerce resistência. Ao colocar a mão em supinação contra a resistência do examinador, rotaciona-se lateralmente o ombro do paciente até a amplitude final (Fig. 5.120). O teste é considerado positivo quando o paciente apresenta dor na parte anterior ou profunda do ombro, produzindo estalido ou aprisionamento nessa articulação, ou reprodução dos sintomas. Caso apresente dor na parte posterior do ombro, ausência de dor ou apreensão, o teste é considerado negativo.

❓ **Teste de preensão para lesão SLAP.**[427] O paciente posiciona-se sentado ou em pé. O membro superior é abduzido a 90°, com o cotovelo estendido e o antebraço em pronação (polegar direcionado para baixo e ombro em rotação medial). Em seguida, solicita-se ao paciente que coloque o membro superior em adução horizontal. Repete-se o movimento com o antebraço em supinação (polegar direcionado para cima e ombro rotacionado

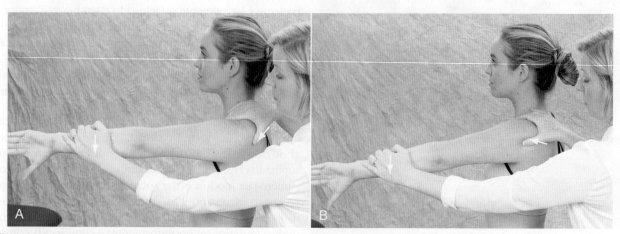

Figura 5.119 Teste de Porcellini. (A) Estabilização da escápula pela examinadora. (B) Estabilização da parte posterior da cabeça do úmero pela examinadora, com uso do polegar direito.

Capítulo 5 Ombro **393**

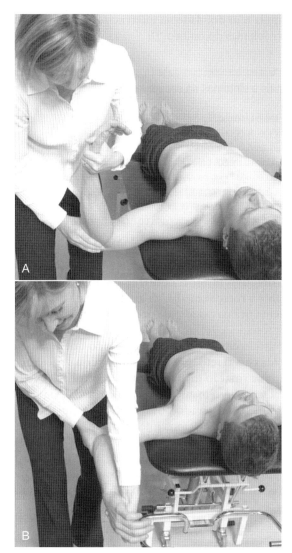

Figura 5.120 Teste de rotação lateral com supinação resistida (TRLSR). (A) A examinadora sustenta o membro na posição inicial. O paciente tenta colocar sua mão em supinação à medida que a examinadora resiste. (B) O ombro é rotado lateralmente, de forma cuidadosa, ao ponto máximo.

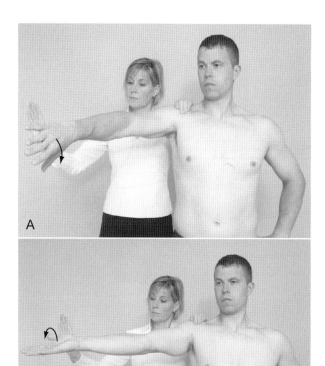

Figura 5.121 Teste de preensão para lesões SLAP. (A) Posição inicial 1: braço em abdução a 90° com o cotovelo estendido e o antebraço em pronação. Em seguida, o paciente faz adução horizontal do braço. (B) Posição inicial 2: a mesma posição que em 1, mas o antebraço está em supinação. Mais uma vez o paciente faz uma adução horizontal do braço. Se a posição 1 provocar dor e a posição 2 não, o teste é considerado positivo.

lateralmente). Se o paciente sentir dor no sulco bicipital no primeiro caso (pronação), porém a dor diminuir ou desaparecer no segundo caso (supinação), o teste é considerado positivo para uma lesão SLAP (Fig. 5.121).

▲ **Teste de resistência à flexão em decúbito dorsal.**[360] O paciente é posicionado em decúbito dorsal com os dois braços completamente elevados acima da cabeça e com as palmas das mãos voltadas para o teto (Fig. 5.122). O examinador fica em pé ao lado da cabeça do paciente, no lado a ser testado. Testa primeiramente o braço saudável e o segura em um ponto imediatamente distal ao cotovelo. Em seguida, solicita ao paciente que faça um movimento de flexão anterior do braço, como se estivesse simulando um movimento de arremesso, enquanto opõe resistência. O teste é con-

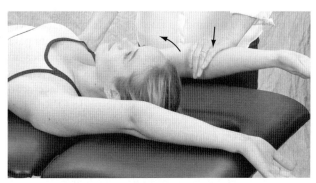

Figura 5.122 Teste de resistência à flexão em decúbito dorsal.

siderado positivo para uma lesão SLAP se for promovida uma dor profunda, "dentro do ombro", ou no aspecto dorsal ao longo da interlinha articular.

▲ **Teste do arremesso.**[428] O paciente fica em pé com o braço a ser testado a 90° de abdução, cotovelo a 90° de flexão e o ombro em rotação lateral máxima, mimetizando a fase de preparação e impulso do arremesso (Fig. 5.123).

escápula tem utilidade na diferenciação de diagnósticos de problemas do ombro.[429]

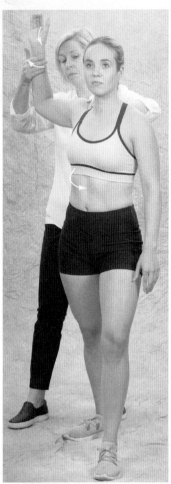

Figura 5.123 Teste do arremesso.

Sinais e sintomas da escápula "SICK"[74]

- Início insidioso.
- Proeminência da borda inferior medial da escápula.
- Protração da escápula.
- Acrômio menos proeminente.
- Coracoide muito sensível à palpação.
- Contração do peitoral menor.
- Ausência de flexão anterior completa.
- Encurtamento da cabeça curta do bíceps braquial.

? *Teste de rotação medial cinética.* [101,430] Esse teste tem por objetivo testar o controle dinâmico da escápula durante a rotação medial da articulação glenoumeral. O paciente fica na posição de decúbito dorsal, com o braço a ser testado a 90° de abdução (em escapulação) e com o cotovelo em flexão de 90°, de modo que a mão fique voltada para o teto. O examinador pede ao paciente que faça uma rotação medial de 60° na articulação glenoumeral, enquanto mantém a escápula parada (Fig. 5.124). O teste é considerado positivo se a escápula se inclina anteriormente, rotaciona inferiormente, ou se eleva.

⚠ *Teste de deslizamento escapular lateral.* [107,151,431-433] Esse teste é utilizado para determinar a estabilidade da escápula durante movimentos glenoumerais. O paciente posiciona-se sentado ou em pé, com o membro superior em

Em seguida, o paciente dá um passo adiante com a perna contralateral, assumindo a fase inicial de aceleração (ver Fig. 5.13). À medida que o paciente se movimenta para a frente, o examinador oferece resistência isométrica ao ombro. Um teste positivo é indicado por dor no tendão da cabeça longa do bíceps braquial, ou a uma laceração labial. Se o "exame *three-pack*" do teste de O'Brien, o teste do arremesso e a palpação do túnel bicipital resultarem negativos, é improvável que haja algum problema com o bíceps braquial.[428]

Testes para estabilidade escapular (discinesia escapular)

Para que os músculos da articulação glenoumeral atuem de modo normal e coordenado, é necessário que a escápula seja estabilizada por seus músculos, de modo a atuar como uma base firme para os músculos glenoumerais. Portanto, ao executar esses testes, o examinador deve observar padrões de movimento da escápula, assim como a presença de discinesia escapular, bem como a capacidade da escápula de estabilizar-se dinamicamente durante o movimento. Relatou-se nenhum teste do exame físico da

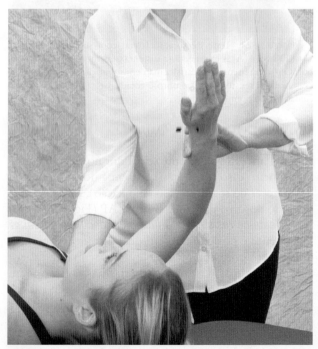

Figura 5.124 Teste de rotação medial cinética. Observe como a examinadora palpa a escápula, para se assegurar de que não ocorre movimento, enquanto a paciente realiza o teste.

repouso ao lado do corpo. O examinador mede as distâncias entre a base da espinha da escápula e o processo espinhoso de T2 ou T3 (mais comum), entre o ângulo inferior da escápula e o processo espinhoso de T7 a T9, ou entre T2 e o ângulo superior da escápula. Em seguida, o paciente é testado mantendo outras duas (Fig. 5.125)[431] ou quatro[150] outras posições: abdução de 45° (mãos na cintura, com os polegares direcionados para trás),[150,431] abdução de 90° com rotação medial,[150,431] abdução de 120°[150] e abdução de 150°.[150] Davies e Dickoff-Hoffman[150] e Kibler[431] afirmaram que, em cada posição, a variação da distância medida não deve ser superior a 1-1,5 cm da medida original. Entretanto, as distâncias podem ser maiores acima de 90°, quando a escápula rotaciona durante o ritmo escapuloumeral. Contudo, deve ocorrer uma protração mínima da escápula durante a elevação completa pela abdução. Por essa razão, ao determinar a estabilidade escapular, é importante observar a assimetria do movimento entre os lados esquerdo e direito, assim como a magnitude do movimento.

O teste também pode ser realizado pela adição de carga ao membro superior (oferecendo resistência) em uma abdução de 45° ou mais (**teste de carga escapular** ✓), para observar como a escápula estabiliza sob carga dinâmica.[433] Essa carga pode ser aplicada na parte anterior, posterior, inferior ou superior do membro superior, podendo variar de 1 a 3 kg (Fig. 5.126). Novamente, a escápula não deve se mover mais que 1,5 cm. Odom et al.[434] afirmaram que, para a diferenciação de ombros normais e enfermos, a confiabilidade desse teste é ruim. Entretanto, a aplicação de carga sobre a escápula, seja pelo peso do membro superior ou pela aplicação de uma carga a ele, indica a capacidade de estabilização dos músculos controladores da escápula e se ocorre alamento ou padrões anormais de movimento da escápula.

Nas diferentes posições, o examinador pode testar a estabilidade escapular e umeral pela realização de um movimento excêntrico do ombro, empurrando o membro superior para a frente (**teste de manutenção excêntrica**). Cada membro superior é testado isoladamente. À medida que o membro superior é empurrado para a frente excentricamente, o examinador deve observar o movimento relativo da articulação escapulotorácica (protração) e da articulação glenoumeral (adução horizontal). Em geral, ocorre (relativamente) um aumento discreto do movimento na articulação glenoumeral. Quando há uma instabilidade decorrente de fraqueza muscular em qualquer uma dessas articulações, torna-se evidente um movimento

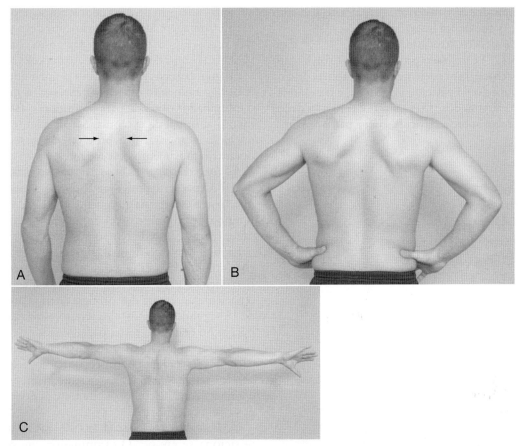

Figura 5.125 Teste de deslizamento escapular lateral. A examinadora faz a mensuração desde o processo espinhoso até a escápula, no nível da base da espinha escapular *(ver setas em A)*. (A) Membros superiores nas laterais. (B) Membros superiores abduzidos, mãos na cintura, polegares para trás. (C) Membros superiores abduzidos a 90°, com os polegares para baixo.

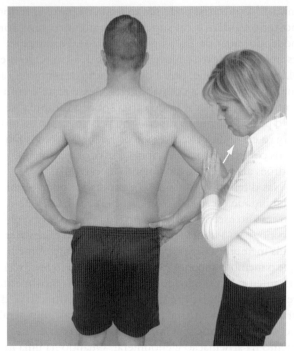

Figura 5.126 Teste de carga escapular a 45° de abdução. A examinadora está empurrando anteriormente.

excessivo em uma articulação em relação à outra. Além disso, o examinador deve observar a presença de alamento da escápula, o que indica instabilidade escapular.

Teste de assistência escapular (TAE).[99,107,159,435,436] Esse teste (Fig. 5.127) é utilizado para avaliar o envolvimento escapular e acromial em pacientes com sintomas de síndrome do impacto. O paciente fica em pé, e o examinador posiciona-se atrás dele. O examinador coloca os dedos de uma das mãos sobre a clavícula, com a parte proximal

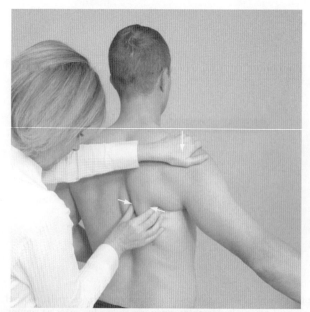

Figura 5.127 Teste de assistência escapular (TAE).

da palma da mão sobre a espinha da escápula. Isso estabiliza a clavícula e a escápula, mantendo esta última retraída. Com a outra mão, o examinador segura o ângulo inferior da escápula. À medida que o paciente ativamente abduz ou flexiona o membro superior para a frente, o examinador estabiliza e empurra a borda medial inferior da escápula para cima e para o lado, mantendo a escápula retraída. A diminuição da dor indica que o teste é positivo e que os músculos que controlam a escápula estão fracos, visto que o auxílio do examinador simula a atividade do serrátil anterior e da parte ascendente do trapézio durante a elevação (ver Fig. 5.127). Durante o tratamento, esse teste pode ser utilizado como um método para aumentar o espaço subacromial ou a distância acromioumeral.[437] O examinador pode fazer o teste com ou sem a ajuda de pesos.[438]

Teste para discinesia escapular.[118,119,439,440] O paciente fica em pé com o dorso exposto, de modo que o examinador – que está em pé atrás do paciente – possa observar o movimento da escápula enquanto o paciente faz uma elevação via abdução e uma elevação via flexão anterior. O examinador pede ao paciente que segure um peso de 1,4 kg (se o paciente pesa menos de 68 kg) e de 2,3 kg (se pesa mais de 68 kg). Em seguida, solicita ao paciente que abduza simultaneamente os dois braços à elevação máxima, com os polegares voltados para cima, até uma contagem de 3 segundos; em seguida, deve baixar até contagem igual; o movimento deve ser repetido três vezes (Fig. 5.128A). Prosseguindo com o teste, o paciente faz uma flexão anterior até uma elevação máxima e, a seguir, baixa os braços, como já tinha sido feito (Fig. 5.128B). Enquanto o paciente executa os movimentos, o examinador observa, para identificar qualquer movimento anormal da escápula. Se o paciente apresentar discinesia escapular, é mais provável que ela seja observada durante o movimento descendente.

Teste da compressão ou pinçamento escapular isométrico.[159] O paciente posiciona-se em pé e solicita-se a ele que "pince" ou retraia ativamente as escápulas ao mesmo tempo o máximo possível e que mantenha a posição durante o máximo de tempo possível (Fig. 5.129). Em geral, um indivíduo normal consegue manter as contrações durante 15 a 20 segundos, sem apresentar dor do tipo queimação ou fraqueza muscular evidente. Quando o paciente apresenta dor do tipo queimação em menos de 15 segundos, os músculos retratores da escápula estão fracos. Ao realizar o teste, o examinador deve observar o paciente atentamente. Inconscientemente, muitos pacientes relaxam um pouco a contração, o que é pouco perceptível, mas permite ao paciente manter a contração em uma "zona de conforto" durante períodos mais longos e sem queimação.

Teste da retração escapular.[99,107,159,435,436] O paciente posiciona-se em pé. O examinador, em pé atrás do paciente, coloca os dedos de uma das mãos sobre a clavícula, com a parte proximal da palma da mão sobre a

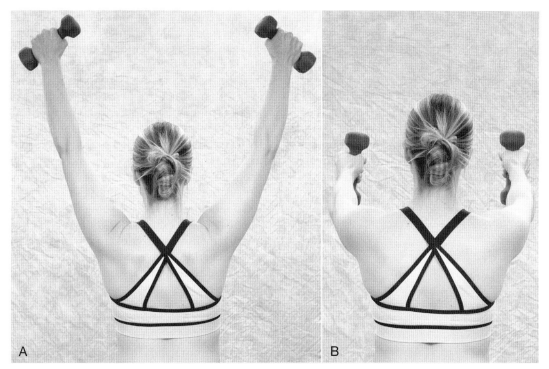

Figura 5.128 Teste para discinesia escapular. (A) Em abdução. (B) Em flexão anterior.

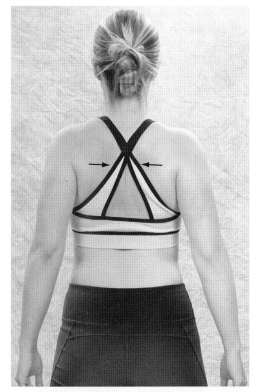

Figura 5.129 Teste da compressão ou pinçamento escapular isométrico.

espinha da escápula, para estabilizar a clavícula e a escápula e manter a escápula retraída. Com a outra mão, o examinador comprime a escápula contra a parede torácica (Fig. 5.130). A manutenção da escápula nessa posição proporciona uma base estável e firme para os músculos do manguito rotador, aumentando com frequência a sua força (testada por um segundo examinador). O teste também pode ser positivo em pacientes com um teste de relocação positivo. Se a retração escapular provocar diminuição da dor, quando o teste de relocação é realizado, é indicação

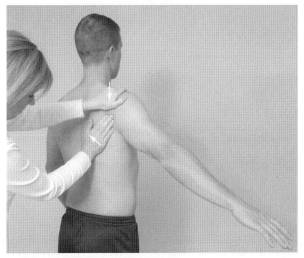

Figura 5.130 Teste de retração escapular. As mãos da examinadora estabilizam a clavícula e a escápula.

de que os músculos estabilizadores da escápula estão fracos e devem ser abordados no tratamento.[436] O teste também pode ser realizado em supinação. Quando a escápula é reposicionada em pacientes com escápula SICK, a flexão anterior aumenta.[74]

▲ **Teste de flexão contra a parede.**[159,435] O paciente posiciona-se em pé e afastado da parede a uma distância equivalente aos seus braços estendidos. Em seguida, solicita-se que realize a "flexão dos membros superiores contra a parede", 15 a 20 vezes (Fig. 5.131). Em geral, é possível detectar a presença de qualquer fraqueza dos músculos escapulares ou de alamento com 5 a 10 flexões. Para indivíduos mais fortes ou mais jovens, a flexão normal contra o solo revela alterações escapulares semelhantes, normalmente com menos repetições. Goldbeck e Davies refinaram ainda mais esse teste no que eles denominaram **teste de estabilidade do membro superior de cadeia cinética fechada**.[441-443] Nesse teste, dois marcadores (p. ex., fita adesiva) são colocados a uma distância de 91 cm um do outro. O paciente assume a posição de flexão com uma mão sobre cada marcador. Quando o examinador exclama "comece!", o indivíduo move uma das mãos de modo a tocar a outra e a retorna à posição original; em seguida, faz o mesmo com a outra mão, repetindo os movimentos durante 15 segundos. No caso de pacientes do sexo feminino, usa-se uma posição de flexão modificada (apoiada sobre os joelhos, em vez de sobre os pés). O examinador conta o número de toques ou cruzamentos realizados no tempo determinado. O teste é repetido três vezes, e a média é a pontuação do teste. Esse teste destina-se principalmente a pacientes jovens ativos.

Outros testes para a articulação do ombro

Scheibel et al.[444] desenvolveram um sistema de pontuação para instabilidade da articulação acromioclavicular (IAAC), a fim de determinar se há incapacidade associada a lesões à articulação acromioclavicular.

✓ **Teste de cruzamento acromioclavicular, cruzamento do corpo ou adução horizontal.** O paciente posiciona-se em pé e leva a mão até o ombro oposto. O teste também pode ser realizado passivamente pelo examinador. Com o paciente na posição sentada, o examinador flexiona anteriormente, de modo passivo, o membro superior a 90° e, em seguida, aduz horizontalmente o máximo possível (Fig. 5.132).[91,415] Se o paciente sentir dor localizada na articulação acromioclavicular, o teste é considerado positivo.[445-447] A dor localizada na articulação esternoclavicular indica que a articulação apresenta problema.

▲ **Teste de cisalhamento acromioclavicular.**[338] Com o paciente na posição sentada, o examinador cobre o mús-

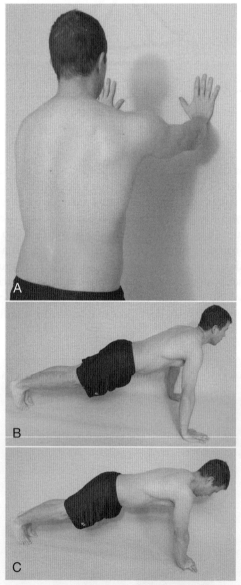

Figura 5.131 Teste de flexão dos membros superiores contra a parede (A) e contra o solo (B). (C) Teste de estabilidade da cadeia cinética fechada do membro superior com o indivíduo tocando a mão oposta.

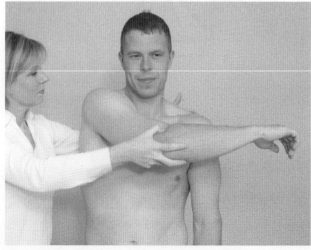

Figura 5.132 Teste de cruzamento acromioclavicular, cruzamento do corpo, ou adução horizontal.

culo deltoide com suas mãos, mantendo uma das mãos sobre a clavícula e a outra sobre a espinha da escápula. Em seguida, o examinador comprime as partes proximais das duas mãos simultaneamente (Fig. 5.133). A ocorrência de movimento anormal da articulação acromioclavicular indica um teste positivo, assim como a presença de patologia da articulação acromioclavicular.

❓ Teste de rotação com compressão de Ellman.[448,449] O paciente deita-se sobre o lado não acometido. O examinador comprime a cabeça do úmero contra a glenoide, enquanto o paciente rotaciona o ombro medial e lateralmente. Se os sintomas do paciente forem reproduzidos, a suspeita é de artrite glenoumeral (Fig. 5.134).

✓ Sinal de Paxinos.[450] O paciente fica na posição sentada, com o braço a ser testado relaxado ao lado do corpo. O examinador fica em pé ao lado do braço em teste; posiciona uma das mãos sobre o ombro do paciente, de modo que o polegar fique sob o aspecto posterolateral do acrômio e os dedos indicador e médio da mesma mão (o examinador também pode usar os mesmos dedos da outra mão) sobre a parte média da clavícula no mesmo lado (Fig. 5.135). Em seguida, o examinador aplica pressão ao acrômio com o polegar, no sentido anterossuperior, ao mesmo tempo que aplica uma contraforça direcionada inferiormente à clavícula com os outros dedos. O teste é considerado positivo se o paciente informar aumento da dor na região da articulação acromioclavicular.

Testes para doença ligamentar e capsular

❓ Teste para o ligamento coracoclavicular. A integridade da parte conoide do ligamento coracoclavicular pode ser testada ao posicionar o paciente em decúbito lateral sobre o lado não acometido, com a mão em repouso sobre a

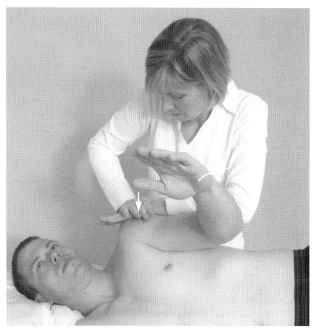

Figura 5.134 Teste de rotação com compressão de Ellman para artrite glenoumeral.

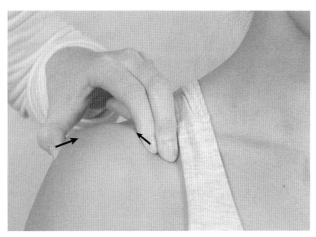

Figura 5.135 Sinal de Paxinos.

região lombar baixa. O examinador estabiliza a clavícula enquanto traciona o ângulo inferior da escápula para além da parede torácica. A parte trapezoide do ligamento pode ser testada a partir da mesma posição. O examinador estabiliza a clavícula e traciona a borda medial da escápula para além da parede torácica (Fig. 5.136). Em ambos os casos, um teste é considerado positivo quando desencadeia dor na área do ligamento (anteriormente, sob a clavícula, entre o terço lateral e os dois terços mediais).

✓ Teste de apreensão (crank test) (ver também a seção "Testes para instabilidade anterior do ombro"). O teste de apreensão também pode ser utilizado para avaliar os diferentes ligamentos glenoumerais (Fig. 5.137). Por

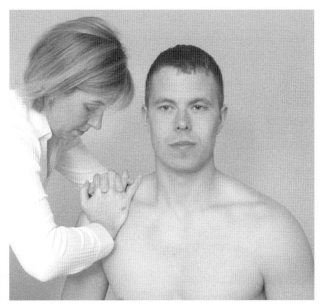

Figura 5.133 Teste de cisalhamento acromioclavicular.

400 Avaliação musculoesquelética

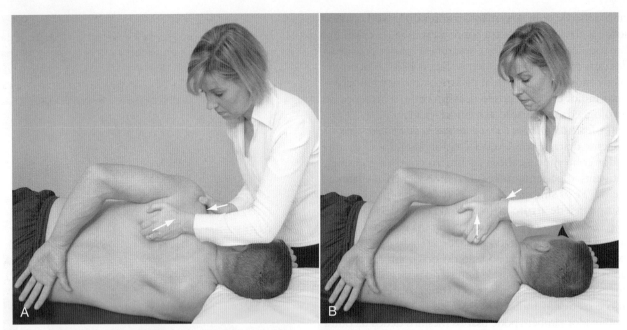

Figura 5.136 Teste para o ligamento coracoclavicular. (A) Porção conoide. (B) Porção trapezoide.

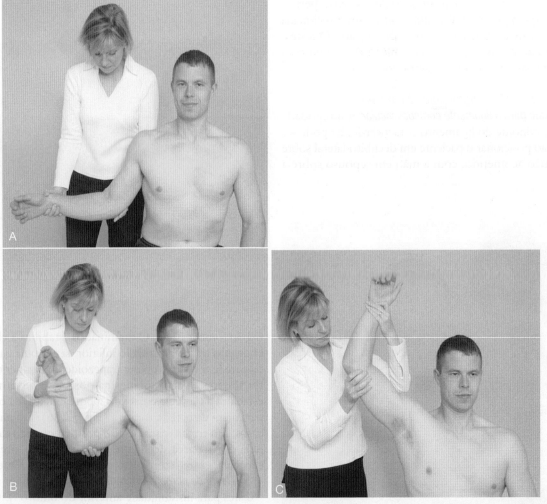

Figura 5.137 Teste de apreensão utilizado para testar ligamentos glenoumerais. (A) Membro superior na lateral do corpo – ligamento glenoumeral superior testado. (B) Abdução de 45 a 60° – ligamento glenoumeral médio testado. (C) Abdução superior a 90° – ligamento glenoumeral inferior testado.

exemplo, quando se realiza o teste de apreensão com o membro superior posicionado ao lado do corpo, são testados principalmente o ligamento glenoumeral superior e a cápsula. Em abdução de 45 a 60°, são testados os ligamentos glenoumeral médio, coracoumeral e glenoumeral inferior (faixa anterior) e a parte anterior da cápsula. Acima de 90° de abdução, o ligamento glenoumeral inferior e a parte anterior da cápsula são testados (ver Tab. 5.1).[451,452]

▲ *Teste de flexão baixa.*[453,454] O paciente fica sentado. O examinador flexiona anteriormente o braço em teste até 40° (ou 60°); em seguida, rotaciona medialmente o braço (Fig. 5.138). Essas duas posições proporcionam tensão máxima à parte posterior da cápsula da articulação glenoumeral. O examinador compara os dois lados. O teste pode ser realizado com o paciente em decúbito dorsal, para estabilização da escápula. O examinador pode utilizar o ângulo formado entre a horizontal e o antebraço para quantificar a magnitude da rotação medial e da limitação capsular.

❓ *Teste para o ligamento glenoumeral posteroinferior.*[412] Assim como o teste de apreensão (*crank test*) pode ser utilizado para avaliar o ligamento glenoumeral superior, o ligamento glenoumeral médio e a parte anterior do ligamento glenoumeral inferior, o teste do ligamento glenoumeral posteroinferior pode ser utilizado para avaliar a parte posterior do ligamento glenoumeral inferior. O paciente posiciona-se sentado, e o examinador flexiona o membro superior anteriormente até 80 a 90° e, em seguida, o aduz horizontalmente a 40°, com rotação medial (Fig. 5.139). Enquanto realiza o movimento, o examinador palpa a região posteroinferior da glenoide. Se o úmero ficar saliente ou o paciente sentir dor na área, o teste é considerado positivo, indicando uma lesão da parte posterior do ligamento glenoumeral inferior. Quando o movimento (i. e., adução horizontal) se encontra limitado, também pode indicar um encurtamento da parte posterior da cápsula.

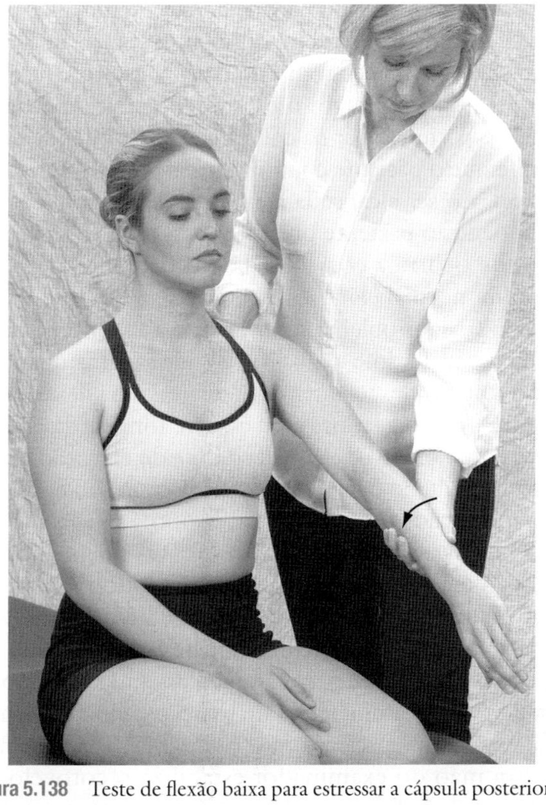

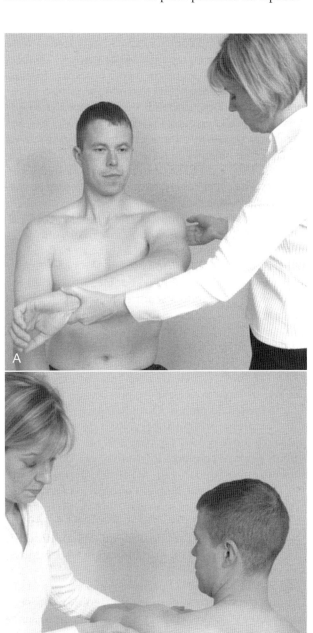

Figura 5.138 Teste de flexão baixa para estressar a cápsula posterior da articulação glenoumeral.

Figura 5.139 Teste do ligamento posteroinferior. (A) Vista anterior. (B) Vista posterior.

Testes para patologias musculares ou tendíneas

Idealmente, no exame à procura de lacerações do manguito rotador e problemas dos tecidos subacromiais, o examinador buscaria isolar o músculo ou tendão que está apresentando o problema. Na verdade, nenhum teste ou série de testes foi capaz de cumprir essa tarefa de maneira confiável e com reprodutibilidade e validade.[292] Assim, os testes para os músculos do ombro devem ser realizados com o paciente em sua postura normal; se o corpo não estiver alinhado, a postura deverá ser alterada para que se aproxime o **máximo** possível da postura correta. Então, o teste será repetido com a escápula estabilizada. Nesse cenário, pode-se usar o teste **PMSO** de Lewis.[293] Também é importante que se tenha em mente que, quando músculos são testados, não se está testando apenas essas estruturas e seus tendões, mas também o nervo periférico que inerva o músculo em questão (ver também "Movimentos isométricos resistidos", anteriormente). A localização da lesão (i. e., no músculo ou no nervo) dependerá do mecanismo de lesão e dos sinais e sintomas manifestados.

⚠ **Teste da compressão abdominal (compressão do ventre, ou teste de Napoleão).**[273,408,410,455-459] Esse teste também é utilizado para testar o músculo subescapular, em especial quando o paciente não consegue rotar suficientemente o ombro durante a rotação medial, para levá-lo para trás. O paciente posiciona-se em pé. O examinador coloca uma das mãos sobre o abdome, abaixo do processo xifoide, de modo a sentir o quanto de pressão o paciente aplica sobre a região. O paciente coloca a mão do ombro testado sobre a mão do examinador e a empurra o máximo que conseguir sobre o estômago (rotação medial do ombro). Enquanto empurra a mão sobre o abdome, o paciente tenta levar o cotovelo para a frente, até o plano da escápula, provocando uma maior rotação medial do ombro. Quando o paciente não consegue manter a pressão sobre a mão do examinador, enquanto move o cotovelo para a frente ou estende o ombro, o teste é considerado positivo para laceração do músculo subescapular (Fig. 5.140). Sugeriu-se ainda que, quando o paciente mobiliza o cotovelo para a frente e retifica o punho, o examinador deve medir com um goniômetro o ângulo final de pressão abdominal do punho (i. e., **teste de pressão abdominal modificado**). Uma diferença de 10° ou mais indica um teste positivo para o subescapular.[325,460]

❓ **Sinal da abrasão.**[103] O paciente posiciona-se sentado e abduz o membro superior a 90°, com o cotovelo flexionado a 90°. Em seguida, ele rota o membro superior, no nível do ombro, medial e lateralmente. Em geral, não há presença de sinais e sintomas. Quando ocorre crepitação, indica-se que houve esgarçamento dos tendões do manguito rotador e um atrito deles contra as superfícies inferiores do processo acrômio e do ligamento coracoacromial.

❓ **Teste de lag em elevação ativa.**[461] O paciente fica em pé. Antes do teste, o examinador se assegura de que existe

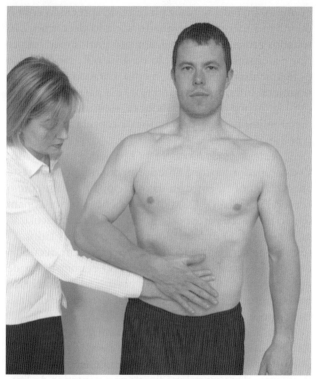

Figura 5.140 Teste de compressão abdominal.

ADM passiva integral, em especial de elevação via flexão anterior. Em continuidade, o examinador posiciona uma de suas mãos sobre a parte lombar da coluna do paciente. Começando com o lado não afetado, o examinador pede ao paciente que flexione anteriormente o braço até a mais completa elevação possível. Enquanto o paciente flexiona anteriormente o braço, o examinador tenta perceber quando a parte lombar da coluna começa a estender, mas permite que o paciente continue até sua máxima elevação possível. Ao ser alcançada a elevação máxima, o examinador pede ao paciente que retorne o braço para baixo, até onde ocorra a correção da lordose lombar para a curvatura normal (Fig. 5.141). No caso de paralisia do trapézio (i. e., problema com o nervo acessório espinal), o aumento na lordose lombar ocorre mais prematuramente na elevação via flexão anterior. A diferença na flexão anterior entre os dois lados (com a parte lombar da coluna em lordose normal) é chamada de **lag de elevação ativa**, sendo o resultado de lesão ao músculo trapézio em si, ou à sua inervação (i. e., o nervo acessório espinal).

❓ **Teste do abraço de urso.**[273,408,459,462] O paciente fica em pé com a mão do ombro a ser testado no topo do outro ombro (Fig. 5.142), com os dedos estendidos e o cotovelo à frente do corpo. O examinador fica em pé diante do paciente e tenta erguer a mão para afastá-la do ombro; para tanto, aplica uma força de rotação lateral perpendicular, enquanto o paciente opõe resistência ao movimento. A outra mão do examinador estabiliza o cotovelo do paciente. Se não for possível para o paciente manter a mão

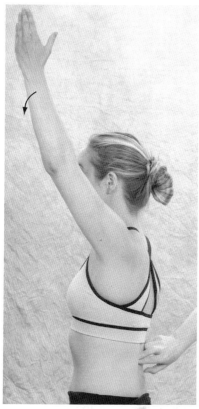

Figura 5.141 Teste de *lag* em elevação ativa. A examinadora palpa para determinar quando a parte lombar da coluna da paciente se move.

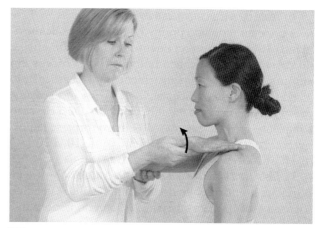

Figura 5.142 Teste do abraço de urso.

no topo do ombro em decorrência de fraqueza, o teste é considerado positivo para estiramento do subescapular.

▲ *Sinal do afastamento do ventre.*[325,460,463] O paciente fica sentado ou em pé. O examinador fica em pé à frente do paciente e mobiliza passivamente o membro em teste em flexão e em rotação medial máxima, com o cotovelo flexionado a 90°. Em seguida, o examinador apoia o cotovelo do paciente, enquanto sua outra mão mobiliza o braço à rotação medial máxima, posicionando a mão do paciente sobre seu abdome (Fig. 5.143A). Feito isso, o examinador solicita ao paciente que mantenha o punho reto; e que mantenha ativamente a rotação medial, enquanto o examinador libera o punho (Fig. 5.143B). Se o paciente não for capaz de manter a posição, ocorrerá flexão do punho, ou um *lag* (i. e., a mão se afasta do abdome), e o teste é considerado positivo para lesão do músculo subescapular.

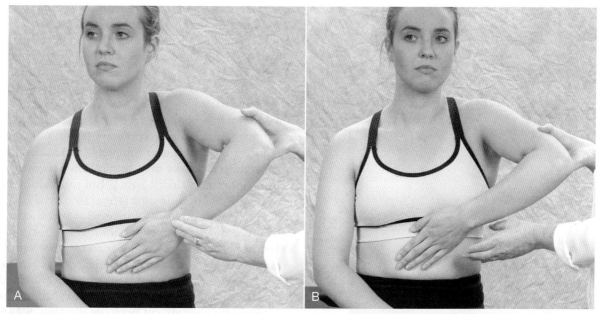

Figura 5.143 Sinal do afastamento do ventre. (A) Posição inicial. A examinadora está mantendo o cotovelo para a frente enquanto posiciona a mão da paciente sobre seu estômago. (B) Posição final.

⚠ **Teste de encarceramento do bíceps braquial.**[1,408] Esse teste pode ter resultado positivo durante testes de movimento ativo. O encarceramento do bíceps braquial é decorrente de um inchaço bulboso (i. e, **"bíceps em ampulheta"**) situado imediatamente fora da articulação glenoumeral no sulco bicipital.[29,30,40,464] Esse inchaço atua como um dedo em um gatilho, de modo que a elevação completa – ativa ou passiva – do ombro torna-se impossível sem que ocorra dor (o paciente perde 10° a 20°). O diagnóstico só será possível durante a cirurgia.

⚠ **Teste para encurtamento do bíceps braquial.** O paciente posiciona-se em decúbito dorsal, com o ombro estendido sobre a borda da maca de exame, o cotovelo flexionado e o antebraço em supinação. Em seguida, o examinador estende o cotovelo do paciente, que, com frequência, apresenta um *end feel* de osso com osso, se a flexibilidade do bíceps braquial estiver normal. Se o bíceps braquial estiver encurtado, não ocorrerá a flexão total do cotovelo, e o *end feel* será de distensão de tecido muscular (Fig. 5.144).[465]

✓ **Posição do brinde com champanhe.**[466] O paciente fica sentado e posiciona o braço em abdução de 30°, discreta rotação lateral e em flexão anterior de 30° e flexão de cotovelo a 90° (Fig. 5.145), o que reproduz a posição da pessoa quando faz um brinde. O examinador aplica uma resistência isométrica para baixo no cotovelo. Um teste positivo para dor e/ou fraqueza indica uma lesão ao músculo supraespinal.

⚠ **Sinal do lag em extensão do deltoide (sinal da cauda de andorinha).**[181,467] O paciente fica em pé ou sentado. Iniciando com o lado não lesionado, o examinador estende o braço do paciente, assegurando-se de que não ocorra

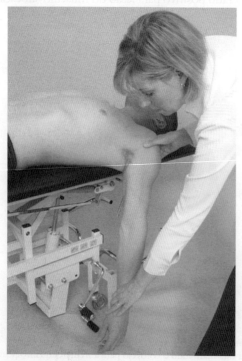

Figura 5.144 Teste para encurtamento do bíceps braquial.

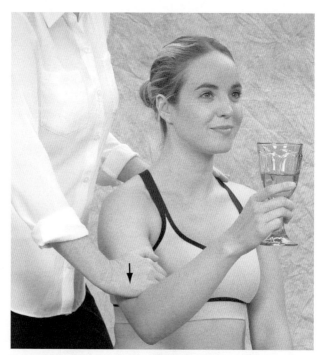

Figura 5.145 Teste do brinde com champanhe para o supraespinal.

flexão anterior do tronco pelo paciente (Fig. 5.146A). O examinador pede ao paciente que mantenha a posição durante 5 a 10 segundos, se possível (Fig. 5.146B). O teste é repetido no lado lesionado. Se a extensão não for equivalente à do lado não lesionado, então ocorreu lesão à porção posterior do músculo deltoide ou à sua inervação, o nervo axilar. Isso ocorre mais comumente seguinte a uma luxação glenoumeral anterior. O teste também pode ser realizado bilateralmente, para comparação dos lados (Fig. 5.146C).

⚠ **Teste da queda do membro superior (teste de Codman).** O examinador abduz o ombro do paciente a 90° e, em seguida, solicita que ele o abaixe lentamente em direção à lateral do corpo, no mesmo arco de movimento (Fig. 5.147). O teste é considerado positivo quando o paciente é incapaz de retornar o membro superior lentamente para a lateral do corpo ou quando ele sente uma dor intensa ao tentar fazê-lo. Um resultado positivo indica uma laceração do complexo do manguito rotador.[468] Uma laceração completa (de terceiro grau) do manguito rotador é mais comum em pacientes mais velhos (com mais de 50 anos). Em indivíduos mais jovens, a ocorrência de uma laceração parcial (de primeiro ou segundo grau) é mais provável quando o paciente abduz o membro superior, e uma forte carga excêntrica descendente é aplicada ao membro superior.

⚠ **Sinal da queda do braço.**[469] O paciente fica em pé com o braço a ser testado ao lado do corpo. O examinador fica em pé no lado a ser testado; passivamente, posiciona o cotovelo do paciente em flexão de 90° (Fig. 5.148A) com o braço em rotação lateral de 45°. Em seguida, soli-

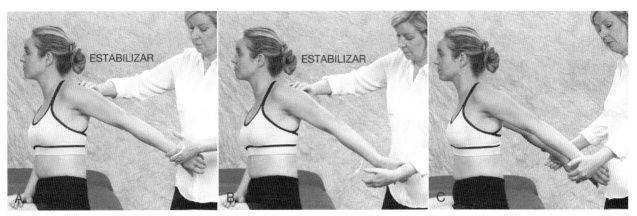

Figura 5.146 Sinal de *lag* em extensão do deltoide. (A) A examinadora estende completamente o braço da paciente. (B) A paciente tenta manter ativamente a posição (a *seta* indica o *lag* quando a examinadora libera o braço da paciente). (C) O teste pode ser realizado bilateralmente, com a finalidade de comparar os dois lados.

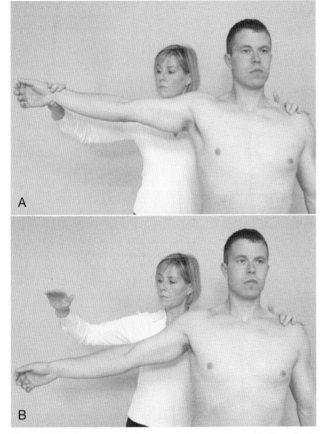

Figura 5.147 Teste da queda do membro superior. (A) O paciente abduz em 90° o seu braço. (B) O paciente tenta baixar lentamente o braço e se mostra incapaz de fazê-lo; em vez disso, o braço cai ao lado do corpo. A mão da examinadora ilustra a posição inicial.

cita-se ao paciente que faça rotação lateral isométrica do braço contra resistência e, logo após, relaxe. Se o paciente não se mostrar capaz de manter a posição lateralmente rotacionada e o braço cair de volta à posição neutra (Fig. 5.148B), o teste é considerado positivo para uma laceração do músculo infraespinal.

❓ Sinal de Gilchrest.[338,470] Em pé, o paciente levanta um peso de 2 a 3 kg acima da cabeça. O membro superior é

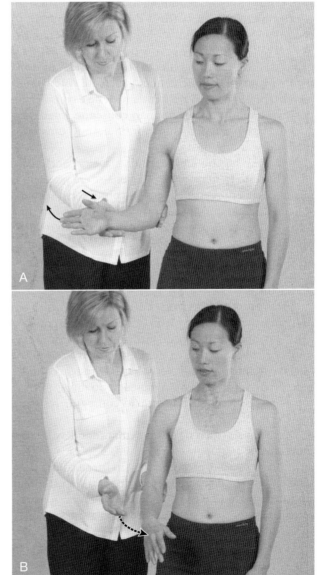

Figura 5.148 Sinal da queda do braço. (A) Posição inicial com a examinadora opondo resistência à rotação lateral da paciente, a 45° de rotação lateral. (B) O braço cai de volta à posição neutra *(seta)* em decorrência da fraqueza do infraespinal.

totalmente rotado na lateral e abaixado em direção à lateral do corpo no plano coronal. O teste é considerado positivo quando ocorre desconforto ou dor no sulco bicipital. Um teste positivo indica paratendinite ou tendinose bicipital.[79] Em alguns casos, pode ser detectado um estalido audível, ou o paciente pode apresentar dor entre 90 e 100° de abdução.

? Sinal de Heuter.[470] Em geral, quando é imposta uma resistência à flexão de cotovelo durante a pronação do membro superior, ocorre um certo grau de supinação à medida que o bíceps braquial tenta auxiliar o músculo braquial a flexionar o cotovelo. Esse movimento de supinação é denominado *sinal de Heuter*. Se ele estiver ausente, significa que a parte distal do tendão do bíceps braquial está rompida.

✓ Sinal do tocador de clarim (signe de clairon).[298,469,471,472] Este teste, também denominado **teste de Patte**, tem como objetivo testar a força do redondo menor. O paciente posiciona-se em pé (Fig. 5.149A). O examinador eleva o membro superior do paciente a 90°, no plano da escápula (escapulação). Em seguida, flexiona o cotovelo a 90° e solicita que o paciente rote lateralmente o ombro, contra resistência. O teste é considerado positivo quando o paciente não consegue rotacionar lateralmente o membro superior, indicando uma laceração do redondo menor.[473]

McClusky sugeriu uma segunda maneira para a realização do teste.[298] O paciente posiciona-se em pé, com os membros superiores nas laterais do corpo, e, em seguida, solicita-se a ele que leve as mãos até a boca. Em uma laceração maciça na parte posterior, do manguito rotador, o paciente não consegue fazê-lo sem abduzir o membro superior primeiramente (Fig. 5.149B). Essa abdução com as mãos levadas à boca é denominada **sinal do tocador de clarim**.

✓ Teste para o infraespinal. O paciente posiciona-se em pé, com o membro superior ao lado do corpo, o cotovelo a 90° e o úmero rotacionado medialmente a 45°. O examinador aplica uma força de rotação medial, contra a qual o paciente opõe uma resistência. O teste é considerado positivo para distensão muscular do infraespinal se o paciente apresentar dor ou não conseguir resistir à rotação medial (Fig. 5.150).

Defendeu-se a ideia de que o examinador deve se assegurar de que a escápula esteja retraída e apoiada por ele, antes que o paciente execute a rotação lateral contra resistência.[474] Isso é chamado de **teste de retração escapular do infraespinal (TREI)** ⚠ (Fig. 5.151). A razão para a retração escapular é estabilizar a escápula antes da realização do teste.

⚠ Teste lateral de Jobe.[325,475] O paciente está em pé com o braço de teste abduzido a 90°, com o cotovelo flexionado a 90°, o ombro é girado medialmente de modo que os dedos apontam para o chão e o polegar para o corpo (Fig. 5.152). O examinador aplica então uma força inferior (i. e., para baixo) no braço, na altura do cotovelo.

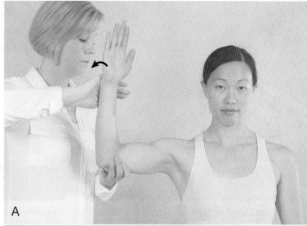

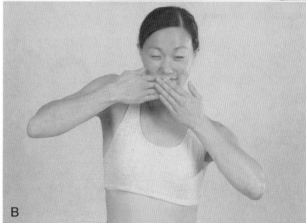

Figura 5.149 Sinal do tocador de clarim (*signe du clairon*). (A) A paciente fica em pé. A examinadora eleva o braço da paciente até 90° no plano da escápula (escapulação). Em seguida, flexiona o cotovelo a 90° e pede à paciente para fazer uma rotação lateral do ombro contra resistência. (B) Modificação de McClusky: a examinadora solicita à paciente que abduza os braços, de modo que as mãos sejam levadas à boca. A fotografia ilustra um teste positivo.

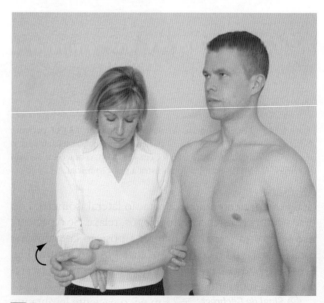

Figura 5.150 Teste do infraespinal.

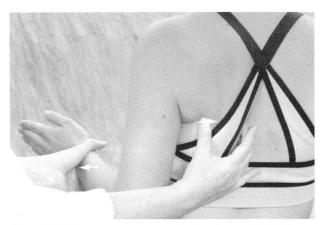

Figura 5.151 Teste de retração escapular do infraespinal (TREI).

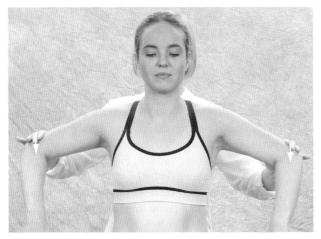

Figura 5.152 Teste lateral de Jobe realizado bilateralmente.

Um teste positivo é identificado pela dor, fraqueza ou incapacidade de manter a posição. Isso demonstra uma patologia no manguito rotador.

✓ **Sinal do "rebote" com rotação lateral (teste do "rebote" do infraespinal e do redondo menor).**[298,472,476] O paciente posiciona-se sentado ou em pé, com o membro superior na lateral do corpo e o cotovelo flexionado a 90°. O examinador abduz, de forma passiva, o membro superior a 90° no plano da escápula, rota lateralmente o ombro até a amplitude final (alguns autores consideram 45°)[469] e solicita que o paciente mantenha a posição (Fig. 5.153A). O teste é considerado positivo quando o paciente não consegue manter a posição e ocorre um "rebote" da mão para a frente, em direção à linha média, indicando que o infraespinal e o redondo menor não conseguem manter a posição, em razão de fraqueza ou dor (Fig. 5.153B).[477,478] O examinador também observará um aumento da rotação medial passiva no lado acometido.

Quando o teste é realizado com o membro superior abduzido a 20° ou na lateral do corpo, no plano da escápula, com o cotovelo a 90° e o ombro rota lateralmente, o examinador coloca o membro superior em rotação lateral máxima e solicita que o paciente mantenha a posição (Fig. 5.154A). O teste é considerado positivo quando existe uma laceração do supraespinal ou do infraespinal e o membro superior rotaciona medialmente, sofrendo um "rebote" para a frente (Fig. 5.154B). Se o braço fizer uma rotação superior a 40°, significa que há algum problema com o redondo menor. Esse teste também é denominado teste **SRRL** (sinal de "rebote" com rotação lateral) ✓. Hertel et al.[476] descreveram um **sinal da queda** ✓ em que o paciente se encontra em pé e abduz

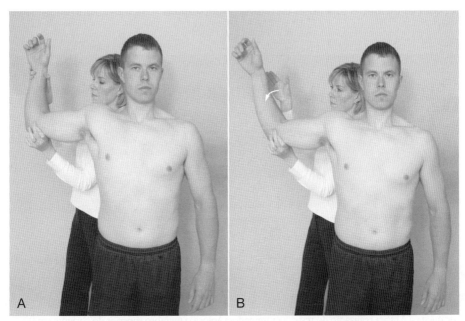

Figura 5.153 Teste de *lag* em rotação lateral, para avaliar os músculos redondo menor e infraespinal. (A) O braço é abduzido a 90°. (B) Observe como a mão "salta" para a frente ao ser liberada pela examinadora *(seta)*.

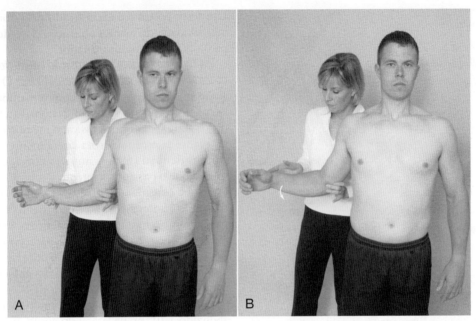

Figura 5.154 Sinal do *lag* com rotação lateral (SLRL), ou teste de queda. (A) Posição inicial. (B) Posição em um teste positivo.

o membro superior a 90°, com o cotovelo flexionado a 90°. O examinador rotaciona lateralmente, ao máximo, o membro superior do paciente, solicitando que mantenha a posição. Caso ocorra queda do membro em rotação medial, o teste é considerado positivo para lacerações do infraespinal e do supraespinal e, possivelmente, do subescapular (Fig. 5.155).[280,377,469,476] Quando o paciente consegue manter a posição, a força do infraespinal pode ser graduada como 3 ou mais, dependendo da resistência à força de rotação medial aplicada pelo examinador.[469]

⚠ **Teste para fraqueza do latíssimo do dorso.**[341] O paciente posiciona-se em pé, com os membros superiores elevados no plano da escápula a 160°. Contra a resistência do examinador, solicita-se ao paciente que rotacione o membro superior medialmente e o estenda para baixo, como se estivesse subindo uma escada (Fig. 5.156).

✓ **Sinal lift-off *(teste de Gerber).***[273,455,456,459,477,479,480] Em pé, o paciente coloca o dorso da mão sobre o bolso de trás da calça ou contra a parte lombar média da coluna. A grande atividade do subescapular é observada na segunda posição (Fig. 5.157).[481] Em seguida, o paciente levanta a mão, distanciando-a das costas. A incapacidade de realizar esse movimento indica uma lesão do músculo subescapular. Um movimento anormal da escápula durante

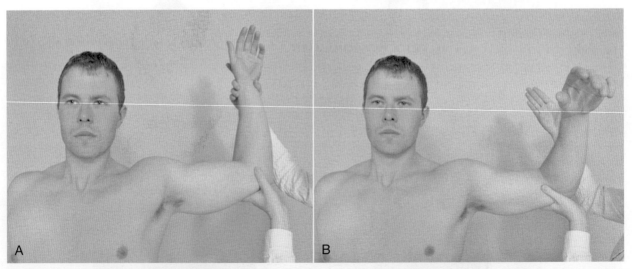

Figura 5.155 O sinal de queda. (A) Para realização do teste, a examinadora coloca o membro superior do paciente em 90° de abdução e rotação lateral máxima, solicitando ao paciente que mantenha a posição. (B) Caso o paciente não consiga permanecer nessa posição e o membro superior caia em rotação medial, o teste é positivo.

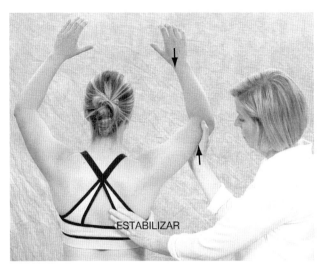

Figura 5.156 Teste para fraqueza do latíssimo do dorso.

o teste pode indicar instabilidade escapular. Se o paciente conseguir levar a mão para longe das costas, o examinador deve aplicar uma carga, empurrando a mão em direção às costas, para testar a força do subescapular e avaliar como a escápula atua sob a ação de uma carga dinâmica. Em caso de laceração do tendão do subescapular, a rotação lateral passiva (e ativa) aumenta.[480]

Se a mão do paciente for rotacionada medialmente ao máximo de forma passiva e lhe for solicitado que mantenha a posição, observa-se que a mão se move em direção às costas (**teste de "rebote" ou de *lag* subescapular ou da rotação medial** ✓), visto que o subescapular não consegue manter a posição, por conta da fraqueza ou da dor (Fig. 5.158).[310,476] Esse teste também é denominado teste *lift-off* **modificado**.[471,480] Um pequeno "rebote" ou atraso entre a rotação medial passiva máxima e a rotação medial ativa indica uma laceração parcial (de primeiro e segundo graus) do subescapular.[455] Relatou-se que esse teste modificado é mais exato para fazer o diagnóstico de laceração do manguito rotador.[476] Ele também pode ser utilizado para testar os romboides. O alamento da borda medial da escápula durante o teste pode indicar que os romboides estão acometidos. Stefko et al. relataram que o isolamento máximo do subescapular foi obtido colocando-se a mão contra a borda posteroinferior da escápula (**teste da rotação medial máxima** ❓) e, em seguida, tentando elevar a mão das costas.[482] Nas outras posições de *lift-off*, o músculo redondo maior, o latíssimo do dorso, os romboides e a parte posterior do deltoide podem compensar um subescapular fraco.

❓ ***Teste de Lippman***.[483] O paciente posiciona-se sentado ou em pé, enquanto o examinador segura o membro superior flexionado a 90° com uma das mãos. Com a outra mão, ele palpa o tendão do bíceps braquial, 7 a 8 cm abaixo da articulação glenoumeral, e o move de um lado a outro no sulco bicipital. O teste é considerado positivo quando o paciente apresenta uma dor aguda, indicando paratendinite ou tendinose bicipital.[79]

❓ ***Teste de Ludington***.[484] O paciente entrelaça ambas as mãos no topo ou atrás da cabeça, permitindo que os dedos entrelaçados sustentem o peso dos membros superiores (Fig. 5.159A). Essa ação permite o relaxamento máximo do tendão do bíceps braquial em sua posição de repouso. Em seguida, o paciente, de forma alternada, contrai e relaxa os músculos do bíceps braquial. Enquanto o paciente realiza as contrações e os relaxamentos, o examinador palpa o tendão do bíceps, que será sentido no lado não envolvido, mas não no lado acometido, se o resultado do teste for positivo. Um resultado positivo indica ruptura do tendão da cabeça longa do bíceps braquial. O teste também pode ser utilizado para comparar a simetria bilateral do músculo bíceps braquial (Fig. 5.159B).

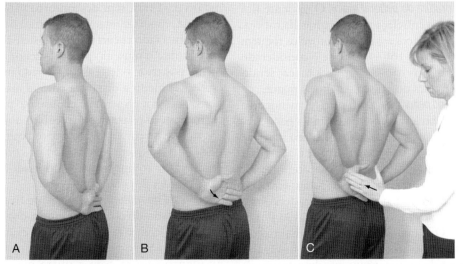

Figura 5.157 Sinal *lift-off*. (A) Posição inicial. (B) Posição *lift-off*. (C) Resistência à elevação do dorso da mão, proporcionada pela examinadora. A examinadora testa a força do subescapular e observa o posicionamento da escápula.

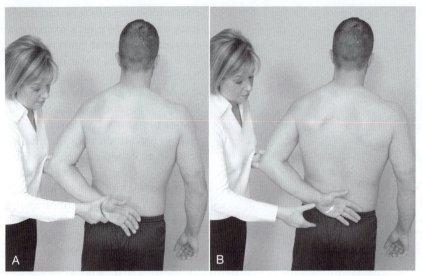

Figura 5.158 Teste do "rebote" para o subescapular. (A) Posição inicial. (B) O paciente não consegue manter a posição inicial, e a mão apresenta um "rebote" em direção à região lombar baixa.

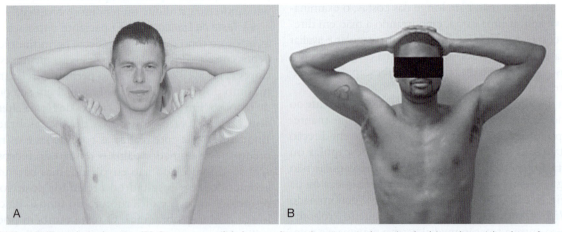

Figura 5.159 (A) Teste de Ludington. (B) O teste tem utilidade na avaliação da assimetria dos músculos bíceps braquial, sobretudo após uma tenodese bicipital. Observe o pequeno volume do bíceps braquial esquerdo. (B, de McFarland EG, Borade A: Examination of the biceps tendon, *Clin Sport Med* 35[1]:33,2016.)

▲ **Teste de contratura do peitoral maior.** O paciente fica em decúbito dorsal e entrelaça as mãos atrás da cabeça. Em seguida, baixa os braços até que os cotovelos toquem a maca de exame (Fig. 5.160A). O teste é considerado positivo se os cotovelos não chegarem à maca, sendo indicativo de contratura do músculo peitoral maior.

▲ **Encurtamento do peitoral menor.** O peitoral menor atua com os romboides e o levantador da escápula para estabilizar a escápula durante a extensão do membro superior. O encurtamento do peitoral menor pode acarretar aumento da protração escapular e inclinação posterior do ângulo inferior da escápula. O teste para o encurtamento do peitoral menor pode ser realizado com o paciente em decúbito dorsal, com o braço em flexão anterior de 30°.[485] O examinador coloca a parte proximal da palma da mão sobre o processo coracoide e o empurra em direção à maca de exame, promovendo retração da escápula (Fig. 5.160B). Com frequência, ocorre o movimento para trás, sem desconforto para o paciente, e a escápula repousa diretamente contra a maca. No entanto, se for observado encurtamento (distensão de tecido muscular) sobre o músculo peitoral menor durante o movimento posterior, o teste é considerado positivo. Também é possível medir a distância entre a maca de exame e a borda posterior do acrômio enquanto o paciente se encontra na posição relaxada em decúbito dorsal, com os braços ao lado do corpo e os cotovelos flexionados, de modo que as mãos fiquem repousando no corpo. Se o peitoral menor tiver comprimento apropriado, a distância não deve exceder 2,5 cm.[486,487]

✓ **Teste de ruptura.**[488] O paciente fica sentado com o braço ao lado do corpo; o examinador se posta em pé, atrás do paciente (Fig. 5.161). O examinador palpa a margem anterior do acrômio com uma das mãos, enquanto segura com a outra mão o cotovelo do paciente a 90°. Em seguida, o examinador estende

Capítulo 5 Ombro **411**

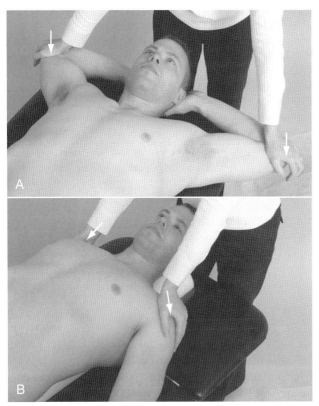

Figura 5.160 Teste para encurtamento (A) do peitoral maior e (B) do peitoral menor. A examinadora está testando o *end feel*. Observe a posição da mão da examinadora no (A) úmero e no (B) processo coracoide.

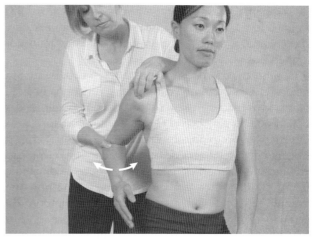

Figura 5.161 Teste de ruptura para laceração do manguito rotador.

passivamente o braço do paciente e, devagar, promove a rotação medial e lateral do úmero, ao mesmo tempo que palpa o tubérculo maior e os tendões do manguito rotador. A presença de uma depressão ("ruptura" ou defeito) medindo aproximadamente um dedo de largura, ou um tubérculo maior mais saliente (em comparação com o outro lado), indica um teste positivo para laceração do manguito rotador.

⚠ **Teste para fraqueza dos romboides.**[297,489] O paciente posiciona-se em decúbito ventral ou sentado, com o membro superior a ser testado atrás do corpo, de modo a posicionar a mão no lado oposto (bolso de trás oposto). O examinador coloca o dedo indicador ao longo e abaixo da borda medial da escápula, solicitando ao paciente que empurre discretamente o ombro para a frente, contra a resistência, para relaxar o trapézio (Fig. 5.162A). Em seguida, solicita-se que o paciente eleve o antebraço e a mão para longe do corpo. Se os romboides estiverem normais, os dedos são empurrados para longe a partir da parte inferior da escápula (Fig. 5.162B).

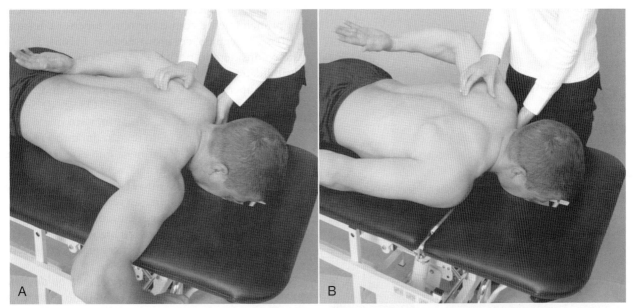

Figura 5.162 Teste para fraqueza do romboide. (A) Posição inicial. (B) Posição de teste.

Também é possível testar a força dos músculos romboide e levantador da escápula, solicitando ao paciente que coloque as mãos nos quadris enquanto o examinador empurra os seus cotovelos para a frente.[121]

▲ **Teste da ponta da escápula para trás.**[490] O paciente fica na posição de decúbito ventral com a cabeça na posição neutra e os braços ao lado do corpo, com as palmas das mãos voltadas para baixo. O examinador posiciona uma das mãos sobre o ângulo inferior da escápula, com o objetivo de estabilizar esse osso; os dedos da outra mão engancham a superfície inferior do processo coracoide, iniciando uma força ascendente, ao mesmo tempo que "sente" se há retesamento e observa o movimento do acrômio em direção ao trago da orelha (Fig. 5.163). Caso haja um retesamento, isso significa que o músculo peitoral menor está encurtado.

▲ **Teste para fraqueza do serrátil anterior (teste punch-out).**[489] O paciente posiciona-se em pé e flexiona anteriormente o membro superior a 90°. O examinador aplica uma força para trás, sobre o membro superior (Fig. 5.164). Se o serrátil anterior estiver fraco ou paralisado, ocorre alamento da borda medial da escápula (alamento clássico). O paciente também apresentará dificuldade para abduzir ou flexionar para a frente o membro superior além de 90°, com um serrátil anterior fraco, mas o movimento pode ser possível pela compensação da parte ascendente do trapézio.[123] Um achado semelhante pode ser obtido pela flexão dos membros superiores contra uma parede ou contra o solo. Para diferenciar entre paralisia do nervo torácico longo (serrátil anterior) e instabilidade posterior como causa para a disfunção do serrátil anterior, o examinador deve pedir ao paciente que faça rotação lateral do braço e, em seguida, o flexione anteriormente. Nesse caso, se for eliminado o alamento escapular, então o problema é uma instabilidade posterior causada pela fraqueza do serrátil anterior.[121]

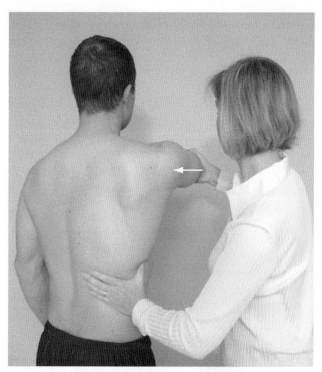

Figura 5.164 Teste para fraqueza do serrátil anterior. Teste *punch-out*: a examinadora aplica uma força para trás.

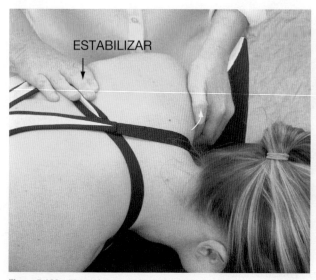

Figura 5.163 Teste da ponta da escápula para trás.

▲ **Teste de speed (teste para o bíceps ou para o membro superior estendido).** O examinador deve resistir à flexão anterior do ombro realizada pelo paciente, enquanto o antebraço do paciente é, primeiramente, colocado em supinação e, em seguida, em pronação, com o cotovelo totalmente estendido. O teste também pode ser realizado pela flexão anterior do membro superior do paciente a 90° e, posteriormente, solicitando-se ao paciente que resista a um movimento excêntrico na direção da extensão, primeiramente com o membro superior em supinação e, em seguida, em pronação (Fig. 5.165).[408,491] O teste é considerado positivo se provocar aumento da sensibilidade no sulco bicipital, sobretudo quando o membro superior se encontra em supinação, indicando paratendinite ou tendinose bicipital.[79] O teste de Speed é mais eficaz que o teste de Yergason, visto que o osso se move sobre maior parte do tendão durante a realização do teste de Speed. Relatou-se que esse teste pode causar dor; como consequência, será positivo quando houver uma lesão SLAP (tipo II).[362] Ao observar uma fraqueza acentuada na supinação resistida, deve-se suspeitar de uma lesão grave de segundo ou terceiro grau (ruptura) da parte distal do bíceps braquial.[492] Também foi relatada a dificuldade em obter resultados consistentes com esse teste.[493]

✓ **Teste do supraespinal (teste de Jobe ou da "lata vazia").**[273,494] O ombro do paciente é abduzido a 90°, com rotação neutra (nenhuma rotação), e o examinador impõe resistência à abdução. Em seguida, o ombro é rotado

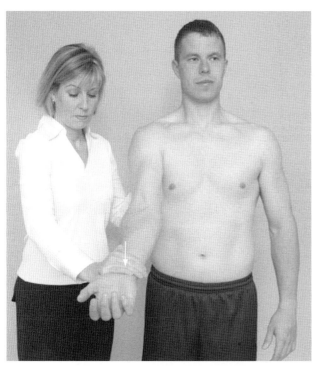

Figura 5.165 Teste de *speed* (teste do bíceps braquial, ou do braço esticado).

medialmente e angulado 30° para a frente (posição de lata vazia), de modo que os polegares do paciente apontem para o solo (Fig. 5.166), no plano da escápula. Alguns autores afirmam que o teste do ombro com o polegar direcionado para cima ("lata cheia") é melhor para a contração máxima do supraespinal.[479] A resistência à abdução é novamente imposta, enquanto o examinador observa a presença de fraqueza ou de dor, que indica um teste positivo. Um resultado positivo indica uma laceração do tendão ou do músculo supraespinal ou uma neuropatia do nervo supraescapular.

Teste para o redondo menor. O paciente posiciona-se em decúbito ventral e coloca a mão sobre a crista ilíaca posterior oposta. Solicita-se que realize a extensão e a adução do membro superior em rotação medial, contra resistência. O teste é considerado positivo para uma distensão muscular do redondo menor quando o paciente apresenta dor ou fraqueza (Fig. 5.167).

Encurtamento do latíssimo do dorso, peitoral maior e peitoral menor. O paciente posiciona-se em decúbito dorsal; o examinador solicita que eleve completamente os membros superiores, realizando uma flexão anterior. Se o comprimento dos três músculos estiver normal, os membros superiores devem ser estendidos até repousarem sobre a maca de exame. Se a escápula não repousar contra a maca, é indicativo de encurtamento do peitoral menor, do peitoral maior ou do latíssimo do dorso (a escápula permanece protraída) (Fig. 5.168).[495]

Fraqueza do trapézio.[489] O paciente posiciona-se sentado e coloca as mãos juntas sobre a cabeça. O examinador posiciona-se atrás do paciente e empurra os cotovelos para a frente. Em geral, as três partes do trapézio se contraem para estabilizar a escápula (Fig. 5.169A). A parte descendente do trapézio pode ser testada separadamente, por meio da elevação do ombro,

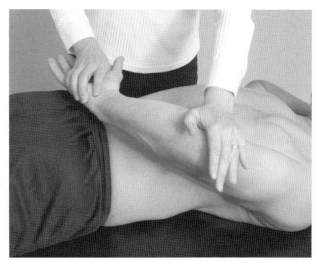

Figura 5.167 Teste do redondo menor.

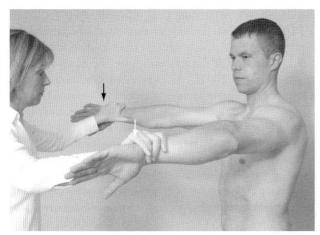

Figura 5.166 Teste da "lata vazia" para supraespinal.

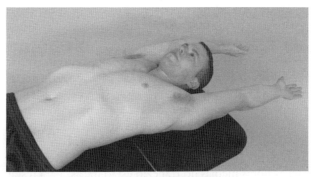

Figura 5.168 Teste para encurtamento do latíssimo do dorso, peitoral maior e peitoral menor, em grupo.

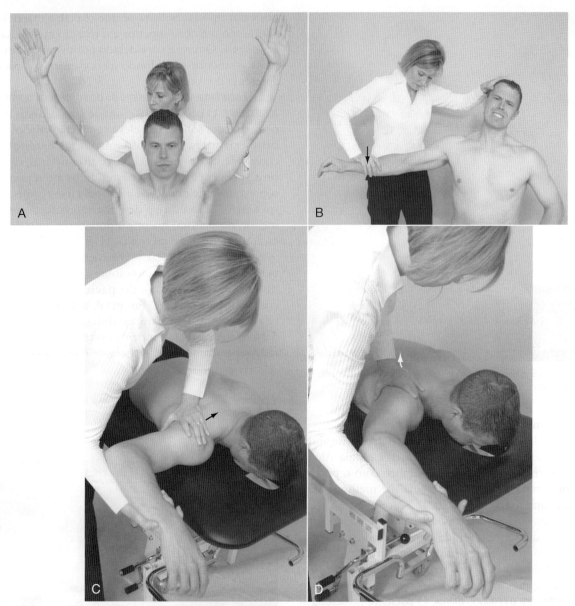

Figura 5.169 Teste para fraqueza do trapézio. (A) Todas as partes do tríceps braquial. (B) Parte descendente do trapézio. (C) Parte transversa do trapézio. (D) Parte ascendente do trapézio.

com o membro superior levemente abduzido, ou da abdução resistida do ombro e flexão lateral da cabeça (Fig. 5.169B).[495,496] Quando o ombro é elevado com o membro superior na lateral do corpo, é mais provável que o levantador da escápula e os romboides também estejam envolvidos. A parte transversa do trapézio pode ser testada com o paciente em decúbito ventral, com o membro superior abduzido a 90° e rotacionado lateralmente. O teste envolve a imposição de uma resistência por parte do examinador, contra a extensão horizontal do membro superior, observando a ocorrência de retração da escápula que, normalmente, deve ocorrer (Fig. 5.169C).[495,496] Se ocorrer protração escapular, significa que as fibras médias do trapézio estão fracas. Para testar a parte ascendente do trapézio, o paciente posiciona-se em decúbito ventral, com o membro superior abduzido a 120° e o ombro rotado lateralmente. O examinador aplica uma resistência contra a extensão diagonal e verifica a ocorrência de retração escapular que, em geral, deve ocorrer (Fig. 5.169D). Se ocorrer protração escapular, significa que a parte ascendente do trapézio está fraca.[495] A paralisia do músculo trapézio faz com que a escápula translacione inferiormente e o ângulo inferior da escápula faça uma rotação lateral.[121] Se a escápula estiver elevada acima do normal, pode ser indicação de encurtamento do trapézio ou presença de torcicolo cervical.

⚠ *Sinal do triângulo.*[461] O paciente fica posicionado em decúbito ventral, com os dois braços elevados em aproximadamente 120°. O examinador então pede ao paciente que eleve ao máximo os dois braços. Na posição de decúbito ventral, o paciente será incapaz de elevar adicionalmente os braços caso haja algum problema muscular ou lesão nervosa. Se o paciente tentar fazer uma elevação adicional, ocorrerá extensão da parte lombar da coluna, para proporcionar uma aparência de maior elevação. Em condições normais, o paciente deve se mostrar capaz de elevar o braço por completo sem ter que estender a coluna. Se houver algum problema, o braço, o tronco e a maca formam um triângulo (Fig. 5.170) enquanto o paciente estende a parte lombar da coluna para adquirir maior elevação. O ângulo entre o tronco e o braço dá uma indicação da gravidade da lesão ao músculo trapézio ou à sua inervação, o nervo acessório espinal. Caracteristicamente, o ângulo no lado lesionado é de cerca de 90°; portanto, a posição inicial será obtida apenas com a ajuda do examinador; qualquer movimento adicional seria resultante da extensão da coluna. Pacientes com fraqueza do serrátil anterior também demonstrarão alamento medial da escápula.

▲ **Encurtamento do tríceps braquial.** O paciente posiciona-se sentado. O membro superior é totalmente elevado pela flexão anterior e rotação lateral. Enquanto estabiliza o úmero, o examinador flexiona o cotovelo (ver Fig. 6.16C).[465] Em geral, o *end feel* é de aproximação de tecidos moles. Se o tríceps braquial estiver contraído, a flexão do cotovelo será limitada, com *end feel* de distensão de tecido muscular.

❓ **Teste do soco** (uppercut).[408] O paciente fica em pé com o ombro em posição neutra ao lado do corpo e com o cotovelo em flexão de 90°. O antebraço está supinado e a mão está fechada (Fig. 5.171). O examinador coloca uma de suas mãos sobre a mão fechada do paciente, com o objetivo de opor resistência ao movimento deste. Em seguida, o paciente, de maneira ativa e rápida, mobiliza a mão para cima e na direção de seu queixo, mimetizando um "*uppercut*" do boxe. O teste é considerado positivo pela ocorrência de dor ou de um estalido doloroso sobre o aspecto anterior do ombro, sendo indicativo de lesão do bíceps braquial.

✓ **Teste de Whipple.**[74] O paciente fica em pé com o braço em flexão anterior de 90° e em adução até que a mão esteja em uma posição oposta ao outro ombro. O examinador empurra para baixo no punho, enquanto o paciente oferece resistência (Fig. 5.172). O teste é considerado positivo para laceração parcial do manguito rotador e/ou da porção superior do lábio.

▲ **Teste de Yergason.** Esse teste avalia, basicamente, a capacidade do ligamento coracoumeral e do ligamento umeral transverso de manter o tendão do bíceps no sulco bicipital.[31] Com o cotovelo do paciente flexionado a 90° e estabilizado contra o tórax e com o antebraço em pronação, o examinador resiste à supinação, enquanto o paciente também rotaciona lateralmente o membro superior contra a resistência (Fig. 5.173).[497] Quando o examinador palpa o tendão do bíceps braquial no sulco bicipital durante o movimento de supinação e rotação lateral, ele sente que o tendão "salta" do sulco quando o ligamento umeral transverso está lacerado. Sensibilidade apenas no sulco bicipital, sem luxação, pode indicar paratendinite/tendinose bicipital.[79] Esse teste não é tão eficaz quanto o Teste de *speed* para avaliação do tendão do bíceps braquial, uma vez que o sulco bicipital move-se apenas discretamente sobre o tendão, acometendo somente uma pequena parte do tendão durante o teste, e também porque a dor do tendão do bíceps braquial

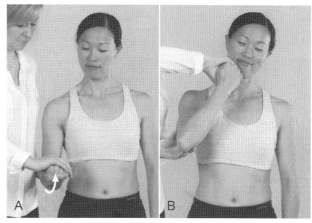

Figura 5.171 Teste do soco (*uppercut*). (A) Posição inicial. (B) Posição final.

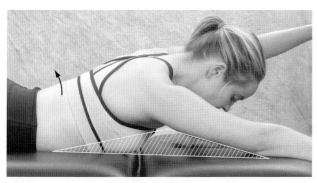

Figura 5.170 Teste do triângulo.

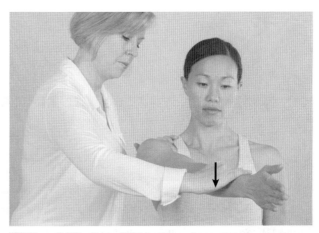

Figura 5.172 Teste de Whipple para lacerações no manguito rotador e no lábio superior.

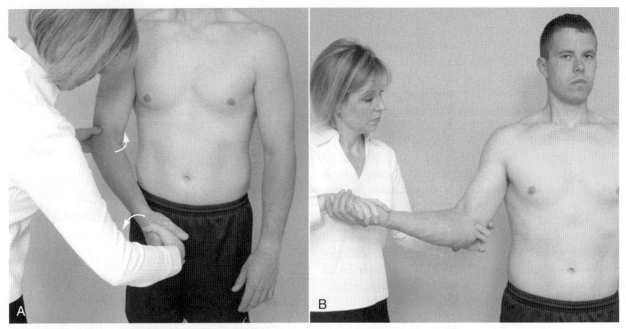

Figura 5.173 Teste de Yergason. (A) Posição inicial. (B) Posição final.

tende a ocorrer com o movimento ou a palpação e não com a tensão. Foi relatada dificuldade em obter resultados consistentes com esse teste.[493]

Testes para avaliar a função neurológica

⚠ **Scratch collapse test** *(estímulo digital) para o nervo axilar.*[498] O paciente fica sentado, voltado para o examinador. O paciente eleva os braços em escapulação até 90°, com os cotovelos e punhos estendidos e as mãos fechadas. Em seguida, o examinador promove uma adução horizontal isométrica dos braços, enquanto o paciente opõe resistência, por meio da abdução horizontal isométrica dos braços (Fig. 5.174A). Em continuidade, o examinador promove um estímulo digital sobre o trajeto do nervo axilar (aspecto posterior do deltoide) (Fig. 5.174B) e então rapidamente repete o teste. Se o paciente apresenta alodinia (i. e., resposta aumentada à dor) em decorrência de uma neuropatia por compressão do nervo axilar, ocorrerá uma breve perda da adução horizontal (i. e., perda da força da porção espinal do deltoide). O nervo axilar pode estar sendo comprimido por tecido fibroso, tecido cicatricial seguinte a alguma lesão, compressão do espaço quadrangular (ver Fig. 5.187) ou hipertrofia muscular.

⚠ **Scratch collapse test** *(estímulo digital) para o nervo torácico longo.*[499] O paciente fica em pé com os cotovelos flexionados a 90° e os punhos na posição neutra, de modo

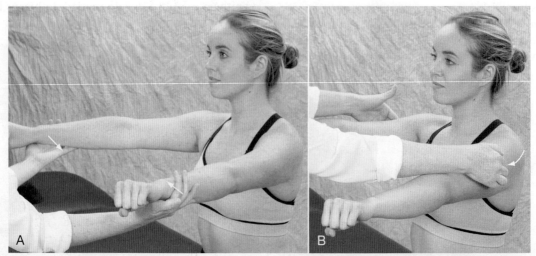

Figura 5.174 *Scratch collapse test* (estímulo digital) para o nervo axilar. (A) O teste: a examinadora promove adução isométrica e horizontal nos braços da paciente. (B) A examinadora promove um estímulo digital sobre a parte superior do deltoide e, em seguida, repete a etapa (A).

que o examinador possa oferecer resistência à rotação medial do ombro, fazendo uma rotação lateral isométrica resistida. O examinador testa bilateralmente a rotação lateral isométrica do paciente (Fig. 5.175A). Em seguida, promove um estímulo digital na pele do paciente sobre o trajeto do nervo torácico longo (i. e., ao longo da linha axilar média, situada imediatamente anterior ao músculo latíssimo do dorso) nos aspectos laterais do tronco (Fig. 5.175B). Em seguida e rapidamente faz de novo com que o paciente ofereça resistência à rotação medial isométrica ao proporcionar uma força de rotação lateral (Fig. 5.175C). Se o paciente exibir alodinia em decorrência de uma neuropatia por compressão, irá ocorrer uma breve perda da rotação lateral. As áreas em que pode ocorrer compressão incluem o músculo escaleno médio, uma faixa fascial a partir do plexo braquial, em angulação sobre a segunda costela e compressão pelos vasos transversais que recobrem o tórax.

Sinal de Tinel (no ombro). Realiza-se a percussão da área do plexo braquial acima da clavícula, na área do triângulo escaleno. O sinal é considerado positivo quando o paciente refere uma sensação de formigamento em uma ou mais raízes nervosas

Teste (de tensão) neurodinâmico do membro superior (tensão do plexo braquial).[500] Esse teste equivale ao teste de elevação do membro inferior estendido. É utilizado quando o paciente apresenta sinais radiculares no membro superior ou sintomas neurológicos periféricos. O paciente é posicionado de modo a impor estresse sobre o tecido nervoso que penetra no braço. O paciente posiciona-se em decúbito dorsal. O teste pode ser realizado com as articulações do membro superior em diferentes posições para impor estresse sobre cada um dos tecidos nervosos de maneira diferente.[501] Na realidade, existem quatro testes neurodinâmicos para tensão do membro superior (TTMS de 1 a 4) (ver Tab. 3.21 e Fig. 3.45).[502] Para a realização correta desses testes, é necessário que o ombro seja mantido deprimido. Se for possível elevá-lo, elimina-se a tensão sobre as estruturas nervosas. De acordo com a anamnese, o examinador seleciona o TTMS que irá estressar as estruturas nervosas adequadas. A dor sob a forma de formigamento, a sensação de estiramento ou a dor na fossa cubital indicam distensão da dura-máter na parte cervical da coluna. Quando comparada com a do lado normal, a amplitude disponível do movimento passivo do cotovelo pode indicar a restrição. A flexão lateral da parte cervical da coluna para o lado oposto pode aumentar o efeito. Caso não seja possível a ADM total do ombro, o teste ainda pode ser realizado, levando o ombro em adução e rotação lateral até o ponto imediatamente antes do doloroso e realizando as outras manobras do membro superior ou flexionando passivamente a parte cervical da coluna para o lado. Os testes de tensão do membro superior aplicam tensão sobre tecidos nervosos do membro, mesmo em indivíduos normais. Portanto, considera-se um sinal positivo a reprodução dos sintomas do paciente e não a distensão. Esse achado indica que o tecido nervoso está sendo submetido a um estresse, mas não informa ao examinador o local nem a causa.

Testes para a síndrome do desfiladeiro torácico

As síndromes do desfiladeiro torácico podem combinar sinais neurológicos e vasculares ou podem apresentar, individualmente, sinais e sintomas de déficit neurológico ou de restrição do fluxo arterial ou venoso.[503] O paciente pode se queixar de fadiga no ombro, uma dor vaga nessa região, uma sensação de incômodo e de peso no ombro; todos esses achados podem afetar a velocidade e o controle

TABELA 5.21

Sinais e sintomas da síndrome do desfiladeiro torácico[506]

Neurológicos	Vasculares Arteriais	Vasculares Venosos
• Dormência • Formigamento • Preensão fraca • Perda da destreza manual (intrínsecos)	• Extremidade fria e pálida	• Inchaço • Alteração da cor (manchada)

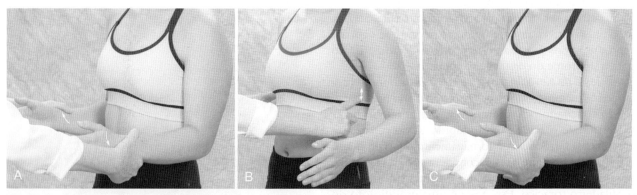

Figura 5.175 *Scratch collapse test* (estímulo digital) para o nervo torácico longo. (A) A paciente faz rotação lateral isométrica. (B) A examinadora promove um estímulo digital sobre o trajeto do nervo. (C) A paciente repete a rotação lateral isométrica.

durante a realização das atividades (p. ex., arremessar, nadar), sobretudo com o braço em abdução e rotação lateral (Tab. 5.21).[81] Por essa razão, o diagnóstico de síndrome do desfiladeiro torácico é, em geral, um diagnóstico de exclusão, após a eliminação de todas as demais causas.[504-507] De fato, os sinais neurogênicos são raros na síndrome do desfiladeiro torácico; existe pouca correlação entre os sinais vasculares da condição e o envolvimento neurológico. *Para serem considerados positivos, os testes para a síndrome do desfiladeiro torácico não devem apenas diminuir o pulso, mas também reproduzir os sintomas do paciente.*[508] A confiabilidade desses testes não é alta.

Nos testes de desfiladeiro torácico, que envolvem a verificação do pulso, o examinador deve localizar o pulso antes de posicionar o membro superior ou a parte cervical da coluna do paciente. Uma vez que o pulso pode estar diminuído, mesmo em um indivíduo "normal", é mais importante a busca da reprodução dos sintomas do paciente que da diminuição do pulso. A não ser que seja especificada, a duração desses testes provocativos não deve exceder um ou dois minutos.[505]

? *Manobra de Adson.*[77,509] Esse teste é, provavelmente, um dos métodos mais comuns descritos na literatura para testar a síndrome do desfiladeiro torácico. O examinador localiza o pulso radial e gira a cabeça do paciente, posicionando-a de frente para o ombro em teste (Fig. 5.176). Em seguida, o paciente estende a cabeça, enquanto o examinador faz rotação lateral do ombro e o estende. O paciente é instruído a inspirar profundamente e a sustentar a inspiração. O teste é considerado positivo quando o pulso desaparece e ocorre reprodução dos sintomas.

? *Teste para síndrome costoclavicular (braçadeira militar).*[77] O examinador palpa o pulso radial e, em seguida, leva o ombro do paciente para baixo e para trás (Fig. 5.177). O teste é considerado positivo na ausência do pulso e na reprodução dos sintomas, indicando uma possível síndrome do desfiladeiro torácico (síndrome costoclavicular). Esse teste é, em particular, eficaz para pacientes que se queixam de sintomas ao carregarem uma mochila ou vestirem um casaco pesado.

? *Manobra de Halstead.* O examinador localiza o pulso radial e aplica uma tração para baixo, na extremidade testada, enquanto o pescoço do paciente é hiperestendido e a sua cabeça rotacionada para o lado oposto (Fig. 5.178). Se o pulso estiver ausente ou desaparecer, e se ocorreu reprodução dos sintomas, o teste é considerado positivo para a síndrome do desfiladeiro torácico.

? *Teste de elevação provocativa.*[310] O paciente eleva ambos os membros superiores acima do plano horizontal, sendo solicitado pelo examinador que abra e feche as mãos quinze vezes, de modo rápido. Caso o paciente apresente fadiga, cãibra ou formigamento, ou reprodução dos sintomas durante o teste, considera-se o teste positivo para uma insuficiência vascular e para a síndrome do desfiladeiro torácico. Esse teste é uma modificação do teste de Roos.

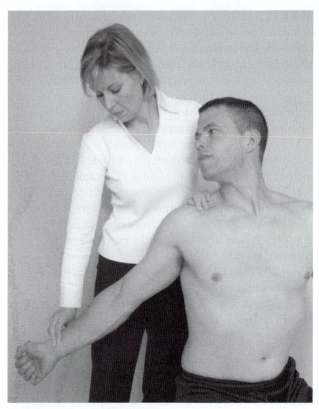

Figura 5.176 Manobra de Adson.

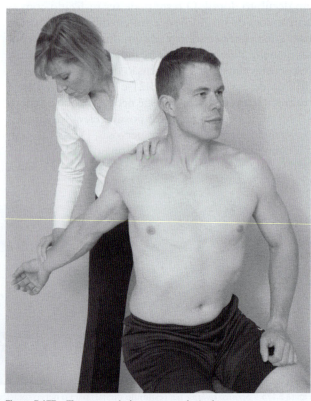

Figura 5.177 Teste para síndrome costoclavicular.

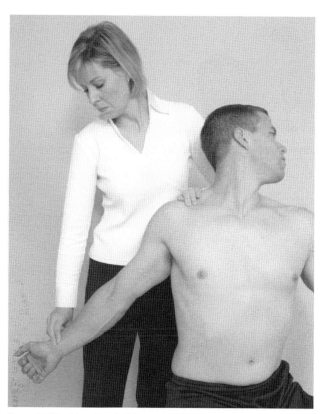

Figura 5.178 Manobra de Halstead.

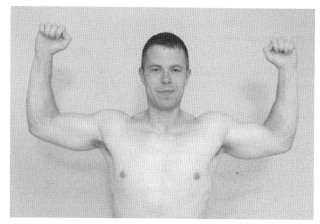

Figura 5.179 Posição para o teste de Roos.

▲ *Teste de Roos (teste de estresse do membro superior elevado [TEMSE]).*[77,510] O paciente posiciona-se em pé e abduz os membros superiores a 90°, rotaciona os ombros lateralmente e flexiona os cotovelos a 90°, de modo a posicionar os cotovelos ligeiramente atrás do plano frontal. Em seguida, o paciente abre e fecha as mãos, de forma lenta, durante três minutos (Fig. 5.179). Se o paciente não conseguir manter os membros superiores na posição inicial por três minutos ou sentir dor isquêmica, uma sensação de peso ou de fraqueza profunda no membro ou dormência e formigamento na mão durante os três minutos, o teste é considerado positivo para a síndrome do desfiladeiro torácico no lado acometido. O teste é considerado negativo quando o paciente apresenta uma pequena fadiga e uma sensação de aflição. Por vezes, o teste é denominado **teste positivo de abdução e rotação lateral (ARL)**, **teste de "mãos para cima"** ou **teste de estresse do membro superior elevado (TEMSE)**.[510-513]

❓ *Teste para elevação passiva do cíngulo do membro superior.*[322] Esse teste é realizado em pacientes que já se apresentam com sintomas. O paciente posiciona-se sentado. O examinador segura os membros superiores por trás e eleva passivamente o cíngulo do membro superior para cima e para a frente, até atingir a elevação completa (elevação bilateral passiva dos ombros [ombros "encolhidos"]); mantém-se a posição por trinta segundos ou mais (Fig. 5.180). O alívio arterial é evidenciado por pulsação mais forte, alteração da coloração da pele (mais avermelhada) e aumento da temperatura das mãos. O alívio venoso é observado pela diminuição da cianose e do ingurgitamento venoso. Os sinais neurológicos incluem dormência, alfinetadas e agulhadas ou formigamento, assim como alguma dor à medida que a isquemia ao nervo alivia. Isso é denominado *fenômeno de liberação*.

❓ *Teste ou manobra de Wright.*[77] Wright defendeu a "hiperabdução" do membro superior, de modo a levar a mão acima da cabeça, com o cotovelo e o membro superior no plano coronal e o ombro rotado lateralmente (Fig. 5.181A).[514] Ele sugeriu a realização desse teste na posição sentada e, em seguida, em decúbito dorsal. Ao solicitar ao paciente que inspire e rotacione ou estenda a cabeça e o pescoço, um efeito adicional de reprodução dos sintomas pode ser produzido. É realizada a palpação do pulso para a verificação de diferenças. Esse teste é utilizado para detecção da compressão no espaço costoclavicular; ele é similar ao teste para a síndrome costoclavicular.

Esse teste foi modificado por examinadores ao longo do tempo, de modo que passou a ser descrito como segue. O examinador flexiona o cotovelo do paciente a 90°, enquanto o ombro é estendido horizontalmente e rotado lateralmente (Fig. 5.181B). Em seguida, o paciente rotaciona a cabeça para longe do lado testado. O examinador palpa o pulso radial, que desaparece quando a cabeça é rotacionada para longe do lado testado. Realizado dessa maneira, o teste é denominado **manobra de Allen**. Ocorrendo o desaparecimento do pulso e a reprodução dos sintomas, o teste é positivo para a síndrome do desfiladeiro torácico.

Outros testes de ombro

Sinal de percussão do olécrano-manúbrio.[515] Esse teste objetiva verificar a integridade das estruturas ósseas do braço, desde o úmero até o esterno. O paciente fica sentado com os cotovelos flexionados a 90°. O examinador aplica a campana do estetoscópio à área do manúbrio do esterno do paciente (Fig. 5.182). Começando pelo lado não lesionado, o examinador percute o olécrano da ulna,

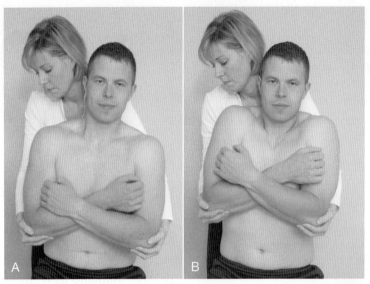

Figura 5.180 Elevação passiva do cíngulo do membro superior. (A) Posição inicial. (B) Posição de alívio.

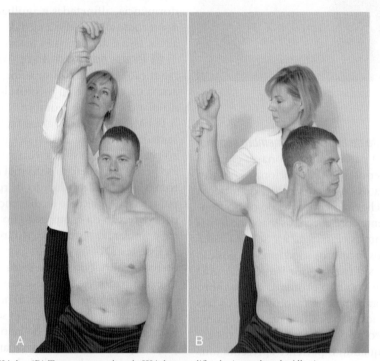

Figura 5.181 (A) Teste de Wright. (B) Teste ou manobra de Wright, modificado (manobra de Allen).

enquanto ausculta o som e compara o tom e a sonoridade dos dois lados. Em geral, os sons são iguais bilateralmente. Caso tenha ocorrido qualquer ruptura óssea (p. ex., fratura), então o som auscultado será mais abafado.

Reflexos e distribuição cutânea

Os reflexos da região do ombro frequentemente avaliados incluem o peitoral maior, a parte clavicular (C5-C6), a parte esternocostal (C7-C8 e T1), o bíceps braquial (C5-C6) e o tríceps braquial (C7-C8) (Fig. 5.183).

O examinador deve conhecer os padrões de dermátomos das raízes nervosas (Fig. 5.184), assim como a distribuição cutânea dos nervos periféricos (Fig. 5.185). Os dermátomos variam de indivíduo para indivíduo, de modo que os diagramas são apenas estimativas. Para a realização do teste de rastreamento de alteração da sensibilidade, o examinador deve percorrer as mãos e os dedos relaxados sobre o pescoço, os ombros e a face anterior e posterior da região torácica do paciente. Qualquer diferença de sensibilidade entre os dois lados deve ser anotada. Essas diferenças podem ser mapeadas com maior exatidão com

Capítulo 5 Ombro **421**

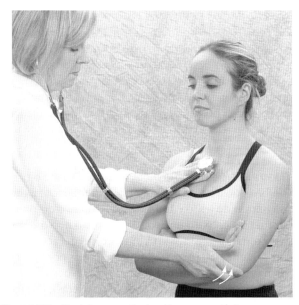

Figura 5.182 Sinal de percussão do olécrano-manúbrio.

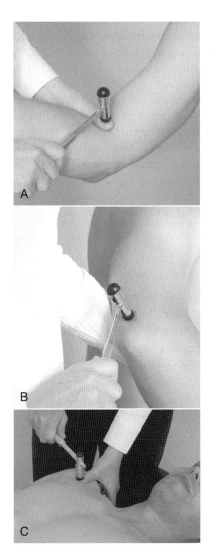

Figura 5.183 Posição para o teste de reflexos ao redor do ombro. (A) Bíceps braquial (C5-C6). (B) Tríceps braquial (C7-C8). (C) Peitoral maior (C5-C6).

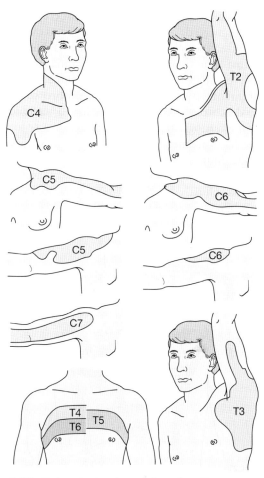

Figura 5.184 Padrão de dermátomos do ombro. Demonstração dos dermátomos de apenas um lado.

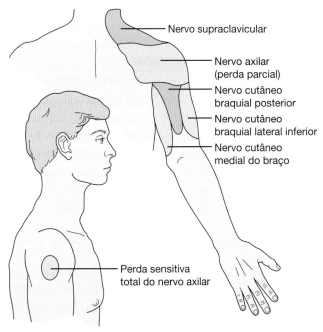

Figura 5.185 Distribuição cutânea de nervos periféricos ao redor do ombro.

o auxílio de uma roda dentada, um alfinete, um pincel ou um chumaço de algodão. Desse modo, o examinador pode utilizar a sensibilidade para auxiliar na diferenciação entre uma lesão de nervo periférico e uma lesão de raiz nervosa referida da parte cervical da coluna.

Raramente, a verdadeira dor de ombro se estende abaixo do cotovelo. A dor da articulação acromioclavicular ou esternoclavicular, em geral, tende a se localizar na articulação acometida e normalmente não se dissemina ou irradia. Muitas estruturas podem produzir dor referida no ombro e nos tecidos circunjacentes,[516,517] como parte cervical da coluna, cotovelo, pulmões, coração, diafragma, vesícula biliar e baço (Fig. 5.186; Tab. 5.22).

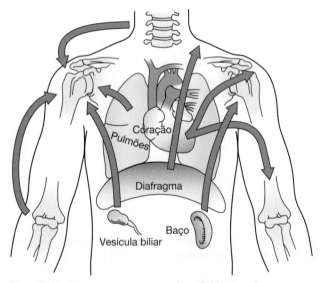

Figura 5.186 Estruturas que causam dor referida no ombro.

Lesões de nervos periféricos próximos ao ombro

Nervos isolados podem sofrer lesão na região do ombro, como será mostrado mais adiante. Entretanto, o examinador não deve esquecer que esses nervos podem ter sido lesionados, no plexo braquial, antes de se ramificarem como nervos individuais. Portanto, o examinador pode pensar na possibilidade de síndrome do desfiladeiro torácico, especialmente no atleta que realiza atividades de arremesso, se os sintomas surgirem com a abdução e rotação lateral do braço.[81]

Nervo axilar (circunflexo) (C5-C6). O nervo axilar é o nervo do ombro que é lesionado com maior frequência; a causa mais comum de lesão é uma luxação anterior do ombro ou fratura do colo do úmero.[518,519] A lesão nervosa pode ocorrer durante a luxação ou durante a redução. Outros eventos traumáticos (p. ex., fraturas e feridas por projéteis de arma de fogo ou arma branca) ou lesões de plexo braquial, compressão (p. ex., uso de muletas), encarceramento do espaço quadrilateral (Fig. 5.187) ou cirurgias do ombro também podem acometer o nervo axilar.[520]

A perda motora (ver Tabs. 5.7 e 5.15) inclui a incapacidade para abduzir o membro superior (deltoide), embora o paciente possa tentar fazer rotação lateral do membro superior e utilizar a cabeça longa do bíceps braquial para abduzir o membro (movimento alternativo). Em alguns casos, o paciente encontra-se assintomático, embora possa demonstrar fadiga precoce nas atividades estressantes.[520] A rotação lateral apresenta fraqueza decorrente da perda do redondo menor.[520] O paciente pode tentar usar o movimento escapular (i. e., do trapézio ou do serrátil anterior) para compensar a perda muscular (movimento alternativo). A atrofia do deltoide acarreta a perda do perfil arredondado (achatamento) do ombro. A perda sensitiva localiza-se

TABELA 5.22

Músculos do ombro e dor referida

Músculo	Padrão de referência da dor
Levantador da escápula	Sobre o músculo até a parte posterior do ombro e ao longo da borda medial da escápula
Latíssimo do dorso	Do ângulo inferior da escápula até as margens anterior e posterior do ombro e a face posterior do braço. A dor pode ser referida para a área acima da crista ilíaca
Romboides	Borda medial da escápula
Supraespinal	Sobre o topo do ombro e acima da espinha da escápula. Algumas vezes, ao longo da face lateral do braço até a parte proximal do antebraço
Infraespinal	Parte anterolateral do ombro e borda medial da escápula. A dor pode ser referida para a face lateral do membro superior
Redondo menor	Próxima à inserção do deltoide até o topo do ombro e ao longo da face lateral do membro superior até o cotovelo
Subescapular	Parte posterior do ombro até a escápula e ao longo dos aspectos posteromedial e anteromedial do membro superior até o cotovelo
Redondo maior	Do topo do ombro até a face lateral do membro superior e o cotovelo
Deltoide	Sobre o músculo e área glenoidal posterior do ombro
Coracobraquial	Parte anterior do ombro até a face posterior do membro superior

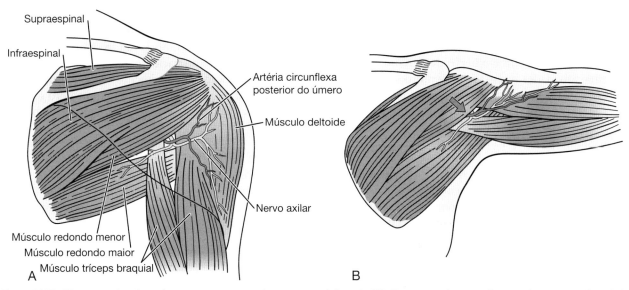

Figura 5.187 Vista posterior do ombro, encarceramento do espaço quadrilateral. (A) Com o membro superior em adução ou na lateral do corpo, não há compressão do nervo axilar e da artéria circunflexa posterior do úmero. (B) Mecanismo de compressão intermitente do nervo axilar e da artéria circunflexa posterior do úmero, resultante do cisalhamento e da oclusão do espaço pelos músculos redondo maior e redondo menor. (Reproduzida de Safran MR. Nerve injury about the shoulder in athletes. Part 1: suprascapular nerve and axillary nerve. *Am J Sports Med* 2004 32:814.)

sobre o deltoide, sendo que a perda principal ocorre em uma pequena área circular, de 2 a 3 cm de diâmetro, na inserção do deltoide (ver Fig. 5.185).

Nervo supraescapular (C5-C6). O nervo supraescapular pode ser lesionado por uma queda sobre a face posterior do ombro, distensão, microtraumas de repetição ou fratura da escápula.[514,520,521] Com frequência, o nervo é lesionado ao atravessar a incisura supraescapular, sob o ligamento escapular transverso (supraescapular), ou ao contornar a espinha da escápula, sob o ligamento espinoglenoide (Fig. 5.188).[122,520,522-528] Com frequência, é difícil distingui-la da síndrome do manguito rotador; por essa razão, a anamnese e o mecanismo da lesão são importantes para o diagnóstico diferencial. Mais comumente, a condição é observada em indivíduos que trabalham com os membros superiores acima da cabeça ou com atividades que envolvem o ato de preparação seguido pelo de arremessar/prosseguir com o movimento (p. ex., bloqueio no voleibol e arremesso no beisebol).[104,523,529,530]

Os sinais e sintomas incluem a dor persistente na região posterior do ombro e a paralisia do supraespinal (incisura supraescapular) e infraespinal (incisura supraescapular e espinha da escápula), acarretando uma diminuição da força de abdução (supraespinal) e de rotação lateral (infraespinal) do ombro. A atrofia também pode ser evidente nos músculos localizados sobre a escápula.

Nervo musculocutâneo (C5-C6). A lesão desse nervo não é comum, embora ele possa ser lesionado por um traumatismo (p.ex., luxação ou fratura umeral) ou em combinação com uma lesão do plexo braquial ou da artéria axilar adjacente. A lesão desse nervo (ver Tabs. 5.7 e 5.15) acarreta principalmente perda da flexão do cotovelo (bíceps e braquial),

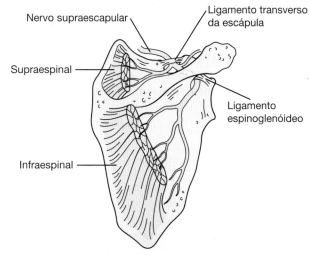

Figura 5.188 Nervo supraescapular.

flexão anterior do ombro (bíceps e coracobraquial) e diminuição da força de supinação (bíceps). Além disso, a lesão do seu ramo sensorial, o nervo cutâneo antebraquial, acarreta alteração da sensibilidade da face anterolateral do antebraço (ver Fig. 5.17). Esse ramo sensitivo é, em alguns casos, comprimido ao passar sob o tendão distal do bíceps braquial, levando à **síndrome do túnel do nervo musculocutâneo**. A lesão causa perda sensorial no antebraço; em geral, é consequência da hiperextensão forçada do cotovelo ou da pronação repetida (p. ex., uso excessivo de chave de fenda e golpes de tênis com as costas da palma da mão dominante voltada para a rede), podendo ser diagnosticada, de forma errônea, como cotovelo de tenista.

Nervo torácico longo (C5-C8). A lesão do nervo torácico longo, embora incomum, pode ocorrer por microtraumatismos recorrentes com esforço intenso acima da altura do ombro, pressão sobre o nervo decorrente do uso de mochila, atividades intensas do membro superior[507,531] (p. ex., cavar com pá, cortar madeira com machado e fazer alongamento) ou ferimentos (ver Tabs. 5.7 e 5.15). O resultado é a paralisia do serrátil anterior, resultando em alamento da escápula (da borda medial) e dor e fraqueza na flexão anterior do membro superior estendido.[104,123,126,141,518,519,524,532,533] A abdução acima de 90° é difícil, em decorrência do alamento escapular. A estabilização da escápula, pelo examinador, permite ao paciente abduzir mais o membro superior. O tempo de recuperação pode ser longo, de até dois anos.

Nervo acessório espinal (C3-C4). O nervo acessório espinal é vulnerável à lesão traumática ao passar o triângulo posterior do pescoço; a lesão poupa os músculos esternocleidomastóideos, porém acomete o músculo trapézio.[531] Um exemplo comum é a compressão anormal produzida pelo posicionamento inadequado de uma mochila (ver Tabs. 5.7 e 5.15). A queda do ombro (a escápula sofre translação lateral e rotação para baixo) e o alamento escapular (parte superomedial), com rotação medial do ângulo inferior, em especial na abdução, podem ser evidentes com o aprofundamento da fossa supraclavicular (linha assimétrica do pescoço), como consequência da atrofia do trapézio (Fig. 5.189).[104,534,535] O paciente apresenta dificuldade para abduzir o membro superior acima de 90°.[518] De forma interessante, Safran relatou que a paralisia do nervo acessório espinal resulta em alamento escapular na abdução, mas não na flexão anterior.[507]

Movimentos do jogo articular

Os movimentos do jogo articular em geral são realizados com o paciente deitado em decúbito dorsal.[126,536]

O examinador compara a magnitude do movimento disponível e o *end feel* do lado acometido com o movimento do lado não acometido, observando se os movimentos afetam os sintomas do paciente.

Para a realização dos movimentos do jogo articular do úmero para trás, o examinador segura o membro superior do paciente com uma das mãos sobre a região anterior da cabeça do úmero. A outra mão é posicionada em torno do úmero, acima e próximo ao cotovelo, enquanto o paciente mantém a mão contra o tórax do examinador, pelo membro superior desse último (Fig. 5.190A). Em seguida, o examinador aplica uma força posterior (semelhante ao deslizamento posterior), mantendo o membro superior do paciente paralelo ao corpo, de modo que não ocorra rotação ou torção na articulação glenoumeral.

Movimentos do jogo articular do complexo do ombro

- Deslize posterior do úmero.
- Deslize anterior do úmero.
- Distração lateral do úmero.
- Deslize caudal do úmero (tração longitudinal do membro superior).
- Deslize posterior do úmero na abdução.
- Distração lateral do úmero na abdução.
- Movimentos anteroposterior e cefalocaudal da clavícula na articulação acromioclavicular.
- Movimentos anteroposterior e cefalocaudal da clavícula na articulação esternoclavicular.
- Movimento geral da escápula para determinação da mobilidade.
- Costela – deslize anteroposterior, *springing*.
- Parte torácica da coluna – pressão vertebral central posteroanterior (PVCPA), pressão vertebral unilateral posteroanterior (PVUPA), pressão vertebral transversa (PVT).

O movimento do jogo articular anterior do úmero é realizado de maneira semelhante, com as mãos do examinador posicionadas conforme a Figura 5.190B. O

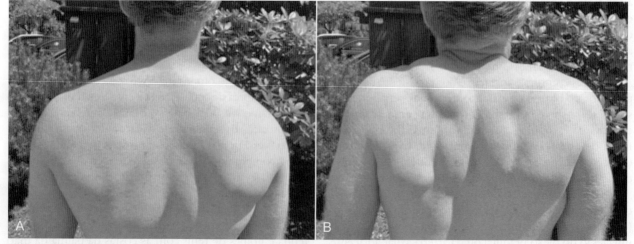

Figura 5.189 Paralisia do nervo acessório espinal. Duas semanas depois da lesão, o paciente com esse tipo de paralisia exibe alamento escapular lateral direito e diminuição do tônus no trapézio (A) e menor elevação, como resultado da disfunção do trapézio direito (B). (De Coulter JM, Warme WJ: Complete spinal accessory nerve palsy from carrying climbing gear, *Wilderness Environ Med* 26[3]:384-386, 2015.)

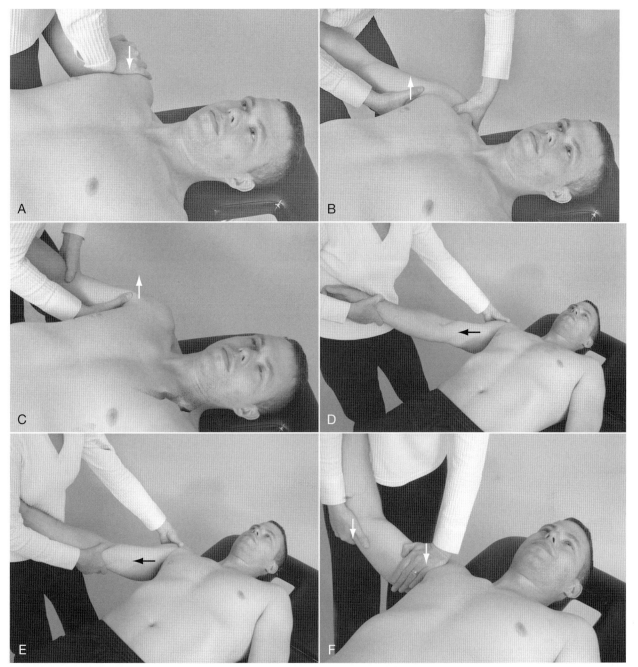

Figura 5.190 Movimentos do jogo articular do complexo do ombro. (A) Deslizamento posterior do úmero. (B) Deslizamento anterior do úmero. (C) Distração lateral do úmero. (D) Tração longa do braço aplicada abaixo do cotovelo. (E) Tração longa do braço aplicada acima do cotovelo. (F) Deslizamento posterior do úmero em abdução. Observe que a examinadora permite que o cotovelo do paciente desça na mesma quantidade do movimento no ombro, para que seja minimizado o torque no ombro.

(continua)

examinador aplica uma força anterior (gaveta anterior), mantendo o membro superior do paciente paralelo ao corpo, de modo que não ocorra rotação ou torção na articulação glenoumeral.

Para a aplicação de movimento do jogo articular de distração lateral ao úmero, o examinador deve posicionar as mãos conforme a Figura 5.190C. Uma força de distração lateral é aplicada sobre a articulação glenoumeral, com o membro superior do paciente paralelo ao corpo, de modo que não ocorra rotação ou torção na articulação glenoumeral. O examinador deve ter cautela ao aplicar a força de distração lateral com a palma da mão, uma vez que, quando essa força é aplicada, ele tende a virar a mão, de modo que a força de distração é aplicada pela lateral do dedo indicador. Isso é desconfortável para o paciente.

O movimento do jogo articular de deslizamento caudal (tração longitudinal do membro superior) é realizado com o paciente na mesma posição, em decúbito dorsal.

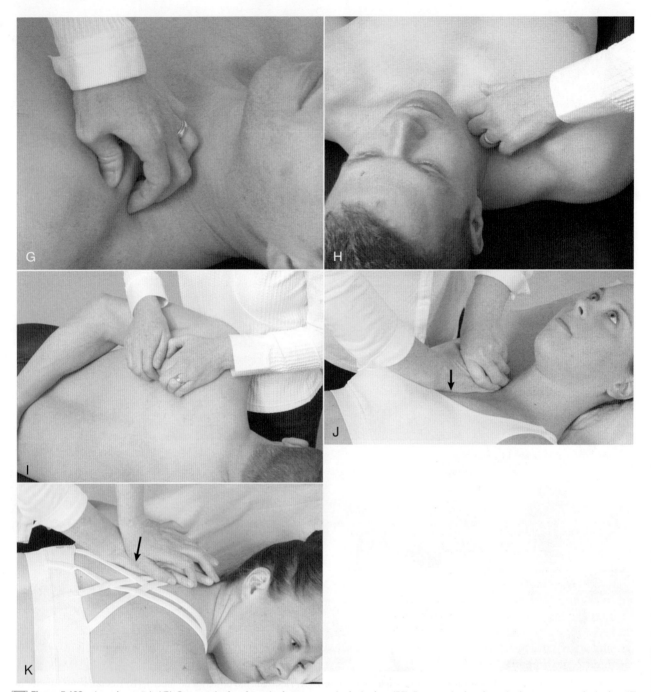

Figura 5.190 (*continuação*) (G) Jogo articular da articulação acromioclavicular. (H) Jogo articular da articulação esternoclavicular. (I) Movimento geral da escápula para determinação da mobilidade. (J) Teste da mobilidade das costelas anteriormente. (K) Teste da mobilidade das costelas posteriormente (a examinadora deve certificar-se de que está ocorrendo protração da escápula).

Com uma das mãos, o examinador segura o membro superior do paciente acima do punho. Com a outra, realiza a palpação, posteriormente, abaixo da espinha distal da escápula, e, anteriormente, abaixo da parte distal da clavícula distal, sobre a linha da articulação glenoumeral (Fig. 5.190D). Em seguida, o examinador aplica uma força de tração sobre o ombro, enquanto realiza a palpação para verificar se a cabeça do úmero cai (move-se distalmente) na glenoide, o que normalmente ocorre.

Quando o paciente se queixa de dor no cotovelo, o teste pode ser realizado com as mãos posicionadas conforme a Figura 5.190E.

Em seguida, o examinador abduz o membro superior do paciente a 90°, segurando-o com uma das mãos acima do punho; com a outra mão, estabiliza o tórax. O examinador aplica uma força de tração longitudinal sobre o membro superior, para determinação do jogo articular nessa posição.

Com o membro superior do paciente abduzido a 90°, o examinador posiciona uma das mãos sobre a região anterior do úmero, enquanto, com a outra mão, estabiliza o membro superior do paciente, estabilizando sua mão contra o tórax, com o mesmo membro. Em seguida, uma força posterior é aplicada com o membro superior do paciente paralelo ao corpo. Esse é um movimento do jogo articular posterior do úmero em abdução (Fig. 5.190F).

Para a avaliação das articulações acromioclavicular e esterno clavicular (Figs. 5.190G e 5.190H, respectivamente), o examinador segura delicadamente a clavícula, o mais próximo possível da articulação a ser testada, e a move para dentro e para fora ou para cima e para baixo, enquanto palpa a articulação com a outra mão. Visto que o osso se localiza imediatamente abaixo da pele, essas técnicas são desconfortáveis para o paciente no local onde o examinador segura a clavícula. O examinador deve alertar o paciente antes da tentativa dessa técnica. Uma comparação da magnitude do movimento disponível é realizada entre os dois lados. Deve-se ter cuidado para não comprimir a clavícula, uma vez que isso também pode causar dor.

Para a determinação da mobilidade da escápula, o paciente posiciona-se em decúbito lateral, para fixar o tórax com o membro superior relaxado, repousando sobre a região lombar baixa (mão no bolso de trás da calça, do lado oposto). A escápula mais alta é testada nessa posição. O examinador posiciona-se em frente ao paciente, posicionando a mão inferior ao longo da borda medial da escápula do paciente. Com a outra mão, o examinador segura a superfície dorsal superior (cranial) da escápula do paciente. Para relaxar ainda mais a escápula, solicita-se ao paciente que relaxe contra o corpo do examinador, que utiliza seu corpo para empurrar para trás o ombro de teste do paciente, retraindo-o para segurar melhor a escápula. Ao segurar a escápula dessa maneira, o examinador consegue movê-la de forma medial, lateral, caudal e cranial e para longe do tórax (Fig. 5.190I).

Em todo exame de ombro, o examinador deve verificar as costelas e a coluna vertebral para determinar se há mobilidade normal, pois limitações nessas áreas podem restringir o movimento do ombro. Para testar a mobilidade das costelas, o examinador pode aplicar um rápido movimento anterior (i. e., *springing*) às costelas, usando para tanto o lado da eminência tenar da mão (Fig. 5.190J). Ao pressionar inferiormente por algumas vezes, o examinador pode comparar a mobilidade bilateral das costelas. Se essa manobra for realizada posteriormente (Fig. 5.190K), o examinador deve se assegurar de que a escápula está protraída e fora do caminho. A Figura 8.55 mostra a mobilidade da parte torácica da coluna.

Palpação

Ao palpar o complexo do ombro, o examinador deve observar a presença de qualquer espasmo muscular, sensibilidade, "protuberâncias" anormais ou outros sinais e sintomas que possam indicar a origem da patologia. O examinador deve realizar a palpação de maneira sistemática, iniciando pelas estruturas anteriores e avançando para as estruturas posteriores. Os achados no lado comprometido devem ser comparados com os do lado não acometido. Quaisquer diferenças entre os dois lados devem ser anotadas, visto que podem fornecer uma indicação sobre a causa dos problemas do paciente.

Estruturas anteriores

As estruturas anteriores do ombro podem ser palpadas com o paciente em decúbito dorsal ou sentado (Fig. 5.191A).

Clavícula. Deve-se palpar a clavícula em toda a sua extensão, a fim de observar a presença de sensibilidade ou proeminências anormais, como a formação de calo ósseo pós-fratura, e também para assegurar-se de que ela se encontra em posição de repouso em relação ao lado não lesionado. Isso significa que ela pode estar mais rotacionada anterior ou posteriormente que o lado não acometido ou uma extremidade pode estar mais alta que a do lado não lesionado, indicando uma possível subluxação ou luxação na articulação esternoclavicular ou acromioclavicular.

Articulação esternoclavicular. Deve-se palpar a articulação esternoclavicular, de modo a observar o seu posicionamento normal em relação ao esterno e à primeira costela. A palpação também deve incluir os ligamentos de suporte e o músculo esternocleidomastóideo. A incisura supraesternal, adjacente à articulação, pode ser palpada. A partir da incisura, o examinador move os dedos lateral e posteriormente para palpar a primeira costela. Ele deve aplicar uma leve pressão caudal sobre a primeira costela em ambos os lados e anotar qualquer diferença. O espasmo dos músculos escalenos ou a presença de uma enfermidade na área pode acarretar elevação da primeira costela no lado acometido.

Articulação acromioclavicular. Assim como a articulação esternoclavicular, a articulação acromioclavicular deve ser palpada, observando-se o seu posicionamento normal e a presença de sensibilidade. Do mesmo modo, os ligamentos de suporte (acromioclavicular e coracoclavicular) e os músculos trapézio, subclávio e deltoide (fibras anteriores, médias e posteriores) devem ser palpados, a fim de observar a presença de sensibilidade e de espasmo muscular.

Processo coracoide. O processo coracoide pode ser palpado aproximadamente 2,5 cm abaixo da junção do terço lateral e dois terços mediais da clavícula. A cabeça curta dos músculos bíceps e coracobraquial origina-se desse processo, e o músculo peitoral menor insere-se nele. Na síndrome da escápula SICK, o coracoide em geral é muito sensível.[74]

Esterno. Na linha média do tórax, o examinador deve palpar as três porções do esterno (manúbrio, corpo e processo xifoide), observando a presença de anormalidade ou sensibilidade.

428 Avaliação musculoesquelética

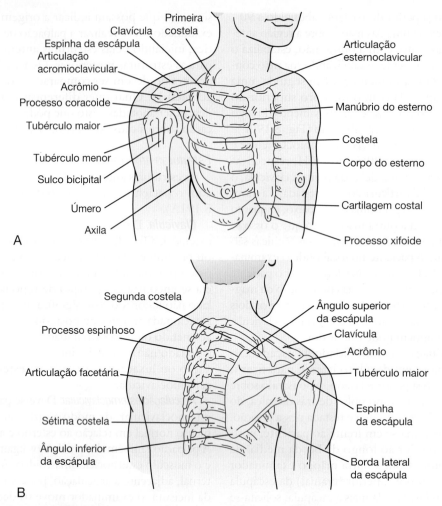

Figura 5.191 Pontos de referência da região do ombro. (A) Vista anterior. (B) Vista posterior.

Costelas e cartilagens costais. O examinador deve palpar, as articulações esternocostais e costocondrais adjacentes ao esterno, observando a presença de aumento de volume, sensibilidade ou outra anormalidade. Em alguns casos, essas "articulações" sofrem distensões ou subluxações; a costocondrite (síndrome de Tietze) pode ser evidente. O examinador deve palpar as costelas ao longo de seu trajeto na parede torácica, em busca de qualquer possível patologia, e observar se estão alinhadas entre si ou se há protrusão de uma em relação às adjacentes, como ocorre algumas vezes na patologia da região anterior do ombro.

Úmero e músculos do manguito rotador. Movendo-se lateralmente a partir do tórax e distalmente a partir do processo acromial, o examinador deve palpar o úmero e suas estruturas circunvizinhas, em busca de possíveis patologias. Primeiramente, o examinador palpa a extremidade lateral do processo acromial e, em seguida, move-se inferiormente, em direção ao tubérculo maior do úmero. Prosseguindo, o examinador rotaciona o úmero lateralmente. Durante a palpação, a cabeça longa do bíceps braquial, no sulco bicipital, desliza sob os dedos, seguida pelo tubérculo menor do úmero (Fig. 5.192). Como em qualquer palpação, o exame deve ser realizado de modo delicado e cuidadoso para evitar a provocação de uma dor indevida ao paciente. Por meio da rotação alternadamente lateral e medial do úmero, observa-se normalmente a progressão suave sobre as três estruturas (**teste de De Anquin**), sentindo-se o tubérculo menor no nível do processo coracoide. Dashottar e Borstad[10] defenderam a prática da palpação das duas bordas do sulco bicipital (i. e., os tubérculos maior e menor), para que seja determinado o ângulo bicipital-antebraço (ABA) (ver Fig. 5.2B). Para isso, o paciente fica sentado com o cotovelo flexionado a 90°, enquanto o examinador palpa os dois tubérculos. Tendo em vista que a ulna é praticamente perpendicular à linha que une os dois epicôndilos no cotovelo, pode-se usar o ângulo entre a ulna e a vertical para a quantificação da **retroversão umeral (RU)**. Existe uma relação inversa entre o ABA e a RU, de modo que, conforme o ABA diminui, a RU aumenta.[10,11] Se o examinador realizar a palpação ao longo do tubérculo menor e do lábio do sulco bicipital, os dedos repousarão sobre o tendão do músculo subescapular. Esse músculo também pode ser palpado em um triângulo constituído pela borda

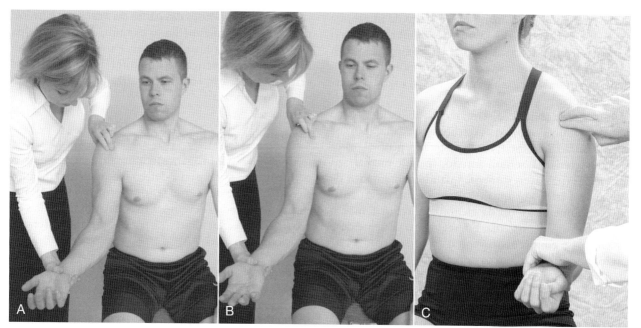

Figura 5.192 Palpação ao redor do ombro. (A) Tubérculo maior. (B) Tubérculo menor. O sulco bicipital está localizado entre esses dois pontos de referência. (C) Palpação do tendão do bíceps braquial.

superior do peitoral maior, clavícula e borda medial do deltoide.[537] Se o examinador colocar o polegar sobre o tubérculo menor e "segurar" o ombro com o segundo, terceiro e quarto dedos, conforme a Figura 5.4, os dedos se posicionarão sobre a inserção dos outros três músculos do manguito rotador: supraespinal, infraespinal e redondo menor. Movendo-se lateralmente sobre o sulco bicipital até o seu outro lábio, o examinador pode palpar a inserção do músculo peitoral maior. Em seguida, deve solicitar ao paciente que aumente a rotação medial do úmero, de modo que o antebraço repouse atrás das costas e o examinador palpe 2 cm abaixo da face anterior do processo acromial em busca do tendão do supraespinal. A presença de qualquer sensibilidade do tendão deve ser anotada. Em seguida, o examinador abduz passivamente o ombro do paciente entre 80 e 90° e palpa a incisura formada pelo acrômio e a espinha da escápula com a clavícula. Na incisura, o examinador palpa a junção musculotendínea do músculo supraespinal. Com o braço em rotação medial de 10° ao lado do corpo e o cotovelo flexionado, o examinador pode palpar a cabeça longa do bíceps sob o tendão do peitoral maior, solicitando ao paciente que faça rotação lateral do úmero de 30°, ao mesmo tempo que flexiona e estende o cotovelo, para identificar a cabeça longa do bíceps braquial por baixo do tendão do peitoral maior na axila (ver Fig. 5.192C). O examinador deve comparar os dois lados.[1,94] Se ao elevar o braço do paciente em abdução e rotação lateral completas e, em seguida, mobilizar o braço inferiormente ao lado do corpo (i. e., fazendo a adução do braço) enquanto promove rotação medial progressiva do ombro, o examinador ouvir um clique ou estalo; isso indica que o tendão está deslizando para dentro e para fora do sulco bicipital, sugerindo instabilidade dinâmica da cabeça longa do bíceps.[1,40]

Em seguida, o examinador deve palpar a cabeça do úmero e sua relação com a cavidade glenoidal. Ao posicionar os dedos sobre a região anterior da cabeça do úmero e o polegar sobre a região posterior da cabeça do úmero, o examinador desliza os dedos e o polegar medialmente (ver Fig. 5.66). Visto que a cabeça do úmero é maior que a cavidade glenoidal e que apenas 25 a 30% da cabeça encontra-se em contato com a cavidade glenoidal em qualquer momento, os dedos e o polegar do examinador "mergulham" à medida que se aproximam da articulação glenoumeral. Esse "mergulho" deve ser discretamente maior na parte anterior. Caso esse "mergulho" não ocorra anterior ou posteriormente, significa que a cabeça do úmero está assentada mais posterior ou anteriormente que o necessário. Após a identificação da articulação glenoumeral (no ponto de firmeza após o "mergulho"), o examinador pode palpar ao longo da interlinha articular superior e inferiormente, sobre as superfícies anterior e posterior, observando a presença de dor ou de patologia (laceração labial, ligamentar ou capsular). O examinador pode determinar a interlinha articular ao realizar a rotação medial e lateral do úmero durante a palpação. Ele deve ser capaz de diferenciar a cavidade glenoidal (imóvel) do úmero (que se movimenta em rotação). Como a técnica é desconfortável para o paciente, deve-se preveni-lo sobre o possível desconforto; os resultados devem ser comparados com os do lado normal. Com cuidado, o examinador pode palpar toda a borda glenoidal, exceto superiormente, onde a proximidade do acrômio ao úmero não o permite. O examinador também pode palpar a maior parte da interlinha articular anterior (ver Fig. 5.66). Se o ombro dolorido demonstrar uma dor mais intensa em comparação com o lado não lesionado, esse achado pode indicar um problema estrutural (i. e., lábio, cápsula) ao longo da interlinha articular.[361]

Axila. Com o ombro discretamente abduzido (20° a 30°), o examinador palpa as estruturas da axila, os músculos latíssimo do dorso (parede posterior), peitoral maior (parede anterior) e serrátil anterior (parede medial), os linfonodos (palpáveis somente quando aumentados de volume) e a artéria braquial. A parte inferior da articulação glenoumeral e a borda glenoidal inferior também podem ser palpadas na axila. Em seguida, o paciente deve posicionar-se em decúbito ventral "sobre os cotovelos" (posição de esfinge), com os ombros em discreta rotação lateral e os cotovelos levemente aduzidos em relação ao ombro. O examinador, então, palpa a região logo abaixo da face mais lateral da escápula, em busca da inserção do músculo infraespinal. Imediatamente distal a essa inserção, o examinador pode palpar a inserção do redondo menor.

Estruturas posteriores

Para completar a palpação, o paciente pode permanecer sentado ou em decúbito ventral, com o membro superior ao lado do tronco (ver Fig. 5.191B).

Espinha da escápula. A partir do processo acromial, o examinador move suas mãos ao longo da espinha da escápula, observando a presença de sensibilidade ou anormalidade.

Escápula. O examinador segue a espinha da escápula até a borda medial da escápula e, em seguida, acompanha o seu contorno, que normalmente se estende do processo espinhoso de T2 até o processo espinhoso de T9, dependendo do tamanho da escápula. O ângulo superior está localizado na altura do processo espinhoso de T2. A base ou a raiz da espinha da escápula localiza-se entre T3 e T4, enquanto o ângulo inferior localiza-se entre T7 e T9. Ao longo da borda medial e da espinha da escápula, o examinador pode palpar o músculo trapézio (partes superior, média e inferior) e os romboides. No ângulo inferior, pode-se palpar o latíssimo do dorso. Em seguida, o examinador move-se em torno do ângulo inferior da escápula e ao longo de sua borda lateral. Contra a borda lateral e ao longo das costelas, pode-se palpar o serrátil anterior. Próximos à glenoide, a cabeça longa do tríceps braquial e o redondo menor também podem ser palpados. Após a palpação das bordas da escápula, a superfície posterior (músculos supraespinal e infraespinal) pode ser palpada, a fim de observar a presença de sensibilidade, atrofia ou espasmo. Ao posicionar o membro superior em flexão anterior de 60°, adução e rotação lateral, o infraespinal e o redondo menor podem ser palpados, imediatamente sob a face posterior do acrômio e um pouco inferior a ela.[537]

Processos espinhosos das partes cervical baixa e torácica da coluna. Na linha média, o examinador pode palpar os processos espinhosos cervicais e torácicos, de modo a observar a presença de qualquer anormalidade ou sensibilidade. Em seguida, realiza-se a palpação do músculo trapézio.

Diagnóstico por imagem

Os exames por imagem são utilizados em combinação com o exame físico para a determinação de um diagnóstico. Nunca se deve utilizá-los de forma isolada, mas quaisquer achados devem ser relacionados aos sinais clínicos para descartar indicações falso-positivas ou alterações relacionadas à idade.[538-540]

Radiografia simples[541-543]

Incidência anteroposterior. Pode ser uma incidência anteroposterior verdadeira ou uma incidência oblíqua (Figs. 5.193 e 5.194). A incidência anteroposterior pode ser utilizada na avaliação da largura da articulação acromioclavicular, formação de saliência da superfície inferior dessa articulação, inclinação lateral do acrômio e a distância entre a cabeça do úmero e a parte anterior do acrômio (Fig. 5.195).[544] É possível obter muitas informações a partir de ambas as incidências (Fig. 5.196).

Incidências radiográficas comuns do ombro

- Incidência anteroposterior (ver Figs. 5.193 e 5.194).
- Incidência anteroposterior em rotação lateral (articulação glenoumeral) (ver Fig. 5.196A).
- Incidência anteroposterior em rotação medial (articulação glenoumeral) (ver Fig. 5.196B).
- Incidência em perfil transescapular (em Y) (suspeita de fratura ou luxação) (ver Fig. 5.196D e E).
- Radiografia da articulação acromioclavicular sob estresse (ver Fig. 5.202).
- Incidência anteroposterior (verdadeira) (articulação glenoumeral) (também chamada incidência de Rockwood) (Figs. 5.203 e 5.204; ver Fig. 5.193).
- Incidência anteroposterior da articulação esternoclavicular (Fig. 5.205).
- Incidência anteroposterior da articulação acromioclavicular (Fig. 5.206).
- Incidência em perfil de ombro (Fig. 5.207).
- Incidência em perfil axilar (suspeita de fratura ou luxação) (ver Fig. 5.208).
- Incidência de Stryker para a incisura (instabilidade, lesão de Hill--Sachs) (ver Fig. 5.213).
- Incidência de West Point (instabilidade, borda glenoidal anterior) (ver Fig. 5.215).
- Incidência de Zanca (anteroposterior cefálica em 10°-15°) (ver Fig. 5.217).
- Incidência do nadador (Figs. 5.218 e 5.219).
- Incidência *serendipity* para a articulação esternoclavicular (feixe caudal com afastamento de 40° da vertical, centrado no esterno; paciente em decúbito dorsal).

Capítulo 5 Ombro **431**

AP de rotina para o ombro

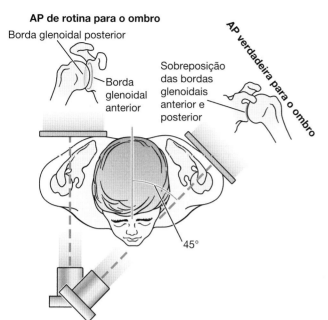

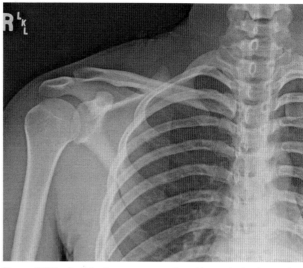

Figura 5.194 Incidência anteroposterior (de rotina) do ombro. Observe a cavidade glenoidal repousando parcialmente atrás do úmero.

Figura 5.193 Posicionamento para a realização da incidência anteroposterior.

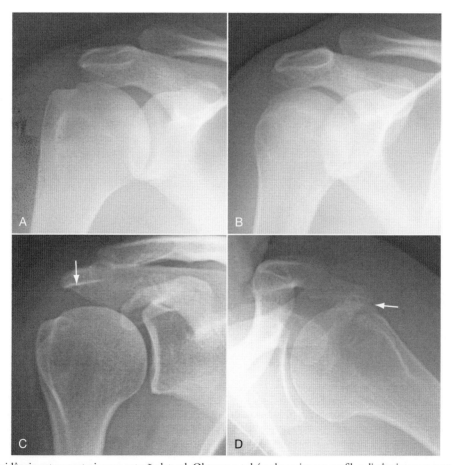

Figura 5.195 (A) Incidência anteroposterior em rotação lateral. Observe o tubérculo maior em perfil, a distância umeroacromial e o interespaço coracoclavicular. (B) Incidência anteroposterior em rotação medial. Observe o contorno regular e arredondado da cabeça do úmero. (C) A articulação glenoumeral parece estar mais "aberta". Observe o sinal da "sobrancelha" *(sourcil; seta)*, uma linha branca na parte inferior do acrômio. Supõe-se que seja um sinal de esclerose.[545] (D) Incidência em abdução ativa. Observe o estreitamento da distância acromioumeral *(seta)* nesse paciente que tinha uma laceração do manguito rotador (normal, mais de 2 mm). (De Anderson MW, Brennan C, Mittal A: Imaging evaluation of the rotator cuff, *Clin Sports Med* 31[4]:613, 2012.)

432 Avaliação musculoesquelética

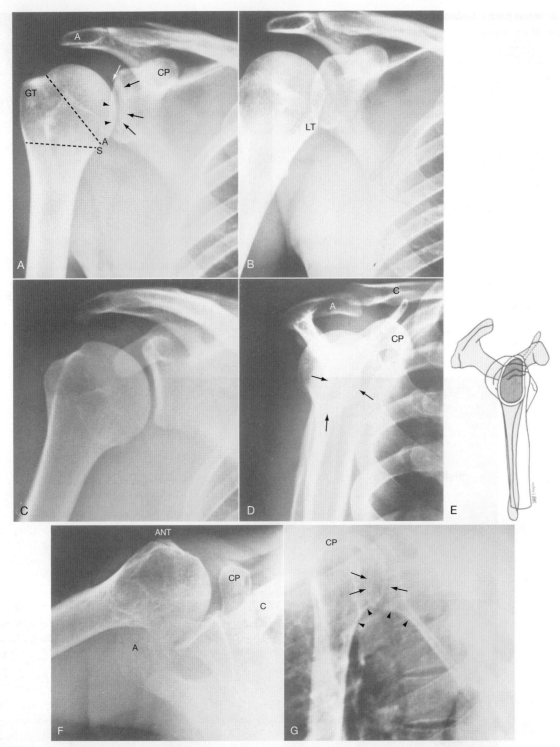

Figura 5.196 Exame radiográfico normal. (A) Rotação lateral. O tubérculo maior *(GT)* está apresentado de perfil. Em geral, nessa incidência, a cabeça do úmero sobrepõe-se à glenoide. As bordas anterior *(setas pretas)* e posterior *(pontas de seta)* da cavidade glenoidal estão bem definidas e não se sobrepõem, em decorrência da inclinação anterior da glenoide. Os colos anatômico *(A preto)* e cirúrgico *(S)* do úmero estão indicados. Um fenômeno de vácuo *(seta branca)* está presente. (B) Rotação medial. A superposição entre o tubérculo maior e a cabeça do úmero confere uma aparência arredondada à parte proximal do úmero. Uma pequena exostose, projetando-se da metáfise do úmero, é observada. (C) Incidência oblíqua posterior. O espaço da cartilagem glenoumeral está apresentado de perfil, sem sobreposição do úmero e da cavidade glenoidal. (D) Incidência em Y da escápula normal. Essa incidência em perfil verdadeira da escápula (incidência oblíqua anterior do ombro) apresenta a cabeça do úmero no centro da cavidade glenoidal *(setas)*. (E) Diagrama da incidência em Y da escápula normal. (F) Incidência axilar. (G) Incidência transtorácica normal. O arco suave formado pela borda inferior da escápula e a face posterior do úmero está indicado *(pontas de seta)*. O processo coracoide *(CP)* pode ser levemente visualizado. As bordas da cavidade glenoidal estão indicadas *(setas)*. Essa incidência é levemente oblíqua e permite uma visão frontal da cavidade glenoidal melhor que a usual. A: acrômio; A *(branco)*: processo acromial; ANT: anterior; C: clavícula; CP: processo coracoide; LT: tubérculo menor. (De Weissman BNW, Sledge CB. *Orthopedic radiology*. Philadelphia: WB Saunders, 1986. p. 219.)

1. Deve-se examinar a relação entre o úmero e a cavidade glenoidal. Luxações posteriores podem ser identificadas pelo sinal da "cavidade glenoidal vazia". Em geral, a radiografia revela sobreposição de sombras do úmero e da glenoide. Em uma luxação posterior, a sombra diminui ou desaparece (Fig. 5.197).[546]
2. As relações entre a clavícula e o processo acromial e entre o úmero e a glenoide também devem ser observadas.
3. O examinador deve verificar se a placa epifisária da cabeça do úmero está presente e, em caso afirmativo, se ela é normal.
4. O examinador deve observar a presença de calcificações em qualquer dos tendões (Fig. 5.198), em especial no músculo supraespinal ou infraespinal, ou fraturas.[547,548]
5. O examinador deve observar a configuração da superfície inferior do acrômio (ver Figs. 5.9 e 5.196D)[549,550] e a presença de qualquer esporão subacromial (Fig. 5.199).
6. Com essa incidência, uma rotação medial do úmero pode revelar um defeito na face lateral da cabeça do úmero, em decorrência de luxações recorrentes. Esse defeito é denominado **lesão de Hill-Sachs** (Fig. 5.200) (i. e., uma fratura patológica com depressão) e pode ser classificado como comprometido ou não comprometido.[551-553] *Comprometido* implica a articulação da área da lesão com a glenoide, quando o membro superior está em abdução e rotação lateral.

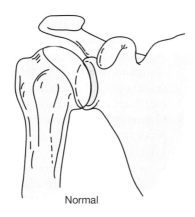
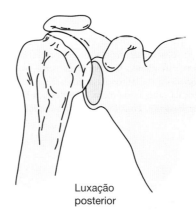

Figura 5.197 Sinal da "cavidade glenoidal vazia" da luxação posterior na incidência anteroposterior. A cabeça do úmero preenche a cavidade glenoidal na radiografia normal *(esquerda)*. Em uma luxação posterior, a cavidade glenoidal fica "vazia", em especial em sua parte anterior *(direita)*. (De Magee DJ, Reid DC. Shoulder injuries. In: Zachazewski JE, et al., editores. *Athletic injuries and rehabilitation*. Philadelphia: WB Saunders, 1996. p. 523.)

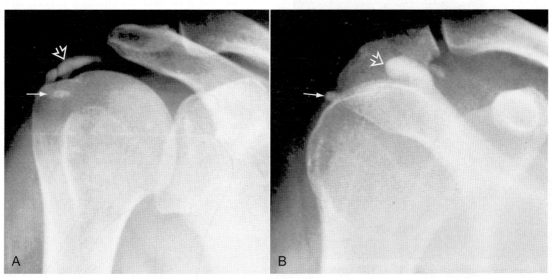

Figura 5.198 Tendinite calcificada do supraespinal e infraespinal. (A) Incidência em rotação lateral mostra uma calcificação projetada sobre a base do tubérculo maior *(seta branca)* e acima deste *(seta vazada)*. (B) A incidência em rotação medial mostra calcificação do infraespinal *(seta branca)* em perfil e documenta a sua localização posterior. A calcificação do supraespinal *(seta vazada)* encontra-se rotada medialmente e mantém a sua localização superior. (De Weissman BNW, Sledge CB. *Orthopedic radiology*. Philadelphia: WB Saunders, 1986. p. 227.)

434 Avaliação musculoesquelética

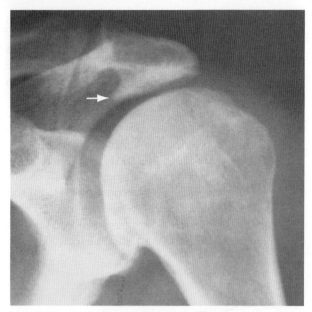

Figura 5.199 Síndrome do impacto subacromial externo: imagem radiográfica das anormalidades. A incidência frontal do ombro mostra um grande entesófito (*seta*), estendendo-se a partir da parte anteroinferior do acrômio, associado a osteófitos na articulação acromioclavicular e na parte inferior da cabeça do úmero. (De Resnick D, Kransdorf MJ. *Bone and joint imaging*. Philadelphia: WB Saunders, 2005. p. 922.)

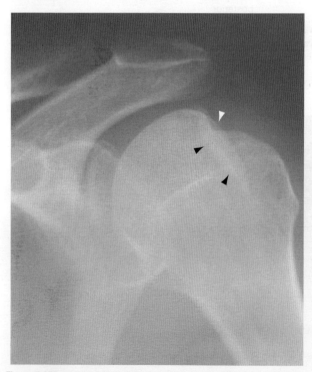

Figura 5.200 Articulação glenoumeral: lesão de Hill-Sachs. Em um paciente com uma luxação prévia na parte anterior da articulação, uma incidência com rotação medial revela a extensão da lesão de Hill-Sachs (*ponta de setas*). (De Resnick D, Kransdorf MJ. *Bone and joint imaging*. Philadelphia: WB Saunders, 2005. p. 833.)

Qualquer defeito e suas dimensões aumentarão a instabilidade glenoumeral,[554] podendo afetar a estabilidade da articulação.[555] Em alguns casos, luxações posteriores poderão resultar em uma fratura anteromedial por impressão da cabeça do úmero (também conhecida como **lesão reversa de Hill-Sachs [LRHS], lesão de Malgaigne** ou **lesão de McLaughlin**).[556] A lesão pode ser observada em radiografias, tomografias computadorizadas (TC) ou ressonâncias magnéticas (RM), ocorrendo em 30 a 90% das luxações posteriores.[109,556-558]

7. O examinador deve observar o intervalo acromioumeral (espaço entre o acrômio e o úmero) e verificar se é normal.[559] O intervalo normal é de 7 a 14 mm (Fig. 5.201). Se essa distância for menor, pode ser uma indicação de uma laceração do manguito rotador.[560] Do mesmo modo, quando o membro superior é rotacionado internamente e a incidência revela uma distância coracoumeral inferior a 11 mm, é indicação de síndrome do impacto e patologia do manguito rotador.[561] Se for obtida uma radiografia do braço a 90° de abdução, a distância acromioumeral será muito menor (ver Fig. 195D).[544]

8. O interespaço coracoclavicular (distância entre o processo coracoide e a clavícula) normal varia de 1,1 a 1,3 cm.[562]

9. Uma incidência anteroposterior sob estresse pode ser utilizada para abrir a articulação acromioclavicular lesionada, permitindo a verificação da ocorrência de uma entorse de terceiro grau ou uma frouxidão inferior na articulação glenoumeral (Fig. 5.202). Em cada mão do paciente são colocados pesos de 9 kg, de modo a tracionar os membros superiores. Se houver uma entorse acromioclavicular de terceiro grau, a distância coracoclavicular aumentará e uma deformidade em degrau será evidente. Contudo, essas radiografias não são rotineiramente solicitadas.[63]

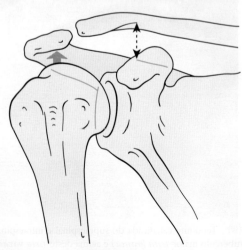

Figura 5.201 Intervalo acromioumeral (*seta cheia*) e interespaço coracoclavicular (*setas tracejadas*).

Capítulo 5 Ombro **435**

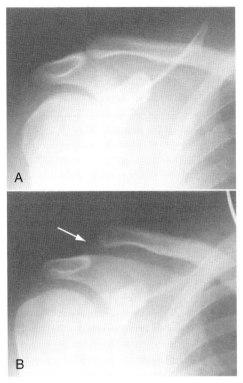

Figura 5.202 Radiografia sob estresse para entorse acromioclavicular de terceiro grau. (A) Sem estresse. (B) Com estresse. Observe o aumento (degrau) na distância entre o acrômio e a clavícula *(seta)*.

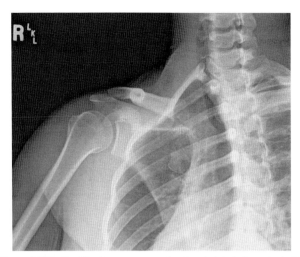

Figura 5.203 Incidência anteroposterior (verdadeira) da articulação glenoumeral (incidência de Rockwood).

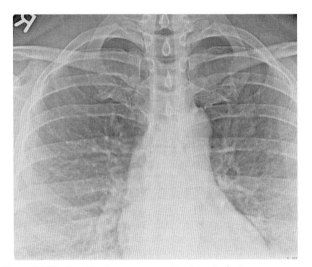

Figura 5.205 Incidência anteroposterior da articulação esternoclavicular.

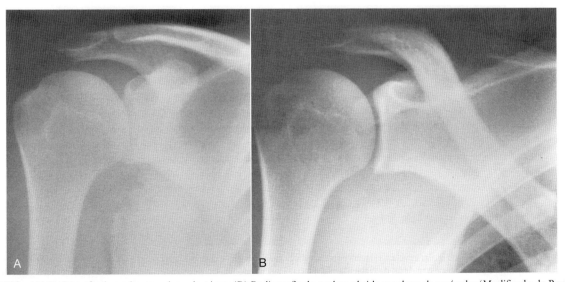

Figura 5.204 (A) Radiografia do ombro no plano do tórax. (B) Radiografia do ombro obtida no plano da escápula. (Modificado de Rockwood CA, Green DP, editores: *Fractures*, 3 vols., 2.ed., Philadelphia, 1984, JB Lippincott.)

436 Avaliação musculoesquelética

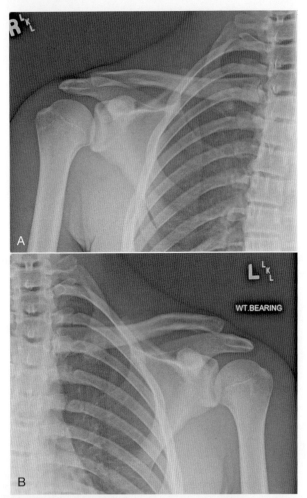

Figura 5.206 (A) Incidência anteroposterior da articulação acromioclavicular. Observe que a clavícula está alinhada com o acrômio. (B) Se ocorreu uma entorse de 3° grau da articulação acromioclavicular e se o braço está sob carga, pode-se observar a clavícula acima do acrômio.

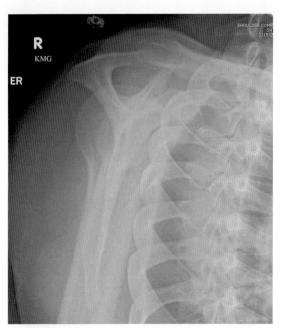

Figura 5.207 Incidência em perfil de ombro.

Incidência em perfil axilar. Essa incidência revela a relação entre a cabeça do úmero e a glenoide, e a distância coracoumeral (Fig. 5.208).[544] Ela é utilizada para o diagnóstico de luxações anterior e posterior da articulação glenoumeral e para a verificação da presença de fraturas por avulsão da glenoide ou de uma lesão de Hill-Sachs. Entretanto, ela exige que o paciente abduza o membro superior de 70 a 90° (Fig. 5.209). É a melhor incidência para a avaliação da articulação acromioclavicular. Além disso, o examinador deve observar as relações entre a cavidade glenoidal, o úmero, a escápula e a clavícula e quaisquer calcificações nos músculos subescapular, infraes-

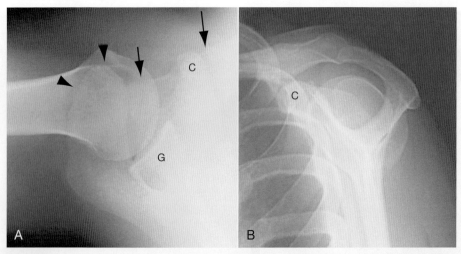

Figura 5.208 (A) Uma incidência axilar revela a relação entre a cabeça do úmero e a cavidade glenoidal *(G)*, bem como o processo coracoide *(C)*, o acrômio *(pontas de setas)* e a parte distal da clavícula *(setas)*. (B) Essa incidência do desfiladeiro mostra a cabeça do úmero centralizada na cavidade glenoidal, o processo coracoide *(C)* anteriormente e a articulação acromioclavicular em perfil. (De Anderson MW, Brennan C, Mittal A: Imaging evaluation of the rotator cuff, *Clin Sports Med* 31[4]:614, 2012.)

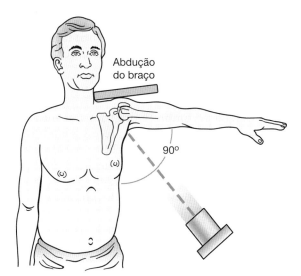

Figura 5.209 Incidência em perfil axilar.

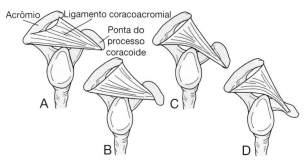

Figura 5.211 Ilustrações que mostram as variações na forma do **desfiladeiro coracoacromial**, conforme descrito por Kragh et al.[564] As variações levam em consideração a posição do processo coracoide em relação à cavidade glenoidal. (A) Desfiladeiro romboide. Essa é uma variante normal, com amplo desfiladeiro. (B) Desfiladeiro triangular, que é uma variante normal. (C) Desfiladeiro circunflexo discreto, em que a ponta do coracoide se situa em uma posição ligeiramente inferior em relação ao tubérculo supraglenoidal. A capacidade do desfiladeiro é adequada. (D) Desfiladeiro em forma de divisa, em que a ponta do processo coracoide se situa nas proximidades do equador da cavidade glenoidal ou da cabeça do úmero. A capacidade anterior fica limitada. (Adaptada com permissão de Kragh JF Jr., Doukas WC, Basamania CJ: Primary coracoid impingement syndrome. *Am J Orthop [Belle Mead NJ]* 33:229-232, 2004.)

pinal ou redondo menor. Pode-se usar uma incidência axilar dinâmica para a demonstração de instabilidade horizontal da articulação acromioclavicular.[563]

Incidência em perfil transescapular (em Y) (do desfiladeiro coracoacromial). Essa incidência (Fig. 5.210) revela a posição do úmero em relação à glenoide e os processos acromial e coracoide. Trata-se da verdadeira incidência em perfil da escápula (ver Fig. 5.196D e E). Essa incidência pode ser utilizada na determinação da forma do desfiladeiro coracoacromial e seu papel no impacto (Fig. 5.211).[564-566]

Incidência de Stryker para a incisura. Para essa incidência, o paciente posiciona-se em decúbito dorsal, com o membro flexionado anteriormente e a mão sobre o topo da cabeça (Fig. 5.212). A radiografia é centralizada no processo coracoide. Essa incidência é utilizada para a avaliação de uma lesão de HillSachs (Fig. 5.213) ou uma lesão de Bankart.[63,544,567]

Incidência de West Point. O paciente posiciona-se em decúbito ventral (Fig. 5.214). Essa incidência fornece

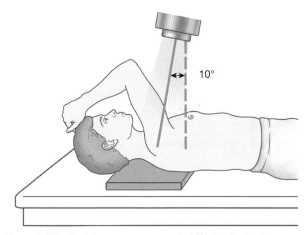

Figura 5.212 Posicionamento para a incidência de Stryker para a incisura.

uma boa imagem da glenoide (Fig. 5.215), delineando fraturas dessa estrutura e anormalidades ósseas da borda glenoidal anterior.[568]

Incidência do arco. Essa incidência em perfil é utilizada para a determinação da largura e da altura do arco subacromial. Ela auxilia o examinador na determinação do tipo de arco acromial (Fig. 5.216).

Incidência de Zanca. Essa incidência pode ser utilizada na detecção de luxações posteriores da articulação acromioclavicular, mediante a medição da distância entre a extremidade do acrômio e a extremidade da clavícula; esse espaço é denominado *índice da largura AC (IAC)* (Fig. 5.217), calculado pela fórmula a seguir:

$$IAC = \frac{\text{(largura do lado lesionado} - \text{largura do lado normal)}}{\text{largura do lado normal (não lesionado)}} \times 100\%$$

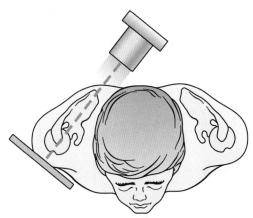

Figura 5.210 Posicionamento para a incidência em perfil transescapular (em Y).

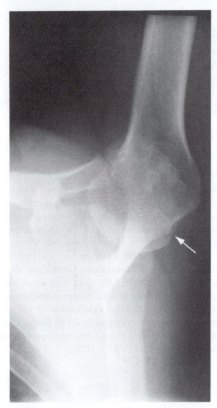

Figura 5.213 A incidência de Stryker para a incisura mostra a incisura no aspecto posterolateral da cabeça do úmero, que representa uma importante lesão de Hill-Sachs *(seta)* no úmero.

Se o IAC for ≥ 60%, o paciente teve uma luxação acromioclavicular posterior.[569] A incidência também pode demonstrar alterações degenerativas na articulação acromioclavicular.

Artrografia

A artrografia do ombro é útil para a delineação de grande parte dos tecidos moles e recessos em torno da articulação glenoumeral (Figs. 5.220 e 5.221).[350,570-572] Por exemplo, a articulação glenoumeral, em geral, consegue manter cerca de 16 a 20 mL de solução. Na capsulite adesiva (ombro congelado idiopático), essa quantidade pode diminuir para 5 a 10 mL. A artrografia revela uma diminuição da capacidade da articulação e uma obliteração da prega axilar. Além disso, na capsulite adesiva, observa-se uma ausência quase completa de enchimento da bolsa subescapular (Fig. 5.222). A laceração de qualquer estrutura, como o tendão do supraespinal e manguito rotador, pode acarretar extravasamento do contraste radiopaco.[573]

Ultrassonografia diagnóstica

A ultrassonografia diagnóstica (USD) é um instrumento que vem sendo cada mais utilizado por fisioterapeutas para a avaliação do ombro. As imagens ultrassonográficas (US) podem ser utilizadas para observação da cabeça longa do bíceps braquial, da distância acromioumeral, da

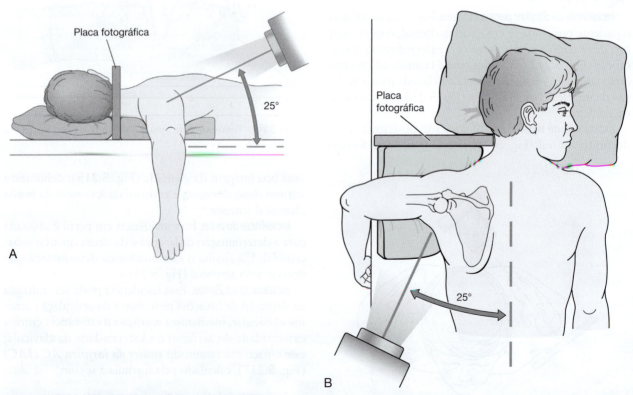

Figura 5.214 Posicionamento do paciente para a incidência axilar de West Point. (A) Incidência em perfil. (B) O feixe de radiografias (abaixo, à esquerda) é angulado para baixo para formar um ângulo de 25° a partir do plano horizontal.

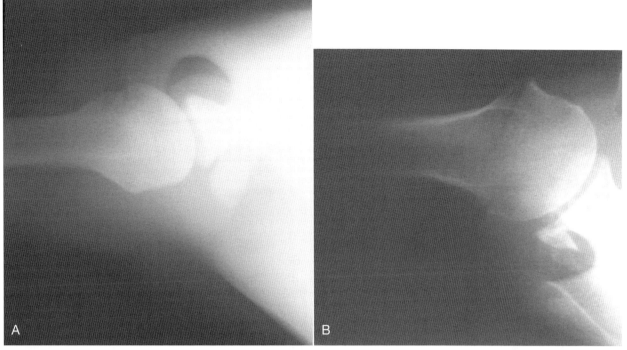

Figura 5.215 (A) Resultado de uma incidência de West Point da articulação glenoumeral. Observe o acrômio localizado superiormente à cavidade glenoidal e ao processo coracoide, que está situado inferiormente à cavidade glenoidal nessa incidência. (B) Radiografia simples em uma incidência axilar ou de West Point de uma fratura da cavidade glenoidal – uma fratura de Bankart. (De Swain J, Bush KW: *Diagnostic imaging for physical therapists*, St. Louis, 2009, Sauders/Elsevier, pp. 196, 208.)

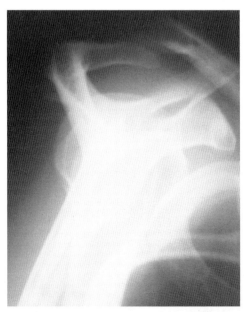

Figura 5.216 Incidência do arco da articulação acromioclavicular. Observe a separação entre a clavícula e o acrômio. Essa incidência também revela a relação entre o úmero e a cavidade glenoidal (incidência em Y).

bolsa subacromial/subdeltóidea, da magnitude da frouxidão articular e da anatomia do manguito rotador, incluindo os músculos subescapular, supraespinal, infraespinal e redondo menor, tanto para os aspectos normais como para as alterações patológicas.

Vista anterior. A posição US para o exame da cabeça longa do bíceps braquial tem início com o antebraço do paciente em supinação, com a palma da mão voltada para cima e o braço repousando sobre sua própria perna. O transdutor é aplicado no plano transverso ao longo da cabeça longa do bíceps, com o objetivo de visualizar o tendão (Fig. 5.223). Essa posição possibilita a visualização do tendão no eixo curto. Quando o transdutor está localizado na posição perpendicular correta, pode-se observar um córtex umeral hiperecoico e bem definido por baixo do tendão do bíceps (Fig. 5.224, *setas*). O tendão é examinado de proximal para distal e visualizado como uma estrutura fibrilar (i. e., como um fio), apresentando-se como uma estrutura arredondada, de forma tubular, hiperecoica e de alta intensidade. Normalmente, o tendão do bíceps braquial tem aparência fibrilar. Além disso, deve-se tomar o cuidado de observar o posicionamento do tendão entre os tubérculos maior e menor no sulco bicipital, o que cria uma borda hiperecoica em uma localização imediatamente profunda ao tendão (ver Fig. 5.224).[574] Demonstrou-se que um derrame recente em torno da cabeça longa do bíceps apresenta um grau moderado a elevado de correlação com a ADM, e baixo grau

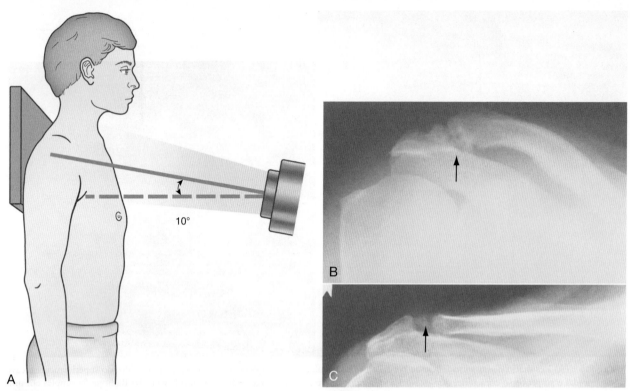

Figura 5.217 (A) Posicionamento do paciente para uma incidência de Zanca da articulação acromioclavicular. (B) A incidência de Zanca da articulação revela alterações degenerativas significativas *(seta)*. (C) Na incidência de Zanca, observa-se claramente um corpo livre no interior da articulação *(seta)*. O espaço entre a extremidade do acrômio e a extremidade da clavícula é denominado índice de largura acromioclavicular. (B e C, de Rockwood CA: *The shoulder*, ed. 4, Philadelphia, 2009, WB Saunders.)

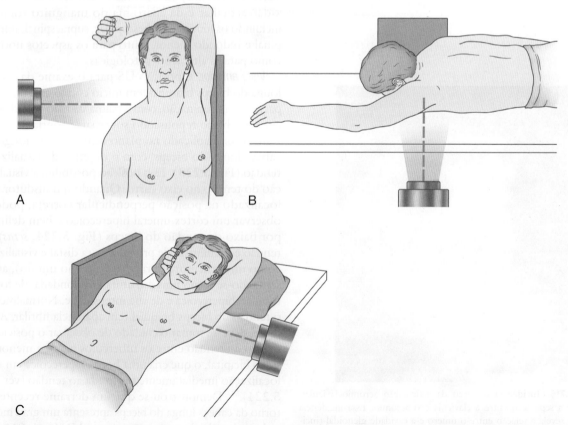

Figura 5.218 Posicionamento do paciente para a incidência do nadador. (A) Perfil. (B) Decúbito ventral. (C) Decúbito dorsal.

Capítulo 5 Ombro **441**

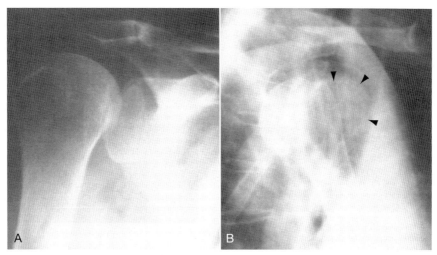

Figura 5.219 (A) Luxação posterior do úmero. (B) Incidência do nadador. (De Sutton D, Young JWR: *A concise textbook of clinical imaging*, 2.ed., St. Louis, 1995, Mosby.)

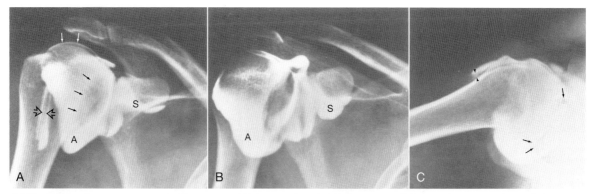

Figura 5.220 Artrografia com contraste simples comum. (A) Rotação lateral. (B) Rotação medial. A cartilagem articular umeral está recoberta pelo agente de contraste *(setas brancas)*. Não há contraste na bolsa subacromial-subdeltóidea. Pode-se observar o defeito criado pelo lábio glenoidal *(setas negras)*. Com frequência, o enchimento do recesso subescapular é limitado nas incidências com rotação lateral, em razão da compressão da bolsa pelo músculo subescapular. (C) Na incidência axilar, são visíveis as margens labiais glenoidais anterior *(seta única)* e posterior *(duas setas)*. O tendão do bíceps braquial *(setas)* está circundado por contraste na bainha do tendão do bíceps braquial. Não há contraste recobrindo o colo cirúrgico do úmero. *A*, recesso axilar; *setas vazadas*, tendão da cabeça longa do bíceps braquial, no interior da bainha bicipital; *S*, recesso subescapular. (De Weissman BNW, Sledge CB: *Orthopedic radiology*, Philadelphia, 1986, WB Saunders, p. 222.)

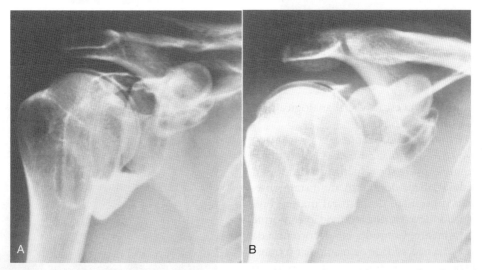

Figura 5.221 Artrograma com duplo contraste comum. Incidências com o paciente em pé segurando um saco de areia na mão e com o úmero em rotação lateral (A) e medial (B) mostram as estruturas observadas no exame com contraste simples e possibilitam uma melhor apreciação das cartilagens articulares. (De Weissman BNW, Sledge CB: *Orthopedic radiology*, Philadelpia, 1986, WB Saunders, p. 222.)

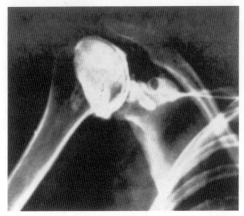

Figura 5.222 Imagem artrográfica típica em casos de capsulite adesiva. Observe a ausência de uma prega axilar dependente e enchimento deficiente do bíceps braquial. (De Neviaser JS: Arthrography of the shoulder joint: study of the findings of adhesive capsulitis of the shoulder, *J Bone Joint Surg Am* 44:1328, 1962.)

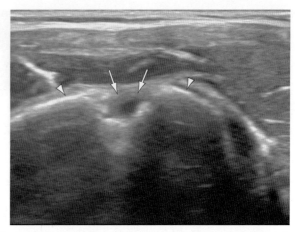

Figura 5.224 Imagem transversal de USD do tendão do bíceps braquial *(entre setas)*, enfatizando os tubérculos maior (à direita) e menor (à esquerda) *(nas setas)*.

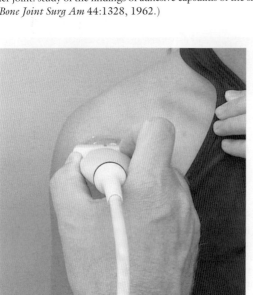

Figura 5.223 Posicionamento do transdutor de USD para visualização do tendão da cabeça longa do bíceps braquial no eixo curto.

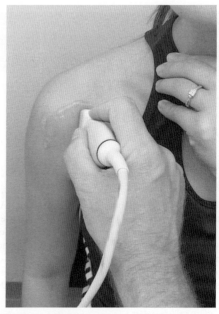

Figura 5.225 Posicionamento do transdutor de USD para visualização do tendão da cabeça longa do bíceps braquial no eixo longo.

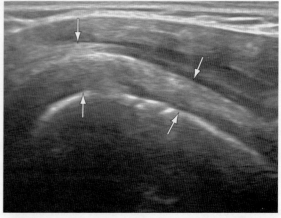

Figura 5.226 Imagem sagital de USD mostrando o tendão da cabeça longa do bíceps braquial *(entre setas)*.

nos escores funcionais e na escala visual analógica para dor em casos de doenças do ombro.[575]

Em seguida, o transdutor da USD pode ser rotacionado em 90° com o objetivo de visualizar o eixo longitudinal do tendão. O tendão pode ser visualizado desde seu aspecto proximal na cabeça do úmero até distalmente, nas proximidades do tendão do peitoral maior (Fig. 5.225). O examinador deve visualizar o tendão conforme foi descrito anteriormente. Contudo, em decorrência da anisotropia, talvez haja necessidade de manipular o transdutor ou mobilizá-lo para a frente e para trás ao longo da largura do tendão, para que seja obtida uma boa visualização dessa estrutura na vista longitudinal (Fig. 5.226).

Inicialmente, avalia-se a articulação acromioclavicular posicionando o transdutor superiormente no plano transverso ou no eixo curto, sobre essa articulação distal (Fig. 5.227). Pode-se observar um espaço articular hipoecoico ou um disco articular hiperecoico. O examinador também pode observar o delineamento cortical do acrômio e a clavícula. Com a visualização do acrômio e da clavícula, o examinador pode medir o **espaço acromioclavicular** e, se presente, também o disco fibrocartilaginoso interposto hiperecoico (Fig. 5.228). Pode ocorrer alargamento da articulação nos pacientes com separação da articulação acromioclavicular (i. e., entorse de 3° grau). Nos casos de ruptura, ocorrerá elevação da extremidade distal da clavícula com o movimento. Isso poderá ser observado quando o paciente movimentar ativamente o braço, da posição "mão sobre o joelho" para "mão sobre o ombro oposto".

A **distância do intervalo acromioumeral** (ver Fig. 5.201) é medida entre a superfície inferior (a borda mais lateral) do acrômio e a superfície superior da cabeça do úmero.[576,577] Essa medida é importante pois demonstrou-se a ocorrência de desfechos cirúrgicos ruins, grandes lacerações do manguito rotador e migração umeral superior em pacientes com distância do intervalo acromioumeral reduzida.[229,578,579] O transdutor é então mobilizado verticalmente em um plano oblíquo coronal ao longo do aspecto mais lateral do acrômio. Nessa posição, o examinador pode observar o acrômio e o tubérculo maior do úmero.[580]

Na mesma posição, o examinador pode visualizar a bolsa subacromial/subdeltóidea. Depois de visualizar a articulação acromioclavicular, o transdutor é mobilizado lateralmente. A bolsa se situa diretamente acima do músculo supraespinal. A bolsa será visualizada como uma pequena margem anecoica, que é indicativa do colapso da bolsa subacromial.[582-583] Quando o paciente mobiliza ativamente o ombro à posição de abdução, pode-se observar um acúmulo de líquido subacromial, na forma de uma bolsa aumentada.

Pode-se observar na Figura 5.229 as posições de rotina das USD no exame dos músculos do manguito rotador. O tendão do subescapular é examinado com o ombro em rotação lateral. Inicialmente, o transdutor é aplicado em um eixo longitudinal paralelo ao tendão (Fig. 5.230). O tendão deve ter um aspecto hiperecoico, sendo acompanhado lateralmente até o tubérculo menor do úmero (Fig. 5.231). O tendão é visualizado em sua totalidade de superior para inferior, com ênfase aplicada na sua inserção superior, pois esse é o ponto mais comumente lesionado em pacientes com lacerações do manguito rotador (i. e., supraespinal).[584] Ao rodar em 90° o transdutor, será possível visualizar o tendão do subescapular em seu eixo curto (Fig. 5.232). Imediatamente acima do delineamento da cabeça do úmero, pode-se visualizar um corte transverso que corresponde ao subescapular (Fig. 5.233). É comum observar áreas de estriações musculares ou interfaces hipoecoicas entre os diversos feixes de tendões.

O supraespinal é o tendão do manguito rotador mais comumente lacerado; portanto, é essencial que o examinador visualize esse músculo durante todo exame de USD.[574] Para iniciar o exame do supraespinal, o examinador pede ao paciente que ponha a mão do ombro afetado sobre o quadril ipsilateral; essa é conhecida como posição "de Crass modificada" (Fig. 5.234). Ao estender o úmero, o tubérculo maior e o tendão do supraespinal são mobilizados de suas posições sob o acrômio, para que possam ficar expostos anteriormente. Para a visualização do supraespinal

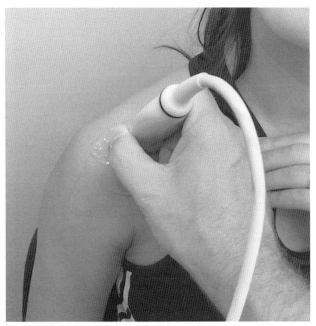

Figura 5.227 Posicionamento do transdutor de USD para examinar a articulação acromioclavicular.

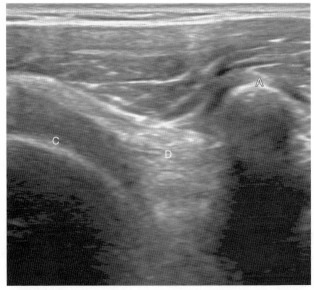

Figura 5.228 Imagem de USD da articulação acromioclavicular. A: acrômio; C: clavícula; D: disco articular.

444 Avaliação musculoesquelética

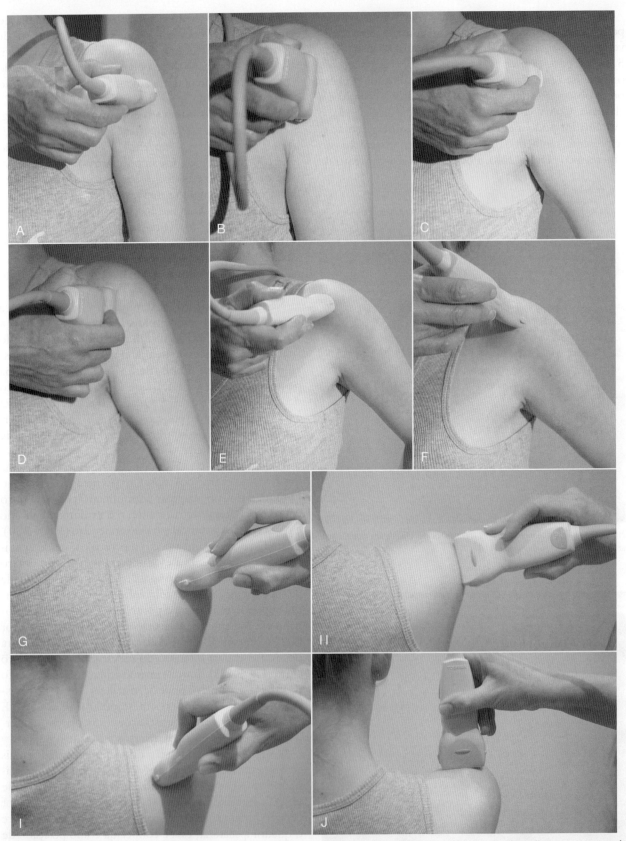

Figura 5.229 Posições padronizadas para o exame de USD. (A e B) Dorso da mão da paciente em seu joelho (ipsilateral) com um pouco de extensão de ombro: utilizada para a visualização do tendão do bíceps braquial nos eixos curto e longo. (C e D) Posição com o ombro estendido, mão ao lado do corpo para o subescapular (também pode-se usar a rotação lateral). (E e F) Mão da paciente no bolso de trás; usada para os eixos curto e longo do supraespinal. (G-J) Braço posicionado transversalmente ao aspecto anterior do tórax, para os músculos redondo maior e menor. (De McNally E: *Practical musculoskeletal ultrasound*, 2.ed., China, 2014, Elsevier.)

Capítulo 5 Ombro **445**

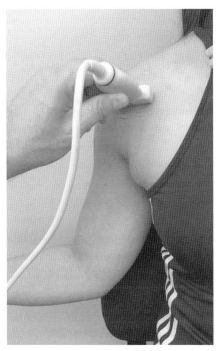

Figura 5.230 Posicionamento do transdutor de USD para visualização do tendão do subescapular no eixo longo.

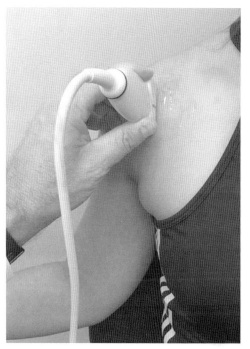

Figura 5.232 Posicionamento do transdutor de USD para visualização do tendão do subescapular no eixo curto.

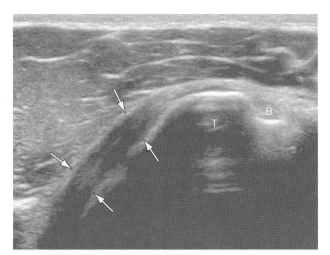

Figura 5.231 Avaliação de USD do tendão do subescapular: a imagem de eixo longo mostra o tendão *(entre setas)*. B: tendão do bíceps braquial; T: tubérculo menor. (De Jacobson JA: *Fundamentals of musculoskeletal ultrasound*, 3.ed., Philadelphia, 2018, Elsevier.)

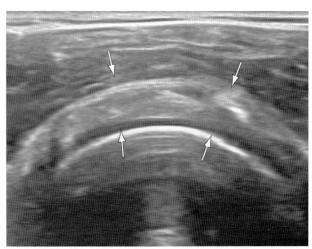

Figura 5.233 Imagem de USD do tendão do subescapular, mostrando um aspecto hiperecoico *(entre setas)*.

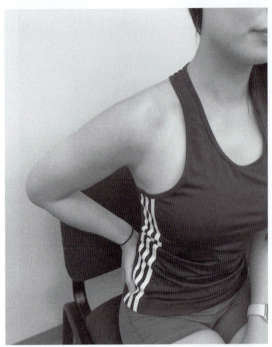

Figura 5.234 Posição de Crass, modificada, para exame de USD do ombro.

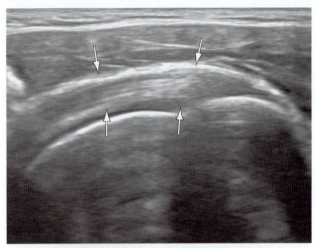

Figura 5.235 Imagem de USD de um tendão do supraespinal normal visualizado no eixo longo *(entre setas)*.

longitudinalmente, o transdutor é aplicado paralelamente às fibras desse músculo, em linha com o úmero ipsilateral. Em seguida, para visualizar por completo o tendão, o examinador pode mover o transdutor tanto anteromedial como posterolateralmente, desde seu aspecto anterior até o posterior. Tendões saudáveis serão visualizados como imagens hiperecoicas e fibrilares. Com a rotação de 90° do transdutor, o tendão é visualizado em seu eixo curto em forma de um corte transverso. Essa posição fará com que o transdutor fique perpendicular ao eixo longitudinal do úmero ipsilateral. A orla hiperecoica correspondente ao úmero estará situada abaixo da cartilagem articular hipoecoica (Fig. 5.235). Por sua vez, o supraespinal estará situado em uma posição imediatamente superior à cartilagem articular hipoecoica. Pode-se visualizar a margem anterior do supraespinal em uma posição imediatamente lateral ao tendão da cabeça longa do bíceps braquial.

Vista posterior. Se o transdutor de US for mobilizado posteriormente, o examinador poderá visualizar o infraespinal. Esse músculo pode ser mais bem visualizado com o paciente sentado, com o ombro em rotação medial e a mão e o antebraço ipsilaterais repousando no aspecto medial da coxa. O transdutor é aplicado longitudinalmente e em paralelo às fibras do tendão, em uma posição logo abaixo da espinha da escápula. As fibras do tendão terão um aspecto hiperecoico em sua posição acima da cabeça do úmero e por baixo das fibras do músculo deltoide. As fibras são rastreadas lateralmente até sua inserção no tubérculo maior. Pode-se obter uma vista no plano transverso do infraespinal rodando em 90° o transdutor, posicionando-o paralelo ao aspecto posterior do úmero.

Por último, pode-se determinar a torção umeral com a USD. A torção umeral é a diferença relativa em termos de rotação óssea entre as superfícies articulares proximal e distal do úmero; essa torção influencia significativamente a ADM do ombro.[585-587] Pode-se usar a ultrassonografia para determinar a torção umeral. Para tanto, o examinador deve alinhar os ápices dos tubérculos maior e menor, medindo em seguida o ângulo do antebraço correspondente.

Tomografia computadorizada (TC)

A TC, sobretudo em combinação com o contraste radiopaco (**artrotomografia computadorizada** ou ATC), é eficaz para o diagnóstico de anomalias e lesões ósseas e de tecidos moles em torno do ombro, incluindo lacerações labiais (Figs. 5.236-5.238) e do manguito rotador.[560,588] Essa técnica auxilia no delineamento de redundância capsular, anormalidades da borda da glenoide e corpos livres.[550,589-591]

Imagens por ressonância magnética (RM)

A imagem por RM demonstrou-se útil no diagnóstico de lesões de tecidos moles do ombro e, de fato, é o método de escolha para a demonstração de anormalidades de tecidos moles dessa região do corpo, por exemplo, patologias labiais e do manguito rotador, juntamente com a artrografia por RM.[28,40,543,592-598] Entretanto, é importante que essas anormalidades sejam correlacionadas aos achados clínicos.[593,597] É possível diferenciar a bursite, a peritendinite/tendinose e as distensões musculares, sobretudo em casos de lesão do manguito rotador.[599] A imagem por RM também é útil para o diagnóstico diferencial de causas da síndrome do impacto e de instabilidade. Com o uso da imagem por RM, também podem ser diagnosticadas as lacerações labiais, as lesões de Hill-Sachs, as irregularidades glenoidais e a condição da medula óssea no ombro (Figs. 5.239-5.245).[349,543,548,600-605] A imagem por RM possibilita a

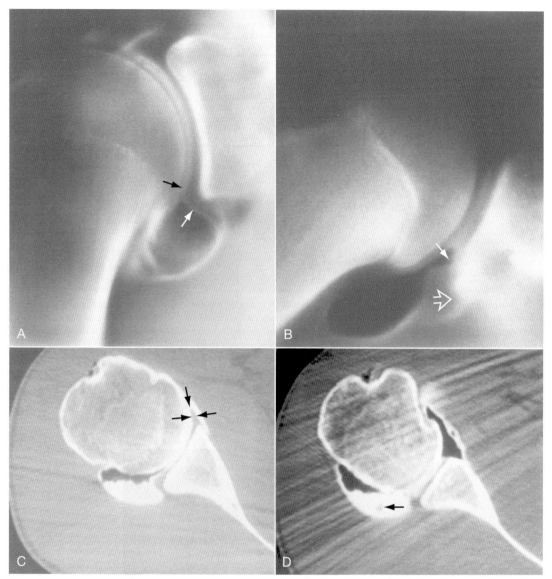

Figura 5.236 Tomograma e estudo de tomografia computadorizada do lábio glenoidal. (A) Lábio glenoidal normal em uma artrotomografia com duplo contraste na posição oblíqua posterior. O corte tomográfico através da margem anterior da cavidade glenoidal na posição oblíqua posterior mostra uma cartilagem articular homogênea na cabeça do úmero *(seta negra)* e na cavidade glenoidal e um contorno regular do lábio glenoidal *(seta branca)*. (B) Lábio glenoidal anormal. O corte tomográfico mostra um defeito triangular no lábio *(seta branca)*. A margem óssea da cavidade glenoidal também está irregular *(seta vazada)*. O paciente teve uma luxação anterior isolada. (C) Lábio glenoidal normal na tomografia computadorizada, seguinte a uma artrografia com duplo contraste. Observam-se as margens anteriores nitidamente pontiagudas *(setas)* e as margens posteriores levemente arredondadas do lábio. (D) A artrotomografia computadorizada revela a ausência de lábio anterior e um corpo livre *(seta)* posteriormente. (B, Cortesia do Dr. Ethan Braunstein, Brigham and Women's Hospital, Boston, MA; C e D, Cortesia do Dr. Arthur Newberg, Boston, MA. De Weissman BNW, Sledge CB: *Orthopedic radiology*, Philadelphia, 1986, WB Saunders, p. 257.)

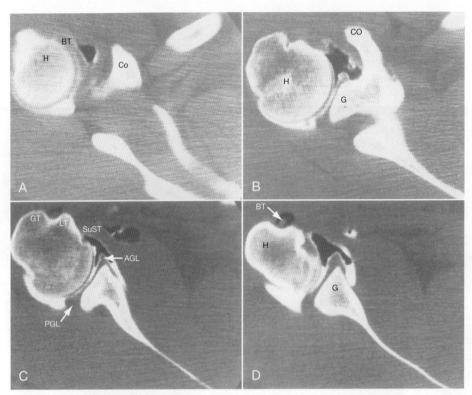

Figura 5.237 Artrotomografia computadorizada de um ombro normal. A anatomia normal é mostrada por cortes da artrotomografia computadorizada na origem do tendão do bíceps braquial (A), no processo coracoide (B), no tendão do subescapular (C) e na parte articular inferior (D). AGL: lábio glenoidal anterior; Bt: tendão do bíceps braquial; Co: processo coracoide; G: processo glenoide; GT: tubérculo maior; H: cabeça do úmero; LT: tubérculo menor; PGL: lábio glenoidal posterior SuST: tendão do subescapular. (De De Lee JC, Drez D, editores. *Orthopedic sports medicine: principles and practice*. Philadelphia: WB Saunders, 1994. p. 721.)

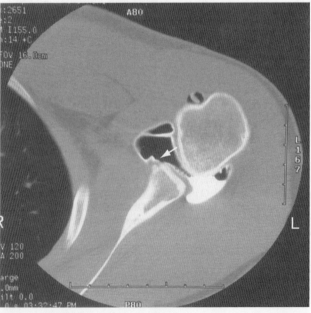

Figura 5.238 A tomografia computadorizada revela uma laceração labial (*seta*).

Capítulo 5 Ombro **449**

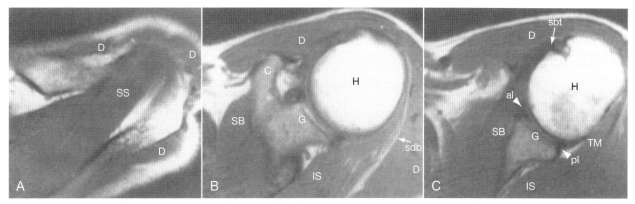

Figura 5.239 Imagens axiais de ressonância magnética pesadas em T1 cranial (A) a caudal (C). al: lábio anterior; C: coracoide; D: músculo deltoide; G: glenoide da escápula; H: úmero; IS: músculo infraespinal; pl: lábio posterior, SB: músculo subescapular; sbt: tendão do subescapular; sdb: bolsa subdeltóidea-subacromial; SS: músculo supraespinal; TM: músculo redondo menor. (De Meyer SJF, Dalinka MK. Magnetic resonance imaging of the shoulder. *Orthop Clin North Am* 1990 21:499.)

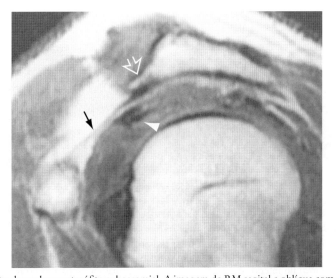

Figura 5.240 Síndrome do impacto do ombro: entesófito subacromial. A imagem de RM sagital e oblíqua com *spin-echo* pesada em T1 (TR/TE, 800/20) demonstra o entesófito (*seta vazada*), que está próximo ao ligamento coracoacromial (*seta cheia*) e ao tendão do supraespinal (*ponta de seta*). (De Resnick D, Kransdorf MJ. *Bone and joint imaging*. Philadelphia: WB Saunders, 2005. p. 375.)

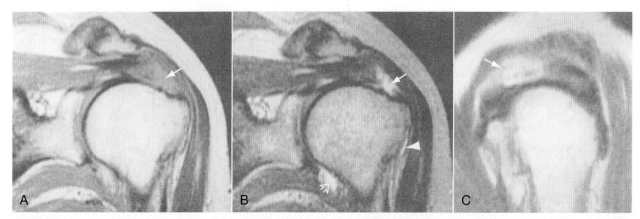

Figura 5.241 Laceração do manguito rotador de espessura completa: imagem por ressonância magnética (RM). No plano oblíquo coronal, as imagens de RM com *spin-echo* de peso intermediário (TR/TE, 2000/20) (A) e pesada em T2 (TR/TE, 2000/80) (B) mostram líquido na lacuna (*seta cheia*) do tendão do supraespinal; o líquido é de sinal de intensidade aumentada em B. Também em B, observe o aumento da intensidade do sinal relacionado ao líquido na articulação glenoumeral (*seta vazada*) e bolsa subdeltoide (*ponta de seta*). Osteoartrite da articulação acromioclavicular é evidente. (C) No mesmo paciente, imagens sagitais e oblíquas de RM com *spin-echo* pesadas em T2 (TR/TE, 2000/60) apresentam o local (*seta*) de ruptura do tendão do supraespinal, que é de sinal de alta intensidade. (De Resnick D, Kransdorf MJ. *Bone and joint imaging*. Philadelphia: WB Saunders, 2005. p. 925.)

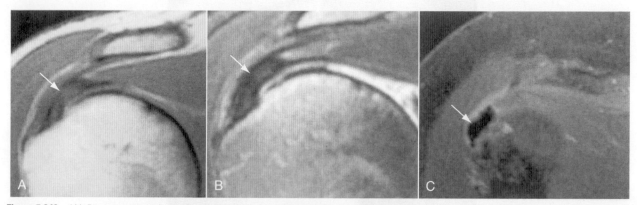

Figura 5.242 (A) Imagem coronal pesada em T1 apresentando o espessamento discreto do tendão do supraespinal, com presença de sinal intermediário (*seta*) no interior da substância do tendão. (B) Imagem coronal pesada em T2, no mesmo nível, também mostrando a espessura do tendão, com sinal intermediário (*seta*) no interior do tendão. A presença de sinal intermediário no tendão é diagnóstica de tendinopatia, enquanto o sinal brilhante (líquido) no tendão é diagnóstico de uma laceração. (C) Uma área globular de sinal de baixa anormalidade (*seta*) no tendão do infraespinal e edema discreto circunjacente consistente com bursite calcificada. (De Sanders TG, Miller MD: A systematic approach to magnetic resonance imaging interpretation of sports medicine injuries of the shoulder. *Am J Sports Med* 2005 33:1094.)

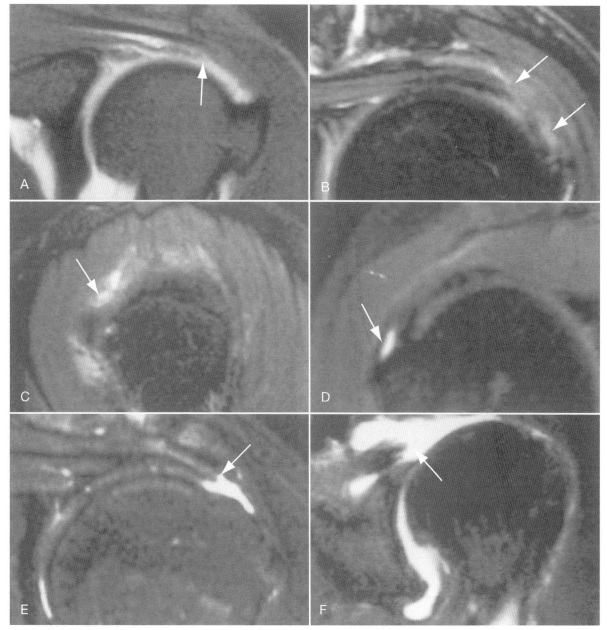

Figura 5.243 Laceração do manguito rotador. Os critérios para diagnóstico de uma laceração do manguito rotador na imagem por ressonância magnética (RM) incluem a presença de líquido no local esperado do tendão ou sua retração. (A) Artrograma de RM da laceração da superfície articular, com espessura parcial do tendão do supraespinal com contraste (*seta*), estende-se na substância do tendão, mas não completamente por sua espessura. (B) Imagem coronal convencional pesada em T2. (C) Imagem sagital. Tanto B como C mostram sinal de intensidade de líquido (*setas*) estendendo-se parcialmente pela espessura do tendão que envolve a superfície da bolsa. (D) Laceração intersticial (*seta*) do tendão do supraespinal. Sinal de intensidade do líquido (*seta*) presente no interior da substância do tendão, mas não se estende à superfície articular ou da bolsa. (E) Laceração com espessura completa, com sinal de líquido brilhante (*seta*), estendendo-se por toda a espessura do tendão, de cima a baixo. (F) Laceração completa do tendão do supraespinal com extensão anteroposterior com aproximadamente 3 cm de retração da junção musculotendínea (*seta*). (De Sanders TG, Miller MD. A systematic approach to magnetic resonance imaging interpretation of sports medicine injuries of the shoulder. *Am J Sports Med* 2005 33:1094.)

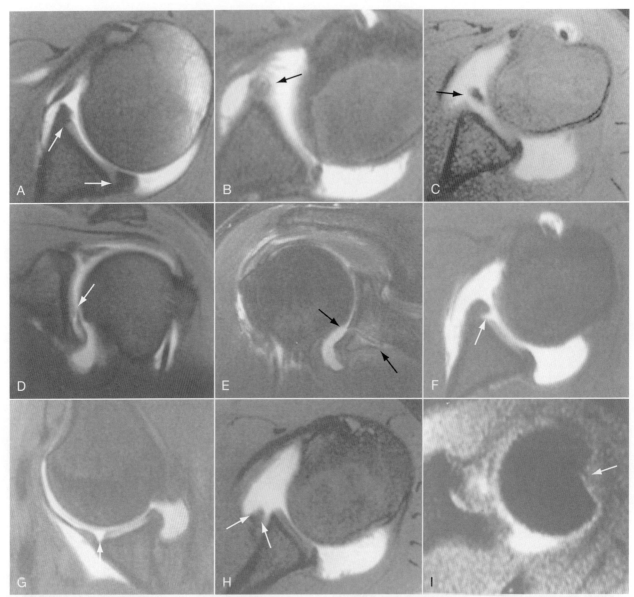

Figura 5.244 Lesões de Bankart. (A) Cartilagem escavada (*setas*) no lábio posterior e anterior. A cartilagem articular está com sinal de intensidade intermediário, lisa e afilada na medida em que escava a fibrocartilagem do lábio glenoidal. Essa imagem não deve ser confundida com a imagem de uma laceração, que é irregular quanto à aparência e, em geral, estende-se completamente abaixo do lábio. (B) Desgaste e irregularidade acentuados (*seta*) do lábio anteroinferior. (C) Uma lesão de Bankart luxada (*seta*). (D) Imagem coronal pesada em T2, no nível do lábio anterior, mostrando uma coleção líquida irregular (*seta*) localizada na laceração do lábio anterior, entre o lábio e a glenoide. Essa irregularidade é denominada sinal da "bolsa axilar dupla", sendo muito comum para uma laceração do lábio anterior. (E) Uma lesão de Bankart minimamente deslocada (*setas*) ao longo da glenoide inferior. (F) Imagem axial com contraste intra-articular. (G) Imagem de rotação lateral em abdução com contraste intra-articular. Tanto F quanto G apresentam uma pequena quantidade de contraste (*setas*), estendendo-se parcialmente abaixo do lábio anterior, o que representa uma lesão de Bankart (Perthes) não deslocada. (H) Uma lesão de Bankart medial (*setas*). (I) Imagem axial pesada em T2 pela face superior da cabeça do úmero mostrando uma concavidade (*seta*) da cabeça do úmero posterossuperior, o que representa uma deformidade de Hill-Sachs. A cabeça do úmero deve ser arredondada nas três imagens superiores, sem achatamento ou concavidade. (De Sanders TG, Miller MD: A systematic approach to magnetic resonance imaging interpretation of sports medicine injuries of the shoulder. *Am J Sports Med* 2005 33:1097.)

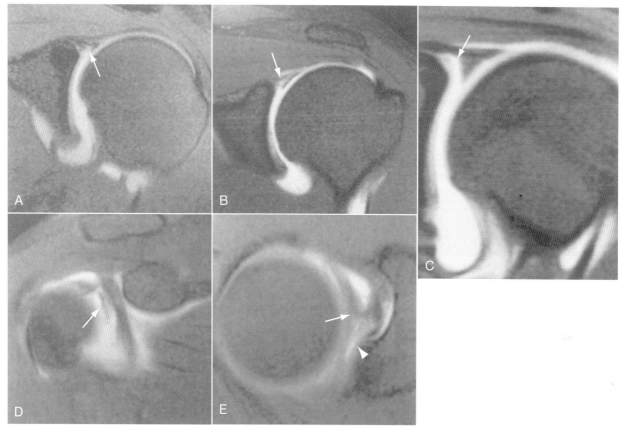

Figura 5.245 Laceração do lábio superior de anterior para posterior (SLAP). (A) Desgaste e irregularidade *(seta)* da superfície inferior do lábio superior, consistente com laceração SLAP. (B) A área de sinal intenso (seta) estende-se para dentro da substância do lábio superior. A presença de qualquer sinal intenso no interior da substância do lábio superior é diagnóstica de uma laceração SLAP. (C) Deslocamento *(seta)* do lábio superior em afastamento da cavidade glenoidal. Essa imagem representa uma laceração SLAP do tipo II. (D) Laceração em alça de balde (laceração SLAP do tipo III) do lábio superior com o fragmento em alça de balde *(seta)* pendendo na parte superior da articulação. (E) Imagem axial mostrando uma coleção irregular de contraste que se estende até a inserção do músculo bíceps braquial; esse achado é consistente com uma laceração SLAP do tipo IV, com envolvimento da inserção do bíceps braquial. (De Sanders TG, Miller MD: A systematic approach to magnetic resonance imaging interpretation of sports medicine injuries of the shoulder. *Am J Sports Med* 2005 33:1096.)

visualização de um **complexo de Buford**, que é uma variante congênita do lábio glenoidal em que o aspecto anterossuperior do lábio está ausente na posição de 1 a 3 horas e o ligamento glenoumeral médio é uma estrutura em forma de cordão espessa com origem no lábio superior; esse quadro pode mimetizar uma laceração labial (Fig. 5.246).[606,607] Foi constatado que a artrografia por ressonância magnética aumenta a sensibilidade na detecção de lacerações de espessura parcial.[599,608]

Angiografia

A angiografia é o exame dos vasos sanguíneos ou linfáticos com o uso da introdução de uma substância radiopaca antes da obtenção de uma radiografia. Em casos de síndrome do desfiladeiro torácico e de outras síndromes que incluam a compressão arterial, por vezes, são utilizadas angiografias para a demonstração do bloqueio da artéria subclávia durante determinados movimentos (Fig. 5.247).

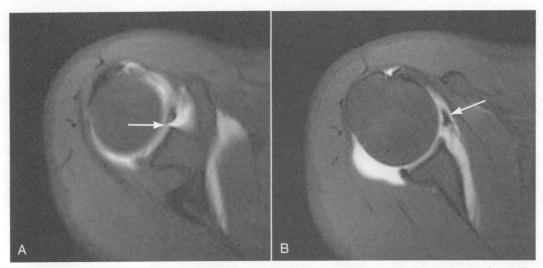

Figura 5.246 (A) A imagem FSE axial com ponderação em T2 com supressão de tecido adiposo através da parte superior da articulação mostra o lábio superior separado da cavidade glenoidal óssea *(seta)*. (B) Mais abaixo na articulação, o lábio anterior está firmemente preso à cavidade glenoidal, mas está presente um ligamento glenoumeral médio espesso e similar a um cordão *(seta)*. Esse é o complexo de Buford. Em (A), nota-se a ausência do lábio anterior, e um espesso ligamento glenoumeral médio está mimetizando um lábio anterior. (De Helms CA: *Fundamentals of skeletal radiology*, 4.ed., Philadelphia, 2014, Elsevier.)

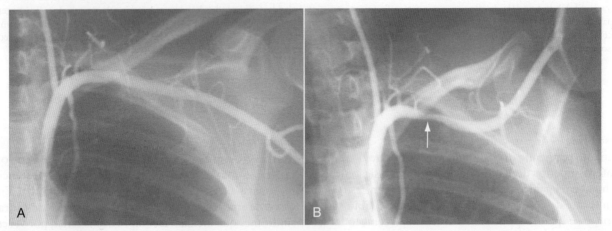

Figura 5.247 O angiograma da artéria subclávia esquerda mostra uma artéria de aspecto normal na posição neutra (A). Observe a compressão da artéria entre a clavícula e a primeira costela quando o braço está em abdução e rotação lateral (B), o que é consistente com uma síndrome do desfiladeiro torácico. (De Kalva SP, Hedgire S, Waltman AC: Upper extremity arteries. In Abbara S, Kalva SP, eds.: *Problem solving in cardiovascular imaging*, Philadelphia, 2013, Saunders, pp. 758-771.)

Resumo da avaliação do ombro[a]

Observação: o problema sob suspeita determinará quais *Testes especiais* devem ser realizados.

Anamnese (sentado)
Observação (sentado ou em pé)
Exame

Movimentos ativos (sentado ou em pé)
Elevação por meio da flexão anterior do membro superior
Elevação por meio da abdução do membro superior
Elevação por meio do plano da escápula (escapulação)
Rotação medial do membro superior
Rotação lateral do membro superior
Adução do membro superior
Adução e abdução horizontais do membro superior
Circundução do membro superior

Movimentos passivos (sentado)
Elevação por meio da abdução do membro superior
Elevação por meio da flexão anterior do membro superior
Elevação por meio da abdução apenas da articulação glenoumeral
Rotação lateral do membro superior
Rotação medial do membro superior
Extensão do membro superior
Adução do membro superior
Adução e abdução horizontais do membro superior

Avaliação funcional
Testes especiais (sentado ou em pé)
Testes para instabilidade anterior do ombro:
Teste de apreensão óssea
Teste de carga e desvio
Para instabilidade posterior do ombro:
Teste do abalo (teste de Jahnke)
Teste de carga e desvio
Teste para instabilidade inferior e multidirecional do ombro:
Teste de Feagin (teste de estabilidade inferior em abdução [TEIA])
Teste de hiperabdução (teste de hiperabdução de Gagey)
Teste de hiperextensão-rotação medial (HERM)
Teste de joelho-ombro
Sinal do sulco
Para impacto anterior:
Sinal do impacto coracoide
Teste de Hawkins-Kennedy
Teste de Neer e modificação
Teste de Yokum
Teste de Zaslav (teste de força e resistência com rotação medial [TFRRM])
Para lesões labiais:[b]
Teste de compressão ativa de O'Brien
Teste de deslizamento anterior
Teste de carga do bíceps braquial (teste de Kim II)
Teste de tensão do bíceps braquial
Teste de cisalhamento labial dinâmico

Teste forçado de abdução do ombro e flexão do cotovelo
Teste do abalo
Teste de Kim I (teste de carga do bíceps II)
Teste do cisalhamento de Mayo
Teste de provocação da dor (Minori)
Teste de Porcellini
Teste do arremesso
Para discinesia escapular:
Teste do deslizamento lateral da escápula
Teste para discinesia escapular
Teste de carga escapular
Teste de retração escapular
Teste de flexão na parede/solo
Para doença da articulação acromioclavicular:
Teste de cisalhamento acromioclavicular
Teste de adução horizontal (adução transversal ao corpo)
Sinal de Paxinos
Para problemas ligamentares e capsulares:
Teste de flexão baixa
Teste para problemas musculares:[b]
Encurtamento do bíceps braquial
Teste do soco (*uppercut*) (bíceps braquial)
Teste de Yergason (bíceps braquial)
Sinal do *lag* em extensão do deltoide (sinal da cauda de andorinha) (deltoide)
Teste de relocação dinâmica (TRD) (estabilidade do manguito rotador)
Teste de estabilidade rotacional dinâmica (TERD) (estabilidade do manguito rotador)
Teste de Jobe lateral (estabilidade do manguito rotador)
Teste da queda do membro superior (teste de Codman) (manguito rotador – geral)
Teste de ruptura (manguito rotador – geral)
Teste de Whipple (manguito rotador – geral)
Posição de brinde com champanhe (supraespinal)
Teste do braço caído (supraespinal)
Teste da "lata vazia" (teste de Jobe ou do supraespinal) (supraespinal)
Teste da compressão abdominal (compressão do ventre, ou teste de Napoleão)
Sinal do afastamento do ventre (subescapular)
Sinal do *lag* com rotação lateral (subescapular)
Sinal de dorso da mão (*lift-off*) (teste de Gerber) (subescapular)
Teste do "rebote" com rotação medial (subescapular)
Sinal da queda (infraespinal)
Teste de retração da escápula para o infraespinal (TREI) (infraespinal)
Teste do infraespinal (infraespinal)
Sinal do *lag* com rotação lateral (infraespinal)
Sinal do tocador de clarim (redondo menor)
Sinal do *lag* com rotação lateral (redondo menor)
Fraqueza do trapézio – 3 posições
Fraqueza do latíssimo do dorso
Teste para fraqueza do serrátil anterior (teste *punch-out*)
Testes para função neurológica:
Scratch collapse test (estímulo digital) (nervo axilar, nervo torácico longo)

(continua)

456 Avaliação musculoesquelética

Resumo da avaliação do ombro[a] (*continuação*)

Testes para síndrome do desfiladeiro torácico:
    Teste de Roos
Outros testes:
    Teste de percussão do olécrano-manúbrio
Reflexos e distribuição cutânea (sentado)
    Reflexos
    Rastreamento sensitivo
    Nervos periféricos
        Nervo axilar
        Nervo supraescapular
        Nervo musculocutâneo
        Nervo torácico longo
        Nervo acessório
Palpação (sentado)
Movimentos isométricos resistidos (decúbito dorsal)
    Flexão anterior do ombro
    Extensão do ombro
    Abdução do ombro
    Adução do ombro
    Rotação medial do ombro
    Rotação lateral do ombro
    Flexão do cotovelo
    Extensão do cotovelo
Testes especiais (decúbito dorsal)
    Testes para instabilidade anterior do ombro:
        Testes de liberação e apreensão (*crank test*) ("surpresa") e de relocação de Jobe e modificações
    Testes para instabilidade posterior do ombro:
        Teste de Norwood
    Testes para síndrome do impacto anterior:
        Teste do impacto em decúbito dorsal
    Testes para lacerações labiais:[b]
        Teste da batida (*clunk test*)
        Teste de rotação com compressão
        Teste de distração passiva
        Teste de rotação lateral resistida em supinação (TRLRS)
        Teste de resistência em flexão supina
    Para problemas ligamentares:
        Teste do estalido labial (*crank test*)

Testes para problemas musculares:[b]
    Teste da contratura do peitoral maior
    Teste do peitoral menor
    Fraqueza do romboide (em decúbito ventral)
    Teste da ponta da escápula para trás (peitoral menor) (em decúbito ventral)
    Teste do trapézio (três posições) (em decúbito ventral)
    Sinal do triângulo (trapézio) (em decúbito ventral)
Para avaliar a função neurológica:
    Teste (de tensão) neurodinâmico do membro superior (TNMS)
        Nervo mediano (TNMS I)
        Nervo mediano (TNMS II)
        Nervo radial (TNMS III)
        Nervo ulnar (TNMS IV)
Movimentos do jogo articular (decúbito dorsal)
    Deslizamento posterior do úmero
    Deslizamento anterior do úmero
    Distração lateral do úmero
    Tração longa do membro superior
    Deslizamento posterior do úmero em abdução
    Movimentos anteroposterior e craniocaudal da clavícula na articulação glenoumeral
    Movimentos anteroposterior e craniocaudal da clavícula na articulação esternoclavicular
    Movimento geral da escápula para determinação da mobilidade
Diagnóstico por imagem

---

[a]O resumo é apresentado em uma ordem que limita a magnitude do movimento a ser testado pelo paciente, mas garante que todas as estruturas necessárias sejam testadas. Após qualquer exame, o paciente deve ser alertado quanto à possibilidade de exacerbação dos sintomas, em decorrência da avaliação.
[b]Pesquisas mostraram a inexistência de um teste isolado, ou mesmo um grupo de testes, que seja capaz de diagnosticar com precisão uma lesão do lábio superior de anterior para posterior ou uma lesão do manguito rotador.[98,394-399]

Estudo de casos

Ao estudar os casos a seguir, o examinador, além de relacionar as questões adequadas a serem feitas ao paciente, deve especificar a razão pela qual serão realizadas, o que procurará e a justificativa, assim como o que será testado e o motivo. Dependendo das respostas do paciente (e o examinador deve considerar diferentes respostas), diversas causas possíveis do problema podem tornar-se evidentes (serão apresentados exemplos entre parênteses). Portanto, o examinador deve elaborar uma tabela de diagnóstico diferencial, de modo a definir como diferentes diagnósticos podem interferir no plano de tratamento. Por exemplo, um homem de 23 anos apresenta-se à clínica com queixa dor no ombro. Ele relata que havia jogado *touch football* há dois dias. Um colega arremessou a bola e, ao tentar alcançá-la, ele perdeu o equilíbrio e caiu sobre a ponta do ombro, mas conseguiu segurar a bola. Como você diferenciaria uma artrose acromioclavicular de uma tendinite do supraespinal? A Tabela 5.23 apresenta diagnósticos diferenciais para as duas condições.

(continua)

Estudo de casos – cont.

1. Uma mulher de 49 anos vai ao seu consultório com um histórico de uma semana de dor no ombro dominante; relata que a dor teve início depois que ela passou um dia inteiro retirando decorações de feriado. Ela não é capaz de elevar o braço além de 30° de elevação e vem sentindo dores noturnas severas. Não se queixa de dormência nem formigamento. Sua força é aceitável (4/5) na maioria dos movimentos do ombro. A tentativa de levantar qualquer coisa acima da cabeça provoca os seus piores sintomas. A paciente consultou seu médico, que solicitou radiografias; estas não revelaram qualquer achado patológico. O médico prescreveu fisioterapia para "ombro congelado". Descreva seu plano de avaliação e o diagnóstico diferencial.

2. Um rapaz de 17 anos destro e praticante de beisebol chega ao consultório relatando um prolongado período de dor no ombro, que vem piorando progressivamente ao longo dos últimos 12 meses. O paciente percebeu um pouco de dor generalizada no ombro há um ano, que veio piorando gradualmente. Inicialmente, o rapaz sentia dor apenas quando arremessava, mas agora sente dor em repouso, entre as sessões de arremesso. Informa que, ao longo dos três meses anteriores, não foi capaz de relaxar seu ombro. Ele acredita que perdeu o controle sobre seus arremessos e, além disso, ocorreu diminuição da sua velocidade. Também percebeu a ocorrência ocasional de um estalido no ombro, não associado a dor. Descreva seu plano de avaliação e o diagnóstico diferencial.

3. Um homem de 47 anos queixa-se de dor no ombro esquerdo. Ele não apresenta história de uso excessivo. Ao elevar o ombro, ele apresenta uma dor referida no pescoço e, algumas vezes, no membro superior, até o punho. Descreva o seu plano de avaliação para esse paciente (espondilose cervical *versus* bursite subacromial).

4. Uma garota de 18 anos foi operada recentemente, sendo submetida à cirurgia de Putti-Platt para luxação recorrente do ombro esquerdo. Ao observá-la, nota-se que ela ainda mantém o membro superior em uma tipoia, mas o cirurgião deseja que o tratamento seja iniciado. Descreva a sua avaliação para essa paciente.

5. Uma mulher de 68 anos queixa-se de dor e restrição na ADM do ombro direito. Ela relata que há três meses escorregou em um tapete sobre um piso de cerâmica e caiu sobre o cotovelo. Naquele momento, apresentou dor no cotovelo e no ombro. Descreva o seu plano de avaliação para essa paciente (bursite olecraniana *versus* capsulite adesiva).

6. Um menino de 5 anos apresenta-se à clínica com os pais. Eles informam que o menino estava correndo na sala de recreação atrás de um amigo quando tropeçou em um banquinho e caiu sobre o ombro. Ele se recusa a mover o membro superior e chora porque o acidente ocorreu há apenas 2 horas. Descreva o seu plano de avaliação para esse paciente (fratura da clavícula *versus* lesão epifisária umeral).

7. Uma nadadora *master* de 35 anos queixa-se de dor no ombro. Ela relata que tem nadado aproximadamente 2.000 metros por dia, em duas sessões de treinamento, e que, recentemente, aumentou a distância do treinamento de 1.500 m por dia, para preparar-se para uma competição daqui a três semanas. Descreva o seu plano de avaliação para essa paciente (bursite subacromial *versus* tendinite do bíceps braquial).

8. Um tenista de 20 anos queixa-se que, ao sacar, o seu membro superior "morre". Ele vem apresentando esse problema há três semanas, mas nunca havia ocorrido, e aumentou o nível do treinamento durante o último mês. Descreva o seu plano de avaliação para esse paciente (síndrome do desfiladeiro torácico *versus* lesão de plexo braquial).

9. Uma nadadora de competição de 15 anos queixa-se de dor difusa no ombro. Ele sente mais o problema ao praticar o nado de costas e queixa-se de que o seu ombro, às vezes, parece instável, ao realizar esse tipo de nado. Descreva o seu plano de avaliação para essa paciente (instabilidade anterior *versus* tendinite do supraespinal).

10. Um homem de 48 anos queixa-se de dor no pescoço e no ombro. Ele relata dificuldade para abduzir o membro superior direito. Não possui antecedente de traumatismo, mas lembra-se de ter sofrido um acidente automobilístico há dez anos. Descreva o seu plano de avaliação para esse paciente (espondilose cervical *versus* capsulite adesiva).

TABELA 5.23
Diagnóstico diferencial entre entorse da articulação acromioclavicular e paratendinite do supraespinal

	Entorse da articulação acromioclavicular	Paratendinite do supraespinal
Observação	Deformidade em degrau (3º grau)	Normal
Movimento ativo	Dor, especialmente no extremo do movimento (a adução horizontal e a elevação total são especialmente dolorosas)	Dor à movimentação ativa, especialmente em abdução
Movimento passivo	Dor durante a adução horizontal e elevação Possível *end feel* de espasmo muscular ao final da ADM	Ausência de dor, exceto se ocorreu impacto
Movimento isométrico resistido	Pode ter um pouco de dor se o teste causar estresse na articulação (p. ex., abdução)	Dor à abdução Pode ter um pouco de dor na estabilização para outros movimentos
Testes funcionais	Dor nos extremos do movimento	Dor em todo movimento de abdução
Testes especiais	Teste de cisalhamento acromioclavicular causa dor	Teste da "lata vazia" positivo Testes de impacto positivos
Reflexos e distribuição cutânea	Negativos	Negativos
Jogo articular	Movimentos de jogo na articulação acromioclavicular causam dor	Negativo
Palpação	Dor na articulação acromioclavicular	Sensibilidade ou dor no tendão do supraespinal e em sua inserção

ADM: amplitude de movimento.

Conteúdo complementar

Este capítulo possui apêndice e vídeos em uma plataforma digital exclusiva.

Para ingressar no ambiente virtual, utilize o QR code abaixo, faça seu cadastro e digite a senha: magee7

O prazo para acesso a esse material limita-se à vigência desta edição.

Referências bibliográficas

1. McFarland EG, Borade A. Examination of the biceps tendon. Clin Sport Med. 2016;35(1):29–45.
2. Hess SA. Functional stability of the glenohumeral joint. Manual Therapy. 2000;5:63–71.
3. Tillman B, Petersen W. Clinical anatomy. In: Wulker N, Mansat M, Fu F, eds. Shoulder Surgery: An Illustrated Textbook. London: Martin Dunitz; 2001.
4. Smith C, Funk L. The glenoid labrum. Shoulder and Elbow. 2010;2:87–93.
5. Greenberg EM, Fernandez-Fernandez A, Lawrence JT, McClure PW. The development of humeral retrotorsion and its relationship to throwing sports. Sports Health. 2015;7(6):489–496.
6. Kurokawa D, Yamamoto N, Ishikawa H, et al. Differences in humeral retroversion in dominant and nondominant sides of young baseball players. J Shoulder Elbow Surg. 2017;26(6):1083–1087.
7. Whiteley RJ, Adams RD, Nicholson LL, Ginn KA. Reduced humeral torsion predicts throwing-related injury an adolescent baseballers. J Sci Med Sport. 2010;13(4):392–396.
8. Oyama S, Hibberd EE, Myers JB. Preseason screening of shoulder range of motion and humeral retrotorsion does

not predict injury in high school baseball players. J Shoulder Elbow Surg. 2017;26(7):1182–1189.

9. Oyama S, Hibberd EE, Myers JB. Changes in humeral torsion and shoulder rotation range of motion in high school baseball players over a 1-year period. Clin Biomech. 2013;28(3):268–272.

10. Dashottar A, Borstad JD. Validity of measuring humeral torsion using palpation of bicipital tuberosities. Physiother Theory Pract. 2013;29(1):67–74.

11. Ito N, Eto M, Maeda K, et al. Ultrasonographic measurements of humeral torsion. J Shoulder Elbow Surg. 1995;4(3):157–161.

12. Roach NT, Lieberman DE, Gill TJ, et al. The effect of humeral torsion on rotational range of motion in the shoulder and throwing performance. J Anat. 2010;220(3):293–301.

13. Edelson G. Variations in the retroversion of the humeral head. J Shoulder Elbow Surg. 1999;8(2):142–145.

14. Itami Y, Mihata T, Shibano K, et al. Site and severity of the increased humeral retroversion in symptomatic baseball players: a three-dimensional computed tomographic analysis. Am J Sports Med. 2016;44(7):1825–1831.

15. Reuther KE, Sheridan S, Thomas SJ. Differentiation of bony and soft-tissue adaptations of the shoulder in professional baseball pitchers. J Shoulder Elbow Surg. 2018;27(8):1491–1496.

16. Chant CB, Litchfield R, Griffin S, Thain LM. Humeral head retroversion in competitive baseball players and its relationship to glenohumeral rotation range of motion. J Orthop Sports Phys Ther. 2007;37(9): 514–520.

17. Polster JM, Bullen J, Obuchowski NA, et al. Relationship between humeral torsion and injury in professional baseball pitchers. Am J Sports Med. 2013;41(9):2015–2021.

18. Miyashita K, Urabe Y, Kobayashi H, et al. The role of shoulder maximum external rotation during throwing for elbow injury prevention in baseball players. J Sports Sci Med. 2008;7(2):223–228.

19. Yamamoto N, Itoi E, Minagawa H, et al. Why is the humeral retroversion of throwing athletes greater in dominant shoulders than in nondominant shoulders? J Shoulder Elbow Surg. 2006;15(5):571–575.

20. Noonan TJ, Shanley E, Bailey LB, et al. Professional pitchers with glenohumeral internal rotation deficit (GIRD) display greater humeral retrotorsion than pitchers without GIRD. Am J Sports Med. 2015;43(6): 1448–1454.

21. Noonan TJ, Thigpen CA, Bailey LB, et al. Humeral torsion as a risk factor for shoulder and elbow injury in professional baseball players. Am J Sports Med. 2016;44(9):2214–2219.

22. Lee BJ, Garrison JC, Conway JE, et al. The relationship between humeral retrotorsion and shoulder range of motion in baseball players with an ulnar collateral ligament tear. Am J Sports Med. 2016;4(10):1–6.

23. Hall K, Borstad JD. Posterior shoulder tightness: to treat or not to treat? 2018;48(3):133–136.

24. Tokish JM, Curtin MS, Kim YK, et al. Glenohumeral internal rotation deficit in the asymptomatic professional pitcher and its relation to humeral retroversion. J Sports Sci Med. 2008;7(1):78–83.

25. Owens BD, Campbell SE, Cameron KL. Risk factors for posterior shoulder instability in young athletes. Am J Sports Med. 2013;41(11):2645–2649.

26. Holt K, Boettcher C, Halaki M, Ginn KA. Humeral torsion and shoulder rotation range of motion parameters in elite swimmers. J Sci Med Sport. 2017;20(5):469–474.

27. Elser F, Braun S, Dewing CB, et al. Anatomy, function, injuries and treatment of the long head of biceps brachii tendon. Arthroscopy. 2011;27(4):581–592.

28. Martetschlager F, Tauber M, Habermeyer P. Injuries to the biceps pulley. Clin Sports Med. 2016;35(1):19–27.

29. Taylor SA, O'Brien SJ. Clinically relevant anatomy and biomechanics of the proximal biceps. Clin Sports Med. 2016;35:1–18.

30. Khazzam M, George MS, Churchill RS, Kuhn JE. Disorders of the long head of biceps tendon. J Shoulder Elbow Surg. 2012;21(1):136–145.

31. Beall DP, Williamson EE, Ly JQ, et al. Association of biceps tendon tears with rotator cuff abnormalities: degree of correlation with tears of the anterior and superior portions of the rotator cuff. Am J Roentgenol. 2003;180(3):633–639.

32. Warner JJ. The gross anatomy of the joint surfaces, ligaments, labrum and capsule. In: Matsen FA, Fu FH, Hawkins RJ, eds. The Shoulder: A Balance of Mobility and Stability. Rosemont, IL: American Academy of Orthopedic Surgeons; 1993.

33. LU Bigliani, Kelkar R, Flatow EL, et al. Glenohumeral stability: biomechanical properties of passive and active stabilizers. Clin Orthop Relat Res. 1996;330:13–30.

34. Curl LA, Warren RF. Glenohumeral joint stability: selective cutting studies on the static capsular restraints. Clin Orthop Relat Res. 1996;330:54–65.

35. Mihata T, McGarry MH, Abe M, et al. Excessive humeral external rotation results in increased shoulder laxity. Am J Sports Med. 2004;32:1278–1285.

36. Lucas DB. Biomechanics of the shoulder joint. Arch Surg. 1973;107:425–432.

37. Peat M. Functional anatomy of the shoulder complex. Phys Ther. 1986;66:1855–1865.

38. Hunt SA, Kwon YW, Zuckerman JD. The rotator interval—anatomy, pathology and strategies for treatment. J Am Acad Orthop Surg. 2007;15:218–227.

39. Gaskill TR, Braun S, Millett PJ. The rotator interval: pathology and management. Arthroscopy. 2011;27(4):556–567.

40. 4Morag Y, Bedi A, Jamadar DA. The rotator interval and long head of biceps tendon: anatomy, function, pathology, and magnetic resonance imaging. Magn Reson Imaging Clin N Am. 2012;20(2):229–259.

41. Peat M, Culham E. Functional anatomy of the shoulder complex. In: Andrews JR, Wilk KE, eds. The Athlete's Shoulder. New York: Churchill-Livingstone; 1994.

42. Soslowsky LJ, An CH, DeBano CM, et al. Coracoacromial ligament: in situ load and viscoelastic properties in rotator cuff disease. Clin Orthop Relat Res. 1996;330:40–44.

43. Bigliani LH, Morrison DS, April EW. The morphology of the acromion and its relation to rotator cuff tears. Orthop Trans. 1986;10:228

44. Edelson JG. The "hooked" acromion revisited. J Bone Joint Surg Br. 1995;77:284–287.

45. Fukuda K, Craig EV, An KN, et al. Biomechanical study of the ligamentous system of the acromioclavicular joint. J Bone Joint Surg. 1986;68:434–440.

46. Izadpanah K, Weitzel E, Honal M, et al. In vivo analysis of coracoclavicular ligament kinematics during shoulder abduction. Am J Sports Med. 2012;40:185–192.

47. Higginbotham TO, Kuhn JE. Atraumatic disorders of the sternoclavicular joint. J Am Acad Ortho Surg. 2005;13:138–145.

48. Kibler WB. The role of the scapula in athletic shoulder function. Am J Sports Med. 1998;26:325–337.

49. Kibler WB, Wilkes T, Sciascia A. Mechanics and pathomechanics in the overhead athlete. Clin Sports Med. 2013;32(4):637–651.

50. Chu SK, Jayabalan P, Kibler WB, Press J. The kinetic chain revisited: new concepts on throwing mechanics in injury. Phys Med Rehabil. 2016;8(suppl 3):S69–S77.

51. Lewis JS, Green A, Wright C. Subacromial impingement syndrome: the role of posture and muscle imbalance. J Shoulder Elbow Surg. 2005;14(4):385–392.

52. Kibler WB, Sciascia A. The shoulder at risk: scapular dyskinesis and altered glenohumeral rotation. Oper Tech Sports Med. 2016;24(3):162–169.

53. Solomito MJ, Garibay EJ, Woods JR, et al. Lateral trunk lean in pitchers affects both ball velocity and upper extremity joint moments. Am J Sports Med. 2015;43(5):1235–1240.

54. Maughon TS, Andrews JR. The subjective evaluation of the shoulder in the athlete. In: Andrews JR, Wilk KE, eds. The Athlete's Shoulder. New York: Churchill-Livingstone; 1994.

55. Tarkin IS, Morganti CM, Zillmer DA, et al. Rotator cuff tears in adolescent athletes. Am J Sports Med. 2005;33:596–601.

56. Litaker D, Pioro M, El Bilbeisi H, et al. Returning to the bedside: using the history and physical examination to identify rotator cuff tears. J Am Geriatr Soc. 2000;48(12):1633–1637.

57. Murrell GA, Watson JR. Diagnosis of rotator cuff tears. Lancet. 2001;357:769–770.

58. Park HB, Yokota A, Gill HS, et al. Diagnostic accuracy of clinical tests for the different degrees of subacromial impingement syndrome. J Bone Joint Surg Am. 2005;87:1446–1455.

59. Kauffman J, Jobe FW. Anterior capsulolabral reconstruction for recurrent anterior instability. Sports Med Arthro Rev. 2000;8:272–279.

60. Wolf WB. Calcific tendinitis of the shoulder: diagnosis and simple effective treatment. Phys Sportsmed. 1999;27:27–33.

61. Heyworth BE, Kramer DE, Martin DJ, et al. Trends in the presentation, management, and outcomes of little league shoulder. Am J Sports Med. 2016;44(6):1431–1438.

62. Hutchinson MR, Ahuja CO. Diagnosing and treating clavicle injuries. Phys Sportsmed. 1996;24:26–36.

63. Simovitch R, Sanders B, Ozbzydar M, et al. Acromioclavicular joint injuries: diagnosis and management. J Am Acad Orthop Surg. 2009;17:207–219.

64. Tepolt F, Carry PM, Heyn PC, Miller NH: Posterior sternoclavicular joint injuries in the adolescent population: a meta-analysis. Am J Sports Med. 42(10):2517–2524.

65. Burkhart SS, Morgan CD, Kibler WB. The disabled throwing shoulder: spectrum of pathology, part one: pathoanatomy and biomechanics. Arthroscopy. 2003;19:404–420.

66. Su KA, Johnson MP, Gracely EJ, et al. Scapular rotation in swimmers with and without impingement syndrome: practice effects. Med Sci Sports Exerc. 2004;31:1117–1123.

67. Castelein B, Cagnie B, Parlevliet T, Cools A. Scapulothoracic muscle activity during elevation exercises measured with surface and fine wire EMG: a comparative study between patients with subacromial impingement syndrome and healthy controls. Man Ther. 2016;23:33–39.

68. Kuhn JE. A new classification system for shoulder instability. Br J Sports Med. 2010;44:341–346.

69. Oyama S. Baseball pitching kinematics, joint loads, and injury prevention. J Sports Health Sci. 2012;1(2):80–91.

70. Rubin BD. Evaluation of the overhead athlete: examination and ancillary testing. Arthroscopy. 2003;19(10) (suppl 1):42–46.

71. Krupp RJ, Kevern MA, Gaines MD, et al. Long head of biceps tendon pain: differential diagnosis and treatment. J Orthop Sports Phys Ther. 2009;39:55–70.

72. Kibler WB, Sciascia A. Current concepts: scapular dyskinesis. Br J Sports Med. 2010;44:300–305.

73. Borsa PA, Laudner KG, Sauers EL. Mobility and stability adaptations in the shoulder of the overhead athlete—a theoretical and evidence-based perspective. Sports Med. 2008;38:17–36.

74. Burkhart SS, Morgan CD, Kibler WB. The disabled throwing shoulder: spectrum of pathology, part three: the SICK scapula, scapular dyskinesia, the kinetic chain, and rehabilitation. Arthroscopy. 2003;19:641–661.

75. Kvitne RS, Jobe FW. The diagnosis and treatment of anterior instability in the throwing athlete. Clin Orthop. 1993;291:107–123.

76. Van Tongel A, Karelse A, Berghs B, et al. Diagnostic value of active protraction and retraction for sternoclavicular joint pain. BMC Musculoskelet Disord. 2014;15:421–427.

77. Watson LA, Pizzari T, Balster S. Thoracic outlet syndrome. Part 1: clinical manifestations, differentiation and treatment pathways. Manual Therapy. 2009;14:586–595.

78. Boyle JJ. Is the pain and dysfunction of shoulder impingement lesion really second rib syndrome in disguise? Two case reports. Manual Therapy. 1999;4:44–48.

79. Khan KM, Cook JL, Taunton JE, et al. Overuse tendinosis, not tendinitis. Part 1: a new paradigm for a difficult clinical problem. Phys Sportsmed. 2000;28:38–48.

80. Khan KM, Cook JL, Bonar F, et al. Histopathology of common tendinopathies: update and implications for clinical management. Sports Med. 1999;27:393–408.

81. Seroyer ST, Nho SJ, Bach BR, et al. Shoulder pain in the overhead throwing athlete. Sports Health. 2009;1:108–120.

82. McFarland EG, Tanaka MJ, Papp DF. Examination of the shoulder in the overhead and throwing athlete. Clin Sports Med. 2008;27:553–578.

83. Cyriax J. Textbook of orthopaedic medicine. In: Diagnosis of Soft Tissue Lesions. vol 1. London: Bailliere Tindall; 1982.

84. Griggs SM, Ahn A, Green A. Idiopathic adhesive capsulitis: a prospective functional outcome study of non-operative treatment. J Bone Joint Surg Am. 2000;82:1398–1407.

85. Butcher JD, Siekanowicz A, Pettrone F. Pectoralis major rupture: ensuring accurate diagnosis and effective rehabilitation. Phys Sportsmed. 1996;24:37–44.

86. Nichols HM. Anatomic structures of the thoracic outlet syndrome. Clin Orthop. 1967;51:17–25.

87. Riddell DH. Thoracic outlet syndrome: thoracic and vascular aspects. Clin Orthop. 1967;51:53–64.

88. Baker CL, Liu SH. Neurovascular injuries to the shoulder. J Orthop Sports Phys Ther. 1993;18:360–364.

89. Conte AL, Marques AP, Cararotto RA, Amado-Joâo SM. Handedness influences passive shoulder range of motion in non athlete adult women. J Manip Physiol Ther. 2009;32:149–153.

90. Dutton M. Orthopedic Examination, Evaluation and Intervention. New York: McGraw-Hill; 2004.

91. Rudert M, Wulker M. Clinical evaluation. In: Wulker N, Mansat M, Fu F, eds. Shoulder Surgery: An Illustrated Textbook. London: Martin Dunitz; 2001.

92. Priest JD, Nagel DA. Tennis shoulder. Am J Sports Med. 1976;4:28–42.

93. Petilon J, Carr DR, Sekiya JK, et al. Pectoralis major muscle injuries: evaluation and management. J Am Acad Ortho Surg. 2005;13:59–68.

94. Mazzocca AD, Cote MP, Arciero CL, et al. Clinical outcomes after subpectoral biceps

94. tendonosis with an interference screw. Am J Sports Med. 2008;36:1922–1929.

95. Provencher MT, Handfield K, Boniquit NT, et al. Injuries to the pectoralis major muscle—diagnosis and management. Am J Sports Med. 2010;38:1693–1705.

96. Herbst KA, Miller LS. Symptomatic axillopectoral muscle in a swimmer: a case report. Am J Sports Med. 2013,41(6):1400–1403.

97. Hitchcock HH, Bechtol CO. Painful shoulder: observation on the role of the tendon of the long head of the biceps brachii in its causation. J Bone Joint Surg Am. 1948;30:263–273.

98. McFarland EG, Garzon-MuvdiJ, Jia X, et al. Clinical and diagnostic tests for shoulder disorders: a critical review. Br J Sports Med. 2010;44:328–332.

99. Kibler WB, Sciascia A, Wilkes T. Scapular dyskinesia and its relation to shoulder injury. J Am Acad Orthop Surg. 2012;20:364–372.

100. Silliman JF, Dean MT. Neurovascular injuries to the shoulder complex. J Orthop Sports Phys Ther. 1993;18:442–448.

101. Struyf F, Nijs J, Mottram S, et al. Clinical assessment of the scapula: a review of the literature. Br J Sports Med. 2014;48(11):883–890.

102. Sobush DC, Simoneau GG, Dietz KE, et al. The Lennie test for measuring scapular position in healthy young adult females: a reliability and validity study. J Orthop Sports Phys Ther. 1996;23:39–50.

103. Matsen FA, Lippitt SB, Sidles JA, et al. Practical Evaluation and Management of the Shoulder. Philadelphia: WB Saunders; 1994.

104. Meister K. Injuries to the shoulder in the throwing athlete. Part II: evaluation/treatment. Am J Sports Med. 2000;28:587–601.

105. Milch H. Snapping scapula. Clin Orthop Relat Res. 1961;20:139–150. 422 Chapter 5 Shoulder

106. Manske RC, Reiman MP, Stovak ML. Nonoperative and operative management of snapping scapula. Am J Sports Med. 2004;32:1554–1565.

107. Kibler WB. Scapular dyskinesis and its relation to shoulder pain. J Am Acad Ortho Surg. 2003;11:142–151.

108. Lazar MA, Kwon YW, Rokuti AS. Snapping scapula syndrome. J Bone Joint Surg Am. 2009;91:2251–2262.

109. Von Raebrox A, Campbell B, Ramesh R, Bunker T. The association of subacromial dimples with recurrent posterior dislocation of the shoulder. J Shoulder Elbow Surg. 2006;15(5):591–593.

110. Dori Z, Sarig Bahat H. Unusual scapular winging – a case report. Man Ther. 2016;24:75–80.

111. Provencher MT, Kirby H, McDonald LS, et al. Surgical release of the pectoralis minor tendon for scapular dyskinesia and shoulder pain. Am J Sports Med. 2016;45(1):173–178.

112. Kibler WB, Ludewig PM, McClure PW, et al. Clinical implications of scapular dyskinesis in shoulder injury: the 2013 consensus statements from the 'Scapular Summit'. Br J Sports Med. 2013;47:877–885.

113. Reijneveld EA, Noten S, Michener LA, et al. Clinical outcomes of a scapular-focused treatment in patients with subacromial pain syndrome: a systematic review. Br J Sports Med. 2017;51(5):436–441.

114. Huang TS, Huang CY, Ou HL, Lin JJ. Scapular dyskinesis: patterns, functional disability and associated factors in people with shoulder disorders. Man Ther. 2016;26:165–171.

115. Kibler WB, Uhl TL, Maddux JW, et al. Qualitative clinical evaluation of scapular dysfunction: a reliability study. J Shoulder Elbow Surg. 2002;11:550–556.

116. Huang TS, Huang HY, Wang TG, et al. Comprehensive classification test of scapular dyskinesis: a reliability study. Man Ther. 2015;20(3):427–432.

117. Huang TS, Ou HL, Huang CY, Lin JJ. Specific kinematics and associated muscle activation in individuals with scapular dyskinesia. J Shoulder Elbow Surg. 2015;24(8):1227–1234.

118. McClure P, Tate AR, Kareha S, et al. A clinical method for identifying scapular dyskinesis, part 1: reliability. J Athl Train. 2009;44(2):160–164.

119. Tate AR, McClure P, Kareha S, et al. A clinical method for identifying scapular dyskinesis, part 2: validity. J Athl Train. 2009;44(2):165–173.

120. Uhl TL, Kibler WB, Gecewich B, et al. Evaluation of clinical assessment methods for scapular dyskinesia. Arthroscopy. 2009;25:1240–1248.

121. Meininger AK, Figuerres BF, Goldberg BA. Scapular winging: an update. J Am Acad Orthop Surg. 2011;19:453–462.

122. Butters KP. Nerve lesions of the shoulder. In: De Lee JC, Drez D, eds. Orthopedic Sports Medicine: Principles and Practice. Philadelphia: WB Saunders; 1994.

123. Schultz JS, Leonard JA. Long thoracic neuropathy from athletic activity. Arch Phys Med Rehabil. 1992;73:87–90.

124. Bowen M, Warren R. Ligamentous control of shoulder stability based on selective cutting and static translation. Clin Sports Med. 1991;10:757–782.

125. Duralde X. Surgical management of neurologic and vascular lesions in the athlete's shoulder. Sports Med Arthro Rev. 2000;8:289–304.

126. Foo CL, Swann M. Isolated paralysis of the serratus anterior: a report of 20 cases. J Bone Joint Surg Br. 1983;65:552–556.

127. Makin GJ, Brown WF, Webers GC. C7 radiculopathy: importance of scapular winging in clinical diagnosis. J Neurol Neurosurg Psych. 1986;49:640–644.

128. Saeed MA, Gatens PF, Singh S. Winging of the scapula. Am Fam Physician. 1981;24:139–143.

129. Fiddian NJ, King RJ. The winged scapula. Clin Orthop. 1984;185:228–236.

130. Carson WC, Lovell WW, Whitesides TE. Congenital elevation of the scapula. J Bone Joint Surg Am. 1981;63:1199–1207.

131. Cavendish ME. Congenital elevation of the scapula. J Bone Joint Surg Br. 1972;54:395–408.

132. McMurtry I, Bennet GC, Bradish C. Osteotomy for congenital elevation of the scapula (Sprengel's deformity). J Bone Joint Surg Br. 2005;87:986–989.

133. Harvey EJ, Bernstein M, Desy NM, et al. Sprengel deformity: pathogenesis and management. J Am Acad Orthop Surg. 2012;20(3):177–186.

134. Miyashita K, Kobayashi H, Koshida S, et al. Glenohumeral, scapular and thoracic angles at maximum shoulder external rotation in throwing. Am J Sports Med. 2010;38:363–368.

135. McClure PW, Michener LA, Sennett BJ, Karduna AR. Direct 3-dimensional measurement of scapular kinematics during dynamic movements in vivo. J Shoulder Elbow Surg. 2001;10(3):269–277.

136. Hickey D, Solvig V, Cavalheri V, et al. Scapular dyskinesis increases the risk of future shoulder pain by 43% in asymptomatic athletes: a systematic review and meta-analysis. Br J Sports Med. 2017;51:1–10.

137. Kebaetse M, McClure P, Pratt NA. Thoracic position effect on shoulder range of motion, strength, and three-dimensional scapular kinematics. Arch Phys Med Rehabil. 1999;80:945–950.

138. Cole AK, McGrath ML, Harrington SE, et al. Scapular bracing and alteration of posture and muscle activity in overhead athletes with poor posture. J Athl Train. 2013;48(1):12–24.

139. Thigpen CA, Padua DA, Michener LA, et al. Head and shoulder posture affect

139. scapular mechanics and muscle activity in overhead tasks. J Electromyogr Kinesiol. 2010;20(4):701–709.

140. Payne LZ, Deng XH, Craig EV, et al. The combined dynamic and static contributions to subacromial impingement: a biomechanical analysis. Am J Sports Med. 1997;25:801–808.

141. Watson CJ, Schenkman M. Physical therapy management of isolated serratus anterior muscle paralysis. Phys Ther. 1995;75:194–202.

142. Jia X, Ji JH, Petersen SA, et al. Clinical evaluation of the shoulder shrug sign. Clin Orthop Relat Res. 2008;466(11):2813–2819.

143. Ropars M, Fournier A, Campillo B, et al. Clinical assessment of external rotation for diagnosis of anterior shoulder hyperlaxity. Orthop Traumatol Surg Res. 2010;96(suppl 8):S84–S87.

144. Kessel L, Watson M. The painful arc syndrome. J Bone Joint Surg Br. 1977;59:166–172.

145. Inman VT, Saunders M, Abbott LC. Observations on the function of the shoulder joint. J Bone Joint Surg Br. 1944;26:1–30.

146. Reid DC. The shoulder girdle: its function as a unit in abduction. Physiotherapy. 1969;55:57–59.

147. Saha SK. Mechanism of shoulder movements and a plea for the recognition of "zero position" of glenohumeral joint. Clin Orthop. 1983;173:3–10.

148. Sugamoto K, Harada T, Machida A, et al. Scapulohumeral rhythm: relationship between motion velocity and rhythm. Clin Orthop Relat Res. 2002;401:119–124.

149. Boody SG, Freedman L, Waterland JC. Shoulder movements during abduction in the scapular plane. Arch Phys Med Rehabil. 1970;51:595–604.

150. Davies GJ, Dickoff-Hoffman S. Neuromuscular testing and rehabilitation of the shoulder complex. J Orthop Sports Phys Ther. 1993;18:449–458.

151. Poppen NK, Walker PS. Normal and abnormal motion of the shoulder. J Bone Joint Surg Am. 1976;58:195–201.

152. Freedman L, Munro RR. Abduction of the arm in the scapular plane: scapular and glenohumeral movements. J Bone Joint Surg Am. 1966;48:1503–1510.

153. Kibler WB, Ludewig PA, McClure P, et al. Scapular Summit 2009: introduction and the consensus statements. J Orthop Sports Phys Ther. 2009;39(11):A1–A13.

154. Flatow EL. The biomechanics of the acromioclavicular, sternoclavicular and scapulothoracic joints. Instr Course Lect. 1993;42:237–245.

155. Stanley E, Rauh MJ, Michener LA, et al. Shoulder range of motion measures as risk factors for shoulder and elbow injuries in high school softball and baseball players. Am J Sports Med. 2011;39:1997–2006.

156. Ludewig PM, Reynolds JF. The association of scapular kinematics and glenohumeral joint pathologies. J Orthop Sports Phys Ther. 2009;39:90–104.

157. van Eisenhart-Rothe R, Matsen FA, Eckstein F, et al. Pathomechanics in atraumatic shoulder instability. Clin Orthop Relat Res. 2005;433:82–89.

158. Kon Y, Nishinaka N, Gamada K, et al. The influence of handheld weight on the scapulohumeral rhythm. J Shoulder Elbow Surg. 2008;17(6):943–946.

159. Kibler WB. Evaluation and diagnosis of scapulothoracic problems in the athlete. Sports Med Arthro Rev. 2000;8:192–202.

160. Michiels I, Grevenstein J. Kinematics of shoulder abduction in the scapular plane: on the influence of abduction velocity and external load. Clin Biomech. 1995;10:137–143.

161. Baertschi E, Swanenburg J, Brunner F, Kool J. Interrater reliability of clinical tests to evaluate scapulothoracic motion. BMC Musculoskelet Disord. 2013;14:315–323.

162. Reed D, Cathers I, Halaki M, Ginn KA. Does changing the plane of abduction influence shoulder muscle recruitment patterns in healthy individuals? Man Ther. 2016;21:63–68.

163. Perry J. Biomechanics of the shoulder. In: Rowe CR, ed. The Shoulder. Edinburgh: Churchill Livingstone; 1988.

164. Kapandji IA. The physiology of joints. In: Upper Limb. vol 1. New York: Churchill Livingstone; 1970.

165. Wilk KE, Reinold MM, Macrina LC, et al. Glenohumeral internal rotation measurements differ depending on stabilization techniques. Sports Health. 2009;1:131–136.

166. Boublik M, Silliman JF. History and physical examination. In: Hawkins RJ, Misamore GW, eds. Shoulder Injuries in the Athlete. New York: Churchill Livingstone; 1996.

167. Van den Dolder PA, Ferreira PH, Refshauge K. Intra-and inter-reliability of a modified measure of hand behind back range of motion. Man Ther. 2014;19:72–76.

168. Awan R, Smith J, Boon AJ. Measuring shoulder internal rotation range of motion: a comparison of 3 techniques. Arch Phys Med Rehabil. 2002;83(9):1229–1234.

169. Whitley R, Oceguera M. GIRD, TRROM, and humeral torsion-based classification of shoulder risk in throwing athletes are not in agreement and should not be used interchangeably. J Sci Med Sport. 2016;19(10):816–819.

170. Gates JJ, Gupta A, McGarry MH, et al. The effect of glenohumeral internal rotation deficit due to posterior capsular contracture on passive glenohumeral joint motion. Am J Sports Med. 2012;40:2794–2800.

171. Takenaga T, Sugimoto K, Goto H, et al. Posterior shoulder capsules are thicker and stiffer in the throwing shoulders of healthy college baseball players: a quantitative assessment using shear-wave ultrasound elastography. Am J Sports Med. 2015;43(12):2935–2942.

172. Lo IK, Nonweiler B, Woolfrey M, et al. An evaluation of the apprehension, relocation, and surprise tests for anterior shoulder instability. Am J Sports Med. 2004;32(2):301–307.

173. Naredo E, Aguado P, De Miguel E, et al. Painful shoulder: comparison physical examination and ultrasonographic findings. Ann Rheum Dis. 2002;61:132–136.

174. Wilk KE, Macrina LC, Fleisig GS, et al. Correlation of glenohumeral internal rotation deficit and total rotational motion to shoulder injuries in professional baseball players. Am J Sports Med. 2011;39:329–335.

175. Wilk KE, Macrina LC, Fleisge GS, et al. Deficits in glenohumeral passive range of motion increase risk of shoulder injury in professional baseball players: a prospective study. Am J Sports Med. 2014;42(9):2075–2081.

176. Hibberd EE, Oyama S, Myers JB. Increase in humeral rotrotorcion accounts for age-related increase in glenohumeral internal rotation deficit in youth and adolescent baseball players. Am J Sports Med. 2014;42(4):851–858.

177. McClincy JW, Arner JW, Bradley JP. Posterior shoulder instability in throwing athletes: a case-matched comparison of throwers and non-throwers. Arthroscopy. 2015;31(6):1041–1051.

178. Jaggi A, Lambert S. Rehabilitation of shoulder instability. Br J Sports Med. 2010;44:333–340.

179. Magarey ME, Jones MA. Dynamic evaluation and early management of altered motor control around the shoulder complex. Manual Therapy. 2003;8:195–206.

180. Howell SM, Galiant BJ, Renzi AJ, et al. Normal and abnormal mechanics of the glenohumeral joint in the horizontal plane. J Bone Joint Surg Am. 1988;70:227–232.

181. Nishijima N, Yamamuro T, Fujio K, et al. The swallow-tail sign: a test for deltoid function. J Bone Joint Surg Br. 1994;77:152–153.

182. Warth RJ, Spiegl UJ, Millet PJ. Scapulothoracic bursitis and snapping scapula syndrome: a critical review of current evidence. Am J Sports Med. 2014;43(1):236–245.

183. Kuhn JE, Plancher KD, Hawkins RJ. Scapular winging. J Am Acad Orthop Surg. 1995;3:319–325.

184. Kibler WB, Kuhn JE, Wilk K, et al. The disabled throwing shoulder: spectrum of pathology – 10-year update. Arthroscopy. 2013;29(1):141–161.

185. McClure P, Balaicuis J, Heiland D, et al. A randomized controlled comparison of stretching procedures for posterior shoulder tightness. J Orthop Sports Phys Ther. 2007;37(3):108–114.

186. Wilk KE, Macrina LC, Arrigo C. Passive range of motion characteristics in the overhead baseball pitcher and their implications for rehabilitation. Clin Orthop Relat Res. 2012;470(6):1586–1594.

187. Balg F, Boileau P. The instability severity index score. A simple pre-operative score to select patients for arthroscopic or open shoulder stabilization. J Bone Joint Surg Br. 2007;89(11):1470–1477.

188. Petersen CM, Hayes KW. Construct validity of Cyriax's selective tension examination: association of end feels with pain in the knee and shoulder. J Orthop Sports Phys Ther. 2000;30:512–521.

189. Muraki T, Yamamoto N, Zhao KD, et al. Effect of posteroinferior capsular tightness on contact pressure and area beneath the coracoacromial arch during pitching motion. Am J Sports Med. 2010;38:600–607.

190. Lewis J. Frozen shoulder contracture syndrome – aetiology, diagnosis and management. Man Ther. 2015;20(1):2–9.

191. Land H, Gordon S, Watt K. Clinical assessment of subacromial shoulder impingement – which factors differ from the asymptomatic population? Musculoskelet Sci Pract. 2017;27:49–56.

192. Laudner KG, Meline MT, Meister K. The relationship between forward scapular posture and posterior shoulder tightness among baseball players. Am J Sports Med. 2010;38:2106–2112.

193. Tyler TF, Roy T, Nicholas SJ, et al. Reliability and validity of a new method of measuring posterior shoulder tightness. J Orthop Sports Phys Ther. 1999;29:262–274.

194. Tyler TF, Nicholas SJ, Roy T, et al. Quantification of posterior capsule tightness and motion loss in patients with shoulder impingement. Am J Sports Med. 2000;28:668–673.

195. Lunden JB, Muffenbier M, Giveans MR, et al. Reliability of shoulder internal rotation passive range of motion measurements in the supine vs sidelying position. J Orthop Sports Phys Ther. 2010;40:589–594.

196. Pagnani MJ, Galinat BJ, Warren RF. Glenohumeral instability. In: De Lee JC, Drez D, eds. Orthopedic Sports Medicine: Principles and Practice. Philadelphia: WB Saunders; 1994.

197. Sawyer EE, McDevitt AW, Louw A, et al. Use of pain neuroscience education, tactile discrimination, and graded motor imagery in an individual with frozen shoulder. J Orthop Sports Phys Ther. 2018;48(3):174–184.

198. Gagey OJ, Gagey N. The hyperabduction test: an assessment of the laxity of the inferior glenohumeral ligament. J Bone Joint Surg Br. 2000;82:69–74.

199. Cadet ER. Evaluation of glenohumeral instability. Orthop Clin North Am. 2010;41:287–295.

200. Rowe CR. Unusual shoulder conditions. In: Rowe CR, ed. The Shoulder. Edinburgh: Churchill Livingstone; 1988.

201. MacConaill MA, Basmajian JV. Muscles and Movements: A Basis for Human Kinesiology. Baltimore: Williams & Wilkins; 1969.

202. Corrigan B, Maitland GD. Practical Orthopedic Medicine. London: Butterworths; 1985.

203. Maitland GD. Peripheral Manipulation. London: Butterworths; 1977.

204. Mullen F, Slade S, Briggs C. Bony and capsular determinants of glenohumeral "locking" and "quadrant" positions. Aust J Physio. 1989;35:202–206.

205. Polster JM, Lynch TS, Bullen JA, et al. Throwing-related injuries of the subscapularis in professional baseball players. Skeletal Radiol. 2016;45(1):41–47.

206. Cheng NM, Pan WR, Vally F, et al. The arterial supply of the long head of biceps tendon: anatomical study with implications for tendon rupture. Clin Anat. 2010;23(6):683–692.

207. Richards RR. Outcomes analysis in the shoulder and elbow. In: Norris TR, ed. Orthopedic Knowledge Update: Shoulder and Elbow. Rosemont, IL: American Academy of Orthopedic Surgeons; 2002.

208. Mannerkorpi K, Svantesson U, Carlsson J, et al. Tests of functional limitations in fibromyalgia syndrome: a reliability study. Arthr Care Res. 1999;12(3): 193–199.

209. Dutton M. Dutton's Orthopedic Examination, Evaluation and Intervention. 3rd ed. New York: McGraw-Hill;

210. Namdari S, Yagnik G, Ebaugh DD, et al. Defining functional shoulder range of motion for activities of daily living. J Shoulder Elbow Surg. 2012;21:1177–1183.

211. Charles ER, Kumar V, Blacknall J, et al. A validation of the Nottingham clavicle score: a clavicle, acromioclavicular joint and sternoclavicular joint-specific patient-reported outcome measure. J Shoulder Elbow Surg. 2017;26(10):1732–1739.

212. Wright RW, Gaumgarten KM. Shoulder outcome measures. J Am Acad Orthop Surg. 2010;18:436–444.

213. Roller AS, Mounts RA, DeLong JM, Hanypsiak BT. Outcome instruments for the shoulder. Arthroscopy. 2013;29(5):955–964.

214. Ellenbecker TS, Manske R, Davies GJ. Closed kinetic chain testing techniques of the upper extremities. Orthop Phys Ther Clin North Am. 2000;9:219–229.

215. Brophy RH, Beauvais RL, Jones EC, et al. Measurement of shoulder activity level. Clin Orthop Relat Res. 2005;439:101–108.

216. Roy JS, MacDermid JC, Woodhouse LJ. Measuring shoulder function: a systematic review of four questionnaires. Arthritis Rheum. 2009;61(5):623–632.

217. Brophy RH, Lin KM, Skillington A, et al. Shoulder activity level is associated with type of employment and income in the normal population without shoulder disorders. Clin Orthop Relat Res. 2016;474(10):2269–2276.

218. Hepper CT, Smith MV, Steger-May K, Brophy RH. Normative data of shoulder activity level by age and sex. Am J Sports Med. 2013;41(5):1146–1151.

219. Brophy RH, Levy B, Chu S, et al. Shoulder activity level varies by diagnosis. Knee Surg Sports Traumatol Arthrosc. 2009;17(12):1516–1521.

220. Brophy RH, Dunn WR, Kuhn JE, MOON Shoulder Group. Shoulder activity level is not associated with the severity of symptomatic, atraumatic rotator cuff tears in patients electing nonop-

erative treatment. Am J Sports Med. 2014;42(5):1150–1154.

221. Roach KE, Budiman-Mak E, Songsiridej N, et al. Development of a shoulder pain and disability index. Arthritis Care Res. 1991;4(4):143–149.

222. Breckenridge JD, McAuley JH. Shoulder pain and disability index (SPADI). J Physiotherapy. 2011;57(3):197.

223. Williams JW, Holleman DR, Simel DL. Measuring shoulder function with the shoulder pain and disability index. J Rheumatol. 1995;22(4):727–732.

224. Heald SL, Riddle DL, Lamb RL. The shoulder pain and disability index: the construct validity and responsiveness of a region-specific disability measure. Phys Ther. 1997;77:1079–1089.

225. Slobogean GP, Slobogean BL. Measuring shoulder injury function: common scales and checklists. Injury. 2011;42(3):248–252.

226. Kirkley A, Griffin S, Dainty K. Scoring systems for the functional assessment of the shoulder. Arthroscopy. 2003;19(10):1109–1120.

227. Angst F, Schwyzer HK, Aeschlimann A, et al. Measures of adult shoulder function: Disabilities of the Arm, Shoulder, and Hand Questionnaire (DASH) and its short version (QuickDASH), Shoulder Pain and Disability Index (SPADI), American Shoulder and Elbow Surgeons (ASES) Society standardized shoulder assessment form, Constant (Murley) Score (CS), Simple Shoulder Test (SST), Oxford Shoulder Score (OSS), Shoulder Disability Questionnaire (SDQ), and Western Ontario Shoulder Instability Index (WOSI). Arthritis Care Res. 2011;63(S11):S174–S188.

228. Wolke J, Herrmann DA, Krannich A, Scheibel M. Influence of bony defects on preoperative shoulder function in recurrent anteroinferior shoulder instability. Am J Sports Med. 2016;44(5):1131–1136.

229. Ellman H, Hanker G, Bayer M. Repair of the rotator cuff: end result study of factors influencing reconstruction. J Bone Joint Surg Am. 1986;68:1136–1144.

230. Patte D. Directions for the use of the index of severity for painful and/or chronically disabled shoulder. In: Abstracts from First Open Congress. Paris, France: European Society of Surgery of the Shoulder and Elbow; 1987:36–41.

231. Rowe CR, Patel D, Southmayd WW. Bankart procedure: a long term end result study. J Bone Joint Surg Am. 1978;60:1–6.

232. Macdonald DA. The shoulder and elbow. In: Pynsent PB, Fairbank JC, Carr A, eds.

Outcome Measures in Orthopedics, Appendices 8-1 Through 8-7. Oxford: Butterworth-Heinemann; 1993.

233. Constant CR, Murley AHG. A clinical method of functional assessment of the shoulder. Clin Orthop. 1987;214:160–164.

234. Williams GH, Gangel TJ, Arciero RA, et al. Comparison of the single assessment numeric evaluation method and two shoulder rating scales: outcome measures after shoulder surgery. Am J Sports Med. 1999;27:214–221.

235. Richards RR, An KN, LU Bagliani, et al. A standardized method for the assessment of shoulder function. J Shoulder Elbow Surg. 1994;3:347–352.

236. L'Insalata JC, Warren RF, Cohen SB, et al. A self-administered questionnaire for assessment of symptoms and function of the shoulder. J Bone Joint Surg Am. 1997;79:738–748.

237. Leggin BG, Iannotti JP. Shoulder outcome measurement. In: Iannotti JP, Williams CR, eds. Disorders of the Shoulder. Philadelphia: Lippincott Williams & Wilkins; 1999.

238. Kirkley A, Alverez C, Griffin S. The development and evaluation of a disease-specific quality-of-life questionnaire for disorders of the rotator cuff: the Western Ontario Rotator Cuff Index. Clin J Sports Med. 2003;13:84–92.

239. Lopes AD, Ciconelli R, Carrera EF, et al. Validity and reliability of the Western Ontario Rotator Cuff Index (WORC) for use in Brazil. Clin J Sports Med. 2008;18:226–272.

240. Alberta FG, El Attrache NS, Bissell S, et al. The development and validcation of a functional assessment tool for the upper extremity in the overhead athlete. Am J Sports Med. 2010;38:903–911.

241. Huang H, Grant JA, Miller BS, et al. A systematic review of the psychometrics properties of patient-reported outcome instruments for use in patients with rotator cuff disease. Am J Sports Med. 2015;43(10):2572–2582.

242. Romeo AA, Bach BR, O'Halloran KL. Scoring systems for shoulder conditions. Am J Sports Med. 1996;24:472–476.

243. Placzek JD, Lukens SC, Badalanmenti S, et al. Shoulder outcome measures: a comparison of six functional tests. Am J Sports Med. 2004;32:1270–1277.

244. Makhni EC, Saltzman BM, Meyer MA, et al. Outcomes after shoulder and elbow injury in baseball players: are we reporting what matters? Am J Sports Med. 2017;45(2):495–500.

245. Lippitt SB, Harryman DT, Matsen FA. A practical tool for evaluating function: the

simple shoulder test. In: Matsen FA, Fu FH, Hawkins RJ, eds. The Shoulder: A Balance of Mobility and Stability. Rosemont, IL: American Academy of Orthopedic Surgeons; 1993.

246. Roy JS, Macdermid JC, Faber KJ, et al. The simple shoulder test is responsive in assessing change following shoulder arthroplasty. J Orthop Sports Phys Ther. 2010;40:143–421.

247. Tashjian RZ, Hung M, Keener JD, et al. Determining the minimal clinically important difference for the American Shoulder and Elbow Surgeons score, simple shoulder test, and visual analogue scale (VAS) measuring pain after shoulder arthroplasty. J Shoulder Elbow Surg. 2017;26(1):144–148.

248. Hsu JE, Russ SM, Somerson JS, et al. Is the simple shoulder test a valid outcome instrument for shoulder arthroplasty? J Shoulder Elbow Surg. 2017;26(10):1693–1700.

249. Hudak PL, Amadio PC, Bombardier C. Development of an upper extremity outcome measure: the DASH (disabilities of the arm, shoulder and hand) [corrected]: The Upper Extremity Collaborative Group (UECG). Am J Ind Med. 1996;29(6):602–608.

250. Bot SD, Terwee CB, van der Windt DA, et al. Clinimetric evaluation of shoulder disability questionnaires: a systematic review the literature. Ann Rheum Dis. 2004;63(4):335–341.

251. Kobler MJ, Salamh PA, Hanney WJ, Cheng MS. Clinimetric evaluation of the disabilities of the arm, shoulder and hand (DASH) and QuickDASH questionnaires for patients with shoulder disorders. Phys Ther Rev. 2014;19(3):163–173.

252. Beaton DE, Wright JG, Katz JN. Upper extremity collaborative group. Development of the Quick DASH: comparison of three Item reduction approaches. J Bone Joint Surg Am. 2005;87:1038–1046.

253. Gummesson C, Ward MM, Atroshi I. The shortened disabilities of the arm, shoulder and hand questionnaire (QuickDASH): validity and reliability based on responses within the full-length DASH. BMC Musculoskeletal Disord. 2006;7:44–51.

254. Kennedy CA, Beaton DE, Smith P, et al. Measurement properties of the QuickDASH (disabilities of the arm, shoulder and hand) outcome measure and cross-cultural adaptations of the QuickDASH: a systematic review. Qual Life Res. 2013;22(9):2509–2547.

255. Balg F, Boileau P. The instability severity index score. A simple pre-operative

score to select patients for arthroscopic or open shoulder stabilization. J Bone Joint Surg Br. 2007;89(11):1470–1477.

256. Phadnis J, Arnold C, Elmorsy A, Flannery M. Utility of the instability index severity score in predicting failure after arthroscopic anterior stabilization of the shoulder. Am J Sports Med. 2015;43(8):1983–1988.

257. Goodman J, Lau BC, Krupp RJ, et al. Clinical measurements versus patient-reported outcomes: analysis of the American Shoulder and Elbow Surgeons physician assessment in patients undergoing reverse total shoulder arthroplasty. JSES Open Access. 2018;2(2):144–149.

258. Riley SP, Cote MP, Swanson B, et al. The shoulder pain and disability index: is it sensitive and responsive to immediate change? Man Ther. 2015;20(3):49–498.

259. Leggin BG, Iannotti JP. Shoulder outcome measurement. In: Iannotti JP, Williams GR, eds. Disorders of the Shoulder: Diagnosis and Management. Philadelphia, Lippincott: Williams & Wilkins; 1999.

260. Leggin BG, Michener LA, Shaffer MA, et al. The Penn shoulder score: reliability and validity. J Orthop Sports Phys Ther. 2006;36:138–151.

261. Michener LA, McClure PW, Sennet BJ. American shoulder and elbow surgeons standardized shoulder assessment form, patient self-reported selection: reliability, validity and responsiveness. J Shoulder Elbow Surg. 2002;11(6):587–594.

262. Dawson J, Fitzpatrick R, Carr A. The assessment of shoulder instability. The development and validation of a questionnaire. J Bone Joint Surg Br. 1999;81(3):420–426.

263. Yian EH, Ramappa AJ, Arneberg O, Gerber C. The Constant score in normal shoulders. J Shoulder Elbow Surg. 2005;14(2):128–133.

264. Roy JS, MacDermid JC, Woodhouse LJ. A systematic review of the psychometric properties of the Constant-Murley score. J Shoulder Elbow Surg. 2010;19(1):157–164.

265. Conboy VB, Morris RW, Kiss J, Carr AJ. An evaluation of the Constant-Murley shoulder assessment. J Bone Joint Surg Br. 1996;78(2):229–232.

266. Blonna D, Scelsi M, Marini E, et al. Can we improve the reliability of the Constant-Murley score? J Shoulder Elbow Surg. 2012;21(1):4–12.

267. Ahmad CS, Padaki AS, Noticewala MS, et al. The Youth Throwing Score: validating injury assessment in young baseball players. Am J Sports Med. 2016;45(2):317–324.

268. Kraeutler MJ, Ciccotti MG, Dodson CC, et al. Kerlan-Jobe Orthopaedic Clinic overhead athlete scores in asymptomatic professional baseball pitchers. J Shoulder Elbow Surg. 2013;22(3):329–332.

269. Fronek J, Yang J, Osbahr DC, et al. Shoulder functional performance status of the minor league professional baseball pitchers. J Shoulder Elbow Surg. 2015;24(1):17–23.

270. Blonna D, Bellato E, Bonasia DE, et al. Design and testing of the degree of shoulder involvement in sports (DOSIS) scale. Am J Sports Med. 2015;43(10):2423–2430.

271. Falsone SA, Gross MT, Guskiewicz KM, et al. One-arm hop test: reliability and effects of arm dominance. J Orthop Sports Phys Ther. 2002;32:98–103.

272. Abrams GD, Safran MR. Diagnosis and management of superior labrum anterior posterior lesions in overhead athletes. Br J Sports Med. 2010;44:311–318.

273. Hegedus EJ, Goode A, Campbell S, et al. Physical examination tests of the shoulder: a systematic review with meta-analysis of individual tests. Br J Sports Med. 2008;42:80–92.

274. Somerville LE, Willets K, Johnson AM, et al. Clinical assessment of physical examination maneuvers for rotator cuff lesions. Am J Sports Med. 2014;42(8):1911–1919.

275. Cook C, Beaty S, Kissenberth MJ, et al. Diagnostic accuracy of five orthopedic clinical tests for diagnosis of superior labrum anterior posterior (SLAP) lesions. J Shoulder Elbow Surg. 2012;21:13–22.

276. Oh JH, Kim JY, Kim WS, et al. The evaluation of various physical examinations for the diagnosis of type II superior labrum anterior and posterior lesions. Am J Sports Med. 2008;36:353–359.

277. Hegedus EJ, Goode AP, Cook CE, et al. Which physical examination tests provide clinicians with the most value when examining the shoulder? Update of a systematic review with meta-analysis of individual tests. Br J Sports Med. 2012;46(14):964–978.

278. Kuijpers T, van derWindt DA, Boeke AJ, et al. Clinical prediction rules for the prognosis of shoulder pain in general practice. Pain. 2006;120(3):276–285.

279. Lange T, Matthijs O, Jain NB, et al. Reliability of specific physical examination tests for the diagnosis of shoulder pathologies: a systematic review and meta-analysis. Br J Sports Med. 2017;51(6): 511–518.

280. Moen MH, de Vos RJ, Ellenbecker TS, et al. Clinical tests in shoulder examination: how to perform them. Br J Sports Med. 2010;44:370–375.

281. Rosas S, Krill MK, Amoo-Achampong K, et al. A practical, evidence-based, comprehensive (PEC) physical examination for diagnosing pathology of the long head of biceps. J Shoulder Elbow Surg. 2017;26(8):1484–1492.

282. Levy AS, Lintner S, Kenter K, et al. Intra-and interobserver reproducibility of the shoulder laxity examination. Am J Sports Med. 1999;27:460–463.

283. Sciascia AD, Spigelman T, Kibler WB, Uhl TL. Frequency of use of clinical shoulder examination tests by experienced shoulder surgeons. J Athl Train. 2012;47(4):457–466.

284. Parentis MA, Glousman RE, Mohr KS, et al. An evaluation of the provocative tests for superior labral anterior posterior lesions. Am J Sports Med. 2006;34:265–268.

285. Dessaur WA, Magarey ME. Diagnostic accuracy of clinical tests for superior labral anterior posterior lesions: a systemic review. J Orthop Sports Phys Ther. 2008;38:341–352.

286. Meserve BB, Cleland JA, Boucher TR. A meta-analysis examining clinical test utility for assessing superior labral anterior posterior lesions. Am J Sports Med. 2009;37:2252–2258.

287. Munro W, Healy R. The validity and accuracy of clinical tests used to detect labral pathology of the shoulder—a systematic review. Manual Therapy. 2009;14:119–130.

288. Knesek M, Skendzel JG, Dines JS, et al. Diagnosis and management of superior labral anterior posterior tears in throwing athletes. Am J Sports Med. 2013;41:444–460.

289. McFarland EG, Kim TK, Savino RM. Clinical assessment of three common tests for superior labral anterior-posterior lesions. Am J Sports Med. 2002;30(6):810–815.

290. Braman JP, Zhao KD, Lawrence RL, et al. Shoulder impingement revisited: evolution of diagnostic understanding in orthopedic surgery and physical therapy. Med Biol Eng Comput. 2014;52(3):211–219.

291. Kuhn JE, Helmer TT, Dunn WR, Throckmorton TW. Development and reliability testing of the frequency, etiology, direction, and the severity (FEDS) system for classified glenohumeral instability. J Shoulder Elbow Surg. 2011;20(4):548–556.

292. Lewis JS, McCreesh K, Barratt E, et al. Inter-rater reliability of the Shoulder Symptom Modification Procedure in people with shoulder pain. BMJ Open Sport Exerc Med. 2016;2(1):e000181.

293. Lewis J. Rotator cuff tendinopathy/subacromial impingement syndrome: is it time for a new method of assessment? Br J Sports Med. 2009;43(4):259–264.

294. Lewis J. Rotator cuff related shoulder pain: assessment, management and uncertainties. Man Ther. 2016;23:57–68.

295. Meakins A, May S, Littlewood C. Reliability of the Shoulder Symptom Modification Procedure and association of within-session and between-session changes with functional outcomes. BMJ Open Sport Exerc Med. 2018;4(1):e000342.

296. Cleeman E, Flatow EL. Classification and diagnosis of impingement and rotator cuff lesions in athletes. Sports Med Arthro Rev. 2000;8:141–157.

297. Brown GA, Tan JL, Kirkley A. The lax shoulders in females. Clin Orthop Relat Res. 2000;372:110–122.

298. McClusky CM. Classification and diagnosis of glenohumeral instability in athletes. Sports Med Arthro Rev. 2000;8:158–169.

299. Jobe FW, Kvitne RS. Shoulder pain in the overhand or throwing athlete: the relationship of anterior instability and rotator cuff impingement. Orthop Rev. 1989;18:963–975.

300. Walch G, Boileau P, Noel E, et al. Impingement of the deep surface of the supraspinatus tendon on the posterosuperior glenoid rim: an arthroscopic study. J Shoulder Elbow Surg. 1992;1:238–245.

301. Jobe CM. Posterior superior glenoid impingement: expanded spectrum. Arthroscopy J Arthro Relat Surg. 1995;11:530–536.

302. Davidson PA, Elattrache NS, Jobe CM, et al. Rotator cuff and posterosuperior glenoid labrum injury associated with increased glenohumeral motion: a new site of impingement. J Shoulder Elbow Surg. 1995;4:384–390.

303. Jobe CM. Evidence for a superior glenoid impingement upon the rotator cuff. J Shoulder Elbow Surg. 1993;2:319.

304. Jobe CM. Superior glenoid impingement. Orthop Clin North Am. 1997;28:137–143.

305. Silliman JF, Hawkins RJ. Classification and physical diagnosis of instability of the shoulder. Clin Orthop. 1993;291:7–19.

306. Owens BD, Nelson BJ, Duffey ML, et al. Pathoanatomy of first time, traumatic anterior glenohumeral subluxation events. J Bone Joint Surg. 2010;92:1605–1611.

307. Andrews JA, Timmerman LA, Wilk KE. Baseball. In: Pettrone FA, ed. Athletic Injuries of the Shoulder. New York: McGraw-Hill; 1995.

308. Gerber C, Ganz R. Clinical assessment of instability of the shoulder. J Bone Joint Surg Br. 1984;66:551–556.

309. Leffert RD, Gumley G. The relationship between dead arm syndrome and thoracic outlet syndrome. Clin Orthop. 1987;223:20–31.

310. Matsen FA, Thomas SC, Rockwood CA. Glenohumeral instability. In: Rockwood CA, Matsen FA, eds. The Shoulder. Philadelphia: WB Saunders; 1990.

311. Hamner DL, Pink MM, Jobe FW. A modification of the relocation test: arthroscopic findings associated with a positive test. J Shoulder Elbow Surg. 2000;9:263–267.

312. Harryman DT, Sidles JA, Harris SL, et al. Laxity of the normal glenohumeral joint: a quantitative in vivo assessment. J Shoulder Elbow Surg. 1992;1:66–76.

313. Hawkins RJ, Bokor DJ. Clinical evaluation of shoulder problems. In: Rockwood CA, Matsen FA, eds. The Shoulder. Philadelphia: WB Saunders; 1990.

314. Castagna A, Nordenson U, Garofalo R, Karlsson J. Minor shoulder instability. Arthroscopy. 2007;23(2): 211–215.

315. Bak K. The practical management of swimmer's painful shoulder: etiology, diagnosis and treatment. Clin J Sports Med. 2010;20(5):386–390.

316. Hawkins RJ, Mohtadi NG. Clinical evaluation of shoulder instability. Clin J Sports Med. 1991;1:59–64.

317. Luime JJ, Verhagen AP, Miedema HS, et al. Does this patient have instability of the shoulder or a labrum lesion? JAMA. 2004;292:1989–1999.

318. Burkhart SS, Morgan CD, Kibler WB. The disabled throwing shoulder: spectrum of pathology, part two: evaluation and treatment of SLAP lesions in throwers. Arthroscopy. 2003;19:531–539.

319. Speer KP, Hannafin JA, Alteck DW, et al. An evaluation of the shoulder relocation test. Am J Sports Med. 1994;22:177–183.

320. Davidson PA, Elattrache NS, Jobe CM, et al. Rotator cuff and posterior-superior glenoid labrum injury associated with increased glenohumeral motion: a new site of impingement. J Shoulder Elbow Surg. 1995;4:384–390.

321. Gross ML, Distefano MC. Anterior release test: a new test for occult shoulder instability. Clin Orthop Relat Res. 1997;339:105–108.

322. Kelley MJ. Evaluation of the shoulder. In: Kelley MJ, Clark WA, eds. Orthopedic Therapy of the Shoulder. Philadelphia: JB Lippincott; 1995.

323. Matthews LS, Pavlovich LJ. Anterior and anteroinferior instability: diagnosis and management. In: Iannotti JP, Williams CR, eds. Disorders of the Shoulder. Philadelphia: Lippincott Williams & Wilkins; 1999.

324. Milgrom C, Milgrom Y, Radeva-Petrova D, et al. The supine apprehension test helps predict the risk of recurrent instability after a first-time anterior shoulder dislocation. J Shoulder Elbow Surg. 2014;23:1838–1842.

325. Myer CA, Hegedus EJ, Tarara DT, Myer DM. A user's guide to performance of the best shoulder physical examination tests. Br J Sports Med. 2013;47(14):903–907.

326. Bushnell BD, Creighton RA, Herring MM. The bony apprehension test for instability of the shoulder: a perspective pilot analysis. Arthroscopy. 2008;24(9):974–982.

327. Miniaci A, Gish MW. Management of anterior glenohumeral instability associated with large Hill-Sachs defects. Techniques Shoulder Elbow Surg. 2004;5:170–175.

328. Evans RC. Illustrated Essentials in Orthopedic Physical Assessment. St Louis: Mosby Year Book; 1994.

329. Solem-Bertoft E, Thomas KA, Westerberg CE. The influence of scapular retraction and protraction on the width of the subacromial space. Clin Orthop Relat Res. 1993;296:99–103.

330. Borsa PA, Sauers EL, Herling DE. Patterns of glenohumeral joint laxity and stiffness in healthy men and women. Med Sci Sports Exerc. 2000;32:1685–1690.

331. Sauers EL, Borsa PA, Herling DE, et al. Instrumented measurement of glenohumeral joint laxity and its relationship to passive range of motion and generalized joint laxity. Am J Sports Med. 2001;29:143–150.

332. Sauers EL, Borsa PA, Herling DE, et al. Instrumental measurement of glenohumeral joint laxity: reliability and normative data. Knee Surg Sports Traumatol Arthros. 2001;9:34–41.

333. Ellenbecker TS, Maltalino AJ, Elam E, et al. Quantification of anterior translation of the humeral head in the throwing shoulder: manual assessment vs. stress radiography. Am J Sports Med. 2000;28:161–167.

334. Lintner SA, Levy A, Kenter K, et al. Glenohumeral translation in the asymptomatic athlete's shoulder and its relationship to other clinically measureable anthropometric variables. Am J Sports Med. 1996;24:716–720.

335. Altchek DA, Warren RF, Skyhar MJ, et al. T-plasty: a technique for treating multidirectional instability in the athlete. J Bone Joint Surg Am. 1991;73:105–112.

336. Ramsey ML, Klimkiewicz JJ. Posterior instability: diagnosis and management. In: Iannotti JP, Williams CR, eds. Disor-

ders of the Shoulder. Philadelphia: Lippincott Williams & Wilkins; 1999.

337. Protzman RR. Anterior instability of the shoulder. J Bone Joint Surg Am. 1980;62:909–918.

338. Davies GJ, Gould JA, Larson RL. Functional examination of the shoulder girdle. Phys Sports Med. 1981;9:82–104.

339. Rockwood CA. Subluxations and dislocations about the shoulder. In: Rockwood CA, Green DP, eds. Fractures in Adults. Philadelphia: JB Lippincott; 1984.

340. Rowe CR. Dislocations of the shoulder. In: Rowe CR, ed. The Shoulder. Edinburgh: Churchill Livingstone; 1988.

341. Provencher MT, LeClere LE, King S, et al. Posterior instability of the shoulder—diagnosis and management. Am J Sports Med. 2011;39:874–886.

342. Rebolledo BJ, Nwachukwu BU, Konin GP, et al. Posterior humeral avulsion of the glenohumeral ligament and associated injuries: assessment using magnetic resonance imaging. Am J Sports Med. 2015;43(12):2913–2917.

343. Murrell GA, Warren RF. The surgical treatment of posterior shoulder instability. Clin Sports Med. 1995;14(4):903–915.

344. Boileau P, Zumstein M, Balg F, et al. The unstable painful shoulder (UPS) as a cause of pain from unrecognized anteroinferior instability in the young athlete. J Shoulder Elbow Surg. 2011;20(1):98–106.

345. Wolf EM, Cheng JC, Dickson K. Humeral avulsion of glenohumeral ligaments as a cause of anterior shoulder instability. Arthroscopy. 1995;11(5):600–607.

346. Frank RM, Romeo AA, Provencher MT. Posterior glenohumeral instability: evidence-based treatment. J Am Acad Orthop Surg. 2017;25(9):610–623.

347. Arcand MA, Reider B. Shoulder and upper arm. In: Reider B, ed. The Orthopedic Physical Examination. Philadelphia: WB Saunders; 1999.

348. Kim SH, Park JS, Jeong WK, et al. The Kim test: a novel test for posteroinferior labral lesion of the shoulder—a comparison to the jerk test. Am J Sports Med. 2005;33:1188–1191.

349. Kim SH, Park JC, Park JS, et al. Painful jerk test: a predictor of success in nonoperative treatment of posteroinferior instability of the shoulder. Am J Sports Med. 2004;32:1849–1855.

350. Miniaci A, Salonen D. Rotator cuff evaluation: imaging and diagnosis. Orthop Clin North Am. 1997;28:43–58.

351. Norwood LA, Terry GC. Shoulder posterior and subluxation. Am J Sports Med. 1984;12:25–30.

352. Cofield RH, Irving JF. Evaluation and classification of shoulder instability. Clin Orthop. 1987;223:32–43.

353. Pollack RG, LU Bigliani. Recurrent posterior shoulder instability: diagnosis and treatment. Clin Orthop. 1993;291:85–96.

354. Pagnani MJ, Warren RF. Multidirectional instability in the athlete. In: Pettrone FA, ed. Athletic Injuries of the Shoulder. New York: McGraw-Hill; 1995.

355. McFarland EG, Campbell C, McDowell J. Posterior shoulder laxity in asymptomatic athletes. Am J Sports Med. 1996;24:468–471.

356. Cools AM, Cambier D, Witvrouw EE. Screening the athlete's shoulder for impingement symptoms: a clinical reasoning algorithm for early detection of shoulder pathology. Br J Sports Med. 2008;42(8):628–635.

357. Schenk TJ, Brems JJ. Multidirectional instability of the shoulder: pathophysiology, diagnosis and management. J Am Acad Orthop Surg. 1998;6:65–72.

358. McClusky GM. Classification and diagnosis of glenohumeral instability in athletes. Sports Med Artho Rev. 2000;8:158–169.

359. Gaskill TR, Taylor DC, Millett PJ. Management of multidirectional instability of the shoulder. J Am Acad Orthop Surg. 2011;19:758–767.

360. Ebinger N, Magosch P, Lichtenberg S, Habermeyer P. A new SLAP test: the supine flexion resistance test. Arthroscopy. 2008;24(5):500–505.

361. Ren H, Bicknell RT. From the unstable painful shoulder to multidirectional instability in the young athlete. Clin Sports Med. 2013;32(4):815–823.

362. LU Bigliani, Codd TP, Conner PM, et al. Shoulder motion and laxity in the professional baseball player. Am J Sports Med. 1997;25:609–613.

363. Helmig P, Sojbjerg J, Kjaersgaard-Andersen P, et al. Distal humeral migration as a component of multidirectional shoulder instability. Clin Orthop. 1990;252:139–143.

364. Cleeman E, Flatow EL. Classification and diagnosis of impingement and rotator cuff lesions in athletes. Sports Med Arthro Rev. 2000;8:141–157.

365. Ferrick MR. Coracoid impingement: a case report and review of the literature. Am J Sports Med. 2000;28:117–119.

366. Lukasiewicz AC, McClure P, Michner L, et al. Comparison of 3-dimensional scapular position and orientation between subjects with and without shoulder impingement. J Orthop Sports Phys Ther. 1999;29:574–586.

367. LU Bigliani, Levine WN. Subacromial impingement syndrome. J Bone Joint Surg Am. 1997;79:1854–1868.

368. Harrison AK, Flatow EL. Subacromial impingement syndrome. J Am Acad Orthop Surg. 2011;19:701–708.

369. Ludewig PM, Braman JP. Shoulder impingement: biomechanical considerations in rehabilitation. Manual Therapy. 2011;16:33–39.

370. Kaplan LD, McMahon PJ, Towers J, et al. Internal impingement: findings on magnetic resonance imaging an arthroscopic evaluation. Arthroscopy. 2004;20(7):701–704.

371. Castagna A, Garofalo R, Cesari E, et al. Posterior superior internal impingement: an evidence-based review. Br J Sports Med. 2009;44:382–388.

372. Hawkins RJ, Kennedy JC. Impingement syndrome in athletics. Am J Sports Med. 1980;8:151–163.

373. Brossmann J, Preidler KW, Pedowitz KA, et al. Shoulder impingement syndrome: influence of shoulder position on rotator cuff impingement: an anatomic study. Am J Roentgenol. 1992;167:1511–1515.

374. Valadie AL, Jobe CM, Pink MM, et al. Anatomy of provocative tests for impingement syndrome of the shoulder. J Shoulder Elbow Surg. 2000;9:36–46.

375. Gerber C, Terrier F, Ganz R. The role of the coracoid process in the chronic impingement syndrome. J Bone Joint Surg Br. 1985;67:703–708.

376. Tucker S, Taylor NF, Green RA. Anatomical validity of the Hawkins-Kennedy test—a pilot study. Manual Therapy. 2011;16:399–402.

377. McFarland EG, Selhi HS, Keyurapan E. Clinical evaluation of impingement: what to do and what works. J Bone Joint Surg Am. 2006;88:432–441.

378. Leroux JL, Thomas E, Bonnel F, et al. Diagnostic value of clinical tests for shoulder impingement. Rev Rheum. 1995;62:423–428.

379. Miniaci A, Dowdy PA. Rotator cuff disorders. In: Hawkins RJ, Misamore GW, eds. Shoulder Injuries in the Athlete. New York: Churchill Livingstone; 1996.

380. Branch TP, Lawton RL, Jobst CA, et al. The role of glenohumeral capsular ligaments in internal and external rotation of the humerus. Am J Sports Med. 1995;23:632–637.

381. Zaslav KR. Internal rotation resistance strength tests: a new diagnostic test to differentiate intra-articular pathology from outlet (Neer) impingement syndrome in the shoulder. J Shoulder Elbow Surg. 2001;10:23–27.

382. Neer CS, Welsh RP. The shoulder in sports. Orthop Clin North Am. 1977;8:583–591.

383. Buchberger DJ. Introduction of a new physical examination procedure for the differentiation of acromioclavicular joint lesions and subacromial impingement. J Manip Physio Ther. 1999;22:316–321.

384. Guosheng Y, Chongxi R, Guoqing C, et al. The diagnostic value of a modified Neer test in identifying subacromial impingement syndrome. Eur J Orthopedic Surg Traumatol. 2017;27(8):1063–1067.

385. Jobe CM. Posterior superior glenoid impingement: expanded spectrum. Arthroscopy. 1995;11:530–536.

386. Jobe CM. Superior glenoid impingement. Clin Orthop Relat Res. 1996;330:98–107.

387. Giombini A, Rossi F, Pettrone FA, et al. Posterosuperior glenoid rim impingement as a cause of shoulder pain in top level waterpolo players. J Sports Med Phys Fit. 1997;37:273–278.

388. Mihata T, McGarry MH, Kinoshita M, et al. Excessive glenohumeral horizontal abduction as occurs during late cocking phase of the throwing motion can be critical for internal impingement. Am J Sports Med. 2010;38:369–374.

389. Heyworth BE, Williams RJ. Internal impingement of the shoulder. Am J Sports Med. 2009;37:1024–1037.

390. Corso G. Impingement relief test: an adjunctive procedure to traditional assessment of shoulder impingement syndrome. J Orthop Sports Phys Ther. 1995;22:183–192.

391. Calvert E, Chambers GK, Regan W, et al. Special physical examination tests for superior labrum anterior posterior shoulder tears are clinically limited and invalid: a diagnostic systematic review. J Clin Epidemiol. 2009;62(5):558–563.

392. Roovoc B. Experiments on the tensile strength of the anterior capsular structures of the shoulder in man. J Bone Joint Surg Br. 1968;50:858–865.

393. Mileski RA, Snyder SJ. Superior labral lesions of the shoulder: pathoanatomy and surgical management. J Am Acad Orthop Surg. 1998;6:121–131.

394. Richards DB. Injuries to the glenoid labrum: a diagnostic and treatment challenge. Phys Sportsmed. 1999;22:73–85.

395. Huijbregts PA. SLAP lesions: structure, function and physical therapy diagnosis and treatment. J Man Manip Ther. 2001;9:71–83.

396. Pappas AM, Goss TP, Kleinman PK. Symptomatic shoulder instability due to lesions of the glenoid labrum. Am J Sports Med. 1983;11:279–288.

397. Myers TH, Zemanovic JR, Andrews JR. The resisted supination external rotation test: a new test for the diagnosis of superior labral anterior posterior lesions. Am J Sports Med. 2005;33:1315–1320.

398. Grossman MG, Tibone JE, McGarry MH, et al. A cadaveric model of the throwing shoulder: a possible etiology of superior labrum anterior-to-posterior lesions. J Bone Joint Surg Am. 2005;87:824–831.

399. Snyder SJ, Karzel RP, Del Pizzo W, et al. SLAP lesions of the shoulder. Arthroscopy. 1990;6:274–279.

400. Burkhart SS, Morgan CD. The peel-back mechanism—its role in producing and extending posterior type II SLAP lesions and its effect on SLAP repair rehabilitation. Arthroscopy. 1998;14:637–640.

401. Morgan CD, Burkhart SS, Palmari M, et al. Type II SLAP lesions: three subtypes and their relationships to superior instability and rotator cuff tears. Arthroscopy. 1998;14:553–565.

402. Braun S, Kokmeyer D, Millett PJ. Shoulder injuries in the throwing athlete. J Bone Joint Surg Am. 2009;91:966–978.

403. Keener JD, Brophy RH. Superior labral tears of the shoulder: pathogenesis, evaluation and treatment. J Am Acad Orthop Surg. 2009;17:627–637.

404. Kibler WB, Sciascia A. Current practice for the diagnosis of a SLAP lesion: systematic review and physician survey. Arthroscopy. 2015;31(12):2456–2469.

405. Guanche CA, Jones DC. Clinical testing for tears of the glenoid labrum. Arthroscopy. 2003;19(5):517–523.

406. Sodha S, Srikumaran U, Choi K, et al. Clinical assessment of the dynamic labral shear test for superior labrum anterior and posterior lesions. Am J Sports Med. 2017;45(4):775–781.

407. O'Brien SJ, Pagnoni MJ, Fealy S, et al. The active compression test: a new and effective test for diagnosing labral tears and acromioclavicular joint abnormality. Am J Sports Med. 1998;26:610–613.

408. Kibler WB, Sciascia AD, Hester P, et al. Clinical utility of traditional and new tests in the diagnosis of biceps tendon injuries and superior labrum anterior and posterior lesions in the shoulder. Am J Sports Med. 2009;37:1840–1847.

409. Pandya NK, Colton A, Webner D, et al. Physical examination and magnetic resonance imaging in the diagnosis of superior labrum anterior-posterior lesions of the shoulder: a sensitivity analysis. Arthroscopy. 2008;24:311–317.

410. Cadogan A, Laslett M, Hing W, et al. Inter-examiner reliability of orthopedic special tests used in the assessment of shoulder pain. Manual Therapy. 2011;16:131–135.

411. Urch E, Taylor SA, Zitkovsky H, et al. A modification of the active compression test for the shoulder biceps-labrum complex. Arthrosc Tech. 2017;6(3):e859–e862.

412. Kibler WB. Clinical examination of the shoulder. In: Pettrone FA, ed. Athletic Injuries of the Shoulder. New York: McGraw-Hill; 1995.

413. Kibler WB. Specificity and sensitivity of the anterior slide test in throwing athletes with superior glenoid labral tears. Arthroscopy. 1995;11:296–300.

414. Kim SH, Ha KI, Han KY. Biceps load test: a clinical test for superior labrum anterior and posterior lesions in shoulder with recurrent anterior dislocations. Am J Sports Med. 1999;27:300–303.

415. Wilk KE, Reinold MM, Dugas JR, et al. Current concepts in the recognition and treatment of superior labral (SLAP) lesions. J Orthop Sports Phys Ther. 2005;35:273–291.

416. Andrews JR, Gillogly S. Physical examination of the shoulder in throwing athletes. In: Zarins B, Andrews JR, Carson WG, eds. Injuries to the Throwing Arm. Philadelphia: WB Saunders; 1985.

417. Walsh DA. Shoulder evaluation of the throwing athlete. Sports Med Update. 1989;4:24–27.

418. Guidi EJ, Suckerman JD. Glenoid labral lesions. In: Andrews JR, Wilk KE, eds. The Athlete's Shoulder. New York: Churchill Livingstone; 1994.

419. Cook C, Beaty S, Kissenberth MJ, et al. Diagnostic accuracy of five orthopedic clinical tests for diagnosis of superior labrum anterior posterior (SLAP) lesions. J Shoulder Elbow Surg. 2012;21:13–22.

420. Manske R, Prohaskab D. Superior labrum anterior and posterior (SLAP) rehabilitation in the overhead athlete. Phys Ther Sport. 2010;30:1–12.

421. Nakagawa S, Yoneda M, Hayashida K, et al. Forced shoulder abduction and elbow flexion test: a new simple clinical test to detect superior labral injury in the throwing shoulder. Arthroscopy. 2005;21:1290–1295.

422. Liu SH, Henry MH, Nuccion SL. A prospective evaluation of a new physical examination in predicting glenoid labral tears. Am J Sports Med. 1996;24: 721–725.

423. Mimori K, Muneta T, Nakagawa T, et al. A new pain provocation test for superior labral tears of the shoulder. Am J Sports Med. 1999;27:137–142.

424. Kim YS, Kim JM, Ha KY, et al. The passive compression test—a new clinical test

425. Schlechter JA, Summa S, Rubin BD. The passive distraction test: a new diagnostic aid for clinically significant superior labral pathology. Arthroscopy. 2009;25:1374–1379.

426. Morey VM, Singh H, Paladini P, et al. The Porcellini test: a novel test for accurate diagnosis of posterior labral tears of the shoulder: comparative analysis with established tests. Musculoskelet Surg. 2016;100(3):199–205.

427. Berg EE, Ciullo JV. A clinical test for superior glenoid labral or "SLAP" lesions. Clin J Sports Med. 1998;8:121–123.

428. Taylor SA, Newman AM, Dawson C, et al. The "3-pack" examination is critical for comprehensive evaluation of the biceps-labrum complex and the bicipital tunnel: a prospective study. Arthroscopy. 2017;33(1):28–38.

429. Wright AA, Wassinger CA, Frank M, et al. Diagnostic accuracy of scapular physical examination tests for shoulder disorders: a systematic review. Br J Sports Med. 2013;47(14):886–892.

430. Struyf F, Nijs J, De Graeve J, et al. Scapular positioning in overhead athletes with and without shoulder pain: a case control study. Scand J Med Sci Sports. 2011;21(6):809–818.

431. Kibler WB. Role of the scapula in the overhead throwing motion. Contemp Orthop. 1991;22:525–533.

432. Shadmehr A, Bagheri H, Ansari NN, Sarafraz H. The reliability measurements of lateral scapular slide test at three different degrees of shoulder joint abduction. Br J Sports Med. 2010;44(4):289–293.

433. Shadmehr A, Sarafraz H, Blooki MH, et al. Reliability, agreement and diagnostic accuracy of the modified lateral scapular slide test. Man Ther. 2016;24:18–24.

434. Odom CJ, Taylor AB, Hurd CE, et al. Measurement of scapular asymmetry and assessment of shoulder dysfunction using the lateral scapular slide test: a reliability and validity study. Phys Ther. 2001;81:799–809.

435. Kibler WB. The role of the scapula in athletic shoulder function. Am J Sports Med. 1998;26:325–337.

436. Burkhart SS, Morgan CD, Kibler WB. Shoulder injuries in overhead athletes: the "dead arm" revisited. Clin Sports Med. 2000;19:125–158.

437. Seitz AL, McClure PW, Lynch SS, et al. Effects of scapular dyskinesis and scapular assistance test on subacromial space during static arm elevation. J Shoulder Elbow Surg. 2012;21:631–640.

438. Kopkow C, Lange T, Schmitt J, Kasten P. Interrater reliability of the modified scapular assistance test with and without handheld weights. Man Ther. 2015;20(6):868–874.

439. Christiansen DH, Moller AD, Vestergaard JM, et al. The scapular dyskinesis test: reliability, agreement, and predicted values in patients with subacromial impingement syndrome. J Hand Ther. 2017;30(2):208–213.

440. Lopes AD, Timmons MK, Grover M, et al. Visual scapular dyskinesis: kinematics and muscle activity alterations in patients with subacromial impingement syndrome. Arch Phys Med Rehabil. 2015;96(2):298–306.

441. Goldbeck TG, Davies GJ. Test-retest reliability of the closed kinetic chain–upper extremity stability test: a clinical field test. J Sports Rehab. 2000;9:35–43.

442. Roush JR, Kitamura J, Waits MC. Reference values for the closed kinetic chain upper extremity stability test (CKCUEST) for a collegiate baseball players. North Am J Sports Phys Ther. 2007;2(3):159–163.

443. Tucci HT, Martins J, de Carvalho Sposito G, et al. Closed kinetic chain upper extremity stability test (CKCUES test): a reliability study in persons with and without shoulder impingement syndrome. BMC Musculoskelet Disord. 2014;15:1–9.

444. Scheibel M, Droschel S, Gerhardt C, et al. Arthroscopically assisted stabilization of acute high-grade acromioclavicular joint separations. Am J Sports Med. 2011;39:1507–1516.

445. Axe MJ. Acromioclavicular joint injuries in the athlete. Sports Med Arthro Rev. 2000;8:182–191.

446. Clark HD, McCann PD. Acromioclavicular joint injuries. Orthop Clin North Am. 2000;31:177–187.

447. Shaffer BS. Painful conditions of the acromioclavicular joint. J Am Acad Orthop Surg. 1999;7:176–188.

448. Petersen SA. Arthritis and arthroplasty. In: Hawkins RJ, Misamore GW, eds. Shoulder Injuries in the Athlete. New York: Churchill Livingstone; 1996.

449. Ellman H, Harris E, Kay SP. Early degenerative joint disease simulating impingement syndrome: arthroscopic findings. Arthroscopy. 1992;8:482–487.

450. Walton J, Mahajan S, Paxinos A, et al. Diagnostic values of tests for acromioclavicular joint pain. J Bone Joint Surg Am. 2004;86:807–812.

451. Blasier RB, Guldberg RE, Rothman ED. Anterior shoulder stability: contributions of rotator cuff forces and the capsular ligaments in a cadaver model. J Shoulder Elbow Surg. 1992;1:140–150.

452. Turkel SJ, Panio MW, Marshall JL, et al. Stabilizing mechanisms preventing anterior dislocation of the glenohumeral joint. J Bone Joint Surg Am. 1981;63:1208–1217.

453. Borstad JD, Dashottar A. Quantifying strain on posterior shoulder tissues during 5 simulated clinical tests: a cadaver study. J Orthop Sports Phys Ther. 2011;41(2):90–99.

454. Borstad JD, Dashottar A, Stoughton T. Validity and reliability of the low flexion measurement for posterior glenohumeral joint capsule tightness. Man Ther. 2015;20(6):875–878.

455. Gerber C, Krushell RJ. Isolated ruptures of the tendon of the subscapularis muscle. J Bone Joint Surg Br. 1991;73:389–394.

456. Lyons RP, Green A. Subscapularis tendon tears. J Am Acad Ortho Surg. 2005;13:353–363.

457. Williams GR. Complications of rotator cuff surgery. In: Iannotti JP, Williams CR, eds. Disorders of the Shoulder. Philadelphia: Lippincott Williams & Wilkins; 1999.

458. Tokish JM, Decker MJ, Ellis HB, et al. The belly-press test for the physical examination of the subscapularis muscle: electrodiagnostic validation and comparison to the lift-off test. J Shoulder Elbow Surg. 2003;12:427–430.

459. Pennock AT, Pennington WW, Torry MR, et al. The influence of arm and shoulder position on the bear-hug, belly-press and lift-off tests. Am J Sports Med. 2011;39:2338–2346.

460. Bartsch M, Greiner S, Haas NP, Scheibel M. Diagnostic values of clinical test for subscapularis lesions. Knee Surg Sports Traumatol Arthrosc. 2010;18(12):1712–1717.

461. Levy O, Relwani JG, Mullett H, et al. The active elevation lag sign and the triangle sign: new clinical signs of trapezius palsy. J Shoulder Elbow Surg. 2009;18:573–576.

462. Barth JR, Burkhart SS, DeBeer JF. The bear-hug test: a new and sensitive test for diagnosing a subscapularis tear. Arthroscopy. 2006;22:1076–1084.

463. Scheibel M, Magosch P, Pritsch M, et al. The belly-off sign: a new clinical diagnostic sign for subscapularis lesions. Arthroscopy. 2005;21(10):1229–1235.

464. Boileau P, Ahrens PM, Hatzidakis AM. Entrapment of the long head of biceps tendon: the hourglass biceps – a cause

of pain and locking of the shoulder. J Shoulder Elbow Surg. 2004;13(3):249–257.

465. Clarkson HM. Musculoskeletal Assessment: Joint Range of Motion and Manual Muscle Strength. 3rd ed. Philadelphia: Lippincott Williams & Wilkins; 2013.

466. Chalmers PN, Cvetanovich GL, Kupfer N, et al. The champagne toast position isolates the supraspinatus better than the Jobe test: an electromyographic study of shoulder physical examination tests. J Shoulder Elbow Surg. 2016;25(2):322–329.

467. Hertel R, Lambert SM, Ballmer FT. The deltoid extension lag sign for diagnosis and grading of axillary nerve palsy. J Shoulder Elbow Surg. 1998;7:97–99.

468. Moseley HF. Disorders of the shoulder. Clin Symp. 1960;12:1–30.

469. Walch G, Boulahia A, Calderone S, et al. The "dropping" and "hornblower's" signs in evaluating rotator cuff tears. J Bone Joint Surg Br. 1998;80:624–628.

470. Post M. Physical Examination of the Musculoskeletal System. Chicago: Year Book Medical; 1987.

471. Arroyo JS, Flatow EL. Management of rotator cuff disease: intact and repairable cuff. In: Iannotti JP, Williams GR, eds. Disorders of the Shoulder. Philadelphia: Lippincott Williams & Wilkins; 1999.

472. Collin P, Treseder T, Denard PJ, et al. What is the best clinical test for assessment of teres minor in massive rotator cuff tears? Clin Orthop Relat Res. 2015;473(9):2959–2966.

473. Pearl MD, Wong KA. Shoulder kinematics and kinesiology. In: Norris TR, ed. Orthopedic Knowledge Update: Shoulder and Elbow. Rosemont, IL: American Academy of Orthopedic Surgeons; 2002.

474. Merolla G, De Santis E, Sporling JW, et al. Infraspinatus strength assessment before and after scapular muscles rehabilitation in professional volleyball players with scapular dyskinesis. J Shoulder Elbow Surg. 2010;19(8):1256–1264.

475. Gillooly JJ, Chidambaram R, Mok D. The lateral Jobe test: a more reliable method of diagnosing rotator cuff tears. Int J Shoulder Surg. 2010;4(2):41–43.

476. Hertel R, Ballmer FT, Lambert SM, et al. Lag signs in the diagnosis of rotator cuff rupture. J Shoulder Elbow Surg. 1996;5:307–313.

477. Greis PE, Kuhn JE, Schultheis J, et al. Validation of the lift-off sign test and analysis of subscapularis activity during maximal internal rotation. Am J Sports Med. 1996;24:589–593.

478. Cordasco FA, Bigliani LU. Large and massive tears: technique of open repair. Orthop Clin North Am. 1997;28:179–193.

479. Kelly BT, Kadrmas WR, Speer KP. The manual muscle examination for rotator cuff strength: an electromyographic investigation. Am J Sports Med. 1996;24:581–588.

480. Ticker JB, Warner JJ. Single-tendon tears of the rotator cuff: evaluation and treatment of subscapularis tears. Orthop Clin North Am. 1997;28:99–116.

481. Greis PE, Kuhn JE, Schultheis J, et al. Validation of the lift-off test and analysis of subscapularis activity during maximal internal rotation. Am J Sports Med. 1996;24:589–593.

482. Stefko JM, Jobe FW, Vanderwilde RS, et al. Electromyographic and nerve block analysis of the subscapularis lift off test. J Shoulder Elbow Surg. 1997;6:347–355.

483. Lippman RK. Frozen shoulder: periarthritis, bicipital tendinitis. Arch Surg. 1943;7:283–296.

484. Ludington NA. Rupture of the long head of the biceps flexor cubiti muscle. Ann Surg. 1923;77:358–363.

485. Muraki T, Aoki M, Izumi T, et al. Lengthening of the pectoralis minor muscle during passive shoulder motions and stretching techniques—a cadaveric biomechanical study. Phys Ther. 2009;89:333–341.

486. Sahrmann S. Diagnosis and Treatment of Movement Impairment Syndromes. St. Louis: CV Mosby; 2002.

487. Lewis JS, Valentine RE. The pectoralis minor length test: a study of the intra-rater reliability and diagnostic accuracy in subjects with and without shoulder symptoms. BMC Musculoskelet Disord. 2007;8:64–74.

488. Wolf EM, Agrawal V. Transdeltoid palpation (the rent test) in the diagnosis of rotator cuff tears. J Shoulder Elbow Surg. 2001;10:470–473.

489. Brunnstrom S. Muscle testing around the shoulder girdle: a study of the function of shoulder blade fixators in 17 cases of shoulder paralysis. J Bone Joint Surg Am. 1941;23:263–272.

490. Sebastian D, Chovvath R, Malladi R. The scapula backward tipping test: an inter-rater reliability study. J Body Mov Ther. 2017;21(1):69–73.

491. Bennett WF. Specificity of the Speed's test: arthroscopic technique for evaluating the biceps tendon at the level of the bicipital groove. Arthroscopy. 1998;14:789–796.

492. Bell RH, Noble JB. Biceps disorders. In: Hawkins RJ, Misamore GW, eds. Shoul-

der Injuries in the Athlete. New York: Churchill Livingstone; 1996.

493. Holtby R, Razmjou H. Accuracy of the Speed's and Yergason's tests in detecting biceps pathology and SLAP lesions: comparison with arthroscopic findings. Arthroscopy. 2004;20(3):231–236.

494. Jobe FW, Moynes DR. Delineation of diagnostic criteria and a rehabilitation program for rotator cuff injuries. Am J Sports Med. 1982;10:336–339.

495. Kendall HO, Kendall FP. Muscles: Testing and Function. Baltimore: Williams & Wilkins; 1999.

496. Reese MB. Muscle and Wensory Testing. Philadelphia: WB Saunders; 1999.

497. Yergason RM. Supination sign. J Bone Joint Surg. 1931;13:160.

498. Hagert E, Hagert CG. Upper extremity nerve entrapments: the axillary and radial nerves – clinical diagnosis and surgical treatment. Plast Reconstr Surg. 2014;134:71–79.

499. Pinder EM, Ng CV. Scratch collapse test is a useful clinical sign in assessing long thoracic nerve entrapment. J Hand Microsurg. 2016;8:122–124.

500. Elvey RL. The investigation of arm pain. In: Grieve GP, ed. Modern Manual Therapy of the Vertebral Column. Edinburgh: Churchill Livingstone; 1986.

501. Coppieters MW, Stappaerts KH, Everaert DG, et al. Addition of test components during neurodynamic testing: effect of range of motion and sensory responses. J Orthop Sports Phys Ther. 2001;31:226–237.

502. Butler DS. Mobilisation of the Nervous System. Melbourne: Churchill Livingstone; 1991.

503. Aval SM, Durand P, Shankwiler JA. Neurovascular injuries to the athlete's shoulder; part II. J Am Acad Orthop Surg. 2007;15:281–289.

504. Leffert RD, Perlmutter GS. Thoracic outlet syndrome: results of 282 transaxillary first rib resections. Clin Orthop Relat Res. 1999;368:66–79.

505. Atasoy E. Thoracic outlet compression syndrome. Orthop Clin North Am. 1996;27:265–303.

506. Ault J, Suutala K. Thoracic outlet syndrome. J Man Manip Ther. 1998;6:118–129.

507. Safran MR. Nerve injury about the shoulder in athletes. Part 2: long thoracic nerve, spinal accessory nerve, burners/stingers, thoracic outlet syndrome. Am J Sports Med. 2004;32:1063–1076.

508. Kozin SH. Injuries to the brachial plexus. In: Iannotti JP, Williams CR, eds. Disor-

508. ders of the Shoulder. Philadelphia: Lippincott Williams & Wilkins; 1999.

509. Adson AW, Coffey JR. Cervical rib: a method of anterior approach for relief of symptoms by division of the scalenus anticus. Ann Surg. 1927;85:839–857.

510. Roos DB. Congenital anomalies associated with thoracic outlet syndrome. J Surg. 1976;132:771–778.

511. Liebenson CS. Thoracic outlet syndrome: diagnosis and conservative management. J Manip Physiol Ther. 1988;11:493–499.

512. Ribbe EB, Lindgren SH, Norgren NE. Clinical diagnosis of thoracic outlet syndrome: evaluation of patients with cervicobrachial symptoms. Manual Med. 1986;2:82–85.

513. Sallstrom J, Schmidt H. Cervicobrachial disorders in certain occupations with special reference to compression in the thoracic outlet. Am J Ind Med. 1984;6:45–52.

514. Wright IS. The neurovascular syndrome produced by hyperabduction of the arms. Am Heart J. 1945;29:1–19.

515. Adams SL, Yarnold PR, Mathews JJ. Clinical use of the olecranon-manubrium percussion sign in shoulder trauma. Ann Emerg Med. 1988;17:484–487.

516. Brown C. Compressive, invasive referred pain to the shoulder. Clin Orthop. 1983;173:55–62.

517. Goodman CC. Screening for medical problems in patients with upper extremity signs and symptoms. J Hand Ther. 2010;23(2):105–126.

518. Kelly JJ. Neurologic problems in the athlete's shoulder. In: Pettrone FA, ed. Athletic Injuries of the Shoulder. New York: McGraw-Hill; 1995.

519. Perlmutter GS. Axillary nerve injury. Clin Orthop Relat Res. 1999;368:28–36.

520. Safran MR. Nerve injury about the shoulder in athletes. Part 1: suprascapular nerve and axillary nerve. Am J Sports Med. 2004;32:803–819.

521. Piasecki DP, Romeo AA, Bach BR, et al. Suprascapular neuropathy. J Am Acad Orthop Surg. 2009;17:665–676.

522. Plancher KD, Peterson RK, Johnston JC, et al. The spinoglenoid ligament: anatomy, morphology and histological findings. J Bone Joint Surg Am. 2005;87:361–365.

523. Ferretti A, De Carli A, Fontana M. Injury of the suprascapular nerve at the spinoglenoid notch: the natural history of infraspinatus atrophy in volleyball players. Am J Sports Med. 1998;26(6):759–763.

524. Kaminsky SB, Baker CL. Neurovascular injuries in the athlete's shoulder. Sports Med Arthro Rev. 2000;8:170–181.

525. Cummins CA, Messer TM, Nuber GW. Suprascapular nerve entrapment. J Bone Joint Surg Am. 2000;82: 415–424.

526. Cummins CA, Bowen M, Anderson K, et al. Suprascapular nerve entrapment at the spinoglenoid notch in a professional baseball pitcher. Am J Sports Med. 1999;27:810–812.

527. Moen TC, Babatunde OM, Hsu SH, et al. Suprascapular neuropathy: what does the literature show? J Shoulder Elbow Surg. 2012;21:835–846.

528. Fabre T, Piton C, Leclouerec G, et al. Entrapment of the suprascapular nerve. J Bone Joint Surg Br. 1999;81(3):414–419.

529. Pecina MM, Krmpotic-Nemanic J, Markiewitz AD. Tunnel Syndromes. Boca Raton, FL: CRC Press; 1991.

530. Fealy S, Altchek DW. Athletic injuries and the throwing athlete: shoulder. In: Norris TR, ed. Orthopedic Knowledge Update: Shoulder and Elbow. Rosemont, IL: American Academy of Orthopedic Surgeons; 2002.

531. Aval SM, Durand P, Shankwiler JA. Neurovascular injuries to the athlete's shoulder: part I. J Am Acad Orthop Surg. 2007;15:249–256.

532. White SM, Witten CM. Long thoracic nerve palsy in a professional ballet dancer. Am J Sports Med. 1993;21:626–628.

533. Bertelli JA, Ghizoni MF. Long thoracic nerve: anatomy and functional assessment. J Bone Joint Surg Am. 2005;87:993–998.

534. Patten C, Hillel AD. The 11th nerve syndrome: accessory nerve palsy or adhesive capsulitis. Arch Otolaryngol Head Neck Surg. 1993;119:215–220.

535. Wiater JM, LU Biglian. Spinal accessory nerve injury. Clin Orthop Relat Res. 1999;368:5–16.

536. Kaltenborn EM. Mobilization of the Extremity Joints. Oslo: Olaf Norlis Bokhandle; 1980.

537. Mattingly GE, Mackarey PJ. Optimal methods of shoulder tendon palpation: a cadaver study. Phys Ther. 1996;76:166–174.

538. 538. Bonsell S, Pearsall AW, Heitman RJ, et al. The relationship of age, gender and degenerative changes observed on radiographs of the shoulder in asymptomatic individuals. J Bone Joint Surg Br. 2000;82:1135–1139.

539. Liu SH, Henry MH, Nuccion S, et al. Diagnosis of glenoid labral tears: a comparison between magnetic resonance imaging and clinical examination. Am J Sports Med. 1996;24:149–154.

540. DiGiovine NM. Glenohumeral instability and imaging technique. Orthop Phys Ther Clin North Am. 1995;4:123–142.

541. Schwartz ML. Diagnostic imaging of the shoulder complex. In: Andrews JR, Wilk KE, eds. The Athlete's Shoulder. New York: Churchill-Livingstone; 1994.

542. Terry GC, Patton WC. Radiographic views and imaging of the shoulder. Sports Med Arthro Rev. 2000;8:203–206.

543. Sanders TG, Morrison WB, Miller MD. Imaging techniques for the evaluation of glenohumeral instability. Am J Sports Med. 2000;28:414–434.

544. Anderson MW, Brennan C, Mittal A. Imaging evaluation of the rotator cuff. Clin Sports Med. 2012;31:605–631.

545. Smith C, Dattani R, Deans V, Drew S. The sourcil sign: a useful finding on plain x-ray? Shoulder and Elbow. 2010;2:9–12.

546. Magee DJ, Reid DC. Shoulder injuries. In: Zachazewski JE, Magee DJ, Quillen WS, eds. Athletic Injuries and Rehabilitation. Philadelphia: WB Saunders; 1996.

547. Uhthoff HK, Loehr JW. Calcific tendinopathy of the rotator cuff: pathogenesis, diagnosis and management. J Am Acad Orthop Surg. 1997;5:183–191.

548. King LJ, Healy JC. Imaging of the painful shoulder. Manual Therapy. 1999;4:11–18.

549. Epstein RE, Schweitzer ME, Frieman BG, et al. Hooked acromion: prevalence on MR images of painful shoulders. Radiology. 1993;187:479–481.

550. LU Bigliani, Tucker JB, Flatow EL, et al. The relationship of acromial architecture to rotator cuff disease. Clin Sports Med. 1991;10:823–838.

551. Burkhart SS. Recurrent anterior shoulder instability. In: Norris TR, ed. Orthopedic Knowledge Update: Shoulder and Elbow. Rosemont, IL: American Academy of Orthopedic Surgeons; 2002.

552. Provencher M, Frank RM, LeClere LE, et al. The Hill-Sach lesion: diagnosis, classification and management. J Am Acad Orthop Surg. 2012;20:242–252.

553. Burkhart SS, De Beer JF. Traumatic glenohumeral bone defects and their relationship to failure of arthroscopic Bankart repairs: significance of the inverted-pear glenoid and the humeral engaging Hill-Sachs lesion. Arthroscopy. 2000;16(7):677–694.

554. Arciero RA, Parrino A, Bernhardson AS, et al. The effect of a combined glenoid and Hill-Sachs defect on glenohumeral stability: a biomechanical cadaveric study using 3-dimensional modeling

555. Kaar SG, Fening SD, Jones MH, et al. Effect of humeral head defect size on glenohumeral stability—a cadaveric study of simulated Hill-Sachs defects. Am J Sports Med. 2010;38:594–599.

556. Moroder P, Tauber M, Scheibel M, et al. Defect characteristics of reverse Hill-Sachs lesions. Am J Sports Med. 2016;44(3):708–714.

557. Griffin JW, Brockmeier SF. Shoulder instability with concomitant bone loss in the athlete. Clin Sports Med. 2013;32(4):741–760.

558. Tannenbaum EP, Sekiya JK. Posterior shoulder instability in the contact athlete. Clin Sports Med. 2013;32(4):781–796.

559. Weiner DS, Macnab I. Superior migration of the humeral head. J Bone Joint Surg Br. 1970;52:524–527. 560. Nové-Josserand L, Edwards TB, O'Conner DP, et al.

560. The acromioclavicular and coracohumeral intervals are abnormal in rotator cuff tears with muscular fatty degeneration. Clin Orthop Relat Res. 2005;433:90–96.

561. Bonutti PM, Norfray JF, Friedman RJ, et al. Kinematic MRI of the shoulder. J Comput Assist Tomogr. 1993;17:666–669.

562. Bearden JM, Hughston JC, Whatley GS. Acromioclavicular dislocation: method of treatment. J Sports Med. 1973;1:5–17.

563. Tauber M, Koller H, Hitzl W, et al. Dynamic radiographic evaluation of horizontal instability in acute acromioclavicular joint dislocations. Am J Sports Med. 2010;38:1188–1195.

564. Kragh JF, Doukas WC, Basamania CJ. Primary coracoid impingement syndrome. Am J Orthop (Belle Mead NJ). 2004;33(5):229–232.

565. Okoro T, Reddy VR, Pimpelmarkar A. Coracoid impingement syndrome: a literature review. Curr Rev Musculoskelet Med. 2009;2(1):51–55.

566. Freehill MQ. Coracoid impingement: diagnosis and treatment. J Am Acad Orthop Surg. 2011;19(4):191–197.

567. Pavlov H, Warren RF, Weiss CB, et al. The roentgenographic evaluation of anterior shoulder instability. Clin Orthop. 1985;194:153–158.

568. Engebretsen L, Craig EV. Radiologic features of shoulder instability. Clin Orthop. 1993;291:29–44.

569. Vaisman A, Villalon Montenegro IE, Tuca De Diego MJ, Valderrama Ronco JV. A novel radiographic index for the diagnosis of posterior acromioclavicular joint dislocations. Am J Sports Med. 2014;42(1):112–116.

570. Kernwein GA, Rosenberg B, Sneed WR. Arthrographic studies of the shoulder joint. J Bone Joint Surg Am. 1957;39:1267–1279.

571. Neviaser JS. Arthrography of the shoulder joint: study of the findings of adhesive capsulitis of the shoulder. J Bone Joint Surg Am. 1962;44:1321–1330.

572. Reeves B. Arthrography of the shoulder. J Bone Joint Surg Br. 1966;48:424–435.

573. Nevasier TJ, Nevasier RJ, Nevasier JS. Incomplete rotator cuff tears: a technique of diagnosis and treatment. Clin Orthop. 1994;306:12–16.

574. Amoo-Achampong K, Nwachukwu BU, McCormick F. An orthopedist's guide to shoulder ultrasound: a systematic review of examination protocols. Phys Sportsmed. 2016;44(4):407–416.

575. Lee HJ, Bae SH, Lee KY, et al. Evaluation of the effusion within biceps long head tendon sheath using ultrasonography. Clin Orthop Surg. 2015;7(3):351–358.

576. Azzoni R, Cabitza P, Parrini M. Sonographic evaluation of subacromial space. Ultrasonics. 2004;42(1-9):683–687.

577. Deseules F, Minville L, Riederer B, et al. Acromio-humeral distance variation measured by ultrasonography and its association with the outcome of rehabilitation for shoulder impingement syndrome. Clin J Sport Med. 2004;14(4):197–205.

578. Norwood LA, Barrack R, Jacobson KE. Clinical presentation of complete tears of the rotator cuff. J Bone Joint Surg Am. 1989;71(4):499–505.

579. Seitz AL, Michener LA. Ultrasonographic measures of subacromial space in patients with rotator cuff disease: a systematic review. J Clin Ultrasound. 2011;39(3):146–154.

580. Bailey LB, Beattie PF, Shanley E, et al. Current rehabilitation applications for shoulder ultrasound imaging. J Ortho Sports Phys Ther. 2015;45(5):394–405.

581. Gaitini D, Dahiya N. The shoulder: rotator cuff pathology and beyond. Ultrasound Clin. 2012;7(4):425–438.

582. Gaitini D. Shoulder ultrasonography: performance and common findings. J Clin Imaging Sci. 2012;2(1):38.

583. Jacobson JA. Shoulder US: anatomy, technique, and scanning pitfalls. Radiology. 2011;260(1):6–16.

584. Zakurai G, Ozaki J, Tomita Y, et al. Incomplete tears of the subscapularis tendon associated with tears of the supraspinatus tendon: cadaveric and clinical studies. J Shoulder Elbow Surg. 1998;7(5):510–515.

585. Ellenbecker TS, Roetert EP, Bailie DS, et al. Glenohumeral joint total rotation range of motion in elite tennis players and baseball pitchers. Med Sci Sports Exerc. 2002;34(12):2052–2056.

586. Oshbar DC, Cannon DL, Speer KP. Retroversion of the humerus in the throwing shoulder of college baseball pitchers. Am J Sports Med. 2002;30(3):347–353.

587. Whiteley R, Ginn K, Nicholson L, Adams R. Indirect ultrasound measurement of humeral torsion in adolescent baseball players and non-athletic adults: reliability and significance. J Sci Med Sport. 2006;9:310–318.

588. Charousset C, Bellaiche L, Duranthon LD, et al. Accuracy of CT arthrography in the assessment of tears of the rotator cuff. J Bone Joint Surg Br. 2005;87:824–828.

589. Collaghan JJ, McNeish LM, Dehaven JP, et al. A prospective comparison study of double contrast computed tomography (CT) arthrography and arthroscopy of the shoulder. Am J Sports Med. 1988;16:13–20.

590. Bernageau J. Roentgenographic assessment of the rotator cuff. Clin Orthop. 1990;254:87–91.

591. Speer KP, Ghelman B, Warren RF. Computed tomography arthrography of the shoulder. In: Andrews JR, Wilk KE, eds. The Athlete's Shoulder. New York: Churchill-Livingstone; 1994.

592. Sanders TG, Miller MD. A systematic approach to magnetic resonance imaging interpretation of sports medicine injuries of the shoulder. Am J Sports Med. 2005;33:1088–1105.

593. Jost B, Zumstein M, Pfirrmann CW, et al. MRI findings in throwing shoulders. Clin Orthop Relat Res. 2005;434:130–137.

594. Chiapat L, Palmer WE. Shoulder magnetic resonance imaging. Clin Sports Med. 2006;25:371–386.

595. Moosikasuwan JB, Miller TT, Hines DM. Imaging of the painful shoulder in throwing athletes. Clin Sports Med. 2006;25:433–444.

596. Bencardino JT, Rosenberg ZS. Entrapment neuropathies of the shoulder and elbow in the athlete. Clin Sports Med. 2006;25:465–488.

597. Murray PJ, Shaffer BS. MR imaging of the shoulder. Sports Med Arthrosc Rev. 2008;17:40–48.

598. Cook TS, Stein JM, Simonson S, Kim W. Normal and variant anatomy of the shoulder on MRI. Magn Reson Imaging Clin N Am. 2011;19(3):581–594.

599. Toyoda H, Ito Y, Tomo H, et al. Evaluation of rotator cuff tears with magnetic res-

onance arthrography. Clin Orthop Relat Res. 2005;439:109–115.

600. Oxner KG. Magnetic resonance imaging of the musculoskeletal system: part 6 the shoulder. Clin Orthop Relat Res. 1997;334:354–373.

601. Connell DA, Potter HG, Wickiewicz TL, et al. Non-contrast magnetic resonance imaging of superior labral lesions: 102 cases confirmed at arthroscopic surgery. Am J Sports Med. 1999;27:208–213.

602. Miniaci A, Burman ML, Mascia AT. Role of magnetic resonance imaging for evaluating shoulder injuries in the athlete. Sports Med Arthro Rev. 2000;8:207–218.

603. Wall MS, O'Brien SJ. Arthroscopic evaluation of the unstable shoulder. Clin Sports Med. 1995;14:817–839.

604. Herzog RJ. Magnetic resonance imaging of the shoulder. J Bone Joint Surg Am. 1997;79:934–953.

605. Kneeland JB. Magnetic resonance imaging: general principles and techniques. In: Iannotti JP, Williams CR, eds. Disorders of the Shoulder. Philadelphia: Lippincott Williams & Wilkins; 1999.

606. Williams MM, Snyder SJ, Buford D. The Buford complex – the "cord-like" middle glenohumeral ligament and absent anterosuperior labrum complex: a normal anatomic capsulolabral variant. Arthroscopy. 1994;10(3):241–247.

607. Tirman PF, Feller JF, Palmer WE, et al. The Buford complex – a variation of normal shoulder anatomy: MR arthrographic imaging features. Am J Reoentgenol. 1966;166(4):869–873.

608. Stetson WB, Phillips T, Deutsch A. The use of magnetic resonance arthrography to detect partial-thickness rotator cuff tears. J Bone Joint Surg Am. 2005;87(52):81–88.

609. Chronopoulus E, Kim TK, Park HB, et al. Diagnostic value of physical tests for isolated chronic acromioclavicular lesions. Am J Sports Med. 2004;32(3):655–661.

610. Burns SA, Cleland JA, Carpenter K, Mintken PE. Interrater reliability of the cervicothoracic and shoulder physical examination in patients with a primary complaint of shoulder pain. Phys Ther Sport. 2016;18:46–55.

611. Stetson WB, Templin K. The crank test, the O'Brien test, and routine magnetic resonance imaging scans in the diagnosis of labral tears. Am J Sports Med. 2002;30(6):806–809.

612. Jia X, Petersen SA, Khosravi AH, et al. Examination of the shoulder: the past, the present and the future. J Bone Joint Surg Am. 2009;91(suppl 6):10–18.

613. Saccomanno MF, Ieso CD, Milano G. Acromioclavicular joint instability: anatomy, biomechanics and evaluation. Joints. 2014;2(2):87–92.

614. Beaton D, Richards RR. Assessing the reliability and responsiveness of 5 shoulder questionnaires. J Shoulder Elbow Surg. 1998;7(6):565–572.

615. Kocher MS, Horan MP, Briggs KK, et al. Reliability, validity, and responsiveness of the American Shoulder and Elbow Surgeons subjective shoulder scale in patients with shoulder instability, rotator cuff disease and glenohumeral arthritis. J Bone Joint Surg Am. 2005;87:2006–2011.

616. Tzannes A, Paxinos A, Callanan M, et al. An assessment of the interexaminer reliability of tests for shoulder instability. J Shoulder Elbow Surg. 2004;13(1):18–23.

617. Michael G, Michael D. Anterior release test: a new test for occult shoulder instability. Clin Orthop. 1997;339:105–108.

618. Farber AJ, Castillo R, Clough M, et al. Clinical assessment of three common tests for traumatic anterior shoulder instability. J Bone Joint Surg Am. 2006;88(7):1467–1474.

619. Biederwolf NE. A proposed evidence-based shoulder special testing examination algorithm: clinical utility based on a systematic review of the literature. Int J Sports Phys Ther. 2013;8(4):427–440.

620. Kappe T, Sgroi M, Reichel H, Daexle M. Diagnostic performance of clinical tests for subscapularis tendon tears. Knee Surg Sports Traumatol Arthrosc. 2018;26(1):176–181.

621. Jain NB, Luz J, Higgins LD, et al. The diagnostic accuracy of special tests for rotator cuff tear. Am J Phys Med Rehabil. 2017;96(3):176–183.

622. Lasbleiz S, Quintero N, Ea K, et al. Diagnostic value of clinical tests for degenerative rotator cuff disease in medical practice. Ann Phys Rehabil Med. 2014;57:228–243.

623. Kim SH, Ha KI, Ahn JH, et al. Biceps load test II: a clinical test for SLAP lesions of the shoulder. Arthroscopy. 2001;17(2):160–164.

624. Hegedus EJ, Cook C, Lewis J, et al. Combining orthopedic special tests to improve diagnosis of shoulder pathology. Phys Ther Sport. 2015;16:87–92.

625. Calis M, Akgun K, Birtane M, et al. Diagnostic values of clinical diagnostic tests in subacromial impingement syndrome. Ann Rheum Dis. 2000;59(1):44–47.

626. Toprak U, Ustuner E, Ozer D, et al. Palpation tests versus impingment tests in Neer stage I and II sub-acromial impingement syndrome. Knee Surg Sports Traumatol Arthrosc. 2013;21(2):424–429.

627. Beaton DE, Katz JN, Fossel AH, et al. Measuring the whole or the parts? Validity, reliability, and responsiveness of the disabilities of the arm, shoulder and hand outcome measure in different regions of the upper extremity. J Hand Ther. 2001;14:128–146.

628. Getahun TY, MacDermid JC, Patterson SD. Concurrent validity of patient rating scales in assessment of outcome after rotator cuff repair. J Musculoskelet Res. 2000;4:119–127.

629. Maier M, Maier-Bosse T, Schulz CU, et al. Inter and intraobserver variability in DePalma's classification of shoulder calcific tendinitis. J Rheumatol. 2003;30(5):1029–1031.

630. Alqunaee M, Galvin R, Rahey T. Diagnostic accuracy of clinical tests for subacromial impingement syndrome: a systematic review and meta-analysis. Arch Phys Med Rehabil. 2012;93(2):229–236.

631. van Kampen DA, van den Berg T, van der Woude HJ, et al. The diagnostic value of the combination of patient characteristics, history, and clinical shoulder tests for the diagnosis of rotator cuff tear. J Orth Surg Res. 2014;9(70). https://doi.org/10.1186/s13018-014-0070-y.

632. Itoi E, Kido T, Sano A, et al. Which is more useful, the "full can test" or the "empty can test" in detecting torn supraspinatus tendon? Am J Sports Med. 1999;27:65–68.

633. Hayes KW, Petersen CM. Reliability of assessing end-feel and pain and resistance sequence in subjects with painful shoulders and knees. J Orthop Sports Phys Ther. 2001;31(8):432–445.

634. Hicks GE, Fritz JM, Delitto A, et al. Interrater reliability of clinical examination measures for identification of lumbar segmental instability. Arch Phys Med Rehabil. 2003;84(12):1858–1864.

635. MacDonald PB, Clark P, Sutherland K. An analysis of the diagnostic accuracy of the Hawkins and Neer subacromial impingement signs. J Shoulder Elbow Surg. 2000;9(4):299–301.

636. Villafane JH, Valdes K, Anselmi F, et al. The diagnostic accuracy of five tests for diagnosing partial-thickness tears of supraspinatus tendon: a cohort study. J Hand Ther. 2015;28:247–252.

637. Dover G, Powers ME. Reliability of joint position sense and force reproduction measures during internal and external rotation of the shoulder. J Athl Train. 2003;38:304–310.

638. Rajasekar S, Bangera RK, Sekaran P. Inter-rater and intra-rater reliability of a movement control test in shoulder. J Bodyw Mov Ther. 2017;21(3):739–742.

639. Yoon JP, Chung SW, Kim SH, Oh JH. Diagnostic value of four clinical tests for the evaluation of subscapularis integrity. J Shoulder Elbow Surg. 2013;22(9):1186–1192.

640. Koslow PA, Prosser LA, Strony GA, et al. Specificity of the lateral scapular slide test in asymptomatic competitive athletes. J Orthop Sports Phys Ther. 2003;33(6):331–336.

641. Jorgensen U, Bak K. Shoulder instability: assessment of anterior-posterior translation with a knee laxity tester. Acta Orthop Scand. 1995;66(5):398–400.

642. Pizzari T, Kolt GS, Remedios I. Measurement of anterior-to-posterior translation on the glenohumeral joint using the KT-1000. J Orthop Sports Phys Ther. 1999;29(10):602–608.

643. Jee WH, McCauley TR, Katz LD, et al. Superior labral anterior posterior (SLAP) lesions of the glenoid labrum: reliability and accuracy of MR arthrography for diagnosis. Radiology. 2001;218(1):127–132.

644. Smith TO, Daniell H, Geere JA, et al. The diagnostic accuracy of MRI for detection of partial-and full-thickness rotator cuff tears in adults. Mag Reson Imag. 2012;30:336–346.

645. Sandrey MA. Special physical examination tests for superior labrum anterior-posterior shoulder tears: an examination of clinical usefulness. J Athl Train. 2013;48(6):856–858.

646. Teefey SA, Rubin DA, Middleton WD, et al. Detection and quantification of rotator cuff tears: comparison of ultrasonographic, magnetic resonance imaging, and arthroscopic findings inseventy-one consecutive cases. J Bone Joint Surg Am. 2004;86(4):708–716.

647. Day M, McCormack RA, Nayyar S, Jazrawi L. Physician Training: ultrasound and accuracy of diagnosis in rotator cuff tears. Bull Hosp Joint Dis. 2016;74(3):207–211.

648. Roy JS, Braen C, Leblond J, et al. Diagnostic accuracy of ultrasonography, MRI, and MR arthrography in the characterization of rotator cuff disorders: a systematic review and meta-analysis. Br J Sports Med. 2015;49:1316–1328.

649. Walton J, Mahajan S, Paxinos A, et al. Diagnostic values of tests for acromioclavicular joint pain. J Bone Joint Surg Am. 2004;86:812–817.

650. Boyd EA, Torrance GM. Clinical measures of shoulder subluxation: their reliability. Can J Public Health. 1992;83(suppl 2):S24–S28.

651. Meister K, Buckley B, Batts J. The posterior impingement sign: diagnosis of rotator cuff and posterior labral tears secondary to internal impingement in overhand athletes. Am J Orthop. 2004;33(8):412–415.

652. Wolf EM, Agrawal V. Trans-deltoid palpation (the rent test) in the diagnosis of rotator cuff tears. J Shoulder Elbow Surg. 2001;10:470–473.

653. Bennett WF. Specificity of the speed's test: arthroscopic technique for evaluating the biceps tendon at the level of the bicipital groove. Arthroscopy. 1998;14:789–796.

654. Holtby R, Razmjou H. Validity of the supraspinatus test as a single clinical test in diagnosing patients with rotator cuff pathology. J Orthop Sports Phys Ther. 2004;34:194–200.

655. Reish R, Williams K. ULNT2—Median nerve bias: examiner reliability and sensory responses in asymptomatic subjects. J Man Manip Ther. 2005;13(1):44–55.

656. Patrik GE, Kuhn JE. Validation of the lift-off test and analysis of subscapularis activity during maximal internal rotation. Am J Sports Med. 1996;24(5):589.

CAPÍTULO 6

Cotovelo

O principal papel do cotovelo no complexo do membro superior é permitir o posicionamento adequado da mão, para que desempenhe a sua função. Uma vez que o ombro tenha posicionado a mão de forma grosseira, o cotovelo possibilita ao membro a realização de ajustes de altura e comprimento, para que a mão seja posicionada de modo correto. Além disso, o antebraço rotaciona, em parte na altura do cotovelo, e coloca a mão na posição mais eficaz, para desempenhar a sua função.

Anatomia aplicada

O cotovelo consiste em um conjunto complexo de articulações que exige uma avaliação cuidadosa para a instituição do tratamento adequado. O tratamento deve ser direcionado à condição patológica, uma vez que a articulação responde mal ao trauma, ao tratamento forçado ou ao tratamento incorreto.

Visto que estão intimamente relacionadas, as articulações do complexo do cotovelo formam uma articulação sinovial composta, e uma lesão em qualquer parte acomete outros componentes também (Fig. 6.1). Além disso, as articulações ulnar e umeral "se encaixam" de maneira bastante íntima; isso não possibilita muita "folga" como compensação nos casos de lesão. Portanto, com frequência, essa articulação não responde bem a traumatismos. As articulações do cotovelo consistem nas articulações umeroulnar e umerorradial. Além disso, a complexidade e a relação intrínseca das articulações do cotovelo aumentam ainda mais pela articulação radioulnar superior, que forma uma continuidade com as outras articulações do cotovelo. Essas três articulações constituem as articulações **cubitais**. A cápsula e a cavidade articular são contínuas para as três articulações. A combinação dessas articulações permite dois graus de liberdade ao cotovelo. A articulação troclear permite um grau de liberdade (flexão-extensão), enquanto as articulações umerorradial e radioulnar superior possibilitam o outro grau de liberdade (rotação).

A articulação **umeroulnar** ou **troclear**, que é a principal determinante da estabilidade do cotovelo (ver Fig. 6.1) está localizada entre a tróclea do úmero e a incisura troclear da ulna. É classificada como uma articulação uniaxial do tipo dobradiça. Os ossos dessa articulação

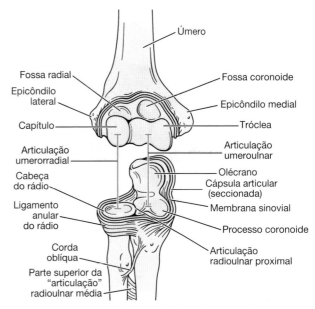

Figura 6.1 Vista anterior do cotovelo direito desarticulado, para expor as articulações umeroulnar e umerorradial. A margem da articulação radioulnar proximal é demonstrada no interior da cápsula do cotovelo.

são configurados de tal maneira que o eixo do movimento não é horizontal; ao contrário, ele dirige-se para baixo e medialmente, percorrendo um arco de movimento. Essa posição leva ao ângulo de carregação no cotovelo (Fig. 6.2). A posição de repouso dessa articulação consiste no cotovelo em flexão de 70° e o antebraço em supinação de 10°. A posição neutra (0°) encontra-se a meio caminho entre a supinação e a pronação, com o polegar direcionado para cima (Fig. 6.3). O padrão capsular é de flexão mais limitada que a extensão, e a posição de congruência máxima é a extensão com o antebraço em supinação. Na extensão total, a parte medial do olécrano não está em contato com a tróclea; na flexão total, a parte lateral do olécrano não está em contato com a tróclea. Essa alteração permite o jogo lateral de um lado a outro necessário para a supinação e a pronação. Uma pequena quantidade de rotação ocorre nessa articulação. No início da flexão, ocorre uma rotação medial de 5°; no final da flexão, ocorre uma rotação lateral de 5°.

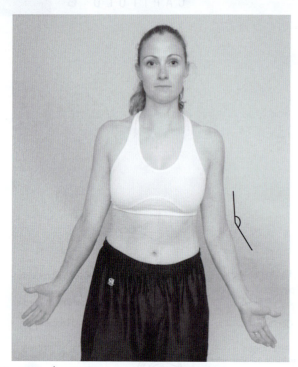

Figura 6.2   Ângulo de carregação do cotovelo.

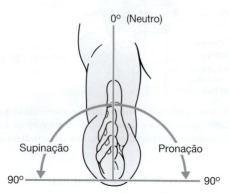

Figura 6.3   Posição com o polegar direcionado para cima ou posição neutra (zero) entre a supinação e a pronação.

Articulação umeroulnar (troclear)

Posição de repouso:	70° de flexão do cotovelo, 10° de supinação
Posição de congruência máxima:	Extensão com supinação
Padrão capsular:	Flexão, extensão

A **articulação umerorradial** é uma articulação uniaxial do tipo dobradiça, entre o capítulo do úmero e a cabeça do rádio (ver Fig. 6.1). A posição de repouso é com o cotovelo em extensão total e o antebraço em supinação total. A posição de congruência máxima da articulação é com o cotovelo em flexão de 90° e o antebraço em supinação de 5°. Como no caso da articulação troclear, o padrão capsular é de flexão mais limitada que a extensão.

Articulação umerorradial

Posição de repouso:	Extensão e supinação totais
Posição de congruência máxima:	Cotovelo flexionado em 90°, antebraço em supinação de 5°
Padrão capsular:	Flexão, extensão, supinação, pronação

As articulações umeroulnar e umerorradial são sustentadas, medialmente, pelo **ligamento colateral ulnar (medial)** (também chamado de **ligamento colateral ulnar medial – LCUM**),[1] uma estrutura em forma de leque, e, lateralmente, pelo **ligamento colateral radial (lateral)**, e pelo **ligamento colateral ulnar lateral (LCUL)**,[1] uma estrutura semelhante a um cordão (Fig. 6.4).[2] Esses ligamentos, em conjunto com a articulação umeroulnar, são as restrições principais para a instabilidade do cotovelo.[3] O ligamento colateral lateral (radial) é a restrição principal para a instabilidade posterolateral (a instabilidade mais comum), enquanto o ligamento colateral medial (ulnar) é a restrição principal para a instabilidade em valgo.[3] Em extensão, o ligamento colateral ulnar, a cápsula anterior e a articulação umeroulnar opõem resistência à translação em valgo. Em 90° de flexão, o feixe anterior do ligamento colateral ulnar oferece a maior restrição contra a translação em valgo.[4]

O complexo do ligamento colateral radial é constituído por várias estruturas – o ligamento colateral radial (lateral), o ligamento anular do rádio, o ligamento colateral lateral acessório e o LCUL.[1] São essas estruturas que, juntamente com os músculos extensores, protegem o cotovelo da instabilidade rotacional. A cabeça do rádio desempenha uma função significativa no tensionamento do complexo ligamentar lateral.[4] A ruptura desse complexo resulta em instabilidade rotacional posterolateral.[4]

O ligamento colateral ulnar possui três partes que, em conjunto com o músculo flexor ulnar do carpo, formam o **túnel cubital**, por onde passa o nervo ulnar (ver Fig. 6.4). Qualquer lesão ou estímulo sobre a área ou lesão que aumente o ângulo de carregação, impõe um estresse anormal sobre o nervo, em seu trajeto através do túnel. Isso pode acarretar problemas como a **paralisia ulnar tardia**, cujos sintomas podem se manifestar muitos anos após a lesão original e podem ser causados por fenômenos de "duplo esmagamento", ocorrendo um problema do túnel cubital combinado a um problema da parte cervical da coluna.

A **articulação radioulnar superior** é uma articulação uniaxial do tipo pivô. A cabeça do rádio é mantida em uma relação adequada com a ulna e o úmero pelo **ligamento anular** (ver Figs. 6.1 e 6.4), que constitui até quatro quintos da articulação.[5] A posição de repouso dessa articulação é a supinação de 35° e a flexão do cotovelo de 70°. A posição de congruência máxima é a supinação de 5°. O padrão capsular dessa articulação é a limitação igual da supinação e da pronação.

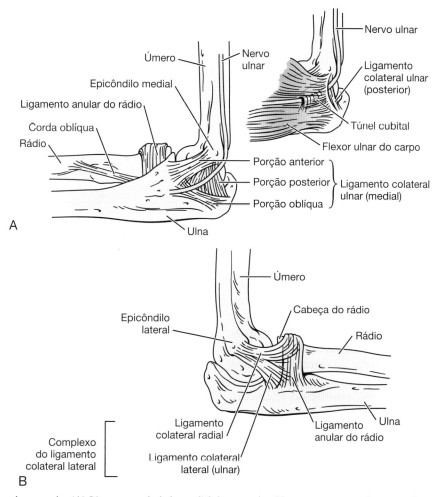

Figura 6.4 Ligamentos do cotovelo. (A) Ligamentos do lado medial do cotovelo. Observe a passagem do nervo ulnar pelo túnel cubital. (B) Ligamentos no lado lateral do cotovelo.

Articulação radioulnar superior	
Posição de repouso:	35° de supinação, 70° de flexão do ombro
Posição de congruência máxima:	5° de supinação
Padrão capsular:	Limitação igual de supinação e pronação

As três articulações do cotovelo são inervadas pelos ramos dos nervos musculocutâneo, mediano, ulnar e radial. A **articulação radioulnar média** não é uma articulação verdadeira, mas é formada pelo rádio, pela ulna e pela membrana interóssea entre esses dois ossos. A **membrana interóssea** torna-se tensa somente a meio caminho entre a supinação e a pronação (posição neutra). Embora essa "articulação" não faça parte do complexo de articulações do cotovelo, ela é acometida em caso de lesões nessas articulações. Por outro lado, a lesão dessa área pode comprometer a mecânica das articulações do cotovelo. A membrana interóssea impede o deslocamento proximal do rádio sobre a ulna. A probabilidade de ocorrência desse deslocamento é maior com movimentos de empurrar, ou em uma queda com a mão espalmada (QCME). A **corda oblíqua** conecta o rádio e a ulna e vai da face lateral da **tuberosidade da ulna** até o rádio, um pouco abaixo da **tuberosidade do rádio**. O trajeto de suas fibras é em ângulo reto ao das fibras da membrana interóssea (ver Fig. 6.1). A corda ajuda na prevenção do deslocamento do rádio sobre a ulna, em especial durante movimentos que envolvem a realização de tração, ou ao ser exercida uma força distrativa sobre o rádio.

Anamnese

Além das questões da seção "Anamnese" do Capítulo 1, o examinador deve obter as seguintes informações do paciente:

1. *Qual é a idade do paciente? Qual é a sua profissão?* Problemas de cotovelo de tenista (epicondilite lateral), em geral, ocorrem em indivíduos com 35 anos de idade ou mais e naqueles que realizam muita flexão e extensão de punho em suas profissões ou atividades, que exigem a estabilização do punho em ligeira extensão (posição funcional). Quando

se trata de uma criança que se queixa de dor no cotovelo e não apresenta supinação ao exame, o examinador pode suspeitar de uma luxação da cabeça do rádio. Esse tipo de lesão é observado, com frequência, em crianças com baixa idade. Um dos pais pode puxar fortemente o braço da criança ou ela pode tropeçar enquanto o pai está segurando a sua mão, acarretando uma luxação da cabeça do rádio. Entre 15 e 20 anos de idade, pode ocorrer osteocondrite dissecante.[6] Indivíduos idosos podem exibir diminuição na amplitude de movimento (ADM), em decorrência de processos degenerativos ou do envelhecimento (p. ex., osteófitos, corpos livres, osteoporose, osteoartrite); além disso, processos patológicos, como a artrite reumatoide, podem causar inchaço, dor, lesão articular, anquilose ou deformação das articulações.

2. *Qual foi o mecanismo de lesão?* O paciente caiu sobre a mão estendida (lesão QCME) ou sobre a ponta do cotovelo? Tentar segurar-se durante uma queda (Fig. 6.5) ou realizar alguma atividade esportiva repetitiva (p. ex., arremessos) podem produzir uma intensa força de extensão em valgo no cotovelo, acarretando uma lesão no aspecto medial por tração (p. ex., entorse do ligamento colateral medial) e uma lesão no aspecto lateral por compressão.[7-9] Tal situação pode provocar uma lesão na articulação umerorradial, um estresse anormal no epicôndilo medial (*little leaguer's elbow* – se a lesão foi causada pelo estresse repetitivo dos arremessos) e uma lesão osteocondral no olécrano ou na fossa do olécrano. Se a lesão foi decorrente de arremessos excessivos, então o examinador deverá levar em consideração a idade do paciente, a quantidade de arremessos diários, o tipo de arremesso executado (p. ex., *fastball*/bola rápida, *curve ball*/bola em curva), o movimento dos arremessos (ver Fig. 5.13), a quantidade de retrotorção do úmero (as crianças com maior retrotorção umeral terão maior probabilidade de experimentar lesões no cotovelo) e a postura.[10,11] Houve envolvimento de atividades repetitivas? O trabalho do paciente envolve alguma atividade repetitiva? Na última semana, o paciente realizou alguma atividade diferente? O paciente sentiu um "estalo" ao realizar um arremesso ou alguma outra atividade? Quando o estalo é seguido por dor e aumento de volume na face medial do cotovelo, pode ser uma indicação de entorse do ligamento colateral ulnar.[12] Um estalo centralizado e enfraquecimento da flexão do cotovelo podem ser resultantes de uma ruptura bicipital distal. Essas questões ajudam a identificar a estrutura lesionada e o grau de lesão.

3. *Há quanto tempo o paciente apresenta o problema? A condição manifesta-se de modo intermitente? Quais atividades agravam o problema?* Essas questões fornecem uma indicação sobre a gravidade da condição e o quanto ela é incômoda ao paciente.

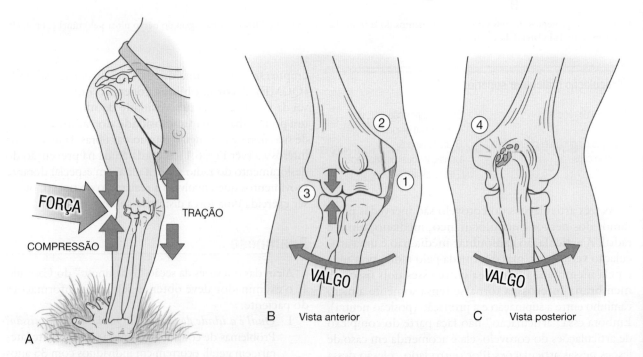

Figura 6.5 Sobrecarga em valgo aplicada ao cotovelo. (A) Mecanismo de lesão. (B) Vista anterior. (C) Vista posterior. A lesão pode acarretar (1) estiramento do ligamento colateral medial, (2) estresse incidente na placa de crescimento epicondilar (cotovelo do arremessador ou do atleta júnior [*little leaguer's elbow*]), (3) compressão ao nível da articulação umerorradial, ou (4) compressão do olécrano na sua fossa, o que pode causar formação de osteófitos e corpos livres.

4. *Quais são as características da dor e de outros sintomas atuais?* Qual é a localização da dor e seus limites? A dor irradia, é uma sensação de "dolorido", e piora à noite? A sensação de dor no epicôndilo lateral, que irradia, pode indicar um problema de cotovelo de tenista. Dependendo da idade do paciente e de seus antecedentes, o examinador pode aventar a possibilidade de a dor ser referida de um problema da parte cervical da coluna ou de uma lesão neurológica por esmagamento duplo. Além disso, doenças poliarticulares (p. ex., artrite reumatoide, osteoartrite) devem ser consideradas quando o paciente se queixar de dor em diversas articulações.

5. *Existem atividades que aumentam ou diminuem a dor? As ações de puxar (tração), torcer (torque) ou empurrar (compressão) alteram a dor?* Por exemplo, escrever, realizar movimentos de torção do membro superior (i. e., girar uma chave ou abrir uma porta), passar roupa, segurar ou carregar algo e apoiar-se sobre o antebraço impõem um estresse sobre o cotovelo.[13] Essas questões podem fornecer uma indicação sobre os tecidos submetidos ao estresse ou sobre os tecidos lesionados.

6. *Existe alguma posição que alivia a dor?* Com frequência, para a proteção, os pacientes seguram o cotovelo pela face lateral (posição de repouso) e seguram o punho para apoio, sobretudo em condições agudas.

7. *Existem indícios de deformidade, equimose (Fig. 6.6), atrofia, espasmo muscular ou instabilidade?* Pacientes com instabilidade rotacional posterolateral sentem dor e desconforto no cotovelo, juntamente com possível bloqueio, clique, estalido ou deslizamento. Há maior probabilidade de encontrar esses achados em 40° de flexão, quando o braço avança ao longo de um arco de movimento em extensão, sobretudo com o antebraço supinado.[4]

8. *Algum movimento está comprometido?* Quais movimentos fazem com que o paciente se sinta restringido? Quando existe limitação da flexão ou da extensão, a articulação umeroulnar ou a umerorradial podem estar comprometidas. Quando o paciente apresenta dificuldade para realizar a supinação ou a pronação, qualquer uma das cinco articulações pode estar comprometida: a umerorradial, a radioulnar superior no cotovelo, a radioulnar média, a radioulnar inferior ou a ulnomeniscocarpal, na altura do punho.

9. *O que, funcionalmente, o paciente não consegue fazer?* Qual é a mão dominante? O paciente consegue posicionar a mão de forma adequada? São necessários movimentos anormais do complexo do membro superior para posicionar a mão? Uma neuropatia no cotovelo pode resultar em problemas com a mão e de preensão. O examinador deve formular questões específicas relacionadas com atividades envolvendo pinçamento de precisão com as mãos (que são controladas pelos músculos intrínsecos). Algumas dessas questões são: dificuldade para abotoar roupas, abrir garrafas e digitar.[14] Questões como essas ajudam o examinador a determinar a magnitude da limitação funcional do paciente provocada pelo problema e se pode haver envolvimento de uma raiz nervosa ou nervo periférico.

10. *Qual é a atividade ou o passatempo usual do paciente? Ele alterou ou aumentou essas atividades no último mês?*

11. *O paciente se queixa de alguma dor com distribuição nervosa anormal?* O examinador deve anotar a presença e a localização de qualquer formigamento ou hipoestesia, para referência ao investigar, mais adiante no exame, os dermátomos e a distribuição nervosa periférica. A ocorrência de estalido sobre a face medial pode indicar luxação recorrente do nervo ulnar ou cabeça medial do tríceps deslocando-se sobre o epicôndilo medial.[6]

12. *O paciente apresenta algum antecedente de lesão por uso excessivo ou por traumatismo?* Essa questão é particularmente importante em relação ao cotovelo, uma vez que o nervo ulnar pode ser acometido por uma paralisia ulnar tardia.

Observação

O paciente deve estar despido de forma adequada, de modo que ambos os membros superiores permaneçam expostos, permitindo que o examinador compare os dois lados. Caso a anamnese indique um início insidioso do problema do cotovelo, o examinador deve observar a postura corporal completa do paciente, em particular as áreas do pescoço e dos ombros, por conta da possibilidade de sintomas referidos.

Primeiramente, o examinador coloca o membro superior do paciente na posição anatômica, para determinar se o **ângulo de carregação** é normal (ver Fig. 6.2).[15] O

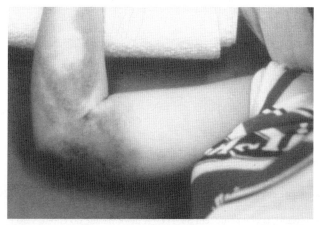

Figura 6.6 Equimose ao redor do cotovelo após a ocorrência de luxação (*reduzida*).

ângulo de carregação é o ângulo formado pelo eixo longitudinal do úmero e o eixo longitudinal da ulna, sendo mais evidente com o cotovelo em extensão (i. e., 180°) e o antebraço em supinação total (Fig. 6.7). No adulto, existe um discreto desvio em valgo entre o úmero e a ulna, quando o antebraço encontra-se em supinação e o cotovelo, em extensão. Nos homens, o ângulo de carregação normal é de 11° a 14°; nas mulheres, é de 13° a 16°.[16] Quando o ângulo de carregação é superior a 15°, é denominado **cúbito valgo**. Quando o ângulo de carregação é inferior a 5° a 10°, é denominado **cúbito varo** (Fig. 6.8). Em decorrência da forma dos côndilos umerais que articulam com o rádio e a ulna, o ângulo de carregação muda de forma linear, de acordo com o grau de extensão ou de flexão. O cúbito valgo é máximo em extensão. O ângulo diminui à medida que o cotovelo é flexionado, atingindo a posição em varo na flexão total.[17] Quando o cúbito varo é consequência de uma fratura ou lesão epifisária do úmero distal, pode-se observar uma **deformidade em "coronha de revólver"** na extensão total (Fig. 6.9, ver Fig. 6.8). Frequentemente, isso é resultado de uma lesão à placa epifisária (de crescimento) em presença de uma fratura supracondilar no adolescente.

A existência de aumento de volume indica que as três articulações do complexo do cotovelo estão acometidas, visto que possuem uma cápsula comum. O aumento de volume articular é, com frequência, mais evidente no espaço triangular, localizado entre a cabeça do rádio, a extremidade do olécrano e o epicôndilo lateral (Fig. 6.10). O aumento de volume resultante de uma bursite olecraniana (cotovelo de estudante) é mais discreto, sendo mais nitidamente delimitado como um "ovo de gansa" sobre o olécrano (Fig. 6.11). Na presença de um aumento de volume, deve-se manter a articulação na posição de

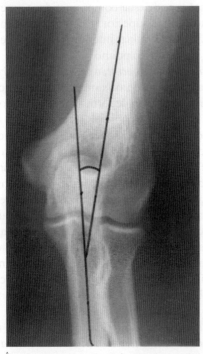

Figura 6.7 Ângulo de carregação. O ângulo de carregação pode ser determinado pela observação do ângulo de intersecção entre uma linha que conecta os pontos médios na porção distal do úmero e uma linha que conecta os pontos médios na porção proximal da ulna.

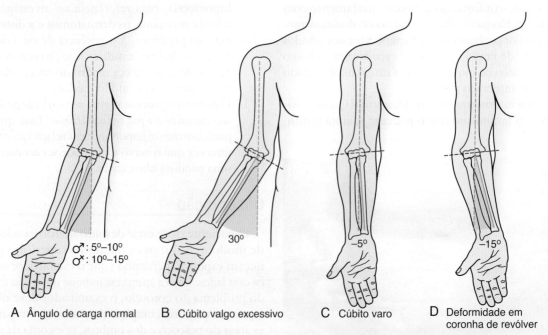

Figura 6.8 (A) O eixo de rotação do cotovelo se estende discreta e obliquamente em uma direção medial-lateral pelo capítulo e pela tróclea. O ângulo de carregação normal do cotovelo é demonstrado com o antebraço desviado, lateralmente, do eixo longitudinal do úmero entre 5 e 15°. (B) Deformidade excessiva do cúbito valgo é demonstrada no antebraço desviado, lateralmente, em 30°. (C) A deformidade do cúbito varo é demonstrada com o antebraço desviado, medialmente, em -5°. (D) Deformidade em "coronha de revólver" com -15° de desvio medial. (A-C redesenhadas de Neumann DA. *Kinesiology of the musculoskeletal system: foundations for physical rehabilitation*. St. Louis: Mosby, 2002. p. 138.)

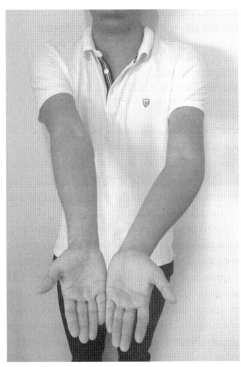

Figura 6.9 Homem de 29 anos com deformidade de cúbito varo ("em coronha de revólver") à esquerda. (De Murase T: Morphology and kinematics studies of the upper extremity and its clinical application in deformity correction, *J Orthop Sci* 23(5):722-733, 2018.)

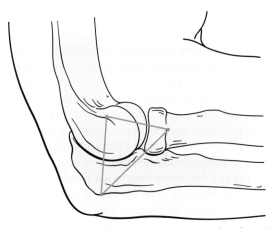

Figura 6.10 A área triangular em que um aumento de volume intra-articular é mais evidente no cotovelo.

repouso, com o cotovelo posicionado em flexão de, aproximadamente, 70°, visto que, na posição de repouso, a articulação apresenta o volume máximo.

O examinador deve observar os contornos ósseos e tissulares normais tanto anterior quanto posteriormente. Em geral, atletas como arremessadores de beisebol, atletas que praticam modalidades que envolvem o arremesso e peões de rodeio apresentam um antebraço muito maior por causa da hipertrofia muscular e óssea no lado dominante.

O examinador deve observar se o paciente consegue assumir a posição funcional mais comum do cotovelo

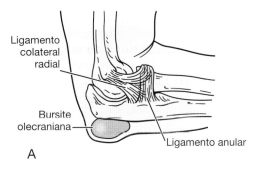

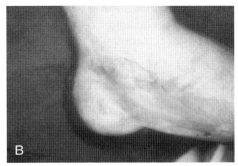

Figura 6.11 (A) Bursite olecraniana. (B) Bursa com inflamação. A mancha mais escura é do desinfetante aplicado antes da aspiração.

(Fig. 6.12). A posição funcional normal é de 90° de flexão, com o antebraço a meio caminho entre a supinação e a pronação.[18] Também pode-se considerar que o antebraço está na posição funcional quando ele se encontra em discreta pronação, como ocorre durante a ação de escrever. A partir dessa posição, a flexão anterior do ombro, com uma flexão ligeiramente maior do cotovelo (até 120°), permite que o indivíduo leve alimento à boca; a supinação do antebraço diminui a magnitude da

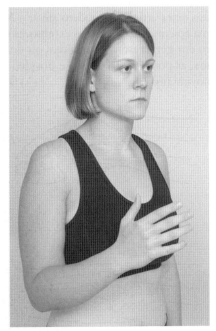

Figura 6.12 Posição funcional mais comum do cotovelo – flexão de 90°, a meio caminho entre a supinação e a pronação.

flexão do ombro necessária para que isso ocorra. Na flexão do cotovelo a 90°, normalmente, o olécrano da ulna e os epicôndilos medial e lateral do úmero formam um triângulo escaleno (i. e., os três lados desiguais).[19] (Nota: alguns autores acreditam que se trata de um triângulo isósceles – dois lados de igual comprimento; Fig. 6.13). Quando o membro superior é totalmente estendido, os três pontos, em geral, formam uma linha reta.[20] Esse triângulo é alguma vezes denominado **sinal triangular**. Caso haja uma fratura, luxação ou degeneração que acarrete perda óssea ou cartilaginosa, a distância entre o ápice e a base do triângulo diminui e o triângulo desaparece. O triângulo pode ser mensurado em radiografias.[17]

Exame

Quando a anamnese indica um início insidioso de sintomas do cotovelo e quando o paciente se queixa de fraqueza e dor, o examinador pode aventar a possibilidade de realização de exame da parte cervical da coluna, que inclui um exame de rastreamento das articulações periféricas do membro superior e o teste de miótomos. Em razão da possibilidade da existência de sintomas referidos da parte cervical da coluna e da necessidade de diferenciar os sintomas de raízes nervosas dos sintomas de lesões de nervos periféricos, é essencial considerar a inclusão da avaliação cervical.

Movimentos ativos

O exame é realizado com o paciente sentado. Como sempre, os movimentos ativos são executados primeiro. É importante lembrar que os movimentos mais dolorosos devem ser realizados por último. Além disso, as estruturas extra-articulares podem afetar a ADM. Por exemplo, na epicondilite lateral, os extensores longos do antebraço, em geral, estão contraídos ou encurtados; dessa forma, as posições do punho e dos dedos podem afetar o movimento.

Movimentos ativos do complexo do cotovelo

- Flexão do cotovelo (140° a 150°).
- Extensão do cotovelo (0° a 10°).
- Supinação do antebraço (90°).
- Pronação do antebraço (80° a 90°).
- Movimentos combinados (se necessário).
- Movimentos repetitivos (se necessário).
- Posições sustentadas (se necessário).

A flexão ativa do cotovelo é de 140° a 150°. Em geral, o movimento é interrompido pelo contato do antebraço com os músculos do braço.

A extensão ativa do cotovelo é de 0°, embora alguns indivíduos possam apresentar uma hiperextensão de até 10°, em especial mulheres. A hiperextensão é considerada normal quando é igual em ambos os lados e não existe qualquer antecedente de traumatismo. Por exemplo, é comum que jogadores universitários e profissionais de beisebol exibam perda na extensão do cotovelo no braço de arremesso. Normalmente, o movimento é interrompido pelo bloqueio do olécrano da ulna na fossa olecraniana do úmero. Em alguns casos, sob a ação de cargas compressivas violentas (p. ex., ginástica, levantamento de peso), o olécrano pode atuar como um pivô e acarretar luxação posterior do cotovelo. Esse mecanismo de lesão é mais comum em pacientes com cotovelos normalmente hiperestendidos (Fig. 6.14). Uma indicação sensível da existência de patologia intra-articular é a perda da extensão do cotovelo. Trata-se do primeiro movimento perdido após uma lesão do cotovelo e também o primeiro a ser recuperado durante o processo de cura. Entretanto, a incapacidade provocada pela perda da flexão terminal do cotovelo é maior que a incapacidade causada pelo mesmo grau de perda de extensão terminal, pelo fato de a flexão terminal ser necessária para a realização de muitas atividades de vida diária (AVD). A perda de qualquer movimento afeta o alcance da mão, o que, por sua vez, compromete seu funcionamento.

A supinação ativa deve ser de 90°, de modo que a palma da mão fique direcionada para cima. O examinador não deve permitir que o paciente posicione o ombro em maior adução, na tentativa de elevar a magnitude da supinação ou compensar a supinação deficiente (Fig. 6.15).[21]

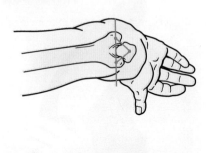

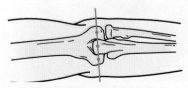

Figura 6.13 Relação entre os epicôndilos medial e lateral e o olécrano no cotovelo em extensão (*esquerda*) e em flexão (*direita*).

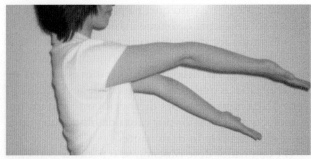

Figura 6.14 Hiperextensão normal do cotovelo.

Movimentos passivos do complexo do cotovelo e *end feel* normal

- Flexão do cotovelo (aproximação tecidual).
- Extensão do cotovelo (osso com osso).
- Supinação do antebraço (distensão tecidual).
- Pronação do antebraço (distensão tecidual).

Vale ressaltar que, embora o *end feel* normal da flexão do cotovelo seja a aproximação tissular, em pacientes magros ela pode ser de osso com osso, em decorrência do choque do processo coronoide contra a fossa coronoide. Do mesmo modo, em indivíduos magros, a pronação pode ser de osso com osso.

Além dos testes de *end feel* durante os movimentos passivos, o examinador deve observar a presença de um padrão capsular. O padrão capsular do complexo do cotovelo como um todo é de uma maior limitação da flexão que da extensão.

Em alguns casos, o examinador pode determinar se os músculos que cruzam o cotovelo estão encurtados. Se estiverem encurtados, a sensação final será de distensão muscular, e a ADM em uma das articulações cruzadas pelo músculo será restrita (em geral, a articulação alongada por último). Se o músculo estiver normal, a sensação final será de distensão tecidual normal da articulação, e a ADM será normal. Para testar o comprimento do bíceps (Fig. 6.16A e B), o paciente posiciona-se em decúbito dorsal, com o ombro a ser testado fora da borda da maca de exame. O ombro é estendido, passivamente, até a amplitude final e, em seguida, o cotovelo é estendido.[22] Normalmente, a extensão do cotovelo deve ser igual à observada no movimento ativo.

Para testar o comprimento do tríceps (Fig. 6.16C), o paciente posiciona-se sentado. O examinador flexiona, passivamente, o membro superior para a frente, até a elevação total, enquanto mantém-se o cotovelo em extensão. Em seguida, o cotovelo é flexionado passivamente.[18] Normalmente, a flexão do cotovelo deve ser semelhante à observada no movimento ativo.

Para testar o comprimento dos extensores longos do punho (como em casos de epicondilite lateral), o examinador flexiona, passivamente, os dedos; em seguida, flexiona o punho (Fig. 6.16D e E).[22] Normalmente, a flexão do punho e a flexão dos dedos devem ser iguais às observadas no movimento ativo.

Para testar o comprimento dos flexores longos do punho, o examinador estende, passivamente, os dedos e, em seguida, o punho (Fig. 6.16F e G).[22] Normalmente, a extensão do punho e a extensão dos dedos devem ser iguais às observadas no movimento ativo.

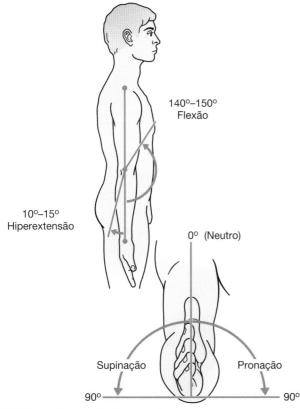

Figura 6.15 Amplitude de movimento do cotovelo.

Na pronação ativa, a ADM é praticamente a mesma (80° a 90°), de modo que a palma da mão fique direcionada para baixo. O examinador não deve permitir que o paciente abduza o ombro, na tentativa de elevar a magnitude da pronação ou compensar a sua insuficiência.[21] Contudo, tanto para a pronação como para a supinação, ocorre apenas cerca de 75° de movimento nas articulações do antebraço. Os 15° restantes são resultado da ação do punho.

Se, na anamnese, o paciente queixar-se de dor ao realizar movimentos combinados ou repetitivos ou ao assumir posições sustentadas, tais movimentos e posições devem ser incluídos na avaliação dos movimentos ativos. Se o paciente apresentar dificuldade ou não conseguir completar um movimento, mas não apresentar dor, o examinador deve considerar a possibilidade de uma lesão grave do tecido contrátil (ruptura) ou de uma lesão neurológica; é necessária a realização de testes mais detalhados.

Movimentos passivos

Se a ADM for completa nos movimentos ativos, pode-se aplicar, de forma delicada, uma sobrepressão, para testar o *end feel* em cada direção. Se o movimento não for completo, os movimentos passivos devem ser executados de forma cuidadosa, para testar o *end feel* e o padrão capsular.

Movimentos isométricos resistidos

Para testar os músculos do complexo do cotovelo de forma adequada, o movimento deve ser resistido e iso-

484 Avaliação musculoesquelética

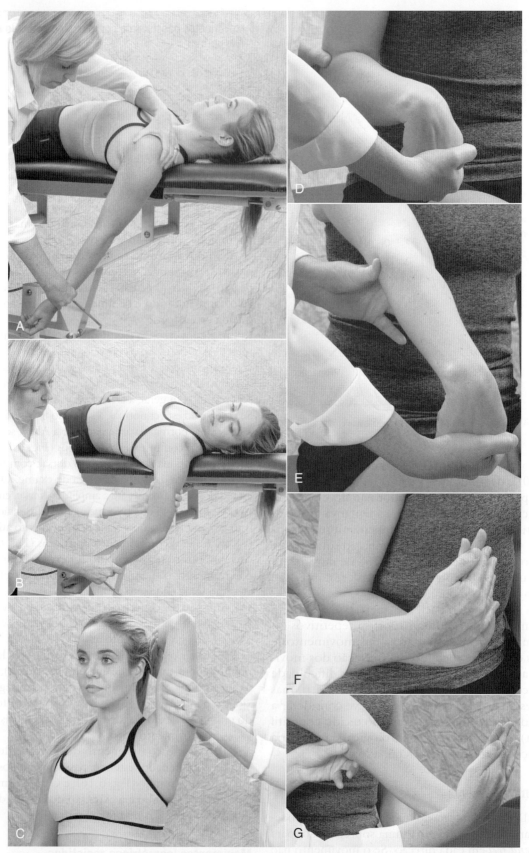

Figura 6.16 Testes para determinar se há encurtamento muscular. (A) Bíceps braquial – método 1: hiperestender o ombro com o cotovelo estendido. (B) Bíceps braquial – método 2: primeiramente, hiperestender o ombro com o cotovelo flexionado; em seguida, estender o cotovelo até o retesamento e medir a flexão do cotovelo. (C) Tríceps braquial. (D) Extensores longos do punho – posição inicial. (E) Extensores longos do punho – posição final. (F) Flexores longos do punho – posição inicial. (G) Flexores longos do punho – posição final.

métrico. A força da flexão muscular em torno do cotovelo é máxima na amplitude de 90° a 110°, com o antebraço em supinação. A 45° e 135°, a força de flexão é de apenas 75% da força máxima.[18] Do ponto de vista isométrico, demonstrou-se que, na região do cotovelo, os homens são duas vezes mais fortes que as mulheres; a extensão equivale a 60% da flexão, enquanto a pronação equivale a, aproximadamente, 85% da supinação.[23] Para a realização de testes isométricos resistidos, o paciente deve posicionar-se sentado (Fig. 6.17). Se o examinador observar que um determinado movimento ou movimentos causa(m) dor, ele pode utilizar a Tabela 6.1, para auxiliar na diferenciação da causa. Também é necessária a realização da extensão e da flexão do punho, visto que um grande número de músculos (Fig. 6.18) atua tanto sobre o punho quanto sobre o cotovelo.

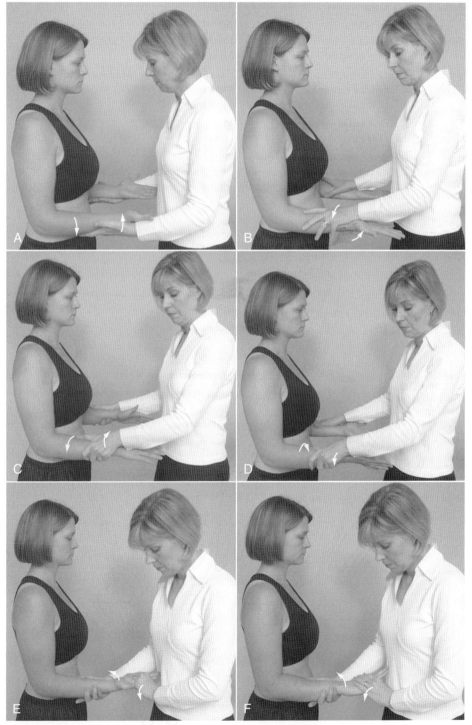

Figura 6.17 Posicionamento para a realização de movimentos isométricos resistidos. (A) Extensão do cotovelo. (B) Flexão do cotovelo. (C) Supinação do antebraço. (D) Pronação do antebraço. (E) Flexão do punho. (F) Extensão do punho.

TABELA 6.1
Músculos localizados ao redor do cotovelo: ações, inervação e derivação de raízes nervosas

Ação	Músculos atuantes	Inervação	Derivação de raízes nervosas
Flexão do cotovelo	1. Braquial 2. Bíceps braquial 3. Braquiorradial 4. Pronador redondo 5. Flexor ulnar do carpo	Musculocutâneo Musculocutâneo Radial Mediano Ulnar	C5, C6, (C7) C5, C6 C5, C6, (C7) C6, C7 C7, C8
Extensão do cotovelo	1. Tríceps 2. Ancôneo	Radial Radial	C6-C8 C7, C8, (T1)
Supinação do antebraço	1. Supinador 2. Bíceps braquial	Interósseo posterior (Radial) Musculocutâneo	C5, C6 C5, C6
Pronação do antebraço	1. Pronador quadrado 2. Pronador redondo 3. Flexor radial do carpo	Interósseo anterior (Mediano) Mediano Mediano	C8, T1 C6, C7 C6, C7
Flexão do punho	1. Flexor radial do carpo 2. Flexor ulnar do carpo	Mediano Ulnar	C6, C7 C7, C8
Extensão do punho	1. Extensor radial longo do carpo 2. Extensor radial curto do carpo 3. Extensor ulnar do carpo	Radial Interósseo posterior (Radial) Interósseo posterior (Radial)	C6, C7 C7, C8 C7, C8

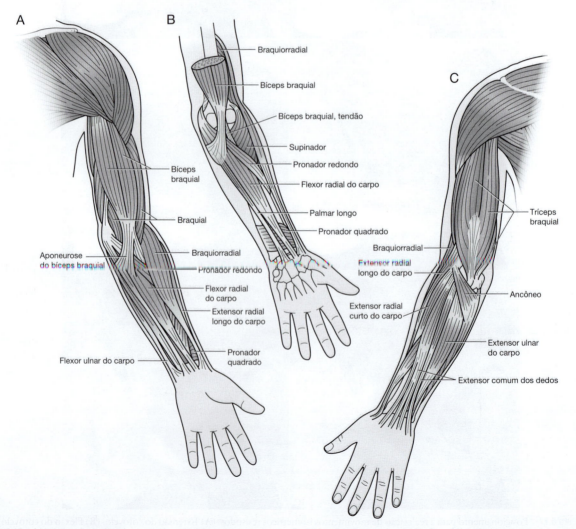

Figura 6.18 Músculos da região do cotovelo. (A) Músculos anteriores. (B) Músculos anteriores profundos. (C) Músculos posteriores.

Movimentos isométricos resistidos do complexo do cotovelo

- Flexão do cotovelo.
- Extensão do cotovelo.
- Supinação.
- Pronação.
- Flexão do punho.
- Extensão do punho.

Se, na anamnese, o paciente queixar-se de dor ao realizar movimentos combinados ou repetitivos com carga ou assumir posições sustentadas com carga, o examinador deve avaliar, de forma cuidadosa, esses movimentos isométricos resistidos e as posições, mas somente após o teste isométrico dos movimentos básicos. Por exemplo, o bíceps é um forte supinador e flexor do cotovelo, mas a sua capacidade de gerar força depende da posição do cotovelo. Na flexão do cotovelo, o bíceps possui uma importância maior quando o antebraço está em supinação, em comparação a quando está em pronação. Em 90° de flexão do cotovelo, o bíceps fornece a sua maior contribuição na supinação.[24] Se a anamnese indicar que movimentos concêntricos, excêntricos ou excêntrico-concêntricos causaram sintomas, eles também devem ser testados com ou sem carga, conforme necessário.

Caso a contração isométrica resistida seja fraca e indolor, o examinador deve considerar a possibilidade de uma lesão significativa no tecido contrátil (distensão de terceiro grau) ou de uma lesão neurológica. Por exemplo, pode ocorrer fraqueza da flexão e da supinação do cotovelo com a ruptura do tendão bicipital distal, sobretudo se essas alterações acompanharem uma dor súbita e aguda na fossa antecubital, ao aplicar uma força de extensão sobre o cotovelo em flexão.[24] Isso pode resultar em um **sinal de Popeye**, indicando uma laceração da cabeça longa do bíceps na altura do ombro, ou uma laceração na extremidade distal do tendão do bíceps, no cotovelo (Fig. 6.19). Se o paciente não apresentar antecedente de traumatismo, a causa mais provável é de origem neurológica, seja uma lesão de raiz nervosa ou uma lesão de nervo periférico. Ao realizar um teste seletivo para os músculos e para a distribuição sensorial (Tab. 6.2) e sendo capaz de identificar os locais de compressão nervosa (ver a seção "Reflexos e distribuição cutânea"), o examinador deve determinar o tecido neurológico lesionado e o local da lesão.

Avaliação funcional

Ao avaliar o cotovelo, é importante lembrar que ele é a parte média de uma cadeia cinética integral do membro superior. O cotovelo permite o posicionamento da mão no espaço, ajuda a estabilizar a extremidade superior para a realização de atividades laborativas que exigem força e

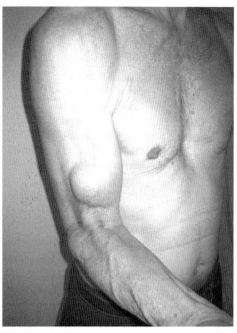

Figura 6.19 Sinal de Popeye. Ruptura do tendão do bíceps braquial em sua inserção distal, no cotovelo. (De Boileau P, Chuinard C: Arthroscopic biceps tenotomy: technique and results, *Oper Tech Sports Med* 15(1):35-44, 2007.)

destreza, e fornece força ao membro superior, para a realização de atividades que envolvem o levantamento.[25] O movimento do cotovelo permite que a mão seja posicionada de modo a possibilitar a realização de atividades de vida diária com facilidade. Portanto, em termos de funcionalidade, o cotovelo é frequentemente uma parte importante de qualquer avaliação funcional que também possa envolver o ombro e/ou a mão. Isso vale sobretudo para atletas que colocam simultaneamente sob estresse várias articulações da cadeia cinética. Por exemplo, a pontuação de Kerlan-Jobe Orthopaedic Clinic (KJOC) para o ombro e o cotovelo foi elaborada para proporcionar um escore de desfechos funcionais envolvendo o ombro e o cotovelo em atletas que realizam movimentos acima da cabeça.[26,27]

A amplitude completa dos movimentos do cotovelo não é necessária para a execução dessas atividades; a maior parte das AVD é executada com 30° a 130° de flexão e entre 50° de pronação e 50° de supinação (Figs. 6.20 e 6.21).[28] Para alcançar a cabeça, a flexão necessária é de, aproximadamente, 140°. As ações de pentear ou lavar o cabelo, alcançar um zíper nas costas e andar com muletas exigem uma ADM maior. Atividades como colocar o líquido de uma jarra em um copo, beber, cortar com uma faca, ler um jornal e utilizar uma chave de fenda exigem uma amplitude adequada de supinação e de pronação. As Figuras 6.22 e 6.23 mostram a ADM ou o arco de movimento necessários para a execução de determinadas atividades ou a ADM necessária para tocar determinadas partes do corpo. Deve-se ter em mente que as lesões de cotovelo podem impedir o levantamento de objetos leves,

TABELA 6.2

Lesões nervosas ao redor do cotovelo

Nervo	Perda motora	Perda sensitiva	Perda funcional
Nervo mediano (C6-C8, T1)	Pronador redondo Flexor radial do carpo Palmar longo Flexor superficial dos dedos Flexor longo do polegar Metade lateral do flexor profundo dos dedos Pronador quadrado Eminência tenar Dois lumbricais laterais	Face palmar da mão com os dedos polegar, indicador e médio e metade lateral do dedo anular Face dorsal do terço distal dos dedos indicador e médio e da metade lateral do dedo anular	Pronação fraca ou ausente Flexão e abdução do punho fracas Perda do desvio radial no punho Incapacidade para opor ou flexionar o polegar Abdução fraca do polegar Preensão fraca Pinçamento fraco ou ausente (deformidade em "mão de macaco")
Nervo interósseo anterior (ramo do nervo mediano)	Flexor longo do polegar Metade lateral do flexor profundo dos dedos Pronador quadrado Eminência tenar Dois lumbricais laterais	Nenhuma	Pronação fraca, em especial com 90° de flexão do cotovelo Oposição e flexão do polegar fracas Flexão dos dedos fraca Pinçamento fraco (ausência de ponta do dedo com ponta do dedo)
Nervo ulnar (C7-C8, T1)	Flexor ulnar do carpo Metade medial do flexor profundo dos dedos Palmar curto Eminência hipotenar Adutor do polegar Dois lumbricais mediais Todos os interósseos	Faces dorsal e palmar do dedo mínimo e da metade medial do dedo anular	Flexão do punho fraca Perda do desvio ulnar no punho Perda da flexão distal do dedo mínimo Perda da abdução e adução dos dedos Incapacidade para estender a segunda e a terceira falanges dos dedos mínimo e anular (deformidade da mão em posição de benção) Perda da adução do polegar
Nervo radial (C5-C8, T1)	Ancôneo Braquiorradial Extensores radiais longo e curto do carpo Extensor dos dedos Extensores longo e curto do polegar Abdutor longo do polegar Extensor ulnar do carpo Extensor do dedo indicador Extensor do dedo mínimo	Dorso da mão (dois terços laterais) Dorso e face lateral do polegar Dois terços proximais dorsais dos dedos indicador e médio e da metade do dedo anular	Perda da supinação Perda da extensão do punho (punho caído) Incapacidade para realizar a preensão Incapacidade para estabilizar o punho Perda da extensão dos dedos Incapacidade para abduzir o polegar
Nervo interósseo posterior (ramo do nervo radial)	Extensor radial curto do carpo Extensor dos dedos Extensores longo e curto do polegar Abdutor longo do polegar Extensor ulnar do carpo Extensor do dedo indicador Extensor do dedo mínimo	Nenhuma	Extensão do punho fraca Extensão dos dedos fraca Dificuldade para estabilizar o punho Dificuldade para realizar a preensão Incapacidade para abduzir o polegar

como uma xícara de café, em virtude da mecânica do levantamento. Em decorrência do comprimento da alavanca do antebraço quando o cotovelo se encontra a 90°, as cargas impostas para a mão são multiplicadas por 10 na área do cotovelo.[29] A Tabela 6.3 apresenta testes funcionais de força para o cotovelo. Algumas das medidas de desfecho funcional para o cotovelo mais comuns incluem o **Escore de desempenho do cotovelo de Mayo**,[28,30] o questionário **Deficiências do braço, ombro e mão (DASH)**,[28,31] **QuickDASH** e o sistema de pontuação do **American Shoulder and Elbow Surgeons – Elbow (ASES-E)**.[32,33] Longo et al.,[34] Evans et al.[35] e Nuttal et al.[28] resumem muitos dos questionários funcionais disponíveis para o cotovelo.

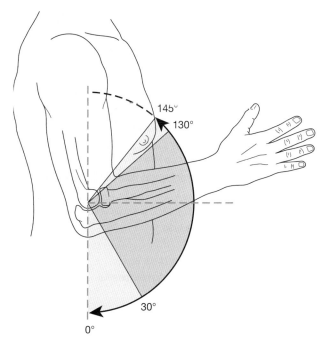

Figura 6.20 A amplitude normal de flexão do cotovelo é de, aproximadamente, 0° a 145°. Entretanto, o arco funcional do movimento é um pouco menor; a maior parte das atividades pode ser realizada com uma flexão de 30° a 130°. (Reproduzida de Regan WD, Morrey BF. The physical examination of the elbow. In: Morrey BF, editor. *The elbow and its disorders*. 2.ed. Philadelphia: WB Saunders, 1993. p. 81.)

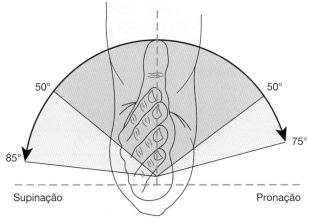

Figura 6.21 O arco de movimento médio de pronação e supinação é de 75° e 85°, respectivamente. Contudo, a maior parte das atividades de vida diária pode ser realizada com pronação e supinação de 50°. (Reproduzida de Regan WD, Morrey BF. The physical examination of the elbow. In: Morrey BF, editor. *The elbow and its disorders*. 2.ed. Philadelphia: WB Saunders, 1993. p. 81.)

Testes especiais

O examinador deve realizar apenas os testes especiais relevantes ou que auxiliam na confirmação do diagnóstico. Se, na anamnese, não houver indicação de trauma ou movimento repetitivo que possa estar associado ao problema, o examinador, dependendo da idade do paciente, pode incluir testes para compressão de raízes nervosas

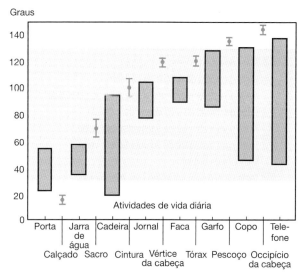

Figura 6.22 Arco e posição em flexão do cotovelo necessários para a realização de quinze atividades diárias. A maior parte dessas atividades é realizada com uma amplitude de flexão de 30° a 130°. (Modificada de Morrey BF, et al. A biomechanical study of normal functional elbow motion. *J Bone Joint Surg Am* 1981 63:873.)

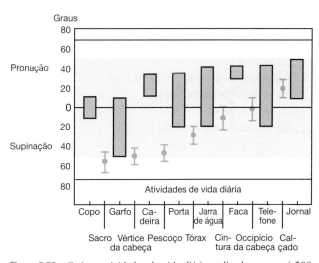

Figura 6.23 Quinze atividades de vida diária realizadas com até 50° de pronação e supinação. (Modificada de Morrey BF, Askew LJ, Chao EY: A biomechanical study of normal functional elbow motion. *J Bone Joint Surg Am* 1981 63:874.)

(ver Cap. 3), a fim de descartar sintomas originários da parte cervical da coluna ou a possibilidade de lesão por "duplo esmagamento".

A confiabilidade, validade, especificidade e sensibilidade dos testes diagnósticos/especiais utilizados para o cotovelo estão demonstradas no Apêndice 6.1 *(on-line* – utilizar o QR code no final deste capítulo).

Testes para instabilidade ligamentar

O objetivo dos testes ligamentares é avaliar a presença de instabilidade em valgo e em varo do cotovelo.

490 Avaliação musculoesquelética

Principais testes realizados no cotovelo, dependendo da doença suspeitada[a,36,37]

- *Para instabilidade ligamentar:*
  - ❓ Teste do cisalhamento do capítulo.
  - ⚠️ Teste da flexão de braços na cadeira.
  - ⚠️ Teste do estresse em varo com auxílio da gravidade.
  - ✅ Teste de desvio do pivô lateral do cotovelo.
  - ✅ Teste para instabilidade ligamentar em valgo.
  - ✅ Teste para instabilidade ligamentar em varo.
  - ⚠️ Manobra de ordenhar.
  - ✅ Teste de estresse em valgo com movimento.
  - ❓ Teste de apreensão da rotação posterolateral.
  - ✅ Teste da gaveta de rotação posterolateral.
  - ⚠️ Teste de flexão de braços em decúbito ventral.
  - ⚠️ Teste de relocação com apoio em maca.
  - ⚠️ Teste de cisalhamento troclear.
  - ⚠️ Teste de sobrecarga em valgo em extensão.
- *Para lesão muscular (distensão de 3º grau):*
  - ⚠️ Intervalo da prega bicipital.
  - ⚠️ Teste de compressão do bíceps braquial.
  - ✅ Teste de flexão para avaliação da aponeurose bicipital.
  - ⚠️ Teste de iniciação da flexão.
  - ⚠️ Teste do gancho (bíceps distal).
  - ✅ Sinal de Popeye (tendão bicipital distal).
  - ⚠️ Teste de supinação-pronação.
  - ⚠️ Sinal DALT.
  - ✅ Teste de compressão do tríceps braquial.
- *Para epicondilite (epicondilalgia):*
  - ⚠️ Teste de Cozen.
  - ❓ Teste do cotovelo de golfista.
- ⚠️ Teste de Kaplan.
- ❓ Teste de Maudsley (teste do dedo médio).
- ⚠️ Teste de Mill.
- ❓ Teste de Polk.
- ⚠️ Teste de cisalhamento para cotovelo de tenista.
- *Para plica:*
  - ❓ Teste de extensão-supinação para plica.
  - ❓ Teste de flexão-pronação para plica.
  - ❓ Teste de impacto da plica.
  - ❓ Teste de compressão da articulação umerorradial para plica.
- *Para impacto posterior:*
  - ⚠️ Teste do braço em barra (impacto posteromedial).
  - ❓ Teste de impacto em extensão.
- *Para disfunção articular:*
  - ❓ Teste de compressão radiocapitelar ativa.
  - ❓ Teste de distração da articulação umerorradial.
- *Para fraturas:*
  - ⚠️ East Riding Elbow Rule (ER²).
  - ⚠️ Teste de Montreal para cotovelo de crianças.
- *Para disfunção neurológica:*
  - ❓ Teste de pressão do cotovelo.
  - ❓ Teste de Maudsley (teste do dedo médio).
  - ✅ Teste de pinçamento (ramo interósseo anterior do nervo mediano).
  - ⚠️ Teste da regra dos nove (RDN).
  - ⚠️ Estímulo digital (Scratch collapse test) para nervo ulnar, mediano e/ou radial.
  - ❓ Teste para síndrome do pronador redondo.
  - ⚠️ Sinal de Tinel no cotovelo (nervo ulnar).
  - ✅ Teste de flexão do cotovelo (teste de flexão de Wadsworth (nervo ulnar).
  - ❓ Sinal de Wartenberg.

[a]Ver Capítulo 1, Legenda para classificação de testes especiais.

TABELA 6.3

Testes da função do cotovelo

Posição inicial	Ação	Teste funcional[a]
Sentada	Levar a mão à boca, levantando peso (flexão do cotovelo)	Levantamento de 2,3-2,7 kg: Funcional Levantamento de 1,4-1,8 kg: Funcionalmente satisfatório Levantamento de 0,5-0,9 kg: Funcionalmente ruim Nenhum levantamento de peso: Não funcional
Em pé, a 90 cm da parede, inclinando-se contra ela	Empurrar com os membros superiores estendidos (extensão do cotovelo)	5-6 Repetições: Funcional 3-4 Repetições: Funcionalmente satisfatório 1-2 Repetições: Funcionalmente ruim Nenhuma repetição: Não funcional
Em pé, de frente para uma porta fechada	Abrir a porta, começando com a palma da mão direcionada para baixo (supinação do membro superior)	5-6 Repetições: Funcional 3-4 Repetições: Funcionalmente satisfatório 1-2 Repetições: Funcionalmente ruim Nenhuma repetição: Não funcional
Em pé, de frente para uma porta fechada	Abrir a porta, começando com a palma da mão direcionada para cima (pronação do membro superior)	5-6 Repetições: Funcional 3-4 Repetições: Funcionalmente satisfatório 1-2 Repetições: Funcionalmente ruim Nenhuma repetição: Não funcional

[a]Pacientes mais jovens devem conseguir levantar mais peso (2,7-4,5 kg) com mais frequência (6-10 repetições). Com a idade, o peso e as repetições diminuirão. Dados de Palmer ML, Epler M. *Clinical assessment procedures in physical therapy*. Philadelphia: JB Lippincott, 1990. p. 109-111.

⚠ **Teste da flexão de braços na cadeira (ou em pé).**[3,6,8,16,38,39] O paciente fica sentado em uma cadeira de braços, de tal modo que seus cotovelos fiquem a 90°. O examinador solicita ao paciente que, usando as mãos, faça flexão de braço apoiando-se sobre os braços da cadeira; os antebraços devem estar em supinação total até que o paciente fique em pé. Se ocorrer reprodução dos sintomas, o paciente se tornar apreensivo, houver dor medial ou ocorrer luxação da cabeça do rádio enquanto o cotovelo estende,[4] o teste é positivo para uma lesão na faixa posterior do ligamento colateral ulnar e há instabilidade rotacional posterolateral (Fig. 6.24). Se ocorrer dor lateral, provavelmente se trata de uma epicondilite lateral.[1]

⚠ **Teste do estresse em varo com auxílio da gravidade.**[39,40] O paciente fica em pé com o braço em abdução a 90° e em rotação neutra (i. e., com o polegar voltado para a frente). Em seguida, o examinador pede ao paciente que flexione e estenda o cotovelo, ao mesmo tempo que mantém a mão e o ombro na mesma posição (Fig. 6.25). A posição possibilita que a gravidade aplique um estresse em varo durante a execução do movimento de flexão e extensão do cotovelo.

✓ **Teste de desvio do pivô lateral do cotovelo.**[3,41] O paciente posiciona-se em decúbito dorsal, com o braço a ser testado acima da cabeça. O examinador segura o punho e o antebraço do paciente, com o cotovelo estendido e o antebraço completamente supinado.[42] O cotovelo do paciente é flexionado, enquanto um estresse em valgo e uma compressão axial são aplicados sobre o cotovelo, mantendo a supinação (Fig. 6.26). Isso faz com que o rádio (e a ulna) subluxem o úmero, acarretando uma cabeça do rádio proeminente posterolateralmente e uma depressão entre a cabeça do rádio e o capítulo.[3,42] Se o examinador continuar a flexionar o cotovelo até, aproximadamente, 40° a 70° (ver Fig. 6.26B), ocorrerá uma redução abrupta (som surdo) da articulação, que pode ser palpada, e uma depressão na pele também poderá ser observada proximalmente à cabeça do rádio.[4,43] Se o paciente estiver inconsciente, pode ocorrer subluxação e um som surdo na redução, quando o cotovelo é estendido. Raramente esses sintomas são observados em pacientes conscientes, que demonstrarão apreensão.[4]

✓ **Teste para instabilidade ligamentar em valgo.** Para testar a instabilidade em valgo, o examinador, com uma das mãos na altura do cotovelo, estabiliza o membro superior do paciente, a outra mão é colocada acima do punho do paciente. É aplicada uma força de abdução ou em valgo sobre a porção distal do antebraço para testar o ligamento colateral medial (instabilidade em valgo), enquanto o ligamento é palpado (Fig. 6.27B).[3] Regan e Morrey defenderam a realização do teste de estresse em valgo com o úmero em rotação lateral completa.[29] O examinador deve registrar qualquer frouxidão, hipomobilidade ou alteração da dor do cotovelo, em comparação com o cotovelo não envolvido. Anakwenze et al.[4] defenderam a realização do teste em rotação medial máxima

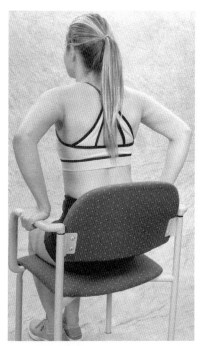

Figura 6.24 Teste de flexão na cadeira (ou em pé) para ligamento colateral medial do cotovelo.

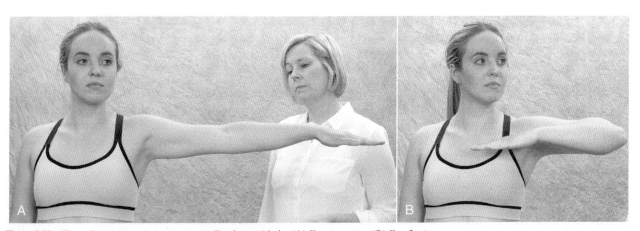

Figura 6.25 Teste de estresse em varo com auxílio da gravidade. (A) Em extensão. (B) Em flexão.

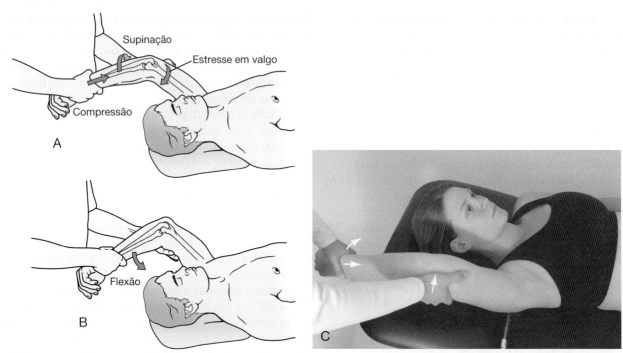

Figura 6.26 Teste de apreensão do cotovelo com desvio posterolateral do pivô. (A) O paciente posiciona-se em decúbito dorsal, com o membro superior acima da cabeça. Uma força leve de supinação é aplicada sobre o antebraço, na altura do punho. Em seguida, o cotovelo do paciente é flexionado, enquanto um estresse em valgo e compressão são aplicados sobre o cotovelo. (B) Se o examinador continuar a flexionar o cotovelo até, aproximadamente, 40° a 70°, poderá ocorrer uma subluxação e a produção de um som surdo, durante a redução, quando o cotovelo é estendido, mas em geral isso ocorre apenas em pacientes inconscientes. (C) Teste verdadeiro, com o cotovelo posicionado de forma semelhante ao joelho.

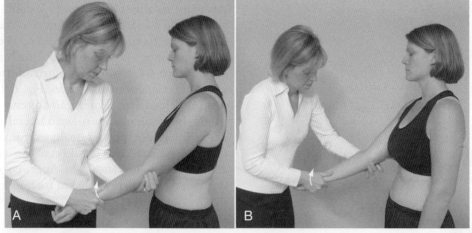

Figura 6.27 Teste para os ligamentos colaterais do cotovelo. (A) Ligamento colateral lateral. (B) Ligamento colateral medial. Observação: o cotovelo está ligeiramente flexionado ou "desbloqueado".

do ombro, com o cotovelo em pronação; desse modo, ocorre bloqueio da articulação radiocapitelar. Em seguida, o examinador aplica um estresse em valgo com o cotovelo do paciente a 30° de flexão, pois essa é a posição na qual o ligamento colateral medial (radial) é o estabilizador primário para a instabilidade em valgo (Fig. 6.28).

✓ ***Teste para instabilidade ligamentar em varo.*** Com o cotovelo do paciente discretamente flexionado (20° a 30°) e estabilizado com a mão do examinador, uma força de adução ou em varo é aplicada à porção distal do antebraço, para testar o ligamento colateral lateral (instabilidade vara), enquanto o ligamento é palpado (Fig. 6.27A). Em geral, o examinador sente o ligamento tenso ao aplicar o estresse. Regan e Morrey defenderam a realização do teste de estresse em varo com o úmero em rotação medial completa.[29] O examinador aplica a força diversas vezes, aumentando a pressão, enquanto observa qualquer alteração da dor ou da ADM. Se for observada uma frouxidão excessiva ou um *end feel* suave durante a realização do teste, tal achado é indicativo de lesão ligamentar

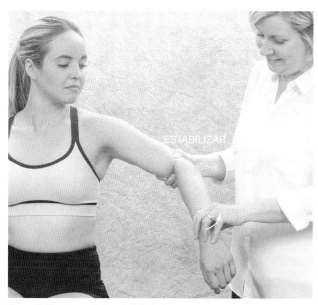

Figura 6.28 Teste de instabilidade ligamentar em valgo, modificado.

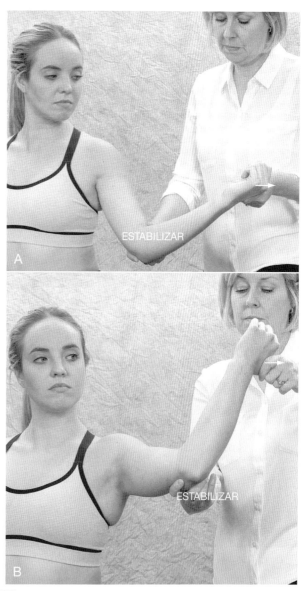

Figura 6.29 (A) Manobra de ordenha para testar o ligamento colateral medial. (B) Manobra de ordenha modificada, em abdução.

(entorse de 1°, 2° ou 3°) e pode, sobretudo em casos de entorse de 3°, indicar instabilidade articular posterolateral. A instabilidade posterolateral do cotovelo é o tipo de instabilidade do cotovelo mais comum em que há deslocamento da ulna (acompanhada pelo rádio) sobre o úmero, de modo que a ulna supina ou rotaciona lateralmente para longe ou para fora da tróclea.[41]

Manobra de ordenhar.[3,8,16,41] O paciente fica sentado, com o cotovelo flexionado em 90° ou mais e o antebraço em supinação. O examinador segura o polegar do paciente sob o antebraço e o traciona, provocando um estresse em valgo no cotovelo (Fig. 6.29A). A reprodução dos sintomas (i. e., apreensão, dor articular medial, abertura [*gapping*], instabilidade) indica um teste positivo e uma laceração parcial do ligamento colateral medial. Foi sugerido o uso de abdução e rotação lateral do ombro com o cotovelo em 70° e com aplicação de um estresse em valgo pelo polegar do examinador, como parte do movimento de ordenha (Fig. 6.29B).[39,44]

Teste de estresse em valgo com movimento.[1,3,8,9,45] O paciente posiciona-se em decúbito dorsal ou em pé, com o braço abduzido e latreralmente rotacionado e o cotovelo flexionado completamente. Enquanto mantém um estresse em valgo e segurando o polegar, o examinador estende, rapidamente, o cotovelo do paciente. A reprodução da dor entre 120° a 70° indica um teste positivo e uma laceração parcial do ligamento colateral medial (Fig. 6.30). Se for observada uma dor medial em ≤ 60° (habitualmente de 10° a 40°), o procedimento passa a se chamar **teste do cisalhamento troclear** e sugere uma erosão condral posteromedial.[46] Contudo, se a dor se situar mais lateralmente e ocorrer por volta dos 45°, o procedimento receberá a denominação de **teste do cisalhamento capitular**,[46] podendo indicar uma fratura do capítulo.

Teste de apreensão da rotação posterolateral.[3,41-43,47,48] O paciente posiciona-se em decúbito dorsal, com o membro superior a ser testado acima da cabeça. O cotovelo é supinado na altura do punho, e um estresse em valgo é aplicado ao cotovelo, enquanto o examinador o flexiona. Em decorrência do movimento (entre 20° a 30° de flexão) e do estresse, o paciente fica apreensivo, quanto à possibilidade de luxação do cotovelo, durante a reprodução dos sintomas. No paciente consciente, a subluxação verdadeira é rara. Um teste positivo indica instabilidade da rotação posterolateral (Fig. 6.31).

Teste da gaveta de rotação posterolateral.[3] O paciente posiciona-se em decúbito dorsal, com o braço a ser testado acima da cabeça e o cotovelo flexionado a 40° a 90°, enquanto o examinador mantém o antebraço e o braço em uma posição semelhante à

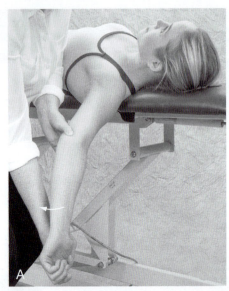
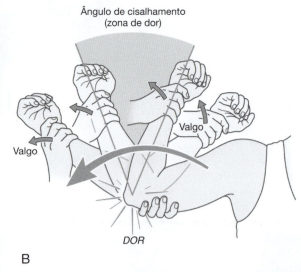

Figura 6.30 Teste de estresse em valgo com movimento com o paciente em decúbito dorsal. (B) Representação esquemática do teste de estresse em valgo com movimento. A faixa de cisalhamento refere-se à amplitude de movimento causadora de dor enquanto o cotovelo está sendo estendido com estresse em valgo. O ângulo de cisalhamento é o ponto onde é causada dor máxima. (Com permissão da Mayo Foundation for Medical Education and Research. Todos os direitos reservados.)

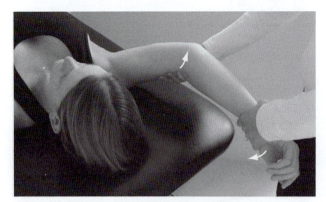

Figura 6.31 Teste de apreensão da rotação posterolateral.

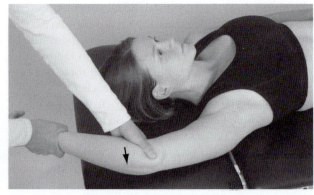

Figura 6.32 Teste da gaveta de rotação posterolateral.

do teste da gaveta no joelho. Enquanto o úmero está estabilizado e o rádio e a ulna empurrados posterolateralmente, o rádio e a ulna rotacionam em torno de um ligamento colateral medial intacto, indicando uma laceração do ligamento colateral lateral e uma instabilidade posterolateral do cotovelo (Fig. 6.32). Será considerado como um teste positivo a demonstração de apreensão ou a presença de uma depressão.

⚠ **Teste de flexão de braços em decúbito ventral.**[1,8,16,39,49]
O paciente se posiciona em decúbito ventral e tenta fazer uma flexão começando com o cotovelo a 90° e os braços abduzidos além da largura dos ombros – primeiramente com os antebraços em máxima supinação (Fig. 6.33A). Em seguida, repete o movimento com os antebraços em máxima pronação (Fig. 6.33B). O teste é considerado positivo para instabilidade rotacional posterolateral se ocorrerem sintomas (i. e., dor e apreensão) quando os antebraços estão supinados, mas não em pronação. Se ocorrer dor durante a realização do teste na fase do ante-

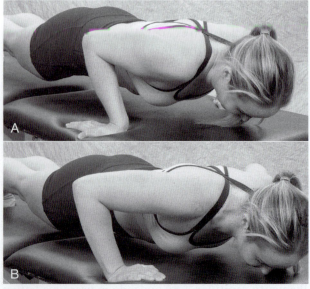

Figura 6.33 Teste da flexão de braços em decúbito ventral. (A) com os antebraços supinados. (B) Com os antebraços pronados.

braço em pronação, é muito provável que essa dor indique uma epicondilite lateral.[1]

⚠ **Teste de relocação com apoio em maca.**[1,4,8,38,39,50] O examinador pede ao paciente para ficar em pé diante de uma maca, com o braço sintomático posicionado sobre a borda lateral da maca e o cotovelo estendido. Primeiramente, o examinador pede ao paciente para fazer uma flexão de braço (fase descendente) com o cotovelo apontado lateralmente e mantendo o braço em supinação, mediante a flexão do cotovelo (Fig. 6.34A). Se o paciente tiver instabilidade rotacional posterolateral, ocorrerão dor e apreensão por volta dos 40° de flexão. Em seguida, o paciente repete o movimento enquanto o examinador posiciona um polegar sobre a cabeça do rádio, empurrando contra essa parte do osso para sua estabilização; e quando o paciente executar o movimento "descendente", ocorrerá alívio da dor e da apreensão (Fig. 6.34B). Se o examinador remover o polegar, a dor e a apreensão retornarão.

⚠ **Teste de sobrecarga em valgo em extensão.**[7] O paciente fica em pé. O examinador segura o braço do paciente em teste ao nível do punho, com o cotovelo do paciente em 20° a 30° de flexão. Com a outra mão do examinador no cotovelo do paciente, o examinador estende vigorosamente o cotovelo, ao mesmo tempo que aplica um estresse em valgo (Fig. 6.35). O teste tem por objetivo replicar os sintomas causados por um estresse de sobrecarga em valgo em extensão (ver Fig. 6.5) sobre o ligamento colateral ulnar. A dor também pode indicar pinçamento ou encarceramento de tecidos moles nos aspectos posterior e medial da fossa do olécrano do úmero.[8]

Testes para lesão muscular (distensão de terceiro grau)

⚠ **Intervalo da prega bicipital.**[8,51,52] O paciente fica sentado. Começando com o braço não afetado do paciente em flexão, o examinador estende completamente o cotovelo.

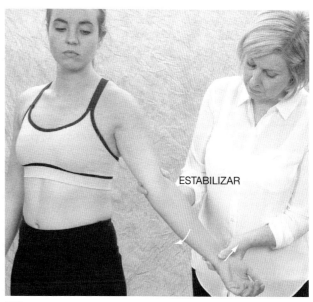

Figura 6.35 Teste de sobrecarga em valgo em extensão.

Em seguida, traça uma linha através da prega flexora na fossa antecubital. Feito isso, o examinador golpeia levemente o contorno da região distal do bíceps de um lado para outro ao longo de uma linha longitudinal central, até que possa identificar o ponto no qual o bíceps distal começa a se voltar mais fortemente na direção da fossa antecubital e marca uma linha transversal na cúspide distal do bíceps braquial. Em seguida, o examinador mede a distância entre as duas linhas transversais (Fig. 6.36) e registra essa distância como o **intervalo da prega bicipital (IPB)**. Os dois braços devem ser comparados. Normalmente, o IPB mede 4,8 cm ± 0,6 cm, tanto para o braço dominante como para o não dominante. Se o IPB for superior a 6,0 cm ou se a relação entre as pregas bicipitais dos dois braços for superior a 1,2, o teste será considerado positivo

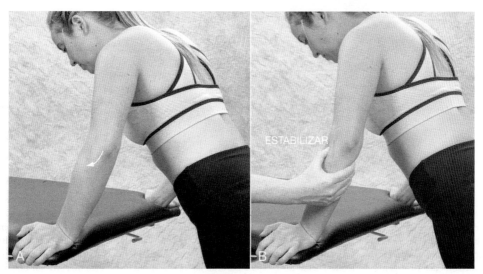

Figura 6.34 Teste de relocação com apoio em maca. (A) Posição para flexão dos braços, enquanto a paciente desce o corpo com os cotovelos apontando para os lados. (B) A examinadora estabiliza a cabeça do rádio enquanto a paciente realiza a parte "descendente" da flexão de braços.

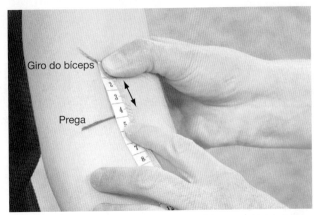

Figura 6.36 Determinação do intervalo da prega bicipital (*seta dupla*).

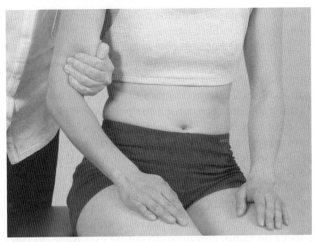

Figura 6.37 Teste de compressão do bíceps braquial. O músculo é comprimido perto da sua inserção na região do cotovelo.

para ruptura do tendão bicipital distal. A **relação entre pregas bicipitais** é uma comparação entre o IPB do braço lesionado e o IPB do braço intacto.[8,52]

⚠ *Teste de compressão do bíceps braquial.*[49,53] O cotovelo do paciente fica flexionado entre 60° e 80°. A seguir, o examinador comprime o ventre do músculo bíceps braquial (Fig. 6.37). Se ocorreu ruptura de tendão do bíceps braquial, não ocorrerá supinação do antebraço do paciente.

✓ *Teste de flexão para avaliação da aponeurose bicipital.*[54] Ao avaliar a possibilidade de ruptura do tendão bicipital distal, o examinador também deverá avaliar a integridade da aponeurose bicipital (Fig. 6.38). Em alguns casos, o

bíceps distal pode ter sofrido laceração (distensão de terceiro grau) e a aponeurose pode ter permanecido intacta. Isso pode "ocultar" a ruptura, pois o bíceps permanece apoiado e parece ter um comprimento normal.[54] O teste é realizado com o paciente sentado e o cotovelo é flexionado a 75°. Prosseguindo, o examinador pede ao paciente que feche a mão e flexione ativamente os dedos e o punho com o antebraço supinado (o examinador pode oferecer resistência isométrica ao antebraço do paciente com uma de suas mãos). Essa

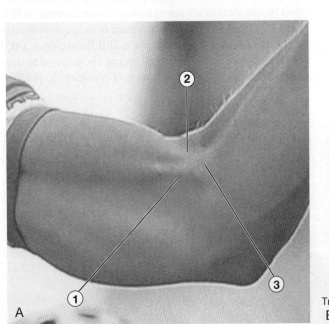
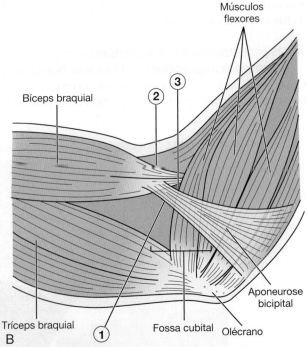

Figura 6.38 Teste de flexão para avaliação da aponeurose bicipital. Fotografia (A) e desenho anatômico (B) do cotovelo esquerdo, demonstrando o posicionamento para o teste de flexão para avaliação da aponeurose bicipital. *1:* ponto em que o examinador palpa a nítida borda medial da aponeurose bicipital; *2:* ponto em que o examinador palpa a borda lateral mais arredondada do tendão distal do bíceps; *3:* o "vale" ou lacuna palpável entre a borda medial divergente do tendão distal do bíceps e a borda lateral da aponeurose bicipital. (Modificada de El Maraghy A, Devereaux M: The bicipital aponeurosis flex test: evaluating the integrity of the bicipital aponeurosis and its implications for treatment of distal biceps tendon ruptures, *J Shoulder Elbow Surg* 22:908-914, 2013.)

ação tensiona a aponeurose. Enquanto a aponeurose se encontra sob tensão, o examinador palpa os aspectos medial e lateral e, em seguida, o aspecto central da fossa antecubital. Se a aponeurose bicipital estiver intacta, o examinador sentirá **medialmente** uma borda delgada e distinta da aponeurose (ver Fig. 6.38). Na face lateral, o examinador poderá perceber o tendão do bíceps como uma estrutura arredondada e espessa. Se ocorreu ruptura do tendão, será percebida uma lacuna palpável entre as duas estruturas. O examinador deve comparar os dois braços.

⚠ *Teste de iniciação da flexão.*[52,55] O paciente fica sentado com o braço em teste estendido, antebraço supinado e segurando na mão um peso de 4,5 kg. Em seguida, o examinador pede ao paciente para flexionar o cotovelo (Fig. 6.39). A incapacidade de flexionar completamente o cotovelo representa um teste positivo para ruptura do tendão bicipital distal.

⚠ *Teste do gancho.*[16,49,56] O paciente abduz o ombro até 90° com o cotovelo flexionado a 90° e o braço supinado, de modo que o polegar fique voltado para cima (Fig. 6.40). Em seguida, o examinador solicita ao paciente que supine ativamente o antebraço contra resistência do examinador. Com o dedo indicador da outra mão, o examinador tenta "enganchá-lo" por baixo do tendão do bíceps, fazendo um movimento de **lateral para medial**. Se o examinador não for capaz de enganchar uma estrutura em forma de cordão, o teste será considerado positivo para ruptura do bíceps distal. A fim de confirmar se há ruptura do tendão bicipital distal (distensão de terceiro grau), Devereaux et al.[51] defenderam a realização em sequência do **teste do gancho**, do **teste de pronação**

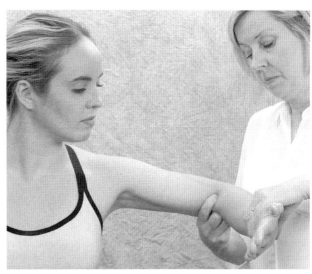

Figura 6.40 Teste do gancho para ruptura do tendão bicipital distal no cotovelo. É importante que o "gancho" seja feito no sentido de lateral para medial.

passiva do antebraço e do **IPB**, juntamente com uma anamnese exaustiva.

⚠ *Teste de supinação-pronação.*[8,16,57] O paciente fica em pé com os dois ombros abduzidos a 90° e os cotovelos flexionados em 60° a 70°. O examinador se posiciona à frente do paciente e observa o contorno do bíceps braquial nos dois lados, enquanto o paciente executa supinação e pronação ativas do antebraço. Se o bíceps distal estiver intacto, ocorrerá uma perceptível mudança na forma do bíceps quando o paciente realizar a supinação (o bíceps se movimenta proximalmente ou se eleva; Fig. 6.41A) e a pronação (o bíceps se movimenta distalmente ou "afunda"; Fig. 6.41B). Caso não seja observada migração do músculo bíceps braquial, isso indica um teste positivo. Também foi observada a ocorrência dos mesmos resultados quando o teste é realizado passivamente.[1,8,51] Nesse caso, o teste pode ser chamado **teste de pronação passiva do antebraço**[58] ⚠ , em que o bíceps exibirá pouco movimento durante a supinação ou pronação se tiver ocorrido ruptura do tendão bicipital distal.

⚠ *Sinal DALT.*[59] O paciente fica sentado com o cotovelo flexionado a 90°. O examinador faz uma firme palpação da tuberosidade do rádio (o ponto em que o bíceps braquial se insere no rádio), em um local imediatamente distal à cabeça do rádio (cerca de 2,5 cm distal), enquanto promove a supinação e pronação do antebraço. Na verdade, a tuberosidade pode ser palpada apenas quando o braço se encontra em pronação total (Fig. 6.42). Há indicação de um teste positivo pela ocorrência de dor à palpação do aspecto lateral (radial) da tuberosidade (DALT) apenas quando em completa pronação do braço. Esse achado indica laceração parcial do tendão distal do bíceps braquial.

✓ *Teste de compressão do tríceps braquial.*[1,8] O paciente fica sentado com o antebraço em teste pendente confortavelmente sobre o encosto da cadeira e o cotovelo fle-

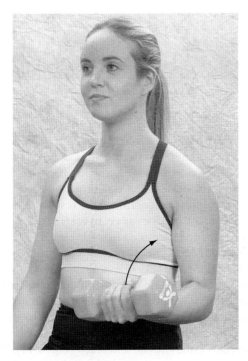

Figura 6.39 Teste de iniciação de flexão.

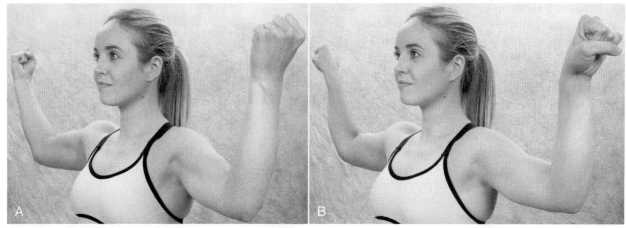

Figura 6.41 Teste de supinação-pronação para o bíceps braquial. O examinador observa a mudança no contorno do bíceps braquial enquanto a paciente prona e supina o antebraço. (A) Em supinação. (B) Em pronação.

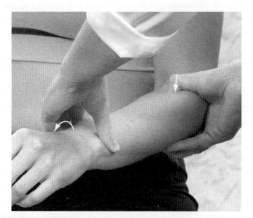

Figura 6.42 Sinal DALT.

xionado a 90°. (O teste também pode ser realizado com o paciente em decúbito ventral, com seu cotovelo na borda da maca de exame e o antebraço pendente para fora.) Prosseguindo, o examinador comprime o músculo tríceps braquial com as duas mãos (Fig.6.43). Se o braço estender ligeiramente sem ocorrência de dor, isso indica normalidade no tendão do tríceps inserido no olécrano. Se o movimento provocar dor, há ruptura parcial do tendão do tríceps braquial. Se não ocorrer qualquer movimento ou se o movimento não for doloroso, isso sugere ruptura do tendão do tríceps braquial (distensão de terceiro grau).

Testes para epicondilite

A lesão pelo uso excessivo crônico dos tendões extensores (cotovelo de tenista ou epicondilite lateral) ou dos tendões flexores (cotovelo de golfista ou epicondilite medial) do cotovelo é consequência de microtraumatismos repetidos sobre o tendão, acarretando alteração e degeneração da estrutura interna do tendão (tendinose).[60] Parece ser uma condição degenerativa, na qual não ocorreu cicatrização adequada do tendão após lesões decorrentes de microtraumatismos repetitivos.[60,61]

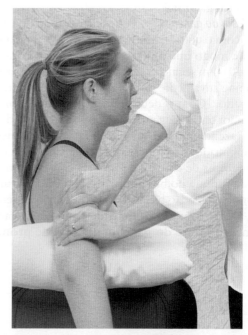

Figura 6.43 Teste de compressão do tríceps braquial.

Ao avaliar o paciente com suspeita de epicondilite, seja medial ou lateral, o examinador deve considerar a possibilidade de a dor ser referida da parte cervical da coluna ou se tratar de comprometimento de nervo periférico.[62] Quando a epicondilite não responde ao tratamento, o examinador deve investigar a possível existência de uma patologia neurológica.

⚠ **Teste de Kaplan.**[8,63,64] O paciente fica sentado com o cotovelo flexionado a 90°. O examinador testa a força de preensão com a ajuda de um dinamômetro, registrando o resultado. Em seguida, aplica uma cinta para cotovelo de tenista ajustada confortavelmente a cerca de 3 cm abaixo da interlinha articular do cotovelo, sobre o volume dos músculos extensores no antebraço (Fig. 6.44). Então, o examinador repete o teste de força de preensão. Se a

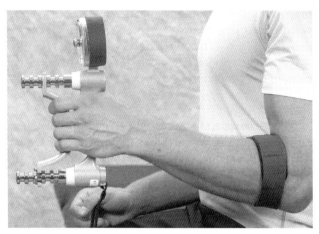

Figura 6.44 Teste de Kaplan com cinta para cotovelo de tenista.

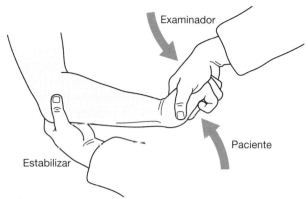

MÉTODO 1 Teste de Cozen (ativo)

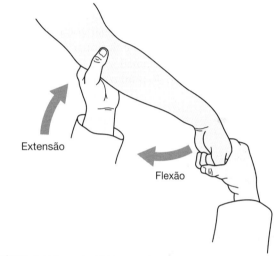

MÉTODO 2 Teste de Mill (passivo)

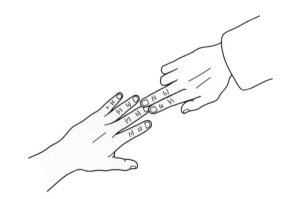

MÉTODO 3 Teste de Maudsley (teste do dedo médio) (ativo)

Figura 6.45 Testes para cotovelo de tenista.

força de preensão aumentar com a cinta e se houver diminuição da dor, o teste deverá ser considerado positivo para epicondilite lateral. Dorf et al.[64] observaram que, na presença de epicondilite lateral, a força de preensão diminuía ao ser testada em extensão, em vez de a 90° de flexão. Em condições normais, não deve haver diferença na força entre a extensão e 90° de flexão.

⚠ *Teste para epicondilite lateral (cotovelo de tenista ou de Cozen) (Método 1).*[8] O cotovelo do paciente é estabilizado pelo polegar do examinador, que fica posicionado sobre o epicôndilo lateral (Fig. 6.45). Em seguida, solicita-se que o paciente feche o punho, realize a pronação ativa do antebraço e desvie o punho radialmente e o estenda, enquanto o examinador aplica resistência contra o movimento. O teste é considerado positivo quando o paciente apresenta dor intensa súbita na área do epicôndilo lateral do úmero. O epicôndilo pode ser palpado, para localizar a origem da dor.

⚠ *Teste para epicondilite lateral (cotovelo de tenista ou teste de Mill) (Método 2).*[8] Enquanto palpa o epicôndilo lateral, o examinador realiza uma pronação passiva do antebraço, flexão total do punho e extensão do cotovelo do paciente (ver Fig. 6.45). O teste é considerado positivo quando o paciente refere dor sobre o epicôndilo lateral do úmero. Essa manobra também impõe um estresse sobre o nervo radial e, na presença de uma compressão desse nervo, acarreta sintomas semelhantes aos do cotovelo de tenista.[65] Estudos eletrodiagnósticos ajudam a diferenciar as duas condições.

❓ *Teste para epicondilite lateral (cotovelo de tenista, teste de Maudsley ou do dedo médio) (Método 3).*[8] O examinador aplica resistência contra a extensão do terceiro dedo, distal à articulação interfalângica proximal, impondo um estresse sobre o músculo e o tendão extensor do dedo (ver Fig. 6.45). O teste é considerado positivo quando o paciente refere dor sobre o epicôndilo lateral do úmero. O mesmo teste pode indicar um problema com o nervo interósseo posterior (**síndrome do nervo interósseo posterior do antebraço**), um ramo do nervo radial. Nesse caso, ocorre fraqueza (mas sem dor) da supinação do antebraço e extensão do dedo médio contra resistência.

❓ *Teste para epicondilite medial (cotovelo de golfista).*[8] Enquanto o examinador realiza uma palpação no epicôndilo medial, o antebraço do paciente é passivamente supinado. O examinador estende o cotovelo e o punho do paciente. O teste é considerado positivo quando o paciente refere dor no epicôndilo medial do úmero.

❓ **Teste de Polk.**[8,63,66] O paciente fica sentado com o cotovelo flexionado. O examinador pede ao paciente que erga um peso de 2,5 kg. O teste é realizado em duas partes. Primeiramente, o paciente tenta levantar o peso com o antebraço em pronação, flexionando o cotovelo (Fig. 6.46A). Se o paciente sentir dor na área do epicôndilo lateral, isso sugere epicondilite lateral. Em seguida, o examinador solicita ao paciente que repita o movimento com o antebraço supinado (Fig. 6.46B). Se houver dor na área do epicôndilo medial, esse achado sugere epicondilite medial. Esses movimentos também testam os músculos bíceps braquial (ver teste de iniciação da flexão) e braquial.

⚠ **Teste de cisalhamento para cotovelo de tenista (teste medial).**[67] O paciente fica sentado ou em pé. O examinador solicita ao paciente para flexionar completamente o cotovelo, pronar o antebraço e flexionar o punho (Fig. 6.47A). Em seguida, o examinador usa as duas mãos para opor resistência à flexão do punho e à pronação do antebraço, enquanto o paciente estende rapidamente o cotovelo, como se estivesse arremessando uma bola de beisebol (Fig. 6.47B). O teste será considerado positivo se reproduzir a dor na face medial do cotovelo, na origem comum dos pronadores-flexores.

Testes para plica

❓ **Teste de impacto da plica.**[49,68] O examinador aplica uma carga em valgo ao cotovelo do paciente e, ao mesmo tempo, flexiona passivamente seu cotovelo com o antebraço mantido em pronação (Fig. 6.48A). A ocorrência de dor ou estalido (mais importante) entre 90° e 110° de flexão sugere um teste positivo para plica radiocapitelar anterior (**teste de flexão-pronação para plica** ❓). Para que a plica radiocapitelar posterior seja testada, o examinador aplica uma carga em valgo ao cotovelo, enquanto passivamente estende essa articulação com o antebraço mantido em supinação (Fig. 6.48B; **teste de extensão-supinação para plica** ❓). A ocorrência de dor ou estalido sugere um teste positivo,

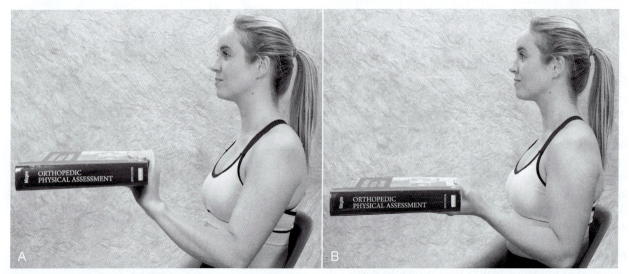

Figura 6.46 Teste de Polk. (A) Para epicondilite lateral: com o antebraço pronado (palma da mão voltada para baixo). (B) Para epicondilite medial: com o antebraço supinado (palma da mão voltada para cima).

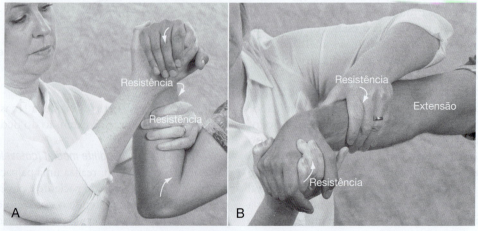

Figura 6.47 Teste de cisalhamento para cotovelo de tenista. (A) Posição inicial. (B) Posição final.

Capítulo 6 Cotovelo **501**

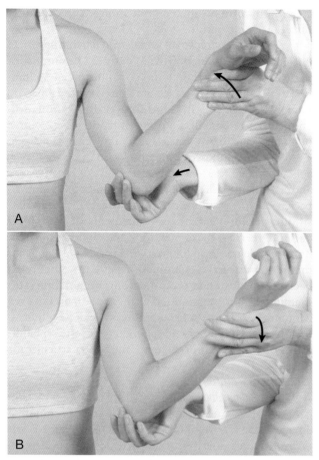

na cintura do examinador enquanto este contém e apoia o antebraço do paciente com as palmas de suas mãos; os cotovelos do paciente estão posicionados a 90°. O examinador palpa a interlinha da articulação umerorradial utilizando seus dedos indicadores. Durante a palpação e manutenção da compressão sobre a interlinha articular lateral, o examinador mobiliza os cotovelos do paciente, dos 90° iniciais até a completa extensão (Fig. 6.49). Ao final da extensão, o examinador determina quanta dor foi promovida e se o dedo que realizou a palpação foi capaz de permanecer no interior da indentação radioumeral. Se a dor for decorrente do dedo ou se este for empurrado para fora da indentação, há indicação de uma possível hipertrofia de plica.

Testes para impacto posterior

⚠️ **Teste do braço em barra (teste de impacto posteromedial).**[8,9,49] Na posição sentada, o paciente repousa a mão do braço em teste no ombro do examinador, com o cotovelo estendido e o ombro em rotação medial (com o polegar apontando para baixo). O examinador empurra o olécrano ou a parte distal do úmero de modo a simular uma extensão forçada (Fig. 6.50). A reprodução da dor, em especial posteromedialmente ao longo do olécrano, é um teste positivo para impacto posterior. O paciente também pode não conseguir realizar uma extensão total.

❓ **Teste de impacto em extensão.**[8,9,49] O examinador aplica um estresse em valgo ao cotovelo do paciente, enquanto estende e flexiona rápida e repetidamente o cotovelo de 20° a 30° de flexão até a extensão total (Fig. 6.51). Em seguida, repete-se o teste sem o estresse em valgo, enquanto a parte posteromedial do olécrano é palpada em busca de dor à palpação. A palpação diferencia um impacto suave decorrente de instabilidade de uma dor sobre o olécrano medial na ausência de instabilidade.

Figura 6.48 Testes de impacto da plica. (A) Teste de flexão-pronação para testar se há plica radiocapitelar anterior. (B) Teste de extensão-supinação para testar se há plica radiocapitelar posterior.

indicando um possível problema de plica ou condromalácia radiocapitelar. Se ocorrer apenas dor, é improvável que o problema seja uma plica.

❓ **Teste de compressão da articulação umerorradial para plica.**[69] O examinador fica em pé à frente do paciente, que também está em pé. O paciente coloca suas mãos

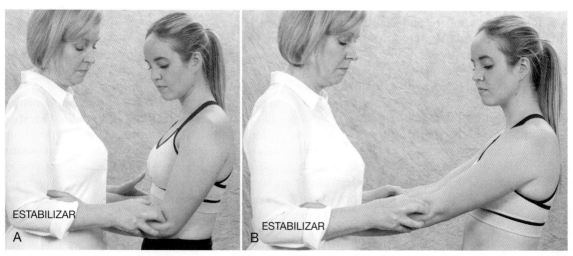

Figura 6.49 Teste de compressão da articulação umerorradial para plica. (A) Em flexão. (B) Em extensão.

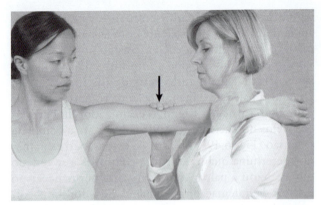

Figura 6.50   Teste do braço em barra para impacto posterior.

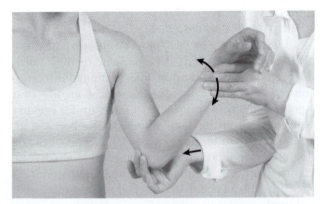

Figura 6.51   Teste de impacto em extensão. A ilustração demonstra o estresse em valgo.

Testes para disfunção articular

Se o paciente se queixar de dor na articulação do cotovelo, em especial durante o movimento, o examinador pode realizar dois testes para diferenciar a articulação umerorradial da umeroulnar. Para **testar a articulação umerorradial** ❓, o examinador coloca a articulação do cotovelo na posição que desencadeia a dor e, em seguida, desvia o punho radialmente, para comprimir a cabeça do rádio contra o úmero. O teste é considerado positivo quando a dor é desencadeada. Para **testar a articulação umeroulnar** ❓, o examinador coloca, novamente, a articulação do cotovelo na posição de desconforto e comprime a articulação umeroulnar, por meio do desvio ulnar do punho.[13] O teste é considerado positivo quando a dor é desencadeada.

❓ **Teste de compressão radiocapitelar ativa.**[9,49] O examinador aplica uma carga (de compressão) axial ao cotovelo do paciente em completa extensão. Alguns autores defenderam que a compressão deve ser aplicada com o cotovelo a 90° de flexão, pois a articulação radiocapitelar se encontra em bloqueio total na posição de 90° de flexão, o que provoca mais compressão. O examinador solicita ao paciente que faça supinação e pronação ativas do antebraço enquanto é mantida a compressão (Fig. 6.52). A dor no compartimento lateral do cotovelo sugere um teste positivo e pode indicar osteocondrite dissecante do capítulo.

❓ **Teste de distração da articulação umerorradial.**[69] O paciente e o examinador ficam em pé. O examinador segura a porção distal do rádio com uma preensão lumbrical (ver Fig. 7.53F) e permite que o dorso da mão do paciente repouse sob o antebraço do examinador, enquanto este estabiliza a parte distal do úmero com a outra mão (Fig. 6.53). Em seguida, o paciente é solicitado a estender o punho contra o antebraço do examinador, aplicando tanta resistência quanto possível. O examinador anota a quantidade de força produzida e pergunta ao paciente se ocorreu dor e, em caso afirmativo, que classifique sua intensidade em uma escala de 1 a 10. O paciente relaxa e o examinador então aplica e mantém uma força de tração ao longo da linha do rádio. Enquanto mantém a tração, o examinador pede novamente ao paciente que estenda o punho contra o antebraço do examinador. Prosseguindo, o examinador mais uma vez pergunta ao paciente sobre a produção de dor e seu grau. Se a dor tiver diminuído no segundo teste, este será indicativo de possível corpo livre no interior da articulação.

Testes para fraturas

⚠ **East Riding Elbow Rule (ER²).**[70] Esse teste foi projetado para descartar a necessidade de radiografias seguinte a uma lesão de cotovelo. O teste tem duas partes. Na *primeira parte*, os dois braços do paciente são expostos e o examinador lhe pede para estender completamente os cotovelos. O examinador compara o grau de extensão nos dois membros. A *segunda parte* envolve a observação em busca de inchaço/equimose e a palpação da face anterior do antebraço, cabeça do rádio, epicôndilo medial e olécrano em busca de dor à palpação. Se algum dos sinais nas duas partes do teste for positivo, deverão ser obtidas radiografias.

⚠ **Teste de Montreal para cotovelo de crianças.**[71,72] O teste foi projetado para uso em crianças e adolescentes com 18 anos ou menos e envolve duas partes. Para o *primeiro teste* (teste de extensão do cotovelo), os dois braços do paciente são expostos e supinados. O examinador pede ao paciente que estenda completamente os cotovelos; o examinador então compara o grau de extensão. O *segundo teste* envolve a palpação de cinco regiões do cotovelo em busca de dor à palpação: região supracondilar do úmero distal, epicôndilo medial, côndilo lateral, olécrano e cabeça do rádio. O teste é considerado positivo para possível fratura se algum dos seis componentes dos dois testes resultar positivo. Se todos os seis componentes forem negativos, o teste terá resultado negativo. O examinador deverá recorrer às radiografias para confirmação, se algum dos seis componentes resultar positivo. Os autores acreditam que, se as seis partes tiveram resultado negativo, então é improvável que haja fratura. Assim, torna-se desnecessário o uso de radiografias.

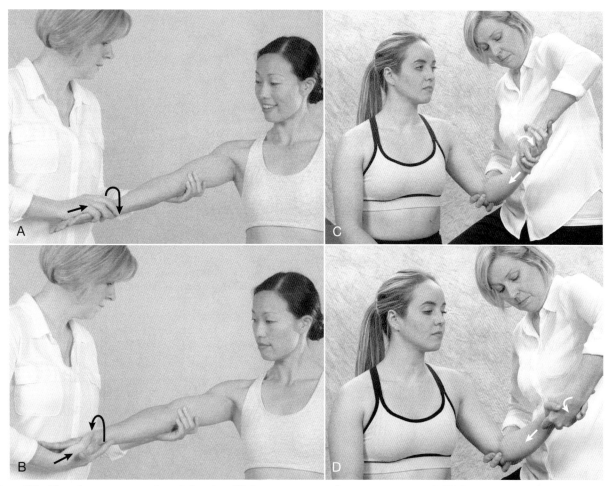

Figura 6.52 Teste de compressão radiocapitelar ativa. (A) Compressão em supinação e extensão total. (B) Compressão em pronação e extensão total. (C) Compressão em supinação e 90° de flexão. (D) Compressão em pronação e flexão de 90°.

Testes para disfunção neurológica

✓ **Teste de flexão do cotovelo (teste de flexão de Wadsworth).** O examinador solicita ao paciente que flexione o cotovelo completamente, com extensão do punho e abdução do cíngulo do membro superior (90°) e depressão do ombro;[73,74] e que mantenha a posição durante 3 a 5 minutos (Fig. 6.54). Ochi et al.[75] modificaram o teste com a inclusão da rotação medial do ombro, tendo denominado a nova versão como **teste de flexão do cotovelo com rotação medial do ombro** ⚠ **(Fig. 6.55).** Esses autores afirmam que os sintomas devem surgir em menos de 5 segundos. O teste é considerado positivo quando o paciente refere uma sensação de formigamento ou parestesia na distribuição do nervo ulnar no antebraço e na mão. O teste auxilia na determinação da presença de uma síndrome do túnel cubital (nervo ulnar). (Fig. 6.56). O teste pode ser modificado, com o examinador aplicando pressão direta sobre o nervo ulnar com os dedos indicador e médio entre a área posteromedial do olécrano e o epicôndilo medial[76] (**teste de compressão por flexão do cotovelo** ou **teste de compressão do túnel cubital** ⚠ ; Fig. 6.57).

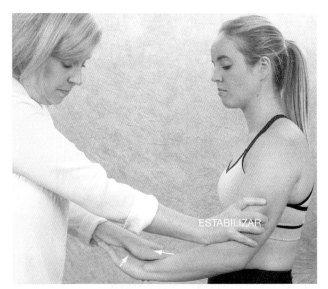

Figura 6.53 Teste de distração da articulação umerorradial. A examinadora estabiliza o úmero com sua mão direita, enquanto aplica tração com a mão esquerda. A paciente empurra para cima o braço da examinadora.

504 Avaliação musculoesquelética

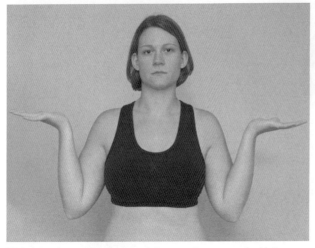

Figura 6.54 Teste de flexão do cotovelo para patologia de nervo ulnar.

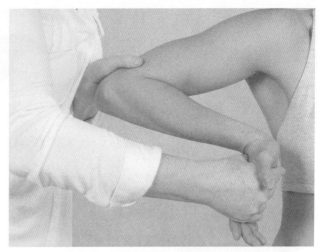

Figura 6.55 Teste de flexão do cotovelo com rotação medial do ombro. Rotação medial do ombro, e máximas flexão do cotovelo, supinação do antebraço e extensão do punho.

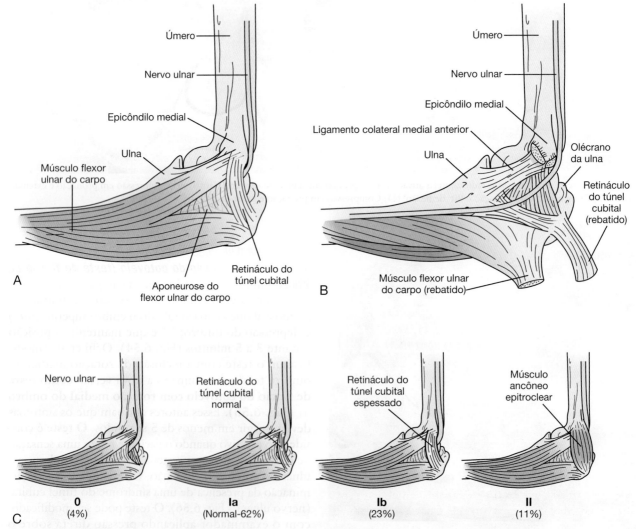

Figura 6.56 Túnel cubital. (A) Aponeurose do flexor ulnar do carpo e retináculo do túnel cubital. (B) A aponeurose e o retináculo estão rebatidos. O assoalho do túnel é formado por componentes posteriores e transversos do ligamento colateral medial e da cápsula articular. (C) Tipos de túnel carpal. *0*, Sem retináculo; *Ia*, retináculo normal (CTR); *Ib*, retináculo espessado; *II*, retináculo substituído por músculo (i. e., ancôneo epitroclear/ancôneo acessório). (Redesenhada de O'Driscoll SW, Horii E, Carmichael SW, Morrey BF: The cubital tunnel and ulnar neuropathy, *J Bone Joint Surg Br* 73(4):613-617, 1991.)

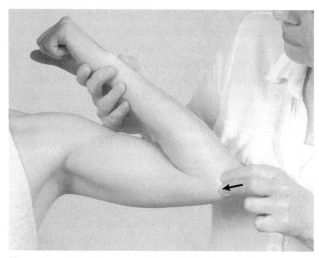

Figura 6.57 Teste de compressão por flexão do cotovelo para o nervo ulnar.

? Teste de pressão do cotovelo.[77] O examinador mantém o braço do paciente em flexão de 20° com o antebraço supinado. Em seguida, o examinador aplica pressão externa em um ponto imediatamente proximal ao túnel cubital durante 60 segundos. Um teste positivo fica indicado pela presença de agravamento da dormência ou da parestesia na distribuição do nervo ulnar.

? Teste de Maudsley (teste do dedo médio).[8] Ver Testes para epicondilite.

✓ Teste de preensão com pinçamento. O examinador solicita ao paciente que, com as pontas dos dedos indicador e polegar, faça um movimento de pinçamento. Em condições normais, o pinçamento deve ser do tipo ponta do dedo com ponta do dedo (sinal de "OK"). Se o paciente não conseguir realizar o pinçamento ponta do dedo com ponta do dedo e, ao contrário, realizar um pinçamento anormal de polpa digital do polegar com polpa digital do indicador, o teste é considerado positivo para patologia do nervo interósseo anterior, um ramo do nervo mediano (Fig. 6.58). Esse achado pode indicar um encarceramento do nervo interósseo anterior, em seu trajeto entre as duas cabeças do músculo pronador redondo.[78] Caso ocorra hiperextensão da articulação metacarpofalângica do polegar (**sinal de Jeanne**) na tentativa de realização do teste ponta-com-ponta, essa será uma indicação de perda do uso do músculo adutor do polegar, que é inervado pelo nervo ulnar.

⚠ Teste da regra dos nove (RDN).[1,79-82] O teste envolve desenhar nove círculos (ou quadrados) de igual tamanho na face anterior do antebraço, ao nível do cotovelo (Fig. 6.59), com registro daqueles círculos nos quais é promovida dor à palpação. Círculos de igual tamanho são desenhados a partir da prega do cotovelo e baseados na largura do cotovelo do paciente completamente estendido e com seu antebraço em supinação total; determina-se a extensão distal dos círculos de modo que haja três fileiras e três colunas de círculos. O nervo interósseo posterior do antebraço avança pela coluna lateral e o nervo mediano

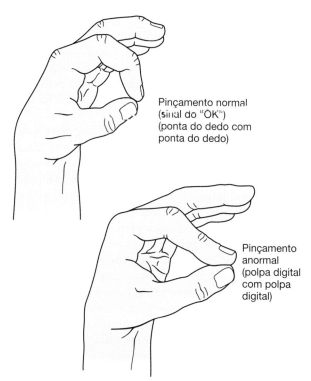

Figura 6.58 Comparação do pinçamento normal, ponta do dedo com ponta do dedo (sinal do "OK"), com o anormal, polpa digital com polpa digital, observado na síndrome do nervo interósseo anterior.

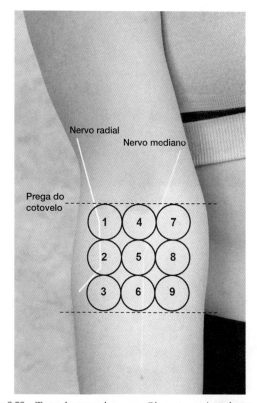

Figura 6.59 Teste da regra dos nove. Observe o trajeto do nervo radial (interósseo posterior) e do nervo mediano.

trafega ao longo da coluna média. Nenhum nervo passa pela coluna medial. Se o examinador palpar ao longo do trajeto medial do nervo mediano, a reprodução de dor ou parestesia dentro de 30 segundos de compressão é indício de teste positivo para **síndrome do pronador**. Nesse caso, o teste recebe a denominação de **teste da compressão do pronador** ❓.[1]

⚠ *Estímulo digital (Scratch collapse test) para nervo radial.*[83] O paciente fica sentado com o braço ao lado do corpo, cotovelo flexionado a 90° e o antebraço e punho em posição neutra. O examinador fica de frente para o paciente e aplica uma força isométrica como resistência à tentativa do paciente de fazer uma extensão do punho e do polegar/dedo indicador (Fig. 6.60A). O grau de resistência oferecido pelo examinador é apenas suficiente para "equilibrar" a contração do paciente. Em seguida, o paciente relaxa enquanto o examinador promove um estímulo digital no ponto em que o nervo radial avança do compartimento posterior para o anterior na face lateral do cotovelo, em seu trajeto através da fáscia ou do septo intermuscular lateral (ver teste RDN) (Fig. 6.60B). Em seguida aos estímulos, o examinador testa rapidamente a força isométrica da extensão do punho e dos dedos polegar/indicador. Se estiverem fracas, esse será um sinal positivo para neuropatia radial.

⚠ *Estímulo digital (Scratch collapse test) para os nervos ulnar e mediano (teste de MacKinnon).*[16,84-86] O paciente fica em pé com os cotovelos flexionados a 90° na lateral do corpo (i. e., os ombros na posição neutra ao lado do corpo e antebraços e punhos também na posição neutra), dedos em completa extensão. O paciente não deve apoiar as costas. O examinador pede ao paciente para fazer rotação lateral e abdução dos antebraços contra a resistência isométrica proporcionada pelo examinador. Essa resistência é apenas suficiente para "equilibrar" a contração do paciente e, em seguida, o paciente relaxa (Fig. 6.61). Prosseguindo com o teste, o examinador promove um estímulo digital ao longo do curso do nervo ulnar na altura do cotovelo ou em qualquer local ao longo de seu trajeto. Em seguida, pede ao paciente que, mais uma vez, resista o movimento contra resistência isométrica por pelo menos 2 a 3 segundos. Se o paciente demonstrar fraqueza no lado afetado por ocasião do segundo movimento de rotação lateral isométrica, o teste será considerado positivo para neuropatia do nervo ulnar.[87,88] É importante que o paciente mantenha seus cotovelos firmes contra a lateral do corpo. Se o paciente começar a abduzir os braços, é porque estará se esforçando muito, ou então porque a força de resistência aplicada pelo examinador é demasiadamente grande.[84,89]

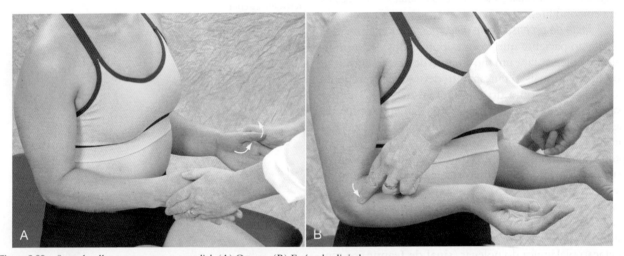

Figura 6.60 *Scratch collapse test* para nervo radial. (A) O teste. (B) Estímulo digital.

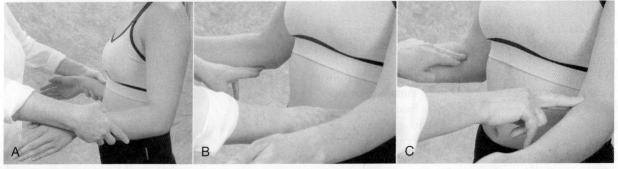

Figura 6.61 *Scratch collapse test* isométrico com estímulos digitais aos nervos ulnar e medial. (A) O teste – rotação lateral isométrica. (B) Estímulo digital ao longo da distribuição do nervo ulnar. (C) Estímulo digital ao longo da distribuição do nervo mediano.

Um teste semelhante pode ser aplicado para testar o nervo mediano no antebraço, em especial se houver suspeita de **síndrome do nervo interósseo anterior do antebraço, síndrome do pronador** ou **síndrome do túnel do carpo**.[86,90] Nesse caso, o examinador deverá aplicar os estímulos digitais sobre a distribuição do nervo mediano. Davidge et al.[84] propuseram a ideia de um *Scratch collapse test* "hierárquico". O conceito do teste propunha a tentativa de determinar o local de comprometimento do nervo. Por exemplo, o nervo ulnar pode estar comprometido no túnel cubital, em sua passagem através do flexor ulnar do carpo, no canal de Guyon (fáscia antebraquial), na arcada de Struthers, no plexo braquial (desfiladeiro torácico) e nos músculos paraescapulares. Se o examinador realizou o teste em cada lado e fez uma aspersão de cloreto de etila (i. e., *spray* congelante) sobre cada um desses locais depois de ter chegado a um teste positivo, o teste nessa posição passaria a ter resultado negativo. Testando ambos os lados, o examinador pode determinar a localização do problema.

Teste para síndrome do pronador redondo.[29] O paciente senta com o cotovelo flexionado em 90°. O examinador oferece forte resistência à pronação, quando o cotovelo do paciente é estendido. Formigamento ou parestesia na distribuição do nervo mediano no antebraço e na mão indica um teste positivo.

Sinal de Tinel (no cotovelo). Realiza-se a percussão da área do nervo ulnar no sulco (entre o olécrano e o epicôndilo medial). O sinal é considerado positivo quando o paciente refere uma sensação de formigamento na distribuição ulnar do antebraço e da mão, distal ao ponto de compressão do nervo (Fig. 6.62). O teste indica o ponto de regeneração das fibras sensitivas de um nervo. O ponto mais distal, no qual o paciente sente a sensação anormal, representa o limite da regeneração do nervo.

Sinal de Wartenberg. O paciente senta-se e repousa as mãos sobre a maca. O examinador afasta, passivamente, os dedos do paciente e solicita a ele que os aproxime novamente (i. e., faça adução). Se o paciente não conseguir aproximar o dedo mínimo do restante da mão, o teste é considerado positivo para neuropatia ulnar ou mielopatia cervical.[29,87] Como modificação, se o paciente mantiver os dedos estendidos e aduzidos, e se o dedo mínimo (i. e., o quinto dedo) fizer abdução espontânea em decorrência da fraqueza do músculo intrínseco, a isso se chama **sinal de escape do dedo**. Esse achado está associado a mielopatia cervical.[91]

Reflexos e distribuição cutânea

Os reflexos ao redor do cotovelo que são avaliados com frequência (Fig. 6.63) incluem os reflexos do bíceps (C5C6), do braquiorradial (C5-C6) e do tríceps (C7-C8). O examinador também deve avaliar os dermátomos em torno do cotovelo e a distribuição cutânea dos diversos nervos, observando qualquer diferença (Figs. 6.64 e 6.65). Ao avaliar os dermátomos, o examinador deve ter em mente a grande variabilidade dos padrões de distribuição. Exceto o dermátomo T2, que comumente termina no cotovelo, todos os outros dermátomos estendem-se distalmente até o antebraço, o punho e a mão; portanto, na avaliação dos dermátomos, o cotovelo não pode ser analisado de forma isolada. De forma semelhante, os nervos periféricos estendem-se até o antebraço, o punho e a mão, de modo que os testes para perda sensorial devem envolver todo o membro superior e não apenas o cotovelo. Uma dor pode ser referida ao cotovelo e tecidos circunjacentes a partir do pescoço (simulando, com frequência, o cotovelo de tenista), do ombro ou do punho (Fig. 6.66; Tab. 6.4).

Nas extremidades, os tecidos neurológicos (raízes nervosas e nervos periféricos) têm um papel importante na função. A existência de uma lesão, pinçamento ou estresse sobre essas estruturas pode acarretar graves consequências funcionais ao paciente. A próxima seção revisará os nervos periféricos e explicará como e onde eles podem ser lesionados por trauma ao redor do cotovelo.

Lesões de nervos periféricos ao redor do cotovelo[92-94]

Nervo mediano (C6-C8, T1). Na região do cotovelo, o nervo mediano pode ser lesionado por traumas (p. ex., lacerações, fraturas e luxações), por doenças sistêmicas e, sobretudo, por compressão e/ou tração.[94-96]

Além disso, o nervo mediano pode ser pinçado ou comprimido acima do cotovelo, ao passar sob o **ligamento de Struthers**, uma estrutura anômala observada em cerca de 1% da população (Fig. 6.67).[97] O trajeto do ligamento inicia-se de um esporão anormal, na diáfise do úmero, até o epicôndilo medial do úmero. Visto que a artéria

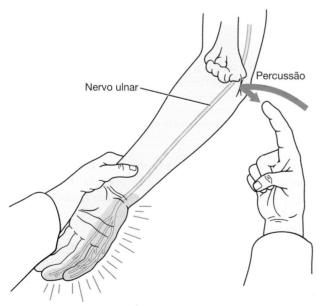

Figura 6.62 Sinal de Tinel para o nervo ulnar, no cotovelo.

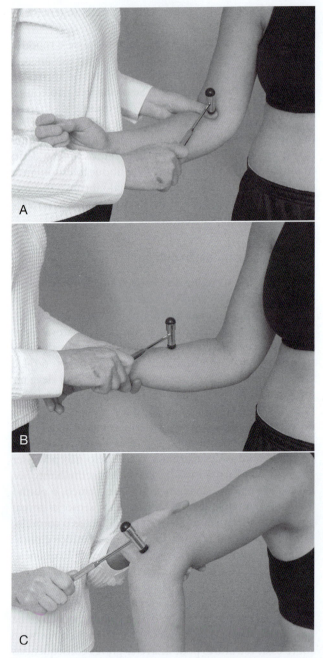

Figura 6.63 Reflexos ao redor do cotovelo. (A) Bíceps (C5-6). (B) Braquiorradial (C5-6). (C) Tríceps (C7-8).

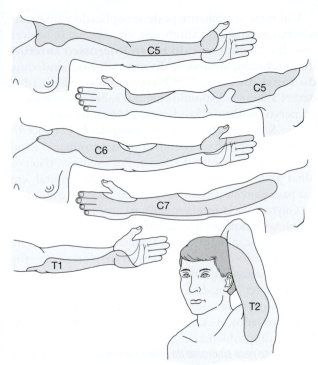

Figura 6.64 Dermátomos na região do cotovelo.

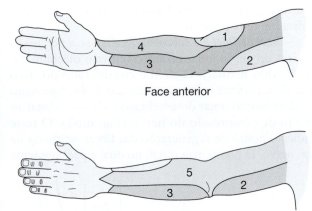

Figura 6.65 Distribuição dos nervos sensitivos ao redor do cotovelo. *1*, Nervo cutâneo lateral inferior do braço (radial). *2*, Nervo cutâneo medial do braço. *3*, Nervo cutâneo medial do antebraço. *4*, Nervo cutâneo lateral do antebraço (nervo musculocutâneo). *5*, Nervo cutâneo posterior do antebraço (nervo radial).

braquial, algumas vezes, acompanha o nervo através desse túnel, ela também pode ser comprimida, possivelmente acarretando sintomas vasculares e também neurológicos. Nesse caso, o comprometimento neurológico pode incluir a fraqueza do músculo pronador redondo e daqueles acometidos pela síndrome do pronador (ver discussão mais adiante). Essa condição também é denominada **síndrome do processo supracondiliano do úmero**. A pressão exercida pelo ligamento de Struthers acarreta perda motora (ver Tab. 6.2) e perda sensitiva (ver Fig. 7.123) do nervo mediano. Inicialmente, o paciente queixa-se de dor e parestesia no cotovelo e no antebraço; a alteração da função motora é secundária. Entretanto, com o passar do tempo, a função motora também é acometida; as flexões do punho e da mão e os movimentos do polegar são os mais afetados.

Existe uma segunda área de compressão do nervo mediano, em seu trajeto pelo cotovelo, ao passar pelas duas cabeças do pronador redondo (**síndrome do pronador** ou **encarceramento proximal do nervo mediano**).[80] Nesse caso, o pronador redondo permanece normal, mas os outros músculos inervados pelo nervo mediano (ver

Capítulo 6 Cotovelo **509**

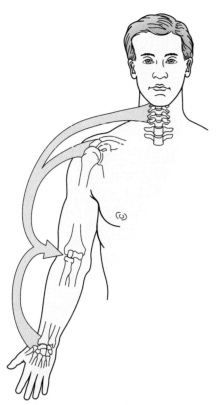

Figura 6.66 Dor referida ao cotovelo. É mais provável que a dor referida seja proveniente de áreas proximais, não distais.

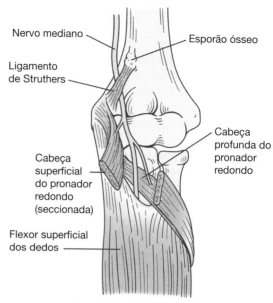

Figura 6.67 Compressão do nervo mediano sob o ligamento de Struthers e na síndrome do pronador. Nessa síndrome, o nervo medial pode estar dobrado contra o músculo flexor superficial dos dedos ou comprimido por uma ação vigorosa ou por hipertrofia estrutural da cabeça profunda do pronador redondo. A compressão do nervo acima do cotovelo (ligamento de Struthers) acarreta fraqueza do pronador redondo, enquanto esse músculo não é afetado na síndrome do pronador, pois os ramos para as duas cabeças do pronador redondo se originam proximalmente ao músculo.

Tab. 6.2) são acometidos, assim como a sua distribuição sensitiva. A pronação é possível, mas a fraqueza é evidente quando a pronação é realizada com carga. Quando a pronação é testada com o cotovelo flexionado a 90°, o paciente apresenta uma fraqueza evidente, uma vez que, nessa posição, a ação do pronador redondo é minimizada.

Butlers e Singer[98] descreveram quatro maneiras possíveis para promover os sintomas do nervo mediano, quando existe uma patologia:
- Pronação resistida, com flexão do cotovelo e do punho durante 30 a 60 segundos.
- Flexão e supinação resistidas do cotovelo.

TABELA 6.4
Músculos do cotovelo e dor referida

Músculos	Padrão da dor referida
Bíceps	Parte superior do ombro (sulco bicipital) até a face anterior do cotovelo
Braquial	Face anterior do braço e cotovelo até a face lateral da eminência tenar
Tríceps	Parte posterior do ombro, braço, cotovelo e antebraço até dois dedos medialmente, epicôndilo medial
Braquiorradial	Epicôndilo lateral e região lateral do antebraço até o espaço interdigital posterior entre os dedos indicador e polegar
Ancôneo	Área do epicôndilo lateral
Supinador	Epicôndilo lateral e espaço interdigital posterior entre o polegar e o indicador
Pronador redondo	Face anterior do antebraço até o punho e parte anterior do polegar
Extensor ulnar do carpo	Região medial do punho
Extensor radial curto do carpo	Face posterior do antebraço até a face posterior do punho
Extensor radial longo do carpo	Epicôndilo lateral até a região posterolateral do punho
Extensor do dedo indicador	Face posterior do antebraço até o dedo correspondente
Palmar longo	Face anterior do antebraço até a palma da mão
Flexor superficial dos dedos	Palma até o dedo correspondente
Flexor ulnar do carpo	Região anteromedial do punho
Flexor radial do carpo	Região anteromedial do punho

- Flexão resistida do dedo médio na articulação interfalângica proximal.
- Pressão direta sobre a região proximal do pronador redondo durante a pronação.

É interessante observar que um dos testes é semelhante ao teste de Mills para a epicondilite lateral. Os resultados devem ser comparados aos do lado normal; o teste é considerado positivo quando ocorre reprodução dos sintomas do paciente.

Nervo interósseo anterior. O nervo interósseo anterior – um ramo do nervo mediano – é, algumas vezes, pinçado ou aprisionado ao passar entre as duas cabeças do músculo pronador redondo, acarretando dor e comprometimento funcional do músculo flexor longo do polegar, da metade lateral do flexor profundo dos dedos e do músculo pronador quadrado. Essa condição é denominada **síndrome do nervo interósseo anterior** ou **síndrome ou sinal de Kiloh-Nevin** (Fig. 6.68).[80,99-101] Caracteriza-se por uma deformidade do movimento de pinçamento na qual o paciente mostra-se incapaz de fazer o **sinal de "OK"** com o polegar e o indicador (ver Fig. 6.58).[101] A deformidade é consequência da paralisia dos flexores dos dedos indicador e polegar. Isso acarreta a extensão da articulação interfalângica distal do dedo indicador e da articulação interfalângica do polegar. O movimento de pinçamento resultante é do tipo polpa digital com polpa digital e não do tipo ponta do dedo com ponta do dedo. Relatou-se que, em uma fratura do antebraço (fratura de Monteggia), o nervo também pode ser lesionado.[102] Na síndrome do nervo interósseo anterior, não ocorre perda sensitiva,

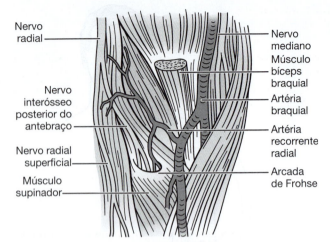

Figura 6.69 Canal ou arcada de Frohse.

visto que o nervo interósseo anterior é um nervo motor; os sinais e os sintomas da condição estão relacionados à função motora.

Nervo ulnar (C7-C8, T1). Na região do cotovelo, a probabilidade de o nervo ulnar ser lesionado, comprimido ou distendido é maior no **túnel cubital** (ver Fig. 6.4A).[14,80,87,94,97,103-107] De fato, trata-se de uma neuropatia por encarceramento frequente, cuja incidência é inferior somente à da síndrome do túnel do carpo. O nervo ulnar pode ser lesionado ou comprimido em decorrência de edema (p. ex., trauma, gravidez), osteófitos, doenças artríticas e traumas ou microtraumas de repetição. Esse túnel, relativamente longo, pode comprimir o nervo em seu trajeto através do túnel ou entre as duas cabeças do músculo flexor ulnar do carpo (**faixa de Osborne**).[84,89] A compressão é alterada quando o cotovelo passa da extensão (diminuída) para a flexão (elevada), tracionando o nervo, sendo a compressão aumentada ainda mais na presença de uma deformidade ulnar em valgo significativa.[108,109] Dessa forma, a probabilidade de manifestação de sintomas é maior quando o cotovelo é flexionado. Em geral, a compressão ocorre na área do túnel cubital, onde o nervo ulnar é acometido, acarretando paralisia ulnar tardia. Se o problema é resultante de uma limitação no túnel cubital, a aplicação de uma pressão direta sobre o túnel pode reproduzir ou exacerbar os sintomas (ver "Teste de compressão do túnel cubital").[94]

A paralisia ulnar tardia sugere que a manifestação de sintomas de uma lesão nervosa ocorra muito tempo após o paciente ter sido lesionado; essa reação retardada parece ser específica do nervo ulnar. Embora seja mais comum em adultos, a paralisia ulnar tardia foi descrita em crianças, nas quais se manifestou até 29 meses após a ocorrência da lesão.[110] Nos adultos, deve-se sempre considerar a existência de uma lesão de duplo esmagamento (na parte cervical da coluna e no cotovelo).

A lesão do nervo ulnar no interior do túnel cubital acomete o flexor ulnar do carpo e a metade ulnar do

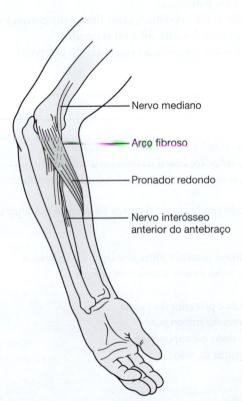

Figura 6.68 Síndrome do nervo interósseo anterior do antebraço.

flexor profundo dos dedos no antebraço, a eminência hipotenar da mão (flexor do dedo mínimo, abdutor do dedo mínimo, oponente do dedo mínimo e adutor do polegar), os interósseos e o terceiro e o quarto lumbricais (ver Tab. 6.2). Comumente, os pacientes não são capazes de aduzir completamente o dedo mínimo e mantê-lo abduzido e estendido, porque o músculo interósseo palmar denervado não pode fazer oposição ao adutor do dedo mínimo (ver **"sinal de Wartenberg"**).[87] Se ocorreu perda dos músculos hipotenares e achatamento do arco metacarpal palmar, o fenômeno passa a se chamar **sinal de Masse**. Caso esteja presente uma incapacidade de flexionar as articulações interfalângicas distais dos dedos mínimo e anular (i. e., a perda do flexor profundo dos dedos), isso recebe a denominação de **sinal de Pollock**. Essas duas situações sugerem envolvimento do nervo ulnar, do mesmo modo que a presença de dedos em garra (i. e., quarto e quinto dígitos; **sinal da bênção, sinal do pregador** ou **sinal de Duchenne**) decorrentes da paralisia dos lumbricais do quarto e quinto dígitos.[80,87] Embora esses músculos revelem fraqueza e atrofia no decorrer do tempo, os sintomas mais precoces e mais evidentes estão relacionados à sensibilidade, com dor e parestesia na face medial do cotovelo e do antebraço e parestesia na distribuição sensitiva do nervo ulnar na mão (ver Fig. 7.123).

Calfee et al.[111] recomendaram a realização de teste para a hipermobilidade do nervo ulnar. Relatou-se que esse problema ocorre em mais de 30% da população (**teste da hipermobilidade do nervo ulnar ❷**). O paciente flexiona ao máximo o cotovelo com seu antebraço supinado. Em seguida, o examinador coloca um dedo na face posteromedial proximalmente ao epicôndilo medial. O examinador pede ao paciente que estenda o cotovelo enquanto o examinador mantém o dedo no lugar. Se o nervo ulnar estiver posicionado anteriormente ao dedo do examinador, diz-se que ocorreu sua luxação. Se o nervo estiver abaixo do dedo do examinador, ele está sobre o epicôndilo medial do úmero. Se não for possível palpar o nervo, ele está estável no sulco.

Nervo radial (C5-C8, T1). Em uma fratura da diáfise do úmero, o nervo radial pode ser lesionado próximo ao cotovelo. O nervo pode ser lesionado ao contornar, posteriormente, o úmero, no sulco radial. A lesão pode ocorrer no momento de uma fratura, ou o nervo pode ficar encarcerado no calo ósseo em processo de consolidação. Uma vez que o nervo radial inerva todos os músculos extensores do braço, somente o tríceps braquial é poupado nesse tipo de lesão, mas ele também pode apresentar alguma fraqueza. Os sintomas observados são dor à supinação resistida e à extensão resistida do dedo médio (**sinal de Maudsley**); isso sugere compressão do nervo ao nível do arco dos flexores superficiais dos dedos.[92,112]

O principal ramo do nervo radial do antebraço é o **nervo interósseo posterior**, que emerge na frente do epicôndilo lateral do úmero.[80,97,113] Esse ramo pode ser comprimido ao passar entre as duas cabeças do supinador na **arcada** ou **canal de Frohse** (o local mais comum para a compressão do nervo radial[112]), um arco fibroso no músculo supinador encontrado em 30% da população (Fig. 6.69). A compressão acarreta comprometimento funcional dos músculos extensores do antebraço (ver Tab. 6.2) e queda funcional do punho, de modo que o paciente não consegue ou consegue com dificuldade estabilizar o punho, para uma função adequada da mão. O diagnóstico dessa condição é, com frequência, retardado, visto que não há um déficit sensitivo. A pressão exercida diretamente sobre o músculo supinador, enquanto o examinador opõe resistência à supinação, pode revelar uma fraqueza da supinação ou dor à palpação (**teste de compressão do supinador ❷**).[94,114] Essa zona de compressão é um dos cinco locais do túnel por onde o nervo radial passa.[115] O nervo também pode ser comprimido na entrada do túnel radial, anterior à cabeça do rádio, próximo ao local onde o nervo inerva o braquiorradial e o extensor radial longo do carpo (**correia de Henry**), entre a metade ulnar do tendão do extensor radial curto do carpo e sua fáscia, e na margem distal do supinador.[92,116,117] Essa condição, algumas vezes denominada **síndrome do túnel radial**, provoca dor com alguma fraqueza muscular e pode simular o cotovelo de tenista.[75,81,112,114,116,118-122] Se o paciente apresentar uma forma persistente de cotovelo de tenista, embora a dor do túnel radial geralmente seja mais distal,[114] deve-se considerar a existência de uma possível lesão nervosa ou de um problema cervical.[44,112]

Uma terceira área de patologia é a compressão do ramo superficial do nervo radial, ao passar sob o tendão do braquiorradial. Esse ramo é apenas sensorial. O paciente queixa-se, basicamente, de dor noturna ao longo da face dorsal do punho, polegar e espaço interdigital. A compressão e a produção de parestesia podem ser causadas por traumatismo, por aparelho de gesso apertado, por qualquer aumento de volume na área, ou pela pronação do antebraço com flexão do punho e desvio ulnar.[94] A pressão direta na junção dos músculos extensor radial longo do carpo e braquiorradial também pode reproduzir a parestesia ou dormência.[94] A condição é denominada **quiralgia parestésica** ou **doença/sinal de Wartenberg.**[106]

Movimentos do jogo articular

Ao examinar os movimentos do jogo articular (Fig. 6.70), o examinador deve comparar o lado acometido com o lado normal.

Os desvios radiais e ulnares da ulna e do rádio com relação ao úmero são executados de um modo semelhante àquele dos testes para os ligamentos colaterais, mas com uma flexão menor do cotovelo. O examinador, segurando firmemente o úmero do paciente, estabiliza o cotovelo; a outra mão é colocada acima do punho do paciente, abduzindo e aduzindo o antebraço (ver Fig. 6.70A). O cotovelo do paciente fica praticamente reto (estendido) durante o movimento; o *end feel* deve ser do tipo osso com osso.

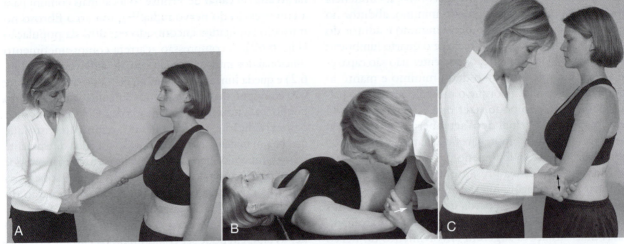

Figura 6.70 Movimentos do jogo articular do complexo do cotovelo. (A) Desvio radial e ulnar da ulna sobre o úmero. (B) Distração do olécrano em relação ao úmero. (C) Movimento anteroposterior do rádio.

> **Movimentos do jogo articular do complexo do cotovelo**
>
> - Desvio radial da ulna e do rádio com relação ao úmero.
> - Desvio ulnar da ulna e do rádio com relação ao úmero.
> - Distração do olécrano em relação ao úmero a 90° de flexão.
> - Deslizamento anteroposterior do rádio sobre o úmero.

Para a realização da distração do olécrano, em relação ao úmero, o examinador flexiona o cotovelo do paciente a 90°. O examinador, envolvendo o antebraço do paciente com as mãos, próximo ao cotovelo, aplica uma força de distração no cotovelo, de modo que não ocorra torque (ver Fig. 6.70B). Se o ombro do paciente estiver doloroso, deve ser aplicada uma força contrária, com uma mão em torno do úmero.

Para o teste do deslizamento anteroposterior do rádio sobre o úmero, o examinador estabiliza o antebraço do paciente. O membro superior do paciente é posicionado entre o corpo e o membro superior do examinador. O examinador coloca o polegar sobre a região anterior da cabeça do rádio e o dedo indicador flexionado sobre a região posterior da cabeça do rádio. Em seguida, o examinador empurra a cabeça do rádio para trás, com o polegar, e para a frente, com o dedo indicador (ver Fig. 6.70C). Geralmente é mais fácil realizar o movimento posterior com um movimento anterior em indivíduos normais; isso é o resultado do retorno da cabeça do rádio à posição normal, com um *end feel* de distensão tissular. Esse movimento deve ser realizado com cuidado, visto que pode ser muito doloroso, em razão do pinçamento da pele entre os dedos do examinador e o osso. Além disso, a dor pode ser consequência da aplicação de força mesmo sobre um membro normal e, por essa razão, deve-se realizar a comparação entre os dois lados.

O deslizamento anterior e posterior do rádio também pode ser testado de uma maneira um pouco diferente. Para a realização do deslizamento anteroposterior da cabeça do rádio, o paciente posiciona-se em decúbito dorsal, com o membro superior ao lado do corpo. O examinador posiciona-se ao lado do paciente, olhando a sua cabeça. O examinador mantém o membro superior do paciente ligeiramente flexionado, com a mão do paciente entre o seu tórax e o cotovelo. O examinador coloca os polegares sobre a cabeça do rádio e, de forma cuidadosa, aplica uma pressão anteroposterior sobre a cabeça do rádio, sentindo a magnitude do movimento e o *end feel*. Para o deslizamento posteroanterior, o paciente posiciona-se em decúbito dorsal, com o membro superior ao lado do corpo e a mão apoiada sobre o estômago. O examinador coloca os polegares sobre a face posterior da cabeça do rádio e, de forma cuidadosa, aplica uma pressão posteroanterior (Fig. 6.71).

Palpação

Com o membro superior do paciente relaxado, o examinador inicia a palpação da face anterior do cotovelo e progride para a face medial, a face lateral e, por fim, a face posterior (Fig. 6.72). O paciente pode posicionar-se sentado ou em decúbito dorsal, conforme for mais confortável. A linha da articulação localiza-se, aproximadamente, 2 cm abaixo de uma linha imaginária unindo os dois epicôndilos.[6] O examinador deve investigar a presença de dor à palpação, anormalidades, alteração de temperatura ou de textura dos tecidos ou a presença de massas anormais. Como em qualquer palpação, o lado lesionado deve ser comparado com o lado normal ou não acometido.

Aspecto anterior

Fossa cubital. A fossa é limitada medialmente pelo músculo pronador redondo, lateralmente pelo músculo braquiorradial, e superiormente por uma linha imaginária que une os dois epicôndilos. Em seu interior, pode-se

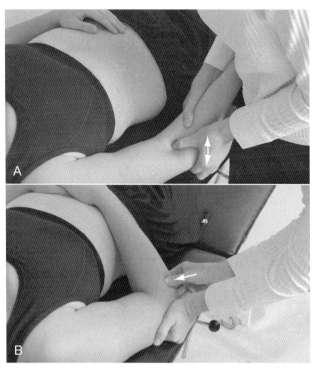

Figura 6.71 Jogo articular da cabeça do rádio (método 2). Deslizamento anteroposterior (A) e posteroanterior (B) do rádio.

palpar o tendão do bíceps, o braquial e a artéria braquial. Após cruzar a articulação do cotovelo, a **artéria braquial** divide-se em dois ramos, a artéria radial e a artéria ulnar. O examinador deve estar atento à artéria braquial, uma vez que ela pode ser lesionada em consequência de um trauma grave no cotovelo (p. ex., fratura ou luxação). Traumatismos nessa área podem causar síndromes de compartimento, como a **contratura isquêmica de Volkmann**. Os nervos mediano e musculocutâneo também se encontram nessa fossa, mas eles não são palpáveis. A pressão sobre o nervo mediano pode causar sintomas em sua distribuição cutânea.

Processo coronoide, cabeça do rádio e tuberosidade do rádio. No interior da fossa cubital, o examinador pode palpar o processo coronoide da ulna e a cabeça do rádio, de forma cuidadosa, para não causar dor ao paciente. É possível facilitar a palpação da cabeça do rádio com a realização de supinação e pronação do antebraço. Simultaneamente, o examinador pode palpar a cabeça do rádio a partir da sua face posterior, posicionando os dedos sobre a face posterior da cabeça do rádio e o polegar sobre a sua face anterior. Além dos músculos previamente mencionados, os músculos bíceps e braquial podem ser palpados, para verificar a presença de qual-

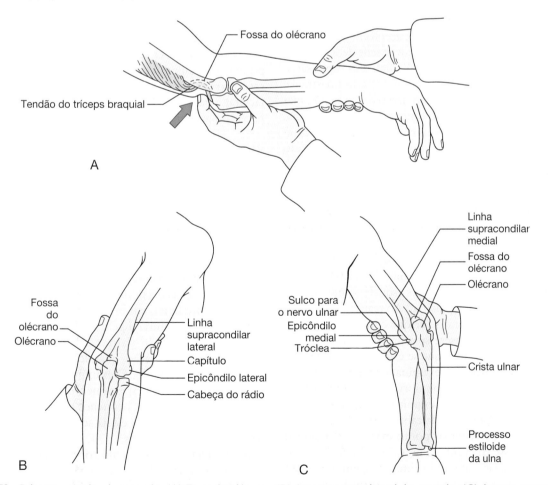

Figura 6.72 Palpação ao redor do cotovelo. (A) Fossa do olécrano. (B) Aspecto posterolateral do cotovelo. (C) Aspecto posteromedial do cotovelo.

quer possível anormalidade. Se, sobre a face anterior, o examinador avançar para um local imediatamente distal à cabeça do rádio (cerca de 2,5 cm), poderá palpar a tuberosidade do rádio com o braço em pronação total. Se em seguida o braço for supinado, a tuberosidade desaparecerá.[59] Se o paciente estiver se queixando de dor e/ou incômodo ao longo da face anteromedial do úmero, rádio ou ulna, em especial após estresse repetitivo, o examinador deverá palpar a área específica. Esse incômodo ou dor pode ser decorrente de uma periostite, resultando em **dores umerais**, ou "**dores de antebraço**", que podem ser precursoras de fraturas por estresse.

Aspecto medial

Epicôndilo medial. Os grupos de **músculos flexores do punho-pronadores do antebraço** originam-se no epicôndilo medial. Tanto os ventres musculares como as suas inserções ósseas devem ser palpados. A sensibilidade à palpação no epicôndilo, onde os músculos se inserem, é por vezes chamada **cotovelo de golfista** ou **cotovelo de tenista do epicôndilo medial**, podendo sugerir lesão epifisária em pacientes esqueleticamente imaturos.

Ligamento colateral medial (ulnar). Esse ligamento em forma de leque pode ser palpado, quando se estende do epicôndilo medial à margem medial do processo coronoide anteriormente e, posteriormente, ao olécrano.

Nervo ulnar. Se o examinador mover seus dedos, posteriormente, atrás do epicôndilo medial, eles repousarão sobre o nervo ulnar no túnel cubital (parte proximal). Em geral, não é possível palpar o nervo diretamente, mas a aplicação de pressão sobre o nervo, com frequência, desencadeia sensações anormais em sua distribuição cutânea. Esse nervo é atingido quando alguém bate o lado medial do úmero e sente um choque.

Aspecto lateral

Epicôndilo lateral. Os músculos extensores do punho originam-se no epicôndilo lateral. Seus ventres musculares, assim como as suas inserções no epicôndilo, devem ser palpados. A epicondilite lateral origina-se nesse ponto de inserção do tendão extensor comum. A sensibilidade ao longo do epicôndilo em pacientes esqueleticamente imaturos pode sugerir lesão epifisária.[1] Ao realizar a palpação, o examinador deve lembrar-se de que o músculo extensor radial longo do carpo insere-se acima do epicôndilo, ao longo de uma crista curta, que se estende do epicôndilo até a diáfise do úmero. O examinador palpa, de forma simultânea, os músculos braquiorradial e supinador, na face lateral do cotovelo. Se o examinador palpar o epicôndilo lateral, a face posterior da cabeça do rádio e a ponta do olécrano, irá perceber o "ponto macio" do ancôneo no interior desse triângulo (Fig. 6.73).[49] Uma pressão aplicada sobre a face lateral do antebraço, em um ponto cerca de 3 a 5 cm distal à prega do cotovelo (sobre o músculo supinador) com o punho do paciente em supi-

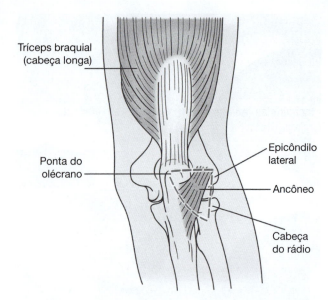

Figura 6.73 Palpação do ancôneo no triângulo formado pela ponta do olécrano, epicôndilo lateral e cabeça do rádio.

nação total, provocará dor nos casos de patologia no nervo radial.[80,101] (ver teste RDN para o trajeto do nervo radial.)

Ligamento colateral lateral (radial). Esse ligamento, semelhante a um cordão, pode ser palpado à medida que se estende do epicôndilo lateral do úmero até o ligamento anular e a superfície lateral da ulna.

Ligamento anular. O ligamento anular e a cabeça do rádio podem ser palpados distalmente ao epicôndilo lateral, caso não tenham sido palpados previamente. É possível facilitar a palpação com a realização de supinação e pronação do antebraço.

Aspecto posterior

A palpação das estruturas posteriores está demonstrada na Figura 6.72.

Olécrano e bolsa do olécrano. A palpação do olécrano é mais bem-feita com o cotovelo flexionado a 90°. A presença de dor à palpação ao longo da face distal e lateral do olécrano pode ser uma indicação de fratura por estresse em atletas praticantes de arremesso.[7] Se o cotovelo não estender completamente, o examinador deverá palpar as bordas (em especial a ponta posteromedial) do olécrano (normalmente lisas), em busca de possíveis osteófitos.[7] Em seguida, ao segurar a pele sobrejacente ao processo, o examinador pode palpar a bolsa do olécrano. Normalmente, a sensação, quando a pele é movida, é de um tecido escorregadio. O examinador deve observar a presença de qualquer espessamento sinovial, de edema ou de corpos riziformes, pequenos fragmentos de tecido fibroso que, caso a bolsa esteja acometida, podem atuar como irritantes adicionais.

Músculo tríceps. O músculo tríceps, que se insere no olécrano, deve ser palpado tanto em sua inserção quanto ao longo de seu comprimento, para observar a presença de qualquer sinal de anormalidade.

Diagnóstico por imagem

Radiografia simples

O quadro a seguir descreve as incidências radiográficas comuns para o cotovelo.

Incidências radiográficas comuns para o cotovelo (dependendo da doença)

- Incidência anteroposterior (ver Fig. 6.74A).
- Incidência em perfil em flexão de 90° (ver Fig. 6.74B).
- Incidência para o túnel cubital (ver Fig. 6.79).
- Incidência anteroposterior oblíqua interna (traumatismo) (Fig. 6.75B).
- Incidência anteroposterior oblíqua externa (traumatismo) (Fig. 6.75A).

Incidência anteroposterior. O examinador deve observar a relação entre epicôndilos, tróclea, capítulo, cabeça do rádio, tuberosidade do rádio, processo coronoide e olécrano (Fig. 6.74). Deve-se identificar a presença de esporões ósseos, lesões osteocondrais, entesopatias (i. e., distúrbios que envolvem a inserção de um tendão ou ligamento no osso), corpos livres, calcificações, miosite ossificante, estreitamento do espaço articular ou osteófitos.[44] Em casos de instabilidade rotacional posterolateral, o examinador pode observar um leve alargamento da articulação umeroulnar (i. e., o **sinal da gota**) ou deslocamento posterior da cabeça do rádio em relação ao capítulo.

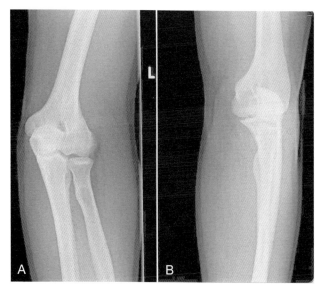

Figura 6.75 (A) Incidência anteroposterior oblíqua externa do cotovelo. (B) Incidência anteroposterior oblíqua interna do cotovelo.

Esse sinal pode ser observado na incidência em perfil.[4] Se o paciente for uma criança pequena, deve-se verificar a placa epifisária (de crescimento) de cada osso, analisando-se a sua normalidade. No membro superior, a maior parte do crescimento do úmero ocorre no ombro. No rádio e na ulna, a maior parte do crescimento ocorre no punho.

Incidência em perfil. O examinador deve observar a relação entre epicôndilos, tróclea, capítulo, cabeça do rádio, tuberosidade do rádio, processo coronoide e olécrano. Como na incidência anteroposterior, deve ser identificada a presença de qualquer corpo livre, calcificações intra ou extra-articulares (Fig. 6.76), miosite ossificante, luxações (Fig. 6.77), estreitamento do espaço articular ou osteófitos. O sinal do coxim adiposo

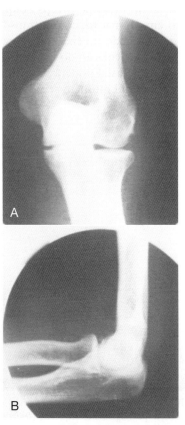

Figura 6.74 Incidências anteroposterior (A) e lateral (B) do cotovelo.

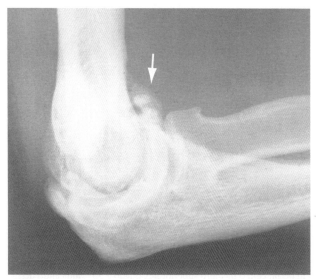

Figura 6.76 Ossificação excessiva (*seta*) após luxação do cotovelo tratada com movimentação ativa precoce. (De O'Donoghue DH. *Treatment of injuries to athletes.* 4.ed. Philadelphia: WB Saunders, 1984. p. 232.)

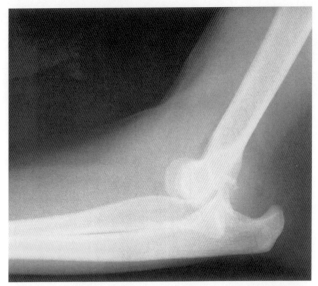

Figura 6.77 Imagem lateral de um cotovelo luxado, mostrando a extremidade inferior do úmero repousando sobre a ulna, em frente ao processo coronoide. Observe a fragmentação do processo coronoide. (De O'Donoghue DH. *Treatment of injuries to athletes.* 4.ed. Philadelphia: WB Saunders, 1984. p. 227.)

(Fig. 6.78) está presente no derrame articular do cotovelo e pode indicar, por exemplo, fratura, artrite reumatoide aguda, infecção ou osteoma osteoide.[123] A ocorrência de uma luxação da cabeça do rádio também pode provocar um defeito de impactação no capítulo (**lesão de Hill-Sachs do cotovelo**).[4] Radiografias simples também podem ser utilizadas para a visualização do túnel cubital (Fig. 6.79) e para a mensuração do ângulo de carregação (ver Fig. 6.7).

Incidência axial. Essa radiografia é realizada com o cotovelo flexionado a 45°. Ela mostra o olécrano e os epicôndilos. É útil para revelar a presença de osteófitos e corpos livres.[78]

Artrografia

A Figura 6.80 apresenta artrografias normais do cotovelo. Com o advento da ressonância magnética (RM), essa técnica é menos utilizada atualmente.

Imagens diagnósticas por ultrassonografia

O cotovelo é uma articulação especialmente apropriada para a obtenção de imagens ultrassonográficas, porque, em sua maioria, as estruturas que precisam ser visualizadas são relativamente superficiais. O exame ultrassonográfico do cotovelo pode ser realizado em cada uma das quatro partes da articulação. Diferentes estruturas podem ser visualizadas com maior clareza a partir de uma série de ângulos distintos, inclusive anterior, medial, lateral e posterior. As estruturas a serem visualizadas são o tendão distal do bíceps braquial, o tendão do músculo braquial, os tendões comuns dos extensores e flexores, os ligamentos colaterais lateral e medial, o tendão do tríceps braquial e os nervos mediano, ulnar e radial.[124-127]

Incidência anterior. A posição utilizada para o exame do tendão distal do músculo bíceps braquial consiste no antebraço em supinação, com o transdutor ultrassonográfico posicionado no eixo transverso, imediatamente proximal à articulação do cotovelo (Fig. 6.81). O córtex do úmero distal poderá ser visualizado inferiormente. O braquial também será visualizado infe-

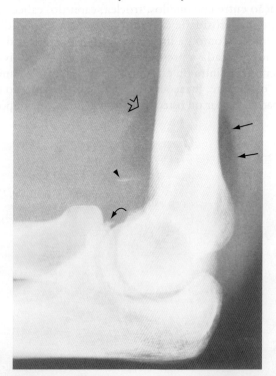

Figura 6.78 Fratura do processo coronoide com hemartrose. O coxim adiposo posterior (*setas*) é claramente observado nessa incidência em perfil, com o membro superior flexionado a 90°, indicando derrame articular. O coxim adiposo anterior (*seta aberta*) é claramente visível. Existe uma fratura do processo coronoide (*seta curva*) e um corpo livre (*ponta da seta*). (De Weissman BNW, Sledge CB. *Orthopedic radiology.* Philadelphia: WB Saunders, 1986. p. 179.)

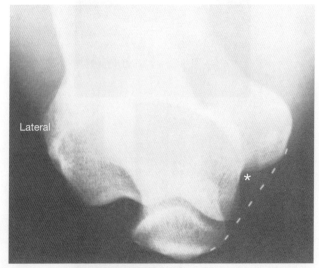

Figura 6.79 Túnel cubital. O nervo ulnar (*asterisco*) está localizado em um túnel coberto pelo ligamento arqueado (*linha tracejada*), que se estende do epicôndilo medial até o olécrano.

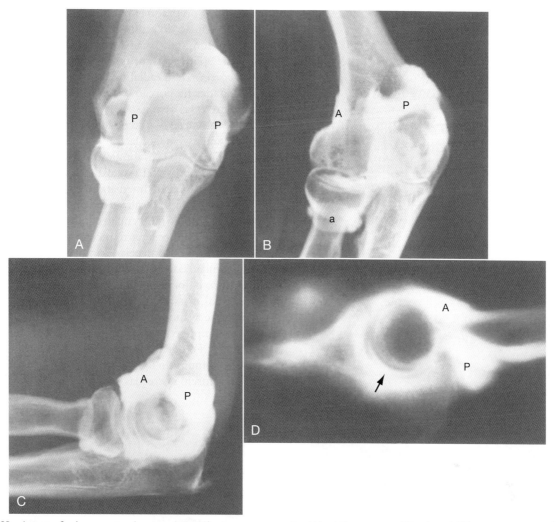

Figura 6.80 Artrografia de um cotovelo normal. Incidências anteroposterior (A), oblíqua externa (B) e lateral (C) em extensão, revelando os recessos anular *(a)*, anterior *(A)* e posterior *(P)* normais. (D) Tomografia lateral com o membro superior estendido. A área da tróclea desprovida de cartilagem *(seta)* pode ser visualizada. (De Weissman BNW, Sledge CB. *Orthopedic radiology*. Philadelphia: WB Saunders, 1986. p. 178.)

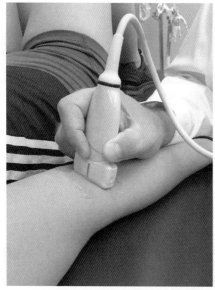

Figura 6.81 Vista transversa do aspecto anterior do cotovelo, proximal à articulação do cotovelo.

riormente, com a parte superior do bíceps braquial. Em um músculo normal, o tecido terá um aspecto hipoecoico, com algumas separações fibroadiposas hiperecoicas (Fig. 6.82). Ao girar o transdutor em 90°, pode-se então visualizar o tendão do bíceps braquial em seu eixo longitudinal (Fig. 6.83). O tendão normal será visualizado como uma estrutura longa e fibrilar, com espessura uniforme (Fig. 6.84). Caso não seja possível visualizar o tendão com o uso da abordagem anterior, então o tendão também poderá ser visualizado a partir de uma abordagem lateral. A sonda é aplicada longitudinalmente sobre a face lateral do braço, com o antebraço supinado e o cotovelo flexionado a 90°. Nessa posição, o transdutor está na verdade aplicado no eixo curto, através do aspecto proximal do rádio. A estrutura ecogênica encurvada que pode ser visualizada é a cabeça do rádio. Enquanto o antebraço é pronado e supinado, o tendão do bíceps braquial pode ser visualizado em movimento dinâmico. Nessa imagem, a cabeça do rádio será também visualizada em rotação.

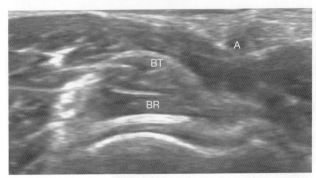

Figura 6.82 Ultrassonografia do aspecto anterior distal do cotovelo, mostrando o bíceps braquial (*BT*), braquial (*BR*) e artéria braquial (*A*).

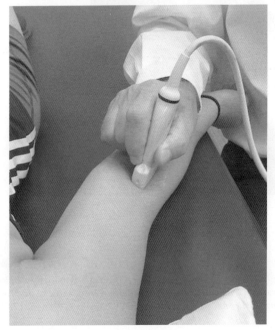

Figura 6.83 Vista longitudinal do aspecto anterior do cotovelo, proximal à articulação do cotovelo.

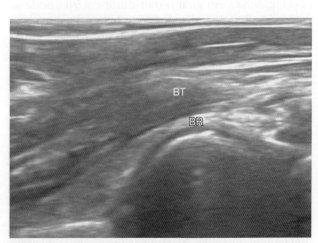

Figura 6.84 Imagem longitudinal do bíceps braquial (*BT*) no eixo longitudinal, superficialmente ao braquial (*BR*).

O tendão do braquial pode ser visualizado profundamente ao tendão do bíceps braquial, na parte anterior do braço. Ao longo da parte anterior do braço, o examinador pode aplicar o transdutor no eixo longitudinal. As fossas coronoide e radial podem ser visualizadas como concavidades na porção distal do úmero; o braquial se situa sobre essas depressões.

Incidência em perfil. O tendão comum dos extensores é visualizado desde a face lateral do cotovelo, com o transdutor aplicado no eixo longitudinal em relação ao rádio (Fig. 6.85). É possível visualizar a cabeça do rádio e o capítulo hiperecoicos. Imediatamente ao lado do epicôndilo lateral, pode-se localizar o tendão extensor comum (fibrilar) (Fig. 6.86). O tendão comum dos flexores pode ser observado sobre a parte medial do cotovelo, com o transdutor aplicado no eixo longitudinal em relação à ulna. O tendão comum dos flexores será visualizado como hiperecoico e fibrilar, imediatamente ao lado do epicôndilo medial, passando a ser um músculo hipoecoico à medida que avança mais distalmente.

Nem sempre é tarefa fácil localizar o ligamento colateral lateral. Frequentemente é difícil diferenciar o tendão extensor comum do ligamento colateral lateral. Se essas estruturas forem rastreadas em uma direção distal, o liga-

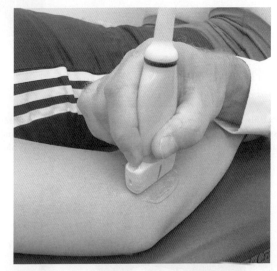

Figura 6.85 Vista longitudinal do tendão extensor comum.

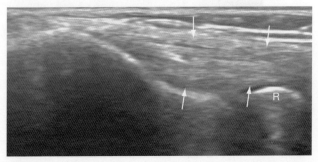

Figura 6.86 Imagem longitudinal do tendão extensor comum (*setas*) no antebraço sobre a cabeça do rádio (*R*).

mento colateral radial, situado mais profundamente, irá se unir ao ligamento anular do rádio imediatamente sobre a cabeça do rádio, enquanto o tendão extensor comum passa a ser mais muscular superficialmente. O ligamento colateral lateral também pode ser visualizado nos casos de ruptura do extensor radial curto do carpo.[128] Se o transdutor for aplicado sobre a face lateral do cotovelo em uma angulação posterior desde a parte distal do úmero até a ulna, será possível visualizar o LCUL hiperecoico e fibrilar (Fig. 6.87).

O nervo radial pode ser visualizado lateralmente entre os músculos braquial e braquiorradial. A aplicação do transdutor no eixo curto, transversalmente, evidenciará fascículos hipoecoicos circundados por um epineuro hiperecoico.[128] O nervo pode ser rastreado proximalmente no local em que atravessa a fáscia intermuscular e acompanha o úmero. O nervo também pode ser acompanhado no eixo longitudinal; para tanto, basta girar o transdutor em 90°. Prosseguindo distalmente, o nervo irá se ramificar no ramo profundo que penetra no músculo supinador; o ramo superficial prosseguirá distalmente até o antebraço.

Incidência medial. Basicamente, a incidência medial do cotovelo é utilizada no exame do tendão comum dos flexores e do ligamento colateral ulnar. O cotovelo deve ficar posicionado próximo à extensão total ou em leve flexão, com o antebraço em supinação. Inicialmente, o examinador aplica o transdutor no eixo longitudinal em relação ao antebraço (Fig. 6.88). Serão visualizados o contorno ósseo do epicôndilo medial e a porção proximal da ulna. Avançando entre essas duas proeminências ósseas, situam-se o tendão comum dos flexores superficialmente e o ligamento colateral ulnar mais profundamente. O tendão comum dos flexores é uma estrutura hiperecoica e fibrilar. Contudo, ele passa a ser uma estrutura hipoecoica em seu avanço distal, tornando-se uma estrutura

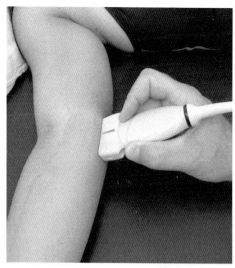

Figura 6.88 Vista longitudinal do ligamento colateral ulnar no aspecto medial do braço.

muscular. O ligamento colateral ulnar será visualizado como hiperecoico e fibrilar (Fig. 6.89). É preciso ter o cuidado de permanecer perpendicular ao ligamento, pois a anisotropia poderá fazer com que o ligamento pareça menos uniforme. A espessura do ligamento colateral ulnar varia entre os pacientes; mas foi demonstrado que a espessura aumenta em jogadores profissionais de beisebol, dependendo de seus anos de experiência.[129]

Incidência posterior. A incidência posterior do cotovelo visualiza o tendão do tríceps braquial, o músculo ancôneo e o nervo ulnar. No exame do tendão do tríceps braquial e da bolsa do olécrano, o cotovelo deve estar flexionado a 90°, com o braço repousando sobre uma maca. O examinador aplica o transdutor no eixo curto e o movimenta desde o olécrano até a junção miotendínea do músculo tríceps braquial (Fig. 6.90). Ao alternar a cabeça do aparelho, o examinador pode ser capaz de visualizar os diferentes componentes dos compartimentos tendíneos (medial, lateral e profundo) do bíceps braquial.[130] Em geral, o ten-

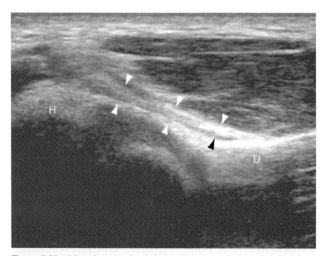

Figura 6.87 Vista longitudinal do aspecto lateral do cotovelo, mostrando o ligamento colateral ulnar lateral (*pontas de setas*) desde o úmero (*H*) até a ulna (*U*). (De Jacobson JA: *Fundamentals of musculoskeletal ultrasound*, 3.ed., Philadelphia, 2018, Elsevier.)

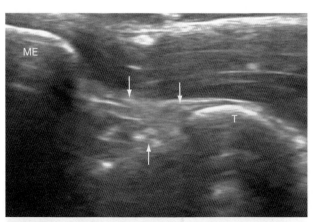

Figura 6.89 Imagem longitudinal do ligamento colateral ulnar (*setas*), epicôndilo medial (*ME*) e tróclea (*T*). Os pontos brancos são parte da porção inferior do tendão.

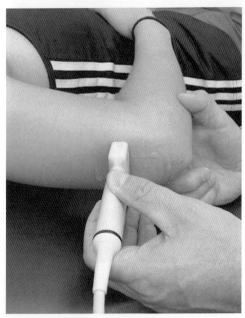

Figura 6.90 Vista transversa do aspecto posterior da articulação do cotovelo e tendão do tríceps braquial.

dão é de natureza fibrilar (Fig. 6.91). Ao fazer a rotação do transdutor em 90°, o tendão pode ser visualizado em seu eixo longitudinal (Fig. 6.92). Deve ficar claramente visível a linearidade do tendão, com algumas estriações que, segundo se acredita, sejam material adiposo entre as fibras do tendão.[128] Se o tendão for acompanhado distalmente, a estrutura poderá ser visualizada sobre a parte superior do olécrano e superficialmente à fossa do olécrano (Fig. 6.93). Pode-se visualizar a presença de derrame no cotovelo pela flexão da articulação em até 45°; essa manobra mobilizará o líquido posteriormente, até o recesso olecraniano. A aplicação de uma leve pressão na sonda poderá detectar até mesmo pequenos derrames intra-articulares.

Em determinados indivíduos, é possível localizar o músculo epitroclear ancôneo, um músculo acessório situado entre a face posterior do epicôndilo medial do

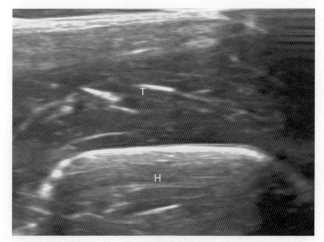

Figura 6.91 Imagem transversal do aspecto posterior do cotovelo, incluindo o tendão do tríceps braquial (T) e a superfície umeral (H).

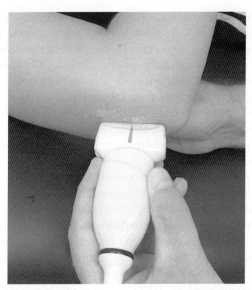

Figura 6.92 Vista longitudinal do aspecto posterior do cotovelo e tendão do tríceps braquial.

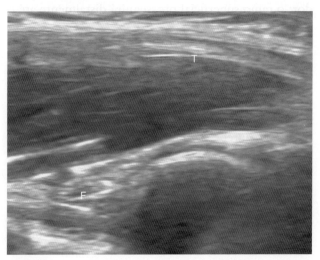

Figura 6.93 Imagem longitudinal do aspecto posterior do cotovelo flexionado, mostrando o músculo tríceps braquial (T) e a fossa do olécrano com o coxim adiposo (F).

úmero e a face medial do olécrano. Talvez esse músculo seja demasiadamente pequeno até mesmo para ser palpado, mas pode ser visualizado como uma pequena massa ovoide isolada que forma o assoalho do sulco condilar, em uma posição imediatamente superficial ao nervo ulnar.[131]

O nervo ulnar pode ser visualizado no aspecto medial do cotovelo. Para que o nervo ulnar seja localizado, o examinador posiciona o transdutor no eixo curto, sobre a face medial posterior do cotovelo, sobre o olécrano e o epicôndilo medial (Fig. 6.94). O nervo pode ser visualizado como uma estrutura hipoecoica no interior de uma bainha nervosa hiperecoica. O examinador pode pedir ao paciente que flexione e estenda o cotovelo, enquanto observa se há uma translação normal ou anormal do nervo ulnar. Um movimento anormal seria a subluxação do nervo sobre o epicôndilo medial.

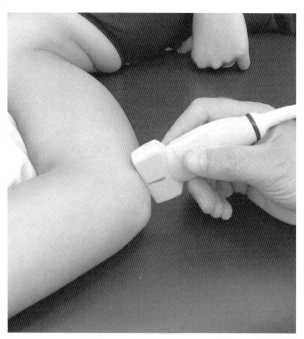

Figura 6.94 Avaliação do nervo ulnar (aspecto posteromedial do braço).

Ressonância magnética

A ressonância magnética (RM) é utilizada para diferenciar ossos e tecidos moles. Em decorrência de seu alto contraste entre tecidos moles, a RM, uma técnica não invasiva, é capaz de diferenciar entre a medula óssea, as cartilagens, os tendões, os nervos e os vasos sem o uso de um meio de contraste (Figs. 6.95 a 6.97).[132,133] Essa técnica é utilizada para demonstrar rupturas de tendões, rupturas de ligamentos colaterais, patologias do túnel cubital, epicondilites e osteocondrite dissecante.[8,134-136]

Xerografia

A Figura 6.98 apresenta, em detalhes, os limites das diversas estruturas ao redor do cotovelo.

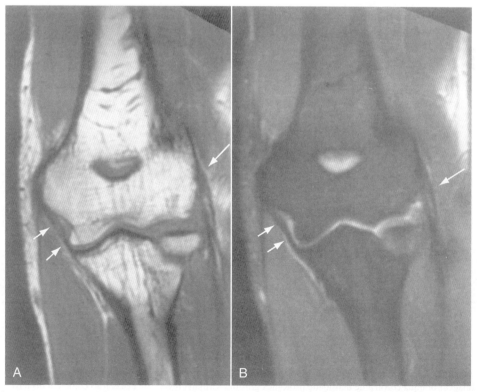

Figura 6.95 Tendão extensor comum e ligamento colateral medial (LCM) normais em uma imagem por ressonância magnética. (A) Imagem oblíqua coronal *spin-echo* pesada em T1 e de densidade protônica gordura-saturada. (B) Imagem de *spin-echo* rápido revelando um contorno normal fino e suave e baixo sinal do tendão extensor comum (*seta longa*) e do feixe anterior do LCM (*setas curtas*). (De Schenk M, Dalinka MK. Imaging of the elbow: an update. *Orthop Clin North Am* 1997 28:519.)

522 Avaliação musculoesquelética

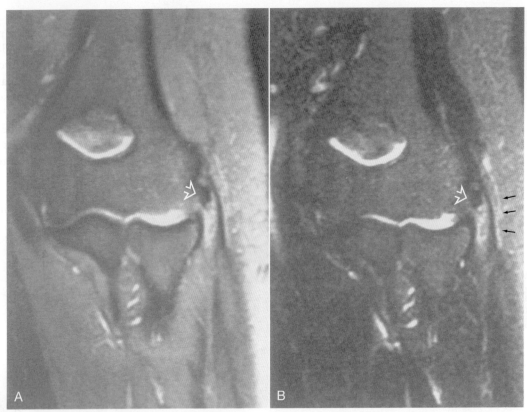

Figura 6.96 Tendinite e epicondilite laterais em uma imagem por ressonância magnética. Imagens *spin-echo* rápidas (A) oblíquas coronais obtidas com densidade protônica gordura-saturada e (B) pesadas em T2. Calcificação focal no tendão extensor comum (*seta branca*). Há um aumento moderado de sinal no tendão, sem ruptura fibrosa. Observe o edema nos tecidos peritendinosos (*setas pretas*), sugerindo inflamação ativa. (De Schenk M, Dalinka MK. Imaging of the elbow: an update. *Orthop Clin North Am* 1997 28:524.)

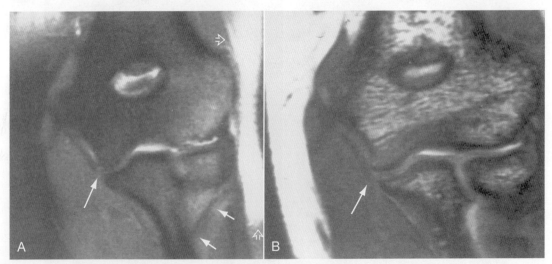

Figura 6.97 (A e B) Laceração do ligamento colateral medial (LCM) em uma imagem por ressonância magnética. Laceração comprovada cirurgicamente em um atleta que sofreu uma lesão três meses antes da realização do exame, com queixa de dor persistente durante a realização de arremessos. A imagem oblíqua coronal de densidade protônica gordura-saturada revela uma laceração completa do feixe anterior na fixação distal à ulna (*seta longa*). Observe o ligamento colateral lateral ulnar se inserindo na ulna (*setas curtas*). Além disso, observe o sinal brilhante no interior da gordura subcutânea lateralmente (*setas abertas*), que é secundário à supressão incompleta da gordura e não deve ser confundido com edema. A imagem tridimensional com gradiente-eco reformada ao longo do plano do LCM também demonstra a laceração distal (*seta*). (De Schenk M, Dalinka MK. Imaging of the elbow: an update. *Orthop Clin North Am* 1997 28:528.)

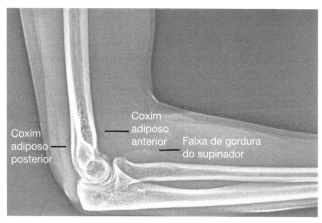

Figura 6.98 Xerografia do cotovelo revelando os coxins adiposos e a faixa de gordura do supinador decorrente de uma discreta fratura da cabeça do rádio. (De Berquist TH. Diagnostic radiographic techniques of the elbow. In: Morrey BF, editor. *The elbow and its disorders*. Philadelphia: WB Saunders, 1993. p. 106.)

Resumo da avaliação do cotovelo[a]

Observação: a patologia suspeitada determinará quais *Testes especiais* devem ser realizados.
Anamnese
Observação
Exame
  Movimentos ativos
    Flexão do cotovelo
    Extensão do cotovelo
    Supinação
    Pronação
    Movimentos combinados (se necessário)
    Movimentos repetitivos (se necessário)
    Posições sustentadas (se necessário)
  Movimentos passivos (como nos movimentos ativos, se necessário)
  Movimentos isométricos resistidos
    Flexão do cotovelo
    Extensão do cotovelo
    Supinação
    Pronação
    Flexão do punho
    Extensão do punho
  Avaliação funcional
  Testes especiais
    Para instabilidade ligamentar:
      Teste da flexão de braços na cadeira
      Teste do estresse em varo com auxílio da gravidade
      Teste de desvio do pivô lateral do cotovelo
      Teste para instabilidade ligamentar em valgo
      Teste para instabilidade ligamentar em varo
      Manobra de ordenhar
      Teste de estresse em valgo com movimento
      Teste da gaveta de rotação posterolateral
      Teste de flexão de braços em decúbito ventral
      Teste de relocação com apoio em maca
      Teste de sobrecarga em valgo em extensão
    Para lesão muscular (distensão de terceiro grau):
      Intervalo da prega bicipital
      Teste de compressão do bíceps braquial
      Teste de flexão para avaliação da aponeurose bicipital
      Teste de iniciação da flexão
      Teste do gancho (bíceps distal)
      Sinal de Popeye (tendão distal do bíceps)

      Teste de supinação-pronação
      Sinal DALT
      Teste de compressão do tríceps braquial
    Para epicondilite (epicondilalgia):
      Teste de Cozen
      Teste do cotovelo de golfista
      Teste de Kaplan
      Teste de Maudsley (teste do dedo médio)
      Teste de Mill
      Teste de Polk
      Teste de cisalhamento para cotovelo de tenista
    Para fraturas:
      East Riding Elbow Rule (ER²)
      Teste de Montreal para cotovelo de crianças
    Para disfunção articular:
      Teste de cisalhamento troclear
    Para disfunção neurológica:
      Teste de pinçamento (ramo interósseo anterior do nervo mediano)
      Teste da regra dos nove (RDN)
      Estímulo digital (*Scratch collapse test*) para nervo ulnar, mediano e/ou radial
      Teste de flexão do cotovelo com rotação medial do ombro (nervo ulnar)
      Sinal de Tinel no cotovelo (nervo ulnar)
      Teste de flexão do cotovelo (teste de flexão de Wadsworth) (nervo ulnar)
  Reflexos e distribuição cutânea
    Reflexos
    Rastreamento sensitivo
    Nervos periféricos
      Nervo mediano e ramos
      Nervo ulnar
      Nervo radial e ramos
  Movimentos do jogo articular
    Desvio radial da ulna e do rádio sobre o úmero
    Desvio ulnar da ulna e do rádio sobre o úmero
    Distração do olécrano sobre o úmero em flexão de 90°
    Deslizamento anteroposterior do rádio sobre o úmero
  Palpação
  Diagnóstico por imagem

---

[a] A avaliação completa deve ser realizada com o paciente na posição sentada. Em seguida a qualquer exame, o paciente deve ser alertado para a possibilidade de exacerbação dos sintomas em decorrência da avaliação.

Estudo de casos

Ao estudar os casos a seguir, o examinador, além de relacionar as questões adequadas a serem feitas ao paciente, deve especificar a razão pela qual serão realizadas, o que procurará e a justificativa, assim como o que será testado e o motivo. Dependendo das respostas do paciente (e o examinador deve considerar diferentes respostas), diversas causas possíveis do problema podem tornar-se evidentes (serão apresentados exemplos entre parênteses). O examinador deve elaborar uma tabela de diagnóstico diferencial (ver a Tab. 6.5 como exemplo para a questão 1), de modo a definir como diferentes diagnósticos podem interferir no plano de tratamento.

1. Um adolescente de 16 anos, arremessador de beisebol (mão dominante: direita) queixa-se de dor no cotovelo. Há um ano, ele sofreu uma transposição de nervo ulnar, com bom resultado imediatamente após a cirurgia. Quando voltou a arremessar, a dormência e o formigamento retornaram. O adolescente foi então submetido a uma segunda cirurgia, uma ressecção parcial do tríceps braquial com o objetivo de aliviar a compressão e a irritação no nervo ulnar transposto. O paciente apresenta dor no aspecto medial do cotovelo à palpação. Está com 4/5 de força do cotovelo e antebraço. Não apresenta mais qualquer dormência ou formigamento, visto que não tem arremessado. Descreva seu plano de avaliação e diagnóstico diferencial.

2. Uma adolescente de 17 anos (mão dominante: direita) chega ao seu consultório três semanas depois de uma luxação posterior do cotovelo, seguida por redução, depois de ter caído do cavalo. O acidente não resultou em fratura. A adolescente está usando uma tipoia. O médico que a encaminhou afirma que atualmente seu cotovelo está estável ao longo de toda a ADM. Descreva seu plano de avaliação para essa paciente, com vistas ao início do tratamento.

3. Um homem de 40 anos chega ao seu consultório depois de uma lesão no cotovelo direito. Há três dias, o paciente estava ajudando seu irmão a retirar uma cantoneira de ferro de 136 kg do celeiro do pai. Acidentalmente, o irmão deixou cair a peça; com isso, o paciente teve que sustentar todo o peso. Ele sentiu um "estalo" e dor imediata no cotovelo direito. Desde então, vem notando um inchaço na face anterior do cotovelo direito. Ontem, começou a perceber uma deformidade e alguma equimose. O paciente relata dor e sensações de cãibras ao realizar a flexão ativa do cotovelo ao longo da ADM. Descreva seu plano de avaliação para esse paciente e o diagnóstico diferencial (distensão muscular de segundo grau *versus* ruptura de terceiro grau).

4. Uma mulher de 24 anos de idade queixa-se de dor na face medial do cotovelo direito. Algumas vezes, a dor estende-se até o antebraço e, com frequência, é acompanhada por formigamento do dedo mínimo e da metade do dedo anular. A dor e a parestesia são particularmente incômodas quando joga voleibol recreativo, o que aprecia muito. Descreva o seu plano de avaliação para essa paciente (neurite ulnar *versus* epicondilite medial).

5. Um homem de 52 anos de idade foi encaminhado a você com uma história de dor no cotovelo direito. Ele queixa-se de sensibilidade à palpação sobre o epicôndilo lateral e relata que não realizou atividades repetitivas com o antebraço e que não joga tênis. Ele apresenta um certo grau de restrição dos movimentos cervicais. Descreva o seu plano de avaliação para esse paciente (espondilose cervical *versus* epicondilite lateral).

6. Um jogador de futebol americano de 26 anos de idade foi encaminhado à clínica após cirurgia para ruptura (distensão de 3º grau) do tendão do bíceps esquerdo em sua inserção. O aparelho de gesso foi removido e você foi procurado para recuperar a sua função normal. Descreva o seu plano de avaliação para esse paciente.

7. Uma menina de 4 anos de idade apresenta-se à clínica com os pais. Eles relatam que, há cerca de 2 horas, estavam fazendo compras e a mãe segurava a mão da menina. A menina tropeçou e a mãe a "puxou" enquanto caía. A menina começou a chorar e evitava mover o cotovelo. Descreva o seu plano de avaliação para essa paciente (luxação da cabeça do rádio *versus* entorse ligamentar).

8. Um homem de 46 anos de idade queixa-se de dor difusa no cotovelo esquerdo. Ao carregar uma pasta por três ou quatro quarteirões, o seu cotovelo torna-se rígido e dolorido. Quando pega coisas com a mão esquerda, a dor aumenta drasticamente. Descreva o seu plano de avaliação para esse paciente (epicondilite lateral *versus* osteoartrite).

9. Um homem de 31 anos de idade queixa-se de dor na face posterior do cotovelo. Ele informa que bateu o cotovelo em uma mesa há dez dias, o que acarretou um aumento de volume na região posterior do cotovelo, durante oito ou nove dias. Descreva o seu plano de avaliação para esse paciente (bursite olecraniana *versus* sinovite articular).

10. Uma ginasta de 14 anos de idade queixa-se de dor no cotovelo. Ela relata que, durante a execução de um salto, dobrou o cotovelo para trás, causando um estalido. A lesão ocorreu há 1 hora. A paciente apresenta um aumento de volume no local e não quer mover o cotovelo. Descreva o seu plano de avaliação para essa paciente (ruptura do tendão do bíceps *versus* fratura epifisária).

TABELA 6.5

Diagnóstico diferencial entre neurite ulnar e epicondilite medial

	Neurite ulnar	Epicondilite medial
Anamnese	Pode ocorrer após uma atividade repetitiva Pode ocorrer após uma contusão do cotovelo Pode ocorrer após uma lesão prévia do cotovelo Dor no antebraço e na distribuição ulnar da mão	Em geral ocorre após uma atividade repetitiva Dor no antebraço, podendo irradiar para o punho; pode não seguir o padrão dermatômico normal
Observação	Normal	Normal
Movimentos ativos	Fraqueza do desvio ulnar Fraqueza da flexão dos dedos mínimo e anular	Dor discreta na pronação do antebraço e na flexão do punho
Movimentos passivos	Normais, ou pode ocorrer dor na flexão do cotovelo e na flexão do punho	Normais, ou pode ocorrer dor na extensão do cotovelo e na extensão do punho
Movimentos isométricos resistidos	Fraqueza do desvio ulnar Fraqueza da flexão dos dedos mínimo e anular Dor ao fazer flexão e pronação do punho	Dor na flexão do punho com extensão do cotovelo Dor na pronação e na flexão do punho e dos dedos
Testes especiais	Sinal de Tinel positivo Sinal de Wartenberg positivo Teste da flexão do cotovelo positivo	Teste positivo para cotovelo de golfista Ausência de parestesia
Sensibilidade	Parestesia e dor no antebraço, no dedo mínimo e na metade do dedo anular	Dor no antebraço, podendo se estender até o punho

Conteúdo complementar

Este capítulo possui apêndice e vídeos em uma plataforma digital exclusiva.

Para ingressar no ambiente virtual, utilize o QR code abaixo, faça seu cadastro e digite a senha: magee7

O prazo para acesso a esse material limita-se à vigência desta edição.

Referências bibliográficas

1. Smith MV, Lamplot JD, Wright RW, Brophy RH. Comprehensive review of the elbow physical examination. J Am Acad Orthop Surg. 2018;26(19):678–687.
2. Cohen MS, Bruno RJ. The collateral ligaments of the elbow: anatomy and clinical correlation. Clin Orthop Relat Res. 2001;383:123–130.
3. O'Driscoll SW. Acute, recurrent and chronic elbow instabilities. In: Norris TR, ed. Orthopedic Knowledge Update 2: Shoulder and Elbow. Rosemont, IL: American Academy of Orthopedic Surgeons; 2002.
4. Anakwenze OA, Kancherla VK, Iyengar J, et al. Posterolateral rotary instability of the elbow. Am J Sports Med. 2013;42(2):485–491.
5. Bozkurt M, Acar HI, Apaydin N, et al. The annular ligament: an anatomical study. Am J Sports Med. 2005;33:114–118.
6. Dutton M. Orthopedic Examination, Evaluation and Intervention. New York: McGraw-Hill; 2004.
7. Dugas JR. Valgus extension overload: diagnosis and treatment. Clin Sports Med. 2010;29(4):645–654.
8. Zwerus EL, Somford MP, Maissan F, et al. Physicalexamination of the elbow, what is the evidence? A systematic literature review. Br J Sports Med. 2017;51:1–9.
9. Redler LH, Watling JP, Ahmad CS. Five points on physical examination of the throwing athlete's elbow. Am J Orthop. 2015;44(1):13–18.
10. Sakata J, Nakamura E, Suzukawa M, et al. Physical risk factors for a medial elbow injury in junior baseball players – a prospective cohort study of 353 players. Am J Sports Med. 2016;45(1):135–143.
11. Noonan TJ, Thigpen CA, Bailey LB, et al. Humeral torsion as a risk factor for shoulder and elbow injury in professional baseball pitchers. Am J Sports Med. 2016;44(9):2214–2219.

12. Andrews JR, Wilk KE, Satterwhite YE, et al. Physical examination of the thrower's elbow. J Orthop Sports Phys Ther. 1993;17:296–304.

13. Petty NJ, Moore AP. Neuromusculoskeletal Examination and Assessment. London: Churchill Livingstone; 1998.

14. Palmer BA, Hughes TB. Cubital tunnel syndrome. J Hand Surg Am. 2010;35(1):153–163.

15. Beals RK. The normal carrying angle of the elbow. Clin Orthop. 1976;1190:194–196.

16. Hausman MR, Lang P. Examination of the elbow: current concepts. J Hand Surg Am. 2014;39:2534–2541.

17. Charton A. The Elbow: The Rheumatological Physical Examination. Orlando, FL: Grune & Stratton; 1986.

18. Kapandji Al. The Physiology of the Joints, Upper Limb. Vol 1. New York: Churchill Livingstone; 1970.

19. Dhillon MS, Gopinathan NR, Kumar V. Misconceptions about the three point bony relationship of the elbow. Indian J Orthop. 2014;48(5):453–457.

20. American Orthopaedic Association. Manual of Orthopaedic Surgery. Chicago: American Orthopaedic Association; 1972.

21. Tarr RR, Garfinkel Al, Sarmiento A. The effects of angular and rotational deformities of both bones of the forearm. J Bone Joint Surg Am. 1984;66:65–70.

22. Clarkson HM. Musculoskeletal Assessment: Joint Range of Motion and Manual Muscle Strength. Philadelphia: Lippincott Williams & Wilkins; 2000.

23. Askew LJ, An KN, Morrey BF, et al. Isometric elbow strength in normal individuals. Clin Orthop. 1987;222:261–266.

24. Ramsey ML. Distal biceps tendon injuries: diagnosis and management. J Am Acad Orthop Surg. 1999;7:199–207.

25. Morrey BF, An KN, Chao EYS. Functional evaluation of the elbow. In: Morrey BF, ed. The Elbow and its Disorders. Philadelphia: WB Saunders; 1993.

26. Alberta FG, El Attrache NS, Bissell S, et al. The development and validation of a functional assessment tool for the upper extremity in the overhead athlete. Am J Sports Med. 2010;38:903–911.

27. Domb BG, D JT, Alberta FG, et al. Clinical follow up of professional baseball players undergoing ulnar collateral ligament reconstruction using the new Kerlan-Jobe Orthopedic Clinic overhead athlete shoulder and elbow score (KJOC score). Am J Sports Med. 2010;38:1558–1563.

28. Nuttal D, Birch A. Trail II, et al. Assessing elbow assessment, past, present and future. Shoulder Elbow. 2010;2(1):43–54.

29. Regan WD, Morrey BF. The physical examination of the elbow. In: Morrey BF, ed. The Elbow and its Disorders. Philadelphia: WB Saunders; 1993.

30. Cusick MC, Bonnaig NS, Azar FM, et al. Accuracy and reliability of the Mayo elbow performance score. J Hand Surg Am. 2014;39(6):1146–1150.

31. Gummesson C, Atroshi I, Ekdahl C. The disabilities of the arm, shoulder and hand (DASH) outcome questionnaire: longitudinal construct validity and measuring self-related health change after surgery. BMC Musculoskelet Disord. 2003;4:11–17.

32. John M, Angst F, Awiszus F, et al. The American shoulder and elbow surgeons elbow questionnaire: cross-cultural adaptation in German and evaluation of its psychometric properties. J Hand Ther. 2010;23(3):301–314.

33. King GJW, Richards RR, Zuckerman JD, et al. A standardized method for assessment of elbow function. J Shoulder Elbow Surg. 1999;8:351–354.

34. Longo UG, Franceschi F, Loppini M, et al. Rating systems for evaluation of the elbow. Br Med Bull. 2008;87:131–161.

35. Evans JP, Smith CD, Fine NF, et al. Clinical rating systems in elbow research–a systematic review exploring trends and distributions of use. J Shoulder Elbow Surg. 2018;27(4):e98–e106.

36. Cook CE, Hegedus EJ. Orthopedic Physical Examination Tests—An Evidence Based Approach. Upper Saddle River, NJ: Pearson/Prentice Hall; 2008. 480 Chapter 6 Elbow

37. Cleland JA, Koppenhaver S. Netter's Orthopedic Clinical Examination—An Evidence-Based Approach. 2nd ed. Philadelphia: Saunders/Elsevier; 2011.

38. Regan W, Lapner PC. Prospective evaluation of two diagnostic apprehension signs for posterolateral instability of the elbow. J Shoulder Elbow Surg. 2006;15(3):344–346.

39. Karbach LE, Elfar J. Elbow instability: anatomy, biomechanics, diagnostic maneuvers, and testing. J Hand Surg Am. 2017;42:118–126.

40. Pollock JW, Brownhill J, Ferreira L, et al. The effect of anteromedial facet fractures of the coronoid and lateral collateral ligament injury on elbow stability and kinematics. J Bone Joint Surg Am. 2009;91(6):1448–1458.

41. O'Driscoll SW. Classification and evaluation of recurrent instability of the elbow. Clin Orthop Relat Res. 2000;370:34–43.

42. Mehta JA, Bain GI. Posterolateral rotary instability of the elbow. J Am Acad Ortho Surg. 2004;12:405–415.

43. O'Driscoll SW, Bell DF, Morrey BF. Posterolateral rotary instability of the elbow. J Bone Joint Surg Am. 1991;73:440–446.

44. Kane SF, Lynch JH, Taylor JC. Evaluation of elbow pain in adults. Am Fam Physician. 2014;89(8):649–657.

45. O'Driscoll SW, Lawton RM, Smith AM. The "moving valgus stress test" for medial collateral ligament tears of the elbow. Am J Sports Med. 2005;33:231–239.

46. Hassan SE, Osbahr DC. Ulnohumeral chondral and ligamentous overload. In: Dines J, Altchek DW, eds. Elbow Ulnar Collateral Ligament Injury: A Guide to Diagnosis and Treatment. New York: Springer; 2015.

47. Lee ML, Rosenwasser MP. Chronic elbow instability. Orthop Clin North Am. 1999;30:81–89. 48.

48. Kalainov DM, Cohen MS. The posterolateral rotary instability of the elbow in association with lateral epicondylitis: a report to three cases. J Bone Joint Surg Am. 2005;87:1120–1125.

49. Hsu SH, Moen TC, Levine WN, et al. Physical examination of the athlete's elbow. Am J Sports Med. 2012;40:699–708.

50. Arvind CH, Hargeaves DG. Tabletop relocation test: a new clinical test for posterolateral rotary instability of the elbow. J Shoulder Elbow Surg. 2006;15(6):707–708.

51. Devereaux MW, ElMaraghy AW. Improving the rapid and reliable diagnosis of complete distal biceps tendon rupture: a nuanced approach to the clinical examination. Am J Sports Med. 2013;41(9):1998–2004.

52. ElMaraghy A, Devereaux M, Tsoi K. The biceps crease interval for diagnosing complete distal biceps tendon ruptures. Clin Orthop Relat Res. 2008;466:2255–2262.

53. Ruland RT, Dunbar RP, Bowen JD. The biceps squeeze test for diagnosis of distal biceps tendon ruptures. Clin Orthop Relat Res. 2005;437:128–131.

54. ElMaraghy A, Devereaux M. The "bicipital aponeurosis flex test: evaluating the integrity of the bicipital aponeurosis and its implications for treatment of distal biceps tendon ruptures. J Shoulder Elbow Surg. 2013;22(7):908–914.

55. Ross G. Improved clinical diagnosis of distal biceps tendon rupture: the flexion initiation test. Available at: http://www.aaos.org/wordhtml/anmt2004/poster/p260.htm

56. O'Driscoll SW, Goncalves LB, Dietz P. The hook test for distal biceps tendon avulsion. Am J Sports Med. 2007;35:1865–1869.

57. Metzman LS, Tivener KA. The supination–pronation test for distal biceps tendon rupture. Am J Orthop (Belle Mead NJ). 2015;44(10):E361–E364.

58. Harding WG. A new clinical test for avulsion of the insertion of the biceps tendon. Orthopedics. 2005;28(1):27–29.

59. Shim SS, Strauch RJ. A novel clinical test for partial tears of the distal biceps brachii tendon: the TILT sign. Clin Anat. 2018;31(2):301–303.

60. Kraushaar BS, Nirschl RP. Tendinosis of the elbow (tennis elbow). J Bone Joint Surg Am. 1999;81:259–278.

61. Johnstone AJ. Tennis elbow and upper limb tendinopathies. Sports Med Arthro Rev. 2000;8:69–79.

62. Vaquero-Piaco A, Barco R, Antuna SA. Lateral epicondylitis of the elbow. EFFORT Open Rev. 2018;1:391–397.

63. Evans RC. Illustrated Orthopedic Physical Assessment. St. Louis: Mosby/Elsevier; 2009.

64. Dorf ER, Chhabra AB, Golish SR, et al. Effect of elbow position on grip strength in the evaluation of lateral epicondylitis. J Hand Surg Am. 2007;32(6):882–886.

65. Roles NC, Maudsley RH. Radial tunnel syndrome: resistant tennis elbow as a nerve entrapment. J Bone Joint Surg Br. 1972;54:499–508.

66. Polkinghorn BS. A novel method for assessing elbow pain resulting from epicondylitis. J Chiropr Med. 2002;1(3):117–121.

67. Smith A, O'Driscoll SW. Diagnosing medial elbow pain in throwers. Musculoskeletal Med. 2005;22(6):305–316.

68. Jonely H, Brismee JM, Lutton D. A clinical test for diagnosis of humeroradial joint lesions in the presence of lateral elbow pain: single-case design with arthroscopic confirmation. Int J Clin Med. 2018;9:162–174.

69. Antuna SA, O'Driscoll SW. Snapping plica associated with radiocapitellar chondromalacia. Arthroscopy. 2001;17:491–495.

70. Arundel D, Williams P, Townend W. Deriving the East Riding Elbow Rule (ER2): a maximally sensitive decision tool for elbow injury. Emerg Med J. 2014;31:380–383.

71. Dubrovsky AS, Mok E, Lau SY, Al Humaidan M. Point tenderness at 1 of 5 locations and limited elbow extension identify significant injury in children with acute elbow trauma: a study of diagnostic accuracy. Am J Emerg Med. 2015;33:229–233.

72. Dubrovsky AS, Al Humaidan M, Lau S. Pediatric elbow fractures: diagnostic accuracy of the combination of point tenderness with the elbow extension test. Pediatr Child Health. 2014;19(6):e100.

73. Buehler MJ, Thayer DT. The elbow flexion test: a clinical test for the cubital tunnel syndrome. Clin Orthop. 1988;233:213–216.

74. Butler DS. Mobilisation of the Nervous System. Melbourne: Churchill Livingstone; 1991.

75. Ochi K, Horiuchi Y, Tanabe A, et al. Shoulder internal rotation elbow flexion test for diagnosing cubital tunnel syndrome. J Shoulder Elbow Surg. 2012;21:777–781.

76. Novak CB, Lee GW, Mackinnon SE, et al. Provocative testing for cubital tunnel syndrome. J Hand Surg Am. 1994;19:817–820.

77. Goldman SB, Brininger TL, Schrader JW, Koceja DM. A review of clinical tests and signs for the assessment of ulnar neuropathy. J Hand Ther. 2009;22:209–220.

78. Bigg-Wither G, Kelly P. Diagnostic imaging in musculoskeletal physiotherapy. In: Refshauge K, Gass E, eds. Musculoskeletal Physiotherapy: Clinical Science and Practice. Oxford: Butterworth-Heinemann; 1995.

79. Loh YC, Lam WL, Stanley JK, Soames RW. A new clinical test for radial tunnel syndrome–the Rule-of-Nine test: a cadaveric study. J Orthop Surg. 2004;12(1):83–86.

80. Strohl AB, Zelouf DS. Ulnar tunnel syndrome, radial tunnel syndrome, anterior interosseous nerve syndrome and pronator syndrome. J Am Acad Orthop Surg. 2017;25(1):e1–e10.

81. Moradi A, Ebrahimzadeh MH, Jupiter JB. Radial tunnel syndrome, diagnostic and treatment dilemma. Arch Bone Jt Surg. 2015;3(3):156–162.

82. Dang AC, Rodner CM. Unusual compression neuropathies of the forearm, part II: median nerve. J Hand Surg Am. 2009;34(10):1915–1920.

83. Hagert E, Hagert C-G. Upper extremity nerve entrapments: the axillary and radial nerves – clinical diagnosis and surgical treatment. Plast Reconstr Surg. 2014;134(1):71–80.

84. Davidge KM, Gontre G, Tang D, et al. The "hierarchical" scratch collapse test for identifying multilevel ulnar nerve compression. Hand (N Y). 2015;10(3):388–395.

85. Cebron U, Curtin CM. The scratch collapse test: a systematic review. J Plast Reconstr Aesthetic Surg. 2018;71(12):1693–1703.

86. Jimenez I, Delgado PJ. The scratch collapse test in the diagnosis of compression of the median nerve in the proximal forearm. J Hand Surg Eur. 2017;42(9):937–940.

87. Kroonen LT. Cubital tunnel syndrome. Orthop Clin North Am. 2012;43:475–486.

88. Cheng CJ, Mackinnon-Patterson B, Beck JL, et al. Scratch collapse test for evaluation of carpal and cubital tunnel syndrome. J Hand Surg Am. 2008;33:1518–1524.

89. Brown JM, Mokhtee D, Evangelista MS, Mackinnon SE. Scratch collapse test localizes Osborne's band as the point of maximum nerve compression in cubital tunnel syndrome. Hand (N Y). 2010;5(2):141–147.

90. Makanji HS, Becker SJ, Mudgal CS, et al. Evaluation of the scratch collapse test in the diagnosis of carpal tunnel syndrome. J Hand Surg Eur. 2014;39(2):181–186.

91. Ono K, Ebara S, Fuji T, et al. Myelopathy hand. New clinical signs of cervical cord damage. J Bone Joint Surg Br. 1987;69(2):215–219.

92. Kumar SD, Bourke G. Nerve compression syndromes at the elbow. Orthop Trauma. 2016;30(4):355–362.

93. Floranda EE, Jacobs BC. Evaluation and treatment of upper extremity nerve entrapment syndromes. Prim Care. 2013;40(4):925–943.

94. Popinchalk SP, Schaffer AA. Physical examination of upper extremity compression neuropathies. Orthop Clin North Am. 2012;43:417–430.

95. Limb D, Hodkinson SL, Brown RF. Median nerve palsy after posterolateral elbow dislocation. J Bone Joint Surg Br. 1994;76:987–988.

96. Conrad RW, Spinner RJ. Snapping brachialis tendon associated with median neuropathy. J Bone Joint Surg Am. 1995;77:1891–1893.

97. Spinner M, Spencer PS. Nerve compression lesions of the upper extremity: a clinical and experimental review. Clin Orthop. 1974;104:46–67.

98. Butlers KP, Singer KM. Nerve lesions of the arm and elbow. In: De Lee JC, Drez D, eds. Orthopedic Sports Medicine:

Principles and Practice. Philadelphia: WB Saunders; 1994.

99. Rask MR. Anterior interosseous nerve entrapment (Kiloh-Nevin Syndrome). Clin Orthop. 1979;142:176–181.

100. Wiens E, Lau SCK. The anterior interosseous nerve syndrome. Can J Surg. 1978;21:354–357.

101. Rodner CM, Tinsley BA, O'Malley MP. Pronator syndrome and anterior interosseous nerve syndrome. J Am Acad Orthop Surg. 2013;21(5):268–275.

102. Engher WD, Keene JS. Anterior interosseous nerve palsy associated with a Monteggia fracture. Clin Orthop. 1983;174:133–137.

103. O'Driscoll SW, Horii E, Carmichael SW, et al. The cubital tunnel and ulnar neuropathy. J Bone Joint Surg Br. 1991;73:613–617.

104. McPherson SA, Meals RA. Cubital tunnel syndrome. Orthop Clin North Am. 1992;23:111–123.

105. Wadsworth TG. The external compression syndrome of the ulnar nerve at the cubital tunnel. Clin Orthop. 1977;124:189–204.

106. Pecina MM, Krmpotic-Nemanic J, Markiewitz AD. Tunnel Syndromes. Boca Raton, FL: CRC Press; 1991.

107. Khoo D, Carmichael SW, Spinner RJ. Ulnar nerve anatomy and compression. Orthop Clin North Am. 1996;27:317–338.

108. Gelberman RH, Eaton R, Urbaniak JR. Peripheral nerve compression. J Bone Joint Surg Am. 1993;75:1854–1878.

109. Apfelberg DB, Larsen SJ. Dynamic anatomy of the ulnar nerve by the deep flexor-pronator aponeurosis. Plast Reconstr Surg. 1973;51:79–81.

110. Holmes JC, Hall JE. Tardy ulnar nerve palsy in children. Clin Orthop. 1978,135:128 131.

111. Calfee RP, Manske PR, Gelberman RH, et al. Clinical assessment of the ulnar nerve at the elbow: reliability of instability testing and the association of hypermobility with clinical symptoms. J Bone Joint Surg Am. 2010;92:2801–2808.

112. Thurston A. Radial tunnel syndrome. Orthop Trauma. 2013;27(6):403–408.

113. Wadsworth TG. The Elbow. New York: Churchill Livingstone; 1982.

114. Dang AC, Rodner CM. Unusual compression neuropathies of the forearm, part I: radial nerve. J Hand Surg Am. 2009;34(10):1906–1914.

115. Clavert P, Lutz JC, Adam P, et al. Frohse's arcade is not the exclusive compression site of the radial nerve in its tunnel. Orthop Traumatol Surg Res. 2009;95(2):114–118.

116. Plancher KD, Peterson RK, Steichen JB. Compressive neuropathies and tendinopathies in the athletic elbow and wrist. Clin Sports Med. 1996;15:331–372.

117. Weinstein SM, Herring SA. Nerve problems and compartment syndromes in the hand, wrist and forearm. Clin Sports Med. 1992;11:161–188.

118. Lutz FR. Radial tunnel syndrome: an etiology of chronic lateral elbow pain. J Orthop Sports Phys Ther. 1991;14:14–17.

119. Ferlec DC, Morrey BF. Evaluation of the painful elbow: the problem elbow. In: Morrey BF, ed. The Elbow and its Disorders. Philadelphia: WB Saunders; 1993.

120. Lister GD, Belsole RB, Kleinert HE. The radial tunnel syndrome. J Hand Surg. 1979;4:52–59.

121. Van Rossum J, Buruma OJ, Kamphuisen HA, et al. Tennis elbow: a radial tunnel syndrome? J Bone Joint Surg Br. 1978;60:197–198.

122. Naam NH, Nemani S. Radial tunnel syndrome. Orthop Clinics North Am. 2012;43(4):529–536.

123. Quinton DN, Finlay D, Butterworth R. The elbow fat pad sign: brief report. J Bone Joint Surg Br. 1987;69:844–845.

124. Deniel A, Causeret A, Moser T, et al. Entrapment and traumatic neuropathies of the elbow and hand: an imaging approach. Diagn Interv Imaging. 2015;96(12):1261–1278.

125. De Maeseneer M, Brigido MK, Antic M, et al. Ultrasound of the elbow with emphasis on detailed assessment of ligaments, tendons, and nerves. Eur J Radiol. 2015;84(4):671–681.

126. De Maeseneer M, Marcelis S, Cattrysse E, et al. Ultrasound of the elbow: a systematic approach using bony landmarks. Eur J Radiol. 2012;81(5):919–922.

127. Miller TT, Reinus WR. Nerve entrapment syndromes of the elbow, forearm, and wrist. AJR Am J Roentgenol. 2010;195:585–594.

128. Bianchi S, Martinoli C. Elbow. In: Bianchi S, Martinoli C, eds. Ultrasound of the Musculoskeletal System. New York: Springer; 2007.

129. Atanda A, Buckley PS, Hammoud S, et al. Early anatomic changes of the ulnar collateral ligament identified by stress ultrasound of the elbow in young professional baseball pitchers. Am J Sports Med. 2015;43(12):2943–2949.

130. Tagliafico A, Gandolfo N, Michaud J, et al. Ultrasound demonstration of distal triceps tendon tears. Eur J Radiol. 2012;81(6):1207–1210.

131. Tagliafico AS, Bignotti B, Martinoli C, Elbow US. Anatomy, variants, and scanning technique. Radiology. 2015;275(3):636–650.

132. Herzog RJ. Efficacy of magnetic resonance imaging of the elbow. Med Sci Sports Exerc. 1994;26:1193–1202.

133. Miller TT. Imaging of elbow disorders. Orthop Clin North Am. 1999;30:21–36.

134. Fritz RC, Brody GA. MR imaging of the wrist and elbow. Clin Sports Med. 1995;14:315–352.

135. Schenk M, Dalinka MK. Imaging of the elbow: an update. Orthop Clin North Am. 1997;28:517–535.

136. Tuite MJ, Kijowski R. Sports related injuries of the elbow: an approach to MRI interpretation. Clin Sports Med. 2006;25:387–408.

137. Hawksworth CR, Freeland P. Inability to fully extend the injured elbow: an indicator of significant injury. Arch Emerg Med. 1991;8(4):253–256.

138. Docherty MA, Schwab RA, Ma OJ. Can elbow extension be used as a test of clinically significant injury? Southern Med J. 2002;95:539–541.

139. Irshad F, Shaw NJ, Gregory RJ. Reliability of fat pad sign in radial head/neck fractures of the elbow. Injury. 1997;28:433–435.

140. Patla CE, Paris SV. Reliability of interpretation of the Paris classification of normal end-feel for elbow flexion and extension. J Man Manip Ther. 1993;1:60–66.

141. Smidt N, van der Windt DA, Assendelft WJ, et al. Intraobserver reproducibility of the assessment of severity of complaints, grip strength, and pressure pain threshold in patients with lateral epicondylitis. Arch Phys Med Rehabil. 2002;83:1145–1150.

142. Stratford PW, Norman GR, McIntosh JM. Generalizability of grip strength measurements in patients with tennis elbow. Phys Ther. 1989;69:276–281.

143. Overend TJ, Wupri-Fearn JL, Kramer JF, et al. Reliability of a patient-rated forearm evaluation questionnaire for patients with lateral epicondylitis. J Hand Ther. 1999;12:31–37.

Antebraço, punho e mão

A mão e o punho são as partes mais ativas e complexas da extremidade superior. Por isso e também por sua complexidade, elas são vulneráveis à lesão, que pode acarretar grandes dificuldades funcionais por causa de suas funções na ingestão de alimentos, cuidados pessoais e outras atividades de vida diária (AVD), e não respondem bem a traumas graves. A sua mobilidade é aumentada por uma ampla gama de movimentos do ombro e por movimentos complementares do cotovelo. A imensa variabilidade de movimentos é proporcionada por 28 ossos, diversas articulações, 19 músculos intrínsecos e 20 músculos extrínsecos do punho e da mão. Além de ser um expressivo órgão de comunicação, a mão tem um papel de proteção e atua como um órgão motor e sensitivo, fornecendo informações sobre, por exemplo, temperatura, espessura, textura, profundidade e forma, assim como sobre o movimento de um objeto. Essa acuidade sensorial permite ao médico examinar e palpar um paciente de modo exato, durante a avaliação clínica.

A avaliação da mão e do punho deve ser realizada com dois objetivos em mente. Primeiramente, o dano ou a lesão deve ser avaliado da maneira mais exata possível, para garantir um tratamento adequado. Em segundo lugar, o examinador deve avaliar a função remanescente, para determinar se o paciente apresentará alguma incapacidade na vida cotidiana.

Embora as articulações do antebraço, do punho e da mão sejam analisadas de forma separada, elas não atuam de modo isolado. Ao contrário, atuam como grupos funcionais. A posição de uma articulação influencia a posição e a ação de outras articulações. Por exemplo, quando o punho é flexionado, as articulações interfalângicas não flexionam totalmente, basicamente em decorrência da insuficiência passiva dos extensores dos dedos e seus tendões. Cada articulação depende de forças equilibradas para que o posicionamento e o controle sejam adequados. Quando o equilíbrio está ausente, em razão de um traumatismo, de uma lesão nervosa ou de outros fatores, a perda de forças de contrabalanço acarreta deformidades. Além disso, todo o membro superior deve ser considerado como uma cadeia cinética que permite que a mão seja posicionada de forma adequada. As ações das articulações do ombro, do cotovelo e do punho permitem que a mão alcance quase todas as áreas do corpo.

Anatomia aplicada

A **articulação radioulnar distal** (ARUD) é uma articulação uniaxial do tipo pivô que possui um grau de liberdade.[1] Apesar de o rádio se mover sobre a ulna, esta não permanece imóvel. Em relação à ulna, o rádio se move para trás e lateralmente durante a pronação, e para a frente e medialmente durante a supinação. A posição de repouso da articulação é de 10° de supinação, enquanto a sua posição de congruência máxima é de 5° de supinação. O padrão capsular da ARUD é a amplitude de movimento (ADM) completa com dor no extremo da rotação.

Articulação radioulnar distal

Posição de repouso:	10° de supinação
Posição de congruência máxima:	5° de supinação
Padrão capsular:	Amplitude de movimento completa, dor no extremo da rotação

A **articulação radiocarpal (do punho)** é uma articulação biaxial elipsoidal.[1,2] O rádio articula-se com o escafoide e o semilunar. A parte distal do rádio não é reta e, sim, angulada, em direção à ulna (15 a 20°); sua margem posterior projeta-se mais distalmente, para proporcionar um "efeito de suporte".[3] O semilunar e o piramidal também articulam-se com o disco cartilaginoso triangular (**complexo fibrocartilaginoso triangular [CFCT]**) (Figs. 7.1 e 7.2) que se acomoda entre a ulna e o semilunar e piramidal.[4] O CFCT é composto pelos ligamentos ulnossemilunar e ulnopiramidal, pelo tendão do extensor ulnar do carpo e sua bainha, pela cápsula ulnar, pelos ligamentos radioulnares anterior e posterior, o homólogo ulnomeniscal (i. e., um órgão correspondente a outro órgão em termos de função e composição), e pelo disco fibrocartilaginoso triangular,[4-7] sendo mais espesso em punhos com **ulna negativa** (i. e., **com ulna curta**).[4,8] A ARUD (Fig. 7.3) é estabilizada pelo CFCT, pelo extensor ulnar do carpo, pelo ligamento interósseo, pelo pronador quadrado e por outros músculos do antebraço.[4] Em pessoas com **punho com ulna neutra**, a carga axial através do CFCT equivale aproximadamente a 18%.[9] O

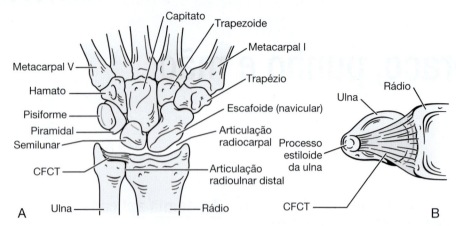

Figura 7.1 Ossos e complexo fibrocartilaginoso triangular (CFCT). (A) Vista palmar. (B) Vista final do CFCT, do rádio e da ulna.

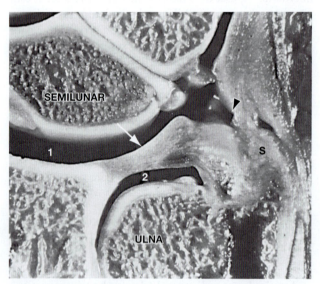

Figura 7.2 Articulações do punho: compartimentos específicos. Limite ulnar do compartimento radiocarpal (secção coronal). Observe a extensão desse compartimento (*1*), a sua relação com o compartimento radioulnar inferior (*2*), a localização da fibrocartilagem triangular entre as estruturas (*seta*) e o recesso pré-estiloide (*ponta de seta*), intimamente ligado ao(s) estiloide(s) da ulna. (De Resnick D, Kransdorf MJ: *Bone and joint imaging*. Philadelphia: WB Saunders, 2005. p. 27).

disco estende-se da face ulnar da parte distal do rádio até a ulna, onde se fixa na base do processo estiloide. O disco aumenta a estabilidade das articulações ulnocarpais e da ARUD.[5,8,10] A parte anterior do CFCT fica tensionada em pronação, impedindo o deslocamento posterior da ulna, enquanto a parte posterior fica tensionada em supinação, não permitindo seu deslocamento anterior. O desvio ulnar forçado (p. ex., ao oscilar um taco de beisebol, ou uma raquete) aumenta a carga incidente no CFCT.[5,8,10] O CFCT cria uma relação próxima entre a ulna e os ossos do carpo e une e estabiliza as extremidades distais do rádio e da ulna.[11,12] Com o disco triangular posicionado e com uma ulna neutra, o rádio suporta 60% da carga, e a ulna (por meio do disco triangular), 40%.

Quando o disco é removido, o rádio transmite 95% da carga axial e a ulna, 5%.[13] Por essa razão, o disco cartilaginoso triangular atua como um coxim para a articulação do punho e como um estabilizador importante da ARUD.[3,14] O mecanismo de lesão mais comum no CFCT é a extensão e a pronação forçadas.

A extremidade distal do rádio é côncava, enquanto a fileira proximal dos ossos do carpo é convexa, mas as curvaturas não são iguais. A articulação possui dois graus de liberdade; a sua posição de repouso é neutra, com um discreto desvio ulnar. A posição de congruência máxima é em extensão com desvio radial, enquanto o padrão capsular é a limitação igual da flexão e da extensão.

Articulação radiocarpal (do punho)

Posição de repouso:	Neutra, com discreto desvio ulnar
Posição de congruência máxima:	Extensão com desvio radial
Padrão capsular:	Limitação igual da flexão e da extensão (atuam com a articulação mediocarpal)

A estabilidade dos ossos do carpo (do punho) se mantém, principalmente, por uma configuração complexa de ligamentos e ossos (Fig. 7.4).[15] Os ligamentos que estabilizam o escafoide, o semilunar e o piramidal são os mais importantes.[16] Desses ligamentos, os ligamentos radioescafossemilunar, escafossemilunar e semilunopiramidal são os ligamentos intrínsecos mais importantes, além dos mais comumente lesionados.[17-19] Esses ligamentos têm grande probabilidade de ser lesionados durante uma queda sobre a mão estendida (QSME) em pronação (punho em extensão, desvio ulnar e supinação intercarpal).[16,20] O escafoide atua como uma estrutura que transmite os movimentos da fileira distal para a fileira proximal do carpo. O escafoide, o semilunar e o piramidal são descritos como um **segmento intercalado**.[21] O ligamento interósseo escafossemilunar é o estabilizador primário da

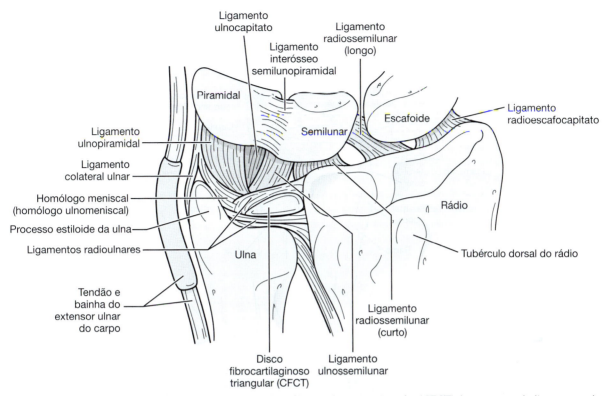

Figura 7.3 Anatomia da articulação radioulnar distal. O complexo fibrocartilaginoso triangular (CFCT) é composto pelo ligamento colateral ulnar, homólogo meniscal, disco triangular e os ligamentos radioulnares formados pelos fascículos estiloide e foveal do ligamento triangular.

articulação escafossemilunar; quando está lesionado (entorse de 3° grau), o resultado é uma instabilidade dinâmica, mas não uma instabilidade estática, que somente ocorre quando os suportes ligamentares secundários também estão lesionados.[21] Os ossos do segmento intercalado atuam em conjunto; o movimento de um osso afeta os movimentos dos outros dois, graças às suas inserções ligamentares. Por exemplo, durante um desvio radial, o escafoide flexiona, fazendo com que o semilunar também flexione, por causa do ligamento escafossemilunar. No entanto, uma flexão excessiva do semilunar fica limitada pelo ligamento semilunopiramidal. Tendo em vista que o piramidal está ligado à fileira distal do carpo pelo ligamento capito-piramidal, ocorre um momento de extensão no punho ao desvio radial.[22] Lesões semilunar-piramidais ocorrem com maior frequência na extensão do punho, desvio radial e supinação intercarpal.[16] Os ligamentos palmares são muito mais fortes que os ligamentos dorsais. Os ligamentos extrínsecos palmares controlam o movimento do punho e do escafoide, com o ligamento radioescafossemilunar atuando como uma tipoia de contenção para o escafoide.[17] Esse ligamento, juntamente com o ligamento radiossemilunar, permite que o escafoide rotacione em torno deles; ambos estabilizam o escafoide nos extremos do movimento.[17] No lado ulnar, os ligamentos (semilunopiramidal, capito-piramidal, intercarpais dorsais e o disco fibrocartilaginoso) controlam o piramidal.

As **articulações intercarpais** incluem as articulações entre os ossos individuais da fileira proximal dos ossos do carpo (escafoide, semilunar e piramidal) e as articulações entre os ossos individuais da fileira distal dos ossos do carpo (trapézio, trapezoide, capitato e hamato). As lesões perissemilunares envolvem o semilunar e a sua relação com os outros ossos do carpo, assim como o rádio e a ulna.[23] Eles são unidos por pequenos ligamentos intercarpais (dorsais, palmares e interósseos), que permitem apenas um movimento de deslizamento de pequena magnitude entre os ossos. A posição de congruência máxima é em extensão, enquanto a posição de repouso é neutra ou em flexão discreta.

Articulações intercarpais

Posição de repouso: Neutra ou flexão discreta
Posição de congruência máxima: Extensão
Padrão capsular: Nenhum

A **articulação pisopiramidal** é considerada de forma separada, visto que o pisiforme repousa sobre o piramidal e não participa diretamente dos demais movimentos intercarpais. Curiosamente, o flexor ulnar do carpo (que se insere no pisiforme e no hamato por meio do ligamento piso-hamato) é o único músculo com inserção em qualquer um dos ossos carpais. Assim, o examinador deve ter em mente que o movimento carpal é determinado, sobre-

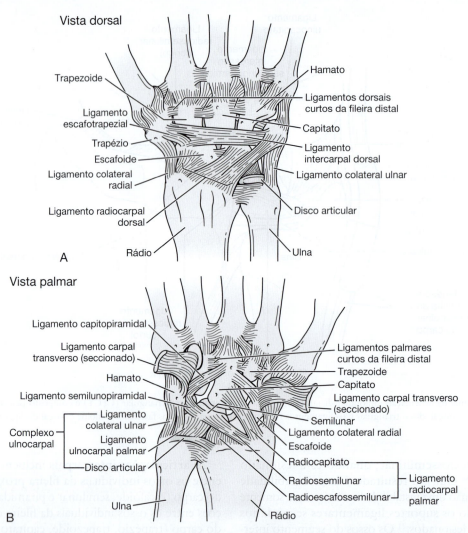

Figura 7.4 Ligamentos do punho. (A) Face dorsal do punho direito. (B) Face palmar do punho direito. O ligamento carpal transverso foi seccionado e rebatido para demonstração dos ligamentos subjacentes. (Redesenhada de Neumann DA: Kinesiology of the musculoskeletal system – foundations for physical rehabilitation. St Louis: CV Mosby, 2002. p. 178-179.)

tudo, pelas forças passivas, configurações das superfícies articulares, ligamentos e cargas; e que as forças ativas atuam apenas indiretamente.[24]

As **articulações mediocarpais** formam uma articulação composta entre as fileiras proximal e distal dos ossos do carpo, com exceção do osso pisiforme. Na face medial, o escafoide, o semilunar e o piramidal se articulam com o capitato e o hamato, formando uma articulação selar (em forma de sela) composta. Na face lateral, o escafoide se articula com o trapezoide e o trapézio, formando uma outra articulação selar composta. Como as articulações intercarpais, essas articulações são unidas por ligamentos dorsais e palmares; contudo, não existem ligamentos interósseos entre as fileiras proximal e distal dos ossos. A fileira distal de ossos do carpo (i. e., hamato, capitato, trapezoide e trapézio) se mantém unida pelos robustos ligamentos interósseos que limitam os movimentos entre a fileira e os metacarpais.[21] Portanto, existe um maior movimento nas articulações mediocarpais do que entre os ossos das duas fileiras das articulações intercarpais. A posição de congruência máxima dessas articulações é em extensão, com desvio ulnar, e a posição de repouso é neutra ou em flexão discreta, com desvio ulnar.

Articulações mediocarpais

Posição de repouso:	Neutra ou flexão discreta, com desvio ulnar
Posição de congruência máxima:	Extensão, com desvio ulnar
Padrão capsular:	Limitação igual da flexão e da extensão (atuam com as articulações radiocarpais)

O **arco transverso proximal** (Fig. 7.5), que forma o túnel do carpo, é formado, por sua vez, pela fileira distal dos ossos do carpo. Nesse arco relativamente rígido, o osso capitato atua como uma estrutura central fundamental.[25]

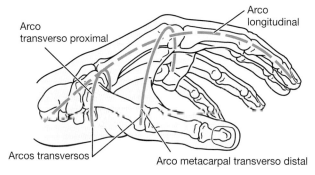

Figura 7.5 Arcos longitudinal e transverso da mão (vista lateral).

No polegar, a **articulação carpometacarpal** é uma articulação selar que possui 3° de liberdade, ao passo que as articulações carpometacarpais II a V são articulações planas.[26] O padrão capsular da articulação carpometacarpal do polegar é em abdução mais limitada, seguida pela extensão. A posição de repouso é a meio caminho entre a abdução e a adução e a meio caminho entre a flexão e a extensão. A posição de congruência máxima da articulação carpometacarpal do polegar é em oposição completa. Das articulações carpometacarpais II a V, o padrão capsular de restrição é de limitação igual em todas as direções. Os ossos dessas articulações se mantêm unidos por ligamentos dorsais e palmares. Além disso, a articulação do polegar possui um forte ligamento lateral, que se estende da face lateral do trapézio até a face radial da base do metacarpal I; as quatro articulações mediais possuem um ligamento interósseo semelhante ao da articulação carpal.

Articulações carpometacarpais

Posição de repouso:	Polegar, a meio caminho entre a abdução e a adução e a meio caminho entre a flexão e a extensão
	Quirodáctilos, a meio caminho entre a flexão e a extensão
Posição de congruência máxima:	Polegar, oposição completa
	Quirodáctilos, flexão completa
Padrão capsular:	Polegar, abdução e extensão
	Quirodáctilos, limitação igual em todas as direções

As articulações carpometacarpais dos dedos permitem apenas o movimento de deslizamento. As articulações carpometacarpais II e III tendem a ser relativamente imóveis e são as principais articulações "estabilizadoras" da mão, enquanto a quarta e a quinta articulações são mais móveis e permitem que a mão se adapte a objetos de diferentes formas durante o movimento de preensão. A articulação carpometacarpal do polegar é singular, pelo fato de permitir que ocorra flexão, extensão, abdução, adução, rotação e circundução. Isso ocorre porque se trata de uma articulação em forma de sela. Em virtude dos muitos movimentos possíveis dessa articulação, o polegar é capaz de assumir qualquer posição em relação à face palmar da mão.[26]

As **articulações intermetacarpais** planas apresentam apenas um movimento de deslizamento de pequena magnitude entre elas e não incluem a articulação do polegar. Elas são unidas por ligamentos palmares, dorsais e interósseos.

As **articulações metacarpofalângicas** são articulações condilóides. Os ligamentos colaterais dessas articulações contraem na flexão e relaxam na extensão. Essas articulações também são unidas por ligamentos palmares e metacarpais transversos profundos. O **capuz dorsal** ou **extensor** (Fig. 7.4) reforça a face dorsal das articulações metacarpofalângicas, enquanto as **placas palmares** (ou **volares**) reforçam a face palmar (ver Fig. 7.6).[3] Os tendões flexores e as polias anulares dos dedos são estruturas anatômicas essenciais para a complexa função de preensão exercida pela mão.[27] As polias orientam a força dos tendões flexores e convertem a translação linear em rotação nas articulações interfalângicas, impedindo o efeito de corda de arco.[27] Cada articulação possui 2° de liberdade. A articulação metacarpofalângica I possui três graus de liberdade e, por essa razão, facilita o movimento da articulação carpometacarpal do polegar.[26] A posição de congruência máxima da articulação metacarpofalângica I é de oposição máxima; a posição de congruência máxima das articulações metacarpofalângicas II a V é de flexão máxima.[28] A posição de repouso das articulações metacarpofalângicas é em flexão discreta, enquanto o padrão capsular é de maior limitação da flexão que da extensão.

Articulações metacarpofalângicas

Posição de repouso:	Flexão discreta
Posição de congruência máxima:	Polegar, oposição completa
	Quirodáctilos, flexão completa
Padrão capsular:	Flexão, extensão

O **arco transverso distal** (ver Fig. 7.5) transita ao longo das articulações metacarpofalângicas e tem maior mobilidade do que o arco transverso proximal. Isso permite que a mão assuma formas ou se ajuste em torno de diferentes objetos. As articulações metacarpofalângicas II e III formam a parte estável do arco, enquanto a quarta e quinta articulações metacarpofalângicas formam a parte móvel (ver Fig. 7.39).[25]

O **arco longitudinal** acompanha a parte mais rígida da mão, avançando desde os carpais até as articulações carpometacarpais, proporcionando estabilidade longitudinal à mão. As articulações metacarpofalângicas II e III são essenciais, tanto para o arco transverso distal como para o arco longitudinal distal.[25]

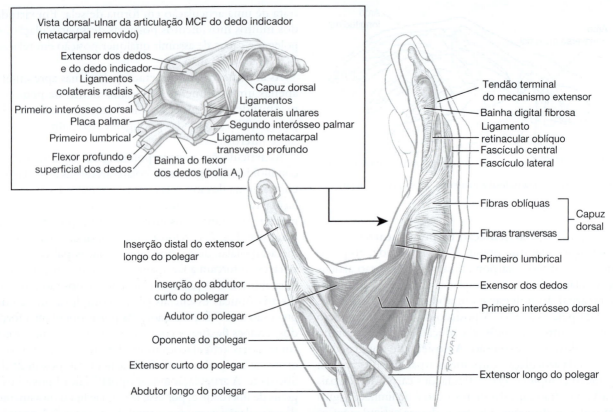

Figura 7.6 Vista lateral dos músculos, tendões e do mecanismo extensor da mão direita. A ilustração no detalhe explicita a anatomia associada à articulação metacarpofalângica do dedo indicador. *MCF*, Metacarpofalângico. (De Neumann DA: *Kinesiology of the musculoskeletal system – foundations for physical rehabilitation*, 2.ed., St. Louis, 2010, CV Mosby, p. 269.)

As **articulações interfalângicas** são articulações uniaxiais do tipo dobradiça, com 1° de liberdade (flexão e extensão). A posição de congruência máxima das articulações interfalângicas proximais e das articulações interfalângicas distais é em extensão completa; a posição de repouso é em flexão discreta. O padrão capsular dessas articulações é de maior limitação da flexão que da extensão. Os ossos dessas articulações são unidos por uma cápsula fibrosa e pelos ligamentos palmares e colaterais. Durante a flexão, ocorre uma certa rotação dessas articulações, de modo que as polpas digitais ficam direcionadas mais completamente para a polpa do polegar. Quando as articulações metacarpofalângicas e interfalângicas proximais dos quirodáctilos são flexionadas, elas convergem em direção ao tubérculo do escafoide (Fig. 7.7). Às vezes, isso é denominado **sinal da cascata**. Quando um ou mais quirodáctilos não convergem, em geral, isso é indicativo de trauma (p. ex., fratura) dos quirodáctilos, cujo alinhamento normal ficou alterado.

Articulações interfalângicas

Posição de repouso:	Flexão discreta
Posição de congruência máxima:	Extensão completa
Padrão capsular:	Flexão, extensão

Anamnese

Com frequência, a avaliação do antebraço, do punho e da mão é mais demorada que a de outras articulações do corpo, em razão da importância da função da mão nas atividades cotidianas e do envolvimento de muitas estruturas e articulações (Fig. 7.8). A palpação dos diversos ossos e de seus tendões e ligamentos suprajacentes pode ser importante para diferenciar quais estruturas estão com problema.

Para fazer um exame apropriado do antebraço, do punho e da mão, o examinador deve ficar de frente para o paciente, com a mesa de exame interposta, de modo que o examinador possa conversar, observar e mobilizar as articulações e estruturas em avaliação, enquanto observa atentamente as reações do paciente aos movimentos. Essa posição também possibilita que, durante a avaliação, o paciente repouse seu cotovelo e braço sobre a mesa de exame.[31]

Além das questões da seção "Anamnese" do Capítulo 1, o examinador deve obter as seguintes informações do paciente:

1. *Qual é a idade do paciente?* Certas condições ocorrem com maior frequência em determinadas idades. Por exemplo, alterações artríticas são mais observadas em pacientes com mais de 40 anos de idade.[32] A doença de Kienböck tem maior probabilidade de ser diagnosticada em homens entre os 20 e 40 anos.[5]

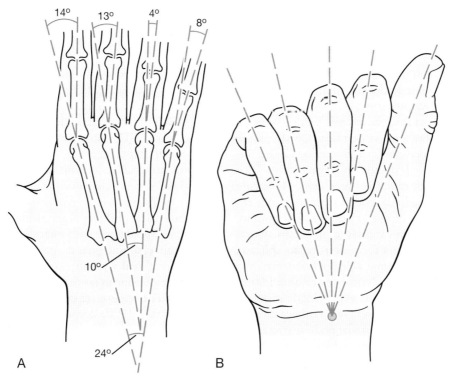

Figura 7.7 Alinhamento dos dedos. (A) Alinhamento fisiológico normal. (B) Flexão oblíqua dos quatro últimos quirodáctilos. Somente o raio do indicador flexiona em direção ao eixo mediano. Quando os quatro últimos dígitos são flexionados de forma separada nas articulações metacarpofalângicas e interfalângicas proximais, os seus eixos convergem para o tubérculo do escafoide. (Redesenhada de Tubiana R. *The hand*. Philadelphia: WB Saunders, 1981. p. 22.)

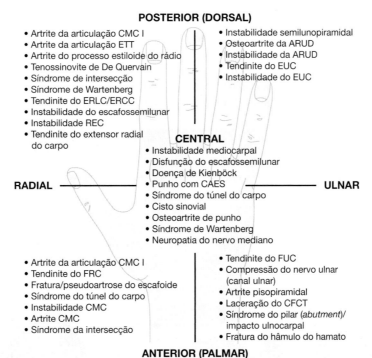

Figura 7.8 Doenças do punho listadas por local de ocorrência da dor.[29-31] ARUD: articulação radioulnar distal; CAES: colapso avançado escafossemilunar; CFCT: complexo fibrocartilaginoso triangular; CMC: carpometacarpal; ERCC: extensor radial curto do carpo; ERLC: extensor radial longo do carpo; ETT: escafotrapezial trapezoide; EUC: extensor ulnar do carpo; FRC: flexor radial do carpo; FUC: flexor ulnar do carpo; REC: radioescafocapitato. (Modificada de Newton AW, Hawkes DH, Bhalaik V: Clinical examination of the wrist, *Orthop Trauma* 31(4):237-247, 2017.)

2. *Qual é a profissão do paciente? Houve algum aumento nas demandas físicas com relação ao punho?* Certas profissões podem acometer mais o punho e a mão. Por exemplo, a probabilidade de lesão por esforço repetitivo é maior em digitadores, enquanto a de lesões traumáticas é maior em mecânicos de automóveis.
3. *Qual foi o mecanismo da lesão?*[32,33] Por exemplo, uma queda sobre a mão estendida (QSME) pode causar luxação do semilunar, fratura de Colles, fratura do escafoide, lesão ao CFCT, ou extensão dos quirodáctilos pode causar a luxação deles. O paciente caiu sobre qual lado da mão? Em geral, lesões em flexão e supinação afetam o lado radial do punho, enquanto lesões em extensão e pronação afetam seu lado ulnar.[34] Uma força de rotação aplicada sobre o punho ou próximo a ele pode acarretar uma fratura de Galeazzi, que consiste em uma fratura do rádio e uma luxação da extremidade distal da ulna. A sobrecarga compressiva da cabeça da ulna sobre o semilunar e o piramidal pode acarretar um **impacto ulnocarpal,** que leva a dor quando o braço está em pronação (p. ex., ao empurrar um carrinho de supermercado).[5] Se o punho está em extensão e em desvio ulnar, o impacto na eminência tenar força a mão à posição de supinação, enquanto o antebraço faz pronação, lesionando o ligamento interósseo escafossemilunar. Isso resulta em instabilidade ou em fratura (Fig. 7.9).[35] Esse mecanismo é observado na prática da ginástica, em que pode ocorrer fechamento prematuro da fise ou uma sinovite carpal posterior hipertrófica em decorrência do uso excessivo.[35] Praticantes de esportes de raquete, golfe, beisebol e tênis podem ter fratura do hâmulo do hamato (Fig. 7.10; ver também Fig. 7.176) que, como o escafoide, pode não se consolidar.[9] A **síndrome do martelo hipotenar** é uma lesão vascular à artéria ulnar causada por traumas contusos repetidos à eminência hipotenar (i. e., a palma da mão é utilizada como se fosse um martelo!). O CFCT pode ser lesionado pela repetida descarga de peso e por estresses rotacionais (i. e., hiperpronação).[6,9] A ocorrência de um polegar de esquiador (ou de goleiro) envolve uma lesão ao ligamento colateral ulnar (LCU) entre o metacarpal I e a falange proximal do polegar (Fig. 7.11).[36-39]
4. *Quais tarefas o paciente consegue (ou não) realizar?* Por exemplo, ele apresenta dificuldade para abotoar a roupa, vestir-se, amarrar os cadarços dos sapatos ou realizar qualquer outra atividade da vida cotidiana? Esse tipo de questão fornece uma indicação sobre a limitação funcional do paciente. Embora a ADM normal real seja superior à necessária para as atividades funcionais normais, no punho, funcionalmente, o paciente deve ter cerca de 40° de flexão, 40° de extensão, 15° de desvio radial e 20° de desvio ulnar.[34]

Movimento funcional normal do punho

Para um movimento funcional normal do punho, o indivíduo deve ter:
- 40° de flexão.
- 40° de extensão.
- 15° de desvio radial.
- 20° de desvio ulnar.

---

5. *Quando a lesão ocorreu? Há quanto tempo o paciente apresenta limitação?* Essas questões não são necessariamente iguais; por exemplo, uma queimadura pode ter ocorrido há um certo tempo, mas a limitação pode ocorrer apenas após a formação de uma cicatriz hipertrófica. O punho, em geral, é lesionado por causa da sustentação do peso (p. ex., ginástica), por

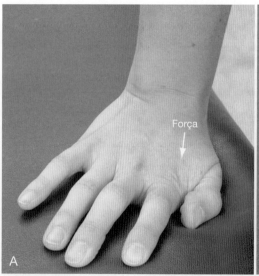 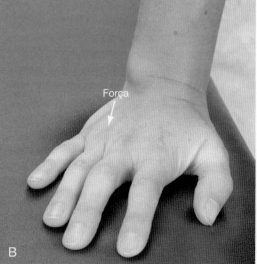

Figura 7.9 A posição da mão em relação ao antebraço no momento do impacto (lesão QSME) determina a localização das forças de tensão. (A) Impacto na eminência tenar. (B) Impacto na eminência hipotenar. QSME: queda sobre a mão espalmada.

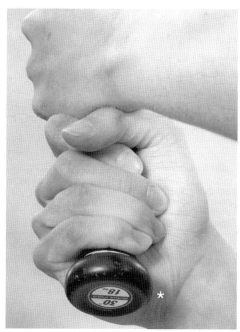

Figura 7.10 Localização do hâmulo do hamato (*) em relação à extremidade do bastão de beisebol.

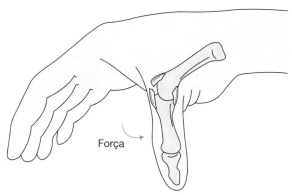

Figura 7.11 Mecanismo de lesão em um polegar de esquiador (também conhecido como polegar de goleiro ou laceração do ligamento colateral ulnar do polegar). O ligamento colateral ulnar da articulação metacarpofalângica é rompido em decorrência de uma força em abdução. (De Dugan SA, Abreu Sosa SM: Ulnar collateral ligament sprain. In Frontera WR, Silver JK, Rizzo TD, editores: *Essentials of physical medicine and rehabilitation*, 4.ed., Philadelphia, 2019, Elsevier. Reproduzida de Mellion MB: *Office sports medicine*, 2.ed. Philadelphia, 1996, Hanley & Belfus, p. 228.)

estresse de rotação combinado com um desvio ulnar (p. ex., atingir uma bola com uma raquete), por torção e por uma carga de impacto (lesão QSME).[33,40]

6. *Qual é a mão dominante do paciente?* A probabilidade de a mão dominante ser lesionada é maior; a sua perda funcional, pelo menos no início, também é maior.

7. *O paciente sofreu anteriormente alguma lesão no antebraço, no punho ou na mão?* O tipo de lesão foi o mesmo? O mecanismo de lesão foi o mesmo? Em caso afirmativo, como a lesão foi tratada?

8. *Qual parte do antebraço, do punho ou da mão foi lesionada?* Quando os tendões flexores (os quais são redondos, possuem bainhas sinoviais e apresentam uma excursão maior que a dos tendões extensores) são lesionados, eles respondem ao tratamento de forma muito mais lenta que os tendões extensores (que são achatados ou ovoides). Na mão, existe uma região cirúrgica denominada "terra de ninguém" (Fig. 7.12), localizada entre a prega palmar distal e a parte média da falange média dos quirodáctilos. A lesão dos tendões flexores, nessa área, exige reparação cirúrgica e, em geral, acarreta a formação de aderências, que restringem o deslizamento. Além disso, os tendões podem tornar-se isquêmicos, sendo substituídos por tecido cicatricial. Por esse motivo, o prognóstico após a cirurgia nessa região não é bom.

9. *Há um predomínio de dor ou sensibilidade anormal (p. ex., parestesia, picadas e agulhadas)?* Na mão e nos dedos, o examinador deve se demorar um pouco para diferenciar exatamente a localização dos sintomas, a fim de distinguir entre neuropatia de nervo periférico, sintomas de raiz nervosa e outras condições dolorosas localizadas.[41,42] O que o paciente faz se os sintomas pioram? No caso de uma lesão nervosa, certos dedos podem ser afetados por diferentes nervos periféricos, fazendo com que parte da mão "adormeça" (i. e., parestesia e dormência). Para o alívio da dormência, com frequência o paciente sacode ou movimenta rápida e repetidamente o punho e a mão. Essa ação tem sido denominada **sinal de sacudir**.[43,44] Em pacientes idosos, o surgimento insidioso dos sintomas na mão pode ter sua origem na parte cervical da coluna.[34]

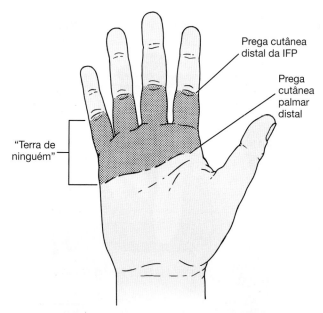

Figura 7.12 "Terra de ninguém" cirúrgica (vista palmar). IFP: interfalângica proximal.

10. *Onde está doendo?* O paciente pode descrever uma área pequena ou extensa, que pode indicar lesão a uma estrutura específica, ou mesmo a várias estruturas. Por exemplo, se o paciente segura o escafoide em seus aspectos anterior e posterior (o **sinal de preensão**) (Fig. 7.13), afirmando que "esse é o lugar da dor", o examinador deve suspeitar de fratura ou necrose avascular do escafoide, ou lesão à articulação escafossemilunar ou a seus ligamentos.[34]

Observação

Ao analisar os antebraços, os punhos e as mãos do paciente, tanto no aspecto anterior como posterior, o examinador deve observar o desejo e a capacidade do paciente de utilizar a mão, praticando atividades como tirar uma jaqueta, abrir portas, descarregar peso sobre os apoios de braço de uma cadeira ao sentar-se ou ficar em pé, pegar alguma coisa no bolso e escrever.[5] Em alguns casos, utiliza-se um diagrama para as mãos (Fig. 7.14), que pode ser preenchido pelo paciente e/ou examinador, com o objetivo de delinear os diferentes sinais e sintomas com marcações ou cores que possivelmente ajudarão no diagnóstico.[45,46] Por exemplo, nos casos de síndrome do túnel do carpo, em certas circunstâncias o examinador pode recorrer ao **sistema de pontuação de Katz** nos diagramas para as mãos. Isso também ajudará no diagnóstico.[45-47]

Em geral, quando a mão encontra-se na posição de repouso e o punho na posição normal, os dedos ficam cada vez mais flexionados à medida que a mão é observada

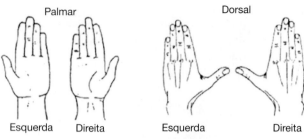

Figura 7.14 Diagrama de sintomas da mão. (Modificada de Bonauto DK, Silverstein B, Fan ZJ et al.: Evaluation of a symptom diagram for identifying carpal tunnel syndrome, *Occup Med* 58(8):561-566, 2008.)

do lado radial em direção ao lado ulnar. A perda dessa ação normal pode ser causada por patologias que acometem a mão, como uma laceração de tendão, ou uma contratura, como a contratura de Dupuytren.

Deve-se comparar os contornos dos ossos e dos tecidos moles do antebraço, do punho e da mão de ambos os membros superiores; qualquer alteração deve ser anotada. Por exemplo, uma saliência excessiva da ulna distal (Fig. 7.15), quando comparada com o outro lado, pode indicar problemas com a ARUD. A aparência estética da mão é muito importante para alguns pacientes. O examinador deve observar a reação do paciente em relação à aparência da mão e deve estar preparado para a realização de uma avaliação estética. Essa avaliação deve sempre ser incluída na avaliação funcional, que é mais importante. A posição da mão em repouso, com frequência, revela deformidades comuns. Deve-se observar a ocorrência de pregas cutâneas normais. As pregas cutâneas ocorrem como resultado do movimento das diversas articulações. O examinador deve observar a presença de qualquer atrofia muscular na eminência tenar (nervo mediano), no

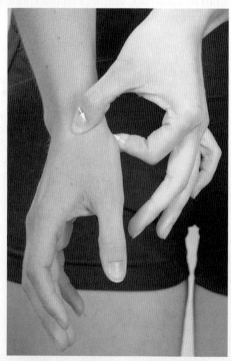

Figura 7.13 Sinal de preensão para lesão do escafoide.

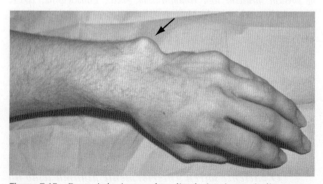

Figura 7.15 Proeminência na ulna discal *(seta)* que indica ruptura da articulação radioulnar distal. (De Skirven TM, Osterman AL, Fedorczyk J, Amadio PC: *Rehabilitation of the hand and upper extremity*, 6.ed., St. Louis, 2011, Elsevier.)

primeiro músculo interósseo dorsal (raiz nervosa C7) ou na eminência hipotenar (nervo ulnar), que possa indicar lesão do nervo periférico ou da raiz nervosa.

Qualquer aumento de volume localizado (p. ex., cisto sinovial) observado no dorso da mão deve ser anotado (Fig. 7.16).[48] No punho e na mão, o derrame articular e o espessamento sinovial são mais evidentes nas faces dorsal e radial. O aumento de volume das articulações metacarpofalângicas e interfalângicas é mais evidente na face dorsal.

A mão dominante tende a ser maior que a não dominante. Caso o paciente apresente uma área insensível nos dedos, ele evita essa área ao levantar peso ou identificar objetos e utiliza um outro dedo, cuja sensibilidade é normal. Por essa razão, o examinador deve observar a presença de padrões de movimento anormais ou diferentes, que possam indicar adaptações ou modificações necessárias por conta de alguma patologia.

Qualquer alteração vasomotora, sudomotora, pilomotora e trófica deve ser anotada. Essas alterações podem indicar lesão do nervo periférico, doença vascular periférica, diabetes *mellitus*, doença de Raynaud ou síndromes neurovasculares reflexas (também chamadas **síndrome da dor regional complexa**, *distrofia simpática reflexa, causalgia, síndrome ombro-mão* e *atrofia de Sudeck*); podem ser iniciadas por um traumatismo leve, fratura, imobilização, acidente vascular encefálico ou cirurgia, com maior prevalência no membro superior.[49] Os sinais e sintomas clínicos da síndrome da dor regional complexa afetam o membro envolvido em uma distribuição em "luva" ou "meia" (ver Fig. 7.37), o que difere da distribuição das lesões de nervo periférico; e, com frequência, a dor é desproporcional à lesão. As alterações observadas na síndrome da dor regional complexa podem incluir a perda de pelos da mão, fragilidade ungueal, aumento ou diminuição da sudorese na região palmar, pele brilhante, evidências radiográficas de osteoporose ou qualquer diferença de temperatura entre os dois membros. A Tabela 7.1 apresenta os

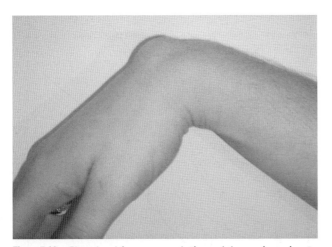

Figura 7.16 Cisto sinovial ou pequeno inchaço cístico no dorso da mão direita, em um ponto imediatamente distal à articulação do punho.

TABELA 7.1

Critérios diagnósticos de Budapeste para a síndrome da dor regional complexa[50-52]

1. Dor contínua, desproporcional a qualquer evento incitante
2. O paciente deve relatar pelo menos um sintoma em três das quatro categorias a seguir:
- Sensitiva: relatos de hiperestesia (sensibilidade cutânea excessiva) e/ou alodinia (sensibilização álgica central)
- Vasomotora (afeta os vasos sanguíneos): relatos de assimetria na sensibilidade térmica e/ou alterações na cor da pele e/ou assimetria na cor da pele
- Sudomotora (afeta as glândulas sudoríferas) ou edema: relatos de edema e/ou alterações na produção de suor e/ou assimetria no surgimento de suor
- Motora ou trófica (alterações nos tecidos moles em decorrência da interrupção da inervação, acarretando acúmulo de tecido fibroso): relatos de diminuição na amplitude de movimento e/ou disfunção motora (fraqueza, tremores, distonia [contrações musculares repetidas ou posturas fixas]) e/ou alterações tróficas (cabelos/pelos, unhas, pele)
3. Deve exibir pelo menos um sinal no momento da avaliação em duas ou mais das categorias a seguir:
- Sensitiva: evidências de hiperalgesia (aumento da resposta dolorosa) (ao toque com alfinete) e/ou alodinia (ao toque leve e/ou pressão somática profunda e/ou movimento articular)
- Vasomotora: evidência de assimetria na sensibilidade térmica e/ou alterações na cor da pele e/ou assimetria na cor da pele
- Sudomotora ou edema: evidências de edema e/ou alterações na produção de suor e/ou assimetria no surgimento de suor
- Motora ou trófica: evidências de diminuição na amplitude de movimento e/ou disfunção motora (fraqueza, tremores, distonia) e/ou alterações tróficas (cabelos/pelos, unhas, pele)
4. Não há outro diagnóstico que explique mais adequadamente os sinais e sintomas

Modificada de Harden RN, Bruehl S, Perez RS et al.: Validation of proposed diagnostic criteria (the "Budapest Criteria") for complex regional pain syndrome, *Pain* 150(2):268-274, 2010.

Critérios diagnósticos de Budapeste para o diagnóstico da síndrome da dor regional complexa.[51-57]

O examinador deve observar a presença de qualquer hipertrofia dos dedos. A hipertrofia óssea pode ser observada na doença de Paget, na neurofibromatose ou em uma fístula arteriovenosa.

O examinador também deve ficar atento à possível presença de uma **bossa carpal** ou **metacarpal**, que pode ser observada em casos de artrite; trata-se de um inchaço rígido no dorso (i. e., parte de trás) da mão, sendo decorrente da formação de um esporão ósseo na base das articulações carpometacarpais dos dedos indicador e médio, ou sobre o capitato e o trapezoide. Essa formação deve preocupar apenas se produzir dor; comumente, a bossa carpal ou metacarpal é observada em adultos jovens (20 a 40 anos).[58-60]

A presença de nódulos de Heberden ou de Bouchard (Fig. 7.17) deve ser anotada. Os nódulos de Heberden localizam-se na superfície dorsal das articulações interfalângicas distais e estão associados à osteoartrite. Os nódulos de Bouchard localizam-se na superfície dorsal das articulações interfalângicas proximais.[61] Com frequência, estão associados à gastrectasia e osteoartrite.

Alterações na cor da pele podem dar uma indicação da condição vascular na mão. A presença de hiperemia pode ser decorrente de infecção, enquanto uma pele seca e brilhosa pode sugerir doença sistêmica.[5,62]

A presença de qualquer ulceração pode indicar problemas neurológicos ou circulatórios. Alterações da cor do membro, com mudanças de posição, podem indicar um problema circulatório.

O examinador deve observar a presença de qualquer deformidade em rotação ou angulação dos dedos ou do punho que pode ser indicativa de uma fratura prévia. Os leitos ungueais, em geral, são paralelos entre si. Quando estendidos, os dedos são levemente rotacionados em direção ao polegar, para auxiliar no pinçamento. Um **desvio ulnar** (Fig. 7.18) pode ser observado na artrite

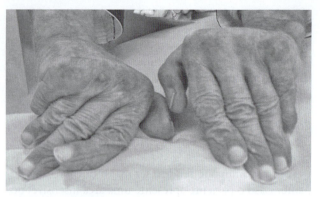

Figura 7.18 Desvio ulnar nas articulações metacarpofalângicas, sobretudo na mão direita. (De Dall'Era M, Wofsy D: Clinical features of systemic lupus erythematosus. In Firestein GS, Budd RC, Gabriel SE et al., editores: *Kelley and Firestein's textbook of rheumatology*, 10.ed. Philadelphia, 2017, Elsevier.)

reumatoide, em razão da forma das articulações metacarpofalângicas e da tração exercida pelos tendões longos.

A presença de qualquer ferida ou cicatriz deve ser anotada, visto que pode indicar cirurgia recente ou um trauma prévio. Se houver feridas, elas são recentes ou antigas? O processo de cicatrização está ocorrendo de forma adequada? A cicatriz é vermelha (nova) ou branca (antiga)? A cicatriz é móvel ou encontra-se aderida? Ela é normal, hipertrófica ou do tipo queloide? Cicatrizes na região palmar podem interferir na extensão dos dedos. Cicatrizes nos espaços interdigitais ou **união congênita dos dedos** (i. e., **sindactilia**) podem interferir na separação dos dedos e na flexão da articulação metacarpofalângica.

O examinador deve observar as unhas. **Unhas "em forma de colher"** (Fig. 7.19) são, com frequência, resultantes de infecções fúngicas, anemia, deficiência de ferro, diabetes de longa duração, lesão local, anormalidade de desenvolvimento, irritantes químicos ou psoríase. Elas também podem ser congênitas ou um traço hereditário. **Unhas "em baqueta de tambor"** (Fig. 7.20) podem ser resultantes de hipertrofia dos tecidos moles subjacentes ou de problemas respi-

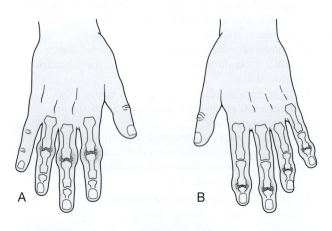

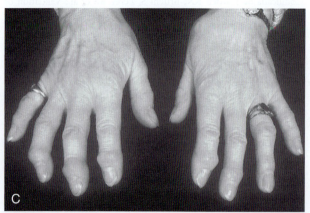

Figura 7.17 (A) Nódulos de Bouchard. (B) Nódulos de Heberden. (C) Osteoartrite em ambas as mãos. Observe os grandes inchaços das articulações interfalângicas distais (nódulos de Heberden) associadas a alguma inflamação, e as alterações mais iniciais nas articulações interfalângicas proximais (nódulos de Bouchard). (C, de Creamer P, Kidd BL, Conaghan PG: Osteoarthritis and related disorders. In Waldman SD, editor: *Pain management*, 2.ed., Philadelphia, 2011, Elsevier.)

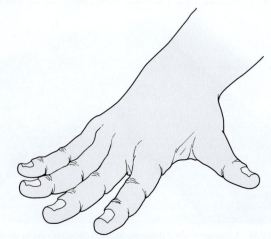

Figura 7.19 Unhas em forma de colher.

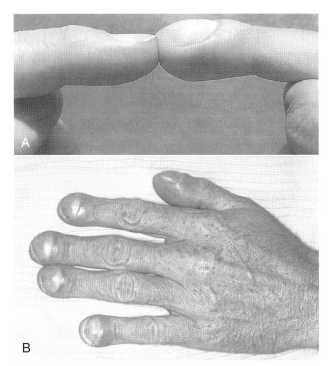

Figura 7.20 Baqueteamento ungueal. (A) Ampliação do baqueteamento à direita, em comparação com a unha normal à esquerda. (B) Vista dorsal. (A, de Zipes DB, Libby P, Bonow RO, Braunwald E: *Braunwald's heart disease: a textbook of cardiovascular medicine*, 7.ed., Philadelphia, 2005, Saunders; B, de Avidan AY, Kryger M: Physical examination in sleep medicine. In Kryger M, Roth T, Dement WC, editores: *Principles and practice of sleep medicine*, 6.ed., Philadelphia, 2017, Elsevier. Cortesia do Dr. Meir H. Kryger.)

ratórios ou cardíacos, como doença pulmonar obstrutiva crônica, cardiopatia congênita ou *cor pulmonale*.[62] A Tabela 7.2 apresenta outras patologias que podem acometer as unhas das mãos.

Deformidades comuns das mãos e dos dedos

Deformidade em mão símia. A atrofia da eminência tenar é resultado de uma paralisia do nervo mediano, ocorrendo queda do polegar para trás, em linha com os quirodáctilos, em decorrência da tração dos músculos extensores. O paciente também apresenta incapacidade para opor ou flexionar o polegar (Fig. 7.21).

Deformidade em mão de bispo ou mão de bênção (sinal de Duchenne). Ocorre atrofia da musculatura hipotenar, dos músculos interósseos e dos dois músculos lumbricais mediais em decorrência da paralisia do nervo ulnar (Fig. 7.22). Ocorre hiperextensão da articulação metacarpofalângica e flexão das articulações interfalângicas.[63,64] Se o punho flexionar à extensão metacarpofalângica quando os extensores extrínsecos se contraírem, trata-se de um sinal positivo, denominado **sinal de André-Thomas**.[64]

Deformidade em botoeira. Nessa deformidade, observam-se a extensão das articulações metacarpofalângica e interfalângica distal e a flexão da articulação interfalângica proximal (deformidade primária). A deformidade em botoeira é resultante de uma ruptura da faixa tendínea central do capuz extensor, sendo mais comum após um traumatismo ou na artrite reumatoide (Fig. 7.23).

Bossa carpal (carpometacarpal). Essa deformidade é um crescimento excessivo de osso rígido na face posterior da mão, no ponto onde o dedo indicador e/ou médio encontra os ossos trapezoide e capitato.[59,60] A bossa é uma indicação de artrite, podendo ser observada nas radiografias. A menos que provoque dor, normalmente pode-se deixar a formação sem tratamento.

Dedos em garra. Essa deformidade é consequência da perda da ação dos músculos intrínsecos e da ação excessiva dos músculos extensores extrínsecos (longos) sobre a falange proximal dos quirodáctilos. As articulações metacarpofalângicas encontram-se hiperestendidas, enquanto as articulações interfalângicas proximais e distais encontram-se flexionadas (Fig. 7.24). Quando há perda da função intrínseca, a mão é denominada **mão intrínseca-menos**. Ocorre perda da capacidade da mão de assumir uma posição em concha em decorrência do desaparecimento tanto do arco longitudinal quanto dos arcos transversos da mão (Fig. 7.5), assim como da atrofia dos músculos intrínsecos. A deformidade é, com maior frequência, causada por uma paralisia combinada do nervo mediano e do nervo ulnar. No caso de ter ocorrido achatamento do arco metacarpal dorsal (ver Fig. 7.5), com a mão assumindo um aspecto achatado, o quadro passa a ser chamado **sinal de Masse** ❼, que é resultante de paralisia da musculatura hipotenar.[63,64]

Deformidade em garfo de jantar. Essa deformidade pode ser observada em casos de fratura da parte distal do rádio com consolidação viciosa (fratura de Colles); o fragmento distal do rádio experimenta angulação posterior (Fig. 7.25).

Deformidade do punho caído. Ocorre paralisia dos músculos extensores do punho em decorrência de uma paralisia do nervo radial. O paciente não consegue estender ativamente o punho e os dedos (Fig. 7.26).

Contratura/doença de Dupuytren. Essa condição progressiva de origem genética é decorrente da contratura da fáscia palmar.[65] Ocorre uma deformidade de flexão fixa das articulações metacarpofalângicas e interfalângicas proximais (Fig. 7.27). A contratura de Dupuytren é em geral observada no dedo anular ou mínimo e, com frequência, ocorre aderência da pele à fascia. Normalmente, ela atinge mais os homens que as mulheres, sendo observada em indivíduos com 50 a 70 anos.[66]

Deformidade do extensor plus. Essa deformidade é causada por aderências ou encurtamento do tendão do extensor comum proximal à articulação metacarpofalângica. Ela acarreta a incapacidade de flexionar, de forma simultânea, as articulações metacarpofalângica e interfalângica proximais, embora elas possam ser flexionadas individualmente.

Dedo em martelo.[67] A deformidade do dedo em martelo é decorrente de uma ruptura ou avulsão do tendão exten-

542 Avaliação musculoesquelética

TABELA 7.2

Glossário das patologias ungueais

Problema	Descrição	Ocorrência
Linhas de Beau	Linhas ou cristas transversais indicando distúrbios repetidos do crescimento ungueal	Doenças sistêmicas, muitos tipos de estados tóxicos ou de deficiência nutricional e trauma (causado durante o cuidado das unhas)
Deflúvio ungueal (onicomadese)	Perda total das unhas	Certas doenças sistêmicas como escarlatina, sífilis, hanseníase, alopecia areata e dermatite esfoliativa
Difusão da lunula unguis	"Disseminação" da lunula	Distrofias das extremidades
Unhas em casca de ovo	Placa ungueal fina, semitransparente e branco-azulada que tende a curvar para cima em sua extremidade distal	Sífilis
Fragilidade ungueal	Unhas friáveis ou quebradiças	Deficiência dietética e trauma local
Hapaloníquia	Unhas muito moles, que quebram facilmente	Após o contato com substâncias alcalinas fortes; distúrbios endócrinos, desnutrição, sífilis e artrite crônica
Unhas hipocráticas	"Unhas em vidro de relógio", associadas a "dedos em baqueta de tambor"	Doenças respiratórias e circulatórias crônicas, em especial, tuberculose pulmonar; cirrose hepática
Coiloníquia	"Unhas em forma de colher"; unhas com superfície externa côncava	Distúrbios endócrinos (acromegalia), trauma, dermatoses, sífilis, deficiências nutricionais e hipotireoidismo
Leuconíquia	Manchas ou estriações brancas ou, raramente, toda a unha pode tornar-se branca (tipo congênito)	Trauma local, cirrose hepática, deficiências nutricionais e muitas doenças sistêmicas
Linha de Mees	Faixas brancas transversais	Granuloma de Hodgkin, intoxicação por arsênico e tálio, febre alta e desarranjo nutricional local
Moniliáse ungueal	Infecções (em geral, do tipo paroníquia) causadas por leveduras (*Candida albicans*)	Ocupacional (comum em pessoas que manipulam alimentos e lavam pratos, dentistas e jardineiros)
Onicatrofia	Atrofia ou falha de desenvolvimento das unhas	Trauma, infecção, distúrbios endócrinos, aplasia gonadal e muitas doenças sistêmicas
Onicauxe	Placa ungueal extremamente espessa	Trauma leve persistente e doenças sistêmicas, como estase periférica, neurite periférica, sífilis, hanseníase e hemiplegia; em alguns casos, pode ser congênita
Oníquia	Inflamação da matriz ungueal que causa deformidade da placa ungueal	Trauma, infecção e muitas doenças sistêmicas
Onicodistrofia	Qualquer deformidade da placa, do leito ou da matriz ungueal	Muitas doenças, trauma ou agentes químicos (envenenamento e alergia)
Onicogrifose	"Unhas em garra" – grau extremo de hipertrofia, às vezes, com projeções emergindo da superfície ungueal	Pode ser congênita ou estar relacionada a muitas doenças sistêmicas crônicas (ver Onicauxe)
Onicólise	Afrouxamento da placa ungueal, iniciando na extremidade distal ou livre	Trauma, lesão por agentes químicos e muitas doenças sistêmicas
Onicomadese	Descolamento de todas as unhas (deflúvio ungueal)	Dermatoses, como dermatite esfoliativa, alopecia areata, psoríase, eczema, infecções ungueais, doenças sistêmicas graves e envenenamento por arsênico
Onicofagia	Ato de roer unhas	Neurose
Onicorrexe	Cristas e fendas longitudinais nas unhas	Dermatoses, infecções ungueais, muitas doenças sistêmicas, senilidade, lesão por agentes químicos e hipertireoidismo
Onicosquizia	Laminação e descamação de finas camadas das unhas	Dermatoses, sífilis e lesão por agentes químicos
Onicotilomania	Alteração das estruturas ungueais causada pela retirada persistente de fragmentos de unhas	Neurose

(continua)

TABELA 7.2 (continuação)
Glossário das patologias ungueais

Problema	Descrição	Ocorrência
Paquioníquia	Espessamento extremo de todas as unhas; elas são mais sólidas e mais regulares que na onicogrifose	Em geral, é congênita e está associada à hiperceratose palmar e plantar
Pterígio ungueal	Afilamento da prega ungueal e disseminação da cutícula sobre a placa ungueal	Associado a problemas vasoespásticos, como fenômeno de Raynaud, e, ocasionalmente, ao hipotireoidismo

De Berry TJ: *The hand as mirror of systemic disease*. Philadelphia: FA Davis, 1963.

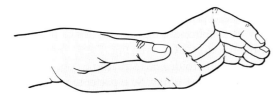

Figura 7.21   Deformidade em mão símia.

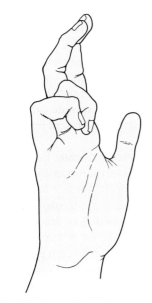

Figura 7.22   Deformidade em mão de bispo ou mão de bênção.

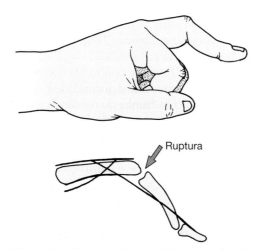

Figura 7.23   Deformidade em botoeira. Observe a deformidade em flexão na articulação interfalângica proximal.

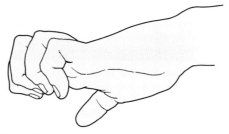

Figura 7.24   Dedos em garra (mão intrínseca-menos). Os dedos estão hiperestendidos nas articulações metacarpofalângicas e flexionados nas articulações interfalângicas.

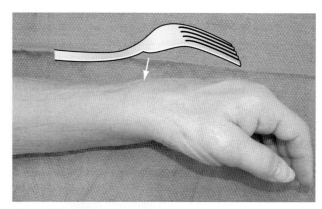

Figura 7.25   Fratura no aspecto distal do rádio com deslocamento, com uma deformidade clássica "em garfo de jantar". Observe a pronação e a angulação dorsal da mão com relação ao antebraço. (De Green JB, Deveikas C, Ranger HE et al.: Hand, wrist, and digit injuries. In Magee DJ, Zachazewski JE, Quillen WS, Manske RC, editores: *Pathology and intervention in musculoskeletal rehabilitation*, 2.ed. St. Louis, 2016, Elsevier.)

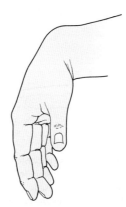

Figura 7.26   Deformidade do punho caído.

544 Avaliação musculoesquelética

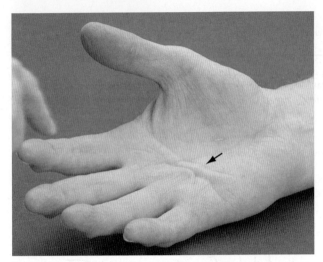

Figura 7.27 Contratura de Dupuytren.

sor, em sua inserção na falange distal do dedo. A falange distal repousa na posição de flexão (Fig. 7.28).

Mão da mielopatia. Essa deformidade consiste em uma disfunção da mão decorrente de uma enfermidade da medula cervical em conjunto com espondilose cervical. O paciente perde a capacidade de aduzir e estender os dedos anular e mínimo e, em alguns casos, o dedo médio, sobretudo em movimentos rápidos, apesar de o punho, o polegar e o dedo indicador apresentarem boa função. Além disso, o paciente tem um reflexo tricipital exagerado e um reflexo patológico positivo (p. ex., o reflexo de Hoffman).[68]

Sinal de Pitres-Testus. O sinal de Pitres-Testus ❓ fica evidente quando o paciente é solicitado a modelar a mão em forma de cone (preensão em cilindro modificado) e não é capaz de fazê-lo, em decorrência da perda da musculatura hipotenar causada por uma neuropatia do nervo ulnar.[64]

Polidactilia e trifalangismo. A polidactilia é uma anormalidade congênita caracterizada pela presença de uma quantidade maior que o normal de dígitos nas mãos ou de artelhos nos pés (Fig. 7.29A). O trifalangismo se refere à presença de três falanges no polegar, em vez das duas normais.[69]

Saliência da cabeça da ulna.[58] A presença de uma saliência na cabeça da ulna pode sugerir problemas na ARUD (p. ex., luxação posterior), problemas no lado ulnar do carpo (p. ex., subluxação e pronação dos carpais ulnares) ou problemas do CFCT (ver Fig. 7.15). Em pacientes com artrite reumatoide, essa situação é conhecida como **síndrome do capuz ulnar**. Se o paciente não apresentar enfermidades, ela tenderá a ocorrer em punhos em que ocorra contração radial não acompanhada por inclinação, sendo comum em **punhos ulnares *plus* congênitos**.[58]

Sinal do ombro do polegar. Pode ocorrer subluxação da articulação carpometacarpal do polegar em casos de artrite; se a subluxação for superior a 2 a 3 mm, será observado um discreto "degrau" na articulação. Alguns estudiosos chamam esse degrau **"sinal do ombro"** (Fig. 7.30).[34,70] Se houver aplicação de carga axial através da articulação carpometacarpal I, será possível perceber dor e crepitação.[70]

Deformidade em pescoço de cisne. Essa deformidade, em geral, envolve apenas os quirodáctilos. Ocorre flexão das articulações metacarpofalângicas e interfalângicas distais, mas a deformidade real é a extensão da articulação interfalângica proximal. A condição é decorrente de contratura dos músculos intrínsecos ou de ruptura da placa palmar e, com frequência, é observada em pacientes com artrite reumatoide ou após um trauma (Fig. 7.31).

Sindactilia. Essa deformidade é uma condição congênita na qual alguns dígitos da mão (ou artelhos do pé) estão unidos integral ou parcialmente (em seu todo ou por membrana) (Fig. 7.29B).[70] Se presente na mão, a sindactilia é mais comum entre os dedos anular e médio (57%); entre os dedos anular e mínimo (27%); indicador e médio (14%); e polegar e indicador (3%).[71]

Dedo em gatilho.[72] Também conhecida como tenovaginite digital estenosante, essa deformidade é o resultado de um espessamento da bainha do tendão flexor (nódulo de Notta), que provoca uma aderência do tendão quando o paciente tenta flexionar o dedo (Fig. 7.29C). Uma pequena inflamação da prega proximal do tendão flexor acarreta aumento de volume e constrição (estenose) do tendão flexor do dedo. Quando o paciente tenta flexionar o dedo, o tendão adere e o dedo "é liberado", produzindo, em geral, um estalido. À medida que a condição se agrava, o dedo, por fim, é flexionado, mas não liberado, e necessita ser estendido passivamente, até que, por fim, ocorre uma deformidade em flexão fixa. Essa condição

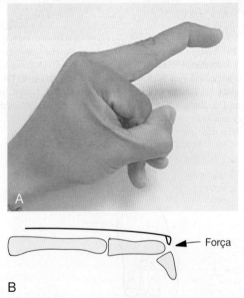

Figura 7.28 Dedo em martelo. (A) O paciente está tentando estender ativamente a falange distal. (B) Mecanismo de lesão. O tendão experimentou ruptura ou avulsão do osso. (A, de Kreger VC, Canders CP: A man who is unable to extend his middle finger, *Visual J Emerg Med* 7:40-41, 2017.)

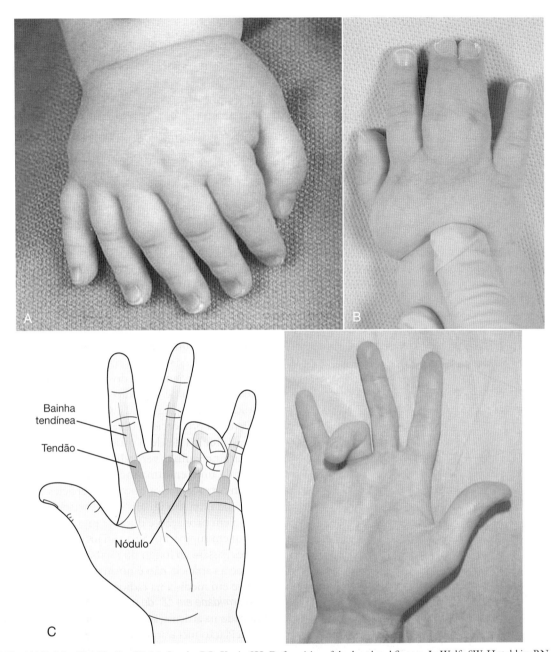

Figura 7.29 (A) Polidactilia. (De Kay SP, McCombe DB, Kozin SH: Deformities of the hand and fingers. In Wolfe SW, Hotchkiss RN, Pederson WC et al., editores: *Green's operative hand surgery*, 7.ed., Philadelphia, 2017, Elsevier. Cortesia de Shriners Hospital for Children, Philadelphia.) (B) Sindactilia. (De Hovius SER, van Nieuwenhoven CA: Congenital hand IV: syndactyly, synostosis, polydactyly, camptodactyly, and clinodactyly. In Chang J, Neligan PC, editores: *Plastic surgery: Volume 6: hand and upper extremity*, 2.ed., St. Louis, 2018, Elsevier.) (C) Dedo em gatilho. (De Silvertein JA, Moeller JL, Hutchinson MR; Common issues in orthopedics. In Rakel RE, Radel DP, editores: *Textbook of family medicine*, 9.ed., Philadelphia, 2016, Elsevier.)

tende a ocorrer com maior frequência em mulheres de meia-idade, enquanto o **"polegar em gatilho"** (uma deformidade em flexão da articulação interfalângica) é mais comum em crianças pequenas.[73] Em geral, o dedo em gatilho ocorre no terceiro ou quarto dígito. Em adultos, ele está, com frequência, associado à artrite reumatoide e tende a ser pior no período matinal.

Desvio ulnar. Essa deformidade, comumente observada em pacientes com artrite reumatoide, mas que também pode ocorrer com outras condições, acarreta desvio ulnar dos dedos em decorrência do enfraquecimento das estruturas capsuloligamentares das articulações metacarpofalângicas e do efeito resultante em "corda de arco", pela ação dos tendões extensores comuns (ver Fig. 7.18).

Variância ulnar. É a relação entre a superfície articular distal da ulna e a superfície articular do rádio. A variância ulnar é positiva se a ulna se situa mais distalmente do que o rádio; é negativa (i. e., ulnar negativa) se a ulna é mais curta do que o rádio. Esse indicador pode ser medido clinicamente com o ombro em abdução a 90°, cotovelo

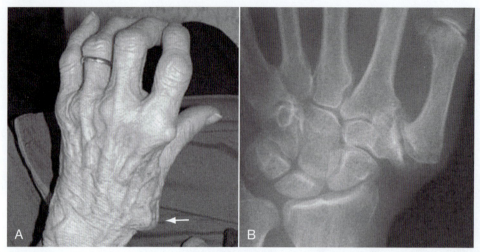

Figura 7.30 Artrite da articulação carpometacarpal I. (A) Subluxação radial da base do metacarpal I, dando origem ao "sinal do ombro" *(seta)*. (B) Radiografia anteroposterior da mesma mão. (De Young D, Papp S, Giachino A: Physical examination of the wrist, *Hand Clin* 26(1):21-36, 2010.)

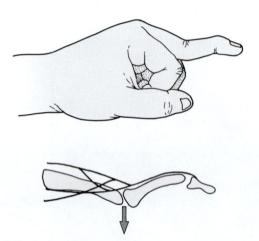

Figura 7.31 Deformidade em pescoço de cisne. Observe a hiperextensão na articulação interfalângica proximal

flexionado a 90°, antebraço na posição neutra e punho e mão também neutros. Em seguida, o examinador posiciona seus leitos ungueais a 90° com o eixo longitudinal do antebraço do paciente; um dos leitos ungueais fica contra o processo estiloide do rádio e outro contra o processo estiloide da ulna (Fig. 7.32). O nível desses dois pontos de referência proporciona uma medida da **variância ulnar clínica** (medida desde o processo estiloide), em vez de uma **variância ulnar verdadeira** (referenciada a partir da cabeça da ulna em uma radiografia).[70] Uma **variância ulnar neutra** significa que as superfícies articulares do rádio e da ulna são iguais. Essa variância se torna mais positiva em pronação e durante preensões de potência e diminui em supinação. Se a variância for negativa, cargas maiores passam ao longo do rádio. Se o examinador acredita que a variância não é normal, a prática mais comum consiste em medi-la na radiografia (ver Fig. 7.142).

Deformidade em "Z" do polegar. O polegar encontra-se flexionado na articulação carpometacarpal e hiperestendido na articulação metacarpofalângica (Fig. 7.33). Essa deformidade está associada à artrite reumatoide. Uma defor-

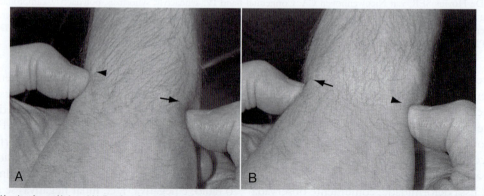

Figura 7.32 Variância ulnar clínica. (A) Punho direito com variância ulnar clínica normal. (B) Punho esquerdo com aumento na variância ulnar clínica seguinte a uma consolidação viciosa do rádio distal (encurtamento). (De Young D, Papp S, Giachino A: Physical examination of the wrist, *Hand Clin* 26(1):21-36, 2010.)

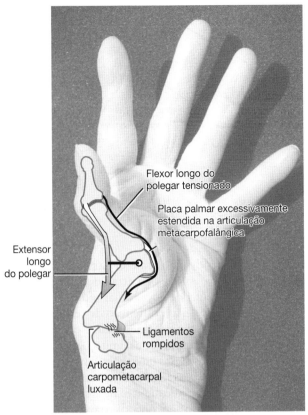

Figura 7.33 Vista palmar demonstrando a patomecânica de uma deformidade comum em "Z" do polegar, em decorrência da artrite reumatoide. O metacarpal do polegar sofre luxação lateral na articulação carpometacarpal, acarretando hiperextensão na articulação metacarpofalângica. A articulação interfalângica permanece parcialmente flexionada, por causa da tensão passiva no flexor longo do polegar estendido e tensionado. Observe que "a linha do arco" do tendão do extensor longo do polegar situado sobre a articulação metacarpofalângica cria um grande braço de momento extensor, aumentando dessa forma a mecânica da deformidade. (De Neumann DA. *Kinesiology of the musculoskeletal system – foundations for physical rehabilitation*. St. Louis, CV Mosby, 2002. p. 237.)

midade em "Z" é decorrente de hipermobilidade e pode ser hereditária (Fig. 7.34).

Outros achados físicos

A mão é a parte terminal do membro superior. Muitas condições patológicas manifestam-se nessa estrutura e podem levar o examinador a suspeitar de condições patológicas em outros locais do corpo. É importante que o examinador inspecione as mãos na avaliação de qualquer articulação, em especial quando o indivíduo apresentar um padrão anormal ou quando a anamnese indicar a possibilidade de envolvimento de mais de uma articulação. Por exemplo, se um paciente apresentar uma dor insidiosa no pescoço e alterações ungueais indicativas de psoríase, o examinador deve considerar a possibilidade de artrite psoriática com comprometimento da parte cervical da coluna e da mão. Outras condições que comprometem a mão são:

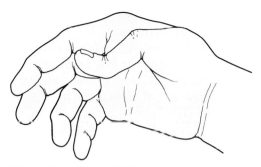

Figura 7.34 Deformidade em "Z" do polegar.

1. A exposição generalizada ou continuada do corpo à radiação acarreta unhas frágeis, cristas ungueais longitudinais, ceratose (espessamento) e ulceração.
2. Na síndrome de Plummer-Vinson, as unhas apresentam-se em forma de colher (ver Fig. 7.19). Esse problema é caracterizado por disfagia, com atrofia bucal, faríngea e da parte superior do esôfago.
3. A psoríase pode causar descamação, deformidade e fragmentação e descolamento ungueal. Ela pode acarretar artrite psoriática, que acomete articulações vertebrais e periféricas.
4. O hipertireoidismo provoca atrofia e cristas ungueais; as mãos tornam-se quentes e úmidas.
5. Nas condições vasospásticas, observa-se uma prega ungueal fina e pterígio (extensão anormal) da cutícula.
6. Traumatismo ao leito ungueal, radiação tóxica, doença aguda, febre prolongada, avitaminoses e alcoolismo crônico produzem linhas transversais de Beau nas unhas (Fig.7.35).
7. Em muitas doenças arteriais, o crescimento da unha não é linear, acarretando unhas grossas e escuras.
8. Na sífilis (Lues), observa-se um crescimento hipertrófico excessivo da placa ungueal. As unhas tornam-se quebradiças e deformadas (i. e., "amarrotadas").
9. Nas doenças respiratórias crônicas, observa-se um baqueteamento ungueal (ver Fig. 7.20).
10. A endocardite bacteriana subaguda pode produzir nódulos de Osler, pequenos nódulos sensíveis localizados nas polpas digitais.

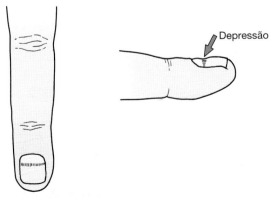

Figura 7.35 Linhas de Beau.

11. Na cardiopatia congênita, pode-se observar cianose e baqueteamento digital.
12. Na aestesia neurocirculatória (perda de força e energia), as mãos tornam-se frias e úmidas.
13. Na doença de Parkinson, as mãos apresentam um tremor típico, conhecido como mão de "contar dinheiro" (Fig. 7.36).
14. Nas causalgias, as mãos tornam-se dolorosas, inchadas e quentes.
15. A anestesia "em luva de ópera" é observada na histeria, na hanseníase, no diabetes ou na síndrome da dor regional complexa. Trata-se de um problema caracterizado por dormência, que se estende da região do cotovelo aos dedos (Fig. 7.37).
16. Na doença de Raynaud, as mãos tornam-se frias, mosqueadas e doloridas. Trata-se de um distúrbio vascular idiopático, que se caracteriza por crises intermitentes de palidez e de cianose das extremidades, produzidas pelo frio ou pela emoção.
17. Na artrite reumatoide, as mãos tornam-se quentes e úmidas. Ocorre aumento de volume articular, luxações, subluxações e desvio ulnar, ou derivação do punho (ver Fig. 7.18).
18. A mão deformada da contratura isquêmica de Volkmann é muito característica de uma síndrome de compartimento após uma fratura ou luxação do cotovelo (Fig. 7.38).[74]

Exame

O exame do antebraço, do punho e da mão pode ser muito extenso ou se limitar a uma ou duas articu-

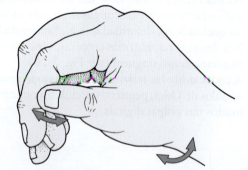

Figura 7.36 Mão de "contar dinheiro", observada na doença de Parkinson.

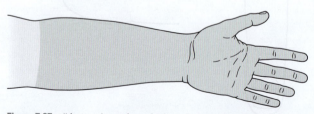

Figura 7.37 "Anestesia em luva de ópera", apresentando área de sensibilidade anormal.

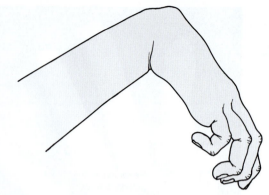

Figura 7.38 Deformidade observada na contratura isquêmica de Volkmann. Observe os dedos em garra.

lações, dependendo da área e do grau da lesão. De qualquer maneira, em decorrência de sua importância funcional, o examinador deve tomar muito cuidado ao examinar essas áreas. Para obtenção de resultados funcionais, estéticos e clínicos adequados, o examinador não deve apenas determinar as limitações clínicas, mas deve também considerar as limitações funcionais produzidas por traumas, lesões nervosas ou outros fatores.

Visto que há um grande número de articulações, ossos, músculos e ligamentos envolvidos, o examinador deve conhecer todos os tecidos e como estes interagem entre si. Deve-se lembrar que a adução da mão (desvio ulnar) é maior que a abdução (desvio radial), em decorrência do pequeno comprimento do processo estiloide da ulna. A supinação do antebraço é mais forte que a pronação, enquanto a abdução apresenta uma maior ADM em supinação que em pronação. Quando o punho se encontra totalmente estendido ou flexionado, a ADM da abdução e da adução é mínima. Tanto a flexão quanto a extensão dos dedos são máximas quando o punho se encontra em posição neutra (nem abduzido nem aduzido); a flexão e a extensão do punho são mínimas quando o punho se encontra em pronação.

O punho e a mão possuem um segmento fixo (estável) e um segmento móvel. O segmento fixo consiste na fileira distal dos ossos do carpo (trapézio, trapezoide, capitato e hamato) e nos metacarpais II e III. No **segmento estável** do punho e da mão (Fig. 7.39), o movimento entre os ossos é menor que o daquele entre os ossos do segmento móvel. Esse arranjo permite uma estabilidade sem rigidez, possibilita que a mão se mova mais discretamente e com flexibilidade e melhora a função do polegar e dos quirodáctilos, quando são utilizados na preensão de força e/ou de precisão. O **segmento móvel** consiste de cinco falanges e dos metacarpais I, IV e V.

A **posição funcional** do punho é em extensão entre 20 e 35°, com desvio ulnar de 10 a 15°.[28] Essa posição, por vezes denominada **posição de repouso**, minimiza a ação restritiva dos tendões extensores longos e permite

Capítulo 7 Antebraço, punho e mão **549**

Sumário dos achados físicos da mão

I. Variações de tamanho e forma da mão
- A. Quirodáctilos grandes e extremidades deformadas (mão em pá)
  1. Acromegalia
  2. Doença de Hurler (gargulismo)
- B. Irregularidade grosseira da forma e do tamanho
  1. Doença de Paget dos ossos
  2. Síndrome de Maffucci
  3. Neurofibromatose
- C. Dedos de aranha, palma delgada (aracnodactilia)
  1. Hipopituitarismo
  2. Eunucoidismo
  3. Síndrome de Ehlers-Danlos, pseudoxantoma elástico
  4. Tuberculose
  5. Hábito astênico
  6. Osteogênese imperfeita
- D. Falanges em forma de salsicha
  1. Raquitismo (deformidade articular em contas de rosário)
  2. Dactilite granulomatosa (tuberculose, sífilis)
- E. Articulações fusiformes (quirodáctilos)
  1. Fase inicial da artrite reumatoide
  2. Lúpus eritematoso sistêmico
  3. Psoríase
  4. Rubéola
  5. Sarcoidose de Boeck
  6. Osteoartrite
- F. Dedos coniformes
  1. Obesidade hipofisária
  2. Distrofia de Fröhlich
- G. Aumento unilateral da mão
  1. Aneurisma arteriovenoso
  2. Síndrome de Maffucci
- H. Mãos quadradas e secas
  1. Cretinismo
  2. Mixedema
- I. Apenas uma falange distal alargada e achatada
  1. Sarcoidose
- J. Encurtamento dos metacarpais IV e V (bradimetacarpalismo)
  1. Pseudo-hipoparatireoidismo
  2. Pseudopseudo-hipoparatireoidismo
- K. Encurtamento e encurvamento do quirodáctilo V (sintoma de Du Bois)
  1. Mongolismo
  2. "Problema comportamental"
  3. Gargulismo (mão larga e curta com pele grossa)
- L. Mau posicionamento e abdução do quirodáctilo V
  1. Síndrome de Turner (disgenesia gonadal, membranas cervicais etc.)
- M. Sindactilia
  1. Má-formação congênita do coração, grandes vasos
  2. Múltiplas deformidades congênitas
  3. Síndrome de Laurence-Moon-Biedl
  4. Em indivíduos normais como traço hereditário
- N. Dedos em baqueta de tambor
  1. Endocardite bacteriana subaguda
  2. Causas pulmonares
     - a. Tuberculose
     - b. Fístula arteriovenosa pulmonar
     - c. Abscesso pulmonar
     - d. Cistos pulmonares
     - e. Enfisema bolhoso
     - f. Osteoartropatia hipertrófica pulmonar
     - g. Carcinoma broncogênico
  3. Bloqueio alvéolo-capilar
     - a. Fibrose pulmonar intersticial
     - b. Sarcoidose
     - c. Envenenamento por berílio
     - d. Esclerodermia pulmonar
     - e. Asbestose
     - f. Tuberculose miliar
     - g. Carcinoma de células alveolares
  4. Causas cardiovasculares
     - a. Persistência do canal arterial
     - b. Tetralogia de Fallot
     - c. Complexo de Taussig-Bing
     - d. Estenose pulmonar
     - e. Defeito septal ventricular
  5. Estados diarreicos
     - a. Colite ulcerativa
     - b. Enterite tuberculosa
     - c. Espru
     - d. Disenteria amebiana
     - e. Disenteria bacilar
     - f. Infestação parasitária (trato gastrintestinal)
  6. Cirrose hepática
  7. Mixedema
  8. Policitemia
  9. Infecções crônicas do trato urinário (superior e inferior)
     - a. Nefrite crônica
  10. Hiperparatireoidismo (telescopagem da falange distal)
  11. Paquidermoperiostose (síndrome de Touraine, Solente e Golé)
- O. Doenças articulares
  1. Osteoartrites
     - a. Osteoartrite
     - b. Artrite reumatoide
     - c. Lúpus eritematoso sistêmico
     - d. Gota
     - e. Psoríase
     - f. Sarcoidose
     - g. Endocrinopatia (acromegalia)
     - h. Febre reumática
     - i. Síndrome de Reiter
     - j. Dermatomiosite
  2. Reação anafilática – doença do soro
  3. Esclerodermia

II. Edema da mão
- A. Doença cardíaca (insuficiência cardíaca congestiva)
- B. Doença hepática
- C. Doença renal
  1. Nefrite
  2. Nefrose
- D. Mão hemiplégica
- E. Siringomielia
- F. Síndrome da veia cava superior
  1. Tumor do desfiladeiro torácico superior
  2. Tumor ou inflamação mediastinal
  3. Tumor apical pulmonar
  4. Aneurisma

(continua)

550 Avaliação musculoesquelética

Sumário dos achados físicos da mão *(continuação)*

G. Anasarca generalizada, hipoproteinemia
H. Linfedema pós-operatório (mastectomia radical)
I. Paralisia isquêmica (mão fria, cianótica, edemaciada e hipoestésica)
J. Obstrução linfática
  1. Massas linfomatosas axilares
K. Massa axilar
  1. Tumor metastático, abscesso, leucemia, doença de Hodgkin
L. Aneurisma da aorta ascendente ou transversa ou da artéria axilar
M. Pressão sobre os vasos inominado ou subclávio
N. Doença de Raynaud
O. Miosite
P. Costela cervical
Q. Triquinose
R. Síndrome do escaleno anterior

III. Efeitos neuromusculares
A. Atrofia
  1. Indolor
    a. Esclerose lateral amiotrófica
    b. Atrofia fibular de Charcot-Marie-Tooth
    c. Siringomielia (perda da sensibilidade ao calor, ao frio e à dor)
    d. Hanseníase neural
  2. Dolorosa
    a. Doença dos nervos periféricos
    1. Nervo radial (punho caído)
      a. Envenenamento por chumbo, alcoolismo, polineurite e traumatismo
      b. Difteria, poliarterite, neurossífilis e poliomielite anterior
    2. Nervo ulnar (paralisia de bênção)
      a. Polineurite, traumatismo
    3. Nervo mediano (mão em garra)
      a. Síndrome do túnel do carpo
        1. Artrite reumatoide
        2. Tenossinovite no punho
        3. Amiloidose
        4. Gota
        5. Plasmocitoma
        6. Reação anafilática
        7. Síndrome da menopausa
        8. Mixedema
B. Pressão extrínseca sobre o nervo (cervical, axilar, supraclavicular ou braquial)
  1. Tumor de Pancoast (ápice pulmonar)
  2. Aneurismas de artérias subclávias, vasos axilares ou aorta torácica
  3. Síndrome costoclavicular
  4. Síndrome do desfiladeiro torácico superior
  5. Costela cervical
  6. Artrite degenerativa da parte cervical da coluna
  7. Hérnia de disco intervertebral cervical
C. Síndrome ombro-mão
  1. Infarto do miocárdio
  2. Tumor de Pancoast
  3. Tumor cerebral

  4. Neoplasias intratorácicas
  5. Doença discogênica
  6. Espondilose cervical
  7. Paniculite febril
  8. Senilidade
  9. Oclusão vascular
  10. Hemiplegia
  11. Osteoartrite
  12. Herpes-zóster
D. Contraturas isquêmicas (perda sensitiva nos quirodáctilos)
  1. Aplicações apertadas de placa de gesso
E. Poliarterite nodosa
F. Polineurite
  1. Carcinoma do pulmão
  2. Doença de Hodgkin
  3. Gravidez
  4. Carcinoma gástrico
  5. Reticuloses
  6. Diabetes *mellitus*
  7. Neurite química
    a. Antimônio, benzeno, bismuto, tetracloreto de carbono, metais pesados, álcool, arsênico, chumbo, ouro e emetina
  8. Neuropatia isquêmica
  9. Deficiência de vitamina B
  10. Ateromatose
  11. Arteriosclerose
  12. Embólica
G. Tetania carpodigital (espasmo carpopodálico)
  1. Hipoparatireoidismo
  2. Hiperventilação
  3. Uremia
  4. Nefrite
  5. Nefrose
  6. Raquitismo
  7. Espru
  8. Síndrome de má-absorção
  9. Gravidez
  10. Lactação
  11. Osteomalácia
  12. Vômito prolongado
  13. Obstrução pilórica
  14. Envenenamento por álcalis
  15. Intoxicação química
    a. Morfina, chumbo e álcool
H. Tremor
  1. Parkinsonismo
  2. Distúrbio familiar
  3. Hipoglicemia
  4. Hipertireoidismo
  5. Doença de Wilson (degeneração hepatolenticular)
  6. Ansiedade
  7. Ataxia
  8. Atetose
  9. Alcoolismo, dependência de narcóticos
  10. Esclerose múltipla
  11. Coreia (de Sydenham, de Huntington)

De Berry TJ: *The hand as a mirror of systemic disease*, Philadelphia: FA Davis, 1963.

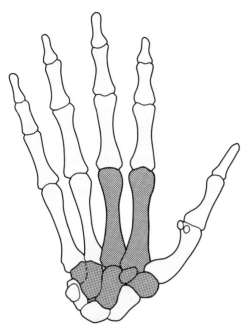

Figura 7.39 Vista palmar da mão, apresentando o segmento estável (área pontilhada).

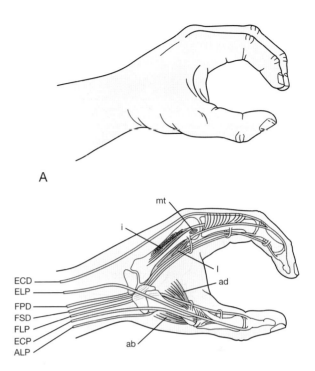

Figura 7.40 Posição funcional da mão. (A) Vista normal. (B) A mão encontra-se na posição funcional. Observe principalmente que um movimento de magnitude muito pequena do polegar e dos demais dedos é um movimento útil para as ações de pinçar e segurar. Observe a relação estreita entre os tendões e os ossos. Os tendões flexores são mantidos próximos aos ossos por um espessamento da bainha flexora do tipo polia, conforme a representação esquemática. Com a mão nessa posição, a musculatura intrínseca e extrínseca encontra-se em equilíbrio, e todos os músculos atuam em seu comprimento de repouso fisiológico. ab: abdutor curto do polegar; ad: adutor curto do polegar; ALP: abdutor longo do polegar; ECD: extensor comum dos dedos; ECP: extensor curto do polegar; ELP: extensor longo do polegar; FPD: flexor profundo dos dedos; FSD: flexor superficial dos dedos; FLP: flexor longo do polegar; i: interósseos; l: lumbrical; mt: ligamento metacárpico transverso. (B, Redesenhada de O'Donoghue DH. *Treatment of injuries to athletes*. Philadelphia: WB Saunders, 1984. p. 287.)

a flexão completa dos quirodáctilos; como consequência, a maior força da preensão ocorre quando o punho se encontra na posição de repouso (Fig. 7.40). Nessa posição, as polpas do dedo indicador e do polegar entram em contato, para facilitar a ação polegar-dedo. A posição de **imobilização do punho** (Fig. 7.41) é de maior extensão que a observada na posição de repouso, com as articulações metacarpofalângicas mais flexionadas e as articulações interfalângicas estendidas. Desse modo, quando as articulações são imobilizadas, o risco de contratura é mínimo.

Durante a extensão do punho (Fig. 7.42), a maior parte do movimento ocorre na articulação radiocarpal (aproximadamente 40°), enquanto a menor parte ocorre na articulação mediocarpal (aproximadamente 20°).[26] O movimento de extensão é acompanhado por um discreto desvio radial e pela pronação do antebraço. Durante a flexão do punho (ver Fig. 7.42), a maior parte do movimento ocorre na articulação mediocarpal (aproximadamente 40°), enquanto a menor parte ocorre na articulação radiocarpal (aproximadamente 30°).[26] Esse movimento é acompanhado por um discreto desvio ulnar e pela supinação do antebraço. O desvio radial ocorre, sobretudo, entre as fileiras proximal e distal dos ossos do carpo (0 a 20°), e a fileira proximal se move em direção à ulna e a fileira distal, em direção ao rádio. O desvio ulnar ocorre, basicamente, na articulação radiocarpal (0 a 37°).[28]

Movimentos ativos

Os movimentos ativos são, por vezes, denominados *movimentos fisiológicos*. Quando a patologia é restrita a apenas uma área da mão ou do punho, somente essa

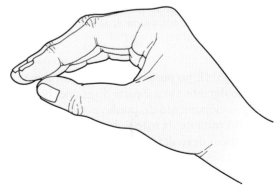

Figura 7.41 Posição de imobilização.

área deve ser avaliada, contanto que o examinador esteja certo de que a patologia não está acometendo nem acometeu a função das demais regiões do antebraço, do punho e da mão. Por exemplo, se um paciente sofreu

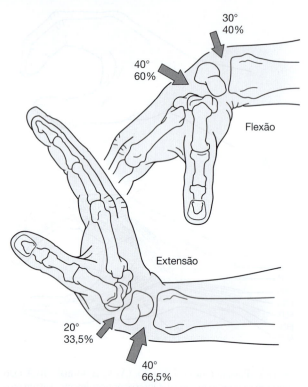

Figura 7.42 Durante a flexão do punho, o movimento é mais mediocarpal e menos radiocarpal. Durante a extensão do punho, o movimento é mais radiocarpal e menos mediocarpal. (Modificada de Sarrafian SK, Melamed JL, Goshgarian GM. Study of wrist motion in flexion and extension. *Clin Orthop* 1977;126:156.)

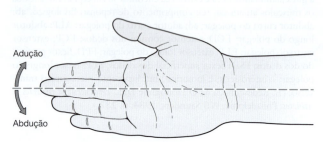

Figura 7.43 Eixo ou posição de referência da mão. O dedo médio oferece uma referência central, a partir da qual os outros dedos abduzem ou aduzem.

uma lesão QSME no punho, o examinador deve analisar o punho durante a maior parte do exame. Entretanto, como o posicionamento do punho pode comprometer a função do restante da mão e do antebraço, o examinador também deve determinar o efeito funcional da lesão sobre essas áreas. Além disso, se a lesão for crônica, podem ocorrer alterações adaptativas nas articulações adjacentes. Além disso, ao pedir que o paciente faça movimentos específicos, o examinador deve observar a ocorrência de quaisquer movimentos compensatórios. Por exemplo, se foi solicitado ao paciente uma supinação máxima do antebraço, ele pode, de maneira inadvertida, fazer uma rotação lateral do ombro, na tentativa de aumentar a amplitude da supinação.[34]

O exame é realizado com o paciente sentado. Como sempre, os movimentos mais dolorosos são executados por último. Quando o examinador observa os movimentos da mão, o dedo médio é considerado a linha mediana (Fig. 7.43). A flexão do punho diminui à medida que os dedos são flexionados, assim como diminui a flexão dos dedos quando o punho é flexionado; os movimentos de flexão e extensão são, em geral, limitados pelos músculos e ligamentos antagonistas. Além disso, uma patologia que acomete outras estruturas que não a articulação pode restringir a ADM (p. ex., espasmo muscular e contração ligamentar/capsular). Se o examinador suspeitar de comprometimento dessas estruturas, o *end feel* dos movimentos passivos ajuda a diferenciar o problema. O paciente deve realizar ativamente os diversos movimentos. Inicialmente, os movimentos ativos do antebraço, do punho e da mão podem ser executados de uma maneira rápida, solicitando-se ao paciente que cerre o punho e, em seguida, abra bem a mão. Enquanto o paciente realiza esses dois movimentos, o examinador observa a presença de qualquer restrição, desvio ou dor. Dependendo dos resultados, o examinador pode realizar um exame detalhado das articulações acometidas. Esse exame detalhado inicia-se pela seleção dos movimentos ativos adequados a serem executados, tendo em mente o efeito que uma articulação pode exercer sobre as outras.

A **pronação e a supinação ativas** do antebraço e do punho são de, aproximadamente, 85 a 90°, embora exista uma variabilidade entre os indivíduos e seja mais importante comparar o movimento com o do lado normal. A supinação ou a pronação das articulações do antebraço é de, aproximadamente, 75°. Os 15° restantes são consequência da ação do punho. Tanto a pronação completa como a supinação completa contrairão, respectivamente, a parte anterior ou posterior do CFCT e estabilizarão a ARUD.[58] Se o paciente não conseguir fazer completamente a pronação ou a supinação, os estabilizadores da parte distal da ulna podem ter sido comprometidos.[58] E se o paciente se queixar de dor na supinação, o examinador pode diferenciar a ARUD das articulações radiocarpais realizando a supinação passiva do rádio sobre a ulna, sem estressar a articulação radiocarpal. Se o movimento passivo for doloroso, o problema está na ARUD, e não nas articulações radiocarpais. O *end feel* normal de ambos os movimentos é de estiramento tissular, embora, nos pacientes magros o *end feel* da pronação possa ser de osso com osso.

Os **desvios radial e ulnar** do punho são de 15° e 30° a 45°, respectivamente. O *end feel* normal desses movimentos é do tipo osso com osso.

A **flexão do punho** é de 80° a 90°, e a **extensão do punho**, de 70° a 90°. O *end feel* de cada um desses movimentos é de estiramento tissular. Uma instabilidade mediocarpal pode ficar evidente no desvio ulnar. Normalmente, nos casos de desvio radial, a fileira proximal dos ossos do carpo flexiona e o escafoide é mobi-

Movimentos ativos do antebraço, do punho e da mão

- Pronação do antebraço (85 a 90°).
- Supinação do antebraço (85 a 90°).
- Abdução ou desvio radial do punho (15°).
- Adução ou desvio ulnar do punho (30 a 45°).
- Flexão do punho (80 a 90°).
- Extensão do punho (70 a 90°).
- Flexão dos dedos (MCF, 85 a 90°; IFP, 100 a 115°; IFD, 80 a 90°).
- Extensão dos dedos (MCF, 30 a 45°; IFP, 0°; IFD, 20°).
- Abdução dos dedos (20 a 30°).
- Adução dos dedos (0°).
- Flexão do polegar (CMC, 45 a 50°; MCF, 50 a 55°; IF, 85 a 90°).
- Extensão do polegar (MCF, 0°; IF, 0 a 5°).
- Abdução do polegar (60 a 70°).
- Adução do polegar (30°).
- Oposição do dedo mínimo e polegar (ponta do dedo com ponta do dedo).
- Movimentos combinados (se necessário).
- Movimentos repetitivos (se necessário).
- Posições sustentadas (se necessário).

CMC: carpometacarpal; IFD: interfalângica distal; IF: interfalângica; MCF: metacarpofalângica; IFP: interfalângica proximal.

lizado para "fora do caminho", de modo a possibilitar que o trapézio e o trapezoide se movimentem em uma direção radial. Nos casos de desvio ulnar, ocorre extensão da fileira proximal de ossos do carpo, o piramidal é mobilizado para "fora do caminho" e o hamato se movimenta em uma direção ulnar. Esses movimentos possibilitam que a distância entre o capitato e o rádio permaneça constante.[24] Caso haja instabilidade mediocarpal, quando o punho sofre desvio ulnar, a fileira proximal dos carpais permanece flexionada por mais tempo e, assim, ocorrem estalidos audíveis ou sons insistentes na dorsiflexão (denominado **"recuperação-estalido"** [*catch-up clunk*]).[16,75,76] A instabilidade nas articulações radiocarpais e mediocarpais com envolvimento de grupos ósseos pode ser denominada **instabilidade carpal não dissociativa (ICND)**. Caso esteja ocorrendo instabilidade de um osso em relação aos demais na mesma fileira, isso pode ser chamado **instabilidade carpal dissociativa (ICD)**.[77] A presença de dor no antebraço, em um ponto cerca de 4 cm acima do punho, pode indicar uma **síndrome de intersecção**, que resulta em dor, inchaço e crepitação no lado radial do braço, onde os corpos musculares do abdutor longo do polegar e do extensor curto do polegar cruzam sobre os tendões dos extensores radiais (longo e curto) do carpo.[5,29,78]

A **flexão dos quirodáctilos** ocorre nas articulações metacarpofalângicas (85° a 90°), seguidas pelas articulações interfalângicas proximais (100° a 115°) e interfalângicas distais (80° a 90°). Essa sequência permite que a mão segure objetos grandes e pequenos. A **extensão** ocorre nas articulações metacarpofalângicas (30 a 45°), interfalângicas proximais (0°) e interfalângicas

distais (20°). A ocorrência de hiperextensão nas articulações interfalângicas proximais pode acarretar uma deformidade em pescoço de cisne. Essa hiperextensão é, em geral, impedida pelas placas palmares.[3] O *end feel* da flexão e da extensão dos quirodáctilos é de distensão tissular. A **abdução dos quirodáctilos** ocorre nas articulações metacarpofalângicas (20° a 30°); o *end feel* é de estiramento tissular. A **adução dos quirodáctilos** (0°) ocorre na mesma articulação.

Os quirodáctilos encontram-se desviados medialmente, de forma discreta, em relação aos ossos metacarpais (ver Fig. 7.7). Quando os dígitos são flexionados, eles devem apontar em direção ao tubérculo do escafoide; esse movimento é conhecido como **sinal da cascata**. Além disso, os metacarpais formam um ângulo entre si. Essas posições aumentam a destreza da mão e a flexão oblíqua dos quatro quirodáctilos mediais, porém, contribuem para a produção de deformidades (i. e., desvio ulnar), em condições como a artrite reumatoide.

A **flexão do polegar** ocorre nas articulações carpometacarpais (45° a 50°), metacarpofalângicas (50° a 55°) e interfalângicas (80° a 90°). Ela está associada à rotação medial do polegar, em decorrência da forma de sela da articulação carpometacarpal. A **extensão do polegar** ocorre na articulação interfalângica (0 a 5°) e está associada à rotação lateral. A flexão e a extensão ocorrem em um plano paralelo à palma da mão. A **abdução do polegar** é de 60° a 70°; a **adução do polegar** é de 30°. Esses movimentos ocorrem em um plano perpendicular ao plano da flexão-extensão.[28] O polegar é controlado por três nervos, situação única entre os quirodáctilos. O nervo radial controla a extensão e a abertura do polegar, da mesma maneira que faz para os demais quirodáctilos. O nervo ulnar controla a adução, produz o fechamento do movimento de pinçamento e confere força à preensão. O nervo mediano controla a flexão e a oposição, conferindo precisão a qualquer preensão.[3] Os músculos intrínsecos do polegar são mais fortes que os extrínsecos; o oposto é verdadeiro para os outros quirodáctilos.[3]

Quando a anamnese indica que movimentos combinados ou repetitivos e/ou posturas sustentadas desencadeiam sintomas, esses movimentos também devem ser testados. Por exemplo, a **ação de arremessar dardo** (i. e., supinação-desvio radial-extensão [Fig. 7.44A] para pronação-desvio ulnar-flexão [Fig. 7.44B]) é um movimento no qual o complexo articular escafotrapezoidal e trapezoide é estressado na primeira posição e as articulações ulnopiramidais são estressadas na segunda posição.[31]

O examinador deve ter em mente que os movimentos ativos podem ser afetados por conta de problemas neurológicos, assim como problemas do tecido contrátil. Por exemplo, o nervo mediano é, algumas vezes, comprimido ao passar pelo túnel do carpo (Fig. 7.45), acometendo a distribuição motora e sensitiva da mão e dos dedos. Essa condição é denominada **síndrome do túnel do carpo**. Se o examinador solicitar ao

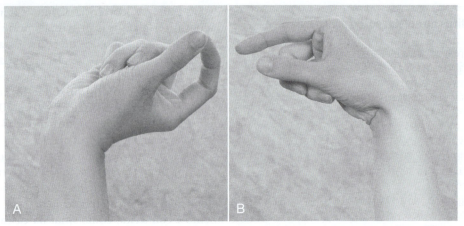

Figura 7.44 Movimento de lançamento de dardo. (A) Início: supinação-desvio radial-extensão. (B) Final: pronação-desvio ulnar-flexão.

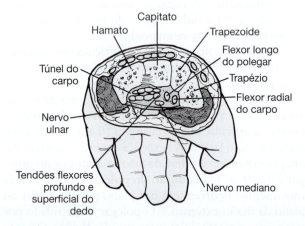

Figura 7.45 Corte transverso do punho mostrando o túnel do carpo.

paciente que aperte o polegar contra o dedo mínimo, normalmente surge uma "covinha" no lado da eminência hipotenar (Fig. 7.46). Se o ramo profundo do nervo ulnar na mão foi lesionado, a "covinha" (que é decorrente da contração do palmar curto) não surgirá, por causa da paralisia do palmar curto. A isso os estudiosos chamam **sinal do palmar curto**. Da mesma maneira, nos casos de neuropatia ulnar, o paciente se mostrará incapaz de flexionar a falange distal do dedo mínimo. Alguns chamam esse problema **sinal da unha do dedo**.[64]

Se o paciente não apresentar uma ADM ativa completa e se a mensuração da ADM for difícil, em decorrência de um aumento de volume, dor ou contratura, o examinador pode utilizar uma régua ou uma fita métrica para determinar a distância entre a ponta do dedo até uma das pregas palmares (Fig. 7.47).[79] Essa medida fornece dados de referência para a avaliação do efeito do tratamento. No gráfico, é importante identificar a prega utilizada na mensuração. A maior parte das atividades funcionais da mão exige que os quirodáctilos e o polegar abram pelo menos 5 cm. Os quirodáctilos devem flexionar de 1 a 2 cm da prega palmar distal.[80]

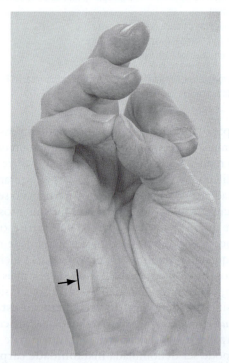

Figura 7.46 Uma "covinha" surge na face lateral da eminência hipotenar quando o polegar e o dedo mínimo são apertados um ao outro.

Movimentos passivos

Quando, ao observar o paciente executando os movimentos ativos, o examinador acreditar que a ADM é completa, uma sobrepressão pode ser delicadamente aplicada, para testar o *end feel* da articulação em cada direção. Caso o movimento não seja completo (p. ex., o paciente não é capaz de apoiar a mão espalmada sobre uma superfície plana ou não consegue juntar as palmas das mãos como se "estivesse rezando"), os movimentos passivos devem ser realizados, com cuidado pelo examinador, para testar o *end feel*. Normalmente, o *end feel* entre ossos é de distensão tissular, enquanto um *end feel* mais elástico sugere obstrução por tecidos moles ou mau

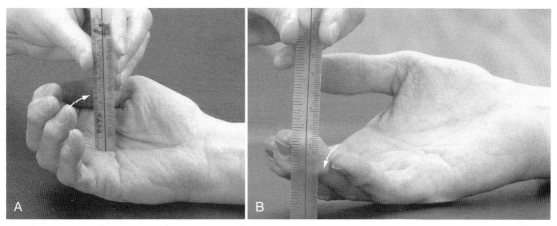

Figura 7.47 (A) Mensura-se a flexão macroscópica como a distância entre as pontas dos dedos e a prega palmar proximal. (B) Mede-se a extensão macroscópica como a distância entre as pontas dos dedos e o plano dorsal.

alinhamento carpal, enquanto um *end feel* rígido está mais ligado à presença de artrite.[5] Caso exista limitação à flexão do punho com um *end feel* elástico, o examinador deve avaliar o **intervalo escafossemilunar** (ver Fig. 7.158). Se a articulação escafossemilunar demonstrar instabilidade, ocorrerá extensão posterior e deslizamento anterior do semilunar, o que diminui o espaço no interior do túnel do carpo. Esse faceamento posterior do semilunar é conhecido como **instabilidade do segmento intercalado dorsal (ISID)**.[5] Se o problema não for tratado, o capitato ficará posicionado como uma cunha entre o escafoide e o semilunar. Se houver limitação na extensão passiva, provavelmente o problema se situa no lado ulnar do punho, e o **intervalo semilunar-piramidal** pode estar afetado, com lesão ao ligamento semilunopiramidal. Nesse caso, a lesão pode evoluir para uma **instabilidade segmentar intercalada palmar (anterior) (ISIP)**.

Movimentos passivos do antebraço, do punho e da mão e *end feel* normal

- Pronação (distensão tissular).
- Supinação (distensão tissular).
- Desvio radial (osso com osso).
- Desvio ulnar (osso com osso).
- Flexão do punho (distensão tissular).
- Extensão do punho (distensão tissular).
- Flexão dos dedos (distensão tissular).
- Extensão dos dedos (distensão tissular).
- Abdução dos dedos (distensão tissular).
- Flexão do polegar (distensão tissular).
- Extensão do polegar (distensão tissular).
- Abdução do polegar (distensão tissular).
- Adução do polegar (aproximação tissular).
- Oposição (distensão tissular).

O examinador deve palpar para ver se há mobiliade entre os ossos escafoide, semilunar e piramidal. Normalmente, quando o escafoide se move anteriormente, o piramidal se move posteriormente.[5] Ao mesmo tempo,

o examinador deve observar a presença de um padrão capsular. Os movimentos passivos são os mesmos que os movimentos ativos, e o examinador deve se lembrar de testar cada articulação individualmente.

O padrão capsular da ARUD é de ADM completa, com dor nos extremos da supinação e da pronação. No punho, o padrão capsular é de limitação igual da flexão e da extensão. Nas articulações metacarpofalângicas e interfalângicas, o padrão capsular é de maior limitação da flexão que da extensão. Na articulação trapeziometacarpal do polegar, o padrão capsular é de maior limitação da abdução que da extensão.

Em alguns casos, o examinador talvez pretenda testar o comprimento dos músculos extensores e flexores longos do punho (Fig. 7.48). Quando o comprimento dos músculos é normal, a amplitude passiva durante o teste é completa e o *end feel* é de distensão tissular da articulação normal. Quando os músculos estão contraídos ou encurtados, o *end feel* é de distensão muscular, que não é tão "distendida" quanto a distensão tissular ou capsular, e a ADM é restrita.

Para o teste do comprimento dos extensores longos do punho, o paciente posiciona-se em decúbito dorsal, com o cotovelo estendido. O examinador flexiona passivamente os quirodáctilos e, em seguida, o punho.[81] Quando os músculos estão encurtados, a flexão do punho é restrita.

Para o teste do comprimento dos flexores longos do punho, o paciente posiciona-se em decúbito dorsal, com o cotovelo estendido. O examinador estende passivamente os quirodáctilos e, em seguida, o punho.[81] Quando os músculos estão encurtados, a extensão do punho é limitada.

A rotação conjunta pode ser testada ao **dobrar a mão e abanar para um lado e para o outro** (Fig. 7.49). Para isso, o examinador imobiliza o escafoide e o trapézio com os dedos indicador e médio de uma das mãos e o pisiforme e o hamato da outra mão, enquanto pressiona o capitato, com os polegares sobre o dorso da mão do paciente. Em seguida, o examinador dobra a mão e a "abana" para um lado e para o outro, analisando o movimento passivo.[82]

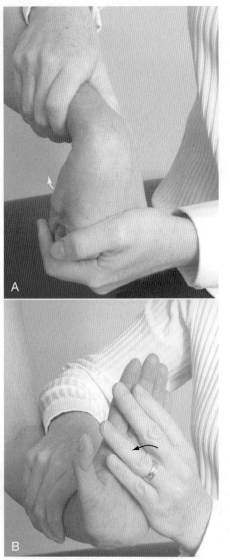

Movimentos isométricos resistidos

Como nos movimentos ativos, os movimentos isométricos resistidos do antebraço, do punho e da mão são realizados com o paciente sentado. Não é necessário testar todos os movimentos isométricos resistidos, mas o examinador deve ter em mente que as ações dos quirodáctilos, do polegar e do punho são controladas por músculos extrínsecos (punho, quirodáctilos e polegar) e intrínsecos (quirodáctilos e polegar), de modo que, para identificar a lesão que acomete essas estruturas, é preciso realizar testes para os músculos adequados. Os movimentos devem ser isométricos e realizados em posição neutra (Figs. 7.50 e 7.51). Por exemplo, se a abdução radial isométrica resistida do polegar provocar dor no lado ulnar do punho, essa dor pode ser decorrente de uma tendinite do músculo extensor ulnar do carpo (i. e., **teste de sinergia do extensor ulnar do carpo**), em sua ação, juntamente com o flexor ulnar do carpo para, de maneira sinérgica, estabilizar o punho.[34] Se a anamnese indicar que movimentos concêntricos, excêntricos ou excêntrico-concêntricos desencadeiam sintomas, esses diferentes tipos de movimento resistido devem ser testados, mas somente após a realização do teste isométrico dos movimentos. Por exemplo, a supinação resistida acompanhada por dor na "tabaqueira" anatômica pode ser indício de uma fratura do escafoide.[83]

A Tabela 7.3 apresenta os músculos (Fig. 7.52; ver Fig. 6.18) e suas ações para a diferenciação durante os testes isométricos resistidos. Quando medida por instrumentos de teste, a relação entre a força dos extensores e a dos flexores do punho é de aproximadamente 50%, enquanto a relação entre a força dos desviadores ulnares e a dos desviadores radiais é de aproximadamente 80%. O torque máximo é produzido pelos flexores do punho, seguidos pelos desviadores radiais, desviadores ulnares e, por fim, extensores do punho.[84]

Figura 7.48 Teste para o comprimento dos músculos extensores (A) e flexores (B) longos do punho.

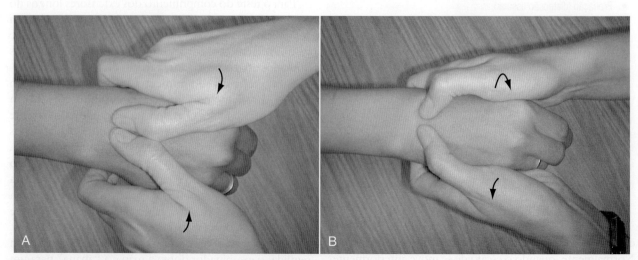

Figura 7.49 (A) Movimento da mão em leque. (B) Dobragem da mão.

Capítulo 7 Antebraço, punho e mão **557**

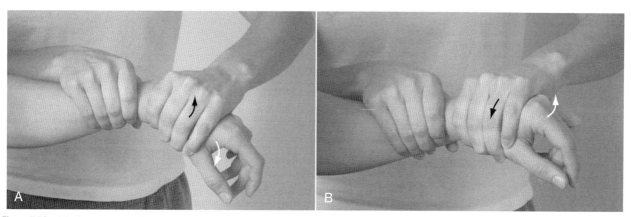

Figura 7.50 Movimentos isométricos resistidos do punho. (A) Flexão. (B) Extensão.

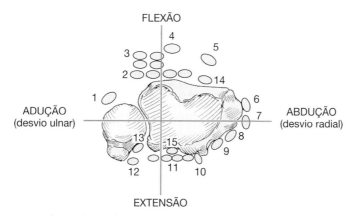

Figura 7.51 Músculos e suas ações no punho. 1: Flexor ulnar do carpo. 2: Flexor profundo dos dedos. 3: Flexor superficial dos dedos. 4: Longo palmar. 5: Flexor radial do carpo. 6: Abdutor longo do polegar. 7: Extensor curto do polegar. 8: Extensor longo radial do carpo. 9: Extensor curto radial do carpo. 10: Extensor longo do polegar. 11: Extensor do dedo. 12: Extensor do dedo mínimo. 13: Extensor ulnar do carpo. 14: Flexor longo do polegar. 15: Extensor do dedo indicador.

TABELA 7.3

Músculos do antebraço, do punho e da mão: ações, inervação e derivação de raízes nervosas

Ação	Músculos atuantes	Inervação	Derivação de raízes nervosas
Supinação do antebraço	1. Supinador 2. Bíceps braquial	Interósseo posterior (radial) Musculocutâneo	C5-C6 C5-C6
Pronação do antebraço	1. Pronador quadrado 2. Pronador redondo 3. Flexor radial do carpo	Interósseo anterior (mediano) Mediano Mediano	C8, T1 C6-C7 C6-C7
Extensão do punho	1. Extensor radial longo do carpo 2. Extensor radial curto do carpo 3. Extensor ulnar do carpo	Radial Interósseo posterior (radial) Interósseo posterior (radial)	C6-C7 C7-C8 C7-C8
Flexão do punho	1. Flexor radial do carpo 2. Flexor ulnar do carpo 3. Palmar longo[a]	Mediano Ulnar Mediano	C6-C7 C7-C8 C6-C7
Desvio ulnar do punho	1. Flexor ulnar do carpo 2. Extensor ulnar do carpo	Ulnar Interósseo posterior (radial)	C7-C8 C7-C8
Desvio radial do punho	1. Flexor radial do carpo 2. Extensor radial longo do carpo 3. Abdutor longo do polegar 4. Extensor curto do polegar	Mediano Radial Interósseo posterior (radial) Interósseo posterior (radial)	C6-C7 C6-C7 C7-C8 C7-C8

(continua)

TABELA 7.3 *(continuação)*

Glossário das patologias ungueais

Ação	Músculos atuantes	Inervação	Derivação de raízes nervosas
Extensão dos quirodáctilos	1. Extensor comum dos dedos	Interósseo posterior (radial)	C7-C8
	2. Extensor do indicador (segundo quirodáctilo)	Interósseo posterior (radial)	C7-C8
	3. Extensor do dedo mínimo (quinto quirodáctilo)	Interósseo posterior (radial)	C7-C8
Flexão dos quirodáctilos	1. Flexor profundo dos dedos	Interósseo anterior (mediano)	C8, T1
		Interósseo anterior (mediano): dois quirodáctilos laterais	C8, T1
		Ulnar: dois quirodáctilos mediais	C8, T1
	2. Flexor superficial dos dedos	Mediano	C7-C8, T1
	3. Lumbricais	Primeiro e segundo: mediano; terceiro e quarto: ulnar (ramo terminal profundo)	C8, T1
	4. Interósseos	Ulnar (ramo terminal profundo)	C8, T1
	5. Flexor do dedo mínimo (quinto quirodáctilo)	Ulnar (ramo terminal profundo)	C8, T1
Abdução dos quirodáctilos estendidos	1. Interósseos dorsais	Ulnar (ramo terminal profundo)	C8, T1
	2. Abdutor do dedo mínimo (quinto quirodáctilo)	Ulnar (ramo terminal profundo)	C8, T1
Adução dos quirodáctilos estendidos	1. Interósseos palmares (dorsais)	Ulnar (ramo terminal profundo)	C8, T1
Extensão do polegar	1. Extensor longo do polegar	Interósseo posterior (radial)	C7-C8
	2. Extensor curto do polegar	Interósseo posterior (radial)	C7-C8
	3. Abdutor longo do polegar	Interósseo posterior (radial)	C7-C8
Flexão do polegar	1. Flexor curto do polegar	Cabeça superficial: mediano (ramo terminal lateral)	C8, T1
		Cabeça profunda: ulnar	C8, T1
	2. Flexor longo do polegar	Interósseo anterior (mediano)	C8, T1
	3. Oponente do polegar	Mediano (ramo terminal lateral)	C8, T1
Abdução do polegar	1. Abdutor longo do polegar	Interósseo posterior (radial)	C7-C8
	2. Abdutor curto do polegar	Mediano (ramo terminal lateral)	C8, T1
Adução do polegar	1. Adutor do polegar	Ulnar (ramo terminal profundo)	C8, T1
Oposição do polegar e do dedo mínimo	1. Oponente do polegar	Mediano (ramo terminal lateral)	C8, T1
	2. Flexor curto do polegar	Cabeça superficial: mediano (ramo terminal lateral)	C8, T1
	3. Abdutor curto do polegar	Mediano (ramo terminal lateral)	C8, T1
	4. Oponente do dedo mínimo	Ulnar (ramo terminal profundo)	C8, T1

[a]Existente em 87% dos membros.[34]

Movimentos isométricos resistidos do antebraço, do punho e da mão

- Pronação do antebraço.
- Supinação do antebraço.
- Abdução do punho (desvio radial).
- Adução do punho (desvio ulnar).
- Flexão do punho.
- Extensão do punho.
- Flexão dos dedos.
- Extensão dos dedos.
- Abdução dos dedos.

(continua)

(continuação)

- Adução dos dedos.
- Flexão do polegar.
- Extensão do polegar.
- Abdução do polegar.
- Adução do polegar.
- Oposição do dedo mínimo e do polegar.

Avaliação funcional (preensão)

Após a realização do teste dos movimentos básicos (movimentos ativos, passivos e isométricos resistidos), o

Capítulo 7 Antebraço, punho e mão 559

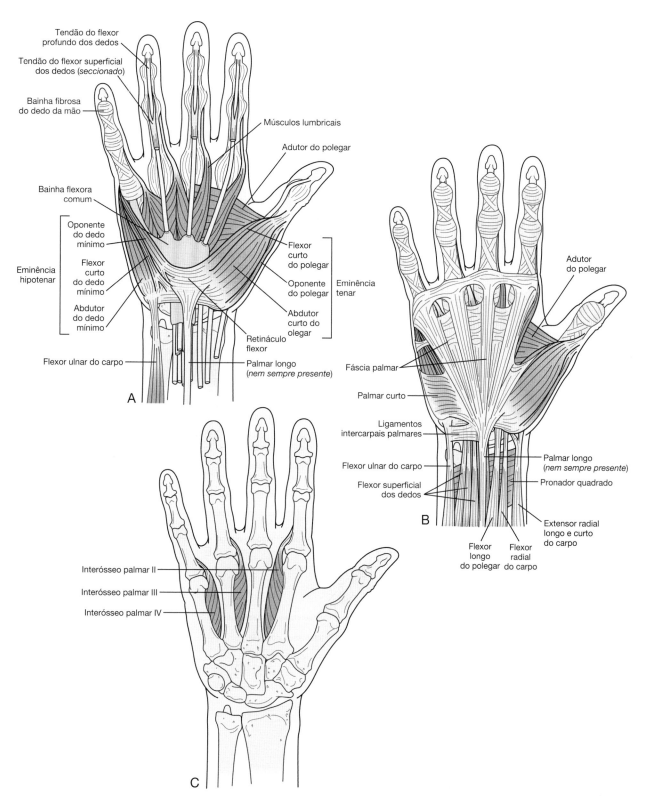

Figura 7.52 Músculos da mão. (A) Eminências tenar e hipotenar. (B) Músculos anteriores (palmares) superficiais. (C) Interósseos palmares.
(continua)

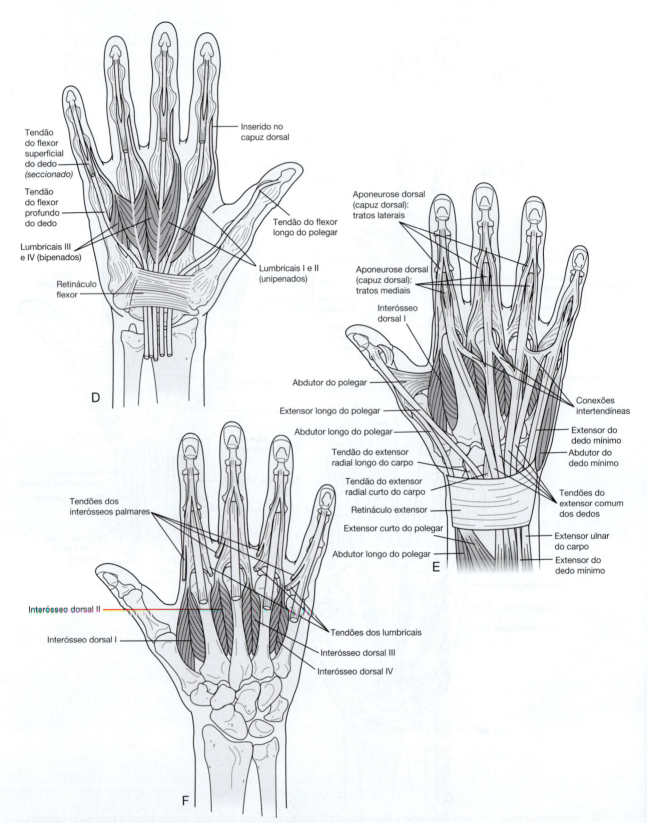

Figura 7.52 (*continuação*) (D) Lumbricais. (E) Músculos da face posterior (dorsal) da mão. (F) Músculos posteriores profundos. Nota: para os músculos do antebraço, ver Figura 6.18.

examinador deve avaliar os movimentos ativos funcionais do paciente. Em termos funcionais, o polegar é o dedo mais importante. Por conta de sua relação com os demais quirodáctilos, de sua mobilidade e da força que é capaz de sustentar, sua perda pode afetar enormemente a função da mão. O dedo indicador é o segundo quirodáctilo mais importante, em decorrência de sua musculatura, força e interação com o polegar. A sua perda afeta profundamente o movimento de pinçamento lateral e do tipo polpa digital com polpa digital e a força de preensão. Na flexão, o dedo médio é o mais forte, sendo importante para preensões tanto de precisão quanto de força. Em relação à função da mão, o dedo anular desempenha o menor papel. Visto que sua posição é periférica, o dedo mínimo aumenta enormemente a força de preensão, afeta a capacidade da mão e segura objetos contra a eminência hipotenar.[3] Em termos de **comprometimento funcional**, a perda da função do polegar afeta a função da mão em aproximadamente 40 a 50%. A perda da função do dedo indicador é responsável por aproximadamente 20% da função da mão; a do dedo médio, por 20%; a do dedo anular, por 10%; e a do dedo mínimo, por 10%. A perda da mão representa uma perda funcional do membro superior de cerca de 90%.[85]

Exame funcional do punho e da mão

- Flexão e extensão do punho.
- Desvio ulnar e radial do punho.
- Cerramento palmar na forma padrão.
- Preensão em gancho.
- Cerrar o punho estendido.
- Pinçamento polpa com polpa entre o polegar e os demais quirodáctilos.
- Pinçamento ponta com ponta entre o polegar e os demais quirodáctilos.

A função da mão pode ser avaliada rapidamente pela realização de diversos movimentos, para testar a função geral do punho e da mão (exame funcional do punho e da mão) (Fig. 7.53).

Embora as articulações do punho, da mão e dos dedos possuam uma ADM relativamente grande, a maior parte das atividades funcionais diárias não requer uma ADM completa. A ADM funcional ideal do punho é de aproximadamente 10° de flexão a 35° de extensão, com 10° de desvio radial e 15° de desvio ulnar.[86-89] Em geral, o punho é mantido em discreta extensão (10 a 15°) e em discreto desvio ulnar. Ele é estabilizado nessa posição, para proporcionar a função máxima aos quirodáctilos e ao polegar. O desvio radial excessivo, bem como o desvio ulnar dos quirodáctilos, pode afetar, de maneira adversa, a força da preensão.[90] A flexão funcional das articulações metacarpofalângicas e interfalângicas proximais é de, aproximadamente, 60°. A flexão funcional da articulação interfalângica distal é de aproximadamente 40°. Para o polegar, a flexão

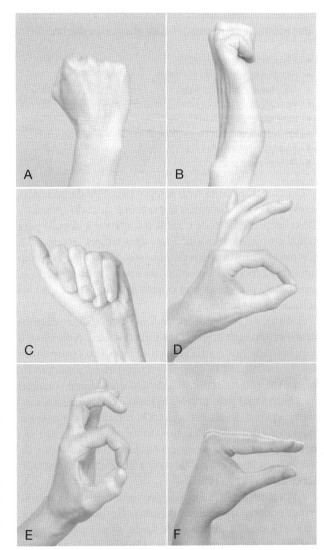

Figura 7.53 Partes de um exame funcional do punho e da mão. (A) Punho cerrado na forma padrão. (B) Punho cerrado em gancho. (C) Punho cerrado estendido. (D) Pinçamento polpa digital com polpa digital. (E) Pinçamento ponta do dedo com ponta do dedo. (F) Preensão lumbrical.

funcional das articulações metacarpofalângica e interfalângica é de cerca de 20°.[80] Dentro dessas ADM, a mão é capaz de realizar a maior parte de suas atividades de preensão[28,91] e outras atividades funcionais.

Estágios da preensão

1. Abertura da mão, a qual requer a ação simultânea dos músculos intrínsecos da mão e dos músculos extensores longos.
2. Posicionamento e fechamento dos quirodáctilos e do polegar para segurar um objeto e adaptar-se à sua forma, o que envolve os músculos flexores intrínsecos e extrínsecos e os músculos opositores.
3. Aplicação da força, que varia conforme o peso, as características da superfície, a fragilidade e o uso do objeto, envolvendo também os músculos flexores intrínsecos e extrínsecos e os músculos opositores.
4. Liberação, em que a mão se abre para largar o objeto, envolvendo os mesmos músculos acionados na abertura da mão.

Uso estimado de preensões para atividades diárias[91,93,94]	
• Pinçamento polpa com polpa	20%
• Pinçamento lateral com três dedos	20%
• Pinçamento com cinco dedos	15%
• Preensão do punho	15%
• Preensão cilíndrica	14%
• Pinçamento com três dedos (polegar, indicador e médio)	10%
• Preensão esférica	4%
• Preensão em gancho	2%

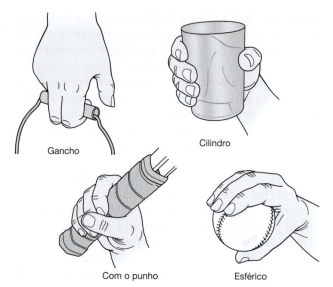

Figura 7.54 Tipos de força de preensão.

O polegar, embora nem sempre participe da preensão, acrescenta outra dimensão importante, quando utilizado. Ele confere estabilidade e ajuda a controlar a direção para a qual o objeto é movido. Esses dois fatores são necessários para os movimentos de precisão. O polegar também aumenta a força da preensão, ao atuar como um apoio, resistindo à pressão de um objeto mantido entre ele e os demais quirodáctilos.

A distribuição nervosa e as funções dos quirodáctilos também apresentam padrões interessantes. A flexão e a sensibilidade dos quirodáctilos ulnares são controladas pelo nervo ulnar e estão mais relacionadas à preensão de força. A flexão e a sensibilidade dos quirodáctilos radiais são controladas pelo nervo mediano e estão mais relacionadas à preensão de precisão. Os músculos do polegar utilizados com frequência nos dois tipos de preensão são inervados por ambos os nervos. Em todos os casos de preensão, a abertura da mão ou a liberação da preensão depende do nervo radial.

Força de preensão. A força de preensão exige um controle firme, conferindo maior assimetria flexora à mão (Fig. 7.54). Durante a preensão de força, sendo um exemplo a **preensão em punho** comum, o lado ulnar da mão atua com o lado radial, para fornecer maior estabilidade. Os quirodáctilos ulnares tendem a atuar em conjunto, para prover suporte e controle estático.[3,28,91,92] Esse tipo de preensão é utilizado quando basicamente há necessidade de resistência ou força. Para isso, os quirodáctilos mantêm o objeto contra a palma, envolvendo ou não o polegar; nesse caso, os músculos extrínsecos (do antebraço) são mais importantes. O efeito combinado da posição das articulações alinha a mão com o antebraço. Para realizar uma ação que requer força de preensão, os dedos são flexionados, e o punho é posicionado em desvio ulnar e discretamente estendido. Os exemplos de força de preensão incluem a **preensão em gancho**, na qual todos ou apenas o segundo e o terceiro quirodáctilos são utilizados como um gancho, controlados pelos flexores e extensores do antebraço. A preensão em gancho pode envolver apenas as articulações interfalângicas ou as articulações interfalângicas e metacarpofalângicas (o polegar não é envolvido). Na **preensão cilíndrica**, um tipo de **preensão palmar**, na qual o polegar é utilizado, toda a mão envolve o objeto. Na **preensão em punho**, ou **preensão digital palmar**, a mão envolve um objeto estreito. Um outro tipo de força de preensão é a **preensão esférica**, outro tipo de preensão palmar, na qual a oposição é maior, e a mão envolve um objeto esférico. A **preensão em crimpagem** (Fig. 7.55) é também uma preensão que exige potência, comumente utilizada por alpinistas, e que pode resultar em ruptura de um dos tendões flexores.[27]

Preensão de precisão. A preensão de precisão é uma atividade limitada principalmente às articulações metacarpofalângicas, e envolve, sobretudo, o lado radial da mão (Fig. 7.56).[28,91,92] Este tipo de preensão é utilizado quando é exigida exatidão e precisão. Os quirodáctilos radiais (dedos indicador e médio) fornecem o controle, ao atuarem com o polegar, formando um "tripé dinâmico", para a manipulação de precisão.[3] Nas preensões de precisão, utiliza-se o polegar e os demais quirodáctilos, podendo envolver ou não a palma; isso significa que há contato tipo polpa com polpa entre o polegar e os quirodáctilos, com o polegar se opondo aos quirodáctilos. Os músculos intrínsecos são mais importantes nas preensões de precisão que nas de força. Assim, se o examinador suspeitar de uma lesão de nervo ulnar ou mediano, as questões específicas devem se concentrar em atividades que sejam controladas pelos nervos intrínsecos e pelos nervos ulnar ou mediano (p. ex., abotoar uma camisa, abrir garrafas, dificuldades na digitação).[63] O polegar é essencial para preensões de precisão, visto que proporciona estabilidade e controle da direção e pode atuar como um suporte, fornecendo força à preensão.[3] Existem três tipos de **preensão em pinça**. A primeira é denominada **preensão de três pontas**, preensão de três dedos ou **preensão digital**, na qual se obtém uma pinça palmar ou oposição subterminal. Nessa preensão, a pinça é do tipo polpa digital com polpa digital, com o polegar em oposição aos quirodáctilos (p. ex., ao segurar um lápis). Essa preensão é, às vezes, denominada **preensão**

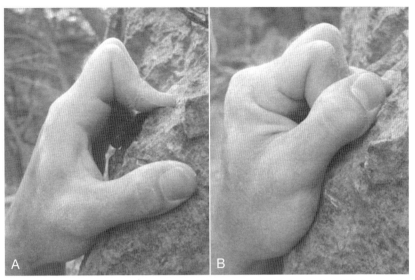

Figura 7.55 Lesões de polia causadas pela preensão em crimpagem. (A) Essa preensão é de grande utilidade quando a mão se depara com ressaltos planos e pequenos nas rochas, durante a prática do alpinismo. Essas lesões consistem em hiperextensão da articulação interfalângica distal, flexão da articulação interfalângica proximal e discreta flexão da articulação metacarpofalângica. (B) Em alguns casos, o alpinista, em busca de mais força, trava o polegar sobre o dorso da falange distal do dígito II. (De Lapegue F, Andre A, Brun C et al.: Traumatic flexor tendon injuries, *Diagn Interv Imaging* 96:1279-1292, 2015.)

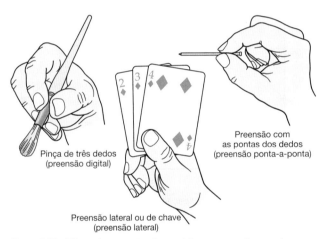

Figura 7.56 Tipos de preensão de precisão ou preensão em pinça.

de precisão com força. A segunda preensão em pinça chama-se **pinçamento lateral, pinçamento polpa digital com lateral, preensão lateral** ou **oposição subterminolateral**. O polegar e a face lateral do dedo indicador entram em contato. A oposição não é necessária. Um exemplo desse tipo de preensão é a ação de segurar uma chave ou um cartão. A terceira preensão em pinça é denominada **pinça de ponta dos dedos, preensão de ponta do dedo com ponta do dedo** ou **oposição terminal.** Nessa posição, a ponta do polegar é mantida em oposição à ponta do outro dedo. Essa pinça é utilizada em atividades que exigem boa coordenação, em vez de força.

Teste para força de preensão

Ao testar a força da preensão com um dinamômetro de preensão, o examinador deve utilizar os cinco espaçamentos ajustáveis da mão, de forma consecutiva, com o paciente apertando o dinamômetro com força máxima (Fig. 7.57). Ambas as mãos devem ser testadas alterna-

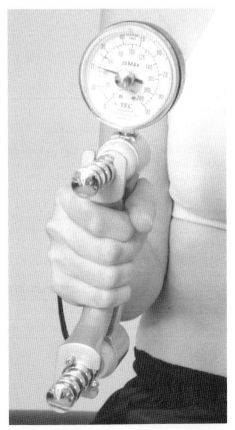

Figura 7.57 Dinamômetro de Jamar. Durante a mensuração da força de preensão, o paciente deve manter o membro superior ao lado do corpo, com o cotovelo flexionado a aproximadamente 90°.

damente, anotando cada força.[95,96] Deve-se tomar cuidado para que o paciente não se canse. Em geral, os resultados formam uma curva do tipo sino (Fig. 7.58), com os valores das forças maiores localizados nos espaçamentos do meio (segundo e terceiro) e os das forças menores no começo e no final. A diferença entre a mão dominante e a não dominante deve ser de 5 a 10%.[97] Mesmo quando há uma lesão, os resultados também devem formar uma curva em sino, mas a força aplicada é menor. Quando o paciente não exerce a força máxima em cada teste, a curva em sino típica não é produzida, e os valores obtidos não são consistentes. Discrepâncias acima de 20% em uma situação de repetição do teste indicam que o paciente não está aplicando a força máxima.[96,98] Em geral, anota-se o valor médio de três tentativas e realiza-se a comparação entre as duas mãos.[80] A Tabela 7.4 apresenta valores normais por faixa etária e sexo.

Teste para força de pinçamento

A força de pinçamento pode ser testada com o uso de um medidor de pinçamento (Fig. 7.59). São conferidos valores médios ao pinçamento polpa digital com polpa digital de cada quirodáctilo com o polegar (Tab. 7.5), à preensão lateral (Tab. 7.6) e ao pinçamento polpa digital com polpa digital (Tab. 7.7), para diferentes níveis de atividades. Em geral, anota-se o valor médio de três tentativas e realiza-se a comparação entre as duas mãos.

Outros métodos para avaliação funcional

Além dos testes de força de preensão e de pinçamento, o examinador pode realizar uma avaliação funcional completa do paciente.[99] Buchanan et al.[100] constataram que as questões mais importantes a serem feitas aos pacientes com lesões de punho, em especial no caso de fraturas, estavam relacionadas com a gravidade da dor, capacidade

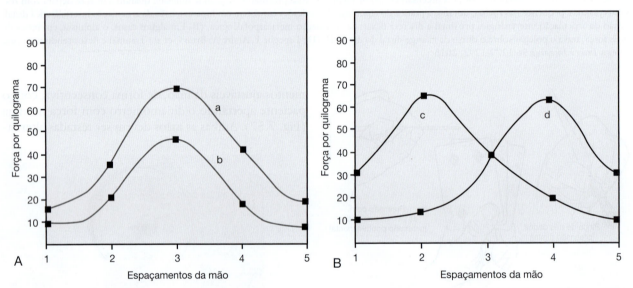

Figura 7.58 (A) As forças de preensão da mão não lesionada (*a*) e da mão lesionada (*b*) de um paciente estão representadas no gráfico. Apesar da diminuição da força de preensão por causa da lesão, a *curva b* mantém um padrão do tipo sino e paralelo à mão normal. Essas curvas são reproduzíveis em exames repetidos, com uma alteração mínima de valores. Uma grande flutuação do tamanho da curva ou a ausência de um padrão do tipo sino gera dúvidas em relação à colaboração do paciente durante o exame, podendo indicar simulação. (B) Quando a mão do paciente é excepcionalmente grande, a curva desvia para a direita (*d*); quando a mão é muito pequena, a curva desvia para a esquerda (*c*). Em ambos os casos, o padrão do tipo sino é mantido. (Redesenhada de Aulicino PL, DuPuy TE. Clinical examination of the hand. In: Hunter J, et al., editores. *Rehabilitation of the hand: surgery and therapy*. St. Louis: CV Mosby, 1990. p. 45.)

TABELA 7.4

Valores normais da força combinada da preensão das mãos direita e esquerda (kg) por faixa etária (anos) e sexo

	15-19 anos		20-29 anos		30-39 anos		40-49 anos		50-59 anos		60-69 anos	
	Homens	Mulheres	Homens	Mulheres	Homens	Mulheres	Homens	Mulheres	Homens	Mulheres	Homens	Mulheres
Excelente	≥ 113	≥ 71	≥ 124	≥ 71	≥ 123	≥ 73	≥ 119	≥ 73	≥ 110	≥ 65	≥ 102	≥ 60
Acima da média	103-112	64-70	113-123	65-70	113-122	66-72	110-118	65-72	102-109	59-64	93-101	54-59
Média	95-102	59-63	106-112	61-64	105-112	61-65	102-109	59-64	96-101	55-58	86-92	51-53
Abaixo da média	84-94	54-58	97-105	55-60	97-104	56-60	94-101	55-58	87-95	51-54	79-85	48-50
Ruim	≤ 83	≤ 53	≤ 96	≤ 54	≤ 96	≤ 55	≤ 93	≤ 54	≤ 86	≤ 50	≤ 78	≤ 47

Modificada de Canadian Standardized Test of Fitness: *Operations Manual, Ottawa, Fitness and Amateur Sport*, Canada, 1986, p. 36.

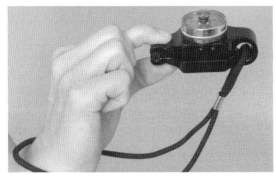

Figura 7.59 Medidor de pinçamento disponível no mercado, para testar a força do pinçamento.

TABELA 7.5

Força média do pinçamento polpa com polpa por quirodáctilos separados (100 indivíduos)

	Pinçamento polpa com polpa (kg)			
	Mão masculina		Mão feminina	
Dígito	Maior	Menor	Maior	Menor
II	5,3	4,8	3,6	3,3
III	5,6	5,7	3,8	3,4
IV	3,8	3,6	2,5	2,4
V	2,3	2,2	1,7	1,6

De Hunter J, Schneider LH, Mackin EJ et al., editores: *Rehabilitation of the hand: surgery and therapy.* St. Louis: CV Mosby, 1990. p. 115.

TABELA 7.6

Força média do pinçamento lateral por atividade (100 indivíduos)

	Pinçamento lateral (kg)			
	Mão masculina		Mão feminina	
Atividade	Maior	Menor	Maior	Menor
Especializada	6,6	6,4	4,4	4,3
Sedentária	6,3	6,1	4,1	3,9
Manual	8,5	7,7	6,0	5,5
Média	7,5	7,1	4,9	4,7

De Hunter J, Schneider LH, Mackin EJ et al., editores. *Rehabilitation of the hand: surgery and therapy.* St. Louis: CV Mosby, 1990. p. 114.

TABELA 7.7

Força média do pinçamento polpa com polpa por atividade (100 indivíduos)

	Pinçamento polpa com polpa (kg)			
	Mão masculina		Mão feminina	
Atividade	Maior	Menor	Maior	Menor
Especializada	7,3	7,2	5,4	4,6
Sedentária	8,4	7,3	4,2	4,0
Manual	8,5	7,6	6,1	5,6
Média	7,9	7,5	5,2	4,9

De Hunter J, Schneider LH, Mackin EJ et al., editores: *Rehabilitation of the hand: surgery and therapy.* St. Louis: CV Mosby, 1990. p. 114.

de abrir embalagens de alimentos, cortar carne e realizar as tarefas domésticas ou ocupações habituais. Levine et al.[101] elaboraram um questionário para avaliação da gravidade da lesão, que inclui um componente funcional, para mensurar a gravidade dos sintomas e da incapacidade funcional de um nervo – nesse caso, o nervo mediano no túnel do carpo. Chung et al.[102] elaboraram um questionário abrangente sobre os resultados relativos à avaliação da mão – **Questionário de resultados da mão de Michigan** –, que fornece os resultados da avaliação do paciente com base na função global da mão nas atividades de vida diária (AVD), na dor, no desempenho do trabalho, na estética e na satisfação.[103] Da mesma forma, Dias et al.[104] elaboraram o **Questionário para medida de avaliação do paciente** (PEM).[105-107] O **Questionário de Mayo para o punho**,[108] o **Incapacidade de ombro, braço e mão (DASH)**[109-111] e o **Formulário de avaliação do paciente para o punho e mão**[112] são exemplos de outras medidas úteis de desfechos funcionais.[99,110,113,114] A Tabela 7.8 apresenta um método de teste funcional. Esses valores de força são considerados normais para uma população média. Eles são considerados baixos para uma população de atletas ou de indivíduos que exercem atividades que submetem, repetitivamente, o antebraço, o punho e as mão a cargas altas.

Movimentos coordenados funcionais podem ser testados, ao solicitar ao paciente que execute atividades simples, como abotoar uma camisa, amarrar um cadarço de sapato ou traçar um diagrama. Diferentes padrões de preensão são utilizados com regularidade durante as atividades diárias.[94]

Esses testes também podem ser graduados em uma escala de quatro pontos.[95] Essa escala é, em particular, adequada quando o paciente apresenta dificuldade em um dos subtestes, que podem ser graduados da seguinte forma:

- Incapacidade para executar a tarefa: 0
- Execução parcial da tarefa: 1
- Execução completa da tarefa, mas com lentidão e dificuldade: 2
- Execução completa normal da tarefa: 3

Também foram publicados testes de desempenho físico para os membros superiores, desenvolvidos para atletas, incluindo o **Teste de estabilidade do membro superior em cadeia cinética fechada (CKCUEST)**[115-118] (ver Cap. 5); o lançamento de peso com as duas mãos; o lançamento de peso com uma das mãos na posição sentada; o arremesso de bola medicinal; a flexão de braços, modificada; e o teste do "salto" no solo com uma das mãos.[116] Embora esses testes funcionais, em sua maioria, tensionem principalmente o ombro, o movimento dinâmico com carga também tensiona o cotovelo, o antebraço o punho e a mão.

Como parte da avaliação funcional, pode-se realizar testes de destreza manual. Muitos testes padronizados foram desenvolvidos para a avaliação da destreza e da

TABELA 7.8

Teste funcional do punho e da mão

Posição inicial	Ação	Teste funcional
1. Antebraço em supinação, em repouso sobre a mesa	Flexão do punho	Nenhum levantamento: não funcional Levantamento de 0,5 a 1 kg: funcionalmente ruim Levantamento de 1,5 a 2 kg: funcionalmente regular Levantamento de 2,5 kg ou mais: funcional
2. Antebraço em pronação, em repouso sobre a mesa	Extensão do punho levantando 0,5 a 1 kg	Nenhuma repetição: não funcional 1 a 2 repetições: funcionalmente ruim 3 a 4 repetições: funcionalmente regular 5 ou mais repetições: funcional
3. Antebraço posicionado entre a supinação e a pronação, em repouso sobre a mesa	Desvio radial levantando 0,5 a 1 kg	Nenhuma repetição: não funcional 1 a 2 repetições: funcionalmente ruim 3 a 4 repetições: funcionalmente regular 5 ou mais repetições: funcional
4. Antebraço posicionado entre a supinação e a pronação, em repouso sobre a mesa	Flexão do polegar com resistência de faixa de borracha[a] em torno do polegar	Nenhuma repetição: não funcional 1 a 2 repetições: funcionalmente ruim 3 a 4 repetições: funcionalmente regular 5 ou mais repetições: funcional
5. Antebraço em repouso sobre a mesa; faixa de borracha em torno dos dedos polegar e indicador	Extensão do polegar contra a resistência da faixa de borracha[a]	Nenhuma repetição: não funcional 1 a 2 repetições: funcionalmente ruim 3 a 4 repetições: funcionalmente regular 5 ou mais repetições: funcional
6. Antebraço em repouso sobre a mesa; faixa de borracha em torno dos dedos polegar e indicador	Abdução do polegar contra a resistência da faixa de borracha[a]	Nenhuma repetição: não funcional 1 a 2 repetições: funcionalmente ruim 3 a 4 repetições: funcionalmente regular 5 ou mais repetições: funcional
7. Antebraço em repouso sobre a mesa	Adução do polegar, pinçamento lateral de uma folha de papel	Nenhuma sustentação: não funcional Sustentação por 1 a 2 s: funcionalmente ruim Sustentação por 3 a 4 s: funcionalmente regular Sustentação por 5 s ou mais: funcional
8. Antebraço em repouso sobre a mesa	Oposição do polegar, pinçamento de polpa digital com polpa digital de uma folha de papel	Nenhuma sustentação: não funcional Sustentação por 1 a 2 s: funcionalmente ruim Sustentação por 3 a 4 s: funcionalmente regular Sustentação por 5 s ou mais: funcional
9. Antebraço em repouso sobre a mesa	Flexão dos dedos. O paciente segura uma caneca ou um copo com a preensão cilíndrica e a/o levanta da mesa	Nenhuma repetição: não funcional 1 a 2 repetições: funcionalmente ruim 3 a 4 repetições: funcionalmente regular 5 ou mais repetições: funcional
10. Antebraço em repouso sobre a mesa	O paciente tenta vestir uma luva de borracha com os dedos estendidos	21 s ou mais: não funcional 10 a 20 s: funcionalmente ruim 4 a 8 s: funcionalmente ruim 2 a 4 s: funcional
11. Antebraço em repouso sobre a mesa	O paciente tenta afastar os dedos (abdução dos dedos) contra a resistência da faixa de borracha[a] e mantém a posição	Nenhuma sustentação: não funcional Sustentação por 1 a 2 s: funcionalmente ruim Sustentação por 3 a 4 s: funcionalmente regular Sustentação por 5 s ou mais: funcional
12. Antebraço em repouso sobre a mesa	O paciente segura uma folha de papel entre os dedos, enquanto o examinador a puxa	Nenhuma sustentação: não funcional Sustentação por 1 a 2 s: funcionalmente ruim Sustentação por 3 a 4 s: funcionalmente regular Sustentação por 5 s ou mais: funcional

[a]A faixa de borracha deve ter largura de, no mínimo, 1 cm.

Dados de Palmer ML, Epler M. *Clinical assessment procedures in physical therapy*. Philadelphia: JB Lippincott, 1990. p. 140-144.

coordenação manual. Ao comparar o paciente com outros indivíduos, o examinador deve se assegurar de que o paciente será comparado a um grupo de pacientes que são semelhantes em relação à idade, incapacidade e ocupação. Cada um desses testes tem seus defensores e opositores. Entre os testes mais comuns, estão os apresentados nas páginas a seguir.

Teste funcional da mão de Jebson-Taylor. Esse teste de fácil execução envolve sete áreas funcionais. (1) escrever, (2) virar cartas, (3) apanhar pequenos objetos, (4) simular o ato de comer, (5) empilhar objetos, (6) apanhar objetos grandes e leves e (7) apanhar objetos grandes e pesados. Os subtestes são cronometrados para cada membro. Esse teste mensura, sobretudo, a coordenação grosseira, avaliando a preensão e a habilidade de manipulação nos testes funcionais. Ele não testa a integração bilateral.[80,119-121] As pessoas que desejarem realizar o teste devem consultar o artigo original[122] para detalhes de execução.

Teste da velocidade de manipulação de Minnesota. Esse teste envolve cinco atividades: (1) posicionar objetos, (2) virar objetos, (3) deslocar objetos, (4) virar e posicionar objetos com uma das mãos e (5) virar e posicionar objetos com as duas mãos. As atividades são cronometradas em ambos os membros e comparadas aos valores normais. O teste mede, sobretudo, a coordenação grosseira e a destreza.[80,119,120]

Teste de destreza manual de Purdue. Esse teste mede a coordenação fina com o uso de pequenos pinos, arruelas e correntes. As categorias de avaliação do teste são (1) mão direita, (2) mão esquerda, (3) ambas as mãos, (4) direita, esquerda e ambas e (5) montagem. Os subtestes são cronometrados e comparados aos valores normais, conforme o sexo e a profissão.[80,119,120]

Teste de destreza com pequenas partes de Crawford. Esse teste mede a coordenação fina, com o uso de ferramentas como pinças e chaves de fenda para montar objetos, ajustar equipamentos e realizar trabalhos de entalhe.[80,119]

Exame da simulação de atividades diárias. Esse teste consiste em 19 subtestes, incluindo as ações de ficar em pé, andar, vestir uma camisa, abotoar, fechar um zíper, vestir luvas, discar um número de telefone, fazer um laço, manipular alfinetes de segurança, manipular moedas, colocar linha em uma agulha, abrir um envelope, espremer o tubo de pasta de dente e utilizar talheres. Cada subtarefa é cronometrada.[94]

Teste de pegar objetos de Moberg. Utiliza-se um grupo de nove ou dez objetos (p. ex., pinos, porcas, parafusos, botões, moedas, canetas, clipe de papel e chaves). O desempenho do paciente é cronometrado nos seguintes testes:

1. Colocar objetos em uma caixa com a mão acometida.
2. Colocar objetos em uma caixa com a mão não acometida.
3. Colocar objetos em uma caixa com a mão acometida, com os olhos fechados.

O examinador deve observar os dedos utilizados na preensão. Os dedos com sensibilidade alterada tendem a ser menos utilizados. Esse teste é realizado para lesões de nervo mediano ou lesões combinadas dos nervos mediano e ulnar.[123]

Teste de caixa e blocos. Esse teste avalia a destreza manual grosseira. São utilizados 150 blocos, cada um com 2,5 cm em cada lado. O paciente tem um minuto para transferir um bloco por vez de um lado de uma caixa dividida para o outro lado. A pontuação é baseada no número de blocos transferidos. Antes do teste, o paciente pode treinar durante 15 segundos.[121]

Teste de cavilhas com nove orifícios. Esse teste é utilizado para a avaliação da destreza digital. O paciente coloca nove cavilhas de 3,2 cm em um tabuleiro de 12,7 × 12,7 cm e, em seguida, as remove. A pontuação é baseada no tempo despendido para a execução dessa tarefa. Cada mão é testada de forma isolada.[121]

Testes especiais

Para o antebraço, o punho e a mão não existem testes especiais realizados com frequência em cada avaliação. Dependendo da anamnese, da observação e do exame até esse ponto, pode-se realizar alguns testes especiais. Na literatura mais recente, os autores têm demonstrado uma tendência em dividir os problemas de punho em dois grupos – problemas do lado radial e problemas do lado ulnar. É importante que o examinador tenha em mente que isso não significa que os problemas ocorridos em um dos aspectos não comprometa o outro – eles comprometem; contudo, a divisão do problema dentro dessa lógica ajuda o examinador a focar a avaliação e, além disso, torna mais sistemática a avaliação do punho e da mão. O examinador pode utilizar os testes adequados para ajudar na confirmação do diagnóstico. Idealmente, durante a realização de testes especiais, o examinador deve iniciar com o lado não lesionado do corpo (i. e., o membro contralateral), pois isso informará ao paciente o que deve fazer no teste, estabelecerá uma base de referência para o examinador e reduzirá o grau de apreensão do paciente.[58] Entretanto, como com todos os testes especiais, o examinador deve ter em mente que são apenas testes de confirmação. Quando positivos, sugerem fortemente a presença de um problema, porém, quando negativos, não descartam o problema, em especial no caso dos testes de disfunção neurológica. Muitos dos testes especiais descritos nesta seção são similares aos testes para movimentos de jogo articular descritos na seção que trata desse aspecto. Na avaliação da relação entre os ossos do punho e a ARUD, o examinador pode usar o teste especial ou o teste para movimento de jogo articular.

O Apêndice 7.1 (*on-line* – utilizar o QR code no final deste capítulo) mostra a confiabilidade, a validade, a especificidade e a sensibilidade de alguns testes especiais/

568 Avaliação musculoesquelética

diagnósticos utilizados para a avaliação do antebraço, do punho e da mão.

Testes gerais para dor no punho

❓ Teste da "sacudidela" carpal.[34] O examinador segura a parte distal do antebraço do paciente e estende e flexiona passivamente ("sacode") o punho do paciente (Fig. 7.60). A ausência de dor, resistência ou queixa sugere que, provavelmente, não há problema no punho.

⚠ Teste de sentar com as mãos apoiadas.[126,127] O paciente coloca ambas as mãos sobre os braços de uma cadeira estável e, utilizando apenas as mãos para suporte, empurra o corpo, suspendendo-o (Fig. 7.61). Esse teste impõe um grande estresse (uma carga ulnar axial) sobre o punho (e o cotovelo; ver testes para instabilidade do cotovelo no Cap. 6) e é muito difícil de ser realizado na presença de uma sinovite ou de uma patologia significativa do punho.

❓ Teste do moinho de vento.[34] O examinador segura o antebraço do paciente e promove rotação rápida e passiva do punho com um movimento circular. A ausência de dor, resistência ou queixa sugere que não há problema nessa articulação.

Testes para instabilidade óssea, ligamentar, capsular e articular

A instabilidade do carpo é resultante da perda do alinhamento ósseo normal dos ossos do carpo e/ou da articulação radioulnar, juntamente com lesão ligamentar, de modo que ocorre perda do equilíbrio entre essas articulações. Daí resultam alterações na biomecânica, mudanças na ADM e dor. Há ligamentos intrínsecos que conectam os diferentes ossos do carpo e ligamentos extrínsecos que ligam esses ossos ao rádio e à ulna, além de outros que fixam os ossos do carpo aos metacarpais. Funcionalmente, os dois ligamentos mais importantes são o **ligamento escafossemilunar** e o **ligamento ulnopiramidal**. Em casos de instabilidade dinâmica, o mau alinhamento ocorrerá apenas sob certas cargas e em certas posições, enquanto a instabilidade estática está sempre presente, não importando a carga aplicada. A classificação de instabilidade varia na literatura, mas existe grande concordância quanto a quatro tipos de instabilidades carpais visualizadas nas radiografias:[128,129]

1. **Instabilidade do segmento intercalado (semilunar) dorsiflexionado (ISID).** Essa instabilidade é a que ocorre mais frequentemente e pode ser observada quando o indivíduo cai sobre a eminência tenar da mão com o punho em pronação e em extensão.[128] Se o **hiato escafossemilunar** medir mais de 4 mm, esse achado indica uma laceração do ligamento escafossemilunar (ver Fig. 7.158).[128] Esse hiato é denominado por alguns estudiosos como **sinal de Terry Thomas**.

2. **Instabilidade do segmento intercalado (semilunar) flexionado palmar (ISIP).**

3. **Translocação ulnar** (a fileira proximal apresenta desvio ulnar em relação ao rádio).

4. **Translocação dorsal** (os ossos do carpo estão subluxados em uma direção posterior [dorsal], em decorrência de uma fratura).

O leitor deve consultar outras fontes para obter uma discussão detalhada sobre os tipos de instabilidade do punho – alguns baseados em achados radiológicos, outros em padrões de movimento.[10,21,24,129,130]

Muitos dos testes para ligamentos do punho e instabilidades articulares são do tipo provocativo, projetados para o tensionamento de diferentes pares ou grupos de ossos do carpo, tendo como resultado os sintomas do paciente.[131] Muitos desses testes não são muito confiáveis ou são de validade questionável; eles somente mostram efetividade nas mãos de um examinador que tenha bom conhecimento da anatomia da região, sobre como os ossos interagem entre si, e o que ocorre quando há lesões ligamentares.[131]

❓ Teste da gaveta anterior-posterior.[58] O paciente fica sentado com seu antebraço a meio caminho entre a supinação e a pronação (i. e., o polegar fica voltado para cima). O examinador segura o antebraço do paciente com uma das mãos, em uma área imediatamente proximal à ARUD, enquanto a outra mão está em torno das cabeças metacarpais (Fig. 7.62). Com a mão distal, o examinador aplica tração axial e, enquanto aplica uma discreta tração, aplica uma força anteroposterior (AP) às articulações radiocarpal e mediocarpal. Normalmente, a translação é de aproximadamente 1 cm. O teste é parecido com o deslizamento anterior-posterior no jogo articular, exceto que, neste caso, testam-se duas fileiras de ossos do carpo. No jogo articular, testa-se separadamente cada fileira de ossos do carpo. Se houver problemas no punho, o espasmo muscular limitará a quantidade de translação. Essa pseudoestabilidade (i. e., ausência de movimento) equivale à apreensão em outras articulações. O teste também já foi chamado **Teste do desvio anterior de Fisk, modificado.**[58]

❓ Teste de carga axial. O paciente assume a posição sentada enquanto o examinador estabiliza o seu punho com uma das mãos. Com a outra mão, o examinador segura delicadamente o polegar do paciente e aplica uma compressão axial. Se ocorrer dor e/ou crepitação, o teste é considerado positivo para uma fratura metacarpal ou de ossos do carpo adjacentes ou para a osteoartrose articular. Um teste semelhante pode ser aplicado aos quirodáctilos. Se, em seguida, o punho for mobilizado em desvio ulnar e o examinador repetir a compressão axial e houver dor, isso poderá indicar um problema no CFCT, ou uma **síndrome do impacto ulnar**.

❓ Teste da recuperação-estalido (teste catch-up clunk).[132] O paciente posiciona o antebraço em pronação, realizando repetidamente o desvio radial e ulnar do punho. Normalmente, durante esse movimento, a fileira proximal dos ossos do carpo rotaciona de flexão para extensão, enquanto a fileira distal translaciona de anterior (palmar)

Principais testes realizados no antebraço, no punho e na mão, dependendo da doença sob suspeita[a,124,125]

- *Testes gerais para dor no punho:*
  - ❓ Teste da "sacudidela" carpal
  - ⚠️ Teste de sentar com as mãos apoiadas
  - ❓ Teste do moinho de vento
- *Testes para instabilidade óssea, ligamentar, capsular e articular:*
  - ❓ Teste da gaveta anterior-posterior (teste do desvio anterior de Fisk, modificado)
  - ❓ Teste de carga axial
  - ❓ Teste da recuperação-estalido (Teste *catch-up clunk*)
  - ⚠️ Teste de realocação de Derby
  - ⚠️ Teste de estabilidade da articulação radioulnar distal (*ballottement*)
  - ❓ Teste de apreensão para deslocamento dorsal do capitato
  - ❓ Teste de extensão do dedo
  - ❓ Teste de impacto da rotação na força de preensão (TIRP)
  - ⚠️ Teste de cisalhamento de Kleinman
  - ⚠️ Teste de instabilidade ligamentar (dígitos)
  - ❓ Teste de compressão de Linscheid
  - ⚠️ Teste do rechaço (*ballottement*) semilunopiramidal (teste de Reagan)
  - ⚠️ Teste de compressão semilunopiramidal
  - ⚠️ Sinal de Murphy
  - ❓ Teste das teclas de piano (ARUD)
  - ⚠️ Teste de estimulação do pisiforme
  - ⚠️ Teste de compressão (de cisalhamento) pisopiramidal
  - ❓ Teste de desvio do pivô da articulação mediocarpal
  - ❓ Teste de realocação de Prosser
  - ⚠️ Teste do desvio radioulnar
  - ⚠️ Teste de compressão do escafoide
  - ⚠️ Teste do ligamento escafossemilunar
  - ⚠️ Sinal de Steinberg
  - ❓ Teste de levantamento em supinação
  - ❓ Teste para contração dos ligamentos retinaculares
  - ❓ Testes para ligamentos do CFCT
  - ❓ Teste de cisalhamento do polegar
  - ⚠️ Teste para frouxidão ou instabilidade do ligamento colateral ulnar do polegar
  - ❓ Teste de tração-desvio (de cisalhamento) do polegar
  - ❓ Teste de carga no complexo fibrocartilaginoso triangular (Teste de Sharpey)
  - ❓ Manobra de elevação piramidal
  - ✅ Teste do sinal da fóvea ulnar ("tabaqueira" ulnar)
  - ❓ Teste de impactação (de cisalhamento) ulnar
  - ⚠️ Teste de provocação com impactação piramidal do processo estiloide da ulna (IPEU)

- ⚠️ Teste de estresse ulnocarpal
- ✅ Teste do deslizamento dorsal ulnomeniscopiramidal
- ⚠️ Sinal de Walker-Murdoch
- ✅ Teste de Watson (desvio escafoide)
- ❓ Teste do punho pendente
- *Para tendões e músculos:*
  - ❓ Teste de Boyes
  - ❓ Teste de Bunnel-Littler
  - ⚠️ Teste de sinergia do extensor ulnar do carpo
  - ✅ Teste de Finkelstein (de Eichhoff)
  - ❓ Sinal de Lindburg
  - ⚠️ Dedo de Jersey
  - ❓ Teste para ruptura do capuz extensor
  - ⚠️ Teste de hiperflexão do punho e abdução do polegar (HPAP)
- *Para disfunção neurológica:*
  - ⚠️ Fraqueza do abdutor curto do polegar
  - ❓ Sinal de André-Thomas
  - ✅ Teste de compressão carpal
  - ❓ Sinal do punho cerrado
  - ⚠️ Teste dos dedos cruzados
  - ❓ Teste de Dellon para discriminação de dois pontos móveis
  - ❓ Sinal de Egawa
  - ⚠️ Sinal de flexão dos dedos
  - ⚠️ Teste de verificação dos interósseos dorsais I
  - ⚠️ Manobra de agitação das mãos ou punhos
  - ⚠️ Sinal do "papel" de Froment
  - ✅ Teste de elevação das mãos
  - ❓ Sinal da lixa de unha
  - ❓ Teste da sudorese com ninidrina
  - ⚠️ Teste de Okutsu
  - ✅ Teste de Phalen (flexão do punho)
  - ⚠️ Sinal de Pollock
  - ⚠️ Teste de Phalen reverso (da prece)
  - ⚠️ Estímulo digital (*scratch collapse test*)
  - ❓ Sinal do punho quadrado
  - ⚠️ Teste de estresse para nervo mediano encarcerado
  - ⚠️ Sinal de Tinel no punho
  - ❓ Teste do torniquete
  - ✅ Teste de discriminação de dois pontos de Weber (de Moberg)
  - ⚠️ Teste do enrugamento
- *Para a circulação e inchaço:*
  - ✅ Teste de Allen
  - ✅ Fluxo sanguíneo nos dedos
  - ✅ Mensuração em forma de "8" para inchaço
  - ✅ Teste do volume da mão

ARUD: articulação radioulnar distal; CFCT: complexo fibrocartilaginoso triangular.

[a]Os autores recomendam que esses testes sejam aprendidos pelo médico, para facilitação do diagnóstico. Ver Capítulo 1, Legenda para classificação de testes especiais.

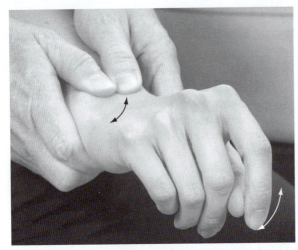

Figura 7.60 Teste da "sacudidela" carpal.

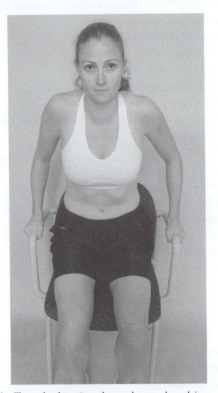

Figura 7.61 Teste de elevação sobre os braços da cadeira.

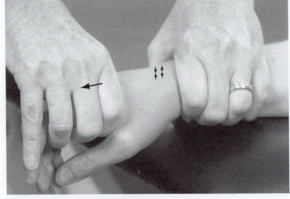

Figura 7.62 Teste da gaveta anterior-posterior.

para posterior, na passagem do desvio radial para o desvio ulnar. Caso haja uma instabilidade mediocarpal ou radiocarpal durante o movimento de desvio radial para desvio ulnar, a fileira proximal permanece flexionada e a fileira distal permanece em uma posição anterior, levando mais tempo para fazer a translação. À medida que as limitações promovidas pelos tecidos moles se tornam mais fortes, ocorre uma súbita "recuperação" da fileira proximal em extensão e da fileira distal posteriormente, o que muitas vezes se faz acompanhar por um estalido (*clunk*), indicando um teste positivo.

⚠ *Teste de realocação de Derby*.[5,30,133] Esse teste avalia a integridade do intervalo semilunar-piramidal, sendo utilizado na avaliação de lesões peripiramidais e semilunar-piramidais. De início, o examinador pergunta ao paciente se ele sente seu punho instável ou frouxo. Em seguida, o examinador aplica três testes. Se os achados dos testes forem positivos, juntamente com a resposta afirmativa à pergunta anterior, o teste no todo é considerado positivo. No *primeiro teste*, o paciente fica sentado com seu braço repousando sobre uma mesa, com o cotovelo flexionado a 90° e com o punho em pronação, extensão e desvio radial. O examinador posiciona um polegar na face anterior do pisiforme do paciente e, em seguida, aplica uma força direcionada posteriormente, enquanto mobiliza o punho do paciente à posição neutra (Fig. 7.63A). Nessa posição, uma resposta positiva é a resolução da instabilidade subjetiva e a melhora na força de preensão e/ou uma força de preensão que pode ser mantida por mais tempo. No *segundo teste*, o examinador então mobiliza o punho do paciente até que retorne a sensação subjetiva de instabilidade no punho; este é então mobilizado em pronação, desvio radial e flexão neutra. Prosseguindo, o examinador aplica uma força direcionada no sentido posterior-anterior ao dorso do piramidal do paciente, ao mesmo tempo que faz um desvio ulnar no punho do paciente (Fig. 7.63B). O teste é considerado positivo na presença de dor no punho na posição de desvio ulnar. No *terceiro teste*, o examinador mobiliza o punho até o retorno da instabilidade subjetiva. O punho do paciente é mais uma vez mobilizado em pronação, desvio radial e flexão neutra. O examinador posiciona seu polegar sobre a face anterior do pisiforme do paciente e aplica uma força direcionada posteriormente, enquanto promove um desvio ulnar do punho do paciente (Fig. 7.63C). O teste é considerado positivo se o paciente sentiu menos dor com o desvio ulnar do punho em comparação com a dor sentida no segundo teste.

⚠ *Teste de estabilidade da articulação radioulnar distal (ballottement)*.[5,30] A ARUD é testada com o antebraço do paciente em posição neutra (Fig. 7.64A), pronação completa (Fig. 7.64B) e, finalmente, em supinação completa (Fig. 7.64C), com o cotovelo a 90°. O examinador estabiliza a porção distal da ulna em um ponto cerca de 4 cm acima do punho do paciente; para tanto, o examinador usa uma de suas mãos. Isso evita estruturas que possam

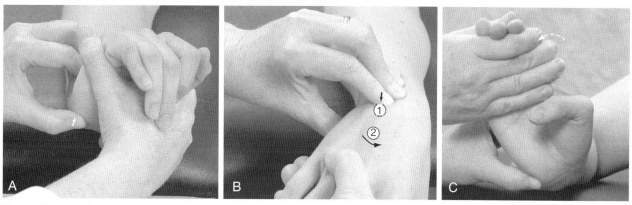

Figura 7.63 Teste de realocação de Derby. (A) Primeiro teste. (B) Segundo teste. (C) Terceiro teste.

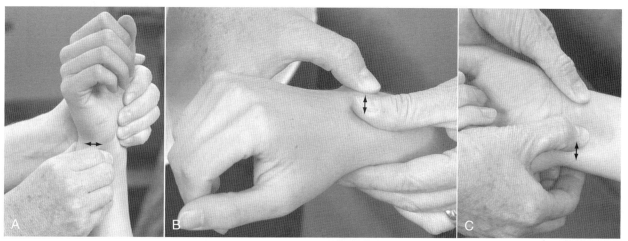

Figura 7.64 Teste de estabilidade da articulação radioulnar distal (*ballottement*). (A) Antebraço na posição neutra. (B) Antebraço em pronação. (C) Antebraço em supinação.

provocar dor, enquanto a outra mão é posicionada em torno da palma da mão do paciente. Em cada uma dessas três posições descritas, a articulação é deslizada anterior e posteriormente, possibilitando que ela "salte" de volta à posição neutra a cada vez, para que seja determinada a magnitude do movimento, e se esse movimento é doloroso. Então, o punho pode ser mobilizado em desvio radial, para observar se a estabilidade aumenta (em decorrência da lesão do CFCT). Se o CFCT estiver lacerado, a estabilidade não melhorará. Esse teste é parecido com o movimento de jogo articular anterior-posterior descrito na seção "Jogo articular".

Teste de apreensão para deslocamento dorsal do capitato. Esse teste é utilizado para a determinação da estabilidade do osso capitato, em sua relação com o semilunar.[5,134] O paciente se senta em frente ao examinador, que segura o seu antebraço (rádio e ulna) com uma das mãos. O examinador posiciona o polegar da outra mão sobre a face palmar do capitato, enquanto os outros dedos seguram a mão do paciente em posição neutra (sem flexão ou extensão e sem desvio radial ou ulnar) e aplicam uma contrapressão quando o examinador empurra o capitato para trás com o polegar (Fig. 7.65). O teste também pode ser realizado de maneira semelhante a um movimento de jogo articular, em que o semilunar do paciente é estabilizado com o polegar e o dedo indicador de uma das mãos do examinador, enquanto o polegar e o dedo indicador da outra mão "deslizam" o capitato anterior e posteriormente. A quantidade de movimento é comparada com a do outro membro.[5] O teste é considerado positivo para instabilidade capitato-semilunar quando ocorre reprodução dos sintomas, apreensão ou dor.[135] Pode-se também ouvir um estalido quando a pressão é aplicada.

Teste de extensão do dedo.[136,137] O paciente posiciona-se sentado. O examinador mantém o punho do paciente flexionado e solicita que estenda ativamente os dedos contra a resistência, pressionado as articulações radiocarpais. Se o paciente manifestar dor, o teste é considerado positivo para a instabilidade radiocarpal ou mediocarpal, instabilidade do escafoide, inflamação ou doença de Kienböck (Fig. 7.66).

Teste de impacto da rotação na força de preensão (TIRP).[129,131,138] Com a ajuda de um dinamômetro de preensão comum (ver Fig. 7.57), o examinador testa a força de preensão do paciente com o braço na posição neutra, em supinação e, em seguida, em pronação. Os dois bra-

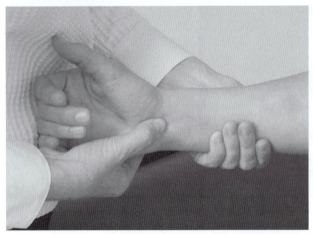

Figura 7.65 Teste de apreensão para deslocamento dorsal do capitato. Observe a posição do polegar do examinador sobre o capitato para empurrá-lo para trás.

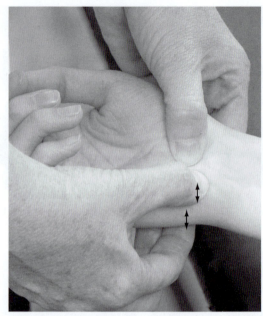

Figura 7.67 Teste de cisalhamento de Kleinman.

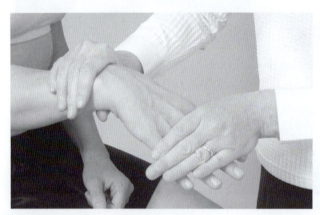

Figura 7.66 Teste de extensão do dedo.

ços devem ser testados. A relação TIRP é calculada pela divisão da força de preensão em supinação pela força de preensão em pronação. Uma TIRP superior a 1,0 é considerada positiva para lesão à cartilagem semilunar, quando acompanhada por dor.

⚠ *Teste de cisalhamento de Kleinman.*[6,30,34] Esse teste é utilizado na avaliação de instabilidade na articulação semilunopiramidal. O examinador segura o punho do paciente na posição neutra; o braço do paciente deve estar supinado. Com a mesma mão, o examinador posiciona um dedo sobre a superfície posterior do semilunar. Com o polegar da outra mão, o examinador aplica uma força em direção posterior ao pisiforme (e ao piramidal), ao mesmo tempo que estabiliza o semilunar ou enquanto empurra anteriormente esse osso (Fig. 7.67). O teste é considerado positivo caso haja reprodução dos sintomas. O teste é parecido ao jogo articular entre as articulações, conforme descrito na mobilização carpal de Kaltenborn (ver seção "Movimentos de jogo articular", mais adiante).

⚠ *Teste para instabilidade ligamentar dos dígitos.* O examinador estabiliza o quirodáctilo com a mão proximal à articulação a ser testada. Com a outra mão, segura o quirodáctilo distalmente à articulação que será testada. A mão distal do examinador é então utilizada para aplicar uma força vara ou valga sobre a articulação (interfalângica proximal ou distal), de modo a testar a integridade dos ligamentos colaterais (Fig. 7.68). Os resultados relativos à frouxidão são comparados com os da mão não envolvida, que é testada primeiro.

❓ *Teste de compressão de Linscheid.*[30,126,139] Esse teste é utilizado para a detecção de instabilidade ligamentar das articulações carpometacarpais II e III. O examinador apoia as diáfises dos metacarpais com uma das mãos. Com a outra, empurra a cabeça dos metacarpais na face dorsal e, em seguida, na face palmar (Fig. 7.69). Na ocorrência

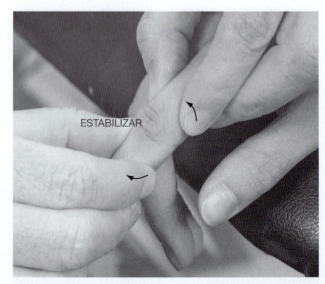

Figura 7.68 Teste de instabilidade ligamentar para dígitos. O examinador aplica um estresse em varo à articulação interfalângica proximal.

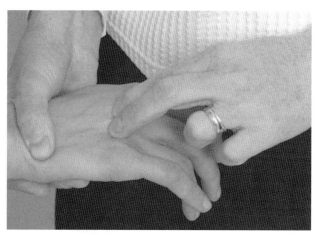

Figura 7.69 Teste de compressão de Linscheid.

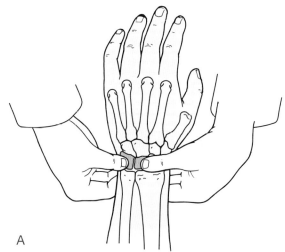

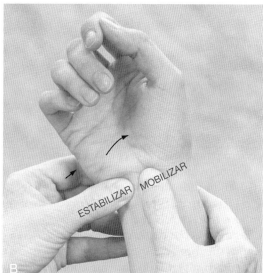

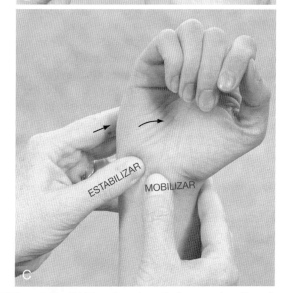

de dor localizada à articulação carpometacarpal II ou III, o teste é considerado positivo.

⚠ **Teste do rechaço (ballottement) semilunopiramidal (teste de Reagan, teste shuck de Reagan, teste do ballottement de Masquelet, teste shuck semilunopiramidal).** Esse teste é utilizado para a determinação da integridade do ligamento semilunopiramidal.[18,22] O paciente fica sentado com o cotovelo flexionado e em rotação neutra; o antebraço fica apoiado sobre a mesa de exame. O examinador agarra o pisopiramidal (i. e., o pisiforme e o piramidal) entre o polegar e o segundo quirodáctilo de uma das mãos e o semilunar entre o polegar e o segundo quirodáctilo da outra mão (Fig. 7.70A). Em seguida, o examinador move o semilunar para cima e para baixo (anterior e posteriormente), anotando qualquer sinal de frouxidão, crepitação ou dor, o que indica um teste positivo para instabilidade semilunopiramidal. A avaliação é feita comparativamente com o lado não lesionado. **O teste de cisalhamento semilunopiramidal** ❓ (também conhecido como **teste de cisalhamento pisopiramidal**) é semelhante, exceto que o polegar da mão oposta do examinador aplica carga na articulação pisopiramidal, aplicando uma força de cisalhamento à articulação semilunopiramidal, ao mesmo tempo que mobiliza a articulação radiocarpal do desvio ulnar (Fig. 7.70B) ao desvio radial (Fig. 7.70C).[5,18,35,131,140,141] O teste é parecido ao movimento de jogo articular entre o semilunar e o piramidal.[18,142,143]

⚠ **Teste de compressão semilunopiramidal.**[6,35,70] Esse teste aplica carga à articulação semilunopiramidal em uma direção ulnar a radial, promovendo dor acompanhada por instabilidade ou doença articular degenerativa. O polegar do examinador aplica uma forte pressão em uma direção radial ao piramidal com movimentos de balanço, em uma área imediatamente distal ao processo estiloide da ulna, na **"tabaqueira ulnar"** entre os tendões do flexor ulnar do carpo e do extensor ulnar do carpo (Fig. 7.71). A ocorrência de dor sugere um teste positivo para problema semilunopiramidal.

Figura 7.70 (A) Teste do rechaço (*ballottement*) semilunopiramidal (teste de Reagan) para dissociações do ligamento interósseo semilunopiramidal. Uma das mãos estabiliza o semilunar enquanto a outra mão mobiliza o piramidal. (B) Teste de cisalhamento semilunopiramidal em desvio ulnar. (C) Teste de cisalhamento semilunopiramidal em desvio radial.

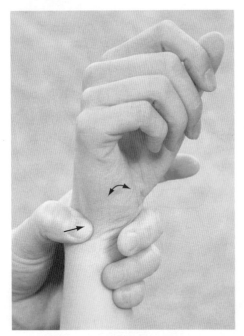

Figura 7.71 Teste de compressão semilunopiramidal.

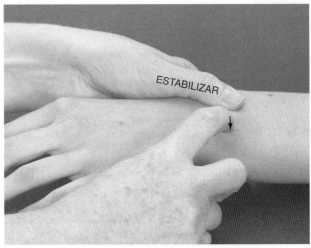

Figura 7.72 Teste das "teclas de piano" (teste da ARUD).

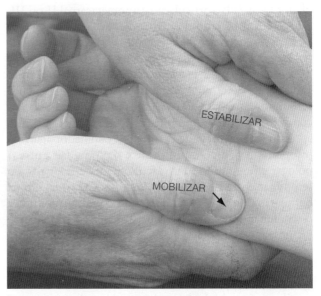

Figura 7.73 Teste de estimulação do pisiforme.

▲ **Sinal de Murphy.** O examinador solicita ao paciente que cerre o punho. Se a cabeça do metacarpal III estiver nivelada com os metacarpais II e IV, o sinal é considerado positivo, indicando uma luxação do semilunar.[144] Em geral, o metacarpal III projeta-se além (ou mais distalmente) dos metacarpais II e IV.

❓ **Teste das "teclas de piano".** O paciente se senta com o membro superior em pronação. O examinador estabiliza o membro superior do paciente com uma das mãos de modo que seu dedo indicador empurre a parte distal da ulna para baixo. Com a outra mão, sustenta a mão e o rádio do paciente. Em seguida, pressiona a parte distal da ulna para baixo, como se fosse uma tecla de piano, empurrando anteriormente a cabeça da ulna, enquanto estabiliza o pisiforme com uma força direcionada para trás (Fig. 7.72). Os resultados são comparados com os do lado assintomático. O teste é considerado positivo quando há uma diferença de mobilidade e produção de dor e/ou sensibilidade. Fica demonstrado um teste positivo pelo retorno abrupto da cabeça da ulna à sua posição (como uma tecla de piano) quando o examinador deixa de forçar, indicando instabilidade da ARUD.[6,30,31,33,131]

▲ **Teste de estimulação do pisiforme.**[34] O examinador aplica uma pressão direcionada para trás (dorsalmente) sobre o pisiforme, que eleva o piramidal (Fig. 7.73). Se ocorrer dor, crepitação ou estalido, isso sugere um problema nas estruturas de sustentação no lado ulnar do punho.

▲ **Teste de compressão (de cisalhamento) pisopiramidal.**[30,58,70] O examinador segura a mão do paciente com uma das mãos, com o punho do paciente em flexão, e palpa o pisiforme ao mobilizá-lo medial e lateralmente enquanto flexiona (mais movimento) (Fig. 7.74A) e estende o punho (menos movimento, por causa da rigidez do flexor ulnar do carpo) (Fig. 7.74B). O examinador também pode aplicar compressão ao pisiforme durante a realização do movimento. A ocorrência de crepitação ou dor sugere doença articular degenerativa pisopiramidal.[70] O teste é igual ao jogo articular do pisiforme, exceto que, neste caso, ocorre flexão e extensão do punho durante a realização do movimento.

O examinador deve ter em mente que, normalmente, a articulação pisopiramidal é estabilizada pelo ligamento piso-hamato, ligamento pisometacarpal, flexor ulnar do carpo, ligamento pisopiramidal ulnar, abdutor do dedo mínimo e retináculos extensor e flexor. Um aumento do movimento no pisiforme pode resultar em sintomas do nervo ulnar, porque o pisiforme forma a borda ulnar do canal ulnar (de Guyon).[141]

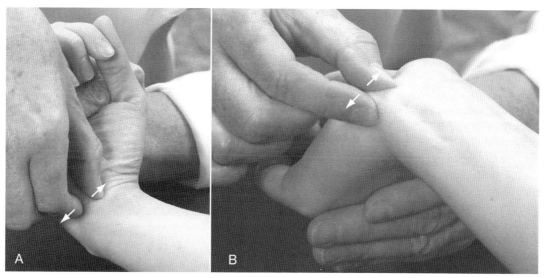

Figura 7.74 Teste de compressão (de cisalhamento) pisopiramidal. (A) Com flexão do punho. (B) Com extensão do punho.

❓ Teste de desvio do pivô da articulação mediocarpal (teste de Lichtman, de desvio mediocarpal ou da recuperação-estalido [Teste catch-up clunk]).[31,35,58,70,145] O paciente assume a posição sentada com o cotovelo flexionado a 90° e em repouso sobre uma superfície firme e a mão em supinação completa. Com umas das mãos, o examinador estabiliza o antebraço pronado do paciente em 15° de desvio ulnar com uma das mãos e, com a outra, coloca a sua mão em desvio radial completo, com o punho em posição neutra, aplicando em seguida uma carga direcionada para a frente através do capitato. O examinador deve observar o grau de facilidade da translação (Fig. 7.75A).[34] Enquanto o examinador mantém a posição da mão do paciente e aplica uma carga axial, coloca-a passivamente em desvio ulnar completo (Fig. 7.75B). O teste é considerado positivo quando ocorre um estalido (*clunk*) doloroso de "recuperação" quando o capitato "desloca-se" (i. e., a fileira distal dos ossos do carpo "salta para trás", em conjunto, à sua posição fisiológica normal), indicando uma lesão da cápsula anterior e dos ligamentos interósseos.[3,58,146] O estalido representa uma mudança abrupta da fileira proximal dos ossos do carpo, do movimento de flexão para o de extensão, quando o capitato acopla o semilunar e o hamato acopla o piramidal sob a carga compressiva.[34] O examinador pode então estabilizar o pisiforme ao exercer uma pressão direta e, com o mesmo movimento, o estalido ativo desaparecerá, pois a estabilização do pisiforme promove a rotação da fileira proximal dos ossos do carpo, que deixa sua posição flexionada, retomando as forças de contato normais da articulação mediocarpal.[147]

❓ Teste de realocação de Prosser.[34] A fim de obter estabilização, o examinador contém o antebraço do paciente. Com a outra mão posicionada sobre a fileira proximal dos ossos do carpo, o examinador mobiliza o antebraço em pronação e desliza posteriormente os carpais proximais, deslizando os carpais sobre a ulna (ver Fig. 7.134). O teste é considerado positivo se ocorrer diminuição da dor

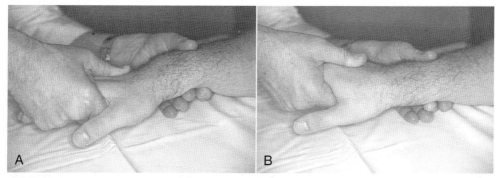

Figura 7.75 Teste de desvio do pivô da articulação mediocarpal para instabilidade da articulação mediocarpal. (A) O examinador estabiliza o antebraço do paciente em posição de pronação e em desvio ulnar de 15° e também pelo direcionamento palmar da pressão sobre o aspecto distal do capitato, com o objetivo de reproduzir a translação palmar. (B) O punho recebe uma carga axial e um desvio ulnar. O teste é considerado positivo se reproduz o estalido (*clunk*) e a dor do paciente. O teste do desvio mediocarpal também deve ser realizado no punho contralateral, para comparação. Muitos pacientes com frouxidão ligamentar generalizada demonstram também frouxidão mediocarpal bilateral. (De Lichtman DM, Reardon RS: Midcarpal instability. In Slutsky D, editor: *Principles and practice of wrist surgery*, Philadelphia, 2010, Elsevier.)

do punho ao realocar os carpais proximais e devolver seu alinhamento com a ulna. Esse teste é idêntico ao jogo articular na articulação radiocarpal.

⚠️ **Teste de desvio radioulnar.**[5] Esse teste se divide em duas partes. O examinador testa primeiramente o lado normal, não afetado. O *primeiro teste* é aplicado para verificação dos ligamentos radioulnares anteriores. O braço do paciente fica posicionado em pronação enquanto o examinador estabiliza a parte distal da ulna e a coluna carpal ulnar (i. e., ulna, trapezoide, hamato) do paciente enquanto, simultaneamente, usa sua outra mão para fazer uma translação da parte distal do rádio. Nessa etapa, o examinador deve observar a magnitude do movimento e o *end feel*, que será comparado com o lado normal (Fig. 7.76A). O examinador aplica o *segundo teste* para verificar os ligamentos radioulnares posteriores. O braço do paciente fica em supinação; o examinador estabiliza novamente a ulna e a coluna carpal ulnar do paciente e, com a outra mão, promove uma translação posterior da parte distal do rádio (Fig. 7.76B). Como ocorre no primeiro teste, na presença de alguma enfermidade, ocorrerá aumento na magnitude do movimento e o *end feel* será do tipo suave.[5] Esse achado é comparado com o lado normal.

⚠️ **Teste de compressão do escafoide.**[146,148] O paciente assume a posição sentada e o examinador segura seu antebraço com uma das mãos. Com a outra mão, o examinador segura o polegar do paciente e aplica uma pressão de compressão longitudinal ao longo do metacarpal desse dedo, na direção dos ossos do carpo (i. e., trapézio e escafoide) (Fig. 7.77). Se ocorreu fratura do escafoide, a manobra provocará dor.

⚠️ **Teste do ligamento escafossemilunar.**[35] O examinador solicita ao paciente que flexione completamente o punho e, enquanto mantém essa posição, deve estender ao máximo os dedos (Fig. 7.78). Essa ação empurra o capitato contra o escafoide e o semilunar, o que aumenta a

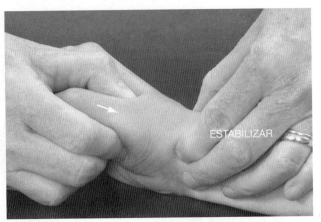

Figura 7.77 Teste de compressão do escafoide.

tensão incidente no ligamento escafossemilunar. A ocorrência de dor indica um teste positivo. O examinador deve ficar atento, para ter a certeza de que não ocorra extensão do punho durante a extensão dos dedos.

⚠️ **Sinal de Steinberg.** O examinador pede ao paciente para dobrar o polegar contra a palma da mão e fechar os dígitos sobre o polegar (Fig. 7.79). O teste será considerado positivo se a ponta do polegar se estender além da palma da mão. O sinal de Steinberg é utilizado para testar se há hipermobilidade e também na avaliação clínica de pacientes com síndrome de Marfan.

❓ **Teste de levantamento em supinação.**[149] Esse teste é utilizado para determinação da presença de enfermidade no complexo fibrocartilaginoso triangular – CFCT (também denominado *disco cartilaginoso triangular*). O paciente se senta com os cotovelos flexionados a 90° e os antebraços em supinação. Solicita-se ao paciente que mantenha as palmas das mãos abertas sobre a parte inferior de uma mesa pesada (ou contra as mãos do examinador). Em seguida, solicita-se ao paciente que levante

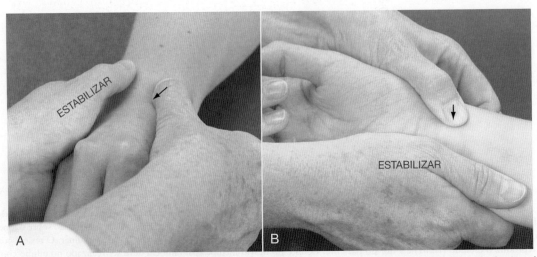

Figura 7.76 (A) Teste do desvio radioulnar em pronação (para teste de ligamentos radioulnares anteriores). (B) Teste do desvio radioulnar em supinação (para teste de ligamentos radioulnares posteriores).

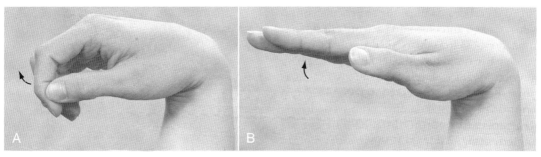

Figura 7.78 Teste do ligamento escafossemilunar. (A) Posição inicial. (B) Posição final. Observe a discreta extensão do punho quando os dedos estendem.

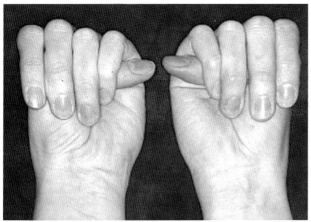

Figura 7.79 Teste de Steinberg positivo. (De Bilodeau JE: Retreatment of a patient with Marfan syndrome and severe root resorption, *Am J Orthodd Dentofacial Orthop* 137(1):123-134, 2010.)

a mesa (ou faça pressão contra as mãos do examinador). A ocorrência de dor localizada na face ulnar do punho e a dificuldade para aplicar força são indicações positivas de uma laceração dorsal do CFCT. A ocorrência de dor no desvio ulnar forçado provocando impactação ulnar é um sintoma de laceração do CFCT (Fig. 7.80).

? Teste para contração dos ligamentos retinaculares (colaterais) (teste de Haines-Zancolli).[150] Esse teste avalia as estruturas ao redor da articulação interfalângica proximal, que é mantida em posição neutra, enquanto o examinador flexiona a articulação interfalângica distal (Fig. 7.81). Se a articulação interfalângica distal não flexionar, isso significa que os ligamentos retinaculares (colaterais) ou a cápsula interfalângica proximal estão encurtados. Se a articulação interfalângica proximal for flexionada e a articulação interfalângica distal flexionar facilmente, os ligamentos retinaculares estão encurtados e a cápsula está normal. Durante o teste, o paciente permanece passivo e não realiza movimentos ativos.

? Teste dos ligamentos do CFCT.[35] Esse teste se divide em duas partes. O *primeiro teste* verifica as fibras profundas posteriores (dorsais) do CFCT. O antebraço do paciente fica posicionado em supinação completa; nessa posição, as fibras profundas ficam sob tensão, além de impedir que ocorra translação da fossa do rádio sobre a

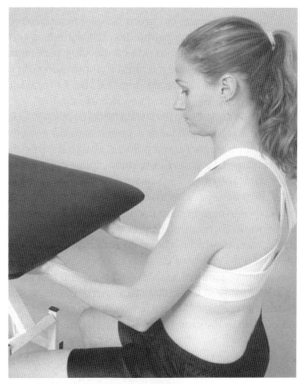

Figura 7.80 Teste de levantamento em supinação.

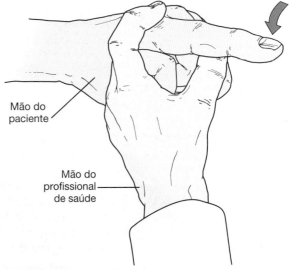

Figura 7.81 Teste para ligamentos retinaculares.

"*seat*" (porção da cabeça da ulna que se articula com o rádio) da ulna. Com o antebraço do paciente em supinação, o examinador posiciona quatro dedos sobre a superfície palmar da parte distal do rádio, em preparação para a tração anterior do rádio. Simultaneamente, o examinador posiciona o polegar do braço contralateral sobre a face posterior da parte distal da ulna, com os dedos da mesma mão apoiando a porção distal da ulna em sua superfície anterior (Fig. 7.82A). O examinador empurra em afastamento a ulna com seu polegar, enquanto traciona o rádio em sua direção. O teste será considerado positivo se ocorrer dor. O *segundo teste* verifica as fibras profundas anteriores (palmares) do CFCT. O examinador posiciona o antebraço do paciente em pronação completa; isso tensiona as fibras anteriores profundas. Em seguida, a ulna é empurrada em afastamento pelo examinador; para tanto, ele usa o polegar, enquanto o rádio é empurrado com os demais dedos em sua direção (Fig. 7.82B). O teste será considerado positivo diante da ocorrência de dor.

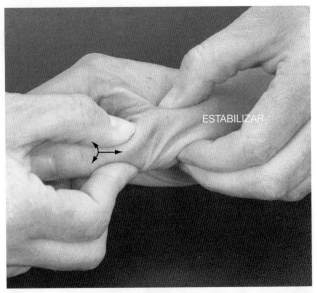

Figura 7.83 Teste de compressão (de cisalhamento) do polegar.

❓ **Teste de compressão (de cisalhamento) do polegar.** Com uma das mãos, o examinador segura a mão do paciente e, com a outra, segura o seu polegar, abaixo da articulação metacarpofalângica. Em seguida, aplica compressão axial e rotação sobre a articulação metacarpofalângica (Fig. 7.83). Se o paciente manifestar dor, o teste é considerado positivo, indicando doença articular degenerativa da articulação metacarpofalângica ou metacarpotrapezoidal.[98,151] A compressão axial com rotação em qualquer articulação do punho e da mão também pode indicar testes positivos para articulações com o mesmo problema.

⚠ **Teste para a frouxidão ou instabilidade do ligamento colateral ulnar do polegar.**[31,36] O paciente assume a posição sentada enquanto o examinador estabiliza a sua mão com uma das mãos e coloca o polegar do paciente em extensão com a outra mão. O examinador, com o polegar do paciente em extensão, aplica uma força valga sobre a articulação metacarpofalângica do polegar, forçando o LCU e o ligamento e colateral acessório (Fig. 7.84). Se o movimento valgo for superior a 30° a 35°, é indicativo de uma laceração completa dos ligamentos colateral ulnar e colateral acessório.[152] Se o ligamento estiver apenas parcialmente lacerado, a frouxidão será inferior a 30° a 35°. Nesse caso, a frouxidão é maior que a do lado não acometido (em extensão, a frouxidão normal é de aproximadamente 15°), mas não tão grande quanto à de uma

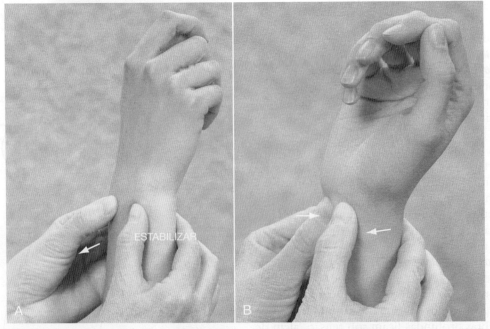

Figura 7.82 Teste dos ligamentos do complexo fibrocartilaginoso triangular. As *setas* mostram a direção do movimento. (A) Em supinação. (B) Em pronação.

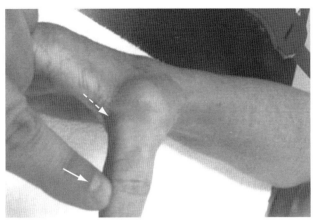

Figura 7.84 Frouxidão do ligamento colateral ulnar *(seta tracejada)*. A *seta* sólida mostra o polegar do examinador empurrando para trás o polegar do paciente. (Modificada de Pitts G, Willoughby J, Cummings B, Uhl TL: Rehabilitation of wrist and hand injuries. In Andrews JR, Harrelson GL, Wilk KE, eds.: *Physical rehabilitation of the injured athlete*, 4.ed., Philadelphia, 2012, Saunders.)

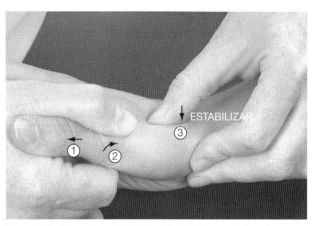

Figura 7.85 Teste de tração-desvio (de cisalhamento) do polegar.

laceração completa. Para testar o ligamento colateral de forma isolada, a articulação carpometacarpal é flexionada a 30° e uma força valga é aplicada.[153] Esse teste é utilizado para lesão do tipo polegar de goleiro ou de esquiador (ver Fig. 7.11).[36-39,154] Os movimentos funcionais que podem causar a mesma dor de impactação incluem colocar a mão no bolso traseiro, virar repetidamente as páginas de um livro e o posicionamento da mão em supinação distal no taco de hóquei, lacrosse etc.[70]

❓ *Teste de tração-desvio (de cisalhamento) do polegar.*[29,31] Com o antebraço e o punho do paciente apoiados pelo examinador com uma de suas mãos, a outra mão segura a cabeça do metacarpal I do paciente, aplica tração ao osso e estende o polegar do paciente. Ao mesmo tempo, o polegar do examinador aplica tração à face dorsal da base do metacarpal I (Fig. 7.85). O teste será considerado positivo pela ocorrência de crepitação e dor, indicativos de artrite. A tração aplicada é igual à descrita na seção de jogo articular.

❓ *Teste de carga no complexo fibrocartilaginoso triangular (teste de Sharpey).*[58,126] O examinador contém o antebraço do paciente com uma de suas mãos e a mão do paciente com sua outra mão. Em seguida, aplica uma carga axial e promove desvio ulnar do punho, enquanto movimenta essa região dorsal e palmarmente, ou pela rotação do antebraço. O teste é considerado positivo na presença de dor, estalido ou crepitação na região do CFCT ou do pilar (*abutment*) ulnocarpal.

❓ *Manobra de elevação do piramidal.*[70] O braço do paciente fica posicionado em pronação completa. O examinador oferece resistência ao movimento posterior do piramidal enquanto o punho do paciente é mobilizado do desvio ulnar para o desvio radial; para tanto, o examinador posiciona um polegar sobre a face dorsal do piramidal, de modo a opor resistência ao seu movimento posterior (Fig. 7.86). A resistência oposta ao movimento posterior tensiona a articulação semilunopiramidal e a articulação piramidal-hamato, provocando dor em caso de instabilidade.

✓ *Teste do sinal da fóvea ulnar (tabaqueira ulnar).*[5,6,30,34,59] Esse teste é aplicado com o objetivo de estabelecer uma diferenciação entre laceração do ligamento ulnopiramidal, instabilidade semilunopiramidal, problema no piramidal/hamato ou ruptura de fóvea. O paciente fica em pé ou sentado; seu punho e antebraço devem assumir uma posição neutra. O examinador pressiona um polegar ou dedo no intervalo ou depressão (**fóvea** ou **tabaqueira ulnar**) entre o processo estiloide da ulna e o tendão do flexor ulnar do carpo no piramidal, entre a superfície anterior da cabeça da ulna e o pisiforme, orientando a força contra o semilunar (Fig. 7.87). O teste é considerado positivo se ocorrer replicação da dor do paciente, ou se a região estiver muito dolorida, em comparação com o lado não afetado.[155] Acredita-se que a dor seja oriunda dos ligamentos radioulnares distais e do ligamento ulnopiramidal. Em geral, as lacerações do ligamento ulnopiramidal estão associadas à estabilidade da ARUD; e as rupturas da fóvea do CFCT estão associadas com uma ARUD instável.[155,156] A ocorrência de crepitação durante a realização do teste com o punho do paciente sendo mobilizado do desvio ulnar para radial é conhecida como **teste de compressão de Linscheid** (ver Fig. 7.69).[30]

❓ *Teste de impactação (cisalhamento) ulnar (teste de compressão do CFCT).*[70,82,131] Esse teste é aplicado nos casos em que a porção distal da cabeça da ulna ou o processo estiloide impacta o semilunar durante o desvio ulnar. O paciente posiciona-se sentado com o cotovelo flexionado a 90° e o punho em desvio ulnar. O examinador segura o antebraço do paciente com uma das mãos e, em seguida, aplica uma força de compressão axial sobre os metacarpais IV e V (Fig. 7.88). A dor indica um teste positivo e pode estar relacionada à lesão do CFCT ou à **síndrome de impactação ulnar**.

⚠ *Teste de provocação com impactação piramidal do processo estiloide da ulna (IPEU).*[70,132] O paciente fica sentado. O examinador segura o cotovelo do paciente com uma das

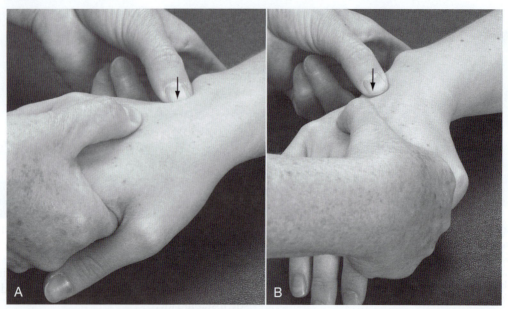

Figura 7.86 (A) Manobra de elevação do piramidal em desvio ulnar (posição inicial). (B) Manobra de elevação do piramidal em desvio radial (posição final).

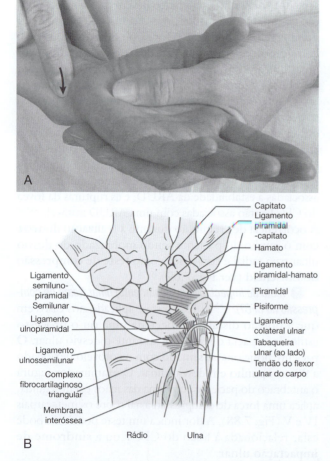

Figura 7.87 Teste do sinal da fóvea ulnar (tabaqueira ulnar). (A) Área de palpação. (B) Área anatômica de palpação (*desenho unidimensional*).

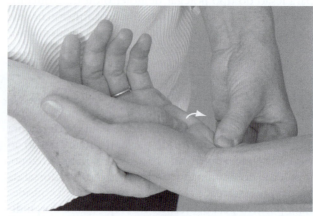

Figura 7.88 Teste da impactação ulnar.

mãos enquanto o punho do paciente é mobilizado em extensão e desvio ulnar, e o antebraço em pronação (Fig. 7.89A). O teste pode ser realizado nas posições de flexão e extensão do punho em graus variados.[58] Enquanto é mantida a posição de extensão e desvio ulnar, o antebraço é mobilizado em supinação (Fig. 7.89B). A ocorrência de dor no processo estiloide da ulna indica um teste positivo para impactação patológica (i. e., síndrome de impactação ulnar).

⚠ **Teste de estresse ulnocarpal (teste de estresse ulnar de Nakamura).**[6,30,31] O paciente fica na posição sentada com o cotovelo em teste a 90°, rotação neutra do antebraço e desvio ulnar máximo do punho. O examinador aplica uma carga axial enquanto promove supinação e pronação passivas do punho em desvio ulnar (Fig. 7.90). O teste será considerado positivo em qualquer paciente com

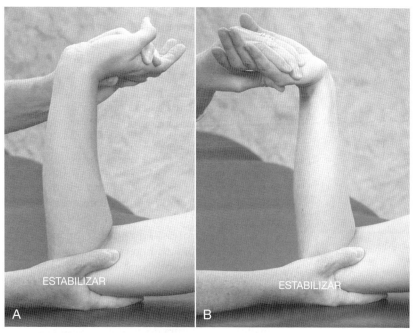

Figura 7.89 Teste de provocação com impactação do piramidal e processo estiloide da ulna. (A) Em pronação. (B) Em supinação.

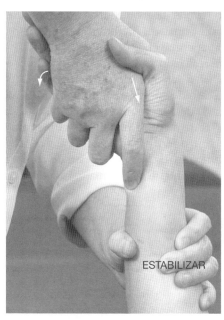

Figura 7.90 Teste de estresse ulnocarpal (estresse ulnar de Nakamura).

complexo pisopiramidal, tensionando o CFCT (Fig. 7.91). Considera-se o teste positivo para problema no CFCT se ocorrer frouxidão excessiva ou dor ao ser aplicada a força em direção posterior.[131,157]

⚠ **Sinal de Walker-Murdoch.** O examinador solicita ao paciente que segure seu punho com a mão contralateral (Fig. 7.92). Se ocorrer sobreposição do polegar e do dedo mínimo da mão que está fazendo a preensão, o teste é considerado positivo. Como ocorre com o sinal de Steinberg, o sinal de Walker-Murdoch é utilizado para ajudar no diagnóstico de pacientes com síndrome de Marfan. Se ambos os sinais (Steinberg e Walker-Murdoch) forem positivos e se estiver ocorrendo hipermobilidade (ver Pontuação de Beighton), há uma probabilidade de 90% de presença de síndrome de Marfan.

✓ **Teste de Watson (desvio escafoide, de Kirk Watson, do estresse radial).**[21,31,34,58,70,158-160] Para essa manobra ou teste problemas no lado ulnar do punho (p. ex., síndrome do pilar [*abutment*] ulnocarpal [i. e., síndrome de impactação ulnar], lesões ao CFCT, lesões semilunar-piramidais ou artrite).[6]

✓ **Teste de deslizamento dorsal ulnomeniscopiramidal.** O paciente fica sentado ou em pé, com o braço em pronação. O examinador posiciona um polegar sobre a ulna em sua face dorsal e coloca a articulação interfalângica proximal do dedo indicador da mesma mão sobre o complexo pisopiramidal anteriormente. Enquanto estabiliza a ulna, aplica uma força em direção posterior através do

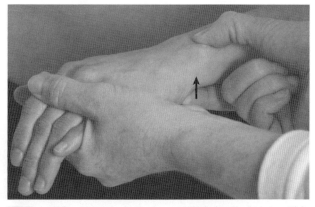

Figura 7.91 Teste do deslizamento dorsal ulnomeniscopiramidal.

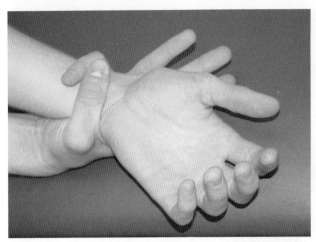

Figura 7.92 Sinal de Walker-Murdoch positivo. (De Jones KL, Jones MC, Del Campo M: *Smith's recognizable patterns of human malformation*, 7.ed., Philadelphia, 2013, Elsevier. Cortesia do Dr. Lynne M. Bird, Rady Children's Hospital, San Diego.)

provocativo, o paciente se senta com o cotovelo em repouso sobre a mesa de exame e o antebraço em pronação. O examinador posiciona-se em frente ao paciente. Inicialmente, o teste é realizado no lado não afetado para comparação. Idealmente, o paciente deve estar relaxado antes que o examinador inicie o procedimento. Com uma das mãos, o examinador coloca o punho do paciente em desvio ulnar completo e discreta extensão, enquanto segura os metacarpais. Com o polegar da outra mão, faz pressão contra o tubérculo do escafoide do paciente na face palmar do punho, para impedir que se mova em direção à palma, enquanto os seus dedos fazem uma contrapressão sobre o dorso do antebraço (Fig. 7.93A). Determina-se que o posicionamento do polegar sobre o tubérculo do escafoide está correto pela mobilização do punho do paciente, do desvio ulnar para o radial. Durante o movimento de desvio, o examinador pode sentir o escafoide flexionar na direção do seu polegar.[29] Com a primeira mão, o examinador coloca a mão do paciente em desvio radial e discreta flexão (Fig. 7.93B), mantendo a pressão sobre o tubérculo do escafoide. Essa manobra produz uma tensão de subluxação se o escafoide e a articulação escafossemilunar estiverem instáveis e se houver ruptura do ligamento escafossemilunar Se o escafoide (e o semilunar) estiverem instáveis, o polo dorsal do escafoide subluxa ou "desvia" sobre a margem dorsal do rádio. O paciente queixa-se de dor, e o teste é considerado positivo.[19,40,143,161] Se o escafoide subluxar com a pressão do polegar, quando este for removido, o escafoide, em geral, volta a ocupar a sua posição anatômica com um som abafado (*thunk*), mas sem dor. Se o tecido ligamentar estiver intacto, o escafoide normalmente se deslocará para a frente, empurrando o polegar consigo. O teste também pode ser usado em casos de suspeita de fratura do escafoide. Nesses casos, a dor ocorre sem ruído (*thunk*). Uma sensação arenosa ou a ocorrência de estalido podem sugerir artrite.[70] Deve-se ter em mente que o estalido (*clunk*) desacompanhado de dor pode ser uma ocorrência normal em punhos saudáveis, caso a articulação seja hipermóvel.[21]

O teste realizado ativamente pelo paciente, que faz o desvio radial, é denominado **teste de estresse (compressão) do escafoide** ou **teste da impulsão do escafoide**.[34,59] A ocorrência de dor durante a palpação do tubérculo do escafoide (**teste de sensibilidade do tubérculo do escafoide**), no interior da tabaqueira anatômica (TBA) (**teste de sensibilidade da TBA**), e o **teste de compressão do escafoide** são sugestivos de uma fratura do escafoide.[146]

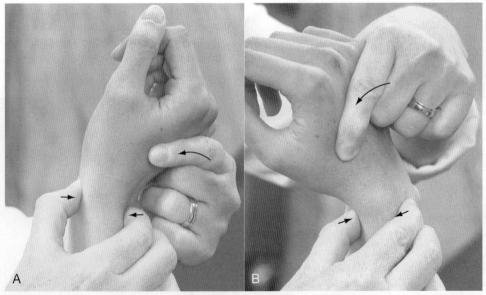

Figura 7.93 Teste de Watson (do desvio escafoide, de Kirk Watson, do estresse radial). (A) Posição inicial. (B) Posição final.

❓ Teste do punho pendente.[70,108] O examinador solicita ao paciente para pender o punho sobre a beira da mesa de exame com seu antebraço em supinação. Se essa ação causar desconforto no punho, pode estar ocorrendo instabilidade capitato-semilunar.

Testes para tendões e músculos

❓ Teste de Boyes.[162,163] Esse teste também avalia o feixe central do capuz extensor. O examinador segura o quirodáctilo a ser examinado em discreta extensão, na parte proximal da articulação interfalângica. Em seguida, solicita ao paciente que flexione a articulação interfalângica distal. Se o paciente não conseguir ou apresentar dificuldade para flexionar a articulação interfalângica distal, o teste é considerado positivo.

❓ Teste de Bunnel-Littler (de Finochietto-Bunnel). Esse teste avalia as estruturas ao redor da articulação metacarpofalângica, que é mantida em discreta extensão, enquanto o examinador, se possível, flexiona a articulação interfalângica proximal (Fig. 7.94).[164] Se o teste for positivo, em decorrência da incapacidade de flexionar a articulação interfalângica proximal, há encurtamento do músculo intrínseco ou uma contratura da cápsula articular. Se as articulações metacarpofalângicas estiverem discretamente flexionadas, a articulação interfalângica proximal flexiona completamente quando os músculos intrínsecos estão encurtados, mas isso não ocorre quanto existe uma contratura capsular. O paciente permanece passivo durante o teste. Esse teste também é denominado **teste intrínseco *plus*.**[3]

⚠ Teste de sinergia do extensor ulnar do carpo.[165] Esse teste é utilizado no diagnóstico de tendinite do extensor ulnar do carpo. O paciente fica sentado com o braço apoiado sobre a mesa de exame, com seu cotovelo flexionado a 90° e o punho na posição neutra. O examinador segura o polegar e os dedos longos do paciente com uma das mãos e palpa o tendão do extensor ulnar do carpo com a outra. Em seguida, o paciente abduz isometricamente o polegar contra a resistência.[166] Os músculos extensor ulnar do carpo e o flexor ulnar do carpo contrairão, para que o punho seja estabilizado (Fig. 7.95). A ocorrência de dor ao longo da face ulnar dorsal do punho é considerada um teste positivo. Por outro lado, o examinador deve estar ciente de que o tendão do extensor ulnar do carpo pode sofrer luxação ou subluxação nas proximidades do processo estiloide da ulna. O examinador deve posicionar o punho do paciente em extensão e pronação; em seguida, deve palpar o tendão enquanto o paciente move o punho em flexão e supinação. Enquanto o punho se desloca em direção à segunda posição, o examinador palpa o tendão, para verificar se ele subluxa.

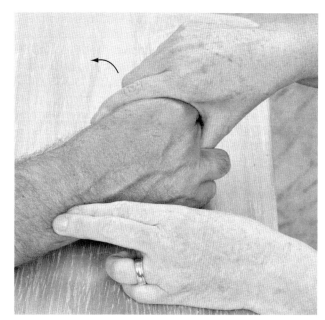

Figura 7.95 Teste de sinergia do extensor ulnar do carpo.

✓ Teste de Finkelstein (de Eichhoff). O teste de Finkelstein[29,167] é utilizado para a determinação da presença da doença de De Quervain ou de Hoffmann, uma paratendinite do polegar.[72] O paciente cerra o punho com o polegar no interior dos demais dedos (Fig. 7.96). O examinador estabiliza o antebraço do paciente e desvia o punho para o lado ulnar. Se o paciente referir dor sobre os tendões abdutor longo do polegar e extensor curto do polegar no punho, o teste é considerado positivo, indicando paratendinite desses dois tendões. Visto que o

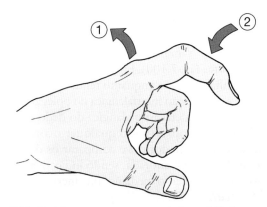

Figura 7.94 Posicionamento para o teste de Bunnel-Littler.

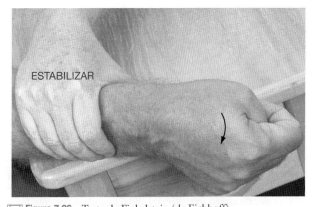

Figura 7.96 Teste de Finkelstein (de Eichhoff).

teste pode causar desconforto em indivíduos normais, o examinador deve comparar a dor do lado acometido com a do lado normal. O teste é considerado positivo somente quando ocorre reprodução dos sintomas do paciente.

❓ Sinal de Lindburg. O paciente flexiona o polegar ao máximo sobre a eminência hipotenar e estende, ativamente, o dedo indicador ao máximo. Se houver limitação da extensão do dedo indicador ou dor, o sinal é considerado positivo para paratendinite na interconexão entre o flexor longo do polegar e o flexor do indicador (tendão anômalo encontrado em 10 a 15% das mãos).[142,168]

⚠ Dedo de Jersey. Solicita-se ao paciente que cerre o punho. Se a falange distal de um dos quirodáctilos não flexionar, o sinal é considerado positivo para ruptura do tendão flexor profundo dos dedos (Fig. 7.97). Com frequência, a ruptura ocorre no dedo anular[27] e o problema pode ocorrer quando o paciente agarra alguma coisa utilizando somente os dedos para a ação. Esse sinal é observado sobretudo em atletas praticantes de futebol americano e em alpinistas.

❓ Teste para ruptura do capuz extensor.[162] O quirodáctilo a ser examinado é flexionado a 90° na parte proximal da articulação interfalângica, sobre a borda de uma mesa. O examinador mantém o quirodáctilo nessa posição e solicita ao paciente que estenda, com cuidado, a articulação interfalângica proximal, enquanto o examinador palpa a falange média (Fig. 7.98). Se o examinador sentir pouca pressão ou resistência na falange média durante a extensão da articulação interfalângica distal, o teste é considerado positivo para uma laceração do capuz extensor central.

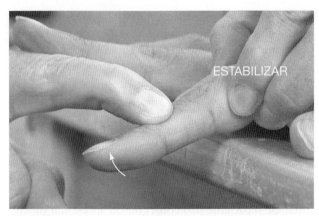

Figura 7.98 Teste para ruptura do capuz extensor.

⚠ Teste de hiperflexão do punho e abdução do polegar (HPAP).[29,31] O examinador pede ao paciente que flexione ao máximo o punho e, enquanto mantém essa posição, abduza o polegar contra a resistência do examinador (Fig. 7.99). A reprodução dos sintomas do paciente (i. e., dor, crepitação) significa que o teste é positivo para tendinite do extensor curto e do abdutor longo do polegar (tenossinovite de De Quervain).

Testes para disfunção neurológica

Quando positivos, os testes para a disfunção neurológica são altamente sugestivos de uma lesão de um determinado nervo, mas, quando negativos, não descartam a existência de problemas. Aliás, em 50% dos casos ou mais, eles são negativos mesmo na presença de uma patologia; e os sintomas variam entre os dias. Além disso, os sintomas relatados pelo paciente frequentemente se encontram fora do território "normal" de inervação do nervo periférico.[42,66] Portanto, pode haver variação nos critérios diagnósticos para as neuropatias de encarceramento, independentemente de onde ocorrem no corpo.[66] Os testes eletrodiagnósticos são mais conclusivos, mas não são infalíveis.[169-172] Keith et al.[42] observaram que, *per se*, os testes clínicos não são confiáveis; mas quando combinados sintomas, testes clínicos e eletrodiagnóstico, o diagnóstico passa a ser mais confiável.

⚠ Fraqueza do abdutor curto do polegar.[43,173] O examinador fica de frente para o paciente, que está sentado com o braço em supinação sobre a mesa de exame. Passivamente, o examinador abduz por completo o polegar do paciente (Fig. 7.100). Em seguida, pede ao paciente que mantenha a posição enquanto tenta empurrar posteriormente a articulação interfalângica do polegar em direção à articulação metacarpofalângica do dedo indicador (segundo dedo), observando qualquer ocorrência de fraqueza. O examinador deve comparar os dois lados. Qualquer fraqueza é anotada, sendo indicativa de lesão ao músculo ou ao nervo mediano, que inerva o músculo.

❓ Sinal de André-Thomas.[64] Em pacientes com problemas no nervo ulnar e perda dos lumbricais, a formação de

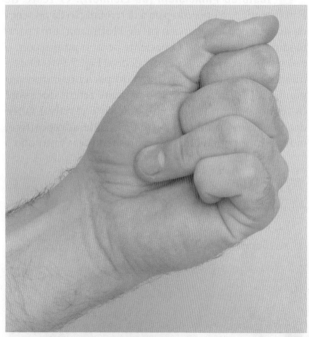

Figura 7.97 Dedo de Jersey. Ruptura do tendão do flexor profundo do dedo anular de um jogador de futebol americano (o dedo não flexiona na articulação interfalângica distal quando o paciente fecha a mão).

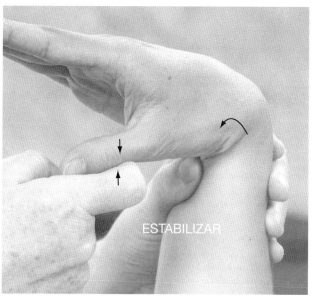

Figura 7.99 Teste de hiperflexão do punho e abdução do polegar (HPAP).

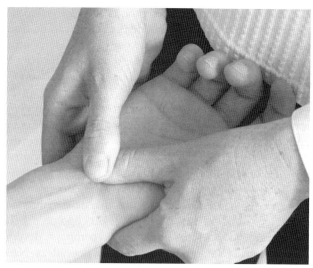

Figura 7.101 Teste de compressão carpal (teste de compressão carpal de Durkan/teste de provocação por pressão).

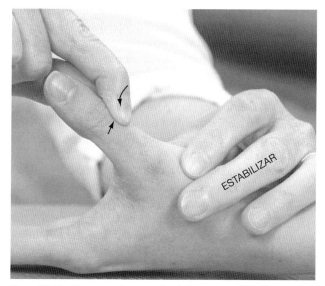

Figura 7.100 Teste para fraqueza do abdutor curto do polegar.

garra com o quarto e quinto dígitos (**Sinal da bênção** – ver Fig. 7.22) piora em decorrência da tentativa inconsciente, por parte do paciente, de estender os dedos acometidos pela tenodese do extensor comum dos dedos, promovendo a flexão do punho.

✓ *Teste de compressão carpal (teste de compressão carpal de Durkan, teste de provocação por pressão).*[31,34,43,174-183] O examinador mantém o punho do paciente em supinação com as duas mãos e aplica uma pressão direta e uniforme sobre o nervo mediano, no túnel do carpo, por 30 a 60 segundos (alguns autores propõem 1 a 2 minutos) (Fig. 7.101). Se ocorrer produção dos sintomas do paciente, o teste é considerado positivo para a síndrome do túnel do carpo e para envolvimento do nervo mediano (ver Fig. 7.123). Esse teste é uma modificação do teste de Phalen reverso. O teste também pode envolver a flexão do punho a 60° antes de aplicar a pressão (então, o teste passa a ser denominado **teste de flexão do punho e compressão carpal**); determina-se se há alívio dos sintomas quando o examinador para de pressionar (talvez transcorram alguns minutos para que ocorra o alívio dos sintomas).[178,184] Acredita-se que a flexão do punho faz com que o teste tenha maior sensibilidade.

❓ *Sinal do punho cerrado (teste de Berger, teste de provocação dos lumbricais).*[43,44,80,182,185,186] O paciente fecha bem a mão e mantém durante 60 segundos. O teste é considerado positivo se houver dormência ou parestesia na distribuição do nervo mediano (ver Fig. 7.123). Ficou demonstrado que, durante a flexão dos dedos, os lumbricais se movimentam no interior do túnel do carpo, o que pode contribuir para os sintomas de nervo mediano.[187]

⚠ *Teste dos dedos cruzados.*[64,188] O examinador pede ao paciente que cruze o dedo médio sobre o dedo indicador nas duas mãos (Fig. 7.102). Um teste positivo fica sugerido pela incapacidade do paciente em cruzar os dedos, indicando envolvimento do nervo ulnar (i. e., os interósseos estão afetados).

❓ *Teste de Dellon para discriminação de dois pontos móveis.* Esse teste é utilizado para prever a recuperação funcional;

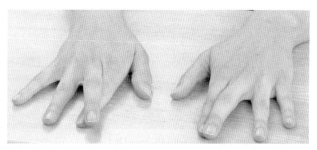

Figura 7.102 Teste dos dedos cruzados.

ele avalia o sistema mecanorreceptor de adaptação rápida.[91] O teste é semelhante ao teste de discriminação de dois pontos de Weber, exceto pelo fato de que os dois pontos são movidos durante o teste. Esse teste é melhor para a sensibilidade da mão relacionada à atividade e ao movimento. Da posição proximal à distal, o examinador move as duas pontas rombas do aparelho ao longo do eixo longitudinal do membro ou do quirodáctilo, começando com uma distância de 8 mm entre os pontos. De acordo com a resposta do paciente, a distância entre os pontos deve ser aumentada ou diminuída, até que eles não possam mais ser diferenciados. Durante o teste, o examinador deve segurar a mão do paciente, que deve manter os olhos fechados. As duas pontas lisas do clipe de papel, do discriminador de duas pontas ou do compasso devem ser posicionadas longitudinalmente, com delicadeza. Não deve ocorrer empalidecimento da pele, o que indica pressão excessiva durante a aplicação das pontas. O paciente deve responder se sente um ou ambos os pontos. Se hesitar em responder ou não tiver certeza, solicita-se que responda, de forma correta, 7 ou 8 de 10 vezes, antes que a distância seja reduzida e o teste, repetido.[80,123,189,190]

A distância normal de reconhecimento da discriminação é de 2 a 5 mm.[191] Os valores obtidos nesse teste são ligeiramente mais baixos que os obtidos no teste de discriminação de dois pontos estáticos de Weber.[189] Embora toda a mão possa ser testada, é mais comum o teste apenas da região anterior da polpa digital.

Sinal de Egawa. O paciente flexiona o dedo médio na articulação metacarpofalângica e, em seguida, o desvia alternadamente nas direções radial e ulnar (i. e., faz abdução para os dois lados) (Fig. 7.103). Se o paciente não conseguir fazê-lo, os interósseos estão acometidos. Um sinal positivo indica paralisia do nervo ulnar.

Sinal de flexão dos dedos.[64] O paciente fica sentado com os dois braços sobre a mesa de exame; os antebraços e punhos assumem uma posição neutra. O examinador coloca um pedaço de papel entre os dedos médio e anu-

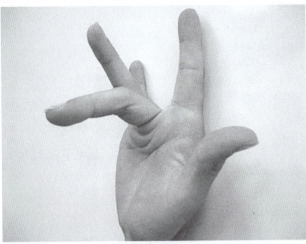

Figura 7.103 Teste para o sinal de Egawa. (De Goldman SB, Brininger TL, Schrader JS, Koceja DM: A review of clinical tests and signs for the assessment of ulnar neuropathy. *J Hand Ther* 22(3):209-220, 2009.)

lar das duas mãos e pede ao paciente que impeça que o papel seja puxado distalmente pelo examinador (Fig. 7.104). Normalmente, os dois lados se equivalem. Em presença de fraqueza de músculo interósseo, as articulações metacarpofalângicas flexionarão, como compensação. Isso indica um envolvimento do nervo ulnar.

Teste de verificação dos interósseos dorsais I.[64] O paciente junta as faces radiais dos dedos indicadores das duas mãos; em seguida, empurra (também juntos) os dedos indicadores. Se o teste for positivo, o dedo indicador envolvido será superado pelo lado não envolvido, sendo empurrado em adução (Fig. 7.105).

Manobra de agitação das mãos ou punhos.[178,192,193] O paciente assume a posição sentada ou em pé e se queixa de parestesia na mão, na área de distribuição do nervo mediano (ver Fig. 7.123). O examinador pede ao paciente que agite vigorosamente as mãos ou "abane" rapidamente os punhos (Fig. 7.106). O teste é considerado positivo para envolvi-

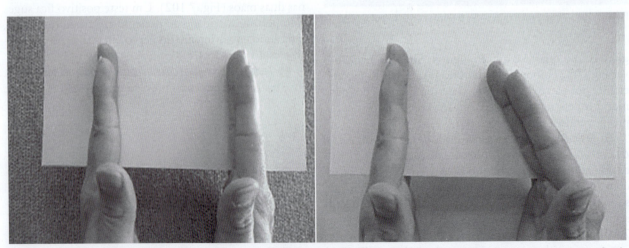

Figura 7.104 Sinal de flexão dos dedos. (De Goldman SB, Brininger TL, Schrader JS, Koceja DM: A review of clinical tests and signs for the assessment of ulnar neuropathy. *J Hand Ther* 22(3):209-220, 2009.)

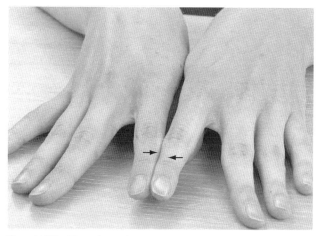

Figura 7.105 Teste de verificação dos interósseos dorsais I

paralisia do músculo adutor do polegar, o teste é considerado positivo para envolvimento do nervo interósseo anterior.[64] Foi recomendado que o teste seja realizado em uma leve flexão de punho; isso ajudará a eliminar uma compensação pelo uso do extensor longo do polegar. Se, ao mesmo tempo, a articulação metacarpofalângica do polegar se hiperestender, a hiperextensão é considerada um **sinal de Jeanne** positivo.[98] Quando positivos, ambos os testes indicam paralisia do nervo ulnar.

✓ *Teste de elevação das mãos.*[195,196] O paciente eleva as duas mãos acima da cabeça e mantém a posição durante pelo menos 3 minutos (Fig. 7.108). Há indicação de um teste positivo se os sintomas do paciente forem reproduzidos na distribuição do nervo mediano (ver Fig. 7.123) em menos de 2 minutos.

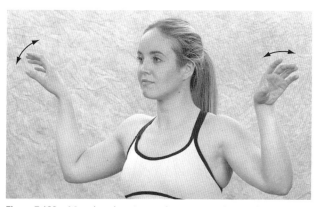

Figura 7.106 Manobra de agitação das mãos ou dos punhos.

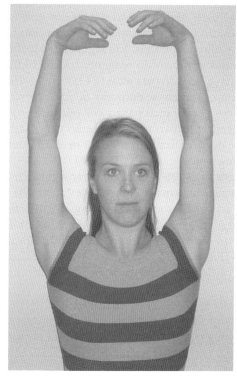

Figura 7.108 Teste de elevação das mãos para o nervo mediano.

mento de nervo mediano (basicamente no túnel do carpo) se ocorrer resolução dos sintomas em seguida à agitação das mãos ou ao "abano vigoroso" dos punhos.

⚠ *Sinal do "papel" de Froment.* O paciente tenta segurar uma folha de papel entre os dedos polegar e indicador (Fig. 7.107).[194] Em seguida, o examinador tenta puxar a folha; se, durante essa tentativa, a falange terminal do polegar do paciente flexionar em decorrência de uma

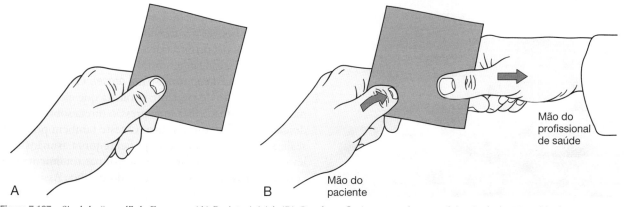

Figura 7.107 Sinal do "papel" de Froment. (A) Posição inicial. (B) O polegar flexiona quando o papel é retirado (teste positivo).

588 Avaliação musculoesquelética

❓ **Teste da lixa de unha.**[64] O examinador pede ao paciente para fazer um gancho de preensão, como se fosse lixar suas unhas (ver Fig. 7.53B). O examinador coloca seu dedo indicador ao longo da superfície anterior dos dedos anular e mínimo do paciente, deixando livres as articulações interfalângicas distais para a flexão (Fig. 7.109). A força dos dedos anular e mínimo deve ser comparada com a outra mão. Um teste positivo para fraqueza muscular indica um possível envolvimento do nervo ulnar.

❓ **Teste da sudorese com ninidrina.** O examinador realiza uma limpeza minuciosa da mão do paciente que é, em seguida, esfregada com álcool. O paciente aguarda 5 a 30 minutos, evitando o contato das pontas dos quirodáctilos com qualquer superfície. Isso permite o início do processo de sudorese. Após o período de espera, o examinador pressiona as pontas dos quirodáctilos, de forma moderada, contra uma folha de papel nova e de boa qualidade. Mantêm-se as pontas dos quirodáctilos nessa posição por 15 segundos. As marcas são traçadas com o auxílio de um lápis. Em seguida, o papel é nebulizado com um *spray* do reagente triceto-hidrindeno (ninidrina) e deixado para secar (24 horas). As áreas com suor coram e tornam-se púrpuras. Se não ocorrer alteração da cor (do branco para a cor púrpura), o teste é considerado positivo para uma lesão nervosa.[123,197] O reagente deve ser fixado quando for necessário um registro permanente.

⚠ **Teste de Okutsu.**[198] O examinador segura a mão relaxada do paciente em uma posição de "aperto de mãos", com as articulações metacarpofalângica e interfalângica do polegar em extensão, enquanto o punho é mobilizado em desvio radial e mantido nessa posição durante um minuto (Fig. 7.110). O desenvolvimento de sinais neurológicos do nervo mediano é considerado um teste positivo.

✓ **Teste de Phalen (flexão do punho).**[177,179,182,183,199,200] O examinador flexiona os punhos do paciente ao máximo e mantém a posição durante um minuto, pressionando os punhos para mantê-los unidos (Fig. 7.111).[5] O teste

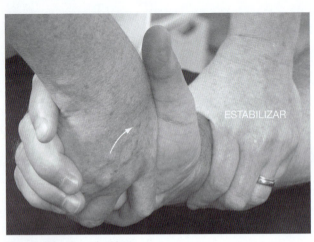

Figura 7.110 Teste de Okutsu.

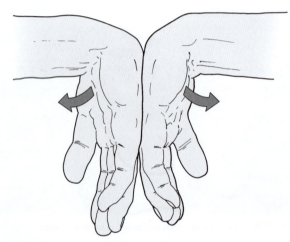

Figura 7.111 Teste de Phalen.

é considerado positivo pela ocorrência de parestesia nos dedos polegar, indicador e médio e na metade lateral do dedo anular, indicando síndrome do túnel do carpo causada por compressão do nervo mediano.[201]

⚠ **Sinal de Pollock.**[202] Este é um teste do músculo flexor profundo dos dedos seguinte a uma lesão do nervo ulnar. O examinador pede ao paciente que faça um gancho com o dedo mínimo das duas mãos (Fig. 7.112). Em seguida, o paciente é solicitado a tracionar os dois dedos (para afastá-los), enquanto tenta manter as falanges distais flexionadas. Se houver fraqueza do músculo flexor profundo dos dedos em decorrência de lesão do nervo ulnar, ocorrerá extensão das falanges distal e média no lado afetado.

⚠ **Teste de Phalen reverso (da prece).** O examinador estende o punho do paciente e solicita que ele aperte sua mão. Em seguida, aplica uma pressão direta sobre o túnel do carpo durante um minuto. O teste também pode ser realizado de outra forma. O paciente junta as mãos e as leva em direção à cintura, com as palmas totalmente em contato, provocando a extensão do punho. Assim, não exerce tanta pressão sobre o túnel do carpo. O teste é considerado positivo quando desencadeia os mesmos

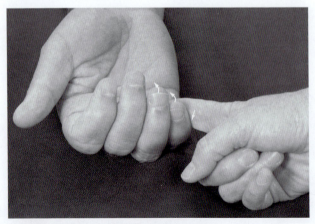

Figura 7.109 Teste da lixa de unha.

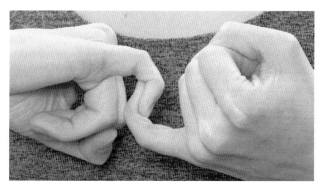

Figura 7.112 Sinal de Pollock.

sintomas observados no teste de Phalen, indicando patologia do nervo mediano.[142]

▲ **Scratch collapse test** *(estímulo digital) para nervo mediano ou ulnar.*[203,204] Esse teste é utilizado na verificação de neuropatia de nervo periférico, especificamente do nervo mediano (síndrome do túnel do carpo) no punho, ou de nervo ulnar (síndrome do túnel cubital) no cotovelo.[203] O paciente fica em pé com os cotovelos flexionados a 90° e o punho em uma posição neutra, de modo a resistir à rotação medial do ombro. O examinador tenta, isometricamente, promover a rotação medial dos braços do paciente, enquanto este opõe resistência com uma rotação lateral. Em seguida, o examinador promove um estímulo digital na pele do paciente sobre a região de compressão nervosa (nervo mediano: face anterior do punho/nervo ulnar – face posteromedial do cotovelo) e então, rapidamente, faz com que o paciente novamente oponha resistência à rotação medial isométrica do ombro (ver Fig. 6.61). Se o paciente tem alodinia em decorrência da neuropatia compressiva, irá ocorrer uma breve perda da força de rotação lateral resistida. Outros autores descreveram o mesmo teste para o nervo torácico longo,[187] nervo fibular,[70] nervo axilar e nervo radial. A sensibilidade do teste para a síndrome do túnel do carpo é de aproximadamente 32%.[204-206]

❓ **Sinal do punho quadrado.**[43,44,181,200,207] O examinador mede as dimensões anterior-posterior e medial-lateral do punho no nível da prega distal do punho; para tanto, usa um paquímetro (Fig. 7.113). Se a dimensão anterior-posterior dividida pela dimensão medial-lateral for superior a 0,70, isso indica maior possibilidade de ocorrência de síndrome do túnel do carpo.

▲ **Teste de estresse para nervo mediano encarcerado.**[208] Para esse teste (TENMP), o paciente fica em pé ou sentado, com o cotovelo flexionado e o antebraço supinado e com o punho em discreta extensão. Em seguida, o examinador hiperestende o dedo indicador na articulação interfalângica distal (Fig. 7.114). Se o paciente sentir uma dor que irradia ao aspecto anterior do antebraço, o teste é considerado positivo para envolvimento do nervo mediano.[208] É mais provável conseguir um resultado positivo em condições crônicas.[209,210]

▲ **Sinal de Tinel no punho (Sinal de Hoffman-Tinel).**[167,173,182,183,200,211] O examinador realiza a percussão sobre o túnel do carpo no punho (Fig. 7.115). O teste é considerado positivo quando desencadeia formigamento ou parestesia nos dedos polegar, indicador e médio e na metade lateral do dedo anular (distribuição do nervo mediano). O sinal de Tinel no punho indica síndrome do túnel do carpo. Em um teste positivo, o formigamento ou a parestesia devem ser sentidos distalmente ao ponto da pressão. O teste fornece uma indicação sobre a velocidade de regeneração das fibras sensitivas do nervo mediano. O ponto mais distal em que a sensação anormal é sentida representa o limite de regeneração do nervo. Alguns autores[173,182] defenderam o uso de um martelo de reflexos para realizar a percussão mecânica; caso seja observado um "espasmo motor", o teste é considerado positivo para problemas com os axônios motores do nervo ulnar.

❓ **Teste do torniquete (teste de Gilliat).**[43,180-182,212-214] O examinador aplica um torniquete no braço do paciente (utilizando o procedimento comum). Em seguida, o aparelho é inflado acima da pressão sistólica do paciente

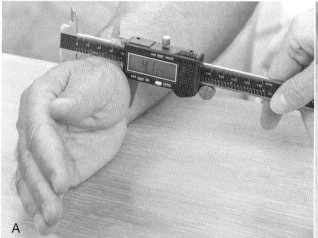
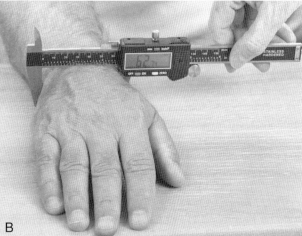

Figura 7.113 Sinal do punho quadrado usando um paquímetro. (A) Dimensão anterior-posterior. (B) Dimensão medial-lateral.

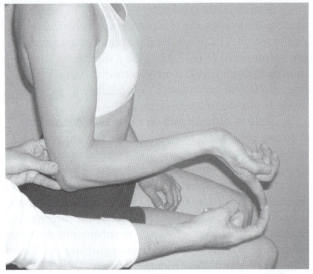

Figura 7.114 Teste do estresse para nervo mediano encarcerado.

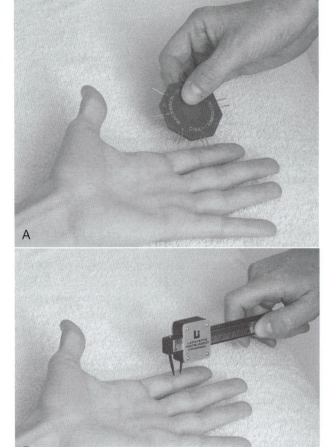

Figura 7.116 Dispositivos utilizados no teste de discriminação de dois pontos. (A) O *Disk-Criminator* é um conjunto de dois discos plásticos, cada um com uma série de pares de bastonetes de metal separados por intervalos variados de 1 a 25 mm. Esse dispositivo avalia a discriminação móvel de dois pontos e a estática. (B) Estesiômetro de dois pontos.

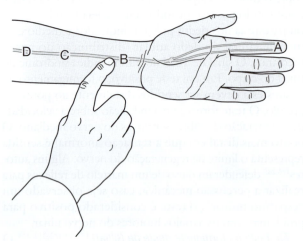

Figura 7.115 Sinal de Tinel no punho. Uma percussão leve é aplicada ao longo do nervo, iniciando em "A" e progredindo proximalmente. O ponto em que a parestesia ocorre é o nível do recrescimento do axônio.

durante 1 a 2 minutos. O teste é considerado positivo caso haja parestesia ou dormência na distribuição do nervo mediano (ver Fig. 7.123).

✓ **Teste de discriminação de dois pontos de Weber (de Moberg).**[183] O examinador utiliza um clipe de papel, um discriminador de dois pontos ou um compasso (Fig. 7.116) para aplicar pressão sobre dois pontos adjacentes, de modo simultâneo, em uma direção longitudinal ou perpendicular ao eixo longitudinal do quirodáctilo, movendo-se da posição proximal para a distal, em uma tentativa de estabelecer a distância mínima na qual o paciente consegue distinguir os dois estímulos.[91] Essa distância é denominada *limiar de discriminação*. Os valores da extensão estão apresentados na Figura 7.117. O paciente deve se concentrar, de modo que consiga sentir os pontos; ele não pode ver a área que está sendo testada. Deve-se testar somente as pontas dos quirodáctilos. A mão do paciente deve permanecer imóvel sobre uma superfície dura. Para obter resultados exatos, o examinador deve assegurar-se de que as duas pontas toquem a pele de modo simultâneo. Não deve ocorrer empalidecimento da pele, o que indica pressão excessiva durante a aplicação das pontas. A distância entre os pontos deve ser diminuída ou aumentada de acordo com a resposta do paciente. A distância inicial entre os pontos deve ser aquela na qual o paciente consiga realizar a discriminação facilmente (p. ex., 15 mm). Se o paciente hesitar em responder ou não tiver certeza, solicita-se que responda, de forma correta, em 7 ou 8 de 10 tentativas, antes que a distância seja reduzida e o teste, repetido.[80,123,189,191] A distância normal de reconhecimento da discriminação é inferior a 6 mm, mas isso varia de indivíduo para indivíduo. Esse teste é melhor para a sensibilidade da mão que envolve a preensão estática de um objeto entre os quirodáctilos e o polegar e exige força de pinçamento. A Tabela 7.9 demonstra alguns valores e distâncias normais da discriminação de dois pontos necessárias para certas tarefas.

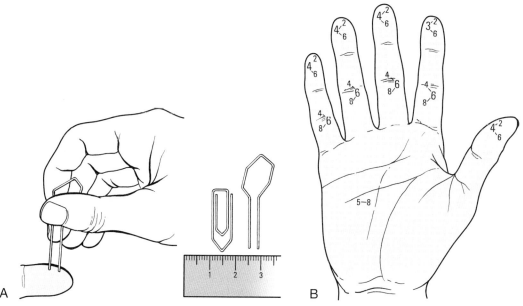

Figura 7.117 Discriminação de dois pontos. (A) Técnica de Weber para a execução do teste de discriminação de dois pontos (segundo Moberg). (B) Valores de discriminação do teste de Weber, em milímetros, nas diferentes zonas da palma. A figura maior indica os valores médios; as outras duas, valores mínimo e máximo (segundo Moberg). (De Tubiana R. *The hand*. Philadelphia: WB Saunders, 1981. p. 645-646.)

TABELA 7.9

Distância e valores normais para discriminação de dois pontos necessária para determinadas tarefas

Normal	< 6 mm
Regular	6-10 mm
Fraca	11-15 mm
Protetora	1 ponto percebido
Anestésica	0 ponto percebido
Dar corda em um relógio	6 mm
Costurar	6-8 mm
Manipular ferramentas de precisão	12 mm
Manipular ferramentas grosseiras	> 15 mm

Adaptada de Callahan AD. Sensibility assessment for nerve lesions-in-continuity and nerve lacerations. In: Hunter J, Schneider LH, Mackin EJ et al., editores. *Rehabilitation of the hand and upper extremity*. St Louis: CV Mosby, 2002. p. 233.

❓ Teste do enrugamento da pele. Os quirodáctilos do paciente são imersos em água morna por aproximadamente 5 a 20 minutos. Em seguida, o examinador os remove da água e observa se há enrugamento da pele nas polpas digitais (Fig. 7.118). Ao contrário dos quirodáctilos normais, os denervados não apresentam enrugamento. O teste é válido somente nos primeiros meses após a lesão.[215-217] A ausência do enrugamento é um sinal de neuropatia de pequenas fibras e de função simpática.

Testes para a circulação e inchaço

✓ Teste de Allen. Solicita-se ao paciente que abra e feche a mão diversas vezes, o mais rapidamente possível, e, em seguida, feche a mão fortemente (Fig. 7.119A).[201,218]

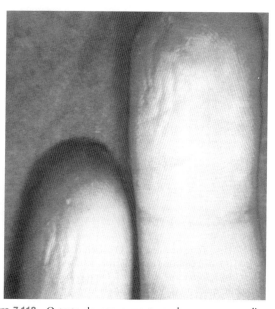

Figura 7.118 O teste do enrugamento pode ser um procedimento confiável para avaliar a função dos nervos simpáticos dos dedos se o dígito estiver completamente denervado (neste caso, o nervo radial digital do quarto e quinto dígitos). (De Waylett-Rendall J: Sensibility evaluation and rehabilitation. *Orthop Clin North Am* 19:48, 1988.)

O polegar e o dedo indicador do examinador são posicionados sobre as artérias radial e ulnar, comprimindo-as (Fig. 7.119B). Como técnica alternativa, o examinador pode utilizar ambas as mãos, colocando um polegar sobre cada artéria, para compressão, e colocando os quirodáctilos sobre a face posterior do membro superior, para estabilidade (Fig. 7.119D). Em seguida, o paciente abre a mão, com manutenção da pressão sobre as artérias. Uma artéria é testada, liberando pressão sobre ela e observando

592 Avaliação musculoesquelética

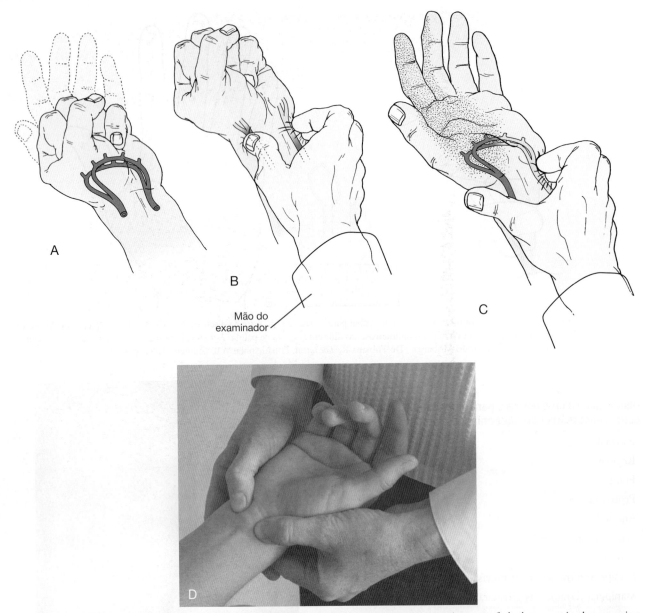

Figura 7.119 Teste de Allen. (A) O paciente abre e fecha a mão. (B) Enquanto o paciente mantém a mão fechada, o examinador comprime as artérias radial e ulnar. (C) Uma artéria (nesse caso, a artéria radial) é liberada e o examinador observa o padrão de enchimento da mão, até que a circulação retorne ao normal. O processo é repetido com a outra artéria. (D) Técnica alternativa para segurar a mão: o examinador primeiramente aplica pressão em um dos lados e, em seguida, libera; o teste é repetido no outro lado.

se ocorre hiperemia (Fig. 7.119C). A outra artéria também é testada de modo semelhante. O examinador pode cronometrar o tempo transcorrido até que a região fique hiperêmica. Normalmente, a artéria radial leva de 2,5 a 3,5 segundos para provocar hiperemia, enquanto para a artéria ulnar esse tempo é de 2 a 3 segundos.[34] Qualquer resultado acima de 6 segundos deve ser considerado um teste positivo.[62] O teste deve ser realizado em ambas as mãos, para efeito de comparação. Esse teste determina a permeabilidade ou desobstrução das artérias radial e ulnar e define qual artéria fornece a principal irrigação sanguínea para a mão. Pode ocorrer trombose da artéria ulnar em decorrência do uso da mão como um martelo, por repetidos impactos ao lado ulnar da mão (o que é conhecido como **síndrome do martelo ulnar** ou **síndrome do martelo hipotenar**).[34]

✓ *Fluxo sanguíneo dos dedos.* Para testar o fluxo sanguíneo distal, o examinador comprime o leito ungueal e observa o tempo necessário para o retorno da cor da unha (Fig. 7.120). Em geral, quando a pressão é liberada, o leito ungueal recupera a cor dentro de 3 segundos. Se o retorno for mais demorado, deve-se suspeitar de insuficiência arterial nos quirodáctilos. A comparação com o lado normal fornece indicação sobre a restrição do fluxo.

✓ *Mensuração em forma de "8" para inchaço.* Também é possível medir o inchaço na mão e no punho utilizando uma fita métrica. O examinador assinala uma marca na

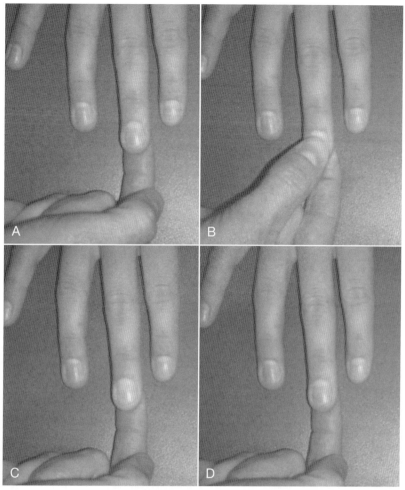

Figura 7.120 Verificação do fluxo sanguíneo nos dedos. (A) Posição inicial. (B) Compressão no dedo. (C) Imediatamente após a liberação da pressão. (D) Três segundos após a liberação da pressão. Observe a cor mais escura da unha em decorrência do retorno do fluxo sanguíneo.

face distal do processo estiloide da ulna como ponto de partida. Em seguida, aplica a fita métrica sobre a face anterior do punho até a face mais distal do processo estiloide do rádio (Fig. 7.121A). A partir daí, a fita é aplicada diagonalmente sobre a parte de trás (dorso) da mão e sobre a interlinha da articulação metacarpofalângica V (Fig. 7.121B, vista palmar; e 7.121C, vista dorsal) e ao longo da superfície anterior das articulações metacarpofalângicas (Fig. 7.121D). Prosseguindo, a fita métrica é aplicada diagonalmente ao dorso da mão, terminando no ponto onde o examinador aplicou inicialmente a fita (Fig. 7.121E).[219,220] Aumentos de volume exclusivamente no punho podem ser medidos pela mensuração da circunferência do punho, na região imediatamente distal aos processos estiloides do rádio e da ulna.[34]

O examinador também pode obter medidas individuais em torno das articulações interfalângicas proximais; medidas em grupo em torno das articulações metacarpofalângicas; e/ou em torno da palma da mão e do punho. E sempre deverá comparar os valores para as duas mãos.

✓ **Teste do volume da mão.** Para avaliar as alterações do tamanho da mão, o examinador pode utilizar um medidor de volume (Fig. 7.122). Esse aparelho pode ser utilizado para avaliar a alteração do tamanho da mão resultante de aumento de volume localizado, edema generalizado ou atrofia.[119] Comparações com o membro normal fornecem uma ideia sobre as alterações ocorridas da mão acometida. Deve-se ter cautela ao realizar esse teste, para a garantia de leituras corretas. Com frequência, há uma diferença de 10 mL entre as mãos direita e esquerda e entre a mão dominante e a não dominante. Quando o problema é o aumento de volume, podem ser observadas diferenças de 30 a 50 mL.[80,221]

Reflexos e distribuição cutânea

Embora seja possível identificar os reflexos dos tendões que atravessam o punho, comumente isso não é realizado. Na verdade, nenhum reflexo tendíneo profundo é testado rotineiramente no antebraço, no punho e na mão. O único reflexo que pode ser testado na mão é o reflexo de Hoffmann, que é um reflexo patológico. Ele pode ser testado quando há suspeita de uma lesão do neurônio motor superior. Para testá-lo, o examinador deve "gol-

594 Avaliação musculoesquelética

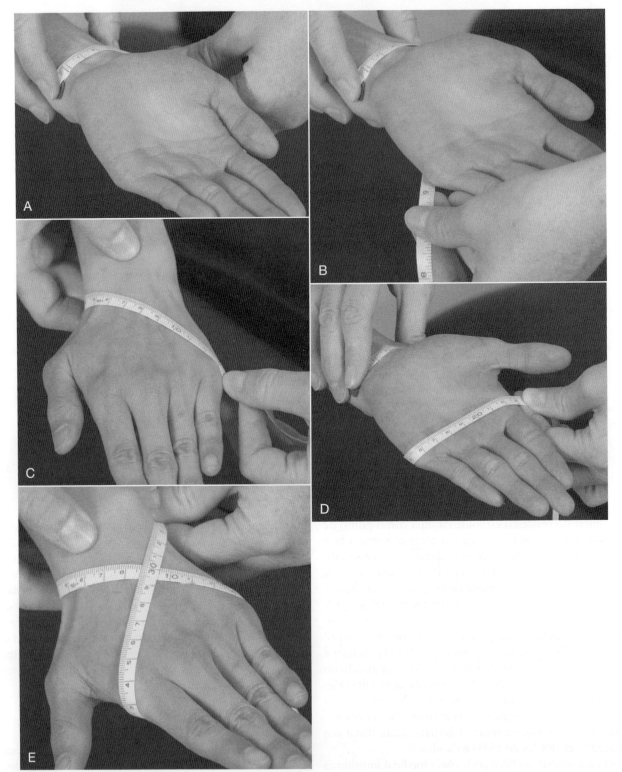

Figura 7.121 Mensuração em forma de "8" para inchaço da mão. (A) Transversalmente ao punho. (B) Ao longo do dorso da mão (vista em supinação). (C) Ao longo do dorso da mão (vista em pronação). (D) Transversalmente às cabeças dos metacarpais anteriores. (E) Ao longo do dorso da mão até o ponto inicial.

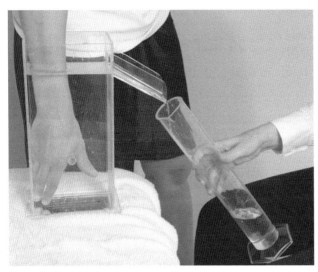

Figura 7.122 Medidor de volume utilizado para a mensuração do volume da mão.

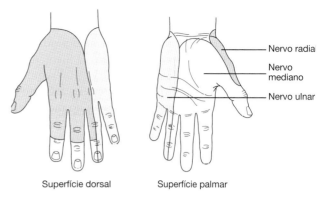

Figura 7.123 Distribuição dos nervos periféricos na mão.

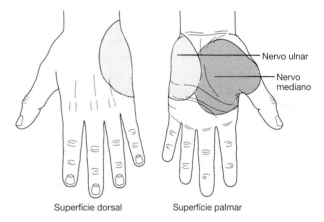

Figura 7.124 Distribuição sensitiva dos ramos dos nervos ulnar e mediano que emergem acima do punho.

pear" levemente a falange distal do dedo indicador, médio ou anular. O teste é considerado positivo quando ocorre flexão reflexa da falange distal do polegar ou de um quirodáctilo que não foi "estimulado".

O examinador deve conhecer a distribuição sensitiva dos nervos ulnar, mediano e radial da mão (Fig. 7.123) e deve ser capaz de comparar a distribuição nervosa sensitiva periférica com as distribuições das raízes nervosas sensitivas (dermátomos) para a presença de hipalgesia (i. e., diminuição da sensibilidade à dor), formigamento ou dormência. Conforme mencionado anteriormente, ambas as distribuições apresentam variabilidade; entretanto, relatou-se que cada nervo periférico do membro superior possui uma área "constante" na mão, a qual sempre é acometida quando o nervo é lesionado. Para o nervo radial, a área "constante" está localizada na face dorsal do polegar, próxima ao ápice da tabaqueira anatômica; para o nervo mediano, localiza-se na ponta do dedo indicador; e para o nervo ulnar, localiza-se na ponta do dedo mínimo.[222]

O nervo mediano fornece um ramo sensitivo, acima do punho, antes de passar pelo túnel do carpo. Esse ramo sensitivo inerva a pele da palma da mão (Fig. 7.124). Por essa razão, comumente, a síndrome do túnel do carpo não acomete a distribuição sensitiva do nervo mediano na palma da mão, mas causa alteração da sensibilidade nos quirodáctilos.

Diversos testes de sensibilidade podem ser executados na mão. A Tabela 7.10 apresenta os testes utilizados, assim como a sensibilidade e as fibras nervosas testadas. A picada de alfinete é utilizada para testar a dor. O tato leve, que é um componente da discriminação fina, pode ser testado na mão com o auxílio de um estesiômetro de pressão de **Semmes-Weinstein** (**teste de Von Frey**). Esse *kit* possui 20 sondas, cada uma com um monofilamento de náilon de espessura

TABELA 7.10

Testes para sensibilidade cutânea

Teste	Sensação	Tipo de fibra/receptor
Alfinete	Dor	Terminações nervosas livres
Quente/frio	Temperatura	Terminações nervosas livres
Pedaço de algodão	Toque em movimento	De adaptação rápida
Golpe contra o dígito	Toque em movimento	De adaptação rápida
Teste de Dellon	Toque em movimento	De adaptação rápida
Diapasão	Vibração	De adaptação rápida
Teste de von Frey	Toque constante	De adaptação lenta
Teste de Weber	Toque constante	De adaptação lenta
Teste de pegar	Toque constante	De adaptação lenta
Preensão com precisão sensitiva	Toque constante	De adaptação lenta
Preensão grosseira	Toque constante	De adaptação lenta

Modificada de Dellon AL. The paper clip: light hardware to evaluate sensibility in the hand. *Contemp Orthop* 1979 1:40.

diferente (Fig. 7.125). Para que não veja a mão, o paciente deve ser vendado ou impedido de vê-la. Cada filamento é aplicado perpendicularmente ao quirodáctilo, sendo que o menor é utilizado primeiro. O filamento é empurrado contra o dedo até que se curve. Em seguida, os filamentos são utilizados em sequência, até que o paciente os sinta, imediatamente antes ou no momento do encurvamento.[81,152] O teste é repetido três vezes, para garantir um resultado positivo.[191] Os valores normais variam entre os números 2,44 e 2,83 das sondas do estesiômetro (Tab. 7.11). Para a realização do teste de Semmes-Weinstein, a mão e os quirodáctilos são comumente divididos em uma grade (Fig. 7.126), e apenas um ponto (geralmente no centro) é testado em cada quadrado. Testa-se principalmente a face palmar da mão.

A estereognosia ou gnosia táctil, que é a capacidade de identificar objetos comuns pelo tato, também deve ser testada. Com o paciente vendado ou impedido de ver por outros meios, os objetos são colocados em sua mão. O tempo despendido para o reconhecimento do objeto é anotado. Em geral, indivíduos normais conseguem nomear um objeto dentro de três segundos de contato.[189]

A sensibilidade vibratória é testada com o auxílio de um diapasão de 256 Hz (alta frequência) ou de 30 Hz (baixa frequência). Impedido de ver o local do teste, o paciente informa quando a vibração é sentida enquanto o examinador toca a pele com o diapasão, e se ele sente que a vibração é igual. A pontuação é baseada no número de respostas corretas dividido pelo número total de apresentações.[223]

Para o teste do tato em movimento, os quirodáctilos do examinador tocam o quirodáctilo do paciente. O paciente informa se sentiu o contato e a sensação produzida.

TABELA 7.11
Teste do toque leve com o estesiômetro de pressão de Semmes-Weinstein

Número da sonda do estesiômetro	Pressão calculada (g/mm²)	Interpretação
2,44-2,83	3,25-4,86	Toque leve normal
3,22-4,56	11,1-47,3	Toque leve diminuído, localização do ponto[a] intacta
4,74-6,10	68,0-243,0	Toque leve mínimo, localização da área[b] intacta
6,10-6,65	243,0-439,0	Sensibilidade, mas sem localização do ponto

[a]Localização do ponto: o fio estimulador está em contato com o ponto estimulado da pele.
[b]Localização da área: o fio estimulador está em contato com qualquer ponto dentro da área testada (na mão ou no pé). De Omer GE: Report of the Committee for Evaluation of the Clinical Result in Peripheral Nerve Injury. *J Hand Surg Am* 1983 8:755.

Deve-se lembrar que a dor originária das partes cervical ou torácica alta da coluna, do ombro e do cotovelo pode ser referida ao punho e à mão. Raramente, a dor do punho ou da mão refere-se a regiões proximais do membro (Fig. 7.127). A Tabela 7.12 apresenta os músculos que atuam no antebraço, no punho e na mão e seus padrões da dor referida em casos de lesão.

O examinador pode tentar um diagnóstico diferencial da parestesia da mão quando existe alteração da sensibili-

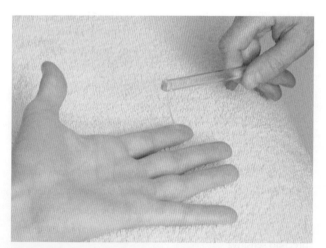

Figura 7.125 O monofilamento de Semmes-Weinstein é aplicado perpendicularmente à pele durante 1 a 1,5 segundo, sendo mantido no local durante o mesmo tempo, em seguida elevado durante um período de 1 a 1,5 segundo.

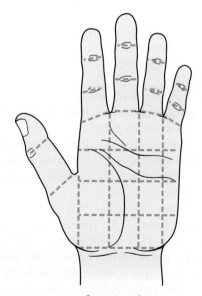

Aspecto palmar

Figura 7.126 Padrão em grade utilizado para o registro de resultados do teste de sensibilidade ao toque leve.

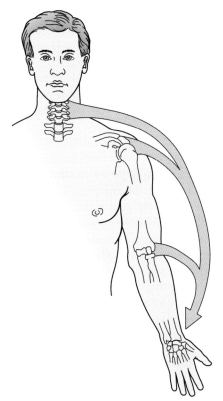

Figura 7.127 Os sintomas provenientes do cotovelo, do ombro e da parte cervical da coluna podem ser referidos ao punho e à mão.

TABELA 7.12

Músculos do antebraço, do punho e da mão e dor referida

Músculos	Padrão da dor referida
Braquiorradial	Epicôndilo lateral, face lateral do antebraço e espaço interdigital entre o polegar e o dedo indicador
Extensor ulnar do carpo	Face medial do dorso do punho
Extensor radial curto do carpo	Região dorsal média do punho
Extensor radial longo do carpo	Epicôndilo lateral, antebraço e face lateral do dorso da mão
Extensor dos dedos	Antebraço, punho até o dedo apropriado
Extensor do dedo indicador	Dorso do punho até o dedo indicador
Palmar longo	Face anterior do antebraço até a palma da mão
Flexor ulnar do carpo	Face anteromedial do punho até a face lateral da palma da mão
Flexor radial do carpo	Antebraço até a face anterolateral do punho

(continua)

TABELA 7.12 *(continuação)*

Músculos do antebraço, do punho e da mão e dor referida

Músculos	Padrão da dor referida
Flexor superficial dos dedos	Palma da mão até o dedo apropriado
Flexor longo do polegar	Polegar
Adutor do polegar	Faces anterolateral e posterolateral da palma da mão até o polegar
Oponente do polegar	Face anterolateral do punho até a face anterior do polegar
Abdutor do dedo mínimo	Superfície dorsal medial da mão até o dedo mínimo
Interósseos	Até o dedo adjacente e, para os primeiros interósseos, até o dorso da mão

dade. Uma comparação com um mapa de dermátomos normais deve ser realizada; o examinador deve se lembrar que existe um grau significativo de variabilidade e de superposição de dermátomos (Fig. 7.128). Além disso, existem áreas da mão onde a sensibilidade é mais importante (Fig. 7.129). A sensibilidade anormal pode significar:

1. A hipoestesia apenas no polegar pode ser causada por uma pressão sobre o nervo digital na face lateral do polegar.
2. A sensação de "alfinetadas" no polegar pode ser causada por uma contusão do ramo tenar do nervo mediano.
3. A parestesia nos dedos polegar e indicador pode ser causada por uma lesão do disco C5 ou por uma paralisia da raiz nervosa C6.

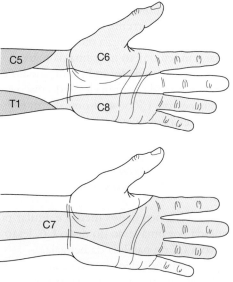

Figura 7.128 Dermátomos da mão. Observe a superposição de dermátomos. Ambas as imagens são de vistas palmares.

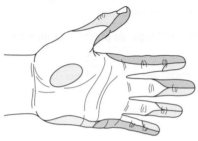

Figura 7.129 Importância da sensibilidade da mão. Nas áreas mais escuras, a sensibilidade é mais significativa; nas áreas mais claras, a sensibilidade é um pouco menos significativa; e, nas áreas brancas, a sensibilidade é menos significativa. (Reproduzida de Tubiana R: *The hand*. Philadelphia: WB Saunders, 1981. p. 74.)

4. A parestesia nos dedos polegar, indicador e médio pode ser causada por uma lesão do disco C5, paralisia da raiz nervosa C6 ou síndrome do desfiladeiro torácico.
5. A parestesia nos dedos polegar, indicador e médio e na metade do dedo anular na face palmar pode ser causada por uma lesão do nervo mediano, provavelmente em seu trajeto pelo túnel do carpo. Na face dorsal, ela pode ser causada por uma lesão do nervo radial.
6. O entorpecimento dos dedos polegar e médio pode ser causado por um tumor do úmero.
7. A parestesia nos cinco quirodáctilos em uma ou nas duas mãos pode ser causada por uma síndrome do desfiladeiro torácico. Quando ocorre em ambas as mãos, pode ser causada por uma protrusão central de um disco cervical. O nível da protrusão é indicado pela distribuição da parestesia.
8. A parestesia dos dedos indicador e médio pode ser causada por um dedo em gatilho ou paralisia "da bengala", quando na face palmar, ou por uma lesão do disco C6 ou paralisia da raiz nervosa C7. Na face dorsal da mão, ela pode ser causada por uma exostose ou subluxação do carpo. A paralisia "da bengala" é decorrente de uma pressão irregular imposta por uma bengala ou muleta sobre o nervo ulnar, em seu trajeto na palma da mão.
9. A parestesia dos dedos indicador, médio e anular pode ser causada por uma lesão do disco C6, lesão da raiz nervosa C7 ou síndrome do túnel do carpo.
10. A parestesia dos quatro quirodáctilos pode ser causada por uma lesão do disco C6 ou lesão da raiz nervosa C7.
11. A parestesia apenas no dedo médio pode ser causada por uma lesão do disco C6 ou lesão da raiz nervosa C7.
12. A parestesia nos dedos médio e anular pode ser causada por uma lesão do disco C6, lesão da raiz nervosa C7 ou paralisia da bengala.
13. A parestesia nos dedos médio, anular e mínimo pode ser causada por uma lesão do disco C7 ou paralisia da raiz nervosa C8. Isso também ocorre em casos de paralisia dos dedos anular e mínimo. Essa parestesia também pode ser resultante de uma síndrome do desfiladeiro torácico.
14. A parestesia na face ulnar do dedo anular e em todo o dedo mínimo pode ser causada por pressão sobre o nervo ulnar no cotovelo ou na palma da mão.

Lesões dos nervos periféricos do antebraço, do punho e da mão

Síndrome do túnel do carpo (nervo mediano). A síndrome de "túnel" mais comum no organismo é a síndrome do túnel do carpo, na qual o nervo mediano é comprimido sob o retináculo flexor no punho (ver Fig. 7.45).[177] Essa compressão pode ocorrer após traumatismo (p. ex., fratura de Colles ou luxação do semilunar),[224] uso excessivo dos dedos e do punho (p. ex., teclar no celular, digitar),[34] paratendinite dos tendões flexores, hipertrofia dos lumbricais, cisto sinovial, artrite (osteoartrite ou artrite reumatoide) ou doença do colágeno. Foram elaborados diferentes sistemas de classificação, com a finalidade de determinar a gravidade da condição.[225,226] Aproximadamente 20% das gestantes podem apresentar sintomas do nervo mediano, visto que a retenção de líquidos causa edema do túnel do carpo; basicamente, os sintomas são referentes à deficiência motora.[227-229] No caso da síndrome do túnel do carpo, os sintomas, que são principalmente distais ao punho, em geral pioram à noite e incluem a dor na forma de queimação, formigamento, alfinetadas e dormência da mão, na área da distribuição sensitiva do nervo mediano, embora alguns autores tenham relatado que muitos pacientes exibem sintomas neurológicos externos à área de distribuição normal do nervo mediano (Tab. 7.13).[137,230] A Tabela 7.14 esquematiza uma escala de seis itens para os sintomas da síndrome do túnel do carpo.[231-234] Em casos graves, a dor pode ser referida ao antebraço. Os sintomas são com frequência agravados por movimentos do punho; os casos de longa duração apresentam atrofia e fraqueza dos músculos tenares (flexor e abdutor curtos do polegar, oponente do polegar) e dos dois lumbricais laterais. A condição é mais comum em mulheres (3×)[43] com 30 a 60 anos e, embora possa ser bilateral, é mais frequente na mão dominante.[180] Além disso, ela é comumente observada em pacientes mais jovens, que utilizam os punhos de modo intensivo em trabalhos manuais repetitivos ou que são expostos à vibração.[235] Wainner et al.[175] formularam uma regra de predição clínica para o diagnóstico da síndrome do túnel do carpo. Em decorrência da aparente conexão entre a síndrome do túnel do carpo e as lesões cervicais que acarretam síndromes de duplo esmagamento, o examinador deve, quando a anamnese indicar, incluir a avaliação da parte cervical da coluna.[236-238]

TABELA 7.13

Lesões nervosas (neuropatias) em torno do punho e da mão

Nervo	Perda motora	Perda sensitiva	Perda funcional
Nervo mediano (C6-C8, T1; túnel do carpo)	Flexor curto do polegar Abdutor curto do polegar Oponente do polegar Dois lumbricais laterais	Faces palmar e dorsal dos dedos polegar, indicador e médio e da metade lateral do dedo anular Quando a lesão ocorre acima do túnel do carpo, a sensibilidade palmar também é afetada	Oposição do polegar Flexão do polegar Pinçamento fraco ou ausente Preensão fraca
Nervo ulnar (C7, C8, T1; canal do piso-hamato)	Flexor do dedo mínimo Abdutor do dedo mínimo Oponente do dedo mínimo Adutor do polegar Interósseos Dois lumbricais mediais Palmar curto	Dedo mínimo e metade do dedo anular Em geral, a palma da mão não é afetada	Adução do polegar Incapacidade de estender as articulações IFP e IFD do quarto e quinto quirodáctilos Abdução dos dedos Adução dos dedos Flexão do dedo mínimo

IFP: interfalângica proximal; IFD: interfalângica distal.

TABELA 7.14

Escala de sintomas da síndrome do túnel do carpo com seis itens

As questões a seguir se referem aos sintomas para um período típico de 24 horas durante as duas últimas semanas. Marcar uma resposta para cada sintoma.

Qual é gravidade dos seguintes sintomas em sua mão?	Nenhuma	Leve	Moderada	Grave	Muito grave
Dor noturna	η	η	η	η	η
Dor durante o dia	η	η	η	η	η
Dormência ou parestesia noturna	η	η	η	η	η
Dormência ou parestesia durante o dia	η	η	η	η	η
Com que frequência os seguintes sintomas em sua mão o acordam durante a noite?	**Nunca**	**Uma vez**	**2 ou 3 vezes**	**4 ou 5 vezes**	**Mais de 5 vezes**
Dor	η	η	η	η	η
Dormência ou parestesia	η	η	η	η	η

De Atroshi L, Lyrén PE, Gummesson C: The 6-item CTS symptoms scale: a brief outcomes measure for carpal tunnel syndrome. *Qual Life Res* 18:347-358, 2009.

Regra de predição clínica para a síndrome do túnel do carpo[175]

- Balançar as mãos para aliviar sintomas.
- Índice da relação do punho > 0,67.
- Escala de gravidade dos sintomas > 1,9.
- Redução do campo sensitivo dos dedos (especialmente o polegar) suprido pelo nervo mediano.
- Idade superior a 45 anos.

Canal ulnar (de Guyon) (pisiforme-hamato) (nervo ulnar). O nervo ulnar é, algumas vezes, comprimido quando passa pelo canal ulnar, entre o pisiforme e o hamato (Fig. 7.130). A condição também pode ser chamada **síndrome do túnel ulnar**, pois o nervo pode ser comprimido na altura do punho em decorrência de traumatismo (agudo ou repetitivo), lesão ocupadora de espaço ou lesão vascular.[228,239] O nervo pode sofrer compressão decorrente de um trauma (p. ex., fratura do hâmulo do hamato em praticantes de esportes de raquete), ao uso de muleta ou à pressão crônica, como indivíduos que pedalam longas distâncias inclinados sobre o guidão da bicicleta ou que trabalham com martelo pneumático. Se o problema se situa no canal ulnar, a pressão direta sobre o canal pode reproduzir ou exacerbar os sintomas (**teste de compressão do canal de Guyon [paralisia do ciclista[34]]** 🛈).[171] Acima do punho, o nervo ulnar emite dois ramos sensitivos. Esses ramos inervam as faces palmar e dorsal da mão, conforme a Figura 7.124, resultando em sintomas sensitivos isolados,[240] e não passam pelo canal ulnar. Portanto, quando o nervo ulnar é comprimido no canal, somente os quirodáctilos apresentam alteração da sensibilidade (ver Tab. 7.13).[228,240] A perda motora inclui os músculos da eminência hipotenar (flexor do dedo mínimo, abdutor do dedo mínimo e oponente do dedo mínimo), o adutor do polegar, os interósseos, dois lumbricais mediais e o palmar curto (Fig. 7.131).

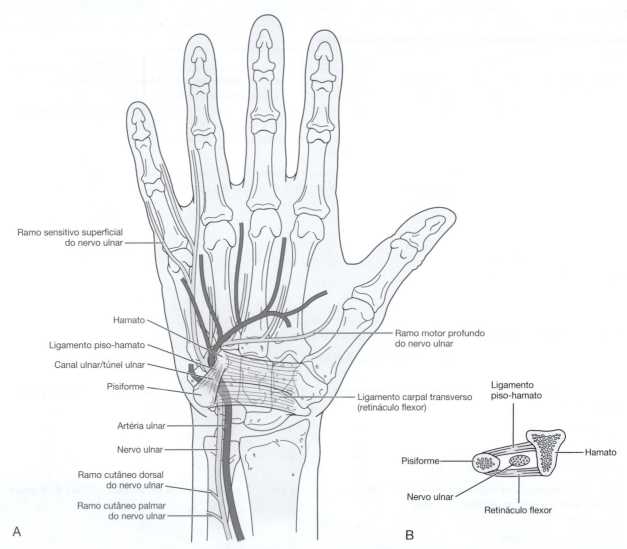

Figura 7.130 Canal ulnar. (A) Ilustração demonstrando a anatomia do túnel ulnar no punho. (B) Seção transversa demonstrando a posição do nervo em relação ao ligamento piso-hamato e ao retináculo flexor.

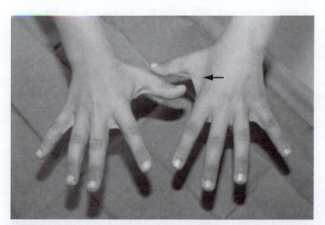

Figura 7.131 Atrofia do músculo interósseo dorsal I da mão esquerda *(seta)*. (De Bachoura A, Jacoby SM: Ulnar tunnel syndrome. *Orthop Clin North Am* 43:467-474, 2012. Cortesia do Dr. DG Efstathopoulos, KAT Accident Hospital, e Dr. ZT Kokkalis, Athens University Hospital, Atenas, Grécia.)

Movimentos de jogo articular

Ao avaliar os movimentos de jogo articular, o examinador deve lembrar-se que quando o paciente se queixa de incapacidade ou dor na flexão do punho, é provável que a lesão esteja localizada nas articulações mediocarpais. Se o paciente relata ter instabilidade ou dor na extensão do punho, a lesão, provavelmente, está localizada nas articulações radiocarpais, uma vez que a maior parte dos movimentos ocorre nessas articulações durante as ações. Quando o paciente se queixa de dor ou instabilidade à supinação e pronação, é provável que a lesão esteja localizada nas articulações ulnomeniscocarpal ou radioulnar inferior.

A quantidade de movimento obtido pelo jogo articular deve ser comparada com a do lado normal. Será considerada importante somente quando existir uma diferença entre os dois lados e se forem observados outros sintomas (p. ex., dor, estalidos [*clunk*], crepitação). A reprodução

Movimentos de jogo articular da mão

PUNHO
- Extensão no eixo longitudinal (tração ou distração).
- Deslizamento anteroposterior dos ossos individualmente.
- Deslizamento lateral das fileiras de ossos.
- Inclinação lateral.

ARTICULAÇÕES INTERMETACARPAIS
- Deslizamento anteroposterior.

DÍGITOS
- Extensão no eixo longitudinal (tração ou distração).
- Deslizamento anteroposterior.
- Rotação.
- Deslizamento lateral.

dos sintomas do paciente também fornece uma indicação quanto à presença de articulações anormais. Muitos dos movimentos de jogo articular são parecidos com alguns testes especiais para dor no punho e testes para instabilidade óssea, ligamentar, capsular e articular. O examinador deve realizar os dois tipos apenas se for necessário confirmar o diagnóstico.

Punho

Para a execução da **extensão no eixo longitudinal** do punho, o examinador estabiliza o rádio e a ulna com uma das mãos (o membro superior do paciente pode ser flexionado a 90°, e a estabilização pode ser aplicada ao cotovelo, quando não houver patologia no cotovelo), e posiciona a outra mão imediatamente distal ao punho. Em seguida, o examinador aplica um movimento de tração longitudinal, com a mão distal (Fig. 7.132).

O **deslizamento anteroposterior (AP)** é aplicado no punho em duas posições. Primeiramente, o examinador coloca a mão estabilizadora em torno da extremidade distal do rádio e da ulna, imediatamente proximal à articulação radiocarpal, e, em seguida, posiciona a outra mão em torno da fileira proximal dos ossos do carpo. Se as mãos estiverem posicionadas corretamente, elas se encostarão (Fig. 7.133). O examinador aplica um movimento de deslizamento AP

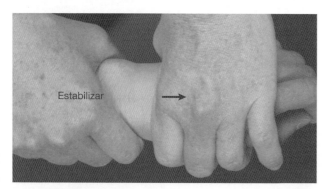

Figura 7.132 Extensão (tração) do eixo longitudinal do punho.

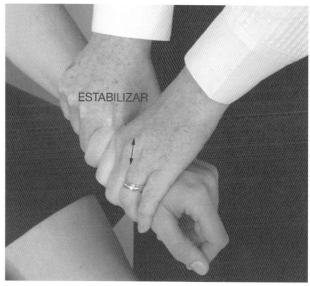

Figura 7.133 Posição para o teste dos movimentos de jogo articular do punho. Observe que não há lacunas entre os espaços interdigitais das mãos.

da fileira proximal dos ossos do carpo sobre o rádio e a ulna, testando a magnitude do movimento e o *end feel*. Em seguida, ele move discretamente a mão estabilizadora, na direção distal (< 1 cm), de modo que fique em torno da fileira proximal dos ossos do carpo. O examinador posiciona a mão mobilizadora em torno da fileira distal dos ossos do carpo. Um movimento de deslizamento AP é aplicado a essa fileira, sobre a fileira proximal, para testar a magnitude do movimento e o *end feel*. Esses movimentos são, às vezes, denominados **testes de gaveta AP** do punho.[3,70] Em seguida, quando o examinador repete o movimento com mudança da mão estabilizadora discretamente na direção distal (< 1 cm), a mão se posiciona em torno dos ossos distais do carpo. A mão mobilizadora é, então, posicionada em torno dos metacarpais. Um movimento de deslizamento AP é aplicado sobre a base dos metacarpais, para testar a magnitude do jogo articular e o *end feel*.

O **deslizamento lateral** é executado de modo semelhante, exceto pelo fato de que é realizado um movimento lado a lado, em vez de um movimento AP. Para a execução da **inclinação lateral** dos ossos do carpo sobre o rádio e a ulna, o examinador estabiliza o rádio e a ulna, posicionando a mão estabilizadora em torno do rádio e da ulna distais, em uma posição imediatamente proximal à articulação radiocarpal, e a mão mobilizadora em torno da mão do paciente. Em seguida, desvia a mão na direção radial e ulnar sobre o rádio e a ulna (Fig. 7.134).

Os movimentos de jogo articular descritos acima são movimentos gerais, que envolvem diferentes "fileiras" dos ossos do carpo. Para a avaliação dos movimentos de jogo articular dos ossos do carpo, de forma individual, deve-se utilizar um procedimento como a **técnica de Kaltenborn**. Kaltenborn[241] sugeriu 10 testes para a determinação da

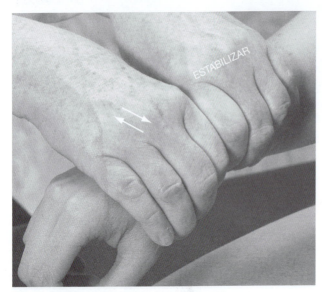

Figura 7.134 Deslizamento lateral do punho.

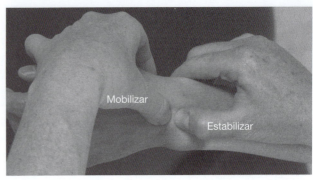

Figura 7.135 Testes de cisalhamento individuais dos ossos carpais. A foto mostra o cisalhamento (deslizamento) anteroposterior do semilunar em relação ao rádio.

Mobilização individual dos ossos do carpo de Kaltenborn

- Estabilizar o capitato e mover o trapezoide.
- Estabilizar o capitato e mover o escafoide.
- Estabilizar o capitato e mover o semilunar.
- Estabilizar o capitato e mover o hamato.
- Estabilizar o escafoide e mover o trapezoide e o trapézio.
- Estabilizar o rádio e mover o escafoide.
- Estabilizar o rádio e mover o semilunar.
- Estabilizar a ulna e mover o piramidal.
- Estabilizar o piramidal e mover o hamato.
- Estabilizar o piramidal e mover o pisiforme.

---

mobilidade de cada um dos ossos do carpo (ver Fig. 7.67). O movimento de cada um dos ossos do carpo é determinado de maneira sequencial e, para efeito de comparação, ambos os lados são testados. Esses testes são, algumas vezes, denominados **testes de rechaço (*ballottement*)** ou **testes de cisalhamento** (Fig. 7.135).[3] O examinador pode utilizar a sequência de Kaltenborn ou qualquer outra, desde que cada osso e sua relação com os ossos adjacentes sejam testados de forma isolada para a magnitude do movimento acessório e do *end feel*.[242] Por exemplo, alguns começam o teste pelo movimento do semilunar em relação ao rádio e, em seguida, passam para o capitato (em relação ao semilunar), seguindo para o escafoide-rádio, escafoide-trapezoide/trapézio, piramidal/rádio e piramidal-hamato. O pisiforme pode ser testado de forma individual. Dor em qualquer um desses movimentos de jogo articular na posição neutra, de flexão ou de extensão, pode indicar patologia na articulação entre esses dois ossos.[82] Durante a palpação individual dos ossos, o examinador compara cada um dos ossos com o lado não lesionando, anotando se o movimento dos ossos é igual em ambos os punhos; observa ainda se há quaisquer outros achados patológicos (p. ex., hipomobilidade ou hipermobilidade, dor, estalido [*clunk*], crepitação). É particularmente importante que o examinador compare o movimento entre o escafoide e o semilunar (a articulação escafossemilunar) e o semilunar e o piramidal (articulação semilunopiramidal), pois essas são as articulações do punho mais comumente lesionadas por traumatismos.[34] Em ambos os casos, o semilunar é estabilizado e o escafoide ou o trapezoide é mobilizado anterior e posteriormente em torno do semilunar. Se o jogo articular for realizado entre o escafoide e o semilunar, a manobra é chamada **teste do rechaço (*ballottement*) escafossemilunar**. Se a manobra for realizada entre o semilunar e o piramidal, recebe a denominação **teste do rechaço (*ballottement*) semilunopiramidal (de Reagan)** (ver a seção "Testes especiais").

Articulações intermetacarpais

Para a realização do **deslizamento AP** das articulações intermetacarpais, o examinador estabiliza um osso metacarpal e move o metacarpal adjacente para a frente e para trás, em relação ao osso fixo, para determinação da magnitude do jogo articular e do *end feel*. Repete-se o processo em cada articulação (Fig. 7.136).

Quirodáctilos

Os movimentos de jogo articular para os quirodáctilos são iguais aos das articulações metacarpofalângicas

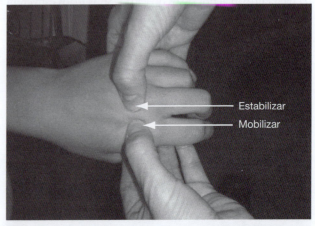

Figura 7.136 Deslizamento anteroposterior das articulações intermetacarpais.

e interfalângicas proximais e distais; exceto pelo fato de que a posição da mão do examinador se move um pouco mais distalmente.

Para a execução da **extensão no eixo longitudinal**, o examinador estabiliza, com uma das mãos, a parte proximal do osso ou o segmento, posicionando a outra mão em torno do segmento ou da parte distal do osso da articulação especificamente a ser testada. Com a mão mobilizadora, o examinador aplica uma tração longitudinal sobre a articulação (Fig. 7.137). Se fosse aplicada uma compressão axial ao metacarpal I (**teste de cisalhamento**), essa manobra poderia causar dor na articulação carpometacarpal I na presença de uma artrite degenerativa na articulação.[34] Esse efeito pode estar associado a uma subluxação da articulação na condição crônica, indicada por um "degrau" na articulação (i. e., **sinal do ombro**) (ver Fig. 7.30).

O **deslizamento AP** é realizado pela estabilização da parte proximal do osso com uma das mãos. A mão mobilizadora é posicionada em torno do segmento distal da articulação. O examinador aplica um movimento anterior e/ou posterior sobre o segmento distal, certificando-se de manter as superfícies articulares paralelas entre si, enquanto determina a magnitude do movimento e o *end feel* (Fig. 7.138). Uma tração mínima pode ser

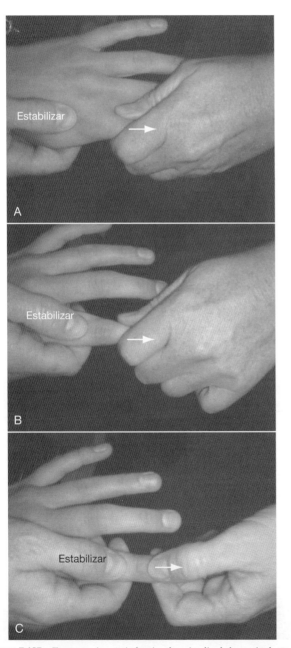

Figura 7.137 Extensão (tração) do eixo longitudinal das articulações dos dedos. (A) Articulação metacarpofalângica. (B) Articulação interfalângica proximal. (C) Articulação interfalângica distal.

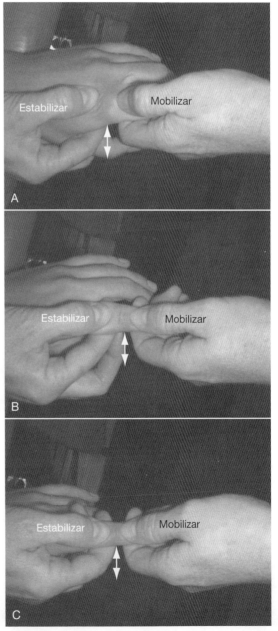

Figura 7.138 Deslizamento anteroposterior das articulações dos dedos. (A) Articulação metacarpofalângica. (B) Articulação interfalângica proximal. (C) Articulação interfalângica distal.

aplicada para produzir uma leve separação entre as superfícies articulares.

A **rotação** das articulações dos quirodáctilos é executada pela estabilização do segmento proximal com uma das mãos. Com a outra mão, o examinador aplica uma leve tração sobre a articulação para afastar as superfícies articulares (i. e., distração), e, em seguida, rotaciona o segmento distal sobre o proximal, para determinar o *end feel* e o jogo articular (Fig. 7.139).

Para a execução do jogo articular do **deslizamento lateral** das articulações dos quirodáctilos, o segmento proximal é estabilizado com uma das mãos. Em seguida, com a mão mobilizadora, o examinador aplica uma leve tração sobre a articulação para separar as superfícies articulares, e, então, move o segmento distal para os lados, mantendo as superfícies articulares paralelas entre si, para determinar o jogo articular e o *end feel* (Fig. 7.140).

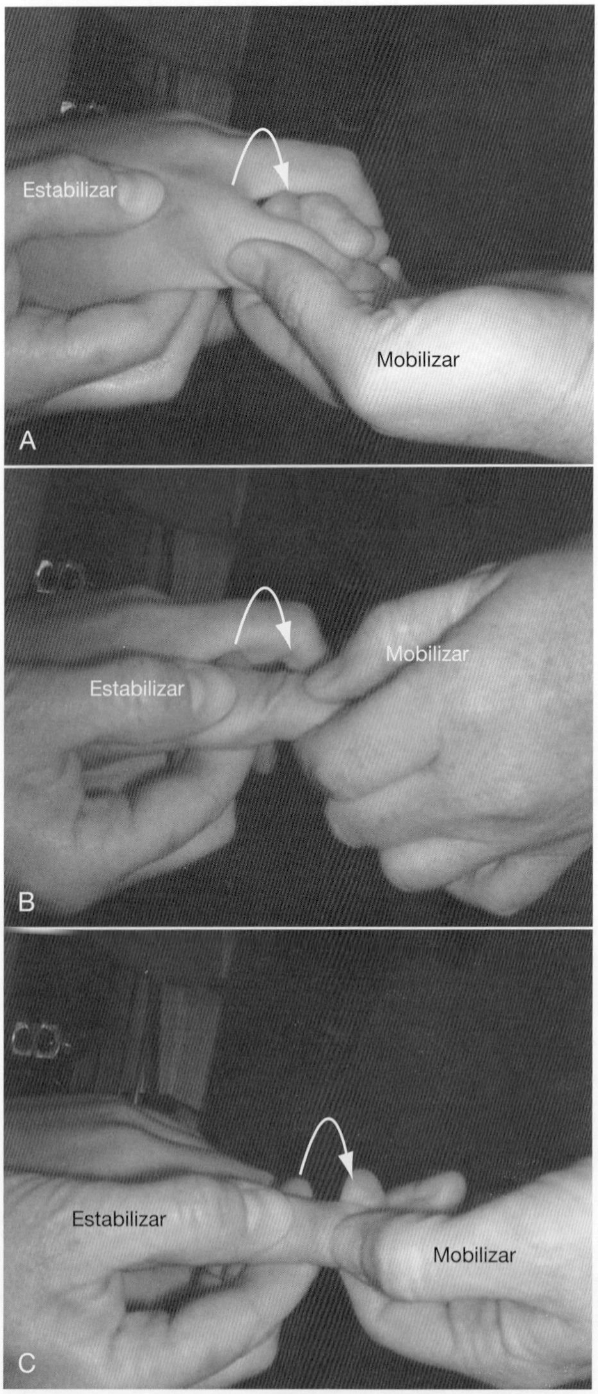

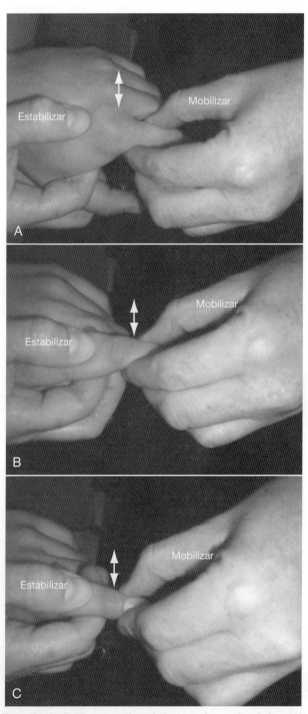

Figura 7.139 Rotação das articulações dos dedos. (A) Articulação metacarpofalângica. (B) Articulação interfalângica proximal. (C) Articulação interfalângica distal.

Figura 7.140 Deslizamento lateral das articulações dos dedos. (A) Articulação metacarpofalângica. (B) Articulação interfalângica proximal. (C) Articulação interfalângica distal.

Palpação

Para a realização da palpação do antebraço, do punho e da mão, o examinador inicia a palpação na região proximal e avança para a região distal, primeiramente sobre a superfície dorsal (posterior) e, em seguida, sobre a superfície anterior, iniciando no lado ulnar ou radial e, em seguida, movendo para o outro lado (Fig. 7.141). Em primeiro lugar, são palpados os músculos do antebraço, observando-se a presença de sensibilidade à palpação ou patologia.

Superfície dorsal

Na face dorsal, o examinador inicia pelo lado do polegar (i. e., radial) da mão e palpa o processo estiloide do rádio, a "tabaqueira anatômica", os ossos do carpo, os ossos metacarpais e as falanges.

Os processos estiloides do rádio e da ulna podem ser palpados nos aspectos medial e lateral do braço. O examinador posiciona seus polegares sobre o aspecto externo do polegar do paciente e sobre o aspecto externo do dedo mínimo do paciente. Em seguida, desliza seus polegares para cima, em direção ao cotovelo (i. e., proximalmente), até que sinta duas estruturas rígidas no lado do dedo mínimo (i. e., o processo estiloide da ulna) e do polegar (i. e., estiloide do rádio) (ver Fig. 7.32). O examinador também pode palpar distalmente, desde o rádio e a ulna até que o polegar "caia num buraco", ou a **fóvea**, indicando as extremidades distais dos dois processos estiloides. Em seguida, ele observa a posição de cada estiloide em relação ao outro. Normalmente, o processo estiloide do rádio se projeta mais distalmente, em comparação com o processo estiloide da ulna (ver Fig. 7.32). A diferença é denominada **variância ulnar clínica**. A variância ulnar verdadeira pode ser medida por radiografia a partir da cabeça da ulna (Fig. 7.142).[34]

Tabaqueira anatômica. A tabaqueira anatômica localiza-se entre os tendões do extensor longo do polegar e do extensor curto do polegar na face lateral (radial) do punho. Para observá-la mais facilmente, solicita-se ao

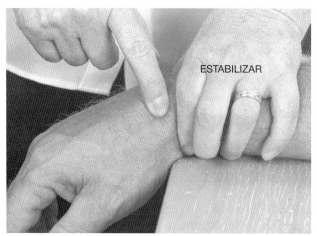

Figura 7.141 Palpação do punho. O examinador estabiliza um ou mais ossos enquanto mobiliza um osso distal ou palpa a interlinha articular.

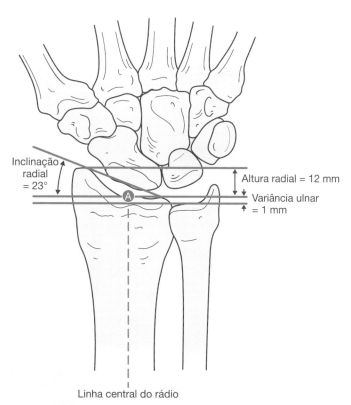

Figura 7.142 A variância ulnar verdadeira é medida nas radiografias; o examinador traça uma linha através da linha anterior da face distal do rádio, passando pelo ponto de referência central *(A)*, e perpendicular ao seu eixo longitudinal. A variância é essa distância entre a linha radial e a linha ao longo da borda cortical distal da cúpula ulnar.

paciente que estenda o polegar de forma ativa. Pode ser mais fácil palpar o "meio" do osso escafoide e o estiloide do rádio (proximalmente) no interior da tabaqueira anatômica se o punho estiver em uma posição de desvio ulnar (Fig. 7.143A).[58,70] A artéria radial também avança pela tabaqueira anatômica.[8,62,78] O osso escafoide pode ser palpado no interior da tabaqueira anatômica ou ao longo do tubérculo do escafoide, situado externamente ao extensor curto do polegar e mais anterior e radialmente ao flexor ulnar do carpo quando o punho está posicionado em desvio radial (Fig. 7.143B).[78] A dor à palpação na tabaqueira anatômica, sobretudo seguinte a uma lesão em QSME, pode indicar uma fratura de escafoide, especialmente no fragmento ou polo anterior. Nesse caso, o examinador deverá recorrer a exames de imagem.[146] Se o punho está em desvio radial e o examinador palpar a face radiopalmar do escafoide (ver Fig. 7.143B), estará palpando o tubérculo do escafoide. Foi relatado que esse é um teste mais apropriado para fratura do escafoide em comparação com a palpação na tabaqueira anatômica com o punho na posição neutra.[146,243] Além disso, se o examinador palpar o tubérculo do escafoide, mas permitir que ele se mova até um desvio radial, perceberá que o tubérculo rotacionará anteriormente, ficando mais saliente.[70] Se for aplicada uma força suficiente ao tubérculo, não será possível a ocorrência do desvio radial.[70] Se o examinador avançar distalmente ao tubérculo do escafoide, poderá sentir o trapézio. Ao pedir que o paciente mova ativamente o polegar, o examinador sentirá o trapézio se movendo, enquanto o tubérculo do escafoide permanece imóvel.[70] Proximal e medialmente ao tubérculo do escafoide, o examinador poderá localizar a artéria radial.[70] Com o punho do paciente na posição anatômica, o examinador faz uma palpação proximal com a finalidade de localizar o processo estiloide do rádio no aspecto lateral. Movendo-se distalmente sobre o escafoide, o examinador poderá sentir a articulação escafotrapezial e o trapézio. Se for solicitado ao paciente que posicione o dedo mínimo e o polegar em oposição, o trapézio ficará mais saliente; e se pedir ao paciente que faça circundução com o polegar, haverá maior facilidade em diferenciar o trapézio do metacarpal I.[34]

Ao mover-se medialmente sobre o rádio, o examinador chega ao **tubérculo dorsal do rádio (de Lister)**, que se situa sobre a face dorsal do rádio, no nível da prega cutânea extensora proximal e se posiciona diretamente em linha com o metacarpal III.[62,244] O tendão extensor longo do polegar move-se em torno do tubérculo para entrar no polegar, produzindo um ângulo de tração diferente em relação ao do extensor curto do polegar. A inflamação do extensor longo do polegar é denominada por alguns estudiosos **paralisia do baterista**.[34] Com o punho ainda na posição anatômica, o processo estiloide da ulna é palpado na face medial do punho. Na área imediatamente distal ao processo estiloide da ulna, o examinador pode palpar uma indentação ou depressão (fóvea), conhecida por alguns como **"tabaqueira ulnar"**, no lado medial (ulnar) do punho (Fig. 7.143C). O ligamento ulnopiramidal pode ser palpado no interior da borda do tendão do flexor ulnar do carpo, processo estiloide da ulna, face anterior da cabeça da ulna e pisiforme. Ao pressionar a tabaqueira ulnar, o examinador estará pressionando o

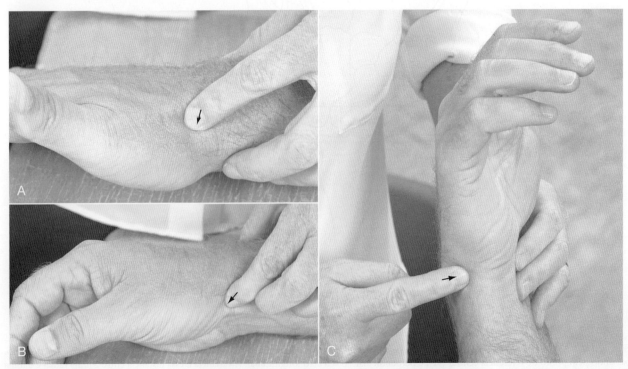

Figura 7.143 Palpação (A) do escafoide na tabaqueira anatômica, (B) do tubérculo do escafoide e (C) da tabaqueira ou fóvea ulnar.

piramidal, causando uma dor que pode sugerir envolvimento desse músculo, da articulação piramidal-hamato, da articulação semilunopiramidal ou do CFCT.[18,30,34] Se o punho estiver em desvio radial, será mais fácil palpar o piramidal, visto que a fileira proximal dos ossos do carpo desliza na direção ulnar com esse desvio radial do punho. Na superfície dorsal da ulna e com o antebraço em pronação, o examinador pode palpar o evidente processo estiloide da ulna (Fig. 7.144). Trata-se da saliência arredondada existente no lado ulnar do punho.[34] A cabeça da ulna deve ter as mesmas dimensões nos dois braços. Caso contrário – se uma das cabeças estiver mais saliente do que a outra – esse achado pode sugerir um problema com a ARUD (ver Fig. 7.15). O processo estiloide da ulna está situado ligeiramente distal à cabeça da ulna. O examinador pode palpar o CFCT como uma massa mole entre o processo estiloide da ulna, pisiforme, flexor ulnar do carpo e piramidal, dando sustentação à ARUD e ao semilunar e ao piramidal.[34,149] Dando continuidade à palpação profunda e em uma direção palmar, o examinador poderá palpar a **fóvea**, que é um sulco localizado na base do processo estiloide da ulna e que funciona como ponto de inserção para o CFCT.[34] Se for observada dor à palpação, esse achado pode indicar lesão ao CFCT (i. e., **sinal da fóvea ulnar**). O processo estiloide do rádio se estende mais distalmente, em comparação com o processo estiloide da ulna. A dor à palpação dos músculos abdutor longo do polegar e extensor curto do polegar pode indicar tenossinovite, ou uma **tenossinovite de De Quervain**.[70] A **síndrome de intersecção** (i. e., **peritendinite crepitante**) é uma inflamação na qual os ventres musculares dos músculos abdutor longo do polegar e extensor curto do polegar ficam por baixo dos músculos extensores radiais longo e curto do carpo, o que resulta em crepitação e na produção de dor cerca de 4 cm proximalmente à ponta do processo estiloide do rádio, acarretando o **"punho que range"** (*squeaker wrist*).[31] Durante a palpação sobre o dorso do punho, cruzando o rádio e a ulna, o examinador deve tentar palpar os seis túneis dos tendões extensores, que estão cobertos pelo retináculo extensor, para que não ocorra um efeito de corda de arco[4] (observando a presença de crepitação ou restrição de movimento), movendo-se de maneira lateromedial (ver Fig. 7.51):

- Túnel 1: abdutor longo do polegar e extensor curto do polegar.
- Túnel 2: extensores radiais longo e curto do carpo.
- Túnel 3: extensor longo do polegar.
- Túnel 4: extensor dos dedos e extensor do indicador.
- Túnel 5: extensor do dedo mínimo.
- Túnel 6: extensor ulnar do carpo.

A articulação semilunopiramidal pode ser palpada entre o quarto e quinto compartimentos extensores, à distância da largura de um dedo distalmente à ARUD com o punho do paciente em flexão de 30°.[30] Se for observada instabilidade semilunopiramidal, poderá ocorrer um "clique" ao desvio radial ou ulnar.[30] O **intervalo semilunopiramidal** é palpado posteriormente, entre o quarto e o quinto compartimentos extensores, a uma distância aproximada de 1,3 cm distalmente à ARUD, com o punho a 30° de flexão.[6]

Ossos do carpo. Na tabaqueira anatômica, o examinador pode iniciar a palpação pela fileira proximal dos ossos do carpo, começando pelo osso escafoide. Ao palpar os ossos do carpo, o examinador em geral palpa simultaneamente as superfícies anterior e dorsal, aplicando movimentos anteroposteriores que simulam o movimento de jogo articular. Da face lateral à face medial (na posição anatômica), a fileira proximal dos ossos do carpo é formada pelos ossos escafoide, semilunar, piramidal (imediatamente abaixo do processo estiloide da ulna) e pisiforme.

Na face anterior, o examinador deve ter cautela, para garantir o posicionamento correto do osso semilunar. Quando sob luxação ou subluxação, o semilunar tende a mover-se para a frente, no interior do túnel do carpo, podendo acarretar sintomas da síndrome do túnel do carpo. Com frequência, a palpação do pisiforme é mais fácil quando o punho do paciente está flexionado. O examinador pode, então, palpar o pisiforme no local da inserção do tendão flexor ulnar do carpo. Sensibilidade à palpação no orifício entre o pisiforme e o processo estiloide da ulna pode indicar patologia no CFCT.[20]

Ao retornar à tabaqueira anatômica e mover-se distalmente, o examinador palpa o osso trapézio. Da face lateral à medial (na posição anatômica), os ossos do carpo da fileira distal são palpados de forma individual: trapézio, trapezoide, capitato (distal ao semilunar e uma discreta indentação antes do metacarpal III) e hamato (distal ao piramidal; o hâmulo do hamato na superfície anterior, que pode ser palpado proximalmente à base dos metacarpais IV e V[34]). Se o examinador posicionar a articulação interfalângica do polegar sobre o pisiforme do paciente com o polegar voltado para a cabeça metacarpal do dedo médio (i. e., o terceiro dedo), a ponta do polegar do examinador repousará sobre o hâmulo do hamato (Fig. 7.145). O examinador deve ter em

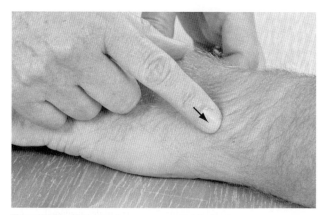

Figura 7.144 Palpação do processo estiloide da ulna.

mente que o nervo ulnar ocupa a mesma área.[70] O achado de dor à palpação na região piramidal-hamato sugere instabilidade mediocarpal.[34] O hâmulo do hamato se localiza em um ponto imediatamente distal ao pisiforme (1 a 2 cm distal e radialmente), mas considerando sua posição profunda, talvez haja dificuldade em realizar sua palpação.[4,62] O hamato é mais comumente lesionado por um traumatismo direto.[150,245] O canal ulnar está situado entre o hâmulo do hamato e o pisiforme (ver Fig. 7.130).[62]

Sobre a face dorsal, o examinador pode começar a palpação pela fileira distal dos ossos do carpo. Com frequência é mais fácil fazer a palpação das diáfises dos metacarpais, avançando proximalmente até que se sinta uma discreta depressão, indicativa da linha articular entre a base do metacarpal e o carpal. Se o examinador posicionar seu dedo sobre o metacarpal médio e deslizar o dedo ao longo dele, até o dedo mergulhar em um "buraco" ou depressão. Essa depressão é o osso capitato. Ao mover-se medial (hamato) e lateralmente (trapezoide e trapézio), os outros ossos da fileira distal podem ser palpados, ainda uma vez por meio de movimentos AP, que simulam o jogo articular. Em seguida, quando o examinador move o seu dedo proximalmente a partir do capitato, o dedo repousa sobre o semilunar. Ao flexionar e estender o punho, um "calombo" (o semilunar) irá se salientar na flexão[70] em um recesso (i. e., **fossa da crucificação**) localizado aproximadamente 1 cm distal ao tubérculo dorsal do rádio.[58,244] O recesso desaparece durante a flexão, enquanto o escafoide e o semilunar emergem de sua posição sob a saliência radial.[58] Se não for possível palpar a fossa, isso talvez se deva à presença de um cisto sinovial (uma massa mole) ou a uma **dissociação** (subluxação) **do escafoide**.[58] A dissociação do escafoide provoca dor mais intensa em extensão e desvio radial. A região entre o semilunar e o tubérculo do escafoide é denominada **intervalo escafossemilunar** (que pode ser observado nas radiografias) (ver Fig. 7.158), em que está localizado o ligamento escafossemilunar.[34] Ao mover-se medial (piramidal) e lateralmente (escafoide), esses ossos do carpo podem ser palpados.

Ossos metacarpais e falanges. O examinador retorna ao osso trapézio e move-se mais distalmente para palpar a articulação metacarpal I do polegar e o osso metacarpal I. Ao mover-se medialmente, o examinador palpa cada osso metacarpal sobre as superfícies anterior e dorsal. Para as articulações metacarpofalângicas e interfalângicas e para as falanges, realiza-se um procedimento semelhante. Essas estruturas também são palpadas sobre as faces medial e lateral, observando-se a presença de sensibilidade à palpação, aumento de volume, alteração de temperatura ou outros sinais patológicos (Fig. 7.146).

Superfície anterior

Pulsos. Na parte proximal, os pulsos radial e ulnar são palpados em primeiro lugar. O pulso radial, na face anterolateral do punho, sobre o rádio, é mais fácil de ser palpado, sendo utilizado com maior frequência para o controle do pulso. O seu trajeto ocorre entre os tendões do flexor radial do carpo e do abdutor longo do polegar. O pulso ulnar pode ser palpado lateralmente ao tendão do flexor ulnar do carpo. A sua palpação é mais difícil, visto que o seu trajeto é mais profundo sob o pisiforme e a fáscia palmar.

Tendões. Ao mover-se pela face anterior, na direção lateromedial, o examinador pode conseguir palpar os tendões flexores longos (ver Fig. 7.51): flexor radial do carpo, flexor longo do polegar, flexor superficial dos dedos, flexor profundo dos dedos, palmar longo (se presente) e flexor ulnar do carpo (insere-se no pisiforme). O palmar longo (quando presente) localiza-se sobre os tendões do flexor superficial dos dedos, que

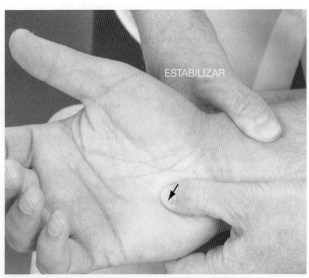

Figura 7.145 Palpação do hâmulo do hamato.

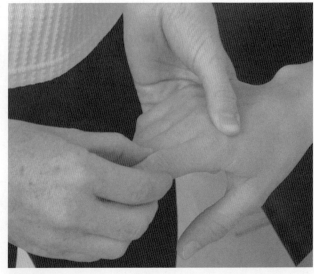

Figura 7.146 Palpação da articulação interfalângica proximal do segundo quirodáctilo.

estão localizados sobre os tendões do flexor profundo dos dedos. Em alguns casos, o tendão palmar longo pode ser utilizado para reparação ou cirurgias de transferência de tendão.

Fáscia palmar e músculos intrínsecos. O examinador deve mover-se distalmente para palpar a fáscia palmar e os músculos intrínsecos das eminências tenar e hipotenar, observando a presença de patologias.

Pregas cutâneas de flexão. Do ponto de vista anatômico, o examinador deve observar as diversas pregas cutâneas de flexão do punho, da mão e dos quirodáctilos (Fig. 7.147). As pregas de flexão indicam as linhas de aderência entre a pele e a fáscia, sem interposição de tecido adiposo. Deve-se observar as seguintes pregas:

1. A prega cutânea proximal do punho indica o limite superior das bainhas sinoviais dos tendões flexores.
2. A prega cutânea média do punho indica a articulação do punho (radiocarpal).
3. A prega cutânea distal do punho indica a margem superior do retináculo flexor.
4. A prega cutânea longitudinal radial da palma circunda a eminência tenar (as quiromantes a denominam "linha da vida").
5. A linha transversa proximal da palma cruza as diáfises dos ossos metacarpais, indicando o arco arterial palmar superficial (as quiromantes a denominam "linha da cabeça").
6. A linha transversa distal da palma situa-se sobre as cabeças do metacarpais II a IV (as quiromantes a denominam "linha do amor").
7. A prega cutânea proximal dos quirodáctilos está localizada a 2 cm distalmente às articulações metacarpofalângicas.
8. A prega cutânea medial dos quirodáctilos é formada por duas linhas e está localizada sobre as articulações interfalângicas proximais.
9. A prega cutânea distal dos quirodáctilos está localizada sobre as articulações interfalângicas distais.
10. Nas faces flexora e extensora, as pregas cutâneas sobre as articulações interfalângicas proximais e distais estão localizadas proximalmente à articulação. Na face extensora, as pregas metacarpofalângicas estão localizadas proximalmente à articulação; na face flexora, estão localizadas distalmente à articulação.

Arcos. O examinador deve confirmar a viabilidade dos arcos da mão (ver Fig. 7.5). O arco transverso do carpo é o resultado da forma dos ossos do carpo que formam parcialmente o túnel do carpo. O retináculo flexor forma o teto do túnel. O arco transverso metacarpal é formado pelos ossos metacarpais; a sua forma pode apresentar uma grande variabilidade, em decorrência da mobilidade desses ossos. Esse arco é mais evidente quando a palma da mão assume a posição em concha. O arco longitudinal é formado pelos ossos do carpo, pelos ossos metacarpais e pelas falanges. As estruturas fundamentais desse arco são as articulações metacarpofalângicas, que proporcionam estabilidade e suporte ao arco. A fraqueza ou a atrofia dos músculos intrínsecos da mão causam a perda desses arcos. A deformidade é mais evidente na paralisia do nervo mediano e do nervo ulnar, acarretando uma **deformidade "em mão símia"**.

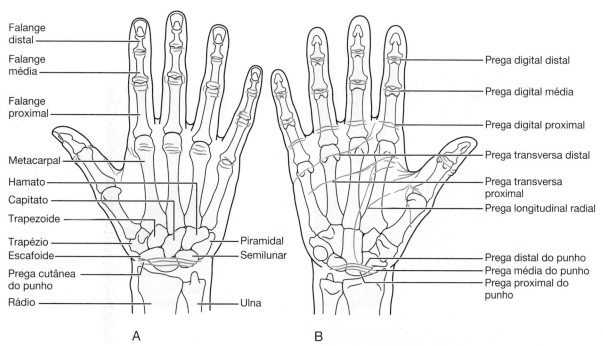

Figura 7.147 Pontos de referência do osso e pregas cutâneas da mão e do punho. (A) Vista dorsal. (B) Vista palmar. (Adaptada de Tubiana R. *The hand*. Philadelphia: WB Saunders, 1981. p. 619.)

Diagnóstico por imagem

Radiografia simples

Uma série de rotina de radiografias do punho inclui as seguintes incidências: anteroposterior (AP), lateral e escafoide.[246] Às vezes, são realizadas imagens em movimento, sobretudo no caso de suspeita de instabilidade.

Incidências radiográficas comuns do antebraço, punho e mão

- Incidência anteroposterior/posteroanterior
  - Antebraço (Fig. 7.149B)
  - Punho (na posição neutra) (Fig. 7.150B)
  - Mão (Fig. 7.151)
  - Dedos (Fig. 7.152C)
- Incidência em perfil
  - Antebraço (ver Fig. 7.149A)
  - Punho (na posição neutra) (ver Fig. 7.153B)
  - Mão
  - Dedos (ver Fig. 7.152A)
- Incidência do escafoide (ver Fig. 7.155A)
- Incidência (axial) do túnel do carpo (ver Fig. 7.162)
- Incidência de mão fechada (ver Fig. 7.163)
- Incidência posteroanterior oblíqua (Fig. 7.150A)
- Desvio ulnar do punho
- Desvio radial do punho
- Incidência oblíqua do dedo (Fig. 7.152B)

Incidência posteroanterior.[247-249] O examinador deve observar a forma e a posição dos ossos (Fig. 7.148), observando

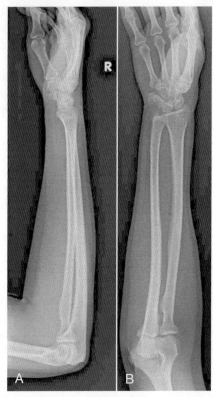

Figura 7.149 Incidências radiográficas do antebraço. (A) Perfil. (B) Posteroanterior.

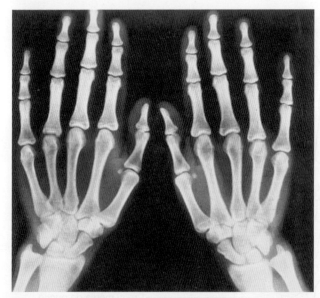

Figura 7.148 Radiografia mostrando os ossos de ambas as mãos. O metacarpal do polegar é o osso mais curto, enquanto o metacarpal do indicador é, de longe, o mais longo. A primeira e a segunda falanges dos dedos médio e anular são mais longas que as do indicador. Observe a estrutura ligada das articulações carpometacarpais e a forma em sela nos planos opostos das superfícies articulares do trapézio e da base do primeiro metacarpal. (De Tubiana R. *The hand*. Philadelphia: WB Saunders, 1981. p. 21.)

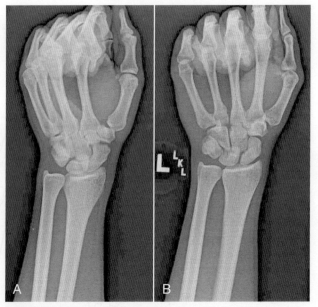

Figura 7.150 Incidências radiográficas do punho (na posição neutra). (A) Oblíqua. (B) Posteroanterior.

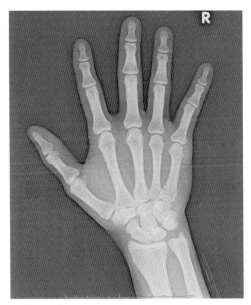

Figura 7.151 Incidência posteroanterior da mão.

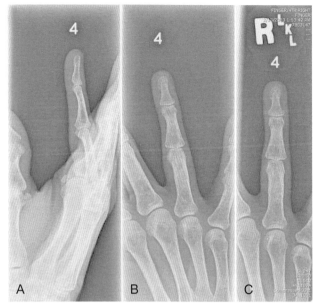

Figura 7.152 Incidências radiográficas dos dedos. (A) Perfil. (B) Oblíqua. (C) Anteroposterior.

as evidências de fraturas (Fig. 7.153) ou de desvio, a diminuição de espaços articulares ou a alteração da densidade óssea, que pode ser causada por necrose avascular. Para medir a **variância ulnar verdadeira**, o examinador traça uma linha através da linha anterior da parte distal do rádio passando pelo ponto de referência central perpendicular ao seu eixo longo. A variância é a distância medida entre a linha radial e a linha ao longo da borda cortical distal da cúpula ulnar (ver Fig. 7.142).[248,250] Os arcos do punho (i. e., **linhas** ou **arcos de Gilula**) (Fig. 7.154), que podem ser visualizados apenas na incidência AP, revelam a relação normal entre os ossos do carpo na incidência AP.[18,130,251] Comumente, o examinador suspeita de instabilidade se ocorreu descontinuidade dos arcos.[18] Quando existe necrose avascular, pode-se observar rarefação, aumento da densidade óssea (maior radiopacidade) e possível esclerose óssea (aspecto heterogêneo). A ocorrência de necrose avascular é observada com frequência

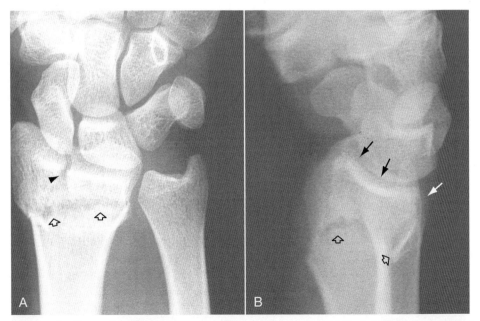

Figura 7.153 Fratura do punho: fratura de Colles. (A) Observe a fratura transversa da parte distal do rádio (*setas vazadas*), com extensão na articulação radiocarpal (*ponta de seta*). (B) Na projeção lateral, pode-se observar a angulação dorsal da superfície articular do rádio (*setas preenchidas*) causada pela compactação dorsal do osso. Essa lesão é uma fratura de três partes. O processo estiloide da ulna está intacto; não é possível observar nenhuma evidência de subluxação da parte distal da ulna. (De Resnick D, Kransdorf MJ. *Bone and joint imaging*. Philadelphia: WB Saunders, 2005. p. 851.)

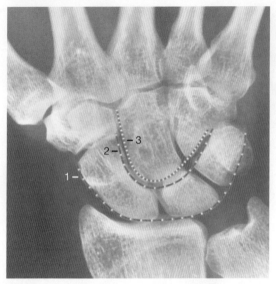

Figura 7.154 Arcos do punho. Ao longo das superfícies articulares carpais, podem ser criadas três linhas arqueadas (as linhas ou arcos de Gilula): (*1*) ao longo das margens proximais do escafoide, do semilunar e do piramidal; (*2*) ao longo do aspecto distal desses ossos; e (*3*) ao longo das margens proximais do capitato e do hamato. (De Weissman BNW, Sledge CB. *Orthopedic radiology*. Philadelphia: WB Saunders, 1986. p. 117.)

no osso escafoide (Figs. 7.155 e 7.156A), após uma fratura, ou no semilunar, na doença de Kienböck (Fig. 7.156B).[121] Em alguns casos, o CFCT pode ser visualizado (Fig. 7.157). A incidência AP também pode ser utilizada para revelar luxações do semilunar (Fig. 7.158A), da parte distal da ulna (Fig. 7.158B), da relação semilunar-piramidal (Fig. 7.158C) e da variância ulnar (relação entre o comprimento da ulna e o do rádio).[252] Normalmente, a lacuna entre o escafoide e o semilunar mede aproximadamente 2 mm. O alargamento do espaço (i. e., **sinal de Terry Thomas**) para valores superiores a 4 mm pode indicar dissociação escafossemilunar; isso pode ser visualizado mais adequadamente na posição de desvio ulnar.[130]

Além disso, a incidência AP do punho e da mão é utilizada para determinação da idade óssea de um paciente.[97] A mão e o punho esquerdos são utilizados para estudos, visto que se acredita que eles são menos influenciados por fatores ambientais. O método utilizado nessa técnica baseia-se no fato de que, após o surgimento de um **centro de ossificação** (Fig. 7.159), ele muda de forma e tamanho de maneira sistemática à medida que a ossificação se dissemina de maneira gradativa por todas as partes cartilaginosas do esqueleto. O punho e a mão são estudados, visto que diversos ossos estão disponíveis para uma comparação global, incluindo os ossos do carpo, as placas de crescimento dos metacarpais (que são observadas na extremidade distal do osso) e as placas de crescimento das falanges (que são observadas na extremidade proximal do osso). A mão do paciente é comparada com placas padrão[150] até que seja encontrada a placa que mais se aproxima da do paciente. Existe um padrão para cada sexo. Em dois terços da população, a idade óssea não é mais que um ano superior ou inferior à idade cronológica. A aceleração ou o retardo de três anos ou mais é considerada anormal. Ao nascimento, nenhum osso do carpo é visível (ver Fig. 1.19). É possível utilizar esse método até os 20 anos de idade, quando os ossos da mão e do punho já estão fundidos.

Incidência em perfil. O examinador deve analisar a forma e a posição dos ossos, observando evidências de fratura e/ou desvio (Fig. 7.160A). A incidência em perfil também é útil para a detecção de aumento de volume em torno dos ossos do carpo e para a mensuração da relação entre o escafoide e o semilunar e o rádio e os metacarpais (Fig. 7.161).[252]

Incidência do escafoide. Essa incidência isola o escafoide para revelar uma possível fratura (ver Fig. 7.155A).

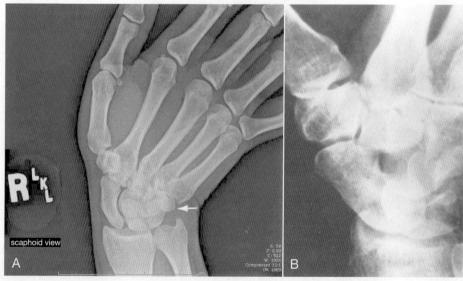

Figura 7.155 Radiografias do escafoide normal. (A) Incidência para escafoide. Observe o processo estiloide da ulna e a localização da tabaqueira ulnar (*seta*). (B) Incidência em perfil. (B, de Tubiana R. *The hand*. Philadelphia: WB Saunders, 1981. p. 659.)

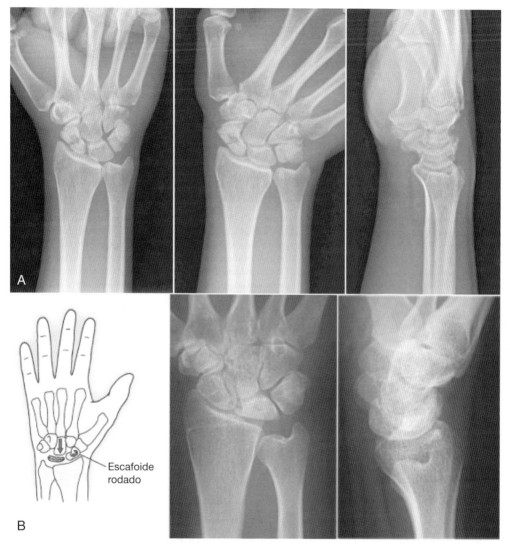

Figura 7.156 As radiografias pré-operatórias mostram uma pseudoartrose da cintura do escafoide com esclerose do polo proximal, que é consistente com necrose avascular. Observam-se alterações císticas no fragmento distal e uma deformidade "em corcunda". O ângulo radiossemilunar permanece normal e não há alterações artríticas. *A, à esquerda,* Posição neutra. *A, meio,* Desvio ulnar. *A, à direita,* Incidência em perfil. (A, de Kazmers NH, Thibaudeau S, Levin LS: A escapholunate ligament-sparing technique utilizing the medial femoral condyle corticocancellous free flap to reconstruct scaphoid nonunions with proximal pole avascular necrosis, *J Hand Surg Am* 41(9):e309-e315, 2016.) (B) No estágio IIIB da doença de Kienböck, ocorre colapso do semilunar e rotação do escafoide, resultando em um padrão de instabilidade de segmento intercalado dorsal. Com frequência esse achado está combinado com uma migração proximal do capitato. Radiografias posteroanterior e em perfil mostram colapso do semilunar, flexão do escafoide e migração proximal do capitato. *B à esquerda,* Vista diagramática. *B, meio,* Posição neutra. *B à direita,* Incidência em perfil. (B, de Lauder AJ, Waitayawinyu T: Carpal avascular necrosis: Kienböck disease and Preiser disease. In Trumble TE, Rayan GM, Budoff JE et al., eds.: *Principles of hand surgery and therapy,* 3.ed., Philadelphia, 2017, Elsevier, p. 490-508.)

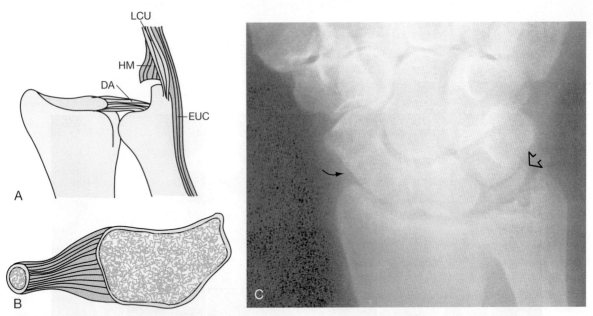

Figura 7.157 Complexo fibrocartilaginoso triangular. (A) Esse complexo inclui a fibrocartilagem triangular (disco articular, DA), o homólogo meniscal (HM), o ligamento colateral ulnar (LCU) e os ligamentos radioulnares dorsal e palmar (não são apresentados). O tendão do extensor ulnar do carpo (EUC) é apresentado. (B) A fibrocartilagem triangular (*área pontilhada*) fixa-se na borda ulnar do rádio e na parte distal da ulna. A forma triangular é evidente nesse corte transversal passando através do rádio e do processo estiloide da ulna. A face palmar do punho encontra-se no topo. C, Condrocalcinose. Há uma calcificação intensa da cartilagem articular (*seta curva*) e da área do complexo fibrocartilaginoso triangular (*seta vazada*). (De Weissman BNW, Sledge CB. *Orthopedic radiology*. Philadelphia: WB Saunders, 1986. p. 115.)

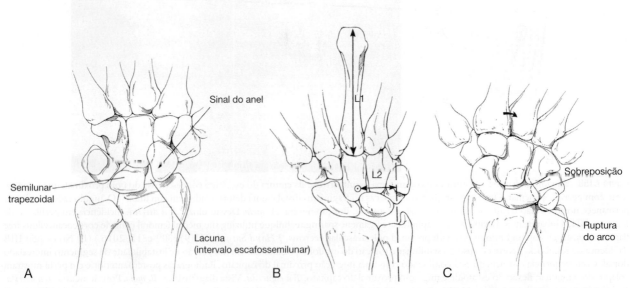

Figura 7.158 (A) Dissociação escafossemilunar. O escafoide é flexionado na direção palmar, produzindo um sinal do anel cortical. Existe um espaço entre o escafoide e o semilunar. O semilunar apresenta uma forma trapezoidal. (B) A translocação ulnar pode ser identificada radiograficamente a partir da relação da distância entre o centro do capitato e uma linha ao longo do eixo longitudinal da ulna (*L2*) dividida pelo comprimento do metacarpal III (*L1*). Em punhos normais, a relação é de 0,30 ± 0,03, diminuindo em punhos com translocação ulnar. (C) Instabilidade semilunopiramidal. O escafoide está encurtado, e há presença de sinal do anel cortical, sem alargamento escafossemilunar. O semilunar apresenta uma forma triangular. Não há alargamento semilunopiramidal. (©1993 American Academy of Orthopaedic Surgeons. Reproduzida com permissão do *Journal of the American Academy of Orthopaedic Surgeons: a comprehensive review*, 1[1], p. 14-15.)

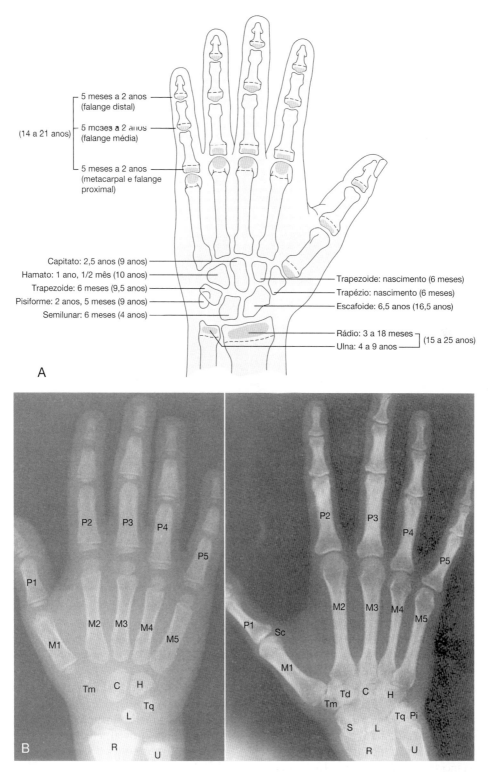

Figura 7.159 Centros de ossificação da mão. (A) São apresentadas as datas de aparecimento dos centros de ossificação; as datas de fusão estão entre parênteses. Observe as diferentes localizações proximais e distais das placas de crescimento. (B) Radiografias da mão e do punho de um menino de cerca de 4-5 anos de idade ou de uma menina de cerca de 3-4 anos de idade *(esquerda)* e de um adulto *(direita)*. C: capitato; H: hamato; L: semilunar; M: metacarpal; P: falange; Pi: pisiforme; R: rádio; S: escafoide; Td: trapezoide; Tm: trapézio; Tq: piramidal; U: ulna. (A, Reproduzida de Tubiana R. *The hand*. Philadelphia: WB Saunders, 1981. p. 11. B, De Liebgott B. *The anatomical basis of dentistry*. St Louis: CV Mosby, 1986.)

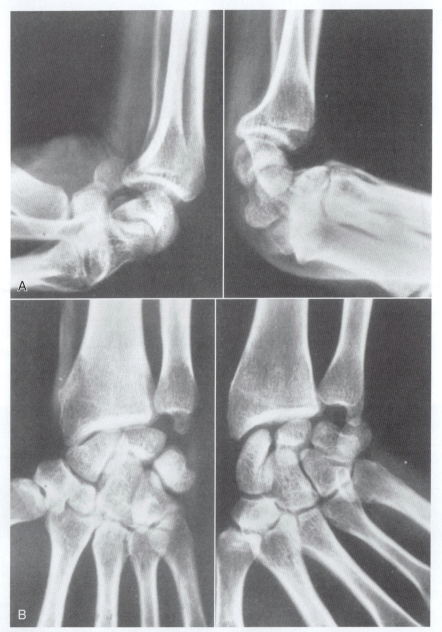

Figura 7.160 (A) Radiografias laterais apresentando a flexão (*esquerda*) e a extensão (*direita*) do punho. (B) Incidências posteroanteriores do punho em desvio radial (*esquerda*) e ulnar (*direita*). Observe a mudança da forma do semilunar, indicando um deslizamento para a frente, no declive radial, e para trás, no declive ulnar. (De Tubiana R. *The hand*. Philadelphia: WB Saunders, 1981. p. 655.)

Incidência (axial) do túnel do carpo. Essa radiografia é utilizada para revelar as margens do túnel do carpo. Também é útil para determinação da presença de fraturas do hâmulo do hamato e do trapézio (Fig. 7.162).

Incidência com o punho cerrado (anteroposterior). Em alguns casos, essa incidência é útil para revelar o aumento de espaço entre os ossos do carpo, indicando instabilidade (Fig. 7.163).[253]

Artrografia

Quando a anamnese e a avaliação clínica sugerem a existência de um problema ligamentar ou fibrocartilaginoso no punho, a artrografia pode ser útil para a confirmação do diagnóstico (Fig. 7.164). As artrografias, em especial as de punho, podem demonstrar a comunicação entre compartimentos, bainhas tendíneas, irregularidade da membrana sinovial, corpos livres e anormalidades cartilaginosas.

Ultrassonografia diagnóstica

Punho, aspecto anterior/palmar. Uma das principais regiões a serem visualizadas na face anterior (palmar) do punho é o túnel do carpo. Os pontos ósseos de referência desempenham um papel importantíssimo nessa localização. Na parte proximal do túnel do carpo, os ossos escafoide e pisiforme nas faces medial e lateral do punho, respecti-

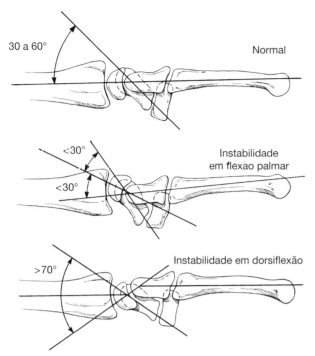

Figura 7.161 Mensuração do ângulo escafossemilunar no punho normal e na instabilidade carpal. (© 1993 American Academy of Orthopaedic Surgeons. Reproduzida com permissão do *Journal of the American Academy of Orthopaedic Surgeons: a comprehensive review*, 1[1], p. 14, com permissão.)

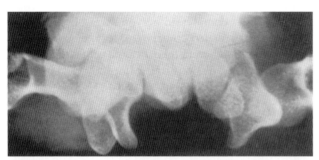

Figura 7.162 Incidência radiográfica do túnel do carpo ou axial. (De Tubiana R. *The hand*. Philadelphia: WB Saunders, 1981. p. 662.)

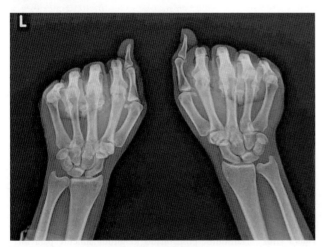

Figura 7.163 Incidência de mão fechada.

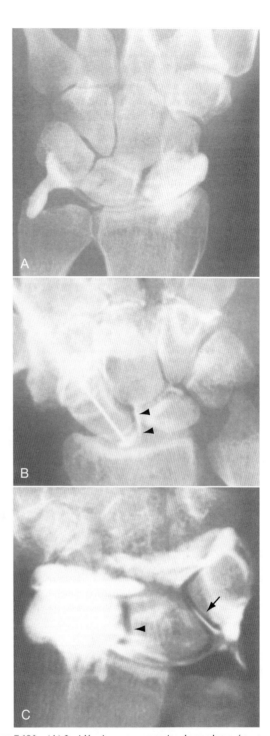

Figura 7.164 (A) Incidência posteroanterior do punho após artrografia da articulação radiocarpal normal. O contraste permanece restrito ao espaço radiocarpal. (B) Após uma injeção no espaço articular radiocarpal, o contraste segue trajeto *(pontas de setas)* pelo ligamento escafossemilunar rompido e preenche os espaços articulares mediocarpais e carpometacarpais. (C) Após a artrografia do espaço articular radiocarpal, o ligamento escafossemilunar permanece intacto, visto que o contraste ainda não preencheu ainda o espaço escafossemilunar *(ponta de seta)*; no entanto, o contraste percorre um trajeto pelo espaço articular semilunopiramidal *(seta)*, em decorrência da ruptura do ligamento semilunopiramidal. (De Lightman DM. *The wrist and its disorders*. Philadelphia: WB Saunders, 1988. p. 89.)

vamente, são pontos de referência fundamentais a serem localizados. De início, o transdutor deve ser aplicado ao longo da porção proximal do túnel do carpo no eixo curto (Fig. 7.165). Podem ser visualizados o nervo mediano (descrito a seguir), bem como os músculos flexor radial do carpo, flexor superficial dos dedos e tendões do flexor profundo dos dedos. Na Figura 7.166, podem-se observar o rádio e a ulna, bem como o nervo mediano (cabeças de setas), o músculo flexor radial do carpo (F), o músculo palmar longo (P) e a artéria radial (r). Tão logo o examinador tenha localizado cada uma dessas estruturas, poderá realizar a avaliação dinâmica, solicitando ao paciente que flexione e estenda cada dedo.

A próxima estrutura que pode ser visualizada na parte anterior do punho é o nervo mediano. Inicialmente, o transdutor é posicionado no eixo transverso curto ao longo da face anterior do punho, ao longo da prega do punho. Como antes, os nervos visualizados no eixo curto assumem um aspecto de fascículos hipoecoicos "em colmeia", circundados por tecido conjuntivo epineural hiperecoico (ver Fig. 7.166). Nesse local, o nervo mediano está circundado por estruturas tendíneas hiperecoicas dos flexores do antebraço e dos dedos, que avançam com o nervo por sob o túnel do carpo. A forma do nervo mediano muda ao longo de seu avanço distal. O nervo tem aspecto oval no segmento inicial, passando a ficar mais achatado ao nível do hâmulo do hamato.[254] A partir desse ponto, o nervo pode ser acompanhado um pouco mais distalmente até o túnel do carpo, onde o delgado retináculo flexor pode ser visualizado, superiormente aos nervos e tendões. Se o exame tiver continuidade um pouco mais adiante, será possível captar o ramo cutâneo palmar do nervo mediano, superficialmente ao retináculo flexor. Esse ramo do nervo mediano está em um ponto proximal ao retináculo, avançando superficialmente ao tendão do flexor radial do carpo acima do retináculo.

Pode-se girar o transdutor em 90° para possibilitar a visualização do nervo no seu eixo longo (Fig. 7.167). O nervo pode ser visualizado com muito mais facilidade nessa incidência, pois sua ecogenicidade é nitidamente diferente das demais estruturas circunjacentes. Os fascículos nervosos podem ser observados enquanto o nervo avança distalmente ao longo do antebraço (Fig. 7.168). Caso haja uma compressão nervosa, será observado um aumento no diâmetro do nervo no local da compressão e proximalmente haverá mudanças na ecotextura.[255] Nas ultrassonografias, demonstrou-se que um nervo mediano

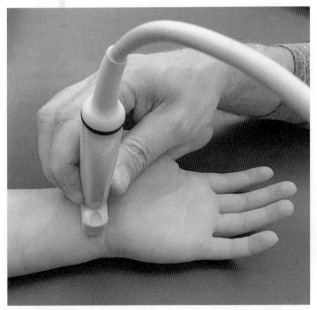

Figura 7.165 Transdutor posicionado transversalmente para imagem do túnel do carpo na face anterior da articulação do punho.

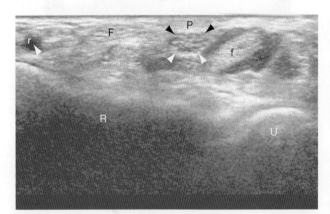

Figura 7.166 Imagem transversa do túnel do carpo mostrando o rádio (R), a ulna (U), o nervo mediano (cabeça de setas), o flexor radial do carpo (F), o palmar longo (P) e a artéria radial (r). (De Jacobson JA: *Fundamentals of musculoskeletal ultrasound*, 2.ed., Philadelphia, 2013, Elsevier, p.117.)

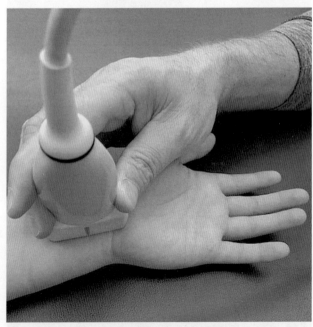

Figura 7.167 Transdutor posicionado longitudinalmente para imagem do túnel do carpo na face anterior da articulação do punho.

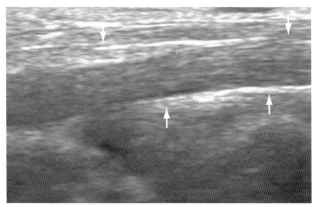

Figura 7.168 Imagem longitudinal do túnel do carpo mostrando o nervo mediano avançando na direção proximal-distal. Nessa vista, o nervo mediano tem um aspecto hiperecoico ao longo de seu comprimento no campo de visão *(setas)*.

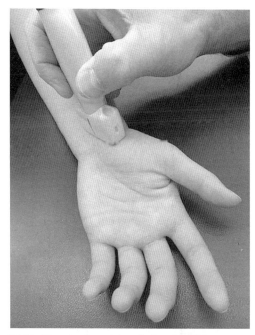

Figura 7.169 Transdutor posicionado longitudinalmente para imagem do lado radial da superfície anterior do punho.

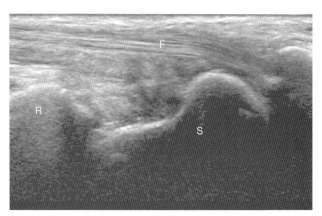

Figura 7.170 Imagem longitudinal do lado radial do punho e base do polegar, mostrando o tendão do flexor radial do carpo *(F)*, o escafoide *(S)* e o rádio *(R)*. (De Jacobson JA: *Fundamentals of musculoskeletal ultrasound*, 2.ed. Philadelphia, 2013, Elsevier, p. 119.)

normal apresenta uma área de seção transversa no punho de 9 mm^2; contudo, também foi demonstrado um aumento para 14 mm^2 em pacientes com síndrome do túnel do carpo. Medidas maiores estão associadas a estudos de velocidade de condução nervosa anormal.[256] Considerando a variabilidade no diâmetro do nervo, o examinador deve anotar cuidadosamente em que nível as medidas estão sendo tomadas, visto que pode haver diferença entre localizações proximais e distais. Para obter confiabilidade, a mensuração deve ser obtida no nível da parte distal do rádio ou no pisiforme.[257,258]

Os tendões flexores podem ser visualizados iniciando o exame na prega do punho; em seguida, prossegue-se proximal ou distalmente. Os músculos superficiais e profundos estão circundando o nervo mediano na prega do punho. Os tendões flexores dos dedos avançarão sob o túnel do carpo, estando "envelopados" por uma bainha sinovial que é visualizada sonograficamente como delgadas estruturas ecogênicas preenchidas por líquido. No entanto, o músculo palmar longo avança superficialmente ao túnel do carpo, nas proximidades da linha mediana do punho, e o flexor ulnar do carpo tem seu curso superficial e no lado ulnar do punho.

Especificamente, ao longo do lado radial da face anterior do punho, pode-se visualizar o escafoide, o tendão do flexor radial do carpo e a artéria radial. Com o transdutor aplicado no eixo longo, em uma posição imediatamente lateral ao nervo mediano (Fig. 7.169), o examinador pode observar o flexor radial do carpo se inserindo nos metacarpais II e III. Nesse plano, o tendão terá aspecto hipoecoico e em um padrão fibrilar. Nesse mesmo plano, a face distal do rádio e o escafoide serão visualizados por seus contornos ósseos hiperecoicos (Fig. 7.170). Se o escafoide puder ser visualizado com nitidez, uma irregularidade da superfície óssea pode ser sugestiva de uma fratura do escafoide. Girando em 90° o transdutor até o eixo curto, a artéria e veia radiais podem ser visualizadas em um local imediatamente radial ao músculo flexor radial do carpo.

Por último, a face ulnar do aspecto anterior do punho possibilita a visualização do nervo, artéria e veia ulnares. Enquanto na posição de eixo curto, o transdutor é movimentado na direção ulnar até que o examinador possa visualizar o osso pisiforme. O nervo ulnar será visualizado entre o pisiforme e a artéria ulnar. Como o nervo mediano descrito previamente, a visualização será de um feixe de fascículos nervosos hipoecoicos circundados por tecido conjuntivo hiperecoico. Movendo o transdutor distalmente, pode-se visualizar o hâmulo do hamato. Essa é uma importante região a ser visualizada, pois pode ocorrer fratura do hamato durante quedas, na prática do golfe ou entre rebatedores de beisebol. Essas lesões podem provocar compressão de nervos e artérias em torno do hamato. No eixo curto, os ramos do nervo ulnar avançam em torno do hamato (ramo motor profundo no lado ulnar e ramo sensitivo superficial ao hamato). O examinador pode completar a avaliação do nervo ulnar na incidência de eixo longo do lado anterior do punho (Fig. 7.171). Nessa incidência, não é possível visualizar simultaneamente o hâmulo do hamato e o nervo ulnar (Fig. 7.172).

Punho, aspecto posterior/dorsal. Múltiplas estruturas podem ser visualizadas ao longo do aspecto dorsal do punho. Inicialmente, podem-se visualizar os tendões da região dorsal do punho, incluindo os tendões dos extensores longos e abdutores nos compartimentos dorsais (Fig. 7.173). O ponto de referência inicial a ser localizado na face dorsal é o tubérculo dorsal do rádio. Esse tubér-

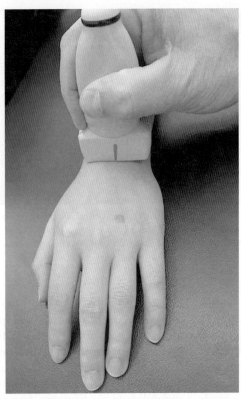

Figura 7.173 Transdutor posicionado transversalmente para a imagem da face dorsal da região proximal do punho.

culo poderá ser visualizado nas proximidades da linha mediana, como uma estrutura óssea hiperecoica. Com o transdutor no eixo curto, mova-o ulnarmente ao tubérculo, para localização do extensor longo do polegar, extensor do indicador e vários tendões do extensor dos dedos e, finalmente, o extensor do dedo mínimo (Fig. 7.174). O tendão do extensor ulnar do carpo é o último tendão a ser visualizado na direção ulnar. A movimentação radial do transdutor fará com que seja visualizado o extensor radial curto do carpo e, em seguida, o longo (ver Fig. 7.174). Girando o transdutor até o eixo longo, todos esses tendões podem ser visualizados em seu avanço proximal pelo antebraço. Os tendões podem ser avaliados dinamicamente com o objetivo de melhorar a visualização da retração final dos tendões, bem como possíveis subluxações ou luxações tendíneas.[259,260]

Casos de tendinose podem ser visualizados como áreas variáveis de menor ecogenicidade e de espessamento do tendão, com derrame na bainha. Lacerações evidentes são identificadas pela observação de uma descontinuidade parcial ou completa nas fibras do tendão, frequentemente com interposição de líquido.[260]

O CFCT pode ser localizado no lado ulnar do aspecto dorsal do punho, situado entre os carpais e a ulna.

Lado ulnar. Uma lesão comum ao polegar é a lesão ao LCU da articulação metacarpofalângica, o que é comumente denominado **polegar de goleiro** ou de **esquiador.** Essa lesão é causada por uma hiperabdução vigorosa do

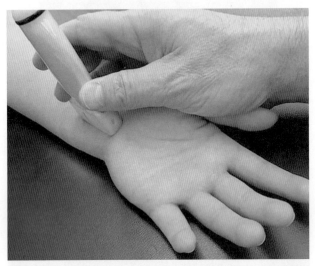

Figura 7.171 Transdutor posicionado longitudinalmente para a imagem do lado ulnar do punho sobre o hâmulo do hamato.

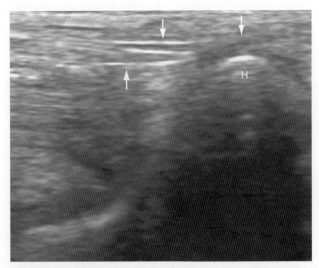

Figura 7.172 Imagem longitudinal do lado ulnar do punho, mostrando o hâmulo do hamato *(H)* e o nervo ulnar *(setas).*

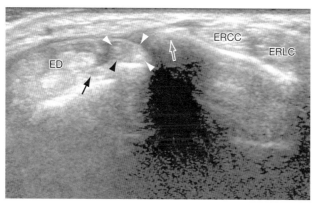

Figura 7.174 Imagem transversa da face dorsal da região proximal do punho mostrando o tubérculo dorsal do rádio *(seta)*, o extensor dos dedos *(ED)*, o extensor radial curto do carpo *(ERCC)* e o extensor radial longo do carpo *(ERLC)*. (De Jacobson JA: *Fundamentals of musculoskeletal ultrasound*, 2.ed. Philadelphia, 2013, Elsevier, p. 122.)

polegar, o que ocorre comumente durante a prática de esportes de contato, ou com um bastão de esqui (ver Fig. 7.11). O ligamento lesionado será visualizado como uma estrutura hiperecoica e edemaciada. O transdutor "taco de hóquei" de menores dimensões (Fig. 7.175) será utilizado; deve ser aplicado no eixo longo, ao longo do lado ulnar da articulação metacarpofalângica I. Ocorre uma **lesão de Stener** quando o paciente teve uma lesão em espessura completa, e a extremidade lacerada está retraída e deslocada sob a aponeurose dos adutores. A lesão de Stener foi descrita como tendo o aspecto de um "ioiô com barbante"; o barbante representa a aponeurose do adutor e o ioiô representa o LCU enrolado e em retração proximal.[261,262] A avaliação dinâmica do LCU do polegar no eixo longo proporciona a visualização do ligamento e a aponeurose dos adutores.[263,264]

Lado radial. As lesões aos ligamentos do lado radial são muito menos comuns, em comparação com o lado ulnar. Entretanto, em decorrência da força necessária para que ocorra lesão do ligamento colateral radial do polegar, as lesões nesse lado da mão resultam em instabilidade articular e instabilidade progressiva. O aspecto ultrassonográfico dessas lesões é muito parecido ao das lesões nos LCU.[265]

Tomografia computadorizada

A tomografia computadorizada pode ser utilizada para a visualização de ossos e tecidos moles; ao produzir "cortes" com o auxílio de um computador, ela permite uma melhor visualização dos tecidos (Fig. 7.176).

Ressonância magnética

A ressonância magnética é uma técnica não invasiva útil para a visualização de tecidos moles do punho e da mão, representando o melhor meio de delineamento de tecidos moles (sobretudo os ligamentos e o CFCT). Além disso, revela problemas de instabilidade e problemas ósseos.[266-270] Por exemplo, a imagem por RM é capaz de revelar o aumento de volume do nervo mediano na síndrome do túnel do carpo, lacerações da fibrocartilagem triangular (Fig. 7.177) e espessamento de bainhas tendíneas (Fig. 7.178).

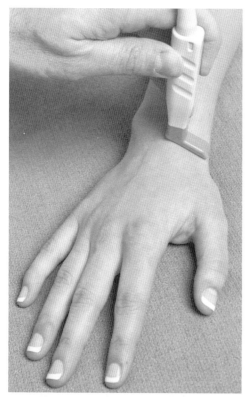

Figura 7.175 Transdutor do tipo "taco de hóquei". (De Jacobson JA: *Fundamentals of musculoskeletal ultrasound*, 3.ed. Philadelphia, 2018, Elsevier.)

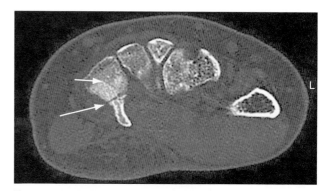

Figura 7.176 Nesta imagem de tomografia computadorizada axial pode-se observar uma fratura do hâmulo do hamato *(seta branca grande)* e um vaso nutriz no corpo do hamato *(seta branca pequena)*. (De Sahu A, Pang CL, Lynch J, Suresh P: A review of radiological imaging in the hand and wrist, *Orthop Trauma* 28[3]:177, 2014.)

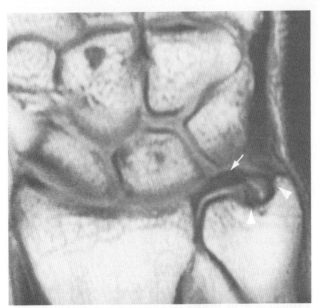

Figura 7.177 Complexo fibrocartilaginoso triangular: aparência normal. Na imagem por RM coronal com *spin-echo* intermediária-pesada (TR/TE, 2000/20), observe a intensidade de baixo sinal da fibrocartilagem triangular (*seta*), com feixes bifurcados sinal de baixa intensidade (*pontas de setas*), ligando-se ao processo estiloide da ulna ou próximo a ele. Os ligamentos escafossemilunar e interósseo semilunopiramidal não são bem apresentados nesta imagem. Observe as duas ilhas ósseas, que surgem como focos de intensidade de baixo sinal no semilunar e no capitato. (De Resnick D, Kransdorf MJ. *Bone and joint imaging.* Philadelphia: WB Saunders, 2005. p. 907. Cortesia de Dr. AG Bergman, Stanford, CA.)

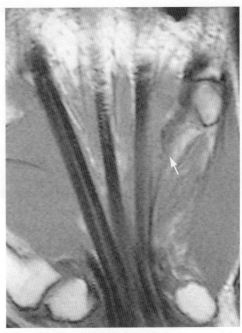

Figura 7.178 Ruptura do tendão. A RM coronal com *spin-eco* pesada em T1 (TR/TE, 500/14) da mão apresenta ruptura do tendão do flexor do dedo mínimo. A borda livre do tendão rompido, retraído e espessado (*seta*) é bem mostrada. (De Resnick D, Kransdor MJF. *Bone and joint imaging.* Philadelphia: WB Saunders, 2005. p. 913.)

Resumo da avaliação do antebraço, punho e mão[a]

Observação: a patologia suspeitada determinará quais *Testes especiais* serão realizados

Anamnese (sentado)
Observação (sentado)
Exame (sentado)
  Movimentos ativos
    Pronação do antebraço
    Supinação do antebraço
    Flexão do punho
    Extensão do punho
    Desvio radial do punho
    Desvio ulnar do punho
    Flexão dos dedos (nas articulações MCF, IFP e IFD)
    Extensão dos dedos (nas articulações MCF, IFP e IFD)
    Abdução dos dedos
    Adução dos dedos
    Flexão do polegar
    Extensão do polegar
    Abdução do polegar
    Adução do polegar
    Oposição do polegar e do dedo mínimo
  Movimentos passivos (como nos movimentos ativos)
  Movimentos isométricos resistidos (como nos movimentos ativos, na posição neutra)
  Testes funcionais
    Testes funcionais para preensão
    Testes para pinçamento
    Testes para coordenação
  Testes especiais (sentado)
    Testes gerais para dor no punho:
      Teste de sentar com as mãos apoiadas
    Para instabilidade óssea, ligamentar, capsular e articular:
      Teste de realocação de Derby
      Teste de estabilidade da articulação radioulnar distal (*ballottement*)
      Teste de cisalhamento de Kleinman
      Teste de instabilidade ligamentar (dígitos)
      Teste do rechaço (*ballottement*) semilunopiramidal (teste de Reagan)
      Teste de compressão semilunopiramidal
      Sinal de Murphy
      Teste de estimulação do pisiforme
      Teste de compressão (de cisalhamento) pisopiramidal
      Teste do desvio radioulnar
      Teste de compressão do escafoide
      Teste do ligamento escafossemilunar
      Teste para frouxidão ou instabilidade do ligamento colateral ulnar do polegar
      Teste do sinal da fóvea ulnar (tabaqueira ulnar)
      Teste de provocação com impactação piramidal do processo estiloide da ulna (IPEU)
      Teste de estresse ulnocarpal
      Teste do deslizamento dorsal ulnomeniscopiramidal
      Teste de Watson (desvio escafoide)

    Para tendões e músculos:
      Teste de sinergia do extensor ulnar do carpo
      Teste de Finkelstein (Eichhoff)
      Dedo de Jersey
      Teste de hiperflexão do punho e abdução do polegar (HPAP)
    Para disfunção neurológica:
      Fraqueza do abdutor curto do polegar
      Teste de compressão carpal
      Teste dos dedos cruzados
      Sinal de flexão dos dedos
      Teste de verificação dos interósseos dorsais I
      Manobra de agitação das mãos ou punhos
      Sinal do "papel" de Froment
      Teste de elevação das mãos
      Teste de Okutsu
      Teste de Phalen (flexão do punho)
      Sinal de Pollock
      Teste de Phalen reverso (da prece)
      Estímulo digital (*scratch collapse test*)
      Teste de estresse para nervo mediano encarcerado
      Sinal de Tinel no punho
      Teste de discriminação de dois pontos de Weber (de Moberg)
      Teste do enrugamento
    Para a circulação e inchaço:
      Teste de Allen
      Fluxo sanguíneo nos dedos
      Mensuração em forma de "8" para inchaço
      Teste do volume da mão
  Reflexos e distribuição cutânea (sentado)
    Reflexos
    Rastreamento sensitivo
    Lesões nervosas
    Nervo mediano
    Nervo ulnar
    Nervo radial
  Movimentos de jogo articular (sentado)
    Extensão do eixo longitudinal no punho e nos dedos (articulações MCF, IFP e IFD)
    Deslizamento anteroposterior no punho e nos dedos (articulações MCF, IFP e IFD)
    Deslizamento lateral no punho e nos dedos (articulações MCF, IFP e IFD)
    Inclinação lateral no punho
    Deslizamento anteroposterior nas articulações intermetacarpais
    Rotação nas articulações MCF, IFP e IFD
    Mobilidade individual dos ossos do carpo
  Palpação (sentado)
  Diagnóstico por imagem

---

[a]Após qualquer exame, o paciente deve ser alertado quanto à possibilidade de exacerbação dos sintomas, em decorrência da avaliação.
IFD: interfalângica distal; IFP: interfalângica proximal; MCF: metacarpofalângica.

624 Avaliação musculoesquelética

Estudo de casos

Ao estudar os casos a seguir, o examinador, além de relacionar as perguntas adequadas a serem feitas ao paciente, deve especificar a razão pela qual serão feitas, o que procura e a justificativa, assim como o que será testado e o motivo. Dependendo das respostas do paciente (e o examinador deve considerar diferentes respostas), diversas causas possíveis do problema podem tornar-se evidentes (serão apresentados exemplos entre parênteses). O examinador deve elaborar uma tabela de diagnóstico diferencial, de modo a definir como diferentes diagnósticos podem interferir no plano de tratamento. Por exemplo, um homem de 26 anos de idade queixa-se de dor e estalido no punho. Ele é marceneiro e se sente particularmente incomodado ao utilizar uma chave de fenda. Como exemplo de diagnóstico diferencial para esse paciente, ver a Tabela 7.15.

1. Uma mulher de 22 anos se queixa de rigidez no punho. Há quatro meses, passou por um desbridamento artroscópico de um cisto nos carpais do lado radial. Ela foi encaminhada para terapia ocupacional por cerca de um mês com o objetivo de reabilitação; no período, a paciente readquiriu parte do movimento de flexão de punho e desvios ulnar e radial, mas vem consistentemente tendo dificuldades com a extensão do punho. Atualmente, apresenta força satisfatória em todos os planos, mas continua sentindo uma "pressão" e rigidez ao mover o punho em extensão. Descreva sua avaliação para essa paciente e determine se a causa é a presença de tecidos contráteis ou inertes. Descreva também as possíveis causas para essa rigidez e seu diagnóstico diferencial para os problemas da paciente.

2. Uma gestante de 31 anos de idade queixa-se de dor na mão direita que iniciou há três meses. A dor a acorda à noite e alivia somente quando ela esfrega a mão vigorosamente e movimenta os quirodáctilos e o punho. Há algum formigamento nos dedos indicador e médio. Descreva a sua avaliação para essa paciente (síndrome do túnel do carpo *versus* subluxação do semilunar).

3. Um jovem de 18 anos de idade apresenta-se à clínica após uma fratura do escafoide direito. Ele foi imobilizado com um aparelho de gesso durante doze semanas, ocorrendo consolidação clínica. Descreva a sua avaliação para esse paciente.

4. Uma jovem de 16 anos de idade queixa-se de dor no polegar. No final de semana, ela foi esquiar e caiu sobre o bastão de esqui. Na queda, machucou o polegar. Descreva

a sua avaliação para essa paciente (entorse do ligamento colateral ulnar *versus* fratura de Bennett).

5. Um homem de 48 anos de idade queixa-se de dor na mão. Ele bateu a mão contra um batente de porta metálico ao sair. Nos dias seguintes, a sua mão aumentou de volume e apresentou dor, exigindo que ele a protegesse. Descreva a sua avaliação para esse paciente (atrofia de Sudeck *versus* aneurisma da mão).

6. Uma mulher de 52 anos de idade com artrite reumatoide apresenta-se à clínica em decorrência de dor nas mãos e dificuldade para a realização de atividades de modo funcional. Descreva a sua avaliação para essa paciente.

7. Um jovem de 14 anos de idade queixa-se de dor no punho e aumento de volume no dorso da mão. Ele relata que tropeçou e caiu sobre a mão estendida. Informa que o punho dói, mas a dor diminuiu, e que houve aumento de volume durante cerca de dois ou três dias. Descreva a sua avaliação para esse paciente (fratura do escafoide *versus* cisto sinovial).

8. Um homem de 28 anos de idade sofreu laceração dos tendões flexores palmares em um acidente industrial. Descreva a sua avaliação para esse paciente.

9. Uma mulher de 37 anos de idade queixa-se de dor e sensação de atrito na face radial do punho. Descreva a sua avaliação para essa paciente (lesão do disco cartilaginoso *versus* fratura do escafoide).

10. Uma mulher de 72 anos de idade apresenta uma fratura de Colles esquerda. Descreva a sua avaliação para essa paciente.

TABELA 7.15

Diagnóstico diferencial entre lesão do disco cartilaginoso do punho e osteoartrite degenerativa

	Disco cartilaginoso do punho	Osteoartrite degenerativa
Mecanismo da lesão	Compressão e pronação	Vibração, compressão repetitiva
Faixa etária afetada	25 anos ou mais	35 anos ou mais
Movimento ativo	Dor à compressão e à pronação. Limitação da extensão maior que da flexão do punho	Limitação da flexão e extensão do punho
Movimento passivo	Dor à extensão com sobrepressão. Dor à compressão e à pronação. *End feel* de estiramento tissular	Padrão capsular do punho. *End feel* suave no início e duro posteriormente
Movimento isométrico resistido	Dor à pronação	Possivelmente fraco nos movimentos do punho
Testes especiais	Nenhum	Nenhum
Reflexos e distribuição sensitiva	Normais	Normais
Jogo articular	Dor no deslizamento anteroposterior da articulação radiocarpal	Dor no deslizamento anteroposterior das articulações radiocarpal e mediocarpal
Palpação	Dor sobre o semilunar	Dor sobre os ossos do carpo acometidos

Conteúdo complementar

Este capítulo possui apêndice e vídeos em uma plataforma digital exclusiva.

Para ingressar no ambiente virtual, utilize o QR code abaixo, faça seu cadastro e digite a senha: magee7

O prazo para acesso a esse material limita-se à vigência desta edição.

Referências bibliográficas

1. Chidgey JK. The distal radioulnar joint: problems and solutions. J Am Acad Orthop Surg. 1995;3:95–109.
2. Berger RA. The anatomy and basic biomechanics of the wrist joint. J Hand Surg. 1996;9:84–93.
3. Tubiana R, Thomiene JM, Mackin E. Examination of the Hand and Wrist. St Louis: CV Mosby; 1996.
4. Eathorne SW. The wrist: clinical anatomy and physical examination – an update. Prim Care. 2005;32(1):17–33.
5. Porretto-Loehrke A, Schuh C, Szekeres M. Clinical manual assessment of the wrist. J Hand Ther. 2016;29(2):123–135.
6. Sachar K. Ulnar-sided wrist pain: evaluation and treatment of triangular fibrocartilage complex tears, ulnocarpal impaction syndrome, and lunotriquetral ligament tears. J Hand Surg Am. 2008;33(9):1669–1679.
7. Cody ME, Nakamura DT, Small KM, Yoshioka H. MR imaging of the triangular fibrocartilage complex. Magn Reson Imaging Clin North Am. 2015;23(3):393–403.
8. Alsousou J, Bhalaik V. Anatomy and approaches of the wrist. Orthop Trauma. 2017;31(4):229–236.
9. Henderson CJ, Kobayashi KM. Ulnar-sided wrist pain in the athlete. Ortho Clin North Am. 2016;47(4):789–798.
10. Heire P, Temperley D, Murali R. Radiological imaging of the wrist joint. Orthop Trauma. 2017;31(4): 248–256.
11. Halikis MN, Taleisnik J. Soft-tissue injuries of the wrist. Clin Sports Med. 1996;15:235–259.
12. Gan BS, Richards RS, Roth JH. Arthroscopic treatment of triangular fibrocartilage tears. Orthop Clin North Am. 1995;26:721–729.
13. Palmer AD, Werner FW. The triangular fibrocartilage complex of the wrist: anatomy and function. J Hand Surg Am. 1981;6:153–162.
14. Palmer AR, Werner FW. Biomechanics of the distal radioulnar joint. Clin Orthop. 1984;187:26–35.
15. Berger RA. The anatomy of the ligaments of the wrist and distal radioulnar joints. Clin Orthop Relat Res. 2001;383:32–40.
16. Rettig AC. Athletic injuries of the wrist and hand. Part I: traumatic injuries of the wrist. Am J Sports Med. 2003;31:1038–1048.
17. Steinberg BD, Plancher KD. Clinical anatomy of the wrist and elbow. Clin Sports Med. 1995;14:299–313.
18. Shin AY, Battaglia MJ. Bishop AT: Lunotriquetral instability: diagnosis and treatment. J Am Acad Orthop Surg. 2000;8:170–179.
19. Taleisnik J. Carpal instability. J Bone Joint Surg Am. 1988;70:1262–1268.
20. Mayfield JK, Johnson RP, Kilcoyne RK. Carpal dislocations: pathomechanics and progressive perilunar instability. J Hand Surg Am. 1980;5:226–241.
21. Sen S, Talwalkar S. Acute and chronic scapholunate ligament instability. Orthop Trauma. 2017;31(4):266–273.
22. Odak S, Murali SR. Luno-triquetral dissociation – a review of the current literature. Orthop Trauma. 2017;31(4):279–281.
23. Kozin SH. Perilunate injuries: diagnosis and treatment. J Am Acad Orthop Surg. 1998;6:112–120.
24. Carlsen BT, Shin AY. Wrist instability. Scand J Surg. 2008;97(4):324–332.
25. Neumann DA. Kinesiology of the Musculoskeletal System. ed 2. St Louis: CV Mosby; 2010.
26. Sarrafian SK, Melamed JL, Goshgarian GM. Study of wrist motion in flexion and extension. Clin Orthop. 1977;126:153–159.
27. Lapegue F, Andre A, Brun C, et al. Traumatic flexor tendon injuries. Diagn Interv Imaging. 2015;96:1279–1292.
28. Kapandji IA. The Physiology of Joints. vol. 1. New York: Churchill Livingstone; 1970.
29. Sauve PS, Rhee PC, Shin AY, Lindau T. Examination of the wrist: radial–sided wrist pain. J Hand Surg Am. 2014;39(10):2089–2092.
30. Rhee PC, Sauve PS, Lindau T, Shin AY. Examination of the wrist: ulnar-sided wrist pain due to ligamentous injury. J Hand Surg Am. 2014;39(9):1859–1862.
31. Newton AW, Hawkes DH, Bhalaik V. Clinical examination of the wrist. Orthop Trauma. 2017;31(4):237–247.
32. Nagle DJ. Evaluation of chronic wrist pain. J Am Acad Orthop Surg. 2000;8:45–55.
33. Rettig AC. Wrist injuries: avoiding diagnostic pitfalls. Phys Sportsmed. 1994;22:33–39.
34. Skirven TM, Osterman AL, Fedorczyk J, Amadio PC. Rehabilitation of the Hand and Upper Extremity. ed 6. St Louis: Elsevier; 2011.
35. Kleinman WB. Physical examination of the wrist: useful provocative maneuvers. J Hand Surg Am. 2015;40(7):1486–1500.
36. Tsiouri C, Hayton MJ, Baratz M. Injury to the ulnar collateral ligament of the thumb. Hand. 2009;4(1): 12–18.
37. Neuman DA, Bielefeld T. The carpometacarpal joint of the thumb: stability, deformity and therapeutic intervention. J Orthop Sports Phys Ther. 2003;33(7):386–399.
38. Gomez CL, Gondolbeau AM, Marti RM, et al. The role of the carpometacarpal ligaments of the thumb in stability and the development of osteoarthritis lesions: an anatomical study. Acta Orthop Belg. 2015;83:449–457.

39. Hinke DH, Erickson SJ, Chamoy L, Timins ME. Ulnar collateral ligament of the thumb: MR findings in cadavers, volunteers, and patients with ligamentous injury (gamekeeper's thumb). AJR Am J Roentgenol. 1994;163(6):1431–1434.

40. Burton RI, Eaton RG. Common hand injuries in the athlete. Orthop Clin North Am. 1975;4:309–338.

41. Gonzalez-Iglesias J, Huijbregts P, Fernandez-de-las-Panas C, et al. Differential diagnosis and physical therapy management of a patient with radial wrist pain of 6 months duration: a case report. J Orthop Sports Phys Ther. 2010;40:361–368.

42. Keith MW, Masear V, Chung K, et al. Diagnosis of carpal tunnel syndrome. J Am Acad Orthop Surg. 2009;17:389–396.

43. D'Arcy CA, McGee S. Does this patient have carpal tunnel syndrome? JAMA. 2000;283(23):3110–3117.

44. Rowell RM. Your patient has wrist/hand pain and paresthesia – does she have carpal tunnel syndrome? J Am Chiropractic Assoc. 2013:7–11.

45. Calfee RP, Dale AM, Ryan D, et al. Performance of simplified scoring systems for hand diagrams in carpal tunnel syndrome screening. J Hand Surg Am. 2012;37(1):10–17.

46. Bonauto DK, Silverstein BA, Fan ZJ, et al. Evaluation of a symptom diagram for identifying carpal tunnel syndrome. Occup Med. 2008;58(8):561–566.

47. Katz JN, Stirrat CR. A self-administered hand diagrams for the diagnosis of carpal tunnel syndrome. J Hand Surg Am. 1990;15(2):360–363.

48. Thornburg LE. Ganglions of the hand and wrist. J Am Acad Orthop Surg. 1999;7:231–238.

49. Birklein F, O'Neill D, Schlereth T. Complex regional pain syndrome: an optimistic perspective. Neurology. 2015;84(1):89–96.

50. Maihöfner C, Seifert F, Markovic K. Complex regional pain syndromes: new pathophysiological concepts and therapies. Eur J Neurol. 2010;17(5):649–660.

51. GalveVilla M, Rittig-Rasmussen B, Moeller Schear Mikklesen L, Groendahl Poulsen A. Complex regional pain syndrome. Man Ther. 2016;26:223–230.

52. Marinus J, Moseley GL, Birklein F, et al. Clinical features and pathophysiology of complex regional pain syndrome. Lancet Neurol. 2011;10(7):637–648.

53. Birklein F. Complex regional pain syndrome. J Neurol. 2005;252(2):131–138.

54. Harden RN, Bruehl S, Perez RS, et al. Validation of proposed diagnostic criteria (the "Budapest Criteria") for complex regional pain syndrome. Pain. 2010;150(2):268–274.

55. Birklein F, Dimova V. Complex regional pain syndrome-up-to-date. PAIN Reports. 2017;2(6):3624.

56. Harden RN, Bruehl S, Stanton-Hicks M, Wilson PR. Proposed new diagnostic criteria for complex regional pain syndrome. Pain Med. 2007;8(4):326–331.

57. Bruehl S, Harden RN, Galer BS, et al. External validation of IASP diagnostic criteria for complex regional pain syndrome and proposed research diagnostic criteria. International Association for the Study of Pain. Pain. 1999;81(1-2):147–154.

58. Reddy RS, Compson J. Examination of the wrist – soft tissue, joints and special tests. Curr Orthop. 2005;19:180–189.

59. Poh F. Carpal boss in chronic wrist pain and its association with partial osseous coalition and osteoarthritis – a case report with focus on MRI findings. Indian J Radiol Imaging. 2015;25(3):276–279.

60. Vieweg H, Radmer S, Fensow R, Tabibzada AM. Diagnosis and treatment of symptomatic carpal bossing. J Clin Diagn Res. 2015;9(10):RC01–RC03.

61. Altman R, Alarcon G, Appelrouth D, et al. The American College of Rheumatology criteria for the classification and reporting of osteoarthritis of the hand. Arthritis Rheum. 1990;33(11):1601–1610.

62. Dincer F, Sumat G. Physical Examination of the Hand. In Duruöz MT, ed. Hand Function: A Practical Guide To Assessment. New York: Springer Science; 2014.

63. Palmer BA, Hughes TB. Cubital tunnel syndrome. J Hand Surg Am. 2010;35(1):153–163.

64. Goldman SB, Brininger TL, Schrader JS, Koceja DM. A review of clinical tests and signs for the assessment of ulnar neuropathy. J Hand Ther. 2009;22(3):209–220.

65. Black EM, Blazar PE. Dupuytren disease: an evolving understanding of an age-old disease. J Am Acad Orthop Surg. 2011;19:746–757.

66. Schmid AB, Nee RJ, Coppieters MW. Reappraising entrapment neuropathies -mechanisms, diagnosis and management. Man Ther. 2013;18(6):449–457.

67. Bendre AA, Hartigan BJ, Kalainov DM. Mallet finger. J Am Acad Ortho Surg. 2005;13:336–344.

68. Ono K, Ebara S, Fuji T, et al. Myelopathy hand-new clinical signs of cervical cord damage. J Bone Joint Surg Br. 1987;69:215–219.

69. Brown JA, Lichtman DM. Midcarpal instability. Hand Clin. 1987;3:135–140.

70. Young D, Papp S, Giachino A. Physical examination of the wrist. Hand Clin. 2010;26(1):21–36.

71. Flatt AE. Webbed fingers. Proc (Bayl Univ Med Cent). 2005;18:26–387.

72. Johnstone AJ. Tennis elbow and upper limb tendinopathies. Sports Med Arthro Rev. 2000;8:69–79.

73. Shah AS, Bae DS. Management of pediatric trigger thumb and trigger finger. J Am Acad Orthop Surg. 2012;20:206–213.

74. Prasarn ML, Ouellette EA. Acute compartment syndrome of the upper extremity. J Am Acad Orthop Surg. 2011;19:49–58.

75. Cowell HR. Polydactyly, triphalangism of the thumb, and carpal abnormalities in the family. Clin Orthop Relat Res. 2005;434:16–25.

76. Lichtman DM, Schneider JR, Swafford AR, et al. Ulnar midcarpal instability—clinical and laboratory analysis. J Hand Surg Am. 1981;6:515–523.

77. Wolfe SW, Garcia-Elias M, Kitay A. Carpal instability nondissociative. J Am Acad Orthop Surg. 2012;20(9):575–585.

78. Sobel AD, Shah KN, Katarincic JA. The imperative nature of physical exam in identifying pediatric scaphoid fractures. J Pediatr. 2016;177:323–323.

79. Wadsworth CT. Wrist and hand examination and interpretation. J Orthop Sports Phys Ther. 1983;5:108–120.

80. Blair SJ, McCormick E, Bear-Lehman J, et al. Evaluation of impairment of the upper extremity. Clin Orthop. 1987;221:42–58.

81. Clarkson HM. Musculoskeletal Assessment—Joint Range of Motion and Manual Muscle Strength. Philadelphia: Lippincott Williams & Wilkins; 2000.

82. Dutton M. Orthopedic Examination, Evaluation and Intervention. New York: McGraw Hill; 2004.

83. Waizenegger M, Barton NJ, Davis TR, Wastie ML. Clinical signs in scaphoid fractures. J Hand Surg Br. 1994;19(6):743–747.

84. Vanswearingen JM. Measuring wrist muscle strength. J Orthop Sports Phys Ther. 1983;4:217–228.

85. Hume MC, Gellman H, McKellop H, et al. Functional range of motion of the joints of the hand. J Hand Surg Am. 1990;15:240–243.

86. Brumfield RH, Champoux JA. A biomechanical study of normal functional wrist motion. Clin Orthop. 1984;187:23–25.

87. Ryu JY, Cooney WP, Askew JL, et al. Functional range of motion of the wrist joint. J Hand Surg. 1991;16:409–419.

88. Palmer AK, Werner FW, Murphy D, et al. Functional wrist motion: a biomechanical study. J Hand Surg Am. 1985;10:39–46.

89. Nelson DL. Functional wrist motion. Hand Clin. 1997;13:83–92.

90. Lamereaux L, Hoffer MM. The effect of wrist deviation on grip and pinch strength. Clin Orthop. 1995;314:152–155.

91. Tubiana R. The Hand. Philadelphia: WB Saunders; 1981.

92. Reid DC. Functional Anatomy and Joint Mobilization. Edmonton: University of Alberta Press; 1970.

93. Sollerman C, Sperling L. Evaluation of activities of daily living function—especially hand function. Scand J Rehab Med. 1978;10:139–145.

94. McPhee SD. Functional hand evaluations: a review. Am J Occup Ther. 1987;41:158–163.

95. Bechtal CD. Grip test: the use of a dynamometer with adjustable handle spacing. J Bone Joint Surg Am. 1954;36:820–832.

96. Mathiowetz V, Weber K, Volland G, et al. Reliability and validity of grip and pinch strength evaluations. J Hand Surg Am. 1984;9:222–226.

97. Hansman CF, Mresh MM. Appearance and fusion of ossification centers in the human skeleton. Am J Roentgenol. 1962;88:476–482.

98. Aulicino PL, DuPuy TE. Clinical examination of the hand. In: Hunter J, Schneider LH, Mackin EJ, et al., eds. Rehabilitation of the Hand: Surgery And Therapy. St Louis: CV Mosby; 1990.

99. Sambandam SN, Priyanka P, Gul A, Ilango B. Critical analysis of outcome measures used in the assessment of carpal tunnel syndrome. Int Orthop. 2008;32(4):497–504.

100. Buchanan D, Prothero D, Field J. Which are the most relevant questions in the assessment of outcome after distal radial fractures? Adv Orthop. 2015;2015:460589.

101. Levine DW, Simmons BP, Koris MJ, et al. A self-administered questionnaire for the assessment of severity of symptoms and functional status in carpal tunnel syndrome. J Bone Joint Surg Am. 1993;75:1585–1592.

102. Chung KC, Pillsbury MS, Walter MR, et al. Reliability and validity testing of the Michigan hand outcomes questionnaire. J Hand Surg Am. 1998;23:575–587.

103. Wehrli M, Hensler S, Schindele S, et al. Measurement properties of the Brief Michigan Hand Outcomes Questionnaire in patients with Dupuytren contracture. J Hand Surg Am. 2016;41(9):896–902.

104. Dias JJ, Bhowal B, Wildin CJ, et al. Assessing the outcome of disorders of the hands—is the patient evaluation measure reliable, responsive, and without bias? J Bone Joint Surg Br. 2001;83:235–240.

105. Forward DP, Sithole JS, Davis TR. The internal consistency and validity of the patient evaluation measure for outcomes assessment in distal radial fractures. J Hand Surg Eur. 2007;32(3):262–267.

106. Hobby JL, Watts C, Elliot D. Validity and responsiveness of the patient evaluation measure as an outcome measure for carpal tunnel syndrome. J Hand Surg Br. 2005;30(4):350–354.

107. Dias JJ, Rajan RA, Thompson JR. Which questionnaire is best? The reliability, validity and ease of use of the patient evaluation measure, the disabilities of the arm, shoulder and hand, and the Michigan Hand Outcome measure. J Hand Surg Eur. 2008;33(1):9–17.

108. Apergis EP. The unstable capitolunate and radiolunate joints as a source of wrist pain in young women. J Hand Surg Br. 1996;21(4):501–506.

109. Kwok IH, Leung F, Yuen G. Assessing results after distal radius fracture treatment: a comparison of objective and subjective tools. Geriatr Orthop Surg Rehabil. 2011;2(4):155–160.

110. Dacombe PJ, Amirfeyz R, Davis T. Patient-reported outcome measures for hand and wrist trauma: is there sufficient evidence of reliability, validity and responsiveness? Hand (N Y). 2016;11(1):11–21.

111. Souer JS, Lozano-Calderon SA. Ring D: Predictors of wrist function and health status after operative treatment of fractures of the distal radius. J Hand Surg Am. 2008;33(2):157–163.

112. MacDermid JC, Turgeon T, Richards RS, et al. Patient rating of wrist pain and disability: a reliable and valid measurement tool. J Orthop Trauma. 1998;12(8):577–586.

113. Slutsky DJ. Outcomes assessment in wrist surgery. J Wrist Surg. 2013;2(1):1–4.

114. MacDermid JC. Patient reported outcomes: state-of-the-art hand surgery and future applications. Hand Clin. 2014;30(3):293–304.

115. Goldbeck TG, Davies GJ. Test-retest reliability of the closed kinetic chain–upper extremity stability test: a clinical field test. J Sports Rehab. 2000;9:35–43.

116. Tucci HT, Martins J, de Carvalho Sposito G, et al. Closed kinetic chain upper extremity stability test (CKCUES test): a reliability study in persons with and without shoulder impingement syndrome. BMC Musculoskelet Disord. 2014;15:1–9.

117. de Oliveira VM, Pitangui AC, Nascimento VY, et al. Test-retest reliability of the closed kinetic chain upper extremity stability test (CKCUEST) in adolescents: reliability of CKCUEST in adolescents. Int J Sports Phys Ther. 2017;12(1):125–132.

118. Tarara DT, Fogaca LR, Taylor JB, Hegedus EJ. Clinician-friendly physical performance tests in athletes part 3: a systemic review of measurement properties and correlations to injury for tests in the upper extremity. Br J Sports Med. 2016;50(9):545–551.

119. Fess EE. Documentation: essential elements of an upper extremity assessment battery. In: Hunter J, Schneider LH, Mackin EJ, et al., eds. Rehabilitation of the Hand: Surgery and Therapy. St Louis: CV Mosby; 1990.

120. Baxter-Petralia PL, Blackmore SM, McEntee PM. Physical capacity evaluation. In: Hunter J, Schneider LH, Mackin EJ, et al., eds. Rehabilitation of the Hand: Surgery and Therapy. St Louis: CV Mosby; 1990.

121. Beckenbaugh RD, Shives TC, Dobyns JH, et al. Kienböck's disease: the natural history of Kienböck's disease and consideration of lunate fractures. Clin Orthop. 1980;149:98–106.

122. Jebsen RH, Taylor N, Trieschmann RB, et al. An objective and standardized test of hand function. Arch Phys Med Rehabil. 1969;50:311–319.

123. Callahan AD. Sensibility testing. In: Hunter J, Schneider LH, Mackin EJ, et al., eds. Rehabilitation of the Hand: Surgery and Therapy. St Louis: CV Mosby; 1990.

124. Cleland JA, Koppenhaver S. Netter's Orthopedic Clinical Examination — An Evidence Based Approach. ed 2. Philadelphia: Saunders/Elsevier; 2011.

125. Cook CE, Hegedus EJ. Orthopedic Physical Examination Tests — An Evidence Based Approach. Upper Saddle River, NJ: Prentice Hall/Pearson; 2008.

126. Skirven T. Clinical examination of the wrist. J Hand Surg. 1996;9:96–107.

127. Lester B, Halbrecht J, Levy IM, et al. "Press test" for office diagnosis of triangular fibrocartilage complex tears of the wrist. Ann Plast Surg. 1995;35:41–45.

128. Muminagic S, Kapidzic T. Wrist instability after injury. Mater Sociomed. 2012;24(2):121–124.

129. Lee DJ, Elfar JC. Carpal ligament injuries, pathomechanics and classification. Hand Clin. 2015;31(3):389–398.

130. De Filippo M, Sudberry JJ, Lombardo E, et al. Pathogenesis and evolution of carpal instability: imaging and topography. Acta Biomed. 2006;77:168–180.

131. Prosser R, Harvey L, LaStayo P, et al. Provocative wrist tests and MRI are of limited diagnostic value for suspected wrist ligament injuries: a cross-sectional study. J Physiother. 2011;57(4):247–253.

132. Young D, Papp S, Giachimo A. Physical examination of the wrist. Orthop Clin North Am. 2007;38:149–165.

133. Christodoulou Bainbridge LC. Clinical diagnosis of triquetrolunate ligament injuries. J Hand Surg Br. 1999;24(5):598–600.

134. Johnson RP, Carrera GP. Chronic capitolunate instability. J Bone Joint Surg Am. 1986;68:1164–1176.

135. Salva-Coll G, Garcia-Elias M, Hagert E. Scapulolunate instability: proprioception and neuromuscular control. J Wrist Surg. 2013;2(2):136–140.

136. Nguyen DT, McCue FC, Urch SE. Evaluation of the injured wrist on the field and in the office. Clin Sports Med. 1998;17:421–432.

137. Broekstra DC, Lanting R, Werker PM, van den Heuval ER. Intra-and inter-observer agreement on diagnosis of Dupuytren disease, measurements of severity of contracture, and disease extent. Man Ther. 2015;20(4):580–586.

138. Lastayo P, Weiss S. The GRIT: a quantitative measure of ulnar impaction syndrome. J Hand Ther. 2001;14(3):173–179.

139. Beckenbaugh RD. Accurate evaluation and management of the painful wrist following injury. Orthop Clin North Am. 1984;15:289–306.

140. Kleinman WB. The lunotriquetral shuck test. Am Soc Surg Hand Corr News. 1985;51.

141. Shulman BS, Rettig M, Sapienza A. Management of pisotriquetral instability. J Hand Surg Am. 2018;43(1):54–60.

142. Post M. Physical Examination of the Musculoskeletal System. Chicago: Year Book Medical; 1987.

143. Taliesnik J. Soft tissue injuries of the wrist. In: Strickland JW, Rettig AC, eds. Hand Injuries in Athletes. Philadelphia: WB Saunders; 1992.

144. Booher JM, Thibodeau GA. Athletic Injury Assessment. St Louis: CV Mosby; 1989.

145. Lichtman DM, Reardon RS. Midcarpal instability. In: Slutsky D, ed. Principles and Practice of Wrist Surgery. Philadelphia: Elsevier; 2010.

146. Burrows B, Moreira P, Murphy C, et al. Scaphoid fractures: a higher order analysis of clinical tests and application of

clinical reasoning strategies. Man Ther. 2014;19(5):372–378.

147. Niacaris T, Ming BW, Lichtman DM. Midcarpal instability – a comprehensive review and update. Hand Clin. 2015;31:487–493.

148. Chen SC. The scaphoid compression test. J Hand Surg Br. 1989;14:323–325.

149. 149. Buterbaugh GA, Brown TR, Horn PC. Ulnar-sided wrist pain in athletes. Clin Sports Med. 1998;17:567–583.

150. Murray PM, Cooney WP. Golf-induced injuries of the wrist. Clin Sports Med. 1996;15:85–109.

151. Swanson A. Disabling arthritis at the base of the thumb: treatment by resection of the trapezium and flexible implant arthroplasty. J Bone Joint Surg Am. 1972;54:456–471.

152. Heyman P, Gelberman RH, Duncan K, et al. Injuries of the ulnar collateral ligament of the thumb metacarpophalangeal joint. Clin Orthop. 1993;292:165–171.

153. Heyman P. Injuries to the ulnar collateral ligament of the thumb metacarpophalangeal joint. J Am Acad Orthop Surg. 1997;5:224–229.

154. Tang P. Collateral ligament injuries of the thumb metacarpophalangeal joint. J Am Acad Orthop Surg. 2011;19:287–296.

155. Tay SC, Tomita K, Berger RA. The "ulnar fovea sign" for defining ulnar wrist pain: an analysis of sensitivity and specificity. J Hand Surg Am. 2007;32:438–444.

156. Sachar K. Ulnar-sided wrist pain: evaluation and treatment of triangular fibrocartilage complex tears, ulnocarpal impaction syndrome and lunotriquetral ligament tears. J Hand Surg Am. 2012;37:1489–1500.

157. LaStayo P, Howell J. Clinical provocation tests used in evaluating wrist pain: a descriptive study. J Hand Ther. 1995;8:10–17.

158. Watson HK, Ballot FL. The SLAC wrist: scapulolunate advanced collapse pattern of degenerative arthritis. J Hand Surg Am. 1984;9:358–365.

159. Lane LB. The scaphoid shift test. J Hand Surg. 1993;18(2):366–368.

160. Wolfe SW, Crisco JJ. Mechanical evaluation of the scaphoid shift test. J Hand Surg Am. 1994;19(5):762–7658.

161. Watson HK, Ashmead D, Makhlouf MV. Examination of the scaphoid. J Hand Surg Am. 1988;13:657–660.

162. Elson RA. Rupture of the central slip of the extensor hood of the finger: a test for early diagnosis. J Bone Joint Surg Br. 1986;68:229–231.

163. Boyes J. Bunnell's Surgery of the Hand. Philadelphia: JB Lippincott; 1970.

164. Hoppenfeld S. Physical Examination of the Spine and Extremities. New York: Appleton-Century-Crofts; 1976.

165. Ruland RT, Hogan CJ. The ECU synergy test: an aid to diagnose ECU tendonitis. J Hand Surg Am. 2008;33(10):1777–1782.

166. Campbell D, Campbell R, O'Connor P, Hawkes R. Sports-related extensor carpi ulnaris pathology: a review of functional anatomy, sports injury and management. Br J Sports Med. 2013;47(17):1105–1111.

167. Finkelstein H. Stenosing tendovaginitis at the radial styloid process. J Bone Joint Surg. 1930;12:509.

168. Linburg RM, Comstock BE. Anomalous tendon slips from the flexor pollicis longus to the flexor digitorum profundus. J Hand Surg Am. 1979;4:79–83.

169. Golding DN, Rose DM, Selvarajah K. Clinical tests for carpal tunnel syndrome: an evaluation. Br J Rheum. 1986;25:388–390.

170. Gunnarsson LG, Amilon A, Hellstrand P, et al. The diagnosis of carpal tunnel syndrome-sensitivity and specificity of some clinical and electrophysiological tests. J Hand Surg Br. 1997;22:34–37.

171. Popinchalk SP, Schaffer AA. Physical examination of upper extremity compressive neuropathies. Orthop Clin North Am. 2012;43:417–430.

172. Fowler JR, Cipolli W, Hanson T. A comparison of three diagnostic tests for carpal tunnel syndrome using latent class analysis. J Bone Joint Surg Am. 2015;97(23):1958–1961.

173. Kuhlman KA, Hennessey WJ. Sensitivity and specificity of carpal tunnel syndrome signs. Am J Phys Med Rehabil. 1997;76(6):451–457.

174. Durkan JA. A new diagnostic test for carpal tunnel syndrome. J Bone Joint Surg Am. 1991;73:535–538.

175. Wainner RS, Fritz JM, Irrgang JJ, et al. Development of a clinical prediction rule for the diagnosis of carpal tunnel syndrome. Arch Phys Med Rehabil. 2005;86:609–618.

176. Almasi-Doghaee M, Boostani R, Saeedi M, et al. Carpal compression, Phalen's and Tinel's test: which one is more suitable for carpal tunnel syndrome? Iran J Neurol. 2016;15(3):173–174.

177. Calandruccio JH, Thompson NB. Carpal tunnel syndrome: making evidence-based treatment decisions. Orthop Clin North Am. 2018;49(2):223–229.

178. Massy-Westropp N, Grimmer K, Bain G. A systematic review of the clinical diagnostic tests for carpal tunnel syndrome. J Hand Surg Am. 2000;25(1):120–127.

179. Valdes K, LaStayo P. The value of provocative tests for the wrist and elbow: a literature review. J Hand Ther. 2013;26(1):32–43.

180. Cranford CS, Ho JY, Kalainov DM, Hartigan BJ. Carpal tunnel syndrome. J Am Acad Orthop Surg. 2007;15(9):537–548.

181. Aroori S, Spence RA. Carpal tunnel syndrome. Ulster Med J. 2008;77(1):6–17.

182. De Smet L. Value of some clinical provocative tests in carpal tunnel syndrome: do we need electrophysiology and can we predict the outcome? Hand Clin. 2003;19:387–391.

183. Slater RR. Carpal tunnel syndrome: current concepts. J South Orthop Assoc. 1999;8(3):203–213.

184. Tetro AM, Evanoff BA, Hollstein SB, et al. A new provocative test for carpal tunnel syndrome: assessment of wrist flexion and nerve compression. J Bone Joint Surg Br. 1998;80:493–498.

185. Karl AI, Carney ML, Kaul MP. The lumbrical provocation test in subjects with median inclusive paresthesia. Arch Phys Med Rehabil. 2001;82(7):935–937.

186. Yii NW, Elliot D. A study of the dynamic relationship of the lumbrical muscles and the carpal tunnel. J Hand Surg Br. 1994;19(4):439–443.

187. Cobb TK, An KN, Cooney WP, Berger RA. Lumbrical muscle incursion into the carpal tunnel during finger flexion. J Hand Surg Br. 1994;19(4):434–438.

188. Earle AS, Vlastou C. Crossed fingers and other tests of ulnar nerve motor function. J Hand Surg. 1980;5(6):560–565.

189. Jones LA. The assessment of hand function: a critical review of techniques. J Hand Surg Am. 1989;14:221–228.

190. Dellon AL, Kallman CH. Evaluation of functional sensation in the hand. J Hand Surg Am. 1983;8:865–870.

191. Omer GE. Report of the Committee for Evaluation of the Clinical Result in Peripheral Nerve Injury. J Hand Surg Am. 1983;8:754–759.

192. Hansen PA, Micklesen P, Robinson LR. Clinical utility of the flick maneuver in diagnosing carpal tunnel syndrome. Am J Phys Med Rehabil. 2004;83:363–367.

193. Pryse-Phillips WE. Validation of a diagnostic sign in carpal tunnel syndrome. J Neurol Neurosurg Psychiatry. 1984;47(8):870–872.

194. Moldaver J. Tinel's sign. its characteristics and significance. J Bone Joint Surg Am. 1978;60:412–414.

195. Ahn DS. Hand elevation: a new test for carpal tunnel syndrome. Ann Plast Surg. 2001;46:120–124.

196. Ma H, Kim I. The diagnostic assessment of hand elevation test in carpal tunnel syndrome. J Korean Neurosurg Soc. 2012;52:472–475.

197. Stromberg WB, McFarlane RM, Bell JL, et al. Injury of the median and ulnar nerves: 150 cases with an evaluation of Moberg's ninhydrin test. J Bone Joint Surg Am. 1961;43:717–730.

198. Yoshida A, Okutsu I, Hamanaka I. A new diagnostic provocation test for carpal tunnel syndrome: Okutsu test. Hand Surg. 2010;15(2):65–69.

199. MacDermid JC, Wessel J. Clinical diagnosis of carpal tunnel syndrome: a systematic review. J Hand Surg. 2004;17:309–319.

200. Radecki P. A gender specific wrist ratio and the likelihood of a median nerve abnormality at the carpal tunnel. Am J Phys Med Rehabil. 1994;73(3):157–162.

201. American Society for Surgery of the Hand: The Hand: Examination and Diagnosis. Aurora, CO: American Society for Surgery of the Hand; 1978.

202. Goloborod'ko SA. New clinical motor test for cubital tunnel syndrome. J Hand Ther. 2012;25(4):422–424.

203. Cheng CJ, Mackinnon-Patterson B, Beck JL, Mackinnon SE. Scratch collapse test for evaluation of carpal and cubital tunnel syndrome. J Hand Surg Am. 2008;33(9):1518–1524.

204. Blok RD, Becker SJ, Ring DC. Diagnosis of carpal tunnel syndrome: interobserver reliability of the blinded scratch-collapse test. J Hand Microsurg. 2014;6(1):5–7.

205. Huynh MN, Karir A, Bennett A. Scratch collapse test for carpal tunnel syndrome: a systematic review and meta-analysis. Plast Reconstr Surg Glob Open. 2018;6(9):e1933.

206. Simon J, Lutsky K, Maltenfort M, Beredjiklian PK. The accuracy of the scratch collapse test performed by blinded examiners on patients with suspected carpal tunnel syndrome assessed by electrodiagnostic studies. J Hand Surg Am. 2017;42(5):386.e1–386.e5.

207. Shiri R. A square-shaped wrist as a predictor of carpal tunnel syndrome: a meta-analysis. Muscle Nerve. 2015;52(5):709–713.

208. LaBan MM, Mackenzie JR, Zemenick GA. Anatomic observations in carpal tunnel syndrome as they relate to the tethered median nerve stress test. Arch Phys Med Rehabil. 1989;70:44–46.

209. LaBan MM, Friedman NA, Zemenick GA. "Tethered" median nerve stress test in chronic carpal tunnel syndrome. Arch Phys Med Rehabil. 1986;67:803–804.

210. Raudino F. Tethered median nerve stress test in the diagnosis of carpal tunnel syndrome. Electromyogr Clin Neurophysiol. 2000;40:57–60.

211. Kuschner SH, Ebramzadeh E, Johnson D, et al. Tinel's sign and Phalen's test in carpal tunnel syndrome. Orthopedics. 1992;15:1297–1302.

212. Thungen T, Sadowski M, El Kazzi W, Schuind F. Value of Gilliatt's pneumatic tourniquet test for diagnosis of carpal tunnel syndrome. Chir Main. 2012;31(3):152–156. 576 Chapter 7 Forearm, Wrist, and Hand

213. De Smet L. Recurrent carpal tunnel syndrome. Clinical testing indicating incomplete section of the flexor retinaculum. J Hand Surg Br. 1993;18(2):189.

214. Gilliat RW, Wilson TG. A pneumatic-tourniquet test in the carpal-tunnel syndrome. Lancet. 1953;265(6786):595–597.

215. O'Riain S. Shrivel test: a new and simple test of nerve function in the hand. Br Med J. 1973;3:615–616.

216. Tindall A, Dawood R, Povlsen B. Case of the month: the skin wrinkle test: a simple nerve injury test for pediatric and uncooperative patients. Emerg Med J. 2006;23(11):883–886.

217. Wilder-Smith EP. Stimulated skin wrinkling as an indicator of limb sympathetic function. Clin Neurophysiol. 2015;126(1):10–16.

218. Allen EV. Thromboangiitis obliterans: methods of diagnosis of chronic occlusive arterial lesions distal to the wrist with illustrative cases. Am J Med Sci. 1929;178:237–244.

219. Pellecchia GL. Figure of eight method of measuring hand size: reliability and concurrent validity. J Hand Ther. 2003;16:300–304.

220. Leard JS, Breglio L, Fraga L, et al. Reliability and concurrent validity of the figure-of-eight method of measuring hand size in patients with hand pathology. J Orthop Sports Phys Ther. 2004;34:335–340.

221. Bell-Krotoski JA, Breger DE, Beach RB. Application of biomechanics for evaluation of the hand. In: Hunter J, Schneider LH, Mackin EJ, et al., eds. Rehabilitation of the Hand: Surgery and Therapy. St Louis: CV Mosby; 1990.

222. Halpern JS. Upper extremity peripheral nerve assessment. J Emerg Nurs. 1989;15:261–265.

223. Trombly CA, Scott AD. Evaluation of motor control. In: Trombly CA, ed. Occupational Therapy for Physical Dysfunction. Baltimore: Williams & Wilkins; 1989.

224. Tosti R, Ilyas AM. Acute carpal tunnel syndrome. Orthop Clin North Am. 2012;43(4):459–465.

225. Bland JD. A neurophysiological grading scale for carpal tunnel syndrome. Muscle Nerve. 2000;23:1280–1283.

226. El-Magzoub S, Mustafa ME, Abdalla SF. Neurophysiologic pattern and severity grading scale of carpal tunnel syndrome in Sudanese patients. J Neurol Neurosci. 2017;8(4):213–221.

227. Lai WK, Chiu YT, Law WS. The deformation and longitudinal excursion of median nerve during digits movement and wrist extension. Man Ther. 2014;19:608–613.

228. Bachoura A, Jacoby SM. Ulnar tunnel syndrome. Orthop Clin North Am. 2012;43:467–474.

229. Osterman M, Ilyas AM, Matzon JL. Carpal tunnel syndrome in pregnancy. Orthop Clin North Am. 2012;43(4):515–520.

230. Wilder-Smith EP, Ng ES, Chan YH, Therimadasamy AK. Sensory distribution indicates severity of median nerve damage in carpal tunnel syndrome. Clin Neurophysiol. 2008;119:1619–1625.

231. Atroshi I, Lyren P-E, Gummesson C. The 6-item CTS symptoms scale: a brief outcomes measure for carpal tunnel syndrome. Qual Life Res. 2009;18:347–358.

232. Craw JR, Church DJ, Hutchison RL. Prospective comparison of the six-item carpal tunnel symptoms scale and portable nerve conduction testing in measuring the outcomes of treatment of carpal tunnel syndrome with steroid injection. Hand (N Y). 2015;10(1):49–53.

233. Duckworth AD, Jenkins PJ, McEachan JE. Diagnosing carpal tunnel syndrome. J Hand Surg Am. 2014;39(7):1403–1407.

234. Atroshi I, Lyren PE, Ornstein E, Gummesson C. The six-item CTS symptoms scale and palmer pain scale in carpal tunnel syndrome. J Hand Surg Am. 2011;36(5):788–794.

235. Szabo RM, Madison M. Carpal tunnel syndrome. Orthop Clin North Am. 1992;23:103–109.

236. Murray-Leslie CF, Wright V. Carpal tunnel syndrome, humeral epicondylitis and the cervical spine: a study of clinical and dimensional relations. Br Med J. 1976;1:1439–1442.

237. Hurst LC, Weissberg D, Carroll RE. The relationship of the double crush to carpal tunnel syndrome. J Hand Surg Br. 1985;10:202–204.

238. Massey EW, Riley TL, Pleet AB. Co-existent carpal tunnel syndrome and cervical radiculopathy (double crush syndrome). South Med J. 1981;74: 957–959.

239. Strohl AB, Zelouf DS. Ulnar tunnel syndrome, radial tunnel syndrome, anterior interosseous nerve syndrome and pronator syndrome. J Am Acad Orthop Surg. 2017;25(1):e1–e10.

240. Xing SG, Tang JB. Entrapment neuropathy of the wrist, forearm and elbow. Clin Plast Surg. 2014;41(3):561–588.

241. Kaltenborn FM. Mobilization of the Extremity Joints. Oslo: Olaf Norlis Bokhandel; 1980.

242. Staes FF, Banks KJ, DeSmet L, et al. Reliability of accessory motion testing at the carpal joints. Man Ther. 2009;14:292–298.

243. Freeland P. Scaphoid tubercle tenderness: a better indicator of scaphoid fractures? Arch Emerg Med. 1989;6(1):46–50.

244. Reddy RS, Compson J. Examination of the wrist – surface anatomy and the carpal bones. Curr Orthop. 2005;19:171–179.

245. Bishop AT, Beckenbaugh RD. Fracture of the hamate bone. J Hand Surg Am. 1988;13:135–139.

246. Peterson JJ, Bancroft LW. Injuries of the fingers and thumb in the athlete. Clin Sp Med. 2006;25:527–542.

247. Schuind FA, Linscheid RL, An KN, et al. A normal database of posteroanterior roentgenographic measurements of the wrist. J Bone Joint Surg Am. 1992;74:1418–1429.

248. Medoff RJ. Essential radiographic evaluation for distal radius fractures. Hand Clin. 2005;21(3):279–288.

249. Feipel V, Rinnen D, Rooze M. Postero-anterior radiography of the wrist: normal database of carpal measurements. Surg Radiol Anat. 1998;20(3):221–226.

250. Cha S-M, Shin H-D, Kim K-C. Positive or negative ulnar variance after ulnar shortening of ulnar impaction syndrome: a retrospective study. Clin Orthop Surg. 2012;4(3):216–220.

251. Reisler T, Therattil PJ, Lee ES. Perilunate dislocation. Eplasty. 2015;15:ic9.

252. Bednar JM, Osterman AL. Carpal instability: evaluation and treatment. J Am Acad Orthop Surg. 1993;1:10–17.

253. Weiss AP, Akelman E. Diagnostic imaging and arthroscopy for chronic wrist pain. Orthop Clin North Am. 1995;26:759–767.

254. Olchowy C, Solinski D, Lasecki M, et al. Wrist ultrasound examination – scanning technique and ultrasound anatomy. Part 2: ventral wrist. J Ultrason. 2017;17(69):123–128.

255. Starr HM, Sedgley MD, Means KR, Murphy MS. Ultrasonography for hand and wrist conditions. J Am Acad Orthop Surg. 2016;24(8):544–554.

256. Wiesler ER, Chloros GD, Cartwright MS, et al. The use of diagnostic ultrasound in carpal tunnel syndrome. J Hand Surg Am. 2006;31(5):726–732.

257. Sofka CM. Ultrasound of the hand and wrist. Ultrasound Q. 2014;30(3):184–192.

258. Chen P, Maklad N, Radwine M, et al. Dynamic high-resolution sonograph of the carpal tunnel. Am J Roentgenol. 1997;168(2):533–537.

259. Chiavaras MM, Jacobson JA, Yablon CM, et al. Pitfalls in wrist and hand ultrasound. Am J Roentgenol. 2014;203(3):531–540.

260. Daenen B, Houben G, Bauduin E, et al. Sonography in wrist tendon pathology. J Clin Ultrasound. 2004;32(9):462–469.

261. Haramati N, Hiller N, Dowdle J, et al. MRI of the Stener lesion. Skeletal Radiol. 1995;24(7):515–518.

262. Shroeder NS, Goldfarb CA. Thumb ulnar collateral and radial collateral ligament injuries. Clin Sports Med. 2015;34(1):117–126.

263. Jones MH, England SJ, Muwanga CL, Hildreth T. The use of ultrasound in the diagnosis of injuries of the ulnar collateral ligament of the thumb. J Hand Surg Br. 2000;25(1):29–32.

264. Melville DM, Jacobson JA, Fessell DP. Ultrasound of the thumb ulnar collateral ligament: techniques and pathology. Am J Roentgenol. 2014;202(2):W168.

265. Ebrahim FS, De Maeseneer M, Jager T, et al. Ultrasound diagnosis of UCL tears of the thumb and Stener lesions: technique, pattern-based approach, and differential diagnosis. Radiographics. 2006;26:1007–1020.

266. Siegel S, White LM, Brahme S. Magnetic resonance imaging of the musculoskeletal system—the wrist. Clin Orthop Relat Res. 1996;332:281–300.

267. Bencardino JT, Rosenberg ZS. Sports related injuries of the wrist: an approach to MRI interpretation. Clin Sports Med. 2006;25:409–432.

268. Coggins CA. Imaging of the ulnar-sided wrist pain. Clin Sports Med. 2006;25:505–526.

269. Sahu A, Pang CL, Lynch J, Suresh P. A review of radiological imaging in the hand and wrist. Orthop Trauma. 2014;28(3):172–186.

270. Ringler MD. MRI of wrist ligaments. J Hand Surg Am. 2013;38(10):2034–2046.

271. MacDermid JC, Doherty T. Clinical and electrodiagnostic testing of carpal tunnel syndrome. A narrative review. J Orthop Sport Phys Ther. 2004;34(10):565–588.

272. Makanji HS, Becker SJ, Mudgal CS, et al. Evaluation of the scratch collapse test for the diagnosis of carpal tunnel syndrome. J Hand Surg Eur. 2014;39(2):181–186.

273. Grover R. Clinical assessment of scaphoid injuries and the detection of fractures. J Hand Surg Br. 1996;21:341–343.

274. Desrosiers J, Bravo G, Hebert R, et al. Validation of the box and block test as a measure of dexterity of elderly people: reliability, validity, and norms studies. Arch Phys Med Rehabil. 1994;75(7):751–755.

275. Connell LA, Tyson SF. Clinical reality of measuring upper-limb ability in neurological conditions: a systematic review. Arch Phys Med Rehabil. 2012;93:221–228.

276. Priganc VW, Henry SM. The relationship among five common carpal tunnel syndrome tests and the severity of carpal tunnel syndrome. J Hand Ther. 2003;16:225–236.

277. Szabo RM, Slater RR, Farver TB, et al. The value of diagnostic testing in carpal tunnel syndrome. J Hand Surg Am. 1999;24(4):704–714.

278. Modelli M, Passero S, Giannini F. Provocative tests in different stages of carpal tunnel syndrome. Clin Neurol Neurosurg. 2001;103:170–183.

279. Del Pino JG, Delgado-Martinez AD, Gonzalez I, et al. Value of the carpal compression test in the diagnosis of carpal tunnel syndrome. J Hand Surg Br. 1997;20:38–41.

280. Fertl E, Wober C, Zeitlhofer J. The serial use of two provocative tests in the clinical diagnosis of carpal tunel syndrome. Acta Neurol Scand. 1998;98(5):328–332.

281. Farrell K, Johnson A, Duncan H, et al. The intertester and intratester reliability of hand volumetrics. J Hand Ther. 2003;16(4):292–299.

282. Doods RL, Nielsen KA, Shirley AG, et al. Test-retest reliability of the commercial volumeter. Work. 2004;22(2):107–110.

283. Jung HY, Kong MS, Lee SH, et al. Prevalence and related characteristics of carpal tunnel syndrome among orchardists in the Gyeongsangna-do Region. Ann Rehabil Med. 2016;40(5):902–914.

284. Choa RM, Parvizi N, Giele HP. A prospective case-control study to compare the sensitivity and specificity of the grind and traction-shift (subluxation-relocation) clinical tests in osteoarthritis of the thumb carpometacarpal joint. J Hand Surg Eur. 2014;39(3):282–285.

285. MacDermid JC, Kramer JF, Woodbury MG, et al. Interrater reliability of pinch and grip strength measurements in patients with cumulative trauma disorders. J Hand Surg. 1994;7:10–14.

286. Haward BM, Griffin MJ. Repeatability of grip strength and dexterity tests and the effects of age and gender. Int Arch Occup Environ Health. 2002;75(1–2):111–119.

287. Schreuders TA, Roebroeck ME, Goumans J, et al. Measurement error in grip and pinch force measurements in patients with hand injuries. Phys Ther. 2003;83:806–815.

288. Brown A, Cramer LD, Eckhaus D, et al. Validity and reliability of the Dexter hand evaluation and therapy system in hand-injured patients. J Hand Ther. 2000;25:37–45.

289. Turgut AC, Tubbs RS, Turgut M, Hoffman Paul. (1884-1962 AD) and Jules Tinel (1879-1952 AD), and their legacy to neuroscience: the Hoffman-Tinel sign. Childs Nerv System. 2019;35:733–734.

290. Agre JC, Magness JL, Hull SZ, et al. Strength testing with a portable dynamometer: reliability for upper and lower extremities. Arch Phys Med Rehabil. 1987;68:454–458.

291. Karl AI, Carney ML, Kaul MP. The lumbrical provocation test in subjects with median inclusive paresthesia. Arch Phys Med Rehabil. 2001;82(7):935–937.

292. Prosser R, Herbert R, LaStayo P. Current practice in the diagnosis and treatment of carpal instability -results of a survey of Australian hand therapists. J Hand Ther. 2007;20:239–243.

293. Wiederien RC, Feldman TD, Heusel LD, et al. The effect of the median nerve compression test on median nerve conduction across the carpal tunnel. Electromyogr Clin Neurophysiol. 2002;42(7):413–421.

294. Chung KC, Pillsbury MS, Walters MR, et al. Reliability and validity testing of the Michigan Hand Outcomes Questionnaire. J Hand Surg Am. 1998;23(4):575–587.

295. Chung KC, Hamill JB, Walters MR, et al. The Michigan Hand Outcomes Questionnaire (MHQ): assessment of responsiveness to clinical change. Ann Plast Surg. 1999;42(6):619–622.

296. Feinstein WK, Lichtman DM, Noble PC, et al. Quantitative assessment of the midcarpal shift test. J Hand Surg Am. 1999;24(5):977–983.

297. Desrosiers J, Rochette A, Hebert R, et al. The Minnesota Manual Dexterity Test: reliability, validity and reference values studies with healthy elderly people. Can J Occup Ther. 1997;64(5):270–276.

298. Ruengsakulrach P, Brooks M, Hare DL, et al. Preoperative assessment of hand circulation by means of Doppler ultrasonography and the modified Allen test. J Thorac Cardiovasc Surg. 2001;121(3):526–531.

299. Bovend'Eerdt TJ, Dawes H, Johansen-Berg H, et al. Evaluation of the Modified Jebsen Test of Hand Function and the University of Maryland Arm Questionnaire for Stroke. Clin Rehabil. 2004;18(2):195–202.

300. MacDermid JC, Kramer JF, McFarlane RM, et al. Inter-rater agreement and accuracy of clinical tests used in diagnosis of carpal tunnel syndrome. Work. 1997;8:37–44.

301. Buch-Jaeger N, Foucher G. Correlation of clinical signs with nerve conduction tests in the diagnosis of carpal tunnel syndrome. J Hand Surg Br. 1994;19(6):720–724.

302. Smith YA, Hong E, Presson C. Normative and validation studies of the Nine-hole Peg Test with children. Percept Mot Skills. 2000;90:823–843.

303. Waeckerle JF. A prospective study identifying the sensitivity of radiographic findings and the efficacy of clinical findings in carpal navicular fractures. Ann Emerg Med. 1987;16(7):733–777.

304. Marx RG, Hudak PL, Bombardier C, et al. The reliability of physical examination for carpal tunnel syndrome. J Hand Surg Br. 1998;23(4):499–502.

305. Katz JN, Larson MG, Sabra A, et al. The carpal tunnel syndrome: diagnostic utility of the history and physical examination findings. Channels Int Med. 1990;112:321–327.

306. Gellman H, Gellman RH, Tan AM, et al. Carpal tunnel syndrome—an evaluation of the provocative diagnostic tests. J Bone Jone Surg Am. 1980;68:735–737.

307. Heller L, Ring H, Costeff H, et al. Evaluation of Tinel's and Phalen's sign in diagnosis of the carpal tunnel syndrome. Eur Neurol. 1986;25:40–42.

308. Williams TM, Mackinnon SE, Novak CB. Verification of the pressure provocative test in carpal tunnel syndrome. Ann Plast Surg. 1992;29:8–11.

309. Fong PW, Ng GY. Effect of wrist positioning on the repeatability and strength of power grip. Am J Occup Ther. 2001;55(2):212–216.

310. Reddon JR, Gill DM, Gauk SE, et al. Purdue Pegboard: test-retest estimates. Percept Mot Skills. 1988;66(2):503–506.

311. Desrosiers J, Hebert R, Bravo G, et al. The Purdue Pegboard Test: normative data for people aged 60 and over. Disabil Rehabil. 1995;17(5):217–224.

312. Gallus J, Mathiowetz V. Test-retest reliability of the Purdue Pegboard for per-

313. Buddenberg LA, Davis C. Test-retest reliability of the Purdue Pegboard Test. Am J Occup Ther. 2000;54(5):555–558.

314. Lee P, Liu CH, Fan CW, et al. The test-retest reliability and the minimal detectable change of the Purdue pegboard test in schizophrenia. J Formos Med Assoc. 2013;112(6):332–337.

315. Sharar RB, Kizony R, Nota A. Validity of the Purdue Pegboard Test in assessing patients after traumatic hand injury. Work. 1998;11:315–320.

316. Esberger DA. What value the scaphoid compression test? J Hand Ther Br. 1994;19(6):748–749.

317. Parvizi J, Wayman J, Kelly P, Moran CG. Combining the clinical signs improves diagnosis of scaphoid fractures. A prospective study with follow-up. J Hand Surg Br. 1998;23(3):324–327.

318. Powell JM, Lloyd GJ, Rintoul RF. New clinical test for fracture of the scaphoid. Can J Surg. 1988;31:237–238.

319. Rahman S. A squared-shaped wrist as a predictor of carpal tunnel syndrome: a meta-analysis. Muscle Nerve. 2015;52(5):709–713.

320. Novak CB, Lee GW, Mackinnon SE, et al. Provocative testing for cubital tunnel syndrome. J Hand Surg Am. 1994;19:817–820.

321. Kingery WS, Park KS, Wu PB, et al. Electromyographic motor Tinel's sign in ulnar mononeuropathies at the elbow. Am J Phys Med Rehabil. 1995;74(6):419–426.

322. Schmauss D, Pohlmann S, Lohmeyer JA, et al. Clinical tests and magnetic resonance imaging have limited diagnostic value for triangular fibrocartilaginous complex lesions. Arch Orthop Trauma Surg. 2016;136(6):873–880.

323. Bohannon RW, Andrews AW. Interrater reliability of hand-held dynamometry. Phys Ther. 1987;67:931–933.

324. Wadsworth CT, Krishnan R, Sear M, et al. Intrarater reliability of manual muscle testing in hand-held dynametric muscle testing. Phys Ther. 1987;7:1342–1347.

325. Rheault W, Beal JL, Kubic KR, et al. Intertester reliability of the hand-held dynamometer for wrist flexion and extension. Arch Phys Med Rehabil. 1989;70:907–910.

326. Goubau JF, Goubau L, Van Tongel A, et al. The wrist hyperflexion and abduction of the thumb test (WHAT): a more sensitive and specific test to diagnose de Quervain tenosynovitis than the Eichoff's test. J Hand Surg Eur. 2014;39(3):286–292.

CAPÍTULO 8

Parte torácica (dorsal) da coluna

A avaliação da parte torácica da coluna inclui o exame da parte mais rígida da coluna vertebral, em decorrência da caixa torácica associada. A caixa torácica, por sua vez, proporciona proteção para o coração, os pulmões e outros órgãos vitais. Em geral, a parte torácica da coluna, que é uma das curvas primárias, apresenta uma discreta **cifose** (curvatura posterior); as partes cervical e lombar da coluna, que são curvas secundárias, apresentam uma discreta **lordose** (curvatura anterior). Ao avaliar a parte torácica da coluna, é essencial que o examinador avalie, ao mesmo tempo, as partes cervical e/ou lombar da coluna (Fig. 8.1, ver Fig. 3.7).

Tendo em vista que a coluna vertebral e as costelas protegem órgãos vitais (p. ex., coração, pulmões e vísceras),
é importante que o examinador seja capaz de diferenciar problemas com **órgãos vitais** (ver o Cap. 17) dos problemas mecânicos que ocorrem na parte torácica da coluna e nas costelas. Os problemas com **órgãos vitais incluem** problemas cardíacos, pulmonares, gastrintestinais e renais. Finalmente, ao avaliar a parte torácica da coluna, o examinador deve atentar que os movimentos de ombro podem dar a impressão de serem movimentos na parte torácica da coluna e vice-versa; e que o movimento e doenças das costelas podem afetar o movimento dos ombros.

Anatomia aplicada

As **articulações costovertebrais** são articulações sinoviais planas localizadas entre as costelas e os corpos vertebrais (Fig. 8.2). Existem 24 articulações costovertebrais, que estão divididas em duas partes. A 1ª, 10ª, 11ª e 12ª costelas articulam-se com uma única vértebra. As outras articulações não possuem nenhum ligamento intra-articular que divide a articulação em duas partes, de modo que, da 2ª à 9ª costela, a articulação ocorre com duas vértebras adjacentes e o disco intervertebral correspondente. O ligamento principal da articulação costovertebral é o ligamento radiado, que está ligado ao aspecto anterior da cabeça da costela e se irradia para os lados dos corpos vertebrais e discos. Nas costelas 10, 11 e 12, o ligamento se fixa somente ao corpo vertebral adjacente. O ligamento intra-articular divide a articulação e se fixa no disco.

As **articulações costotransversárias** são articulações sinoviais localizadas entre as costelas e os processos transversos da vértebra do mesmo nível da 1ª à 10ª costela (ver Fig. 8.2). Uma vez que a 11ª e a 12ª costelas não se articulam com os processos transversos, a articulação costotransversa está ausente nesses dois níveis. As articulações costotransversas são sustentadas por três ligamentos. O ligamento costotransverso superior se estende da borda inferior do processo transverso acima até a borda superior da costela e do seu colo. O ligamento costotransverso percorre um trajeto entre o colo da costela e o processo transverso no mesmo nível. O ligamento costotransverso lateral se estende da ponta do processo transverso até a costela adjacente.

As **articulações costocondrais** localizam-se entre as costelas e a cartilagem costal (Fig. 8.3). As **articulações**

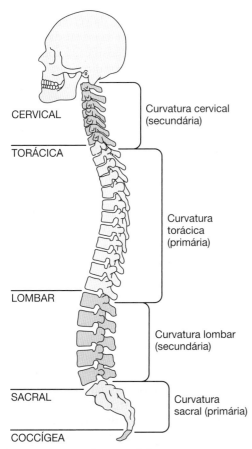

Figura 8.1 A coluna vertebral articulada.

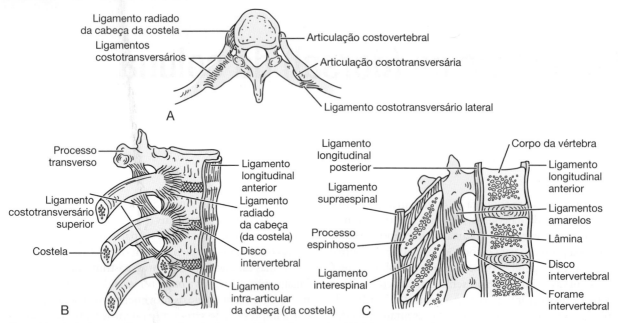

Figura 8.2 Articulações e ligamentos das vértebras torácicas e das costelas. (A) Vista superior. (B) Aspecto anterolateral. (C) Corte mediano através da vértebra.

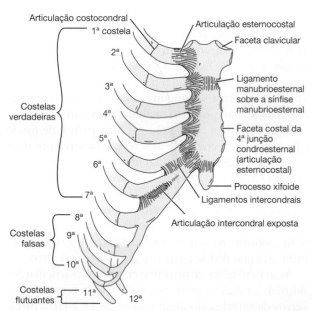

Figura 8.3 Vista anterior de parte da parede torácica destacando a sínfise manubrioesternal, as articulações esternocostais, com as articulações costocondrais e condroesternais, e as articulações intercondrais. As costelas do lado esquerdo foram removidas, para expor as facetas costais. (Modificada de Neumann DA. *Kinesiology of the musculoskeletal system – foundations for physical rehabilitation*. St Louis: CV Mosby, 2002. p. 370.)

esternocostais localizam-se entre a cartilagem costal e o esterno. As articulações da 2ª à 6ª costela são sinoviais, enquanto a 1ª cartilagem costal une-se ao esterno por uma sincondrose. No local onde uma costela se articula com uma costela ou uma cartilagem costal adjacente (5ª a 9ª costela), existe uma articulação sinovial intercondral.

Como nas cervical e lombar da coluna, as duas **articulações apofisárias** ou **facetárias** (também chamadas **articulações zigoapofisárias**) constituem o principal complexo triarticular, juntamente com o disco entre as vértebras. A faceta superior da vértebra T1 é semelhante a uma faceta da parte cervical da coluna. Por essa razão, a vértebra T1 é classificada como **vértebra transicional**. A faceta superior direciona-se para cima e para trás, enquanto a faceta inferior direciona-se para baixo e para a frente. As facetas superiores de T2 a T11 direcionam-se para cima, para trás e discretamente para a região lateral; as facetas inferiores direcionam-se para baixo, para a frente e discretamente para a região medial, passando de uma inclinação de 45° a 60° (T2-T3) para uma inclinação de 90° (T4-T9) (Fig. 8.4). Essa forma permite uma ligeira rotação da parte torácica da coluna. Na verdade, as articulações facetárias limitam a flexão e a translação anterior e facilitam a rotação.[1] As vértebras torácicas T11 e T12 são classificadas como transicionais; as suas facetas estão posicionadas de uma maneira semelhante às facetas lombares. As facetas superiores dessas duas vértebras direcionam-se para cima, para trás e mais medialmente; as facetas inferiores direcionam-se para a frente e levemente para a região lateral. Os ligamentos entre os corpos vertebrais incluem o ligamento amarelo, os ligamentos longitudinais anterior e posterior, os ligamentos interespinal e supraespinal e o ligamento intertransverso. Esses ligamentos são encontrados nas partes cervical, torácica e lombar da coluna. A posição de congruência máxima das articulações facetárias na parte torácica é em extensão.

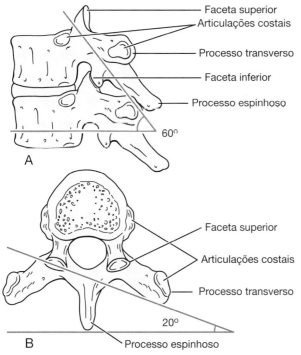

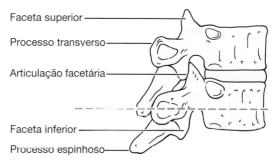

Figura 8.4 Vértebra torácica. (A) Vista lateral. (B) Vista superior.

Figura 8.5 Processo espinhoso de uma vértebra torácica no nível do corpo da vértebra subjacente (T7-T9).

Articulações facetárias da parte torácica da coluna

Posição de repouso:	A meio caminho entre a flexão e a extensão
Posição de congruência máxima:	Extensão completa
Padrão capsular:	Flexão lateral e rotação igualmente limitadas; extensão

Na parte torácica da coluna, existem 12 vértebras, que diminuem de tamanho de T1 a T3 e, em seguida, aumentam, de forma progressiva, até T12. Essas vértebras distinguem-se por possuírem facetas no corpo e processos transversos que se articulam com as costelas. Os processos espinhosos dessas vértebras direcionam-se obliquamente para baixo (Fig. 8.5). A vértebra T7 apresenta a maior angulação do processo espinhoso, enquanto as três vértebras torácicas superiores possuem processos espinhosos, que se projetam diretamente para trás. Em outras palavras, os processos espinhosos dessas vértebras encontram-se no mesmo plano que seus processos transversos.

As vértebras T4-T6 possuem processos espinhosos que se projetam discretamente para baixo. Nesse caso, as pontas dos processos espinhosos encontram-se em um plano a meio caminho entre os seus processos transversos e os processos transversos das vértebras de baixo. Nas vértebras T7, T8 e T9, os processos espinhosos projetam-se para baixo, com as pontas dos processos espinhosos no plano dos processos transversos das vértebras de baixo. Para o processo espinhoso de T10, o arranjo é semelhante ao do processo espinhoso de T9 (i. e., o processo espinhoso encontra-se no mesmo nível do processo transverso da vértebra de baixo). Para a vértebra T11, o arranjo é semelhante ao da vértebra T6 (i. e., o processo espinhoso encontra-se a meio caminho entre os dois processos transversos da vértebra), e, para T12, é semelhante ao da vértebra T3 (i. e., o processo espinhoso encontra-se no nível do processo transverso da mesma vértebra). A localização dos processos espinhosos torna-se importante quando o examinador precisa aplicar pressões vertebrais centrais posteroanteriores (PVCPA). Por exemplo, quando o examinador empurra o processo de T8, o corpo de T9 também se move. De fato, é provável que o corpo vertebral de T8 arqueie levemente para trás, enquanto T9 se move para a frente. A vértebra T7 é, algumas vezes, classificada como vértebra transicional, visto que é o ponto no qual a rotação axial do membro inferior alterna com a rotação axial do membro superior (Fig. 8.6).

As costelas, que ajudam a enrijecer a parte torácica da coluna, articulam-se com as hemifacetas sobre as vértebras T2-T9. Para T1 e T10, existe uma faceta inteira para a 1ª e a 10ª costelas, respectivamente. A 1ª costela articula-se apenas com T1, a 2ª costela, com T1 e T2, a 3ª costela, com T2 e T3, e assim por diante. As costelas de

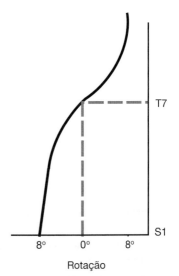

Figura 8.6 Rotação axial da coluna, da esquerda para a direita na batida do calcanhar durante a marcha.

1 a 7 articulam-se diretamente com o esterno; são classificadas como **costelas verdadeiras** (ver Fig. 8.3). As costelas de 8 a 10 unem-se diretamente com a cartilagem costal da costela suprajacente; são classificadas como **costelas falsas**. As costelas de 11 a 12 são classificadas como **costelas flutuantes**, uma vez que não se fixam ao esterno nem à cartilagem costal em suas extremidades distais. A 11ª e a 12ª costelas articulam-se apenas com os corpos das vértebras T11 e T12, e não se articulam com os processos transversos das vértebras nem com a cartilagem costal da costela de cima. As costelas se encontram fixadas, por ligamentos ao corpo vertebral e aos processos transversos das mesmas vértebras. Alguns desses ligamentos também ligam a costela à vértebra de cima.

No topo da caixa torácica, as costelas são relativamente horizontais. À medida que a caixa torácica desce, as costelas tornam-se cada vez mais oblíquas para baixo. No nível da 12ª costela, as costelas são mais verticais que horizontais. Na inspiração, as costelas são tracionadas para cima e para a frente, o que aumenta o diâmetro anteroposterior da caixa torácica. As seis primeiras costelas aumentam o diâmetro anteroposterior do tórax, sobretudo pela rotação em torno dos seus eixos longitudinais. A rotação para baixo do colo da costela está associada à depressão, enquanto a rotação para cima dessa mesma parte está associada à elevação. Esses movimentos são conhecidos como **ação de alça de bomba** e são acompanhados pela elevação do manúbrio do esterno para cima e para a frente (Fig. 8.7A).[2-4] As costelas de 7 a 10 aumentam principalmente o diâmetro lateral ou transverso. Para que isso ocorra, as costelas movem-se para cima, para trás e medialmente, a fim de aumentar o ângulo infraesternal, ou para baixo, para a frente e lateralmente, a fim de diminuí-lo. Esses movimentos são conhecidos como **ação de alça de balde**. Essa ação também é executada pela 2ª à 6ª costela, mas em um grau muito menor (Fig. 8.7B). As costelas inferiores (8ª à 12ª) movem-se lateralmente, na denominada **ação de compasso**, para aumentar o diâmetro lateral (Fig. 8.7C).[3] As costelas são muito elásticas nas crianças, mas tornam-se cada vez mais frágeis com a idade. Na metade anterior do tórax, as costelas são subcutâneas; na metade posterior, elas são recobertas por músculos.

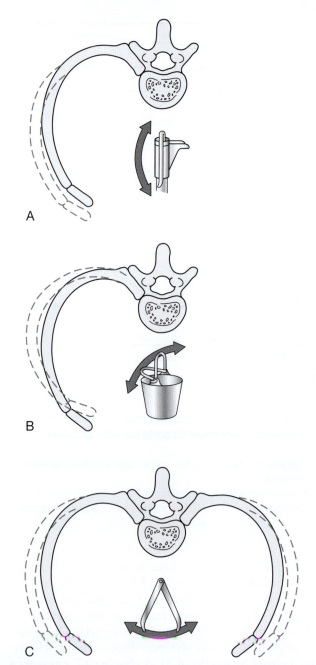

Figura 8.7 Ações das costelas. (A) Ação de alça de bomba (T1-T6). (B) Ação de alça de balde (T7-T10). (C) Ação de compasso (T11-T12). (A e B, Modificadas de Williams P, Warwick R, editores. *Gray's anatomy*. 37.ed. Edinburgh: Churchill Livingstone, 1989. p. 498.)

Anamnese

Uma anamnese abrangente e completa deve incluir os antecedentes mórbidos e os problemas atuais. Ao ouvir atentamente o paciente, o examinador consegue, com frequência, identificar o problema, elaborar uma hipótese diagnóstica e, assim, utilizar a observação e o exame para confirmar ou descartar as impressões estabelecidas a partir da anamnese. Todas as informações relativas à dor atual e à sua localização, à sua natureza e ao seu comportamento são importantes. Quando qualquer parte da anamnese envolver as partes cervical ou lombar da coluna, o examinador também deve incluir essas áreas na avaliação.

Observação clínica

Considerando os muitos órgãos internos circundados pelas costelas e pela coluna vertebral na região torácica, o examinador deve sempre considerar que pode haver *bandeiras vermelhas* com origem em outros problemas sistêmicos (ver Tab. 8.1). Estas bandeiras vermelhas deverão estar sempre sob consideração e o examinador deve esclarecê-las a fim de garantir que está diante de um problema musculoesquelético.[5] Caso contrário, o examinador deverá considerar o encaminhamento do paciente para o médico especialista apropriado.[6]

Capítulo 8 Parte torácica (dorsal) da coluna **637**

TABELA **8.1**

Bandeiras vermelhas da parte torácica da coluna e da caixa torácica

Condição	Bandeiras vermelhas
Infarto agudo do miocárdio	Dor torácica Palidez, sudorese, dispneia, náuseas ou palpitações Presença de fatores de risco: história prévia de coronariopatia, hipertensão arterial, tabagismo, diabetes e níveis séricos elevados de colesterol (> 240 mg/dL) Homens com mais de 40 anos e mulheres com mais de 50 anos Os sintomas se prolongam por mais de 30 minutos; não são aliviados com nitroglicerina sublingual
Angina torácica estável	Dor ou pressão torácica que ocorre diante de níveis de esforço físico previsíveis (caso contrário, suspeitar de angina torácica instável) Os sintomas também são previsivelmente aliviados com repouso ou nitroglicerina sublingual (caso contrário, suspeitar de angina de peito instável)
Pericardite	Dor aguda ou perfurante no tórax, que pode ser referida ao aspecto lateral do pescoço ou a algum dos ombros A dor se intensifica na posição de decúbito lateral esquerdo A dor é aliviada se o paciente inclinar o corpo para a frente, quando na posição sentada (com apoio dos braços nos joelhos ou em uma maca)
Embolia pulmonar	Dor no tórax, no ombro ou na parte superior do abdome Dispneia
Pleurisia	Dor muito intensa, perfurante, durante a inspiração História de distúrbio respiratório recente ou coexistente (p. ex., infecção, pneumonia, tumor ou tuberculose)
Pneumotórax	Dor torácica que é intensificada à inspiração, ventilação ou expansão da caixa torácica Acesso de tosse ou exercício intenso recentes, ou traumatismo Hiper-ressonância à percussão Diminuição dos sons respiratórios
Pneumonia	Dor pleurítica que pode ser referida ao ombro Febre, calafrios, cefaleia, mal-estar ou náuseas Tosse produtiva
Colecistite	Dor em cólica no quadrante abdominal superior direito, juntamente com dor no lado direito da escápula Os sintomas podem piorar com a ingestão de alimentos gordurosos Os sintomas não são afetados pela atividade ou repouso
Úlcera péptica	Dor indistinta, "corrosiva" ou sensação de queimação no epigástrio; sintomas na região média das costas ou supraclavicular Os sintomas são aliviados com a alimentação Dor à palpação no epigástrio direito Constipação intestinal, sangramento, vômito, fezes escuras e êmese em borra de café
Pielonefrite	Infecção recente ou coexistente do trato urinário Próstata com volume aumentado Cálculos renais atuais ou pregressos
Nefrolitíase (cálculos renais)	Dor intensa e súbita nas costas ou no flanco Calafrios e febre Náuseas ou vômito Cólica renal Sintomas de infecção do trato urinário Mora em ambiente quente e úmido Episódio(s) pregresso(s) de cálculos renais

De Dutton M: Dutton's orthopedic examination, evaluation and intervention, 3.ed., New York, 2012, McGraw Hill, p. 1247.

638 Avaliação musculoesquelética

Além das questões da seção "Anamnese" do Capítulo 1, o examinador deve obter as seguintes informações do paciente.

1. *Qual é a idade e a profissão do paciente?* Por exemplo, condições como doença de Scheuermann ocorrem tipicamente em indivíduos jovens entre 13 e 16 anos de idade. A escoliose idiopática é mais comum em adolescentes do sexo feminino.

2. *Qual foi o mecanismo da lesão?* Em geral, as lesões que afetam as costelas são causadas por trauma. Problemas da parte torácica da coluna podem ser decorrentes de condições patológicas (p. ex., escoliose) e podem ter um início insidioso. A dor de um trauma torácico verdadeiro tende a ser limitada à área da lesão. As síndromes das facetas manifestam-se sob a forma de rigidez e dor local, que pode ser referida.[7,8]

3. *Quais são os detalhes da dor atual e de outros sintomas? Quais são os locais e os limites da dor?* Solicitar ao paciente que aponte o local ou os locais. Existe um ponto determinado, ou o paciente identifica uma área? A dor irradia para algum lugar? A dor ocorre à noite, em repouso ou às atividades?[5] O examinador deve se lembrar que muitas estruturas abdominais, como o estômago, o fígado e o pâncreas, podem causar dor referida à região torácica (ver Tabs. 8.1 e 8.2 para bandeiras vermelhas na parte torácica da coluna e na caixa torácica). O examinador deve ter em mente que a dor na parte torácica da coluna e a dor visceral podem mimetizar uma à outra. Em lesões discais torácicas, por causa da rigidez da parte torácica da coluna, os movimentos ativos, com frequência, não apresentam o padrão de dor característico; a detecção de déficits sensitivos e de força é difícil ou, às vezes, impossível.[9] Em geral, o envolvimento de raízes nervosas torácicas ou a espondilose causam uma dor que segue o trajeto das costelas ou uma dor profunda "através do tórax". Comumente, as articulações costovertebrais e costotransversárias, além das costelas, referem dor ao longo da costela. Em crianças, a presença de uma dor abdominal progressiva que precede a ocorrência de náuseas, vômito, diarreia, febre e perda do apetite é sugestiva de apendicite aguda.[6] Também pode ocorrer dor à palpação localizada no lado direito, reações de defesa, taquicardia e dor à descompressão.[6]

TABELA 8.2

Padrões de dor

Origem da dor	Local da dor referida	Tipo de distúrbio
Subesternal ou retroesternal	Pescoço, mandíbula, ombro e braço esquerdos, e abdome	Angina
Subesternal, aspecto anterior do tórax	Pescoço, mandíbula, costas e braços (bilateral)	Infarto agudo do miocárdio
Subesternal ou acima do esterno	Pescoço, parte superior das costas. Parte descendente do trapézio, área supraclavicular, braço esquerdo e margem costal	Pericardite
Aspecto anterior do tórax (aneurisma torácico); abdome (aneurisma abdominal)	Região torácica posterior, tórax, pescoço, ombros, interescapular ou lombar	Aneurisma dissecante da aorta
Variável	Variável, dependendo das estruturas envolvidas	Musculoesquelético
Costocondrite (inflamação da cartilagem costal): esterno e margens costais	Pontos-gatilho no oblíquo do abdome; dor referida à região do tórax	
Pontos-gatilho dos músculos reto do abdome superior (lado esquerdo), peitoral, serrátil anterior e esternal: dor precordial	Pontos-gatilho no peitoral: dor referida ao aspecto medial dos dois braços, ao longo da distribuição do nervo ulnar (IV e V dígitos)	
Região do precórdio (aspecto central superior do abdome e diafragma)	Esterno, linhas axilares e ambos os lados das vértebras; aspectos lateral e anterior da parede torácica; ocasionalmente para um ou ambos os braços	Neurológico
Subesternal, epigástrica e quadrantes superiores do abdome	Em torno da região do tórax, ombros e região superior das costas	Gastrintestinal
No interior do tecido mamário; pode estar localizada nas regiões peitoral e supraclavicular	Região do tórax, axila, porção média das costas e pescoço; e aspecto posterior do cíngulo do membro superior	Dor nas mamas
Comumente subesternal e na região anterior de tórax	Ausência de dor referida	Ansiedade

De Dutton M: Dutton's orthopedic examination, evaluation and intervention, 3.ed. New York, 2012, McGraw Hill, p. 1246.

4. *A dor ocorre na inspiração, na expiração ou em ambas?* A dor relacionada à respiração pode indicar problemas pulmonares ou pode estar associada ao movimento das costelas. A dor referida à parede torácica tende a ter origem costovertebral. O paciente apresenta alguma dificuldade respiratória? Quando existe um problema respiratório, a causa pode ser uma deformidade estrutural (p. ex., escoliose); um trauma torácico, como lesões discais, fraturas ou contusões; ou patologia torácica, como pneumotórax, pleurisia, tumores ou pericardite.

5. *A dor é profunda, superficial, intensa, em queimação ou indistinta?* A dor de raiz nervosa torácica é, com frequência, intensa e é referida em faixa oblíqua ao longo de um espaço intercostal. A dor interescapular pode ser decorrente de uma lesão cervical. Relatou-se que, até que seja provado o contrário, a origem de quaisquer sintomas acima de uma linha que une os ângulos inferiores das escápulas deve ser considerada cervical, em especial se não houver história de trauma.[10]

6. *A dor é afetada por tosse, espirro ou esforço?* Em geral, a dor de origem dural aumenta com essas manobras.

7. *Quais atividades agravam o problema?* O uso ativo dos membros superiores, em alguns casos, afeta a lesão torácica. Atividades que envolvem as ações de puxar e empurrar podem ser, em particular, incômodas para um paciente com problemas torácicos. A dor costal é com frequência desencadeada pela respiração e/ou pelo movimento dos membros superiores acima da cabeça.

8. *Quais atividades aliviam o problema?* Por exemplo, apoiar os membros superiores, em geral, torna a respiração mais fácil, visto que facilita a ação dos músculos acessórios da respiração.

9. *A condição está melhorando, piorando ou permanece inalterada?*

10. *Alguma postura particular incomoda o paciente?* O paciente pode assumir confortavelmente uma posição de decúbito dorsal? Decúbito ventral? Decúbito lateral? Sentado? Em pé? Com frequência a patologia na parte torácica da coluna impossibilita que o paciente assuma confortavelmente posturas diferentes. Por exemplo, a posição sentada com as costas eretas em extensão completa pode causar dor nas pessoas com doença facetária; e posturas em flexão anterior podem ser dolorosas para aqueles com fraturas por compressão vertebral anterior, possivelmente aumentando a deformidade.

11. *Existe alguma parestesia ou qualquer alteração da sensibilidade que possa indicar lesão discal ou radiculopatia?*

12. *Os sintomas do paciente são referidos aos membros inferiores, aos membros superiores ou à cabeça e ao pescoço?* Em caso afirmativo, é essencial que o examinador também avalie essas áreas. Por exemplo,

pode haver restrição dos movimentos do ombro em decorrência de problemas da parte torácica da coluna ou de costelas. Qualquer resposta positiva a essa questão pode sugerir a necessidade de um exame neurológico que inclua testes sensitivos, testes de raízes nervosas, verificação neurológica e teste de reflexos do neurônio motor superior.

13. *O paciente apresenta algum problema digestivo?* Condições patológicas localizadas no interior do tórax ou do abdome podem produzir dor referida na parte torácica da coluna ou nas costelas. A dor visceral tende a ser uma dor imprecisa, insistente e não discreta, podendo ser acompanhada por náusea e sudorese. A dor referida tende a acompanhar padrões dermatoméricos. Por exemplo, a dor cardíaca é referida ao ombro (C4) e, em seguida, à vértebra T2. A dor de estômago é referida, posteriormente, às vértebras T6-T8. Uma úlcera pode produzir, posteriormente, dor referida às vértebras T4-T6.[7]

14. *A pele na área do tórax é normal?* Certas condições, como herpes-zóster, podem provocar dor espontânea unilateral. Na observação, o examinador deve verificar a presença de eritema e vesículas agrupadas.[9]

15. *O paciente passou por exames prévios à procura de outros problemas sistêmicos?* O paciente tem história de problema cardíaco? Hipertensão arterial? Diabetes? Febre? Encontra-se acamado? Tem dificuldades respiratórias? Sofreu um golpe no tórax? Todas essas questões estão ligadas a possíveis problemas que extrapolam o sistema musculoesquelético.

Observação

O paciente deve estar despido de modo que seu corpo fique exposto o máximo possível. No caso de mulheres, retira-se com frequência o sutiã, possibilitando uma melhor visão da coluna e da caixa torácica. Em geral, a observação inicial é realizada com o paciente em pé e, em seguida, sentado.

Como em qualquer observação, o examinador deve considerar a presença de qualquer alteração na postura global da coluna vertebral (Ver o Cap. 15), visto que ela pode acarretar problemas na parte torácica da coluna. É importante observar a postura do corpo inteiro, da cabeça aos dedos dos pés, verificando a presença de algum desvio da normalidade (Fig. 8.8). Desse modo, o examinador fica atento à simetria nas curvas vertebrais e a qualquer compensação ou desvio, aos níveis dos ombros e pelve, posição escapular, posição dos membros, volume e tônus muscular, marcha, transferência de peso durante os movimentos e padrões motores (p. ex., ao erguer os braços acima da cabeça, passar da posição sentada para em pé, da posição de decúbito lateral para a posição sentada). Na parte posterior do tronco, a borda medial da espinha da escápula deve estar no mesmo nível do processo espi-

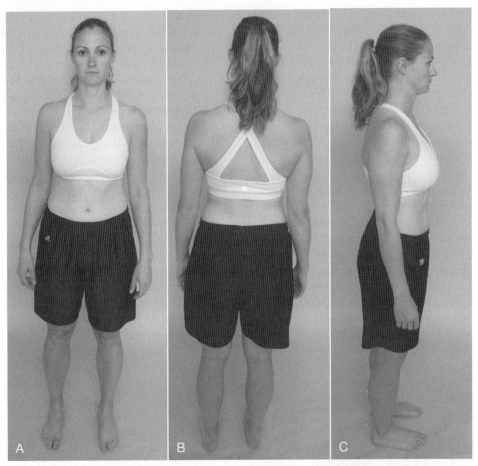

Figura 8.8 Postura normal. (A) Vista anterior. (B) Vista posterior. (C) Vista lateral.

nhoso de T3, enquanto o ângulo inferior da escápula deve estar no nível dos processos espinhosos de T7-T9, dependendo do tamanho da escápula. A borda medial da escápula encontra-se paralela à coluna e a, aproximadamente, 5 cm ao lado dos processos espinhosos.

Hipercifose

A hipercifose é uma condição cuja prevalência é maior na parte torácica da coluna (Fig. 8.9). O examinador deve ter certeza de que há realmente uma hipercifose, lembrando-se que uma discreta cifose, ou curvatura posterior, é comumente observada em todos os indivíduos. Uma cifose normal na parte torácica da coluna varia de 20° a 40° e dependerá da idade (aumenta) e do sexo, embora alguns autores tenham questionado os valores em graus atuais.[11] A hipercifose é representada por um ângulo cifótico superior a 40°, comumente medido pelo método de Cobb (ver Fig. 8.70) em uma radiografia em perfil; a medição é realizada entre T4 e T12.[12] Depois dos 40 anos, há uma tendência de aumento da cifose, que é maior nas mulheres.[11,12] Além disso, alguns indivíduos possuem escápulas "planas", que aparentam uma cifose excessiva, assim como no caso de alamento da escápula. O examinador deve se assegurar de que é realmente a coluna que

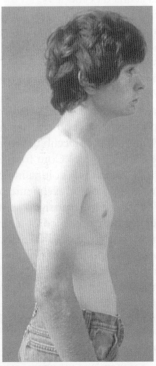

Figura 8.9 Rapaz de 16 anos com hipercifose de 70° e dor na parte torácica média. (De Johnston CE: Kiphosis. In Hering JA, editor: *Tachdjian's pediatric orthopedics*, 5.ed. Philadelphia, 2014, Saunders.)

apresenta uma curvatura excessiva. Os tipos de cifose estão apresentados na Figura 8.10 e descritos a seguir.[13]

1. O **dorso curvo** consiste na diminuição da inclinação pélvica (20°), com uma cifose toracolombar ou torácica (Fig. 8.11). A maior parte das formas de cifose revela uma diminuição da inclinação pélvica. Para compensar e manter o centro de gravidade do corpo, ocorre uma cifose estrutural, habitualmente causada pelo encurtamento de tecidos moles por causa de uma alteração postural prolongada ou por um distúrbio do crescimento, acarretando o dorso curvo do adolescente.
2. A **doença de Scheuermann** é a hipercifose estrutural de ocorrência mais comum entre os adolescentes, mas também pode ocorrer em adultos. Sua etiologia é desconhecida.[14]
3. A **corcunda** refere-se a uma angulação posterior acentuada e localizada denominada **giba**.[12] Em geral, essa deformidade cifótica é estrutural e frequentemente é decorrente do encunhamento ante-

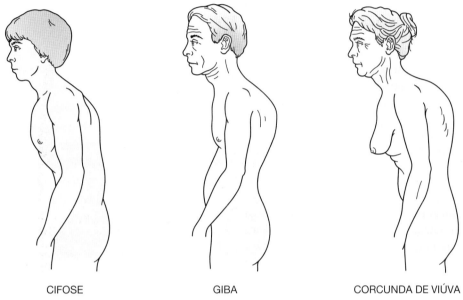

Figura 8.10 Deformidades cifósicas.

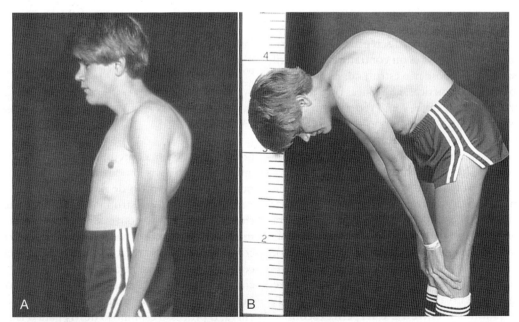

Figura 8.11 (A) Hipercifose grave da parte torácica da coluna, secundária ao encunhamento vertebral em um paciente com doença do armazenamento de glicogênio. Para ficar em pé em uma posição ereta, é preciso que o paciente aumente a lordose lombar e projete a cabeça anteriormente, de modo a centralizá-la acima da pelve. (B) A deformidade cifótica fica acentuada ao inclinar o tronco anteriormente. (De Deeney VF, Arnold J: Orthopedics. In Zitelli BJ, McIntire SC, Norwalk AJ, editores: *Zitelli and Davis' atlas of pediatric physical diagnosis*, 7.ed., Philadelphia, 2018, Elsevier.)

rior do corpo de uma ou duas vértebras torácicas. O encunhamento pode ser causado por uma fratura por compressão, um tumor ou uma doença óssea. Em geral, a inclinação pélvica é normal (30°).

4. O **dorso chato** consiste na diminuição da inclinação pélvica (20°), com uma coluna vertebral móvel. Essa deformidade cifótica é semelhante ao dorso curvo, exceto pelo fato de que a parte torácica da coluna permanece móvel e pode, em toda a sua extensão, compensar a alteração do centro de gravidade causada pela diminuição da inclinação pélvica. Como consequência, apesar da presença possível ou efetiva de uma cifose, ela não apresenta o aspecto de uma cifose com curvatura excessiva.

5. A **corcunda de viúva**[12] é consequência da osteoporose pós-menopáusica. Em decorrência da osteoporose, diversas vértebras sofrem fraturas, com encunhamento anterior, em geral nas partes alta e média torácica da coluna, acarretando uma escoliose estrutural que também contribui para a diminuição da altura do paciente.

Escoliose

A escoliose é uma deformidade que consiste em uma ou mais curvaturas laterais nas partes lombar ou torácica da coluna; o "Corcunda de Notre-Dame" apresentava essa deformidade. Na parte cervical da coluna, a condição é denominada **torcicolo**. A curvatura pode ocorrer apenas na parte torácica da coluna, na região toracolombar ou apenas na parte lombar da coluna (Fig. 8.12). A escoliose pode ser não estrutural (i. e., após a determinação de sua causa, a correção é relativamente fácil) ou estrutural. Má postura, histeria, irritação de raízes nervosas, inflamação na região da coluna, discrepância de comprimento dos membros inferiores ou contratura do quadril podem causar uma escoliose não estrutural. As alterações estruturais podem ser genéticas, idiopáticas ou decorrentes de um problema congênito, como vértebra em cunha, hemivértebra ou falha de segmentação vertebral. Em outras palavras, existe uma alteração estrutural óssea e ocorre perda da flexibilidade normal da coluna vertebral.[15]

Na escoliose, podem existir diversos padrões de curva (Fig. 8.13).[15] Os padrões de curva são designados de acordo com a localização do ápice da curva (Tab. 8.3). Uma curva torácica direita possui uma convexidade para a direita, com o ápice da curva localizado na parte torácica da coluna. Em uma escoliose cervical (ou torcicolo), o ápice encontra-se entre C1 e C6; em uma curva cervicotorácica, em C7 ou T1; em uma curva torácica, entre T2 e T11; em uma curva toracolombar, em T12 ou L1; em uma curva lombar, entre L2 e L4; e na escoliose lombossacral, em L5 ou S1. O envolvimento da parte torácica da coluna acarreta uma aparência estética muito ruim ou um defeito visual maior, em decorrência da deformação das costelas e da coluna vertebral. A deformidade

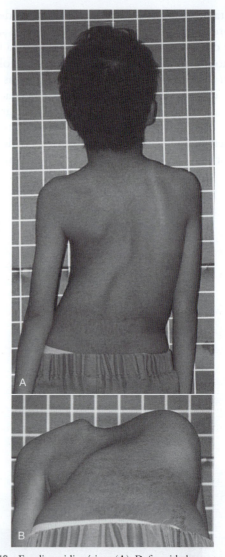

Figura 8.12 Escoliose idiopática. (A) Deformidade postural causada por escoliose toracolombar idiopática. (B) Assimetria do aspecto posterior do tórax acentuada com o paciente em flexão anterior de tronco. Observe a "corcunda" à direita e o "vazio" à esquerda. (De Zhou C, Liu L, Song Y et al. Two-stage vertebral column resection for severe and rigid scoliosis in patients with low body weight, *Spine J* 13[5].481-486, 2013.)

pode variar de uma corcunda discreta até uma rotação intensa das vértebras, produzindo uma deformidade denominada **coluna em fio de navalha**.

Em uma escoliose estrutural, os corpos vertebrais rotacionam em direção à convexidade da curva e ficam deformados.[16] Quando a parte torácica da coluna está comprometida, essa rotação empurra as costelas do lado convexo da curva para trás, o que acarreta a "corcunda" costal e estreita a caixa torácica no lado convexo. À medida que o corpo vertebral rotaciona para o lado convexo da curva, o processo espinhoso desvia para o lado côncavo. As costelas do lado côncavo movem-se para a frente, produzindo uma "cavidade" e um alargamento da caixa torácica no lado côncavo (Fig. 8.14). O desvio lateral pode ser mais evidente quando o examinador utiliza um

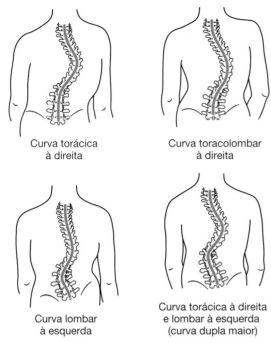

Figura 8.13 Exemplos de padrões de curvas escolióticas.

fio de prumo a partir do processo espinhoso de C7 ou da protuberância occipital externa (Fig. 8.15).

O examinador deve observar se as costelas são simétricas e se os seus contornos são normais e iguais em ambos os lados. Na escoliose idiopática, os contornos das costelas não são normais e existe uma assimetria das costelas. O espasmo muscular resultante da lesão também pode estar evidente. Os contornos ósseos e de tecidos moles devem ser observados e comparados em ambos os lados, observando a igualdade ou a presença de alguma diferença evidente.

O examinador deve observar se o paciente se senta corretamente, com a presença das curvas normais da coluna (Fig. 8.16A); se a ponta da orelha, a extremidade do processo acromial e o ápice da crista ilíaca encontram-se em linha reta, como normalmente devem estar; e se o paciente se senta com uma postura curvada (i. e., posição sentada curvada, como na Fig. 8.16B).

Deve-se observar a presença de qualquer anormalidade ou cicatriz na pele (Fig. 8.17). Na presença de cicatrizes, elas são decorrentes de cirurgias ou traumas? São cicatrizes novas ou antigas? Se forem decorrentes de cirurgias, qual foi a razão?

TABELA 8.3
Padrões de curva e prognóstico na escoliose idiopática

	\multicolumn{5}{c}{PADRÃO DE CURVA}				
	Lombar primária	Toracolombar	Torácica e lombar combinadas	Torácica primária	Cervicotorácica
Incidência (%)	23,6	16	37	22,1	31,3
Idade média em que a curva é observada (anos)	13,25	14	12,3	11,1	15,3
Idade média em que a curva se estabiliza (anos)	14,5	16	15,5	16,1	16,3
Extensão da curva	T11-L3	T6 ou T7-L1 ou L1, L2	Torácica, T6-T10 Lombar, T11-L4	T6-T11	C7 ou T1-T4 ou T5
Ápice da curva	L1 ou L2	T11 ou L2	Torácica, T7 ou T8 Lombar, L2	T8 ou T9 (rotação extrema, convexidade comumente para a direita)	T3
Valor angular médio na maturidade (graus)					
Em pé	36,8	42,7	Torácica, 51,9; lombar, 41,4	81,4	34,6
Em decúbito dorsal	29,1	35	Torácica, 41,4; lombar, 37,7	73,8	32,2
Prognóstico	A mais benigna e a menos deformante de todas as curvas idiopáticas	Não intensamente deformante Intermediário entre as curvas torácica e lombar	Bom Corpo geralmente bem alinhado; mesmo quando graves, as curvas tendem a compensar uma à outra Alta porcentagem de escoliose muito grave quando tem início antes dos 10 anos de idade	O pior Evolui mais rapidamente, torna-se mais grave e produz mais deformidade clínica que qualquer outro padrão Cinco anos de crescimento ativo durante os quais a curva pode aumentar	Deformidade desagradável Dificilmente disfarçável em decorrência do ombro alto, escápula elevada e caixa torácica deformada

Adaptada de Ponseti IV, Friedman B. Prognosis in idiopathic scoliosis. J Bone Joint Surg Am 1950 32(2):381-395.

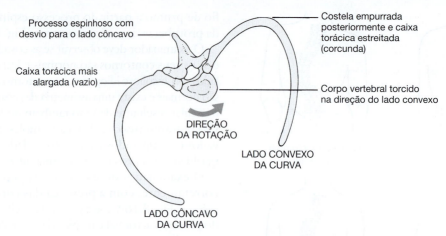

Figura 8.14 Alterações patológicas nas costelas e nas vértebras na escoliose idiopática da parte torácica da coluna.

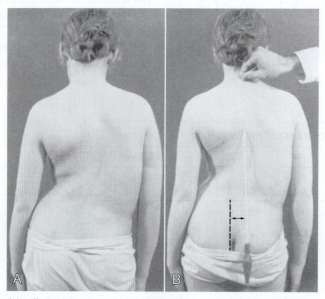

Figura 8.15 Escoliose idiopática torácica direita (vista posterior). (A) O ombro esquerdo está mais baixo, enquanto a escápula direita está mais proeminente. Observe a diminuição da distância entre o membro superior direito e o tórax, com desvio do tórax para a direita. A crista ilíaca esquerda parece estar mais alta, mas isso é decorrente do desvio do tórax, com mais volume à direita e eliminação da linha da cintura. O quadril parece estar "alto", mas isso não é real. (B) Um fio de prumo solto a partir da vértebra proeminente C7 (*vertebra prominens*) mede a descompensação do tórax sobre a pelve. A distância entre o fio de prumo vertical e a fenda glútea é medida, em centímetros, e anotada com a direção do desvio. Se houver uma curva cervical ou cervicotorácica, o fio de prumo deve ficar solto a partir da protuberância occipital (ínio). (De Moe JH, Winter RB, Bradford DS et al. *Scoliosis and other spinal deformities*. Philadelphia: WB Saunders, 1978. p. 14.)

Respiração

Como parte da observação, o examinador deve considerar o padrão respiratório do paciente. As crianças tendem a realizar a respiração abdominal, enquanto as mulheres tendem a realizar a respiração torácica superior. Os homens tendem a realizar a respiração torácica superior e inferior. Nos idosos, a respiração tende a ocorrer nas regiões torácica baixa e abdominal (Fig. 8.18). O examinador deve observar a qualidade dos movimentos respiratórios, assim como a frequência, o ritmo e o esforço exigido na inspiração e expiração. Ele também deve observar se o paciente está utilizando os músculos primários e/ou acessórios da respiração, uma vez que isso auxilia na determinação da facilidade respiratória do paciente (Tab. 8.4). Além disso, a presença de tosse ou de respiração ruidosa ou anormal deve ser observada. Visto que o movimento da parede torácica, que ocorre durante a respiração, desloca as superfícies pleurais, os músculos torácicos, os nervos e as costelas, a dor é intensificada pela respiração e pela tosse quando alguma dessas estruturas está lesionada.

Deformidades torácicas

Além dos movimentos das costelas durante a respiração, o examinador deve observar a presença de qualquer deformidade torácica. As deformidades mais comuns estão apresentadas na Figura 8.19 e descritas a seguir:

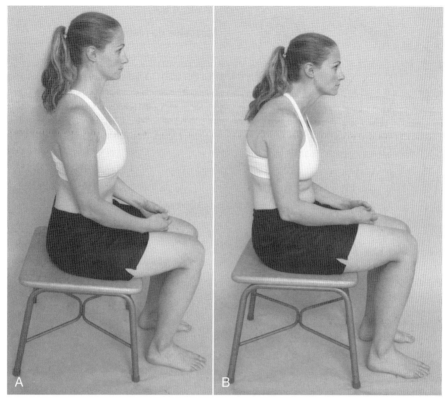

Figura 8.16 Postura sentada. (A) Posição normal. (B) Posição sentada curvada

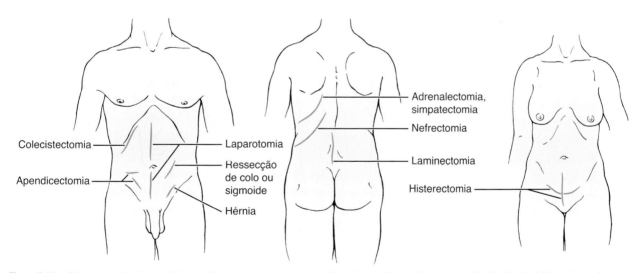

Figura 8.17 Cicatrizes cirúrgicas torácicas e abdominais comuns. (De Judge RD, Zuidema GD, Fitzgerald FT: *Clinical diagnosis: a physiologic approach.* Boston: Little, Brown, 1982. p. 295.)

1. Na deformidade em **peito de pombo** (*pectus carinatum*), o esterno projeta-se para a frente e para baixo, como o salto de uma bota, aumentando o diâmetro anteroposterior do tórax. Essa deformidade congênita compromete a eficácia da respiração, ao restringir o volume ventilatório.
2. O **peito de sapateiro** (*pectus excavatum*) é uma deformidade congênita na qual o esterno é empurrado para trás, em decorrência de um crescimento excessivo das costelas.[17] O diâmetro anteroposterior do tórax diminui, e o coração pode ser deslocado. Na inspiração, essa deformidade produz uma depressão do esterno, que acomete a respiração e pode acarretar uma cifose.
3. No **tórax em barril**, o esterno projeta-se para a frente e para cima, aumentando o diâmetro anteroposterior do tórax. Ele é observado em condições patológicas, como enfisema.

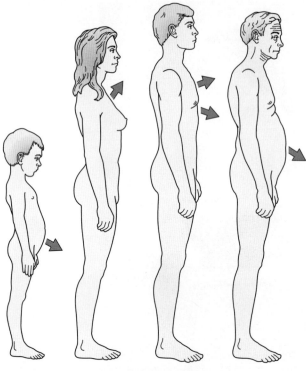

Figura 8.18 Padrões respiratórios normais da criança, da mulher adulta, do homem adulto e do idoso.

TABELA 8.4
Músculos da respiração

	Primária	Secundária
Inspiração	Diafragma Elevadores das costelas Intercostais externos Intercostais internos (anterior)	Escaleno Esternocleidomastóideo Trapézio Serrátil anterior e posterior Peitoral maior Peitoral menor Subclávio
Ambos		Latíssimo do dorso
Expiração	Oblíquos internos Oblíquos externos Reto do abdome Transverso do abdome Torácico transverso Intercostais transversos Intercostais internos (posterior)	Serrátil posteroinferior Quadrado do lombo Iliocostal do lombo

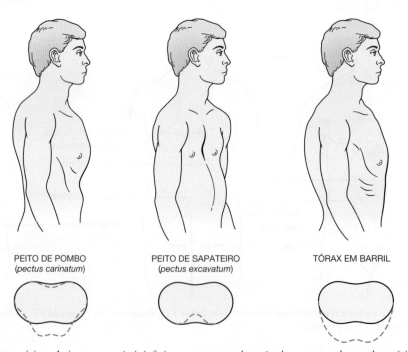

Figura 8.19 Deformidades torácicas. As imagens verticais inferiores mostram a alteração do contorno da parede torácica com a deformidade.

Exame

Embora a avaliação seja realizada, basicamente, no tórax e na parte torácica da coluna, se a anamnese, a observação ou o exame indicarem sintomas referidos ou originários do pescoço, dos membros superiores, ou da parte lombar da coluna e dos membros inferiores, essas estruturas também devem ser examinadas, por meio de um exame de triagem superior ou inferior. Se algum sinal ou sintoma for encontrado durante o exame de triagem, deve-se realizar um exame mais detalhado das partes cervical ou lombar da coluna. Portanto, o exame da parte torácica da coluna pode ser um exame amplo. A não ser que exista uma história de trauma ou de lesão específica na parte torácica da coluna ou nas costelas, o examinador deve estar preparado para também avaliar outras áreas. Quando houver suspeita de um problema acima da parte torácica da coluna, deve-se realizar o exame de triagem da parte cervical da coluna e dos membros superiores (conforme descrito no Cap. 3). Quando houver suspeita de um problema abaixo da parte torácica da coluna, deve-se realizar o exame de triagem da parte lombar e dos membros inferiores (conforme descrito no Cap. 9), membros inferiores, sobretudo os quadris (Cap. 11), pelve (Cap.10) e ombro (Cap. 5). Também há a possibilidade de problemas com os demais "sistemas" protegidos pela parte torácica da coluna e pela caixa torácica. Este capítulo descreve somente o exame da parte torácica da coluna.

Movimentos ativos

Em geral, os movimentos ativos da parte torácica da coluna são executados com o paciente em pé. O movimento da parte torácica é limitado pela caixa torácica e os processos espinhosos longos da parte torácica. Ao avaliar a parte torácica da coluna, o examinador não deve se abster de observar se o movimento ocorre na coluna vertebral ou no quadril. É possível que um paciente consiga tocar os artelhos mesmo com uma coluna totalmente rígida, mas com uma amplitude de movimento (ADM) suficiente nas articulações do quadril. Do mesmo modo, os músculos posteriores das coxas contraídos podem alterar os resultados. Os movimentos podem ser executados com o paciente sentado, e, nesse caso, o efeito do movimento do quadril é eliminado ou reduzido. De modo semelhante, o movimento do ombro pode ser limitado quando os segmentos torácicos superiores ou as costelas estão hipomóveis.[1] Como em qualquer exame, os movimentos mais dolorosos devem ser realizados por último. Os movimentos ativos da parte torácica da coluna que devem ser executados estão apresentados na Figura 8.20.

Movimentos ativos da parte torácica da coluna

- Flexão anterior (20 a 45°).
- Extensão (25 a 45°).
- Flexão lateral, direita e esquerda (20 a 40°).
- Rotação, direita e esquerda (35 a 50°).
- Expansão costovertebral (3 a 7,5 cm).
- Movimentos das costelas (alça de bomba, alça de balde e compasso).
- Movimentos combinados (se necessário).
- Movimentos repetitivos (se necessário).
- Posturas sustentadas (se necessário).

Flexão anterior

A ADM normal da flexão da parte torácica da coluna (encurvamento para a frente) é de 20 a 45° (Fig. 8.21). Visto que é difícil mensurar a ADM de cada vértebra, o examinador pode utilizar uma fita métrica para obtenção de uma estimativa do movimento global (Fig. 8.22). Em primeiro lugar, o examinador mede o comprimento da coluna vertebral, do processo espinhoso de C7 até o processo espinhoso de T12, com o paciente na posição em pé normal. Em seguida, solicita-se ao paciente que se curve para a frente, para que a coluna seja mensurada

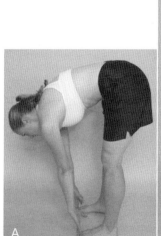
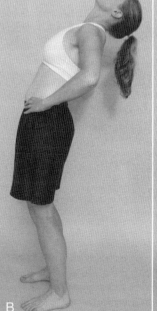
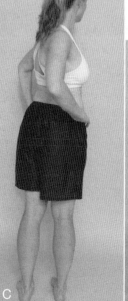
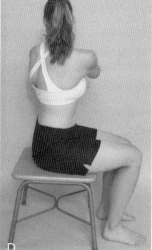

Figura 8.20 Movimentos ativos. (A) Flexão anterior. (B) Extensão. (C) Rotação (em pé). (D) Rotação (sentada).

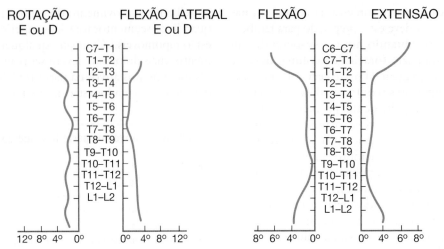

Figura 8.21 Amplitude de movimento média da parte torácica da coluna. (Adaptada de Grieve GP. *Common vertebral joint problems*. Edinburgh: Churchill Livingstone, 1981 p. 41-42.)

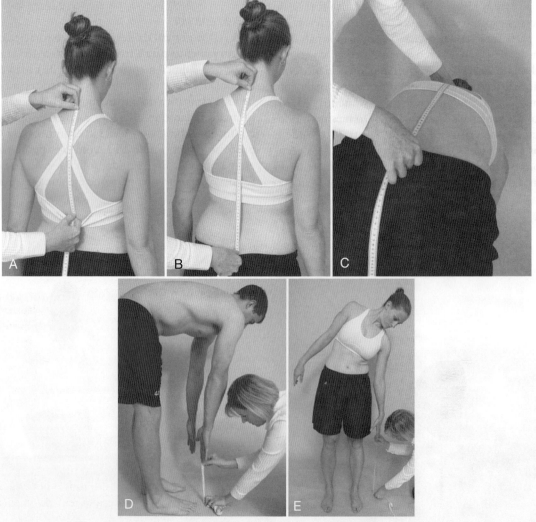

Figura 8.22 Medidas do movimento da parte torácica da coluna, com o auxílio de uma fita métrica. (A) Posicionamento da fita métrica para determinação da flexão e da extensão da parte torácica da coluna. (B) Posicionamento da fita métrica para determinação da flexão ou da extensão das partes torácica e lombar combinadas. (C) Medida da flexão anterior das partes torácica e lombar da coluna. (D) Medida da flexão anterior das partes torácica e lombar da coluna e do quadril (das pontas dos dedos até o solo). (E) Medida da flexão lateral (das pontas dos dedos até o solo).

novamente. Uma diferença de comprimento de 2,7 cm, medida com uma fita métrica, é considerada normal.

Se o examinador desejar, a coluna pode ser medida do processo espinhoso de C7 até o da vértebra S1, com o paciente na posição ereta normal. Em seguida, solicita-se ao paciente que flexione o tronco para a frente, para que a coluna seja mensurada novamente. Uma diferença de comprimento de 10 cm, medida com uma fita métrica, é considerada normal. Nesse caso, o examinador mede tanto o movimento da parte lombar da coluna como o da parte torácica; a maior parte do movimento, aproximadamente 7,5 cm, ocorre entre T12 e S1.

Em um terceiro método de mensuração da flexão da coluna vertebral, o examinador solicita ao paciente que flexione o tronco para a frente e tente tocar os dedos do pé, com os joelhos estendidos. Em seguida, o examinador anota a distância entre as pontas dos dedos da mão e o solo. O examinador deve ter em mente que, nesse método, além do movimento da parte torácica da coluna, também pode ocorrer movimento da parte lombar da coluna e do quadril; de fato, o movimento pode ocorrer unicamente no quadril.

Todos esses métodos são indiretos. Para medir a ADM em cada segmento vertebral, é necessária a realização de uma série de radiografias. O examinador pode decidir qual método será utilizado. No entanto, é fundamental anotar, no prontuário médico, como a mensuração foi realizada e quais pontos de referência foram utilizados.

Com o paciente flexionado para a frente, o examinador pode observar a sua coluna vertebral, a partir do exame com uma visão ampla "do horizonte" (Fig. 8.23). Em uma escoliose não estrutural, a curvatura anormal desaparece na flexão anterior; em uma escoliose estrutural, ela permanece. Na vista "do horizonte", o examinador observa a presença de corcunda, em um lado (lado convexo da curva), e depressão (lado côncavo da curva), no outro lado. Essa sequência de "corcunda e depressão" é causada pela rotação vertebral na escoliose idiopática, que empurra as costelas e os músculos para fora, em um lado, e causa a depressão paravertebral, no lado oposto. A rotação vertebral é mais evidente na posição flexionada.

Quando o paciente flexiona para a frente, a parte torácica da coluna deve curvar-se anteriormente, de modo suave e uniforme, sem rotação ou flexão lateral (Fig. 8.24). Durante a execução do movimento, o examinador deve investigar a presença de qualquer contratura ou angulação acentuada, como uma giba. Quando o paciente apresenta uma cifose excessiva no início, o movimento de flexão anterior da parte torácica da coluna é pequeno. McKenzie[10] defende a flexão com o paciente sentado, para reduzir os movimentos pélvicos e do quadril. Em seguida, o paciente se curva para a frente e flexiona a parte torácica da coluna. O paciente pode colocar as mãos em torno do pescoço, para aplicar uma sobrepressão no final da flexão. Se, com o pescoço flexionado pelas mãos, a flexão anterior desencadear sintomas na coluna vertebral, o examinador deve repetir o movimento, com o pescoço levemente estendido e sem as mãos. Isso auxilia a diferenciar a dor cervical da dor torácica. Durante a flexão e a extensão da parte torácica da coluna, também ocorre movimento das articulações facetárias e das costelas. Durante a flexão, as costelas "rolam" para a frente, ocorre queda de seu aspecto anterior e as articulações facetárias deslizam superiormente (Fig. 8.25A). Durante a extensão, ocorre o oposto: as costelas rolam para trás, ocorre elevação de seu aspecto anterior e as articulações facetárias deslizam inferiormente (Fig. 8.25B).[18]

Extensão

Em geral, a extensão (encurvamento para trás) da parte torácica da coluna é de 25 a 45°. No mínimo, a postura cifótica normal da parte torácica da coluna deve desaparecer durante a extensão ativa e passiva, em que a coluna fica retificada. Caso isso não ocorra, então o examinador estará diante de um caso de hipomobilidade em um ou mais segmentos. Uma vez que esse movimento ocorre ao longo de 12 vértebras, é difícil detectar visualmente o movimento entre elas. Como ocorre na medida da flexão, o examinador pode utilizar uma fita métrica para medir a distância entre os mesmos dois pontos (processos espinhosos de C7 e T12). Novamente, uma diferença de 2,5 cm na extensão, medida com a fita métrica entre a posição em pé e a extensão, é considerada normal. McKenzie[10] sugere que o paciente coloque as mãos sobre a concavidade lombar, para aumentar a estabilidade, enquanto estiver executando o movimento para trás, ou que execute a extensão na posição sentada ou em decúbito ventral (posição de esfinge).

Enquanto o paciente realiza a extensão, a curva torácica deve curvar para trás ou, ao menos, deve ser endireitada de modo suave e uniforme, sem rotação ou flexão

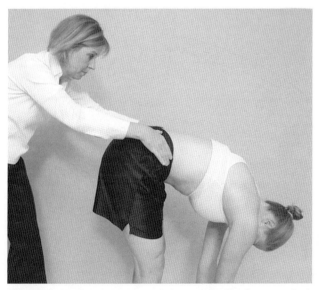

Figura 8.23 Realização da vista "de horizonte" da coluna vertebral, para a avaliação da escoliose.

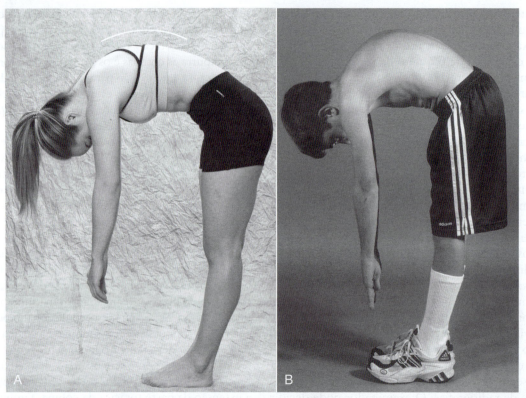

Figura 8.24 Vista em perfil na posição de inclinação anterior de tronco para avaliação da cifose torácica. (A) O arredondamento torácico normal fica demonstrado por uma curva suave em toda a coluna vertebral. (B) Inclinação anterior de tronco limitada com hipercifose em um menino com espondilite anquilosante juvenil. (B) de Herring JA: Arthritis. In Herring JA, editor: *Tachdjian's pediatric arthropaedics*, 5.ed., 2014, Saunders.)

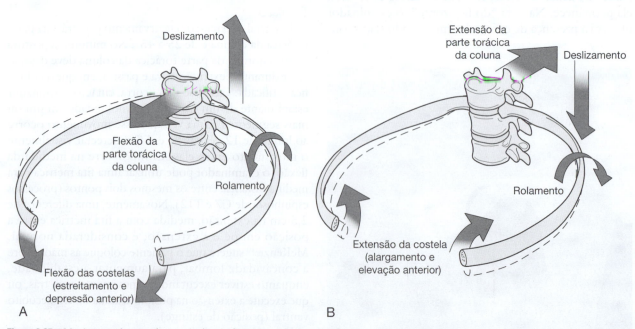

Figura 8.25 Movimento das costelas e articulações facetárias durante a (A) flexão e a (B) extensão.

lateral. Lee[19] sugere que o paciente flexione os membros superiores totalmente para a frente durante a extensão, de modo a facilitar esse movimento. Durante a excecução do movimento, o examinador deve verificar a presença de qualquer contratura ou angulação. Quando o paciente apresenta uma cifose excessiva (Fig. 8.26), a curvatura cifósica permanece em extensão, isto é, a parte torácica da coluna permanece flexionada, mesmo que o movimento seja executado com o paciente em pé ou em decúbito ventral (ver Fig. 8.26).

Quando a extensão é testada em decúbito ventral, a cifose torácica normal, em geral, desaparece. Caso haja uma cifose estrutural, a curva cifótica permanecerá durante a extensão. McKenzie[10] sugere a realização da extensão em decúbito ventral por meio de uma flexão de braços modificada, estendendo os braços e permitindo que a coluna vertebral "baixe" em direção ao leito (Fig. 8.27).

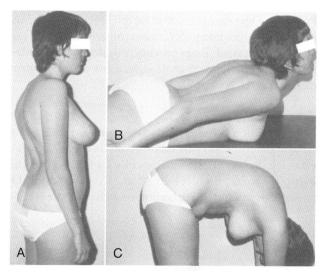

Figura 8.26 Cifose e lordose. (A) No exame físico, são visualizados aumentos evidentes da cifose torácica e da lordose lombar. (B) A cifose torácica não é totalmente corrigida pela extensão torácica. (C) Por outro lado, a lordose lombar é, em geral, corrigida com a flexão anterior. Nesse caso, persiste um certo grau de lordose. (De Moe JH, Winter RB, Bradford DS et al. *Scoliosis and other spinal deformities*. Philadelphia: WB Saunders, 1978. p. 339.)

Flexão lateral

A flexão lateral da parte torácica da coluna é de, aproximadamente, 20 a 40°, tanto para a direita quanto para a esquerda. Solicita-se ao paciente que leve a mão para baixo, o mais distante possível, ao lado do membro inferior, sem curvar para a frente ou para trás. O examinador estima o ângulo de flexão lateral ou utiliza uma fita métrica para determinação da distância entre as pontas dos dedos e o solo e a compara com a do outro lado (ver Fig. 8.22E). Na maior parte das vezes, as distâncias devem ser iguais. Em ambos os casos, o examinador deve se lembrar que é o movimento da parte lombar da coluna, assim como o da parte torácica, que está sendo medido. Com o paciente flexionando para os lados, a coluna deve se curvar para os lados, de uma maneira suave, uniforme e sequencial. O examinador deve observar a presença de qualquer contratura ou angulação anormal, que possa indicar hipomobilidade ou hipermobilidade de um segmento específico, quando o movimento é realizado. Se, na flexão lateral, os músculos paraespinais ipsilaterais tornarem-se tensos ou a sua contratura for evidente (**sinal da corda de arco de Forestier**), deve-se considerar a possibilidade de uma espondilite ancilosante ou uma enfermidade que acarreta espasmo muscular.[20] Na realidade, a flexão lateral não pode ocorrer sem uma rotação associada; assim, ambos os movimentos ocorrem conjuntamente (são denominados "rotação" por alguns estudiosos) e na mesma direção, sobretudo ao se aproximar da amplitude final e alcançá-la.[21]

Rotação

A rotação da parte torácica da coluna é de, aproximadamente, 35 a 50°, sendo o movimento principal na parte torácica.[22] Solicita-se ao paciente que cruze os membros superiores, em frente ao corpo, ou que coloque as mãos sobre os ombros opostos e, em seguida, rode o corpo para a direita e para a esquerda, enquanto o examinador observa a magnitude da rotação e a compara em ambas as direções. O examinador também deve se certificar de que o paciente não adicione movimentos do ombro (i. e., protração da escápula em um dos lados e retração no

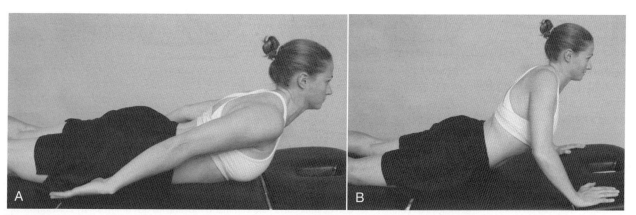

Figura 8.27 Extensão torácica em decúbito ventral. (A) Extensão em decúbito ventral. (B) Extensão em decúbito ventral de McKenzie.

outro), para que se tenha a impressão de mais rotação na parte torácica da coluna. Foi proposto que o paciente, na posição sentada, segure com os braços uma haste ou barra posicionada transversalmente aos ombros durante a realização da rotação (Fig. 8.28A), ou posicione suas mãos atrás da cabeça (Fig. 8.28B). Essa manobra elimina o movimento dos ombros, que poderia dar a impressão de uma maior rotação do tronco. Ao realizar a rotação, o examinador observa para constatar a quantidade de movimento que ocorre em cada **anel torácico** (que se compõe de duas vértebras, as duas costelas adjacentes e suas inserções no esterno, o disco intervertebral e a cartilagem costal e o esterno. Portanto, são 10 os anéis torácicos). Em razão da forma das facetas, ocorre mais rotação na parte torácica alta da coluna, em comparação com sua parte baixa. O examinador deve se lembrar que, além do movimento da parte torácica da coluna, está ocorrendo movimento da parte lombar da coluna e do quadril. Para eliminar ou diminuir a magnitude do movimento do quadril, a rotação pode ser executada na posição sentada.

Durante a realização da rotação, o examinador deve observar e palpar o movimento das vértebras e costelas, tendo em vista que tal movimento é diferente nos dois lados (Fig. 8.29). Por exemplo, no caso da rotação à direita, a vértebra T5 rotaciona e faz flexão lateral para o lado direito e faz translação para o lado esquerdo, em relação à vértebra T6; ao mesmo tempo, a sexta costela direita faz rotação posterior e translação anteromedial, em relação ao processo transverso de T6. Enquanto isso, a sexta costela faz rotação anterior e translação postero-lateral, em relação ao processo transverso de T6 (Fig. 8.30).[21-23] Ao palpar o anel torácico, o examinador busca por alinhamentos incorretos, movimentos inadequados do anel torácico e perda do controle dos movimentos. Caso haja algum desses problemas, o paciente pode ter uma **transferência não ideal de carga (TNIC)**, que deverá ser corrigida.[22] Essa correção pode envolver o uso de técnicas de mobilidade para as articulações costovertebrais ou costotransversárias, ou de técnicas de estabilização para os músculos da parte torácica da coluna.

Se a anamnese indicar que movimentos repetitivos, posturas sustentadas ou movimentos combinados agravam os sintomas, esses movimentos e posturas também devem ser testados, mas somente após a execução dos movimentos originais de flexão, extensão, flexão lateral e rotação. Os movimentos combinados que podem ser testados na parte torácica da coluna incluem: flexão anterior e flexão lateral, encurvamento para trás e flexão lateral, e encurvamento lateral com flexão e encurvamento lateral com extensão. Deve-se observar se há qualquer limitação ao movimento, movimento excessivo (hipermobilidade) ou curvatura anormal. Esses movimentos devem ser similares ao teste H e I, descritos na seção sobre a parte lombar da coluna (ver o Cap. 9).

Expansão costovertebral

O movimento das articulações costovertebrais, em geral, é determinado pela mensuração da expansão torácica (Fig. 8.31). O examinador coloca a fita métrica em torno do tórax, no nível do 4º espaço intercostal. O paciente deve expirar o máximo possível, para que o exa-

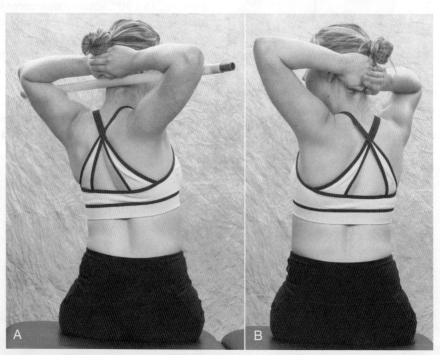

Figura 8.28 Rotação do tronco (parte torácica da coluna). (A) Uso de uma barra para eliminar o movimento dos ombros. (B) Posicionamento das mãos atrás da cabeça para eliminar o movimento dos ombros.

Capítulo 8 Parte torácica (dorsal) da coluna **653**

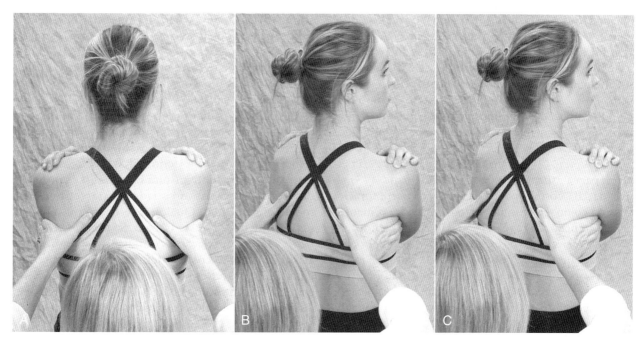

Figura 8.29 Rotação do tronco na posição sentada com palpação e correção dos anéis anulares torácicos. (A) Posição das mãos da examinadora para palpação dos 4° e 5° anéis torácicos. A examinadora realiza a palpação utilizando a extremidade distal dos dedos em uma posição plana; não deve ser exercida pressão posteriormente com a parte da palma da mão ou com sua parte proximal (i. e., o "calcanhar" da mão). (B) A paciente faz rotação para a direita enquanto a examinadora observa a amplitude de movimento e qualquer **transferência não ideal de carga** dos anéis torácicos superiores durante o movimento. Em seguida, a paciente retorna à posição neutra. (C) Rotação para a direita, com correção do 5° anel torácico à direita e do 4° anel torácico à esquerda, mostrando a facilitação de uma biomecânica satisfatória. A amplitude de movimento deve aumentar, como resultado dessa correção dos anéis. (Conceito de Lee LJ: The thoracic ring approach™ – a whole person framework to assess and treat the thoracic spine and ribcage. In Magee DJ, Zachazewski JE, Quillen WS, Manske RC, editores: *Pathology and intervention in musculoskeletal rehabilitation*, 2.ed., Philadelphia, 2016, Elsevier.)

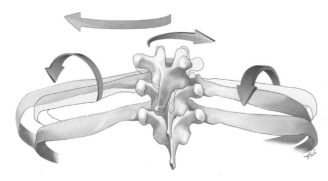

Figura 8.30 Dois "anéis torácicos"; o anel torácico superior retrata a osteocinemática ocorrente com a rotação à direita. Durante a rotação à direita, a vértebra rotaciona para a direita, a costela direita rotaciona posteriormente e a costela esquerda rotaciona anteriormente, e ocorre uma translação à esquerda (i. e., contralateral) do anel torácico, o que pode ser palpado no aspecto lateral do anel. Para tanto, o examinador deve usar a técnica descrita na Fig. 8.29 (©LJ Lee Physiotherapist Corp. De Lee LJ: The thoracic ring approach™ – a whole person framework to assess and treat the thoracic spine and ribcage. In Magee DJ, Zachazewski JE, Quillen WS, Manske RC, editores: *Pathology and intervention in musculoskeletal rehabilitation*, 2.ed., Philadelphia, 2016, Elsevier, p. 448.)

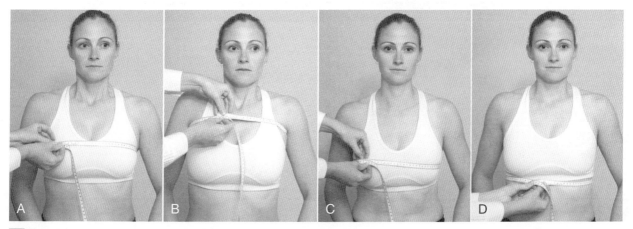

Figura 8.31 Mensuração da expansão torácica. (A) Quarto espaço intercostal lateral. (B) Axila. (C) Linha mamilar. (D) Décima costela.

minador realize a medida. Em seguida, o paciente deve inspirar o máximo possível e manter a inspiração, enquanto o examinador realiza a segunda medida. A diferença normal entre a inspiração e a expiração é de 3 a 7,5 cm.[5]

Um segundo método de medida da expansão torácica é a mensuração em três níveis diferentes. Quando esse método é utilizado, o examinador deve observar atentamente os níveis de mensuração, para que os resultados sejam confiáveis. Os níveis são (1) sob as axilas, para a expansão apical, (2) na linha mamilar ou na junção xifoesternal, para a expansão da parte torácica média, e (3) no nível da 10ª costela, para a expansão da parte torácica baixa da coluna. Como no método anterior, as mensurações são realizadas após a expiração e a inspiração.

Após a mensuração da expansão torácica, é importante que o paciente respire profundamente e tussa, de modo que o examinador possa determinar se essa ação desencadeia ou altera a dor. Quando isso ocorre, o examinador pode suspeitar de um problema relacionado à respiração ou de um problema na coluna vertebral que provoca aumento da pressão intratecal.

Evjenth e Gloeck[24] relataram uma maneira para diferenciar a dor da parte torácica da coluna da dor costal durante o movimento. Quando o paciente apresenta dor na flexão, ele é colocado novamente na posição neutra. Solicita-se que inspire profundamente e mantenha a inspiração. Enquanto sustenta a inspiração, o paciente flexiona o tórax, até que sinta dor. Nesse ponto, o paciente interrompe a flexão e expira. Se, após a expiração, ele conseguir flexionar mais, é provável que o problema esteja localizado nas costelas e não na parte torácica da coluna. A extensão da coluna pode ser testada de maneira similar.

Movimento das costelas

O paciente posiciona-se em decúbito dorsal. O examinador coloca as mãos relaxadas sobre a região superior do tórax. Nessa posição, o examinador sente o movimento anteroposterior das costelas (Fig. 8.32). Enquanto o paciente inspira e expira, o examinador deve comparar ambos os lados, para verificar se o movimento é igual. Qualquer restrição ou diferença no movimento deve ser notada. Se uma costela parar de se mover em relação às outras na inspiração, ela é classificada como **costela deprimida**. Se uma costela parar de se mover em relação às outras na expiração, ela é classificada como **costela elevada**. É importante lembrar que a restrição de uma costela afeta as costelas adjacentes. No caso de uma costela deprimida, usualmente, a costela restrita mais alta causa o maior problema. No caso de uma costela elevada, em geral, a costela restrita mais baixa causa o maior problema.[4,25] A presença de rechaço costal ou de dor durante a compressão das articulações costais ajuda a confirmar o nível em que está ocorrendo a hipomobilidade. Em seguida, o examinador move as mãos pelo tórax do paciente, na direção descendente, testando o movimento das costelas médias e inferiores, de maneira semelhante.

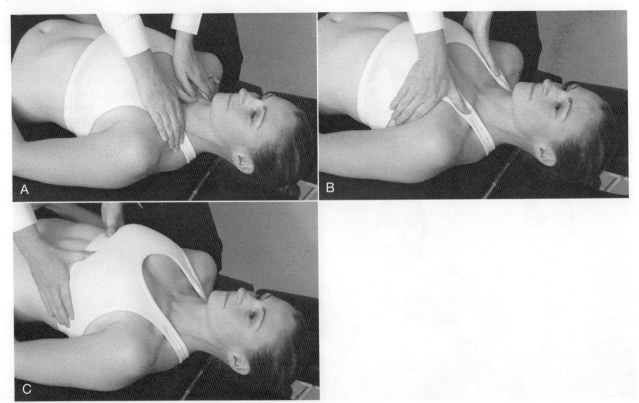

Figura 8.32 A examinadora sente o movimento costal. (A) Costelas superiores. (B) Costelas médias. (C) Costelas inferiores.

Para o teste do movimento lateral das costelas, o examinador coloca as mãos em torno dos lados da caixa torácica, aproximadamente a 45° em relação ao eixo vertical do corpo do paciente. Ele começa no nível da axila e avança, descendo pela face lateral das costelas, de modo que sinta o movimento delas, durante a inspiração e a expiração, e observe a presença de qualquer restrição.

As disfunções costais podem ser divididas em estruturais, rotacionais e respiratórias (Tab. 8.5).[26] As disfunções costais estruturais são devidas à subluxação ou à luxação articular. As disfunções costais torcionais são consequências de uma disfunção vertebral torácica decorrente de hipo ou hipermobilidade. As disfunções costais respiratórias são decorrentes da hipomobilidade entre as costelas (p. ex., diminuição do espaço intercostal) ou da hipomobilidade das articulações costotransversas ou costovertebrais.[26]

Para o teste do movimento das costelas em relação à parte torácica da coluna, o paciente posiciona-se sentado. O examinador coloca um polegar ou um dedo sobre o processo transverso e o polegar da outra mão imediatamente ao lado do tubérculo da costela. Solicita-se ao paciente que flexione a cabeça (para a parte superior da parte torácica da coluna) e o tórax (para a parte inferior da parte torácica da coluna) para a frente, enquanto o examinador sente o movimento da costela (Fig. 8.33). A costela, normalmente, rotaciona para a frente; o seu tubérculo permanece no mesmo nível do processo transverso no movimento anterior. Quando a costela é hipermóvel, ela sobe em relação ao processo transverso. Quando uma costela é hipomóvel, o seu movimento cessa antes do movimento da parte torácica da coluna.[19] A extensão também pode ser testada de modo semelhante, mas a costela roda para trás.

Movimentos passivos

Visto que é difícil realizar movimentos passivos na parte torácica da coluna de maneira grosseira, pode-se avaliar o movimento entre cada par de vértebras. Com o paciente sentado, o examinador coloca uma das mãos sobre a testa do paciente ou no topo de sua cabeça (Fig. 8.34). Com a outra mão, realiza a palpação sobre e entre

TABELA 8.5

Disfunção costal

DISFUNÇÃO COSTAL ESTRUTURAL				
Disfunção	Ângulo costal	Linha axilar média	Espaço intercostal	Face anterior da costela
Subluxação anterior	Menos proeminente	Simétrica	Sensível, frequentemente com neuralgia intercostal	Mais proeminente
Subluxação posterior	Mais proeminente	Simétrica	Sensível, frequentemente com neuralgia intercostal	Menos proeminente
Subluxação superior da 1ª costela	Elevação da face superior da 1ª costela (5 mm)	Hipertonicidade dos músculos escalenos ipsilaterais	—	Sensibilidade acentuada da face superior
Compressão costal anteroposterior	Menos proeminente	Proeminente	Sensível, frequentemente com neuralgia intercostal	Menos proeminente
Compressão lateral	Mais proeminente	Menos proeminente	Sensível	Mais proeminente
Elevação lateral	Sensível	Proeminente	Estreito acima, largo abaixo	Extremamente sensível no peitoral menor
DISFUNÇÃO COSTAL ROTACIONAL				
Disfunção	Ângulo costal		Linha axilar média	Espaço intercostal
Disfunção	Ângulo costal		Linha axilar média	Espaço intercostal
Rotação costal lateral	Borda superior proeminente e sensível		Simétrica	Largo em cima, estreito embaixo
Rotação costal medial	Borda inferior proeminente e sensível		Simétrica	Estreito em cima, largo embaixo
DISFUNÇÃO COSTAL RESPIRATÓRIA				
Disfunção	Ângulo costal			Costela fundamental
Restrição inspiratória	Durante a inspiração, a costela ou o grupo de costelas deixa de subir			Costela superior ou de cima
Restrição expiratória	Durante a expiração, a costela ou o grupo de costelas deixa de descer			Costela inferior ou de baixo

Modificada de Bookhout MR. Evaluation of the thoracic spine and rib cage. In: Flynn TW, editor. *The thoracic spine and rib cage*. Boston: Butterworth-Heinemann, 1996. p. 163, 165, 166.

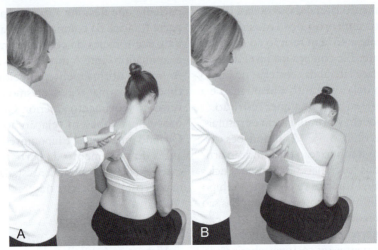

Figura 8.33 Teste da mobilidade da costela em relação à vértebra torácica. Observe que um polegar está sobre o processo transverso da vértebra e o outro sobre a costela. (A) Costelas superiores. (B) Costelas inferiores.

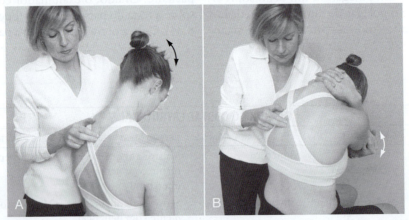

Figura 8.34 Movimentos passivos de flexão/extensão da parte torácica da coluna. (A) Parte torácica alta da coluna. (B) Partes torácicas média e baixa. Observe como a examinadora usa sua mão/braço esquerdos para controlar o movimento da cabeça e dos ombros da paciente.

os processos espinhosos das vértebras cervicais inferiores e torácicas superiores (C5-T3) e sente o movimento entre os processos espinhosos, enquanto flexiona (afasta) e estende (aproxima) a cabeça do paciente. A rotação (um lado move-se para a frente e o outro para trás) e a flexão lateral (um lado afasta-se e o outro aproxima-se) podem ser testadas pela rotação e flexão lateral da cabeça do paciente. Para testar o movimento de forma adequada, o examinador coloca o dedo médio sobre o processo espinhoso da vértebra que está sendo testada e os dedos indicador e anular em cada lado da vértebra, entre os processos espinhosos das duas vértebras adjacentes. O examinador deve sentir o movimento que está ocorrendo, avaliar a sua qualidade e observar se, em relação às vértebras adjacentes, a vértebra examinada é hipo ou hipermóvel. A hipo ou hipermobilidade podem indicar enfermidade.[25] Embora o examinador, individualmente, possa ser capaz de diferenciar os movimentos passivos na parte torácica da coluna, foi relatado que a confiabilidade interavaliadores é insatisfatória.[27]

> **Movimentos passivos da parte torácica da coluna e *end feel* normal**
>
> - Flexão anterior (distensão tissular).
> - Extensão (distensão tissular).
> - Flexão lateral, esquerda e direita (distensão tissular).
> - Rotação, esquerda e direita (distensão tissular).

Se, ao palpar os processos espinhosos, um deles parecer desalinhado, o examinador pode palpar os processos transversos de cada lado e compará-los com os níveis acima e abaixo, para confirmar se a vértebra encontra-se de fato rotacionada ou flexionada lateralmente. Por exemplo, quando o processo espinhoso de T5 está desviado para a direita e ocorre rotação nesse nível, o processo transverso esquerdo deve ser mais superficial posteriormente, enquanto o direito deve parecer mais profundo. Se a rotação do processo espinhoso for anômala, os processos transversos devem ser iguais às costelas. O movimento passivo ou ativo da coluna vertebral, durante a palpação dos processos transversos, também ajuda a indicar um movimento anormal, pela comparação entre ambos os lados ou entre um nível e outro. Se o alinhamento é normal, no início, e torna-se anormal com o movimento, ou quando ele é anormal, no início, e torna-se normal, com o movimento, esse achado indica uma assimetria funcional e não estrutural. Em geral, uma assimetria estrutural torna-se evidente quando ela é constante durante todos os movimentos.[26]

Para testar o movimento das vértebras T3 a T11, o paciente senta-se com os dedos entrelaçados atrás do pescoço e os cotovelos unidos na frente. O examinador coloca uma mão e o membro superior em torno dos cotovelos do paciente, enquanto realiza a palpação sobre e entre os processos espinhosos, conforme descrito previamente. Em seguida, ele flexiona e estende a coluna, elevando e abaixando os cotovelos do paciente.

A flexão lateral e a rotação do tronco podem ser realizadas de maneira semelhante, para testar esses movimentos. O paciente se senta com as mãos entrelaçadas atrás da cabeça. O examinador coloca o polegar sobre um lado do processo espinhoso e/ou o dedo indicador e/ou o dedo médio sobre o outro lado, para palpar a área imediatamente lateral ao espaço interespinal. Para a flexão lateral, o examinador posiciona o paciente em flexão lateral direita e, em seguida, em flexão lateral esquerda; pela palpação, compara a magnitude e a qualidade dos movimentos direito e esquerdo, incluindo os segmentos adjacentes (Fig. 8.35A). Para a rotação, o examinador rotaciona os ombros do paciente para a direita ou para a esquerda e, pela palpação, compara a magnitude e a qualidade do movimento de cada segmento, assim como a dos segmentos adjacentes (Fig. 8.35B).[25]

Movimentos isométricos resistidos

Os movimentos isométricos resistidos são realizados com o paciente sentado. O examinador posiciona um membro inferior atrás das nádegas do paciente e os membros superiores em torno do tórax e das costas do paciente (Fig. 8.36). Em seguida, solicita ao paciente que não o deixe movê-lo e testa os movimentos isometricamente, observando qualquer alteração de força e a ocorrência de dor.

Movimentos isométricos resistidos da parte torácica da coluna

- Flexão anterior.
- Extensão.
- Flexão lateral, esquerda e direita.
- Rotação, esquerda e direita.

A parte torácica da coluna deve ser testada em posição neutra; os movimentos mais dolorosos devem ser realizados por último. A Tabela 8.6 apresenta os músculos da parte torácica da coluna (Figs. 8.37 e 8.38), suas ações e inervações. Deve-se lembrar que o teste isométrico resistido da coluna vertebral é um teste muito grosseiro e que é praticamente impossível detectar alterações sutis da força. Entretanto, se os músculos testados tiverem sofrido uma distensão (1º ou 2º grau), a contração dos músculos comumente produz dor. No entanto, em alguns casos, pode ser necessário o reposicionamento da coluna vertebral e do tórax, para isolar um determinado músculo.

Avaliação funcional

Durante a realização de atividades específicas, o papel principal da parte torácica da coluna é a estabilização. Por essa razão, as atividades que envolvem as partes cervical e lombar da coluna e o ombro podem ser comprometidas em decorrência de lesões torácicas. As atividades funcionais que envolvem essas três áreas devem ser revistas ou levadas em consideração quando o comprometimento funcional parecer estar relacionado à parte torácica da coluna ou às costelas. Levantar objetos,

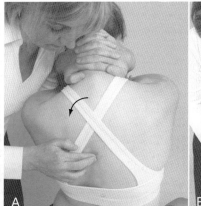
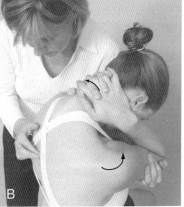

Figura 8.35 (A) Flexão lateral passiva da parte torácica da coluna. (B) Rotação passiva da parte torácica da coluna. Observe como a examinadora usa sua mão/braço esquerdos para controlar o movimento da cabeça e dos ombros da paciente.

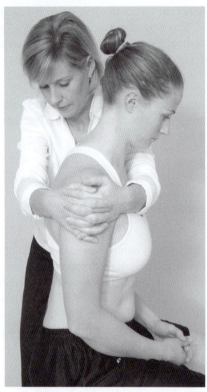

Figura 8.36 Posicionamento para a realização de movimentos isométricos resistidos.

rotacionar o tórax, realizar trabalhos pesados, realizar atividades que exigem estabilização do tórax ou que aumentem o débito cardiopulmonar provocam sintomas torácicos com maior probabilidade.

Escalas de incapacidade funcional, como o Índice de Incapacidade de Oswestry[28] (ver o Cap. 9), apesar de destinarem-se à parte lombar da coluna, também podem ser utilizadas para o teste da capacidade funcional da parte torácica da coluna.[28-30] O Índice de Incapacidade de Oswestry é mais adequado para incapacidade grave e persistente.[29] O **Índice de incapacidade do pescoço**, embora tenha sido elaborado para a parte cervical da coluna (ver o Cap. 3), pode ter utilidade em queixas da parte torácica alta da coluna. Outras medidas de desfecho mais gerais incluem a **Escala numérica para a dor** (ver o Cap. 1) e a **Escala funcional específica para o paciente** (ver os Caps. 3 e 12). O **Índice de escala funcional** foi elaborado para revelar alterações clínicas em condições que acometem a coluna vertebral, seja ela cervical, torácica ou lombar.[31] Além desses instrumentos, existem outras medidas de desfecho funcional específicas, relacionadas com deformidades vertebrais particulares, por exemplo, o **Perfil de qualidade de vida para deformidades vertebrais (PQVDV)**,[32] o **Questionário do paciente SRS-22**,[32-34] o **Questionário para o aspecto da coluna vertebral (QACV)**,[32,35,36] a **Escala de percepção do aspecto do tronco (EPAT)**[32,36,37] e a **Escala de avaliação visual de Walter Reed**.[38]

TABELA 8.6

Músculos do tórax e abdome: ações e derivação de raízes nervosas/inervação na parte torácica da coluna

Ação	Músculos atuantes	Derivação de raízes nervosas
Flexão da parte torácica da coluna	1. Reto do abdome 2. Oblíquo externo do abdome (ambos os lados atuando em conjunto) 3. Oblíquo interno do abdome (ambos os lados atuando em conjunto)	T6–T12 T7–T12 T7–T12, L1
Extensão da parte torácica da coluna	1. Espinal do tórax 2. Iliocostal do tórax (ambos os lados atuando em conjunto) 3. Longuíssimo do tórax (ambos os lados atuando em conjunto) 4. Semiespinal do tórax (ambos os lados atuando em conjunto) 5. Multífido (ambos os lados atuando em conjunto) 6. Rotadores (ambos os lados atuando em conjunto) 7. Interespinais	T1–T12 T1–T12 T1–T12 T1–T12 T1–T12 T1–T12 T1–T12
Rotação e flexão lateral da parte torácica da coluna	1. Iliocostal do tórax (para o mesmo lado) 2. Longuíssimo do tórax (para o mesmo lado) 3. Intertransversos (para o mesmo lado) 4. Oblíquo interno do abdome (para o mesmo lado) 5. Semiespinal do tórax (para o lado oposto) 6. Multífido (para o lado oposto) 7. Rotadores (para o lado oposto) 8. Oblíquo externo do abdome (para o lado oposto) 9. Transverso do abdome (para o lado oposto)	T1–T12 T1–T12 T1–T12 T7–T12, L1 T1–T12 T1–T12 T1–T12 T7–T12 T7–T12, L1

(continua)

Capítulo 8 Parte torácica (dorsal) da coluna **659**

TABELA 8.6 *(continuação)*

Músculos do tórax e abdome: ações e derivação de raízes nervosas/inervação na parte torácica da coluna

Ação	Músculos atuantes	Derivação de raízes nervosas
Elevação das costelas	1. Escaleno anterior (1ª costela)	C4–C6
	2. Escaleno médio (1ª costela)	C3–C8
	3. Escaleno posterior (2ª costela)	C6–C8
	4. Serrátil posterossuperior (2ª à 5ª costela)	2º ao 5º intercostais
	5. Iliocostal do pescoço (1ª à 6ª costela)	C6 C8
	6. Elevadores das costelas (todas as costelas)	T1–T12
	7. Peitoral maior (quando o membro superior estiver fixado)	Peitoral lateral (C6–C7)
		Peitoral medial (C7–C8, T1)
	8. Serrátil anterior (costelas inferiores, quando a escápula estiver fixada)	Torácico longo (C5–C7)
	9. Peitoral menor (2ª à 5ª costela, quando a escápula estiver fixada)	Peitoral lateral (C6–C7)
		Peitoral medial (C7–C8)
	10. Esternocleidomastóideo (se a cabeça estiver fixada)	Acessório C2–C3
Depressão das costelas	1. Serrátil posteroinferior (4 costelas inferiores)	T9–T12
	2. Iliocostal lombar (6 costelas inferiores)	L1–L3
	3. Longuíssimo do tórax	T1–T12
	4. Reto do abdome	T6–T12
	5. Oblíquo externo do abdome (5 a 6 costelas inferiores)	T7–T12
	6. Oblíquo interno do abdome (5 a 6 costelas inferiores)	T7–T12, L1
	7. Transverso do abdome (todos atuando por inteiro para deprimir as costelas inferiores)	T7–T12, L1
		T12, L1–L4
	8. Quadrado do lombo (12ª costela)	T1–T12
	9. Transverso do tórax	
Aproximação das costelas	1. Iliocostal do tórax	T1–T12
	2. Intercostais (interno e externo)	1º ao 11º intercostais
	3. Diafragma	Frênico
Inspiração	1. Intercostais externos	1º ao 11º intercostais
	2. Transverso do tórax (esternocostais)	1º ao 11º intercostais
	3. Diafragma	Frênico
	4. Esternocleidomastóideo	Acessório C2–C3
	5. Escaleno anterior	C4–C6
	6. Escaleno médio	C3–C8
	7. Escaleno posterior	C6–C8
	8. Peitoral maior	Peitoral lateral (C5–C6)
		Peitoral medial (C7–C8, T1)
	9. Peitoral menor	Peitoral lateral (C6–C7)
		Peitoral medial (C7–C8)
	10. Serrátil anterior	Torácico longo (C5–C7)
	11. Latíssimo do dorso	Toracodorsal (C6–C8)
	12. Serrátil posterossuperior	2º ao 5º intercostais
	13. Iliocostal do tórax	T1–T12
Expiração	1. Intercostais internos	1º ao 11º intercostais
	2. Reto do abdome	T6–T12
	3. Oblíquo externo do abdome	T7–T12
	4. Oblíquo interno do abdome	T7–T12, L1
	5. Iliocostal lombar	L1–L3
	6. Longuíssimo	T1–L3
	7. Serrátil posteroinferior	T9–T12
	8. Quadrado do lombo	T12, L1–L4

660 Avaliação musculoesquelética

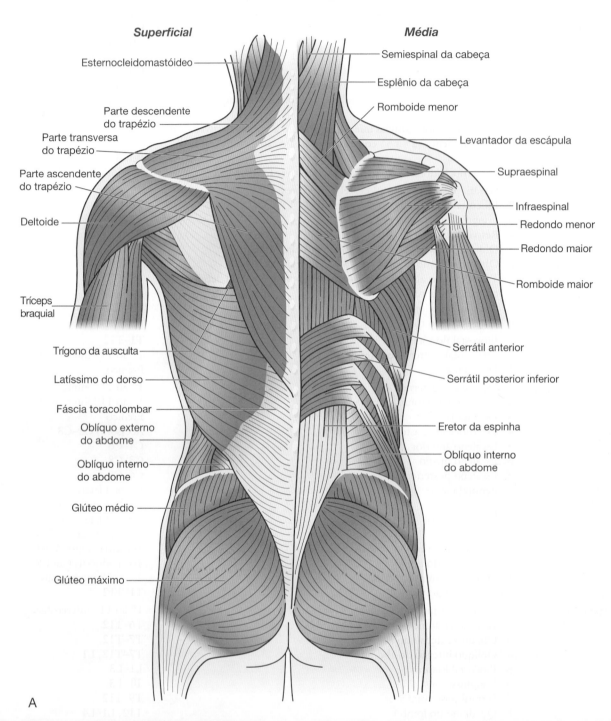

Figura 8.37 Músculos posteriores da parte torácica da coluna/tórax, parte lombar da coluna e pelve. (A) Camada superficial *(à esquerda)* e camada média *(à direita)*. O músculo eretor da espinha consiste nos músculos iliocostal, longuíssimo e espinal.

Capítulo 8 Parte torácica (dorsal) da coluna **661**

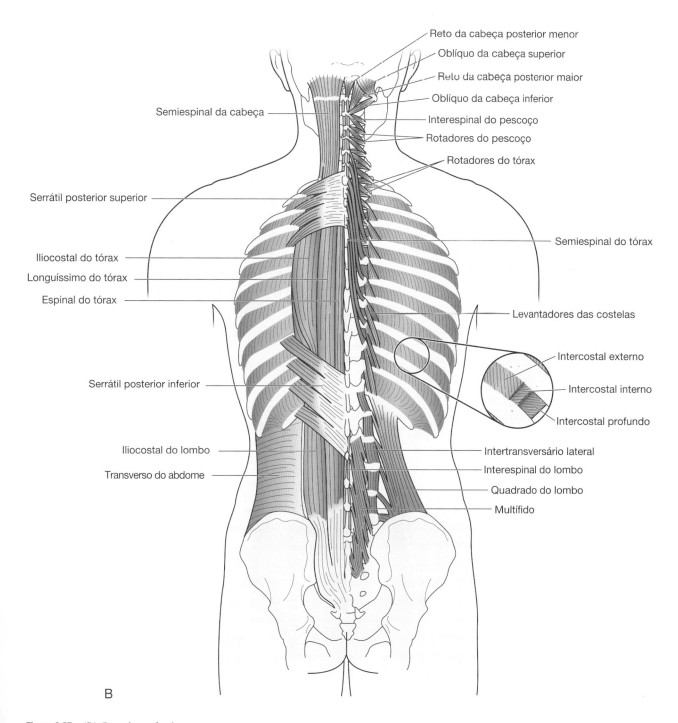

Figura 8.37 (B) Camada profunda.

662 Avaliação musculoesquelética

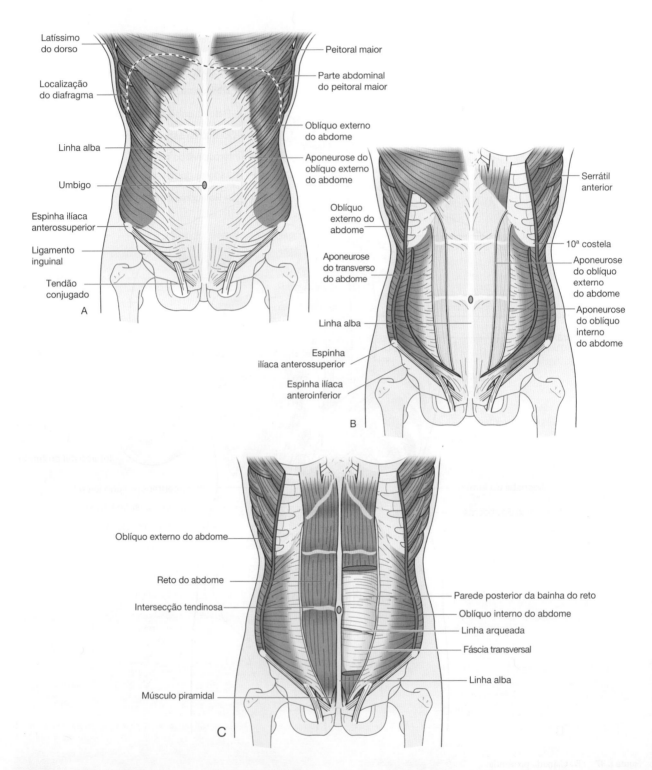

Figura 8.38 Músculos anteriores da parte torácica da coluna/tórax, parte lombar da coluna e pelve. (A) Músculos superficiais. (B) Camadas médias. (C) Camada mais profunda.

Testes especiais

O Apêndice 8.1 (*on-line* – utilizar o QR code no final deste capítulo) mostra a confiabilidade, a validade, a especificidade e a sensibilidade de alguns testes especiais/diagnósticos utilizados para a avaliação da parte torácica da coluna.

Testes para o envolvimento neurológico

Se o examinador suspeitar de um problema de movimento da medula espinal, qualquer um dos testes neurodinâmicos que distendem a medula espinal pode ser realizado. Eles incluem o teste de elevação do membro inferior estendido e o sinal de Kernig (ver o Cap. 9). Tanto a flexão do pescoço como a elevação do membro inferior estendido tensiona a medula espinal no interior da parte torácica da coluna. Os testes a seguir devem ser realizados apenas quando o examinador os considerar relevantes.

Testes principais realizados na parte torácica da coluna, dependendo da patologia suspeitada[a][39,40]

- *Para envolvimento neurológico:*
  - ✓ Teste de distensão dural na posição sentada *(slump test)*
  - ✓ Testes neurodinâmicos (de tensão) do membro superior (TNTMS)
- *Para síndrome do desfiladeiro torácico:*
  - ❓ Manobra de Adson
  - ❓ Teste da síndrome costoclavicular
  - ⚠ Teste de liberação de Cyriax
  - ⚠ Teste de hiperabdução (teste de estresse com braços elevados [TEBE])
  - ⚠ Teste de Roos
- *Para mobilidade das costelas:*
  - ⚠ Teste de respiração profunda e flexão
  - ✓ Mobilidade da primeira costela
  - ✓ Teste do rechaço costal
- *Para envolvimento da parte torácica da coluna e esterno:*
  - ⚠ Teste com martelo de reflexos
  - ❓ Sinal de Schepelmann
  - ❓ Teste de compressão esternal
- *Para falha na transferência de carga (instabilidade da cadeia cinética):*
  - ❓ Teste do membro superior elevado em decúbito ventral (MLDV)
  - ❓ Teste na posição sentada com o membro superior elevado (MSL)
- *Para verificação clínica:*
  - ❓ Sinal de Kehr
  - ⚠ Teste de percussão de Murphy

[a]Os autores recomendam que esses testes principais sejam aprendidos pelo clínico, para facilitar o diagnóstico. Ver Capítulo 1, Legenda para classificação dos testes especiais.

❓ *Distensão da raiz do primeiro nervo torácico.* O paciente abduz o membro superior a 90° e flexiona o antebraço em pronação a 90°. Nessa posição, nenhum sintoma deve se manifestar. Em seguida, o paciente flexiona completamente o cotovelo, colocando a mão atrás do pescoço/cabeça (Fig. 8.39). Essa ação distende o nervo ulnar e a raiz nervosa T1.[41] O examinador deve atentar para que o paciente não flexione anteriormente o pescoço ou o braço, pois com tais movimentos a tensão deixará de incidir na raiz nervosa.

Quando o paciente apresenta sintomas no membro superior que se tornam evidentes concomitantemente com os sintomas torácicos, deve-se considerar também a realização de testes de tensão do membro superior, para descartar sintomas neurológicos referidos da parte torácica da coluna.[42]

❓ *Aproximação escapular passiva.* O paciente posiciona-se em decúbito dorsal, sentado ou em pé, e o examinador aproxima passivamente as escápulas, elevando os ombros para cima e para trás (Fig. 8.40). A ocorrência de dor na área escapular indica um problema na raiz nervosa T1 ou T2 no lado da manifestação da dor.[41,43]

✓ *Teste de distensão dural na posição sentada* (slump test). Inicialmente, o paciente se senta sobre a maca de exames e inclina o corpo para a frente (i. e., tomba), de modo que a coluna seja flexionada e os ombros caiam para a frente, enquanto o examinador mantém o queixo e a cabeça eretos. O paciente deve indicar se algum sintoma foi desencadeado. Caso a resposta seja negativa, o examinador flexiona o pescoço do paciente e mantém sua cabeça para baixo e os ombros inclinados para a frente, a fim de

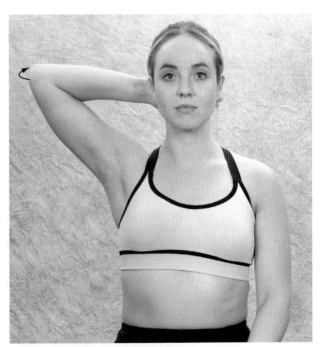

Figura 8.39 Estiramento da raiz do primeiro nervo torácico. O cotovelo deve estar atrás do plano da cabeça.

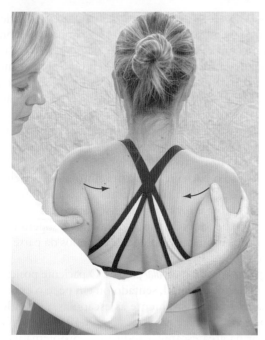

Figura 8.40 Aproximação passiva das escápulas.

espinal ou das raízes nervosas.[44] Durante o teste para a parte torácica da coluna com o paciente na posição inclinada, Butler[45] e Lee[22] sugeriram a adição das rotações esquerda e direita do tronco. Butler acredita que essa manobra aumenta o estresse sobre os nervos intercostais. Por sua vez, Lee[22] propõe que o examinador deve palpar os anéis torácicos, em busca de qualquer anel que demonstre uma transferência não ideal de carga (i. e., compressão excessiva ou assimétrica, rotação ou translação lateral, flexão lateral) quando o paciente passa para a posição inclinada (Fig. 8.42). Se os anéis torácicos estiverem normais, permanecerão "empilhados" (i. e., na vertical) ao longo de todo o teste de distensão.[22] Em um teste positivo, normalmente, a dor é produzida no local da lesão.

✓ **Teste neurodinâmico (de tensão) do membro superior.** Ver o capítulo sobre a parte cervical da coluna (Cap. 3) para a descrição do teste **TNTMS**. Lee[22] sugere que, se o examinador julgar necessário o uso dos testes TNTMS, é aconselhável que repita o teste positivo enquanto faz a palpação da borda lateral dos anéis torácicos, para que possa perceber qualquer translação lateral ou qualquer outra transferência não ideal de carga (normalmente, as bordas laterais devem estar em um alinhamento relativamente vertical) (Fig. 8.43). Se a translação lateral foi tratada e o teste repetido, com atenuação dos sintomas, o anel torácico afetado deverá ser incluído no tratamento.

Testes para síndrome do desfiladeiro torácico

O examinador pode recorrer a vários testes especiais caso suspeite de síndrome do desfiladeiro torácico. Tendo em vista que todos os testes têm valor estatístico questionável em termos de confiabilidade, o examinador deve ouvir o paciente e utilizar o teste que mais adequadamente replique a posição (ou posições) em que o paciente exibe sintomas.

verificar se os sintomas são produzidos. Se o teste para tal posição for negativo, o examinador estende passivamente um dos joelhos do paciente à procura de sintomas. Caso nenhum sintoma seja produzido, o examinador realiza uma dorsiflexão passiva do pé do mesmo membro inferior e observa a manifestação de sintomas (Fig. 8.41). Repete-se o processo com o outro membro inferior. O teste é considerado positivo quando são desencadeados sintomas de ciatalgia ou quando os sintomas do paciente são reproduzidos, indicando compressão da dura-máter e da medula

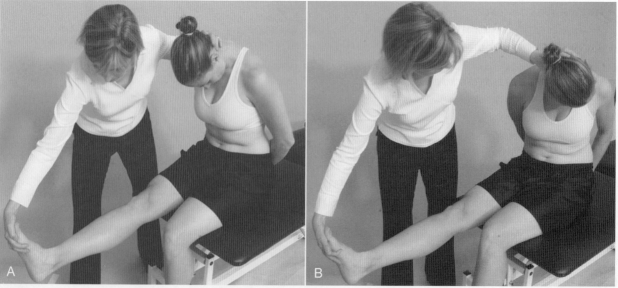

Figura 8.41 Teste de distensão dural na posição sentada (*slump test*). (A) Teste clássico. (B) Rotação do tronco adicionada ao teste clássico.

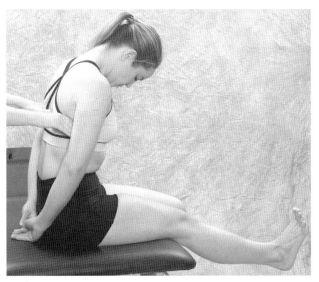

Figura 8.42 Teste de distensão dural na posição sentada (*slump test*) para teste neurodinâmico e funcional dos anéis torácicos. A examinadora abrange vários anéis com a parte plana dos dedos das mãos, para determinar se está ocorrendo uma transferência não ideal de carga (TNIC) enquanto a paciente faz o teste de distensão dural na posição sentada (*slump test*). A examinadora observa a amplitude de movimento geral do *slump test* (i. e., a quantidade de extensão da perna e de dorsiflexão do tornozelo), e todos os anéis torácicos são palpados com o objetivo de identificar qualquer nível que esteja exibindo alinhamento, biomecânica, ou controle não ideal durante o *slump test*. A examinadora anota o momento da TNIC em relação ao início do movimento de "queda" (i. e., *slump*); e os primeiros anéis a demonstrar TNIC são corrigidos em primeiro lugar, enquanto o *slump test* é repetido. No decorrer do teste, observa-se o impacto da correção na amplitude de movimento da extensão da perna e da dorsiflexão do tornozelo e nos sintomas da paciente. Se a TNIC tiver sido corrigida e os sintomas tiverem sido aliviados durante a repetição do *slump test*, isso significa que a TNIC é o problema primário, ou um "fator interveniente". (Conceito de Lee LJ: The thoracic ring approach™ – a whole person framework to assess and treat the thoracic spine and ribcage. In Magee DJ, Zachazewski JE, Quillen WS, Manske RC, editores: *Pathology and intervention in musculoskeletal rehabilitation*, 2.ed., Philadelphia, 2016, Elsevier.)

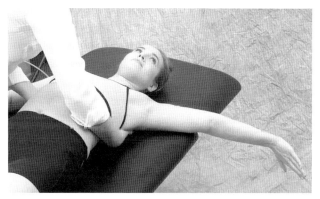

Figura 8.43 Teste neurodinâmico e funcional para os membros superiores e para os anéis torácicos. O examinador aplica a variação apropriada do teste neurodinâmico para os membros superiores *(TNMS1, mostrado na foto)*, com base nos sintomas da paciente e na restrição dos movimentos, em comparação com o lado oposto. Em seguida, vários anéis torácicos são palpados lateralmente, enquanto o teste é repetido, se seu resultado foi positivo. Se for observada translação lateral ou outros tipos de transferência de carga não ideais em um ou mais anéis torácicos durante o teste, o examinador deverá fazer com que a paciente retorne à posição inicial e faça uma correção dos anéis torácicos.[22] Com a manutenção de um alinhamento ideal dos anéis, o teste é repetido. Um aumento na amplitude de movimento no cotovelo ou no punho e/ou a atenuação dos sintomas apoia a suposição de que o anel ou anéis torácicos podem ser fatores importantes para a restrição no teste neurodinâmico. (Conceito de Lee LJ: The thoracic ring approach™ – a whole person framework to assess and treat the thoracic spine and ribcage. In Magee DJ, Zachazewski JE, Quillen WS, Manske RC, editores: *Pathology and intervention in musculoskeletal rehabilitation*, 2.ed., Philadelphia, 2016, Elsevier.)

- **❓ Manobra de Adson.** Ver o Capítulo 5 para uma descrição do teste.
- **❓ Teste da síndrome costoclavicular (braçadeira militar).** Ver o Capítulo 5 para uma descrição do teste.
- **⚠ Teste de liberação de Cyriax.** O paciente fica na posição sentada com os cotovelos flexionados. O examinador fica em pé atrás do paciente e segura por baixo seus antebraços, enquanto os antebraços, punhos e mãos do paciente ficam em uma posição neutra (Fig. 8.44). Em seguida, o examinador inclina o tronco do paciente para trás em aproximadamente 15° e eleva o cíngulo do membro superior do paciente até sua amplitude máxima, mantendo essa posição durante 3 minutos. A produção de sintomas ou o desaparecimento dos sinais neurológicos (**fenômeno da liberação**) indica um teste positivo.
- **❓ Manobra de Halstead.** Ver o Capítulo 5 para uma descrição do teste.

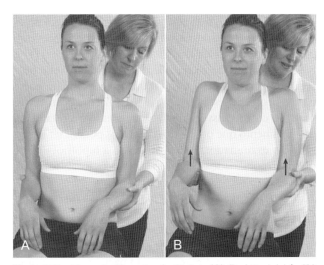

Figura 8.44 Teste de liberação de Cyriax. (A) Posição inicial. (B) Posição mantida por três minutos.

- **⚠ Teste de Roos (teste de estresse com os braços elevados).** Ver o Capítulo 5 para uma descrição do teste. O teste de Roos também pode ser aplicado com o objetivo de testar a parte arterial da síndrome do desfiladeiro torácico (pelo teste da artéria radial). Para tanto, o examinador coloca o paciente na mesma posição, mas, enquanto fica atento a possíveis sinais neurológicos, também afere o pulso radial. Se o pulso diminuir enquanto o paciente se encontra na posição de teste (o que é conhecido como **teste de hiperabdução** ou **teste de estresse com os braços elevados [TEBE]** ⚠), o teste é considerado positivo para síndrome do desfiladeiro torácico.

❓ *Teste ou manobra de Wright.* Ver o Capítulo 5 para uma descrição do teste.

Testes para mobilidade das costelas

Ver o Capítulo 3.

⚠ *Teste de respiração profunda e flexão.*[1] O teste é utilizado se o paciente se queixa de dor ao fazer flexão anterior. O paciente assume a posição sentada com as costas eretas e a coluna vertebral na posição neutra. O examinador solicita ao paciente que inspire profundamente e "prenda a respiração" enquanto flexiona o corpo para a frente até sentir dor, devendo parar nesse ponto. Em seguida, o paciente expira lentamente e tenta prosseguir com a flexão. Se o paciente for capaz de flexionar anteriormente o tronco um pouco mais depois de ter expirado, é mais provável que a origem da dor esteja nas costelas, não na parte torácica da coluna.

✅ *Teste do rechaço costal.*[1] O paciente fica em decúbito ventral; o examinador fica na lateral do paciente, no lado oposto ao lado a ser testado (p. ex., à esquerda, para testar o lado direito). Em seguida, o examinador coloca seu polegar e o dedo adjacente estendidos ao longo da costela direita a ser testada (Fig. 8.45A). Em seguida, aplica uma força de rechaço posteroanterior à costela. Essa ação é idêntica a uma rotação para a esquerda. Continuando, o examinador usa a borda ulnar da mão esquerda ou o polegar sobre o processo transverso esquerdo ou o processo espinhoso direito, para impedir a rotação da vértebra (Fig. 8.45B). A ação de rechaço é repetida na costela. Se a segunda parte do teste provocar dor e a primeira parte não, o problema está situado nas articulações costovertebrais ou costotransversárias. A magnitude e a qualidade do movimento que ocorre nos dois lados podem ser observadas; o examinador deve ficar atento à hipomobilidade ou hipermobilidade em relação aos outros locais testados.

Testes para envolvimento da parte torácica da coluna e do esterno

⚠ *Teste com martelo de reflexos.*[1] Esse teste é aplicado nos casos em que ocorreu traumatismo aos elementos posteriores da vértebra torácica. O paciente fica sentado com as costas eretas. O examinador faz percussão sobre cada processo espinhoso, para verificar a ocorrência de dor ou espasmo muscular (Fig. 8.46A). Em caso afirmativo, pode-se suspeitar de uma fratura. O examinador também pode usar o punho cerrado no lugar do martelo de reflexos (Fig. 8.46B). Nesse caso, o procedimento recebe o nome de **sinal de percussão com o punho cerrado**.[18] É possível também fazer a percussão do tecido paravertebral, que, em caso de patologia, apresentará espasmo.[43]

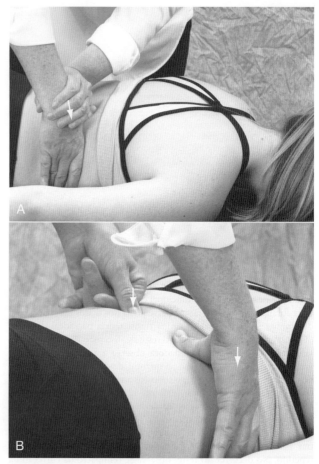

Figura 8.45 Teste do rechaço costal. (A) A examinadora posiciona o polegar e o dedo adjacente (segundo dígito) estendidos ao longo da costela no lado a ser testado (nesse caso, o lado direito). (B) Em seguida, a examinadora usa o polegar da mão esquerda sobre o processo transverso esquerdo, ou sobre o lado direito do processo espinhoso, com o objetivo de bloquear a vértebra para que não rotacione, enquanto aplica uma pressão para baixo na costela.

❓ *Sinal de Schepelmann.*[43] O paciente fica em pé e eleva as duas mãos acima da cabeça; em seguida, faz flexão lateral com o tronco para um lado e, depois, para o outro (Fig. 8.47). Se o paciente relatar dor no lado côncavo, é provável que o problema esteja situado nos intercostais ou nas articulações costovertebrais ou costotransversárias no lado côncavo. Se a dor ocorrer no lado convexo, pode tratar-se de um problema com os intercostais ou com os pulmões, ou pode estar ocorrendo TNIC das costelas.

❓ *Teste de compressão esternal.*[43] O paciente assume uma posição relaxada em decúbito dorsal. O examinador aplica a eminência tenar de uma das mãos apoiada pela outra sobre o esterno e, em seguida, aplica nele uma força vertical (Fig. 8.48). Fica indicado um teste positivo se o paciente relatar dor, que pode sugerir uma fratura ou costocondrite. O examinador também pode recorrer a esse teste para determinar a flexibilidade do esterno e das costelas.

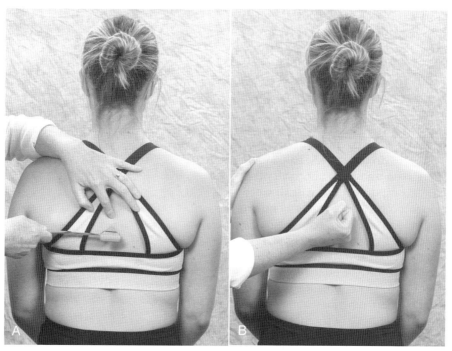

Figura 8.46 (A) Teste com martelo de reflexos sobre os processos espinhosos da parte torácica da coluna. (B) Percussão com o punho fechado sobre os processos espinhosos da parte torácica da coluna.

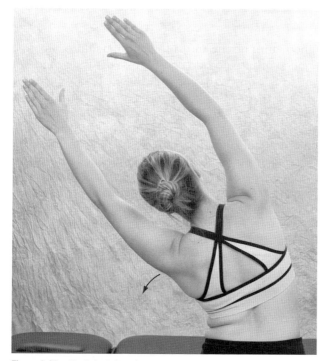

Figura 8.47 Sinal de Schepelmann.

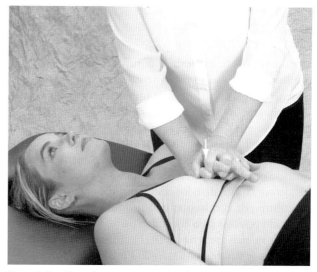

Figura 8.48 Teste de compressão esternal.

Testes para a falha de transferência de carga (instabilidade da cadeia cinética ou perda do controle do movimento)

O objetivo desses testes é demonstrar a transferência de carga pela parte torácica da coluna como parte da cadeia cinética. Os testes identificam o local, na parte torácica da coluna, onde há problemas na transferência de carga e onde, na área torácica, não ocorre estabilização durante a realização do movimento.

❓ Teste do membro superior levantado em decúbito ventral.[46] Esse teste (MLDV) é uma modificação do teste do membro superior levantado na posição sentada (MLS). Ele avalia a capacidade do membro superior de suportar uma carga em um ângulo maior na flexão do ombro. Esse teste é especialmente útil para indivíduos que realizam atividades com os membros superiores acima da cabeça ou que relatam problemas ao tentar erguer cargas pesadas ou mover o membro superior com demasiada rapidez.

O paciente posiciona-se em decúbito ventral, com os membros superiores acima da cabeça, em aproximadamente 140° de flexão e totalmente apoiados na maca de exame. Em seguida, solicita-se ao paciente que levante um dos membros superiores a 2 cm e o abaixe (Fig. 8.49A). Repete-se o movimento com o outro membro superior. O teste é considerado positivo para o lado do membro superior que se encontra mais pesado. O examinador pode então prosseguir fazendo uma avaliação conforme a segunda parte do teste MLS, palpando as costelas, para verificação de translação anormal, observando o movimento da escápula em busca de discinesia escapular, verificando se a cabeça do úmero está no centro da glenoide e palpando a parte cervical da coluna para verificar a presença de translação anormal (Fig. 8.49B).

❓ Teste na posição sentada com o membro superior levantado.[46] O paciente se senta na maca de exame com as mãos em repouso sobre as coxas. O examinador solicita ao paciente que eleve um membro superior (primeiramente o lado não acometido) pela flexão do ombro, com o membro superior estendido e o polegar direcionado para cima. Em seguida, o paciente realiza o mesmo movimento no lado oposto. O examinador pergunta ao paciente se, durante a elevação, um membro superior parece mais pesado que o outro. O examinador registra se algum sintoma é produzido e qual membro necessita de mais esforço para ser erguido. Caso um membro superior pareça mais pesado e necessite de mais esforço para ser erguido, a primeira parte do teste é considerada positiva. Em seguida, solicita-se ao paciente que repita o movimento diversas vezes, enquanto o examinador palpa as costelas individualmente, colocando o polegar sobre o processo espinhoso e o dedo indicador ao longo da costela, para observar se há qualquer movimento de translação da costela, sobretudo nos primeiros 90° (Fig. 8.50). Em geral, quando o paciente ergue o membro superior, os músculos do tórax são ativados, estabilizando a parte torácica da coluna, de modo que não produza translação. Um resultado positivo para a segunda parte do teste é indicado por um ou mais anéis torácicos (i. e., costelas ou vértebras) em movimento de translação ao longo de qualquer eixo ou rotacionando em qualquer plano durante o teste. O examinador deve anotar o nível e a direção da perda de controle. Normalmente, observa-se a perda de controle rotacional com o movimento de translação lateral simultâneo tanto no mesmo lado com o membro superior erguido quanto no lado oposto. Essa perda de controle, em geral, é observada entre 0 e 90° de flexão anterior.

O teste do MSL também pode ser utilizado para demonstrar a estabilidade na escápula, na articulação glenoumeral e na parte cervical da coluna. Para a escápula, o examinador deve observar seu movimento para determinar a presença de qualquer discinesia escapular, que indica perda de controle. Para a articulação glenoumeral, a cabeça do úmero deve permanecer no centro da cavidade glenoide ao longo de toda a flexão anterior no movimento de elevação. Para testar a parte cervical da coluna, o examinador palpa a face lateral dos pilares articulares das vértebras da parte cervical bilateralmente, enquanto o paciente realiza o movimento. Na ocorrência de translação de uma vértebra em relação à outra durante o teste MSL, isso indica a ausência de controle daquele determinado segmento.

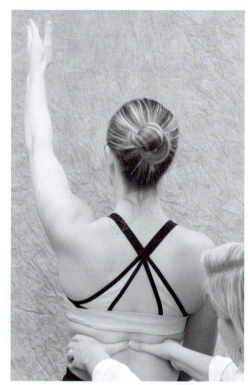

Figura 8.50 Teste de elevação do braço na posição sentada, ou teste de elevação de um braço.

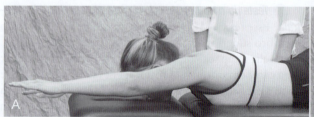
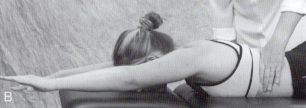

Figura 8.49 (A) Teste de elevação dos braços em decúbito ventral. (B) Teste de elevação dos braços em decúbito ventral enquanto as costelas são palpadas.

Testes para verificação clínica

⚠ **Sinal de Kehr.** Esse sinal consiste em uma dor referida oriunda do diafragma via nervo frênico; a dor se localiza acima da clavícula, na ponta do ombro. Essa dor pode ser decorrente da presença de sangue na cavidade peritoneal, lesão esplênica, cálculos renais ou ruptura de gestação ectópica.[47] O sinal de Kehr implica dor quando o paciente está na posição de decúbito dorsal com as pernas elevadas. O sinal também é conhecido como **sinal de Saegesser** ou **teste do ponto frênico**. Nesse caso, o examinador, em pé junto à cabeça do paciente, posiciona o polegar de uma das suas mãos no lado direito do pescoço, entre os músculos esternocleidomastóideo e escaleno anterior. Em seguida, orienta para baixo a pressão com o polegar, em direção à laringe e à coluna vertebral (Fig. 8.51). A pressão exercida provocará dor na parte superior ou inferior do abdome, geralmente em linha com a borda lateral do músculo reto do abdome, no lado do corpo em que a pressão foi exercida.[48]

⚠ *Teste de percussão de Murphy (dor à palpação do ângulo costovertebral ou sinal de Murphy).* Esse teste é utilizado para descartar problemas renais. O paciente assume uma posição sentada ou de decúbito ventral. O examinador posiciona uma de suas mãos sobre o ângulo costovertebral do dorso do paciente e, com a outra mão (fechada), aplica uma pancada percussiva sobre a primeira mão (Fig. 8.52). Essa percussão deve ser aplicada tanto no lado direito como no esquerdo. O teste é positivo se houver dor à palpação costovertebral e/ou dor nas costas/flanco sugestiva de envolvimento renal.[49]

Reflexos e distribuição cutânea

Na parte torácica da coluna, ocorre muita superposição dos dermátomos (Fig. 8.53). Os dermátomos tendem a acompanhar as costelas; a ausência de apenas um dermátomo pode não acarretar perda de sensibilidade. A dor de diversos órgãos abdominais pode ser referida para a parte torácica da coluna (Fig. 8.54; Tab. 8.7). Embora não existam reflexos relacionados à parte torácica da coluna que devam ser testados, é interessante que o examinador teste os reflexos lombares – o reflexo patelar (L3-L4), o reflexo

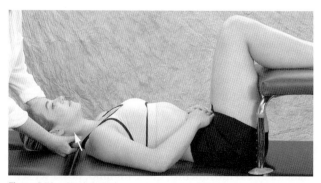

Figura 8.51 Sinal de Kehr.

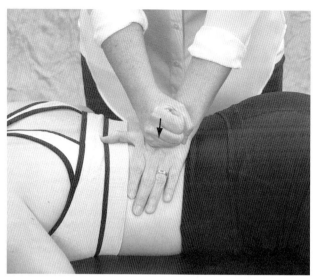

Figura 8.52 Teste de percussão de Murphy (teste da sensibilidade no ângulo costovertebral, ou sinal de Murphy).

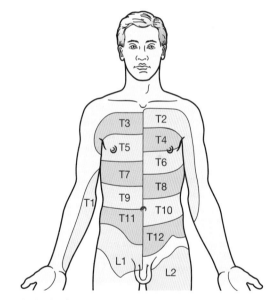

Figura 8.53 As áreas cutâneas (dermátomos) inervadas pelas raízes nervosas torácicas (segundo Foerster). Pela comparação dos dois lados, é possível estimar o grau de superposição e a área de inervação exclusiva de qualquer raiz nervosa individual. (Adaptada de Williams P, Warwick R., editores. *Gray's anatomy*. 37.ed. brit. Edinburgh: Churchill Livingstone, 1989. p. 1150.)

dos tendões posteriores da coxa mediais (L5-S1) e o reflexo do tendão do calcâneo (S1-S2) –, visto que uma enfermidade da parte torácica da coluna pode acometê-los.

Os sintomas das raízes nervosas torácicas tendem a seguir o trajeto das costelas, podendo ser referidos da seguinte maneira:[50]
- T10-T11: dor na região epigástrica.
- T5: dor em torno do mamilo.
- T7-T8: dor na região epigástrica.
- T10-T11: dor na região umbilical.
- T12: dor na virilha.

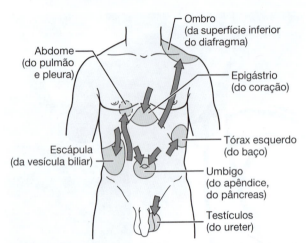

Figura 8.54 Dor referida no tórax e no peito. (Modificada de Judge RD, Zuidema GD, Fitzgerald FT: *Clinical diagnosis: a physiologic approach.* Boston: Little, Brown, 1982. p. 285.)

TABELA 8.7

Diferenças na percepção da dor

Estrutura	Estímulo efetivo[a]	Percepção consciente da dor
Pele	Toque discreto, picada, calor, frio	Localizada precisamente, superficial, tipo queimação, intensa
Parede torácica (músculos, costelas, ligamentos e pleura parietal)	Movimento, pressão profunda	Localização e profundidade intermediárias; dor indeterminada, aguda ou insistente
Vísceras torácicas	Isquemia, distensão, espasmo muscular	Vaga, difusa, profunda, indeterminada, geralmente surda

[a]A eficácia de um estímulo é aumentada pela presença de inflamação. De Levene DL. *Chest pain: an integrated diagnostic approach.* Philadelphia: Lea & Febiger, 1997.

Os músculos da parte torácica da coluna também podem produzir dor referida nas regiões adjacentes (Tab. 8.8).

Movimentos do jogo articular

Os movimentos do jogo articular executados sobre a parte torácica da coluna são movimentos específicos desenvolvidos por Maitland.[50] Eles são, às vezes, denominados *movimentos intervertebrais acessórios passivos* (MIVAP). Ao testar os movimentos do jogo articular, o examinador deve observar qualquer diminuição da ADM, espasmo muscular, dor ou *end feel* diferente. O *end feel* normal é de distensão tissular.

Para os movimentos vertebrais, o paciente posiciona-se em decúbito ventral. O examinador palpa os processos espinhosos torácicos, começando em C6 e avançando até L1 ou L2. A ocorrência de espasmo muscular e/ou dor com a aplicação da pressão vertebral fornece uma indicação da localização da enfermidade. Contudo, o

Movimentos do jogo articular da parte torácica da coluna

- Pressão vertebral central posteroanterior (PVCPA).
- Pressão vertebral unilateral posteroanterior (PVUPA).
- Pressão vertebral transversa (PVT).
- Rechaço costal.

TABELA 8.8

Músculos torácicos e dor referida

Músculos	Padrão de referência
Levantador da escápula	Ângulo do pescoço com o ombro até a região posterior do ombro e ao longo da borda medial da escápula
Latíssimo do dorso	Ângulo inferior da escápula até a região posterior do ombro; crista ilíaca
Romboides	Borda medial da escápula
Trapézio	Região superior da parte torácica da coluna até a borda medial da escápula
Serrátil anterior	Parede torácica lateral até a borda medial da escápula
Serrátil posterior	Borda medial do membro superior até os dedos mediais
Serrátil superior	Área escapular até as faces anterior e posterior do membro superior e o dedo mínimo
Multífido	Adjacente à coluna vertebral
Iliocostal	Coluna vertebral até a linha ao longo da borda medial da escápula

examinador deve ter cuidado, visto que a dor e/ou o espasmo muscular em um nível podem ser decorrentes da compensação de uma lesão em um outro nível. Por exemplo, quando um nível é hipomóvel em decorrência de trauma, um outro nível pode tornar-se hipermóvel, para compensar a diminuição do movimento no nível acometido. É provável que os segmentos hipo e hipermóvel causem dor e/ou espasmo muscular. Desse modo, é importante determinar qual complexo articular é hipomóvel e qual é hipermóvel, uma vez que o tratamento para cada um é diferente. Constatou-se que esse tipo de teste de mobilidade articular tem boa confiabilidade intraexaminador, desde que a avaliação tenha sido feita em mais de um nível vertebral.[51]

Pressão vertebral central posteroanterior (PVCPA)

Esse procedimento também é conhecido como **sinal de rechaço torácico**.[1] As mãos, os dedos e os polegares do examinador devem ser posicionados conforme a Figura 8.55A. Com os polegares, o examinador aplica pressão sobre o processo espinhoso, empurrando a vértebra para a frente. O examinador deve ser cauteloso e aplicar a pressão lentamente e de modo muito controlado, de maneira que o movimento, que é mínimo, possa ser sentido. Esse teste de rechaço pode ser repetido diversas

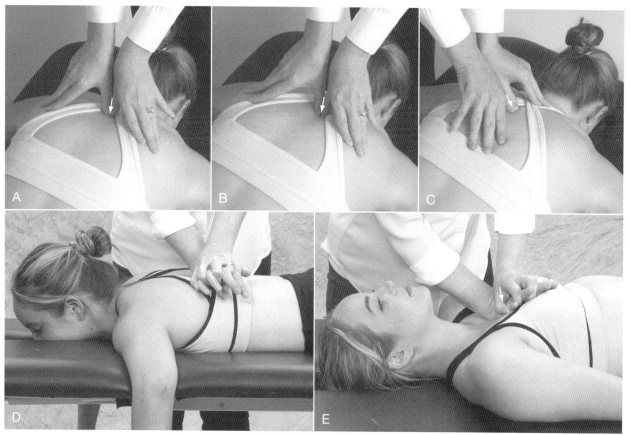

Figura 8.55 Posições das mãos, dos dedos e dos polegares para testar os movimentos do jogo articular. (A) Pressão vertebral central posteroanterior (PVCPA). (B) Pressão vertebral unilateral posteroanterior (PVUPA). (C) Pressão vertebral transversa (PVT). (D) Rechaço costal em decúbito ventral, com uso da eminência hipotenar para promover o rechaço das costelas. (E) Rechaço costal em decúbito dorsal, com uso da eminência hipotenar para promover o rechaço das costelas.

vezes, para determinar a qualidade do movimento. A carga aplicada sobre o processo espinhoso é basicamente absorvida pela parte torácica da coluna, embora parte dela seja absorvida pela caixa torácica.[52] Cada processo espinhoso é testado de forma individual, iniciando em C6 e avançando até L1 ou L2. Ao realizar esse teste, o examinador deve ter em mente que os processos espinhosos torácicos não se encontram sempre no mesmo nível que o corpo vertebral. Por exemplo, os processos espinhosos de T1, T2, T3 e T12 encontram-se nos mesmos níveis que os corpos vertebrais T1, T2, T3 e T12, mas os processos espinhosos de T7, T8, T9 e T10 encontram-se nos mesmos níveis que os corpos vertebrais T8, T9, T10 e T11, respectivamente.

Pressão vertebral unilateral posteroanterior

O examinador move seus dedos lateralmente, para longe da extremidade do processo espinhoso, de modo que os polegares repousem sobre a lâmina ou sobre o processo transverso adequado da vértebra torácica (Fig. 8.56; ver Fig. 8.55B). É aplicada a mesma pressão de rechaço anterior utilizada na técnica da PVCPA. Novamente, cada vértebra é testada de forma isolada. Os dois lados devem ser examinados e comparados. Deve-se lembrar que, na área torácica, o processo espinhoso não se encontra necessariamente no mesmo nível do processo transverso da vértebra correspondente. Por exemplo, o processo espinhoso de T9 encontra-se no nível do processo transverso de T10. Como consequência, é necessário mover os dedos para cima e para fora, da extremidade do processo espinhoso de T9 até o processo transverso de T9, que está localizado no nível do processo espinhoso de T8. Essa diferença não ocorre em toda a parte torácica da coluna. Além disso, é importante observar que uma pressão vertebral unilateral posteroanterior (PVUPA) aplica uma força rotatória sobre a vértebra; portanto, ela impõe um estresse maior sobre as articulações costotransversas, uma vez que as costelas também são estressadas no local onde se fixam às vértebras. A aplicação da PVUPA sobre o processo espinhoso direito rotaciona o corpo vertebral para a esquerda.

Pressão vertebral transversa

O examinador posiciona os dedos ao longo da lateral do processo espinhoso, conforme as Figuras 8.55C e 8.56. Em seguida, aplica uma pressão de rechaço transversa, no lado do processo espinhoso, sentindo a qualidade do movimento. Novamente, cada vértebra é testada de

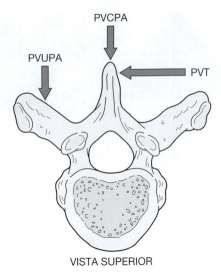

Figura 8.56 Direção da pressão durante os movimentos do jogo articular. PVCPA: pressão vertebral central posteroanterior; PVUPA: pressão vertebral unilateral posteroanterior; PVT: pressão vertebral transversa.

forma individual, iniciando em C6 e avançando até L1 ou L2. A pressão deve ser aplicada sobre ambos os lados do processo espinhoso, para a comparação do movimento. Essa técnica também aplica uma força rotatória sobre a vértebra, mas na direção oposta à força produzida pela PVUPA. A aplicação de PVT sobre o lado direito do processo transverso provoca rotação do processo espinhoso para a esquerda e do corpo vertebral para a direita.

As **articulações apofisárias individuais** também podem ser testadas (Fig. 8.57). O paciente posiciona-se em decúbito ventral, com a parte torácica da coluna em posição neutra. Para o teste do deslizamento superior da articulação apofisária (i. e., para testar a capacidade do processo articular inferior da vértebra superior [p. ex., T6] de deslizar superiormente sobre o processo articular superior da vértebra inferior [p. ex., T7]), o examinador estabiliza o processo transverso da vértebra inferior (p. ex., T7), com um polegar, enquanto o outro desliza sobre o processo articular inferior da vértebra superior (p. ex., T6) superoanteriormente, observando o *end feel* e a qualidade do movimento (ver Fig. 8.57A).[19]

Para o teste do deslizamento inferior da articulação apofisária (i. e., para testar a capacidade do processo articular inferior da vértebra superior [p. ex., T6] de deslizar inferiormente sobre o processo articular superior da vértebra inferior [p. ex., T7]), o examinador estabiliza o processo transverso da vértebra inferior (p. ex., T7), com um polegar, enquanto o outro polegar desliza sobre o processo articular inferior da vértebra superior (p. ex., T6) inferiormente, observando o *end feel* e a qualidade do movimento (ver Fig. 8.57B).[19]

Para o teste das articulações costotransversas, o paciente posiciona-se em decúbito ventral, com a coluna vertebral em posição neutra. O examinador estabiliza a vértebra torácica, colocando um polegar ao longo ou contra a lateral do processo transverso. O outro polegar é posicionado sobre a face posterior e/ou superior da costela, imediatamente lateral ao tubérculo. Alguns examinadores podem achar mais fácil cruzar os polegares. Aplica-se um deslizamento anterior ou inferior sobre a costela, produzindo um movimento anterior ou inferior (Fig. 8.58).

Rechaço costal

Posiciona-se o paciente relaxado em decúbito ventral ou dorsal, com os braços pendendo para fora da maca de exame, de modo a promover a protração das escápulas (que ficam "fora do caminho"). O examinador posiciona a eminência hipotenar de uma das mãos (apoiada pela outra mão) em torno de várias costelas, iniciando na parte superior da caixa torácica, movimentando-se para baixo e aplicando uma força vertical de rechaço às costelas. Ele deve observar a ocorrência de qualquer dor e também a flexibilidade do movimento costal (Fig. 8.55D e E). O examinador pode executar os movimentos de rechaço das costelas de cima para baixo e da direita para a esquerda, com o paciente em decúbito dorsal ou ventral; e deve

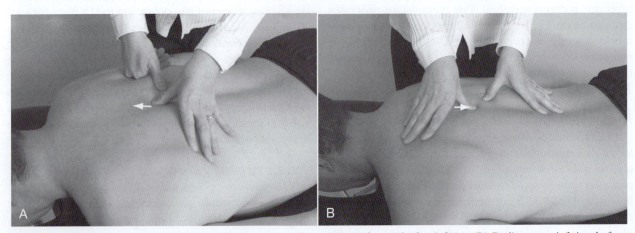

Figura 8.57 (A) Deslizamento superior da faceta inferior da vértebra superior sobre a vértebra inferior. (B) Deslizamento inferior da faceta inferior da vértebra superior sobre a vértebra inferior.

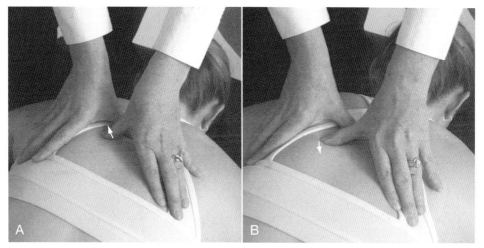

Figura 8.58 Teste para as articulações costotransversas. (A) Deslizamento anterior com os polegares cruzados. (B) Deslizamento inferior.

comparar o movimento das costelas. Também deve ter cuidado ao realizar esse teste em pacientes idosos ou que padeçam de osteoporose, pois a ação do rechaço pode causar uma fratura.

Ver o Capítulo 3 para informações sobre a mobilidade da primeira costela.

Palpação

Como em qualquer técnica de palpação, o examinador deve investigar a presença de sensibilidade à palpação, espasmo muscular, alteração da temperatura, aumento de volume ou outros sinais que possam indicar a presença de patologia. Deve-se iniciar a palpação pela parede torácica anterior, avançando para a parede torácica lateral e terminando nas estruturas posteriores (Fig. 8.59). A palpação, em geral, é realizada com o paciente sentado, embora também possa ser executada pela combinação entre decúbito dorsal e decúbito ventral. Ao mesmo tempo, o tórax pode ser dividido em seções (Fig. 8.60), para fornecer uma indicação, em um mapa, sobre a localização da patologia.

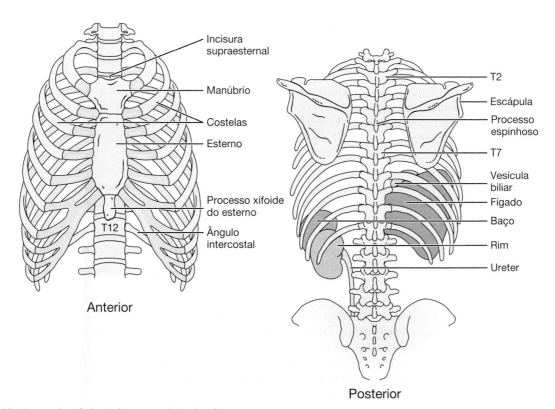

Figura 8.59 Pontos de referência da parte torácica da coluna.

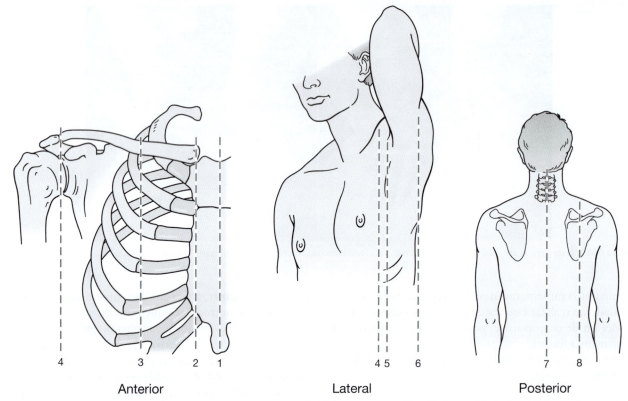

Figura 8.60 Linhas de referência da área torácica: *(1)* linha metatarsal; *(2)* linha paraesternal; *(3)* linha hemiclavicular; *(4)* linha axilar anterior; *(5)* linha axilar média; *(6)* linha axilar posterior; *(7)* linha média da coluna (vertebral); *(8)* linha média escapular.

Aspecto anterior

Esterno. Na linha média do tórax, o examinador deve palpar o manúbrio do esterno, o corpo do esterno e o processo xifoide, observando a presença de anormalidade ou sensibilidade à palpação.

Costelas e cartilagens costais. Adjacente ao esterno, o examinador deve palpar as articulações esternocostais e costocondrais, observando a presença de aumento de volume, sensibilidade ou anormalidade. Às vezes, essas "articulações" estão distendidas ou subluxadas; ou uma costocondrite (p. ex., síndrome de Tietze) pode ser evidente. As costelas devem ser palpadas em seu trajeto ao longo da parede torácica, observando a presença de uma possível patologia ou de crepitações (p. ex., enfisema subcutâneo).

Clavícula. A clavícula deve ser palpada ao longo de seu comprimento, observando a presença de proeminências anormais (p. ex., fratura e calo ósseo) ou de sensibilidade à palpação.

Abdome. O abdome deve ser palpado, observando a presença de sensibilidade à palpação ou outros sinais indicativos de patologia. A palpação deve ser realizada de maneira sistemática, utilizando os dedos de uma das mãos para sentir os tecidos, enquanto a outra mão é utilizada para a aplicação de pressão. Para revelar áreas de sensibilidade e massas anormais, a palpação é realizada até uma profundidade de 1 a 3 cm. Durante a palpação, se o examinador posicionar sua mão no abdome em um local distante da área de suspeita de patologia e palpar profundamente e, em seguida, remover rapidamente a mão, estará diante de uma **dor à descompressão** se o paciente sentir dor por ocasião da descontinuação do contato. Isso pode indicar inflamação do peritônio. Em geral, na palpação utiliza-se o sistema de quadrantes ou o sistema de nove regiões (Fig. 8.61). Para a palpação do **pulso aórtico abdominal**, o paciente fica em decúbito dorsal com os joelhos flexionados e os pés apoiados no chão, com os músculos abdominais relaxados. O examinador palpa a área à esquerda do umbigo, sentindo um pulso. Tão logo tenha localizado o pulso, o examinador prossegue lateralmente até que não consiga mais detectá-lo. Se a distância entre os dois pontos for superior a 2,5 cm, o paciente deverá ser encaminhado para acompanhamento especializado, à procura de uma possível lesão aórtica (p. ex., aneurisma).

Aspecto posterior

Escápula. As bordas medial, lateral e superior da escápula devem ser palpadas, observando a presença de qualquer aumento de volume ou sensibilidade à palpação. Normalmente, a escápula estende-se do processo espinhoso de T2 até os processos espinhosos de T7-T9. Após a palpação das bordas da escápula, o examinador realiza a palpação da superfície posterior da escápula. Deve-se palpar os músculos supra e infraespinal e a espinha da escápula.

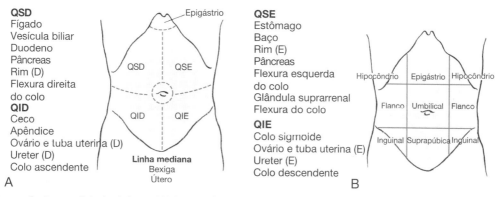

Figura 8.61 Topografia de superfície do abdome. (A) Sistema de quatro quadrantes. QSD: quadrante superior direito; QID: quadrante inferior direito; QSE: quadrante superior esquerdo; QIE: quadrante inferior esquerdo. (B) Sistema de nove regiões. (De Judge RD, Zuidema GD, Fitzgerald FT: *Clinical diagnosis: a physiologic approach.* Boston: Little, Brown, 1982. p. 284.)

Processos espinhosos da parte torácica da coluna. Na linha média, o examinador pode palpar posteriormente os processos espinhosos torácicos, observando a presença de anormalidade. Em seguida, ele se move cerca de 2 a 3 cm lateralmente, para palpar as articulações das facetas torácicas. Em decorrência dos músculos sobrejacentes, normalmente é difícil palpar essas articulações, embora o examinador possa palpá-las para identificar espasmo muscular e sensibilidade na área. Se alguma estrutura interna estiver lesionada, pode desencadear o espasmo muscular. Por exemplo, uma patologia que acometa as estruturas a seguir pode causar espasmo muscular na área circunvizinha: vesícula biliar (espasmo no lado direito, na área entre a 8ª e 9ª cartilagem costal), baço (espasmo no nível da 9ª até a 11ª costela esquerda) e rins (espasmo no nível da 11ª e da 12ª costelas, em ambos os lados, na altura da vértebra L3). Evidências de achados positivos sem qualquer história compatível com uma lesão de origem musculoesquelética podem levar o examinador a acreditar que o problema não é de origem musculoesquelética.

Diagnóstico por imagem

Radiografia simples

As incidências radiográficas comuns da parte torácica da coluna estão descritas no quadro a seguir.

Incidências radiográficas comuns da parte torácica da coluna

- Incidência anteroposterior (de rotina) (Fig. 8.63).
- Incidência em perfil (inclui costelas e esterno) (de rotina) (Fig. 8.66).
- Incidência em perfil (com os braços acima da cabeça).
- Incidência oblíqua (inclui costelas e esterno) (Fig. 8.68).
- Incidência do nadador (Fig. 8.69).

Incidência anteroposterior. Nessa incidência (Fig. 8.62), o examinador deve observar:

1. Se há encunhamento vertebral.
2. Se os espaços discais parecem normais.
3. Se a epífise anular, quando presente, está normal.
4. Se há uma coluna com aparência de "bambu", indicando espondilite ancilosante (Fig. 8.64).
5. Se há alguma escoliose (Fig. 8.65).
6. Se o coração e os pulmões estão mal posicionados.
7. Se a simetria das costelas está normal.

Incidência em perfil. O examinador deve observar:

1. Uma cifose discreta e normal.
2. Qualquer encunhamento vertebral, que pode ser uma indicação de cifose estrutural resultante de patologia, como a doença de Scheuermann ou fratura em cunha proveniente de traumatismo ou osteoporose (Fig. 8.67). A doença de Scheuermann é radiologicamente definida como uma cifose anterior em que ocorre encunhamento anterior de 5º ou superior em, no mínimo, três corpos vertebrais consecutivos.[14]
3. Se os espaços discais parecem normais.
4. Se a epífise anular, quando presente, está normal.
5. Se há **nódulos de Schmorl**, indicando herniação do disco intervertebral no corpo vertebral.
6. O ângulo das costelas.
7. Se há osteófitos.

Hiperostose esquelética idiopática difusa. Essa condição de etiologia desconhecida fica indicada pela presença de ossificação ao longo do aspecto anterolateral de, no mínimo, quatro vértebras contíguas, resultando em dores nas costas e em rigidez da coluna. Essa condição ocorre mais comumente na parte torácica da coluna, seguida pelas partes cervical e lombar. Não há envolvimento das articulações sacroilíacas.

Mensuração da curva espinal na escoliose. No método de Cobb (Fig. 8.70), utiliza-se uma incidência anteroposterior.[15,53,54] É traçada uma linha paralela à placa cortical superior da vértebra final proximal e uma paralela à placa cortical inferior da vértebra final distal. Em seguida, é traçada uma linha perpendicular a cada uma dessas linhas; o ângulo de intersecção das linhas perpendiculares é o ângulo de curvatura espinal resultante da escoliose. Essas

676 Avaliação musculoesquelética

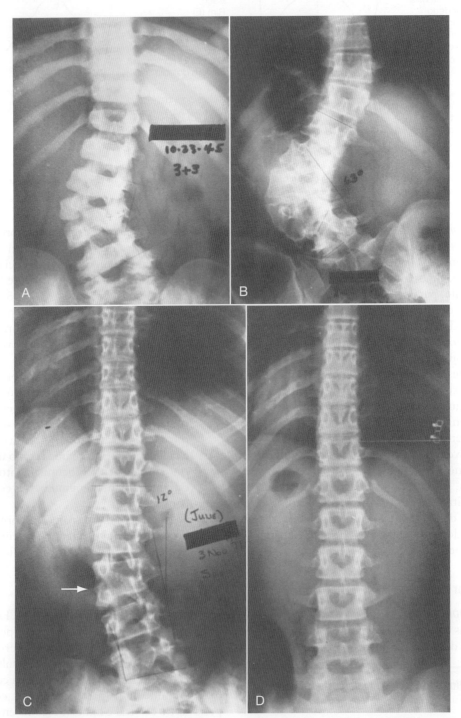

Figura 8.62 Escoliose estrutural causada por defeito congênito. (A) Hemivértebras lombares médias esquerdas e hemivértebras lombossacrais direitas em uma criança de 3 anos de idade (exemplo de desvio hemimetamérico). (B) Um primo em primeiro grau também apresenta uma hemivértebra lombar média, assim como desenvolvimento assimétrico da parte superior do sacro. (C) Essa menina apresenta uma hemivértebra semissegmentada (*seta*) na parte lombar média da coluna, com uma leve curvatura de 12°. (D) Sua irmã gêmea idêntica não apresentou anomalias congênitas na coluna. (De Moe JH, Winter RB, Bradford DS et al. *Scoliosis and other spinal deformities*. Philadelphia: WB Saunders, 1978. p. 134.)

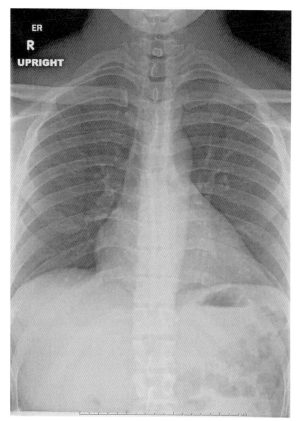

Figura 8.63 Incidência anteroposterior da parte torácica da coluna.

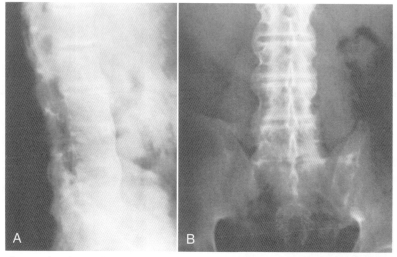

Figura 8.64 Espondilite ancilosante da coluna. Observe o encapsulamento ósseo dos corpos vertebrais na incidência em perfil (A) e a aparência de bambu na incidência anteroposterior (B). (De Gartland JJ. *Fundamentals of orthopedics*. Philadelphia: WB Saunders, 1979. p. 147.)

678 Avaliação musculoesquelética

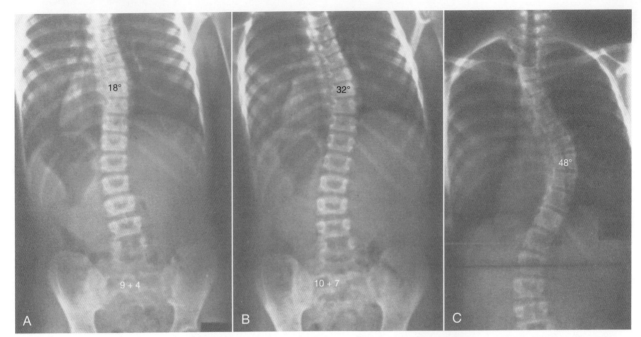

Figura 8.65 Evolução natural de uma escoliose idiopática. (A) Observe o grau leve de rotação e curvatura vertebrais e o desequilíbrio da parte superior do tronco. (B) Observe o aumento bastante drástico da curvatura da coluna e o aumento da rotação das vértebras apicais após um ano. (C) Ocorreu uma acentuação ainda maior da curvatura; a oportunidade de tratamento com órtese foi desperdiçada. (De Bunnel WP. Treatment of idiopathic scoliosis. *Orthop Clin North Am* 1979 10:813-827.)

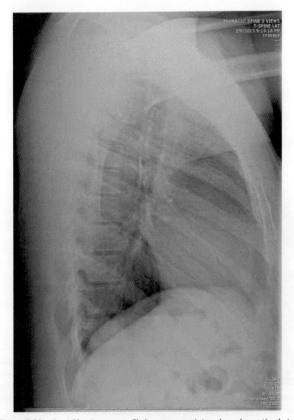

Figura 8.66 Incidência em perfil da parte torácica da coluna (incluindo costelas).

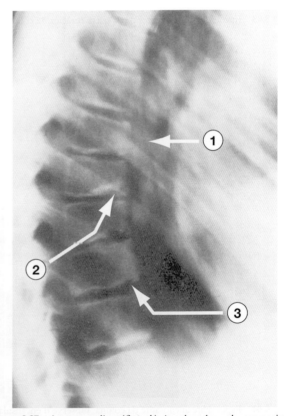

Figura 8.67 Aspecto radiográfico clássico da coluna de um paciente com doença de Scheuermann. Observe o encunhamento das vértebras *(1)*, os nódulos de Schmorl *(2)* e a presença de irregularidades nas placas vertebrais terminais *(3)*. (De Moe JH, Bradford DS, Winter RB et al. *Scoliosis and other spinal deformities*. Philadelphia: WB Saunders, 1978. p. 332.)

Capítulo 8 Parte torácica (dorsal) da coluna **679**

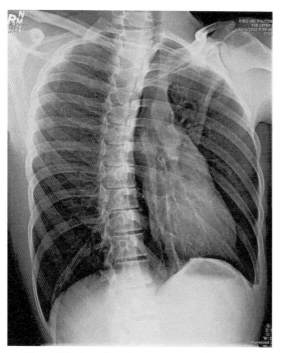

Figura 8.68 Incidência oblíqua da parte torácica da coluna (incluindo costelas e esterno).

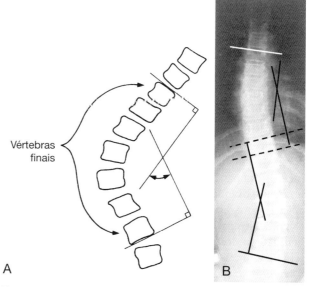

Figura 8.70 (A) Método de Cobb para mensuração de uma curva escoliótica. (B) Mensuração da escoliose idiopática (método de Cobb). Essa menina de 10 anos de idade apresenta uma curvatura espinal direita de T4-T11 de 20° e uma curvatura espinal esquerda de T11-L4 de 27°. Observe que a T11 está incluída em ambas as mensurações das curvaturas. Uma rotação mínima ocorre na região torácica, mas, essencialmente, não ocorre rotação no segmento lombar. (B, De Ozonoff MB. *Pediatric orthopedic radiology.* 2.ed. Philadelphia: WB Saunders, 1992.)

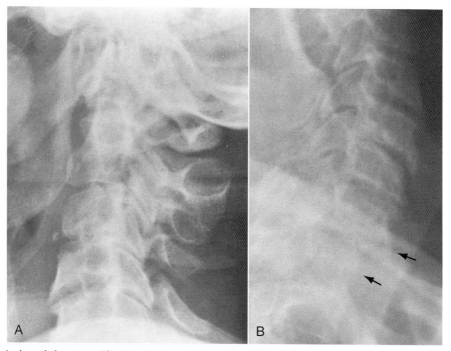

Figura 8.69 Incidência do nadador para evidenciar a junção cervicotorácica. (A) A radiografia em perfil inicial inclui apenas as primeiras cinco vértebras cervicais. Observa-se uma pequena fratura a partir da margem inferior anterior de C3. (B) Essa incidência do nadador demonstra claramente uma luxação em C7-T1 *(setas)*. (De Adam A, Dixon AK, editores: *Grainger & Allison's diagnostic radiology: a textbook of medical imaging,* 5.ed., Edinburgh, 2008, Churchill Livingstone/Elsevier.)

técnicas levaram a Sociedade Americana de Pesquisa em Escoliose a classificar todas as formas de escoliose de acordo com o grau de curvatura: grupo 1, 0 a 20°; grupo 2, 21 a 30°; grupo 3, 31 a 50°; grupo 4, 51 a 75°; grupo 5, 76 a 100°; grupo 6, 101 a 125°; e grupo 7, 126° ou mais.[16] Foram recomendados outros métodos não invasivos de mensuração da curva. Entretanto, o examinador deve utilizar sempre o mesmo método, por uma questão de consistência e confiabilidade.[55,56]

A rotação das vértebras também pode ser estimada a partir de uma incidência anteroposterior (Fig. 8.71). A melhor estimativa é obtida pelo **método dos pedículos**, no qual o examinador determina a relação entre os pedículos e as margens laterais dos corpos vertebrais. Quando os pedículos parecem estar igualmente distantes da margem lateral dos corpos periféricos na radiografia, a vértebra encontra-se em posição neutra. Quando a rotação é evidente, os pedículos parecem mover-se lateralmente, em direção à concavidade da curva.

Tomografia computadorizada

A tomografia computadorizada é fundamental na avaliação da coluna óssea, do conteúdo espinal e dos tecidos moles circunjacentes em imagens com cortes transversais.

Ressonância magnética

A imagem por ressonância magnética (IR) é uma técnica não invasiva, útil para delinear tecidos moles, incluindo hérnias discais e lesões intrínsecas da medula espinal, assim como o tecido ósseo (Fig. 8.72). No entanto, a imagem por RM deve ser utilizada somente para confirmar um diagnóstico clínico, visto que condições como a herniação discal são reveladas na imagem por RM sem que o paciente apresente sintomas clínicos.[57,58]

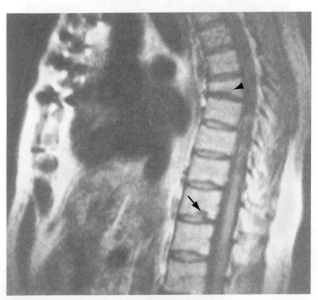

Figura 8.72 Fratura da parte torácica da coluna por compressão osteoporótica. Imagem de ressonância magnética sagital da linha média pesada em T1 (SE 500/30), revelando uma fratura por compressão do corpo vertebral torácico superior (*ponta de seta*), indicada pelo encunhamento anterior. A intensidade de sinal da medula está mantida (*ponta de seta*). Um nódulo de Schmorl é observado incidentalmente em um nível mais baixo (*seta*). (De Bassett LW, Gold RH, Seeger LL: *MRI atlas of the musculoskeletal system*. London: Martin Dunitz, 1989. p. 49.)

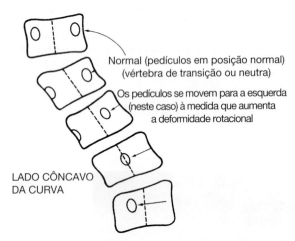

Figura 8.71 Rotação vertebral na escoliose. Na radiografia, os pedículos parecem estar descentrados à medida que a curva progride.

Capítulo 8 Parte torácica (dorsal) da coluna **681**

Resumo da avaliação da parte torácica (dorsal) da coluna[a]

Observação: a patologia sob suspeita determinará quais *Testes especiais* serão realizados.
Anamnese
Observação (em pé)
Exame
  Movimentos ativos (em pé ou sentado)
    Flexão anterior
    Extensão
    Flexão lateral (esquerda e direita)
    Rotação (esquerda e direita)
    Movimentos combinados (se necessário)
    Movimentos repetitivos (se necessário)
    Posturas sustentadas (se necessário)
  Movimentos passivos (sentado)
    Flexão anterior
    Extensão
    Flexão lateral (esquerda e direita)
    Rotação (esquerda e direita)
  Movimentos isométricos resistidos (sentado)
    Flexão anterior
    Extensão
    Flexão lateral (esquerda e direita)
    Rotação (esquerda e direita)
  Avaliação funcional
  Testes especiais (sentado)
    Teste de Adson
    Manobra costoclavicular
    Teste de liberação de Cyriax
    Teste de respiração profunda e flexão
    Teste de hiperabdução (teste de estresse com braços elevados [TEBE])

Teste de percussão de Murphy
Teste com martelo de reflexos
Teste de Roos
Teste de distensão dural na posição sentada (*slump test*)
Reflexos e distribuição cutânea (sentado)
  Teste para reflexos
  Investigação da sensibilidade
Testes especiais (decúbito ventral)
  Teste do rechaço costal
Movimentos do jogo articular (decúbito ventral)
  Pressão vertebral central posteroanterior (PVCPA)
  Pressão vertebral unilateral posteroanterior (PVUPA)
  Pressão vertebral transversa (PVT)
  Rechaço costal
Palpação (decúbito ventral)
Palpação (decúbito dorsal)
  Mobilidade da primeira costela
  Rechaço costal
  Teste neurodinâmico (de tensão) do membro superior 4 (TNTMS4)
Palpação (decúbito dorsal)
Diagnóstico por imagem

Após qualquer exame, o paciente deve ser alertado quanto à possibilidade de exacerbação dos sintomas, em decorrência da avaliação.
[a]O resumo é apresentado em uma ordem que limita a magnitude do movimento que o paciente deve executar, mas assegura que todas as estruturas necessárias sejam testadas.

TABELA 8.9

Diagnóstico diferencial entre a espondilite ancilosante e a estenose espinal torácica

	Espondilite ancilosante	Estenose espinal torácica
Anamnese	Rigidez matinal Dor intermitente Predominância no sexo masculino Dor intensa → difusa Dor sacroilíaca bilateral que pode ser referida na face posterior da coxa	Dor vaga e intermitente A dor pode ser referida para ambos os membros inferiores durante a marcha (claudicação intermitente neurogênica)
Movimentos ativos	Restritos	Podem ser normais
Movimentos passivos	Restritos	Podem ser normais
Movimentos isométricos resistidos	Normais	Normais
Testes especiais	Nenhum	O teste com bicicleta de van Gelderen pode ser positivo O teste de flexão anterior pode ser positivo
Reflexos	Normais	Podem estar acometidos em casos de longa duração
Déficits sensitivos	Nenhum	Geralmente temporários
Diagnósticos por imagem	As radiografias simples são diagnósticas	A tomografia computadorizada é diagnóstica

682 Avaliação musculoesquelética

Estudo de casos

Ao estudar os casos a seguir, o examinador, além de relacionar as perguntas a serem feitas ao paciente, deve especificar o motivo das perguntas, assim como o que será testado e a razão para isso. Dependendo das respostas do paciente (e o examinador deve considerar diferentes respostas), diversas causas possíveis do problema podem tornar-se evidentes (serão apresentados exemplos entre parênteses). O examinador deve elaborar uma tabela de diagnóstico diferencial (ver a **Tab.** 8.9 como exemplo), de modo a definir como diferentes diagnósticos podem interferir no plano de tratamento.

1. Uma adolescente de 16 anos, estudante do ensino médio, chega ao seu consultório com uma história de 2 semanas de dor na parte lombar média/baixa, que teve início depois que ela começou a praticar voleibol. A paciente pode participar do esporte, mas em geral por volta da metade da prática, com duração de duas horas, começa a sentir uma dor intensa nas costas. A dor piora ao correr e ao jogar e parece melhorar quando está sentada em postura relaxada. Não há déficit de força muscular em tronco e membros. Não há sintomas radiculares. A adolescente apresenta dor pontual à palpação dos processos transversos e espinhosos em torno de T10. Ocorre piora dos sintomas quando ela estende (ativa ou passivamente) sua coluna vertebral além da posição neutra. Descreva seu plano de avaliação e diagnóstico diferencial.

2. Uma mulher de 72 anos chega ao seu consultório com queixa de dor na parte média das costas, que teve início depois de uma queda recente na escada de sua casa. Ela estava carregando roupas a serem lavadas para o banheiro do porão da casa quando, acidentalmente, pisou em falso no último degrau e caiu. A paciente percebeu uma dor imediata na parte média das costas, que não desapareceu. A extensão da coluna agrava os sintomas. Ela também está tendo dificuldade para dormir por causa da dor ao se deitar de costas. Ela parece ter algum grau de hipercifose na região vertebral torácica alta e média. Também apresenta dor à palpação do processo espinhoso de T7 e T8. Ainda não foram obtidas imagens diagnósticas. Descreva seu plano de avaliação e diagnóstico diferencial.

3. Um homem de 52 anos chega ao seu consultório com queixa de dor no ombro esquerdo e na região superior das costas. Relata história de hipertensão arterial e uma história familiar de doença cardíaca. Ao praticar exercício físico nas últimas duas semanas, sentiu falta de ar e também uma discreta dor no lado esquerdo do pescoço, parte superior das costas e braço. Relata que essa dor aumenta com a intensidade do exercício. O paciente confidencia que, às vezes, fica imaginando se não é hipocondríaco; por isso, geralmente hesita em procurar ajuda médica. Ao examiná-lo, você não consegue encontrar qualquer dor palpável e, no momento, aparentemente o paciente não demonstra qualquer aflição. Ele exibe completa mobilidade do ombro e do tronco. O paciente tem sua pressão arterial avaliada, que está bastante elevada: 170/100 em repouso. Descreva seu plano de avaliação e diagnóstico diferencial.

4. Um adolescente de 17 anos, destro, praticante de beisebol, vai ao seu consultório com queixa de dor nas partes inferior e média no lado esquerdo das costas, que teve início ao ser atingido pela bola lançada pelo arremessador em um jogo recente. O paciente rebate à direita e se virou para a direita, a fim de escapar do arremesso violento. Exibe grande área de descoloração na região inferior esquerda das costas, nas proximidades das costelas T9-12. Também demonstra sensibilidade à palpação nessa região. A região está um pouco aumentada e inchada. O paciente também relatou uma dor à descompressão ao palpar as costelas na região referida. Você está um pouco preocupado, pois sabe que o baço está localizado diretamente sob essas costelas. Descreva seu plano de avaliação e diagnóstico diferencial.

5. Um paciente de 33 anos queixa-se de rigidez na parte lombar da coluna que se estende para a parte torácica. Descreva o seu plano de avaliação para esse paciente (espondilite ancilosante *versus* estenose espinal torácica).

6. Um jovem de 14 anos queixa-se de dor contínua intensa na região média dorsal da coluna vertebral, com várias semanas de duração. Neurologicamente, ele está normal. As radiografias revelam a presença de estreitamento e encunhamento anterior em T5, com um nódulo de Schmorl em T4. Descreva o seu plano de avaliação para esse paciente (cifose *versus* doença de Scheuermann).

7. Uma mulher de 23 anos apresenta escoliose estrutural com uma curva única em C, cujo ápice encontra-se no nível de T7. Descreva o seu plano de avaliação antes do início do tratamento. Como você mediria a curva e a magnitude da rotação?

8. Uma mulher de 38 anos queixa-se de dor torácica com sensibilidade à palpação na junção costocondral de duas costelas esquerdas. Descreva o seu plano de avaliação para essa paciente (síndrome de Tietze *versus* hipomobilidade costal).

9. Um jogador de hóquei no gelo de 26 anos queixa-se de dor nas costas referida em torno do tórax. Ele relata que foi prensado entre um jogador e as proteções do ringue. Ele não sentiu dor nem percebeu rigidez até o dia seguinte. Ele vem apresentando o problema há duas semanas. Descreva o seu plano de avaliação para esse paciente (hipomobilidade costal *versus* entorse ligamentar).

10. Uma nadadora de 21 anos, que pratica nado sincronizado, queixa-se de dor no flanco. Ela relata que há cinco dias levou um chute ao ajudar a alçar uma outra atleta para fora da água. Descreva o seu plano de tratamento para essa paciente (fratura da costela *versus* hipomobilidade da costela).

Conteúdo complementar

Este capítulo possui apêndice e vídeos em uma plataforma digital exclusiva.

Para ingressar no ambiente virtual, utilize o QR code abaixo, faça seu cadastro e digite a senha: magee7

O prazo para acesso a esse material limita-se à vigência desta edição.

Referências bibliográficas

1. Dutton M. Dutton's Orthopedic Examination, Evaluation and Intervention. 4th ed. New York: McGraw-Hill Education; 2017.
2. Williams P, Warwick R, eds. Gray's Anatomy. 36th ed. British, Edinburgh: Churchill Livingstone; 1980.
3. MacConaill MA, Basmajian JV. Muscles and Movements: A Basis for Human Kinesiology. Baltimore: Williams & Wilkins; 1969.
4. Mitchell FL, Moran PS, Pruzzo NA. An Evaluation and Treatment Manual of Osteopathic Muscle Energy Procedures. Valley Park, MO: Mitchell, Moran & Pruzzo, Assoc; 1979.
5. Michael AL, Newman J, Rao AS. The assessment of thoracic pain. Orthop Trauma. 2009;24:63–73.
6. Hijaz NM, Friesen CA. Managing acute abdominal pain in pediatric patients: current perspectives. Pediatric Health Med Ther. 2017;8:83–91.
7. Henderson JM. Ruling out danger: differential diagnosis of thoracic spine. Phys Sportsmed. 1992;20:124–132.
8. Dreyfuss P, Tibiletti C, Dreyer SJ. Thoracic zygapophyseal joint pain patterns: a study in normal volunteers. Spine. 1994;19:807–811.
9. Ombregt L, Bisschop P, ter Veer HJ, et al. A System of Orthopedic Medicine. London: WB Saunders; 1995.
10. McKenzie RA. The Cervical and Thoracic Spine: Mechanical Diagnosis and Therapy. Waikanae, New Zealand: Spinal Publications; 1981.
11. Fon G, Pitt MJ, Thies AC. Thoracic kyphosis: range in normal subjects. Am J Roentgenol. 1980;134(5):979–983.
12. Katzman WB, Wanek L, Shepherd JA, et al. Age-related hyperkyphosis: its causes, consequences and management. J Orthop Sports Phys Ther. 2010;40:352–360.
13. Wiles P, Sweetnam R. Essentials of Orthopaedics. London: JA Churchill; 1965.
14. Wood KB, Melikian R, Villamil F. Adult Scheuermann kyphysis: evaluation, management and new developments. J Am Acad Orthop Surg. 2012;20:113–121.
15. Keim HA. Scoliosis. Clin Symposia. 1973;25:1–25. 16.
16. Keim HA. The Adolescent Spine. New York: Springer-Verlag; 1982.
17. Sutherland ID. Funnel chest. J Bone Joint Surg Br. 1958;40:244–251.
18. Reiman MP. Orthopedic Clinical Examination. Champaign, Il: Human Kinetics; 2016.
19. Lee D. Manual Therapy for the Thorax—A Biomechanical Approach. Delta, BC: DOPC; 1994.
20. Evans RC. Illustrated Essentials in Orthopedic Physical Assessment. St Louis: CV Mosby; 1994.
21. Lee DG. Rotational instability of the mid-thoracic spine: assessment and management. Man Ther. 1996;1(5):234–241.
22. Lee LJ. The thoracic ring approachTM – a whole person framework to assess and treat the thoracic spine and ribcage. In: Magee DJ, Zachazewski JE, Quillen WS, Manske RC, eds. Pathology and Intervention in Musculoskeletal Rehabilitation. 2nd ed. Philadelphia: Elsevier; 2016.
23. Lee DG. Biomechanics of the thorax: a clinical mode of in vivo function. J Man Manip Ther. 1993;1:13–21.
24. Evjenth O, Gloeck C. Symptoms Localization in the Spineand the Extremity Joints. Minneapolis: OPTP; 2000.
25. Stoddard A. Manual of Osteopathic Technique. London: Hutchinson Medical Publications; 1959.
26. Bookhout MR. Evaluation of the thoracic spine and rib cage. In: Flynn TW, ed. The Thoracic Spine and Rib Cage. Boston: Butterworth-Heinemann; 1996.
27. Walker BF, Koppenhaver L, Tomski N, Hebert JJ. Interrater reliability of motion palpation in the thoracic spine. Evid Based Complement Alternat Med. Vol 2015:6. Article ID I815407.
28. Fairbank JC, Pynsent PD. The Oswestry disability index. Spine. 2000;25:2940–2953.
29. Roland M, Fairbank J. The Roland-Morris disability questionnaire and the Oswestry disability questionnaire. Spine. 2000;25:3115–3124.
30. Fairbank JC, Couper J, Davies JB, et al. The Oswestry low back pain disability questionnaire. Physiotherapy. 1980;66:271–273.
31. Feise RJ, Menke JM. Functional rating index: a new valid and reliable instrument to measure the magnitude of clinical change in spinal conditions. Spine. 2001;26:78–87.
32. Matamalas A, Bago J, D'Agata E, Pellise F. Body image in idiopathic scoliosis: a comparison of psychometric properties between four patient-reported outcome instruments. Health Qual Life Outcomes. 2014;12:81–89.
33. Brewer P, Berryman F, Baker D, et al. Analysis of the scoliosis research society–22 questionnaire scores: is there a difference between a child and parent and does physician review change that? Spine Deformity. 2014;2:34–39.
34. Asher M, Min Lai S, Burton D, Manna B. The reliability and concurrent validity of the scoliosis research society–22 patient questionnaire for idiopathic scoliosis. Spine. 2003;28(1):63–69.
35. Sanders JO, Harrast JJ, Tuklo TR, et al. The spinal appearance questionnaire – Results of reliability, validity,

35. and responsiveness testing in patients with idiopathic scoliosis. Spine. 2007;32(24):2719–2722.

36. Thielsch MT, Wetterkamp M, Boertz P, et al. Reliability and validity of the spinal appearance questionnaire (SAQ) and the trunk appearance perception scale (TAPS). J Orthop Surg Res. 2018;13(1):274–283.

37. Bago J, Sanchez-Raya J, Perez-Grueso FJ, Climent JM. The trunk appearance perception scale (TAPS): a new tool to evaluate subjective impression of trunk deformity in patients with idiopathic scoliosis. Scoliosis. 2010;5:6–15.

38. Pineda S, Bago J, Gilperez C, Climent JM. Validity of the Walter Reed Visual Assessment Scale to measure subjective perception of spine deformity in patients with idiopathic scoliosis. Scoliosis. 2006;1:18–26.

39. Cook CE, Hegedus EJ. Orthopedic Physical Examination Tests—An Evidence Based Approach. Upper Saddle River, NJ: Prentice Hall/Pearson; 2008.

40. Cleland JA, Koppenhaver S. Netter's Orthopedic Clinical Examination—An Evidence Based Approach. 2nd ed. Philadelphia: Saunders/Elsevier; 2011.

41. Cyriax J. Textbook of Orthopaedic Medicine. Diagnosis of Soft Tissue Lesions. vol. 1. London: Bailliere Tindall; 1982.

42. Wilke A, Wolf U, Lageard P, et al. Thoracic disc herniation: a diagnostic challenge. Man Ther. 2000;5:181–184.

43. Evans RC. Illustrated Orthopedic Physical Assessment. 3rd ed. St Louis: Elsevier; 2009.

44. Maitland GD. The slump test: examination and treatment. Aust J Physiother. 1985;31:215–219.

45. Butler DS. Mobilization of the Nervous System. Melbourne: Churchill Livingstone; 1991.

46. Lee L-J, Lee D. The thoracic spine and ribs. In: Magee DJ, Zachazewski J, Quillen W, eds. Musculoskeletal Rehabilitation—Pathology and Intervention. St Louis: Elsevier; 2009.

47. Soyuncu S, Bektas F, Cete Y. Traditional Kehr's sign: left shoulder pain related to splenic abscess. Turkish J Trauma Emerg Surg. 2012;18(1):87–88.

48. Heslop JH. Saegesser's sign or the phrenic-point test. Lancet. 1956;271(6954):1184–1185.

49. Lonnemann ME, Burke-Doe A. Special tests for medical screening. In: Placzek, Boyce D, eds. Orthopedic Physical Therapy Secrets. 3rd ed. Philadelphia: Elsevier; 2017.

50. Maitland GD. Vertebral Manipulation. London: Butterworths; 1973.

51. Heiderscheit B, Boissonnault W. Reliability of joint mobility and pain assessment of the thoracic spine and rib cage in asymptomatic individuals. J Man Manip Ther. 2008;16(4):210–216.

52. Edmondston SJ, Allison GT, Althorpe BM, et al. Comparison of rib cage and posteroanterior thoracic spine stiffness: an investigation of the normal response. Man Ther. 1999;4:157–162.

53. Adam CJ, Izatt MT, Harvey JR, et al. Variability in Cobb angle measurements using reformatted computerized tomography scans. Spine. 2005;50:1664–1669.

54. Loder RT, Spiegel D, Gutknecht S, et al. The assessment of intraobserver and interobserver error in measurement of noncongenital scoliosis in children = 10 years of age. Spine. 2004;29:2548–2553.

55. Pearsall DJ, Reid JG, Hedden DM. Comparison of three noninvasive methods for measuring scoliosis. Phys Ther. 1992;72:648–657.

56. Pun WK, Luk KD, Lee W, et al. A simple method to estimate the rib hump in scoliosis. Spine. 1987;12:342–345.

57. Wood KB, Garvey TA, Gundry C, et al. Magnetic resonance imaging of the thoracic spine. J Bone Joint Surg Am. 1995;77:1631–1638.

58. Wood KB, Blair JM, Aepple DM, et al. The natural history of asymptomatic thoracic disc herniations. Spine. 1997;22:525–530.

59. Cote P, Kreitz BG, Cassidy JD, et al. A study of the diagnostic accuracy and reliability of the scoliometer and Adam's forward bend test. Spine. 1998;23(7):796–803.

60. Karachalios T, Sofianos J, Roidis N, et al. Ten-year follow-up evaluation of a school screening program for scoliosis. Spine. 1999;24(22):2318–2324.

61. Langdon J, Way A, Heaton S, Bernard J, Molloy S. Vertebral compression fractures new clinical signs to aid diagnosis. Ann R Coll Surg Engl. 2010;92(2):163–166.

62. Ueda T, Ishida E. Indirect Fist Percussion of the Liver Is a More Sensitive Technique for Detecting Hepatobiliary Infections than Murphy's Sign. Curr Gerontol Geriatr Res. 2015;2015:431638.

63. Philip K, Lwe P, Matyas TA. The inter-therapist reliability of the slump test. Austr J Phys Ther. 1989;35(2):89–94.

64. Urban LM, MacNeil BJ. Diagnostic accuracy of the slump test for identifying neuropathic pain in the lower limb. J Orthop Sports Phys Ther. 2015;45(8):596–603.

65. Majlesi J, Togay H, Unalan H, Toprak S. The sensitivity and specificity of the slump and the straight leg raising tests in patients with lumbar disc herniation. J Clin Rheumatol. 2008;14(2):87–91.

66. Stankovic R, Johnell O, Maly P, Willner S. Use of lumbar extension, slump test, physical and neurological examination in the evaluation of patients with suspected herniated nucleus pulposus: a prospective clinical study. Man Ther. 1999;4(1):25–32.

67. Bridwell KH, Cats-Baril W, Harrast J, et al. The validity of the SRS-22 instrument in an adult spinal deformity population compared with the Oswestry and SF-12: a study of response distribution, concurrent validity, internal consistency and reliability. Spine. 2005;30(4):455–461.

CAPÍTULO 9

Parte lombar da coluna

A dor lombar é uma das grandes aflições humanas. Praticamente todos os indivíduos nascidos na Europa ou na América do Norte têm grande possibilidade de apresentar uma lesão incapacitante nas costas, seja qual for sua ocupação.[1] A parte lombar da coluna proporciona suporte para a porção superior do corpo e transmite o peso desta área para a pelve e os membros inferiores. Em razão da localização estratégica da parte lombar da coluna, essa estrutura deve ser avaliada em qualquer exame da coluna como um todo (i. e., postura) ou em qualquer exame das articulações do quadril ou sacroilíacas. A menos que haja uma história definida de trauma, em geral é muito difícil determinar se uma lesão se origina na parte lombar da coluna, na articulação sacroilíaca ou na articulação do quadril; portanto, as três devem ser examinadas de forma sequencial.

Anatomia aplicada

Existem dez (cinco pares) articulações facetárias (também denominadas *articulações apofisárias* ou *zigoapofisárias*) na parte lombar da coluna (Fig. 9.1).[2] Essas articulações diartrodiais são compostas pelas facetas superior e inferior e por uma cápsula. As facetas estão localizadas sobre os arcos vertebrais. Em um disco normal intacto, as articulações facetárias suportam aproximadamente 20 a 25% da carga axial, mas podem suportar até 70% com a degeneração do disco. Além disso, as articulações facetárias proporcionam 40% da resistência contra as forças rotacionais e de cisalhamento.[3] Lesão, degeneração ou trauma no **segmento de movimento** (articulações facetárias e disco) podem levar à **espondilose**[4] (degeneração do disco intervertebral), à **espondilólise**[5] (defeito da parte interarticular ou do arco da vértebra), à **espondilolistese**[5] (deslocamento anterior de uma vértebra sobre outra) ou à **retrolistese** (deslocamento posterior de uma vértebra sobre outra). As facetas superiores, ou processos articulares, estão voltadas para as porções medial e posterior e, em geral, são côncavas; as facetas inferiores estão voltadas para a porção lateral e para a frente e são convexas (Fig. 9.2). Entretanto, podem apresentar anormalidades (ou **tropismos**) no formato das facetas, em especial no nível de L5-S1 (Figs. 9.3 e 9.4).[6] Na parte lombar da coluna, os processos transversos

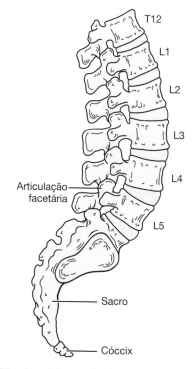

Figura 9.1 Vista lateral da parte lombar da coluna.

encontram-se praticamente no mesmo nível dos processos espinhosos.

Essas articulações facetárias posteriores controlam o movimento da parte lombar da coluna. Em razão do formato das facetas, a rotação da parte lombar da coluna é mínima e ocorre apenas por uma força de cisalhamento. Podem ocorrer flexão lateral, extensão e flexão na parte lombar da coluna, mas a direção do movimento é controlada pelas articulações facetárias. A posição de congruência máxima das articulações facetárias na parte lombar da coluna é em extensão. Em geral, as articulações facetárias sustentam apenas uma pequena quantidade de peso. Contudo, com o aumento da extensão, elas passam a ter uma função de sustentação de peso maior. A posição de repouso encontra-se a meio caminho entre a flexão e a extensão. O padrão capsular é de flexão lateral e rotação igualmente limitadas, seguidas pela extensão. No entanto, se somente uma articulação facetária da parte lombar da

686 Avaliação musculoesquelética

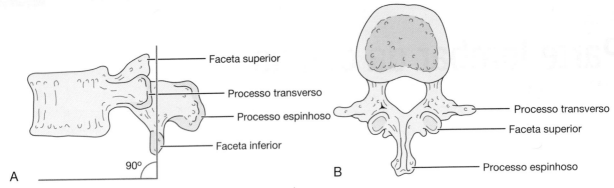

Figura 9.2 Vértebra lombar. (A) Imagem lateral. (B) Imagem superior.

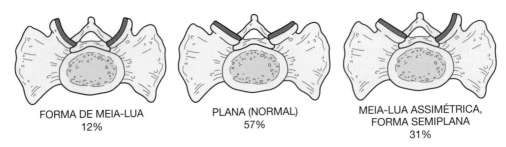

Figura 9.3 Anomalias facetárias (tropismo) em L5–S1.

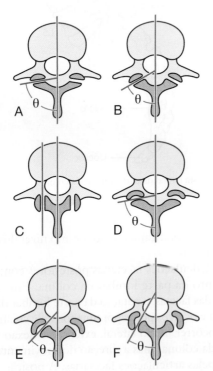

Figura 9.4 Variedades de orientação e curvatura das articulações zigapofisárias lombares. (A) Articulações planas orientadas nas proximidades de 90° em relação ao plano sagital. (B) Articulações planas orientadas a 60° em relação ao plano sagital. (C) Articulações planas orientadas paralelamente (0°) ao plano sagital. (D) Articulações ligeiramente curvadas com uma orientação média nas proximidades de 90° em relação ao plano sagital. (E) Articulações em "C" orientadas a 45° em relação ao plano sagital. (F) Articulações em "J" orientadas a 30° em relação ao plano sagital. (Reproduzida de Bogduk N, Twomey LT: *Clinical anatomy of the lumbar spine*. New York: Churchill Livingstone, 1987. p. 26.)

coluna apresentar restrição capsular, a magnitude da restrição observável é mínima. O primeiro segmento sacral é com frequência incluído nas discussões sobre a parte lombar da coluna. Nessa articulação, o segmento fixo do sacro se une aos segmentos móveis da parte lombar. Em alguns casos, o segmento S1 pode ser móvel. Essa condição é denominada **lombarização** de S1 e resulta em uma sexta vértebra "lombar". Em outros casos, o quinto segmento lombar pode fundir-se com o sacro ou ílio, resultando em uma **sacralização** dessa vértebra. A sacralização resulta em quatro vértebras lombares móveis. Essas anormalidades são, por vezes, denominadas vértebras de transição.[7]

Parte lombar da coluna	
Posição de repouso:	A meio caminho entre a flexão e a extensão
Posição de congruência máxima:	Extensão total
Padrão capsular:	Flexão lateral e rotação igualmente limitadas, seguidas por extensão

Os principais ligamentos da parte lombar da coluna são iguais aos das partes cervical baixa e torácica baixa da coluna (excluindo-se as costelas). Esses ligamentos incluem os ligamentos longitudinais anterior e posterior, o ligamento amarelo, os ligamentos supra e interespinal e os ligamentos intertransversos (Fig. 9.5). Além disso, existe um importante ligamento exclusivo da parte lombar da coluna e da pelve – o ligamento iliolombar (Fig. 9.6),

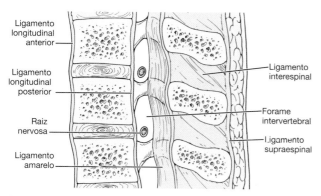

Figura 9.5 Ligamentos da parte lombar da coluna.

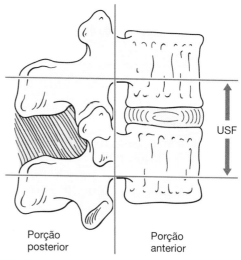

Figura 9.7 Unidade segmentar funcional (USF) (complexo triarticular) na parte lombar da coluna. Esse complexo também pode ser observado nas partes cervical e torácica da coluna.

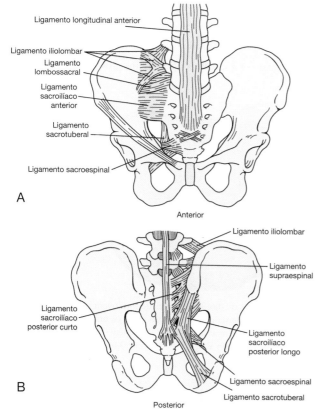

Figura 9.6 Ligamentos do sacro, do cóccix e de parte da parte lombar da coluna. (A) Vista anterior. (B) Vista posterior.

que conecta o processo transverso de L5 à porção posterior do ílio.[8] Esse ligamento ajuda a estabilizar a L5 com o ílio e a prevenir o deslocamento anterior da L5.[9]

Os discos intervertebrais representam aproximadamente 20 a 25% do comprimento total da coluna vertebral. As funções do disco intervertebral são atuar como um amortecedor de choques, distribuindo e absorvendo parte da carga aplicada sobre a coluna; manter as vértebras unidas e permitir o movimento entre os ossos; separar a vértebra como parte de uma **unidade funcional segmentar** (Fig. 9.7; Tab. 9.1) que atua em harmonia com as articulações facetárias e, ao separar as vértebras, permitir a livre passagem das raízes nervosas da medula espinal pelos forames intervertebrais. Com a idade, a porcentagem do comprimento espinal atribuída aos discos diminui em decorrência da degeneração discal e da perda das propriedades hidrófilas do disco.

O **anel fibroso**, a porção externa laminada do disco, possui três zonas: (1) uma zona externa constituída de fibrocartilagem (classificada como **fibras de Sharpey**) que se fixa na face externa ou periférica do corpo vertebral e contém um número crescente de células cartilaginosas nos filamentos fibrosos com o aumento da profundidade; (2) uma zona intermediária constituída por outra camada de fibrocartilagem; e (3) uma zona interna constituída principalmente por fibrocartilagem que contém o maior número de células cartilaginosas.[10] O anel fibroso contém vinte anéis concêntricos semelhantes a colares de fibras colagenosas que se entrecruzam para aumentar a resistência e para permitir movimentos de torção (Fig. 9.8).[11]

O **núcleo pulposo** é bem desenvolvido tanto na parte cervical da coluna como na parte lombar. Ao nascimento, ele é constituído de um tecido mucoide hidrófilo, que é gradualmente substituído por fibrocartilagem. Com o decorrer do tempo, o núcleo pulposo torna-se cada vez mais semelhante ao anel fibroso.[12-14] A capacidade de retenção de água do disco diminui com a idade e começam a ocorrer alterações degenerativas (espondilose) após a segunda década de vida. Inicialmente, o disco contém cerca de 85 a 90% de água, mas, com a idade, a quantidade diminui para 65%.[15] Além disso, o disco contém uma alta porcentagem de mucopolissacarídeos, que fazem ele atuar como um líquido não compressível. Entretanto, esses mucopolissacarídeos diminuem com a idade e são substituídos por colágeno. O núcleo pulposo está localizado um pouco atrás do centro de rotação do disco na parte lombar da coluna.

TABELA 9.1
Descrição dos graus morfológicos da unidade do disco intervertebral segmentar funcional humano

Grau	Núcleo pulposo (NP)	Anel fibroso (AF)	Placa terminal cartilaginosa	Corpo vertebral
I	Gel saliente	Lamelas fibrosas discretas	Hialina, com espessura uniforme	Margens arredondadas
II	Tecido fibroso branco perifericamente	Material mucinoso entre as lamelas	Espessura irregular	Margens pontiagudas
III	Tecido fibroso consolidado (perda da distração entre NP e AF)	Extensa infiltração mucinosa; perda da demarcação anulonuclear	Defeitos focais na cartilagem	Condrócitos ou osteófitos prematuros nas margens
IV	Fendas horizontais paralelas à placa terminal; fissuras	Rupturas focais	Fibrocartilagem que se estende desde o osso subcondral (nódulos de Schmorl) Irregularidade e esclerose focal no osso subcondral	Osteófitos com menos de 2 mm
V	Fendas que se estendem pelo núcleo e anel		Esclerose difusa Nódulos de Schmorl	Osteófitos com mais de 2 mm

Modificada de Thompson JP, Pearce RH, Schechter MT et al.: Preliminary evaluation of a scheme for grading the gross morphology of the human intervertebral disc, *Spine* 15(5):412, 1990.

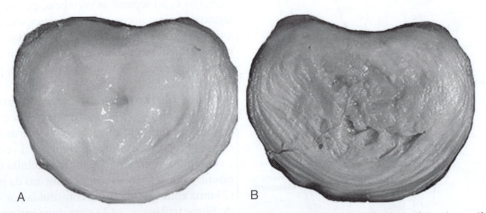

Figura 9.8 Aspecto macroscópico de discos humanos de acordo com a idade. Seções axiais de discos lombares de um jovem (16 anos) (A) e de um adulto (55 anos) (B). Os discos de mais idade exibem uma perda geral na hidratação, perda da demarcação entre os limites do anel fibroso e o núcleo pulposo, bem como alteração da cor (o disco de mais idade tem uma tonalidade mais amarelada). Em média, o diâmetro da seção transversa de um disco lombar vai de 45 até 55 mm em seres humanos. (De Vo NV, Hartman RA, Patil PR et al.: Molecular mechanisms of biological aging in intervertebral discs, *J Orthop Res* 34:1292, 2016. Cortesia do Dr. Ian Stokes.)

O formato do disco corresponde ao do corpo vertebral ao qual ele se fixa. O disco adere ao corpo vertebral por meio da placa terminal cartilaginosa. As placas terminais são constituídas por camadas finas de cartilagem que recobrem a maior parte das superfícies inferior e superior do corpo vertebral. As placas cartilaginosas terminais possuem uma espessura de cerca de 1 mm e permitem o movimento de líquido entre o disco e o corpo vertebral. Os discos são basicamente avasculares e apenas a sua periferia recebe suprimento sanguíneo. O restante do disco é nutrido por difusão, principalmente através da placa cartilaginosa terminal. A placa terminal atua como um filtro biológico que, ao ocorrer compressão do disco, restringe o movimento de grandes moléculas para o disco e também a expulsão de água do núcleo.[16] Até os 8 anos de idade, os discos intervertebrais possuem vasculatura, a qual diminui com a idade.

Em geral, o disco intervertebral não possui inervação, embora a face posterior periférica do anel fibroso possa ser inervada por algumas fibras nervosas do nervo sinovertebral.[17,18] As faces laterais do disco são inervadas perifericamente pelos ramos anteriores e comunicantes cinzentos. As estruturas sensíveis à dor em torno do disco intervertebral são o ligamento longitudinal anterior, o ligamento longitudinal posterior, o corpo vertebral, a raiz nervosa e a cartilagem da articulação facetária.

Em decorrência do movimento vertical do líquido pela placa terminal cartilaginosa, a pressão sobre o disco diminui à medida que o indivíduo assume a postura lordótica natural da parte lombar da coluna. A pressão vertical direta sobre o disco pode fazê-lo empurrar líquido para o interior do corpo vertebral. Se a pressão for muito grande, a placa cartilaginosa terminal pode ser danificada, resultando em **nódulos de Schmorl**, que são herniações do núcleo pulposo para o interior do corpo vertebral (Fig. 9.9). São encontrados em 20 a 30% dos indivíduos.[19] Normalmente, um adulto é cerca de 1 a 2 cm mais alto pela manhã que à noite (20% de variação diurna).[3,20] Essa alteração é decorrente do movimento do líquido para dentro e para fora do disco durante o dia, através da placa terminal cartilaginosa. Esse desvio de líquido atua como uma válvula de segurança de pressão para proteger o disco.

Em caso de lesão discal, são comuns quatro problemas, os quais podem causar sintomas.[21] Pode ocorrer uma **protrusão** discal, em que o disco se torna saliente na parte posterior, sem ruptura do anel fibroso. No caso de um **prolapso** discal, somente as fibras mais externas do anel fibroso contêm o núcleo. Em uma **extrusão** discal, o anel fibroso é perfurado e o material discal (parte do núcleo pulposo) move-se para o interior do espaço epidural. O quarto problema é o **sequestro** discal, ou a formação de fragmentos discais do anel fibroso e do núcleo pulposo fora do próprio disco (Fig. 9.10).[22] Essas lesões podem causar pressão sobre a própria medula espinal (parte lombar alta da coluna), acarretando mielopatia, pressão sobre a cauda equina que leva à **síndrome da cauda equina** (anestesia em sela [Fig. 9.11], disfunção intestinal/vesical);[23] ou pressão sobre as raízes nervosas (mais comum). A magnitude da pressão sobre os tecidos nervosos determina a gravidade do déficit neurológico.[24] A pressão pode ser consequência da lesão discal em si ou atuar em combinação com a resposta inflamatória causada pela lesão. Saal definiu os fatores favoráveis, desfavoráveis e neutros em relação a um prognóstico positivo para hérnia discal lombar não operável (Tab. 9.2).[21]

No interior da parte lombar da coluna, diversas posturas podem aumentar a pressão sobre o disco intervertebral (Fig. 9.12). Essa informação baseia-se no trabalho de Nachemson et al.,[25,26] que realizaram estudos sobre a alteração da pressão intradiscal no disco L3 com alterações da postura. A pressão na posição em pé é classificada como padrão, e os valores apresentados significam aumentos ou diminuições acima ou abaixo desse padrão que ocorrem com a alteração da postura.

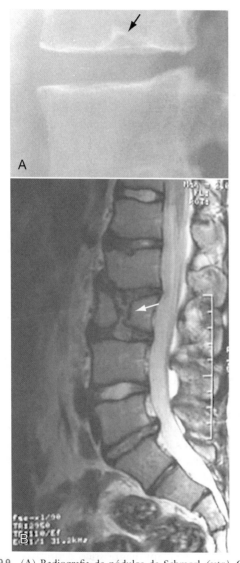

Figura 9.9 (A) Radiografia de nódulos de Schmorl *(seta)*. Observe as densidades em forma de cúpula nitidamente definidas, originárias da placa terminal nessas duas vértebras adjacentes. (B) Imagem por ressonância magnética de nódulos de Schmorl que avançam através da placa terminal cartilaginosa *(seta)*. (A, De Adam A, Dixon AK, Grainger RG, Allison DJ: *Grainger & Allison's diagnostic radiology*, 5.ed., Edinburgh, 2007, Churchill Livingstone; B, De Slotkin JR, Mislow JMK, Day AL, Proctor MR: Pediatric disc disease, *Neurosurg Clin North Am* 18[4]:659-667, 2007.)

Atividade e aumento porcentual da pressão sobre o disco em L3

• Tosse ou esforço para evacuar	5 a 35%
• Riso	40 a 50%
• Caminhada	15%
• Flexão lateral	25%
• Pequenos saltos	40%
• Flexão anterior	150%
• Rotação	20%
• Levantamento de um peso de 20 kg com as costas estendidas e os joelhos flexionados	73%
• Levantamento de um peso de 20 kg com as costas flexionadas e os joelhos estendidos	169%

Na parte lombar da coluna, as raízes nervosas emergem pelos forames intervertebrais relativamente grandes e, como na parte torácica da coluna, cada uma é nomeada pela vértebra que está acima dela (na parte cervical da coluna, as raízes nervosas são nomeadas pela vértebra que está abaixo). Por exemplo, a raiz nervosa L4 emerge entre as vértebras L4 e L5. Em razão do trajeto da raiz nervosa ao emergir, o disco L4 (entre L4 e L5) raramente comprime a raiz nervosa L4; é mais provável que comprima a raiz nervosa L5 (Fig. 9.13).

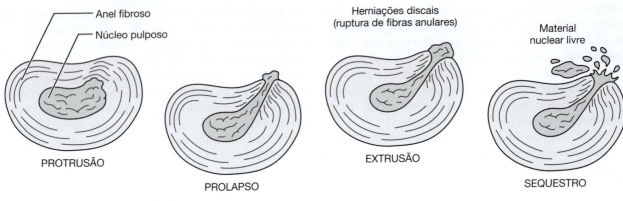

Figura 9.10 Tipos de herniações discais.

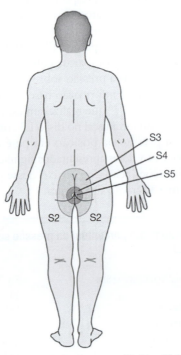

Figura 9.11 Anestesia em sela. Os nervos S3, S4 e S5 fornecem inervação sensitiva ao aspecto interno das coxas, períneo e reto.

Em geral, é no segmento L5-S1 que mais ocorrem problemas da coluna vertebral, uma vez que esse nível sustenta mais peso que qualquer outro nível vertebral. O centro de gravidade passa diretamente por essa vértebra, o que é vantajoso, visto que pode diminuir as forças de cisalhamento nesse segmento. Existe uma transição do segmento móvel (L5) para o segmento estável ou fixo do sacro (S1), o que pode aumentar o estresse sobre essa área. Uma vez que o ângulo entre L5 e S1 é maior que aqueles entre as outras vértebras, é muito provável que a articulação seja submetida ao estresse. Outro fator que aumenta a magnitude do estresse sobre essa área é a quantidade relativamente maior de movimento nesse nível em comparação a outros níveis da parte lombar da coluna.

Anamnese

É difícil diagnosticar os problemas da parte lombar da coluna; na verdade, o diagnóstico de dor de origem discal é, basicamente, um diagnóstico de exclusão.[27] Dito isso, o examinador deve, a princípio, eliminar qualquer *bandeira vermelha* referente a uma doença vertebral grave e, à medida que o exame avança, ficar atento a qualquer *bandeira amarela* que aumente o risco de ocorrência de dor crônica e de incapacidade prolongada.[28] Individualmente, uma *bandeira vermelha* não significa necessariamente a presença de uma doença grave, mas ainda assim o examinador deve fazer uma verificação.[28] Além disso, ele também deve ter ciência da existência de tecidos viscerais adjacentes à parte lombar da coluna e pelve; portanto, tais estruturas devem ser levadas em consideração em toda a avaliação da região, sobretudo por ocasião da anamnese, de modo similar ao que ocorre com a parte torácica da coluna.[29,30] Comumente, a maior parte do exame está relacionada à diferenciação entre sintomas de hérnia discal (ou de uma lesão expansiva), a qual produz sintomas radiculares referidos para o membro inferior e sintomas provenientes de outras condições (p. ex., reação inflamatória, distensões, entorses e síndrome facetária) que mais provavelmente podem causar dor localizada.[31] Com frequência, quando não existem sintomas radiculares abaixo do joelho, torna-se difícil para o examinador determinar onde o problema está localizado na coluna ou se o problema é realmente da parte lombar da coluna ou originário de problemas das articulações pélvicas, principalmente das articulações sacroilíacas ou dos quadris; ou se são problemas viscerais (Tab. 9.3). Waddell acredita que é possível estabelecer um diagnóstico definitivo da enfermidade que causa a lombalgia em apenas 15% dos casos.[3] Hall dividiu a lombalgia em quatro categorias. Duas delas são **lombalgias dominantes** e duas são **dor no membro inferior dominante** (Tab. 9.4).[32] O padrão 1 sugere envolvimento discal, enquanto o padrão 2 sugere envolvimento da articulação facetária. O padrão 3 sugere envolvimento da raiz nervosa (principalmente por lesão discal

TABELA 9.2
Fatores prognósticos para resultado positivo com tratamento conservador para hérnia de disco lombar

Fatores favoráveis	Fatores desfavoráveis	Fatores neutros	Fatores questionáveis
• Teste de EMIE negativo • Movimento da coluna em extensão que não reproduz a dor no membro inferior • Grande extrusão ou sequestro • Alívio de mais de 50% de redução da dor no membro inferior nas seis primeiras semanas que sucedem o início do quadro • Resposta positiva ao tratamento com corticosteroide • Problemas psicossociais limitados • Trabalhador autônomo • Motivação para se recuperar e retornar à atividade • Nível educacional > 12 anos • Bom nível de condicionamento físico • Motivação para se exercitar e participar da recuperação • Ausência de estenose espinal • Recuperação progressiva do déficit neurológico nas primeiras doze semanas	• Teste de EMIE positivo • Dor no membro inferior desencadeada por extensão espinal • HDL subligamentar contida • Menos de 50% de redução da dor no membro inferior nas seis primeiras semanas que sucedem o início do quadro • Resposta negativa ao tratamento com corticosteroide • Problemas psicossociais muito significativos • Indenização trabalhista • Desmotivação para retornar à atividade • Nível educacional < 12 anos • Analfabetismo • Expectativa irreal em relação ao tempo de recuperação • Pouca motivação e passividade no processo de recuperação • Estenose espinal concomitante • Déficit neurológico progressivo • Síndrome da cauda equina	• Grau do teste de EMIE • Resposta ao repouso no leito • Resposta ao tratamento passivo • Sexo • Idade • Grau do déficit neurológico (exceto o déficit progressivo e a síndrome da cauda equina)	• Tamanho real da hérnia discal lombar • Posição real da HDL • Posição da HDL em relação ao canal medular • Nível espinal da HDL • Anormalidades discais em múltiplos níveis • Material da HDL

EMIE: elevação de membro inferior estendido; HDL: hérnia de disco lombar.
Modificada de Saal JA: Natural history and nonoperative treatment of lumbar disc herniation. *Spine* 1996 21(24S):7S.

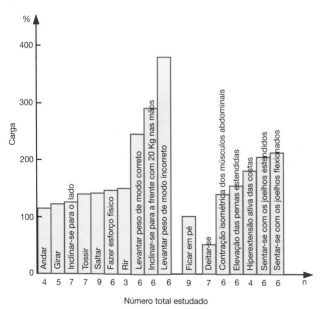

Figura 9.12 Alteração média da carga sobre o disco L3 em diversas atividades, em comparação à postura ortostática. (De Nachemson A, Elfstrom C: Intravital dynamic pressure measurements in lumbar discs. *Scand J Rehabil Med* 1970 [suppl. 1]:31.)

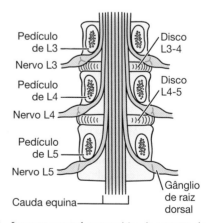

Figura 9.13 Imagem coronal esquemática da emersão das raízes nervosas espinais lombares. Observe que a raiz emergente é denominada de acordo com o corpo vertebral sob o qual ela segue no interior do forame neural. Em razão da maneira como as raízes nervosas emergem, uma enfermidade discal L4-L5, em geral, acomete a raiz L5, e não a raiz L4. (Reproduzida de Borenstein DG, Wiesel SW, Boden SD: *Low back pain: medical diagnosis and comprehensive management*. Philadelphia: WB Saunders, 1995. p. 5.)

692 Avaliação musculoesquelética

TABELA 9.3

Diagnóstico diferencial da lombalgia

| | ETIOLOGIAS NÃO MECÂNICAS | |
Etiologias mecânicas da coluna	Distúrbios da coluna	Distúrbios viscerais
Entorse ou distensão lombar[a] Doença degenerativa • Discos (espondilose) • Articulações facetárias[b] • Hiperostose esquelética idiopática difusa[b] Espondilólise[b,c] Espondilolistese[d] Hérnia de disco intervertebral Estenose espinal Fratura • Traumática • Por osteoporose Doença congênita • Cifose grave • Escoliose grave • Vértebras transicionais Ruptura discal interna (dor discogênica)[b]	Neoplasia • Carcinoma metastático • Mieloma múltiplo • Linfoma e leucemia • Tumor primário de medula espinal ou de vértebra • Tumores retroperitoneais Infecção • Osteomielite • Discite séptica • Abscesso paraespinal ou epidural • Herpes-zóster Artrite inflamatória • Espondilite anquilosante • Síndrome de Reiter • Espondilite psoriática • Doença inflamatória intestinal Doença de Paget Doença de Scheuermann (osteocondrose)	Órgãos pélvicos • Prostatite • Endometriose • Doença inflamatória pélvica Doença renal • Nefrolitíase • Pielonefrite • Abscesso perinéfrico Doença vascular • Aneurisma da aorta abdominal • Doença aortoilíaca Doença gastrintestinal • Pancreatite • Colecistite • Perfuração intestinal

[a]Entorses ou distensões lombares podem ser consideradas, em decorrência de uma etiologia musculoligamentar inespecífica (idiopática).

[b]Ainda não foi claramente estabelecida a relação entre os sintomas e os achados objetivos para esses problemas.

[c]Espondilólise é um defeito na parte interarticular, sem a ocorrência de deslizamento vertebral.

[d]Espondilolistese é o deslocamento anterior de uma vértebra, tipicamente L5, sobre a vértebra imediatamente inferior.

Modificada de Atlas SJ, Nardin RA: Evaluation and treatment of low back pain: an evidence-based approach to clinical care. *Muscle Nerve* 27:267, 2003.

TABELA 9.4

Padrões da lombalgia

	Padrão	Local onde a dor é pior	Movimentos que agravam	Movimentos que aliviam	Início	Duração	Causa provável
Lombalgia dominante/ causa mecânica	1	Costas/nádegas (> 90% das lombalgias) Miótomos raramente acometidos Dermátomos não acometidos	Flexão Rigidez matinal	Extensão	Horas a dias	Dias a meses (súbita ou lenta)	Envolvimento discal (herniação menor, espondilose), distensão muscular, entorse
	2	Costas/nádegas Miótomos raramente acometidos Dermátomos não acometidos	Extensão/ Rotação	Flexão	Minutos a horas	Dias a semanas (súbita)	Envolvimento de articulação facetária, entorse
Dor no membro inferior dominante/ causa não mecânica	3	Membro inferior (usualmente abaixo do joelho) Miótomos geralmente acometidos (especialmente em casos crônicos) Dor em dermátomos	Flexão	Extensão	Horas a dias	Semanas a meses	Irritação de raiz nervosa (causa mais provável: herniação discal)
	4	Membro inferior (geralmente abaixo do joelho, pode ser bilateral) Miótomos geralmente acometidos (especialmente em casos crônicos) Dor nos dermátomos	Marcha (extensão)	Repouso (sentado) ou alteração postural	Com a marcha	?	Claudicação intermitente neurogênica (estenose)

Modificada de Hall H: A simple approach to back pain management. *Patient Care* 1992 15:77-91.

ou alguma outra lesão expansiva ou por lesão acompanhada de edema inflamatório) e o padrão 4 sugere claudicação intermitente neurogênica (pressão sobre a cauda equina). Por essa razão, o examinador somente pode determinar a causa do problema com a realização de anamnese cuidadosa, seguida de exame detalhado.[33-35] Mesmo assim, pode haver dúvida.

Além das perguntas da seção "Anamnese" do Capítulo 1, o examinador deve obter as seguintes informações do paciente e, ao mesmo tempo, deve ficar atento para possíveis bandeiras vermelhas e amarelas:

1. *Qual é a idade do paciente?*[36] Diferentes condições acometem pacientes em idades distintas. Por exemplo, problemas discais ocorrem comumente entre os 15 e os 40 anos de idade, e a espondilite ancilosante torna-se evidente entre os 18 e os 45 anos. A osteoartrite e a espondilose são mais evidentes em indivíduos com mais de 45 anos de idade, e neoplasias da coluna vertebral são mais comuns em indivíduos com mais de 50 anos de idade.

2. *Qual é a profissão do paciente?*[8,37] A lombalgia tende a ser mais prevalente em indivíduos com profissões extenuantes,[38] embora tenha sido relatado que influências familiares têm efeito, bem como às da profissão.[39,40] Por exemplo, motoristas de caminhão (vibração) e funcionários de depósitos apresentam uma incidência muito alta de lesões nas costas.[41] Pacientes com lombalgia crônica desenvolvem uma **síndrome de descondicionamento**, a qual aumenta o problema, visto que acarreta diminuição da força muscular, comprometimento do controle motor e diminuição da coordenação e do controle postural.[42] Qual é a intensidade de atividade do paciente no trabalho (atividade usual, tarefas leves, tempo integral, frequentes dias de absenteísmo em decorrência da lombalgia, desempregado em razão da enfermidade nas costas, aposentado)?

3. *Qual é o sexo do paciente?* A incidência de lombalgia é mais alta em mulheres. Deve-se perguntar às pacientes sobre qualquer alteração menstrual, como alteração do padrão da dor, irregularidade menstrual e aumento do volume abdominal ou das mamas. Já foi estabelecido um diagnóstico de osteoporose? Também é importante identificar a data do último exame pélvico. A espondilite ancilosante é mais comum em homens.

4. *Qual foi o mecanismo da lesão?* Houve envolvimento com traumatismo importante (p. ex., um acidente automobilístico)? O levantamento de peso comumente causa lombalgia (Tabs. 9.5 e 9.6). Isso não é surpreendente ao se considerar as forças exercidas sobre a coluna e os discos intervertebrais lombares.

TABELA 9.5

Algumas complicações relacionadas às reações dolorosas

Atividade	Reação à dor	Possíveis complicações estruturais e patológicas
Dormir deitado	↓	Diminuição de forças compressivas – pressões intradiscais baixas
		Ausência de forças produzidas pela atividade muscular
	↑	Alteração de posição – estresse mecânico nocivo
		Diminuição da estimulação de mecanorreceptores
		Segmento motor "relaxado" em posição que compromete a estrutura acometida
		Suporte externo ruim (cama)
		Causa não musculoesquelética
Levantar pela manhã (rigidez)	↑	Hidratação noturna, volume máximo do disco
		Componente inflamatório mecânico (articulações apofisárias)
		Rigidez prolongada, doença inflamatória ativa (p. ex., espondilite ancilosante)
Sentar	↑	Forças compressivas
		Alta pressão intradiscal
Com extensão	↓	Pressão intradiscal reduzida
		Diminuição da atividade muscular paravertebral
	↑	Maior comprometimento de estruturas dos canais laterais e central
		Forças compressivas sobre articulações apofisárias inferiores
Com flexão	↓	Pequena carga compressiva sobre articulações apofisárias inferiores
		Maior volume dos canais laterais e centrais
		Redução da protrusão discal posteriormente
	↑	Pressões intradiscais muito altas
		Aumento de cargas compressivas sobre articulações apofisárias superiores e medianas
		Deformação mecânica da coluna vertebral
Permanecer sentado por um tempo prolongado	↑	Deslizamento gradual de tecidos

(continua)

694 Avaliação musculoesquelética

TABELA 9.5 *(continuação)*

Algumas complicações relacionadas às reações dolorosas

Atividade	Reação à dor	Possíveis complicações estruturais e patológicas
Passar da posição sentada para a posição em pé	↑	Deslizamento, tempo de reversão, dificuldade de extensão Extensão da coluna vertebral, aumento da protrusão discal posteriormente

Caminhar	↑	Cargas de choque maiores que o peso corporal
		Forças compressivas (deslizamento vertical)
		Dor no membro inferior
		    Claudicação neurológica
		    Claudicação vascular

Dirigir	↑	Posição sentada: forças compressivas Vibração: cargas repetitivas com deslizamento vibratório, diminuição da carga de histerese, diminuição da histerese Aumento da tensão dural na posição sentada com os membros inferiores estendidos Encurtamento dos músculos posteriores da coxa: tração da parte lombar da coluna em maior flexão
Tossir, espirrar, forçar para evacuar	↑	Aumento da pressão do espaço subaracnoide (aumento do fluxo sanguíneo, plexo de Batson, comprometimento do espaço nos canais laterais e centrais) Aumento da pressão intradiscal "Tremor" mecânico de movimento descontrolado súbito

De Jull GA: Examination of the lumbar spine. In: Grieve GP, editor. *Modern manual therapy of the vertebral column*. Edinburgh: Churchill Livingstone, 1986. p. 553.

TABELA 9.6

Alguns mecanismos da dor musculoesquelética

Comportamento da dor	Possíveis mecanismos
Dor constante	Processo inflamatório, hipertensão venosa
Dor ao movimento	Estímulo mecânico nocivo (distensão, pressão, esmagamento)
Acúmulo da dor com a atividade	Esforço mecânico repetido Processo inflamatório Degeneração discal – diminuição da histerese, menor proteção contra o carregamento repetitivo
Aumento da dor em posturas sustentadas	Fadiga dos músculos de sustentação O deslizamento gradual de tecidos pode estressar a parte alterada da unidade motora
Dor latente de raiz nervosa	O movimento causou uma neuropraxia aguda temporária

De Jull GA: Examination of the lumbar spine. In: Grieve GP, editor. *Modern manual therapy of the vertebral column*. Edinburgh: Churchill Livingstone, 1986. p. 553.
ADM: amplitude de movimento; EMIE: elevação do membro inferior estendido.

Por exemplo, ao levantar um peso de 91 kg a aproximadamente 36 cm do disco intervertebral, um homem de 77 kg exerce uma força de 940 kg sobre o disco. A força exercida sobre o disco é de aproximadamente 10 vezes o peso que está sendo levantado. A pressão sobre o disco intervertebral varia conforme a posição da coluna. Nachemson et al. demonstraram que é possível diminuir a pressão sobre o disco ao aumentar a inclinação do suporte das costas (p. ex., um ângulo de 130° diminui em 50% a pressão sobre o disco).[25,26] A utilização dos membros superiores como suporte também pode diminuir a pressão sobre o disco. Quando um indivíduo está em pé, a pressão sobre o disco é de aproximadamente 35% da pressão exercida na posição sentada relaxada. Além disso, o examinador deve ter em mente que o estresse sobre a região lombar tende a ser 15 a 20% maior nos homens que nas mulheres, uma vez que os homens são mais altos e o seu peso é distribuído na porção superior do corpo.

5. *Há quanto tempo o problema incomoda o paciente?* A lombalgia aguda persiste por 3 a 4 semanas, enquanto a lombalgia subaguda persiste por até 12 semanas. A dor crônica permanece por mais de 3 meses. Waddell definiu previsores (bandeiras amarelas) para cronicidade em pacientes com lombalgia.[3,43]

6. *Quais são os locais e limites da dor?* Deve-se solicitar ao paciente que indique o(s) local(is). Observar se o paciente indica uma articulação específica ou se a dor é mais generalizada. Quanto mais específica a dor, mais fácil a localização da área da patologia. A dor unilateral sem referência abaixo do joelho pode ser causada por lesão muscular (distensão) ou ligamentar (entorse), lesão da articulação facetária

Previsores da cronicidade nas primeiras 6 a 8 semanas ("bandeiras amarelas")[3]

- Dor na raiz nervosa ou enfermidade vertebral específica.
- Intensidade da dor relatada no estágio agudo.
- Crenças sobre a dor sendo relacionada ao trabalho.
- Angústia psicológica.
- Aspectos psicossociais do trabalho.
- Compensação.
- Tempo afastado do trabalho.
- Quanto mais tempo um indivíduo permanece afastado do trabalho por lombalgia, menor a probabilidade de retorno à atividade.

Lombalgia "mecânica"[3]

- A dor geralmente é cíclica.
- A dor lombar é referida para a região das nádegas e das coxas.
- Rigidez ou dor matinal são comuns.
- É comum sentir dor ao iniciar os movimentos.
- É normal sentir dor na flexão anterior e, com frequência, no retorno à posição ereta.
- Em geral, a dor surge ou se agrava ao estender a coluna, flexionar lateralmente, rotacionar, ficar de pé, caminhar, sentar e praticar exercícios.
- Comumente, a dor piora no transcorrer do dia.
- A dor alivia na mudança de posição.
- A dor alivia na posição de decúbito, sobretudo na posição fetal.

ou, em alguns casos, lesão das articulações sacroilíacas. Isso é denominado **lombalgia mecânica** (antigamente denominada "lumbago"). Nessas lesões, raramente ocorre periferização dos sintomas. Os sintomas tendem a permanecer centralizados nas costas. Quando músculos e ligamentos estão acometidos, ocorre diminuição dos movimentos da coluna e aumento da dor com movimentos repetidos. Se a dor se estender até o quadril, este deve ser descartado pelo exame. Nos problemas da articulação facetária, a amplitude de movimento (ADM) é a mesma (podendo ser restringida no início), assim como a dor com movimentos repetidos. Dor na posição em pé que melhora com a caminhada e dor na flexão anterior sem sensibilidade muscular importante sugerem envolvimento discal.[44] As articulações sacroilíacas manifestam dor quando são utilizados testes provocativos (de estresse). Uma lesão discal menor (protrusão) pode apresentar os mesmos sintomas; no entanto, é mais provável que a dor seja bilateral se a protrusão for central e nos casos de espondilolistese, estenose espinal ou metástase.[45,46] A dor dural tem localização extrassegmentar e o paciente a sente sobre uma região maior (p. ex., a dor pode se alastrar para cima até o tórax, ou para baixo pelas coxas e até os tornozelos), enquanto a dor radicular habitualmente se limita a um dermátomo.[46] Em geral, a pressão sobre uma bainha de raiz nervosa, causada por uma lesão discal, resultará em dor seguida de parestesia. Em caso de parestesia que seja indolor, é improvável que exista um problema de disco, e o examinador deverá levar em consideração problemas como compressão medular, diabetes, anemia perniciosa ou esclerose múltipla.[46] Se o paciente indicar dor na parte lombar alta/torácica baixa da coluna, o examinador deverá ficar alerta para o fato de que as lesões discais nessa região são raras, mas que frequentemente poderá se deparar com problemas graves não relacionados com a atividade (p. ex., inflamação séptica ou reumática, tumores, distúrbios metabólicos) nessa área.[46]

7. *Existe alguma irradiação da dor? A dor é centralizada ou periferizada* (Fig. 9.14)?[47,48] **Centralização** significa que a dor move-se em direção ao centro ou está centralizada na parte lombar da coluna.[49-52] **Periferização** significa que a dor é referida ou se irradia para o membro. Nesse caso, é necessário que o examinador lembre e correlacione essa informação aos achados referentes aos dermátomos ao avaliar a sensibilidade. Quando examinar a parte lombar da coluna, o examinador deve ser cauteloso e não considerar que todo o problema nas costas é um problema discal. Relatou-se que problemas discais representam apenas cerca de 5% dos casos de lombalgia.[53] Alguns autores acreditam que o único diagnóstico clínico definitivo da existência de um problema discal é no caso de dor neurológica que se estende até abaixo do joelho.[32] Isso significa que, embora o indivíduo possa sentir dor nas costas e no membro inferior, a dor no membro é dominante.[3] Dor na face anterolateral do membro inferior é altamente sugestiva de problemas do disco L4, enquanto a dor que irradia para a face posterior do pé sugere problemas no disco L5 quando a anamnese indica que um disco pode estar acometido.[54] Dor que irradia para o membro inferior até abaixo do joelho é altamente sugestiva de lesão discal, mas dor isolada nas costas ou na nádega não descarta um problema discal. Lesões menores, como protrusão discal, podem acarretar apenas dor nas costas ou na nádega.[54] Esse tipo de lesão dificulta o diagnóstico, visto que a dor também pode ser ligamentar ou decorrente de lesão muscular ou de lesão ou degeneração de articulações facetárias adjacentes.

A dor lombar e a dor sacroilíaca tendem a ser referidas para a nádega e para a face posterior do membro inferior (e, algumas vezes, para a face lateral do membro inferior). A dor originária do quadril tende a localizar-se na virilha e na face anterior da coxa, embora possa ser referida para o joelho (usualmente, face medial). O quadril pode ser descartado posteriormente no exame pela ausência de

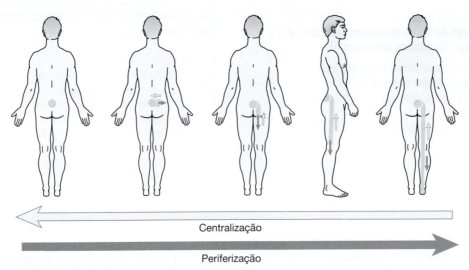

Figura 9.14 A centralização da dor é o recuo progressivo da extensão mais distal da dor referida ou radicular em direção à linha mediana lombar. A periferização da dor ocorre no sentido oposto.

um padrão capsular do quadril e um sinal negativo da nádega.[55] O examinador deve também determinar se o sistema musculoesquelético está envolvido ou se a dor é referida de uma outra estrutura ou sistema (p. ex., órgãos abdominais). Sinais e sintomas anormais ou do tipo bandeiras vermelhas (ver Tab. 1.1) levam o examinador a considerar outras origens da dor que não as localizadas no sistema musculoesquelético.

8. *A dor é profunda? Superficial? Lancinante? Tipo queimação? Contínua?* Questões relacionadas à profundidade e ao tipo de dor frequentemente ajudam a localizar a estrutura lesionada e a origem da dor.

9. *A dor está melhorando? Piorando? Permanece igual?* As respostas a essas questões indicam se a condição está regredindo e melhorando ou se está nas fases inflamatória (aguda) ou de cura. O paciente queixa-se de uma dor maior que a sugerida pela lesão? Em caso afirmativo, um teste psicossocial pode ser necessário.

10. *A dor aumenta com a tosse? Com o espirro? Com a respiração profunda? Com o esforço físico? Com o riso?* Essas ações aumentam a **pressão intratecal** (pressão sobre o tecido de revestimento da medula espinal) e podem indicar que o problema está localizado na parte lombar da coluna e está acometendo o tecido nervoso.[28]

11. *Existe alguma postura ou ação que aumenta ou diminui especificamente a dor ou causa dificuldade?*[47,56] Qual é a relação entre a dor e a atividade?[46] Por exemplo, se a posição sentada aumentar a dor e outros sintomas, o examinador pode suspeitar que a flexão sustentada esteja causando uma deformação mecânica da coluna ou aumentando a pressão intradiscal.[57] Classicamente, uma enfermidade discal provoca aumento da dor nas ações de sentar, levantar, girar e flexionar.[58] É a lesão expansiva mais comum da parte lombar da coluna e, por essa razão, é a causa mais comum de dor irradiada abaixo do joelho. Quando a posição em pé aumenta a dor e outros sintomas, o examinador pode suspeitar que a causa, sobretudo na posição em pé relaxada, é a extensão. Quando a marcha aumenta a dor e outros sintomas, a extensão pode estar causando a deformação mecânica, uma vez que a marcha acentua a extensão. Quando a posição de decúbito (principalmente o decúbito ventral) aumenta a dor e outros sintomas, a causa pode ser a extensão. A dor persistente ou o aumento progressivo da dor enquanto o paciente encontra-se em decúbito dorsal pode levar o examinador a suspeitar de lesões neurogênicas ou expansivas, como infecção, tumefação ou tumor. É importante que o examinador tenha em mente que a dor pode se irradiar à parte lombar da coluna a partir de condições patológicas em outras áreas, assim como de problemas mecânicos diretos. Por exemplo, tumores do pâncreas irradiam dor para a região lombar. Rigidez ou dor após o repouso pode ser indicativos de espondilite ancilosante ou de doença de Scheuermann. A dor decorrente de uma falha mecânica tende a aumentar com a atividade e a diminuir com o repouso. A dor discogênica aumenta quando o paciente mantém uma única postura (especialmente em flexão) durante um longo período. A dor originária da coluna é quase sempre influenciada pela postura e pelo movimento. A pelve é a chave para a postura correta das costas. Idealmente, o paciente deve ser capaz de ficar em pé com a pelve em posição neutra. Nessa posição, as espinhas ilíacas anterossuperiores (EIAS) estão posicionadas um a dois dedos de largura mais baixo do que as espinhas ilíacas posterossuperiores (EIPS). Para que a pelve se "assente" corretamente sobre os fêmures, os músculos abdominais, flexores do quadril, extensores do quadril e

extensores das costas precisam ser fortes, flexíveis e "equilibrados" (Fig. 9.15). Qualquer desvio do alinhamento normal deve ser observado e anotado. Por exemplo, a altura do salto do sapato pode modificar o ângulo pélvico e a curva lombar, alterando o estresse sobre a coluna vertebral.[59]

12. *A dor é pior pela manhã ou à noite? A dor melhora ou piora ao longo do dia? A dor desperta o paciente à noite?* Por exemplo, a osteoartrite de articulações facetárias causa rigidez matinal, a qual, por sua vez, é aliviada pela atividade.

13. *Quais movimentos causam dor? Quais movimentos são rígidos?* Como o paciente se movimenta ao caminhar? Quando está sentado? E ao se levantar da posição sentada? A Tabela 9.7 apresenta algumas das causas de lombalgia mecânica e seus sintomas. O examinador deve ajudar o paciente a diferenciar a dor verdadeira do desconforto causado pela distensão. Os **músculos posturais** ou **estáticos** (p. ex., iliopsoas) tendem a responder à enfermidade com contratura sob a forma de espasmo ou encurtamento adaptativo; os músculos **dinâmicos** ou **fásicos** (p. ex., abdominais) tendem a responder com atrofia. Patologias que acometem ambos os tipos de músculos podem acarretar uma instabilidade segmentar intervertebral e, possivelmente, uma "**síndrome pélvica cruzada**" (que será analisada mais adiante). O paciente descreve um **arco de movimento doloroso** na flexão anterior ou lateral? O arco de movimento doloroso nesse caso significa que há dor em apenas parte da amplitude de movimento que foi aplicada. Em caso afirmativo, isso pode indicar protrusão discal com a raiz nervosa passando sobre a proeminência ou instabilidade em parte da ADM.[56] Pacientes com instabilidade lombar ou espasmo muscular lombar apresentam dificuldade para se sentar, enquanto pacientes com dor discogênica normalmente apresentam aumento da dor na flexão (p. ex., ao se mobilizarem para uma posição sentada), a qual pode aumentar mais ainda se permanecerem sentados por muito tempo. Se a dor não for agravada pela atividade ou aliviada pelo

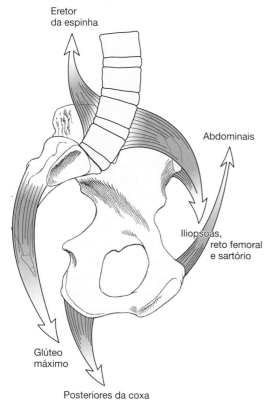

Figura 9.15 Músculos que "equilibram" a pelve. (Modificada de Dyrek DA, Micheli LJ, Magee DJ. Injuries to the thoracolumbar spine and pelvis. In: Zachazewski JE, Magee DJ, Quillen WS, editores. *Athletic injuries and rehabilitation*. Philadelphia: WB Saunders, 1996. p. 470.)

TABELA 9.7

Diagnóstico diferencial da lombalgia mecânica

	Distensão muscular	Herniação do núcleo pulposo	Osteoartrite	Estenose espinal	Espondilolistese	Escoliose
Idade (anos)	20-40	30-50	> 50	> 60	20	30
Padrão da dor						
Localização	Costas (unilateral)	Costas, membro inferior (unilateral)	Costas (unilateral)	Membro inferior (bilateral)	Costas	Costas
Início	Agudo	Agudo (episódios prévios)	Insidioso	Insidioso	Insidioso	Insidioso
Em pé	↑	↓	↑	↑	↑	↑
Sentado	↓	↑	↓	↓	↓	↓
Curvando-se	↑	↑	↓	↓	↑	↑
Elevação do membro inferior estendido	−	+	−	+ (estresse)	−	−
Radiografia simples	−	−	+	+	+	+

De Borenstein DG, et al.: *Low back pain: medical diagnosis and comprehensive management*. Philadelphia: WB Saunders, 1995. p. 189.

repouso, o examinador deverá pensar em um problema não relacionado com a atividade, possivelmente com envolvimento do tecido visceral.[46] Uma dor unilateral na região sacroilíaca superior ou na virilha durante a extensão pode sugerir lesão aos ligamentos iliolombares.

14. *O paciente apresenta parestesia (sensação de "agulhadas") ou anestesia?* O paciente pode apresentar sensibilidade ou falta de sensibilidade se uma raiz nervosa estiver pressionada. Quando a pressão sobre um tronco nervoso é eliminada, ocorre parestesia, ao passo que, quando o tronco nervoso está pressionado, o paciente apresenta uma sensação de anestesia. O paciente apresenta parestesia ou formigamento e anestesia nas extremidades, na área perineal (sela) ou na área pélvica? Sensações anormais na área perineal estão, com frequência, associadas a problemas miccionais (urinários). Esses sintomas podem indicar uma mielopatia, a qual é considerada por muitos uma situação cirúrgica emergencial, uma vez que pode causar problemas intestinais e vesicais em longo prazo se a pressão sobre a medula espinal não for eliminada o mais rápido possível.[60,61] O examinador deve lembrar-se de que a medula espinal do adulto termina na base da vértebra L1 e torna-se a cauda equina no interior da coluna vertebral. As raízes nervosas estendem-se de tal modo que raramente o disco pinça a raiz nervosa do mesmo nível. Por exemplo, é mais provável que a raiz nervosa L5 seja comprimida pelo disco intervertebral L4 que pelo disco intervertebral L5 (Fig. 9.16). Em raros casos, a raiz nervosa é comprimida pelo disco localizado no mesmo nível, exceto quando a protrusão ocorre mais lateralmente.

15. *O paciente observou alguma fraqueza ou diminuição de força? Observou que suas pernas ficaram mais fracas ao caminhar ou subir escadas?* Isso pode ser consequência de uma lesão dos músculos em si, de sua inervação ou de uma inibição reflexa causada pela dor.[35,62]

16. *Qual é a atividade ou o hobby habitual do paciente? Antes da lesão, ele modificou ou executou alguma atividade não habitual repetitiva ou de alto estresse?* Essas questões ajudam o examinador a determinar se a causa da lesão foi um macrotraumatismo, um microtraumatismo ou uma combinação de ambos.

17. *Quais atividades agravam a dor? Há aumento da dor em alguma circunstância no estilo de vida do paciente?* Muitas posições comuns assumidas pelos pacientes são semelhantes àquelas de alguns testes especiais provocativos. Por exemplo, a ação de entrar em um automóvel e sentar-se é semelhante ao teste de distensão dural na posição sentada (*slump test*) e ao teste de elevação do membro inferior estendido. Sentar-se em uma cama com os membros inferiores estendidos é uma forma de realizar o teste de elevação do membro inferior estendido. A ação de alcançar objetos dentro de um armário pode ser similar a um teste de tensão do membro superior. No entanto, deve-se ter cautela, uma vez que pode haver uma diferença de 10 a 20° quando se faz o teste da elevação do membro inferior estendido na posição sentada e na posição deitada, em decorrência da alteração da lordose e da posição da pelve.[3]

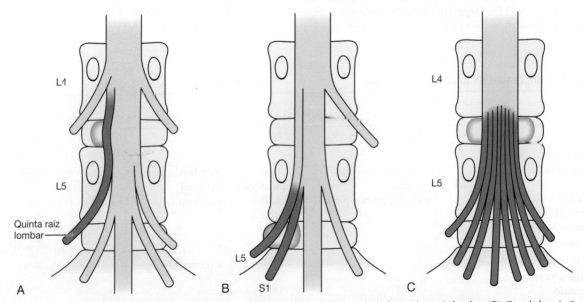

Figura 9.16 Possíveis efeitos da herniação discal. (A) Herniação discal entre L4 e L5 comprimindo a quinta raiz lombar. (B) Grande herniação discal L5-S1 comprometendo não apenas a raiz nervosa que a cruza (primeira raiz nervosa sacral), mas também a raiz nervosa que emerge pelo mesmo forame (quinta raiz nervosa lombar). (C) Sequestro maciço central do disco no nível L4-L5 comprometendo todas as raízes nervosas da cauda equina, o que pode acarretar paralisia intestinal e vesical. (Reproduzida de MacNab I. *Backache*. Baltimore: Williams & Wilkins, 1977. p. 96-97.)

18. *Quais atividades aliviam a dor?* Se determinadas posições aliviarem a dor, o examinador deve utilizar o seu conhecimento de anatomia para determinar quais tecidos não são estressados em posturas que aliviam a dor; essas posturas podem ser utilizadas posteriormente como posturas de repouso durante o tratamento.

19. *Em que posição o paciente dorme? Ele tem algum problema para dormir? Qual é o tipo de colchão utilizado (duro, macio)?* A melhor posição para dormir é em decúbito lateral com os membros inferiores flexionados, em posição quase fetal. Pacientes que dormem em decúbito ventral frequentemente estendem a parte lombar da coluna, aumentando o estresse sobre os elementos vertebrais posteriores. No decúbito dorsal, a coluna tende a retificar, diminuindo o estresse sobre os elementos posteriores.

20. *O paciente apresenta alguma dificuldade miccional?* Em caso afirmativo, o examinador deve agir com cautela, visto que a condição pode envolver outras estruturas além da parte lombar da coluna (p. ex., mielopatia, síndrome da cauda equina, *tabes dorsalis,* tumor e esclerose múltipla). Por outro lado, esses sintomas podem ser decorrentes de uma protrusão discal ou de uma estenose espinal que causam uma lombalgia ou ciática mínima. Um desarranjo discal pode causar retenção urinária total, retenção parcial crônica de longa duração, irritação vesical ou perda da vontade ou da percepção da necessidade de urinar.

21. *Existe alguma bandeira vermelha que deva ser considerada pelo examinador (p. ex., história de câncer, emagrecimento súbito sem razão aparente, distúrbio imunossupressor, infecção, febre, ou fraqueza bilateral em membros inferiores)?*

22. *O paciente está utilizando alguma medicação?* Por exemplo, o uso prolongado de uma terapia com esteroides pode causar osteoporose. Além disso, caso o paciente tome alguma medicação imediatamente antes da avaliação, a interpretação do examinador para a dor pode ser prejudicada.

23. *O paciente consegue realizar as atividades diárias?* Com frequência, questões psicossociais exercem um papel importante na lombalgia, em especial quando ela é crônica.[63-66] Waddell et al.[67] definiram os sinais não orgânicos (**sinais de Waddell**) como aqueles observados em pacientes que necessitam de um exame psicossocial mais aprofundado (ver seção "Avaliação funcional", mais adiante). É normal que as pessoas que padecem de dor prolongada exibam alteração nos comportamentos psicossociais; tais comportamentos estão sujeitos a amplas diferenças individuais e aos efeitos do aprendizado.[68] Questionários de evitação do medo, sobretudo o de Waddell et al.[69] intitulado **Questionário para crenças de evitação do medo (QCEM)**; **Escala de cinesiofobia de Tampa Bay**;[70-75] e **Questionário de Verificação da**

dor lombar aguda[76] de Linton e Hallden vêm sendo utilizados mais frequentemente nos exames da região lombar.[77-83] Os instrumentos **Guia para a dor lombar aguda de Nova Zelândia** e **Guia de Nova Zelândia para avaliação de bandeiras amarelas psicossociais na dor lombar aguda**[84] delineiam as bandeiras amarelas indicadoras de barreiras psicossociais para a recuperação dos pacientes e contêm questões relacionadas com atitudes e crenças sobre a dor lombar, comportamento, tópicos de compensação, diagnóstico e tratamento, emoções, família e trabalho.[68] Essas bandeiras amarelas devem ser consideradas fatores que podem influenciar positivamente ao facilitar a recuperação e também reduzir o absenteísmo no trabalho e a incapacidade a longo prazo.[68] Sua presença mostra aumento de risco de desenvolver dor crônica e incapacidade a longo prazo.[28] Haggman et al.[85] consideram que duas perguntas são particularmente importantes e que devem ser feitas ao paciente para determinar sintomas depressivos: (1) "Durante o último mês, você, em geral, sentiu-se aborrecido, deprimido ou desesperançado?" e (2) "Durante o último mês você se sentiu incomodado pelo pouco interesse ou prazer em realizar atividades?"[44,86] Se as respostas a essas perguntas forem positivas, o paciente deve ser cuidadosamente monitorado e, se não houver melhora, deve-se considerar incluir o acompanhamento psicológico no tratamento.[87] O paciente tem apresentado problemas no trabalho, em atividades recreativas, no banho ou para se vestir? Que distância o paciente consegue andar antes de começar a sentir dor?[88] Qual é o grau de incapacidade do paciente? Incapacidade significa o efeito da enfermidade em relação à atividade e não à dor. Portanto, o teste da incapacidade, em geral, envolve atividades de vida diária (AVD) e funcionais. Por essa razão, este item deve ser analisado em conjunto com as questões referentes à avaliação funcional, que serão discutidas adiante.

Barreiras psicossociais à recuperação e bandeiras amarelas[68]

- Crença de que a dor e a atividade são prejudiciais.
- "Comportamentos de doente" (p. ex., prolongamento do repouso).
- Estados de espírito depressivos ou negativos, afastamento da vida social.
- Tratamento que não se adequa às melhores práticas.
- Problemas com queixas e compensações.
- História de dor nas costas, absenteísmo, outras reivindicações.
- Problemas no trabalho, insatisfação com a ocupação.
- Trabalho intenso, horas sem socialização.
- Família superprotetora ou falta de apoio familiar.

Por fim, apesar de a maior parte dos indivíduos com lombalgia apresentarem problemas lombares mecânicos

700 Avaliação musculoesquelética

simples ou problemas de raiz nervosa que envolvem o disco, o examinador deve sempre considerar a possibilidade de causas que não apresentam origem musculoesquelética (p. ex., cálculos renais, aneurisma aórtico abdominal, problemas pancreáticos) ou uma enfermidade espinal grave (p. ex., tumores).[27,44] Waddell relacionou os sinais e sintomas que podem levar o examinador a concluir que existe uma enfermidade mais grave na parte lombar da coluna (Tab. 9.8).[3,89]

Observação

O paciente deve estar adequadamente despido. Os homens devem vestir apenas um short, enquanto as mulheres devem usar sutiã e short. Ao realizar a observação, o examinador deve perceber o desejo do paciente de realizar movimentos e o padrão dos movimentos. O paciente deve ser observado nas peculiaridades a seguir, primeiramente na posição em pé e, em seguida, na posição sentada.

Tipo de corpo

Existem três tipos de corpos gerais (ver Fig. 15.19): **ectomórfico** – constituição corporal delgada, caracterizada pela proeminência relativa de estruturas desenvolvidas a partir do ectoderma embrionário; **mesomórfico** – cons-

tituição corporal musculosa ou robusta, caracterizada pela proeminência relativa de estruturas desenvolvidas a partir do mesoderma embrionário; e **endomórfico** – constituição corporal pesada (com gordura), caracterizada pela proeminência relativa de estruturas desenvolvidas a partir do endoderma embrionário.

Marcha

A marcha parece normal ou alterada quando o paciente caminha em direção ao local do exame? Se ela parecer alterada, o examinador deve descobrir se o problema está localizado no membro ou se a marcha foi alterada para aliviar sintomas na coluna vertebral ou em outro local.

Atitude

Qual é a aparência do paciente? Está tenso, aborrecido, letárgico, com um aspecto saudável, emaciado, com sobrepeso?

Postura total da coluna vertebral

O paciente deve ser examinado na postura relaxada habitual (ver Cap. 15). Na lombalgia aguda, o paciente

---

TABELA 9.8
Indicações de enfermidade espinal grave

Sinais de advertência ("Bandeiras vermelhas")	Síndrome da cauda equina/Distúrbio neurológico disseminado	Distúrbios inflamatórios (espondilite ancilosante e distúrbios relacionados)
• Idade de manifestação < 20 anos ou início > 55 anos	• Dificuldade miccional	• Início gradual antes dos 40 anos
• Trauma violento, como queda de altura, acidente automobilístico	• Perda de tônus do esfíncter anal ou incontinência fecal	• Rigidez matinal acentuada
• Dor não mecânica constante e progressiva	• Anestesia em sela em torno do ânus, do períneo ou dos genitais	• Limitação persistente dos movimentos da coluna vertebral em todas as direções
• Dor torácica	• Fraqueza motora disseminada (mais de uma raiz nervosa) ou progressiva nos membros inferiores ou distúrbio da marcha	• Envolvimento de articulações periféricas
• Antecedentes de insuficiência imune sistêmica, carcinoma, uso de esteroides sistêmicos, uso abusivo de drogas	• Nível sensitivo	• Irite, erupções cutâneas (psoríase), colite, secreção uretral
• Perda de peso (inesperada) (i. e., > 4,5 kg ao longo dos últimos 6 meses)		• História familiar
• Mal-estar sistêmico		• Rigidez matinal > 1 hora
• Restrição grave e persistente da flexão lombar		
• Distúrbios neurológicos disseminados (p. ex., sintomas bilaterais, descontrole intestinal e vesical)		
• Deformidade estrutural		
• Investigações, quando solicitadas, velocidade de hemossedimentação (VHS) > 25; radiografia simples: colapso vertebral ou destruição óssea		
• Sangue na urina ou nas fezes		
• História de osteoporose		
• Uso de corticosteroides		
• Febre/calafrios – infecção		
• Imunossupressão		

De Waddell G. *The back pain revolution*. New York: Churchill Livingstone, 1998. p. 12.

apresenta um certo grau de postura antálgica (dolorosa). Em geral, ocorre uma perda da lordose lombar e um desvio lateral ou escoliose. Essa postura é involuntária e, normalmente, não pode ser reduzida, em decorrência do espasmo muscular.[90,91]

Devem-se observar os aspectos anterior, lateral e posterior do paciente com relação à simetria (Fig. 9.17). Durante a observação, o examinador deve avaliar com especial atenção o posicionamento do paciente, verificando se ele mantém a pelve na "posição neutra" de forma natural ou não e se ele consegue assumir naturalmente a posição da pelve neutra; caso contrário, ele é capaz de assumir a posição de "pelve neutra" quando está em pé (curva lordótica normal com as EIAS um pouco mais baixas [um a dois dedos de largura] do que as EIPS)? Muitos indivíduos com lombalgia não conseguem manter a posição da pelve neutra. O examinador deve considerar três questões ao procurar uma pelve neutra e observar se a pelve pode ser estabilizada:

1. O paciente é capaz de assumir a posição de pelve neutra? Se não for capaz, o que está restringindo o movimento ou quais os músculos que estão fracos a ponto de não permitir que o paciente assuma essa posição?
2. O paciente é capaz de manter estaticamente (i. e., estabilizar) a pelve neutra? Se não for capaz, quais são os músculos que precisam ser fortalecidos?
3. O paciente é capaz de manter (i. e., estabilizar) a pelve neutra ao se movimentar dinamicamente? Se não puder, quais músculos estão fracos e/ou não estão funcionando corretamente (i. e., funcionando isométrica, concêntrica ou excentricamente)?

Essas questões ajudarão o examinador a determinar se a pelve (e a parte lombar da coluna) pode ser estabilizada durante diferentes movimentos ou posições, de modo que outros músculos com origem na pelve possam funcionar adequadamente. Por exemplo, o paciente pode ser capaz de fazer uma abdução de quadril em decúbito lateral no plano frontal com os membros inferiores, pelve, tronco e ombro alinhados no plano frontal (**teste de abdução ativa do quadril** ✓) (Fig. 9.18).[92] Se ocorrer oscilação do membro inferior, projeção da pelve, rotação dos ombros ou do tronco, flexão do quadril ou rotação medial ou lateral do membro em abdução, tais ocorrências serão indicativas de pouco controle dos movimentos e também de pouca força e equilíbrio da musculatura. Esse conceito está relacionado com a **estabilidade do core** e da coluna vertebral, em que os músculos do tronco e da pelve atuam de modo a estabilizar a região inferior da coluna vertebral, pelve e quadris, juntamente com o *feedback* proprioceptivo originário dos mecanorreceptores para a estabilização estática e dinâmica da região.[93-95]

Na porção anterior, a cabeça deve estar ereta sobre os ombros e o nariz deve estar alinhado com o manúbrio,

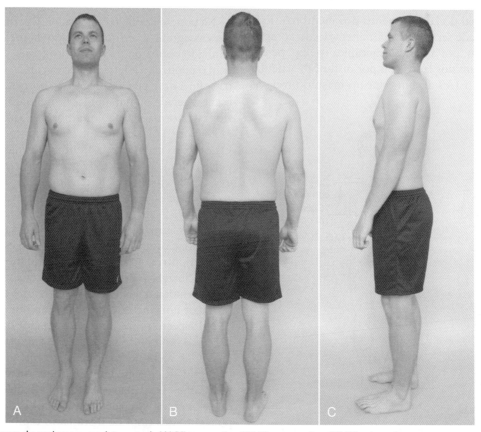

Figura 9.17 Imagens do paciente na posição em pé. (A) Vista anterior. (B) Vista posterior. (C) Vista lateral.

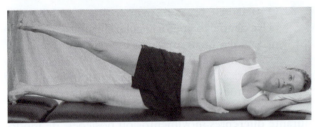

Figura 9.18 Teste de abdução ativa do quadril. Observe como os ombros, tronco, pelve e membros inferiores estão todos alinhados em um teste negativo.

TABELA 9.9
Diferença funcional do comprimento dos membros inferiores

Articulação	Alongamento funcional	Encurtamento funcional
Pé	Supinação	Pronação
Joelho	Extensão	Flexão
Quadril	Abaixamento	Elevação
	Extensão	Flexão
	Rotação lateral	Rotação medial
Sacroilíaca	Rotação anterior	Rotação posterior

De Wallace LA. Lower quarter pain: mechanical evaluation and treatment. In: Grieve GP, editor.: *Modern manual therapy of the vertebral column*. Edinburgh: Churchill Livingstone, 1986. p. 467.

esterno e o processo xifoide do esterno ou a cicatriz umbilical. Os ombros e as clavículas devem ser iguais e devem estar no mesmo nível, embora o lado dominante possa ser discretamente mais baixo. Os ângulos da cintura devem ser iguais. O paciente apresenta desvio lateral (Fig. 9.19)? Esse desvio pode ser um desvio lateral reto ou uma **escoliose estrutural** (com envolvimento de rotação). Em geral, o desvio reto é causado por uma disfunção mecânica e um espasmo muscular (**escoliose funcional**), sendo provável que o desvio desapareça quando o paciente se deita ou se pendura.[3,96] A escoliose verdadeira geralmente possui curvas compensatórias e não é alterada quando o paciente se pendura ou se deita. Os pontos "altos" arbitrários sobre as duas cristas ilíacas devem estar na mesma altura. Quando isso não ocorre, deve-se considerar a possibilidade de desigualdade de comprimento dos membros inferiores. A diferença de altura indica uma discrepância funcional do comprimento dos membros. Essa discrepância pode ser causada por alteração do comprimento de ossos, por alteração mecânica (p. ex., pé em pronação em um dos lados) ou por disfunção articular (Tab. 9.9). As EIAS devem estar no mesmo nível. As patelas devem estar orientadas diretamente para a frente. Os membros inferiores devem ser retos e não angulados, apresentando joelho varo ou valgo. As cabeças das fíbulas devem estar no mesmo nível. Os maléolos mediais devem estar no mesmo nível, assim como os maléolos laterais. Os arcos longitudinais mediais dos pés devem ser evidentes, e os pés devem apresentar uma angulação lateral igual. Os membros superiores devem estar a uma mesma distância do tronco e rotacionados do mesmo modo, tanto medial quanto lateralmente. Deve-se observar a presença de qualquer protrusão ou depressão do esterno, das costelas ou das cartilagens costais, assim como a presença de qualquer arqueamento ósseo. Os contornos ósseos ou dos tecidos moles devem ser iguais em ambos os lados.

Na posição lateral, o examinador deve observar a cabeça para assegurar-se de que o lóbulo da orelha se encontra alinhado com a ponta do ombro (processo acromial) e com o ponto alto arbitrário da crista ilíaca. Cada segmento da coluna deve possuir uma curva normal. Alguma curva está exagerada ou diminuída? A **inclinação pélvica** anterior está normal? (Os valores normais são 10° a 13° nas radiografias.) O paciente apresenta uma lordose excessiva? Os ombros caem para a frente? Normalmente, com a pelve neutra, as EIAS são ligeiramente mais baixas que as EIPS. Os joelhos estão estendidos, flexionados ou em *recurvatum* (hiperestendidos)? Normalmente, se a pessoa apresenta a inclinação pélvica correta, ela fica em pé com os joelhos ligeiramente flexionados ou "não bloqueados". O glúteo máximo e os músculos posteriores da coxa atuam em conjunto com os abdominais de modo a produzir uma inclinação pélvica posterior, enquanto o iliopsoas e o reto femoral trabalham com os eretores da espinha para produzir uma inclinação pélvica anterior.

No aspecto posterior, o examinador deve observar o nível dos ombros, as espinhas e os ângulos inferiores das escápulas, além de qualquer deformidade (p. ex., uma deformidade de Sprengel). Qualquer curva vertebral lateral (escoliose) deve ser analisada, juntamente com a presença de pelos excessivos na linha mediana (Fig. 9.20). Oitenta por cento dos casos de **disrafismo espinal** (i. e., a fusão incompleta do tubo neural espinal) exibem pelos excessi-

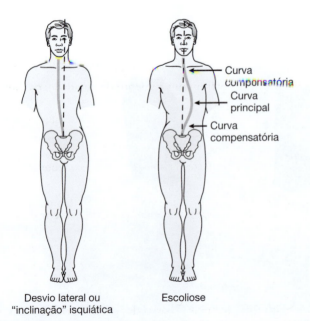

Figura 9.19 Desvio ou "inclinação" lateral.

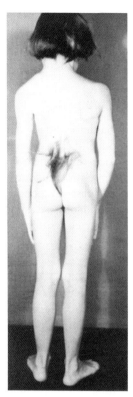

Figura 9.20 Menina de 9 anos de idade com escoliose congênita e diastematomielia. Esse tipo de área pilificada é uma forte indicação de um defeito congênito do eixo neural. (De Rothman RH, Simeone FA. *The spine*. Philadelphia: WB Saunders, 1982. p. 371.)

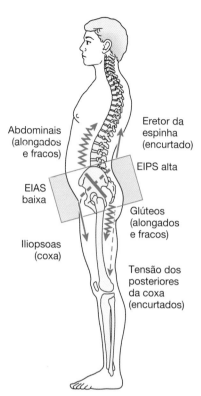

Figura 9.21 Síndrome cruzada da pelve conforme descrita por Janda e Jull. EIAS: espinhas ilíacas anterossuperiores; EIPS: espinhas ilíacas posterossuperiores.

vos na linha mediana.[46] Quando a escoliose é decorrente de uma hérnia discal, com frequência a hérnia está localizada no lado convexo da curva.[97] Como na região anterior, os ângulos da cintura devem ser iguais na região posterior. As cristas ilíacas devem estar no mesmo nível do processo espinhoso de L4. As EIPS devem estar niveladas. O examinador deve observar se elas estão mais altas ou mais baixas que as EIAS e se o paciente consegue manter a pelve neutra. As pregas glúteas e as articulações dos joelhos devem estar niveladas. Os tendões do calcâneo e os calcanhares devem parecer retos. Nas paralisias de raiz nervosa de L1 ou S1, pode ocorrer atrofia significativa dos músculos da região posterior da perna, posteriores da coxa e/ou nádegas.[46] O examinador deve observar se existe alguma protrusão das costelas. Qualquer desvio do alinhamento postural da coluna vertebral normal deve ser analisado e anotado. As diversas causas possíveis de enfermidade relacionada à postura serão analisadas no Capítulo 15.

Janda e Jull descreveram uma **síndrome cruzada pélvica** ou lombar (Fig. 9.21) para demonstrar o efeito do desequilíbrio muscular sobre a capacidade de um paciente de assumir e manter a pelve neutra.[98] Nessa síndrome, a hipótese por eles formulada é de que existe uma combinação de músculos longos fracos e músculos curtos fortes, levando a um desequilíbrio que causa lombalgia.[99] Eles acreditam que somente se os diferentes grupos musculares forem tratados adequadamente, é possível aliviar a lombalgia. Os músculos fracos e longos inibidos são os abdominais e o glúteo máximo, enquanto os músculos fortes e contraídos (encurtados) são os flexores do quadril (principalmente o iliopsoas) e os extensores das costas. O padrão de desequilíbrio promove aumento da lordose lombar em decorrência da inclinação anterior da pelve e da contratura em flexão do quadril e da hiperatividade dos flexores do quadril que compensam os abdominais fracos. Os glúteos fracos acarretam um aumento da atividade dos músculos posteriores da coxa e dos eretores da coluna como compensação para ajudar na extensão do quadril. Curiosamente, apesar de os extensores espinais longos apresentarem um aumento de atividade, os músculos lombares curtos (p. ex., multífidos, rotadores) apresentam fraqueza. Além disso, os músculos posteriores da coxa ficam encurtados ao tentarem tracionar a pelve de volta para compensar a rotação anterior causada pelos flexores do quadril contraídos. A fraqueza do glúteo médio acarreta aumento da atividade do quadrado lombar e do tensor da fáscia lata do mesmo lado. Com frequência, essa síndrome é observada em combinação com a **síndrome cruzada superior** (ver Cap. 3). Em conjunto, as duas síndromes são denominadas **síndrome de camada**.[98]

Marcas cutâneas

Um tufo de pelos ("barba de fauno") pode indicar a presença de disrafismo (p. ex., espinha bífida oculta ou diastematomielia) (ver Fig. 9.20).[100] Manchas café-com-leite podem indicar neurofibromatose ou uma doença do colágeno (Fig. 9.22). Marcas cutâneas incomuns ou lesões cutâneas na linha mediana podem levar o examinador a aventar a possibilidade de anomalias neurais e mesodérmicas subjacentes. Anomalias musculoesqueléticas tendem a se formar embriologicamente ao mesmo tempo. Por essa razão, ao observar uma anomalia, o examinador deve considerar a possibilidade da existência de outras anomalias.

Deformidade em degrau

A presença de uma deformidade em degrau na parte lombar da coluna pode indicar a existência de espondilolistese. O "degrau" ocorre porque o processo espinhoso de uma vértebra torna-se proeminente quando a vértebra superior (p. ex., espondilolistese espondilítica) ou a vértebra acometida (p. ex., espondilolistese espondilolítica) desliza anteriormente sobre a vértebra situada abaixo (Fig. 9.23).

Exame

Ao avaliar a coluna vertebral, o examinador deve lembrar-se de que, na presença de sintomas referidos ou sintomas neurológicos, com frequência é necessário descartar a presença de patologias localizadas no membro inferior. Muitos dos sintomas que ocorrem no membro inferior podem ser originários da parte lombar da coluna. Exceto quando há uma história definitiva de trauma de uma articulação periférica, o exame de avaliação ou de triagem deve acompanhar a avaliação dessa articulação, a fim de descartar problemas da parte lombar da coluna que possam produzir sintomas referidos nessa articulação. Nesta fase, geralmente faz-se necessário solicitar ao paciente que demonstre os movimentos que causam ou que causaram dor. Uma vez que isso seja solicitado, deve-se esperar um tempo para que os sintomas demonstrados desapareçam antes de dar continuidade ao exame.

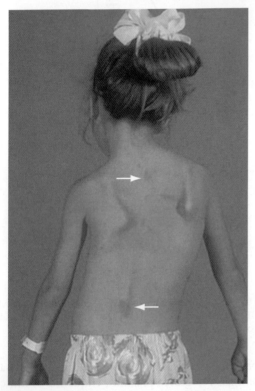

Figura 9.22 Neurofibromatose com escoliose. Observe as manchas café-com-leite *(setas)* nas costas. (De Diab M: Physical examination in adolescent idiopathic scoliosis, *Neurosurg Clin North Am* 18[2]:229-236, 2007.)

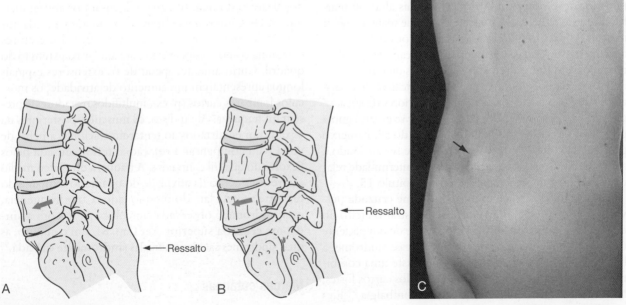

Figura 9.23 Deformidade em degrau na parte lombar da coluna. (A) Causada por espondilose. (B) Causada por espondilolistese. (C) Protrusão do processo espinhoso causada pela deformidade em degrau *(seta)*.

Movimentos ativos

Os movimentos ativos devem ser realizados com o paciente em pé (Fig. 9.24). O examinador deve observar diferenças na ADM e a disposição do paciente para executar o movimento. Normalmente, a ADM no movimento ativo é a soma dos movimentos de toda a parte lombar da coluna e não apenas o movimento em um nível, juntamente com o movimento do quadril. Os movimentos mais dolorosos são realizados por último. Quando o problema é mecânico, pelo menos um ou mais movimentos são dolorosos.[34]

Movimentos ativos da parte lombar da coluna

- Flexão anterior (40 a 60°).
- Extensão (20 a 35°).
- Flexão lateral, esquerda e direita (15 a 20°).
- Rotação, esquerda e direita (3 a 18°).
- Posturas sustentadas (se necessário).
- Movimento repetitivo (se necessário).
- Movimentos combinados (se necessário).

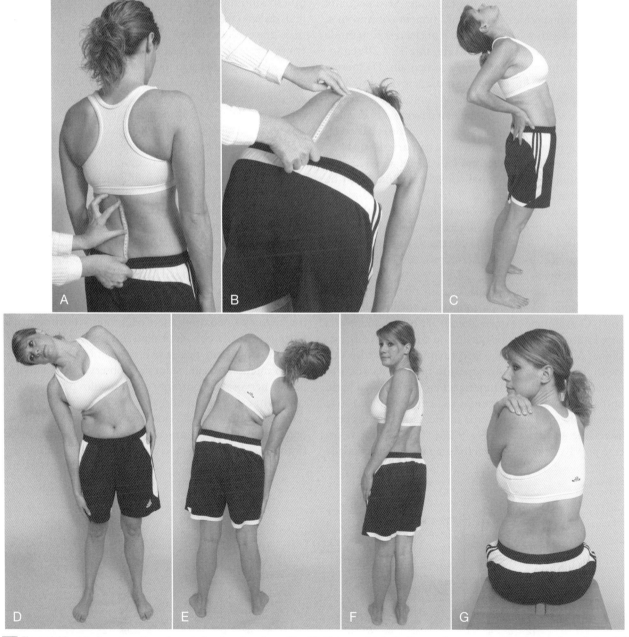

Figura 9.24 Movimentos ativos da parte lombar da coluna. (A e B) Mensuração da flexão anterior com o auxílio de uma fita métrica. (C) Extensão. (D) Flexão lateral (vista anterior). (E) Flexão lateral (vista posterior). (F) Rotação (em pé). (G) Rotação (sentada).

Enquanto o paciente executa os movimentos ativos, o examinador deve observar a presença de limitação do movimento e suas possíveis causas, como dor, espasmo, rigidez ou bloqueio, inclusive um arco doloroso em parte do movimento, considerado patognomônico (i. e., uma característica específica) de uma lesão discal.[46] O arco doloroso pode ocorrer durante o movimento ou no retorno à posição neutra. Quando o paciente atingir a amplitude completa do movimento ativo, pode-se aplicar uma sobrepressão passiva, mas somente se os movimentos ativos parecerem completos e indolores. A sobrepressão deve ser aplicada com extrema cautela, uma vez que o próprio peso da porção superior do corpo já está sendo aplicado sobre as articulações lombares em decorrência de sua posição e da força da gravidade. Se o paciente relatar que uma posição sustentada aumenta os sintomas, o examinador deve solicitar que a posição seja mantida (p. ex., flexão) no final da ADM durante 10 a 20 segundos, para verificar se os sintomas aumentam. Da mesma maneira, se o paciente relatou na anamnese que um movimento repetitivo ou movimentos combinados causam sintomas, esses movimentos também devem ser realizados, mas apenas após a realização dos movimentos básicos.

A maior parte dos movimentos da parte lombar da coluna ocorre entre as vértebras L4 e L5 e L5 e S1. Existe uma variabilidade individual considerável na ADM da parte lombar da coluna (Fig. 9.25).[101-105] Na realidade, poucos são os movimentos óbvios na parte lombar, em especial nos segmentos individuais, por conta do formato das articulações facetárias, da contração dos ligamentos, da presença dos discos intervertebrais e do tamanho dos corpos vertebrais.

Na flexão anterior (inclinação para a frente), a ADM máxima da parte lombar da coluna é normalmente de 40 a 60°. O examinador deve diferenciar o movimento da parte lombar daquele dos quadris ou da parte torácica da coluna. Alguns pacientes conseguem tocar os dedos dos pés ao flexionar os quadris, mesmo quando não ocorre movimento da coluna. Durante a flexão anterior, a parte lombar da coluna deve mudar sua curvatura lordótica normal para, no mínimo, uma retificação ou uma curva discretamente flexionada (Fig. 9.26).[106] Se isso não ocorrer, é provável que haja um certo grau de hipomobilidade

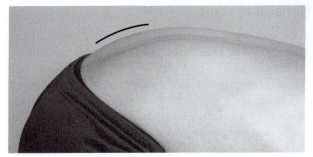

Figura 9.26 Na flexão anterior, a curva lombar deve normalmente retificar ou avançar para uma discreta flexão, como mostra a imagem.

na parte lombar, como resultado de estruturas contraídas ou espasmo muscular (p. ex., os eretores da espinha). O grau da lesão também tem um efeito. Por exemplo, quanto mais grave a lesão discal (p. ex., ocorrência de sequestro em vez de protrusão), maior a limitação do movimento.[107] Na degeneração discal, o movimento intersegmentar pode aumentar à medida que a degeneração discal aumenta até um certo ponto e segue a descrição de Kirkaldy-Willis em relação às alterações degenerativas do disco.[108] Esse autor dividiu as alterações em três estágios: disfuncional, instável e estável. Durante as duas primeiras fases, o movimento intersegmentar aumenta na flexão, na rotação e na flexão lateral[109] e, em seguida, diminui na fase de estabilização final. Durante a fase instável, é comum ocorrer um tremor de instabilidade durante um ou mais movimentos, sobretudo na flexão e retornando da flexão anterior ou da flexão lateral à posição neutra.[110,111] O **"tremor" de instabilidade** se refere a um desvio súbito ou a uma "agitação" dos músculos durante o movimento ativo, o que indica um segmento instável.[106,112] Do mesmo modo, a presença de espasmo muscular durante o movimento ou a sensação de que algo está "escorregando" durante o movimento da parte lombar da coluna podem indicar instabilidade.[113] Quando o paciente flexionar um ou ambos os joelhos na flexão anterior, o examinador deve observar se há sintomas de raiz nervosa ou contração dos músculos posteriores da coxa, em especial quando a flexão da coluna vertebral diminui com a extensão dos joelhos. Se houver suspeita de encurtamento dos músculos posteriores da coxa ou de sintomas de raiz nervosa, o examinador deve realizar tes-

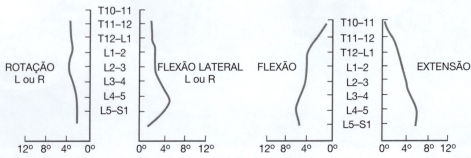

Figura 9.25 Amplitude média de movimento da parte lombar da coluna. (Adaptada de Grieve GP. *Common vertebral joint problems*. Edinburgh: Churchill Livingstone, 1981.)

tes apropriados (ver a seção "Testes especiais", mais adiante) para determinar se os problemas são causados pelos posteriores da coxa ou pela restrição da raiz nervosa (ver "Teste de flexão de joelho", mais adiante). Ao retornar da flexão anterior para a postura ereta, o paciente sem lombalgia deve primeiramente rotacionar o quadril e a pelve até cerca de 45° de flexão. Durante os últimos 45° de extensão, a região lombar recupera a sua lordose. Em pacientes com lombalgia, comumente, a maior parte do movimento ocorre nos quadris, acompanhado pela flexão dos joelhos e, algumas vezes, pelo suporte das mãos sobre as coxas.[114] Assim como na parte torácica da coluna, o examinador pode utilizar uma fita métrica para determinar o aumento do espaço entre os processos espinhosos na flexão anterior. Em geral, a mensuração deve aumentar 7 a 8 cm quando realizada entre o processo espinhoso de T12 e S1 (ver Figs. 9.24A e B). O examinador deve observar até onde o paciente consegue flexionar anteriormente (i. e., até o meio das coxas, os joelhos, o meio da tíbia ou o solo) e comparar esse achado com os resultados de testes de elevação do membro inferior estendido (ver a seção "Testes especiais", mais adiante). A elevação do membro inferior estendido, sobretudo quando bilateral, se refere basicamente ao mesmo movimento executado de forma passiva, exceto pelo fato de que é um movimento de baixo para cima em vez de cima para baixo.

Durante os movimentos ativos, em especial na flexão ou extensão, o examinador deve procurar um **arco doloroso.** A dor observada em um arco doloroso lombar tende a ser de base neurológica (i. e., é lancinante ou similar a um relâmpago), mas também pode ser decorrente de instabilidade. Quando isso ocorre no movimento da parte lombar da coluna, é provável que uma lesão expansiva (provavelmente uma hérnia discal pequena) esteja pinçando a raiz nervosa na parte da amplitude em que a raiz nervosa se move com o movimento.[96]

Maigne descreveu uma manobra de flexão ativa que ajuda na confirmação do movimento e do controle lombar.[90] Nessa **"manobra de flexão bem-sucedida"**, o paciente flexiona a coluna anteriormente e coloca as mãos sobre uma cama ou no encosto de uma cadeira. Em seguida, ele tenta arquear ou corcovear as costas. A maior parte dos pacientes com enfermidade lombar não consegue manter a posição arqueada.

Em geral, a extensão (inclinação posterior) é limitada, variando de 20 a 35° na parte lombar da coluna. Ao executar o movimento, deve-se solicitar ao paciente que coloque as mãos na região lombar de forma a estabilizar as costas. Bourdillon e Day defendem a realização desse movimento em decúbito ventral, para hiperestender a coluna.[115] Eles chamaram a posição resultante **posição de esfinge.** O paciente hiperestende a coluna vertebral, apoiando-se sobre os cotovelos com as mãos segurando o queixo (Fig. 9.27), de modo que a parede abdominal relaxe. O paciente deve permanecer nessa posição por 10 a 20 segundos, para que o examinador observe se os

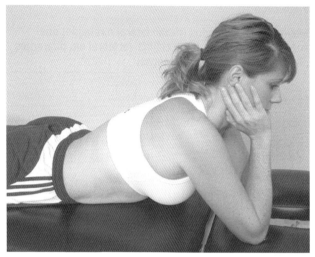

Figura 9.27 Posição de esfinge.

sintomas se manifestam ou, quando presentes, se pioram. Dobbs et al.[116] defenderam manter a extensão por até um minuto e, em seguida, repetir o teste, mas com uma combinação de extensão e flexão lateral. Se o paciente tem mais de 50 anos e os sintomas são produzidos no mesmo lado da flexão lateral e irradiam até abaixo da prega glútea, o teste é considerado positivo para estenose lombar. Os autores denominaram esse procedimento **teste de extensão modificado (TexM)** ⚠.[116] Esses autores também propuseram que o paciente permaneça na clínica nos 10 minutos que se seguem ao teste, para que o examinador tenha a certeza de que não ocorreram efeitos adversos.

A flexão lateral é de cerca de 15 a 20° na parte lombar da coluna. O paciente deve deslizar a mão na parte lateral do membro inferior, em direção descendente, de modo que não flexione a coluna anterior ou posteriormente durante a execução do movimento. O examinador pode, então, estimar o movimento de forma grosseira e compará-lo com o do outro lado. A distância das pontas dos dedos até o solo em ambos os lados também pode ser mensurada, anotando-se qualquer diferença. Na parte lombar da coluna, a flexão lateral é um **movimento acoplado** à rotação. Em decorrência da posição das articulações facetárias, tanto a flexão lateral quanto a rotação ocorrem de modo concomitante, embora a magnitude do movimento e sua direção possam não ser as mesmas. A Tabela 9.10 mostra como diferentes autores interpretam o movimento acoplado da coluna vertebral. Quando o paciente flexionar lateralmente a coluna, o examinador deve observar a curva lombar. Em geral, na flexão lateral, ela forma uma curva uniforme e não deve haver qualquer angulação aguda apenas em um nível. Se ocorrer angulação, ela pode indicar hipomobilidade abaixo do nível ou hipermobilidade acima do nível da parte lombar da coluna (Fig. 9.28). Mulvein e Jull defendem a realização de um desvio lateral (Fig. 9.29) além da flexão lateral.[117] Eles acreditam que o desvio lateral da parte lombar da

TABELA 9.10

Movimentos acoplados (flexão lateral e rotação) que supostamente ocorrem na coluna vertebral em diferentes posições (observar as diferenças)

Autor	Em posição neutra	Em flexão	Em extensão
MacConnaill		Ipsilateral	Contralateral
Farfan		Contralateral	Contralateral
Kaltenborn		Ipsilateral	Ipsilateral
Grieve		Ipsilateral	Contralateral
Fryette	Contralateral	Ipsilateral	Ipsilateral
Pearcy		Ipsilateral (L5-S1) Contralateral (L4, L5)	
Oxland		Ipsilateral (L5-S1)[a] Contralateral (L5-S1)[b]	

[a] Quando a flexão lateral é induzida em primeiro lugar.
[b] Quando a rotação é induzida em primeiro lugar.
Ipsilateral significa que ambos os movimentos ocorrem na mesma direção; contralateral significa que eles ocorrem em direções opostas.

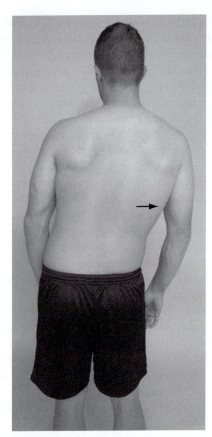

Figura 9.29 Desvio lateral lombar.

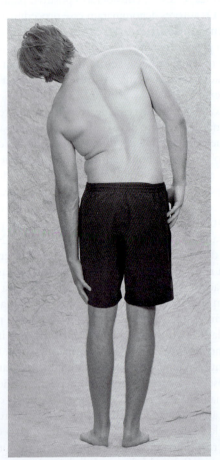

Figura 9.28 Flexão lateral. Observe que a região inferior da parte lombar permanece reta e as regiões superior da parte lombar e inferior da parte torácica flexionam para o lado, embora a curva não seja uniforme.

coluna centraliza o movimento mais na porção inferior (L4-S1) e ajuda a eliminar os movimentos compensatórios do restante da coluna.

Normalmente, a rotação na parte lombar da coluna é de 3° a 18° para a esquerda ou para a direita e é realizada por meio de um movimento de cisalhamento entre as vértebras lombares. Embora seja executada com frequência na posição em pé, a rotação também pode ser realizada na posição sentada, para eliminar o movimento da pelve e do quadril. Se o paciente estiver em pé, o examinador deve ficar atento ao observar a presença desse movimento acessório, tentando eliminá-lo por meio da estabilização da pelve.

Quando um movimento como a flexão lateral em direção ao lado doloroso aumenta os sintomas, a lesão é provavelmente intra-articular, uma vez que os músculos e ligamentos desse lado estão relaxados. Na presença de uma protrusão discal lateral à raiz nervosa, a flexão lateral em direção ao lado doloroso aumenta a dor e os sintomas radiculares nesse lado. Quando um movimento como a flexão lateral em direção oposta ao lado doloroso altera os sintomas, a lesão pode ter origem articular ou muscular ou pode haver uma protrusão discal medial à raiz nervosa (Fig. 9.30).

McKenzie propôs que os movimentos ativos, em especial a flexão e a extensão, fossem repetidos 10 vezes para verificar se o movimento aumenta ou reduz os sintomas.[47] Como Mulvein e Jull,[117] ele também propôs a realização de um movimento de deslizamento lateral no qual a cabeça

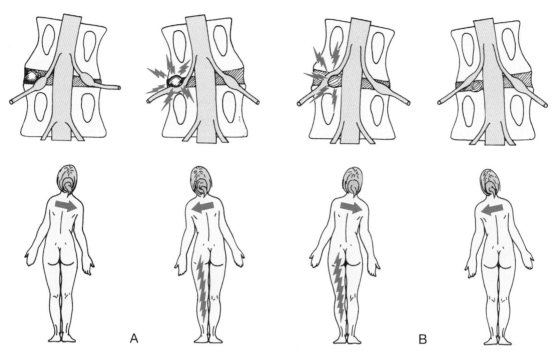

Figura 9.30 Pacientes com problemas de herniação discal podem, algumas vezes, inclinar para um lado. Trata-se de um mecanismo voluntário ou involuntário para reduzir a irritação da raiz nervosa. Em alguns pacientes, a inclinação ocorre em direção à ciática; em outros, ele ocorre na direção oposta. Uma hipótese razoável sugere que, quando a herniação é lateral à raiz nervosa (A), a inclinação ocorre em direção ao lado oposto da ciática, uma vez que uma inclinação para o mesmo lado desencadearia dor. Em contraposição, quando a herniação é medial à raiz nervosa (B), a inclinação ocorre em direção ao lado da ciática, visto que um desvio para o lado oposto irritaria a raiz nervosa e causaria dor. (Reproduzida de White AA, Panjabi MM: *Clinical biomechanics of the spine*. 2.ed. Philadelphia: JB Lippincott, 1990. p. 415.) (© Augustus A White III e MM Panjabi.)

e os pés permanecem na posição e o paciente desvia a pelve para a esquerda e para a direita.

Ao constatar que a flexão lateral e a rotação estão igualmente limitadas e que a limitação da extensão é menor, o examinador pode suspeitar de um padrão capsular. Contudo, pode ser difícil detectar um padrão capsular em um segmento lombar.

Visto que lesões lombares são raras durante um movimento "puro", como flexão, extensão, flexão lateral ou rotação, defendeu-se a inclusão de **movimentos combinados** da coluna vertebral no exame.[118,119] O examinador pode desejar testar os seguintes movimentos combinados mais comuns: flexão lateral em flexão; flexão lateral em extensão; flexão e rotação; e extensão e rotação. Esses movimentos combinados (Fig. 9.31) podem acarretar sinais e sintomas diferentes daqueles acarretados pelos movimentos uniplanares, estando definitivamente indicados quando um movimento combinado é responsável pelos sintomas. Por exemplo, quando um paciente apresenta uma síndrome facetária, a extensão e a rotação combinadas constituem o movimento com maior probabilidade de exacerbar os sintomas.[120] Outros sintomas que podem indicar envolvimento de facetas incluem a ausência de sinais radiculares ou de déficit neurológico, dor no quadril e na nádega e, algumas vezes, dor no membro inferior acima do joelho, ausência de parestesia e rigidez lombar.[121,122]

Com o paciente em pé, pode-se realizar um **teste rápido** para as articulações periféricas mais distais (Fig. 9.32), na condição de que o examinador acredita que seu paciente poderá realizar o teste. O paciente agacha-se o máximo possível, salta duas ou três vezes e retorna à posição em pé. Essa ação testa rapidamente os tornozelos, os joelhos e os quadris, assim como o sacro, para qualquer condição patológica. Se o paciente conseguir agachar por completo e saltar sem apresentar qualquer sinal ou sintoma, é provável que essas articulações não apresentem patologias relacionadas à sua queixa. Entretanto, esse teste deve ser utilizado com cautela e não deve ser aplicado em pacientes com suspeita de artrite ou patologia em articulações dos membros inferiores, gestantes ou idosos com fraqueza e hipomobilidade. Se o teste for negativo, não é necessário testar as articulações periféricas (exame de rastreamento articular periférico) com o paciente deitado.

Em seguida, deve-se solicitar ao paciente que se equilibre sobre um membro inferior e levante e abaixe o pé quatro ou cinco vezes apoiado sobre os dedos dos pés. De fato, esse é um **teste de Trendelenburg modificado**. Enquanto o paciente o executa, o examinador deve observar a presença do **sinal de Trendelenburg** (Fig. 9.33). Um sinal de Trendelenburg é considerado positivo quando ocorre uma queda do ílio no lado não apoiado em vez da elevação normal que ocorre quando o indivíduo se

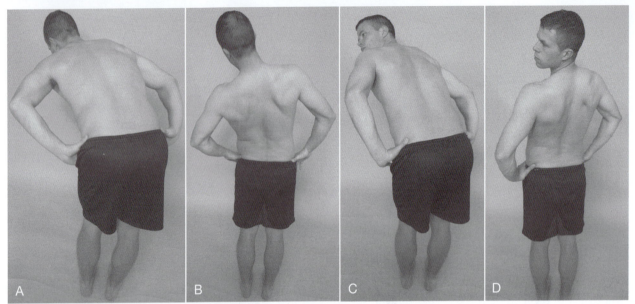

Figura 9.31 Movimentos ativos combinados. (A) Flexão lateral em flexão. (B) Flexão lateral em extensão. (C) Rotação e flexão. (D) Rotação e extensão.

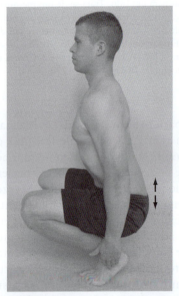

Figura 9.32 Teste rápido.

apoia sobre um membro inferior. Um músculo glúteo médio fraco ou uma coxa vara (ângulo anormal entre o colo e a diáfise do fêmur) no lado do membro inferior apoiado pode produzir um sinal positivo. Quando o paciente não consegue completar o movimento, levantando e abaixando o pé apoiado sobre os dedos dos pés, o examinador deve suspeitar de uma lesão da raiz nervosa S1. Ambos os membros inferiores devem ser testados.

McKenzie também propôs a realização de movimentos de flexão da coluna em decúbito dorsal.[47] Na posição em pé, a flexão da coluna ocorre de cima para baixo, de modo que a ocorrência de dor no final da ADM indica comprometimento da L5-S1. Quando o paciente se encontra em decúbito dorsal, com os joelhos levantados em direção ao tórax, a flexão ocorre de baixo para cima, de modo que a dor no início do movimento indica comprometimento da L5-S1. Além disso, deve-se lembrar que um maior alongamento é imposto sobre L5-S1 quando o paciente se encontra na posição deitada.

Durante o estágio de observação da avaliação, o examinador deve anotar qualquer alteração no comprimento funcional do membro (ver Tab. 9.9). Wallace desenvolveu um método para medir o comprimento **funcional do membro inferior**.[123] Em primeiro lugar, o paciente deve ser avaliado em uma postura relaxada. Nessa posição, o examinador palpa as EIAS e as EIPS, observando a presença de assimetria. Em seguida, ele coloca o paciente em uma postura simétrica, certificando-se de que as articulações subtalares se encontram na posição neutra (ver Cap. 13), os dedos dos pés estão direcionados para a frente e os joelhos estendidos. A simetria das EIAS e as EIPS é novamente avaliada. Se ainda houver diferença, o examinador deve verificar a existência de diferenças estruturais de comprimentos dos membros inferiores (ver Caps. 10 e 11), disfunção da articulação sacroilíaca ou fraqueza do glúteo médio e do quadrado lombar (Fig. 9.34). A pelve também pode ser nivelada com o uso de caixas ou blocos calibrados, de modo que a diferença funcional dos membros inferiores possa ser anotada.

Movimentos passivos

Na parte lombar da coluna, os movimentos passivos são de difícil execução, em decorrência do peso do corpo. Se os movimentos ativos forem completos e indolores, pode-se tentar aplicar uma sobrepressão de modo cuidadoso. Entretanto, é mais seguro verificar a *end feel* de

Capítulo 9   Parte lombar da coluna   **711**

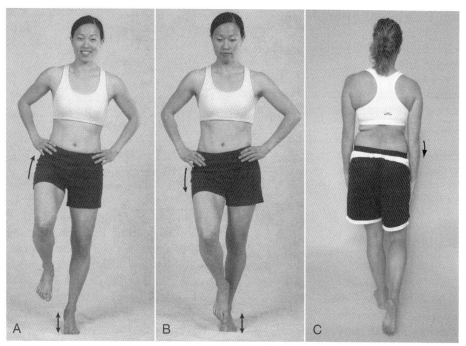

Figura 9.33 Teste de Trendelenburg e da raiz nervosa S1. (A) Teste de Trendelenburg negativo (quadril em elevação) durante a realização do teste para S1 (ficar na ponta dos pés e retornar). (B) Teste de Trendelenburg positivo (queda do quadril) durante a realização do teste para S1. Se a paciente não for capaz de ficar na ponta dos pés, isso indica um teste positivo para S1. (C) Vista posterior. Teste de Trendelenburg positivo para glúteo médio direito fraco.

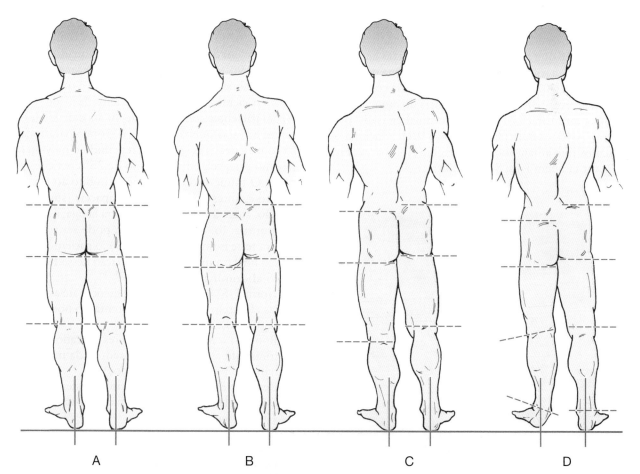

Figura 9.34 Efeito de diferentes comprimentos de membros inferiores e diferentes posturas. Observe a presença de escoliose no lado do membro "curto". (A) Normal. (B) Fêmur esquerdo curto. (C) Tíbia esquerda curta. (D) Pronação do pé esquerdo.

cada vértebra da parte lombar da coluna durante a avaliação dos movimentos do jogo articular. A *end feel* é a mesma, mas o examinador controla melhor o paciente e dificilmente estressa as articulações.

Movimentos passivos da parte lombar da coluna e *end feel* normal

- Flexão (distensão tissular).
- Extensão (distensão tissular).
- Flexão lateral (distensão tissular).
- Rotação (distensão tissular).

Movimentos isométricos resistidos

Inicialmente, a força muscular isométrica resistida da parte lombar da coluna deve ser testada na posição neutra. O paciente assume a posição sentada. A contração tem de ser resistida e isométrica, de modo a não ocorrer nenhum movimento (Fig. 9.35). Em razão da força dos músculos do tronco, o paciente não deve permitir que o examinador o mova, para que ocorra o menor movimento possível. O examinador testa a flexão, a extensão, a flexão lateral e a rotação. A Figura 9.36 apresenta os eixos do movimento da parte lombar da coluna, que deve estar em posição neutra. É necessário que os movimentos dolorosos sejam executados por último. O examinador precisa ter em mente que músculos abdominais fortes ajudam a reduzir a carga sobre a parte lombar da coluna em aproximadamente 30% e, sobre a parte torácica da coluna, em aproximadamente 50%, em decorrência do aumento das pressões intratorácica e intra-abdominal causado pela contração desses músculos. A Tabela 9.11 relaciona os músculos que atuam sobre as vértebras lombares (Fig. 9.37; ver também Figs. 8.37 e 8.38).

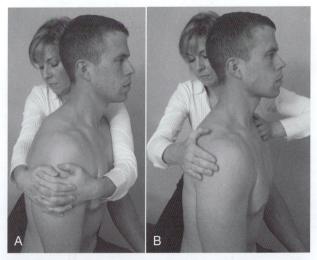

Figura 9.35 Posicionamento para movimentos isométricos resistidos da parte lombar da coluna. (A) Flexão, extensão e flexão lateral. (B) Rotação para a direita.

Movimentos isométricos resistidos da parte lombar da coluna

- Flexão anterior.
- Extensão.
- Flexão lateral (esquerda e direita).
- Rotação (esquerda e direita).
- Resistência abdominal dinâmica.
- Abaixamento de ambos os membros inferiores estendidos.
- Resistência dinâmica dos extensores.
- Suporte lateral horizontal isotônico.
- Teste dos oblíquos abdominais internos/externos.

Desde que o teste isométrico na posição neutra tenha sido normal ou cause apenas uma pequena quantidade de dor, o examinador pode realizar outros testes que imponham um estresse maior sobre os músculos. Esses testes são com frequência dinâmicos e exigem trabalho concêntrico e excêntrico para os músculos que sustentam a coluna. Em todos os testes a seguir, é necessário que o paciente mantenha a pelve neutra. Se houver movimentos excessivos da EIAS (decúbito dorsal) ou da EIPS (decúbito ventral) durante a realização do teste, não se deve permitir que o paciente os execute. Em indivíduos normais, a EIAS ou a EIPS não devem se mover durante a realização dos testes. A motivação também pode influir nos resultados.[124]

Teste dinâmico da resistência abdominal.[125-127] Esse teste verifica a resistência dos músculos abdominais. O paciente posiciona-se em decúbito dorsal com os quadris a 45° e os joelhos a 90°. As mãos devem permanecer ao lado do corpo. Distalmente aos dedos, uma linha é traçada em 8 cm (para pacientes com mais de 40 anos de idade) ou 12 cm (para pacientes com menos de 40 anos de idade). O paciente retrai o queixo e curva o tronco para tocar a linha com os dedos (Fig. 9.38), repetindo o movimento o máximo possível, em um ritmo de 25 repetições por minuto. O número de repetições atingido ao final do teste, isto é, antes que o paciente trapaceie (suspende a respiração, altera a mecânica) ou ocorra fadiga, é anotado como pontuação. O teste também pode ser realizado como um teste isométrico (Fig. 9.39): o paciente assume a posição final e a mantém. A graduação desse **teste isométrico abdominal** é a seguinte:[128-130]

- Normal (5) = Mãos atrás do pescoço, até as escápulas elevarem-se da maca (sustentação por 20 a 30 segundos).
- Bom (4) = Membros superiores cruzados sobre o tórax, até as escápulas elevarem-se da maca (sustentação por 15 a 20 segundos).
- Regular (3) = Membros superiores estendidos, até as escápulas elevarem-se da maca (sustentação por 10 a 15 segundos).
- Ruim (2) = Membros superiores estendidos, em direção aos joelhos, até os ápices das escápulas elevarem-se da maca (sustentação por 1 a 10 segundos).
- Vestígio (1) = Incapaz de elevar mais do que a cabeça da maca.

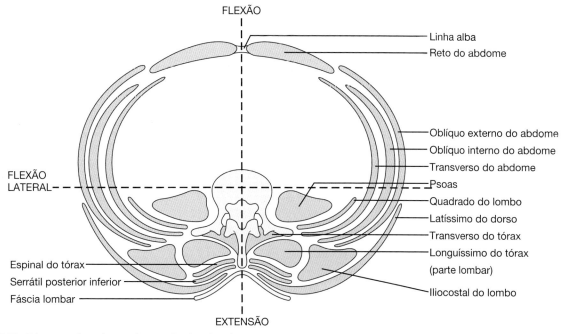

Figura 9.36 Diagrama das relações da parte lombar da coluna com movimento.

TABELA 9.11

Músculos da parte lombar da coluna: ações e derivações de raízes nervosas

Ação	Músculos atuantes	Derivação de raízes nervosas
Flexão anterior	1. Psoas maior	L1–L3
	2. Reto do abdome	T6–T12
	3. Oblíquo externo do abdome	T7–T12
	4. Oblíquo interno do abdome	T7–T12, L1
	5. Transverso do abdome	T7–T12, L1
	6. Intertransversos	L1–L5
Extensão	1. Latíssimo do dorso	Toracodorsal (C6–C8)
	2. Eretores da espinha	L1–L3
	Iliocostal do lombo	L1–L3
	Longuíssimo do tórax	L1–L5
	3. Transverso espinal	L1–L5
	4. Interespinais	L1–L5
	5. Quadrado lombar	T12, L1–L4
	6. Multífido	L1–L5
	7. Rotadores	L1–L5
	8. Glúteo máximo	L1–L5
Flexão lateral	1. Latíssimo do dorso	Toracodorsal (C6–C8)
	2. Eretores da espinha	L1–L3
	Iliocostal do lombo	L1–L3
	Longuíssimo do tórax	L1–L5
	3. Transversos	L1–L5
	4. Intertransversários	L1–L5
	5. Quadrado lombar	T12, L1–L4
	6. Psoas maior	L1–L3
	7. Oblíquo externo do abdome	T7–T12
Rotação[a]	1. Transversos	L1–L5
	2. Rotadores	L1–L5
	3. Multífido	L1–L5

[a]Ocorre pouquíssima rotação na parte lombar da coluna, em decorrência da forma das articulações facetárias. Qualquer rotação é resultado do movimento de cisalhamento.

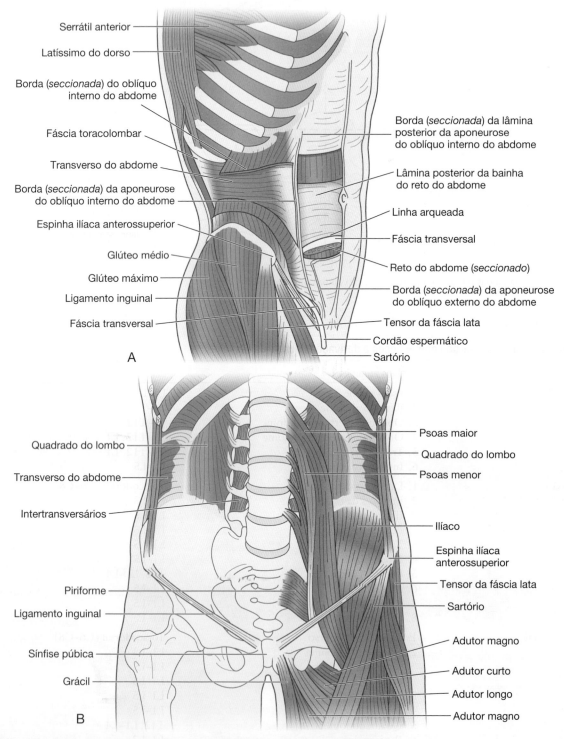

Figura 9.37 Músculos da parte lombar da coluna (ver também Figs. 8.37 e 8.38). (A) Vista lateral. (B) Vista anterior.

(continua)

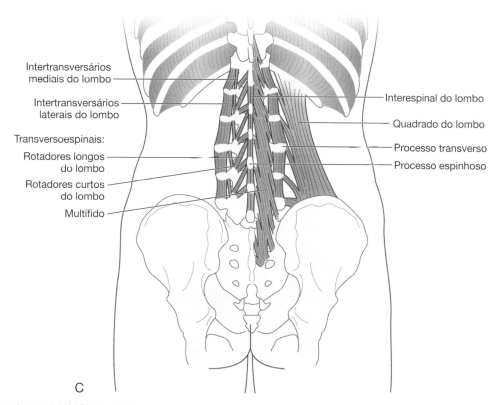

Figura 9.37 (*continuação*) (C) Vista posterior.

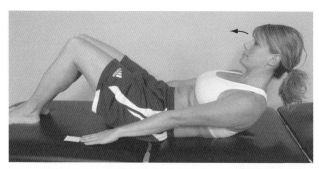

Figura 9.38 Teste dinâmico de resistência abdominal. A paciente retrai o queixo e curva o tronco, elevando-o da maca. De modo ideal, as escápulas devem elevar-se da maca.

McGill[131] defendeu a realização do teste isométrico com o paciente começando com as costas apoiadas contra um encosto de maca posicionado a 60° com a horizontal; quadris e joelhos flexionados a 90°; braços cruzados sobre o tórax; e as mãos posicionadas nos ombros opostos (Fig. 9.40). O examinador segura com firmeza os pés do paciente e o encosto da maca vai sendo afastado das suas costas enquanto ele mantém a posição de 60° durante o tempo que lhe for possível.

Teste dinâmico da resistência para os extensores.[125,127,132,133] Esse teste avalia a força do músculo iliocostal do lombo (eretor da espinha) e dos multífidos. O paciente é posicionado em decúbito ventral, com os quadris e as cristas ilíacas em repouso sobre a borda da maca de exame e os quadris e a pelve estabilizados com faixas (Fig. 9.41). Inicialmente, as mãos do paciente sustentam a parte superior do corpo em flexão de 30° sobre uma cadeira ou banco (ver Fig. 9.41A). Com a coluna vertebral reta, o paciente é orientado a estender o tronco até a posição neutra e, em seguida, baixar a cabeça até a posição inicial. Durante o exercício, os membros superiores do paciente permanecem cruzados sobre o tórax. O ritmo é de 25 repetições por minuto. O número de repetições atingido ao final do teste, isto é, antes que o paciente comece a "trapacear" (suspende a respiração, altera a mecânica) ou ocorra fadiga, é anotado como pontuação. O teste também pode ser realizado isometricamente; o examinador deve cronometrar o tempo que o paciente consegue sustentar a contração sem movimento pélvico ou da coluna. Caso o paciente tenha dificuldade em realizar o método descrito, ele pode executá-lo começando em decúbito ventral e estendendo a coluna vertebral.[134,135] Nesse caso, o paciente pode começar com as mãos ao lado do corpo, movendo-as para a porção inferior das costas e, por fim, para a região posterior da cabeça, para aumentar a dificuldade. Quando realizado isometricamente (**teste isométrico do extensor**) (Fig. 9.42), o teste é graduado da seguinte maneira:[128-130]

- Normal (5) = Com as mãos entrelaçadas atrás da cabeça, estende a parte lombar da coluna, elevando a cabeça, o tórax e as costelas do solo (sustentação por 20 a 30 segundos).

716 Avaliação musculoesquelética

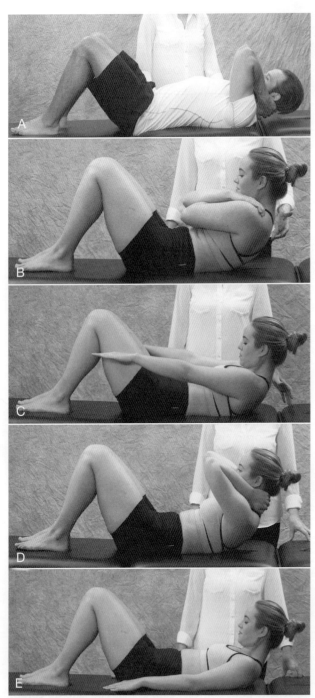

Figura 9.39 Teste abdominal isométrico. (A) Mãos atrás do pescoço. (B) Braços cruzados sobre o tórax; as escápulas ficam afastadas da maca. (C) Braços estendidos, as escápulas ficam afastadas da maca. (D) Mãos atrás da cabeça, as partes superiores das escápulas ficam afastadas da maca. (E) Braços estendidos, apenas a cabeça fica afastada da maca.

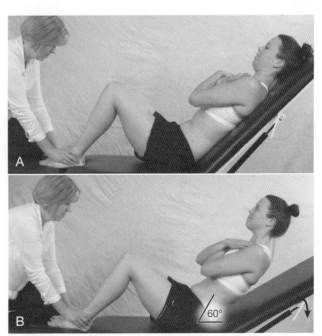

Figura 9.40 Teste abdominal isométrico de McGill. (A) Posição inicial: o encosto para as costas fica em um ângulo de 60°. (B) Manutenção da posição.

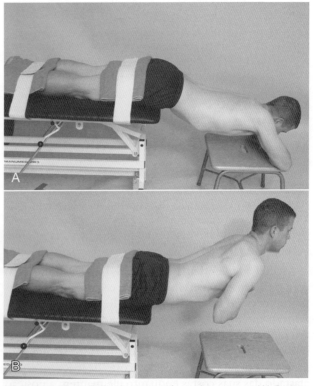

Figura 9.41 Teste dinâmico de resistência do extensor. (A) Posição inicial. (B) Posição final.

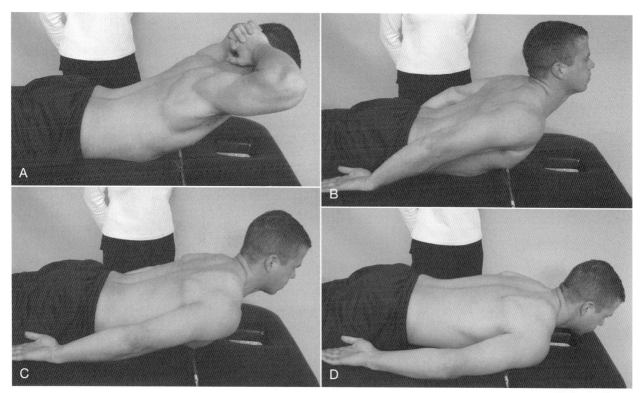

Figura 9.42 Teste isométrico do extensor. (A) Mãos atrás da cabeça, cabeça, tórax e costelas afastados da maca. (B) Mãos nas laterais do corpo, cabeça, tórax e costelas afastados da maca. (C) Mãos nas laterais do corpo, esterno afastado da maca. (D) Mãos nas laterais do corpo, cabeça afastada da maca.

- Bom (4) = Com as mãos ao lado do corpo, estende a parte lombar da coluna, elevando a cabeça, o tórax e as costelas do solo (sustentação por 15 a 20 segundos).
- Regular (3) = Com as mãos ao lado do corpo, estende a parte lombar da coluna, elevando o esterno do solo (sustentação por 10 a 15 segundos).
- Ruim (2) = Com as mãos ao lado do corpo, estende a parte lombar da coluna, elevando a cabeça do solo (sustentação por 1 a 10 segundos).
- Vestígio (1) = Apenas uma discreta contração do músculo, sem movimento.

Biering e Sorensen descreveram um teste similar (**teste de fadiga de Biering-Sorensen**) no qual o indivíduo posiciona os membros superiores ao lado do corpo. Anota-se o tempo que o paciente consegue sustentar a posição reta antes de se cansar (i. e., o paciente não consegue mais manter a posição).[127,136,137] A posição inicial é a mesma que a do teste dinâmico. A Tabela 9.12 mostra os dados normativos na visão de vários autores.

Teste de abaixamento dos membros inferiores estendidos.[134,135,141] (Observação: esse teste é utilizado para testar os músculos abdominais. Deve ser realizado somente quando o paciente atinge um grau "normal" no teste dinâmico de resistência abdominal ou no teste isométrico abdominal.) É um teste excêntrico abdominal que pode impor um grande estresse sobre a coluna vertebral. Por essa razão, o examinador deve certificar-se de que o

TABELA 9.12

Dados normativos para o teste de fadiga de Biering-Sorensen com base em três grupos de autores

Estudo	Valores
Demoulin et al.[138]	Homens saudáveis: 198 segundos Homens que já tiveram lombalgia: 176 segundos Homens atualmente com lombalgia: 163 segundos Mulheres saudáveis: 197 segundos Mulheres que já tiveram lombalgia: 210 segundos Mulheres atualmente com lombalgia: 177 segundos
McGill et al.[139]	Homens: 164 ± 51 segundos Mulheres: 189 ± 60 segundos
Simmonds et al.[140]	Indivíduos saudáveis sem dor: 77,76 ± 36,63 (estudo 1) 72,73 ± 29,79 (estudo 2) Indivíduos com lombalgia: 39,55 ± 36,31 (estudo 1) 36,64 ± 33,32 (estudo 2)

paciente consegue manter a pelve neutra antes de realizar o exercício. Também pode causar uma ativação abdominal maior que as flexões abdominais.[142] O paciente posiciona-se em decúbito dorsal, flexiona os quadris a 90° (Fig. 9.43A) e, por fim, estende os joelhos (Fig. 9.43B). Em seguida, o paciente move a pelve para a posição neutra (i. e., as EIPS devem permanecer discretamente acima das EIAS), de forma a realizar uma inclinação pélvica

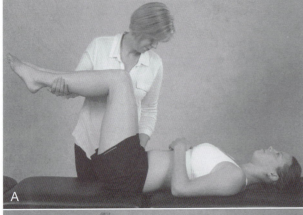
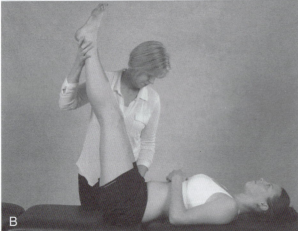
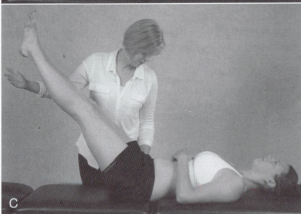

Figura 9.43 Teste de abaixamento das duas pernas estendidas. (A) Flexão dos quadris a 90°. (B) Posição inicial com os joelhos estendidos. (C) Exemplo de abaixamento das pernas. Observe como a examinadora está atenta à rotação pélvica anterior; isso indica incapacidade de manutenção da pelve em posição neutra.

- Normal (5) = Capaz de atingir 0 a 15° a partir da maca antes de a pelve inclinar.
- Bom (4) = Capaz de atingir 16 a 45° a partir da maca antes de a pelve inclinar.
- Regular (3) = Capaz de atingir 46 a 75° a partir da maca antes de a pelve inclinar.
- Ruim (2) = Capaz de atingir 75 a 90° a partir da maca antes de a pelve inclinar.
- Vestígio (1) = Incapaz de manter a pelve na posição neutra.

Teste dos oblíquos internos/externos do abdome.[134,135] Esse teste verifica a ação combinada do músculo oblíquo interno de um lado e o músculo oblíquo externo do lado oposto. O paciente posiciona-se em decúbito ventral com as mãos ao lado do corpo. Solicita-se que eleve a cabeça e o ombro de um lado e tente tocar as unhas dos dedos da outra mão (Fig. 9.44A). O examinador deve contar o número de repetições realizado pelo paciente. Os pés do paciente não devem estar suportados, e o paciente deve respirar normalmente. O examinador pode dificul-

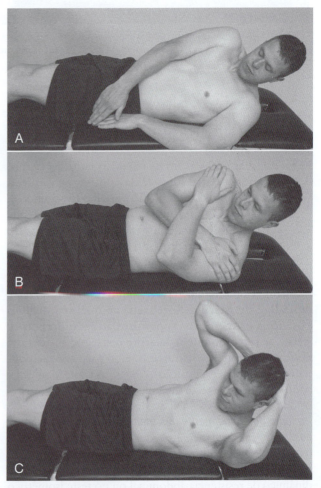

Figura 9.44 Teste para os músculos oblíquos interno/externo do abdome. (A) Posição de teste com as mãos ao lado do corpo. (B) Posição de teste com as mãos nos ombros. (C) Posição de teste com as mãos atrás da cabeça.

posterior e, com firmeza, manter os processos espinhosos contra a maca de exame. Os membros inferiores esticados devem ser abaixados excentricamente (Fig. 9.43C). Assim que as EIAS começam a rotacionar para a frente, o teste é interrompido, o ângulo é mensurado (ângulo da maca de exame até a coxa) e os joelhos são flexionados. É necessário que o teste seja executado de forma lenta. O paciente não deve suspender a respiração. A graduação do teste é a seguinte:[129]

tar o teste ao solicitar ao paciente que cruze o tórax com os braços, colocando as mãos sobre os ombros opostos (Fig. 9.44B), de forma que leve o cotovelo em direção ao local em que os dedos deveriam repousar ao lado do corpo ou, mais difícil ainda, coloque as mãos atrás da cabeça e leve os cotovelos em direção à posição em que os dedos deveriam repousar ao lado do corpo (Fig. 9.44C). A graduação do teste, quando realizado isometricamente (**teste isométrico dos oblíquos abdominais internos/externos**), deve ser a seguinte:[129]

- Normal (5) = Flexiona e rotaciona a parte lombar da coluna totalmente com as mãos atrás da cabeça (sustentação por 20 a 30 segundos).
- Bom (4) = Flexiona e rotaciona a parte lombar da coluna totalmente com as mãos cruzadas sobre o tórax (sustentação por 15 a 20 segundos).
- Regular (3) = Flexiona e rotaciona a parte lombar da coluna totalmente com os membros superiores orientados para a frente (sustentação por 10 a 15 segundos).
- Ruim (2) = Incapaz de flexionar e rotacionar totalmente.
- Vestígio (1) = Apenas uma discreta contração do músculo, sem movimento.
- (0) = Ausência de contração muscular.

Teste dinâmico de suporte lateral horizontal (ponte lateral).[143]
Esse movimento é utilizado para testar o músculo quadrado lombar. O paciente posiciona-se em decúbito lateral, apoiando a porção superior do corpo sobre o cotovelo (Fig. 9.45A). Inicialmente, o paciente deita-se de lado e flexiona os joelhos a 90°. O examinador solicita que eleve a pelve da maca de exame (ver Fig. 9.45B) e estenda a coluna vertebral. O paciente não deve rolar para a frente nem para trás durante a realização do teste. Em um teste dinâmico, deve repetir o movimento o máximo de vezes possível ou, em um teste isométrico, sustentar a posição o maior tempo possível. Em pacientes jovens e com melhor condicionamento físico, o examinador pode dificultar o teste, ao solicitar ao paciente que mantenha os membros inferiores estendidos e eleve os joelhos e a pelve da maca de exame, utilizando os pés como base, de modo que todo o corpo fique estendido (ver Fig. 9.45C). Como teste isométrico, o teste deve ser graduado da seguinte maneira:

- Normal (5) = Capaz de elevar a pelve da maca de exame e manter a coluna vertebral reta (sustentação por 10 a 20 segundos).
- Bom (4) = Capaz de elevar a pelve da maca de exame, mas apresenta dificuldade para manter a coluna vertebral estendida (sustentação por 5 a 10 segundos).
- Regular (3) = Capaz de elevar a pelve da maca de exame, mas incapaz de manter a coluna vertebral estendida (sustentação por menos de 5 segundos).
- Ruim (2) = Incapaz de elevar a pelve da maca de exame.

McGill relatou que a ponte lateral deve ser mantida durante 65% do tempo extensor para homens e 39% para

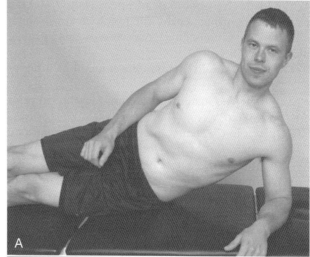
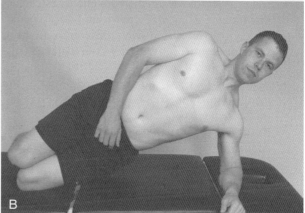
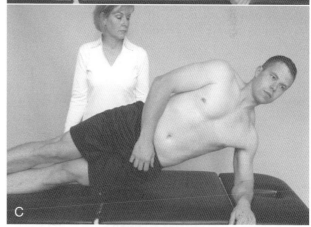

Figura 9.45 Suporte lateral horizontal dinâmico. (A) Posição inicial. (B) Elevação da pelve da maca utilizando os joelhos como suporte. (C) Elevação da pelve da maca utilizando os pés e os tornozelos como suporte.

mulheres; e 99% do tempo flexor para homens e 79% para mulheres.[139] Na seção "Testes especiais" (mais adiante), estão descritas duas outras variações do teste "da ponte" (testes da ponte em decúbito ventral ou dorsal).

Teste dos rotadores lombares/multífido. Esse teste verifica a capacidade dos rotadores lombares e do multífido de estabilizar o tronco durante o movimento dinâmico da extremidade. Na posição quadrúpede (Fig. 9.46A), o paciente deve manter a pelve em posição neutra, respirar normalmente e, em seguida, realizar os seguintes movimentos (Fig. 9.46B-D):

1. Elevação e sustentação de um membro superior estendido.
2. Elevação e sustentação de um membro inferior estendido.
3. Elevação e sustentação de um membro superior e do membro inferior contralateral estendidos. A pontuação desse teste deve ser a seguinte:

- Normal (5) = Capaz de realizar o movimento com o membro superior e o membro inferior contralaterais, em ambos os lados, mantendo a pelve neutra (sustentação por 20 a 30 segundos).
- Bom (4) = Capaz de manter a pelve neutra enquanto realiza a elevação de um membro inferior estendido, mas incapaz de manter a pelve em posição neutra enquanto realiza o movimento com o membro superior e o membro inferior contralaterais (sustentação por 20 segundos).
- Regular (3) = Capaz de realizar a elevação de um membro superior estendido e manter a pelve neutra (sustentação por 20 segundos).
- Ruim (2) = Incapaz de manter a pelve neutra enquanto realiza a elevação de um membro superior estendido.

Quando testados isocineticamente, os extensores lombares são mais fortes que os flexores lombares. Na flexão, os homens produzem uma força equivalente a cerca de 65% do seu peso corporal, enquanto as mulheres produzem uma força equivalente a 65 a 70% do seu peso corporal. Na extensão, os homens produzem uma força de cerca de 90 a 95% do seu peso corporal, ao passo que as mulheres produzem uma força equivalente a 80 a 95%, dependendo da velocidade testada. Na rotação, os homens produzem uma força equivalente a 55 a 65% do seu peso corporal, enquanto as mulheres produzem uma força equivalente a 40 a 55%, dependendo da velocidade testada. Na rotação, os homens produzem uma força equivalente a aproximadamente 55 a 65% do peso corporal, enquanto as mulheres produzem uma força equivalente a cerca de 40 a 55% do peso corporal, dependendo da velocidade testada.[144]

Exame de rastreamento de articulações periféricas

Após a realização dos movimentos isométricos resistidos da parte lombar da coluna, caso o examinador não tenha realizado o teste rápido para testar as articulações periféricas ou esteja inseguro em relação aos resultados, ou em relação ao envolvimento das articulações periféricas, as articulações periféricas devem ser rapidamente investigadas para se descartar patologias evidentes nas extremidades. Se houver qualquer desvio além do normal, o examinador pode realizar um exame detalhado da articulação em questão. As seguintes articulações devem ser investigadas.[145]

Exame de rastreamento dos membros inferiores

- Articulações sacroilíacas.
- Articulações do quadril.
- Articulações dos joelhos.
- Articulações dos tornozelos.
- Articulações dos pés.

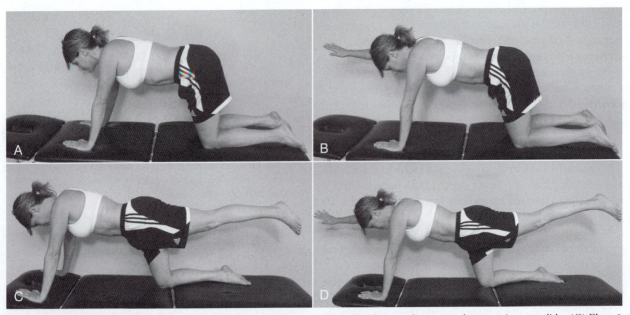

Figura 9.46 Teste para os rotadores posteriores/multífido. (A) Posição inicial. (B) Elevação de um membro superior estendido. (C) Elevação de um membro inferior estendido. (D) Elevação contralateral de um membro superior e um membro inferior.

Articulações sacroilíacas

Com o paciente em pé, o examinador palpa a EIPS de um lado com um polegar e os processos espinhosos sacrais com o outro polegar. Em seguida, o paciente flexiona totalmente o quadril desse lado, para que o examinador observe se a EIPS desce, como ocorre normalmente, ou se sobe, indicando fixação da articulação sacroilíaca nesse lado (Fig. 9.47). O examinador então realiza a comparação com o outro lado e, em seguida, coloca um polegar sobre uma das tuberosidades isquiáticas do paciente e o outro sobre o ápice sacral. Solicita ao paciente que flexione novamente o quadril desse lado. Se o movimento for normal, o polegar sobre o túber isquiático se moverá lateralmente. Se a articulação sacroilíaca nesse lado estiver fixada, o polegar se moverá para cima. Em seguida, o outro lado é testado para comparação. Esse teste também é denominado teste de *Gillet* ou *teste para fixação sacral* (ver Cap. 10).

Articulações do quadril

Essas articulações são movidas ativamente por meio de movimentos de flexão, extensão, abdução, adução e rotação medial e lateral na ADM mais completa possível. Qualquer padrão de restrição de movimento ou de dor deve ser observado. Enquanto o paciente flexiona o quadril, o examinador pode palpar o ílio, o sacro e a parte lombar da coluna para determinar quando o movimento começa na articulação sacroilíaca desse lado e quando ele começa na parte lombar da coluna. Os dois lados devem ser comparados.

Articulações dos joelhos

O paciente move ativamente as articulações dos joelhos por meio de uma amplitude de movimento de flexão e extensão mais completa possível. Deve-se observar qualquer restrição de movimento ou sinais e sintomas anormais.

Articulações do pé e do tornozelo

A flexão plantar, a dorsiflexão, a supinação e a pronação do pé e do tornozelo, assim como a flexão e a extensão dos dedos dos pés, são realizadas por meio de uma ADM completa. Novamente, deve-se avaliar qualquer alteração de sinais e sintomas.

Miótomos

Após a avaliação das articulações periféricas, o examinador testa a força muscular do paciente para verificar a

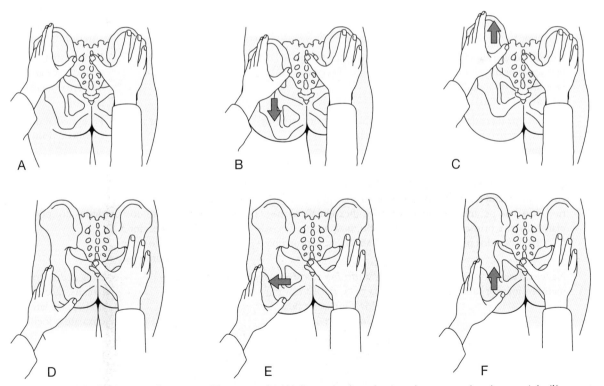

Figura 9.47 Testes para demonstrar a fixação sacroilíaca esquerda. (A) O examinador coloca o polegar esquerdo sobre a espinha ilíaca posterossuperior e o polegar direito sobre um dos processos espinhosos sacrais. (B) No movimento normal, o polegar esquerdo do examinador move-se para baixo quando o paciente levanta o membro inferior esquerdo com flexão completa do quadril. (C) Se a articulação está fixada, o polegar esquerdo do examinador move-se para cima quando o paciente eleva o membro inferior esquerdo. (D) O examinador coloca o polegar esquerdo sobre o túber isquiático e o polegar direito sobre o ápice do sacro. (E) No movimento normal, o polegar esquerdo do examinador move-se para o lado quando o paciente levanta o membro inferior esquerdo com flexão completa do quadril. (F) Quando a articulação está fixada, o polegar esquerdo do examinador move-se levemente para cima à medida que o paciente levanta o membro inferior esquerdo. (Modificada de Kirkaldy-Willis WH. *Managing low back pain*. New York: Churchill Livingstone, 1983. p. 94.)

722 Avaliação musculoesquelética

presença de uma possível fraqueza de origem neurológica (Tab. 9.13).[145] Com o paciente em decúbito dorsal, os miótomos são avaliados de forma individual (Fig. 9.48). Durante o teste dos miótomos (Tab. 9.14), o examinador deve colocar a articulação ou articulações testadas em uma posição neutra ou de repouso e, em seguida, aplicar uma pressão isométrica resistida. A contração deve ser mantida durante pelo menos 5 segundos, para que revele qualquer fraqueza. Quando possível, o examinador deve testar os dois lados simultaneamente, para efeito de comparação. Não é possível realizar a comparação bilateral simultânea nos movimentos que envolvem as articulações do quadril e dos joelhos, por conta do peso dos membros e do estresse sobre a região lombar. Por essa razão, os dois lados devem ser examinados de modo individual. O examinador não deve aplicar pressão sobre as articulações, uma vez que essa ação pode mascarar os sintomas.

Miótomos das partes lombar e sacral da coluna

- L2: Flexão do quadril.
- L3: Extensão do joelho.
- L4: Dorsiflexão do tornozelo.
- L5: Extensão do hálux.
- S1: Flexão plantar do tornozelo, eversão do tornozelo, extensão do quadril.
- S2: Flexão do joelho.

É importante lembrar que, previamente, o examinador avaliou o miótomo S1 com o paciente em pé e verificou a presença de um sinal de Trendelenburg (teste de Trendelenburg modificado) positivo; esses movimentos devem ser repetidos apenas quando o examinador estiver inseguro em relação ao resultado e desejar realizar o teste

TABELA 9.13

Síndromes radiculares lombares

Raiz	Dermátomo	Fraqueza muscular	Reflexos/testes especiais afetados	Parestesias
L1	Costas, sobre o trocanter, virilha	Nenhuma	Nenhum	Virilha, após permanecer em uma postura que causa dor
L2	Costas, face anterior da coxa até o joelho	Psoas, adutores do quadril	Nenhum	Ocasionalmente, face anterior da coxa
L3	Costas, porção superior da nádega, face anterior da coxa e do joelho, face medial do membro inferior (abaixo do joelho)	Psoas, quadríceps – atrofia da coxa	Reflexo patelar lento, FJDV positiva, dor na EMIE completa	Face medial do joelho, face anterior da perna (abaixo do joelho)
L4	Face interna da nádega, face lateral da coxa externa, face medial do membro inferior, dorso do pé, hálux	Tibial anterior, extensor do hálux	EMIE limitada, dor à flexão do pescoço, reflexo patelar fraco, flexão lateral limitada	Face medial da panturrilha e do tornozelo
L5	Nádega, faces dorsal e lateral da coxa, face lateral do membro inferior, dorso do pé, metade medial da planta do pé e primeiro, segundo e terceiro dedos dos pés	Extensor do hálux, fibulares, glúteo médio, dorsiflexores do tornozelo, posteriores da coxa – atrofia da panturrilha	EMIE limitada em um lado, dor à flexão do pescoço, diminuição do reflexo do calcâneo, dor à elevação cruzada do membro inferior estendido	Face lateral do membro inferior, três dedos dos pés mediais
S1	Nádega, face dorsal da coxa e membro inferior (abaixo do joelho)	Panturrilha e posteriores da coxa, atrofia dos glúteos, fibulares e flexores plantares	EMIE limitada	Dois dedos dos pés laterais, face lateral do pé, face lateral da coxa até o joelho, face plantar do pé
S2	Igual a S1	Igual a S1, exceto os fibulares	Igual a S1	Face lateral do membro inferior, joelho e calcanhar
S3	Virilha, face medial da coxa até o joelho	Nenhuma	Nenhum	Nenhuma
S4	Períneo, genitália, porção inferior do sacro	Bexiga, reto	Nenhum	Área em sela, genitália, ânus, impotência

EMIE: elevação do membro inferior estendido; FJDV: flexão do joelho em decúbito ventral.
A manipulação e a tração são contraindicadas quando S4 ou um deslocamento posterior maciço causam dor ciática bilateral e dor no nível de S3.

Capítulo 9 Parte lombar da coluna **723**

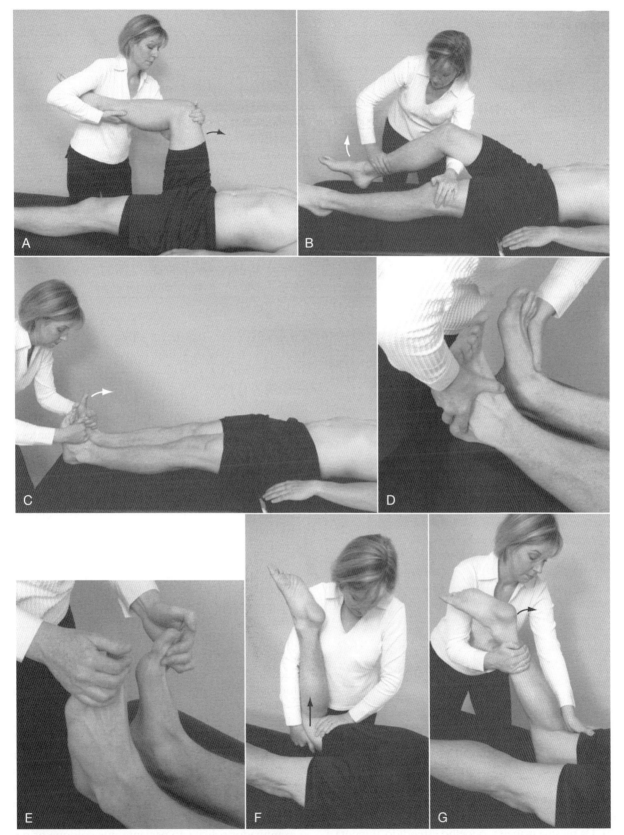

Figura 9.48 Posicionamento para o teste de miótomos. (A) Flexão do quadril (L2). (B) Extensão do joelho (L3). (C) Dorsiflexão do pé (L4). (D) Eversão do tornozelo (S1). (E) Extensão do hálux (L5). (F) Extensão de quadril (S1). (G) Flexão de joelho (S1-S2).

TABELA 9.14

Miótomos do membro inferior

Raiz nervosa	Ação do teste	Músculos
L1–L2	Flexão do quadril	Psoas, ilíaco, sartório, grácil, pectíneo, adutor longo, adutor curto
L3	Extensão do joelho	Quadríceps, adutores longo, magno e curto
L4	Dorsiflexão do tornozelo	Tibial anterior, quadríceps, tensor da fáscia lata, adutor magno, obturador externo, tibial posterior
L5	Extensão dos dedos dos pés	Extensor longo do hálux, extensor longo dos dedos, glúteos médio e mínimo, obturador interno, semimembranáceo, semitendíneo, fibular terceiro, poplíteo
S1	Flexão plantar do tornozelo Eversão do tornozelo	Gastrocnêmio, sóleo, glúteo máximo, obturador interno, piriforme, bíceps femoral, semitendíneo, poplíteo, fibulares longo e curto, extensor curto dos dedos
S2	Extensão do quadril Flexão do joelho	Bíceps femoral, piriforme, sóleo, gastrocnêmio, flexor longo dos dedos, flexor longo do hálux, músculos intrínsecos do pé
S3	Flexão do joelho	Músculos intrínsecos do pé (exceto o abdutor do hálux, flexor curto do hálux, flexor curto dos dedos, extensor curto dos dedos)

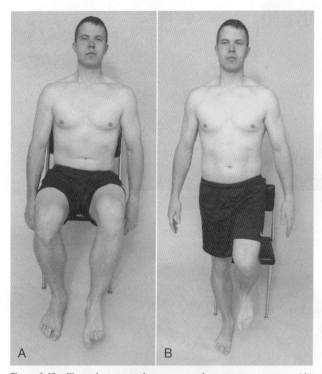

Figura 9.49 Teste de sentar e levantar usando apenas uma perna. (A) Posição inicial. Observe que a perna esquerda do paciente está afastada do chão. (B) Posição final.

novamente. Os movimentos do tornozelo devem ser testados com o joelho flexionado a aproximadamente 30°, em especial quando o paciente se queixar de ciatalgia, uma vez que a dorsiflexão completa é considerada uma manobra que provoca o estiramento do tecido nervoso. Da mesma maneira, o joelho estendido aumenta a distensão do nervo isquiático e pode acarretar falsos sinais, como uma fraqueza decorrente da dor e não da pressão sobre a raiz nervosa. Rainville et al.[146] recomendam testar as raízes nervosas de L3 e L4 de forma simultânea, realizando o **teste de sentar e levantar sobre um membro inferior**, para verificar se o quadríceps unilateral apresenta fraqueza (Fig. 9.49). O paciente pode se apoiar nas mãos do examinador para equilibrar-se.

Se o paciente apresentar uma dor extrema, todos os testes em decúbito dorsal devem ser realizados antes dos testes em decúbito ventral. Isso reduz a magnitude do movimento a ser executado pelo paciente, diminuindo o seu desconforto. O ideal é que todos os testes na posição em pé sejam executados em primeiro lugar, seguidos pelos testes na posição sentada, em decúbito dorsal, em decúbito lateral e em decúbito ventral. Esse procedimento será demonstrado no resumo, ao final do capítulo.

Para testar a flexão do quadril (miótomo L2), o examinador flexiona o quadril do paciente em 30 a 40°. Em seguida, aplica uma força para extensão proximal sobre o joelho e certifica-se de que o calcanhar do paciente não está repousando sobre a maca de exame (ver Fig. 9.48A). Em seguida, o outro lado é testado para efeito de comparação. Para evitar a aplicação de estresse excessivo sobre a parte lombar da coluna, o paciente não deve aumentar a lordose lombar enquanto realiza o teste, e apenas um membro inferior deve ser testado por vez.

Para testar a extensão do joelho ou o miótomo L3, o examinador flexiona o joelho do paciente entre 25 e 35° e, em seguida, aplica uma força de flexão resistida no meio da diáfise da tíbia, certificando-se de que o calcanhar não está repousando sobre a maca de exame (ver Fig. 9.48B). O outro lado é testado para efeito de comparação.

Para testar a dorsiflexão do tornozelo (miótomo L4), o examinador solicita ao paciente que coloque os pés a 90° em relação à perna (posição plantígrada). O examinador aplica uma força resistida sobre o dorso de cada pé e compara os dois lados (ver Fig. 9.48C). A flexão plantar do tornozelo (miótomo S1) é comparada de maneira similar, mas a resistência é aplicada sobre a planta do pé. Em decorrência da força dos músculos flexores plantares, aconselha-se testar esse miótomo com o paciente em pé. De maneira lenta, o paciente move-se para cima e para baixo sobre os dedos de cada pé alternadamente (por no mínimo 5 segundos) (**teste de Trendelenburg modificado**), e o examinador compara as diferenças conforme previamente descrito. A eversão do tornozelo (miótomo S1) é testada com o paciente em decúbito dorsal; o examinador aplica uma força para colocar o pé em inversão (ver Fig. 9.48D).

Para testar a extensão dos dedos dos pés (miótomo L5), o paciente mantém ambos os hálux em posição neutra. O examinador aplica uma resistência sobre as unhas de ambos os dedos e compara os dois lados (ver Fig. 9.48E). É fundamental que a resistência seja isométrica, de modo que a quantidade de força nesse caso seja, por exemplo, menor que a força aplicada durante a extensão do joelho.

A extensão do quadril (miótomo S1) é testada com o paciente em decúbito ventral. Esse teste deve ser realizado apenas quando o paciente não consegue realizar o teste da flexão plantar em pé ou fazer eversão do tornozelo. O joelho é flexionado a 90°. Em seguida, o examinador eleva a coxa do paciente levemente da maca de exame enquanto estabiliza o membro inferior. Uma força descendente é aplicada sobre a face posterior da coxa do paciente com uma das mãos, enquanto a outra assegura que a coxa do paciente não repouse sobre a maca (ver Fig. 9.48F).

A flexão do joelho (miótomos S1-S2) é testada na mesma posição (decúbito ventral), com o joelho flexionado a 90°. Uma força isométrica de extensão é aplicada imediatamente acima do tornozelo (Fig. 9.48G). Embora seja possível realizar o teste simultâneo dos flexores de ambos os joelhos, isso não é aconselhável, uma vez que o estresse aplicado sobre a parte lombar da coluna seria demasiadamente grande.

Avaliação funcional

Uma lesão na parte lombar da coluna pode afetar muito a capacidade funcional do paciente. Atividades como ficar em pé, andar, curvar-se, levantar peso, viajar, comunicar--se socialmente, vestir-se e ter relações sexuais podem ser afetadas. Tabelas de pontuações numéricas podem ser utilizadas para determinar o grau da dor causada por uma patologia ou incapacidade da parte lombar da coluna. Deve-se tomar cuidado ao selecionar uma dessas escalas, para garantir que ela mensure a incapacidade segundo o ponto de vista do paciente.[147-150] São exemplos o **Índice de incapacidade de Oswestry;**[151-153] o **Teste de incapacitação para lombalgia de Quebec;**[154-155] o **Teste de investigação de 10 minutos de Hendler para pacientes com lombalgia crônica,**[149,152,156] e o **Questionário de atitudes sobre lombalgia (Back-PAQ),**[70,75,157] que foi

desenvolvido como um questionário de 34 itens, bem como outro com apenas 10 itens. Relatou-se que o questionário de 10 itens é apropriado como um instrumento de triagem e também como ferramenta de mensuração de desfecho.[157] O **Teste STart da Universidade Keele de triagem para a região dorsal** foi planejado com o objetivo de reunir pacientes em grupos de risco que refletem a gravidade de seus problemas nas costas.[158] Relatou-se ainda que o teste de Hendler ajuda a diferenciar a lombalgia orgânica da lombalgia funcional.[159] O Índice de Incapacidade de Oswestry é uma boa escala funcional, visto que aborda AVD e, como consequência, baseia-se nas respostas e questões que afetam o cotidiano do paciente. É a escala funcional de avaliação para as costas mais utilizada. Para calcular o índice de incapacidade divide-se a pontuação total (cada seção vale de 1 a 6 pontos) pelo número de seções respondidas e multiplica o resultado por 100. O **Questionário de incapacidade de Roland-Morris** é curto, simples e adequado para o acompanhamento da evolução em serviços de saúde e para ser combinado com outras medidas da capacidade funcional (p. ex., incapacidade laboral).[160-162] Vários desses testes têm relação com a dor e com a percepção do paciente acerca da dor ligada à lesão[81-83,163] (ver item 23 na seção "Anamnese", previamente). Outras escalas numéricas para a lombalgia incluem o **Índice de classificação funcional,**[164,165] o **Questionário de dor de Dallas,**[166] o **Índice de Million,**[167] a **Escala da associação japonesa de ortopedia,**[168] a **Escala de classificação da lombalgia de Iowa,**[169] o **Questionário de Bournemouth,**[170,171] o **Formulário da sociedade de pesquisa da escoliose** (SPE-22 para indivíduos com deformidade da coluna vertebral),[172-174] o **Questionário da estenose espinal lombar**[175] e a **Escala da lombalgia de Aberdeen.**[176] Thomas oferece uma boa revisão dessas e de outras escalas.[149] Lehman et al. elaboraram uma escala de graduação da disfunção lombar que inclui critérios de avaliação, critérios médicos e, talvez mais importante, critérios do paciente para a determinação do grau de disfunção.[169] Esses critérios podem ser avaliados durante a avaliação normal do paciente.

Waddell et al. desenvolveram uma série de testes para diferenciar lombalgia orgânica e não orgânica (**sinais de Waddell's**).[52,67,177,178] Cada teste vale +1, se positivo, ou 0, se negativo:

1. Sensibilidade à palpação superficial da pele ao pinçamento leve de uma ampla área da parte lombar da coluna.
2. Sensibilidade à palpação profunda em uma ampla área, que com frequência estende-se para a parte torácica da coluna, o sacro ou a pelve.
3. Lombalgia com a aplicação de pressão axial sobre a coluna vertebral com o paciente em pé.
4. Teste de elevação do membro inferior estendido positivo quando especificamente testado, mas negativo quando o paciente está sentado com o joelho estendido para a pesquisa do reflexo de Babinski.

726 Avaliação musculoesquelética

5. Padrões neurológicos anormais (motores ou sensoriais).
6. Reação exagerada.

Quando os achados positivos totalizam 3 ou mais pontos, deve-se investigar uma causa não orgânica. As queixas desses pacientes também podem apresentar componentes sociais e psicológicos.[3,179,180]

Waddell também descreveu uma avaliação clínica simples da capacidade funcional,[3] a qual os examinadores podem considerar útil para testar os pacientes.[181]

Simmonds et al.[140] apresentaram diversos testes funcionais ou medidas do desempenho físico que, segundo esses autores, são úteis e diferenciam indivíduos com e sem lombalgia:

- **Marcha cronometrada de 15 metros.**[127] O paciente caminha 7,5 m o mais rápido possível, vira e retorna à posição inicial enquanto o examinador cronometra o tempo.
- **Teste de alcance com carga.**[127] O paciente posiciona-se em pé próximo a uma parede, a qual deve possuir uma fita métrica na altura do ombro. O paciente move-se para a frente o mais distante que conseguir, com um peso na altura do ombro, mantendo os calcanhares apoiados ao solo. O peso não deve ultrapassar um máximo de 5% do peso corporal, ou 4,5 kg.
- **Mudança da posição sentada para a posição em pé.**[127] Nesse teste cronometrado, o paciente senta-se em uma cadeira e, em seguida, fica totalmente em pé, retornando à posição sentada. Essa sequência deve ser repetida por 10 vezes o mais rápido possível. O valor médio de duas tentativas é utilizado como o tempo.
- **Flexão repetida do tronco.**[182] Nesse teste cronometrado, o paciente fica na posição em pé e, em seguida, flexiona anteriormente o máximo que conseguir, retornando à posição ereta tão rápido quanto possível dentro do seu limite de tolerância. Esse movimento deve ser repetido 10 vezes. O valor médio de duas tentativas é utilizado como o tempo.
- **Teste de fadiga de Biering-Sorensen.** Descrito previamente na seção "Movimentos isométricos resistidos".

Testes especiais

Os testes especiais sempre devem ser considerados como parte integral de um processo de exame muito mais amplo.[183] Nunca devem ser utilizados de forma isolada.[184] Alega-se que muitos dos testes especiais para a parte lombar da coluna têm pouco valor diagnóstico.[127,185] Como são testes clínicos e comumente dependem da habilidade do examinador, muitos apresentam baixas confiabilidade e validade – ou simplesmente jamais foram estudados.[186-190] Portanto, tais representações são principalmente avaliadas com base na experiência clínica.

A confiabilidade, a validade, a especificidade, a sensibilidade e as razões de probabilidade de alguns testes especiais/diagnósticos utilizados na parte lombar da coluna estão registradas no Apêndice 9.1 (material *on-line* – utilizar o QR code no final deste capítulo).

Ao realizar testes especiais na avaliação lombar, o examinador sempre deve realizar o teste de elevação do membro inferior estendido, o teste de flexão de joelho em decúbito ventral (FJDV) e o teste de distensão dural na posição sentada (*slump test*), especialmente quando o paciente apresenta sintomas neurológicos. Os outros

---

Testes principais realizados na parte lombar da coluna, dependendo do problema suspeitado[a]

- *Para disfunção neurológica:*
  - ✓ Centralização/periferização.
  - ⚠ Teste de elevação da perna estendida cruzada.
  - ⚠ Teste de tração do nervo femoral.
  - ⚠ Teste de flexão de joelho em decúbito ventral, ou variante.
  - ✓ Teste de distensão dural na posição sentada (*slump test*).
  - ✓ Teste de elevação da perna estendida, ou variante.
- *Para instabilidade lombar:*
  - ❓ Teste para estabilidade de H e I.
  - ✓ Teste de extensão lombar passiva.
  - ❓ Teste de cisalhamento posterior.
  - ⚠ Teste de extensão do quadril em decúbito ventral.
  - ❓ Teste de instabilidade segmentar em decúbito ventral.
  - ❓ Teste específico de torção lombar.
  - ⚠ Teste para instabilidade anterior da parte lombar da coluna.
  - ⚠ Teste para instabilidade posterior da parte lombar da coluna.
- *Para disfunção articular:*
  - ❓ Teste de elevação bilateral das pernas estendidas.
  - ⚠ Regra de previsão clínica para envolvimento das articulações facetárias (zigoapofisárias).
  - ⚠ Teste de extensão lombar com apoio unipodal (posição de cegonha).
  - ⚠ Teste do quadrante.
- *Teste para retesamento muscular:*
  - ✓ Teste de elevação da perna estendida 90-90.
  - ⚠ Teste de Ober.
  - ⚠ Teste do reto femoral.
  - ⚠ Teste de Thomas.
- *Para disfunção muscular:*
  - ✓ Teste da ponte em decúbito ventral.
  - ⚠ Teste da ponte em decúbito dorsal.
- *Outros testes:*
  - ⚠ Sinal de Gower.
  - ❓ Teste de percussão do calcanhar.
  - ❓ Sinal da nádega.

[a]Ver Capítulo 1, "Legenda para classificação dos testes especiais".

testes devem ser realizados somente quando o examinador achar necessário ou desejar confirmar um diagnóstico.

Testes para disfunção neurológica (testes neurodinâmicos)

Os testes neurodinâmicos são utilizados para avaliar o movimento mecânico dos tecidos nervosos e sua sensibilidade ao estresse mecânico ou à compressão.[191,192] Em conjunto com uma anamnese relevante e uma diminuição da ADM, esses testes neurodinâmicos são considerados, por alguns autores, os sinais físicos mais importantes indicativos de uma hérnia discal,[193] independentemente do grau da lesão discal. Em sua maioria, os testes especiais para envolvimento neurológico são progressivos ou sequenciais. O paciente posiciona-se para que o examinador teste uma manobra. Quando não ocorre produção de sintomas, realiza-se uma outra manobra provocativa, de reforço, ou sensibilizadora e assim por diante, enquanto o examinador observa se ocorre reprodução dos sintomas do paciente. A ordem na qual essas manobras são realizadas também faz diferença. Por exemplo, na elevação do membro inferior estendido, os resultados são diferentes quando o quadril é flexionado com o joelho estendido, em comparação aos casos em que o quadril é flexionado com o joelho primeiramente flexionado e, em seguida, estendido depois que o quadril já está em posição.

Em decorrência dos **pontos de tensão**, os tecidos nervosos movem-se em diferentes direções (Fig. 9.50), dependendo do local onde o estresse é aplicado,[192,194] a direção e a magnitude do movimento variam de acordo com o local onde o movimento se inicia.[195] Por exemplo, no teste de elevação do membro inferior estendido, o movimento ocorre em direção ao quadril; com a dorsiflexão como manobra sensibilizante, o tecido nervoso move-se em direção ao tornozelo. Quando a extensão do joelho é realizada no teste de distensão dural na posição sentada (i. e., *slump test*), o tecido nervoso move-se em direção ao joelho.[191] Esse movimento em diferentes direções ou em direções convergentes para a articulação que está sendo movida pode acarretar diferentes sintomas, dependendo de onde e em qual direção o movimento ocorre. O tecido nervoso pode mover-se em uma direção em determinada parte do teste e em outra na etapa seguinte. A existência de patologias pode restringir esse movimento normal. Pontos de tensão são áreas nas quais existe um movimento mínimo do tecido nervoso. Segundo Butler,[192] essas áreas são: C6, o cotovelo, o ombro, T6, L4 e o joelho. No entanto, é importante observar que a quantidade de tensão imposta sobre esses pontos depende da posição da extremidade.

Para que um teste neurodinâmico seja considerado positivo, ele deve reproduzir os sintomas do paciente. Como esses testes são provocativos e impõem estresse sobre o tecido nervoso, com frequência causam desconforto ou dor, e tais ocorrências podem ser bilaterais. Entretanto, quando os sintomas do paciente não são

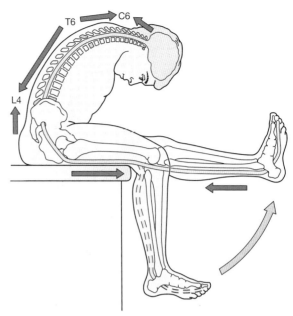

Figura 9.50 Neurobiomecânica postulada na posição usada para o *slump test*. Os pontos aproximados de C6, T6, L4 e o joelho estão localizados onde o tecido neural não se move em relação aos movimentos do canal medular. Contudo, é importante compreender que o movimento do tecido nervoso ocorre na direção da articulação em que o movimento foi iniciado. (Adaptada de Butler DS: *Mobilisation of the nervous system*. Melbourne: Churchill Livingstone, 1991. p. 41-42.)

reproduzidos, o teste deve ser considerado negativo. Como uma segunda verificação para um teste positivo, os sintomas que foram produzidos podem ser aumentados ou reduzidos por meio da adição ou da remoção das partes sensibilizadoras do teste (i. e., testes sensibilizantes, como o de flexão do pescoço e dorsiflexão do pé).[196,197]

Não é necessário que o examinador realize todos ou a maioria dos testes neurodinâmicos citados. Alguns acharão que um determinado método é mais eficaz, enquanto outros acharão que outros testes são mais eficazes. O examinador deve desenvolver sua habilidade para realizar dois ou três testes de forma eficaz e compreender como o tecido nervoso está sendo distendido e qual tecido nervoso em particular está manifestando sinais e sintomas.

⚠ **Teste de Babinski.** O examinador passa um objeto pontiagudo ao longo da face plantar do pé do paciente.[198] Quando presente em ambos os lados, um teste ou reflexo de Babinski positivo sugere lesão do neurônio motor superior e, quando observado em apenas um lado, indica lesão do neurônio motor inferior. O reflexo é demonstrado pela extensão do hálux e pela abdução (afastamento) dos outros dedos dos pés. É normal que o teste seja positivo em lactentes com poucas semanas de vida.

❓ **Teste da "corda de arco" (Teste de Cram ou sinal da pressão poplítea).** O paciente apresenta dor quando o examinador realiza o teste de elevação do membro inferior estendido (Fig. 9.51).[22,199] Enquanto mantém a coxa na mesma posição, o examinador flexiona o joelho discretamente (20°), reduzindo os sintomas. Em seguida, aplica

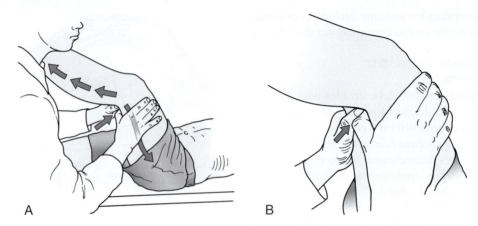

Figura 9.51 Sinal da corda de arco. (A) O examinador faz um teste de elevação da perna estendida. Se o resultado do teste for positivo, o examinador alivia a dor do paciente com uma discreta flexão de joelho. (B) Em seguida, o examinador empurra na direção do espaço poplíteo, para aumentar o estresse incidente no nervo isquiático e fica atento para um retorno dos mesmos sintomas que foram promovidos com o teste de elevação da perna estendida.

uma pressão com o polegar ou um dedo sobre a região poplítea, para restabelecer os sintomas radiculares dolorosos. O teste indica tensão ou pressão sobre o nervo isquiático, sendo uma modificação do teste de elevação do membro inferior estendido.

O teste também pode ser realizado com o paciente na posição sentada. O examinador estende passivamente o joelho do paciente para produzir dor. Em seguida, flexiona discretamente o joelho, de modo que a dor e os sintomas desapareçam. Para manter essa leve flexão, coloca o membro inferior do paciente entre os seus joelhos. Então, pressiona com os dedos de ambas as mãos em direção ao interior do espaço poplíteo. A dor resultante dessas manobras indica um teste positivo e a existência de pressão ou tensão sobre o nervo isquiático. Nesse caso, o teste é denominado **teste de tensão do isquiático** ou **sinal de Deyerle**.[68,200,201]

Teste de Brudzinski-Kernig. O paciente posiciona-se em decúbito dorsal com as mãos em concha atrás da cabeça.[200,202-204] É orientado a flexionar a cabeça em direção ao tórax. O paciente eleva o membro inferior estendido ativamente, flexionando o quadril até sentir dor. Em seguida, flexiona o joelho; se a dor desaparecer, o teste é considerado positivo. A mecânica do teste de Brudzinski-Kernig é similar à do teste de elevação do membro inferior estendido, exceto pelo fato de que os movimentos são executados ativamente pelo paciente (Fig. 9.52). A dor é um sinal positivo e pode indicar irritação meníngea, envolvimento de raiz nervosa ou irritação dural. O componente de flexão do pescoço do teste foi originalmente descrito por Brudzinski, enquanto o componente de flexão do quadril foi descrito por Kernig. As duas partes do teste podem ser realizadas de maneira isolada, sendo que cada etapa é denominada de acordo com o nome do autor original.

Teste de compressão.[96] O paciente posiciona-se em decúbito dorsal com os quadris e joelhos flexionados. Os

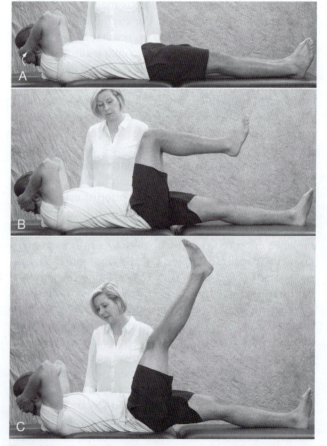

Figura 9.52 Teste de Brudzinski-Kernig. (A) Na parte Brudzinski do teste, o paciente assume a posição de decúbito dorsal e eleva a cabeça, afastando-a da maca de exame. (B) Quando a cabeça é elevada em um teste positivo, o paciente se queixa de desconforto nas regiões cervical e lombar, tentando aliviar a irritação meníngea por meio de uma flexão involuntária dos joelhos e quadris. (C) Na parte Kernig do teste, o paciente fica em decúbito dorsal com o quadril e joelho flexionados a 90°, como em (B). Em seguida, o paciente estende o joelho. Se houver queixa de dor na região lombar ou cervical, ou na cabeça durante a extensão do joelho, esse achado sugere irritação meníngea. O retorno à flexão do joelho aliviará a dor.

quadris são flexionados até que as EIPS comecem a se mover para trás (em geral, na flexão de aproximadamente 100°). Em seguida, o examinador aplica uma pressão direta sobre os pés ou as nádegas do paciente e uma compressão axial sobre a coluna vertebral (Fig. 9.53). Se apresentar dor radicular na face posterior do membro inferior, o teste é considerado positivo para uma possível hérnia discal.

▲ *Teste de tração do nervo femoral.* O paciente fica deitado sobre o lado não acometido com o membro não afetado flexionado discretamente no nível do quadril e do joelho (Fig. 9.54).[205] O dorso do paciente deve estar reto e não hiperestendido. A cabeça deve ficar ligeiramente flexionada. O examinador segura o membro acometido ou doloroso do paciente e estende o joelho enquanto cuidadosamente estende o quadril em cerca de 15°. Em seguida, flexiona o joelho do paciente no lado acometido; esse movimento distende ainda mais o nervo femoral. Se o teste for positivo, a dor neurológica irradiará para a face anterior da coxa.

Esse também é um teste de tração das raízes nervosas da área lombar média (L2-L4). Como no teste de elevação do membro inferior estendido, há também um teste positivo contralateral, isto é, quando o teste é realizado, os sintomas ocorrem no membro oposto. Isso é denominado teste de distensão **femoral cruzado**.[206] A dor na virilha e no quadril que irradia ao longo da face medial anterior da coxa indica um problema da raiz nervosa L3; a dor que se estende até a porção média da tíbia indica um problema da raiz nervosa L4.

Esse teste é similar ao teste de Ober para a contração da faixa iliotibial, de modo que o examinador deve ser capaz de diferenciar as duas condições. Se a faixa iliotibial estiver contraída, o membro inferior que está sendo testado não sofrerá adução, permanecendo afastado da maca enquanto o tendão que passa sobre o trocanter maior mantém o membro inferior abduzido. A lesão do nervo femoral apresenta uma história diferente, e a dor referida (anteriormente) tende a ser mais forte.

❓ *Sinal da inversão* (flip sign). Com o paciente sentado, o examinador estende seu joelho e fica atento ao surgimento de sintomas. Em seguida, posiciona o paciente em decúbito dorsal, sendo realizado um teste unilateral de elevação da perna estendida. Para que o sinal seja considerado positivo, os dois testes devem causar dor na distribuição do nervo isquiático. Se apenas um dos testes resultar positivo, o examinador deve suspeitar de problemas na região inferior da parte lombar da coluna. Essa é uma combinação do clássico teste de Lasègue e do teste para compressão radicular na posição sentada.

❓ *Teste da silhueta glútea.* O paciente relaxa em decúbito ventral com a cabeça reta e os membros superiores ao lado do corpo.[207] O examinador posiciona-se junto aos pés do paciente e observa suas nádegas no nível dessa parte do corpo. O músculo glúteo máximo acometido parece achatado em razão da atrofia. É solicitado ao paciente que contraia os músculos glúteos. O lado acometido pode apresentar uma menor contração ou pode ser atônico e permanecer plano. Se isso

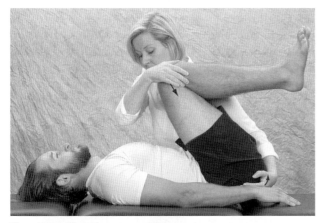

Figura 9.53 Teste de compressão.

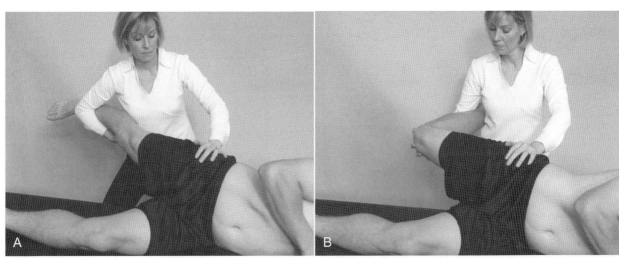

Figura 9.54 Teste de tração do nervo femoral. (A) O quadril e o joelho são estendidos. (B) Em seguida, o joelho é flexionado.

ocorrer, o teste é considerado positivo, podendo indicar lesão do nervo glúteo inferior ou pressão sobre as raízes nervosas L5, S1 ou S2.

Teste de flexão de joelho.[208] O paciente com queixa de ciatalgia assume a posição em pé. Solicita-se que flexione o tronco para a frente, para tocar os dedos dos pés. Se o paciente flexionar o joelho no lado acometido enquanto flexiona a coluna vertebral para a frente, o teste é considerado positivo para a compressão da raiz nervosa do nervo isquiático. Do mesmo modo, se o paciente for impedido de flexionar o joelho, a flexão da coluna vertebral irá diminuir.

Teste de Naffziger.[28] O examinador posiciona o paciente em decúbito dorsal e comprime delicadamente as veias jugulares (localizadas ao lado da artéria carótida) durante aproximadamente 10 segundos (Fig. 9.55). Depois que a face do paciente ruborizar, o examinador deve solicitar a ele que tussa. Se a tosse provocar dor na região lombar, a teca espinal está sendo comprimida, o que acarreta um aumento da pressão intratecal. A teca é a cobertura (pia-máter, aracnoide e dura-máter) que envolve a medula espinal.

Teste de Oppenheim. O examinador passa a unha ao longo da crista da tíbia do paciente.[198] O teste de Oppenheim negativo é caracterizado pela ausência de reação ou de dor. Um teste positivo é indicado pelo sinal de Babinski positivo (reflexo patológico positivo), sugerindo lesão do neurônio motor superior.

Teste de flexão de joelho em decúbito ventral (de Nachlas). O examinador posiciona o paciente em decúbito ventral e flexiona passivamente seu joelho o máximo possível, de modo que o calcanhar repouse contra a nádega.[209-211] Ao mesmo tempo, o examinador não deve permitir que o quadril do paciente rotacione. Se o examinador não conseguir flexionar o joelho do paciente além de 90° em decorrência de um problema patológico no quadril, o teste pode ser executado pela extensão passiva do quadril com o joelho flexionado o máximo possível. A dor neurológica unilateral na região lombar, na nádega ou na face posterior da coxa pode indicar uma lesão de raiz nervosa L2 ou L3 (Fig. 9.56).

Esse teste também distende o nervo femoral. Dor na face anterior da coxa indica encurtamento do músculo quadríceps ou distensão do nervo femoral. Uma anamnese minuciosa e a diferenciação da dor podem ajudar na definição do problema. Se o reto da coxa estiver encurtado, o examinador deve lembrar-se de que a ação de levar o calcanhar até a nádega pode causar torção anterior do ílio, o que, por sua vez, pode acarretar dor sacroilíaca ou lombar. O joelho deve ser mantido em flexão durante 45 a 60 segundos. Butler sugeriu modificações do teste de flexão de joelho em decúbito ventral para testar nervos periféricos de forma isolada[192] (Tab. 9.15; Fig. 9.57).

Teste para a raiz na posição sentada. Esse teste é uma modificação do *slump test*. O paciente se senta com o pescoço flexionado e estende o joelho ativamente, com o quadril permanecendo flexionado a 90°. O aumento da dor indica tensão sobre o nervo isquiático. Por vezes, esse teste é utilizado para surpreender o paciente com suspeita de simulação. Nesse caso, o examinador estende passivamente o joelho enquanto finge examinar o pé. Para que o teste seja considerado positivo, Davis et al.[212] propuseram que a dor deve ocorrer antes que restem 22° de extensão de joelho se a extensão for a última parte do

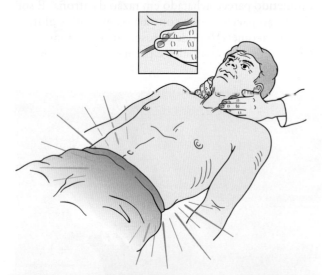

Figura 9.55 Teste de Naffziger. Esse teste pode ser realizado com o paciente em pé ou deitado. O examinador aplica compressão bilateral às veias jugulares; supõe-se que isso aumente a pressão do líquido cerebrospinal. Esse aumento de pressão no espaço subaracnóideo no canal da raiz pode resultar em dor na região dorsal ou nas pernas, em decorrência da irritação causada por um problema mecânico ou inflamatório local.

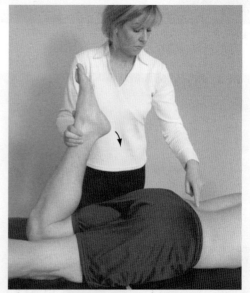

Figura 9.56 Teste de flexão de joelho em decúbito ventral (FJDV1) básico, que estressa o nervo femoral e a raiz nervosa L2-L4. A examinadora está apontando para o local onde provavelmente ocorrerá a dor na região lombar, se o resultado do teste for positivo.

TABELA 9.15

Teste de flexão de joelho em decúbito ventral e suas modificações

	Teste básico de flexão de joelho em decúbito ventral (FJDV1)	Teste de flexão de joelho em decúbito ventral (FJDV2)	Teste de extensão de joelho em decúbito ventral (EJDV)
Parte cervical da coluna	Rotação para o lado que estiver sendo testado	Rotação para o lado que estiver sendo testado	—
Partes torácica e lombar da coluna	Neutro	Neutro	Neutro
Quadril	Neutro	Extensão, adução	Extensão, abdução, rotação lateral
Joelho	Flexão	Flexão	Extensão
Tornozelo	—	—	Dorsiflexão
Pé	—	—	Eversão
Dedos dos pés	—	—	—
Comprometimento nervoso	Nervo femoral, raízes nervosas L2–L4	Nervo cutâneo lateral femoral	Nervo safeno

Dados de Butler DA: *Mobilisation of the nervous system*. Melbourne: Churchill Livingstone, 1991.

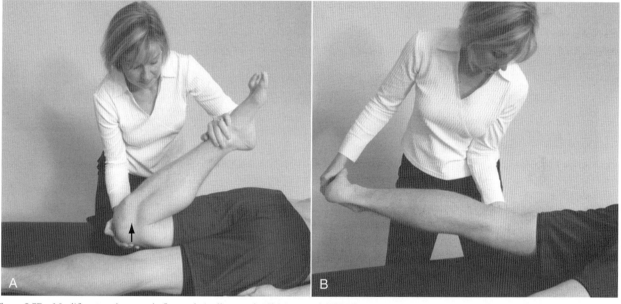

Figura 9.57 Modificações do teste de flexão de joelho em decúbito ventral (FJDV), para estressar o nervo específico. (A) FJDV2 (nervo cutâneo femoral lateral). (B) Extensão do joelho em decúbito ventral (nervo safeno). Ver Tabela 9.15 para os movimentos em cada articulação.

teste a ser realizada. Pacientes com ciatalgia verdadeira arqueiam o corpo para trás e queixam-se de dor na nádega, na região posterior da coxa e na panturrilha quando o membro inferior é estendido, o que indica um teste positivo.[213] O **teste de Bechterewis** segue um padrão similar.[214] O examinador solicita ao paciente que estenda um joelho por vez. Quando não ocorrem sintomas, o paciente é solicitado a estender ambos os membros inferiores simultaneamente. Uma resposta é considerada positiva quando ocorrem sintomas na região lombar ou no membro inferior.[215]

✓ *Teste de distensão dural na posição sentada* (slump test). Esse é o teste neurológico mais comum para o membro inferior. O paciente senta-se na borda da maca de exame com os membros inferiores sustentados, os quadris em posição neutra (i. e., sem rotação, abdução ou adução) e as mãos atrás das costas (Fig. 9.58). O exame é realizado em etapas sequenciais. Primeiramente, é solicitado ao paciente que posicione as partes torácica e lombar da coluna em flexão. O examinador mantém o queixo do paciente na posição neutra, para evitar a flexão do pescoço e da cabeça. Em seguida, o examinador utiliza um membro superior para aplicar sobrepressão sobre os ombros, com o objetivo de manter a flexão das partes torácica e lombar da coluna. Enquanto mantém essa posição, o examinador solicita ao paciente que flexione ativamente a parte cervical da coluna e a cabeça o máximo possível (i. e., tenta encostar o queixo no tórax). Em seguida, o

732 Avaliação musculoesquelética

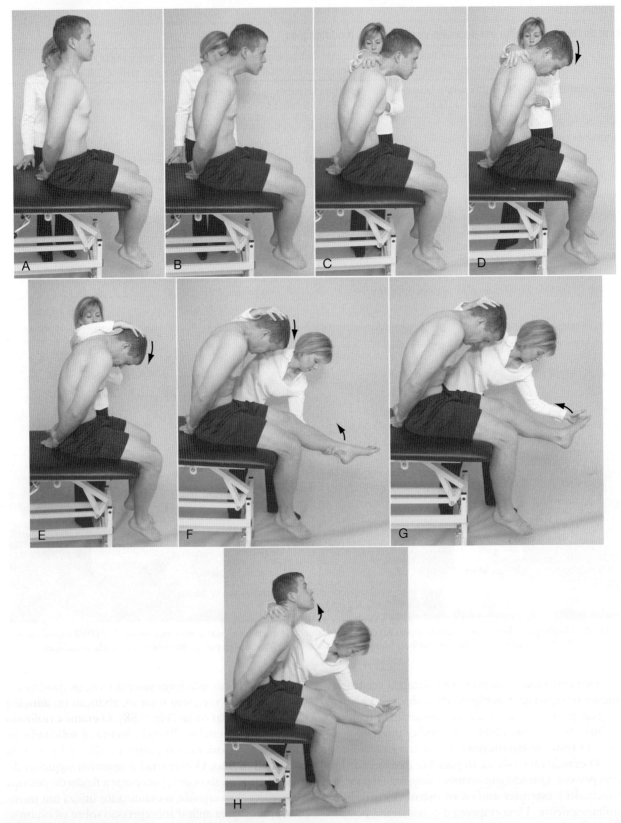

Figura 9.58 Sequência de posturas no *slump test*. (A) O paciente senta-se ereto com as mãos atrás das costas. (B) O paciente flexiona as partes torácica e lombar da coluna para a frente, enquanto ele ou a examinadora segura a cabeça na posição neutra. (C) A examinadora pressiona os ombros para baixo, enquanto o paciente mantém a cabeça na posição neutra. (D) O paciente flexiona a cabeça. (E) A examinadora aplica cuidadosamente uma sobrepressão sobre a parte cervical da coluna. (F) A examinadora estende o joelho do paciente enquanto mantém a parte cervical flexionada. (G) A examinadora dorsiflexiona o pé do paciente, enquanto mantém o joelho estendido e a parte cervical flexionada. (H) O paciente estende a cabeça para aliviar quaisquer sintomas. Se ocorrer reprodução dos sintomas em qualquer estágio, os movimentos seguintes não são tentados.

examinador aplica uma sobrepressão para manter a flexão das três partes da coluna (cervical, torácica e lombar), utilizando a mão do mesmo membro para manter a sobrepressão sobre a parte cervical da coluna. Com a outra mão, mantém o pé do paciente em dorsiflexão máxima. Enquanto mantém essas posições, o examinador solicita ao paciente que estenda ativamente o joelho o máximo possível. O teste é repetido com o outro membro inferior e, em seguida, com ambos os membros de forma simultânea. Se o paciente não conseguir estender totalmente o joelho por causa da dor, o examinador remove a sobrepressão sobre a parte cervical da coluna, e o paciente estende o pescoço. Quando o joelho estende mais, o sintoma diminui com a extensão do pescoço ou o posicionamento do paciente aumenta seus sintomas, o teste é considerado positivo para aumento de tensão no trato neuromeníngeo.[216-219] Alguns médicos modificam o teste para tornar a extensão do joelho passiva. Uma vez que tenha posicionado o paciente com as três partes da coluna vertebral em flexão, o examinador primeiramente estende o joelho de modo passivo. Se não produzir sintomas, o examinador realiza a dorsiflexão passiva do pé. Um teste positivo indica a mesma lesão.

Butler defendeu a execução de uma extensão bilateral do joelho na posição de flexão das partes torácica e lombar da coluna,[192] o que facilita a observação de qualquer assimetria na magnitude da extensão do joelho. Além disso, o efeito da liberação da flexão do pescoço sobre os sintomas do paciente deve ser observado. Butler também sugeriu modificações nesse teste, para estressar os nervos de forma isolada (Tab. 9.16 e Fig. 9.59).[192] Em pacientes hipermóveis, pode ser necessária uma maior flexão do quadril (mais de 90°), e também adução e rotação medial do quadril, para desencadear uma resposta positiva.[192] É importante observar que, quando os sintomas são produzidos em qualquer fase da sequência, as manobras provocativas devem ser interrompidas para evitar um desconforto inútil ao paciente.

Durante o teste, o examinador deve tentar reproduzir os sintomas patológicos do paciente e não apenas produzir sintomas.[220] O teste realmente impõe um estresse sobre determinados tecidos e, por essa razão, um certo desconforto ou dor não necessariamente representam sintomas do problema. Por exemplo, as respostas não patológicas incluem dor ou desconforto na área de T8-T9 (em 50% dos pacientes normais), dor ou desconforto atrás do joelho estendido e dos músculos posteriores da coxa, restrição simétrica da extensão do joelho, restrição simétrica da dorsiflexão do tornozelo e aumento simétrico da amplitude da extensão do joelho e da dorsiflexão do tornozelo com a liberação da flexão do pescoço.[192]

☑️ **Teste de elevação do membro inferior estendido (teste de Lasègue).** O teste de elevação do membro inferior estendido (Fig. 9.60) é executado com o paciente completamente relaxado.[28,221-228] Esse é um dos testes neurológicos realizados com maior frequência para o membro inferior; trata-se de um teste passivo. Cada membro inferior é testado de modo isolado, e o membro normal é testado primeiro. Com o paciente em decúbito dorsal, o quadril em rotação medial e em adução e o joelho estendido, o examinador flexiona o quadril até o paciente queixar-se de dor ou contração nas costas ou na face posterior do membro inferior.[192] Se a dor for principalmente lombar, é provável que haja uma hérnia discal decorrente da pressão sobre a teca anterior da medula espinal,[229] ou a patologia que está causando a pressão é mais central.

TABELA 9.16

Teste de distensão dural na posição sentada (*slump test*) e suas modificações

	Teste de distensão dural (ST1)	Teste de distensão dural (ST2)	Teste de distensão dural (ST3) em decúbito lateral	Teste de distensão dural na posição sentada (ST4), com os membros inferiores estendidos
Parte cervical da coluna	Flexão	Flexão	Flexão	Flexão, rotação
Partes torácica e lombar da coluna	Flexão (*slump*)	Flexão (*slump*)	Flexão (*slump*)	Flexão (*slump*)
Quadril	Flexão (+90°)	Flexão (+90°), abdução	Flexão (20°)	Flexão (+90°)
Joelho	Extensão	Extensão	Flexão	Extensão
Tornozelo	Dorsiflexão	Dorsiflexão	Flexão plantar	Dorsiflexão
Pé	—	—	—	—
Dedos dos pés	—	—	—	—
Comprometimento nervoso	Medula espinal, raízes nervosas cervicais e lombares, nervo isquiático	Nervo obturatório	Nervo femoral	Medula espinal, raízes nervosas cervicais e lombares, nervo isquiático

Dados de Butler DA: *Mobilisation of the nervous system*. Melbourne: Churchill Livingstone, 1991.

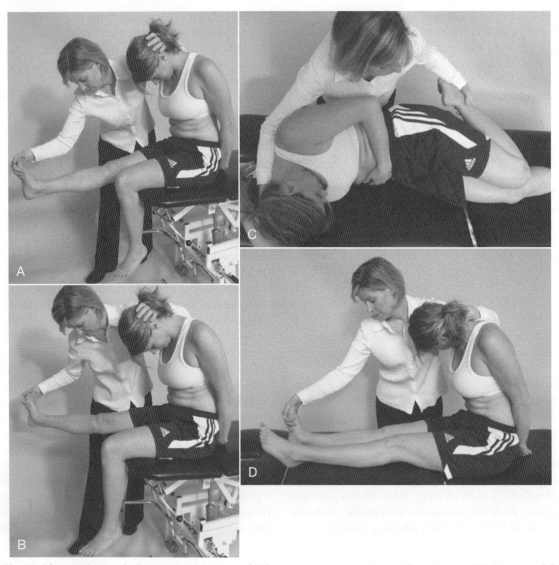

Figura 9.59   Modificações do teste de distensão dural (*slump test* [ST]) para estressar um nervo específico. (A) Teste ST1 básico (medula espinal, raízes nervosas). (B) Teste ST2 (nervo obturatório). (C) ST3 (nervo femoral). (D) ST4 (medula espinal, raízes nervosas). Ver Tabela 9.16 para os movimentos em cada articulação.

Pacientes com "apenas lombalgia" que apresentam um prolapso discal exibem prolapsos menores e mais centrais.[229] Se a dor estiver localizada principalmente no membro inferior, é provável que a patologia que está causando a pressão sobre tecidos nervosos seja mais lateral. Provavelmente, hérnias discais ou patologias que causam pressão localizada entre os dois extremos causam dor em ambas as áreas.[230] O examinador deve então abaixar o membro inferior (estendendo-o) de forma lenta e cuidadosa, até que o paciente não sinta mais dor ou contração. Em seguida, o examinador pode solicitar ao paciente que flexione o pescoço de modo que o queixo toque o tórax; pode realizar a dorsiflexão do pé do paciente; ou as duas ações podem ser executadas de forma simultânea. Geralmente, a dorsiflexão do pé é realizada em primeiro lugar. Ambas as manobras são testes provocativos ou sensibilizadores do tecido nervoso. A Tabela 9.17 e a Figura 9.61 apresentam modificações do teste de elevação do membro inferior estendido que podem ser utilizadas para impor um maior grau de tensão sobre diferentes nervos periféricos; são denominados testes de elevação do membro inferior estendido com envolvimento de um nervo em particular. Sugeriu-se que o teste EPE3 seja realizado em decúbito lateral; nesse caso, a dorsiflexão de tornozelo deve ocorrer em primeiro lugar, seguido pela flexão de quadril, pois esse último movimento aumenta a carga mecânica sobre o nervo sural no tornozelo. Este nervo fica "preso" distalmente pela dorsiflexão.[231]

O movimento de flexão do pescoço também é denominado **sinal de Hyndman, sinal de Brudzinski, sinal de Lidner** e **teste de Soto-Hall.** Se o examinador desejar, a flexão do pescoço pode ser realizada por si própria como um movimento passivo (flexão passiva do pescoço). A tensão na junção cervicotorácica é normal e não deve ser considerada produção de um sintoma. Sintomas na

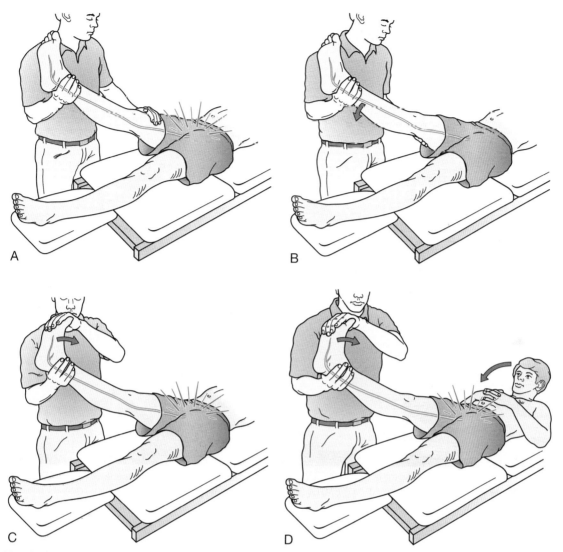

Figura 9.60 Elevação do membro inferior estendido. (A) Sintomas radiculares ocorrem no mesmo lado do membro inferior estendido. (B) O membro é abaixado lentamente até que a dor seja aliviada. (C) O pé é então dorsiflexionado, despertando novamente os sintomas, o que indica um teste positivo. (D) Para tornar os sintomas mais provocativos, o pescoço pode ser flexionado, simultaneamente elevando a cabeça e dorsiflexionando o pé.

TABELA 9.17

Teste de elevação do membro inferior estendido (EMIE) e suas modificações

	EMIE (básico)	EMIE2	EMIE3	EMIE4	EMIE5, cruzado, perna boa
Quadril	Flexão e adução	Flexão	Flexão	Flexão e rotação medial	Flexão
Joelho	Extensão	Extensão	Extensão	Extensão	Extensão
Tornozelo	Dorsiflexão	Dorsiflexão	Dorsiflexão	Flexão plantar	Dorsiflexão
Pé	—	Eversão	Inversão	Inversão	—
Dedos dos pés	—	Extensão	—	—	—
Comprometimento nervoso	Nervo isquiático e nervo tibial	Nervo tibial	Nervo sural	Nervo fibular comum	Raiz nervosa (prolapso discal)

EMIE: elevação do membro inferior estendido.
Dados de Butler DA: *Mobilisation of the nervous system*. Melbourne: Churchill Livingstone, 1991.

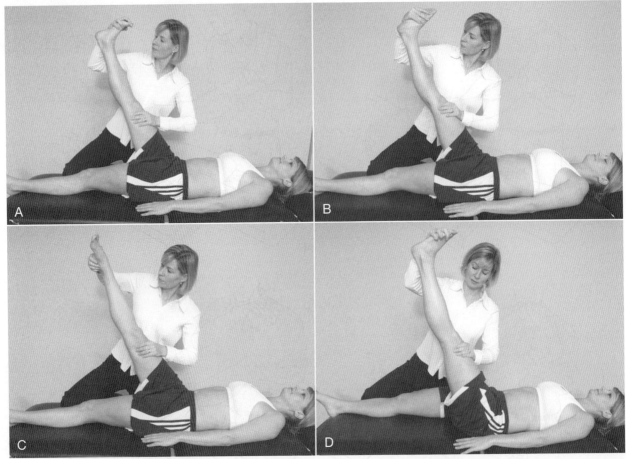

Figura 9.61 Modificações para o teste de elevação da perna estendida (EMIE) para estressar um nervo específico. (A) EMIE básico e EMIE2 (nervos isquiático e tibial). (B) EMIE3 (nervo sural). (C) EMIE4 (nervo fibular comum). (D) EMIE5 (disco intervertebral e raiz nervosa). Ver Tabela 9.17 para movimentos em cada articulação.

região lombar, no membro inferior ou no membro superior indicam que o tecido nervoso está envolvido. O movimento de dorsiflexão de tornozelo também foi denominado **teste de Bragard**. A dor que aumenta com a flexão do pescoço e/ou a dorsiflexão do tornozelo sugerem distensão da dura-máter da medula espinal ou uma lesão intramedular (p. ex., hérnia de disco, tumor, meningite). A dor que não aumenta com a flexão do pescoço pode indicar uma lesão na área dos músculos posteriores da coxa (encurtamento desse grupo muscular) ou nas articulações lombossacrais ou sacroilíacas. O **teste de Sicard** envolve a elevação do membro inferior estendido e a extensão do hálux em vez da dorsiflexão do pé. O **teste de Turyn** envolve apenas a extensão do hálux.[232]

Na elevação de apenas um membro inferior estendido, as raízes nervosas, sobretudo as raízes L5, S1 e S2 (nervo isquiático), em geral ficam totalmente distendidas a 70°, com uma excursão de aproximadamente 2 a 6 cm.[226] É provável que a dor além de 70° tenha origem na região lombar (p. ex., articulações facetárias) ou nas articulações sacroilíacas (Fig. 9.62). No entanto, se o examinador suspeitar de encurtamento dos músculos posteriores da

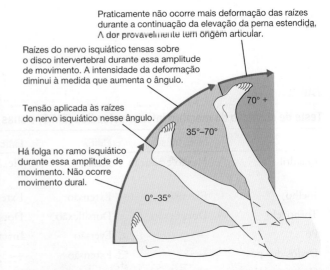

Figura 9.62 Dinâmica do teste de elevação da perna estendida unilateral na maioria das pessoas. (Modificada de Fahrni WS: Observations on straight leg raising with special reference to nerve root adhesions, *Can J Surg* 9:44, 1966.)

coxa, esses músculos também devem ser descartados pelo exame (ver Cap. 11). O examinador deve comparar os dois membros inferiores para verificar se há diferença. Embora as raízes no nervo isquiático fiquem comumente distendidas na flexão do quadril a 70°, a ADM da elevação do membro inferior estendido e o estresse imposto sobre o tecido nervoso variam muito de indivíduo para indivíduo. Por exemplo, pacientes com grande hipermobilidade (p. ex., ginastas e nadadores de nado sincronizado) podem não apresentar um teste de elevação do membro inferior estendido positivo até 110 a 120° de flexão do quadril, mesmo na presença de uma enfermidade de raiz nervosa. É mais importante comparar os sintomas dos lados esquerdo e direito antes de definir se uma lesão é causada por distensão de tecidos nervosos ou se tem origem em articulações ou em outros tecidos moles.

Durante o teste unilateral de elevação do membro inferior estendido, a tensão desenvolve-se de maneira sequencial. Primeiro, ela se desenvolve no forame isquiático maior, em seguida, sobre a asa do sacro, próximo à área onde o nervo cruza por sobre o pedículo e, por fim, no forame intervertebral. O teste causa tração no nervo isquiático, nas raízes nervosas lombossacrais e na dura-máter. Aderências nessas áreas podem ser decorrentes da herniação de um disco intervertebral ou de uma irritação extradural ou meníngea. A dor pode ser oriunda da dura-máter, da raiz nervosa, da bainha adventícia das veias epidurais ou das articulações sinoviais facetárias. O teste é positivo quando a dor estende-se das costas para o membro inferior, na distribuição do nervo isquiático.

Uma protrusão central de um disco intervertebral (disco L4 ou L5 acometendo raízes nervosas de L4 até S3) acarreta dor principalmente nas costas, com possíveis sintomas intestinais e vesicais; uma protrusão na área intermediária causa dor na face posterior do membro inferior e na região lombar; e uma protrusão lateral causa dor principalmente na face posterior do membro inferior com dor abaixo do joelho. Entretanto, o examinador deve ter em mente que o disco intervertebral é apenas uma das possíveis causas de dor nas costas.

Para pacientes com dificuldade de se posicionar em decúbito dorsal, foi sugerido um **teste de elevação do membro inferior estendido modificado**.[233] O paciente posiciona-se em decúbito lateral com o membro inferior a ser testado na posição superior e o quadril e o joelho fletidos a 90°. A coluna lombossacral encontra-se em posição neutra, mas pode ser posicionada em discreta flexão ou extensão, quando for mais confortável para o paciente. Em seguida, o examinador estende passivamente o joelho do paciente (Fig. 9.63), observando a ocorrência de dor, resistência e reprodução de sintomas no caso de um teste positivo. A posição do joelho (grau de flexão remanescente) do lado acometido é comparada com a do lado bom.

A seguir, o examinador deve testar ambos os membros inferiores de forma simultânea (**elevação bilateral dos membros inferiores estendidos** ❷, Fig. 9.64). Esse teste deve ser executado com cautela, visto que o examinador levanta peso de ambos os membros inferiores e, como consequência, impõe um grande esforço à sua própria parte lombar da coluna. Com o paciente relaxado em decúbito dorsal e os joelhos estendidos, o examinador eleva ambos os membros inferiores, flexionando o quadril do paciente até ele se queixar de dor ou contração. Como ambos os membros são elevados, a pelve não é estabilizada (como seria com um membro inferior no teste de elevação do membro inferior estendido unilateral), de modo que, na flexão do quadril, a pelve fique mais livre para rotacionar e, portanto, ocorreria uma diminuição do estresse sobre o tecido nervoso. Se o teste provocar dor antes de 70° de flexão do quadril, é provável que a lesão esteja localizada nas articulações sacroilíacas; se provocar dor após 70°, é provável que esteja localizada na parte lombar da coluna.

No teste de elevação unilateral do membro inferior estendido, a flexão do quadril de 80 a 90° é normal.

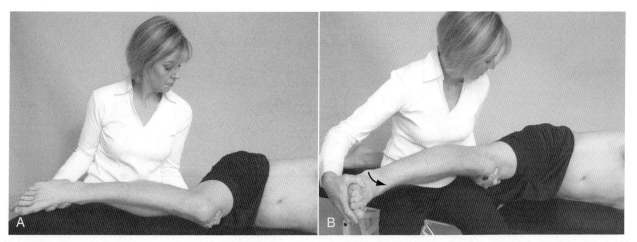

Figura 9.63 Teste de elevação da perna estendida modificado para uso em pacientes incapazes de assumir a posição de decúbito dorsal. (A) Posição inicial com o joelho flexionado a 90°. (B) O joelho é estendido até onde for possível.

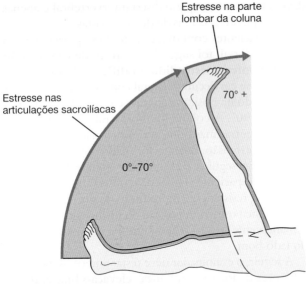

Figura 9.64 Dinâmica da elevação bilateral do membro inferior estendido.

Quando um membro inferior é elevado e o paciente queixa-se de dor no lado oposto, é indicação de uma lesão expansiva (p. ex., hérnia discal, edema inflamatório). Esse achado de dor quando o examinador testa o membro inferior oposto (bom) pode ser denominado **teste de elevação do membro inferior bom de Fajersztajn** (Fig. 9.65), **teste de elevação do membro inferior prostrado, fenômeno isquiático, teste de Lhermitt** ou **sinal do cruzamento**.[28,213,226,234] Em geral, indica uma protrusão discal intervertebral bem grande, usualmente medial à raiz nervosa (ver Fig. 9.65), e um prognóstico ruim para o tratamento conservador.[228,235] O teste causa distensão da raiz nervosa ipsilateral e da raiz nervosa contralateral, tracionando lateralmente sobre o saco dural. Um sinal de Lasègue ou um sinal do cruzamento positivo também pode fornecer uma indicação sobre o grau da lesão discal.

Por exemplo, ambos ficam bastante limitados quando ocorre sequestro do material discal.[107] Se o examinador considerar o teste como positivo, é necessário que questione o paciente e investigue cuidadosamente sintomas intestinais e vesicais. A maior parte dos pacientes com protrusão central é candidata à cirurgia, em especial quando há sintomas intestinais e vesicais.

Manobra de Valsalva. O paciente fica sentado e o examinador solicita a ele que inspire, sustente a inspiração e, por fim, realize um esforço como se fosse evacuar (Fig. 9.66). Se a dor aumentar, é uma indicação de aumento da pressão intratecal. Os sintomas podem ser acentuados ao solicitar ao paciente que primeiramente flexione o quadril até uma posição muito próxima daquela que causa dor.[226]

Testes para instabilidade lombar

Instabilidade lombar significa que, durante o movimento, o paciente perde a capacidade de controlá-lo durante um curto período (milissegundos) ou pode significar que o segmento é estruturalmente instável. A breve perda de controle, em geral, causa uma sensação dolorosa de "agarramento", apreensão, ou um **tremor de instabilidade** (desvio súbito do movimento em parte da ADM).[108,236] Pope a denominou "perda de controle da coluna em posição neutra".[237] É comum na espondilose, em decorrência da degeneração do disco.[237,238] A instabilidade estrutural deve-se principalmente à espondilolistese. A seguir, serão apresentados os testes que avaliam a instabilidade estrutural e padrões de movimento adversos.[239-241]

Teste de torção de Farfan.[39,45] Esse teste inespecífico estressa as articulações facetárias, a cápsula articular, os ligamentos supra e interespinal, o arco neural, os ligamentos longitudinais e o disco intervertebral. Com o paciente em decúbito ventral, o examinador estabiliza as costelas e a coluna vertebral (aproximadamente no nível de T12) com uma das mãos e coloca a outra sob a face anterior do ílio. Em seguida, traciona o ílio para trás (Fig. 9.67), de modo que a coluna vertebral rotacione para o

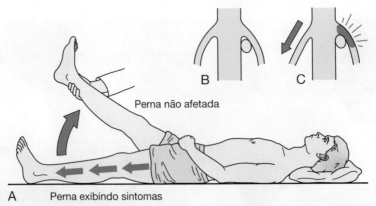

Figura 9.65 Teste de Fajersztajn de elevação da perna saudável. (A) Ocorre movimento das raízes nervosas quando a perna no lado oposto é elevada. (B) A posição do disco e da raiz nervosa, antes do levantamento da perna oposta. (C) Quando a perna é elevada no lado não afetado (i. e., o lado saudável), as raízes no lado oposto deslizam discretamente para baixo e em direção à linha mediana. Em presença de uma lesão discal, esse movimento aumenta a tensão nas raízes, tendo como resultado sinais radiculares na perna afetada, que permanece repousando sobre a maca de exame. (Modificada de DePalma AF, Rothman RH: *The intervertebral disc*, Philadelphia, 1970, WB Saunders.)

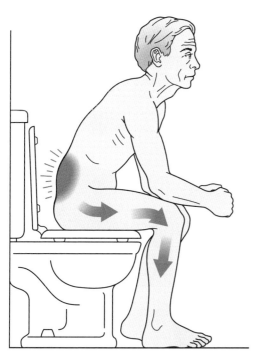

Figura 9.66 Manobra de Valsalva. Em um teste positivo, o aumento da pressão intratecal acarreta sintomas na distribuição do nervo isquiático.

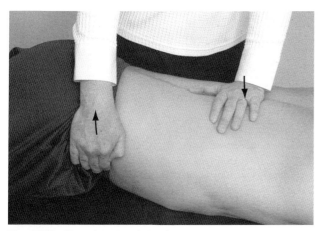

Figura 9.67 Teste de torção de Farfan.

lado oposto e produza um torque no lado oposto. O teste é considerado positivo quando reproduz todos ou alguns dos sintomas do paciente. O outro lado é testado para verificar a ocorrência de compressão.

❓ *Testes para estabilidade H e I.*[96,113] Esse conjunto de testes de movimentos avalia o espasmo muscular e pode ser utilizado para detectar instabilidade. As designações H e I estão relacionadas aos movimentos que ocorrem (Fig. 9.68).

A primeira parte do teste é o movimento "**H**". O paciente permanece em pé na posição normal de repouso, que é considerada o centro do "**H**". Em primeiro lugar, testa-se o lado indolor. Com orientação do médico, é solicitado ao paciente que flexione lateralmente o máximo possível (o lado do "**H**"). Nessa posição, o paciente é solicitado a flexionar (a frente do "**H**") e, em seguida, estender (as costas do "**H**"). Se a flexão for mais dolorosa que a extensão, a extensão deve ser realizada antes da flexão. O paciente então retoma a posição neutra e repete os movimentos para o outro lado. Com uma das mãos, o médico pode estabilizar a pelve e, com a outra sobre o ombro, guiar o movimento.

A segunda parte do teste é o movimento "**I**". O paciente permanece em pé na posição normal de repouso, que é considerada o centro do "**I**". Em primeiro lugar, testa-se o movimento indolor (flexão ou extensão). Com orientação do médico, é solicitado ao paciente que flexione (ou estenda) a parte lombar da coluna para a frente, até que os quadris comecem a se mover (topo do "**I**"). Uma vez em flexão, o paciente é guiado para fazer a flexão lateral (primeiramente, para o lado indolor do "**I**") seguida pelo retorno à posição neutra e, então, pela flexão lateral para o lado oposto. O paciente retorna então à posição neutra em pé e realiza o movimento oposto (nesse caso, extensão), seguido pela flexão lateral.

Na presença de um segmento hipomóvel, é possível que pelo menos dois dos movimentos (os movimentos para o mesmo quadrante [p. ex., a direita superior do H e do I]) estejam limitados. Se houver instabilidade, um quadrante será novamente acometido, mas apenas por um dos movimentos (i. e., pelo movimento "H" ou pelo movimento "I" – não pelos dois). Por exemplo, se o paciente apresentar uma instabilidade em razão de espondilolistese no cisalhamento anterior (um componente da flexão anterior) e o "I" for tentado, ocorrerá cisalhamento ou deslizamento na flexão anterior e pouco movimento durante a tentativa de flexão lateral. Ao tentar o "H", a flexão lateral será normal, e a flexão anterior seguinte será completa, uma vez que o cisalhamento ocorre na segunda fase. Portanto, nesse caso, o movimento "I" será limitado (e não o movimento "H"). Esse teste avalia, em principal, a instabilidade estrutural; entretanto, quando ocorre perda de controle, pode ser observado um tremor de instabilidade durante um dos movimentos. Nesse caso, a amplitude final comumente é normal, mas a perda de controle ocorre em algum ponto da ADM disponível.

❓ *Teste para estabilidade lateral da parte lombar da coluna.*[113] O paciente posiciona-se em decúbito lateral com a parte lombar na posição neutra. O examinador coloca o antebraço no lado do tórax, por exemplo, próximo ao nível de L3. Em seguida, aplica uma pressão descendente sobre o processo de L3, que produz um cisalhamento em direção ao lado para o qual o paciente está deitado, nas vértebras abaixo de L3, e um cisalhamento lateral relativo na direção oposta aos segmentos acima de L3 (Fig. 9.69). A produção dos sintomas indica um teste positivo.

✅ *Teste de extensão lombar passiva.*[242-244] O paciente assume uma posição relaxada de decúbito ventral. O examinador levanta e hiperestende passiva e simultaneamente os dois membros inferiores, afastando-os cerca de

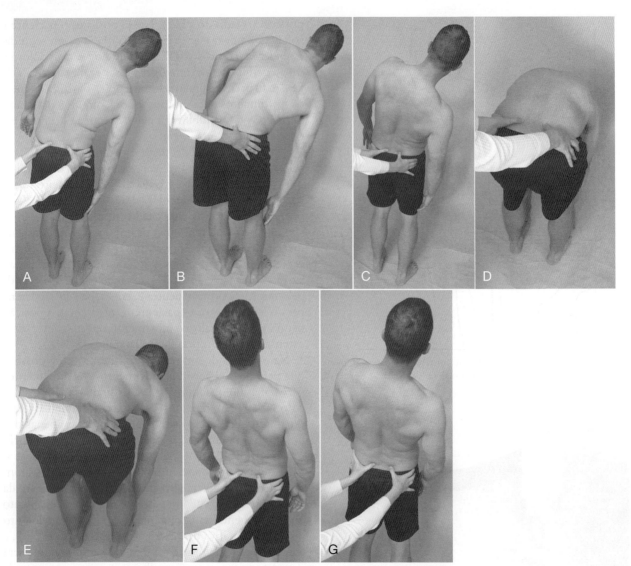

Figura 9.68 Testes de estabilidade H e I. (A) Teste H, flexão lateral. (B) Teste H, flexão lateral seguida por flexão anterior. (C) Teste H, flexão lateral seguida por extensão. (D) Teste I, flexão anterior. (E) Teste I, flexão anterior e flexão lateral. (F) Teste I, extensão. (G) Teste I, extensão e flexão lateral.

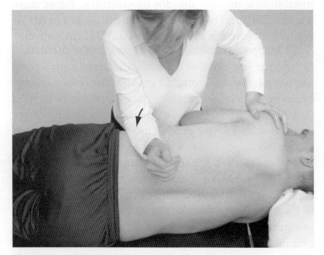

Figura 9.69 Teste de estabilidade lateral da parte lombar da coluna.

30 cm da maca de exame. Mantendo a hiperextensão, o examinador traciona delicadamente as pernas (Fig. 9.70). O teste é considerado positivo se, na posição hiperestendida, o paciente se queixar de uma forte dor e de uma sensação de grande peso na região lombar, ou se sentir como se a sua região lombar estivesse "se soltando", e a dor desaparecer quando suas pernas são retornadas (i. e., baixadas) à posição inicial. Dormência ou sensação de formigamento não são sinais positivos.

Teste de Pheasant. O paciente é posicionado em decúbito ventral. Com uma das mãos, o examinador aplica uma pressão delicadamente sobre a face posterior da parte lombar da coluna. Com a outra mão, flexiona passivamente os joelhos do paciente, até que os calcanhares toquem as nádegas (Fig. 9.71). Se essa hiperextensão da coluna vertebral desencadear dor no membro inferior, o

Capítulo 9 Parte lombar da coluna **741**

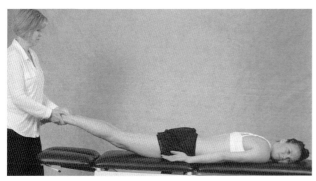

Figura 9.70 Teste de extensão passiva da parte lombar da coluna.

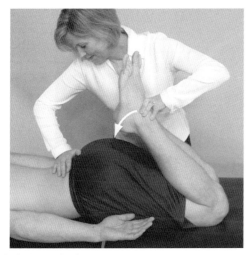

Figura 9.71 Teste de Pheasant.

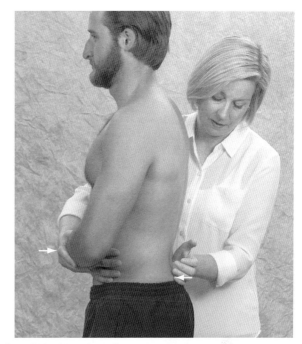

Figura 9.72 Teste de cisalhamento posterior.

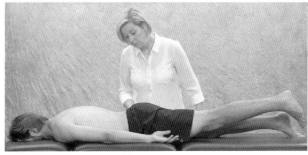

Figura 9.73 Teste de extensão do quadril em decúbito ventral. Observe como a examinadora está atenta ao movimento na parte lombar da coluna e na pelve.

teste é considerado positivo, indicando um segmento espinal instável.[245]

● **Teste de cisalhamento posterior.**[246] O paciente fica em pé com os braços cruzados sobre a região baixa do abdome. O examinador fica em pé ao lado do paciente, de modo que sua mão dominante fique pousada sobre os braços cruzados do paciente, enquanto a parte proximal da palma da mão não dominante fique posicionada sobre os processos espinhosos específicos do paciente, para estabilização. Em seguida, o examinador produz uma força direcionada posteriormente através dos braços e abdome do paciente e, com a outra mão, uma força anterior sobre os processos espinhosos específicos (Fig. 9.72). A provocação de sintomas indica um teste positivo.

▲ **Teste de extensão do quadril em decúbito ventral.**[247] O paciente fica em decúbito ventral e o examinador fica ao lado, no nível do quadril do paciente. Iniciando com a perna "saudável", o examinador solicita ao paciente que hiperestenda o quadril em aproximadamente 20 cm afastando-o da maca (Fig. 9.73). Enquanto o paciente levanta a perna, o examinador observa (ou palpa) com atenção se surge um dos quatro padrões de movimento lombopélvico anormais: (1) rotação da parte lombar da coluna, de modo que os processos espinhosos se movem em direção ao lado da hiperextensão de quadril; (2) desvio lateral da parte lombar da coluna em direção ao lado da extensão de quadril; (3) extensão da parte lombar da coluna; ou (4) o cíngulo do membro inferior se eleva da maca de exame. Em seguida, o teste é repetido com a perna afetada. Se a coluna vertebral e a pelve não se moverem, o teste é considerado negativo para movimento lombopélvico anormal e para microinstabilidade na parte lombar da coluna.

● **Teste para instabilidade segmentar em decúbito ventral (ISDV).** O paciente é posicionado em decúbito ventral com o corpo apoiado sobre a maca de exame e os membros inferiores além da borda, com os pés em contato com o solo (Fig. 9.74). O examinador aplica uma pressão sobre a face posterior da parte lombar da coluna enquanto o paciente permanece nessa posição. Em seguida, o paciente eleva os membros inferiores do solo, e o examinador aplica novamente uma compressão posterior sobre a parte

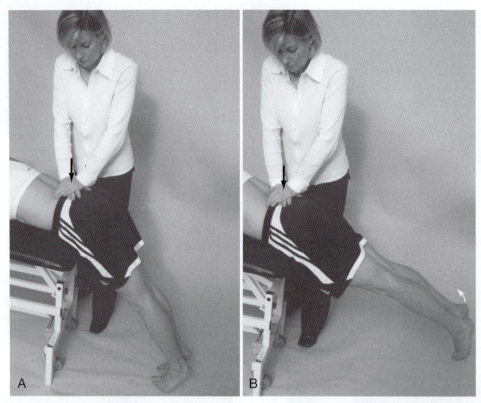

Figura 9.74 Teste para instabilidade segmentar em decúbito ventral. (A) Dedos dos pés no solo. (B) Pés elevados do solo.

lombar. Se for desencadeada dor somente na posição de repouso, o teste é considerado positivo, visto que a ação muscular mascara a instabilidade.[246,248-250]

Teste específico de torção da parte lombar da coluna.[96,113] Esse teste estressa níveis específicos da parte lombar da coluna. Para isso, o nível específico deve ser rotacionado e estressado. Um exemplo é o teste para integridade da rotação esquerda em L5-S1. O paciente é posicionado em decúbito lateral direito com a parte lombar da coluna em ligeira extensão (discreta lordose). Para executar a rotação e a flexão lateral, o examinador segura o membro superior direito do paciente e o traciona para cima e para a frente em um ângulo de 45°, até que o movimento seja sentido no processo espinhoso de L5. Isso "bloqueia" todas as vértebras acima de L5. Em seguida, o examinador estabiliza o processo espinhoso de L5, segurando o ombro esquerdo para trás com seu cotovelo, enquanto rotaciona a pelve e o sacro para a frente com a outra mão, até que S1 comece a se mover (Fig. 9.75). Deve ocorrer um movimento mínimo. Uma distensão normal do tecido capsular deve ser sentida quando o examinador estressar L5-S1, empurrando cuidadosamente o ombro para trás com o cotovelo e rotacionando a pelve para a frente com o outro membro superior/mão. Essa posição do teste é muito utilizada para manipular a coluna vertebral. O examinador deve tomar cuidado para não estressar excessivamente a rotação durante a avaliação. Em alguns casos, o examinador pode ouvir um "estalido" ou um "estouro"

ao realizar o teste, que é igual ao barulho ouvido com uma manipulação.

Teste para instabilidade anterior da parte lombar da coluna.[113] O paciente posiciona-se em decúbito lateral com os quadris flexionados a 70° e os joelhos flexionados. O examinador palpa os processos espinhosos necessários (p. ex., L4-L5). Ao empurrar os joelhos do paciente para trás com o corpo ao longo da linha do fêmur, o examinador pode sentir o movimento relativo do processo espinhoso de L5 sobre L4 (Fig. 9.76). Normalmente, ocorre pouco ou nenhum movimento. Outros níveis da coluna vertebral podem ser testados de maneira similar. Um problema desse teste é que o examinador deve certificar-se de que os ligamentos posteriores da coluna vertebral estão relativamente frouxos ou relaxados. Isso pode ser controlado ao alterar a magnitude da flexão do quadril. Em uma flexão de quadril maior, os ligamentos posteriores contraem mais de baixo (sacro) para cima.

Teste para instabilidade posterior da parte lombar da coluna.[113] O paciente senta-se na borda da maca de exame. O examinador posiciona-se em frente ao paciente, o qual coloca os seus membros superiores em pronação com os cotovelos flexionados sobre a face anterior dos ombros do examinador. O examinador coloca ambas as mãos em torno do paciente, de modo que seus dedos fiquem sobre a parte lombar da coluna; com a base das mãos, traciona delicadamente a parte lombar da coluna em lordose completa. Para estressar L5 sobre S1, o examinador estabiliza

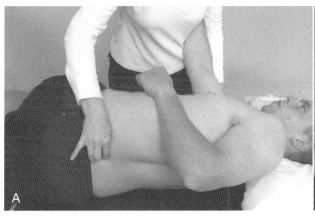
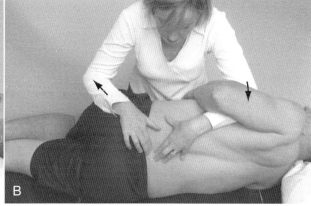

Figura 9.75 Teste de torção específica da parte lombar da coluna (para L5-S1). (A) Posição inicial. (B) Posição final.

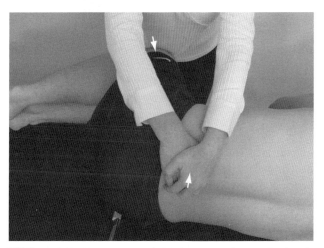

Figura 9.76 Teste para instabilidade anterior da parte lombar da coluna.

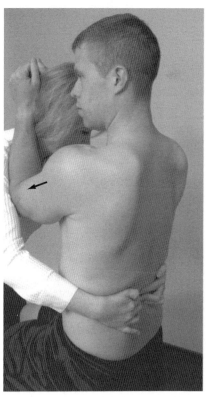

Figura 9.77 Teste para instabilidade posterior da parte lombar da coluna.

o sacro com os dedos de ambas as mãos e solicita ao paciente que empurre com os antebraços enquanto mantém a postura lordótica (Fig. 9.77). Isso produz um cisalhamento posterior de L5 sobre S1. Outros níveis da coluna podem ser testados de maneira semelhante.

Testes para disfunção articular

⚠ *Regra de previsão clínica para envolvimento das articulações facetárias (zigoapofisárias).*[251] Os indicadores de problemas nas articulações facetárias incluem (1) dor localizada unilateral nas costas; (2) replicação/agravamento da dor pela pressão unilateral sobre a articulação facetária ou processo transverso; (3) ausência de sintomas radiculares; (4) se referida, a dor não avança além do joelho; (5) a dor diminui em flexão; (6) diminuição do movimento no lado em que ocorre dor na articulação facetária; (7) espasmo muscular unilateral sobre a articulação facetária; e (8) dor à extensão e à extensão acompanhada de flexão lateral ou rotação para o mesmo lado. Qualquer desses indicadores é sugestivo de envolvimento de articulação facetária; quanto maior a quantidade de indicadores presentes, maior a probabilidade de envolvimento de articulações facetárias.

❓ *Teste de deslizamento lateral de McKenzie.* O paciente posiciona-se em pé. O examinador fica ao lado do paciente, segura a pelve do paciente com ambas as mãos e coloca um ombro contra a porção inferior do tórax. Utilizando o ombro como um bloco, o examinador traciona a pelve em direção ao seu corpo (Fig. 9.78). A posição é mantida por 10 a 15 segundos. Em seguida, o teste é repetido no outro lado.[47,215] Quando o paciente possui uma escoliose evidente, o lado para o qual a esco-

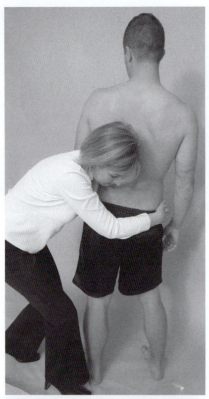

Figura 9.78   Teste do deslizamento lateral de McKenzie.

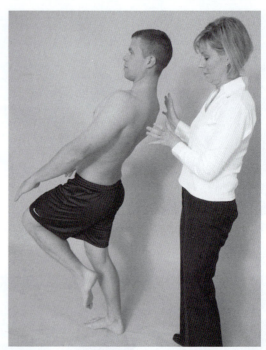

Figura 9.79   Teste de extensão lombar apoiado sobre um membro inferior.

liose se curva deve ser testado primeiro. Um teste positivo é indicado pelo aumento dos sintomas neurológicos no lado acometido. Também indica se os sintomas estão realmente causando a escoliose.

Teste de Milgram. O paciente posiciona-se em supinação e eleva simultânea e ativamente ambos os membros inferiores 5 a 10 cm da maca de exame, mantendo essa posição durante 30 segundos. O teste é positivo quando os membros ou o membro acometido não podem ser mantidos por 30 segundos ou quando os sintomas são reproduzidos no membro acometido.[214,215] Esse teste sempre deve ser executado com cautela em razão da alta carga de estresse imposta sobre a parte lombar da coluna.

Teste de extensão lombar com apoio sobre um membro inferior (posição de cegonha). O paciente posiciona-se em pé apoiado em apenas um membro inferior e estende a coluna vertebral, procurando equilibrar-se sobre o membro (Fig. 9.79). O teste é repetido com o paciente apoiado sobre o outro membro inferior. Um teste positivo é indicado por dor nas costas e está associado a uma fratura por estresse da parte interarticular (espondilolistese). Se a fratura por estresse for unilateral, o apoio sobre o membro inferior ipsilateral causará mais dor.[211,252-254] Se o paciente apresentar dor na rotação combinada com extensão, é indicativo de uma possível enfermidade da articulação facetária no lado para o qual a rotação ocorre.

Teste do quadrante (quadrante lombar, quadrante em extensão, teste de Kemp).[44,232,255] O paciente fica em pé, com o examinador atrás dele. O examinador pode posicionar uma de suas mãos no ílio ipsilateral, para estabilizá-lo. O paciente estende a coluna vertebral enquanto o examinador controla o movimento segurando seus ombros. O examinador pode utilizar os seus ombros para segurar o occipício e desta forma reduzir o peso da cabeça do paciente. Uma sobrepressão é aplicada em extensão enquanto o paciente flexiona lateralmente e rotaciona para o lado da dor. O movimento continua até que o limite da amplitude seja atingido ou desencadeie sintomas (Fig. 9.80). A posição causa estreitamento máximo do forame intervertebral e estresse sobre a articulação facetária para o lado em que a rotação ocorre.[163] O teste é considerado positivo quando desencadeia sintomas.[256]

Teste de Schober. O teste de Schober pode ser utilizado para medir a magnitude da flexão que ocorre na parte lombar da coluna. Um ponto é marcado a meio caminho entre as duas EIPS ("covinhas da pelve"), no nível de S2; em seguida, são marcados pontos de 5 cm abaixo desse nível e 10 cm acima. A distância entre os três pontos é mensurada. Solicita-se ao paciente que flexione para a frente; a distância é mensurada novamente. A diferença entre as duas medidas indica a magnitude da flexão que ocorre na parte lombar da coluna. Little descreveu uma modificação do teste de Schober para medir a extensão também.[257] Após o movimento de flexão, o paciente estende a coluna; a distância entre as marcas é anotada. Little também defendeu a marcação de quatro pontos (um abaixo das covinhas e três acima) com 10 cm entre eles.

Teste de Yeoman. Com o paciente em pronação, o examinador estabiliza sua pelve e estende seus quadris

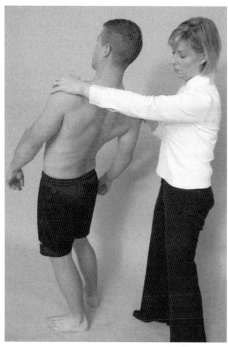

Figura 9.80   Teste do quadrante para a parte lombar da coluna.

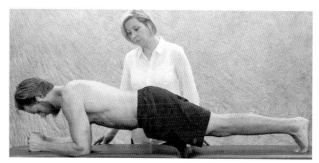

Figura 9.81   Teste da ponte em decúbito ventral (prancha, sustentação sobre quatro apoios, de planar). Observe como a examinadora está atenta à parte lombar da coluna e pelve.

alternadamente, com os joelhos estendidos. Em seguida, estende cada um dos membros inferiores alternadamente, com o joelho flexionado. Em ambos os casos, o paciente permanece passivo. Um teste positivo é indicado por dor na parte lombar da coluna durante as duas partes do teste.

Testes para contração ou encurtamento muscular

✓ **Teste de elevação do membro inferior estendido 90-90.** Ver a seção "Testes para os músculos posteriores da coxa encurtados" no Capítulo 11.

⚠ **Teste de Ober.** Ver a seção "Testes para o tensor da fáscia lata encurtado" no Capítulo 11.

⚠ **Teste para o reto femoral.** Ver a seção "Testes para o reto femoral encurtado" no Capítulo 11.

⚠ **Teste de Thomas.** Ver a seção "Testes para o iliopsoas encurtado" no Capítulo 11.

Testes para disfunção muscular

❓ **Sinal de Beevor.** Em decúbito dorsal, o paciente flexiona a cabeça contrarresistência, tosse ou tenta sentar-se com as mãos atrás da cabeça.[214,258] O sinal é positivo se a cicatriz umbilical não permanecer em uma linha reta quando os abdominais se contraírem, indicando patologia dos músculos abdominais (i. e., fraqueza ou paralisia).

✓ **Teste da ponte em decúbito ventral (teste da prancha, teste de sustentação sobre 4 apoios, teste de planar).**[259,260] Esse teste é aplicado com o objetivo de medir a resistência dos músculos extensores do abdome e das costas e também a capacidade de estabilidade do *core*. O paciente assume a posição de flexão sobre os cotovelos; seus pés devem estar unidos e as mãos afastadas em uma distância igual à largura dos ombros (Fig. 9.81). Em seguida, o paciente executa uma flexão, enquanto mantém uma linha reta (prancha) desde os ombros até os pés. O paciente deve se mostrar capaz de manter a posição durante um mínimo de 90 segundos (normal: 145 ± 71,5 segundos), sem tremer.[259] O examinador deve ficar atento ao aumento da lordose lombar; sinais de fadiga (tremores); ou "afundamento" dos ombros, indicativos de fadiga e perda de controle. Nesse caso, o teste deverá ser interrompido.

⚠ **Teste da ponte em decúbito dorsal.**[261] Esse teste é aplicado com o objetivo de avaliar a estabilidade da musculatura do *core* e a força dos extensores de quadril e da coluna vertebral e dos músculos oblíquos externos contralaterais e oblíquos internos ipsilaterais. O paciente assume uma posição de decúbito dorsal com os quadris a 45° e os joelhos a 90°. Em seguida, o paciente faz uma "ponte"; para tanto, eleva as nádegas da maca de exame e mantém uma linha reta entre os joelhos e ombros, com a pelve em posição neutra (Fig. 9.82A). O paciente deve se mostrar capaz de manter essa posição de prancha durante um mínimo de 90 segundos (normal: 170 ± 42,5 segundos), sem tremer.[262] O examinador pode fazer com que o teste se torne mais difícil solicitando ao paciente que estenda um dos joelhos enquanto na posição de ponte (Fig. 9.82B).

Testes para claudicação intermitente

A claudicação intermitente indica insuficiência arterial dos tecidos. Em geral, é mais evidente durante a atividade, em razão do aumento da demanda vascular dos tecidos. Existem dois tipos de claudicação intermitente – vascular e neurogênica. Comumente, o tipo vascular é causado por arteriosclerose, embolia arterial ou tromboangeíte obliterante. Com frequência, manifesta-se por sintomas nos membros inferiores. O tipo neurogênico é algumas vezes denominado **pseudoclaudicação** ou *síndrome da cauda equina*. Em geral, esse tipo está associado à estenose espinal e a seus efeitos sobre a circulação para a medula espinal e a cauda equina.[263-268] Nesse caso, os sintomas podem se manifestar nas costas ou no trajeto do nervo isquiático.

⚠ **Teste da bicicleta de van Gelderen.**[269] O paciente senta-se em uma bicicleta ergométrica e pedala contra a resistência. Na fase inicial do teste deve pedalar inclinan-

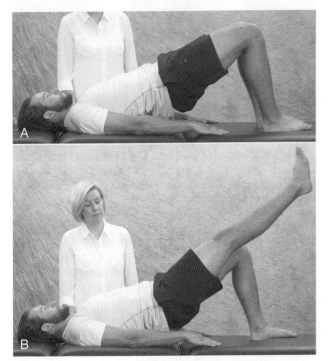

Figura 9.82 Teste da ponte em decúbito dorsal. (A) O paciente "faz uma ponte", erguendo as nádegas e afastando-as da maca de exame. (B) O paciente estende um dos joelhos enquanto está na posição em ponte.

do-se para trás, para acentuar a lordose lombar (Fig. 9.83). Se apresentar dor na nádega e na face posterior da coxa, seguida por formigamento na extremidade inferior acometida, a primeira parte do teste é positiva. Em seguida, na segunda parte do teste o paciente é solicitado a se inclinar para a frente, enquanto continua a pedalar. Se a dor regredir em um curto período, a segunda parte do teste é positiva; se o paciente assumir a posição sentada ereta novamente, a dor retornará. O teste é utilizado para determinar se o paciente apresenta claudicação intermitente neurogênica.

? Teste da inclinação para a frente. O teste de inclinação para a frente é realizado na avaliação da claudicação intermitente neurogênica, para determinar se existe uma relação entre os sintomas neurogênicos, a postura e a marcha.[270] Quando um paciente com claudicação intermitente neurogênica marcha energicamente, é desencadeada uma dor na nádega e no membro inferior depois de percorrida uma distância de 50 metros. Para aliviar a dor, o paciente se inclina para a frente. Esses sintomas também podem ser aliviados quando o paciente se senta e flexiona para a frente. Se a flexão não aliviar os sintomas, o teste é negativo. A extensão também pode ser utilizada para desencadear os sintomas novamente.

? Teste da esteira rolante.[271,272] Esse teste também pode ser utilizado para determinar se o paciente apresenta claudicação intermitente. São realizados dois testes: a 2 km/h e na velocidade de marcha preferida do paciente. O paciente caminha ereto (não é permitido inclinar o corpo anteriormente nem segurar em corrimões) na esteira rolante durante 15 minutos ou até o início de sintomas graves (sintomas que fariam que o paciente interrompesse a marcha em situações cotidianas comuns). O examinador anota o tempo até a manifestação dos primeiros sintomas, o tempo total de marcha e os sintomas desencadeados.

Testes para a simulação

? Teste de Burns. É solicitado ao paciente que se ajoelhe sobre uma cadeira e, em seguida, flexione o corpo para a frente como se fosse tocar o solo com os dedos

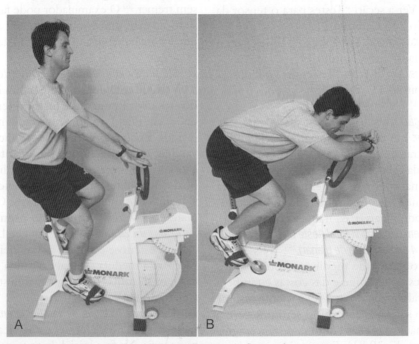

Figura 9.83 Teste da bicicleta de van Gelderen. (A) Sentado ereto. (B) Sentado flexionado.

(Fig. 9.84). O teste é positivo para a simulação se o paciente não conseguir realizá-lo ou perder o equilíbrio.[215]

Teste de Hoover. O paciente posiciona-se em decúbito dorsal. O examinador coloca uma mão embaixo de cada calcâneo enquanto os membros inferiores do paciente permanecem relaxados sobre a maca de exame (Fig. 9.85).[273-275] Em seguida, o paciente é solicitado a elevar um membro inferior da maca, mantendo os joelhos estendidos, como no teste de elevação ativa do membro inferior estendido. Se o paciente não elevar o membro inferior ou o examinador não sentir pressão sob o calcanhar oposto, é provável que o paciente não esteja tentando realizar o teste ou esteja simulando. Entretanto, se o membro inferior elevado for mais fraco, a pressão sob o calcanhar normal aumenta por conta do aumento do esforço para elevar o membro inferior fraco. Os dois lados são comparados quanto às diferenças.

Outros testes

Sinal de Gower.[239,243,276] Esse é um sinal de qualquer problema (p. ex., distrofia muscular) que possa estar associado com fraqueza dos músculos do cíngulo do membro inferior. O sinal é considerado positivo quando o paciente, que se encontra na posição deitada, ajoelhada ou agachada utiliza suas mãos e braços ao tentar se levantar, em decorrência da pouca força muscular nas coxas ou nos quadris (Fig. 9.86).

Teste de percussão do calcanhar. O paciente senta-se na maca de exame com os quadris e joelhos flexionados a 90°. O examinador explica ao paciente o que irá acontecer (i. e., ele vai fazer uma leve percussão no calcanhar do paciente) e que esse procedimento pode causar lombalgia. Normalmente, esse teste não desencadeia dor (embora se tenha sugerido ao paciente que causará). Se o paciente se queixar de dor, o teste é considerado positivo para causas não orgânicas de dor nas costas, analogamente aos sinais de Waddell.

Sinal da nádega. Com o paciente em decúbito dorsal,[67] o examinador executa um teste de elevação unilateral passiva do membro inferior estendido. Se apresentar restrição unilateral, o examinador flexiona o joelho do paciente para verificar se a flexão do quadril aumenta. Se o problema estiver localizado na parte lombar da coluna ou nos músculos posteriores da coxa, a flexão do quadril aumentará com a flexão do joelho. Esse achado indica um sinal da nádega negativo. Se a flexão do quadril não aumentar quando o joelho é flexionado, o sinal é considerado positivo e indica enfermidade na nádega atrás da articulação do quadril (p. ex., bursite, tumor ou abscesso).[277] É provável que o paciente também apresente um padrão não capsular do quadril.

Reflexos e distribuição cutânea

Após os testes especiais, o examinador deve avaliar os reflexos dos dois lados, para verificar se há diferenças (Fig. 9.87), em caso de suspeita de envolvimento neurológico no problema do paciente.

Os reflexos tendíneos profundos são testados com um martelo de reflexo; os músculos e tendões do paciente devem estar relaxados. A pesquisa do reflexo patelar pode ser realizada com o paciente sentado ou deitado. O martelo percute diretamente o tendão. Para testar o reflexo

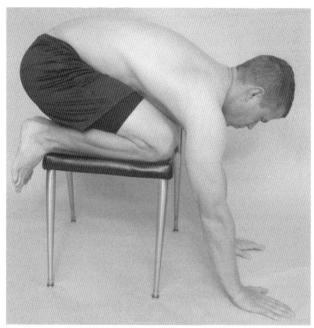

Figura 9.84 Teste de Burns.

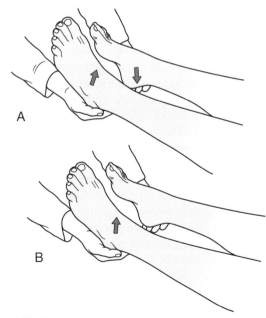

Figura 9.85 Teste de Hoover. (A) Normalmente, as tentativas de elevar um membro inferior são acompanhadas por uma pressão descendente pelo outro membro inferior. (B) Quando o membro inferior "fraco" tenta elevar-se, mas o membro inferior oposto (assintomático) não "ajuda" empurrando para baixo, é provável que pelo menos parte da fraqueza seja falsa.

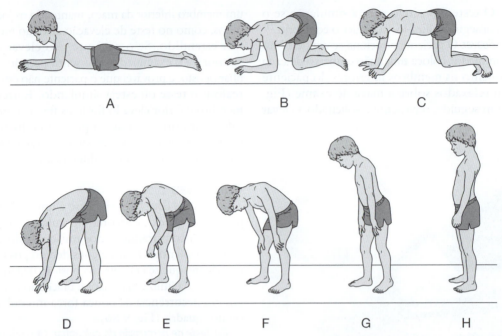

Figura 9.86 Teste de Gower. (A-C) Primeiro, os membros inferiores são mobilizados para baixo do corpo, e o peso é deslocado de modo a repousar sobre as mãos e os pés. (D) Em seguida, os quadris são impulsionados no ar enquanto os joelhos são retificados e as mãos são mobilizadas para mais perto das pernas. (E-G) Por fim, o tronco é lentamente estendido quando as mãos que vão "caminhando" ao longo das coxas. (H) O paciente assume uma posição ereta. (De Varma R, Williams SD: Neurology. In Zitelli BJ, McIntire SC, Norwalk AJ, editores. *Zitelli and Davis' atlas of pediatric physical diagnosis*, 7.ed. Philadelphia, 2018, Elsevier.)

patelar (L3-L4), o joelho deve estar flexionado a 30° (decúbito dorsal) ou 90° (sentado). O reflexo do calcâneo (S1-S2) pode ser testado com o paciente em decúbito ventral, sentado ou ajoelhado, com o tornozelo a 90° ou em discreta dorsiflexão. É importante que os dorsiflexores do paciente estejam relaxados antes da execução do teste; caso contrário, o teste não funcionará. Para tanto, realiza-se a dorsiflexão passiva do pé, de modo que o paciente sinta o "rebote" do pé para a flexão plantar. Se isso não ocorrer, significa que os dorsiflexores não estão relaxados.

> **Reflexos da parte lombar da coluna**
> - Patelar (L3-L4).
> - Posteriores da coxa mediais (L5-S1).
> - Posteriores da coxa laterais (S1-S2).
> - Tibial posterior (L4-L5).
> - Tendão do calcâneo (S1-S2).

Para testar o reflexo dos tendões dos músculos posteriores da coxa (semimembranáceo: L5, S1; e bíceps femoral: S1-S2), o examinador coloca o polegar sobre o tendão apropriado e percute sobre a unha do polegar para provocar o reflexo. Para a realização do teste, também nesse caso o joelho deve estar ligeiramente flexionado e os músculos posteriores da coxa, relaxados.

Em decorrência da claudicação intermitente neurogênica, os reflexos podem estar ausentes logo após o exercício (Tab. 9.18).[278,279] Se houver suspeita de claudicação intermitente neurogênica, é necessário que os reflexos sejam testados imediatamente, visto que eles podem retornar em 1 a 3 minutos após a atividade.

Também é possível testar o **reflexo cremastérico superficial**, presente apenas nos homens (Fig. 9.88). Com o paciente em decúbito dorsal, o examinador percute a face medial da porção superior da coxa com um objeto pontiagudo. O teste é considerado negativo quando o escroto do lado testado se levanta. A ausência ou redução bilateral do reflexo sugere uma lesão do neurônio motor superior. A ausência unilateral sugere uma lesão do neurônio motor inferior, entre L1 e L2. Casos com ausência do reflexo têm importância maior quando associados ao aumento de reflexos tendíneos profundos.[280]

Dois outros reflexos superficiais são o **reflexo abdominal superficial** (Fig. 9.89) e o **reflexo anal superficial**. Com o objetivo de testar o reflexo abdominal superficial, o examinador utiliza um objeto pontiagudo para testar os quadrantes do abdome do paciente (que deve estar em decúbito dorsal), em um movimento triangular ao redor da cicatriz umbilical. A ausência de reflexo (movimento reflexo da pele) indica uma lesão do neurônio motor superior; a ausência unilateral indica uma lesão do neurônio motor inferior de T7 a L2, dependendo do local em que a ausência é observada, como consequência da inervação segmentar. Para testar o reflexo anal superficial, o examinador toca a pele perianal. O resultado é considerado normal quando os músculos do esfíncter anal (S2-S4) se contraem.

Capítulo 9 Parte lombar da coluna **749**

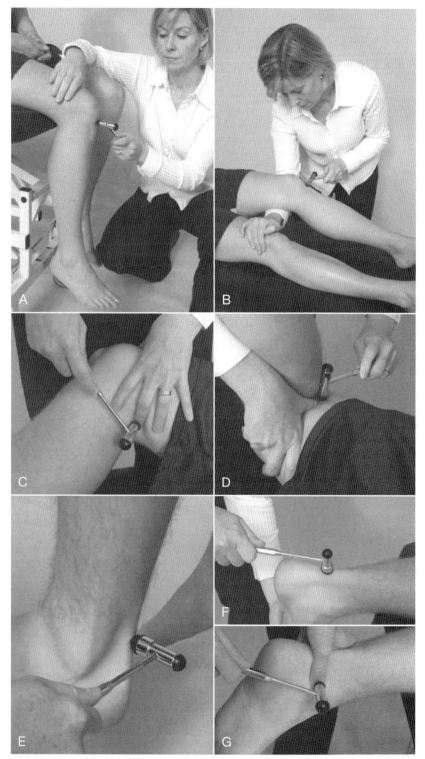

Figura 9.87 Reflexos do membro inferior. (A) Patelar (L3) na posição sentada. (B) Patelar (L3) na posição deitada. (C) Posteriores da coxa mediais (L5) em decúbito dorsal. (D) Posteriores da coxa laterais (S1, S2) em decúbito ventral. (E) Tendão calcâneo (S1) na posição sentada. (F) Tendão calcâneo (S1) na posição ajoelhada. (G) Tibial posterior (L4, L5) em decúbito ventral.

TABELA 9.18

Diagnóstico diferencial da claudicação intermitente

	Vascular	Neurogênico
Dor	Relacionada ao exercício (p. ex., caminhar); a dor ocorre em diversos locais simultaneamente	Relacionada ao exercício (p. ex., caminhar); a sensibilidade dissemina-se de área em área
Pulso	Ausente após o exercício	Presente após o exercício
Conteúdo proteico do líquido cerebrospinal	Normais	Aumentado
Alteração sensitiva	Variável	Segue dermátomos mais específicos
Reflexos	Normais	Diminuídos, mas retornam rapidamente

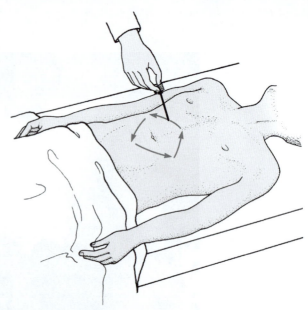

Figura 9.89 Reflexo abdominal superficial.

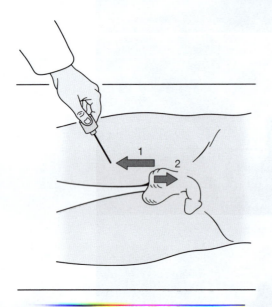

Figura 9.88 Reflexo cremastérico. *1*, O examinador passa um objeto pontiagudo ao longo da face medial da coxa. *2*, O reflexo negativo é indicado pela elevação do escroto naquele lado.

Por fim, o examinador deve realizar um ou mais dos testes para reflexos patológicos (ver Tab. 1.32) aplicados para determinar lesões do neurônio motor superior ou doenças do trato piramidal, como o teste de Babinski ou de Oppenheim (ver "Testes Especiais"). A presença desses reflexos indica uma possível doença ou lesão do neurônio motor superior, enquanto a sua ausência reflete a situação normal.

Se forem observados sintomas neurológicos, o examinador deve verificar os padrões dermatoméricos das raízes nervosas, assim como a distribuição sensorial dos nervos periféricos (Tab. 9.19; Fig. 9.90). É necessário lembrar que os dermátomos variam de indivíduo para indivíduo e que, portanto, as representações apresentadas são apenas estimativas. O examinador testa a sensibilidade ao passar as mãos sobre as costas, o abdome e os membros inferiores do paciente (face anterior, lateral e posterior), certificando-se de ter abrangido todas as faces da perna e do pé. Se for observada alguma diferença entre os lados durante esse **rastreamento da sensibilidade**, o examinador pode utilizar uma carretilha, um alfinete, um algodão e/ou uma escova para mapear a área exata da diferença sensorial e determinar o nervo periférico ou a raiz nervosa acometida.

A dor da parte lombar da coluna pode ser referida para a articulação sacroilíaca e o membro inferior, podendo chegar até o pé. Raramente, a dor é referida para a porção superior da coluna vertebral (Fig. 9.91). A dor de órgãos abdominais, da parte torácica baixa da coluna e das articulações sacroilíacas pode ser referida para a parte lombar da coluna. Músculos também podem produzir dor referida na parte lombar da coluna (Tab. 9.20).[281]

Lesões dos nervos periféricos da parte lombar da coluna

Síndrome do túnel lombossacral. Essa síndrome envolve a compressão da raiz nervosa L5 quando ela passa sob o ligamento iliolombar no canal iliolombar (Fig. 9.92). As causas comuns de compressão são traumatismo (inflamação), osteófitos ou um tumor. Os sintomas são principalmente sensitivos (dermátomo L5) e dolorosos. O efeito sobre o miótomo L5 é mínimo ou ausente.[282]

Movimentos do jogo articular

Os movimentos do jogo articular têm importância especial na parte lombar da coluna, uma vez que são uti-

TABELA 9.19

Lesões dos nervos periféricos

Nervo (derivação de raízes nervosas)	Inervação sensitiva	Perda sensitiva	Perda motora	Alteração do reflexo	Lesão
Nervo cutâneo lateral da coxa (L2–L3)	Face lateral da coxa	Face lateral da coxa; em geral intermitente	Nenhuma	Nenhuma	Aprisionamento inguinal lateral
Nervo cutâneo posterior da coxa (S1–S2)	Face posterior da coxa	Face posterior da coxa	Nenhuma (o nervo isquiático também está frequentemente envolvido)	Nenhuma (o nervo isquiático também está frequentemente envolvido)	Traumatismo local (nádega) Massa pélvica Fratura de quadril
Nervo obturatório (L2–L4)	Face medial da coxa	Frequentemente nenhuma; ± face medial da coxa	Adução da coxa	Nenhuma	Massa pélvica
Nervo femoral (L2–L4)	Face anteromedial da coxa e da perna	Face anteromedial da coxa e da perna	Extensão do joelho; ± flexão do quadril	Diminuição do reflexo patelar	Massa retroperitoneal ou pélvica Aneurisma da artéria femoral (ou punção) Mononeurite diabética
Ramo safeno do nervo femoral (L2–L4)	Face anteromedial do joelho e medial da perna	Face medial da perna	Nenhuma (sinal de Tinel positivo 5 a 10 cm acima do epicôndilo medial femoral do joelho)	Nenhuma (sinal de Tinel positivo 5 a 10 cm acima do epicôndilo medial femoral do joelho)	Traumatismo local Aprisionamento acima do côndilo medial do fêmur
Nervo isquiático (L4–L5, S1)	Faces anterior e posterior da perna Face plantar e dorso do pé	Todo o pé	Dorsiflexão do pé Inversão do pé ± flexão plantar ± flexão do joelho	Diminuição do reflexo do tornozelo	Massa pélvica Fratura do quadril Aprisionamento do piriforme Injeção aplicada em local inadequado na nádega
Nervo fibular comum (divisão do nervo isquiático)	Face anterior da perna, dorso do pé	Nenhuma ou dorso do pé	Dorsiflexão do pé, inversão e eversão (sinal de Tinel positivo lateralmente ao colo da fíbula)	Nenhuma (sinal de Tinel positivo lateralmente ao colo da fíbula)	Pressão de encarceramento no colo da fíbula Raramente, diabetes, vasculite, hanseníase

De Reilly BM: *Practical strategies in outpatient medicine.* Philadelphia: WB Saunders, 1991. p. 928.

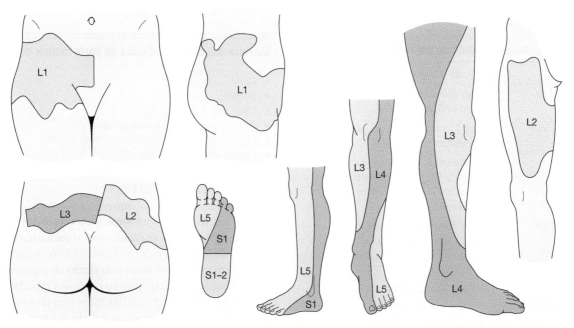

Figura 9.90 Dermátomos lombares.

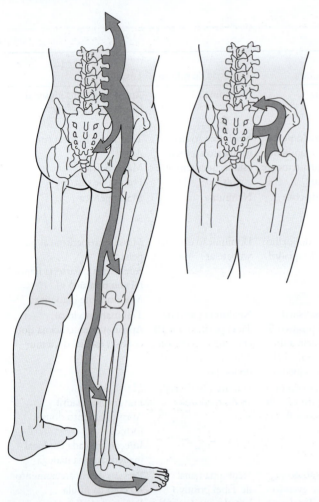

Figura 9.91 Dor referida originária na parte lombar da coluna e dor referida para a parte lombar.

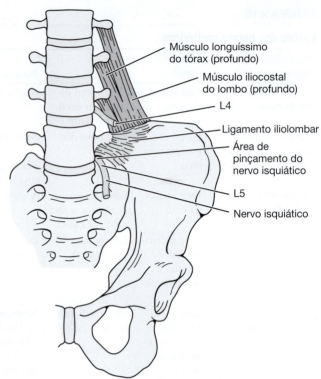

Figura 9.92 Síndrome do túnel lombossacral. Essa síndrome envolve a compressão da raiz nervosa L5 quando ela passa sob o ligamento iliolombar, no canal iliolombar.

lizados para determinar o *end feel* do movimento articular, assim como a presença de jogo articular. Com frequência, são utilizados para substituir movimentos passivos da parte lombar da coluna, que são de difícil execução, em virtude da necessidade de mover os pesados tronco e/ou membros inferiores. Ao realizar os movimentos do jogo articular, o examinador deve observar qualquer diminuição da ADM, dor ou diferença no *end feel*.[283]

TABELA 9.20

Músculos lombares e padrão de dor referida

Músculos	Padrão de referência
Iliocostal do lombo	Abaixo das costelas T12, lateral à coluna vertebral, até a nádega
Longuíssimo	Lateral à coluna vertebral, até a prega glútea
Multífido	Lateral à coluna vertebral, sacro até a fenda glútea, face posterior do membro inferior e região inferior do abdome
Abdominais	Abaixo do processo xifoide e ao longo da face anterior da caixa torácica ao longo do ligamento inguinal e até a genitália
Serrátil posteroinferior	Lateral à coluna vertebral em T9–T12, posterior à área costal

Dados de Travell JG, Simons DG: *Myofascial pain and dysfunction: the trigger point manual.* Baltimore: Williams & Wilkins, 1983.

Movimentos do jogo articular da parte lombar da coluna

- Flexão.
- Extensão.
- Flexão lateral.
- Pressão vertebral central posteroanterior (PVCPA).
- Pressão vertebral unilateral posteroanterior (PVUPA).
- Pressão vertebral transversa (PVT).

Flexão, extensão e flexão lateral

Os movimentos testados durante essas ações são algumas vezes denominados **movimentos intervertebrais passivos (MIVP)**.[284] A flexão é realizada com o paciente em decúbito lateral. O examinador flexiona ambos os joelhos do paciente em direção ao tórax pela flexão dos quadris (Fig. 9.93A). Enquanto palpa entre os processos espinhosos das vértebras lombares com uma das mãos (um dedo colocado sobre o processo espinhoso, um dedo acima e um dedo abaixo do processo espinhoso), o examinador flexiona

Capítulo 9 Parte lombar da coluna **753**

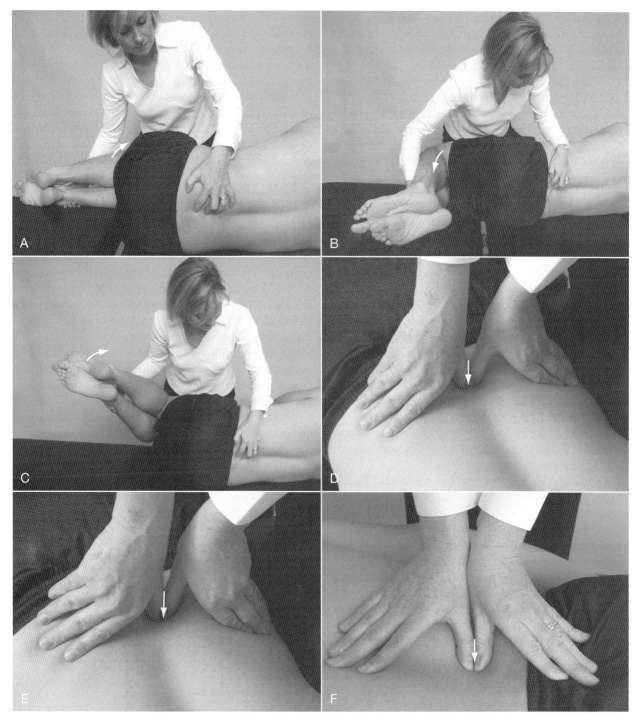

Figura 9.93 Movimentos do jogo articular da parte lombar da coluna. (A) Flexão. (B) Extensão. (C) Flexão lateral. (D) Pressão vertebral central posteroanterior. (E) Pressão vertebral unilateral posteroanterior. (F) Pressão vertebral transversa.

passivamente e libera os quadris do paciente; o peso corporal do examinador é utilizado para produzir o movimento. O examinador deve sentir que os processos espinhosos se abrem (i. e., "se afastam") na flexão. Se esse afastamento não ocorrer entre dois processos espinhosos ou for excessivo em relação aos outros movimentos de afastamento, o segmento é hipo ou hipermóvel, respectivamente. No entanto, os resultados dependem da habilidade do exami-

nador, uma vez que estudos de confiabilidade interavaliador revelaram um índice de confiabilidade apenas médio.[284]

A extensão (Fig. 9.93B) e a flexão lateral (Fig. 9.93C) são testadas de maneira semelhante, exceto pelo fato de que o movimento é de extensão passiva ou flexão lateral passiva em vez de flexão passiva. É mais fácil executar a flexão lateral quando o examinador segura a porção superior do membro inferior do paciente e rotaciona o membro para cima, provocando a flexão lateral da parte lombar da coluna por meio da inclinação da pelve. Antes da realização desses movimentos, deve-se descartar a possibilidade de patologias do quadril.

Pressão vertebral central, unilateral e transversa

Esses movimentos são algumas vezes denominados **movimentos intervertebrais acessórios passivos (MIVAP)**. Para realizar os três últimos movimentos do jogo articular, o paciente posiciona-se em decúbito ventral.[285] Os processos espinhosos lombares são palpados, iniciando-se em L5 e subindo até L1. Se o examinador desejar testar o *end feel* em diversas ocasiões, é necessário utilizar a mesma maca de exame para aumentar a confiabilidade dos resultados.[286] O paciente deve ser sempre posicionado da mesma maneira. O maior movimento ocorre com a coluna vertebral na posição neutra.[287] Em geral, a confiabilidade interavaliador em relação a essas técnicas é baixa.[288]

O examinador posiciona as mãos, os dedos e os polegares conforme a Figura 9.93D, para realizar uma **pressão vertebral central posteroanterior (PVCPA)**. A pressão é aplicada com os polegares, de forma que as vértebras sejam empurradas anteriormente (ver Fig. 8.56). O examinador deve aplicar a pressão de modo lento e cuidadoso, para que possa reconhecer a sensação do movimento (i. e., perceber *end feel*). Na realidade, o movimento é mínimo. Esse teste de rebote pode ser repetido diversas vezes para determinar a qualidade do movimento pela amplitude disponível e a *end feel*.

Para realizar a **pressão vertebral unilateral posteroanterior (PVUPA)**, o examinador move os dedos lateralmente, afastando-se cerca de 2,5 a 4,0 cm da ponta do processo espinhoso, de modo que os polegares repousem sobre os músculos sobrejacentes à lâmina ou sobre o processo transverso da vértebra lombar (Fig. 9.93E). A mesma pressão de rebote anterior é aplicada como na técnica para pressão central. Essa pressão de rebote provoca uma discreta rotação da vértebra na direção oposta, que pode ser confirmada quando o examinador palpa o processo espinhoso durante a execução da técnica. Os dois lados devem ser avaliados e comparados.

Para realizar a **pressão vertebral transversa (PVT)**, os dedos do examinador são colocados ao lado do processo espinhoso da parte lombar da coluna (Fig. 9.93F). Em seguida, o examinador aplica uma pressão de rebote transversa ao lado do processo espinhoso, que promove a rotação vertebral na direção da pressão, de modo que seja possível determinar a qualidade do movimento. A pressão deve ser aplicada em ambos os lados do processo espinhoso, para comparar a qualidade do movimento por meio na amplitude disponível e a *end feel*.

Palpação

Se o examinador determinar, após a avaliação da parte lombar da coluna, que o problema está localizado em uma outra articulação, a palpação somente poderá ser realizada apenas após o exame completo da articulação. No entanto, durante a palpação da parte lombar da coluna, o examinador deve observar a presença de sensibilidade à palpação, alteração de temperatura, espasmo muscular ou outros sinais e sintomas que possam indicar a origem da patologia. Quando se suspeita que o problema está localizado na área da parte lombar da coluna, a palpação deve ser realizada de maneira sistemática, iniciando-se no aspecto anterior e avançando até o aspecto posterior.

Aspecto anterior

Com o paciente em decúbito dorsal, o examinador palpa anteriormente as estruturas a seguir (Fig. 9.94).

Cicatriz umbilical. A cicatriz umbilical está localizada na altura do espaço discal L3-L4 e é o ponto de interseção dos quadrantes abdominais. É também o ponto no qual a aorta se divide para as artérias ilíacas comuns. Em alguns pacientes, o examinador pode palpar as faces anteriores das vértebras L4, L5 e S1, assim como os discos e o ligamento longitudinal anterior, com uma palpação profunda e cuidadosa. O abdome também pode ser cuidadosamente palpado com o objetivo de buscar sintomas (p. ex., dor e espasmo muscular) originários de órgãos internos. Por exemplo, o apêndice é palpado no quadrante inferior direito; o fígado, no quadrante superior direito; os rins, nos quadrantes superiores esquerdo e direito; e o baço, no quadrante superior esquerdo.

Região inguinal. A região inguinal está localizada entre as EIAS e a sínfise púbica. O examinador deve realizar a palpação de modo cuidadoso, para buscar sintomas de hérnia, abscesso, infecção (linfonodos) ou outras condições patológicas na região.

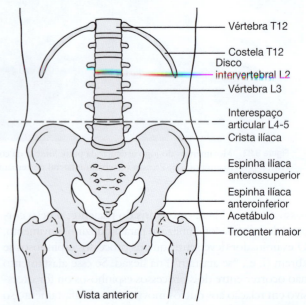

Figura 9.94 Pontos de referência ósseos da parte lombar da coluna (vista anterior).

Crista ilíaca. O examinador palpa a crista ilíaca a partir das EIAS, avançando para trás, a fim de verificar a presença de sintomas (p. ex., contusão local ou apofisite).

Sínfise púbica. O examinador palpa a sínfise púbica com os dois polegares. Em pé, ao lado do paciente, empurra os polegares para baixo sobre a sínfise, de modo que os polegares repousem sobre a face superior dos ossos púbicos (ver Fig. 10.16). Dessa maneira, o examinador pode verificar se os dois ossos púbicos estão nivelados. A sínfise púbica e os ossos púbicos também podem ser palpados cuidadosamente, para que seja observada a presença de qualquer sensibilidade (p. ex., osteíte púbica).

Aspecto posterior

Em seguida, é solicitado ao paciente que se posicione em decúbito ventral, para que as estruturas a seguir possam ser palpadas no aspecto posterior (Fig. 9.95).

Processos espinhosos da parte lombar da coluna. O examinador palpa um ponto na linha mediana, a qual está localizada sobre uma linha que une o ponto superior das duas cristas ilíacas. Esse ponto é o espaço intervertebral L4-L5. Em seguida, move-se até a primeira massa firme, de modo que os dedos do examinador repousem sobre o processo espinhoso de L5. Movendo em direção à cabeça, os espaços intervertebrais e os processos espinhosos das vértebras lombares restantes podem ser palpados. Além de verificar a presença de sensibilidade à palpação, espasmo muscular, hipo ou hipermobilidade e outros sinais de patologias, o examinador deve buscar sinais de espondilolistese, que pode ocorrer com maior frequência no nível de L4-L5 ou L5-S1. Uma depressão ou protrusão visível ou palpável entre um processo espinhoso e outro pode ser evidente, dependendo do tipo de espondilolistese presente. Além disso, a ausência de um processo espinhoso pode ser observada em casos de espinha bífida. Quando o examinador move os dedos 2 a 3 cm lateralmente aos processos espinhosos, os dedos repousam sobre as articulações facetárias lombares. Essas articulações também devem ser palpadas em busca de sinais patológicos. Por conta da profundidade dessas articulações, pode ser difícil palpá-las. Entretanto, enfermidades dessa região produzem espasmo nos músculos paraespinais sobrejacentes, os quais podem ser palpados. Parkinson et al.[289] acreditam que o examinador também deve proceder à palpação entre os processos espinhosos durante o **teste de sentar e levantar**, por terem observado que o movimento nas regiões alta e baixa da parte lombar da coluna era diferente, e que também foram observadas diferenças dentre os sexos durante o movimento.[289]

Sacro, hiato sacral e cóccix. Se o examinador retornar ao processo espinhoso de L5 e se mover na direção caudal, os seus dedos repousarão sobre o sacro. Como a parte lombar da coluna, o sacro também possui processos espinhosos, os quais são muito mais difíceis de diferenciar, uma vez que não existem espaços de tecidos moles entre eles. O processo espinhoso S2 encontra-se no nível de uma linha que une as duas EIPS ("covinhas posteriores"). Ao mover os dedos distalmente, o examinador pode palpar o hiato sacral, que é a parte caudal do canal do sacro. Ele possui uma forma de U invertido e está localizado cerca de 5 cm acima da extremidade do cóccix. As duas proeminências ósseas localizadas nos dois lados do hiato são denominadas **cornos sacrais** (ver Fig. 10.70). O examinador move os dedos distalmente, até que repousem na face posterior do cóccix. A palpação adequada do cóccix requer um exame retal com luva cirúrgica (Fig. 9.96). O dedo indicador é lubrificado e inserido no ânus; os músculos esfincterianos devem estar relaxados. O dedo é introduzido o máximo possível e, em seguida, rotacionado, de modo que a superfície da polpa digital permaneça contra a superfície anterior do cóccix. O examinador então coloca o polegar da mesma mão contra a face posterior do sacro. Dessa maneira, o cóccix pode ser movido para trás e para a frente. Qualquer sensibilidade importante (p. ex., cocciodínia) deve ser anotada.

Crista ilíaca, túber isquiático e nervo isquiático. Começando nas EIPS, o examinador move-se ao longo da crista ilíaca, palpando para buscar sinais patológicos. Em seguida, movendo-se ligeiramente na direção distal, o examinador palpa os músculos glúteos e observa a presença de espasmo, sensibilidade ou nódulos anormais. Imediatamente abaixo das pregas glúteas, o examinador deve palpar as tuberosidades isquiáticas em ambos os lados, para verificar a presença de anormalidade. Deslocando-se lateralmente, palpa o trocanter maior do fêmur. Em geral, é mais fácil realizar a palpação com o quadril flexionado a 90°. A meio caminho entre o túber isquiático e o trocanter maior, o examinador pode palpar o trajeto do nervo isquiático. O nervo em si geralmente não é palpável. O músculo piriforme, localizado abaixo dos músculos glúteos, também deve ser palpado, em busca da presença de uma possível patologia. Esse músculo está localizado em uma linha que divide a EIPS da pelve e o trocanter maior do fêmur da EIAS e do túber isquiático da pelve.

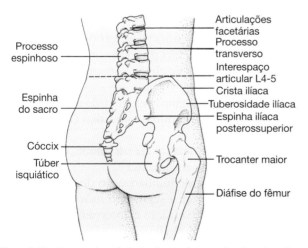

Figura 9.95 Pontos de referência ósseos da parte lombar da coluna (vista posterior).

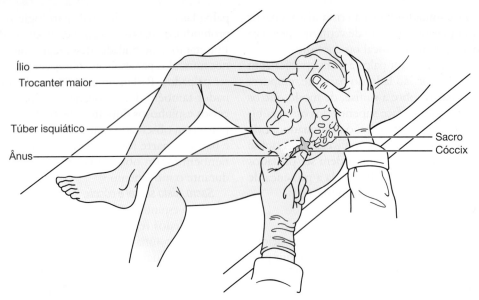

Figura 9.96   Palpação do cóccix.

Diagnóstico por imagem[290-300]

Nos exames por imagens diagnósticas, é fundamental que os achados clínicos sejam correlacionados com os achados por imagem, visto que muitas anomalias, anormalidades congênitas e alterações decorrentes do envelhecimento que estão presentes podem não estar relacionadas aos problemas do paciente e, além disso, podem ser observadas em indivíduos assintomáticos.[29,301]

Radiografia simples

É de grande utilidade obter radiografias simples de rotina da região lombossacral quando estejam presentes fatores de risco para fratura vertebral, ou se o paciente não melhorou em seguida a um curso de tratamento conservador (aproximadamente um mês).[29] Em adultos com menos de 50 anos e sem sinais ou sintomas de doença sistêmica, essas imagens são dispensáveis.[302] No caso de pacientes com mais de 50 anos, as radiografias simples e os exames laboratoriais podem descartar a maioria das doenças sistêmicas.[302]

Fatores de risco para fraturas vertebrais[29]

- Idade igual ou superior a 50 anos.
- Traumatismo significativo (traumatismo externo ou queda de local elevado).
- História de osteoporose.
- Uso de corticosteroides.
- Uso abusivo de drogas ilícitas (elevado percentual de traumatismos).

Normalmente, são realizadas incidências anteroposterior e lateral.[303] Em alguns casos, podem-se realizar duas incidências laterais, das quais uma mostra toda a parte lombar da coluna e a outra se concentra nos dois segmentos inferiores. Incidências oblíquas são realizadas quando há suspeita de espondilólise ou espondilolistese.[148]

Incidências radiográficas comuns da parte lombar da coluna, dependendo do problema

- Incidência anteroposterior (Fig. 9.97).
- Incidência em perfil (ver Fig. 9.107).
- Incidência oblíqua (espondilose, espondilolistese) (ver Fig. 9.111).
- Incidência em perfil de L5-S1 (em cone) (Fig. 9.98).
- Incidência axial anteroposterior.
- Incidência em perfil em flexão (Fig. 9.99A).
- Incidência em perfil em extensão (Fig. 9.99B).

Incidência anteroposterior. Nessa incidência (Fig. 9.97), o examinador deve observar:
1. O formato das vértebras.
2. Qualquer encunhamento vertebral, possivelmente decorrente de fratura (Fig. 9.100).
3. Espaços discais. Eles parecem normais ou apresentam diminuição de altura, como ocorre na espondilose?
4. Foi observada alguma deformidade vertebral, como hemivértebra ou outras anomalias (Figs. 9.101 a 9.104)?
5. Está presente uma coluna em bambu, como ocorre na espondilite ancilosante?
6. Há evidência de lombarização de S1, tornando S1-S2 o primeiro segmento móvel, em vez de L5-S1? A lombarização é observada em 2 a 8% da população (Fig. 9.105).
7. Há evidência de sacralização de L5, tornando L4-L5 o primeiro segmento móvel, em vez de

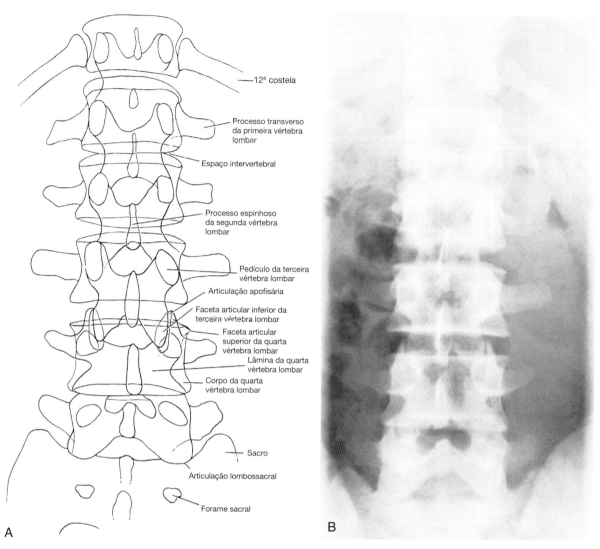

Figura 9.97 Radiografia anteroposterior da parte lombar da coluna. (A) Traçado da radiografia. (B) Radiografia. (De Finneson BE: *Low back pain*. Philadelphia: JB Lippincott, 1973. p. 52-53.)

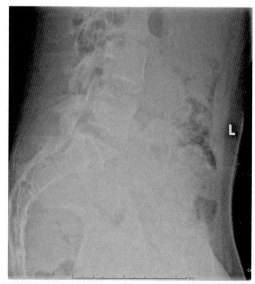

Figura 9.98 Incidência em perfil de L5-S1 (em cone) da parte lombar da coluna.

L5-S1? Essa anomalia é observada em 3 a 6% da população (Fig. 9.106).
8. Há evidência de espinha bífida oculta, observada em 6 a 10% da população (ver Fig. 9.103)?

Incidência em perfil. Nessa incidência (Fig. 9.107), o examinador deve observar:

1. Qualquer evidência de espondilose ou espondilolistese, observadas em 2 a 4% da população (Fig. 9.108). O grau de deslizamento pode ser graduado conforme mostrado na Figura 9.109.[304] Sugeriu-se também um novo sistema de graduação ou classificação que envolve o equilíbrio sacropélvico e espinopélvico.[305]
2. Uma lordose normal. Os forames intervertebrais parecem normais?
3. Qualquer encunhamento vertebral.
4. Espaçamento discal normal.
5. Alinhamento das vértebras. A interrupção da curva pode indicar instabilidade da coluna vertebral.

758 Avaliação musculoesquelética

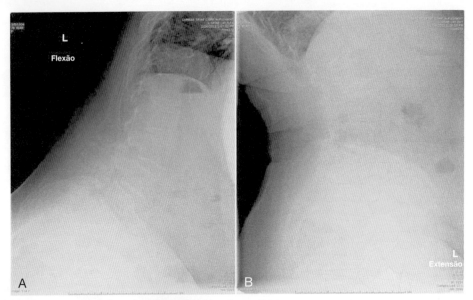

Figura 9.99 Incidência em perfil da parte lombar da coluna. (A) Em flexão. (B) Em extensão.

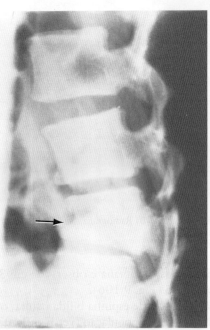

Figura 9.100 Encunhamento (*seta*) de um corpo vertebral. É possível observar um certo grau de encunhamento também na vértebra superior.

6. Qualquer formação osteofítica ou esporões de tração (Fig. 9.110).[297,306] Esporões de tração indicam um segmento intervertebral lombar instável. O esporão de tração ocorre a cerca de 1 mm da borda do disco; o osteófito ocorre na borda do disco com o corpo vertebral.

Incidência oblíqua. Na incidência oblíqua (Fig. 9.111), o examinador deve observar qualquer evidência de espondilolistese (algumas vezes denominada "cão escocês decapitado") ou espondilólise (algumas vezes denominada "cão escocês com coleira"; Fig. 9.112).

Incidências com movimento. Em alguns casos, as incidências com movimento podem ser utilizadas para demonstrar, na coluna, um movimento anormal ou anormalidades estruturais. Geralmente, são incidências laterais que mostram a flexão e a extensão para confirmar instabilidade ou espondilolistese (Fig. 9.113), mas também podem incluir incidências anteroposteriores com flexão lateral.[196,307,308]

Mielografia

Apesar de ser raramente utilizada hoje em dia em razão de suas complicações e pela sua substituição pela tomografia computadorizada (TC) e ressonância magnética (RM), a mielografia pode confirmar a presença de hérnias discais, osteófitos, tumores ou estenose espinal (Figs. 9.114 a 9.116). O examinador deve ter cuidado em relação aos efeitos colaterais da mielografia, que incluem cefaleia, rigidez, lombalgia, cãibras e parestesias nos membros inferiores. Embora ocorram efeitos colaterais, não foram observadas lesões permanentes.

Imagem por radionuclídeo (cintilografia óssea)

A cintilografia óssea é útil para detectar doenças ósseas ativas e áreas com alta atividade metabólica óssea. Em crianças, as áreas epifisárias e metafisárias dos ossos longos revelam aumento de captação. Em adultos, somente a área metafisária é assim acometida. Lesões ósseas traumáticas, tumores, anormalidades metabólicas (p. ex., doença de Paget), infecções e artrites podem ser detectadas na cintilografia óssea.[149]

Imagens ultrassonográficas diagnósticas

Considerando que a dor lombar é um dos tipos mais comuns de incapacidade, o examinador pode usar ultrassonografias diagnósticas (USD) para ajudá-lo não apenas

Capítulo 9 Parte lombar da coluna 759

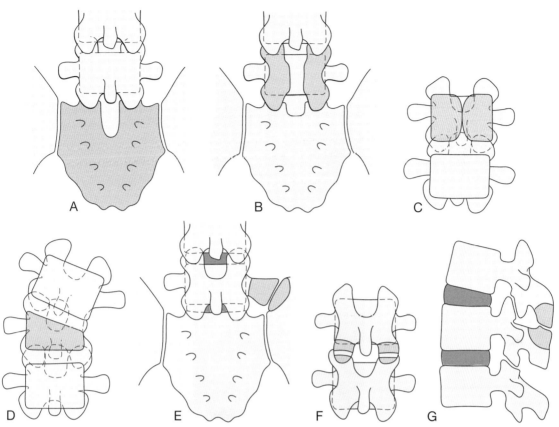

Figura 9.101 Representação diagramática do aspecto radiográfico de anomalias anatômicas comuns na coluna lombossacral. (A) Espinha bífida oculta, S1. (B) Espinha bífida, L5. (C) Espinha bífida anterior ("vértebra em borboleta"). (D) Hemivértebra. (E) Articulação iliotransversa (segmentos transicionais). (F) Ossículos de Oppenheimer. São ossículos livres observados na ponta das facetas articulares inferiores e, geralmente, são encontrados no nível de L3. (G) Processos espinhosos "se beijando". (Reproduzida de MacNab I: *Backache*. Baltimore: Williams & Wilkins, 1977. p. 14-15.)

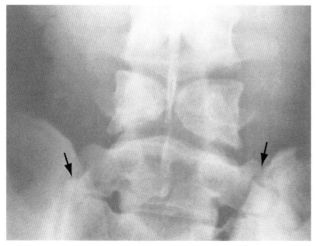

Figura 9.102 Vértebra em borboleta. Observe também os segmentos transicionais *(setas grandes)*. (Modificada de Jaeger SA. *Atlas of radiographic positioning: normal anatomy and developmental variants*. Norwalk, CT: Appleton & Lange, 1988. p. 333.)

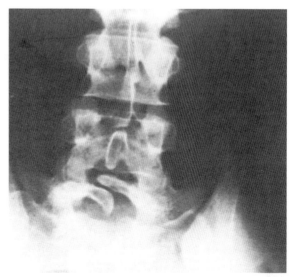

Figura 9.103 Espinha bífida oculta. (De Jaeger SA: *Atlas of radiographic positioning: normal anatomy and developmental variants*. Norwalk, CT: Appleton & Lange, 1988. p. 317.)

760 Avaliação musculoesquelética

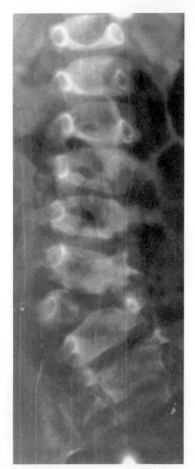

Figura 9.104 Radiografia anteroposterior mostrando uma hemivértebra.

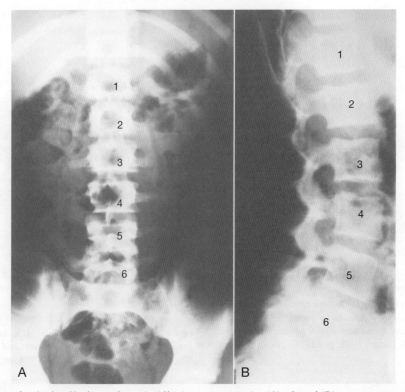

Figura 9.105 Lombarização da vértebra S1 observada nas incidências anteroposterior (A) e lateral (B).

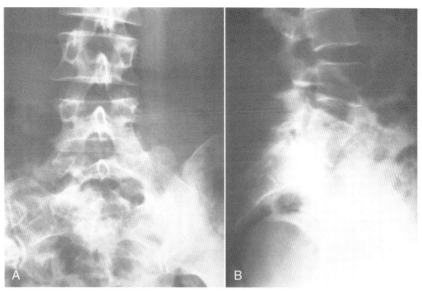

Figura 9.106 Sacralização unilateral da quinta vértebra lombar. (A) Observe a formação maciça da asa do sacro no lado esquerdo com um processo transverso relativamente normal à direita (incidência anteroposterior). (B) Incidência em perfil mostrando o espaço discal estreito e os arcos maciços. (De O'Donoghue DH: *Treatment of injuries to athletes.* 4.ed. Philadelphia: WB Saunders, 1984. p. 403.)

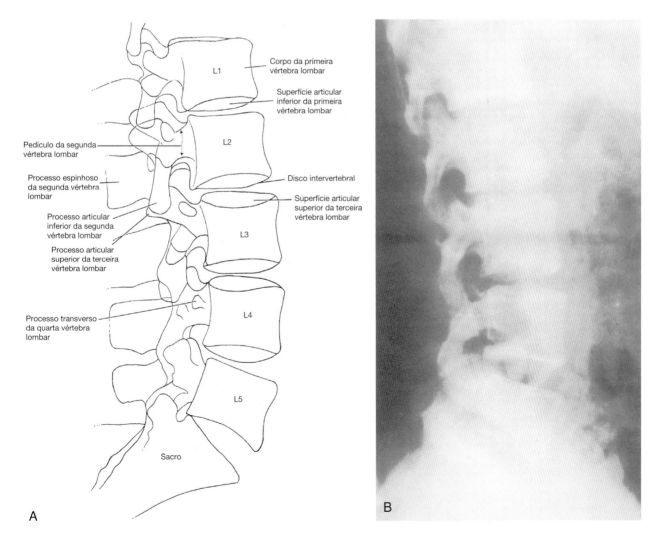

Figura 9.107 Radiografia lateral da parte lombar da coluna. (A) Traçado da radiografia. (B) Radiografia. (De Finneson BE: *Low back pain.* Philadelphia: JB Lippincott, 1973. p. 54-55.)

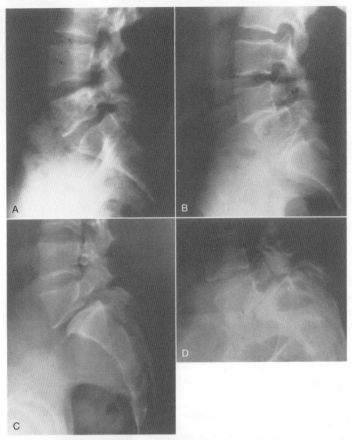

Figura 9.108 Espondilolistese. (A) Grau 1: defeito do arco em L5 com leve desvio anterior de L5 sobre S1; lombalgia, mas nenhuma incapacidade significativa. (B) Grau 2: maior deslizamento anterior entre L4 e L5 com colapso do disco intervertebral; lombalgia definida e sintomática, com restrição de movimento, espasmo muscular e diminuição de atividades. (C) Grau 3: deslizamento mais extenso combinado com uma ampla separação no nível do defeito do arco e alterações degenerativas discais; visivelmente sintomático. (D) Grau 4: vértebras deslizadas anteriormente, mais da metade, causando incapacidade grave. (De O'Donoghue DH: *Treatment of injuries to athletes.* 4.ed. Philadelphia: WB Saunders, 1984. p. 402.)

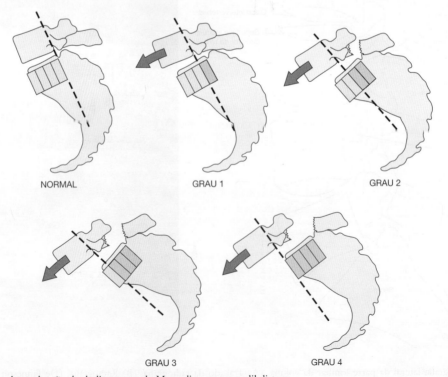

Figura 9.109 Sistema de graduação do deslizamento de Meyerding na espondilolistese.

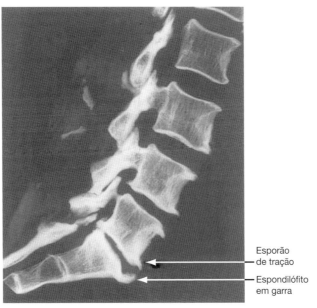

Figura 9.110 Radiografia lateral de uma secção (fatia fina) patológica da parte lombar da coluna. Observe o esporão de tração e o espondilófito em garra. (De Rothman RH, Simeone FA: *The Spine*. Philadelphia: WB Saunders, 1982. p. 512.)

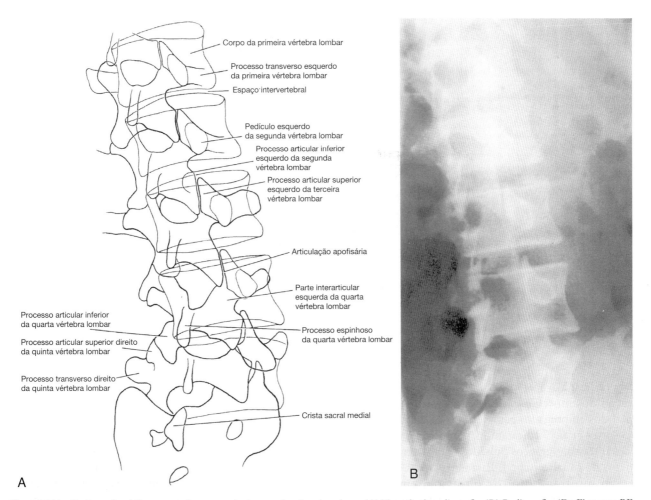

Figura 9.111 Radiografia oblíqua posterior esquerda da parte lombar da coluna. (A) Traçado da radiografia. (B) Radiografia. (De Finneson BE: *Low back pain*. Philadelphia: JB Lippincott, 1973. p. 56-57.)

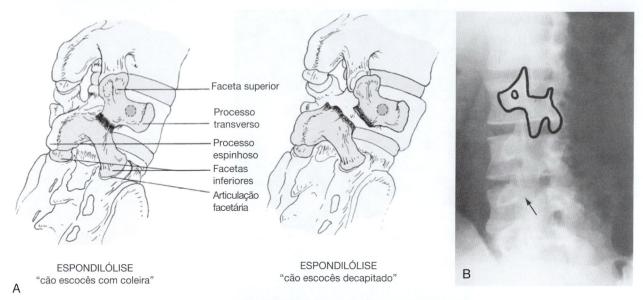

Figura 9.112 (A) Representação diagramática (vista oblíqua posterior) da espondilólise e da espondilolistese. (B) Incidência oblíqua posterior mostrando o "cão escocês" em L2. L4 mostra o cão escocês com "coleira" *(seta)*, indicando espondilólise.

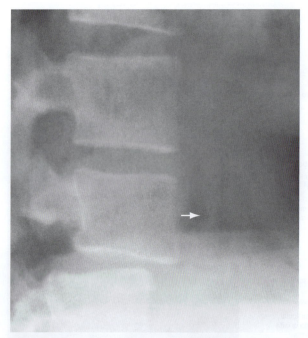

Figura 9.113 Parte lombar da coluna em flexão. Observe o deslizamento anterior de uma vértebra sobre a vértebra inferior *(seta)*.

a diagnosticar as muitas causas do problema, mas também para realizar a avaliação dinâmica da capacidade de contração dos músculos. Em seguida, serão descritos os métodos empregados para detectar esses achados.

Porter et al.[309] lançaram mão de formas pioneiras de ecos ultrassonográficos pulsados para determinar o diâmetro do canal vertebral. Para tanto, esses autores aplicaram um transdutor de ultrassom em um plano médio-sagital oblíquo situado 1 cm lateralmente à linha mediana. Eles determinaram que o diâmetro do canal em indivíduos que padeciam de lombalgia era menor do que em pessoas sem essa dor – 1,44 cm em comparação com 1,61 cm. No entanto, esse método não teve grande repercussão e, além disso, depende de técnicas que, nos dias atuais, não são normalmente usadas. Além disso, embora o diâmetro do canal vertebral possa ser um fator de risco para lombalgia, estudos mais recentes mostraram que esse indicador não tem um papel prático na predição ou na estimativa do prognóstico de lombalgia em várias populações, inclusive as constituídas por pessoas normais e por trabalhadores com lombalgia.[310,311]

Um dos usos mais comuns da USD na parte lombar da coluna é para a visualização dos músculos paraespinais. Seu uso mais comum provavelmente é para a visualização do multífido do lombo. Foi proposta a teoria de que esses músculos têm uma função singular – a de ajudar a proporcionar até dois terços da estabilidade lombar, sobretudo na região lombar baixa.[312] O multífido foi relatado como um dos principais grupos musculares afetados em indivíduos com lombalgia. Demonstrou-se que esses grupos musculares são redondos ou ovais e bilateralmente simétricos. Demonstrou-se ainda que as pessoas saudáveis também apresentam um aumento no diâmetro na direção cranial-caudal.[62,313-316] A atrofia do multífido é um achado comum (por volta de 80%) em pacientes com lombalgia crônica.[317] Lesões na região lombar podem resultar em inibição e perda de controle dos músculos lombares; contudo, a recuperação pode ser espontânea.[318]

As dimensões do multífido e o índice de massa corporal (IMC) parecem ter uma correlação positiva entre adolescentes saudáveis e adolescentes que padecem de lombalgia; os adolescentes com lombalgia tiveram menores dimensões na seção transversa do músculo, comparativamente aos adolescentes livres desse problema.[319,320]

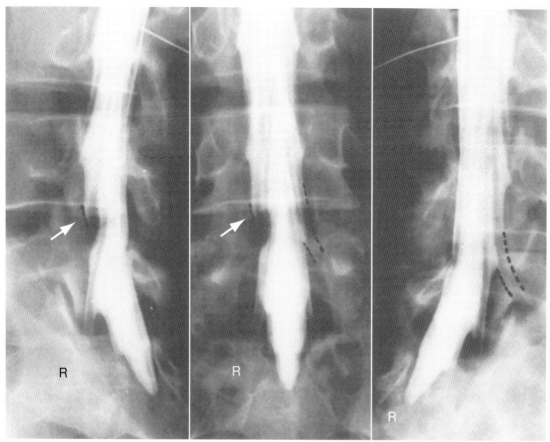

Figura 9.114 Mielografias com metrizamida mostrando um disco herniado em L4-L5 no lado direito. Observe a ausência de preenchimento da bainha da raiz nervosa e a indentação *(seta)* do saco dural. (De Rothman RH, Simeone FA: *The Spine*. Philadelphia: WB Saunders, 1982. p. 550.)

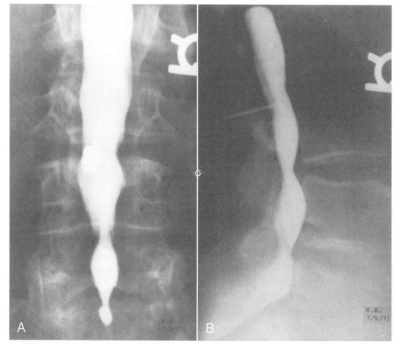

Figura 9.115 Mielografias com contraste oleoso revelando a aparência característica da degeneração discal crônica e da estenose espinal com protrusão posterior difusa do anel fibroso e a formação de osteófito. (A) Diminuição da coluna de contraste na incidência anteroposterior. Observe a configuração em "ampulheta". (B) Indentação da coluna de contraste do anel fibroso, anteriormente, do ligamento amarelo encurvado e das facetas articulares, posteriormente (incidência em perfil). (Fonte: Rothman RH, Simeone FA: *The spine*. Philadelphia: WB Saunders, 1982. p. 553.)

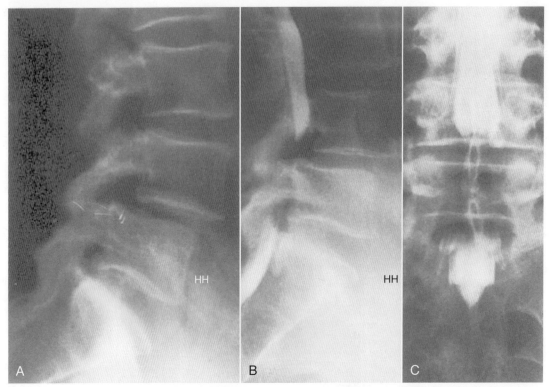

Figura 9.116 Mielografias com metrizamida mostrando bloqueio estenótico no nível L4-L5 decorrente de espondilolistese degenerativa e de estenose da coluna vertebral no nível L4-L5. (A) Observe a migração anterior de 4 mm de L4 sobre L5 causada pela espondilolistese degenerativa. (B e C) O bloqueio extenso na mielografia. causado pela estenose espinal. (Fonte: Rothman RH, Simeone FA: *The spine*. Philadelphia: WB Saunders, 1982. p. 553.)

Estudos prévios mostraram que o padrão de atrofia do músculo multífido está mais localizado no nível específico da lesão e que existe uma correlação significativa entre a atrofia muscular e a capacidade de produzir contrações isométricas voluntárias do músculo.[321]

Um método para avaliar a função do multífido consiste em medir a sua área de seção transversa. Acredita-se que esse valor será uma medida substituta para sua capacidade de produção de força e o nível de atividade.[322,323] Para que se possa avaliar a área de seção transversa do multífido, o paciente deve ser posicionado em decúbito ventral, com um travesseiro sob o abdome. A imagem pode ser obtida em qualquer local; contudo, um ponto conveniente para sua obtenção é no nível de L5-S1. Para que o multífido seja identificado, o examinador pode traçar uma linha que conecte as cristas ilíacas a fim de determinar o nível L5-S1. O transdutor ultrassonográfico pode então ser colocado no plano sagital, paralelo à vértebra (Fig. 9.117). Nessa posição, as facetas podem ser vistas com o músculo multífido entre elas (Fig. 9.118). O transdutor pode ser girado transversalmente sobre o processo espinhoso (Fig. 9.119) e, assim, podem ser obtidas medidas simultâneas dos multífidos direito e esquerdo (Fig. 9.120).

O examinador também pode medir a ativação muscular; para tanto, deve observar as contrações dinâmicas dos músculos da coluna. Pode utilizar a USD para visualizar as contrações musculares existentes, além de medir a

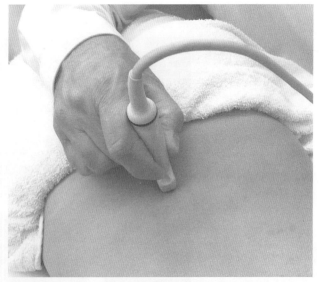

Figura 9.117 Posicionamento do transdutor para visualização de uma imagem no plano sagital (eixo longo) do músculo multífido.

espessura do músculo com o tecido muscular relaxado e contraído. A capacidade de pacientes com lombalgia ativarem o multífido nas seções lombares afetadas está diminuída; isso fica evidente pelos menores aumentos na espessura medida em imagens durante a contração, comparativamente ao músculo no lado contralateral normal,

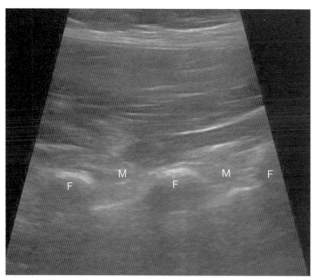

Figura 9.118 Imagem das articulações facetárias *(F)* e do músculo multífido *(M)* interveniente.

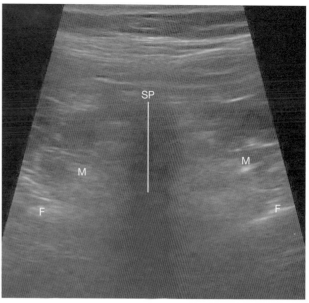

Figura 9.120 Imagem bilateral dos músculos multífidos. Multífido *(M)*, processo espinhoso *(SP)*, articulações facetárias *(F)*.

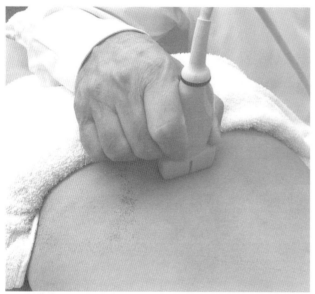

Figura 9.119 Posicionamento do transdutor para visualização de uma imagem transversa (eixo curto) bilateral dos músculos multífidos do lombo.

musculares separadas por linhas hiperecoicas que correspondem à fáscia intermuscular (Fig. 9.121). Em geral, as imagens desses músculos são obtidas com o paciente em decúbito dorsal ou com quadris e joelhos flexionados e os músculos relaxados (Fig. 9.122). Entretanto, em virtude da portabilidade dos equipamentos ultrassonográficos modernos, as imagens podem ser obtidas em outras posições, como em quatro apoios,[325] com o paciente sentado,[326,327] em pé e deambulando.[328,329] O transdutor é aplicado transversalmente em diversos locais da parede abdominal anterior. Ainda não há concordância acerca de uma localização padronizada. Habitualmente, utiliza-se a região abdominal média entre a borda da cartilagem da 11ª costela e a crista ilíaca, ao longo da linha axilar média, ou da linha axilar anterior.[330] Essas imagens podem ser capturadas durante o relaxamento e também ao final

ou em comparação com indivíduos assintomáticos usados como controle.[321,324]

Ultrassonografia dos músculos abdominais. A ultrassonografia é um excelente método para avaliação e reabilitação dos músculos abdominais; esse recurso pode ser utilizado na avaliação da morfologia e do comportamento desses músculos. Esses músculos de estabilização anterior são tão importantes como os músculos dorsais. O examinador pode visualizar os seguintes músculos: oblíquo externo do abdome, oblíquo interno do abdome, transverso do abdome e reto do abdome, bem como a fáscia circunjacente.

Durante a visualização da parede abdominal lateral, o profissional de saúde obterá imagens de três camadas

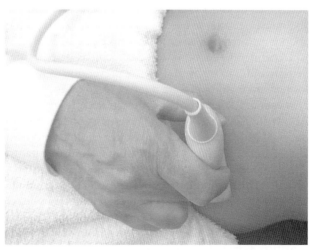

Figura 9.121 Posicionamento do transdutor para visualização da face lateral da parede abdominal.

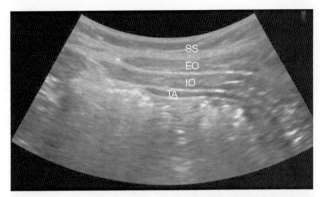

Figura 9.122 Imagem da face lateral da parede abdominal, mostrando os tecidos moles superficiais *(SS)*, músculo oblíquo externo do abdome *(EO)*, músculo oblíquo interno do abdome *(IO)* e músculo transverso do abdome *(TA)*.

da expiração. Embora a gama de frequências do transdutor possibilite uma visualização adequada dos músculos abdominais laterais, o ideal é usar um transdutor curvilíneo de alta frequência com um campo de visão divergente, pois esse dispositivo possibilita uma maior visualização de cada músculo ao longo de seu comprimento. O examinador deve ter em mente que há variações interpessoais. Normalmente, a imagem dos músculos abdominais laterais apresenta várias camadas musculares, que vão tendo a espessura diminuída em direção à sua borda anterior. A espessura é homogênea até a metade do músculo e, em geral, se curva lateralmente.

Normalmente, a espessura relativa dos músculos abdominais revela que o reto do abdome é o mais espesso de todos. É o único músculo abdominal no qual a área de seção transversa pode ser medida. Quando é feita a normalização relativa à massa corporal, nos homens essa medida é superior à obtida nas mulheres. O músculo transverso do abdome é o mais delgado.[331] O reto do abdome é um grande músculo que tem como função principal aproximar a caixa torácica e a pelve, mediante a produção de um momento de flexão no plano sagital.[332] Ao examinar o paciente para determinar a homogeneidade da espessura dos músculos abdominais, relatou-se que as porções superiores da parede abdominal lateral geralmente são mais espessas.[331,333]

Dependendo da localização, as medidas da espessura de músculos são variáveis. Pode-se prever que os músculos tenham maior espessura durante a expiração, comparativamente ao que ocorre durante a inspiração.[326,327,334,335] As mensurações para avaliação da espessura dependerão das finalidades da avaliação na prática clínica, tendo em vista que tanto valores de espessura absolutos quanto relativos podem ser apropriados para avaliação da espessura de camadas musculares adjacentes. A avaliação de assimetria nos valores de espessura de referência pode ser representada mais apropriadamente na forma de uma diferença percentual entre os lados sintomático e assintomático. Caracteristicamente, as mudanças na espessura muscular são apresentadas como uma alteração percentual na espessura muscular ou como uma razão entre a espessura muscular durante a atividade e a espessura muscular em condições de repouso.[336-338]

Para que seja determinada a área de seção transversa do músculo reto do abdome, o paciente normalmente assume uma posição de decúbito dorsal, com os quadris e joelhos flexionados.[330] Em geral, posiciona-se um transdutor grande imediatamente acima da cicatriz umbilical, movendo-o lateralmente a partir da linha mediana (Fig. 9.123), até que a seção transversa do músculo esteja centralizada na imagem (Fig. 9.124).[331] A área de seção transversa do músculo pode ser medida pelo delineamento da borda muscular imediatamente interna à camada fascial; a espessura do músculo pode ser obtida pela mensuração da maior espessura perpendicular entre as camadas superficial e pro-

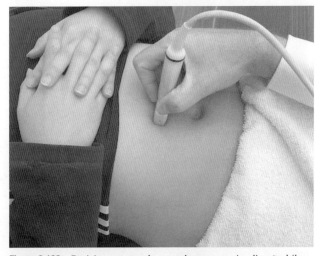

Figura 9.123 Posicionamento do transdutor para visualização bilateral do músculo reto do abdome.

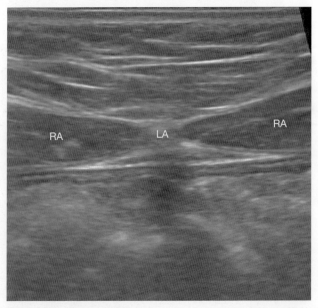

Figura 9.124 Imagem bilateral dos músculos reto do abdome *(RA)*, com a linha alba *(LA)* interveniente.

funda da fáscia.[330] A largura pode ser medida a partir da borda mais medial do músculo até sua borda mais lateral.[330]

Tomografia computadorizada

A tomografia computadorizada (TC) pode ser utilizada para definir uma fratura ou revelar a presença de estenose espinal causada por protrusão ou tumor (Figs. 9.125 a 9.128).[29] Como nas radiografias simples, os resultados devem ser correlacionados com os achados clínicos, visto que as alterações anatômicas observadas frequentemente não têm relação com os sintomas do paciente.[301,339,340] Essa técnica provê uma projeção axial da coluna vertebral, revelando a anatomia não somente da coluna vertebral, mas também dos músculos paravertebrais, das estruturas vasculares e dos órgãos internos do corpo. Por essa razão, revela com maior precisão a relação entre os discos inter-

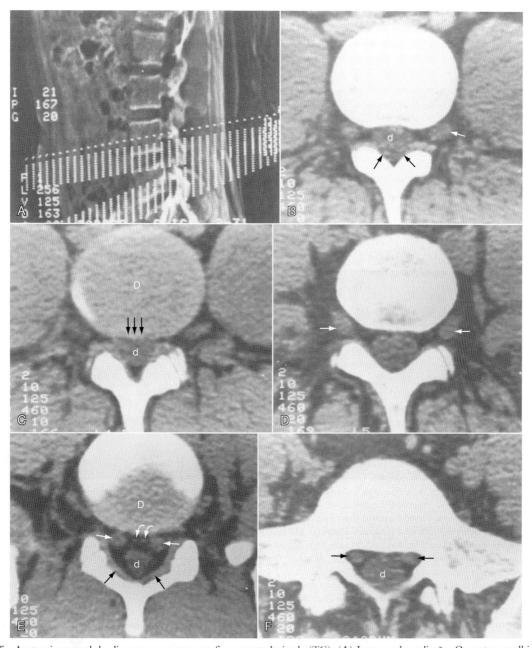

Figura 9.125 Anatomia normal do disco em uma tomografia computadorizada (TC). (A) Imagem de avaliação. Os cortes escolhidos *(linhas tracejadas)* podem ser planejados e angulados ao longo dos planos dos discos. (B) TC através do corpo vertebral L4 revelando os forames neurais e os gânglios da raiz nervosa L4 *(a seta branca indica o gânglio esquerdo)*. O saco dural *(d)* e os ligamentos amarelos *(setas pretas)* são apresentados. (C) TC através do disco L4-L5 (marcado como D) revela pouquíssima gordura entre a margem posterior do disco *(setas)* e o saco dural *(d)*. As raízes nervosas não são exibidas claramente. (D) TC através do corpo vertebral L5 e forames mostrando os gânglios das raízes nervosas L5 *(setas)*. (E) TC através do espaço discal L5-S1 (marcado como D) mostra as raízes nervosas L5 *(setas brancas retas)*, o saco dural *(d)* e os ligamentos amarelos *(setas pretas)*. São observadas pequenas veias epidurais *(setas curvas)*. (F) No nível de S1, as raízes nervosas S1 *(setas)* e o saco dural *(d)* são claramente visualizados. (De Weissman BNW, Sledge CB: *Orthopedic radiology*. Philadelphia: WB Saunders, 1986. p. 306.)

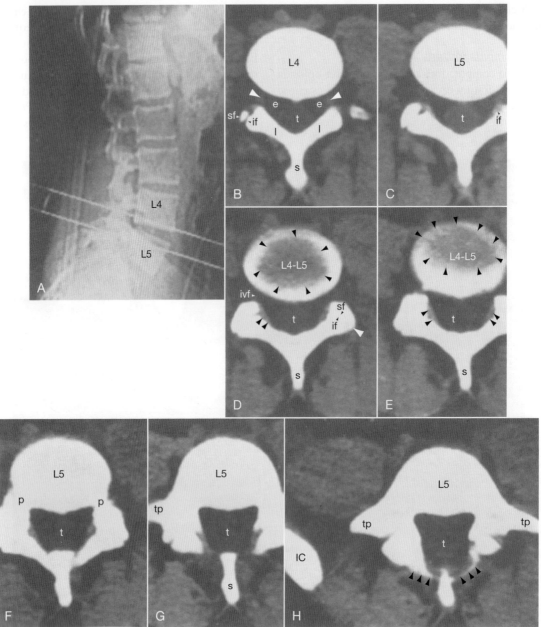

Figura 9.126 Detalhes dos tecidos moles do espaço discal intervertebral L4-L5 em uma tomografia computadorizada (TC). (A) Vista de avaliação digital lateral obtida através da coluna lombossacral. Os limites superior e inferior da varredura pela região L4-L5 são definidos com um cursor eletrônico. A colimação de varredura possui 5 mm de espessura; a incrementação é de 3 mm (superposisão de 2 mm). (B) Corte de uma TC axial de L4. Os gânglios das raízes L4 e os nervos espinais são visualizados no interior dos forames intervertebrais *(pontas de seta brancas)* circundados por abundante gordura epidural *(e)*. O saco tecal *(t)* está limitado na parte anterolateral pela gordura do recesso lateral. O arco posterior de L4 está constituído por facetas inferiores *(if)*, lâminas *(l)* e processo espinhoso *(s)*. A faceta superior de L5 *(sf)* está apenas visível. (C) O corte axial inferior seguinte revela as articulações facetárias de L4-L5. O ligamento amarelo *(lf)* é contíguo à cápsula da articulação facetária. Novamente, o saco tecal *(t)* é imediatamente aparente; apresenta uma densidade discretamente mais alta que a gordura epidural adjacente. Observe que, sem o meio de contraste subaracnoide, o conteúdo intratecal não pode ser diferenciado. (D) Corte de uma TC axial do espaço discal L4-L5. O disco *(múltiplas pontas de setas pretas)* é uma região com hipodensidade central circundada pela margem cortical de L4. O arco posterior de L4 projeta-se abaixo do nível do disco. Os forames intervertebrais *(ivf)* começam a se fechar. As superfícies articulares cartilaginosas *(ponta de seta branca)* entre as facetas superior *(sf)* e inferior *(if)* são mal definidas com esses ajustes de janela. O ligamento amarelo *(duplas pontas de seta pretas)* é observado medialmente às articulações facetárias. *s*, Processo espinhoso; *t*, saco tecal. (E) O corte inferior seguinte da TC mostra o disco *(múltiplas pontas de seta)* posicionado um pouco mais anteriormente e, nesse nível, circundado posteriormente pelo rebordo cortical posterossuperior do corpo de L5. O ligamento amarelo *(pontas de setas duplas)* normalmente mantém uma superfície medial plana adjacente ao saco tecal *(t)*. O arco posterior de L4 e seu processo espinhoso *(s)* ainda são visíveis. (F) Corte de uma TC axial através do corpo de L5 no nível dos pedículos *(p)*. Agora, o canal envolve totalmente o saco tecal *(t)*. (G) Imediatamente abaixo, apenas o processo espinhoso *(s)* do arco posterior de L4 está visível. O processo transverso *(tp)* de L5 é observado. *i*, saco tecal. (H) No nível da crista ilíaca *(IC)*, o arco posterior de L5 *(pontas de seta pequenas)* começou a se formar. Nesse nível, os processos transversos *(tp)* são bem grandes. *t*, saco tecal. (De LeMasters DL, Dowart RL: High-resolution, cross-sectional computed tomography of the normal spine. *Orthop Clin North Am* 16:359, 1985.)

Capítulo 9 Parte lombar da coluna **771**

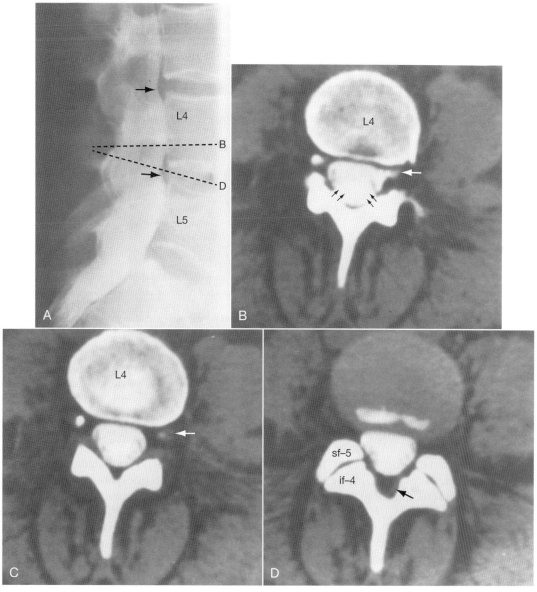

Figura 9.127 Anatomia das raízes nervosas L4 em uma tomografia computadorizada (TC). (A) Vista lateral de uma mielografia com metrizamida revelando indentações na face anterior da coluna de contraste *(setas)* em L3-L4 e L4-L5 decorrentes da protrusão de discos intervertebrais. Os níveis dos cortes de TC subsequentes, B e D estão assinalados. (B) Corte de uma TC através da vértebra L4 e dos forames de L4-L5 realizado uma hora após a mielografia com metrizamida. O agente de contraste preenche a bolsa axilar esquerda *(seta branca)* e a bainha da raiz nervosa direita. *Setas pequenas* indicam os defeitos de preenchimento produzidos pelas raízes nervosas restantes. (C) Corte de uma TC um pouco mais distal que B revelando os gânglios das raízes nervosas L4 (o gânglio esquerdo está indicado por uma *seta*). (D) Corte através do disco L4-L5 e do corpo posteroinferior de L4 revelando um disco com protrusão anormal sem compressão do espaço subaracnoide. O ligamento amarelo é esquerda *(seta)*, a faceta superior de L5 *(sf-5)* e a faceta inferior de L4 *(if-4)* estão indicados. (De Weissman BNW, Sledge CB: *Orthopedic radiology*. Philadelphia: WB Saunders, 1986. p. 284.)

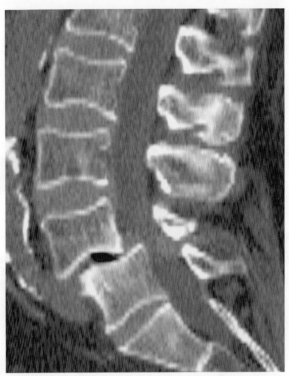

Figura 9.128 Espondilolistese degenerativa. A imagem sagital reformatada e derivada a partir de varreduras transversas da parte lombar da coluna por TC mostra a degeneração no nível de L4-L5 em um fenômeno de vácuo. Uma espondilolistese grau II no nível de L4-L5 é resultante da osteoartrite das articulações facetárias. (De Resnick D, Kransdorf MJ: *Bone and joint imaging*. Philadelphia: WB Saunders, 2005. p. 146.)

vertebrais, o canal vertebral, as articulações facetárias e os forames intervertebrais. Pode ser utilizada para avaliar uma estenose, a forma do canal vertebral, uma cicatriz epidural (pós-cirúrgica), artrite das articulações facetárias, tumores e lesões por traumatismo.[149,341,342] A TC pode ser realizada com a aplicação concomitante de um meio de contraste hidrossolúvel (tomomielografia), para uma melhor definição das estruturas.

Imagens por ressonância magnética

A ressonância magnética (RM) é uma técnica não invasiva que pode ser utilizada em diversos planos (transaxial, coronal ou sagital) para delinear tecidos ósseos e moles. A imagem por RM é de uso comum para diagnosticar tumores, visualizar a medula espinal no interior do canal vertebral e avaliar enfermidades, como siringomielia, infarto medular ou lesão traumática.[149,343] A delineação de tecidos moles é muito maior na imagem por RM que na TC.[344] Por exemplo, o núcleo pulposo e o anel fibroso são mais fáceis de serem diferenciados na imagem por RM, uma vez que os conteúdos hídricos são diferentes; isso a torna a modalidade preferida de exames por imagem para a investigação de patologias discais e radiculopatias (Figs. 9.129 até 9.133).[27,29,345,346] Como em outras técnicas de diagnóstico por imagem, os achados clínicos devem corroborar o que é observado antes de considerar as anormalidades estruturais detectadas como sendo a causa do problema.[301,339,347-349] Até 30% dos pacientes assintomáticos e sem história de lombalgia exibem anormalidades discais.[27,350] Os aspectos a serem examinados na imagem por RM são a altura do disco, a presença ou ausência de lacerações anulares, sinais de degeneração e alterações nas placas terminais.[27]

Discografia[351]

Na discografia, um meio de contraste radiopaco é injetado no núcleo pulposo. A discografia não é uma técnica de uso corrente, mas pode ser utilizada para verificar se a injeção de contraste reproduz os sintomas do paciente, o que a torna diagnóstica (Fig. 9.134).

Capítulo 9 Parte lombar da coluna **773**

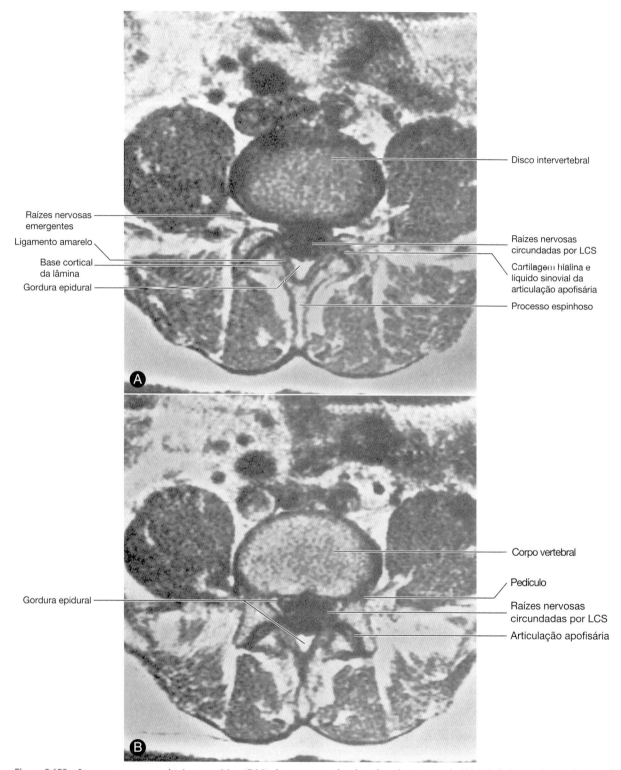

Figura 9.129 Imagens por ressonância magnética (RM) de uma parte lombar da coluna normal. (A) Nível do canal neural. (B) Nível do pedículo. LCS: líquido cerebrospinal. (De Bassett LW, Gold RH, Seeger LL: *MRI atlas of the musculoskeletal system*. London: Martin Dunitz, 1989. p. 40.)

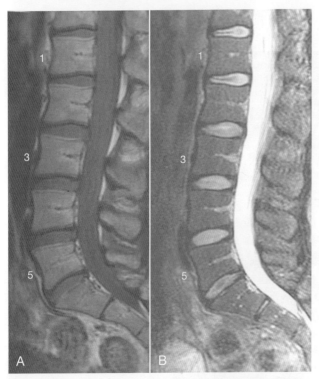

Figura 9.130 Sequências *spin echo* rápidas ponderadas em T1 (A) e em T2 com saturação para gordura (B) da parte lombar da coluna, revelando espaços discais normais e um sinal da medula óssea adjacente. (De Majumdar S, Link TM, Steinbach LS et al.: Diagnostic tools and imaging methods in intervertebral disc degeneration, *Orthop Clin North Am* 42:503, 2011.)

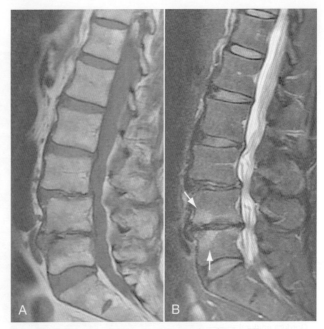

Figura 9.131 As sequências *spin echo* ponderadas em T1 e com saturação para gordura (A) e ponderadas em T2 (B) da parte lombar da coluna mostram grave doença discal degenerativa em L3-4 e em L4-5 em que ocorreu perda da altura do disco, ressecamento do disco, atenuação do sinal, protuberâncias discais posteriores e alterações reativas de placa terminal do tipo 1 de Modic em L4-5 *(setas)*. Observe a substancial estenose do canal espinal em L3-S1. (De Majumdar S, Link TM, Steinbach LS et al.: Diagnostic tools and imaging methods in intervertebral disc degeneration, *Orthop Clin North Am* 42:503, 2011.)

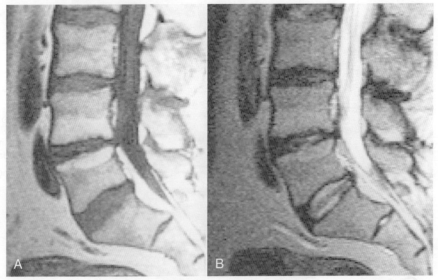

Figura 9.132 Placas terminais vertebrais tipo II. Imagens em RM do plano sagital da parte lombar da coluna com *spin echo* ponderadas em T1 (A) e T2 (B) demonstram alterações da intensidade de sinal no nível de L4-L5, que são típicas de uma placa terminal do tipo II. A intensidade de sinal do osso subcondral nesse nível é idêntica à da gordura. Há também evidência de degeneração do disco intervertebral nesse nível, com diminuição da altura do espaço discal e perda de sinal do disco na imagem ponderada em T2. (De Resnick D, Kransdorf MJ: *Bone and joint imaging*. Philadelphia: WB Saunders, 2005. p. 144.)

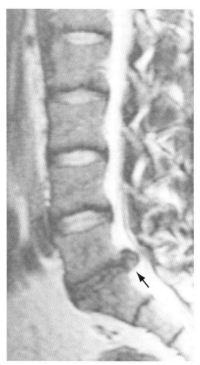

Figura 9.133 Discos intervertebrais normal e anormal: imagem em RM sagital com *spin echo* ponderada em T2 (TR/TE, 3400/96). Em discos relativamente normais (L1-L2, L3-L4 e L4-L5), está evidente uma porção central de alta intensidade de sinal com uma linha horizontal de baixa intensidade de sinal. O disco (L2-L3) com (osteo)condrose intervertebral discreta apresenta uma perda mínima da intensidade de sinal, principalmente em seu terço anterior. Na (osteo)condrose intervertebral grave (L5-S1), o disco apresenta baixa intensidade de sinal e altura diminuída. Também é evidente um grande disco com extrusão na porção posterior *(seta)* com baixa intensidade de sinal. (De Resnick D, Kransdorf MJ: *Bone and joint imaging.* Philadelphia: WB Saunders, 2005. p. 399.)

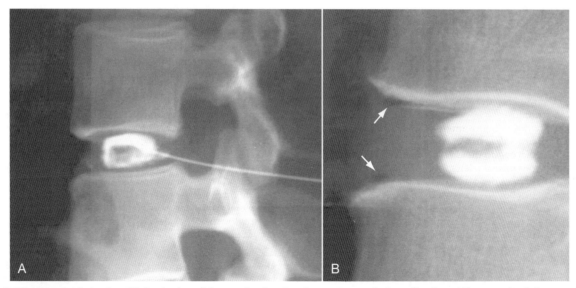

Figura 9.134 Discografia lombar. (A) Região lateral da parte lombar da coluna com entrada de agulha discográfica na região baixa posterior da margem discal. Observe o aspecto unilocular normal do nucleograma. (B) Aspecto bilocular normal do nucleograma. As *setas* anteriores identificam os fenômenos de vácuo na porção anterior do anel fibroso, consistentes com lacerações anelares periféricas assintomáticas na discografia. (De Resnick D, Kransdorf MJ: *Bone and joint imaging.* Philadelphia: WB Saunders, 2005. p. 164.)

Resumo da avaliação da parte lombar da coluna[a]

Observação: a patologia sob suspeita determinará quais *Testes especiais* devem ser realizados.

Anamnese (sentado)
Observação (em pé)
Exame
  Movimentos ativos (em pé)
    Flexão anterior
    Extensão
    Flexão lateral (esquerda e direita)
    Rotação (esquerda e direita)
    Teste rápido (se possível)
    Teste de Trendelenburg e teste da raiz nervosa S1 (teste de Trendelenburg modificado)
  Movimentos passivos (somente com cautela)
  Rastreamento de articulações periféricas (em pé)
    Articulações sacroilíacas
  Avaliação funcional
  Testes especiais (em pé)
    Para instabilidade lombar:
      Teste de estabilidade H e I
    Para disfunção articular
      Teste de extensão lombar com apoio unipodal (posição de cegonha)
      Teste do quadrante
    Outros:
      Sinal de Gower
  Movimentos isométricos resistidos (sentado)
    Flexão anterior
    Extensão
    Flexão lateral (esquerda e direita)
    Rotação (esquerda e direita)
  Testes especiais (sentado)
    Para disfunção neurológica:
      Slump test ou uma de suas variantes
    Para instabilidade lombar:
      Teste para instabilidade anterior da parte lombar da coluna
      Teste para instabilidade posterior da parte lombar da coluna
  Movimentos isométricos resistidos (decúbito dorsal)
    Resistência abdominal dinâmica
    Abaixamento de ambos os membros inferiores estendidos
    Teste dos oblíquos internos/externos do abdome
  Rastreamento de articulações periféricas (decúbito dorsal)
    Articulações do quadril (flexão, abdução, adução e rotações medial e lateral)
    Articulações dos joelhos (flexão e extensão)
    Articulações dos tornozelos (dorsiflexão e flexão plantar)
    Articulações dos pés (supinação e pronação)
    Articulações dos dedos dos pés (flexão e extensão)
  Miótomos (decúbito dorsal)
    Flexão do quadril (L2)
    Extensão dos joelhos (L3)
    Dorsiflexão dos tornozelos (L4)
    Extensão dos dedos dos pés (L5)
    Eversão ou flexão plantar do tornozelo (S1)

  Testes especiais (decúbito dorsal)
    Para disfunção neurológica:
      Teste de elevação da perna estendida ou uma de suas variantes
    Para rigidez muscular:
      Teste de elevação da perna estendida 90-90
      Teste para o reto femoral
      Teste de Thomas
    Para disfunção muscular:
      Teste da ponte em decúbito dorsal
    Outros testes:
      Sinal da nádega
  Reflexos e distribuição cutânea (aspectos anterior e lateral)
  Palpação (decúbito dorsal)
  Movimentos isométricos resistidos (decúbito lateral)
    Suporte lateral horizontal
  Testes especiais (decúbito lateral)
    Para disfunção neurológica:
      Teste de tração do nervo femoral
    Para instabilidade lombar:
      Teste específico de torção lombar
    Para rigidez muscular:
      Teste de Ober
  Movimentos do jogo articular (decúbito lateral)
    Flexão
  Rastreamento de articulações periféricas (decúbito ventral)
    Articulações do quadril (extensão, rotação medial e lateral)
  Miótomos (decúbito ventral)
    Extensão do quadril (S1)
    Flexão do joelho (S1-S2)
  Movimentos isométricos resistidos
    Teste de extensão dinâmica
  Testes especiais (decúbito ventral)
    Para disfunção neurológica:
      Teste de flexão de joelho em decúbito ventral ou uma de suas variantes
    Para instabilidade lombar:
      Teste de extensão lombar passiva
      Teste de extensão do quadril em decúbito ventral
      Teste de instabilidade segmentar em decúbito ventral
    Para disfunção muscular:
      Teste da ponte em decúbito ventral
  Reflexos e distribuição cutânea (decúbito ventral) (aspecto posterior)
  Movimentos do jogo articular (decúbito ventral)
    Pressão vertebral central posteroanterior (PVCPA)
    Pressão vertebral unilateral posteroanterior (PVUPA)
    Pressão vertebral transversa (PVT)
  Palpação (decúbito ventral)
  Movimentos isométricos resistidos (posição quadrúpede)
    Teste dos rotadores das costas/multífido
  Diagnóstico por imagem

---

[a]O resumo é apresentado em uma ordem que limita a magnitude do movimento que o paciente deve executar, mas assegura que todas as estruturas necessárias sejam testadas. Após qualquer exame, o paciente deve ser alertado quanto à possibilidade de exacerbação dos sintomas em decorrência da avaliação.

Estudo de casos

Ao estudar os casos a seguir, o examinador, além de relacionar as questões adequadas a serem feitas ao paciente, deve especificar a razão pela qual serão realizadas, o que procurará e a justificativa, assim como o que será testado e o motivo. Dependendo das respostas do paciente (e o examinador deve considerar diferentes respostas), diversas causas possíveis do problema podem tornar-se evidentes (serão apresentados exemplos entre parênteses). O examinador deve elaborar uma tabela de diagnóstico diferencial, de modo a definir como diferentes diagnósticos podem interferir no plano de tratamento. Por exemplo, uma menina de 18 anos de idade que pratica nado sincronizado sentiu uma dor aguda na região lombar quando tentava "alçar" uma outra nadadora para fora da água. Ela temia que não conseguisse mais nadar em razão da dor. Na avaliação, apresentou parestesia no dorso do pé e na face lateral da perna. Descreva o seu plano de avaliação para essa paciente (herniação discal aguda *versus* distensão muscular lombar) (Tab. 9.21).

1. Uma mulher de 27 anos com incapacidade decorrente da síndrome de Ehlers-Danlos vai ao seu consultório com queixa de sacroileíte crônica que está provocando dor ao realizar todas as atividades de vida diária (AVD) em sua residência. Sente dor ao executar a maioria dos padrões de movimento transicionais e quando fica em pé ou caminha durante longos períodos. Descreva sua avaliação para esse problema e faça uma lista com todos os aspectos significativos que possam complicar esse caso, em razão da presença da síndrome de Ehlers-Danlos subjacente.

2. Um homem de 54 anos, cuja profissão é a de treinador de um time de futebol masculino, vai ao seu consultório em seguida a uma cirurgia de laminectomia nos níveis L3-4 e L4-5. Relata ter sofrido uma perda muito rápida da força de dorsiflexão antes da cirurgia, que foi realizada há duas semanas. O homem continua usando sua cinta costal pós-cirúrgica. Descreva seu procedimento de avaliação para esse paciente e faça uma lista com três regiões em que você deve ter muita cautela durante o exame.

3. Um homem de 23 anos de idade queixa-se de lombalgia. Ele trabalha como lavador de pratos e, apesar de apresentar a dor há 5 meses, jamais faltou ao trabalho. A dor piora no decorrer do dia e alivia com o repouso. Radiografias revelam um certo grau de esclerose na área das articulações sacroilíacas. Descreva o seu plano de avaliação para esse paciente (espondilite ancilosante *versus* distensão muscular lombar).

4. Uma mulher de 36 anos de idade queixa-se de dor crônica nas costas com início há 6 meses. A dor vem aumentando gradualmente de intensidade e piora com o repouso e quando levanta-se da cama pela manhã. Quando presente, a dor centraliza-se na região lombar e irradia para as nádegas e a face posterior da coxa esquerda. Descreva o seu plano de avaliação para essa paciente (estenose lombar *versus* lesão discal lombar).

5. Uma ginasta de 13 anos de idade queixa-se de lombalgia. A dor aumenta quando ela estende a coluna vertebral. Como a maior parte dos ginastas, ela apresenta hipermobilidade na maioria das articulações. Descreva o seu plano de avaliação para essa paciente (espondilolistese *versus* distensão lombar).

6. Um metalúrgico de 56 anos de idade queixa-se de lombalgia que foi desencadeada quando ele escorregou sobre o gelo e rodou o tronco ao tentar evitar a queda. A lesão ocorreu há 2 dias e ele apresenta uma ciatalgia direita. Radiografias revelam um certo grau de artrose em L4-L5 e L5-S1 com discreto estreitamento do disco L5. Ele apresenta dificuldade para flexionar para a frente. Descreva o seu plano de avaliação para esse paciente (espondilose lombar *versus* hérnia discal lombar aguda).

7. Um homem de 28 anos de idade foi submetido a uma laminectomia em decorrência de uma hérnia discal em L5 há 2 dias. Ainda se encontra hospitalizado. Descreva o seu plano de avaliação para esse paciente.

8. Um homem de 32 anos de idade queixa-se de dor nas costas e rigidez, especialmente com a atividade. Ele trabalha em um escritório e não apresenta história de atividades incomuns. Descreva o seu plano de avaliação para esse paciente (distensão muscular lombar crônica *versus* espinha bífida oculta lombar).

9. Um eletricista de 39 anos de idade queixa-se de dor nas costas após ter sofrido um acidente automobilístico em que foi atingido por trás ao parar em um sinal vermelho. O acidente ocorreu há 3 dias. Descreva o seu plano de avaliação para esse paciente (distensão muscular lombar *versus* estenose lombar).

10. Uma mulher de 26 anos de idade queixa-se de lombalgia. Ela parece apresentar uma diferença funcional de comprimento de membros inferiores. Descreva o seu plano de avaliação para essa paciente (distensão muscular lombar *versus* anomalia congênita).

TABELA 9.21
Diagnóstico diferencial entre distensão muscular lombar e hérnia de disco lombar posterolateral em L5-S1

	Distensão muscular lombar	Disco lombar (L5–S1)
Anamnese	Mecanismo de lesão: flexão, flexão lateral e/ou rotação sob carga ou sem controle	Movimento rápido em flexão, rotação, flexão lateral ou extensão (pode ou não ser sob carga)
Dor	Na parte lombar da coluna, pode ser referida para as nádegas Pode aumentar na extensão (contração muscular) ou na flexão (alongamento)	Na parte lombar da coluna, sendo referida para a face posterior do membro inferior até o pé (dor radicular) Aumenta com a extensão
Observação	Pode haver escoliose Espasmo muscular	Pode haver escoliose Defesa muscular
Movimento ativo	Dor principalmente no alongamento (flexão, flexão lateral e rotação) Dor ao movimento sem proteção ADM limitada	Dor principalmente na extensão e na flexão A flexão lateral e a rotação podem estar afetadas ADM limitada
Movimento isométrico resistido	Dor à contração muscular (em geral, dor mínima) Miótomos normais	Dor mínima, exceto quando a protrusão é grande Os miótomos L5–S1 podem ser afetados
Testes especiais	Testes neurológicos negativos	Teste de EMIE e teste de distensão dural na posição sentada (*slump test*) frequentemente positivos
Sensibilidade	Normal	Os dermátomos L5–S1 podem ser afetados
Reflexos	Normais	Os reflexos L5–S1 podem ser afetados
Jogo articular	Defesa muscular	Defesa muscular

ADM: amplitude de movimento; EMIE: elevação de membro inferior estendido.

Conteúdo complementar

Este capítulo possui apêndice e vídeos em uma plataforma digital exclusiva.

Para ingressar no ambiente virtual, utilize o QR code abaixo, faça seu cadastro e digite a senha: magee7

O prazo para acesso a esse material limita-se à vigência desta edição.

Referências bibliográficas

1. Deyo RA, Phillips WR. Low back pain: a primary care challenge. Spine. 1996;21:2826–2832.
2. Frymoyer JW, Akeson W, Brandt K, et al. Clinical perspectives. In: Frymoyer JW, Gordon SL, eds. New Perspectives in Low Back Pain. Park Ridge, IL: American Academy of Orthopedic Surgeons; 1989.
3. Waddell G. The Back Pain Revolution. New York: Churchill Livingstone; 1998.
4. Beattie P. Current understanding of lumbar intervertebral disc degeneration: a review with emphasis upon etiology, pathophysiology, and lumbar magnetic resonance imaging findings. J Orthop Sports Phys Ther. 2008;38:329–340.
5. Hu SS, Tribus CB, Diab M, et al. Spondylolisthesis and spondylolysis. J Bone Joint Surg Am. 2008;90:656–671.
6. Taylor JR, Twomey LT. Structure and function of lumbar zygapophyseal (facet) joints. In: Boyling JD, Palastanga N, eds. Grieve's Modern Manual Therapy: The Vertebral Column. 2nd ed. Edinburgh: Churchill Livingstone; 1994.
7. wamoto J, Abe H, Tsukimura Y, et al. Relationship between radiographic abnormalities of lumbar spine and incidence of low back pain in high school and college football players: a prospective study. Am J Sports Med. 2004;32:781–786.
8. Fujiwana A, Tamai K, Yoshida H, et al. Anatomy of the iliolumbar ligament. Clin Orthop Relat Res. 2000;380:167–172.
9. Aihara T, Takahashi K, Yamagata M, et al. Does the iliolumbar ligament prevent anterior displacement of the fifth lumbar vertebra with defects of the pars? J Bone Joint Surg Br. 2000;82:846–850.
10. Kramer J. Intervertebral Disk Disease: Causes, Diagnosis, Treatment and Prophylaxis. Chicago: Year Book Medical; 1981.
11. Farfan HF. Mechanical Disorders of the Low Back. Philadelphia: Lea & Febiger; 1973.
12. Roughley PJ. Biology of intervertebral disc aging and degeneration – involvement of the extra cellular matrix. Spine. 2004;29(23):2691–2699.
13. Urban JP, Roberts S. Degeneration of the intervertebral disc. Arthr Res Ther. 2003;5(3):120–130.
14. da Silva Batista J, de Vasconcellos Fontes RB, Liberti EA. Aging and degeneration of the intervertebral disc: review of basic science. Coluna/Columna. 2015;14(2):144–148.
15. Coventry MB, Ghormley RK, Kernohan JW. The intervertebral disc: its microscopic anatomy and pathology. Part I: Anatomy, development and physiology; Part II: Changes in the intervertebral disc concomitant with age; Part III: Pathological changes in the intervertebral disc. J Bone Joint Surg. 1945;27:105 (Part I), 233 (Part II), 460 (Part III).
16. Rodriquez AG, Slichter CK, Acosta FL, et al. Human disc nucleus properties and vertebral endplate permeability. Spine. 2011;36(7):512–520.
17. Bogduk N. The innervation of the lumbar spine. Spine. 1983;8:286–293.
18. Edgar MA, Ghadially JA. Innervation of the lumbar spine. Clin Orthop. 1976;115:35–41.
19. Vernon-Roberts B, Moore RJ, Fraser RD. The natural history of age-related disc degeneration — the pathology and sequelae of tears. Spine. 2007;32:2797–2804.
20. Ledsome JR, Lessoway V, Susak LE, et al. Diurnal changes in lumbar intervertebral distance, measured using ultrasound. Spine. 1996;21:1671–1675.
21. Saal JA. Natural history and nonoperative treatment of lumbar disc herniation. Spine. 1996;21(24S):2S–9S.
22. Macnab I. Backache. Baltimore: Williams & Wilkins; 1977.
23. Spector LR, Madigan L, Rhyme A, et al. Cauda equina syndrome. J Am Acad Orthop Surg. 2008;16:471–479.
24. Takahashi K, Shima I, Porter RW. Nerve root pressure in lumbar disc herniation. Spine. 1999;24:2003–2006.
25. Nachemson A, Morris JM. In vivo measurements of intradiscal pressure. J Bone Joint Surg Am. 1964;46:1077–1092.
26. Nachemson A, Elfstrom C. Intravital dynamic pressure measurements in lumbar discs. Scand J Rehabil Med. 1970;(suppl 1):5–40.
27. Madigan L, Vaccaro AR, Spector LR, et al. Management of symptomatic lumbar degenerative disc disease. J Am Acad Orthop Surg. 2009;17:102–111.
28. Rubinstein SM, Van Tulder M. A best-evidence review of diagnostic procedures for neck and low-back pain. Best Pract Res Clin Rheumatol. 2008;22(3):471–482.
29. Atlas SJ, Nardin RA. Evaluation and treatment of low back pain: an evidence-based approach to clinical care. Muscle Nerve. 2003;27:265–284.
30. Kim I, Jeong S, Hong S, et al. External iliac artery rupture presenting with lumbar herniated disc. J Emerg Med. 2013;44(1):e131–e132.
31. Deyo RA, Rainville J, Kent DL. What can the history and physical examination tell us about low back pain? J Am Med Assoc. 1992;268:760–765.
32. Hall H. A simple approach to back pain management. Patient Care. 1992;15:77–91.
33. Walsh M. Evaluation of orthopedic testing of the low back for nonspecific low back pain. J Manip Physiol Ther. 1998;21:232–236.
34. Leboeuf-Yde C, Kyuik KO. Is it possible to differentiate people with or without low back pain on the basis of tests of lumbopelvic dysfunction? J Manip Physiol Ther. 2000;23:160–167.
35. Vroomen PC, de Krom MC, Knottnerus JA. Consistency of history taking and physical examination in patients with suspected lumbar nerve root involvement. Spine. 2000;25:91–97.
36. Frymoyer JW. Epidemiology. In: Frymoyer JW, Gordon SL, eds. New Perspectives in Low Back Pain. Park Ridge, IL: American Academy of Orthopedic Surgeons; 1989.
37. White AA. The 1980 symposium and beyond. In: Frymoyer JW, Gordon SL, eds. New Perspectives in Low Back Pain. Park Ridge, IL: American Academy of Orthopedic Surgeons; 1989.
38. Luoma K, Riihimaki H, Luukkonen R, et al. Low back pain in relation to lumbar disc degeneration. Spine. 2000;25:487–492.
39. Videman T, Battié MC. The influence of occupational on lumbar degeneration. Spine. 1999;24:1164–1168.
40. Richardson JK, Chung T, Schultz JS, et al. A familial predisposition toward lumbar disc injury. Spine. 1997;22:1487–1493.
41. Wilder DG, Pope MH, Frymoyer FW. The biomechanics of lumbar disc herniation and the effect of overload and instability. J Spinal Dis. 1988;1:16–32.
42. Luoto S, Taimela S, Hurri H, et al. Psychomotor speed and postural control in chronic low back pain patients: a controlled follow-up study. Spine. 1996;21:2621–2627.
43. Stewart J, Kempenaar L, Lanchlin D. Rethinking yellow flags. Man Ther. 2011;16:196–198. 44.
44. Brodke DS, Ritter SM. Nonoperative management of low back pain and lumbar disc degeneration. J Bone Joint Surg Am. 2004;86:1810–1818.
45. Young S, Aprill C. Characteristics of a mechanical assessment for chronic lumbar facet joint pain. J Man Manip Ther. 2000;8:78–84.

46. Ombregt L. A System of Orthopedic Medicine. 3rd ed. Edinburgh: Churchill Livingstone; 2013.

47. McKenzie RA. The Lumbar Spine: Mechanical Diagnosis and Therapy. Waikanae, New Zealand: Spinal Publications; 1981.

48. Donelson R, Aprill C, Metcalf R, et al. A prospective study of centralization of lumbar and referred pain: a predictor of symptomatic discs and annular competence. Spine. 1997;22:1115–1122.

49. Long AL. The centralization phenomenon: its usefulness as a predictor of outcome in conservative treatment of chronic low back pain (a pilot study). Spine. 1995;20:2513–2521.

50. Aina A, May S, Clare H. The centralization phenomenon of spinal symptoms: a systematic review. Man Ther. 2004;9(3):134–143.

51. Skyttle L, May S, Petersen P. Centralization: its prognostic value in patients with referred symptoms and sciatica. Spine. 2005;30:E293–E299.

52. Yoo JU, McIver TC, Hiratzka J, et al. The presence of Waddell signs depends on age and gender, not diagnosis. Bone Joint J. 2018;100-B(2):219–225.

53. Mooney V. Where does the pain come from? Spine. 1987;12:754.

54. Vucetic N, Maattanen H, Svensson O. Pain and pathology in lumbar disc hernia. Clin Orthop Relat Res. 1995;320:65–72.

55. Greenwood MJ, Erhard RE, Jones DL. Differential diagnosis of the hip vs lumbar spine: five case reports. J Orthop Sports Phys Ther. 1998;27:308–315.

56. Stoddard A. Manual of Osteopathic Practice. New York: Harper & Row; 1970.

57. Lord MJ, Small JM, Dinsay JM, et al. Effects of sitting and standing. Spine. 1997;22:2571–2574.

58. Liss II, Liss D. History and past medical history. In: Cole AJ, Herring SA, eds. The Low Back Pain Handbook. Philadelphia: Hanley & Belfus; 1997.

59. Bendix T, Sorenson SS, Klausen K. Lumbar curve, trunk muscles, and line of gravity with different heel heights. Spine. 1984;9:223–227.

60. Shapiro S. Medical realities of cauda equina syndrome secondary to lumbar disc herniation. Spine. 2000;25:348–352.

61. Ahn UM, Ahn N, Buchowski JM, et al. Cauda equina syndrome secondary to lumbar disc herniation. Spine. 2000;25:1515–1522.

62. Hides JA, Stokes MH, Saide M, et al. Evidence of lumbar multifidus muscle wasting ipsilateral to symptoms in patients with acute/subacute low back pain. Spine. 1994;19:165–172.

63. Bishop A, Foster NE. Do physical therapists in the United Kingdom recognize psychosocial factors in patients with acute low back pain. Spine. 2005;30:1316–1322.

64. Antony MM, Bieling PJ, Cox BJ, et al. Psychometric properties of the 42-item and 21-item versions of the depression anxiety stress scales in clinical groups and a community sample. Psych Assess. 1998;10:176–181.

65. Brown TA, Chorpita BF, Korotitsch W, et al. Psychometric properties of the depression anxiety stress scales (DASS) in clinical samples. Behav Res Ther. 1997;35:79–89.

66. Lovibond PF, Lovibond SH. The structure of negative emotional states: comparison of the expression anxiety stress scales (DASS) with the Beck depression and anxiety inventories. Behav Res Ther. 1995;33:335–343.

67. Waddell G, McCulloch J, Kummel E. Nonorganic physical signs in low back pain. Spine. 1980;5: 117–125.

68. Accident Compensation Corp. New Zealand Acute Low Back Pain Guide. Wellington, New Zealand: New Zealand Guidelines Groups; 2004.

69. Waddell G, Newton M, Henderson I, et al. A fear-avoidance questionnaire (FABQ) and the role of fear avoidance beliefs in chronic low back pain and disability. Pain. 1993;52:157–168.

70. Moran RW, Rushworth WM, Mason J. Investigation of four self-report instruments (FABT, TSK-HC, Back-PAQ, HC-PAIRS) to measure healthcare practitioners' attitudes and beliefs toward low back pain: reliability, convergent validity and survey of New Zealand osteopaths and manipulative physiotherapists. Musculoskelet Sci Pract. 2017;32:44–50.

71. Swinkels-Meewisse EJ, Swinkels RA, Verbeek AL, et al. Psychometric properties of the Tampa Scale for Kinesiophobia and the fear-avoidance beliefs questionnaire in acute low back pain. Man Ther. 2003;8(1):29–36.

72. Roelofs J, Goubert L, Peters ML, et al. The Tampa Scale for Kinesiophobia: further examination of psychometric properties in patients with chronic low back pain and fibromyalgia. Eur J Pain. 2004;8(5):495–502.

73. Weermeijer JD, Meulders A. Clinimetrics: Tampa scale for kinesiophobia. J Physiother. 2018;64(2):126.

74. Miller RP, Kori SH, Todd DD. The Tampa Scale: a measure of kinesiophobia. Clin J Pain. 1991;7(1):51–52.

75. Damsgard E, Fors T, Anke A, Roe C. The Tampa Scale of Kinesiophobia: a Rasch analysis of its properties in subjects with low back & more widespread pain. J Rehabil Med. 2007;39:672–678.

76. Linton SJ, Hallden K. Can we screen for problematic back pain? A screening questionnaire for predicting outcome in acute and subacute low back pain. Clin J Pain. 1998;14(3):209–215.

77. Vlaeyen JW, Kole-Snijders AM, Boeren RG, et al. Fear of movement/(re)injury in chronic low back pain and its relation to behavioral performance. Pain. 1995;62:363–372.

78. Asmundson GJ, Norton PJ, Norton GR. Beyond pain: the role of fear and avoidance of chronicity. Clin Psych Rev. 1999;19:97–119.

79. McCracken LM, Gross RT, Aikens J, et al. The assessment of anxiety and fear in persons with chronic pain: a comparison of instruments. Behav Res Ther. 1996;34:927–933.

80. Fritz JM, George SZ, Delitto A. The role of fear avoidance beliefs in acute low back: relationships with current and future disability and work status. Pain. 2001;94:7–15.

81. Crombez G, Vlaeyen JW, Heuts PH, et al. Pain-related fear is more disabling than pain itself: evidence on the role of pain related fear in chronic back pain disability. Pain. 1999;80:329–359.

82. Vlaeyen JW, Crombez G. Fear of movement/(re)injury, avoidance and pain disability in chronic low back pain patients. Man Ther. 1999;4:187–195.

83. Walsh DA, Radcliffe JC. Pain beliefs and perceived physical disability of patients with chronic low back pain. Pain. 2002;97:23–31.

84. New Zealand National Advisory Committee on Health and Disability and New Zealand Accident Compensation Corp. Guide to Assessing Psychosocial Yellow Flags in Acute Low Back Pain; 1997. Wellington, New Zealand.

85. Haggman S, Maher CG, Refshauge KM. Screening for symptoms of depression by physical therapists managing low back pain. Phys Ther. 2004;84:1157–1166.

86. Kroenke K, Spitzer RL, Williams JB. The patient health questionnaire-2: validity of a two-item depression screener. Med Care. 2003;41:1284–1292.

87. Grotle M, Brox JI, Veierod MB, et al. Clinical course and prognostic factors in acute low back pain: patients consulting primary care for the first time. Spine. 2005;30:976–982.

88. McGregor AH, Doré CJ, McCarthy ID, et al. Are subjective clinical findings and objective clinical tests related to motion characteristics of low back pain subjects? J Orthop Sports Phys Ther. 1998;28:370–377.

89. Sizer PS, Brismee JM, Cook C. Medical screening for red flags in the diagnosis and management of musculoskeletal spine pain. Pain Pract. 2007;7(1):53–71.

90. Maigne R. Diagnosis and Treatment of Pain of Vertebral Origin. Baltimore: Williams & Wilkins; 1996.

91. Evans RC. Illustrated Essentials in Orthopedic Physical Assessment. St Louis: Mosby; 1994.

92. Nelson-Wong E, Flynn T, Callaghan JP. Development of acute hip abduction as a screening test for identifying occupational low back pain. J Orthop Sports Phys Ther. 2009;39:649–657.

93. Reeves NP, Narendra KS, Cholewicki J. Spine stability: the six blind men and the elephant. Clin Biomech. 2007;22(3):266–274.

94. Reeves NP, Narendra KS, Cholewicki J. Spine stability lessons from balancing a stick. Clin Biomech. 2011;26:325–330.

95. Key J. 'The core': understanding it, and retraining its dysfunction. J Bodywork Mov Ther. 2013;17:541–559.

96. Meadows JT. Orthopedic Differential Diagnosis in Physical Therapy: A Case Study Approach. New York: McGraw-Hill; 1999.

97. Matsui H, Ohmori K, Kanamori M, et al. Significance of sciatic scoliotic list in operated patients with lumbar disc herniation. Spine. 1998;23:338–342.

98. Jull G, Janda V. Muscles and motor control in low back pain. In: Twomey LT, Taylor JR, eds. Physical Therapy for the Low Back. New York: Churchill Livingstone; 1987.

99. Schink MB. Muscle imbalance patterns associated with low back pain syndromes. In: Watkins RG, ed. The Spine in Sports. St Louis: Mosby; 1996.

100. Matson DD, Woods RP, Campbell JB, et al. Diastematomyelia (congenital clefts of the spinal cord). Pediatrics. 1950;6:98–112.

101. Allbrook D. Movements of the lumbar spinal column. J Bone Joint Surg Br. 1957;39:339–345.

102. Moll JMH, Wright V. Normal range of spinal mobility: an objective clinical study. Ann Rheum Dis. 1971;30:381–386.

103. Moll J, Wright V. Measurement of spinal movement. In: Jayson M, ed. The Lumbar Spine and Back Pain. New York: Grune & Stratton; 1976.

104. Pennal GF, Conn GS, McDonald G, et al. Motion studies of the lumbar spine. J Bone Joint Surg Br. 1972;54:442–452.

105. Tanz SS. Motion of the lumbar spine: a roentgenologic study. Am J Roentgenol. 1953;69:399–412.

106. Okawa A, Shinomiya K, Komori H, et al. Dynamic motion study of the whole lumbar spine by videofluoroscopy. Spine. 1998;23:1743–1749.

107. Vucetic N, Svensson O. Physical signs in lumbar disc hernia. Clin Orthop Relat Res. 1996;333:192–201.

108. Kirkaldy-Willis WH. Managing Low Back Pain. New York: Churchill-Livingstone; 1983.

109. Fujiwara A, Lim TH, An HS, et al. The effect of disc degeneration and facet joint osteoarthritis on the segmental flexibility of the lumbar spine. Spine. 2000;25:3036–3044.

110. Paris WV. Physical signs of instability. Spine. 1985; 10:277–279.

111. Ogon M, Bender BR, Hooper DM, et al. A dynamic approach to spinal instability: part II hesitation and giving-way during interspinal motion. Spine. 1997;22:2859–2866.

112. Schneider G, Pearcy MJ, Bogduk N. Abnormal motion in spondylolytic spondylolisthesis. Spine. 2005;30:1159–1164.

113. Dobbs AC. Evaluation of instabilities of the lumbar spine. Orthop Phys Ther Clin North Am. 1999;8:387–400.

114. Porter JL, Wilkinson A. Lumbar-hip flexion motion: a comparative study between asymptomatic and chronic low back pain in 18 to 36 year old men. Spine. 1997;22:1508–1514.

115. Bourdillon JF, Day EA. Spinal Manipulation. London: Wm Heinemann Medical Books; 1987.

116. Dobbs R, May S, Hope P. The validity of a clinical test for the diagnosis of lumbar spinal stenosis. Man Ther. 2016;25:27–34.

117. Mulvein K, Jull G. Kinematic analyses of the lumbar lateral flexion and lumbar lateral shift movement techniques. J Man Manip Ther. 1995;3:104–109.

118. Edwards BC. Clinical assessment: the use of combined movements in assessment and treatment. In: Twomey LT, Taylor JR, eds. Physical Therapy of The Low Back: Clinics in Physical Therapy. Edinburgh: Churchill Livingstone; 1987.

119. Brown L. An introduction to the treatment and examination of the spine by combined movements. Physiotherapy. 1988;74:347–353.

120. Watkins RG. Lumbar spine injuries. In: Watkins RG, ed. The Spine in Sports. St Louis: Mosby; 1996.

121. Hourigan CL, Bassett JM. Facet syndrome: clinical signs, symptoms, diagnosis, and treatment. J Manip Physiol Ther. 1989;12:293–297.

122. Lippitt AB. The facet joint and its role in spine pain management with facet joint injections. Spine. 1984;9:746–750.

123. Wallace LA. Limb length difference and back pain. In: Grieve GP, ed. Modern Manual Therapy of the Vertebral Column. Edinburgh: Churchill Livingstone; 1986.

124. Moreau CE, Green BN, Johnson CD, et al. Isometric back extension endurance tests: a review of the literature. J Manip Physiol Ther. 2001;24:110–122.

125. Moreland J, Finch E, Stratord P, et al. Interrater reliability of six tests of trunk muscle function and endurance. J Orthop Sports Phys Ther. 1997;26:200–208.

126. Ito T, Shirado O, Suzuki H, et al. Lumbar trunk muscle endurance testing: an inexpensive alternative to a machine for evaluation. Arch Phys Med Rehabil. 1996;77(1):75–79.

127. May S, Littlewood C, Bishop A. Reliability of procedures used in the physical examination of non-specific low back pain: a systematic review. Aust J Physiother. 2006;52(2):91–102.

128. Kendall F. Muscles, Testing and Function. 3rd ed. Baltimore: Williams & Wilkins; 1983.

129. Reese NB. Muscle and Sensory Testing. Philadelphia: WB Saunders; 1999.

130. Jorgensen K, Nicolaisen T. Trunk extensor endurance: determination and relation to low-back trouble. Ergonomics. 1987;30:259–267.

131. McGill S. Low Back Disorders — Evidence-Based Prevention and Rehabilitation. Champaign: Human Kinetics; 2002.

132. Ng JK, Richardson CA, Jull GA. Electromyographic amplitude and frequency changes in the iliocostalis lumborum and multifidus muscles during a trunk holding exercise. Phys Ther. 1987;77:954–961.

133. Moffroid MT. Endurance of trunk muscles in persons with chronic low back pain: assessment, performance, training. J Rehab Res Train. 1997;34:440–447.

134. Clarkson HM. Musculoskeletal Assessment. 2nd ed. Philadelphia: Lippincott Williams & Wilkins; 2000.

135. Reese NB. Muscle and Sensory Testing. Philadelphia: WB Saunders; 1999.

136. Biering-Sorensen F. Physical measurements as risk indicators for low back trouble over a one-year period. Spine. 1984;9:106–109.

137. Latimer J, Maher CG, Refshauge K, et al. The reliability and validity of the Biering-

-Sorenson test in asymptomatic subjects and subjects reporting current or previous nonspecific low back pain. Spine. 1999;24:2085–2090.

138. Demoulin C, Vanderthommen M, Duysens C, Crielaard CM. Spinal muscle evaluation using the Sorensen test: a critical appraisal of the literature. Joint Bone Spine. 2006;73(1):43–50.

139. McGill SM, Childs A, Liebenson C. Endurance times for low back stabilization exercises: clinical targets for testing and training from a normal database. Arch Phys Med Rehabil. 1999;80:941–944.

140. Simmonds MJ, Olson SL, Jones S, et al. Psychometric characteristics and clinical usefulness of physical performance tests in patients with low back pain. Spine. 1998;23:2412–2421.

141. Youdas JW, Garrett TR, Egan KS, et al. Lumbar lordosis and pelvic inclination in adults with chronic low back pain. Phys Ther. 2000;80:261–275.

142. Shields RK, Heiss DG. An electromyographic comparison of abdominal muscle synergies during curl and double straight leg lowering exercises with control of the pelvic position. Spine. 1999;22:1873–1879.

143. McGill SM. Low back exercises: evidence for improving exercise regimes. Phys Ther. 1998;78:754–765.

144. Smith SS, Mayer TG, Gatchel RJ, et al. Quantification of lumbar function: isometric and multispeed isokinetic trunk strength measures in sagittal and axial planes in normal subjects. Spine. 1985;10:757–764.

145. Cyriax J. Textbook for orthopaedic medicine. In: Diagnosis of Soft Tissue Lesions. Vol. I. London: Balliere Tindall; 1975.

146. Rainville J, Jouve C, Finno M, et al. Comparison of four tests of quadriceps strength in L3 or L4 radiculopathies. Spine. 2003,28(21):2466 2471.

147. Grotle M, Brox JI, Vollestad NK. Functional status and disability questionnaire: what do they assess? A systematic review of back specific outcome questionnaires. Spine. 2004;30:130–140.

148. Mayer TG. Assessment of lumbar function. Clin Orthop. 1987;221:99–109.

149. Thomas AM. The spine. In: Pynsent P, Fairbank J, Carr A, eds. Outcome Measures in Orthopedics. Oxford: Butterworth Heinemann; 1994.

150. Beurskens AJ, de Vet HC, Koke AJ, et al. Measuring the functional status of patients with low back pain. Spine. 1995;20:1018–1028.

151. Fairbank JC, Pynsent PB. The Oswestry disability index. Spine. 2000;25:2940–2953.

152. Fairbank JC, Cooper J, Davies JB, et al. The Oswestry low back pain disability questionnaire. Physiotherapy. 1980;66:271–273.

153. Frost H, Lamb SE, Stewart-Brown S. Responsiveness of a patient specific outcome measure compared with the Oswestry Disability Index v2.1 and Roland and Morris Disability Questionnaire for patients with subacute and chronic low back pain. Spine. 2008;33:2450–2457.

154. Kopec JA, Esdaile JM, Abrahamowicz M, et al. The Quebec Back Pain Disability Scale: measurement properties. Spine. 1995;20(3):341–352.

155. Davidson M, Keating JL. A comparison of five low back disability questionnaires: reliability and responsiveness. Phys Ther. 2002;82(1):8–24.

156. Borenstein DG, Wiesel SW, Boden SD. Low Back Pain: Medical Diagnosis and Comprehensive Management. Philadelphia: WB Saunders; 1995.

157. Darlow B, Perry M, Mathieson F, et al. The development and exploratory analysis of the Back Pain Attitudes Questionnaire (Back-PAQ). BMJ Open. 2014;4:e005251.

158. Robinson HS, Dagfinrud H. Reliability and screening ability of the StarT Back screening tool in patients with low back pain in physiotherapy practice, a cohort study. BMC Musculoskelet Disord. 2017;18:232–239.

159. Hendler N, Mollett A, Talo S, et al. A comparison between the minnesota multiphasic personality inventory and the mensana clinic back pain test for validating the complaint of chronic back pain. J Occup Med. 1988;30:98–102.

160. Roland M, Fairbank J. The Roland-Morris Disability Questionnaire and the Oswestry Disability Questionnaire. Spine. 2000;25:3115–3124.

161. Stratford PW, Binkley J, Solomon P, et al. Defining the minimum level of detectable change for the Roland-Morris questionnaire. Phys Ther. 1996;76:359–365.

162. Stratford PW, Riddle DL. A Roland Morris Disability Questionnaire target value to distinguish between functional and dysfunctional states in people with low back pain. Physiother Can. 2016;68(1):29–35.

163. Lyle MA, Manes S, McGuinness M, et al. Relationship of physical examination findings and self-reported symptoms severity and physical function in patients with degenerative lumbar conditions. Phys Ther. 2005;85:120–133.

164. Feise RJ, Menke JM. Functional rating index: a new valid and reliable instrument to measure the magnitude of clinical change in spinal conditions. Spine. 2001;26:78–87.

165. Chansirinukor W, Maher CG, Latimer J, et al. Comparison of the Functional Rating Index and the 18-item Roland-Morris Disability Questionnaire: responsivenessand reliability. Spine. 2005;30(1):141–145.

166. Lawlis GF, Cuencas R, Selby D, et al. The development of the Dallas Pain Questionnaire. Spine. 1989;14:511–516.

167. Million R, Hall W, Haavick-Nilsen K, et al. Assessment of the progress of the back pain patient. Spine. 1982;7:204–212.

168. Japanese Orthopedic Association. Assessment of treatment of low back pain. J Jap Orthop Assoc. 1986;60:909–911.

169. Lehmann TR, Brand RA, German TW. A low back rating scale. Spine. 1983;8:308–315.

170. Bolton JE, Breen AC. The Bournemouth questionnaire: a short-form comprehensive outcome measure. I. Psychometric properties in back pain patients. J Manip Physiol Ther. 1999;22:503–510.

171. Larsen K, Leboeuf-Yde C. The Bournemouth questionnaire: can it be used to monitor and predict treatment outcome in chiropractic patients with persistent low back pain? J Manip Physiol Ther. 2005;28:219–227.

172. Berven S, Deviren V, Demir-Deviren S, et al. Studies in the modified Scoliosis Research Society outcomes instrument in adults: validation, reliability and discriminatory capacity. Spine. 2004;28:2164–2169.

173. Haher TR, Group JM, Shin TM, et al. Results of the Scoliosis Research Society instrument for evaluation of surgical outcome in adolescent scoliosis: a mullicentre study of 244 patients Spine. 1999;24:1435–1440.

174. Bridwell KH, Cats-Baril W, Harrast J, et al. The validity of the SRS-22 instrument in an adult spinal deformity population compared with Oswestry and SF12. Spine. 2005;30:455–461.

175. Stucki G, Daltroy L, Lang MH, et al. Measurement properties of a self-administered outcome measure in lumbar spinal stenosis. Spine. 1996;21:796–803.

176. Williams NH, Wilkinson C, Russell IT. Extending the Aberdeen back pain scale to include the whole spine: a set of outcome measures for the neck, upper and lower back. Pain. 2001;94:261–274.

177. Novy DM, Collins HS, Nelson DV, et al. Waddell signs: distributional properties

Capítulo 9 Parte lombar da coluna **783**

and correlates. Acta Phys Med Rehabil. 1998;79(7):820–822.

178. Weaver CS, Kvaal SA, McCracken L. Waddell signs as behavioral indicators of depression and anxiety in chronic pain. J Back Musculoskel Rehabil. 2003;17:21–26.

179. Burton AK, Tillotson KM, Main CJ, et al. Psychosocial predictors of outcome in acute and subacute low back trouble. Spine. 1995;20:722–728.

180. Gatchel RJ, Polatin PB, Mayer TG. The dominant role of psychosocial risk factors in the development of chronic low back pain disability. Spine. 1995;20:2702–2709.

181. Harding VR, Williams AC, Richardson PH, et al. The development of a battery of measures for assessing physical functioning of chronic pain patients. Pain. 1994;58:367–375.

182. Marras WS, Wongsamm PE. Flexibility and velocity of normal and impaired lumbar spine. Arch Phys Med Rehabil. 1986;67:213–217.

183. Andersson GB, Deyo RA. History and physical examination in patients with herniated lumbar discs. Spine. 1996;21(24S):10S–18S.

184. Cook C, Hegedus E. Diagnostic utility of clinical tests for spinal dysfunction. Man Ther. 2011;16:21–25.

185. Cook CE, Hegedus EJ. Orthopedic Physical Examination Tests — An Evidence Based Approach. Upper Saddle River, NJ: Prentice Hall/Pearson; 2008.

186. Hestbaek L, Leboeuf-Yde C. Are chiropractic tests for the lumbo-pelvic spine reliable and valid? A systematic critical literature review. J Manip Physiol Ther. 2000;23:258–266.

187. Deville WL, van der Windt DA, Dzaferagic A, et al. The test of Lasègue: systematic review of the accuracy in diagnosing herniated discs. Spine. 2000;25:1140–1147.

188. Strender LE, Sjoblom A, Sundell K, et al. Interexaminer reliability in physical examination of patients with low back pain. Spine. 1997;22:814–820.

189. McCarthy CJ, Gittins M, Roberts C, et al. The reliability of the clinical tests and questions recommended in international guidelines for low back pain. Spine. 2007;32:921–926.

190. Paatelma M, Karvonen E, Heiskanen J. Clinical perspective: how do clinical test results differentiate chronic and subacute low back pain patients from "non-patients"? J Man Manip Ther. 2009;17:11–19.

191. Shacklock M. Neurodynamics. Physiotherapy. 1995;81:9–16.

192. Butler DA. Mobilisation of the Nervous System. Melbourne: Churchill Livingstone; 1991.

193. Vucetic N, Astrand P, Guntner P, et al. Diagnosis and prognosis in lumbar disc herniation. Clin Orthop Relat Res. 1999;361:116–122.

194. Slater H, Butler DS, Shacklock MD. The dynamic central nervous system: examination and assessment using tension tests. In: Boyling JD, Palastanga N, eds. Grieve's Modern Manual Therapy: The Vertebral Column. 2nd ed. Edinburgh: Churchill Livingstone; 1994.

195. Ridehalgh C, Moore A, Hough A. Normative sciatic nerve excursion during a modified straight leg test. Man Ther. 2014;19(1):59–64.

196. Butler D, Gifford L. The concept of adverse mechanical tension in the nervous system. Physiotherapy. 1989;75:622–636.

197. Herrington L, Bendix K, Cornwall C, et al. What is the normal response to structural differentiation within the slump and straight leg raise tests? Man Ther. 2008;13:289–294.

198. Dommisse GF, Grobler L. Arteries and veins of the lumbar nerve roots and cauda equina. Clin Orthop. 1976;115:22–29.

199. Cram RH. A sign of sciatic nerve root pressure. J Bone Joint Surg Br. 1953;35:192–195.

200. Brudzinski J. A new sign of the lower extremities in meningitis of children (neck sign). Arch Neurol. 1969;21:217.

201. Deyerle WM, May VR. Sciatic tension test. South Med J. 1956;49:999–1005.

202. Wartenberg R. The signs of Brudzinski and of Kernig. J Pediatr. 1950;37:679–684.

203. Brody IA, Williams RH. The signs of Kernig and Brudzinski. Arch Neurol. 1969;21:215.

204. Kernig W. Concerning a little noted sign of meningitis. Arch Neurol. 1969;21:216.

205. Dyck P. The femoral nerve traction test with lumbar disc protrusion. Surg Neurol. 1976;6:163–166.

206. Kreitz BG, Coté P, Yong-Hing K. Crossed femoral stretching test: a case report. Spine I. 1996;21:1584–1586.

207. Katznelson A, Nerubay J, Level A. Gluteal skyline (G.S.L.): a search for an objective sign in the diagnosis of disc lesions of the lower lumbar spine. Spine. 1982;7:74–75.

208. Rask M. K nee flexion test and sciatica. Clin Orthop. 1978;134:221.

209. Herron LD, Pheasant HC. Prone knee-flexion provocative testing for lumbar disc protrusion. Spine. 1980;5:65–67.

210. Postacchini F, Cinotti G, Gumina S. The knee flexion test: a new test for lumbosacral root tension. J Bone Joint Surg Br. 1993;75:834–835.

211. Carlsson H, Rasmussen-Barr E. Clinical screening tests for assessing movement control in non-specific low-back pain. A systematic review of intra-and inter--observer reliability studies. Man Ther. 2013;18(2):103–110.

212. Davis DS, Anderson IB, Carson MC, et al. Upper limb neural tension and seated slump tests: the false positive rate among healthy young adults without cervical or lumbar symptoms. J Man Manip Ther. 2008;16:136–141.

213. Spengler DM. Low Back Pain: Assessment and Management. Orlando, FL: Grune & Stratton; 1982.

214. Hudgins WR. The crossed-straight-leg raising test. N Engl J Med. 1977;297:1127.

215. Palmer ML, Epler M. Clinical Assessment Procedures In Physical Therapy. Philadelphia: JB Lippincott; 1990.

216. Maitland GD. The slump test: examination and treatment. Aust J Physiother. 1985;31:215–219.

217. Philip K, Lew P, Matyas TA. The inter-therapist reliability of the slump test. Aust J Physiother. 1989;35:89–94.

218. Maitland GD. Negative disc exploration: positive canal signs. Aust J Physiother. 1979;25:129–134.

219. Fidel C, Martin E, Dankaerts W, et al. Cervical spine sensitizing maneuvers during the slump test. J Man Manip Ther. 1996;4:16–21.

220. Johnson EK, Chiarello CM. The slump test: the effects of head and lower extremity position on knee extension. J Orthop Sports Phys Ther. 1997;26: 310–317.

221. Breig A, Troup JDG. Biomechanical considerations in straight-leg-raising test: cadaveric and clinical studies of the effects of medical hip rotation. Spine. 1979;4:242–250.

222. Charnley J. Orthopedic signs in the diagnosis of disc protrusion with special reference to the straight-leg-raising test. Lancet. 1951;1:186–192.

223. Edgar MA, Park WM. Induced pain patterns on passive straight-leg-raising in lower lumbar disc protrusion. J Bone Joint Surg Br. 1974;56:658–667.

224. Fahrni WH. Observations on straight--leg-raising with special reference to nerve root adhesions. Can J Surg. 1966;9:44–48.

225. Goddard BS, Reid JD. Movements induced by straight-leg-raising in the lumbosacral roots, nerves, and plexus and in the intrapelvic section of the sciatic nerve. J Neurol Neurosurg Psychiatry. 1965;28:12–18.

226. Scham SM, Taylor TKF. Tension signs in lumbar disc prolapse. Clin Orthop. 1971;75:195–204.

227. Urban LM. The straight-leg-raising test: a review. J Orthop Sports Phys Ther. 1981;2:117–133.

228. Wilkins RH, Brody IA. Lasègue's sign. Arch Neurol. 1969;21:219–220.

229. Summers B, Malhan K, Cassar-Pullicino V. Low back pain on passive straight leg raising: the anterior theca as a source of pain. Spine. 2005;30: 342–345.

230. Shiqing X, Quanzhi Z, Dehao F. Significance of the straight-leg-raising test in the diagnosis and clinical evaluation of lower lumbar intervertebral disc protrusion. J Bone Joint Surg Am. 1987;69:517–522.

231. Coppieters MW, Crooke JL, Lawrenson PR, et al. A modified straight leg raise test to differentiate between sural nerve pathology and Achilles tendinopathy. A cross-sectional cadaver study. Man Ther. 2015;20(4):587–591.

232. Cipriano JJ. Photographic Manual of Regional Orthopedic Tests. Baltimore: Williams & Wilkins; 1985.

233. Hall T, Hepburn M, Elvey RL. The effect of lumbosacral posture on a modification of the straight leg raise test. Physiotherapy. 1993;79:566–570.

234. Woodhall R, Hayes GJ. The well-leg-raising test of Fajersztajn in the diagnosis of ruptured lumbar intervertebral disc. J Bone Joint Surg Am. 1950;32:786–792.

235. Khuffash B, Porter RW. Cross leg pain and trunk lict. Spine. 1989;14:602–603.

236. Kotilainen K, Valtonen S. Clinical instability of the lumbar spine after microdiscectomy. Acta Neurochir. 1993;125:120–126.

237. Pope MH, Frymoyer JW, Krag MH. Diagnosing instability. Clin Orthop Relat Res. 1992;279:60–67.

238. Fritz JM, Erhard RE, Hagen BF. Segmental instability of the lumbar spine. Phys Ther. 1998;78:889–896.

239. Biely SA, Silfies SP, Smith SS, Hicks GE. Clinical observation of standing trunk movements: what do the aberrant movement patterns tell us? J Orthop Sports Phys Ther. 2014;44(4):262–272.

240. Teyhen DS, Flynn TW, Childs JD, et al. Fluoroscopic video to identify aberrant lumbar motions. Spine. 2007;32(7):E220–E229.

241. Wattananon P, Ebaugh D, Biely SA, et al. Kinematic characterization of clinically observed aberrant movement patterns in patients with non-specific low back pain: a cross-sectional study. BMC Musculoskelet Disord18. 2017;(1):455–467.

242. Kasai Y, Morishita K, Kawakita E, et al. A new evaluation method for lumbar spinal instability: passive lumbar extension test. Phys Ther. 2006;86:1661–1667.

243. Alqarni AM, Schneiders AG, Hendrick PA. Clinical tests to diagnose lumbar segmental instability: a systematic review. J Orthop Sports Phys Ther. 2011;41:130–140.

244. Ferrani S, Manni T, Bonetti F, et al. A literature review of clinical tests for lumbar instability in low back pain: validity and applicability in clinical practice. Chiropr Man Ther. 2015;23:14–26.

245. Kirkaldy-Willis WH. Managing Low Back Pain. Edinburgh: Churchill Livingstone; 1983.

246. Hicks GE, Fritz JM, Delitto A, McGill SM. Preliminary development of a clinical prediction rule for determining which patients with low back pain will respond to a stabilization exercise program. Arch Phys Med Rehabil. 2005;86(9):1753–1762.

247. Bruno PA, Goertzen DA, Millar DP. Patient-reported perception of difficulty as a clinical indicator of dysfunctional neuromuscular control during the prone extension test and active straight leg raise test. Man T her. 2014;19(6):602–607.

248. Wadsw orth CT, DeFabio RF, Johnson D. The spine. In: Wadsworth CT, ed. Manual Examination and Treatment of the Spine and Extremities. Baltimore: Williams & Wilkins; 1988.

249. Hicks GE, Fritz JM, Delitto A, et al. Inter-rater reliability of clinical examination measures for identification of lumbar segmental instability. Arch Phys Med Rehabil. 2003;84:1858–1864.

250. Ravenna MM, Hoffman SL, Van Dillen LR. Low interrater reliability of examiners performing the prone instability test: a clinical test for lumbar shear instability. Arch Phys Med Rehabil. 2011;92(6):913–919.

251. Wilde VE, Ford JJ, McMeeken JM. Indicators of lumbar zygapophyseal joint pain: survey of an expert panel with the Delphi Technique. Phys Ther. 2007;87(10):1348–1361.

252. Garrick JG, Webb DR. Sports Injuries: Diagnosis and Management. Philadelphia: WB Saunders; 1990.

253. Jackson DW, Ciullo JV. Injuries of the spine in the skeletally immature athlete. In: Nicholas JA, Hershmann EB, eds. The Lower Extremity and Spine in Sports Medicine. Vol 2. St Louis: Mosby; 1986.

254. Jackson DW, Wiltse LL, Dingeman RD, et al. Stress reactions involving the pars interarticularis in young athletes. Am J Sports Med. 1981;9:304–312.

255. Stuber K, Lerede C, Kristmanson K, et al. The diagnostic accuracy of the Kemp's test: a systematic review. J Can Chiropr Assoc. 2014;58(3):258–267.

256. Corrigan B, Maitland GD. Practical Orthopedic Medicine. London: Butterworths; 1985.

257. Little H. The Neck and Back: The Rheumatological Physical Examination. Orlando, FL: Grune & Stratton; 1986.

258. Post M. Physical Examination of the Musculoskeletal System. Chicago: Year Book Medical; 1987.

259. Bohannon RW, Steffl M, Glenney SS, et al. The prone bridge test: performance, validity, and reliability among older and younger adults. J Body Mov Ther. 2018;22(2):385–389.

260. Reece JD. Development of a Prone Bridge Test As a Measurement of Abdominal Stability in Healthy Adults; 2009. https://scholarsarchive.byu.edu/etd/1845.

261. Andrade JA, Figueiredo LC, Santos TR, et al. Reliability of transverse plane pelvic alignment measurement during the bridge test with unilateral knee extension. Rev Bras Fisioter. 2012;16(4):268–274.

262. Brumitt J, Matheson JW, Meira EP. Core stabilization exercise prescription, Part 1: current concepts in assessment and intervention. Sports Health. 2013;5(6):504–509.

263. Blou JN, Logue V. Intermittent claudication of the cauda equina. Lancet (May). 1961:1081–1085.

264. Dyck P, Pheasant HC, Doyle JB, et al. Intermittent cauda equina compression syndrome. Spine. 1977;2:75–81.

265. Floman Y, Wiesel SW, Rothman RH. Cauda equina syndrome presenting as a herniated lumbar disc. Clin Orthop Relat Res. 1980;147:234–237.

266. Wilson CB, Ehni G, Grollmus J. Neurogenic intermittent claudication. Clin Neurosurg. 1970;18:62–85.

267. Laslett M. Bilateral buttock pain caused by aortic stenosis: a case report of claudication of the buttock. Man Ther. 2000;5:227–233.

268. Kikuchi S, Watanabe E, Hasue M. Spinal intermittent claudication due to cervical and thoracic degenerative spine disease. Spine. 1996;21:313–318.

269. Dyck P, Doyle JB. "Bicycle test" of van Gelderen in diagnosis of intermittent

269. cauda equina compression syndrome. J Neurosurg. 1977;46:667–670.

270. Dyck P. The stoop-test in lumbar entrapment radiculopathy. Spine. 1979;4:89–92.

271. Deen HG, Zimmerman RS, Lyons MK, et al. Use of an exercise treadmill to measure baseline functional status and surgical outcome in patients with severe spinal stenosis. Spine. 1998;23:244–248.

272. Tokuhashi Y, Matsuzaki H, Sano S. Evaluation of clinical lumbar instability using the treadmill. Spine. 1993;18:2321–2324.

273. Archibald KC, Wiechec F. A reappraisal of Hoover's test. Arch Phys Med Rehabil. 1970;51:234–238.

274. Arieff AJ, Tigay El, Kurtz JF, et al. The Hoover sign: an objective sign of pain and/or weakness in the back or lower extremities. Arch Neurol. 1961;5:673–678.

275. Hoover CF. A new sign for the detection of malingering and functional paresis of the lower extremities. JAMA. 1980;51:746–747.

276. Chang RF, Mubarak SJ. Pathomechanics of Gower's sign: a video analysis of a spectrum of Gower's maneuvers. Clin Orthop Relat Res. 2012;470(7): 1987–1991.

277. Gurney B, Boissonault WG, Andrews R. Differential diagnosis of a femoral neck/head stress fracture. J Orthop Sports Phys Ther. 2006;36:80–88.

278. Dyck P, Pheasant HC, Doyle JB, et al. Intermittent cauda equina compression syndrome. Spine. 1977;2:75–81.

279. Joffe R, Appleby A, Arjona V. Intermittent ischemia of the cauda equina due to stenosis of the lumbar canal. J Neurol Neurosurg Psychiatry. 1966;29:315–318.

280. Hoppenfeld S. Physical Examination of the Spine and Extremities. New York: Appleton-Century-Crofts; 1976.

281. Travell JG, Simons DG. Myofascial Pain and Dysfunction: The Trigger Point Manual. Baltimore: Williams & Wilkins; 1983.

282. Pecina MM, Krmpotic-Nemanic J, Markiewitz AD. Tunnel Syndromes. Boca Raton, FL: CRC Press; 1991.

283. Haneline MT, Cooperstein R, Young M, et al. Spinal motion palpation: a comparison of studies that assessed intersegmental end feel vs excursion. J Manip Physiol Ther. 2008;31:616–626.

284. Inscoe EL, Witt PL, Gross MT, et al. Reliability in evaluating passive intervertebral motion of the lumbar spine. J Man Manip Ther. 1995;3:135–143.

285. Maitland GD. Examination of the lumbar spine. Aust J Physiother. 1971;17:5–11.

286. Latimer J, Holland M, Lee M, et al. Plinth padding and measures of posteroanterior lumbar stiffness. J Manip Physiol Ther. 1997;20:315–319.

287. Edmonston SJ, Allison GT, Gregg CD, et al. Effect of position on the posteroanterior stiffness of the lumbar spine. Man Ther. 1998;3:21–26.

288. Binkley J, Stratford PW, Gill C. Interrater reliability of lumbar accessory motion mobility testing. Phys Ther. 1995;75:786–795.

289. Parkinson S, Campbell A, Dankaerts W, et al. Upper and lower lumbar segments move differently during sit-to-stand. Man Ther. 2013;18(5):390–394.

290. Fullenlove TM, Williams AJ. Comparative roentgen findings in symptomatic and asymptomatic backs. Radiology. 1957;68:572–574.

291. Gillespie HW. The significance of congenital lumbosacral abnormalities. Br J Radiol. 1949;22:270–275.

292. Magora A, Schwartz A. Relation between the low back pain syndrome and x-ray findings. Scand J Rehabil Med. 1978;10:135–145.

293. Southworth JD, Bersack SR. Anomalies of the lumbosacral vertebrae in five hundred and fifty individuals without symptoms referable to the low back. Am J Roentgenol. 1950;64:624–634.

294. Tulsi RS. Sacral arch defect and low backache. Australas Radiol. 1974;18:43–50.

295. Willis TA. An analysis of vertebral anomalies. Am J Surg. 1929;6:163–168.

296. Willis TA. Lumbosacral anomalies. J Bone Joint Surg Am. 1959;41:935–938.

297. Macnab I. The traction spur: an indicator of segmental instability. J Bone Joint Surg Am. 1971;53:663–670.

298. Friberg O. Functional radiography of the lumbar spine. Ann Med. 1989;21:341–346.

299. Boden SD. The use of radiographic imaging studies in the evaluation of patients who have degenerative disorders of the lumbar spine. J Bone Joint Surg Am. 1996;78:114–124.

300. Kingston RS. Radiology of the spine. In: Watkins RG, ed. The Spine in Sports. St Louis: Mosby; 1996.

301. Boden SD, Wiesel SW. Lumbar spine imaging: role in clinical decision making. J Am Acad Orthop Surg. 1996;4:238–248.

302. Jarvik JG, Deyo RA. Diagnostic evaluation of low back pain with emphasis on imaging. Ann Intern Med. 2002;137:586–597.

303. Deyo RA, Bigos SJ, Maravilla KR. Diagnostic imaging procedures for the lumbar spine. Ann Intern Med. 1989;111:865–868.

304. Timon SJ, Gardner MJ, Wanich T, et al. Not all spondylolisthesis grading instruments are reliable. Clin Orthop Relat Res. 2005;434:157–162.

305. Li Y, Hresko MY. Radiographic analysis of spondylolisthesis and sagittal spinopelvic deformity. J Am Acad Orthop Surg. 2012;20(4):194–205.

306. Pate D, Goobar J, Resnick D, et al. Traction osteophytes of the lumber spine: radiographic: pathologic correlation. Radiology. 1988;166:843–846.

307. Bigg-Wither G, Kelly P. Diagnostic imaging in musculoskeletal physiotherapy. In: Refshauge K, Gass E, eds. Musculoskeletal Physiotherapy: Clinical Science and Practice. Oxford: Butterworth Heinemann; 1995.

308. Wood KB, Popp CA, Transfeldt EE, et al. Radiographic evaluation of instability in spondylolisthesis. Spine. 1994;19:1697–1703.

309. Porter RW, Wicks M, Ottewell D. Measurement of the spinal canal by diagnostic ultrasound. J Bone Joint Surg Br. 1978;60B(4):481–484.

310. Battié MC, Hansson T, Bigos S, et al. B-scan ultrasonic measurement of the lumbar spinal canal as a predictor of industrial back pain complaints and extended work loss. J Occup Med. 1993;35(112):1250–1255.

311. Porter RW, Bewley B. A ten-year prospective study of vertebral canal size as a predictor of back pain. Spine. 1994;19(2):173–175.

312. Wilke HJ, Wolf S, Claes LE, et al. Stability increase of the lumbar spine with different muscle groups. A biomechanical in vitro study. Spine. 1995;20(2):192–198.

313. Bierry G, Kremer S, Kellner F, et al. Disorders of the paravertebral lumbar muscles: from pathology to cross-sectional imaging. Skeletal Radiol. 2008;37(11):967–977.

314. Hides JA, Cooper DH, Stwokes MJ. Diagnostic ultrasound imaging for measurement of the lumbar multifidus muscle in normal young adults. Physiother Theory Pract. 1992;8(1):19–26.

315. Stokes M, Rankin G, Newham DJ. Ultrasound imaging of lumbar multifidus muscle: normal reference ranges for measurements and practical guidance on the technique. Man Ther. 2005;10(2):116–126.

316. Hides JA, Richardson CA, Jull GA. Magnetic resonance imaging and ultrasonography of the lumbar multifidus muscle. Comparison of two different modalities. Spine. 1995;20(1):54–58.

317. Kader DR, Wardlaw D, Smith FW. Correlation between the MRI changes in the lumbar multifidus muscles and leg pain. Clin Radiol. 2000;55(2):145–149.

318. Hides JA, Richardson CA, Jull GA. Multifidus muscle recovery is not automatic after resolution of acute, first-episode low back pain. Spine. 1996;21(23):2763–2769.

319. Rahmani N, Kiani A, Mohseni-Bandpei MA, Abdollahi I. Multifidus muscle size in adolescents with and without back pain using ultrasonography. J Body Mov Ther. 2018;22(1):147–151.

320. Valentin S, Licka T, Elliott J. Age and side-related morphometric MRI evaluation of trunk muscles in people without back pain. Man Ther. 2015;20(1):90–95.

321. Wallwork TL, Stanton WR, Freke M, Hides JA. The effect of chronic low back pain on size and contraction of the lumbar multifidus muscle. Man Ther. 2009;14(5):496–500.

322. Kanehisa H, Ikegawa S, Fukunaga T. Comparison of muscle cross sectional area and strength between untrained women and men. Eur J Appl Physiol Occup Physiol. 1994;68(2):148–154.

323. Maughan RJ, Watson JS, Weir J. Strength and cross-sectional area of human skeletal muscle. J Physiol. 1983;338:37–49.

324. Zedka M, Prochazka A, Knight B, et al. Voluntary and reflex control of human back muscles during induced pain. J Physiol. 1999;520(2):591–604.

325. Critchley D, Coutts F. Abdominal muscle function in chronic low back pain patients: measurements with real-time ultrasound scanning. Physiother. 2002;88(6):322–332.

326. Ainscough-Potts AM, Morrissey MC, Critchley D. The response of the transverse abdominis and internal oblique muscles to different postures. Man Ther. 2006;11(1):54–60.

327. De Troyer A, Estenne M, Ninane V, et al. Transversus abdominis muscle function in humans. J Appl Physiol. 1990;68(3):1010–1016.

328. Bunce SM, Hough AD, Moore AP. Measurement of abdominal muscle thickness using M-mode ultrasound imaging during functional activities. Man Ther. 2004;9(1):41–44.

329. Bunce SM, Moore AP, Hough AD. M-mode ultrasound: a reliable measure of transversus abdominis thickness? Clin Biomech. 2002;17(4):315–317.

330. Teyhen DS, Gill NW, Whittaker JL, et al. Rehabilitative ultrasound imaging of the abdominal muscles. J Orthop Sports Phys Ther. 2007;37(8):450–466.

331. Rankin G, Stokes M, Newham DJ. Abdominal muscle size and symmetry in normal subjects. Muscle Nerve. 2006;34(3):320–326.

332. Cropper J. Regional anatomy and biomechanics. In: Flynn T, ed. The Thoracic Spine and Rib Cage: Musculoskeletal Evaluation and Treatment. Newton, MA: Butterworth-Heinemann; 1996.

333. Urquhart DM, Barker PJ, Hodges PW, et al. Regional morphology of the transverse abdominis and obliquus internus and externus abdominis muscles. Clin Biomech. 2005;20(3):233–241.

334. Misuri G, Colagrande S, Gorini M, et al. In vivo ultrasound assessment of respiratory function of abdominal muscles in normal subjects. Eur Respir J. 1997;10(12):2861–2867.

335. Strohl KP, Mead J, Banzett RB, et al. Regional differences in abdominal muscle activity during various maneuvers in humans. J Appl Physiol Respir Environ Exerc Physiol. 1981;51(6):1471–1476.

336. Kiesel KB, Uhl TL, Underwood FB, et al. Measurement of lumbar multifidus muscle contraction with rehabilitative ultrasound imaging. Man Ther. 2007;12(2):161–166.

337. Springer BA, Mielcarek BJ, Nesfield TK, Teyhan DS. Relationships among lateral abdominal muscles, gender, body mass index, and hand dominance. J Orthop Sports Phys Ther. 2006;36(5):289–297.

338. Teyhen DS, Miltenberger CE, Deiters HM, et al. The use of ultrasound imaging of the abdominal drawing-in maneuver in subjects with low back pain. J Orthop Sports Phys Ther. 2005;35(6):346–355.

339. Herzog RJ. The radiologic assessment for a lumbar disc herniation. Spine. 1996;21(24S):19S–38S.

340. Forristall RM, Marsh HO, Pay NT. Magnetic resonance imaging and contrast CT of the lumbar spine: comparison of diagnostic methods and correlation with surgical findings. Spine. 1988;13:1049–1054.

341. Lehman RA, Helgeson MD, Keeler KA, et al. Comparison of magnetic resonance imaging and computed tomography in predicting facet arthrosis in the cervical spine. Spine. 2008;34:65–68.

342. Masharawi Y, Kjaer P, Bendix T, et al. The reproducibility of quantitative measurements in lumbar magnetic resonance imaging of children from the general population. Spine. 2008;33(9):2094–2100.

343. Cousins JP, Haughton VM. Magnetic resonance imaging of the spine. J Am Acad Orthop Surg. 2009;17:22–30.

344. Fujiwara A, Tamai K, An HS, et al. The interspinous ligament of the lumbar spine: magnetic resonance images and their clinical significance. Spine. 2000;25:358–363.

345. Milette PC, Fontaine S, Lepanto L, et al. Differentiating lumbar disc protrusions, disc bulges and discs with normal contour but abnormal signal intensity: Magnetic resonance imaging with discographic correlations. Spine. 1999;24:44–53.

346. Saiffudin A, Braithwaite I, White J, et al. The value of lumbar spine magnetic resonance imaging in the demonstration of annular tears. Spine. 1998;23:453–457.

347. Ito M, Incorvaia KM, Yu SF, et al. Predictive signs of discogenic lumbar pain on magnetic resonance imaging with discography correlation. Spine. 1998;23:1252–1260.

348. Beattie PF, Meyers SP. Magnetic resonance imaging in low back pain: general principles and clinical issues. Phys Ther. 1998;78:738–753.

349. Raininko R, Manninen H, Battié MC, et al. Observer variability in the assessment of disc degeneration on magnetic resonance images of the lumbar and thoracic spine. Spine. 1995;20:1029–1035.

350. Boden SD, Davis DO, Dina TS, et al. Abnormal magnetic resonance scans of the lumbar spine in asymptomatic subjects: a prospective investigation. J Bone Joint Surg. 1990;72:403–408.

351. Bogduk N, Modic MT. Controversy: lumbar discography. Spine. 1996;21:402–404.

352. Magnussen L, Strand LI, Lygren H. Reliability and validity of the back performance scale: observing activity limitation in patients with back pain. Spine. 2004;29(8):903–907.

353. Strand LI, Anderson B, Lygren H, et al. Responsiveness to change of 10 physical tests used for patients with back pain. Phys Ther. 2011;91(3):404–415.

354. Demircan MN. Cramp finding: can it be used as a new diagnostic and prognostic factor in lumbar disc surgery? Eur Spine J. 2002;11:47–51.

355. Hanten WP, Dawson DD, Iwata M, et al. Craniosacral rhythm: reliability and relationships with cardiac and respiratory rates. J Orthop Sports Phys Ther. 1998;27(3):213–218.

356. Gilleard WL, Brown JM. An electromyographic validation of an abdominal muscle test. Arch Phys Med Rehabil. 1994;75:1002–1007.

357. Haladay DE, Denegar CR, Miller SJ, Challis J. Electromyographic and kinetic analysis of two abdominal muscle performance tests. Physiother Theory Pract. 2015;31(8):587–593.

358. Beattie P, Rothstein JM, Lamb RL. Reliability of the attraction method for measuring lumbar spine backward bending. Phys Ther. 1987;67(3):364–369.

359. Kippers V, Parker AW. Toe-touch test: a measure of its validity. Phys Ther. 1987;67(11):1680–1684.

360. Gross MT, Burns CB, Chapman SW, et al. Reliability and validity of rigid lift and pelvic leveling device method in assessing functional leg length inequality. J Orthop Sports Phys Ther. 1998;27(4): 285–294.

361. Bayar B, Bayar K, Yakut E, et al. Reliability and validity of the Functional Rating Index in older people with low back pain: preliminary report. Aging Clin Exp Res. 2004;16(1):49–52.

362. Ceran F, Ozcan A. The relationship of the Functional Rating Index with disability, pain, and quality of life in patients with low back pain. Med Sci Monit. 2006;12(10):CR435–CR 439.

363. Hagg O, Fritzell P, Romberg K, et al. The General Function Score: a useful tool for measurement of physical disability. Validity and Reliability Eur Spine J. 2001;10(3):203–210.

364. Holm I, Friis A, Storheim K, et al. Measuring self-reported functional status and pain in patients with chronic low back pain by postal questionnaires: a reliability study. Spine. 2003;28(8):828–833.

365. Evans K, Refshauge KM, Adams R. Trunk muscle endurance tests: reliability and gender differences in athletes. J Sci Med Sport. 2007;10:447–455.

366. Del Pozo-Cruz B, Mocholi MH, Del Pozo-Cruz J, et al. Reliability and validity of lumbar and abdominal trunk muscle endurance tests in office workers with nonspecific subacute low back pain. J Back Musculoskelet Rehabil. 2014;27:399–408.

367. Hall GL, Hetzler RK, Perrin D, et al. Relationship of timed sit-up tests to isokinetic abdominal strength. Res Q Exerc Sport. 1992;63(1):80–84.

368. Holt AE, Shaw NJ, Shetty A, et al. The reliability of the low back outcome score for back pain. Spine. 2002;27(2):206–210.

369. Razmjou H, Kramer JF, Yamada R. Intertester reliability of the McKenzie evaluation in assessing patients with mechanical low-back pain. J Orthop Sports Phys Ther. 2000;30(7):368–389.

370. Kilpikoski S, Airaksinen O, Kankaanpaa M, et al. Interexaminer reliability of low back pain assessment using the McKenzie method. Spine. 2002;27(8):E207–E214.

371. Clare HA, Adams R, Maher CG. Reliability of McKenzie classification of patients with cervical or lumbar pain. J Manip Physiol Ther. 2005;28(2):122–127.

372. Werneke MW, Deutscher D, Hart DL, et al. McKenzie lumbar classification. Spine. 2014;39(3):E182–E190.

373. Donahue MS, Riddle DL, Sullivan MS. Intertester reliability of a modified version of McKenzie's lateral shift assessments obtained on patients with low back pain. Phys Ther. 1996;76(7):706–716.

374. John C, Piva SR, Fritz JM. Responsiveness of the numeric pain rating scale in patients with low back pain. Spine. 2005;30(11):1331–1334.

375. Wittink H, Turk DC, Carr DB, et al. Comparison of the redundancy, reliability, and responsiveness to change among SF-36, Oswestry Disability Index, and Multidimensional Pain Inventory. Clin J Pain. 2004;20(3):133–142.

376. Gronblad M, Hupli M, Wennerstrand P, et al. Intercorrelation and test-retest reliability of the Pain Disability Index (PDI) and the Oswestry Disability Questionnaire (ODQ) and their correlation with pain intensity in low back pain patients. Clin J Pain. 1993;9(3):189–195.

377. Copay AG, Glassman SD, Subach BR, et al. Minimum clinically important difference in lumbar spine surgery patients: a choice of methods using the Oswestry Disability Index, Medical Outcomes Study Questionnaire SF 36 and Pain Scales. Spine J. 2008;8:968–974.

378. Fritz JM, Piva SR. Physical Impairment Index: reliability, validity and responsiveness in patients with acute low back pain. Spine. 2003;28(11):1189–1194.

379. Hodges P, Richardson C, Jull G. Evaluation of the relationship between laboratory and clinical test of transversus abdominis function. Physiother Res Int. 1996;1(1):30–40.

380. Tong TK, Wu S, Nie J. Sport-specific endurance plank test for evaluation of global core muscle function. Phys Ther Sport. 2014;15(1):58–63.

381. Bruno PA, Millar DP, Goertzen DA. Inter-rater agreement, sensitivity, and specificity of the prone hip extension test and active straight leg raise test. Chiropractic Man Ther. 2014;22(1):1–16.

382. Demoulin C, Ostelo R, Knottnerus JA, Smeets RJEM. Quebec Back Pain Disability Scale was responsive and showed reasonable interpretability after a multidisciplinary treatment. J Clin Epidemiol. 2010;63:1249–1255.

383. Alaranta H, Hurri H, Heliovaara M, et al. Non-dynamometric trunk performance tests: reliability and normative data. Scand J Rehab Med. 1994;26:211–215.

384. Stratford PW, Binkley JM, Riddle DL. Development and initial validation of the Back Pain Functional Scale. Spine. 2000;25(16):2095–2102.

385. Brouwer S, Kuijer W, Dijkstra PU, et al. Reliability and stability of the Roland Morris Disability Questionnaire: intra class correlation and limits of agreement. Disabil Rehabil. 2004;26(3):162–165.

386. Riddle DL, Stratford PW, Binkley JM. Sensitivity to change of the Roland-Morris Back Pain questionnaire: part 2. Phys Ther. 1998;78(11):1197–1207.

387. Jordan K, Dunn KM, Lewis M, Croft P. A minimal clinically important difference was derived for the Roland-Morris Disability Questionnaire for low back pain. J Clin Epidemiol. 2006;59:45–52.

388. Archenholtz B, Ahlmen M, Bengtsson C, et al. Reliability of articular indices and function tests in a population study of rheumatic disorders. Clin Rheumatol. 1989;8(2):215–224.

389. Williams R, Binkley J, Bloch R, et al. Reliability of the modified-modified Schober and double inclinometer methods for measuring lumbar flexion and extension. Phys Ther. 1993;73(1):33–44.

390. Perret C, Poiraudeau S, Fermanian J, et al. Validity, reliability, and responsiveness of the fingertip-to-floor test. Arch Phys Med Rehabil. 2001;82(11):1566–1570.

391. Potter BK, Freedman BZ, Andersen RC, et al. Correlation of Short Form-36 and disability status with outcomes of arthroscopic acetabular labral debridement. Am J Sports Med. 2005;33(6):864–870.

392. Taylor S, Frost H, Taylor A, et al. Reliability and responsiveness of the shuttle walking test in patients with chronic low back pain. Physiother Res Int. 2001;6(3):170–178.

393. Zwierska I, Nawaz S, Walker RD, et al. Treadmill versus shuttle walk tests of walking ability in intermittent claudication. Med Sci Sports Exerc. 2004;36(11):1835–1840.

394. Gabbe BJ, Bennell KL, Majswelner H, et al. Reliability of common lower extremity musculoskeletal screening tests. Phys Ther Sports. 2004;5:90–97.

395. Vincent-Smith B, Gibbons P. Inter-examiner and intra-examiner reliability of the standing flexion test. Man Ther. 1999;4(2):87–93.

396. van den Hoogen HJ, Koes BW, Deville W, et al. The inter-observer reproducibility of Lasègue's sign in patients with low back pain in general practice. Br J Gen Pract. 1996;46(413):727–730.

397. Kosteljanetz M, Bang F, Schmidt-Olsen S. The clinical significance of straight leg

raising (Lasègue's sign) in the diagnosis of prolapsed lumbar disc: interobserver variation and correlation with surgical finding. Spine. 1988;13:393–395.

398. Majlesi J, Togay H, Unalan H, Toprak S. The sensitivity and specificity of the Slump and the Straight Leg Raising Tests in patients with lumbar disc herniation. J Clin Rheumatol. 2008;14(2):87–91.

399. Vanderwint DAWM, Simons E, Riphagen IL, et al. Physical examination for lumbar radiculopathy due to disc herniation in patients with low back pain. Cochrane Database Sys Rev. 2010;2:1–62.

400. Deen Jr HG, Zimmerman RS, Lyons MK, et al. Test-retest reproducibility of the exercise treadmill examination in lumbar spinal stenosis. Mayo Clin Proc. 2000;75(10):1002–1007.

401. Barz T, Melloh M, Staub L, et al. The diagnostic value of a treadmill test in predicting lumbar spinal stenosis. Eur Spine J. 2008;17:686–690.

402. Fritz JM, Erhard RE, Delitto A, et al. Preliminary results of the use of a two-stage treadmill test as a clinical diagnostic tool in the differential diagnosis of lumbar spinal stenosis. J Spinal Disord. 1997;10(5):410–416.

403. Heiss DG, Fitch DS, Fritz JM, et al. The interrater reliability among physical therapists newly training in a classification system for acute low back pain. J Orthop Sports Phys Ther. 2004;34:430–439.

404. Stanton TR, Fritz JM, Hancock MJ, et al. Evaluation of a treatment-based classification algorithm for low back pain: a cross-sectional study. Phys Ther. 2011;91(4):496–509.

Pelve

As articulações sacroilíacas desempenham um papel fundamental no arco entre os dois ossos pélvicos; em conjunto com a sínfise púbica, elas ajudam a transferir o peso da coluna vertebral para os membros inferiores e vice-versa e proporcionam elasticidade ao anel pélvico (Fig. 10.1). A restrição (i. e., a diminuição da amplitude de movimento [ADM]), a perda da força ou o desequilíbrio muscular em algum dos membros inferiores pode alterar a cadeia cinética, impondo maior estresse nas articulações acima da articulação que está sob restrição, está fraca ou exibe desequilíbrio dos músculos controladores. Por sua vez, essa situação interfere na transmissão eficiente da energia cinética.[1] Além disso, essa tríade de articulações também atua como um amortecedor para reduzir a força de choques e impactos que incidem sobre a coluna vertebral e a porção superior do corpo como consequência do contato dos membros inferiores com o solo. Em decorrência dessa função amortecedora de choques, a estrutura das articulações sacroilíacas e da sínfise púbica é diferente da estrutura da maior parte das outras articulações. Com frequência, a avaliação das articulações pélvicas é uma avaliação de exclusão. Tendo em vista que os sintomas originários das articulações sacroilíacas são parecidos com aqueles que surgem na parte lombar da coluna e/ou no quadril (visto que esses sintomas ocorrem nas mesmas regiões, i. e., costas e membro inferior [face lateral da coxa]) e também considerando que lesões ou degenerações são observadas com maior frequência na parte lombar da coluna e no quadril, é prática comum que o examinador realize uma avaliação da parte lombar da coluna e/ou do quadril. Se o examinador chegar à conclusão de que os problemas não têm origem nessas regiões (i. e., a avaliação descartou essas regiões), deve-se realizar o exame das articulações da pelve. O único caso em que tal situação não ocorre é quando houve traumatismo direto nas articulações pélvicas.[2-4]

Anatomia aplicada

As **articulações sacroilíacas** são, em parte, uma articulação sinovial e, em parte, uma sindesmose. Assim, elas são também conhecidas como articulações do tipo anfiartrose (com movimento discreto). Sindesmose é um tipo de articulação fibrosa em que o tecido conjuntivo fibroso interposto forma uma membrana ou ligamento interósseo. A porção sinovial da articulação tem forma de "C", com a superfície ilíaca convexa do C direcionada anterior e inferiormente. Kapandji[5] afirma que, quanto maior ou mais agudo for o ângulo do C, mais estável é a articulação e menor será a probabilidade de existir lesão articular. A superfície sacral é discretamente côncava. As articulações sacroilíacas atuam como amortecedores de impacto das forças de cisalhamento e proporcionam um mecanismo de atenuação das cargas de torção para as forças entre as pernas e o tronco que vão surgindo durante as atividades de vida diária.[6,7] O movimento geral normal nas articulações é de aproximadamente 7°.[4]

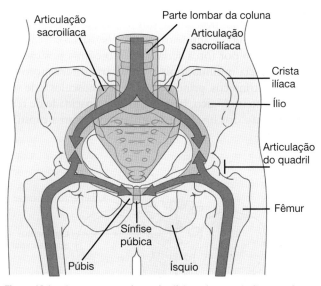

Figura 10.1 Componentes do anel pélvico. As *setas* indicam a direção da força exercida pelo peso do corpo, quando este é transferido entre o anel pélvico, o tronco e os fêmures. O elemento fundamental do anel pélvico é o sacro, que está em posição de cunha entre os dois ílios, sendo fixado bilateralmente pelas articulações sacroilíacas. (Reproduzida de Neumann DA: *Kinesiology of the musculoskeletal system*, 2.ed., St. Louis, 2010, CV Mosby, p.360. Reproduzida posterior de Kapandji LA: *The physiology of joints*, vol. 3, New York, 1974, Churchill Livingstone.)

Articulação sacroilíaca	
Posição de repouso:	Neutra
Padrão capsular:	Dor quando as articulações são estressadas
Posição de congruência máxima:	Nutação
Posição de congruência mínima:	Contranutação

O tamanho, a forma e a aspereza das superfícies articulares do sacro variam muito entre os indivíduos. Nas crianças, essas superfícies são lisas. Nos adultos, elas se tornam depressões e elevações irregulares que se encaixam entre si e, portanto, restringem o movimento na articulação e acrescentam força a ela para realizar a transferência do peso do membro inferior para a coluna vertebral. A superfície articular do ílio é recoberta por fibrocartilagem, enquanto a superfície articular do sacro é recoberta por cartilagem hialina, que é três vezes mais espessa que a do ílio. Em idosos, partes das superfícies articulares podem ficar obliteradas por aderências.

Embora as articulações sacroilíacas sejam relativamente móveis em indivíduos jovens, elas se tornam progressivamente mais rígidas com o avançar da idade. Em alguns casos, ocorre ancilose. Os movimentos que ocorrem nas articulações sacroilíacas e na sínfise púbica são discretos em comparação aos movimentos que ocorrem nas articulações da coluna vertebral.

As articulações sacroilíacas são sustentadas por diversos ligamentos fortes (Fig. 10.2) – os ligamentos sacroilíacos posteriores longos, que limitam a rotação pélvica anterior[8] ou a contranutação sacral, o ligamento sacroilíaco posterior curto, que limita todos os movimentos pélvicos e sacrais, o ligamento interósseo posterior que faz parte da articulação sacroilíaca (a sindesmose), e os ligamentos sacroilíacos anteriores.[9] Os ligamentos sacrotuberal e sacroespinal limitam a nutação e a rotação posterior do inominado e também proporcionam estabilidade vertical.[9] O ligamento iliolombar estabiliza a L5 sobre o ílio.[9,10] Esses ligamentos e o complexo arranjo do tecido conjuntivo denso, que atua como uma "meia ligamentar", desempenham uma função importante na estabilização das articulações sacroilíacas.[11,12] O ligamento sacroilíaco interósseo constitui a principal conexão entre o sacro e o ílio, sendo um dos ligamentos mais robustos do corpo.[10,13]

As articulações sacroilíacas e a sínfise púbica não possuem músculos que controlam diretamente os seus movimentos, embora os músculos do quadril forneçam estabilidade pélvica. Entretanto, são influenciadas pela ação de músculos que movem a parte lombar da coluna e os quadris, uma vez que muitos desses músculos estão fixados no sacro e na pelve (Tab. 10.1). As articulações sacroilíacas são estabilizadas por meio de dois mecanismos – fechamento por forma e fechamento por força.[14,15] O **fechamento por forma** é decorrente das características anatômicas específicas das próprias articulações (p. ex., textura áspera, cristas, depressões), que impedem o cisalhamento. O fechamento por forma se refere à posição de congruência máxima da articulação, em que não há necessidade da interferência de forças externas para a manutenção da estabilidade articular. Portanto, fatores intrínsecos, como o formato da articulação, o coeficiente de atrito das superfícies articulares e a integridade dos ligamentos, contribuem para o fechamento por forma.[15-17] Já o **fechamento por força** consiste na compressão produzida pelos músculos e, por meio dessas estruturas, o tensionamento dos ligamentos para a acomodação de situações de carga específicas. Trata-se do efeito da mudança das forças de reação articular produzidas pela tensão dos tecidos, que resultam em um mecanismo de autossustentação (Fig. 10.3).[10,15,17-21] O fechamento por força seria parecido com a posição de congruência mínima, pois é necessária intervenção de fatores extrínsecos, principalmente dos músculos e de seu controle neurológico, bem como sua capacidade de tensionamento dos ligamentos juntamente com a cápsula,

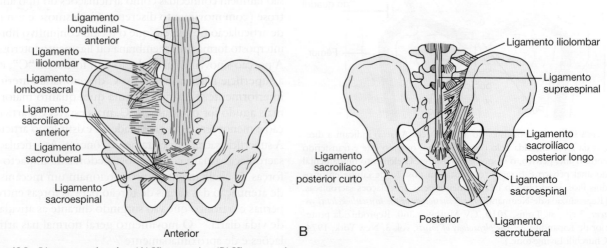

Figura 10.2 Ligamentos da pelve. (A) Vista anterior. (B) Vista posterior.

TABELA 10.1

Músculos inseridos na pelve

Músculos	Derivação das raízes nervosas
Latíssimo do dorso	Toracodorsal (C6-C8)
Eretor da espinha	L1-L3
Multífido	L1 L5
Oblíquo externo do abdome	T7-T12
Oblíquo interno do abdome	T7-T12, L1
Transverso do abdome	T7-T12, L1
Reto do abdome	T6-T12
Piramidal	Subcostal (T12)
Quadrado do lombo	T12, L1-L4
Psoas menor	L1
Ilíaco	Femoral (L2-L3)
Músculo levantador do ânus	S4, nervo retal inferior/nervo pudendo
Esfíncter externo do ânus	S2-S4
Isquiocavernoso perineal transverso superficial	S2-S4
Coccígeo	S4-S5
Glúteo máximo	Glúteo inferior (L5, S1-S2)
Glúteo médio	Glúteo superior (L5, S1)
Glúteo mínimo	Glúteo superior (L5, S1)
Obturador interno	Nervo para o obturador interno (L5, S1)
Obturador externo	Obturador (L3-L4)
Piriforme	L5, S1-S2
Gêmeo inferior	Nervo para o quadrado da coxa (L5, S1)
Gêmeo superior	Nervo para o obturador interno (L5, S1)
Pectíneo	Femoral (L2, L3)
Semimembranáceo	Isquiático (L5, S1-S2)
Semitendíneo	Isquiático (L5, S1-S2)
Bíceps femoral	Isquiático (L5, S1-S2)
Tensor da fáscia lata	Glúteo superior (L4-L5)
Sartório	Femoral (L2-L3)
Reto da coxa	Femoral (L2-L4)
Grácil	Obturador (L2-L3)
Adutor magno	Obturador/isquiático (L2-L4)
Adutor longo	Obturador (L2-L4)
Adutor curto	Obturador (L2-L4)

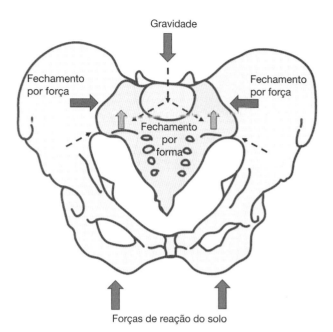

Figura 10.3 O fechamento por forma estabiliza-se em decorrência do formato das articulações sacroilíacas. O fechamento por força estabiliza-se em decorrência da ação dos músculos, ligamentos e fáscias. Os dois fechamentos atuam em conjunto, formando um mecanismo de autossustentação *(linhas tracejadas)*.

para que seja mantida a estabilidade funcional da articulação e também das forças a ela aplicadas.[15-17,20,21]

Essas duas modalidades de fechamento e de controle neurológico possibilitam que as articulações sacroilíacas façam um autobloqueio ao alcançarem a posição de congruência máxima; possibilitam também uma discreta liberação ao ocorrer o desbloqueio das articulações. (Ver discussão mais adiante na seção "Observação" sobre nutação e contranutação, e na seção "Movimentos ativos").

Os músculos que sustentam a cintura pélvica, a parte lombar da coluna e os quadris podem ser divididos em grupos.[16,22,23] O grupo externo é constituído por quatro agrupamentos, que atuam, principalmente, nos padrões cruzado e oblíquo de pares de forças para estabilizar a pelve. O **sistema longitudinal posterior profundo** é constituído pelos eretores da espinha, fáscia toracolombar e posteriores da coxa, juntamente com o ligamento sacrotuberal (Fig. 10.4). O **sistema oblíquo posterior superficial** inclui o latíssimo do dorso, o glúteo máximo e a fáscia toracolombar interposta (Fig. 10.5A). O **sistema oblíquo anterior** é constituído pelos oblíquos interno e externo do abdome, os adutores contralaterais e a fáscia abdominal interposta (Fig. 10.5B). O **sistema lateral** é constituído pelos glúteos médio e mínimo e pelos adutores contralaterais (Fig. 10.6). O grupo muscular mais interno é composto pelo multífido, transverso do abdome, diafragma (Fig. 10.7) e músculos do assoalho pélvico (Fig. 10.8), que podem atuar na estabilização da pelve e, indiretamente, da parte lombar da coluna. O **grupo superficial anteroposterior** controla a rotação

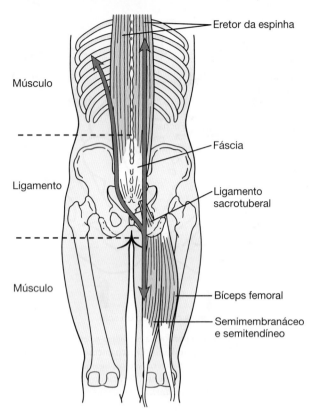

Figura 10.4 Sistema muscular longitudinal profundo do grupo externo (inclui os eretores da espinha, a lâmina profunda da fáscia toracolombar, o ligamento sacrotuberal e o músculo bíceps femoral).

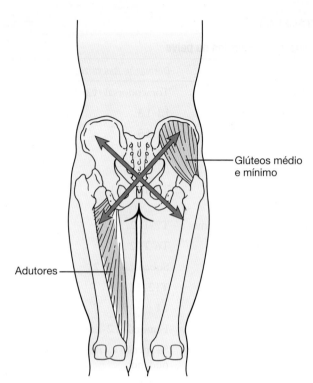

Figura 10.6 Sistema muscular lateral do grupo externo (inclui os glúteos médio e mínimo e os adutores da coxa contralaterais).

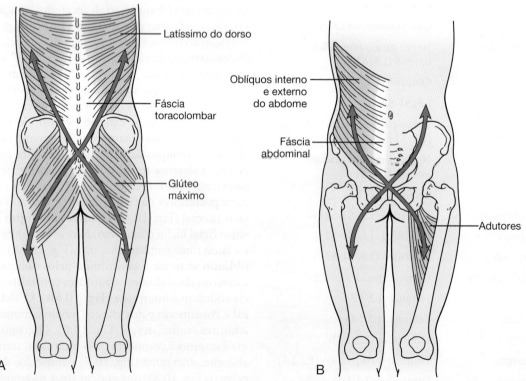

Figura 10.5 (A) Sistema muscular oblíquo posterior do grupo externo (inclui o latíssimo do dorso, o glúteo máximo e a fáscia toracolombar interposta). (B) Sistema muscular oblíquo anterior do grupo externo (inclui os oblíquos interno e externo do abdome, os adutores da coxa contralaterais e a fáscia abdominal anterior interposta).

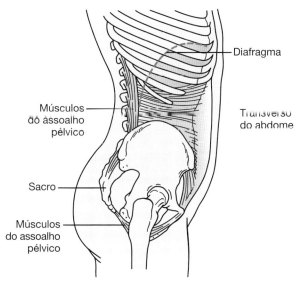

Figura 10.7 Unidade muscular interna, incluindo o multífido, o transverso do abdome e os músculos do assoalho pélvico.

anteroposterior da pelve sobre o fêmur fixo. Esse grupo consiste nos posteriores da coxa, glúteo máximo, eretor da espinha, reto do abdome, oblíquos interno e externo do abdome, psoas, reto femoral e sartório, e nos ligamentos iliofemoral e sacrotuberal (Fig. 10.9). Esses sistemas musculares ajudam a estabilizar ativamente as articulações pélvicas e contribuem de forma significativa para a transferência de carga durante a marcha e atividades com rotação pélvica.[16]

A **sínfise púbica** é uma articulação cartilaginosa; sua junção é mantida pelo ligamento púbico. Existe um disco fibrocartilaginoso entre as duas superfícies articulares denominado **disco interpúbico**. Essa articulação realmente permite um movimento limitado.

A **articulação sacrococcígea** geralmente se refere a uma linha de fusão (sínfise) unida por um disco fibrocartilaginoso. Localiza-se entre o ápice do sacro e a base do cóccix. Por vezes, a articulação é livremente móvel e sinovial. Com o avanço da idade, pode se fundir e ficar obliterada.

Anamnese

Além das questões da seção "Anamnese" do Capítulo 1, o examinador deve obter as seguintes informações do paciente:

1. *Apresentou algum mecanismo de lesão conhecido? Ocorreu mais de um episódio?* Por exemplo, as lesões nas articulações sacroilíacas podem ser consequência de um impacto abrupto causado por um escorregão em uma sarjeta de rua, um chute errado (em que erra o objeto ou chuta o solo), uma queda sobre as nádegas ou uma manobra de levantamento e torção, desse modo combinando, geralmente, uma carga axial e uma rotação.[24,25] O paciente sofreu quedas, torções ou distensões recentemente? Esses movimentos podem aumentar a possibilidade de uma entorse da articulação sacroilíaca.

2. *Onde a dor está localizada? Ela irradia?* Em uma lesão da articulação sacroilíaca, a dor é profunda, difusa, surda e indefinida, de difícil localização, e tende a ser unilateral e pode ser referida para a face posterior da coxa, fossa ilíaca e nádega do lado acometido.[7] A dor sacroilíaca pode se propagar à região abdominal e, às vezes, à virilha, embora a dor na virilha seja mais comumente associada a problemas no quadril.[6] A dor foi descrita como uma dor esclerotômica.[7] Em geral, a dor sacroilíaca não se estende além do joelho, embora isso possa ocorrer.[6] Tanto a dor como a dormência podem ter sua origem na articulação sacroilíaca e em seus ligamentos, sobretudo os ligamentos sacroilíacos posteriores.[11] Em geral, os sintomas derivados de problemas sacroilíacos não acompanham um padrão dermatômico, o que é comum na parte lombar da coluna se ocorrer envolvimento das raízes nervosas.[6] Em sua maioria, os pacientes com problemas na articulação sacroilíaca indicam uma dor em torno da espinha ilíaca posterossuperior (EIPS) ou na nádega. Portanto, o **sinal do ponto** (**teste do dedo de Fortin**), em que o paciente aponta para um local ligeiramente abaixo e medial à EIPS como a origem da dor, pode ajudar no diagnóstico.[26] A dor originária do ligamento sacroilíaco posterior ocorre principalmente nas faces lateral, posterolateral e posteromedial da coxa.[4,7,27] Ao realizar movimentos, frequentemente será melhor prática perguntar se o movimento ou teste reproduz a dor ou a queixa, em vez de perguntar se o movimento está sendo doloroso. Se ocorrer reprodução da dor ou da queixa, é provável que o tecido problemático esteja sendo estressado.[4]

3. *Em que momentos o paciente sente dor? A dor mantém o paciente acordado?* Se a dor for decorrente de problemas na articulação sacroilíaca, em geral, o paciente se queixará de dor ao mudar de posição na cama, ao sair da cama ou ao pisar com o membro inferior acometido. Com frequência, a dor é constante e não está relacionada à posição. A dor da sínfise púbica tende a ser localizada e aumenta com qualquer movimento que envolva os músculos adutores ou o reto do abdome.

4. *Quais movimentos em especial incomodam o paciente?* Em geral, os movimentos do tipo transicional (p. ex., ao passar da posição sentada para em pé, agachamento em apoio unipodal) provocam dor na articulação sacroilíaca, caso ela esteja envolvida.

5. *Qual é a posição de trabalho habitual do paciente? Ele permanece muito tempo sentado ou sua atividade envolve muito movimento de torção?* O examinador deve observar posturas que possam aumentar o

794 Avaliação musculoesquelética

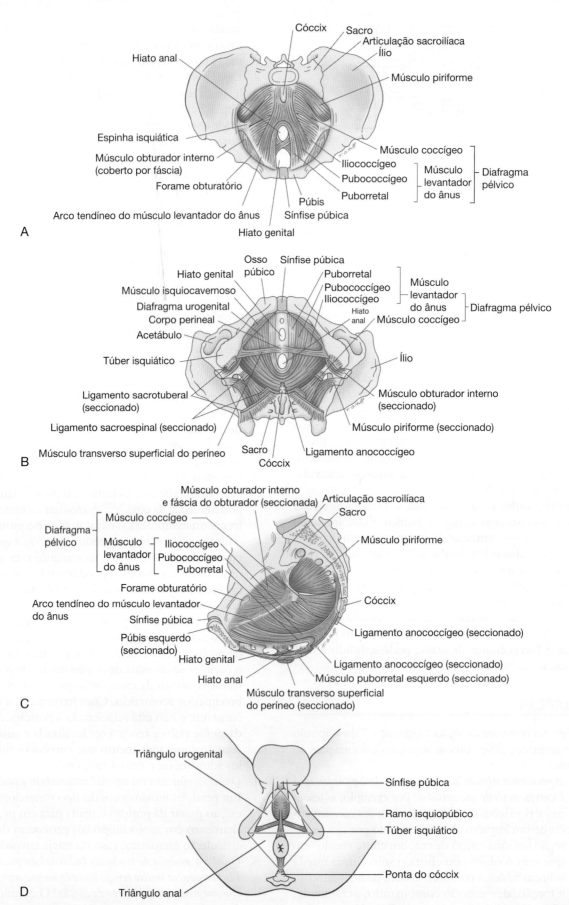

Figura 10.8 Músculos do assoalho pélvico. (A) Vista superior. (B) Vista inferior. (C) Vista medial (mulher). (D) Subdivisões do períneo.

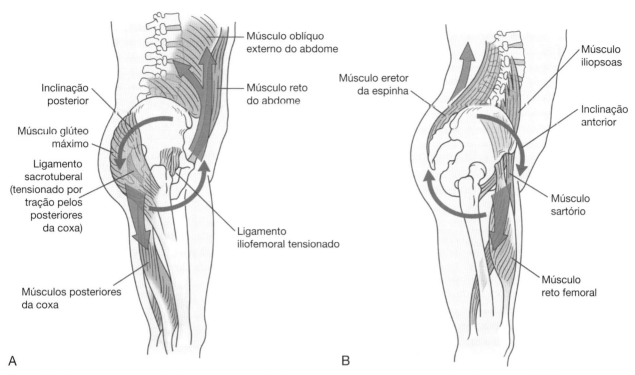

Figura 10.9 Grupo muscular superficial anteroposterior. (A) Músculos e ligamentos envolvidos na inclinação posterior. (B) Músculos e ligamentos envolvidos na inclinação anterior.

estresse sobre as articulações sacroilíacas (p. ex., posição em pé, especialmente com apoio sobre um único membro).

6. *Existe algum fator de risco presente?*[28] Os fatores de risco podem ser: obesidade, discrepância no comprimento dos membros inferiores, anormalidades da marcha, traumatismo leve/persistente (p. ex., corrida), prática prolongada de exercício vigoroso, escoliose, gestação, cirurgia.[25,28]
7. *Que atividade ou passatempo o paciente realiza com frequência?* Novamente, alguma dessas atividades estressa as articulações sacroilíacas? Ocorreu diminuição da capacidade de resistência para ficar em pé, andar ou sentar? Em caso de problemas na articulação sacroilíaca, a resistência diminuirá.[18,29]
8. *Existe alguma posição ou atividade em particular que agrava o quadro?* As ações de subir ou descer uma escada, caminhar e levantar-se da posição sentada estressam a articulação sacroilíaca (Tabs. 10.2 e 10.3).
9. *Qual é a idade do paciente?* Podem ocorrer lesões apofisárias e fraturas da pelve por avulsão em atletas jovens.[30] A espondilite anquilosante é observada principalmente em homens dentro da faixa etária de 15 a 35 anos. A hipomobilidade pode ser observada em homens com 40 a 50 anos e em mulheres com mais de 50 anos de idade.[31]
10. *O paciente sente ou apresenta alguma fraqueza nos membros inferiores?* Se a articulação sacroilíaca estiver acometida, pode ocorrer déficit neurológico nos membros inferiores.
11. *O paciente apresenta alguma dificuldade miccional?* Relatou-se que a disfunção da articulação sacroilíaca pode acarretar problemas urinários.[32]
12. *A paciente engravidou recentemente?* Nas mulheres, a distensão de ligamentos sacroilíacos pode ser

TABELA 10.2

Deslocações pélvicas no movimento da parte lombar da coluna

Parte lombar da coluna	Inominado	Sacro
Flexão	Rotação anterior	Nutação seguida de contranutação
Extensão	Rotação posterior (discreta)	Nutação
Rotação	Mesmo lado: rotação posterior Lado oposto: rotação anterior	Nutação no mesmo lado
Flexão lateral	Mesmo lado: rotação anterior Lado oposto: rotação posterior	Flexão lateral

Adaptada de Dutton M. *Orthopedic examination, evaluation and intervention*. 3.ed. New York: McGraw-Hill, 2012.

TABELA 10.3

Deslocações pélvicas no movimento do quadril

Quadril	Inominado
Flexão	Rotação posterior
Extensão	Rotação anterior
Rotação medial	Expansão interna (rotação medial)
Rotação lateral	Expansão externa (rotação lateral)
Abdução	Deslizamento superior
Adução	Deslizamento inferior

Adaptada de Dutton M. *Orthopedic examination, evaluation and intervention.* 3.ed. New York: McGraw-Hill, 2012.

consequência do aumento da frouxidão ligamentar causada por alterações hormonais. Podem ser necessários 3 a 4 meses para que os ligamentos retornem ao estado normal após uma gestação.

13. *O paciente apresenta antecedente de artrite reumatoide, síndrome de Reiter ou espondilite anquilosante?* Todas essas enfermidades podem envolver as articulações sacroilíacas.
14. *Existem questões psicossociais relevantes na presença da enfermidade?* Questões sobre ansiedade, depressão e outros fatores psicossociais devem ser encaminhadas para tratamento, se forem consideradas importantes.[15]

Observação

O paciente deve estar adequadamente despido. Para que as articulações sacroilíacas sejam observadas de maneira adequada, o paciente deve ficar despido da região média do tórax até os dedos do pé. Se o paciente preferir utilizar um calção, este deve ser enrolado para baixo o máximo possível, de modo que as articulações sacroilíacas fiquem visíveis. As espinhas ilíacas posteriores, superiores e inferiores devem ficar visíveis. O paciente posiciona-se em pé, e o examinador o observa pela frente, pelo lado e pelas costas. O examinador deve ficar atento aos seguintes itens:

1. A postura (ver Cap. 15) e a marcha (ver Cap. 14) são normais? **Nutação**[16,33] (bloqueio sacral) é o movimento para a frente da base do sacro em direção à pelve; também se refere à rotação para trás do ílio sobre o sacro (Fig. 10.10). Essa é a posição mais estável da articulação sacroilíaca; ela aumenta a tensão dos principais ligamentos dessa articulação, inclusive os ligamentos sacroilíacos dorsais curtos e o ligamento interósseo, constituindo um exemplo de **fechamento por forma**.[12] Em geral, quando o indivíduo passa do decúbito dorsal para a posição em pé, o sacro move-se bilateralmente, assim como ocorre no movimento inicial da flexão do tronco.

Os ílios aproximam-se e as tuberosidades isquiáticas afastam-se.[31] No que se refere à porção unilateral, o sacro normalmente se move na flexão do quadril pelo membro inferior.[16] Patologicamente, se ocorrer nutação em apenas um lado, a qual deveria ser bilateral, o examinador observará que a espinha ilíaca anterossuperior (EIAS) é mais alta e que a espinha ilíaca posterossuperior (EIPS) é mais baixa naquele lado.[33] O resultado é um membro inferior daquele lado mais curto, tanto na aparência quanto no estado funcional.[34] A nutação é limitada pelos ligamentos ilíacos anteriores, sacroespinal e sacrotuberal e é mais estável que a contranutação. A nutação ocorre quando um indivíduo assume uma posição com a "pelve inclinada". Durante a nutação, o sacro desliza sua parte curta para baixo e, em seguida, para trás, ao longo de sua parte longa (Fig. 10.11).[16]

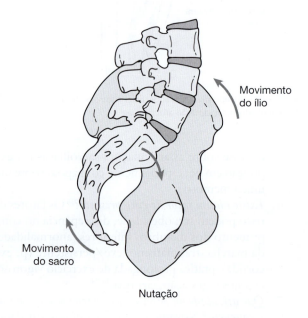

Nutação

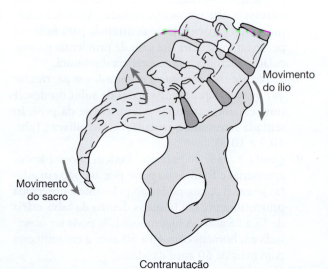

Contranutação

Figura 10.10 Movimentos de nutação e contranutação na articulação sacroilíaca.

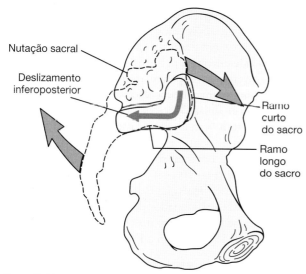

Figura 10.11 Quando o sacro sofre um movimento de nutação, a sua superfície articular desliza inferoposteriormente em relação aos ossos inominados. (Reproduzida de Lee D. *The pelvic girdle*. 3.ed. Edinburgh: Churchill Livingstone, 2004. p. 60.)

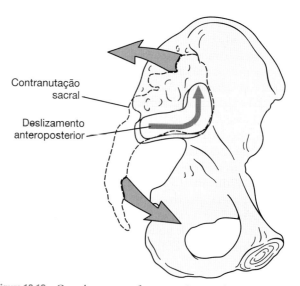

Figura 10.12 Quando o sacro sofre um movimento de contranutação, a sua superfície articular desliza anterossuperiormente em relação aos ossos inominados. (Reproduzida de Lee D. *The pelvic girdle*. 3.ed. Edinburgh: Churchill Livingstone, 2004. p. 60.)

Contranutação (desbloqueio sacral) é o movimento oposto da nutação. Trata-se de uma rotação anterior do ílio sobre o sacro ou um movimento posterior da base do sacro para fora da pelve.[16] Os ossos ilíacos afastam-se, e as tuberosidades isquiáticas aproximam-se.[31] Patologicamente, se ocorrer contranutação em apenas um lado, como ocorre na extensão da extremidade daquele lado, é provável que o membro inferior ipsilateral rotacione medialmente.[16] A contranutação patológica ou anormal em um lado ocorre quando a EIAS é mais baixa e a EIPS é mais alta em um lado.[33] A contranutação é limitada pelos ligamentos sacroilíacos posteriores. A contranutação ocorre quando um indivíduo assume uma posição "lordótica" ou de "inclinação pélvica anterior". Durante a contranutação, o sacro desliza anteriormente ao longo de seu braço longo e, em seguida, superiormente, até o braço curto (Fig. 10.12).[16] Esse movimento é resistido pelo ligamento sacroilíaco posterior longo sustentado pelo multífido (a contração do multífido causa nutação no sacro).[16]

Levine e Whittle[35] relataram que a inclinação pélvica anterior e posterior tem um efeito sobre a lordose lombar, sendo possível uma alteração média de 20° (9° posteriormente e 11° anteriormente). Portanto, é essencial procurar pela posição da **pelve neutra**, em especial quando o objetivo é a realização de uma reabilitação posterior. Com base nesses dados, a posição da pelve neutra deve estar localizada em algum ponto entre os dois extremos. A inclinação pélvica é o ângulo entre uma linha que une a EIAS com a EIPS e uma linha horizontal (Fig. 10.13). A inclinação pélvica média é de 11 ± 4°.[35,36] No alinhamento pélvico ideal, a EIAS deve se encontrar localizada sobre o mesmo plano vertical da sínfise púbica.[37]

Três questões devem ser levadas em consideração ao buscar a posição de pelve neutra e para verificar se o paciente é capaz de estabilizar a pelve:

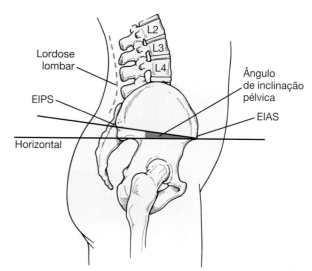

Figura 10.13 Ângulo de inclinação pélvica (7°-15°). EIAS: espinha ilíaca anterossuperior; EIPS: espinha ilíaca posterossuperior.

i. O paciente é capaz de assumir a posição de pelve neutra? Se não for capaz, o que está limitando o movimento, ou qual estrutura está fraca a ponto de não permitir a ocorrência do movimento?
ii. O paciente é capaz de manter (i. e., estabilizar) estaticamente a pelve em posição neutra enquanto mobiliza dinamicamente as articulações distais? Se não for capaz, quais são os músculos que precisam ser fortalecidos?
iii. O paciente é capaz de manter (i. e., estabilizar) a pelve em posição neutra enquanto a mobiliza dinamicamente? Se essa ação não for possível, quais são os músculos enfraquecidos e/ou que não estão funcionando corretamente (i. e., funcionamento isométrico, concêntrico, excêntrico)?

Essas questões serão úteis para que o examinador possa determinar se a pelve (e a parte lombar da coluna) pode ser estabilizada durante diferentes movimentos ou posições, para que outros músculos com origem na pelve possam atuar apropriadamente. A capacidade de estabilizar a pelve de maneira estática ou dinâmica é essencial para o funcionamento adequado de toda a cadeia cinética. Por exemplo, o paciente deve ser capaz de fazer uma abdução de quadril em decúbito lateral em que os membros inferiores, a pelve, o tronco e os ombros ficam alinhados no plano frontal (**teste de abdução ativa do quadril** ✓).[38] Se a perna oscila, as pontas da pelve, ombros ou tronco rodam, o quadril flexiona ou o membro abduzido roda medialmente, isso é uma indicação de pouco controle dos movimentos, desequilíbrio muscular e incapacidade de estabilizar a pelve durante a realização do movimento, de modo que os músculos tenham uma base firme a partir da qual possam exercer sua função. Com frequência a marcha é afetada quando a enfermidade envolve a pelve. Se as articulações sacroilíacas não estiverem livres para se mover, o comprimento do passo diminui e uma claudicação vertical pode estar presente.[24] Uma articulação sacroilíaca dolorosa também pode causar inibição reflexa do glúteo médio, acarretando uma marcha de Trendelenburg ou marcha anserina.

2. As EIAS encontram-se niveladas quando observadas de frente (Fig. 10.14)? No lado acometido, a EIAS tende a estar mais alta e discretamente voltada para a frente. O examinador deve lembrar-se dessa diferença, se presente, ao observar o paciente por trás (Fig. 10.15). Quando a EIAS e a EIPS de um lado

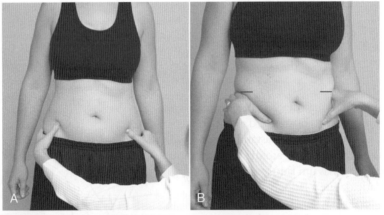

Figura 10.14 Vista observacional anterior. (A) Nível das espinhas ilíacas anterossuperiores. (B) Nível das cristas ilíacas.

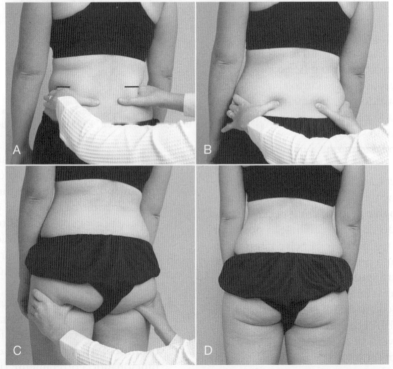

Figura 10.15 Vista observacional posterior. (A) Nível das cristas ilíacas. (B) Nível das espinhas ilíacas posterossuperiores. (C) Nível das tuberosidades isquiáticas. (D) Nível das pregas glúteas.

são mais altas que as do outro lado, isso indica um **deslizamento ascendente** do ílio sobre o sacro no lado mais alto, um membro inferior curto no lado oposto ou um espasmo muscular decorrente da presença de patologia na parte lombar da coluna (p. ex., lesão discal).[39-42] Quando a EIAS é mais alta em um dos lados e, concomitantemente, a EIPS é mais baixa no mesmo lado, isso é indicação de uma **torção anterior** do sacro (nutação patológica) naquele lado.[39] A torção pode acarretar escoliose e/ou alteração do comprimento funcional do membro inferior. Com mais frequência, observa-se uma disfunção rotacional anterior após um deslocamento (impulso) horizontal do fêmur na direção posterior (lesão de painel de carro), um movimento em balanço durante a prática de golfe ou beisebol ou qualquer padrão diagonal anterior forçado.[40] O sacro localiza-se mais abaixo no lado da pelve em que ocorreu a rotação para trás. A rotação mais comum nos ossos inominados é a torção ou rotação esquerda posteriores (contranutação patológica). As disfunções rotacionais posteriores, em geral, são resultados de queda sobre um túber isquiático, levantamento de peso com o corpo em flexão anterior com joelhos estendidos, apoio prolongado sobre um único membro inferior, impulso vertical sobre um membro inferior estendido ou hiperflexão e abdução sustentadas do quadril.

3. Os dois ossos púbicos estão no mesmo nível na sínfise púbica? Para testar a igualdade de nível, o examinador coloca um dedo ou o polegar sobre a face superior de cada osso púbico e compara as alturas (Fig. 10.16). Se a EIAS estiver mais alta em um lado, o osso púbico desse lado pode estar mais alto, o que pode ser confirmado por esse procedimento, indicando uma torção posterior do ílio nesse lado. Em geral, esse procedimento é realizado com o paciente em decúbito dorsal.

4. Na posição em pé, o paciente apresenta uma distribuição igual de peso sobre ambos os pés, favorece um membro inferior ou apresenta uma inclinação pélvica lateral? Esse achado pode indicar a presença de patologia nas articulações sacroilíacas, em um membro inferior, na coluna vertebral, ou um membro inferior curto.
5. As EIAS estão equidistantes da linha média do corpo?
6. Que tipo de pelve o paciente possui?[43] Os tipos ginecoide e androide são os mais comuns (como demonstram a Fig. 10.17 e a Tab. 10.4).
7. As cristas ilíacas estão niveladas? A alteração do comprimento do membro inferior pode alterar sua altura.
8. As EIPS estão niveladas?
9. O contorno das nádegas ou as pregas glúteas são normais? Em geral, o lado doloroso é mais plano quando há perda de tônus do músculo glúteo máximo.
10. Existe algum espasmo uni ou bilateral nos músculos eretores da espinha?

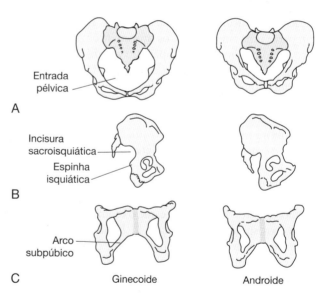

Figura 10.17 Pelve ginecoide (predominantemente feminina) e androide (principalmente masculina). (A) Vista anterior. (B) Vista lateral. (C) Vista anterior do púbis e do ísquio.

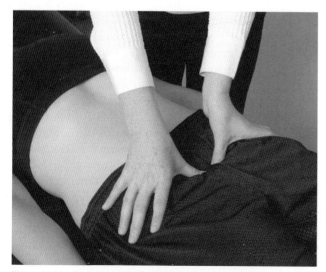

Figura 10.16 Determinação do nível dos ossos púbicos.

TABELA 10.4

Comparação entre os dois tipos mais comuns de pelve

Estrutura	Ginecoide	Androide
Estreito pélvico	Redondo	Triangular
Incisura sacroisquiática	Tamanho médio	Estreita
Sacro	Médio	Anterior
Arco subpúbico	Inclinação curva	Inclinação reta

800 Avaliação musculoesquelética

11. Os túberes isquiáticos estão nivelados? Quando um túber está mais alto, pode indicar um deslizamento ascendente do ílio sobre o sacro daquele lado.[39]
12. A lordose lombar é excessiva? A torção sacral anterior ou posterior pode aumentar ou diminuir a lordose.
13. As EIPS são equidistantes da linha média do corpo?
14. Os sulcos sacrais são iguais? Se um for mais profundo, pode indicar torção sacral.
15. Os pés estão direcionados para a frente no mesmo grau? Com frequência, o membro acometido encontra-se rotacionado medialmente. Se o músculo piriforme apresentar espasmo, o membro se encontrará rotacionado lateralmente mais para o lado acometido.

Exame

Antes de avaliar as articulações pélvicas, o examinador deve primeiramente avaliar a parte lombar da coluna e os quadris, a menos que a anamnese indique sem dúvida que o problema está localizado em uma das articulações pélvicas. A parte lombar da coluna e o quadril, com frequência, apresentam dor referida para a região da articulação sacroilíaca. Como as articulações sacroilíacas são em parte uma sindesmose, os movimentos nessas articulações são mínimos em comparação aos de outras articulações periféricas. Também é importante lembrar que qualquer condição que altere a posição do sacro em relação ao ílio acarreta uma alteração correspondente na posição da sínfise púbica.

Embora muitos testes e movimentos de teste tenham sido descritos para ajudar a determinar a existência de uma disfunção sacroilíaca, muitos deles têm pouca precisão; além disso, questiona-se a respeito de sua confiabilidade.[44-56] Mas atualmente estes são considerados os melhores testes. É importante que o examinador considere todos os aspectos da avaliação, incluindo a anamnese e os sintomas do paciente, juntamente com os diversos testes e movimentos, antes de diagnosticar problemas da articulação sacroilíaca.[9,16,44,57-59]

Movimentos ativos

Ao contrário de outras articulações periféricas, as articulações sacroilíacas não possuem músculos que controlam diretamente o seu movimento. Contudo, como a contração dos músculos das outras articulações pode estressar essas articulações ou a sínfise púbica, o examinador deve ter cautela durante os movimentos ativos ou isométricos resistidos de outras articulações, solicitando ao paciente que indique a localização exata da dor em cada movimento. A Tabela 10.1 apresenta os músculos que estão inseridos na pelve. Por exemplo, a abdução resistida do quadril pode causar dor na articulação sacroilíaca do mesmo lado quando a articulação estiver lesionada, uma vez que o músculo glúteo médio traciona o ílio para longe do osso sacral ao se contrair fortemente. Além disso, a flexão lateral para o mesmo lado aumenta a força de cisalhamento sobre a articulação sacroilíaca nesse lado. Durante a realização de movimentos ativos pelo paciente, o examinador deve tentar reproduzir os sintomas do paciente, em vez de simplesmente procurar por sinais de dor.

As articulações sacroilíacas movem-se como o movimento de anuência (sim) com a cabeça, realizando um movimento de rotação anteroposterior. Normalmente, as EIPS aproximam-se quando o paciente fica em pé e afastam-se quando ele assume o decúbito ventral. Quando o paciente fica em pé apoiado sobre um membro inferior, o osso púbico do lado apoiado move-se para a frente em relação ao osso púbico do outro lado, como consequência da rotação da articulação sacroilíaca.

Durante os movimentos ativos das articulações pélvicas, o examinador deve observar os seguintes fatores: movimento desigual, perda ou aumento de movimento (hipo ou hipermobilidade), contratura tissular, sensibilidade ou inflamação.

> ### Movimentos ativos que estressam as articulações sacroilíacas
>
> - Flexão anterior da coluna vertebral (40-60°).
> - Extensão da coluna vertebral (20-35°).
> - Rotação da coluna vertebral, esquerda e direita (3-18°).
> - Flexão lateral da coluna vertebral, esquerda e direita (15-20°).
> - Flexão do quadril (100-120°).
> - Abdução do quadril (30-50°).
> - Adução do quadril (30°).
> - Extensão do quadril (0-15°).
> - Rotação medial do quadril (30-40°).
> - Rotação lateral do quadril (40-60°).

Os movimentos da coluna vertebral impõem estresse sobre as articulações sacroilíacas, lombares e lombossacras. Durante a flexão anterior do tronco, os ossos inominados e a cintura pélvica como um todo rotacionam anteriormente sobre as cabeças femorais, em ambos os lados. O mesmo ocorre quando um indivíduo muda da posição de decúbito dorsal para a posição sentada. Quando um membro inferior é ativamente estendido no nível do quadril, o inominado daquele lado rotaciona anteriormente.[16] Durante a rotação anterior dos ossos inominados (contranutação), o inominado desliza posteriormente, ao longo de seu braço longo, e inferiormente, ao longo de seu braço curto (Fig. 10.18).[16] Inicialmente o sacro sofre nutação ascendente até cerca de 60° de flexão anterior; no entanto, quando as estruturas posteriores profundas (sistemas musculares posteriores profundos e oblíquos, fáscia toracolombar e ligamento sacrotuberal) contraem-se, os inominados continuam a rotacionar anteriormente sobre as cabeças dos fêmures, mas o sacro

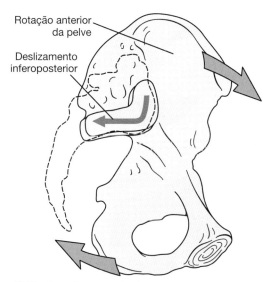

Figura 10.18 Quando o inominado rotaciona anteriormente, a sua superfície articular desliza inferoposteriormente em relação ao sacro. (Reproduzida de Lee D. *The pelvic girdle*. 2.ed. Edinburgh: Churchill Livingstone, 1999. p. 51.)

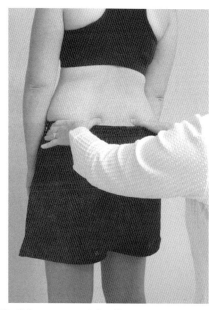

Figura 10.19 Palpação nas espinhas ilíacas posterossuperiores antes da flexão anterior.

começa a realizar a contranutação.[16] Essa contranutação do sacro torna a articulação sacroilíaca vulnerável à instabilidade, visto que é necessária uma maior ação muscular (fechamento por força) para manter a estabilidade na contranutação.[23] Portanto, quanto mais precocemente ocorrer a contranutação durante a flexão anterior, mais vulnerável será a articulação sacroilíaca em relação aos problemas de instabilidade. A contranutação excessiva é mais frequente em pacientes com encurtamento dos músculos posteriores da coxa.[16]

Para testar a flexão anterior, o paciente posiciona-se em pé com o peso corporal distribuído igualmente sobre ambos os membros inferiores. O examinador senta-se atrás do paciente e palpa as duas EIPS (Fig. 10.19). É solicitado ao paciente que flexione para a frente, mantendo os joelhos estendidos (ver Tab. 10.2 e 10.3), de modo que seja possível observar a simetria do movimento das EIPS para cima. Desde que as duas EIPS se movimentem igual e simetricamente, o movimento é considerado normal. Se uma das EIPS se move para cima menos do que a outra EIPS, o lado hipomóvel é considerado positivo para movimento limitado do ílio sobre o sacro (o que é conhecido como **teste de flexão na posição em pé**).[60] Ao mesmo tempo, o examinador deve observar a magnitude da flexão no início da nutação sacral. Para tanto, deve solicitar ao paciente que repita o movimento de flexão para a frente enquanto palpa a EIPS (face inferior) de um lado com um polegar, enquanto o outro polegar palpa a base do sacro, de modo que os polegares fiquem paralelos um ao outro. Nos primeiros 45° de flexão anterior, o sacro se moverá para a frente (nutação) (Fig. 10.20A). No entanto, próximo a 60° (normalmente), o sacro começará a se mover para trás ou realizará a contranutação (Fig. 10.20B).[16]

Durante a contranutação sacral, as duas EIPS devem se mover igualmente para cima em relação ao sacro e se aproximar uma da outra. Ao mesmo tempo, as EIAS tendem a se afastar.

Durante a extensão, ocorrem movimentos opostos (ver Tabs. 10.2 e 10.3).[16,24] Durante a extensão ou a flexão posterior do tronco, os ossos inominados (cintura pélvica) como um todo rotacionam posteriormente (nutação) sobre as cabeças dos fêmures, em ambos os lados. Quando um membro inferior é ativamente flexionado no nível do quadril, o inominado daquele lado rotaciona unilateralmente na direção posterior.[16] Durante a rotação posterior dos ossos inominados, o osso inominado desliza anteriormente, ao longo do braço longo, e superiormente, ao longo do braço curto. Esse movimento é o mesmo da nutação sacral (Fig. 10.21). Na flexão posterior, ambas as EIPS se movem por igual distância para baixo. Lee[16] defende a extensão ativa do quadril (**teste de extensão ativa do quadril em decúbito ventral**) com a perna estendida em três condições (o que é também conhecido como **teste de elevação ativa da perna estendida em decúbito ventral**). A primeira condição é a extensão de quadril (Fig. 10.22A). Em casos de problema sacroilíaco, ocorre um atraso significativo na contração do glúteo máximo. A segunda condição inclui o mesmo movimento realizado na primeira condição; nesse caso, o examinador aplica compressão manual aos ossos do quadril (i. e., fechamento por forma) (Fig. 10.22B). Isso diminui o atraso na contração do músculo glúteo máximo. Na terceira condição, o examinador opõe resistência à extensão do membro inferior contralateral medialmente rotacionado ou ao braço estendido (i. e., fechamento por força), enquanto o paciente move a perna estendida (Fig. 10.22C). Se a função melhorar ao ser usada a estabiliza-

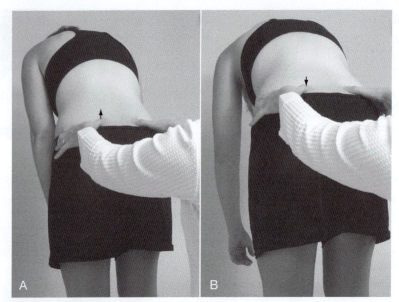

Figura 10.20 O examinador palpa para procurar a nutação sacral. Um polegar é posicionado sobre a espinha ilíaca posterossuperior; o outro é posicionado paralelamente à EIPS sobre o sacro. O examinador sente o movimento para a frente (nutação) do sacro, no início do movimento (A), e o movimento para trás (contranutação) do sacro, que normalmente ocorre em torno de 60° de flexão do quadril (B).

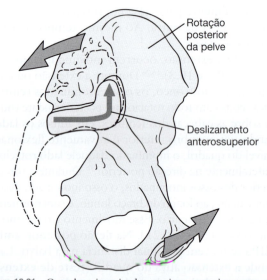

Figura 10.21 Quando o inominado rotaciona posteriormente, a sua superfície articular desliza anterossuperiormente em relação ao sacro. (Reproduzida de Lee D. *The pelvic girdle*. 2.ed. Edinburgh: Churchill Livingstone, 1999. p. 51.)

ção com o fechamento por força, provavelmente o exercício beneficiará o paciente.[61]

Para testar a flexão posterior, o paciente posiciona-se em pé com o peso corporal distribuído igualmente sobre ambos os membros inferiores. O examinador senta-se atrás do paciente e palpa as duas EIPS. Solicita-se ao paciente que flexione para trás enquanto a presença de qualquer assimetria é observada (Fig. 10.23). Em geral, as EIPS movem-se para baixo. Durante a flexão posterior, os ossos inominados e o sacro permanecem na mesma posição, portanto não deve haver qualquer alteração em sua relação.[16] O examinador palpa os dois lados do sacro no nível de S1. À medida que o paciente estende a coluna, o sacro normalmente move-se para a frente. Isso é denominado **teste de flexão sacral**.

Normalmente, a flexão lateral produz um movimento de torção entre os ílios e o sacro. Quando o paciente flexiona lateralmente, os ossos inominados se curvam para o mesmo lado e o sacro rotaciona discretamente para o lado oposto; o polegar do examinador do mesmo lado (os polegares palpam cada lado do sacro no nível de S1) move-se para a frente. Isso é denominado **teste de rotação sacral**.[16] Se esse movimento de torção não ocorrer (p. ex., em caso de hipomobilidade), o paciente deverá fazer mais esforço para flexionar lateralmente e encontrará mais dificuldade para manter o equilíbrio.[24]

Durante a rotação, a cintura pélvica move-se na direção da rotação, produzindo torção intrapélvica. O inominado, localizado no lado em que a rotação ocorre, rotaciona posteriormente, enquanto o inominado do lado oposto rotaciona anteriormente, empurrando o sacro em rotação na mesma direção (i. e., a rotação direita do tronco e da pelve causa rotação direita do sacro). Isso causa a nutação do sacro no lado para o qual ocorre a rotação e a contranutação no lado oposto.[16]

Os movimentos do quadril também são afetados por lesões sacroilíacas. O paciente flexiona cada quadril ao máximo para que o examinador observe a ADM presente, a dor gerada e o movimento das EIPS. Primeiramente, o examinador observa se as EIPS se encontram niveladas antes da flexão do quadril. Em geral, a flexão do quadril com o joelho flexionado a 90° ou mais faz com que a articulação sacroilíaca daquele lado abaixe ou se mova na direção caudal em relação à outra articulação sacroilíaca

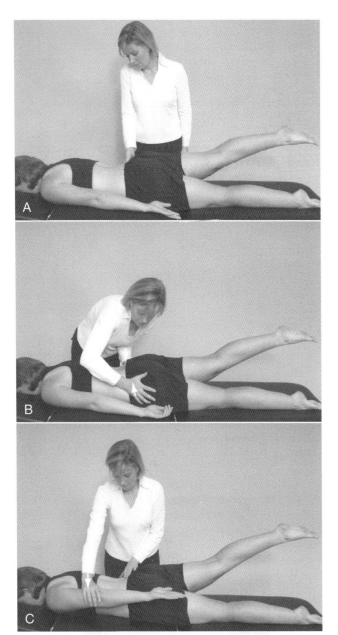

Figura 10.22 Teste funcional da extensão ativa de quadril ou elevação da perna estendida (ambos os testes em decúbito ventral). (A) O paciente realiza uma extensão ativa da perna estendida para comparar a facilidade de realização do teste em outras duas posições. (B) Segunda parte do teste, com fechamento por forma aumentado (compressão da pelve). (C) Terceira parte do teste, com fechamento por força aumentado (com resistência à ação muscular).

(**teste de Gillet**). Se o abaixamento não ocorrer, pode indicar hipomobilidade no lado flexionado. O examinador pode observar esse movimento ao colocar um polegar sobre a EIPS e o outro sobre o processo espinhoso do S2 (Fig. 10.24A). Em pacientes com uma articulação sacroilíaca normal, o polegar sobre a EIPS se abaixará (Fig. 10.24B). Se for hipomóvel, o polegar se move para cima durante a flexão do quadril. Os dois lados devem ser comparados. Sturesson et al.[62] questionaram se tal movimento ocorre realmente, visto que o estresse de realizar o teste sobre um membro inferior provoca o "fechamento por força" das articulações sacroilíacas e, como consequência, limita o movimento.

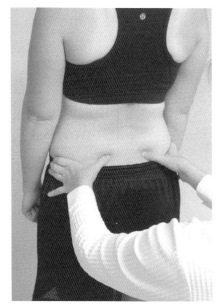

Figura 10.23 Palpação na espinha ilíaca posterossuperior para procurar o movimento assimétrico na flexão posterior.

Em seguida, o examinador deixa um polegar sobre o processo espinhoso sacral e move o outro sobre o túber isquiático (Fig. 10.24C). Novamente, solicita ao paciente que flexione o quadril o máximo possível. Em geral, o polegar sobre o túber isquiático move-se lateralmente (Fig. 10.24D). Em uma articulação fixa ou hipomóvel, o polegar se moverá para cima ou em direção à cabeça. Também nesse caso os dois lados devem ser comparados.

A seguir, o examinador fica sentado de frente para o paciente, que se encontra em pé, e palpa a EIAS. É necessário testar um membro inferior por vez. O paciente realiza um movimento de rotação medial e lateral do membro inferior equilibrando-se sobre o calcanhar. Ao realizar esses movimentos, as EIAS devem se mover na direção medial e lateral. Ambos os lados são comparados e o movimento deve ser igual.[16] Dependendo de onde o paciente está se queixando da dor, a articulação afetada pode estar hipomóvel ou hipermóvel.

A posição do sacro pode então ser determinada. Para isso, o examinador testa o paciente em duas posições (sentada e em decúbito ventral), realizando três movimentos: flexão, permanência na posição neutra e extensão. Antes do teste, o examinador palpa a base do sacro e seu ângulo lateral inferior (próximo ao ápice) em ambos os lados (Fig. 10.25). Normalmente, o osso sacral e seu ângulo lateral inferior estão nivelados (i. e., um não está localizado mais para a frente ou para trás que o outro). No primeiro teste, o paciente fica sentado com os pés apoiados e a coluna vertebral totalmente flexionada. O examinador palpa os quatro pon-

804 Avaliação musculoesquelética

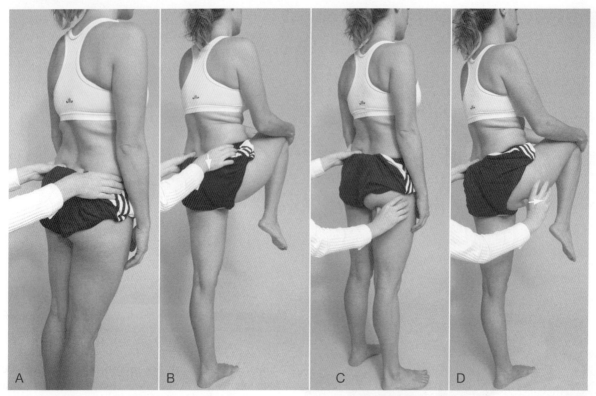

Figura 10.24 Movimentos ativos para demonstrar a presença de hipomobilidade das articulações sacroilíacas. (A) Posição inicial da espinha sacral e da espinha ilíaca posterossuperior. (B) Flexão do quadril; o ílio abaixa, como ocorre normalmente (*seta*). (C) Posição inicial da espinha sacral e do túber isquiático. (D) Flexão do quadril. Como previsto, o túber isquiático move-se lateralmente (*seta*).

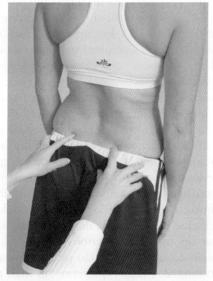

Figura 10.25 O examinador palpa a base e o ângulo lateroinferior do sacro para observar a presença de simetria anteroposterior.

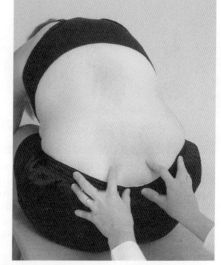

Figura 10.26 O examinador palpa a posição do sacro na posição sentada flexionada para a frente.

tos (Fig. 10.26) e determina a relação entre eles. Em seguida, o paciente é posicionado em decúbito ventral com a coluna vertebral em posição neutra; a relação dos quatro pontos é determinada. O examinador então solicita ao paciente que estenda totalmente a coluna vertebral, para que possa determinar a relação entre os quatro pontos. Se o examinador encontrar, por exem-

plo, uma base sacral esquerda anterior juntamente com um ângulo lateral inferior direito posterior em qualquer uma das posições testadas, isso pode indicar rotação sacral para a esquerda.[16]

Os movimentos ativos finais da pelve a serem observados pelo examinador são determinados pela ação dos músculos do assoalho pélvico (Tab. 10.5; ver Figs. 8.37

TABELA 10.5

Músculos do assoalho pélvico, suas ações e derivação das raízes nervosas

Músculos	Ação	Derivação de raiz nervosa
Obturador interno	Rotação lateral da coxa Abdução da coxa flexionada	Nervo ao obturador interno
Piriforme	Rotação lateral da coxa Abdução da coxa flexionada Estabilização do quadril	Ramos ventrais de S1, S2
Glúteo máximo	Extensão da coxa Rotação posterior da pelve sobre o fêmur Rotação lateral da coxa Abdução da coxa	Nervo glúteo inferior, L5, S1, S2
Levantador do ânus[a,b]	Sustentação das vísceras pélvicas Elevação do assoalho pélvico	Ramos ventrais de S3, S4 Nervo perineal
Coccígeo[b] (também conhecido como *isquiococcígeo*)	Sustentação das vísceras pélvicas Puxa o cóccix para a frente	Ramos ventrais de S4, S5
Perineal transverso superficial (perineal transverso profundo)	Sustentação das vísceras pélvicas	Nervo pudendo, S2, S3, S4

[a]Composto por três músculos: iliococcígeo, pubococcígeo e puborretal, dependendo da origem e da inserção.
[b]Esses dois músculos compõem o diafragma pélvico ou urogenital.

e 8.38). Se foi constatada uma instabilidade da pelve ou se o paciente está apresentando incontinência, o examinador pode pedir ao paciente que contraia os músculos, pedindo-lhe que aperte bem os músculos, tentando interromper a micção e mantendo a contração. No caso de músculos do assoalho pélvico fortes, o paciente deve ter pouca dificuldade para manter a contração por pelo menos 30 segundos.

Movimentos passivos

Nos movimentos passivos das articulações pélvicas, é aplicado estresse sobre os ligamentos e as articulações. Não se trata de movimentos passivos verdadeiros, como aqueles realizados em outras articulações; na verdade são testes com a aplicação de estresse ou provocativos. Entretanto, o examinador deve ter em mente que a eficácia desses testes em confirmar problemas na articulação sacroilíaca foi questionada, mesmo quando combinados em uma regra de predição clínica.[57,63,64] Segundo Lee,[15] esses testes ou movimentos passivos devem ser utilizados para determinar a simetria ou assimetria da rigidez em vez da hipomobilidade, hipermobilidade ou movimentos normais. A opinião de Lee é que a assimetria das duas articulações sacroilíacas é o problema, e não a magnitude do movimento. Laslett et al.[56] e van der Wurff et al.[48,54] relatam que, quando aplicados individualmente, os testes provocativos para a articulação sacroilíaca não foram confiáveis o bastante para o estabelecimento de um diagnóstico, mas que, quando combinados, os testes passaram a ser confiáveis. Quando dois entre quatro testes eram positivos, eles se

---

Testes comuns de estresse (movimentos passivos) das articulações sacroilíacas[a]

⚠ Teste de aproximação.

⚠ Teste de cisalhamento femoral (CIPO).

✓ Teste de afastamento.

⚠ Teste de abdução e rotação lateral do quadril (TARLQ).

❓ Teste cinético ipsilateral em decúbito ventral.

✓ Teste do balanço sacroilíaco (joelho-ombro).

❓ Extensão e rotação medial passivas do ílio sobre o sacro.

❓ Flexão e rotação lateral passivas do ílio sobre o sacro.

⚠ Teste de afastamento em decúbito ventral.

⚠ Teste do impulso sacral.

✓ Teste do impulso da coxa

[a] Ver Capítulo 1, "Legenda para classificação de testes especiais".

---

tornavam os melhores preditores de um bloqueio sacroilíaco intra-articular. Quando todos os seis testes tinham resultado negativo, o examinador podia descartar o envolvimento da articulação sacroilíaca.[55] É provável que os movimentos passivos eliminem os efeitos de tensão muscular que causam a compressão e o aumento da rigidez.[15] Em decorrência de sua configuração anatômica, as articulações pélvicas não se movem no mesmo grau ou da mesma maneira que outras articulações do corpo. Ao realizar esses movimentos/testes passivos provocativos, o examinador deve buscar **reproduzir os sintomas do paciente** e não simplesmente a dor ou o desconforto.[59,65]

Regra de predição clínica de Laslett et al. para envolvimento da articulação sacroilíaca (ASI)[7,11,26,54,56]

TESTES DE PROVOCAÇÃO SACROILÍACA (CONJUNTO ESPECIAL PARA ASI):

1. Teste de aproximação (teste de provocação por compressão).
2. Teste de afastamento (teste de provocação por distração).
3. Teste de impulso sacral.
4. Teste de impulso da coxa.
5. Teste de Gaenslen (ver "Testes especiais").
6. Dor à palpação do sulco sacral, medial à espinha ilíaca posterossuperior.

Observação: se dois dos quatro primeiros testes ou três ou mais dos seis testes tiverem resultado positivo, o examinador pode concluir que há envolvimento sacroilíaco.

▲ *Teste de aproximação (estresse posterior transverso).*[16,56] Com o paciente em decúbito lateral, o examinador posiciona as mãos sobre a porção superior da crista ilíaca, pressionando-a em direção ao solo (Fig. 10.27). Esse movimento produz pressão anterior sobre o sacro. Uma sensação maior de pressão nas articulações sacroilíacas indica uma possível lesão sacroilíaca e/ou entorse dos ligamentos sacroilíacos posteriores.

▲ *Teste de cisalhamento femoral (cisalhamento posterior [CIPO]).* Com o paciente em decúbito dorsal, o examinador flexiona levemente, abduz e roda lateralmente a coxa a aproximadamente 45° em relação à linha média. Em seguida, aplica uma força progressiva no eixo longitudinal do fêmur, que produz um estresse de cisalhamento anteroposterior na articulação sacroilíaca do mesmo lado (Fig. 10.28).[66]

✓ *Teste de afastamento (estresse anterior transverso ou provocação por distração).*[16,56] Com o paciente em decúbito dorsal, o examinador aplica uma pressão com seus membros superiores cruzados sobre as EIAS (Fig. 10.29A), empurrando-as para baixo e para fora (alguns examinadores preferem não cruzar os braços; Fig. 10.29B). O teste é considerado positivo somente quando causar dor na região glútea unilateral ou na face posterior do membro inferior, indicando entorse dos ligamentos sacroilíacos anteriores. Deve-se ter cautela ao indicá-lo. A pressão exercida pelas mãos do examinador sobre as EIAS pode desencadear dor, uma vez que os tecidos moles podem ser comprimidos entre as mãos do examinador e a pelve do paciente.

▲ *Teste de abdução e rotação lateral do quadril (TARLQ).*[29] Com o paciente em decúbito ventral, o examinador inicia o teste na perna não afetada; para tanto, flexiona o joelho do paciente a 90° para facilitar a rotação lateral do quadril. Em seguida, faz uma abdução e rotação lateral do quadril em incrementos de 10°, até que o paciente se queixe de dor ou até que seja alcançado o final da amplitude de movimento (Fig. 10.30). O resultado é comparado com a perna afetada. A rotação lateral e a abdução aumentam progressivamente o estresse incidente na articulação sacroilíaca ipsilateral. Qualquer diferença superior a 30° observada entre os dois membros inferiores é considerada como um teste positivo para envolvimento da articulação sacroilíaca.

❓ *Teste cinético ipsilateral em decúbito ventral.*[16,24] Esse teste avalia a capacidade do ílio de flexionar e rotacionar lateral ou posteriormente. Com o paciente em decúbito ventral, o examinador coloca um polegar sobre a EIPS e o outro polegar paralelo a ela sobre o osso sacral. Em seguida, solicita ao paciente que estenda ativamente o

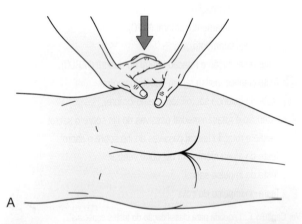

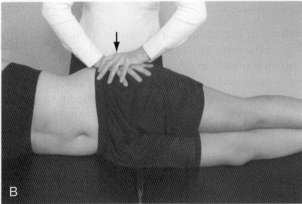

Figura 10.27 Teste de aproximação. (A) Diagrama da vista posterior. (B) Vista anterior.

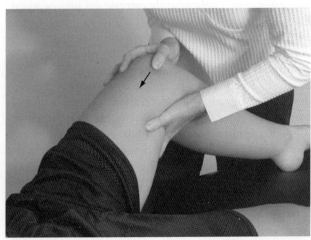

Figura 10.28 Teste de cisalhamento femoral (cisalhamento posterior [CIPO]).

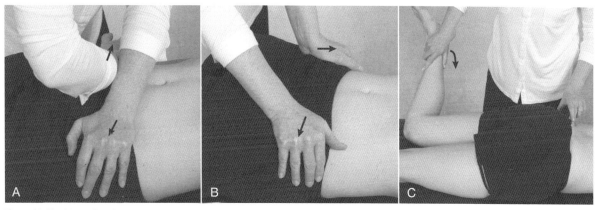

Figura 10.29 Teste do afastamento. (A) Em decúbito dorsal com os braços cruzados. (B) Em decúbito dorsal com os braços não cruzados. (C) Em decúbito ventral com uso de rotação medial.

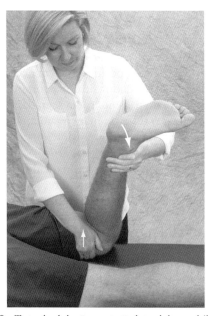

Figura 10.30 Teste de abdução e rotação lateral de quadril (TARLQ).

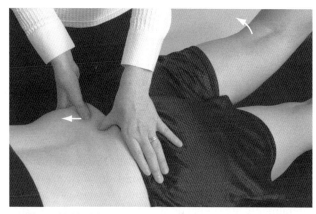

Figura 10.31 Teste cinético ipsilateral em decúbito ventral. Na extensão, a espinha ilíaca posterossuperior e a crista sacral movem-se superior e lateralmente.

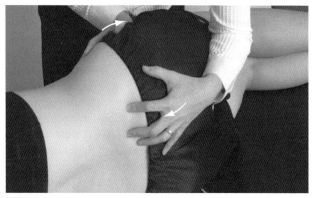

Figura 10.32 Extensão e rotação medial passivas do ílio sobre o sacro. O osso inominado é mantido em extensão e rotação medial. O examinador palpa o sacro e o ílio com os dedos enquanto rotaciona o ílio para a frente. Na hipomobilidade, o movimento relativo é menor que o do lado não acometido, indicando expansão externa.

membro inferior do mesmo lado (Fig. 10.31). Em geral, a EIPS move-se superior e lateralmente. Se isso não ocorrer, é indicativo de hipomobilidade com rotação posterior do ílio ou **expansão externa**.

❓ *Extensão e rotação medial passivas do ílio sobre o sacro.*[16,24] O paciente posiciona-se em decúbito lateral sobre o lado que não será testado. O examinador coloca uma mão sobre a área da EIAS do ílio anterior. A outra mão é posicionada sobre a EIPS de modo que os dedos da mão palpem o ílio posterior e o sacro. Com uma mão sobre a EIAP, o examinador traciona o ílio para a frente e, com a outra mão, empurra o ílio posterior para a frente, enquanto sente o movimento relativo do ílio sobre o sacro (Fig. 10.32). Em seguida, o lado não acometido é testado para efeito de comparação. Se o lado acometido se mover menos, é indicativo de hipomobilidade e de rotação posterior do ílio ou **expansão externa**.

❓ *Flexão e rotação lateral passivas do ílio sobre o sacro.* O paciente posiciona-se como no teste anterior. Neste caso, o examinador empurra o ílio anterior para trás com a mão anterior e, com a mão e o membro superior posteriores, traciona o ílio para trás, enquanto palpa o movimento relativo (Fig. 10.33). Em seguida, o lado não

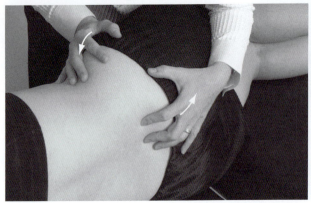

Figura 10.33 Flexão passiva e rotação lateral do ílio sobre o sacro. O osso inominado é mantido em flexão e rotação lateral. O examinador palpa o sacro e o ílio com os dedos esquerdos enquanto rotaciona o ílio para trás. Na hipomobilidade, o movimento relativo é menor que o do lado não acometido, indicando expansão interna.

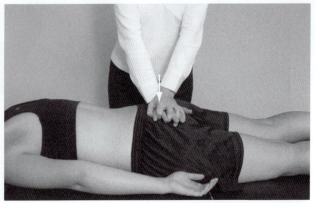

Figura 10.34 Teste de pressão sobre o ápice do sacro. O paciente encontra-se em decúbito ventral.

acometido é testado para efeito de comparação. Se o lado acometido se mover menos, é indicativo de hipomobilidade e de rotação anterior do ílio, ou **expansão interna**.

Se ambos os testes e o precedente forem positivos, significa que ocorreu um deslizamento ascendente do ílio em relação ao sacro.

Rotação lateral passiva do quadril. O paciente posiciona-se em decúbito dorsal. O examinador flexiona o quadril e o joelho a 90° e, em seguida, rotaciona o quadril lateralmente até o final de sua amplitude. Contanto que o quadril esteja normal, esse movimento estressa a articulação sacroilíaca do lado testado.[31]

Teste de afastamento em decúbito ventral (teste de Hibb). Os ligamentos sacroilíacos posteriores podem ser estressados com o paciente em decúbito ventral (Fig. 10.29C). Para realizar o teste, os quadris do paciente devem possuir uma ADM completa e não podem apresentar patologias. Com o paciente em decúbito ventral, o examinador estabiliza a pelve com o seu tronco. Em seguida, flexiona o joelho do paciente a 90° ou mais e rotaciona o quadril medialmente o máximo possível. Enquanto empurra o quadril até a rotação medial máxima, o examinador palpa a articulação sacroilíaca do mesmo lado. Repete-se o teste no outro lado, para que o examinador compare o grau de abertura e a qualidade do movimento de cada articulação sacroilíaca, assim como o estresse sobre os ligamentos sacroilíacos posteriores.

Teste de pressão sobre o ápice do sacro (rebote em decúbito ventral, cisalhamento cranial, impulso sacral na linha mediana, ou impulso sacral).[28,56] Com o paciente em decúbito ventral sobre uma superfície firme, o examinador coloca a base de sua mão sobre o ápice do sacro do paciente (Fig. 10.34). Em seguida, aplica pressão em direção cranial sobre o ápice do sacro, provocando o cisalhamento do sacro sobre o ílio. O teste pode indicar um problema da articulação sacroilíaca quando desencadear dor sobre a articulação. Se a pressão for aplicada anteriormente, em vez de cranialmente, o teste causa um estresse rotacional nas articulações sacroilíacas.

Teste do balanço sacroilíaco (joelho-ombro). Esse teste também é denominado teste de estresse sobre o ligamento sacrotuberal. O paciente posiciona-se em decúbito dorsal (Fig. 10.35). O examinador flexiona completamente o joelho e o quadril do paciente e, em seguida, aduz o quadril. Para realizar o teste de maneira adequada, tanto o quadril como o joelho não devem apresentar patologias e devem possuir uma ADM total. A articulação sacroilíaca "balança" com a flexão e adução do quadril do paciente. O examinador move o joelho em direção ao ombro do lado oposto do paciente. Alguns autores[16,66] acreditam que o quadril deve ser rotacionado medialmente enquanto é flexionado e aduzido, para aumentar o estresse sobre a articulação sacroilíaca. Ao mesmo tempo, o examinador pode palpar o ligamento sacrotuberal (ver localização na Fig. 10.2) em busca de sensibilidade à palpação. O teste é considerado positivo quando o paciente refere dor nas articulações sacroilíacas. Deve-se ter cautela ao realizar esse teste, pois ele impõe muito estresse sobre as articulações

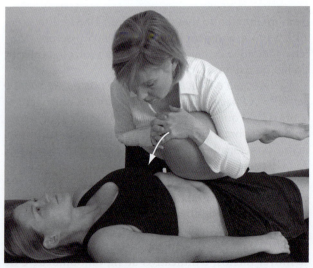

Figura 10.35 Teste do balanço sacroilíaco (joelho-ombro).

do quadril e sacroilíaca. Quando uma força longitudinal é aplicada sobre o quadril de maneira lenta e constante (durante 15 a 20 segundos) na direção oblíqua e lateral, um maior estresse é aplicado sobre o ligamento sacrotuberal.[16] Durante a realização do teste, o examinador pode palpar a articulação sacroilíaca do lado testado para sentir a discreta magnitude de movimento normalmente presente.

❓ Teste de "esmagamento". Com o paciente em decúbito dorsal, o examinador coloca as duas mãos sobre as EIAS e as cristas ilíacas do paciente e as empurra para baixo em um ângulo de 45° (Fig. 10.36). Esse movimento testa os ligamentos sacroilíacos posteriores. O teste é considerado positivo quando desencadeia dor.

❓ Teste de estresse superoinferior da sínfise púbica.[16,24] Com o paciente em decúbito dorsal, o examinador posiciona a base de uma mão sobre o ramo púbico superior de um osso púbico e a base da outra mão sobre o ramo púbico inferior do outro. Em seguida, comprime as mãos, aplicando uma força de cisalhamento sobre a sínfise púbica (Fig. 10.37). O teste é considerado positivo quando desencadeia dor na sínfise púbica.

✅ Teste do impulso da coxa (teste de Oostagard, 4P, de estresse sacrotuberal, ou de provocação da dor pélvica posterior).[12,56,60] O paciente assume a posição de decúbito dorsal e o examinador flexiona passivamente o quadril no lado testado até 90°. Usando uma das mãos para palpar a articulação sacroilíaca, o examinador empurra para baixo por meio do joelho e do quadril do paciente no lado do teste (Fig. 10.38). O teste é considerado positivo quando deflagra dor na articulação sacroilíaca ao empurrar para baixo.

❓ Teste de estresse da torção.[16] Com o paciente em decúbito ventral, o examinador palpa o processo espinhoso de L5 com um polegar, mantendo-o estável. Com a outra mão em torno do ílio anterior no lado oposto, eleva o ílio contralateral (Fig. 10.39). Esse movimento rotacional impõe estresse sobre a junção lombossacral, o ligamento iliolombar, o ligamento sacroilíaco anterior e a articulação sacroilíaca.

Movimentos isométricos resistidos

Conforme já foi mencionado, não há músculos específicos que atuem diretamente sobre as articulações sacroilíacas e a sínfise púbica. Entretanto, a contração dos músculos adjacentes pode impor estresse sobre essas articulações e causar fechamento por força.[17] O examinador realiza esses movimentos com o paciente em decúbito dorsal e tenta reproduzir os sintomas. Relatou-se que, se

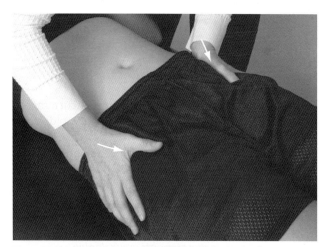

Figura 10.36 Teste de "esmagamento".

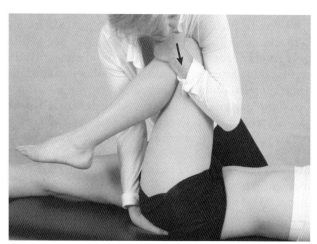

Figura 10.38 Teste do impulso da coxa.

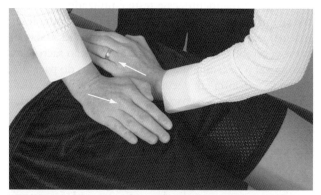

Figura 10.37 Teste de estresse superoinferior da sínfise púbica. A paciente encontra-se em decúbito dorsal.

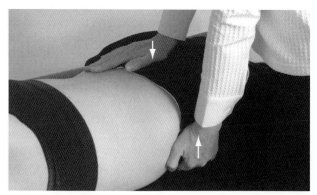

Figura 10.39 Teste de estresse da torção. A paciente encontra-se em decúbito ventral.

810 Avaliação musculoesquelética

o quadril for abduzido até 30° com o paciente em decúbito dorsal e os joelhos estendidos e se o examinador opuser resistência à abdução isométrica do paciente, a dor ocorrente na área da articulação sacroilíaca é considerada um teste positivo.[60]

Movimentos isométricos resistidos que estressam as articulações sacroilíacas

- Flexão anterior da coluna vertebral (os abdominais estressam a sínfise púbica).
- Flexão do quadril (o ilíaco estressa a articulação sacroilíaca).
- Abdução do quadril (o glúteo médio estressa a articulação sacroilíaca).
- Adução do quadril (os adutores estressam a sínfise púbica).
- Extensão do quadril (o glúteo máximo e o eretor da espinha causam fechamento por força).
- Músculos do assoalho pélvico – o par de forças dos músculos transverso do abdome/multífido causa fechamento por força.
- Os oblíquos do abdome causam fechamento por força.
- O latíssimo do dorso causa fechamento por força.

Avaliação funcional

A avaliação funcional das articulações pélvicas em si é muito difícil, uma vez que essas articulações não atuam de forma isolada. Em termos funcionais, elas devem ser consideradas parte da região lombar ou parte da articulação do quadril, dependendo da área mais acometida pela enfermidade. Os indivíduos com diagnóstico de disfunção da articulação sacroilíaca exibem um padrão semelhante ao observado em pacientes com lombalgia ou dor no quadril ao realizarem o **teste de sentar-levantar**. Ao realizar o movimento da posição sentada para a posição em pé, esses pacientes aplicam maior carga sobre o lado não lesionado, e a força de reação vertical é maior no lado não afetado. Essa situação produz maiores momentos de pico no quadril do lado não afetado, com menor ADM no lado lesionado, resultando em disfunção na atividade dos principais músculos que proporcionam o fechamento por força no lado afetado.[67]

Testes especiais

O examinador deve utilizar apenas os testes especiais necessários para confirmar o diagnóstico. Foram validados apenas alguns testes especiais que fornecem diagnósticos precisos de patologias da articulação sacroilíaca.[17,48] Na verdade, parece ser necessária uma combinação de testes para que o examinador possa determinar se há um problema nas articulações sacroilíacas[68] (ver "Movimentos passivos", previamente). Dreyfuss et al.[57,69] demonstraram que o sulco sacral (a área de tecido mole imediatamente medial ao EIPS) era sensível em 89% dos pacientes com enfermidade na articulação sacroilíaca. Ao executar esses testes, sobretudo os com estresse ou provocativos, o examinador tenta reproduzir os sintomas do paciente.

Testes especiais realizados com frequência nas articulações sacroilíacas, dependendo do problema suspeitado[a,70,71]

- *Para envolvimento neurológico:*
  - ☑ Teste de elevação ativa da perna estendida em decúbito ventral (três partes)
  - ☑ Teste de elevação da perna estendida
  - ☑ Teste de elevação ativa da perna estendida em decúbito dorsal (três partes)
- *Para envolvimento articular:*
  - ⚠ Teste da queda
  - ☑ Teste do flamingo
  - ☑ Teste de Gaenslen
  - ☑ Teste de Gillet
  - ☑ Teste de Patrick
  - ⚠ Sinal de Piedallu
  - ⚠ Teste de distração da espinha ilíaca posterossuperior
  - ⚠ Teste da mudança do decúbito dorsal para a posição sentada
  - ☑ Teste de Yeoman
- *Para comprimento de membro:*
  - ☑ Comprimento do membro inferior
- *Para disfunção muscular:*
  - ☑ Teste de elevação do membro inferior estendido 90-90
  - ☑ Teste de Trendelenburg

[a]Ver Capítulo 1, "Legenda para classificação de testes especiais".

Se o examinador suspeitar de que um encurtamento muscular faz parte do problema, o comprimento do músculo deve ser testado.

Para o leitor que queira analisá-los, a confiabilidade, validade, especificidade, sensibilidade e a razão de chances de alguns dos testes especiais usados na pelve estão disponíveis no Apêndice 10.1 (*on-line* – utilizar o QR code no final deste capítulo).

Testes para o comprometimento neurológico

❓ **Teste de flexão do joelho em decúbito ventral (teste de Nachlas).** Normalmente, esse teste é utilizado para identificar um músculo reto da coxa encurtado, uma lesão articular na parte lombar alta da coluna, uma lesão da raiz nervosa espinhal superior ou uma articulação sacroilíaca hipomóvel. O examinador flexiona o joelho do paciente, o qual se encontra em decúbito ventral, levando o calcanhar até a nádega. Se o paciente sentir dor na face anterior da coxa antes de atingir a amplitude completa de movimento, o problema está ocorrendo com a flexibilidade do músculo reto femoral. Se a dor se manifestar na parte lombar da coluna, o problema está localizado nessa área, em geral na raiz nervosa L3, sobretudo quando o paciente apresenta sintomas radiculares. Se o problema estiver localizado em uma articulação sacroilíaca hipomóvel, o rebordo pélvico ipsilateral (EIAS) rotaciona para a frente, geralmente antes que o joelho atinja 90° de flexão.[66,72]

☑ **Teste de elevação do membro inferior estendido (teste de Lasègue).** Embora o sinal de Lasègue seja basicamente considerado um teste do tecido nervoso ao redor da parte lombar da coluna, este teste também impõe estresse sobre as articulações sacroilíacas. Com o paciente em decúbito dorsal (Fig. 10.40), o examinador flexiona passivamente o quadril do paciente com o joelho estendido. Em geral, dor além de 70° indica dor articular (i. e., dor no quadril, na articulação sacroilíaca ou na faceta lombar). Na maioria das pessoas, as raízes dos nervos lombares estão completamente distendidas a essa altura. Entretanto, em indivíduos com hipermobilidade, a dor articular normalmente é sentida apenas quando a flexão do quadril é superior a 120°. Dessa forma, é mais importante observar a produção dos sintomas no paciente do que a ADM real. Além disso, a ADM obtida deve ser comparada com a amplitude presente no lado não acometido. Se o examinador realizar um teste de elevação bilateral passiva dos membros inferiores de modo semelhante, a dor antes de 70°, em geral, indica problemas da articulação sacroilíaca. DonTigny[73] relatou que o teste de elevação do membro inferior estendido (TEMIE) pode ser afetado por problemas da articulação sacroilíaca.

Se a dor na articulação sacroilíaca permanecer inalterada ou diminuir durante a realização do TEMIE, o examinador pode suspeitar de uma torção anterior. Se a dor na articulação sacroilíaca aumentar, é possível que haja uma torção posterior. Caso a dor aumente no outro lado, deve-se suspeitar de uma torção anterior naquele lado.

Lee[16] defendeu diversas modificações para o teste de elevação do membro superior estendido (Fig. 10.41A) quando se suspeita de problemas na articulação sacroilíaca. Esses testes são denominados **testes da EMSE** e foram

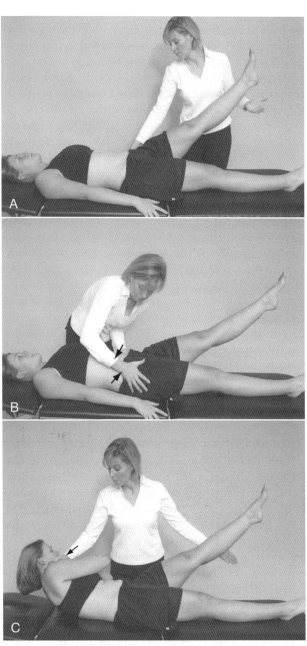

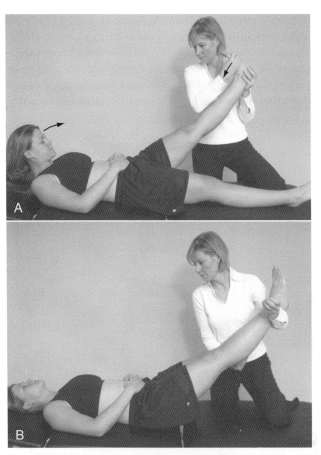

Figura 10.40 Teste de elevação do membro inferior estendido. (A) Unilateral (a paciente pode flexionar a cabeça e/ou dorsiflexionar o tornozelo). (B) Bilateral.

Figura 10.41 Teste funcional de elevação ativa do membro inferior estendido em decúbito dorsal. (A) O paciente eleva o membro inferior estendido de forma ativa para comparar a facilidade de realização do teste em outras duas posições. (B) Com fechamento por forma aumentado (compressão dos ossos inominados). (C) Com fechamento por força aumentado (ação muscular resistida).

originalmente indicados para testar problemas pélvicos pós-parto.[74-76] Na primeira modificação, Lee recomenda que o teste seja realizado de modo ativo pelo paciente em decúbito dorsal (**teste de elevação ativa da perna estendida em decúbito dorsal** ✓).[15,74-76] À medida que eleva o membro inferior de forma ativa, o paciente deve relatar quaisquer "diferenças de esforço" entre os dois lados. Em seguida, o examinador estabiliza e comprime a pelve enquanto o paciente eleva ativamente o membro inferior de forma estendida, proporcionando o fechamento por forma das articulações pela compressão dos ossos inominados anteriormente (Fig. 10.41B). Se a dor diminuir ou for mais fácil realizar o teste de elevação do membro inferior estendido com o fechamento por forma (sem aumento de sinais neurológicos), o teste é considerado positivo para possíveis problemas da articulação sacroilíaca. Ao mesmo tempo, o examinador pode verificar a contração do par de forças constituído pelo assoalho pélvico/transverso do abdome/multífido ao palpar medialmente a EIAS em ambos os lados. Se o par de forças funcionar de modo adequado, a tensão é sentida simetricamente e o abdome move-se para dentro. Caso o paciente sinta uma tensão superficial, isso significa que os oblíquos internos do abdome estão se contraindo e que existe um desequilíbrio no par de forças.[15] O multífido pode ser palpado próximo ao processo espinhoso e deve contrair-se quando os músculos do assoalho pélvico se contraem. Uma outra modificação testa o fechamento por força das articulações sacroilíacas.[16] O examinador solicita ao paciente que flexione e rotacione o tronco em direção ao lado em que o teste está sendo ativamente realizado. O movimento do tronco é resistido pelo examinador (Fig. 10.41C). Os dois lados são comparados para verificar se apresentam diferença. O fechamento por força testa a capacidade dos músculos de estabilizar as articulações sacroilíacas durante o movimento.

A descrição mais detalhada do teste de elevação do membro inferior estendido está descrita no Capítulo 9.

Testes para o comprometimento da articulação sacroilíaca

Lee[15] relatou que testes de mobilidade ativa não devem ser utilizados para avaliar a mobilidade passiva das articulações sacroilíacas. Segundo ela, os movimentos passivos utilizados para a avaliação da assimetria são mais eficazes.

⚠ **Teste da queda.**[7] O examinador inicia o teste com a perna não afetada e solicita ao paciente que fique em pé em apoio unipodal, com o joelho estendido. Em seguida, o paciente deve ficar na ponta do pé, levantando o calcanhar do solo. O examinador então pede ao paciente que deixe seu calcanhar cair subitamente, o que produz um "abalo" mecânico ipsilateral na pelve. O teste é então repetido no lado afetado. Esse teste mimetiza um dos possíveis mecanismos pelos quais ocorre lesão à articulação sacroilíaca. O examinador considerará o teste positivo se ocorrer reprodução dos sintomas.

✓ **Teste ou manobra do flamingo.** O paciente posiciona-se em pé apoiado sobre um membro inferior (Fig. 10.42). O peso do tronco faz com que o sacro desvie anterior e distalmente (caudalmente) com rotação anterior. O ílio move-se na direção oposta. No lado que não sustenta peso ocorre o oposto, mas o estresse é maior sobre o lado de apoio.[31] O teste é considerado positivo para lesões da sínfise púbica ou da articulação sacroilíaca quando o paciente refere dor em qualquer dessas articulações. É possível aumentar o estresse ao solicitar ao paciente que salte sobre um membro inferior. Essa posição também é utilizada para realizar a radiografia da sínfise púbica sob estresse.

✓ **Teste de Gaenslen.** O paciente posiciona-se em decúbito lateral com o membro inferior a ser testado posicionado superiormente e mantido hiperestendido no nível do quadril (Fig. 10.43A). O paciente mantém a porção mais baixa do membro inferior flexionada contra o tórax. O examinador estabiliza a pelve enquanto estende o quadril do membro situado superiormente. Se o paciente sentir dor, o teste é considerado positivo. A dor pode ser causada por uma lesão da articulação sacroilíaca ipsilateral, uma patologia do quadril ou uma lesão da raiz nervosa L4.

O teste de Gaenslen é, algumas vezes, realizado com o paciente em decúbito dorsal (Fig. 10.43B), mas essa posição pode limitar a magnitude da hiperextensão disponível. O paciente é posicionado de modo que o quadril testado se estenda para além da borda da maca. O paciente leva os membros inferiores até o tórax e, em seguida, abaixa lentamente o membro inferior testado em extensão. O outro membro inferior é testado de modo similar para efeito de comparação. O teste é considerado positivo quando o paciente sente dor nas articulações sacroilíacas.

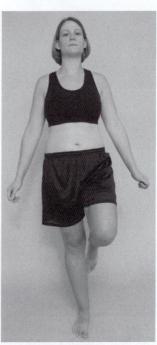

🎞 **Figura 10.42** Teste do flamingo.

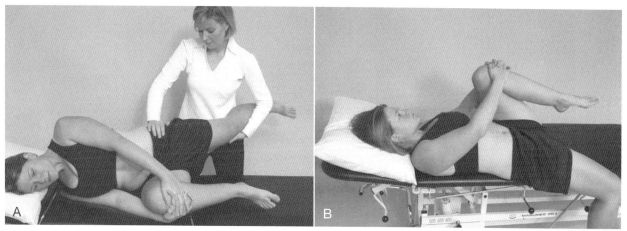

Figura 10.43 Teste de Gaenslen. (A) Com o paciente em decúbito lateral, o examinador estende o membro inferior a ser testado. (B) Com o paciente em decúbito dorsal, o membro inferior a ser testado é estendido sobre a borda da maca.

▲ **Teste de Gillet (fixação sacral, da cegonha em pé, da cegonha).**[40] Esse teste também é denominado **teste de rotação posterior ipsilateral**. Com o paciente em pé, o examinador, sentado, palpa as EIPS com um polegar e posiciona o outro polegar no sacro paralelamente ao primeiro. Em seguida, solicita ao paciente que fique em pé apoiado sobre um membro inferior enquanto leva o joelho oposto em direção ao tórax. Isso faz com que o osso inominado do mesmo lado rotacione posteriormente. O teste é repetido com o outro membro inferior; o examinador palpa a outra EIPS. Se a articulação sacroilíaca do lado em que o joelho é flexionado (i. e., ipsilateral) mover-se minimamente ou para cima, diz-se que a articulação é hipomóvel ou está "bloqueada", o que indica um teste positivo.[50] No lado normal, a EIPS testada move-se para baixo (Fig. 10.44). Esse teste é similar ao teste realizado durante a flexão do quadril em movimento ativo; a única diferença são os pontos de palpação durante o movimento. O teste também pode demonstrar uma alteração nos padrões de ativação muscular com a transferência do peso para um dos membros inferiores. Diante de um envolvimento sacroilíaco, ocorre uma ativação prematura do bíceps femoral (i. e., os posteriores da coxa laterais) e um atraso na ativação dos oblíquos internos do abdome e multífido (em indivíduos normais, ocorre o oposto).[12] O teste também pode ser utilizado como o teste de Trendelenburg para avaliação do glúteo médio.[18]

Jackson[9] sugeriu uma modificação no teste. Após o teste de Gillet, ele sugere que o examinador palpe a mesma EIPS e o sacro e solicite ao paciente que repita o teste de Gillet com o outro membro inferior, o que faz com que o osso inominado rotacione posteriormente. À medida que o paciente flexiona o quadril e o joelho, a parte lombar da coluna começa a flexionar, fazendo com que o sacro se mova para baixo e o osso inominado testado (lado oposto do membro inferior flexionado) rotacione para a frente.

? **Teste de Goldthwait.** O paciente posiciona-se em decúbito dorsal. O examinador coloca uma das mãos sob a

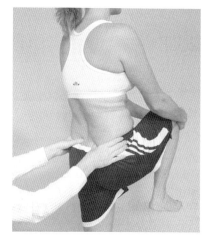

Figura 10.44 Teste de Gillet (fixação sacral).

parte lombar da coluna, de modo que cada dedo de sua mão fique em um espaço interespinhoso (i. e., espaços intervertebrais L5-S1, L4-L5, L3-L4 e L2-L3). Ele utiliza a outra mão para realizar a elevação do membro inferior estendido. Se desencadear dor antes que ocorra movimento nos espaços interespinhosos, o problema está localizado na articulação sacroilíaca. Dor durante o movimento nos espaços intervertebrais indica uma disfunção da parte lombar da coluna. Como no teste de elevação do membro inferior estendido, a dor pode ser referida ao longo do trajeto do nervo isquiático quando existe comprometimento neurológico (p. ex., raiz nervosa).[72]

? **Teste de rotação anterior ipsilateral.**[16] O paciente posiciona-se em pé, distribuindo o peso corporal igualmente sobre os pés. O examinador senta-se atrás do paciente e, com um polegar, palpa uma EIPS e, com o outro polegar, palpa o sacro em uma linha paralela ao outro polegar. É solicitado ao paciente que estenda o membro inferior ipsilateral. Normalmente, a EIPS move-se para cima e para o lado (Fig. 10.45). O outro lado é testado para efeito de comparação. Esse teste determina

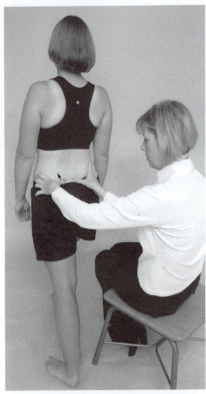

Figura 10.45 Teste de rotação anterior ipsilateral.

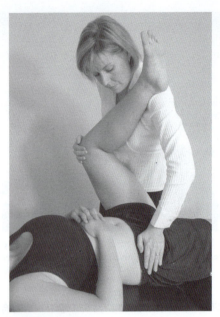

Figura 10.46 Sinal de Laguere.

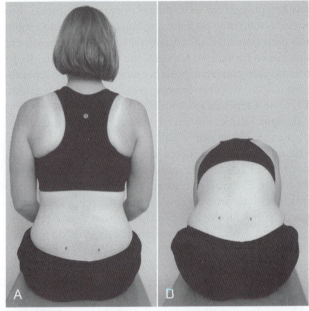

Figura 10.47 Sinal de Piedallu. (A) Posição inicial. (B) Posição de teste.

a capacidade do inominado do lado testado de rotacionar para a frente enquanto o sacro rotaciona para o lado oposto.[16]

Sinal de Laguere. O paciente posiciona-se em decúbito dorsal (Fig. 10.46). Para testar a articulação sacroilíaca esquerda, o examinador flexiona, abduz e rotaciona lateralmente o quadril esquerdo do paciente, aplicando sobrepressão ao final da ADM. O examinador deve estabilizar a pelve do lado oposto, mantendo a EIAS oposta para baixo. O teste é considerado positivo quando o paciente refere dor na articulação sacroilíaca esquerda. O outro lado é testado para efeito de comparação. Esse teste deve ser realizado com cautela em pacientes que apresentam patologias do quadril, uma vez que pode desencadear dor nessa área.

Manobra pélvica de Mazion (teste do afundo em pé).[77] O paciente posiciona-se em pé e afasta os membros inferiores. O membro do lado não acometido deve estar na frente, de modo que os pés fiquem afastados a uma distância de 50 cm a 1 m. O paciente realiza uma flexão anterior, tentando tocar o solo, até que o calcanhar do membro inferior de trás levante do solo. Caso seja produzida dor na porção inferior do tronco no lado acometido, o teste é considerado positivo para desvio anterior unilateral do ílio em relação ao sacro.

Teste de Patrick. Ver Capítulo 11.

Sinal de Piedallu. É solicitado ao paciente que se sente sobre uma superfície dura e plana (Fig. 10.47). Essa posição impede que os músculos (p. ex., músculos posteriores da coxa) afetem a simetria da flexão pélvica e aumenta a estabilidade dos ílios. De fato, trata-se de um teste do sacro sobre os ílios. O examinador palpa as EIPS e compara suas alturas. Se uma EIPS, geralmente a dolorosa, estiver mais baixa que a outra, é solicitado ao paciente que flexione para a frente, mantendo-se sentado. Se a EIPS mais baixa se tornar a mais alta na flexão anterior, o teste é considerado positivo; esse é o lado acometido. Visto que a articulação acometida não se move corretamente e é hipomóvel, ela passa de uma posição baixa para uma posição alta. Acredita-se que isso seja uma anormalidade no movimento de torção na articulação sacroilíaca.

▲ *Teste de distração da espinha ilíaca posterossuperior.*[78] O paciente fica em decúbito ventral sobre a maca de exame; seus braços ficam ao lado do corpo, com exposição da EIPS. O examinador fica em pé em um dos lados do paciente, ao nível dos quadris, e então posiciona os polegares na face interna da EIPS (Fig. 10.48). Em seguida, aplica uma força de distração rápida e vigorosa no sentido medial-lateral com seus polegares (ou ossos pisiformes) ao aspecto interno da EIPS. A ocorrência de dor ou a reprodução dos sintomas do paciente é indicativa de um teste positivo.

▲ *Teste da mudança do decúbito dorsal para a posição sentada (posição sentada com os membros inferiores estendidos).* O paciente posiciona-se em decúbito dorsal com os membros inferiores estendidos. O examinador verifica se os maléolos mediais estão nivelados. Ele solicita ao paciente que se sente para observar se um membro inferior se move mais para cima (proximalmente) que o outro (Fig. 10.49 e 10.50). Se isso ocorrer, é provável que exista uma diferença funcional de comprimento das pernas decorrente de uma disfunção pélvica causada por torção ou rotação pélvica.[66,79,80] Isso também pode ser decorrente de espasmo dos músculos lombares na presença de uma patologia lombar.

✓ *Teste de Yeoman.*[3] O paciente posiciona-se em decúbito ventral. O examinador flexiona o joelho do paciente a 90° e estende o quadril (Fig. 10.51). A dor localizada na articulação sacroilíaca indica patologia dos ligamentos sacroilíacos anteriores. A dor lombar indica comprometimento lombar.[72] A ocorrência de parestesia na face anterior da coxa pode indicar um alongamento do nervo femoral.

Testes para o comprimento do membro inferior

❓ *Teste funcional para o comprimento do membro inferior.*[81] O paciente posiciona-se em pé e relaxado enquanto o examinador palpa as EIAS e EIPS, observando qualquer assimetria. Em seguida, com o paciente na posição "correta" (articulações subtalares neutras, joelhos estendidos [não hiperestendidos] e dedos dos pés voltados diretamente para a frente), o examinador palpa as EIAS e EIPS, para verificar se a assimetria foi corrigida. Se a assimetria for corrigida por meio do posicionamento "correto" do membro inferior, a perna é estruturalmente normal (i. e., o comprimento dos ossos está normal), porém apresenta mecânicas articulares anormais (déficit funcional) que produzem uma diferença funcional do comprimento do membro inferior. Portanto, se a assimetria for corrigida por um posicionamento adequado, o teste é considerado positivo para uma diferença funcional do comprimento do membro inferior. Ver Tabela 9.9 para as alterações das articulações do membro inferior que podem afetar seu comprimento funcional.

✓ *Teste para o comprimento do membro inferior.* O teste para o comprimento do membro inferior, descrito detalhadamente no Capítulo 11, deve ser realizado sempre que o examinador suspeitar de uma lesão da articulação sacroilíaca. A nutação (rotação posterior) do ílio sobre o sacro acarreta uma diminuição no comprimento do membro inferior como ocorre com a contranutação (rotação anterior) no lado oposto. Se o osso ilíaco de um lado for mais baixo, o membro inferior ipsilateral será, em geral, mais longo.[73] Para medir o comprimento verdadeiro do membro inferior, o paciente é posicionado em decúbito dorsal, com as EIAS no mesmo nível e os membros inferiores perpendiculares à linha que os une com as EIAS (Fig. 10.52). Com o auxílio de uma fita métrica flexível, o examinador mede a distância entre a EIAS e o maléolo medial ou lateral no mesmo lado. Em seguida, toma a medida do outro lado, para comparar os resultados. Uma

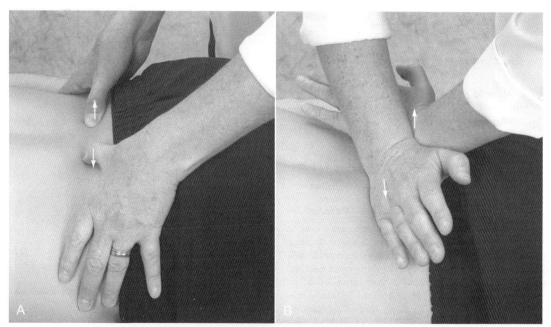

Figura 10.48 Teste de distração da espinha ilíaca posterossuperior. (A) Usando os polegares. (B) Usando os ossos pisiformes.

816 Avaliação musculoesquelética

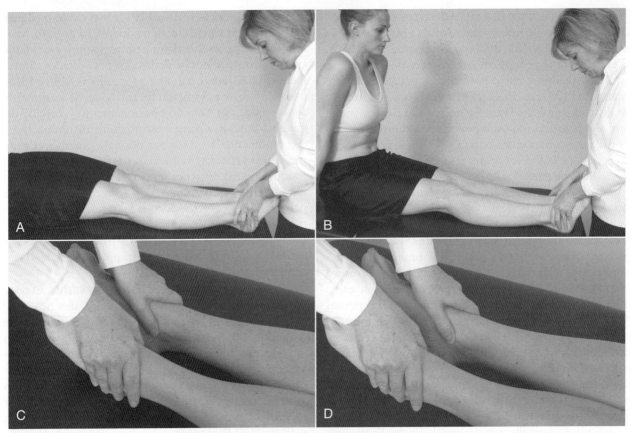

Figura 10.49 Teste da mudança do decúbito dorsal para a posição sentada, para a discrepância funcional do comprimento dos membros inferiores. (A) Posição inicial. (B) Posição final. (C) Simetria de comprimento dos membros inferiores. (D) Assimetria de comprimento dos membros inferiores.

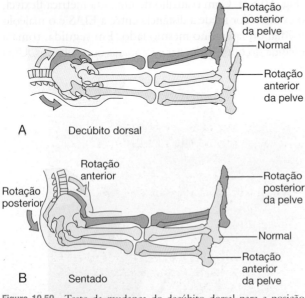

Figura 10.50 Teste da mudança do decúbito dorsal para a posição sentada. Reversão de comprimento do membro inferior; decúbito dorsal (A) *versus* posição sentada (B). Se o membro inferior do lado acometido parecer mais longo quando o paciente estiver em decúbito dorsal, porém mais curto na posição sentada, o teste é considerado positivo, indicando rotação anterior do osso inominado do lado acometido. (Reproduzida de Wadsworth CT, editor. *Manual examination and treatment of the spine and extremities.* Baltimore, MD: Williams & Wilkins, 1988. p. 82.)

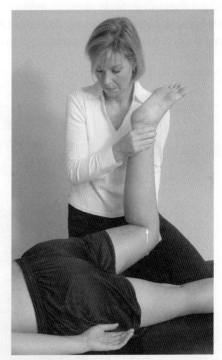

Figura 10.51 Teste de Yeoman.

Capítulo 10 Pelve **817**

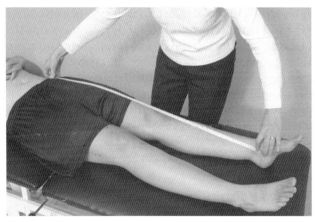

Figura 10.52 Mensuração do comprimento dos membros inferiores (da espinha ilíaca anterossuperior até o maléolo medial).

diferença de 1 a 1,3 cm é considerada normal. Entretanto, é importante lembrar que diferenças de comprimento do membro inferior dentro dessa faixa de variação também podem ser patológicas quando acarretam sintomas.[82]

Outros testes

Comprimento funcional dos músculos posteriores da coxa.[16] O paciente senta-se na maca de exame com os joelhos flexionados a 90°, sem peso sobre os pés e com a coluna vertebral em posição neutra. O examinador senta-se atrás do paciente e palpa as EIPS com um polegar; o outro polegar deve ficar paralelo a esse sobre o sacro. É solicitado ao paciente que estenda o joelho de forma ativa (Fig. 10.53). Em geral, é possível realizar a extensão completa do joelho sem que ocorra a rotação posterior da pelve ou a flexão da parte lombar da coluna. Um encurtamento dos músculos posteriores da coxa pode fazer com que a pelve rotacione posteriormente e/ou que a coluna vertebral flexione.

Teste de EMIE 90-90 para o encurtamento dos músculos posteriores da coxa. Ver os Capítulos 11 e 12.

Teste para o sinal da nádega. Com o paciente em decúbito dorsal, o examinador realiza o teste de elevação do membro inferior estendido unilateral, conforme descrito anteriormente (Fig. 10.54). Se for observada restrição ou dor em um lado, o examinador flexiona o joelho do paciente ao mesmo tempo em que a coxa do paciente permanece na mesma posição. Após flexionar o joelho, o examinador tenta flexionar ainda mais o quadril. Se o problema estiver localizado na parte lombar da coluna ou nos músculos posteriores da coxa, a flexão do quadril aumentará. Esse achado indica um teste do sinal da nádega negativo. Caso a flexão do quadril não aumente com a flexão do joelho, o teste do sinal da nádega é positivo e indica uma patologia na nádega, como bursite, tumor ou abscesso. O paciente com esse tipo de patologia também apresenta um padrão não capsular do quadril.

Comprimento da fáscia toracolombar.[16] O paciente senta-se na maca de exame com os joelhos flexionados a 90° e a coluna vertebral em posição neutra. O examinador posiciona-se em pé atrás do paciente. É solicitado ao paciente que rotacione totalmente para a esquerda e para a direita, de forma que o examinador possa observar a ADM disponível (Fig. 10.55A). Em seguida, é solicitado ao paciente que flexione anteriormente os membros superiores a 90° e realize uma rotação lateral e adução desses membros, de modo que os dedos mínimos se toquem e as palmas das mãos fiquem direcionadas para cima (Fig. 10.55B). Com os membros superiores nessa posição, é solicitado ao paciente que rotacione novamente para a esquerda e para a direita o máximo possível. O movimento ficará restringido no

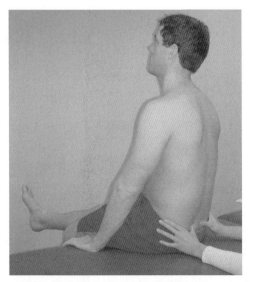

Figura 10.53 Teste do comprimento funcional dos posteriores da coxa e do ligamento sacrotuberal.

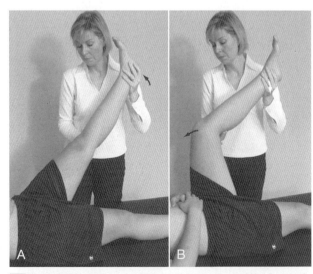

Figura 10.54 Teste do sinal da nádega. (A) O quadril é flexionado com o joelho estendido até que seja detectada resistência ou dor. (B) Em seguida, o joelho é flexionado para verificar se o quadril pode ser flexionado ainda mais. Se isso for possível, o teste é considerado negativo.

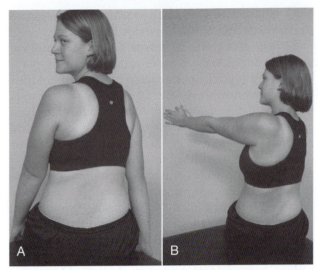

Figura 10.55 Teste do comprimento funcional da fáscia toracolombar e do músculo latíssimo do dorso. (A) Teste sem alongamento. (B) Teste com alongamento muscular e fascial sob estiramento. As mãos ficam rodadas lateralmente, de modo que os polegares apontam para cima.

segundo conjunto de rotações se a fáscia toracolombar ou o latíssimo do dorso estiverem encurtados.

✓ **Teste ou sinal de Trendelenburg.** O examinador solicita ao paciente que se apoie ou equilibre primeiramente sobre um membro inferior e, em seguida, sobre o outro (Fig. 10.56). Enquanto o paciente se equilibra sobre um membro inferior, o examinador observa o movimento da pelve. Se a pelve do lado do membro que não está apoiado se levantar, o teste é considerado negativo, uma vez que o músculo glúteo médio do lado oposto (apoiado) a levanta, como ocorre normalmente no apoio sobre um único membro inferior. Se a pelve do lado do membro que não está apoiado abaixar, o teste é considerado positivo e indica fraqueza ou instabilidade dos músculos abdutores do quadril, sobretudo o glúteo médio do lado do apoio. Assim, embora o examinador também observe o que ocorre no lado não apoiado, o lado testado é o lado do apoio.

Reflexos e distribuição cutânea

Não existem reflexos a serem testados nas articulações pélvicas. Entretanto, o examinador deve conhecer os dermátomos das raízes nervosas sacrais (Fig. 10.57). Dor proveniente da parte lombar da coluna e do quadril pode ser referida para as articulações sacroilíacas (Fig. 10.58). Relatou-se que a dor proveniente das articulações sacroilíacas fica localizada na região glútea (94%) e é referida à região lombar baixa (72%), virilha (14%), região lombar alta (6%) ou abdome (2%), e membro inferior (28%).[26] Normalmente, a dor vai das costas/nádega e parte periférica da coxa até o joelho. Além disso, dor na articulação sacroilíaca pode ser referida para essas mesmas estruturas ou ao longo dos trajetos dos nervos glúteo superior e obturador. Dor proveniente dos músculos da coluna também pode ser referida para a área sacral (Tab. 10.6).

Lesões de nervos periféricos ao redor da pelve

Meralgia parestésica.[83,84] Essa condição é decorrente de uma compressão ou encarceramento do nervo cutâneo femoral lateral, próximo à EIAS, porque o nervo passa sob o ligamento inguinal. Pode ser resultado de um traumatismo, como o causado pelo cinto de segurança em

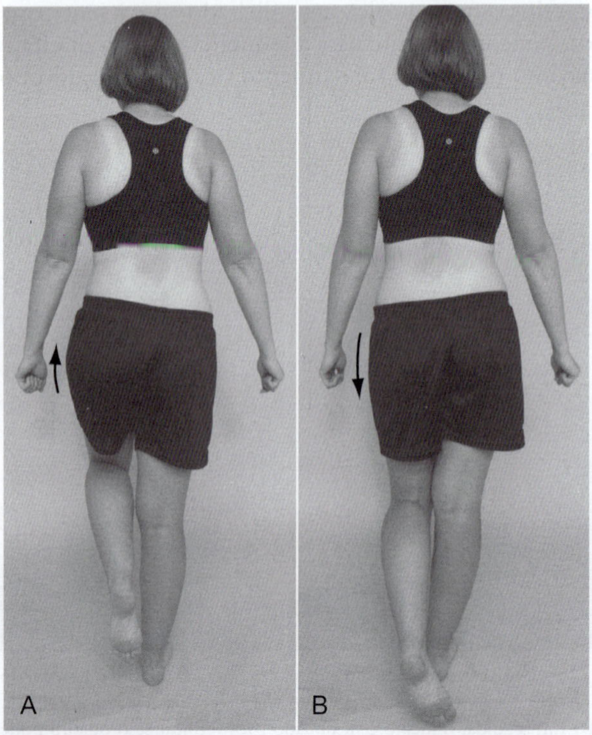

Figura 10.56 Sinal de Trendelenburg. (A) Teste negativo. (B) Teste positivo.

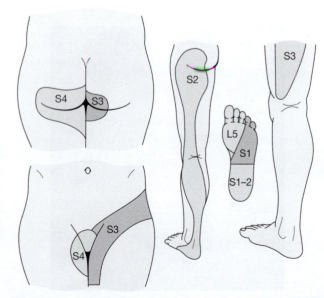

Figura 10.57 Dermátomos sacrais posteriores. A representação localizada em baixo, à esquerda, é da vista anterior.

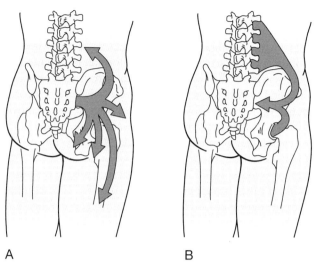

Figura 10.58 Dor referida a partir da articulação sacroilíaca (A) e para a articulação sacroilíaca (B).

TABELA 10.6

Músculos e dor referida para a área pélvica

Músculo	Padrão de referência
Longuíssimo do tórax	Da parte torácica baixa da coluna para a crista ilíaca posterior e a área glútea
Iliocostal do lombo	Da área lateral à parte lombar da coluna para as áreas sacral e glútea
Multífido	Área sacral

um acidente automobilístico, durante o parto (perneiras), pelo uso de roupas justas ou durante uma cirurgia (p. ex., hérnia). Esse nervo é apenas sensitivo, de modo que o paciente apresenta alteração sensitiva e/ou dor tipo queimação na face lateral da coxa (Fig. 10.59).

Nervo ilioinguinal.[85] Esse nervo, que se encontra localizado no interior do músculo transverso do abdome, pode ser comprimido pelo espasmo do músculo (Fig. 10.60). Ele é apenas sensitivo, e a alteração sensitiva e/ou da dor ocorre na porção superior da face anterior da coxa (na área do dermátomo L1), assim como no escroto ou lábios vaginais. Na literatura,[86-89] existem relatos de que esse nervo pode ficar encarcerado na lesão da aponeurose do músculo oblíquo externo do abdome (síndrome do jogador de hóquei). O paciente sente dor, em especial na extensão do quadril ipsilateral e na rotação do torso contralateral. A dor pode irradiar para a virilha, o escroto, o quadril e as costas.

Movimentos do jogo articular

Os movimentos do jogo articular (Fig. 10.61) são mínimos nas articulações sacroilíacas e assemelham-se aos movimentos passivos, por serem testes de estresse ou provocativos.

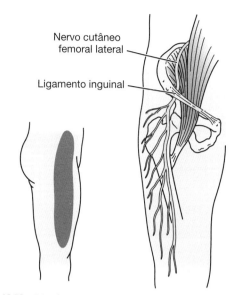

Figura 10.59 Meralgia parestésica. O nervo cutâneo femoral lateral inerva a pele da face lateral da coxa. Uma área do ligamento inguinal até o joelho pode ser acometida.

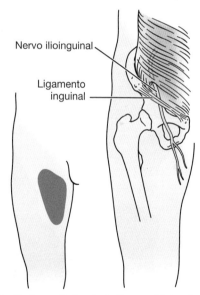

Figura 10.60 Síndrome ilioinguinal. O nervo ilioinguinal localiza-se no interior do músculo transverso do abdome e emerge abaixo do ligamento inguinal. Uma área cutânea sobre a face medial da coxa, próxima à genitália, é afetada.

Movimentos do jogo articular das articulações sacroilíacas

- Movimento em direção cefálica do sacro com movimento caudal do ílio (esquerdo e direito).
- Movimento em direção cefálica do ílio com movimento caudal do sacro (esquerdo e direito).
- Movimento anterior do sacro sobre o ílio.
- Translação anteroposterior do ílio sobre o sacro.
- Translação superoinferior do ílio sobre o sacro.
- Translação inferoposterior do ílio sobre o sacro.
- Translação superoanterior do ílio sobre o sacro.

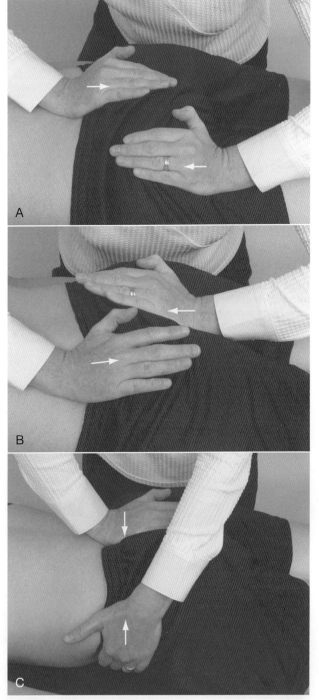

Figura 10.61 Movimentos do jogo articular das articulações sacroilíacas. (A) Movimento cefálico do sacro com movimento caudal do ílio. (B) Movimento cefálico do ílio com movimento caudal do sacro. (C) Movimento anterior do sacro sobre o ílio (demonstração no lado esquerdo).

Para testar cada um desses movimentos, o paciente é posicionado em decúbito ventral. Para o primeiro movimento do jogo articular, o examinador coloca a base de uma das mãos sobre a crista ilíaca e a base da outra mão sobre o ápice do sacro. O ílio é empurrado inferior ou caudalmente com uma mão, enquanto o sacro é empurrado para cima ou em direção cefálica com a outra mão. O teste também é realizado no outro ílio (ver Fig. 10.61A). O examinador deve sentir apenas um movimento mínimo, e, se a articulação estiver normal, o paciente não deve sentir dor. Em uma articulação sacroilíaca acometida, em geral, o paciente sente dor sobre a articulação e ocorre pouco ou nenhum movimento. Essa posição testa o movimento cefálico do sacro e o movimento caudal do ílio.

Para testar o movimento caudal do sacro e o movimento cefálico do ílio, o examinador coloca a base de uma das mãos sobre a base do sacro e a base da outra sobre o túber isquiático (ver Fig. 10.61B). Em seguida, o examinador empurra a pelve na direção cefálica e o sacro na direção caudal. O teste é repetido com a movimentação da outra metade da pelve. O movimento e a intensidade da dor são comparados.

O movimento anterior do sacro sobre o ílio é testado com o paciente em decúbito ventral (ver Fig. 10.61C). O examinador coloca a base de uma das mãos sobre o sacro e coloca a outra mão sob a crista ilíaca, na área da EIAS, de um lado. Em seguida, empurra a mão para baixo sobre o sacro e levanta a outra. O mesmo processo é realizado no outro lado, para comparação dos resultados. De forma similar, com o paciente em decúbito dorsal, pode-se utilizar uma cunha contra o sacro, com o peso do corpo do paciente ajudando a empurrar o sacro para a frente.

Lee[16,90] defendeu uma maneira de testar outras translações na articulação sacroilíaca. O paciente posiciona-se em decúbito dorsal com os quadris e os joelhos em repouso. Com os dedos médio e anular de uma das mãos, o examinador palpa o sulco sacral imediatamente medial à EIPS e, com o dedo indicador da mesma mão, palpa a junção lombossacral (Fig. 10.62). Os dedos médio e anular controlam o movimento entre o sacro e o osso inominado (ílio), enquanto o dedo indicador controla o movimento entre o sacro e L5.

Para testar a translação anteroposterior do ílio sobre o sacro, o examinador, com a outra mão, aplica pressão

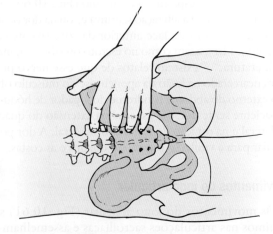

Figura 10.62 Posição da mão posterior para a palpação durante o teste de mobilidade e estabilidade da articulação sacroilíaca.

sobre a crista ilíaca e a EIAS. O movimento posterior do ílio deve ser observado. A amplitude final da articulação sacroilíaca é atingida quando a pelve rotaciona ou se move no nível de L5-S1 (Fig. 10.63). O movimento é comparado com o do outro lado.

Para testar a translação superoinferior do osso inominado (ílio) sobre o sacro, o examinador aplica uma força superior sobre o túber isquiático (Fig. 10.64). Atinge-se o final do movimento quando a cintura pélvica flexiona lateralmente abaixo de L5-S1. O movimento é comparado com o do outro lado. Para testar a translação inferoposterior do osso inominado sobre o sacro, o examinador, com a base da outra mão, aplica uma força de rotação anterior sobre a EIAS e a crista ilíaca ipsilaterais (Fig. 10.65). Isso produz um deslizamento inferoposterior da articulação sacroilíaca e está associado à contranutação do sacro.

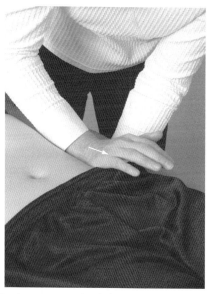

Figura 10.65 A rotação anterior do inominado requer o deslizamento inferoposterior da articulação sacroilíaca.

Para testar a translação superoanterior do inominado sobre o sacro, o examinador, com a base de outra mão, aplica uma força de rotação posterior sobre a EIAS e a crista ilíaca ipsilaterais (Fig. 10.66). Essa pressão produz um deslizamento superoanterior no nível da articulação sacroilíaca e está associada à contranutação do sacro.

Uma articulação sacroilíaca instável apresenta um *end feel* mais suave, aumento de translação e possível produção de sintomas.[90]

Translação superoinferior da sínfise púbica.[16] O paciente posiciona-se em decúbito dorsal. O examinador coloca a base de uma das mãos sobre a face superior do ramo superior de um osso púbico e a base da outra mão sobre a face inferior do ramo superior do osso pélvico

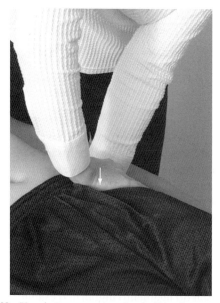

Figura 10.63 Translação anteroposterior do ílio sobre o sacro.

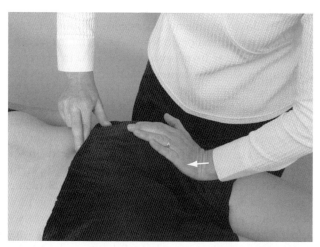

Figura 10.64 Translação superoinferior do ílio sobre o sacro.

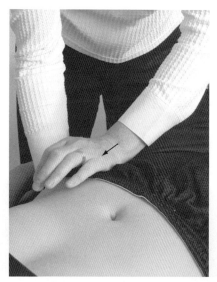

Figura 10.66 A rotação posterior do inominado requer o deslizamento superoanterior na articulação sacroilíaca.

oposto. Uma força inferior lenta e constante é aplicada com a mão localizada mais cranialmente, enquanto uma força superior é aplicada com a mão mais distal (Fig. 10.67). O examinador testa o *end feel* e observa a produção de sintomas.

Palpação[91]

Como muitas estruturas estão incluídas na avaliação das articulações pélvicas, a palpação dessa área pode ser extensa, começando na face anterior e finalizando na face posterior. Durante a palpação, o examinador deve observar a presença de sensibilidade, espasmo muscular ou outros sinais que possam indicar a origem da enfermidade.

Aspecto anterior

As estruturas a seguir devem ser palpadas por completo de forma cuidadosa (Fig. 10.68A).

Crista ilíaca e espinha ilíaca anterossuperior. Os dedos utilizados na palpação são posicionados sobre as cristas ilíacas de ambos os lados e são delicadamente movidos para a frente, até que cada EIAS seja alcançada. Assim como ocorre nas fraturas não deslocadas, as lesões do tipo ***hip pointers*** (esmagamento ou contusão dos músculos abdominais que se inserem na crista ilíaca) podem acarretar incômodo ou dor à palpação da crista ilíaca. O ligamento inguinal insere-se na EIAS e segue um trajeto descendente e medial até a sínfise púbica.

Ponto de McBurney e ponto de Baer. Em seguida, o examinador pode traçar uma linha imaginária entre a EIAS direita e a cicatriz umbilical. O **ponto de McBurney** está localizado ao longo dessa linha e se refere a aproximadamente um terço da distância a partir da EIAS; é particularmente sensível na presença de apendicite aguda. O **ponto de Baer** está localizado na fossa ilíaca direita, na frente da articulação sacroilíaca direita e ligeiramente

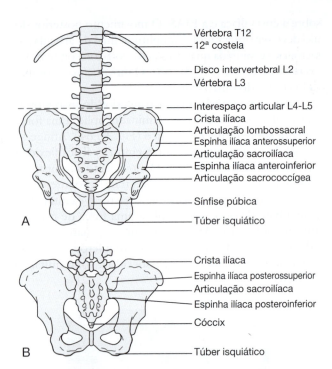

Figura 10.68 Pontos de referência das articulações sacroilíacas e sínfise púbica. (A) Vista anterior. (B) Vista posterior.

medial ao ponto de McBurney. É sensível à palpação na presença de infecção ou de distensão do ligamento sacroilíaco direito e indica espasmo e sensibilidade à palpação do músculo ilíaco.

Linfonodos, sínfise púbica (tubérculos púbicos), trocanter maior do fêmur, bolsa trocantérica, triângulo femoral e musculatura circunjacente. O examinador retorna à EIAS e, com cuidado, palpa ao longo do ligamento inguinal, observando a presença de dor à palpação, aumento do tamanho de linfonodos ou uma possível hérnia inguinal. Na extremidade distal do ligamento inguinal, o examinador chega aos tubérculos púbicos e à sínfise púbica,[92] que devem ser palpados também cuidadosamente para verificar a sensibilidade ou sinais patológicos.

Em seguida, o examinador coloca os polegares sobre os tubérculos púbicos e move os dedos lateralmente, até sentir o trocanter maior do fêmur. Em geral, os trocanteres encontram-se no mesmo nível. A bolsa trocantérica localiza-se sobre o trocanter maior e é palpável apenas quando apresenta aumento de volume.

Ao retornar à EIAS, o examinador pode palpar o **triângulo femoral**, cujos limites são o ligamento inguinal na porção superior, o músculo adutor longo na porção medial e o músculo sartório na porção lateral. A palpação é realizada na face superior do triângulo, de forma que o examinador possa verificar a presença de linfonodos com volume aumentado. O **pulso femoral** pode ser palpado mais profundamente no triângulo. Embora seja quase impossível palpar o nervo femoral, ele está localizado ao lado da artéria, e a veia femoral está situada medialmente a ela. A bolsa

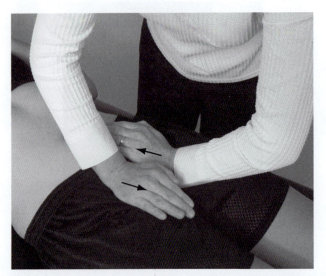

Figura 10.67 Translação superoinferior de um osso púbico sobre o outro.

do psoas também pode ser palpada no interior do triângulo femoral, mas apenas quando seu volume está aumentado. Antes de se dirigir às estruturas posteriores, o examinador deve determinar se a musculatura adjacente – músculos abdutores, flexores e adutores – apresenta alguma indicação de patologia (p. ex., espasmo muscular, dor).

Aspecto posterior

Para realizar a palpação na parte posterior, o examinador deve palpar as estruturas a seguir, com o paciente em decúbito ventral (Fig. 10.68B).

Crista ilíaca e EIPS. Também nesse caso o examinador coloca os dedos sobre a crista ilíaca e os move posteriormente, até que repousem sobre a EIPS, que se encontra no nível do processo espinhoso de S2. Em muitos pacientes, a presença de depressões indica a posição da EIPS. O examinador pode palpar o ligamento sacroilíaco dorsal longo (que está intimamente relacionado com os músculos eretores da espinha; ver Fig. 10.2) distalmente à EIPS e à face interna da borda da crista ilíaca; o ligamento tem a forma de uma faixa espessa que se insere distal e medialmente à face lateral da crista sacral de S3 e S4.[12] Com a pelve em contranutação, esse ligamento fica tenso e dolorido na presença de envolvimento sacroilíaco.[8,12] Ocorre o inverso para o ligamento sacrotuberal.[8]

Túber isquiático. Em seguida, o examinador pode mover-se distalmente a partir da EIPS; e, para baixo até o nível das pregas glúteas, poderá palpar os túberes isquiáticos. A palpação dessas estruturas é muito importante, visto que os músculos posteriores da coxa estão inseridos nas tuberosidades isquiáticas e as proeminências ósseas são o local onde nos "sentamos".

Sulco sacral e articulações sacroilíacas. Ao retornar à EIPS como ponto de partida, o examinador deve realizar uma palpação pouco abaixo dela sobre o sacro adjacente ao ílio (essa área é algumas vezes denominada **sulco sacral**). A profundidade no lado direito deve ser comparada com a no lado esquerdo. Se um lado for mais profundo ou raso que o outro, pode ser indicação de torção sacral ou de rotação sobre o ílio em torno do plano horizontal.

Ao deslocar a palpação para um local ligeiramente medial e distal à EIPS, o examinador vai repousar os dedos ao lado das articulações sacroilíacas. Para palpar essas articulações, o joelho do paciente é flexionado a 90° ou mais e o quadril é rotacionado medialmente de forma passiva, enquanto o examinador palpa a articulação sacroilíaca do mesmo lado (Fig. 10.69). Esse procedimento é igual ao teste de afastamento em decúbito ventral previamente descrito na seção "Movimentos passivos". O mesmo procedimento é realizado no outro lado, para comparação dos resultados.

Sacro, articulação lombossacral, cóccix, hiato sacral, cornos sacrais e ligamentos sacrotuberais e sacroespinais. O examinador retorna novamente à EIPS e move-se para a linha média do sacro, onde pode palpar o processo espinhoso de S2.

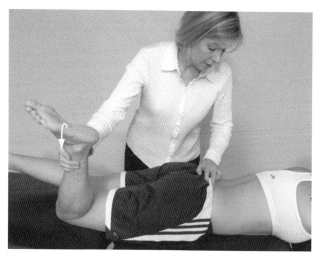

Figura 10.69 Palpação da articulação sacroilíaca direita.

Ao mover-se para cima, sobre dois processos espinhosos, o examinador agora repousa os dedos sobre o processo espinhoso de L5. Para efeito de avaliação, o examinador pode verificar se os dedos estão repousando logo abaixo de uma linha horizontal traçada a partir do ponto alto das cristas ilíacas. Essa linha horizontal, normalmente, passa pelo espaço intervertebral entre L4 e L5. Depois de localizar o processo espinhoso de L5, o examinador realiza a palpação entre os processos espinhosos de L5 e S1, para buscar sinais patológicos na articulação lombossacral. Movendo-se lateralmente, cerca de 2 a 3 cm, os dedos repousam sobre as articulações facetárias lombossacrais, as quais não são palpáveis. Entretanto, as estruturas sobrejacentes podem ser palpadas, para verificar a presença de sensibilidade ou de espasmo, que pode indicar patologia nessas articulações ou em estruturas correlacionadas. De maneira semelhante, é possível palpar os processos espinhosos e as articulações facetárias das outras vértebras lombares e das estruturas interpostas.

Em seguida, o examinador retorna ao processo espinhoso ou tubérculo de S2. Com cuidado, realiza a palpação mais distalmente, um pouco antes do cóccix, no hiato sacral sobre a linha média. Ao mover os dedos ligeiramente na direção lateral, é possível palpar os cornos sacrais, que constituem a face distal do sacro (Fig. 10.70).

Para palpar o cóccix de forma adequada, o examinador realiza o exame retal (Fig. 10.71) com uma luva cirúrgica. O dedo indicador, que deve estar lubrificado, é introduzido no reto com cuidado; o paciente deve relaxar os músculos esfincterianos. O dedo indicador palpa a superfície anterior do cóccix, enquanto o polegar da mesma mão palpa sua face posterior. Com o cóccix entre o indicador e o polegar, o examinador pode movê-lo para trás e para a frente, balançando-o na articulação sacrococcígea. Normalmente, essa ação não provoca dor.

Em seguida, o examinador retorna à EIPS. Movendo-se diretamente para baixo ou distalmente a partir da EIPS,

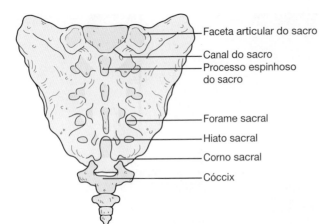

Figura 10.70 Aspecto posterior do sacro e do cóccix.

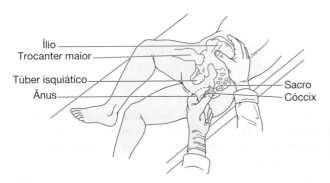

Figura 10.71 Palpação do cóccix.

os dedos acompanham o trajeto do **ligamento sacrotuberal**, que pode ser palpado para verificar a existência de sensibilidade. Por outro lado, o examinador pode palpar a inserção da cabeça longa do bíceps femoral (i. e., posteriores da coxa laterais) no ísquio e mover-se superiormente até o aspecto superior do ísquio, onde o ligamento se insere imediatamente acima do túber isquiático, acompanhando superiormente essa estrutura. Um pouco além da metade da distância entre a EIPS e o túber isquiático, e um pouco medialmente, os dedos passam sobre o **ligamento sacroespinal**, que se situa profundamente ao ligamento sacrotuberal. Sensibilidade à palpação nessa área pode indicar patologia desse ligamento.

Diagnóstico por imagem[93]

Radiografia simples

Em casos de suspeita de patologia, as radiografias comumente solicitadas para a região pélvica estão descritas no quadro a seguir.

Na incidência anteroposterior de radiografias simples (Figs. 10.72 até 10.74), o examinador deve procurar ou observar o seguinte:

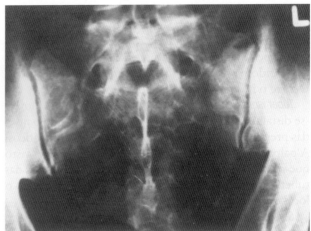

Figura 10.72 Incidência anteroposterior da articulação sacroilíaca.

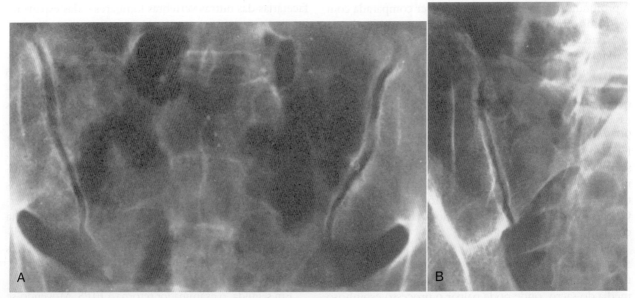

Figura 10.73 Articulações sacroilíacas normais. Incidências anteroposteriores angulada (A) e oblíqua (B), revelando corticais e espaços cartilaginosos normais. (De Weissman BNW, Sledge CB. *Orthopedic Radiology*. Philadelphia: WB Saunders, 1986. p. 347.

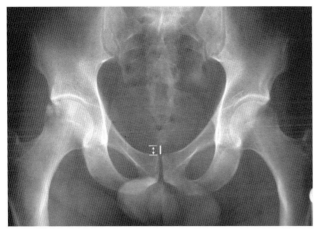

Figura 10.74 Para que se obtenha uma radiografia anteroposterior adequadamente centralizada, é preciso controlar a rotação e a inclinação. A rotação adequada é confirmada pelo alinhamento do cóccix sobre a sínfise púbica *(linha vertical)*. A inclinação adequada é controlada pela manutenção da distância entre a ponta do cóccix e a borda superior da sínfise púbica em 1 a 2 cm. (De Byrd JWT: Arthroscopic management of femoroacetabular impingement. *Op Tech Sports Med* 19:81-94, 2011.)

1. Ancilose das articulações sacroilíacas (p. ex., espondilite anquilosante; Fig. 10.75).
2. Deslocamento de uma articulação sacroilíaca e/ou da sínfise púbica (Fig. 10.76).[94]

Incidências radiográficas comuns da região pélvica

- Incidência anteroposterior (ver Fig. 10.76).
- Incidência de Judet do quadril e da pelve (Fig. 10.79).
- Articulações sacroilíacas – incidência de Ferguson (anteroposterior com angulação cefálica de 30°) (Fig. 10.80).
- Pelve – incidências para entrada/saída pélvica (para fratura do anel pélvico) (Fig. 10.81).

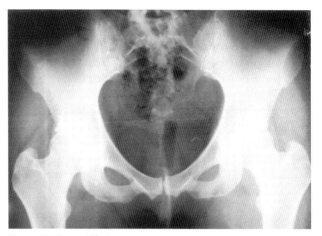

Figura 10.76 Incidência anteroposterior da pelve. Observar o osso púbico esquerdo mais alto.

3. Desmineralização, esclerose ou reação periosteal de um ou dos dois ossos púbicos na sínfise púbica (p. ex., osteíte púbica; Fig. 10.77).

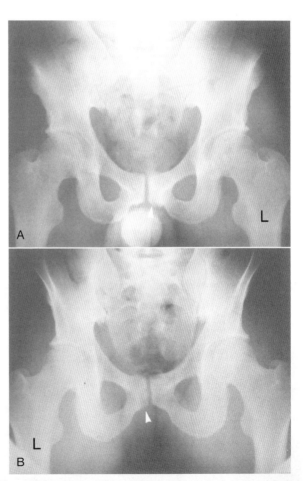

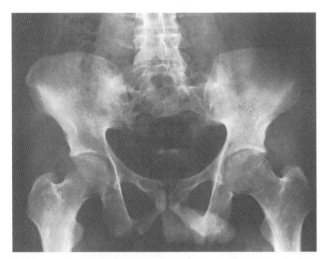

Figura 10.75 Fusão de espaços articulares sacroilíacos na fase final da sacroileíte da espondilite anquilosante (incidência anteroposterior). A esclerose foi reabsorvida e existe um discreto estreitamento da articulação do quadril esquerdo. (De Rothman RH, Simeone FA. *The Spine*. Philadelphia: WB Saunders, 1982. p. 921.)

Figura 10.77 Osteíte púbica. (A) Incidência anteroposterior da pelve, demonstrando lesão óssea bem dissimulada no canto inferior do púbis esquerdo, no nível da sínfise púbica *(ponta de seta)*. (B) Incidência posterior da mesma pelve; o fragmento ósseo está bem delineado nessa imagem. (De Wiley JJ. Traumatic osteitis pubis: the gracilis syndrome. *Am J Sports Med* 11:360-363, 1983.)

4. Qualquer fratura.
5. Relação entre o sacro e o ílio.
6. As radiografias com o paciente em pé em apoio unipodal (posição do flamingo) podem demonstrar até 5 mm de movimento na sínfise púbica em indivíduos assintomáticos, na comparação com incidências realizadas com alternância das pernas.[95,96]
7. O ângulo de Ferguson (também conhecido como ângulo *lombossacral, ângulo da base do sacro ou inclinação sacral*)[97] é formado por uma linha traçada no topo da base do sacro e uma linha horizontal (normal: 41°) (Fig. 10.78).

Imagens ultrassonográficas diagnósticas

Atualmente, é mínimo o uso de ultrassonografias diagnósticas (USD) musculoesqueléticas na região sacroilíaca.

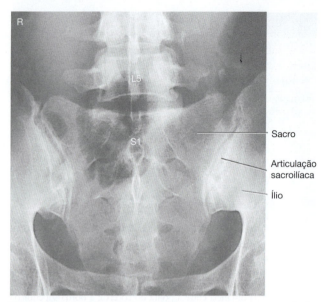

Figura 10.80 Incidência de Ferguson (anteroposterior com angulação cefálica de 30°) da junção lombossacra e articulações sacroilíacas. (De Frank ED, Long BW, Smith BJ: *Merrill's atlas of radiographic positioning and procedures: 3-volume set*, 12.ed., St. Louis, 2012, Mosby.)

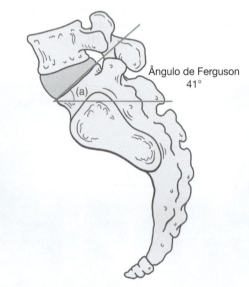

Figura 10.78 Ângulo de Ferguson (o normal é aproximadamente 41°).

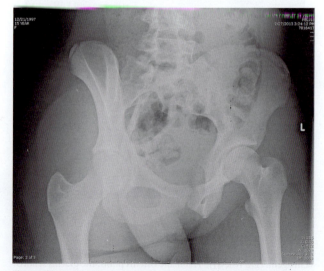

Figura 10.79 Incidência de Judet do quadril e pelve esquerdos.

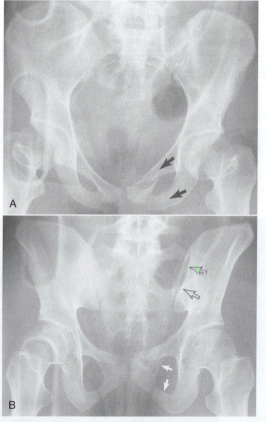

Figura 10.81 (A) A incidência anteroposterior da entrada pélvica em um homem (22 anos) com uma fratura-luxação de Malgaigne tipo III revela fraturas verticais com deslocamento mínimo *(setas)*, tanto do ramo púbico superior esquerdo como do ramo isquiopúbico esquerdo. Nessa incidência, o sacro, o ílio e as articulações sacroilíacas têm aspecto normal. (B) Na incidência anteroposterior da saída pélvica, está evidente a diástase da articulação sacroilíaca esquerda *(setas vazadas)*. (De Taylor JA et al.: *Skeletal imaging*, 2.ed., St. Louis, 2010, WB Saunders.)

Le Goff et al.[98] examinaram os ligamentos sacroilíacos posteriores. Existem vários ligamentos cuja função é manter a estabilidade da articulação sacroilíaca – o ligamento anterior, o ligamento interósseo e os ligamentos sacroilíacos posteriores. Os ligamentos posteriores já foram identificados como uma origem possível para a dor atípica nas costas.[99] Para a localização dos ligamentos sacroilíacos posteriores, o paciente deve assumir a posição de decúbito ventral. O processo espinhoso ósseo situado na linha mediana do sacro e as asas do sacro são visualizados como linhas ecogênicas regulares a cada lado do processo espinhoso. O transdutor deve então ser mobilizado lateralmente, no eixo curto (Fig. 10.82), até que o examinador visualize a EIPS como uma linha ecogênica curva (Fig. 10.83).[98] O ligamento sacroilíaco posterior curto é o ligamento oblíquo que se estende desde a tuberosidade ilíaca posterior até as asas do sacro. Em seguida, o transdutor pode ser discretamente rotacionado em um sentido oblíquo (Fig. 10.84), onde o ligamento sacroilíaco longo surge como a estrutura ligada superiormente à EIPS e, inferiormente, ao terceiro tubérculo transverso do sacro (Fig. 10.85).

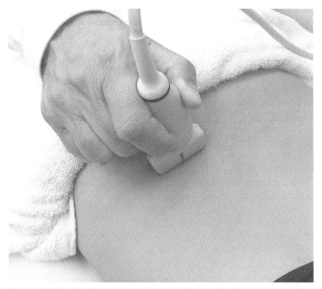

Figura 10.82 Posicionamento do transdutor de ultrassom no eixo curto para identificação da espinha ilíaca posteroinferior, do ílio e do ligamento sacral posterior curto.

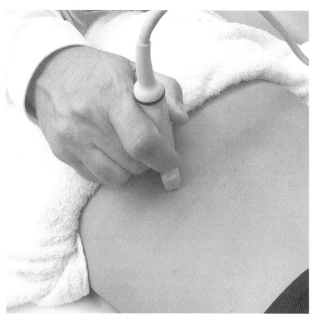

Figura 10.84 Posicionamento do transdutor de ultrassom no eixo longo e discretamente oblíquo para identificação do ligamento sacroilíaco posterior longo, da espinha ilíaca posteroinferior e do sacro.

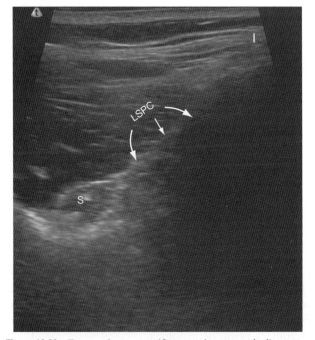

Figura 10.83 Exame ultrassonográfico em eixo curto do ligamento sacroilíaco posterior curto (LSPC), sacro (S) e ílio (I).

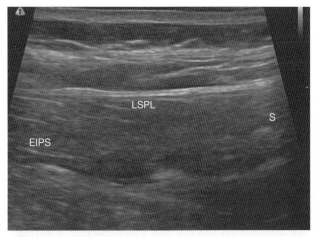

Figura 10.85 Imagem ultrassonográfica oblíqua em eixo longo do ligamento sacroilíaco posterior longo (LSPL), da espinha ilíaca posterossuperior (EIPS) e do sacro (S).

828 Avaliação musculoesquelética

Resumo da avaliação da pelve[a]

Observação: a patologia suspeitada determinará quais
Testes especiais devem ser realizados.
Anamnese (sentado)
Observação (em pé)
Exame
  Movimentos ativos (em pé)
    Flexão da coluna vertebral
    Extensão da coluna vertebral
    Rotação da coluna vertebral (esquerda e direita)
    Flexão lateral da coluna vertebral (esquerda e direita)
    Flexão do quadril
    Abdução do quadril
    Adução do quadril
    Extensão do quadril
    Rotação medial do quadril
    Rotação lateral do quadril
  Testes especiais (em pé)
    Teste da queda
    Teste do flamingo
    Teste de Gillet
    Teste de Trendelenburg
  Testes especiais (sentado)
    Sinal de Piedallu
  Movimentos passivos (decúbito dorsal)
    Teste de cisalhamento femoral
    Testes de afastamento
    Teste do balanço (joelho-ombro)
    Teste de pressão sobre o ápice do sacro
    Teste do impulso sacral
    Teste do impulso da coxa
  Movimentos isométricos resistidos (decúbito dorsal)[b]
    Flexão anterior da coluna vertebral
    Flexão do quadril
    Abdução do quadril
    Adução do quadril
    Extensão do quadril
  Testes especiais (decúbito dorsal)
    Comprimento do membro inferior
    Teste de elevação da perna estendida 90-90

Teste de Patrick
Teste de elevação da perna estendida
Teste de elevação ativa da perna estendida em decúbito dorsal
Teste da mudança do decúbito dorsal para a posição sentada (perna estendida)
Movimentos passivos (decúbito lateral)
  Teste de aproximação
  Extensão e rotação medial passivas do ílio sobre o sacro
  Flexão e rotação lateral passivas do ílio sobre o sacro
Testes especiais (decúbito lateral)
  Teste de Gaenslen
Reflexos e distribuição cutânea (decúbito dorsal seguido de decúbito ventral)
Movimentos passivos (decúbito ventral)
  Teste de abdução e rotação lateral do quadril (TARLQ)
  Teste cinético ipsilateral em decúbito ventral
  Teste de afastamento em decúbito ventral (de Hibb)
  Teste de pressão sobre o ápice do sacro
Testes especiais (decúbito ventral)
  Teste de distração da espinha ilíaca posterossuperior
  Teste de elevação ativa da perna em decúbito ventral
  Teste de Yeoman
Movimentos do jogo articular (decúbito ventral)
  Movimento em direção cefálica do sacro com movimento caudal do ílio
  Movimento cefálico do ílio com movimento caudal do sacro
Palpação (decúbito dorsal seguido de decúbito ventral)
Diagnóstico por imagem

Conforme mencionado previamente, a avaliação das articulações sacroilíacas e da sínfise púbica é realizada apenas após a avaliação da parte lombar da coluna e dos quadris, exceto se estiver ocorrido um trauma específico nas articulações sacroilíacas ou na sínfise púbica. Portanto, o exame das articulações sacroilíacas e da sínfise púbica pode incluir apenas movimentos passivos, testes especiais, movimentos do jogo articular e palpação, uma vez que os outros testes devem ter sido realizados anteriormente para avaliar outras articulações.
Após qualquer exame, o paciente deve ser alertado quanto à possibilidade de exacerbação dos sintomas em decorrência da avaliação.

[a]O resumo é apresentado em uma ordem que limita a magnitude de movimento ou de mudanças de posição que o paciente deve executar, mas assegura que todas as estruturas necessárias sejam testadas.
[b]Caso não seja realizado em pé.

Estudo de casos

Ao estudar os casos a seguir, o examinador, além de relacionar as perguntas adequadas a serem feitas ao paciente, deve especificar a razão pela qual serão realizadas, o que procurará e a justificativa, assim como o que será testado e o motivo. Dependendo das respostas do paciente (e o examinador deve considerar diferentes respostas), diversas causas possíveis do problema podem tornar-se evidentes (serão apresentados exemplos entre parênteses). O examinador deve elaborar uma tabela de diagnóstico diferencial (Tab. 10.7), de modo a definir como diferentes diagnósticos podem interferir no plano de tratamento.

1. Uma jogadora de softbol de 20 anos relata surgimento insidioso de dor bilateral na região lombar e nos quadris, que irradia à face lateral dos quadris e face anterior da coxa; a dor piora durante a corrida. A paciente não se recorda de qualquer evento traumá-

tico que possa ter deflagrado esses sintomas. Em geral, eles pioram em seguida à prática do softbol. Descreva sua avaliação para o problema dessa paciente e como estabelecer um diagnóstico diferencial entre disfunção sacroilíaca *versus* neurológica.

(continua)

Estudo de casos – cont.

2. Um professor de 54 anos sofreu uma queda no gelo há uma semana, tendo caído diretamente sobre as nádegas. O paciente relata dor lombar e sacroilíaca no lado direito. Relata ainda uma sensação de que seu quadril e articulação sacroilíaca estão "travados" no lado direito. Ao caminhar, exibe claudicação à direita, causada pela dor. Em comparação com o lado esquerdo, tanto a EIAS como a EIPS estão mais altas no lado direito. O paciente apresenta um tônus aumentado na musculatura paraespinal lombar direita, em comparação com o lado esquerdo. Descreva sua avaliação para o problema e como estabelecer uma diferenciação (disfunção sacroilíaca *versus* diferença de comprimento de membros inferiores *versus* deslizamento superior).

3. Um jogador de futebol de 26 anos queixa-se de dor na região abdominal inferior, que é referida na virilha direita.

Exercícios de flexão abdominal são dolorosos e ele sente dor ao chutar a bola. Descreva o seu plano de avaliação para esse paciente (distensão abdominal *versus* osteíte púbica).

4. Um homem de 35 anos queixa-se de "dor nas costas". Ao se levantar pela manhã, sente as costas rígidas e doloridas, e a rigidez permanece durante a maior parte do dia. Radiografias revelam esclerose da articulação sacroilíaca. Descreva o seu plano de avaliação para esse paciente (espondilite anquilosante *versus* osteoartrite das articulações sacroilíacas).

5. Uma jovem de 18 anos praticante de patinação artística queixa-se de dor nas costas, que aumenta quando patina. A dor é proeminente em um membro inferior. A EIAS e a EIPS são mais altas no lado direito. Descreva o seu plano de avaliação para essa paciente (disfunção sacroilíaca *versus* síndrome do membro inferior curto).

TABELA 10.7

Diagnóstico diferencial entre espondilite anquilosante e artrite sacroilíaca

	Espondilite anquilosante	Artrite sacroilíaca
Anamnese	Dor sacroilíaca bilateral que pode ser referida para a face posterior da coxa Rigidez matinal Predominância no sexo masculino	Dor sacroilíaca bilateral que pode ser referida para a área glútea (dermátomos S1-S2) Rigidez matinal (prolongada) Tosse dolorosa
Observação	Movimento rígido e controlado da pelve	Movimento controlado da pelve
Movimento ativo	Diminuído	Flexão e extensão laterais completas Discreta limitação da flexão
Movimento passivo	Diminuído	Normal
Movimento isométrico resistido	Dor e fraqueza, especialmente se as articulações sacroilíacas estiverem estressadas	Dor, especialmente se as articulações sacroilíacas estiverem estressadas
Testes especiais	Testes de estresse do sacro provavelmente positivos	Testes de estresse do sacro provavelmente positivos
Sensibilidade e reflexos	Normais	Normais
Palpação	Sensível sobre as articulações sacroilíacas	Sensível sobre as articulações sacroilíacas
Exames diagnósticos por imagem	Diagnósticos por radiografias	Diagnósticos por radiografias
Exames laboratoriais	Aumento da velocidade de hemossedimentação Antígeno do leucócito humano HLA-B27 presente em 80%	Normais

Conteúdo complementar

Este capítulo possui apêndice e vídeos em uma plataforma digital exclusiva.
Para ingressar no ambiente virtual, utilize o QR code abaixo, faça seu cadastro e digite a senha: magee7

O prazo para acesso a esse material limita-se à vigência desta edição.

Referências bibliográficas

1. Kim SB, You JS, Kwon OY, Yi CH. Lumbopelvic kinematic characteristics of golfers with limited hip rotation. Am J Sports Med. 2014;43(1):113–120.
2. Schwarzer AC, Aprill CN, Bogduk N. The sacroiliac joint in chronic low back pain. Spine. 1995;20:31–37.
3. Ombregt L. A System of Orthopedic Medicine. 3rd ed. Edinburgh: Churchill Livingstone; 2013.
4. Polly DW. The sacroiliac joint. Neurosurg Clin N Am. 2017;28(3):301–312.
5. Kapandji LA. The trunk and vertebral column. The Physiology of the Joints. Vol. 3. New York: Churchill Livingstone; 1974.
6. Murakami E, Aizawa T, Kurosawa D, Noguchi K. Leg symptoms associated with sacroiliac joint disorder and related pain. Clin Neurol Neurosurg. 2017;157:55–58.
7. McGrath MC. Composite sacroiliac joint pain provocation tests: a question of clinical significance. Int J Osteopath Med. 2010;13(1):24–30.
8. Vleeming A, Pool-Goudzwaard AL, Hammudoghu D, et al. The function of the long dorsal sacroiliac ligament-its implication for understanding low back pain. Spine. 1996;21:556–562.
9. Jackson R. Diagnosis and treatment of pelvic girdle dysfunction. Orthop Phys Ther Clin North Am. 1998;7:413–445.
10. Vleeming A, Schuenke MD, Masi AT, et al. The sacroiliac joint: an overview of its anatomy, function and potential clinical implications. J Anat. 2012;221(6):537–567.
11. Soto Quijano DA, Otero Loperena E. Sacroiliac joint interventions. Phys Med Rehabil Clin N Am. 2018;29(1):171–183.
12. Cusi MF. Paradigm for assessment and treatment of SIJ mechanical dysfunction. J Body Mov Ther. 2010;14(2):152–161.
13. Rosatelli AL, Agur AM, Chhaya S. Anatomy of the interosseous region of the sacroiliac joint. J Orthop Sports Phys Ther. 2006;36(4):200–208.
14. Arumugam A, Milosavljevic S, Woodley S, et al. Effects of external pelvic compression on form closure, force closure and neuromotor control of the lumbopelvic spine—a systematic review. Man Ther. 2012;17:275–284.
15. Lee D. The pelvic girdle. In: Magee DJ, Zachazewski JE, Quillen WS, eds. Musculoskeletal Rehabilitation—Pathology and Intervention. Philadelphia: Elsevier; 2007.
16. Lee D. The Pelvic Girdle. 2nd ed. Edinburgh: Churchill Livingstone; 1999.
17. Pool-Goudzwaard AL, Vleeming A, Stoeckart R, et al. Insufficient lumbopelvic stability: a clinical, anatomical and biomechanical approach to "a-specific" low back pain. Man Ther. 1998;3(1):12–20.
18. Vleeming A, Albert HB, Ostgaard HC, et al. European guidelines for the diagnosis and treatment of pelvic girdle pain. Eur Spine J. 2008;17(6):794–819.
19. van Wingerden JP, Vleeming A, Buyruk HM, Raissadat K. Stabilization of the sacroiliac joint in vivo: verification of muscular contribution to force closure of the pelvis. Eur Spine J. 2004;13(3):199–205.
20. Vleeming A, Stoeckart R, Volkers AC, Snijders CJ. Relation between form and function in the sacroiliac joint. Part 1: clinical anatomical aspects. Spine. 1990;15(2):130–132.
21. Vleeming A, Stoeckart R, Volkers AC, Snijders CJ. Relation between form and function in the sacroiliac joint. Part 2: biomechanical aspects. Spine. 1990;15(2):133–136.
22. Vleeming A, Pool-Goudzwaard AL, Hammudoghu D, et al. The posterior layer of the thoracolumbar fascia: its function in load transfer from spine to legs. Spine. 1995;20:753–758.
23. Vleeming A, Snidjers CJ, Stoeckart R, et al. The role of the sacroiliac joints in coupling between spine, pelvis, legs and arms. In: Vleeming A, Mooney V, Dorman T, et al., eds. Movement, Stability and Low Back Pain. Edinburgh: Churchill Livingstone; 1997.
24. Lee DG. Clinical manifestations of pelvic girdle dysfunction. In: Boyling JD, Palastanga N, eds. Grieve's Modern Manual Therapy: The Vertebral Column. 2nd ed. Edinburgh: Churchill Livingstone; 1994.
25. Cohen SP. Sacroiliac joint pain: a comprehensive review of anatomy, diagnosis and treatment. Anesth Analg. 2005;101(5):1440–1453.
26. Vanelderen P, Szadek K, Cohen SP, et al. Sacroiliac joint syndrome. Pain Pract. 2010;10(5):470–478.
27. Liebenson C. The relationship of the sacroiliac joint, stabilization musculature, and lumbo-pelvic instability. J Body Mov Ther. 2004;8:43–45.
28. Cohen SP. Sacroiliac joint pain. In: Benzon H, Raja SN, Fishman SM, et al., eds. Essentials of Pain Medicine. 4th ed. Philadelphia: Elsevier; 2018.
29. Adhia DB, Tumilty S, Mani R, et al. Can hip abduction and external rotation dis-

Capítulo 10 Pelve **831**

criminate sacroiliac joint pain? Man Ther. 2016;21:191–197.

30. Patella GA, Andrish JT. Injuries about the hip and pelvis in the young athlete. Clin Sports Med. 1995;14:591–628.

31. Ombregt L, Bisschop B, ter Veer HJ, et al. A System of Orthopedic Medicine. London: WB Saunders; 1995.

32. Dangaria TR. A case report of sacroiliac joint dysfunction with urinary symptoms. Man Ther. 1998;3:220–221.

33. Maigne R. Orthopaedic Medicine: A New Approach to Vertebral Manipulation. Springfield, IL: Charles C Thomas; 1972.

34. Maigne R. Diagnosis and Treatment of Pain of Vertebral Origin. Baltimore: Williams & Wilkins; 1996.

35. Levine D, Whittle MW. The effects of pelvic movement on lumbar lordosis in the standing position. J Orthop Sports Phys Ther. 1996;24:130–135.

36. Hagins M, Brown M, Cook C, et al. Intratester and intertester reliability of the palpation meter (PALM) in measuring the pelvic position. J Man Manip Ther. 1998;6:130–136.

37. Kendall FP, McCreary EK, Provance PG. Muscles: Testing and Function. Baltimore: Williams & Wilkins; 1993.

38. Nelson-Wong E, Flynn T, Callaghan JP. Development of acute hip abduction as a screening test for identifying occupational low back pain. J Orthop Sports Phys Ther. 2009;39:649–657.

39. Mitchell FL, Moran PS, Pruzzo NA. An Evaluation and Treatment Manual of Osteopathic Muscle Energy Procedures. Valley Park, MO: Mitchell, Moran & Pruzzo; 1979.

40. Woerman AL. Evaluation and treatment of dysfunction in the lumbar-pelvic-hip complex. In: Donatelli R, Wooden MJ, eds. Orthopedic Physical Therapy. Edinburgh: Churchill Livingstone; 1989.

41. Levangie PK. The association between static pelvic asymmetry and low back pain. Spine. 1999;24:1234–1242.

42. Greenman PE. Innominate shear dysfunction in the sacroiliac syndrome. Man Med. 1986;2:114–121.

43. Bookhout MM, Boissonnault JS. Musculoskeletal dysfunction in the female pelvis. Orthop Phys Ther Clin North Am. 1996;5:23–45.

44. Oldrieve WL. A critical review of the literature on tests of the sacroiliac joint. J Man Manip Ther. 1995;3:157–161.

45. Levangie PK. Four clinical tests of sacroiliac joint dysfunction: the association of test results with innominate torsion among patients with and without low back pain. Phys Ther. 1999;79:1043–1057.

46. Freburger JK, Riddle DL. Measurement of sacroiliac joint dysfunction: a multicenter intertester reliability study. Phys Ther. 1999;79:1135–1141.

47. van der Wurff P, Hagmeijer RH, Meijne W. Clinical tests of the sacroiliac joint—a systematic methodological review. Part 1—reliability. Man Ther. 2000;5:30–36.

48. van der Wurff P, Meijne W, Hagmeijer RH. Clinical tests of the sacroiliac joint—a systematic methodological review, Part 2—validity. Man Ther. 2000;5:89–96.

49. Cibulka MT, Koldehoff R. Clinical usefulness of a cluster of sacroiliac joint tests in patients with and without low back pain. J Orthop Sports Phys Ther. 1999;29:83–92.

50. Meijne W, van Neerbos K, Aufdemkampe G, et al. Intraexaminer and interexaminer reliability of the Gillet test. J Manip Physiol Ther. 1999;22:4–9.

51. Hancock MJ, Maher CG, Latimer J, et al. Systematic review of tests to identify the disc, SIJ or facet joint as a source of low back pain. Eur Spine J. 2007;16(10):1539–1550.

52. Laslett M, Young SB, Aprill CN, McDonald B. Diagnosing painful sacroiliac joints: a validity study of a McKenzie evaluation and sacroiliac provocation tests. Aust J Physiother. 2003;49(2):89–97.

53. Kokmeyer DJ, Van der Wurff P, Aufdemkampe G, et al. The reliability of multitest regimens with sacroiliac pain provocation tests. J Manip Physiol Ther. 2002;25(1):42–48.

54. van der Wurff P, Buijs EJ, Groen GJ. A multitest regimen of pain provocation tests as an aid to reducing unnecessary minimally invasive sacroiliac joint procedures. Phys Med Rehabil. 2006;87:10–14.

55. Szadek KM, van der Wurff P, Tulder MW, et al. Diagnostic validity of criteria for sacroiliac joint pain: a systematic review. J Pain. 2009;10:354–368.

56. Laslett M, Aprill CN, McDonald B, et al. Diagnosis of sacroiliac joint pain: validity of individual provocation tests and composites of tests. Man Ther. 2005;10:207–218.

57. Dreyfuss P, Michaelsen M, Pauza K, et al. The value of medical history and physical examination in diagnosing sacroiliac joint pain. Spine. 1996;21:2594–2602.

58. Dreyfuss P, Dreyer S, Griffin J, et al. Positive sacroiliac screening tests in asymptomatic adults. Spine. 1994;10:1138–1143.

59. Laslett M, Williams M. The reliability of selected pain provocation tests for sacroiliac joint pathology. Spine. 1994;19:1243–1249.

60. Soleimanifar M, Karimi N, Arab AM. Association between composites of selected motion palpation and pain provocation tests for sacroiliac joint disorders. J Bodyw Mov Ther. 2017;21(2):240–245.

61. Takasaki H, Iizawa T, Hall T, et al. The influence of increasing sacroiliac joint force closure of the hip and lumbar spine extensor muscle firing pattern. Man Ther. 2009;14(5):484–489.

62. Sturesson B, Udeu A, Vleeming A. A radiostereometric analysis of movements of the sacroiliac joints during the standing hip flexion test. Spine. 2000;25:364–368.

63. Ozgocmen S, Bozgeyik Z, Kalcik M, et al. The value of sacroiliac pain provocative tests in early active sacroiliitis. Clin Rheum. 2008;27:1275–1282.

64. Cattley P, Winyard J, Trevaskis J, Eaton S. Validity and reliability of clinical tests for the sacroiliac joint. A review of the literature. Australas Chiropr Osteopathy. 2002;10(2):73–80.

65. Dreyfus P, Dreyer S, Griffin J, et al. Positive sacroiliac screening tests in asymptomatic adults. Spine. 1994;19:1138–1143.

66. Porterfield JA, DeRosa C. Mechanical Low Back Pain: Perspectives in Functional Anatomy. Philadelphia: WB Saunders; 1991.

67. Capobianco RA, Feeney DF, Jeffers JR, et al. Patients with sacroiliac joint dysfunction exhibit altered movement strategies when performing a sit-to-stand task. Spine J. 2018;18(8):1434–1440.

68. Rubinstein SM, van Tulder M. A best evidence review of diagnostic procedures for neck and low back pain. Best Pract Res Clin Rheumat. 2008;22(3):471–482.

69. Dreyfuss P, Deyer SJ, Cole A, et al. Sacroiliac joint pain. J Am Acad Ortho Surg. 2004;12:255–265.

70. Cook CE, Hegedus EJ. Orthopedic Physical Examination Tests—An Evidence Based Approach. Upper Saddle River, NJ: Prentice Hall/Pearson; 2008.

71. Cleland JA, Koppenhaver S. In: Netter's Orthopedic Clinical Examination—An Evidence Based Approach. Philadelphia: Saunders; 2011.

72. Cipriano JJ. Photographic Manual of Regional Orthopedic Tests. Baltimore: Williams & Wilkins; 1985. DonTigny RL. Dysfunction of the sacroiliac joint and its

73. treatment. J Orthop Sports Phys Ther. 1979;1:23–35.

74. Mens JM, Vleeming A, Snijders CJ, et al. The active straight leg raising test and mobility of the pelvic joints. Eur Spine. 1999;8:468–473.

75. Mens JM, Vleeming A, Snijders CJ, et al. Reliability and validity of the active straight leg raise test in posterior pelvic pain since pregnancy. Spine. 2001;26:1167–1171.

76. Mens JM, Vleeming A, Snijders CJ, et al. Validity of the active straight leg raise test for measuring disease severity in patients with posterior pelvic pain after pregnancy. Spine. 2002;27:196–200.

77. Evans RC. Illustrated Essentials in Orthopedic Physical Assessment. St Louis: CV Mosby; 1994.

78. Werner CM, Hoch A, Gautier L, et al. Distraction test of the posterior superior iliac spine (PSIS) in the diagnosis of sacroiliac arthropathy. BMC Surg. 2013;13:52–57.

79. Palmer MC, Epler M. Clinical Assessment Procedures in Physical Therapy. Philadelphia: JB Lippincott; 1990.

80. Bemis T, Daniel M. Validation of the long sitting test on subjects with iliosacral dysfunction. J Orthop Sports Phys Ther. 1987;8:336–345.

81. Wallace LA. Limb length difference and back pain. In: Grieve GP, ed. Modern Manual Therapy of the Vertebral Column. Edinburgh: Churchill Livingstone; 1986.

82. Fischer P. Clinical measurement and significance of leg length and iliac crest height discrepancies. J Man Manip Ther. 1997;5:57–60.

83. Pecina MM, Krmpotic-Nemanic J, Markiewitz AD. Tunnel Syndromes. Boca Raton, FL: CRC Press; 1991.

84. Ivins GK. Meralgia paresthetica, the elusive diagnosis: clinical experience with 14 adult patients. Ann Surg. 2000;232(2):281–286.

85. Borenstein DG, Wiesel SW, Boden SD. Low Back Pain: Medical Diagnosis and Comprehensive Management. Philadelphia: WB Saunders; 1995.

86. Lacroix VJ. Lower abdominal pain syndrome in National Hockey League players: a report of 11 cases. Clin J Sports Med. 1998;8:5–9.

87. Lacroix VJ. A complete approach to groin pain. Phys Sportsmed. 2000;28(1):66–86.

88. Simonet WT, Saylor HL, Sim L. Abdominal wall muscle tears in hockey players. Int J Sports Med. 1995;16:126–128.

89. Taylor DC, Meyers WC, Moylan JA, et al. Abdominal musculature abnormalities as a cause of groin pain in athletes-inguinal hernias and pubalgia. Am J Sports Med. 1991;19:239–242.

90. Lee D. Instability of the sacroiliac joint and the consequences to gait. J Man Manip Ther. 1996;4:22–29.

91. O'Haire C, Gibbons P. Inter-examiner and intra-examiner agreement for assessing sacroiliac anatomical landmarks using palpation and observation: pilot study. Man Ther. 2000;5:13–20.

92. Williams PR, Thomas DP, Downes EM. Osteitis pubis and instability of the pubic symphysis—when nonoperative measures fail. Am J Sports Med. 2000;28:350–355.

93. Ebraheim NA, Mekhail AO, Wiley WF, et al. Yeasting: radiology of the sacroiliac joint. Spine. 1997;22:869–876.

94. Rodriguez C, Miguel A, Lima H, et al. Osteitis pubis syndrome in the professional soccer athlete: a case report. J Athl Train. 2001;36:437–440.

95. Garras DN, Carothers JT, Olson SA. Single-leg-stance (flamingo) radiographs to assess pelvic stability: how much motion is normal. J Bone Joint Surg Am. 2008;90:2114–2118.

96. Siegel J, Templeman DC, Tornetta P. Single-leg-stance radiographs in the diagnosis of pelvic instability. J Bone Joint Surg Am. 2008;90:2119–2125.

97. Hellems HK, Keats TE. Measurement of the normal lumbosacral angle. Am J Radiol. 1971;113:642–645.

98. Le Goff B, Berthelot JM, Maugars Y. Ultrasound assessment of the posterior sacroiliac ligaments. Clin Exp Rheumatol. 2011;29(6):1014–1017.

99. Berthelot JM, Labat JJ, Le Goff B, et al. Provocative sacroiliac joint maneuvers and sacroiliac joint block are unreliable for diagnosing sacroiliac joint pain. Joint Bone Spine. 2006;73(1):17–23.

100. Leboeuf C. The sensitivity and specificity of seven lumbo-pelvic orthopedic tests and the arm-fossa test. J Manip Physiol Ther. 1990;13(3):138–143.

101. Cooperstein R, Blum C, Cooperstein EC. Assessment of consistency between the arm-fossa test and Gillet test: a pilot study. J Chiropr Med. 2015;14:24–31.

102. Levin U, Stenstrom CH. Force and time recording for validating the sacroiliac distraction test. Clin Biomech. 2003;18:821–826.

103. Meijne W, van Neerbos K, Aufdemkampe G, et al. Intraexaminer and interexaminer reliability of the Gillet test. J Manip Physiol Ther. 1999;22(1):4–9.

104. Carmichael JP. Inter and intra examiner reliability of palpation for sacroiliac joint dysfunction. J Manip Physiol Ther. 1987;10(4):164–171.

105. O'Haire C, Gibbons P. Inter-examiner and intra-examiner agreement for assessing sacroiliac anatomical landmarks using palpation and observation: pilot study. Man Ther. 2000;5(1):13–20.

106. Cooperstein R, Hickey M. The reliability of palpating the posterior superior iliac spine: a systematic review. J Can Chiropr Assoc. 2016;60(1):36–46.

107. Riddle DL, Freburger JK. Evaluation of the presence of sacroiliac joint region dysfunction using a combination of tests: a multicenter intertester reliability study. Phys Ther. 2002;82(8):772–781. Petersen T, Laslett M, Carsten J. Clinical classification in low back pain: best-evidence diagnostic rules based on systematic reviews. BMC Musculoskelet Disord. 2017;18(188):1–23.

108. Arnbak B, Jurik AG, Jensen RK, et al. The diagnostic accuracy of three sacroiliac joint pain provocation tests for sacroiliitis identified by magnetic resonance imaging. Scand J Rheumatol. 2017;46(2):130–137.

Quadril

A articulação do quadril é uma das maiores e mais estáveis do corpo. Quando essa articulação é lesionada ou apresenta uma patologia, a lesão é, em geral, imediatamente perceptível durante a marcha, visto que qualquer problema nessa articulação irá afetar a capacidade de deambulação do paciente.[1] Como a dor do quadril pode ser referida às articulações sacroilíacas, à parte lombar da coluna ou à região abdominal (p. ex., pubalgia dos atletas [i. e., envolvimento do osso púbico], hérnia esportiva, virilha de Gilmore, osteíte púbica) ou vice-versa, é imperativo – exceto quando existem evidências de traumatismo direto ao quadril – que essas articulações sejam examinadas juntamente com o quadril.[2,3] Além disso, em alguns casos, o examinador talvez tenha que considerar a avaliação dos sistemas gastrintestinal, urinário ou genital.[4] Dito isso, uma claudicação, dor na virilha ou limitação da rotação medial tem maior probabilidade de indicar um problema do quadril.[5,6] Nas duas últimas décadas, os aspectos do impacto e displasias relacionadas, lacerações do ligamento redondo e lesões labiais tornaram-se as principais áreas de foco ao se analisar os problemas de quadril.

Anatomia aplicada

A articulação do quadril é uma articulação esferoidal multiaxial (tipo bola e soquete) que possui estabilidade máxima por causa da inserção profunda da cabeça do fêmur no acetábulo (Fig. 11.1). A cabeça do fêmur é muito mais estável no acetábulo do que o úmero na cavidade glenoidal. A fim de possibilitar um movimento suficiente e um alinhamento apropriado na articulação do quadril, o fêmur apresenta um colo mais longo que o do úmero; além disso, encontra-se em anteversão (Fig. 11.2). A articulação do quadril apresenta uma cápsula resistente e músculos muito fortes que controlam suas ações (Fig. 11.3). O acetábulo é formado pela fusão de parte do ílio, do ísquio e do púbis, os quais em conjunto são algumas vezes denominados *pelve*. O acetábulo abre-se para fora, para a frente e para baixo. Ele é constituído pela metade de uma esfera, e a cabeça do fêmur é dois terços de uma esfera.

Articulação do quadril

Posição de repouso:	30° de flexão, 30° de abdução, discreta rotação lateral
Posição de congruência máxima:	Extensão, rotação medial e abdução completas
Padrão capsular:	Flexão, abdução, rotação medial (mas em alguns casos a rotação medial está limitada)

Além disso, o quadril, como o ombro, possui um lábio, que ajuda a aprofundá-lo e a estabilizar a articulação.[7,8] **O lábio do acetábulo**, uma estrutura fibrocartilaginosa densa e em forma de ferradura, avança em torno do perímetro do acetábulo e mantém a cabeça do fêmur no interior do acetábulo nos extremos da amplitude de movimento (ADM), estabilizando o quadril. O lábio do acetábulo aumenta a área de superfície articular e o volume do acetábulo, proporcionando, além disso, um *feedback* proprioceptivo para a estabilidade dinâmica.[9-11] Essa estrutura promove uma vedação para o compartimento central, que faz parte da face intra-articular da articulação do quadril. Essa vedação resiste à distração da cabeça do fêmur em relação ao soquete; para tanto, mantém uma pressão intra-articular negativa (i. e., uma vedação por sucção), permitindo que a cabeça do fêmur "flutue" na superfície da cartilagem. Assim, a cartilagem fica protegida.[11-19] Essa vedação também opõe resistência ao fluxo de líquido pela regulação do líquido sinovial. Esse efeito melhora a nutrição da cartilagem articular do quadril – o que, por sua vez, proporciona uma superfície de deslizamento homogênea. O lábio também atua na absorção de impacto ao ajudar na distribuição das forças durante a descarga de peso.[2,20,21] O lábio do acetábulo ainda desempenha um papel secundário na estabilização do quadril durante a rotação lateral, ao mesmo tempo que impede a translação anterior.[22] Os mecanismos de lesão ao lábio do acetábulo incluem a hiperabdução do quadril, torções, quedas, hiperextensão, luxação, um golpe direto ou um acidente automobilístico.[23] Cerca de 90% dos pacientes com problema labial apresentam anormalidades ósseas associadas (p. ex., displasia coxofemoral).[24,25] O lábio é uma estrutura avascular, exceto em suas margens;

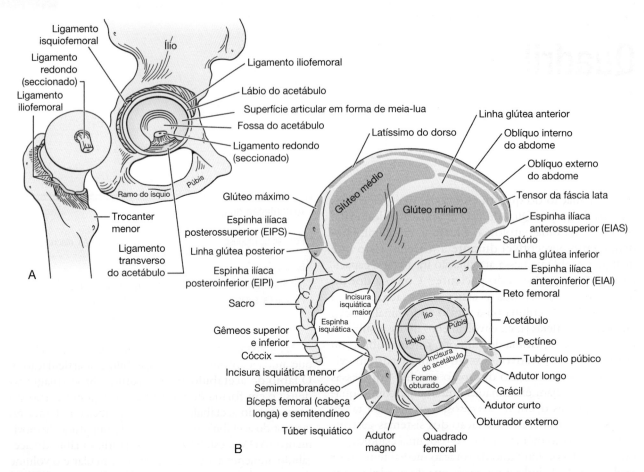

Figura 11.1 Anatomia do quadril. (A) O quadril direito exposto mostra seus componentes internos. (B) Imagem lateral do osso inominado direito (pelve) apresentando as inserções musculares. (Modificada de Neumann DA. *Kinesiology of the musculoskeletal system-foundations for physical rehabilitation*. St Louis: C.V. Mosby, 2002. p. 388, 397.)

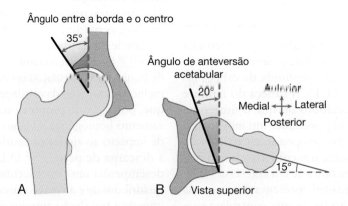

Figura 11.2 (A) O ângulo entre a borda e o centro mede a orientação fixa do acetábulo no plano frontal, em relação à pelve. Essa medida define a extensão em que o acetábulo cobre o topo da cabeça do fêmur. O ângulo entre a borda e o centro é medido como a intersecção de uma linha de referência fixa vertical *(tracejada)* com a linha de referência acetabular *(linha cheia em negrito)* que conecta a borda lateral superior do acetábulo com o centro da cabeça do fêmur. Uma linha de referência acetabular mais vertical resulta em um ângulo entre a borda e o centro menor, o que proporciona menor cobertura superior da cabeça do fêmur. (B) O ângulo de anteversão acetabular mede a orientação fixa do acetábulo no plano horizontal em relação à pelve. Essa medida indica a extensão em que o acetábulo cobre a face frontal da cabeça do fêmur. O ângulo é formado pela intersecção de uma linha de referência anteroposterior fixa *(tracejada)* com uma linha de referência acetabular *(linha cheia em negrito)* que conecta as bordas anterior e posterior do acetábulo. Um ângulo de anteversão acetabular maior faz com que o lado anterior da cabeça do fêmur fique menos contido no interior do acetábulo. (A figura também ilustra uma anteversão femoral normal de 15°.) (De Neumann DA: *Kinesiology of the musculoskeletal system – foundations for physical rehabilitation*, St. Louis, 2010, Mosby, p. 474.)

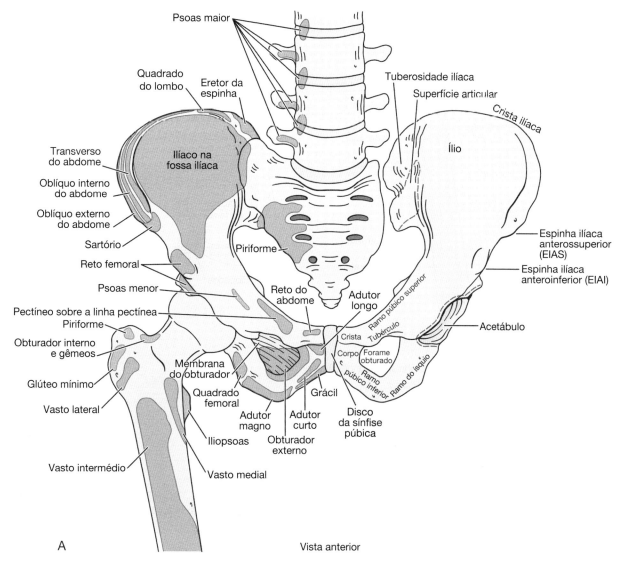

Figura 11.3 (A) Vista anterior da pelve, do sacro e do fêmur proximal direito apresentando as inserções *musculares (as origens são mostradas em cinza-escuro e as inserções em cinza-claro)*. Uma porção do lado esquerdo do sacro foi removida para expor a superfície da articulação sacroilíaca. As inserções pélvicas da cápsula ao redor da articulação sacroilíaca estão indicadas por *linhas tracejadas*.

(continua)

portanto, tem baixo potencial de cicatrização.[17] Podem ser observadas lacerações labiais em casos de **impacto femoroacetabular (IFA)**, displasia coxofemoral (p. ex., doença de Legg-Calvé-Perthes), deslizamento da epífise da cabeça do fêmur (DECF), traumatismo, osteoartrite e impacto do músculo iliopsoas.[9,17] Lacerações no lábio do acetábulo podem levar a uma dor induzida por uma posição ou atividade que não melhora (o mais comum) ou podem ocorrer com um movimento súbito de torção ou pivô, seguido por um estalo, estalido ou sensação de bloqueio.[17] Esses movimentos de torção e pivô, sobretudo ao final do movimento de rotação e em uma queda,[9] resultam em desgaste do lábio, degeneração condral ou delaminação. Por fim, estes movimentos podem acarretar osteoartrite.[9,16] A displasia coxofemoral causa a imposição anormal de cargas sobre a borda do acetábulo; isso pode resultar em lacerações labiais, lesão à superfície condral e frouxidão capsular.[9,14,26]

O quadril, uma articulação já estável por causa de sua configuração óssea, é estabilizado por três ligamentos fortes: o iliofemoral, o isquiofemoral e o pubofemoral, que são espessamentos da cápsula (Fig. 11.4).[27] O **ligamento iliofemoral (ligamento Y de Bigelow)** é considerado um dos mais fortes ligamentos do corpo.[11] Ele está posicionado de modo a impedir que ocorra extensão excessiva e tem um papel importante na manutenção da postura ereta ao nível do quadril, enquanto também limita a translação anterior. O ligamento encurta durante a rotação lateral e a adução.[9,11] A ocorrência de uma rotação lateral forçada e repetida do quadril pode resultar em insuficiência do ligamento iliofemoral.[9] Caso isso venha a ocorrer, a rotação (torção) dos quadris (p. ex., no movi-

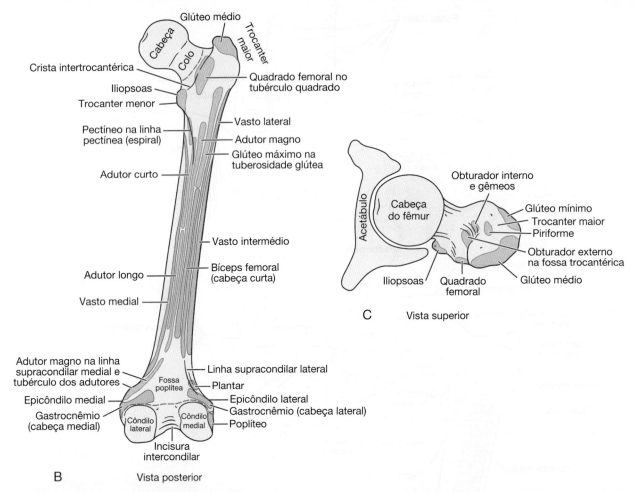

Figura 11.3 *(continuação)* (B) Vista posterior do fêmur direito apresentando inserções musculares *(as origens são exibidas em cinza-claro, as inserções em cinza-escuro)*. As inserções femorais da cápsula articular do quadril e a do joelho estão indicadas por *linhas tracejadas*. (C) Vista superior do fêmur direito mostrando inserções musculares. (Reproduzida de Neumann DA. *Kinesiology of the musculoskeletal system-foundations for physical rehabilitation*. St Louis: C.V. Mosby, 2002. p. 389, 393.)

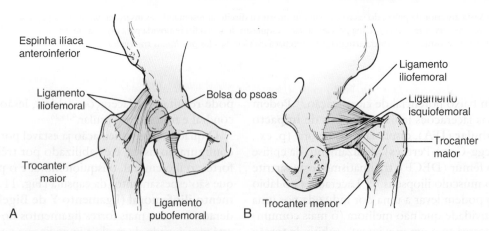

Figura 11.4 Três dos principais ligamentos do quadril. (A) Vista anterior. (B) Vista posterior.

mento de balanço de uma tacada de golfe) pode causar uma sensação de instabilidade.[9] O **ligamento isquiofemoral**, o mais fraco desses três fortes ligamentos, experimenta uma forte retração na extensão, ajudando a estabilizar o quadril em extensão. Ele também encurta durante a rotação medial e a abdução.[9] A rotação medial forçada e repetida do quadril pode resultar em insuficiência isquiofemoral.[9] O **ligamento pubofemoral** impede a abdução excessiva do fêmur e limita a rotação lateral, especialmente em extensão, enquanto experimenta um encurtamento durante a rotação lateral e a abdução.[9,11] Os três ligamentos também limitam a rotação medial do fêmur. Um quarto ligamento do quadril que, em algumas circunstâncias, passa por lesão é o **ligamento redondo**, ou "ligamento da cabeça", que tem posicionamento intra-articular, é forte e atua como um estabilizador do quadril, sobretudo em adução, flexão e rotação lateral, quando o quadril se encontra em sua posição menos estável (ver Fig. 11.1). O ligamento dá sustentação ao sistema vascular que irriga a cabeça do fêmur.[11,28,29] Ele fica frouxo em abdução e rotação medial[11,27,30] e tenso em adução, flexão e rotação lateral.[9] Curiosamente, essa posição, na qual o ligamento está em tensão máxima, é a posição de maior instabilidade da articulação do quadril.[28] O ligamento proporciona uma inserção física da cabeça do fêmur no acetábulo.[31] Apenas nas duas últimas décadas foi feita uma investigação aprofundada sobre o ligamento redondo; isso fez com que sua importância fosse mais bem compreendida. Alguns estudiosos acreditam que esse ligamento pode atuar de maneira semelhante ao ligamento cruzado anterior do joelho, servindo como um forte estabilizador secundário intrínseco que opõe resistência às forças de subluxação,[28,30,32,33] enquanto outros refutaram essa ideia.[34] O ligamento redondo atua como uma faixa enrolada em torno da cabeça do fêmur, tracionando-a para o interior do acetábulo durante os movimentos de rotação, impedindo a ocorrência de subluxação inferior durante a abdução; a subluxação posterior durante a rotação medial; e a luxação anterior durante a rotação lateral.[34,35] Caso ocorra laceração do ligamento redondo, haverá uma **microinstabilidade** do quadril (i. e., o quadril "cede"); isso pode lesionar o lábio do acetábulo e a cartilagem, acarretando uma possível lesão condral.[34,36] A instabilidade torna-se mais evidente em flexão, adução e rotação lateral de quadril.[36] Outros pesquisadores acreditam que o ligamento desempenhe também um papel proprioceptivo, talvez contribuindo para a distribuição do líquido sinovial sobre a cabeça do fêmur, por meio de um efeito de "limpador de para-brisa".[27,28,34] As lacerações do ligamento estão associadas com luxações, mas podem ocorrer lacerações parciais em decorrência de estresses por flexão/adução, hiperabdução, uma queda sobre o joelho ipsilateral com o quadril flexionado, ou uma lesão súbita por torção, como as que ocorrem em esportes de alto impacto (p. ex., futebol americano, hóquei, tênis) e em atividades que dependam de movimento em ADM extrema (p. ex., balé, artes marciais).[30,37,38] O ligamento também pode ser afetado por distúrbios do desenvolvimento, como a doença de Legg-Calvé-Perthes e a displasia congênita (i. e., luxação congênita do quadril [LCQ] e distúrbios do tecido conjuntivo (p. ex., síndromes de Marfan e de Ehler-Danlos), que aumentam o estresse no ligamento. A **fóvea da cabeça do fêmur** é uma área da cabeça do fêmur não protegida por cartilagem; ela oferece um ponto de inserção para o ligamento redondo, sendo o ponto, no acetábulo, em que o ílio, o

ísquio e o púbis se encontram.[11] O **ligamento arqueado** faz parte da cápsula posterior e reforça o quadril durante a flexão e extensão extremas. A **zona orbicular**, um ligamento circular, circunda o colo do fêmur, situando-se inferiormente à cabeça do fêmur; esse ligamento opõe resistência às forças de distração inferiores e ajuda na estabilização.[11,27]

Sob cargas baixas, as superfícies articulares são incongruentes. Sob cargas pesadas, elas tornam-se congruentes, provendo uma superfície de contato máxima. O contato máximo faz com que a carga por unidade de área baixe a um nível tolerável. Dependendo da atividade, as forças exercidas sobre o quadril variam.[39]

Forças sobre o quadril

Posição em pé:	0,3 multiplicado pelo peso corporal
Posição em pé apoiado sobre um membro inferior:	2,4 a 2,6 multiplicado pelo peso corporal
Marcha:	1,3 a 5,8 multiplicado pelo peso corporal
Subida de escadas:	3 multiplicado pelo peso corporal
Corrida:	4,5 ou mais multiplicado pelo peso corporal

Em relação ao movimento ou cinemática na articulação do quadril, é preciso considerar se a pelve está se movendo sobre um fêmur imóvel (i. e., com descarga de peso) ou se o fêmur (i. e., sem descarga de peso) está se movendo sobre a pelve (Fig. 11.5).

Anamnese

Além das questões apresentadas na seção "Anamnese" do Capítulo 1, o examinador deve obter as seguintes informações do paciente.

1. *Qual é a idade do paciente?* Diferentes condições ocorrem em diferentes faixas etárias e a ADM diminui com a idade. Por exemplo, a displasia congênita do quadril é observada na infância, principalmente em meninas, embora seu efeito seja geralmente maior em adolescentes e adultos jovens; a doença de Legg-Calvé-Perthes é mais comum em meninos com 3 a 12 anos de idade; e mulheres idosas apresentam maior propensão a fraturas do colo do fêmur por causa da osteoporose. Nos jovens, devem-se considerar problemas relacionados com lesões epifisárias (p. ex., avulsões/apofisite, DECF), o *status* de maturidade esquelética e anormalidades morfológicas (p. ex., doença de Legg-Calvé-Perthes); o examinador deve ter em mente que essas condições têm características clínicas similares ou associadas a lacerações labiais e lesões condrais.[18]
2. *Em caso de traumatismo, qual foi o mecanismo de lesão?* Caracteristicamente, os sintomas mecânicos do quadril pioram com as atividades, sobretudo quando o paciente realiza movimentos de torção ou

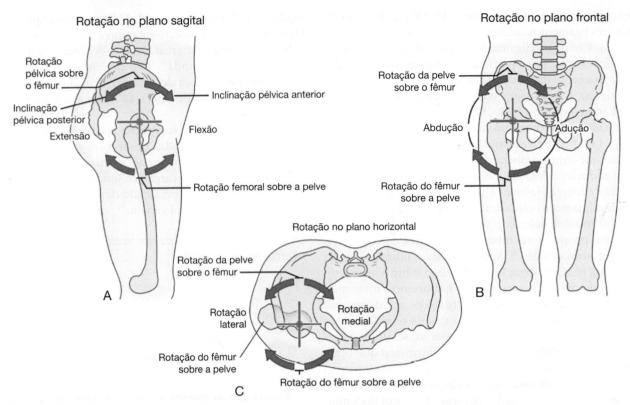

Figura 11.5 Osteocinemática da articulação do quadril direito. As rotações femoral sobre a pelve e pélvica sobre o fêmur ocorrem em três planos. O eixo de rotação para cada plano de movimento está ilustrado como um *ponto cinza*, localizado no centro da cabeça do fêmur. (A) A vista lateral ilustra as rotações no plano sagital em torno de um eixo de rotação mediolateral. (B) A vista frontal ilustra rotações no plano frontal em torno de um eixo de rotação anteroposterior. (C) A vista superior ilustra rotações no plano horizontal em torno de um eixo de rotação longitudinal, ou vertical. (Reproduzida de Neumann DA: *Kinesiology of the musculoskeletal system – foundations for physical rehabilitation*, St. Louis, 2010, Mosby, p. 477.)

mudança de direção; senta-se com o quadril flexionado; levanta-se da posição sentada; sobe e desce escadas; entra e sai de um automóvel; calça sapatos e meias. Os pacientes também se queixam de dispareunia (i. e., dor durante a relação sexual).[40-43] O paciente caiu sobre a face lateral do quadril (p. ex., bursite trocantérica)? Ele bateu o joelho ou caiu sobre essa articulação, abalando o quadril (p. ex., subluxação, laceração do lábio do acetábulo)? Há alguma sensação de instabilidade? O lábio do acetábulo pode ser lesionado em caso de rotação lateral com o quadril hiperestendido.[9] Esse tipo de lesão pode ocorrer em um evento isolado em decorrência de anormalidades estruturais; ou pode ocorrer por traumatismo repetitivo. Tal lesão também pode decorrer da tração exercida pelo músculo reto femoral, ocorrendo principalmente durante um chute ou tiro de velocidade, ou contração do ilíaco, ocorrendo principalmente durante a mudança de direção.[13,44,45] Lesões ao quadril podem causar sintomas mecânicos como estalos intra-articulares, sensação de falseio, bloqueio ou travamento. Pode-se observar uma marcha anormal, com encurtamento da fase de apoio.[46] É rara a ocorrência isolada de uma laceração labial.[46] Comumente, esse tipo de lesão é acompanhado por lesão condral.[13] O paciente estava envolvido em uma atividade com aplicação repetida de carga (p. ex., fratura do fêmur por estresse) ou desenvolveu problemas de osteoporose (lesão por insuficiência)?[1,47] Uma determinação cuidadosa do mecanismo da lesão frequentemente leva a um diagnóstico do problema.

Fraturas por estresse no colo do fêmur ocorrem nos casos de aplicação de estresses excessivos ou repetidos ao osso trabecular presente no colo do fêmur (p. ex., correr uma maratona). Essas fraturas, categorizadas como no lado da compressão, ocorrem na região inferomedial do colo, sendo improvável que ocorra deslocamento. Por outro lado, fraturas no lado da tração ocorrem na região superolateral do colo e, tendo em vista que qualquer torque existente gera tensões, há maior probabilidade de ocorrer deslocamento (ver Fig. 11.135). Em geral, as fraturas por compressão são tratadas por procedimento conservador, enquanto as fraturas por tração, que podem sofrer deslocamento, constituem lesões por estresse de alto risco que talvez tenham que ser tratadas com estabilização cirúrgica.[48,49] É comum que lesões agudas ocorridas na virilha sejam decorrentes de cargas elevadas durante uma corrida, mudanças de direção ou chutes.[44]

A luxação ou subluxação decorrente de acidente automobilístico ou lesão esportiva leva a instabilidade traumática. No caso de uma luxação posterior (o tipo mais comum), o quadril estará levemente flexionado, aduzido e em rotação medial, com a perna encurtada.[11,50] Casos de luxação anterior resultam em um quadril em extensão, abdução e rotação lateral.[11,50] Nesta lesão, o examinador deve fazer um exame neurológico para analisar os nervos isquiático e femoral, além de um exame do joelho. Em caso de luxação, a redução deve ser realizada dentro de 6 horas.[11,50] Microtraumatismos repetidos decorrentes da aplicação de uma carga axial e rotação lateral levam a **microinstabilidade** ou instabilidade atraumática; este problema está associado a IFA.[14,50-53] Observa-se microinstabilidade em atividades que envolvem estresse articular no final da amplitude de movimento, como pode ocorrer no hóquei no gelo (especialmente na posição de goleiro), balé, patinação artística, golfe, artes marciais, ginástica, tênis e futebol americano.[11,14,27] No caso de comprometimento dos estabilizadores estáticos (i. e., ligamentos, lábio do acetábulo, ossos), os estabilizadores dinâmicos (i. e., os músculos) devem trabalhar mais para manter a estabilidade da articulação; portanto, ocorre modificação da biomecânica do movimento articular, o que leva à ocorrência de padrões anormais de movimento (inclusive com encurtamento muscular).[14] Por exemplo, se determinado paciente apresenta estalidos internos em seu quadril (i. e., estalido do iliopsoas), uma laceração labial e um IFA do tipo "pinçamento", o conjunto passa a ser chamado **impacto triplo**, possivelmente ocorrendo sobreposição com a microinstabilidade, ou levando a esse problema.[27] Em caso de microinstabilidade, o paciente pode se queixar que sua perna "falseia" durante atividades ou ao deambular; além disso, também relata apreensão, estalidos e padrões de marcha anormais (i. e., movimento abrupto dos abdutores ou marcha de Trendelenburg), na ausência de uma lesão definida.[14,27]

3. *Quais são os detalhes da dor e de outros sintomas atuais* (Tabs. 11.1 e 11.2)?[54,55] Se o quadril estiver com problemas, o paciente pode demonstrar o **sinal "C"** (Fig. 11.6); isso significa que, se o paciente for perguntado sobre o local da dor, ele fará uma concha com sua mão acima do trocanter maior com os dedos segurando a região anterior da virilha, e descreverá a dor como profunda na articulação.[18,42,56-61] O que faz com que a dor surja? A dor ocorre durante a marcha? Ela desaparece quando o paciente para? A dor é do tipo estática ou dinâmica? Alguns movimentos específicos provocam dor? Em caso afirmativo, quais movimentos? A dor é do tipo "incômodo" ou é uma dor que ocorre subitamente, é aguda e

TABELA 11.1

Indicações diagnósticas da dor no quadril

Tipo de dor	Causas possíveis
Surda, profunda, incômoda	Artrite, doença de Paget
Aguda, intensa, repentina, associada à descarga de peso	Fratura
Sensação de formigamento que irradia	Radiculopatia, estenose espinal, meralgia parestésica
Aumento da dor na posição sentada com o membro acometido cruzado	Bursite trocantérica
Dor na posição sentada, membros inferiores não cruzados	Bursite isquioglútea
Dor após a posição em pé, marcha	Artrose do quadril
Dor na tentativa de descarga de peso	Fratura oculta, artrose grave
Constante de longa duração	Doença de Paget, carcinoma metastático, artrose grave (ocasionalmente)

De Schon L, Zuckerman JD: Hip pain in the elderly: evaluation and diagnosis. *Geriatrics* 1988 43:58.

inesperada?[18,62] Durante a atividade, a dor surge imediatamente ou leva algum tempo para aumentar? Essas respostas possibilitarão que o profissional de saúde tenha alguma ideia acerca do comprometimento funcional do paciente. Em pacientes idosos, o examinador deve considerar de pronto a possibilidade de osteoartrite e fraturas.[60] A dor na região anterior ou inguinal pode estar ligada a problemas intra-articulares do quadril, apofisite em crianças (na espinha ilíaca anterossuperior [EIAS] ou na espinha ilíaca anteroinferior [EIAI], tendinite do iliopsoas ou dos adutores, IFA, lesões labiais ou condrais ou pubalgia dos atletas.[18,58] A dor na região lateral do quadril pode estar relacionada com problemas externos à articulação do quadril, por exemplo, lesões dos abdutores, **síndrome da dor no trocanter maior (SDTM)** e displasia acetabular.[63] Uma dor isolada na região posterior das nádegas está comumente relacionada com alguma condição lombar ou sacroilíaca, ou a problemas com o nervo isquiático (p. ex., **síndrome da dor glútea profunda**).[18,58] Como ocorre nos casos de dor no ombro, a dor no quadril pode ser derivada de diversas estruturas que levam aos mesmos sinais e sintomas.[64] A dor que não é reproduzida por atividades muito intensas, que não exibe um padrão previsível ou que se expressa apenas por sintomas vagos deve fazer com que o examinador considere a possibilidade de um problema sistêmico, em vez de um problema no

840 Avaliação musculoesquelética

TABELA 11.2

Sistema de classificação da dor na região inguinal em atletas

Nomenclatura	Sintomas	Definição	Mais provável se o paciente apresenta
Dor na região inguinal relacionada com os adutores[a]	Dor em torno da inserção do tendão do adutor longo no púbis; a dor pode irradiar distalmente ao longo da face medial da coxa	Dor à palpação nos adutores e dor no teste de adução resistida	Dor no alongamento dos adutores
Dor na região inguinal relacionada com o iliopsoas[a]	Dor na parte anterior da porção proximal da coxa, localizada mais lateralmente do que dor na região inguinal relacionada com os adutores	Dor à palpação no iliopsoas (suprainguinal ou infrainguinal)	Dor reproduzida com a flexão resistida do quadril e/ou dor ao alongamento dos flexores de quadril
Dor na região inguinal relacionada com o canal inguinal[a]	Dor na região inguinal que piora às atividades. Se a dor for intensa, frequentemente a dor inguinal ocorre quando o paciente está tossindo ou espirrando, ou ao se sentar na cama	Dor e incômodo à palpação no canal inguinal; ou dor no canal inguinal à manobra de Valsalva, tosse e/ou espirro. Não há hérnia inguinal palpável, inclusive ao invaginar o escroto para palpação do canal inguinal	Dor reproduzida no teste resistido da musculatura abdominal
Dor na região inguinal relacionada com o púbis[a]	Dor na região da sínfise púbica e no osso imediatamente adjacente	Dor à palpação na sínfise púbica e no osso imediatamente adjacente	Não há teste de resistência específico, mas é mais provável se a dor for reproduzida por testes resistidos para a musculatura abdominal e adutores de quadril
Dor na região inguinal relacionada com o quadril[a]		Suspeita clínica de que a articulação do quadril é a origem da dor, seja pela anamnese ou pelo exame clínico	Presença de sintomas mecânicos, como aprisionamento, bloqueio, estalidos, ou sensação de "falseio"
Síndrome do IFA[b]	Dor no quadril ou região inguinal relacionada com o movimento ou a posição. A dor também pode ser sentida nas costas, nádega ou coxa. Os pacientes também podem relatar estalidos, aprisionamento, bloqueios, rigidez, limitação na amplitude de movimento ou sensação de "falseio"	Distúrbio clínico do quadril relacionado com o movimento, com uma tríade de sintomas, sinais clínicos e achados de imagens diagnósticas. Nas imagens, deve estar presente uma morfologia do tipo "came" ou "pinçamento"	Limitação na amplitude de movimento do quadril, normalmente com restrição na rotação medial e evidência de lesão labial e/ou condral nas imagens diagnósticas
Outros[a]	Suspeita clínica se os sintomas não puderem ser facilmente classificados em alguma das entidades clínicas conhecidas	Qualquer outro problema ortopédico, neurológico, reumatológico, urológico, gastrintestinal, dermatológico, oncológico ou cirúrgico que cause dor na região inguinal	

IFA: impacto femoroacetabular.
[a]Consenso de Doha.
[b]Consenso de Warwick.
De Thorborg K, Reiman MP, Weir A et al.: Clinical examination, diagnostic imaging, and testing of athletes with groin pain: an evidence-based approach to effective management. *J Orthop Sports Phys* Ther 48(4):242, 2018.

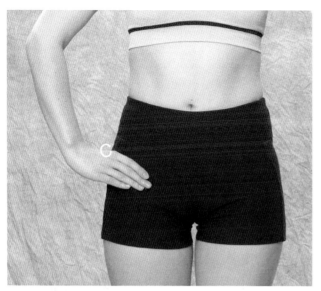

Figura 11.6 Sinal do "C" que indica um problema no quadril.

quadril.[65] A dor intra-articular no quadril, incluindo lacerações labiais, IFA e dor na raiz nervosa L4, é sentida principalmente na região inguinal e ao longo da face anterior ou medial da coxa e até o joelho. Essa dor é frequentemente descrita como aguda e lancinante; em muitos casos, se faz acompanhar por sensações de travamento, bloqueio ou de "estalidos".[7,42,56,61] Por outro lado, a dor nas nádegas está associada a lacerações do lábio posterior e a problemas da parte lombar da coluna.[7,66] Em geral, o surgimento gradual da dor indica osteoartrite.[1] Quando a dor teve início? O que a deflagrou?[62] A dor na região dos adutores pode ser decorrente da hiperatividade nessa área, provocada pela instabilidade pélvica.[67] A dor sentida quando o paciente faz abdominais contra resistência, flexão dos quadris ou movimentos de adução pode sugerir **pubalgia dos atletas**. A dor também pode ser referida à região do quadril, tendo origem em várias estruturas (Fig. 11.7). Se for proveniente da parte lombar da coluna pode comumente ser referida aos aspectos posterior ou lateral do quadril.

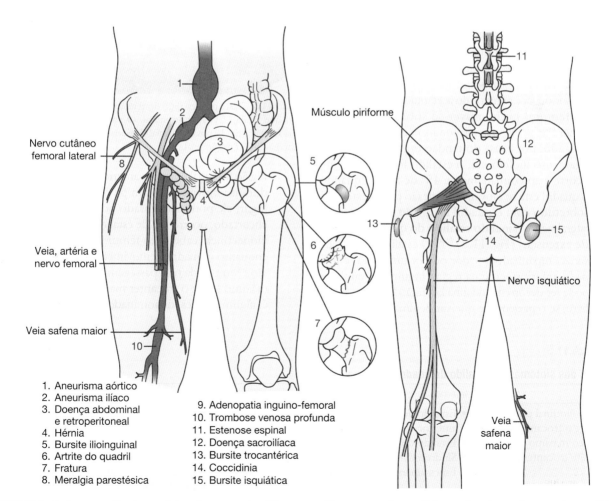

1. Aneurisma aórtico
2. Aneurisma ilíaco
3. Doença abdominal e retroperitoneal
4. Hérnia
5. Bursite ilioinguinal
6. Artrite do quadril
7. Fratura
8. Meralgia parestésica
9. Adenopatia inguino-femoral
10. Trombose venosa profunda
11. Estenose espinal
12. Doença sacroilíaca
13. Bursite trocantérica
14. Coccidinia
15. Bursite isquiática

Figura 11.7 A dor na região do quadril pode representar diferentes problemas musculoesqueléticos e de origem não musculoesquelética. (Reproduzida de Schon L e Zuckerman JD. Hip pain in the elderly: evaluation and diagnosis. *Geriatrics* 1988 43:52.)

A **hérnia esportiva** – comumente causada por uma deficiência da parede posterior do canal inguinal, encarceramento de nervo, ou tendinopatias dos adutores – pode se manifestar por um surgimento insidioso de dor unilateral, difusa e incômoda na região inguinal. Essa dor pode ser aguda ou em queimação, podendo se irradiar à região proximal da coxa, região lombar, músculos abdominais inferiores, períneo e/ou escroto. Os sintomas são agravados por uma aceleração súbita, movimentos de mudança brusca de direção ou pelo ato de chutar.[16,57,68-71] A dor lateral do quadril pode ser decorrente de uma bursite trocantérica (i. e., SDTM) ou de uma laceração do tendão do glúteo médio, mais comumente em pacientes idosos.[72] A dor lateral do quadril também pode simular dor da raiz nervosa L4. Por essa razão, a avaliação da parte lombar da coluna também deve ser considerada para os sintomas laterais ou posteriores. A dor no quadril também pode ser referida para o joelho ou para a região dorsal e pode aumentar com a marcha.

Estalos são comuns nas lacerações labiais, quando o quadril se move em rotação medial ou lateral.[73,74] O **estalido** na articulação do quadril e ao seu redor (*coxa saltans*) pode ser resultante de várias causas, sendo um som extra-articular (Tab. 11.3).[9,18,75,76] Em primeiro lugar e mais comumente, o estalido pode ser causado por deslizamento do tendão do iliopsoas sobre a crista óssea do trocanter menor ou face anterior do acetábulo, ou o ligamento iliofemoral pode mover-se sobre a cabeça do fêmur.[1,60,77-79] Alguns o denominam **estalido interno**. Quando, por causa do tendão do iliopsoas ou do ligamento iliofemoral, o estalido frequentemente ocorre a aproximadamente 45° de flexão, quando o quadril está se movendo da flexão para a extensão, sobretudo com o quadril abduzido e rotacionado lateralmente (**sinal do estalido do quadril** ou **teste de extensão**) (Fig. 11.8).[80,81] O estalido, que pode ser acompanhado por dor ou por um abalo, é palpado anteriormente na região inguinal, e também pode ser decorrente de uma laceração labial ou corpo livre, se o paciente se queixar de uma dor aguda na região inguinal e na face anterior da coxa, sobretudo durante movimentos em pivô.[21,80,82] Em segundo lugar, ele pode ser causado por um trato iliotibial encurtado, ocorrência de estalido sobre a eminência iliopectínea, cabeça do fêmur ou trocanter maior, enquanto o quadril se movimenta da flexão à extensão,[9,83] ou ainda pela passagem do tendão do glúteo máximo sobre o trocanter maior do fêmur.[77,78] Isto é, algumas vezes, denominado **estalido externo** ou

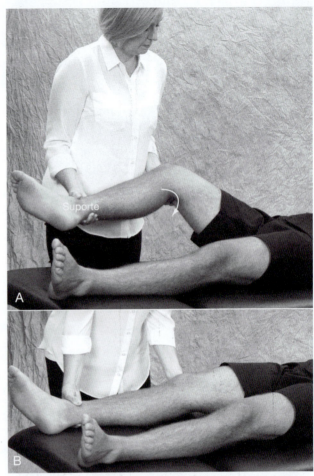

Figura 11.8 Teste para estalido do tendão do iliopsoas (sinal do quadril que estala). (A) Posição inicial. O paciente move ativamente o quadril a partir da posição inicial flexionada até a posição final em extensão. (B) Posição final.

TABELA 11.3

Causas dos sintomas do estalido do quadril (*coxa saltans*)

Externa	Interna	Intra-articular
• Trato iliotibial posterior (sobre o trocanter maior)	• Estalido do tendão do iliopsoas (sobre a porção anterior do quadril e a eminência pectínea)	• Lacerações do lábio ou do ligamento redondo
• Glúteo máximo anterior	• Estalido do ligamento iliofemoral	• Corpos livres
• Bursite trocantérica	• Síndrome dos posteriores da coxa	• Condromatose sinovial
	• Espessamento da bolsa/capsular do iliopsoas	• Fraturas com deslocamento
		• Instabilidade capsular

Modificada de Wahl CJ, Warren RF, Adler RS et al.: Internal coxa saltans (snapping hip) as a result of overtraining. *Am J Sports Med* 2004 32:1303.

coxa saltans **externa**. Esse estalido ou estouro, que tende a ser sentido mais lateralmente, ocorre quando o quadril é mobilizado da posição de flexão, abdução e rotação lateral para a posição de extensão e rotação medial[42,84] durante a flexão e a extensão do quadril, principalmente quando este é mantido em rotação medial, e pode piorar quando a bolsa trocantérica está inflamada.[82] A terceira causa do estalido do quadril são lacerações do lábio do acetábulo (80%) corpos livres, defeitos cartilaginosos, ou lacerações do ligamento redondo, os quais podem ser decorrentes de traumas ou degeneração.[57,78,85-87] Isto é algumas vezes denominado **estalido intra-articular**. Neste caso, o paciente (comumente com idade entre 20 e 40 anos) queixa-se de uma dor aguda na região inguinal e na face anterior da coxa, sobretudo em movimentos em pivô. De forma passiva, estalidos podem ser sentidos e ouvidos quando o quadril estendido é aduzido e rotacionado externamente.[78,82] Todas essas condições podem ser denominadas **síndrome do quadril estalador**.

4. *A condição está melhorando? Está piorando? Permanece a mesma?* Essas questões fornecem ao examinador alguma ideia sobre o estado atual da articulação e da patologia. A Tabela 11.4 demonstra os critérios de classificação para osteoartrite em pacientes que apresentam dor no quadril.[88]

5. *Algum tipo de atividade reduz a dor ou a faz piorar?* Por exemplo, a bursite trocantérica (i. e., SDTM) frequentemente é decorrente de uma mecânica anormal da corrida com os pés cruzando a linha mediana (adução do quadril aumentada), pelve larga e joelho valgo ou da corrida em pistas sem elevação lateral.[82] A dor na posição sentada pode ser decorrente do pinçamento de uma inflamação da bolsa do psoas ou de um IFA.

6. *Existe algum movimento que o paciente sente que seja fraco ou anormal?* Por exemplo, na **síndrome do piriforme** (também conhecida como **síndrome do espaço glúteo profundo**),[89] o nervo isquiático pode ser comprimido, o músculo piriforme é doloroso à palpação e a abdução e a rotação lateral do quadril são fracas. O quadril é percebido como se estivesse falseando? IFA, traumatismo (p. ex., força de impacto lateral ao trocanter maior), lesões labiais e necrose avascular podem resultar em lesões condrais.[9,26] Casos de IFA do tipo "came" acarretam lesão ao lábio do acetábulo e à superfície articular da região anterossuperior do acetábulo; um impacto do tipo "pincer" provoca mais lesão circunferencial à cartilagem acetabular.[26] Podem ser obtidas mais informações sobre IFA e outros tipos de impacto na seção "Movimentos ativos". Todos esses problemas provocam sinais e sintomas similares, e tal situação dificulta o estabelecimento de um diagnóstico definitivo com base nos achados físicos.[26]

TABELA 11.4

Critérios de classificação da osteoartrite do quadril

Critérios para classificação clínica (história, exames físicos e laboratoriais) para osteoartrite do quadril, classificação em formato de árvore[a]	1. Dor no quadril, e 2a. Rotação medial do quadril < 15°, e 2b. VSE ≤ 45 mm/hora (quando VSE não está disponível, substituir por flexão do quadril ≤ 115°), ou 3a. Rotação medial do quadril ≥ 15°, e 3b. Dor durante rotação medial do quadril e 3c. Rigidez matinal do quadril ≥ 60 minutos e 3d. Idade > 50 anos
Critérios para classificação clínica e radiográfica combinadas (história, exames físicos e laboratoriais) para osteoartrite do quadril, formato tradicional[b]	Dor no quadril e no mínimo dois dos três dados seguintes: • VSE < 20 mm/hora • Osteófitos do fêmur ou do acetábulo com Rx • Estreitamento do espaço articular com Rx (superior, axial e/ou medial)

[a]Esse método de classificação resulta em uma sensibilidade de 86% e uma especificidade de 75%.
[b]Esse método de classificação resulta em uma sensibilidade de 89% e uma especificidade de 91%.
VSE: velocidade de sedimentação do eritrócito (Westergren).
Modificada de Altman R, Alarcon G, Appelrouth D et al.: The American College of Rheumatology criteria for the classification and reporting of osteoarthritis of the hip. *Arth Rheum* 1991 34:511-512.

7. *Qual é a atividade ou o passatempo usual do paciente?* Ouvindo o paciente, o examinador deve ser capaz de dizer se posições repetitivas ou sustentadas contribuíram para o problema. Além disso, o examinador pode elaborar alguma ideia sobre o comprometimento funcional sentido pelo paciente.

8. *Há alguma história clínica e/ou cirúrgica precedente, por exemplo, distúrbios do desenvolvimento (displasia coxofemoral, doença de Legg-Calvé-Perthes), enfermidades sistêmicas, metabólicas ou inflamatórias?*[61] Uma história de consumo de bebidas alcoólicas, uso de corticosteroides ou tabagismo pode aumentar o risco de osteonecrose.[61] Dependendo da anamnese, também pode haver necessidade de descartar problemas da parte lombar da coluna, abdominais (i. e., sistemas geniturinário e gastrintestinal) e neurovasculares.[3,43]

Observação

Quando o paciente chega ao local de avaliação, a sua marcha deve ser observada. Quando o quadril está afetado, o peso do corpo é baixado cuidadosamente sobre o lado afetado e o joelho curva discretamente para amortecer o choque. O comprimento do passo no lado afetado é menor, de modo que o peso possa ser removido do membro inferior rapidamente. Quando o quadril apresenta rigidez, todo o tronco e o membro inferior afetado rotacionam juntos para a frente. Além disso, é importante observar o "balanço" da pelve sobre o quadril. Na posição em pé, é comum que o paciente mantenha o quadril em leve flexão, caso esteja sentindo dor no quadril. Ao ser perguntado sobre a dor, o paciente pode demonstrar o sinal "C" (ver Fig. 11.6), indicando o local da dor.

Patologias da região do quadril podem acarretar encurtamento muscular de adutores, iliopsoas, piriforme, tensor da fáscia lata, reto femoral e posteriores da coxa e, ao mesmo tempo, os glúteos máximo, médio e mínimo tornam-se fracos.[90,91] Abdutores fracos podem ocasionar a **marcha de Trendelenburg** ou **"guinada do adutor"**, que consiste em um desvio lateral da pelve superior a 2 cm em direção ao lado de sustentação do peso, podendo ser acompanhada por uma inclinação do tronco.[60,61,92,93] Condições na região interna do quadril ou uma contratura em flexão pode acarretar uma **"tremulação pélvica"**. Isso é decorrente da rotação excessiva no plano axial (> 40°) (i. e., perda da lordose) em direção ao quadril acometido quando o paciente flexiona esta articulação e o joelho durante sua tentativa de obter a extensão terminal do quadril no membro inferior contralateral.[43,92-94] Isso pode ser decorrente de um encurtamento muscular (i. e., iliopsoas) ou de uma alteração estrutural (p. ex., ângulo de anteversão do acetábulo ou colo do fêmur, diâmetro do colo do fêmur ou profundidade do acetábulo). Quando existe um desequilíbrio entre os flexores ou os extensores no plano sagital, o movimento do tronco para a frente e para trás é alterado para ajudar a manter o equilíbrio. Por exemplo, uma contratura bilateral em flexão do quadril faz com que a parte lombar da coluna se estenda em maior grau (i. e., aumento da lordose) como mecanismo de compensação. Extensores fracos fazem com que o paciente mova o tronco para trás para manter o equilíbrio e evitar a queda em decorrência da ação sem oposição dos flexores. Quando os rotadores laterais são significativamente mais fortes que os rotadores mediais, o que é o habitual, pode ocorrer um desvio lateral excessivo do pé. Além disso, as patelas podem apresentar uma aparência de "olhos de rã" (i. e., desvio lateral). A contratura de qualquer um dos rotadores pode acarretar um giro do quadril durante a marcha.[95] Os diferentes tipos de marcha são analisados mais detalhadamente no Capítulo 14.

Quando o paciente utiliza uma bengala, ela deve ser segurada pela mão do lado não afetado para neutralizar parte da força da gravidade sobre o quadril afetado.[96] O uso apropriado de uma bengala pode diminuir a carga sobre o quadril em até 40%.[96,97]

O paciente deve assumir a posição em pé e deve estar adequadamente despido para que o examinador possa realizar uma observação adequada. Os aspectos a seguir são observados de frente, de lado e de costas:

1. **Postura:** o paciente é capaz de ficar em pé com uma postura corretamente alinhada? Seu apoio é confortável e simétrico? O peso está igualmente distribuído nos membros inferiores? Existe alguma atrofia muscular óbvia? Um desvio lateral excessivo dos pés pode ser decorrente de uma retroversão externa do colo do fêmur ou de um DECF em adolescentes, ou de uma torção pélvica.[62] A rotação posterior da pelve pode provocar rotação lateral do membro inferior.[62] O desvio medial dos pés pode ser decorrente de uma anteversão do colo do fêmur.[62] Ver Tabela 13.3 para outras causas de desvio medial ou lateral dos pés em crianças. O examinador deve observar a presença de obliquidade pélvica causada, por exemplo, por comprimento desigual dos membros inferiores, contraturas musculares ou escoliose (ver mais detalhes no Cap. 15). Deve ser lembrado que uma lesão do iliopsoas também pode afetar a coluna vertebral. Por essa razão, ao solicitar aos pacientes que executem movimentos envolvendo esse músculo, o examinador deve observar o efeito sobre a coluna vertebral e o seu movimento (ver teste de Thomas mais adiante neste capítulo). Um encurtamento do iliopsoas pode causar desvio da coluna vertebral para o mesmo lado.[98] A posição da inclinação pélvica pode afetar a orientação funcional do acetábulo; portanto, o examinador deve observar se o paciente pode assumir e manter a **posição neutra da pelve**, o que, por sua vez, pode afetar a ADM terminal do quadril – que pode afetar a ocorrência de IFA.[99]

   a. *Aspecto anterior.* O examinador deve observar a presença de qualquer anormalidade de contornos ósseos e tecidos moles. Em muitos pacientes, diferenças nesses contornos são de difícil detecção por causa do volume muscular e da deposição de outros tecidos moles em torno do quadril. Por essa razão, o examinador deve observar a região atentamente. Isso também é verdadeiro em relação a inchaços. O inchaço na articulação do quadril em si é praticamente impossível de ser detectado por meio da observação. O aumento de volume decorrente de uma bursite do psoas ou trocantérica pode facilmente passar despercebido quando o examinador não é muito atento.

   b. *Aspecto lateral.* Ao observar o paciente em perfil, o examinador deve observar o contorno das nádegas, verificando a presença de qualquer anormalidade (atrofia ou atonia do glúteo máximo). Além disso, uma deformidade do quadril em flexão é mais bem observada nessa posição. O examinador deve despender tempo na comparação entre os dois lados e buscar diferenças sutis.

c. ***Aspecto posterior.*** Deve-se observar a posição do quadril e o efeito, quando presente, dessa posição sobre a coluna vertebral. Por exemplo, uma contratura em flexão de quadril pode acarretar aumento da lordose lombar. Deve-se atentar a qualquer diferença nos contornos ósseos e de tecidos moles.

2. Se o paciente consegue ou permanece em pé apoiado sobre ambos os membros inferiores: o examinador pode utilizar duas balanças de banheiro para checar a simetria da sustentação do peso. Pregas cutâneas assimétricas podem indicar variações anatômicas, por exemplo, obliquidade pélvica, discrepância no comprimento dos membros inferiores, displasia do desenvolvimento do quadril (DDQ) (i. e., LCQ) ou atrofia muscular.

3. **Equilíbrio:** é importante verificar o controle proprioceptivo do paciente em relação às articulações que estão sendo examinadas. Esse controle pode ser avaliado solicitando-se ao paciente que se equilibre primeiramente sobre um membro inferior (o não afetado) e, em seguida, sobre o outro. Primeiro, ele o faz com os olhos abertos e, em seguida, com os olhos fechados. Diferenças devem ser observadas por meio da comparação. A perda do controle proprioceptivo é especialmente evidente quando o paciente fecha os olhos. O uso do **teste da posição de cegonha** (Fig. 11.9)[95] também tem sido defendido como teste para a propriocepção. Este teste também permite avaliar a estabilidade das articulações sacroilíacas, dos joelhos, dos tornozelos e dos pés. Em ambos os métodos, o examinador deve buscar um sinal de Trendelenburg positivo, o que anularia os testes proprioceptivos. Relatou-se [100] que o teste de equilíbrio de excursão em estrela e o teste de equilíbrio Y (ver Cap. 2),[101,102] especialmente nas direções posteromedial e posterolateral, podem ser efetivos, juntamente com outras medidas, em ajudar a diagnosticar o IFA e determinar a suscetibilidade à lesão.

4. Se as posições dos membros são iguais e simétricas: a posição do membro pode indicar o tipo de lesão. Na luxação posterior do quadril traumática, o membro encurta, aduz e rotaciona medialmente e o trocanter maior é proeminente. Se o piriforme (ou qualquer outro rotador lateral) está em espasmo, então o membro inferior afetado fará rotação lateral quando o paciente estiver relaxado e na posição de decúbito dorsal (Fig. 11.10). Em uma luxação anterior do quadril, o membro abduz e rotaciona lateralmente, podendo apresentar cianose ou edema decorrente da pressão no triângulo femoral. Em fraturas intertrocantéricas, o membro encurta e rotaciona lateralmente. Do mesmo modo, o examinador deve ficar atento quanto à simetria bilateral dos tecidos moles (basicamente, os músculos), bem como à simetria óssea. Certas modalidades esportivas ou posições de jogo ou no trabalho podem ocasionar assimetrias entre os lados direito e esquerdo, o que pode resultar em problemas. Por exemplo, os jogadores de tênis ou de beisebol podem exibir assimetrias nos membros superiores, que podem ou não estar presentes nos membros inferiores.[103] Por essa razão, e especialmente nos casos de atividades de alto nível e nos extremos da amplitude de movimento, passa a ser imperativo que o examinador, durante a realização da sua avaliação, considere a cadeia cinética do corpo todo.

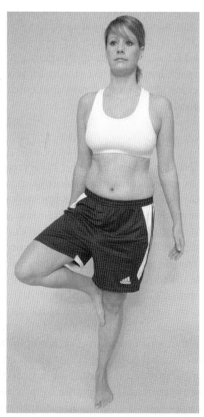

Figura 11.9 Teste da posição de cegonha.

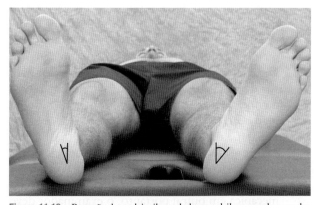

Figura 11.10 Rotação lateral ipsilateral do quadril esquerdo em decúbito dorsal, causada pelo espasmo dos rotadores laterais (principalmente o piriforme) do quadril.

5. Qualquer encurtamento evidente presente em um membro inferior: pode ser demonstrado por uma escoliose da coluna vertebral quando existe encurtamento de apenas um membro inferior. O encurtamento pode ser estrutural ou funcional. As alterações estruturais no quadril que podem levar a uma alteração no comprimento dos membros incluem deformidade de angulação do quadril, hipoplasia congênita, problemas com a placa de crescimento femoral ou distúrbios do desenvolvimento.[61] Quando os quadris são instáveis (p. ex., luxação congênita do quadril [LCQ] bilateral não reduzida), um aumento da lordose pode ser evidente, pois a cabeça do fêmur usualmente repousa acima e atrás do acetábulo, acarretando aumento da lordose para manutenção do centro de gravidade.

6. Cor e textura da pele.

7. Qualquer cicatriz ou fístula.

8. **Marcha:** ao concluir a observação estática, o examinador deve reservar um tempo para a revisão do movimento dinâmico. Para tanto, o paciente deve deambular enquanto o examinador observa possíveis padrões de marcha anormais, sobretudo no lado afetado (i. e., marcha antálgica [ou seja, dolorosa], marcha de Trendelenburg [i. e., marcha com deficiência dos abdutores], tremulação pélvica, rotação excessiva [medial ou lateral – há necessidade de, pelo menos, 10° de rotação medial no apoio médio da marcha normal, porém menos de 20° é um achado anormal[92]], contratura [especialmente em flexão], claudicação por comprimento da perna, progressão anormal dos pés, oscilação dos membros superiores, comprimento curto da passada [no lado afetado], fase de apoio curta [no lado afetado], toque do calcanhar, posição dos pés, marcha que evita a extensão de quadril; ou deve pedir ao paciente que execute o movimento causador da dor ou desconforto.[1,3,18,42,58] O examinador deve observar a vontade do paciente em se mover. Se está sentindo dor no quadril, o paciente apresentará uma marcha antálgica (ver Cap. 14) e não desejará mover o quadril. Se estiver ocorrendo instabilidade no quadril, o paciente terá maior dificuldade em controlar seu movimento. O paciente está usando algum meio auxiliar para sua deambulação? Qual é seu efeito na marcha e na dor? O meio auxiliar está sendo utilizado na mão correta (i. e., a oposta)?

9. Durante a observação e o exame, conforme foi previamente mencionado, o examinador deve levar em conta a cadeia cinética em seu todo. Uma cinemática anormal em determinada articulação pode afetar a mecânica em outra; portanto, o examinador deve estar preparado para fazer um exame além da área enfraquecida ou dolorida. Por exemplo, foi sugerido que uma cinemática anormal no quadril é uma das razões para a ocorrência da síndrome patelofemoral. Por essa razão, embora a dor possa estar localizada no joelho, como no caso descrito, a fraqueza ou mecânica anormal no quadril podem contribuir para o problema. Então, para que seja implantado um tratamento bem-sucedido, o examinador deve levar em consideração toda a cadeia cinética.[104]

Exame

Durante o exame do quadril, o examinador deve ter em mente que a dor pode ser referida para o quadril a partir das articulações sacroilíacas ou da parte lombar da coluna, e vice-versa. Por essa razão, o exame pode ser abrangente. Quando houver alguma dúvida em relação à localização da lesão, deve-se realizar uma avaliação da parte lombar da coluna e das articulações sacroilíacas, em conjunto com a do quadril. Por exemplo, frequentemente uma dor na face lateral do quadril é decorrente de alguma patologia lombar, mas também pode ser resultante de uma SDTM.[105] Somente por meio de um exame minucioso das três áreas é que o examinador pode definir a localização da lesão.

Como em qualquer exame, o examinador deve comparar um lado do corpo com o outro, anotando a presença de qualquer diferença. Esta comparação é necessária em virtude das diferenças individuais entre pessoas normais.[106] Também é importante que, se o paciente se queixar de dor durante um teste, o examinador certifique-se de que se trata da mesma dor que o paciente apresenta durante a atividade.[56]

A Tabela 11.5 oferece uma abordagem à avaliação em camadas, possibilitando que o examinador leve em conta as diversas estruturas circunjacentes ao quadril potencialmente lesionadas.[107,108]

Movimentos ativos

Os movimentos ativos (Fig. 11.11) são realizados de modo que os movimentos mais dolorosos sejam realizados por último. Para manter o movimento do paciente a um mínimo, alguns movimentos são testados com o paciente em decúbito dorsal, e outros, em decúbito ventral. Por questão de facilidade, os movimentos são descritos juntos. O examinador deve seguir a ordem apresentada no resumo ao final do capítulo. Quando a anamnese indica que movimentos repetitivos, posturas sustentadas ou movimentos combinados causaram sintomas, o examinador deve certificar-se de que esses movimentos também sejam testados. Por exemplo, a extensão sustentada do quadril pode causar dor glútea em presença de claudicação por causa de uma obstrução de artéria ilíaca comum ou interna.[109] Durante os movimentos ativos, é necessário que o examinador sempre considere a possibilidade de desequilíbrios musculares ou de pares

TABELA 11.5

Abordagem em camadas na avaliação clínica da articulação do quadril

Camada	Nome	Estruturas	Finalidade/função	Patologia
Camada 1	Camada osteocondral	Fêmur Pelve	Congruência articular e osteoartrocinemática normal	*Impacto dinâmico* "Came", borda, retroversão femoral, varo femoral, sobrecobertura acetabular (focal ou global), impacto trocantérico, impacto subespinal
		Acetábulo		*Sobrecarga estática* Subcobertura acetabular, anteversão femoral, valgo femoral, versão acetabular *Instabilidade dinâmica*
Camada 2	Camada inerte	Lábio do acetábulo Cápsula articular Complexo ligamentoso Ligamento redondo	Estabilidade estática da articulação do quadril	*Lesão labial* *Laceração do ligamento redondo* *Lacerações ligamentares* *Instabilidade capsular, capsulite adesiva*
Camada 3	Camada contrátil	Musculatura periarticular Estruturas anteriores Estruturas mediais Estruturas posteriores Estruturas laterais Assoalho lombossacral e pélvico	Estabilidade dinâmica do quadril, pelve e tronco	*Anterior* Tendinopatia do reto femoral; psoas, subespinal *Medial* Distensão dos adutores, distensão do reto do abdome, osteíte púbica *Posterior* Posteriores da coxa proximais, síndrome glútea profunda *Lateral* Lacerações do abdutor, síndrome do trato iliotibial, bursite
Camada 4	Camada neuromecânica	Neurais Nervos femoral, lateral, cutâneo femoral, isquiático, ilioinguinal, genitofemoral, pudendo e ilio-hipogástrico Mecanorreceptores regionais Mecânica toracolombar Mecânica do membro inferior	Ligação cinética adequadamente sequenciada e presença de controle apropriado do equilíbrio neuromuscular, ou ausência de deficiências neuromecânicas	*Neural* Síndrome dolorosa Disfunção neuromuscular Padrões referidos espinais Encarceramentos de nervos *Mecânica* Estrutura e mecânica dos pés Escoliose Postura da pelve sobre o fêmur Osteíte púbica, problema na sínfise púbica Disfunção sacroilíaca

De Poultsides LA, Bedi A, Kelly BT: An algorithmic approach to mechanical hip pain, *Hosp Special Surgery (HSSJ)* 8:219, 2012.

de força, levando a padrões anormais de recrutamento muscular. Por exemplo, durante a extensão, o padrão normal é a contração do glúteo máximo seguida pelo eretor da espinha no lado contralateral e dos músculos posteriores da coxa (dependendo da carga que será estendida). Quando o eretor da espinha contrai primeiro, a pelve rotaciona anteriormente provocando hiperextensão da parte lombar da coluna. Durante os movimentos ativos, o examinador deve observar tanto a pelve quanto as espinhas ilíacas anterossuperior (decúbito dorsal) e posterossuperior (decúbito ventral). Caso os pares de força pélvicos estejam normais durante o movimento do quadril, a pelve e as EIAS/EIPS não se movem. Quando o fazem, pode haver indicação de desequilíbrio muscular (Fig. 11.12).

Movimentos ativos do quadril

- Flexão (110° a 120°).
- Extensão (10° a 15°).
- Abdução (30° a 50°).
- Adução (30°).
- Rotação lateral (40° a 60°).
- Rotação medial (30° a 40°).
- Posturas sustentadas (se necessário).
- Movimentos repetitivos (se necessário).
- Movimentos combinados (se necessário).

A flexão do quadril é testada em decúbito dorsal e normalmente varia de 110° a 120° com o joelho flexionado. Quando a EIAS começa a se mover, o movimento

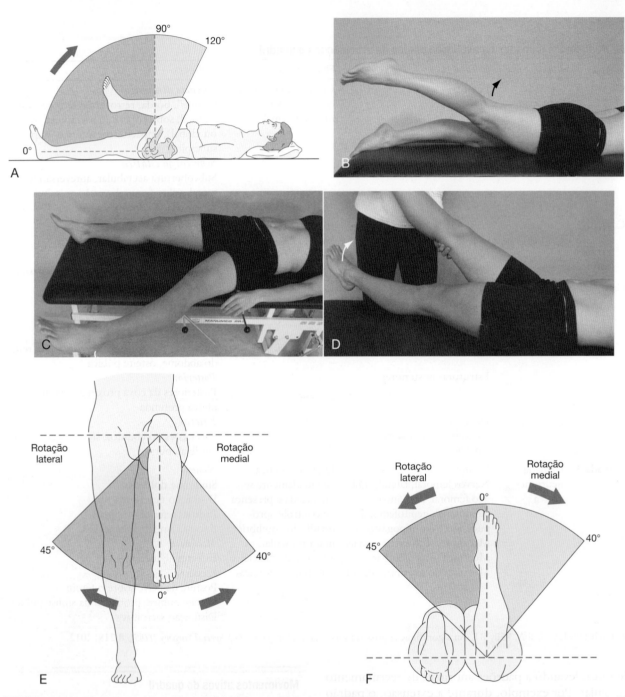

Figura 11.11 Movimentos ativos do quadril. (A) Flexão. (B) Extensão. (C) Abdução. (D) Adução. (E) Rotação em decúbito dorsal. (F) Rotação em decúbito ventral. (A, E e F, Reproduzidas de Beetham WP, Polley HF, Slocumb CH et al.: *Physical examination of the joints*, Philadelphia: WB Saunders, 1965. p. 134, 137 e 138, respectivamente.)

é interrompido porque está ocorrendo rotação pélvica, e não flexão do quadril. O joelho do paciente é flexionado durante o teste para evitar a limitação do movimento causada pela contração dos músculos posteriores da coxa. Os sintomas relacionados ao impacto pioram diante de graus mais altos de flexão. Quando uma dor aguda na região inguinal anterior (que pode referir-se à região glútea ou trocantérica) é desencadeada na flexão completa, na adução e na rotação medial, ela pode ser resultante do impacto anterolateral do colo do fêmur contra a borda anterior do acetábulo (IFA), especialmente durante o final da amplitude de flexão e rotação medial de quadril, o que resulta em uma limitação da rotação medial com o quadril flexionado e em dor nos extremos de flexão, rotação medial e adução.[110-117] Mesmo nos pacientes assintomáticos, tais achados podem indicar risco futuro de alterações patológicas.[117] A dor piora com certos movimentos (p. ex., pivô, movimento em rotação extrema)

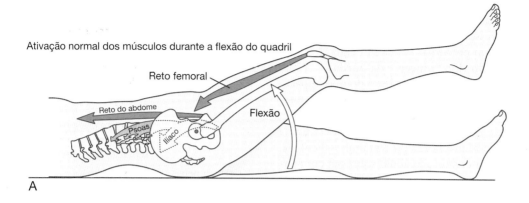

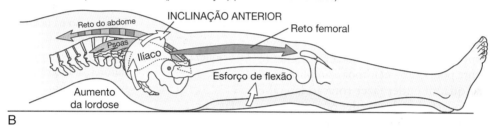

Figura 11.12 Ação do par de forças durante a elevação unilateral do membro inferior estendido. (A) Na ativação normal do reto do abdome e dos flexores do quadril (psoas e reto femoral), a pelve é estabilizada e impedida de inclinar-se anteriormente pela tração dos músculos flexores do quadril. (B) Na ativação reduzida do reto do abdome, a contração dos músculos flexores do quadril leva a uma inclinação anterior acentuada da pelve. Observe um aumento da lordose que acompanha a inclinação anterior da pelve. (Modificada de Neumann DA. *Kinesiology of the musculoskeletal system — foundations for physical rehabilitation*. St. Louis: CV Mosby, 2002. p. 413.)

ou por longos períodos nas posições sentada, em pé ou deambulando.[118] Esse IFA (Fig. 11.13) é uma relação anormal entre a cabeça do fêmur e/ou o colo do fêmur e o acetábulo. Pode ser do tipo "came" ou "pincer", podendo resultar em uma osteoartrite de início precoce.[19,53,56] Se a rotação medial está limitada em comparação com os demais movimentos, esse é um sinal prognóstico de osteoartrite leve a moderada.[9] Comumente, os dois tipos estão associados a uma displasia do desenvolvimento (p. ex., doença de Legg-Calvé-Perthes, DECF) ou displasia acetabular, que aparentemente tem um componente étnico[119] e pode estar associada a estresses intensos capazes de afetar o quadril durante sua maturação. Os dois tipos podem resultar em lesão articular e em osteoartrite.[19,56,120-134] O **impacto do tipo "came"** (ver Fig. 11.13B), também chamado de lesão do tipo inclusão (porque a deformidade óssea na junção entre a cabeça e o colo do fêmur penetra na articulação durante a flexão do quadril), é comumente decorrente do impacto de uma grande cabeça do fêmur esférica em um acetábulo estreito (i. e., uma cabeça do fêmur com forma anormal em um acetábulo normal).[15,16,18,56,76,132,135]

A cabeça deformada (achatada) (deformidade em cabo de pistola, ou deformidade de cabeça inclinada) resulta no cisalhamento do lábio do acetábulo e da cartilagem acetabular e, por fim, em instabilidade.[15,56,130,136,137] O impacto do tipo "came", mais habitualmente observado

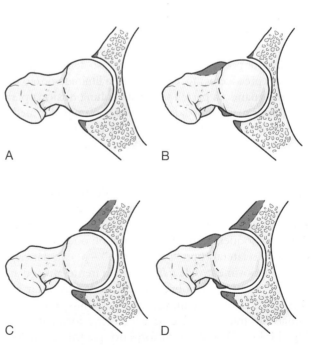

Figura 11.13 Impacto femoroacetabular (impacto do quadril). (A) Quadril normal. (B) Redução do desnível entre cabeça/colo do fêmur (impacto do tipo "came"). (C) Excessiva sobrecobertura da cabeça do fêmur (impacto do tipo "pinçamento"). (D) Combinação dos tipos de impacto dos tipos "came" e "pinçamento".

em homens jovens (20 a 30 anos de idade) e em indivíduos fisicamente ativos,[133,138,139] também pode levar a um aumento no estresse incidente na sínfise púbica, possivelmente sendo um precursor para a pubalgia dos atletas.[140] O **impacto do tipo "pincer" (da borda)** (ver Fig. 11.13C), também conhecido como lesão do tipo impacto com um acetábulo anormal, pode ser observado mais frequentemente em mulheres de mais idade (40 anos ou mais),[138,139] sendo decorrente da excessiva cobertura da cabeça do fêmur por uma borda do acetábulo saliente (i. e., a região anterolateral do acetábulo sobressai em relação à cabeça do fêmur em decorrência da displasia acetabular, DECF, retroversão acetabular ou *coxa profunda*), o que resulta no pinçamento do colo do fêmur contra o lábio do acetábulo. O resultado final é igual ao da degeneração do tipo "came" do lábio e da cartilagem adjacente.[15,56,130,132,135,141-143] Na presença de uma retroversão acetabular ou de redução na anteversão femoral, a flexão do quadril na linha neutra fica limitada a tão somente 90°, mas o paciente poderá executar toda a amplitude de movimento se o quadril puder fazer rotação lateral e abdução. A rotação lateral pode exceder 60°, com uma rotação medial limitada.[122,144] IFA dos tipos "pinçamento" e "came" podem ocorrer de modo isolado ou, mais comumente, em conjunto (ver Fig. 11.13D).[13,84] Caso tais lesões não estejam combinadas, o tipo "came" é o mais comum.[13] Os sinais e sintomas de IFA incluem dor na face anterior da região inguinal (que pode ser referida às nádegas, trocanter maior, coxa e face medial do joelho), estalos, bloqueio, sensação de travamento, instabilidade, rigidez e sensação de falseio (Tab. 11.6).[13,137] A ADM ficará diminuída e os testes de impacto (ver a seção "Testes especiais") podem ser positivos.

Durante os testes para os movimentos do quadril, o examinador pode palpar a EIAS. Em caso de IFA, a EIAS se move precocemente, em virtude da limitada flexão do quadril quando a parte lombar da coluna flexiona para possibilitar maior mobilidade.[84,145] Se o examinador medir a rotação medial a 90° de flexão, ela estará limitada no paciente com IFA.[84] A magnitude da rotação medial que ocorre a 90° de flexão de quadril tem correlação com a quantidade de espaço entre o colo do fêmur e a borda do acetábulo.[35] Repetições excessivas de movimentos até a amplitude máxima de rotação medial (tipo "came" – p. ex., posição de borboleta nos goleiros de hóquei; jogadores de hóquei, basquetebol e futebol; ou dançarinos) ou rotação lateral (tipo "pinçamento" – p. ex., dançarinos), ou movimentos de *split* lateral ou frente-atrás (dançarinos) e outras manobras do balé podem resultar em IFA.[35,146-148] Durante o movimento, se os músculos abdominais são fracos, a pelve rotaciona anteriormente (ver Fig. 11.11). Quando os flexores do quadril são fracos, ocorre rotação posterior da pelve.

Também pode ocorrer **impacto do iliopsoas** durante a flexão; esse problema foi relacionado com lacerações do lábio do acetábulo.[59,149-151] Do mesmo modo, o

TABELA 11.6

Características clínicas de pacientes com impacto femoroacetabular

Anamnese	O paciente relata "uma dor relacionada com a parte anterior da virilha", demonstra o sinal "C", relato de dor em diferentes posições, como flexão e adução; pode haver dor mecânica, por exemplo, com "estalido" ou sensação de "falseio"
Posição da pelve	Maior inclinação pélvica anterior ou posterior estática na posição em pé
Restrição de tecidos moles e articulações	Encurtamento do iliopsoas, pode haver restrições na mobilidade da articulação do quadril e lombossacral
ADM articular	Diminuição na flexão e rotação medial de quadril
Fraqueza muscular	Fraqueza nos flexores, extensores, abdutores, adutores e rotadores laterais de quadril
Função	Mobilidade limitada em agachamentos bilaterais, deambulação em escadas, diminuição da mobilidade em movimentos que causem flexão e adução de quadril
Marcha	Cadência mais lenta, pico de extensão, adução e rotação medial cinematicamente menor durante a fase de apoio da marcha. Pode haver menores momentos de pico na flexão e na rotação lateral de quadril
Testes especiais	Testes de impacto positivos
Imagens diagnósticas	Radiografias: um IFA do tipo "pinçamento" envolve um ângulo do centro à borda lateral > 40° e um índice acetabular (ângulo de Tönnis) < 0°. Um IFA do tipo "came" apresenta um ângulo alfa > 50,5° e um desnível entre a cabeça e o colo do fêmur < 8 mm

ADM: amplitude de movimento; IFA: impacto femoroacetabular
De Cheatham, SW, Enseki KR, Kobler MJ: The clinical presentation of individuals with femoral acetabular impingement and labral tears: a narrative review of the evidence, *J Bodyw Mov Ther* 20(2):349, 2016.

impacto subespinal entre a EIAI e o colo do fêmur pode ocorrer com a flexão de joelho e extensão de quadril. Isso poderá resultar em avulsão da EIAI (i. e., uma lesão osteocondral) em decorrência da excessiva atividade do reto femoral em um paciente adolescente (Tab. 11.7).[59,149]

A extensão do quadril em geral varia de 0° a 15°. O paciente posiciona-se em decúbito ventral e o examinador deve diferenciar a extensão do quadril da extensão da coluna vertebral. Frequentemente, os pacientes apresentam uma tendência a estender a parte lombar da coluna ao mesmo tempo que estendem o quadril, dando a impres-

TABELA 11.7

Tipos comuns de impacto extra-articular no quadril

	Características demográficas	Manifestações clínicas	Características do problema
Impacto do iliopsoas	Faixa etária: 25 a 35 anos Sexo: mais comum em mulheres	Caracteristicamente, os pacientes são indivíduos ativos com relatos de "dor na parte anterior do quadril". Os achados clínicos incluem um teste do impacto do quadril positivo	O problema pode ser causado por: (1) tendão do iliopsoas encurtado ou inflamado que provoca impacto durante a extensão do quadril, (2) lesão por tração repetitiva sobre o tendão do iliopsoas, que se manifesta com tecido cicatricial ou aderências ao complexo capsular-labial do quadril
Impactos subespinais (EIAI)	Faixa etária: 14 a 30 anos Sexo: mais comum em mulheres	Caracteristicamente, os pacientes são indivíduos ativos com relatos de "dor na parte anterior do quadril ou na virilha". Os achados clínicos incluem limitação na flexão de quadril e dor à palpação da EIAI	O problema é causado por uma EIAI saliente, que tem um contato anormal com a parte distal do colo do fêmur durante a flexão do quadril. Isso pode ser decorrente de uma lesão por avulsão à EIAI, causada pela atividade muscular excessiva do reto femoral durante repetidas flexões de joelho e extensões de quadril
Impacto isquiofemoral	Faixa etária: 51 a 53 anos Sexo: mais comum em mulheres	Caracteristicamente, os pacientes relatam uma dor inespecífica no quadril, virilha, nádega ou membro inferior. Não há testes clínicos específicos. Tipicamente, o diagnóstico é estabelecido com RM	O problema é causado por um estreitamento do espaço entre o túber isquiático e o trocanter menor, resultando no repetido pinçamento do músculo quadrado femoral

EIAI: espinha ilíaca anteroinferior; RM: imagens por ressonância magnética.
De Cheathan SW, Enseki KR, Kobler MJ: The clinical presentation of individuals with femoral acetabular impingement and labral tears: a narrative review of the evidence, *J Bodyw Mov Ther* 20(2):348, 2016.

são de uma maior extensão deste último. A elevação da pelve ou o movimento para cima da EIPS indica que o paciente ultrapassou o final da extensão do quadril.

Posteriormente, há diversos locais em que pode ocorrer um impacto extra-articular do quadril; na maioria deles, tal ocorrência é rara, resultando em sintomas ao final da amplitude de extensão, adução e rotação lateral.[152-154] Os mais comuns são o **impacto isquiofemoral (IIF)** entre o ísquio e o trocanter menor do fêmur; a **síndrome glútea profunda (SGP)** (Tab. 11.8), que inclui o músculo piriforme (i. e., síndrome do piriforme); o **impacto trocanter maior-pélvico**, observado em casos de anormalidades morfológicas do quadril (p. ex., doença de Legg-Calvé-Perthes), em que há limitação da abdução; e o **impacto do psoas**, que envolve o impacto do tendão do psoas contra a face anterior do lábio do acetábulo. O IIF ocorre durante a extensão no espaço estreito entre o túber isquiático e o trocanter menor, podendo envolver o músculo quadrado femoral.[149,152,154-158] Esse músculo auxilia na rotação lateral e adução do quadril.[155] Também pode ocorrer pinçamento de tecido contrátil ou neurológico entre a face lateral do ísquio e o trocanter menor na região proximal do fêmur, durante uma combinação de extensão, adução e rotação lateral.[152,159,160] Esses pacientes manifestam dor crônica na região inguinal ou na porção inferior das nádegas e não têm história de lesão. A dor pode irradiar à perna, pois o nervo isquiático se situa

nas proximidades.[152,155] Com o passar do tempo, a limitação da extensão de quadril pode resultar em aumento da carga incidente nas facetas lombares L3-L4 e L4-L5, causando dor nas costas (o que é conhecido por alguns como **síndrome do quadril-coluna**, por causa da hiperlordose e da excessiva rotação pélvica).[157] Durante o exame, quase todos os movimentos até o final da amplitude provocam dor e, além disso, o paciente pode ter a sensação de estalidos, crepitação ou bloqueio.[155,161] A anteversão femoral média é maior em pacientes com esse problema.[159] Na região posterior do quadril, o examinador precisa ser capaz de diferenciar entre os diferentes tipos de impacto extra-articular – IIF, SGP e **síndrome dos posteriores da coxa** – todos envolvendo o nervo isquiático.[159,162] Se ocorrer encarceramento do nervo isquiático ao longo do seu curso pela região do quadril, o paciente demonstrará incapacidade de ficar sentado durante mais de 30 minutos, apresentando dor radicular e parestesia no membro inferior afetado.[162] Atividades que mantenham o quadril a 30° de flexão podem produzir sintomas isquiáticos por ocasião da ativação dos músculos posteriores da coxa (síndrome dos posteriores da coxa). Os pacientes com IIF ficam confortáveis na posição sentada, mas caminhadas com passadas longas podem exacerbar a dor.[157] Os pacientes com esse problema também podem manifestar dor lombar.[157,159,162] Passadas curtas ou abdução do quadril aliviam a dor.[163] Nos casos de

TABELA 11.8

Diagnóstico diferencial para síndromes glúteas profundas

Diagnóstico	Anamnese	Exame físico	Testes auxiliares
Encarceramento do nervo pudendo	Dor no território anatômico do nervo pudendo, que piora na posição sentada, não desperta o paciente à noite Dormência	Dor à palpação na região medial do ísquio	Injeção guiada por imagem Testes intrapélvicos
Impacto isquiofemoral	Queixas de nervo isquiático Lombalgia Claudicação	A marcha com passadas longas reproduz a dor durante o final da extensão de quadril Dor à palpação na região lateral do ísquio Teste positivo para impacto isquiofemoral	RM demonstrando diminuição no espaço isquiofemoral e do quadrado femoral, e edema do músculo quadrado femoral
Impacto isquiático no trocanter maior	Queixas de nervo isquiático Frouxidão? Claudicação	Dor à palpação na face posterior do trocanter maior Dor à flexão profunda, abdução e rotação lateral	Injeção guiada por imagem
Síndrome do túnel isquiático	Queixas de nervo isquiático Claudicação Dor que aumenta à flexão de quadril e extensão de joelho	Dor à palpação na região lateral do ísquio Teste ativo dos posteriores da coxa positivo	Injeção guiada por imagem RM demonstrando avulsão na origem dos posteriores da coxa, com edema em torno do nervo isquiático

RM: imagem por ressonância magnética.
De Martin HD, Reddy M, Gomez-Hoyos J: Deep gluteal syndrome, *J Hip Preserv Surg* 2(2):103, 2015.

IIF, está presente uma dor glútea profunda e uma dor distal lateralmente ao ísquio.[162,163] O problema é causado pelo estreitamento do espaço entre o ísquio e o trocanter menor, aumento do ângulo entre o colo e a diáfise femoral ou *coxa breva* (i. e., colo do fêmur curto). Nos casos em que o pé se encontra em rotação medial e o quadril aduz durante a marcha, a inclinação pélvica associada ao movimento de rotação pode contribuir para o impacto do trocanter menor contra o ísquio.[162] A seção "Testes especiais", mais adiante, contém uma discussão do teste para IIF. O problema ocorre mais frequentemente em mulheres.[83] Em muitos casos, a dor tem início sem qualquer evento deflagrador e habitualmente ocorre com movimentos de adução e rotação lateral.

O último tipo de impacto, de ocorrência relativamente rara, é o **impacto do trocanter maior-pélvico**, em que um trocanter maior elevado (i. e., com diminuição do ângulo entre o colo e a diáfise femoral – coxa vara) encosta no ílio durante a abdução do quadril na posição de extensão.[59,149] Caracteristicamente, esse impacto é causado pela doença de Legg-Calvé-Perthes, que resulta em alteração morfológica na cabeça e colo do fêmur, ocasionando um contato entre o ílio e o trocanter maior quando o paciente estende o quadril em abdução.[83,167] O paciente pode ter encurtamento do membro inferior afetado (por causa da interrupção do crescimento da epífise femoral proximal) e uma marcha de Trendelenburg positiva. O **"sinal de alavanca de câmbio"** será positivo (ver seção "Testes especiais" mais adiante).

Por outro lado, o examinador deve estar ciente de que pacientes com coxa em valgo (i. e., um ângulo entre o colo e a diáfise femoral superior a 135°) e anteversão femoral, associadas com displasia do quadril, também demonstrarão limitações na extensão, adução e rotação lateral.[149]

Nos casos de síndrome dos posteriores da coxa (ou **síndrome do túnel isquiático**), a dor ocorre lateralmente ao ísquio, acontecendo na marcha durante o toque do calcanhar (Fig. 11.14).[164,165] Durante essa fase da marcha, os posteriores da coxa atuam excentricamente, desacelerando a perna que está à frente. Se a dor for referida a uma região lateral ao ísquio, é provável que tenha ocorrido uma lesão à porção proximal dos posteriores da coxa.[162] Essa dor frequentemente está associada a lacerações recorrentes nessa porção do músculo,[164,166] tendo em vista que o tecido cicatricial formado após o traumatismo ou faixas fibróticas congênitas podem irritar o nervo isquiático.[160] Se o paciente sente a dor no quadril estendido, é mais provável que ela seja decorrente de alguma doença do quadril (p. ex., artrite). A dor está localizada na região glútea inferior, podendo se alastrar até o espaço poplíteo. A posição sentada causa dor, do mesmo modo que a impulsão vigorosa do membro inferior para a frente (p. ex., tiros de velocidade, corrida com barreiras, ou

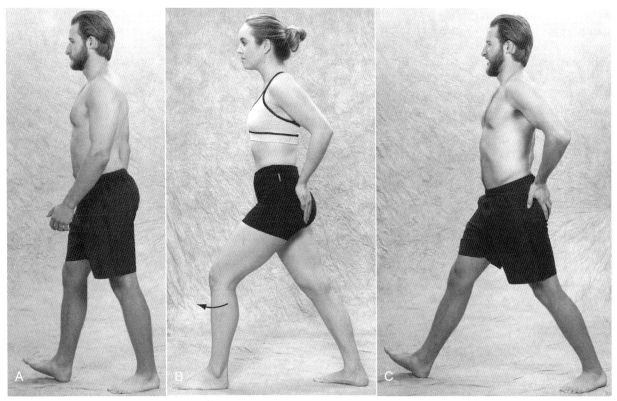

Figura 11.14 Síndrome dos posteriores da coxa. (A) Marcha com passadas curtas – sem dor em ambas as pernas. (B) Marcha com passadas longas com o joelho direito em extensão – dor nos posteriores da coxa esquerdos, um sinal positivo. (C) Caso o paciente esteja sentindo dor nos posteriores da coxa esquerdos durante a extensão, é provável que a dor seja decorrente de um problema no quadril.

chutar uma bola com força). Ocorrerá dor à palpação em torno do túber isquiático.[166]

Nos casos de SGP (incluindo síndrome do piriforme), o examinador deve inspecionar e liberar as estruturas espinais, sacroilíacas e intrapélvicas, bem como o espaço glúteo. A dor ocorre mais proximalmente ao nível do piriforme e é sentida no caso de resultados positivos nos testes do piriforme ativo e passivo – os **testes de Pace** e de **Freiberg** (ver seção "Testes especiais", mais adiante).[162,165] Comumente, ocorre dor à palpação na região sobre o músculo piriforme e na área retrotrocantérica; a posição sentada por mais de 20 a 30 minutos provoca dor.[165] Além da síndrome do piriforme, a SGP pode também envolver faixas fibrosas, a síndrome do obturador interno/gêmeo, e o músculo quadrado femoral. Todas essas condições resultam em sinais neurológicos provocados pelo envolvimento do nervo isquiático.[63]

Normalmente, a abdução do quadril varia de 30° a 50° e é testada com o paciente em decúbito dorsal. Antes de solicitar ao paciente que execute o movimento de abdução ou de adução, o examinador deve certificar-se de que a pelve do paciente está "equilibrada", ou nivelada, com as EIAS no mesmo nível e os membros inferiores perpendiculares a uma linha que une as duas EIAS. A seguir, é solicitado ao paciente que realize a abdução de um membro inferior por vez. A abdução é interrompida quando a pelve começa a se mover. Normalmente, o paciente deve ser capaz de promover abdução de quadril enquanto seus membros inferiores, pelve, tronco e ombros permanecem alinhados no plano frontal.[168] O movimento pélvico é detectado por meio da palpação da EIAS e pedindo ao paciente que interrompa o movimento assim que a EIAS de cada lado começar a se mover. Normalmente, a EIAS do lado que está sendo movido sobe enquanto a do lado oposto pode descer ou subir. Quando o paciente abduz o membro inferior, a EIAS oposta tende a se mover primeiro. Em uma **contratura em adução**, isto ocorre mais precocemente na ADM.

Quando, durante a abdução, ocorrem rotação lateral e discreta flexão no início do movimento, o tensor da fáscia lata pode ser mais forte, e os glúteos médio/mínimo, fracos. Caso ocorra rotação lateral mais adiante na ADM, o iliopsoas ou o piriforme podem estar hiperativos. Se a pelve se inclina para cima no início do movimento, o quadrado do lombo é hiperativo. Todos esses movimentos demonstram padrões de desequilíbrio.

A adução do quadril é normalmente de 30° e é medida a partir da mesma posição inicial da abdução. Solicita-se ao paciente que execute a adução de um membro inferior sobre o outro, enquanto o examinador assegura que a pelve não se mova. Um método alternativo é o paciente flexionar o quadril e o joelho opostos e manter o membro em flexão com os membros superiores. A seguir, o paciente aduz o membro inferior testado sob o outro

854 Avaliação musculoesquelética

membro. Este método é útil apenas para pacientes magros. Quando o paciente aduz o membro inferior, a EIAS ipsilateral move-se primeiro. Este movimento ocorre mais precocemente na ADM quando existe uma **contratura em abdução**. A adução também pode ser medida solicitando-se ao paciente que abduza um membro inferior e o mantenha na posição. A seguir, o outro membro é testado, observando-se a magnitude da adução presente. A vantagem deste método é que o membro inferior testado não tem que ser flexionado para liberar o outro membro antes do movimento de adução ser executado.

Movimentos de rotação podem ser realizados com o paciente em decúbito dorsal, em decúbito ventral ou sentado. A posição sentada garante que o ísquio repouse inteiramente na maca de exame, mas o teste é realizado a 90° de flexão; portanto, se o paciente se queixa de sintomas ao caminhar ou correr, a posição preferida para a realização do teste passa a ser o decúbito dorsal ou ventral.[3] Na posição flexionada, o ligamento iliofemoral fica relaxado. Em flexão e em extensão, esse ligamento fica tensionado.[3] A rotação medial normalmente varia de 30° a 40°, e a rotação lateral, de 40° a 60°. Uma rotação lateral assimétrica pode sugerir retroversão acetabular, retrotorção femoral ou anormalidades da cabeça-colo do fêmur (p. ex., IFA).[3] A perda da rotação medial é um dos primeiros sinais de doença interna do quadril.[43] Em decúbito dorsal, o paciente simplesmente rotaciona o membro inferior estendido em uma pelve equilibrada (i. e., rolamento do membro inferior). Girar o pé ou o membro inferior para fora testa a rotação lateral. Girar o pé ou o membro inferior para dentro testa a rotação medial. Quando, na posição de decúbito dorsal, o paciente demonstra uma rotação lateral suficiente para que a borda lateral do pé faça contato com a maca de exame, provavelmente está ocorrendo frouxidão da cápsula anterior, ou retroversão do quadril. Por outro lado, uma limitação da rotação lateral pode indicar hipomobilidade capsular ou anteversão do quadril.[6] Em um outro teste em decúbito dorsal (ver Fig. 11.11E), é solicitado ao paciente que flexione o quadril e o joelho a 90°, como ele faria ao ser testado na posição sentada.[169] Ao utilizar este método, deve-se ter em mente que, quando o paciente rotaciona o membro inferior para fora, é testada a rotação medial e, quando o paciente rotaciona o membro inferior para dentro, é testada a rotação lateral. Com o paciente em decúbito ventral, a pelve é equilibrada alinhando-se os membros perpendicularmente a uma linha que une as EIPS. Em seguida, o paciente flexiona o joelho a 90°. Novamente, a rotação medial é testada quando o membro inferior é rotado para fora e a rotação lateral é testada quando o membro inferior é rotado para dentro (ver Fig. 11.11F). Em geral, um desses dois últimos métodos (i. e., posição sentada ou decúbito ventral) é utilizado para medir a rotação do quadril, porque é mais fácil medir o ângulo durante a realização do teste. Entretanto, em decúbito ventral, a mensuração é realizada com o membro inferior estendido, enquanto na posição sentada ou em decúbito dorsal, ela é realizada com o quadril flexionado a 90°. Foi observado que existe uma diferença na magnitude da rotação lateral entre a posição flexionada (menor) e a estendida, enquanto a rotação medial apresenta pouca diferença quando mensurada nas duas posições.[169]

A flexibilidade também pode ser testada com o uso do **teste da queda dos joelhos flexionados**, em que o paciente assume uma posição em decúbito dorsal com o corpo encurvado (i. e., quadril a 45° de flexão, joelhos a 90° de flexão). O paciente então deixa que seus joelhos "caiam" para fora, mantendo os pés unidos (Fig. 11.15A). O examinador testa o *end feel* ao final da ADM e, em seguida, mede a distância da cabeça da fíbula até a maca de exame, bilateralmente (Fig. 11.15B).[170]

Movimentos passivos

Quando a ADM não foi completa e o examinador foi incapaz de testar o *end feel* durante os movimentos ativos, os movimentos passivos devem ser realizados para se determinar o *end feel* e a amplitude de movimento passiva (ADMP). Os movimentos passivos são os mesmos que os ativos. Excetuando-se a extensão, todos eles podem ser testados com o paciente em decúbito dorsal. Tendo em vista as muitas estruturas diferentes situadas em torno do quadril, o *end feel* passivo passa a constituir uma parte importante do exame, para ajudar a diferenciar o tecido causador dos problemas.[3] Também é nesse ponto que o examinador pode verificar a frouxidão geral (ver **critérios de Carter e Wilkinson** no Cap. 17) para que seja determinado se o problema pode ter um componente sistêmico.[3]

Movimentos passivos do quadril e end feel normal

- Flexão (aproximação tissular ou distensão tissular).
- Extensão (distensão tissular).
- Abdução (distensão tissular).
- Adução (aproximação tissular ou distensão tissular).
- Rotação medial (distensão tissular).
- Rotação lateral (distensão tissular).

O padrão capsular do quadril é de flexão, abdução e rotação medial. Esses movimentos são sempre os mais limitados em um padrão capsular, embora o grau de restrição possa variar. Por exemplo, a rotação medial pode ser a mais limitada, seguida pela flexão e pela abdução. A articulação do quadril é a única que apresenta esse padrão alterado dos mesmos movimentos.

Durante os movimentos passivos de flexão e rotação medial, a dor indica que pode existir uma origem intra-articular para o problema.[56] Pode-se avaliar o estalido do iliopsoas pela mobilização passiva (ou ativa) do quadril

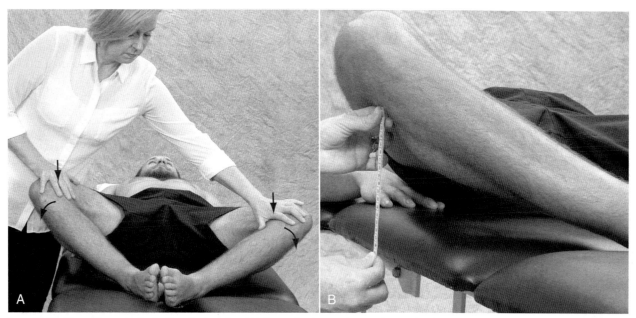

Figura 11.15 Teste da queda dos joelhos flexionados. (A) A examinadora está testando o *end feel*. (B) A examinadora mede a distância entre a cabeça da fíbula e a maca de exame.

a partir de uma posição de flexão, abdução e rotação lateral para outra de extensão e rotação medial (ver Fig. 11.8).[56] Normalmente, se o quadril contralateral estiver flexionado até sua amplitude final normal (aproximadamente 120°), o paciente deve ser capaz de tocar a maca de exame com a face posterior do membro inferior oposto. Caso isso não seja possível, é provável que haja uma contratura em flexão no membro inferior estendido.[61]

A pelve não deve se mover durante os movimentos passivos do quadril. A ocorrência de um desconforto na região inguinal e uma ADM limitada na rotação medial são boas indicações de problemas no quadril. Quando dolorosas, a flexão, a adução e a rotação medial passivas do quadril podem indicar problemas na borda do acetábulo ou lacerações labiais, especialmente quando ocorrer um estalido e for desencadeada dor na região inguinal.[171]

Uma inflamação intra-abdominal localizada na pelve inferior, como no caso de um abscesso, pode causar dor na rotação medial e lateral passiva do quadril quando o paciente se encontra em decúbito dorsal e com o quadril e o joelho a 90°.

Movimentos isométricos resistidos

Os movimentos isométricos resistidos são realizados com o paciente em decúbito dorsal (Fig. 11.16). Os músculos do quadril desempenham uma função muito importante na estabilização da pelve; assim, o examinador deve incluí-los em qualquer avaliação que envolva problemas de controle pélvico. Podem ser utilizados testes musculares manuais ou um dinamômetro manual.[172] O examinador deve observar se os músculos estão fracos ou fortes e encurtados, e se os pares de força musculares estão funcionando corretamente.[173] Quando esses músculos e os músculos dorsais e abdominais estão sendo inspecionados, o examinador deve ser capaz de responder afirmativamente às três perguntas a seguir, para que haja garantia de que há controle pélvico:

1. O paciente é capaz de mobilizar ativamente a pelve em uma posição neutra (em especial durante a realização de movimentos do quadril)?
2. O paciente é capaz de manter a posição neutra estaticamente durante a realização de movimentos do quadril? (Pode incluir movimentos distais.)
3. O paciente é capaz de controlar os movimentos dinâmicos da pelve durante a realização de movimentos do quadril?

Movimentos isométricos resistidos do quadril

- Flexão do quadril.
- Extensão do quadril.
- Abdução do quadril.
- Adução do quadril.
- Rotação medial do quadril.
- Rotação lateral do quadril.
- Flexão do joelho.
- Extensão do joelho.

Como os músculos do quadril são muito fortes e há muitos deles (Tab. 11.9; Fig. 11.17), o examinador deve posicionar o quadril do paciente adequadamente e dizer "Não me deixe mover o seu quadril", para assegurar que o movimento seja isométrico e que o paciente não inicie qualquer movimento compensatório (p. ex., agarrar a

856 Avaliação musculoesquelética

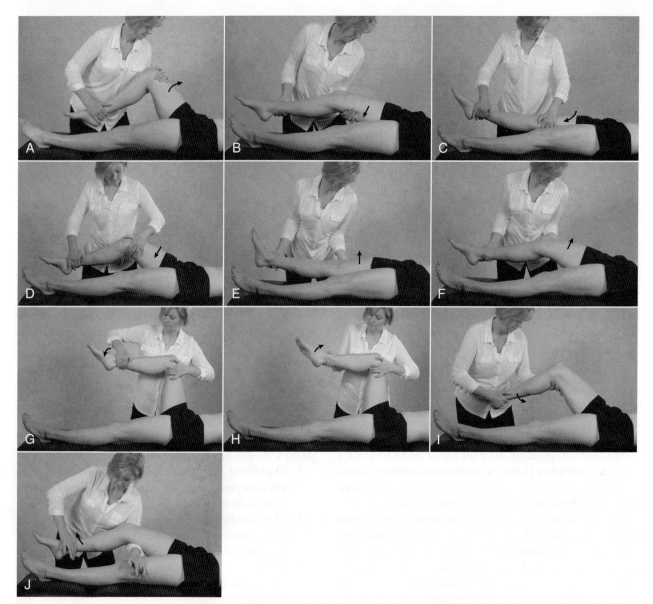

Figura 11.16 Movimentos isométricos contrarresistência no quadril. (A) Flexão. (B) Extensão. (C) Adução (joelho estendido). (D) Adução (joelho flexionado). (E) Abdução (joelho estendido). (F) Abdução (joelho flexionado). (G) Rotação medial. (H) Rotação lateral. (I) Flexão do joelho. (J) Extensão do joelho.

maca de exame, fazendo rotação do tronco).[89] Delahunt et al.[175-177] defendem que a posição ideal para testar os adutores é com o quadril flexionado a 30° a 45° (**teste de aperto dos adutores de coxa** ou **teste de aperto dos adutores (com o punho)**[178] [ver também a seção "Testes especiais", mais adiante]). Reiman et al.[89] relataram que o teste dos adutores com os joelhos estendidos (**teste bilateral dos adutores**) foi o que teve maior peso diagnóstico entre os testes para os adutores. Observando com atenção quais movimentos causam dor ou demonstram fraqueza quando os testes são realizados isometricamente, o examinador deve ser capaz de determinar, quando houver, qual músculo que apresenta problema (Tab. 11.9).[44,89] Por exemplo, o glúteo máximo é o único músculo envolvido em todos os seguintes movimentos: extensão, adu-

ção e rotação lateral. Portanto, quando a dor resulta apenas desses três movimentos, o examinador deve suspeitar de um problema com o músculo glúteo máximo. Como nos movimentos ativos, os movimentos mais dolorosos devem ser realizados por último.

Se o examinador faz um teste isométrico resistido da abdução com o joelho do paciente estendido, os músculos que efetivamente estão sendo testados são o glúteo máximo e o tensor da fáscia lata. Se o teste isométrico for realizado com o joelho flexionado, os músculos testados são principalmente os glúteos médio e mínimo.[18] Boren et al.[179] demonstraram que o teste da prancha lateral em abdução resultou no mais elevado valor eletromiográfico (EMG) para o glúteo médio, enquanto o teste da prancha frontal com extensão do quadril (joelho

TABELA 11.9

Músculos do quadril: suas ações, inervação e derivação de raízes nervosas[174]

Ação	Músculos atuantes	Inervação	Derivação de raiz nervosa
Flexão do quadril	1. Psoas	L1–L3	L1–L3
	2. Ilíaco	Femoral	L2–L3
	3. Reto femoral	Femoral	L2–L4
	4. Sartório	Femoral	L2–L3
	5. Tensor da fáscia lata	Glúteo superior	L5, S1, S2
	6. Pectíneo	Femoral	L2–L3
	7. Adutor longo	Obturador	L2–L4
	8. Adutor curto	Obturador	L2–L3
	9. Grácil	Obturador	L2–L3
	10. Glúteo médio (fibras anteriores)	Glúteo superior	L5, S1
Extensão do quadril	1. Bíceps femoral (cabeça longa)	Isquiático	L5, S1–S2
	2. Semimembranáceo	Isquiático	L5, S1–S2
	3. Semitendíneo	Isquiático	L5, S1–S2
	4. Glúteo máximo	Glúteo inferior	L5, S1–S2
	5. Glúteo médio (partes média e posterior)	Glúteo superior	L5, S1
	6. Adutor magno (parte isquiocondilar)	Isquiático	L2–L4
Abdução do quadril	1. Tensor da fáscia lata	Glúteo superior	L4–L5
	2. Glúteo mínimo	Glúteo superior	L5, S1
	3. Glúteo médio	Glúteo superior	L5, S1
	4. Glúteo máximo	Glúteo inferior	L5, S1–S2
	5. Sartório	Femoral	L2–L3
	6. Piriforme	L5, S1, S2	L5, S1, S2
	7. Reto femoral	Femoral	L2-L4
Adução do quadril	1. Adutor longo	Obturador	L2–L4
	2. Adutor curto	Obturador	L2–L4
	3. Adutor magno (parte isquiofemoral)	Obturador	L2–L4
	4. Grácil	Obturador	L2–L3
	5. Pectíneo	Femoral	L2–L3
	6. Bíceps femoral (cabeça longa)	Isquiático	L5, S1, S2
	7. Glúteo máximo (fibras posteriores)	Glúteo inferior	L5, S1, S2
	8. Quadrado femoral	Nervo ao quadrado femoral	L5, S1
	9. Obturador externo	Obturador	L3-L4
Rotação medial do quadril	1. Adutor longo	Obturador	L2–L4
	2. Adutor curto	Obturador	L2–L4
	3. Adutor magno (cabeça posterior)	Obturador e isquiático	L2–L4
	4. Glúteo médio (parte anterior)	Glúteo superior	L5, S1
	5. Glúteo mínimo (parte anterior)	Glúteo superior	L5, S1
	6. Tensor da fáscia lata	Glúteo superior	L4–L5
	7. Pectíneo	Femoral	L2–L3
	8. Grácil	Obturador	L2–L3
Rotação lateral do quadril	1. Glúteo máximo	Glúteo inferior	L5, S1–S2
	2. Obturador interno	Nervo do obturador interno	L5, S1
	3. Obturador externo	Obturador	L3–L4
	4. Quadrado femoral	Nervo do quadrado femoral	L5, S1
	5. Piriforme	L5, S1–S2	L5, S1–S2
	6. Gêmeo superior	Nervo do obturador interno	L5, S1
	7. Gêmeo inferior	Nervo do quadrado femoral	L5, S1
	8. Sartório	Femoral	L2–L3
	9. Glúteo médio (parte posterior)	Glúteo superior	L5, S1
	10. Glúteo mínimo (parte posterior)	Glúteo superior	L5, S1
	11. Bíceps femoral (cabeça longa)	Isquiático	L5, S1, S2

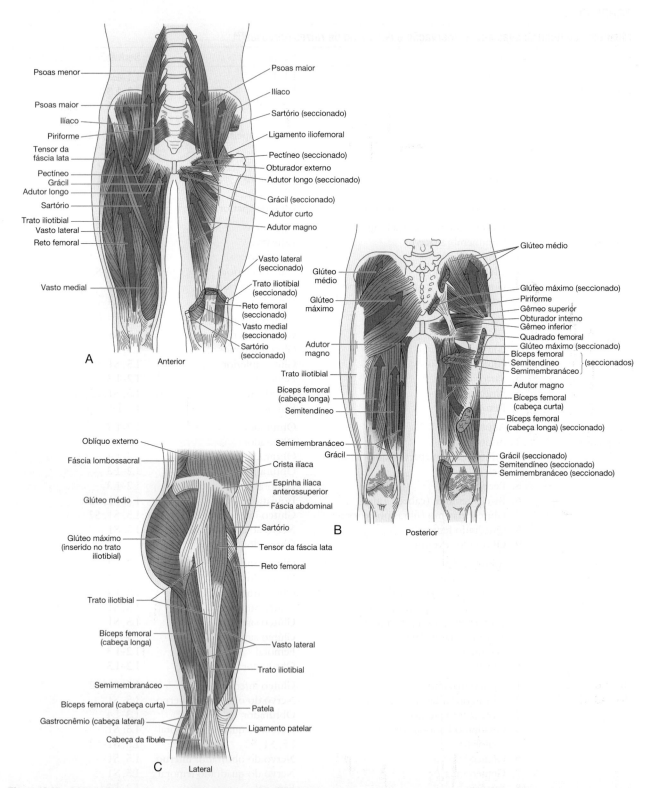

Figura 11.17 Músculos da região do quadril. (A) Vista anterior. O lado direito mostra os principais músculos flexores e adutores do quadril. Muitos músculos no lado esquerdo estão seccionados para expor o adutor curto e o adutor magno. (B) Vista posterior. O lado esquerdo salienta o glúteo máximo e os músculos posteriores da coxa (cabeça longa do bíceps femoral, semitendíneo e semimembranáceo). O lado direito mostra os músculos posteriores da coxa seccionados para expor o adutor magno e a cabeça curta do bíceps femoral. O lado direito revela o glúteo médio e cinco dos seis rotadores externos curtos (i.e., piriforme, gêmeos superior e inferior, obturador interno e quadrado femoral). (C) Vista lateral demonstrando a extensão do tensor da fáscia lata e do trato iliotibial. (A e B, Reproduzidas de Neumann DA. *Kinesiology of the musculoskeletal system — foundations for physical rehabilitation*. St Louis, CV Mosby, 2002. p. 411, 419; C, De Paulsen F, Waschke J: *Sobotta atlas of human anatomy*, 16.ed., Munich, 2019, Urban & Fischer.)

a 90°) promoveu o mais alto valor EMG para o glúteo máximo. Almeida et al.[180] preconizaram o uso do teste isométrico de estabilidade do quadril (HipSIT) para testar a força dos músculos glúteos.

A flexão e a extensão isométricas resistidas do joelho também devem ser realizadas porque existem músculos biarticulares (posteriores da coxa e reto femoral) que atuam tanto sobre o joelho quanto sobre o quadril. Quando a anamnese indica que movimentos concêntricos, excêntricos ou excêntricos-concêntricos causam sintomas, eles também devem ser testados, mas somente após o término dos testes isométricos. Por exemplo, a força dos músculos posteriores da coxa pode ser determinada realizando-se **o teste da prancha em decúbito dorsal**, em que o paciente posiciona-se com a parte superior do tronco curvada apoiado em seus cotovelos (Fig. 11.18).[181] A seguir, o paciente eleva as nádegas da superfície da maca de exame enquanto mantém o peso do corpo sobre os cotovelos e os calcanhares. Alternadamente, ele eleva o membro inferior lesionado e então o outro membro. Caso ocorra dor na origem isquiática ou nos posteriores da coxa, ou quando a pelve "entra em colapso" ou ocorre rotação, o teste é positivo para músculos posteriores da coxa fracos.

O examinador deve ter em mente que uma inflamação intra-abdominal, na área do músculo psoas, pode causar dor à flexão resistida do quadril. A inflamação intra-abdominal também pode causar rigidez da parede abdominal. Foi relatado que os flexores e os extensores do quadril possuem uma força quase igual[182] e que os adutores são 2,5 vezes mais fortes que os abdutores.[183] Essas relações podem variar dependendo do movimento ser testado isometricamente ou isocineticamente.

Avaliação funcional

O movimento do quadril é necessário para outras atividades além da deambulação. De fato, para as atividades de vida diária (AVD) é necessária uma maior ADM do quadril do que a exigida para a marcha. Atividades como amarrar sapatos, sentar, levantar de uma cadeira e apanhar coisas do chão exigem uma maior ADM. A Tabela 11.10 ilustra as ADM necessárias para várias atividades. Idealmente, o paciente deveria apresentar amplitudes funcionais de 120° de flexão, 20° de abdução e 20° de rotação lateral.

Testes funcionais para o quadril

- Agachamento.
- Subir e descer escadas, um degrau de cada vez.
- Cruzar os membros inferiores de modo que o tornozelo de um lado fique posicionado sobre o joelho oposto.
- Subir e descer escadas, dois degraus ou mais de cada vez.
- Correr direto em frente.
- Correr e desacelerar.
- Correr mudando de direção.
- Pular com um membro inferior (tempo, distância, cruzamento).
- Pular com os dois membros inferiores.

Existem várias escalas de graduação numérica que podem ser utilizadas para a avaliação da função do quadril.[59,184-192] Esses métodos de graduação baseiam-se principalmente na dor, na mobilidade e na marcha. As Tabelas 11.11 a 11.13 ilustram escalas de avaliação diferentes. D'Aubigné e Postel[184] (ver Tabs. 11.11 a 11.13) elaboraram uma das primeiras escalas de graduação do quadril baseadas na dor, na mobilidade e na capacidade de marcha.[185] A **Escala da função do quadril de Harris**[186] é um dos questionários mais comuns, sendo útil para gra-

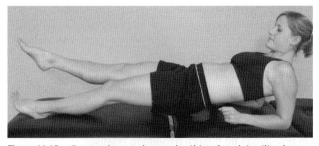

Figura 11.18 O teste da prancha em decúbito dorsal é utilizado para avaliar a força dos músculos posteriores da coxa. A paciente eleva a pelve enquanto mantém o peso do corpo sobre os cotovelos e os calcanhares. Os membros inferiores são elevados alternadamente, iniciando-se com o membro lesionado (isso avalia primeiramente o membro bom). A ocorrência de colapso pélvico, rotação ou dor na origem dos músculos posteriores da coxa na elevação do membro inferior contralateral indica fraqueza dos músculos posteriores da coxa.

TABELA 11.10

Amplitude de movimento no quadril necessária para determinadas atividades

Atividade	Amplitude de movimento média necessária
Amarrar sapatos	120° de flexão
Sentar-se (assento de altura média)	112° de flexão
Inclinar para a frente	125° de flexão
Agachar	115° de flexão/20° de abdução/20° de rotação medial
Subir escadas (degrau de altura média)	67° de flexão
Descer escadas (degrau de altura média)	36° de flexão
Colocar um pé sobre a coxa oposta (calçar meias)	120° de flexão/20° de abdução/20° de rotação lateral
Vestir calças	90° de flexão
Andar em uma superfície nivelada	30°–44° de flexão do quadril

860 Avaliação musculoesquelética

TABELA 11.11

Método de graduação do estado funcional do quadril[a]

Grau	Dor	Mobilidade	Capacidade de marcha
0	Dor intensa e permanente	Ancilose com má posição do quadril	Nenhuma
1	Dor intensa mesmo à noite	Ausência de movimento; dor ou leve deformidade	Somente com muletas
2	Dor intensa ao andar; impede qualquer atividade	Flexão inferior a 40°	Somente com bengalas
3	Dor tolerável com atividade limitada	Flexão entre 40° e 60°	Com uma bengala, por menos de 1 hora; muito difícil sem bengala
4	Dor leve ao andar; desaparece com repouso	Flexão entre 60° e 80°; o paciente consegue alcançar o próprio pé	Um longo período com uma bengala; um curto período sem bengala e com claudicação
5	Dor leve e inconstante; atividade normal	Flexão entre 80° e 90°; abdução de pelo menos 15°	Sem bengala, mas com discreta claudicação
6	Nenhuma dor	Flexão superior a 90°; abdução a 30°	Normal

[a]Valores usados em conjunção com a Tabela 11.12.
De D'Aubigné RM, Postel M. Functional results of hip arthroplasty with acrylic prosthesis. *J Bone Joint Surg Am* 1954 36:459.

TABELA 11.12

Escala de D'Aubigné e Postel para graduação funcional do quadril

Dor (D)	Capacidade de marcha (M)	Mobilidade normal ou quase normal	Grau
		Muito boa	*D + M = 11 ou 12*
6	6	Anda sem bengala, sem dor e sem claudicação	
6	5	Anda sem bengala, sem dor, mas com claudicação discreta	
5	6	Anda sem bengala, sem claudicação, mas com dor discreta ao começar	
		Boa	*D + M = 10*
5	5	Anda sem bengala, com dor e claudicação discretas	
4	6	Anda sem bengala, com dor, mas sem claudicação	
6	4[a]	Anda sem bengala, sem dor; usa bengala ao ar livre	
		Média	*D + M = 9*
5	4	Dor discreta; uma bengala é usada ao ar livre	
4	5	Dor após andar alguns minutos; não usa bengala, mas com claudicação discreta	
6	3[b]	Nenhuma dor; usa bengala o tempo todo	
		Regular	*D + M = 8*
5	3	Dor discreta; usa uma bengala o tempo todo	
4	4	Dor após caminhar; usa uma bengala ao ar livre	
≤ 3	≤ 3	*Ruim*	*D + M = 7 ou menos*

[a]Quando a mobilidade é reduzida a 4, o resultado é classificado 1 grau abaixo.
[b]Quando a mobilidade é reduzida a 3 ou menos, o resultado é classificado 2 graus abaixo.
Adaptada de D'Aubigné RM, Postel M. Functional results of hip arthroplasty with acrylic prosthesis. *J Bone Joint Surg Am* 1954 36:460.

TABELA 11.13

Método de avaliação da melhora proporcionada pela cirurgia em problemas do quadril (resultado relativo)

	Classificação pré-operatória	Classificação pós-operatória	Diferença	Melhora
Dor	3	5	$2 \times 2 = 4$	
Mobilidade	2	5	$3 = 3$	= 9
Capacidade de marcha	3	4	$1 \times 2 = 2$	

Melhora muito grande = 12 ou mais; melhora grande = 7 a 11; melhora regular = 3 a 7; fracasso = menos de 3.
De D'Aubigné RM, Postel M. Functional results of hip arthroplasty with acrylic prosthesis. *J Bone Joint Surg Am* 1954 36:461.

duar o quadril antes e após uma cirurgia.[92] Ela é utilizada mais frequentemente porque prioriza a dor e a função. O Victorian Institute of Ssports Australia desenvolveu o **Questionário VISA-G** para SDTM (i. e., bursite trocantérica).[193] O **Índice de osteoartrite das Universidades do Western Ontario e McMaster (WOMAC)**[194-199] e a **Escala da função do membro inferior (EFMI)**[200-203] foram desenvolvidos para avaliar as alterações do estado de saúde clinicamente importantes e relevantes ao paciente, em especial naqueles submetidos a artroplastias de quadril e joelho. A escala WOMAC é constituída por três seções com pontuações que variam de um (nenhum) a cinco (extrema). A somatória das três pontuações é denominada *índice* ou *pontuação global*. Quanto maior a pontuação, maior o grau de incapacidade. O **questionário SF-36** algumas vezes também é utilizado como uma ferramenta da avaliação funcional em casos de artroplastia.[199,204] A **Escala de Iowa** prové um valor único de graduação. A **Pontuação do quadril de Oxford**,[205] a **Pontuação do quadril de Mayo**.[187] e a **Pontuação de resultados do quadril**[206,207] para a artroplastia do quadril utilizam informações fornecidas pelo paciente (funcionais) e as providas por exames radiográficos (para prever resultados a longo prazo). Essas pontuações apresentam uma boa correlação com a escala de Harris.[185,187] Johanson et al.[188] elaboraram uma escala numérica relacionada ao que os pacientes são capazes de realizar funcionalmente após uma cirurgia de prótese total do quadril. O seu valor é devido ao seu foco no resultado de acordo com o ponto de vista do paciente. Como Burton et al.[189] salientaram, a noção das expectativas é mais importante que a noção do sucesso. A Tabela 11.14 apresenta um esquema de teste da força e da resistência funcionais do quadril.

Duas das escalas de desfecho mais recentes são a **Ferramenta internacional para resultados do quadril**[208-212] (em duas versões, iHOT33 e iHOT12), que foi elaborada para problemas do quadril em indivíduos jovens, e a **Pontuação de resultados do quadril e da virilha de Copenhagen (HAGOS)**,[212,213] que tem seis subescalas que avaliam a dor, os sintomas, a função física nas AVD, a função física nos esportes e recreação, a participação em atividades físicas e a qualidade de vida relacionada com o quadril/virilha.

Vários **testes da marcha** foram desenvolvidos, especialmente para os mais idosos, a fim de fornecer uma indicação de insuficiência musculoesquelética dos membros inferiores. O examinador poderá considerar o uso desses testes em qualquer avaliação que envolva lesão às articulações de membros inferiores.[214] Eles testam a estabilidade dinâmica, a resistência, o risco de quedas e a

TABELA 11.14

Testes funcionais do quadril

Posição inicial	Ação	Teste funcional
Em pé	Elevar o pé sobre um degrau de 20 cm e retornar (flexão-extensão do quadril)	5 a 6 repetições: funcional 3 a 4 repetições: funcionalmente regular 1 a 2 repetições: funcionalmente ruim Nenhuma repetição: não funcional
Em pé	Sentar-se em uma cadeira e retornar à posição em pé (extensão-flexão do quadril)	5 a 6 repetições: funcional 3 a 4 repetições: funcionalmente regular 1 a 2 repetições: funcionalmente ruim Nenhuma repetição: não funcional
Em pé	Elevar um membro inferior e equilibrar-se sobre o outro mantendo a pelve estendida (abdução do quadril)	Sustentação por 1 a 1,5 minuto: funcional Sustentação por 30 a 59 segundos: funcionalmente regular Sustentação por 1 a 29 segundos: funcionalmente ruim Incapacidade de sustentação: não funcional
Em pé	Andar 6 m de lado (adução/abdução do quadril)	6 a 8 m em um sentido: funcional 3 a 6 m em um sentido: funcionalmente regular 1 a 3 m em um sentido: funcionalmente ruim 0 m: não funcional
Em pé	Elevar o membro inferior testado do chão (o paciente pode segurar em algo para manter o equilíbrio), rotar medialmente o lado do quadril que não está sustentando peso	10 a 12 repetições: funcional 5 a 9 repetições: funcionalmente regular 1 a 4 repetições: funcionalmente ruim Nenhuma repetição: não funcional
Em pé	Elevar o membro inferior testado do chão (o paciente pode segurar em algo para manter o equilíbrio), rotar lateralmente o lado do quadril que não está sustentando peso	10 a 12 repetições: funcional 5 a 9 repetições: funcionalmente regular 1 a 4 repetições: funcionalmente ruim Nenhuma repetição: não funcional

Dados de Palmer ML, Epler M. *Clinical assessment procedures in physical therapy.* Philadelphia: JB Lippincott, 1990. p. 251-254.

capacidade de pisar sobre objetos baixos; são o teste *Timed up and go* (**TUG test**), o teste da marcha de 13 metros, o teste da marcha de 6 minutos (TM6M), o teste da marcha em ritmo próprio, o teste da marcha de 2 minutos, o teste da marcha de 10 metros, o teste da marcha em 12 minutos, o teste dos passos-quatro quadrados, e o teste de sentar e levantar.[214-227]

Sutlive[228] desenvolveu a regra de predição clínica para osteoartrite de quadril, descrita a seguir: se quatro dos cinco testes tiverem resultado positivo, o paciente tem osteoartrite de quadril.

Regra de predição clínica para osteoartrite de quadril[a,228]

- Flexão ativa de quadril limitada diante de dor na face lateral do quadril.
- Extensão ativa do quadril provoca dor.
- Rotação medial passiva do quadril limitada (25° ou menos).
- Agachamento limitado e doloroso.
- Teste de atrito do quadril (*scour test*) com adução provoca dor na face lateral do quadril ou na virilha.

[a]Quatro de cinco testes devem ter resultado positivo.

O programa de fisioterapia da University of Delaware descreveu métodos e elaborou instruções para pacientes e profissionais de saúde, juntamente com normas para o teste da marcha de 6 minutos, o teste do apoio unipodal,[226] o teste de subir escada, e o teste do passo com apenas uma das pernas. Essas instruções podem ser utilizadas para ajudar na avaliação funcional.

Além das medidas de desfecho voltadas especificamente ao quadril, o **Questionário EQ-5D** foi desenvolvido com o objetivo de determinar o *status* de saúde e qualidade de vida atuais percebidos pelo paciente.[229-234] Outras ferramentas podem ser empregadas na tentativa de predizer lesões aos membros inferiores.[235]

Se o paciente for capaz de realizar movimentos ativos normais com pouca dificuldade, o examinador poderá utilizar uma série de testes funcionais para determinar se o aumento da intensidade da atividade causa dor ou outros sintomas. Esses testes devem ser individualizados para cada paciente.[236] Não se deve esperar que indivíduos mais velhos executem as atividades difíceis, exceto se eles realizaram esses movimentos ou movimentos similares em um passado recente. Wahoff e Ryan[237] recomendaram o **Teste esportivo funcional para o quadril** para atletas que desejam retornar à prática esportiva pós-artroscopia de quadril. O teste envolve flexão de joelho em apoio unipodal, movimento lateral de um lado para outro, movimento em diagonal de um lado para outro, e afundos para a frente sobre degrau. Os pacientes devem obter pontuações de 17/20 ou superiores para obter aprovação em cada um dos quatro componentes. Assim, o teste também deve ser usado para determinar uma pontuação pré-artroscopia.[6,19]

Testes especiais

Durante a avaliação do quadril, somente os testes que o examinador considerar necessários devem ser realizados. A maioria dos testes é realizada sobretudo para a confirmação de um diagnóstico ou para a definição de uma patologia; nos casos em que esteja sendo considerado o estabelecimento de um diagnóstico, eles **não** devem ser utilizados como testes autônomos.[238] Isso se dá porque muitos dos problemas causam sintomas similares e os testes físicos raramente são definitivos.[19,59] Na verdade, para a maioria dos testes físicos, o que de melhor se pode dizer é que o teste aumenta a suspeita para um determinado problema. Será apenas com o uso de imagens diagnósticas, sobretudo a artrografia por ressonância magnética (RM-A), que o examinador será capaz de certificar-se do diagnóstico, especialmente nos casos de problemas de impacto e no lábio do acetábulo.[130,139,239,240] Como ocorre com todos os testes especiais, quando um teste é positivo, ele sugere fortemente a existência de algum problema. Entretanto, quando o teste é negativo, ele não necessariamente o descarta. O uso em conjunto de vários testes pode proporcionar achados mais promissores.[238] Em consequência, os testes especiais não devem ser considerados de forma isolada, mas devem ser utilizados para apoiar a anamnese, a observação e o exame clínico.

A confiabilidade, a validade, a especificidade, a sensibilidade e as razões de probabilidade de alguns testes especiais/diagnósticos utilizados no quadril estão registradas no Apêndice 11.1 (material *on-line* – utilizar o QR code no final deste capítulo).

Testes para patologias do quadril

Os problemas de quadril podem abranger diversas condições. Muitas delas apresentam sinais e sintomas semelhantes, o que pode dificultar o diagnóstico do problema. Com frequência, lesões como IFA, lesões labiais, microinstabilidade (i. e., perda do controle muscular dinâmico de pequenos movimentos do quadril), lacerações do ligamento redondo e lesões osteocondrais levam a sinais e sintomas parecidos. Alguns dos sinais e sintomas adicionais que podem ter sido relatados na anamnese incluem diminuição da extensão e/ou da rotação medial, elevação dolorosa do membro inferior estendido e travamento da articulação.[27] Os testes que podem ser utilizados para revelar problemas intra-articulares são, entre outros, o teste do rolamento, o teste de elevação do membro inferior estendido resistido e o teste de McCarthy.[28]

⚠ ***Teste de abdução, extensão e rotação lateral.***[36,93,243] O paciente fica na posição de decúbito lateral com o membro inferior a ser testado voltado para cima e em rotação lateral. O examinador mobiliza passivamente o quadril do paciente em abdução de 30° e, simultaneamente, empurra o aspecto posterior do trocanter maior de modo

Capítulo 11 Quadril **863**

Testes fundamentais realizados no quadril, dependendo do problema suspeitado[a,241,242]

- *Para problemas de quadril:*
  - ⚠ Teste de abdução, extensão e rotação lateral
  - ⚠ Teste de apreensão anterior
  - ⚠ Sinal de Drehmann
  - ⚠ Teste de flexão-adução
  - ✓ Teste de fricção do quadril (scour test)
  - ⚠ Teste de sobrepressão em rotação medial
  - ⚠ Teste Fabre lateral
  - ⚠ Teste do ligamento redondo
  - ✓ Teste do rolamento
  - ⚠ Sinal de extensão do quadril de McCarthy
  - ✓ Teste de Patrick
  - ⚠ Teste de apreensão posterior
  - ⚠ Teste de rotação lateral em decúbito ventral
- *Teste para impacto:*
  - ⚠ Teste de impacto anteroposterior
  - ⚠ Sinal de "alavanca de câmbio"
  - ⚠ Teste de provocação de impacto
  - ⚠ Teste de impacto isquiofemoral
  - ⚠ Teste Fadri lateral
  - ⚠ Teste de impacto da borda lateral
  - ⚠ Teste de impacto posteroinferior
  - ❓ Teste de agachamento
- *Para lesões do lábio do acetábulo:*
  - ✓ Teste para laceração labial anterior
  - ⚠ Teste de rotação lateral
  - ⚠ Teste de flexão-rotação medial
  - ⚠ Teste para laceração labial posterior
  - ⚠ Teste THIRD
- *Para fraturas por estresse do colo do fêmur*
  - ⚠ Teste do toque do calcanhar
  - ⚠ Sinal de percussão patelar-púbica
- *Para problemas do quadril pediátrico:*
  - ⚠ Teste de abdução

- ✓ Teste de Barlow
- ⚠ Sinal de Galleazzi
- ✓ Sinal de Ortolani
- ⚠ Sinal de telescopagem
- *Para comprimento de membros inferiores:*
  - ⚠ Comprimento real do membro inferior
  - ⚠ Manobra de Weber-Barstow
- *Para encurtamento ou problemas musculares:*
  - ⚠ Teste de contratura em abdução
  - ⚠ Teste do alongamento ativo do piriforme
  - ⚠ Teste de contratura em adução
  - ⚠ Teste de aperto dos adutores (com o punho)
  - ⚠ Teste de Beatty
  - ⚠ Teste de alongamento com o joelho dobrado para encurtamento dos posteriores da coxa proximais
  - ❓ Flexão excêntrica do quadril
  - ⚠ Teste de Ely
  - ⚠ Teste de desrotação lateral
  - ⚠ Manobra de Freiberg
  - ⚠ Teste para síndrome dos posteriores da coxa
  - ⚠ Manobra do calcanhar-joelho contralateral
  - ✓ Sinal da defasagem (lag) do quadril
  - ⚠ Encurtamento dos rotadores do quadril
  - ⚠ Teste do toque do calcanhar com passada longa
  - ✓ Teste de elevação do membro inferior estendido 90-90
  - ⚠ Teste de compressão de Noble
  - ⚠ Teste de Ober
  - ⚠ Manobra de Pace
  - ⚠ Teste de Puranen-Orava
  - ⚠ Teste de contratura do reto femoral
  - ⚠ Teste do alongamento do piriforme, posição sentada
  - ⚠ Teste de Thomas
  - ✓ Sinal de Trendelenburg
- *Outros testes:*
  - ⚠ Teste de tensão do nervo femoral (flexão do joelho em decúbito ventral)
  - ⚠ Teste *up and go* cronometrado

[a]Os autores recomendam que esses testes principais sejam aprendidos pelo profissional de saúde, para facilitar o diagnóstico. Ver Capítulo 1: Legenda para a classificação de testes especiais.

a impulsioná-lo para a frente, enquanto estende lentamente o quadril, de 10° de flexão até a extensão completa (Fig. 11.19). Um teste positivo consiste na reprodução dos sintomas do paciente, sugerindo instabilidade anterior. Pretende-se que o teste seja similar ao teste de apreensão aplicado ao ombro.[43]

⚠ ***Teste de apreensão anterior (teste de hiperextensão-rotação lateral).***[36,93,243] O paciente fica posicionado em decúbito dorsal com as nádegas na beira da maca de exame (Fig. 11.20) e com o membro inferior a ser testado estendido. O paciente mantém em flexão o membro inferior

contralateral, enquanto o examinador rotaciona lateralmente o quadril em teste. A manobra reproduz a dor na região anterior do quadril e/ou a apreensão do paciente quanto a uma instabilidade anterior ou laceração labial anterior.

❓ ***Triângulo de Bryant.*** Com o paciente em decúbito dorsal, o examinador traça uma linha imaginária perpendicular, desde a EIAS da pelve até a maca de exame.[244] Uma segunda linha imaginária é projetada para cima, desde a ponta do trocanter maior do fêmur até encontrar a primeira linha em ângulo reto (Fig. 11.21). Esta linha

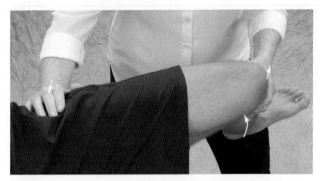

Figura 11.19 Teste de abdução, extensão e rotação lateral.

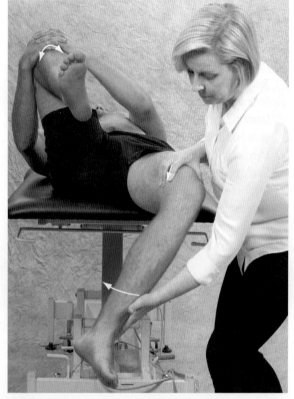

Figura 11.20 Teste de apreensão anterior (teste de hiperextensão-rotação lateral). Observação: com o joelho flexionado, com a mobilização medial do pé, o quadril se movimenta em rotação lateral.

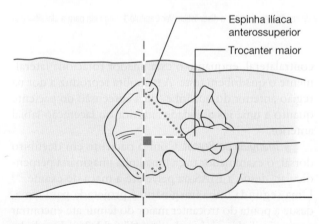

Figura 11.21 Triângulo de Bryant.

é medida e os dois lados são comparados. Diferenças podem indicar condições como coxa vara ou luxação congênita do quadril. As diferenças observadas podem sugerir condições como coxa vara ou LCF. Esta mensuração pode ser realizada com radiografias e, neste caso, as linhas podem ser traçadas nessas radiografias.

Teste de Craig. Esse teste mede a **anteversão femoral** ou a torção anterior do colo do fêmur (Fig. 11.22). A anteversão do quadril é medida basicamente pelo ângulo do eixo do colo do fêmur com o eixo dos côndilos femorais (Fig. 11.23), embora também ocorra alguma rotação na diáfise femoral.[245] Trata-se do grau da projeção anterior do colo do fêmur a partir do plano coronal da diáfise (Fig. 11.24), e a anteversão diminui durante o período de crescimento. Ao nascimento, o ângulo médio de anteversão é de aproximadamente 30°; no adulto, ele é de 8° a 15° (Fig. 11.25). A anteversão aumentada causa patelas convergentes (patelas vesgas) e desvio medial dos pés (*toeing-in*) (Fig. 11.26).[246] A anteversão excessiva é duas vezes mais comum em meninas que em meninos. Um achado clínico comum na anteversão excessiva é uma rotação medial excessiva do quadril (superior a 60°) e diminuição da rotação lateral em extensão.[246] Gelberman

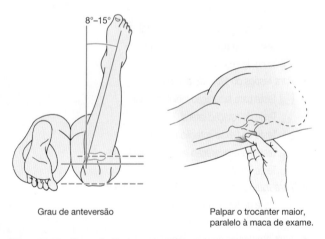

Figura 11.22 Teste de Craig para medir a anteversão femoral.

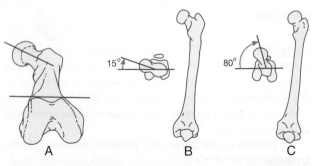

Figura 11.23 Anteversão do quadril. (A) Ângulo de anteversão femoral. (B) Ângulo normal. (C) Ângulo excessivo. (A, Reproduzida da American Orthopaedic Association: *Manual of Orthopaedic Surgery*. Chicago, 1979, AOA, p. 45.)

Capítulo 11 Quadril **865**

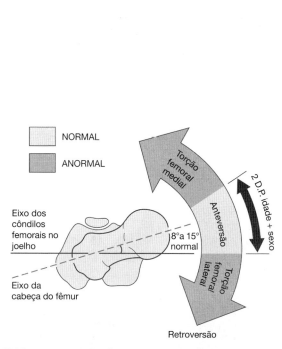

Figura 11.24 Vista axial do fêmur direito mostrando um ângulo de anteversão aproximadamente normal e deformidade por torção. (Reproduzida de Staheli LT: Medial femoral torsion. *Orthop Clin North Am* 1980 11:40.)

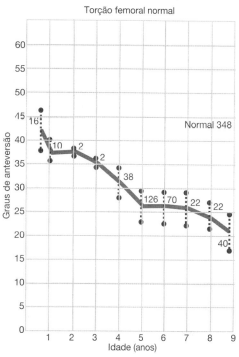

Figura 11.25 Grau de torção femoral normal em relação à idade. A *linha contínua* representa a média; as *linhas verticais* representam o desvio-padrão. (Reproduzida de Crane L: Femoral torsion and its relation to toeing-in and toeing-out. *J Bone Joint Surg Am* 1959 41:423.)

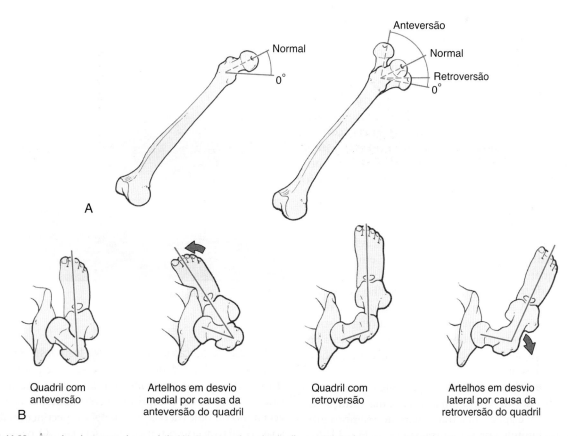

Figura 11.26 Ângulos de torção do quadril. (A) Posições do colo do fêmur. (B) Diferentes posições do pé com anteversão e retroversão no quadril (vistas coronais). (Reproduzida de Echternach J, editor. *Physical therapy of the hip*, New York: Churchill Livingstone, 1990. p. 25.)

et al.[247] relataram, contudo, que a rotação deve ser observada tanto na posição neutra do quadril (como no teste de Craig) quanto em 90° de flexão do quadril, uma vez que a rotação apresenta maior variabilidade na flexão. Eles observaram que uma rotação medial maior que uma rotação lateral em ambas as posições foi um indicador melhor do aumento da anteversão femoral. Na retroversão, o plano do colo do fêmur rotaciona para trás em relação ao plano coronal condilar (ver Fig. 11.26) ou o próprio acetábulo pode estar retrovertido.[122,244,247-250]

Para o teste de Craig que correlaciona bem com radiografias (dentro de 4°) em crianças,[251] o paciente posiciona-se em decúbito ventral com o joelho flexionado a 90°. O examinador palpa a face posterior do trocanter maior do fêmur. Em seguida, o quadril é rotado passivamente nas direções medial e lateral até o trocanter maior ficar paralelo à maca de exame ou atingir sua posição mais lateral. O grau de anteversão pode, então, ser estimado tomando-se como base o ângulo formado pelo membro inferior com a vertical.[252] O teste também é denominado **método de Ryder** de mensuração da anteversão ou da retroversão.

Dial test do quadril (teste de rotação lateral da tíbia).[18,253] O paciente fica na posição de decúbito dorsal com os quadris na posição neutra (i. e., sem rotação). O examinador faz rotação medial do membro e, em seguida, o libera, permitindo que a perna assuma uma rotação lateral. Se o membro inferior do paciente fizer uma rotação lateral passiva superior a 45° a partir da vertical no plano axial e se, durante o teste, não houver um ponto final mecânico, o teste deve ser considerado positivo para instabilidade do quadril (Fig. 11.27). O examinador compara os dois membros, iniciando pelo lado não afetado.

Sinal de Drehmann.[254] Essa é uma característica clínica do DECF em adolescentes e em adultos jovens; caracteriza-se pela rotação lateral e abdução passivas excessivas e inevitáveis à flexão do quadril realizada pelo examinador (Fig. 11.28). Esse procedimento também pode ser utilizado para ajudar no diagnóstico de IFA provocado pelo DECF. O examinador confirma o diagnóstico de DECF com o auxílio de imagens diagnósticas.

Teste de flexão-adução.[255] Esse teste é utilizado em crianças mais velhas e em adultos jovens para avaliar doenças do quadril. O paciente posiciona-se em decúbito dorsal enquanto o examinador flexiona seu quadril em um ângulo de, no mínimo, 90° com o joelho flexionado (Fig. 11.29). A seguir, o examinador aduz o membro inferior flexionado. Normalmente, o joelho passa sobre o quadril oposto sem envolver rolamento da pelve. Em quadris patológicos, a adução é limitada e acompanhada por dor ou desconforto.

Teste de distração da fóvea.[61] O paciente é posicionado em decúbito dorsal. O examinador faz uma abdução de quadril até 30° e aplica uma tração axial ao membro inferior, o que diminui a pressão intra-articular (Fig. 11.30). O alívio da dor indica que a dor é intra-articular.

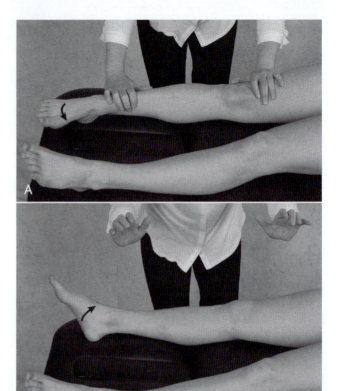

Figura 11.27 Teste de rotação lateral da tíbia (*dial test* do quadril). (A) A examinadora mobiliza o quadril em rotação medial. (B) A examinadora libera a rotação medial e observa o quadril "rolar" em rotação lateral.

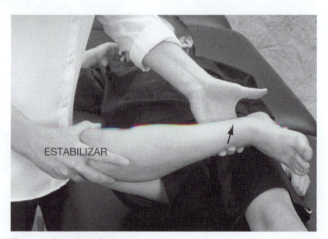

Figura 11.28 Sinal de Drehmann.

Teste de fricção do quadril (scour test) (teste de flexão-adução). Maitland[256] denominou esse teste como **teste do quadrante** ou *scour test*. Ele observou que o teste causava estresse ou comprimia o colo do fêmur contra o acetábulo ou pinçava o adutor longo, o pectíneo, o iliopsoas, o sartório ou o tensor da fáscia lata. O paciente é posicionado em decúbito dorsal. O examinador flexiona

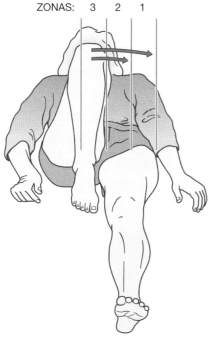

Figura 11.29 O quadril normal permite que o joelho ipsilateral se mova nitidamente através da linha mediana do corpo sem envolver rolamento da pelve. O joelho deve dirigir-se à *zona 1* sobrepondo o lado oposto do quadril e, no paciente jovem ou com flexibilidade, o quadril atinge uma posição lateral à coxa. Alterações patológicas progressivas no quadril limitam a adução às *zonas 2* e *3*, produzindo dor com essa manobra. (Reproduzida de Woods D, Macnicol M: The flexion-adduction test: an early sign of hip disease. *J Pediatr Orthop* 2001 10:181.)

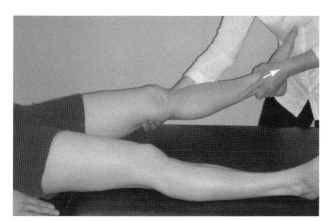

Figura 11.30 Teste de distração da fóvea do quadril.

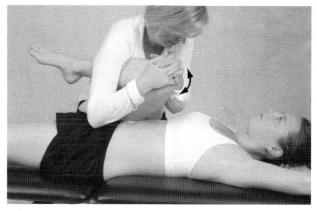

Figura 11.31 Teste de fricção do quadril (*scour test*).

"pancadas"), dor ou apreensão por parte do paciente; tais ocorrências podem dar uma indicação do local em que está o problema de quadril.[256] Esse movimento também causa impacto do colo do fêmur contra a borda do acetábulo (i. e., IFA) e pinça o adutor longo, o pectíneo, o iliopsoas, o sartório e/ou o tensor da fáscia lata, dependendo da posição do quadril na ADM. Portanto, essa manobra deve ser realizada cuidadosamente.[110-112]

⚠ **Teste de sobrepressão em rotação medial (TSRM).**[130,257] O paciente é posicionado em decúbito dorsal com o quadril mantido em flexão de 90° pelo examinador; o joelho do paciente deve ficar em flexão de 90°. O examinador faz uma rotação medial do quadril pela mobilização da perna/pé para trás, enquanto estabiliza o joelho (Fig. 11.32). A outra mão do examinador estabiliza a pelve com a aplicação de uma pressão para baixo sobre a

e aduz o quadril do paciente, de modo que o quadril fica voltado para o ombro oposto do paciente, e é percebida resistência ao movimento (Fig. 11.31). Com a manutenção de uma leve resistência (i. e., uma força compressiva), o quadril do paciente é mobilizado em abdução ao longo do arco de movimento, enquanto a flexão é mantida.[18,23] Durante a realização do movimento, o examinador pode buscar qualquer irregularidade no movimento (p. ex.,

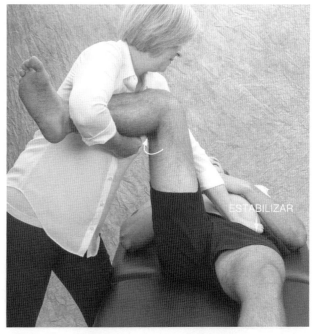

Figura 11.32 Teste de sobrepressão em rotação medial (TSRM).

EIAS contralateral. O examinador observa a ocorrência de ADM resistida, dor e um *end feel* anormal, o que pode sugerir um teste positivo para problema de quadril.

▲ *Teste Fabre lateral (flexão, abdução e rotação externa [lateral]).*[3,107] O paciente é posicionado em decúbito lateral. O examinador segura a parte superior da perna do paciente com uma das mãos, enquanto, com a outra mão, palpa a articulação do quadril. O examinador conduz o quadril em teste ao longo de um amplo arco de abdução, da flexão à extensão (Fig. 11.33). A reprodução da dor indica um teste positivo para envolvimento intra-articular do quadril.

▲ *Teste do ligamento redondo.*[6,258] O paciente assume a posição de decúbito dorsal e o examinador se posiciona em pé ao lado do quadril que será examinado. Em seguida, flexiona passivamente o joelho do paciente a 90° e o quadril a 70°, certificando-se de não ter ocorrido movimento ou rotação da pelve. Em seguida, o quadril do paciente é abduzido o máximo possível, seguida pela adução da articulação até menos 30° em relação à abdução completa prévia (Fig. 11.34). Nessa posição, ocorre máxima tensão ao ligamento redondo, enquanto a cabeça e o colo femorais são posicionados de modo a evitar impacto ósseo ou a tecidos moles. O quadril é rotacionado completamente nas direções medial e lateral, com o objetivo de estressar ao máximo o ligamento redondo. Se o paciente sentir dor em decorrência de alguma dessas duas rotações, o examinador deve considerar o teste positivo para a direção testada.

✓ *Teste do rolamento (rotação passiva em decúbito dorsal).*[3,18,75] Frequentemente, esse teste é utilizado em casos de suspeita de problema intra-articular, pois o procedimento não estressa os tecidos extra-articulares – apenas os intra-articulares.[38] O paciente é posicionado em decúbito dorsal com os dois membros inferiores estendidos. O examinador promove uma rotação passiva do fêmur nas direções medial e lateral até o final da amplitude de movimento, comparando os dois quadris (Fig. 11.35). Normalmente, o examinador faz uma rotação medial do membro inferior e, em seguida, deixa a perna cair passivamente em rotação lateral.[36] A vantagem do teste é que ocorre apenas rotação da cabeça do fêmur no interior do acetábulo; e que apenas a cápsula é estressada – mas não os tecidos circunjacentes.[56,259] A manobra também demonstra a mobilidade rotacional do quadril. Se essa mobilidade estiver restringida ou for dolorosa, esse achado indica problema intra-articular no quadril.[9,11,41,260] A ocorrência de um "estalo" durante a realização do teste é sugestiva de uma laceração do lábio, enquanto uma rotação lateral aumentada pode indicar frouxidão do ligamento iliofemoral.[9]

▲ *Sinal de extensão do quadril de McCarthy.*[23,41,43,261,262] O paciente posiciona-se em decúbito dorsal sobre a maca de exame com ambos os quadris flexionados. A seguir, o examinador coloca o quadril saudável em extensão a partir da posição flexionada, primeiramente com o quadril em rotação lateral, e depois em rotação medial.[23] O outro membro é mantido em flexão. O teste é repetido no membro acometido. Um teste positivo é a reprodução

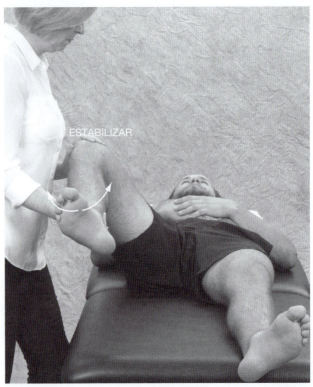

Figura 11.34 Teste do ligamento redondo. O membro inferior em teste fica posicionado como na ilustração; em seguida, a examinadora faz uma rotação medial e lateral passiva até o final da amplitude de movimento para estressar o ligamento redondo.

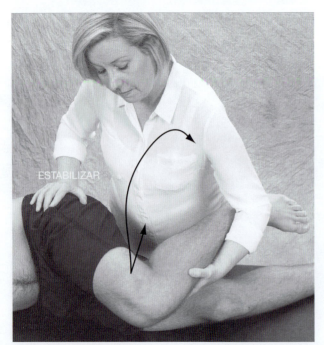

Figura 11.33 Teste Fabre lateral.

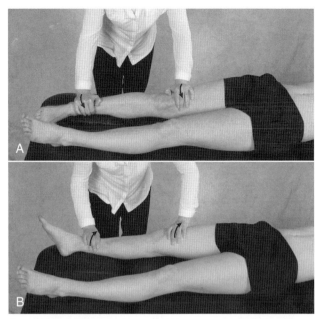

Figura 11.35 Teste do rolamento. (A) Rotação medial. (B) Rotação lateral.

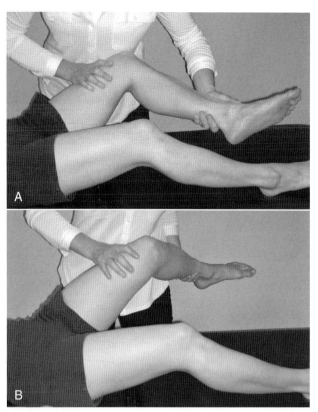

Figura 11.36 Sinal de extensão do quadril de McCarthy. (A) Rotação lateral. (B) Rotação medial.

da dor do paciente e a ocorrência de um "estalo".[3] O teste foi elaborado para simular a marcha normal; ele gera uma força equivalente ao dobro do peso corporal do paciente através do quadril.[23,61] McCarthy et al.[261] acreditavam haver três testes positivos que auxiliam no diagnóstico de patologia do lábio: (1) dor no teste de extensão do quadril de McCarthy (Fig. 11.36), (2) impacto doloroso na abdução com flexão do quadril e rotação lateral (teste para laceração labial anterior), e (3) dor inguinal na elevação resistida do membro inferior estendido (teste de flexão resistida do quadril de Stinchfield).

❓ Linha de Nélaton. A linha de Nélaton é uma linha imaginária traçada a partir do túber isquiático da pelve até a EIAS ipsilateral (Fig. 11.37).[248] Quando o trocanter maior do fêmur é palpado bem acima da linha, isto é uma indicação de luxação do quadril ou de coxa vara. Os dois lados devem ser comparados.

✓ Teste de Patrick (teste Fabre, teste do 4 ou teste de Jansen).[58,75,93,263,264] O paciente fica deitado em decúbito dorsal e o examinador posiciona o membro inferior a ser testado de modo que o pé fique sobre o joelho do membro inferior oposto (a posição de 4) (Fig. 11.38).[265] Em seguida, o examinador baixa lentamente o joelho do membro inferior que está sendo testado em direção à maca de exame. Essa posição desloca a parte anterossuperior da junção entre a cabeça e o colo femorais na posição de 12 horas da borda do acetábulo.[107] Se a aplicação de pressão para baixo sobre o joelho provocar dor lateral, fica sugerida a possibilidade de IFA superolateral e lateral; a ocorrência de dor na virilha indica problema do iliopsoas ou impacto do psoas contra a cabeça do fêmur ou envolvimento da cápsula anterior; uma dor posterolateral é sugestiva de impacto isquiotrocantérico, sobretudo se a anteversão femoral estiver aumentada; e uma dor posterior indica envolvimento sacroilíaco.[107] O teste é considerado negativo quando o joelho do membro inferior baixa até a maca de exame ou, pelo menos, fica paralelo ao membro inferior oposto; e positivo quando o joelho do membro inferior testado permanece acima do membro inferior oposto estendido.[9,11,130] Se desejar, o examinador pode medir a distância de uma linha que vai da porção lateral da articulação do joelho até a maca,

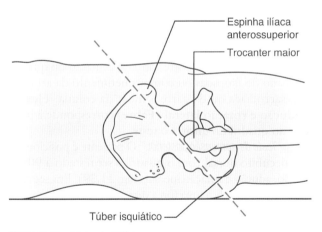

Figura 11.37 Linha de Nélaton.

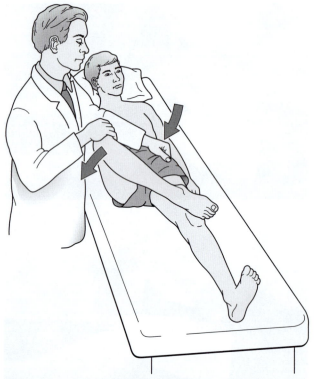

Figura 11.38 Teste de Patrick (teste Fabre ou do 4) para detecção da limitação dos movimentos no quadril. (Reproduzida de Beetham WP, Polley HF, Slocumb CH et al.: *Physical examination of the joints*, Philadelphia, 1965, WB Saunders, p. 139.)

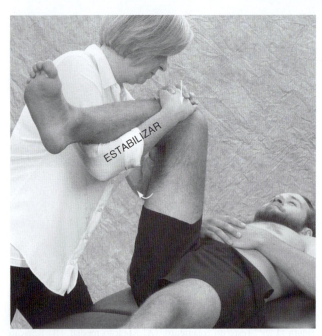

Figura 11.39 Teste de apreensão posterior.

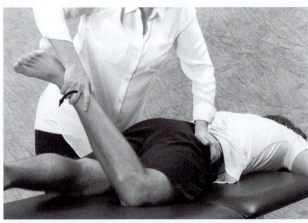

Figura 11.40 Teste de rotação lateral em decúbito ventral.

comparando os dois lados. Em casos de IFA, a distância será maior, porque a ADM no quadril está diminuída.[13] Quando positivo, o teste indica que pode haver comprometimento da porção posterior da articulação do quadril, espasmo do iliopsoas ou comprometimento da articulação sacroilíaca ou da parte lombar da coluna. **Flexão, abdução e rotação lateral (Fabre)** corresponde à posição do quadril no início do teste.

Teste de apreensão posterior.[36] O paciente é posicionado em decúbito dorsal com o quadril a ser testado a 90° de flexão, adução e rotação medial (Fig. 11.39). Em seguida, o examinador aplica uma força direcionada posteriormente no joelho. Um teste positivo resulta em dor e/ou apreensão.

Teste de rotação lateral em decúbito ventral.[36] O paciente assume a posição de decúbito ventral e, com uma das mãos, o examinador mobiliza o quadril a ser testado em rotação lateral máxima. A outra mão exerce pressão direcionada anteriormente sobre a face posterior do trocanter maior (Fig. 11.40), de modo a promover uma translação anterior da cabeça do fêmur. Um teste positivo se reflete pela reprodução dos sintomas do paciente.

Teste de flexão do quadril resistido de Stinchfield (teste da perna estendida contra resistência).[3,43,75,266-268] O paciente posiciona-se em decúbito dorsal e, a seguir, eleva ativamente o membro inferior estendido (i. e., flexiona o quadril) em cerca de 20° a 30° enquanto o examinador aplica uma resistência proximalmente ao joelho. O teste destina-se a impor carga anterossuperior à articulação do quadril, causando dor inguinal anterior se houver uma lesão intra-articular.[23] Se o teste for repetido em rotação lateral, o iliopsoas será retesado e mais tensão será imposta ao lábio.[23] Em um teste positivo, a dor pode ser referida para a distribuição sensitiva dos nervos femoral, obturador ou isquiático. Um teste positivo indica patologia intra-articular, que pode incluir uma laceração labial, sinovite, artrite, fraturas ocultas do colo do fêmur, tendinite/bursite do iliopsoas ou falha ou afrouxamento da prótese.[9,265,269]

Teste de torque. O paciente se deita em decúbito dorsal próximo da borda da maca de exame, com o fêmur do membro testado estendido sobre a borda (Fig. 11.41).

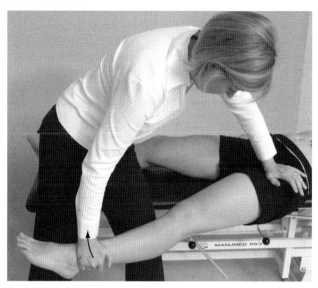

Figura 11.41 Teste de torque.

O membro inferior testado é estendido até que a pelve (i. e., a EIAS) comece a se mover. O examinador utiliza uma das mãos para rotacionar o fêmur medialmente até o final da amplitude, e a outra, para aplicar lentamente uma pressão posterolateral, durante 20 segundos, ao longo da linha do colo do fêmur, para estressar os ligamentos capsulares e testar a estabilidade da articulação do quadril.[270]

Deformidades rotacionais

Elas podem ocorrer em qualquer local entre o quadril e o pé (Tab. 11.15). Muitas dessas deformidades são hereditárias ou podem ser decorrentes de hábito cultural (p. ex., ajoelhar-se). O paciente posiciona-se em decúbito dorsal com os membros inferiores estendidos, enquanto o examinador observa as patelas.[249] Quando as patelas são direcionadas para dentro (patelas vesgas), pode ser uma indicação de rotação medial do fêmur ou da tíbia. Quando elas são direcionadas para cima, para fora e afastadas uma da outra ("olhos de rã" ou "olhos de gafanhoto"), pode ser uma indicação de rotação lateral do fêmur ou da tíbia. Quando a tíbia é afetada, os pés são direcionados para dentro ("pés de pombo") pela rotação medial e desviam lateralmente mais de 10° pela rotação lateral excessiva da tíbia (Fig. 11.42) enquanto as patelas direcionam-se diretamente para a frente. Em geral, a angulação dos pés para fora é de 5 a 10° (**ângulo de Fick**) para um melhor equilíbrio.

Testes para impacto

Um impacto pode resultar em alteração da mecânica do quadril, o que, por sua vez, pode causar alterações nas forças dinâmicas (musculares) que atuam sobre a pelve e o quadril. Os músculos mais comumente afetados são os posteriores da coxa proximais, adutores, abdutores e flexores de quadril.[24]

⚠ **Teste de impacto anteroposterior.**[9,18,75,120,124,271,272] Esse é um teste para displasia do quadril (p. ex., retroversão

TABELA 11.15

Desalinhamento do quadril

Desalinhamento	Postura relacionada	Posturas compensadoras possíveis
Anteversão excessiva	Desvio medial do pé Pronação subtalar Subluxação patelar lateral Torção tibial medial Torção femoral medial	Torção tibial lateral Rotação lateral do joelho Rotação lateral da tíbia, do fêmur e/ou da pelve Rotação lombar no mesmo lado
Retroversão excessiva	Desvio lateral do pé Supinação subtalar Torção tibial lateral Torção femoral lateral	Rotação medial no joelho Rotação medial da tíbia, do fêmur e/ou da pelve Rotação lombar no lado oposto
Coxa vara	Articulação subtalar em pronação Rotação medial do membro inferior Membro inferior ipsilateral curto Rotação pélvica anterior	Supinação subtalar ipsilateral Pronação subtalar contralateral Flexão plantar ipsilateral Joelho recurvado contralateral Flexão do quadril e/ou do joelho contralateral Rotação pélvica posterior ipsilateral e rotação lombar ipsilateral
Coxa valga	Articulação subtalar em supinação Rotação lateral do membro inferior Membro inferior ipsilateral longo Inclinação pélvica posterior	Pronação subtalar ipsilateral Supinação subtalar contralateral Flexão plantar contralateral Joelho recurvado ipsilateral Flexão do quadril e/ou do joelho ipsilateral Rotação pélvica anterior ipsilateral e rotação lombar contralateral

Adaptada de Reigger-Krugh C, Keysor JJ. Skeletal malalignments of the lower quarter: correlated and compensatory motions and postures. *J Orthop Sports Phys* Ther 1996 23:166-167.

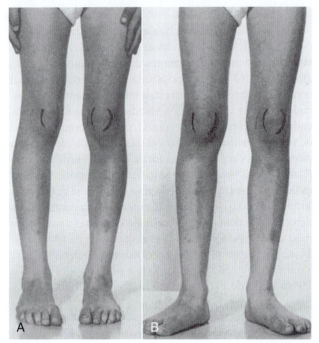
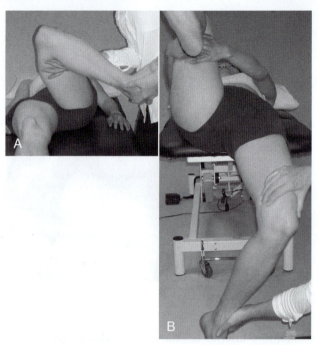

Figura 11.42 Aparência clínica da torção femoral excessiva em uma menina. (A) Com os joelhos em extensão completa e os pés alinhados (direcionados diretamente para a frente), as pernas parecem arqueadas e as patelas direcionam-se para dentro (patelas vesgas). (B) Com a rotação lateral dos quadris, de modo que as patelas direcionam-se para a frente, os pés e as pernas direcionam-se para fora e a aparência de pernas arqueadas é corrigida. (De Tachdjian MO: *Pediatric Orthopedics*, Philadelphia: WB Saunders Co, 1990. p. 2802.)

Figura 11.43 (A) Teste de impacto anteroposterior. (B) Teste de impacto posteroinferior.

acetabular), DECF e IFA.[84] O paciente é posicionado em decúbito dorsal com o quadril flexionado a 90°. Em seguida, o examinador promove uma rotação medial máxima e aduz o quadril, o que resulta em impacto do colo do fêmur contra a borda do acetábulo (Fig. 11.43A).[17] Uma rotação medial forçada pode acarretar lesão labial e/ou condral. A dor é um sinal positivo. De modo análogo, o quadril é testado em diferentes graus de flexão (45° a 120°), com incremento da dor em decorrência do aumento da flexão.[84]

▲ **Sinal de "alavanca de câmbio".**[83,149] Esse teste foi elaborado com o objetivo de testar o impacto trocanter maior-pelve. O paciente fica na posição de decúbito lateral com o quadril a ser testado no lado de cima. O examinador promove uma abdução passiva do quadril em extensão e observa qualquer limitação da ADM e se ocorre reprodução dos sintomas (Fig. 11.44A). Em seguida, flexiona e abduz o quadril, observando se houve melhora da ADM em abdução (Fig. 11.44B). A flexão de quadril libera o trocanter maior a se mover posteriormente, evitando o contato com o ílio.

▲ **Teste de provocação de impacto.**[59] O paciente é posicionado em decúbito dorsal na extremidade da maca de exame, com os dois membros inferiores estendidos. O examinador se posiciona em pé no lado da perna a ser testada. Em seguida, baixa passiva e lentamente o membro em teste em hiperextensão, abdução e rotação lateral, com sobrepressão (Fig. 11.45). A reprodução dos sintomas do paciente (i. e., dor) sugere um teste positivo para laceração labial posterior.

▲ **Teste de impacto isquiofemoral.**[52,162,273] O paciente é posicionado em decúbito lateral com o membro inferior a ser testado do lado de cima. O examinador fica em pé atrás do paciente e segura o membro inferior em discreta flexão de quadril e em flexão de joelho. Para tanto, segura o joelho do paciente com uma das mãos, apoiando o pé/tornozelo entre o tronco e o cotovelo do examinador. Com a outra mão, o examinador estabiliza a pelve (Fig. 11.46). Em seguida, estende passivamente e então aduz e promove rotação lateral do quadril do paciente. A reprodução dos sintomas e um *end feel* rígido indicam um teste positivo para IIF. Se o teste for repetido em abdução do quadril, os sintomas serão aliviados.[162]

▲ **Teste Fadri (flexão, adução e rotação interna [medial]).**[93] O paciente é posicionado em decúbito lateral com o membro inferior a ser testado do lado de cima. O examinador fica em pé atrás do paciente; uma de suas mãos apoia o joelho do paciente, enquanto a outra mão palpa o quadril anteriormente usando os dígitos (Fig. 11.47). Em seguida, o paciente faz os movimentos de flexão, adução e rotação medial com a perna. A reprodução dos sintomas do paciente sugere um teste positivo para IFA.

▲ **Teste de impacto da borda lateral.**[3,107] O paciente assume a posição de decúbito dorsal com os membros inferiores estendidos. O examinador fica em pé ao lado do quadril a ser testado. Enquanto estabiliza a pelve com uma das mãos, o examinador promove uma abdução do quadril

Capítulo 11 Quadril **873**

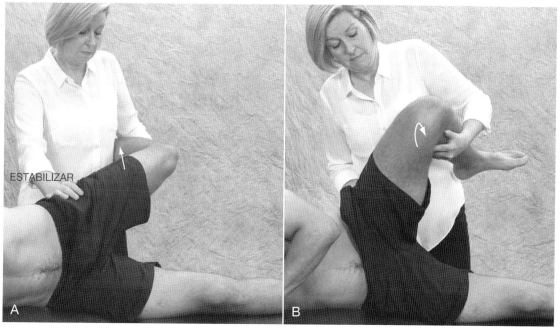

Figura 11.44 Sinal de "alavanca de câmbio". (A) Quadril abduzido em extensão. (B) Quadril abduzido em flexão.

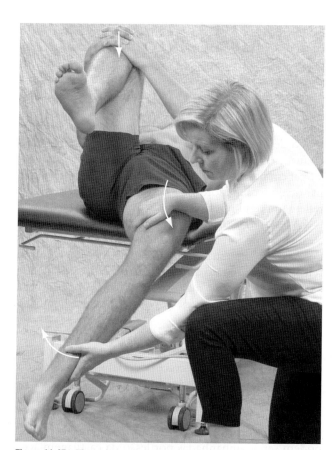

Figura 11.45 Teste de provocação de impacto.

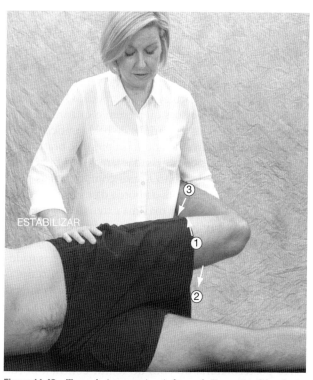

Figura 11.46 Teste de impacto isquiofemoral. Extensão *(1)*, adução *(2)* e rotação lateral *(3)* da perna.

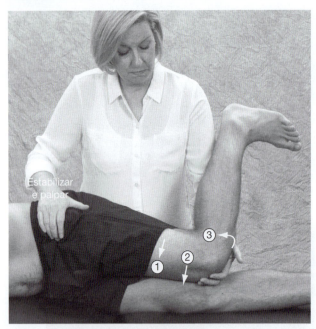

Figura 11.47 Teste Fadri realizado ativamente pelo paciente (flexão *[1]*, adução *[2]* e rotação medial *[3]*).

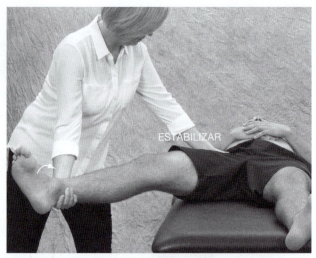

Figura 11.48 Teste de impacto da borda lateral. Observação: não permitir rotação do quadril.

neutro (i. e., não rotacionado) afastando-o o mais longe possível da maca de exame (Fig. 11.48). Uma dor lateral indica impacto da porção superolateral do colo do fêmur contra a borda superoposterior do acetábulo.

▲ **Teste de impacto posteroinferior.**[75,84,120,124,253] Esse é um teste para sobrecobertura acetabular global (p. ex., coxa profunda [i. e., soquete acetabular profundo], protrusão coxal [i. e., a cabeça do fêmur parece estar deslocada no interior da cavidade pélvica]), anormalidades globais de desnível do colo do fêmur e lesão no aspecto posterior da cartilagem acetabular. O teste também é positivo em pessoas que levam o quadril a extremos da ADM (p. ex., dançarinos de balé, praticantes de artes marciais, goleiros de hóquei, alpinistas, praticantes de ioga, corredores com passadas largas).[84] O paciente é posicionado em decúbito dorsal com as pernas pendendo livremente para fora da borda da maca de exame, para que haja garantia de máxima extensão do quadril. O examinador então promove uma rápida rotação e abdução do quadril lateralmente (Fig. 11.43B). Uma dor profunda na porção posterior da virilha ou nas nádegas é indicação de impacto posteroinferior; contudo, o examinador deve estar ciente de que a rotação lateral pode resultar em translação anterior da cabeça do fêmur – e isso pode acarretar sintomas de instabilidade anterior (i. e., microinstabilidade) ou de uma laceração labial anterior.[56,84,120,124] O movimento avalia a congruência da parte posterolateral do colo do fêmur contra a borda posterior do acetábulo.[107] Se for promovida dor anteriormente, é mais provável que esteja relacionada com uma instabilidade ou uma laceração labial.[107]

O **teste de impacto dinâmico em rotação interna (medial) (IDRI)** ▲ e o **teste de impacto dinâmico em rotação externa (lateral) (Tidrex** ▲**)** são modificações dos dois testes previamente descritos, sendo de uso comum em artroscopias do quadril.[3,61,107] Em ambos os casos, o paciente assume a posição de decúbito dorsal. O examinador mobiliza o quadril em teste a 90° de flexão. No caso do teste IDRI, o quadril é mobilizado passivamente ao longo de um amplo arco de adução e rotação medial. Quando, ao realizar o teste IDRI, ouve-se um estalo, o teste passa a ser conhecido como **teste de McCarthy** (ver testes na seção "Testes para problemas de quadril", anteriormente).[3] Alguns estudiosos defendem a estabilização da pelve pela manutenção do membro inferior contralateral em uma flexão superior a 90°, como ocorre no teste Tidrex.[3] No caso do teste Tidrex, o examinador mobiliza passivamente o quadril do paciente ao longo de um amplo arco de abdução e rotação lateral, enquanto o paciente mantém o membro inferior contralateral em flexão além dos 90°, com o objetivo de eliminar qualquer hiperlordose lombar.[3] A ocorrência de dor reflete um teste positivo.

❓ **Teste do agachamento.**[263,274] Na presença de um IFA, a execução de um agachamento completo pode causar dor na região inguinal e diminuição da ADM, em decorrência de um contato anormal entre a cabeça do fêmur e o acetábulo. Em sua maioria, os pacientes que padecem de IFA não serão capazes de realizar um agachamento completo.

Testes para lesões do lábio do acetábulo

Em casos raros, as lacerações do lábio do acetábulo ocorrem na ausência de qualquer anormalidade óssea estrutural (p. ex., IFA). Em geral, são acompanhadas por uma história de repetição de movimentos em ADM extrema, sobretudo em rotação.[118] Essas lacerações podem ser acompanhadas por lesão da cartilagem acetabular.[118,275] Os sintomas de uma laceração labial podem incluir: dor na porção anterior da região inguinal, sensação de travamento, estalos ou bloqueios. Além disso, atividades como permanecer sentado durante longos períodos, movimentos de pivô, chutes, andar e correr exacerbam os sintomas.[19,73,275,276]

✓ *Teste para laceração labial anterior. (Fadri, teste de Fitzgerald, teste Fadre).*[3,17,41,85,89,93,94,124,263,275,277] Esse teste, também denominado **teste de apreensão anterior**,[11,14] é utilizado para avaliar a síndrome do impacto anterossuperior, a laceração labial anterior e a tendinite do iliopsoas. O paciente é posicionado em decúbito dorsal. Como posição inicial, o examinador coloca o quadril em flexão completa, rotação lateral e abdução completa. A seguir, ele estende o quadril em combinação com a realização de rotação medial e adução (Fig. 11.49). O teste é considerado positivo quando ocorre desencadeamento da dor, a reprodução dos sintomas do paciente com ou sem estalido, ou apreensão. O teste aplica a maior tensão sobre a região anterolateral do lábio do acetábulo. O examinador deve ter muita cautela ao equiparar qualquer achado com os sintomas do paciente.[9,41]

⚠ *Teste de rotação lateral.*[14] O paciente assume uma posição de decúbito ventral com os quadris estendidos (i. e., em posição neutra sobre a maca de exame) e com o joelho a ser testado em flexão. O examinador mobiliza a perna em teste em rotação lateral, aplicando simultaneamente uma força posteroanterior no trocanter maior, mediante uma progressiva extensão do quadril (Fig. 11.50). A ocorrência de dor anterior ou de uma sensação de instabilidade (i. e., apreensão) indica um teste positivo para lesão labial anterior ou instabilidade anterior.

⚠ *Teste de flexão-rotação medial.*[89,263] O paciente assume uma posição de decúbito dorsal com os membros inferiores estendidos (i. e., em posição neutra sobre a maca de exame). O examinador se posiciona em pé ao lado do quadril que será testado e mobiliza passivamente o quadril até 90° de flexão, enquanto promove rotação medial de quadril (Fig. 11.51). Pode ser aplicada uma sobrepressão. O teste é considerado positivo se o paciente

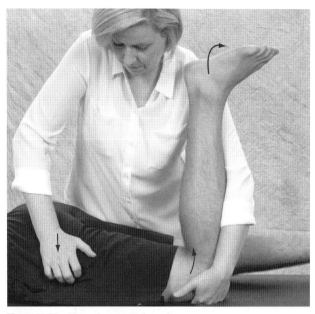

Figura 11.50 Teste de rotação lateral.

sentir dor; bloqueio, estalos ou uma sensação de travamento indicam uma laceração labial.

⚠ *Teste para laceração labial posterior.*[85,124] O paciente é posicionado em decúbito dorsal. Como posição inicial, o examinador coloca o quadril em flexão completa, adução e rotação medial.[23] A seguir, ele estende o quadril juntamente com a abdução e a rotação lateral (Fig. 11.52). O teste é considerado positivo quando ocorre desencadeamento da dor na região inguinal, apreensão do paciente ou reprodução dos sintomas do paciente com ou sem estalido. Um teste positivo é uma indicação de laceração labial, instabilidade anterior do quadril ou impacto posteroinferior. O teste algumas vezes é denominado **teste de apreensão posterior** se ocorrer, durante a realização do teste, apreensão ao final da amplitude de movimento.[14]

⚠ *Teste THIRD (rotação medial do quadril com distração).*[263,278,279] O paciente é posicionado em decúbito dor-

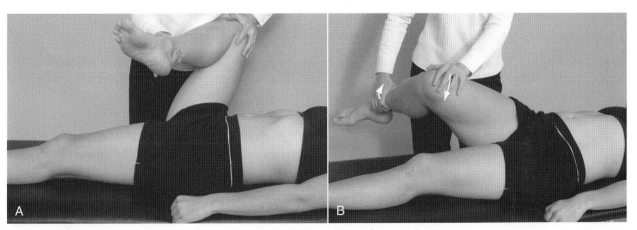

Figura 11.49 Teste de laceração labial anterior. (A) Posição inicial. (B) Posição final.

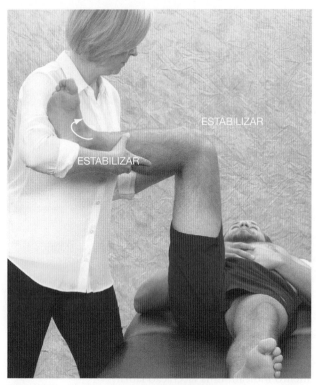

Figura 11.51 Teste de flexão-rotação medial.

xionados sobre a extremidade da maca de exame com os pés pendentes. O examinador coloca um antebraço sob a coxa do paciente para atuar como um fulcro (Fig. 11.54). O membro superior que atua como fulcro é movido na direção distal-proximal ao longo da coxa enquanto uma pressão delicada é aplicada sobre o dorso do joelho com a mão oposta do examinador. Quando existe uma fratura por estresse, o paciente queixa-se de uma dor aguda e demonstra apreensão quando o membro superior que atua como fulcro encontra-se sob o local da fratura. O diagnóstico é confirmado por cintilografia óssea.

Teste do toque do calcanhar.[61] O paciente fica em uma posição de decúbito dorsal. O examinador golpeia com firmeza o calcanhar, simulando o toque do calcanhar que ocorre durante a marcha. A dor na região inguinal pode sugerir uma fratura por estresse do colo do fêmur. O teste de **salto em apoio unipodal** (ver Cap. 12) deve produzir o mesmo efeito; um teste positivo desencadeia dor na região inguinal.

Sinal de percussão patelar-púbica.[89,238,281] O paciente fica em uma posição de decúbito dorsal com os membros inferiores estendidos. O examinador aplica a campânula do estetoscópio sobre a sínfise púbica. Em seguida, percute cada patela com um dígito, começando pelo lado não envolvido, e compara os dois lados em busca de diferenças na intensidade e no volume do som produzido. Normalmente, os sons são iguais. Nos casos de envolvimento ósseo (p. ex., fratura de quadril), o lado acometido exibe um som mais grave (Fig. 11.55). Autores relataram que o teste é efetivo para a identificação de fraturas periacetabulares, iliopúbicas e do ramo isquiopúbico, bem como de fraturas femorais.[282]

Testes pediátricos para patologias do quadril

Em geral, realizam-se testes ortopédicos em neonatos para detectar problemas, especialmente a luxação por DCQ (também denominada LCQ) que envolve mais do que problemas congênitos, os quais podem ser tratados de modo conservador quando diagnosticados precoce-

sal com o quadril flexionado a 90° e aduzido a 10°. Em seguida, o quadril é mobilizado em rotação medial, enquanto o examinador aplica uma força compressiva direcionada para baixo no quadril (Fig. 11.53A). O examinador repete o teste com tração ao quadril (i. e., distração) (Fig. 11.53B). O teste é considerado positivo se a dor for mais intensa na parte de compressão do teste, e menor na de distração.

Testes para fraturas por estresse do colo do fêmur

Teste do fulcro do quadril. O teste do fulcro[43,89,280] é utilizado para avaliar uma possível fratura por estresse da diáfise femoral. O paciente senta-se com os joelhos fle-

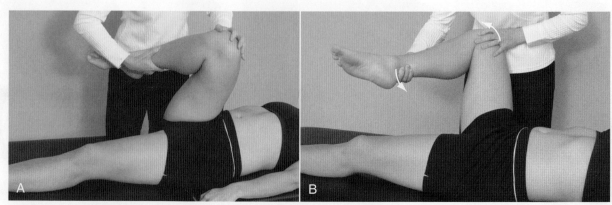

Figura 11.52 Teste de laceração labial posterior. (A) Posição inicial. (B) Posição final.

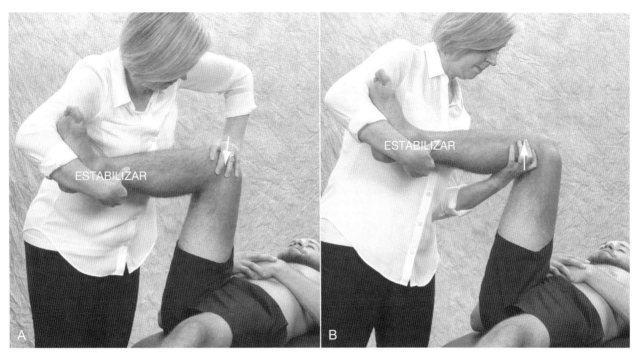

Figura 11.53 Teste THIRD (rotação medial do quadril com distração). (A) Compressão. (B) Distração.

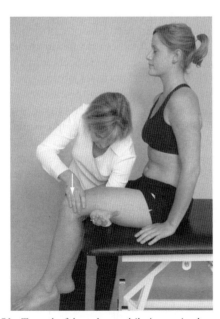

Figura 11.54 Teste do fulcro do quadril. A examinadora coloca um braço sob o fêmur e, cuidadosamente, aplica uma força para baixo no joelho.

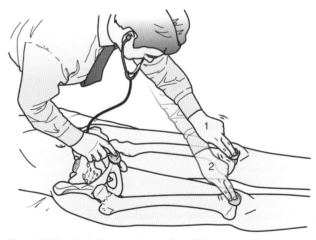

Figura 11.55 Sinal de percussão patelar-púbica.

mente.[156,283-285] Em sua maioria, esses testes são realizados por pediatras nas primeiras 24 horas após o nascimento.[286] Gooding e McClead[286] fornecem uma boa visão geral da avaliação do neonato, inclusive a avaliação à procura de problemas musculoesqueléticos.

⚠ *Teste da abdução (sinal de Hart).*[287] Quando a LCQ não é diagnosticada precocemente, com frequência os pais observam que, ao trocar a fralda da criança, um membro inferior não abduz tanto quanto o outro.[284] Esta é a base deste teste. A criança é colocada em decúbito dorsal com os quadris e os joelhos flexionados a 90°. Em seguida, o examinador abduz passivamente ambos os membros inferiores, observando a presença de qualquer assimetria ou limitação de movimento. Além disso, quando um quadril está luxado, a criança, em geral, apresenta assimetria das pregas de gordura da região glútea e da coxa, por causa da "subida" do fêmur do lado afetado.

✓ *Teste de Barlow.* Trata-se de uma modificação do teste de Ortolani[249] (Fig. 11.56), utilizado para a LCQ.[284] O lactente é posicionado em decúbito dorsal com os membros inferiores direcionados para o examinador. Os quadris são flexionados a 90° e os joelhos são completamente

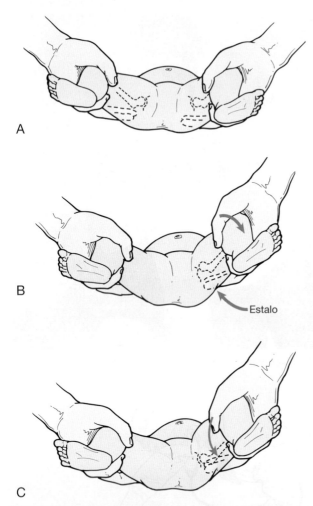

Figura 11.56 Sinal de Ortolani e teste de Barlow. (A) No recém-nascido, os dois lados do quadril podem ser igualmente flexionados, abduzidos e rotacionados lateralmente sem produzir um estalo. (B) Sinal de Ortolani ou primeira parte do teste de Barlow. (C) Segunda parte do teste de Barlow.

flexionados. Cada lado do quadril é avaliado de forma individual enquanto a outra mão do examinador estabiliza o fêmur e a pelve contralaterais. O dedo médio de cada mão do examinador é posicionado sobre o trocanter maior e o polegar é posicionado adjacente à face medial do joelho e da coxa, em oposição ao trocanter menor. O quadril é abduzido enquanto o dedo médio do examinador aplica uma pressão para a frente na região atrás do trocanter maior. Quando a cabeça do fêmur desliza para a frente, para dentro do acetábulo, produzindo um estalido, uma batida surda ou um abalo, o teste é considerado positivo, indicando que o quadril estava luxado. Esta parte do teste é idêntica ao teste de Ortolani. Em seguida, o examinador utiliza o polegar para aplicar pressão para trás e para o lado sobre a face medial da coxa. Quando a cabeça do fêmur desliza para fora sobre o lábio posterior do acetábulo e, a seguir, reduz novamente quando a pressão é removida, o quadril é classificado como instável. O quadril não está luxado, mas pode sê-lo. O procedimento é repetido no outro quadril. Esse teste pode ser utilizado em lactentes de até 6 meses. O teste de Barlow não deve ser repetido com demasiada frequência, pois tal prática pode resultar em luxação do quadril, bem como em lesão articular na cabeça do fêmur.[288]

⚠ *Sinal de Galeazzi (teste de Allis ou de Galeazzi).* O teste de Galeazzi é bom somente para avaliar a LCQ unilateral, e pode ser realizado em crianças de 3 a 18 meses de idade.[268] A criança é colocada em decúbito dorsal, com os joelhos flexionados e os quadris em flexão de 90°. O teste é considerado positivo quando um joelho é mais alto que o outro (Fig. 11.57).

✓ *Sinal de Ortolani.* O teste de Ortolani pode determinar se um lactente apresenta LCQ (ver Fig. 11.56A e B).[247] Com o lactente em decúbito dorsal, o examinador flexiona os quadris e segura os membros inferiores de modo que os seus polegares fiquem contra as faces mediais dos joelhos e das coxas do paciente; em seguida os dedos ficam posicionados ao longo das faces laterais das coxas e das nádegas. Com uma tração delicada, as coxas são abduzidas e uma pressão é aplicada contra os trocanteres maiores dos fêmures. A resistência à abdução e à rotação lateral começa a ser sentida a aproximadamente 30° a 40°. O examinador pode sentir um estalido, uma batida surda ou um abalo, que indicam um teste positivo e que o quadril foi reduzido. Além disso, é obtida uma maior abdução do quadril. A cabeça do fêmur desliza sobre a crista acetabular para o interior do acetábulo e uma abdução normal de 70° a 90° pode ser obtida.

Este teste é válido somente nas primeiras semanas após o nascimento e apenas para quadris luxados e frouxos, não para luxações de difícil redução. O examinador deve procurar sentir a qualidade do estalido. Estalidos suaves podem ocorrer sem luxação e acredita-se que eles sejam produzidos pelo ligamento iliofemoral que estala sobre a superfície anterior da cabeça do fêmur quando ela é rotacionada externamente. Em geral, o estalido suave ocorre sem a resistência prévia observada em casos de

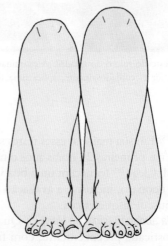

Figura 11.57 Sinal de Galeazzi (teste de Allis).

luxação. Por meio da rotação repetida do quadril, a localização exata do estalido pode ser palpada. Entretanto, o teste de Ortolani não deve ser repetido muito frequentemente porque pode acarretar dano articular à cabeça do fêmur. Como em todos os testes clínicos, no caso de ser positivo, ele é altamente sugestivo da existência do problema (i. e., LCQ), mas, quando negativo, não exclui necessariamente a sua presença.

Sinal de telescopagem (teste do pistão ou de Dupuytren).[287] O sinal de telescopagem é evidente em uma criança com luxação do quadril. A criança é posicionada em decúbito dorsal. O examinador flexiona o joelho e o quadril a 90°. O fêmur é empurrado para baixo, em direção à maca de exame. A seguir, o fêmur e a perna são elevados e afastados da maca (Fig. 11.58). No quadril normal, esta ação produz pouco movimento. No entanto, no quadril luxado, ocorre um grande movimento relativo. Esse movimento excessivo é denominado **telescopagem** ou **pistonamento.**

Testes para o comprimento do membro inferior

Existem dois tipos de discrepância de comprimento do membro inferior. Um deles é denominado **discrepância verdadeira de comprimento do membro inferior** ou **encurtamento verdadeiro,** e tal discrepância é causada por uma alteração anatômica ou estrutural do membro inferior decorrente de um defeito de desenvolvimento congênito (p. ex., coxa vara do adolescente, displasia congênita do quadril, anormalidade óssea) ou de um traumatismo (p. ex., fratura). Como o resultado é um membro inferior anatomicamente curto, a coluna vertebral e a pelve são, com frequência, afetadas, acarretando inclinação pélvica lateral e escoliose.[61,289,290]

O segundo tipo de discrepância de comprimento do membro inferior é denominado **discrepância funcional de comprimento do membro inferior** ou **encurtamento funcional,** decorrente da compensação de uma alteração que pode ter ocorrido por causa do posicionamento, e não da estrutura. Por exemplo, uma discrepância funcional de comprimento do membro inferior pode ocorrer por causa da pronação unilateral de um pé, escoliose na coluna, ou obliquidade pélvica[61,107] (p. ex., medida do comprimento da perna a partir do umbigo).[289,290] Escoliose, contraturas do quadril, deformidades pélvicas e espasmo muscular foram apontados como causas de discrepância funcional no comprimento da perna.[107]

Comprimento verdadeiro do membro inferior. Antes de qualquer mensuração ser realizada, o examinador deve ajustar, nivelar ou equilibrar a pelve com os membros inferiores,[291-293] que devem ficar paralelos e afastados 15 a 20 cm um do outro (Fig. 11.59). Quando eles não são posicionados corretamente em relação à pelve, pode ocorrer um encurtamento aparente do membro. Os membros inferiores devem ser colocados em posições comparáveis em relação à pelve, pois a abdução do quadril leva o maléolo medial para mais perto da EIAS do mesmo lado, e a adução do quadril faz com que o maléolo medial avance mais para longe da EIAS do mesmo lado. Quando um lado do quadril é fixado em abdução ou em adução em consequência de uma contratura ou de alguma outra causa, o quadril normal deve ser aduzido ou abduzido com igual magnitude para assegurar a mensuração precisa do comprimento dos membros inferiores.

Na América do Norte, a mensuração do comprimento dos membros inferiores geralmente é feita da EIAS até o maléolo medial. Entretanto, esses valores podem ser alterados por uma atrofia muscular ou por obesidade. A probabilidade de a mensuração até o maléolo lateral ser afetada pelo volume muscular é menor. Para obter o

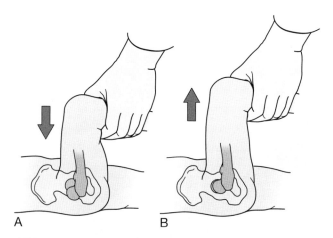

Figura 11.58 Telescopagem do quadril. Como o quadril não está fixado no acetábulo, ele se move para baixo (A) e para cima (B).

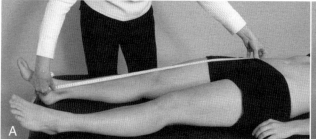
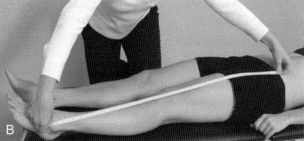

Figura 11.59 Medida do comprimento verdadeiro do membro inferior. (A) Mensuração até o maléolo medial. (B) Mensuração até o maléolo lateral.

comprimento do membro inferior, o examinador mede da EIAS até o maléolo lateral ou medial. A extremidade metálica da fita métrica é colocada imediatamente distal à EIAS e empurrada para cima contra ela. A seguir, o polegar pressiona a extremidade da fita firmemente contra o osso, fixando-a com força. O dedo indicador da outra mão é colocado logo abaixo do maléolo lateral ou medial e é empurrado contra ele. A unha do polegar é colocada contra a ponta do dedo indicador, de modo que a fita métrica fica pinçada entre eles. Uma diferença discreta (de até 1 a 1,5 cm) no comprimento entre os membros inferiores é considerada normal. Contudo, essa diferença ainda pode causar sintomas.

A **manobra de Weber-Barstow** (método visual) ⚠ também pode ser usada para medir a assimetria de comprimentos do membro inferior. O paciente fica deitado em decúbito dorsal com os quadris e os joelhos flexionados (Fig. 11.60). O examinador posiciona-se em pé junto aos pés do paciente e, com os polegares, palpa a face distal dos maléolos mediais. Então, o paciente eleva a pelve da maca de exame e retorna à posição inicial. A seguir, o examinador estende passivamente os membros inferiores do paciente e compara as posições dos maléolos usando as bordas dos polegares. A presença de níveis diferentes indica assimetria.[294]

Quando um membro inferior é mais curto que o outro (Fig. 11.61), o examinador pode determinar onde ocorre a diferença medindo:

Da crista ilíaca até o trocanter maior do fêmur (para a coxa vara ou a coxa valga). O ângulo entre o colo e a diáfise do fêmur (Fig. 11.62) normalmente é de 150° a 160° ao nascimento e diminui para 120° a 135° no adulto (Fig. 11.63). Quando esse ângulo é inferior a 120° no adulto, é denominado **coxa vara**. Quando ele é superior a 135° no adulto, ele é denominado **coxa valga**.

4. Do trocanter maior do fêmur até a linha articular do joelho, na face lateral (para o encurtamento da diáfise do fêmur).
5. Da linha articular do joelho, na face medial, até o maléolo medial (para o encurtamento da diáfise da tíbia).

O comprimento relativo da tíbia também pode ser examinado com o paciente em decúbito ventral. O examinador coloca os polegares transversalmente às plantas dos pés, logo à frente dos calcanhares. Os joelhos são flexionados a 90° e as alturas relativas dos polegares são observadas. Deve-se cuidar para garantir que os membros inferiores fiquem perpendiculares à maca de exame (Fig. 11.64).[294]

De modo semelhante, os comprimentos femorais podem ser comparados com o paciente em decúbito dorsal com os quadris e os joelhos flexionados a 90°. Quando um fêmur é mais longo que o outro, a sua altura é maior (Fig. 11.65).[290]

O **encurtamento aparente** ou **funcional** (Fig. 11.66) do membro inferior é evidente se o paciente apresenta

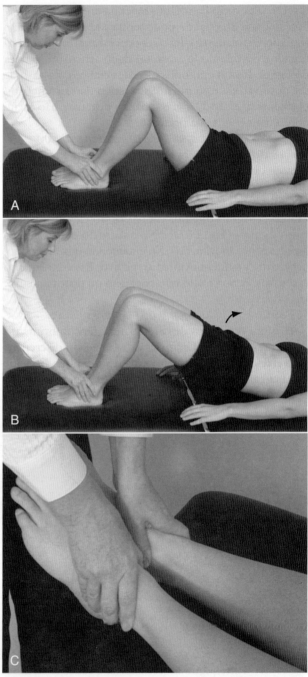

Figura 11.60 Manobra de Weber-Barstow para a assimetria de comprimento do membro inferior. (A) Posição inicial. (B) A paciente eleva o quadril da maca de exame. (C) Comparação da altura dos maléolos mediais com os membros inferiores estendidos.

uma inclinação pélvica lateral quando a mensuração é realizada. O encurtamento aparente ou funcional do membro é resultante de adaptações realizadas pelo paciente em resposta à patologia ou à contratura em algum local da coluna vertebral, da pelve ou dos membros inferiores. Na realidade, não existe qualquer diferença estrutural ou anatômica no comprimento dos ossos. Se houvesse, ela seria denominada encurtamento verdadeiro do membro. Ao medir a diminuição aparente do com-

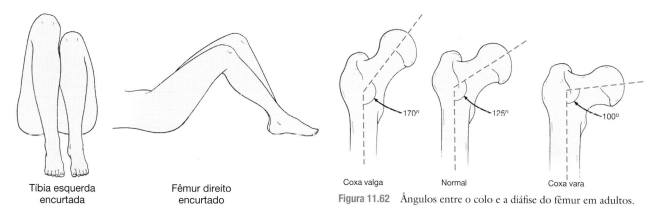

Figura 11.61 Discrepância de comprimentos do membro inferior.

Figura 11.62 Ângulos entre o colo e a diáfise do fêmur em adultos.

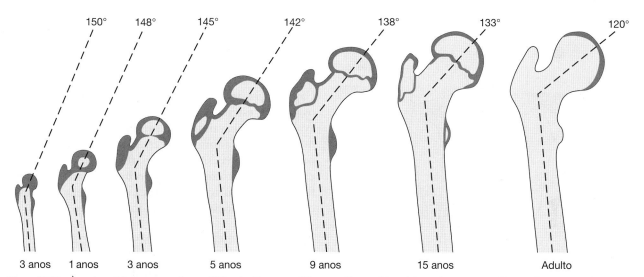

Figura 11.63 Ângulo médio entre o colo e a diáfise do fêmur em diferentes faixas etárias. A área *cinza-escuro* indica cartilagem. (Modificada de von Lanz T, Wachsmuth W: *Praktische anatomie*. Berlim: Julius Springer, 1938. p. 143.)

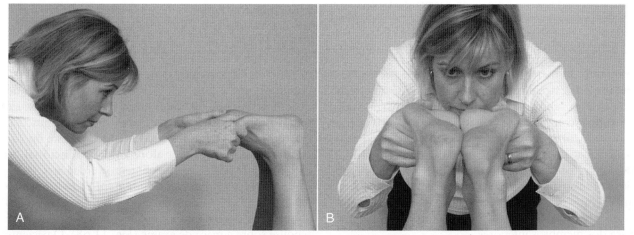

Figura 11.64 Teste de flexão dos joelhos em decúbito ventral para encurtamento tibial. O teste de flexão dos joelhos em decúbito ventral é completado quando a examinadora (A) flexiona passivamente os joelhos da paciente a 90° e (B) olha através do plano dos coxins dos calcanhares à procura de alguma diferença de altura observável.

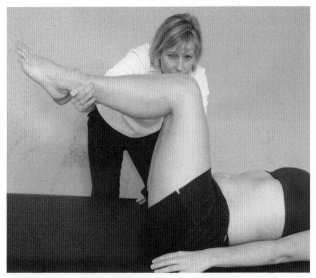

Figura 11.65 Teste de flexão do quadril para encurtamento femoral.

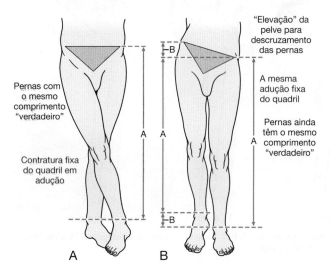

Figura 11.66 Encurtamento funcional por causa da contratura em adução. (A) Membros inferiores cruzados. (B) Membros inferiores descruzados. Observe que o descruzamento causa a elevação da pelve em um lado, mas o comprimento verdadeiro do membro inferior é igual em ambos os lados. (Reproduzida de American Orthopaedic Association: *Manual of orthopaedic surgery*, Chicago: AOA 1972. p. 45.)

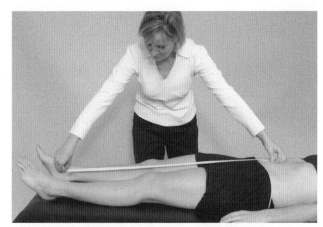

Figura 11.67 Medida do comprimento funcional dos membros.

primento do membro inferior, o examinador obtém a distância da extremidade do processo xifoide do esterno ou da cicatriz umbilical até o maléolo medial (Fig. 11.67). Quando o comprimento verdadeiro do membro inferior é normal, mas as medidas da cicatriz umbilical até o maléolo são diferentes, existe uma discrepância funcional do comprimento do membro inferior.[290] Os valores obtidos por meio dessas mensurações podem ser afetados por atrofia muscular, obesidade, posição assimétrica do processo xifoide ou da cicatriz umbilical ou posição assimétrica dos membros inferiores.

⚠ *Comprimento do membro inferior na posição em pé (funcional).* Primeiramente, o paciente é avaliado em uma posição de apoio relaxada. Nessa posição, o examinador palpa a EIAS e a EIPS, observando a presença de qualquer assimetria. Em seguida, ele coloca o paciente em uma postura simétrica, certificando-se de que as articulações subtalares encontram-se na posição neutra (ver Cap. 13), os artelhos estão direcionados para a frente e os joelhos, estendidos. A EIAS e a EIPS são novamente avaliadas, observando-se a presença de qualquer assimetria. Se ainda forem detectadas diferenças, o examinador deve investigar a existência de diferenças estruturais de comprimento do membro inferior, disfunção da articulação sacroilíaca ou fraqueza dos músculos glúteo médio ou quadrado do lombo.

Testes para contratura ou patologias musculares

A função muscular já terá sido testada durante os testes isométricos resistidos, enquanto a ADM já foi testada durante os movimentos ativos e passivos.

⚠ *Teste da contratura em abdução.* Esse teste é usado para verificar o comprimento dos músculos abdutores do quadril (glúteos médio e mínimo). O paciente posiciona-se em decúbito dorsal com as EIAS niveladas. Quando existe uma contratura, o membro inferior afetado forma um ângulo superior a 90° com a linha que une as duas EIAS. Quando o examinador tentar equilibrar o membro inferior com a pelve, esta (i. e., EIAS) desvia para baixo no lado afetado ou para cima no lado não afetado e o equilíbrio não é possível. Normalmente, a adução do quadril deve ser de 30° antes que a EIAS se mova. Se ela se move antes disso e um *end feel* de distensão muscular é percebido, os abdutores estão encurtados. Este tipo de contratura pode acarretar **alongamento funcional** do membro em vez de um alongamento verdadeiro.

⚠ *Teste ou sinal de alongamento ativo do piriforme.*[63,65,162,263,273] O paciente é posicionado em decúbito lateral com o quadril flexionado, de modo que o pé repouse sobre a maca de exame (Fig. 11.68). O paciente deve empurrar o calcanhar na maca, para que ocorra estabilização do pé. Em seguida, promove abdução e

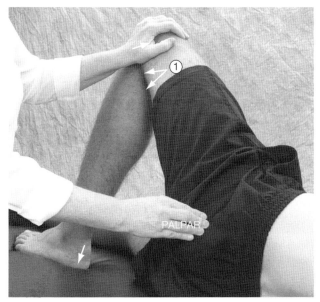

Figura 11.68 Teste ou sinal de alongamento ativo do piriforme. A paciente promove abdução e rotação lateral ativas do quadril, *(1)* enquanto a examinadora opõe resistência.

rotação lateral ativa do membro inferior, enquanto o examinador oferece resistência no joelho e, com sua outra mão, palpa o músculo piriforme lateralmente ao ísquio. Um teste positivo fica indicado pela reprodução dos sintomas neurológicos do paciente; sugere que o problema está localizado no músculo piriforme ou no complexo obturador interno/gêmeos.[65]

▲ **Teste para contratura em adução.** Esse teste tem por objetivo avaliar o comprimento dos músculos adutores do quadril (adutores longo, curto e magno, e pectíneo). O paciente posiciona-se em decúbito dorsal com as EIAS niveladas. Em geral, o examinador pode "equilibrar" facilmente a pelve nos membros inferiores. Este "equilíbrio" mostra que a linha que une as EIAS é perpendicular às duas linhas formadas pelos membros inferiores retos (Fig. 11.69). Quando existe uma contratura dos adutores, o membro inferior afetado forma um ângulo inferior a 90° com a linha que une as duas EIAS. Quando o examinador tenta "equilibrar" o membro inferior com a pelve, esta (i. e., a EIAS) desvia para cima no lado afetado ou para baixo no lado não afetado e o equilíbrio não é possível. Normalmente, a abdução do quadril deve ser de 30° a 50° antes que a EIAS se mova. Se ela se mover antes disso, os adutores estão encurtados e um *end feel* de distensão muscular é detectado. Este tipo de contratura pode acarretar encurtamento funcional do membro em vez de um encurtamento verdadeiro (ver Fig. 11.66). Em pacientes com espasticidade dos adutores, sobretudo crianças, a abdução também pode ser testada. O paciente fica em decúbito dorsal. O examinador abduz rapidamente o membro inferior. Quando ocorre uma "preensão" ou um "rebote" no reflexo de estiramento a menos de 30°, o teste para espasticidade dos adutores é considerado

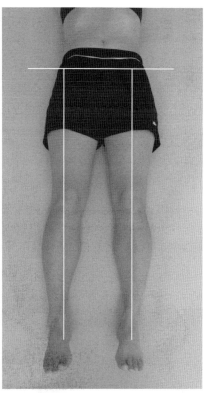

Figura 11.69 Equilíbrio da pelve nos membros inferiores (fêmures).

positivo. O teste deve ser repetido com o joelho flexionado para excluir uma contratura de músculos posteriores da coxa mediais.[295]

▲ **Teste de aperto dos adutores (com o mão fechada).**[89,175-178] O paciente assume uma posição de decúbito dorsal com os quadris flexionados a 45°, joelhos a 90° e pés pousados sobre a maca de exame. O examinador fica em pé ao lado dos joelhos do paciente e posiciona a mão fechada entre eles (se o examinador preferir obter um valor numérico, pode usar um dinamômetro manual ou estetoscópio em lugar da sua mão fechada) (Fig. 11.70).[6] O examinador solicita ao paciente que aperte sua mão, contraindo simultaneamente os músculos adutores dos dois membros inferiores. A reprodução da dor sentida pelo paciente indica um teste positivo para problema nos adutores. O teste também pode ser utilizado para determinar a simetria da sínfise púbica (ver também a seção "Movimentos isométricos resistidos", anteriormente neste capítulo). Seu uso pode resultar em um estalo na sínfise púbica.

▲ **Teste ou manobra de Beatty.**[52,63,263,296-298] O paciente é posicionado em decúbito lateral; o membro inferior a ser testado deve ficar do lado de cima e flexionado. O joelho deve repousar sobre a maca de exame. O examinador pede ao paciente que eleve o joelho flexionado, afastando-o alguns centímetros da maca, devendo manter a posição durante 10 segundos (Fig. 11.71). A ocorrência de dor nas nádegas ao elevar o joelho da maca indica um teste positivo para problema no piriforme.

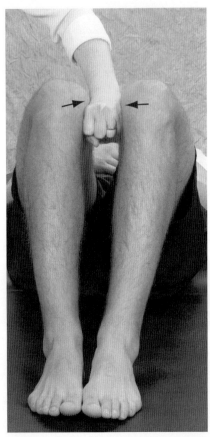

Figura 11.70 Teste de pressão dos adutores (com a mão fechada).

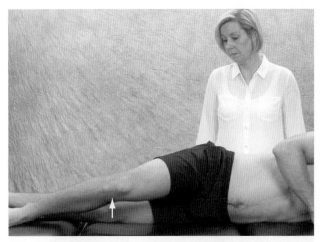

Figura 11.71 Teste ou manobra de Beatty. Observe a examinadora atenta ao movimento.

⚠ *Teste de extensão do joelho flexionado para os posteriores da coxa proximais.*[181,299] O paciente posiciona-se em decúbito dorsal enquanto o examinador flexiona ao máximo o quadril e o joelho do membro inferior a ser testado. (Fig. 11.72A). A seguir, o examinador estende o joelho do paciente lentamente (Fig. 11.72B). Também foi sugerido que, durante o teste, o joelho do paciente seja estendido rapidamente.[263] O teste é considerado positivo quando ocorre dor nos músculos posteriores da coxa no nível da origem isquiática. Deve-se também ter em mente a necessidade de descartar problemas com tecidos neurológicos antes de considerar o teste positivo.

❓ *Flexão excêntrica do quadril.*[23] O paciente é posicionado em decúbito dorsal e eleva ativamente o membro inferior até uma completa flexão do quadril, em extensão total do joelho. Em seguida, baixa lenta e excentricamente o membro inferior até a maca de exame. Qualquer relato de estalo, batida surda ou dor sugere um possível estalido do iliopsoas, que pode ser confundido com uma laceração labial.[46]

⚠ *Teste de Ely (contração do reto femoral, método 2).* O paciente posiciona-se em decúbito ventral e seu joelho é flexionado passivamente pelo examinador (Fig. 11.73).[300] Na flexão do joelho, o quadril ipsilateral do paciente flexiona de forma espontânea, indicando que o músculo reto femoral está encurtado nesse lado e o teste é considerado positivo. Os dois lados devem ser testados e comparados.

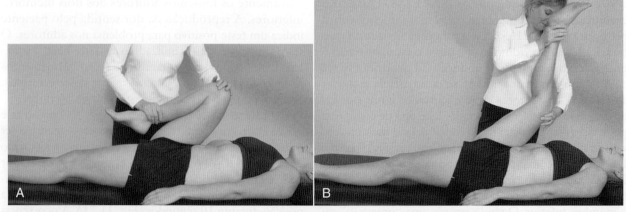

Figura 11.72 O teste de alongamento com o joelho flexionado para encurtamento proximal dos músculos posteriores da coxa é realizado com a paciente em decúbito dorsal. O quadril e o joelho do membro inferior em teste são maximamente flexionados (A); em seguida, a examinadora estende lentamente o joelho (B).

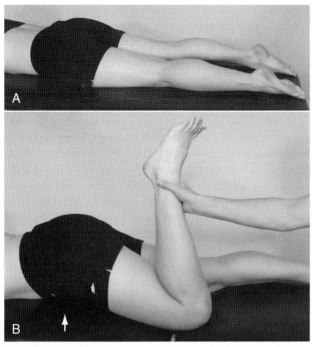

Figura 11.73 Teste de Ely para encurtamento do reto femoral. (A) Posição de teste. (B) Teste positivo, demonstrado pela flexão do quadril quando o joelho é flexionado.

⚠ **Teste de desrotação lateral.**[52,89,263,297] O paciente é posicionado em decúbito dorsal. Iniciando com a perna saudável e com o quadril e o joelho a 90°, o examinador solicita ao paciente que oponha resistência à rotação lateral do quadril (realizando uma rotação medial isométrica do quadril) aplicada pelo examinador (Fig. 11.74A). Se ocorrer dor na face lateral do quadril, o diagnóstico é SDTM. Se a ADM passiva for maior do que a ADM ativa (i. e., 1,5 vez), então a dor sentida pelo paciente durante a rotação medial indica osteoartrite, enquanto a ausência de dor sugere SDTM.[259] Se a primeira parte do teste teve resultado negativo, o examinador deve repeti-lo com o paciente em decúbito ventral, com o quadril estendido e o joelho flexionado a 90° (Fig. 11.74B). Em todos os casos, a reprodução espontânea da dor do paciente significa um teste positivo, sendo que a dor na face lateral sugere SDTM, enquanto a dor na região inguinal indica osteoartrite.[89]

⚠ **Manobra de Freiberg.**[52,63,263,296,297,298] O paciente fica deitado em decúbito ventral. O examinador mobiliza passivamente o quadril em rotação medial com a coxa estendida. A dor deflagrada nas nádegas ou sensibilidade na incisura isquiática indicam um teste positivo, em decorrência do alongamento do músculo piriforme ou de um estiramento nesse músculo.

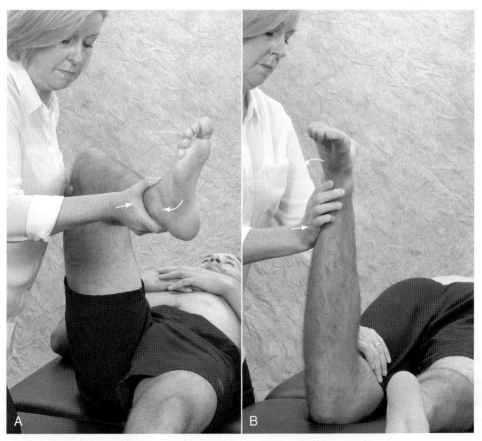

Figura 11.74 Teste de desrotação externa/lateral. (A) Em decúbito dorsal. (B) Em decúbito ventral.

? *Teste para contratura dos músculos posteriores da coxa.* O paciente é orientado a sentar-se com um joelho flexionado contra o tórax para estabilizar a pelve e o outro estendido (Fig. 11.75). A seguir, o paciente tenta flexionar o tronco e tocar os artelhos do membro inferior estendido (a perna em teste) com os dedos da mão. O teste é repetido no outro lado. É feita uma comparação entre os dois lados. Normalmente, o paciente deve ser capaz de pelo menos tocar os artelhos enquanto mantém o joelho estendido. Quando ele é incapaz de fazê-lo, é uma indicação de encurtamento dos músculos posteriores da coxa do membro inferior estendido.

⚠ *Teste para síndrome dos posteriores da coxa (posteriores da coxa ativos).*[160,162,164,166,301] O paciente fica na posição sentada com o joelho a 90°. O examinador opõe resistência isométrica enquanto o paciente tenta flexionar adicionalmente o joelho (Fig. 11.76A). Na segunda parte do teste, o examinador mantém o membro inferior do paciente a 30° de flexão de joelho e, em seguida, opõe resistência isométrica enquanto o paciente tenta flexionar o joelho (Fig. 11.76B). Se a dor isquiática e a fraqueza forem menores a 90° do que a 30°, o teste é considerado positivo para lesão dos posteriores da coxa, na origem desses músculos.

⚠ *Manobra do calcanhar-joelho contralateral (CJCL).*[298] Quando o quadril é flexionado além dos 90°, o músculo piriforme passa a atuar como um rotador lateral, em vez de um rotador medial. Essa manobra pode ser utilizada como um teste ou tratamento de alongamento para o piriforme. O paciente deve assumir uma posição de decúbito dorsal com os dois quadris flexionados e os joelhos a 90°, de modo que os pés fiquem apoiados sobre a maca de exame. Em seguida, solicita-se ao paciente que coloque o pé em teste sobre o joelho oposto (Fig. 11.77A). Prosseguindo, o examinador eleva o membro inferior não afetado, empurrando a perna afetada em rotação lateral, flexão e abdução (ver Fig. 11.77B), mantendo a posição durante 10 segundos (se essa manobra for empregada terapeuticamente, o alongamento deverá ser mantido por mais tempo). Dor nas nádegas e/ou sintomas neurológicos isquiáticos são considerados um sinal positivo para contratura do piriforme.

✓ *Sinal da defasagem (lag) do quadril.* Esse é um teste para os abdutores de quadril. O paciente deve ser posicionado em decúbito lateral. O examinador promove passivamente uma abdução e rotação medial do membro inferior estendido a 45° e solicita ao paciente que mantenha ativamente essa posição durante 10 segundos (Fig. 11.78). Se ele não for capaz (i. e., se o membro inferior cair mais de 10 cm ou se a rotação medial diminuir), o teste deverá ser considerado positivo para laceração do glúteo médio.[259]

? *Manobra de descida lateral de degrau (teste de queda da pelve).*[302] Um degrau ou banquinho de 20 cm é colocado em frente ao paciente. É solicitado a ele que coloque um pé sobre o degrau e permaneça ereto sobre o degrau apoiado sobre um pé. A seguir, o paciente abaixa lentamente o membro inferior que não está sustentando peso até o chão. Em geral, isto deve ser conseguido com os membros superiores ao lado do corpo e o tronco relativamente ereto e sem adução ou rotação medial do quadril (Fig. 11.79). Entretanto, quando, durante o abaixamento, os membros superiores abduzem e/ou o tronco inclina

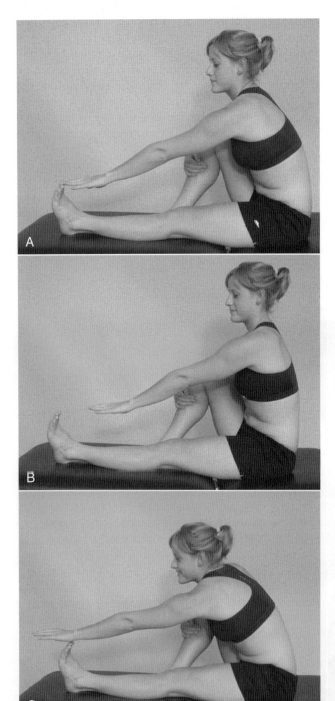

Figura 11.75 Teste para encurtamento dos músculos posteriores da coxa. (A) Teste negativo. (B) Teste positivo. (C) Hipermobilidade dos músculos posteriores da coxa.

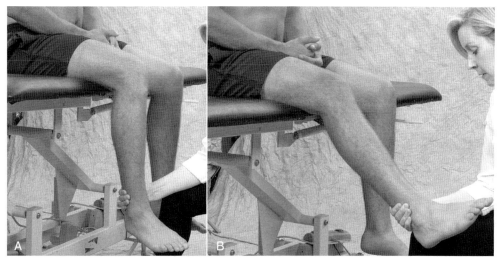

Figura 11.76 Teste para síndrome dos posteriores da coxa. (A) Teste em 90°. (B) Teste em 30°.

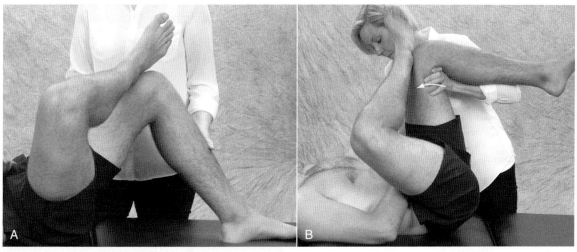

Figura 11.77 Manobra do calcanhar-joelho contralateral (CJCL) para alongamento do piriforme. (A) Posição inicial. (B) Posição final.

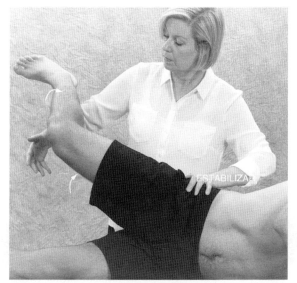

Figura 11.78 Sinal da defasagem *(lag)* do quadril. O paciente tenta manter a posição isometricamente.

para a frente e/ou o quadril que suporta o peso aduz ou rotaciona medialmente e/ou a pelve flexiona para a frente ou rotaciona para trás, é uma indicação de instabilidade do quadril ou de fraqueza dos rotadores laterais.

⚠ ***Teste do toque do calcanhar com passada longa.***[65,164,301] O paciente em pé é instruído a dar uma passada longa para a frente e certificar-se de que o calcanhar toca firmemente o chão no momento do contato do pé da frente com o solo (Fig. 11.80). O teste é positivo se houver dor isquiática no momento do contato do calcanhar.[164] Deve-se ter em mente que, se o examinador está pedindo ao paciente que dê uma passada à frente primeiramente com o membro inferior saudável, a dor isquiática poderá ser sentida no membro inferior de trás (i. e., o afetado), durante a hiperextensão.[164]

✓ ***Teste de elevação do membro inferior estendido 90-90 (contratura dos músculos posteriores da coxa).*** O paciente fica em decúbito dorsal e flexiona ambos os quadris a 90° enquanto os joelhos estão flexionados. O paciente pode

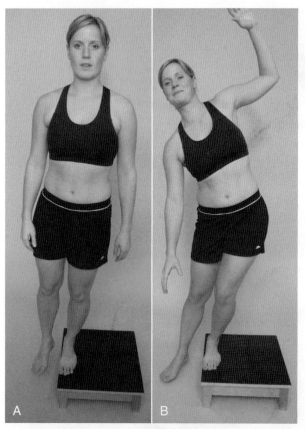

Figura 11.79 Manobra de descida lateral de degrau (teste de queda da pelve). (A) Normal (teste negativo). (B) Teste positivo.

segurar atrás dos joelhos com ambas as mãos para estabilizar os quadris a 90° de flexão. O paciente estende de forma ativa cada joelho individualmente o máximo possível. Quando a flexibilidade dos músculos posteriores da coxa é normal, a extensão do joelho deve recair em algo dentro dos 20° da extensão completa (Fig. 11.81).[95,303] Kuo et al.[304] denominaram esse ângulo como *ângulo poplíteo* (ângulo entre duas linhas – uma ao longo da diáfise do fêmur e outra ao longo da linha da tíbia). Eles relatam que esse ângulo é de 180° do nascimento a 2 anos de idade, e a partir desta idade, diminui para aproximadamente 155° em torno dos 6 anos, permanecendo constante após essa idade. Quando o ângulo é menor que 125°, os músculos posteriores da coxa são considerados encurtados. Normalmente, ou quando os músculos posteriores da coxa estão encurtados, o *end feel* é de distensão muscular. Sintomas radiculares nervosos

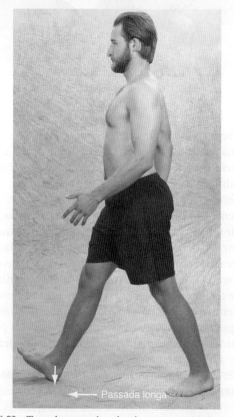

Figura 11.80 Teste de toque do calcanhar com passada longa.

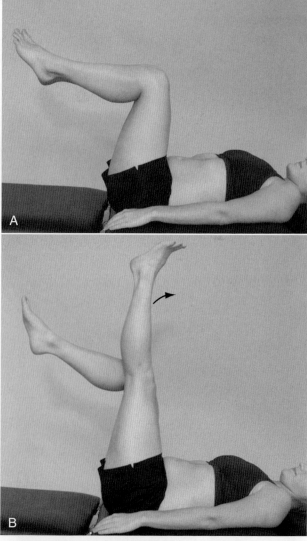

Figura 11.81 Teste de elevação do membro inferior estendido 90-90. (A) Posição inicial. (B) Posição final. O ângulo do joelho deve ser medido, para comprovação de qualquer limitação.

também podem ocorrer, uma vez que esse posicionamento é similar ao teste *slump*, com a diferença que é realizado na posição de decúbito dorsal, e não sentada.

Uma modificação deste teste também pode ser utilizada para testar o comprimento do glúteo máximo. O paciente assume a mesma posição inicial. Enquanto o examinador palpa a EIAS do mesmo lado, ele flexiona o quadril com o joelho flexionado (Fig. 11.82). Quando a coxa flexiona 110° a 120° antes da EIAS se mover, o comprimento do glúteo máximo é normal. Quando a espinha ilíaca anterossuperior se move antes da coxa atingir o tronco, o glúteo máximo está encurtado. Ambos os lados devem ser comparados.

Janda[90,91] relatou que a probabilidade de existir fraqueza dos glúteos máximo, médio e mínimo é maior do que de existir encurtamento. Para testar a força do glúteo máximo, o paciente é posicionado em decúbito ventral com o quadril reto e o joelho flexionado a 90°. É solicitado ao paciente que estenda o quadril, mantendo o joelho flexionado enquanto o examinador aplica uma força anterior sobre a face posterior da coxa (Fig. 11.83A). Ambos os membros inferiores são testados (o lado bom primeiro) e comparados. Quando o paciente tenta flexionar ainda mais o joelho durante o teste, é indicação de um maior uso dos músculos posteriores da coxa. Para testar a força dos glúteos médio e mínimo, o paciente é posicionado

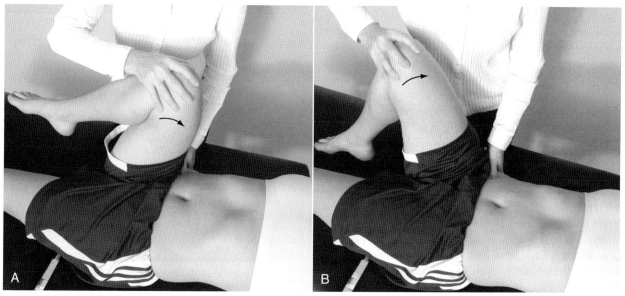

Figura 11.82 Teste para comprimento do glúteo máximo. (A) Teste negativo. (B) Teste positivo.

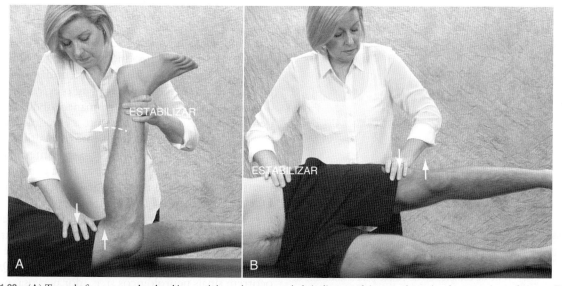

Figura 11.83 (A) Teste de força muscular do glúteo máximo. A *seta tracejada* indica envolvimento dos músculos posteriores da coxa. (B) Teste de força muscular dos glúteos médio e mínimo. Em ambos os testes, a examinadora observa/palpa a pelve, de modo a assegurar que não haja qualquer movimento.

em decúbito lateral. O examinador estabiliza a pelve e solicita ao paciente que abduza o membro inferior contra a resistência do examinador aplicada sobre a face lateral da coxa (Fig. 11.83B). Ambos os membros inferiores são testados (o lado bom primeiro) e comparados.

⚠ **Teste da compressão de Noble.** Esse teste é utilizado para determinar a existência da síndrome do atrito do trato iliotibial próximo ao joelho (Fig. 11.84).[305] Esta síndrome consiste em uma inflamação crônica do trato iliotibial próximo de sua inserção, adjacente ao côndilo femoral. O paciente é posicionado em decúbito dorsal e o joelho é flexionado a 90°, acompanhado por flexão do quadril. Com o polegar, o examinador aplica pressão sobre o epicôndilo lateral do fêmur ou a 1 ou 2 cm proximalmente. Enquanto a pressão é mantida, o paciente estende lentamente o joelho. O teste é considerado positivo quando, a cerca de 30° de flexão (0° sendo um membro inferior estendido), o paciente sente dor intensa no local sob pressão no epicôndilo lateral do fêmur. Em geral, o paciente diz que se trata da mesma dor que acompanha suas atividades (p. ex., correr).

⚠ **Teste de Ober.** Esse teste avalia a contratura do tensor da fáscia lata (trato iliotibial) (Fig. 11.85).[306-308] O retesamento do trato iliotibial é a causa mais comum de dor na face lateral do joelho em corredores. Também foi relatado que o teste avalia os músculos glúteos médio e mínimo, bem como a cápsula articular do quadril. Portanto, se o teste for considerado positivo, deve-se determinar o diagnóstico diferencial para essas estruturas, bem como para o trato iliotibial.[309] O paciente posiciona-se em decúbito lateral com o membro inferior situado por baixo flexionado no quadril e no joelho para fornecer estabilidade. Em seguida, o examinador abduz e estende de forma passiva o membro inferior posicionado superiormente com o joelho estendido, enquanto o quadril permanece estendido (ver Fig. 11.85). Foi relatado na

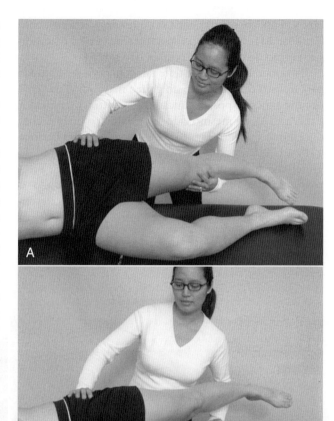

Figura 11.85 Teste de Ober. (A) Joelho estendido. (B) A examinadora estende passivamente o quadril do paciente, para assegurar que o tensor da fáscia lata avance sobre o trocanter maior. O teste é considerado positivo quando o membro inferior permanece em abdução, enquanto os músculos do paciente estão relaxados.

literatura[3] que a flexão do joelho elimina a influência do trato iliotibial, e o glúteo médio é o principal músculo testado. O examinador baixa com lentidão o membro posicionado superiormente e, quando existe contratura do trato iliotibial, o membro permanece abduzido e não desce em direção à maca. Durante a execução do teste, é importante estender discretamente o quadril, de modo que o trato iliotibial passe sobre o trocanter maior do fêmur. Para isto, o examinador estabiliza concomitantemente a pelve para impedir que ela "caia para trás". Ober[306] descreveu originalmente o teste com o joelho flexionado. No entanto, o alongamento do trato iliotibial é maior quando o joelho é estendido. Além disso, quando o joelho é flexionado durante o teste, um estresse maior é imposto sobre o nervo femoral (Fig. 11.86A). Quando ocorrem sinais neurológicos (i. e., dor nervosa, parestesia) durante o teste, o examinador deve aventar a possibilidade de existir uma patologia afetando o nervo

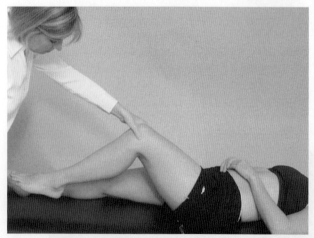

Figura 11.84 Teste de compressão de Noble para a síndrome de atrito do trato iliotibial. A paciente estende o joelho. A examinadora está indicando com seu dedo o local onde a dor é sentida em uma flexão de aproximadamente 30°.

femoral. Se então o examinador pedir ao paciente para rotacionar para trás o ombro ipsilateral com o quadril flexionado e o joelho estendido, o glúteo máximo será tensionado (Fig. 11.86B).[3] Do mesmo modo, a existência de sensibilidade sobre o trocanter maior deve levar o examinador a considerar a possibilidade de uma bursite trocantérica.

⚠ **Manobra de Pace (Pace e Nagle).**[52,63,263,296,297,298,310] O paciente fica sentado e o examinador pede que ele abduza os dois membros inferiores até onde for possível. A ocorrência de dor durante a contração indica um teste positivo para distensão do piriforme. A ocorrência de dor neurogênica indica envolvimento do nervo isquiático.

❓ **Teste de Phelps.**[264] O paciente posiciona-se em decúbito ventral com os joelhos estendidos. O examinador abduz passivamente ambos os membros inferiores do paciente o máximo possível. Os joelhos são, então, flexionados a 90° (Fig. 11.87) e o examinador tenta aumentar a abdução dos quadris. Quando a abdução aumenta, o teste é considerado positivo para contratura do músculo grácil.

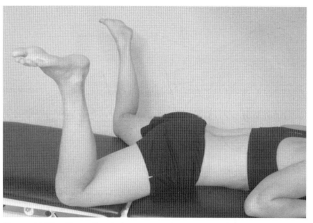

Figura 11.87 Teste de Phelps. O quadril é abduzido e os joelhos são flexionados a 90°. Se a abdução aumentar com a flexão do joelho, o teste será positivo.

❓ **Teste para o piriforme (flexão, adução e rotação interna [medial] [Fari]; Fishman).**[52,297,310-312] Em aproximadamente 15% da população, o nervo isquiático (inteiro ou parcialmente) passa através do músculo piriforme, e não sob ele (Figs. 11.88 e 11.89).[82,313] São esses indivíduos que apresentam maior probabilidade de apresentar essa patologia relativamente rara, a síndrome do piriforme, hoje citada mais comumente como SGP.[314] O paciente é posicionado em decúbito lateral com o membro inferior testado situado superiormente, e então flexiona o quadril testado a 60° com o joelho flexionado. O membro inferior é mobilizado em discreta rotação medial enquanto repousa sobre a maca de exame. Essa posição é conhecida como Fari (i. e., flexão, adução e rotação interna [medial]).[63] O examinador estabiliza o quadril com uma das mãos e aplica uma pressão descendente sobre o joelho (Fig. 11.90). Quando o músculo piriforme está encurtado, é desencadeada dor no músculo e, se ele pinça o nervo isquiático, a dor neurológica localiza-se na nádega e o paciente pode apresentar ciatalgia.[95,270,273] A rotação lateral resistida com o músculo distendido (i. e., quadril rotado medialmente) pode causar a mesma ciatalgia.[315]

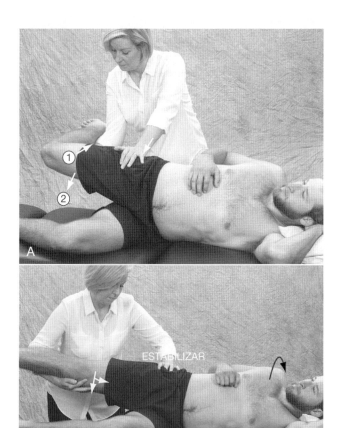

Figura 11.86 (A) Teste para contratura do glúteo médio. O quadril é mantido estendido *(1)*. A examinadora permite que o membro inferior caia em adução *(2)*. Teste para contratura do glúteo máximo. O paciente faz uma rotação posterior do tronco; em seguida, a examinadora mobiliza o quadril do paciente em adução e flexão, enquanto estabiliza a pelve.

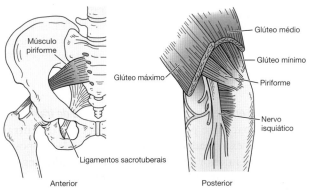

Figura 11.88 Posição do músculo piriforme. (Reproduzida de Norris C. *Sports injuries: diagnosis and management.* 3.ed. London: Butterworth-Heinemann, 2004. p.205.)

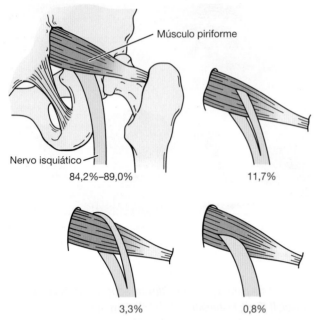

Figura 11.89 Nervo isquiático: variações em sua relação com o músculo piriforme. (Reproduzida de Levin P: Hip dislocations. In: Browner BD, et al., editores. *Skeletal trauma*. Philadelphia: WB Saunders, 1992. P.1333.)

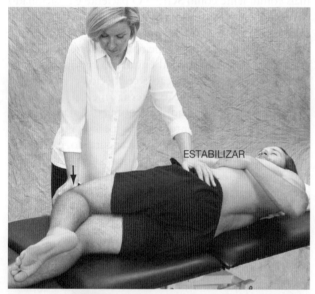

Figura 11.90 Teste do piriforme (flexão, adução e rotação interna [medial] – teste Fari de Fishman). A imagem mostra a posição para o teste Fari.

❓ Teste em decúbito ventral para contratura do trato iliotibial.[316] O paciente posiciona-se em decúbito ventral enquanto o examinador permanece em pé no lado oposto ao membro inferior a ser testado. O examinador segura o tornozelo do membro inferior em teste e o posiciona em uma abdução máxima na altura do quadril, enquanto a outra mão exerce pressão à nádega do mesmo lado do membro inferior em teste para retificar a pelve e corrigir qualquer deformidade de flexão do quadril (Fig. 11.91). A seguir, o examinador aduz o quadril até que haja um *end feel* firme enquanto mantém o quadril em rotação neutra e o joelho flexionado em 90°. O ângulo é mensurado com relação ao eixo vertical do corpo e comparado com o outro lado.[316] Esse teste é realizado com maior frequência em crianças.

⚠ Teste de Puranen-Orava.[10,164,166,263,299] O paciente fica em pé a cerca de 60 a 90 cm de uma maca de exame (preferencialmente uma com ajuste eletrônico da altura). O paciente flexiona o quadril a 90°, de modo que o pé possa ser apoiado sobre a maca (Fig. 11.92). Em seguida, tenta estender o joelho. Para a estabilização da pelve, o

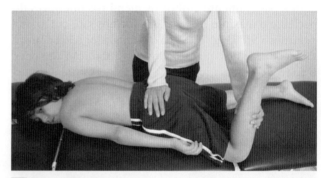

Figura 11.91 Teste para contratura do trato iliotibial em decúbito ventral.

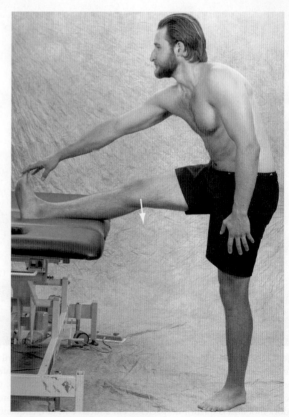

Figura 11.92 Teste de Puranen-Orava.

paciente avança um dos seus membros superiores na direção dos artelhos. O examinador compara bilateralmente o ângulo do joelho. Essas manobras também podem ser utilizadas para testar se o nervo isquiático está causando sintomas neurológicos.

⚠ **Teste para contratura do reto femoral (teste de Kendall).** O paciente posiciona-se em decúbito dorsal com os joelhos flexionados além da beira da maca de exame. A seguir, ele flexiona um joelho em direção ao tórax e mantém a posição (Fig. 11.93). O ângulo do joelho testado deve permanecer em 90° quando o joelho oposto é flexionado em direção ao tórax. Quando isto não ocorre (i. e., o joelho testado estende discretamente), a existência de uma contratura é provável. O examinador pode tentar flexionar de forma passiva o joelho para ver se ele permanece em 90° por si, devendo sempre realizar a palpação em busca de presença de tensão muscular ao executar qualquer teste de contratura. Quando não há qualquer aumento de tensão palpável, a causa provável da restrição é um encurtamento de estruturas articulares (p. ex., cápsula) e o *end feel* será diferente (distensão muscular *versus* capsular). Os dois lados devem ser testados e comparados.

⚠ **Teste de alongamento do piriforme, posição sentada.**[63,65,162] Com o paciente sentado, o examinador estende o joelho (para alongar o nervo isquiático) e mobiliza passivamente o quadril (que está flexionado) em adução e rotação medial. Ao mesmo tempo, o examinador palpa o piriforme lateralmente ao ísquio, ou proximalmente na incisura isquiática (Fig. 11.94). Um teste positivo fica indicado pela deflagração da dor do paciente ao nível do piriforme. Acredita-se que essa posição testa os rotadores profundos do quadril.[65]

❓ **Sinal da nádega.** O paciente posiciona-se em decúbito dorsal e o examinador realiza um teste de elevação do membro inferior estendido. Quando há limitação da elevação do membro inferior estendido, o examinador flexiona o joelho do paciente para ver se consegue uma flexão maior do quadril. Quando esta não aumenta, a lesão está localizada na nádega ou no quadril, e não no nervo isquiático ou nos músculos posteriores da coxa. Além disso, pode haver uma certa limitação da flexão do

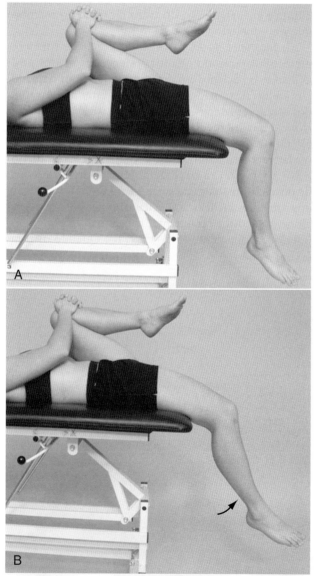

Figura 11.93 Teste de contratura do reto femoral. (A) A perna em movimento é conduzida até o tórax. A perna em teste permanece flexionada sobre a extremidade da maca de exame, indicando um teste negativo. (B) O joelho em teste estende, indicando um teste positivo.

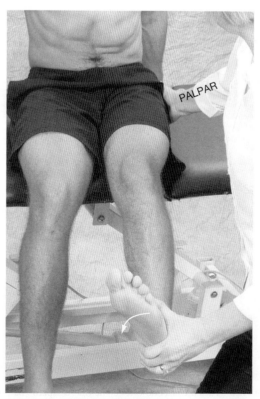

Figura 11.94 Teste de alongamento do piriforme na posição sentada.

tronco. As causas de um teste positivo incluem bursite isquiática, neoplasias, um abscesso na nádega ou uma patologia do quadril.

Teste de "tirar os sapatos".[317] Para a realização desse teste (TTOS), o paciente fica em pé usando sapatos. Pede-se a ele que tire o sapato do lado acometido com a ajuda do sapato do lado oposto (Fig. 11.95). Isso deve ser feito colocando o calcanhar do lado acometido no arco longitudinal medial da perna sadia (boa, de apoio) para tirar o sapato. Nessa posição, o quadril acometido rotaciona lateralmente em cerca de 90° com 20° a 25° de flexão no nível do joelho, acarretando contração do bíceps femoral no lado acometido. Caso uma dor aguda seja sentida no bíceps femoral, há indicação de distensão muscular de 1° ou 2° grau. Se o paciente não demonstrar dificuldade na remoção do sapato (ou de sua colocação), mas sentir dor durante a palpação do trocanter maior, é provável que o problema seja SDTM.[259]

Teste de Thomas. Esse teste é utilizado para avaliar uma contratura em flexão do quadril, a mais comum dessa região anatômica. O paciente posiciona-se em decúbito dorsal e o examinador verifica se existe uma lordose excessiva, que está geralmente presente no caso de encurtamento dos flexores do quadril. O examinador flexiona um dos quadris do paciente, levando o joelho até o tórax para retificar a parte lombar da coluna e estabilizar a pelve. O paciente mantém o quadril flexionado contra o tórax. Quando não há contratura em flexão, o quadril testado (do membro inferior estendido) permanece em contato com a maca de exame. Quando existe contratura, o membro inferior estendido do paciente eleva-se da maca e é sentido um *end feel* de distensão muscular (Fig. 11.96). O ângulo de contratura pode ser medido. Quando o membro inferior testado é empurrado em direção à maca, o paciente pode apresentar um aumento da lordose. Este resultado também indica um teste positivo. Quando o examinador realiza mensurações durante a execução do teste, ele deve ter certeza de que a restrição está localizada no quadril, e não na pelve ou na parte lombar da coluna.[318] Quando o membro inferior não se eleva da maca, mas abduz quando o outro membro é flexionado contra o tórax, isto é denominado **golpe** ou **sinal do "J"** e indica encurtamento do trato iliotibial no membro inferior estendido.

Encurtamento dos rotadores do quadril. Os rotadores mediais e laterais do quadril podem ser testados posicionando o paciente em decúbito dorsal com o quadril e o joelho flexionados a 90°. Para testar a contratura dos rotadores laterais, é solicitado ao paciente que rotacione o quadril medialmente, rotacionando o membro inferior lateralmente (Fig. 11.97A). Quando os rotadores laterais estão contraídos, a rotação medial é inferior a 30° a 40° e o *end feel* é de distensão muscular, e não de distensão tissular (capsular). Para testar a contratura dos rotadores mediais, é solicitado ao paciente que rotacione o quadril lateralmente, rotacionando o membro inferior medialmente (Fig. 11.97B). Quando os rota-

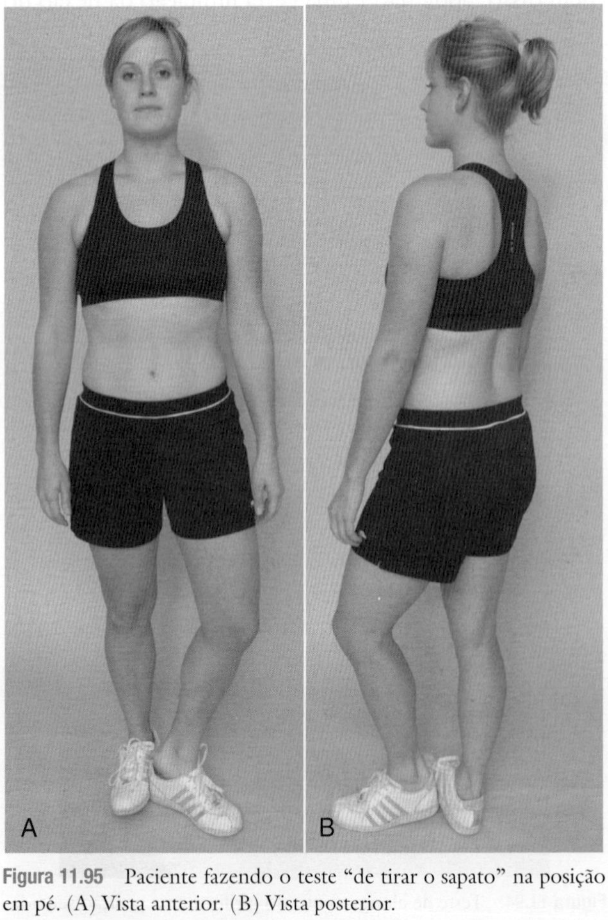

Figura 11.95 Paciente fazendo o teste "de tirar o sapato" na posição em pé. (A) Vista anterior. (B) Vista posterior.

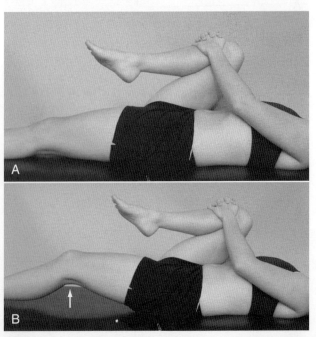

Figura 11.96 Teste de Thomas. (A) Teste negativo. (B) Teste positivo.

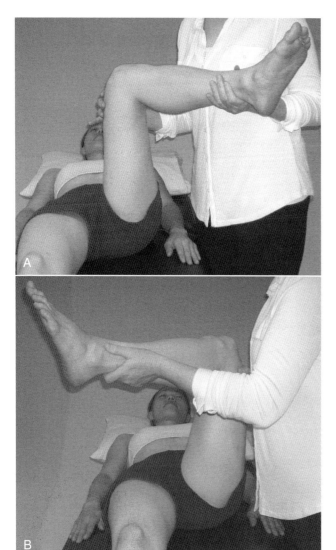

Figura 11.97 (A) Teste para encurtamento dos rotadores laterais. (B) Teste para encurtamento dos rotadores mediais.

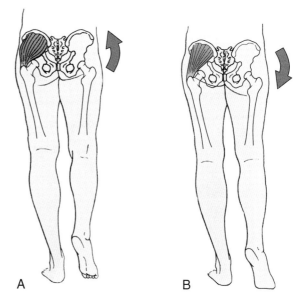

Figura 11.98 Sinal de Trendelenburg. (A) Teste negativo. (B) Teste positivo.

dores mediais estão contraídos, a rotação lateral é inferior a 40° a 60° e o *end feel* é de distensão muscular, e não de distensão tissular (capsular).

✓ **Sinal de Trendelenburg.**[263,319] Esse teste avalia a estabilidade do quadril e a capacidade dos abdutores do quadril de estabilizar a pelve sobre o fêmur. É solicitado ao paciente que fique em pé apoiado sobre um membro inferior e mantenha a posição durante 6 a 30 segundos.[3,53,107,320] Normalmente, a pelve do lado oposto deve subir; este achado indica um teste negativo (Figs. 11.98 e 11.99A). Se a pelve no lado oposto (lado sem apoio) baixar quando o paciente fica em pé sobre o membro inferior afetado, e se a queda for superior a 2 cm, o teste será considerado positivo. O teste sempre deve ser realizado primeiramente no lado normal, para que o paciente compreenda o que fazer. Quando a pelve baixa no lado oposto, isto é indicativo de fraqueza do glúteo médio ou de instabilidade do quadril (p. ex., consequência de uma luxação do quadril) no lado afetado ou lado de apoio. Para aumentar a dificuldade do teste e também para testar a estabilidade geral do quadril e da pelve, o examinador pode solicitar ao paciente que faça um **agachamento em apoio unipodal** (Fig. 11.99B) e o **teste do saca-rolha,**[321] que envolve a rotação para a esquerda e, em seguida, para a direita durante a realização de agachamento em apoio unipodal. Durante os testes de agachamento e do saca-rolha, o examinador deve ficar atento para um sinal de Trendelenburg positivo no lado sem descarga de peso, mas também deve observar o controle dos movimentos do quadril, do joelho e do tornozelo (i. e., se o membro permanece alinhado). O **"colapso do membro inferior" que está sob descarga de peso,** com rotação medial do quadril, movimento valgo no joelho e/ou pronação do pé é considerado uma anormalidade (Fig. 11.99C). O resultado normal deve ser equivalente a um teste de Trendelenburg negativo.[322] Grimaldi et al.[323] defendiam o uso do apoio unipodal, em que a perna em teste fica com o quadril na posição neutra com o joelho flexionado em 90°. O paciente pode apoiar um dígito em uma parede para ajudar no equilíbrio. Se o paciente não puder manter essa posição sem descarga de peso durante 30 segundos e se ocorrer reprodução da dor ou sintomas do paciente dentro desse intervalo de tempo, o teste será considerado positivo para SDTM.[323]

? **Sinal do tripé (contratura dos músculos posteriores da coxa).** O paciente posiciona-se na posição sentada, na beira da maca de exame, com ambos os joelhos flexionados a 90° (Fig. 11.100).[324] Em seguida, o examinador estende passivamente um joelho. Quando os músculos posteriores da coxa daquele lado estão encurtados, o paciente estende o tronco para aliviar a tensão desses músculos. O membro inferior retorna à sua posição inicial e o outro

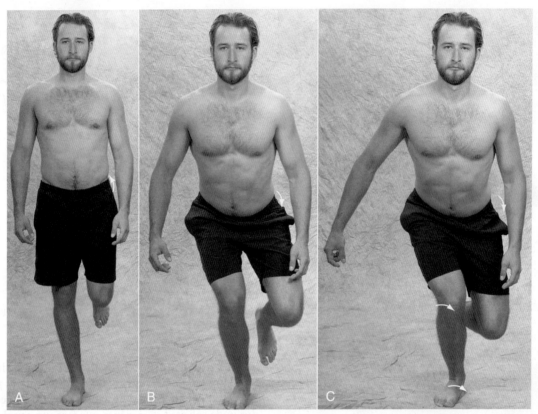

Figura 11.99 (A) Sinal de Trendelenburg – normal. (B) Agachamento em Trendelenburg – teste positivo. (C) Agachamento em Trendelenburg com colapso da perna de apoio – teste positivo.

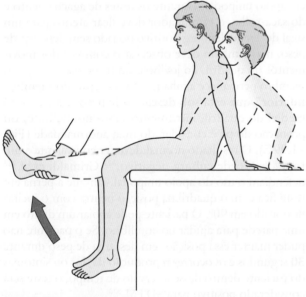

Figura 11.100 Sinal do tripé.

lado é testado, sendo feita a comparação entre os dois. O teste é considerado positivo quando ocorre extensão da coluna vertebral. O examinador deve ter em mente que problemas de raízes nervosas (alongamento do nervo isquiático) podem produzir um sinal positivo semelhante, embora os sintomas sejam ligeiramente diferentes.

Outros testes

▲ *Teste de tensão do nervo femoral (flexão do joelho em decúbito ventral).*[296] Ver Capítulo 9.

▲ *Teste up and go (TUG) cronometrado.* Para o teste TUG, o paciente senta-se em uma cadeira com braços (altura do assento: 45 cm). A partir dessa posição, o examinador solicita ao paciente que se levante ao comando de "Levantar já!" e caminhe por 3 m sobre uma linha marcada no chão, gire e retorne à mesma posição sentada; o examinador cronometra o teste. Se o paciente demorar mais de 24 segundos para completar a tarefa, o teste é considerado positivo como preditor de quedas em até 6 meses após uma cirurgia para fratura de quadril.[325]

Reflexos tendinosos profundos e distribuição cutânea

Em torno do quadril, não existem reflexos que possam ser facilmente avaliados. Entretanto, o examinador deve avaliar os padrões dermatômicos normais das raízes nervosas (Fig. 11.101), assim como a distribuição cutânea dos nervos periféricos (Fig. 11.102). Como os dermátomos variam de indivíduo para indivíduo, os diagramas apresentados se baseiam apenas em estimativas. Em um exame investigativo, o examinador realiza o teste da alteração da sensibilidade correndo as mãos e os dedos relaxados sobre a pelve e sobre as faces anterior, lateral e posterior dos membros inferiores. Qualquer alteração da

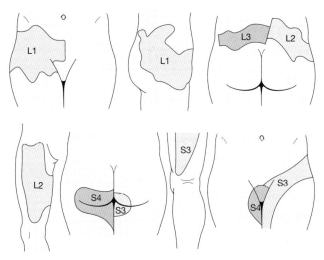

Figura 11.101 Dermátomos ao redor da região do quadril. Somente um lado é ilustrado.

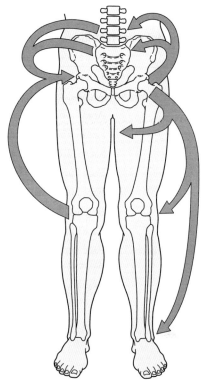

Figura 11.103 Dor referida ao redor do quadril. O lado direito apresenta a dor referida para o quadril. O lado esquerdo mostra a dor referida procedente do quadril.

sensibilidade deve ser observada e pode ser mais exatamente mapeada com o auxílio de uma carretilha, um alfinete, um chumaço de algodão ou uma escovinha.

A dor de quadril verdadeira usualmente é referida para a virilha, mas também pode ser referida para o tornozelo, o joelho, a parte lombar da coluna e/ou as articulações sacroilíacas (Fig. 11.103). Em crianças com problemas de quadril (p. ex., EECF, doença de Legg-Calvé-Perthes), sintomas sensitivos podem manifestar-se apenas no joelho. Similarmente, uma dor procedente do joelho, das articulações sacroilíacas ou da parte lombar da coluna pode ser referida para o quadril. A Tabela 11.16 apresenta os músculos do quadril e o padrão de dor referida (no caso de lesão).

Lesões de nervos periféricos ao redor do quadril

São vários os locais em que um nervo periférico pode ficar encarcerado em torno do quadril. A Tabela 11.17 delineia os encarceramentos anteriores e posteriores.

Nervo pudendo (L2 a S4). O nervo pudendo é o principal nervo do períneo; ele é responsável pela sensibilidade da genitália externa e da pele circunjacente ao ânus e períneo, e também inerva alguns músculos pélvicos. Uma lesão ao nervo pudendo provoca dormência no assoalho pélvico e nos órgãos genitais. O indivíduo pode sentir dor ao sentar-se. O nervo pode estar sob compressão no ponto em que deixa a pelve entre os músculos piriforme e coccígeo na região glútea, nas proximidades da espinha isquiática.

Nervo isquiático (L4 a S3). O nervo isquiático (Fig. 11.104 e Tab. 11.18) pode ser lesionado em qualquer ponto ao longo de seu comprimento, desde a coluna lombossacral

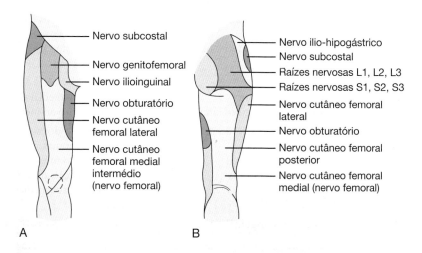

Figura 11.102 Distribuição sensitiva de nervos periféricos ao redor do quadril. (A) Vista anterior. (B) Vista posterior.

898 Avaliação musculoesquelética

TABELA 11.16

Músculos do quadril e dor referida

Músculo	Padrão de referência
Iliopsoas	Lateral à parte lombar da coluna, face anterior da coxa
Glúteo máximo	Áreas sacra e glútea até a face lateral da pelve e porção posterossuperior da coxa
Glúteo médio	Áreas lombar, sacra e glútea até a face lateral da pelve e porção superior da coxa
Glúteo mínimo	Área glútea até a área abaixo da crista ilíaca, em direção à face lateral da coxa e da perna
Piriforme	Sacro, área glútea até a face posterior da coxa
Tensor da fáscia lata	Face lateral da coxa
Sartório	Face anteromedial da coxa (ao longo do trajeto do músculo)
Pectíneo	Região inguinal até a porção superomedial da coxa
Reto femoral	Face anterior da coxa até o joelho
Adutores longo e curto	Face anterior da coxa até a face medial da coxa e face anterior do joelho até a face anteromedial da perna e do tornozelo
Adutor magno	Região inguinal ao longo da face medial da coxa até acima do joelho
Grácil	Face anteromedial da coxa até o joelho
Posteriores da coxa	Área glútea ao longo da face posterior da coxa até o joelho e face posteromedial da panturrilha

TABELA 11.17

Locais de encarceramento de nervo e sinais e/ou sintomas principais nas regiões anterior e posterior do quadril

Nervo envolvido	Local comum de encarceramento	Sinais e/ou sintomas principais
Encarceramentos de nervo posteriores		
Isquiático	Piriforme e obturador interno/ complexo dos gêmeos Posteriores da coxa proximais	Testes de alongamento do piriforme na posição sentada e/ou de alongamento ativo do piriforme positivos Dor à palpação isquiática Dor na face posterior da coxa até a fossa poplítea, agravada com a prática de corrida
	Trocanter menor e ísquio	Teste de impacto isquiático femoral positivo
Pudendo	Espinha isquiática, ligamento sacroespinal e entrada da incisura isquiática menor	Dor medial ao ísquio
	Incisura isquiática maior e piriforme	Dor à palpação na incisura isquiática e espasmo e dor à palpação do músculo piriforme
	Canal do pudendo e obturador interno	Espasmo e dor à palpação do obturador interno
Encarceramentos de nervo anteriores		
Obturatório	Canal obturatório Fáscia dos músculos adutores	Dor na face medial da coxa Agravamento ao movimento de abdução
Femoral	Abaixo do tendão do iliopsoas	Reprodução dos sintomas com a posição do teste de Thomas, modificado
	Ligamento inguinal Canal dos adutores	Fraqueza do músculo quadríceps femoral Dor na porção anteromedial da articulação do joelho, face medial do membro inferior e pé
Cutâneo femoral lateral (meralgia parestésica)	Ligamento inguinal	Teste de compressão pélvica positivo

Utilizada com permissão do *International Journal of Sports Physical Therapy*, de Martin R, Nartin HD, Kivlan BR: Nerve entrapment in the hip region: current concepts review, *Int J Sports Phys Ther* 12(7):1169, 2017.

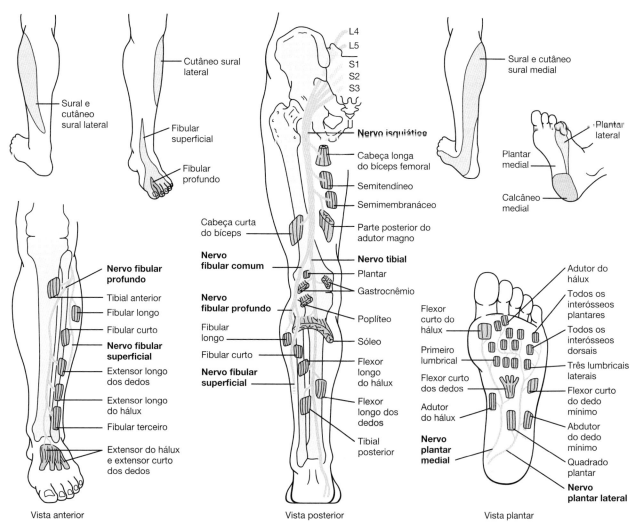

Figura 11.104 Nervo isquiático.

TABELA 11.18

Lesões nervosas periféricas (neuropatias) ao redor do quadril

	Fraqueza muscular	Alteração sensitiva	Reflexos afetados
Nervo isquiático (L4–S3)	Posteriores da coxa Tibial anterior Extensor longo dos dedos Extensor curto dos dedos Extensor longo do hálux Fibular terceiro Fibular longo Fibular curto Gastrocnêmio Sóleo Plantar Tibial posterior Flexor longo dos dedos Flexor longo do hálux Flexor acessório (quadrado plantar) Abdutor do dedo mínimo Flexor do dedo mínimo	Face posterior da coxa e da perna Todo o pé, excetuando-se o arco medial e o maléolo medial	Posteriores da coxa mediais (L5–S1) Posteriores da coxa laterais (S1–S2) Calcâneo (S1–S2) Tibial posterior (L4–L5)

(continua)

TABELA 11.18 *(continuação)*

Lesões nervosas periféricas (neuropatias) ao redor do quadril

	Fraqueza muscular	Alteração sensitiva	Reflexos afetados
Nervo isquiático (L4–S3)	Lumbricais Interósseos Adutor do hálux Abdutor do hálux Flexor curto dos dedos Flexor curto do hálux		
Nervo glúteo superior	Glúteo médio Glúteo mínimo Tensor da fáscia lata	Nenhuma	Nenhum
Nervo femoral (L2–L4)	Ilíaco Psoas Sartório Pectíneo Quadríceps femoral	Face medial da coxa e perna	Patelar (L3–L4)
Nervo obturatório (L2–L4)	Adutor curto Adutor magno Adutor longo Obturador externo Grácil	Face anterior da porção média da coxa	Nenhum

até a face posterior da perna até o joelho. É o nervo mais comumente lesionado da região do quadril.[326-329] Quando ele é lesionado na pelve ou na região superior do fêmur (p. ex., luxação posterior do quadril), os músculos posteriores da coxa e todos os músculos abaixo do joelho podem ser afetados. A consequência é a marcha com passos altos (*stepprage*) com uma incapacidade de permanecer em pé apoiado sobre os calcanhares ou sobre os artelhos. Ocorre alteração sensitiva em todo o pé, excetuando-se o dorso e o maléolo medial, juntamente com atrofia muscular. Em geral, os sintomas são percebidos principalmente no ramo fibular comum do nervo isquiático. Na região do quadril, o nervo isquiático pode ser comprimido pelo músculo piriforme (síndrome do piriforme) (ver Fig. 11.89).[330] Quando esse músculo é afetado, o paciente apresenta dor e fraqueza na abdução e na rotação lateral do quadril (**sinal de Pace e Nagle**). A dor na rotação medial passiva do quadril estendido (**sinal de Freiberg**) também é desencadeada porque esta ação provoca alongamento do piriforme.[331] Dor tipo queimação e hiperestesia podem ser sentidas na região sacral e/ou glútea, assim como na distribuição do nervo isquiático. A rotação medial com flexão do quadril acentua o problema.

Nervo glúteo superior (L4 a S1). O nervo glúteo superior pode ser comprimido ao passar entre o piriforme e a borda inferior do músculo glúteo mínimo. Ele também pode ser lesionado durante uma cirurgia de quadril.[327] O paciente queixa-se de dor aguda na região glútea que aumenta com a deambulação. O quadril está, com frequência, rotacionado internamente e ocorre fraqueza dos abdutores do quadril, acarretando uma marcha de Trendelenburg. A sensibilidade à palpação pode ser observada imediatamente ao lado da incisura isquiática maior.

Nervo femoral (L2 a L4). O nervo femoral (Fig. 11.105), apesar de não ser comumente lesionado, pode ser comprimido durante o trabalho de parto ou em uma luxação anterior do fêmur, ou pode ser traumatizado durante cirurgias para hérnia ou para varizes, ou por uma tensão nervosa adversa (i. e., impossibilidade de um deslizamento livre do nervo), que pode ser afetada por uma hipomobilidade muscular e vice-versa, por cirurgias do quadril ou fraturas.[327,332,333] O paciente é incapaz de flexionar a coxa sobre o tronco ou de estender o joelho. O reflexo tendíneo profundo no joelho também está ausente. A atrofia do quadríceps femoral é muito evidente. A perda sensitiva inclui a face medial da porção distal da coxa (**nervo cutâneo femoral anterior**) e a face medial da perna e do pé (**nervo safeno**). O nervo é testado com o uso do teste de dobrar o joelho em decúbito ventral (ver Cap. 9).

Nervo obturatório (L2 a L4). O nervo obturatório (Fig. 11.106) pode ser comprimido ao emergir da pelve e entrar no membro inferior, no túnel ou canal obturador, no túnel externo do obturador, ou no plano fascial profundo aos músculos pectíneo e adutor curto.[273,334] A lesão do nervo pode ser causada por cirurgias pélvicas ou do quadril, gravidez (paralisia obstétrica), hemorragia, encarceramento fascial, fraturas ou tumores e foi considerada causa de dor na região inguinal de atletas.[16,327,330,335] Como o nervo obturatório controla principalmente os adutores, a adução do quadril é afetada, assim como a flexão do joelho (grácil) e a rotação lateral do quadril (obturador externo). O déficit sensitivo é pequeno; porém, com

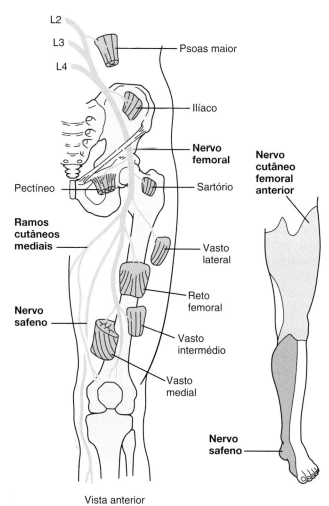

Figura 11.105 Nervo femoral.

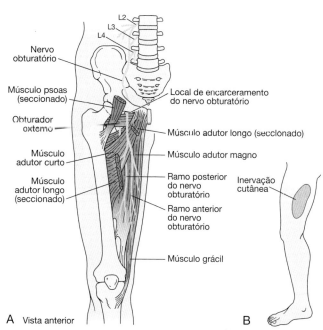

Figura 11.106 Nervo obturatório. (A) Anatomia do nervo obturatório. (B) Distribuição sensorial cutânea do ramo anterior do nervo obturatório.

frequência é o sintoma mais comum, comprometendo uma pequena área na face medial do terço médio da coxa, embora o paciente possa queixar-se de dor da sínfise púbica até a virilha e a face medial do joelho.[336] A extensão repetida e movimentos laterais da perna podem agravar o problema.[336] Durante a deambulação, o quadril será anormalmente mobilizado em rotação lateral e abdução, com relação ao outro membro inferior.[336] Em geral, a neuropatia é diagnosticada por uma avaliação EMG.[336]

Se o examinador perceber algum possível envolvimento vascular, deverá palpar os pulsos poplíteo (na face posterior do joelho), tibial posterior (abaixo e atrás do maléolo medial) e dorsal do pé (no dorso do pé, distalmente ao navicular, entre os tendões dos músculos extensor longo do hálux e extensor longo dos dedos), para que possa avaliar sua frequência e força.[107]

Movimentos do jogo articular

Os movimentos do jogo articular (Fig. 11.107) são completados com o paciente em decúbito dorsal. O examinador deve tentar comparar a magnitude dos movimentos disponíveis nos dois lados. Pequenas diferenças podem ser difíceis de serem detectadas por causa da grande massa muscular na região.

Movimentos do jogo articular do quadril

- Deslizamento caudal do fêmur (tração longitudinal do membro inferior ou extensão no eixo longitudinal).
- Compressão.
- Distração lateral.
- Teste do quadrante.

Deslizamento caudal (tração longitudinal do membro inferior). O examinador coloca ambas as mãos em torno do membro inferior do paciente, logo acima do tornozelo e, a seguir, inclina-se para trás, aplicando uma força de extensão (tração) longitudinal em todo o membro inferior. Parte do movimento ocorre no joelho. Quando existe suspeita de alguma patologia no joelho ou quando ele está rígido, ambas as mãos devem ser colocadas em torno da coxa, logo acima do joelho, e a força de tração deve ser aplicada novamente (ver Fig. 11.107A). O primeiro método permite ao examinador aplicar uma força maior. Durante o movimento, qualquer telescopagem ou movimento excessivo do quadril deve ser observado, pois pode ser indicação de instabilidade articular ou frouxidão ligamentar.[9] Martin et al.[9] recomendam que a tração seja realizada a 30° de flexão e 30° de abdução de quadril e a 10° + 15° de rotação lateral dessa articulação. Esses autores constataram que, se o paciente tiver frouxidão capsu-

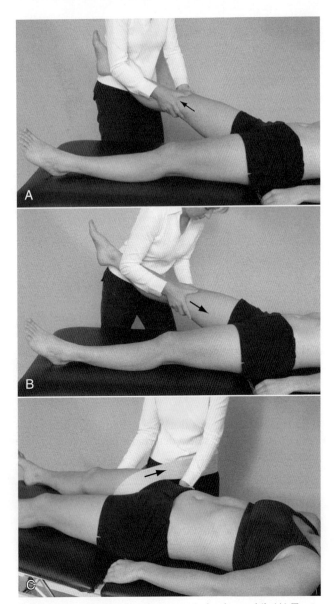

Figura 11.107 Movimentos do jogo articular do quadril. (A) Tração longitudinal do membro inferior (aplicada acima do joelho). (B) Compressão. (C) Distração lateral.

lar, ocorrerá um aumento na mobilidade e uma sensação de apreensão nessa posição.[9]

Compressão. O examinador coloca o joelho do paciente na posição de repouso e, a seguir, aplica uma força compressiva sobre o quadril através do eixo longitudinal do fêmur, empurrando através dos côndilos femorais (ver Fig. 11.107B). Normalmente, o *end feel* é rígido, mas indolor.

Distração lateral. O examinador aplica uma força de distração lateral sobre o quadril, colocando uma faixa larga em torno da coxa, o mais próximo possível da região inguinal. A seguir, a faixa é passada em torno das nádegas do examinador, que inclina-se para trás, usando as nádegas para aplicar a força de distração sobre o quadril. A mão proximal é utilizada para palpar o movimento do quadril ou do trocanter maior, enquanto a mão distal impede a abdução do membro inferior e, consequentemente, o torque do quadril (ver Fig. 11.107C).

Palpação

Durante a palpação do quadril e dos músculos associados, o examinador deve observar a presença de qualquer sensibilidade, alteração da temperatura, espasmo muscular ou outros sinais e sintomas que possam indicar a origem da patologia. A dor intra-articular do quadril é raramente palpável.[337]

Aspecto anterior

No aspecto anterior, as estruturas a seguir devem ser palpadas, como ilustra a Fig. 11.108.

Crista ilíaca, trocanter maior e espinha ilíaca anterossuperior. As cristas ilíacas são facilmente palpadas e devem estar niveladas. Durante a palpação de cada crista ilíaca, deve-se observar a presença de sensibilidade, pois vários músculos inserem-se nessa estrutura. Em atletas, pode haver uma lesão conhecida como ***hip pointer*** na crista ilíaca.[61] Essa lesão é causada por uma distensão ou contusão dos músculos que se inserem na crista, podendo ser muito dolorosa

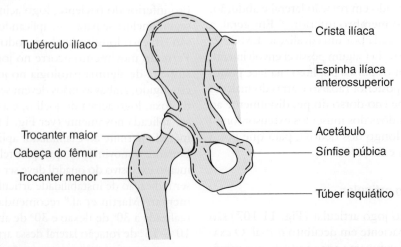

Figura 11.108 Pontos de referência do quadril (vista anterior).

e debilitante, pois qualquer movimento da pelve ou do tronco pode estressar os músculos. A tuberosidade ilíaca pode ser palpada ao longo da face lateral da crista. A seguir, o examinador move-se anteriormente até a EIAS. Esse é o local de inserção do músculo sartório, que pode sofrer avulsão (i. e., fratura osteocondral), sobretudo em adolescentes. Abaixo desse local, encontra-se a EIAI (a origem do reto femoral), que pode ser palpada em busca de dor.[107] Em seguida, é palpado o trocanter maior, localizado cerca de 10 cm abaixo do tubérculo ilíaco da crista ilíaca. Quando os polegares do examinador são posicionados sobre cada EIAS, os demais dígitos posicionam-se naturalmente ao longo das faces laterais das coxas e o trocanter maior pode ser sentido com os dígitos a cada lado. Quando uma ou mais bolsas trocantéricas (existem cerca de 20 na área trocantérica) apresentam aumento de volume (i. e., SDTM ou bursite trocantérica), poderá ser deflagrada dor na face lateral do quadril.[105,259,338] As bolsas trocantéricas também podem ser palpadas na área sobre o trocanter maior, embora seja difícil tentar determinar qual a bolsa afetada. Em geral, utiliza-se o termo *bolsa trocantérica*.[339,340] Se houver problemas em uma bolsa, a dor poderá se estender inferiormente ao longo da coxa em um padrão que não respeita dermátomos. Essa dor é frequentemente exacerbada quando o paciente deita-se sobre o lado afetado, senta-se com as pernas cruzadas, fica em pé em apoio unipodal, sobe escadas, caminha ou corre. A ocorrência de dor na rotação medial contra resistência com o quadril a 90° de flexão ou em rotação lateral máxima implica uma tendinopatia glútea.[263] Ao mesmo tempo, o examinador pode palpar a área em busca de incômodo/dor nos músculos glúteos médio ou mínimo, de tendinopatia ou laceração do tensor da fáscia lata, ou de **coxa saltans externa,** que consiste em um ressalto das fibras anteriores do glúteo máximo, ou do trato iliotibial, sobre o trocanter maior quando o membro inferior se move da extensão à flexão de quadril.[259,339,341] Se, com o estalo, o examinador suspeita de coxa saltans externa, deve pedir que o paciente faça o movimento com o membro inferior em rotação lateral. Esse movimento deve aliviar o problema.[259,338] Se o examinador palpar cuidadosamente o trocanter maior, constatará que o glúteo médio se insere sobre a faceta lateral em dois pontos. As fibras posteriores do músculo se inserem na porção superoposterior da faceta lateral, e as porções central e anterior se inserem mais inferiormente nessa mesma faceta. O músculo glúteo mínimo se insere na faceta anteroinferior da tuberosidade maior, profundamente ao músculo glúteo médio.[259]

Ligamento inguinal, triângulo femoral, articulação do quadril e sínfise púbica. Os dígitos do examinador são posicionados sobre a EIAS. A palpação continua delicadamente ao longo do ligamento inguinal até os tubérculos pélvicos (sínfise púbica), com o examinador observando a presença de qualquer sinal patológico. Quando aumentada de volume, a bolsa do psoas em geral é palpável sob o ligamento inguinal, no seu ponto médio. Movendo-se distalmente ao ligamento inguinal, o examinador palpa o triângulo femoral, cujos limites são o ligamento inguinal (superiormente), o músculo sartório (lateralmente) e o músculo adutor longo (medialmente) (Fig. 11.109). No interior do triângulo femoral, o examinador pode palpar os linfonodos aumentados de volume (Fig. 11.110) e a artéria femoral. O nervo femoral está localizado lateralmente à artéria, e a veia femoral, medialmente a ela, mas nenhuma dessas estruturas é palpada com facilidade. Nesta fase, o examinador pode decidir palpar a região inguinal em busca de hérnia no paciente do sexo masculino. A seguir, ele palpa a cabeça do fêmur. Embora a articulação do quadril seja profunda e de palpação difícil, as estruturas circunvizinhas podem revelar sinais patológicos. A cabeça do fêmur está situada 1 a 2 cm abaixo do terço medial do ligamento inguinal e é encontrada em uma linha horizontal que passa a meio caminho entre o tubérculo púbico e o trocanter maior.

O examinador pode palpar a área em busca de dor à palpação dos músculos, realizando o procedimento enquanto o paciente faz uma contração contra resistência. A Figura 11.111A-D ilustra a palpação dos flexores e adutores de quadril, reto do abdome e glúteo médio.[342]

O examinador termina a palpação anterior palpando os músculos flexores, adutores e abdutores do quadril em busca de sinais patológicos.

Aspecto posterior
É solicitado, então, ao paciente que assuma a posição de decúbito ventral para que as estruturas a seguir possam ser palpadas no aspecto posterior.

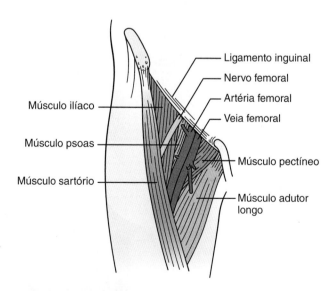

Figura 11.109 Triângulo femoral contendo a artéria, a veia e o nervo femoral. Observe o ligamento inguinal superiormente, o ilíaco e o psoas lateralmente e os adutores medialmente. O sartório fixa-se na espinha ilíaca anterossuperior, enquanto os músculos adutores se fixam ao longo do ramo púbico. (Modificada de Anson BJ: *Atlas of human anatomy.* Philadelphia: WB Saunders Co., 1963. p. 583.)

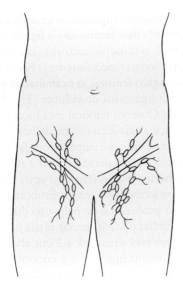

Figura 11.110 Linfonodos da região inguinal.

Crista ilíaca, espinha ilíaca posterossuperior, túber isquiático e trocanter maior. O examinador começa a palpação posterior acompanhando as cristas ilíacas (facilmente palpáveis) posteriormente à EIPS. Abaixo da crista e lateralmente à EIPS, o examinador pode palpar os músculos glúteos (i. e., glúteos máximo, médio e mínimo) juntamente com a articulação sacroilíaca, músculos piriforme e tensor da fáscia lata, e o trato iliotibial.[107] Na maioria dos pacientes, as EIPS ficam evidentes pela presença de depressões cutâneas (covinhas) suprajacentes. À medida que o examinador move-se na direção caudal, os túberes isquiáticos, localizados aproximadamente no nível das pregas glúteas, podem ser sentidos. Quando a bolsa isquiática apresenta aumento de volume, algumas vezes ela é palpável sobre os túberes isquiáticos. Os túberes devem também ser palpados e deve-se observar a possível presença de sensibilidade à palpação nas inserções dos músculos posteriores da coxa. Se o examinador palpar a incisura isquiática e o músculo piriforme e encontrar dor à palpação com sintomas neurológicos, poderá suspeitar de SGP. Se a dor à palpação estiver localizada lateralmente ao ísquio, poderá suspeitar de síndrome dos posteriores da coxa ou de IIF. A dor à palpação medial pode sugerir **envolvimento do nervo pudendo.**[163] Lateralmente, a face posterior do trocanter maior é sentida. Quando a distância entre o túber isquiá-

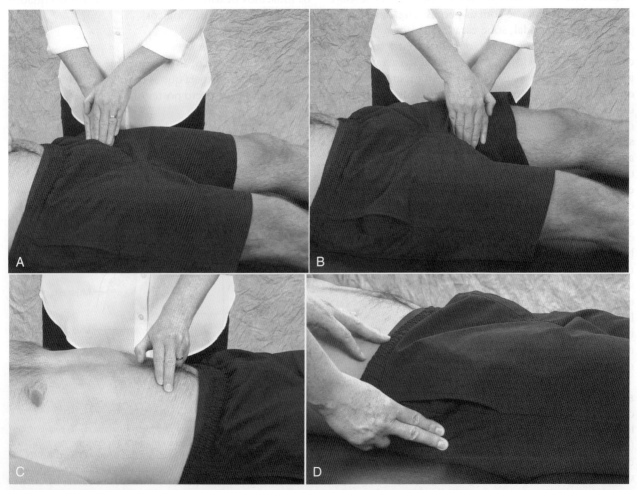

Figura 11.111 Palpação (A) dos flexores de quadril, (B) dos adutores, (C) do reto do abdome e (D) do glúteo médio.

tico e o trocanter maior é dividida ao meio, os dígitos posicionam-se sobre o nervo isquiático, no ponto em que ele penetra no membro inferior. Normalmente, o nervo não é palpável, mas o examinador pode palpar os músculos posteriores que se inserem no trocanter maior (i. e., rotadores laterais),[343] ou eles podem ser palpados a cerca de 2,5 a 3,8 cm abaixo da EIPS e no ponto imediatamente lateral à borda lateral do sacro.[344] O examinador, então, palpa para cima, a partir do ponto médio, para determinar se existe alguma sensibilidade dos rotadores laterais do quadril, especialmente do músculo piriforme. Além disso, os ventres dos músculos glúteos e posteriores da coxa devem ser palpados em busca de sinais patológicos.

Articulações sacroilíacas, lombossacrais e sacrococcígeas. Quando o examinador suspeita de patologias nessas articulações, elas devem ser palpadas. Os Capítulos 9 e 10 apresentam descrições detalhadas da palpação dessas estruturas.

Diagnóstico por imagem

Radiografia simples[345]

Normalmente, as incidências padrão do quadril incluem a anteroposterior e as axiais, ou de "perna de rã".[345] O quadro a seguir mostra as incidências radiográficas comumente empregadas nos estudos dos quadris. A Tabela 11.19 explica o que deve ser examinado nas radiografias simples.[1]

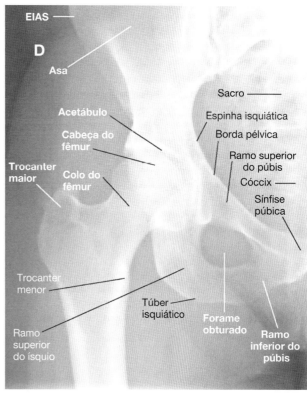

Figura 11.112 Incidência anteroposterior do quadril. EIAS: espinha ilíaca anterossuperior. (De McQuillen Martensen K: *Radiographic image analysis*, 3.ed., St. Louis, 2011, Saunders/Elsevier, p. 397.)

Incidências radiográficas comuns do quadril, dependendo do problema

- Incidência anteroposterior de quadril (Fig. 11.112).
- Incidência em perfil (transversal à maca de exame, apenas o quadril afetado) (ver Fig. 11.147).
- Incidência axial em perfil (em "perna de rã") (ver Fig. 11.150).
- Incidência anteroposterior dos quadris e da pelve (ver Fig. 11.116).
- Incidência anteroposterior oblíqua (Fig. 11.113).
- Incidência anteroposterior em rotação medial.

Incidência anteroposterior.[99,346,347] O examinador deve comparar os dois lados do quadril, observando as seguintes características:

1. Ângulo entre a diáfise e o colo do fêmur, cabeça do fêmur descoberta e distância entre a cabeça do fêmur e a figura em forma de gota de lágrima (Fig. 11.114). A anormalidade por desnível entre o colo e a cabeça do fêmur (i.e., achatamento da porção superior da cabeça do fêmur, de modo que essa estrutura apresenta uma forma asférica e achatamento da superfí-

---

TABELA 11.19

Interpretação de radiografias simples de quadril

	Alinhamento	Mineralização óssea	Cartilagem articular	Tecidos moles
O que deve ser observado	• Fratura • Luxação • Ângulo de inclinação • Índice acetabular • Desnível femoral e braço de alavanca abdutor • Linha inter-"lágrimas" • Triângulo de Bryant e linha de Nélaton • Linha de Shenton	• Osteoporose • Osteopenia • Necrose avascular	• Estreitamento do espaço articular • Osteófitos • Esclerose subcondral • Cistos subcondrais • Subluxação	• Sinais de derrame

De Wang R, Bhandari M, Lachowski RJ: A systematic approach to adult hip pain. Part 1, *Can J Diagnosis* Abril:116, 2001.

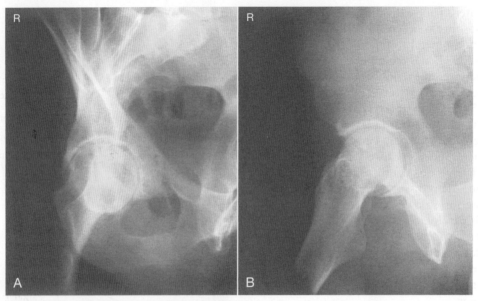

Figura 11.113 Incidência anteroposterior oblíqua do quadril (método de Judet). (A) Incidência oblíqua posterior esquerda. (B) Incidência oblíqua posterior direita. (De Long BW, Rafert JA: *Orthopedic radiography*, Philadelphia, 1995, Saunders.)

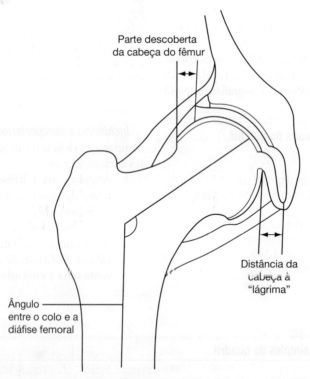

Figura 11.114 Três mensurações radiológicas do quadril. (De Richardson JK, Iglarsh ZA: *Clinical orthopedic physical therapy*. Philadelphia: WB Saunders, 1994. p. 358.)

cie côncava normal da face lateral do colo do fêmur[348]) é denominada **deformidade em cabo de pistola** (Fig. 11.115; ver Fig. 11.133), que pode ser observada em casos de IFA, displasia da cabeça do fêmur, EECF e doença de Legg-Calvé-Perthes.[123,348]

2. Espaços articulares e linhas pélvicas e outras referências (Figs. 11.116 e 11.117).

3. Presença de qualquer doença óssea (p. ex., doença de Legg-Calvé-Perthes, cistos ósseos ou tumores; Fig. 11.118)? No caso de doença de Legg-Calvé-Perthes, uma saliência da espinha isquiática sugere retroversão do acetábulo.[349]

4. Qual é o ângulo entre o colo e a diáfise do fêmur?[350] O examinador deve observar se o ângulo é normal

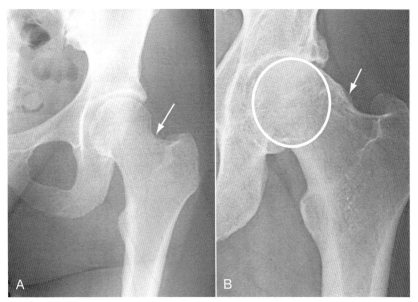

Figura 11.115 (A) A radiografia frontal normal do quadril ilustra a concavidade da cabeça e do colo do fêmur *(seta)*. (B) Deformidade em cabo de pistola com extensão anormal de uma cicatriz epifisária em paciente com impacto do tipo "came". (De Patel K, Wallace R, Busconi BD: Radiology, *Clin Sports Med* 30:254, 2011.)

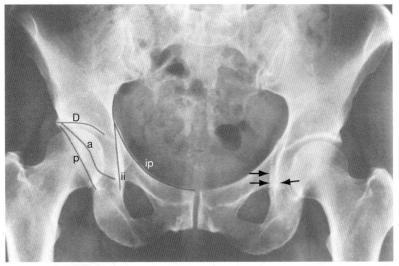

Figura 11.116 Linhas pélvicas. As linhas iliopúbica (*ip*) e ilioisquiática (*ii*) auxiliam na avaliação das colunas anterior e posterior. A cúpula acetabular (*D*) e os lábios *(bordas)* anterior (*a*) e posterior (*p*) do acetábulo são vistos. A imagem em forma de gota de lágrima *(setas)* é uma sombra composta constituída lateralmente pela face anterior da fossa acetabular e medialmente pela superfície quadrilateral do ílio. O aspecto mais posterior da superfície quadrilateral *(representada pela linha ilioisquiática)* superpõe-se à imagem da gota de lágrima nesta incidência não rotacionada. (De Weissman BNW, Sledge CB: *Orthopedic radiology*. Philadelphia: WB Saunders Co, 1986. p. 343.)

ou se o paciente apresenta coxa vara ou coxa valga (Figs. 11.119 e 11.120).

5. Qual é a forma da cabeça do fêmur?[351] Normalmente, a cabeça do fêmur é esférica, mas pode estar alterada em casos de DCQ, doença de Legg-Calvé-Perthes, EECF e IFA.
6. O forame obturado deve ser simétrico.[345]
7. A distância da sínfise púbica à ponta do cóccix deve ser de 1 a 3 cm (ver Fig. 10.74).[345]
8. Está presente coxa profunda (i. e., cobertura acetabular excessiva) (Fig. 11.121) ou coxa protrusa (i. e., a face medial da cabeça do fêmur está situada medialmente à linha isquiofemoral)?[56]
9. Está presente protrusão acetabular, que ocorre se o aspecto medial da cabeça do fêmur está situado medialmente à linha ilioisquiática (Fig. 11.122)?
10. O acetábulo está antevertido (normal) ou retrovertido (ver Fig. 11.2B)? Um acetábulo retrovertido é indicado por um **sinal cruzado** (Fig. 11.123).[56,352,353] Normalmente, a parede anterior deve cobrir uma menor porção da cabeça do fêmur, em comparação com a parede posterior, que deve

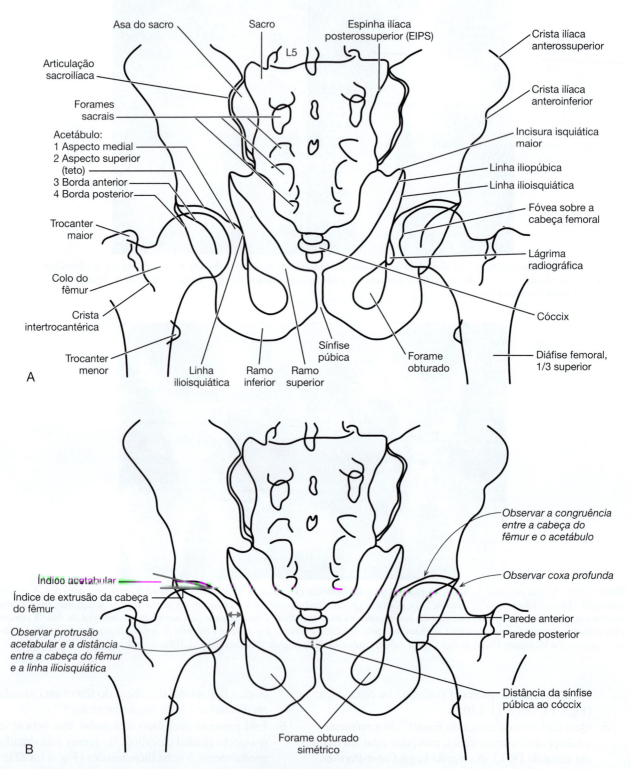

Figura 11.117 (A) Traçado de radiografia anteroposterior da pelve. (B) Medidas e aspectos a serem observados em uma radiografia anteroposterior. (Reproduzida de McKinnis LN. *Fundamentals of musculoskeletal imaging*, Philadelphia: FA Davis, 2005. p. 297.)

Capítulo 11 Quadril **909**

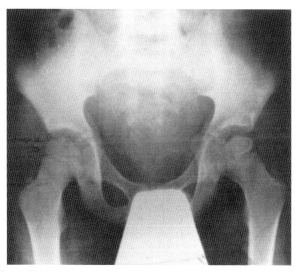

Figura 11.118 Doença de Legg-Calvé-Perthes afetando o lado esquerdo do quadril.

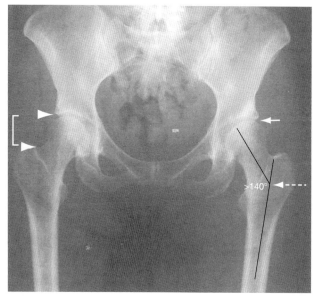

Figura 11.120 Imagem anteroposterior (AP) em um paciente adulto com um alinhamento valgo da articulação do quadril que mostra um ângulo entre o colo e a diáfise do fêmur maior que 140° *(seta branca pontilhada)*. Note também a porção aumentada do aspecto articular da cabeça do fêmur, que está descoberta *(seta branca)*. Essa propriedade é ainda mais significativa se o aspecto superior da superfície de sustentação do peso do acetábulo for menor que o normal. Neste paciente, a distância acetabular-trocantérica (distância medida de uma linha paralela ao aspecto superior da superfície de sustentação do peso da cúpula até uma linha paralela à face superior da extremidade do trocanter maior) é maior que 2,5 cm *(pontas de seta)*. A distância acetabular-trocantérica normal em adultos é em média de 2,2 cm. (De Johnson TR, Steinbach LS: *Essentials of musculoskeletal imaging.* American Academy of Orthopedic Surgeons. Rosemont, Illinois, 2004. p. 457.)

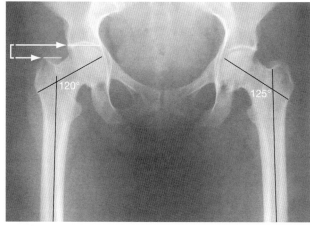

Figura 11.119 Imagem anteroposterior (AP) da pelve em um paciente adulto apresentando coxa vara da articulação do quadril que mostra um ângulo entre o colo e a diáfise do fêmur inferior de 125° e uma diminuição da distância acetabular trocantérica *(setas brancas)*. Essa configuração contribui para a possibilidade da incidência de forças anormais de reação da articulação com um risco maior de desenvolvimento de osteoartrite medial na articulação do quadril. Neste paciente, a perda de espaço articular medial e/ou artrocatádise precoce ou migração medial das cabeças do fêmur pode ser observada, assim como o desenvolvimento precoce de osteófitos no acetábulo e na cabeça do fêmur. (De Johnson TR, Steinbach LS.: *Essentials of musculoskeletal imaging.* American Academy of Orthopedic Surgeons. Rosemont, Illinois, 2004. p. 458.)

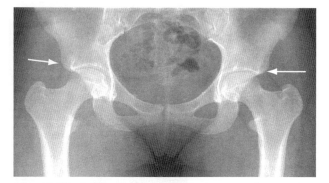

Figura 11.121 Radiografia anteroposterior demonstrando uma sobrecobertura acetabular global (i. e., coxa profunda), que pode resultar em um impacto femoroacetabular do tipo "came". (De Sierra RJ, Trousdale RT, Ganz R et al.: Hip disease in the young active patient: evaluation and nonarthroplasty surgical options, *J Am Acad Orthop Surg* 16:693, 2008.)

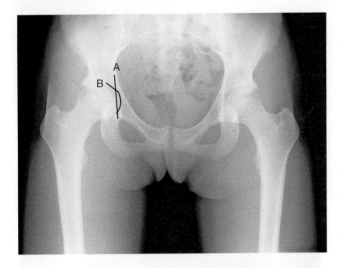

Figura 11.122 Aspecto radiográfico da protrusão acetabular em uma incidência anteroposterior pélvica. A *linha A* representa a linha ilioisquiática e a *linha B* representa o assoalho da fossa do acetábulo, que se situa medialmente à *linha A*. Uma condição patológica semelhante também pode ser observada na radiografia do quadril esquerdo da paciente. (De Clohisy JC, Carlisle JC, Beaulé PE et al.: A systematic approach to the plain radiographic evaluation of the young adult hip. *J Bone Joint Surg Am* 90:53, 2008.)

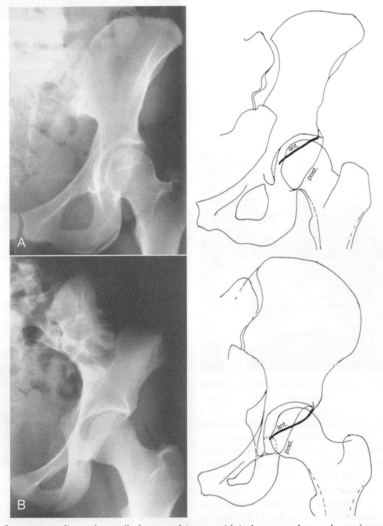

Figura 11.123 (A) Radiografia e esquema linear do acetábulo normal (antevertido). A postura dessa pelve está em maior flexão na junção lombossacral, em comparação com o caso descrito em (B). O delineamento do forame obturado é mais circular e a espinha isquiática está obscurecida. Nessa pelve flexionada, a atitude antevertida do acetábulo é observada ao máximo. Quando o acetábulo está retrovertido, a adoção de uma postura semelhante minimiza o aspecto de retroversão. A linha da borda da parede posterior está localizada no centro (ou mesmo lateralmente ao centro) da cabeça do fêmur. (B) Radiografia e esquema linear mostrando uma retroversão acetabular e o sinal "cruzado" ou "em 8". Compare com (A). A linha da parede posterior parece fina, enquanto a da parede anterior tem um aspecto mais espesso. A linha da borda da parede posterior está em uma localização bem medial ao centro da cabeça do fêmur. (De Reynolds D: Retroversion of the acetabulum: a cause of hip pain, *J Bone Joint Surg Br* 81:285, 1999.)

situar-se ao nível do centro da cabeça do fêmur ou lateralmente a esta estrutura (**sinal da parede posterior**).[84] O sinal cruzado, ou sinal em "8", ocorre porque a face anterior da borda do acetábulo situa-se mais lateralmente do que a face posterior (Fig. 11.124).[142] O sinal da parede posterior ocorre quando a face posterior da borda do acetábulo está localizada mais medialmente do que o centro da articulação do quadril. Assim, há menor cobertura posterior da cabeça do fêmur.[142]

11. A cabeça do fêmur está na posição normal? A distância da cabeça do fêmur à linha ilioisquiática deve ser inferior a 10 mm (Fig. 11.125).
12. A cabeça do fêmur e o acetábulo estão congruentes (Fig. 11.126)?
13. A cabeça do fêmur e o acetábulo estão normais nos dois lados? Em casos de DCQ, ambas as estruturas exibem displasia, e o **índice acetabular** no lado afetado pode ser superior aos 30° normais no neonato (20° em crianças de 2 anos). Para determinar o índice acetabular, o examinador inicialmente traça uma linha horizontal entre as faces inferiores das "lágrimas" pélvicas. Uma segunda linha é traçada entre a margem lateral do teto do acetábulo (i. e., *sourcil* lateral) e a "lágrima" no mesmo lado. A intersecção das duas linhas é denominada *índice acetabular*, **ângulo de Hilgenreiner** ou ângulo acetabular de Sharp (Tab. 11.20). Ângulos superiores a 36° indicam displasia acetabular. Quanto maior for o ângulo de inclinação, menos instável é

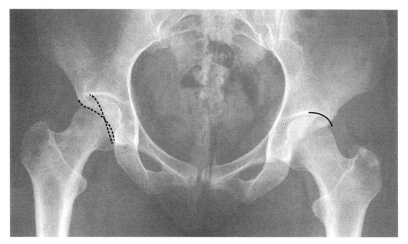

Figura 11.124 Radiografia anteroposterior da pelve de mulher de 22 anos que relatava dor na região inguinal. O exame clínico sugeriu enfaticamente um impacto femoroacetabular. A radiografia mostra uma retroversão acetabular bilateral, que fica determinada pelo "cruzamento" das paredes acetabulares anterior e posterior *(linhas tracejadas)* (sinal "cruzado") no quadril direito. O quadril esquerdo demonstra uma deformidade em cabo de pistola. (De Parvizi J, Leunig M, Ganz R: Femoroacetabular impingement. *J Am Acad Orthop Surg* 15[9]:561-570, 2007.)

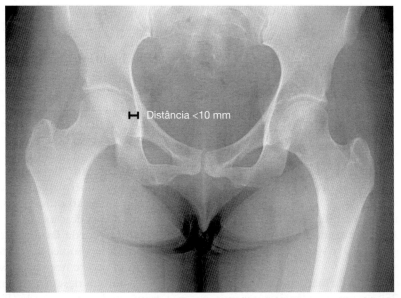

Figura 11.125 Posição normal da cabeça do fêmur no acetábulo. (De Clohisy JC, Carlisle JC, Beaulé PE et al.: A systematic approach to the plain radiographic evaluation of the young adult hip. *J Bone Joint Surg Am* 90:59, 2008.)

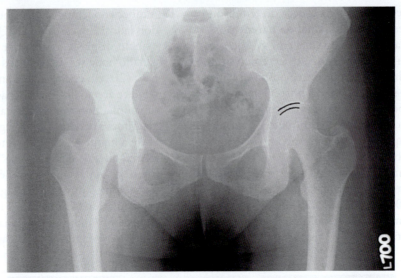

Figura 11.126 Congruência entre a cabeça do fêmur e o acetábulo. (De Clohisy JC, Carlisle JC, Beaulé PE et al.: A systematic approach to the plain radiographic evaluation of the young adult hip. *J Bone Joint Surg Am* 90:62, 2008.)

TABELA 11.20

Valores médios do ângulo de Hilgenreiner (índice acetabular)

	Neonato	6 meses de idade	1 ano de idade
Masculino	26°	20°	20°
Feminino	28°	22°	20°

a cabeça do fêmur no acetábulo. A Figura 11.127 mostra as medidas que podem ser tiradas na DCQ.

14. Qual é o **índice de extrusão da cabeça do fêmur**? O normal é cerca de 25% (Fig. 11.128).
15. Estão presentes osteófitos ou artrite (Fig. 11.129)? Kellgren e Lawrence[354] desenvolveram uma escala para graduação radiográfica da osteoartrite de quadril (Tab. 11.21). As **características fundamentais da osteoartrite** são: estreitamento ou perda do espaço articular, presença de osteófitos, esclerose subcondral e cistos ósseos subcondrais.[1]
16. Se a **linha de Shenton** é normal. Normalmente, a linha de Shenton é curva, traçada ao longo da borda medial encurvada do fêmur e continuando para cima em um arco suave ao longo da borda inferior do púbis (Fig. 11.130). Quando a cabeça do fêmur se encontra luxada ou fraturada, as duas linhas formam dois arcos separados, indicando uma linha quebrada. Uma linha de Shenton quebrada é diagnóstica de patologia.
17. O ângulo ou **índice acetabular (de Tönnis)** deve se situar entre 0° e 10° em adultos (Fig. 11.131). Um ângulo superior a 10° é sugestivo de displasia acetabular.[36]
18. Normalmente, o **ângulo da margem central lateral** é inferior a 25° em uma incidência anteroposterior da pelve (Fig. 11.132): se o ângulo for inferior a 25°, esse achado pode indicar uma cobertura insuficiente da cabeça do fêmur, ou displasia.[355]
19. Há evidência de IFA (Tab. 11.22; Fig. 11.133)?
20. Há qualquer evidência de fratura ou luxação (Figs. 11.134 e 11.135)? O anel pélvico está intacto ou sofreu ruptura? Ruptura do anel pélvico indica lesão grave.
21. Há evidências de deformação pélvica (i. e., os ílios estão em contrarrotação no sacro)?
22. As linhas de Hilgenreiner e de Perkins encontram-se dentro dos limites normais?[356] A **linha de Hilgenreiner** é horizontal, traçada entre as partes inferiores do ílio. A **linha de Perkins** é vertical, traçada através do ponto superoexterno do acetábulo (Fig. 11.136). Normalmente, a cabeça do fêmur em desenvolvimento ou o centro de ossificação da cabeça do fêmur está localizado no quadrante inferomedial formado pelas duas linhas. Quando o centro de ossificação está localizado no quadrante superolateral, esse achado é indicativo de uma luxação ou de DCQ.[284] No neonato, o centro de ossificação não é visível (Fig. 11.137).
23. **Sinal da "corda frouxa"**. Na doença de Legg-Calvé-Perthes, somente a cabeça do fêmur é afetada. Quando ocorre necrose avascular de uma cabeça do fêmur em desenvolvimento, o sinal da corda frouxa pode ser observado (Fig. 11.138). Esse sinal indica lesão da placa de crescimento com reação

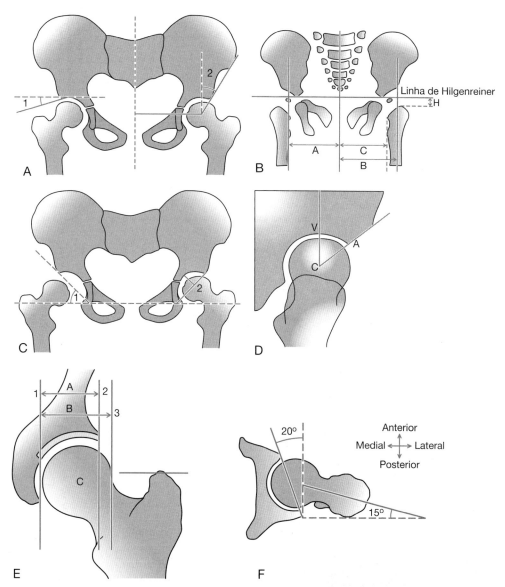

Figura 11.127 Medidas adicionais realizadas em radiografias comuns de pacientes com displasia congênita do quadril. (A) *1*: Inclinação da borda lateral do acetábulo. O ângulo formado entre a linha paralela à linha de Hilgenreiner e tangente ao teto do acetábulo e a linha paralela à borda lateral dessa estrutura é denominado *inclinação*. O acetábulo normal possui uma inclinação da borda lateral definida como positiva. *2*: Ângulo entre a borda e o centro (CB). Esse ângulo localiza-se entre uma linha desenhada a partir do centro da cabeça do fêmur, perpendicular à linha que conecta os centros de cada cabeça do fêmur, e uma linha a partir do centro da cabeça à borda ossificada superolateral do acetábulo. O ângulo CB possui um valor negativo. (B) *Lado direito do quadril*: a linha mediana pélvica é desenhada verticalmente através dos centros do sacro e da sínfise púbica. O deslocamento lateral de cada cabeça do fêmur é indicado pelo comprimento de uma linha (*A*) desenhada horizontalmente da linha mediana pélvica ao centro da cabeça do fêmur. *Lado esquerdo do quadril*: a relação entre *C* e *B* comparou *C*, a distância da linha mediana pélvica à ponta medial da metáfise femoral, e *B*, a distância da linha mediana pélvica à borda acetabular lateral. (C) *1*: O ângulo que se localiza entre uma linha que conecta as lágrimas sobre a borda inferior dos acetábulos e uma linha desenhada a partir da borda ossificada mais superolateral do acetábulo à lágrima constitui o índice ou ângulo acetabular adulto. *2*: A maior distância perpendicular entre a superfície articular medial do acetábulo e a linha desenhada da lágrima à borda ossificada superolateral do acetábulo é a profundidade acetabular. (D) Ângulo vertical entre o centro e a borda desenhado sobre uma imagem de perfil falsa. É definido como o ângulo subtendido por uma linha (*V-C*) desenhada a partir do centro da cabeça do fêmur, estendendo-se verticalmente para cima, e uma linha (*C-A*) desenhada a partir do centro da cabeça do fêmur, obliquamente à borda anterior do acetábulo. O ângulo localiza-se entre as duas linhas. (E) Porcentagem da cabeça do fêmur coberta pelo acetábulo. Isso representa a profundidade relativa da superfície do acetábulo de descarga de peso (*A*), representada pela linha *1-2*, e a da cabeça do fêmur, pela linha *1-3*. A cobertura acetabular normal é de 75% ou mais quando a proporção *1-2:1-3* é determinada. (F) O ângulo de anteversão acetabular descreve a extensão em que o acetábulo circunda a cabeça do fêmur no plano horizontal. Medido a partir de cima, normalmente esse ângulo é de aproximadamente 20°. Como demonstrado, o ângulo é formado pela intersecção de uma linha de referência anteroposterior (*tracejada*) e uma linha cruzando a borda do acetábulo. A anteversão normal de 15° do fêmur proximal também é indicada. (A-D, Reproduzida de Restrick D, Kransdorf MJ: *Bone and joint imaging*. Philadelphia: Elsevier, 2005. p. 1286. Cortesia de Lektakul N, MD, Bangkok, Tailândia. E, Reproduzida de Delaunay S, Dussault RG, Kaplan PA et al.: Radiographic measurements of dysplastic adult hips, *Skeletal Radiol* 26:75, 1997. F, Reproduzida de Neumann DA: *Kinesiology of the musculoskeletal system – foundations for physical rehabilitation*. St. Louis: CV Mosby, 2002. p. 398.)

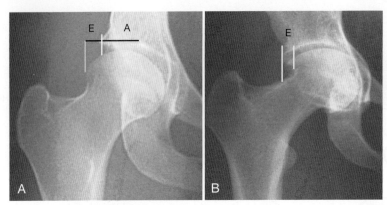

Figura 11.128 Índice de extrusão da cabeça do fêmur [E/A + E]. O índice de extrusão normal (A) é de aproximadamente 25%. Em casos de coxa profunda e de protrusão acetabular (B), uma porção maior da cabeça do fêmur fica coberta e o índice é igual a zero, ou é negativo. (De Patel K, Wallace R, Busconi BD: Radiology, *Clin Sports Med* 30:257, 2011.)

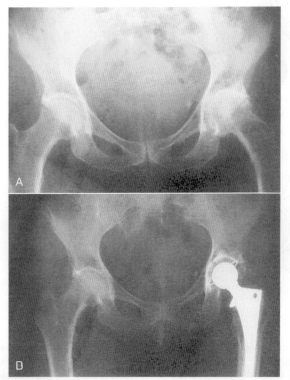

Figura 11.129 Artrite do quadril esquerdo. (A) Antes da cirurgia. Observe a diminuição do espaço articular e a irregularidade da cabeça do fêmur. (B) Após a artroplastia total de quadril.

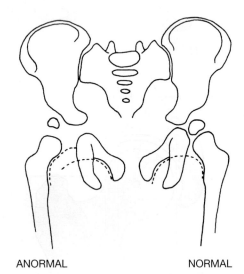

Figura 11.130 Linha de Shenton.

TABELA 11.21

Escala de graduação de Kellgren e Lawrence para osteoartrite do quadril

Grau	Achados radiográficos
0	Não há evidências de estreitamento do espaço articular, formação de osteófitos nem esclerose (radiografia normal)
1	Possível estreitamento do espaço articular medialmente e possível presença de osteófitos em torno da cabeça do fêmur
2	Presença clara de estreitamento do espaço articular, osteófitos e discreta esclerose
3	Estreitamento significativo do espaço articular, presença discreta de osteófitos, alguma esclerose e formação de cistos, além de deformidade da cabeça do fêmur e do acetábulo
4	Perda visível do espaço articular, com esclerose e cistos; deformidade significativa da cabeça do fêmur e do acetábulo, osteófitos grandes

Modificada de Kellgren JH, Lawrence JS: Radiological assessment of osteoarthrosis, *Ann Rheum Dis* 16:494-502, 1957.

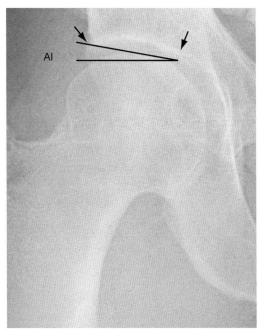

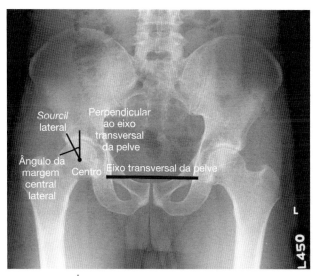

Figura 11.131 O índice acetabular *(IA)* é um ângulo formado por uma linha horizontal e uma linha que conecta o ponto medial da zona esclerótica *(seta preta pequena)* ao centro lateral do acetábulo. O índice acetabular normal é positivo, enquanto em casos de coxa profunda e de protrusão acetabular, o índice acetabular é igual a zero, ou negativo. (De Patel K, Wallace R, Busconi BD: Radiology, *Clin Sports Med* 30:256, 2011.)

Figura 11.132 Ângulo entre a borda lateral e o centro. (Modificada de Clohisy JC, Carlisle JC, Beaulé PE et al.: A systematic approach to the plain radiographic evaluation of the young adult hip. *J Bone Joint Surg Am* 90:55, 2008.)

TABELA 11.22

Características radiográficas principais da displasia e do impacto femoroacetabular

	Displasia	IMPACTO FEMOROACETABULAR Tipo "pinçamento"	Tipo "came"
Radiografia anteroposterior da pelve/quadril	Ângulo entre a borda e o centro < 25°, ângulo de Tönnis > 10°	Sinal cruzado e/ou da parede posterior, sinal isquiático, coxa profunda	Deformidade em cabo de pistola
Radiografia em perfil	—	—	Ângulo alfa > 50,5°, relação de desnível < 0,15
Radiografia em falso perfil	Ângulo anterior entre a borda e o centro < 25°	Estreitamento da superfície articular posterior	—

De Beaulé PE, O'Neill M, Rakhra K: Acetabular labral tears, *J Bone Joint Surg Am* 91:705, 2009.

metafisária acentuada. A sua presença indica uma doença grave.

24. **Sinal da "lágrima"**. A migração da cabeça do fêmur para cima em relação à pelve, causada pela degeneração, como a observada na osteoartrite, pode ser detectada pelo sinal da lágrima (Fig. 11.139). A "lágrima" é visível na base do osso púbico, estendendo-se verticalmente para baixo e terminando em uma gota redonda (ou cabeça). O feixe de raios X deve ser centrado em relação à pelve. Uma linha é traçada entre as duas "lágrimas" e estendida até as cabeças dos fêmures. Então, o examinador pode medir a distância entre a "lágrima" e a cabeça do fêmur. Uma diferença superior a 10 mm entre os dois lados indica migração importante da cabeça do fêmur. Radiografias seriadas ou realizadas no decorrer do tempo frequentemente revelam uma progressão da migração.

25. **Sinais da "cabeça em risco"**. Na doença de Legg-Calvé-Perthes, o examinador deve observar os seguintes sinais radiológicos da "cabeça em risco" em uma incidência anteroposterior:

916 Avaliação musculoesquelética

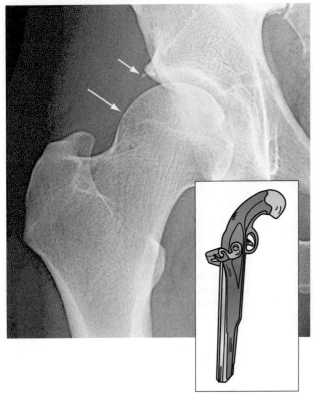

Figura 11.133 Homem de 36 anos com impacto femoroacetabular (IFA) do tipo "came". A incidência anteroposterior do quadril direito mostra uma deformidade em cabo de pistola da junção entre a porção lateral da cabeça do fêmur e o colo *(seta longa)*. Observe as calcificações do lábio do acetábulo *(seta curta)*. (Modificada de Zaragoza EJ, Beaulé PE: Imaging of the painful non-arthritic hip: a practical approach to surgical relevancy. *Oper Tech Orthop* 14:44, 2004.)

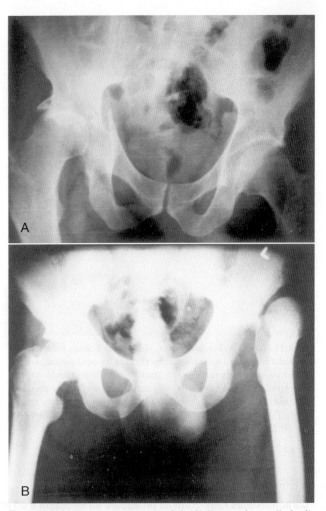

Figura 11.134 Traumatismo no quadril. (A) Fratura do acetábulo direito. (B) Luxação do fêmur esquerdo.

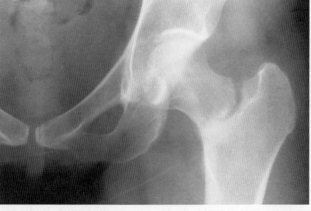

Figura 11.135 Fratura por estresse do colo do fêmur do tipo tração.

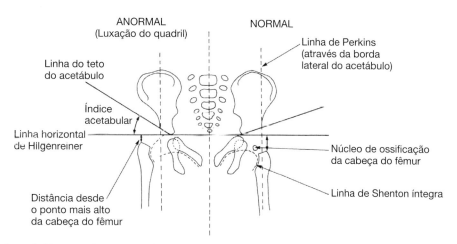

Figura 11.136 Achados radiológicos na luxação congênita do quadril comparados com achados normais em uma criança de 12 a 15 meses de idade. Índice acetabular: normal = 30°; no neonato = 27,5°. Quando o núcleo de ossificação da cabeça do fêmur está presente, ele deve estar localizado no quadrante inferior medial.

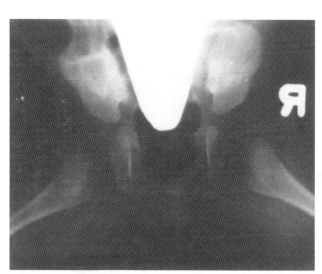

Figura 11.137 Radiografia do quadril de um neonato. A ossificação da cabeça do fêmur ainda não se desenvolveu.

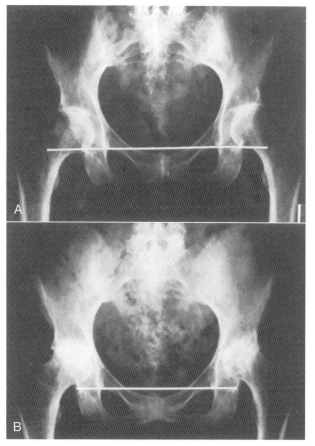

Figura 11.139 Sinal da lágrima. (A) Uma linha foi traçada entre as extremidades das duas "lágrimas" e estendida para o interior do colo do fêmur. A osteoartrite de ambas as articulações do quadril parece ser igual, com diminuição equivalente do espaço articular. No entanto, o lado esquerdo do quadril já se encontra em um nível ligeiramente mais alto que o direito em relação à linha. (B) Mais tarde, os dois quadris moveram-se gradualmente para cima como resultado da perda óssea no ápice das cabeças femorais. O lado esquerdo do quadril encontra-se agora em um nível mais alto que o direito, confirmando a observação original de que o processo de destruição no lado esquerdo estava mais avançado. (De Greubel-Lee DM. *Disorders of the hip*. Philadelphia: JB Lippincott, 1983.p. 61, 146.)

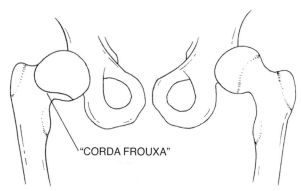

Figura 11.138 Sinal da corda frouxa.

a. Sinal de Cage, um pequeno segmento osteoporótico na face lateral da epífise que parece ser translúcido (Fig. 11.140).
b. Calcificação lateral à epífise (quando estiver ocorrendo colapso).
c. Subluxação lateral da cabeça (um aumento no espaço articular inferomedial).
d. Ângulo da linha epifisária (neste caso, horizontal).
e. Reação metafisária.

Pacientes que apresentam três ou mais sinais de "cabeça em risco" têm prognóstico ruim e, geralmente, são submetidos à cirurgia.

26. Sinais de DECF.[357] Em um deslizamento da epífise da cabeça do fêmur (Fig. 11.141), os seguintes sinais radiográficos podem ser observados:
   a. A linha epifisária pode alargar.
   b. Pode-se observar labiação ou formação de degrau, como ocorre nas incidências em perfil.
   c. A linha superior do colo do fêmur não cruza a epífise ossificada que se projeta para o exterior, como acontece no quadril normal.
   d. A linha de Shenton não descreve um arco contínuo. (A linha também é quebrada quando o quadril está luxado ou subluxado.)

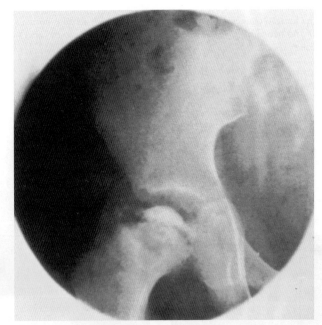

Figura 11.140 Todos os sinais da "cabeça em risco" estão presentes: subluxação lateral, direção anormal das placas de crescimento, sinal de Cage, calcificação lateral e irregularidade da epífise. (De Greubel-Lee DM. *Disorders of the hip*. Philadelphia: JB Lippincott, 1983 p. 146.)

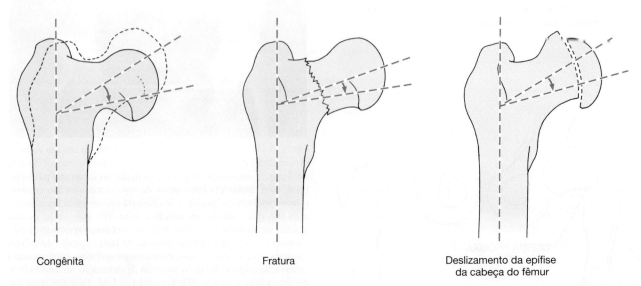

Figura 11.141 Algumas causas de coxa vara.

Além do DECF causando uma coxa vara, fraturas ou malformações congênitas podem causar a mesma deformidade (Figs. 11.142 e 11.143).

27. Normalmente, se a cada lado do corpo for projetada uma linha (i. e., a **linha de Schoemaker**) do trocanter maior à EIAS, até que ocorra sua intersecção, as linhas se cruzarão na linha mediana ao nível da cicatriz umbilical ou acima dela (Fig. 11.144). Se a intersecção das linhas ocorrer abaixo do umbigo ou se estiverem descentralizadas, isso indica uma fratura do colo do fêmur, luxação superior de um fêmur ou desalinhamento.

28. O **índice de cobertura lateral (ICL)** é uma medida utilizada para determinar a displasia coxofemoral, sendo definido como o ângulo entre a borda e o centro (CB) menos a inclinação acetabular (Fig. 11.145). Lacerações do ligamento redondo ocorrem menos frequentemente em pontuações de ICL mais altas.[32,320]

29. A cobertura acetabular da cabeça do fêmur pode ser determinada pelo ângulo **centro-margem lateral (CML)**, pelo **ângulo CML anterior,** pela **inclinação acetabular (ângulo de Tönnis)** e pelo **índice acetabular** (Fig. 11.146).[11,358] O ângulo CML normal equivale a 25° ou mais. Um valor inferior a 25° sugere displasia acetabular.

30. No IFA, o tipo "came" é diagnosticado na presença de **ângulo alfa** superior a 57°, deformidade em cabo de pistola, índice acetabular (ângulo de Tönnis) inferior a 0°, desnível entre a cabeça-colo do fêmur inferior a 8 mm, relação de desnível, ou índice triangular; o IFA do tipo "pinçamento" é diagnosticado na presença de sinal cruzado, sinal da parede posterior, ângulos CML e anterior superiores a 40°, proeminência do sinal da espinha isquiática ou coxa profunda.[59,135,138,139,359-362]

31. A orientação do acetábulo pode afetar a estabilidade do quadril. Um acetábulo retrovertido pode acar-

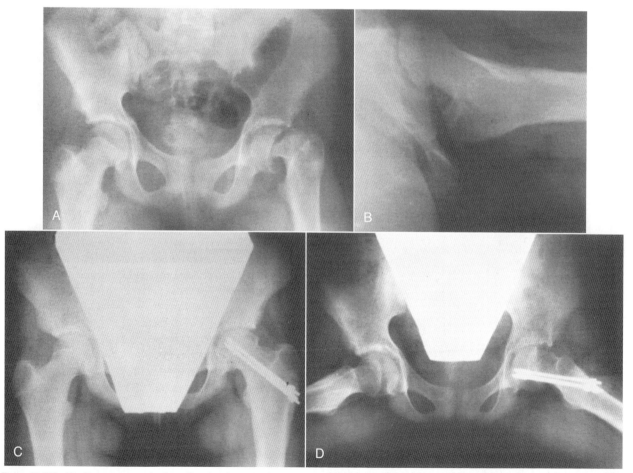

Figura 11.142 Deslizamento agudo da epífise da cabeça do fêmur em um menino de 14 anos. Após uma queda, o paciente queixava-se de dor intensa na região inguinal esquerda e na face anterior da coxa e era incapaz de sustentar o peso sobre o membro inferior esquerdo. (A e B) Radiografias pré-operatórias revelam um deslizamento grave à esquerda. O paciente foi colocado em tração de Russell bilateral dividida com faixas de rotação medial na coxa e na perna esquerdas. Gradualmente, em um período de 3 a 4 dias, o deslizamento foi reduzido. (C e D) Radiografias pós-operatórias realizadas aproximadamente 6 meses mais tarde revelam fechamento da placa epifisária e posição normal da cabeça do fêmur. O quadril apresentava uma amplitude de movimento completa. (De Tachdjian MO. *Pediatric orthopedics*. Philadelphia: WB Saunders Co, 1972. p. 470.)

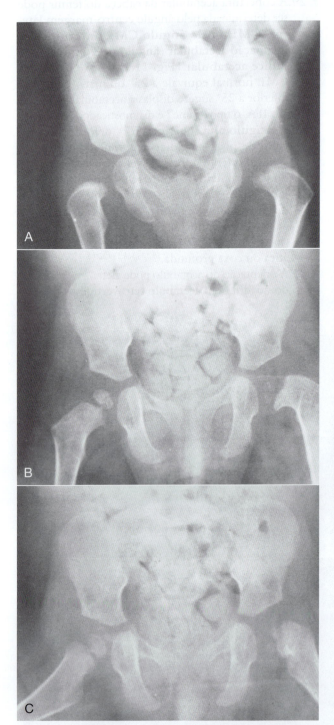

Figura 11.143 Coxa vara congênita no quadril esquerdo em um lactente. (A) Radiografias anteroposteriores de ambos os quadris realizada aos 3 meses de idade em virtude da limitação da abdução no lado esquerdo e da suspeita de luxação congênita do quadril. A radiografia foi considerada normal. (B e C) Radiografias do quadril do mesmo paciente com 1 ano de idade, quando começou a andar com um balanço brusco (guinada) indolor do glúteo médio à esquerda. A deformidade em varo do lado esquerdo do quadril é evidente. (De Tachdjian MO. *Pediatric orthopedics*. Philadelphia: WB Saunders Co, 1972. p. 587.)

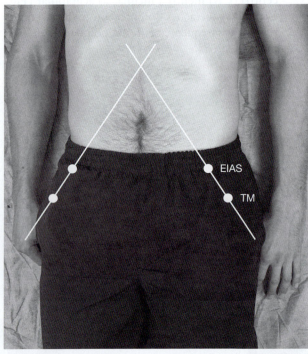

Figura 11.144 Linha de Schoemaker. EIAS: espinha ilíaca anterossuperior; TM: trocanter maior.

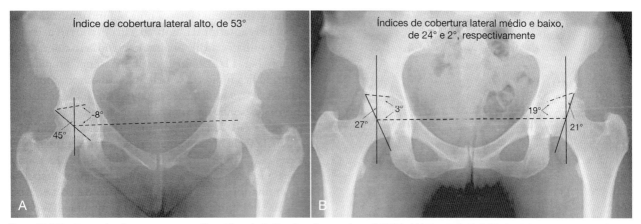

Figura 11.145 Exemplos de mensurações radiográficas do índice de cobertura lateral (ICL). (A) Exemplo de ICL alto (53°) composto do ângulo entre a borda e o centro (BC) de 45° e uma inclinação acetabular de -8°. (B) Exemplo de ICL médio e baixo no quadril direito e esquerdo, respectivamente. No quadril direito, o ângulo BC de 27° e uma inclinação acetabular de 3° resultam em um ICL de 24°, enquanto, no quadril esquerdo, um ângulo BC de 21° e uma inclinação acetabular de 19° resultam em um ICL de 2°. (De Domb BG, Martin DE, Botser IB: Risk factors for ligamentum teres tears, *Arthroscopy* 29[1]:65, 2013.)

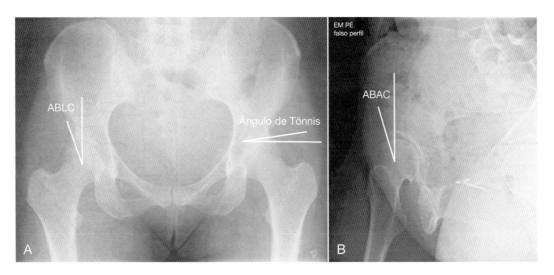

Figura 11.146 (A) A avaliação da cobertura acetabular tem início com uma radiografia de pelve (incidência anteroposterior) bem rotacionada e inclinada, na qual devem ser medidos o ângulo entre a borda lateral e o centro *(ABLC)* e o ângulo de Tönnis. (B) O ângulo entre a borda anterior e o centro *(ABAC)* é medido em uma radiografia de falso perfil. (De Dumont GD: Hip instability – current concepts and treatment options, *Clin Sport Med* 35[3]:435-447, 2016.)

retar instabilidade posterior, e um acetábulo antevertido ou um colo do fêmur antevertido pode causar instabilidade anterior.[11,50,363] A retroversão acetabular fica sugerida pelo sinal da parede posterior e/ou sinal da espinha isquiática.[36]

32. Deve-se ter em mente que a osteopenia não é observada em radiografias simples até que tenha ocorrido uma perda de 40% da densidade mineral óssea.[1]
33. Sinais de derrame articular no quadril:
    a. Subluxação lateral da cabeça do fêmur, de modo que o espaço articular fica ampliado (comum na artrite reumatoide juvenil).
    b. Ausência de um efeito de vácuo – se uma tração (ao membro inferior, longitudinalmente) for aplicada durante a radiografia, normalmente observa-se a pressão negativa como uma meia-lua radiolucente entre as superfícies articulares. Esse fenômeno não ocorre em articulações que tenham uma quantidade extra de líquido, mesmo mínima.
    c. A desmineralização do osso subcondral pode ser observada como uma perda na nitidez da linha branca subcondral da cabeça do fêmur.[1]

Incidência em perfil transversal à maca. Essa incidência (Fig. 11.147) pode ser utilizada para medir a relação de desnível entre a cabeça-colo do fêmur (Fig. 11.148). Essa relação é útil nos casos de suspeita de IFA (do tipo "came"). Se a relação for inferior a 0,17, pode haver uma deformidade do tipo "came".[345]

Radiografia de quadril em perfil falso.[345] Essa incidência é utilizada no cálculo do ângulo CB anterior. O examinador traça uma linha vertical passando pelo centro da cabeça

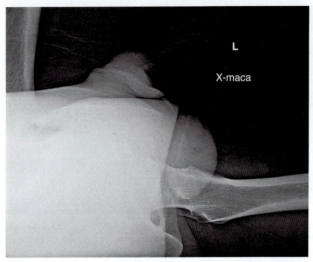

Figura 11.147 Incidência em perfil (transversal à maca) do quadril; usada para mensuração da relação de desnível entre a cabeça e o colo do fêmur.

do fêmur. Em seguida, traça uma segunda linha desde o ponto mais anterior da "sobrancelha" (*sourcil*) acetabular até a linha vertical. O ângulo criado é o ângulo CB anterior (Fig. 11.149; ver Fig. 11.2A). Uma instabilidade estrutural fica indicada se o ângulo é inferior a 20°.

Incidência em perfil (axial em "perna de rã"). Para esta incidência, o paciente é posicionado em decúbito dorsal com os quadris em flexão, abdução e rotação lateral. Esta incidência fornece uma imagem de perfil verdadeiro da cabeça e do colo do fêmur (Fig. 11.150).[364] Essa incidência é útil em casos de suspeita de necrose avascular.[1] O examinador procura qualquer deformação pélvica e qualquer deslizamento da cabeça do fêmur, como o observado nos casos de DECF. A incidência em perfil é a primeira na qual esse deslizamento pode ser observado. Essa incidência também pode demonstrar uma deformidade de desnível entre cabeça-colo do fêmur.[345]

Artrografia

Apesar da artrografia de quadril não ser realizada rotineiramente, ela pode ser feita quando o quadril não pode ser reduzido após uma luxação (Fig. 11.151). A artro-

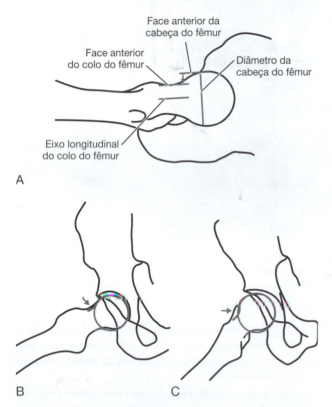

Figura 11.148 (A) Esquema linear mostrando a técnica para cálculo da relação de desnível entre a cabeça e o colo do fêmur. São traçadas três linhas paralelas: a *linha 1* passa pelo centro do eixo longitudinal do colo do fêmur; a *linha 2* passa através da face mais anterior do colo do fêmur; e a *linha 3* passa através da face mais anterior da cabeça do fêmur. A relação de desnível entre a cabeça e o colo do fêmur é calculada pela mensuração da distância entre as *linhas 2* e *3*, dividindo-se o resultado pelo diâmetro da cabeça do fêmur. (B) Desnível moderado entre a cabeça e o colo do fêmur e/ou discreto impacto do tipo "came". (C) Redução do desnível anterolateral entre a cabeça e o colo do fêmur.[345] (De Clohisy JC, Carlisle JC, Beaulé PE et al.: A systematic approach to the plain radiographic evaluation of the young adult hip. *J Bone Joint Surg Am* 90:47-66, 2008.)

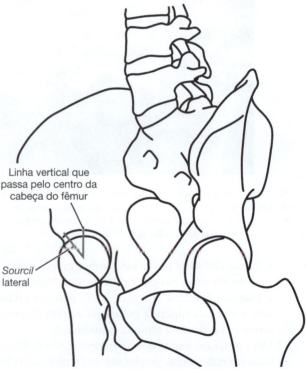

Figura 11.149 Esquema linear mostrando a técnica para calcular o ângulo entre a borda anterior e o centro em uma radiografia de falso perfil. Traça-se uma linha vertical que passa pelo centro da cabeça do fêmur. Em seguida, traça-se uma segunda linha que passa pelo centro da cabeça do fêmur e através do ponto mais anterior do *sourcil* (i. e., "sobrancelha") acetabular. O ângulo resultante da intersecção dessas duas linhas é o ângulo entre a borda anterior e o centro. Valores inferiores a 20° podem ser indicativos de instabilidade estrutural.[345] (De Clohisy JC, Carlisle JC, Beaulé PE et al.: A systematic approach to the plain radiographic evaluation of the young adult hip. *J Bone Joint Surg Am* 90:47-66, 2008.)

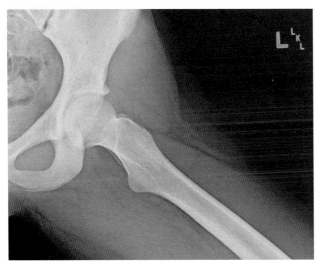

Figura 11.150 Incidência em perfil (axial em "perna de rã").

grafia pode indicar a presença de uma possível inversão de limbo (dobramento de uma estrutura similar ao menisco) ou de uma cápsula com configuração em ampulheta por causa da sua contração. Além disso, a técnica também é útil nos casos de LCQ para revelar onde a cabeça do fêmur não ossificada localiza-se em relação ao lábio. A Figura 11.152 mostra uma artrografia normal do quadril.

Imagens ultrassonográficas diagnósticas

O quadril é uma grande articulação sinovial passível de diversos problemas, tanto intra-articulares como extra-articulares, que podem levar a sintomas. A articulação do quadril tem uma cápsula articular grande e espessa e ligamentos associados, incluindo o iliofemoral, o isquiofemoral e o pubofemoral, que ajudam a proporcionar estabilidade articular. A cabeça do fêmur é revestida por cartilagem articular hialina, enquanto o acetábulo é revestido pela mesma cartilagem e tem um lábio fibrocartilaginoso fixado à sua borda. Muitas dessas estruturas podem ser visualizadas pela ultrassonografia.

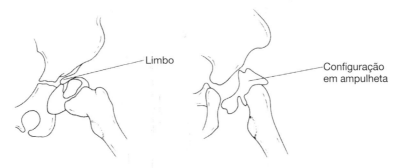

Figura 11.151 Desenhos de artrografias em caso de luxação congênita do quadril.

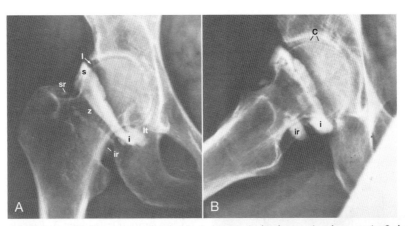

Figura 11.152 Artrografia normal do quadril. Exame normal após injeção intra-articular de aproximadamente 6 mL de meio de contraste. Vistas (A) anteroposterior e (B) lateral em "perna de rã". c = meio de contraste delineando a cartilagem articular (recesso da cabeça); i = recesso articular inferior; ir = recesso inferior do colo; l = lábio do acetábulo; lt = falha de contraste do ligamento transverso; s = recesso articular superior; sr = recesso superior do colo; z = zona orbicular (impressão sobre o contraste intra-articular pelos ligamentos isquiofemorais e iliofemorais da cápsula articular do quadril). (De Weissman BNW, Sledge CB: *Orthopedic radiology*. Philadelphia: WB Saunders Co, 1986. p. 396.)

Porção anterior do quadril. O exame ultrassonográfico do quadril tem início na porção anterior. Pode-se obter uma visão inicial com o paciente em decúbito dorsal. O transdutor é posicionado no eixo longo com a sonda alinhada com o colo do fêmur. Essa posição é levemente oblíqua, de modo a acompanhar o colo (Fig. 11.153). Será possível visualizar claramente o delineamento da cabeça do fêmur, do colo do fêmur e do acetábulo. Em um ponto imediatamente inferior à cabeça do fêmur e anterior ao colo do fêmur, localiza-se o recesso articular anterior, que pode exibir tumefação em decorrência de líquido ou de uma quantidade excessiva de líquido sinovial decorrente de uma sinovite e/ou inflamação da cápsula articular (Fig. 11.154). Nesse ponto, o espaço articular deve ser simétrico e não excessivamente largo em qualquer área ao longo da face anterior do fêmur. Proximalmente, o lábio deve ter um aspecto hiperecoico e triangular. Ao virar o transdutor para o plano transverso no eixo curto (Fig. 11.155), é possível visualizar o iliopsoas e a cabeça do fêmur arredondada por baixo do músculo. Movimentando o transdutor proximalmente a esse ponto, na região inguinal, o examinador poderá visualizar o tendão do iliopsoas, o tendão do reto femoral e a artéria e nervo femorais, bem como a EIAI (Fig. 11.156).

Porção lateral do quadril. Para dar início ao exame ultrassonográfico da porção lateral do quadril, o paciente deve rolar sobre o quadril contralateral. O examinador aplica o transdutor diretamente sobre a face lateral do quadril, para localizar o trocanter maior (porção lateral) no eixo curto (Fig. 11.157). Localiza-se o topo do trocanter maior para visualizar as facetas anterior e lateral (Fig. 11.158). O glúteo mínimo encontra-se acima da faceta

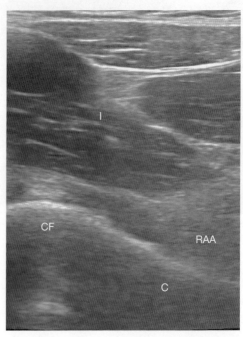

Figura 11.154 Vista no eixo longo sobre a face anterior do quadril, mostrando a cartilagem hialina hipoecoica sobre a cabeça do fêmur *(CF)*, colo do fêmur *(C)*, recesso articular anterior *(RAA)* e iliopsoas *(I)*.

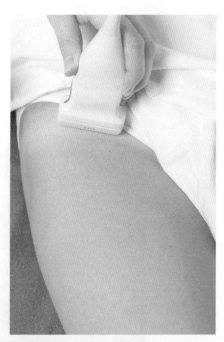

Figura 11.155 Avaliação do iliopsoas com o transdutor posicionado no eixo curto. (De Jacobson A: *Fundamentals of musculoskeletal ultrasound*, 2.ed., Philadelphia, 2013, Elsevier, p.169.)

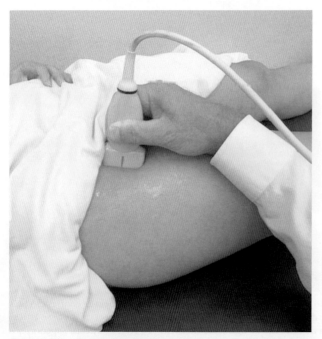

Figura 11.153 Posicionamento do transdutor no eixo longo sobre a face anterior do quadril.

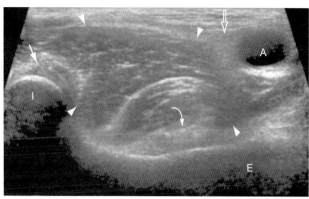

Figura 11.156 Imagem transversal do iliopsoas mostrando o tendão do iliopsoas *(seta curva)* e o músculo *(pontas de setas)*, cabeça direta do reto femoral *(seta)*, artéria femoral *(A)* e nervo femoral *(seta vazada)*, eminência iliopectínea *(E)* e espinha ilíaca anteroinferior *(I)*. (De Jacobson A: *Fundamentals of musculoskeletal ultrassound*, 2.ed., Philadelphia, 2013, Elsevier, p.169.)

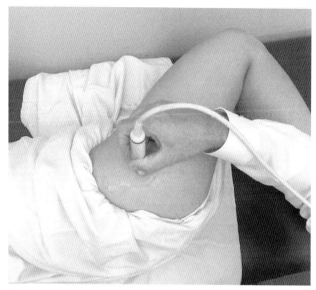

Figura 11.157 Vista da face lateral do quadril com posicionamento do transdutor no eixo curto.

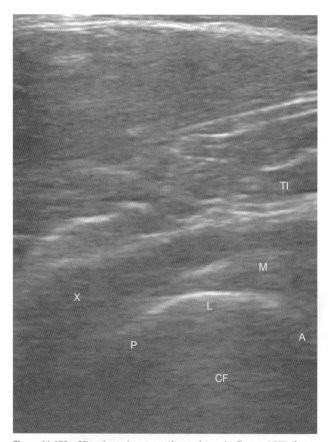

Figura 11.158 Vista lateral mostrando a cabeça do fêmur *(CF)*, faceta posterior do trocanter maior *(P)*, faceta lateral do trocanter maior *(L)*, faceta anterior do trocanter maior *(A)*, glúteo médio *M*), glúteo máximo *(X)* e trato iliotibial *(TI)*.

anterior, enquanto o glúteo médio está posicionado sobre a faceta lateral. O examinador pode girar o transdutor em 90° para visualizar essas estruturas no eixo longo. Em seguida, pode posicionar o transdutor sobre cada uma das facetas – anterior e lateral. O glúteo mínimo pode ser visualizado sobre a faceta anterior, e o glúteo médio sobre a faceta lateral. Cada uma dessas estruturas deve ser visualizada como um tendão hiperecoico conforme avançam em direção ao trocanter maior.

Porção posterior do quadril. O exame ultrassonográfico da porção posterior do quadril tem início no eixo curto. O examinador avalia o forame sacral e a articulação sacroilíaca (ver Cap. 10). A porção mais superior da articulação sacroilíaca é mais ampla, enquanto a parte inferior dessa articulação é mais estreita. Em seguida, o examinador pode movimentar obliquamente o transdutor na direção lateral, indo até o trocanter maior, onde poderá visualizar o piriforme no eixo longo. Nessa posição, o tendão do piriforme estará localizado imediatamente acima do delineamento ósseo do ílio. O quadril pode ser rotacionado, para que o examinador visualize o movimento passivo do tendão do piriforme nesse local.

Tomografia computadorizada

A TC é útil na avaliação das anormalidades do quadril, em especial as ósseas.[251] Na verdade, a artrografia com TC e a artrografia com RM (TC-A e RM-A) são os principais métodos de avaliação de lesões intra-articulares do quadril.[30,275] Por exemplo, qualquer desses métodos pode ser utilizado para a mensuração da anteversão e da retroversão e pode revelar o tamanho e a forma do acetábulo e da cabeça do fêmur, assim como a congruência e a posição da cabeça do fêmur em relação ao acetábulo (Figs. 11.159 e 11.160). Essa técnica pode ser utilizada na avaliação de IFA.[365] Entretanto, nos neonatos, seu uso é limitado pela ausência de ossificação.

Imagens por ressonância magnética[366]

A ressonância magnética (RM) (Figs. 11.161 e 11.162) é uma técnica útil para se estudar o quadril, pois ela é capaz

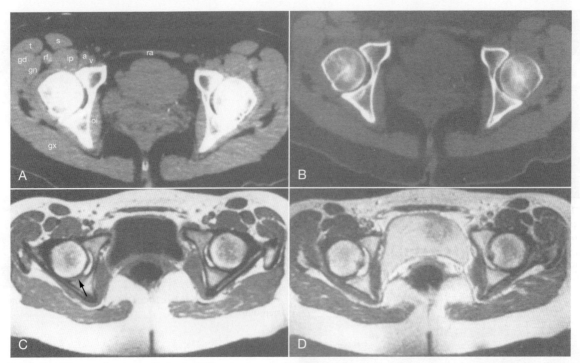

Figura 11.159 (A) Tomografia computadorizada (TC) normal no nível da região média do acetábulo, obtida com ajustes de janela para tecidos moles, mostrando o sinal intermediário homogêneo da musculatura. *a* = artéria femoral comum; *gd* = glúteo médio; *gn* = glúteo mínimo; *gx* = glúteo máximo; *ip* = iliopsoas; *oi* = obturador interno; *ra* = reto do abdome; *rf* = reto femoral; *s* = sartório; *t* = tensor da fáscia lata; *v* = veia femoral comum. (B) TC axial com ajustes de janela para osso revelando melhor delineamento dos detalhes ósseos corticais e medulares. Observe as superfícies articulares acetabulares semilunares anterior e posterior e a fossa do acetábulo não articular central. (C) Imagem de ressonância magnética axial de 0,4 T medioacetabular normal em T1 (TR, 600 ms; TE 20 ms) de um outro paciente revelando uma imagem normal de alta intensidade de sinal de músculos e ausência de sinal no osso cortical. A fina cartilagem hialina articular é de intensidade intermediária de sinal *(seta)*. (D) Imagem de ressonância magnética em T2 (TR, 2.000 ms; TE, 80 ms) revelando diminuição da alta intensidade de sinal na medula gordurosa e no tecido subcutâneo com aumento da intensidade de sinal na bexiga urinária cheia de líquido. (De Pitt MJ, Speer DP: Imaging of the pelvis and hip. *Orthop Clin North Am* 1990 21:553.)

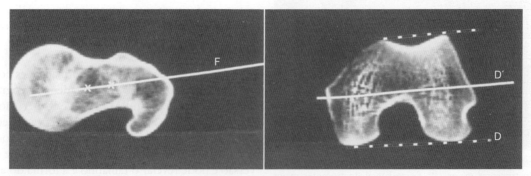

Figura 11.160 Tomografia computadorizada para determinação da anteversão femoral (usando uma amostra de fêmur). A linha diacondilar (*D*) é traçada ao longo dos côndilos, embora Hernandez et al. a definam (*D'*) a meio caminho entre as superfícies femorais anterior e posterior *(linhas tracejadas)*. O eixo do colo do fêmur (*F*) é mostrado. O ângulo entre o eixo do colo do fêmur (*F*) e a linha diacondilar é o ângulo de anteversão. Neste caso, existe uma retroversão de 2°. (De Weissman BNW, Sledge CB: *Orthopedic radiology*. Philadelphia: WB Saunders Co., 1986. p. 399.)

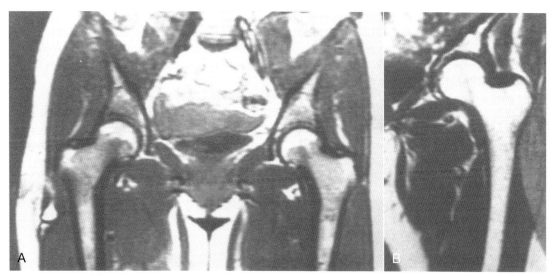

Figura 11.161 (A) Imagem de ressonância magnética normal de um adulto jovem. Imagem de *spin-echo* em T1 (600/25). Observe o sinal forte de gordura na região da epífise femoral e do trocanter maior. O sinal de intensidade intermediária no colo do fêmur representa a medula hematopoiética. (B) Mulher idosa normal com a mesma sequência de imagens revelando substituição da medula hematopoiética no colo do fêmur por medula gordurosa. (De Dalinka MK, Neustadter LM. Radiology of the hip. In Steinberg ME, editor. *The hip and its disorders*. Philadelphia: WB Saunders Co., 1991. p. 68.)

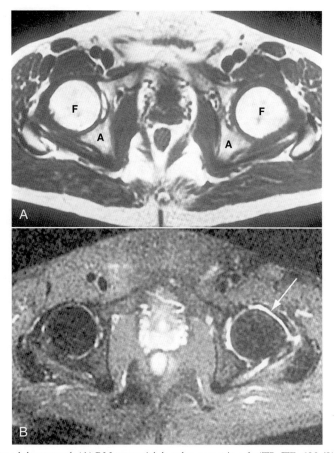

Figura 11.162 Medula óssea de um adulto normal. (A) RM transaxial da pelve com *spin-echo* (TR/TE, 600/8) pesada em T1. A medula amarela no interior da cada cabeça do fêmur (*F*) é isointensa em relação à gordura subcutânea. A medula vermelha nos acetábulos (*A*) apresenta sinal de intensidade entre aquela do músculo e da gordura. (B) RM transaxial com supressão de gordura e *spin-echo* rápido (TR/TEeff, 4.000/60) pesada em T2. O sinal de intensidade, tanto da medula amarela quanto da vermelha, diminui. Um pequeno derrame é observado no lado esquerdo do quadril *(seta)*. (De Resnick D, Kransdorf MJ: *Bone and joint imaging*. Philadelphia: Elsevier, 2005. p. 119.)

de mostrar tecidos moles (p. ex., lesões labiais [Fig. 11.163], lesões cartilaginosas, bursite, lesões do ligamento redondo, lesões tendíneas), assim como tecido ósseo (p. ex., osteonecrose, fraturas por estresse do colo do fêmur) (Fig. 11.164).[47,275,367-370] Esta capacidade a torna uma técnica excelente para a investigação de anormalidades congênitas. Além disso, é o exame de escolha para avaliação da dor no quadril sem explicação.[337] Quando combinada com a artrografia (RM-A), frequentemente essa técnica é mais sensível às lesões do quadril, porém também produz mais resultados falso-positivos.[371,372] O examinador sempre deverá correlacionar os sinais observados em um estudo de RM com os achados clínicos, pois são comuns achados anormais no quadril em pacientes assintomáticos.[373]

Cintilografia óssea

Cintilografias ósseas do quadril podem ser utilizadas para ajudar no diagnóstico de fraturas por estresse (especialmente do colo do fêmur), necrose e tumores (Figs. 11.165 e 11.166).

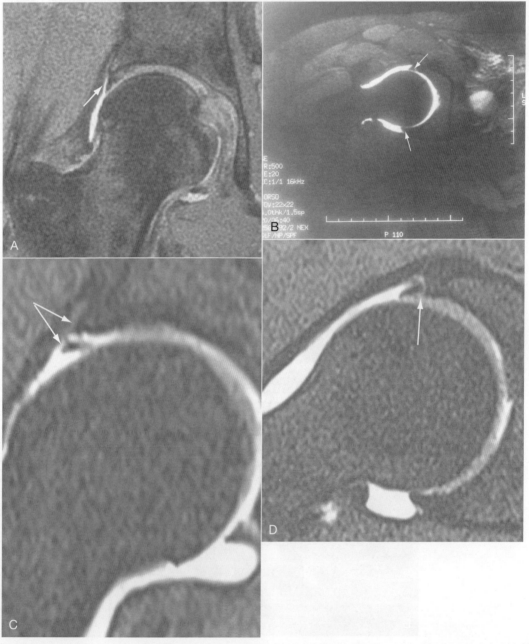

Figura 11.163 Lacerações do lábio do acetábulo. (A) A *seta* indica o espaço normal (sulco perilabial) entre a cápsula, a borda lateral do acetábulo e o lábio. (B) Laceração do lábio do acetábulo *(setas)*. (C) Imagem por ressonância magnética (RM) no plano coronal com ponderação em T1 F5 mostra uma laceração longitudinal do tipo "em alça de balde", com fragmentos labiais *(setas)*. (D) RM axial oblíqua com ponderação em T1 F5 mostrando desprendimento *(seta)* da porção anterior do lábio do acetábulo. (A, C e D, de Patel K, Wallace R, Busconi BD et al.: Radiology, *Clin Sports Med* 30:241, 247, 2011. B, de DeLee J, Drez D, Miller MD: *DeLee and Drez's orthopaedic sports medicine*, 2.ed., Philadelphia, 2003, WB Saunders.)

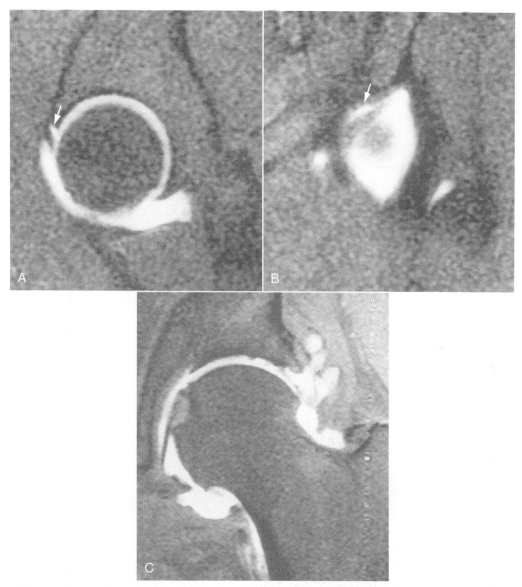

Figura 11.164 Lábio do acetábulo: laceração e degeneração cística. (A e B) Desprendimento parcial da porção anterossuperior do lábio *(setas)* é observado em imagens artrográficas de RM sagital sobre supressão de gordura (A) e coronal (B) com *spin-echo* (TR/TE, 600/16) pesada em T1. (C) Em outro paciente, a imagem artrográfica de RM coronal com supressão de gordura e *spin-echo* (TR/TE, 700/12) pesada em T1 demonstra uma laceração labial maciça com um gânglio cístico perilabial. (De Resnick D, Kransdorf MJ. *Bone and joint imaging*, Philadelphia: Elsevier, 2005. A e B, Cortesia de Tomanek J, MD, Tenn: Johnson City.)

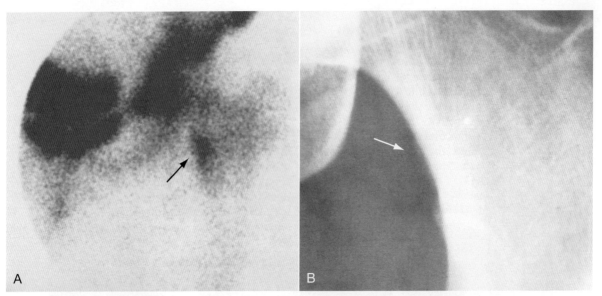

Figura 11.165 Fratura por estresse. Esta jovem atleta queixava-se de uma dor persistente no quadril agravada pela atividade. (A) O exame com radionuclídeo revela uma área focal, nitidamente margeada, de aumento de atividade no colo do fêmur *(seta)*. (B) Radiografia do quadril que delineia uma quantidade mínima de formação neo-óssea ao longo do aspecto medial do colo do fêmur *(seta)*. (De Resnick D, Kransdorf MJ. *Bone and joint imaging*. Philadelphia: Elsevier, 2005. p. 797.)

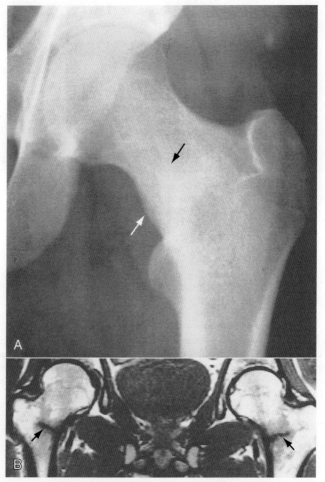

Figura 11.166 Fratura por estresse do colo do fêmur (do tipo compressão). (A) Na porção medial do colo do fêmur, observe a presença de apoio e esclerose *(setas)*. (B) Imagem de RM coronal com *spin-echo* em peso intermediário (TR/TE, 2.000/20) revela fraturas bilaterais por fadiga *(setas)* na porção medial do colo do fêmur. A fratura em si e o edema medular circunjacente têm sinal de baixa intensidade. (De Resnick D, Kransdorf MJ. *Bone and joint imaging*. Philadelphia: Elsevier, 2005. p. 800.)

Resumo da avaliação do quadril[a]

Observação: a patologia suspeitada determinará quais serão os *Testes especiais* a realizar.

Anamnese
Observação
Exame
  Avaliação funcional
  Testes especiais (posição sentada)
    Teste para síndrome dos posteriores da coxa
    Manobra de Pace
    Teste do alongamento do piriforme, posição sentada
    Teste *up and go* (TUG) cronometrado
  Testes especiais (em pé)
    Teste do toque do calcanhar com passada longa
    Teste de Puranen-Orava
    Teste de Trendelenburg
  Movimentos ativos (decúbito dorsal)
    Flexão do quadril
    Abdução do quadril
    Adução do quadril
    Rotação lateral do quadril
    Rotação medial do quadril
  Movimentos passivos (decúbito dorsal), como nos movimentos ativos (se necessário)
  Movimentos isométricos resistidos (decúbito dorsal)
    Flexão do quadril
    Extensão do quadril
    Adução do quadril
    Abdução do quadril
    Rotação medial do quadril
    Rotação lateral do quadril
    Flexão do joelho
    Extensão do joelho
  Testes especiais (decúbito dorsal)
    Testes de contratura em abdução/adução
    Teste de pressão dos adutores (com a mão fechada)
    Teste de apreensão anterior
    Teste para laceração labial anterior
    Teste de impacto anteroposterior
    Teste de alongamento com o joelho flexionado para encurtamento dos posteriores da coxa proximais
    Sinal de Drehmann
    Teste de desrotação lateral
    Teste de flexão-adução
    Teste de flexão-rotação medial
    Manobra do calcanhar-joelho contralateral
    Teste do toque de calcanhar
    Encurtamento dos rotadores do quadril
    Teste de fricção do quadril (*scour test*)
    Teste de provocação de impacto
    Teste de sobrepressão em rotação medial
    Teste de impacto da borda lateral
    Testes para o comprimento do membro inferior
    Teste do ligamento redondo
    Teste do rolamento
    Teste de extensão do quadril de McCarthy
    Teste de elevação do membro inferior estendido 90-90
    Teste de compressão de Noble

    Teste de percussão patelar-púbica
    Teste de Patrick
    Teste de apreensão posterior
    Teste de laceração labial posterior
    Teste de impacto posteroinferior
    Teste para o reto femoral
    Teste THIRD
    Teste de Thomas
  Reflexos e distribuição cutânea (decúbito dorsal)
    Reflexos
    Rastreamento sensitivo
    Nervos periféricos
  Movimentos de jogo articular (decúbito dorsal)
    Deslizamento caudal
    Compressão
    Distração lateral
    Teste do quadrante
  Palpação (decúbito dorsal)
  Testes especiais (em decúbito lateral)
    Teste em abdução, extensão e rotação lateral
    Teste de alongamento ativo do piriforme
    Teste de Beatty
    Sinal de "alavanca de câmbio"
    Sinal de defasagem (*lag*) do quadril
    Teste de impacto isquiofemoral
    Teste Fabre lateral
    Teste Fadri lateral
    Teste de Ober
  Movimento ativo (decúbito ventral)
    Extensão do quadril
  Movimento passivo (decúbito ventral)
    Extensão do quadril
  Movimentos isométricos resistidos (decúbito ventral)
    Rotação medial do quadril (quando não executada previamente)
    Rotação lateral do quadril (quando não executada previamente)
    Flexão do joelho (quando não executada previamente)
    Extensão do joelho (quando não executada previamente)
  Testes especiais (decúbito ventral)
    Teste de Ely
    Teste de rotação lateral
    Teste de tensão do nervo femoral
    Manobra de Freiberg
    Teste de rotação lateral em decúbito ventral
  Reflexos e distribuição cutânea (decúbito ventral)
  Palpação (decúbito ventral)
  Diagnóstico por imagem

Após o restante do exame ser completado, o examinador pode pedir ao paciente que execute quaisquer outros testes funcionais adequados.

Após qualquer exame, o paciente deve ser advertido sobre a possibilidade de exacerbação de sintomas em decorrência da avaliação.

---

[a]O resumo é apresentado em uma ordem que limita a quantidade de movimentos que o paciente tem que executar, mas assegura que todas as estruturas necessárias sejam testadas.

Estudo de casos

Ao lidar com os casos a seguir, o examinador deve listar as questões adequadas que devem ser formuladas e a razão pela qual elas são feitas, o que procurar (e a justificativa) e que coisas devem ser testadas (e a justificativa). Dependendo das respostas do paciente (e o examinador deve considerar diferentes respostas), várias causas possíveis do problema do paciente podem tornar-se evidentes (exemplos são apresentados entre parênteses). Uma tabela de diagnóstico diferencial deve ser elaborada (Tab. 11.23). O examinador pode então decidir como diferentes diagnósticos podem afetar o plano terapêutico.

1. Uma universitária de 20 anos, praticante de dança em sua faculdade, chega ao seu consultório com uma queixa de dor no quadril direito que já perdura dois anos. Ela continuou na equipe de dança da universidade, apesar da dor em atividades como andar, subir e descer escadas e se agachar. Apresenta estalidos no quadril direito acompanhados por dor; algumas vezes, o estalido leva a alívio da dor. A universitária não é capaz de correr porque a dor fica muito intensa. Ela classifica a dor em 2/10 quando em repouso; em alguns momentos, aumenta para 8/10 às atividades. A jovem é extremamente flexível em todas as articulações. Classifica em 5/5 a força da maioria dos músculos do quadril, exceto flexores e extensores, que são classificados como 4/5, com dor ao movimento. Descreva os testes especiais que você utilizaria para diferenciar entre laceração labial e IFA.

2. Um homem de 64 anos vem sendo acompanhado por três semanas após uma artroplastia total de quadril. Nas primeiras semanas, sua recuperação foi muito boa. A força muscular havia melhorado. O paciente era capaz de começar a deambular sem a ajuda de qualquer dispositivo auxiliar. Contudo, o paciente informou que, no final de semana, seu quadril começou a doer mais, apesar de não ter havido aumento nas atividades. Ele tem a sensação de que o local está inchando, embora não haja tumefação observável. Você cogita a possibilidade de uma infecção. Descreva alguns sinais e sintomas observáveis em um paciente pós-artroplastia total do quadril com uma infecção pós-cirúrgica.

3. Um menino de 14 anos estava bem até cair de uma cadeira sobre as nádegas. Pareceu que ele não havia se machucado, mas uma semana mais tarde seus pais o trouxeram para avaliação por causa de claudicação e dor na coxa e no joelho direitos. Trata-se de um adolescente alto e magro que prefere andar com o pé direito rotacionado lateralmente. Descreva seu plano de avaliação para este paciente (DECF *versus* bursite isquiática).

4. Uma mulher de 71 anos sofreu um implante de uma prótese de Austin Moore no quadril esquerdo há um dia.

A prótese aliviou a sua dor no quadril. Radiografias revelam que a prótese está sólida. O cirurgião pediu a você que levantasse a paciente e a fizesse deambular. Entretanto, antes de fazê-lo, você deve fazer uma avaliação à beira do leito. Descreva como você realizaria a avaliação.

5. Um menino de 7 anos é trazido pelos pais para avaliação. Ele anda mancando durante as últimas 5 semanas sem regularidade, e a claudicação torna-se mais acentuada quando ele está cansado. Além disso, ele queixa-se de dor no joelho esquerdo. Descreva seu plano de avaliação para este paciente (doença de Legg-Calvé-Perthes *versus* DECF).

6. Uma menina de 3 anos é encaminhada para o ajuste do suspensório de Pavlik em um caso de LCQ (i. e., DCQ). Antes de ajustá-lo, você deve fazer uma avaliação. Descreva o seu plano de avaliação para esta paciente.

7. Um homem de 55 anos queixa-se de dor no quadril e lombalgia. Ele apresenta ciatalgia com dor na virilha. A dor é particularmente intensa quando ele anda. O seu trabalho atual é sedentário, mas ele foi muito ativo durante toda sua vida. Descreva seu plano de avaliação para este paciente (síndrome do piriforme *versus* espondilose lombar).

8. Uma mulher de 35 anos queixa-se de dor na face externa do quadril. Ela relata que sofreu um acidente automobilístico há 2 semanas, no qual foi atingida no lado do passageiro (ela estava dirigindo) e o seu carro foi empurrado contra um poste telefônico. Ela estava usando cinto de segurança. Descreva o seu plano de avaliação desta paciente (bursite trocantérica *versus* contusão muscular).

9. Um rapaz de 18 anos estava surfando e foi derrubado por uma onda, machucando o quadril. O quadril está rotacionado internamente e encurtado. Ele apresenta alguma ciatalgia. Descreva seu plano de avaliação para este paciente (luxação posterior do quadril *versus* fratura trocantérica).

10. Uma mergulhadora de 23 anos queixa-se de dor no quadril. Ela diz que a dor incomoda quando ela flexiona o quadril rapidamente. Descreva o seu plano de avaliação para esta paciente (bursite do psoas *versus* distensão muscular do psoas).

TABELA 11.23

Diagnóstico diferencial da dor no quadril

Diagnóstico	Características da dor	Anamnese/fatores de risco	Achados do exame	Testes adicionais
Dor na face anterior da coxa				
Meralgia parestésica	Parestesia, hipoestesia	Obesidade, gestação, calças ou cinto apertados, condições que envolvem aumento da pressão intra-abdominal	Hipoestesia na face anterior da coxa, disestesia	Nenhum
Dor na face anterior da região inguinal				
Pubalgia dos atletas (hérnia esportiva)	Dor vaga e difusa que irradia à face interna da coxa; dor à pressão direta, espirro, prática de exercícios abdominais, chute, manobra de Valsalva	Jogadores de futebol, rúgbi, futebol americano, hóquei	Ausência de hérnia, dor à palpação no canal inguinal ou tubérculo púbico, origem dos adutores, dor à prática de exercícios abdominais ou flexão de quadril contra resistência	Radiografia: sem envolvimento ósseo RM: pode revelar laceração ou desinserção do reto do abdome ou do adutor longo
Dor na face anterolateral do quadril e na região inguinal (sinal do "C")				
Fratura/fratura por estresse do colo do fêmur	Dor referida, profunda; dor à descarga de peso	Mulheres (sobretudo na tríade da mulher atleta), atletas fundistas, baixo condicionamento físico aeróbico, uso de esteroides, tabagistas	ADM dolorosa, dor durante a palpação do trocanter maior	Radiografia: ruptura cortical RM: edema ósseo precoce
Impacto femoroacetabular	Dor referida profunda; dor ao ficar em pé depois de muito tempo sentado	Dor ao entrar e ao sair de um automóvel	Os testes Fadri e Fabre são sensíveis	Radiografia: deformidade do tipo "came" ou "pinçamento", retroversão acetabular, coxa profunda
Laceração labial no quadril	Dor referida vaga ou aguda; dor à descarga de peso	Sintomas mecânicos, como encarceramento ou estalidos dolorosos; história de luxação do quadril	Marcha de Trendelenburg ou antálgica, perda da rotação medial, testes Fadri e Fabre positivos	RM: pode revelar laceração labial Artrografia por ressonância magnética: oferece maior sensibilidade e especificidade
Bursite do iliopsoas (quadril com estalididos internos)	Dor referida profunda; aprisionamento, estalidos ou estouros intermitentes	Dançarinos de balé, corredores	Estalido com o teste Fabre para extensão, adução e rotação medial; reprodução dos estalidos à extensão do quadril a partir da posição flexionada	Radiografia: ausência de envolvimento ósseo RM: bursite e edema do trato iliotibial Ultrassonografia: tendinopatia, bursite, líquido em torno do tendão Ultrassonografia dinâmica: estalidos do iliopsoas ou do trato iliotibial sobre o trocanter maior
Doença de Legg-Calvé-Perthes	Dor referida profunda; dor à descarga de peso	2 a 12 anos, predominância no sexo masculino	Marcha antálgica, ADM limitada ou rigidez	Radiografia: epífise femoral pequena prematura, esclerose e achatamento da cabeça do fêmur

(continua)

TABELA 11.23 *(continuação)*

Diagnóstico diferencial da dor no quadril

Diagnóstico	Características da dor	Anamnese/fatores de risco	Achados do exame	Testes adicionais
Corpos livres e lesões condrais	Dor referida profunda; estalidos dolorosos	Sintomas mecânicos, história de luxação ou trauma de baixa energia no quadril, história de doença de Legg-Calvé-Perthes	ADM limitada, aprisionamento e atrito a manobras provocativas, testes Fadri e Fabre positivos	Radiografia: pode demonstrar corpos livres ossificados ou osteocondrais RM: pode detectar corpos livres condrais e fibrosos
Osteoartrite de quadril	Dor profunda e incômoda, rigidez; dor à descarga de peso	Idade > 50 anos, dor às atividades, aliviada com o repouso	Rotação medial < 15°, flexão < 115°	Radiografia: presença de osteófitos na margem da articulação acetabular, estreitamento assimétrico do espaço articular, esclerose subcondral e formação de cistos
Osteonecrose de quadril	Dor referida profunda; dor à descarga de peso	Adultos: lúpus eritematoso sistêmico, doença falciforme, infecção pelo vírus da imunodeficiência humana, uso de corticosteroides, tabagismo e consumo de bebidas alcoólicas; surgimento insidioso, mas pode ser agudo, com história de trauma	Dor à deambulação, teste do rolamento positivo, limitação gradual da ADM	Radiografia: lucência da cabeça do fêmur e esclerose subcondral, colapso subcondral (i. e., sinal de meia-lua), achatamento da cabeça do fêmur RM: edema ósseo, colapso subcondral
Deslizamento da epífise da cabeça do fêmur	Dor referida profunda; dor à descarga de peso	11 a 14 anos, sobrepeso (percentil 80 a 100)	Dor antálgica com ocasional rotação lateral do pé, testes do rolamento e de elevação da perna estendida contra resistência positivos, dor à rotação medial de quadril, aliviada com a rotação lateral	Radiografia: alargamento inicial da epífise, deslizamento do fêmur sob a epífise mais tarde
Artrite séptica	Recusa em descarregar peso sobre o membro, dor à movimentação do membro inferior	Crianças: 3 a 8 anos, febre, aparência enferma Adultos: > 80 anos, diabetes *mellitus*, artrite reumatoide, cirurgia articular recente, próteses no quadril ou no joelho	Movimento de proteção contra qualquer movimento; dor à ADM passiva	Aspiração do quadril guiada por fluoroscopia, tomografia computadorizada ou ultrassonografia; coloração de Gram e cultura do aspirado articular RM: útil para diferenciar entre artrite séptica e sinovite transitória
Sinovite transitória	Recusa em descarregar peso sobre o membro	Crianças: 3 a 8 anos, em alguns casos febre e aparência enferma	Dor nos extremos da ADM	

(continua)

Capítulo 11 Quadril

TABELA 11.23 *(continuação)*

Diagnóstico diferencial da dor no quadril

Diagnóstico	Características da dor	Anamnese/fatores de risco	Achados do exame	Testes adicionais
Dor na face lateral				
Quadril com estalido externo[a]	Dor à pressão direta, que irradia pela face lateral da coxa; estalidos ou estouros	Todas as faixas etárias, estalido audível durante a deambulação	Teste de Ober positivo, estalido com esse teste, dor sobre o trocanter maior	Radiografia: ausência de envolvimento ósseo. RM: bursite e edema do trato iliotibial. Ultrassonografia: tendinopatia, bursite, líquido em torno do tendão.
Bursite do trocanter maior[a]	Dor à pressão direta, que irradia pela face lateral da coxa	Corredores, mulheres de meia-idade	Dor sobre o trocanter maior	Ultrassonografia dinâmica: estalidos do iliopsoas ou do trato iliotibial sobre o trocanter maior
Síndrome da dor no trocanter maior (SDTM)	Dor à pressão direta, que irradia pela face lateral da coxa	Associada à osteoartrite de joelho, aumento no índice de massa corporal, lombalgia; predominância no sexo feminino	Dor à palpação na porção proximal do trato iliotibial; a marcha de Trendelenburg provoca incômodo e é específica	
Dor na face posterolateral				
Laceração ou avulsão do músculo glúteo[a]	Dor à pressão direta, irradia ao longo da face lateral da coxa e nádegas	Mulheres de meia-idade	Abdução do quadril fraca, dor à rotação lateral contra resistência, a marcha de Trendelenburg causa incômodo e é específica	RM: edema ou lacerações dos músculos glúteos
Avulsão da apófise da crista ilíaca	Dor à palpação direta	História de traumatismo direto, imaturidade esquelética (menos de 25 anos)	Dor à palpação e/ou equimose da crista ilíaca	Radiografia: alargamento da apófise, inchaço dos tecidos moles em torno da crista ilíaca
Dor na face posterior				
Distensão ou avulsão dos músculos posteriores da coxa	Dor nas nádegas, dor à pressão direta	Contração muscular excêntrica com o quadril flexionado e o joelho estendido	Dor à palpação no túber isquiático, equimose, fraqueza à flexão do membro inferior, hiato palpável nos posteriores da coxa	Radiografia: avulsão ou distensão da inserção dos posteriores da coxa no ísquio
Avulsão da apófise isquiática	Dor nas nádegas, dor à pressão direta	Imaturidade esquelética, contração muscular excêntrica (mudança brusca de direção, chute, saltos)		RM: edema e retração dos posteriores da coxa
Impacto isquiofemoral	Dor nas nádegas ou no dorso, com irradiação para a face posterior da coxa, sintomas de nervo isquiático	Dor na região inguinal e/ou nádegas, que pode irradiar distalmente	Nenhum estabelecido	RM: edema dos tecidos moles em torno do músculo quadrado femoral
Síndrome do piriforme	Dor nas nádegas, com irradiação à face posterior da coxa, sintomas de nervo isquiático	História de traumatismo direto às nádegas, ou dor na posição sentada, fraqueza e dormência são raras, em comparação com sintomas radiculares lombares	Teste do rolamento positivo, dor à palpação sobre a incisura isquiática	RM: a parte lombar da coluna não apresenta hérnia de disco, atrofia ou hipertrofia do músculo piriforme, edema em torno do nervo isquiático
Disfunção da articulação sacroilíaca	Dor que irradia à região lombar, nádegas e região inguinal	Predominância no sexo feminino, comum durante a gestação, história de traumatismo leve	O teste Fabre provoca dor posterior localizada na articulação sacroilíaca, dor à palpação na interlinha articular sacroilíaca	Radiografia: possivelmente sem achados, estreitamento ou alterações escleróticas do espaço articular sacroilíaco

De Wilson JJ, Furukawa M: Evaluation of the patient with hip pain, *Am Fam Physician* 89(1):27-34, 2014.

ADM: amplitude de movimento; Fabre: flexão, abdução, rotação externa (lateral); Fadri: flexão, adução, rotação interna (medial); RM: imagens por ressonância magnética.

[a]Condições associadas à síndrome da dor do trocanter maior (SDTM).

Conteúdo complementar

Este capítulo possui apêndice e vídeos em uma plataforma digital exclusiva.

Para ingressar no ambiente virtual, utilize o QR code abaixo, faça seu cadastro e digite a senha: magee7

O prazo para acesso a esse material limita-se à vigência desta edição.

Referências bibliográficas

1. Wang R, Bhandari M, Lachowski RJ. A systematic approach to adult hip pain. Can J Diagnosis April. 2001:109–120.
2. Uchida S, Utsunomiya H, Mori T, et al. Clinical and radiographic predictors for worsened clinical outcomes after hip arthroscopic labral preservation and capsular closure in developmental dysplasia of the hip. Am J Sports Med. 2015;44(1):28–38.
3. Martin HD, Kelly BT, Leunig M, et al. The pattern and technique in the clinical evaluation of the adult hip: the common physical examination tests of hip specialists. Arthroscopy. 2010;26(2):161–172.
4. Poulsen E, Overgaard S, Vestergaard JT, et al. Pain distribution in primary care patients with hip osteoarthritis. Fam Pract. 2016;33(6):601–606.
5. Brown MD, Gomez-Marin O, Brookfield KF, Stokes P. Differential diagnosis of hip disease versus spine disease. Clin Orthop Relat Res. 2004;419:280–284.
6. Reiman MP, Thorborg K. Clinical examination and physical assessment of hip joint-related pain in athletes. Int J Sports Phys Ther. 2014;9(6):737–755.
7. Lewis CL, Sahrmann SA. Acetabular labral tears. Phys Ther. 2006;86:110–121.
8. Huffman GR, Safran M. Tears of the acetabular labrum in athletes: diagnosis and treatment. Sports Med Arthro Rev. 2002;10:141–150.
9. Martin RL, Enseki KR, Draovitch P, et al. Acetabular labral tears of the hip: examination and diagnostic challenges. J Orthop Sports Phys Ther. 2006;36:503–515.
10. Cacchio A, Borra F, Severini G, et al. Reliability and validity of three pain provocation tests used for the diagnosis of chronic proximal hamstring tendinopathy. Br J Sports Med. 2012;46(12):883–887.
11. Shu B, Safran MR. Hip instability: anatomic and clinical considerations of traumatic and atraumatic instability. Clin Sports Med. 2011;30:349–367.
12. Wolff AB, Grossman J. Management of the acetabular labrum. Clin Sports Med. 2016;35(3):345–360.
13. Ejnisman L, Philippon MJ, Lertwanich P. Acetabular labral tears: diagnosis, repair, and a method for labral reconstruction. Clin Sports Med. 2011;30(2):317–329.
14. Dangin A, Tardy N, Wettstein M, et al. Microinstability of the hip: a review. Orthop Traumatol Surg Res. 2016;102(8S):S301–S309.
15. Lischuk AW, Dorantes TM, Wong W, Haims AH. Imaging of sports-related hip and groin injuries. Sports Health. 2010;2(3):252–261.
16. Tammareddi K, Morelli V, Reyes M. The athlete's hip and groin. Prim Care. 2013;40(2):313–333.
17. Blankenbaker DG, Tuite MJ. Acetabular labrum. Magn Reson Imaging Clin N Am. 2013;21(1):21–33.
18. Giordano BD. Assessment and treatment of hip pain in the adolescent athlete. Pediatr Clin North Am. 2014;61(6):1137–1154.
19. Reiman MP, Mather RC, Hash TW, Cook CE. Examination of acetabular labral tear: a continued diagnostic challenge. Br J Sports Med. 2014;48(4):311–319.
20. Safran MR. The acetabular labrum: anatomic and functional characteristics and rationale for surgical intervention. J Am Acad Orthop Surg. 2010;18:338–345.
21. Frechill MT, Safran MR. The labrum of the hip: diagnosis and rationale for surgical correction. Clin Sports Med. 2011;30(2):293–315.
22. Myers CA, Register BC, Lertwanich P, et al. Role of the acetabular labrum and the iliofemoral ligament in hip stability. Am J Sports Med. 2011;39(suppl 1):S85–S91.
23. Springer BA, Gill NW, Freedman BA, et al. Acetabular labral tears: diagnostic accuracy of clinical examination by a physical therapist, orthopaedic surgeon, and orthopaedic residents. N Am J Sports Phys Ther. 2009;4(1):38–45.
24. Bedi A, Dolan M, Leunig M, Kelly BT. Static and dynamic mechanical causes of hip pain. Arthroscopy. 2011;27(2):235–251.
25. Wenger DE, Kendall KR, Miner MR, Trousdale RT. Acetabular labral tears rarely occur in the absence of bony abnormalities. Clin Orthop Relat Res. 2004;426:145–150.
26. Logan ZS, Redmond JM, Spelsberg SC, et al. Chondral lesions of the hip. Clin Sports Med. 2016;35(3):361–372.
27. Cerezal L, Arnaiz J, Canga A. Emerging topics on the hip: ligamentum teres and hip microinstability. Eur J Radiol. 2012;81(12):3745–3754.
28. Bardakos NV, Villar RN. The ligamentum teres of the adult hip. J Bone Joint Surg Br. 2009;91(1):8–15.
29. Rao J, Zhou YZ, Villar RN. Injury to the ligamentum teres. Mechanism, findings,

30. Cerezal L, Kassarjian A, Canga A, et al. Anatomy, biomechanics, imaging and management of ligamentum teres injuries. Radiographics. 2010;30(6):1637–1651.

31. Botser IB, Martin DE, Stout CE, et al. Tears of the ligamentum teres—prevalence in hip arthroscopy using two classification systems. Am J Sports Med. 2011;39(suppl 1):S117–S125.

32. Domb BG, Martin DE, Botser IB. Risk factors for ligamentum teres tears. Arthroscopy. 2013;29(1):64–73.

33. de Sa D, Phillips M, Philippon MJ, et al. Ligamentum teres injuries at the hip: a systematic review examining surgical indications, treatment options, and outcomes. Arthroscopy. 2014;30(12):1634–1641.

34. O'Donnell JM, Devitt BM, Arora M. The role of the ligamentum teres in the adult hip: redundant or relevant? A Review. J Hip Preservation Surg. 2018;5(1): 15–22.

35. Martin RL, McGovern RP, Martin HD, Kivlan BR. A mechanism for ligamentum teres injuries in femoroacetabular impingement: an anatomical study. Int J Sports Phys Ther. 2018;13(2):208–213.

36. Kalisvaart MM, Safran MR. Microinstability of the hip it does exist: etiology, diagnosis and treatment. J Hip Preserv Surg. 2015;2(2):123–135.

37. Economopoulos K, O'Donnell J. Posterior bony impingement – potential mechanism of ligamentum teres tears. Arthroscopy. 2018;34(7):2123–2128.

38. Byrd JW, Jones KS. Traumatic rupture of the ligamentum teres as a source of hip pain. Arthroscopy. 2004;20(4):385–391.

39. Van Den Bogert AJ, Read L, Nigg BM. An analysis of hip joint loading during walking, running and skiing. Med Sci Sports Exer. 1999;31:131–142.

40. Byrd JW. Physical examination. In: Byrd JW, ed. Operative Hip Arthroscopy. 2nd ed. New York: Springer; 2005.

41. Domb BG, Brooks AG, Byrd JW. Clinical examination of the hip joint in athletes. J Sports Rehabil. 2009; 18:3–23.

42. Byrd JW. Evaluation of the hip: history and physical examination. N Am J Sports Phys Ther. 2007;2(4):231–240.

43. Martin HD. Clinical examination of the hip. Oper Techniques Orthop. 2005;15(3):177–181.

44. Serner A, Tol JL, Jomaah N, et al. Diagnosis of acute groin injuries: a prospective study of 110 athletes. Am J Sports Med. 2015;43(8):1857–1864.

45. Serner A, Weir A, Tol JT, et al. Characteristics of acute groin injuries in the hip flexor muscles – a detailed MRI study in athletes. Scand J Med Sci Sports. 2018;28(2):677–685.

46. Bharam S. Labral tears, extra-articular injuries, and hip arthroscopy in the athlete. Clin Sports Med. 2006;25(2):279–292.

47. Gurney B, Boissonault WG, Andrews R. Differential diagnosis of a femoral neck/head stress fracture. J Orthop Sports Phys Ther. 2006;36:80–88.

48. Ramey LN, McInnis KC, Palmer WE. Femoral neck stress fracture: can MRI grade help predict return-to-running time? Am J Sports Med. 2016;44(8):2122–2129.

49. Boden BP, Osbahr DC. High-risk stress fractures: evaluation and treatment. J Am Acad Orthop Surg. 2000;8(6):344–353.

50. Dumont GD. Hip instability: current concepts and treatment options. Clin Sport Med. 2016;35(3):435–447.

51. Abrams GD, Luria A, Sampson J, et al. Decreased synovial inflammation in atraumatic hip microinstability compared with femoroacetabular impingement. Arthroscopy. 2017;33(3):553–558.

52. Battaglia PJ, D'Angelo K, Kettner NW. Posterior, lateral, and anterior hip pain due to musculoskeletal origin: a narrative literature review of history, physical examination, and diagnostic imaging. J Chiropr Med. 2016;15(4):281–293.

53. Tibor LM, Sekiya JK. Differential diagnosis of pain around the hip joint. Arthroscopy. 2008;24(12): 1407–1421.

54. Schon L, Zuckerman JD. Hip pain in the elderly: evaluation and diagnosis. Geriatrics. 1988;43:48–62.

55. Thorborg K, Reiman MP, Weir A, et al. Clinical examination, diagnostic imaging, and testing of athletes with groin pain: an evidence-based approach to effective management. J Orthop Phys Ther. 2018;48(4):239–249.

56. Byrd JW. Femoroacetabular impingement in athletes: current concepts. Am J Sports Med. 2013;42(3): 737–751.

57. Fernandez E, Gastaldi P. Hip pain from the orthopedic point of view. Eur J Radiol. 2012;81(12):3737–3739.

58. Ward D, Parvizi J. Management of hip pain in young adults. Orthop Clin North Am. 2016;47(3):485–496.

59. Cheatham SW, Enseki KR, Kobler MJ. The clinical presentation of individuals with femoral acetabular impingement and labral tears: a narrative review of the evidence. J Body Mov Ther. 2016;20(2):346–355.

60. Wilson JJ, Furukawa M. Evaluation of the patient with hip pain. Am Fam Physician. 2014;89(1):27–34.

61. Plante M, Wallace R, Busconi BD. Clinical diagnosis of hip pain. Clin Sports Med. 2011;30:225–238.

62. Ombregt L: Clinical examination of the hip and buttock. In: Ombregt L, ed. A System of Orthopaedic Medicine. 3d ed. Elsevier; 2013. Available at www. orthopaedicmedicineonline.com.

63. Carro LP, Hernando MF, Cerezal L, et al. Deep gluteal space problems: piriformis syndrome, ischiofemoral impingement and sciatic nerve release. Muscles Ligaments Tendons J. 2016;6(3):384–396.

64. Rankin AT, Bleakly CM, Cullen M. Hip joint pathology as a leading cause of groin pain in the sporting population: a 6 year review of 894 cases. Am J Sports Med. 2015;43(7):1698–1703.

65. Martin HD, Kivlan BR, Palmer IJ, Martin RL. Diagnostic accuracy of clinical tests for sciatic nerve entrapment in the gluteal region. Knee Surg Sports Traumatol Arthrosc. 2014;22(4):882–888.

66. Hase T, Ueo T. Acetabular labral tear: arthroscopic diagnosis and treatment. Arthroscopy. 1999;15:138–141.

67. Mens J, Inklaar H, Koes BW, et al. A new view on adduction-related groin pain. Clin J Sports Med. 2006;16:15–19.

68. Minnich JM, Hanks JB, Muschaweck U, et al. Sports hernia—diagnosis and treatment highlighting a minimal repair surgical technique. Am J Sports Med. 2011;39:1341–1349.

69. Morales-Conde S, Socas M, Barranco A. Sportsman hernia: what do we know? Hernia. 2010;14:5–15.

70. Garvey JF, Read JW, Turner A. Sportsman hernia: what can we do? Hernia. 2010;14:17–25.

71. Litwin DE, Sneider EB, McEnaney PM, et al. Athletic pubalgia (sports hernia). Clin Sports Med. 2011;30:417–434.

72. Kagan A. Rotator cuff tears of the hip. Clin Orthop Relat Res. 1999;368:135–140.

73. Narvani AA, Tsiridis E, Kendall S, et al. A preliminary report on prevalence of acetabular labrum tears in sports patients with groin pain. Knee Surg Sports Traumatol Arthrosc. 2003;11:403–408.

74. Safran MR, Giordano G, Lindsey DP, et al. Strains across the acetabular labrum during hip motion—a cadaveric model. Am J Sports Med. 2011;39(suppl 1):S92–S102.

75. Prather H, Colorado B, Hunt D. Managing hip pain in the athlete. Phys Med Rehabil Clin N Am. 2014;25(4):789–812.

76. Hasan BA. The presenting symptoms, differential diagnosis, and physical examination of patients presenting with hip pain. Dis Mon. 2012;58(9):477–491.

77. Reid DC. Sports Injury Assessment and Rehabilitation. New York: Churchill Livingstone; 1992.

78. Allen WC. Coxa saltans: the snapping hip revisited. J Am Acad Orthop Surg. 1995;3:303–308.

79. Wahl CJ, Warren RF, Adler RS, et al. Internal coxa saltans (snapping hip) as a result of overtraining. Am J Sports Med. 2004;32:1302–1309.

80. Johnston CA, Wiley JP, Lindsay DM, et al. Iliopsoas bursitis and tendinitis: a review. Sports Med. 1998;25:271–283.

81. Philippon MJ, Devitt BM, Campbell KJ, et al. Anatomic variance of the iliopsoas tendon. Am J Sports Med. 2014;42(4):807–811.

82. Mellman MR, McPherson EJ, Dorr LD, et al. Differential diagnosis of back and lower extremity problems. In: Watkins RG, ed. The Spine in Sport. St Louis: CV Mosby; 1996.

83. Beckmann JT, Safran MR, Abrams GD. Extra-articular impingement: ischiofemoral impingement and trochanteric-pelvic. Oper Techniques Sports Med. 2015;23(3):184–189.

84. Sierra RJ, Trousdale RT, Ganz R, et al. Hip disease in the young active patient: evaluation and nonarthroplasty surgical options. J Am Acad Orthop Surg. 2008;16:689–703.

85. Fitzgerald RH. Acetabular labrum tears— diagnosis and treatment. Clin Orthop Relat Res. 1995;311:60–68.

86. Dorrell JH, Catterall A. The torn acetabular labrum. J Bone Joint Surg Br. 1986;68:400–403.

87. Rashleigh-Belcher HJ, Cannon SR. Recurrent dislocation of the hip with a "Bankart type" lesion. J Bone Joint Surg Br. 1986;68:398–399.

88. Altman R, Alarcon G, Appelrouth D, et al. The American College of Rheumatology criteria for the classification and reporting of osteoarthritis of the hip. Arth Rheum. 1991;34:505–514.

89. Reiman MP, Mather RC, Cook CE. Physical examination tests for hip dysfunction and injury. Br J Sports Med. 2015;49(6):357–361.

90. Janda V. On the concept of postural muscles and posture in man. Aust J Physiother. 1983;29:83–85.

91. Jull JA, Janda V. Muscles and motor control in low back pain: Assessment and management. In: Twomey LT, Taylor JR,

eds. Physical Therapy of the Low Back. New York: Churchill Livingstone; 1987.

92. Martin HD, Palmer IJ. History and physical examination of the hip: the basics. Curr Rev Musculoskelet Med. 2013;6(3):219–225.

93. Domb BG, Brooks AG, Guanche CA. Physical examination of the hip. In: Guanche CA, ed. Hip and Pelvis Injuries in Sports Medicine. Philadelphia: Lippincott Williams & Wilkins; 2010.

94. Braly BA, Beall DP, Martin HD. Clinical examination of the athletic hip. Clin Sports Med. 2006;25:199–210.

95. Saudek CE. The hip. In: Gould JA, ed. Orthopedic and Sports Physical Therapy. St Louis: CV Mosby; 1990.

96. Krebs DE, Robbins CE, Lavine L, et al. Hip biomechanics during gait. J Orthop Sports Phys Ther. 1998;28:51–59.

97. Brand RA, Crowninshield RD. The effect of cane use on hip contact force. Clin Orthop. 1980;147:181–184.

98. Aspinall W. Clinical implications of iliopsoas dysfunction. J Man Manip Ther. 1993;1:41–46.

99. Ross JR, Nepple JJ, Philippon MJ, et al. Effect of changes in pelvic tilt on range of motion to impingement and radiographic parameters of acetabular morphologic characteristics. Am J Sports Med. 2014;42(10):2402–2409.

100. Johansson AC, Karlsson H. The Star Excursion Balance Test: criterion and divergent validity on patients with femoral acetabular impingement. Man Ther. 2016;26:104–109.

101. Gonell AC, Romero JA, Soler LM. Relationship between the Y balance test scores and soft tissue injury incidence in a soccer team. Int J Sports Phys Ther. 2015;10(7):955–966.

102. Smith CA, Chimera NJ, Warren M. Association of Y balance test reach asymmetry and injury in Division 1 athletes. Med Sci Sports Exerc. 2015;47(1):136–141.

103. Sauers EL, Huxel Bliven KC, Johnson MP, et al. Hip and glenohumeral rotational range of motion in healthy professional baseball pitchers and position players. Am J Sports Med. 2013;42(2):430–436.

104. Thomson C, Krouwel O, Kuisma R, Hebron C. The outcome of hip exercise in patellofemoral pain: a systematic review. Man Ther. 2016;26:1–30.

105. Tan LA, Benkli B, Tuchman A, et al. High prevalence of greater trochanteric pain syndrome among patients presenting to a spine clinic for evaluation of degenerative lumbar pathologies. J Clin Neurosci. 2018;53:89–91.

106. Kemp JL, Schache AG, Makdissi M, et al. Greater understanding of normal hip physical func-tion may guide clinicians in providing targeted rehabilitation programmes. J Sci Med Sport. 2013;16(4):292–296.

107. Poultsides LA, Bedi A, Kelly BT. An algorithmic approach to mechanical hip pain. HSS J. 2012;8(3):213–224.

108. Draovitch P, Edelstein J, Kelly BT. The layer concept: utilization in determining the pain generators, pathology and how structure determines treatment. Curr Rev Musculoskelet Med. 2012;5(1):1–8.

109. Ombregt L, Bissehop P, ter Veer HJ, et al. A System of Orthopedic Medicine. London: WB Saunders; 1995.

110. Ito K, Minka MA, Leung M, et al. Femoroacetabular impingement and the cam-effect—a MRI-based quantitative anatomical study of the femoral headneck offset. J Bone Joint Surg Br. 2001;83:171–176.

111. Leunig M, Werlen S, Ungersbock A, et al. Evaluation of the acetabular labrum by MR arthrography. J Bone Joint Surg Br. 1997;79:230–234.

112. Klaue K, Durnin CW, Ganz R. The acetabular rim syndrome-a clinical presentation of dysplasia of the hip. J Bone Joint Surg Br. 1991;73:423–429.

113. Crawford JR, Villar RN. Current concepts in the management of femoroacetabular impingement. J Bone Joint Surg Br. 2005;87:1459–1462.

114. Ferguson TA, Matta J. Anterior femoroacetabular impingement: a clinical presentation. Sports Med Arthro Rev. 2002;10:134–140.

115. Santori N, Villar RN. Acetabular labral tears: result of arthroscopic partial limbectomy. Arthroscopy. 2000;16:11–15.

116. Philippon MJ, Maxwell RB, Johnson TL, et al. Clinical presentation of femoroacetabular impingement. Knee Surg Sports Traumatol Arthrosc. 2007;15:1041–1047.

117. Yuan BJ, Bartelt RB, Levy BA, et al. Decreased range of motion is associated with structural hip deformity in asymptomatic adolescent athletes. Am J Sports Med. 2013;41(7):1519–1525.

118. Beaulé PE, O'Neill M, Rakhra K. Acetabular labral tears. J Bone Joint Surg Am. 2009;91:701–710.

119. Mosler AB, Crossley KM, Waarsing JH, et al. Ethnic differences in bony hip morphology in a cohort of 445 professional male soccer players. Am J Sports Med. 2016;44(11):2967–2974.

120. Ganz R, Parvizi J, Beck M, et al. Femoro-acetabular impingement—a case for osteoarthritis of the hip. Clin Orthop Relat Res. 2003;417:112–120.

121. Zaragoza EJ, Beaulé PE. Imaging of the painful nonarthritic hip: a practical approach to surgical relevancy. Oper Tech Orthop. 2004;14:42–48.

122. Reynolds D, Lucas J, Klaue K. Retroversion of the acetabulum. J Bone Joint Surg Br. 1999;81:281–288.

123. Beck M, Kalhor M, Leung M, et al. Hip morphology influences the pattern of damage to the acetabular cartilage—femoroacetabular impingement as a cause of early osteoarthritis of the hip. J Bone Joint Surg Br. 2005;87:1012–1018.

124. Parvizi J, Leung M, Ganz R. Femoroacetabular impingement. J Am Acad Orthop Surg. 2007;15: 561–570.

125. Ejnisman L, Philippon MJ, Lertwanich P. Femoro-acetabular impingement: the femoral side. Clin Sports Med. 2011;30:369–377.

126. Byrd JW, Jones KS, Gwathmey FW. Femoroacetabular impingement in adolescent athletes: outcomes of arthroscopic management. Am J Sports Med. 2016; 44(8):2106–2111.

127. Khanna V, Caragianis A, Diprimio G, et al. Incidence of hip pain in a prospective cohort of asymptomatic volunteers: is the cam deformity a risk factor for hip pain? Am J Sports Med. 2014;42(4):793–797.

128. Agricola R, Heijboer MP, Ginai AZ, et al. A cam deformity is gradually acquired during skeletal maturation in adolescent and young male soccer players: a prospective study with minimum 2-year follow-up. Am J Sports Med. 2014;42(4):798–806.

129. Nepple JJ, Vigdorchik JM, Clohisy JC. What is the association between sports participation and the development of proximal femoral cam deformity? A systematic review and meta-analysis. Am J Sports Med. 2015;43(11):2833–2840.

130. Pacheco-Carrillo A, Medina-Porqueres I. Physical examination tests for the diagnosis of femoroacetabular impingement. A systematic review. Phys Ther Sport. 2016;21:87–93.

131. Wright AA, Naze GS, Kavchak AE, et al. Radiological variables associated with progression of femoroacetabular impingement of the hip: a systematic review. J Sci Med Sport. 2015;18(2):122–127.

132. Cross MB, Fabricant PD, Maak TG, Kelly BT. Impingement (acetabular side). Clin Sports Med. 2011;30(2):379–390.

133. Byrd JW, Jones KS. Arthroscopic femoroplasty in the management of cam-type femoroacetabular impingement. Clin Orthop Relat Res. 2009;467(3):739–746.

134. van Klij P, Heerey J, Waarsing JH, Agricola R. The prevalence of Cam and Pincer morphology and its association with development of hip osteoarthritis. J Orthop Sports Phys Ther. 2018;48(4):230–238.

135. Tibor LM, Leung M. The pathoanatomy and arthroscopic management of femoroacetabular impingement. Bone Joint Res. 2012;1(10):245–257.

136. Allen D, Beaulé PE, Ramadan D, et al. Prevalence of associated deformities and hip pain with cam-type femoroacetabular impingement. J Bone Joint Surg Br. 2009;91:589–594.

137. Canham CD, Yen YM, Giordano BD. Does femoroacetabular impingement cause hip instability? A systematic review. Arthroscopy. 2016; 32(1):203–208.

138. Anderson SE, Siebenrock KA, Tannast M. Femoroacetabular impingement. Eur J Radiol. 2012;81 (12):3740–3744.

139. Hendry D, England E, Kenter K, Wissman RD. Femoral acetabular impingement. Semin Roentgenol. 2013;48(2):158–166.

140. Birmingham PM, Kelly BT, Jacobs R, et al. The effect of dynamic femoroacetabular impingement on pubic symphysis motion—a cadaveric study. Am J Sports Med. 2012;40:1113–1118.

141. Beaulé PE, Allen DJ, Clohisy JC, et al. The young adult with hip impingement: deciding on the optimal intervention. J Bone Joint Surg Am. 2009;91:210–221.

142. Siebenrock KA, Schoeniger R, Ganz R. Anterior femoro-acetabular impingement due to acetabular retroversion—treatment with periacetabular osteotomy. J Bone Joint Surg Am. 2003;85:278–286.

143. Byrd JW, Jones KS. Arthroscopic management of femoroacetabular impingement in athletes. Am J Sports Med. 2011;39(suppl 1):S7–S13.

144. Audenaert EA, Peeters I, Vigneron L, et al. Hip morphology characteristics and range of internal rotation in femoroacetabular impingement. Am J Sports Med. 2012;40:1329–1336.

145. Matsuda DK, Schnieder CP, Sehgal B. The critical corner of cam femoroacetabular impingement: clinical support of an emerging concept. Arthroscopy. 2014;30(5):575–580.

146. Whiteside D, Deneweth JM, Bedi A, et al. Femoroacetabular impingement in elite ice hockey goaltenders: etiological implications of on-ice hip mechanics. Am J Sports Med. 2015;43(7):1689–1697.

147. Harris JD, Gerrie BJ, Varner KE, et al. Radiographic prevalence of dysplasia, cam and pincer deformities in elite ballet. Am J Sports Med. 2016;44(1):20–27.

148. Lerebours F, Robertson W, Neri B, et al. Prevalence of cam-type morphology in elite ice hockey players. Am J Sports Med. 2016;44(4):1024–1030.

149. Bardakosa NV. Hip impingement: beyond femoroacctabular. J Hip Preserv Surg. 2015;2(3):206–223.

150. Domb BG, Shindle MK, McArthur B, et al. Iliopsoas impingement: a newly identified cause of labral pathology in the hip. Hosp Special Surg J. 2011;7: 145–150.

151. Tey M, Alvarez S, Rios JL. Hip labral cyst caused by psoas impingement. Arthroscopy. 2012;28(8):1184–1186.

152. Gollwitzer H, Banke IJ, Schauwecker J, et al. How to address ischiofemoral impingement? Treatment algorithm and review of the literature. J Hip Preserv Surg. 2017;4(4):289–298.

153. Safran M, Ryu J. Ischiofemoral impingement of the hip: a novel approach to treatment. Knee Surg Sports Traumatol Arthrosc. 2014;22(4):781–785.

154. Kivlan BR, Martin RL, Martin HD. Ischiofemoral impingement: defining the lesser trochanter-ischial space. Knee Surg Sports Traumatol Arthrosc. 2017;25(1):72–76.

155. Taneja AK, Bredella MA, Torriani M. Ischiofemoral impingement. Magn reson imaging. Clin N Am. 2013;21(1):65–73.

156. Singer AD, Subhawong TK, Jose J, et al. Ischiofemoral impingement syndrome: a meta-analysis. Skeletal Radiol. 2015;44(6):831–837.

157. Gomez-Hoyos J, Khoury A, Schroder R, et al. The hip-spine effect: a biomechanical study of ischiofemoral impingement effect on lumbar facet joints. Arthroscopy. 2017;33(1):101–107.

158. Lee S, Kim I, Lee SM, Lee J. Ischiofemoral impingement syndrome. Ann Rehabil Med. 2013;37(1):143–146.

159. Gomes-Hoyos J, Schroder R, Reddy M, et al. Femoral neck anteversion and lesser trochanteric retroversion in patients with ischiofemoral impingement: a case-control magnetic resonance imaging study. Arthroscopy. 2016;32(1):13–18.

160. Migliorini S, Merlo M. The hamstring syndrome in endurance athletes. Br J Sports Med. 2011;45(4):363.

161. Mittal G, Parry J, Saifuddin A. Atypical hip pain: is it ischiofemoral impingement? Rheumatology. 2015;54(suppl 1):i182.

162. Martin HD, Khoury A, Schroder R, Palmer IJ. Ischiofemoral impingement and ham-

string syndrome as causes of posterior hip pain: where do we go next? Clin Sports Med. 2016;35(3):469–486.

163. Hatem MA, Palmer IJ, Martin HD. Diagnosis and 2-year outcomes of endoscopic treatment for ischiofemoral impingement. Arthroscopy. 2015;31(2):239–246.

164. Matsuda DK. Editorial commentary: proximal hamstring syndrome: another pain in the buttock. Arthroscopy. 2018;34(1):122–125.

165. Martin HD, Reddy M, Gomez-Hoyos J. Deep gluteal syndrome. J Hip Preserv Surg. 2015;2(2):99–107.

166. Puranen J, Orava S. The hamstring syndrome. A new diagnosis of gluteal sciatic pain. Am J Sports Med. 1988;16(5):517–521.

167. Comez-Hoyos J, Martin RL, Martin HD. Current concepts review: evaluation and management of posterior hip pain. J Am Acad Orthop Surg. 2018;26(17):597–609.

168. Davis AM, Bridge P, Miller J, et al. Interrater and intrarater reliability of the active hip abduction test. J Orthop Sports Phys Ther. 2011;41:953–960.

169. Simoneau GG, Hoenig KJ, Lepley JE, et al. Influence of hip position and gender on active hip internal and external rotation. J Orthop Sports Phys Ther. 1998;28:158–164.

170. Malliaras P, Hogan A, Nowrocki A, et al. Hip flexibility and strength measures: reliability and association with athletic groin pain. Br J Sports Med. 2009;43(10):739–744.

171. Klaue K, Durnin CW, Ganz R. The acetabular rim syndrome: a clinical presentation of dysplasia of the hip. J Bone Joint Surg Br. 1991;73:423–429.

172. Jackson SM, Cheng MS, Smith AR, Kolber MJ. Intrarater reliability of hand held dynamometer in measuring lower extremity isometric strength using a portable stabilization device. Musculoskelet Sci Pract. 2017;27:137–141.

173. Ward SR, Winters TM, Blemken SS. The architectural design of the gluteal muscle group: implications for movement and rehabilitation. J Orthop Sports Phys Ther. 2010;40:95–102.

174. Neuman DA. Kinesiology of the hip: a focus on muscular actions. J Orthop Sports Phys Ther. 2010;40:83–94.

175. Delahunt E, Kennelly C, McEntee BL, et al. The high adductor squeeze test: 45° of hip flexion as the optimal test position for eliciting adductor muscle activity and maximum pressure values. Manual Therapy. 2011;16:476–480.

176. Delahunt E, McEntee BL, Kennelly C, et al. Intrarater reliability of the adductor squeeze test in Gaelic Games athletes. J Athl Train. 2011;46(3):241–245.

177. Nevin F, Delahunt E. Adductor squeeze test values and hip joint range of motion in Gaelic football athletes with longstanding groin pain. J Sci Med Sport. 2014;17(2):155–159.

178. Hodgson L, Hignett T, Edwards K. Normative adductor squeeze test scores in rugby. Phys Ther Sport. 2015;16(2):93–97.

179. Boren K, Conrey C, Le Coguic J, et al. Electromyographic analysis of gluteus medius and gluteus maximus during rehabilitation exercises. Int J Sports Phys Ther. 2011;6(3):206–223.

180. Almeida GP, das Neves Rodrigues HL, de Freitas BW, de Paula Lima PO. Reliability and validity of the hip stability isometric test (HipSIT): a new method to assess hip posterolateral muscle strength. J Orthop Sports Phys Ther. 2017;47(12):906–913.

181. Fredericson M, Moore W, Guillet M, et al. High hamstring tendinopathy in runners. Phys Sportsmed. 2005;33:32–43.

182. Tis LL, Perrin DH, Snead DB, et al. Isokinetic strength of the trunk and hip in female runners. Isok Exerc Sci. 1991;1:22–25.

183. Donatelli R, Catlin PA, Backer GS, et al. Isokinetic hip abductor to adductor torque ratio in normals. Isok Exerc Sci. 1991;1:103–111.

184. D'Aubigné RM, Postel M. Functional results of hip arthroplasty with acrylic prosthesis. J Bone Joint Surg Am. 1954;36:451–475.

185. Murray D. The hip. In: Pynsent P, Fairbank J, Carr A, eds. Outcome Measures in Orthopedics. Oxford: Butterworth Heinemann; 1994.

186. Harris WH. Traumatic arthritis of the hip after dislocation and acetabular fractures: treatment by mold arthroplasty. An end result study using a new method of result evaluation. J Bone Joint Surg Am. 1969;51:737–755.

187. Kavanagh BF, Fitzgerald RH. Clinical and roentgenographic assessment of total hip arthroplasty: a new hip score. Clin Orthop. 1985;193:133–140.

188. Johanson NA, Charlson ME, Szatrowski TP, et al. A self-administered hip-rating questionnaire for the assessment of outcome after total hip replacement. J Bone Joint Surg Am. 1992;74:587–597.

189. Burton KE, Wright V, Richards J. Patients' expectations in relation to outcome of total hip replacement surgery. Ann Rheum Dis. 1979;38:471–474.

190. Jaglal S, Lakhani Z, Schatzker J. Reliability, validity, and responsiveness of the lower extremity measure for patients with a hip fracture. J Bone Joint Surg Am. 2000;82:955–962.

191. Tijssen M, van Cingel R, van Melick N, de Visser E. Patient-reported outcome questionnaires for hip arthroscopy: a systematic review of psychometric evidence. BMC Musculoskelet Disord. 2011;12:117–125.

192. Lodhia P, Slobogean GP, Noonan VK, Gilbart MK. Patient-reported outcome instruments for femoroacetabular impingement and hip labral pathology: a systematic review of the clinimetric evidence. Arthroscopy. 2011;27(2):279–286.

193. Fearon AM, Ganderton C, Scarvell JM, et al. Development and validation of a VISA tendinopathy questionnaire for greater trochanteric pain syndrome, the VISA–G. Man Ther. 2015;20(6):805–813.

194. Jogi P, Spaulding SJ, Zecevic AA, et al. Comparison of the original and reduced versions of the Berg Balance Scale and the Western Ontario and McMaster Universities Osteoarthritis Index in patients following hip or knee arthroplasty. Physiother Can. 2011;63:107–114.

195. McConnell S, Kolopack P, Park AM. The Western Ontario and McMaster Universities Osteoarthritis Index (WOMAC): a review of its utility and measurement properties. Arth Rheum. 2001;45:453–461.

196. Jogi P, Kraemer JF, Birmingham T. Comparison of the Western Ontario and McMaster Universities Osteoarthritis Index (WOMAC) and the Lower Extremity Functional Scale (LEFS) questionnaires in patients awaiting or having undergone total knee arthroplasty. Physiother Can. 2005;57:208–216.

197. Jones CA, Voaklander DC, Johnston DW, et al. The effect of age on pain, function, and quality of life after total hip and knee arthroplasty. Arch Intern Med. 2001;161(3):454–460.

198. Bellamy N, Buchanan WW, Goldsmith CH, et al. Validation study of WOMAC: a health status instrument for measuring clinically important patient relevant outcomes to antirheumatic drug therapy in patients with osteoarthritis of the hip or knee. J Rheumatol. 1988;15(12):1833–1840.

199. Jones CA, Voaklander DC, Johnston DW, et al. Health related quality of life outcomes after total hip and knee arthroplasties in a community based population. J Rheumatol. 2000;27:1745–1752.

200. Stratford PW, Binkley JM, Watson J, et al. Validation of the LEFS on patients with total joint arthroplasty. Physiother Can. 2000;52:97–105.

201. Binkley JM, Stratford PW, Lott SA, et al. The lower extremity functional scale (LEFS): scale development, measurement properties, and clinical application. Physical Therapy. 1999;79:371–383.

202. Yeung TS, Wessel J, Stratford P, et al. Reliability, validity and responsiveness of the lower extremity functional scale for inpatients of an orthopedic rehabilitation ward. J Orthop Sports Phys Ther. 2009;39:468–477.

203. Lin CW, Moseley AM, Refshauge KM, et al. The lower extremity functional scale has good clinimetric properties in people with ankle fracture. Physical Therapy. 2009;89:580–588.

204. Ritter MA, Albohm MJ, Keating M, et al. Comparative outcomes of total joint arthroplasty. J Arthroplasty. 1995;10:737–741.

205. Impellizzeri FM, Mannion AF, Naal FD, Leunig M. Validity, reproducibility, and responsiveness of the Oxford Hip Score in patients undergoing surgery for femoroacetabular impingement. Arthroscopy. 2015;31(1):42–50.

206. Martin RL, Philippon MJ. Evidence of validity for the hip outcome score in hip arthroplasty. Arthroscopy. 2007;23(8):822–826.

207. Nwachukwu BU, Fields K, Chang B, et al. Preoperative outcome scores are predictive of achieving the minimally clinically important difference after arthroscopic treatment of femoroacetabular impingement. Am J Sports Med. 2016;45(3):612–619.

208. Ruiz-Iban MA, Seijas R, Sallant A, et al. The international Hip Outcome Tool-33 (iHOT-33): multicenter validation and translation to Spanish. Health Qual Life Outcomes. 2015;13:62–69.

209. Thorborg K, Roos EM, Christensen R, et al. The iHOT-33: how valid is it? Arthroscopy. 2012;28(9):1194–1195.

210. Griffin DR, Parsons N, Mohtadi NG, et al. A short version of the International Hip Outcome Tool (iHOT-12) for use in routine clinical practice. Arthroscopy. 2012;28(5):611–618.

211. Mohtadi NG, Griffin DR, Pedersen ME, et al. The development and validation of a self-administered quality-of-life outcome measure for young, active patients with symptomatic hip disease: the International Hip Outcome Tool (iHOT-33). Arthroscopy. 2012;28(5):595–610.

212. Weir A, Brukner P, Delahunt E, et al. Doha agreement meeting on terminology and definitions in groin pain athletes. Br J Sports Med. 2015;49(12):768–774.

213. Thorborg K, Holmich P, Christensen R, et al. The Copenhagen Hip and Groin Outcome Score (HAGOS): development and validation according to the COSMIN checklist. Br J Sports Med. 2011;45(6):478–491.

214. Mori B, Lundon K, Kreder HJ. 13-metre walk test applied to the elderly with musculoskeletal impairment: validity study. Physiother Can. 2005;57:217–224.

215. Nordin E, Rosendahl E, Lundin-Olsson L. Time "up and go" test: reliability in older people dependent in activities of daily living—focus on cognitive state. Phys Ther. 2006;86:646–655.

216. eung TS, Wessel J, Stratford P, et al. The timed up and go test for use on an inpatient orthopedic rehabilitation ward. J Orthop Sports Phys Ther. 2008;38:410–417.

217. Wright AA, Cook CE, Baxter GD, et al. A comparison of 3 methodological approaches to defining major clinically important improvement of 4 performance measures in patients with hip osteoarthritis. J Orthop Sports Phys Ther. 2011;41(5):319–327.

218. Butland RJ, Pang J, Gross ER, et al. Two-, sixand 12-minutes walking tests in respiratory disease. Br Med J. 1982;284:1607–1608.

219. Peel C, Ballard D. Reproducibility of the 6-minute walk test in older women. J Aging Phys Act. 2001;9:184–193.

220. Rikli RE, Jones CJ. The reliability of validity of a 6-minute walk test as a measure of physical endurance in older adults. J Aging Phys Act. 1998;6:363–375.

221. Harada ND, Chin V, Stewart AL. Mobility-related function in older adults: assessment with a 6-minute walk test. Arch Phys Med Rehabil. 1999;80:837–841.

222. Segura-Orti E, Martinez-Olmos FJ. Test-retest reliability and minimal detectable change scores for sit to stand to sit tests, the six minute walk test, the one leg heel rise test and handgrip strength in people undergoing hemodialysis. Physical Therapy. 2011;91(8):1244–1252.

223. Ekblom B, Day WC, Hartley LH, et al. Reproducibility of exercise prescribed by pace description. Scand J Sports Sci. 1979;1:16–19.

224. Cunningham DA, Rechnitzer PA, Pearce ME, et al. Determinates of self-selected walking pace across ages 19 to 66. J Gerontol. 1982;37:560–564.

225. Bassey J, Fentem PH, MacDonald IC, et al. Selfpaced walking as a method for exercise testing in elderly and young men. Clin Sci Mol Med. 1976;51:609–612.

226. Cibulka MT, Bloom NJ, Enseki KR, et al. Hip pain and mobility deficits – hip osteoarthritis: revision 2017 clinical practice guidelines. J Orthop Sports Phys Ther. 2017;47(6):A1–A37.

227. Moore M, Barker K. The validity and reliability of the four square step test in different adult populations: a systematic review. Syst Rev. 2017;6:187–196.

228. Sutlive TG, Lopez HP, Schnitker DE, et al. Development of a clinical prediction rule for diagnosing hip osteoarthritis in individuals with unilateral hip pain. J Orthop Sports Phys Ther. 2008;38:542–550.

229. Bansback N, Tsuchiya A, Brazier J, Anis A. Canadian valuation of EQ-5D health states: preliminary value set and considerations for future valuation studies. PLoS One. 2012;7(2):e31115.

230. Granja C, Teixeira-Pinto A, Costo-Pereira A. Quality of life after intensive care – evaluation with EQ-5D questionnaire. Intensive Care Med. 2002;28(7):898–907.

231. Konig HH, Bernert S, Angermeyer MC, et al. Comparison of population health status in six European countries: results of a representative survey using the EQ-5D questionnaire. Med Care. 2009;47(2):255–261.

232. van Hout B, Janssen MF, Feng YS, et al. Interim scoring for the EQ-5D-5L: mapping the EQ-5D-5L to EQ-5D-3L value sets. Value Health. 2012;15(5):708–715.

233. McClure NS, Sayah FA, Xie F, et al. Instrumentdefined estimates of the minimally important difference for EQ-5D-5L index scores. Value Health. 2017;20(4):644–650.

234. Balestroni G, Bertolotti G. EuroQuol-5D (EQ-5D): an instrument for measuring quality of life. Monaldi Arch Chest Dis. 2012;78(3):155–159.

235. Dallinga JM, Benjaminse A, Lemmink KA. Which screening tools can predict injury to the lower extremities in team sports?: a systematic review. Sports Med. 2012;42(9):791–815.

236. Tinetti ME. Performance-oriented assessment of mobility problems in elderly patients. J Am Geriatr Soc. 1986;34:119–126.

237. Wahoff M, Ryan M. Rehabilitation after hip femoroacetabular impingement arthroscopy. Clin Sports Med. 2011;30(2):463–482.

238. Reiman MP, Goode AP, Hegedus EJ, et al. Diagnostic accuracy of clinical

tests of the hip: a systematic review with meta-analysis. Br J Sports Med. 2013;47(14):893–902.

239. Reiman MP, Goode AP, Cook CE, et al. Diagnostic accuracy of clinical tests for the diagnosis of hip femoroacetabular impingement/labral tear: a systematic review with metaanalysis. Br J Sports Med. 2015;49(12):811–824.

240. Tijssen M, van Cingel R, Willemsen L, de Visser E. Diagnostics of femoroacetabular impingement and labral pathology of the hip: a systematic review of the accuracy and validity of physical tests. Arthroscopy. 2012;28(6):860–871.

241. Cook CE, Hegedus EJ. Orthopedic Physical Examination Tests—An Evidence Based Approach. Upper Saddle River, NJ: Prentice Hall/Pearson; 2008.

242. Cleland JA, Koppenhaver S. Netter's orthopedic Clinical Examination—An Evidence Based Approach. 2nd ed. Philadelphia: Saunders/Elsevier; 2011.

243. Domb BG, Stake CE, Lindner D, et al. Arthroscopic capsular plication and labral preservation in borderline hip dysplasia: two-year clinical outcomes of a surgical approach to a challenging problem. Am J Sports Med. 2013;41(11):2591–2598.

244. Crane L. Femoral torsion and its relation to toeing-in and toeing-out. J Bone Joint Surg Am. 1959;41:421–428.

245. Seitlinger G, Moroder P, Scheurecker G, et al. The contribution of different femur segments to overall femoral torsion. Am J Sports Med. 2016;44(7):1796–1800.

246. Tonnis D, Heinecke A. Acetabular and femoral anteversion: relationship with osteoarthritis of the hip. J Bone Joint Surg Am. 1999;81:1747–1770.

247. Gelberman RH, Cohen MS, Desai SS, et al. Femoral anteversion: a clinical assessment of idiopathic intoeing gait in children. J Bone Joint Surg Br. 1987;69(1):75–79.

248. Adams MC. Outline of Orthopaedics. London: E & S Livingstone; 1968.

249. Tachdjian MO. Pediatric Orthopedics. Philadelphia: W.B. Saunders; 1972.

250. Staheli LT. Medial femoral torsion. Orthop Clin North Am. 1980;11:39–50.

251. Ruwe PA, Gage JR, Ozonoff MB, DeLuca PA. Clinical determination of femoral anteversion. J Bone Joint Surg Am. 1992;74:820–830.

252. Souza RB, Powers CM. Concurrent criterion-related validity and reliability of a clinical test to measure femoral anteversion. J Orthop Sports Phys Ther. 2009;39:586–592.

253. Boykin RE, Anz AW, Bushnell BD, et al. Hip instability. J Am Acad Orthop Surg. 2011;19(6):340–348.

254. Kamegaya M, Saisu T, Nakamura J, et al. Drehmann sign and femoro-acetabular impingement in SCFE. J Pediatr Orthop. 2011;31(8):853–857.

255. Woods D, Macnicol M. The flexion-adduction test: an early sign of hip disease. J Pediatr Orthop. 2001;10:180–185.

256. Maitland GD. The Peripheral Joints: Examination and Recording Guide. Adelaide, Australia: Virgo Press; 1973.

257. Maslowski E, Sullivan W, Forster Harwood J, et al. The diagnostic validity of hip provocation maneuvers to detect intra-articular hip pathology. Am Acad Phys Med Rehabil. 2010;2(3):174–181.

258. O'Donnell J, Economopoulos K, Singh P, et al. The ligamentum teres test: a novel and effective test in diagnosing tears of the ligamentum teres. Am J Sports Med. 2014;42(1):138–143.

259. Mulligan EP, Middleton EF, Brunette M. Evaluation and management of greater trochanter pain syndrome. Phys Ther Sport. 2015;16(3):205–214.

260. Austin AB, Souza RB, Meyer JL, et al. Identification of abnormal hip motion associated with acetabular labral pathology. J Orthop Sports Phys Ther. 2008;38:558–565.

261. McCarthy JC, Lee J-O. Hip arthroscopy: indications, outcomes, and complications. J Bone Joint Surg Am. 2005;87:1138–1145.

262. Fagerson T. Hip and thigh. In: Magee DJ, Zachazewski JE, Quillen WS, eds. Pathology and Intervention in Musculoskeletal Rehabilitation. Philadelphia: Elsevier; 2009.

263. Heiderscheit B, McClinton S. Evaluation and management of hip and pelvis injurioo. Phyc Med Rehabil Clin N Am. 2016;27(1):1–29.

264. Evans RC. Illustrated Essentials in Orthopedic Physical Assessment. St Louis: CV Mosby; 1994.

265. Troelsen A, Mechlenburg I, Gelineck J, et al. What is the role of clinical tests and ultrasound in acetabular labral tear diagnostics? Acta Orthop. 2009;80(3):314–318.

266. McGrory BJ. Stinchfield resisted hip flexion test. Hosp Physician. 1999;35:41–42.

267. McCarthy JC, Noble PC, Schuck MR, et al. The role of labral lesions to development of early degenerative hip disease. Clin Orthop Relat Res. 2001;393:25–37.

268. McGrory BJ. Stinchfield resisted inflection test. Hosp Phys. 1999;35:41–42.

269. Callaghan JJ. Examination of the hip. In: Clarke CR, Bonfiglio M, eds. Orthopedics: Essentials of Diagnosis and Treatment. New York: Churchill Livingstone; 1994.

270. Lee D. The Pelvic Girdle. Edinburgh: Churchill Livingstone; 1989.

271. 271.Hananouchi T, Yaui Y, Yamamoto K, et al. Anterior impingement test for labral lesions has high positive predictive value. Clin Orthop Relat Res. 2012;470(12):3524–3529.

272. Casartelli NC, Brunner R, Maffiuletti NA, et al. The FADIR test accuracy for screening cam and pincer morphology in youth ice hockey players. J Sci Med Sport. 2018;21(2):134–138.

273. Martin R, Nartin HD, Kivlan BR. Nerve entrapment in the hip region: current concepts review. Int J Sports Phys Ther. 2017;12(7):1163–1173.

274. Ayeni O, Chu R, Hetaimish B, et al. A painful squat test provides limited diagnostic utility in CAM-type femoroacetabular impingement. Knee Surg Sports Traumatol Arthrosc. 2014;22(4):806–811.

275. Burgess RM, Rushton A, Wright C, et al. The validity and accuracy of clinical diagnostic tests used to detect labral pathology of the hip: a systematic review. Manual Therapy. 2011;16:318–326.

276. Khoo-Summers L, Bloom NJ. Examination and treatment of a professional ballet dancer with a suspected acetabular labral tear: a case report. Man Ther. 2015;20(4):623–629.

277. Suenaga E, Noguchi Y, Jingushi S, et al. Relationship between the maximum flexion-internal rotation test and the torn acetabulum labrum of a dysplastic hip. J Orthop Sci. 2002;7:26–32.

278. Myrick KM, Nissen CW. THIRD test: diagnosing hip labral tears with a new physical examination technique. J Nurse Practitioners. 2013;9(8):501–505.

279. Myrick KM, Feinn R. Internal and external validity of THIRD test for hip labral tears. J Nurse Practitioners. 2014;10(8):540–544.

280. Johnson AW, Weiss CB, Wheeler DL. Stress fractures of the femoral shaft in athletes—more common than expected: a new clinical test. Am J Sports Med. 1994;22:248–256.

281. Adams SL, Yarnold PR. Clinical use of the patellar-pubic percussion sign in hip trauma. Am J Emerg Med. 1997;15:173–175.

282. Segat M, Casonato O, Margelli M, Pillon S. Is the Patellar Pubic Percussion Test useful to diagnose only femur fractures or something else? Two case reports. Man Ther. 2016;21:292–296.

283. Darmonov AV. Clinical screening for congenital dislocation of the hip. J Bone Joint Surg Am. 1996;78:383–388.

284. Guille JT, Pizzutillo PD, MacEwan GD. Developmental dysplasia of the hip from birth to six months. J Am Acad Orthop Surg. 2000;8:232–242.

285. Mahan ST, Katz JN, Kim YJ. To screen or not to screen? A decision analysis of utility of screening for developmental dysplasia of the hip. J Bone Joint Surg Am. 2009;91:1705–1719.

286. Gooding JR, McClead RE. Initial assessment and management of the newborn. Pediatr Clin North Am. 2015;62(2):345–365.

287. LeVeau B. Hip. In: Richardson JK, Iglarsh ZA, eds. Clinical Orthopedic Physical Therapy. Philadelphia: WB Saunders; 1994.

288. Moore FH. Examining infants' hips: can it do harm? J Bone Joint Surg Br. 1989;71:4–5.

289. Bolz S, Davies GJ. Leg length differences and correlation with total leg strength. J Orthop Sports Phys Ther. 1984;6:123–129.

290. Reider B. The Orthopedic Physical Examination. Philadelphia: WB Saunders; 1999.

291. Clarke GR. Unequal leg length: an accurate method of detection and some clinical results. Rheumatol Phys Med. 1972;11:385–390.

292. Fisk JW, Balgent ML. Clinical and radiological assessment of leg length. N Z Med J. 1975;81:477–480.

293. Woerman AL, Binder-Macleod SA. Leg-length discrepancy assessment: accuracy and precision in five clinical methods of evaluation. J Orthop Sports Phys Ther. 1984;5:230–239.

294. Woerman AL. Evaluation and treatment of dysfunction in the lumbar-pelvic-hip complex. In: Donatelli R, Wooden MJ, eds. Orthopedic Physical Therapy. Edinburgh: Churchill Livingstone; 1989.

295. Crawford AH. Neurologic disorders. In: Steinberg ME, ed. The Hip and Its Disorders. Philadelphia: WB Saunders; 1991.

296. Beatty RA. The piriformis muscle syndrome: a simple diagnostic maneuver. Neurosurgery. 1994;34(3):512–514.

297. Hopayian K, Song F, Riera R, Sandbandan S. The clinical features of the piriformis syndrome: a systematic review. Eur Spine J. 2010;19(12):2095–2109.

298. Michel F, Decavel P, Toussirot E, et al. The piriformis muscle syndrome: an exploration of anatomical context, pathophysiological hypotheses and diagnostic criteria. Ann Phys Rehabil Med. 2013;56(4):300–311.

299. Ahmad CS, Redler LH, Ciccotti MG, et al. Evaluation and management of hamstring injuries. Am J Sports Med. 2003;41(12):2933–2947.

300. Gruebel-Lee DM. Disorders of the Hip. Philadelphia: JB Lippincott; 1983.

301. Martin RL, Schroder RG, Gomez-Hoyos J, et al. Accuracy of 3 clinical tests to diagnose proximal hamstrings tears with and without sciatic nerve involvement in patients with posterior hip pain. Arthroscopy. 2018;34(1):114–121.

302. Zimney NJ. Clinical reasoning in the evaluation and management of undiagnosed chronic hip pain in a young adult. Phys Ther. 1998;78:62–73.

303. Palmar ML, Epler M. Clinical Assessment Procedures in Physical Therapy. Philadelphia: JB Lippincott; 1990.

304. Kuo L, Chung W, Bates E, et al. The hamstring index. J Pediatr Ortho. 1997;17:78–88.

305. Noble HB, Hajek MR, Porter M. Diagnosis and treatment of iliotibial band tightness in runners. Phys Sportsmed. 1982;10:67–68. 71–72, 74.

306. Ober FB. The role of the iliotibial and fascia lata as a factor in the causation of low-back disabilities and sciatica. J Bone Joint Surg. 1936;18: 105–110.

307. Strauss EJ, Kim S, Calcei JG, et al. Iliotibial band syndrome: evaluation and management. J Am Acad Orthop Surg. 2011;19:728–736.

308. Baker RL, Fredericson M. Iliotibial band syndrome in runners: biomechanical implications and exercise interventions. Phys Med Rehabil Clin N Am. 2016;27(1):53–77.

309. Willett GM, Kleim SA, Shostrom VK, Lomneth CS. An anatomic investigation of the Ober test. Am J Sports Med. 2016;44(3):696–701.

310. Pace JB, Nagle D. Piriform syndrome. West J Med. 1976;124(6):435–439.

311. Fishman LM, Dombi GW, Michaelson C, et al. Piriformis syndrome: diagnosis, treatment, and outcome – a 10-year study. Arch Phys Med Rehabil. 2002;83(3):295–301.

312. Boyajian-O'Neill LA, McClain RL, Coleman MK, Thomas PP. Diagnosis and management of piriformis syndrome: an osteopathic approach. J Am Osteopath Assoc. 2008;108(11):657–664.

313. Lewis S, Jurak J, Lee C, et al. Anatomical variations of the sciatic nerve, in relation to the piriformis muscle. Trans Res Anatomy. 2016;5:15–19.

314. Tonley JC, Yun SM, Kochevar RJ, et al. Treatment of an individual with piriform-is syndrome focusing on hip muscle strengthening and movement re-education: a case report. J Orthop Sports Phys Ther. 2010;40:103–111.

315. Garrick JG, Webb DR. Sports Injuries: Diagnosis and Treatment. Philadelphia: WB Saunders; 1990.

316. Gautam VK, Anand S. A new test for estimating iliotibial band contracture. J Bone Joint Surg Br. 1998;80:474–475.

317. Zeren B, Oztekin HH. A new self-diagnostic test for biceps femoris muscle strains. Clin J Sports Med. 2006;16:166–169.

318. hurston A. Assessment of fixed flexion deformity of the hip. Clin Orthop. 1982;169:186–189.

319. Trendelenburg F. Trendelenburg's test (1895). Clin Orthop Relat Res. 1998;355:3–7.

320. Kuhns BD, Giordano BD, Perets I, et al. The lateral coverage index: a clinically relevant marker for acetabular coverage. Arthroscopy. 2018;34(12):e16.

321. Bailey R, Richards J, Selfe J. A biomechanical investigation of selected lumbo-pelvic hip tests: implications for the examination of running. Phys Med Rehabil Int. 2016;3(5):1096–1113.

322. Crossley KM, Zhang W-J, Schache AG, et al. Performance on the single-leg squat task indicates hip abductor muscle function. Am J Sports Med. 2011;39:866–873.

323. Grimaldi A, Mellor R, Nicolson P, et al. Utility of clinical tests to diagnose MRI-confirmed gluteal tendinopathy in patients presenting with lateral hip pain. Br J Sports Med. 2017;51:524–591.

324. American Orthopaedic Association. Manual of Orthopaedic Surgery. Chicago: AOA; 1972.

325. Kristensen MT, Foss NB, Kehlet H. Timed "up and go" test as a predictor of falls within 6 months after hip fracture surgery. Physical Therapy. 2007;87:24–30.

326. Cornwall R, Radomisli TE. Nerve injury in traumatic dislocation of the hip. Clin Orthop Relat Res. 2000;377:84–91.

327. Dettart MM, Riley LH. Nerve injuries in total hip arthroplasty. J Am Acad Orthop Surg. 1999;7:101–111.

328. Giannoudis PV, DaCosta AA, Raman R, et al. Doublecrush syndrome after acetabular fractures—a sign of poor prognosis. J Bone Joint Surg Br. 2005;87:401–407.

329. Su EP. Post-surgical neuropathy after total hip arthroplasty: causality and avoidance. Sem Arthroplasty. 2016;27(1):70–73.

330. Pecina MM, Krmpotic-Nemanic J, Markiewitz AD. Tunnel Syndromes. Boca Raton, Florida: CRC Press; 1991.

331. Vandertop WP, Bosman NJ. The piriformis syndrome—a case report. J Bone Joint Surg Am. 1991;73:1095–1096.

332. Fleischman AN, Rothman RH, Parvizi J. Femoral nerve palsy following total hip arthroplasty: incidence and course of recovery. J Arthroplasty. 2018;33(4):1194–1199.

333. Anloague PA, Somers-Chorny W, Childs KE, et al. The relationship between femoral nerve tension and hip flexor muscle length. J Nov Physiother. 2015;5:244–248.

334. Kumka M. Critical sites of entrapment of the posterior division of the obturator nerve: anatomical considerations. J Can Chiropr Assoc. 2010;54(1):33–42.

335. Bradshaw C, Bell S, Brukner P. Obturator nerve entrapment—a cause of groin pain in athletes. Am J Sports Med. 1997;25:402–408.

336. Tipton JS. Obturator neuropathy. Curr Rev Musculoskelet Med. 2008;1:234–237.

337. Kelly BT, Williams RJ, Philippon MJ. Hip arthroscopy: current indications, treatment options, and management issues. Am J Sports Med. 2003;31:1020–1037.

338. Mallow M, Nazarian LN. Greater trochanteric pain syndrome diagnosis and treatment. Phys Med Rehabil Clin N Am. 2014;25(2):279–289.

339. Reid D. The management of greater trochanteric pain syndrome: a systematic literature review. J Orthop. 2016;13(1):15–28.

340. Ganderton C, Pizzari T, Harle T, et al. A comparison of gluteus medius, gluteus minimus and tensor facia latae muscle activation during gait in post-menopausal women with and without greater trochanteric pain syndrome. J Electromyogr Kinesiol. 2017;33.39–47.

341. Klontzas ME, Karantanas AH. Greater trochanter pain syndrome: a descriptive MR imaging study. Eur J Radiol. 2014;83(10):1850–1855.

342. Holmich P, Holmich LR, Bjerg AM. Clinical examination of athletes with groin pain: an intraobserver and interobserver reliability study. Br J Sports Med. 2004;38(4):446–451.

343. Michel F, Decavel P, Toussirot E, et al. Piriformis muscle syndrome: diagnostic criteria and treatment of a monocentric series of 250 patients. Ann Phys Rehabil Med. 2013;56(5):371–383.

344. Khan D, Nelson A. Piriformis syndrome. In: Benzon H, Raja SN, Fishman SM, et al., eds. Essentials of Pain Management. 4th ed. Philadelphia: Elsevier; 2018.

345. Clohisy JC, Carlisle JC, Beaulé PE, et al. A systematic approach to the plain radiographic evaluation of the young adult hip. J Bone Joint Surg Am. 2008;90:47–66.

346. Lee WA, Saroki AJ, Loken S, et al. Radiographic identification of arthroscopically relevant proximal femoral structures. Am J Sports Med. 2015;44(1):60–66.

347. Lee WA, Saroki AJ, Loken S, et al. Radiographic identification of arthroscopically relevant acetabular structures. Am J Sports Med. 2015;44(1):67–73.

348. Harris WH. Etiology of osteoarthritis of the hip. Clin Orthop Relat Res. 1986;213:20–33.

349. Larson AN, Stans AA, Sierra RJ. Ischial spine sign reveals acetabular retroversion in Legg-Calvé-Perthes Disease. Clin Orthop Relat Res. 2011;469(7):2012–2018.

350. Oh CW, Thacker MM, Mackenzie WG, et al. Cox vara— a novel measurement technique in skeletal dysplasias. Clin Orthop Relat Res. 2006;147:125–131.

351. Sugano N, Kubo T, Takaoka K, et al. Diagnostic criteria for non-traumatic osteonecrosis of the femoral head. J Bone Joint Surg Br. 1999;81:590–599.

352. Zaltz I, Kelly BT, Hetsroni I, Bedi A. The crossover sign overestimates acetabular retroversion. Clin Orthop Relat Res. 2013;471(8):2463–2470.

353. Kappe T, Kocak T, Neuerburg C, et al. Reliability of radiographic signs for acetabular retroversion. Int Orthop. 2011;35(6):817–821.

354. Kellgren JH, Lawrence JS. Radiological assessment of osteo-arthrosis. Ann Rheum Dis. 1957;16:494–502.

355. Wylie JD, Kapron AL, Peters CL, et al. Relationship between the lateral center-edge angle and 3-dimensional acetabular coverage. Orthop J Sports Med. 2017;5(4):2325967117700589.

356. Perkins G. Signs by which to diagnose congenital dislocation of the hip. Clin Orthop. 1992;274:3–5.

357. Loder RT, Aronsson DD, Dobbs MB, et al. Slipped capital femoral epiphysis. J Bone Joint Surg Am. 2000;82:1170–1188.

358. Llopis E, Higueras V, Vano M, Altonaga JR. Anatomic and radiographic evaluation of the hip. Eur J Radiol. 2012;81(12):3727–3736.

359. Yamasaki T, Yasunaga Y, Shoji T, et al. Inclusion and exclusion criteria in the diagnosis of femoroacetabular impingement. Arthroscopy. 2015;31(7):1403–1410.

360. Hadeed MM, Cancienne JM, Gwathmey FW. Pincer impingement. Clin Sports Med. 2016;35(3):405–418.

361. Barrientos C, Barahona M, Diaz J, et al. Is there a pathological alpha angle for hip impingement? A diagnostic test study. J Hip Preserv Surg. 2016;3(3):223–228.

362. Sutter R, Dietrich TJ, Zingg PO, Pfirrmann CW. How useful is the alpha angle for discriminating between symptomatic patients with cam-type femoroacetabular impingement and asymptomatic volunteers? Radiology. 2012;264(2):514–521.

363. Wong TY, Jesse MK, Jensen A, et al. Upsloping lateral sourcil: a radiographic finding of hip instability. J Hip Preserv Surg. 2018;5(4):435–442.

364. Bigg-Wither G, Kelly P. Diagnostic imaging in musculoskeletal physiotherapy. In: Refshauge K, Gass E, eds. Musculoskeletal Physiotherapy. Oxford: Butterworth Heinemann; 1995.

365. Kang AC, Gooding AJ, Coates MH, et al. Computed tomography assessment of hip joints in asymptomatic individuals in relation to femoroacetabular impingement. Am J Sports Med. 2010;38:1160–1165.

366. Edwards DJ, Lomas D, Villar RN. Diagnosis of the painful hip by magnetic resonance imaging and arthroscopy. J Bone Joint Surg Br. 1995;77: 374–376.

367. Guanch CA. MR imaging of the hip. Sports Med Arthrosc Rev. 2009;17:49–55.

368. Mitchell B, McCrory P, Brukner P, et al. Hip joint pathology: clinical presentation and correlation between magnetic resonance arthrography, ultrasound and arthroscopic findings in 25 consecutive cases. Clin J Sports Med. 2003;13:152–156.

369. McMahon PJ, Hodnett PA, Koulouris GC, et al. Hip and groin pain: radiological assessment. Open Sports Med J. 2010;4:108–120.

370. Byrne CA, Bowden DJ, Alkhayat A, et al. Sportsrelated groin pain secondary to symphysis pubis disorders: correlation between MRI findings and outcome after fluoroscopy-guided injection of steroid and local anesthetic. Am J Roentgenol. 2017;209(2):380–388.

371. Byrd JW, Jones KS. Diagnostic accuracy of clinical assessment, magnetic resonance imaging, magnetic resonance arthrography, and intra-articular injection in hip arthroscopy patients. Am J Sports Med. 2004;32(7):1668–1674.

372. Blankenbaker DG, Tuite MJ, Keene JS, del Rio AM. Labral injuries due to iliopsoas impingement: can they be diagnosed on MR arthrography? Am J Roentgenol. 2012;199(4):894–900.

373. Register B, Pennock AT, Ho CP, et al. Prevalence of abnormal hip findings in asymptomatic participants—a prospective, blended study. Am J Sports Med. 2012;40:2720–2724.

374. Jonson SR, Gross MT. Intraexaminer reliability, interexaminer reliability, and mean values for nine lower extremity skeletal measures in healthy naval midshipmen. J Orthop Sports Phys Ther. 1997;25:253–263.

375. Salen BA, Spangfort EV, Nygren AL, et al. The Disability Rating Index: an instrument for the assessment of disability in clinical settings. J Clin Epidemiol. 1994;47:1423–1434.

376. Parsons H, Bruce J, Achten J, et al. Measurement properties of the Disability Rating Index in patients undergoing hip replacement. Rheumatology (Oxford). 2015;54(1):64–71.

377. Lequesne M, Mathieu P, Vuillemin-Bodaghi V, et al. Gluteal tendinopathy in refractory greater trochanter pain syndrome: diagnostic value of two clinical tests. Arthritis Rheum. 2008;59(2):241–246.

378. Cliborne AV, Waineer RS, Rhon DI, et al. Clinical hip tests and a functional squat test in patients with knee osteoarthritis: reliability, prevalence of positive test findings, and short-term response to hip mobilization. J Orthop Sports Phys Ther. 2004;34:676–685.

379. Kaltenborn A, Bourg CM, Gutzeit A, Kalberer F. The Hip Lag Sign - prospective blinded trial of a new clinical sign to predict hip abductor damage. PLoS One. 2014;9(3):e91560.

380. Cibulka MT, White DM, Woehrle J, et al. Hip pain and mobility deficits–hip osteoarthritis: clinical practice guidelines. J Orthop Sports Phys Ther. 2009;39(4):A1–A25.

381. Burnett RS, Della Rocca GJ, Prather H, et al. Clinical presentation of patients with tears of the acetabular labrum. J Bone Joint Surg Am. 2006;88(7):1448–1457.

382. Philippon MJ, Briggs KK, Yen YM, Kuppersmith DA. Outcomes following hip arthroscopy for femoroacetabular impingement with associated chondrolabral dysfunction: minimum two-year follow-up. J Bone Joint Surg Br. 2009;91(1):16–23.

383. Hasler RM, Gal I, Biedert RM. Landmarks of the normal adult human trochlea based on axial MRI measurements: a cross-sectional study. Knee Surg Sports Traumatol Arthrosc. 2014;22(10):2372–2376.

384. Stepanovich M, Bomar JD, Pennock AT. Are the current classifications and radiographic measurements for trochlear dysplasia appropriate in the skeletally immature patient?. Orthop J Sports Med. 2016;4(10): 232596711666949.

385. Bache JB, Cross AB. The Barford test. A useful diagnostic sign in fractures of the femoral neck. Practitioner. 1984;228(1389):305–308.

386. Tiru M, Goh SH. Low BY: Use of percussion as a screening tool in the diagnosis of occult hip fractures. Singapore Med J. 2002;43(9):467–469.

387. Ross MD, Nordeen MH, Barido M. Test-retest reliability of Patrick's hip range of motion test in healthy collegeaged men. J Strength Cond Res. 2003;17(1):156–161.

388. Martin RL, Sekiya JK. The interrater reliability of 4 clinical tests used to assess individuals with musculoskeletal hip pain. J Orthop Sports Phys Ther. 2008;38(2):71–77.

389. Martin RL, Irrgang JJ, Sekiya JK. The diagnostic accuracy of a clinical examination in determining intra-articular hip pain for potential hip arthroscopy candidates. Arthroscopy. 2008;24(9):1013–1018.

390. Kapron AL, Anderson AE, Peters CL, et al. Hip internal rotation is correlated to radiographic findings of cam femoroacetabular impingement in collegiate football players. Arthroscopy. 2012;28(11):1661–1670.

391. Remy F, Chantelot C, Fontaine C, et al. Interand intra-observer reproducibility in radiographics diagnosis and classification of femoral trochlear dysplasia. Surg Radiol Anat. 1998;20:285–289.

392. Hinson R, Brown SH. Supine leg length differential estimation: an interand intra-examiner reliability study. Chiropr Res J. 1998;5(1):17–22.

Joelho

A articulação do joelho é particularmente suscetível à lesão traumática por estar localizada nas extremidades de dois braços de alavanca longos, a tíbia e o fêmur. Além disso, como a articulação conecta um osso longo "assentado" sobre outro osso longo, sua força e estabilidade dependem dos ligamentos e dos músculos circundantes, não apenas de sua configuração óssea.[1]

Como a articulação do joelho depende enormemente de seus ligamentos, é primordial que eles sejam testados durante o exame do joelho. Por essa razão, os testes ligamentares não são incluídos na seção "Testes especiais", sendo listados em uma seção separada para assegurarmos que eles sejam sempre incluídos no exame do joelho.

Por causa de seu arranjo anatômico, o joelho é uma área cuja avaliação é difícil, e o examinador deve despender tempo para assegurar-se de que todas as estruturas sejam testadas. Além disso, deve ser lembrado que a região lombar, o quadril e o tornozelo podem produzir dor referida no joelho, e essas articulações devem ser avaliadas quando parecer que outras articulações que não a do joelho possam estar envolvidas. Por exemplo, um deslizamento da epífise da cabeça do fêmur no quadril comumente produz dor referida no joelho, e esta pode predominar.

Anatomia aplicada

A **articulação tibiofemoral** é a maior do corpo. Ela é uma articulação do tipo gínglimo (ou dobradiça) modificada que possui dois graus de liberdade. A membrana sinovial em torno da articulação é extensa. Ela comunica-se com muitas das bolsas localizadas em torno do joelho. Embora toda a articulação do joelho seja "encapsulada" pela membrana sinovial, sua distribuição no joelho é tal que os ligamentos cruzados, que vão do meio do platô tibial até a área intercondilar do fêmur, são extrassinoviais. (*Cruzado* significa que os ligamentos se entrecruzam.)

As superfícies articulares da tíbia e do fêmur não são congruentes, o que permite aos dois ossos moverem-se em graus diferentes, guiados pelos músculos e pelos ligamentos. Os dois ossos aproximam-se da congruência na extensão completa, a chamada posição de congruência máxima. Kaltenborn[2] afirmou que essa posição inclui a rotação lateral completa da tíbia. O côndilo lateral do fêmur projeta-se mais anteriormente que o côndilo medial para ajudar a prevenir a rotação lateral da patela. Nas mulheres, esse aumento é importante por causa da pelve mais larga e do aumento do ângulo medial do fêmur, os quais permitem que os côndilos do fêmur fiquem paralelos ao solo (Fig. 12.1). A posição de repouso da articulação é de aproximadamente 25° de flexão. O padrão capsular é de flexão mais limitada que a extensão.

Articulação tibiofemoral	
Posição de repouso:	25° de flexão
Posição de congruência máxima:	Extensão completa, rotação lateral da tíbia
Padrão capsular:	Flexão, extensão

O espaço entre a tíbia e o fêmur é parcialmente preenchido por dois meniscos que se fixam à tíbia e aumentam a congruência. O **menisco medial**, mais espesso posteriormente do que anteriormente, é uma pequena parte de um grande círculo (i. e., em forma de **C**). O **menisco lateral** é uma grande parte de um pequeno círculo (i. e., em forma de **O**) e, em geral, sua espessura é uniforme. Ambos os meniscos são mais espessos na periferia e mais finos na margem interna.

Durante o movimento de passagem da extensão para a flexão, ambos os meniscos se movem para trás, e o menisco lateral se move mais do que o medial. A excursão do menisco lateral é de 10 mm, e a do menisco medial, de 2 mm. Na verdade, evidências obtidas a partir de estudos com adultos vivos saudáveis, com a ajuda de imagens por ressonância magnética (RM) aberta, demonstraram que diferentes partes do menisco lateral se deslocam em quantidades distintas. A excursão posterior do corno anterior é significativamente maior do que a do corno posterior, enquanto a excursão do corno posterior do menisco lateral é significativamente maior do que a do corno posterior do menisco medial.[3,4] Os meniscos são avasculares nos dois terços internos cartilaginosos e parcialmente vascularizados e fibrosos no terço externo.[5] Eles são mantidos em posição pelos ligamentos coronários que se fixam à tíbia.

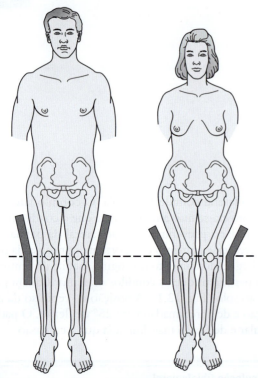

Figura 12.1 Diferenças do ângulo Q em homens e mulheres. Pelo fato de a pelve ser mais larga nas mulheres, é necessário que o fêmur desvie medialmente em um ângulo maior para tornar a extremidade distal dos côndilos paralela ao solo. O quadríceps femoral, a patela e o tendão patelar formam um ângulo centrado na patela. Quando o quadríceps contrai, o ângulo tende a tornar-se reto, o que força a patela lateralmente. (Reproduzida de O'Donoghue D. *Treatment of injuries to athletes*, 4.ed., Philadelphia: WB Saunders, 1984. p. 522.)

Os meniscos servem a várias funções do joelho. Eles ajudam na lubrificação e na nutrição da articulação e atuam como absorventes de impacto (uma meniscectomia pode reduzir a capacidade de absorção de impacto no joelho em aproximadamente 20%),[6] distribuindo o estresse sobre a cartilagem articular e diminuindo o seu desgaste. Eles tornam as superfícies articulares mais congruentes e melhoram a distribuição do peso, aumentando a área de contato entre os côndilos. Os meniscos reduzem o atrito durante o movimento e ajudam os ligamentos e a cápsula na prevenção da hiperextensão, além de impedir que a cápsula articular entre na articulação e participe do mecanismo de "bloqueio" da articulação na posição de congruência máxima, dirigindo o movimento dos côndilos articulares do fêmur. Como a literatura mais recente indica que a remoção total do menisco pode acarretar degeneração precoce da articulação,[7,8] a maioria dos cirurgiões atualmente remove somente a porção lacerada do menisco ou, quando a laceração se localiza no terço externo, onde existe uma circulação suficiente para permitir a cicatrização, o cirurgião pode tentar a reparação cirúrgica (sutura) do menisco.

De modo geral, acredita-se que o menisco possui uma inervação mínima, de modo que a dor é mínima ou ausente quando ele é lesionado, exceto quando há lesão concomitante dos ligamentos coronários. Entretanto, Gray[9] afirma que os meniscos possuem inervação em seus dois terços externos e que os cornos anteriores e posteriores são bem inervados. Como os meniscos são basicamente avasculares, sobretudo nos dois terços internos, é raro ocorrer derrame hemorrágico na lesão; contudo, pode ocorrer derrame de líquido sinovial. O seu suprimento sanguíneo muito limitado, em especial nos dois terços internos, confere aos meniscos um baixo potencial de regeneração.

O menisco lateral não está firmemente fixado à tíbia como o menisco medial e, por essa razão, apresenta menor propensão à lesão. Os ligamentos coronários, também denominados *ligamentos meniscotibiais*, tendem a ser mais longos na face lateral, e os cornos do menisco lateral são mais próximos entre si.

A **articulação patelofemoral** é uma articulação plana modificada pelo fato de a superfície articular lateral da patela ser mais larga. A patela contém a camada de cartilagem mais espessa do corpo e, na realidade, é um osso sesamoide encontrado no interior do tendão patelar. Ela possui cinco facetas ou cristas: superior, inferior, lateral, medial e a terceira faceta (*odd facet*). A primeira parte da patela a ser afetada na condromalácia (i. e., degeneração prematura da cartilagem patelar) ou síndrome patelofemoral mais frequentemente é a terceira faceta.

Durante o movimento de passagem da flexão para a extensão, diferentes partes da patela articulam-se com os côndilos femorais (Fig. 12.2).[10,11] A terceira faceta não entra em contato com os côndilos femorais até ser atingida uma flexão de no mínimo 135°. O alinhamento incorreto ou mau alinhamento do movimento patelar sobre os côndilos femorais pode levar à artralgia patelofemoral. A cápsula dessa articulação faz continuidade com a cápsula da articulação tibiofemoral.

A **patela** melhora a eficiência da extensão durante os últimos 30° de extensão (i. e., 30 a 0° de extensão com o membro inferior estendido a 0°), pois ela mantém o tendão do quadríceps femoral distante do eixo do movimento. Também atua como guia para o tendão do quadríceps femoral ou para o tendão patelar, diminui o atrito do mecanismo do quadríceps femoral, controla a tensão capsular no joelho, atua como um escudo ósseo para a cartilagem dos côndilos femorais e melhora o aspecto estético do joelho (Fig. 12.3). A aplicação de carga sobre a superfície articular da patela também varia com a atividade.

Carga patelar com atividade

Marcha:	0,3 vez o peso corporal
Subir escadas:	2,5 vezes o peso corporal
Descer escadas:	3,5 vezes o peso corporal
Agachar:	7 vezes o peso corporal

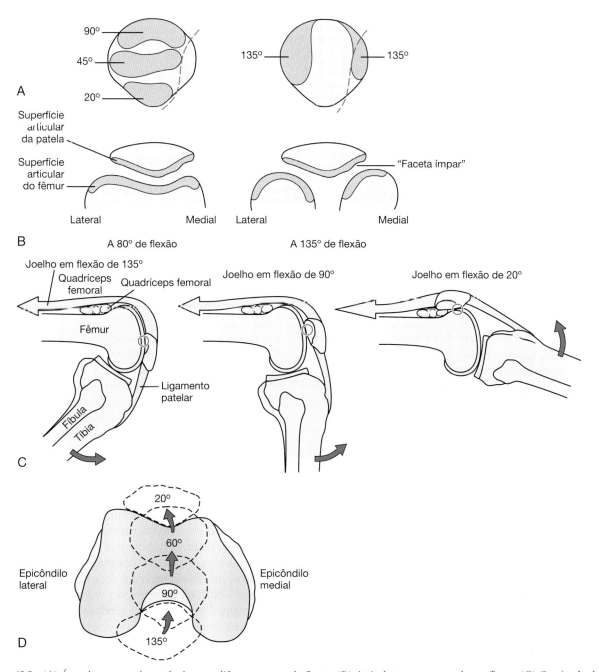

Figura 12.2 (A) Área de contato da patela durante diferentes graus de flexão. (B) Articulação entre a patela e o fêmur. (C) Os *círculos* desenhados na patela indicam o ponto de contato máximo entre a patela e o fêmur. Uma vez que o joelho é estendido, o ponto de contato sobre a patela migra do polo superior ao inferior. Observe o coxim adiposo suprapatelar situado profundamente ao quadríceps femoral. (D) Trajeto e áreas de contato da patela no sulco intercondilar do fêmur. Os valores de 135°, 90°, 60° e 20° indicam posições de flexão do joelho. (C e D reproduzidas de Neumann DA. *Kinesiology of the musculoskeletal system – foundations for physical rehabilitation*. St Louis: Mosby, 2002. p. 448.)

A estabilidade da patela é assegurada pela estrutura óssea da tróclea e dos tecidos moles compostos pelo tecido retinacular, ligamentos patelofemorais medial e lateral (LPFM e LPFL) e ligamentos meniscopatelares medial e lateral.

O retináculo patelar é um tecido fibroso que reveste a face anterior do joelho e que ajuda a unir estruturas e ocupar espaços entre a patela, o ligamento patelar e os ligamentos colaterais medial e lateral. Demonstrou-se que o retináculo lateral é responsável por até 19% da resistência oferecida contra o deslocamento patelar lateral,[12] enquanto o retináculo medial proporciona apenas aproximadamente 11% da resistência ao deslocamento patelar lateral.[13] Recentemente, a importância do LPFM tem sido objeto de atenção. Acredita-se que esse ligamento atue como uma "rédea" que contém o deslocamento patelar lateral.[14] O LPFM avança do côndilo femoral medial à sua inserção na borda medial da patela.[15-17] Esse

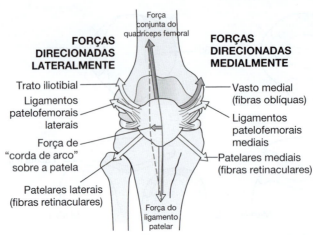

Figura 12.3 As principais forças orientadoras que atuam sobre a patela são apresentadas à medida que a patela se move pelo sulco intercondilar do fêmur. Cada estrutura possui uma tendência natural de tracionar a patela lateral ou medialmente. Na maior parte dos casos, forças opostas agem em oposição entre si, de modo que a patela se desloca de forma ideal durante a flexão e a extensão. (Reproduzida de Neumann DA. *Kinesiology of the musculoskeletal system – foundations for physical rehabilitation.* St Louis: Mosby, 2002. p. 463.)

ligamento tem a capacidade de executar essa função de estabilização, tendo em vista que é a principal limitação estática ao deslocamento patelar lateral com o joelho a 20° de flexão, contribuindo com 60% da força total de contenção.[13] O ligamento meniscopatelar medial consiste em um espessamento da cápsula, que avança do corno anterior do menisco medial à porção inferior da borda medial da patela.[18] O ligamento meniscopatelar lateral avança entre o corno anterior do menisco lateral à face inferior da cápsula. Essas duas estruturas produzem um espessamento da cápsula articular nas respectivas laterais do joelho.

A **articulação tibiofibular superior** é uma articulação sinovial plana localizada entre a tíbia e a cabeça da fíbula. Ela é sustentada por ligamentos anterior e posterior de mesmo nome. Ocorre movimento nessa articulação em qualquer atividade que envolva o tornozelo. A hipomobilidade dessa articulação pode causar dor na área do joelho durante a atividade, pois a fíbula pode suportar até um sexto do peso corporal. Em aproximadamente 10% da população, a cápsula dessa articulação faz continuidade com a da articulação tibiofemoral.

Anamnese

Além das questões apresentadas na seção "Anamnese" do Capítulo 1, o examinador deve obter as seguintes informações do paciente:

1. *Como o acidente ocorreu ou qual foi o mecanismo da lesão?*[19,20] Os principais mecanismos de lesão do joelho são uma força valga (com ou sem rotação ou torção), a hiperextensão, a flexão com translação posterior e uma força vara.[21] O primeiro mecanismo frequentemente acarreta lesão do ligamento colateral medial, em geral acompanhada por lesão da porção posteromedial da cápsula, do menisco medial e do ligamento cruzado anterior ("tríade infernal"). O segundo mecanismo acarreta lesões do ligamento cruzado anterior, com frequência associadas a lacerações meniscais. O terceiro mecanismo de lesão comumente envolve o ligamento cruzado posterior, e o quarto mecanismo envolve o ligamento colateral lateral, a porção posterolateral da cápsula e o ligamento cruzado posterior. A lesão é consequência de um trauma (p. ex., golpe direto ou indireto)? Bauer et al.[22] desenvolveram uma regra de previsão clínica para determinar se há ou não fratura presente em lesões agudas do joelho. O paciente estava sustentando peso no momento da lesão? Qual era a direção da força responsável pela lesão? Por exemplo, lesões meniscais, sobretudo as do lado medial, ocorrem em decorrência de uma lesão por torção que combina compressão e rotação. Forças de desenvolvimento lento tendem a causar avulsões ósseas, enquanto forças de desenvolvimento rápido tendem a lacerar ligamentos.

Regra de previsão clínica de Bauer para fraturas agudas do joelho[a,22]

Dor intensa à palpação da interlinha articular.
Inchaço intenso, com presença de derrame e equimose.
Flexão inferior a 90°.
Incapacidade de sustentar peso.

[a]A presença desses sinais justifica uma avaliação radiográfica.

No caso de laceração de dois ou mais ligamentos, pode ter havido uma luxação do joelho. Neste caso, isso pode acarretar lesão vascular. Por essa razão, é importante que o examinador verifique os pulsos poplíteo e dorsal do pé.[23] Em crianças de baixa idade, podem ocorrer lesões da placa de crescimento em vez de lesões ligamentares, especialmente durante o estirão de crescimento rápido, quando a placa de crescimento é mais fraca que os ligamentos. Lesões podem ocorrer na placa de crescimento femoral distal, na fise da tíbia proximal e na apófise da tuberosidade da tíbia (epífise de tração).[24,25] A lesão desta última estrutura é denominada *doença de Osgood-Schlatter*. A Tabela 12.1 apresenta uma lista dos mecanismos comuns

de lesão do joelho e das estruturas lesionadas. O membro inferior pode ser visto como uma cadeia cinética aberta (pé fora do chão) ou fechada (pé apoiado sobre o chão) (Fig. 12.4). A chance de lesão é menor quando o membro inferior é uma cadeia cinética aberta. Dito isso, com frequência os músculos posteriores da coxa são lesionados nas proximidades do final da fase de balanço da marcha, quando se encontram em alongamento máximo e em

TABELA 12.1

Mecanismos de lesão do joelho e possíveis estruturas lesionadas

Mecanismo de lesão	Possíveis estruturas lesionadas
Contato em varo ou valgo sem rotação	1. Ligamento colateral 2. Fratura epifisária 3. Luxação ou subluxação patelar
Contato em varo ou valgo com rotação	1. Ligamentos colaterais e cruzados 2. Ligamentos colaterais e luxação ou subluxação patelar 3. Laceração meniscal
Golpe sobre a articulação patelofemoral ou queda sobre o joelho flexionado, dorsiflexão do pé	1. Lesão articular patelar ou fratura osteocondral
Golpe sobre a tuberosidade da tíbia ou queda sobre o joelho flexionado, pé em flexão plantar	1. Ligamento cruzado posterior
Golpe anterior sobre a tíbia acarretando hiperextensão do joelho (hipertensão com contato)	1. Ligamento cruzado anterior 2. Ligamentos cruzados anterior e posterior
Hiperextensão sem contato	1. Ligamento cruzado anterior 2. Cápsula posterior
Desaceleração sem contato	1. Ligamento cruzado anterior
Desaceleração sem contato, com rotação medial da tíbia ou rotação lateral do fêmur sobre a tíbia fixa	1. Ligamento cruzado anterior
Sem contato, rotação rápida em uma direção com a tíbia em rotação na direção oposta	1. Luxação ou subluxação patelar
Sem contato, rotação com carga vara ou valga	1. Lesão de menisco 2. Ligamento colateral medial
Sem contato, rotação compressiva	1. Lesão de menisco 2. Fratura osteocondral
Hiperflexão	1. Menisco (corno posterior) 2. Ligamento cruzado anterior
Rotação medial forçada	1. Lesão de menisco (menisco lateral)
Rotação lateral forçada	1. Lesão de menisco (menisco medial) 2. Ligamento colateral medial e, possivelmente, ligamento cruzado anterior 3. Luxação patelar
Flexão-desvio varo-rotação medial	1. Instabilidade anterolateral
Flexão-desvio valgo-rotação lateral	1. Instabilidade anteromedial
Lesão causada pelo impacto contra o painel de um automóvel	1. Ligamento cruzado posterior isolado 2. Ligamento cruzado posterior e cápsula posterior 3. Instabilidade posterolateral 4. Instabilidade posteromedial 5. Fratura patelar 6. Fratura tibial (proximal) 7. Fratura do platô tibial 8. Fratura acetabular e pélvica

De Tachdjian MO. *Pediatric orthopedics.* Philadelphia: WB Saunders Co., 1990. p. 2817.

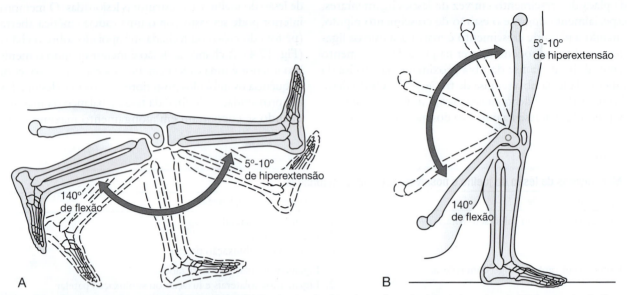

Figura 12.4 Movimentação do joelho no plano sagital. (A) Perspectiva da tíbia sobre o fêmur (cadeia cinética aberta). (B) Perspectiva do fêmur sobre a tíbia (cadeia cinética fechada). (Modificada de Neumann DA. *Kinesiology of the musculoskeletal system – foundations for physical rehabilitation*. St Louis: CV Mosby, 2002. p. 444.)

contração excêntrica imediatamente antes do toque do calcanhar no solo.[26] Em alguns casos, as lesões aos posteriores da coxa podem ocorrer após o surgimento insidioso de retesamento progressivo desses músculos.[26] Como cadeia cinética fechada, o membro inferior é um sistema encapsulado no qual todas as partes atuam de modo harmonioso. Forças aplicadas sobre uma parte da cadeia devem ser absorvidas por essa parte e também por outras partes da cadeia fechada. Quando as forças são muito grandes, ocorrem lesões. Os tumores ósseos apresentam um surgimento mais insidioso; os primeiros sinais são inchaço, dor profunda e sem explicação e uma massa palpável; frequentemente, esses sinais vêm acompanhados por dor noturna, sensação dolorosa constante e dificuldade em usar o membro (i. e., claudicação). Todos esses achados pioram progressivamente.[27]

2. *Quando ocorreu a lesão, qual era o tipo de superfície da prática esportiva, no caso de um atleta?* Superfícies esportivas artificiais aumentam o risco de ocorrência de lesões do ligamento cruzado anterior.[28] Que tipo de calçado o paciente usa ao longo do dia e nas diferentes atividades? O calçado usado era adequado à superfície de competição (no caso de um atleta)? Qual é o "padrão de desgaste" do calçado? Essas informações darão ao examinador uma ideia dos estresses incidentes sobre a perna, o tornozelo e o pé.

3. *O paciente já teve uma lesão no joelho ou sente fraqueza nessa articulação?* O examinador deve estar ciente dos potenciais fatores de risco neuromuscular e dos padrões de alteração da ativação neuromuscular que podem aumentar o risco de lesão, sobretudo quando o indivíduo está fatigado (p. ex.,

desequilíbrio entre a força do quadríceps femoral/posteriores da coxa, deformidades estruturais e funcionais, diferenças dentre os lados na força e na amplitude de movimento [ADM], diferenças de frouxidão na hipomobilidade/hipermobilidade, alterações no equilíbrio dinâmico, mobilidade *versus* estabilidade de diferentes segmentos do corpo).[29-31] Essas lesões podem resultar no surgimento de alterações artríticas.[32]

4. *O paciente usa algum suporte?* Em caso afirmativo, de qual tipo (p. ex, suporte de neoprene, de neoprene com hastes de reforço de metal/fibra de vidro, feito sob medida)? O tipo de suporte pode sugerir o tipo de lesão. Além disso, se o paciente está usando um suporte, este melhora sua capacidade funcional?[33]

5. *O paciente é capaz (ou não) de realizar as funções normais do joelho? Ele apresenta dificuldade para correr, frear, rodar, subir ou descer escadas?* Respostas afirmativas a essas questões devem alertar o examinador em relação à instabilidade decorrente das lesões ligamentares, disfunções musculares, problemas articulares ou meniscais.[34]

6. *Quando a lesão ocorreu, o paciente ouviu um "estalido" ou um "estouro"?* Um estouro (*pop*) distinto pode indicar laceração do ligamento cruzado anterior ou do ligamento colateral medial ou uma fratura osteocondral. O estouro na face lateral do joelho pode ser decorrente da passagem do tendão do poplíteo sobre o tubérculo inferoposterior lateral do fêmur, a 2 cm da fixação do músculo sobre o fêmur.[35] Caracteristicamente, as lesões do ligamento cruzado posterior produzem mais sintomas

vagos de instabilidade ou desconforto.[36] Pacientes com lesão aguda do ligamento cruzado posterior manifestam derrame moderado, dor na face posterior do joelho ou dor ao se ajoelhar.[37]

7. *A lesão ocorreu durante a aceleração, a desaceleração ou quando o paciente estava se movendo em uma velocidade constante?* Lesões por aceleração ou por torção ou mudança brusca de direção podem envolver o menisco e os ligamentos. Lesões por desaceleração frequentemente envolvem os ligamentos cruzados. A velocidade constante com mudança súbita de direção pode envolver o ligamento cruzado anterior.[37]

8. *O paciente apresenta alguma dor? Em caso afirmativo, qual é a sua localização? Qual é o seu tipo? Retropatelar? O paciente aponta para um determinado local com um dedo, ou para uma área mais geral, indicando que o problema é mais difuso, incômodo?*[38] A dor incômoda pode indicar alterações degenerativas, enquanto a dor aguda, do tipo "aprisionamento", em geral indica um problema mecânico. A dor artrítica está mais provavelmente associada à rigidez matinal e melhora com o movimento. A dor na face anterior do joelho pode ser decorrente de problemas patelofemorais, patologia da bolsa (pré-patelar, infrapatelar) do coxim adiposo, tendinose ou doença de Osgood-Schlatter.[39,40] A dor patelofemoral tende a ser insidiosa e ocorrer de forma espontânea, geralmente por causa do excesso de uso, tornando importante estabelecer a fonte do problema.[41,42] A dor em repouso em geral não é de origem mecânica. A dor durante a atividade é comumente observada em anormalidades estruturais (p. ex., subluxação ou distúrbios do trajeto patelar). A dor após atividade ou após o uso excessivo é característica de distúrbios inflamatórios (p. ex., irritação da plica sinovial ou tendinose ou paratendinite precoces levando ao joelho do saltador ou síndrome de Larsen-Johansson).[43-48] A dor generalizada na área do joelho é geralmente característica de contusões ou lacerações parciais de músculos ou ligamentos. Em vez de dor, a instabilidade tende a ser o principal fator de apresentação em rupturas ligamentares complexas ou disfunções musculares (p. ex., ruptura do quadríceps femoral). A dor no joelho associada aos movimentos do tornozelo pode indicar alteração na articulação tibiofibular superior.

9. *Certas posições ou atividades têm efeito de aumentar ou diminuir a dor? Quais atividades produzem dor? Quanto de atividade é necessário para a dor ser desencadeada? Quais posições ou atividades aliviam a dor? A dor diminui ou desaparece com a interrupção da atividade?* O examinador deve estar atento para a dor constante não relacionada à atividade, ao momento do dia ou à postura, pois ela geralmente indica uma patologia grave (p. ex., tumor). O

paciente confia em seu joelho? Essa questão dá ao examinador uma ideia sobre o comprometimento funcional do ponto de vista do paciente.[49]

10. *O joelho "falseia"?*[49] Esse achado em geral indica instabilidade do joelho, patologia meniscal, subluxação da patela (se presente, quando há envolvimento da rotação ou da parada), osteocondrite dissecante (OCD) não deslocada, síndrome patelofemoral, plicas ou corpos livres. O falseio ou colapso do joelho durante a marcha em aclive ou declive é mais provavelmente decorrente de uma lesão retropatelar.[34,50,51] Quando o paciente se queixa de que a patela "sai do lugar", isto pode ser decorrente de uma subluxação da patela ou a uma plica patológica.[52]

11. *Alguma vez o joelho bloqueou?* O bloqueio verdadeiro do joelho é raro. Corpos livres podem causar bloqueio recorrente. O bloqueio deve ser diferenciado da "travada", que é um bloqueio ou falseamento ou colapso momentâneo decorrente de uma inibição reflexa ou da dor.[52] O **bloqueio** do joelho normalmente significa que ele não é capaz de se estender por completo (com a flexão do joelho frequentemente normal), e está relacionado a patologias meniscais. O espasmo dos músculos posteriores da coxa também pode limitar a extensão e é algumas vezes denominado **bloqueio espasmódico**.

12. *Durante o movimento, o paciente observa algum atrito, rangido ou estalido no joelho?* O rangido ou o estalido pode ser causado por degeneração ou por atrito de uma estrutura sobre outra.

13. *A articulação está aumentada de volume? O aumento de volume ocorre junto com alguma atividade ou várias horas após? O paciente sente a articulação tensa no repouso?* O aumento de volume com a atividade pode ser causado por instabilidade, e a sensação de tensão no repouso, por alterações artríticas ou disfunção patelofemoral. O aumento de volume é recorrente? Em caso afirmativo, qual atividade faz com que isso ocorra? O aumento de volume após uma rotação ou torção pode ser decorrente de problemas meniscais ou de instabilidade da articulação tibiofemoral. O aumento de volume recorrente causado pelo ato de subir ou descer ladeiras ou escadas pode estar relacionado à disfunção patelofemoral.[52] Frequentemente, o paciente não apresenta qualquer aumento de volume após uma lesão grave, pois o líquido extravasa para o interior de tecidos moles que circundam a articulação e porque várias estruturas periarticulares são avasculares e podem ser lesionadas sem que ocorra um derrame sanguíneo. Um aumento de volume por líquido sinovial pode ocorrer 8 a 24 horas após a lesão, mas o aumento de volume causado pelo extravasamento de sangue começa a ocorrer quase que de imediato. Quanto localizado, o aumento de volume pode ser causado por uma bolsa infla-

mada (Fig. 12.5).⁵³ Foi observado que a bolsa infrapatelar profunda é uma fonte de dor na face anterior do joelho, e que pode ser diagnosticada erroneamente como uma artralgia patelofemoral ou doença de Osgood-Schlatter.⁵⁴,⁵⁵

14. *A marcha é normal? O paciente coloca peso sobre o membro inferior? Ele é capaz de estender o joelho durante a marcha? O comprimento das passadas do membro afetado foi alterado?* Todas essas questões dão uma indicação sobre a incapacidade funcional do paciente e o grau de incômodo causado pelo joelho.

Observação

Para uma observação adequada, o paciente deve estar adequadamente despido, permitindo ao examinador observar a postura da coluna, assim como o alinhamento dos quadris, joelhos e tornozelos. O alinhamento contribui para a distribuição das cargas pelos membros inferiores, passando pelas superfícies articulares de cada articulação. No joelho em alinhamento neutro, o compartimento medial sustenta 60 a 70% da carga através do joelho.⁵⁶ O alinhamento do joelho é determinado pela congruência tibiofemoral, integridade dos ligamentos, degeneração e posição meniscais, perda de cartilagem articular, atrito entre os ossos e presença de osteófitos.⁵⁶,⁵⁷ Primeiro, o examinador deve observar se o paciente coloca o peso do corpo sobre o membro afetado ou se ele fica em pé colocando apenas uma pequena quantidade de peso sobre o lado afetado. Além dos itens comuns mencionados no Capítulo 1, o examinador deve procurar as alterações a seguir ao redor do joelho.

Vista anterior, em pé

Na face anterior (Fig. 12.6), o examinador deve observar a presença de qualquer mau alinhamento, incluindo o **genu varo** (pernas arqueadas) ou o **genu valgo** (pernas em X) (Fig. 12.7). Qualquer mau alinhamento observável pode acarretar ou ser decorrente de um mau alinhamento em outro local (Tab. 12.2).⁵⁸ Essas deformidades

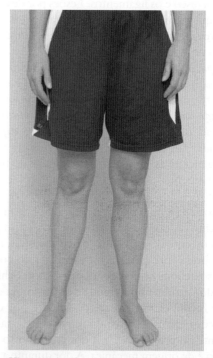

Figura 12.6 Vista anterior dos membros inferiores. Observe a largura da base maior que o normal.

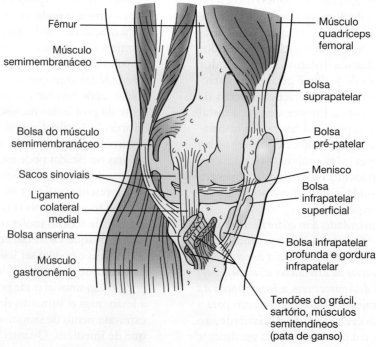

Figura 12.5 As bolsas em torno do joelho (vista medial).

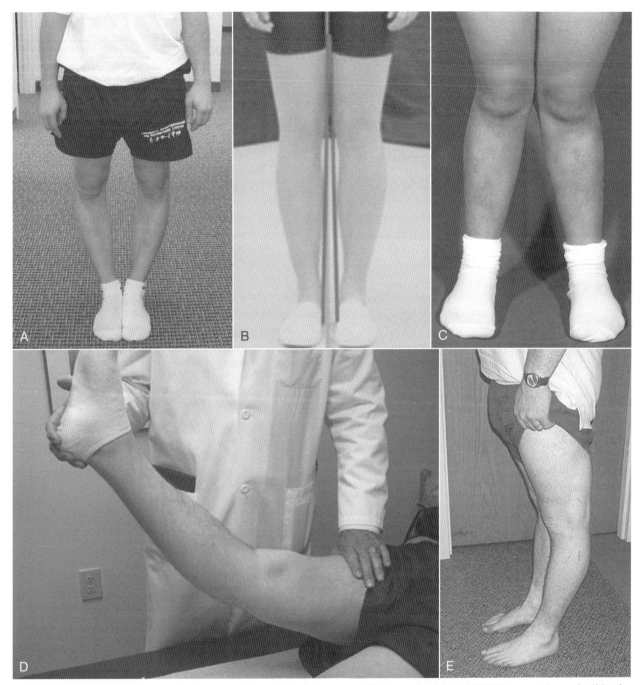

Figura 12.7 Genu varo e genu valgo. (A) Genu varo bilateral. (B) Joelhos retos. (C) Genu valgo bilateral. (D) Hiperextensão em decúbito dorsal. (E) Genu *recurvatum*. (A, de Noyes FR, Barber-Westin SD: Tibial and femoral osteotomy for varus and valgus knee syndromes: diagnosis, osteotomy techniques, and clinical outcomes. In: Noyes FR, Barber-Westin SD, editores: *Noyes' knee disorders: surgery, rehabilitation, clinical outcomes*, 2.ed., Philadelphia, 2017, Elsevier; B, de Seckiner D, Mallett X, Maynard P et al.: Forensic gait analysis – morphometric assessment from surveillance footage, *Forensic Sci Int* 296:57-66, 2019; C, de Johnston CE, Young M: Disorders of the leg. In: Herring JÁ, editores: *Tachdjian's pediatric orthopaedics*, 5.ed., Philadelphia, 2014, Elsevier; D e E, de Noyes FR, Barber-Westin SD: Medial and posteromedial ligament injuries: diagnosis, operative techniques and clinical outcomes. In: Noyes FR, Barber-Westin SD, editores: *Noyes' knee disorders: surgery, rehabilitation, clinical outcomes*, 2.ed., Philadelphia, 2007, Elsevier.)

956 Avaliação musculoesquelética

TABELA 12.2

Mau alinhamento em torno do joelho e possíveis movimentos ou posturas correlacionados e compensatórios

Mau alinhamento	Possíveis movimentos ou posturas correlacionados	Possíveis movimentos ou posturas compensatórios
Genu valgo	Pé plano Pronação subtalar excessiva Torção lateral da tíbia Subluxação lateral da patela Adução excessiva do quadril Rotação medial excessiva do quadril ipsilateral Rotação contralateral da parte lombar da coluna	Antepé varo Supinação subtalar excessiva para permitir que a porção lateral do calcanhar entre em contato com o solo Desvio medial do pé para diminuir a oscilação lateral da pelve durante a marcha Rotação lateral pélvica ipsilateral
Genu varo	Angulação lateral excessiva da tíbia no plano frontal; tíbia vara Torção medial da tíbia Rotação lateral do quadril ipsilateral Abdução excessiva do quadril	Antepé valgo Pronação subtalar excessiva para permitir que a porção medial do calcanhar entre em contato com o solo Rotação medial pélvica ipsilateral
Genu *recurvatum* (joelho recurvado)	Flexão plantar do tornozelo Inclinação pélvica anterior excessiva	Inclinação pélvica posterior Postura com o tronco flexionado Cifose torácica excessiva
Torção lateral da tíbia	Desvio lateral do pé Supinação subtalar excessiva com rotação associada ao longo do quarto inferior	Antepé varo funcional Pronação subtalar excessiva com rotação relaxada ao longo do quarto inferior
Torção medial da tíbia	Desvio medial do pé *Metatarsus adductus* Pronação subtalar excessiva com rotação associada ao longo do quarto inferior	Antepé valgo funcional Supinação subtalar excessiva com rotação relaxada ao longo do quarto inferior
Retroversão excessiva da tíbia (inclinação posterior do platô tibial)	Genu *recurvatum*	
Retrotorção inadequada da tíbia (desvio posterior da porção proximal da tíbia por causa da tração dos posteriores da coxa)	Postura com joelho flexionado	
Retroflexão inadequada da tíbia (arqueamento da tíbia)	Alteração do alinhamento do tendão do calcâneo produzindo alteração do movimento articular associado	
Tíbia vara (arqueamento da tíbia)	Torção medial da tíbia	Antepé valgo Pronação subtalar excessiva

De Riegger-Krugh C, Keysor JJ: Skeletal malalignments of the lower quarter: correlated and compensatory motions and postures. *J Orthop Sports Phys Ther*, 1996 23:166-167.

podem ser unilaterais ou bilaterais. Embora, nos adultos, os membros inferiores devam ser relativamente retos, nas crianças o desenvolvimento normal do joelho obedece a estágios que passam do genu varo para o joelho reto e a seguir para o genu valgo e, por fim, para o joelho reto. Primeiro, os membros inferiores de uma criança estão em genu varo até os 18 ou 19 meses de vida, quando então os joelhos retificam. Os joelhos tornam-se então valgos até cerca de 3 a 4 anos de idade (Fig. 12.8). Os membros inferiores devem estar quase retos em torno dos 6 anos de idade e assim devem permanecer. No adulto, o joelho normalmente apresenta um desvio valgo de 6°.

Para observar a presença de genu varo e genu valgo, o paciente é posicionado de modo que as patelas fiquem direcionadas para a frente e que as faces mediais dos joelhos e os maléolos mediais de ambos os membros fiquem o mais próximos possível. Quando os joelhos se tocam, mas os tornozelos não, o paciente apresenta genu valgo. Uma distância de 9 a 10 cm entre os tornozelos é considerada excessiva. Quando dois ou mais artelhos (4 cm) se encaixarem entre os joelhos quando os tornozelos estão juntos, o paciente apresenta uma deformidade em varo ou genu varo.[59] Em estudos radiológicos, o **ângulo diafisário tibiofemoral** normal é de aproximadamente 6° (Fig. 12.9).

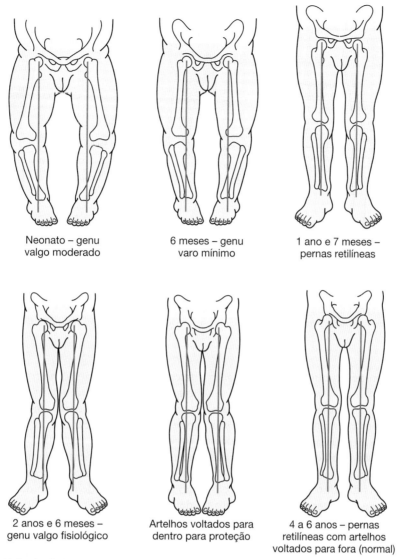

Figura 12.8 Evolução fisiológica do alinhamento do membro inferior em várias idades (da lactância à infância). (Reproduzida de Tachdjian MO. *Pediatric orthopedics*. Philadelphia: WB Saunders, 1972. p. 1463.)

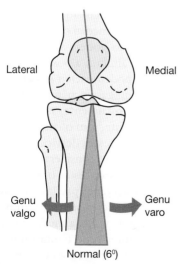

Figura 12.9 Ângulo diafisário tibiofemoral normal.

Com frequência, o alinhamento difere entre homens e mulheres.[60] Alguns maus alinhamentos, quando excessivos, podem causar sintomas patelofemorais ou instabilidade.[61] Essas diferenças excessivas são algumas vezes denominadas **síndrome do mau alinhamento miserável** e podem consistir em uma inclinação pélvica anterior, aumento da anteversão do quadril/femoral, torção tibial, diminuição do ângulo tibiofemoral, genu *recurvatum* (joelho recurvado), queda do navicular e aumento da pronação do pé (Figs. 12.10 e 12.11).[62] De modo análogo, uma excessiva adução/rotação medial do quadril, juntamente com um desvio medial relativo do joelho e abdução tibial, podem resultar em um **valgo dinâmico do joelho,** que é resultante do colapso medial durante a aplicação de carga (p. ex., ao realizar um agachamento) (Fig. 12.12).[63] Esse movimento também pode ser acompanhado pela rotação lateral da tíbia, translação anterior

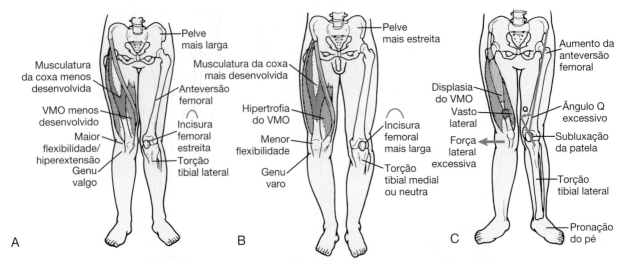

Figura 12.10 (A) Alinhamento normal na mulher com pelve mais larga, anteversão femoral, genu valgo, hiperflexibilidade, torção lateral da tíbia e incisura estreita. (B) Alinhamento normal no homem com pelve mais estreita, musculatura mais desenvolvida, genu varo, torção medial ou neutra da tíbia e incisura mais larga. (C) O termo síndrome do mau alinhamento miserável foi cunhado para descrever pacientes que apresentam aumento da anteversão femoral, genu valgo, displasia do vasto medial oblíquo (VMO), torção lateral da tíbia e pronação do antepé. Esses fatores criam forças laterais excessivas e contribuem para a disfunção patelofemoral. (De Griffin LY, editor: *Rehabilitation of the injured knee*. St. Louis: CV Mosby, 1995. p. 298-299.)

do joelho, eversão do retropé ou queda do navicular e diminuição da dorsiflexão.[63]

É solicitado ao paciente que estenda os joelhos para verificar se o movimento pode ser realizado e qual o seu efeito sobre o joelho. Ambos os joelhos devem estender-se igualmente. Quando isto não ocorre, alguma coisa deve estar limitando o movimento (edema, corpo livre ou menisco). Em geral, um indivíduo não permanece em pé com os joelhos completamente estendidos. No entanto, quando o paciente apresenta lordose exagerada, com frequência os joelhos são hiperestendidos para manter o centro de gravidade. Esta alteração pode acarretar dor na face posterior do joelho.

Existe algum aumento de volume aparente ou equimoses no joelho ou em torno dele (ver Fig. 1.6)? Quando há aumento de volume intracapsular, ou pelo menos um aumento de volume suficiente, o joelho assume uma posição em flexão de 15° a 25°, que provê à cavidade sinovial a capacidade máxima de contenção de líquido. Essa posição é também chamada de **posição de repouso** do joelho. Um sinal inicial de derrame é o desaparecimento do sulco peripatelar em cada lado da patela (ver Fig. 12.124).[38] O aumento de volume é intra ou extracapsular? O aumento de volume intracapsular é evidente sobre toda a articulação, e o extracapsular tende a ser mais localizado. A Figura 12.13 apresenta um exemplo de aumento de volume extracapsular: uma **bursite pré-patelar**.

O examinador deve solicitar ao paciente que contraia os músculos quadríceps femoral para observar se existe alguma atrofia muscular visível, especialmente do vasto medial oblíquo (VMO). A proeminência do vasto medial é consequência da obliquidade das fibras distais, da posição inferior da sua inserção e da finura do revestimento fascial em comparação aos outros músculos que compõem o quadríceps. Defeitos musculares do quadríceps femoral (ocasionados por distensão muscular de terceiro grau ou por ruptura) também devem ser observados quando o paciente contrai os músculos. As distensões musculares de terceiro grau podem ser indicadas pelo "agrupamento" do músculo, pela mecânica anormal (p. ex., patela alta unilateral no caso de ruptura de tendão patelar), por um defeito palpável, por um joelho que não consegue estender completamente, e por um joelho que apenas demonstra estabilidade em completa extensão com o paciente em pé, pois essa posição é mantida (i. e., a completa extensão) pelo trato iliotibial.[52]

A posição da patela deve ser observada. Ao examinar as patelas, o examinador deve verificar se elas estão direcionadas para a frente, inclinadas para fora (patelas em "olhos de gafanhoto"), inclinadas para dentro (patelas "vesgas") ou em rotação medial ou lateral (Fig. 12.14).[64] A rotação e a inclinação podem ser causadas por estruturas contraídas que alteram a posição da patela. Essas estruturas contraídas podem incluir músculos (p. ex., reto femoral, trato iliotibial, gastrocnêmio) ou fáscias (p. ex., retináculo lateral). Normalmente, as patelas devem estar direcionadas para a frente, sem qualquer inclinação lateral ou rotação. Quando esses desvios são detectados na fase de observação, eles são considerados problemas estáticos, e o examinador deve testar o movimento patelar de forma passiva e observar as patelas durante movimentos ativos para verificar se existe também um problema dinâmico.[65] Uma patela voltada medialmente ("vesga") pode indicar torção interna do fêmur ou torção externa da tíbia (Fig. 12.15). Pacientes com torção anormal apresentam propensão à instabilidade patelofemoral.

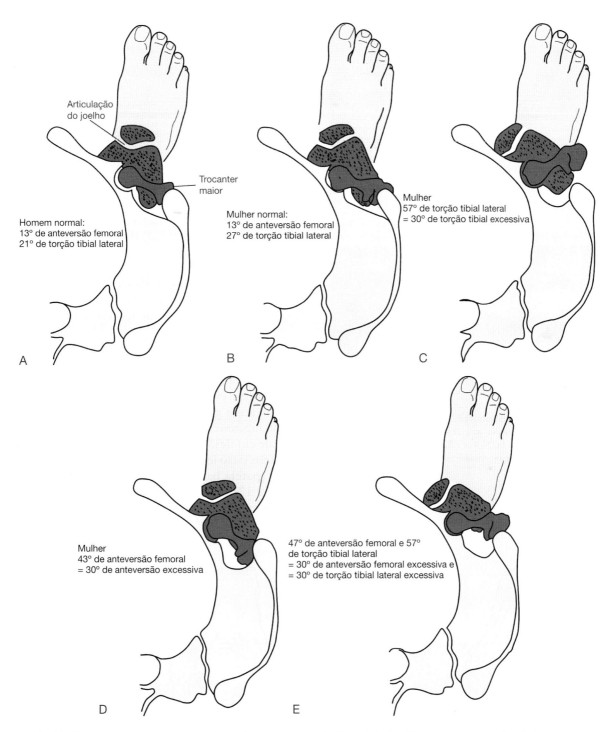

Figura 12.11 (A) Homem normal com anteversão femoral de 13° e torção tibial lateral de 21°. Observe que com um ângulo de progressão do pé de 13° (ângulo de Fick), a articulação do joelho fica discretamente voltada para fora. (B) Mulher normal com anteversão femoral de 13° e torção tibial lateral de 27°. Observe que a articulação do joelho está apontando discretamente mais para dentro, e que o trocanter maior está ligeiramente mais anterior do que no lado normal. (C) Mulher com 30° de aumento na torção tibial para manter normal o ângulo de progressão do pé; o eixo da articulação do joelho aponta para dentro em cerca de 30°, causando um aumento da tensão no joelho. O quadril tem um aspecto de significativa rotação medial; o trocanter maior aponta um pouco anteriormente. (D) Mulher com 30° de aumento na anteversão femoral. A articulação do joelho aponta na mesma direção, discretamente para dentro, como nas mulheres normais; mas o trocanter maior está apontando para trás, o que resulta em pouca vantagem mecânica. Em algum ponto, o quadril não pode fazer uma rotação lateral suficiente para manter a articulação do joelho apontando para a frente. Diante da fadiga dos abdutores de quadril, o joelho passa a apontar mais para dentro, como compensação para o colapso do quadril. Isso implica a maior tensão incidente no joelho. (E) Mulher com 30° de aumento tanto na anteversão femoral como na torção tibial lateral. Observe que o trocanter está apontando em uma direção mais anterior do que o normal; com o ângulo de progressão do pé normal, a articulação do joelho aponta significativamente para dentro. (De Teitge RA: Patellofemoral disorders: correction of rotational malalignment of the lower extremity. In: Noyes FR, Barber-Westin SD, editores: *Noyes' knee disorders: surgery, rehabilitation, clinical outcomes*, 2.ed., Philadelphia, 2017, Elsevier.)

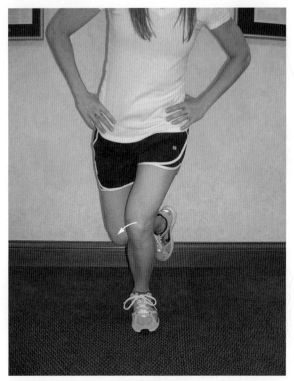

Figura 12.12 Genu valgo dinâmico. Observe como o joelho se move medialmente durante o agachamento e altera o alinhamento do membro inferior. (De Heckmann TP, Noyes FR, Barber-Westin SD: Correction of hyperextension gait abnormalities: preoperative and postoperative techniques. In: Noyes FR, Barber-Westin SD, editores: *Noyes' knee disorders: surgery, rehabilitation, clinical outcomes*, 2.ed., Philadelphia, 2017, Elsevier.)

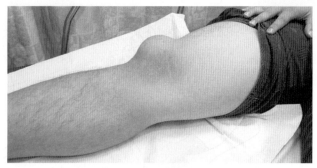

Figura 12.13 Bursite pré-patelar. O aumento de volume fica restrito à bolsa existente entre a pele e a patela. (De Gupta N: Treatment of bursitis, tendinitis, and trigger points. In: Roberts JR, Custalow CB, Thomsen TW, editores: *Roberts and Hedges' clinical procedures in emergency medicine and acute care*, 7.ed., Philadelphia, 2019, Elsevier.)

Qualquer hematoma ou alteração de cor em torno do joelho também deve ser observado, assim como qualquer cicatriz ou sinal indicativo de lesão ou cirurgia recente.

Vista lateral, em pé

A seguir, o examinador observa o paciente de ambos os lados para efeito de comparação. Deve-se observar se ele apresenta **genu *recurvatum*** (**joelho recurvado/joelho hiperestendido**) (ver Fig. 12.7E)[66] ou uma deformidade em flexão fixa (Fig. 12.16) e se uma ou ambas as patelas estão localizadas mais alto (**patela alta**) ou mais baixo (**patela baixa** ou **patella infera**)[67] que o normal (Fig. 12.17). Por exemplo, uma patela alta pode aumentar a força de contato patelofemoral durante a flexão, o que pode contribuir para a dor na face anterior do joelho.[68]

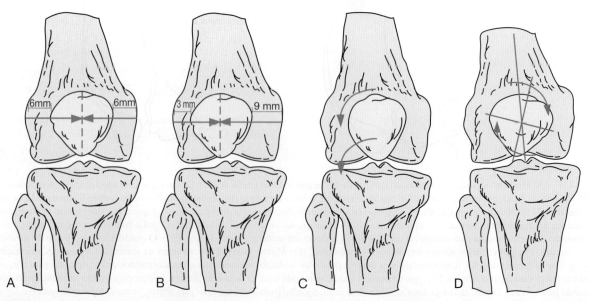

Figura 12.14 Avaliação do deslizamento patelar. Idealmente, a patela deve ficar centrada sobre a porção superior da superfície articular femoral a 20° de flexão. (A) Alinhamento ideal. (B) Deslizamento lateral da patela. (C) Inclinação lateral da patela. (D) Rotação lateral ("giro") do polo inferior da patela. (De McConnell J, Fulkerson J. The knee: patellofemoral and soft tissue injuries. In: Zachazewski JE et al., editores: *Athletic injuries and rehabilitation*. Philadelphia: WB Saunders, 1996. p. 711-712.)

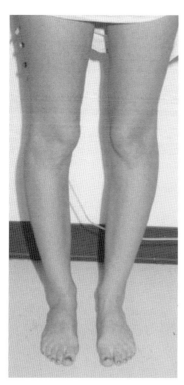

Figura 12.15 Alinhamento rotacional defeituoso na posição em pé, mostrando "patelas vesgas" e síndrome do alinhamento miserável. As duas patelas estão apontando para dentro, medialmente: um sinal de anteversão femoral excessiva ou de aumento da torção femoral medial. (De Teitge RA: Patellofemoral disorders: correction of rotational malalignment of the lower extremity. In: Noyes FR, Barber-Westin SD, editores: *Noyes' knee disorders: surgery, rehabilitation, clinical outcomes*, 2.ed., Philadelphia, 2017, Elsevier.)

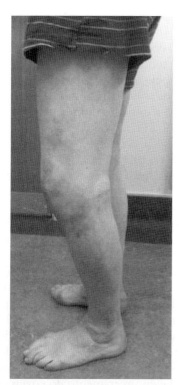

Figura 12.16 Deformidade em flexão fixa do joelho. (De Ali F: Clinical examination of the knee. *Orthop Trauma* 27[1]:51, 2013.)

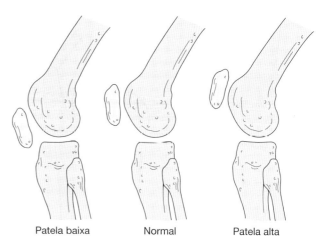

Figura 12.17 A posição patelar normal para exercer forças de desaceleração na posição funcional de 45° de flexão do joelho coloca a superfície articular patelar diretamente contra a face anterior do fêmur. Uma posição mais baixa é denominada patela baixa. Uma posição mais alta é denominada patela alta. A patela alta torna a patela menos eficiente para exercer forças normais. (Reproduzida de Hughston JC, Walsh WM, Puddu G: *Patellar subluxation and dislocation*. Philadelphia: WB Saunders, 1984. p. 8.)

Em uma patela anormalmente alta, pode haver o **"sinal do camelo"** (Fig. 12.18) por causa da patela alta (uma "corcova"), o coxim adiposo infrapatelar (segunda corcova) ou uma bolsa infrapatelar inflamada (imediatamente anterior ao coxim adiposo) torna-se mais proeminente. Esse achado é observado sobretudo em mulheres. Nessa posição, o examinador deve também observar (Fig. 12.19) se o polo inferior da patela está inclinado para o interior (inclinação inferior). Idealmente, o plano da patela e o dos côndilos femorais deve ser o mesmo. Quando o polo

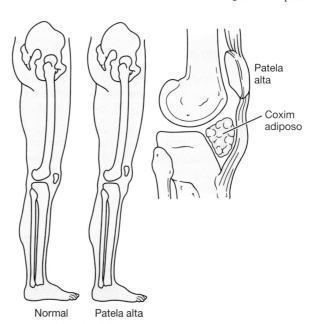

Figura 12.18 Sinal do camelo. Dupla corcova observada lateralmente, causada pela patela alta e pelo coxim adiposo infrapatelar descoberto. (Modificada de Hughston JC, et al. *Patellar subluxation and dislocation*. Philadelphia: WB Saunders, 1984. p. 22.)

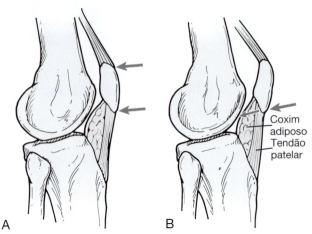

Figura 12.19 Avaliação do componente anteroposterior da patela. Idealmente, os polos superior e inferior da patela devem ser paralelos no plano sagital do joelho. (A) Comumente, em indivíduos com mau alinhamento patelar, o polo patelar inferior empurra para trás, para o interior do coxim adiposo infrapatelar. (B) Isso pode irritar o coxim adiposo. (Reproduzida de McConnell J, Fulkerson J. The knee: patellofemoral and soft tissues injuries. In: Zachazewski JE, et al., editores: *Athletic injuries and rehabilitation*. Philadelphia: WB Saunders, 1996. p. 712.)

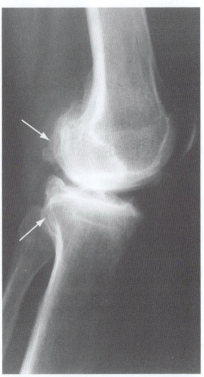

Figura 12.20 O rebordo osteofítico *(setas)* na face posterior do joelho limita a flexão e produz um *end feel* do tipo osso com osso.

inferior se inclina para o interior, pode ocorrer irritação do coxim adiposo.[69] O genu *recurvatum* habitual pode tornar o paciente propenso à laceração do ligamento cruzado posterior por causa da distensão do ligamento oblíquo posterior.[52] Quando um joelho (normal) é hiperestendido e o outro (lesionado) não, pode ser indicação de uma patologia meniscal que esteja limitando a extensão. A ocorrência de labiamento causado por osteoartrite (Fig. 12.20) ou uma hipertrofia sinovial (artrite reumatoide) também pode limitar o movimento.

Vista posterior, em pé

Em seguida, o examinador observa o paciente por trás, procurando achados similares àqueles da face anterior. Além disso, observa a presença de protuberâncias anormais como, por exemplo, um cisto poplíteo (de Baker), causado por herniação de tecido sinovial em decorrência de um enfraquecimento da parede capsular posterior (Fig. 12.21).[70]

Vistas anterior e lateral, sentado

Para a parte final da observação, o paciente assume a posição sentada com o joelho flexionado a 90° e os pés sustentando parcialmente o peso (sobre um banquinho) ou livremente pendentes. O paciente é observado de frente e lateralmente. Nesta posição, a patela deve estar direcionada para a frente, repousando sobre a extremidade distal do fêmur. No caso de patela alta, ela torna-se mais alinhada com a superfície anterior do fêmur (angulada para cima). Quando a patela normal ou uma patela alta está deslocada lateralmente, ela assume uma aparência de "olhos de rã" ou "olhos de gafanhoto" (Fig. 12.22), o que significa que as patelas se direcionam para cima e para fora, afastando-se uma da outra. Algumas vezes, a patela alta produz uma concavidade proximal a ela em pacientes magros.[52] Qualquer aumento de volume ósseo como, por exemplo, o observado na doença de Osgood-Schlatter (i. e., aumento de volume do tubérculo tibial) deve ser observado (Fig. 12.23), assim como qualquer aumento de volume anormal. Um aumento de volume da bolsa da pata de ganso (i. e., bolsa anserina) e um cisto do menisco (Fig. 12.24) são mais bem visualizados na posição sentada.[52,71] Cistos meniscais também podem estar presentes como um aumento de volume medial ou lateral isolado.[50]

Na mesma posição, qualquer **torção tibial** deve ser observada.[69,72] Quando existe uma torção tibial, é a torção interna que está associada ao genu varo. O genu valgo está associado à torção lateral da tíbia (Fig. 12.25). Em geral, a patela direciona-se para a frente enquanto o pé direciona-se levemente para o lado (ângulo de Fick). Na torção interna da tíbia, os pés convergem um em relação ao outro, acarretando a deformidade denominada "pés de pombo". Essas deformidades podem ser exacerbadas por posturas habituais. As posições ilustradas nas Figuras 12.26, 12.27 e 12.28 somente causam problemas quando utilizadas habitualmente. A torção tibial excessiva pode contribuir para condições como condromalácia da patela, instabilidade patelofemoral e encarceramento do coxim adiposo. Na posição em pé, a maioria dos indivíduos apresenta uma

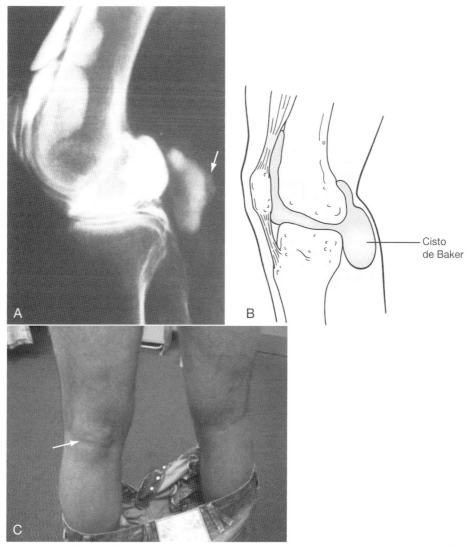

Figura 12.21 Cistos poplíteos (de Baker). (A) Este homem (com 74 anos de idade) apresentou-se com dor na panturrilha de início agudo e edema sem dor no joelho. A hipótese diagnóstica inicial foi de trombose poplítea. A flebografia foi normal. A artrografia revelou acúmulo de contraste posterior ao espaço articular – um cisto poplíteo (*seta*). (B) Diagrama esquemático do cisto de Baker. (C) Cisto poplíteo observado por trás (vista posterior). (A, de Reilly BM. *Practical strategies in outpatient medicine*. Philadelphia: WB Saunders, 1991. p. 1179; C, de Ali F: Clinical examination of the knee, *Orthop Trauma* 27[1]:51, 2013.)

torção tibial externa, o ângulo de Fick (ver Fig. 13.13), que aumenta à medida que a criança cresce. Esse ângulo é de aproximadamente 5° em lactentes e de até 18° em indivíduos adultos. Para testar a torção tibial, o examinador alinha os membros inferiores estendidos do paciente (joelhos estendidos), de modo que as patelas fiquem direcionadas para a frente. O examinador então inspeciona os pés para determinar o seu ângulo em relação à diáfise da tíbia.

A torção, ou anteversão femoral (discutida no Cap. 11), também pode afetar a posição da patela em relação ao fêmur e à tíbia.

Marcha

O examinador também deve observar a marcha do paciente (ver Cap. 14), notando qualquer diferença de comprimento das passadas, da velocidade de marcha, cadência ou a presença de deslocamentos lineares e angulares. Além disso, ele deve observar a presença de movimento patelar anormal, indicando possíveis problemas da excursão da patela, e movimento anormal da tíbia em relação ao fêmur, indicando possíveis problemas de instabilidade. Em pacientes com osteoartrite, o examinador deve observar a possível presença de um **impulso varo**, que consiste em uma mudança dinâmica no alinhamento e na estabilidade ao aplicar carga ao joelho. O impulso varo fica mais evidente na fase de apoio médio em um dos pés, na qual o joelho, ao sustentar o peso, é impulsionado lateralmente. Esse achado é indicativo de patologia tibiofemoral medial progressiva.[73-77]

O movimento ao nível da pelve, quadril e tornozelo também deve ser observado. Por exemplo, abdutores do

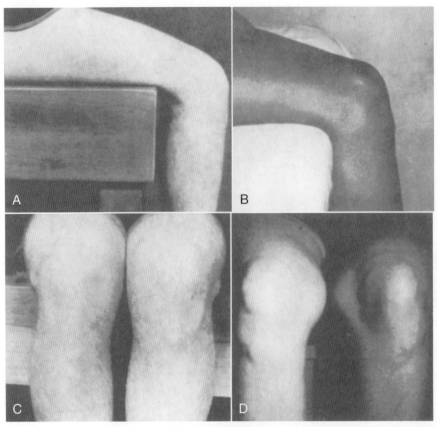

Figura 12.22 (A) Joelho normal visto de lado: a patela direciona-se à frente alinhada com o fêmur. (B) Patela alta vista lateralmente; a patela direciona-se para o alto. (C) Patelas normais vistas de frente; patelas centradas no delineamento dos joelhos. (D) Posição alta e lateral das patelas vistas de frente, produzindo a aparência de "olhos de gafanhoto" ou "olhos de rã". (De Hughston JC, Walsh WM, Puddu G: *Patellar subluxation and dislocation*. Philadelphia, WB Saunders, 1984. p. 23.)

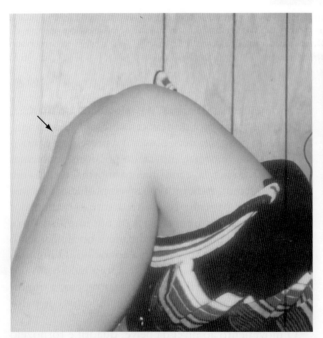

Figura 12.23 Doença de Osgood-Schlatter com tuberosidade da tíbia aumentada *(seta)*.

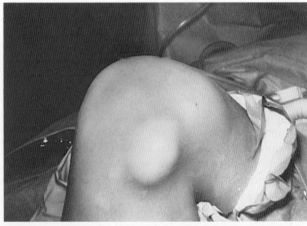

Figura 12.24 Cisto meniscal lateral. (De Reider B. *The orthopedic physical examination*. Philadelphia: WB Saunders, 1999. p. 209.)

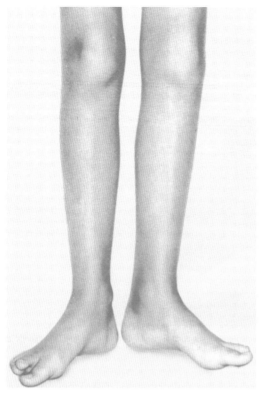

Figura 12.25 Torção tibial lateral exagerada. Na posição em pé com as patelas direcionadas diretamente para a frente, os pés apontam lateralmente. (De Tachdjian MO. *Pediatric orthopedics*. Philadelphia: WB Saunders, 1990. p. 2816.)

quadril fracos (sinal de Trendelenburg positivo) podem acarretar aumento do estresse sobre o joelho. Quando isso é combinado com uma torção tibial medial, podem ocorrer síndromes patelofemorais.[52,78] Tendões do calcâneo curtos podem acarretar uma marcha com o joelho flexionado, a qual pode impor uma pressão adicional sobre a articulação patelofemoral. De modo similar, a pronação do pé e a torção tibial externa podem causar patologia patelofemoral ou dor articular anteromedial.[52] Um encurtamento dos músculos posteriores da coxa acarreta aumento da flexão do joelho, o qual pode levar à necessidade de maior dorsiflexão do tornozelo. Quando esta é impossível, o pé gira para baixo (em pronação) para compensar, aumentando assim o **ângulo Q dinâmico**.[79]

Exame

Embora o exame focalize primeiramente o joelho, o examinador deve ter em mente que a patologia dessa articulação pode ser resultante de questões biomecânicas (p. ex., alinhamento, assimetria) e patológicas (p. ex., hipomobilidade, hipermobilidade, fraqueza muscular, instabilidade) em outras articulações na cadeia cinética, incluindo parte lombar da coluna, pelve, quadril, tornozelos e pés. Assim, o exame, como a anamnese e a observação, pode ser estendido para descartar outros fatores contribuintes da cadeia cinética.[80-85] Por exemplo, Dutton[86] acreditava que os músculos grácil e os adutores longo e magno exercem um papel significativo com o trato iliotibial na estabilidade do joelho. Além disso, vários músculos biarticulares atuando sobre o quadril e o joelho (p. ex., reto femoral, posteriores da coxa, sartório, grácil)

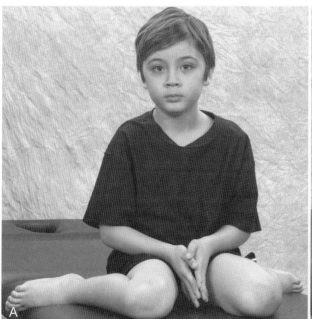
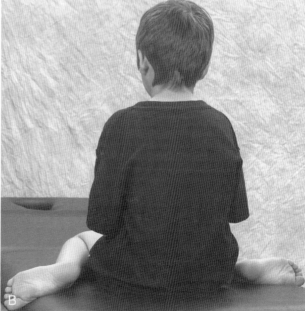

Figura 12.26 Posição sentada "em W" ou posição de "televisão", a qual pode acarretar excessiva torção lateral da tíbia. (A) Vista anterior. (B) Vista posterior.

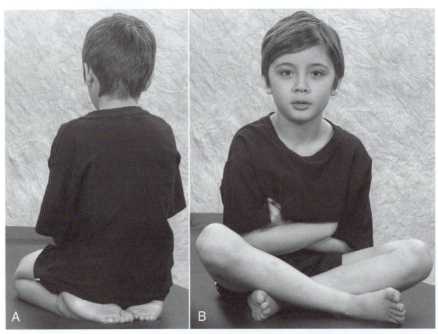

Figura 12.27 Torção medial da tíbia. (A) Posição que deve ser evitada para prevenir excessiva torção medial da tíbia. (B) A posição de alfaiate, que mantém a torção medial da tíbia normal.

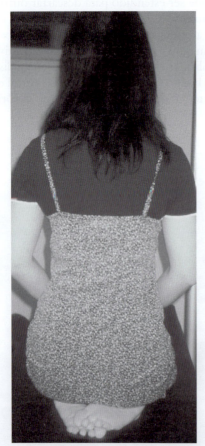

Figura 12.28 A posição de genuflexão japonesa tradicional exige flexão completa dos joelhos, frequentemente acompanhada por rotação medial da tíbia.

e sobre o joelho e o tornozelo (gastrocnêmio) devem ser testados quanto à mobilidade funcional, uma vez que sua ação sobre uma articulação pode afetar outra articulação (Fig. 12.29). O exame deve sempre ter início no joelho saudável, para que seja gerada confiança entre o paciente e o examinador e também para permitir que o paciente tenha um tempo para relaxar.[38]

Movimentos ativos

Inicialmente, o exame é realizado com o paciente na posição sentada e, a seguir, com ele em decúbito. Durante os movimentos ativos, o examinador deve observar (1) a excursão da patela, para assegurar-se de que ela se move de forma livre e suave; (2) a ADM disponível; (3) se alguma dor é desencadeada durante o movimento e, quando isto ocorre, a sua localização; e (4) o que aparentemente está ocasionando a limitação do movimento. Os movimentos ativos podem ser realizados na posição sentada ou em decúbito dorsal, e, como sempre, os movimentos dolorosos devem ser realizados por último (Fig. 12.30).

Movimentos ativos do complexo do joelho

- Flexão (0° a 135°).
- Extensão (0° a 15°).
- Rotação medial da tíbia sobre o fêmur (20° a 30°).
- Rotação lateral da tíbia sobre o fêmur (30° a 40°).
- Movimentos repetitivos (se necessário).
- Posturas sustentadas (se necessário).
- Movimentos combinados (se necessário).

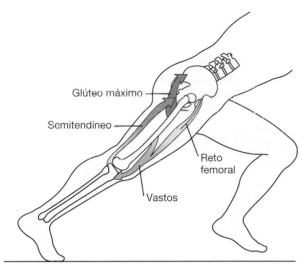

Figura 12.29 A ação de vários músculos uni e biarticulares é mostrada durante a extensão do quadril e do joelho na fase de corrida. Observe que os músculos vastos estendem o joelho que a seguir distende a extremidade distal do semitendíneo. O glúteo máximo estende o quadril, que, então, distende a extremidade proximal do reto femoral. A distensão aplicada aos músculos biarticulares ativos reduz a velocidade e a magnitude de sua contração total. (Reproduzida de Neumann D. *Kinesiology of the musculoskeletal system – foundations for physical rehabilitation*. St Louis: Mosby, 2002. p.468.)

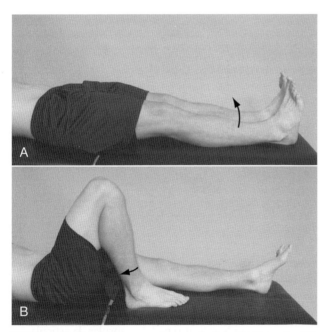

Figura 12.30 Movimentos ativos do joelho. (A) Extensão. (B) Flexão.

A flexão do joelho total é de 135° (0° indicando joelho estendido). À medida que o paciente move o joelho por meio da flexão e da extensão, o examinador deve observar o movimento da patela, enquanto ela se move ao longo da tróclea do fêmur. Ele deve analisar se o movimento é uniforme do começo ao fim ou se ocorre um atraso ou um salto abrupto da patela quando ela tenta encaixar no sulco.[87] A patela não segue um trajeto reto enquanto o joelho passa da extensão para a flexão. Em geral, ela segue um padrão curvo, movendo-se medialmente no início da flexão e, a seguir, lateralmente, encaixando-se nos côndilos femorais por volta de 20° a 30° de flexão do joelho (Fig. 12.31).[88,89] No caso de excursão patológica da patela e instabilidade patelar, o examinador poderá observar um **sinal "J"** invertido (Fig. 12.32).[89-92] Durante o início da flexão (p. ex., ao começar um agachamento), a patela, localizada lateralmente, se movimenta medialmente de modo súbito, entrando na tróclea. O aspecto essencial do sinal J é o súbito movimento em direção medial, sem que ocorra o padrão de movimento suave normal. Esse sinal é indicativo de um desvio lateral excessivo da patela, má excursão patelar, ou insuficiência do VMO no final da extensão.[92] Como na fase de observação, o examinador deve verificar se o movimento dinâmico provoca inclinação lateral, inclinação anteroposterior ou rotação da patela durante o movimento.[79,88]

A extensão ativa do joelho é de aproximadamente 0°, mas pode ser de -15°, sobretudo em mulheres, as quais apresentam maior probabilidade de hiperextensão dos joelhos (genu *recurvatum*/joelho recurvado). Os músculos extensores do joelho desenvolvem a força máxima próximo de 60°, e os músculos flexores, entre 45 e 10°. Para completar os últimos 15° da extensão do joelho, é necessário um aumento de 60% na força dos músculos do quadríceps femoral. O examinador deve observar também a presença de uma **falha do quadríceps femoral** (i. e., o quadríceps femoral não é forte o suficiente para estender totalmente o joelho). A falha é decorrente de perda da vantagem mecânica, atrofia muscular, diminuição da potência do músculo

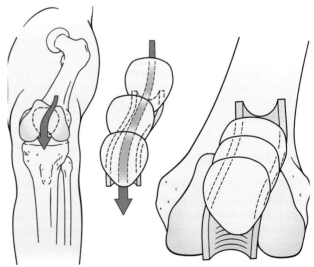

Figura 12.31 Trajeto multiplanar da patela durante a flexão de joelho. (Reproduzida de Stanitski CL, DeLee JC, Drez D, editores: *Pediatric and adolescent sports medicine*, Philadelphia, 1994, WB Saunders, p. 307.)

968 Avaliação musculoesquelética

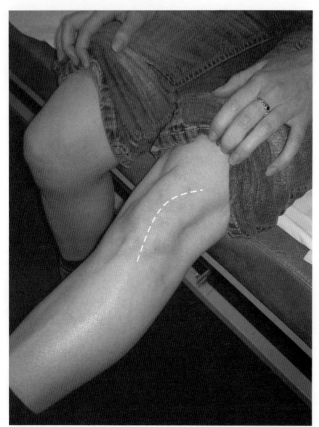

Figura 12.32 O sinal J pode ser demonstrado apenas se o paciente sentar-se e deixar sua perna pendendo da borda da maca de exame e, em seguida, mover o membro da posição de flexão à extensão completa. (De Ali F: Clinical examination of the knee, *Orthop Trauma* 27[1]:52, 2013.)

TABELA 12.3
Fatores selecionados que contribuem para a incapacidade de estender completamente o joelho

Fator	Exemplos clínicos
Produção de força reduzida proveniente do quadríceps femoral	Atrofia do quadríceps femoral por desuso após trauma e/ou imobilização prolongada Nervo femoral lacerado Disco herniado comprimindo as raízes nervosas de L3 ou L4 Dor intensa Aumento de volume excessivo no joelho
Resistência excessiva advinda dos tecidos conjuntivos	Contração excessiva nos posteriores da coxa ou outros músculos flexores do joelho Rigidez excessiva na porção anterior do ligamento cruzado, cápsula posterior ou ligamentos colaterais Cicatrização da pele na fossa poplítea Aumento excessivo de volume no joelho
Artrocinemática deficiente	Ausência da mecânica de rotação "parafuso terminal" Ausência de deslizamento anterior da tíbia[a] Bloqueio meniscal ou outro desarranjo Ausência de deslizamento superior da patela[a]

[a]Compreende a extensão da tíbia ao fêmur no joelho.
De Neumann DA: *Kinesiology of the musculoskeletal system – foundations for physical rehabilitation*. St. Louis: CV Mosby, 2002. p. 460.

à medida que ele encurta, formação de aderências, presença de derrame ou inibição reflexa (Tab. 12.3). Em situação de não descarga de peso, a rotação medial ativa da tíbia sobre o fêmur deve ser de 20° a 30°, enquanto a rotação lateral ativa deve ser de 30° a 40° em flexão de 90° (Fig. 12.33A). Na descarga de peso (cadeia cinética fechada), o fêmur rotaciona sobre a tíbia (Fig. 12.33B).

Quando, na anamnese, o paciente queixa-se de que movimentos repetitivos ou combinados ou posturas sustentadas produzem sintomas, estes também devem ser testados.

Movimentos passivos

Quando, nos movimentos ativos, a ADM é completa, uma pressão excessiva pode ser delicadamente aplicada para testar a sensação final ou *end feel* (qualidade do movimento percebido no final da amplitude de movimento disponível) dos vários movimentos da articulação tibiofemoral. Essa ação deve eliminar a necessidade da execução de movimentos passivos dessa articulação. Entretanto, o examinador deve testar os movimentos da patela passivamente (Fig. 12.34).

Movimentos passivos do complexo do joelho e *end feel* normal

- Flexão (aproximação tissular).
- Extensão (distensão tissular).
- Rotação medial da tíbia sobre o fêmur (distensão tissular).
- Rotação lateral da tíbia sobre o fêmur (distensão tissular).
- Movimento patelar (distensão tissular – todas as direções).

Na articulação tibiofemoral, o *end feel* da flexão é de aproximação tecidual; o *end feel* da extensão e das rotações medial e lateral da tíbia sobre o fêmur é de distensão tecidual. Durante o movimento passivo, o examinador também busca identificar o padrão capsular da articulação tibiofemoral.[93] O padrão é de flexão mais limitada que a extensão. A rotação medial passiva da tíbia sobre o fêmur deve ser de aproximadamente 30° quando o joelho é flexionado a 90°. A rotação lateral passiva da tíbia sobre o fêmur a 90° de flexão do joelho deve ser de 40°.

Embora a extensão total do joelho seja, em geral, preferível para as atividades cotidianas (p. ex., ficar em pé, andar), a flexão total (135°) frequentemente não é necessária, exceto em atividades que exigem que o indivíduo se ajoelhe apoiado sobre os calcanhares. Entretanto, são neces-

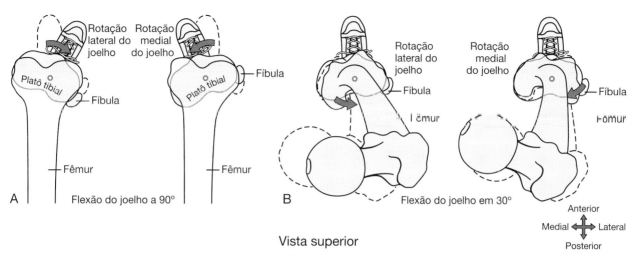

Vista superior

Figura 12.33 Rotação do joelho no plano horizontal (axial). (A) Rotação da tíbia sobre o fêmur em flexão de 90° (cadeia cinética aberta – sem descarga de peso). (B) Rotação do fêmur sobre a tíbia (cadeia cinética fechada – com descarga de peso). (Reproduzida de Neumann DA. *Kinesiology of the musculoskeletal system – foundations for physical rehabilitation.* St Louis: Mosby, 2002. p.445.)

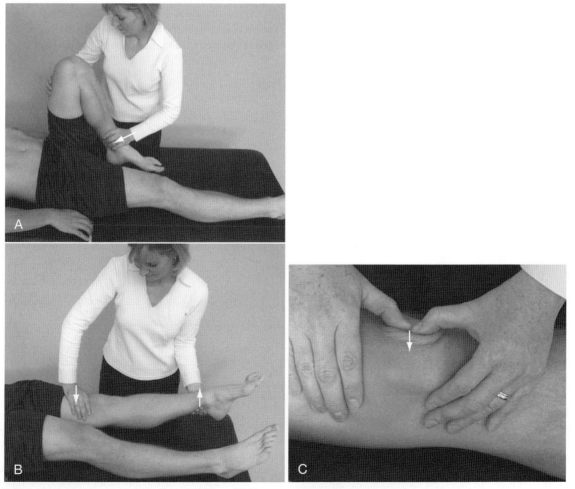

Figura 12.34 Movimentos passivos do joelho. (A) Flexão. (B) Extensão. (C) Deslizamento medial da patela.

sários cerca de 117° de flexão para atividades, como, por exemplo, agachar-se para amarrar o cadarço do sapato ou para calçar meias. O ato de sentar-se em uma cadeira exige em torno de 90° de flexão. O ato de subir escadas (degraus de altura média) exige aproximadamente 80° de flexão.

Lancaster et al.[94] defenderam a realização do **teste de palpação dos movimentos** durante a avaliação do joelho à procura de uma possível lesão articular, nos casos de lesão grave. O paciente senta-se na beira da maca de exame com os joelhos flexionados a cerca de 90°. O examinador mobiliza passivamente o joelho do paciente entre 100° e 0° de flexão por três a quatro vezes, em uma velocidade de aproximadamente 30°/segundo. Enquanto esse movimento é realizado com uma das mãos, o examinador aplica uma compressão de cerca de 2,3 kg sobre a articulação patelofemoral, com o dedo indicador da mesma mão palpando a região imediatamente distal ao polo inferior da patela (Fig. 12.35). A palpação objetiva determinar a presença de crepitação e a localização (e gravidade) de qualquer desconforto que possa indicar sinais positivos ou uma possível lesão articular (Tab. 12.4).

Os movimentos passivos medial e lateral da patela também são realizados para determinar a sua mobilidade e compará-la com a do lado não afetado. Em geral, a patela deve mover-se lateral e medialmente por uma distância equivalente a até 50% da sua largura com o joelho estendido (Fig. 12.36). Um deslizamento superior a 75% da largura da patela indica insuficiência do LPFM.[89] Se o teste for

TABELA 12.4
Graus de danos à cartilagem articular da patela observados em alterações artríticas

Grau	Patologia
0	Cartilagem normal
I	Amolecimento e inchaço da cartilagem articular
II	Fragmentação e fissuras na cartilagem articular, afetando uma área inferior a 1,3 cm
III	Fragmentação e fissuras na cartilagem articular, afetando uma área maior que 1,3 cm
IV	Erosão da cartilagem até o osso

Modificada de Park JY, Duong CT, Sharma AR, et al.: Effects of hyaluronic acid and γ-globulin concentrations on the frictional response of human osteoarthritic articular cartilage, *PloS One* 9(11):e112684, 2014.

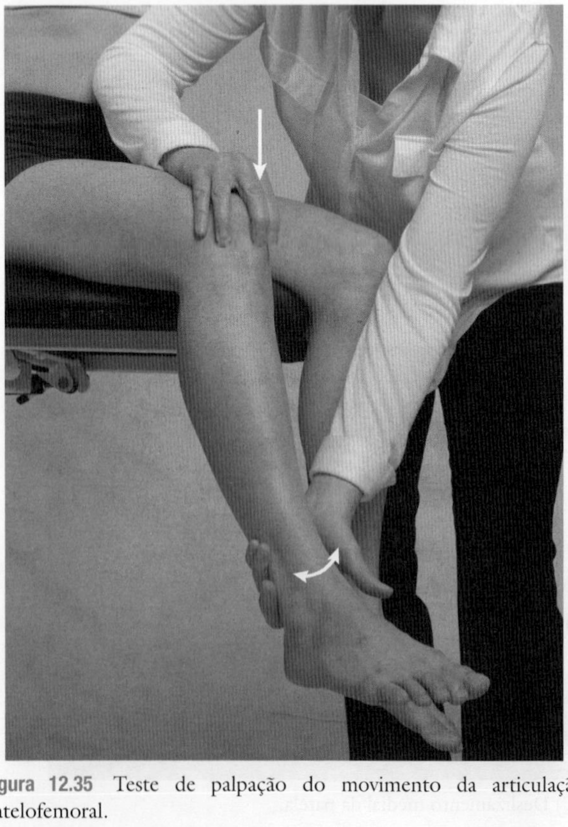

realizado com o joelho flexionado a 30° e se a patela deslizar por mais de 75% de sua largura, esse achado indica frouxidão dos limitadores mediais. Se deslizar menos de 25%, então os limitadores laterais estão sob tensão.[89] Quando a patela é empurrada medial ou lateralmente, o examinador deve observar se ela permanece paralela aos côndilos femorais ou se inclina ou sofre rotação.[65] Por exemplo, quando é empurrada medialmente e as estruturas mediais estão contraídas, a borda lateral da patela se inclina para cima. Da mesma maneira, estruturas laterais

Figura 12.35 Teste de palpação do movimento da articulação patelofemoral.

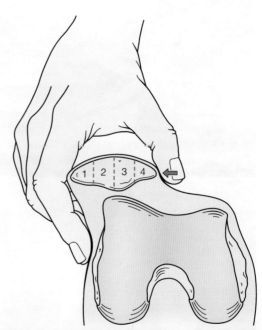

Figura 12.36 Teste de deslizamento lateral passivo mostrando uma patela sendo subluxada lateralmente para o seu segundo quadrante. A diminuição da mobilidade patelar (hipomóvel) caracteriza-se por um deslizamento lateral ou medial inferior a um quadrante; um movimento superior a dois quadrantes (metade da largura da patela) é considerado hipermóvel. (Reproduzida de Jackson DW, editor: *The anterior cruciate ligament: current and future concepts.* New York: Raven Press, 1993. p. 358.)

contraídas fazem com que a borda medial se incline para cima. Quando as estruturas laterais estão superiormente contraídas, o polo inferior da patela faz rotação medial. Estes são exemplos de problemas de inclinação e rotação dinâmica da patela. Seu movimento passivo laterolateral também deve ser testado em flexão de 45°, a qual é uma posição mais funcional e prové melhor indicação sobre a instabilidade funcional da patela.[95] O *end feel* desses movimentos é de distensão tissular. O deslocamento lateral deve ser realizado com cautela, especialmente em pacientes que já sofreram luxação patelar.

O examinador pode obter mensurações objetivas da mobilidade patelar pela descrição da quantidade de movimento em relação aos quadrantes ou quartos patelares (i. e., quadrantes de mobilidade) (ver Fig. 12.36). Por exemplo, se a patela apresenta uma translação medial passiva normal de metade da largura da patela, a descrição objetiva seria um grau de dois quadrantes. Objetivamente, uma luxação lateral da patela incluiria uma translação passiva de quatro quadrantes, ou mais. Kolowich et al.[96] relataram que a presença de três quadrantes de deslizamento lateral é sugestiva de incompetência dos limitadores mediais, enquanto um deslizamento medial inferior a um quadrante indica um retináculo lateral tenso; e um deslizamento medial superior a três quadrantes sugere hipermobilidade patelar.

Além disso, o examinador deve assegurar a flexibilidade completa e normal dos músculos quadríceps femoral, posteriores da coxa, trato iliotibial, abdutores e adutores da coxa, assim como dos gastrocnêmios (Fig. 12.37). A contração ou encurtamento de qualquer uma dessas estruturas ou do retináculo lateral pode alterar a marcha e a mecânica postural, podendo causar patologias. Por exemplo, o encurtamento dos músculos posteriores da coxa pode contribuir para patologias patelofemorais por causa do aumento da flexão do joelho no momento do toque do calcanhar durante a fase de apoio da marcha.[79] Uma limitação da rotação do quadril em extensão também pode acarretar patologias patelofemorais.[52] Quando o músculo reto femoral está encurtado, a excursão completa da patela na tróclea é impossível, especialmente quando o quadril é estendido. Um trato iliotibial encurtado pode acarretar uma lateralização da excursão da patela.[79,97] No Capítulo 11, são descritos os testes para os músculos posteriores da coxa, abdutores, adutores e reto femoral. O teste funcional para o quadríceps femoral (descrito na seção "Testes especiais" deste capítulo) é também um teste de movimento passivo (calcanhar na nádega) para o nervo femoral. Para testar o músculo gastrocnêmio, o examinador estende o joelho do paciente e, enquanto o mantém estendido, realiza uma dorsiflexão do tornozelo. O examinador deve conseguir atingir pelo menos 90° (posição plantígrada), embora o mais comum seja atingir 10° a 15° de dorsiflexão.

Durante o exame, o examinador também deve verificar a ADM disponível no quadril e no tornozelo, tendo em vista que o movimento nessas articulações pode aumentar o estresse sobre os ligamentos em torno do joelho. Por exemplo, uma limitação na rotação medial de quadril pode aumentar as tensões incidentes no ligamento cruzado anterior durante atividades de mudança brusca de direção e que envolvam movimentos em pivô.[98]

Movimentos isométricos resistidos

Para testar adequadamente a força muscular, deve-se realizar movimentos isométricos resistidos (Fig. 12.38). Em alguns casos (p. ex., síndrome da dor patelofemoral [SDPF]), também deve ser testada a força dos quadris, por ter sido constatado um enfraquecimento dos abdutores, extensores e rotadores laterais dessa articulação em pacientes com SDPF e naqueles com problemas no ligamento cruzado anterior.[99,100] O paciente deve ser testado em decúbito dorsal.

Movimentos isométricos resistidos do complexo do joelho

- Flexão do joelho.
- Extensão do joelho.
- Flexão plantar do tornozelo.
- Dorsiflexão do tornozelo.
- Abdutores do quadril (em casos de alinhamento).
- Rotadores laterais do quadril (em casos de alinhamento).

Idealmente, esses movimentos isométricos resistidos são realizados com a articulação na posição de repouso. Segal e Jacob[101] sugerem o teste do músculo quadríceps femoral a 0°, 30°, 60° e 90° enquanto é observada a presença de qualquer movimento tibial anormal (p. ex., instabilidade ligamentar) ou de dor excessiva decorrente da compressão patelar (p. ex., síndrome patelofemoral). A Figura 12.39 mostra os componentes do complexo do quadríceps femoral e seus ângulos de tração. A Tabela 12.5 apresenta uma relação dos músculos que atuam no joelho (ver Figs. 11.17 e 13.62).

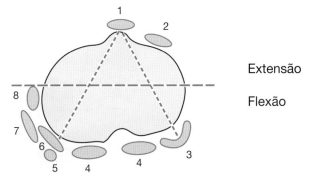

Figura 12.37 Diagrama do movimento do joelho mostrando o tripé quadríceps-posteriores da coxa. 1: tendão patelar (quadríceps femoral); 2: trato iliotibial; 3: bíceps femoral; 4: gastrocnêmio; 5: semitendíneo; 6: semimembranáceo; 7: grácil; 8: sartório.

972 Avaliação musculoesquelética

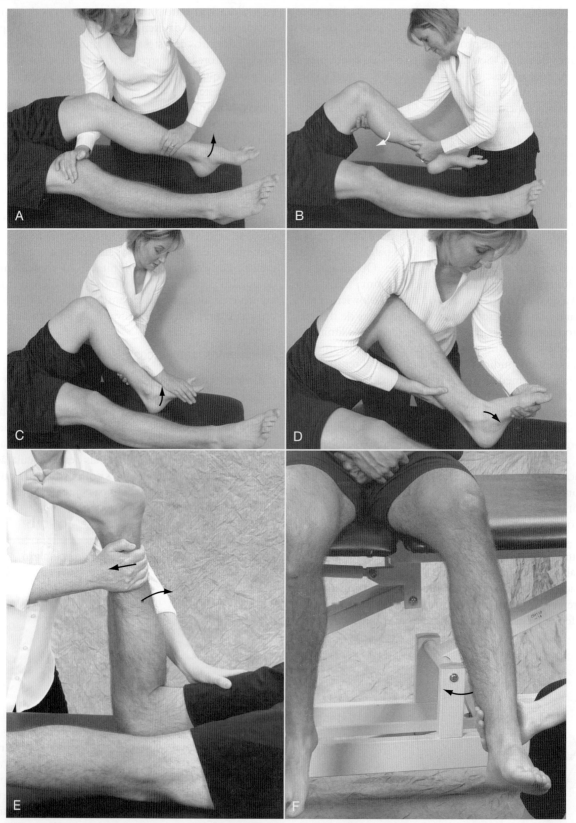

Figura 12.38 Movimentos isométricos resistidos do joelho. (A) Extensão do joelho. (B) Flexão do joelho em decúbito dorsal. (C) Dorsiflexão do tornozelo. (D) Flexão plantar do tornozelo. (E) Flexão do joelho em decúbito ventral. (F) Flexão do joelho em 30° na posição sentada.

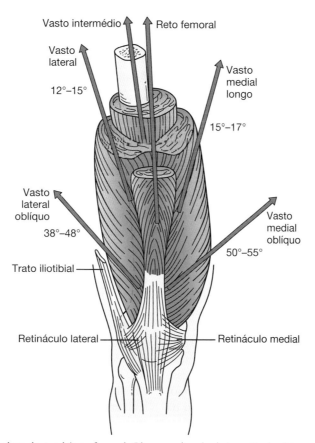

Figura 12.39 Componentes do complexo do quadríceps femoral. Observe o ângulo de inserção de vários componentes do complexo. A orientação das fibras musculares determina a linha de ação e tração sobre a patela. (Reproduzida de McConnell J, Fulkerson J: The knee: patellofemoral and soft tissue injuries. In: Zachazewski JE, et al., editores: *Athletic injuries and rehabilitation*. Philadelphia: WB Saunders, 1996. p. 697.)

TABELA 12.5

Músculos do joelho: suas ações, inervação e derivação de raízes nervosas

Ação	Ação muscular	Inervação	Derivação de raízes nervosas
Flexão do joelho	1. Bíceps femoral	Isquiático	L5, S1–S2
	2. Semimembranáceo	Isquiático	L5, S1–S2
	3. Semitendíneo	Isquiático	L5, S1–S2
	4. Grácil	Obturatório	L2–L3
	5. Sartório	Femoral	L2–L3
	6. Poplíteo	Tibial	L4–L5, S1
	7. Gastrocnêmio	Tibial	S1–S2
	8. Tensor da fáscia lata (em 45 a 145° de flexão)	Glúteo superior	L4–L5
	9. Plantar	Tibial	S1–S2
Extensão do joelho	1. Reto femoral	Femoral	L2–L4
	2. Vasto medial	Femoral	L2–L4
	3. Vasto intermédio	Femoral	L2–L4
	4. Vasto lateral	Femoral	L2–L4
	5. Tensor da fáscia lata (em 0 a 30° de flexão)	Glúteo superior	L4–L5
Rotação medial do membro inferior flexionado (sem descarga de peso)	1. Poplíteo	Tibial	L4–L5
	2. Semimembranáceo	Isquiático	L5, S1–S2
	3. Semitendíneo	Isquiático	L5, S1–S2
	4. Sartório	Femoral	L2–L3
	5. Grácil	Obturatório	L2–L3
Rotação lateral do membro inferior flexionado (sem descarga de peso)	1. Bíceps femoral	Isquiático	L5, S1–S2

Embora esses movimentos sejam testados com o paciente em decúbito dorsal, os músculos posteriores da coxa com frequência são testados com o paciente em decúbito ventral ou na posição sentada. Quando o joelho é flexionado a 90° e o calcanhar é girado lateralmente (i. e., alongamento dos posteriores da coxa laterais), o maior estresse é imposto sobre os músculos posteriores da coxa laterais (bíceps femoral). Quando o calcanhar é mobilizado em rotação medial, a maior tensão é imposta sobre os músculos posteriores da coxa mediais (semimembranáceo e semitendíneo).[26,102] Também ficou demonstrado ser mais provável que o teste dos posteriores da coxa em flexão de 30° com o paciente na posição sentada seja positivo (dor e enfraquecimento), em comparação com o teste a 90° para uma distensão dos posteriores da coxa proximais (**síndrome dos posteriores da coxa**).[103-106]

Movimentos do tornozelo são testados porque o músculo gastrocnêmio cruza a face posterior do joelho e os movimentos de flexão plantar e flexão dorsal (dorsiflexão) provocam movimento da fíbula. A dorsiflexão faz com que a fíbula se mova para cima e aumenta o estresse aplicado sobre os ligamentos que sustentam a articulação tibiofibular superior. A flexão plantar diminui o estresse sobre esses ligamentos e também aciona o gastrocnêmio, sustentando a face posterior do joelho e auxiliando na flexão dessa articulação.

Quando a anamnese indica que movimentos concêntricos, excêntricos ou excêntrico-concêntricos causaram sintomas, esses tipos de contrações também devem ser testados, mas somente após o término dos testes isométricos.

Kannus et al.[107] elaboraram uma escala de pontuação para a mensuração das forças isocinética e isométrica. Ela pode ser utilizada para demonstrar melhora da força ao longo do tempo.[108] Ao se usar valores isocinéticos, podem ser utilizados diferentes parâmetros de teste. Entretanto, é importante ter em mente que a maioria dos testes isocinéticos não é realizada com o joelho em uma posição funcional.

Parâmetros de testes isocinéticos comumente utilizados para o joelho

- Relação do torque máximo esquerdo/direito.
- Relação do torque médio esquerdo/direito.
- Relação torque máximo/peso corporal.
- Análise da curva do torque.
- Comparação bilateral do trabalho total.
- Relação entre músculos posteriores da coxa/quadríceps femoral (esquerdo e direito).
- Relação entre potência média/peso corporal.
- Índice de tempo para o desenvolvimento do torque.
- Tempo para atingir 50% do torque máximo.
- Índice de resistência (fadiga) (da primeira à última repetição).

Dependendo da velocidade, a relação entre os músculos posteriores da coxa e o quadríceps femoral normalmente é de 50 a 60%.[109] No entanto, à medida que a velocidade do teste isocinético aumenta, a relação aproxima-se de 1:1, ou 100%.[110,111]

Avaliação funcional

Função física é a capacidade de realizar as atividades de vida diária. É importante determiná-la como uma medida de desfecho, por ter relação com a vida diária e a qualidade de vida do paciente.[112] As instabilidades produzidas na maca de exames são facilmente produzidas funcionalmente, sobretudo em atletas que participam de atividades que incluem ações como, por exemplo, mudar de direção de forma súbita, saltar ou desacelerar rapidamente, as quais produzem altas cargas fisiológicas sobre as articulações. Em relação ao joelho, os pacientes – sobretudo os que já passaram por cirurgias – frequentemente são agrupados em aqueles que conseguem lidar (i. e., capazes de lidar com a incapacidade) e aqueles quer não conseguem lidar (i. e., incapazes de viver em um nível próximo ao seu nível pré-lesão ou pré-cirurgia). Em muitos casos, os pacientes que "não conseguem lidar" demonstram medo de ter uma nova lesão, têm padrões de marcha anormais e assimétricos, e outras deficiências funcionais evidenciadas durante a realização de testes funcionais.[113-115] O examinador deve levar em conta os critérios necessários (ver quadro a seguir) antes de optar pela realização de testes funcionais. Testes funcionais e diversos sistemas numéricos de graduação para o joelho foram desenvolvidos, muitos deles destinados a populações específicas (p. ex., atletas), ou para a avaliação de resultados após cirurgias ou para condições específicas. O examinador deve escolher a escala ou teste adequado, tendo em mente que cada um desses procedimentos apresenta vantagens e desvantagens.[116-119]

Critérios para a realização de testes de triagem de desempenho funcional do membro inferior[a]

- Ausência de dor.
- Ausência de derrame.
- Ausência de crepitação.
- Amplitude de movimento ativa total, com extensão total do joelho.
- Marcha simétrica, inclusive ao subir e descer escadas.
- Boa força muscular nos músculos circunjacentes à articulação em teste (80% do normal, ou grau ≥ 4).
- Teste de uma repetição máxima (1RM) para flexão de pernas (*leg press*) ≥ 125% do índice de força relativa, com controle das fases concêntrica e excêntrica.
- Equilíbrio: apoio unipodal ≥ 45 segundos (com olhos abertos e fechados).
- Um quarto de agachamento em apoio unipodal ≥ 45 segundos (olhos abertos e fechados).
- Meio agachamento em apoio unipodal ≥ 45 segundos (olhos abertos e fechados).

[a]Observação: esses critérios são aplicáveis a qualquer lesão de membro inferior. Modificado de Clark NC: Functional performance testing following knee ligament injury, *Phys Ther Sport* 2:101, 2001.)

Quando movimentos ativos, passivos e isométricos resistidos são realizados com pouca dificuldade, o examinador pode submeter o paciente a uma série de **testes funcionais** ou **testes de desempenho físico (TDF)** para verificar se essas atividades sequenciais produzem dor ou outros sintomas, e se está presente uma quase simetria entre os valores para o joelho normal e o joelho lesionado.[120] Lawrence et al.[121] relataram que a ADM passiva, o equilíbrio dinâmico, o salto em apoio unipodal e o formulário subjetivo do *International Knee Documentation Committee* (IDKC) foram instrumentos úteis para medição da simetria entre os membros; contudo, a força muscular não foi uma boa medida da simetria, especialmente no que se refere ao potencial de risco de lesão. Sadeghi et al.,[122] em uma avaliação das diferenças entre membros, afirmaram que o pé utilizado para uma determinada atividade (p. ex., chutar uma bola) é classificado como o pé preferencial, enquanto o pé não preferencial é responsável por apoio na estabilização e postural; isso demonstra que os dois membros inferiores desempenham uma função importante, embora diferente, durante a execução da atividade. Esses testes podem ser pontuados pelo tempo necessário para eles serem realizados e pela distância ou altura atingida durante a sua execução. Quando os resultados são mensurados dessa maneira, três medidas devem ser obtidas e a média deve ser calculada. Em alguns casos, os resultados de diferentes testes podem ser combinados. Fonseca et al.[123] observaram que a relação entre o tempo de corrida de um trajeto em forma de "8" e o tempo de corrida em linha reta é uma das maneiras mais eficazes de diferenciar pacientes com deficiências de ligamento cruzado anterior de pacientes normais (Fig. 12.40). Alguns desses testes podem envolver a marcha (p. ex., o Teste *up and go* cronometrado [teste TUG], teste de sentar e levantar). Esses testes com marcha podem ser utilizados quando alguma articulação do membro inferior está afetada; contudo, eles foram elaborados basicamente para pessoas idosas.[124] Boonstra et al.[124] acreditam que o teste TUG pode ser utilizado como teste funcional global em seguida a uma artroplastia total do joelho, enquanto o teste de sentar e levantar é sobretudo um teste funcional biomecânico.

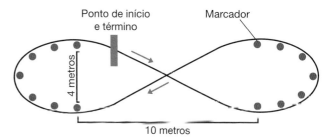

Figura 12.40 Trajeto para corrida "em 8". (Reproduzida de Fonseca ST, Magee DJ, Wessel J et al.: Validation of a performance test for outcome evaluation of knee function. *Clin J Sport Med* 2:253, 1992.)

Essas atividades funcionais, apresentadas como exemplos, devem ser individualizadas a cada paciente e, em alguns casos, devem ser direcionadas à doença específica.[125] Paxton et al.[126] recomendaram que o paciente responda a questionários específicos para o joelho, específicos para a atividade e para a saúde em geral, de modo que o examinador possa fazer uma avaliação mais precisa dos resultados. O agachamento revela limitações da flexão e pode causar impacto em lesões meniscais. O "andar de pato", quando tentado, pode revelar aumento de sintomas de lesões meniscais e ligamentares. Não se deve esperar que pacientes mais velhos realizem os últimos cinco ou seis movimentos, a não ser que eles já tenham executado atividades semelhantes em um passado recente. Daniel et al.[127] descreveram diferentes níveis funcionais e de intensidade úteis particularmente para obter informações sobre atividades funcionais segundo o ponto de vista do paciente (Tab. 12.6). A Tabela 12.7 apresenta testes funcionais de força para indivíduos sedentários.

Testes funcionais sequenciais para o joelho

- Andar.
- Subir e descer escadas (andando → correndo).
- Agachamento (ambos os joelhos devem flexionar simetricamente).
- Agachamento seguido por salto (novamente, os dois joelhos devem atuar simetricamente).
- Correr em linha reta para a frente.
- Correr em linha reta para a frente e parar sob comando.
- Salto vertical.
- Correr e torcer o corpo (correr em 8, "carioca").
- Saltar e agachar-se totalmente.
- Mudanças abruptas de direção, torções e giros.

TABELA 12.6

Escala de atividade do paciente

Grau	Patologia
Níveis funcionais	
Nível I	Atividades de vida diária
Nível II	Corrida reta; esportes que não envolvem atividades de agilidade dos membros inferiores; ocupações que envolvem levantamento de peso
Nível III	Atividades que exigem agilidade de membros inferiores, mas não envolvem saltos, mudanças abruptas de direção ou giros
Nível IV	Atividades que envolvem saltos, mudanças abruptas de direção ou giros
Intensidade	
T	Relacionada ao trabalho ou ocupacional
RL	Recreação leve
RV	Recreação vigorosa
C	Competitiva
Exposição	
Número de horas por ano de participação em qualquer nível funcional e de intensidade	

De Daniel D, et al., editores: *Knee ligaments: structure, injury and repair*. New York: Raven Press, 1990. p. 522.

TABELA 12.7
Teste funcional do joelho

Posição inicial	Ação	Teste funcional
Em pé	1. Andar para trás 2. Correr para a frente 20° (flexão do joelho)	6–8 m: funcional 3–6 m: funcionalmente regular 1–3 m: funcionalmente ruim 0 m: não funcional
Em pé	1. Agachamento 20° a 30° 2. Saltar, elevando o corpo do solo	5–6 repetições: funcional 3–4 repetições: funcionalmente regular 1–2 repetições: funcionalmente ruim 0 repetição: não funcional

Dados de Palmar ML, Epler M: *Clinical assessment procedures in physical therapy*. Philadelphia: JB Lippincott, 1990. p. 275-276.

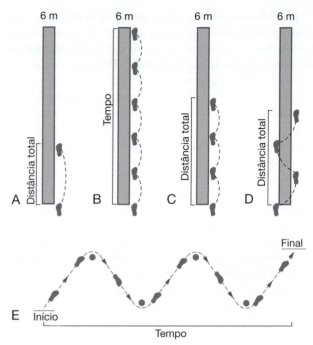

Figura 12.41 Testes de salto. (A) Salto em distância simples. (B) Salto cronometrado. (C) Salto triplo para distância. (D) Salto cruzado para distância. (E) Teste de salto de agilidade de 30 m.

Strobel e Stedtfeld[128] propuseram o **teste de salto sobre uma única perna**. O paciente posiciona-se em pé e realiza um "salto em distância" sobre um só membro inferior, aterrissando apoiado sobre o mesmo membro. Este é um **salto em distância sobre uma única perna** (Fig. 12.41A).[129-132] Noyes et al.[129] consideram anormal uma simetria de membros inferior a 85%. O teste é repetido três vezes com alternância de membros. Quando a instabilidade é evidente, a distância alcançada com o membro inferior afetado é menor do que a alcançada com o membro normal. Índice de simetria para o membro inferior (ISMI) é a denominação para qualquer déficit funcional observado entre os dois membros.[133,134] Ao comparar membros com o uso de TDF ou do ISMI, o examinador deve pecar pelo excesso de cautela, porque o índice pode superestimar ou subestimar os déficits de desempenho e talvez não identifique déficits residuais.[134-137] Do mesmo modo, os TDF são amplamente utilizados para determinar se o paciente já está pronto para retornar a diferentes níveis de atividade e também para determinar o risco de lesão. No entanto, há necessidade de análise adicional para que se possa determinar se seus resultados são significativos (p. ex., ao usar os TDF, o resultado expõe uma alteração minimamente relevante ou minimamente detectada?).[138-140] Portanto, esses instrumentos passam a ser outras "ferramentas extras", que podem ajudar o examinador na sua tomada de decisão com relação ao retorno do paciente à atividade após a lesão. Juris et al.[141] defenderam a realização do **salto controlado máximo**, além do teste de salto sobre uma única perna. Nesse teste, que visa testar a absorção da força, o paciente fica apoiado sobre um pé e "salta para a frente" aterrissando apoiado sobre o outro pé. Os pacientes devem ser orientados a manter o quadril e o joelho flexionados durante a saída do chão e estender o membro para aterrissar. Eles devem "imobilizar-se" na aterrissagem, sem qualquer movimento do pé que aterrissa, e devem manter-se eretos com as mãos nos quadris dentro de um segundo após a aterrissagem. A distância é mensurada e o teste é repetido com o membro inferior oposto. Augustsson et al.[142] defenderam a realização do teste do salto depois de fatigar as pernas. Esses autores acreditam que essa estratégia tem maior probabilidade de revelar déficits funcionais entre os membros durante o teste do salto.

Outro conceito que passou a ser prevalente no tratamento das lesões do joelho é a ideia de coativação do quadríceps femoral e dos músculos posteriores da coxa durante o exercício. Begalle et al.[143] consideraram que as atividades de coativação mais equilibradas são o levantamento terra, o salto lateral, o salto transversal e o exercício de marcha lateral com faixa elástica (ver mais adiante, para descrição). Jang et al.[144] relataram que os testes "cariocas" e de cocontração demonstraram uma diferença significativa entre pessoas capazes de retornar à prática esportiva e aquelas ainda impossibilitadas de fazê-lo. Lee et al.[145] observaram uma forte correlação entre as escalas de pontuação numérica para os joelhos e o salto vertical em apoio unipodal.

Desde o advento do salto em apoio unipodal, foram desenvolvidas modificações e diferentes iterações (p. ex., salto vertical em apoio unipodal, salto medial, salto em "8", salto para cima/para baixo).[146,147] Davies[137] recomenda que os testes envolvendo saltos sejam modificados, de modo que possam ser realizados com as mãos enganchadas atrás das costas. Esses autores afirmam que, ao permitir que o paciente balance os braços, a cabeça e o tronco, isso aumenta em aproximadamente 20% a distância do salto. Portanto, se o que se pretende é medir a potência funcional dos membros inferiores, é melhor prática que o teste seja executado com a eliminação dos movimentos dos braços, da cabeça e do tronco. Em geral, cada teste é repetido três vezes, O membro bom é testado em primeiro lugar, seguido pelo membro lesionado, sendo comparada a média dos três escores obtidos.[148] Se for desejável, podem-se fazer tentativas para a prática do paciente.[149] O desempenho pode ser afetado pelo sexo e pelo nível de competição.[150] Essas modificações incluem:

1. **Salto sobre uma única perna com cronometragem.** Nesse teste, o paciente é avaliado em relação ao tempo necessário para saltar sobre uma perna ao longo de uma distância de 6 metros (Fig. 12.41B). Primeiramente, o membro inferior bom é testado e, em seguida, o membro lesionado.[129,130,148]
2. **Salto triplo.** Nesse teste, é solicitado ao paciente que salte o mais longe possível, realizando 3 saltos. A distância alcançada com o membro inferior bom é comparada com a do membro lesionado (Fig. 12.41C).[129,130,148]
3. **Salto cruzado.** Uma linha reta é traçada no chão. O examinador solicita ao paciente que execute três saltos consecutivos sobre um pé, cruzando a linha reta em cada salto (Fig. 12.41D). Primeiramente, o membro bom é testado e, em seguida, o membro lesionado. As distâncias médias alcançadas com cada membro são comparadas.[129] Risberg e Ekeland[151] modificaram esse teste e o chamaram de **teste do salto lateral**,[152] para o qual são traçadas duas linhas paralelas de 6 metros com um intervalo de 30 cm entre elas. Externamente a uma delas, são feitas 10 marcas em intervalos de 60 cm. Externamente à outra linha, marcas também são feitas em intervalos de 60 cm, mas começando a partir de 30 cm, de modo que fiquem deslocadas em relação às do outro lado. Solicita-se ao paciente que pule de uma marca para a outra sobre cada linha. Primeiramente, é realizada a cronometragem do tempo do membro bom e, a seguir, a do membro lesionado.
4. **Salto de agilidade.** Esse teste de salto exige um espaço de 30 metros. Um cone é colocado a cada 6 metros (Fig. 12.41E). O examinador cronometra o tempo enquanto o paciente salta através dos cones (p. ex., pode ser usado um padrão em "8"[153]).
5. **Teste de salto em escada.**[151] O examinador cronometra o tempo enquanto o paciente salta, subindo e descendo vários degraus (o recomendado são 20 a 25 degraus), primeiro com o membro bom e, a seguir, com o membro lesionado. Hopper et al.[133] recomendaram um teste de salto em escada diferente. Neste teste, o examinador solicita ao paciente que pule subindo em uma plataforma com três degraus e, em seguida, pule descendo. O paciente deve então contornar um marcador fixado à distância de 1 metro da plataforma e repetir os saltos subindo e descendo nos degraus (Fig. 12.42).

Esses testes funcionais são destinados a indivíduos ativos e podem ser muito exigentes; entretanto, ficou demonstrado que tais testes têm elevada confiabilidade teste-reteste.[133] Losee[154] mencionou vários outros testes. Por exemplo, no **teste de desaceleração**, é solicitado ao paciente que corra a toda velocidade e pare subitamente ao comando.[49] O teste é considerado positivo para a instabilidade rotatória quando o paciente para sem utilizar o quadríceps femoral ou desacelera em uma posição agachada (mais de 30° de flexão do joelho). O efeito do teste pode ser acentuado pedindo-se ao paciente que vire em direção oposta à do membro afetado quando estiver prestes a parar.[155] Enquanto o paciente executa o teste, o examinador deve observar atentamente, certificando-se de que utiliza o membro afetado para ajudar a parar. Em problemas de instabilidade, o paciente utiliza somente o membro inferior bom para parar, mantendo o membro lesionado suspenso.

Para o "**teste da *discodance***", o paciente fica em pé sobre um membro inferior com o joelho flexionado entre 10° e 20°. É solicitado a ele que faça rotação ou torça o corpo para a esquerda e para a direita mantendo a posição flexionada (Fig. 12.43).[49] A apreensão durante o teste ou a recusa de executá-lo é um sinal positivo de instabilidade rotacional. Quando o paciente sente dor na interlinha articular, isso pode indicar patologia meniscal e, neste caso, esse evento é denominado **sinal de Merke**.[128] A dor na rotação medial ao longo da interlinha articular significa patologia do menisco medial, e a dor na rotação lateral indica patologia do menisco lateral.

Larson[156] defendeu **o teste do salto inclinado**. Neste teste, o paciente salta para cima e para baixo sobre uma perna enquanto abduz o membro inferior oposto. O teste é considerado positivo para a instabilidade rotacional quando o paciente demonstra apreensão durante o teste ou recusa-se a executá-lo.

Onate et al.[157] preconizaram o uso do **teste de aterrissagem** como parte do sistema de pontuação de erros durante a aterrissagem. Neste teste, o paciente salta de uma

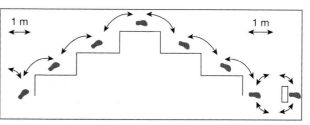

Figura 12.42 Teste do salto em escada. (Modificada de Hopper DM, Goh SC, Wentworth LA, et al.: Test-retest reliability of knee rating scales and functional hop tests one year following anterior cruciate ligament reconstruction, *Phys Ther Sport* 3:10-18, 2002.)

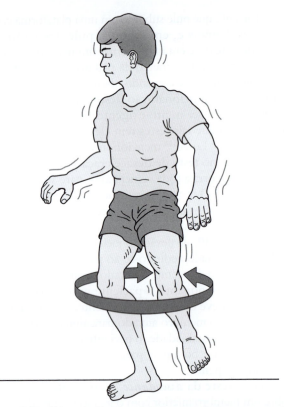

Figura 12.43 "Teste da *discodance*" de Losee. A flexão, a compressão e a rotação podem acarretar desvio do fêmur sobre a tíbia, provocando instabilidade rotacional.

caixa com 30 cm de altura aterrissando sobre os dois pés. Enquanto isso, o examinador observa se ocorreu algum movimento em valgo do joelho durante a aterrisagem, anotando o ângulo inicial de flexão do joelho e o grau de flexão durante a aterrisagem; se ocorreu algum valgo de joelho durante o movimento; a simetria dos pés no solo; o ângulo de flexão do tronco; o ângulo de flexão dos tornozelos; e a largura entre os pés apoiados no solo. O examinador compara a ação dos dois membros inferiores. O sistema foi desenvolvido com o objetivo de identificar indivíduos com má técnica de aterrisagem do salto.

Os testes que envolvem aterrisagem (sobre um dos membros inferiores), mudança de direção e giro (pivô) também são importantes como testes de triagem para identificar indivíduos em risco de lesão do ligamento cruzado anterior não associadas a contato físico.[158] Em alguns casos, pode ser benéfico usar escalas que meçam o temor de lesão/falta de confiança (p. ex., Escala de cinesiofobia de Tampa) para direcionar melhor o programa de reabilitação e também para melhorar a qualidade de vida.[114,159-166]

O *Vail sport test*®[167] é um teste funcional que mede as tentativas dos pacientes de retornar à prática esportiva em seguida a uma lesão no ligamento cruzado anterior. Dentro da mesma linha, a **Avaliação funcional para esportes**[168] avalia pacientes submetidos a reparo cirúrgico do ligamento cruzado anterior. Fazem parte desse teste a ADM de joelho e tornozelo, o salto em apoio unipodal, o salto tríplice, o salto tríplice cruzado, o agachamento em apoio unipodal, o salto (bote) lateral com giro (pivô), a corrida em linha reta por 6 metros com aceleração, desaceleração e mudança de direção, e o salto pliométrico de caixa com altura de 30 cm. Hildebrandt et al.[169] desenvolveram uma bateria de testes com sete itens que inclui um teste de estabilidade em apoio bipodal, um teste de estabilidade em apoio unipodal, um salto contramovimento (SCM) em apoio bipodal, um SCM em apoio unipodal, saltos pliométricos, teste de velocidade e teste de agilidade com os pés. Durante a realização dos testes, o examinador não só está determinando se o paciente é capaz de fazer o teste e obtendo medidas de tempo ou distância, mas também está atento à posição do joelho em relação ao quadril e ao tornozelo/pé, ao equilíbrio do paciente e sua recuperação, e à posição das articulações do quadril, do joelho e do tornozelo/pé enquanto o paciente realiza a tarefa.[170]

Para avaliar a capacidade funcional de pacientes idosos com osteoartrite de quadril ou joelho, Lin et al.[171] recomendaram os testes listados a seguir:

1. Deambular por 2,4 m.
2. Subir/descer quatro degraus.
3. Levantar/sentar cinco vezes em uma cadeira.

Além desses testes, os autores mediram a ADM de flexão de quadril/joelho e a força isométrica do quadríceps femoral e solicitaram aos pacientes que preenchessem o **Índice de osteoartrite da Universidade Western Ontario e McMaster (WOMAC).** Para outros TDF, consultar as diferentes seções do Capítulo 17, "Avaliação inicial da saúde".

Sistemas de classificação numérica são comumente feitos para determinar o estado do joelho. A maioria deles combina medidas clínicas (p. ex., ADM) e funcionais (p. ex., subir escadas). Muitos desses sistemas de contagem não foram testados em joelhos normais, e podem revelar um possível viés do entrevistador e nem têm explicados os valores dados para cada medida. Além disso, pode haver diferenças entre homens e mulheres.[172-175]

Noyes et al.[176-180] desenvolveram o **Sistema de classificação do joelho de Cincinnati**, o qual aborda a dor, o aumento de volume, a estabilidade e o nível de atividade, além de ser um bom sistema de graduação funcional para indivíduos ativos. Irrgang et al.[181] utilizam duas escalas, a **Escala de atividades de vida diária**[182] e a Escala de atividades esportivas, para detectar alterações clinicamente significativas ao longo do tempo. A Knee Society[183] também possui uma escala de pontuação, e defende que a pontuação do joelho e a avaliação funcional sejam mantidas separadas. Essa escala de pontuação do joelho aborda primeiramente a dor, a ADM e a estabilidade, conferindo pontos positivos até 100 e agrupando reduções que podem ser deduzidas da pontuação total. Na escala, cada função é abordada separadamente.

Lysholm e Gillquist[184] elaboraram uma escala utilizada com frequência, destinada principalmente para pontuar a instabilidade clínica e que também pode ser utilizada para lesões condrais do joelho[185-189]. O **International Knee Documentation Committee (IKDC)** também elaborou vários formulários de avaliação.[180,190-201] A **Escala de atividade de Tegner**[185,189,202,203] pode ser aplicada para determinar o nível atual de atividade em relação ao seu nível prévio; também pode ser utilizada guiar a reabilitação e o nível de atividade a ser alcançado, na perspectiva do paciente.[204] A **Escala ACL-Retorno ao esporte pós-lesão (ACL-RE1)**, de 12 itens, foi desenvolvida com o objetivo de medir as respostas psicológicas ao retorno à prática esportiva. Envolve emoções, a confiança no desempenho e uma apreciação dos riscos.[205] A **Escala de autoeficácia do joelho (J-EAE)** foi formulada para medir a autossuficiência durante as atividades de vida diária.[206] A **Escala de atividade de Marx** foi planejada para medir o nível de atividade, não a função do joelho, no *status* de saúde.[207-210] A **Escala de avaliação da articulação patelofemoral, o Questionário de pontuação de Kujala (Escala da dor na face anterior do joelho)** e o **Instrumento de instabilidade da patela de Banff**[211-213] são exemplos de escalas de avaliação da articulação patelofemoral que podem ser utilizadas para avaliar o nível funcional em pacientes com síndrome patelofemoral pós-cirúrgica ou não cirúrgica.[214-218]

Níveis de atividade de Tegner para o joelho

- Nível 0: Incapaz de trabalhar, ou deficiência decorrente de problemas no joelho.
- Nível 1: Trabalho sedentário.
- Nível 2: Trabalho leve, marcha em terreno irregular, não é capaz de caminhar em trilhas nem carregar mochila.
- Nível 3: Trabalho leve, carrega algum peso.
- Nível 4: Trabalho moderadamente pesado (p. ex., dirigir caminhão).
- Nível 5: Trabalho pesado (construção, obras), pedalar, esqui *cross-country,* trote em terreno irregular 1 a 2 vezes por semana.
- Nível 6: Esportes de raquete, esqui *downhill,* trote 5 vezes por semana.
- Nível 7: Esportes competitivos (p. ex., handebol, tênis, corrida); esportes recreativos (futebol, futebol americano, hóquei no gelo, basquete, raquetebol).
- Nível 8: Esportes competitivos (p. ex., esportes de raquete, esqui *downhill,* atletismo).
- Nível 9: Esportes competitivos (p. ex., futebol, futebol americano, rúgbi, hóquei no gelo, ginástica, basquete, luta livre).
- Nível 10: Esportes competitivos (em nível nacional/de elite)

Dados de Tegner Y, Lysholm J, Odensten M et al.: Evaluation of cruciate ligament injuries, *Acta Orthop Scand* 59:336-341, 1988; e Tegner Y, Lysholm J: Tating systems in the evaluation of knee ligament injuries, *Clin Orthop Relat Res* 198:43-49, 1985.

Escalas similares utilizadas para mensurar a disfunção patelofemoral também estão disponíveis.[219-222] O Oslo Sports Trauma Research Centre desenvolveu o **Questionário para lesões por uso excessivo do OSTRC** para pacientes com lesões por uso excessivo na região do joe-lho.[223-225] Outras escalas, como a WOMAC, a ***Knee injury and osteoarthritis outcome score* (KOOS)**[186,195,197,226-231] o **Índice de Lequesne**, e o **Questionário de qualidade de vida para o joelho (KQol-26)**,[232] foram desenvolvidas para determinar os desfechos de artroplastias na osteoartrite e para pacientes sob suspeita de lesão ligamentar ou meniscal[232] (ver Cap. 11).[239,233-242] Cada uma dessas escalas de pontuação do joelho apresenta pequenas diferenças, então deve-se usar a que funciona melhor para o examinador e para seus pacientes. Existem outras escalas de graduação do joelho disponíveis.[126,184,232,243-247]

Estabilidade ligamentar

Como o joelho, mais do que qualquer outra articulação no corpo, depende de ligamentos para manter a sua integridade, é imperativo que eles sejam testados. Os ligamentos da articulação do joelho atuam como estabilizadores principais e guiam o movimento dos ossos de modo a manter uma inter-relação adequada. Dependendo do movimento testado, os ligamentos atuam como limitadores principais ou secundários (Tab. 12.8).[248] Por exemplo, o ligamento cruzado anterior é o principal limitador do deslocamento tibial anterior e é um limitador secundário do movimento varo ou valgo com o joelho em extensão e rotação completas.[181,249] Quando o limitador principal é lesionado, ocorrem movimentos patológicos. Quando o limitador secundário é lesionado e o principal não é afetado, não ocorre movimento patológico naquela direção, mas, quando ambos são lesionados, o movimento patológico é maior.[181] Assim, torna-se essencial que o examinador tenha um bom conhecimento a respeito das estruturas ligamentares circunjacentes ao joelho; para uma revisão desse tópico, o leitor pode consultar artigos científicos apropriados.[250-255] Existem vários ligamentos em torno do joelho, mas quatro deles merecem uma menção especial (Fig. 12.44).

Ligamentos colaterais e cruzados

Ligamentos colaterais. O ligamento colateral medial (tibial) está localizado mais posterior que anteriormente na face medial da articulação tibiofemoral. Ele é constituído por duas camadas, uma superficial e uma profunda. A camada profunda é um espessamento da cápsula articular e se funde com o menisco medial. Essa parte é, algumas vezes, denominada *ligamento capsular medial.* A camada superficial é constituída de uma faixa triangular larga e forte. Ele tem origem em um ponto distal ao tubérculo adutor do fêmur e estende-se até a superfície medial da tíbia, aproximadamente 6 cm abaixo da interlinha articular. Funde-se com a cápsula posterior e é separado desta e do menisco medial por uma bolsa.

O ligamento colateral medial como um todo permanece tenso através de toda a ADM, apesar de haver um estresse variado imposto sobre diferentes partes do ligamento quando ele se move através da amplitude de

TABELA 12.8

Restrições principais e secundárias do joelho

Movimento tibial	Restrições principais	Restrições secundárias
Translação anterior	LCA	LCM, LCL; terço médio da cápsula mediolateral; ângulo do poplíteo, ângulo semimembranáceo, trato iliotibial
Translação posterior	LCP	LCM, LCL; terço posterior da cápsula mediolateral; tendão poplíteo; ligamentos meniscofemorais anterior e posterior
Rotação valga (afastamento medial)	LCM	LCA, LCP; cápsula posterior quando o joelho se encontra totalmente estendido, ângulo do semimembranáceo
Rotação vara (afastamento lateral)	LCL	LCA, LCP; cápsula posterior no joelho completamente estendido, ângulo do poplíteo
Rotação lateral	LCM, LCL	Ângulo do poplíteo
Rotação medial	LCA, LCP	Ligamentos meniscofemorais anteroposteriores, ângulo do semimembranáceo Ligamento anterolateral, cápsula anterolateral

LCA: ligamento cruzado anterior; LCL: ligamento colateral lateral; LCM: ligamento colateral medial; LCP: ligamento cruzado posterior.
Modificada de Zachazewski JE et al., editores. *Athletic injuries and rehabilitation*. Philadelphia: WB Saunders, 1996. p. 627.

movimento total, em consequência da forma dos côndilos femorais. Todas as suas fibras ficam sob tensão na extensão completa. Na flexão, as fibras anteriores são as mais tensas. Na amplitude média, as fibras posteriores são as mais tensas.[256]

O **ligamento colateral lateral (fibular)** é arredondado e localiza-se sob o tendão do músculo bíceps femoral. Ele vai do epicôndilo lateral do fêmur até a cabeça da fíbula, e sua localização é mais posterior que anterior. Ele fica tenso na extensão e afrouxa na flexão, especialmente depois de 30° de flexão. À medida que o joelho flexiona, ele protege a face lateral do joelho. Ele não está fixado ao menisco lateral, mantendo-se separado deste por um pequeno coxim adiposo.[256]

Ligamentos cruzados. Os ligamentos cruzados se entrecruzam e são os principais estabilizadores rotacionais do joelho.[257] Esses ligamentos fortes são denominados de acordo com sua fixação na tíbia e são intracapsulares, mas extrassinoviais. Cada ligamento possui uma parte anteromedial e uma posterolateral. O ligamento cruzado anterior possui adicionalmente uma porção intermediária.

O **ligamento cruzado anterior** estende-se para cima, para trás e para o lado, torcendo-se sobre si mesmo à medida que se estende da tíbia ao fêmur. Suas principais funções são evitar o deslocamento anterior da tíbia sobre o fêmur, deter a rotação lateral da tíbia na flexão e, em menor grau, deter a extensão e a hiperextensão no joelho. Ele também ajuda a controlar o movimento normal de rolamento e deslizamento do joelho. O feixe anteromedial fica sob tensão tanto na flexão quanto na extensão, limita a translação anterior e ajuda na estabilização da rotação medial e lateral;[258,259] o feixe posterolateral, por sua vez, fica sob tensão nos menores ângulos de flexão (mais próximos da extensão) e na rotação medial. Ele limita a translação anterior, a hiperextensão e a rotação.[258]

Como um todo, o ligamento é menos estressado na flexão de joelho entre 30 e 60°.[256,257,260,261]

O **ligamento cruzado posterior** estende-se para cima, para a frente e medialmente, da tíbia até o fêmur. Este ligamento em forma de leque é o mais forte do joelho e o principal estabilizador dessa articulação contra o movimento posterior da tíbia sobre o fêmur, e controla a extensão e a hiperextensão. Além disso, ajuda a manter a estabilidade rotacional e atua como o eixo central de rotação do joelho. Com o ligamento cruzado anterior, ele atua como um guia rotacional para o mecanismo de fixação ou "parafusamento terminal" (*screwing home*) do joelho.[256,261] Para o ligamento cruzado posterior, a massa das fibras fica sob tensão a 30° de flexão, mas as fibras posterolaterais se encontram frouxas no início da flexão.

Na rotação lateral da tíbia, ambos os ligamentos colaterais se tornam mais tensos e os ligamentos cruzados relaxam (Fig. 12.45). Na rotação medial da tíbia, ocorre a ação inversa: os ligamentos colaterais tornam-se mais relaxados, e os cruzados, mais tensos.[256,262]

LaPrade et al.[263] enfatizaram a importância do músculo poplíteo no controle da rotação da tíbia sobre o fêmur, por sua contribuição para a estabilidade em rotação lateral. Esses autores acreditam que, na verdade, o músculo atua como um ligamento dinâmico, ajudando na estabilização do joelho (ver Fig. 12.44). Morgan et al.[264] relataram que o ligamento poplíteo oblíquo, que é uma expansão do tendão do semimembranáceo (ver Fig. 12.44), era a principal estrutura a evitar a hiperextensão do joelho.

Testes para os ligamentos do joelho

Durante os testes para os ligamentos do joelho, o examinador deve observar a presença de quatro instabilidades uniplanares e quatro instabilidades rotacionais (Tab. 12.9 e Fig. 12.46).

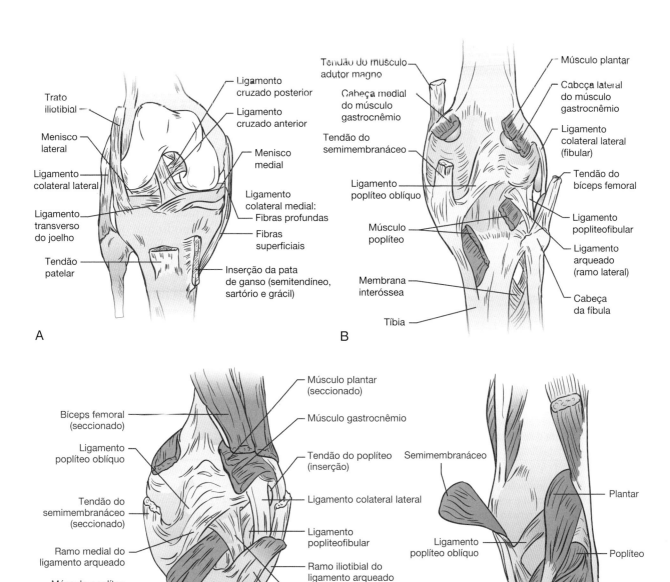

Figura 12.44 Vistas anterior e posterior do joelho. (A) Vista anterior. O tendão patelar foi removido e o joelho encontra-se flexionado. Observe que o ligamento cruzado emerge em frente da espinha tibial anterior, e não dela. Observe também que o menisco medial está firmemente fixado ao ligamento colateral medial. (B) Vista posterior com o joelho estendido e o ligamento posterior removido. As duas camadas do ligamento colateral medial são mostradas, assim como a porção tibial do ligamento colateral lateral. O ligamento cruzado posterior emerge atrás da tíbia, não de sua superfície superior. Observe a fixação femoral do ligamento cruzado anterior, na região posterior da incisura. (C) Vista oblíqua posterior mostrando as estruturas superficiais do ângulo posterolateral. (D) Vista oblíqua posterior mostrando estruturas mais profundas, incluindo o músculo poplíteo.

982 Avaliação musculoesquelética

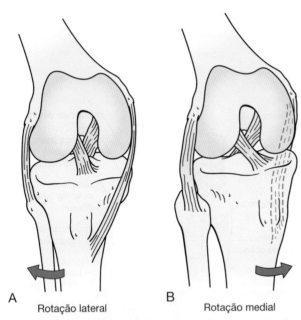

Figura 12.45 Efeito da rotação tibial sobre os ligamentos cruzados e colaterais. (A) O ligamento colateral está tenso e o ligamento cruzado está frouxo. (B) O ligamento colateral está frouxo e o ligamento cruzado está tenso.

Instabilidades em torno do joelho

- Instabilidade medial uniplanar.
- Instabilidade lateral uniplanar.
- Instabilidade anterior uniplanar.
- Instabilidade posterior uniplanar.
- Instabilidade rotacional anteromedial.
- Instabilidade rotacional anterolateral.
- Instabilidade rotacional posteromedial.
- Instabilidade rotacional posterolateral.

Existem vários testes para cada tipo de instabilidade. O examinador deve utilizar um ou dois que ele considera como os que produzem os melhores resultados. Não é necessário que todos os testes analisados neste capítulo sejam realizados. As técnicas escolhidas devem ser aplicadas com cuidado, de modo que o examinador seja proficiente em sua execução. Somente com a prática é que o examinador se torna capaz de determinar quais estruturas estão lesionadas.[265] Também é importante ter em mente que a direção da instabilidade não implica necessariamente que apenas as estruturas naquela direção

---

TABELA 12.9

Testes para a instabilidade ligamentar em torno do joelho

Instabilidade	Testes utilizados para determinar a instabilidade	Estruturas lesionadas em um certo grau quando o teste é positivo*	Notas
Medial uniplanar (medial reta)	1. Estresse de abdução (valgo) com o joelho em **extensão completa**	1. Ligamento colateral medial (fibras superficiais e profundas) 2. Ligamento oblíquo posterior 3. Cápsula posteromedial 4. Ligamento cruzado anterior 5. Ligamento cruzado posterior 6. Expansão medial do quadríceps femoral 7. Músculo semimembranáceo	1. Quando qualquer um dos ligamentos cruzados é lacerado (distensão de 3º grau) ou distendido, a instabilidade rotatória também será evidente 2. A sequência da lesão é comumente do ligamento colateral medial; em seguida, o ângulo posteromedial, cápsula posterior, ligamento cruzado anterior e, finalmente, ligamento cruzado posterior
	2. Estresse de abdução (valgo) com o joelho **discretamente flexionado (20° a 30°)**	1. Ligamento colateral medial (fibras superficiais e profundas) 2. Ligamento oblíquo posterior 3. Ligamento cruzado posterior	1. Dependendo do grau de dor, da abertura e do *end feel*, significa principalmente distensão do ligamento colateral medial (1º, 2º ou 3º grau) 2. Quando o ligamento cruzado posterior é lacerado (distensão de 3º grau), a instabilidade rotatória também é evidente 3. Uma abertura de 12º a 15º significa lesão do ligamento cruzado posterior 4. Quando a tíbia é mobilizada em rotação lateral, o estresse é eliminado do ligamento cruzado posterior 5. Quando a tíbia é mobilizada em rotação medial, o estresse é aumentado sobre os ligamentos cruzados, e o ligamento colateral medial relaxa

(continua)

TABELA 12.9 *(continuação)*

Testes para a instabilidade ligamentar em torno do joelho

Instabilidade	Testes utilizados para determinar a instabilidade	Estruturas lesionadas em um certo grau quando o teste é positivo[a]	Notas
Lateral uniplanar (lateral reta)	1. Estresse de adução (varo) com o joelho **completamente estendido**	1. Ligamento colateral lateral 2. Cápsula posterolateral 3. Complexo arqueado-poplíteo 4. Tendão do bíceps femoral 5. Ligamento cruzado anterior 6. Ligamento cruzado posterior 7. Músculo gastrocnêmio lateral	1. Quando qualquer um dos ligamentos cruzados é lacerado (entorse de 3° grau) ou distendido, a instabilidade rotatória também é evidente 2. A ordem de lesão é ligamento colateral lateral, complexo arqueado-poplíteo, ligamento cruzado anterior e ligamento cruzado posterior 3. Na lesão grave (3° grau), o nervo fibular comum e a circulação podem ser afetados
	2. Estresse de adução (varo) com o joelho **discretamente flexionado (20° a 30°)** e a tíbia em rotação lateral	1. Ligamento colateral lateral 2. Cápsula posterolateral 3. Complexo arqueado-poplíteo 4. Trato iliotibial 5. Tendão do bíceps femoral	1. Dependendo do grau de dor, da abertura e do *end feel*, significa principalmente entorse do ligamento colateral lateral (1°, 2° ou 3° grau) 2. Quando a tíbia não é mobilizada em rotação lateral, o esforço máximo não é imposto sobre o ligamento colateral lateral 3. A rotação lateral da tíbia acarreta relaxamento de ambos os ligamentos cruzados 4. Na flexão, o trato iliotibial localiza-se sobre o centro da interlinha articular lateral 5. Quando a tíbia é mobilizada em rotação medial, o estresse é aumentado em ambos os ligamentos cruzados, e o ligamento colateral lateral relaxa 6. A ordem de lesão é ligamento colateral lateral, complexo arqueado-poplíteo e trato iliotibial e/ou bíceps femoral
Anterior uniplanar	1. Teste de Lachman **(20° a 30° de flexão do joelho)** ou suas modificações 2. Teste de Lelli (sinal da alavanca)	1. Ligamento cruzado anterior 2. Ligamento oblíquo posterior 3. Complexo arqueado-poplíteo	1. Ligamento colateral medial e trato iliotibial frouxos nesta posição 2. Testa principalmente o feixe posterolateral do ligamento cruzado anterior 3. Testa principalmente o ligamento cruzado anterior, mas em uma lesão grave (3° grau); estruturas dos ângulos posteromedial e posterolateral também podem estar lesionadas
	3. Sinal da gaveta anterior **(90° de flexão do joelho)** 4. Teste da gaveta ativo **(90° de flexão do joelho)**	1. Ligamento cruzado anterior 2. Cápsula posterolateral 3. Cápsula posteromedial 4. Ligamento colateral medial 5. Trato iliotibial 6. Ligamento oblíquo posterior 7. Complexo arqueado-poplíteo	1. Testa principalmente o feixe anteromedial do ligamento cruzado anterior 2. Quando o ligamento cruzado anterior e as estruturas mediais ou laterais são lacerados (distensão de 3° grau) ou distendidos, a instabilidade rotacional também é evidente 3. Certificar-se de que o ligamento cruzado posterior não foi lesionado, podendo produzir um teste falso-positivo

(continua)

984 Avaliação musculoesquelética

TABELA 12.9 *(continuação)*

Testes para a instabilidade ligamentar em torno do joelho

Instabilidade	Testes utilizados para determinar a instabilidade	Estruturas lesionadas em um certo grau quando o teste é positivo[a]	Notas
Posterior uniplanar	1. Sinal da gaveta posterior (**90° de flexão do joelho**) 2. Sinal do abaulamento posterior 3. Sinal da gaveta ativo 4. Teste de Godfrey 5. Teste de Lachman inverso (**20° a 30° de flexão do joelho**)	1. Ligamento cruzado posterior 2. Complexo arqueado-poplíteo 3. Ligamento oblíquo posterior 4. Ligamento cruzado anterior	1. Quando o ligamento cruzado posterior e as estruturas mediais ou laterais são lacerados (distensão de 3° grau) ou distendidos, a instabilidade rotatória também é evidente 2. Na lesão grave (3° grau), os ligamentos colaterais também podem estar lesionados
Rotatória anteromedial	1. Teste de Slocum (pé em rotação lateral a 15°) 2. Teste do abalo anteromedial de Lemaire 3. Teste de Dejour	1. Ligamento colateral medial (fibras superficiais e profundas) 2. Ligamento oblíquo posterior 3. Cápsula posteromedial 4. Ligamento cruzado anterior	1. O teste não deve ser executado em rotação lateral extrema da tíbia porque a estabilização passiva é resultante do "enrolamento" à rotação máxima
Rotatória anterolateral	1. Teste de Slocum (pé em rotação medial a 30°) 2. Teste de Losee 3. Teste do abalo de Hughston 4. Teste de desvio do eixo ativo 5. Teste de Nakajima	1. Ligamento cruzado anterior 2. Cápsula posterolateral 3. Complexo arqueado-poplíteo 4. Ligamento colateral lateral 5. Trato iliotibial	1. Os testes vão da flexão à extensão 2. Os testes provocam subluxação anterior da tíbia sobre o fêmur, fazendo com que o paciente tenha a sensação de "falseio" 3. O teste de Slocum não deve ser realizado em rotação medial extrema da tíbia, pois a estabilização passiva resulta do "enrolamento" à rotação máxima 4. O desvio pode ser "deslizamento" (2° grau) ou "abalo" (3° grau), dependendo do grau de distensão ou lesão
	1. Teste do desvio lateral do eixo de Macintosh 2. Teste da IRAL de Slocum 3. Teste do cruzamento 4. Teste da gaveta em flexão-rotação 5. Teste de flexão-extensão em valgo 6. Teste de Martens	1. Ligamento cruzado anterior 2. Cápsula posterolateral 3. Complexo arqueado-poplíteo 4. Trato iliotibial	1. Os testes vão da extensão à flexão 2. Os testes causam redução da tíbia subluxada anterior sobre o fêmur 3. O desvio pode ser "deslizamento" (2° grau) ou "abalo" (3° grau), dependendo do grau de distensão ou lesão
Rotatória posteromedial	1. Sinal da gaveta posteromedial de Hughston 2. Teste do desvio de eixo posteromedial	1. Ligamento cruzado posterior 2. Ligamento oblíquo posterior 3. Ligamento colateral medial (fibras superficiais e profundas) 4. Músculo semimembranáceo 5. Cápsula posteromedial 6. Ligamento cruzado anterior	1. Observar a mudança de posição do tubérculo tibial em relação aos côndilos femorais

(continua)

TABELA 12.9 (continuação)
Testes para a instabilidade ligamentar em torno do joelho

Instabilidade	Testes utilizados para determinar a instabilidade	Estruturas lesionadas em um certo grau quando o teste é positivo[a]	Notas
Rotatória posterolateral	1. Sinal da gaveta posterolateral de Hughston 2. Teste de Jakob (manobra de desvio do eixo reverso) 3. Teste do joelho recurvado em rotação lateral 4. Teste do desvio posterior dinâmico 5. Teste de Loomer 6. Sinal da gaveta posterolateral ativo	1. Ligamento cruzado posterior 2. Ligamento arqueado poplíteo 3. Ligamento colateral lateral 4. Tendão do bíceps femoral 5. Cápsula posterolateral 6. Ligamento cruzado anterior	1. Observar a mudança de posição do tubérculo tibial em relação aos côndilos femorais

[a] A magnitude do desvio indica a gravidade e a quantidade das estruturas lesionadas (i. e., entorse de 1°, 2° ou 3° grau).
IRAL: instabilidade rotatória anterolateral.

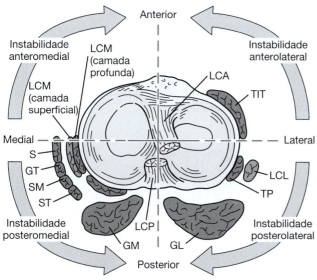

Figura 12.46 Instabilidades ao redor do joelho.

estão lesionadas. Por exemplo, no caso da instabilidade rotatória anterolateral (IRAL), a lesão não ocorre necessariamente na face anterolateral do joelho. De fato, estruturas posteriores também são comumente lesionadas. No caso da IRAL, a cápsula posterolateral e o complexo arqueado-poplíteo também podem ser lesionados.[49]

Durante a realização dos testes para estabilidade ligamentar do joelho, o examinador deve ter constantemente em mente os pontos a seguir:

1. O joelho normal é testado primeiro para que seja estabelecida uma referência e para mostrar ao paciente o que ele deve esperar. Essa ação ajuda a ganhar a confiança do paciente ao mostrar no que consiste o teste.
2. Ao se comparar o membro normal com o lesionado, o teste a ser realizado deve ser o mesmo para ambos os joelhos. O examinador deve utilizar a mesma posição inicial e a mesma quantidade de força, aplicando a mesma força no mesmo ponto ou ao longo de toda a amplitude de movimento e observando a posição na qual o deslocamento ocorre.[266]
3. Para que os testes sejam válidos, os músculos devem estar relaxados. A proteção muscular pelos posteriores da coxa afetará adversamente o resultado.[267] Frouxidão máxima poderá ser obtida com o paciente anestesiado.[267,268]
4. Os estresses adequados devem ser aplicados com delicadeza.
5. Não é somente o grau de abertura que interessa, mas também a qualidade da abertura (i. e., o *end feel*). Diferenças entre o lado esquerdo e o direito de 3 mm ou mais são classificadas como patológicas.[266]
6. Quando o ligamento está intacto, deve ocorrer um *end feel* ou parada abrupta quando ele é estressado. Um *end feel* suave ou indistinto usualmente significa lesão ligamentar.[269]
7. Os ligamentos do joelho tendem a atuar em harmonia para manter a estabilidade, e, em termos de função, é difícil individualizá-los. Consequente-

Principais testes para ligamentos de joelho[a,b,271]

- *Para instabilidade medial uniplanar:*
  - ✓ Estresse valgo de Hughston a 0° e 30°
  - ✓ Estresse valgo a 0° e 30°
- *Para instabilidade lateral uniplanar:*
  - ✓ Estresse varo de Hughston a 0° e 30°
  - ✓ Estresse varo a 0 e 30°
- *Para instabilidade anterior uniplanar:*
  - ⚠ Teste da gaveta ativo
  - ✓ Teste da gaveta
  - ✓ Teste de Lachman an ou suas modificações
  - ✓ Teste de Lelli (sinal da alavanca)
- *Para instabilidade posterior uniplanar:*
  - ✓ Teste da gaveta ativo
  - ✓ Teste da gaveta
  - ⚠ Teste de Godfrey
  - ✓ Abaulamento posterior
- *Para instabilidade rotatória anteromedial:*
  - ⚠ Teste de Slocum
- *Para instabilidade rotatória anterolateral (IRAL):*
  - ⚠ Teste do cruzamento de Arnold
  - ✓ Teste do abalo de Hughston
  - ✓ Teste de Losee
  - ⚠ Teste da gaveta em flexão-rotação de Noyes
  - ✓ Teste de *pivot shift*
  - ⚠ Teste IRAL de Slocum
  - ⚠ Teste de rotação medial em decúbito dorsal
- *Para instabilidade rotatória posteromedial:*
  - ⚠ Teste da gaveta posteromedial de Hughston
  - ⚠ Teste de desvio do eixo posteromedial
- *Para instabilidade rotatória posterolateral:*
  - ⚠ Teste de rotação lateral do joelho recurvado
  - ⚠ Teste da gaveta posterolateral de Hughston
  - ⚠ Teste de Jakob
  - ⚠ Teste de instabilidade rotatória posterolateral de Loomer
  - ⚠ Teste de rotação lateral da tíbia

[a]Ver Capítulo 1, Legenda para classificação dos testes especiais.
[b]Se a condição indicar um problema ligamentar, o profissional de saúde deve ter a capacidade de fazer pelo menos um teste adequado para cada tipo de instabilidade.

mente, mais de um teste pode ser considerado positivo durante a avaliação de diferentes instabilidades. Por exemplo, um paciente pode apresentar uma instabilidade medial uniplanar e uma instabilidade anterior uniplanar, assim como uma instabilidade rotatória anteromedial (IRAM) e/ou IRAL, dependendo da gravidade da lesão das várias estruturas ligamentares.

8. Em razão da presença de espasmo muscular e aumento de volume no joelho com uma lesão aguda, os testes de instabilidade ligamentar são mais acurados para a avaliação de uma lesão crônica do que para a avaliação de uma lesão aguda em um joelho não anestesiado.

9. Para os testes que envolvem a instabilidade rotatória, nos quais a tíbia é movida em relação ao fêmur e o movimento é de extensão, o teste é considerado positivo quando ocorre subluxação da tíbia em relação ao fêmur. Se o movimento é de flexão, o teste é considerado positivo quando ocorre redução da tíbia em relação ao fêmur.

10. Testes rotacionais positivos não devem ser repetidos muito frequentemente porque podem acarretar lesão da cartilagem articular, aumentar a laceração meniscal ou aumentar o dano dos ligamentos lesionados.

11. Como os testes ligamentares são subjetivos, quanto maior for a experiência do examinador em relação à sua execução, mais acurada será a interpretação do teste. O examinador deve selecionar apenas um ou dois de cada grupo de testes e aprender a executá-los bem, em vez de aprender todos os testes e correr o risco de executá-los mal.

12. É comum que o examinador use dois ou três testes em combinação para cada ligamento, a fim de melhorar sua precisão diagnóstica.[270]

Testes para instabilidade medial uniplanar

O **teste de abdução (estresse valgo)** ✓ é uma avaliação para instabilidade medial uniplanar, o que significa que a tíbia se move e afasta-se do fêmur (i. e., lacunas) no lado medial (Fig. 12.47). O examinador aplica um estresse em valgo (empurra o joelho na direção medial) enquanto o tornozelo é estabilizado em discreta rotação lateral com a mão ou com o membro inferior posicionado entre o membro superior e o tronco do examinador. Primeiramente, o joelho é testado em extensão completa e, a seguir, ligeiramente flexionado (20° a 30°), de modo que fique "desbloqueado".[146]

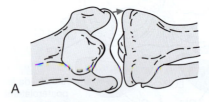

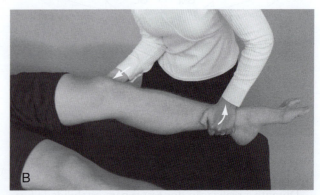

Figura 12.47 Teste de abdução (estresse em valgo). (A) "Afastamento" na face medial do joelho. (B) Posicionamento para o teste do ligamento colateral medial (joelho estendido).

Alguns defendem que repousar a coxa sendo testada sobre a maca de exame permite que o paciente relaxe mais e torna o exame mais fácil para o examinador. O joelho repousa sobre a borda da maca e a perna é controlada pelo examinador, o qual estabiliza a coxa sobre a maca. A perna é abduzida aplicando-se um estresse valgo sobre o joelho (Fig. 12.48).[52] De modo similar, um estresse varo pode ser aplicado para testar as estruturas laterais.

Hughston[52] defende uma terceira maneira de realizar este teste (**teste do estresse valgo de Hughston** ✓). O paciente é posicionado como descrito acima e o examinador posiciona-se em frente ao pé do paciente, colocando o seu corpo contra a coxa dele para ajudar a estabilizá-la juntamente com uma das mãos, a qual também pode palpar a interlinha articular. Com a outra mão, ele segura o hálux do paciente e aplica um estresse valgo, permitindo qualquer rotação natural da tíbia (Fig. 12.49). Similarmente, um estresse varo pode ser aplicado para testar as estruturas laterais, mas, neste caso, o examinador segura a face lateral do pé, próximo do quarto e do quinto artelhos. A seguir, ele aplica um estresse varo sobre o joelho. A realização do teste dessa maneira frequentemente permite ao paciente relaxar mais e é menos provável que ele acarrete espasmo muscular com limitação do movimento.

Quando o teste é positivo (i. e., a tíbia move-se e afasta-se excessivamente do fêmur quando o estresse valgo é aplicado), com o joelho mantido *em extensão*, as seguintes estruturas podem ter um certo grau de lesão:

1. Ligamento colateral medial (fibras superficiais e profundas).
2. Ligamento oblíquo posterior.
3. Cápsula posteromedial.
4. Ligamento cruzado anterior.
5. Ligamento cruzado posterior.
6. Expansão medial do quadríceps femoral.
7. Músculo semimembranáceo.

Um achado positivo na extensão completa é classificado como uma alteração mais grave do joelho. Comumente, o examinador irá constatar que um ou mais testes rotatórios também são positivos. Quando ele aplica uma rotação lateral ao pé durante a execução do teste em extensão e observa rotação lateral excessiva do lado afetado, isto é um sinal de possível IRAM.

Se o teste for positivo quando o joelho for *flexionado* de 20° a 30°, as seguintes estruturas poderão apresentar um certo grau de lesão:

1. Ligamento colateral medial.
2. Ligamento oblíquo posterior.
3. Ligamento cruzado posterior.
4. Cápsula posteromedial.

Esta parte do teste com estresse valgo em flexão deveria ser classificada como o verdadeiro teste para a instabilidade medial uniplanar.

Lonergan e Taylor[272] defenderam a realização do **teste de Swain** ▲ para o joelho. Nesse teste, o paciente fica sentado com os joelhos flexionados a 90° sobre a borda da maca de exame. Em seguida, o examinador faz uma rotação lateral passiva da tíbia sobre o fêmur da perna saudável; feito isso, repete a manobra no membro lesionado. Um teste positivo fica indicado pela promoção de dor ao longo do aspecto medial da articulação, sugerindo lesão ao complexo do ligamento colateral medial, pois, com o joelho flexionado a 90°, os ligamentos cruzados estão frouxos, enquanto os ligamentos colaterais estão tensionados. Em seguida a uma cirurgia, a presença de dor na interlinha articular medial pode ser indicativa de cicatrização inadequada; ou, na frouxidão crônica no lado medial, a dor na interlinha articular pode ter localização medial ou posteromedial (Fig. 12.50).[273]

Se for realizada uma radiografia de estresse durante a execução do teste em extensão completa, uma abertura de 5 mm indica uma lesão grau 1; de até 10 mm, uma lesão grau 2; e de mais de 10 mm, uma lesão grau 3.[256,274] Ambos os membros inferiores devem ser examinados em busca de diferenças.[275]

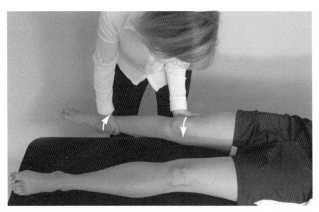

Figura 12.48 Aplicação do estresse em valgo com a coxa apoiada sobre a maca de exame.

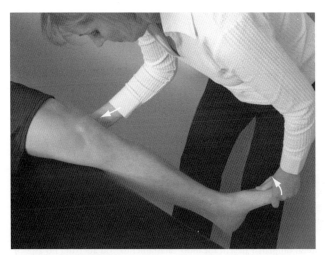

Figura 12.49 Teste do estresse em valgo de Hughston.

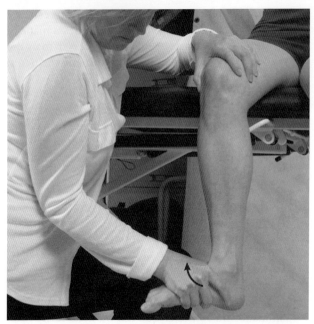

Figura 12.50 Teste de Swain. A ocorrência de dor ao longo da face medial do joelho indica lesão ao complexo do ligamento colateral medial.

Testes para instabilidade lateral uniplanar

O **teste de adução (estresse em varo)** ✓ é utilizado para avaliar uma instabilidade lateral uniplanar (i. e., a tíbia move-se e afasta-se excessivamente do fêmur na face lateral do membro inferior). O examinador aplica um estresse varizante (empurra o joelho na direção lateral) sobre o joelho enquanto o tornozelo é estabilizado (Fig. 12.51). No início, o teste é realizado com o joelho completamente estendido e, em seguida, com o joelho flexionado em 20° a 30°. Quando a tíbia é mobilizada em rotação lateral na extensão completa antes do teste, os ligamentos cruzados são desenrolados e o estresse máximo é aplicado sobre os ligamentos colaterais.

Como mencionado anteriormente (ver "Testes para instabilidade medial uniplanar"), o **teste com estresse varo de Hughston** ✓ pode ser utilizado. Neste caso, o examinador segura o quarto e o quinto artelhos e aplica um estresse varizante sobre o joelho estendido e discretamente flexionado (20° a 30°).

Se o teste for positivo (i. e., a tíbia afasta-se do fêmur quando um estresse varo é aplicado) *em extensão*, as seguintes estruturas podem apresentar um certo grau de lesão:

1. Ligamento colateral lateral ou fibular.
2. Cápsula posterolateral.
3. Complexo arqueado-poplíteo.
4. Tendão do bíceps femoral.
5. Ligamento cruzado posterior.
6. Ligamento cruzado anterior.
7. Músculo gastrocnêmio lateral.
8. Trato iliotibial.

Geralmente, o examinador irá constatar que um ou mais testes para instabilidade rotatória também são positivos. Um teste positivo é indicativo de uma instabilidade importante do joelho.

Se o teste for positivo com o joelho *flexionado* a 20° a 30° com rotação lateral da tíbia, as seguintes estruturas podem apresentar um certo grau de lesão:

1. Ligamento colateral lateral.
2. Cápsula posterolateral.
3. Complexo arqueado-poplíteo.
4. Trato iliotibial.
5. Tendão do bíceps femoral.

A parte do teste com estresse varo em flexão é classificada como o teste verdadeiro para a instabilidade lateral uniplanar.

Quando uma radiografia sob estresse é realizada durante a execução do teste em extensão completa, uma abertura de 5 mm é indicativa de uma lesão grau 1; de até 8 mm, uma lesão grau 2; e de mais de 8 mm, uma lesão grau 3 dos ligamentos laterais do joelho.[256,274]

O teste com estresse varo e o com estresse valgo (**teste de estresse em varo-valgo** ⚠) podem ser realizados ao mesmo tempo, enquanto o examinador palpa a interlinha articular. O examinador mantém o tornozelo entre a sua cintura e seu antebraço, com o paciente em decúbito

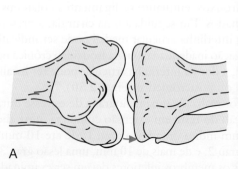
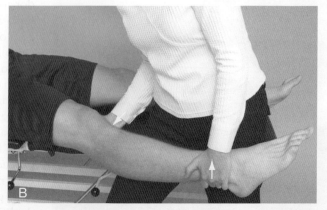

Figura 12.51 Teste de adução (estresse em varo). (A) Instabilidade lateral uniplanar desencadeando "afastamento" ou abertura no aspecto lateral. (B) Posicionamento para o teste do ligamento colateral lateral em extensão.

dorsal e o joelho primeiramente estendido e, a seguir, flexionado. Ao mesmo tempo, o examinador palpa as linhas articulares medial e lateral com os artelhos. Os estresses varo e o valgo são aplicados com a base das mãos (Fig. 12.52).[128]

Testes para instabilidade anterior uniplanar

Os testes para a instabilidade anterior uniplanar são planejados para, basicamente, testar o ligamento cruzado anterior.[276,277] Alguns profissionais de saúde[49,52] acreditam que o ligamento cruzado posterior deve ser testado primeiro (ver "Testes para instabilidade posterior uniplanar"), verificando-se a presença de um abaulamento posterior, antes do ligamento cruzado anterior ser testado, para descartar testes falso-positivos para a translação anterior. Em qualquer caso, o examinador deve ter em mente que a existência de uma laceração associada do ligamento cruzado posterior pode levar a um teste falso-positivo para a translação anterior, quando o paciente é testado em decúbito dorsal com o joelho flexionado, pois a força da gravidade faz com que a tíbia ceda posteriormente.

▲ **Teste da gaveta ativo.** Para esse teste (também chamado **teste ativo do quadríceps** femoral), o paciente é posicionado como para o teste da gaveta normal. O examinador mantém o pé do paciente embaixo, e solicita ao paciente que tente estender o membro inferior enquanto tenta impedir que ele o faça (teste isométrico). Muller[256] sugere que o pé permaneça livre e o examinador observe quando ele é elevado da maca, o que ocorre apenas após a tíbia ter desviado para a frente e estabilizado. Quando o ligamento cruzado anterior ou posterior estiver lacerado, o contorno anterior do joelho altera quando a tíbia é tracionada para a frente. Se o ligamento cruzado posterior estiver lacerado, um abaulamento posterior é evidente antes de o paciente contrair o quadríceps femoral. Essa contração provoca desvio da tíbia para a frente, para a sua posição normal, indicando um teste positivo para a laceração do ligamento cruzado posterior.[278,279] Quando não há abaulamento posterior e a tíbia desvia para a frente, mais sobre o lado lesionado do que sobre o lado não lesionado, trata-se de um teste positivo para laceração do ligamento cruzado posterior (Fig. 12.53).[278] Uma segunda parte do teste pode ser instituída solicitando-se ao paciente que contraia os músculos posteriores da coxa isometricamente, de modo que o platô tibial mova-se posteriormente. Essa parte do teste acentua o abaulamento posterior por causa da insuficiência do ligamento cruzado posterior, quando presente, e assegura o movimento máximo na insuficiência de ligamento cruzado anterior quando uma contração do quadríceps femoral for tentada uma segunda

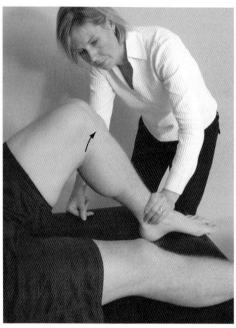

Figura 12.53 Teste da gaveta anterior ativo. A examinadora observa a ocorrência de desvio anterior excessivo.

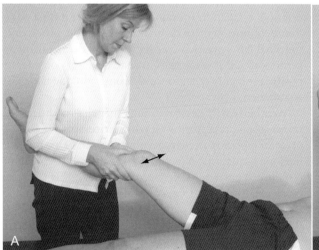 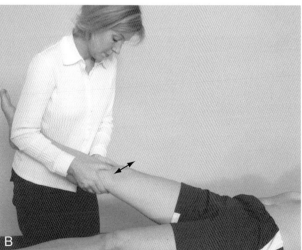

Figura 12.52 Teste de varo-valgo. (A) Joelho flexionado. (B) Joelho estendido.

vez.[128] O teste da gaveta ativo identifica melhor uma insuficiência do ligamento cruzado posterior do que uma insuficiência do ligamento cruzado anterior.[280]

No sinal ou teste da gaveta, quando há laceração (lesão de 3° grau) do ligamento cruzado anterior ou posterior, é evidente um certo grau de instabilidade rotatória quando os testes ligamentares adequados são realizados.

✓ *Sinal da gaveta.* O sinal da gaveta é um teste para as instabilidades anterior e posterior uniplanares.[281] A dificuldade deste teste é determinar a posição neutra inicial quando houve lesão ligamentar. O joelho do paciente é flexionado a 90°, e o quadril, a 45°. Nesta posição, o ligamento cruzado anterior encontra-se quase paralelo ao platô tibial. O pé do paciente é mantido sobre a maca pelo corpo do examinador, o qual se senta sobre o antepé e o pé do paciente que se encontra em rotação neutra. O examinador coloca suas mãos em torno da tíbia para certificar-se de que os músculos posteriores da coxa estão relaxados (Figs. 12.54 e 12.55). Em seguida, a tíbia é tracionada para a frente sobre o fêmur (**teste da gaveta anterior**). A magnitude normal do movimento que deve estar presente é de aproximadamente 6 mm. Esta etapa avalia instabilidade anterior uniplanar. Se o teste for positivo (i. e., a tíbia move-se para a frente mais de 6 mm sobre o fêmur), as seguintes estruturas podem apresentar certo grau de lesão:

1. Ligamento cruzado anterior (especialmente o feixe anteromedial).
2. Cápsula posterolateral.
3. Cápsula posteromedial.
4. Ligamento colateral medial (fibras profundas).
5. Trato iliotibial.
6. Ligamento oblíquo posterior.
7. Complexo arqueado-poplíteo.

Se apenas o ligamento cruzado anterior tiver sido lacerado, o teste é negativo, pois outras estruturas (cápsula posterior e estruturas posterolaterais e posteromediais) limitam o movimento. Além disso, a hemartrose, um menisco medial (corno posterior) lacerado encravado contra o côndilo femoral medial, ou o espasmo dos músculos posteriores da coxa, podem acarretar um teste falso-negativo. Hughston[52] afirma que a laceração do ligamento coronário ou meniscotibial pode permitir uma translação anterior da tíbia maior que a normal, mesmo em presença de um ligamento cruzado anterior intacto. Neste caso, quando o teste da gaveta anterior é realizado, ocorre rotação (subluxação) anteromedial da tíbia.

Durante a execução deste teste, o examinador deve certificar-se de que o ligamento cruzado posterior não está lacerado ou lesionado. No caso de laceração, ele permite que a tíbia caia ou deslize posteriormente sobre o fêmur e, quando o examinador traciona a tíbia para a frente, o movimento é de grande magnitude, produzindo um sinal falso-positivo (ver seção "Sinal do abaulamento posterior"). Por essa razão, o teste deve ser considerado positivo somente quando for demonstrado que não existe abaulamento posterior.

Weatherwax[282] descreveu uma maneira modificada de testar a gaveta anterior (**gaveta anterior 90-90**). O paciente posiciona-se em decúbito dorsal. O examinador flexiona o quadril e o joelho do paciente a 90° e sustenta o membro entre o seu tronco e antebraço. Ele coloca as mãos em torno da tíbia, como no teste padrão, e aplica uma força suficiente para levantar lentamente a nádega do paciente da maca (Fig. 12.56). O teste é considerado positivo se houver uma translação tibial anterior excessiva.

Se, durante o teste da gaveta anterior, ocorrer um estalido audível ou um abalo palpável (**sinal do salto**

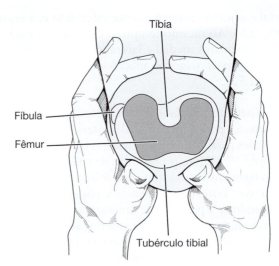

Figura 12.55 Esta vista do topo do joelho mostra o interior da articulação durante a realização do teste de gaveta anterior em flexão. As mãos do examinador estão posicionadas, e a sobreposição do fêmur em relação à tíbia demonstra a normalidade dos movimentos anterior e posterior. Os dedos indicadores asseguram ao examinador que os músculos posteriores da coxa estão relaxados. Se, ao tracionar ou empurrar a tíbia, ocorre rotação do platô tibial, o examinador deve verificar se há instabilidades rotacionais. (Reproduzida de Hughston JC: *Knee ligaments: injury and repair*, St. Louis, 1993, Mosby, p. 111.)

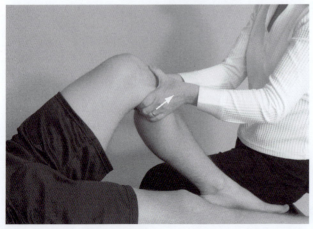

Figura 12.54 Posição para o sinal da gaveta.

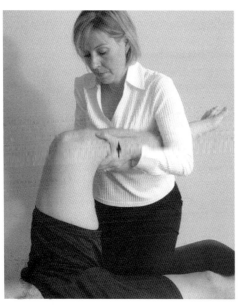

Figura 12.56 Teste de gaveta anterior a flexão de 90° com o quadril flexionado também a 90°.

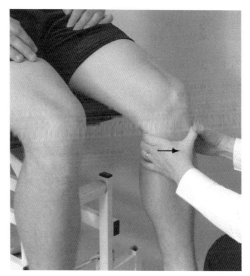

Figura 12.57 Teste de gaveta anterior na posição sentada. A examinadora sente o deslocamento anterior com seus polegares.

de Finochietto) quando a tíbia é tracionada para a frente e move-se excessivamente, é provável que uma lesão meniscal esteja acompanhando a laceração do ligamento cruzado anterior.[128]

Depois do movimento anterior da tíbia sobre o fêmur, o movimento posterior deve ser realizado (**teste da gaveta posterior**). Nesta parte do teste, a tíbia é empurrada para trás sobre o fêmur. Esta fase é um teste para a instabilidade posterior uniplanar. Quando ele é positivo ou o examinador observa evidente abaulamento posterior, as seguintes estruturas podem apresentar certo grau de lesão:

1. Ligamento cruzado posterior.
2. Complexo arqueado-poplíteo.
3. Ligamento oblíquo posterior.
4. Ligamento cruzado anterior.

Quando o complexo arqueado-poplíteo permanece intacto, talvez não seja possível obter um sinal da gaveta posterior positivo.[283] Se, quando a tíbia é empurrada para trás, o examinador rotacionar a tíbia externamente com força e ocorrer um movimento excessivo, o teste é considerado positivo para a instabilidade posterolateral. Warren[284] denomina esta manobra **teste de giro do arqueado**.

Feagin[285] defendeu a realização do teste da gaveta com o paciente na posição sentada e com a perna pendendo relaxada na beira da maca de exame (**teste da gaveta anterior na posição sentada**). O examinador coloca as mãos como no teste padrão e, primeiramente, traciona a tíbia lentamente para a frente e, a seguir, para trás, para testar as gavetas anterior e posterior (Fig. 12.57). Ele utiliza os polegares para palpar o movimento do platô tibial em relação ao fêmur, e também pode observar a presença de qualquer deformidade rotacional. A vantagem de realizar este teste dessa maneira é que o abaulamento posterior é eliminado por causa da eliminação do efeito da força da gravidade.

✓ **Teste de Lachman.** Esse teste, que também pode ser denominado **teste de Ritchie**, **de Trillat** ou de **Lachman-Trillat**, é o melhor indicador para lesão do ligamento cruzado anterior, especialmente para lesão da faixa posterolateral,[286-291] embora isso tenha sido questionado.[292] Trata-se de um teste para a instabilidade anterior uniplanar; para muitos, ele é considerado o "padrão-ouro" para um diagnóstico clínico de lesão do ligamento cruzado anterior.[146,267,293-296] O paciente posiciona-se em decúbito dorsal, com o membro inferior afetado ao lado do examinador. O examinador mantém o joelho do paciente posicionado entre a extensão completa e 30° de flexão. Esta posição é próxima da posição funcional do joelho, na qual o ligamento cruzado anterior tem um papel importante. Com uma das mãos (a mão "de fora"), o examinador estabiliza o fêmur do paciente, enquanto com a outra mão (a mão "de dentro"), ele move a região proximal da tíbia para a frente (Fig. 12.58). Frank[297] relatou que, para se obter os melhores resultados, a tíbia deve ser mobilizada discretamente em rotação lateral e a força de translação tibial anterior deve ser aplicada a partir da face posteromedial. Por essa razão, a mão sobre a tíbia deve aplicar uma força de translação. Um sinal positivo é indicado por um *end feel* "pastoso" ou suave quando a tíbia é movida para a frente sobre o fêmur (aumento da translação anterior com rotação medial da tíbia) e pelo desaparecimento da inclinação do tendão infrapatelar.[291] Pode ocorrer um teste falso-negativo quando o fêmur não é estabilizado de maneira adequada, quando uma lesão do menisco bloqueia a translação ou quando a tíbia se encontra rotacionada internamente.[297] Um sinal positivo indica que as seguintes estruturas podem apresentar um certo grau de lesão:

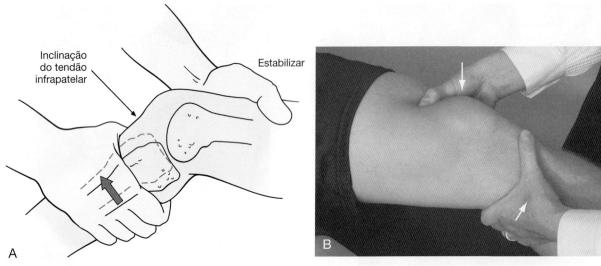

Figura 12.58 Posição das mãos para o teste de Lachman clássico. (A) Diagrama do teste. (B) O teste.

1. Ligamento cruzado anterior (especialmente o feixe posterolateral).
2. Ligamento oblíquo posterior.
3. Complexo arqueado-poplíteo.

Também foram defendidas outras maneiras de realizar o teste de Lachman. O método que funciona melhor para o examinador e que ele pode utilizar com mais competência deve ser o método selecionado. Em um outro método (**modificação 1**), o paciente assume a posição sentada com o membro inferior sobre a borda da maca de exame. O examinador senta-se em frente ao paciente e apoia o pé do membro testado sobre a sua coxa, de modo que o joelho do paciente fique flexionado a 30°. O examinador estabiliza a coxa com uma das mãos e, com a outra, traciona a tíbia para a frente (Fig. 12.59). O teste é considerado positivo quando ocorre um movimento excessivo para a frente.[298]

Para os examinadores que possuem mãos pequenas, o **teste de Lachman estável** (**modificação 2**) é recomendado. O paciente posiciona-se em decúbito dorsal com o joelho repousando sobre o joelho do examinador (Fig. 12.60). Uma das mãos do examinador estabiliza o fêmur contra a sua própria coxa e a outra aplica uma pressão anterior.[128,299] Adler et al.[300] descreveram uma modificação deste método, a qual eles denominaram **teste de Lachman com o membro inferior pendente** (**modificação 3**). O paciente posiciona-se em decúbito dorsal e o membro a ser examinado é abduzido para fora da maca de exame, com o joelho flexionado a 25°. Com uma das mãos, o examinador estabiliza o fêmur contra a maca enquanto o pé do paciente é mantido entre os joelhos do examinador. A outra mão do examinador fica livre para aplicar a força de translação anterior (Fig. 12.61). Eles acreditam que uma maior frouxidão anterior é demonstrada quando o teste é

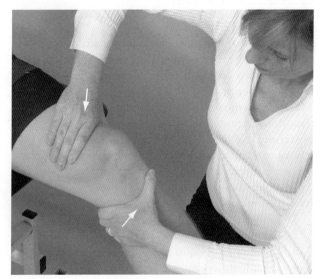

Figura 12.59 Teste de Lachman (modificação 1).

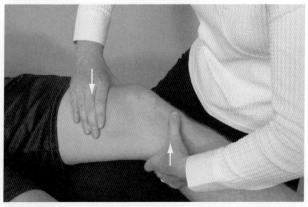

Figura 12.60 Teste de Lachman estável (modificação 2).

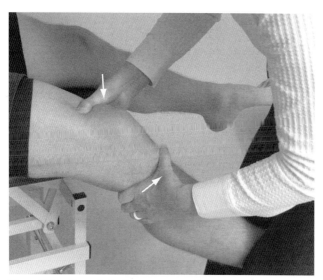

Figura 12.61 Teste de Lachman com membro inferior pendente (modificação 3).

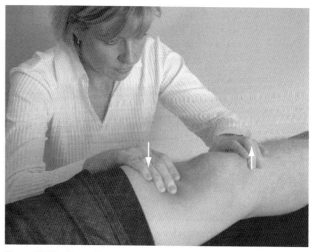

Figura 12.63 Teste de Lachman (modificação 5).

realizado dessa maneira do que quando é realizado da maneira clássica.[300]

Na **modificação 4**, o paciente posiciona-se em decúbito dorsal e o examinador estabiliza o pé do paciente entre o tórax e o braço. Ambas as mãos são posicionadas em torno da tíbia, o joelho é flexionado de 20° a 30° e um movimento da gaveta anterior é executado.[128] Esta técnica permite à força da gravidade controlar o movimento do fêmur, que pode não ser suficiente para revelar um bom teste positivo (Fig. 12.62).

Uma outra maneira de realizar o teste (**modificação 5**) é posicionar o paciente em decúbito dorsal com o examinador posicionando-se ao lado do membro inferior que será testado, mantendo os olhos ao nível do joelho. O examinador segura o fêmur com uma das mãos e a tíbia com a outra.[128] A tíbia é tracionada para a frente e qualquer movimento anormal é observado (Fig. 12.63).

Como no teste de Lachman regular, quando o examinador tem mãos pequenas, ele pode ter dificuldade para estabilizar o fêmur.

No **teste de Lachman em decúbito ventral** (**modificação 6**),[285,301,302] o paciente posiciona-se em decúbito ventral e o examinador estabiliza o seu pé entre o tórax e o braço, posicionando uma das mãos em torno da tíbia. Com a outra mão, ele estabiliza o fêmur (Fig. 12.64). Neste método, a força da gravidade ajuda o movimento anterior, mas é mais difícil determinar a qualidade do *end feel*.

No **teste de Lachman ativo** (**sem toque**) (**modificação 7**),[128,303,304] o paciente posiciona-se em decúbito dorsal com o joelho sobre o antebraço do examinador, de modo que essa articulação fique flexionada a aproximadamente 30° (Fig. 12.65A). É solicitado ao paciente que estenda o joelho de forma ativa e o examinador observa a ocorrência de desvio anterior da tíbia em relação ao

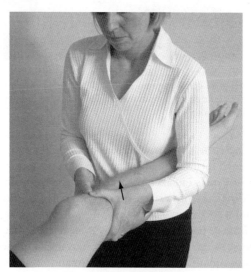

Figura 12.62 Teste de Lachman (modificação 4).

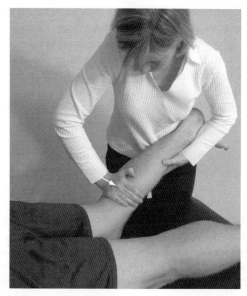

Figura 12.64 Teste de Lachman em decúbito ventral (modificação 6).

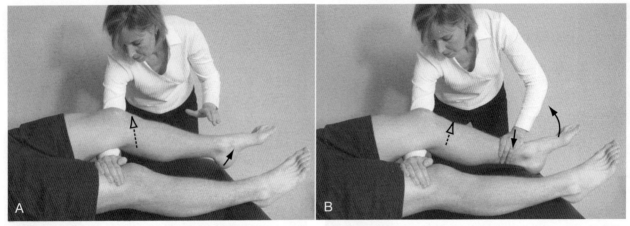

Figura 12.65 (A) Teste de Lachman sem toque (modificação 7). A *seta vazada* indica onde a examinadora deve observar a ocorrência de desvio. (B) Teste de Lachman ativo (quadríceps máximo) (modificação 8).

lado não afetado. O teste também pode ser realizado com o pé apoiado sobre a maca para aumentar a tração do quadríceps femoral. Neste caso, ele é denominado **teste máximo do quadríceps (modificação 8)** (Fig. 12.65B).[128] O examinador deve ter certeza de que não existe abaulamento posterior antes de realizar o teste.

O teste de Lachman pode ser graduado com uma radiografia sob estresse: um movimento anterior de 3 a 6 mm da tíbia com relação ao fêmur é classificada como lesão grau 1; de 6 a 9 mm, grau 2; de 10 a 16 mm, grau 3; e de 16 a 20 mm, grau 4.[128]

✓ **Teste de Lelli (sinal da alavanca).**[267,295,305-309] O paciente fica em decúbito dorsal com o joelho completamente estendido sobre a maca de exame. O examinador aplica um punho cerrado sob o terço proximal da panturrilha do paciente; isso faz com que o joelho flexione discretamente. Com a outra mão, o examinador aplica lentamente uma força moderada para baixo, ao terço distal do quadríceps femoral (i. e., o fêmur). Durante essa ação, observa a relação entre o platô tibial e os côndilos femorais. Se o ligamento cruzado anterior estiver intacto, o calcanhar do paciente levantará da maca de exame (Fig. 12.66A). Nos casos de laceração parcial ou completa do ligamento cruzado anterior (i. e., um teste positivo), o calcanhar não se erguerá da maca e o platô tibial deslizará para a frente, em relação aos côndilos femorais (Fig. 12.66B). Ao tentar estabelecer um diagnóstico de laceração do ligamento cruzado anterior, esse teste não deve ser aplicado isoladamente.[295]

Testes para instabilidade posterior uniplanar[310,311]

A ocorrência de instabilidade posterior uniplanar implica lesão ao ligamento cruzado posterior.[36] No entanto, alguns autores alertaram que a ocorrência de lesões isoladas nesse ligamento é rara; se houver suspeita, **é importante que o examinador faça um exame completo do joelho, com atenção** especial a todos os ligamentos, sobretudo os que envolvem o **ângulo** posterolateral.[36,312]

⚠ **Teste da gaveta ativo.** Este teste foi descrito previamente.

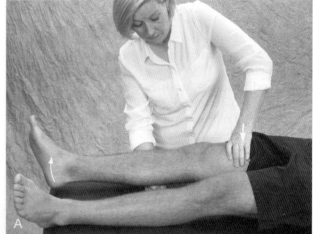

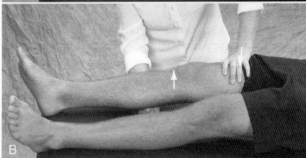

Figura 12.66 Teste de Lelli (sinal da alavanca). (A) Observe a examinadora atenta ao que ocorre no joelho. (B) Teste positivo. O calcanhar não se ergue da maca de exame e a tíbia desvia-se anteriormente em relação ao fêmur.

✓ **Sinal ou teste da gaveta.** Este teste já foi descrito. Veltri e Warren[279] relatam que o teste da gaveta posterior é um dos meios mais eficazes para diagnosticar clinicamente lesões do ligamento cruzado posterior e do ângulo posterolateral (poplíteo).

⚠ **Teste de Godfrey (da força da gravidade).**[128] O paciente posiciona-se em decúbito dorsal e o examinador segura ambos os membros inferiores e flexionando os quadris e os joelhos do paciente a 90° (Fig. 12.67). Quando existe

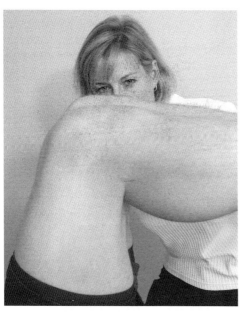

Figura 12.67 Teste de Godfrey. A examinadora observa a ocorrência de desvio posterior, que não é evidente neste caso.

instabilidade posterior, observa-se um abaulamento posterior. Quando uma pressão manual posterior é aplicada sobre a tíbia, o deslocamento posterior pode aumentar.

✓ **Sinal do abaulamento posterior (teste da gaveta sob ação da força da gravidade).**[146] O paciente posiciona-se em decúbito dorsal com o quadril flexionado a 45°, e o joelho, a 90°. Nesta posição, a tíbia "cai para trás" ou abaúla posteriormente sobre o fêmur, por causa da força da gravidade, quando existe laceração do ligamento cruzado posterior (Fig. 12.68). O deslocamento tibial posterior é mais evidente quando o joelho é flexionado até 90° a 110° do que quando ele é apenas discretamente flexionado. Trata-se um teste para a instabilidade posterior uniplanar. Em geral, o platô tibial medial estende-se anteriormente 1 cm além do côndilo femoral, quando o joelho é flexionado a 90°. Quando esse "degrau" desaparece, o que ocorre em um abaulamento posterior positivo decorrente de uma laceração do ligamento cruzado posterior, este **teste do desaparecimento do degrau (*step-off*)** ou **sinal do polegar** é considerado positivo.[59,78,280,310] O examinador deve ter cautela porque a posição pode acarretar um teste da gaveta anterior falso-positivo para o ligamento cruzado anterior quando o abaulamento passa despercebido. Quando não há ou há um aumento de volume mínimo, a depressão é evidente por causa da presença de uma concavidade óbvia distal à patela. Quando o sinal do abaulamento posterior está presente, as seguintes estruturas podem apresentar um certo grau de lesão:

1. Ligamento cruzado posterior.
2. Complexo arqueado-poplíteo.
3. Ligamento oblíquo posterior.
4. Ligamento cruzado anterior.

Quando parece que o paciente apresenta um sinal de abaulamento posterior positivo, ele deve estender cuidadosamente o joelho enquanto o examinador mantém a coxa flexionada entre 90° e 100°. Esta ação é algumas vezes denominada **sinal da gaveta anterior voluntário**, e os resultados são semelhantes aos do teste da gaveta anterior ativo. Quando o paciente realiza o movimento lentamente, o platô tibial move-se ou desvia-se para a frente, para a sua posição normal, indicando que a tíbia se encontrava subluxada posteriormente (laceração do ligamento cruzado posterior) sobre o fêmur.

⚠ **Teste de Lachman reverso.**[128] O paciente posiciona-se em decúbito ventral com o joelho flexionado a 30°. O examinador segura a tíbia em uma das mãos enquanto, com a outra, fixa o fêmur (Fig. 12.69) e, então, certifica-se de que os músculos posteriores da coxa estão relaxados. A seguir, traciona a tíbia para cima (posteriormente), observando a magnitude do movimento e a qualidade do *end feel*. Trata-se de um teste para o ligamento cruzado posterior. O examinador deve precaver-se contra um teste falso-positivo quando o ligamento cruzado anterior foi lacerado, pois a força da gravidade pode causar um desvio anterior. Este teste não é tão preciso para o ligamento cruzado posterior quanto o teste da gaveta posterior, porque, quando ocorre laceração do ligamento cruzado posterior, o maior desvio posterior ocorre a 90°.

Testes para instabilidade rotatória anteromedial

Ao realizar esses testes rotatórios, o examinador busca detectar movimentos tibiais anormais. Neste caso, o examinador observa a face medial da tíbia para verificar se ela rotaciona anteriormente de forma mais acentuada que o lado não lesionado.

❓ **Teste de Dejour.**[49] O paciente posiciona-se em decúbito dorsal. O examinador segura o membro inferior do paciente com um braço contra o seu corpo e a mão sob a panturrilha levanta a tíbia enquanto aplica um estresse valgo. A outra mão empurra o fêmur para baixo (Fig. 12.70). Em extensão, esta ação provoca uma subluxação anteromedial no joelho patológico. A seguir, quando o joelho é flexionado, ocorre redução súbita do platô tibial, o que indica um teste positivo. Quando o abalo é doloroso, é indicativo de lesão do menisco medial. Quando ele é indolor, indica lesão do ângulo posteromedial.

1. Ligamento cruzado anterior.
2. Cápsula posterolateral.
3. Complexo arqueado-poplíteo.
4. Ligamento colateral lateral.
5. Ligamento cruzado posterior.
6. Trato iliotibial.

Quando o examinador detecta que existe IRAL durante essa primeira posição do teste de Slocum, a segunda parte do teste, a qual avalia IRAM nessa posição, é de menor importância.[314]

Na segunda parte do teste, o pé é posicionado a 15° de rotação lateral e o examinador traciona a tíbia para a

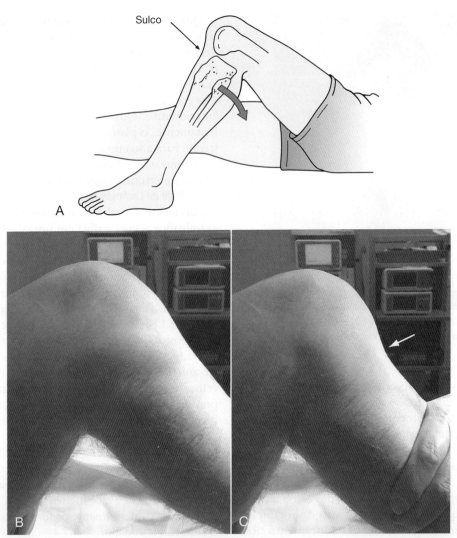

Figura 12.68 (A) Ilustração do sinal do abaulamento posterior. (B e C) Essas imagens cirúrgicas mostram uma luxação de joelho. Podem-se observar contusões na coxa e na panturrilha. (B) Tíbia reduzida sob o fêmur a 90°. (C) A aplicação de uma força posterior mínima ao joelho revela um teste da gaveta posterior de grau III (abaulamento positivo) e também o sinal do sulco *(seta)*. (A, reproduzida de O'Donoghue DH: *Treatment of injuries to athletes*, 4.ed., Philadelphia, 1984, WB Saunders, p. 450; B e C, de Lamb JN, Guy SP: Soft tissue knee injuries, *Surgery* 34[9]:456, 2016.)

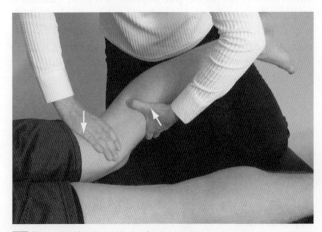

Figura 12.69 Teste de Lachman reverso.

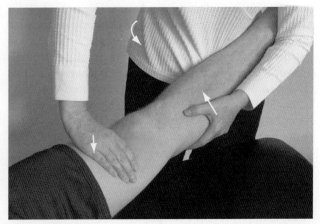

Figura 12.70 Teste de Dejour.

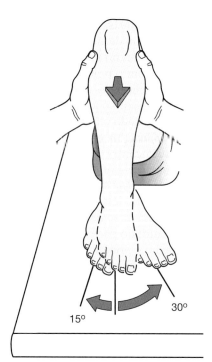

Figura 12.71 Teste de Slocum, posição de decúbito dorsal.

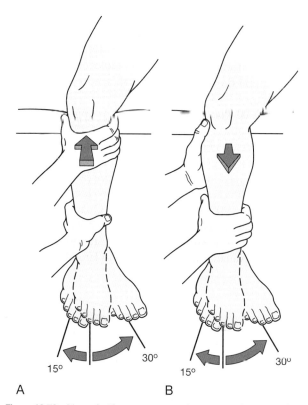

Figura 12.72 Teste de Slocum com o paciente na posição sentada. O examinador faz rotação do pé em uma direção (i. e., medial ou lateralmente) e, a seguir, empurra a tíbia para trás (A), ou a traciona para a frente (B), comparando a magnitude da rotação e os movimentos anterior e posterior de cada joelho.

frente. Esta parte do teste é algumas vezes denominada **teste da gaveta em T de Lemaire**. O teste é considerado positivo quando o movimento ocorre principalmente na face medial do joelho. Esse movimento é excessivo em relação ao do lado não afetado e indica IRAM. Ele também indica que as seguintes estruturas podem apresentar um certo grau de lesão:

1. Ligamento colateral medial (especialmente as fibras superficiais, embora as fibras profundas também possam ser afetadas).
2. Ligamento oblíquo posterior.
3. Cápsula posteromedial.
4. Ligamento cruzado anterior.

No teste de Slocum, é imperativo que o examinador rotacione o pé medial ou lateralmente somente até os graus indicados. Quando o examinador faz rotação da tíbia ao máximo possível, o teste é considerado negativo para o movimento, pois essa ação tensiona todas as estruturas restantes.

Quando uma radiografia sob estresse é realizada durante o teste, a ausência de movimento ou um movimento mínimo indica um teste negativo; movimento de 1 mm ou menos, lesão grau 1; de 1 a 2 mm, lesão grau 2; e superior a 2 mm, lesão grau 3.[274]

O teste também pode ser realizado com o paciente na posição sentada com os joelhos flexionados na beira da maca de exame (Fig. 12.72).[256] O examinador aplica uma força anterior ou posterior mantendo o pé do paciente em rotação medial ou lateral. Quando esse procedimento é utilizado, o examinador deve lembrar-se de que o uso da força anterior testa a instabilidade rotatória anterior, enquanto o uso da força posterior testa a instabilidade rotatória posterior (ver "Sinal da gaveta posteromedial e posterolateral de Hughston" nas seções posteriores). O examinador deve observar se o movimento é excessivo nas faces medial ou lateral do joelho em relação ao joelho normal. O teste é considerado positivo quando ocorre um movimento excessivo.

Testes para instabilidade rotatória anterolateral

Ao realizar estes testes, o examinador investiga a presença de rotação anterior anormal (excessiva) da tíbia na face lateral em relação ao fêmur. O trato iliotibial desempenha uma função importante em limitar a subluxação anterior do platô tibial lateral e a rotação medial da tíbia. Se durante o teste o examinador observar um movimento excessivo, deverá pensar em uma possível lesão do trato iliotibial, sobretudo se ocorrer frouxidão entre 30° e 90° de flexão.[248] O ligamento colateral medial superficial opõe resistência ao componente valgo dos testes, enquanto o ligamento oblíquo posterior ajuda o ligamento cruzado anterior nas proximidades da extensão.[315] Durante a rotação que ocorre na realização dos testes, o ligamento anterolateral participa na estabilização durante os diferentes graus de flexão de joelho.[316]

Teste de desvio do eixo ativo.[267,294,295,317,318] O paciente posiciona-se na posição sentada com o pé apoiado no chão, em rotação neutra, e o joelho flexionado a 80° a 90°. É solicitado a ele que contraia o quadríceps femoral isometricamente enquanto o examinador estabiliza o pé. O teste é considerado positivo quando ocorre subluxação anterolateral do platô tibial lateral, sendo indicativo de IRAL (Fig. 12.73).

▲ **Teste do cruzamento de Arnold.** O examinador solicita ao paciente que cruze o membro inferior não afetado por cima do afetado (Fig. 12.74). A seguir, ele pisa cuidadosamente sobre o pé afetado do paciente para estabilizá-lo e orienta o paciente a rotacionar a porção superior do tronco em direção oposta à do membro lesionado, aproximadamente 90° a partir do pé fixo. Quando esta posição é alcançada, o paciente contrai os músculos quadríceps, produzindo os mesmos sintomas e testando as mesmas estruturas avaliadas no teste de desvio lateral do eixo.

❓ **Teste de flexão-extensão com estresse em valgo.** O paciente posiciona-se em decúbito dorsal e o examinador segura a sua perna como no teste de Noyes. Ele palpa a interlinha articular com o polegar e os demais artelhos de ambas as mãos aplicando um estresse valgo e uma compressão axial, enquanto o joelho é flexionado e estendido (Fig. 12.75). Quando o ligamento cruzado anterior está lacerado, o examinador sente a redução e a subluxação. A tíbia não se encontra em rotação, de modo que a subluxação é facilmente sentida.[319]

✓ **Teste do abalo de Hughston** (jerk test).[320] Este teste é semelhante ao teste do desvio do eixo. O paciente e o examinador posicionam-se da mesma maneira, exceto pelo fato de o quadril do paciente ser flexionado a 45°. Neste teste, o joelho é primeiramente flexionado a 90°. A seguir, o membro inferior é estendido, mantendo-se a rotação medial e um estresse em valgo (Fig. 12.76). O teste é positivo quando, a aproximadamente 20° a 30° de flexão, a tíbia desloca-se para a frente, acarretando uma subluxação do platô tibial lateral com um abalo. Quando o membro inferior é estendido ainda mais, ocorre redução espontânea da subluxação. Um teste de abalo positivo significa que existe lesão das mesmas estruturas que as indicadas por um teste positivo de desvio do eixo e avalia IRAL. De acordo com a literatura,[256] esse teste não é tão sensível quanto o teste de desvio do eixo (*pivot shift*).

✓ **Manobra de desvio lateral do eixo (teste de MacIntosh).** Este é o principal teste utilizado para avaliar a IRAL do joelho, sendo excelente para rupturas (lesões do 3° grau) do ligamento cruzado anterior.[321-324] Contudo, ele apresenta uma desvantagem, como a maior parte dos testes provocativos. No paciente apreensivo, em razão das forças aplicadas durante o teste, uma contração muscular de defesa pode acarretar um teste falso-negativo.[49] Lane et

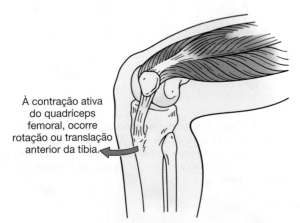

À contração ativa do quadríceps femoral, ocorre rotação ou translação anterior da tíbia.

Figura 12.73 Teste de *pivot shift* ativo.

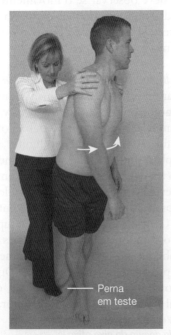

Perna em teste

Figura 12.74 Teste do cruzamento de Arnold.

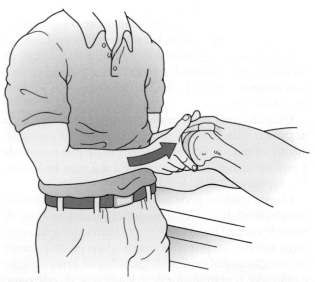

Figura 12.75 Teste de flexão-extensão em valgo. A *seta* mostra a compressão. (Reproduzida de Hanks GA, Joyner DM, Kalemak A: Anterolateral instability of the knee. *J Sports Med* 9:226, 1981.)

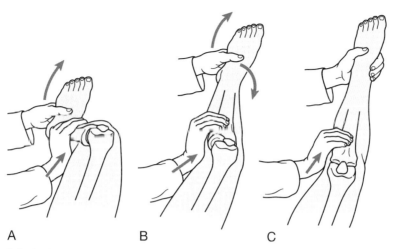

Figura 12.76 Teste do abalo de Hughston. (A) O joelho é flexionado até 90° e a parte proximal da palma da mão fica posicionada atrás da cabeça da fíbula, promovendo uma rotação medial da tíbia. (B) Entre 20° e 30°, a porção lateral do platô tibial subluxa anteriormente. (C) Na extensão completa, ocorre redução dessa parte do platô. (Reproduzida de Irrgang JJ et al.: The Knee: ligamentous and meniscal injuries. In: Zachazewski JE et al., editores: *Athletic injuries and rehabilitation*, Philadelphia, 1996, WB Saunders, pp. 683-644.)

al.[325] afirmaram que o teste de deslocamento em pivô tem grande correlação com os desfechos para o paciente. Com frequência, a presença de um deslocamento em pivô após uma cirurgia impossibilita o retorno à prática esportiva, está associada à continuação dos sintomas, tem correlação com uma diminuição na satisfação do paciente e aumenta a probabilidade de ocorrência de osteoartrite. Durante este teste, a tíbia move-se e afasta-se do fêmur na face lateral (mas em rotação medial) e move-se anteriormente em relação ao fêmur (Fig. 12.77). A Tabela 12.10 descreve o efeito de algumas alterações nos tecidos moles que podem afetar o teste de desvio lateral.

Normalmente, o centro de rotação do joelho muda constantemente ao longo de sua ADM por causa da forma dos côndilos femorais, da restrição ligamentar e da tensão muscular. O trajeto do movimento da tíbia sobre o fêmur é descrito como uma combinação de rolamento e desli-

TABELA 12.10

Efeito das características de tecidos moles no teste de *pivot shift* no joelho com deficiência no ligamento cruzado anterior

Características de tecidos moles	Efeito no teste de *pivot shift*	Mecanismo
Encurtamento do TIT	Diminui	Restringe a subluxação
Encurtamento do TIT	Diminui	Possibilita uma rotação medial ao longo de toda a ADM, de modo que não ocorre shift
Frouxidão do LCM	Diminui	Limita a compressão do compartimento lateral com o estresse em valgo
APL	Aumenta	Aumenta a rotação lateral
Meniscectomia medial	Aumenta	Aumenta a translação anterior
Laceração meniscal em alça de balde	Diminui	Bloqueia a extensão
Contratura por flexão	Diminui	Impede a extensão

ADM: amplitude de movimento; APL: ângulo posterolateral; LCM: ligamento colateral medial; TIT: trato iliotibial.
De Lane CG, Warren R, Pearle AD: The pivot shift, *J Am Acad Orthop Surg* 16:686, 2008.

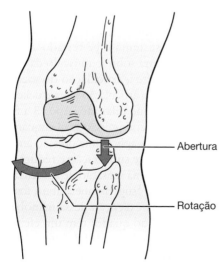

Figura 12.77 Instabilidade rotatória anterolateral (IRAL).

zamento, com predominância do rolamento, quando o centro instantâneo se encontra próximo da interlinha articular, e com predomínio do deslizamento, quando o centro instantâneo desvia distalmente da área de contato. O teste de MacIntosh é uma reprodução do fenômeno de subluxação anterior-redução que ocorre durante o ciclo normal da marcha, quando existe laceração do ligamento cruzado anterior. Por essa razão, ele ilustra uma **subluxação dinâmica**. Esse desvio ocorre entre 20° e 40° de flexão (0° sendo a extensão completa). É esse fenômeno que produz a sensação de colapso ou "falseio" do joelho descrita clinicamente pelo paciente (Fig. 12.78).

O paciente posiciona-se em decúbito dorsal com o quadril simultaneamente flexionado e abduzido a 30° e relaxado em discreta rotação medial (20°). O examinador segura o pé do paciente com uma das mãos e, com a outra posicionada sobre o joelho, mantém o membro inferior em leve rotação medial. Isto é feito colocando-se a base da mão atrás da fíbula e sobre a cabeça lateral do músculo gastrocnêmio com a tíbia em rotação medial, provocando uma subluxação anterior da tíbia quando o joelho é estendido (Fig. 12.79). Bach et al.[326] modificaram a posição para uma discreta rotação lateral, pois consideram que a rotação tibial externa provoca uma mudança mais acentuada do eixo quando o teste é positivo. Na flexão discreta, as restrições secundárias (i. e., músculos posteriores da coxa, côndilo femoral lateral e menisco lateral) são menos eficazes que na flexão completa. É importante perceber que a subluxação não ocorre na extensão completa, em virtude do "bloqueio" da tíbia sobre o fêmur.[49] Entretanto, na flexão leve, as restrições secundárias são menos limitadoras e ocorre subluxação. Em seguida, o examinador aplica um estresse valgo sobre o joelho, mantendo um torque de rotação medial sobre a tíbia na área do tornozelo. Kurosaka et al.[327] recomendam a aplicação de uma carga axial (de compressão) ao joelho durante a realização do teste. Quando ocorria um estalido durante o teste, esses autores o relacionavam com uma condição meniscal. A seguir, o membro inferior é flexionado e, a

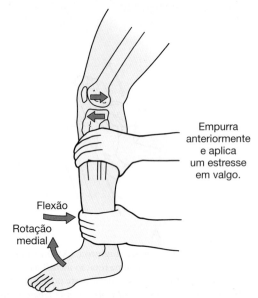

Figura 12.79 Teste de desvio lateral do eixo (*pivot shift*).

aproximadamente 30° a 40°, ocorre redução da tíbia ("abalo posterior"). O paciente relata que o que ele denomina colapso ou "falseio", e esse achado indica que o teste é positivo. A redução da tíbia sobre o fêmur é causada pela mudança de posição do trato iliotibial quando ele passa de uma função extensora para uma função flexora, tracionando a tíbia de volta para sua posição normal (Fig. 12.80). O teste possui duas fases: subluxação e, a seguir, redução. O trato iliotibial deve estar intacto para o teste funcionar. Em casos de IRAL nos quais o trato iliotibial também foi lacerado, o teste não funciona (a subluxação é evidente, mas não ocorre o "abalo"). Além disso, quando um dos meniscos foi lacerado, ele pode limitar ou impedir o movimento de redução da subluxação observado no teste.

Quando o paciente demonstra tensão ou apreensão, o teste pode ser modificado e passa a ser denominado **teste suave de desvio do eixo (teste do *pivot shift*)** ⚠ (Fig. 12.81). O paciente posiciona-se em decúbito dorsal e o examinador sustenta o pé testado com uma das mãos. Ele coloca a outra sobre o músculo da panturrilha, 10 a 20 cm distalmente à articulação do joelho flexionando e estendendo essa articulação lenta e delicadamente, para que o paciente fique relaxado. Após 3 a 5 ciclos, o examinador aplica uma compressão axial enquanto a outra mão sobre a panturrilha aplica uma pressão anterior. Em um teste positivo, ocorre subluxação e redução da tíbia, mas sem produzir a mesma sensação de apreensão causada pelo abalo.[128] Kennedy[274] sugeriu que a fíbula fosse empurrada com o polegar na execução dessa manobra. Como a abdução e a adução do quadril têm um efeito sobre o trato iliotibial, a posição do quadril desempenha um papel importante no teste. A subluxação é mais evidente com o quadril em abdução e menos óbvia com o quadril em

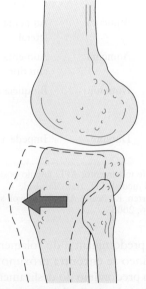

Figura 12.78 Desvio anterior da tíbia durante o teste de desvio lateral do eixo (*pivot shift*).

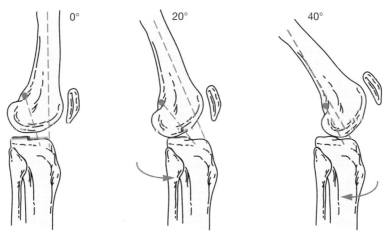

Figura 12.80 Biomecânica do desvio de eixo (*pivot shift*). A manobra de desvio do eixo ocorre em três fases. Sob a transmissão de carga no compartimento lateral, a tíbia passa de uma posição reduzida, em rotação neutra, para a de subluxação anterior e um certo grau de rotação medial. Com o aumento da flexão para 20°, o côndilo fica bloqueado atrás da inclinação posterior do platô lateral. O trato iliotibial (especialmente a porção tibiofemoral) fica sob tensão até que, entre 30° e 40°, ele desliza para trás do eixo de flexão e inicia a redução em uma flexão maior e com um certo grau de rotação lateral.

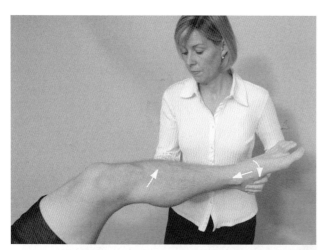

Figura 12.81 Teste suave de desvio do eixo. A examinadora observa se há ocorrência de desvio anterior.

adução. Além disso, a rotação lateral da tíbia permite uma maior subluxação porque, da mesma forma que na abdução, ela diminui o estresse sobre o trato iliotibial.[128] Quando o teste é positivo, as seguintes estruturas podem apresentar um certo grau de lesão:

1. Ligamento cruzado anterior.
2. Cápsula posterolateral.
3. Complexo arqueado-poplíteo.
4. Ligamento colateral lateral.
5. Trato iliotibial.

Teste do abalo de Lemaire.[49] O paciente posiciona-se em decúbito lateral com o membro inferior testado posicionado superiormente em relação ao corpo. Para que o teste funcione, o paciente deve estar relaxado. Com uma das mãos, o examinador rotaciona medialmente a tíbia, segurando o pé e rotacionando-o medialmente com o joelho estendido. Com o dorso da outra mão, ele empurra levemente contra o tendão do bíceps e a cabeça da fíbula, enquanto a mão sobre o pé flexiona e estende o joelho (Fig. 12.82). O teste é considerado positivo para a instabilidade anterolateral quando, a cerca de 15° a 20° de flexão, ocorre um "abalo" com deslocamento da tíbia.

Teste de Losee. Este teste é uma reprodução clínica do mecanismo de lesão da IRAL. O paciente posiciona-se em decúbito dorsal mantendo-se relaxado.[328] O examinador segura o tornozelo e o pé do paciente de modo que o membro inferior fique em rotação lateral. Em seguida, o joelho é flexionado a 30° e o examinador certifica-se de que os músculos posteriores da coxa estão relaxados (Fig. 12.83). A rotação lateral assegura que a subluxação do joelho se encontra reduzida no início do teste. Com a outra mão posicionada de modo que os dedos do examinador fiquem sobre a patela e o polegar enganche atrás da cabeça da fíbula, o examinador aplica

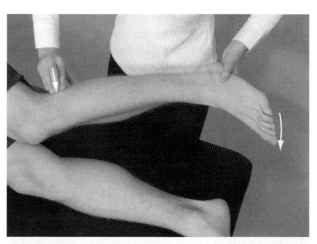

Figura 12.82 Teste do abalo de Lemaire para instabilidade rotatória anterolateral.

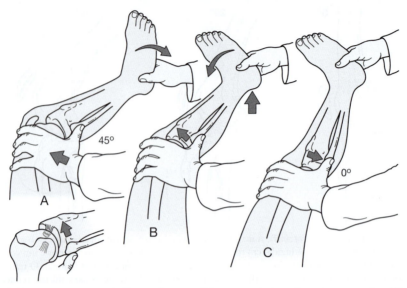

Figura 12.83 O teste de Losee começa com o joelho em flexão, a tíbia em rotação lateral e estresse em valgo (A). À medida que o joelho é estendido (B), o examinador permite que o pé faça rotação medial, e a tíbia previamente reduzida (A) sofre subluxação quando o joelho se aproxima da extensão completa (C). Um "som surdo" palpável indica existir ruptura do ligamento cruzado anterior. (Reproduzida de Scott WN, editor: *Ligament and extensor mechanism injuries of the knee: diagnosis and treatment.* St Louis: Mosby, 1991, p. 96.)

uma força valga sobre o joelho. Ele pode utilizar o abdome como um fulcro enquanto estende o joelho do paciente e aplica uma pressão anterior, atrás da cabeça da fíbula, com o polegar. O estresse valgo comprime as estruturas do compartimento lateral e torna a subluxação anterior, quando presente, mais evidente. Ao mesmo tempo, ele permite que o pé e o tornozelo desviem em rotação medial. Quando isso não é permitido, a subluxação anterior do platô tibial lateral pode ser impedida. Quando o teste é positivo, ocorre uma "batida surda" anterior imediatamente antes da extensão completa do joelho e o paciente deve identificar o movimento como a instabilidade sentida anteriormente. Essa batida significa que ocorreu subluxação anterior da tíbia e indica lesão das mesmas estruturas apontadas em um teste de desvio do eixo positivo. Kocher et al.[329] relataram que o teste pode ser utilizado como uma boa avaliação da instabilidade funcional após reconstrução cirúrgica.

❓ Teste de Martens.[128] O paciente e o examinador ficam posicionados como para o teste de Noyes. O examinador pega o membro inferior do paciente distalmente à articulação do joelho com uma das mãos e empurra o fêmur posteriormente com a outra mão. Um estresse em valgo é aplicado ao joelho à medida que ele é flexionado, até que a tíbia se reduz, indicando um teste positivo (Fig. 12.84).

❓ Teste de Nakajima.[128] O paciente posiciona-se em decúbito dorsal. O examinador posiciona-se em pé ao lado do membro inferior testado. Ele segura o pé do paciente com uma das mãos, a qual rotaciona a tíbia internamente. O joelho é flexionado a 90°. A outra mão do examinador é posicionada sobre o côndilo femoral lateral, com o polegar atrás da cabeça da fíbula, que a empurra

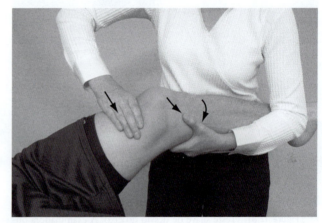

Figura 12.84 Teste de Martens.

para a frente. O examinador estende lentamente o joelho enquanto empurra a cabeça da fíbula para a frente. O teste é positivo quando ocorre subluxação da fíbula.

⚠ Teste da gaveta em flexão-rotação de Noyes. Descrito por Noyes et al.,[330] este teste é uma modificação do teste de desvio do eixo. Ele pode ser usado em lesões agudas do joelho. Alguns[21] acreditam que ele seja mais sensível que os outros testes para IRAL. O paciente posiciona-se em decúbito dorsal, enquanto o examinador segura o tornozelo entre o tronco e o membro superior, com as mãos posicionadas em torno da tíbia (Fig. 12.85). O examinador flexiona o joelho do paciente a 20° a 30° e mantém a tíbia em rotação neutra. A seguir, ele empurra a tíbia para trás, como no teste da gaveta posterior. Esse movimento posterior reduz a subluxação da tíbia, indicando um teste positivo para IRAL. Quando a tíbia é alternadamente empurrada para trás e liberada e é per-

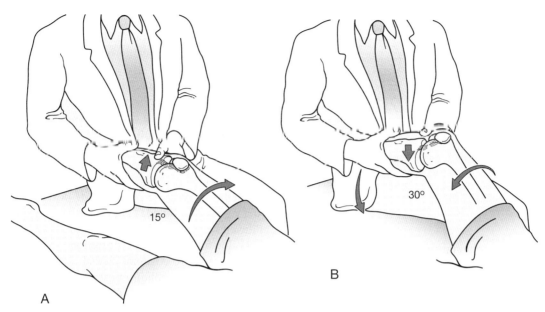

Figura 12.85 O teste da gaveta em flexão-rotação combina elementos dos testes de Lachman e do desvio lateral do eixo. A flexão de (A) para (B) acarreta redução posterior da subluxação da tíbia e rotação medial do fêmur. Resultados positivos indicam a presença de ruptura do ligamento cruzado anterior. (Reproduzida de Scott WN, editor. *Ligament and extensor mechanism injuries of the knee: diagnosis and treatment*. St Louis: Mosby-Year Book, Inc., 1991. p. 94.)

mitido ao fêmur que rotacione de forma livre, a redução e a subluxação são vistas e sentidas quando o fêmur rotaciona medial e lateralmente.

▲ **Teste de Slocum.** Este teste foi descrito previamente.

▲ **Teste de Slocum para a instabilidade rotatória anterolateral.** A presença de IRAL também é avaliada por este teste.[256,314] O paciente posiciona-se em decúbito lateral (aproximadamente a 30° do decúbito dorsal). O membro inferior posicionado por baixo é o membro saudável. O joelho do membro não comprometido é flexionado para aumentar a estabilidade (Fig. 12.86). O pé do membro afetado, em rotação medial, repousa e é estabilizado sobre a maca de exame, com o joelho em extensão e desvio em valgo. Essa posição ajuda a eliminar a rotação do quadril durante o teste. O examinador aplica um estresse valgo sobre o joelho enquanto o flexiona. O teste é positivo quando ocorre redução da subluxação do joelho entre 25

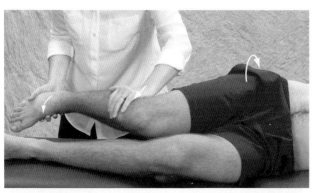

Figura 12.86 Teste de Slocum para instabilidade rotacional anterolateral.

e 45° de flexão. Um teste positivo indica lesão das mesmas estruturas que as indicadas no teste de desvio do eixo. A principal vantagem deste teste é que ele ajuda no relaxamento dos músculos posteriores da coxa do paciente e é mais fácil de ser realizado em pacientes obesos ou tensos.

Testes para instabilidade rotatória posteromedial[331-334]

Ao realizar estes testes, o examinador busca a presença de rotação posterior anormal (excessiva) da face medial da tíbia em relação ao fêmur. Uma nota de advertência: quando o membro inferior é posicionado de modo que a força da gravidade possa afetar a relação entre a tíbia e o fêmur (p. ex., decúbito dorsal, quadril a 45° e joelho a 90°), a face medial da tíbia pode "cair" em rotação posterior excessiva apenas pelo posicionamento e pelo efeito da gravidade. Neste caso, se o examinador não estiver ciente dessa posição anormal, o teste pode revelar um resultado falso-positivo para a IRAM (se o teste objetivava a IRAM) quando, de fato, o problema real é a IRPM.

▲ **Sinal da gaveta posteromedial e posterolateral de Hughston.** O paciente posiciona-se em decúbito dorsal com o joelho flexionado de 80° a 90° e o quadril, a 45° (Fig. 12.87).[335] O examinador mobiliza discretamente o pé do paciente em rotação na direção medial e senta-se sobre o pé para estabilizá-lo. Em seguida, empurra a tíbia para trás. O teste é considerado positivo quando a tíbia se move ou faz rotação posterior na face medial de modo excessivo em comparação com o joelho normal, indicando IRPM. Um teste positivo indica que as seguintes estruturas podem apresentar um certo grau de lesão:

1. Ligamento cruzado posterior.
2. Ligamento oblíquo posterior.

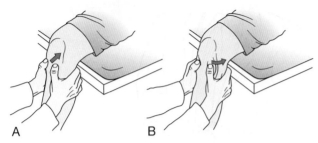

Figura 12.87 Teste da gaveta posteromedial e posterolateral, vista anterior. (A) Posição inicial para o teste da gaveta posterolateral. (B) Teste da gaveta posterolateral positivo com rotação posterolateral do côndilo lateral da tíbia.

3. Ligamento colateral medial (fibras superficiais e profundas).
4. Músculo semimembranáceo.
5. Cápsula posteromedial.
6. Ligamento cruzado anterior.
7. Menisco medial.

O tubérculo medial rotaciona posteriormente em torno do ligamento cruzado posterior quando a tíbia se encontra em discreta rotação medial. Se ocorre laceração concomitante do ligamento cruzado posterior, o movimento posteromedial é maior e ocorre subluxação posterior da tíbia (Fig. 12.88).

O teste também pode ser realizado com o paciente na posição sentada com o joelho flexionado na beira da maca de exame. O examinador empurra para trás, mantendo o membro inferior do paciente em rotação medial, e verifica a ocorrência do mesmo movimento excessivo.

A instabilidade rotatória posterolateral (IRPL) pode ser testada de maneira semelhante.[335] O paciente e o examinador posicionam-se da mesma maneira, mas o pé do paciente é levemente mobilizado em rotação lateral. O teste é considerado positivo para a IRPL, quando a tíbia faz rotação posterior na face lateral de modo excessivo em comparação com o membro não comprometido quando o examinador a empurra para trás. O teste somente é considerado positivo quando existe laceração do ligamento cruzado posterior e dos ligamentos colaterais laterais.[336] O examinador pode palpar a fíbula enquanto executa o movimento para sentir se ele é excessivo.

Teste de desvio posteromedial do eixo.[337] O paciente posiciona-se em decúbito dorsal e mantém-se relaxado. O examinador flexiona de forma passiva o joelho mais de 45° enquanto aplica um estresse varo, compressão e rotação medial da tíbia. Em um joelho "positivo", esses movimentos provocam subluxação da porção medial do platô tibial para trás. A seguir, o examinador provoca extensão do joelho. A cerca de 20° a 40° de flexão, a tíbia desvia para a posição reduzida (Fig. 12.89B). Um teste positivo indica lesão das seguintes estruturas:
1. Ligamento cruzado posterior.
2. Ligamento colateral medial.
3. Ligamento oblíquo posterior.

Teste de rotação medial em decúbito dorsal.[338] O paciente fica posicionado em decúbito dorsal; o examinador fica ao lado do joelho a ser testado e flexiona o joelho do paciente com uma das mãos, enquanto a outra segura o tornozelo e faz uma rotação da tíbia. Em seguida, flexiona o joelho até 60° (e o quadril até 80°), aplicando um torque em rotação medial ao pé do paciente (Fig. 12.90). A quantidade de rotação é graduada em função da localização do tubérculo tibial, em comparação com sua posição neutra em milímetros. O examinador repete o teste em 75°, 90°, 105° e 120° de flexão do joelho. Os dois joelhos são comparados. Grau 0 corresponde a 0 mm de excursão; grau 1, entre 0 e menos de 3 mm de excursão; grau 2, entre 3 mm e menos de 6 mm de excursão; grau 3, entre 6 mm e menos de 9 mm de excursão; e grau 4, igual ou acima de 9 mm de excursão. O teste foi planejado para avaliar a integridade do ligamento cruzado posterior. Se esse ligamento estiver lesionado, a excursão deverá aumentar em todos os *ângulos* testados.

Testes para instabilidade rotatória posterolateral[336,339-344]

Ao realizar estes testes, o examinador investiga a presença de rotação posterior anormal (excessiva) da face

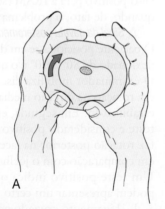
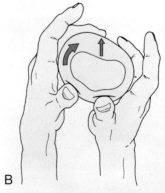

Figura 12.88 Teste da gaveta posterolateral. (A) Quando o ligamento cruzado posterior está intacto, ocorre rotação posterolateral da tíbia. (B) Quando o ligamento cruzado posterior está rompido, ocorre rotação posterolateral e subluxação posterior da tíbia.

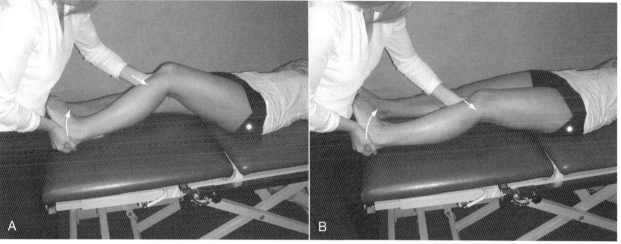

Figura 12.89 Teste de *pivot shift* posteromedial. (A) Posição inicial. (B) Em um teste positivo, a tíbia reduz-se por volta de 20° a 40° de flexão, enquanto o joelho é estendido.

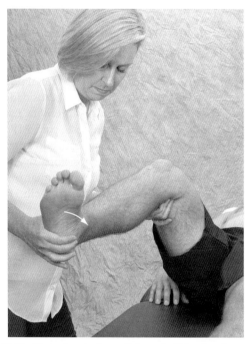

Figura 12.90 Teste de rotação medial em decúbito dorsal.

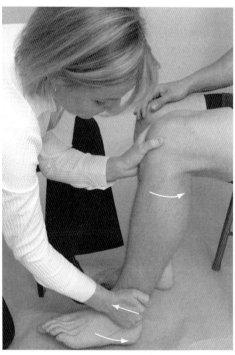

Figura 12.91 Sinal ou teste ativo da gaveta posterolateral. A examinadora fica atenta a um desvio posterolateral da tíbia.

lateral da tíbia. Como na rotação posteromedial, o examinador sempre deve ter em mente que o posicionamento do membro inferior (a força da gravidade pode fazer com que a face lateral da tíbia "caia") pode acarretar um teste falso-positivo para a IRAL quando, de fato, o problema real é uma IRPL.

Sinal da gaveta posterolateral ativo.[345] O paciente posiciona-se sentado com o pé apoiado contra o solo e em rotação neutra. O joelho é flexionado a 80° a 90°. O examinador solicita ao paciente que contraia isometricamente os músculos posteriores da coxa, principalmente o lateral (bíceps femoral), enquanto ele estabiliza o pé. O teste é positivo para a IRPL quando ocorre subluxação posterior do platô tibial lateral (Fig. 12.91).

Teste do desvio posterior dinâmico.[346] O paciente posiciona-se em decúbito dorsal e o examinador flexiona o quadril e o joelho do membro testado a 90°, com o fêmur em rotação neutra. Com uma das mãos, o examinador estabiliza a face anterior da coxa enquanto, com a outra, estende o joelho. Em um teste positivo, a tíbia reduz anteriormente, produzindo uma batida surda quando a extensão é atingida. O teste é positivo para instabilidades posterior e posterolateral. Quando o joelho está dolorido antes da extensão ser realizada, a flexão do quadril pode ser diminuída, mas os músculos posteriores da coxa devem ser mantidos contraídos (Fig. 12.92).

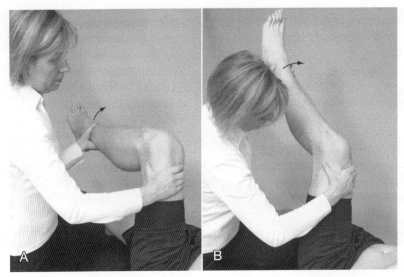

Figura 12.92 Teste do desvio posterior dinâmico. (A) Posição inicial em flexão. (B) Posição estendida, na qual ocorre o desvio posterior.

▲ **Teste do joelho recurvado com rotação lateral.** Existem três métodos para realizar este teste. No primeiro, o paciente posiciona-se em decúbito dorsal com os membros inferiores relaxados. O examinador segura delicadamente o hálux de cada pé e levanta os dois pés da maca de exames (Fig. 12.93A).[335,339,347] Ele solicita ao paciente que mantenha os quadríceps relaxados (i. e., trata-se de um teste passivo). Enquanto eleva os membros inferiores, o examinador observa as tuberosidades tibiais. LaPrade et al.[348] sugerem que uma das mãos do examinador deve segurar os dedos, enquanto a outra segura com delicadeza a porção distal da coxa, nas proximidades do joelho, para que a coxa não se afaste da maca de exame (método 2). Nesse caso, ocorrerá subluxação anterior da tíbia (Fig. 12.93B) e o membro inferior afetado exibirá maior altura do calcanhar, o que é indicativo de lesão nas estruturas posterolaterais. Em um teste positivo, o joelho afetado apresenta hiperextensão relativa na face lateral por causa da força da gravidade, com a tíbia e a tuberosidade tibial em rotação lateral. O joelho afetado apresenta a aparência de um genu varo relativo. É um teste para a IRPL em extensão e para lesões do ligamento cruzado anterior.[348]

No terceiro método, o paciente posiciona-se em decúbito dorsal e o examinador segura o calcanhar ou pé do paciente com uma das mãos e flexiona o joelho a 30° a 40° (Fig. 12.94).[335] Com a outra mão, ele segura a face posterolateral do joelho do paciente e o estende lentamente. Com a mão colocada sobre o joelho, o examina-

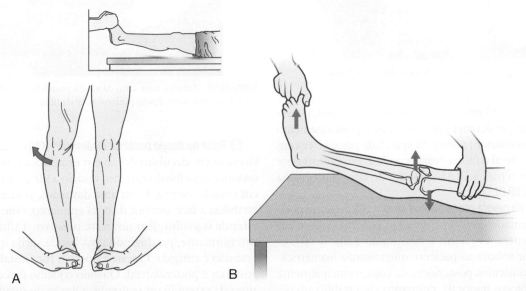

Figura 12.93 Teste de rotação lateral com joelho recurvado. (A) Método 1. O examinador segura o hálux de cada pé. (B) Método 2. O examinador segura o hálux com uma das mãos enquanto a outra contém suavemente a porção distal da coxa próximo do joelho, para que a coxa não saia da maca de exame. Em um teste positivo, ficam demonstradas diferenças na altura do calcanhar em relação à maca de exame.

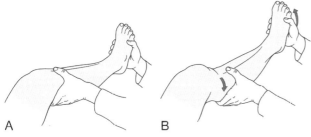

Figura 12.94 Teste da rotação lateral com o joelho recurvado (método 3). (A) O teste é iniciado com o examinador segurando o joelho em flexão. (B) À medida que o joelho é estendido lentamente, a mão sobre o joelho sente o grau de rotação lateral e o recurvado na região posterolateral do joelho.

dor sente a hiperextensão e a rotação lateral relativas que ocorrem no membro lesionado, em comparação com o membro não lesionado.

▲ **Sinal da gaveta posteromedial e posterolateral de Hughston.** Este teste foi descrito previamente. Para que a IRPL ocorra, as seguintes estruturas devem apresentar um certo grau de lesão:

1. Ligamento cruzado posterior.
2. Complexo arqueado-poplíteo.
3. Ligamento colateral lateral.
4. Tendão do bíceps femoral.
5. Cápsula posterolateral.
6. Ligamento cruzado anterior.

▲ **Teste de Jakob (manobra de desvio do eixo reversa ou pivot shift *reverso*).** Trata-se de um teste para a IRPL,[256,349] que pode ser realizado de duas maneiras. No primeiro método, o paciente posiciona-se em pé e inclina-se contra uma parede com o lado não lesionado próximo a ela e o peso do corpo distribuído igualmente entre os dois pés (Fig. 12.95). O examinador posiciona suas mãos acima e abaixo do joelho afetado e aplica um estresse valgo enquanto a flexão do joelho é iniciada. Quando, durante a manobra, ocorre um abalo no joelho ou a tíbia desvia para trás e ocorre o fenômeno de "falseio", isso indica uma lesão do ligamento colateral lateral, do complexo arqueado-poplíteo e do terço médio da cápsula lateral.[336]

No segundo método, o paciente posiciona-se em decúbito dorsal com os músculos posteriores da coxa relaxados. O examinador posiciona-se em frente ao paciente, eleva o membro inferior e o sustenta contra a sua pelve. Com a palma da outra mão sobre a porção proximal da fíbula, ele sustenta a face lateral da panturrilha. O joelho é flexionado a 70° a 80° com o pé em rotação lateral, acarretando luxação posterior do platô tibial lateral (Fig. 12.96A). O joelho é estendido pelo seu próprio peso enquanto o examinador inclina-se sobre o pé para impor um estresse valgo sobre o joelho através da perna. À medida que o joelho se aproxima de 20° de flexão, o tubérculo tibial lateral desvia para a frente, para a rotação neutra e reduz a subluxação, indicando um teste positivo

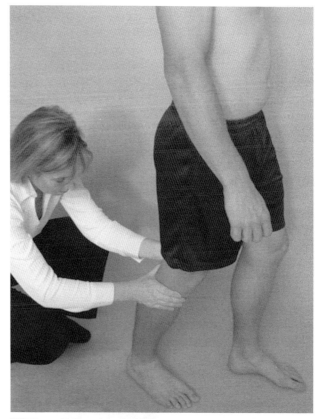

Figura 12.95 Teste de Jakob (método 1, mostrando a aplicação de estresse em valgo e flexão).

(Fig. 12.96B). Em seguida, o membro inferior é flexionado mais uma vez, o pé volta a "cair" em rotação lateral e em subluxação posterior.

▲ **Teste para a instabilidade rotatória posterolateral de Loomer.**[347,350] O paciente posiciona-se em decúbito dorsal e flexiona ambos os quadris e joelhos a 90°. Em seguida, o examinador segura os pés e mobiliza ambas as tíbias em rotação lateral ao máximo possível (Fig. 12.97). O teste é considerado positivo quando a tíbia lesionada faz excessiva rotação para o lado e existe um abaulamento posterior do tubérculo tibial afetado. Para o teste ser considerado positivo, ambos os sinais devem estar presentes. Esse teste é semelhante ao teste de **hipermobilidade lateral de Bousquet.**[49]

Veltri et al.[351-354] descrevem uma modificação do teste de Loomer, denominada **teste da rotação lateral da tíbia ou *dial test* do joelho** ▲ (Fig. 12.98). Este teste destina-se a demonstrar a perda de estruturas de sustentação posterolateral do joelho. Griffith et al. relataram que esse teste também pode avaliar as estruturas da face medial da articulação do joelho.[355] O paciente pode ser posicionado em decúbito dorsal ou ventral. O examinador posiciona uma de suas mãos atrás da face posterior da tíbia proximal para dar sustentação à tíbia e também para mantê-la na posição reduzida (normal).[354] Em seguida, flexiona o joelho a 30°, estende o pé sobre a lateral da maca de exame e estabiliza

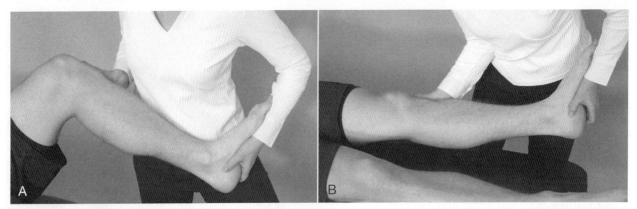

Figura 12.96 Teste do desvio de eixo reverso (*pivot shift* reverso), método 2. (A) A posição em flexão com rotação lateral acarreta subluxação do tubérculo lateral da tíbia. (B) À medida que se chega à posição em extensão, ocorre redução do tubérculo lateral da tíbia.

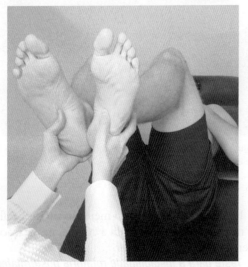

Figura 12.97 Teste de Loomer para instabilidade rotacional posterolateral.

o fêmur sobre a maca.[356] A seguir, o examinador promove uma rotação lateral da tíbia sobre o fêmur e compara a magnitude da rotação com o lado saudável. Quando o teste é realizado em decúbito dorsal, o examinador pode observar a magnitude do movimento do tubérculo tibial e comparar. Em seguida, o exame é repetido com o joelho flexionado a 90°, mantendo a coxa em contato com a maca de exame. Quando a tíbia faz uma rotação menor em um ângulo de 90° do que a 30°, é mais provável que haja uma lesão posterolateral (ângulo poplíteo) isolada. Quando o joelho rotaciona mais a 90°, é mais provável que haja lesões do ângulo poplíteo e do ligamento cruzado posterior.[279,336,339-341] Se a dor estiver localizada na interlinha articular medial, o teste pode sugerir uma lesão ao complexo ligamentar medial (ver teste de Swain).[272,273]

Teste de apreensão na posição em pé.[357] O paciente fica em pé apoiado sobre o joelho afetado. A seguir, o examinador empurra anterior e medialmente sobre a face anterolateral do côndilo femoral lateral que cruza a interlinha articular. Em seguida, é solicitado ao paciente que

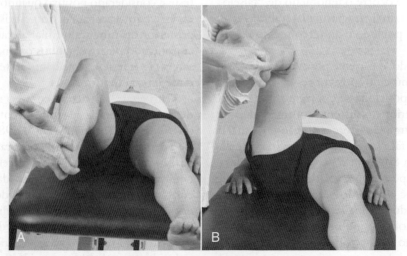

Figura 12.98 Teste de rotação lateral da tíbia (*dial test*) em decúbito dorsal. (A) Em flexão de 30°. (B) Em flexão de 90°. A examinadora observa se ocorre aumento da rotação lateral no lado afetado, que pode ocorrer a 30° ou 90° (ver texto).

flexione discretamente o joelho enquanto o examinador empurra com o polegar (Fig. 12.99). O movimento condilar e uma sensação de "falseio" ou colapso são considerados sinais positivos para a IRPL.

Aparelhos para realização de testes ligamentares

Aparelhos para realizar teste ligamentar para o joelho foram desenvolvidos para ajudar a quantificar o deslocamento ocorrido no joelho e como ele é modificado quando ligamentos são lesionados. Mais comumente, esses aparelhos testam o desvio anteroposterior, embora os mais caros possam testar outros deslocamentos. Os instrumentos são utilizados principalmente para auxiliar no diagnóstico de lesões ligamentares (entorses de 3° grau) com a detecção de movimentos anormais (patológicos), para prover uma medida quantitativa do movimento e medir a magnitude do movimento após cirurgia (p. ex., se houve restabelecimento dos limites normais do movimento).[358-361]

Todos esses aparelhos funcionam baseados no princípio do posicionamento do membro de maneira específica, na aplicação de uma força que provoca o deslocamento e, consequentemente, na mensuração da magnitude do deslocamento ou da translação provocados pela força aplicada.[358,367,368] As mensurações obtidas dependem da experiência e da capacidade do examinador, da posição da articulação, da atividade ou inatividade muscular, das limitações presentes na articulação e daquelas impostas pelos sistemas de teste, da quantidade de força deslocadora e do sistema de mensuração utilizado.[358] As maiores fontes de erro na utilização do artrômetro são a incapacidade de estabilizar o coxim sensor patelar e a ausência de relaxamento muscular.[369]

Como o artrômetro KT-1000 é o aparelho de teste mais comumente utilizado para o deslocamento anteroposterior, ele será descrito de forma resumida. Descrições mais detalhadas de sua utilização podem ser encontradas em outras fontes,[181,367-369] e devem ser consultadas quando o examinador planeja utilizá-lo. O artrômetro é colocado sobre a face anterior da tíbia e é mantido no local com o auxílio de duas faixas de velcro (Figs. 12.100 e 12.101). Um suporte de coxa e um suporte de pé ajudam a manter o membro inferior adequadamente alinhado. Quando necessário, faixas podem ser utilizadas. Existem dois coxins sensores, um sobre o tubérculo tibial e um sobre a patela. Como a patela é um dos pontos sensoriais, os joelhos com aumento de volume e que apresentam uma patela rechaçável não devem ser testados, a não ser que o joelho seja aspirado para minimizar o número de leituras falso-positivas.[370] Esses coxins detectam o movimento relativo. São aplicadas forças de translação sobre a tíbia por um cabo sensor de força.

Após o aparelho ser devidamente posicionado e o membro estar adequadamente relaxado, vários testes podem ser realizados, antes no joelho normal e, em seguida, no joelho lesionado.

Teste do quadríceps femoral neutro. Com o joelho do paciente flexionado a 90°, o artrômetro é posicionado na perna. Uma força posterior de 9 kg é aplicada através do aparelho para estabelecer uma posição de referência. Em seguida, é solicitado ao paciente que execute uma contração isolada do quadríceps femoral. Se a tíbia desvia para a frente, o ângulo do joelho é alterado até que não haja mais qualquer movimento da tíbia quando o quadríceps femoral contrai. Esta posição é denominada **ângulo neutro do quadríceps** ou **posição ativa do quadríceps**. Em geral, ela é de aproximadamente 70° de flexão (ver Fig. 12.135). Esta posição é observada no joelho não lesionado e utilizada como referência ou posição inicial para o joelho lesionado. Se, quando o joelho lesionado é testado nesta posição, o deslocamento anterior for maior que 1 mm, a translação é anormal e pode indicar uma entorse do ligamento cruzado posterior.[358,369]

Teste da posição ativa do quadríceps femoral. Com o membro inferior do paciente posicionado no ângulo neutro do quadríceps femoral, o examinador aplica uma força anterior de 9 kg, seguida por uma força posterior de 9 kg. Os resultados do joelho saudável e os do lesionado são comparados.[358,369]

Teste em 30° de flexão. Com o membro inferior do paciente posicionado como mostra a Figura 12.100, cinco testes são realizados:
1. Deslocamento posterior com 9 kg.
2. Deslocamento anterior (Lachman) com 7 kg.
3. Deslocamento anterior (Lachman) com 9 kg.
4. Deslocamento anterior máximo (Lachman), usualmente com 14 a 18 kg.
5. Deslocamento anterior com quadríceps femoral ativo.

A diferença entre os testes de desvio anterior com 7 e com 9 kg é denominada **índice de complacência**. Para o teste de deslocamento anterior máximo, o examinador traciona ou translaciona a tíbia de forma manual ante-

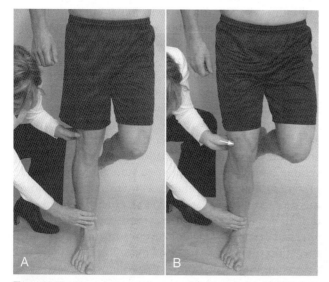

Figura 12.99 Teste de apreensão na posição em pé para instabilidade posterolateral. (A) Posição inicial. (B) Com o joelho flexionado.

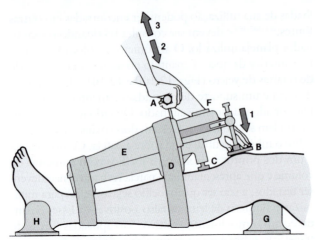
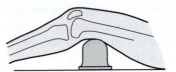

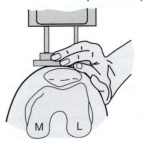

Figura 12.100 Artrômetro KT-1000. Uma força no sentido posterior *(2)* ou anterior *(3)* é aplicada. Uma força constante *(1)* é aplicada para estabilizar o coxim sensor patelar. A: cabo de força; B: coxim sensor patelar; C: coxim sensor tibial; D: faixas de velcro; E: corpo do artrômetro; F: monitor de desvio; G: suporte para a coxa; H: suporte para o pé. (De Daniel D, Akeson W, O'Conner J, editores: *Knee ligaments: structure, injury and repair.* New York: Raven Press, 1990. p. 428.)

Flexão do joelho (20° a 30°) para encaixe da patela na tróclea do fêmur

Apoio da coxa de modo que a patela fique voltada para cima

Aplicar pressão para estabilização da patela

Figura 12.101 O joelho é apoiado e posicionado em flexão para que a patela fique encaixada na tróclea do fêmur. Em alguns pacientes, o suporte para a coxa tem que ser elevado mais 3 a 6 cm para prover uma flexão do joelho suficiente para que isso ocorra. Isso pode ser feito colocando-se uma prancha sob o suporte para a coxa. Esta deve ficar apoiada de modo que a patela se direcione para cima. Ocasionalmente, é utilizada uma faixa apertada na coxa para essa ação. O examinador estabiliza o sensor patelar com pressão manual. A mão estabilizadora deve repousar contra a face lateral da coxa e aplicar uma pressão de 1 a 2,25 kg sobre o coxim sensor patelar. A posição da mão, a posição do sensor patelar e a pressão do sensor patelar devem permanecer as mesmas durante todo o teste. Variação da pressão sobre o coxim sensor patelar e rotação do sensor são causas comuns de erro na mensuração. (De Daniel D, et al., editores: *Knee ligaments: structure, injury and repair.* New York: Raven Press, 1990. p. 428.)

riormente sobre o fêmur, usando uma tração de aproximadamente 14 a 18 kg. Para o teste com quadríceps femoral ativo, é solicitado ao paciente que eleve o calcanhar lentamente da maca. O deslocamento que ocorre quando o calcanhar deixa a maca é observado. Diferenças superiores a 3 mm entre o membro inferior saudável e o afetado são consideradas diagnósticas de lesão do ligamento cruzado anterior ou do posterior.[358,369] Curvas de força-deslocamento (Fig. 12.102) e curvas de distribuição de frequências (Fig. 12.103) demonstram diferenças entre os joelhos normais e patológicos. Foi observado que os testes que envolvem forças de translação maiores são mais responsivos às diferenças de translação.[371]

É importante ter em mente que a precisão das leituras desses aparelhos depende muito do posicionamento, do relaxamento muscular e da experiência do examinador. A confiabilidade de qualquer um desses aparelhos de mensuração pode ser enormemente afetada quando esses fatores não são controlados.[358,363,364,368,372-379]

Testes especiais

Embora a maioria dos testes especiais para o joelho seja realizada somente quando o examinador suspeita da presença de certas patologias e deseja realizar um teste para confirmação, testes que investigam aumento de volume devem sempre ser realizados. Os achados ou resultados de testes especiais dependem de muitos fatores; quando são realizados individualmente, é raro que apontem ou descartem uma determinada condição.[200,380] Para a avaliação, o examinador deverá lançar mão apenas dos testes especiais que sejam relevantes para confirmar um diagnóstico com base nas informações obtidas com a anamnese, a observação e o restante do exame.

A confiabilidade, a validade, a especificidade e a sensibilidade de muitos dos testes especiais/diagnósticos utilizados para a avaliação do joelho estão apresentadas no Apêndice 12.1 (*on-line* – utilizar o QR code no final deste capítulo).

Testes para lesão meniscal

Apesar de existirem vários testes para lesão meniscal, nenhum pode ser considerado definitivo sem que o examinador possua uma experiência considerável.[381-383] Mesmo com experiência, o examinador deve realizar uma anamnese e um exame detalhados, porque é mais provável que um teste seja positivo quando existe suspeita da presença de uma determinada condição.[384-386] Como os meniscos são avasculares e não são inervados em seus dois terços internos, uma lesão meniscal pode resultar em pouca ou nenhuma dor ou em aumento de volume, tornando o diagnóstico ainda mais difícil. Geralmente uma combinação de testes e sinais clínicos é necessária para que o examinador tenha convicção em sua suspeita de lesão meniscal.[386-388] Contudo, em alguns casos, a

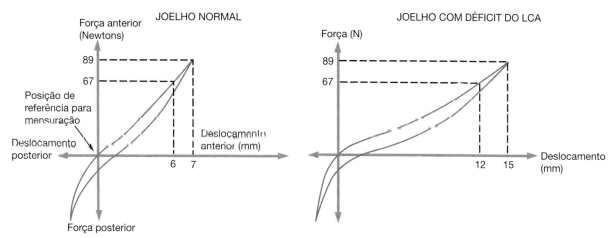

Figura 12.102 Curvas de força-deslocamento de joelhos normais e joelhos com déficit do ligamento cruzado anterior (LCA). O índice de deslocamento é obtido medindo-se o deslocamento entre os níveis de 67 e 89-N no gráfico deslocamento anterior/força anterior. Nessa curva, o índice de deslocamento do joelho normal é de 1 mm; o do joelho com déficit do LCA é de 3 mm. (De Daniel D et al., editores: *Knee ligaments: structure, injury and repair*. New York: Raven Press, 1990. p. 433.)

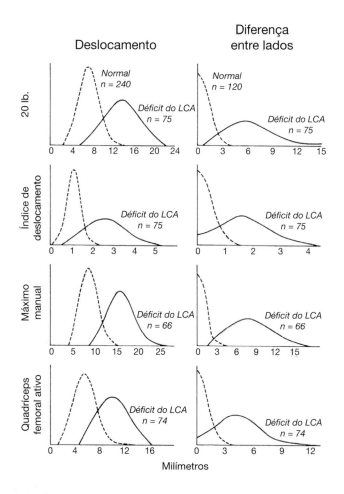

Figura 12.103 Curvas de distribuição da frequência da frouxidão anterior de joelhos normais em 30° de flexão e de joelhos com ruptura unilateral crônica do ligamento cruzado anterior. LCA: ligamento cruzado anterior. (De Daniel DM, Stone ML: Diagnosis of knee ligament injury: test and measurements of joint laxity. In: Feagin JA, editor: *The crucial ligaments*. New York: Churchill Livingstone, 1988. p. 298.)

1012 Avaliação musculoesquelética

Testes especiais comumente realizados no joelho, dependendo da condição sob suspeita[a,271]

- *Para lesões meniscais:*
  - ☑ Teste de Apley
  - ⚠ Teste do "rebote"
  - ⚠ Sinal de Childress (teste do agachamento e da marcha de pato)
  - ⚠ Teste dinâmico para o joelho
  - ⚠ Teste de Ege
  - ❓ Manobra do estresse meniscal em "4"
  - ☑ Teste de McMurray
  - ⚠ Teste de O'Donohue
  - ⚠ Teste de Thessaly
- *Para lesões de plicas:*
  - ⚠ Teste da plica de Hughston
  - ⚠ Teste da plica mediopatelar
  - ⚠ Teste da corda de arco patelar
  - ⚠ Teste da "gagueira" da plica
- *Para derrame articular:*
  - ☑ Teste do alisamento
  - ⚠ Teste da flutuação (aumento moderado de volume)
  - ⚠ Teste da indentação
  - ☑ Teste da percussão patelar
- *Para síndrome patelofemoral:*
  - ⚠ Sinal de Clarke
  - ⚠ Teste do degrau excêntrico (descida lateral)
  - ⚠ Teste de McConnell
  - ⚠ Teste de palpação em movimento
  - ⚠ Teste de subir degrau
- *Para o quadríceps femoral:*
  - ⚠ Ângulo Q
  - ⚠ Ângulo do sulco tuberal
- *Testes de coativação para os músculos quadríceps femoral e posteriores da coxa:*
  - ⚠ Levantamento terra em apoio unipodal
  - ⚠ Salto lateral
  - ⚠ Salto transversal
  - ⚠ Teste da marcha lateral com faixa
- *Para instabilidade patelar:*
  - ☑ Teste de apreensão de Fairbanks
  - ⚠ Teste de apreensão ao movimento da patela
- *Para síndrome do atrito do trato iliotibial:*
  - ⚠ Teste de compressão de Noble

[a]Os autores recomendam que o profissional de saúde aprenda esses testes importantes, para facilitar o diagnóstico. Ver Capítulo 1, Legenda para classificação de testes especiais.

---

presença de dor ou sensibilidade à palpação na interlinha articular, quando uma lesão dos ligamentos tiver sido descartada como a causa da dor, pode ser decorrente de uma patologia meniscal.[389] Entretanto, foi observado que apenas cerca de 50% das lesões meniscais produzem dor ou sensibilidade na interlinha articular, sobretudo com lacerações do ligamento cruzado anterior. Portanto, este achado não deve ser utilizado isoladamente para o esta-

belecimento de um diagnóstico.[390-392] Antunes et al.[267] recomendam a combinação de três testes clínicos para lesões meniscais (teste de Steinman, sensibilidade na interlinha articular, e teste de McMurray), para aumentar a precisão diagnóstica para lesões nessas estruturas.

Sinais e sintomas de lesões meniscais

- Dor na interlinha articular.
- Perda de flexão (> 10°).
- Perda de extensão (> 5°).
- Aumento de volume (sinovial).
- Crepitação.
- Teste especial positivo.

❓ ***Teste de Anderson do atrito mediolateral.***[393] O paciente posiciona-se em decúbito dorsal. O examinador segura o membro inferior em teste entre o seu tronco e o membro superior, e posiciona o dedo indicador e o polegar da mão oposta sobre a interlinha articular anterior (Fig. 12.104). Um estresse valgo é aplicado sobre o joelho enquanto este é flexionado passivamente a 45°. A seguir, um estresse varo é aplicado sobre o joelho enquanto ele é estendido de forma passiva, produzindo um movimento circular do joelho. O movimento é repetido com aumento dos estresses varo e valgo em cada rotação. Quando existe uma patologia meniscal, um atrito distinto é sentido na interlinha articular. O teste também pode indicar uma mudança de eixo (*pivot shift*) quando o ligamento cruzado anterior tiver sido lacerado.

☑ ***Teste de Apley.***[394] O paciente posiciona-se em decúbito ventral com o joelho flexionado a 90°. Em seguida, a coxa do paciente é fixada à maca de exame pelo joelho do examinador (Fig. 12.105). O examinador executa uma rotação medial e lateral da tíbia, combinada primeiramente com a distração, observando a ocorrência de restrição, movimento excessivo ou desconforto. Em seguida, o processo é repetido, utilizando-se a compressão no lugar da distração. Quando a rotação com distração é mais dolorosa ou revela aumento da rotação em comparação com o lado normal, a lesão é provavelmente ligamentar. Quando a rotação com compressão é mais dolorosa ou revela diminuição da rotação em comparação com o lado normal, a lesão é provavelmente meniscal.

❓ ***Sinal de Bohler.*** O paciente posiciona-se em decúbito dorsal e o examinador impõe estresses varo e valgo sobre o joelho. A dor na interlinha articular oposta (estresse valgo para o menisco lateral) desencadeada pelo teste de estresse é um sinal positivo de patologia meniscal.[128]

⚠ ***Teste do "rebote".*** O paciente posiciona-se em decúbito dorsal e o examinador encaixa o calcanhar do paciente em sua mão (Fig. 12.106). O joelho do paciente é completamente flexionado, e o examinador permite que o joelho estenda passivamente. Quando a extensão não é completa ou produz um *end feel* elástico ("bloqueio elás-

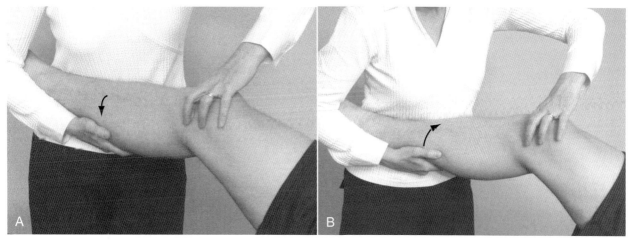

Figura 12.104 Teste do atrito mediolateral de Anderson. (A) Flexão e estresse em valgo. (B) Extensão e estresse varizante.

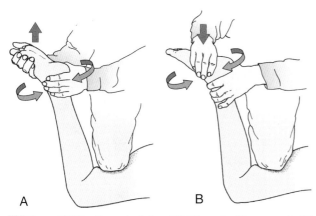

Figura 12.105 Teste de Apley. (A) Distração (ligamentos). (B) Compressão (menisco).

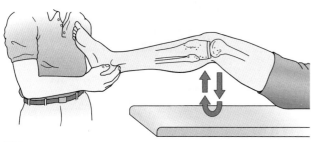

Figura 12.106 Teste do "rebote".

tico"), existe algo bloqueando o movimento. A causa mais provável de um bloqueio é o menisco lacerado. Oni[395] relatou que, quando é permitido que o joelho estenda rapidamente de uma só vez (ou em um solavanco) e o paciente sente uma dor aguda na interlinha articular, a qual pode irradiar para cima ou para baixo no membro, o teste é considerado positivo para lesão meniscal.

Sinal de Bragard. O paciente posiciona-se em decúbito dorsal e o examinador flexiona o seu joelho. O examinador faz rotação lateral da tíbia e estende o joelho (Fig. 12.107). A presença de sensibilidade e dor na interlinha articular medial indica patologia do menisco medial. Quando, em seguida, o examinador mobiliza a tíbia em rotação medial e flexiona o joelho, a dor e a sensibilidade diminuem.[128] Ambos os sintomas são indicadores de patologia do menisco medial.

Sinal poplíteo de Cabot.[128] O paciente posiciona-se em decúbito dorsal e o examinador posiciona o membro inferior testado na posição de "4". O examinador palpa a interlinha articular com o polegar e o indicador de uma das mãos e posiciona a outra mão proximalmente ao tornozelo do membro testado. É solicitado ao paciente que retifique o joelho isometricamente enquanto o examinador aplica resistência ao movimento. O teste é considerado positivo para lesão meniscal quando ocorre dor na articulação (Fig. 12.108).

Sinal de Childress (teste do agachamento e da marcha de pato).[396] O examinador solicita ao paciente que agache e "caminhe" ou "bamboleie" na posição agachada (i. e., marcha de pato) (Fig. 12.109). Se, durante a realização do teste, o paciente se queixa de dor na interlinha articular ou apresenta um estalido doloroso, esses achados são considerados um sinal positivo para lesão do corno posterior do menisco.

Teste dinâmico para o joelho. O paciente se posiciona em decúbito dorsal com o quadril flexionado, abduzido a 60° e em rotação lateral de 45°, com o joelho em 90° de flexão, de modo que a borda lateral do pé do membro inferior em teste repouse sobre a maca de exame (Fig. 12.110A). O examinador palpa a interlinha articular lateral e simultaneamente aduz o quadril (com o joelho ainda em 90° de flexão) (Fig. 12.110B). Quando ocorre aumento da dor na interlinha articular ou uma dor aguda ao final da adução, o teste é considerado positivo para laceração do menisco lateral.

Teste de Ege. Esse teste tem sido descrito como um teste de McMurray com descarga de peso.[397] O paciente

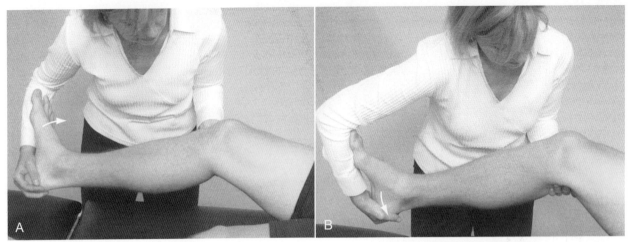

Figura 12.107 Sinal de Bragard para lesão meniscal. (A) Teste para o menisco medial. (B) Teste para o menisco lateral.

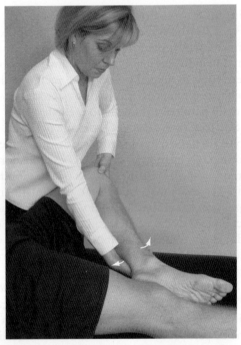

Figura 12.108 Sinal poplíteo de Cabot para lesão meniscal.

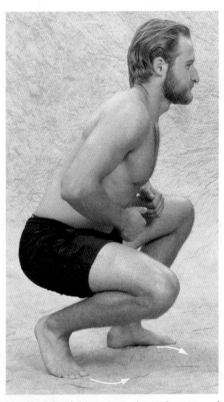

Figura 12.109 Sinal de Childress (teste de agachamento e da "marcha de pato").

fica em pé com os joelhos em extensão e os pés afastados um do outro em cerca de 30 a 40 cm. Para testar o menisco medial, o paciente faz uma rotação lateral máxima de cada tíbia e, em seguida, faz um agachamento, fazendo com que aumente a distância entre os joelhos e também aumente a rotação lateral. Em seguida, o paciente retorna lentamente à posição em pé, deixando os pés em rotação lateral (Fig. 12.111A e B). Para testar o menisco lateral, o paciente faz uma rotação medial máxima das duas tíbias, enquanto se agacha e, em seguida, retorna à posição em pé (Fig. 12.111C e D). É muito difícil fazer um agachamento completo em rotação medial, mesmo para indivíduos saudáveis. Os dois testes são considerados positivos se o paciente sentir dor e/ou um estalido ao longo da interlinha articular, ou se o ruído for audível para o examinador. A dor sentida ou o estalido podem ser percebidos durante o agachamento ou no retorno à posição em pé. Foi relatada maior probabilidade de ocorrência de lacerações anteriores no início da flexão dos joelhos, enquanto lacerações do corno posterior provocam o estalido ou a dor em maiores graus de flexão. O teste talvez não seja tão útil em casos agudos (< 6 semanas). Pretende-se que esse teste seja tão ou mais preciso que o teste de dor na interlinha articular.

❓ Manobra do estresse meniscal em "4".[89] O paciente assume a posição de decúbito dorsal. O examinador posi-

Capítulo 12 Joelho **1015**

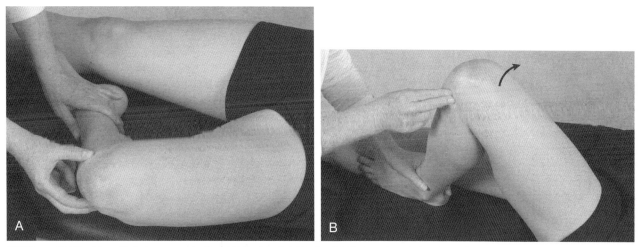

Figura 12.110 Teste dinâmico para o joelho. (A) Posição inicial. Quadril flexionado e abduzido, joelho a 90°. (B) Em seguida, a examinadora aduz o quadril flexionado, palpando simultaneamente a interlinha articular lateral.

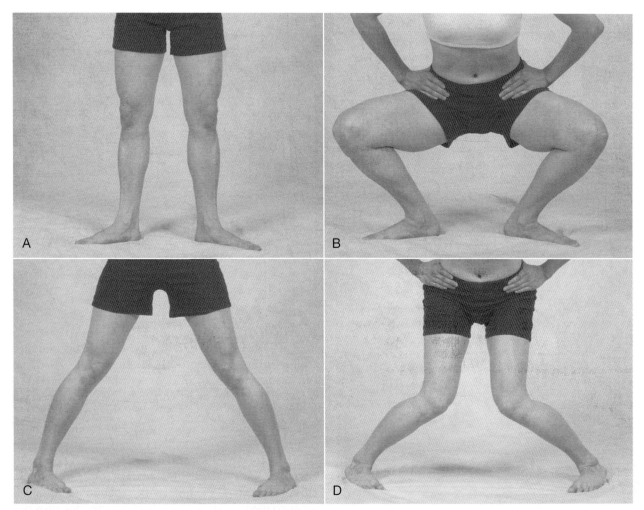

Figura 12.111 Teste de Ege. A paciente está sustentando peso. Para a detecção de uma laceração no menisco medial, os dois membros inferiores são inicialmente mantidos em rotação lateral máxima (A). Em seguida, a paciente agacha, ainda mantendo a rotação lateral (B). Em caso de laceração no menisco lateral, os dois membros inferiores são mantidos em rotação medial máxima (C). Durante o agachamento, as rotações mediais máximas dos dois membros inferiores são preservadas (D).

ciona o membro inferior a ser testado na posição em "4" (i. e., o pé em teste sobre o joelho da perna oposta) e, em seguida, levanta o pé do membro em teste e torce rapidamente a perna de uma posição de estresse em varo para a de estresse em valgo, utilizando para tanto uma das mãos, enquanto empurra a interlinha articular com um dedo da outra mão (Fig. 12.112). Foi relatado que o estresse varo-valgo mobiliza o menisco na direção da periferia articular, enquanto o dedo o empurra, afastando o menisco da periferia. Nos casos positivos, a ação combinada deflagra uma dor aguda, indicativa de laceração meniscal.

Sinal de Kromer. Este teste é semelhante ao sinal de Bohler, exceto pelo fato de o joelho ser flexionado e estendido enquanto os estresses varo e valgo são aplicados.[128] O teste é considerado positivo pelo mesmo tipo de dor na interlinha articular oposta.

Teste de McMurray. O teste de McMurray é o "avô" dos testes para meniscos do joelho. Entretanto, foi constatado que a confiabilidade e sensibilidade do teste são baixas.[381,383,398] O paciente posiciona-se em decúbito dorsal com o joelho flexionado por completo (calcanhar na nádega).[399,400] Em seguida, o examinador promove rotação medial da tíbia e estende o joelho (Fig. 12.113). Quando existe um fragmento livre do menisco lateral, esta ação produz um estalido (clique), com frequência acompanhado de dor. Com a mudança repetida da magnitude da flexão e com a aplicação da rotação medial da tíbia seguida por extensão, o examinador pode testar toda a área posterior do menisco, do corno posterior até o segmento médio. A metade anterior do menisco não é testada com tanta facilidade, pois a pressão sobre

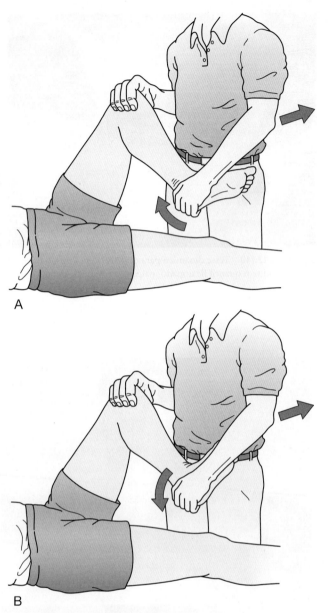

Figura 12.113 Teste de McMurray. (A) Teste para o menisco medial. (B) Teste para o menisco lateral.

o menisco não é tão grande. Para testar o menisco medial, o examinador realiza o mesmo procedimento com o joelho em rotação lateral. Kim et al.[401] relataram que lesões meniscais podem ser observadas no lado medial com a rotação medial e no lado lateral com a rotação lateral.

Este teste pode ser modificado com a rotação medial da tíbia, a extensão do joelho e o movimento ao longo da ADM total para testar o menisco lateral. O processo é repetido várias vezes. Em seguida, a tíbia é mobilizada em rotação lateral e o processo é repetido para testar o menisco medial. Ambos os métodos foram descritos por McMurray.[383,399]

Teste de Helfet modificado.[402] No joelho normal, a tuberosidade tibial está alinhada com a linha média da

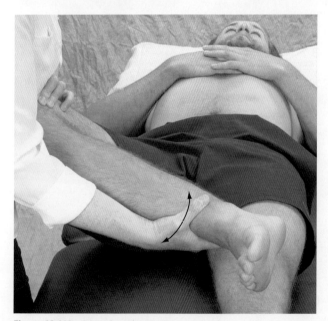

Figura 12.112 Manobra de estresse meniscal "em 4". A mão esquerda da examinadora está palpando a interlinha articular do joelho da paciente, enquanto a mão direita aplica um estresse em varo-valgo ao joelho.

patela quando o joelho é flexionado a 90°. No entanto, quando o joelho é estendido, o tubérculo tibial alinha-se com a borda lateral da patela (Fig. 12.114). Quando essa alteração não ocorre com a modificação do movimento, a rotação está bloqueada, indicando que existe uma lesão meniscal, uma possível lesão do ligamento cruzado ou que o quadríceps femoral não possui força suficiente para "encaixar" o joelho.

⚠ **Teste de O'Donohue.** Quando um paciente se queixa de dor ao longo da interlinha articular, é solicitado a ele que assuma o decúbito dorsal. O examinador flexiona o joelho a 90°, faz rotação medial e lateral da articulação duas vezes e, a seguir, o flexiona por completo e faz nova rotação em ambas as direções. O teste é considerado positivo quando ocorre aumento da dor na rotação em uma ou em ambas as posições, indicando irritação capsular ou uma laceração meniscal.

❓ **Teste de Passler do atrito rotacional.**[128] O paciente posiciona-se sentado com o joelho a ser testado estendido e com o tornozelo fixado entre os membros inferiores do examinador, proximalmente aos joelhos. O examinador coloca ambos os polegares sobre a interlinha articular medial e move o joelho de maneira circular, mobilizando a tíbia em rotação medial e lateral, enquanto o joelho é mobilizado em rotação através de vários ângulos de flexão. Simultaneamente, o examinador aplica um estresse varo ou valgo (Fig. 12.115). A ocorrência de dor desencadeada na interlinha articular é indicativa de lesão meniscal.

❓ **Teste de Payr.** O paciente posiciona-se em decúbito dorsal com o membro inferior que está sendo testado na posição de "4" (Fig. 12.116). Quando a dor é desencadeada na interlinha articular medial, o teste é considerado positivo para uma lesão meniscal, principalmente na parte média ou posterior do menisco.[128]

❓ **Teste de Steinman da dor localizada móvel.** O sinal de Steinman é indicado por sensibilidade e dor localizada na interlinha articular, que parece mover-se para a frente quando o joelho é estendido, e para trás quando é flexionado. Este sinal é indicativo de possível laceração meniscal. A dor medial é desencadeada na rotação lateral, e a dor lateral na rotação medial.

⚠ **Teste da retirada ou retração do menisco.** O paciente senta-se na beira da maca de exame ou posiciona-se em decúbito dorsal com o joelho flexionado a 90°.[402] O examinador posiciona um artelho sobre a interlinha articular do joelho do paciente, anteriormente ao ligamento colateral medial, onde a margem curva do côndilo femoral medial aproxima-se da tuberosidade tibial (Fig. 12.117). Em seguida, o membro inferior e o pé do paciente são mobilizados passivamente em rotação lateral e, em geral, o menisco desaparece. Em seguida, o examinador movimenta o membro inferior em rotação medial e lateral várias vezes, com o menisco aparecendo e desaparecendo. O joelho deve estar flexionado e os músculos relaxados para a execução do teste. Quando o menisco não aparece, isso indica laceração meniscal, porque a rotação da tíbia não está ocorrendo. O examinador deve

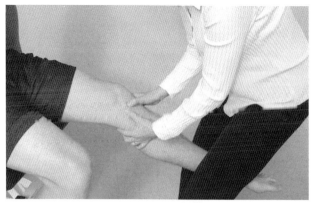

Figura 12.115 Teste de Passler do atrito rotacional para acometimento meniscal.

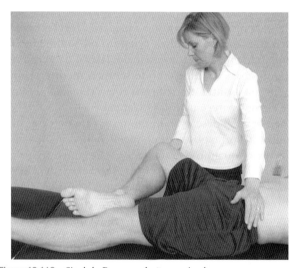

Figura 12.116 Sinal de Payr para lesão meniscal.

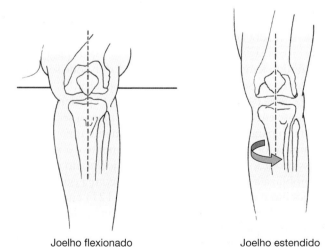

Joelho flexionado   Joelho estendido

Figura 12.114 Teste de Helfet modificado (ilustração de um teste negativo).

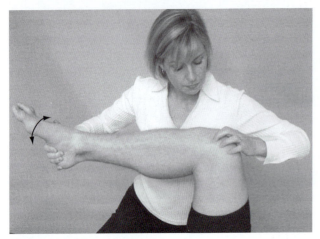

Figura 12.117   Teste para um menisco retraído.

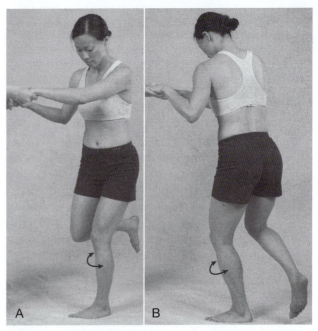

Figura 12.118   Teste de Thessaly. A paciente fica em pé sobre a perna em teste. (A) Em flexão de 5° com rotação. (B) Em flexão de 20° com rotação.

palpar com cuidado, porque a palpação revelando uma estrutura distinta é difícil. Quando o examinador faz primeiramente a rotação medial e lateral da perna não afetada várias vezes, ele pode sentir o menisco sendo empurrado contra o artelho na rotação medial, e sentir que ele desaparece na rotação lateral.

Seil et al.[403] descreveram um teste para detectar uma avulsão do corno posterior do menisco medial. Nos casos de avulsão, quando o examinador aplica um estresse em valgo ao joelho, o menisco medial sofre extrusão (i. e., é forçado) anteromedialmente e torna-se mais evidente sobre a interlinha articular anteromedial. Palpando a interlinha articular anteromedial enquanto faz o teste, o examinador perceberá a extrusão do menisco.

⚠ *Teste de Thessaly.*[200,404,405] O paciente posiciona-se em pé (com o pé bem apoiado no chão) sobre uma perna enquanto o examinador o auxilia com as mãos para garantir o equilíbrio. A seguir, o paciente flexiona o joelho em 5° e mobiliza o fêmur sobre a tíbia em rotação medial e lateral por três vezes, mantendo a flexão de 5° (Fig. 12.118A). O membro saudável é testado primeiramente e, a seguir, o membro lesionado. Em seguida, o teste é repetido com 20° de flexão (Fig. 12.118B). O teste é considerado positivo para laceração meniscal quando o paciente apresenta desconforto da interlinha articular medial ou lateral. O paciente também pode apresentar uma sensação de travamento ou "aprisionamento" no joelho. O examinador não deverá recorrer a esse teste se também estiver suspeitando de lesão no ligamento cruzado anterior.[406]

Testes para lesões da plica

No joelho, plicas são remanescentes embriológicos que permanecem em alguns indivíduos após o nascimento.[407-410] Normalmente, as plicas são reabsorvidas no momento do nascimento, embora os remanescentes estejam presentes em 20 a 50% dos joelhos.[411-413] Como uma plica anormal pode simular uma patologia meniscal, é essencial que testes para plica sejam realizados, assim como testes para menisco, quando existe suspeita de lesão meniscal.[414]

⚠ *Teste para plica de Hughston.* O paciente posiciona-se em decúbito dorsal e o examinador flexiona o joelho e promove rotação medial da tíbia com um braço e uma das mãos, enquanto pressiona a patela medialmente com a base da outra mão e, com os seus dedos, palpa o côndilo femoral medial (Fig. 12.119). O joelho do paciente é flexionado e estendido passivamente enquanto o examinador palpa tentando sentir um "estouro" da faixa plical sob os artelhos. O ruído indica um teste positivo.[320]

⚠ *Teste para a plica mediopatelar.* O paciente posiciona-se em decúbito dorsal e o examinador flexiona o joelho afetado a 30° apoiado sobre um suporte ou no braço do examinador (Fig. 12.120). A seguir, o examinador empurra a patela medialmente com o polegar. Se o paciente se queixa de dor ou ocorre um estalido, isso indica um teste positivo cuja causa é o pinçamento da borda da plica entre o côndilo femoral medial e a patela. A dor pode ser indicativa da presença de uma plica mediopatelar.[415]

⚠ *Teste da corda de arco para patela.*[86] O paciente posiciona-se em decúbito lateral com o membro a ser testado voltado para cima. Utilizando a palma de uma mão, o examinador empurra a patela medialmente e a mantém nessa posição. A seguir, ele flexiona o joelho do paciente e mobiliza a tíbia em rotação medial com a outra mão. O joelho é então estendido (Fig. 12.121) enquanto o examinador verifica a presença de algum ruído ou tenta sentir qualquer atrito.

⚠ *Teste para "gagueira" da plica.* O paciente senta-se à beira da maca de exame com ambos os joelhos flexionados a 90°. O examinador coloca um dedo sobre uma

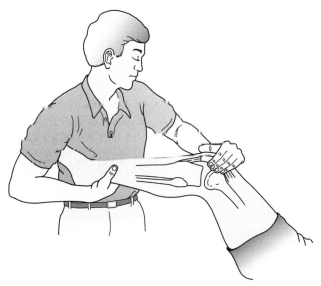

Figura 12.119 Exame para plica suprapatelar. O pé e a tíbia são mantidos em rotação medial. A patela é desviada discretamente em direção medial com os dedos posicionados ao longo do trajeto da plica. O joelho é flexionado e estendido passivamente, produzindo um "estouro" da plica e uma sensibilidade associada. (Reproduzida de Hughston JC, Walsh WM, Puddu G. *Patellar subluxation and dislocation*. Philadelphia: WB Saunders, 1984. p. 29.)

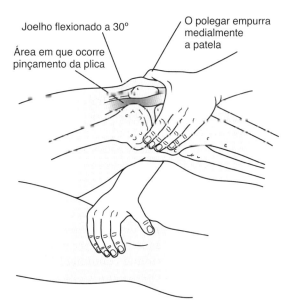

Figura 12.120 Teste para plica mediopatelar.

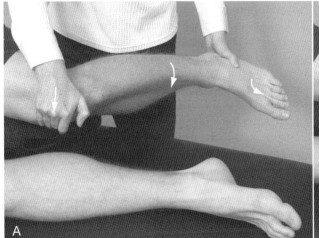
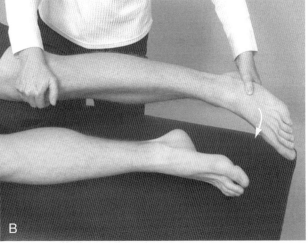

Figura 12.121 Teste da corda de arco para plica. (A) Usando a parte proximal da palma de uma das mãos, a examinadora empurra a patela medialmente e a mantém nessa posição. A seguir, ela flexiona o joelho do paciente e rotaciona a tíbia medialmente com a outra mão. (B) O joelho do paciente é então estendido enquanto a examinadora verifica a presença de algum ruído.

patela para palpar durante o movimento. A seguir, é solicitado ao paciente que estenda o joelho lentamente. Quando o teste é positivo, a patela "gagueja" ou salta em algum ponto entre 60° e 45° de flexão (0° sendo o membro inferior estendido), ocorrendo um movimento suave nos demais aspectos. O teste é eficaz somente quando não há aumento de volume articular.

Testes para derrame articular

Ao avaliar um derrame articular, o examinador deve determinar o tipo e a magnitude desse derrame. Embora os testes para derrame articular sejam listados nos "Testes especiais", o examinador sempre deve testar a sua presença ao examinar o joelho. Além disso, o examinador deve diferenciar entre um derrame articular e um espessamento sinovial. No derrame articular, o joelho assume sua posição de repouso de 15° a 25° de flexão, a qual permite que a cavidade sinovial apresente a capacidade máxima de contenção de líquido. Quando a lesão é suficientemente grave, o líquido articular extravasa para os tecidos moles circunvizinhos à articulação, em decorrência da laceração de estruturas (i. e., ligamentos, cápsula, membrana sinovial). Por essa razão, a ausência de derrame não deve levar o examinador a crer que a lesão é menor.

Quando o derrame articular é causado por extravasamento de sangue que acarreta uma hemartrose (sangue no interior da articulação), ele pode ser decorrente de uma laceração ligamentar, de uma fratura osteocondral ou de uma laceração meniscal periférica. O acúmulo de "sangue" ocorre com muita rapidez (em 1 a 2 horas) e a pele torna-se muito tensa. À palpação, ela apresenta uma textura "pastosa" e é relativamente dura ao toque. A superfície articular é quente. Em geral, o excesso de sangue deve ser aspirado ou uma osteoartrite pode ser produzida por causa da irritação da cartilagem. O derrame articular por extravasamento de sangue pode assumir a forma de equimose, que também pode ser observada em torno do joelho, mas o sangue comumente começa a "descer" ao longo do membro, por causa da força da gravidade, quando ele se torna visível (ver Fig. 1.16).

Normalmente, o derrame articular por acúmulo de líquido sinovial, causado por irritação da articulação, ocorre em 8 a 24 horas. A sensação no interior da articulação é "esponjosa" ou de flutuação. A superfície articular é quente e sensível. Geralmente o derrame articular ocorre com a atividade e desaparece após alguns dias de inatividade.

O terceiro tipo de derrame articular é o purulento, no qual a superfície da articulação se apresenta quente ao toque. Frequentemente, ocorre hiperemia e o paciente apresenta sinais gerais de infecção ou febre.

Sinais e sintomas de infecção na articulação do joelho

- Derrame intra-articular.
- Dor.
- Hiperemia.
- Calor.
- Líquido cinzento ou castanho drenado do joelho.
- Febre.
- Calafrios ou sudorese noturna.

✓ *Teste do alisamento (da pincelada).* Também denominado **teste da enxugadela**, este teste avalia o derrame articular mínimo. O examinador começa logo abaixo da interlinha articular, na face medial da patela, alisando duas ou três vezes na direção proximal, em direção ao quadril do paciente, até o recesso suprapatelar com a palma da mão e os dedos (Fig. 12.122). Com a mão oposta, ele alisa a face lateral da patela na direção distal. Uma onda líquida passa para o lado medial da articulação e produz uma protuberância logo abaixo da porção medial distal ou da borda da patela. A onda líquida pode levar até 2 segundos para aparecer. Normalmente o joelho contém 1 a 7 mL de líquido sinovial. Este teste revela a presença de quantidades pequenas (de 4 a 8 mL) de líquido excedente no interior do joelho. Sturgill et al.[416] desenvolveram uma escala de graduação para derrames articulares com base no teste de alisamento (Tab. 12.11).[146]

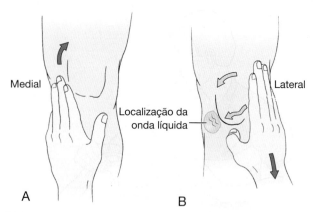

Figura 12.122 Teste do alisamento para derrame articular. (A) A mão percute em direção ascendente. (B) A mão percute em direção descendente.

▲ *Teste da flutuação.* O examinador coloca a palma de uma das mãos sobre o recesso suprapatelar e a palma da outra mão na frente da articulação, com os dedos polegar e indicador imediatamente além das bordas da patela (Fig. 12.123). Pressionando para baixo com uma das mãos e, em seguida, com a outra, o examinador pode sentir o líquido sinovial flutuar sob as mãos e mover-se de uma à outra mão, indicando a presença de um derrame importante.

▲ *Teste de indentação.*[417] O paciente posiciona-se em decúbito dorsal. O examinador flexiona de forma passiva o membro inferior normal, observando a presença de uma indentação na face lateral do tendão patelar (Fig. 12.124). O joelho normal é completamente flexionado e a indentação permanece. A seguir, o joelho lesionado é flexionado lentamente o examinador observa o desaparecimento da indentação. Neste ponto, a flexão do joelho é interrom-

---

TABELA 12.11

Escala de graduação do derrame articular na articulação do joelho com base no teste de alisamento

Grau	Resultado do teste
Zero	Não ocorre onda com o alisamento para baixo
Traços	Pequena onda no lado medial com o alisamento para baixo
1+	Maior volume no lado medial com o alisamento para baixo
2+	Derrame que retorna espontaneamente para o lado medial após o alisamento para cima (sem necessidade de alisamento para baixo)
3+	Um volume de líquido tão grande a ponto de não ser possível mobilizar o derrame para fora da face medial do joelho

De Sturgill LP, Snyder-Mackler L, Manal TJ, et al.: Interrater reliability of a clinical scale to assess knee joint effusion, *J Orthop Sports Phys Ther* 39:846, 2009.

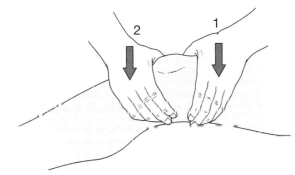

Figura 12.123 Posicionamento das mãos para o teste de flutuação. Primeiramente, uma das mãos é empurrada para baixo (*seta 1*) e, em seguida, a outra mão é também empurrada para baixo (*seta 2*). O examinador sente o movimento do líquido para a frente e para trás sob uma das mãos e, a seguir, sob a outra mão.

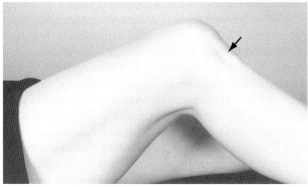

Figura 12.124 Teste de indentação. A *seta* indica onde observar a ocorrência de enchimento da indentação.

pida. O desaparecimento da indentação é causado pelo derrame articular e indica um teste positivo. O ângulo no qual a indentação desaparece depende da magnitude do derrame articular. Quanto maior ele for, mais rapidamente a indentação desaparece. Quando o polegar e os demais dedos da mão são posicionados em cada lado do tendão patelar, pode-se fazer com que o líquido flutue para a frente e para trás. Este teste, como o teste do alisamento, pode detectar níveis mínimos de inchaço.

✓ **Teste de percussão patelar ("patela rechaçável").** Com o joelho do paciente estendido ou flexionado até produzir uma sensação de desconforto, o examinador percute ou pressiona levemente sobre a patela (Fig. 12.125). Quando isso é feito, uma sensação de flutuação da patela deve ser sentida. Isso é algumas vezes denominado **sinal da "patela dançante"**. Em uma modificação deste teste, é necessário que o examinador posicione delicadamente o polegar e o indicador de uma das mãos em ambos os lados da patela. A seguir, ele "alisa" o recesso suprapatelar com a outra mão.[128] O teste é considerado positivo quando ocorre afastamento entre o polegar e o dedo indicador. Este teste é capaz de detectar um derrame de grande magnitude (40 a 50 mL) no joelho, o qual também pode ser detectado pela observação.

? **Teste para derrame peripatelar.**[418] O paciente posiciona-se em decúbito dorsal com o joelho estendido. O examinador cuidadosamente "ordenha" o líquido do recesso suprapatelar na direção distal. Com a mão oposta, ele palpa a região adjacente ao tendão patelar (em geral, na face medial) procurando acúmulo de líquido ou uma onda líquida passando sob os artelhos. Reider[71] chama isso de uma **onda líquida palpável**. Se o derrame for evidente, Reider[71] sugere a denominação **onda líquida visível**. O examinador "alisa" o líquido dentro do recesso suprapatelar. Com uma das mãos, ele comprime ou aperta o recesso suprapatelar enquanto examina os espaços vazios em cada lado da patela, para a passagem de uma onda líquida. Esse teste é similar ao teste do alisamento.

Testes para disfunção patelofemoral

Disfunção patelofemoral, ou síndrome da dor patelofemoral (SDPF), significa que existe alguma patologia afetando a articulação patelofemoral.[90,200,419,420] Essa patologia pode ser decorrente de fatores biomecânicos, processos fisiopatológicos, displasia troclear, ou perda de homeostase tecidual resultando em sinovite e em um coxim adiposo inflamado.[51,421,422] Geralmente pacientes com disfunção patelofemoral queixam-se de dor em ações como subir ou descer escadas, subir ou descer um degrau, permanecer sentado muito tempo (sinal do cinema), agachar ou levantar de uma cadeira. A confiabilidade da

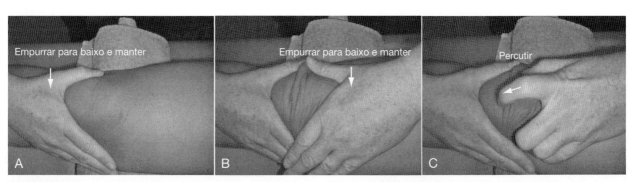

Figura 12.125 Teste de percussão patelar ("patela rechaçável"). (A) Etapa 1. (B) Etapa 2. (C) Etapa 3.

maioria dos testes para SDPF é baixa; portanto, usualmente recomenda-se a realização de vários testes.[196] Nunes et al.[423] relataram que a inclinação da patela e o teste do agachamento mostraram evidências de apoio ao diagnóstico de SDFP. Piva et al.[424] descreveram várias medidas de comprometimento confiáveis para SDPF (p. ex., comprimento dos músculos posteriores da coxa, quadríceps femoral, flexores plantares e trato iliotibial; força muscular dos abdutores de quadril; e pronação do pé). O examinador deve considerar a avaliação de toda a cadeia cinética inferior e seu efeito sobre a articulação patelofemoral na suspeita de SDPF.[80-85,425-428] Por exemplo, constatou-se que, nos pacientes com SDPF, os abdutores e os rotadores laterais do quadril estão enfraquecidos, enquanto o trato iliotibial está retesado.[99,429-432] Em alguns casos, a dor pode causar inibição reflexa, provocando falseio ou colapso do joelho.[433] Cook et al.[434] acreditavam que o diagnóstico de SDPF é de exclusão; isso significa que devem ser consideradas outras condições (p. ex., síndrome da plica, artrite tibiofemoral), antes que se possa determinar um diagnóstico de SDPF.

Fatores de risco que podem contribuir para a síndrome da dor patelofemoral[a]

- Displasia patelar (p. ex., patela alta ou baixa).
- Retináculo patelar comprimido (especialmente lateral).
- Excursão patelar anormal.
- Inclinação ou rotação patelar anormal.
- Alinhamento patelar anormal em relação ao fêmur (p. ex., ângulo Q fora da faixa normal de 13° a 18°).
- Marcha cruzada.
- Genu valgo/varo excessivo.
- Fraqueza muscular (p. ex., vasto medial oblíquo, abdutores e rotadores laterais do quadril, dorsiflexores do tornozelo).
- Desequilíbrio muscular (p. ex., relação quadríceps femoral/posteriores da coxa).
- Torção tibial excessiva (especialmente medial).
- Mau alinhamento do pé (p. ex., retropé varo ou valgo, pronação/supinação do pé excessiva).
- Hipomobilidade muscular (p. ex., quadríceps femoral, posteriores da coxa, gastrocnêmio, trato iliotibial, adutores do quadril).
- Trauma da patela (p. ex., luxação, trauma direto).
- Estresse repetitivo anormal da patela (p. ex., correr no mesmo lado da rodovia ou calçada continuamente [curva da estrada ou calçada acomete a mecânica do pé-joelho]).
- Calçados de treinamento desgastados (p. ex., calçado de controle *versus* calçado acolchoado, calçados desgastados).
- Inclinação pélvica excessiva (anterior/posterior, medial/lateral).

[a]A síndrome da dor patelofemoral pode ser o resultado de um ou de todos os fatores acima. Na verdade, a causa precisa da síndrome da dor patelofemoral é desconhecida.

Nijs et al.[435] relataram que o teste de coordenação do vasto medial, o teste de apreensão patelar e o teste do degrau excêntrico apresentaram o maior valor preditivo positivo nos pacientes com SDPF.

Teste do atrito patelar ativo.[71] O paciente senta-se na borda da maca de exame com o joelho flexionado 90°. Enquanto o paciente estende lentamente o joelho, o examinador coloca a mão sobre a patela para sentir possível crepitação. Durante a ADM, o local em que ocorrer dor será uma indicação de qual parte da patela demonstra patologia (ver Fig. 12.2). Uma força maior pode ser aplicada através da patela pedindo-se ao paciente para subir e descer um degrau baixo, enquanto o examinador gentilmente palpa a patela para avaliar se há dor e crepitação (**teste de subida e descida de degrau**).[71]

Sinal de Clarke (teste da compressão patelar). Este teste avalia a presença de problemas na articulação entre a superfície articular da patela e as superfícies articulares dos côndilos femorais, mas não é específico para uma condição; além disso, alguns pesquisadores questionam a validade do teste.[436] Com o paciente em decúbito, relaxado e com o joelho estendido, o examinador pressiona para baixo em uma região ligeiramente proximal ao polo superior ou à base da patela, com a membrana interdigital de sua mão (Fig. 12.126). Reider[71] recomenda que a patela seja diretamente empurrada para baixo. A seguir, é solicitado ao paciente que contraia os músculos quadríceps femoral enquanto o examinador empurra para baixo. Quando o paciente consegue completar e manter a contração sem dor, o teste é considerado negativo. O teste é considerado positivo quando provoca dor retropatelar e o paciente não consegue manter a contração. Como o examinador pode obter um resultado positivo em qualquer indivíduo se aplicar uma pressão suficiente sobre a patela, a magnitude da pressão deve ser cuidadosamente controlada. O melhor modo de fazê-lo é repetir o procedimento várias vezes, aumentando a pressão progressivamente e comparando os resultados com os do lado não afetado. Para testar diferentes partes da patela, o joelho deve ser testado a 30°, 60° e 90° de flexão e em extensão completa.

Teste do degrau excêntrico (descida lateral).[246,247,424,435] O paciente posiciona-se em pé sobre um degrau de 15 cm de altura ou sobre um banquinho enquanto mantém as mãos nos quadris. Ele desce do degrau, primeiramente com o membro lesionado (isso testa o membro bom),

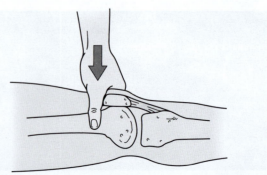

Figura 12.126 Sinal de Clarke.

de forma tão lenta e suave quanto ele seja capaz, enquanto o examinador observa a qualidade do movimento (Fig. 12.127B).[424] O teste é considerado positivo na presença de dor durante sua realização. A Tabela 12.12 descreve os critérios de pontuação para o teste.[424]

? Sinal de Frund. O paciente posiciona-se sentado. O examinador percute a patela em vários graus de flexão do joelho. O teste é considerado positivo quando o paciente refere dor, e pode significar condromalácia da patela.

? Teste da tração lateral. O paciente posiciona-se em decúbito dorsal com o membro inferior estendido. Ele contrai o quadríceps femoral e o examinador observa o movimento da patela.[96] Normalmente a patela move-se para cima ou para cima e para o lado em igual proporção (Fig. 12.128). Quando o movimento lateral é excessivo, o teste é considerado positivo para a tração lateral excessiva do quadríceps femoral, acarretando artralgia patelofemoral. Watson et al.[437] questionaram a confiabilidade deste teste, em especial quando ele é realizado por examinadores inexperientes.

⚠ Teste de McConnel para condromalácia da patela. O paciente posiciona-se na posição sentada com o fêmur em rotação lateral. O paciente executa contrações isométricas do quadríceps a 120°, 90°, 60°, 30° e 0°, e cada uma delas é mantida por 10 segundos (Fig. 12.129). Quando ocorre desencadeamento da dor durante qualquer uma das contrações, o membro inferior do paciente é retornado de forma passiva à extensão completa pelo examinador. A seguir, o membro inferior do paciente é apoiado totalmente sobre o joelho do examinador e este empurra a patela na direção medial. O deslizamento medial é mantido enquanto o joelho é retornado ao ângulo doloroso e o paciente executa uma contração isométrica, novamente com a patela mantida medialmente. Quando a dor diminui, a origem da dor é patelofemoral. Cada ângulo é testado de modo semelhante.[438]

⚠ Teste de palpação do movimento.[94] O paciente assume a posição sentada com os joelhos em flexão de aproximadamente 90° sobre a borda da maca de exame, sem que os pés toquem o chão. O examinador senta-se ao lado do joelho a ser examinado e posiciona uma das mãos sobre a patela. Com a outra mão, segura o tornozelo (Fig. 12.130). Usando a mão que está no tornozelo, o examinador mobiliza passivamente o joelho da extensão

TABELA 12.12

Pontuação do teste do degrau excêntrico (descida lateral)

Critérios	Pontos
Uso dos braços para manutenção do equilíbrio	1
Inclinação do tronco (medial ou lateral)	1
Rotação e/ou elevação da pelve	1
Genu valgo	
Tubérculo tibial medial ao segundo artelho	1
Tubérculo tibial medial ao pé	2
Posição unilateral instável	1

Pontuação: 0-1, boa qualidade do movimento; 2-3, qualidade média do movimento; 4+, movimento ruim.
Adaptada de Piva SR, Fitzgerald K, Irrgang JJ et al.: Reliability of measures of impairments associated with patellofemoral pain syndrome, *BMC Musculoskelet Disord* 7:33, 2006.

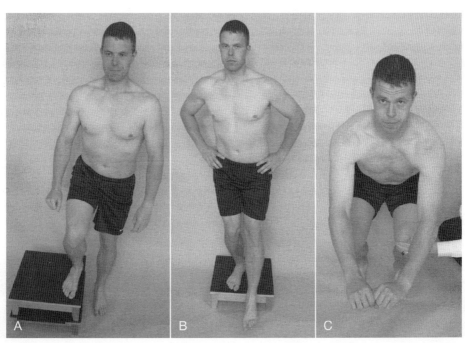

Figura 12.127 Testes no degrau. (A) Teste da subida de degrau. (B) Teste do degrau excêntrico (descida). (C) Teste de Waldron.

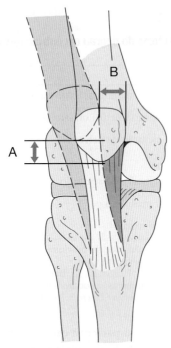
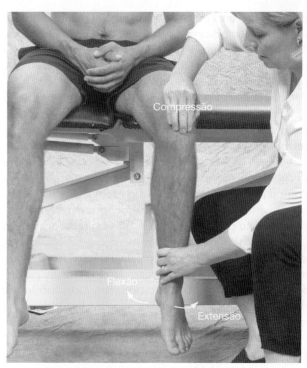

Figura 12.128 Teste da tração lateral. Normalmente, A > B ou A = B; na tração lateral excessiva do quadríceps femoral, B > A. (De Kolowich PA, Paulos LE, Rosenberg TD et al.: Lateral release of the patella: indications and contraindications. *Am J Sports Med* 18:361, 1990.)

Figura 12.130 Teste de palpação dos movimentos.

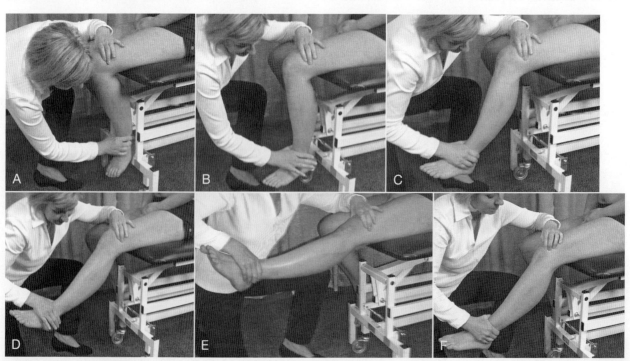

Figura 12.129 Teste de McConnell para condromalácia da patela. (A) 120°. (B) 90°. (C) 60°. (D) 30°. (E) 0°. (F) Teste a 60°, mantendo medialmente a patela.

completa (0°) até 100° de flexão, enquanto aplica uma compressão de aproximadamente 2,3 kg sobre a articulação patelofemoral, com o seu dedo indicador posicionado no ponto imediatamente distal ao polo inferior da patela. Durante o movimento passivo, o examinador palpa em busca de crepitação e para avaliar a intensidade e localização do desconforto. O movimento passivo deve ser repetido três ou quatro vezes. O examinador determinará o grau da crepitação aplicando os critérios descritos na Tabela 12.13.

? Teste da inclinação patelar passiva.[424] O paciente posiciona-se em decúbito dorsal com o joelho estendido e o quadríceps femoral relaxado. O examinador posiciona-se em pé à beira da maca de exame e eleva a borda lateral da patela, afastando-a do côndilo femoral lateral. A patela não deve ser empurrada medial ou lateralmente, devendo permanecer na tróclea femoral.[96] O ângulo normal é de 15°, embora os homens possam apresentar um ângulo 5° menor do que o das mulheres (Fig. 12.131). Pacientes com ângulos menores do que esse apresentam propensão à síndrome patelofemoral, especificamente a síndrome da pressão lateral excessiva. Watson et al.[437] questionaram a confiabilidade deste teste, especialmente quando ele é realizado por examinadores inexperientes.

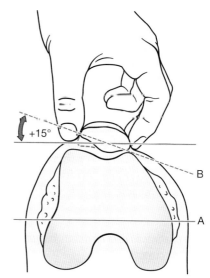

Figura 12.131 Teste da inclinação patelar passiva. (Reproduzida de Kolowich PA, Paulos LE, Rosenberg TD et al.: Lateral release of the patella: indications and contraindications. *Am J Sports Med* 18:361, 1990.)

⚠ Teste da subida de degrau.[433] O paciente posiciona-se ao lado de um degrau com 25 cm de altura. O examinador solicita a ele que suba o degrau lateralmente usando o membro inferior não lesionado. O teste é repetido com o outro membro. Em geral, o paciente não deve apresentar dificuldade para realizar o teste e nem sentir dor. A incapacidade de executar o teste pode indicar artralgia patelofemoral, fraqueza do quadríceps femoral ou incapacidade de estabilizar a pelve (Fig. 12.127A).

? Teste de coordenação do vasto medial.[435,439] O paciente posiciona-se em decúbito dorsal enquanto o examinador coloca a mão fechada (um punho) sob o joelho do paciente (Fig. 12.132). Solicita-se ao paciente que estenda o joelho lentamente sem pressionar a mão fechada do examinador nem levantar a perna para longe da mão, enquanto tenta atingir a extensão completa. O teste é considerado positivo quando o paciente não é capaz de estender o joelho completamente ou apresenta dificuldade de atingir a extensão completa, ou ainda se tenta utilizar os flexores ou extensores do quadril para realizar a tarefa.

? Teste de Waldron. Esse teste também avalia a presença da síndrome patelofemoral, funcionando de modo seme-

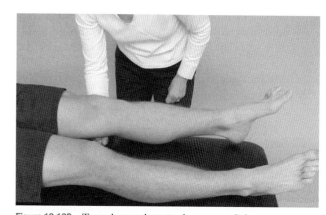

Figura 12.132 Teste de coordenação do vasto medial.

lhante aos testes da subida de degrau e do degrau excêntrico descritos anteriormente.[72] O examinador palpa a patela enquanto o paciente executa várias flexões lentas e profundas do joelho (elas podem ser realizadas com agachamentos uni ou bilaterais para facilitar a comparação) (Fig. 12.127C). Enquanto o paciente move-se ao longo da ADM, o examinador deve observar a quantidade de crepitação (importante somente quando acompanhada por dor), onde ela ocorre na ADM, a magnitude

TABELA 12.13

Escala de graduação da crepitação para patela com danos à cartilagem

	Nenhuma	Leve	Moderada	Grave
Atrito tátil	Movimento suave	De lixa fina	De lixa de granulação média	Atrito de osso contra osso
Som	Sem som	Sem som	Rangido de assoalho	De estouro-estalido-triturar

Modificada de Lancaster AR, Nyland J, Roberts CS: The validity of the motion palpation test for determining patellofemoral joint articular cartilage damage, *Phys Ther Sport* 8(2):59-65, 2007.

da dor e se ocorre "pega" ou excursão irregular da patela (ver Fig. 12.31) durante o movimento. O teste é considerado positivo se o paciente apresentar dor e crepitação concomitantes.[72]

● *Sinal de Zohler.*[128] O paciente posiciona-se em decúbito dorsal com os joelhos estendidos. O examinador traciona a patela distalmente e a mantém nessa posição. Ele solicita ao paciente que contraia o quadríceps femoral (Fig. 12.133). O teste é considerado positivo para a condromalácia patelar quando o paciente refere dor. No entanto, o teste pode ser falso-positivo em uma grande porcentagem da população normal.

Outros testes

▲ *Testes de coativação para os músculos quadríceps femoral e posteriores da coxa.*[143]

1. **Levantamento terra em apoio unipodal:** o paciente se equilibra em apoio unipodal (inicialmente, sobre o membro saudável); os joelhos e quadris devem estar flexionados a aproximadamente 30°. O paciente flexiona lentamente o quadril e o tronco, de modo a tocar o pé ou o solo com o dedo contralateral, ao lado do pé de apoio. Em seguida, deve retornar à posição inicial (Fig. 12.134A e B). Idealmente, o joelho deve ser mantido a 30° durante todo o movimento, de modo que o joelho fique situado sobre os artelhos do mesmo pé. O examinador compara os membros quanto à forma e sincronização.

2. **Salto lateral:** o paciente fica em pé com os pés unidos. Começando com o membro não lesionado, salta lateralmente em uma distância equivalente à metade de sua altura corporal, tendo sido orientado pelo examinador para que aterrisse "o mais suavemente possível", com o joelho flexionado e sobre os artelhos (Fig. 12.134C e D). O paciente também é instruído para que se equilibre sobre a perna de apoio durante 3 segundos. O examinador compara as duas pernas quanto à forma e sincronização.

3. **Salto transversal/diagonal:** o paciente fica em pé, com os pés unidos. Começando com o membro não lesionado, salta em um plano transversal em uma distância equivalente à metade de sua altura corporal, tendo sido orientado pelo examinador para que aterrisse "o mais suavemente possível", com o joelho flexionado e sobre os artelhos (Fig. 12.134E e F). O paciente também é instruído para que se equilibre sobre a perna de apoio durante 3 segundos. O examinador compara as duas pernas quanto à forma e sincronização.

4. **Marcha lateral com faixa elástica:** o paciente fica em pé com uma faixa elástica presa em torno dos tornozelos. Deve manter a posição ereta e os pés unidos (a faixa deve permitir uma expansão de aproximadamente 30 cm). Enquanto mantém os quadris e joelhos flexionados a 30°, o paciente (começando com o membro inferior não lesionado) dá um passo lateral em uma distância de 130% da largura dos ombros (essa distância deve estar marcada no solo), até se apoiar apenas no pé do membro que deu a passada. O paciente deve manter os pés apontando diretamente para a frente, com o joelho sobre os artelhos (Fig. 12.134G). O paciente também pode se mover em uma direção oblíqua. O examinador compara as duas pernas quanto à forma e sincronização.

● *Teste do ângulo neutro do quadríceps de Daniel.*[440] O paciente posiciona-se em decúbito dorsal. O membro inferior não afetado é testado primeiramente. O quadril do paciente é flexionado a 45°, e o joelho, a 90°, com o pé apoiado diretamente sobre a maca de exame. É solicitado ao paciente que estenda o joelho de forma isométrica, com o examinador mantendo o pé para baixo. Quando um desvio tibial é observado, a flexão do joelho é diminuída (desvio tibial posterior) ou aumentada (desvio tibial anterior). O processo é repetido até que o ângulo no qual não ocorre qualquer desvio tibial (Fig. 12.135). Este ângulo, o ângulo neutro do quadríceps femoral, é em média de 70° (variação, 60° a 90°). O joelho lesionado é colocado na mesma posição de ângulo neutro e o examinador solicita ao paciente que contraia o quadríceps femoral. Qualquer desvio anterior é indicativo de insuficiência de ligamento cruzado posterior. O ângulo neutro do quadríceps é utilizado principalmente para o teste da frouxidão com auxílio de equipamentos (p. ex., artrômetro KT-1000, aparelho para testes da frouxidão do joelho de Stryker).

✓ *Teste da apreensão de Fairbanks.* Esse é um teste para a **luxação da patela**.[320,441] O paciente posiciona-se em decúbito dorsal com o músculo quadríceps femoral relaxado e o joelho flexionado a 30°, e o examinador empurra a patela lateralmente de forma cuidadosa e lenta (Fig. 12.136). Tanner et al.[442] acreditam que a patela deve ser empurrada lateral e distalmente para tornar o teste mais sensível. Quando o paciente sente que a patela vai ser luxada, ele contrai o quadríceps femoral para trazê-la de volta "para a linha". Esta ação indica um teste positivo. O paciente também demonstra apreensão no olhar.

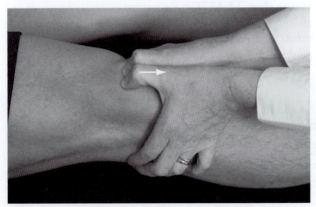

Figura 12.133 Sinal de Zohler para condromalácia da patela.

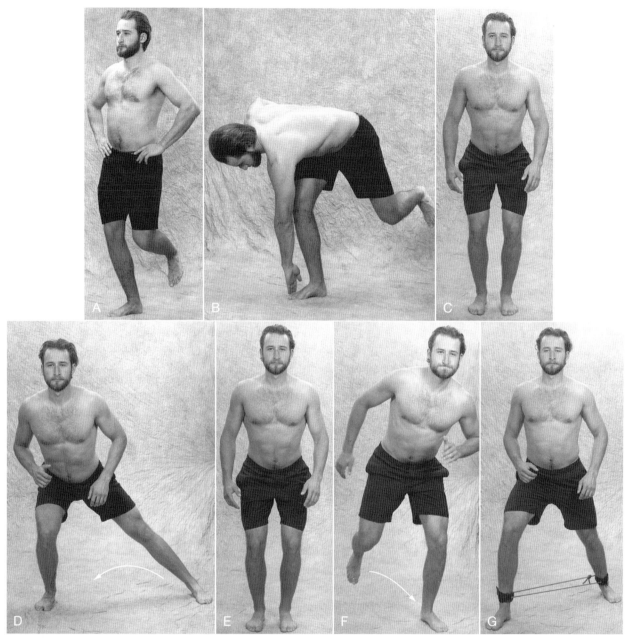

Figura 12.134 Testes de coativação para os músculos quadríceps femoral e posteriors da coxa. (A) Levantamento terra em apoio unipodal – posição inicial. (B) Levantamento terra em apoio unipodal – posição final. (C) Salto lateral – posição inicial. (D) Salto lateral – posição final. (E) Salto transversal/diagonal – posição inicial. (F) Salto transversal/diagonal – posição final. (G) Faixas elásticas ("tubos elásticos") podem ser empregadas para oferecer resistência em diferentes direções e durante a marcha.

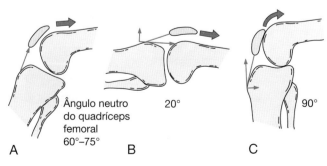

Figura 12.135 Durante a extensão do joelho em cadeia aberta, a translação da tíbia é uma função da força de cisalhamento produzida pelo tendão patelar. (A) Posição neutra do quadríceps femoral. A força do tendão patelar é perpendicular aos platôs tibiais e causa compressão das superfícies articulares sem força de cisalhamento. (B) Em ângulos de flexão menores que o ângulo da posição neutra do quadríceps femoral, a orientação do tendão patelar causa cisalhamento anterior da tíbia. (C) Em ângulos maiores que o ângulo da posição neutra do quadríceps femoral, a força do tendão patelar causa cisalhamento posterior da tíbia. (De Daniel DM, Stone ML, Barnett P et al. Use of the quadriceps active test to diagnose posterior cruciate ligament disruption and measure posterior laxity of the knee, *J Bone Joint Surg Am* 70:386-391, 1988.)

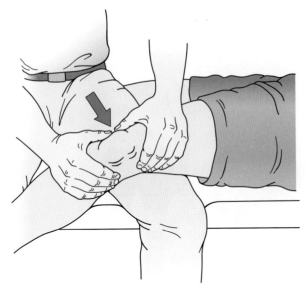

Figura 12.136 Teste da apreensão. (Reproduzida de Hughston JC, Walsh WM, Puddu G: *Patellar subluxation and dislocation.* Philadelphia: WB Saunders, 1984. p. 29.)

Comprimento funcional do membro inferior. O paciente posiciona-se em pé, na postura relaxada normal. O examinador palpa as espinhas ilíacas anterossuperiores (EIAS) e, em seguida, as espinhas ilíacas posterossuperiores (EIPS), e observa se há alguma diferença. A seguir, ele posiciona o paciente de modo que as suas articulações subtalares fiquem em posição neutra enquanto suportam peso (ver Cap. 13). Enquanto o paciente mantém essa posição com os artelhos direcionados para a frente e o joelho estendido, o examinador palpa novamente as EIAS e EIPS. Quando as diferenças já observadas permanecem, a pelve e as articulações sacroilíacas também devem ser avaliadas. Quando as diferenças já observadas desaparecem, o examinador deve suspeitar de uma diferença funcional de comprimento dos membros inferiores causada por problemas nos quadris, nos joelhos, nos tornozelos ou nos pés – mas principalmente problemas de tornozelos ou pés.

Teste funcional para contusão do quadríceps femoral. O paciente posiciona-se em decúbito ventral e o examinador flexiona passivamente o joelho o máximo possível. Quando a flexão passiva do joelho é de 90° ou mais, trata-se somente de uma contusão leve. Quando a flexão passiva do joelho for inferior a 90°, a contusão é de moderada a grave e o paciente deve ser orientado a não sustentar peso. Em geral, a distância entre o calcanhar e a nádega não deve ser maior do que 10 cm nos homens e 5 cm nas mulheres. Este teste também pode ser utilizado para testar uma retração dos músculos do quadríceps (vastos). Quando a amplitude é limitada e o *end feel* é de distensão muscular, os músculos vastos medial, lateral e/ou intermédio estão tensos. O teste para encurtamento do reto femoral está descrito no Capítulo 11.

Mensuração do comprimento do membro inferior. O paciente posiciona-se em decúbito dorsal com os membros inferiores em ângulo reto com uma linha que une as duas EIAS. Com o auxílio de uma fita métrica, é medida a distância de uma EIAS até o maléolo lateral ou medial ipsilateral, colocando a extremidade de metal da fita métrica imediatamente abaixo e contra a EIAS (Fig. 12.137). A fita métrica é estendida de modo que a outra mão possa empurrá-la contra a face distal do maléolo medial (ou lateral), e a leitura é anotada. O outro lado é testado do mesmo modo. Uma diferença de 1 a 1,5 cm entre os dois lados é considerada normal. Entretanto, o examinador deve lembrar-se de que mesmo essa diferença pode produzir sintomas patológicos. Quando existe uma diferença, o examinador pode determinar o local de sua ocorrência, medindo do ponto alto da crista ilíaca até o trocanter maior (para a coxa vara); do trocanter maior até a interlinha articular lateral do joelho (para o comprimento do fêmur); e da interlinha articular medial do joelho até o maléolo medial (para o comprimento da tíbia). A seguir, os dois membros inferiores são comparados. O examinador também deve lembrar-se de que deformidades de torção do fêmur ou da tíbia podem alterar o comprimento do membro.

Mensuração da massa muscular (mensurações antropométricas para inchaço ou atrofia da coxa). O examinador seleciona áreas onde a massa muscular ou o aumento de volume seja maior e mede a circunferência do membro. É importante que seja anotado no prontuário do paciente em qual distância acima ou abaixo do ápice ou da base da patela a mensuração foi realizada e se a fita métrica é posicionada acima ou abaixo da marca. Os pontos comuns de mensuração são:

1. 15 cm abaixo do ápice da patela.
2. Ápice da patela ou interlinha articular.
3. 5 cm acima da base da patela.
4. 10 cm acima da base da patela.
5. 15 cm acima da base da patela.
6. 23 cm acima da base da patela.

Hughston[78] defendeu o uso da interlinha articular lateral em vez da patela como ponto inicial da mensuração. Ele acreditava que a interlinha articular era mais

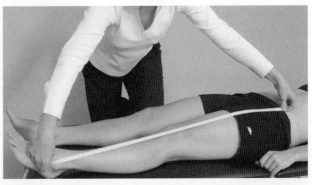

Figura 12.137 Mensuração do comprimento dos membros inferiores (até o maléolo lateral).

constante. Quando possível, o examinador também deve anotar se o que está sendo mensurado é a massa muscular ou um aumento de volume, e deve se lembrar que não existe qualquer correlação entre a massa muscular e a força.

É importante que o examinador compreenda que as medidas circunferenciais têm utilidade em caso de inchaço e para o registro de atrofias. Contudo, os valores obtidos não são bons indicativos de força, potência ou função musculares. Os valores podem demonstrar a ocorrência de mudança, mas não estão correlacionados com a produção de torque.[443]

⚠ **Teste de apreensão ao movimento da patela (TAMP) para instabilidade lateral da patela.**[444] Para a realização do teste de apreensão ao movimento da patela, o paciente fica em decúbito dorsal, com a coxa sobre a maca de exame. O examinador mantém o membro inferior em completa extensão, fora da maca. Em seguida, translaciona lateralmente a patela. Para tanto, usa seu polegar, e a patela é mantida lateralmente, enquanto ele flexiona passivamente o joelho até 90°, retornando em seguida a perna à extensão total (etapa 1). O teste é considerado positivo se for observada apreensão do paciente ou se este contrair o quadríceps femoral. Se a patela for mobilizada em translação medial com o joelho flexionado, o paciente não manifestará apreensão, nem contração protetora do quadríceps femoral (etapa 2), pois na maioria das vezes a patela subluxa ou luxa lateralmente. Para que o teste seja considerado positivo, tanto a etapa 1 (demonstração de apreensão) como a etapa 2 (ausência de apreensão) devem ocorrer.

⚠ **Teste da compressão de Noble.** Este é um teste para a **síndrome do atrito do trato iliotibial**.[445] O paciente posiciona-se em decúbito dorsal e o examinador flexiona o joelho a 90°, seguido pela flexão do quadril (Fig. 12.138). Em seguida, com o polegar, ele aplica uma pressão sobre o epicôndilo lateral do fêmur ou a 1-2 cm em um ponto proximal ao epicôndilo. Enquanto a pressão é mantida, o joelho do paciente é estendido passivamente. A cerca de 30° de flexão (0° sendo o membro inferior estendido), o paciente queixa-se de dor intensa no côndilo lateral do fêmur. A dor indica um teste positivo. O paciente confirma que se trata da mesma dor que ocorre com a atividade.

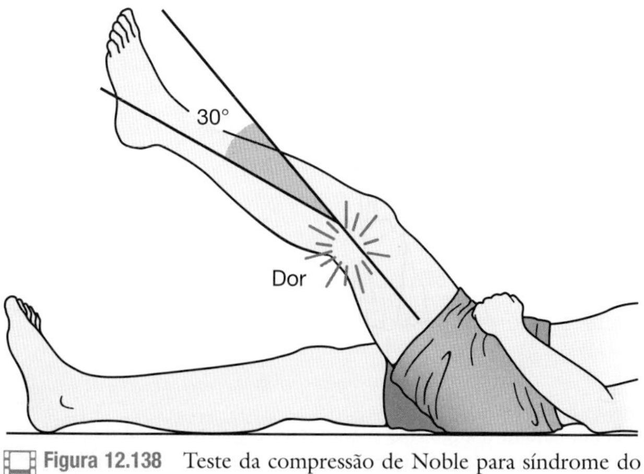

⚠ **Ângulo do quadríceps (ângulo Q) ou ângulo patelofemoral.** O ângulo Q é definido como o ângulo entre os músculos quadríceps femoral (sobretudo o reto femoral) e o tendão patelar, e representa o ângulo da força do músculo quadríceps femoral (Fig. 12.139).[446-449] O ângulo é obtido certificando-se primeiramente de que os membros inferiores se encontram em ângulo reto com a interlinha que une as duas EIAS, habitualmente com o paciente em decúbito dorsal (o examinador também pode optar pela posição em pé), membros inferiores estendidos e quadríceps femoral relaxado.[450] Alguns autores acreditam que o joelho deve ficar posicionado em 20° a 30° de flexão porque, nessa posição, a patela fica mais centralizada, podendo representar mais adequadamente a fase de apoio da marcha.[447,450] Em seguida, uma linha é traçada da EIAS até o ponto médio da patela ipsilateral, e uma outra linha é traçada do tubérculo tibial até o ponto médio da patela. O ângulo formado pelo cruzamento dessas duas linhas é denominado ângulo Q. O pé deve ser colocado em posição neutra em relação à supinação e à pronação, e o quadril, em posição neutra em relação à rotação medial e lateral, pois foi observado que diferentes posições do pé e do quadril alteram o ângulo Q.[451]

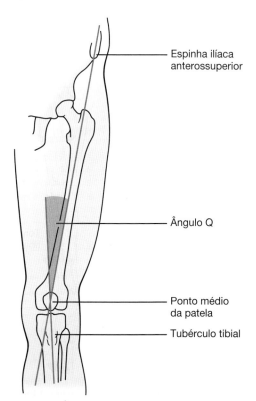

Figura 12.138 Teste da compressão de Noble para síndrome do atrito do trato iliotibial.

Figura 12.139 Ângulo do quadríceps femoral (ângulo Q).

Normalmente, com o joelho estendido, o ângulo Q é de 13° nos homens e de 18° nas mulheres (Fig. 12.140), embora Grelsamer et al.[452] tenham relatado que os valores para homens e mulheres são semelhantes quando a altura do paciente é considerada. Qualquer ângulo menor que 13° pode estar associado à condromalácia da patela, patela alta, ou a uma instabilidade patelar.[450] Um ângulo maior que 18° frequentemente está associado à SDPF, condromalácia patelar, subluxação da patela, aumento da anteversão femoral, genu valgo, desvio lateral do tubérculo tibial, ou a um aumento da torção externa da tíbia. Durante o teste, que pode ser realizado com radiografias ou diretamente no paciente, o quadríceps femoral deve estar relaxado. Quando o ângulo Q é medido com o paciente na posição sentada, ele deve ser de 0° (Fig. 12.141). Com o paciente na posição sentada, deve ser observada a presença do "**sinal da baioneta**", que indica um alinhamento anormal da musculatura do quadríceps femoral, do tendão patelar ou da diáfise da tíbia (Fig. 12.142).

Hughston et al.[320] defendem a realização do teste com o quadríceps femoral contraído. Quando o ângulo Q é medido com o quadríceps femoral contraído e o joelho completamente estendido, ele deve ser de 8° a 10°. Qualquer ângulo maior que 10° é considerado anormal. O examinador deve assegurar-se de que seja adotado um procedimento padronizado de medida para garantir valores consistentes.[453]

❓ **Sinal de Radulescu.**[454,455] O paciente fica posicionado em decúbito dorsal, com o joelho flexionado a 90°. O examinador estabiliza a coxa do paciente com uma de suas mãos, enquanto promove uma rotação medial da tíbia com a outra, na tentativa de subluxar anteriormente a cabeça da fíbula (Fig. 12.143). Um teste positivo fica indicado pela ocorrência de dor, subluxação da cabeça da fíbula e/ou apreensão por parte do paciente.

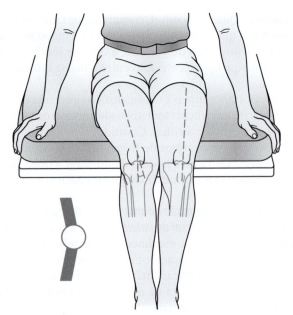

Figura 12.141 Ângulo Q com o joelho fletido. O ângulo Q exagerado do joelho direito da paciente é considerado um ângulo Q positivo residual no joelho fletido. Normalmente, o ângulo Q em flexão deve ser de 0°. (Reproduzida de Hughston JC, Walsh WM, Puddu G. *Patellar subluxation and dislocation*. Philadelphia: WB Saunders, 1984. p. 24.)

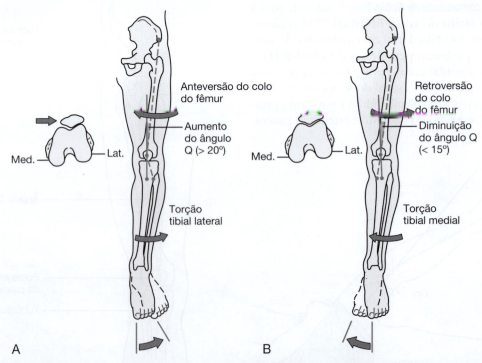

Figura 12.140 (A) A anteversão do colo do fêmur e a torção lateral da tíbia aumentam o ângulo Q e acarretam o trajeto lateral da patela no sulco femoral. (B) A retroversão do colo do fêmur e a torção medial da tíbia diminuem o ângulo Q e tendem a centralizar o trajeto da patela. (Reproduzida de Tria AJ, Palumbo RC. Conservative treatment of patellofemoral pain. *Semin Orthop* 5:116-117, 1990.)

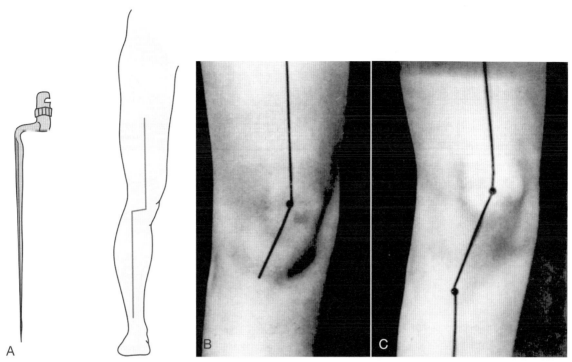

Figura 12.142 Ângulo Q aumentado. (A) Sinal da baioneta. A tíbia vara de terço proximal produz um ângulo Q acentuadamente aumentado. O alinhamento do quadríceps femoral, do tendão patelar e da diáfise tibial assemelha-se a uma baioneta francesa. (B) O ângulo Q com o joelho em extensão completa é apenas discretamente aumentado em comparação com o normal. (C) Entretanto, com o joelho flexionado a 30°, a tíbia não consegue realizar a desrotação normal, e o tendão patelar não consegue alinhar-se com a crista anterior da tíbia. Esse achado não é incomum em pacientes com artralgia patelofemoral. A torção (anteversão) medial do fêmur aumentada combinada com a torção lateral da tíbia aumentada causará o mesmo sinal da baioneta. (A, de Hughston JC et al.: *Patellar subluxation and dislocation*. Philadelphia: WB Saunders, 1984. p. 26; B e C, de Ficat RP, Hungerford DS: *Disorders of the patello-femoral joint*. Baltimore: Williams & Wilkins, 1977. p. 117.)

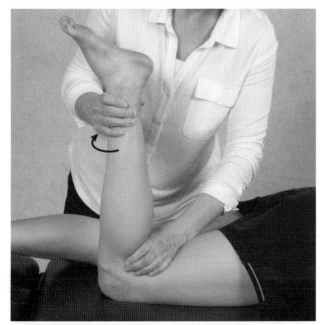

Figura 12.143 Teste de Radulescu para instabilidade da cabeça da fíbula.

Testes para o encurtamento dos músculos posteriores da coxa.[456] Estes testes estão descritos no Capítulo 11.

⚠ ***Teste para a contratura do joelho em extensão (diferença de altura dos calcanhares).***[457] O paciente posiciona-se em decúbito ventral com as coxas apoiadas e as pernas relaxadas. O examinador mede a diferença entre a altura dos calcanhares (Fig. 12.144). Dependendo do comprimento do membro, um centímetro de diferença aproxima-se de 1°. O teste, juntamente com o *end feel* gerado, é utilizado para testar a contratura articular (distensão tissular) e possivelmente o encurtamento dos posteriores da coxa (distensão muscular). Um aumento de volume (inchaço) também pode produzir um teste positivo.

⚠ ***Ângulo entre o tubérculo e o sulco (ângulo Q a 90°).***[52,438] Essa medida também é usada para medir o ângulo da tração do quadríceps femoral. Uma linha vertical é traçada do centro da patela até o centro do tubérculo tibial. Uma segunda linha horizontal é traçada através do epicôndilo femoral (Fig. 12.145). Normalmente as linhas são perpendiculares. Ângulos maiores que 10° a partir da perpendicular são considerados anormais. A subluxação lateral da patela pode afetar os resultados.

Outra medida, semelhante ao ângulo Q, é o **ângulo A**, que qual mede a relação entre a patela e o tubérculo tibial. Essa medida, não tão comumente utilizada quanto o ângulo Q, consiste em uma linha vertical que divide a

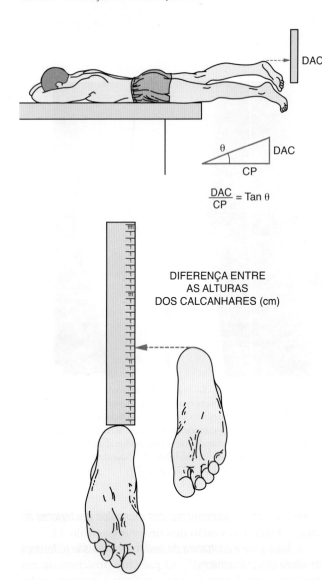

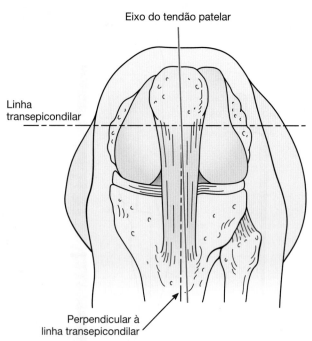

Figura 12.145 Ângulo de 90° entre o tubérculo e o sulco. Com o joelho flexionado a 90°, a linha transepicondilar é avaliada. O eixo do tendão patelar é comparado com uma linha perpendicular à linha transepicondilar. (Modificada de Kolowich PA, Paulos LE, Rosenberg TD et al.: Lateral release of the patella: indications and contraindications. *Am J Sports Med* 18:361, 1990.)

Figura 12.144 Diferença da altura dos calcanhares (DAC). O paciente posiciona-se em decúbito ventral sobre a maca com os membros inferiores sustentados pelas coxas. A diferença da altura dos calcanhares é medida. A conversão da DAC em graus de perda de extensão depende do comprimento do membro inferior. A tangente do ângulo q é a DAC dividida pelo comprimento da perna (CP). O CP é proporcional à altura do paciente. (De Daniel D, Akeson W, O'Conner J, editores. *Knee ligaments: structure, injury and repair.* New York: Raven Press, 1990. p. 32.)

patela em duas metades e uma linha traçada do tubérculo tibial até o ápice do polo inferior da patela. O ângulo resultante é o ângulo A (Fig. 12.146).[458,459] Alguns autores questionaram a confiabilidade dessa medida por causa da dificuldade de se localizar de maneira consistente os pontos de referência adequados.[460]

❓ Teste de Wilson. Esse é um teste para a osteocondrite dissecante (OCD).[461] O paciente coloca-se na posição sentada com o joelho flexionado sobre a maca de exame. Em seguida, o joelho é estendido ativamente com a tíbia em rotação medial. A cerca de 30° de flexão (0° sendo o membro inferior estendido), a dor no joelho aumenta e

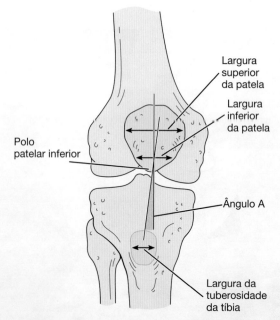

Figura 12.146 Localização dos pontos de referência do ângulo A. (Reproduzida de Ehrat M, Edwards J, Hastings D et al.: Reliability of assessing patellar alignment: the A-angle. *J Orthop Sports Phys Ther* 19:23, 1994.)

o examinador solicita ao paciente que interrompa o movimento de flexão. A seguir, é solicitado que ele mobilize a tíbia em rotação lateral e a dor desaparece. Este achado indica um teste positivo, que é indicativo de OCD do côndilo femoral. O teste somente é considerado positivo quando a lesão está situada no local clássico para OCD do joelho, isto é, na face lateral do côndilo femoral medial, próximo da incisura intercondilar (Fig. 12.147).

Reflexos e distribuição cutânea

Após completar os testes ligamentares e outros testes do joelho e se ainda não tiver sido realizado um exame de rastreamento, o examinador determina a seguir se os reflexos ao redor do joelho são normais, especialmente quando existe suspeita de envolvimento neurológico (Fig. 12.148). Deve ser observado se existe alguma diferença de reflexo patelar (L3-L4) e de reflexo dos posteriores da coxa mediais (L5-S1) entre os dois lados.

O examinador deve ter em mente os padrões dermatoméricos das várias raízes nervosas (Fig. 12.149), assim como a distribuição cutânea dos nervos periféricos (Fig. 12.150). Para testar alteração da sensibilidade, um exame de rastreamento da sensibilidade deve ser realizado usando-se as mãos e os artelhos relaxados para cobrir todas as faces da coxa, do joelho e da perna. Qualquer diferença de sensibilidade deve ser anotada. A sensibilidade pode ser mapeada adicionalmente, com o auxílio de uma carretilha, um alfinete, um cotonete ou um pincel macio.

A dor de joelho verdadeira tende a estar localizada no joelho, mas também pode ser referida para o quadril ou para o tornozelo (Fig. 12.151). Similarmente, a dor da parte lombar da coluna, do quadril (p. ex., deslizamento da epífise da cabeça do fêmur em crianças) e do tornozelo pode ser referida para o joelho. Algumas vezes, uma lesão do menisco medial produz irritação do ramo infrapatelar do nervo safeno. O resultado é uma área hiperestésica do tamanho de uma moeda na face medial do joelho. Este achado é conhecido como **sinal de Turner**.[128] A Tabela 12.14 apresenta os músculos localizados ao redor do joelho e seu padrão de referência de dor.

Lesões de nervos periféricos ao redor do joelho

As lesões de nervos periféricos ao redor do joelho ocorrem sobretudo em caso de traumatismo (p. ex., fratura, luxação, golpe direto, compressão).[23,462]

Nervo fibular comum (L4 a S2). Esse nervo é vulnerável à lesão da região posterolateral do joelho ao curvar-se ao redor da cabeça da fíbula. Também foi relatado que o nervo pode ser distendido em decorrência da tração do músculo fibular longo em uma entorse lateral do tornozelo,[457,463,464] em um traumatismo direto, lesão à extremidade posterolateral ou em um estresse varo sobre o joelho.[52,342] O resultado é a fraqueza ou paralisia dos músculos inervados pelos nervos fibular profundo e superficial, os dois ramos do nervo fibular comum (Tab. 12.15). Isso causa uma incapacidade de realizar a dorsiflexão do pé (pé caído) e acarreta a marcha com *steppage* e uma incapacidade de everter o pé. A Figura 12.152 mostra a perda sensitiva.

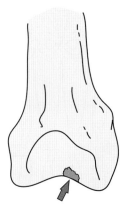

Figura 12.147 Localização clássica da osteocondrite dissecante.

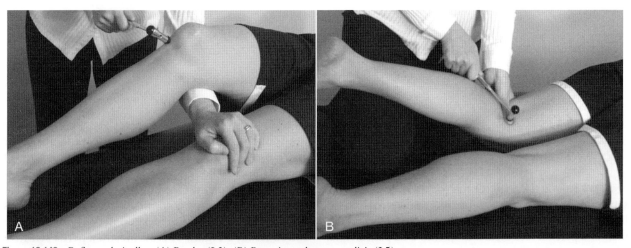

Figura 12.148 Reflexos do joelho. (A) Patelar (L3). (B) Posteriores da coxa mediais (L5).

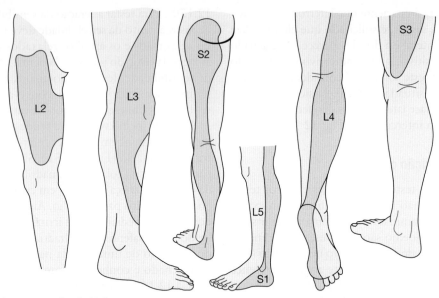

Figura 12.149 Dermátomos ao redor do joelho.

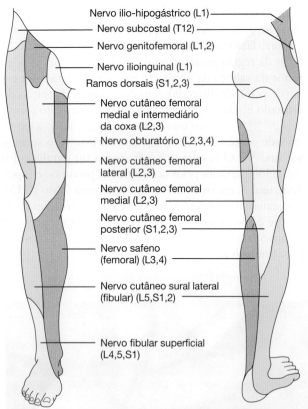

Figura 12.150 Distribuição sensitiva dos nervos periféricos ao redor do joelho.

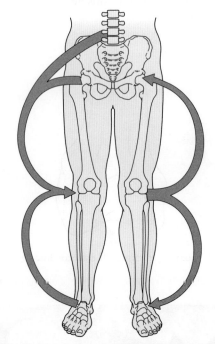

Figura 12.151 Padrões de dor referida do joelho e para o joelho.

Nervo safeno (L2 a L4). O nervo safeno é um ramo sensitivo do nervo femoral que se origina próximo do ligamento inguinal e dirige-se ao membro inferior para inervar a pele da face medial do joelho e da panturrilha. Algumas vezes ele é lesionado durante uma cirurgia ou um traumatismo, ou pode ser encarcerado ao passar entre os músculos vasto medial e adutor magno. O encarceramento pode acarretar dor do tipo de queimação na face medial do joelho que piora com a marcha, com a posição em pé e com exercícios do quadríceps femoral.[465-467] Na dependência do nervo periférico que sofreu lesão, a Figura 12.150 mostra a perda sensitiva após uma cirurgia ou traumatismo.

TABELA 12.14

Músculos do joelho e dor referida

Músculo	Padrão de referência
Tensor da fáscia lata	Face lateral da coxa
Sartório	Sobre o trajeto do músculo (face anterior da coxa)
Quadríceps femoral	Face anterior da coxa, patela, face lateral da coxa, e joelho (vasto lateral)
Adutores longo e curto	Face anterolateral superior da coxa, face anterior da coxa, proximal à patela e, algumas vezes, ao longo da face anteromedial do membro inferior
Adutor magno	Face medial da coxa, da virilha ao tubérculo adutor
Grácil	Face medial da coxa (principalmente a parte média)
Semimembranáceo e semitendíneo	Túber isquiático, face posterior da coxa e face posteromedial da panturrilha
Bíceps femoral	Face posterior do joelho até a face posterior da coxa
Poplíteo	Face posterior do joelho
Gastrocnêmio	Face posterior do joelho, face posterolateral da panturrilha e face posteromedial da panturrilha até a face medial do dorso do pé
Plantar	Face posterior do joelho e panturrilha

TABELA 12.15

Lesões de nervos periféricos (neuropatias) em torno do joelho

Nervo	Fraqueza muscular	Alteração sensitiva	Reflexos afetados
Nervo fibular comum	Tibial anterior (FP) Extensor curto dos dedos (FP) Extensor longo dos dedos (FP) Extensor longo do hálux (FP) Fibular terceiro (FP) Fibular longo (FS) Fibular curto (FS)	Área ao redor da cabeça da fíbula Membrana interdigital entre o primeiro e o segundo artelhos (FP) Face lateral da perna e do dorso do pé (FS)	Nenhum
Nervo safeno	Nenhum	Face medial do joelho, podendo estender-se para a face medial do membro inferior até o maléolo medial	Nenhum

FP: ramo fibular profundo; FS: ramo fibular superficial.

Movimentos do jogo articular

Para realizar o exame dos movimentos do jogo articular no joelho, o paciente é posicionado em decúbito dorsal (Fig. 12.153). O movimento do lado afetado é comparado com o do lado normal.

Movimentos do jogo articular do complexo do joelho

- Deslizamento posterior da tíbia sobre o fêmur.
- Deslizamento anterior da tíbia sobre o fêmur.
- Translação medial da tíbia sobre o fêmur.
- Translação lateral da tíbia sobre o fêmur.
- Deslocamento medial da patela.
- Deslocamento lateral da patela.
- Movimento distal da patela.
- Movimento proximal da patela.
- Movimento anteroposterior da fíbula sobre a tíbia.

Movimentos posteriores e anteriores da tíbia sobre o fêmur

O examinador solicita ao paciente que assuma a posição de decúbito dorsal com o joelho a ser testado flexionado a 25° a 30° (posição de congruência mínima) e o quadril, flexionado a 45°. A seguir, o examinador posiciona a base da mão sobre a tuberosidade tibial enquanto estabiliza o membro inferior do paciente com a outra mão e empurra para trás com a base da mão. Normalmente, o *end feel* do movimento é de distensão tissular. Para realizar o movimento para a frente, o examinador coloca ambas as mãos em torno da face posterior da tíbia. Antes de realizar o movimento do jogo articular, o examinador deve assegurar-se de que os posteriores da coxa e o gastrocnêmio estão relaxados. A tíbia é então tracionada para a frente sobre o fêmur. O examinador sente a qualidade do movimento, a qual é normalmente de distensão tissular. Esses movimentos do jogo articular são semelhantes

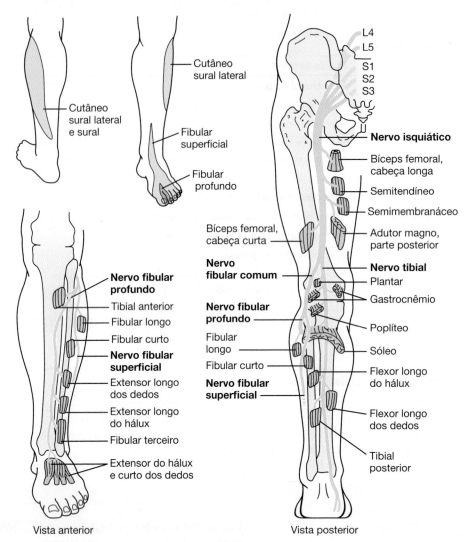

Figura 12.152 Nervo fibular comum.

aos executados nos testes da gaveta anterior e posterior para a estabilidade ligamentar.

Translações medial e lateral da tíbia sobre o fêmur

O paciente posiciona-se em decúbito dorsal e seu membro inferior é mantido entre o tronco e o membro superior do examinador. Para testar a translação medial, o examinador coloca uma das mãos sobre a face lateral da tíbia e a outra sobre a face medial do fêmur. Em seguida, ele empurra ou translaciona medialmente a tíbia sobre o fêmur. O movimento excessivo pode indicar uma laceração do ligamento cruzado anterior (Fig. 12.154). Para testar a translação lateral, o examinador coloca uma das mãos sobre a face medial da tíbia e a outra sobre a face lateral do fêmur. A seguir, ele empurra ou translaciona a tíbia lateralmente sobre o fêmur. O movimento excessivo pode indicar uma laceração do ligamento cruzado posterior. O *end feel* normal desses movimentos é de distensão tissular.[128] Liorzou[49] relata que Galway elaborou um teste semelhante com o joelho flexionado a 90° e o pé apoiado sobre a maca de exame. Quando o platô tibial se salienta lateralmente, pode existir uma lesão do ligamento de Wrisberg ou do menisco lateral.

Deslocamentos medial e lateral da patela

O paciente posiciona-se em decúbito dorsal com o joelho discretamente flexionado sobre um travesseiro ou sobre o joelho do examinador (30° de flexão). O examinador posiciona os polegares contra a borda medial ou lateral da patela e aplica uma força sobre o lado da patela. Os outros dedos são utilizados para estabilização. A seguir, o processo é repetido com aplicação da pressão sobre o outro lado da patela. O outro joelho é testado para efeito de comparação.

Este jogo articular é semelhante ao dos movimentos passivos da patela. Como no teste passivo, com o joelho em extensão a patela pode ser desviada medial e lateralmente cerca de 50% de sua largura. O examinador deve realizar os movimentos lenta e cuidadosamente para cer-

Capítulo 12 Joelho **1037**

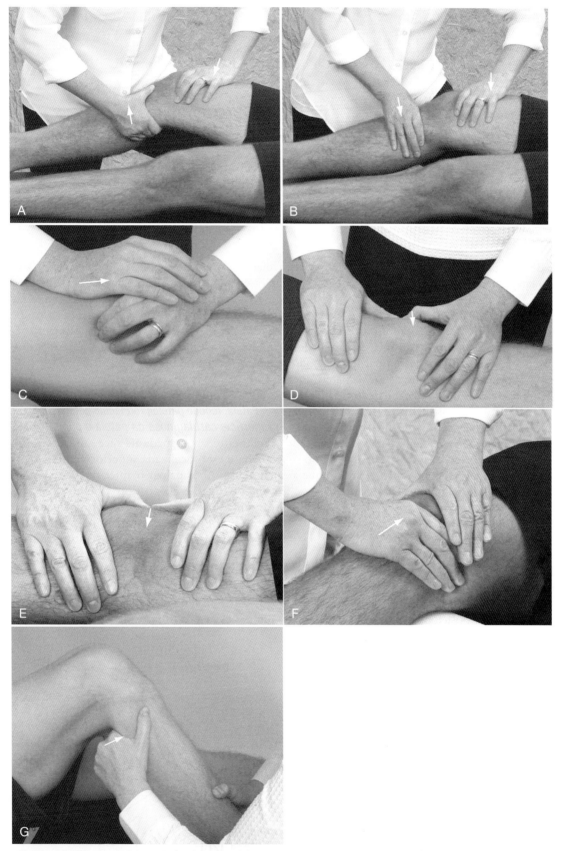

Figura 12.153 Movimentos do jogo articular do joelho. (A) Movimento anterior da tíbia sobre o fêmur (semelhante ao teste de Lachman). (B) Movimento posterior da tíbia sobre o fêmur (semelhante ao teste da gaveta posterior). (C) Movimento patelar, distalmente. (D) Movimento patelar, medialmente. (E) Movimento patelar, lateralmente. (F) Movimento patelar, proximalmente. (*C* até *F*, semelhantes aos movimentos passivos da patela). (G) Movimento anterior da articulação tibiofibular superior.

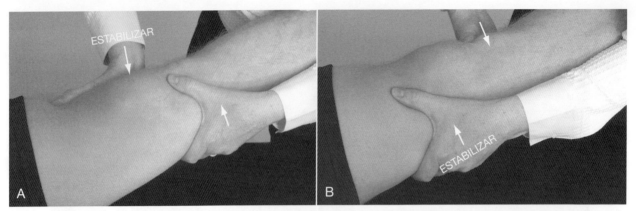

Figura 12.154 Desvio mediolateral da tíbia sobre o fêmur. (A) Translação medial para patologias do ligamento cruzado anterior. (B) Translação lateral para patologias do ligamento cruzado posterior.

tificar-se de que não haverá risco de luxação da patela, sobretudo lateralmente.

Depressão (movimento distal) da patela

O paciente posiciona-se em decúbito dorsal com o joelho ligeiramente flexionado. A seguir, o examinador coloca uma das mãos sobre a patela do paciente, de modo que o osso pisiforme repouse sobre a base da patela. Ele posiciona a outra mão de modo que um dedo e o polegar possam apreender as bordas medial e lateral da patela para dirigir o seu movimento. Em seguida, o examinador apoia a primeira mão sobre a segunda e aplica, na direção caudal, uma força sobre a base da patela, dirigindo o movimento caudal com a segunda mão de modo que a patela não atrite contra os côndilos femorais.

Movimento anteroposterior da cabeça da fíbula sobre a tíbia

O paciente posiciona-se em decúbito dorsal com o joelho flexionado a 90° e o quadril a 45°. O examinador senta sobre o pé do paciente e coloca uma das mãos em torno do joelho dele para estabilizar o joelho e a perna. A mão mobilizadora é posicionada em torno da cabeça da fíbula, que é puxada para a frente sobre a tíbia. O movimento e o *end feel* são testados. A seguir, a fíbula desliza por si mesma de volta para a sua posição de repouso. O movimento é testado várias vezes e comparado com o do outro lado. Deve-se ser cauteloso ao realizar esta técnica, pois o nervo fibular comum, que se curva em torno da cabeça da fíbula, pode ser facilmente comprimido e causar dor. Se a articulação tibiofibular superior estiver rígida ou hipomóvel, o teste em si causará desconforto. Na maioria dos casos, uma dorsiflexão do pé poderá causar dor na parte lateral do joelho se a articulação tibiofibular superior for hipomóvel.

Palpação

O paciente posiciona-se em decúbito dorsal com o joelho levemente flexionado. Durante a palpação, é reco-mendável que o joelho seja colocado em diversas posições. Por exemplo, a palpação para cistos meniscais é melhor a 45°, enquanto a interlinha articular é mais fácil de ser palpada a 90°. Durante a palpação, o examinador observa a presença de sensibilidade anormal, aumento de volume, nódulos ou temperatura anormal. As estruturas a seguir devem ser palpadas (Fig. 12.155).

Palpação anterior com o joelho estendido

Patela, tendão patelar, retináculo patelar, bolsa associada, superfície cartilaginosa da patela e plica. A patela pode facilmente ser palpada na face anterior do joelho. A sua base está localizada superiormente, e o ápice, distalmente. Após palpar o ápice da patela (em busca de uma possível lesão do tipo "joelho do saltador"), o examinador move-se distalmente, palpando o tendão patelar (em busca de paratendinite ou tendinose) e a bolsa infrapatelar sobrejacente (em busca do joelho de Parson), assim como o coxim adiposo localizado atrás do tendão (**sinal de Hoffa**). Quando o joelho é estendido, o coxim adiposo muitas vezes estende-se além dos lados do tendão. Movendo-se distalmente, o examinador chega à tuberosidade tibial, que deve ser pal-

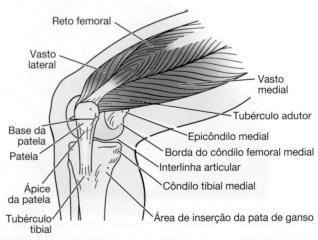

Figura 12.155 Pontos de referência do joelho.

pada em busca de um aumento de volume (possível doença de Osgood-Schlatter).

Retornando à patela, o examinador pode palpar a pele sobrejacente em busca de patologias (bursite pré-patelar ou joelho da empregada doméstica) e, a seguir, ele pode avançar medial e lateralmente para palpar o retináculo patelar em ambos os lados da patela. Com o examinador empurrando para baixo sobre a área lateral da patela, o retináculo medial pode ser tensionado e palpado em busca de áreas sensíveis. O retináculo lateral pode ser palpado de modo semelhante, com o examinador empurrando sobre a área medial da patela. Com o estresse imposto sobre o retináculo, o examinador separa o retináculo do tecido subjacente.

Com os músculos quadríceps relaxados, as facetas articulares da patela são palpadas em busca de sensibilidade (possível condromalácia da patela), como mostra a Figura 12.156. Essa palpação é, com frequência facilitada quando o examinador empurra com cautela a patela medialmente, para palpar as facetas mediais, e lateralmente, para palpar a faceta lateral.

Quando a borda medial da patela é palpada, o examinador deve procurar (cuidadosamente) sentir a presença de uma plica mediopatelar. Quando patológica, a plica pode ser palpada como uma crista espessa localizada medialmente à patela. Para ajudar a confirmar a presença de uma plica, o examinador flexiona o joelho do paciente a 30° e empurra a patela medialmente. Quando existe uma plica presente e ela é patológica, esta manobra em geral provoca dor.

Bolsa suprapatelar. Retornando à superfície anterior da patela e movendo-se na direção proximal, além de sua base, os dedos do examinador repousam sobre a bolsa suprapatelar. A seguir, o examinador levanta a pele e o tecido subjacente entre o polegar e os dedos (Fig. 12.157). Dessa maneira, a membrana sinovial da bolsa suprapatelar, que forma uma continuidade com a da articulação do joelho, pode ser palpada como uma superfície normalmente muito escorregadia. O examinador deve tentar detectar qualquer espessamento, sensibilidade à palpação, ou nódulos, cuja presença pode indicar patologia.

Músculos quadríceps (vasto medial, vasto intermédio, vasto lateral e reto femoral) e sartório. Após palpar a bolsa suprapatelar, o examinador palpa o quadríceps femoral, observando a presença de sensibilidade (possível distensão muscular de primeiro ou de segundo grau), defeitos (distensão muscular de terceiro grau), atonia ou massas duras (miosite ossificante).

Ligamento colateral medial. Quando o examinador move-se medialmente a partir da patela, de modo que os seus dedos repousem sobre a face medial da articulação tibiofemoral, eles ficam sobre o ligamento colateral medial, o qual deve ser palpado ao longo de toda a sua extensão, e deve ser observada a presença de dor à palpação (possível entorse) ou de outra patologia (p. ex., síndrome de Pellegrini-Stieda – desenvolvimento ósseo no ligamento colateral medial).

Pata de ganso. Medialmente e levemente distal à tuberosidade tibial, o examinador pode palpar a pata de ganso (a aponeurose comum dos tendões dos músculos grácil, semitendíneo e sartório) em busca de sensibilidade. Qualquer aumento de volume associado pode indicar a presença de uma bursite da pata de ganso.

Tensor da fáscia lata (trato iliotibial e cabeça da fíbula). Quando o examinador se move lateralmente a partir da tuberosidade tibial, a cabeça da fíbula pode ser palpada. Medialmente e um pouco acima da fíbula, o examinador palpa a inserção do trato iliotibial no côndilo lateral da tíbia. Quando o joelho é estendido, o côndilo torna-se proeminente, como uma visível crista robusta, anterolateral à articulação do joelho. Quando o examinador se move na direção proximal, o trato iliotibial é palpado ao longo de toda a sua extensão, distalmente à sua inserção no tubérculo do trato iliotibial no lado lateral do platô tibial.

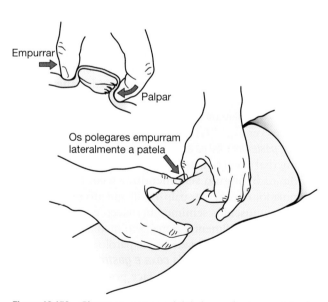

Figura 12.156 Checagem para sensibilidade nas facetas medial e lateral da patela. Observe que a sensibilidade pode estar relacionada com outras estruturas que não as superfícies patelares localizadas sob o dedo utilizado para o exame. (Reproduzida de Hughston JC, Walsh WM, Puddu G: *Patellar subluxation and dislocation*. Philadelphia: WB Saunders, 1984. p. 28.)

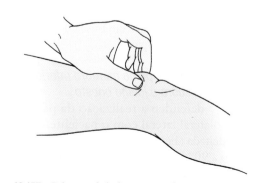

Figura 12.157 Palpação da bolsa suprapatelar.

Palpação anterior com o joelho flexionado

Interlinha articular tibiofemoral e cistos meniscais. O joelho do paciente é flexionado a 45°. O examinador palpa a interlinha articular em busca de dor à palpação, especialmente na metade anterior de cada menisco. A rotação medial da tíbia facilita a palpação da borda medial do menisco medial, enquanto a rotação lateral possibilita uma palpação mais fácil do menisco lateral. O examinador palpa o menisco em busca de dor à palpação (possível laceração meniscal), aumento de volume (possível cisto meniscal) ou outra condição.[265,468] A percepção de dor à palpação na interlinha articular em casos de laceração do menisco lateral é mais precisa (96%), sensível (89%) e específica (97%), em comparação com casos de laceração do menisco medial (precisão 74%; sensibilidade 86%; e especificidade 67%).[469]

Interlinha articular tibiofemoral, platô tibial, côndilos femorais e músculos adutores. O joelho do paciente é flexionado a 90°. Quando o examinador retorna à patela, palpa o seu ápice e move-se medial ou lateralmente, os artelhos ficam sobre a interlinha articular tibiofemoral, a qual deve ser palpada ao longo de todo o seu comprimento. Enquanto palpa a interlinha articular, o examinador deve palpar também os aspectos medial e lateral do platô tibial (em busca de uma possível entorse do ligamento coronário), que comumente estão lesionados na laceração meniscal.

O examinador deve palpar cuidadosamente ambos os côndilos em busca de dor à palpação (p. ex., OCD).[470] Casos de OCD do joelho são quatro vezes mais prováveis de serem detectados em homens do que em mulheres; pacientes com 12 a 19 anos têm uma probabilidade três vezes maior de OCD comparativamente a crianças com 6 a 11 anos.[470] Começando na área superior dos côndilos femorais, o examinador deve observar que o côndilo lateral estende-se mais anteriormente (i. e., mais acima) que o côndilo medial. O sulco troclear entre os dois côndilos pode então ser palpado. Quando o côndilo medial é palpado, uma borda distinta é detectada medialmente. Ao acompanhar a borda posteriormente, o tubérculo adutor pode ser palpado na porção posteromedial do côndilo femoral medial. A área em torno do tubérculo adutor pode demonstrar dor à palpação pós-luxação patelar, pois trata-se de uma localização comum para a inserção do LMFM. Após palpar o tubérculo adutor, o examinador move-se na direção proximal, palpando os músculos adutores do quadril em busca de sensibilidade ou de outros sinais patológicos.

Palpação anterior com o pé do membro inferior em teste apoiado sobre o joelho oposto

Kennedy[274] defendeu a realização da palpação do ligamento colateral lateral com o paciente na posição sentada ou deitada (Fig. 12.158). O joelho do paciente é flexionado a 90° e o quadril é mobilizado em rotação lateral de modo que o tornozelo do membro inferior testado repouse sobre o joelho do outro membro (posi-

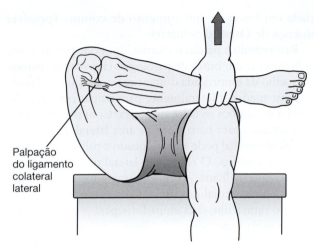

Figura 12.158 Palpação do ligamento colateral lateral (fibular).

ção em "4") (**manobra de Cabot**[89]). A seguir, o examinador posiciona o joelho em varo. Quando o ligamento está intacto, ele torna-se proeminente, assemelhando-se a uma corda.

Palpação posterior com o joelho levemente flexionado

Face posterior da articulação do joelho. Os tecidos moles da face posterior da articulação do joelho devem ser palpados em busca de sensibilidade ou inchaço (p. ex., cisto de Baker). Em alguns pacientes, a artéria poplítea (pulso) pode ser palpada, movendo-se a mão em direção ao centro da face posterior do joelho.

Face posterolateral da articulação do joelho. O ângulo posterolateral do joelho é algumas vezes denominado **ângulo poplíteo**. Nessa área, o examinador deve tentar palpar o complexo arqueado-poplíteo, os músculos gastrocnêmio lateral e bíceps femoral e, possivelmente, o menisco lateral. Algumas vezes é detectada a presença de um osso sesamoide inserido no tendão da cabeça lateral do músculo gastrocnêmio. Esse osso, denominado **fabela**, pode ser identificado de forma errônea como um corpo livre na face posterolateral do joelho por um examinador inexperiente (ver Fig. 12.174).

Face posteromedial da articulação do joelho. O ângulo posteromedial da articulação do joelho é algumas vezes denominado **ângulo semimembranáceo**. Nessa área, o examinador deve tentar palpar o ligamento oblíquo posterior, os músculos semimembranáceo e gastrocnêmio medial, e possivelmente, o menisco medial, observando a presença de sensibilidade ou de patologia.

Músculos posteriores da coxa e gastrocnêmio. Após a palpação das várias partes da face posterior do joelho, o examinador deve palpar, proximalmente, os tendões e os ventres musculares do grupo dos posteriores da coxa (bíceps femoral, semitendíneo e semimembranáceo) e, distalmente, do gastrocnêmio, observando a presença de sensibilidade, aumento de volume ou outros sinais patológicos.

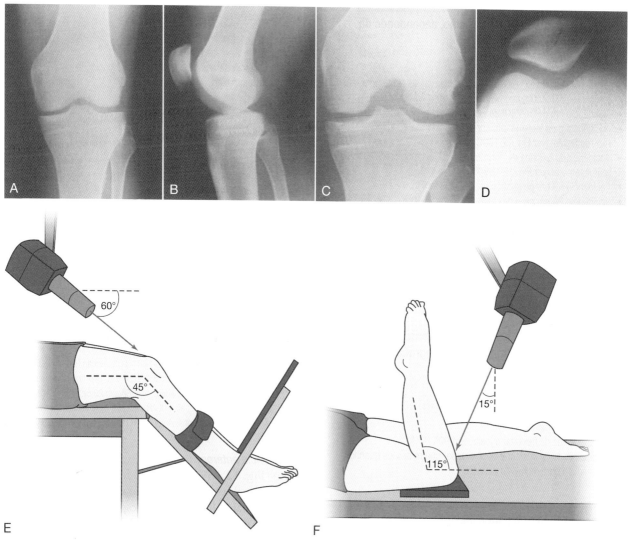

Figura 12.159 Radiografias normais do joelho. (A) Incidência anteroposterior. (B) Incidência em perfil. (C) Incidência do túnel. (D) Incidência patelofemoral axial (de silhueta ou de Merchant). (E) Posicionamento para a incidência de Merchant da articulação patelofemoral (decúbito dorsal). (F) Posicionamento para a incidência da articulação patelofemoral (decúbito ventral). (A-D de Reilly BM. *Practical strategies in outpatient medicine*. Philadelphia: WB Saunders, 1991. p. 1188.)

Diagnóstico por imagem

Radiografia simples

Para a avaliação de lesões do joelho, geralmente são realizadas incidências anteroposteriores e laterais. Dependendo da patologia suspeita, outras incidências podem ser realizadas. Geralmente a incidência anteroposterior é realizada com o paciente sustentando peso. Os exames por imagem não devem ser utilizados de forma indiscriminada, mas devem ser considerados complementares ao exame físico. Eles são utilizados sobretudo para a confirmação de um diagnóstico estabelecido por uma avaliação minuciosa.[22,471-474] Stiell et al.[475] elaboraram as **regras do joelho de Ottawa** para o uso da radiografia em lesões agudas do joelho.[311,476,477] Eles acreditam que a radiografia do joelho é necessária em lesões agudas somente quando o paciente possui 55 anos de idade ou mais, ou apresenta sensibilidade isolada na patela, sensibilidade na cabeça da fíbula, incapacidade de flexionar o joelho a 90° ou incapacidade de dar quatro passos (sustentando o peso). A utilização das regras do joelho de Ottawa em crianças é apoiada por alguns autores[478,479] e questionada por outros.[480] Seaberg e Jackson[481] desenvolveram as **Regras do joelho de Pittsburgh**. Esses autores acreditam que os pacientes devem ser radiografados caso o mecanismo de lesão tenha sido um traumatismo contuso ou queda, se o paciente tiver menos que 12 ou mais que 50 anos e, além disso, não for capaz de dar quatro passos com descarga do peso. Muitos profissionais de saúde combinam essas duas regras para decidir se radiografam ou não o joelho.[482] O American College of Rheumatology apresenta três conjuntos de critérios para osteoartrite.[477,483]

Incidências radiográficas do joelho, dependendo da condição

- Incidência AP[a] (ver Fig. 12.159A).
- Incidência em perfil – 90º de flexão (observar se existe uma fabela presente posteriormente) (ver Fig. 12.169).
- Incidência em perfil – 30º de flexão[a] (ver Fig. 12.159B).
- Incidência para incisura intercondilar (incidência do túnel) (AP a 45º de flexão) (ver Fig. 12.159C).
- Incidência axial (linha do horizonte/em silhueta) da articulação patelofemoral (ver Fig. 12.159D).
- Incidência AP em pé (ambos os joelhos) (ver Fig. 12.188).
- Incidência PA em pé – flexão de 30º (Fig. 12.189).
- Incidência de Merchant (paciente em decúbito dorsal, joelho flexionado a 45º, feixe de raios X direcionado caudalmente através da patela a 60º da vertical) (subluxação patelar, artrite patelofemoral) (Fig. 12.190).
- Incidência do túnel (ver Fig. 12.161).

[a]Em caso de osteoartrite, o paciente deve estar sustentando o peso.[324]
AP: anteroposterior; PA: posteroanterior.

Regras do joelho de Ottawa para radiografias de lesões agudas do joelho[471]

- Idade do paciente < 55 ou > 18 anos.
- Sensibilidade da cabeça fibular.
- Sensibilidade patelar.
- Incapacidade de flexionar o joelho em 90º.
- Incapacidade de sustentar peso e andar quatro passos quando examinado e no momento da lesão.

Regras de Pittsburgh para o joelho[478]

- Trauma contuso ou queda.
- Idade do paciente: < 12 anos ou > 50 anos.
- Incapacidade de dar quatro passos com descarga de peso sobre o membro inferior afetado.

Critérios para o diagnóstico de osteoartrite com base em três conjuntos de critérios[477,483,484]

GRUPO 1 (ACHADOS CLÍNICOS E RADIOLÓGICOS):
- Osteófitos
- Pelo menos 1 de 3 dos seguintes:
  - > 50 anos
  - Crepitação
  - Rigidez matinal ≤ 30 min
  - Sexo feminino
  - Sobrepeso

GRUPO 2 (ACHADOS CLÍNICOS):
- Pelo menos 3 dos seguintes:
  - > 50 anos
  - Rigidez < 30 min
  - Crepitação

(continua)

(continuação)

- Dor à palpação óssea
- Hipertrofia óssea
- Ausência de áreas com hipertermia à palpação
- Sexo feminino
- Sobrepeso

GRUPO 3 (ACHADOS CLÍNICOS E LABORATORIAIS):
- Pelo menos 5 de 9 dos seguintes:
  - > 50 anos
  - Rigidez < 30 min
  - Crepitação
  - Sensibilidade óssea
  - Dor à palpação óssea
  - Ausência de áreas com hipertermia à palpação
  - Sexo feminino
  - Sobrepeso
  - VHS < 40 mm/h
  - Fator reumatoide < 1:40
  - Líquido sinovial transparente, viscoso com contagem de leucócitos < 2 × 109 células/L

VHS: velocidade de hemossedimentação.
Modificado de Jackson JL, O'Malley FG, Kroenke K: Evaluation of acute knee pain in primary care, *Ann Intern Med* 139:575-588, 2003; Altman R, Asch E, Bloch D et al.: Development of criteria for the classification and reporting of osteoarthritis – classification of osteoarthritis of the knee, *Arthr Rheum* 29(8):1039-1049, 1986; e Zhang W, Doherty M, Peat G et al.: EULAR evidence-based recommendations for the diagnosis of knee osteoarthritis, *Ann Rheum Dis* 69(3):483-489, 2010.

Incidência anteroposterior. Ao examinar radiografias do joelho (Fig. 12.159), o examinador deve observar a presença de qualquer possível fratura (p. ex., osteocondral, cabeça fibular), diminuição do espaço articular (possível osteoartrite; Figs. 12.160 e 12.161), lesão epifisária, labiamento (ver Fig. 12.161), corpos livres, alterações da textura óssea, calcificação anormal, ossificação (p. ex., síndrome de Pellegrini-Stieda; Fig. 12.162) ou tumores, centros acessórios de ossificação, deformidade vara ou valga, posição da patela, patela alta (Figs. 12.163 e 12.164) ou patela baixa e assimetria dos côndilos femorais.[485,486] Radiografias dos joelhos com descarga de peso a 30° de flexão são recomendadas para casos de suspeita de artrite ou degeneração.[487] Radiografias de estresse e sem descarga de peso nesta incidência revelam uma abertura excessiva medial ou lateralmente, indicando instabilidade ligamentar (Fig. 12.165). Além disso, o examinador também deve lembrar-se da possibilidade da presença da fabela (ver Fig. 12.174), observada em 20% da população. Fraturas epifisárias (Fig. 12.166) e osteocondrite dissecante (OCD) (Fig. 12.167) também podem ser observadas nesta incidência.[488-490] A presença do **sinal de Segund** ou **sinal capsular lateral**, que é uma fratura por avulsão, com frequência indica lesão capsular lateral grave e, provavelmente, ruptura do ligamento cruzado anterior (Fig. 12.168).[21,491-493]

Incidência em perfil. Nesta incidência,[320,485,494] o examinador deve observar as mesmas estruturas observadas na

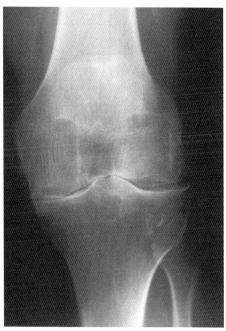

Figura 12.160 Incidência anteroposterior mostrando artrite degenerativa do joelho. Observe a diminuição do espaço articular causada pela perda de cartilagem (ambos os lados) e de menisco (no lado medial).

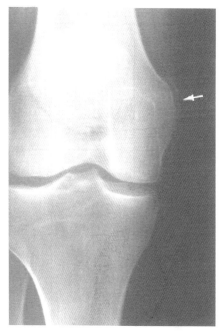

Figura 12.162 Síndrome de Pellegrini-Stieda. Observe a formação de cálcio no interior da substância do ligamento colateral medial (*seta*).

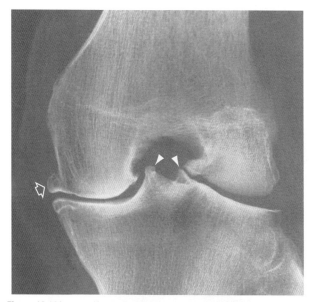

Figura 12.161 Incidência do túnel: osteoartrite do joelho: anormalidades do compartimento femorotibial. Incidência de uma secção coronal de um joelho cadavérico mostrando alterações de osteoartrite que são mais proeminentes no compartimento femorotibial medial. Os achados incluem o estreitamento do espaço articular relacionado à erosão da cartilagem, esclerose óssea subcondral, osteofitose (*seta vazada*), espinhas tibiais pontiagudas (*pontas de setas*). A degeneração dos meniscos medial e lateral está evidente. Essa incidência também pode ser utilizada para a pesquisa de osteocondrite dissecante. (De Resnick D, Kransdorf MJ: *Bone and joint imaging*. Philadelphia: WB Saunders, 2005. p. 386.)

incidência anteroposterior (Figs. 12.169 e 12.171). Normalmente esta radiografia é realizada com o paciente em decúbito lateral e com o joelho flexionado a 45°.[495] Para determinar o posicionamento normal da patela, a incidência em perfil em pé e com descarga de peso é utilizada para determinar a relação entre o comprimento da patela e o comprimento do tendão patelar (Fig. 12.172). Existem vários métodos possíveis.[496-499] Berg et al.[500] relatam que o método de Blackburne-Peel é o mais consistente. Esta incidência também revela a doença de Osgood-Schlatter (Fig. 12.173), a presença da fabela (Fig. 12.174), o sinal arqueado (fratura por avulsão do complexo arqueado acarretando instabilidade posterolateral; Fig. 12.175),[342,501] miosite ossificante (Figs. 12.176 e 12.177) e avulsão da inserção do ligamento cruzado anterior (Fig. 12.178). Radiografias de estresse nesta incidência (posição de joelhos) podem ser utilizadas para mostrar lacerações completas (8 mm ou mais) do ligamento cruzado posterior.[502,503]

Incisura intercondilar (incidência do túnel). Nesta radiografia (paciente em decúbito ventral com joelho flexionado a 45° a 90°) (Fig. 12.179), a tíbia e as fixações intercondilares dos ligamentos cruzados podem ser examinadas, assim como a largura da incisura intercondilar, que é menor em mulheres.[504] Essa incisura mais estreita pode colocar o ligamento cruzado anterior em maior risco de laceração.[504] Além disso, qualquer corpo livre ou a possibilidade de OCD, subluxação, displasia troclear, inclinação patelar (lateral ou medial) ou luxação patelar devem ser observados.[490,505]

Incidência axial (em silhueta). Essa incidência tangencial a 30° (Fig. 12.180) é utilizada principalmente para os

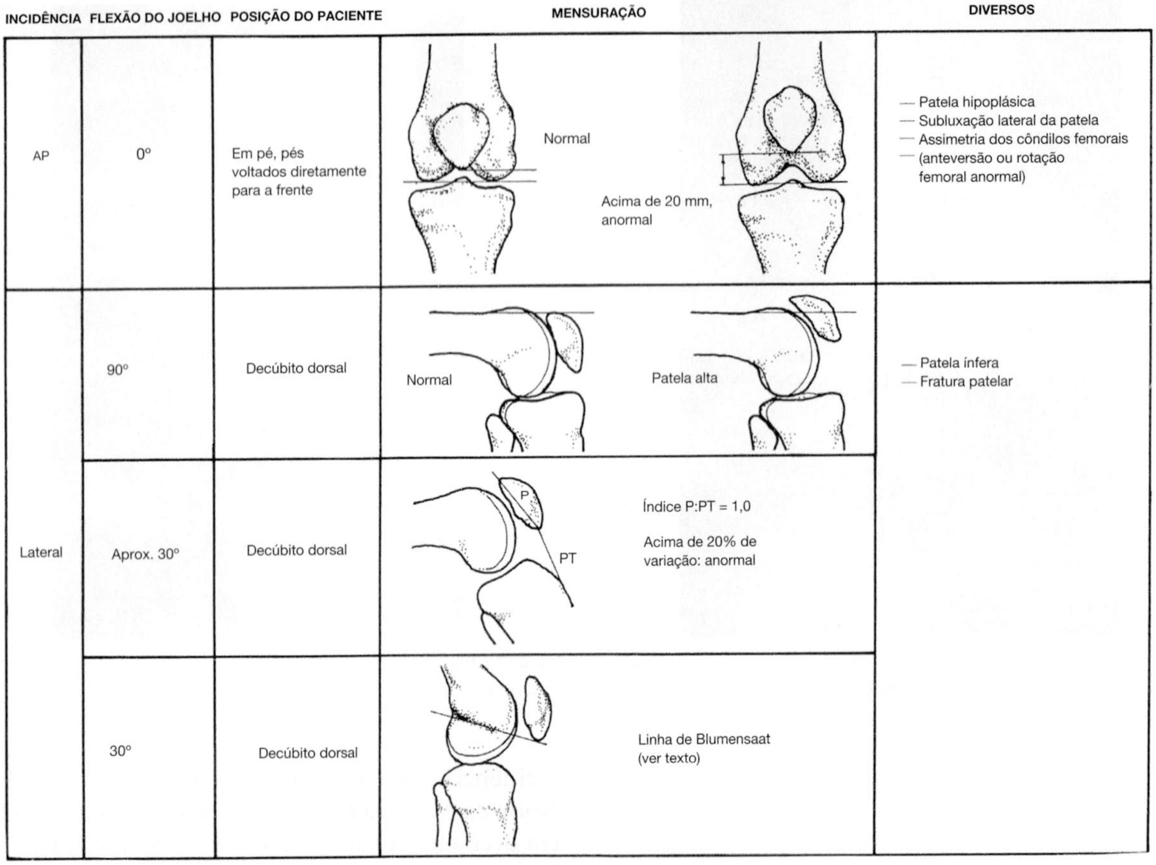

1044 Avaliação musculoesquelética

INCIDÊNCIA	FLEXÃO DO JOELHO	POSIÇÃO DO PACIENTE	MENSURAÇÃO	DIVERSOS
AP	0°	Em pé, pés voltados diretamente para a frente	Normal / Acima de 20 mm, anormal	— Patela hipoplásica — Subluxação lateral da patela — Assimetria dos côndilos femorais — (anteversão ou rotação femoral anormal)
Lateral	90°	Decúbito dorsal	Normal / Patela alta	— Patela ínfera — Fratura patelar
Lateral	Aprox. 30°	Decúbito dorsal	Índice P:PT = 1,0 Acima de 20% de variação: anormal	
	30°	Decúbito dorsal	Linha de Blumensaat (ver texto)	

Figura 12.163 Resumo dos achados radiográficos na patela alta. (De Carson WG Jr., James SL, Larson RL et al.: Patellofemoral disorders: Physical and radiographic evaluation. I. Physical examination. *Clin Orthop* 185:179, 1984.)

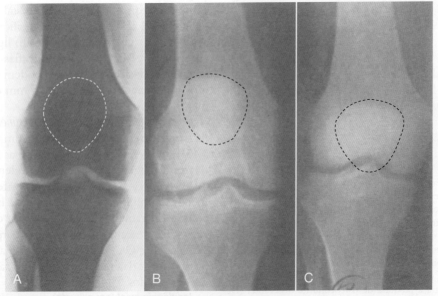

Figura 12.164 Incidência anteroposterior do joelho. (A) Posição normal da patela. (B) Patela alta. (C) Patela baixa. (De Hughston JC et al. *Patellar subluxation and dislocation*. Philadelphia: WB Saunders, 1984. p. 50.)

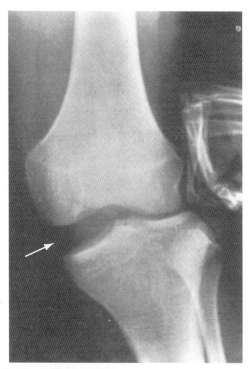

Figura 12.165 Esta radiografia com estresse em valgo mostra o joelho do paciente em extensão completa. Observe o afastamento no lado medial (*seta*), causado pelo estresse aplicado pela mão do examinador (ossos à direita do joelho). (De Mital MA, Karlin LI: Diagnostic arthroscopy in sports injuries, *Orthop Clin North Am* 11:775, 1980.)

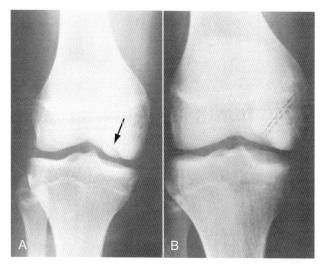

Figura 12.167 (A) Osteocondrite dissecante – na realidade, uma fratura osteocondral (*seta*) do côndilo femoral – com quase toda a inserção femoral do ligamento cruzado posterior permanecendo fixada ao fragmento. (B) Três meses após a fixação do ligamento cruzado posterior ao fêmur. Restauração excelente da função. Nessa idade, o preenchimento completo desse defeito é improvável. (De O'Donoghue DH. *Treatment of injuries to athletes*. 4.ed. Philadelphia: WB Saunders, 1984. p. 575.)

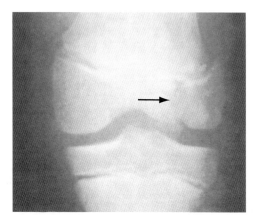

Figura 12.166 Uma lesão de Salter-Harris tipo III (*seta*) da placa de crescimento e da epífise. A atenção deve ser dirigida principalmente para a restauração da superfície articular. (De Ehrlich MG, Strain RE: Epiphyseal injuries about the knee, *Orthop Clin North Am* 10:93, 1979.)

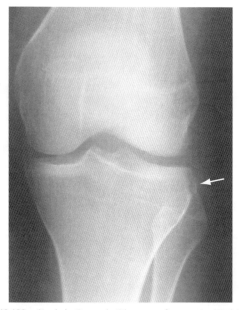

Figura 12.168 Sinal de Segund. Observe a fratura por avulsão adjacente ao platô tibial lateral (*seta*). Essa lesão capsular lateral frequentemente significa uma laceração do ligamento cruzado anterior.

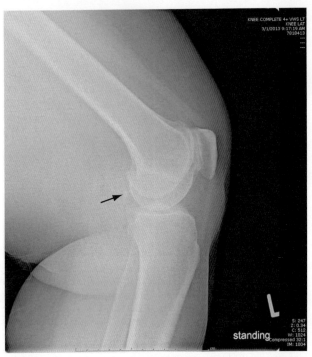

Figura 12.169 Incidência em perfil do joelho – 90° de flexão. Observe a fabela (osso sesamoide) posteriormente *(seta)*.

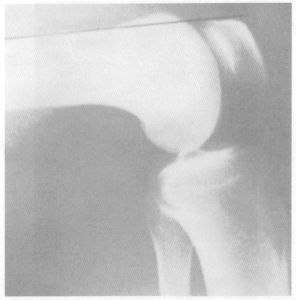

Figura 12.170 Incidência em perfil a 90° mostrando a posição normal da patela. (De Hughston JC et al. *Patellar subluxation and dislocation*. Philadelphia: WB Saunders, 1984. p. 52.)

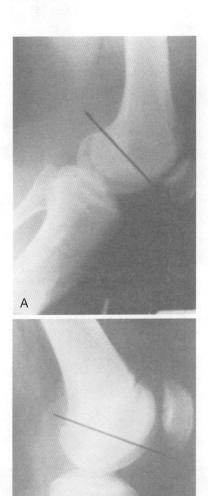

Figura 12.171 Incidência em perfil da patela a 45°. (A) Posição normal da patela em relação à incisura intercondiliana. (B) Patela alta. (De Hughston JC et al. *Patellar subluxation and dislocation*. Philadelphia: WB Saunders, 1984, p. 52.)

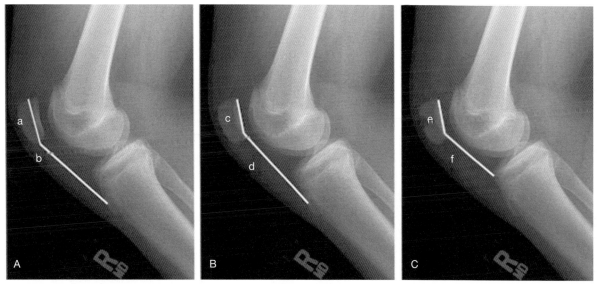

Figura 12.172 Mensuração dos índices de altura da patela. (A) O Índice de Insall-Salvati consiste na relação entre o comprimento do tendão patelar *(b)* dividido pelo comprimento da patela *(a)*. (B) O Índice de Insall-Salvati modificado consiste na relação entre o comprimento do tendão patelar *(d)* dividido pelo comprimento da superfície articular da patela *(c)*, (C) O Índice de Caton-Deschamps consiste na relação entre o comprimento desde o platô tibial até o polo inferior da patela *(f)* dividido pelo comprimento da superfície articular da patela *(e)*. (De Fabricant PD, Ladenhauf HN, Salvati EA, Green DW: Medial patellofemoral ligament (De Fabricant PD, Ladenhauf HN, Salvati EA, Green DW: Medial patellofemoral ligament (MPFL) reconstruction improves radiographic measures of patella alta in children, *The Knee* 21[6]:1180-1184, 2014.)

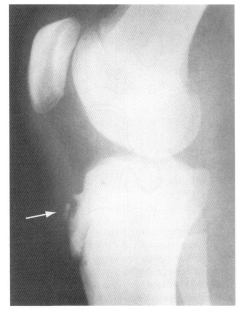

Figura 12.173 Doença de Osgood-Schlatter, mostrando epifisite em toda a epífise *(seta)*, com irregularidade da linha epifisária. Como essa cartilagem epifisária é contínua com a da porção superior da tíbia, ela não deve ser interrompida. Quando é realizada uma cirurgia, a exposição deve ser superficial à cartilagem epifisária. (De O'Donoghue DH. *Treatment of injuries to athletes*, 4.ed. Philadelphia: WB Saunders, 1984. p. 574.)

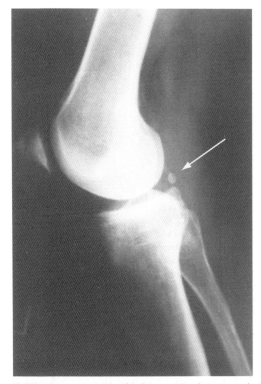

Figura 12.174 Osso sesamoide (fabela) no músculo gastrocnêmio.

1048 Avaliação musculoesquelética

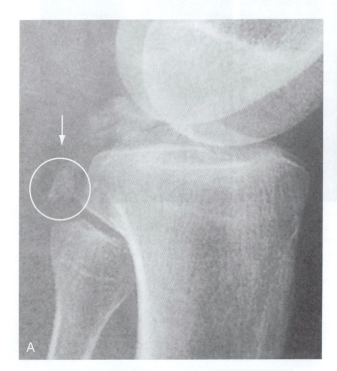

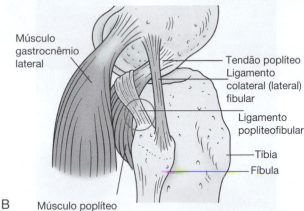

Figura 12.175 Sinal arqueado ou fratura do estiloide fibular na incidência em perfil (A) com diagrama comparativo (B). O sinal arqueado é patognomônico para lesões do ângulo posterolateral. Trata-se de uma fratura por avulsão do complexo arqueado. A fratura (*assinalada pela seta*) é pequena e localizada posteriormente com deslizamento mínimo. Os *círculos* referem-se às inserções do complexo arqueado. (De Bahk MS, Cosgarea AJ: Physical examination and imaging of the lateral collateral ligament and posterolateral corner of the knee. *Sports Med Arthrosc Rev*, 14:16, 2006.)

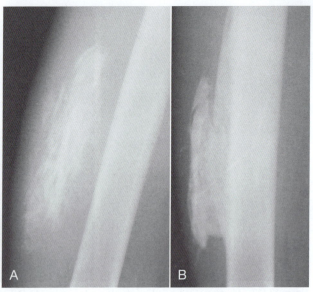

Figura 12.176 Miosite ossificante traumática: ossificação em maturação. Nesse menino de 11 anos de idade que sofreu queda dos degraus de uma piscina, incidências em perfil do fêmur 1 mês (A) e 5 meses (B) após a lesão demonstram maturação do processo ossificante. Separado inicialmente do osso, o processo fundiu-se subsequentemente à superfície femoral anterior. (De Resnick D, Kransdorf MJ. *Bone and joint imaging*. Philadelphia: WB Saunders, 2005. p. 1361, Cortesia de G. Greenway, MD, Dallas, TX.)

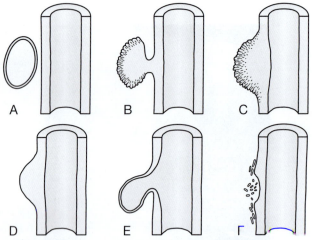

Figura 12.177 Miosite ossificante traumática: diagnóstico diferencial. (A) Miosite ossificante traumática. A configuração em forma de concha da ossificação, com um espaço sem acometimento entre ela e o osso subjacente, é típica desse problema. Em alguns casos pode haver uma ponte cortical. (B) Osteossarcoma parosteal. Essas lesões aparecem como focos ossificantes centrais com delineações irregulares e podem estar conectadas ao osso subjacente por uma haste. (C) Osteossarcoma periosteal. Esses tumores surgem na cortical da diáfise de um osso tubular e produzem espessamento cortical e matriz osteoide especulada. (D) Osteoma. A característica dessa lesão é uma excrescência localizada que produz aumento de volume do contorno cortical. (E) Osteocondroma. Uma exostose que se projeta a partir da superfície cortical. Seu osso medular e cortical continua com o osso da estrutura óssea subjacente. (F) Condroma justacortical (periosteal). Essas lesões periosteais produzem escavação cortical localizada com periostite. Elas podem conter calcificação. (Reproduzida de Resnick D, Kransdorf MJ. *Bone and joint imaging*. Philadelphia: WB Saunders, 2005, p. 1361.)

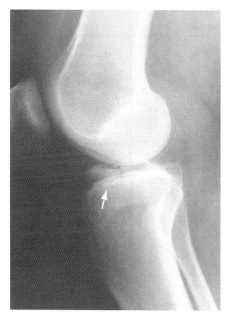

Figura 12.178 Fratura por avulsão da inserção tibial do ligamento cruzado anterior.

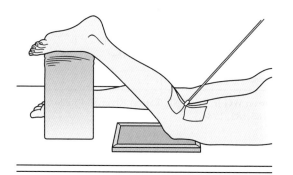

Figura 12.179 Posicionamento para a incidência da incisura intercondiliana. (Reproduzida de Larson RL, Grana WA, editores: *The knee: form, function, pathology and treatment.* Philadelphia: WB Saunders, 1993. p. 106.)

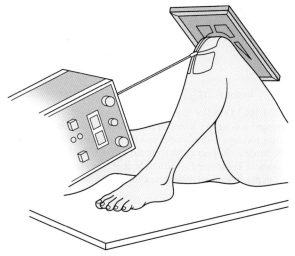

Figura 12.180 Posicionamento para a incidência patelofemoral (silhueta). (Reproduzida de Larson RL, Grana WA, editores: *The knee: form, function, pathology and treatment.* Philadelphia: WB Saunders, 1993. p. 107.)

casos em que existe suspeita de problemas patelares como, por exemplo, subluxação e displasia patelares (Fig. 12.181).[82,486,494,506-510] Ela pode ser realizada em diferentes ângulos, como mostram as Figuras 12.182 a 12.184, ou pode ser utilizada para determinar o tipo de patela presente, como mostra a Figura 12.185.[511] A Figura 12.186 mostra formas anormais da patela. Outras medidas patelofemorais incluem o deslocamento patelar lateral (ver Fig. 12.183) e a relação troclear lateral/medial ou ângulo do sulco (ver Fig. 12.184).[494,511]

Incidência posteroanterior em flexão fixa (10° a 30° de flexão de joelho). Essa incidência é mais apropriada para a determinação de estreitamento do espaço articular (Fig. 12.187).

Incidência anteroposterior na posição em pé. Essa incidência é mais apropriada para determinar o alinhamento do joelho (Fig. 12.188).

Artrografia

Artrografias do joelho são utilizadas principalmente para diagnosticar lacerações meniscais (Fig. 12.191) e de plicas (Fig. 12.192), apesar de seu uso estar sendo substituído pela artroscopia. Artrografias com duplo contraste também são utilizadas (Fig. 12.193). Artrografias combinadas com a tomografia computadorizada (TC), denominadas artrotomografias, são úteis para avaliar lacerações meniscais, cartilagem articular, cistos meniscais e poplíteos e plicas sinoviais.[512]

Artroscopia

O artroscópio vem sendo cada vez mais utilizado para o diagnóstico de lesões do joelho e para a reparação cirúrgica de muitas delas.[513-515] Através do uso de várias vias de acesso (portais) ao joelho, o cirurgião é capaz de visualizar todas as estruturas para determinar se elas foram lesionadas (Fig. 12.194).

Imagens ultrassonográficas diagnósticas

O joelho é uma grande articulação sinovial que tem muitas estruturas superficiais isoladas, específicas e loca-

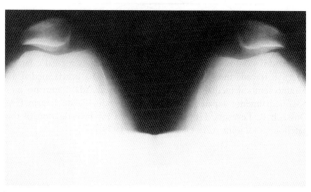

Figura 12.181 Incidência axial ou em silhueta ("nascer do sol") das articulações patelofemorais. Observe o desvio lateral de ambas as patelas e a tróclea rasa (displasia troclear), especialmente no lado direito. Observe também a forma de chapéu de caçador alpino da patela.

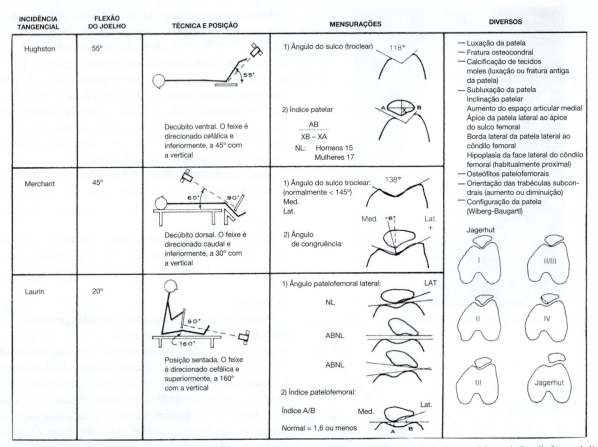

Figura 12.182 Resumo dos achados radiográficos, incidência tangencial. (De Carson WG Jr, James SL, Larson RL et al. Patellofemoral disorders: physical and radiographic evaluation. I. Physical examination. *Clin Orthop* 185:182, 1984.)

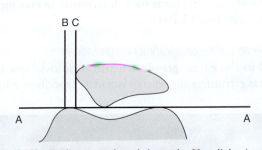

Figura 12.183 Deslizamento lateral da patela. Uma linha é traçada através dos pontos mais altos dos côndilos femorais medial e lateral (*AA*). É traçada uma linha perpendicular a ela, na borda medial do côndilo femoral medial (*B*), normalmente localizada 1 mm ou menos medialmente à patela (linha C). (Reproduzida de Laurin CA, Dussault R, Levesque HP: The tangential x-ray investigation of the patellofemoral joint. *Clin Orthop* 144:22, 1979.)

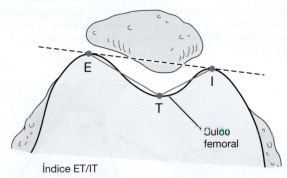

Figura 12.184 O índice lateral/medial da tróclea é a relação entre os segmentos externo e interno (*ET* e *IT*) que unem os pontos mais altos dos côndilos femorais ao ponto mais profundo do sulco troclear. Ele mede a displasia da face medial da tróclea. (Reproduzida de Beaconsfield T, Pintore E, Maffulli N et al.: Radiographic measurements in patellofemoral disorders, *Clin Orthop* 308:22, 1994.)

Capítulo 12 Joelho **1051**

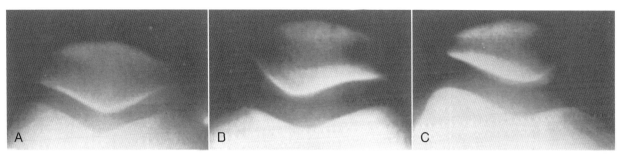

Figura 12.185 Exemplos de variação da forma da patela. (A) Wilberg tipo I. (B) Wilberg tipo II. (C) Wilberg tipo III. A tróclea do fêmur também exibe variações. (De Ficat RP, Hungerford DS: *Disorders of the patello-femoral joint*. Baltimore: Williams & Wilkins, 1977. p. 53.)

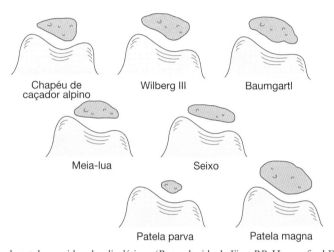

Figura 12.186 Variações da forma da patela consideradas displásicas. (Reproduzida de Ficat RP, Hungerford DS: *Disorders of the patello-femoral joint*. Baltimore: Williams & Wilkins, 1977. p. 55.)

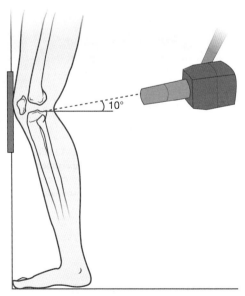

Figura 12.187 Posicionamento do paciente para a incidência posteroanterior em flexão fixa.

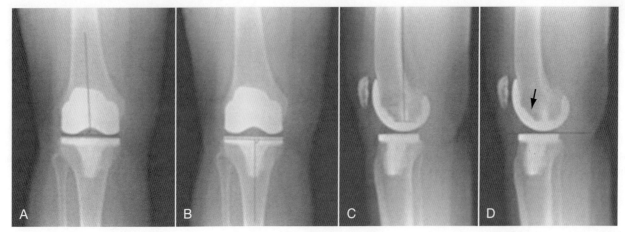

Figura 12.188 Posicionamento normal dos componentes em radiografias do joelho com o paciente em pé. (A) A incidência anteroposterior do joelho mostra o método para mensuração do alinhamento do componente femoral. (B) A bandeja tibial deve estar em um ângulo de 90° com o eixo longitudinal da diáfise tibial. (C) As radiografias em perfil mostram o componente femoral paralelo à diáfise femoral. (D) A bandeja tibial está em aproximadamente 90° em relação à diáfise tibial. Observa-se osteopenia *(seta)* em torno do componente femoral, o que é consistente com uma proteção contra o estresse. (De Scott WN: *Insall & Scott Surgery of the knee*, 5.ed., Philadelphia, 2011, Churchill Livingstone.)

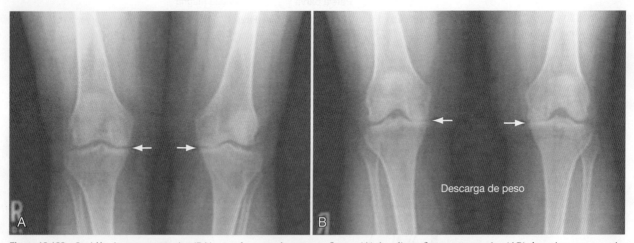

Figura 12.189 Incidência posteroanterior (PA) com descarga de peso em flexão. (A) A radiografia anteroposterior (AP) de rotina com o paciente em pé mostra um estreitamento bilateral moderado do espaço articular no compartimento medial, juntamente com alterações proliferativas *(setas)*. (B) A incidência PA em flexão mostra a maior gravidade dos achados, com estreitamento significativo dos compartimentos articulares mediais bilaterais, perda completa do espaço articular e aposição do tipo osso sobre osso *(setas)*. (De Scott WN: *Insall & Scott Surgery of the knee*, 5.ed., Philadelphia, 2011, Churchill Livingstone.)

Capítulo 12 Joelho **1053**

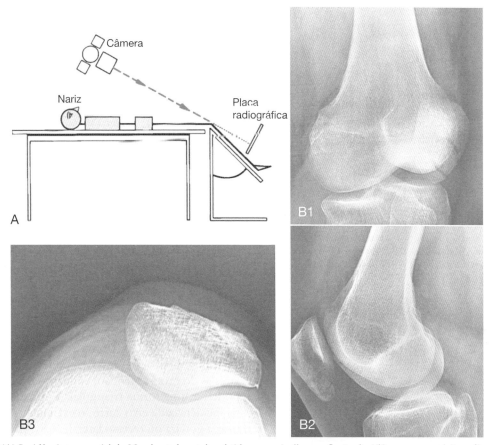

Figura 12.190 (A) Incidência tangencial de Merchant da patela, obtida com o joelho em flexão de 45° e com exposição radiográfica conforme ilustração. (B) Fraturas dos polos médio e inferior da patela são visualizadas mais adequadamente na incidência oblíqua (B1). B2: Incidência em perfil. B3: Incidência de Merchant (silhueta). (De Johnson GA et al.: *Atlas of emergency radiology*, St. Louis, 2001, WB Saunders; e Resnick D, Niwayama G: *Diagnosis of bone and joint disorders*, 2.ed., Philadelphia, 1988, WB Saunders.)

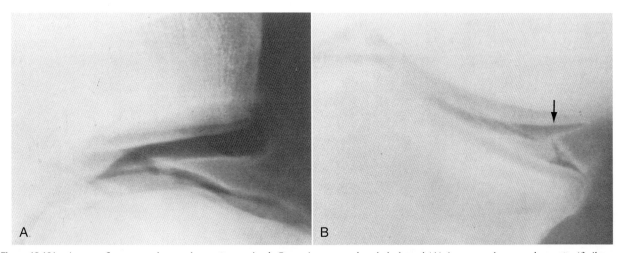

Figura 12.191 Artrografia mostrando uma laceração meniscal. O menisco normal no lado lateral (A) é comparado com a laceração (facilmente demonstrável) no menisco medial *(seta)* no mesmo paciente (B). (De Reilly BM: *Practical strategies in outpatient medicine*, Philadelphia, 1991, WB Saunders, p. 1198.)

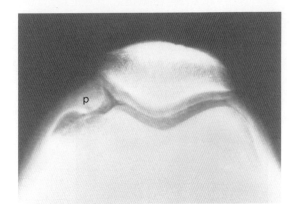

Figura 12.192 Incidência tangencial da patela após uma artrografia, revelando afilamento e discreto enrugamento da cartilagem patelar, especialmente na região medial. A plica mediopatelar *(p)* apresenta um espessamento acentuado. (De Weissman BNW, Sledge CB: *Orthopedic radiology.* Philadelphia: WB Saunders, 1986. p. 536.)

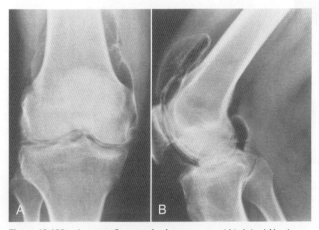

Figura 12.193 Artrografia com duplo contraste. (A) A incidência anteroposterior mostra os meniscos e a cartilagem articular. (B) A incidência em perfil revela a dimensão do espaço articular. (De Forrester DM, Brown JC: *The radiology of joint disease.* 3.ed. Philadelphia: WB Saunders, 1987. p. 200.)

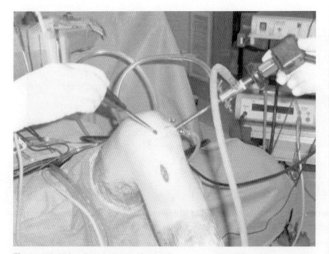

Figura 12.194 Artroscopia do joelho esquerdo. (De Harner CD, Honkamp NJ, Ranawat AS: Anteromedial portal technique for creating the anterior cruciate ligament femoral tunnel, *Arthroscopy* 24[1]:113-115, 2008.)

lizadas capazes de experimentar problemas. Estruturas internas como o menisco, a cartilagem articular e os ligamentos cruzados, e mesmo algumas condições patelofemorais, provocarão padrões mais difusos de dor. Em geral, o joelho deverá ser examinado em todos os seus quatro quadrantes; a porção lateral deve ser examinada tanto anterior como posteriormente.

Face anterior do joelho. O tendão patelar ao longo da face anterior do joelho é um dos tendões mais comumente examinados e acessíveis no corpo humano. Para que o efeito anisotrópico seja diminuído, a face anterior do joelho pode ser mais bem visualizada impondo uma leve tensão aos tecidos moles. O examinador pode conseguir esse efeito colocando uma toalha enrolada sob o joelho; isso faz com que a articulação fique posicionada em discreta flexão. O tendão normal pode ser facilmente visualizado como uma estrutura fibrilar estriada. Quando visualizado no eixo curto, o tendão pode ser observado em uma seção transversal, com a gordura infrapatelar situada diretamente abaixo (Fig. 12.195). O tendão pode ser acompanhado desde o polo distal da patela até o tubérculo tibial. O aspecto normal no polo proximal apresenta variações. A inserção pode ter dimensões similares às do próprio tendão, enquanto em outros estudos pode ter uma forma triangular (Fig. 12.196).[516] Ainda na incidência de eixo curto, o examinador poderá visualizar a goteira ou recesso lateral. Nesse plano, o delgado retináculo hiperecoico será visualizado, tanto medial como lateralmente. Mais especificamente no lado medial, o LPFM pode ser visualizado como um espessamento do retináculo medial. Movimentando o transdutor em 90° até o eixo longo (Fig. 12.197), o tendão surge como uma estrutura hiperecoica, fibrilar e uniforme. Tendo em vista a existência de certo grau de assimetria nesse plano entre a patela e o tubérculo tibial, é possível que o trans-

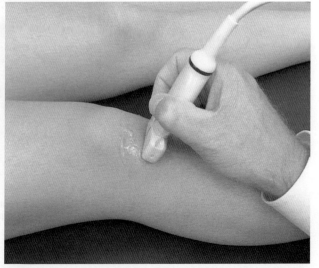

Figura 12.195 Posicionamento do transdutor para visualização do tendão patelar em seu eixo curto.

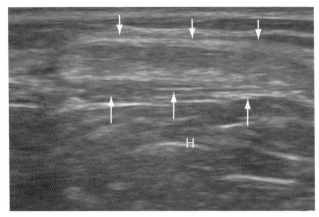

Figura 12.196 Tendão patelar visto em seu eixo curto. Tendão normal visualizado como uma estrutura fibrilar *(setas)*. H: Gordura infrapatelar sob o tendão patelar.

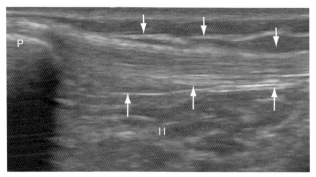

Figura 12.198 Vista sagital do tendão patelar em seu eixo longo. O tendão normal é visto como uma estrutura de aspecto fibrilar hiperecoico *(setas)*. H: gordura infrapatelar; P: patela.

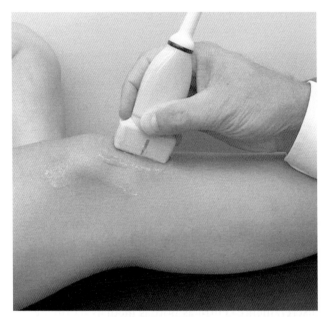

Figura 12.197 Posicionamento do transdutor para visualização do tendão patelar em seu eixo longo.

dutor precise de mais gel como meio de contato. Com essa imagem, o profissional de saúde poderá observar a patela, o tendão e o tubérculo tibial em uma mesma imagem. Essa imagem também possibilita a visualização da gordura infrapatelar, uma estrutura hiperecoica ou isoecoica (Fig. 12.198). A gordura infrapatelar tem um aspecto brilhante e reflexivo, típico da gordura, com pouquíssimos vasos. Movendo-se superiormente sobre a patela no plano transverso, pode-se visualizar o tendão do quadríceps femoral. Nessa posição, esse tendão será visualizado como uma estrutura hiperecoica e fibrilar. Se o transdutor for regulado para uma visualização suficientemente profunda, o tendão do quadrícepsfemoral, a patela e o fêmur subjacente poderão ser claramente delineados. No eixo curto, pode-se observar uma seção transversa do tendão do quadríceps femoral.

Movendo proximalmente o transdutor sobre a patela, o profissional de saúde pode visualizar o tendão do quadríceps femoral no eixo longo (Fig. 12.199). Também nesse caso, poderá ser de utilidade a colocação de uma toalha enrolada sob o joelho, para que o tendão fique sob discreta flexão; com isso, diminui o efeito da anisotropia. O tendão do quadríceps femoral tem diversas porções que podem ser visualizadas individualmente. Se estiver em localização central, será possível visualizar nitidamente as faixas superior e inferior, separadas por fáscia. Na posição central, a faixa superior seria o reto femoral, enquanto a faixa inferior seria o vasto intermédio. Movendo o transdutor um pouco lateralmente, será possível visualizar o vasto lateral, ao passo que, com um movimento medial, observa-se o vasto medial. Com a rotação do transdutor em 90° até o eixo curto, o profissional de saúde poderá visualizar claramente o tendão do quadríceps femoral na vista transversa: um padrão hiperecoico e fibrilar típico do tecido tendíneo.

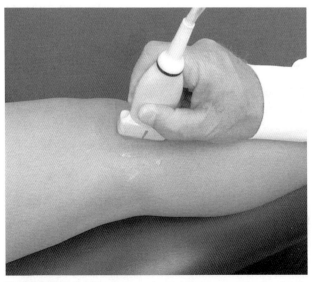

Figura 12.199 Posicionamento do transdutor para visualização do tendão do quadríceps femoral em seu eixo longo.

Mover o transdutor sobre as faces medial e lateral do joelho em um sentido longitudinal (anterior/posterior) possibilitará a visualização do LPFM e do LPFL. Em geral, esses ligamentos podem ser acompanhados até suas inserções posteriores, nas proximidades do ligamento colateral medial e do trato iliotibial, e também quando avançam anteriormente às suas inserções nas bordas medial e lateral da patela.

Por último, com o joelho em flexão máxima, o transdutor pode ser posicionado transversalmente no eixo curto, em uma área imediatamente superior à patela, para possibilitar a visualização da cartilagem hialina hipoecoica que reveste as faces anterior e central dos côndilos femorais (Fig. 12.200). Spannow et al.[517] publicaram as medidas normais para a cartilagem no joelho em função da idade e do sexo, de acordo com mensurações axiais nessa posição. Spannow constatou que os percentuais de decréscimo na espessura da cartilagem em meninos e em meninas são diferentes, provavelmente tendo relação com as diferenças dentre os sexos na velocidade de maturação do esqueleto.[517]

Face medial do joelho. Uma estrutura importante no lado medial do joelho é o ligamento colateral medial. Esse ligamento avança proximalmente, desde o côndilo femoral medial, estendendo-se distalmente à porção tibial proximal anterior. O ligamento colateral medial pode ser visualizado com uma discreta rotação lateral do joelho do paciente, o que expõe a face medial do joelho. Com o transdutor posicionado no eixo longo no plano sagital, os contornos ósseos do fêmur e da tíbia podem ser nitidamente visualizados (Fig. 12.201). O ligamento colateral medial pode ser visualizado como uma estrutura hiperecoica e fibrilar espessa. Nessa mesma incidência, o menisco estará situado entre a tíbia e o fêmur, do mesmo modo que suas inserções no ligamento colateral medial e nas conexões meniscofemorais e meniscotibiais, assim nomeados em referência aos seus locais de inserção nos respectivos ossos (Fig. 12.202). O menisco em si é visualizado como uma estrutura triangular hiperecoica situada diretamente (e saliente-se

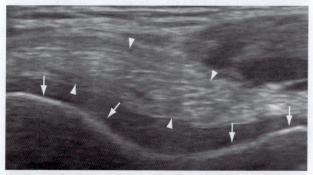

Figura 12.200 Vista da porção proximal do tendão imediatamente além da patela (eixo curto), com a cartilagem articular hipoecoica da tróclea subjacente *(setas)*; delineamento do tendão do quadríceps femoral *(setas)*.

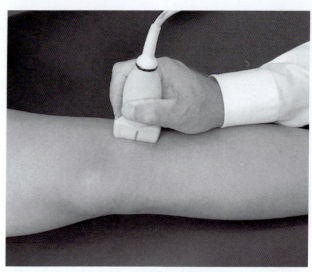

Figura 12.201 Posicionamento do transdutor para visualização da face medial do joelho (visualização em eixo longo).

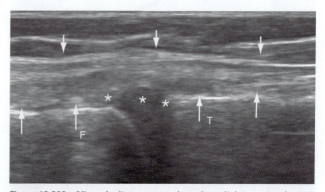

Figura 12.202 Vista do ligamento colateral medial (em eixo longo) ao longo da interlinha articular medial. Parte superficial *(setas)*; parte profunda do ligamento *(*)*; F: fêmur; T: tíbia.

discretamente) entre as bordas mediais da tíbia e do fêmur. Se o transdutor for rotacionado a 90° até o eixo transverso curto (Fig. 12.203), o ligamento colateral medial poderá ser visualizado como uma estrutura mais hiperecoica, que pode ser nitidamente diferenciada dos tecidos circunjacentes.

O transdutor, ainda no eixo curto, pode ser deslocado distal e anteriormente, para acompanhar os tendões dos músculos da pata de ganso (i. e., sartório, grácil e semitendíneo). Com o transdutor diretamente em um eixo curto, os tendões podem demonstrar anisotropia; contudo, se o transdutor for colocado em uma posição mais oblíqua, em um ponto a aproximadamente 4 a 5 cm distal à interlinha articular, os tendões poderão ser visualizados individualmente com maior clareza. Eventualmente, os três tendões da pata de ganso formarão um tendão único que se insere na face proximal da tíbia. Por último, se o transdutor for avançado distalmente, o tendão do semimembranáceo poderá ser visualizado em sua inserção no pequeno recesso da tíbia. Essa incidência é possível com

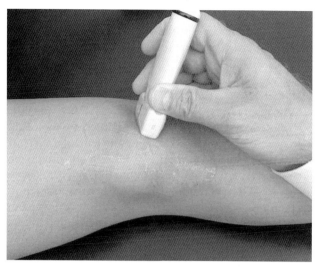

Figura 12.203 Posicionamento do transdutor para visualização da face medial do joelho (visualização em eixo curto).

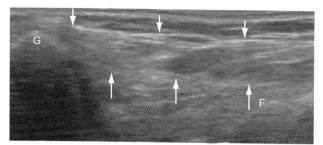

Figura 12.205 Vista da face lateral do joelho em seu eixo longo. Trato iliotibial *(setas)*; F: fêmur; G: tubérculo do trato iliotibial.

o transdutor no eixo longo, na qual o tendão é visualizado como uma estrutura fibrilar hiperecoica normal, claramente demarcada em relação ao córtex tibial.

Face lateral do joelho. Para que seja obtida uma imagem da face lateral do joelho, a perna do paciente deve estar em discreta rotação medial; ou então ele pode se deitar sobre seu lado contralateral. Para a visualização do trato iliotibial, o transdutor é posicionado no eixo longo, ao longo da face anterolateral do joelho e, em seguida, movimentado em uma direção posterior ou lateral (Fig. 12.204). A primeira estrutura a ser observada é o trato iliotibial, que se insere na face lateral proximal da tíbia, no tubérculo do trato iliotibial (Fig. 12.205). Avançando lateralmente o transutor, rodando-o em uma leve obliquidade, pode-se visualizar o ligamento colateral lateral. Esse ligamento é visualizado como uma longa estrutura fibular hiperecoica que se estende desde a cabeça da fíbula até o côndilo femoral lateral. Movendo o transdutor ainda mais posteriormente, pode-se observar o tendão do bíceps femoral. Esse tendão muscular pode ser claramente diferenciado do ligamento colateral lateral por sua estrutura muscular na parte proximal do tendão. Sua parte distal (tendínea) será visualizada como uma estrutura hiperecoica e fibular, enquanto a parte mais muscular terá um aspecto mais hipoecoico, em comparação com o ligamento e o tendão. Em um ponto ligeiramente posterior ao tendão do bíceps femoral, encontra-se o nervo fibular comum, que será evidenciado como uma estrutura linear hiperecoica observada nessa incidência, no eixo longo.

Face posterior do joelho. Há um conteúdo extenso e variado na face posterior do joelho; essas estruturas são visualizadas mais adequadamente com o paciente em decúbito ventral. Começando com o transdutor no eixo curto, o exame pode ter início na porção média da panturrilha, onde podem ser visualizados vários grupos musculares, incluindo o gastrocnêmio e o sóleo (Fig. 12.206). O transdutor pode ser movido superiormente, ainda no

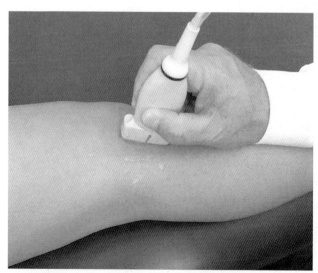

Figura 12.204 Posicionamento do transdutor para visualização da face lateral do joelho (visualização em eixo longo).

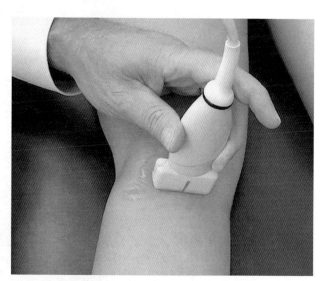

Figura 12.206 Posicionamento do transdutor para visualização da face posterior do joelho em eixo curto.

eixo curto, para acompanhar o tendão do gastrocnêmio medial; nesse ponto, pode-se visualizar um cisto de Baker (se presente) na fossa poplítea. O cisto de Baker pode ser um aumento de volume que é observado como uma distensão das bolsas do semimembranáceo e do semitendíneo. O transdutor pode ser movimentado medialmente sobre a face posterior do joelho, para que se possa visualizar a porção posterior do menisco medial.

Movendo o transdutor ao longo da linha mediana, pode-se visualizar o ligamento cruzado posterior como uma estrutura hiperecoica. Em decorrência da anisotropia, o observador talvez precise recorrer à técnica do calcanhar-artelhos para uma melhor visualização do ligamento. Diversos estudos já determinaram que a lesão ao ligamento cruzado posterior faz com que essa estrutura se torne mais espessa que um ligamento sadio.[518-522] Cho et al.[518] recomendaram que uma espessura superior a 10 mm seja um critério diagnóstico para lesão aguda dessa estrutura, confirmada pela RM.

Tomografia computadorizada

A tomografia computadorizada é frequentemente utilizada para visualizar tecidos moles e tecido ósseo (Fig. 12.207).

Imagens por ressonância magnética

A imagem por ressonância magnética (RM) é vantajosa por causa de sua capacidade de mostrar tecidos moles tão bem quanto o tecido ósseo e, ao mesmo tempo, não expõe o paciente à radiação ionizante.[523] Ela tem substituído em grande escala a tomografia computadorizada para a avaliação do joelho; contudo, não deve ser usada indiscriminadamente. O profissional da saúde deve levar em consideração dados da anamnese e achados clínicos que sugiram necessidade desse exame.[524-527] Foi observado que a RM é útil para o diagnóstico de lesões tendíneas (Fig. 12.208), contusões ósseas (Fig. 12.209), lesões meniscais (Figs. 12.210 e 12.211), lesões da plica (Fig. 12.212), lesões dos ligamentos colaterais (Fig. 12.213), lesões dos

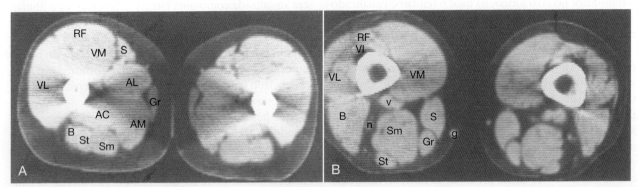

Figura 12.207 Anatomia muscular conforme é mostrada na tomografia computadorizada. A TC mostra imagens através da porção superior (A) e do terço inferior do fêmur (B). AC: adutor curto; AL: adutor longo; AM: adutor magno; B: bíceps femoral; g, Gr: grácil; n: nervos tibial e fibular comum; RF: reto femoral; S: sartório; Sm: semimembranáceo; St: semitendíneo; V: veia e artéria femorais profundas; VI: vasto intermédio; VL: vasto lateral; VM: vasto medial. (De Weissman BNW, Sledge CB: *Orthopedic radiology*. Philadelphia: WB Saunders, 1986. p. 504.)

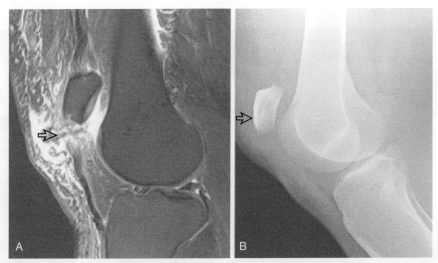

Figura 12.208 Ruptura do tendão patelar. RM sagital com densidade protônica com supressão de gordura (A) e radiografia da face lateral do joelho (B) mostram uma ruptura completa do tendão patelar em sua origem na patela (*seta preta vazada*, A). Observa-se retração proximal da patela (*seta*, B). (De Petchprapa CN: Imaging of the extensor mechanism. Em Scott WN, editor: *Insall & Scott surgery of the knee*, 6.ed., Philadelphia, 2018, Elsevier.)

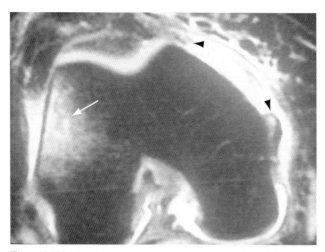

Figura 12.209 Lesão óssea por luxação-relocação patelar. RM transversa com *spin echo* rápido pesada-intermediária (TR/TEeff, 3500/12) com supressão de gordura. Uma contusão com elevada intensidade de sinal (*seta*) é evidente na porção lateral do côndilo femoral. Observe também o ligamento patelofemoral medial lacerado (*pontas de setas*). (De Resnick D, Kransdorf MJ: *Bone and joint imaging*. Philadelphia: WB Saunders, 2005. p. 121.)

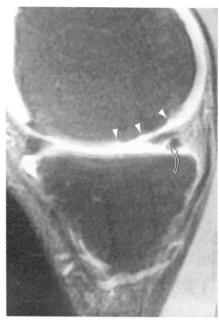

Figura 12.210 Laceração meniscal recorrente após meniscectomia medial parcial. Imagem sagital de RM com *spin echo* pesada em T1 (TR/TE, 800/15) com supressão de gordura após artrografia do joelho realizada com uma mistura de gadolínio diluído. O contraste injetado penetra na substância de uma nova laceração meniscal (*seta*) no restante do corno posterior. Observe também a perda de cartilagem degenerativa ao longo da superfície femoral medial (*pontas de seta*). (De Resnick D, Kransdorf MJ; *Bone and joint imaging*. Philadelphia: WB Saunders, 2005. p. 126.)

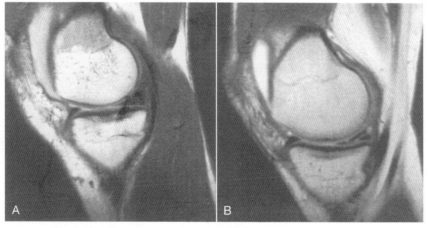

Figura 12.211 Imagem por ressonância magnética mostrando uma lesão do corno posterior do menisco medial (A). Em alguns casos, o contraste pode ser aumentado pela injeção intra-articular de ácido dietilenotriamino penta-acético-gadolínio. (B) Laceração longitudinal inferior com uma laceração horizontal associada. (De Strobel M, Stedtfeld HW: *Diagnostic evaluation of the knee*. Berlim: Springer-Verlag, 1990. p. 240.)

ligamentos cruzados (Fig. 12.214), cisto de Baker (Fig. 12.215), distensões musculares (Fig. 12.216), condromalácia da patela (Fig.12.217), defeitos osteocondrais, lacerações do tendão patelar e fraturas, mas deve ser utilizada apenas para confirmar ou esclarecer um diagnóstico clínico.[155,493,528-543] Camp et al.[544] publicaram métodos para determinar diferentes índices de instabilidade patelar com o uso da RM, com o objetivo de predizer uma instabilidade patelar recorrente. Estão se tornando mais comuns a RM de densidade protônica sagital e outras técnicas de RM para cartilagem (p. ex., imagens 3T, mapeamento em T2, RM com ponderação em T1 pós-contraste com gadolínio).[540,545] Sanders e Miller[530] oferecem um bom resumo da utilização da RM para o joelho.

Xerorradiografia

A xerorradiografia pode ser utilizada para delinear a margem óssea (Fig. 12.218).

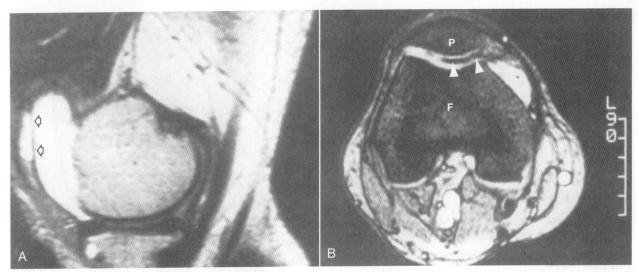

Figura 12.212 Imagem por ressonância magnética de plica patelar medial. (A) Imagem sagital T2 medial à patela, mostrando presença de derrame no interior da articulação do joelho que aparece em branco. A faixa linear vertical observada no interior da articulação (*setas vazadas*) representa a plica medial. (B) Imagem transaxial STIR (Short-T1 Inversion Recovery) através da articulação patelofemoral mostrando também o derrame (*pontas de setas*), o qual aparece brilhante e circunda uma área de tecido semelhante a uma língua originada na interlinha articular medial e localizada entre a patela (*P*) e o fêmur (*F*). Esse tecido representa uma plica medial. Nessa localização, as plicas podem hipertrofiar e causar sintomas e sinais de desarranjo interno. (De Kursunoglu-Brahme S, Resnick D: Magnetic resonance imaging of the knee. *Orthop Clin North Am* 21:571, 1990.)

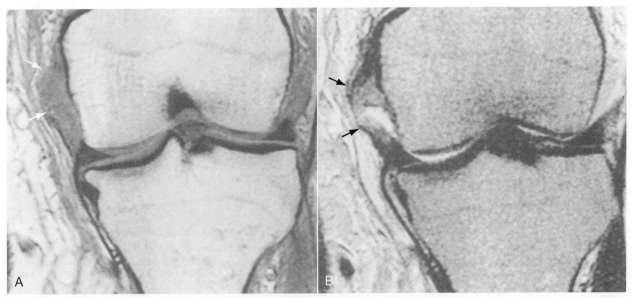

Figura 12.213 Lesões do ligamento colateral medial: laceração completa. RM coronal com *spin echo* T2 intermediária (TR/TE, 1500/12), (A) e T2 (TR/TE, 1500/80) (B) mostram ruptura completa (*setas*) das fibras do ligamento colateral medial. Observe o aumento na intensidade de sinal no ligamento e nos tecidos moles em (B). Um derrame articular está presente. Lesões adicionais nesse paciente incluíam lacerações na porção lateral do menisco e do ligamento cruzado anterior. (De Resnick D, Kransdorf MJ: *Bone and joint imaging*. Philadelphia: WB Saunders, 2005. p. 959. Cortesia de V. Chandnani, MD, Pittsburgh.)

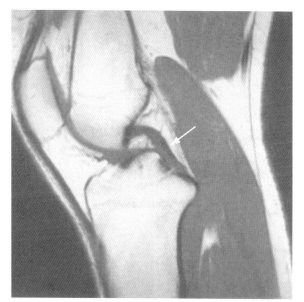

Figura 12.214 Imagem por ressonância magnética mostrando um ligamento cruzado posterior intacto (seta). (De Strobel M, Stedtfeld HW: *Diagnostic evaluation of the knee*. Berlim: Springer-Verlag, 1990. p. 243.)

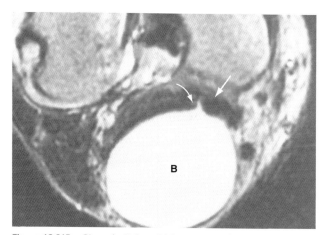

Figura 12.215 Cisto de Baker. RM transversa do joelho com *spin echo* pesada em T2 (TR/TE, 2500/80). O líquido distende o recesso semimembranáceo-gastrocnêmio (B). O colo do cisto poplíteo está localizado entre os tendões do gastrocnêmio medial (*seta curva*) e os tendões do semimembranáceo (*seta reta*). (De Resnick D, Kransdorf MJ: *Bone and joint imaging*. Philadelphia: WB Saunders, 2005. p. 124.)

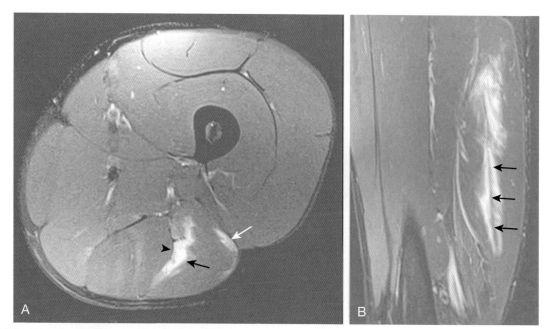

Figura 12.216 (A) RM axial (*fast spin-echo*, pesada em T2 com supressão de gordura) de laceração miotendínea de grau 2 do bíceps femoral. Observa-se um hematoma (*seta preta*), e notam-se fibras musculares retraídas da junção miotendínea (*seta*). Uma expansão do hematoma intramuscular pode ser vista perifericamente, junto ao epimísio (*seta branca*). (B) RM sagital (*fast spin-echo*, pesada em T2) do mesmo paciente, mostrando uma junção miotendínea irregular e espessada (*setas*). (De Johnson MB, Grainger AJ: Muscle injury and sequelae. In: Pope TL, Bloem HL, Beltran J et al., editores: *Musculoskeletal imaging*, 2.ed., Philadelphia, 2015, Saunders.)

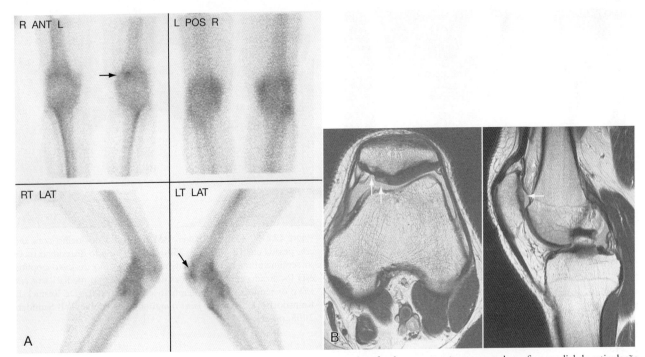

Figura 12.217 Condromalácia da patela. (A) A cintilografia óssea mostra uma área focal com captação aumentada na face medial da articulação patelofemoral esquerda (*setas*). (B) RM com *spin echo* pesada-intermediária mostra sinal anormal e erosão na face medial da cartilagem patelar (*setas*). (De Resnick D, Kransdorf MJ: *Bone and joint imaging.* Philadelphia: WB Saunders, 2005. p.112.).

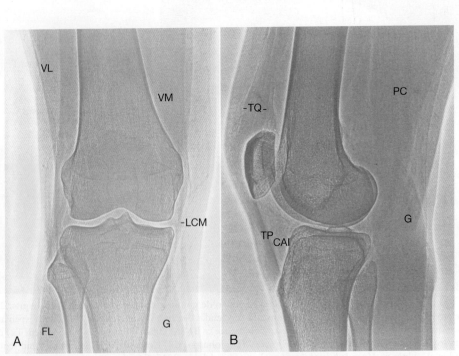

Figura 12.218 Xerorradiografia do joelho. (A) Incidência anteroposterior. (B) Incidência em perfil. CAI: coxim adiposo infrapatelar; G: gastrocnêmio; PC: posteriores da coxa; LCM: ligamento colateral medial; FL: fibular longo; TQ: tendão do quadríceps femoral; TP: tendão patelar; VL: vasto lateral; VM: vasto medial. (De Weissman BNW, Sledge CB: Orthopedic radiology. Philadelphia: WB Saunders, 1986. p. 504.)

Resumo da avaliação do joelho[a]

Observação: a patologia sob suspeita determinará quais *Testes especiais* deverão ser realizados.

Anamnese

Observação

Exame

Movimentos ativos (posição sentada ou em decúbito dorsal)
Flexão do joelho
Extensão do joelho
Rotação medial da tíbia sobre o fêmur
Rotação lateral da tíbia sobre o fêmur

Movimentos passivos (como nos movimentos ativos) (posição sentada ou em decúbito dorsal)

Movimentos isométricos resistidos (posição sentada ou em decúbito dorsal)
Flexão do joelho
Extensão do joelho
Flexão plantar do tornozelo
Dorsiflexão do tornozelo

Testes para a estabilidade ligamentar (posição sentada ou em decúbito dorsal)
Para instabilidade medial uniplanar:
Estresse valgo de Hughston a 0° e 30°
Estresse valgo a 0° e 30°
Para instabilidade lateral uniplanar:
Estresse varo de Hughston a 0° e 30°
Estresse varo a 0° e 30°
Para instabilidade anterior uniplanar:
Teste da gaveta ativo
Teste da gaveta
Teste de Lachman ou suas modificações
Teste de Lelli
Para instabilidade posterior uniplanar:
Teste da gaveta ativo
Teste da gaveta
Teste de Godfrey
Abaulamento posterior
Para instabilidade rotatória anteromedial:
Teste de Slocum
Para instabilidade rotatória anterolateral:
Teste do abalo de Hughston
Teste de Losee
Teste da gaveta em flexão-rotação de Noyes
Teste de *pivot shift*
Teste de instabilidade rotatória anterolateral de Slocum
Para instabilidade rotatória posteromedial:
Teste da gaveta posteromedial de Hughston
Teste de *pivot shift* posteromedial
Teste de rotação medial em decúbito dorsal
Para instabilidade rotatória posterolateral:
Recurvatum em rotação lateral
Teste da gaveta posterolateral de Hughston
Teste de instabilidade rotatória posterolateral de Loomer

Teste de rotação lateral tibial (dial test)

Avaliação funcional

Testes especiais (posição sentada ou em decúbito dorsal)
Para lesões meniscais:
Manobra de estresse meniscal em "4"

Teste de McMurray
Para lesões da plica:
Teste da plica de Hughston
Teste da plica mediopatelar
Teste da "gagueira" da plica
Para derrame articular:
Teste da escova (aumento mínimo de volume)
Teste da flutuação (aumento moderado de volume)
Teste da indentação
Teste da percussão patelar (aumento moderado de volume)
Para síndrome patelofemoral:
Sinal de Clarke
Teste de McConnell
Teste da palpação dos movimentos
Para tração do quadríceps femoral:
Ângulo Q
Teste do sulco do tubérculo
Para instabilidade patelar:
Teste de apreensão de Fairbank
Teste de apreensão com o movimento da patela
Para síndrome do atrito do trato iliotibial:
Teste de compressão de Noble

Reflexos e distribuição cutânea

Movimentos do jogo articular (posição de decúbito dorsal)
Movimentos posteriores e anteriores da tíbia sobre o fêmur
Translação medial e lateral da tíbia sobre o fêmur
Deslocamentos mediais e laterais da patela
Depressão da patela
Movimento anteroposterior da fíbula sobre a tíbia

Palpação (posição de decúbito dorsal)

Testes para estabilidade ligamentar (na posição de decúbito ventral)
Para instabilidade anterior uniplanar:
Modificação 6 do teste de Lachman

Testes especiais (na posição de decúbito ventral)
Para lesões meniscais:
Teste de Apley

Testes para estabilidade ligamentar (na posição em pé)
Para instabilidade rotatória anterolateral:
Teste do cruzamento de Arnold
Para instabilidade rotatória posterolateral:
Teste de Jakob

Testes especiais (na posição em pé)
Para lesões meniscais:
Sinal de Childress (teste do agachamento e da marcha de pato)
Teste de Ege
Teste de Thessaly
Para síndrome patelofemoral:
Teste do degrau excêntrico (descida lateral)
Teste da subida do degrau
Testes de coativação para os músculos quadríceps femoral e posteriores da coxa

Diagnóstico por imagem
Após qualquer exame, o paciente deve ser advertido quanto à possibilidade de exacerbação dos sintomas em decorrência da avaliação.

[a]Embora o exame do joelho possa ser realizado com o paciente em decúbito dorsal, alguns dos testes podem exigir que ele assuma outras posições (p. ex., em pé, deitado, decúbito ventral, sentado). Quando esses testes forem utilizados, o exame deve ser planejado de modo que o movimento e, consequentemente, o desconforto sentido pelo paciente seja mantido em um mínimo. A sequência deve ser da posição em pé para a posição sentada, decúbito dorsal, decúbito lateral e, finalmente, decúbito ventral.

1064 Avaliação musculoesquelética

Estudo de casos

Ao estudar os casos a seguir, o examinador deve listar as questões adequadas que devem ser formuladas e a razão pela qual elas são feitas, o que, procurar e por que e que coisas devem ser testadas e a justificativa. Dependendo das respostas do paciente (e o examinador deve considerar diferentes respostas), várias causas possíveis do problema podem tornar-se evidentes (exemplos são apresentados entre parênteses). Uma tabela de diagnóstico diferencial deve ser elaborada. O examinador pode então decidir como diferentes diagnósticos podem afetar o plano terapêutico. Por exemplo, uma jogadora de voleibol de 16 anos queixa-se de dor no joelho (Tab. 12.16). O seu joelho dói quando ela joga, e, algumas vezes, ela sente um estalido ao subir e descer escadas. Descreva seu plano de avaliação para essa paciente (patologia meniscal *versus* síndrome da plica).

1. Um rapaz de 14 anos, praticante de luta livre, queixa--se de dor na face medial do joelho. Segundo ele, a dor foi causada por uma lesão em sua primeira luta, quando ele foi derrubado por seu oponente, tendo aterrissado de maneira desajeitada sobre a perna, torcendo seu joelho. O seu diagnóstico é entorse medial do joelho. No entanto, o rapaz se queixa de dor à descarga de peso e aos movimentos de torção enquanto o joelho se encontra sob carga; além disso, relata a ocorrência de estalidos, acompanhados por dor ao longo da interlinha articular medial. Seu diagnóstico diferencial fica entre laceração do ligamento colateral medial ou do menisco medial. Descreva sua avaliação e quais testes você usaria para determinar com confiança o problema desse rapaz.

2. Uma universitária de 22 anos, jogadora de basquete, chega ao seu consultório com uma queixa de dor na face medial do joelho, com início insidioso, ao longo das últimas quatro semanas. Ela não se recorda de qualquer traumatismo que possa ter causado o problema, mas relata que pratica um jogo muito agressivo e já sofreu várias quedas ao fazer enterradas e foi derrubada em situações de jogo. A universitária trouxe consigo radiografias que descartam qualquer possível fratura. Descreva todas as estruturas ósseas, ligamentares ou de tecidos moles que possam ser a origem da dor na face medial do joelho, que possam estar contribuindo para os sintomas.

3. Um homem de 59 anos queixa-se de dor moderada e aumento de volume em seu joelho direito que já duram 4 meses. Ele não tem antecedente de trauma. A dor e o aumento de volume pioraram durante o último mês. Descreva o seu plano de avaliação para esse paciente (osteoartrite *versus* patologia de menisco).

4. Um jogador de futebol americano de 24 anos é encaminhado a você para tratamento após uma reparação cirúrgica dos ligamentos cruzado anterior e colateral medial do seu joelho direito. Ele ainda está com uma imobilização gessada, mas o cirurgião diz que ela pode ser removida para o tratamento. Descreva o seu plano de avaliação para este paciente.

5. Um homem de 54 anos vem a você para tratamento. Ele se queixa de dificuldade ao andar e dor nos músculos posteriores da coxa esquerdos, a qual é referida para a área da prega glútea. Ele apresenta uma equimose evidente na face posterior do joelho e uma pequena na área superior da panturrilha. Descreva o seu plano de avaliação para esse paciente (distensão dos posteriores da coxa *versus* ciatalgia).

6. Uma moça de 18 anos queixa-se de dor na face anterior do joelho. Elabore a avaliação dessa paciente (condromalácia patelar *versus* síndrome da plica).

7. Um jogador de futebol de 17 anos queixa-se de joelho instável. Ele relata que estava jogando futebol, girou o corpo para disputar com um oponente e sentiu um estalido no joelho. Descreva o seu plano de avaliação para este paciente (fratura osteocondral *versus* entorse do ligamento cruzado anterior).

8. Um menino de 10 anos é trazido a você pelos pais. Ele queixa-se de dor na face anterior do joelho. Descreva o seu plano de avaliação para este paciente (doença de Osgood-Schlatter *versus* condromalácia patelar).

9. Uma jogadora de rúgbi de 20 anos queixa-se de dor na face lateral do joelho que algumas vezes é referida para o membro inferior. O joelho dói quando ela anda. Ela se lembra vagamente de ter recebido um golpe no joelho enquanto jogava rúgbi há 10 dias. Descreva o seu plano de avaliação para esta paciente (subluxação da articulação tibiofibular superior *versus* neuropraxia de nervo fibular comum).

10. Uma nadadora de 18 anos queixa-se de dor na face medial do joelho. Recentemente, ela aumentou seu treinamento para 10 mil metros por dia. Descreva o seu plano de avaliação para essa paciente (entorse do ligamento colateral medial *versus* condromalácia da patela).

TABELA 12.16

Diagnóstico diferencial entre lesão de menisco e síndrome da plica patelar medial

	Menisco medial	Síndrome da plica patelar medial
Anamnese	Mecanismo de lesão: rotação, flexão e estresse valgo (pode ser agudo ou insidioso) com carga	Mecanismo de lesão: flexão, rotação (geralmente de início insidioso)
Dor	Interlinha articular	Pode ocorrer na interlinha articular, mas também supero-medialmente a ela
Aumento de volume	Pode estar presente	Pode estar presente
Bloqueio ou colapso ou "falseio"	O bloqueio é mais provável	O colapso ou "falseio" é mais provável
Movimento ativo	Pode ser limitado	Geralmente completo, mas os extremos do movimento podem ser dolorosos. Pode ocorrer "aprisionamento" no movimento
Movimento passivo	Dor nos extremos	Dor possível no extremo da flexão
Movimento isométrico resistido	Normal	Normal, excetuando-se o pinçamento que causa dor e inibição reflexa
Testes para ligamentos	Negativos	Negativos
Testes especiais	O teste de McMurray e o de Apley podem ser positivos	Teste positivo para a plica mediopatelar, teste da "gagueira" da plica positivo, teste da plica de Hughston positivo
Palpação	Sensibilidade na interlinha articular	A plica pode apresentar espessamento e ser similar a uma faixa

Conteúdo complementar

Este capítulo possui apêndice e vídeos em uma plataforma digital exclusiva.

Para ingressar no ambiente virtual, utilize o QR code abaixo, faça seu cadastro e digite a senha: magee7

O prazo para acesso a esse material limita-se à vigência desta edição.

Referências bibliográficas

1. Muller W. Form and function of the knee—its relation to high performance and to sports. Am J Sports Med. 1996;24:S104–S106.
2. Kaltenborn F. Mobilization of the Extremity Joints. Oslo: Olaf Norles Bokhandel; 1980.
3. Thompson WO, Thaete FL, Fu FH, et al. Tibial meniscal dynamics using three-dimensional reconstruction of magnetic resonance images. Am J Sports Med. 1991;19:210–215.
4. Hamamoto K, Tobimatsu Y, Zabinska-Uroda K. Magnetic resonance imaging evaluation of the movement and morphological changes of the meniscus during deep knee flexion. J Phys Ther Sci. 2004;16(2):143–149.
5. Arnoczsky S. The blood supply of the meniscus and its role in healing and repair. In: American Association of Orthopaedic Surgeons, Symposium on Sports Medicine: The Knee. St Louis: Mosby; 1985.
6. Volashin AS, Wosk J. Shock absorption of meniscectomized and painful knees: a comparative in vivo study. J Biomech Eng. 1983;5:157–193.
7. Radin EL, de Lamotte R, Maquet P. Role of the menisci in the distribution of stress in the knee. Clin Orthop. 1984;185:290–294.
8. Seedhom BB. Loadbearing function of the menisci. Physiotherapy. 1976;62:223–226.
9. Gray JC. Neural and vascular anatomy of the menisci of the human knee. J Orthop Sports Phys Ther. 1999;29:23–30.
10. Ficat RP, Hungerford DS. The Patello-Femoral Joint. Baltimore: Williams & Wilkins; 1977.
11. Goodfellow J, Hungerford DS, Zindel M. Patellofemoral joint mechanics and pathology: functional anatomy of the patellofemoral joint. J Bone Joint Surg Br. 1976;58:287–290.
12. Christoforakis J, Bull AM, Strachan RK, et al. Effects of lateral retinacular release on the lateral stability of the patella. Knee Surg Sports Traumatol Arthrosc. 2006;14(3):273–277.
13. Desio SM, Burks RT, Bachus KN. Soft tissue restraints to lateral patellar translation in the human knee. Am J Sports Med. 1998;26(1):59–65.
14. Steensen RN, Dopirak RM, McDonald WG. The anatomy and isometry of the medial patellofemoral ligament: implications for reconstruction. Am J Sports Med. 2004;32(6):1509–1513.
15. Baldwin JL. The anatomy of the medial patellofemoral ligament. Am J Sports Med. 2009;37(12):2355–2361.

16. Nomura E, Inoue M, Osada N. Anatomical analysis of the medial patellofemoral ligament of the knee, especially the femoral attachment. Knee Surg Sports Traumatol Arthrosc. 2005;13(7):510–555.
17. Stephen JM, Lumpaopong P, Deehan DJ, et al. The medial patellofemoral ligament: location of the femoral attachment and length change patterns resulting from anatomic and nonanatomic attachments. Am J Sports Med. 2012;40(8):1871–1879.
18. Conlan T, Garth WP, Lemons JE. Evaluation of the medial soft-tissue restraints of the extensor mechanism of the knee. J Bone Joint Surg Am. 1993;75(5):682–693.
19. Delfico AJ, Garrett WE. Mechanisms of injury of the anterior cruciate ligament in soccer players. Clin Sports Med. 1998;17:779–785.
20. Levine JW, Kiapour AM, Quatman CE, et al. Clinically relevant injury patterns after an anterior cruciate ligament injury provide insight into injury mechanisms. Am J Sports Med. 2013;41:385–395.
21. Tria AJ, Hosea TM. Diagnosis of knee ligament injuries: clinical. In: Scott WN, ed. Ligament and Extensor Mechanism Injuries of the Knee: Diagnosis and Treatment. St Louis: Mosby; 1991.
22. Bauer SJ, Hollander JE, Fuchs SH, et al. A clinical decision rule in the evaluation of acute knee injuries. J Emerg Med. 1995;13:611–615.
23. Welton KL, Bernas GA, Wojtys EM. Management of acute knee dislocation before surgical intervention. In: Noyes FR, Barber-Westin SD, eds. Noyes' Knee Disorders: Surgery Rehabilitation, Clinical Outcomes. 2nd ed. Philadelphia: Elsevier; 2017.
24. Edwards PH, Grana WA. Physeal fractures about the knee. J Am Acad Orthop Surg. 1995;3:63–69.
25. Veenema KR. Valgus knee instability in an adolescent-ligament sprain or physeal injury. Phys Sportsmed. 1999;27:62–75.
26. Ahmad CS, Redler LH, Ciccotti MG, et al. Evaluation and management of hamstring injuries. Am J Sports Med. 2013;41(12):2933–2947.
27. Gosling LC, Rushton AB. Identification of adult knee primary bone tumor symptom presentation: a qualitative study. Man Ther. 2016;26:54–61.
28. Balazs GC, Pavey GJ, Brelin AM, et al. Risk of anterior cruciate ligament injury in athletes on synthetic playing surfaces: a systematic review. Am J Sports Med. 2014;43(7):1798–1804.

29. Read PJ, Oliver JL, De Ste Croix MB, et al. Neuromuscular risk factors for knee and ankle ligament injuries in male youth soccer players. Sports Med. 2016;46(8):1059–1066.
30. Alentorn-Geli E, Alvarez-Diaz P, Ramon S, et al. Assessment of neuromuscular risk factors for anterior cruciate ligament injury through tensiomyography in male soccer players. Knee Surg Sports Traumatol Arthrosc. 2015;23(9):2508–2513.
31. Smeets A, Marfait B, Dingenen B, et al. Is knee neuromuscular activity related to anterior cruciate ligament injury risk? A pilot study. Knee. 2019;26(1):40–51.
32. Driban JB, Eaton CB, Lo GH, et al. Knee injuries are associated with accelerated knee osteoarthritis progression: data from the osteoarthritis initiative. Arthritis Care Res. 2014;66(11):1673–1679.
33. Ewing KA, Begg RK, Galea MO, Lee PV. Effects of prophylactic knee bracing on lower limb kinematics, kinetics, and energetics during double-leg drop landing at 2 heights. Am J Sports Med. 2016;44(7):1753–1761.
34. Levy M, Smith AD. Diagnosing meniscus injuries: focus on the office exam. Phys Sportsmed. 1994;22:47–54.
35. Cooper DE. Snapping popliteus syndrome — a cause of mechanical knee popping in athletes. Am J Sports Med. 1999;27:671–674.
36. LaPrade CM, Civitarese DM, Rasmussen MT, LaPrade RF. Emerging updates on the posterior cruciate ligament: a review of current literature. Am J Sports Med. 2015;43(12):3077–3092.
37. Marshall BM, Franklyn-Miller AD, King EA, et al. Biomechanical factors associated with time to Chapter 12 Knee 979 complete a change of direction cutting maneuver. J Strength Cond Res. 2014;28(10):2845–2851.
38. Solomon DH, Simel DL, Bates DW, et al. Does this patient have a torn meniscus or ligament of the knee? Value of the physical examination. JAMA. 2001;286(13):1610–1620.
39. Cutbill JW, Ladly KO, Bray RC, et al. Anterior knee pain: a review. Clin J Sports Med. 1997;7:40–45.
40. Biedert RM, Sanchis-Alfonso V. Sources of anterior knee pain. Clin Sports Med. 2002;21:335–347.
41. Fulkerson JP. Diagnosis and treatment of patients with patellofemoral pain. Am J Sports Med. 2002;30:447–456.
42. Post WR, Fulkerson J. Knee pain diagrams: correlation with physical examina-

tion findings in patients with anterior knee pain. Arthroscopy. 1994;10:618–623.

43. Khan KM, Cook JL, Bonar F, et al. Histopathology of common tendinopathies — update and implications for clinical management. Sports Med. 1999;27:393–408.

44. Bassett FH, Soucacous PN, Carr WA. Jumper's knee: patellar tendinitis and patellar tendon rupture. In: American Academy of Orthopedic Surgeons: Symposium on the Athlete's Knee. St Louis: Mosby; 1980.

45. Medlar RC, Lyne ED. Sinding-Larsen-Johansson disease. J Bone Joint Surg Am. 1978;60:1113–1116.

46. Khan KM, Maffulli N, Coleman BD, et al. Patellar tendinopathy: some aspects of basic science and clinical management. Br J Sports Med. 1998;32:346–355.

47. DePalma MJ, Perkins RH. Patellar tendinosis — acute patellar tendon rupture and jumper's knee. Phys Sportsmed. 2004;32(5):41–45.

48. Hale SA. Etiology of patellar tendinopathy in athletes. J Sports Rehab. 2005;14:258–272.

49. Liorzou G. Knee Ligaments: Clinical Examination. Berlin: Springer-Verlag; 1991.

50. Grelsamer RP. Patellar malalignment. J Bone Joint Surg Am. 2000;82:1639–1650.

51. Nissen CW, Cullen MC, Hewitt TE, Noyes FR. Physical and arthroscopic examination techniques of the patellofemoral joint. J Orthop Sports Phys Ther. 1998;28(5):277–285.

52. Hughston JC. Knee Ligaments: Injury and Repair. St Louis: Mosby; 1993.

53. McFarland EG, Mamanee P, Queale WS, et al. Olecranon and prepatellar bursitis. Phys Sportsmed. 2000;28(3):40–52.

54. LaPrade RF. The anatomy of the deep infrapatellar bursa of the knee. Am J Sports Med. 1998;26:129–132.

55. Fulkerson RP, Hungerford DS. Evaluation and rehabilitation of nonarthritic anterior knee pain. In: Fulkerson JP, Hungerford DS, eds. Disorders of the Patellofemoral Joint. Baltimore: Williams & Wilkins; 1990.

56. Hunter DJ, Sharma L, Skaife T. Alignment and osteoarthritis of the knee. J Bone Joint Surg Am. 2009;91:85–89.

57. Khan FA, Koff MF, Noiseux NO, et al. Effect of local alignment on compartment patterns of knee osteoarthritis. J Bone Joint Surg Am. 2008;90(9):1961–1969.

58. Riegger-Krugh C, Keysor JJ. Skeletal malalignments of the lower quarter: correlated and compensatory motions and postures. J Orthop Sports Phys Ther. 1996;23:164–170.

59. Hawkins RJ. Musculoskeletal Examination. St Louis: Mosby; 1995.

60. Fulkerson JP, Arendt EA. Anterior knee pain in females. Clin Orthop Relat Res. 2000;372:69–73.

61. Boden BP, Pearsall AW, Garrett WE, et al. Patellofemoral instability: evaluation and management. J Am Acad Orthop Surg. 1997;5:47–57.

62. Shultz SJ, Nguyen AD, Levine BJ. The relationship between lower extremity alignment characteristics and anterior knee joint laxity. Sports Health. 2009;1:54–60.

63. Bell-Jenje T, Olivier B, Wood W, et al. The association between loss of ankle dorsiflexion range of movement, and hip adduction and internal rotation during a step down test. Man Ther. 2016;21:256–261.

64. Post WR, Teitge R, Amis A. Patellofemoral malalignment: looking beyond the view box. Clin Sports Med. 2002;21:521–546.

65. McConnell J. Management of patellofemoral problems. Man Ther. 1996;1:60–66.

66. Loudon JK, Goist HL, Loudon KL. Genu recurvatum syndrome. J Orthop Sports Phys Ther. 1998;27:361–367.

67. Grelsamer RP. Patellar nomenclature — the Tower of Babel revisited. Clin Orthop Relat Res. 2005;436:60–65.

68. Luyckx T, Didden K, Vandenneucker H, et al. Is there a biomechanical explanation for anterior knee pain in patients with patella alta? J Bone Joint Surg Br. 2009;91:344–350.

69. Staheli LT, Engel GM. Tibial torsion: a method of assessment and a survey of normal children. Clin Orthop. 1972;86:183–186.

70. Fritschy D, Fasel J, Imbert JC, et al. The popliteal cyst. Knee Surg Sports Traumatol Arthrosc. 2006;14(7):623–628.

71. Reider B. The Orthopedic Physical Examination. Philadelphia: WB Saunders; 1999.

72. Waldron VD. A test for chondromalacia patellae. Orthop Rev. 1983;12:103.

73. Sharma L, Chang AH, Jackson RD, et al. Varus thrust and incident and progressive knee osteoarthritis. Arthritis Rheumatol. 2017;69(11):2136–2143.

74. Fukutani N, Iijima H, Fukumoto T, et al. Association of varus thrust with pain and stiffness and activities of daily living in patients with medial knee osteoarthritis. Phys Ther. 2016;96(2):167–175.

75. Lo GH, Harvey WF, McAlindon TE. Associations of varus thrust and alignment with pain in knee osteoarthritis. Arthritis Rheumatol. 2012;64(7):2252–2259.

76. Sosdian L, Hinman RS, Wrigley TV, et al. Quantifying varus and valgus thrust in individuals with severe knee osteoarthritis. Clin Biomech. 2016;39:44–51.

77. Kuroyanagl Y, Nagura T, Kiriyama Y, et al. A quantitative assessment of varus thrust in patients with medial knee osteoarthritis. Knee. 2012;19(2):130–134.

78. Hughston JC. Extensor mechanism examination. In: Fox JM, Del Pizzo W, eds. The Patellofemoral Joint. New York: McGraw-Hill; 1993.

79. McConnell J, Fulkerson J. The knee: patellofemoral and soft tissue injuries. In: Zachazewski JE, Magee DJ, Quillen WS, eds. Athletic Injuries and Rehabilitation. Philadelphia: WB Saunders; 1996.

80. Earl JE, Hertel J, Denegar CR. Patterns of dynamic malalignment, muscle activation, joint motion, and patellofemoral pain syndrome. J Sports Rehab. 2005;14:215–233.

81. Arendt E. Anatomy and malalignment of the patellofemoral joint: its relation to patellofemoral arthrosis. Clin Orthop Relat Res. 2005;436:71–75.

82. Shibanuma N, Sheehan FT, Stanhope SJ. Limb positioning is critical for defining patellofemoral alignment and femoral shape. Clin Orthop Relat Res. 2005;434:198–206.

83. Post WR. Anterior knee pain: diagnosis and treatment. J Am Acad Orthop Surg. 2005;13:534–543.

84. Tyler TF, Nicholas SJ, Mullaney MJ, et al. The role of hip muscle function in the treatment of patellofemoral pain syndrome. Am J Sports Med. 2006;34:630–636.

85. Gibulka MT, Threlkeld-Watkins J. Patellofemoral pain and asymmetrical hip rotation. Phys Ther. 2005;85:1201–1207.

86. Dutton M. Orthopedic Examination, Evaluation and Intervention. New York: McGraw Hill; 2004.

87. Fulkerson JP. Patellofemoral pain disorders: evaluation and management. J Am Acad Orthop Surg. 1994;2:124–132.

88. Katchburian MV, Ball AM, Shih YF, et al. Measurement of patellar tracking: assessment and analysis of the literature. Clin Orthop Relat Res. 2003;412:241–259.

89. Rossi R, Dettoni F, Bruzzone M, et al. Clinical examination of the knee: know your tools for diagnosis of knee injuries. Sports Med Arthrosc Rehabil Ther Technol. 2011;3:25–35.

90. Post WR. Clinical evaluation of patients with patellofemoral disorders. Arthroscopy. 1999;15:841–851.

91. Nissen CW, Cullen MC, Hewett TE, et al. Physical and arthroscopic examination techniques of the patellofemoral joint. J Orthop Sports Phys Ther. 1998;26:277–285.

92. Sheehan FT, Derasari A, Fine KM, et al. Q-angle and J-sign: indicative of maltracking subgroups in patellofemoral pain. Clin Orthop Relat Res. 2010;468(1):266–275.

93. Fritz JM, Delitto A, Erhard RE, et al. An examination of the selective tissue tension scheme, with evidence for the concept of a capsular pattern of the knee. Phys Ther. 1998;78:1046–1061.

94. Lancaster AR, Nyland J, Roberts CS. The validity of the motion palpation test for determining patellofemoral joint articular cartilage damage. Phys Ther Sport. 2007;8:59–65.

95. Jacobson KE, Flandry FC. Diagnosis of anterior knee pain. Clin Sports Med. 1989;8:179–195.

96. Kolowich PA, Paulos LE, Rosenberg TD, et al. Lateral release of the patella: indications and contraindications. Am J Sports Med. 1990;18:359–365.

97. Rouse SJ. The role of the iliotibial tract in patellofemoral pain and iliotibial band friction syndromes. Physiotherapy. 1996;82:199–202.

98. Beaulieu ML, Oh YK, Bedi A, et al. Does limited internal femoral rotation increase peak anterior cruciate ligament strain during a simulated pivot landing? Am J Sports Med. 2014;42(12):2955–2963.

99. Cichanowski HR, Schmitt JS, Johnson RJ, et al. Hip strength in collegiate female athletes with patellofemoral pain. Med Sci Sports Exerc. 2007;39:1227–1232.

100. Khayambashi K, Ghoddosi N, Staub RK, Powers CM. Hip muscle strength predicts noncontact anterior cruciate ligament injury in male and female athletes: a prospective study. Am J Sports Med. 2015;44(2):355–361.

101. Segal P, Jacob M. The Knee. Chicago: Year Book Medical; 1983.

102. Liu H, Garrett WE, Moorman CT, Yu B. Injury rate, mechanism, and risk factors of hamstring strain injuries in sports: a review of the literature. J Sport Health Sci. 2012;1(2):92–101.

103. Martin HD, Khoury A, Schröder R, Palmer IJ. Ischiofemoral impingement and hamstring syndrome as causes of posterior hip pain: where do we go next? Clin Sports Med. 2016;35(3):469–486.

104. Matsuda DK. Editorial commentary: Proximal hamstring syndrome: another pain in the buttock. Arthroscopy. 2018;34(1):122–125.

105. Migliorini S, Merlo M. The hamstring syndrome in endurance athletes. Br J Sports Med. 2011;45(4):363.

106. Martin RL, Schroder RG, Gomez-Hoyos J, et al. Accuracy of 3 clinical tests to diagnose proximal hamstrings tears with and without sciatic nerve involvement in patients with posterior hip pain. Arthroscopy. 2018;34(1):114–121.

107. Kannus P, Jarvineaa M, Latvala K. Knee strength evaluation. Scand J Sport Sci. 1987;9(9).

108. Sole G, Hamren J, Milosavljevic S, et al. Test-retest reliability of isokinetic knee extension and flexion. Arch Phys Med Rehabil. 2007;88(5):626–631.

109. Goslin BR, Charteris J. Isokinetic dynamometry: normative data for clinical use in lower extremity (knee) cases. Scand J Rehab Med. 1979;11:105–109.

110. Stafford MG, Grana WA. Hamstring/quadriceps ratios in college football players: a high velocity evaluation. Am J Sports Med. 1984;12:209–211.

111. Aagaard P, Simonsen EB, Magnusson SP, et al. A new concept for isokinetic hamstring: quadriceps muscle strength ratio. Am J Sports Med. 1998;26:231–237.

112. Terwee CB, Mokkink LB, Steultjens MPM, et al. Performance-based methods for measuring the physical function of patients with osteoarthritis of the hip or knee: a systematic review of measurement properties. Rheumatol. 2006;45:890–902.

113. Di Stasi SL, Logerstedt D, Gardinier ES, Snyder-Mackler L. Gait patterns differ between ACL-reconstructed athletes who pass return-to-sport criteria and those who fail. Am J Sports Med. 2013;41(6):1310–1318.

114. Flanigan DC, Everhart JS, Pedroza A, et al. Fear of reinjury (kinesiophobia) and persistent knee symptoms are common factors for lack of return to sport after anterior cruciate ligament reconstruction. Arthroscopy. 2013;29(8):1322–1329.

115. Eitzen I, Moksnes H, Snyder-Mackler L, et al. Functional tests should be accentuated more in the decision for ACL reconstruction. Knee Surg Sports Traumatol Arthrosc. 2010;18(11):1517–1525.

116. Sgaglione NA, Del Pizzo W, Fox JM, et al. Critical analysis of knee ligament rating systems. Am J Sports Med. 1995;23:660–667.

117. Borsa PA, Lephart SM, Irrgang JJ. Sport-specificity of knee scoring systems to assess disability in anterior cruciate ligament-deficient athletes. J Sports Rehab. 1998;7:44–60.

118. Wright RW. Knee injury outcomes measures. J Am Acad Orthop Surg. 2009;17:31–39.

119. Clark NC. Functional performance testing following knee ligament injury. Phys Ther Sport. 2001;2:91–105.

120. Rohman E, Steubs JT, Tompkins M. Changes in involved and uninvolved limb function during rehabilitation after anterior cruciate ligament reconstruction: implications for limb symmetry index measures. Am J Sports Med. 2015;43(6):1391–1398.

121. Lawrence S, Killian C, Rundquist P, Jenkins W. Measures of limb symmetry used for injury risk identification: what is normal? Br J Sports Med. 2017;51(4):347.

122. Sadeghi H, Allard P, Prince F, Labelle H. Symmetry and limb dominance in able-bodied gait: a review. Gait Posture. 2000;12(1):34–45.

123. Fonseca ST, Magee DJ, Wessel J, et al. Validation of a performance test for outcome evaluation of knee function. Clin J Sport Med. 1992;2:251–256.

124. Boonstra MC, deWaal Malefijt MC, Verdonschot N. How to quantify knee function after total knee arthroplasty? The Knee. 2008;15:390–395.

125. Garratt AM, Brealey S, Gillespie WJ. Patient-assessed health instruments of the knee: a structured review. Rheumatology. 2003;43:1414–1423.

126. Paxton EW, Fithian DC, Stone ML, et al. The reliability and validity of knee specific: general health instruments in assessing acute patellar dislocation outcomes. Am J Sports Med. 2003;31:487–492.

127. Daniel DM, Stone ML, Riehl B. Ligament surgery: the evaluation of results. In: Daniel D, Akeson W, O'Conner J, eds Knee Ligaments: Structure, Injury and Repair. New York: Raven Press; 1990.

128. Strobel M, Stedtfeld HW. Diagnostic Evaluation of the Knee. Berlin: Springer-Verlag; 1990.

129. Noyes FR, Barber SD, Mangine RE. Abnormal lower limb symmetry determined by functional hop tests after anterior cruciate rupture. Am J Sports Med. 1991;19:513–518.

130. Barber SD, Noyes FR, Mangine RE, et al. Quantitative assessment of functional limitations in normal and anterior cruciate ligament-deficient knees. Clin Orthop. 1990;255:204–214.

131. Grindem H, Logerstedt D, Eitzen I, et al. Single-legged hip tests as predictors of

131. self-reported knee function in nonoperatively treated individuals with anterior cruciate ligament injury. Am J Sports Med. 2011;39:2347–2354.

132. O'Donnell SO, Thomas SG, Marks P. Improving the sensitivity of the hop index in patients with an ACL deficient knee by transforming the hop distance scores. BMC Musculoskelet Disord. 2006;7:9–14.

133. Hopper DM, Goh SC, Wentworth LA, et al. Test-retest reliability of knee rating scales and functional hop tests one year following anterior cruciate ligament reconstruction. Phys Ther Sport. 2002;3:10–18.

134. Gokeler A, Welling W, Benjaminse A, et al. A critical analysis of limb symmetry indices of hop tests in athletes after anterior cruciate reconstruction: a case control study. Orthop Traumatol Surg Res. 2017;103(6):947–951.

135. Zwolski C, Schmitt LC, Thomas S, et al. The utility of limb symmetry indices in return-to-sport assessment in patients with bilateral anterior cruciate ligament reconstruction. Am J Sports Med. 2016;44(8):2030–2038.

136. Fitzgerald GK, Axe MJ, Snyder-Mackler L. A decision-making scheme for returning patients to high-level activity with nonoperative treatment after anterior cruciate ligament rupture. Knee Surg Sports Traumatol Arthrosc. 2000;8(2):76–82.

137. Davies GJ. Individualizing the return to sports after anterior cruciate ligament reconstruction. Oper Tech Orthop. 2017;27(1):70–78.

138. Hegedus EJ, McDonough S, Bleakly C, et al. Clinician-friendly lower extremity physical performance measures in athletes: a systematic review of measurement properties and correlation with injury, part 1. The tests for knee function including the hop tests. Br J Sports Med. 2015;49(10):642–648.

139. Hegedus EJ, McDonough S, Bleakly C, et al. Clinician-friendly lower extremity physical performance measures in athletes: a systematic review of measurement properties and correlation with injury, part 2. The tests for the hip, thigh, foot and ankle including the star excursion balance test. Br J Sports Med. 2015;49(10):649–656.

140. Wellsandt E, Failla MJ, Synder-Mackler L. Limb symmetry indexes can overestimate knee function after anterior cruciate ligament injury. J Orthop Sports Phys Ther. 2017;47(5):334–338.

141. Juris PM, Phillips EM, Dalpe C, et al. A dynamic test of lower extremity function following anterior cruciate ligament reconstruction and rehabilitation. J Orthop Sports Phys Ther. 1997;26:184–191.

142. Augustsson J, Thomeé R, Karlsson J. Ability of a new hop test to determine functional deficits after anterior cruciate ligament reconstruction. Knee Surg Sports Traumatol Arthrosc. 2004;12:350–356.

143. Begalle RL, Distefano LJ, Blackburn T, Padua DA. Quadriceps and hamstrings coactivation during common therapeutic exercises. J Athl Train. 2012;47(4):396–405.

144. Jang SH, Kim JG, Ha JK, et al. Functional performance tests as indicators of returning to sports after anterior cruciate ligament construction. Knee. 2014;21(1):95–101.

145. Lee DW, Yang SJ, Cho SI, et al. Single-leg vertical jump test as a functional test after anterior cruciate ligament reconstruction. Knee. 2018;25(6):1016–1026.

146. Logerstedt DS, Snyder-Mackler L, Ritter RC, et al. Knee stability and movement coordination impairments: knee ligament sprain. J Orthop Sports Phys Ther. 2010;40:A1–A37.

147. Penna A, Bullock G, Ubben C, et al. Single limb hop tests, Rehabilitation Measures Database; 2015. Available at https://www.sralab.org/rehabilitation-measures.

148. Booher LD, Hench KM, Worrell TW, et al. Reliability of three single-leg hop tests. J Sports Rehab. 1993;2:165–170.

149. Krishnan C. Are practice trials required for hop tests? Gait Posture. 2015;41(4):960–963.

150. Myers BA, Jenkins WL, Killian C, Rundquist P. Normative data for hop tests in high school and collegiate basketball and soccer players. Int J Sports Physical Ther. 2014;9(5):596–603.

151. Risberg MA, Ekeland A. Assessment of functional tests after anterior cruciate ligament surgery. J Orthop Sports Phys Ther. 1994;19:212–217.

152. 152. Gustavsson A, Neeter C, Thomeé P, et al. A test battery for evaluating hop performance in patients with an ACL injury and patients who have undergone ACL reconstruction. Knee Surg Sports Traumatol Arthrosc. 2006;14(8):778–788.

153. Itoh H, Kurosaka M, Yoshiya S, et al. Evaluation of functional deficits determined by four different hop tests in patients with anterior cruciate ligament deficiency. Knee Surg Sports Traumatol Arthrosc. 1998;6(4):241–245.

154. Losee RE. Diagnosis of chronic injury to the anterior cruciate ligament. Orthop Clin North Am. 1985;16:83–97.

155. Jackson DW, Jennings LD, Maywoods RM, et al. Magnetic resonance imaging of the knee. Am J Sports Med. 1988;16:29–37.

156. Larson RL. Physical examination in the diagnosis of rotary instability. Clin Orthop. 1983;172:38–44.

157. Onate J, Cortes N, Welch C, Van Lunen B. Expert versus novice interrater reliability and criterion validity of the landing error scoring system. J Sport Rehabil. 2010;19(1):41–56.

158. Jones PA, Herrington LC, Munro AG, Graham-Smith P. Is there a relationship between landing, cutting, and pivoting tasks in terms of the characteristics of dynamic valgus? Am J Sports Med. 2015;42(9):2095–2102.

159. Lentz TA, Zeppieri G, George SZ, et al. Comparison of physical impairment, functional, and psychosocial measures based on fear of reinjury/lack of confidence and return-to-sport status after ACL reconstruction. Am J Sports Med. 2015;43(2):345–353.

160. Filbay SR, Crossley KM, Ackerman IN. Activity preferences, lifestyle modifications and re-injury fears influence longer-term quality of life in people with knee symptoms following anterior cruciate ligament reconstruction: a qualitative study. J Physiother. 2016;62:103–110.

161. Ardern CL, Taylor NF, Feller JA, Webster KE. Fear of re-injury in people who have returned to sport following anterior cruciate ligament reconstruction surgery. J Sci Med Sport. 2012;15(6):488–495.

162. Harput G, Ulusoy B, Ozer H, et al. External supports improve knee performance in anterior cruciate ligament reconstructed individuals with higher kinesiophobia levels. Knee. 2016;23(5):807–813.

163. Panken AM, Heymans MW, van Oort L, Verhagen AP. Clinical prognostic factors for patients with anterior knee pain in physical therapy; a systematic review. Int J Sports Phys Ther. 2015;10(7):929–945.

164. Ardern CL, Webster KE, Taylor NF, Feller JA. Return to sport following anterior cruciate ligament reconstruction surgery: a systematic review and meta-analysis of the state of play. Br J Sports Med. 2011;45(7):596–606.

165. Podlog L, Dimmock J, Miller J. A review of return to sport concerns following injury rehabilitation: practitioner strategies for enhancing recovery outcomes. Phys Ther Sport. 2011;12(1):36–42.

166. Tjong VK, Murnaghan ML, Nyhof-Young JM, Ogilvie-Harris DJ. A qualitative investigation of the decision to return to sport after anterior cruciate ligament construction: to play or not to play. Am J Sports Med. 2014;42(2):336–342.

167. Garrison JC, Shanley E, Thigpen C, et al. The reliability of the Vail Sport TestTM as a measure of physical performance following anterior cruciate ligament reconstruction. Int J Sports Phys Ther. 2012;7(1):20–30.

168. Williams D, Heidloff D, Haglage E, et al. Anterior cruciate ligament functional sports assessment. Oper Tech Sports Med. 2015;24:59–64.

169. Hildebrandt C, Müller L, Zisch B, et al. Functional assessments for decision-making regarding return to sports following ACL reconstruction. Part 1: development of a new test battery. Knee Surg Sports Traumatol Arthrosc. 2015;23:1273–1281.

170. Myer GD, Schmitt LS, Brent JL, et al. Utilization of modified NFL combine testing to identify functional deficits in athletes following ACL reconstruction. J Orthop Sports Phys Ther. 2011;41(6):377–387.

171. Lin YC, Davey RC, Cochrane T. Tests for physical function of the elderly with hip and knee osteoarthritis. Scand J Med Sci Sports. 2001;11(5):280–286.

172. Demirdjian AM, Petrie SG, Guanche CA, et al. The outcomes of two knee scoring questionnaires in a normal population. Am J Sports Med. 1998;26:46–51.

173. Hoher J, Bach T, Munster A, et al. Does the mode of data collection change result in a subjective knee score? Self administration vs. interview. Am J Sports Med. 1997;25:642–647.

174. Marx RG. Knee rating scales. Arthroscopy. 2003;19(10):1103–1108.

175. Barber-Westin SD, Noyes FR. Rating of athletic and daily functional activities: knee specific scales and global outcome instruments. In: Noyes FR, Barber-Westin SD, eds. Noyes' Knee Disorders: Surgery Rehabilitation, Clinical Outcomes. 2nd ed. Philadelphia: Elsevier; 2017.

176. Noyes FR, Barber-Westin SD. Cincinnati knee rating system. In: Noyes FR, Barber-Westin SD, eds. Noyes' Knee Disorders: Surgery Rehabilitation, Clinical Outcomes. 2nd ed. Philadelphia: Elsevier; 2017.

177. Noyes FR, McGinniss GH, Mooar LA. Functional disability in the anterior cruciate insufficient knee syndrome: review of knee rating systems and projected risk factors in determining treatment. Sports Med. 1984;1:278–302.

178. Noyes FR, Barber SD, Mooar LA. A rationale for assessing sports activity levels and limitations in knee disorders. Clin Orthop. 1989;246:238–249.

179. Barber-Westin SD, Noyes FR, McCloskey JW. Rigorous statistical reliability, validity and responsiveness testing on the Cincinnati knee rating system in 350 subjects with uninjured, injured, or anterior cruciate ligament-reconstructed knees. Am J Sports Med. 1999;27:402–416.

180. Agel J, LaPrade RF. Assessment of differences between the modified Cincinnati and International Knee Documentation Committee patient outcome scores—a prospective study. Am J Sports Med. 2009;37:2151–2157.

181. Irrgang JC, Safran MC, Fu FH. The knee: ligamentous and meniscal injuries. In: Zachazewski JE, Magee DJ, Quillen WS, eds. Athletic Injuries and Rehabilitation. Philadelphia: WB Saunders; 1996.

182. Irrgang JJ, Snyder-Mackler L, Wainner RS, et al. Development of a patient-reported measure of function of the knee. J Bone Joint Surg Am. 1998;80:1132–1145.

183. Insall JN, Dorr LD, Scott RD, et al. Rationale of the Knee Society clinical rating system. Clin Orthop. 1989;248:13–14.

184. Lysholm J, Gillquist J. Evaluation of knee ligament surgery results with special emphasis on use of a scoring scale. Am J Sports Med. 1982;10:150–154.

185. Briggs KK, Lysholm J, Tegner Y, et al. The reliability, validity and responsiveness of the Lysholm Score and Tegner Activity Scale for anterior cruciate injuries of the knee. Am J Sports Med. 2009;37:890–897.

186. Heintjes EM, Bierma-Zeinstra SM, Berger MY, et al. Lysholm scale and WOMAC index were responsive in prospective cohort of young general practice patients. J Clin Epidemiol. 2008;61:481–488.

187. Smith HJ, Richardson JB, Tennant A. Modification and validation of the Lysholm knee scale to assess articular cartilage damage. Osteoarthritis Cartilage. 2009;17:53–58.

188. Kocher MS, Steadman JR, Briggs KK, et al. Reliability, validity and responsiveness of the Lysholm knee scale for various chondral disorders of the knee. J Bone Joint Surg Am. 2004;86:1139–1145.

189. Briggs KK, Steadman JR, Hay CJ, et al. Lysholm Score and Tegner Activity Level in individuals with normal knees. Am J Sports Med. 2009;37:898–901.

190. Hefti F, Mullen W, Jakob RP, et al. Evaluation of knee ligament injuries with the IKDC form. Knee Surg Sports Traumatol Arthrosc. 1993;1:226–234.

191. Anderson AF, Irrgang JJ, Kocher MS, et al. The international knee documentation committee subjective knee evaluation form — normative data. Am J Sports Med. 2006;34:128–135.

192. Kocher MS, Smith JT, Iverson MD, et al. Reliability, validity and responsiveness of a modified international knee documentation committee subjective knee form (Pedi-IKDC) in children with knee disorders. Am J Sports Med. 2011;39:933–939.

193. Schmitt LC, Paterno MV, Huang S. Validity and internal consistency of the International Knee Documentation Committee subjective knee evaluation form in children and adolescents. Am J Sports Med. 2010;38:2443–2447.

194. Greco NJ, Anderson AF, Mann BJ, et al. Responsiveness of the International Knee Documentation Committee subjective knee form in comparison to the Western Ontario and McMaster Universities Osteoarthritis Index, Modified Cincinnati knee rating system and short form 36 in patients with focal articular cartilage defects. Am J Sports Med. 2010;38:891–902.

195. Hambly K, Griva K. IKDC or KOOS—which one captures symptoms and disabilities most important to patients who have undergone initial anterior cruciate ligament reconstruction. Am J Sports Med. 2010;38:1395–1404.

196. Oak SR, O'Rourke C, Strnad G, et al. Statistical comparison of the pediatric versus adult IKDC subjective knee evaluation form in adolescents. Am J Sports Med. 2015;43(9):2216–2221.

197. van de Graaf VA, Wolterbeek N, Scholtes VA, et al. Reliability and validity of the IKDC, KOOS, and WOMAC for patients with meniscus injuries. Am J Sports Med. 2014;42(6):1408–1416.

198. Collins NJ, Misra D, Felson DT, et al. Measures of knee function: International Knee Documentation Committee (IKDC) Subjective Knee Evaluation Form, Knee Injury and Osteoarthritis Outcome Score (KOOS), Knee Injury and Osteoarthritis Outcome Score Physical Function Short Form (KOOS-PS), Knee Outcome Survey Activities of Daily Living Scale (KOS-ADL), Lysholm Knee Scoring Scale, Oxford Knee Score (OKS), Western Ontario and McMaster Universities Osteoarthritis Index (WOMAC), Activity Rating Scale (ARS), and Tegner Activity Score (TAS). Arthritis Care Res. 2011;63:S208–S228.

199. Nasreddine AY, Connell PL, Kalish LA, et al. The Pediatric International Knee Documentation Committee (Pedi-IKDC) subjective knee evaluation form: normative data. Am J Sports Med. 2017;45(3):527–534.

200. Décary S, Ouellet P, Vendittoli PA, Desmeules F. Reliability of physical examination tests for the diagnosis of knee disorders: evidence from a systematic review. Man Ther. 2016;26:172–182.

201. Barber-Westin SD, Noyes FR. International knee documentation committee rating system. In: Noyes FR, Barber-Westin SD, eds. Noyes' Knee Disorders: Surgery Rehabilitation, Clinical Outcomes. 2nd ed. Philadelphia: Elsevier; 2017.

202. Tegner Y, Lysholm J, Odensten M, et al. Evaluation of cruciate ligament injuries. Acta Orthop Scand. 1988;59:336–341.

203. Letchford R, Button K, Sparkes V, van Deursen R. Assessing activity participation in the ACL injured population: a systematic review of activity rating scale measurement properties. Phys Ther Rev. 2012;17(2):99–109.

204. Bell DR, Pfeiffer KA, Cadmus-Bertram LA, et al. Objectively measured physical activity in patients after anterior cruciate ligament reconstruction. Am J Sports Med. 2017;45(8):1893–1900.

205. Webster KE, Feller JA, Lambros C. Development and preliminary validation of a scale to measure the psychological impact of returning to sport following anterior cruciate ligament reconstruction surgery. Phys Ther Sport. 2008;9(1):9–15.

206. Thomeé P, Wahrborg P, Borjesson M, et al. A new instrument for measuring self-efficacy in patients with anterior cruciate ligament injury. Scand J Med Sci Sports. 2006;16(3):181–187.

207. Marx RG, Stump TJ, Jones EC, et al. Development and evaluation of an activity rating scale for disorders of the knee. Am J Sports Med. 2001;29(2):213–218.

208. Cox CL, Huston LJ, Dunn WR, et al. Are articular cartilage lesions and meniscus tears predictive of IKDC, KOOS, and Marx Activity level outcomes after ACL reconstruction? A 6-year multicentre cohort study. Am J Sports Med. 2014;42(5):1058–1067.

209. Shirazi CP, Israel HA, Kaar SG. Is the Marx Activity Scale reliable in patients younger than 18 years? Sports Health. 2015;8(2):145–148.

210. Cameron KL, Peck KY, Thompson BS, et al. Reference values for the Marx Activity Rating Scale in a young athletic population: history of knee ligament injury is associated with higher scores. Sports Health. 2015;7(5):403–408.

211. Hiemstra LA, Kerslake S, Lefaave MR, et al. Initial validity and reliability of the Banff Patella Instability Instrument. Am J Sports Med. 2013;41(7):1629–1635.

212. Hiemstra LA, Kerslake S, Lefaave MR, et al. Concurrent validation of the Banff Patella Instability Instrument to the Norwich Patellar Instability Score and the Kujala Score in Patients with patellofemoral instability. Orthop J Sports Med. 2016;4(5):2325967116646085.

213. Barber-Westin SD, Noyes FR. Knee arthroplasty and patellofemoral rating systems. In: Noyes FR, Barber-Westin SD, eds. Noyes' Knee Disorders: Surgery Rehabilitation, Clinical Outcomes. 2nd ed. Philadelphia: Elsevier; 2017.

214. Shea KP, Fulkerson JP. Preoperative computed tomography scanning and arthroscopy in predicting outcome after lateral retinacular release. Arthroscopy. 1992;8:327–334.

215. Karlsson J, Thomeé R, Sward L. Eleven year follow up of patellofemoral pain syndromes. Clin J Sport Med. 1996;6:22–26.

216. Ittenbach RF, Huang G, Berber Foss KD, et al. Reliability and validity of the anterior knee pain scale: applications for use as an epidemiologic screener. PLoS One. 2016;11(7):e159204.

217. Crossley KM, Bennell KL, Cowan SM, et al. Analysis of outcome measurement for persons with patellofemoral pain: which are reliable and valid? Arch Phys Med Rehabil. 2004;85:815–822.

218. Green A, Liles C, Rushton A, Kyte DG. Measurement properties of patient-reported outcome measures (PROMS) in patellofemoral pain syndrome: a systematic review. Man Ther. 2014;19:517–526.

219. Kujala UM, Jaakkola LH, Koskinen SK, et al. Scoring of patellofemoral disorders. Arthroscopy. 1993;9:159–163.

220. Bennell K, Bartam S, Crossley K, et al. Outcome measures in patellofemoral pain syndrome: test retest reliability and inter-relationships. Phys Ther Sport. 2000;1:31–41.

221. Eng J, Pierrynowski MR. Evaluation of soft shoe orthotics in the treatment of patellofemoral pain syndrome. Phys Ther. 1993;73:62–68.

222. Flandry F, Hunt J, Terry G, et al. Analysis of subjective knee complaints using visual analog scales. Am J Sports Med. 1991;19:112–118.

223. Clarsen B, Myklebust G, Bahr R. Development and validation of a new method for the registration of overuse injuries in sports injury epidemiology: the Oslo Sports Trauma Research Centre (OSTROC) Overuse Injury Questionnaire. Br J Sports Med. 2013;47:495–502.

224. Andersen CA, Clarsen B, Johansen TV, Engebretsen L. High prevalence of overuse injury among iron–distance triathletes. Br J Sports Med. 2013;47(13):857–861.

225. Clarsen B, Ronsen O, Myklebust G, et al. The Oslo Sports Trauma Research Center Questionnaire on health problems: a new approach to prospective monitoring of illness and injury in elite athletes. Br J Sports Med. 2014;48:754–760.

226. Jinks C, Jordan K, Croft P. Measuring the population impact of knee pain and disability with the Western Ontario and McMaster Universities Osteoarthritis Index (WOMAC). Pain. 2002;100:55–64.

227. Samuelsson K, Magnussen RA, Alentorn-Geli E, et al. Equivalent knee injury and osteoarthritis outcome scores 12 and 24 months after anterior cruciate ligament reconstruction: results from the Swedish National Knee Ligament Register. Am J Sports Med. 2017;45(9):2085–2091.

228. Williamson T, Sikka R, Tompkins M, Nelson BJ. Use of the knee injury and osteoarthritis outcome score in a healthy United States population. Am J Sports Med. 2015;44(2):440–446.

229. Roos EM, Roos HP, Lohmander LS, et al. Knee injury and osteoarthritis outcome score (KOOS) development of a self-administered outcome measure. J Orthop Sports Phys Ther. 1998;78:88–96.

230. Roos EM, Lohmander LS. The Knee Injury and Osteoarthritis Outcome Score (KOOS): from joint injury to osteoarthritis. Health Qual Life Outcomes. 2003;1:64–72.

231. Muller B, Yabroudi MA, Lynch A, et al. Defining thresholds for the patient acceptable symptom state for the IKDC subjective knee form and KOOS for patients who underwent ACL reconstruction. Am J Sports Med. 2016;41(11):2820–2826.

232. Garratt AM, Brealey S, Robling M, et al. Development of the knee quality of life (KQual-26) 26-item questionnaire: data quality, reliability, validity and responsiveness. Health Quality Life Outcomes. 2008;6:48–59.

233. Brazier JE, Harper R, Munro J, et al. Generic and condition-specific outcome measures for people with osteoarthritis of the knee. Rheumatology. 1999;38:870–877.

234. Anderson JG, Wixson RL, Tsai D, et al. Functional outcome and patient satisfaction in total knee patients over the age of 75. J Arthroplasty. 1996;11:831–840.

235. Kreibich DN, Vaz M, Bourne RB, et al. What is the best way of assessing outcome after total knee replacement? Clin Orthop Relat Res. 1996;331:221–225.

236. Kantz ME, Harris WJ, Levitsky K, et al. Methods for assessing condition-specific and generic functional status outcomes after total knee replacement. Med Care. 1992;30(5):MS240–MS252.

237. Bombardier C, Melfi CA, Paul J, et al. Comparison of a generic and a disease-specific measure of pain and physical function after knee replacement surgery. Med Care. 1995;33:AS131–AS144.

238. Hartley RC, Barton-Hanson NG, Finley R, et al. Early patient outcomes after primary and revision total knee arthroplasty—a prospective study. J Bone Joint Surg Br. 2002;84:994–999.

239. Faucher M, Poiraudeau S, Lefevre-Colan MM, et al. Assessment of the test-retest reliability and construct validity of a modified Lequesne Index in knee osteoarthritis. Joint Bone Spine. 2003;70:520–525.

240. Faucher M, Poiraudeau S, Lefevre-Colan MM, et al. Algo-functional assessment of knee osteoarthritis: comparison of the test-retest reliability and construct validity of the WOMAN and Lequesne Indexes. Osteoarthritis Cartilage. 2002;10:602–610.

241. Roos EM, Toksvig-Larsen S. Knee Injury and Osteoarthritis Outcome Score (KOOS)—validation and comparison to the WOMAN in total knee replacements. Health Qual Life Outcomes. 2003;1:17–27.

242. Rejeski WJ, Ettinger WH, Schumaker S, et al. Assessing performance-related disability in patients with knee osteoarthritis. Osteoarthritis Cartilage. 1995;3:157–167.

243. Kettlekamp DB, Thompson C. Development of a knee scoring scale. Clin Orthop. 1975;107:93–99.

244. Aichroth P, Freeman MA, Smillie IS, et al. A knee function assessment chart. J Bone Joint Surg Br. 1978;60:308–309.

245. Larson R. Rating sheet for knee function. In: Smillie I, ed. Diseases of the Knee Joint. Edinburgh: Churchill Livingstone; 1974.

246. Selfe J, Harper L, Pederson I, et al. Four outcome measures for patellofemoral joint problems. 1. development and validity. Physiotherapy. 2001;87:507–515.

247. Selfe J, Harper L, Pederson I, et al. Four outcome measures for patellofemoral joint problems. 2. reliability and clinical sensitivity. Physiotherapy. 2001;87:516–522.

248. Kittl C, El-Daou H, Athwal KK, et al. The role of the anterolateral structures and the ACL in controlling laxity of the intact and ACL-deficient knee. Am J Sports Med. 2015;44(2):345–354.

249. Shoemaker SC, Daniel DM. The limits of knee motion: in vitro studies. In: Daniel D, Akeson W, O'Conner J, eds. Knee Ligaments: Structure, Injury and Repair. New York: Raven Press; 1990.

250. LaPrade RF, Engebretsen AH, Ly TV, et al. The anatomy of the medial part of the knee. J Bone Joint Surg Am. 2007;89(9):2000–2010.

251. James EW, LaPrade CM, LaPrade RF. Anatomy and biomechanics of the lateral side of the knee and surgical implications. Sports Med Arthrosc Rev. 2015;23(1):2–9.

252. Recondo JA, Salvador E, Villanúa JA, et al. Lateral stabilizing structures of the knee: functional anatomy and injuries assessed with MR imaging. Radiographics. 2000;20:S91–S102.

253. LaPrade RF, Morgan PM, Wentorf FA, et al. The anatomy of the posterior aspect of the knee. An anatomic study. J Bone Joint Surg Am. 2007;89(4):758–764.

254. LaPrade RF, Johansen S, Wentorf FA, et al. An analysis of an anatomical posterolateral knee reconstruction: an in vitro biomechanical study and development of a surgical technique. Am J Sports Med. 2004;32(6):1405–1414.

255. LaPrade RF, Ly TV, Wentorf FA, Engebretsen L. The posterolateral attachments of the knee: a qualitative and quantitative morphologic analysis of the fibular collateral ligament, popliteus tendon, popliteofibular ligament, and lateral gastrocnemius tendon. Am J Sports Med. 2003;31(6):854–860.

256. Muller W. The Knee: Form, Function and Ligament Reconstruction. New York: Springer-Verlag; 1983.

257. Detenbeck LC. Function of the cruciate ligaments in knee stability. Am J Sports Med. 1974;2:217–221.

258. DeFranco MJ, Bach BR. A comprehensive review of partial anterior cruciate ligament tears. J Bone Joint Surg Am. 2009;91:198–208.

259. Wu JL, Seon JK, Gadikota HR, et al. In situ forces in the anteromedial and posterolateral bundles of the anterior cruciate ligament under simulated functional loading conditions. Am J Sports Med. 2010;38:558–563.

260. Furman W, Marshall JL, Girgis FG. The anterior cruciate ligament: a functional analysis based on postmortem studies. J Bone Joint Surg Am. 1976;58:179–185.

261. Girgis FG, Marshall JL, Al Monajem ARS. The cruciate ligaments of the knee joint: anatomical, functional and experimental analysis. Clin Orthop. 1975;106:216–231.

262. Baker CL, Norwood LA, Hughston JC. Acute combined posterior and posterolateral instability of the knee. Am J Sports Med. 1984;12:204–208.

263. LaPrade RF, Wozniczka JK, Stellmaker MP, et al. Analysis of the static function of the popliteus tendon and evaluation of an anatomic reconstruction — the "fifth ligament" of the knee. Am J Sports Med. 2010;38:543–549.

264. Morgan PM, LaPrade RF, Wentorf FA, et al. The role of the oblique popliteal ligament and other structures in preventing knee hyperextension. Am J Sports Med. 2010;38:550–557.

265. Malanga GA, Andrus S, Nadler SF, et al. Physical examination of the knee: a review of common orthopaedic tests. Arch Phys Med Rehabil. 2003;84:592–603.

266. Daniel DM. Diagnosis of a ligament injury. In: Daniel D, Akeson W, O'Conner J, eds. Knee Ligaments: Structure, Injury and Repair. New York: Raven Press; 1990.

267. Antunes LC, de Souza JM, Cerqueira NB, et al. Evaluation of clinical tests and magnetic resonance imaging for knee meniscal injuries: correlation with video arthroscopy. Rev Bras Ortop. 2017;52(5):582–588.

268. Deveci A, Cankaya D, Yilmaz S, et al. The arthroscopical and radiological correlation of lever sign test for the diagnosis of anterior cruciate ligament rupture. Springerplus. 2015;4:830–835.

269. Marshall JL, Baugher WH. Stability examination of the knee: a single anatomic approach. Clin Orthop. 1980;146:78–83.

270. Swain MS, Henschke N, Kamper SJ, et al. Accuracy of clinical tests in the diagnosis of anterior cruciate ligament injury: a systematic review. Chiropr Man Therap. 2014;22:25–35.

271. Cleland JA, Koppenhaver S. Netter's Orthopedic Clinical Examination — An Evidence Based Approach. 2nd ed. Philadelphia: Saunders/Elsevier; 2011.

272. Lonergan KT, Taylor DC. Medial collateral ligament injuries of the knee: an evolution of surgical reconstruction. Tech Knee Surg. 2002;1(2):137–145.

273. Marchant MH, Tibor LM, Sekiya JK, et al. Management of medial-sided knee inju-

ries, part 1: medial collateral ligament. Am J Sports Med. 2011;39:1102–1113.

274. Kennedy JC. The Injured Adolescent Knee. Baltimore: Williams & Wilkins; 1979.

275. LaPrade RF, Bernhardson AS, Griffith CJ, et al. Correlation of valgus stress radiographs with medial knee ligament injuries — an in vitro biomechanical study. Am J Sports Med. 2010;38:330–338.

276. Lange T, Freiberg A, Dröge P, et al. The reliability of physical examination tests for the diagnosis of anterior cruciate ligament rupture – a systematic review. Man Ther. 2015;20(3):402–411.

277. Wagemakers HP, Luijsterburg PA, Boks SS, et al. Diagnostic accuracy of history taking and physical examination for assessing anterior cruciate ligament lesions of the knee in primary care. Arch Phys Med Rehabil. 2010;91(9):1452–1459.

278. Daniel DM, Stone ML, Barnett P, et al. Use of the quadriceps active test to diagnose posterior cruciate ligament disruption and measure posterior laxity of the knee. J Bone Joint Surg Am. 1988;70:386–391.

279. Veltri DM, Warren RF. Isolated and combined posterior cruciate ligament injuries. J Am Acad Orthop Surg. 1993;1:67–75.

280. De Lee JC. Ligamentous injury of the knee. In: Stanitski CL, DeLee JC, Drez D, eds. Pediatric and Adolescent Sports Medicine. Philadelphia: WB Saunders; 1994.

281. Butler DL, Noyes FR, Grood ES. Ligamentous restraints to anterior-posterior drawer in the human knee. J Bone Joint Surg Am. 1980;62:259–270.

282. Weatherwax RJ. Anterior drawer sign. Clin Orthop. 1981;154:318–319.

283. Hughston JC. The absent posterior drawer test in some acute posterior cruciate ligament tears of the knee. Am J Sports Med. 1988;16:39–43.

284. Warren RF. Physical diagnosis of the knee. In: Post M, ed. Physical Examination of the Musculoskeletal System. Chicago: Year Book Medical; 1987.

285. Feagin JA. The Crucial Ligaments. Edinburgh: Churchill Livingstone; 1988.

286. Jonsson T, Althoff B, Peterson L, et al. Clinical diagnosis of ruptures of the anterior cruciate ligament: a comparative study of the Lachman test and the anterior drawer sign. Am J Sports Med. 1982;10:100–102.

287. Paessler HH, Michel D. How new is the Lachman test? Am J Sports Med. 1992;20:95–98.

288. Torg JS, Conrad W, Allen V. Clinical diagnosis of anterior cruciate ligament instability in the athlete. Am J Sports Med. 1976;4:84–93.

289. Jackson R. The torn ACL: natural history of untreated lesions and rationale for selective treatment. In: Feagin JA, ed. The Crucial Ligaments. Edinburgh: Churchill Livingstone; 1988.

290. Rosenberg TD, Rasmussen GL. The function of the anterior cruciate ligament during anterior drawer and Lachman's testing. Am J Sports Med. 1984;12:318–322.

291. Logan MC, Williams A, Lavelle J, et al. What really happens during the Lachman test—a dynamic MRI analysis of tibiofemoral motion. Am J Sports Med. 2004;32:369–375.

292. Cooperman JM, Riddle DL, Rothstein JM. Reliability and validity of judgments of the integrity of the anterior cruciate ligament of the knee using the Lachman's test. Phys Ther. 1990;70:225–233.

293. Johnson DS, Ryan WG, Smith RB. Does the Lachman testing method affect the reliability of the International Knee Documentation Committee (IKDC) Form? Knee Surg Sports Traumatol Arthrosc. 2004;12(3):225–228.

294. Kuroda R, Hoshino Y, Kubo S, et al. Similarities and differences of diagnostic manual tests for anterior cruciate ligament insufficiency: a global survey and kinematics assessment. Am J Sports Med. 2012;40(1):91–99.

295. Mulligan EP, Anderson A, Watson S, Dimeff RJ. The diagnostic accuracy of the lever sign for detecting anterior cruciate ligament injury. Int J Sports Phys Ther. 2017;12(7):1057–1067.

296. Scholten RJ, Opstelten W, Van der Plas CG, et al. Accuracy of physical diagnostic tests for assessing ruptures of the anterior cruciate ligament: a meta-analysis. J Fam Pract. 2003;52(9):689–694.

297. Frank C. Accurate interpretation of the Lachman test. Clin Orthop. 1986;213:163–166.

298. Bechtel SL. Ellman BR, Jordon JL. Skier's knee: the cruciate connection. Phys Sports Med. 1984;12:50–54.

299. Wroble RR, Lindenfeld TN. The stabilized Lachman test. Clin Orthop. 1988;237:209–212.

300. Adler GG, Hockman RA, Beach DM. Drop leg Lachman test—a new test of anterior knee laxity. Am J Sports Med. 1995;23:320–323.

301. Rebman LW. Lachman's test: an alternative method. J Orthop Sports Phys Ther. 1988;9:381–382.

302. Mulligan EP, Harwell JL, Robertson WJ. Reliability and diagnostic accuracy of the Lachman test performed in the prone position. J Orthop Sports Phys Ther. 2011;41:749–757.

303. Cross MJ, Crichton KJ. Clinical Examination of the Injured Knee. Baltimore: Williams & Wilkins; 1987.

304. Cross MJ, Schmidt DR, Mackie IG. A notouch test for the anterior cruciate ligament. J Bone Joint Surg Br. 1987;69:300.

305. Chong AC, Whitetree C, Priddy MC, et al. Evaluating different clinical diagnosis of anterior cruciate ligament ruptures in providers with different training backgrounds. Iowa Ortho J. 2017;37:71–79.

306. Jarbo KA, Hartigan DE, Scott KL, et al. Accuracy of the lever sign test in the diagnosis of anterior cruciate ligament injuries. Orthop J Sports Med. 2017;5(10):1–7.

307. Lelli A, Di Turi RP, Spenciner DB, Domini M. The "lever sign": a new clinical test for the diagnosis of anterior cruciate ligament rupture. Knee Surg Sports Traumatol Arthrosc. 2014;24(9):2794–2797.

308. Lichtenberg MC, Koster CH, Teunissen LP, et al. Does the lever sign test have added value for diagnosing anterior cruciate ligament ruptures? Orthop J Sports Med. 2018;6(3):1–7.

309. Thapa SS, Lamichhane AP, Mahara DP. Accuracy of Lelli test for anterior cruciate ligament tear. J Institute Med. 2015;37(2):91–94.

310. Wind WM, Bergfeld JA, Parker RD. Evaluation and treatment of posterior cruciate ligament injuries revisited. Am J Sports Med. 2004;32:1765–1775.

311. Emparanza JI, Aginaga JR. Validation of the Ottawa knee rules. Ann Emerg Med. 2001;38:364–368.

312. Voos JE, Mauro CS, Wente T, et al. Posterior cruciate ligament—anatomy, biomechanics and outcomes. Am J Sports Med. 2012;40:222–231.

313. Slocum DB, Larson RL. Rotary instability of the knee. J Bone Joint Surg Am. 1968;50:211–225.

314. Slocum DB, James SL, Larson RL, et al. A clinical test for anterolateral rotary instability of the knee. Clin Orthop. 1976;118:63–69.

315. Schafer KA, Tucker S, Griffith T, et al. Distribution of force in the medial collateral ligament complex during simulated clinical tests of knee stability. Am J Sports Med. 2015;44(5):1203–1208.

316. Sonnery-Cottet B, Lutz C, Daggett M, et al. The involvement of the anterolateral ligament in rotational control of the knee. Am J Sports Med. 2015;44(5):1209–1214.

317. Peterson L, Pitman MI, Gold J. The active pivot shift: the role of the popliteus muscle. Am J Sports Med. 1984;12:313–317.

318. Huang W, Zhang Y, Yao Z, Ma L. Clinical examination of anterior cruciate ligament rupture: a systematic review and meta-analysis. Acta Orthop Traumatol Turc. 2016;50(1):22–31.

319. Hanks GA, Joyner DM, Kalenak A. Anterolateral instability of the knee. Am J Sports Med. 1981;9:225–231.

320. Hughston JC, Walsh WM, Puddu G. Patellar Subluxation and Dislocation. Philadelphia: WB Saunders; 1984.

321. Fetto JF, Marshall JL. Injury to the anterior cruciate ligament producing the pivot shift sign: an experimental study on cadaver specimens. J Bone Joint Surg Am. 1979;61:710–714.

322. Galway HR, MacIntosh DL. The lateral pivot shift: a symptom and sign of anterior cruciate ligament insufficiency. Clin Orthop. 1980;147:45–50.

323. Tamea CD, Henning CE. Pathomechanics of the pivot shift maneuver. Am J Sports Med. 1981;9:31–37.

324. Katz JW, Fingeroth RF. The diagnostic accuracy of ruptures of the anterior cruciate ligament comparing the Lachman test, the anterior drawer sign and the pivot shift test in acute and chronic knee injuries. Am J Sports Med. 1986;14:88–91.

325. Lane CG, Warren R, Pearle AD. The pivot shift. J Am Acad Orthop Surg. 2008;16:679–688.

326. Bach BR, Warren RF, Wickiewitz TL. The pivot shift phenomenon: results and description of a modified clinical test for anterior cruciate ligament insufficiency. Am J Sports Med. 1988;16:571–576.

327. Kurosaka M, Yagi M, Yoshiya S, et al. Efficacy of the axially loaded pivot shift test for the diagnosis of a meniscal tear. Int Orthop. 1999;23:271–274.

328. Losee RE, Ennis TRJ, Southwick WO. Anterior subluxation of the lateral tibial plateau: a diagnostic test and operative review. J Bone Joint Surg Am. 1978;60:1015–1030.

329. Kocher MS, Steadman JR, Briggs KK, et al. Relationships between objective assessment of ligament stability and subjective assessment of symptoms and function after anterior cruciate ligament reconstruction. Am J Sports Med. 2004;32:629–634.

330. Noyes FR, Butler DL, Grood ES, et al. Clinical paradoxes of anterior cruciate instability and a new test to detect its instability. Orthop Trans. 1978;2(36).

331. Sims WF, Jacobson KE. The posterolateral corner of the knee–medial-sided injury patterns revisited. Am J Sports Med. 2004;32:337–345.

332. Jacobson KE, Chi FS. Evaluation and treatment of medial collateral ligament and medial-sided injuries of the knee. Sports Med Arthrosc Rev. 2006;14:58–66.

333. Kurzweil PR, Kelley ST. Physical examination and imaging of the medial collateral ligament and posteromedial corner of the knee. Sports Med Arthrosc Rev. 2006;14:67–73.

334. Tibor LM, Marchant MH, Taylor DC, et al. Management of medial-sided knee injuries, part 2. Am J Sports Med. 2011;39:1332–1340.

335. Hughston JC, Norwood LA. The posterolateral drawer test and external rotational recurvatum test for posterolateral rotary instability of the knee. Clin Orthop. 1980;147:82–87.

336. LaPrade RF, Terry GC. Injuries to the posterolateral aspect of the knee—association of anatomic injury patterns with clinical instability. Am J Sports Med. 1997;25:433–438.

337. Owens TC. Posteromedial pivot shift of the knee: a new test for rupture of the posterior cruciate ligament. J Bone Joint Surg Am. 1994;76:532–539.

338. Moulton SG, Cram TR, James EW, et al. The supine internal rotation test: a pilot study evaluating tibial internal rotation in grade III posterior cruciate ligament tears. Orthop J Sports Med. 2015;3(2):1–7.

339. Chen FS, Rokito AS, Pitman MI. Acute and chronic posterolateral rotary instability of the knee. J Am Acad Orthop Surg. 2000;8:97–110.

340. Ferrari JD, Bach BR. Posterolateral instability of the knee: diagnosis and treatment of acute and chronic instability. Sports Med Arthrosc Rev. 1999;7:273–288.

341. Covey DC. Injuries of the posterolateral corner of the knee. J Bone Joint Surg Am. 2001;83:106–117.

342. Bahk MS, Cosgarea AJ. Physical examination and imaging of the lateral collateral ligament and posterolateral corner of the knee. Sports Med Arthrosc Rev. 2006;14:12–19.

343. Lunden JB, Bzdusek PJ, Monson JK, et al. Current concepts in the recognition and treatment of the posterolateral corner injuries of the knee. J Orthop Sports Phys Ther. 2010;40(8):502–515.

344. Fanelli GC, Larson RV. Practical management of posterolateral instability of

the knee. Arthroscopy. 2002;18(2 suppl 1):1–8.

345. Shino K, Horibe S, Ono K. The voluntary evoked posterolateral drawer sign in the knee with posterolateral instability. Clin Orthop. 1987;215:179–186.

346. Shelbourne KD, Benedict F, McCarroll JR, et al. Dynamic posterior shift test: an adjuvant in evaluation of posterior tibial subluxation. Am J Sports Med. 1989;17:275–277.

347. Swain RA, Wilson FD. Diagnosing posterolateral rotary knee instability: two clinical tests hold key. Phys Sportsmed. 1993;21:95–102.

348. LaPrade RF, Ly TV, Griffith C. The external rotation recurvatum test revisited—reevaluation of the sagittal plane tibiofemoral relationship. Am J Sports Med. 2008:709–712.

349. Jakob RP, Hassler H, Staeubli HU. Observations on rotary instability of the lateral compartment of the knee. Acta Orthop Scand. 1981;52(suppl 191):1–32.

350. Loomer RL. A test for knee posterolateral rotary instability. Clin Orthop. 1991;264:235–238.

351. Veltri DM, Warren RF. Posterolateral instability of the knee. J Bone Joint Surg Am. 1994;76:460–472.

352. Veltri DM, Warren RF. Anatomy, biomechanics and physical findings in posterolateral knee instability. Clin Sports Med. 1994;13:599–614.

353. Veltri DM, Deng XH, Torzelli PA, et al. The role of the cruciate and posterolateral ligaments instability of the knee—a biomechanical study. Am J Sports Med. 1995;23:436–443.

354. Ranawat A, Baker CL, Henry S, et al. Posterolateral corner injury of the knee: evaluation and management. J Am Acad Orthop Surg. 2008;16:506–518.

355. Griffith CJ, LaPrade RF, Johansen S, et al. Part 1: static function of the individual components of the main medial knee structures. Am J Sports Med. 2009;37:1762–1770.

356. LaPrade RF, Wentorf F. Acute knee injuries—on the field and sideline evaluation. Phys Sportsmed. 1999;27:55–61.

357. Ferrari DA, Ferrari JD, Coumas J. Posterolateral instability of the knee. J Bone Joint Surg Am. 1994;76:187–192.

358. Daniel DM, Stone ML. Instrumented measurement of knee motion. In: Daniel D, Akeson W, O'Conner J, eds. Knee Ligaments: Structure, Function, Injury and Repair. New York: Raven Press; 1990.

359. Harter RA, Osternig LR, Singer KM. Instrumented Lachman tests for the eval-

359. uation of anterior laxity after reconstruction of the anterior cruciate ligament. J Bone Joint Surg Am. 1989;71:975–983.

360. Daniel DM, Malcolm LL, Losse G, et al. Instrumented measurement of anterior laxity of the knee. J Bone Joint Surg Am. 1985;67:720–726.

361. Tyler TF, McHugh MP, Gleim GW, et al. Association of KT 1000 measurements with clinical tests of the knee stability 1 year following anterior cruciate ligament reconstruction. J Orthop Sports Phys Ther. 1999;29:540–545.

362. Pugh L, Mascarenhas R, Arneja S, et al. Current concepts in instrumented knee laxity testing. Am J Sports Med. 2009;37:199–210.

363. Edixhoven P, Huiskes R, De Graff R, et al. Accuracy and reproducibility of instrumented knee drawer tests. J Orthop Res. 1987;5:378–387.

364. Andersson C, Gillquist J. Instrumented testing for evaluation of sagittal knee laxity. Clin Orthop. 1990;256:178–184.

365. Markolf KL, Amstutz HC. The clinical relevance of instrumented testing for ACL insufficiency: experience with the UCLA clinical knee testing apparatus. Clin Orthop. 1987;223:198–207.

366. Anderson AF, Snyder RB, Federspiel CF, et al. Instrumented evaluation of knee laxity: a comparison of five arthrometers. Am J Sports Med. 1992;20:135–140.

367. Daniel DM, Stone ML. Diagnosis of knee ligament injury: tests and measurements of joint laxity. In: Feagin JA, ed. The Crucial Ligaments. Edinburgh: Churchill Livingstone; 1988.

368. Bach BR, Johnson JC. Ligament testing devices. In: Scott WN, ed. Ligament and Extensor Mechanism Injuries of the Knee: Diagnosis and Treatment. St Louis: Mosby Year Book; 1991.

369. Daniel DM, Stone ML. KT-1000 anterior-posterior displacement measurements. In: Daniel D, Akeson W, O'Conner J, eds. Knee Ligaments: Structure, Function, Injury and Repair. New York: Raven Press; 1990.

370. Wright RW, Luhmann SJ. The effect of knee effusions on KT-1000 arthrometry—a cadaver study. Am J Sports Med. 1998;26:571–574.

371. Stratford PW, Miseferi D, Ogilvie R, et al. Assessing the responsiveness of five KT 1000 knee arthrometer measures used to evaluate anterior laxity at the knee joint. Clin J Sport Med. 1991;1:225–228.

372. Wroble RR, Grood ES, Noyes FR, et al. Reproducibility of genucom knee anal-

373. ysis system testing. Am J Sports Med. 1990;18:387–395.

373. Wroble RR, Van Ginkel LA, Grood ES, et al. Repeatability of the KT-1000 arthrometer in a normal population. Am J Sports Med. 1990;18:396–399.

374. Highgenboten CL, Jackson A, Meske NB. Genucom, KT-1000 and Stryker knee laxity measuring device comparisons: device reproducibility and interdevice comparison in asymptomatic subjects. Am J Sports Med. 1989;17:743–746.

375. McQuade KJ, Sidles JA, Larson KV. Reliability of the genucom knee analysis system. Clin Orthop. 1989;245:216–219.

376. Highgenboten CL, Jackson AW, Jansson KA, et al. KT-1000 arthrometer: conscious and unconscious test results using 15, 20 and 30 pounds of force. Am J Sports Med. 1992;20:450–454.

377. Kowalk DL, Wojtys EM, Disher J, et al. Quantitative analysis of the measuring capabilities of the KT-1000 knee ligament arthrometer. Am J Sports Med. 1993;21:744–747.

378. Forster IW, Warren-Smith CD, Tew M. Is the KT-1000 knee ligament arthrometer reliable? J Bone Joint Surg Br. 1989;71:843–847.

379. Huber FE, Irgang JJ, Harner C, et al. Intratester and intertester reliability of the KT-1000 arthrometer in the assessment of posterior laxity of the knee. Am J Sports Med. 1997;25:479–485.

380. Decary S, Ouellet P, Vendittoli PA, et al. Diagnostic validity of physical examination tests for common knee disorders: an overview of systematic reviews and meta-analysis. Phys Ther Sport. 2017;23:143–155.

381. Galli M, Ciriello V, Menghi A, et al. Joint line tenderness and McMurray tests for the detection of meniscal lesions: what is their real diagnostic values? Arch Phys Med Rehabil. 2013;94(6):1126–1131.

382. Scholten RJ, Devilli WL, Opsteuten W, et al. The accuracy of physical diagnostic tests for assessing meniscal lesions of the knee: a meta-analysis. J Fam Pract. 2001;50(11):938–944.

383. Hing W, White S, Reid D, et al. Validity of the McMurray's test and modified versions of the test: a systematic literature review. J Man Manip Ther. 2009;17:22–35.

384. Stratford PW, Binkley J. A review of the McMurray test: definition, interpretation and clinical usefulness. J Orthop Sports Phys Ther. 1995;22:116–120.

385. Bernstein J. Meniscal tears of the knee—diagnosis and individualized treatment. Phys Sportsmed. 2000;28:83–90.

386. Smith BE, Thacker D, Crewesmith A, Hall M. Special tests for assessing meniscal tears within the knee: a systematic review and meta-analysis. Evid Based Med. 2015;20(3):88–97.

387. Metcalf MH, Barrett GR. Prospective evaluation of 1485 meniscal tear patterns in patients with stable knees. Am J Sports Med. 2004;32:675–680.

388. Hegedus EJ, Cook C, Hasselbald V, et al. Physical examination tests for assessing a torn meniscus in the knee: a systematic review with meta-analysis. J Orthop Sports Phys Ther. 2007;37:541–550.

389. Haviv B, Bronak S, Kosashvili Y, Thein R. Gender differences in the accuracy of joint line tenderness for arthroscopically confirmed meniscal tears. Arch Orthop Trauma Surg. 2015;135:1567–1570.

390. Shelbourne KD, Martini DJ, McCarrell JR, et al. Correlation of joint line tenderness and meniscal lesions in patients with acute anterior cruciate ligament tears. Am J Sports Med. 1995;23:166–169.

391. Rose RE. The accuracy of joint line tenderness in the diagnosis of meniscal tears. West Indian Med J. 2006;55(5):323–326.

392. Meserve BB, Cleland JA, Boucher TR. A meta-analysis examining clinical test utilities for assessing meniscal injury. Clin Rehabil. 2008;22:143–161.

393. Anderson AF, Lipscomb AB. Clinical diagnosis of meniscal tears: description of a new manipulative test. Am J Sports Med. 1988;14:291–293.

394. Apley AG. The diagnosis of meniscus injuries: some new clinical methods. J Bone Joint Surg Br. 1947;29:78–84.

395. Oni O. The knee jerk test for diagnosis of torn meniscus. Clin Orthop. 1985;193:309.

396. Van der Post A, Noorduyn JC, Scholtes VA, Mutsaerts EL. What is the diagnostic accuracy of the duck walk test in detecting meniscal tears? Clin Orthop Relat Res. 2017;475(12):2963–2969.

397. Akseki D, Ozcan O, Boya H, et al. A new weight bearing meniscal test and a comparison with McMurray's test and joint line tenderness. Arthroscopy. 2004;20:951–958.

398. Galli M, Marzetti E. Accuracy of McMurray and joint line tenderness tests in the diagnosis of chronic meniscal tears: an ad hoc receiver operator characteristic analysis approach. Arch Phys Med Rehabil. 2017;98(9):1897–1899.

399. McMurray TP. The semilunar cartilages. Br J Surg. 1942;29:407–414.

400. Evans PJ, Bell GD, Frank C. Prospective evaluation of the McMurray test. Am J Sports Med. 1993;21:604–608.

401. Kim SJ, Min BH, Han DY. Paradoxical phenomena of the McMurray test: an arthroscopic examination. Am J Sports Med. 1996;24:83–87.

402. Helfet A. Disorders of the Knee. Philadelphia: JB Lippincott; 1974.

403. Seil R, Dück K, Pape D. A clinical sign to detect root avulsions of the posterior horn of the medial meniscus. Knee Surg Sports Traumatol Arthrosc. 2011;19(12):2072–2075.

404. Karachalios T, Hantes M, Zibis AH, et al. Diagnostic accuracy of a new clinical test (the Thessaly Test) for early detection of meniscal tears. J Bone Joint Surg Am. 2005;87:955–962.

405. Hegedus EJ. Thessaly test is no more accurate than standard clinical tests for meniscal tears. Evid Based Med. 2016;21(1):39.

406. Mirzatolooei F, Yekta Z, Bayazidchi M, et al. Validation of the Thessaly test for detecting meniscal tears in anterior cruciate deficient knees. Knee. 2010;17(3):221–223.

407. Kent M, Khanduja V. Synovial plicae around the knee. Knee. 2010;17(2):97–102.

408. Johnson DP, Eastwood DM, Witherow PJ. Symptomatic synovial plica of the knee. J Bone Joint Surg Am. 1993;75:1485–1496.

409. Gray DJ, Gardner E. Prenatal development of the human knee and superior tibiofibular joints. Am J Anat. 1950;56:235–287.

410. Ogata S, Uhthoff HK. The development of synovial plica in human knee joints: an embryologic study. Arthroscopy. 1990;6:315–321.

411. Hardaker WG, Shipple TL, Bassett FH. Diagnosis and treatment of the plica syndrome of the knee. J Bone Joint Surg Am. 1980;62:221–225.

412. Zanoli S, Piazzai E. The synovial plica syndrome of the knee—pathology, differential diagnosis and treatment. Ital J Orthop Traumatol. 1983;9:241–250.

413. Jackson RW, Marshall DJ, Fujisawa Y. The pathologic medial shelf. Orthop Clin North Am. 1982;13:307–312.

414. Stubbings N, Smith T. Diagnostic test accuracy of clinical and radiological assessments for medial patella plica syndrome: a systematic review and meta-analysis. Knee. 2014;21(2):486–490.

415. Mital MA, Hayden J. Pain in the knee in children: the medial plica shelf syndrome. Orthop Clin North Am. 1979;10:713–722.

416. Sturgill LP, Snyder-Mackler L, Manal TJ, et al. Interrater reliability of a clinical scale to assess knee joint effusion. J Orthop Sports Phys Ther. 2009;39:845–849.

417. Mann G, Finsterbush A, Frankel U, et al. A method of diagnosing small amounts of fluid in the knee. J Bone Joint Surg Br. 1991;73:346–347.

418. Sibley MB, Fu FH. Knee injuries. In: Fu FH, Stone DA, eds. Sports Injuries: Mechanisms, Prevention, Treatment. Baltimore: Williams & Wilkins; 1994.

419. Haim A, Yaniv M, Dekel S, et al. Patellofemoral pain syndrome: validity of clinical and radiological features. Clin Orthop Relat Res. 2006;451:223–228.

420. Boling MC, Padua DA, Marshall SW, et al. A prospective investigation of biomechanical risk factors for patellofemoral pain syndrome. Am J Sports Med. 2009;37:2108–2116.

421. Dye SF. The pathophysiology of patellofemoral pain. Clin Orthop Relat Res. 2005;436:100–110.

422. Van Haver A, De Roo K, De Beule M, et al. The effect of trochlear dysplasia on patellofemoral biomechanics: a cadaveric study with simulated trochlear deformities. Am J Sports Med. 2015;43(6):1354–1361.

423. Nunes GS, Stapait EL, Kirsten MH, et al. Clinical test for diagnosis of patellofemoral pain syndrome: systematic review with meta-analysis. Phys Ther Sport. 2013;14(1):54–59.

424. Piva SR, Fitzgerald K, Irrgang JJ, et al. Reliability of measures of impairments associated with patellofemoral pain syndrome. BMC Muscloskelet Disord. 2006;7:33–46.

425. LaBotz M. Patellofemoral syndrome—diagnostic pointers and individualized treatment. Phys Sportsmed. 2004;32:22–31.

426. Witvroux E, Lysons R, Bellemans J, et al. Intrinsic risk factors for the development of anterior knee pain in an athletic population—a 2 year prospective study. Am J Sports Med. 2000;28:480–489.

427. Witvrouw E, Werner C, Mikkelsen C, et al. Clinical classification of patellofemoral pain syndrome: guidelines for non-operative treatment. Knee Surg Sports Traumatol Arthrosc. 2005;13(2):122–130.

428. Barton CJ, Levinger P, Crossley KM, et al. The relationship between rearfoot, tibial and hip kinematics in individuals with patellofemoral pain syndrome. Clin Biomech. 2012;27:702–705.

429. Souza RB, Powers CM. Predictors of hip internal rotation during running—an evaluation of hip strength and femoral structure in women with and without patellofemoral pain. Am J Sports Med. 2009;37:579–587.

430. Hudson Z, Darthuy E. Iliotibial band tightness and patellofemoral pain syndrome: a case control study. Manual Therapy. 2009;14:147–151.

431. Souza RB, Powers CM. Differences in hip kinematics, muscle strength, and muscle activation between subjects with and without patellofemoral pain. J Orthop Sports Phys Ther. 2009;39(1):121–129.

432. Thomson C, Krouwel O, Kuisma R, Hebron C. The outcome of hip exercise in patellofemoral pain: a systematic review. Man Ther. 2016;26:1–30.

433. Muller K, Snyder-Mackler L. Diagnosis of patellofemoral pain after arthroscopic meniscectomy. J Orthop Sports Phys Ther. 2000;30:138–142.

434. Cook C, Mabry L, Reiman MP, Hegedus EJ. Best tests/clinical findings for screening and diagnosis of patellofemoral pain syndrome: a systematic review. Physiotherapy. 2012;98(2):93–100.

435. Nijs J, VanGeel C, Vanderauwera C, et al. Diagnostic value of five clinical tests in patellofemoral syndrome. Man Ther. 2006;11:69–77.

436. Doberstein ST, Romeyn RL, Reinke DM. The diagnostic value of the Clarke sign in assessing chondromalacia patella. J Athl Train. 2008;43:190–196.

437. Watson CJ, Leddy HM, Dynjan TD, et al. Reliability of the lateral pull test and tilt test to assess patellar alignment in subjects with symptomatic knees: student raters. J Orthop Sports Phys Ther. 2001;3:368–374.

438. McConnell J. The management of chondromalacia patellae: a long term solution. Aust J Physiother. 1986;32:215–223.

439. Souza TA. The knee. In: Hyde TE, Gengenbach MS, eds. Conservative Management of Sport Injuries. Baltimore: Williams & Wilkins; 1997.

440. Daniel DM, Stone ML, Barnett P, et al. Use of the quadriceps active test to diagnose posterior cruciate ligament disruption and measure posterior laxity of the knee. J Bone Joint Surg Am. 1988;70:386–391.

441. Fairbank HAT. Internal derangement of the knee in children and adolescents. Proc R Soc Med. 1937;30:427–432.

442. Tanner SM, Garth WP, Soileau R, et al. A modified test for patellar instability—the biomechanical basis. Clin J Sports Med. 2003;13:327–338.

443. Cooper H, Dobbs WN, Adams ID, et al. Use and misuse of the tape-mea-

443. sure as a means of assessing muscle strength and power. Rheumatol Rehabil. 1981;20(4):211–218.

444. Ahmad CS, McCarthy M, Gomez JA, et al. The moving patellar apprehension test for lateral patellar instability. Am J Sports Med. 2009;37:791–796.

445. Noble HB, Hajek MR, Porter M. Diagnosis and treatment of iliotibial band tightness in runners. Phys Sportsmed. 1982;10:67–74.

446. Schulthies SS, Francis RS, Fisher AG, et al. Does the Q-angle reflect the force on the patella in the frontal plane. Phys Ther. 1995;75:24–30.

447. Herrington L, Nester C. Q-angle undervalued? The relationship between Q-angle and medio-lateral position of the patella. Clin Biomech. 2004;19:1070–1073.

448. Smith TO, Hunt NJ, Donell ST. The reliability and validity of the Q-angle: a systematic review. Knee Surg Sports Traumatol Arthrosc. 2008;16:1068–1079.

449. Insall J, Falvo KA, Wise DW. Chondromalacia patellae: a prospective study. J Bone Joint Surg Am. 1976;58(1–8).

450. Smith TO, Hunt NJ, Donell ST. The reliability and validity of the Q-angle: a systematic review. Knee Surg Sports Traumatol Arthrosc. 2008;16(12):1068–1079.

451. Olerud C, Berg P. The variation of the Q angle with different positions of the foot. Clin Orthop. 1984;191:162–165.

452. Grelsamer RP, Dubey A, Weinstein CH. Men and women have similar Q-angles—a clinical and trigonometric evaluation. J Bone Joint Surg Br. 2005;87:1498–1501.

453. Guerra JP, Arnold MJ, Gajdosik RL. Q-angle: effects of isometric quadriceps contraction and body position. J Orthop Sports Phys Ther. 1994;19:200–204.

454. Cook CE, Hegedus EJ. Orthopedic Physical Examination Tests—An Evidence Based Approach. Upper Saddle River, NJ: Prentice-Hall/ Pearson; 2008.

455. Baciu CC, Tudor A, Olaru I. Recurrent luxation of the superior tibio-fibular joint in the adult. Acta Orthop Scand. 1974;45:772–777.

456. Fournier-Farley C, Lamontagne M, Gendron P, Gagnon DH. Determinants of return to play after the nonoperative management of hamstring injuries in athletes: a systematic review. Am J Sports Med. 2016;44(8):2166–2172.

457. Daniel DM, Stone ML. Case studies. In: Daniel D, Akeson W, O'Conner J, eds. Knee Ligaments: Structure, Injury and Repair. New York: Raven Press; 1990.

458. Arno S. The A-angle: a quantitative measurement of patella alignment and realignment. J Orthop Sports Phys Ther. 1990;12:237–242.

459. DiVeta JA, Vogelbach WD. The clinical efficacy of the A-angle in measuring patellar alignment. J Orthop Sports Phys Ther. 1992;16:136–139.

460. Ehrat M, Edwards J, Hastings D, et al. Reliability of assessing patellar alignment: the A-angle. J Orthop Sports Phys Ther. 1994;19:22–27.

461. Crawford DC, Safran MR. Osteochondritis dissecans of the knee. J Am Acad Orthop Surg. 2006;14:90–100.

462. Dellon AL. Knee pain of neural origin. In: Noyes FR, Barber-Westin SD, eds. Noyes' Knee Disorders: Surgery Rehabilitation, Clinical Outcomes. 2nd ed. Philadelphia: Elsevier; 2017.

463. Hyslop GH. Injuries of the deep and superficial peroneal nerves complicating ankle sprain. Am J Surg. 1941;51:436–438.

464. Sidey J. Weak ankles: a study of common peroneal entrapment neuropathy. Br Med J. 1969;56:623–626.

465. Pecina MM, Krmpotic-Nemanic J, Markiewitz AD. Tunnel Syndromes. Boca Raton, FL: CRC Press; 1991.

466. Worth RM, Kettlekamp DB, Defalque RJ, et al. Saphenous nerve entrapment: a cause of medial nerve pain. Am J Sports Med. 1984;12:80–81.

467. Cox JS, Blanda JB. Periarticular pathologies. In: DeLee JC, Drez D, eds. Orthopedic Sports Medicine. Philadelphia: WB Saunders; 1994.

468. Lin J, Chang C. A medial soft tissue mass of the knee. Phys Sportsmed. 1999;27:87–90.

469. Eren OT. The accuracy of joint line tenderness by physical examination in the diagnosis of meniscal tears. Arthroscopy. 2003;19(8):850–854.

470. Kessler JI, Nikizad H, Shea KG, et al. The demographics and epidemiology of osteochondritis dissecans of the knee in children and adolescents. Am J Sports Med. 2014;42(2):320–326.

471. O'Shea KJ, Murphy KP, Heekin D, et al. The diagnostic accuracy of history, physical examination and radiographs in the evaluation of traumatic knee disorders. Am J Sports Med. 1996;24:164–167.

472. Gelb HJ, Glasgow SG, Sapega AA, et al. Magnetic resonance imaging of knee disorders: clinical value and cost-effectiveness in a sports medicine practice. Am J Sports Med. 1996;24:99–103.

473. Luhmann SJ, Schootman M, Gordon JE, et al. Magnetic resonance imaging of the knee in children and adolescents. J Bone Joint Surg Am. 2005;87:497–502.

474. Bedson J, Croft PR. The discordance between clinical and radiographic knee osteoarthritis: a systematic search and summary of the literature. BMC Musculoskelet Disord. 2008;9:116–127.

475. Stiell IG, Wells GA, Hoag RH. Implementation of the Ottawa knee rules for the use of radiography in acute knee injuries. JAMA. 1997;278:2075–2079.

476. Nugent P. The Ottawa knee rule—avoiding unnecessary radiographs in sports. Phys Sportsmed. 2004;32(5):26–32.

477. Jackson JL, O'Malley FG, Kroenke K. Evaluation of acute knee pain in primary care. Ann Intern Med. 2003;139:575–588.

478. Cohen DM, Jasser JW, Kean JR, et al. Clinical criteria for using radiography for children with acute knee injuries. Ped Emerg Care. 1998;14:185–187.

479. Bulloch B, Neto G, Plint A, et al. Validation of the Ottawa knee rule in children: a multicentre study. Ann Emerg Med. 2003;42:48–55.

480. Khine H, Dorfman DH, Avner JR. Applicability of Ottawa knee rule for knee injury in children. Ped Emerg Care. 2001;17:401–404.

481. Seaberg DC, Jackson R. Clinical decision rule for knee radiographs. Am J Emerg Med. 1994;12(5):541–543.

482. Tandeter HB, Shvartzman P, Stevens MA. Acute knee injuries: use of decision rules for radiograph ordering. Am Fam Physician. 1999;60(9):2599–2608.

483. Altman R, Asch E, Bloch D, et al. Development of criteria for the classification and reporting of osteoarthritis – classification of osteoarthritis of the knee. Arthritis Rheumatism. 1986;29(8):1039–1049.

484. Zhang W, Doherty M, Peat G, et al. EULAR evidence-based recommendations for the diagnosis of knee osteoarthritis. Ann Rheum Dis. 2010;69(3):483–489.

485. Carson Jr WG, James SL, Larson RL, et al. Patellofemoral disorders: physical and radiographic evaluation. I. Physical examination. Clin Orthop. 1984;185:178–186.

486. Merchant AC. Extensor mechanism injuries: classification and diagnosis. In: Scott WN, ed. Ligament and Extensor Mechanism Injuries of the Knee: Diagnosis and Treatment. St Louis: Mosby; 1991.

487. Davies AP, Calder DA, Marshall T, et al. Plain radiography in the degenerate knee. J Bone Joint Surg Br. 1999;81:632–635.

488. Tatum R. Osteochondritis dissecans of the knee: a radiology case report. J Manip Physiol Ther. 2000;23:347–351.

489. Schenck RC, Goodnight JM. Osteochondritis dissecans—current concepts review. J Bone Joint Surg Am. 1996;78:439–456.

490. Wall EJ, Polousky JD, Shea KG, et al. Novel radiographic feature classification of knee osteochondritis dissecans: a multicenter reliability study. Am J Sports Med. 2015;43(2):303–309.

491. Woods GW, Stanley RF, Tullos HS. Lateral capsular sign: x-ray clue to a significant knee instability. Am J Sports Med. 1979;7:27–33.

492. Altchek DW. Diagnosing acute knee injuries: the office exam. Phys Sportsmed. 1993;21:85–96.

493. Schils JP, Resnick D, Sartoris DJ. Diagnostic imaging of ligamentous injuries of the knee. In: Daniel D, Akeson W, O'Conner J, eds. Knee Ligaments: Structure, Injury and Repair. New York: Raven Press; 1990.

494. Beaconsfield T, Pintore E, Maffulli N, et al. Radiographic measurements in patellofemoral disorders. Clin Orthop. 1994;308:18–28.

495. Grana WA. Diagnostic evaluation. In: Larson RL, Grana WA, eds. The Knee: Form, Function, Pathology and Treatment. Philadelphia: WB Saunders; 1993.

496. Grelsamer RP, Meadows S. The modified Insall-Salvati ratio for assessment of patellar height. Clin Orthop. 1992;282:170–176.

497. Haas SB, Scuderi GR. Examination and radiographic assessment of the patellofemoral joint. Semin Orthop. 1990;5:108–114.

498. Grelsamer RP, Proctor CS, Brazos AN. Evaluation of patellar shape in the sagittal plane: a clinical analysis. Am J Sports Med. 1994;22:61–66.

499. Phillips CL, Silver DA, Schranz PJ, et al. The measurement of patellar height—a review of the methods of imaging. J Bone Joint Surg Br. 2010;92:1045–1053.

500. Berg EE, Mason SL, Zucas MJ. Patellar height ratios: a comparison of four measurement methods. Am J Sports Med. 1996;24:218–221.

501. LaPrade RF, Ly TV, Wentorf FA, et al. The posterolateral attachments of the knee: a qualitative and quantitative morphologic analysis of the fibular collateral ligament, popliteus tendon, popliteofibular ligament and lateral gastrocnemius tendon. Am J Sports Med. 2003;31:854–860.

502. Hewett TE, Noyes FR, Lee MD. Diagnosis of complete and partial posterior cruciate ligament ruptures—stress radiography compared with KT-1000 and posterior drawer testing. Am J Sports Med. 1997;25:648–655.

503. Jackman T, LaPrade RF, Pontinen T, et al. Intraobserver and interobserver reliability of the kneeling technique of stress radiography for the evaluation of posterior knee laxity. Am J Sports Med. 2008;36:1571–1576.

504. Shelbourne KD, Davis TJ, Klootwyk TE. The relationship between intercondylar notch width of the femur and the incidence of anterior cruciate ligament tears–a prospective study. Am J Sports Med. 1998;26:402–408.

505. Bollier M, Fulkerson JP. The role of trochlear dysplasia in patellofemoral instability. J Am Acad Orthop Surg. 2011;19:8–16.

506. Speakman HB, Weisberg J. The vastus medialis controversy. Physiotherapy. 1977;63:249–254.

507. Murray TF, Dupont JY, Fulkerson JP. Axial and lateral radiographs in evaluating patellofemoral malalignment. Am J Sports Med. 1999;27:580–584.

508. Tscholl PM, Wanivenhaus F, Fucentese SF. Conventional radiographs and magnetic resonance imaging for the analysis of trochlear dysplasia: the influence of selected levels on magnetic resonance imaging. Am J Sports Med. 2017;45(5):1059–1065.

509. Carlson VR, Boden BP, Sheehan FT. Patellofemoral kinematics and tibial tuberosity-trochlear groove distances in female adolescents with patellofemoral pain. Am J Sports Med. 2017;45(5):1102–1109.

510. Carlson VR, Boden BP, Shen A, et al. The tibial tubercle-trochlear groove distance is greater in patients with patellofemoral pain: implications for the origin of pain and clinical interventions. Am J Sports Med. 2017;45(5):1110–1116.

511. Davies AP, Costa ML, Donnell ST, et al. The sulcus angle and malalignment of the extensor mechanisms of the knee. J Bone Joint Surg Br. 2000;82:1162–1166.

512. Ghelman B, Schraft S. Arthrography of the knee. In: Scott WN, ed. Ligament and Extensor Mechanism Injuries of the Knee: Diagnosis and Treatment. St Louis: Mosby; 1991.

513. Mital MA, Karlin LI. Diagnostic arthroscopy in sports injuries. Orthop Clin North Am. 1980;11:771–785.

514. McClelland CJ. Arthroscopy and arthroscopic surgery of the knee. Physiotherapy. 1984;70:154–156.

515. Noyes FR, Bassett RW, Grood ES, et al. Arthroscopy in acute traumatic hemarthrosis of the knee. J Bone Joint Surg Am. 1980;62:687–695, 757.

516. McNally E. Knee joint and calf: Anatomy and techniques. In: McNally E, ed. Practical Musculoskeletal Ultrasound. 2nd ed. London: Churchill Livingstone; 2014.

517. Spannow AH, Pheiffer-Jensen M, Andersen NT, et al. Ultrasonographic measurements of joint cartilage thickness in healthy children: age-and sex-related standard reference values. J Rheumatol. 2010;37:2595–2601.

518. Cho KH, Lee DC, Chhem RK, et al. Normal and acutely torn posterior cruciate ligament of the knee at US evaluation: preliminary experience. Radiology. 2001;219(2):375–380.

519. Hsu CC, Tsai WC, Chen CP, et al. Ultrasonographic examination of the normal and injured posterior cruciate ligament. J Clin Ultrasound. 2005;33(6):277–282.

520. Miller TT. Sonography of injury of the posterior cruciate ligament of the knee. Skeletal Radiol. 2002;31(3):149–154.

521. Sorrentino F, Iovane A, Nicosia A, et al. Role of high-resolution ultrasonography without and with real-time spatial compound imaging in evaluating the injured posterior cruciate ligament: preliminary study. Radiol Med. 2009;114(2):312–320.

522. Wang LY, Yang TH, Huang YC, et al. Evaluating posterior cruciate ligament injury by using two-dimensional ultrasonography and sonoelastography. Knee Surg Sports Traumatol Arthrosc. 2017;25(10):3108–3115.

523. LaPrade RF, Gilbert TJ, Bollom TS, et al. The magnetic resonance imaging appearance of individual structures of the posterolateral knee—a prospective study of normal knees and knees with surgically verified grade III injuries. Am J Sports Med. 2000;28:191–199.

524. Potter HG. Imaging of the multiple-ligament-injured knee. Clin Sports Med. 2000;19:425–441.

525. Thomas S, Pullagura M, Robinson E, et al. The value of magnetic resonance imaging in our current management of ACL and meniscal injuries. Knee Surg Sports Traumatol Arthrosc. 2007;15:533–536.

526. Rose NE, Gold SM. A comparison of accuracy between clinical examination and magnetic resonance imaging in the diagnosis of meniscal and anterior cruciate ligament tears. Arthroscopy. 1996;12(4):398–405.

527. Kocabey Y, Tetik O, Isbell WM, et al. The value of clinical examination versus magnetic resonance imaging in the di-

528. Cross TM, Gibbs N, Houang MT, et al. Acute quadriceps muscle strains—magnetic resonance imaging features and prognosis. Am J Sports Med. 2004;32:710–719.

529. Chin KR, Sodl JF. Infrapatellar fat pad disruption—a radiographic sign of patellar tendon rupture. Clin Orthop Relat Res. 2005;440:222–225.

530. Sanders TG, Miller MD. A systematic approach to magnetic resonance imaging interpretation of sports medicine injuries of the knee. Am J Sports Med. 2005;33:131–148.

531. Glashow JL, Friedman MJ. Diagnosis of knee ligament injuries: magnetic resonance imaging. In: Scott WN, ed. Ligament and Extensor Mechanism Injuries of the Knee: Diagnosis and Treatment. St Louis: Mosby; 1991.

532. Arendt EA. Assessment of the athlete with an acutely injured knee. In: Griffin LY, ed. Rehabilitation of the Injured Knee. St Louis: Mosby; 1995.

533. Gelb HJ, Glasgow SG, Sapega AA, et al. Magnetic resonance imaging of knee disorders: clinical value and cost effectiveness in a sports medicine practice. Am J Sports Med. 1996;24:99–103.

534. Adalberth T, Roos H, Lauren M, et al. Magnetic resonance imaging, scintigraphy and arthroscopic evaluation of traumatic hemarthrosis of the knee. Am J Sports Med. 1997;25:231–237.

535. Munshi M, Davidson M, MacDonald PB, et al. The efficacy of magnetic resonance imaging in acute knee injuries. Clin J Sports Med. 2000;10:34–39.

536. Potter HG, Linklater JM, Allen AA, et al. Magnetic resonance imaging of articular cartilage of the knee. J Bone Joint Surg Am. 1998;80:1276–1284.

537. Ross G, Chapman AW, Newberg AR, et al. Magnetic resonance imaging for the evaluation of acute posterolateral complex injuries of the knee. Am J Sports Med. 1997;25:444–448.

538. Schneider-Kolsky ME, Hoving JL, Warren P, et al. A comparison between clinical assessment and magnetic resonance imaging of acute hamstring injuries. Am J Sports Med. 2006;34:1008–1015.

539. Ben-Galim P, Steinberg EL, Amir H, et al. Accuracy of magnetic resonance imaging of the knee and justified surgery. Clin Orthop Relat Res. 2006;447:100–104.

540. Miller TT. Imaging of the knee. Sports Med Arthrosc Rev. 2008;17:56–67.

541. Quatman CE, Hettrich CM, Schmitt LC, et al. The clinical utility and diagnostic performance of magnetic resonance imaging for identification of early and advanced knee osteoarthritis—a systematic review. Am J Sports Med. 2011;39:1557–1568.

542. Krampla W, Roesel M, Svoboda K, et al. MRI of the knee: how do field strength and radiologist's experience influence diagnostic accuracy and interobserver correlation in assessing chondral and meniscal lesions and the integrity of the anterior cruciate ligament. Eur Radiol. 2009;19:1519–1528.

543. van der Heijden RA, de Kanter JL, Bierma-Zeinstra SM, et al. Structural abnormalities on magnetic resonance imaging in patients with patellofemoral pain: a cross-sectional case-control study. Am J Sports Med. 2016;44(9):2339–2346.

544. Camp CL, Heidenreich MJ, Dahm DL, et al. Individualizing the tibial tubercle-trochlear groove distance: patellar instability ratios that predict recurrent instability. Am J Sports Med. 2015;44(2):393–399.

545. Black BR, Chong LR, Potter HG. Cartilage imaging in sports medicine. Sports Med Arthrosc Rev. 2008;17:68–80.

546. Jakobsen TL, Kehlet H, Bandholm T. Reliability of the 6-min walk test after total knee arthroplasty. Knee Surg Sports Traumatol Arthrosc. 2013;21(11):2625–2628.

547. McCarthy CJ, Oldham JA. The reliability, validity and responsiveness of an aggregated locomotor function (ALF) score in patients with osteoarthritis of the knee. Rheumatology. 2004;43:514–517.

548. Irrgang JJ, Anderson AF, Boland AL, et al. International Knee Documentation Committee: Responsiveness of the International Knee Documentation Committee subjective knee form. Am J Sports Med. 2006;34(10):1567–1573.

549. Liow RYL, Walker K, Wajid MA, et al. The reliability of the American Knee Society Score. Acta Orthop Scand. 2000;71(6):603–608.

550. Kim S, Lee D, Kim T. The relationship between the MPP test and arthroscopically found medial patellar plica pathology. J Arthrosc Relat Surg. 2007;23(12):1303–1308.

551. Peeler J, Leiter J, Macdonald P. Accuracy and reliability of anterior cruciate ligament clinical examination in a multidisciplinary sports medicine setting. Clin J Sport Med. 2010;20(2):80–85.

552. Boeree NR, Ackroyd CE. Assessment of the menisci and cruciate ligaments: an audit of clinical practice. Injury. 1991;22:291–294.

553. Bomberg BC, McGinty JB. Acute hemarthrosis of the knee: indications for diagnostic arthroscopy. Arthroscopy. 1990;6:221–225.

554. Braunstein EM. Anterior cruciate ligament injuries: a comparison of arthrographic and physical diagnosis. Am J Roentgenol. 1982;138:423–425.

555. Hughston JC, Andrews JR, Cross MJ, et al. Classification of knee ligament instabilities. I. The medial compartment and cruciate ligaments. J Bone Joint Surg Am. 1976;58:159–172.

556. Lee LK, Yao L, Phelps CT, et al. Anterior cruciate ligament tears: MR imaging compared with arthroscopy and clinical tests. Radiology. 1988;166:861–864.

557. Noyes FR, Paulos L, Mooar LA, et al. Knee sprains and acute knee hemarthrosis: misdiagnosis of anterior cruciate ligament tears. Phys Ther. 1980;60:1596–1601.

558. Rubinstein RA, Shelbourne KD, McCarroll JR, et al. The accuracy of the clinical examination in the setting of posterior cruciate ligament injuries. Am J Sports Med. 1994;22:550–557.

559. Sandberg R, Balkfors B, Henricson A, et al. Stability tests in knee ligament injuries. Arch Orthop Trauma Surg. 1986;106:5–7.

560. Warren RF, Marshall JL. Injuries of the anterior cruciate and medial collateral ligaments of the knee: a retrospective analysis of clinical records. I. Clin Orthop Relat Res. 1978;136:191–197.

561. Jonsson T, Althoff B, Peterson L, et al. Clinical diagnosis of ruptures of the anterior cruciate ligament: a comparative study of the Lachman test and the anterior drawer sign. Am J Sports Med. 1982;10:100–102.

562. Benjaminse A, Gokeler A, van der Schans CP. Clinical diagnosis of an anterior cruciate ligament rupture: a meta-analysis. J Orthop Sports Phys Ther. 2006;36:267–288.

563. Davis E. Clinical examination of the knee following trauma: an evidence-based perspective. Trauma. 2002;4:135–145.

564. Smith C. Evaluating the painful knee: a hands-on approach to acute ligamentous and meniscal injuries. Sports Med. 2004;4(7):362–370.

565. Steinbruck K, Wiehmann JC. Examination of the knee joint. The value of clinical findings in arthroscopic control. Z Orthop Ihre Grenzgeb. 1988;126:289–295.

566. Tonino AJ, Huy J, Schaafsma J. The diagnostic accuracy of knee testing in the

566. acutely injured knee. Initial examination versus examination under anaesthesia with arthroscopy. Acta Orthop Belg. 1986;52:479–487.

567. Anderson AF, Lipscomb AB. Preoperative instrumented testing of anterior and posterior knee laxity. Am J Sports Med. 1986;17:1299–1306.

568. DeHaven KE. Diagnosis of acute knee injuries with hemarthrosis. Am J Sports Med. 1980;8:9–14.

569. Donaldson WF, Warren RF, Wickiewicz T. A comparison of acute anterior cruciate ligament examinations: initial vs examination under anesthesia. Am J Sports Med. 1985;13:5–9.

570. Hardaker WT, Garrett WE, Bassett FH. Evaluation of acute traumatic hemarthrosis of the knee joint. South Med J. 1990;83:640–644.

571. Liu SH, Osti L, Henry M, et al. The diagnosis of acute complete tears of the anterior cruciate ligament: comparison of MRI, arthrometry and clinical examination. J Bone Joint Surg Br. 1995;77:586–588.

572. Kim SJ, Kim HK. Reliability of the anterior drawer test, the pivot shift test, and the Lachman test. Clin Orthop Relat Res. 1995;317:237–242.

573. Harilainen A. Evaluation of knee instability in acute ligamentous injuries. Am Chir Gynaecol. 1987;76:269–273.

574. Mitsou A, Vallianatos P. Clinical diagnosis of ruptures of the anterior cruciate ligament: a comparison between the Lachman test and the anterior drawer sign. Injury. 1988;19:427–428.

575. Makhmalbaf H, Moradi A, Ganji S, Omidi-kashani F. Accuracy of Lachman and anterior drawer tests for anterior cruciate ligament injuries. Arch Bone Joint Surg. 2013;1(2):94–97.

576. Watson CJ, Propps M, Ratner J, et al. Reliability and responsiveness of the lower extremity functional scale and the anterior knee pain scale in patients with anterior knee pain. J Orthop Sports Phys Ther. 2005;35:136–146.

577. Fowler PJ, Lubliner JA. The predictive value of five clinical signs in the evaluation of meniscal pathology. Arthroscopy. 1989;5:1846.

578. Muellner T, Weinstabl R, Schabus R, et al. The diagnosis of meniscal tears in athletes: a comparison of clinical and magnetic resonance imaging investigations. Am J Sports Med. 1997;25(1):7–12.

579. Niskanen RO, Paavilainen PJ, Jaakkola M, Korkala OL. Poor correlation of clinical signs with patellar cartilaginous changes. Arthroscopy. 2001;17:307–310.

580. Clark NC, Gumbrell CJ, Rana S, et al. Intratester reliability and measurement error of the adapted crossover hop for distance. Phys Ther Sport. 2002;3:143–151.

581. Bolgla LA, Keskula DR. Reliability of lower extremity functional performance test. J Orthop Sports Phys Ther. 1997;26:138–142.

582. Ross MD, Langford B, Wheland PJ. Test-retest reliability of 4 single leg horizontal hop tests. J Strength Cond Res. 2002;16:617–622.

583. Bandy WD, Rusche KR, Tekulve FY. Reliability and limb symmetry for five unilateral functional tests for the lower extremities. Isokinetics Exerc Sci. 1994;4:108–111.

584. Reid A, Birmingham TB, Stratford PW, et al. Hop testing provides a reliable and valid outcome measure during rehabilitation after anterior cruciate ligament reconstruction. Physical Therapy. 2007;87(3):337–349.

585. Haitz K, Shultz R, Hodgins M, Matheson GO. Test-retest and interrater reliability of the functional lower extremity evaluation. J Orthop Sports Phys Ther. 2014;44(12):947–954.

586. Logerstedt D, Grindem H, Lynch A, et al. Single-legged hop tests as predictors of self-reported knee function after anterior cruciate ligament reconstruction: the Delaware-Oslo ACL cohort study. Am J Sports Med. 2012;40(10):2348–2356.

587. Impellizzeri FM, Bizzini M, Rampinini E, et al. Reliability of isokinetic strength imbalance ratios measured using Cybex NORM dynamometer. Clin Physiol Funct Imaging. 2008;28:113–119.

588. Mokkink LB, Terwee CB, Van Lummel RC, et al. Construct validity of the Dynaport knee test: a comparison with observations of physical therapists. Osteoarthr Cartilage. 2005;13:738–743.

589. Arjun RH, Kishan R, Dhillon MS, Chouhan D. Reliability of clinical methods in evaluating patellofemoral pain syndrome with malalignment. Int J Res Orthop. 2017;3:334–338.

590. Hayes KW, Petersen CM. Reliability of assessing end-feel and pain and resistance sequence in subjects 988 Chapter 12 Knee with painful shoulders and knees. J Orthop Sports Phys Ther. 2001;31:432–445.

591. Harrison E, Quinney H, Magee DJ, et al. Analysis of outcome measured used in the study of patellofemoral pain syndrome. Physiother Can. 1995;47:264–272.

592. Anderson AF, Rennirt GW, Standeffer WC. Clinical analysis of the pivot shift tests: description of the pivot drawer test. Am J Knee Surg. 2000;13:19–23.

593. Ikjaer T, Henriksen M, Dyhre-Poulsen P, et al. Forward lunge as a functional performance test in ACL deficient subjects: test-retest reliability. The Knee. 2009;16(3):176–182.

594. Smith TO, Davies L, O'Driscoll M, et al. An evaluation of the clinical tests and outcome measures used to assess patellar instability. The Knee. 2008;15:255–262.

595. Loudon JK, Wiesner D, Goist-Foley HL, et al. Intrarater reliability of functional performance tests for subjects with patellofemoral pain syndrome. J Athl Train. 2003;37:256–261.

596. Bremander AB, Dahl LL, Roos EM. Validity and reliability of functional performance tests in meniscotomized patients with or without knee osteoarthritis. Scand J Med Sci Sports. 2007;17:120–127.

597. Piva SR, Fitzgerald GK, Irrgang JJ, et al. Get up and go test in patients with knee osteoarthritis. Arch Phys Med Rehabil. 2004;85:284–289.

598. Johanson NA, Liang MH, Daltroy L, et al. American Academy of Orthopaedic Surgeons lower limb outcomes assessment instruments: reliability, validity, and sensitivity to change. J Bone Joint Surg Am. 2004;86:902–909.

599. Bennell KL, Hinman RS, Crossley KM, et al. Is the human activity profile a useful measure in people with knee osteoarthritis? J Rehabil Res Dev. 2004;41(4):621–630.

600. Mehta VM, Paxton LW, Fornalski SX, et al. Reliability of the International Knee Documentation Committee radiographic grading system. Am J Sports Med. 2007;35:933–935.

601. Munich H, Cipriani D, Hall C, et al. The test-retest reliability of an inclined squat strength test protocol. J Orthop Sports Phys Ther. 1997;26:209–213.

602. Sanfridson J, Ryd L, Svahn S. Radiographic measurement of femoral rotation in weight-bearing. Acta Radiol. 2001;42:207–217.

603. Hartmann A, Knols R, Murer K, et al. Reproducibility of an isokinetic strength-testing protocol of the knee and ankle in older adults. Gerontology. 2009;55:259–268.

604. Wadley V, Mohtadi N, Bray R, Frank C. Positive predictive value of maximal posterior joint-line tenderness in diagnosing meniscal pathology: a pilot study. Can J Surg. 2007;50:96–100.

605. Konan S, Rayan F, Haddad FS. Do physical diagnostic tests accurately detect

606. Salavati M, Akhbari B, Mohammadi F, et al. Knee Injury and Osteoarthritis Outcome Score (KOOS): reliability and validity in competitive athletes after anterior cruciate ligament reconstruction. Osteoarthr Cartil. 2011;19(4):406 410.

607. Stillman BC, McMeeken JM. The role of weightbearing in the clinical assessment of knee joint position sense. Austr J Phyiother. 2001;47:247–253.

608. Lingard EA, Katz JN, Wright J, et al. Kinemax Outcomes Group: Validity and responsiveness of the knee society clinical rating system in comparison with the SF-36 and WOMAC. J Bone Joint Surg. 2001;83:1856–1864.

609. Kessler S, Käfer W. Comparative assessment of outcome in osteoarthritis: the utility of the knee. Acta Chir Orthop Traumatol Cech. 2007;74(5):332–335.

610. Berry J, Kramer K, Binkley J, et al. Error estimates in novice and expert raters for the KT-1000 arthrometer. J Orthop Sports Phys Ther. 1999;29:49–55.

611. Denti M, Monteleone M, Trevisan C, et al. Instrumental lachman test: comparison between two arthrometers. Intraoperator and interoperator reproducibility in subjects asymptomatic and subjects operated for reconstruction of the anterior cruciate ligament. J Sports Traumatol Rel Res. 1993;15(1):29–36.

612. Robnett NJ, Riddle DL, Kues JM. Intertester reliability of measurements obtained with the KT-1000 on patients with reconstructed anterior cruciate ligaments. J Orthop Sports Phys Ther. 1995;21(2):113–119.

613. Ballantyne BT, French AK, Heimsoth SL, et al. Influence of examiner experience and gender on interrater reliability of KT-1000 arthrometer measurements. Phys Ther. 1995;75(10):898–906.

614. Brosky JA, Nitz AJ, Malone TR, et al. Intrarater reliability of selected clinical outcome measures following anterior cruciate ligament reconstruction. J Orthop Sports Phys Ther. 1999;29(1):39–48.

615. Sernet N, Kartus J, Kohler K, et al. Evaluation of the reproducibility of the KT-1000 arthrometer. Scand J Med Sci Sports. 2001;11:120–125.

616. Wiertsema SH, van Hooff HJA, Migchelsen LAA, et al. Reliability of the KT1000 arthrometer and the Lachman test in patients with an ACL rupture. The Knee. 2008;15:107–110.

617. Mulligan EP, Mcguffie DQ, Coyner K, Khazzam M. The reliability and diagnostic accuracy of assessing the translation endpoint during the Lachman test. Int J Sports Phys Ther. 2015;10(1):52–61.

618. Steiner ME, Brown C, Zarins B, et al. Measurement of anterior-posterior displacement of the knee. J Bone Joint Surg Am. 1990;72(9):1307–1315.

610. Leamouth DJ. Incidence and diagnosis of anterior cruciate injuries in the accident and emergency department. Injury. 1991;22:287–290.

620. Katz JW, Fingeroth RJ. The diagnostic accuracy of ruptures of the anterior cruciate ligament comparing the Lachman test, the anterior drawer sign, and the pivot shift test in acute and chronic knee injuries. Am J Sports Med. 1986;14:88–91.

621. Schwarz W, Hagelstein J, Minholz R, et al. Manual ultrasound of the knee joint: a general practice method for diagnosis of fresh rupture of the anterior cruciate ligament. Unfallchirurg. 1997;100(4):280–285.

622. Dahlstedt LJ, Dalen N. Knee laxity in cruciate ligament injury: value of examination under anesthesia. Acta Orthop Scand. 1989;60:181–184.

623. Cook JL, Khan KM, Kiss ZS, et al. Reproducibility and clinical utility of tendon palpation to detect patellar tendinopathy in young basketball players. Br J Sports Med. 2001;35(1):65.

624. Stratford PW, Binkley JM, Watson J, et al. Validation of the LEFS on patient with total joint arthroplasty. Physiother Can. 2000;52:97–105.

625. Yeung TS, Wessel J, Stratford P, Macdermid J. Reliability, validity, and responsiveness of the lower extremity functional scale for inpatients of an orthopaedic rehabilitation ward. J Orthop Sports Phys Ther. 2009;39(6):468–477.

626. Bengtsson J, Mollborg J, Werner S. A study for testing the sensitivity and reliability of the Lysholm knee scoring scale. Knee Surg Sports Traumatol Arthrosc. 1996;4:27–31.

627. Briggs KK, Kocher MS, Rodkey WG, et al. Reliability, validity, and responsiveness of the Lysholm knee score and Tegner activity scale for patients with meniscal injury of the knee. J Bone Joint Surg Am. 2006;88(4):698–705.

628. Marx RG, Jones EC, Allen AA, et al. Reliability, validity, and responsiveness of four knee outcome scales for athletic patients. J Bone Joint Surg Am. 2001;83:1459–1469.

629. Risberg MA, Holm I, Steen H, et al. Sensitivity to changes over time for the IKDC form, the Lysholm score, and the Cincinnati knee score: a prospective study of 120 CL reconstructed patients with a 2-year follow-up. Knee Surg Sports Traumatol Arthrosc. 1999;7:152–159.

630. Lee SY, Jee W, Kim J. Radial tear of the medial meniscal root: reliability and accuracy of MRI for diagnosis. Am J Roentgenol. 2008;7:81–85.

631. Raynauld JP, Kauffmann C, Beaudoin G, et al. Reliability of a quantification imaging system using magnetic resonance images to measure cartilage thickness and volume in human normal and osteoarthritic knees. Osteoarthritis Cartilage. 2003;11(5):351–360.

632. Winters K, Tregonning R. Reliability of magnetic resonance imaging for traumatic injury of the knee. NZ Med J. 2005;118(1209):U1301.

633. Watson CJ, Prepps M, Galt W, et al. Reliability of McConnell's classification of patellar orientation in symptomatic and asymptomatic subjects. J Orthop Sports Phys Ther. 1999;29:378–385.

634. Herrington LC. The inter-tester reliability of a clinical measurement used to determine the medial/lateral orientation of the patella. Man Ther. 2000;7(3):163–167.

635. Corea JR, Moussa M, Othman AA. McMurray's test tested. Knee Surg Sports Traumatol Arthrosc. 1994;2:70–72.

636. Lowery D, Farley T, Wing D, et al. A clinical composite score accurately detects meniscal pathology. Arthroscopy. 2006;22(11):1174–1179.

637. Laoruengthana A, Jarusriwanna A. Sensitivity and specificity of magnetic resonance imaging for knee injury and clinical application for the Naresuan University Hospital. J Med Assoc Thai. 2012;95(suppl 10):S151–S157.

638. Esmaili Jah AA, Keyhani S, Zarei R, Moghaddam AK. Accuracy of MRI in comparison with clinical and arthroscopic findings in ligamentous and meniscal injuries of the knee. Acta Orthop Belg. 2005;71(2):189–196.

639. Yaqoob J, Alam MS, Khalid N. Diagnostic accuracy of magnetic resonance imaging in assessment of meniscal and ACL tear: correlation with arthroscopy. Pak J Med Sci. 2015;31(2):263–268.

640. Lundberg M, Odensten M, Thuomas KA, Messner K. The diagnostic validity of magnetic resonance imaging in acute knee injuries with hemarthrosis. a single-blinded evaluation in 69 patients using high-fi eld MRI before arthroscopy. Int J Sports Med. 1996;17(3):218–222.

641. Ercin E, Kaya I, Sungur I, et al. History, clinical findings, magnetic resonance

imaging, and arthroscopic correlation in meniscal lesions. Knee Surg Sports Traumatol Arthrosc. 2012;20(5):851–856.

642. Ramos LA, Carvalho RT, Garms E, et al. Prevalence of pain on palpation of the inferior pole of the patella among patients with complaints of knee pain. Clinics (Sao Paulo). 2009;64:199–202.

643. Muellner T, Funovics M, Nikolic A, et al. Patellar alignment evaluated by MRI. Acta Orthop Scand. 1998;69(5):489–492.

644. Sallay PI, Poggi J, Speer KP, et al. Acute dislocation of the patella. A correlative pathoanatomic study. Am J Sports Med. 1996;24:52–60.

645. Chatman AB, Hyams SP, Neel JM, et al. The patient-specific functional scale: measurement properties in patients with knee dysfunction. Physical Therapy. 1997;77:820–829.

646. Lucie RS, Wiedel JD, Messner DG. The acute pivot shift: clinical correlation. Am J Sports Med. 1984;12:189–191.

647. Rubinstein Jr RA, Shelbourne KD, McCarroll JR, et al. The accuracy of the clinical examination in the setting of posterior cruciate ligament injuries. Am J Sports Med. 1994;22:550–557.

648. Loos WC, Fox JM, Blazina ME, et al. Acute posterior cruciate ligament injuries. Am J Sports Med. 1981;9:86–92.

649. Moore HA, Larson RL. Posterior cruciate ligament injuries. Results of early surgical repair. Am J Sports Med. 1980;8:68–78.

650. Hughston JC, Andrews JR, Cross MJ, et al. Classification of knee ligament instabilities. Part II The lateral compartment. J Bone Joint Surg Am. 1976;58:173–179.

651. Clendenin MB, DeLee JC, Heckman JD. Interstitial tears of the posterior cruciate ligament of the knee. Orthopedics. 1980;3:764–772.

652. Fowler PJ, Messieh SS. Isolated posterior cruciate ligament injuries in athletes. Am J Sports Med. 1987;15:553–557.

653. Staubli JU, Jakob RP. Posterior instability of the knee near extension. A clinical and stress radiographic analysis of acute injuries of the posterior cruciate ligament. J Bone Joint Surg Br. 1990;72:225–230.

654. Greene CC, Edwards TB, Wade MR, et al. Reliability of the quadriceps angle measurement. Am J Knee Surg. 2001;14:97–103.

655. Fredericson M, Yoon K. Physical examination and patellofemoral pain syndrome. Am J Phys Med Rehabil. 2006;85:234–243.

656. Caylor D, Fites R, Worrell TW. The relationship between quadriceps angle and anterior knee pain syndrome. J Orthop Sport Phys Ther. 1993;17:11–16.

657. Bremander AB, Peterson IF, Ross EM. Validation of the rheumatoid and arthritis outcome scores (RAOS) for the lower extremity. Health and Quality of Life Outcomes. 2003;1:1–11.

658. Gill S, McBurney H. Reliability of performance-based measures in people awaiting joint replacement surgery of the hip or knee. Physiother Res Int. 2008;13:141–152.

659. Kennedy DM, Stratford PW, Wessel J, et al. Assessing stability and change of four performance measures: a longitudinal study evaluating outcome following total hip and knee arthroplasty. BMC Musculoskelet Disord. 2005;6(3).

660. Fransen M, Crosbie J, Edmonds J. Reliability of gait measurements in people with osteoarthritis of the knee. Phys Ther. 1997;77:944–953.

661. Augustsson J, Thomeé R, Linden C, et al. Single-leg hop testing following fatiguing exercise: reliabilty and biomechanical analysis. Scand J Med Sci Sports. 2006;16:111–120.

662. Kea J, Kramer J, Forwell L, et al. Hip abduction-adduction stretch and one-leg hop test: test-retest reliability and relationship to function in elite ice hockey players. J Orthop Sports Phys Ther. 2001;31(8):446–455.

663. Paterno MV, Greenberger HB. The test-retest reliability of a one legged hop for distance in young adults with and without ACL reconstruction. Isokinetics Exerc Sci. 1996;6:1–6.

664. Kramer JF, Nusca D, Fowler P, et al. Test-retest reliability of the one-leg hop test following ACL reconstruction. Clin J Sport Med. 1992;2:240–243.

665. Ageberg E, Zatterstrom R, Mortiz U. Stabiliometry and one leg hop test have high test-retest reliability. Scand J Med Sci Sports. 1998;8:198–202.

666. Birmingham TB. Test-retest reliability of lower extremity functional instability measures. Clin J Sports Med. 2000;10:264–268.

667. DiMattia MA, Livengood AL, Uhl TL, et al. What are the validity of the single-leg squat test and its relationship to hip-abduction strength? Sport Rehabil. 2005;14:108–123.

668. Shields RK, Enloe LJ, Evans RE, et al. Reliability, validity, and responsiveness of functional tests in patients with total joint replacement. Phys Ther. 1995;75:169–179.

669. Björklund K, Sköld C, Andersson L, et al. Reliability of a criterion-based test of athletes with knee injuries: where the physiotherapist and the patient independentlyand simultaneously assess the patient's performance. Knee Surg Sports Traumatol Arthrosc. 2006;14:165–175.

670. Björklund K, Andersson L, Dalén N. Validity and responsiveness of the test of athletes with knee injuries: the new criterion based functional performance test instrument. Knee Surg Sports Traumatol Arthrosc. 2009;17:435–445.

671. Harrison B, Abell B, Gibson T. The Thessaly test for detection of meniscal tears: validation of a new physical examination technique for primary care medicine. Clin J Sport Med. 2009;19(1):9–12.

672. Hamilton RT, Shultz SJ, Schmitz RJ, Perrin DH. Triple-hop distance as a valid predictor of lower limb strength and power. J Athl Train. 2008;43(2):144–151.

673. Gebhard F, Authenrieth M, Strecker W, et al. Ultrasound evaluation of gravity induced anterior drawer following anterior cruciate ligament lesion. Knee Surg Sports Traumatol Arthrosc. 1999;7(3):166–172.

674. McClure PW, Rothstein JM, Riddle DL. Intertester reliability of clinical judgements of medial knee ligament integrity. Phys Ther. 1989;69(4):268–275.

675. Garvin GJ, Munk PL, Vellet AD. Tears of the medial collateral ligament: magnetic resonance imaging findings and associated injuries. Can Assoc Radiol J. 1993;44:199–204.

676. Salaffi F, Leardini G, Canesi B, et al. Reliability and validity of the Western Ontario and McMaster Universities (WOMAC) Osteoarthritis Index in Italian patients with osteoarthritis of the knee. Osteoarthr Cartil. 2003;11(8):551–560.

Perna, pé e tornozelo

CAPÍTULO 13

Pelo menos 80% da população geral apresenta problemas nos pés, mas esses problemas frequentemente podem ser corrigidos por meio de avaliação, tratamento e, sobretudo, cuidados adequados com os pés. As lesões do tornozelo e do pé podem alterar a mecânica da marcha e, consequentemente, podem impor estresse sobre outras articulações dos membros inferiores, os quais, por sua vez, podem acarretar patologias nessas articulações.[1]

O pé e o tornozelo combinam flexibilidade e estabilidade por causa da grande quantidade de ossos, de suas formas e de suas fixações. A perna, o tornozelo e o pé possuem três funções principais: absorção de impactos e adaptação a superfícies irregulares, propulsão e suporte.[2] Para a absorção de impactos e adaptação a superfíces irregulares e para a propulsão, eles atuam como uma alavanca flexível. Para o suporte, eles atuam como uma estrutura rígida que suporta o corpo inteiro.[2]

Funções do pé

- Atua como uma base de suporte que provê a estabilidade necessária para a postura ereta com um esforço muscular mínimo.
- Provê um mecanismo para a rotação da tíbia e da fíbula durante a fase de apoio da marcha.
- Provê flexibilidade para que ocorra adaptação a superfícies irregulares.
- Provê a flexibilidade necessária para a absorção de impactos.
- Atua como uma alavanca durante a fase de impulsão da marcha.

Embora as articulações da perna, do tornozelo e do pé sejam analisadas separadamente, elas atuam como grupos funcionais e não como articulações isoladas. Como parte terminal da cadeia cinética inferior, a perna, o tornozelo e o pé possuem a capacidade de distribuir e dissipar as diferentes forças (p. ex., compressivas, de cisalhamento, rotacionais e de tração) que atuam sobre o corpo através do contato com o solo.[3] De todas as articulações do corpo, a articulação do tornozelo é a que sustenta maior carga por área de superfície.[4] Isso é particularmente evidente durante a marcha. No pé, o movimento que ocorre em cada articulação individual é mínimo. No entanto, quando combinados, a amplitude de movimento (ADM) é suficiente em todas as articulações para possibilitar tanto mobilidade como estabilidade funcional. Para facilitar a

compreensão, as articulações do pé são divididas em três partes – retropé, mediopé e antepé.

Considerando que o pé tem localização distal, raramente a dor nesse local irradia a outras estruturas. Contudo, lesões na coluna vertebral, nas articulações sacroilíacas, nos quadris e nos joelhos podem irradiar dor ao pé.[5] É tarefa difícil examinar o pé, por causa de suas estruturas robustas, com mobilidade individual limitada.[5]

Anatomia aplicada

Retropé

Articulação tibiofibular. A articulação tibiofibular inferior (distal) é uma articulação do tipo fibroso, ou sindesmose. Ela é sustentada pelos ligamentos tibiofibular anterior, tibiofibular posterior e transverso inferior, assim como pelos ligamentos interósseos (Fig. 13.1). Os movimentos desta articulação são mínimos, mas eles permitem uma pequena quantidade de "deslocamentos" (1 a 2 mm) no nível da articulação do tornozelo durante a dorsiflexão (flexão dorsal). Essa mesma ação permite à fíbula se mover para cima e para baixo durante a dorsiflexão e a flexão plantar. A dorsiflexão da articulação do

---

Articulações do retropé

Articulação tibiofibular

Posição de repouso:	Flexão plantar
Posição de congruência máxima:	Dorsiflexão máxima
Padrão capsular:	Dor quando a articulação está sob estresse

Articulação talocrural (tornozelo)

Posição de repouso:	10° de flexão plantar, a meio caminho entre a inversão e a eversão
Posição de congruência máxima:	Dorsiflexão máxima
Padrão capsular:	Flexão plantar, dorsiflexão

Articulação talocalcânea

Posição de repouso:	A meio caminho entre os extremos da amplitude de movimento (ADM)
Posição de congruência máxima:	Supinação
Padrão capsular:	ADM limitada (varo, valgo)

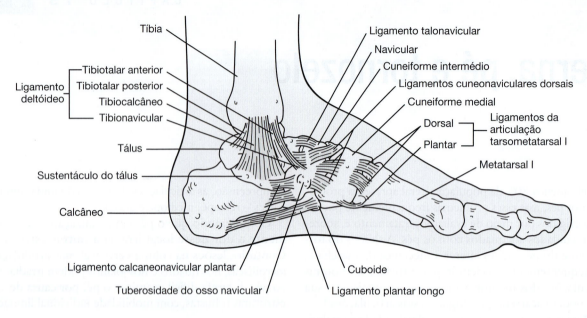
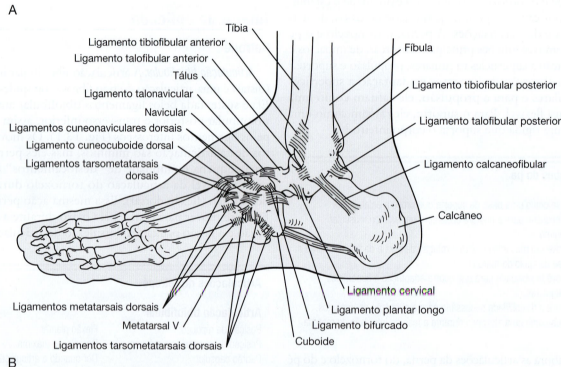

Figura 13.1 Ligamentos do retropé e mediopé. (A) Vista medial. (B) Vista lateral.

(continua)

tornozelo faz a fíbula se mover para cima, impondo estresse sobre a articulação tibiofibular inferior no tornozelo e sobre a articulação tibiofibular superior no joelho. A fíbula suporta a maior parte da carga axial na dorsiflexão. Em média, a fíbula suporta aproximadamente 17% da carga axial.[6] A articulação é inervada pelos nervos fibular profundo e tibial.

Articulação talocrural (tornozelo). A articulação talocrural é uma articulação sinovial uniaxial do tipo gínglimo modificada, localizada entre o **tálus**, o **pilão (extremidade distal) tibial**, o **maléolo medial** da tíbia e o **maléolo lateral** da fíbula.[7] O tálus possui uma forma que faz que, na dorsiflexão, ele se insira como uma cunha entre os maléolos, não permitindo ou permitindo apenas uma pequena inversão ou eversão no nível da articulação do tornozelo.

É essa forma que proporciona uma importante fonte de estabilidade natural para o tornozelo.[8,9] O tálus é aproximadamente 2,4 mm mais largo anteriormente que posteriormente. A articulação talocrural está revestida por

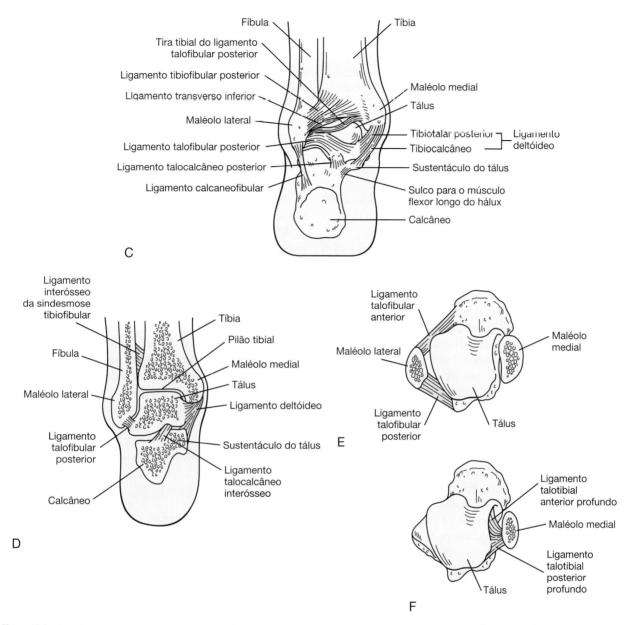

Figura 13.1 (*continuação*) (C) Vista posterior. (D) Corte coronal através das articulações talocrural e talocalcânea esquerdas. (E) Vista superior dos ligamentos na face lateral. (F) Vista superior do ligamento deltóideo profundo na face medial.

cartilagem articular de espessura aproximada de 3 mm, sofrendo compressão de 30 a 40% em resposta a cargas fisiológicas de pico.[10] O maléolo medial é mais curto, estendendo-se a meio caminho até o tálus, enquanto o maléolo lateral estende-se quase até o nível da articulação talocalcânea. A articulação é inervada por ramos dos nervos tibial e fibular profundo.

A articulação talocrural tem por função a estabilidade, especialmente na dorsiflexão. Na flexão plantar, ela é muito mais móvel. Esta articulação é responsável pelo movimento anteroposterior (dorsiflexão-flexão plantar) que ocorre no complexo tornozelo-pé. Sua posição de congruência máxima é de dorsiflexão máxima, e seu padrão capsular é mais uma limitação da flexão plantar que da dorsiflexão. Esta articulação é mais estável na posição de flexão dorsal, em decorrência da congruência articular e da tensão ligamentar. A posição de repouso é de 10° de flexão plantar, a meio caminho entre a inversão e a eversão máximas. A articulação talocrural possui um grau de liberdade, e os movimentos possíveis nesta articulação são a dorsiflexão e a flexão plantar.

Na face medial da articulação, o principal ligamento é o **ligamento deltóideo,** ou **ligamento colateral medial**, o qual é constituído por quatro ligamentos distintos: superficialmente, os ligamentos tibionavicular, tibiocalcâneo e tibiotalar posterior, todos os quais resistem à abdução do tálus, e o ligamento tibiotalar anterior, localizado mais profundamente em relação aos outros três ligamentos e que resiste à translação e à rotação laterais do tálus. Na face lateral, a articulação talocrural é sustentada pelo ligamento talofibular anterior, o qual provê estabilidade contra a inversão excessiva do tálus; o ligamento talofibular posterior, o qual resiste à dorsiflexão do tornozelo, à adução ("inclinação"), à rotação e à translação mediais do tálus; e o ligamento calcaneofibular, o qual provê estabilidade contra a inversão máxima nas articulações do tornozelo e subtalar. O ligamento talofibular anterior é o ligamento mais comumente lesionado em uma entorse lateral do tornozelo por inversão, seguido pelo ligamento calcaneofibular.[11,12] O ligamento talofibular anterior requer a mais baixa carga máxima para que ocorra ruptura nos ligamentos laterais, embora ele apresente o mais alto nível de tensão até a falha dentre todas as estruturas do grupo lateral.[13]

Articulação talocalcânea. A articulação talocalcânea (subtalar) é uma articulação sinovial que possui três graus de liberdade e uma posição de congruência máxima em supinação. Ela é sustentada pelos ligamentos talocalcâneo lateral e talocalcâneo medial. Além disso, os ligamentos talocalcâneo interósseo e cervicais limitam a eversão.

Os movimentos possíveis na articulação talocalcânea são o deslizamento e a rotação. Em uma lesão nessa área (p. ex., entorse ou fratura), esta articulação e a articulação talocrural frequentemente tornam-se hipomóveis, em parte pelo fato de não haver músculos que se fixem ao tálus. A rotação medial do membro inferior produz um movimento valgo (para fora) do calcâneo, enquanto a rotação lateral do membro inferior produz um movimento varo (para dentro) do calcâneo. A ADM normal em varo-valgo se situa entre 20° e 45°.[5] O eixo da articulação está em um ângulo de 41° inclinado verticalmente em relação ao plano transverso e de 23° medialmente, a partir da referência longitudinal do pé (ver Fig. 13.157).

Mediopé (articulações mediotarsais)

Isoladamente, as articulações mediotarsais permitem apenas uma quantidade mínima de movimento. Entretanto, em conjunto, elas permitem um movimento importante para o pé adaptar-se a muitas posições diferentes sem impor esforço indevido sobre as articulações. O termo **articulação de Chopart** refere-se coletivamente às articulações mediotarsais entre o tálus-calcâneo e o navicular-cuboide.

Articulações do mediopé (articulações mediotarsais)	
Posição de repouso:	A meio caminho entre os extremos da amplitude de movimento (ADM)
Posição de congruência máxima:	Supinação
Padrão capsular:	Dorsiflexão, flexão plantar, adução, rotação medial

Articulação talocalcaneonavicular. A articulação talocalcaneonavicular é uma articulação sinovial esferoidal (tipo bola e soquete) com três graus de liberdade. A sua posição de congruência máxima é em supinação. Ela é sustentada pelos ligamentos talonavicular dorsal, bifurcado e calcaneonavicular plantar (Fig. 13.2). Os movimentos possíveis nessa articulação são o deslizamento e a rotação.

Articulação cuneonavicular. A articulação cuneonavicular é uma articulação sinovial plana com uma posição de congruência máxima em supinação. Os movimentos possíveis nessa articulação são um discreto deslizamento e rotação.

Articulação cuboideonavicular. A articulação cuboideonavicular é fibrosa, e sua posição de congruência máxima é de supinação. Os movimentos possíveis nessa articulação são um discreto deslizamento e rotação.

Articulações intercuneiformes. As articulações intercuneiformes são articulações sinoviais planas com uma posição de congruência máxima em supinação. Os movimentos possíveis nessas articulações são leve deslizamento e rotação.

Articulação cuneocubóidea. A articulação cuneocubóidea é uma articulação sinovial plana com uma posição de congruência máxima em supinação. Nessa articulação, podem ocorrer movimentos de deslizamento discreto e rotação.

Articulação calcaneocubóidea. A articulação calcaneocubóidea possui uma forma de sela com uma posição de congruência máxima em supinação. O ligamento bifurcado, o ligamento calcaneocubóideo e os ligamentos plantares longos sustentam essa articulação. Nessa articulação, podem ocorrer movimentos de deslizamento discreto com rotação concomitante.

Antepé

Articulações tarsometatarsais. As articulações tarsometatarsais são articulações sinoviais planas com uma posição de

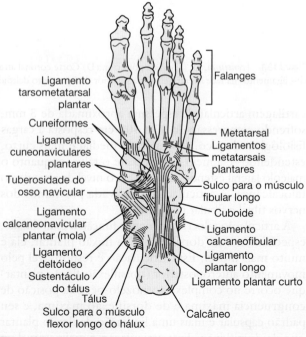

Figura 13.2 Ligamentos na face plantar do pé.

congruência máxima em supinação. Nessas articulações, pode ocorrer o movimento de deslizamento. Em conjunto, essas articulações são denominadas **articulação de Lisfranc**.[14]

Articulações do antepé

Articulações tarsometatarsais

Posição de repouso:	A meio caminho entre os extremos da amplitude de movimento (ADM)
Posição de congruência máxima:	Supinação
Padrão capsular:	Nenhum

Articulações metatarsofalângicas

Posição de repouso:	10º de extensão
Posição de congruência máxima:	Extensão completa
Padrão capsular:	Hálux: extensão, flexão
	Segundo ao quinto artelho: variável

Articulações interfalângicas

Posição de repouso:	Discreta flexão
Posição de congruência máxima:	Extensão completa
Padrão capsular:	Flexão, extensão

Articulações intermetatarsais. As quatro articulações intermetatarsais são articulações sinoviais planas com uma posição de congruência máxima em supinação. Essas articulações podem apresentar o movimento de deslizamento.

Articulações metatarsofalângicas. As cinco articulações metatarsofalângicas são articulações sinoviais condiloides com dois graus de liberdade. Sua posição de congruência máxima é em extensão completa. O padrão capsular é variável para as quatro articulações laterais e é de maior limitação da extensão que da flexão para o hálux. Sua posição de repouso é em 10° de extensão. Os movimentos possíveis nessas articulações são a flexão, a extensão, a abdução e a adução.

Articulações interfalângicas. As articulações interfalângicas são articulações sinoviais em gínglimo, com um grau de liberdade. A posição de congruência máxima é em extensão completa, e o padrão capsular é de maior limitação da flexão que da extensão. A posição de repouso das articulações interfalângicas distais e proximais é de flexão discreta. Os movimentos possíveis nessas articulações são a flexão e a extensão.

Anamnese

É importante que seja realizada uma anamnese completa e detalhada ao avaliar a perna, o tornozelo e o pé.[15] Além das questões apresentadas na seção "Anamnese" do Capítulo 1, o examinador deve obter as seguintes informações:

1. *Qual é a profissão do paciente?* O fato de o paciente permanecer muito tempo em pé e os tipos de super-

fícies sobre as quais ele geralmente permanece podem ter relação com a causa do problema.

2. *Qual foi o mecanismo da lesão?* No momento da lesão, como o pé estava posicionado? Entorses de tornozelo ocorrem mais frequentemente quando o pé encontra-se em flexão plantar, invertido e aduzido, com lesão do ligamento talofibular anterior, da cápsula anterolateral e possivelmente do ligamento tibiofibular distal.[16-18] Esse mesmo mecanismo pode causar uma lesão ao tendão do fibular, ao tendão do tibial posterior, ao nervo fibular comum, a uma fratura maleolar ou da cúpula talar e à síndrome do seio do tarso.[19-21] A Figura 13.3 descreve alguns dos mecanismos comuns de lesão do tornozelo. A Tabela 13.1 mostra o **Sistema de graduação de entorses de West Point**. Esse sistema pode ser utilizado para determinar a gravidade das entorses de tornozelo.[22] Na lesão dos ligamentos laterais, as estruturas (superfícies articulares) podem ser danificadas na face medial por causa da compressão, acarretando dor nas faces medial e lateral.[23] De fato, quando ocorre laceração total dos ligamentos laterais e a cápsula é rompida, a dor medial pode predominar. A dor anterolateral desacompanhada de uma história de traumatismo pode ser decorrente de impacto anterior, sobretudo em seguida a uma lesão ao ligamento talofibular anterior. Em geral, as lesões na sindesmose ("entorses altas do tornozelo") são resultantes de rotação lateral forçada da tíbia e/ou hiperdorsiflexão. A Figura 13.4 ilustra os mecanismos mais comuns para a ocorrência de entorses de sindesmose.[24] Liu et al.[25] desenvolveram uma regra de predição clínica para impacto do tornozelo que dispensa a necessidade de imagens por ressonância magnética (RM). O impacto pode ter sido decorrente do espessamento da cápsula articular e/ou de esporões ósseos presentes nas adjacências da articulação talocrural anterior.[26] A tendinose e a paratendinite do tendão do calcâneo frequentemente originam-se do uso excessivo, do aumento da atividade ou de alterações em um programa de treinamento com alto nível de estresse. Nas rupturas de tendão do calcâneo, relata-se a ocorrência de um "estouro" ou "estalido" – como se o paciente tivesse sido atingido ou chutado na região da ruptura, embora, na maioria dos casos, não houvesse ninguém nas proximidades.[27-29] A dor é súbita e se dissipa rapidamente, acompanhada por um enfraquecimento da flexão plantar. As lesões osteocondrais ocorrem mais comumente por traumatismo, podendo acompanhar as entorses e as fraturas de tornozelo. Os sintomas são exacerbados pela sustentação prolongada do peso, ou por atividades de alto impacto.[30] Uma lesão em flexão dorsal (dorsifle-

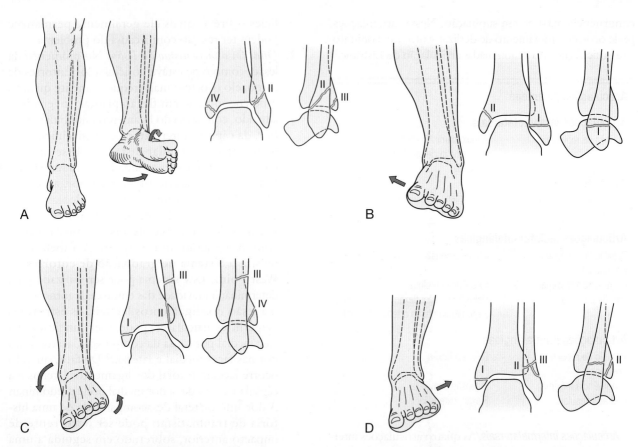

Figura 13.3 Mecanismos de lesão por fratura do tornozelo. (A) Lesão por rotação lateral em supinação. As forças de rotação lateral aplicadas a um pé em supinação resultam, inicialmente, em ruptura do ligamento tibiofibular anterior (estágio I). À medida que as forças continuam, ocorre uma fratura oblíqua curta da porção distal da fíbula (estágio II). O estágio III envolve uma fratura da face posterior da tíbia. O estágio IV é uma fratura do maléolo medial. (B) Lesão por adução em supinação. As forças de adução aplicadas a um pé em supinação resultam, inicialmente, em uma fratura por tração ou avulsão da porção distal da fíbula ou ruptura dos ligamentos laterais (estágio I). À medida que as forças continuam, ocorre uma fratura do maléolo medial ou ruptura do ligamento deltóideo (estágio II). A fratura fibular é tipicamente transversa, e a do maléolo medial é oblíqua ou quase vertical. (C) Lesão por rotação lateral em pronação. As forças da rotação lateral aplicadas a um pé em pronação resultam, inicialmente, em ruptura do ligamento deltóideo ou fratura do maléolo medial (estágio I). Com a continuidade das forças, o ligamento tibiofibular anterior é rompido (estágio II). Uma fratura fibular alta (estágio III) e fratura da margem tibial posterior (estágio IV) constituem os estágios finais nesse mecanismo de lesão. (D) Lesão por abdução em pronação. Os primeiros dois estágios dessa lesão são idênticos aos do complexo de fratura por rotação lateral em pronação. O estágio III é uma fratura fibular supramaleolar transversa que pode ser cominutiva lateralmente. (Reproduzida de Resnick D, Kransdorf MJ: *Bone and joint imaging*. Philadelphia: WB Saunders, 2005. p. 867-868.)

TABELA 13.1
Sistema de graduação de entorses de tornozelo de West Point

Critério	Grau I	Grau II	Grau III
Localização da dor à palpação	Ligamento talofibular anterior	Ligamento talofibular anterior e ligamento calcaneofibular	Ligamento talofibular anterior, ligamento calcaneofibular e ligamento talofibular posterior
Edema e equimose	Discreto e localizado	Moderado e localizado	Grave e difuso
Capacidade de descarga de peso	Completa ou parcial	Difícil sem muletas	Impossível sem ocorrência de dor importante
Lesão ligamentar	Alongamento	Laceração parcial	Laceração completa
Instabilidade	Nenhuma	Nenhuma ou discreta	Definida

De Dutton M: *Dutton's orthopedic examination, evaluation and intervention*, 3.ed. New York, 2012, McGraw Hill. Dados de Gerber JP, Williams GN, Scoville CR et al.: Persistent disability associated with ankle sprains: a prospective examination of an athletic population, *Foot Ankle Int* 19:653-660, 1998.

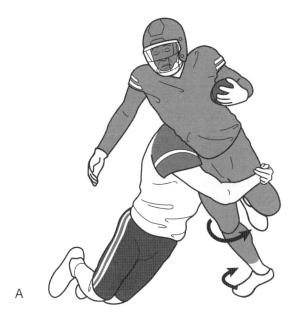

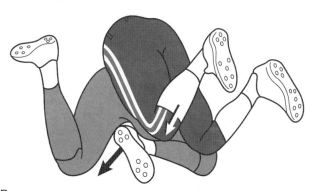

Figura 13.4 Mecanismos de lesão típicos nas entorses/fraturas da sindesmose. (A) O pé fica fixo em uma posição de rotação lateral com o tornozelo em dorsiflexão, enquanto uma força lateral aplicada ao tronco ou ao quadril provoca uma rotação medial do membro inferior. (B) O atleta está em uma posição de decúbito ventral e recebe um golpe direto na face lateral do membro inferior, o que força o tornozelo dorsiflexionado a fazer uma rotação lateral excessiva. (Reproduzida de Mulligan EP: Evaluation and management of ankle syndesmosis injuries, *Phys Ther Sport* 12(2):59, 2011.)

pode levar a uma dor crônica em seguida a uma entorse talocrural anterolateral.[34] Taunton et al.[35] apresentam algumas causas de lesões por uso excessivo do membro inferior.

Regra de predição clínica para impacto anterolateral do tornozelo

Observação: cinco entre seis sintomas devem estar presentes.
- Dor à palpação na face anterolateral da articulação do tornozelo.
- Tumefação na face anterolateral da articulação do tornozelo.
- Dor à dorsiflexão forçada.
- Dor no lado afetado ao agachamento em apoio unipodal.
- Dor às atividades.
- Ausência de instabilidade do tornozelo.

De Liu SH, Nuccion SL, Finerman G: Diagnosis of anterolateral ankle impingement: comparison between magnetic resonance imaging and clinical examination, *Am J Sports Med* 25:389-393, 1997.

Causas de lesões por uso excessivo do membro inferior

- Período de treinamento prolongado.
- Força de impacto da atividade.
- Treinamento ou competição sobre superfícies duras.
- Alteração da superfície de treinamento.
- Corrida em declive.
- Falta de flexibilidade.
- Fraqueza muscular individual ou força muscular recíproca ruim.
- Passadas excessivamente largas.
- Má postura.
- Alta quilometragem ou alteração brusca na quilometragem percorrida.
- Excesso, cedo demais.
- Treinamento excessivo.
- Fatores anatômicos (p. ex., mau alinhamento).
- Tipo inadequado de calçado.
- Inclinação da estrada ou calçada.

De Taunton J, Smith C, Magee DJ: Leg, foot and ankle injuries. In: Zachazewski JE, Magee DJ, Quillen WS, editores: *Athletic injuries and rehabilitation*. Philadelphia: WB Saunders, 1996.

---

xão), acompanhada por um estalido e uma dor na face lateral que diminui rapidamente, pode indicar uma ruptura do retináculo fibular.[31] Dançarinos, jogadores de futebol e atletas praticantes de atletismo podem experimentar um **impacto posterior no tornozelo**, em decorrência da repetição excessiva de movimentos de flexão plantar, o que pode estar acompanhado por (ou resultar em) um **osso trígono** (i. e., um ossículo separado), um **processo de Stieda** (protrusão do tubérculo lateral do tálus) ou por uma **fratura de Shepherd** (fratura do tubérculo lateral).[32,33] Problemas no tendão do flexor longo do hálux também podem levar a uma dor parecida.[33] Anteriormente, o impacto sinovial

3. *No momento da lesão, o paciente observou alguma deformidade temporária ou fixa no pé ou no tornozelo?* Ele apresentou algum bloqueio transitório (p. ex., corpo livre, espasmo muscular)? Uma resposta afirmativa pode indicar uma fratura causando tumefação imediata, que diminui à medida que o inchaço se dissemina para os tecidos circunvizinhos.

4. *O paciente foi capaz de continuar a atividade após a lesão?* Em caso afirmativo, é provável que a lesão não seja muito grave, contanto que o paciente não apresente perda de estabilidade. A incapacidade de sustentar peso, a dor intensa e a tumefação rápida indicam uma lesão grave.[31] A manutenção da capacidade de andar é compatível com uma entorse de

segundo grau. A ocorrência de dor durante a corrida geralmente indica uma lesão de primeiro grau.[36]
5. *O paciente apresentou tumefação ou contusão (equimose)?* (Fig. 13.5A) *Quão rapidamente e onde a alteração se manifestou?* Esta questão pode fornecer uma ideia sobre o tipo de tumefação (p. ex., sanguíneo, sinovial, purulento) e se ele é intracapsular ou extracapsular. A Figura 13.5B, demonstra uma lesão tipo "*skate bite*", em que ocorre uma tumefação nos tendões dos extensores do pé ocasionada pela irritação provocada por patins de gelo muito apertados.
6. *Os sintomas estão melhorando, piorando ou permanecendo inalterados?* É importante saber o tipo de início (macrotraumatismo, microtraumatismo), a duração e a intensidade dos sintomas (agudo, subagudo, crônico). Edwards et al.[37] classificaram algumas das causas crônicas de dor nas pernas em atletas. A instabilidade crônica recorrente do tornozelo é caracterizada por uma ou mais entorses na região lateral do tornozelo com presença de instabilidade funcional e mecânica, aumento das frouxidões talocalcânea e anterior, ou história de "falseio", em geral durante o contato inicial em uma caminhada, corrida, mudança brusca de direção, ou desaceleração rápida nos últimos seis meses. Os pontos de corte para a pontuação de desfechos nos instrumentos de avaliação funcional do tornozelo são: **Instrumento de instabilidade do tornozelo** (resposta "sim" em, no mínimo, 5 perguntas do tipo sim/não); **Instrumento de instabilidade do tornozelo de Cumberland** (< 24); **Identificação da instabilidade funcional do tornozelo (IdIFT)** (> 11); **Medida da capacidade do pé e tornozelo** (escala de AVD < 90%; escala para praticantes de esportes < 80%); e **Pontuação de resultados para o pé e tornozelo** (< 75 em 3 ou mais categorias).[38-43] A instabilidade mecânica é decorrente da ruptura de um ou mais ligamentos, enquanto a instabilidade funcional consiste na perda do controle neuromuscular ou proprioceptivo dos movimentos.[44]

Diagnóstico diferencial de dor crônica nos membros inferiores de atletas

Periósteo ósseo
- Síndrome do estresse tibial medial (i. e., *shin splints* [canelite]).[a]
- Fratura por estresse.[a]

Vascular
- Síndrome do aprisionamento da artéria poplítea.
- Claudicação intermitente.

Dor referida
- Aprisionamento do nervo.
  - Periférica.
  - Espinal/radiculopatia.
- Dor referida.
  - Anormalidade do joelho.
  - Anormalidade do quadril (especialmente em pacientes jovens).

Músculo/tendão
- Síndrome compartimental de esforço crônico.
- Distensões musculares.
- Tendinite/tendinose.

Neoplasia

Infecção

[a]Esses dois problemas são geralmente estágios diferentes do mesmo contínuo patológico.
Modificado de Edwards PH, Wright ML, Hartman JF: A practical approach for the differential diagnosis of chronic leg pain in the athlete. *Am J Sports Med* 2005 33:1244.

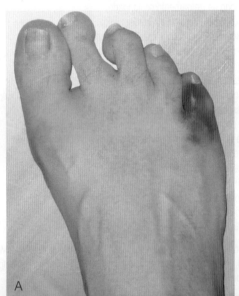
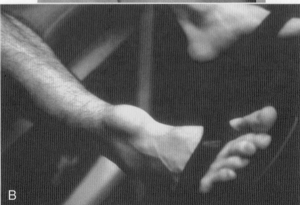

Figura 13.5 (A) Equimose após fratura do quinto artelho. (B) "*Skate* ou *lace bite*". Tumefação sobre os tendões dos extensores.

7. *Quais são os locais e os limites da dor ou da sensibilidade anormal?* O examinador deve observar se o padrão de dor é de um dermátomo, de um nervo periférico ou de uma outra estrutura dolorosa. Se a dor e outros achados físicos são "desproporcionais" ao que seria normalmente esperado no caso de uma lesão, sobretudo no retropé/região talar,

pode haver necessidade de um exame mais cuidadoso que inclua imagens radiográficas extras do tálus e do calcâneo.[45]

8. *Qual é a atividade usual ou o passatempo predileto do paciente?* As respostas a esta questão podem fornecer alguma ideia sobre os estresses impostos à perna, ao tornozelo e ao pé, com qual frequência eles são aplicados e se o paciente está sofrendo de uma lesão por estresse repetitivo. Por exemplo, fraturas por estresse do navicular tarsal podem ser observadas em corredores; tais lesões resultam em uma dor na face dorsal do mediopé, que irradia para o arco medial, juntamente com um pouco de inchaço.[46]

9. *A atividade faz alguma diferença?* A dor após atividade sugere uso excessivo. Por exemplo, nas lesões por uso excessivo, a dor inicialmente manifesta-se após a atividade.[47] À medida que a lesão evolui, a dor ou a sensibilidade está presente no início da atividade e desaparece durante a atividade, retornando posteriormente. Nas fases finais do problema, a dor é constante. A dor durante a atividade sugere estresse sobre a estrutura lesionada.

10. *Onde a dor está localizada? O paciente indica uma localização ou uma área específica?* Por exemplo, na "canelite" (**síndrome de estresse tibial medial [SETM]**) ou em uma síndrome de compartimento (do tipo por esforço agudo ou crônico), o paciente geralmente indica uma área difusa.[48-52] Em uma fratura por estresse, a área da dor tende a ser mais específica. O impacto anterolateral do tornozelo causa sensibilidade anterolateral na articulação do tornozelo, tumefação anterolateral na articulação do tornozelo (extracapsular), dor na dorsiflexão e eversão forçadas, dor com o agachamento sobre um único membro inferior, dor com atividades e possível instabilidade do tornozelo.[25] Problemas de tendão do fibular causam dor posterolateral e podem estar associados à instabilidade lateral do tornozelo.[53] A fascite plantar é a causa mais comum de dor no calcanhar, na sua face anteromedial.[54] Pode estar acompanhada por esporão do calcâneo (ver Fig. 13.144C), que é resultante da fascite plantar.

Problemas sistêmicos também podem resultar em problemas localizados na perna e no pé. A **trombose venosa profunda (TVP)** na perna pode acarretar embolia pulmonar, sobretudo em pessoas sedentárias, em razão da estase venosa. Esse problema pode trazer consequências graves. O diabetes também pode resultar em problemas no pé (Tab. 13.2).[15,55,56]

11. *O ato de andar sobre vários tipos de terrenos faz alguma diferença em relação ao problema do pé?* Em caso afirmativo, quais são os terrenos que causam o problema mais evidente? Por exemplo, andar sobre a grama (uma superfície irregular) pode incomodar mais o paciente que andar sobre uma calçada (uma superfície relativamente uniforme), ou o paciente pode achar que a marcha sobre uma superfície relativamente macia (p. ex., grama) é mais fácil que a marcha sobre uma superfície dura (p. ex., cimento). Superfícies preparadas como calçadas, estradas e campos esportivos frequentemente possuem uma inclinação para permitir o escoamento de água. Essa inclinação pode causar problemas em alguns casos de uso excessivo.

12. *Quais são os tipos de calçados utilizados pelo paciente? Qual o tipo de salto? Os calçados estão em boas condições? O paciente utiliza alguma órtese? Em caso afirmativo, ela ainda funciona?*[57] Quando se marca uma consulta para uma avaliação, deve-se orientar o paciente a não usar calçados novos, de modo que o examinador possa utilizar os calçados para determinar o padrão usual de desgaste.

Sinais, sintomas e fatores de risco para trombose venosa profunda (TVP)[52]

Sinais e sintomas[a]

- Dor na perna, unilateral (dor à palpação, cãibras, dor latejante).
- Dispneia.
- Tontura/confusão mental.
- Tumefação visível (possível calombo doloroso).
- Pele avermelhada e maculosa/alteração na coloração.
- Dor torácica.
- Sensação de pernas cansadas.
- Pele quente (aumento da temperatura corporal).
- Veias visíveis ou salientes.
- Tosse sanguinolenta.

Fatores de risco

- Sobrepeso.
- Tabagismo.
- Estilo de vida sedentário.
- Mais de 60 anos de idade.
- Ficar parado durante viagens longas.
- Genética.
- História de doença cardíaca.
- Gravidez.
- Alterações hormonais.
- Câncer.

[a]Em alguns casos, o paciente pode não exibir sinais ou sintomas.

Pessoas com pronação excessiva apresentam maior desgaste medial do calçado, enquanto aqueles com supinação excessiva exibem mais desgaste lateral. Uma saliência na parte medial do calçado sugere eversão do tornozelo, ao passo que uma saliência na parte lateral indica eversão. A prega da biqueira do calçado deve estar situada ao nível das cabeças dos metatarsais; a extremidade da biqueira deve estar a uma distância de um polegar em relação ao

1092 Avaliação musculoesquelética

TABELA 13.2

Orientações para triagem de pé diabético

Fatores de risco para úlcera	Aspectos da história	Exame físico essencial

• Neuropatia periférica
• Deformidade no pé
• Traumatismo no pé
• Amputação prévia
• Antecedente de úlcera no pé
• Vasculopatia periférica
• Comprometimento da visão
• Nefropatia diabética
• Controle glicêmico deficiente
• Tabagismo
	• História de saúde:
	  – Ulceração, amputação, articulação de Charcot, cirurgia vascular, angioplastia, tabagismo
	• Sintomas neuropáticos:
	  – Dor em queimação, aguda; sensações elétricas ou cortantes
	  – Dormência, pés "mortos"
	• Sintomas vasculares:
	  – Claudicação, dor em repouso, úlcera renitente (que não cicatriza)
	• Outras complicações:
	  – Renal, na retina
		• Avaliação da pele
		  – Cor, espessura, ressecamento, rachaduras; sudorese; infecção (verificar presença de fungos entre os artelhos); ulceração; hiperqueratoses/bolhas (hemorragia na hiperqueratose?)
		• Avaliação musculoesquelética
		  – Deformidade, p. ex., dedos em garra, saliência das cabeças dos metatarsais, articulação de Charcot, hálux valgo; atrofia muscular (formação de "calhas" entre os metatarsais)
		• Avaliação neurológica
		  – Monofilamento 10g mais um dos quatro a seguir: sensibilidade vibratória com o uso de um diapasão de 128 Hz; sensibilidade ao toque com um alfinete; reflexos tendinosos profundos do tornozelo; teste do limiar de percepção vibratória
		• Avaliação vascular
		  – Pulsos pediais (se houver indicação, índice tornozelo-braquial)[a]

[a]Índice tornozelo-braquial: comparação da pressão arterial sistólica no braço e na perna.
De Papaliodis DN, Vanushkina MA, Richardson NG, DiPreta JA: The foot and ankle examination, *Med Clin North Am* 98(2):184, 2014. Dados de Rogers LC, Frykberg RG, Armstrong DG et al.: The Charcot foot in diabetes, *Diabetes Care* 34(9):2123-2129, 2011.

dedo mais longo.[2] O examinador também deve observar se o calçado fornece um suporte adequado. Qualquer órtese utilizada pelo paciente também deve ser levada para exame na avaliação. Calçados inadequados podem contribuir para a dor e subsequente deficiência do paciente.[58-60] Existem vários instrumentos para avaliação do calçado. Com o uso desses instrumentos, pode-se avaliar se o calçado está bem ajustado e se é funcional.[61-64]

13. *O paciente apresenta algum antecedente de lesão, problema prévio ou cirurgia?* Por exemplo, um paciente com antecedente de poliomielite pode apresentar um pé cavo. Condições sistêmicas (p. ex., diabetes, gota, psoríase e doenças do colágeno) podem manifestar-se primeiramente no pé. No caso de cirurgia prévia, a dor cessou após a cirurgia? Ela é a mesma apresentada antes da cirurgia? É uma dor diferente?

14. Para indivíduos ativos, especialmente praticantes de corrida ou *jogging*, as seguintes questões também devem ser consideradas:[18]

  a. *Há quanto tempo o paciente vem praticando corrida ou* jogging?

  b. *Ele treina em qual tipo de terreno e superfície?*

  c. *Quais são os tipos de treinamentos que ele pratica? Houve alguma alteração recente no treinamento? Quantas sessões de treinamento ele realiza por semana? Qual a distância que o paciente corre por semana?* (Os praticantes de *jogging* correm aproximadamente 2 a 30 km por semana a uma velocidade de 5 a 10 min/km, e os corredores esportivos correm 30 a 65 km por semana a uma velocidade de 5 a 6 min/km. Os corredores de longa distância (fundistas) correm 60 a 180 km por semana a uma velocidade de 4 a 5 min/km. Os corredores de elite correm 100 a 270 km por semana a uma velocidade de 3,3 a 4 min/km.)

  d. *Qual o tipo de aquecimento, de alongamento e de rotinas pós-exercício que o paciente realiza?* As respostas fornecem ao examinador uma ideia sobre se o aquecimento e o alongamento são estáticos ou balísticos e se essas atividades podem ser perniciosas.

  e. *Quais tipos e estilos de calçados esportivos o paciente usa?* (O paciente deve trazer os calçados no dia do exame.) São calçados "controladores" ou "amortecedores"? Para os indivíduos com pé cavo, é maior a probabilidade da necessidade de um calçado amortecedor, enquanto para aqueles com pé chato, é maior a probabilidade da necessidade de um calçado controlador. O examinador deve ser capaz de determinar se os calçados ajustam-se adequadamente. Se for observada qualquer evidência de um hematoma subungueal (i. e., presença de sangue sob a unha) que, em corredores, é um achado decorrente de microtraumatismos da unha (especialmente do hálux) causados pelo atrito na ponta do calçado esportivo.[66]

f. *O paciente usa meias durante o treinamento? Em caso afirmativo, qual o tipo (p. ex., algodão, lã, náilon) e quantos pares?*

g. *Quando ele correu pela última vez? Qual a distância percorrida? Quando será a próxima corrida?* As respostas fornecem ao examinador uma ideia sobre o tempo de existência do problema e sobre quanto tempo ele persistirá até que o estresse máximo seja novamente imposto sobre as articulações.

15. *Que impacto teve a lesão/deformidade na qualidade de vida do paciente?*

Observação

A observação do pé é extensa. Por causa dos estresses aos quais o pé é submetido e como o pé, assim como a mão, pode exteriorizar sinais de problemas e doenças sistêmicas, o examinador deve realizar uma inspeção cuidadosa e minuciosa.

Ao realizar a observação, o examinador deve lembrar-se de comparar a postura com sustentação de peso (cadeia fechada) com a postura sem sustentação de peso (cadeia aberta) do pé.[67] Durante o movimento de cadeia aberta, o tálus é considerado fixo; durante o movimento de cadeia fechada, o tálus move-se para auxiliar o pé e a perna a se adaptarem ao terreno e aos estresses que são aplicados sobre o pé. Com o objetivo de descrição, apesar de o calcâneo tocar uma superfície no movimento de cadeia fechada, ainda considera-se que ele está em movimento. A postura do pé com sustentação de peso revela como o corpo compensa anormalidades estruturais (Fig. 13.6). A postura sem sustentação de peso revela as capacidades funcionais e estruturais sem compensação (Fig. 13.7). A observação inclui olhar o paciente de frente, de lado e de costas na posição com sustentação de peso (em pé); e de frente, de lado e de costas na posição sentada com as pernas e os pés sem sustentação de peso. O examinador deve observar a disposição e a capacidade do paciente de usar os pés. Os contornos ósseos e de tecidos moles do pé devem ser normais, devendo ser determinado o tipo de pé (ver Fig. 13.15); qualquer desvio deve ser observado.[68] Muitas vezes, calosidades dolorosas (hiperqueratose) podem ser encontradas sobre proeminências ósseas anormais, em virtude do aumento da carga ou atrito.[2] Deve-se observar também qualquer cicatriz ou fístula.

Posição com sustentação de peso, vista anterior

Com o paciente na posição em pé, o examinador deve observar se os quadris e o tronco do paciente encontram-se em posição normal. A rotação lateral excessiva do quadril ou a rotação do tronco para longe do quadril oposto eleva o arco longitudinal medial do pé, enquanto a rotação medial do quadril ou a rotação do tronco em direção ao quadril oposto tende a retificar o arco (Fig. 13.8). A rotação medial do quadril também causa pés de pombo, uma condição mais comumente associada à torção ou à rotação medial da tíbia. Se o trato iliotibial estiver retesado, poderá causar eversão e rotação lateral do pé.

O examinador deve também olhar a tíbia para observar qualquer tumefação óssea local ou geral (Fig. 13.9). A forma da tíbia é normal ou arqueada? Existe alguma anormalidade decorrente da torção? O maléolo medial geralmente está localizado anterior ao maléolo lateral. Os pés de pombo, ou deformidade de desvio medial do pé, são decorrentes de uma deformidade de torção tibial medial. Eles não constituem uma deformidade do pé (Tab. 13.3).

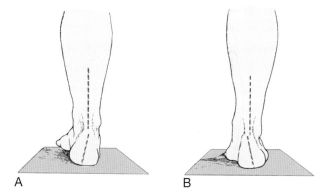

Figura 13.6 (A) Supinação em cadeia fechada (com sustentação de peso) da articulação talocalcânea (pé direito). A supinação da articulação talocalcânea do pé que está sustentando peso acarreta movimento do calcâneo e do tálus. O calcâneo move-se no plano frontal e o tálus move-se nos planos transverso e sagital. O calcâneo inverte, e o tálus simultaneamente abduz e flexiona dorsalmente em relação ao calcâneo. O membro inferior acompanha o movimento do tálus no plano transverso e rotaciona lateralmente. O membro inferior acompanha o movimento do tálus no plano transverso e faz rotação lateral e também acompanha em certo grau o movimento no plano sagital do tálus. Por essa razão, o movimento de dorsiflexão do tálus sobre o calcâneo tende a acarretar um leve movimento de extensão do joelho. (B) Pronação em cadeia fechada (com sustentação de peso) da articulação talocalcânea (pé direito). A pronação da articulação talocalcânea do pé que está sustentando peso acarreta eversão do calcâneo. O tálus aduz e flexiona plantarmente em relação ao calcâneo. O membro inferior acompanha o tálus em um plano transverso e faz rotação medial. No plano sagital, o membro inferior também se move em um certo grau com o tálus. À medida que o tálus flexiona plantarmente, a parte proximal da tíbia move-se para a frente e acarreta uma leve flexão do joelho. (Reproduzida de Root ML, Orien WP, Weed JH: *Normal and abnormal function of the foot.* Los Angeles: Clinical Biomechanics, 1977. p. 30.)

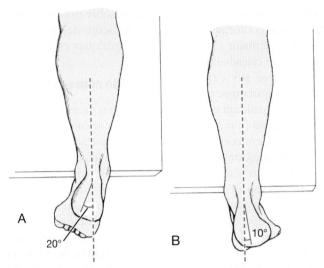

Figura 13.7 (A) Supinação em cadeia aberta (sem sustentação de peso) da articulação talocalcânea (pé direito). Quando o pé que não está sustentando peso é movido na articulação talocalcânea em direção à supinação, o tálus fica estável e o calcâneo e o pé movem-se em torno do tálus. O calcâneo e o pé invertem, flexionam plantarmente e aduzem. Essas alterações de posição, associadas à supinação na articulação talocalcânea, são facilmente visíveis em comparação à posição em pronação da articulação talocalcânea. (B) Pronação em cadeia aberta (sem sustentação de peso) da articulação talocalcânea (pé direito). Quando a articulação talocalcânea do pé que não está sustentando peso é movida para uma posição de pronação, o pé abduz, everte e flexiona dorsalmente em torno do tálus estável. As variações de posição podem ser mais bem observadas comparando-se esta ilustração com a da articulação talocalcânea em supinação. (Reproduzida de Root ML, Orien WP, Weed JH:. *Normal and abnormal function of the foot*. Los Angeles: Clinical Biomechanics, 1977. p. 29.)

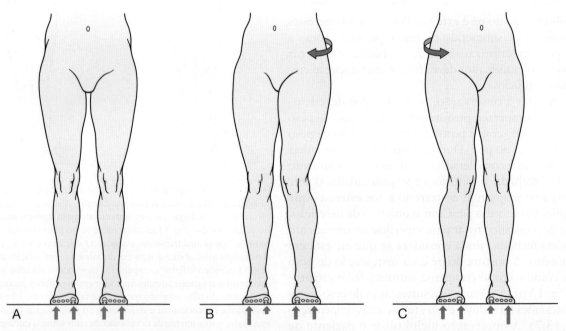

Figura 13.8 (A) Durante postura estática, as forças de reação do solo (*setas*) direcionadas para cima contra a face plantar de ambos os pés mantêm o equilíbrio e a estabilidade dos membros inferiores e da pelve no plano transverso. Forças de reação do solo iguais são impostas sobre as superfícies plantares lateral e medial de ambos os pés. (B) Quando o tronco gira para a direita, o pé direito sofre um movimento de supinação e o esquerdo sofre um movimento de pronação. O antepé direito é invertido com relação ao solo. As forças de reação vertical do solo são maiores contra a face lateral do antepé (*seta grande*) e menores contra a face medial do antepé (*seta pequena*). O antepé esquerdo permanece plano sobre o solo, e as forças de reação vertical do solo são distribuídas uniformemente contra o antepé (*setas iguais*). (C) Quando o tronco gira para a esquerda, a reação do solo impõe forças desiguais contra o antepé esquerdo e forças iguais contra o antepé direito. (Reproduzida de Root ML, Orien WP, Weed JH: *Normal and abnormal function of the foot*. Los Angeles: Clinical Biomechanics, 1977. p. 102.)

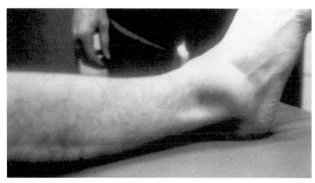

Figura 13.9 Tumefação no interior da cápsula articular talocrural e subtalar.

A Figura 13.10 mostra a vista anterossuperior dos pés na posição em pé com sustentação de peso. O examinador deve observar se existe alguma assimetria, algum mau alinhamento (Tab. 13.4) ou alguma supinação ou pronação excessiva do pé.[69] A **supinação** do pé envolve a inversão e rotação lateral do calcanhar, a adução do antepé com rotação medial em nível das articulações tarsometatarsais para manter contato com o solo e rotação lateral em nível das articulações mediotarsais, e a flexão plantar das articulações talocalcânea e mediotarsais, de modo que o arco longitudinal medial seja acentuado (Fig. 13.57). Além disso, juntamente com a rotação lateral do tálus, ocorre uma rotação lateral da perna em relação ao pé (Fig. 13.11). A supinação do pé faz que a porção proximal da tíbia mova-se para trás. Isso é necessário durante a propulsão para prover rigidez ao pé e exige um menor trabalho muscular que a pronação.

A **pronação** do pé envolve eversão e rotação medial do calcanhar, abdução do antepé, com rotação lateral em nível das articulações tarsometatarsais, rotação medial em nível das articulações mediotarsais, rotação medial do

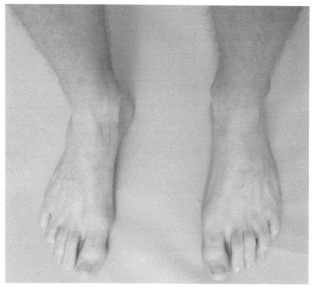

Figura 13.10 Vista anterossuperior dos pés (posição em pé com descarga de peso), ilustrando um pé índice *plus* ou do tipo egípcio.

tálus acarretando a rotação medial da perna em relação ao pé e dorsiflexão das articulações talocalcânea e mediotarsais (Fig. 13.12), acarretando uma diminuição no arco longitudinal medial (ver Fig. 13.57). Esse movimento faz a porção proximal da tíbia mover-se para a frente. O pé em pronação possui uma maior movimentação subtalar que o pé em supinação e exige um maior trabalho muscular para manter a estabilidade da postura que o pé em supinação. O pé é muito mais móvel nesta posição de pronação.

As definições utilizadas neste capítulo são as preferidas pelos ortopedistas e podólogos. Anatomistas e cinesiologistas como Kapandji referem-se à inversão como uma combinação de adução e supinação, e a eversão como uma

TABELA 13.3

Causas de desvio medial e desvio lateral dos artelhos em crianças

Nível da alteração	Desvio medial	Desvio lateral
Pés-tornozelos	Pronação dos pés (desvio medial protetor) Metatarso varo Tálipe varo e equinovaro	Pé valgo decorrente da contratura do músculo tríceps sural Tálipe calcâneo valgo Pé chato valgo convexo congênito
Perna-joelho	Tíbia vara (doença de Blount) e joelho varo de desenvolvimento Torção medial da tíbia anormal Joelho valgo – de desenvolvimento (desvio medial protetor ao desvio medial do centro de gravidade do corpo)	Torção lateral da tíbia Ausência congênita de hipoplasia da fíbula
Fêmur-quadril	Antetorção femoral anormal Espasticidade dos músculos rotadores internos (paralisia cerebral)	Retroversão femoral anormal Paralisia flácida dos músculos rotadores internos do quadril
Acetábulo	Mal direcionado – direcionado para a frente	Mal direcionado – direcionado para trás

De Tachdjian MO. *Pediatric orthopedics*. Philadelphia: WB Saunders Co., 1990. p. 2817.

TABELA 13.4
Mau alinhamento ao redor do pé e do tornozelo

Mau alinhamento	Movimentos ou posturas correlacionados possíveis	Possíveis posturas ou movimentos compensatórios
Tornozelo equino		Primeiro raio hipermóvel Pronação subtalar ou mediotarsal excessiva Flexão do quadril ou do joelho Joelho recurvado
Retropé varo Supinação subtalar excessiva (calcâneo varo)	Tibial; tibial e femoral; ou rotação tibial, femoral e pélvica lateral	Rotação medial excessiva ao longo da cadeia do quarto inferior Hálux valgo Flexão plantar do primeiro raio Antepé valgo funcional Pronação mediotarsal excessiva ou prolongada
Retropé valgo Pronação subtalar excessiva (calcâneo valgo)	Tibial; tibial e femoral; ou rotação medial tibial, femoral e pélvica Hálux valgo	Rotação lateral excessiva ao longo da cadeia do quarto inferior Antepé varo funcional
Antepé varo	Supinação subtalar e rotação ao longo do quarto inferior associada	Flexão plantar do primeiro raio Hálux valgo Pronação subtalar ou mediotarsal excessiva ou pronação prolongada Excessiva rotação medial tibial; tibial e femoral; ou tibial, femoral e pélvica, ou todos com rotação contralateral da parte lombar da coluna
Antepé valgo	Hálux valgo Pronação subtalar e rotação ao longo do quarto inferior associada	Supinação mediotarsal ou subtalar excessiva Excessiva rotação lateral tibial; tibial e femoral; ou tibial, femoral e pélvica, ou todos com rotação ipsilateral da parte lombar da coluna
Metatarso aducto	Hálux valgo Torção medial da tíbia Pé chato Desvio medial dos artelhos	
Hálux valgo	Antepé valgo Pronação subtalar e rotação ao longo do quarto inferior associada	Excessiva rotação lateral tibial; tibial e femoral; ou tibial, femoral e pélvica, ou todos com rotação ipsilateral da parte lombar da coluna

De Riegger-Krugh C, Keysor JJ. Skeletal malalignment of the lower quart: correlated and compensatory motions and postures. *J Orthop Sports Phys Ther* 1996 23:166.

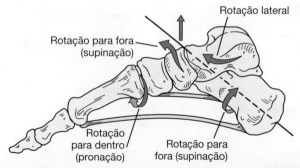

Figura 13.11 Supinação do pé produzida por rotação lateral da tíbia. O retropé e o mediopé rotacionam externamente (supinação) e o antepé rotaciona internamente (pronação) sobre o mediopé. À medida que o pé é flexionado plantarmente, a fáscia plantar, com os ligamentos, torna-se curta e fica sob tensão para proporcionar estabilidade do pé durante a fase de impulsão da marcha. (Modificada de Richardson JK, Iglarsh ZA, editores. *Clinical orthopedic physical therapy*. Philadelphia: WB Saunders, 1994. p. 513.)

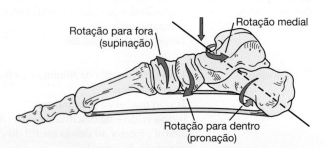

Figura 13.12 Pronação do pé produzida por rotação medial da tíbia. O retropé e o mediopé rotacionam internamente (pronação) e o antepé rotaciona externamente (supinação) sobre o mediopé. A fáscia plantar e os ligamentos plantares ficam encurtados e sob tensão à medida que absorvem as forças de reação do solo. (Modificada de Richardson JK, Iglarsh ZA, editores: *Clinical orthopedic physical therapy*. Philadelphia: WB Saunders, 1994. p. 513.)

combinação de abdução e pronação.[70] Lipscomb e Ibrahim,[71] assim como Williams e Warwick,[72] definem a supinação e a pronação como opostas aos termos acima mencionados. Por causa da confusão da terminologia relativa aos termos supinação e pronação, os leitores de livros e artigos sobre o pé devem ter o cuidado de discernir exatamente o significado que cada autor atribui a cada termo.

No lactente, o pé encontra-se normalmente em pronação. À medida que a criança amadurece, o pé começa a posicionar-se em supinação, que é acompanhada pelo desenvolvimento do arco longitudinal medial. O pé também aparece em maior pronação no lactente por causa do coxim adiposo presente no arco longitudinal medial.

O examinador deve observar como o paciente fica em pé e como ele anda. Normalmente, na posição em pé, 50 a 60% do peso é suportado pelo calcanhar e 40 a 50% é suportado pelas cabeças dos metatarsais. O pé torna-se discretamente desviado lateralmente. Este ângulo (o **ângulo de Fick**) é de aproximadamente 12° a 18° em relação ao eixo sagital do corpo, desenvolvendo-se a partir de 5° nas crianças (Fig. 13.13).[73] Uma rotação lateral assimétrica ou excessiva do pé pode ser decorrente de retroversão acetabular, retrotorção femoral ou anormalidades do colo e da cabeça do fêmur (ver Cap. 11).[74] Durante o movimento, o pé é submetido a altas cargas, e patologias podem acarretar alterações da marcha. A força cumulativa à qual cada pé é submetido durante o dia equivale a 639 toneladas em um indivíduo que pesa aproximadamente 90 kg, ou o equivalente a andar 13 km por dia.

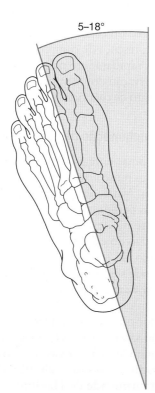

Figura 13.13 Ângulo de Fick.

Carga sobre o pé durante a marcha

Marcha:	1,2 vez o peso corporal
Corrida:	2 vezes o peso corporal
Salto (de uma altura de 60 cm)	5 vezes o peso corporal

Em condições em que existe sustentação de peso, quando a relação entre o pé e o tornozelo é normal, todos os ossos metatarsais sustentam peso e todas as cabeças de metatarsais posicionam-se no mesmo plano transverso. O antepé e o retropé devem ficar paralelos entre si e em relação ao solo. As articulações mediotarsais ficam em pronação máxima e a articulação talocalcânea fica em posição neutra. As articulações talocalcânea e talocrural devem permanecer paralelas ao solo. Finalmente, a bissecção posterior do calcâneo e o terço distal da perna devem formar duas linhas paralelas verticais.[75]

Quando o examinador observar alguma assimetria na posição em pé, ele deve colocar o tálus (ou pé) em posição neutra (ver seção "Testes especiais") para verificar se a assimetria desaparece. Quando existe assimetria na posição em pé normal, trata-se de uma **assimetria funcional**. Quando ela permanece com o pé em posição neutra, é também uma **assimetria anatômica ou estrutural**. Neste caso, a causa provável da assimetria é uma deformidade estrutural. O alinhamento perna-calcanhar e antepé-calcanhar (ver seção "Testes especiais") também pode ser checado, especialmente quando existe assimetria.

O examinador deve observar se o paciente usa uma bengala ou um outro auxílio de marcha. O uso de bengala na mão oposta diminui em aproximadamente um terço o estresse sobre a articulação do tornozelo e o pé.

Qualquer protuberância ou exostose proeminente deve ser observada, assim como a presença de alargamento do antepé. O alargamento do antepé e o *metatarso primo varo* ficam mais evidentes quando há sustentação de peso. Existem três tipos de antepé,[76] baseados no comprimento dos ossos metatarsais (Fig. 13.14):

1. **Tipo índice *plus*.** O metatarsal I é mais longo que o metatarsal II, com os outros (III, IV e V) possuindo comprimentos progressivamente decrescentes, de modo que I > II > III > IV > V. Isso pode resultar em um pé do tipo egípcio (Fig. 13.15).
2. **Tipo índice *plus-minus*.** O metatarsal I possui o mesmo comprimento que o metatarsal II, com os outros possuindo comprimentos progressivamente menores, de modo que I = II > III > IV > V. Isso resulta em um pé do tipo quadrado (Fig. 13.15).
3. **Tipo índice *minus*.** O metatarsal II é mais longo que os metatarsais I e III. Os metatarsais IV e V possuem comprimentos progressivamente mais curtos que o III, de modo que I < II > III > IV > V. Isso resulta em um pé do tipo grego ou de Morton (Fig. 13.15).

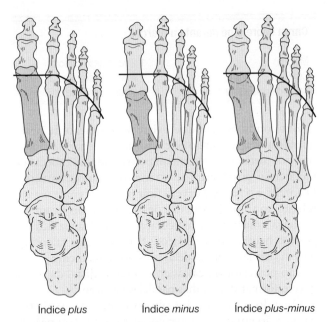

Figura 13.14 Classificação metatarsal.

Índice plus   Índice minus   Índice plus-minus

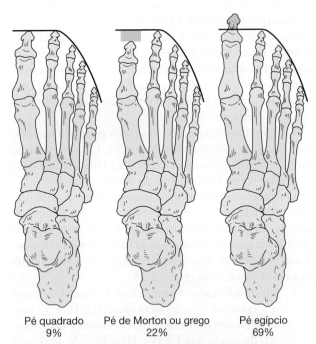

Pé quadrado 9%   Pé de Morton ou grego 22%   Pé egípcio 69%

Figura 13.15 Tipos de pés observados na população em geral.

O examinador deve observar se as unhas dos artelhos são normais. Indivíduos mais velhos apresentam unhas mais quebradiças. O examinador deve observar a presença de verrugas, hiperqueratoses e calos. As verrugas são especialmente sensíveis ao pinçamento (mas não à pressão direta), mas as hiperqueratoses não. As verrugas plantares tendem a separar-se dos tecidos vizinhos, mas as hiperqueratoses não. Os calos são similares às hiperqueratoses, mas possuem um núcleo central. Eles podem ser duros (na face lateral ou superior dos artelhos) ou macios (entre os artelhos) por causa da umidade.

Qualquer tumefação ou edema depressível no tendão do calcâneo, tornozelo e pé deve ser observado (Fig. 13.16). Quando há uma tumefação, o examinador deve observar se ele é intracapsular ou extracapsular. A tumefação acima do maléolo lateral pode estar relacionada a uma fratura de fíbula ou a uma interrupção da sindesmose (entorse "alta" do tornozelo).[77,78] Essa lesão é de cicatrização lenta e pode envolver o ligamento tibiofibular anterior e/ou posterior, bem como os ligamentos da articulação talocrural. A lesão do retináculo fibular pode ser indicada pela tumefação atrás do maléolo lateral. Inicialmente, as entorses laterais do tornozelo produzem tumefação distalmente ao maléolo lateral, mas esse inchaço pode disseminar-se para o pé no caso de ter havido laceração da cápsula (Tab. 13.5).[31] Além disso, o examinador deve investigar a marcha do paciente, observando a posição do pé no momento do contato do calcanhar contra o solo, quando o pé estiver completamente plantado no solo e na elevação dos artelhos. O ciclo da marcha é descrito mais detalhadamente no Capítulo 14.

Qualquer alteração vasomotora deve ser anotada, incluindo a perda de pelos do pé, alterações ungueais, osteoporose confirmada radiograficamente e possíveis diferenças de temperatura entre os membros. Doenças sistêmicas (p. ex., diabetes) também podem acarretar problemas nos pés em decorrência de alteração da sensibilidade, o que predispõe à ocorrência de lesão.

O examinador deve investigar a presença de qualquer comprometimento circulatório ou de varizes. A pele com cor vermelho tijolo ou cianótica quando o membro está abaixado indica presença de comprometimento vascular. A pele torna-se rapidamente pálida ou ela permanece normal com a elevação dos membros? A alteração indica comprometimento circulatório.

Posição com sustentação de peso, vista posterior

Observando o paciente por trás, o examinador compara o volume dos músculos das panturrilhas e determina se há assimetrias. Variações podem ser decorrentes de lesões de nervos periféricos, problemas radiculares ou atrofia resultante do desuso após uma lesão. Deve-se comparar o tendão do calcâneo bilateralmente (ver Fig. 13.16F). Quando um tendão parecer curvar-se para fora (Fig. 13.17), pode ser indicativo de um arco longitudinal medial caído, acarretando pé plano (pé chato) (**sinal de Helbing**).[79]

O examinador observa o calcâneo, verificando se sua forma e posição são normais. Os corredores frequentemente apresentam aumento ósseo e hiperqueratose no calcanhar, produzindo um "calombo de corredor" (**doença ou deformidade de Haglund**) decorrente da pressão sobre o calcanhar (Fig. 13.18).[80-83]

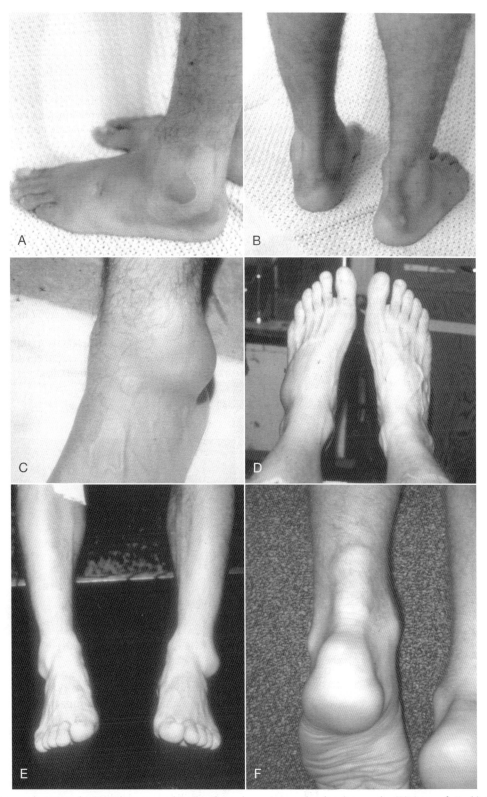

Figura 13.16 Entorse do tornozelo. (A) Observe o padrão do edema depressivo no alto do pé esquerdo. (B) A tumefação é intracapsular, conforme é indicado pelo aumento de volume em ambos os lados do tendão do calcâneo esquerdo. (C) Tumefação extracapsular. (D) Tumefação mediotarsal do pé esquerdo. (E) Espessamento sinovial bilateral (não aumento de volume) por causa de entorses repetidas do tornozelo. (F) Tumefação do tendão do calcâneo.

TABELA 13.5

Classificação das entorses do tornozelo

Gravidade	Patologia	Sinais e sintomas	Incapacidade
Grau I (leve) estável	Alongamento leve Ausência de instabilidade Um ligamento envolvido (geralmente, o ligamento talofibular anterior)	Ausência de hemorragia Tumefação mínima Sensibilidade focal à palpação Ausência do sinal da gaveta anterior Ausência de frouxidão vara	Ausência de claudicação ou claudicação mínima Perda funcional mínima Dificuldade para saltar Recuperação em 8 dias (variação de 2-10 dias)
Grau II (moderado) estável	Amplo espectro de lesão Instabilidade leve a moderada Laceração completa do ligamento talofibular anterior ou laceração parcial desse ligamento mais ligamentos calcaneofibulares	Alguma hemorragia Tumefação localizada (margens do tendão do calcâneo menos definidas) Sinal da gaveta anterior pode ser positivo Ausência de frouxidão vara	Marcha com claudicação Incapaz de se elevar nos artelhos Incapaz de saltar Incapaz de correr Recuperação em 20 dias (variação de 10-30 dias)
Grau III (grave) dois ligamentos, instável	Instabilidade significativa Laceração completa da cápsula anterior e ligamentos talofibular anterior e calcaneofibular	Tumefação difusa em ambos os lados do tendão do calcâneo, hemorragia precoce Possível sensibilidade medial e lateral Sinal da gaveta anterior positivo Frouxidão vara positiva	Incapaz de sustentar o peso totalmente Inibição significativa da dor Inicialmente, perda quase completa da ADM Recuperação em 40 dias (variação de 30-90 dias)

ADM: amplitude de movimento.
De Reid DC. *Sports injury assessment and rehabilitation*. New York: Churchill Livingstone, 1992. p. 226.

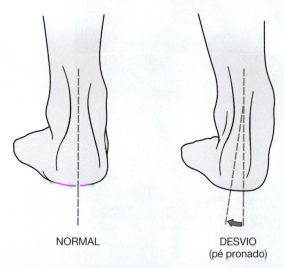

Figura 13.17 Tendão do calcâneo normal e desviado. O desvio é frequentemente observado no pé plano (pé chato) e quando o arco longitudinal medial é mais baixo ou "caiu".

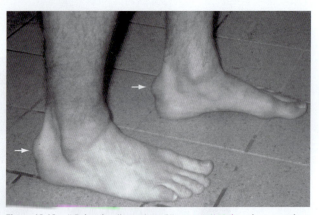

Figura 13.18 "Calombos" ocasionados por patins de gelo apertados.

O posicionamento dos maléolos é comparado. Normalmente, o maléolo lateral estende-se mais distalmente que o maléolo medial. No entanto, o maléolo medial estende-se mais anteriormente.

Posição com sustentação de peso, vista lateral

Durante a observação lateral, o examinador investiga principalmente os arcos longitudinais do pé (Fig. 13.19).

A estrutura do pé e dos arcos possibilita que o pé atue como um amortecedor de impacto durante o início e a parte intermediária da fase de apoio, e como alavanca rígida durante a impulsão do calcanhar.[84] Enquanto o pé exerce essas funções durante a marcha, em geral ele se encontra "funcionalmente normal", independentemente da altura dos arcos.[85] No entanto, a presença de rigidez ou instabilidade pode alterar a interação entre os ossos do pé e enfraquecer a cadeia cinética do membro inferior em sua totalidade.[85] Pés com arco alto ou pé cavo tendem a exibir maior rigidez, enquanto pés de arco baixo (i. e., pé plano) tendem a ser mais flexíveis.[84] **Pé reto** é um pé com arco normal.[86] A pronação do pé baixa o arco; assim, o encurtamento funcional da perna durante a supinação do

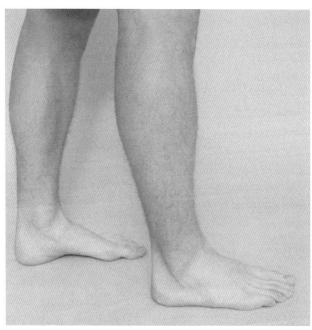

Figura 13.19 Vistas lateral e medial dos pés mostrando os arcos longitudinais.

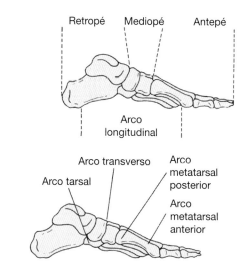

Figura 13.21 Divisões e arcos do pé (vista medial).

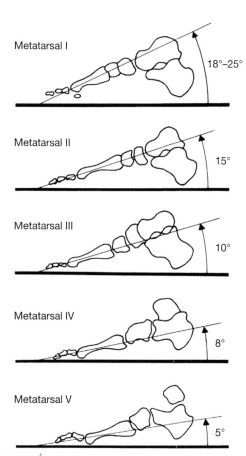

Figura 13.22 Ângulo formado por cada osso metatarsal com o solo. (Modificada de Jahss MH: *Disorders of the Foot*. Philadelphia: WB Saunders Co., 1991. p. 1231.)

pé eleva o arco, o que alonga funcionalmente a perna.[84] O examinador deve observar se o arco medial é mais alto que o arco lateral (como é de se esperar). Comumente, diferenças nos arcos podem ser determinadas por meio da observação dos padrões de impressão plantar (Fig. 13.20). O padrão da impressão plantar pode ser estabelecido colocando-se uma película fina de óleo infantil e, em seguida, pulverizando o pé do paciente com talco e solicitando-lhe que pise sobre um pedaço de papel colorido.

Os arcos do pé (Fig. 13.21) são mantidos por três mecanismos:[87] (1) o encunhamento dos ossos do tarso e do metatarso interconectados; (2) contração dos ligamentos da face plantar do pé; e (3) os músculos intrínsecos e extrínsecos do pé e seus tendões, que ajudam a sustentar os arcos. Os arcos longitudinais formam um cone como consequência do ângulo dos ossos metatarsais em relação ao solo. Como o arco longitudinal medial é mais evidente, esse ângulo é maior na face medial. O ângulo formado entre cada um dos metatarsais e o solo é apresentado na Fig. 13.22.

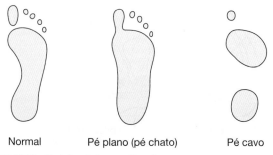

Figura 13.20 Padrões de impressões plantares.

O **arco longitudinal medial** consiste na tuberosidade calcânea, no tálus, no navicular, nos três cuneiformes e nos metatarsais I, II e III (Figs. 13.23 e 13.24).[86,88] O melhor método para se mensurar o arco longitudinal medial é pela relação entre o comprimento da altura do

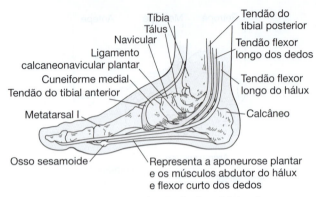

Figura 13.23 Suportes do arco longitudinal medial do pé.

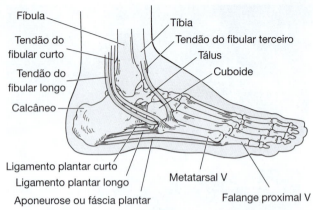

Figura 13.25 Suportes do arco longitudinal lateral do pé: aponeurose plantar (incluindo o abdutor do dedo mínimo e os flexores curtos dos dedos IV e V); ligamento plantar longo; ligamento plantar curto.

O **arco transverso** é mantido pelos músculos tibial posterior, tibial anterior e fibular longo; e pela fáscia plantar (Fig. 13.26). Este arco é constituído pelos ossos navicular, cuneiformes, cuboide e metatarsais. Algumas vezes, ele é dividido em três partes: tarsal, metatarsal posterior e metatarsal anterior. Uma perda do arco metatarsal anterior acarreta a formação de hiperqueratose sob as cabeças dos ossos metatarsais (especialmente as cabeças dos metatarsais II e III). As articulações metatarsofalângicas são discretamente estendidas quando o paciente encontra-se na posição em pé normal, pois os arcos longitudinais do pé curvam-se em direção aos artelhos.[87]

Posição sem sustentação de peso

Com o paciente em decúbito dorsal e sem sustentação de peso, o examinador deve investigar a presença de anormalidades como, por exemplo, hiperqueratoses, verrugas plantares, cicatrizes, fístulas ou úlceras de pressão nas plantas dos pés, bem como tumefação que é mais proeminente no dorso do pé. Além disso, ao observar o pé na direção anteroposterior, como mostra a Figura 13.27, o

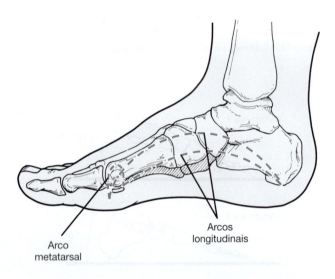

Figura 13.24 Arcos do pé (vista medial).

navicular/comprimento do pé (relação = 0,8 a 0,9).[89] Normalmente, a altura do ápice do arco medial é de aproximadamente 1 cm, quando o indivíduo está sustentando peso.[7] Este arco é mantido pelos músculos tibial anterior, tibial posterior, flexor longo dos dedos, flexor longo do hálux, abdutor do hálux e flexor curto dos dedos; pela fáscia ou aponeurose plantar e pelo ligamento calcaneonavicular plantar. A aponeurose plantar desempenha um papel importante durante as fases de apoio e impulsão da marcha, e ajuda a manter os arcos longitudinais do pé, como ajuda a distribuir as forças do tendão do calcâneo sob o antepé para as cabeças metatarsais e falanges (ver Fig. 13.63A).[90,91]

Os ossos calcâneo, cuboide e metatarsais IV e V constituem o **arco longitudinal lateral** (Fig. 13.25). Este arco é mais estável e menos ajustável que o arco longitudinal medial. Ele é mantido pelos músculos fibular longo, fibular curto, fibular terceiro, abdutor do dedo mínimo e flexor curto dos dedos; pela fáscia plantar; pelo ligamento plantar longo e pelo ligamento plantar curto.[87]

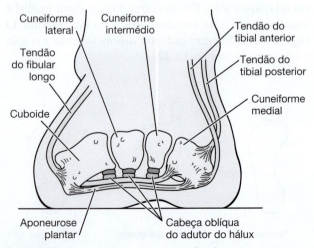

Figura 13.26 Suportes do arco transverso do pé.

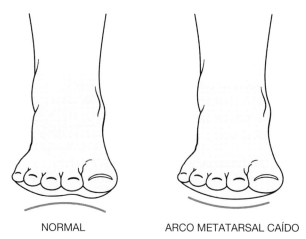

Figura 13.27 Arco metatarsal caído.

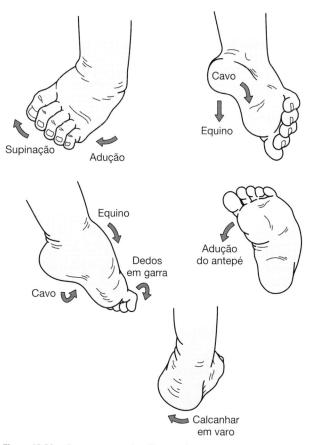

Figura 13.29 Componentes do tálipe equinovaro.

examinador pode verificar se o paciente possui um arco metatarsal "caído". Normalmente, na posição sem sustentação de peso, o arco pode ser visto. Quando ele cai, hiperqueratoses são comumente observadas sobre as cabeças dos metatarsais. O arco pode ser revertido ou pode cair por causa de antepé equino, pé cavo, artrite reumatoide, tendão do calcâneo curto, ou dedos em martelo. A largura anormal de um tornozelo em relação ao outro (**sinal de Keen**) pode ser causada por tumefação, perda de integridade da sindesmose ou uma fratura maleolar.

As crianças de baixa idade devem ser avaliadas, observando-se a possível existência de pé torto, sendo que o tipo mais comum é o tálipe equinovaro (Figs. 13.28 e 13.29; Tab. 13.6). Esses tipos de deformidades frequentemente estão associados a outras anomalias, como a espinha bífida.

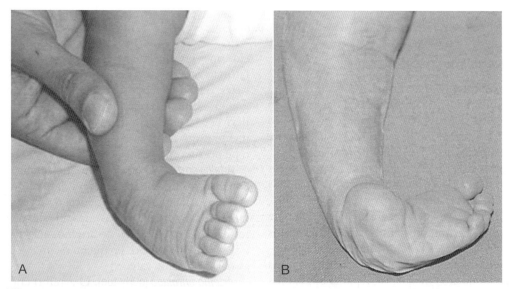

Figura 13.28 Tálipe equinovaro (pé torto congênito) em uma criança. (A) Vista anterior. (B) Vista posterior. (A, de Foster A, Davis N: Congenital talipes equinovarus [*clubfoot*], *Surgery* 25(4), 171-175, 2007; B, de Moorre KL, Persaud TV, Torchia MG: Musculoskeletal system. In: Moore KL, Persaud TV, Torchia MG, editores: *Before we are born: essentials of embryology and birth defects*, 9.ed., Philadelphia, 2016, Elsevier. Cortesia de AE Chudley, MD, Seção de Genética e Metabolismo, Departamento de Pediatria e Saúde da Criança, University of Manitoba, Children's Hospital, Winnipeg, Manitoba, Canadá.)

TABELA 13.6

Diagnóstico diferencial da postura do pé torto congênito e do tálipe equinovaro

	Postura do pé torto congênito	Tálipe equinovaro
Etiologia	Postura intrauterina inadequada	Defeito plasmático do embrião primário Primórdio cartilaginoso defeituoso do tálus
Anatomia patológica Cabeça e colo do tálus	Normal Declinação angular do tálus normal (150° a 155°)	Inclinação medial e plantar Declinação angular do tálus diminuída (115° a 135°)
Articulação talocalcaneonavicular	Normal	Subluxada ou luxada medial e plantarmente
Efeito da manipulação em fetos	Alinhamento normal do pé pode ser restaurado	A subluxação talocalcaneonavicular não pode ser reduzida a menos que os ligamentos que conectam o navicular ao calcâneo, ao tálus e à tíbia estejam seccionados e a cápsula posterior e os ligamentos estejam divididos
Características clínicas Gravidade da deformidade	Suave e flexível	Acentuada e rígida
Calcanhar	Tamanho normal	Pequena, tracionada
Relação entre o navicular e o maléolo medial	Espaço normal entre dois ossos; pode inserir o dedo	Navicular em contato com maléolo medial: um dedo não pode ser inserido entre dois ossos
Maléolo lateral	Posição normal	Deslocado posteriormente com a porção anterior do tálus muito proeminente na frente
Pregas cutâneas sobre: Face dorsolateral do pé	Presente; normal	Fina ou ausente
Faces medial e plantar do pé	Ausência de rugas cutâneas	Pele enrugada
Face posterior do tornozelo	Normal	Prega profunda
Atrofia da panturrilha e da perna	Nenhuma ou mínima	Moderada ou acentuada
Tratamento	Manipulação passiva seguida de retenção por cintas adesivas, tala ou gesso	Redução aberta primária da articulação talocalcaneonavicular frequentemente exigida; cirurgia conservadora Métodos fechados de redução frequentemente malsucedidos O uso prolongado de aparelho retentivo é essencial
Prognóstico	Excelente; resultando em um pé normal	Ruim com métodos fechados A imobilização prolongada por tala de gesso resulta em pé menor e membro inferior atrofiado

De Tachdjian MO. *The child's foot*. Philadelphia: WB Saunders, 1985. p. 163.

Deformidades, desvios e lesões comuns

Bunionette (joanete do alfaiate). Essa deformidade é caracterizada pela proeminência da face lateral da cabeça do osso metatarsal V (Fig. 13.30).[92] Quando associada ao hálux valgo, ela acarreta um pé largo (pé "espalhado"). Frequentemente está associada a um pé pronado.

Dedos em garra. Este tipo de deformidade acarreta hiperextensão das articulações metatarsofalângicas e flexão das articulações interfalângicas proximais e distais (Fig. 13.31A). Dedos em garra geralmente são decorrentes de ações ineficazes dos músculos lumbricais e interósseos que fazem que os artelhos percam a função. Esta condição pode ser unilateral ou bilateral e pode estar associada a pé cavo, queda do arco metatarsal, espinha bífida ou a outros problemas neurológicos.

Pé torto. Essa deformidade congênita é relativamente comum e pode ter muitas formas, dentre as quais a mais comum é o **tálipe equinovaro**. A sua causa é desconhecida, mas provavelmente existem causas genéticas multifatoriais modificadas por fatores ambientais.[93] Algumas vezes, o pé torto coexiste com outras deformidades congênitas como espinha bífida e fenda palatina. A forma flexível é facilmente tratada, mas o tipo resistente comumente exige cirurgia. Na avaliação, a ADM é limitada e o pé possui uma forma anormal (ver Fig. 13.29).

Artelho cruzado. O artelho cruzado resulta do enfraquecimento do ligamento colateral lateral da articulação metatarsofalângica e insuficiência da placa plantar, juntamente com a tração dos músculos extrínsecos. Isso resulta em desvio medial do artelho, mais habitualmente o segundo ou terceiro. Frequentemente, esse defeito está associado a hálux valgo.[94]

Artelho enrolado (curly toe). O artelho enrolado (i. e., *curly toe*) envolve uma deformidade em flexão das articulações interfalângicas proximal e distal, com a articulação metatarsofalângica permanecendo em posição neutra ou em flexão, frequentemente em combinação

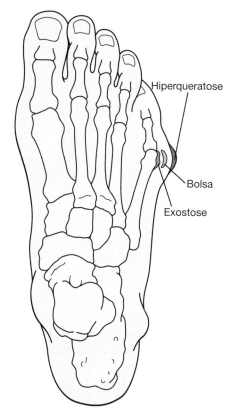

Figura 13.30 *Bunionette*, ou joanete de alfaiate.

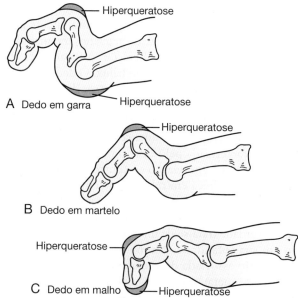

Figura 13.31 Deformidades dos artelhos. (A) Dedo em garra. Observe que as articulações interfalângicas proximal e distal estão hiperflexionadas e a articulação metatarsofalângica está subluxada dorsalmente. (B) Dedo em martelo. Observe a deformidade em flexão das articulações interfalângicas proximais. A articulação interfalângica distal está em posição neutra, ou em discreta flexão. (C) Dedo em malho. Ocorre uma contratura por flexão da articulação interfalângica distal. As articulações interfalângica proximal e metatarsofalângica se encontram em posição neutra.

com rotação. É o resultado da contratura dos tendões dos flexores curto e longo dos dedos, sendo mais comumente observada no quinto artelho em crianças.[94]

Pé equino (tálipe equino). Essa deformidade é caracterizada pela dorsiflexão limitada (menos de 10°) da articulação talocrural, geralmente como consequência da contratura dos músculos gastrocnêmio ou sóleo ou do tendão do calcâneo. O pé equino também pode ser causado por uma deformidade óssea estrutural (principalmente do tálus), traumatismo, ou doença inflamatória. A deformidade causa aumento do estresse sobre o antepé, o que pode acarretar um pé em "cadeira de balanço" e pronação excessiva da articulação talocalcânea. Esse desvio pode contribuir para condições como, por exemplo, fascite plantar, metatarsalgia, esporões de calcâneo e dor talonavicular.[65]

Exostose (esporão ósseo). O termo exostose refere-se a um crescimento ósseo excessivo anormal que se estende a partir da superfície do osso (Fig. 13.32). Na realidade, trata-se de um aumento da massa óssea no local de uma lesão irritativa decorrente de uso excessivo, traumatismo ou pressão excessiva. Comumente, a exostose localiza-se na face dorsal da articulação tarsometatarsal, na cabeça do osso metatarsal V, no calcâneo (onde ela é comumente denominada "calombo de corredor" ou "*pump bump*"), na inserção da fáscia plantar e na face superior do osso navicular. Mais frequentemente, essas exostoses são decorrentes do uso de calçados inadequados que impõem pressão indevida sobre o osso.

Antepé valgo. Esse desvio mediotarsal estrutural envolve uma eversão do antepé sobre o retropé quando a articulação talocalcânea encontra-se na posição neutra porque a inclinação valga normal (35° a 45°) da cabeça e do colo do tálus em relação à sua tróclea foi excedida. Nessa deformidade, durante a fase de sustentação de peso da marcha, a articulação mediotarsal é posicionada em supinação, de modo que a face lateral do pé possa entrar em contato com o solo. Assim como ocorre com o retropé valgo, o antepé valgo contribui para diminuir o arco longitudinal medial e, por

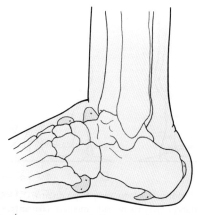

Figura 13.32 Áreas frequentes de formação de exostoses no pé.

essa razão, assemelha-se clinicamente a um pé chato. A supinação prolongada pode contribuir para condições como entorses laterais do tornozelo, síndrome do trato iliotibial, fascite plantar, síndrome do túnel do tarso anterior, deformidades dos artelhos, sesamoidite e dor na perna e na coxa (Fig. 13.33B).[65,95]

Antepé varo. Esse desvio estrutural das articulações mediotarsais envolve a inversão do antepé sobre o retropé quando a articulação talocalcânea encontra-se na posição neutra. Ele ocorre porque a inclinação valga normal (35° a 45°) da cabeça e do colo do tálus à sua tróclea não foi atingida.[65,95,96] Clinicamente, o antepé varo contribui para diminuir o arco longitudinal medial e, por essa razão, assemelha-se ao pé chato. Nessa deformidade, durante a fase de sustentação do peso na marcha, a articulação mediotarsal encontra-se em pronação total, em uma tentativa de fazer que a cabeça do metatarsal I entre em contato com o solo. A rotação prolongada resultante pode contribuir para condições como paratendinite do tibial posterior, síndrome patelofemoral, deformidades dos artelhos, estresse ligamentar (medialmente), canelite, fascite plantar, fadiga postural e neuroma de Morton (ver Fig. 13.33A).

Hálux rígido. Trata-se de uma condição na qual a dorsiflexão ou a extensão do hálux é limitada por causa da osteoartrite da primeira articulação metatarsofalângica.[97] O hálux rígido também pode ser causado por uma anormalidade anatômica do pé, um osso metatarsal I anormalmente longo (antepé do tipo índice-*plus*; ver Fig. 13.14), pronação do antepé, ou traumatismo. Existem dois tipos: agudo e crônico.

O tipo agudo, ou do adolescente, é observado principalmente em indivíduos jovens com pés longos, estreitos e pronados e ocorre mais frequentemente em meninos. A dor e a rigidez no hálux ocorrem rapidamente. A dor é descrita como constante, do tipo queimação, latejante ou surda. À palpação, pode ser detectada a presença de sensibilidade sobre a articulação metatarsofalângica e, inicialmente, o artelho é rígido por causa do espasmo muscular. A cabeça do metatarsal I pode estar elevada, aumentada em volume e sensível. O padrão de distribuição de peso durante a marcha é mostrado na Figura 13.34.

O segundo tipo (crônico) de hálux rígido é muito mais comum, sendo observado principalmente em adultos. Também nesse caso, o problema é mais frequente em homens que em mulheres. Este tipo é comumente bilateral e é geralmente decorrente de pequenos traumatismos de repetição que acarretam alterações osteoartríticas da articulação metatarsofalângica do hálux. O dedo torna-se rígido progressivamente e a dor, após ser desencadeada, é persistente. O paciente queixa-se principalmente de dor na base do hálux durante a marcha.

Hálux valgo. Trata-se de uma condição relativamente comum caracterizada pelo desvio medial da cabeça do osso metatarsal I em relação ao centro do corpo e desvio lateral da cabeça em relação ao centro do pé (Fig. 13.35). Embora (durante a inspeção visual) pareça que a condição apenas circunda a articulação metatarsofalângica, na verdade trata-se de um problema com o primeiro raio em sua totalidade. Na maioria dos casos, ocorre uma adução associada do metatarsal I ao nível da articulação tarsometatarsal.[98-100] O hálux valgo possui várias causas. Pode ser devido a um fator hereditário e, frequentemente, tem caráter familiar. As mulheres tendem a ser mais afetadas. Um dos fatores contribuintes é tentar acompanhar a moda como, por exemplo, usar calçados apertados ou de bico fino, meias apertadas ou calçados com saltos altos.[101]

Quando os ossos metatarsais movem-se medialmente, a base da falange proximal também se move e a falange

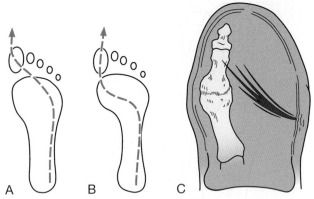

Figura 13.34 Padrões de sustentação do peso no hálux rígido. (A) Padrão da marcha com hálux rígido. (B) Padrão da marcha normal. (C) O calçado apresenta sulcos oblíquos no hálux rígido. (C, Reproduzida de Jahss MH. *Disorders of the foot*. Philadelphia: WB Saunders, 1991. p. 60.)

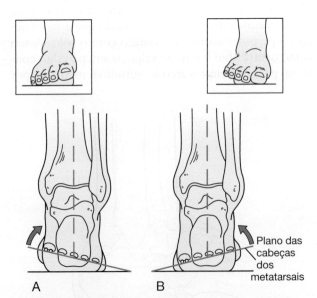

Figura 13.33 Deformidades do antepé (pé direito). (A) Antepé varo (cabeças metatarsais elevadas no lado medial). (B) Antepé valgo (cabeças metatarsais elevadas no lado lateral).

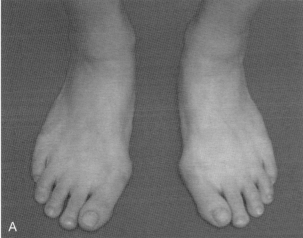

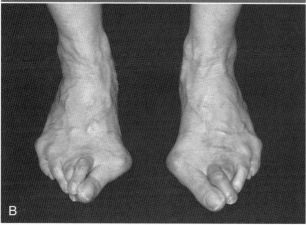

Figura 13.35 (A) Exemplo de hálux valgo congruente (i. e., sem subluxação lateral). (B) Hálux valgo patológico (incongruente) com joanetes bilaterais e sobreposição de artelhos. Observe como o hálux desviado roda e empurra o segundo artelho (artelho cruzado). (A, de Makhdom AM, Sinno H, Aldebeyan S et al.: Bilateral hallux valgus: a utility outcome score assessment, *J Foot Ankle Surg* 55(5):944-47, 2016. B, de Davies MB: Common disorders of the adult foot and ankle, *Surgery* 31(9):488-494, 2013.)

gira em torno do músculo adutor do hálux, o qual se insere nela, fazendo que a extremidade distal da falange proximal e a falange distal desviem lateralmente em relação ao centro do corpo. Os músculos flexores e extensores longos produzem, então, um efeito de "corda de arco" ao serem desviados para a face lateral da articulação, o que pode ocasionar aumento do estresse sobre a falange proximal.[102]

Ocorre formação de hiperqueratose na face medial da cabeça do osso metatarsal, e a bolsa torna-se espessa e inflamada. Ocorre formação excessiva de osso (exostose), resultando em um **joanete** (Fig. 13.36).[35,103] Essas três alterações – hiperqueratose, espessamento da bolsa e exostose – constituem o joanete, uma condição distinta do hálux valgo, apesar de ser consequência deste.

Em indivíduos normais, o **ângulo metatarsofalângico** (o ângulo entre o eixo longitudinal do osso metatarsal e a falange proximal) é de 8° a 20° (Fig. 13.37). Esse ângulo encontra-se aumentado em graus variados no hálux valgo.

O primeiro tipo (**hálux valgo congruente**) consiste em um simples exagero da relação normal entre o osso metatarsal e a falange do hálux. A deformidade não progride e a deformidade valga é de 20° a 30°. As superfícies articulares opostas são congruentes. O hálux valgo congruente exige um tratamento mínimo e, geralmente, o maior problema é de natureza estética.

O segundo tipo (**hálux valgo patológico**) consiste em uma deformidade potencialmente progressiva, aumentando de 20° para 60°. As superfícies articulares deixam de ser congruentes, podendo algumas vezes ocorrer subluxação. Este tipo pode ser observado no estágio inicial (desvio) ou final (subluxação).

Ao observar o pé, o examinador pode achar que existe um alargamento do espaço entre os ossos metatarsais I e II (**ângulo intermetatarsal** aumentado) e uma deflexão

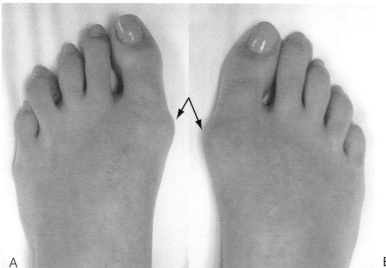
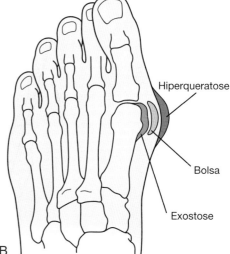

Figura 13.36 (A) Joanetes nos dois pés. (B) Desenho esquemático de um joanete. (A, de Khosroabadi A, Lamm BM: Modified percutaneous hallux abductovalgus correction, *J Foot Ankle Surg* 55(6):1336-42, 2016.)

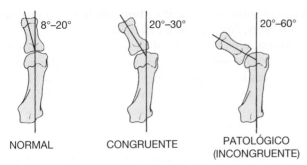

Figura 13.37 Ângulo metatarsofalângico (hálux valgo).

lateral da falange no nível da articulação metatarsofalângica. A cápsula articular alonga-se sobre a face medial e contrai sobre a face lateral. Os artelhos sofrem rotação em torno do eixo longitudinal, de modo que a unha desvia medialmente por causa da tração do músculo adutor do hálux. Algumas vezes, o hálux desvia-se tanto que acaba repousando sobre ou sob o segundo artelho.

Entre todos os casos de hálux valgo, 80% são causados pelo **metatarso primo varo**, no qual o ângulo intermetatarsal ou metatarsal aumenta para mais de 15° (Fig. 13.38).[104,105] O metatarso primo varo é uma deformidade em abdução do osso metatarsal I em relação aos ossos do tarso e aos outros metatarsais, de modo que a borda medial do antepé fica curvada. Normalmente, esse ângulo é de 0° a 15°.

Dedo em martelo. O dedo em martelo consiste em uma contratura em extensão da articulação metatarsofalângica e uma contratura em flexão da articulação interfalângica proximal. A articulação interfalângica distal pode estar flexionada, reta ou hiperestendida (Fig. 13.31B).[103,106] Os músculos interósseos são incapazes de manter a falange proximal na posição neutra e, consequentemente, perdem o seu efeito de flexão. Isso leva à alteração em garra do artelho produzida pelos flexores e extensores longos que causam a deformidade ou a acentuam. As causas do dedo em martelo incluem o desequilíbrio dos músculos sinérgicos, fatores hereditários e fatores mecânicos (p. ex., calçados inadequados ou hálux valgo). Geralmente, essa deformidade é observada em apenas um artelho, o segundo. Frequentemente, existe uma hiperqueratose ou um calo sobre o dorso da articulação flexionada. Em geral, a condição é assintomática, sobretudo quando o dedo em martelo é flexível ou semiflexível. O dedo em martelo do tipo rígido tende a causar os maiores problemas.

Retropé valgo (valgo subtalar). Essa deformidade estrutural envolve a eversão do calcâneo quando a articulação talocalcânea encontra-se na posição neutra. Normalmente, as pessoas apresentam-se com um retropé valgo que mede cerca de 4°.[107] O retropé é móvel, podendo acarretar pronação excessiva e supinação limitada. O retropé valgo pode ser decorrente de um joelho valgo e pode contribuir para a ocorrência de pé chato, com um arco longitudinal medial de aspecto achatado.[108] Por causa do aumento da mobilidade, a probabilidade de causar problemas é menor que a do retropé varo. Casos de retropé valgo estão frequentemente associados a uma tíbia valga (ver Fig. 13.39B) e têm sido associados à insuficiência do tendão do tibial posterior.[109]

Retropé varo (varo subtalar). Esse desvio estrutural envolve a inversão do calcâneo quando a articulação talocalcânea encontra-se na posição neutra. O retropé é discretamente rígido com eversão calcânea. Consequentemente, a pronação é limitada. Ele pode contribuir para o surgimento de um pé cavo, fazendo com que o arco longitudinal medial pareça acentuado. O retropé varo pode ser consequência de uma tíbia vara (joelho varo) e, por causa da maior pronação subtalar necessária no início do apoio, a supinação normal durante a propulsão inicial pode ser impedida. Esse desvio pode contribuir para condições como uma exostose retrocalcânea (proeminência lateral), canelite, fascite plantar, distensões dos músculos posteriores da coxa e patologias do joelho e do tornozelo (Fig. 13.39A).[65]

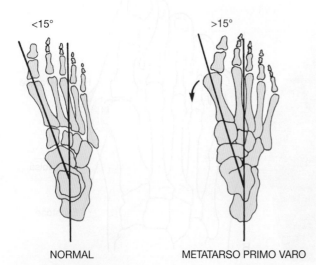

Figura 13.38 Pé normal e metatarso primo varo. (Observe o aumento do ângulo intermetatarsal.)

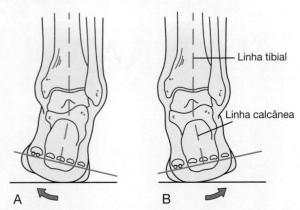

Figura 13.39 Deformidades do retropé (pé direito). (A) Retropé varo (o calcanhar fica em inversão). (B) Retropé valgo (o calcanhar fica em eversão).

Dedo em malho. O dedo em malho está associado a uma deformidade em flexão da articulação interfalângica distal (Fig. 13.31C).[103,106] Essa deformidade pode ocorrer em qualquer um dos quatro artelhos laterais. Geralmente, existe um calo ou uma hiperqueratose sobre o dorso da articulação afetada. A condição comumente é assintomática e é frequentemente observada com o uso de calçados inadequados ou mal projetados.[92]

Metatarso aducto (antepé em gancho). Trata-se do desvio mais comum do pé em crianças. Pode ser observado ao nascimento, mas frequentemente é observado apenas quando a criança começa a ficar em pé. O pé parece estar em adução e supinação (em forma de rim com desvio medial), e o retropé pode ou não apresentar desvio valgo.[110] Esse desvio pode estar associado a displasia do quadril. Oitenta e cinco a 90° dos casos apresentam resolução espontânea.[93]

Pé de Morton (atávico ou grego). Em um pé de Morton, o segundo artelho é mais longo que o primeiro.[2] A diferença de comprimento pode ser decorrente dos comprimentos diferentes dos metatarsais (ver Fig. 13.14). Um estresse aumentado é imposto sobre este dedo mais longo e o hálux (i. e., o "dedão") tende a ser hipomóvel. Frequentemente, ocorre hipertrofia do osso metatarsal II por causa do maior estresse imposto sobre o segundo artelho. De fato, o metatarsal II pode tornar-se tão grande quanto o metatarsal I. Os indivíduos que apresentam esta deformidade muitas vezes têm dificuldade para calçar sapatos apertados (p. ex., patins, botas de esqui) ou para dançar (p. ex., fazer *en pointe* [pontas] no balé). Os diferentes tipos de pés e sua representação proporcional na população geral são apresentados na Figura 13.15.

Metatarsalgia de Morton (neuroma interdigital).[111-113] A metatarsalgia ou neuroma de Morton consiste na formação de um neuroma interdigital em decorrência da lesão de um dos nervos digitais (Fig. 13.40). Geralmente, trata-se do nervo digital entre o terceiro e o quarto artelhos, de modo que o examinador deve realizar o diagnóstico diferencial entre esta patologia e uma fratura por estresse de um dos metatarsais da região (**fratura da marcha**). (Uma fratura por estresse é mais dolorosa quando o osso é palpado e a cintilografia demonstra sua presença.) Title et al.[114] alertam que, em caso de suspeita de um neuroma de Morton, o examinador deve aplicar uma palpação compressiva na face plantar, evitando a contrapressão na face dorsal. É mais provável que a dor à palpação dorsal esteja associada a uma fratura por estresse, sinovite metatarsofalângica ou neuralgia dorsal. Ao andar ou correr, o paciente sente subitamente uma dor excruciante na borda lateral do antepé. Frequentemente, a dor é intermitente, do tipo cãibra, irradiando para a lateral e até a ponta do artelho afetado ou para os dois artelhos adjacentes. Quando os ossos metatarsais são comprimidos concomitantemente, a dor é desencadeada por causa da pressão sobre o nervo digital. À palpação, a dor tende a ser localizada entre os ossos e não sobre o osso. Esta condição tende a ocorrer mais frequentemente em mulheres.

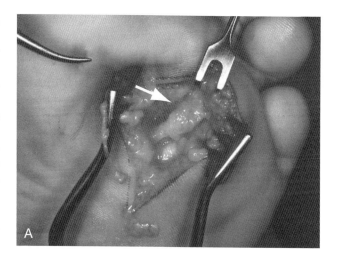

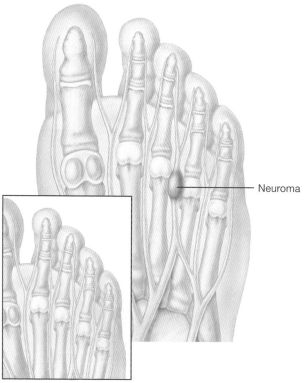

Figura 13.40 (A) Anatomia aplicada da metatarsalgia de Morton. O nervo interdigital do espaço situado entre os artelhos III e IV foi dividido em um ponto 2 cm acima do neuroma, tendo sido rebatido. Mostra-se o nervo comunicante penetrando no neuroma *(seta)*. (B) Representação esquemática do neuroma interdigital. (A, de Grear BJ: Neurogenic disorders. In: Azar FM, Beaty JH, Canale ST, editores: *Campbell's operative orthopaedics*, 13.ed., Philadelphia, 2017, Elsevier. B, de Powell BD: Morton neuroma (plantar interdigital neuroma). In: Miller MD, Hart JA, MacKnight JM, editores: *Essential orthopaedics*, 2.ed., Philadelphia, 2020, Elsevier.)

Pé cavo ("pé oco" ou pé rígido). Um pé cavo pode ser causado por problemas congênitos; problema neurológicos como, por exemplo, espinha bífida, poliomielite ou doença de Charcot-Marie-Tooth; tálipe equinovaro; ou desequilíbrio muscular. Também pode existir um fator genético, pois tende a ocorrer em famílias.

Os arcos longitudinais são acentuados (Fig. 13.41) e as cabeças dos metatarsais encontram-se mais baixas em relação ao retropé, de modo que ocorre uma "queda" do antepé sobre o retropé em nível das articulações tarsometatarsais (Fig. 13.42). Os tecidos moles da planta do pé são anormalmente curtos, o que confere ao pé um aspecto encurtado. Quando a deformidade persiste, os ossos acabam tendo sua forma alterada e, consequentemente, ocorre uma perpetuação da deformidade. Pelo menos inicialmente, o calcanhar é normal. Dedos em garra estão frequentemente associados ao pé cavo em razão da queda do antepé combinada com a tração dos tendões dos extensores. O examinador comumente observa calosidades dolorosas sob as cabeças dos metatarsais, que são causadas pela perda do arco metatarsal, e sensibilidade ao longo dos artelhos deformados. Após algum tempo, ocorre dor na região do tarso por causa das alterações osteoartríticas nessas articulações.

Os arcos longitudinais são altos tanto na face medial quanto na face lateral, de modo que um arco longitudinal lateral pode ser observado em casos graves, e o antepé aumenta de espessura e de largura (Tab. 13.7). As cabeças dos metatarsais são proeminentes na planta do pé e os artelhos não tocam o solo, mesmo em movimentos ativos ou passivos. Esse tipo de deformidade acarreta um pé rígido com muito pouca capacidade de absorver choques e adaptar-se aos esforços. Os indivíduos com essa deformidade apresentam dificuldade para executar atividades de esforço repetitivo (p. ex., corrida de longa distância, balé) e necessitam de um calçado acolchoado. Em casos graves, o pé cavo frequentemente está associado a distúrbios neurológicos.[93]

Pé plano (pé chato ou pé móvel).[115-117] O pé chato pode ser congênito ou decorrente de traumatismo, fraqueza muscular, frouxidão ligamentar, "queda" da cabeça talar, paralisia, ou de um pé com desvio em pronação. Por exemplo, um indivíduo pode apresentar um pé chato traumático após uma fratura de calcâneo. O pé chato também pode ser causado por uma deformidade postural como rotação medial dos quadris ou torção medial da tíbia. Pacientes com pé chato flexível apresentam um arco praticamente normal quando não estão sustentando peso,

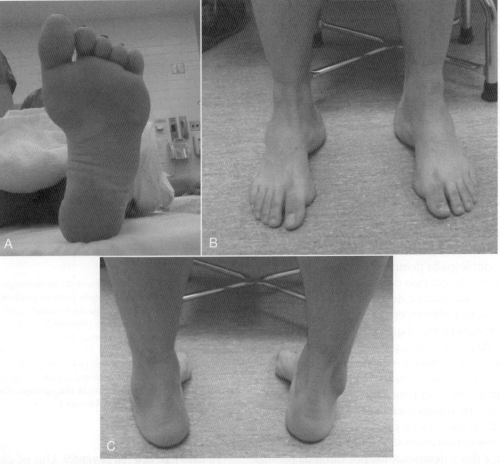

Figura 13.41 Fotografias de um pé cavo varo típico. (A) A vista plantar mostra a formação de hiperqueratose especificamente no calcanhar e nas cabeças dos metatarsais I e V. (B) A vista anterior mostra a acentuação do arco medial ("pé oco") e do calcanhar "esconde-esconde". (C) A vista de alinhamento dos retropés ilustra um calcâneo varo e hipertrofia do coxim adiposo da cabeça do metatarsal I. (De DeVries JG, McAlister JE: Corrective osteotomies used in cavus reconstruction, *Clin Pod Med Surg* 32[3]:375-387, 2015.)

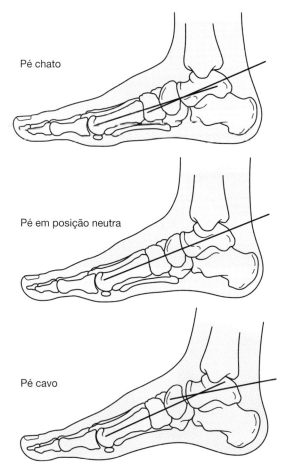

Figura 13.42 Ângulo talometatarsal, usado para definir os tipos de pé: chato, em posição neutra e cavo. (Reproduzida de Jahss MH, editor: *Disorders of the foot and ankle: medical and surgical management*, 2.ed., vol. 1, Philadelphia, 1991, WB Saunders.)

TABELA 13.7

Classificação do pé cavo

Classificação	Características
1. Leve	Arco longitudinal parece alto SDP
	Arco longitudinal quase normal CDP
	Dedos em garra SDP
	Dedos podem ser normais CDP
	Pode haver retropé varo
2. Moderado	Arco longitudinal alto SDP e CDP
	Dedos em garra evidentes SDP e CDP
	Hiperqueratoses sob cabeças metatarsais proeminentes
	Pode haver limitação da dorsiflexão
	Flexão plantar do antepé sobre o retropé
3. Grave	Eversão do calcâneo impossível além de 5° varo
	Calcâneo varo, pé valgo
	ADM do pé diminuída

ADM: amplitude de movimento; CDP: com descarga de peso; SDP: sem descarga de peso.

mas a altura do arco diminui significativamente sob descarga de peso.[2] Trata-se de uma deformidade do pé relativamente comum que em geral não causa problemas, ou causa problemas mínimos. Por essa razão, o examinador não deve supor de início que um pé chato móvel deva ser necessariamente tratado.[118] Contanto que o pé seja móvel, os pacientes com pé chato passam muito bem sem tratamento e, geralmente, necessitam apenas de calçados controladores para evitar problemas em situações de estresse prolongado, que podem resultar em alterações na cadeia cinética do membro inferior.[85]

Deve ser lembrado que todos os lactentes apresentam pés planos até aproximadamente o segundo ano de idade. Isso se deve em parte à presença de um coxim adiposo no arco longitudinal e em parte à formação incompleta dos arcos. No pé chato, o arco longitudinal medial se encontra reduzido, o retropé está em valgo, a articulação talonavicular está evertida, a articulação talocalcânea se encontra dorsiflexionada, e o antepé está abduzido, de modo que, na posição em pé, suas bordas ficam próximas ou em contato com o solo.[119] Isso resulta da queda do retropé em relação ao antepé (ver Fig. 13.42). Quando a condição persiste até a idade adulta, pode tornar-se uma deformidade estrutural permanente, acarretando um defeito ou uma alteração dos ossos do tarso e das articulações talonaviculares.

Existem dois tipos de deformidades em pé chato. O primeiro tipo (**pé chato rígido** ou **congênito**) é relativamente raro. O calcâneo apresenta um desvio valgo e a região mediotarsal fica em pronação. O tálus direciona-se para a região medial e para baixo e o navicular é deslocado dorsolateralmente sobre o tálus. Essas alterações são acompanhadas por contratura de tecidos moles e alterações ósseas. O segundo tipo é o **pé chato adquirido** ou **flexível** (Fig. 13.43). Nesse caso, a deformidade assemelha-se ao pé chato rígido, mas o pé é móvel (Tab. 13.8) e, quando presente, as contraturas dos tecidos moles e as alterações ósseas são pequenas ou inexistentes. Geralmente, o problema é causado por fatores hereditários e é algumas vezes denominado **pé chato hipermóvel**. O pé chato flexível pode ser decorrente de uma torção tibial ou femoral, de coxa vara, ou de um defeito da articulação talocalcânea.[120] O aparecimento do arco quando é solicitado ao paciente que fique sobre as pontas dos artelhos é indicativo de que o paciente pode possuir um pé chato móvel. Esse tipo de pé chato raramente necessita de tratamento.

Primeiro raio flexionado plantarmente. Essa deformidade estrutural ocorre quando o primeiro raio (hálux) está localizado mais baixo que os outros quatro ossos metatarsais, de modo que o antepé se encontra em eversão quando os ossos metatarsais são alinhados. Quando esta deformidade é congênita, ela é indicativa de pé cavo. A forma adquirida é considerada uma compensação para tíbia vara (joelho varo) com limitação da eversão calcânea. Essa deformidade pode contribuir para as mesmas con-

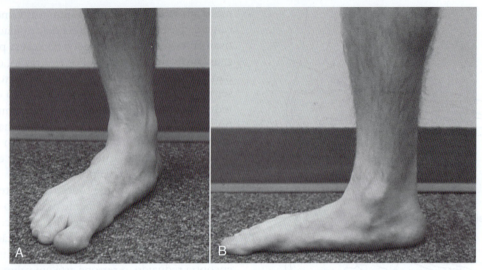

Figura 13.43 As vistas (A) anterior e (B) lateral de um pé chato sob descarga de peso mostram a ausência do arco medial e a hiperabdução do antepé. (De Sheikh Taha AM, Feldman DS: Painful flexible flatfoot, *Foot Ankle Clin* 20(4):693-704, 2015.)

TABELA 13.8

Classificação do pé chato

Classificação	Características
1. Leve	Retropé varo a 4°–6° Antepé valgo a 4°–6°
2. Moderado	Retropé valgo a 6°–10° Antepé varo a 6°–10° Má absorção de choque no impacto do calcâneo contra o solo no ciclo da marcha
3. Grave	Retropé valgo a 10°–15° Antepé varo a 8°–10° Pode haver deformidade do tipo pé equino

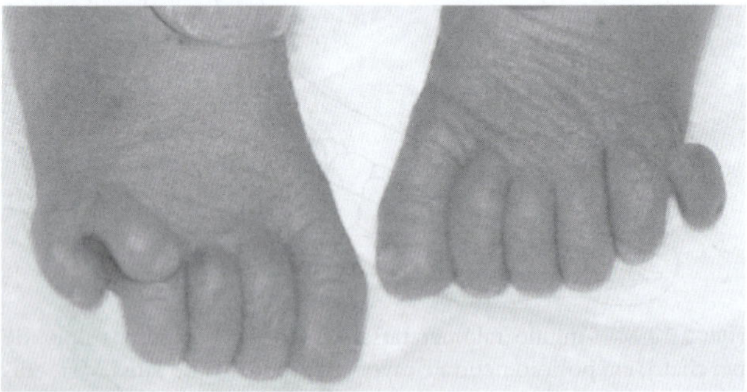

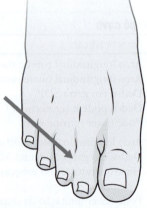

Figura 13.44 Polidactilia (dedo extra). (De Balest AL, Riley MM, Bogen DL: Neonatology. In: Zitelli BJ, McIntire SC, Nowalk AJ, editores: *Zitelli and Davis' atlas of pediatric physical diagnosis*, 7.ed., Philadelphia, 2018, Elsevier.)

dições vistas no antepé valgo.[65] A posição neutra do primeiro raio é aquela na qual a cabeça do metatarsal I encontra-se no mesmo plano transverso que as cabeças dos metatarsais II até IV quando eles são flexionados dorsalmente ao máximo.[121]

Polidactilia. Essa anomalia de desenvolvimento é caracterizada pela presença de um dígito ou artelho extra (Fig. 13.44). Ela pode ser observada isolada ou concomitantemente com outras anomalias como, por exemplo, polidactilia das mãos e sindactilia (membranas interdigitais) dos artelhos ou das mãos (Fig. 13.45). O principal problema desta anomalia é estético.[122] Esses dedos são rotineiramente amputados no início da vida.

Pé em "cadeira de balanço" (rocker bottom). No pé em "cadeira de balanço", o antepé é flexionado dorsalmente sobre o retropé (Fig. 13.46). Isso acarreta um "mediopé quebrado", de modo que os arcos medial e longitudinais estão ausentes e o pé parece ser "flexionado" na direção errada (i. e., convexo em relação ao solo em vez do côncavo normal).

Figura 13.45 Sindactilia (persistência da membrana interdigital) dos artelhos II e III *(seta)*.

Pé largo. Essa deformidade consiste no alargamento do antepé e é frequentemente causada por fraqueza dos músculos intrínsecos, fraqueza associada dos ligamentos intermetatarsais e queda do arco metatarsal anterior.

Capítulo 13 Perna, pé e tornozelo **1113**

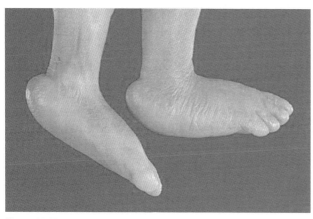

Figura 13.46 Pé chato rígido com uma base "em cadeira de balanço", causado por um tálus vertical congênito acompanhado por luxação dorsal do navicular sobre o tálus, associados à mielodisplasia e artrogripose. (De Miller MA: History and examination of the pediatric patient. In: Cifu DX, Kaelin DL, Kowalske KJ et al., editores: *Braddom's physical medicine and rehabilitation*, 5.ed., Philadelphia, 2016, Elsevier.)

Dedo de turfa (turf toe). Trata-se de uma lesão por hiperextensão (entorse) da articulação metatarsofalângica do hálux, combinada a compressão da mesma (Fig. 13.47). Essa lesão tende a acarretar uma grande incapacidade funcional, especialmente na prática de esportes nos quais o hálux é submetido a grandes cargas. A lesão geralmente está relacionada ao uso de sapatos ou tênis flexíveis e à prática de esportes sobre a grama.[64,123-125]

Calçados

Os calçados do paciente devem ser examinados interna e externamente, observando os padrões de sustentação de peso e desgaste (Figs. 13.48 e 13.49). Com o pé normal, o maior desgaste do sapato ocorre na área de apoio na região medial do antepé e discretamente na lateral e na face posterolateral do calcanhar. Quando os calçados são muito pequenos ou muito estreitos, eles podem pinçar os pés, acarretando deformidades e afetando o crescimento normal. Quando os calçados estão gastos,

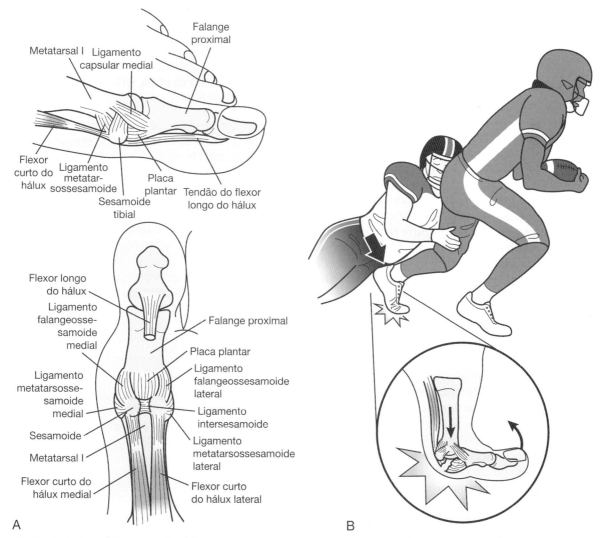

Figura 13.47 Dedo de turfa (*turf toe*). (A) Estruturas envolvidas. (B) Mecanismo de lesão.

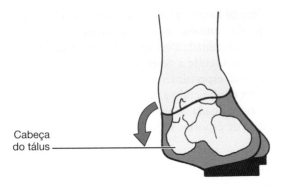

Figura 13.48 O pé chato ou o calcâneo valgo podem acarretar deformação do calçado. Observe a proeminência da cabeça do tálus.

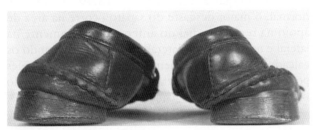

Figura 13.49 Sapatos deformados em decorrência de pés com pronação acentuada. (De Gartland JJ: *Fundamentals of orthopedics*. Philadelpia: WB Saunders, 1987. p. 398.)

eles provêm pouco suporte. Quando os calçados são rígidos, eles limitam o movimento adequado dos pés.

Os calçados com sola do tipo plataforma ou com salto alto frequentemente causam dor nos joelhos, pois o indivíduo que utiliza esses tipos de calçados geralmente anda com os joelhos flexionados, o que pode aumentar o estresse sobre a patela. O uso contínuo de calçados com salto alto também pode acarretar contratura dos músculos da panturrilha, assim como dor no joelho e na parte lombar da coluna, pois a lordose da parte lombar aumenta para manter o centro de gravidade em sua posição normal. Além disso, eles aumentam o risco de entorses e fraturas do tornozelo porque um centro de gravidade mais alto desequilibra o indivíduo.

Calçados com salto alto e bico fino frequentemente contribuem para a ocorrência de hálux valgo, joanete, fratura de marcha e metatarsalgia de Morton pelo fato de os artelhos serem aproximados forçadamente. Os calçados sem salto podem acarretar hiperextensão dos joelhos e síndrome patelofemoral. Os calçados com borda ou frente alta que recobrem os maléolos medial e lateral provêm maior suporte que aqueles de bordas baixas e que não recobrem os maléolos.

Uma proeminência excessiva no lado medial do calçado sugere um pé valgo ou em eversão, enquanto uma proeminência excessiva na face lateral sugere um pé em inversão. O pé caído resultante da fraqueza da musculatura ou de lesão de nervo fibular provoca um desgaste da porção dos dedos do calçado. Sulcos oblíquos na região anterior do calçado indicam um possível hálux rígido. A ausência de sulcos na região anterior do calçado indica ausência de ação de despregamento do solo dos artelhos durante a marcha.

Exame

Como em qualquer avaliação, o examinador deve comparar um lado com o outro e observar a presença de qualquer assimetria. Essa comparação é necessária em virtude das diferenças específicas entre indivíduos normais.

Movimentos ativos

Os primeiros movimentos testados durante o exame são os ativos, com os movimentos dolorosos sendo realizados por último. Esses movimentos devem ser feitos tanto na posição com sustentação de peso (Figs. 13.50 e 13.51) quanto sem sustentação de peso (posição sentada com os membros inferiores estendidos sobre a maca de exame ou decúbito dorsal; Fig. 13.52). Qualquer diferença deve ser observada porque deformidades e desvios do pé, além da diminuição da ADM, podem acarretar lesão.[126] Lindsjo et al. sugeriram o teste da ADM com sustentação de peso colocando-se o pé testado sobre um estrado de 30 cm de altura para facilitar a mensuração e a flexão do joelho.[127]

Movimentos ativos da perna, do tornozelo e do pé com sustentação de peso

- Flexão plantar (flexão), em pé e apoiado sobre os artelhos.
- Dorsiflexão (extensão), em pé e apoiado sobre os calcanhares.
- Supinação, em pé e apoiado sobre a borda lateral do pé.
- Pronação, em pé e apoiado sobre a borda medial do pé.
- Extensão dos artelhos.
- Flexão dos artelhos.
- Movimentos combinados (se necessário).
- Posições sustentadas (se necessário).
- Movimentos repetitivos (se necessário).

Movimentos ativos da perna, do tornozelo e do pé sem sustentação de peso

- Flexão plantar (flexão), 50°.
- Dorsiflexão (extensão), 20°.
- Supinação, 45° a 60°.
- Pronação, 15° a 30°.
- Extensão dos artelhos, quatro artelhos laterais (MTF, 40°; IFP, 0°; IFD, 30°) e hálux (MTF, 70°; IF, 0°).
- Flexão dos artelhos, quatro artelhos laterais (MTF, 40°; IFP, 35°; IFD, 60°) e hálux (MTF, 45°; IF, 90°).
- Abdução dos artelhos.
- Adução dos artelhos.
- Movimentos combinados (se necessário).
- Posições sustentadas (se necessário).
- Movimentos repetitivos (se necessário).

IF: articulação interfalângica; IFD: articulação interfalângica distal; IFP: articulação interfalângica proximal; MTF: articulação metatarsofalângica.

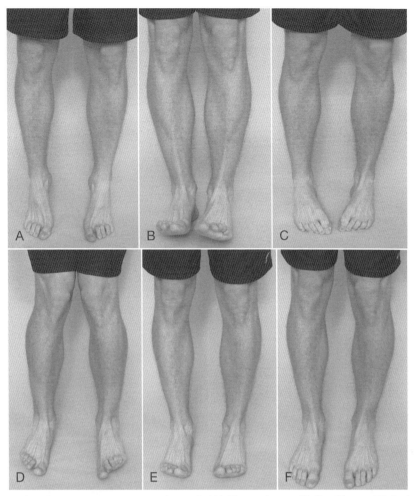

Figura 13.50 Movimentos ativos (postura com sustentação do peso). (A) Flexão plantar. (B) Dorsiflexão. (C) Supinação. (D) Pronação. (E) Extensão dos artelhos. (F) Flexão dos artelhos.

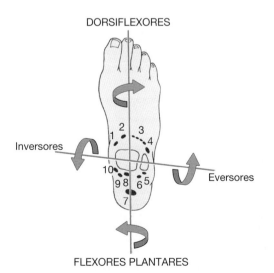

Figura 13.51 Diagrama dos movimentos do tornozelo. *1*, Tibial anterior; *2*, extensor longo do hálux; *3*, extensor longo dos dedos; *4*, fibular terceiro; *5*, fibular curto; *6*, fibular longo; *7*, tendão do calcâneo (sóleo e gastrocnêmio); *8*, flexor longo do hálux; *9*, flexor longo dos dedos; *10*, tibial posterior.

Flexão plantar

A flexão plantar do tornozelo é de aproximadamente 50° (ver Fig. 13.52A) e, normalmente, o calcanhar do paciente inverte quando o movimento é realizado com sustentação de peso (Fig. 13.53). Quando a inversão do calcanhar não ocorre, o pé é instável ou existe um encurtamento ou fraqueza do tibial posterior.[80,128,129] O músculo tibial posterior e o tendão equilibram a tração dos músculos fibulares, protegem o ligamento calcaneonavicular plantar (ligamento mola) e invertem e estabilizam o retropé durante o desprendimento do hálux do solo.[130] A dor no ligamento mola (calcaneonavicular plantar), bem como nos ligamentos da porção medial do mediopé e do retropé, retropé valgo, cabeça talar plantar flexionada e abdução do antepé devem indicar a necessidade de uma avaliação do músculo tibial posterior pelo examinador para verificar se existe função adequada.[80]

Dorsiflexão

A dorsiflexão do tornozelo é geralmente de 20° além da posição anatômica (plantígrada), que é caracterizada pelo pé a 90° em relação aos ossos da perna (ver Fig.

1116 Avaliação musculoesquelética

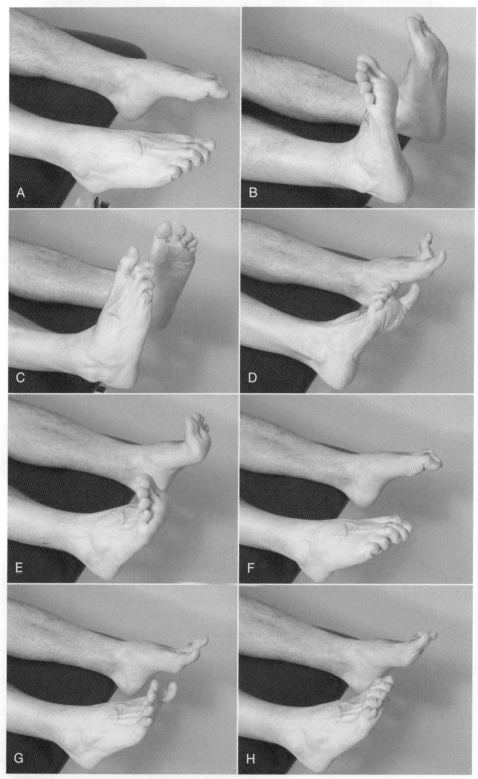

Figura 13.52 Movimentos ativos (postura sem sustentação de peso). (A) Flexão plantar. (B) Dorsiflexão. (C) Supinação. (D) Pronação. (E) Extensão dos artelhos. (F) Flexão dos artelhos. (G) Abdução dos artelhos. (H) Adução dos artelhos.

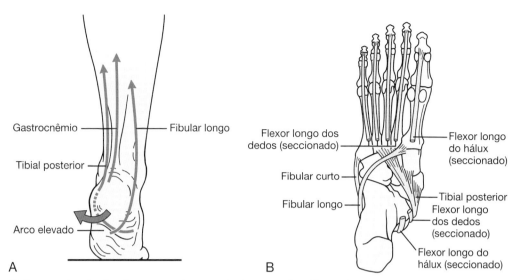

Figura 13.53 (A) Inversão do calcanhar durante a posição em pé sobre os artelhos (flexão plantar do tornozelo). Observe que o fibular longo e o tibial posterior sustentam os arcos longitudinal medial e transverso. Esse movimento é às vezes denominado por alguns estudiosos "falcização" do pé. (B) Vista plantar do pé direito mostrando o trajeto distal dos tendões do fibular longo, fibular curto e tibial posterior. Os tendões do flexor longo dos dedos e do flexor longo do hálux estão seccionados. Observe a relação de par de força entre os dois músculos fibulares e o tibial posterior para controlar a inversão e a eversão, juntamente com os flexores longos e os extensores. B, Reproduzida de Neumann DA: *Kinesiology of the musculoskeletal system: foundations for physical rehabilitation*. St Louis: Mosby, 2002. p.511.)

13.52B). Para a locomoção normal, são necessários 10° de dorsiflexão e 20° a 25° de flexão plantar ao nível do tornozelo. A dorsiflexão funcional pode ser medida pelo **teste de afundo do tornozelo**.[131-134] Para a realização desse teste que é feito com descarga de peso, o examinador pede ao paciente que posicione um dos pés perpendicularmente a uma parede e faça um movimento de afundo com o joelho ipsilateral na direção da parede (Fig. 13.54A). O paciente mobiliza progressivamente seu pé afastando-o da parede, até que o joelho praticamente não tenha mais contato com a parede, com o pé apoiado no chão. O examinador mede a distância entre a parede e o hálux (Fig. 13.54B), comparando os dois lados. Se for pertinente, o examinador também mede o ângulo entre a diáfise da tíbia e uma linha vertical (Fig. 13.55).[135] Diferenças observadas entre os lados podem ser decorrentes de tensão no tendão do calcâneo ou de restrição à dorsiflexão ou rigidez talocrural.[136]

Supinação e pronação

Supinação e pronação são os dois principais movimentos que possibilitam ao pé se adaptar a solos irregulares, ajudam na absorção de impacto e na transição para uma alavanca rígida, a fim de possibilitar a propulsão à frente.[137] A supinação vai de 45° a 60° e a pronação de 15° a 30°, embora exista uma variabilidade entre os indivíduos (ver Fig. 13.52C e D). É essencial comparar o movimento com o do lado saudável do paciente (Figs. 13.56 e 13.57). A supinação combina os movimentos de inversão, adução e flexão plantar com a mobilização do pé à posição de congruência máxima, o que torna o pé mais rígido, enquanto a pronação faz com que o pé se torne mais móvel e flexível, para a absorção de impacto e também

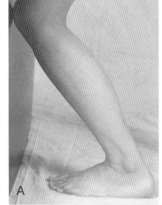
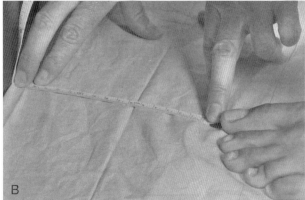

Figura 13.54 Teste de afundo do tornozelo. (A) Posição normal: tornozelo completamente dorsiflexionado e joelho contra a parede. Observe que o calcanhar está posicionado firmemente no chão. (B) Mensuração da distância entre os artelhos e a parede.

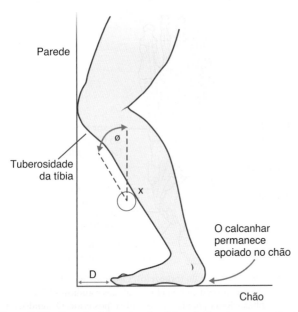

Figura 13.55 Desenho ilustrativo dos dois métodos de mensuração do afundo em dorsiflexão – distância da parede até o hálux (D) e ângulo (ø) entre a linha que passa pela face anterior da tíbia (x) e a linha vertical.

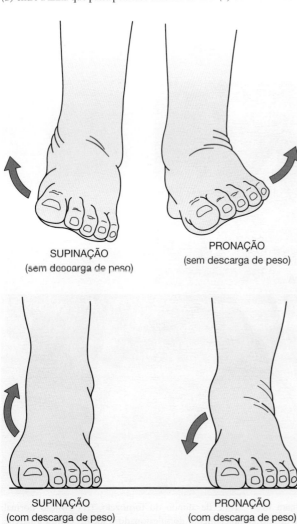

Figura 13.57 Vista anterior do pé em pronação e supinação (posturas com e sem sustentação do peso).

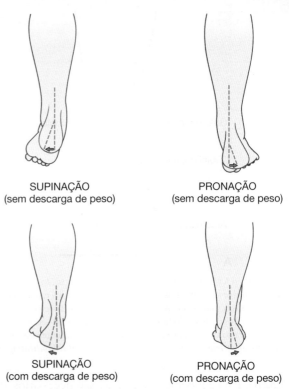

Figura 13.56 Vista posterior do pé em supinação e pronação (posturas com e sem sustentação do peso).

para possibilitar sua adaptação ao terreno.[2] A pronação combina os movimentos de eversão, abdução e dorsiflexão do pé e do tornozelo. Conforme o pé recebe uma descarga de peso, ele se move em pronação; a máxima pronação é alcançada durante a fase média do apoio da marcha, quando ocorre o destravamento da articulação mediotarsal. Conforme o pé se move em supinação, a articulação mediotarsal trava (posição de congruência mínima), proporcionando uma alavanca rígida para a fase de impulsão e afastamento do solo.[137] Quando o paciente realiza o movimento, o examinador deve observar a possibilidade de subluxação de vários tendões. Os tendões dos fibulares são particularmente propensos à subluxação, a qual é evidente na eversão (Fig. 13.58). Quando o tibial anterior é fraco, a supinação é afetada. Quando os fibulares são fracos ou ocorre subluxação de tendões, a pronação é afetada.

A marcha sobre o aspecto lateral do pé testa a força da inversão (essencialmente o músculo tibial posterior e o nervo tibial), enquanto a marcha sobre o aspecto medial do pé testa a força da eversão (essencialmente os músculos fibulares e o nervo fibular superficial).[2]

Extensão e flexão dos artelhos

O movimento dos artelhos ocorre nas articulações metatarsofalângicas e interfalângicas proximais e distais (ver Fig. 13.52E e F). A extensão do hálux ocorre principalmente na articulação metatarsofalângica (70°); não

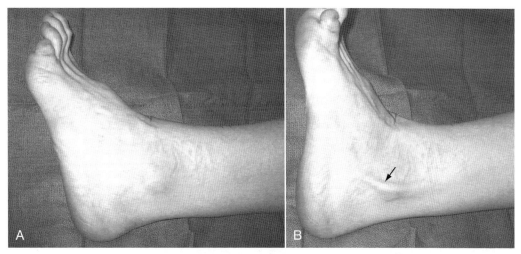

Figura 13.58 Subluxação dos tendões dos fibulares. (A) Na flexão plantar e inversão, os tendões ficam reduzidos no sulco fibular. (B) Na dorsiflexão e eversão, há reprodução da instabilidade dos tendões. Observe a posição subluxada do tendão dos fibulares *(seta)*. (De Perumal V, Wilkinson GL: Peroneal tendon disorders. In: Miller MD, Hart JA, MacKnight JM, editores: *Essential orthopaedics*, 2.ed., Philadelphia, 2020, Elsevier.)

ocorre ou ocorre uma extensão mínima na articulação interfalângica. No hálux, ocorre uma flexão de 45° na articulação metatarsofalângica e de 90° na articulação interfalângica.

Nos quatro artelhos laterais, a extensão ocorre principalmente nas articulações metatarsofalângicas (40°) e interfalângicas distais (30°). A extensão nas articulações interfalângicas proximais é desprezível. Nos quatro artelhos laterais, ocorre flexão de 40° nas articulações metatarsofalângicas, 35° nas articulações interfalângicas proximais e 60° nas articulações interfalângicas distais.

Abdução e adução dos artelhos

A abdução e adução dos artelhos são mensuradas com o segundo artelho sendo utilizado como linha mediana de referência. Embora a ADM da abdução possa ser mensurada, isto não é comumente realizado. A prática comum é solicitar ao paciente que afaste os artelhos e, a seguir, os aproxime novamente (ver Fig. 13.52G e H). A magnitude e a qualidade do movimento são comparadas com as no lado não afetado.

Quando a anamnese indica que movimentos combinados ou repetitivos com ou sem sustentação de peso desencadeiam sintomas, esses movimentos também devem ser testados. Deve-se solicitar ao paciente que ande apoiado sobre os artelhos, sobre os calcanhares e sobre as bordas lateral e medial dos pés. Essas ações fornecem uma indicação sobre a força e o controle muscular do paciente e sobre a ADM funcional. Em uma distensão de 3° grau (ruptura) do tendão do calcâneo, o paciente é incapaz de andar apoiado sobre os artelhos. A falta de dorsiflexão torna difícil ao paciente andar apoiado sobre os calcanhares. Em presença de uma lesão subtalar, o paciente queixa-se de dor e dificuldade ao andar apoiado sobre a borda medial ou lateral dos pés.

Além disso, o examinador também deve checar a eficiência dos artelhos. Os artelhos são retos e paralelos? O paciente é capaz de flexionar, estender, aduzir e abduzir os artelhos? A função principal dos artelhos é a deambulação, embora, com treinamento, eles possam desenvolver uma função de preensão. Os artelhos aumentam a área de sustentação de peso para a frente e, ao fazê-lo, reduzem a carga sobre as cabeças dos metatarsais. A principal função do hálux é de impulsão para o afastamento do pé com relação ao solo, durante a marcha.

Ao avaliar os movimentos ativos, o examinador deve lembrar-se de que lesões de nervos periféricos podem alterar o padrão do movimento. Por exemplo, o nervo fibular comum pode ser lesionado, porque ele circunda a cabeça da fíbula, acarretando alteração da condução nervosa para os músculos fibulares longo e curto (nervo fibular superficial) e/ou tibial anterior, extensor longo dos dedos e extensor longo do hálux (nervo fibular profundo).[138] Nesses casos, os movimentos controlados por esses músculos são alterados. Além disso, existem alterações sensitivas que devem ser observadas.

Movimentos passivos

Os movimentos passivos da perna, do tornozelo e do pé são realizados com o paciente em uma posição sem sustentação de peso (Fig. 13.59). Como com outras articulações, quando a ADM ativa é completa, pode-se aplicar uma sobrepressão para testar o *end feel* durante os movimentos ativos sem sustentação do peso, para tornar desnecessária a realização dos movimentos passivos. Cada movimento deve ser cuidadosamente investigado, especialmente se, durante a observação, forem observadas deformidades ou assimetrias. Essas deformidades ou assimetrias podem causar problemas em outras áreas da cadeia

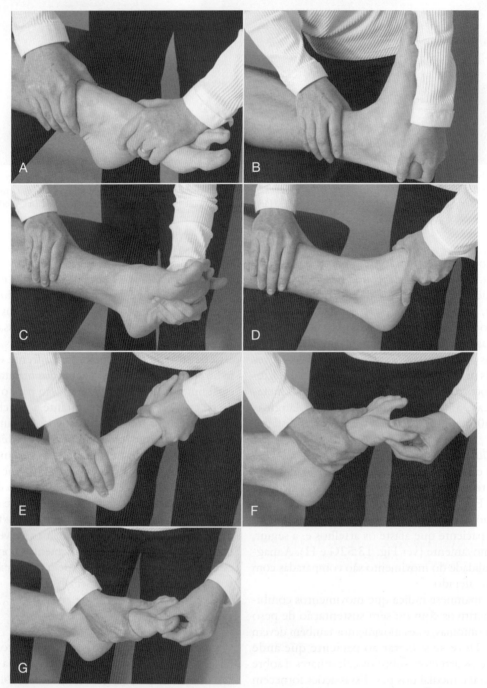

Figura 13.59 Movimentos passivos do tornozelo. (A) Flexão plantar. (B) Dorsiflexão. (C) Inversão. (D) Eversão. (E) Abdução e adução. (F) Flexão e extensão do artelho. (G) Abdução do artelho.

cinética inferior. Por exemplo, a limitação da dorsiflexão ou um encurtamento do tendão do calcâneo podem causar dor na face anterior do joelho ou lesões do tornozelo.[139] Como o gastrocnêmio é um músculo biarticular, a dorsiflexão deve ser testada com o joelho estendido para avaliar esse músculo quanto à presença de encurtamento. A realização do teste com o joelho flexionado em 90° isola o sóleo. Stovitz e Coetzee recomendaram testar o tendão do calcâneo e seus músculos associados com a articulação talocalcânea na posição neutra e aplicação de uma força lateral ao colo talar para travar o pé durante o teste.[129] Isso impede que a eversão do calcâneo ou a dorsiflexão do antepé contribuam para a percepção de um tendão do calcâneo aparentemente normal. Em um lactente ou em uma criança de baixa idade, a mobilidade e flexibilidade do tendão do calcâneo são maiores que em um adulto. Por exemplo, no recém-nascido, o pé pode facilmente ser flexionado dorsalmente de modo passivo, de maneira que os artelhos e o dorso do pé toquem a pele que reveste a tíbia. Entretanto, no adulto, a dorsiflexão é limitada a 20° além da posição plantígrada. Quando o paciente consegue atingir apenas a posição plantígrada (90°), então o gastrocnêmio ou o sóleo está contraído, ou ocorreu perda da mobilidade da articulação talocrural. Quando o gastrocnêmio está contraído, a ADM do tornozelo fica limitada com o joelho estendido. Quando o sóleo está contraído, a ADM do tornozelo fica limitada com o joelho flexionado. Por outro lado, o aumento da dorsiflexão do tornozelo (**teste de Matles** ⚠), em comparação com o outro lado, sugere uma laceração do tendão do calcâneo, sobretudo se combinado a uma redução na força da flexão plantar.[140] Quando o tibial posterior está contraído, a pronação do pé fica limitada.

Movimentos passivos da perna, do tornozelo e do pé e *end feel* normal

- Flexão plantar no nível da articulação talocrural (distensão tissular).
- Dorsiflexão no nível da articulação talocrural (distensão tissular).
- Inversão no nível da articulação talocalcânea (distensão tissular).
- Eversão no nível da articulação talocalcânea (distensão tissular).
- Adução das articulações mediotarsais (distensão tissular).
- Abdução das articulações mediotarsais (distensão tissular).
- Flexão dos artelhos (distensão tissular).
- Extensão dos artelhos (distensão tissular).
- Adução dos artelhos (distensão tissular).
- Abdução dos artelhos (distensão tissular).

Alguns movimentos podem ser testados combinados para se aproximarem ao máximo do que ocorre funcionalmente. Por exemplo, em vez de testar a flexão plantar, a adução e a inversão do pé separadamente, a supinação, como um movimento combinado, pode ser testada. Similarmente, a pronação pode ser testada como movimento combinado, em vez de testar a dorsiflexão, a abdução e a eversão do pé.

Durante movimentos passivos do tornozelo e do pé, qualquer padrão capsular deve ser observado. O padrão capsular da articulação talocrural é de maior limitação da flexão plantar que da dorsiflexão; o padrão capsular da articulação talocalcânea é de maior limitação da ADM em varo que da ADM em valgo. O padrão capsular da articulação mediotarsal é de maior limitação da dorsiflexão, seguida pela flexão plantar, adução e rotação medial. A primeira articulação metatarsofalângica possui um padrão capsular de maior limitação da extensão, seguida pela flexão. O padrão da segunda à quinta articulação metatarsofalângica é variável. O padrão capsular das articulações interfalângicas é de maior limitação da flexão, seguida pela extensão.

O examinador pode lançar mão do **Índice de postura do pé (IPF-6)**[141-147] para avaliar a postura do pé e quantificar a magnitude da supinação ou da pronação, ou para verificação da posição neutra em pé. O paciente deve ficar em pé, relaxado, com os braços nas laterais do corpo e olhando diretamente à frente. O examinador pode solicitar ao paciente que "marche no lugar" e que, em seguida, pare em uma posição confortável. O paciente deverá ficar em pé no lugar durante cerca de dois minutos; nesse período, o examinador faz sua avaliação. Caso não seja possível fazer o exame, o local para checagem no formulário deve ser deixado em branco. O formulário de dados (Fig. 13.60) é preenchido de acordo com os critérios de observação listados na Tabela 13.9. As características de uma postura neutra dos pés recebem uma pontuação zero, enquanto as posturas em pronação são graduadas positivamente e as posturas em supinação, negativamente. As pontuações são combinadas, resultando em um escore agregado para a postura geral dos pés.

Movimentos isométricos resistidos

Os movimentos isométricos resistidos são realizados para testar a força dos tecidos contráteis em torno do pé, do tornozelo e da perna. O paciente posiciona-se sentado ou em decúbito dorsal e o seu pé é colocado na posição anatômica (plantígrada ou 90°; Fig. 13.61). A Tabela 13.10 apresenta os músculos que atuam sobre o pé e o tornozelo (Figs. 13.62 a 13.64). Os resultados quanto à força podem variar dependendo da idade e sexo.[148]

Movimentos isométricos resistidos da perna, do tornozelo e do pé

- Flexão do joelho.
- Flexão plantar.
- Dorsiflexão.
- Supinação.
- Pronação.
- Extensão dos artelhos.
- Flexão dos artelhos.

Planilha de dados do Índice de postura do pé (6 itens)

Nome do paciente   *Número de identificação*

	COMPONENTE	PLANO	PONTUAÇÃO 1 Data_____ Comentário_____		PONTUAÇÃO 2 Data_____ Comentário_____		PONTUAÇÃO 3 Data_____ Comentário_____	
			Esquerdo (-2 a +2)	*Direito* (-2 a +2)	*Esquerdo* (-2 a +2)	*Direito* (-2 a +2)	*Esquerdo* (-2 a +2)	*Direito* (-2 a +2)
Retropé	Palpação da cabeça do tálus	*Transverso*						
	Curvas acima e abaixo dos maléolos laterais	*Frontal/ transverso*						
	Inversão/eversão do calcâneo	*Frontal*						
Antepé	Saliência na região da ATN	*Transverso*						
	Congruência do arco longitudinal medial	*Sagital*						
	Abdução/adução do antepé em relação ao retropé (excesso de artelhos)	*Transverso*						
	TOTAL							

Figura 13.60   Planilha de dados do Índice de postura do pé (6 itens) (IPF-6). (©Anthony Redmond 1998. De Redmond AC, Crosbie J, Ouvrier RA: Development and validation of a novel rating system for scoring standing foot posture: the Foot Posture Index. *Clin Biomech* 21[1]:89-98, 2006.)

TABELA 13.9

Critérios observados no índice de postura do pé

Critérios	-2	-1	0	+1	+2
Palpação da cabeça do tálus	Cabeça do tálus palpável na face lateral, mas não na medial	Cabeça do tálus palpável na face lateral/discretamente palpável na medial	Cabeça do tálus igualmente palpável nas faces lateral e medial	Cabeça do tálus discretamente palpável na face lateral/ palpável na medial	Cabeça do tálus não palpável na face lateral, mas palpável na medial
Curvas acima e abaixo do maléolo lateral (vistas por trás)	Curva inframaleolar retilínea ou convexa	Curva inframaleolar côncava, mas mais achatada/mais do que a curva supramaleolar	Ambas as curvas infra- e supramaleolar macroscopicamente visíveis	Curva inframaleolar mais côncava que a curva supramaleolar	Curva inframaleolar significativamente mais côncava que a curva supramaleolar
Posição do plano frontal do calcâneo (visto por detrás)	Acima de 5° (estimados) de inversão (varo)	Entre a vertical e um ângulo (estimado) de 5° de inversão (varo)	Vertical	Entre a vertical e um ângulo (estimado) de 5° de eversão (valgo)	Acima de 5° (estimados) de eversão (valgo)
Proeminência na região da articulação talonavicular (vista de dentro)	Região da articulação talonavicular significativamente côncava	Região da articulação talonavicular discretamente (mas definitivamente) côncava	Região da articulação talonavicular plana	Região da articulação talonavicular discretamente abaulada	Região da articulação talonavicular significativamente abaulada
Congruência do arco longitudinal medial (vista de dentro)	Arco elevado e em angulação aguda em direção à extremidade posterior do arco medial	Arco moderadamente elevado e discretamente agudo posteriormente	Arco com elevação normal e curvado concentricamente	Arco rebaixado com algum achatamento na posição central	Arco muito baixo com intenso achatamento na porção central – o arco faz contato com o solo
Abdução/adução do antepé sobre o retropé (vista por trás)	Artelhos laterais não visíveis. Artelhos mediais claramente visíveis	Artelhos mediais claramente mais visíveis que os laterais	Artelhos mediais e laterais igualmente visíveis	Artelhos laterais claramente mais visíveis que os mediais	Artelhos mediais não visíveis. Artelhos laterais claramente visíveis

De Lee JS, Kim KB, Jeong JO et al.: Correlation of Foot Posture Index with plantar pressure and radiographic measurements in pediatric flatfoot. *Ann Rehab Med* 39[1]:13, 2015.

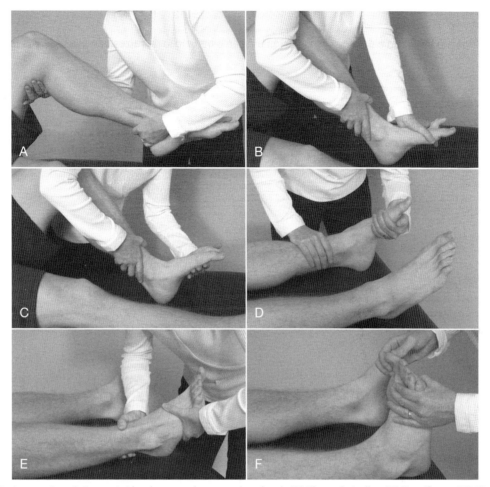

Figura 13.61 Movimentos isométricos resistidos da perna, do tornozelo e do pé. (A) Flexão do joelho. (B) Dorsiflexão. (C) Flexão plantar. (D) Supinação. (E) Pronação. (F) Extensão do artelho.

TABELA 13.10

Músculos da perna, do tornozelo e do pé: suas ações, inervação e derivação de raízes nervosas (nervos periféricos)

Ação	Músculos atuantes	Inervação	Derivação de raiz nervosa
Flexão plantar (flexão) do tornozelo	1. Gastrocnêmio[a]	Tibial	S1–S2
	2. Sóleo[a]	Tibial	S1–S2
	3. Plantar	Tibial	S1–S2
	4. Flexor longo dos dedos	Tibial	S2–S3
	5. Fibular longo	Fibular superficial	L5, S1–S2
	6. Fibular curto	Fibular superficial	L5, S1–S2
	7. Flexor longo do hálux	Tibial	S2–S3
	8. Tibial posterior	Tibial	L4–L5
Dorsiflexão (extensão) do tornozelo	1. Tibial anterior	Fibular profundo	L4–L5
	2. Extensor longo dos dedos	Fibular profundo	L5, S1
	3. Extensor longo do hálux	Fibular profundo	L5, S1
	4. Fibular terceiro	Fibular profundo	L5, S1
Inversão	1. Tibial posterior	Tibial	L4–L5
	2. Flexor longo dos dedos	Tibial	S2–S3
	3. Flexor longo do hálux	Tibial	S2–S3
	4. Tibial anterior	Fibular profundo	L4–L5
	5. Extensor longo do hálux	Fibular profundo	L5, S1

(continua)

1124 Avaliação musculoesquelética

TABELA 13.10 (continuação)

Músculos da perna, do tornozelo e do pé: suas ações, inervação e derivação de raízes nervosas (nervos periféricos)

Ação	Músculos atuantes	Inervação	Derivação de raiz nervosa
Eversão	1. Fibular longo	Fibular superficial	L5, S1–S2
	2. Fibular curto	Fibular superficial	L5, S1–S2
	3. Fibular terceiro	Fibular profundo	L5, S1
	4. Extensor longo dos dedos	Fibular profundo	L5, S1
Flexão dos artelhos	1. Flexor longo dos dedos	Tibial	S2–S3
	2. Flexor longo do hálux	Tibial	S2–S3
	3. Flexor curto dos dedos	Tibial (ramo plantar medial)	S2–S3
	4. Flexor curto do hálux	Tibial (ramo plantar medial)	S2–S3
	5. Flexor acessório (quadrado plantar)	Tibial (ramo plantar lateral)	S2–S3
	6. Interósseos	Tibial (ramo plantar lateral)	S2–S3
	7. Flexor curto do dedo mínimo	Tibial (ramo plantar lateral)	S2–S3
	8. Lumbricais (articulações metatarsofalângicas)	Tibial (1° pelo ramo plantar medial; 2° ao 4° pelo ramo plantar lateral)	S2–S3
Extensão dos artelhos	1. Extensor longo dos dedos	Fibular profundo	L5, S1
	2. Extensor longo do hálux	Fibular profundo	L5, S1
	3. Extensor curto dos dedos	Fibular profundo (ramo terminal lateral)	S1–S2
	4. Lumbricais (articulações interfalângicas)	Tibial (1° pelo ramo plantar medial, 2° ao 4° pelo ramo plantar lateral)	S2–S3
Abdução dos artelhos	1. Abdutor do hálux	Tibial (ramo plantar medial)	S2–S3
	2. Abdutor do dedo mínimo	Tibial (ramo plantar lateral)	S2–S3
	3. Interósseos dorsais	Tibial (ramo plantar lateral)	S2–S3
Adução dos artelhos	1. Adutor do hálux	Tibial (ramo plantar lateral)	S2–S3
	2. Interósseos plantares	Tibial (ramo plantar lateral)	S2–S3

Os músculos gastrocnêmio e sóleo às vezes são agrupados como músculos tríceps surais.

Algumas vezes, a dorsiflexão é testada com o quadril do paciente flexionado a 45° e o joelho flexionado a 90°, conforme mostra a Figura 13.61B. O teste com o paciente nessa posição permite ao examinador aplicar uma maior força isométrica. A flexão isométrica resistida do joelho deve ser realizada, pois o tríceps sural (músculos gastrocnêmio e sóleo juntos) atua sobre o joelho, assim como sobre o tornozelo e o pé.

Quando a anamnese indica que a ação muscular excêntrica, concêntrica ou excêntrico-concêntrica produziu sintomas, esses movimentos também devem ser testados, mas somente após o término dos testes isométricos. Também ficou demonstrado que a força do quadril (i. e., a extensão do quadril) pode constituir um fator de risco em casos de entorse lateral do tornozelo. Assim, caso haja suspeita de desequilíbrios ou ocorrência de lesões crônicas, o examinador deve considerar a realização de um teste de força muscular dos músculos que atuam na cadeia cinética inferior.[149]

Avaliação funcional

Quando o paciente é capaz de realizar os movimentos já descritos com pouca dificuldade, testes funcionais podem ser realizados para verificar se atividades sequenciais causam dor ou desencadeiam outros sintomas.

Frequentemente a existência de uma ADM total não é necessária para que o paciente leve uma vida funcional.

Atividades funcionais da perna, dos tornozelos e do pé (em ordem sequencial)

- Agachamento (os dois tornozelos devem ficar em dorsiflexão simetricamente).
- Ficar de pé na ponta dos dedos (os dois tornozelos devem ficar em flexão plantar de forma simétrica).
- Agachar e saltar no fim do agachamento.
- Ficar de pé sobre um pé de cada vez.
- Ficar de pé na ponta dos dedos, um pé de cada vez.
- Subir e descer escadas.
- Caminhar na ponta dos dedos.
- Correr em direção reta.
- Correr, fazer giros e mudar bruscamente de direção.
- Saltar.
- Saltar e se agachar completamente.

Amplitude de movimento necessária no pé e no tornozelo para determinadas atividades de locomoção

Descer escadas:	Dorsiflexão completa (20°)
Andar:	Dorsiflexão (10°); flexão plantar (20° a 25°)

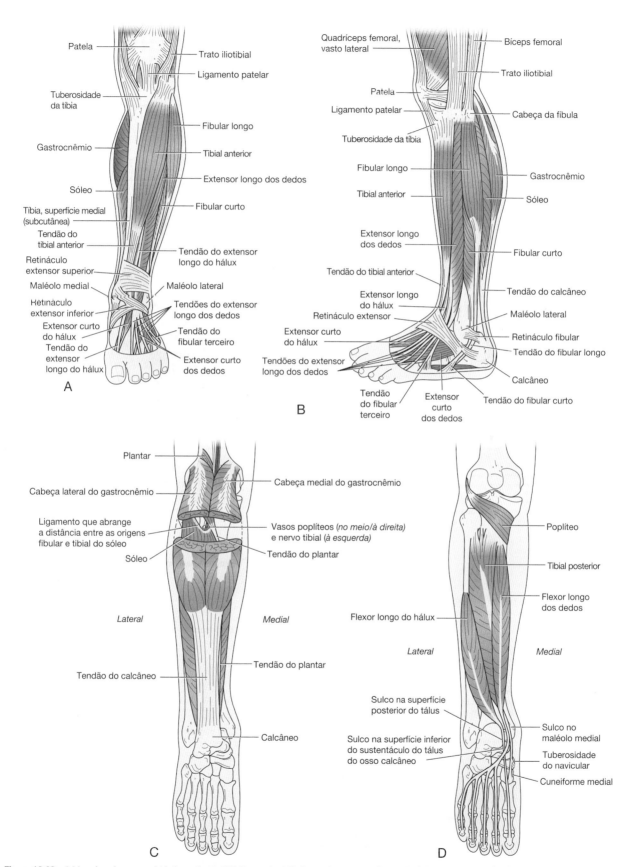

Figura 13.62 Músculos da perna. (A) Anteriores. (B) Laterais. (C) Posteriores superficiais. (D) Posteriores profundos.

1126 Avaliação musculoesquelética

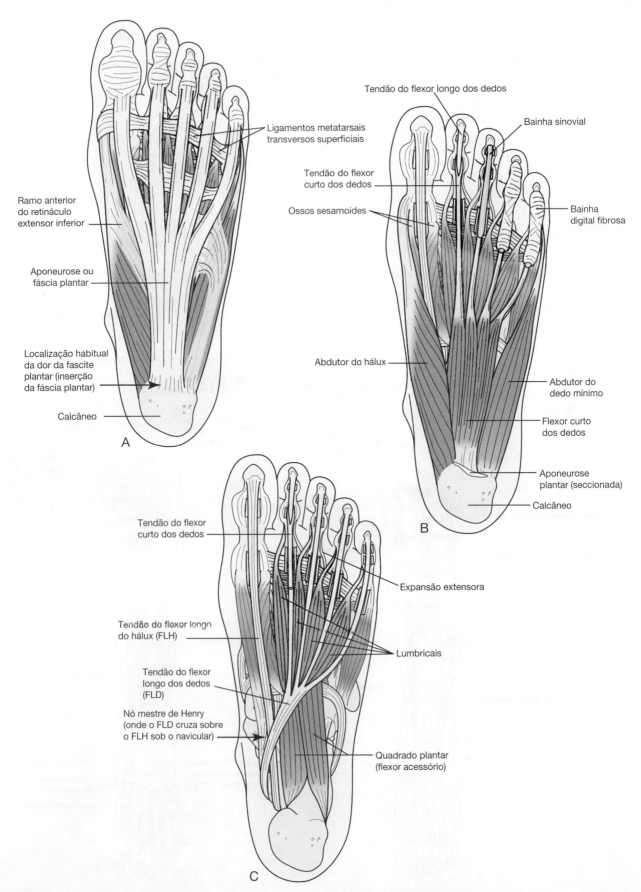

Figura 13.63 Músculos da face plantar do pé. (A) Aponeurose plantar. (B) Camada superficial. (C) Camada média.

(continua)

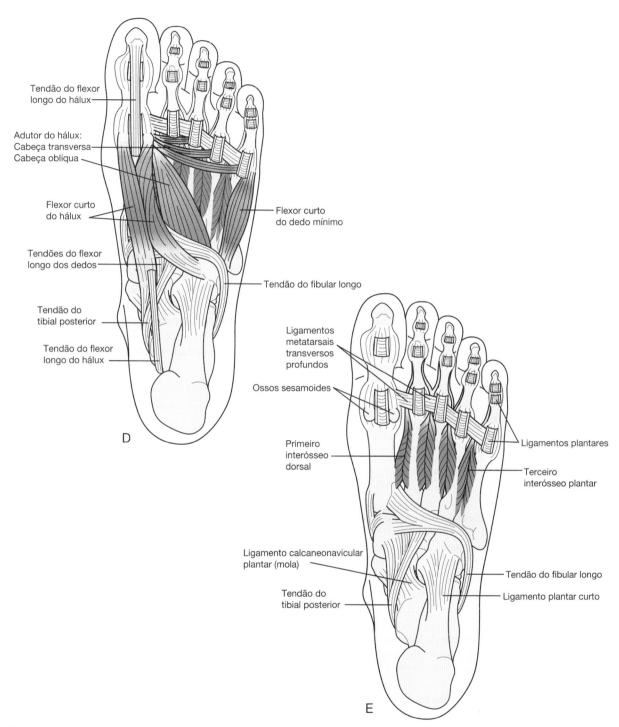

Figura 13.63 (*Continuação*) (D) Camada profunda. (E) Interósseos.

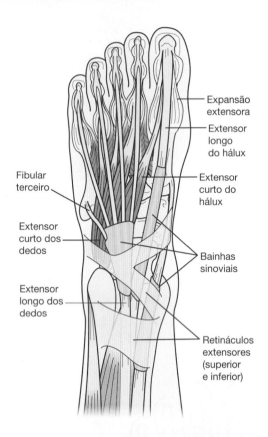

Figura 13.64 Músculos do dorso do pé.

Essas atividades, as quais são apenas exemplos, devem ser personalizadas para cada paciente. Não se deve esperar que pacientes mais velhos executem algumas das atividades, a não ser que, recentemente, eles já venham realizando ou tenham realizado atividades similares (Tab. 13.11). O examinador pode testar os pacientes mais ativos usando a **Triagem para movimentos funcionais** (ver Cap. 17) ou o **Teste da estrela de excursão da perna para equilíbrio** (ver Cap. 2).[150-154] As medidas de uso mais comuns desses dois testes são o alcance anterior posteromedial e posterolateral, em centímetros. Como os testes funcionais impõem um estresse sobre as articulações de membro inferior (p. ex., articulações dos joelhos, quadris, sacroilíacas e lombares), o examinador deve certificar-se de que essas articulações não apresentam alguma patologia antes de realizar qualquer teste. Wikstrom et al.,[155] Buchanan et al.,[156] Linens et al.,[157] e Sharma et al.[158] constataram que o teste do salto modificado (teste do pulo), o teste do salto lateral, o salto "em 8", o teste do salto quadrado e o **teste do salto de barreira em apoio unipodal**[156,158,159] (Fig. 13.65) constituem um modo efetivo para determinação da instabilidade funcional do tornozelo. Eechaute et al.[160,161], igualmente, consideraram o **teste de saltos múltiplos** ⚠ (Fig. 13.66) um teste funcional confiável. O teste envolve posicionar-se em pé, pular para a frente metade da altura do pulo vertical do

TABELA 13.11

Teste funcional para o pé e o tornozelo

Posição inicial	Ação	Teste funcional
Em pé, apoiado sobre um membro inferior[a]	Elevação dos artelhos e do antepé do solo (dorsiflexão)	10 a 15 repetições: funcional 5 a 9 repetições: funcionalmente regular 1 a 4 repetições: funcionalmente ruim Nenhuma repetição: não funcional
Em pé, apoiado sobre um membro inferior[a]	Elevação dos calcanhares do solo (flexão plantar)	10 a 15 repetições: funcional 5 a 9 repetições: funcionalmente regular 1 a 4 repetições: funcionalmente ruim Nenhuma repetição: não funcional
Em pé, apoiado sobre um membro inferior[a]	Elevação da face lateral do pé do solo (eversão do tornozelo)	5 a 6 repetições: funcional 3 a 4 repetições: funcionalmente regular 1 a 2 repetições: funcionalmente ruim Nenhuma repetição: não funcional
Em pé, apoiado sobre um membro inferior[a]	Elevação da face medial do pé do solo (inversão do tornozelo)	5 a 6 repetições: funcional 3 a 4 repetições: funcionalmente regular 1 a 2 repetições: funcionalmente ruim Nenhuma repetição: não funcional
Sentado	Puxar uma toalha pequena sob os artelhos ou pegar e liberar um objeto pequeno (i. e., lápis, bola de gude, bola de algodão) (flexão dos artelhos)	10 a 15 repetições: funcional 5 a 9 repetições: funcionalmente regular 1 a 4 repetições: funcionalmente ruim Nenhuma repetição: não funcional
Sentado	Elevar os artelhos do solo (extensão dos artelhos)	10 a 15 repetições: funcional 5 a 9 repetições: funcionalmente regular 1 a 4 repetições: funcionalmente ruim Nenhuma repetição: não funcional

[a] A mão pode segurar algo somente para manter o equilíbrio.
Dados de Palmer ML, Epler M. *Clinical assessment procedures in physical therapy*. Philadelphia: JB Lippincott, 1990. p. 308-310.

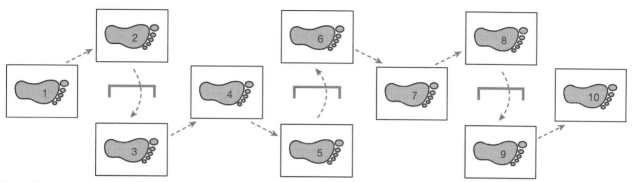

Figura 13.65 Teste do salto de barreira em apoio unipodal. A altura das barreiras é de 10 a 15 cm. O teste envolve dois saltos laterais e um salto medial sobre barreiras. A ilustração mostra o teste para o membro inferior direito.

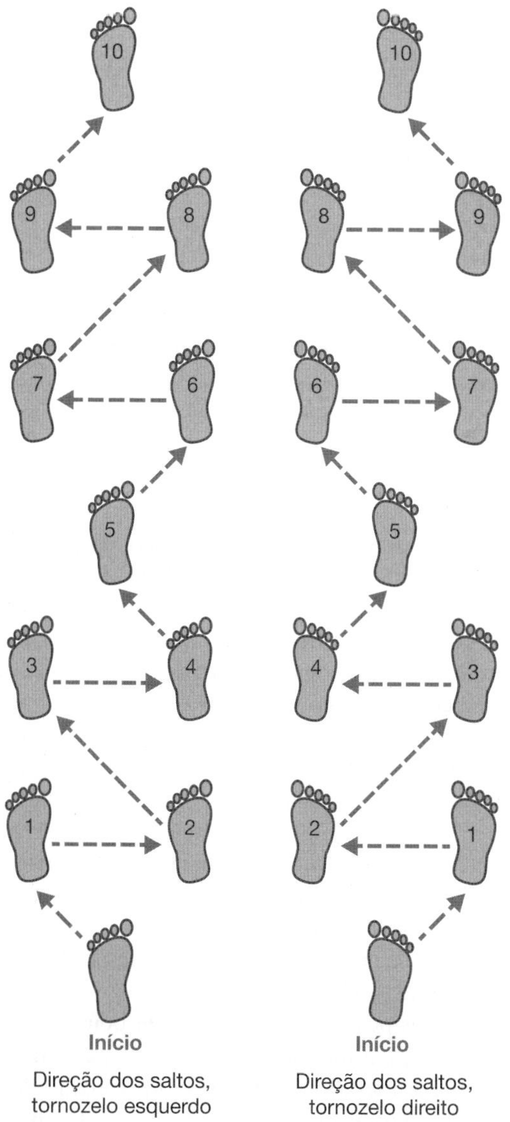

paciente, e aterrissar sobre um membro (primeiramente o membro sadio).

Problemas vasculares como claudicação intermitente e síndrome compartimental anterior, que se manifestam após o transcorrer de um certo tempo, também devem ser considerados em uma avaliação e quando se considera a função.[162,163]

Equilíbrio e propriocepção são testados solicitando-se ao paciente que fique em pé sobre o membro não afetado e, a seguir, sobre o membro afetado, primeiramente com os olhos abertos e, em seguida, com os olhos fechados. Qualquer diferença no tempo de equilíbrio ou qualquer dificuldade de equilíbrio dá uma ideia da capacidade proprioceptiva, especialmente diferenças que ocorrem enquanto o paciente mantém os olhos fechados (Fig. 13.67).[164] Foi relatado que o **Sistema de pontuação para erros de equilíbrio (SPEE/BESS)** pode ser utilizado na triagem de indivíduos à procura de deficiências posturais em seguida a lesões de membro inferior.[165]

Kaikkonen et al.[166] elaboraram um sistema de pontuação numérica para avaliar o desfecho funcional após uma lesão do tornozelo. Outros testes funcionais são a **Ferramenta**

Figura 13.66 Teste de saltos múltiplos. (Modificada de Eechaute C, Vaes P, Duquet W: Functional performance deficits in patients with chronic ankle instability: validity of the multiple hop test, *Clin J Sports Med* 18:124-129, 2008.)

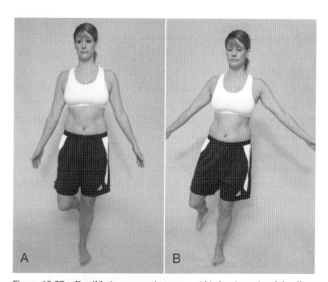

Figura 13.67 Equilíbrio e propriocepção. (A) Apoio unipodal, olhos abertos. (B) Apoio unipodal, olhos fechados.

de avaliação funcional da articulação do tornozelo (**FAFAT**); a **Medida de capacidade do pé e tornozelo (MCPT)**;[167,170] a **Pontuação de resultado para o pé e tornozelo (PRPT)**;[167,171] o **Índice funcional do pé (IFP)**,[2,26,167,168,172-180] que foi desenvolvido para uso em ambulatório em pacientes idosos; e o **Índice do pé e de incapacitação (IPI)**,[169,181] que apresenta dois módulos – atividades de vida diária e esportes. O **Questionário do estado de saúde do pé (QESP)**,[177] a **Pontuação de Bristol para o pé**,[182] o **Questionário de Manchester-Oxford para o pé (QMOxP)**,[183-185] e o **Questionário de saúde na podiatria** medem a saúde do pé em relação à qualidade de vida.[176,177,186-188] Outras escalas, como a **Escala de artrite para o tornozelo**,[189] e a **Escala do retropé e tornozelo**,[190-192] que é uma das quatro escalas para o pé,[190,191,193-196] o **Instrumento de avaliação funcional da articulação do tornozelo**,[197] o formulário **Identificação da instabilidade funcional do tornozelo**,[198-200] o **Sistema de classificação do tornozelo nos esportes**,[201] o **Instrumento de instabilidade do tornozelo de Cumberland (IITC)**,[202-204] o **Instrumento para instabilidade do tornozelo**,[203,204] a **Pontuação para resultados do pé e tornozelo**,[205] e o **Questionário VISA-A** (para tendinopatia do calcâneo)[206] foram desenvolvidos com o objetivo de avaliar a função em determinadas condições ou atividades, em partes específicas da perna, do tornozelo e do pé.[183,207] Outras escalas foram elaboradas para patologias específicas (p. ex., fraturas, osteoartrite) da região do tornozelo ou podem ser aplicadas às lesões em qualquer parte do membro inferior (p. ex., Escala de função do membro inferior [LEF]; ver Cap. 11).[201,208-218]

Testes especiais

Ao avaliar a perna, o tornozelo e o pé, é importante que a posição neutra do tálus em situações com e sem sustentação do peso seja sempre avaliada. Isso ajuda o examinador a diferenciar deformidades funcionais de deformidades estruturais. Outros testes que devem ser realizados incluem testes do alinhamento, do comprimento funcional dos membros inferiores e da torção tibial. Dos demais testes, somente aqueles que o examinador deseja utilizar como testes confirmatórios devem ser realizados. Os testes especiais nunca devem ser utilizados isoladamente, mas podem sê-lo para confirmar achados clínicos.

Constatou-se que os testes de triagem do movimento funcional que podem ser empregados na avaliação do risco de possíveis lesões no tornozelo e no pé não são recomendados por causa de seu baixo valor preditivo e pelos cálculos equivocados de risco de lesão.[219,220] Por outro lado, demonstrou-se que instrumentos como o Programa de prevenção de lesões FIFA 11+ efetivamente evitam ou diminuem as lesões.[221]

Para o leitor que deseja tomar conhecimento de uma revisão, a confiabilidade, validade, especificidade e sensibilidade de alguns testes especiais/diagnósticos utilizados na perna, no tornozelo e no pé, são delineados no Apêndice 13.1 (*on-line* – utilizar o QR code no final deste capítulo).

Testes para a posição neutra do tálus

A posição neutra do tálus é comumente denominada *posição neutra ou equilibrada* do pé. Essa posição "neutra" é uma posição ideal que, na realidade, não é geralmente observada nos indivíduos com sustentação de peso normal.[67,222,223] Na maioria dos pacientes, a articulação talocalcânea normalmente apresenta um discreto desvio valgo, com o antepé em leve desvio varo e o calcâneo em leve desvio valgo.

A tíbia apresenta um discreto desvio varo,[224] de modo que cada articulação compensa ligeiramente a adjacente. A posição neutra é utilizada como posição inicial para determinar desvios do pé e da perna. Quando a articulação talocalcânea se encontra na posição neutra, a inversão do calcanhar equivale ao dobro da sua eversão.[26,225] A assimetria funcional do membro inferior pode ser observada na posição em pé normal. O examinador deve colocar o tálus na posição neutra para verificar se a assimetria permanece. Em caso afirmativo, existe uma assimetria anatômica ou estrutural, além de uma assimetria funcional. Quando a assimetria desaparece, existe somente assimetria funcional, a qual comumente é mais fácil de ser tratada.

⚠ Posição neutra do tálus (decúbito ventral-sem descarga de peso). O paciente posiciona-se em decúbito ventral com o pé estendido além da beirada da maca de exame (Fig. 13.68). O examinador segura o pé do paciente, sobre as cabeças dos metatarsais IV e V, com o auxílio do dedo indicador e o polegar de uma das mãos. Com o polegar e o dedo indicador da outra mão, ele palpa ambos os lados do tálus. A seguir, realiza delicadamente a dorsiflexão passiva do pé até sentir resistência (Fig. 13.69). Enquanto mantém a dorsiflexão, o examinador move o pé para trás e para a frente através de um arco de supinação (a cabeça do tálus protrai lateralmente) e de pronação (a cabeça do tálus protrai medialmente). Enquanto o arco de movimento é realizado, existe um ponto no qual o pé parece "cair" para um lado ou para o outro mais facilmente. Esse ponto é a posição neutra sem sustentação de peso da articulação talocalcânea.[75,96,121,226] Este teste em decúbito ventral é melhor para determinar a relação entre o retropé e a perna.

⚠ Posição neutra do tálus (posição em decúbito dorsal-sem descarga de peso). O paciente posiciona-se em decúbito dorsal com os pés estendidos além da beirada da maca de exame. O examinador segura o pé do paciente, sobre as cabeças dos metatarsais IV e V, com o auxílio do polegar e do dedo indicador de uma das mãos. Com o polegar e o dedo indicador da outra mão, ele palpa ambos os lados da cabeça do tálus no dorso do pé (Fig. 13.70). A seguir, ele delicadamente dorsiflexiona passivamente o

Testes especiais realizados para a perna, o tornozelo e o pé, dependendo da condição suspeitada[a]

- *Para determinar a posição do tálus:*
  - ❓ Teste da queda do navicular.
  - ⚠ Posição neutra do tálus (sem descarga de peso) (em supinação e em pronação).
  - ⚠ Posição neutra do tálus (com descarga do peso).
- *Para alinhamento:*
  - ⚠ Alinhamento antepé-calcanhar.
  - ⚠ Alinhamento perna-calcanhar.
  - ⚠ Torção tibial (em pronação).
  - ⚠ Torção tibial (posição sentada).
  - ⚠ Torção tibial (em supinação).
  - ⚠ Sinal de "excesso de dedos".
- *Para instabilidade ligamentar:*
  - ✓ Teste da gaveta anterior (em supinação e em pronação).
  - ⚠ Inclinação talar.
- *Para instabilidade articular (sindesmose):*
  - ⚠ Teste de Cotton.
  - ✓ Teste de estresse em rotação lateral.
  - ⚠ Teste de translação da fíbula.
  - ✓ Teste do deslizamento talocalcâneo medial.
- *Para síndrome do estresse tibial medial:*
  - ⚠ Teste do edema na parte anterior da perna.
  - ⚠ Teste da palpação da parte anterior da perna.
- *Para distensão de terceiro grau (ruptura):*
  - ⚠ Teste de Matles (flexão do joelho).
  - ⚠ Teste de Thompson (Simmonds).
- *Para tumefação:*
  - ⚠ Mensuração "em 8".
- *Outros testes:*
  - ⚠ Teste de dorsiflexão-eversão para síndrome do túnel do tarso.
  - ⚠ Teste funcional do hálux limitus.
  - ⚠ Discrepância no comprimento dos membros inferiores/comprimento funcional dos membros inferiores.
  - ⚠ Teste de Morton (da compressão).
  - ⚠ Teste do impacto sinovial.
  - ⚠ Testes para luxação do tendão do fibular.
  - ✓ Sinal de Tinel (três posições).
  - ⚠ Teste de compressão tripla.
  - ⚠ Teste do molinete (extensão do hálux).

[a]Os autores recomendam que esses testes principais sejam aprendidos pelo profissional de saúde, para facilitação dos diagnósticos. Ver Capítulo 1, Legenda para classificação dos testes especiais.

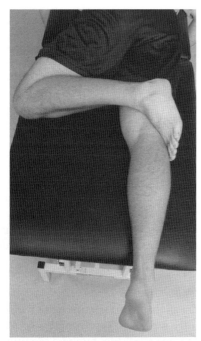

Figura 13.68 Paciente em decúbito ventral com a perna que não está sendo avaliada na posição de "4" para possibilitar uma avaliação mais fácil da posição neutra da articulação talocalcânea direita.

pé até sentir resistência. Enquanto mantém a dorsiflexão, ele move o pé passivamente através de um arco de supinação (a cabeça do tálus protrai lateralmente) e de pronação (a cabeça do tálus protrai medialmente). Quando o pé é posicionado de modo que a cabeça do tálus parece não protrair para qualquer lado, a articulação talocalcânea encontra-se em sua posição neutra sem sustentação de peso.[75,96,121,226] Esse teste em decúbito dorsal é melhor para se determinar a relação entre o antepé e o retropé.

⚠ **Posição neutra do tálus (posição com sustentação de peso).** O paciente fica em pé com os pés em uma posição relaxada, de modo que a largura da base e o ângulo de Fick sejam normais para o paciente. Geralmente, apenas um pé é testado por vez. O examinador palpa a cabeça do tálus, na face dorsal do pé, com o polegar e o dedo indicador de uma das mãos (Fig. 13.71). É solicitado ao paciente que gire o tronco lentamente para a direita e, a seguir, para a esquerda, o que faz que a tíbia gire medial e lateralmente, de maneira que o tálus realiza o movimento de supinação e pronação. Quando o pé é posicionado de modo que a cabeça do tálus não pareça ficar proeminente em qualquer um dos lados, a articulação talocalcânea encontra-se em sua posição neutra com sustentação de peso.[96] Mueller et al.[227] descreveram uma progressão da posição neutra do tálus na posição em pé denominada

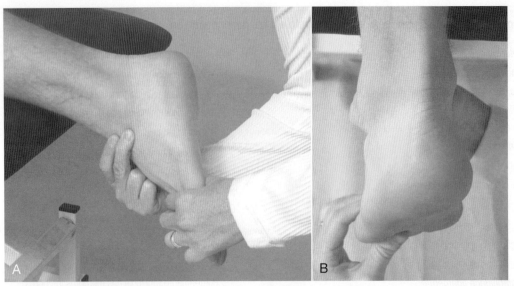

Figura 13.69 Determinação da posição neutra das articulações talocalcâneas na posição de decúbito ventral. (A) Vista lateral. (B) Vista superior.

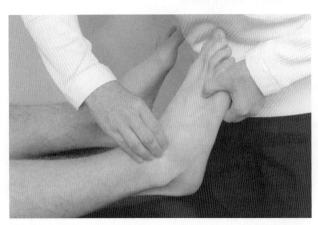

Figura 13.70 Determinação da posição neutra da articulação talocalcânea em decúbito dorsal.

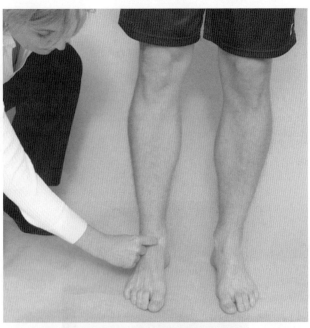

Figura 13.71 Determinação da posição neutra da articulação talocalcânea com o paciente em pé (sob descarga do peso).

teste da queda do navicular para quantificar a mobilidade do mediopé e seu efeito sobre outras partes da cadeia cinética.[86,228] Utilizando uma pequena régua rígida, o examinador primeiramente mede a altura do navicular a partir do solo na posição neutra do tálus, com uso da parte mais saliente da tuberosidade do navicular e, a seguir, ele mede a altura do navicular na posição em pé relaxada (Fig. 13.72A e B). A diferença é denominada *queda do navicular* e indica a magnitude da pronação do pé ou do achatamento do arco longitudinal medial durante a posição em pé (Fig. 13.72C).[228,229] Qualquer medida superior a 10 mm é considerada anormal. Ter experiência na realização deste procedimento é necessário para garantir mensurações confiáveis.[230] O teste não mede a magnitude da deformação que ocorre com a prática de atividades funcionais, como por exemplo andar ou correr.[231] McPoil et al.[232] defenderam a realização da medida da mudança na altura do navicular. Para tanto, o examinador deve fazer o teste de sentar e levantar, medindo a altura do navicular com o paciente na posição sentada (i. e., sem descarga de peso) e, em seguida, na posição em pé (i. e., com descarga de peso). Com isso, o examinador obtém a medida da queda do navicular.

Testes para alinhamento

Testes para alinhamento são utilizados para determinar a relação entre a perna e o retropé e a relação entre o retropé e o antepé.[233,234] Eles também são utilizados para diferenciar deformidades funcionais de deformidades anatômicas (estruturais) ou assimetrias.

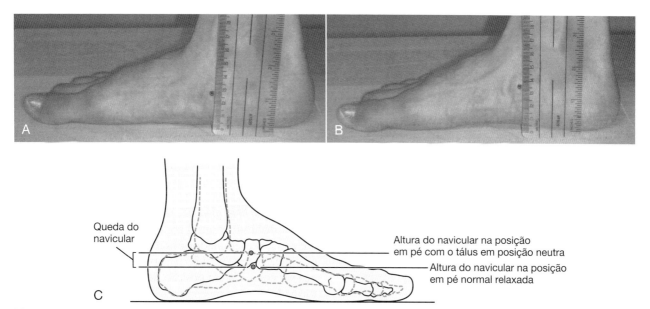

Figura 13.72 Teste da queda do navicular. A "queda" se refere à diferença na altura entre a altura do navicular na posição em pé relaxada (A) e na posição em pé com o tálus em posição neutra (B). (C) Ilustração das duas diferentes posições do pé necessárias para a mensuração da queda do navicular.

Testes do bloco de Coleman.[235] Este teste diferencia um retropé varo causado por um antepé valgo de um retropé varo causado por um tendão do tibial posterior encurtado. Se o paciente apresentar um retropé varo ao ficar de pé, o examinador coloca um bloco debaixo do lado lateral do antepé. Se o varismo do retropé ficar corrigido, trata-se de um retropé flexível. Neste caso o varismo do retropé é devido a valgismo do antepé ou a um primeiro raio posicionado em flexão (Fig. 13.73). Se não ocorrer uma correção de deformidade, esta é causada por um encurtamento do tibial posterior.

Alinhamento antepé-calcanhar. O paciente posiciona-se em decúbito dorsal com os pés além da beirada da maca de exame. O examinador posiciona a articulação talocalcânea na posição neutra supina. Enquanto mantém essa posição, o examinador realiza a pronação máxima das articulações mediotarsais e observa a relação entre o eixo vertical do calcanhar e o plano das cabeças dos metatarsais II a IV (Fig. 13.74). Normalmente, este plano é perpendicular ao eixo vertical. Quando o lado medial do pé é elevado, o paciente apresenta um antepé varo; quando o lado lateral do pé é elevado, o paciente apresenta um antepé valgo.[75,226]

Alinhamento perna-calcanhar. O paciente posiciona-se em decúbito ventral, com o pé além da beirada da maca de exame. A seguir, o examinador coloca uma marca na linha mediana do calcâneo, no nível da inserção do tendão do calcâneo. Ele coloca uma segunda marca aproximadamente 1 cm abaixo da primeira marca e o mais próximo possível da linha mediana do calcâneo. A seguir, ele traça uma **linha calcânea** unindo as duas marcas. Posteriormente, o examinador coloca duas marcas no terço inferior da perna, na linha mediana. Essas duas

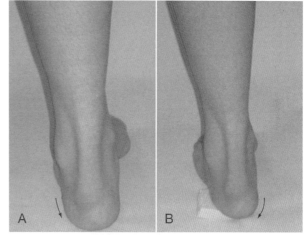

Figura 13.73 Teste do bloco de Coleman. (A) Na avaliação inicial, o retropé está em varo. (B) O paciente fica em pé com um livro ou em um bloco de madeira sob a face lateral do antepé, e o retropé é reexaminado. A correção do calcanhar varo indica que a deformação do retropé é flexível e que a posição em varo é resultado de um primeiro raio flexionado plantarmente ou de um antepé em posição valga.

marcas são unidas formando a **linha tibial**, a qual representa o eixo longitudinal da tíbia. Em seguida, o examinador coloca a articulação talocalcânea na posição neutra em pronação. Enquanto a articulação talocalcânea é mantida na posição neutra, o examinador observa as duas linhas. Quando as duas linhas são paralelas ou apresentam um discreto desvio varo (2° a 8°), o alinhamento perna-calcanhar é considerado normal.[226] Quando o calcanhar é invertido, o paciente apresenta um retropé varo; quando o calcanhar é evertido, o paciente apresenta um retropé valgo (Fig. 13.75).

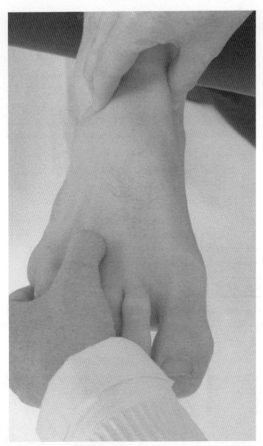

Figura 13.74 Alinhamento do antepé e do calcanhar (vista superior).

Testes para torção tibial

Ao testar a torção tibial, o examinador deve ter em mente que um certo grau de torção lateral da tíbia (13° a 18° em adultos, menos em crianças) é normal.[236] Quando a torção tibial é superior a 18°, ela é denominada posição de desvio lateral dos artelhos (*toeing out*). Quando ela é inferior a 13°, é denominada posição de desvio medial dos artelhos (*toeing in*). O desvio medial excessivo é algumas vezes denominado pés de pombo e pode ser causado por uma torção medial da tíbia, pela torção medial do fêmur ou por anteversão femoral excessiva (ver Tab. 13.3).

⚠ **Torção tibial (decúbito ventral).** O paciente posiciona-se em decúbito ventral com o joelho flexionado a 90°. De cima, o examinador observa o ângulo formado pelo pé e pela coxa (Fig. 13.76), após a articulação talocalcânea ser colocada em posição neutra, e também o ângulo formado entre o pé e a tíbia.[237] Este método é mais frequentemente utilizado em crianças, pois a observação dos pés do alto é mais fácil.

⚠ **Torção tibial (posição sentada).** A torção tibial é medida solicitando-se ao paciente que se sente com os joelhos flexionados a 90° sobre a beirada da maca de exame (Fig. 13.77). Em seguida, o examinador coloca o polegar de uma das mãos sobre o ápice de um maléolo e o dedo indicador da mesma mão sobre o ápice do outro maléolo. A seguir, ele visualiza os eixos do joelho e do tornozelo. Normalmente, as linhas não são paralelas, mas formam um ângulo de 12° a 18° por causa da rotação lateral da tíbia.[65]

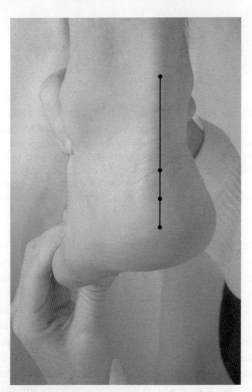

Figura 13.75 Alinhamento da perna e do calcanhar.

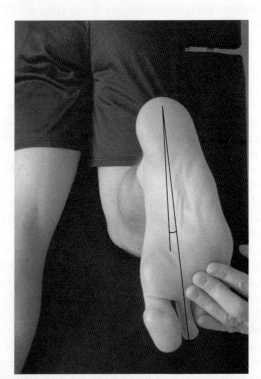

Figura 13.76 Mensuração da torção tibial na posição de decúbito ventral.

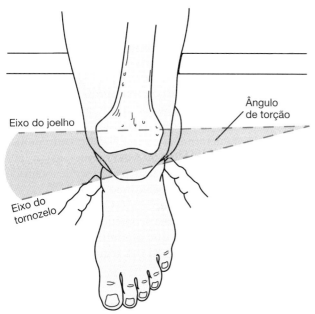

Figura 13.77 Determinação da torção tibial na posição sentada (vista superior). O ângulo de torção (normal: 12° a 18°) é determinado pela intersecção do eixo do joelho e do eixo do tornozelo. (Modificada de Hunt GC, editor: *Physical therapy of the foot and ankle, clinics in physical therapy.* New York: Churchill Livingstone, 1988. p. 80.)

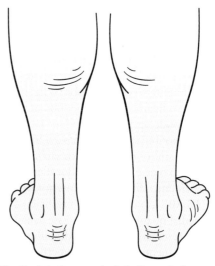

Figura 13.78 Sinal do "excesso de dedos", que indica rotação lateral do pé ou da tíbia. Dois e meio artelhos são vistos no pé esquerdo, quatro artelhos no pé direito anormal. (Reproduzida de Baxter DE, editor. *The foot and ankle in sport.* St. Louis: CV Mosby, 1995. p. 45.)

▲ **Torção tibial (decúbito dorsal).** O paciente posiciona-se em decúbito dorsal. O examinador certifica-se de que o côndilo femoral encontra-se no plano frontal (patela direcionada para cima). Ele palpa o ápice de ambos os maléolos com uma das mãos e traça uma linha sobre o calcanhar unindo os dois ápices maleolares. Uma segunda linha é traçada sobre o calcanhar, paralela ao solo. O ângulo formado pela intersecção das duas linhas indica a magnitude da torção lateral da tíbia.

▲ **Sinal do "excesso de dedos".** O paciente posiciona-se na posição em pé normal relaxada enquanto o examinador observa o paciente por trás. Se o calcanhar for valgo, o antepé for abduzido ou a tíbia estiver em rotação lateral mais que o normal (torção tibial), mais artelhos poderão ser vistos no lado afetado que no lado normal (Fig. 13.78).[238] Similarmente, uma torção femoral lateral pode fazer que o teste de "excesso de dedos" seja positivo. Quando o tálus é colocado na posição neutra e o calcâneo está nessa posição, o sinal do "excesso de dedos" significa que o antepé está aduzido sobre o retropé e pode ser observado na pronação excessiva (hiperpronação).[129,239] A hiperpronação frequentemente está associada a metatarsalgia, fascite plantar, hálux valgo e patologia do tendão do tibial posterior.[129]

Testes para instabilidade ligamentar (articular)

✓ **Teste da gaveta anterior do tornozelo.** Este teste é destinado principalmente para testar lesões do ligamento talofibular anterior, o ligamento mais frequentemente lesionado no tornozelo.[240-242] O paciente posiciona-se em decúbito dorsal com o pé relaxado. O examinador estabiliza a tíbia e a fíbula, mantém o pé do paciente em 20° de flexão plantar e traciona o tálus para a frente da articulação talocrural (Fig. 13.79A).[243-246] Algumas vezes, surge uma depressão na área do ligamento talofibular anterior na

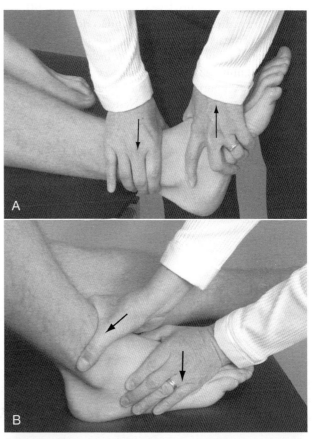

Figura 13.79 Teste da gaveta anterior. (A) Método 1 – tração do pé para a frente. (B) Método 2 – pressão da perna para trás.

translação anterior (**sinal da depressão** ou **da sucção**) quando a dor e o espasmo muscular são mínimos.[247-249] Na flexão plantar, o ligamento talofibular anterior é perpendicular ao eixo longitudinal da tíbia. Ao adicionar a inversão, a qual impõe um estresse anterolateral, o examinador pode aumentar o estresse sobre o ligamento talofibular anterior e o ligamento calcaneofibular. Um teste de gaveta anterior pode ser positivo em uma laceração apenas do ligamento tibiofibular anterior, mas a translação anterior é maior quando ambos os ligamentos são lacerados, especialmente quando o pé é testado em dorsiflexão.[250] Quando ocorre o movimento diretamente anterior ou uma translação (Fig. 13.80B), o teste indica insuficiência tanto do ligamento medial quanto do lateral. Esse achado bilateral, frequentemente mais evidente na dorsiflexão, significa laceração dos ligamentos deltóideos superficial e profundo, e também do ligamento talofibular anterior e da cápsula anterolateral. Quando a laceração é apenas unilateral, somente o lado afetado sofrerá translação para a frente. Por exemplo, em uma laceração lateral, a face lateral sofre translação para a frente, provocando a rotação medial do tálus e acarretando instabilidade rotatória anterolateral (Fig. 13.80C), que se torna cada vez mais evidente com a flexão plantar do pé.[73,76,251-253] Miller et al.[254] constataram que a realização de um movimento de gaveta anterolateral, em lugar de um teste da gaveta diretamente anterior, resultou no dobro de deslocamento lateral do tálus.

Idealmente, o joelho deve ser posicionado em 90° de flexão para reduzir a tensão do tendão do calcâneo. O teste deve ser realizado em flexão plantar e em dorsiflexão para testar instabilidades diretas e rotacionais.

O teste também pode ser realizado estabilizando-se o pé e o tálus e empurrando a tíbia e a fíbula posteriormente sobre o tálus (ver Fig. 13.79B). Neste caso, o movimento posterior excessivo da tíbia e da fíbula sobre o tálus indica um teste positivo.

Teste de Cotton (teste de estresse lateral).[26,255-259] Este teste é utilizado para avaliar a instabilidade da sindesmose causada pela separação da tíbia e fíbula (diástase). Os dois ossos normalmente são mantidos unidos por quatro ligamentos (ligamento interósseo tibiofibular, ligamento tibiofibular anteroinferior, ligamento tibiofibular posteroinferior e ligamento tibiofibular transverso).[259] O examinador estabiliza a porção distal da tíbia com uma das mãos e, com a outra, aplica uma força de translação (não uma força de eversão) lateral sobre o pé.[26] Qualquer translação externa (> 3 a 5 mm) ou som surdo indica instabilidade da sindesmose.[26,260] Stoffel et al.[261] acreditavam que esse teste era melhor do que o teste de estresse em rotação lateral para determinar a instabilidade sindesmótica nas radiografias sob estresse. Se o examinador aplicar uma força de translação medial, o teste passa a ser denominado **teste de deslizamento talocalcâneo medial**.

Teste da perna cruzada.[24,262,263] O paciente senta-se em uma cadeira com a perna acometida cruzada sobre o joelho oposto, de modo que o ponto médio da fíbula repouse sobre ele (Fig. 13.81). A seguir, o examinador

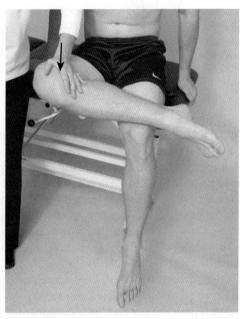

Figura 13.81 Teste da perna cruzada. O paciente senta-se em uma cadeira com a perna lesionada repousando transversalmente ao joelho da perna saudável. O examinador aplica uma força suave sobre a face medial do joelho da perna lesionada.

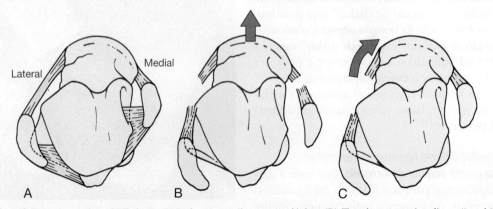

Figura 13.80 Teste de gaveta anterior. (A) Relação normal entre o tálus e os maléolos. (B) Translação anterior direta (instabilidade anterior uniplanar). (C) Translação rotatória lateral (instabilidade rotatória anterolateral).

aplica uma força delicada à face medial do joelho da perna lesionada. Quando o paciente apresenta dor na região da sindesmose distal, há indicação de um teste positivo.

? Teste de compressão na dorsiflexão.[24,262,264] Em sustentação de peso bilateral, o paciente é solicitado a mover seu calcanhar em dorsiflexão extrema (Fig. 13.82A). Solicita-se ao paciente que observe se essa manobra é dolorosa enquanto o examinador observa o final da ADM. A seguir, o paciente assume a posição normal em pé novamente. O examinador aplica uma força de compressão utilizando ambas as mãos em torno dos maléolos do membro inferior lesionado. Enquanto essa compressão é mantida, solicita-se ao paciente que se mova em dorsiflexão novamente (Fig. 13.82B). Uma diminuição da dor durante a dorsiflexão ou um aumento na amplitude da dorsiflexão indica teste positivo.

? Manobra da dorsiflexão.[24,262,265,266] O paciente posiciona-se sentado sobre a borda da maca de exame. O examinador estabiliza a perna do paciente com uma das mãos e, com a outra mão, passiva e forçosamente, dorsiflexiona o pé segurando o calcanhar e utilizando o antebraço para dorsiflexionar o pé (Fig. 13.83). A dor durante a dorsiflexão forçada indica um teste positivo para um problema de sindesmose.

✓ Teste do estresse com rotação lateral (teste de Kleiger).[24,242,249,255,262,264,267-269] O paciente senta-se com o membro inferior pendente na maca de exame e com o joelho flexionado a 90°. O examinador estabiliza a perna com uma das mãos. Com a outra mão, o examinador mantém o pé na posição plantígrada (90°) e aplica um estresse com rotação lateral sobre o pé e o tornozelo. O teste é considerado positivo para **lesão de sindesmose ("tornozelo alto")** quando o paciente apresenta dor sobre os ligamentos tibiofibulares anteriores ou poste-

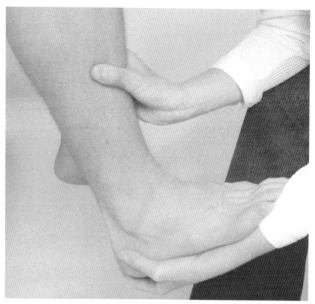

Figura 13.83 Manobra de dorsiflexão. A examinadora estabiliza a perna com uma das mãos e move passivamente o pé em dorsiflexão com a outra mão utilizando o antebraço.

riores e a membrana interóssea (Fig. 13.84).[24,270,271] É importante ter em mente que as entorses sindesmóticas estão associadas a longos períodos de recuperação, com disfunção crônica do tornozelo; e que, além disso, levam mais tempo para a cura, em comparação com as entorses mediais ou laterais dessa articulação.[22] Quando o paciente apresenta dor medialmente e o examinador sente o deslocamento do tálus a partir do maléolo medial, pode haver indicação de uma laceração do ligamento deltóideo. Em uma radiografia de estresse, quando o espaço livre medial está aumentado (ver Fig. 13.138), uma ruptura

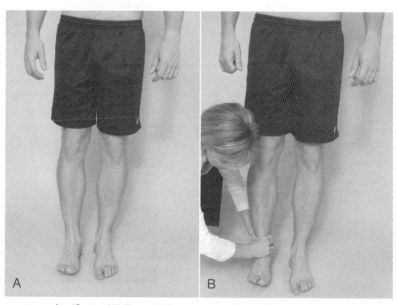

Figura 13.82 Teste de compressão na dorsiflexão. (A) Etapa 1: O paciente dorsiflexiona os pés enquanto em pé. (B) Etapa 2: O paciente dorsiflexiona os pés enquanto a examinadora comprime simultaneamente os maléolos.

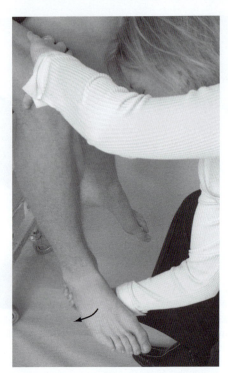

Figura 13.84 Teste do estresse com rotação lateral.

do ligamento é sugerida (ver discussão apresentada mais adiante, na seção "Diagnóstico por imagem") quando o maléolo lateral está intacto.

Teste da translação fibular.[257,258,272] O paciente é posicionado em decúbito lateral. O examinador se posiciona por trás do pé a ser avaliado e estabiliza a tíbia com uma das mãos e, com a outra, translaciona anterior e posteriormente o maléolo lateral (Fig. 13.85). Caso o paciente relate a ocorrência de dor, ou se o movimento é maior no lado afetado, o teste é considerado positivo para lesão sindesmótica.

Teste da batida no calcanhar.[24,262,273] O paciente posiciona-se sentado ou em decúbito. O examinador utiliza uma das mãos para estabilizar a perna. Com a outra mão, ele aplica uma batida firme sobre o calcanhar, de modo que a força incida no centro do calcanhar e esteja alinhada com o eixo longitudinal da tíbia (Fig. 13.86). Um teste positivo (i. e., dor) na região do tornozelo indica lesão de sindesmose. Dor ao longo da diáfise da tíbia pode indicar uma fratura por estresse.

Teste do ponto (palpação).[78,262,264] O paciente é posicionado em decúbito dorsal ou sentado. A seguir, o examinador aplica uma pressão gradual sobre o ligamento tibiofibular em sua face anteroinferior (face anterior da sindesmose fibular da tíbia distal), utilizando o polegar ou dedo indicador (Fig. 13.87). A dor na região da sindesmose indica um teste positivo.

Teste de gaveta anterior em decúbito ventral.[274] O paciente posiciona-se em decúbito ventral com os pés além da beirada da maca de exame. Com uma das mãos, o examinador empurra o calcanhar diretamente para a frente (Fig. 13.88). Considera-se um sinal positivo quando ocorre um movimento excessivo para a frente e uma "sucção" da pele em ambos os lados do tendão do calcâneo. Como o teste precedente, este teste é indicativo de instabilidade ligamentar, principalmente do ligamento talofibular anterior.

Teste do equilíbrio em apoio unipodal.[275] O examinador solicita ao paciente que fique em pé em apoio unipodal (descalço), com o joelho contralateral flexionado e sem tocar o solo nem a perna que está sendo testada (i. e., a perna que sustenta o peso). Inicialmente, o paciente mantém os olhos abertos, fixos em um ponto na parede. Em seguida, o examinador pede ao paciente que cerre os

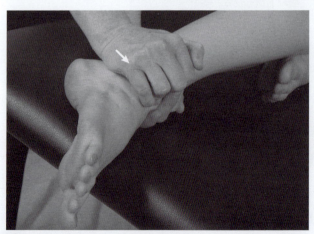

Figura 13.85 Teste da translação fibular, ilustrando a translação anterior.

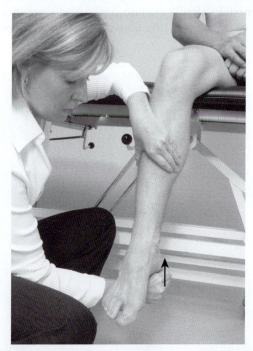

Figura 13.86 Teste da batida no calcanhar. A examinadora estabiliza a perna do paciente com uma das mãos, e com a outra aplica uma batida leve (porém firme) com o punho no calcanhar do paciente.

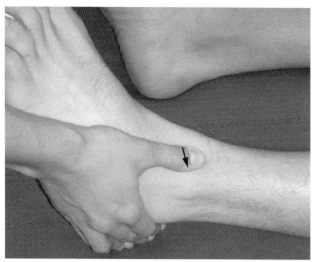

Figura 13.87 Teste do ponto (palpação). A examinadora aplica pressão sobre a face anterior da sindesmose tibiofibular distal.

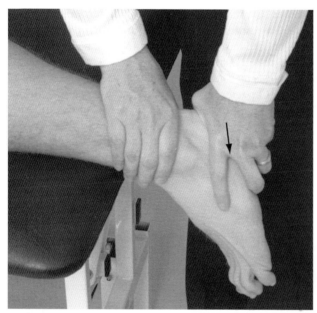

Figura 13.88 Teste da gaveta anterior em decúbito ventral.

olhos durante 10 segundos. O teste será considerado positivo para uma possível entorse do tornozelo se ocorrer perda de equilíbrio, se as pernas se tocarem, se a perna contralateral fizer contato com o solo ou se os braços se movimentarem de sua posição inicial.

Teste de compressão da perna. O paciente posiciona-se em decúbito dorsal. O examinador segura a perna, no meio da panturrilha e comprime a tíbia e a fíbula ao mesmo tempo (Fig. 13.89).[24] A seguir, o examinador aplica a mesma carga em localizações mais distais em direção ao tornozelo. A ocorrência de dor na perna pode indicar uma lesão de sindesmose, contanto que tenha sido descartada a possibilidade de fratura, contusão e

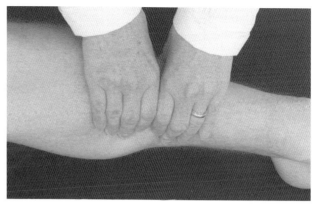

Figura 13.89 Teste de compressão da perna para fratura por estresse ou problemas na sindesmose do tornozelo.

síndrome compartimental.[24,31,242,255,264,276,277] Brosky et al. chamam este teste de **teste de compressão tibiofibular distal** e aplicam a compressão sobre os maléolos e não sobre as diáfises da tíbia e da fíbula (Fig. 13.90).[266] Nussbaum et al.[267] relataram que a "extensão da sensibilidade" acima do maléolo lateral fornece uma indicação sobre a gravidade da lesão.

Inclinação talar. O paciente posiciona-se em decúbito dorsal ou em decúbito lateral com o pé relaxado (Fig. 13.91).[73,278] O músculo gastrocnêmio do paciente pode ser relaxado pela flexão do joelho. Esse teste é usado para determinar se o ligamento calcaneofibular está lacerado.[241,250] Para efeito de comparação, o lado normal é testado primeiro. O pé é mantido na posição anatômica (90°), o que faz que o ligamento calcaneofibular fique perpendicular ao eixo longitudinal do tálus. Quando o pé é flexionado (flexão plantar), é mais provável que o ligamento talofibular anterior seja testado (**teste de inversão do estresse**).[249] A seguir, o tálus é inclinado de um lado a outro, em inversão

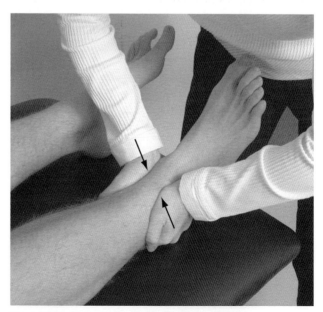

Figura 13.90 Teste de compressão tibiofibular distal.

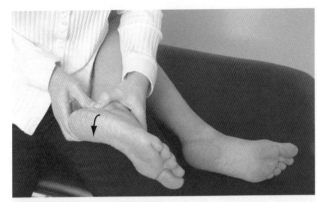

Figura 13.91 Teste da inclinação talar.

e em eversão. A inversão testa o ligamento calcaneofibular e, em certo grau, o ligamento talofibular anterior, aumentando o estresse sobre o ligamento.[36] A eversão estressa o ligamento deltóideo, principalmente os ligamentos tibionavicular, tibiocalcâneo e tibiotalar posterior. Em uma radiografia, a inclinação talar pode ser medida obtendo-se o ângulo entre a face distal da tíbia e a superfície proximal do tálus (ver discussão sobre radiografias com estresse mais adiante, na seção "Diagnóstico por imagem").

Testes para síndrome do estresse tibial medial

Teste do edema na parte anterior da perna.[279] O paciente se posiciona em decúbito dorsal sobre a maca de exame; a perna a ser testada deve ficar flexionada a 45° no quadril e a 90° no joelho. O examinador aplica uma palpação/pressão contínua (durante 5 segundos) aos dois terços distais da face medial da tíbia (Fig. 13.92). Em seguida, compara as duas pernas. O teste é considerado positivo caso haja edema depressível.

Teste da palpação da parte anterior da perna.[279] O paciente se posiciona em decúbito dorsal sobre a maca de exame; a perna a ser testada deve ficar flexionada a 45° no quadril e a 90° no joelho. O examinador palpa os dois terços distais da face posteromedial da perna, com inclusão da borda posteromedial da tíbia e da musculatura associada (Fig. 13.93). Em seguida, compara as duas pernas. A presença de dor difusa indica um teste positivo. A ocorrência de uma dor pontual com localização específica pode sugerir uma fratura por estresse, se a história do paciente citar uma atividade prévia envolvendo sobrecarga.

Outros testes

Teste de Buerger. Esse teste destina-se a testar o fluxo sanguíneo arterial para o membro inferior.[79] O paciente posiciona-se em decúbito dorsal e o examinador eleva o membro inferior do paciente até 45° durante pelo menos 3 minutos. Quando o pé empalidece ou quando ocorre colapso das veias proeminentes logo após a elevação, o teste é positivo para insuficiência circulatória arterial. A seguir, é solicitado ao paciente que assuma a posição sentada com as pernas pendentes na beirada da maca de exames. Quando é necessário 1 a 2 minutos para que ocorra a restauração da cor do membro e para que as veias encham e se tornem proeminentes, há confirmação de um teste positivo.

Teste de dorsiflexão-eversão para síndrome do túnel do tarso.[280] O paciente senta-se na maca de exame com as pernas pendentes na beirada da maca. O examinador mobiliza o pé do paciente em dorsiflexão total, com o calcanhar em eversão e todos os artelhos completamente estendidos (Fig. 13.94). O teste será considerado positivo se essas manobras resultarem no surgimento de sintomas neurológicos (i. e., dor, dormência) relacionados com o nervo tibial e seus ramos (i. e., face medial da planta do pé, calcanhar).

Teste de Duchenne.[79] O paciente posiciona-se em decúbito dorsal com os membros inferiores estendidos. O examinador pressiona para cima sobre a cabeça do metatarsal I pela planta do pé, forçando o pé para a dorsiflexão.

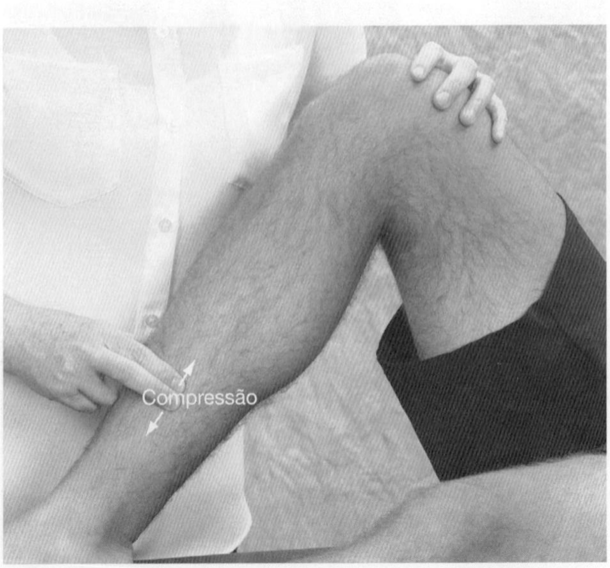

Figura 13.92 Teste do edema na parte anterior da perna.

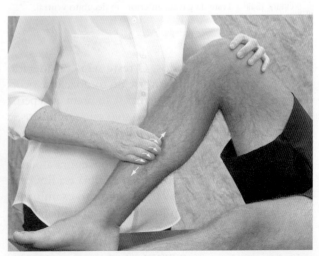

Figura 13.93 Teste da palpação da parte anterior da perna.

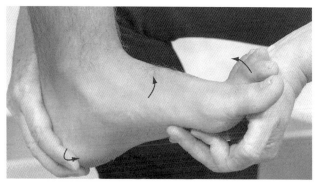

Figura 13.94 Teste de dorsiflexão-eversão para síndrome do túnel do tarso.

O teste é considerado positivo para lesão do nervo fibular superficial ou para lesão das raízes nervosas L4, L5 ou S1 se, ao ser solicitado ao paciente que realize a flexão plantar do pé, ocorrer dorsiflexão da borda medial e não houver resistência durante a flexão plantar da borda lateral.

Linha de Feiss.[75,86] O examinador marca o ápice do maléolo medial e a face plantar da primeira articulação metatarsofalângica com o paciente não sustentando peso (Fig. 13.95A). A seguir, palpa a tuberosidade do navicular na face lateral do pé, observando sua posição em relação a uma linha que une os dois pontos previamente marcados. Em seguida, o paciente posiciona-se em pé com os pés afastados 8 a 15 cm. Os dois pontos são verificados para se certificar de que eles ainda representam o ápice do maléolo medial e a face plantar da articulação metatarsofalângica. A tuberosidade do navicular é novamente palpada. Normalmente, a tuberosidade do navicular localiza-se na linha que une os dois pontos, ou muito próxima a ela (Fig. 13.95B). Quando a tuberosidade cai um terço da distância até o solo, isto representa um pé chato de primeiro grau; se cai dois terços da distância até o solo, representa um pé chato de segundo grau; e se repousar sobre o solo, isto representa um pé chato de terceiro grau (ver Fig. 13.42A).

Mensuração do tornozelo em "8" para a tumefação.[281-284] O paciente senta-se com os membros inferiores estendidos, o tornozelo e a perna além da beirada da maca do exame e o tornozelo na posição plantígrada (90°). Rohner-Spengler et al.[285] recomendam o posicionamento do tornozelo a 20° de flexão plantar (denominado **"em 8" a 20°**). Utilizando uma fita métrica plástica de 6 mm de largura, o examinador coloca o fim da fita métrica sobre o tendão do tibial anterior, levando a fita medialmente através da parte dorsal do arco do pé, em um ponto imediatamente distal à tuberosidade do navicular. A seguir, a fita métrica é levada através do arco do pé, imediatamente proximal à base do metatarsal V, através do tendão do tibial anterior e, em seguida, em torno da articulação do tornozelo, até um ponto imediatamente distal à ponta do maléolo medial, através do tendão do calcâneo, e retornando à posição inicial (Fig. 13.96). A mensuração é repetida três vezes e a média é calculada.

Teste funcional do hálux limitus.[286,287] O paciente assume a posição de decúbito dorsal, com a perna apoiada sobre a maca de exame. Com uma das mãos, o examinador mantém a articulação talocalcânea na posição neutra,

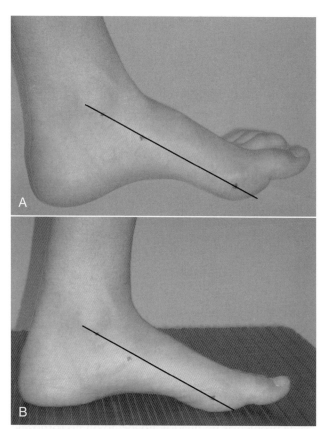

Figura 13.95 (A) Linha de Feiss sem descarga de peso. O navicular se encontra em posição normal. (B) Linha de Feiss com descarga de peso. O navicular está ligeiramente abaixo da linha (dentro dos limites normais).

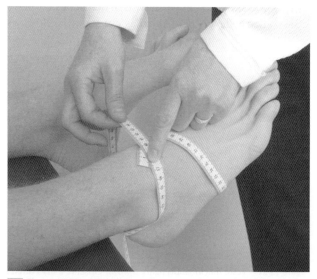

Figura 13.96 Mensuração do tornozelo em "8" para verificar tumefação.

enquanto utiliza a mesma mão para manter em dorsiflexão o primeiro metatarsal. Com a outra mão, o examinador dorsiflexiona a falange proximal do hálux. Se ocorrer flexão plantar do primeiro metatarsal durante a dorsiflexão do artelho, o teste será considerado positivo para funcionamento anormal da articulação mediotarsal, que acarreta uma pronação anormal dessa articulação durante o final da fase de apoio médio da marcha (Fig. 13.97).

Teste de Hoffa. O paciente posiciona-se em decúbito ventral com os pés estendidos além da beirada da maca de exame. O examinador palpa o tendão do calcâneo enquanto o paciente executa a flexão plantar e a dorsiflexão do pé. O teste é considerado positivo para uma fratura do calcâneo quando, à palpação, o tendão do calcâneo do lado lesionado parece menos tenso que o do outro lado. A dorsiflexão passiva no lado afetado também é maior.

Sinal de Homans. O pé do paciente é flexionado dorsalmente de modo passivo com o joelho estendido. O sinal de Homans é considerado positivo para a tromboflebite venosa profunda quando o paciente queixa-se de dor na panturrilha (Fig. 13.98). A sensibilidade também é evocada pela palpação da panturrilha. Além desses achados, o examinador pode observar palidez e tumefação na perna e ausência de pulso da artéria dorsal do pé.

Discrepância no comprimento de membros inferiores (anisomelia) e comprimento funcional de membros inferiores (ver Cap. 11).[288,289] O paciente fica em pé, na postura normal relaxada (Fig. 13.99). O examinador palpa as espinhas ilíacas anterossuperiores e, em seguida, as espinhas ilíacas posterossuperiores, devendo anotar qualquer diferença percebida. Continuando, o examinador posiciona o paciente de modo que suas articulações talocalcâneas ficam em uma posição neutra durante a sustentação de peso. O paciente mantém essa posição com os artelhos voltados diretamente para a frente e os joelhos estendidos; e o examinador volta a palpar as espinhas ilíacas anterossuperiores e posterossuperiores. Se persistirem as diferenças previamente observadas, as articulações da pelve e sacroilíacas devem ser avaliadas em seguida. Se essas

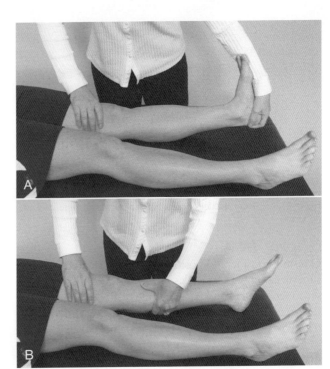

Figura 13.98 Sinal de Homans para tromboflebite. (A) Teste. (B) Palpação para determinar se há dor indicativa de tromboflebite.

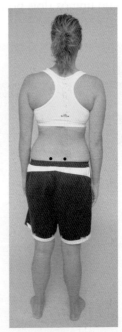

Figura 13.99 Comprimento funcional dos membros inferiores na posição em pé (articulação talocalcânea ou posição neutra). Os *pontos pretos* indicam as espinhas ilíacas posterossuperiores.

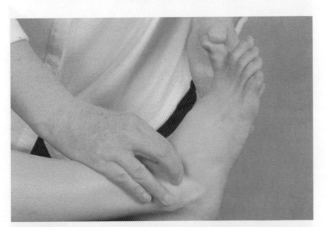

Figura 13.97 Teste funcional do hálux *limitus*. Observe a mão direita da examinadora, assegurando-se de que o pé fique na posição neutra enquanto o hálux é dorsiflexionado ou estendido.

diferenças previamente observadas desaparecerem, o examinador deve suspeitar de uma diferença funcional no comprimento dos membros inferiores, em decorrência de problemas no quadril, no joelho ou no tornozelo e pé – sobretudo, problemas no tornozelo e no pé (Tab. 13.12; ver Tab. 9.9). Em seguida, o examinador deve

TABELA 13.12

Avaliação dinâmica do comprimento do membro inferior

Desgaste assimétrico do calçado	Hiperqueratose assimétrica	Postura assimétrica	Alinhamento ou movimento assimétrico

Porção superior do calçado
  Contraforte do calcanhar
  Varo ou valgo
	Face medial da articulação interfalângica distal I
	Face medial do metatarsal I
	Cabeças dos metatarsais II e III
		Pé
		Tornozelo
		Joelho
		Quadril
			Desvio lateral dos artelhos
			Artelhos comprimidos
			Alinhamento patelar sobre o pé
			Flexão de joelho

Sola do calçado
  Salto posterolateral
  Salto posterocentral
  Salto posteromedial
	Cabeças dos metatarsais IV e V
	Calcâneo
	  Lateral
	  Central
	  Medial
		Pelve	Queda do quadril
			Propulsão

Modificada de Wallace LA. Limb length difference and back pain. In Grieve GP, editor. *Modern manual therapy of the vertebral column.* Edinburgh: Churchill Livingstone, 1986. p. 469.

determinar o motivo dessa diferença. Por exemplo, frequentemente observa-se pronação do pé em casos de antepé ou retropé varo, tíbia vara, músculos encurtados (p. ex., panturrilha, posteriores da coxa, flexores de quadril) ou fracos (p. ex., inversores de tornozelo, piriforme).

A discrepância no comprimento dos membros inferiores pode ter uma origem estrutural (diferença entre ossos) ou funcional (alteração da mecânica), podendo afetar a distribuição do peso sobre os pés.[290] Ocasionalmente, a deformidade estrutural de comprimento dos membros inferiores é denominada discrepância verdadeira no comprimento dos membros inferiores. Os padrões de compensação podem incluir: pronação; flexão de quadril ou joelho do membro mais longo; e/ou supinação e extensão de quadril ou joelho no membro mais curto. Nos casos em que não haja compensação, a espinha ilíaca anterossuperior e/ou a espinha ilíaca posterossuperior estará em posição mais baixa na perna mais curta, o que resulta em uma escoliose postural ou funcional. No lado mais curto, ocorre diminuição no tempo de permanência na fase de apoio da marcha, a velocidade da marcha diminui, a cadência aumenta e o comprimento da passada diminui.

Teste de Matles (teste de flexão do joelho).[27,291] O paciente fica em decúbito ventral com o pé além da borda da maca de exame, enquanto o profissional de saúde fica em pé próximo da extremidade da maca. Solicita-se ao paciente que flexione ativamente o joelho a 90° (Fig. 13.100). Durante o movimento, o examinador observa o pé que, normalmente, estará em uma discreta flexão plantar com o joelho em flexão. O teste será considerado positivo para distensão de 3° grau (ruptura) do tendão do calcâneo se houver uma "queda" do pé até uma posição neutra ou de discreta dorsiflexão.

Teste de Morton (da compressão).[79] O paciente assume uma posição de decúbito dorsal. O examinador utiliza seu polegar e dedo indicador de uma das mãos para fazer uma compressão sobre a face dorsal e plantar de cada espaço intermetatarsal. Em seguida, pega com a outra

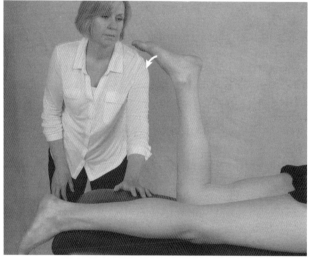

Figura 13.100 Teste de Matles. A imagem mostra um teste negativo. Em caso de ruptura do tendão do calcâneo, o tornozelo se move em dorsiflexão adicional *(seta)*.

mão o pé do paciente em torno das cabeças dos metatarsais e as comprime em conjunto. A ocorrência de dor é um sinal positivo para fratura por estresse, ou neuroma. Em alguns casos, um estalido palpável é sentido (**estalo de Mulder**) durante o teste.[2]

Teste do comprimento tibial posterior de Patla.[128] O paciente posiciona-se em decúbito ventral com o joelho flexionado a 90°. Com uma das mãos, o examinador mantém o calcâneo em eversão e o tornozelo em dorsiflexão (Fig. 13.101). Com a outra mão, ele coloca o polegar sobre a superfície plantar das bases dos metatarsais II, III e IV enquanto os dedos indicador e médio são colocados sobre a superfície plantar do navicular. A seguir, o examinador determina o *end feel* (qualidade do movimento percebido) empurrando dorsalmente sobre o navicular e as cabeças dos metatarsais. O *end feel* é comparado com o do lado normal. O teste é considerado positivo quando ocorre reprodução dos sintomas do paciente.

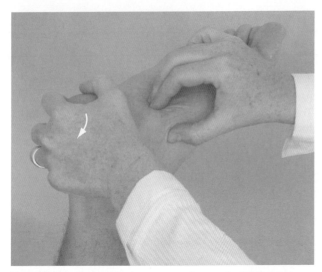

Figura 13.101   Teste de Patla para comprimento do tibial posterior.

? Teste do balanço para subluxação tibiotalar posterior.[292] O paciente posiciona-se sentado com os pés pendentes na beirada da maca de exame (Fig. 13.102). O examinador posiciona as mãos em torno do dorso do pé utilizando os dedos da mão para manter os pés paralelos ao solo. Com os polegares, ele palpa a porção anterior do tálus. A seguir, o examinador realiza passivamente a flexão plantar e a dorsiflexão do pé e compara a qualidade e o grau de movimento entre os pés, especialmente na dorsiflexão. O teste é considerado positivo para subluxação tibiotalar posterior quando é sentida uma resistência na dorsiflexão normal do tornozelo lesionado.

⚠ Teste do impacto sinovial.[34] O paciente assume a posição sentada com as pernas estendidas na maca de exame.

O examinador fica em pé na extremidade da maca e pega o calcâneo do paciente, de modo que o polegar de uma das suas mãos esteja na goteira anterolateral da articulação do tornozelo. A outra mão segura no antepé. Primeiramente, o examinador mobiliza o pé em flexão plantar e, em seguida, aplica pressão sobre a goteira lateral. Enquanto mantém a pressão na goteira lateral, o examinador mobiliza passivamente o pé do paciente em dorsiflexão (Fig. 13.103). Caso haja uma membrana sinovial hipertrófica, a estrutura é forçada para o interior da articulação pelo polegar do examinador, impactando entre o colo do tálus e o aspecto distal da tíbia, o que causa dor (ou aumento da dor causada pela pressão exercida pelo polegar), sugerindo um teste positivo.

⚠ Teste para luxação do tendão do fibular.[293] O paciente é posicionado em decúbito ventral sobre a maca de exame com o joelho flexionado a 90°. O examinador inspeciona a região posterolateral do tornozelo em busca de tumefação. A seguir, solicita ao paciente que realize ativamente uma flexão plantar e dorsal do tornozelo, juntamente com eversão contra resistência imposta pelo examinador (Fig. 13.104). Quando ocorre subluxação do tendão atrás do maléolo medial, o teste é positivo.

⚠ Teste de Thompson (de Simmonds) (sinal da ruptura do tendão do calcâneo). O paciente posiciona-se em decúbito ventral ou ajoelha-se sobre uma cadeira com os pés sobre a beirada da maca ou da cadeira (Fig. 13.105). Enquanto o paciente está relaxado, o examinador comprime os músculos da panturrilha. O teste é considerado positivo na ausência de flexão plantar quando o músculo é comprimido e é indicativo de uma ruptura do tendão do calcâneo (lesão de 3° grau).[294-297] Deve-se ter cautela para não supor que não existe ruptura do tendão do calcâneo quando o paciente é capaz de realizar a flexão plantar do pé sem sustentação de peso. Os músculos flexores longos são capazes de realizar esta função na postura sem sus-

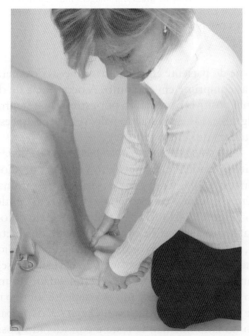

Figura 13.102   Teste de balanço para a subluxação tibiotalar posterior.

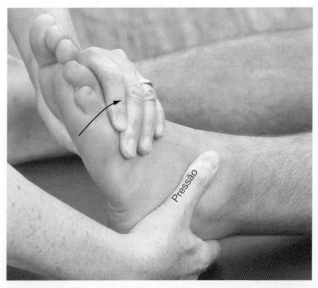

Figura 13.103   Teste do impacto sinovial.

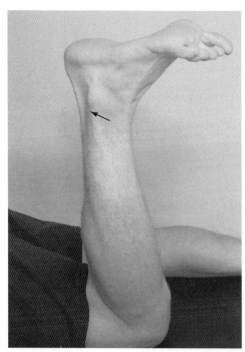

Figura 13.104 Teste para luxação do tendão do fibular. A *seta* indica o local em que se busca um tendão subluxado (ver também Fig. 13.58).

tentação de peso mesmo na presença de uma ruptura do tendão do calcâneo.

✓ **Sinal de Tinel no tornozelo (sinal da percussão).** O sinal de Tinel pode ser desencadeado em três locais da região do tornozelo. O ramo tibial anterior do nervo fibular profundo pode ser percutido na face anterior do tornozelo (Fig. 13.106A). O nervo tibial posterior pode ser percutido quando passa atrás do maléolo medial (Fig. 13.106B). O terceiro local é para detecção de **neuroma de Morton**. Com uma das mãos, o examinador estende passivamente os artelhos do paciente e, enquanto mantém essa posição, utiliza o dedo médio da mão dominante para percutir entre os metatarsais, proximalmente às cabeças desses ossos por cinco vezes (Fig. 13.106C).[15,111] O teste é considerado positivo caso haja dor à palpação nos espaços interdigitais. Em todos os casos, o sinal é considerado positivo quando o paciente refere formigamento ou parestesia na região distal.

⚠ ***Teste de compressão tripla.***[298] Esse teste é aplicado na avaliação de síndrome do túnel do tarso. O examinador mobiliza o tornozelo do paciente em flexão plantar completa e o pé e o calcanhar em inversão; em seguida, aplica uma pressão constante e suave sobre o nervo tibial posterior durante 30 segundos (Fig. 13.107). O teste é considerado positivo se houver reprodução dos sintomas neurológicos.

⚠ ***Teste do molinete (teste de extensão do hálux, teste da elevação do primeiro metatarsal).***[2,55,287,299] O paciente fica em pé sobre um banco ou cadeira, com seu pé posicionado de modo que as cabeças dos metatarsais repousem na borda do banco, enquanto mantém o peso através da perna. Em seguida, o examinador dorsiflexiona passivamente o hálux ao nível da articulação metatarsofalângica, até onde for possível (Fig. 13.108A). Normalmente, essa ação causará elevação do arco longitudinal medial e rotação lateral da tíbia (Fig. 13.108B). Se essas duas ações não acontecerem, o pé não poderá funcionar normalmente.[300] A presença de dor ou seu aumento na inserção da fáscia plantar (ver Fig. 13.25) indica um teste positivo para fascite plantar. A não ocorrência de extensão pode sugerir um hálux rígido.

O teste também pode ser aplicado na avaliação de um pé chato flexível. Nesse caso, o teste é realizado da mesma maneira, mas passa a se chamar **Manobra de Hubscher** ou **teste de Jack**.[115]

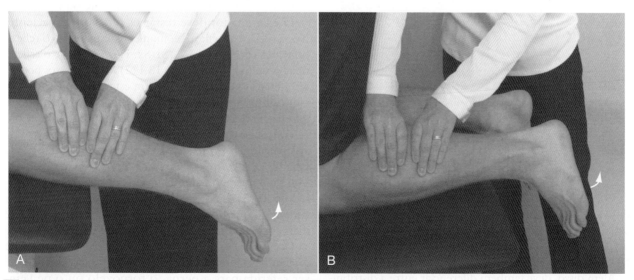

Figura 13.105 Teste de Thompson para ruptura do tendão do calcâneo. (A) Posição em decúbito ventral. (B) Posição ajoelhada. Em ambos os casos, se o resultado for negativo, ocorrerá flexão plantar do tornozelo *(seta)*.

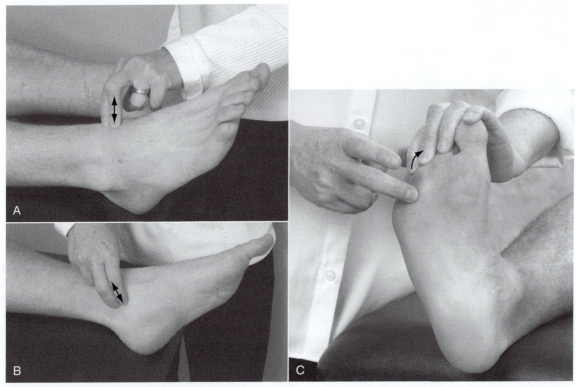

Figura 13.106 Sinal de Tinel. (A) Ramo tibial anterior do nervo fibular profundo. (B) Nervo tibial posterior. (C) Neuroma de Morton. Percussão entre os metatarsais III e IV.

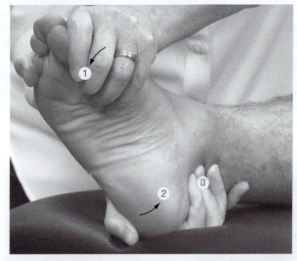

Figura 13.107 O teste de compressão tripla para o nervo tibial e para a síndrome do túnel do tarso envolve três etapas: *(1)* flexão plantar completa, *(2)* inversão do calcanhar e *(3)* compressão sobre o nervo.

Reflexos e distribuição cutânea

O examinador deve conhecer a distribuição sensitiva dos vários nervos periféricos do pé (especialmente o fibular superficial, fibular profundo e safeno) e dos ramos do nervo tibial (sural, calcâneo medial, plantar medial e plantar lateral; Fig. 13.109).

Além disso, deve também diferenciar entre a distribuição sensitiva dos nervos periféricos e a distribuição de raízes nervosas sensitivas ou dermátomos (Fig. 13.110). Embora os dermátomos variem entre os indivíduos, seu padrão nunca é idêntico ao da distribuição de nervos periféricos, que tende a ser mais constante nos pacientes.

O examinador deve testar a sensibilidade do paciente correndo suas mãos sobre as superfícies anterior, lateral, medial e posterior da perna abaixo do joelho, pé e dos artelhos (exame de rastreamento da sensibilidade). Qualquer diferença na sensibilidade deve ser anotada e pode ser mapeada mais detalhadamente com o auxílio de uma carretilha, um alfinete, um cotonete ou um pincel.

O examinador deve testar os reflexos do paciente. Nessa região, os reflexos comumente testados são o reflexo do tendão do calcâneo[301] (S1-S2; Fig. 13.111) e o reflexo tibial posterior (L4-L5; Fig. 13.112). Esses reflexos podem ser afetados pela idade e podem estar ausentes em indivíduos idosos normais.[301] O examinador também pode desejar pesquisar doenças do trato piramidal (neurônio motor superior). Existem vários métodos para testar reflexos patológicos, incluindo os reflexos de Babinski, de Chaddock, de Oppenheim e de Gordon (Fig. 13.113). Um sinal positivo comum a todos esses testes é a extensão do hálux. O reflexo de Babinski também causa abertura em leque do segundo ao quinto artelho. O teste mais comum e mais confiável é o teste de Babinski.[302]

O examinador deve lembrar-se de que a dor da parte lombar da coluna, do sacro, do quadril ou do joelho pode ser referida para a perna, o tornozelo ou o pé (Fig. 13.114). Em contraposição, a dor de uma lesão na perna,

Capítulo 13 Perna, pé e tornozelo **1147**

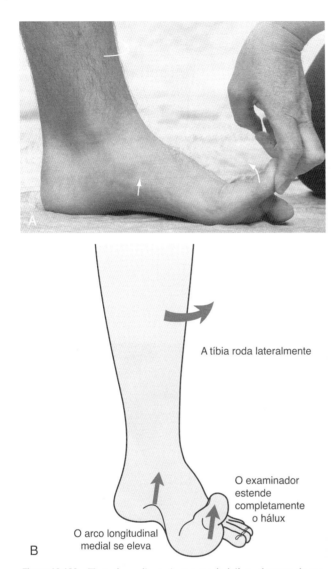

Figura 13.108 Teste do molinete (extensão do hálux, elevação do metatarsal I). (A) Para o teste, o examinador dorsiflexiona passivamente o hálux. (B) Diagrama esquemático, ilustrando o que deve ocorrer normalmente durante a realização do teste. O arco longitudinal medial se eleva e a tíbia é mobilizada em rotação lateral. (B, Reproduzida de Rose GK, Welton EA, Marshall T: The diagnosis of flat foot in the child, *J Bone Joint Surg Br* 67(1):71-78, 1985.)

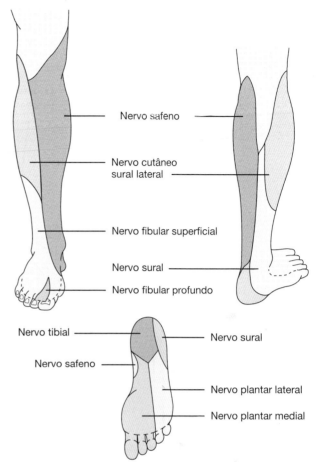

Figura 13.109 Distribuição dos nervos periféricos na perna, no tornozelo e no pé.

no tornozelo ou no pé pode ser referida para o quadril ou o joelho. A Tabela 13.13 apresenta os músculos da perna, do tornozelo e do pé e seus padrões de dor referida.

Lesões de nervos periféricos da perna, do tornozelo e do pé

Na avaliação de um paciente, e dependendo da anamnese, o examinador deve ser capaz de diferenciar entre lesões de nervo periférico no membro inferior, neuropatia periférica, sintomas referidos provenientes de condições lombossacrais ou de outras articulações periféricas do membro inferior, doença do neurônio motor superior, e doenças do sistema nervoso central, dependendo dos sintomas e de seu local de ocorrência.[303]

Nervo fibular profundo (L4 a S2). O nervo fibular profundo, um ramo do nervo fibular comum, que, por sua vez, é um ramo do nervo isquiático (Figs. 13.115 e 13.116), é o mais comumente lesionado (comprimido) na **síndrome compartimental anterior** da perna e no local onde ele passa sob o retináculo extensor (**síndrome do túnel do tarso anterior**).[237,304-310] A compressão pode ser causada por traumatismo, cadarços de sapato apertados, cisto sinovial ou pé cavo; ou pode ser decorrente de um aumento no volume intramuscular às atividades (**síndrome compartimental por esforço crônico**), em que ocorre aumento na pressão no compartimento intramuscular.[306] Roscoe et al.[311] delinearam critérios diagnósticos para a mensuração da pressão no compartimento intramuscular. A perda motora (Tab. 13.14 inclui a incapacidade de flexionar o pé dorsalmente (**pé caído**), o que acarreta uma marcha escarvante alta e uma incapacidade de controlar o movimento do tornozelo. Como o nervo fibular profundo é principalmente motor, a perda sensitiva é mínima, mas ela pode ser agravante, sobretudo na síndrome do túnel do tarso anterior (ver Fig. 13.116). A perda sensitiva é localizada em uma pequena área triangular entre o primeiro e o segundo artelho. Frequentemente, a dor é acentuada pela flexão plantar.[306] Na síndrome do túnel, a

1148 Avaliação musculoesquelética

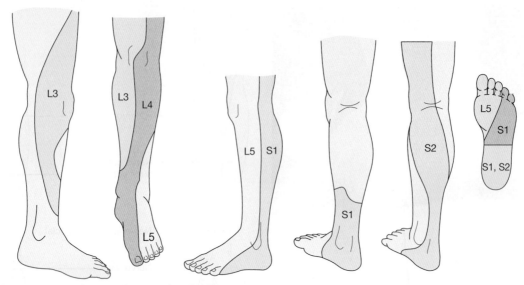

Figura 13.110   Dermátomos da perna, do tornozelo e do pé.

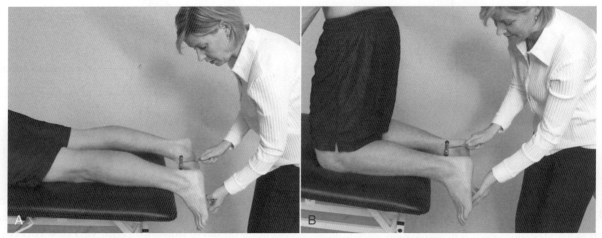

Figura 13.111   Teste para o reflexo do tendão do calcâneo (S1-S2). (A) Decúbito ventral. (B) De joelhos.

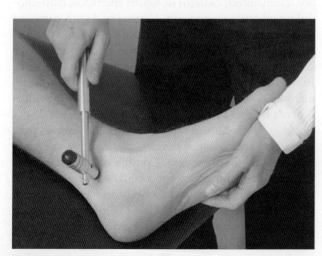

Figura 13.112   Reflexo do tibial posterior (L4-L5).

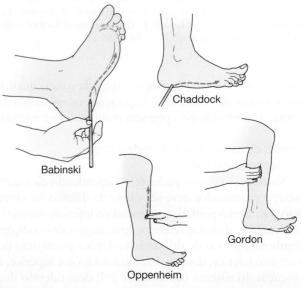

Figura 13.113   Reflexos patológicos em doenças do trato piramidal.

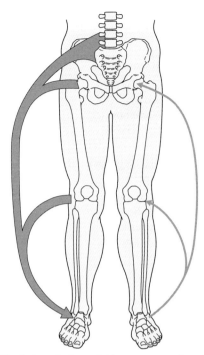

Figura 13.114 Padrão de dor referida para tornozelo e de dor originada no tornozelo.

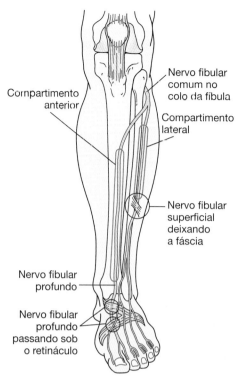

Figura 13.115 O nervo fibular superficial passa no compartimento lateral da perna e pode ser encarcerado ao atravessar a fáscia 8 a 12 cm proximalmente à ponta do maléolo lateral. O nervo fibular profundo pode ser comprimido no local onde atravessa o septo intermuscular para percorrer o compartimento anterior e sob o retináculo.

TABELA 13.13

Músculos da perna, do tornozelo e do pé e dor referida

Músculo	Padrão de dor referida
Tibial anterior	Face anterior da perna, face medial do dorso do pé até o hálux
Fibular longo	Face superolateral da perna
Fibular curto	Face lateral da perna, sobre o maléolo lateral e face lateral do pé
Fibular terceiro	Face lateral da perna, anterior ao maléolo lateral e sobre o dorso do pé ou atrás do maléolo lateral até a face lateral do calcanhar
Gastrocnêmio	Atrás do joelho, face posterior da perna à face medial do dorso do pé
Sóleo	Face posterior da perna até o calcanhar e, algumas vezes, até a planta do pé
Plantar	Face posterior do joelho até a metade superior da face posterior da perna
Tibial posterior	Face posterior da perna, tendão do calcâneo, calcanhar e planta do pé
Extensor longo dos dedos	Face anterolateral da perna até o dorso do pé
Extensor longo do hálux	Face anterior da perna até a face dorsomedial do pé
Flexor longo dos dedos	Face posteromedial da perna, sobre o maléolo medial, porção distal da planta do pé
Flexor longo do hálux	Face plantar do hálux
Extensor curto dos dedos e extensor curto do hálux	Dorso do pé
Abdutor do hálux	Face medial do calcanhar e face medial do dorso do pé
Abdutor do dedo mínimo	Planta do pé sobre o metatarsal V
Flexor curto dos dedos	Sobre a cabeça do metatarsal
Quadrado plantar (flexor acessório)	Face plantar do calcanhar
Adutor do hálux	Planta do pé sobre os metatarsais
Flexor curto do hálux	Face dorsal e plantar do metatarsal I e do hálux
Interósseos	Dorso e face plantar do metatarsal e artelhos equivalentes

TABELA 13.14
Lesões de nervos periféricos (neuropatias) da perna, do tornozelo e do pé

Nervo	Fraqueza muscular	Alteração sensitiva	Reflexos afetados
Nervo fibular profundo (L4 a S2)	Tibial anterior Extensor longo dos dedos Extensor curto dos dedos Extensor longo do hálux Fibular terceiro	Área triangular entre o primeiro e o segundo artelhos	Nenhum
Nervo fibular superficial (L4 a S2)	Fibular longo Fibular curto	Face lateral da perna e dorso do pé	Nenhum
Nervo tibial (L4 a S3)	Gastrocnêmio Sóleo Plantar Tibial posterior Flexor longo dos dedos Flexor longo do hálux Flexor acessório (quadrado plantar) Abdutor do dedo mínimo Flexor do dedo mínimo Lumbricais Interósseos Adutor do hálux Abdutor do hálux Flexor curto dos dedos Flexor curto do hálux	Planta do pé com exceção da borda medial, superfície plantar dos artelhos	Calcâneo (S1-S2) Tibial posterior (L4-L5)

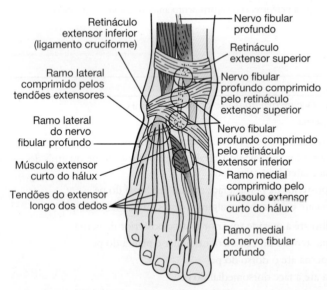

Figura 13.116 Compressão do nervo fibular profundo pelo retináculo extensor ou por outras estruturas.

fraqueza muscular é mínima (extensor curto dos dedos); a dor é do tipo queimação e localiza-se entre o primeiro e o segundo artelho, podendo algumas vezes ser referida para o dorso do pé.

Nervo fibular superficial (L4 a S2). Lesões do nervo fibular superficial (ramo do nervo fibular comum) (Fig. 13.117; e ver Fig. 13.115) são raras, mas foram descritas associadas a entorses laterais (inversão) do tornozelo que provocam distensão do nervo, ou ao encarceramento do nervo no momento em que ele atravessa a fáscia profunda para se tornar subcutâneo, cerca de 10 a 13 cm acima do maléolo lateral (Fig. 13.118).[25,239,305,308,309,312-315] A perda motora na lesão alta, próximo da cabeça da fíbula, consiste principalmente na perda da eversão do pé e da estabilidade

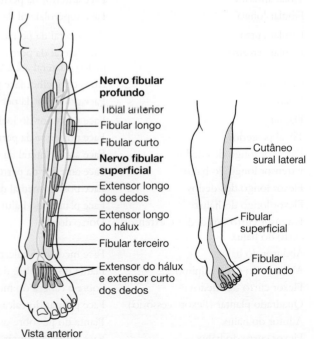

Figura 13.117 Nervo fibular comum e seus ramos, os nervos fibular superficial e profundo.

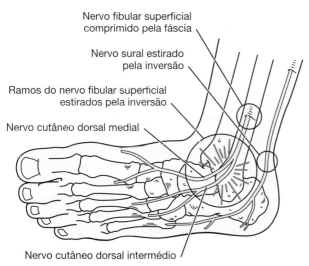

Figura 13.118 Distensão do nervo fibular superficial em decorrência da inversão do tornozelo.

do tornozelo. Em ambas as lesões, a perda sensitiva é a mesma. O nervo fibular superficial tem um papel sensitivo maior que o ramo fibular profundo; ele inerva a face lateral da perna e o dorso do pé (ver Fig. 13.117). Essa alteração sensitiva comumente é maior com a atividade. Geralmente, sintomas são desencadeados quando o examinador realiza a flexão plantar e a inversão do pé enquanto aplica uma pressão sobre a região distal.[316]

Pahor e Toppenberg relatam que o *slump test* (ver Cap. 9) combinado com flexão plantar e inversão do pé pode ser usado para excluir lesão neurológica ao nervo após entorse lateral do tornozelo.[317]

Nervo tibial (L4 a S3). O nervo tibial, um ramo do nervo isquiático (Fig. 13.119), tem um papel importante na perna, no tornozelo e no pé porque inerva todos os músculos da face posterior da perna e da planta do pé. O nervo pode ser lesionado na região poplítea, no nível do joelho, por causa de um traumatismo (p. ex., luxação, golpe) ou por encarceramento no local em que passa sobre o poplíteo e sob o sóleo. A lesão ou síndrome de **encarceramento poplíteo** pode acompanhar uma entorse de tornozelo.[313]

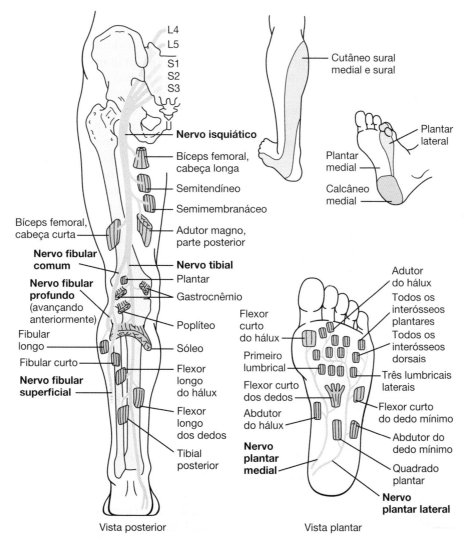

Figura 13.119 Distribuição do nervo isquiático e seus ramos (nervos tibial e fibular comum).

Mais raramente, o nervo tibial e/ou a artéria poplítea pode sofrer compressão no compartimento posterior profundo, em decorrência de uma atividade de esforço crônica (**síndrome compartimental posterior profunda por esforço crônico**). Nesses casos, o paciente relata dor e sensação de pressão na panturrilha dentro de meia hora após ter dado início à atividade (p. ex., correr), juntamente com uma fraqueza dos músculos supridos pelo nervo tibial (ver Tab. 13.10), além de uma redução na sensibilidade na distribuição desse nervo.[52,318] No tornozelo, o nervo pode ser comprimido ao passar pelo túnel do tarso, o qual é formado pelo maléolo medial, calcâneo e tálus em um lado e ligamento deltóideo (principalmente o ligamento tibiocalcâneo) no outro. Esta compressão é denominada **síndrome do túnel do tarso** (Fig. 13.120).[120,305,310,319-321]

A lesão do nervo no nível do joelho causa uma incapacidade funcional importante. Do ponto de vista funcional, o paciente é incapaz de realizar a flexão plantar e a inversão do pé com importante repercussão sobre a marcha. Além disso, o paciente é incapaz de flexionar, abduzir ou aduzir os artelhos. A perda sensitiva envolve principalmente a planta do pé, a superfície lateral do calcanhar e as superfícies plantares dos artelhos. Na síndrome de encarceramento poplíteo, a artéria poplítea é frequentemente comprimida com o nervo, acarretando sintomas vasculares (p. ex., hipoestesia, formigamento, cãibras intermitentes, pulso dorsal do pé fraco) e sinais neurológicos.

A compressão no túnel do tarso pode ser causada por tumefação após traumatismo, lesão expansiva (p. ex., cisto sinovial), inflamação (p. ex., paratendinite), deformidade em valgo, ou inversão crônica.[122,307-309,322-329] Sammarco et al. relataram a possibilidade da **síndrome de duplo esmagamento** do membro inferior envolvendo o nervo isquiático (L4 a S3) e um de seus ramos.[330] O examinador deve sempre ter em mente essa possibilidade ao investigar uma patologia neurológica no membro inferior, especialmente em pacientes que aparentemente não estão se recuperando. A dor e a parestesia na planta do pé são frequentes e mais intensas após longos períodos na posição em pé, durante a marcha ou à noite.[305] A dor pode ser localizada ou pode irradiar-se ao longo da face medial do tornozelo, distalmente ao maléolo medial. Algumas vezes, essa condição é diagnosticada erroneamente como fascite plantar (Tab. 13.15).[331] Nos casos de longa duração, a fraqueza motora pode tornar-se evidente nos músculos da planta do pé inervados pelos ramos terminais do nervo tibial (i. e., os nervos plantares medial e lateral).

O **nervo sural** (L5 a S2) é um ramo sensitivo do nervo tibial que inerva a pele da face posterolateral do terço inferior da perna e a face lateral do pé (Fig. 13.121). A lesão pode ser consequência de um golpe, de um traumatismo (p. ex., fratura) ou de uma distensão (p. ex., acompanhando uma entorse do tornozelo).[122,239,308,329] Uma dor lancinante e a parestesia no trajeto de sua distribuição sensitiva são sinais diagnósticos.[305]

O **nervo plantar medial** (Fig. 13.122), um outro ramo do nervo tibial localizado no pé, pode ser encarcerado no arco longitudinal, provocando dor surda no arco, dor do tipo queimação no calcanhar e alteração da sensibilidade na planta do pé, atrás do hálux. Essa condição está associada ao retropé valgo e pode ser denominada *jogger's foot* (pé do corredor).[305,310,332,333]

Similarmente, o **nervo plantar lateral** (**nervo de Baxter**) pode ficar encarcerado entre a fáscia profunda dos músculos abdutor do hálux e quadrado plantar (flexor acessório) (Fig. 13.123).[305,334] O paciente queixa-se de uma dor surda crônica no calcanhar, que piora com a marcha e a corrida. Ele não se queixa de hipoestesia (i. e., dormência). A condição é acentuada por pronação excessiva.[334]

Os nervos plantares digitais são ramos do nervo tibial. A lesão a esses nervos pode resultar em um neuroma de Morton ou interdigital[114] (ver a seção precedente, "Metatarsalgia de Morton [Neuroma interdigital]").

Nervo safeno. Este nervo é um ramo sensitivo do nervo femoral. Quando ele é lesionado, a sensibilidade da face medial da perna e do pé é afetada.[335] Mais detalhes são apresentados no Capítulo 12.

Movimentos do jogo articular

Os movimentos do jogo articular (Figs. 13.124 a 13.127) são realizados com o paciente em decúbito dorsal ou em decúbito lateral, dependendo do movimento realizado. Uma comparação do movimento entre o lado normal ou não afetado e o lado lesionado deve ser realizada.

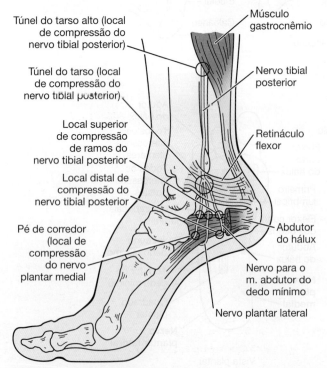

Figura 13.120 Síndrome do túnel do tarso.

TABELA 13.15

Diagnóstico diferencial entre fascite plantar e síndrome do túnel do tarso

	Fascite plantar	Síndrome do túnel do tarso
Causa	Uso excessivo	Traumatismo, lesão expansiva, inflamação, inversão, pronação, deformidade em valgo
Dor	Face plantar do pé, região anterior do calcâneo. Piora com a marcha, com a corrida e pela manhã (às vezes, melhora com atividade)	Face medial do calcanhar e arco longitudinal medial. Piora com a permanência na posição em pé, com a marcha e à noite
Eletrodiagnóstico	Normal	Prolongamento das latências motoras e sensitivas
Movimentos ativos	ADM completa	ADM completa
Movimentos passivos	ADM completa	Pode apresentar dor na pronação
Movimentos isométricos resistidos	Normais	Pode haver fraqueza dos intrínsecos do pé
Déficits sensitivos	Não	Possíveis
Reflexos	Normais	Normais

ADM: amplitude de movimento.

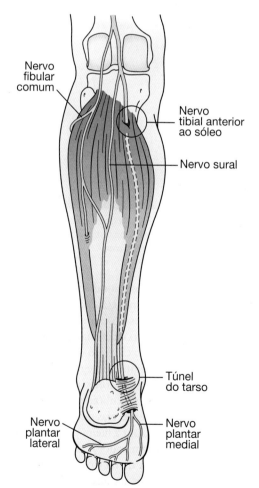

Figura 13.121 O nervo sural passa entre as duas cabeças do músculo gastrocnêmio e, em seguida, torna-se superficial no terço distal da perna. O nervo fibular comum pode tornar-se encarcerado à medida que ele passa anteriormente entre a cabeça fibular e o fibular longo. O nervo tibial pode ser encarcerado à medida que passa através do sóleo e no túnel do tarso.

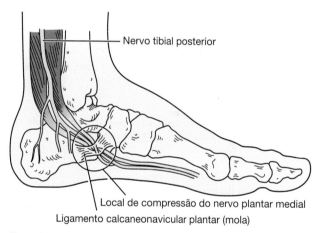

Figura 13.122 Pé do corredor (encarceramento do nervo plantar medial).

Movimentos do jogo articular da perna, do tornozelo e do pé

Articulação talocrural (tornozelo)	Extensão no eixo longitudinal (tração)
	Deslizamento anteroposterior
Articulação talocalcânea	Balanço talar
	Inclinação para os lados (medial e lateral)
Articulações mediotarsais	Deslizamento anteroposterior
	Rotação
Articulações tarsometatarsais	Deslizamento anteroposterior
	Rotação
Articulações metatarsofalângicas e interfalângicas	Extensão no eixo longitudinal (tração)
	Deslizamento anteroposterior
	Deslizamento lateral
	Rotação

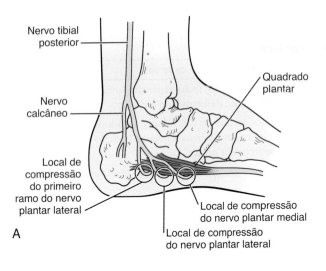

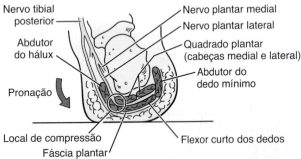

Figura 13.123 Encarceramento do nervo plantar lateral quando ele muda de direção. (A) Vista medial. (B) Vista posterior.

Extensão longitudinal

A extensão no eixo longitudinal é realizada com estabilização do segmento proximal e aplicando tração no segmento distal. Por exemplo, no tornozelo, o examinador estabiliza a tíbia e a fíbula utilizando uma correia ou simplesmente permite que a perna relaxe. Ele posiciona ambas as mãos em torno do tornozelo, distais aos maléolos, e aplica uma força de distração longitudinal. Nas articulações metatarsofalângicas e interfalângicas, o examinador estabiliza o osso metatarsal ou a falange proximal e aplica uma força de distração longitudinal sobre a falange proximal ou distal, respectivamente.

Deslizamento anteroposterior

O deslizamento anteroposterior da articulação do tornozelo é realizado com a estabilização da tíbia e da fíbula e a tração do tálus e do pé para a frente. Para testar o movimento posterior, o examinador força o tálus e o pé para trás sobre a tíbia e a fíbula. Existe uma diferença no arco de movimento entre as duas ações em testes do jogo articular. Durante o movimento anterior, o pé deve mover-se em um arco de flexão plantar; durante o movimento posterior, o pé deve mover-se em um arco de dorsiflexão. Apesar de serem semelhantes aos movimentos do teste da gaveta anterior, aqui os movimentos não são os mesmos.

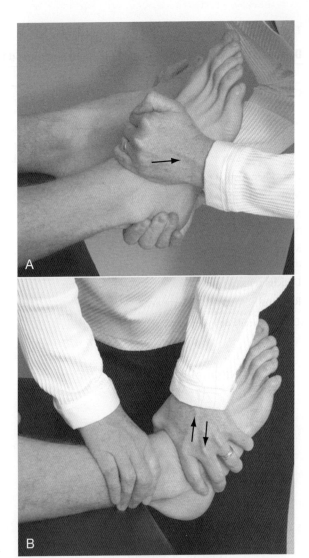

Figura 13.124 Movimentos do jogo articular na articulação talocrural. (A) Extensão no eixo longitudinal. (B) Deslizamento anteroposterior da articulação talocrural.

O deslizamento anteroposterior das articulações mediotarsais e tarsometatarsais é realizado de modo similar ao utilizado para testar os ossos do carpo no punho. Para as articulações mediotarsais, o examinador estabiliza com uma das mãos o navicular, o tálus e o calcâneo, agarrando os ossos no espaço interdigital, polegar e demais dedos. A outra mão é posicionada em torno da fileira distal dos ossos do tarso (cuneiformes e cuboide). Quando as mãos são posicionadas corretamente, elas devem tocar-se, como mostra a Figura 13.126. Com a fileira proximal dos ossos do tarso estabilizada, o examinador realiza o deslizamento anteroposterior da fileira distal dos ossos do tarso. A seguir, ele move suas mãos na direção distal, de modo que a mão estabilizadora repouse sobre a fileira distal dos ossos do tarso e a mão mobilizadora repouse sobre a área proximal dos ossos metatarsais. Novamente, as mãos devem ser posicionadas de modo que elas se toquem. Ele realiza um movimento de deslizamento anteroposterior

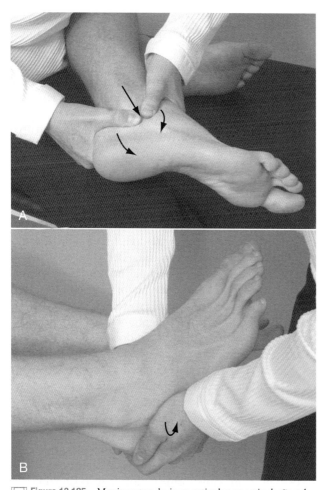

Figura 13.125 Movimentos do jogo articular na articulação talocalcânea. (A) Balanço talar com aplicação de tração leve. O tálus é balançado para a frente e para trás. (B) Inclinação lateral.

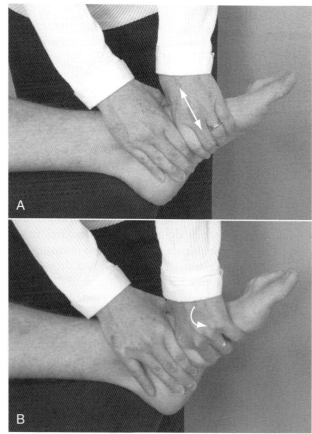

Figura 13.126 Movimentos do jogo articular nas articulações mediotarsais e tarsometatarsais. (A) Deslizamento anteroposterior. (B) Rotação.

dos ossos metatarsais enquanto a fileira distal dos ossos do tarso é estabilizada.

O deslizamento anteroposterior das articulações metatarsofalângicas e interfalângicas é realizado com a estabilização do osso proximal (metatarsal ou falange) e o deslizamento anteroposterior (em relação ao osso estabilizado) do osso distal (falange).

Balanço talar

O balanço talar é o único movimento de jogo articular realizado com o paciente em decúbito lateral.[278] Tanto o quadril quanto o joelho são flexionados. O examinador senta-se de costas para o paciente, como mostra a Figura 13.125A e coloca ambas as mãos em torno do tornozelo, imediatamente distais aos maléolos. A seguir, ele aplica uma discreta força de distração sobre o tornozelo e um movimento de balanço para a frente e para trás (flexão plantar-dorsiflexão) sobre o pé. Normalmente, o examinador deve sentir uma "batida seca" no extremo de cada movimento. Como para todos os movimentos do jogo articular, o movimento é comparado com o do lado não afetado.

Inclinação lateral

A inclinação lateral da articulação talocalcânea é realizada colocando-se ambas as mãos em torno do calcâneo (ver Fig. 13.125B). O examinador flexiona e estende os punhos, inclinando o calcâneo medial e lateralmente sobre o tálus. Ele mantém o pé do paciente na posição anatômica, enquanto realiza o movimento, que é idêntico ao utilizado para testar o ligamento calcaneofibular no teste de inclinação talar.

Rotação

A rotação nas articulações mediotarsais é realizada de modo semelhante ao deslizamento anteroposterior nessas articulações. A fileira proximal dos ossos do tarso (navicular, calcâneo e tálus) é estabilizada, e a mão mobilizadora é colocada em torno dos ossos tarsais distais (cuneiformes e cuboide). A seguir, o examinador promove uma rotação da fileira distal de ossos sobre a fileira proximal de ossos. A rotação nas articulações tarsometatarsais é efetuada de modo semelhante. A rotação nas articulações metatarsofalângicas e interfalângicas é realizada estabilizando-se o osso proximal com uma das mãos, aplicando-se uma leve tração e promovendo a rotação do osso distal com a outra mão.

1156 Avaliação musculoesquelética

Deslizamento lateral

O deslizamento lateral das articulações metatarsofalângicas e interfalângicas é realizado estabilizando-se o osso proximal com uma das mãos. Em seguida, com a outra mão, o examinador aplica uma leve tração sobre o osso distal e move-o para os lados (direita e esquerda) em relação ao osso estabilizado, sem provocar movimento de torção na articulação.

Testes de mobilidade para os ossos do tarso

Além do teste dos ossos do tarso como um grupo, esses ossos devem ser testados individualmente, especialmente quando ocorrerem sintomas durante o teste do grupo. O examinador pode testar esses ossos individualmente utilizando o método que seja mais desejável, tendo em mente que a magnitude do movimento normalmente é mínima. Um exemplo de teste individual de ossos do tarso foi proposto por Kaltenborn,[336] o qual defende o uso de 10 testes para determinar a mobilidade dos ossos do tarso.

Os 10 testes para mobilidade tarsal de Kaltenborn

1. Fixar o segundo e o terceiro cuneiformes e mobilizar o osso metatarsal II.
2. Fixar o segundo e o terceiro ossos cuneiformes e mobilizar o osso metatarsal III.
3. Fixar o primeiro osso cuneiforme e mobilizar o osso metatarsal I.
4. Fixar o osso navicular e mobilizar o primeiro, o segundo e o terceiro ossos cuneiformes.
5. Fixar o tálus e mobilizar o osso navicular.
6. Fixar o osso cuboide e mobilizar os ossos metatarsais IV e V.
7. Fixar os ossos navicular e o terceiro cuneiforme e mobilizar o osso cuboide.
8. Fixar o calcâneo e mobilizar o osso cuboide.
9. Fixar o tálus e mobilizar o calcâneo.
10. Fixar o tálus e mobilizar a tíbia e a fíbula.

Palpação

À palpação, o examinador busca a presença de qualquer tumefação, observando se ela é intracapsular ou extracapsular. A tumefação extracapsular em torno do tornozelo é indicada pelo inchaço em apenas um lado do tendão do calcâneo, enquanto a tumefação intracapsular é indicada pelo inchaço em ambos os lados (ver Fig. 13.16). Quando presente, um edema depressível deve ser anotado. Quando o paciente apresenta tumefação no final do dia que desaparece após uma noite em decúbito, ele pode indicar insuficiência venosa, causada pelo enfraquecimento ou ação insuficiente da bomba muscular dos músculos da perna. A tumefação no tornozelo pode persistir por muitas semanas após uma lesão em decorrência dessa insuficiência.

O examinador deve também observar a textura da pele e das unhas. A pele de um pé isquêmico apresenta perda de pilificação e torna-se fina e inelástica. Além disso, as unhas tornam-se ásperas, espessas e irregulares. Muitas das alterações ungueais observadas na mão (ver Cap. 7) em presença de uma doença sistêmica também são observadas no pé. Quando existe má circulação, o pé também se torna mais frio. O pé é palpado em posições sem sustentação de peso e na posição sentada com os membros inferiores estendidos ou em decúbito dorsal. As estruturas a seguir, inclusive as articulações entre elas, devem ser palpadas.

Palpação anterior e anteromedial

Artelhos e ossos metatarsais, cuneiformes e navicular. Iniciando no lado medial, o hálux e suas duas falanges são facilmente palpados. Prosseguindo na direção proximal, o examinador chega ao osso metatarsal I (Fig. 13.128). A cabeça do metatarsal I deve ser palpada cuidadosamente. Na face medial do pé, o examinador palpa em busca de qualquer evidência de joanete (exostose, hiperqueratose e bolsa inflamada), o qual frequentemente está associado a hálux valgo. Na face plantar, os dois ossos sesamoides imediatamente proximais à cabeça do metatarsal I podem ser palpados.[337] A seguir, o examinador palpa o osso metatarsal I ao longo do seu comprimento, até o osso primeiro cuneiforme, e observa a presença de sensibilidade à palpação, tumefação ou sinais patológicos. À medida que o examinador move sua mão proximalmente além do primeiro cuneiforme (face medial), ele sente uma proeminência óssea, a tuberosidade do osso navicular. A seguir, ele retorna ao osso primeiro cuneiforme e move a mão lateralmente sobre as superfícies dorsal e plantar, palpando o segundo e o terceiro cuneiformes (Fig. 13.129). Como o primeiro cuneiforme, os ossos navicular e segundo e terceiro cuneiformes devem ser palpados em suas faces dorsais e plantares observando-se a presença de sinais patológicos como, por exemplo, fratura, exostose ou **doença óssea de Köhler** (osteocondrite do osso navicular).

Movendo-se lateralmente, o examinador palpa as três falanges de cada um dos quatro artelhos laterais. Cada osso metatarsal é palpado proximalmente, investigando-se a presença de condições como, por exemplo, a **doença de Freiberg** (osteocondrose da cabeça do segundo metatarsal). Sob as cabeças dos metatarsais II e III na face plantar, o examinador deve buscar evidências de hiperqueratose, a qual pode indicar uma queda do arco metatarsal. Devem-se palpar a base do metatarsal V (processo estiloide) e o osso cuboide adjacente em busca de sinais patológicos, como, por exemplo, uma fratura ou erros de posição ou um **neuroma de Morton**, habitualmente observado no interespaço entre os ossos metatarsais III e IV. Além disso, a face lateral da cabeça do metatarsal V pode apresentar um joanete semelhante ao observado no primeiro artelho. Esta alteração é denominada **joanete do alfaiate** (ver Fig. 13.30).

Além de palpar os ossos metatarsais, o examinador palpa entre os ossos em busca de evidências de patologia

Capítulo 13 Perna, pé e tornozelo **1157**

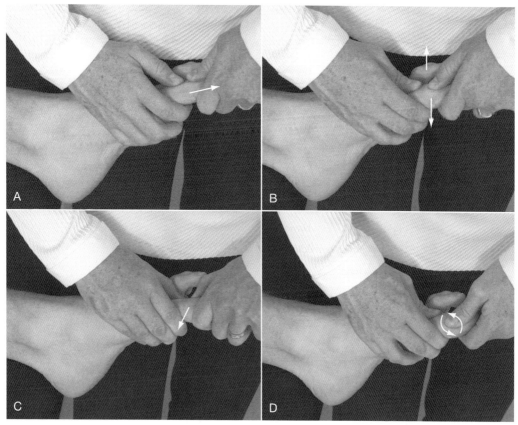

Fiigura 13.127 Movimentos do jogo articular nas articulações metatarsofalângicas e interfalângicas. (A) Extensão no eixo longitudinal. (B) Deslizamento anteroposterior. (C) Deslizamento lateral. (D) Rotação.

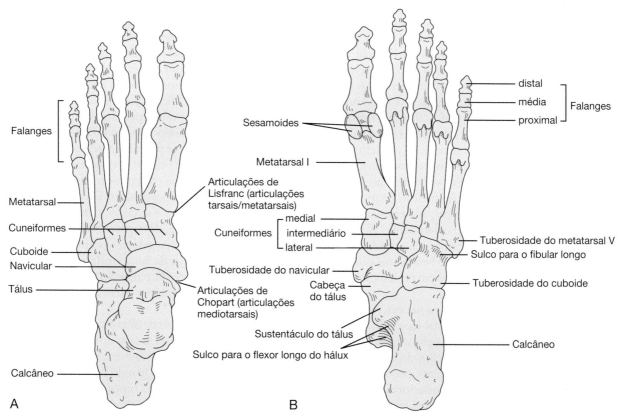

Figura 13.128 Ossos do tornozelo e do pé. (A) Vista dorsal. (B) Vista plantar.

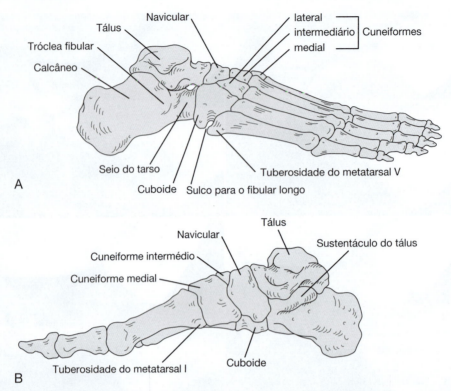

Figura 13.129 Ossos do pé. (A) Vista lateral. (B) Vista medial.

(p. ex., neuroma interdigital), assim como os músculos intrínsecos do pé.

Maléolo medial, ossos mediais do tarso e artéria tibial posterior. O examinador estabiliza o calcanhar do paciente segurando o calcâneo com uma das mãos e, com a outra, ele palpa as bordas distais do maléolo medial em busca de sensibilidade à palpação ou tumefação. Movendo-se a partir da extensão distal do maléolo medial ao longo de uma linha que o une à tuberosidade do navicular, o examinador move-se ao longo do tálus até alcançar a cabeça desse osso. Enquanto a cabeça do tálus é palpada, o examinador pode everter e inverter o pé, sentindo o movimento entre a cabeça do tálus e o osso navicular. A eversão faz que a cabeça do tálus se torne mais proeminente, assim como o pé chato. Ao mesmo tempo, o tendão do tibial posterior pode ser palpado em seu local de inserção nos ossos navicular e cuneiforme. A ruptura (distensão de terceiro grau) desse tendão produz um pé valgo e redução do arco. Os quatro ligamentos que constituem o ligamento deltóideo também podem ser palpados em busca de sinais patológicos.

Retornando ao maléolo medial na sua extensão distal, o examinador avança na direção distal (aproximadamente a largura de um dedo) até que perceba uma outra proeminência óssea, o sustentáculo do tálus do calcâneo. Essa proeminência óssea é frequentemente pequena e difícil de ser palpada. Avançando mais posteriormente, o examinador palpa a face medial do calcâneo em busca de sinais patológicos (p. ex., entorse, fratura, síndrome do túnel do tarso). À medida que avança para a face plantar do calcâneo, o examinador palpa o coxim adiposo do calcanhar, os músculos intrínsecos do pé e a fáscia plantar em busca de sinais patológicos (p. ex., equimose no calcanhar, fascite plantar, esporão ósseo).

Em seguida, retorna ao maléolo medial e palpa ao longo de sua superfície posterior, observando o movimento dos tendões do tibial posterior e flexores longos (em busca de paratendinite) durante a flexão plantar e a dorsiflexão, além de qualquer tumefação ou crepitação. Ao mesmo tempo, a artéria tibial posterior, responsável por 75% do suprimento sanguíneo do pé, pode ser palpada em seu trajeto posterior ao maléolo medial. Esse pulso é frequentemente difícil de ser palpado em indivíduos com tornozelos "gordos" e em presença de edema ou espessamento sinovial.

Conforme o examinador se desloca proximalmente ao longo da diáfise da tíbia, deve perceber se há dor à palpação ou tumefação (i. e., edema compressível), o que pode sugerir a presença de uma **síndrome do estresse tibial medial** (ver **teste da palpação da parte anterior da perna** e **teste do edema na parte anterior da perna**, em "Testes especiais").[279]

Face anterior da tíbia, colo do tálus e artéria dorsal do pé. O examinador move-se para a face anterior do maléolo medial e acompanha o seu trajeto lateralmente sobre a extremidade distal da tíbia. Quando o examinador move-se distalmente, seus dedos repousam sobre o tálus. Quando o tornozelo é flexionado dorsal e plantarmente, a face anterior da superfície articular do tálus pode ser palpada em busca de sinais patológicos (p. ex., osteocondrite dissecante [OCD] e fratura da cúpula talar). À medida que o examinador avança ainda mais distalmente, os seus dedos podem acompanhar o trajeto do colo até a cabeça do tálus. Movendo-se distalmente a partir da tíbia, o examinador deve ser capaz de palpar os tendões dos extensores longos, o tendão do tibial anterior e, com cuidado, o retináculo extensor (Fig. 13.130). Quando o examinador avança mais distalmente sobre os cuneiformes ou entre os ossos metatarsais I e II, pode palpar o pulso da artéria dorsal do pé (ramo da artéria tibial anterior). O pulso pode ser localizado entre os tendões do extensor longo dos dedos e extensor longo do hálux sobre a junção do primeiro e do segundo ossos cuneiformes. Quando existe suspeita de uma síndrome compartimental anterior, esse pulso deve ser palpado e comparado com o do lado oposto. Entretanto, deve ser lembrado que esse pulso está normalmente ausente em 10% da população.

Palpação anterior e anterolateral

Maléolo lateral, calcâneo, seio do tarso e osso cuboide. O maléolo lateral é palpado na porção distal da fíbula. Deve ser observado que o maléolo lateral estende-se mais distalmente e localiza-se mais posteriormente que o maléolo medial. O examinador palpa o calcâneo (**teste da compressão do calcâneo**), com particular atenção às laterais (fratura de calcâneo), face posterior ou tuberosidade desse osso (fratura ou bolsa retrocalcânea) e ao tubérculo do calcâneo, medial, na face plantar do pé (fascite plantar). Ao mesmo tempo, os tendões dos fibulares podem ser palpados quando eles circundam o maléolo lateral até sua inserção no pé e, superiormente, até sua origem nos músculos fibulares da perna. O retináculo fibular, o qual mantém os tendões dos fibulares no lugar ao circundarem o maléolo lateral, também é palpado, observando-se a presença de sensibilidade à palpação (ver Fig. 13.130). Durante a palpação do retináculo, o examinador deve solicitar ao paciente que realize inversão e eversão do pé. Quando existe laceração do retináculo fibular, os tendões dos fibulares frequentemente deslizam para fora do seu sulco ou luxam na eversão (ver Fig. 13.58). Durante a palpação do maléolo lateral, os ligamentos laterais (talofibular anterior, calcaneofibular e talofibular posterior) devem ser palpados, observando-se a presença de sensibilidade à palpação e tumefação (ver Fig. 13.1).

Retornando ao maléolo lateral, o examinador palpa a sua superfície anterior e, em seguida, avança anteriormente até o músculo extensor curto dos dedos, o único músculo no dorso do pé. Quando o examinador realiza uma palpação cuidadosa e profunda através do músculo, ele pode sentir uma depressão (o seio do tarso), que se situa entre a face lateral do tálus e o calcâneo, normalmente por baixo de um coxim adiposo (Fig. 13.131).[2] Quando os dedos são mantidos na depressão e o pé é invertido, o examinador sente o colo do tálus e os dedos são empurrados mais profundamente no interior da depressão. A sensibilidade nessa área também pode ser indicadora de uma entorse do ligamento talofibular anterior (ver Fig. 13.131), o ligamento mais frequentemente lesionado da perna, do tornozelo e do pé.

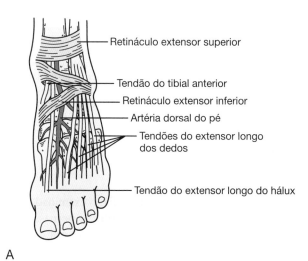

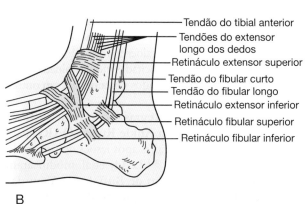

Figura 13.130 Retináculo do tornozelo. (A) Vista anterior. (B) Vista lateral.

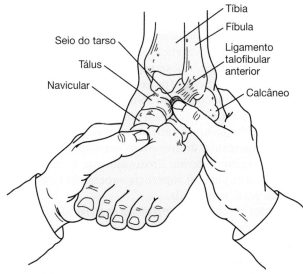

Figura 13.131 Palpação do seio do tarso e do ligamento talofibular anterior.

O osso cuboide pode ser palpado de duas maneiras. O examinador pode avançar um pouco mais distalmente, a partir do seio do tarso (aproximadamente a largura de um dedo), de modo que os seus dedos repousem sobre o osso cuboide. Ou o processo estiloide no nível da base do osso metatarsal V pode ser palpado e, à medida que o examinador avança discretamente na direção proximal, os dedos repousam sobre o osso cuboide. Em ambos os casos, as superfícies dorsal, lateral e plantar do cuboide devem ser palpadas em busca de sinais patológicos.

Articulação tibiofibular inferior, tíbia e músculos da perna. Começando no maléolo lateral e acompanhando a sua borda anterior, o examinador deve observar a presença de qualquer sinal patológico. A articulação tibiofibular inferior é quase impossível de ser palpada. No entanto, ela encontra-se entre a tíbia e a fíbula, imediatamente acima do tálus. Então, o examinador avança proximalmente sobre a crista da tíbia, observando a presença de sinais patológicos (p. ex., "canelite", síndrome compartimental anterior, fratura por estresse). Ao mesmo tempo, ele deve palpar cuidadosamente os músculos do compartimento lateral (fibulares) e do compartimento anterior (tibial anterior e extensores longos) em busca de dor à palpação ou tumefação.

Palpação posterior

A seguir, é solicitado ao paciente que assuma o decúbito ventral com os pés além da beirada da maca de exame. O examinador palpa as estruturas a seguir.

Calcâneo e tendão do calcâneo. O examinador palpa o calcâneo e os tecidos moles circundantes em busca de tumefação (p. ex., bursite retrocalcânea), exostose (p. ex., "calombo do corredor" – deformidade de Haglund) ou outros sinais patológicos. Em crianças, deve-se palpar a epífise do calcâneo em busca de evidências da **doença de Sever** (apofisite de calcâneo; Fig. 13.132). Avançando na direção proximal, o examinador palpa o tendão do calcâneo no ponto de sua inserção ao osso, 2 a 6 cm acima da inserção, onde a vascularidade do tendão se encontra diminuída, e também a junção musculotendínea em busca de algum problema,[91] observando a presença de tumefação ou espessamento (p. ex., paratendinite, bursite retrocalcânea) ou crepitação ao movimento. Um espaço palpável no tendão do calcâneo pode sugerir uma ruptura do tendão.[140] Qualquer tumefação causada por uma distensão intracapsular do tornozelo também deve ser evidente na região posterior. Proximalmente ao tendão do calcâneo, a cúpula ou superfície superior do calcâneo também pode ser palpada.

Músculos do compartimento posterior da perna. Movendo-se mais proximalmente, o examinador palpa os músculos do compartimento superficial (tríceps sural) e posteriores profundos (tibial posterior e flexores longos) da perna ao longo de seus trajetos em busca de sinais patológicos (p. ex, distensão, trombose).

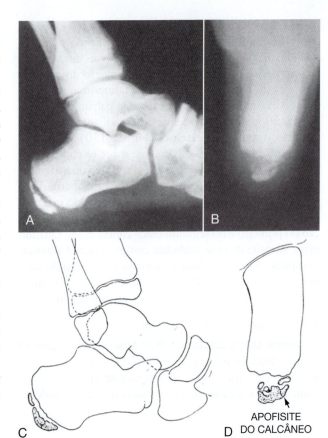

Figura 13.132 Na doença de Sever (apofisite do calcâneo), ocorre fragmentação da apófise posterior, a qual se desprende do calcâneo, acarretando aquilodinia. (A) Incidência radiográfica lateral do pé de um menino de 10 anos com dor ao nível da inserção do tendão do calcâneo. (B) Incidência axial do calcâneo. (C e D) Diagramas das radiografias A e B, respectivamente. (De Kelikian H, Kelikian AS: *Disorders of the ankle*. Philadelphia: WB Saunders, 1985. p. 121.)

Diagnóstico por imagem

Radiografia simples[338]

Ao examinar qualquer radiografia, o examinador deve procurar alterações e diferenças entre as pernas, os tornozelos e os pés direito e esquerdo como, por exemplo, osteoporose ou alterações de tecidos moles, de espaços articulares, por fraturas e de alinhamento.[339] Devem ser realizadas radiografias com e sem descarga de peso.[340] Rotineiramente, são realizadas as incidências anteroposterior, lateral e da articulação talocrural.[31,341,342] Entretanto, radiografias não devem ser solicitadas indiscriminadamente e achados devem ser considerados juntamente com outros sinais e sintomas clínicos.[343]

Stiell et al. elaboraram regras (**Regras de Ottawa para o tornozelo, Ottawa Ankle Rules [OAR]**) para o uso adequado de radiografias após lesões do tornozelo ou do pé (Fig. 13.133).[344-351] Leddy et al. modificaram essas regras na modificação de Buffalo.[352] Além das regras de Ottawa, a modificação de Buffalo inclui a crista (porção média) do maléolo, proximal às inserções ligamentares (ver Fig. 13.133). As OAR não são apli-

Incidências radiográficas comuns da perna, do tornozelo e do pé, dependendo do problema

- Incidência anteroposterior da perna e do tornozelo (com ou sem descarga de peso) (Fig. 13.140).
- Incidência anteroposterior do pé/artelhos (rotina) (Fig. 13.141).
- Incidência em perfil da perna e do tornozelo (ver Fig. 13.142).
- Incidência da articulação talocrural (oblíqua anteroposterior) (rotina – tornozelo) (ver Fig. 13.136B).
- Incidência anteroposterior do tornozelo (rotina) (ver Fig. 13.136A).
- Incidência dorsoplanar do pé (ver Fig. 13.147).
- Incidência oblíqua (45°) medial do pé (sem descarga de peso) (ver Fig. 13.148).
- Incidência oblíqua com estresse (inversão) (ver Fig. 13.153).
- Incidência anteroposterior com estresse lateral (ver Fig. 13.155).
- Incidência em perfil do pé/artelhos (ver Fig. 13.143).
- Incidência oblíqua medial do tornozelo.
- Incidência oblíqua lateral do tornozelo.
- Incidência tangencial posterior (subtalar).

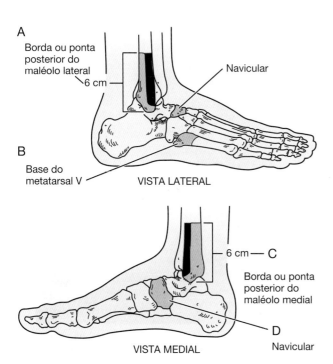

Figura 13.133 Regras de Ottawa para séries radiográficas do tornozelo e do pé em pacientes com lesão do tornozelo. Séries radiográficas somente são necessárias quando houver dor à palpação óssea em A, B, C, ou D; incapacidade de sustentar peso; e dor maleolar ou no mediopé. As áreas sombreadas em preto mostram a modificação de Buffalo.

cáveis a indivíduos com menos de 18 anos de idade, em presença de lesões múltiplas dolorosas, lesões cranioencefálicas, intoxicações, gravidez ou déficit neurológico.[249] As **Regras de Berna para o tornozelo (Bernese Ankle Rules [BAR])** foram desenvolvidas com o objetivo de melhorar os desfechos em comparação com OAR. As BAR incluem três etapas: 1) pressão direta em um local 10 cm proximal ao maléolo da fíbula (Fig. 13.134A), 2) estresse ou pressão direta no maléolo medial (Fig. 13.134B), e 3) compressão simultânea do mediopé e do retropé (Fig. 13.134C).[353-356] Uma terceira regra para o tornozelo foi desenvolvida para fraturas, a **Leiden Ankle Rule** (**Regra de Leiden para o tornozelo**), na qual são considerados 7 itens. Se a soma das pontuações for superior a 7, recomenda-se a obtenção de radiografias.[257,357] Deve-se também considerar o mecanismo da lesão.[358] Por exemplo, é comum que praticantes de *snowboard* fraturem o processo lateral do tálus. Portanto, uma história de queda durante essa atividade com sensibilidade abaixo do maléolo lateral indica a necessidade de um raio X.[130] Para serem visualizados adequadamente, o tornozelo, a perna ou o pé devem ser radiografados individualmente e, em alguns casos, todas essas regiões, com o objetivo de descartar a possibilidade de alguma lesão proximal ou distal ao local dolorido.[31,75,359-362]

Regras de Ottawa para radiografias do tornozelo (com modificações de Buffalo)

- Sensibilidade sobre o maléolo lateral até 6 cm proximalmente.
- Sensibilidade sobre o maléolo medial até 6 cm proximalmente.
- Sensibilidade sobre o navicular.
- Sensibilidade sobre a base do metatarsal V.

Regras de Berna para o tornozelo[353-356]

- Pressão bilateral em uma área 10 cm proximal ao maléolo da fíbula.
- Pressão direta sobre o maléolo medial.
- Compressão do retropé.
- Compressão do mediopé.

Regras de Leiden para o tornozelo

Característica clínica	Pontuação[a]
Deformidade, instabilidade, crepitação	5
Incapacidade de sustentar o peso	3
Artéria tibial posterior com pulso ausente ou fraco	2
Dor à palpação dos maléolos ou do metatarsal V	2
Tumefação dos maléolos ou do metatarsal V	2
Tumefação ou dor no tendão do calcâneo	1
Idade dividida por 10	Variável

[a]Se a soma das pontuações individuais exceder 7, é recomendável a obtenção de radiografias.

De Glas AS, Pijnenburg BA, Lijmer JG et al.: Comparison of diagnostic decision rules and structured data collection in assessment of acute ankle injury. *Can Med Assoc J* 166(6):728, 2002.

Yu e Cody[363] sugeriram a necessidade de três incidências para que possam ser detectadas fraturas na região do tornozelo (Fig. 13.135). Também deve-se recorrer às

1162 Avaliação musculoesquelética

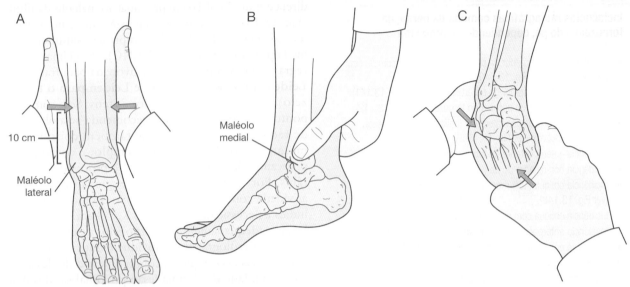

Figura 13.134 Regras de Berna para o tornozelo. (A) Pressão em um ponto 10 cm proximal ao maléolo lateral. (B) Pressão direta sobre o maléolo medial. (C) Compressão do mediopé e do retropé.

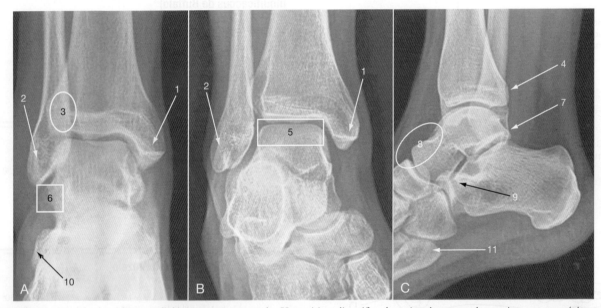

Figura 13.135 Modelo de avaliação radiológica para o tornozelo. Uma série radiográfica de rotina do tornozelo consiste em, no mínimo, três incidências: uma incidência anteroposterior (A), uma incidência talocrural (B) e uma incidência em perfil (C). São 11 os locais-alvo que representam áreas vulneráveis a fraturas: maléolos medial *(1)* e lateral *(2)*, tubérculo tibial anterior *(3)* e maléolo tibial posterior *(4)*, cúpula do tálus *(5)*, processo lateral do tálus *(6)*, tubérculos do processo posterior do tálus *(7)*, dorsalmente à articulação talonavicular *(8)*, processo anterior do calcâneo *(9)*, inserção do extensor curto dos dedos no calcâneo *(10)* e base do osso metatarsal V *(11)*. (De Yu JS, Cody ME: A template approach for detecting fractures in adults sustaining low-energy ankle trauma, *Emerg Radiol* 16[4]:309-318, 2009.)

radiografias para a identificação e classificação de fraturas e osteoartrite.[364-367]

Incidência anteroposterior do tornozelo. O examinador observa a forma, a posição (verifica se o espaço radiotransparente medial é normal) e a textura dos ossos e determina se existe alguma fratura ou osso novo subperiosteal (Fig. 13.136). A Figura 13.137 delineia os parâmetros radiográficos do tornozelo. O **espaço radiotransparente medial** é o espaço entre o tálus e o maléolo medial (Fig. 13.138). Normalmente, ele possui 4 mm ou menos de largura. Valores maiores indicam desvio talar lateral com ruptura da articulação talocrural (p. ex., fratura fibular)[259,343,368] com ruptura dos ligamentos tibiofibular e deltoide[369] e, consequentemente, da sindesmose tibiofibular.[31,255,262,370] A **superposição tibiofibular** ou **espaço radiotransparente tibiofibular** (ver Fig. 13.136A) deve

Capítulo 13 Perna, pé e tornozelo 1163

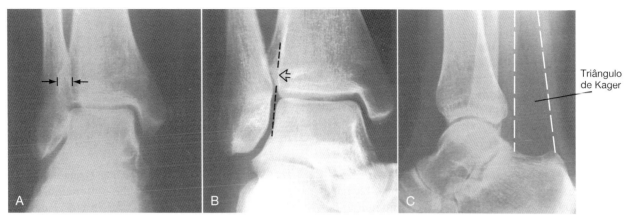

Figura 13.136 Radiografias de um tornozelo normal. (A) Incidência anteroposterior. Observe a superposição tibiofibular (*entre as setas*). (B) Incidência oblíqua interna (talocrural). A *seta* indica o alinhamento da face lateral do tálus com o córtex posterior da tíbia. (C) Incidência em perfil. Observe a presença do triângulo de Kager e um tendão do calcâneo intacto. (De Weissman BNW, Sledge CB. *Orthopedic radiology*. Philadelphia: WB Saunders, 1986. p. 590-591.)

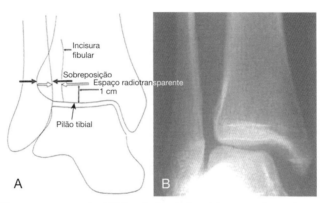

Figura 13.137 Parâmetros radiográficos para o tornozelo. (A) As relações sindesmóticas normais envolvem um espaço tibiofibular radiotransparente (*setas vazadas*), 6 mm tanto na incidência anteroposterior (AP) como na incidência talocrural, bem como uma sobreposição tibiofibular (*setas preenchidas*) superior a 6 mm, ou maior do que 42% da largura da fíbula na incidência AP, ou superior a 1 mm na incidência talocrural. O examinador mede a sobreposição 1 cm proximalmente ao pilão tibial (teto da articulação do tornozelo, ou a superfície articular da extremidade distal da tíbia). (B) Essa radiografia em incidência AP mostra uma sindesmose alargada e aumento do espaço tibiofibular radiotransparente medial, além de ausência de sobreposição. (A e B, de Stephen D: Ankle and foot injuries. In: Kellam JF et al., editores: *Orthopaedic knowledge update: trauma 2*, Rosemont, IL, 2000, American Academy of Orthopaedic Surgeons, p. 210.)

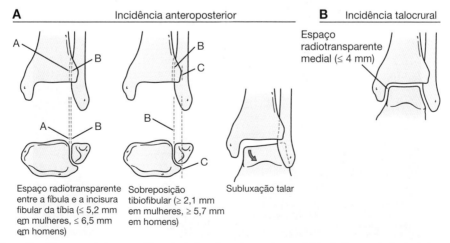

Figura 13.138 Critérios radiográficos para sindesmose. Um achado fora de quaisquer desses critérios indica uma lesão da sindesmose. (A) Imagem anteroposterior. (B) Imagem talocrural. *A*, Borda lateral do maléolo tibial posterior; *B*, borda medial da fíbula; *C*, borda lateral do tubérculo tibial anterior.

ser de, no mínimo, 6 mm e superior a 1 mm na incidência para a articulação talocrural, embora qualquer alteração e lesão relacionada tenham sido questionadas.[259,369,371] Além disso, o examinador deve observar a configuração, a congruência e a inclinação da cúpula do tálus em relação à abóbada da tíbia localizada acima, pois pode haver indicações de lesão osteocondral ou OCD (Fig. 13.139).[73] É mais provável observar OCD em mulheres (1,5 vez mais provável que em homens); os adolescentes têm risco sete vezes maior, em comparação com crianças de 6 a 11 anos.[367,372,373] Quando existem placas epifisárias, o examinador deve verificar se elas têm aspecto normal. Ele também deve observar qualquer aumento ou diminuição do espaço articular, maior redução da superposição tibial, alargamento do espaço interósseo e maior visibilidade da fossa digital.

Critérios para lesão da sindesmose[75,374]

Espaço radiotransparente medial	> 4 mm
Superposição tibiofibular	< 2,1 mm ♀
	< 5,7 mm ♂
Espaço radiotransparente entre a fíbula e a incisura fibular da tíbia	< 5,2 mm ♀
	< 6,5 mm ♂
Espaço radiotransparente medial	> Espaço radiotransparente superior

Incidência para a articulação talocrural. Nesta incidência, a articulação talocrural e a articulação tibiofibular distal podem ser visualizadas (ver Fig. 13.136B).[375] Para a realização desta incidência, a qual é uma modificação da incidência anteroposterior, o pé e a perna são rodados medialmente em 15° a 30°.

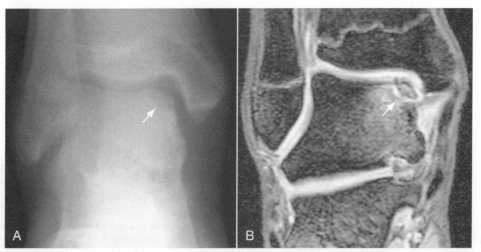

Figura 13.139 Osteocondrite dissecante do tálus: lesão medial. (A) Observe a lesão radiolucente da cúpula talar medial (*seta*), o local de um fragmento osteocondral. (B) Correspondente imagem de RM coronal, volume gradiente (TR/TE, 28/7; ângulo oposto, 25 graus) demonstra o fragmento não deslocado. (De Resnick D, Kransdorf MJ. *Bone and joint imaging*. Philadelphia: WB Saunders, 2005. p. 808.)

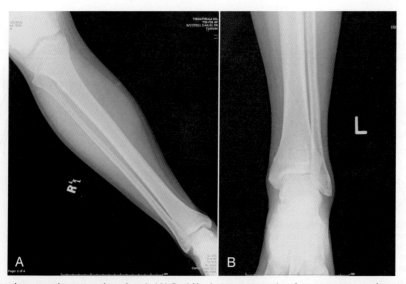

Figura 13.140 Radiografias da perna, do tornozelo e do pé. (A) Incidência anteroposterior da perna e tornozelo, com inclusão do joelho. (B) Incidência anteroposterior da perna, do tornozelo e do pé.

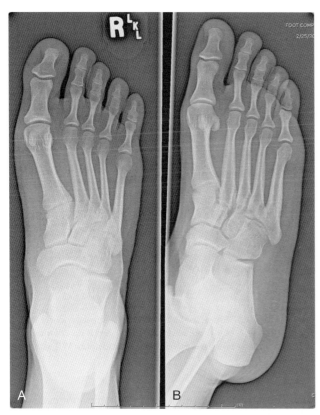

Figura 13.141 Incidências anteroposterior (A) e oblíqua (B) do pé/artelhos.

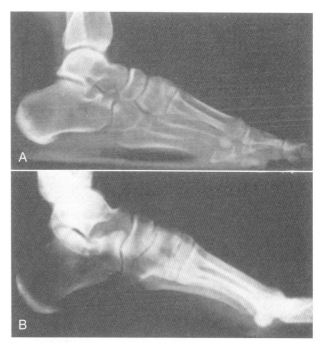

Figura 13.143 Incidência em perfil do pé. (A) Postura com sustentação de peso. Os coxins de tecidos moles estão achatados sob o calcanhar e na região anterior do pé, e a cabeça do metatarsal I é elevada pelos sesamoides localizados abaixo dela. (B) Postura sem sustentação de peso. O alinhamento e a configuração dos ossos são satisfatórios, mas a falta de resistência do solo ao peso corporal permite variações, tornando essas incidências insatisfatórias para a determinação dos contornos do pé. (De Jahss MH. *Disorders of the Foot*. Philadelphia: WB Saunders, 1991. p. 68, 72.)

Incidência em perfil da perna, do tornozelo e do pé. Nesta incidência, o examinador analisa a forma, a posição e a textura dos ossos, incluindo o tubérculo tibial (Figs. 13.142 e 13.143). Qualquer fratura, osso subperióstico novo ou esporões ósseos devem ser observados (Fig. 13.144). O examinador deve observar se as linhas epifisárias são normais e se há qualquer aumento ou diminuição do espaço articular. Embora esta incidência mostre nitidamente o tálus e o calcâneo, existe uma superposição das estruturas mediotarsais, metatarsais e falângicas. Na incidência em perfil, a presença ou ausência do **triângulo de Kager** (ver Fig. 13.136C) pode ser utilizada para diagnosticar a ruptura do tendão do calcâneo.[376] Ao analisar incidências em perfil, o examinador

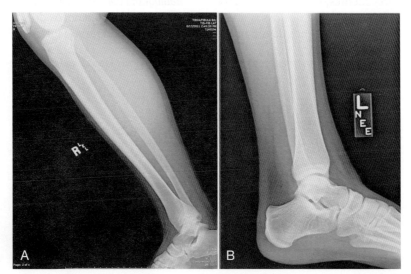

Figura 13.142 (A) Incidência em perfil da perna e tornozelo direitos, com inclusão do joelho. (B) Incidência em perfil da perna e tornozelo esquerdos, com inclusão do pé.

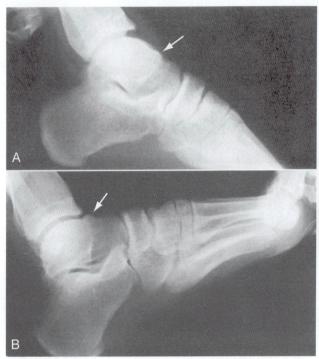
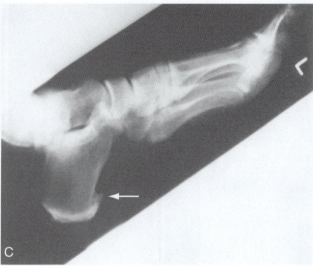

Figura 13.144 (A) Esporões talotibiais. (B) O impacto ocorre com a dorsiflexão do pé. (C) Esporão do calcâneo. (A e B de O'Donoghue DH. *Treatment of injuries to athletes.* 4.ed. Philadelphia: WB Saunders, 1984. p. 627.)

também deve estar atento à presença da doença de Sever e da doença de Köhler (Fig. 13.145). A presença de uma deformidade de Haglund (face posterossuperior do calcâneo anormalmente alargada) ou de uma "proeminência do corredor" (protuberância calcânea anormalmente grande como resultado de bursite retrocalcânea e espessamento do tendão do calcâneo), que pode ser determinada pela mensuração de linhas inclinadas paralelas (Fig. 13.146).[80,81] Fowler e Phillip também utilizaram o ângulo calcâneo posterior para determinar a mesma medida (ver Fig. 13.146B).[80,81,377]

Incidência dorsoplanar do pé. A incidência dorsoplanar é utilizada principalmente para a visualização do antepé. Como nas incidências precedentes, o examinador deve observar a posição, a forma e a textura dos ossos do pé (Fig. 13.147). Deve-se observar a presença de um metatarso primo varo ou de uma condição como, por exemplo, a doença de Köhler.

Incidência oblíqua medial do pé. Esta incidência é frequentemente obtida por fornecer a imagem mais nítida dos ossos e das articulações tarsais e das diáfises e bases dos metatarsais (Figs. 13.148 e 13.150). A incidência oblíqua medial revela qualquer patologia na articulação calcaneocubóidea, assim como a presença de uma barra calcaneonavicular (Figs. 13.151 e 13.152).

Incidência oblíqua com estresse. Com essa incidência, o examinador deve analisar se existe uma barra calcaneonavicular ou anormalidade do osso calcâneo ou do navicular (ver Fig. 13.152; Fig. 13.153).

Radiografia com estresse. A radiografia com estresse é utilizada para comparar os dois tornozelos para a integridade de ligamentos (Figs. 13.154 e 13.155).[251,322,378-]

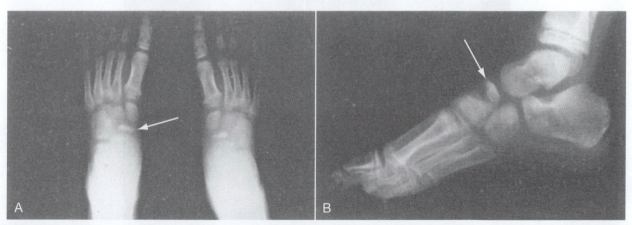

Figura 13.145 Radiografias do pé. (A) Comprometimento bilateral com condensação na fase inicial da doença de Köhler. (B) O mesmo pé dois anos mais tarde revelando restauração do contorno em fase final. (De Jahss MH. *Disorders of the foot.* Philadelphia: WB Saunders, 1991. p. 608.)

Capítulo 13 Perna, pé e tornozelo 1167

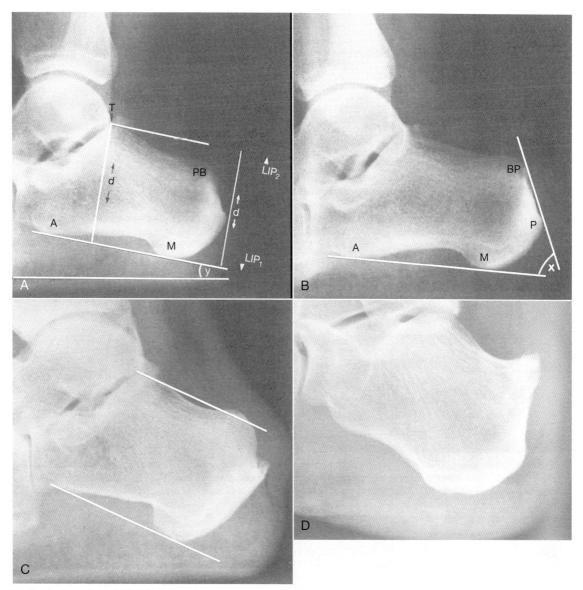

Figura 13.146 Avaliação quantitativa da forma e inclinação do osso do calcanhar (calcâneo). (A) As linhas de inclinação paralelas (*LIP*) determinam a proeminência da projeção da bolsa (*PB*). A PPL inferior (*PPL₁*) é a linha base, construída como para o ângulo calcâneo posterior. Uma perpendicular (*d*) é construída entre o lábio posterior da faceta articular talar (*T*) e a linha base. A PPL superior (*PPL₂*) é traçada paralela à linha base na distância *d*. Uma projeção da bolsa tocando a PPL₂ ou abaixo dela é normal, não proeminente, uma –PPL. O ângulo de inclinação (*y*) é formado pela intersecção da linha base (*PPL₁*) com a horizontal. (B) O ângulo calcâneo posterior (*x*) de Fowler e Phillip é o ângulo formado pela intersecção da linha base tangente ao tubérculo anterior A,[377] e a tuberosidade medial (*M*) com a linha tangente à superfície posterior da projeção da bolsa (*PB*) e a tuberosidade posterior (*P*). (C) A síndrome de Haglund é diagnosticada na incidência em perfil do calcanhar por uma +PPL; uma projeção da bolsa intacta corticalmente; perda do recesso retrocalcâneo, indicando bursite retrocalcânea; espessamento do tendão do calcâneo medindo aproximadamente 9 mm a 2 cm acima da projeção da bolsa; perda da interface aguda entre o tendão do calcâneo e o coxim adiposo pré-calcâneo, indicando tendinite do calcâneo; e convexidade dos tecidos moles posteriores em nível da inserção do tendão do calcâneo, indicando bursite superficial do tendão do calcâneo. Clinicamente, esse último achado apresenta-se como uma "protuberância do corredor". (D) Paciente com esporão osteoartrítico hipertrófico da projeção da bolsa. Essa projeção óssea desloca o tendão do calcâneo e os tecidos moles adjacentes posteriormente e cria uma "proeminência de corredor", que apresenta uma tendência para sofrer traumatismo quando calçados inadequados são utilizados. Embora esse paciente apresente clinicamente um "calombo de corredor", ele foi produzido pela luxação posterior dos tecidos normais em nível de uma projeção da bolsa proeminente. (De Pavlov H, Heneghan MA, Hersh A et al.: The Haglund deformity: initial and differential diagnosis. *Radiology*. 1982; 144:85-86.)

1168 Avaliação musculoesquelética

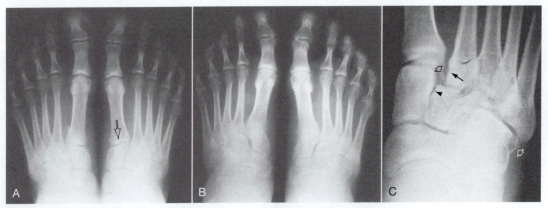

Figura 13.147 Incidência dorsoplanar do pé. (A) Postura com sustentação de peso. A articulação cuneiforme-metatarsal I é vista nitidamente (*seta*), assim como as articulações intertarsais transversas, em contraste com as radiografias sem sustentação de peso. (B) Postura sem sustentação de peso. A articulação entre os cuneiformes medial e intermediário é vista nitidamente; as outras articulações mediotarsais estão obscuras. (C) Neste paciente, observe a luxação sutil das bases dos metatarsais II a V. A borda medial da base do metatarsal II (*seta preenchida*) não está alinhada com a borda medial do segundo cuneiforme (*ponta de seta*). Fraturas da base do osso metatarsal II e do cuboide estão evidentes (*setas vazadas*). (A e B de Jahss MH. *Disorders of the foot.* Philadelphia: WB Saunders, 1991. p. 69, 71, C de Resnick, D, Krandsdorf MJ. *Bone and joint imaging.* Philadelphia: WB Saunders, 2005. p. 873.)

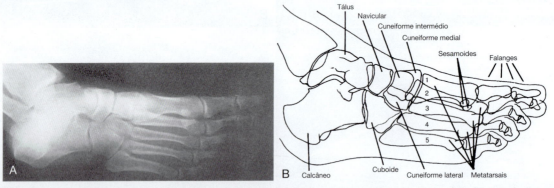

Figura 13.148 Incidência oblíqua medial do pé. (A) A radiografia mostra o alinhamento normal das bordas mediais das articulações metatarsofalângicas III e IV. Também possibilita a avaliação das relações talonaviculares e calcaneocubóidea. (B) Representação esquemática para fins de correlação. (De Brotzman SB, Manske RC: *Clinical orthopaedic rehabilitation: an evidence-based approach,* 2.ed., Philadelphia, 2003, Mosby.)

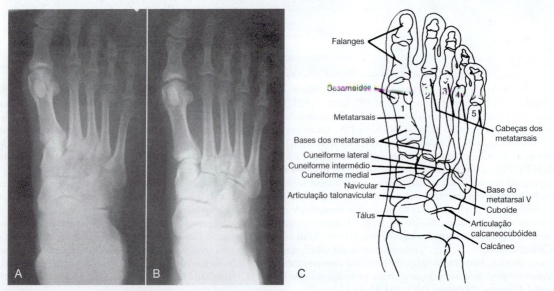

Figura 13.149 Incidência anteroposterior do pé. (A) O feixe perpendicular de raios X evidencia a anatomia do antepé, particularmente as falanges e articulações metatarsofalângicas (MTF). Observe as fraturas na região distal dos metatarsais III e IV. (B) O feixe de raios X angulado possibilita um maior detalhamento da anatomia do mediopé, ilustrando sobretudo o alinhamento normal da borda lateral da articulação MTF I e a borda medial da articulação MTF II. (C) Representação esquemática para fins de correlação. (De Brotzman SB, Manske RC: *Clinical orthopaedic rehabilitation: an evidence-based approach,* 2.ed., Philadelphia, 2003, Mosby.)

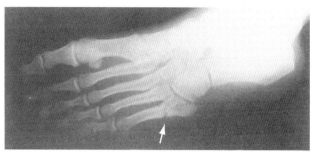

Figura 13.150 Fratura da base do metatarsal V. Todas as fraturas nessa região geralmente são referidas como "fraturas de Jones" após a descrição original publicada em 1902 por Sir Robert Jones, que sofreu essa fratura enquanto dançava. Infelizmente, a persistência desse epônimo resultou em confusão significativa no tratamento dessas fraturas, uma vez que pelo menos dois padrões de fratura distintos ocorrem na base do metatarsal V: fratura por avulsão da tuberosidade na inserção do músculo fibular curto e fratura transversa da diáfise proximal como demonstrada aqui (*seta*). O tratamento desses dois tipos de fraturas é significativamente diferente, em decorrência do reduzido potencial de consolidação da fratura diafisária e também por ser elevado o percentual de união fibrosa ou refratura subsequente. O tratamento inicial inadequado pode contribuir para a não consolidação ou consolidação retardada da fratura diafisária e, sendo assim, essa fratura deve ser diferenciada da fratura por avulsão menos complicada e mais proximal. (De McKinnis LN. *Fundamentals of musculoskeletal imaging*. Philadelphia: FA Davis, 2005. p. 397.)

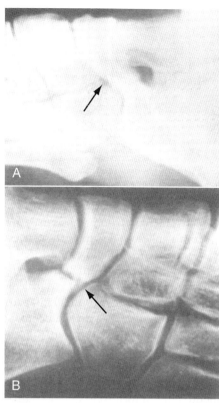

Figura 13.152 Coalizão ou barra calcaneonavicular. (A) União óssea total, assim como interrupções ósseas nas superfícies superiores do navicular e do tálus. A cabeça do tálus também pode ser pequena. (B) Em vez de união óssea, observa-se união fibrosa ou cartilaginosa entre os ossos com alterações osteoartríticas nas superfícies ósseas opostas. Observa-se também um navicular aumentado. (De Klenerman L: *The foot and its disorders*. Boston: Blackwell Scientific, 1982. p. 340.)

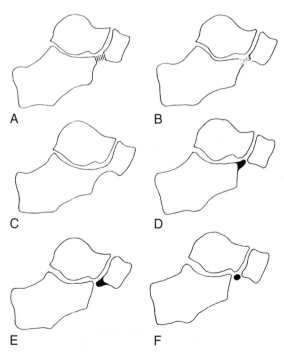

Figura 13.151 Representação diagramática dos tipos de união. (A) Fibrosa. (B) Cartilaginosa. (C) Óssea. (D) Processo proeminente no calcâneo. (E) Processo proeminente no navicular. (F) Ossículo calcaneonavicular separado (*calcaneum secondarium*). (De Klenerman L: *The foot and its disorders*. Boston: Blackwell Scientific, 1982. p. 336.)

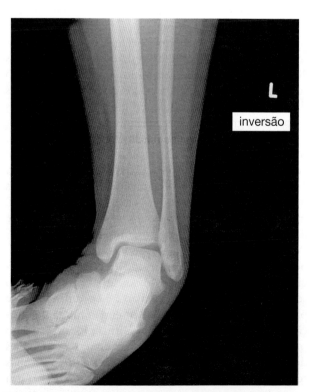

Figura 13.153 Incidência sob estresse (em inversão) do tornozelo.

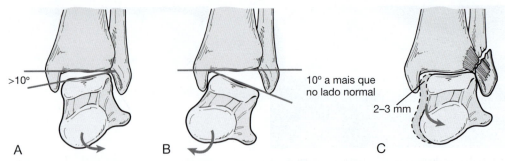

Figura 13.154 Achados positivos mostrados em diagramas de radiografias sob estresse. (A) Estresse de abdução. (B) Estresse de adução. (C) Estresse rotatório lateral: espaço radiotransparente medial aumentado (2 a 3 mm).

[382] As incidências anteroposteriores são as mais comumente utilizadas. Com a aplicação de um estresse de eversão ou de abdução, inclinações do tálus superiores a 10° são consideradas patológicas.[383] Um aumento do espaço radiotransparente medial (espaço entre o maléolo medial e o tálus) superior a 2-3 mm é considerado patológico e indica comumente insuficiência do ligamento deltóideo, especialmente do ligamento tibiotalar. A instabilidade também pode ser demonstrada pelo alargamento da **sindesmose** (o encaixe entre a tíbia e a fíbula). Um estresse de inversão ou de adução que provoca 8° a 10° a mais de movimento em um tornozelo que no outro é considerado patológico e é indicativo de laceração de ligamentos laterais. Quando o tálus não se move ou quando ele é fixo, mas a sua extremidade distal está indevidamente proeminente, esse achado é indicativo de instabilidade subtalar.

Mensurações realizadas em radiografias simples. Radiografias simples podem ser usadas para mensurar diferentes ângulos e eixos.[86] Por exemplo, a Figura 13.156 mostra o eixo da articulação do tornozelo, e a Figura 13.157 mostra o eixo da articulação talocalcânea. As Figuras 13.158 até 13.160 mostram vários ângulos medidos no tornozelo e no pé. Esses ângulos podem ser alterados durante o desenvolvimento, de modo que, em alguns casos, radiografias seriadas podem ser úteis.[384-386]

Ossículos anormais ou ossos acessórios. Frequentemente, o pé apresenta ossículos anormais, e a sua presença pode acarretar erros de interpretação de radiografias (Fig. 13.161). Esses ossos são fragmentos de proeminências de vários ossos do tarso que, por alguma razão (p. ex., fratura, centro secundário de ossificação), separaram-se do osso normal (p. ex., osso trígono; Fig. 13.162).[79,387] Por outro lado, um osso sesamoide encontra-se incorporado na substância de um tendão, com uma superfície articulando-se com os ossos adjacentes. O osso sesamoide move-se com o tendão e é encontrado sobre proeminências ósseas ou onde o tendão muda de direção. Além dos ossos sesamoides normais localizados sob o hálux, eles também podem ser encontrados nos tendões do fibular longo e tibial posterior. Ossículos anormais tendem a ocorrer mais no pé que em qualquer outra parte do corpo.

Ossículos comuns do pé

- Osso trígono (separado do tubérculo talar posterior).
- Osso tibial externo (separado da tuberosidade do navicular).
- Cuneiforme medial bipartido (separado em metade superior e metade inferior).
- Osso vesaliano (separado da tuberosidade da base do metatarsal V).
- Osso do sustentáculo (separado de parte do sustentáculo do tálus).
- Osso supranavicular (dorso da articulação talonavicular).

Radiografias que revelam o desenvolvimento ósseo. Assim como os ossos da mão, os ossos do pé são formados ao longo de um determinado período (Fig. 13.163). Entretanto, como o pé está sujeito a maiores forças e efeitos ambientais que a mão, ele não é comumente utilizado para determinar a idade óssea. As radiografias do pé frequentemente revelam deformidades do desenvolvimento ósseo encontradas no pé torto (Fig. 13.164). Embora nem todos os ossos estejam presentes ao nascimento, uma série de radiografias revelará diferenças, quando comparadas com radiografias de pés normais.

Artrografia

Artrografias do tornozelo são indicadas sempre que existir uma lesão ligamentar aguda, frouxidão ligamentar crônica ou indicações de corpos livres ou OCD (Figs. 13.165 e 13.166).[31,73,388,389] O extravasamento do meio de contraste indica laceração da cápsula articular ou de ligamentos capsulares. Normalmente, a articulação talocrural comporta apenas cerca de 6 mL de meio de contraste.

Imagens de ultrassonografia diagnóstica

Esta técnica utiliza ondas ultrassônicas para determinar possíveis lesões tissulares. Quando realizada por um profissional experiente, pode revelar lesão na placa de crescimento na presença de uma radiografia normal ou enfermidade pré-natal.[390,391] Alguns estudiosos propuseram que as imagens de ultrassonografia diagnóstica (USD) podem ser utilizadas no diagnóstico de lesões ligamentares em "tempo real", por exemplo, com o uso do ultrassom ao realizar o teste de Thompson para diagnosticar rupturas do tendão do calcâneo.[392,393]

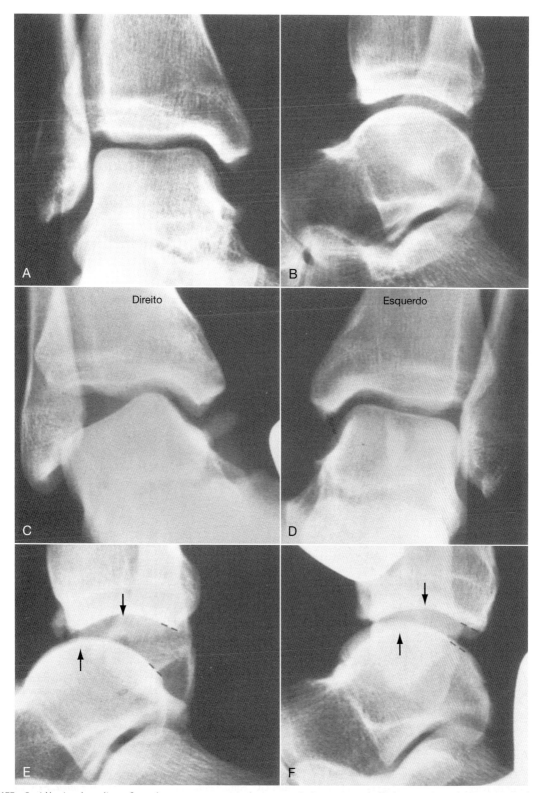

Figura 13.155 Incidências de radiografias sob estresse anormais: lacerações do ligamento talofibular anterior e do ligamento calcaneofibular. Incidências anteroposterior (A) e lateral (B) do tornozelo direito revelando labiamento hipertrófico da face anterior da tíbia e do tálus. A sindesmose está discretamente mais larga. A comparação das incidências sob estresse varo entre o tornozelo direito (C) e o esquerdo (D) revela uma inclinação talar anormal no direito, particularmente quando comparado com o lado esquerdo normal. Isso é diagnóstico de uma laceração talofibular anterior no tornozelo direito, com ou sem laceração do ligamento calcaneofibular. O teste da gaveta anterior é anormal no tornozelo direito. (E), em comparação com o esquerdo (F). A comparação pode ser feita observando-se o desvio anterior da porção média do tálus em relação à porção média da tíbia (*setas*) em cada lado; a perda de paralelismo dos córtices subcondrais à direita; ou o alargamento acentuado do espaço articular posterior (*linhas*) no lado anormal em comparação com o lado normal. Isso é compatível com uma laceração do ligamento talofibular anterior no lado direito. (De Weissman BNW, Sledge CB. *Orthopedic radiology*. Philadelphia: WB Saunders, 1986. p. 600.)

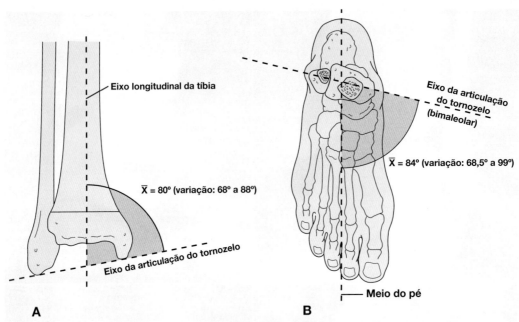

Figura 13.156 Orientação do eixo da articulação do tornozelo. Os valores médios medem (A) 80° a partir de uma referência vertical e (B) 84° a partir de uma referência longitudinal do pé. (Adaptada de Hunt GC, editor. *Physical therapy of the foot and ankle*. New York: Churchill Livingstone, 1988; e Isman RE, Inman VT. *Anthropometric studies of the human foot and ankle. Technical report N. 58*. University of California, San Francisco, 1968.)

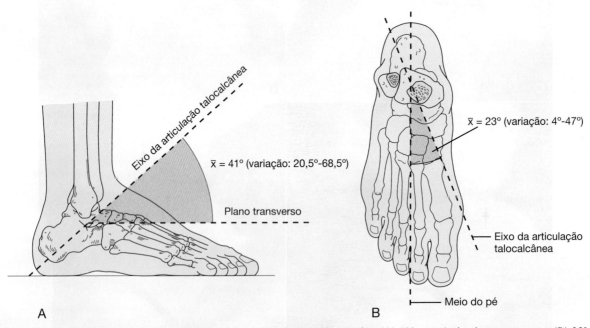

Figura 13.157 Orientação do eixo da articulação talocalcânea. Os valores médios medem (A) 41° a partir do plano transverso e (B) 23° medialmente a partir da referência longitudinal do pé. (Adaptada de Hunt GC, editor: *Physical therapy of the foot and ankle*. New York: Churchill Livingstone, 1988; e Isman RE, Inman VT. *Anthropometric studies of the human foot and ankle. Technical report N. 58*. University of California, San Francisco, 1968.)

Alinhamento normal

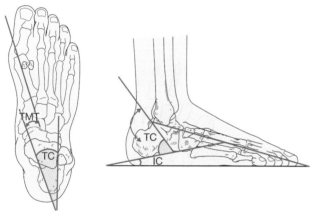

Pé chato

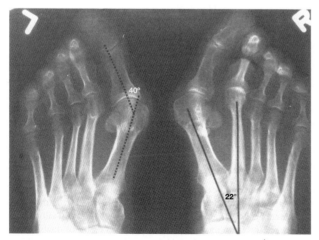

Figura 13.158 Ilustração do alinhamento normal e patológico de um pé chato nas vistas anteroposterior e lateral. *IC*, Inclinação do calcâneo; *TC*, ângulo talocalcâneo; *TMT*, ângulo talometatarsal.

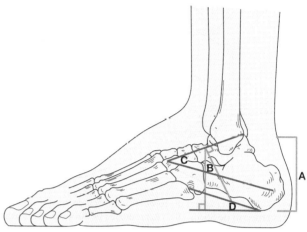

Figura 13.159 Ilustração do alinhamento normal de um pé saudável sob descarga de peso em uma vista lateral. *A*, Altura do retropé; *B*, ângulo de declinação do tálus; *C*, ângulo talocalcâneo lateral (método 2); *D*, Inclinação do calcâneo.

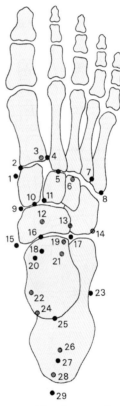

Figura 13.160 Mensuração da deformação do hálux valgo. À esquerda, o ângulo de intersecção dos eixos longitudinais das diáfises da falange proximal e do metatarsal I (*linhas pontilhadas*) é de 40°. Normalmente, esse ângulo não é maior que 10°. À direita, presença de rotação do hálux e subluxação lateral da falange proximal, deixando descoberta aproximadamente cinquenta por cento da superfície articular do metatarsal. O ângulo das diáfises dos metatarsais I e II (*linhas contínuas*) é de 22°. Em incidências realizadas na posição em pé, ângulos maiores que 10° indicam metatarso primo varo. (De Weissman BNW, Sledge CB. *Orthopedic radiology*. Philadelphia: WB Saunders, 1986. p. 657.)

Figura 13.161 Ossos acessórios do tarso. *1*, osso sesamoide tibial anterior; *2*, osso cuneometatarsal I tibial; *3*, osso cuneometatarsal I plantar; *4*, osso intermetatarsal I; *5*, osso cuneometatarsal II dorsal; *6*, osso unco; *7*, osso intermetatarsal IV; *8*, osso vesaliano; *9*, osso paracuneiforme; *10*, osso naviculocuneiforme I dorsal; *11*, osso intercuneiforme; *12*, osso sesamoide tibial posterior (de acordo com Trolle, ele pode ser o mesmo que 15); *13*, osso cuboide secundário; *14*, osso fibular; *15*, osso tibial (externo); *16*, osso talonavicular dorsal; *17*, osso calcâneo secundário; *18*, osso supratalar; *19*, osso da tróclea; *20*, osso talotibial dorsal; *21*, osso do seio do tarso; *22*, osso próprio do sustentáculo; *23*, calcâneo acessório; *24*, osso talocalcâneo posterior; *25*, osso trígono; *26*, osso da aponeurose plantar; *27*, osso supracalcâneo; *28*, osso subcalcâneo; *29*, osso do tendão do calcâneo. (Reproduzida de Klenerman L: *The foot and its disorders*. Boston: Blackwell Scientific, 1982. p. 361.)

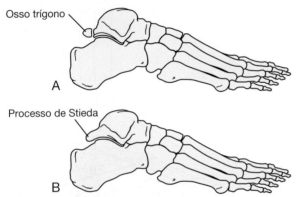

Figura 13.162 Vista lateral do tornozelo, mostrando o osso trígono (A) e o processo de Stieda (B). (Reproduzida de Brodsky AE, Khalil MA: Talar compression syndrome, *Foot Ankle* 1987; 7:338-344.)

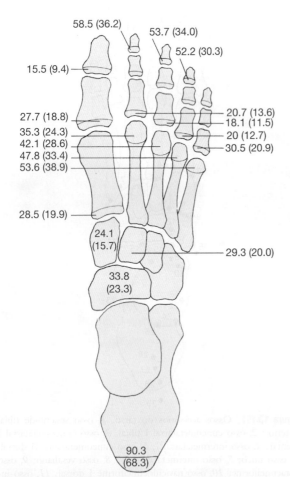

Figura 13.163 Diagrama anteroposterior do pé mostrando os tempos de surgimento (em meses) dos centros de ossificação em meninos (para meninas, valores entre parênteses). (Reproduzida de Hoerr NL, Pyle SI, Francis CC: *Radiographic atlas of skeletal development of the foot and ankle*. Springfield, IL: Charles C Thomas, 1962, com gentil permissão de Charles C Thomas, Springfield, IL.)

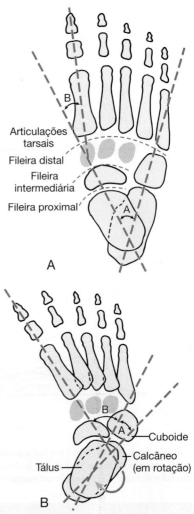

Figura 13.164 Representações do pé conforme observado em radiografias. (A) Representação do pé normal. O cuboide bloqueia o movimento medial do pé no nível da fileira média das articulações tarsais em virtude da sua localização especial. Ele sozinho ocupa uma posição em ambas as fileiras de articulações tarsais. O ângulo talocalcâneo *(ângulo A)* é mensurado traçando-se linhas sobre os eixos longitudinais do tálus e do calcâneo. O examinador deve ser o mais preciso possível ao realizar essas mensurações. A variação normal desta medida é de 20° a 40° na criança de pouca idade. O ângulo tálus-metatarsal I *(ângulo B)* é mensurado traçando-se linhas através do eixo longitudinal do tálus e ao longo do eixo longitudinal do metatarsal I. A variação normal é de 0° a -20°. (B) Retropé varo, caracterizado por uma diminuição do ângulo talocalcâneo *(ângulo A)*, e subluxação talonavicular, caracterizada por um ângulo talocalcâneo menor que 15° e um ângulo tálus-metatarsal I *(ângulo B)* maior que 15°. A subluxação talonavicular ocorre através do movimento medial de três ossos, os quais se movem como uma unidade. O navicular, o cuboide e o calcâneo movem-se medialmente por meio dos movimentos combinados de translação medial e supinação dos ossos proximais do tarso, enquanto o calcâneo inverte sob o tálus. (Reproduzida de Simons GW: Analytical radiography and the progressive approach in talipes equinovarus. *Orthop Clin North Am* 1978 9:189.)

Capítulo 13 Perna, pé e tornozelo **1175**

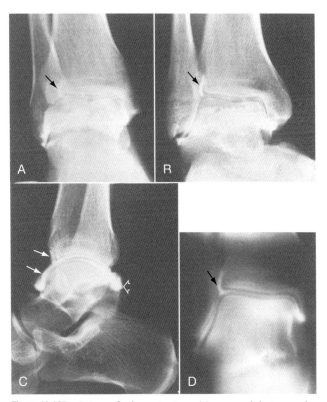

Figura 13.165 Artrografia de contraste positivo normal do tornozelo. (A) Incidência anteroposterior; (B) incidência oblíqua interna ou da pinça maleolar; (C) incidência em perfil; e (D) uma tomografia na incidência oblíqua interna revelam o meio de contraste revestindo as superfícies articulares e preenchendo recessos normalmente presentes: anterior (*setas brancas*), posterior (*seta vazada*) e sindesmótico (*setas pretas*). O meio de contraste não invade os tecidos moles medial ou lateralmente. (De Weissman BNW, Sledge CB. *Orthopedic radiology*. Philadelphia: WB Saunders Co., 1986. p. 596.)

As lesões do tornozelo representam perto de 15% das consultas no pronto atendimento para problemas ortopédicos ligados à prática esportiva.[394] Em decorrência da natureza superficial das estruturas circunjacentes ao tornozelo, as imagens ultrassonográficas podem ser muito

apropriadas durante a avaliação. O exame deve incluir ligamentos e tendões em torno do tornozelo, bem como um exame mais detalhado e específico em torno da perna e do pé.

Face anterior. Uma das primeiras áreas a ser examinada na avaliação da face anterior do tornozelo é o recesso articular anterior, que pode ser observado com o paciente em decúbito dorsal, com o pé relaxado. A porção distal da tíbia e a porção proximal do tálus são pontos de referência que orientam o examinador até o recesso articular anterior. O examinador posiciona o transdutor longitudinalmente, ao longo da tíbia e do tálus (Fig. 13.167). Os contornos ósseos desses ossos terão aspecto hiperecoico. Também pode ser observada uma linha espessa de cartilagem articular hipoecoica ao longo das margens dos ossos. Normalmente, um coxim adiposo se localiza entre a tíbia e o tálus, podendo ser visualizado (Fig. 13.168). Em seguida, o examinador pode mobilizar o transdutor para o eixo curto nas proximidades da interlinha articular, para que sejam visualizados os tendões da porção anterior do tornozelo, inclusive dos músculos tibial anterior, extensor longo do hálux e extensor dos dedos. O tendão do tibial anterior se localiza mais medialmente, sendo maior que todos os demais tendões. Em sua secção transversa, o tendão do tibial anterior será visualizado como uma estrutura hiperecoica e fibrilar. O tendão do extensor longo do hálux avança paralela e lateralmente ao tendão do tibial anterior, enquanto o tendão do músculo extensor longo dos dedos está posicionado mais lateralmente. Em geral, não há como se equivocar, graças aos seus vários tendões que avançam distalmente aos artelhos.

A artéria dorsal do pé situa-se próximo ao extensor longo do hálux e será visualizada em secção transversa. O nervo fibular profundo e a artéria tibial podem ser visualizados no eixo curto ao nível da tíbia distal.

Face posterior. Para que se tenha a melhor visualização da face posterior do tornozelo, o paciente deve se deitar

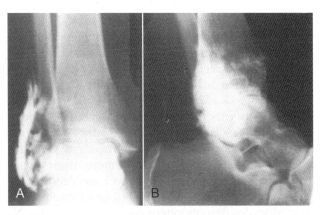 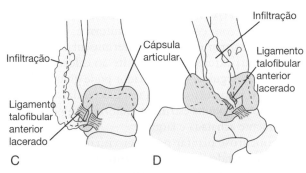

Figura 13.166 Artrografia contrastada revelando laceração aguda do ligamento talofibular anterior. (A) Artrografia anteroposterior do tornozelo direito, 14 horas após a lesão, mostrando extravasamento de meio de contraste na frente e em torno da face lateral da fíbula. (B) Incidência em perfil da mesma região. (C e D) Ilustrações das artrografias A e B, respectivamente. (Modificada de Kelikian H, Kelikian AS. *Disorders of the ankle*. Philadelphia: WB Saunders Co., 1985. p. 143.)

1176 Avaliação musculoesquelética

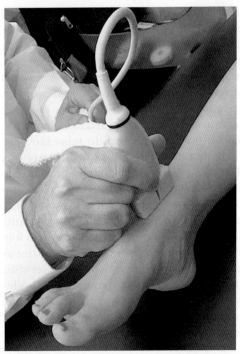

Figura 13.167 Posicionamento do transdutor para visualizar o recesso articular anterior no eixo longo.

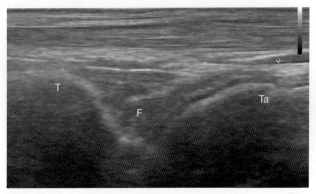

Figura 13.168 Imagem longitudinal sobre o recesso articular anterior, ilustrando o coxim adiposo *(F)*, a tíbia *(T)* e o tálus *(Ta)*.

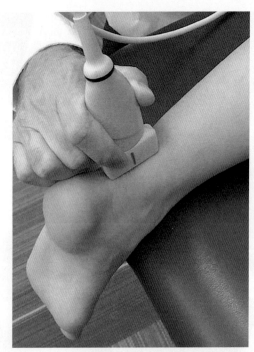

Figura 13.169 Posicionamento do transdutor para visualizar a face posterior do tornozelo e o tendão do calcâneo.

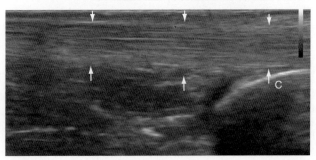

Figura 13.170 Imagem longitudinal do tendão do calcâneo e do calcâneo *(C)* no eixo longo *(setas)*.

confortavelmente na posição de decúbito ventral. A avaliação dessa face posterior pode ter início com o transdutor posicionado sobre a porção posterior do tendão do calcâneo no eixo longo (Fig. 13.169). O tendão deve ser espesso e com conformação uniforme, e pode ser visualizado a partir da inserção intermuscular ao longo de toda a sua extensão distalmente ao calcâneo (Fig. 13.170). Em seguida, o examinador pode girar o transdutor até o eixo curto. Nessa vista, o tendão deve ser visualizado como uma estrutura uniforme e hiperecoica, relativamente achatada e larga.

A aponeurose plantar pode ser visualizada no eixo longo, aparecendo como uma estrutura hiperecoica. O examinador pode observar com nitidez a inserção da aponeurose, até sua inserção no calcâneo.

Face medial. Para que sejam obtidos os melhores resultados, a face medial do tornozelo pode ser visualizada com o pé do paciente relaxado e a porção proximal do quadril em discreta rotação lateral. A obtenção das imagens deve começar com o transdutor no eixo curto, acima do maléolo medial (Fig. 13.171). À medida que o examinador mobiliza o transdutor posteriormente à tíbia, são visualizados os tendões do tibial posterior, do flexor longo dos dedos e do flexor longo do hálux como estruturas fibrilares hiperecoicas (Fig. 13.172). Em decorrência do contorno dos tecidos ósseos e tecidos moles circunjacentes, pode ocorrer anisotropia; diante disso, o examinador deve alternar o transdutor a fim de obter imagens mais claras. O tendão do tibial posterior tem um calibre muito maior que os tendões dos flexores longos do hálux e dos dedos.

Nessa mesma região, o nervo tibial estará situado entre os tendões dos flexores longos dos dedos e do hálux. Na vista com o transdutor no eixo curto, o examinador pode observar os fascículos do nervo, circundados por tecido conjuntivo hiperecoico.

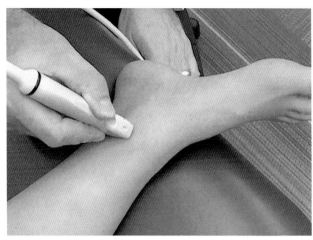

Figura 13.171 Posicionamento do transdutor para visualizar a face medial do tornozelo no eixo curto.

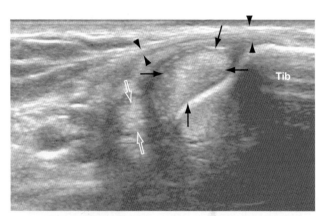

Figura 13.172 Imagem no eixo curto superior e posterior ao maléolo medial, ilustrando os tendões do tibial posterior *(setas)* e do flexor longo dos dedos *(setas vazadas)* e o retináculo flexor *(pontas de setas)*. *Tib*, Tíbia. (De Jacobson JA: *Fundamentals of musculoskeletal ultrasound*, 3.ed., Philadelphia, 2018, Elsevier.)

Em seguida, o transdutor pode ser mobilizado até o plano frontal ou coronal conforme os tendões mudam de direção sob o maléolo medial. Nessa região, ocorre protrusão do sustentáculo do tálus da face medial do calcâneo. No sustentáculo do tálus, o tendão do tibial posterior está em uma posição mais superficial e dorsal, enquanto o tendão do flexor longo dos dedos está em uma posição imediatamente superficial. Já o tendão do flexor longo do hálux está em uma posição inferior, repousando no sulco ósseo do calcâneo.[395]

Prosseguindo, o examinador pode retornar o transdutor ao eixo longo, acompanhando os tendões em seu avanço distal até a porção medial do pé. Pode rastrear a parte distal do tendão do tibial posterior em seu avanço distal até inserir-se no navicular, cuneiformes e, em seguida, nos metatarsais na planta do pé. Os tendões dos flexores longos dos dedos e do hálux podem ser seguidos no eixo longo, até que desapareçam sob o pé.

O ligamento deltóideo é uma estrutura ligamentar grande e larga responsável pela principal restrição à eversão do tornozelo. O examinador pode posicionar o transdutor no plano coronal, inicialmente no maléolo medial. O ligamento deltóideo pode ser visualizado avançando desde a tíbia até o calcâneo, como um ligamento hiperecoico superficial fino.

Face lateral. Em decorrência das lesões às estruturas ligamentares na face lateral do tornozelo, essa é a área em que as USD são obtidas com maior frequência. O paciente pode assumir a posição de decúbito dorsal com o quadril em discreta rotação medial (Fig. 13.173). Começando com o transdutor no eixo curto posicionado posteriormente à fíbula, o examinador pode visualizar os tendões dos fibulares curto e longo (Fig. 13.174). Se o

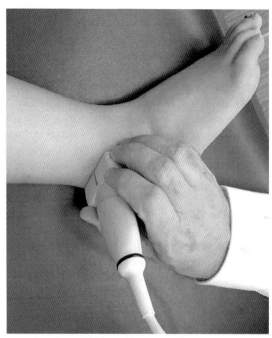

Figura 13.173 Posicionamento do transdutor para visualizar a face lateral do tornozelo no eixo curto, em uma posição ligeiramente posterior ao maléolo lateral.

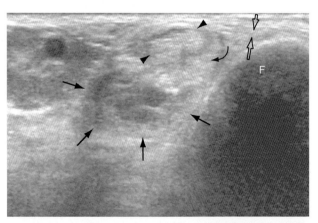

Figura 13.174 Imagem em eixo curto com o transdutor posicionado superior e posteriormente ao maléolo lateral, mostrando os tendões dos fibulares, incluindo o tendão do fibular longo *(pontas de setas)*, o músculo fibular curto *(setas)* e o respectivo tendão *(seta curva)*. *F*, Fíbula. (De Jacobson JA: *Fundamentals of musculoskeletal ultrasound*, 3.ed., Philadelphia, 2018, Elsevier.)

examinador observar um músculo junto ao tendão do fibular longo, será o ventre do fibular curto. Movendo o transdutor distalmente, o examinador observará o afilamento do ventre muscular até o tendão.

Com a rotação do transdutor em um eixo oblíquo sob a ponta do maléolo lateral, o examinador pode visualizar o ligamento calcaneofibular profundamente aos tendões dos fibulares. Prosseguindo distalmente, o examinador pode visualizar o tubérculo fibular. Esse tubérculo é o local onde os dois tendões dos fibulares avançam em diferentes localizações. O tendão do fibular curto avança por cima do tubérculo, enquanto o tendão do fibular longo avança distalmente ao tubérculo. O tendão do fibular curto pode ser seguido distalmente até sua inserção no metatarsal V. O tendão do fibular longo avança distalmente até mergulhar sob o sulco fibular ou cuboide, proximalmente ao metatarsal V, até sua inserção na região plantar do pé, no cuneiforme medial e na base do metatarsal I.

Os tendões dos fibulares também podem ser visualizados no eixo longo. Começando acima do maléolo, o examinador move o transdutor posteriormente à fíbula, no recesso existente atrás do maléolo. Com o transdutor em um plano oblíquo, geralmente os tendões dos fibulares curto e longo podem ser visualizados em uma imagem isolada. Ao serem seguidas distalmente, da mesma maneira que no eixo curto, essas estruturas podem ser acompanhadas distalmente até o metatarsal V ou até o sulco fibular ou cuboide.

Para avaliar o ligamento do talofibular anterior, o examinador posiciona o transdutor ao longo do eixo longitudinal do ligamento (Fig. 13.175). O ligamento será visualizado como uma estrutura hiper ou hipoecoica, por causa da anisotropia e do curso oblíquo do ligamento em seu avanço desde a fíbula até o tálus (Fig. 13.176). Para conseguir uma visualização melhor do ligamento, o examinador talvez tenha que alternar ligeiramente o transdutor. O ligamento normal apresenta-se com integral continuidade.

O ligamento calcaneofibular pode ser visualizado com o posicionamento do transdutor na ponta da fíbula e ligeiramente posterior em direção ao calcâneo. O ligamento também é observado como uma estrutura fibrilar hiperecoica. Mas, no eixo curto, ele pode ser visualizado novamente como uma estrutura hipoecoica, novamente por causa da anisotropia.

Por último, o ligamento tibiofibular inferior anterior deve ser examinado, por ser uma estrutura crucial na suspeita de entorses de tornozelo. No eixo curto, o examinador move o transdutor distalmente até o nível das porções distais da tíbia e da fíbula. Nesse nível, pode-se observar o delineamento do córtex da tíbia e da fíbula. Movendo o transdutor inferiormente, chega-se a uma área em que a tíbia termina e a fíbula continua. O examinador deve angular o transdutor na direção da continuação da fíbula e, nesse ponto, pode localizar o ligamento tibiofibular inferior anterior – uma estrutura fibrilar e hiperecoica.

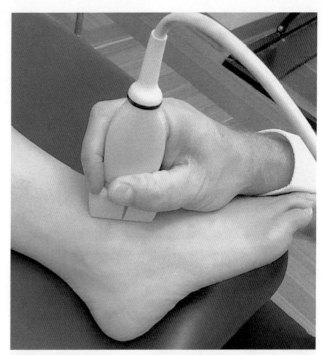

Figura 13.175 Posicionamento do transdutor longitudinalmente ao ligamento talofibular na face lateral do tornozelo.

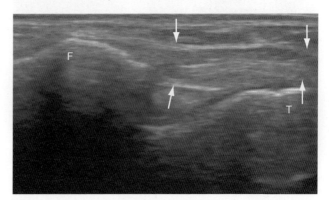

Figura 13.176 Imagem axial do ligamento talofibular anterior no eixo longo (setas) e também da fíbula (F) e da tíbia (T).

Tomografia computadorizada

Tomografias computadorizadas são úteis para determinar a relação entre os ossos e visualizar a relação entre os tecidos ósseos e moles (Figs. 13.177 e 13.178).

Imagens por ressonância magnética

Apesar de ser algumas vezes utilizada de modo excessivo, a imagem por ressonância magnética (RM) é uma técnica especialmente útil para delinear tecidos ósseos e moles em torno do tornozelo e do pé (Figs. 13.179 a 13.182).[25] A RM pode ser utilizada para diagnosticar rupturas de tendões (p. ex., tendão do calcâneo, fibulares), lacerações ligamentares (Fig. 13.183) e fraturas (p. ex., fraturas por estresse, fraturas osteocondrais, osteonecrose).[375,396-409]

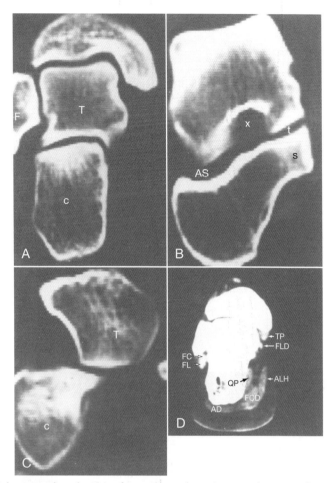

Figura 13.177 Anatomia normal do tornozelo e do pé conforme observada em imagens de tomografia computadorizada. (A) Corte coronal através das articulações do tornozelo e subtalar. *T*, tálus, *c*, calcâneo, *F*, fibula. (B) Mais anteriormente, são observados o sustentáculo do tálus *(s)*, o local de inserção do ligamento talocalcâneo *(x)*, a articulação subtalar *(AS)* e a articulação talocalcaneonavicular média *(t)*. (C) Anteriores ao sustentáculo do tálus, são vistos o tálus *(T)* e o calcâneo *(c)*. (D) Observam-se os músculos fibular curto *(FC)*, fibular longo *(FL)*, tibial posterior *(TP)* e flexor longo dos dedos *(FLD)*. *AD*: abdutor do dedo mínimo do pé, *ALH:* abdutor longo do hálux, *FCD:* flexor curto dos dedos, *QP*: quadrado plantar. Esta varredura foi realizada no nível da face posterior do sustentáculo do tálus. (De Weissman BNW, Sledge CB. *Orthopedic radiology*. Philadelphia: WB Saunders Co., 1986. p. 632.)

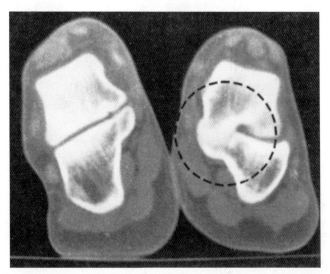

Figura 13.178 Imagem coronal de tomografia computadorizada revelando a presença de coalizão talocalcânea à direita. (De Rettig AC, Shelbourne KD, Beltz HF et al.: Radiographic evaluation of foot and ankle injuries in the athlete. *Clin Sports Med* 1987 6:914.)

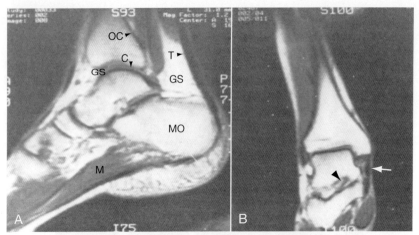

Figura 13.179 Imagens sagital e coronal de ressonância magnética do tornozelo. (A) Projeção sagital. Observe a medula óssea *(MO)* e a gordura subcutânea *(GS)* em branco, tendões *(T)* e ligamentos em preto, músculos *(M)* e cartilagem articular *(C)* em cinza e osso cortical *(OC)* em preto. (B) Projeção coronal. Observe a coloração preta do ligamento deltóideo (*seta branca*) e do ligamento interósseo (*ponta de seta preta*) entre o tálus e o calcâneo. (De Kingston S. Magnetic resonance imaging of the ankle and foot. *Clin Sports Med* 1988 7:19.)

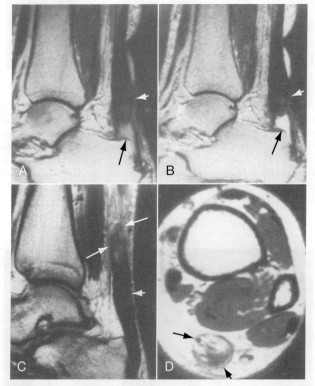

Figura 13.180 Imagens de ressonância magnética mostrando laceração parcial do tendão do calcâneo. Imagens de ressonância magnética sagitais de densidade protônica (A) e ponderada em T2 (B) revelam uma grande laceração na inserção do tendão do calcâneo com a presença de líquido no interior do tendão (*seta longa*) e desgaste e espessamento do tendão distal (*seta curta*). (C) Laceração completa do tendão do calcâneo. Imagem de ressonância magnética sagital de densidade protônica revelando ruptura do tendão do calcâneo (*setas longas*) e espessamento da sua porção distal (*seta curta*). (D) Na imagem de ressonância magnética axial T1, observa-se apenas tecido de granulação cinzento no interior do paratendão (*seta curta*). O tendão plantar intacto passa ao longo da borda medial do paratendão (*seta longa*). (De Kerr R, Forrester DM, Kingston S: Magnetic resonance imaging of foot and ankle trauma. *Orthop Clin North Am* 1990 21:593.)

Capítulo 13 Perna, pé e tornozelo **1181**

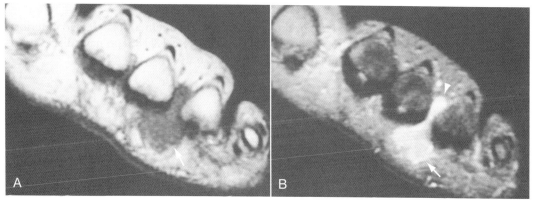

Figura 13.181 Neuroma de Morton. (A) Imagem por ressonância magnética (RM) coronal, com *spin-echo*, ponderada em T1 (TR/TE, 600/20) mostra uma massa (*seta*) de sinal de intensidade baixo entre as cabeças dos metatarsais III e IV. (B) Essa massa (*seta*) apresenta um sinal de intensidade elevado sobre uma RM coronal *spin-echo* rápido com supressão de gordura (TR/TE, 3500/50). Uma quantidade pequena de líquido pode estar presente na bolsa intermetatarsal (*ponta de seta*). (De Resnick D, Kransdorf MJ. *Bone and joint imaging*. Philadelphia: WB Saunders, 2005. p. 1051.)

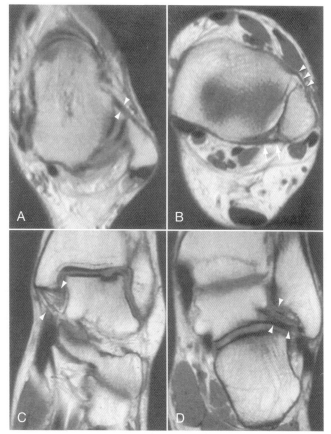

Figura 13.182 Aparência de ligamentos normais do tornozelo. (A) O ligamento talofibular anterior intacto (*pontas de seta*) é de um sinal de baixa intensidade nessa imagem transaxial ponderada em T1. Observe a forma elíptica do tálus e a presença da fossa maleolar lateral. (B) Ligamentos tibiofibulares anterior (*pontas de setas*) e posterior (*setas*) possuem intensidade de sinal uniforme. A borda medial do maléolo lateral está achatada, indicando que este é o nível dos ligamentos tibiofibulares. (C) Componente tibiofibular do deltoide intacto (*pontas de seta*). Observe o defeito osteocondral da porção lateral da cúpula talar. (D) Ligamentos talofibulares posteriores (*pontas de seta*) numa imagem coronal T1. Os ligamentos deltóideos e talofibular posterior apresentam uma aparência estriada, e não uma aparência de um sinal de baixa intensidade homogênea como o ligamento talofibular anterior. (© 2001 American Academy of Orthopaedic Surgeons. Reimpressão autorizada do Journal of the American Academy of Orthopaedic Surgeons, volume 9[3], p. 187-199.)

Cintilografias ósseas

Cintilografias ósseas do membro inferior, do tornozelo e do pé são utilizadas para diagnosticar fraturas por estresse. As áreas de alto risco para ocorrência de fraturas por estresse incluem a tíbia (região anterior da diáfise) (Figs. 13.184 e 13.185), o navicular e a face proximal do metatarsal V.[410]

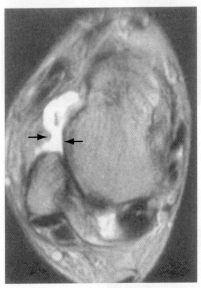

Figura 13.183 Laceração crônica do ligamento talofibular anterior. Esta imagem transaxial ponderada em T2 mostra a ausência do ligamento talofibular anterior, com preenchimento do local esperado do ligamento por líquido de intensidade alta de sinal (*setas*). (© 2001 American Academy of Orthopaedic Surgeons. Reimpressão autorizada do Journal of the American Academy of Orthopaedic Surgeons, volume 9(3), p. 187-199.)

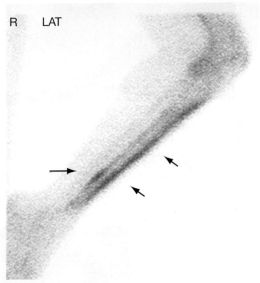

Figura 13.185 Fratura por estresse da tíbia e canelite anterior. Uma área fusiforme curta de absorção aumentada na face posterior da diáfise distal da tíbia representa uma fratura por estresse (*seta grande*). Uma área longitudinal longa de captação aumentada na face anterior da diáfise tibial é compatível com uma canelite (*setas pequenas*). (De Resnick D, Kransdorf MJ. *Bone and joint imaging*. Philadelphia: WB Saunders, 2005. p.103.)

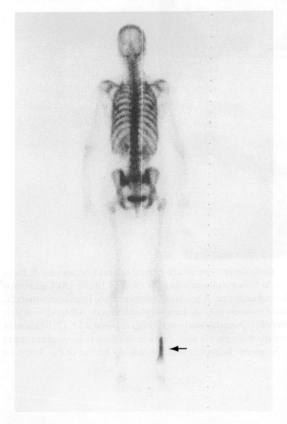

Figura 13.184 Cintilografia óssea de corpo inteiro. A *seta* indica uma área de hipercaptação de isótopo ("área quente") na tíbia direita, a qual é compatível com uma lesão relacionada a estresse.

Resumo da avaliação da perna, tornozelo e pé[a]

Observação: a patologia sob suspeita determinará quais *Testes especiais* devem ser realizados.

Anamnese

Observação

Exame

Movimentos ativos, com descarga de peso (em pé)
Flexão plantar
Dorsiflexão
Supinação
Pronação
Extensão dos artelhos
Flexão dos artelhos

Avaliação funcional (em pé)

Testes especiais (em pé)
Posição neutra do tálus
Sinal de "excesso de dedos"
Teste do molinete (extensão do hálux)

Movimentos ativos, sem descarga de peso (posição sentada ou em decúbito dorsal)
Flexão plantar
Dorsiflexão
Supinação
Pronação
Extensão dos artelhos
Flexão dos artelhos
Abdução dos artelhos
Adução dos artelhos

Testes especiais (sentado)
Teste de dorsiflexão-eversão para síndrome do túnel do tarso
Teste de estresse em rotação lateral
Teste da queda do navicular
Teste do impacto sinovial
Torção tibial

Movimentos passivos (decúbito dorsal)
Flexão plantar na articulação talocrural (tornozelo)
Dorsiflexão na articulação talocrural
Inversão na articulação talocalcânea
Eversão na articulação talocalcânea
Adução nas articulações mediotarsais
Abdução nas articulações mediotarsais
Flexão dos artelhos
Extensão dos artelhos
Adução dos artelhos
Abdução dos artelhos

Movimentos isométricos resistidos (decúbito dorsal)
Flexão do joelho
Flexão plantar
Dorsiflexão

Supinação
Pronação
Extensão dos artelhos
Flexão dos artelhos

Testes especiais (decúbito dorsal)
Sinal de gaveta anterior
Teste de Cotton
Mensuração "em 8" do tornozelo
Alinhamento antepé-calcanhar
Teste funcional do hálux *limitus*
Comprimento do membro inferior
Teste do deslizamento talocalcâneo medial
Teste de Morton (compressão)
Posição neutra do tálus
Teste do edema na parte anterior da perna
Teste da palpação da parte anterior da perna
Inclinação talar
Torção tibial
Sinal de Tinel no tornozelo
Teste de compressão tripla

Reflexos e distribuição cutânea (decúbito dorsal)

Testes especiais (decúbito lateral)
Teste de translação fibular

Movimentos do jogo articular (decúbito dorsal e decúbito lateral)
Extensão no eixo longitudinal
Deslizamento anteroposterior
Balanço talar
Inclinação lateral
Rotação
Deslizamento lateral
Mobilidade dos ossos do tarso

Palpação (decúbito dorsal e decúbito ventral)

Testes especiais (decúbito ventral)
Alinhamento perna-calcanhar
Teste de Matles
Posição neutra do tálus
Teste da gaveta anterior em decúbito ventral
Torção tibial
Teste de Thompson

Diagnóstico por imagem

---

[a]O resumo é mostrado em uma ordem que limita a quantidade de movimento que o paciente tem de fazer, mas assegura que todas as estruturas necessárias sejam testadas. Ele não segue a ordem do texto. Após qualquer exame, o paciente deve ser advertido quanto à possibilidade de aumento dos sintomas em decorrência da avaliação.

1184 Avaliação musculoesquelética

Estudo de casos

Ao estudar os casos a seguir, o examinador deve listar as questões adequadas que devem ser formuladas e a razão pela qual elas são feitas, o que procurar e a sua justificativa, e o que deve ser testado e a sua justificativa. Dependendo das respostas do paciente (e o examinador deve considerar diferentes respostas), várias causas possíveis do problema do paciente podem tornar-se evidentes (exemplos são apresentados entre parênteses). Uma **tabela** de diagnóstico diferencial deve ser elaborada (ver a **Tab.** 13.16 como exemplo). O examinador pode então decidir como diferentes diagnósticos podem afetar o plano terapêutico.

1. Um bombeiro de 26 anos está sendo examinado em seguida a uma liberação de fáscia na perna, em decorrência de um aumento na pressão intercompartimental ocorrido durante uma corrida. Ele é um atleta não profissional, praticante de ultramaratonas. Descreva seu plano de avaliação para esse paciente depois do procedimento cirúrgico. Em especial, descreva como você avaliaria detalhadamente a função neurológica do membro inferior e a ADM específica para um corredor recreativo de alto nível.

2. Um médico de 36 anos do pronto atendimento comparece informalmente à sua clínica. Relata a ocorrência de uma lesão durante um jogo de basquete. O paciente informa que, durante uma partida no fim de semana, foi chutado na face posterior do calcanhar direito. Apresenta inchaço nessa região, mas até então sem alteração na cor da pele. Demonstra fraqueza a ponto de ter problemas para deambular normalmente. Relata uma sensação de estar sem controle para interromper a dorsiflexão durante a marcha e observa diminuição da força durante a fase de impulso para a retirada do calcanhar, ao final da posição de apoio. Descreva seu plano de avaliação para esse paciente (ruptura do tendão do calcâneo *versus* tendinopatia do calcâneo).

3. Um homem de 38 anos sofreu ruptura do tendão do calcâneo há quatro semanas e foi submetido à reparação cirúrgica. O aparelho gessado foi removido. Descreva o seu plano de avaliação para este paciente.

4. Uma mulher de 24 anos queixa-se de dor no pé esquerdo. Ela não tem antecedente de traumatismo. Entretanto, ela vem apresentando dor nos últimos 6 anos, a qual piorou no último ano. Descreva o seu plano de avaliação para esta paciente (neuroma de Morton *versus* fascite plantar).

5. Um homem de 59 anos queixa-se de dor na panturrilha direita e alguma hipoestesia no pé direito. Ele também se queixa de uma certa rigidez nas costas. Descreva o seu plano de avaliação para este paciente (espondilose lombar *versus* paralisia de nervo tibial).

6. Um menino de 10 anos recentemente foi submetido a uma tríplice artrodese para tálipe equinovaro. O aparelho gessado já foi removido. Descreva o seu plano de avaliação para este paciente.

7. Uma jogadora de voleibol de 16 anos queixa-se de dor no tornozelo esquerdo e dificuldade de locomoção após haver pisado o pé de outra jogadora e ter torcido o tornozelo. A lesão ocorreu há 30 minutos e o seu tornozelo está aumentado de volume. Descreva o seu plano de avaliação para esta paciente (fratura maleolar *versus* entorse ligamentar).

8. Uma mulher de 25 anos informa que vem treinando para uma maratona e que, toda vez que aumenta a distância, sente dor no pé direito. Há algum tempo, alguém disse que ela tinha pé cavo. Descreva o seu plano de avaliação para esta paciente.

9. Um menino de 2 anos é trazido pelos pais, os quais demonstram preocupação pelo fato de parecer que o menino possui pés planos e "pés de pombo". Descreva o seu plano de avaliação para este paciente.

10. Uma mulher de 32 anos queixa-se de dor no tornozelo. Ela relata ter sofrido uma entorse de tornozelo há 9 meses e acreditava estar melhor. Entretanto, ela voltou a treinar e o tornozelo a está incomodando. Descreva o seu plano de avaliação para esta paciente (perda proprioceptiva *versus* instabilidade).

TABELA 13.16

Diagnóstico diferencial da síndrome compartimental da perna

	Síndrome compartimental	Canelite[a]	Fratura por estresse[a]	Tumor
Dor (tipo)	Dor intensa do tipo cãibra, difusa, e sensação de pressão	Difusa ao longo dos dois terços mediais da borda tibial	Profunda, localizada e incômoda, com irradiação mínima	Profunda, incômoda (óssea) com um pouco de irradiação
Dor ao repouso	Diminui ou desaparece	Diminui ou desaparece	Presente, sobretudo a dor noturna	Presente, frequentemente noturna
Dor às atividades	Aumenta	Aumenta	Presente (pode aumentar)	Presente
Dor ao aquecimento físico	Pode aumentar ou surgir	Pode desaparecer	Unilateral	Inalterada
Amplitude de movimento	Limitada na fase aguda	Limitada	Normal	Normal
Início	Gradual a súbito	Gradual	Gradual	?
Alteração na sensibilidade	Algumas vezes	Não	Não	Algumas vezes
Paresia ou plegia	Talvez	Não	Não	Não habitualmente
Alongamento	Aumenta a dor	Aumenta a dor	Mínima alteração na dor	Não ocorre aumento na dor
Radiografia	Normal	Normal	No início, negativa; tardiamente, positiva (?)	Habitualmente positiva
Cintilografia	Negativa	Captação periosteal	Positiva	Positiva
Pulso	Algumas vezes afetado	Normal	Normal	Normal
Palpação	Compartimento apresenta dor à palpação, sensação de pressão	Dor à palpação difusa	Dor à palpação pontual	Dor à palpação pontual ou difusa
Causa	Expansão muscular	Uso excessivo	Uso excessivo	?
Duração e recuperação	Exige cirurgia	Exige repouso	Em até 3 meses	Exige tratamento

[a]Essas duas condições são estágios diferentes da síndrome do estresse tibial.
De Magee DJ: *Sports physiotherapy manual*, Edmonton, 1988, University of Alberta Bookstore.

Conteúdo complementar

Este capítulo possui apêndice e vídeos em uma plataforma digital exclusiva.

Para ingressar no ambiente virtual, utilize o QR code abaixo, faça seu cadastro e digite a senha: magee7

O prazo para acesso a esse material limita-se à vigência desta edição.

Referências bibliográficas

1. Kangas J, Dankaerts W, Staes F. New approach to the diagnosis and classification of chronic foot and ankle disorders: identifying motor control and movement impairments. Man Ther. 2011;16:522–530.
2. Young CC, Niedfeldt MW, Morris GA, Eerkes KJ. Clinical examination of the foot and ankle. Prim Care. 2005;32(1):105–132.
3. Donatelli R. Abnormal biomechanics of the foot and ankle. J Orthop Sports Phys Ther. 1987;9:11–16.
4. Sartoris DJ. Diagnosis of ankle injuries: the essentials. J Foot Ankle Surg. 1994;33(1):102–107.
5. Ombregt L. A System of Orthopedic Medicine. 3rd ed. Philadelphia: Elsevier; 2013.
6. Wang Q, Whittle M, Cunningham J, et al. Fibula and its ligaments in load transmission and ankle joint stability. Clin Orthop Relat Res. 1996;330:261–270.
7. Hertel J. Functional anatomy, pathomechanics and pathophysiology of lateral ankle instability. J Athl Train. 2002;37(4):364–375.
8. Tochigi Y, Rudert MJ, Saltzman CL, et al. Contribution of articular surface geometry to ankle stabilization. J Bone Joint Surg Am. 2006;88(12):2704–2713.
9. Tome J, Nawoczenski DA, Flemister A, Houck J. Comparison of foot kinematics between subjects with posterior tibialis tendon dysfunction and healthy controls. J Orthop Sports Phys Ther. 2006;36(9):635–644.
10. Wan L, de Asla RJ, Rubash HE, Li G. In vivo cartilage contact deformation of human ankle joints under full body weight. J Orthop Res. 2008;26(8):1081–1089.
11. Gribble PA, Bleakley CM, Caulfield BM, et al. Evidence review for the 2016 International Ankle Consortium consensus statement on the prevalence, impact and long-term consequences of lateral ankle sprains. Br J Sports Med. 2016;50(24):1496–1505.
12. Gribble PA, Bleakley CM, Caulfield BM, et al. 2016 consensus statement in the International Ankle Consortium: prevalence, impact and long-term consequences of lateral ankle sprains. Br J Sports Med. 2016;50(24):1493–1495.
13. Attarian DE, McCrackin HJ, Devito DP, et al. A biomechanical study of human lateral ankle ligaments and autogenous reconstructive grafts. Am J Sports Med. 1985;13(6):377–381.

14. Mantas JP. Lisfranc injuries in the athlete. Clin Sports Med. 1994;13:719–730.
15. Papaliodis DN, Vanushkina MA, Richardson NG, DiPreta JA. The foot and ankle examination. Med Clin North Am. 2014;98(2):181–204.
16. Kleiger B. Mechanisms of ankle injury. Orthop Clin North Am. 1974;5:127–146.
17. Safran MR, Benedetti RS, Bartolozzi AR, et al. Lateral ankle sprains: a comprehensive review. Part 1: Etiology, pathoanatomy, histopathogenesis, and diagnosis. Med Sci Sports Exerc. 1999;31:S429–S437.
18. Czajka CM, Tran E, Cai AN, DiPreta JA. Ankle sprains and instability. Med Clin North Am. 2014;98(2):313–329.
19. Klausner VB, McKeigue ME. The sinus tarsi syndrome: a cause of chronic ankle pain. Phys Sportsmed. 2000;28:75–80.
20. Heckman DS, Gluck GS, Parekh SG. Tendon disorders of the foot and ankle. Part 1—peroneal tendon disorders. Am J Sports Med. 2009;37:614–625.
21. Jackson LT, Dunaway LJ, Lundeen GA. Acute tears of the tibialis posterior tendon following ankle sprain. Foot Ankle Int. 2017;38(7):752–759.
22. Gerber JP, Williams GN, Scoville CR, et al. Persistent disability associated with ankle sprains: a prospective examination of an athletic populations. Foot Ankle Int. 1998;19:653–660.
23. van Dijk CN, Bossuyt PM, Marti RK. Medial ankle pain after lateral ligament rupture. J Bone Joint Surg Br. 1996;78:562–567.
24. Mulligan EP. Evaluation and management of ankle syndesmosis injuries. Phys Ther Sport. 2011;12(2):57–69.
25. Liu SH, Nuccion SL, Finerman G. Diagnosis of anterolateral ankle impingement: comparison between magnetic resonance imaging and clinical examination. Am J Sports Med. 1997;25:389–393.
26. Dutton M. Dutton's Orthopedic Examination, Evaluation and Intervention. 3rd ed. New York: McGraw-Hill; 2012.
27. Kauve M. Acute Achilles tendon rupture: clinical evaluation, conservative management, and early active rehabilitation. Clin Podiatr Med Surg. 2017;34(2):229–243.
28. Kraeutler MJ, Purchell JM, Hunt KJ. Chronic Achilles tendon ruptures. Foot Ankle Int. 2017;38(8):921–929.
29. Gravlee JR, Hatch RL, Galea AM. Achilles tendon rupture: a challenging diagnosis. J Am Board Fam Pract. 2000;13(5):371–373.

30. O'Loughlin PF, Heyworth BE, Kennedy JG. Current concepts in the diagnosis and treatment of osteochondral lesions of the ankle. Am J Sports Med. 2010;38:392–404.
31. Marder RA. Current methods for the evaluation of ankle ligament injuries. J Bone Joint Surg Am. 1994;76:1103–1111.
32. Russell JA, Kruse DW, Koutedakis Y, et al. Pathoanatomy of posterior ankle impingement in ballet dancers. Clin Anat. 2010;23(6):613–621.
33. Ribbans WJ, Ribbans HA, Cruikshank JA, Wood EV. The management of posterior ankle impingement syndrome in sport: a review. Foot Ankle Surg. 2015;21(1):1–10.
34. Molloy S, Solan MC, Bendall SP. Synovial impingement in the ankle. A new physical sign. J Bone Joint Surg Br. 2003;85(3):330–333.
35. Taunton J, Smith C, Magee DJ. Leg, foot and ankle injuries. In: Zachazewski JE, Magee DJ, Quillen WS, eds. Athletic Injuries and Rehabilitation. Philadelphia: WB Saunders; 1996.
36. Reid DC. Sports Injury Assessment and Rehabilitation. New York: Churchill Livingstone; 1992.
37. Edwards PH, Wright ML, Hartman JF. A practical approach for the differential diagnosis of chronic leg pain in the athlete. Am J Sports Med. 2005;33:1241–1249.
38. Gribble PA, Delahunt E, Bleakley CM, et al. Selection criteria for patients with chronic ankle instability in controlled research: a position statement of the International Ankle Consortium. J Athl Train. 2014;49(1):121–127.
39. Munn J, Sullivan SJ, Schneiders AG. Evidence of sensorimotor deficits in functional ankle instability: a systematic review with meta-analysis. J Sci Med Sport. 2010;13(1):2–12.
40. Wright CJ, Arnold BL, Ross SE, et al. Clinical examination results in individuals with functional ankle instability and ankle-sprain copers. J Athl Train. 2013;48(5):581–589.
41. Hubbard TJ. Ligament laxity following inversion injury with and without chronic ankle instability. Foot Ankle Int. 2008;29(3):305–311.
42. Brown C, Padua D, Marshall SW, Guskiewicz K. Individuals with mechanical ankle instability exhibit different motion patterns than those with functional ankle instability and ankle sprain copers. Clin Biomech. 2008;23(6):822–831.

43. Hiller CE, Kilbreath SL, Refshauge KM. Chronic ankle instability: evolution of the model. J Athl Train. 2011;46(2):133–141.
44. Ritchie DH. Functional instability of the ankle and the role of neuromuscular control: a comprehensive review. J Foot Ankle Surg. 2001;40(4):240–251.
45. Kou JX, Fortin PT. Commonly missed peritalar injuries. J Am Acad Orthop Surg. 2009;17:775–786.
46. Coris EE, Lombardo JA. Tarsal navicular stress fractures. Am Fam Physician. 2003;67(1):85–90.
47. Fullem BW. Overuse lower extremity injuries in sport. Clin Podiatr Med Surg. 2015;32(2):239–251.
48. Yates B, White S. The incidence and risk factors in the development of medial tibial stress syndrome among naval recruits. Am J Sports Med. 2004;32:772–780.
49. Gabisan GG, Gentile DR. Acute peroneal compartment syndrome following ankle inversion injury: a case report. Am J Sports Med. 2004;32:1059–1061.
50. van den Brand JG, Nelson T, Verleisdonk EJ, et al. The diagnostic value of intracompartmental pressure management, magnetic resonance imaging, and near-infrared spectroscopy in chronic exertional compartment syndrome: a prospective study of 50 patients. Am J Sports Med. 2005;33:699–704.
51. Gabisan GG, Gentile DR. Acute peroneal compartment syndrome following ankle inversion injury: a case report. Am J Sports Med. 2004;32:1059–1061.
52. Burrus MT, Werner BC, Starman JS, et al. Chronic leg pain in athletes. Am J Sports Med. 2015;43(6):1538–1547.
53. Bonnin M, Tavernier T, Bouysset M. Split lesions of the peroneus brevis tendon in chronic ankle laxity. Am J Sports Med. 1997;25:699–703.
54. Neufeld SK, Cerrato R. Plantar fasciitis: evaluation and treatment. J Am Acad Orthop Surg. 2008;16:338–346.
55. Reilly K, Barker K, Shamley D, et al. The role of foot and ankle assessment of patients with lower limb osteoarthritis. Physiotherapy. 2009;95(3):164–169.
56. Golightly YM, Hannan MT, Shi XA, et al. Foot symptoms are independently associated with poor selfreported and performance-based physical function: The Johnston County Osteoarthritis Project. Arthritis Care Res. 2011;63(5):654–659.
57. Rao S, Riskowski J, Hannan MT. Musculoskeletal conditions of the foot and ankle: assessments and treatment options. Best Pract Res Clin Rheumatol. 2012;26(3):345–368.

58. Dufour AB, Broe KE, Nguyen US, et al. Foot pain: is current or past shoewear a factor? Arthritis Rheum. 2009;61(10):1352–1358.
59. Menz HB, Lord SR. Gait instability in older people with hallux valgus. Foot Ankle Int. 2005;26(6):483–489.
60. Riskowski J, Dufour AB, Hannan MT. Arthritis, foot pain and shoe wear: current musculoskeletal research on feet. Curr Opin Rheumatol. 2011;23(2):148–155.
61. Byrne M, Curran MJ. The development and use of a footwear assessment score in comparing the fit of children's shoes. The Foot. 1998;8(4):215–218.
62. Menz HB, Sherrington C. The Footwear Assessment Form: a reliable clinical tool to assess footwear characteristics of relevance to postural stability in older adults. Clin Rehabil. 2000;14(6):657–664.
63. Williams A. Footwear assessment and management – understanding shoe construction and materials aids in properly fitting patients. Podiatry Management October. 2007:165–177.
64. Barton CJ, Bonanno D, Menz HB. Development and evaluation of a tool for the assessment of footwear characteristics. J Foot Ankle Res. 2009;2:10–22.
65. Hunt GC, Brocato RS. Gait and foot pathomechanics. In: Hunt GC, ed. Physical Therapy of the Foot and Ankle: Clinics in Physical Therapy. Edinburgh: Churchill Livingstone; 1988.
66. Laird RC. Acute forefoot and midfoot injuries. Clin Podiatr Med Surg. 2015;32(2):231–238.
67. Lang LM, Volpe RG, Wernick J. Static biomechanical evaluation of the foot and lower limb: the podiatrist's perspective. Man Ther. 1997;2:58–66.
68. Chuckpaiwong B, Nunley JA, Queen RM. Correlation between static foot type measurements and clinical assessments. Foot Ankle Int. 2009;30(3):205–212.
69. Guichet JM, Javed A, Russell J, Saleh M. Effect of the foot on the mechanical alignment of the lower limbs. Clin Orthop Relat Res. 2003;415:193–201.
70. Kapandji IA. The Physiology of the Joints. Lower limb. Vol 2. New York: Churchill Livingstone; 1970.
71. Lipscomb AB, Ibrahim AA. Acute peroneal compartment syndrome in a well conditioned athlete: report of a case. Am J Sports Med. 1977;5:154–157.
72. Williams PL, Warwick R, eds. Gray's Anatomy. 36th ed. British, Philadelphia: WB Saunders; 1980.
73. Kelikian H, Kelikian AS. Disorders of the Ankle. Philadelphia: WB Saunders; 1985.

74. Sierra RJ, Trousdale RT, Ganz R, et al. Hip disease in the young active patient: evaluation and nonarthroplasty surgical options. J Am Acad Orthop Surg. 2008;16:689–703.
75. Palmer ML, Epler M. Clinical Assessment Procedures in Physical Therapy. Philadelphia: JB Lippincott; 1990.
76. Jahss MH. Disorders of the Foot. Philadelphia: WB Saunders; 1982.
77. Smith AH, Bach BR. High ankle sprains: minimizing the frustration of a prolonged recovery. Phys Sportsmed. 2004;32(12):39–43.
78. Scranton PE. Isolated syndesmotic injuries: diastasis of the ankle in the athlete. Tech Foot Ankle Surg. 2002;1:88–90.
79. Evans RC. Illustrated Essentials in Orthopedic Physical Assessment. St Louis: Mosby; 1994.
80. Mizel MS, Hecht PJ, Marymount JV, et al. Evaluation and treatment of chronic ankle pain. J Bone Joint Surg Am. 2004;86:622–632.
81. Pavlov H, Heneghan MA, Hersh A, et al. The Haglund deformity: initial and differential diagnosis. Radiology. 1982;144:83–88.
82. Meininger AK, Koh JL. Evaluation of the injured runner. Clin Sports Med. 2012;31:203–215.
83. Myerson CL, Shimozono Y, Kennedy JG. Haglund's deformity and chronic Achilles tendonitis. Oper Tech Orhtop. 2018;28(2):104–109.
84. Zifchock RA, Davis I, Hillstrom H, Song J. The effect of gender, age, and lateral dominance on arch height and arch stiffness. Foot Ankle Int. 2006;27 (5):367–372.
85. Pedowitz WJ, Kovatis P. Flatfoot in the adult. J Am Acad Orthop Surg. 1995;3(5):293–302.
86. Razeghi M, Batt ME. Foot type classification: a critical review of current methods. Gait Posture. 2002;15(3):282–291.
87. Hamilton JJ, Ziemer LK. Functional Anatomy of the Human Ankle and Foot, American Association of Orthopaedic Surgeons, Symposium on the Foot and Ankle. St Louis: Mosby; 1983.
88. Williams DS, McClay IS. Measurements used to characterize the foot and the medial longitudinal arch: reliability and validity. Physical Ther. 2000; 80(9):864–871.
89. Saltzman CL, Nawoczenski DA, Talbot KD. Measurement of the medial longitudinal arch. Arch Phys Med Rehabil. 1995;76(1):45–49.
90. Erdemir A, Hamel AJ, Fauth AR, et al. Dynamic loading of the plantar aponeu-

90. rosis in walking. J Bone Joint Surg Am. 2004;86:546–552.

91. Tenforde AS, Yin A, Hunt KJ. Foot and ankle injuries in runners. Phys Med Rehabil Clin N Am. 2016;27(1):121–137.

92. Romash M. Deformities of the lesser toes and bunionette. In: Lutter LD, Mizel MS, Pfeffer GB, eds. Orthopedic Knowledge Update: Foot and Ankle. Rosemont, IL: American Academy of Orthopaedic Surgeons; 1994.

93. Bowe JA. The pediatric foot. In: Lutter LD, Mizel MS, Pfeffer GB, eds. Orthopedic Knowledge Update: Foot and Ankle. Rosemont, IL: American Academy of Orthopaedic Surgeons; 1994.

94. Shirzad K, Kiesau CD, deOrio JK, et al. Lesser toe deformities. J Am Acad Orthop Surg. 2011;19(8):505–514.

95. Brown LP, Yavorsky P. Locomotor biomechanics and pathomechanics: a review. J Orthop Sports Phys Ther. 1987;9:3–10.

96. McPoil TG, Brocato RS. The foot and ankle: biomechanical evaluation and treatment. In: Gould JA, ed. Orthopedic and Sports Physical Therapy. St Louis: Mosby; 1990.

97. McMaster MJ. The pathogenesis of the hallux rigidus. J Bone Joint Surg Br. 1978;60:82–87.

98. Dietze A, Bahlke U, Martin H, Mittlmeier T. First ray instability in hallux valgus deformity: a radiokinematic and pedobarographic analysis. Foot Ankle Int. 2013;34(1):124–130.

99. Glasoe WM, Phadke V, Pena FA, et al. An image-based gait simulation study of tarsal kinematics in women with hallux valgus. Phys Ther. 2013;93(11):1551–1562.

100. Koller U, Willegger M, Windhager R, et al. Plantar pressure characteristics in hallux valgus feet. J Orthop Res. 2014;32(12):1688–1693.

101. Pedowitz WJ. Deformities of the first ray. In: Lutter LD, Mizel MS, Pfeffer GB, eds. Orthopedic Knowledge Update: Foot and Ankle. Rosemont, IL: American Academy of Orthopaedic Surgeons; 1994.

102. Yokoe K, Kameyama Y. Relationship between stress fractures of the proximal phalanx of the great toe and hallux valgus. Am J Sports Med. 2004;32:1032–1034.

103. Thompson GH. Bunions and deformities of the toes in children and adolescents. J Bone Joint Surg Am. 1995;77:1924–1936.

104. Durman DC. Metatarsus primus varus and hallux valgus. Arch Surg. 1957;74:128–135.

105. Price GFW. Metatarsus primus varus, including various clinicoradiologic features of the female foot. Clin Orthop. 1979;145:217–223.

106. Coughlin MJ. Conditions of the forefoot. In: DeLee JC, Drez D, eds. Orthopedic Sports Medicine: Principles and Practice. Philadelphia: WB Saunders; 1994.

107. Sobel E, Levitz S, Caselli M, et al. Natural history of the rearfoot angle: preliminary values in 150 children. Foot Ankle Int. 1999;20(2):119–125.

108. Kanatli U, Gozil R, Besli K, et al. The relationship between the hindfoot angle and the medial longitudinal arch of the foot. Foot Ankle Int. 2006;27(8):623–627.

109. Beals TC, Pomeroy GC, Manoli A. Posterior tibial tendon insufficiency: diagnosis and treatment. J Am Acad Orthop Surg. 1999;7:112–118.

110. Churgay A. Diagnosis and treatment of pediatric foot deformities. Am Fam Physician. 1993;47:883–887.

111. Owens R, Gougoulias N, Guthrie H, Sakellariou A. Morton's neuroma: clinical testing and imaging in 76 feet, compared to a control group. Foot Ankle Surg. 2011;17(3):197–2009.

112. Mahadevan D, Venkatesan M, Bhatt R, Bhatia M. Diagnostic accuracy of clinical tests for Morton's neuroma compared with ultrasonography. J Foot Ankle Surg. 2015;54(4):549–553.

113. Pastides P, El-Sallakh S, Charalambides C. Morton's neuroma: a clinical versus radiological diagnosis. Foot Ankle Surg. 2012;18(1):22–24.

114. Title CI, Schon LC. Morton's neuroma: primary and secondary neurectomy. J Am Acad Orthop Surg. 2008;16:550–557.

115. Lee MS, Vanore JV, Thomas JL, et al. Diagnosis and treatment of adult flatfoot. J Foot Ankle Surg. 2005;44(2):78–113.

116. Harris EJ, Vanore JV, Thomas JL, et al. Diagnosis and treatment of pediatric flatfoot. J Foot and Ankle Surg. 2004;43(6):341–373.

117. Arangio GA, Wasser T, Rogman A. Radiographic comparison of standing medial cuneiform arch height in adults with and without acquired flatfoot deformity. Foot Ankle Int. 2006;27(8):636–638.

118. Buldt AK, Murley GS, Butterworth P, et al. The relationship between foot posture and lower limb kinematics during walking: a systematic review. Gait Posture. 2013;38(3):363–372.

119. Kido M, Ikoma K, Imai K, et al. Load response of the tarsal bones in patients with flatfoot deformity: in vivo 3D study. Foot Ankle Int. 2011;32(11):1017–1022.

120. Wukich DK, Tuason DA. Diagnosis and treatment of chronic ankle pain. J Bone Joint Surg Am. 2010;92:2002–2016.

121. Root ML, Orien WP, Weed JH. Normal and Abnormal Function of the Foot. Los Angeles: Clinical Biomechanics; 1977.

122. Lian G. Nerve problems in the foot. In: Lutter LD, Mizel MS, Pfeffer GB, eds. Orthopedic Knowledge Update: Foot and Ankle. Rosemont, IL: American Academy of Orthopaedic Surgeons; 1994.

123. Bowers KD, Martin RB. Turf toe: a shoe related football injury. Med Sci Sports Exerc. 1976;8:81–83.

124. Clanton TO, Ford JJ. Turf toe injury. Clin Sports Med. 1994;13:731–741.

125. Anderson RB, Hunt KJ, McCormick JJ. Management of common sports-related injuries about the foot and ankle. J Am Acad Orthop Surg. 2010;18:546–556.

126. Kaufman KR, Brodine SK, Schaffer RA, et al. The effect of foot structure and range of motion on musculoskeletal overuse injuries. Am J Sports Med. 1999;27:585–593.

127. Lindsjo U, Danckwardt-Lilliestrom G, Sahlstedt B. Measurement of the motion range in the loaded ankle. Clin Orthop. 1985;199:68–71.

128. Patla CE, Abbott JH. Tibialis posterior myofascial tightness as a source of heel pain: diagnosis and treatment. J Orthop Sports Phys Ther. 2000;30:624–632.

129. Stovitz SD, Coetzee JC. Hyperpronation and foot pain—steps toward pain-free feet. Phys Sportsmed. 2004;32(8):19–26.

130. McCrory P, Bladin C. Fractures of the lateral process of the talus: a clinical review: "snowboarder's ankle". Clin J Sports Med. 1996;6:124–128.

131. Bennell K, Talbot R, Wajswelner H, et al. Intra-rater and inter-rater reliability of a weight bearing lunge measure of ankle dorsiflexion. Austr J Physio. 1998;44:175–180.

132. Simondson D, Brock K, Cotton S. Reliability and smallest real difference of the ankle lunge test post ankle fracture. Manual Therapy. 2012;17:34–38.

133. Rabin A, Kozol Z, Spitzer E, Finestone AS. Weightbearing ankle dorsiflexion range of motion – can side-to-side symmetry be assumed? J Athl Train. 2015;50(1):30–35.

134. Chisholm MD, Birmingham TB, Brown J, et al. Reliability and validity of a weight-bearing measure of ankle dorsiflexion range of motion. Physiother Can. 2012;64(4):347–355.

135. Konor MM, Morton S, Eckerson JM, Grindstaff TL. Reliability of three measures of ankle dorsiflexion range of motion. Int J Sports Phys Ther. 2012;7(3):279–287.

136. Hoch MC, McKeon PO. Normative range of weight bearing lunge test performance asymmetry in healthy adults. Manual Therapy. 2011;16:516–519.

137. Cote KP, Brunet ME, Gansneder BM, Shultz SJ. Effects of pronated and supinated foot postures on static and dynamic postural stability. J Athl Train. 2005;40(1):41–40.

138. Hyslop GH. Injuries of the deep and superficial peroneal nerves complicating ankle sprain. Am J Surg. 1941;51:436–438.

139. Tabrizi P, McIntyre WM, Quesnel MB, et al. Limited dorsiflexion predisposes to injuries of the ankle in children. J Bone Joint Surg Br. 2000;82:1103–1106.

140. Chiodo CP, Glazebrook M, Bluman EM, et al. Diagnosis and treatment of acute achilles tendon rupture. J Am Acad Orthop Surg. 2010;18: 503–510.

141. Menz HB. Clinical hindfoot measurement: a critical review of the literature. The Foot. 1995;5(2):57–64.

142. Redmond AC, Crosbie J, Ouvrier RA. Development and validation of a novel rating system for scoring standing foot posture: the foot posture index. Clin Biomech. 2006;21:89–98.

143. Redmond AC, Crane YZ, Menz HB. Normative values for the foot posture index. J Foot Ankle Res. 2008;1(1):6–15.

144. Lowe R, Hashem M, Thomas E, Ager A. Foot Posture Index (FPI – 6). Physiopedia; 2018. Accessed at www.physio-pedia.com/index.php?title=Foot_ Posture_ Index_(FP1-6)andoldid=199552".

145. Redmond AL. The Foot Posture Index (FPI – 6) – User Guide and Manual; 2005. Available at https://www.leeds.ac.uk/medicine/FASTER/z/pdf/FPI-manual-form atted-August-2005v2.pdf.

146. Rokkedal-Lausch T, Lykke M, Hansen MS, Nielsen RO. Normative values for the foot posture index between right and left foot: a descriptive study. Gait Posture. 2013;38(4):843–846.

147. Nielsen RG, Rathleff MS, Moelgaard CM, et al. Video based analysis of dynamic midfoot function and its relationship with foot posture index scores. Gait Posture. 2010;31(1):126–130.

148. Jan MH, Chai AM, Lin YF, et al. Effects of age and sex on the results of an ankle plantar-flexor manual muscle test. Phys Ther. 2005;85:1078–1084.

149. De Ridder R, Witvrouw E, Dolphens M, et al. Hip strength as an intrinsic risk factor for lateral ankle sprains in youth soccer players: a 3-season prospective study. Am J Sports Med. 2017;45(2):410–416.

150. Richie DH, Izadi FE. Return to play after an ankle sprain: guidelines for the podiatric physician. Clin Podiatr Med Surg. 2015;32(2):195–215.

151. Plisky PJ, Rauh MJ, Kaminski TW, Underwood FB. Star excursion balance test as a predictor of lower extremity injury in high school basketball players. J Orthop Sports Phys Ther. 2006;36(12):911–919.

152. Gribble PA, Hertel J. Considerations for normalizing measures of the star excursion balance test. Measure Phys Educ Exerc Sci. 2003;7(2):89–100.

153. Hertel J, Braham RA, Hale SA, Olmsted-Kramer LC. Simplifying the Star Excursion Balance Test: analyses of subjects with and without chronic ankle instability. J Orthop Sports Phys Ther. 2006;36(3):131–137.

154. Gribble PA, Hertel J, Plisky P. Using the Star Excursion Balance Test to assess dynamic posturalcontrol deficits and outcomes in lower extremity injury: a literature and systematic review. J Athl Train. 2012;47(3):339–357.

155. Wikstrom EA, Tillman MD, Borsa PA. Detection of dynamic stability deficits in subjects with functional ankle instability. Med Sci Sports Exerc. 2005;37(2):169–175.

156. Buchanan AS, Docherty CL, Schrader J. Functional performance testing in participants with functional ankle instability and in a healthy control group. J Athl Train. 2008;43(4):342–346.

157. Linens SW, Ross SE, Arnold BL, et al. Posturalstability tests that identify individuals with chronic ankle instability. J Athl Train. 2014;49(1):15–23.

158. Sharma N, Sharma A, Sandu JS. Functional performance testing in athletes with functional ankle instability. Asian J Sports Med. 2011;2(4):249–258.

159. Docherty CL, Arnold BL, Gansneder BM, et al. Functionalperformance deficits in volunteers with functional ankle instability. J Athl Train. 2005;40(1):30–34.

160. Eechaute C, Vaes P, Duquet W. Functional performance deficits in patients with chronic ankle instability: validity of the multiple hop test. Clin J Sports Med. 2008;18:124–129.

161. Eechaute C, Vaes P, Duquet W. The dynamic postural control is impaired in patients with chronic ankle instability: reliability and validity of the multiple hop test. Clin J Sports Med. 2009;19(2):107–114.

162. Mubarak S, Hargens A. Exertional Compartment Syndromes, American Association of Orthopaedic Surgeons, Symposium on the Foot and Leg in Running Sports. St Louis: CV Mosby; 1982.

163. Reneman RS. The anterior and the lateral compartmental syndrome of the leg due to intensive use of muscles, Clin Orthop. 1975;113:69–80.

164. Freeman MAR, Dean MRE, Hanham IWF. The etiology and prevention of functional instability of the foot. J Bone Joint Surg Br. 1965;47:678–685.

165. Docherty CL, Valovich McLeod TC, Schultz SJ. Postural control deficits in participants with functional ankle instability as measured by the balance error scoring system. Clin J Sports Med. 2006;16(3):203–208.

166. Kaikkonen A, Kannus P, Jarvinen M. A performance test protocol and scoring scale for the evaluation of ankle injuries. Am J Sports Med. 1994;22:462–469.

167. Sierevelt IN, Zwiers R, Schats W, et al. Measurement properties of the most commonly used foot- and ankle-specific questionnaires: the FFI, FAOS and FAAM. A systematic review. Knee Surg Sports Traumatol Arthrosc. 2018;26(7):2059–2073.

168. Martin RL, Irrgang JJ, Burdett RG, et al. Evidence of validity for the foot and ankle ability measure (FAAM). Foot Ankle Int. 2005;26:968–983.

169. Eechaute C, Vaes P, van Aerschot L, et al. The clinimetric qualities of patient-assessed instruments for measuring chronic ankle instability: a systematic review. BMC Musculoskel Disord. 2007;8(6–17).

170. Houston MN, Hoch JM, Gabriner ML, et al. Clinical and laboratory measures associated with health-related quality of life in individuals with chronic ankle instability. Physical Therapy in Sport. 2015;16:169–175.

171. FAOS (Foot and Ankle Outcome Score) User's Guide. 2003. Access at: http://www.koos.nu/FAOSGuide200 3.pdf.

172. Rozzi SL, Lephart SM, Scott M, et al. Balance training for persons with functionally unstable ankles. J Orthop Sports Phys Ther. 1999;29:478–486.

173. Roos EM, Brandsson S, Karlsson J. Validation of the foot and ankle outcome score for ankle ligament reconstruction. Foot Ankle Int. 2001;22:788–794.

174. Budiman-Mak E, Conrad KJ, Roach KE. The foot function index: a measure of foot pain and disability. J Clin Epidemiol. 1991;44:561–570.

175. Martin RL, Irrgang JJ. A survey of self-reported outcome instruments for the foot and ankle. J Orthop Sports Phys Ther. 2007;37(2):72–84.

176. Bennett PJ, Patterson C, Wearing S, Baglioni T. Development and validation of a questionnaire designed to measure foot-health status. J Am Podiatr Med Assoc. 1998;88(9):419–428.

177. Landorf KB, Radford JA. Minimal important difference: values for the Foot Health Status Questionnaire, Foot Function Index and Visual Analogue Scale. The Foot. 2008;18(1):15–19.

178. Budiman-Mak E, Conrad KJ, Mazza J, Stuck RM. A review of the Foot Function Index and the Foot Function Index – Revised. J Foot Ankle Res. 2013;6:5–42.

179. Budiman-Mak E, Conrad K, Stuck R, Matters M. Theoretical model and Rasch analysis to develop a revised Foot Function Index. Foot Ankle Int. 2006;27(7):519–527.

180. Agel J, Beskin JL, Brage M, et al. Reliability of the Foot Function Index: a report of the AOFAS Outcomes Committee. Foot Ankle Int. 2005;26(11):962–967.

181. Hale SA, Hertel J. Reliability and sensitivity of the Foot and Ankle Disability Index in subjects with chronic ankle instability. J Athl Train. 2004;40:35–40.

182. Barnett S, Campbell R, Harvey I. The Bristol Foot Score: developing a patient-based foot-health measure. J Am Podiatr Med Assoc. 2005;95(3):264–272.

183. Jia Y, Huang H, Gagnier JJ. A systematic review of measurement properties of patient-reported outcome measures for use in patients with foot or ankle diseases. Qual Life Res. 2017;26(8):1969–2010.

184. Morley D, Jenkinson C, Doll H, et al. The Manchester-Oxford Questionnaire (MOXFQ): development and validation of a summary index score. Bone J Res. 2013;2(4):66–69.

185. Schrier JC, Palmen LN, Verheyen CC, et al. Patientreported outcome measures in hallux valgus surgery. A review of the literature. Foot Ankle Surg. 2015;21(1):11–15.

186. Riskowski JL, Hagedorn TJ, Hannan MT. Measures of foot function, foot health and foot pain. Arthritis Care Res. 2011;63(11):S229–S239.

187. Farndon L, Barnes A, Littlewood K, et al. Clinical audit of core podiatry treatment in the NHS. J Foot Ankle Res. 2009;2:7–13.

188. Macran S, Kind P, Collingwood J, et al. Evaluating podiatry services: testing a treatment specific measure of health status. Qual Life Res. 2003;12(2):177–188.

189. Croft S, Wing KJ, Daniels TR, et al. Association of ankle arthritis score with need for revision surgery. Foot Ankle Int. 2017;38(9):939–943.

190. Rodrigues RC, Masiero D, Mizusaki JM, et al. Translation, cultural adaptation and validation of the "American Orthopedic Foot and Ankle Society's (AOFAS) Ankle-Hindfoot Scale". Acta Ortop Bras. 2008;16(2):107–111.

191. Cook JJ, Cook EA, Rosenblum BI, et al. Validation of the American College of Foot and Ankle Surgeons Scoring Scales. J Foot Ankle Surg. 2011;50(4):420–429.

192. Schepers T, Heetveld MJ, Mulder PG, Patka P. Clinical outcome scoring of intra-articular calcaneal fractures. J Foot Ankle Surg. 2008;47(3):213–218.

193. Baumhauer JF, Nawoczenski DA, DiGiovanni BF, Wilding GE. Reliability and validity of the American Orthopedic Foot and Ankle Society Clinical Rating Scale: a pilot study for the hallux and lesser toes. Foot Ankle Int. 2006;27(12):1014–1019.

194. Kitaoka HB, Alexander IJ, Adelaar RS, et al. Clinical rating systems for the ankle-hindfoot, midfoot, hallux and lesser toes. Foot Ankle Int. 1994;15(7):349–353.

195. Hunt KJ, Hurwit D. Use of patient-reported outcome measures in foot and ankle research. J Bone Joint Surg Am. 2013;95(16):e118 (1–9).

196. Chan HY, Chen JY, Zainul-Abidin S, et al. Minimal clinically important differences for American Orthopedic Foot and Ankle Society Score in Hallux Valgus Surgery. Foot Ankle Int. 2017;38(5):551–557.

197. Ross SE, Guskiewicz KM, Gross MT, Yu B. Assessment tools for identifying functional limitations associated with functional ankle instability. J Athl Train. 2008;43(1):44–50.

198. Simon J, Donahue M, Docherty C. Development of the Identification of Functional Ankle Instability (IdFAI). Foot Ankle Int. 2012;33(9):755–763.

199. Gurav RS, Ganu SS, Panhale VP. Reliability of the Identification of Functional Ankle Instability (IdFAI) Scale across different age groups in adults. N Am J Med Sci. 2014;6(10):516–518.

200. Donahue M, Simon J, Docherty CL. Reliability and validity of a new questionnaire created to establish the presence of functional ankle instability: the IdFAI. Athl Train Sports Health Care. 2013;5(1):38–43.

201. Williams GN, Molloy JM, DeBerardino TM, et al. Evaluation of the sports ankle-rating system in young, athletic individuals with acute lateral ankle sprains. Foot Ankle Int. 2003;24:274–282.

202. Docherty CL, Gansneder BM, Arnold BL, Hurwitz SR. Development and reliability of the Ankle Instability Instrument. J Athl Train. 2006;41(2):154–158.

203. Hiller CE, Refshauge KM, Bundy AC, et al. The Cumberland ankle instability tool: a report of validity and reliability testing. Arch Phys Med Rehabil. 2006;87:1235–1241.

204. Donahue M, Simon J, Docherty CL. Critical review of self-reported functional ankle instability measures. Foot Ankle Int. 2011;32(12):1140–1146.

205. Koltsov JC, Greenfield ST, Soukup D, et al. Validation of patient-reported outcomes measurement information system computerized adaptive tests against the Foot and Ankle Outcome Score for 6 common foot and ankle pathologies. Foot Ankle Int. 2017;38(8):870–878.

206. Robinson JM, Cook JL, Purdam C, et al. The VISA-A questionnaire: a valid and reliable index of the clinical severity of Achilles tendinopathy. Br J Sports Med. 2001;35(5):335–341.

207. Pinsker E, Inrig T, Daniels TR, et al. Reliability and validity of 6 measures of pain, function, and disability for ankle arthroplasty and arthrodesis. Foot Ankle Int. 2015;36(6):617–625.

208. Shultz S, Olszewski A, Ramsey O, et al. A systematic review of outcome tools used to measure lower leg conditions. Int J Sports Phys Ther. 2013;8(6):838–848.

209. Seligson D, Gassman J, Pope M. Ankle instability: evaluation of the lateral ligaments. Am J Sports Med. 1980;8:39–42.

210. Hildebrand KA, Buckley RE, Mohtadi NG, et al. Functional outcome measures after displaced intraarticular calcaneal fractures. J Bone Joint Surg Br. 1996;75:119–123.

211. Merchant TC, Dietz FR. Long-term follow up after fractures of the tibial and fibular shafts. J Bone Joint Surg Am. 1989;71:599–606.

212. Olerud C, Molander H. A scoring scale for symptom evaluation after ankle fracture. Arch Orthop Trauma Surg. 1984;103:190–194.

213. Statford PW, Hart DL, Binkley JM, et al. Interpreting lower extremity functional status scores. Physiother Can. 2005;57:154–162.

214. Halasi T, Kynsburg A, Tallay A, et al. Development of a new activity score for the evaluation of ankle instability. Am J Sports Med. 2004;32:899–908.

215. Domsic RT, Saltzman CL. Ankle arthritis scale. Foot Ankle Int. 1998;19:466–471.

216. Andre M, Hagelberg S, Stenstrom CH. The juvenile arthritis foot disability in-

216. dex: development and evaluation of measurement properties. J Rheum. 2004;31:2488–2493.

217. Heffernan G, Knan F, Awan N, et al. A comparison of outcome scores in os calcis fractures. Irish J Med Sci. 2000;169:127–128.

218. Rowan K. The development and validation of a multidimensional measure of chronic foot pain: the Rowan foot pain assessment questionnaire. Foot Ankle Int. 2001;22:795–809.

219. Bushman TT, Grier TL, Canham-Chevak M, et al. The Functional Movement Screen and Injury Risk: association and predictive value in active me n. Am J Sports Med. 2016;44(2):297–303.

220. Gribble PA, Terada m, Beard MQ, et al. Prediction of lateral ankle sprains in football players based on clinical tests and body mass index. Am J Sports Med. 2016;44(2):460–467.

221. Silvers-Granelli H, Mandelbaum B, Adeniji O, et al. Efficacy of the FIFA 11+ Injury Prevention Program in the collegiate male soccer player. Am J Sports Med. 2015;43(11):2628–2637.

222. Jarvis HL, Nester CJ, Bowden PD, Jones RK. Challenging the foundations of the clinical model of foot function: further evidence that the root model assessments fail to appropriately classify foot function. J Foot Ankle Res. 2017;10:7–18.

223. Harradine P, Gates L, Bowen C. If it doesn't work, why do we still do it? The continuing use of subtalar joint neutral theory in the face of overpowering critical research. J Orthop Sports Phys Ther.2018;48(3):130–132.

224. Astrom M, Arvidson T. Alignment and joint motion in the normal foot. J Orthop Sports Phys Ther. 1995;22:216–222.

225. Vaes PH, Duquet W, Casteleyn PP, et al. Static and dynamic roentgenographic analysis of ankle stability in braced and non-braced stable and functionally unstable ankle. Am J Sports Med. 1998;26:692–702.

226. Roy S, Irvin R. Sports Medicine: Prevention, Evaluation, Management and Rehabilitation. Englewood Cliffs, NJ: Prentice-Hall; 1983.

227. Mueller MJ, Host JV, Norton BJ. Navicular drop as a composite measure of excessive pronation. J Am Pod Med Assoc. 1993;83:198–202.

228. Shrader JA, Poporich JM, Gracey GC, et al. Navicular drop measurement in people with rheumatoid arthritis: interrater and intrarater reliability. Phys Ther. 2005;85:656–664.

229. Loudon JK, Jenkins W, Loudon KL. The relationships between static posture and ACL injury in female athletes. J Orthop Sports Phys Ther. 1996;24:91–97.

230. Picciano AM, Rowlando MS, Worrell T. Reliability of open and closed kinetic chain subtalar joint neutral positions and navicular drop test. J Orthop Sports Phys Ther. 1993;18:553–558.

231. Dicharry JM, Franz JR, Croce UD, et al. Differences in static and dynamic movements in evaluation of talonavicular mobility in gait. J Orthop Sports Phys Ther. 2009;39:628–634.

232. McPoil TG, Cornwall MW, Medoff L, et al. Arch height change during sit-to-stand: an alternative for the navicular drop test. J Foot Ankle Res. 2009;2:17–24.

233. Buchanan KR, Davis I. The relationship between the forefoot, midfoot, and rearfoot static alignment in pain-free individuals. J Orthop Sports Phys Ther. 2005;35:559–566.

234. Keenan AM, Redmond AC, Horton M, et al. The Foot Posture Index: Rasch analysis of a novel, footspecific outcome measure. Arch Phys Med Rehabil. 2007;88(1):88–93.

235. Younger AS, Hansen ST. Adult cavovarus foot. J Am Acad Orthop Surg. 2005;13:302–315.

236. Staheli LT, Corbett M, Wyss C, et al. Lower extremity rotational problems in children: normal values to guide management. J Bone Joint Surg Am. 1985;67:39–47.

237. Staheli LT. Rotational problems of the lower extremities. Orthop Clin North Am. 1987;18:503–512.

238. Johnson KA. Posterior tibial tendon. In: Baxter DE, ed. The Foot and Ankle in Sport. St Louis: Mosby; 1995.

239. Pell RF, Khanuja HS, Cooley GR. Leg pain in the running athlete. J Am Acad Orthop Surg. 2004;12:396–404.

240. Lindstrand A. New aspects in the diagnosis of lateral ankle sprains. Orthop Clin North Am. 1976;7:247–249.

241. Hollis JM, Blasier RD, Flahiff CM. Simulated ankle ligamentous injury: change in ankle stability. Am J Sports Med. 1995;23:672–677.

242. Trojian TH, McKeag DB. Ankle sprains: expedient assessment and management. Phys Sportsmed. 1998;26(10):29–40.

243. Frost HM, Hanson CA. Technique for testing the drawer sign in the ankle. Clin Orthop. 1977;123:49–51.

244. Birrer RB, Cartwright TJ, Denton JR. Immediate diagnosis of ankle trauma. Phys Sportmed. 1994;22:95–102.

245. Tohyama H, Yasuda K, Ohkoshi Y, et al. Anterior drawer test for acute anterior talofibular ligament injuries of the ankle: how much load should be applied during the test? Am J Sports Med. 2003;31:226–232.

246. Parasher RK, Nagy DR, Em AL, et al. Clinical measurement of mechanical ankle instability. Manual Therapy. 2012;17:470–473.

247. Aradi AJ, Wong J, Walsh M. The dimple sign of a ruptured lateral ligament of the ankle: brief report. J Bone Joint Surg Br. 1988;70:327–328.

248. Davis PF, Trevino SG. Ankle injuries. In: Baxter DE, ed. The Foot and Ankle in Sport. St Louis: Mosby; 1995.

249. Hockenbury RT, Sammarco GJ. Evaluation and treatment of ankle sprains: clinical recommendations for a positive outcome. Phys Sportsmed. 2001;24(2):57–64.

250. Kjaersgaard-Andersen P, Frich LH, Madsen F, et al. Instability of the hindfoot after lesion of the lateral ankle ligaments: investigations of the anterior drawer and adduction maneuvers in autopsy specimens. Clin Orthop. 1991;266:170–179.

251. Colter JM. Lateral ligamentous injuries of the ankle. In: Hamilton WC, ed. Traumatic Disorders of the Ankle. New York: Springer-Verlag; 1984.

252. Hamilton WC. Anatomy. In: Hamilton WC, ed. Traumatic Disorders of the Ankle. New York: Springer-Verlag; 1984.

253. Rasmussen O, Tovberg-Jensen I. Anterolateral rotational instability in the ankle joint. Acta Orthop Scand. 1981;52:99–102.

254. Miller AG, Myers SH, Parks BG, Guyton GP. Anterolateral drawer versus anterior drawer test for ankle instability: a biomechanical model. Foot Ankle Int. 2016;37(4):407–410.

255. Peng JR. Solving the dilemma of the high ankle sprain in the athlete. Sports Med Arthro Rev. 2000;8:316–325.

256. Cotton FJ. Fractures and Fracture-Dislocations. Philadelphia: WB Saunders; 1910.

257. Kor A. Dynamic techniques for clinical assessment of the athlete. Clin Podiatr Med Surg. 2015;32(2):217–229.

258. Beumer A, Swierstra BA, Mulder PG. Clinical diagnosis of syndesmotic ankle instability: evaluation of stress tests behind the curtain. Acta Orthop Scand. 2002;73:667–669.

259. Stiehl JB. Complex ankle fracture dislocations with syndesmotic diastasis. Ortho Rev. 1990;19:499–507.

260. Adamson C, Cymet T. Ankle sprains: evaluation, treatment, rehabilitation. Maryland Med J. 1997;46:530–537.

261. Stoffel K, Wysocki D, Baddour E, et al. Comparison of two intraoperative assessment methods for injuries to the ankle syndesmosis. J Bone Joint Surg Am. 2009;91:2646–2652.

262. Lin CF, Gross MT, Weinfeld P. Ankle syndesmosis injuries: anatomy, biomechanics, mechanism of injury, and clinical guidelines for diagnosis and intervention. J Orthop Sports Phys Ther. 2006;36:372–384.

263. Kiter E, Bukurt M. The crossed-leg test for examination of ankle syndesmosis injuries. Foot Ankle Int. 2005;26:187–188.

264. Alonso A, Khoury L, Adams R. Clinical tests for ankle syndesmosis injury: reliability and prediction of return to function. J Orthop Sports Phys Ther. 1998;27:276–284.

265. Taylor DC, Engelhardt DL, Bassett FH. Syndesmosis sprains of the ankle. The influence of heterotopic ossification. Am J Sports Med. 1992;20:146–150.

266. Brosky T, Nyland J, Nitz A, et al. The ankle ligaments: consideration of syndesmotic injury and implications for rehabilitation. J Orthop Sports Phys Ther. 1995;21:197–205.

267. Nussbaum ED, Hosea TM, Sieler SD, et al. Prospective evaluation of syndesmotic ankle sprains without diastasis. Am J Sports Med. 2001;29:31–35.

268. Boytim MJ, Fischer DA, Neuman L. Syndesmotic ankle sprains. Am J Sports Med. 1991;19:294–298.

269. Wright RW, Barile RJ, Surprenant DA, et al. Ankle syndesmosis sprains in national hockey league players. Am J Sports Med. 2004;32:1011–1945.

270. Sman AD, Hiller CE, Refshauge KM. Diagnostic accuracy of clinical tests for diagnosis of ankle syndesmosis injury: a systematic review. Br J Sports Med. 2013;47(10):620–628.

271. D'Hooghe P, Alkhelaifi K, Abdelatif N, Kaux JF. From "low" to "high" athletic ankle sprains: a comprehensive review. Oper Tech Orthop. 2018;28(2):54–60.

272. Cook CE, Hegedus EJ. Orthopedic Physical Examination Tests—An Evidence Based Approach. Upper Saddle River, NJ: Prentice Hall/Pearson; 2008.

273. Lindenfeld T, Parikh S. Clinical tip: heel-thump test for syndesmotic ankle sprain. Foot Ankle Int. 2005;26:406–408.

274. Gungor T. A test for ankle instability: brief report. J Bone Joint Surg Br. 1988;70:487.

275. Trojian TH, McKeag DB. Single leg balance test to identify risk of ankle sprains. Br J Sports Med. 2006;40(7):610–613.

276. Hopkinson WJ, St Pierre P, Ryan JB, et al. Syndesmosis sprains of the ankle. Foot Ankle. 1990;10:325–330.

277. Norkus SA, Floyd RT. The anatomy and mechanisms of syndesmotic ankle sprains. J Athletic Train. 2001;36:68–73.

278. Mennell JM. Foot Pain. Boston: Little, Brown; 1969.

279. Newman P, Adams R, Waddington G. Two simple clinical tests for predicting onset of medial tibial stress syndrome: shin palpation test and shin oedema test. Br J Sports Med. 2012;46(12):861–864.

280. Kinoshita M, Okuda R, Morikawa J, et al. The dorsiflexion-eversion test for diagnosis of tarsal tunnel syndrome. J Bone Joint Surg Am. 2001;83(12):1835–1839.

281. Tatro-Adams D, McGann S, Carbone W. Reliability of the figure-of-eight method of ankle measurement. J Orthop Sports Phys Ther. 1995;22:161–163.

282. Petersen EJ, Irish SM, Lyons CL, et al. Reliability of water volumetry and the figure of eight method on subjects with ankle joint swelling. J Orthop Sports Phys Ther. 1999;29:609–615.

283. Mawdsley RH, Hoy DK, Erwin PM. Criterion-related validity of the figure of eight method of measuring ankle edema. J Orthop Sports Phys Ther. 2000;30:149–153.

284. Pugia ML, Middel CJ, Seward SW, et al. Comparison of acute swelling and function in subjects with lateral ankle injury. J Orthop Sports Phys Ther. 2001;31:384–388.

285. Rohner-Spengler M, Mannion AF, Babst R. Reliability and minimal detectable change for the figure-ofeight-20 method of measurement of ankle edema. J Orthop Sports Phys Ther. 2007;37:199–205.

286. Payne C, Chuter V, Miller K. Sensitivity and specificity of the functional hallux limitus test to predict foot function. J Am Podiatr Med Assoc. 2002;92:269–271.

287. Cleland JA, Koppenhaver S. Netter's Orthopedic Clinical Examination—An Evidence-Based Approach. 2nd ed. Philadelphia: Saunders/Elsevier; 2011.

288. Wallace LA. Limb length difference and back pain. In: Grieve GP, ed. Modern Manual Therapy of the Vertebral Column. Edinburgh: Churchill Livingstone; 1986.

289. Gurney B. Leg length discrepancy. Gait Posture. 2002;15(2):195–206.

290. O'Toole GC, Makwana NK, Lunn J, et al. The effect of leg length discrepancy on foot loading patterns and contact times. Foot Ankle Int. 2003;24(3):256–259.

291. Maffulli N. The clinical diagnosis of subcutaneous tear of the achilles tendon. Am J Sports Med. 1998;26:266–270.

292. Blood SD. Treatment of the sprained ankle. J Am Osteopathic Assoc. 1980;79:680–692.

293. Safran MR, O'Malley D, Fu FH. Peroneal tendon subluxation in athletes: new exam technique, case reports and review. Med Sci Sports Exerc. 1999;31:S487–S496.

294. Thompson T, Doherty J. Spontaneous rupture of the tendon of Achilles: a new clinical diagnostic test. Anat Res. 1967;158:126–129.

295. Scott BW, Al-Chalabi A. How the Simmonds-Thompson test works. J Bone Joint Surg Br. 1992;74:314–315.

296. Simmonds FA. The diagnosis of a ruptured Achilles tendon. Practitioner. 1957;179:56–58.

297. Thompson TC. A test for rupture of the tendoachilles. Acta Orthop Scand. 1962;32:461–465.

298. Abouelela AA, Zohiery AK. The triple compression stress test for diagnosis of tarsal tunnel syndrome. Foot (Edinb). 2012;22(3):146–149.

299. Garceau DD, Bean D, Requejo SM, et al. The association between diagnosis of plantar fasciitis and Windlass test results. Foot Ankle Int. 2003;24:251–255.

300. Rose GK, Welton EA, Marshall T. The diagnosis of flat foot in the child. J Bone Joint Surg Br. 1985;67(1):71–78.

301. Bowditch MG, Sanderson P, Livesey JP. The significance of an absent ankle reflex. J Bone Joint Surg Br. 1996;78:276–279.

302. Bassetti C. Babinski and Babinski's sign. Spine. 1995;20:2591–2594.

303. Wilton JP. Lower extremity focused neurologic examination. Clin Podiatr Med Surg. 2016;33(2):191–202.

304. Chusid JG, McDonald JJ. Correlative Neuroanatomy and Functional Neurology. Los Altos, CA: Lange Medical Publications; 1967.

305. Schon LC, Baxter DE. Neuropathies of the foot and ankle in athletes. Clin Sports Med. 1990;9:489–509.

306. Zengzhao L, Jiansheng Z, Li Z. Anterior tarsal tunnel syndrome. J Bone Joint Surg Br. 1991;73:470–473.

307. Pecina MM, Krmpotic-Nemanic J, Markiewitz AD. Tunnel Syndromes. Boca Raton, FL: CRC Press; 1991.

308. Wechsler LR, Busis NA. Sports neurology. In: Fu FH, Stone DA, eds. Sports Injuries: Mechanisms, Prevention, Treatment. Baltimore: Williams & Wilkins; 1994.

309. Baxter DE. Functional nerve disorders. In: Baxter DE, ed. The Foot and Ankle in Sport. St Louis: Mosby; 1995.

310. Beskin JL. Nerve entrapment syndromes of the foot and ankle. J Am Acad Orthop Surg. 1997;5:261–269.

311. Roscoe D, Roberts AJ, Hulse D. Intramuscular compartment pressure measurement in chronic exertional compartment syndrome: new and improved diagnostic criteria. Am J Sports Med. 2015;43(2):392–398.

312. Sidey JD. Weak ankles: a study of common peroneal entrapment neuropathy. Br Med J. 1969;3:623–626.

313. Nitz AJ, Dobner JJ, Kersey D. Nerve injury and grades II and III ankle sprains. Am J Sports Med. 1985;13:177–182.

314. Kleinrensink GJ, Stoeckart R, Meulstee J, et al. Lowered motor conduction velocity of the peroneal nerve after inversion trauma. Med Sci Sports Exerc. 1994;26:877–883.

315. Schon LC, Clanton TO. Chronic leg pain. In: Baxter DE, ed. The Foot and Ankle in Sport. St Louis: Mosby; 1995.

316. Styf J. Entrapment of the superficial peroneal nerve: diagnosis and results of decompression. J Bone Joint Surg Br. 1989;71:131–135.

317. Pahor S, Toppenberg R. An investigation of neural tissue involvement in ankle inversion sprains. Man Ther. 1996;1:192–197.

318. Winkes MB, van Zantvoort AP, de Bruijn JA, et al. Fasciotomy for deep posterior compartment syndrome in the lower leg: a prospective study. Am J Sports Med. 2016;44(5):1309–1316.

319. Romani W, Perrin DH, Whiteley T. Tarsal tunnel syndrome: case study of a male collegiate athlete. J Sports Rehab. 1997;6:364–370.

320. Kinoshita M, Okuda R, Abe M. Tarsal tunnel syndrome and athletes. Am J Sports Med. 2006;34:1307–1312.

321. Gould JS. Recurrent tarsal tunnel syndrome. Foot Ankle Clin. 2014;19(3):451–467.

322. Kaplan PE, Kernahan WT. Tarsal tunnel syndrome: an electrodiagnostic and surgical correlation. J Bone Joint Surg Am. 1981;63:96–99.

323. Massey EW, Pleet AB. Neuropathy in joggers. Am J Sports Med. 1978;6:209–211.

324. Murphy PC, Baxter DE. Nerve entrapment of the foot and ankle in runners. Clin Sports Med. 1985;4:753–763.

325. Takakura Y, Kitada C, Sugimoto K, et al. Tarsal tunnel syndrome: causes and results of operative treatment. J Bone Joint Surg Br. 1991;73:125–128.

326. Stefko RM, Lauerman WC, Heckman JD. Tarsal tunnel syndrome caused by an unrecognized fracture of the posterior process of the talus (Cedell fracture). J Bone Joint Surg Am. 1994;76:116–118.

327. Trepman E. Tarsal tunnel syndrome following Achilles tendon injury in dancers: two cases. Clin J Sports Med. 1993;3:192–194.

328. Jackson Dl, Haglund DL. Tarsal tunnel syndrome in runners. Sports Med. 1992;13:146–149.

329. Mann RA. Entrapment neuropathies of the foot. In: DeLee JC, Drez D, eds. Orthopedic Sports Medicine: Principles and Practice. Philadelphia: WB Saunders; 1994.

330. Sammarco GJ, Chalk DE, Feibel JH. Tarsal tunnel syndrome and additional nerve lesions in the same limb. Foot Ankle. 1993;14:71–77.

331. Jackson DL, Haglund B. Tarsal tunnel syndrome in athletes: case reports and literature review. Am J Sports Med. 1991;19:61–65.

332. Rask MR. Medial plantar neuropraxia (jogger's foot): report of three cases. Clin Orthop. 1978;134:193–195.

333. Pfeffer GB. Plantar heel pain. In: Baxter DE, ed. The Foot and Ankle in Sport. St Louis: Mosby; 1995.

334. Johnson ER, Kirby K, Lieberman JS. Lateral plantar nerve entrapment: foot pain in the power lifter. Am J Sports Med. 1992;20:619–620.

335. House JA, Ahmed K. Entrapment neuropathy of the infrapatellar branch of the saphenous nerve. Am J Sports Med. 1977;5:217–224.

336. Kaltenborn FM. Mobilization of the Extremity Joints. Oslo: Olaf Norlis Bokhandel; 1980.

337. Richardson EG. Hallucal sesamoid pain: causes and surgical treatment. J Am Acad Orthop Surg. 1999;7:270–278.

338. Koulouris G, Morrison WB. Foot and ankle disorders: radiographic signs. Semin Roentgenol. 2005;40(4):358–379.

339. Arunakul M, Amendola A, Gao Y, et al. Tripod index: a new radiologic parameter assessing foot alignment. Foot Ankle Int. 2013;34(10):1411–1420.

340. Miller CP, Ghorbanhoseini M, Ehrlichman LK, et al. High variability of observed weight bearing during standing foot and ankle radiographs. Foot Ankle Int. 2017;38(6):690–693.

341. Thordarson DB. Detecting and treating common foot and ankle fractures. Part 1: the ankle and hindfoot. Phys Sportsmed. 1996;24(9):29–38.

342. Thordarson DB. Detecting and treating common foot and ankle fractures. Part 2: the midfoot and forefoot. Phys Sportsmed. 1996;24(10):58–64.

343. Egol KA, Amirtharage M, Tejwani NC, et al. Ankle stress test for predicting the need for surgical fixation and isolated fibular fractures. J Bone Joint Surg Am. 2004;86:2393–2390.

344. Springer BA, Arciero RA, Tenuta JJ, et al. A prospective study of modified Ottawa rules in a military population—interobserver agreement between physical therapists and orthopedic surgeons. Am J Sports Med. 2000;28:864–868.

345. Stiell IG, Greenberg GH, McKnight RD, et al. Decision rules for the use of radiography in acute ankle injuries: refinement and prospective validation. JAMA. 1993;269:1127–1132.

346. Stiell IG, McKnight RD, Greenberg GH, et al. Implementation of the Ottawa ankle rules. JAMA. 1994;271:827–832.

347. Stiell IG, Greenberg GH, McKnight RD, et al. A study to develop clinical decision rules for the use of radiography in acute ankle injuries. Ann Emerg Med. 1992;21:384–390.

348. Bachman LM, Kolb E, Koller MT, et al. Accuracy of Ottawa ankle rules to exclude fractures of the ankle and midfoot: systematic review. Br Med J. 2003;326:417–424.

349. Heyworth J. Ottawa ankle rules for the injured ankle. Br Med J. 2003;326:405–406.

350. Myers A, Canty K, Nelson T. Are the Ottawa ankle rules helpful in ruling out the need for x-ray examination in children? Arch Dis Child. 2005;90(12):1309–1311.

351. Beckenkamp PR, Lin CC, Macaskill P, et al. Diagnostic accuracy of the Ottawa Ankle and Midfoot Rules: a systematic review with meta-analysis. Br J Sports Med. 2017;51(6):504–510.

352. Leddy JJ, Smolinski RJ, Lawrence J, et al. Prospective evaluation of the Ottawa ankle rules in a university sports medicine centre—with a modification to increase specificity for identifying malleolar fractures. Am J Sports Med. 1998;26:158–165.

353. Derksen RJ, Knijnenberg LM, Fransen G, et al. Diagnostic performance of the Bernese versus Ottawa ankle rules: results of a randomized controlled trial. Injury. 2015;46(8):1645–1649.

354. Kose O, Gokhan S, Ozhasenekler A, et al. Comparison of Ottawa Ankle Rules and Bernese Ankle Rules in acute ankle and midfoot injuries. Turk J Emerg Med. 2010;10(3):101–105.

355. Jonckheer P, Willems T, De Riddler R, et al. Evaluating fracture risk in acute an-

kle sprains: Any news since the Ottawa Ankle Rules? A systematic review. Eur J Gen Pract. 2016;22(1):31–41.

356. Eggli S, Sclabas GM, Eggli S, et al. The Bernese ankle rules: a fast, reliable test after low-energy, supination–type malleolar and midfoot trauma. J Trauma. 2005;59(5):1268–1271.

357. Glas AS, Pijnenburg BA, Lijmer JG, et al. Comparison of diagnostic decision rules and structured data collection in assessment of acute ankle injury. Can Med Assoc J. 2002;166(6):727–733.

358. Alluri RK, Hill JR, Donohoe S, et al. Radiographic detection of marginal impaction of supination-adduction ankle fractures. Foot Ankle Int. 2017;38(9):1005–1010.

359. Black H. Roentgenographic considerations. Am J Sports Med. 1977;5:238–240.

360. Hoffman JD. Radiography of the ankle. In: Hamilton WC, ed. Traumatic Disorders of the Ankle. New York: Springer-Verlag; 1984.

361. Renton P, Stripp WJ. The radiology and radiography of the foot. In: Klenerman L, ed. The Foot and Its Disorders. 2nd ed. Boston: Blackwell Scientific; 1982.

362. Rettig AC, Shelbourne KD, Beltz HF, et al. Radiographic evaluation of foot and ankle injuries in the athlete. Clin Sports Med. 1987;6:905–919.

363. Yu JS, Cody ME. A template approach for detecting fractures in adults sustaining low-energy ankle trauma. Emerg Radiol. 2009;16(4):309–318.

364. Zammit GV, Munteanu SE, Menz HB. Development of a diagnostic rule for identifying radiographic osteoarthritis in people with first metatarsophalangeal joint pain. Osteoarthritis Cartilage. 2011;19(8):939–946.

365. Menz HB, Munteanu SE, Landorf KB, et al. Radiographic classification of osteoarthritis in commonly affected joints of the foot. Osteoarthritis Cartilage. 2007;15(11):1333–1338.

366. Howells NR, Hughes AW, Jackson M, et al. Interobserver and intraobserver reliability assessment of calcaneal fracture classification systems. J Foot Ankle Surg. 2014;53(1):47–51.

367. Schepers T, van Lieshout EM, Ginai AZ, et al. Calcaneal fracture classification: a comparative study. J Foot Ankle Surg. 2009;48(2):156–162.

368. Koulouris G, Morrison WB. Foot and ankle disorders: radiographic signs. Semin Roentgenol. 2005;40(4):358–379.

369. Nielson JH, Gardner MJ, Peterson MG, et al. Radiographic measurements do not predict syndesmotic injury in ankle fractures: an MRI study. Clin Orthop Relat Res. 2005;436:216–221.

370. Wuest TK. Injuries to the distal lower extremity syndesmosis. J Am Acad Orthop Surg. 1997;5:172–181.

371. Katcherian D. Soft-tissue injuries of the ankle. In: Lutter LD, Mizel MS, Pfeffer GB, eds. Orthopedic Knowledge Update: Foot and Ankle. Rosemont, IL: American Academy of Orthopaedic Surgeons; 1994.

372. Kessler JI, Weiss JM, Nikizad H, et al. Osteochondritis dissecans of the ankle in children and adolescents: demographics and epidemiology. Am J Sports Med. 2014;42(9):2165–2171.

373. Kraeutler MJ, Chahla J, Dean CS, et al. Current concepts review update: osteochondral lesions of the talus. Foot Ankle Int. 2016;38(3):331–342.

374. Beumer A, van Hemert WL, Niesing R, et al. Radiographic measurement of the distal tibiofibular syndesmosis has limited use. Clin Orthop Relat Res. 2004;423:227–234.

375. de Cesar PC, Avila EM, de Abreu MR. Comparison of magnetic resonance imaging to physical examination for syndesmotic injury after lateral ankle sprain. Foot Ankle Int. 2011;32(12):1110–1114.

376. Cetti R, Andersen I. Roentgenographic diagnosis of ruptured Achilles tendon. Clin Orthop. 1993;286:215–221.

377. Fowler A, Philip JF. Abnormality of calcaneus as a cause of painful heel: its diagnosis and operative treatment. Br J Surg. 1945;32:494–498.

378. Rubin G, Witten M. The talar-tilt angle and the fibular collateral ligaments: a method for the determination of talar-tilt. J Bone Joint Surg Am. 1960;42:311–326.

379. Rijke AM, Jones B, Vierhout PA. Stress examination of traumatized lateral ligaments of the ankle. Clin Orthop. 1986;210:143–151.

380. Grace DL. Lateral ankle ligament injuries: inversion and anterior stress radiography. Clin Orthop. 1984;183:153–159.

381. Rijke AM. Lateral ankle sprains: graded stress radiography for accurate diagnosis. Phys Sportsmed. 1991;19:107–118.

382. Karlsson J, Bergsten T, Peterson L, et al. Radiographic evaluation of ankle joint stability. Clin J Sports Med. 1991;1:166–175.

383. Cox JS, Hewes TF. "Normal" talar tilt angle. Clin Orthop. 1979;140:37–41.

384. Vanderwilde R, Staheli LT, Chew DE, et al. Measurements on radiographs of the foot in normal infants and children. J Bone Joint Surg Am. 1988;70:407–415.

385. Banerjee R, Saltzman C, Anderson RB, et al. Management of calcaneal malunion. J Am Acad Orthop Surg. 2011;19:27–36.

386. Gluck GS, Heckman DS, Parekh SG. Tendon disorders of the foot and ankle. Part 3—the posterior tibial tendon. Am J Sports Med. 2010;38:2133–2144.

387. Klenerman L. Examination of the foot. In: Klenerman L, ed. The Foot and Its Disorders. 2nd ed. Boston: Blackwell Scientific; 1982.

388. Pavlov H. Ankle and subtalar arthrography. Clin Sports Med. 1982;1:47–49.

389. Raatikainen T, Putkanen M, Puranen J. Arthrography, clinical examination and stress radiograph in the diagnosis of acute injury to the lateral ligaments of the ankle. Am J Sports Med. 1992;20:2–6.

390. Gleeson AP, Stuart MJ, Wilson B, et al. Ultrasound assessment and conservative management of inversion injuries of the ankle in children. J Bone Joint Surg Br. 1996;78:484–487.

391. Bar-On E, Mashiach R, Inbar O, et al. Prenatal ultrasound diagnosis of club foot: outcome and recommendations for counseling and followup. J Bone Joint Surg Br. 2005;87:990–993.

392. Griffin MJ, Olson K, Heckmann N, Charlton TP. Realtime Achilles Ultrasound Thompson (RAUT) Test for the evaluation and diagnosis of acute Achilles tendon ruptures. Foot Ankle Int. 2017;38 (1):36–40.

393. Wiebking U, Pacha TO, Jagodzinski M. An accuracy evaluation of clinical, arthrometric and stress-sonographic acute ankle instability examinations. Foot Ankle Surg. 2015;21(1):42–48.

394. Fong DT, Man CY, Yung PS, et al. Sport-related ankle injuries attending an accident and emergency department. Injury. 2008;39(10):1222–1227.

395. Jacobson JA. Ankle, foot, and lower leg ultrasound. In: Jacobson JA, ed. Fundamentals of Musculoskeletal Ultrasound. 2nd ed. Philadelphia: Elsevier; 2013.

396. Kerr R, Forrester DM, Kingston S. Magnetic resonance imaging of foot and ankle trauma. Orthop Clin North Am. 1990;21:591–601.

397. Terk MR, Kwong PK. Magnetic resonance imaging of the foot and ankle. Clin Sports Med. 1994;13:883–908.

398. Rijke AM, Gietz HT, McCue FC, et al. Magnetic resonance imaging of injury to the lateral ankle ligaments. Am J Sports Med. 1993;21:528–534.

399. Verhaven EF, Shahabpour M, Handelberg FW, et al. The accuracy of three-dimensional magnetic resonance imaging in

399. the diagnosis of ruptures of the lateral ligaments of the ligament. Am J Sports Med. 1991;19:583–587.

400. Haygood TM. Magnetic resonance imaging of the musculoskeletal system—the ankle. Clin Orthop Relat Res. 1997;336:318–336.

401. Patterson MJ, Cox WK. Peroneus longus tendon rupture as a cause of chronic lateral ankle pain. Clin Orthop Relat Res. 1999;365:163–166.

402. Stone JW. Osteochondral lesions of the talar dome. J Am Acad Orthop Surg. 1996;4:63–73.

403. Lazarus ML. Imaging of the foot and ankle in the injured athlete. Med Sci Sports Exerc. 1999;31:S412–S420.

404. Recht MP, Donley BG. Magnetic resonance imaging of the foot and ankle. J Am Acad Orthop Surg. 2001;9:187–199.

405. Bresler M, Mar W, Toman J. Diagnostic imaging in the evaluation of leg pain in athletes. Clin Sports Med. 2012;31:217–245.

406. Baker JC, Hoover EG, Hillen TJ. Subradiographic foot and ankle fractures and bone contusions detected by MRI in elite ice hockey players. Am J Sports Med. 2016;44(5):1317–1323.

407. Wright AA, Hegedus EJ, Lenchik L, et al. Diagnostic accuracy of various imaging modalities for suspected lower extremity stress fractures: a systematic review with evidence-based recommendations for clinical practice. Am J Sports Med. 2016;44(1):255–263.

408. Jolman S, Robbins J, Lewis L, et al. Comparison of magnetic resonance imaging and stress radiographs in the evaluation of chronic lateral ankle instability. Foot Ankle Int. 2017;38(4):397–404.

409. Donovan A, Rosenberg ZS, Bencardino JT, et al. Plantar tendons of the foot: MR imaging and US. RadioGraphics. 2013;33(7):2065–2085.

410. Shindle MK, Endo Y, Warren RF, et al. Stress fractures about the tibia, foot and ankle. J Am Acad Orthop Surg. 2012;20(3):167–176.

411. Brodovicz KG, McNaughton K, Uemura N, et al. Reliability and feasibility of methods to quantitatively assess peripheral edema. Clin Med Res. 2009;7:21–31.

412. Dennis RJ, Finch CF, Elliott BC, et al. The reliability of musculoskeletal screening tests used in cricket. Phys Ther Sport. 2008;9:25–33.

413. Menz HB, Tiedemann A, Kwan MM, et al. Reliability of clinical tests of foot and ankle characteristics in older people. J Am Podiatr Med Assoc. 2003;93(5):380–387.

414. Martin RL, McPoil TG. Reliability of ankle goniometric measurements: a literature review. J Am Podiatr Med Assoc. 2005;95(6):564–572.

415. Greninger LO, Kark LA. The reliability of active ankle plantar flexion assessment. Clin Kinesiol. 2000,54(1):19–24.

416. Yildiz Y, Sekir U, Hazneci B, et al. Reliability of a functional test battery evaluating functionality, proprioception and strength of the ankle joint. Turk J Med Sci. 2009;1:115–123.

417. Spahn G. The ankle meter: an instrument for evaluation of anterior talar drawer in ankle sprain. Knee Surg Sports Traumatol Arthrosc. 2004;12:338–342.

418. Lohrer H, Nauck T, Arentz S, et al. Observer reliability in ankle and calcaneocuboid stress radiography. Am J Sports Med. 2008;36(6):1143–1149.

419. Phisitkul P, Chaichankul C, Sripongsai R, et al. Accuracy of anterolateral drawer test in lateral ankle instability: a cadaveric study. Foot Ankle Int. 2009;30(7):690–695.

420. Wilkin EG, Hunt A, Nightingale EJ, et al. Manual testing for ankle instability. Manual Therapy. 2012;17:593–596.

421. Dopcherty CL, Rybak-Webb K. Reliability of the anterior drawer and talar tilt tests using the ligmaster joint arthrometer. J Sport Rehabil. 2009;18:389–397.

422. Vela L, Tourville TW, Hertel J. Physical examination of acutely injured ankles: an evidence-based approach. Athletic Ther Today. 2003;8(5):13–19.

423. Schwieterman B, Haas D, Columber K, et al. Diagnostic accuracy of physical examination tests of the ankle/foot complex: a systematic review. Int J Sports Phys Ther. 2013;8(4):416–426.

424. Croy T, Koppenhaver S, Saliba S, Hertel J. Anterior talocrural joint laxity: diagnostic accuracy of the anterior drawer test of the ankle. J Orthop Sports Phys Ther. 2013;43(12):911–919.

425. Menz HB, Munteanu SE. Validity of 3 clinical techniques for the measurement of static foot posture in older people. J Orthop Sports Phys Ther. 2005;35:479–486.

426. Friends J, Augustine E, Danoff J. A comparison of different assessment techniques for measuring foot and ankle volume in healthy adults. J Am Podiatr Med Assoc. 2008;98(2):85–94.

427. Eechaute C, Vaes P, Duquet W. The chronic ankle instability scale: clinimetric properties of a multidimensional, patient-assessed instrument. Phys Ther Sport. 2008;9:57–66.

428. Shambaugh P, Sclafani L, Fanselow AD. Reliability of the Derifeild-Thompson test for leg length inequality, and use of the test to demonstrate cervical adjusting efficacy. J Manip Physiol Ther. 1988;11(5):396–399.

429. Kerkhoffs GM, Blankevoort L, Sierevelt I N, et al. Two ankle joint laxity testers: reliability and validity. Knee Surg Sports Traumatol Arthrosc. 2005;13:699–705.

430. Kim J, Hwang SK, Lee KT, et al. A simpler device for measuring the mobility of the first ray of the foot. Foot Ankle Int. 2008;29(2):213–218.

431. Weaver K, Price R, Czerniecki J, et al. Design and validation of an instrument package designed to increase the reliability of ankle range of motion measurements. J Rehabil Res Dev. 2001;38(5):471–475.

432. Meyer DC, Werner CM, Wyss T, et al. A mechanical equinometer to measure the range of motion of the ankle joint: interobserver and intraobserver reliability. Foot Ankle Int. 2006;27(3):202–205.

433. Evans AM, Copper AW, Scharfbillig RW, et al. Reliability of the foot posture index and traditional measures of foot position. J Am Podiatr Med Assoc. 2003;93(3):203–213.

434. Jonson SR, Gross MT. Intraexaminer reliability, interexaminer reliability, and mean values for nine lower extremity skeletal measures in healthy naval midshipmen. J Orthop Sports Phys Ther. 1997;25(4):253–263.

435. Hubbard TJ, Kaminski TW, Vander Griend RA, et al. Quantitative assessment of mechanical laxity in the functional unstable ankle. Med Sci Sports Exerc. 2004;36(5):760–766.

436. Neely K, Wallmann HW, Backus CJ. Validity of measuring leg length with a tape measure compared to a computed tomography scan. Physiother Theory Pract. 2013;29(6):487–492.

437. Rose KJ, Burns J, Ryan MM, et al. Reliability of quantifying foot and ankle muscle strength in very young children. Muscle Nerve. 2008;37:626–631.

438. Kelln BM, McKeon PO, Gontkof LM, et al. Hand-held dynamometry: reliability of lower extremity muscle testing in healthy, physically active, young adults. J Sport Rehab. 2008;17:160–170.

439. Möller M, Lind K, Styf J, et al. The reliability of isokinetic testing of the ankle joint and a heel-raise test for endurance. Knee Surg Sports Traumatol Arthrosc. 2005;13:60–71.

440. Power CM, Maffucci R, Hampton S. Rearfoot posture in subjects with patellofemoral pain. J Orthop Sports Phys Ther. 1995;22(4):155–160.

441. Erichsen N, Lund H, Moller JO, et al. Inter-rater and intra-rater reliability of tests of translatoric movements and range of movements in the subtalar and talocrural joints. Adv Physiother. 2006;8:161–167.

442. Kwon OY, Tuttle LJ, Commean PK, et al. Reliability and validity of measures of hammer toe deformity angle and tibial torsion. The Foot. 2009;19:149–155.

443. Rosen AB, Do J, Brown CN. Diagnostic accuracy of instrumented and manual talar tilt tests in chronic ankle instability populations. Scand J Med Sci Sports. 2015;25:214–221.

444. Van den Bekerom MPJ, Mutsaerts EL, Niek van Dijk C. Evaluation of the integrity of the deltoid ligament in supination external rotation ankle fractures: a systematic review. Arch Orthop Trauma Surg. 2009;129:227–235.

445. Cornwall MW, McPoil TG, Lebec M, et al. Reliability of the modified foot posture index. J Am Podiatr Med Assoc. 2008;98(1):7–13.

446. Glasoe WM, Getsoian S, Myers M, et al. Criterionrelated validity of a clinical measure of dorsal first ray mobility. J Orthop Sports Phys Ther. 2005; 35:589–593.

447. Gaebler C, Kukla C, Breitenseher MJ, et al. Diagnosis of lateral ankle ligament injuries: comparison between talar tilt, MRI and operative findings in 112 athletes. Acta Orthop Scand. 1997;68(3):286–290.

448. Picciano AM, Rowlands MS, Worrel T. Reliability of open and closed kinetic chain subtalar joint neutral positions and navicular drop test. J Orthop Sports Phys Ther. 1993;18(4):553–558.

449. Shultz SJ, Nguyen A, Windley TC, et al. Intratester and intertester reliability of clinical measures of lower extremity anatomic characteristics: implications for multicenter studies. Clin Sport Med. 2006;16(2):155–161.

450. Torbum L, Perry J, Gronley JK. Assessment of rearfoot motion: passive positioning, one-legged standing gait. Foot Ankle Int. 1998;19(10):688–693.

451. Smith-Oricchio K, Harris BA. Interrater reliability of subtalar neutral, calcaneal inversion and eversion. J Orthop Sports Phys Ther. 1990;12(1):10–15.

452. Elveru RA, Rothstein JM, Lamb RL. Goniometric reliability in a clinical setting: subtalar and ankle joint measurements. Phys Ther. 1988;68(5): 672–677.

453. Sell KE, Verity TM, Worrell TW, et al. Two measurement techniques for assessing subtalar joint position: a reliability study. J Orthop Sports Phys Ther. 1994;19:162–167.

454. Yamamoto K, Miyata T, Onozuka A, et al. Plantar flexion as an alternative to treadmill exercise for evaluating patients with intermittent claudication. Eur J Vasc Endovasc Surg. 2007;33:325–329.

455. Troester JC, Jasmin JG, Duffield R. Reliability of single-leg balance and landing tests in rugby union; prospect of using postural control to monitor fatigue. J Sports Sci Med. 2018;17(2):174–180.

456. Pieper B, Templin TN, Birk TJ, et al. The standing heel-rise test: relation to chronic venous disorders and balance, gait, and walk time injection drug users. Ostomy Wound Manage. 2008;54(9):18–22, 24, 26–30.

457. Burns J, Redmond A, Ouvrier R, et al. Quantification of muscle strength and imbalance in neurogenic pes cavus, compared to health controls, using hand-held dynamometry. Foot Ankle Int. 2005;26 (7):540–544.

CAPÍTULO **1 4**

Avaliação da marcha

Andar é o simples ato de cair para a frente e apoiar-se. Um pé sempre está em contato com o solo. Em um ciclo, existem dois períodos de apoio sobre um único membro inferior e dois períodos de apoio com os dois membros. Na corrida, existe um período em que nenhum dos pés encontra-se em contato com o solo, denominado "dupla flutuação".

Winter observou que a marcha desempenha cinco funções principais.[1] Primeiro, ajuda a sustentar a cabeça, os membros superiores e o tronco, mantendo um membro inferior semirrígido. Segundo, auxilia na manutenção do equilíbrio e de uma postura ereta. Terceiro, controla o pé de modo a permitir que ele supere obstáculos e garante que o calcanhar ou os dedos dos pés toque(m) o solo de modo suave por meio da ação muscular excêntrica. Quarto, gera energia mecânica pela contração muscular concêntrica para iniciar, manter e, caso desejado, aumentar a velocidade para a frente. Finalmente, por meio da ação excêntrica dos músculos, a marcha proporciona absorção do impacto e estabilidade, e diminui a velocidade dianteira do corpo.

O padrão de locomoção tende a ser variável e irregular até aproximadamente os 7 anos de idade.[2] Existem várias ações funcionais envolvidas na marcha, incluindo a progressão para a frente, que é executada por passadas com uma ampla variedade de velocidades de marcha rápidas e confortáveis. Em segundo lugar, o corpo deve ser equilibrado alternadamente sobre um membro e depois sobre o outro. Isso é acompanhado por ajustes repetidos do comprimento do membro. Finalmente, existe a sustentação do corpo ereto.

A avaliação ou análise da marcha exige um longo tempo, prática e habilidade técnica, combinados com uma padronização da marcha, para que o profissional de saúde adquira a perícia necessária.[3-5] Atualmente, a maioria das análises da marcha é executada com plataformas de força que medem as forças de reação do solo, eletromiografia para medir a atividade muscular e sistemas de análise do movimento com vídeo de alta velocidade para mensurar o movimento. No entanto, a análise dessas técnicas foge dos objetivos deste livro. Este capítulo fornece apenas uma visão geral resumida de uma tarefa muito complexa, a avaliação da marcha normal e patológica. Deixamos para outros autores a avaliação detalhada da marcha.[6-15] Serão revisados os vários termos comumente utilizados para descrever a marcha, o padrão normal da

marcha, a avaliação da marcha e as marchas anormais encontradas com maior frequência.

Definições[5-10]

Ciclo da marcha

O **ciclo da marcha** consiste no intervalo de tempo ou na sequência de movimentos que ocorrem entre dois contatos iniciais consecutivos do mesmo pé (Fig. 14.1). Ciclo da marcha é sinônimo de comprimento da passada. Por exemplo, quando o toque do calcanhar é o contato inicial, o ciclo da marcha do membro inferior direito é constituído pelo toque de um calcanhar contra o solo até que ocorra o toque seguinte desse mesmo calcanhar. O ciclo da marcha descreve o que acontece em um membro inferior. O outro membro repete a mesma sequência de eventos com uma defasagem de 180°.[8] Existem descritores espaciais da marcha, como comprimento da passada, comprimento do passo e largura do passo; descritores cronológicos ou temporais, por exemplo, cadência, tempo de passada e tempo do passo; e, finalmente, descritores que envolvem o tempo e o espaço, como velocidade da marcha.[16] Outro descritor espacial por vezes analisado com a marcha é o ângulo do pé (ângulo de Fick; ver Fig. 14.14). Cada um desses descritores pode – e deve – ser muito parecido para os dois membros. Por exemplo, a presença de osteoartrite em um dos quadris pode alterar muitos dos descritores; o examinador deve ficar atento a essas alterações. Simoneau[17] descreveu claramente a terminologia que se aplica aos eventos do ciclo da marcha (Fig. 14.2). A Tabela 14.1 mostra os períodos ou fases do ciclo da marcha, a função de cada fase e o que está ocorrendo no membro oposto.[8] Para cada pé, o ciclo da marcha apresenta duas fases: a **fase de apoio**, que representa 60 a 65% do ciclo, e a **fase de balanço**, que constitui 35 a 40% do ciclo. Além disso, o ciclo da marcha apresenta dois períodos de duplo apoio e um período de apoio sobre um único membro inferior.

Quando a velocidade do ciclo aumenta, o comprimento do ciclo ou da passada diminui. Por exemplo, no *jogging* ou corrida cadenciada, o andar representa 70% do ciclo, e, na corrida rápida, representa 60% do ciclo.[18] Além disso, à medida que a velocidade do movimento aumenta, a função dos músculos se altera um pouco e a sua atividade

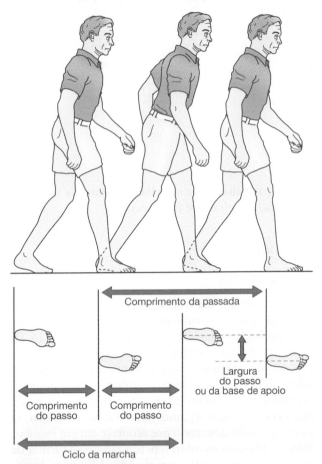

Figura 14.1 Ciclo da marcha, comprimento da passada e comprimento e largura do passo.

eletromiográfica pode aumentar ou diminuir. Geralmente a velocidade da marcha diminui com a idade.[19,20] Montero-Odasso et al.[21] relataram que a velocidade da marcha (< 0,8 m/s) pode ser utilizada para determinar a diminuição da mobilidade em indivíduos mais idosos.

Fase de apoio

A fase de apoio da marcha ocorre quando o pé se encontra em contato com o solo e sustenta peso (Fig. 14.3). Ela permite que o membro inferior suporte o peso do corpo e, assim, atue como um amortecedor de impacto; ao mesmo tempo, possibilita o avanço do corpo sobre o membro que o está sustentando.[18] Normalmente essa fase representa 60% do ciclo da marcha e é composta por cinco subfases, ou instantes.

> **Estágios (instantes) da fase de apoio**
>
> - Contato inicial (toque do calcanhar).
> - Resposta à carga (pé plano).
> - Apoio médio (apoio sobre apenas um membro inferior).
> - Apoio terminal (retirada do calcanhar).
> - Pré-balanço (retirada dos artelhos).

A subfase do **contato inicial** é o período de **descarga de peso ou aceitação do peso** do corpo pelo membro inferior de apoio, sendo responsável pelos 10% iniciais do ciclo da marcha. Durante esse período, um pé começa a perder o contato com o solo enquanto o outro começa a suportar o peso corporal e a amortecer o impacto do contato inicial. Como ambos os pés se encontram em contato com o solo, trata-se de um **período de sustentação** ou **duplo apoio**.

A subfase de **resposta à carga** e de **apoio médio** consiste em **apoio** único ou **apoio unipodal**; representa 40% do ciclo da marcha. Durante esse período, apenas um membro inferior sustenta o peso do corpo, enquanto o outro entra na fase de balanço. O membro inferior de apoio deve ser capaz de suportar a carga do peso do corpo, e o corpo deve ser capaz de equilibrar-se sobre um único membro inferior. Além disso, é preciso que haja estabilidade lateral do quadril para a manutenção do equilíbrio e que a tíbia do membro inferior de apoio avance sobre o pé imóvel.

As subfases de **apoio terminal** e **pré-balanço** constituem o **período de transferência do peso** e representam os 10% seguintes do ciclo da marcha. Durante esse período, o membro inferior de apoio transfere o peso corporal para o membro contralateral e prepara-se para a fase de balanço. Como ocorre nas duas subfases iniciais, ambos os pés se encontram em contato com o solo, de modo que, pela segunda vez, ocorre um duplo apoio durante o ciclo da marcha.

Fase de balanço

A fase de balanço da marcha ocorre quando o pé não está mais sustentando peso e move-se para a frente (Fig. 14.4). A fase de balanço permite que os artelhos do membro na fase de balanço saiam do solo e que ocorram ajustes do comprimento do membro. Além disso, ela permite que o membro inferior na fase de balanço avance para a frente. Essa fase representa aproximadamente 40% do ciclo da marcha e é composta por três subfases.

> **Subfases (instantes) da fase de balanço**
>
> - Balanço inicial (aceleração).
> - Balanço médio.
> - Balanço terminal (desaceleração).

A **aceleração** ocorre quando o pé é elevado do solo. Durante a marcha normal, ocorre a flexão rápida do joelho e a dorsiflexão do tornozelo, permitindo que o membro na fase de balanço acelere para a frente. Em algumas condições patológicas, a perda ou a alteração da flexão do joelho e da dorsiflexão do tornozelo acarretam alterações na marcha.

A subfase do **balanço médio** ocorre quando o membro inferior na fase de balanço encontra-se adjacente ao membro inferior que está sustentando peso, o qual se encontra na subfase de apoio médio.

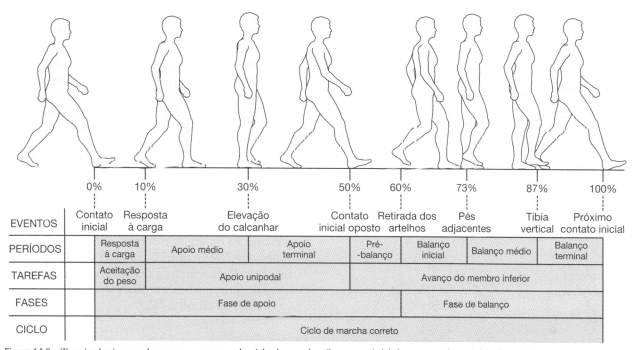

Figura 14.2 Terminologia para descrever os eventos do ciclo da marcha. O *contato inicial* corresponde ao início do apoio no momento em que o pé toca o solo a 0% do ciclo da marcha. A *resposta à carga* ocorre quando o pé contralateral deixa o solo a 10% do ciclo da marcha. A *retirada do calcanhar* corresponde ao momento em que o calcanhar deixa o solo e ocorre a cerca de 30% do ciclo da marcha. O *contato inicial oposto* refere-se ao contato do pé do membro contralateral, tipicamente em 50% do ciclo da marcha. A *retirada dos* artelhos *desviados lateralmente* ocorre quando o pé deixa o solo a 60% do ciclo da marcha. *Pés adjacentes* ocorrem quando o pé do membro inferior em movimento está próximo ao pé do membro inferior de apoio a 73% do ciclo da marcha. A *tíbia vertical* refere-se à tíbia do membro inferior em movimento sendo orientada na direção vertical em 87% do ciclo da marcha. O evento final é, novamente, o contato inicial, que na verdade é o começo do próximo ciclo da marcha. Esses oito eventos dividem o ciclo em sete períodos. *Resposta à carga*, entre o contato inicial e retirada dos artelhos do lado oposto, corresponde ao tempo em que o peso é aceito pelo membro inferior, iniciando o contato com o solo. O *apoio médio* ocorre entre a retirada dos artelhos do lado oposto e a elevação do calcanhar (10 a 30% do ciclo da marcha). O *apoio terminal* inicia-se quando o calcanhar se eleva e finaliza no momento em que o membro inferior contralateral toca o solo, em 30 a 50% do ciclo da marcha. O *pré-balanço* ocorre a partir do contato do pé do membro contralateral até a retirada dos artelhos do pé ipsilateral, tempo que corresponde ao período do segundo apoio duplo do membro do ciclo da marcha (50 a 60% do ciclo). O *balanço inicial* ocorre a partir da retirada dos artelhos nas passadas próximas, quando o pé do membro inferior em movimento está próximo ao pé de apoio (60 a 73% do ciclo). O *balanço médio* inicia-se nas passadas próximas até o momento em que a tíbia do membro em movimento apresenta-se na vertical (73 a 87% do ciclo). O *balanço terminal* ocorre a partir da posição vertical da tíbia até imediatamente antes do contato do calcanhar (87 a 100% do ciclo). Os primeiros 10% do ciclo da marcha correspondem à tarefa de aceitação de peso – quando a massa corpórea é transferida de um membro inferior a outro. O apoio sobre um único membro, de 10 a 50% do ciclo da marcha, sustenta o peso do corpo à medida que o membro oposto balança para a frente. Os últimos 10% da fase de apoio e toda a fase de balanço fazem com que o membro avance para a frente para uma nova localização. (Modificada de Simoneau GG: Kinesiology of walking. In Neumann DA, editor. *Kinesiology of the musculoskeletal system: foundations of physical rehabilitation*, 2.ed. St Louis: Mosby, 2010. p.636.)

TABELA 14.1

Ciclo da marcha: períodos e funções

Período	% do ciclo	Função	Membro contralateral
Apoio duplo inicial	0–12	Carga, transferência de peso	Descarga e preparo para o balanço (pré-balanço)
Apoio sobre um só membro	12–50	Suporte de todo o peso corporal: centro de gravidade movendo-se para a frente	Balanço
Segundo apoio duplo	50–62	Descarga e preparo para o balanço (pré-balanço)	Carga, transferência de peso
Balanço inicial	62–75	Elevação do pé	Apoio sobre um único membro
Balanço médio	75–85	O membro inferior avança na frente do corpo	Apoio sobre um único membro
Balanço terminal	85–100	Desaceleração do membro inferior, preparação para a transferência de peso	Apoio sobre um único membro

De Sutherland DH, Kaufman KR, Moitosa JR: Kinematics of normal human walking. In: Rose J, Gamble JG editores. *Human locomotion*. Baltimore: Williams & Wilkins, 1994. p. 27.

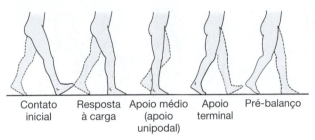

Figura 14.3 Fase de apoio da marcha.

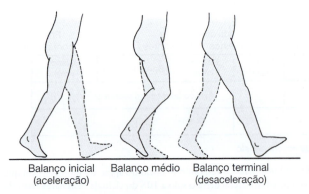

Figura 14.4 Fase de balanço da marcha.

Durante a subfase final (**balanço** final ou **desaceleração**), o membro inferior na fase de balanço desacelera, preparando-se para realizar o contato inicial com o solo. Na marcha normal, é necessário que os músculos quadríceps e posteriores da coxa sejam ativos. Os músculos quadríceps controlam a extensão do joelho, e os posteriores da coxa, a quantidade de flexão do quadril.

Durante uma corrida ou na marcha com velocidade aumentada, a fase de apoio diminui e ocorre uma **fase de flutuação** ou **fase sem duplo apoio**, enquanto a fase de duplo apoio desaparece (Fig. 14.5).[18,22] Apesar de a fase de apoio sobre um único membro diminuir, a carga aumenta duas ou três vezes.[23] O movimento que ocorre em cada articulação (pelve, quadril, joelho, tornozelo) é semelhante ao do andar e correr, mas a amplitude de movimento (ADM) requerida aumenta com a velocidade da atividade. Por exemplo, a flexão do quadril durante a marcha é de aproximadamente 40 a 45°, enquanto durante a corrida rápida é de 60 a 75°.[24]

Apoio bipodal

O apoio sobre os dois membros inferiores é a fase da marcha na qual partes de ambos os pés encontram-se em

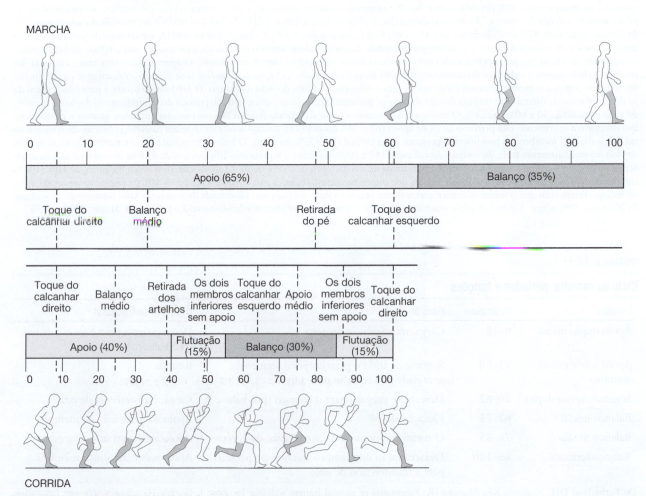

Figura 14.5 Comparação entre as fases dos ciclos da marcha e da corrida.

contato com o solo. Na marcha normal essa fase representa aproximadamente 25% do ciclo, ocorrendo duas vezes. Essa porcentagem aumenta quanto mais lenta for a marcha do indivíduo, diminui quando a velocidade da marcha aumenta (Fig. 14.6) e desaparece na corrida.

Apoio unipodal

A fase do apoio unipodal ocorre quando somente um membro encontra-se em contato com o solo. Isso ocorre duas vezes durante o ciclo normal da marcha e representa aproximadamente 30% do ciclo.

Parâmetros normais da marcha[7-11,25]

Os parâmetros listados a seguir e seus valores são o que é considerado normal para uma população com idades entre 8 e 45 anos. Entretanto, deve ser destacado que um padrão relativamente normal de marcha é observado em indivíduos muito jovens (de até mesmo 3 anos de idade).[2] Contudo, existem diferenças entre indivíduos do mesmo sexo e entre homens e mulheres.[26] Na maioria da população fora dessa faixa etária, ocorrem alterações causadas pelo desenvolvimento neurológico, pelo controle do equilíbrio, pelo envelhecimento, pelas alterações do comprimento dos membros e pela maturação.[2] Por exemplo, com o advento da maturidade, a velocidade da marcha e o comprimento do passo aumentam e a cadência diminui.[27] Também é importante que a marcha seja avaliada com base na marcha normal de alguém com a mesma idade. Isso é particularmente verdadeiro em relação às crianças.

Largura da base (do passo)

A largura normal da base (distância entre os dois pés) é de 5 a 10 cm (Fig. 14.7).[28-30] Quando a base é mais larga, o examinador pode suspeitar de alguma patologia (p. ex., problemas cerebelares ou de orelha interna) que acarreta um mau equilíbrio; de uma condição como diabetes ou neuropatia periférica, que pode indicar uma perda de sensibilidade; ou de um problema musculoesquelético (p. ex., contratura dos abdutores do quadril). Nos dois primeiros casos, o paciente tende a apresentar uma base mais larga para manter o equilíbrio. Na velocidade aumentada, a largura da base normalmente diminui até zero e, em alguns casos, ocorre o cruzamento, no qual um pé pousa onde o outro deveria e vice-versa. Esse **cruzamento** pode acarretar alterações da marcha e outros problemas.[31]

Comprimento do passo

O comprimento do passo, ou comprimento da marcha, é a distância entre dois pontos de contato sucessivos em pés opostos (ver Fig. 14.1). Normalmente essa distância fica em torno de 72 cm, sendo relativamente constante para cada indivíduo (p. ex., o comprimento do passo em geral está relacionado com a velocidade de marcha adotada)[32] e devendo ser igual para ambos os membros. O comprimento varia de acordo com a idade e o sexo, e os

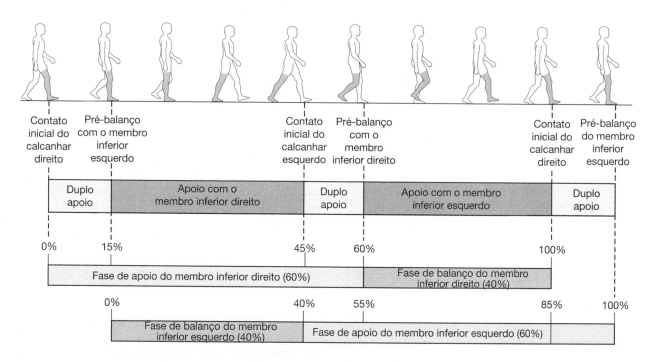

Figura 14.6 Dimensões cronológicas do ciclo da marcha. (Adaptada de Inman VT, Ralston HJ, Todd F. *Human walking.* Baltimore: Williams & Wilkins, 1981. p. 26.)

passos das crianças são menores que os dos adultos, e os das mulheres são menores que os dos homens.[23] A altura também tem influência: um indivíduo mais alto deambula passos maiores. Idade, fadiga, dor e doenças tendem a diminuir o comprimento do passo. Quando o comprimento do passo é normal em ambos os membros inferiores, o **ritmo da marcha** é regular. Quando o indivíduo apresenta dor em um membro, tenta tirar o peso dele o mais rapidamente possível, alterando o ritmo.

Descritores ou parâmetros da marcha que devem ser observados pelo examinador[16]

Passada:	Sequência de eventos entre sucessivos toques do calcanhar do mesmo pé
Passo:	Sequência de eventos entre sucessivos toques do calcanhar de pés opostos
Comprimento da passada:	Distância entre dois sucessivos toques do calcanhar do mesmo pé (média: 144 cm)
Comprimento do passo:	Distância entre sucessivos toques do calcanhar de pés opostos (média: 72 cm)
Largura do passo ou da base:	Distância lateral entre os centros do calcanhar de dois contatos do pé consecutivos (média: 8-10 cm)
Cadência (velocidade dos passos):	Número de passos por minuto (média: 90-120/minuto)
Tempo de passada:	Tempo para a realização de um ciclo da marcha completo
Tempo do passo:	Tempo entre o toque do calcanhar do pé direito e o toque do calcanhar do pé esquerdo
Velocidade de caminhada ou marcha:[a]	Distância percorrida em um determinado tempo (média: 1,4 m/s)

[a]Todos os demais valores irão variar, dependendo da velocidade da marcha.

Parâmetros da marcha que apresentam diminuição significativa em mulheres *versus* homens[25]

- Velocidade.
- Comprimento da passada e do passo.
- Distância proporcional do centro de gravidade do solo.
- Movimento sagital do quadril.
- Flexão do joelho no balanço inicial.
- Largura da base de sustentação.
- Excursão vertical da cabeça.
- Excursão lateral da cabeça.
- Movimento sagital do ombro.
- Flexão do cotovelo.

Comprimento da passada

O comprimento da passada é a distância linear no plano de progressão entre pontos sucessivos de contato pé-solo do mesmo pé. Em geral, o comprimento da passada é de

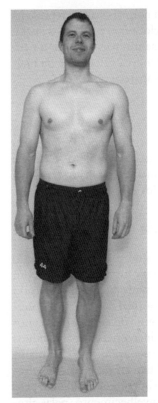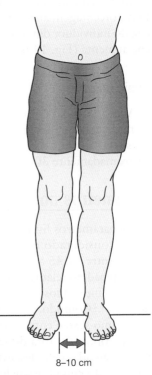

Figura 14.7 Largura normal da base, ou largura do passo.

aproximadamente 144 cm e, na realidade, representa um ciclo da marcha.[17] Da mesma forma que ocorre com o comprimento do passo, o comprimento da passada diminui com a idade, a presença de dor, as doenças e a fadiga.[19,33] As alterações por causa da idade são frequentemente consequências da diminuição do ritmo ou da velocidade da marcha.[33,34]

Desvio pélvico lateral (inclinação pélvica)

O desvio pélvico lateral, ou inclinação pélvica, é constituído pelo movimento de lado a lado da pelve durante a marcha. Ele é necessário para centrar o peso do corpo sobre o membro inferior de apoio para o equilíbrio (Fig. 14.8). O desvio pélvico lateral normalmente é de 2,5 a 5 cm. Ele aumenta quando os pés se encontram mais afastados, e provoca uma adução relativa do membro que está suportando o peso, facilitando a ação dos adutores do quadril. Quando esses músculos são fracos, o indivíduo apresenta uma **marcha de Trendelenburg** (ver Fig. 14.18).

Desvio pélvico vertical

O desvio pélvico vertical impede que, durante a marcha normal, o centro de gravidade se mova mais de 5 cm para cima e para baixo. O ponto alto do desvio ocorre durante a subfase de apoio médio e o ponto baixo durante a subfase de contato inicial. A altura desses pontos pode aumentar durante a fase de balanço quando o joelho for

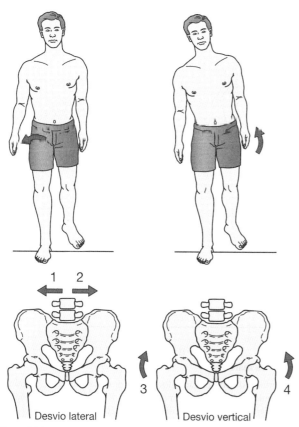

Figura 14.8 Desvio pélvico. Os números indicam a ocorrência de um desvio lateral ou vertical e, a seguir, do outro. Eles não ocorrem ao mesmo tempo. *1* = desvio lateral direito; *2* = desvio lateral esquerdo; *3* = desvio vertical direito; *4* = desvio vertical esquerdo.

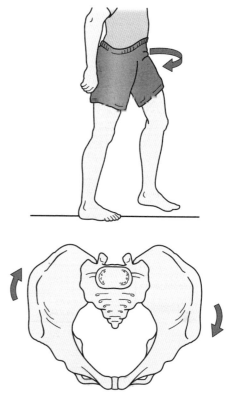

Figura 14.9 Rotação pélvica – ilustração da rotação pélvica esquerda para a frente.

submetido a uma artrodese ou não flexionar por causa de um espasmo protetor ou edema. A cabeça nunca fica mais alta durante a marcha normal do que quando o indivíduo permanece em pé apoiado sobre ambos os membros. Por essa razão, quando um indivíduo é capaz de permanecer em pé ao atravessar uma passagem, ele deve ser capaz de mover-se através dela sem bater a cabeça.[7] Na fase de balanço, o quadril fica mais baixo no lado do balanço e o paciente tem que flexionar o joelho e realizar a flexão dorsal do pé para retirar os artelhos do solo. Essa ação diminui o comprimento da extremidade na subfase de apoio médio e reduz a elevação do centro de gravidade.

Rotação pélvica

A rotação pélvica é necessária para reduzir o ângulo entre o fêmur e o solo, e, ao fazê-lo, ela alonga o fêmur (Fig. 14.9). A rotação diminui a amplitude de deslocamento referente ao trajeto percorrido pelo centro de gravidade e, consequentemente, reduz sua descida. A rotação pélvica total é de 8°, sendo de 4° para a frente no membro inferior em balanço e de 4° para trás no membro inferior de apoio. Para manter o equilíbrio, o tórax roda na direção oposta. Quando a pelve roda no sentido horário, o tórax roda no sentido anti-horário e vice-versa. Essas rotações concomitantes produzem forças de contrarrotação e ajudam a regular a velocidade da marcha.

No membro inferior, a rotação é evidente em cada articulação (Fig. 14.10). Quanto mais distante do tronco for a localização da articulação, maior será a magnitude da rotação. Por exemplo, a rotação tibial é três vezes maior que a rotação pélvica.[7]

Centro de gravidade

Na posição em pé, o centro de gravidade em geral está localizado 5 cm na frente da segunda vértebra sacral. A sua localização tende a ser discretamente mais alta em homens que em mulheres, pois os homens tendem a possuir uma massa corporal maior na área dos ombros. Os deslocamentos verticais e horizontais do centro de gravidade descrevem a figura de um oito, ocupando uma área quadrada de 5 cm no interior da pelve durante a marcha. O deslocamento vertical, que descreve uma curva sinusoidal suave durante a marcha, pode ser observado lateralmente. A cabeça desce durante os períodos de carregamento e descarga de peso e sobe durante a fase de apoio unipodal.

Cadência normal

A cadência normal é de 90 a 120 passos por minuto; esses valores variam, em parte por causa da altura do

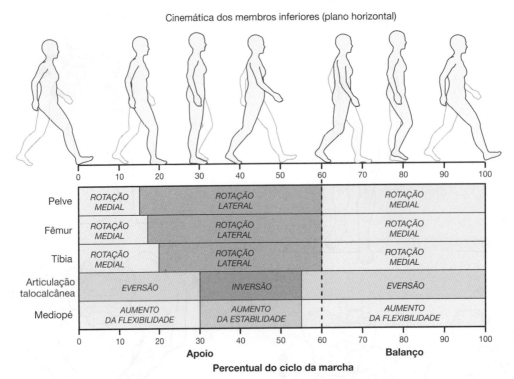

Figura 14.10 Rotação no plano horizontal dos principais ossos do membro inferior e da articulação talocalcânea durante a marcha. O gráfico mostra a direção da rotação, que não é necessariamente a mesma da posição articular absoluta. (De Simoneau GG: Kinesiology of walking. In Neumann DA. *Kinesiology of the musculoskeletal system: foundations of physical rehabilitation*, 2.ed. St Louis: Mosby, 2010. p.647.

indivíduo.[35-38] Em geral, a cadência das mulheres é 6 a 9 passos por minuto mais alta que a dos homens.[37] Mesmo em grupos de homens e mulheres com correspondência antropométrica, ainda assim as mulheres apresentam cadência mais elevada e comprimento de passo mais curto do que os homens, deambulando na mesma velocidade.[39-41] Com a idade, a cadência diminui. A Figura 14.11A ilustra a cadência da marcha normal desde o toque do calcanhar até a elevação ou deslocamento dos artelhos, mostrando a alteração da distribuição do peso. Na presença de uma patologia ou deformidade (p. ex., pé cavo [Fig. 14.11B]), o padrão de sustentação de peso pode ser alterado. Quando o ritmo da marcha aumenta, o comprimento da passada aumenta e o ângulo do desvio lateral dos artelhos (*toeing-out*) diminui. A velocidade da marcha é de aproximadamente 1,4 m/s.[17] A cadência é também afetada pela idade, diminuindo dos 4 até os 7 anos e novamente com o avanço da idade.[42]

Padrão normal da marcha[6-11,17,35,43,44]

Fase de apoio

Conforme mencionado anteriormente, existem cinco subfases envolvidas na fase de apoio da marcha. Essas subfases ou instantes serão descritas agora por ordem de ocorrência. Esta fase da marcha é a fase da **cadeia cinética fechada**. A ação que ocorre nas várias articulações produz uma reação em cadeia por causa dos

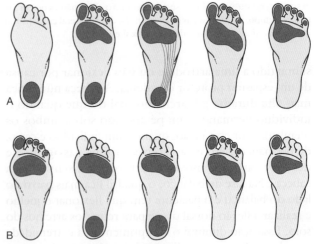

Figura 14.11 A cadência da marcha. (A) Pé normal. (B) Pé cavo. (De Viladot A. *Patologia del Antepié*. Barcelona: Ediciones Toray S.A, 1975.)

estresses aplicados sobre as articulações e estruturas de suporte na sustentação do peso. O pé torna-se o segmento estável fixo, e as alterações que possam existir ocorrem a partir dele em uma direção ascendente, com suas articulações adaptando-se em primeiro lugar, seguidas pelas articulações do tornozelo, do joelho, do quadril, da pelve, da coluna vertebral e, por fim, do membro superior, que atua como um contrapeso ao movimento do membro inferior.[45] As relações entre as articulações mudam constantemente. A Tabela 14.2

Capítulo 14 Avaliação da marcha **1205**

TABELA 14.2

Resumo dos movimentos articulares no quadril, joelho, tíbia, pé e tornozelo durante a fase de apoio da marcha normal

Quadril

Fase	Movimento cinemático	Movimento cinético	
	Quadril	Forças externas	Forças internas
Toque do calcanhar	20 a 40° de flexão do quadril movendo-se em direção à extensão; discreta adução e rotação lateral	Força de reação em frente da articulação; momento de flexão com o movimento para a extensão; rotação anterior da pelve	Os músculos glúteo máximo e posteriores da coxa trabalham excentricamente para resistir ao momento de flexão; os eretores da espinha trabalham excentricamente para resistir à flexão anterior
Pé plano	Quadril movendo-se para a extensão, adução e rotação medial	Momento de flexão	Os músculos glúteo máximo e posteriores da coxa contraem concentricamente para colocar o quadril em extensão; os eretores da espinha resistem à flexão do tronco
Apoio médio	Movimentação para a posição neutra, rotação posterior da pelve	Força de reação posterior à articulação do quadril; momento de extensão	O iliopsoas trabalha excentricamente para resistir à extensão; o glúteo médio contrai em ação inversa para estabilizar a pelve oposta; a atividade do iliopsoas continua
Elevação do calcanhar	Extensão do quadril de 10 a 15°, abdução, rotação lateral	Momento de extensão que diminui após o início do apoio sobre os dois membros inferiores	
Elevação dos artelhos	Movimentação para 10° de extensão, abdução, rotação lateral	Diminuição do momento de extensão	O adutor magno trabalha excentricamente para controlar ou estabilizar a pelve; a atividade do iliopsoas continua

Joelho e tíbia

Fase	Movimento cinemático		Movimento cinético	
	Joelho	Tíbia	Forças externas	Forças internas
Toque do calcanhar	Em extensão completa antes do toque do calcanhar; flexão quando o calcanhar toca o solo	Discreta rotação lateral	Forças de reação que aumentam rapidamente atrás da articulação do joelho e produzem um momento de flexão	Contração excêntrica do quadríceps femoral para controlar a flexão rápida do joelho e para impedir o encurvamento
Pé plano	Em 20° de flexão, com movimento para a extensão	Rotação medial	Momento de flexão	Após o pé estar totalmente em contato com o solo, a atividade do quadríceps femoral torna-se concêntrica para levar o fêmur sobre a tíbia
Apoio médio	Em 15° de flexão, com movimento para a extensão	Posição neutra	Momento de flexão máximo	Diminuição da atividade do quadríceps femoral; o gastrocnêmio trabalha excentricamente para controlar a extensão excessiva do joelho
Retirada do calcanhar	Em 4° de flexão, com movimento para a extensão	Rotação lateral	Forças de reação que se movem na frente da articulação; momento de extensão	O gastrocnêmio começa a trabalhar concentricamente para iniciar a flexão do joelho

(continua)

1206 Avaliação musculoesquelética

TABELA 14.2 *(continuação)*

Resumo dos movimentos articulares no quadril, joelho, tíbia, pé e tornozelo durante a fase de apoio da marcha normal

Joelho e tíbia

	Movimento cinemático		Movimento cinético	
Fase	Joelho	Tíbia	Forças externas	Forças internas
Retirada do calcanhar	Em 4° de flexão, com movimento para a extensão	Rotação lateral	Forças de reação que se movem na frente da articulação; momento de extensão	O gastrocnêmio começa a trabalhar concentricamente para iniciar a flexão do joelho
Retirada dos artelhos	Movendo-se da extensão quase completa para 40° de flexão	Rotação lateral	Forças de reação que se movem atrás da articulação quando o joelho flexiona; momento de flexão	O quadríceps femoral contrai excentricamente

Pé e tornozelo

	Movimento cinemático		Movimento cinético	
Fase	Pé	Tornozelo	Forças externas	Forças internas
Toque do calcanhar	Supinação (rígida) ao contato do calcanhar	Movimentação para a flexão plantar	Forças de reação atrás do eixo articular; momento de flexão plantar no toque do calcanhar	Contração excêntrica dos dorsiflexores (tibial anterior, extensor longo dos dedos e extensor longo do hálux) para desacelerar a flexão plantar
Pé plano	Pronação, adaptação à superfície de suporte	Flexão plantar à dorsiflexão sobre um pé fixo	Momento de flexão plantar máximo; as forças de reação começam a desviar para a frente, produzindo um momento de dorsiflexão	Diminuição da atividade da dorsiflexão; o tibial posterior, o flexor longo do hálux e o flexor longo dos dedos trabalham excentricamente para controlar a pronação
Apoio médio	Posição neutra	3° de dorsiflexão	Discreto momento de dorsiflexão	Ativação dos músculos flexores plantares (gastrocnêmio, sóleo e fibulares) para controlar a dorsiflexão da tíbia e da fíbula sobre um pé fixo, contraindo excentricamente
Retirada do calcanhar	Supinação quando o pé se torna rígido para a partida	15° de dorsiflexão em direção à flexão plantar	Momento de dorsiflexão máximo	Músculos flexores plantares começam a contrair concentricamente para preparar a partida
Retirada dos artelhos	Supinação	20° de flexão plantar	Momento de dorsiflexão	Músculos flexores plantares em atividade máxima, mas tornam-se inativos quando o pé deixa o solo

Modificada de Giallonardo LM. Gait. In: Myers RS, editor. *Saunders manual of physical therapy practice.* Philadelphia: WB Saunders, 1995. p. 1108-1109.

apresenta um resumo dos movimentos do quadril, do joelho, do tornozelo e do pé durante a fase de apoio.[46]

Contato inicial (toque do calcanhar)

O contato inicial ocorre quando o membro toca pela primeira vez o solo. Normalmente, isso ocorre quando o calcanhar toca o solo e o membro está sendo preparado para sustentar peso. Durante o contato inicial, a pelve encontra-se nivelada e em rotação medial em relação ao lado do contato inicial, enquanto o tronco encontra-se alinhado entre os dois membros inferiores; o quadril encontra-se flexionado a 30° a 49° e em rotação medial; o joelho encontra-se discretamente flexionado ou estendido, e a tíbia, em rotação lateral; o tornozelo encontra-se posicionado em 90° com o pé em supinação, e o retropé, evertido. Nessa subfase, existe pouca força passando através do membro.

Se o indivíduo apresentar dor no calcanhar ao realizar o toque contra o solo, ela pode ser causada por um esporão de calcâneo, contusão óssea, contusão do coxim adiposo do calcanhar ou bursite. Essa dor pode causar aumento da flexão do joelho, com flexão plantar precoce para reduzir o estresse ou a pressão sobre os tecidos dolorosos. Quando o joelho é fraco, o paciente pode estendê-lo utilizando a mão ou pode bater o calcanhar com firmeza contra o solo para provocar sua extensão. O paciente pode fazer isso em decorrência da fraqueza dos músculos (p. ex., inibição reflexa, poliomielite, desarranjo interno do joelho, lesão de raiz nervosa [L2, L3 ou L4], neuropatia femoral). No passado, esse instante era denominado "toque do calcanhar". No entanto, em algumas marchas patológicas, o toque do calcanhar pode não ser o primeiro instante. Em vez disso, os artelhos, o antepé ou todo o pé podem entrar primeiro em contato com o solo. Quando os músculos dorsiflexores são fracos, o pé desce com força (cai, colide com o solo, ou cede). A fraqueza pode ser causada por uma neuropatia fibular ou uma lesão de raiz nervosa (L4). A mesma alteração pode ser causada por uma contratura em flexão ou por espasticidade do joelho.

Resposta à carga (aceitação do peso ou pé com contato total)

A resposta à carga é um evento crítico pelo fato de o indivíduo decidir subconscientemente se o membro é capaz de sustentar o peso do corpo. O tronco encontra-se alinhado com o membro inferior de apoio. A pelve cai de forma discreta no lado do membro inferior em balanço e roda medialmente no mesmo lado. O quadril flexionado e posicionado em rotação lateral move-se para a extensão e o joelho flexiona a 15 a 25°. A tíbia encontra-se posicionada em rotação medial e começa a mover-se para a frente sobre o pé fixo enquanto o corpo balança sobre o pé. O tornozelo encontra-se em flexão plantar, e o retropé, invertido. O pé move-se para a posição de pronação, pois essa posição o desbloqueia e permite que ele se adapte a diferentes terrenos e posturas. O antepé encontra-se em pronação, desbloqueando as articulações subtalar e metatarsais para permitir que elas amorteçam o impacto de forma mais eficaz. A face plantar do pé encontra-se em contato com o solo.

As respostas anormais incluem o joelho com movimento excessivo ou com ausência de movimento por causa da fraqueza do quadríceps, de uma contratura dos flexores plantares ou de espasticidade.[9]

Subfase de apoio médio (apoio unipodal)

O instante do apoio médio consiste em um período de sustentação sobre o pé imóvel. Normalmente o peso do pé é distribuído de maneira uniforme por ele todo. O tronco encontra-se alinhado sobre o membro inferior de apoio e a pelve apresenta uma discreta queda para o lado do membro inferior em fase de balanço.

Durante esse estágio, ocorre uma extensão máxima do quadril (10 a 15°) com rotação lateral, e a maior força é

aplicada sobre o quadril. Condições que causam dor no quadril, no joelho ou no tornozelo provocam encurtamento dessa fase, pois o paciente "acelera" a fase para diminuir a dor. Quando existe fraqueza do glúteo médio (raiz nervosa L5), o sinal de Trendelenburg está presente. O joelho flexiona e o tornozelo é bloqueado a 5 a 8° de dorsiflexão, rodando para a frente sobre o antepé. O pé encontra-se em contato com o solo; o antepé encontra-se em pronação; e o retropé está invertido. Este instante é um evento crítico para o tornozelo. Se a dor for desencadeada durante esse período, a fase é encurtada e o calcanhar pode elevar-se do solo precocemente. Em geral, a dor é causada por condições como artrite, pé plano rígido, queda do arco metatarsal ou dos arcos longitudinais, fascite plantar ou metatarsalgia de Morton. Portanto, patologias localizadas no quadril, no tornozelo ou no joelho podem modificar a marcha nesta fase.

Apoio terminal (elevação do calcanhar)

Nos estágios finais, o tronco encontra-se inicialmente alinhado sobre os membros inferiores e move-se em direção ao membro de apoio. No início, a pelve está nivelada e rodada posteriormente. A seguir, ela baixa em direção ao membro inferior em balanço, permanecendo rodada posteriormente. O calcanhar encontra-se em posição neutra e com discreta rotação medial; o joelho encontra-se estendido com a tíbia em rotação lateral. No tornozelo, o evento crítico é a flexão plantar. Essa ação ajuda a suavizar o trajeto do centro de gravidade. No início, o antepé encontra-se em contato com o solo. A seguir, o peso sobre o pé move-se para a frente com a flexão plantar, de modo que somente o hálux permanece em contato com o solo. Ao mesmo tempo, o antepé passa da posição de inversão para a de eversão.

Pré-balanço (elevação dos artelhos)

A fase de pré-balanço é a fase de aceleração, quando os artelhos empurram o membro inferior para a frente. O tronco permanece ereto e a pelve, rodada posteriormente; e o quadril encontra-se estendido e em discreta rotação medial. O joelho flexiona 30 a 35° (evento crítico) e o tornozelo encontra-se em flexão plantar. Como o centro de gravidade está localizado em frente ao quadril, este pode ser acelerado e movimentar-se para a frente no balanço inicial.

Quando é desencadeada dor no pé durante esse instante, ela pode ser causada por um hálux rígido, lesão na região plantar do hálux (*turf toe*) ou por qualquer patologia que comprometa o hálux, especialmente a sua articulação metatarsofalângica. Em caso de lesão articular, o paciente é incapaz de impulsionar o corpo sobre o lado medial do pé. Em vez disso, ele pressiona o aspecto lateral do pé para compensar a articulação metatarsofalângica dolorosa ou, em alguns casos, um arco metatarsal doloroso decorrente do aumento de pressão sobre as cabeças dos metatarsais. Quando os flexores plantares são fracos

1208 Avaliação musculoesquelética

(p. ex., patologia das raízes nervosas S1-S2), a elevação dos artelhos pode estar ausente. Durante esta fase, o pé entra em pronação, de modo que possa existir uma base rígida para uma melhor pressão.

Durante a marcha, o paciente pode usar uma bengala para diminuir a carga sobre o membro. Lyu et al.[47] demonstraram que o uso de uma bengala com o membro superior contralateral,[36] quando sua ponta toca o solo ao mesmo tempo que o calcanhar, pode reduzir a força do toque do calcanhar em 34%, em até 25% no apoio médio e aproximadamente em 30% no pré-balanço.

Fase de balanço

A fase de balanço da marcha envolve o membro inferior em uma **cadeia cinética aberta**; o pé não se encontra fixado ao solo e, por essa razão, os estresses sobre o membro são menores e mais fáceis de serem dissipados. Durante esta fase, ocorrem alterações na coluna vertebral, através da pelve, do quadril, do tornozelo e do pé. A pelve e o quadril proveem a maior parte da estabilidade do membro inferior durante a fase sem sustentação de peso. A Tabela 14.3 resume os movimentos que ocorrem no membro inferior durante a fase de balanço.

As três subfases que compõem a fase de balanço da marcha são descritas a seguir por ordem de ocorrência.

Balanço inicial

Durante a primeira subfase da aceleração (Fig. 14.12), ocorrem flexão e rotação medial do quadril acompanhadas de flexão do joelho. A pelve roda medialmente e mergulha em direção ao lado do membro inferior em balanço. O tronco encontra-se alinhado com o membro inferior de apoio. Além disso, o tornozelo continua a flexionar na direção plantar. O pé não se encontra em contato com o solo. A supinação do antepé continua, assim como a eversão do retropé. Os músculos dorsiflexores do tornozelo contraem para permitir a elevação do pé do solo e o joelho fica posicionado em flexão máxima durante a marcha, de aproximadamente 60°. Quando os músculos quadríceps são fracos, a pelve é impulsionada para a frente pelos músculos do tronco para prover o momento para a frente para o membro inferior.

Balanço médio

Durante a subfase de balanço médio, o quadril continua a flexionar e a rodar medialmente e o joelho continua a flexionar. O tornozelo encontra-se na posição anatômica ou plantígrada (90°) durante os primeiros 25% da fase de apoio para permitir o desbloqueio do pé e das articulações mediotarsais, de modo que o pé consiga se adaptar ao terreno irregular quando começa a sustentar o peso. O antepé fica em supinação, e o retropé, em eversão. A pelve e o tronco mantêm a mesma posição, como no estágio precedente. Quando os músculos dorsiflexores do tornozelo são fracos (p. ex., pé caído), o paciente apresenta uma **marcha escarvante (ou equina)** (Fig. 14.24). Nesse tipo de marcha, o quadril é flexionado excessivamente para que os artelhos possam elevar-se do chão.

Balanço terminal (desaceleração)

Durante a subfase final, o quadril continua a flexionar e a rodar medialmente e o joelho atinge sua extensão máxima. O tornozelo flexiona dorsalmente. Ocorre supinação do antepé e eversão do retropé. O tronco e a pelve mantêm a mesma posição anterior. Os posteriores da coxa contraem durante a fase terminal para desacelerar o balanço. Quando esses músculos são fracos (p. ex., lesão de raiz nervosa S1-S2), o toque do calcanhar pode ser excessivamente forte para bloquear o joelho em extensão.

TABELA 14.3

Resumo dos movimentos articulares e das forças durante a fase de balanço: da aceleração ao balanço médio e do balanço médio à desaceleração

Articulação	Da aceleração ao balanço médio		Do balanço médio à desaceleração	
	Movimento cinemático	Movimento cinético	Movimento cinemático	Movimento cinético
Quadril	Discreta flexão (0 a 15°) movendo-se até 30° de flexão e rotação lateral até a posição neutra	Flexores do quadril trabalham concentricamente para avançar o membro; contração concêntrica do glúteo médio contralateral para manter a posição da pelve	Flexão contínua em aproximadamente 30 a 40°	Contração excêntrica do glúteo máximo para desacelerar a flexão do quadril
Joelho	30 a 60° de flexão do joelho e rotação lateral da tíbia movendo-se em direção à posição neutra	Contração concêntrica dos posteriores da coxa	Movimentação até a extensão quase completa e discreta rotação lateral da tíbia	Contração concêntrica do quadríceps femoral e contração excêntrica dos posteriores da coxa
Tornozelo e pé	20° de dorsiflexão e discreta pronação	Contração concêntrica dos dorsiflexores	Tornozelo em posição neutra; pé em discreta supinação	Contração isométrica dos dorsiflexores

De Giallonardo LM. Gait. In: Myers RS, editor. *Saunders manual of physical therapy practice.* Philadelphia: WB Saunders, 1995. p. 1110.

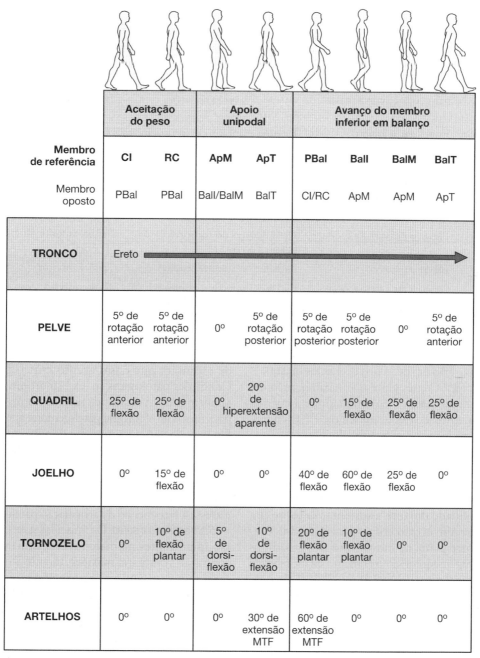

Figura 14.12 Amplitude normal de movimento durante o ciclo da marcha. CI: contato inicial; RC: resposta à carga; ApM: apoio médio; ApF: apoio final; PBal: pré-balanço; BalI: balanço inicial; BalM: balanço médio; BalF: balanço final. (Copyright 1991 LAREI, Rancho Los Amigos Medical Center, Downey, Calif 90242; do The Pathokinesiology Service and The Physical Therapy Department, Rancho Los Amigos Medical Center: Observational Gait Analysis. Downey, Calif, Los Amigos Research and Educational Institute, Inc., 1996, p. 30.)

Movimento articular durante a marcha normal

Embora exista uma tendência a falar da marcha como uma ação em torno de articulações, o examinador não deve se esquecer de que os músculos desempenham um papel importante no que acontece nas articulações. A Tabela 14.4 ilustra as ações de alguns dos músculos utilizados durante a marcha.[48]

Quadril. A função do quadril é estender o membro inferior durante a fase de apoio e flexioná-lo durante a fase de balanço. Os ligamentos do quadril ajudam a estabilizar o membro em extensão. Os extensores do quadril ajudam a iniciar o movimento, assim como os flexores; ambos os grupos de músculos operam de modo fásico.[49] Déficits na força do glúteo máximo são vistos como déficits funcionais ao subir uma escada, passar da posição

TABELA 14.4

Ações musculares durante o ciclo da marcha

Fase da marcha	Objetivos mecânicos	Grupos musculares ativos	Exemplos
Fase de apoio			
Contato inicial	Posicionar o pé, começar a desaceleração	Dorsiflexores do tornozelo, extensores do quadril, flexores do joelho	Tibial anterior, glúteo máximo, posteriores da coxa
Resposta à carga	Aceitar o peso, estabilizar a pelve, desacelerar a massa	Extensores do joelho, abdutores do quadril, flexores plantares do tornozelo	Vastos, glúteo médio, gastrocnêmio, sóleo
Apoio médio	Estabilizar o joelho, preservar o momento	Flexores plantares do tornozelo (isométricos)	Gastrocnêmio, sóleo
Apoio final	Acelerar a massa	Flexores plantares do tornozelo (concêntricos)	Gastrocnêmio, sóleo
Fase de balanço			
Pré-balanço	Preparar para o balanço	Flexores do quadril	Iliopsoas, reto femoral
Balanço inicial	Elevar o pé, variar a cadência	Dorsiflexores do tornozelo, flexores do quadril	Tibial anterior, iliopsoas, reto femoral
Balanço médio	Elevar o pé	Dorsiflexores do tornozelo	Tibial anterior
Balanço final	Desacelerar a perna, posicionar o pé, preparar para o contato	Flexores do joelho, extensores do quadril, dorsiflexores do tornozelo, extensores do joelho	Posteriores da coxa, glúteo máximo, tibial anterior, vastos

De Rab GT. Muscle. In: Rose J, Gamble JG, editores. *Human locomotion*. Baltimore: Williams & Wilkins, 1994. p. 113.

sentada para a posição em pé, e nos exercícios de subir/descer um degrau.[50] Os três glúteos – máximo, médio e mínimo – atuam na marcha; enfermidades e a corrida podem alterar a atividade desses músculos.[51-55] Os flexores do quadril (principalmente o músculo iliopsoas) contraem para desacelerar a extensão; os extensores do quadril (principalmente os músculos posteriores da coxa) contraem para desacelerar a flexão. Dessa maneira, eles trabalham de modo excêntrico. Os músculos abdutores proveem estabilidade durante a sustentação sobre um membro inferior, um evento crítico para o quadril.[49]

Quando ocorre perda de movimento do quadril, os mecanismos compensadores são o aumento da mobilidade do joelho ipsilateral e o aumento da mobilidade do quadril contralateral. Além disso, a parte lombar da coluna apresentará aumento de sua mobilidade.

Joelho. Quando o joelho se encontra flexionado durante os três primeiros instantes da fase de apoio da marcha, ele atua como um amortecedor de impacto. Joelhos doloridos são incapazes de fazê-lo. Um dos eventos críticos do joelho é a extensão. As funções do joelho durante a marcha são: o suporte de peso, o amortecimento de impacto, o aumento do comprimento da passada e a movimentação do pé durante o balanço. Os músculos quadríceps utilizam apenas 4 a 5% de sua contração voluntária máxima para estender o joelho, mas, ao fazê-lo, ajudam a controlar a aceitação do peso. Os posteriores da coxa flexionam o joelho e desaceleram o membro inferior na fase de balanço, trabalhando excentricamente.

Quando o joelho apresenta uma deformidade em flexão, o quadril é fletido e, consequentemente, perde seu poder de extensão, que é um evento crítico para o quadril. Condições patológicas (p. ex., síndrome patelofemoral) também causam desvios da marcha normal. Por exemplo, pacientes com síndrome patelofemoral apresentam menor flexão do joelho durante a fase de apoio unipodal, combinada com rotação lateral do fêmur durante a fase de balanço.[56] Entre o toque do calcanhar e o pé plano, o fêmur roda medialmente e, quando essa rotação medial compensadora é muito grande, ela causa pronação excessiva, que estressa a face medial da articulação patelofemoral.

Gastrocnêmio e sóleo. Os músculos gastrocnêmio e sóleo são importantes na marcha. Eles utilizam 85% de sua contração voluntária máxima durante a marcha normal. Esses músculos ajudam a restringir o momento do corpo durante seu movimento para a frente. Eles também contribuem para a estabilidade do joelho e do tornozelo, restringem a rotação anterior da tíbia sobre o tálus durante a fase de apoio e minimizam o desvio pélvico vertical; consequentemente, conservam energia.[57] Para realizar essas ações durante a marcha, o tríceps sural atua de forma excêntrica e concêntrica.

Pé e tornozelo. O pé e o tornozelo têm papéis importantes na marcha pelo fato de as várias articulações permitirem que o pé se acomode sobre o solo. As articulações do pé e do tornozelo funcionam de modo interdependente durante a marcha normal. Quando o calcanhar toca o solo, o membro inferior torna-se uma cadeia cinética fechada, e os movimentos e os estresses devem ser absorvidos pelas estruturas do membro inferior.

Ao observar o tornozelo, o examinador deve verificar a flexão plantar imediata no contato inicial. A perda dessa flexão plantar (p. ex., neuropatia do nervo tibial) acarreta incapacidade de transferir o peso para o pé anterior e de aumentar a dorsiflexão do tornozelo e a flexão do joelho. Além disso, ocorre diminuição da duração do apoio sobre o membro inferior do lado afetado e também diminui o comprimento do passo do lado oposto. Além disso, a ação do quadríceps no nível do joelho aumenta por causa da falta de estabilidade do joelho causada pela perda do tríceps sural, e o resultado final é a diminuição da velocidade da marcha.[57] A seguir, o pé flexiona dorsalmente durante a fase de apoio médio ou do apoio unipodal, com a dorsiflexão máxima atingida imediatamente antes da elevação do calcanhar. O examinador deve notar se há flexão plantar suficiente durante a impulsão.

Visão geral e anamnese

A avaliação da marcha de um paciente deve ser incluída em qualquer avaliação dos membros inferiores. O examinador deve ter em mente que as posturas da cabeça, do pescoço, do tórax e da parte lombar da coluna podem afetar a marcha mesmo quando não existe qualquer patologia evidente nos membros inferiores. O examinador deve ser capaz de identificar a ação de cada segmento do corpo e de observar qualquer anormalidade durante cada fase da marcha. Por essa razão, é importante conhecer os parâmetros normais da marcha e seu mecanismo. Com tal conhecimento, as maneiras como a marcha é alterada em condições patológicas podem ser mais bem compreendidas.

Patologias musculoesqueléticas tendem a modificar a marcha por causa da fraqueza muscular, à dor e/ou à alteração da ADM, de modo que o examinador deve estar atento a esses fatores ao observar a marcha. Muitos pacientes conseguem adaptar-se automaticamente a essas alterações, contanto que possuam sensibilidade normal e consigam desenvolver um controle seletivo.[9] Na verdade, um estudo recentemente publicado demonstrou que é possível tolerar uma fraqueza muscular geral de até 40% e, ainda assim, manter uma marcha relativamente normal.[58] Os pacientes com lesões do neurônio motor superior apresentam alterações maiores e são incapazes de adaptar-se com facilidade porque, além dos problemas musculoesqueléticos, eles também apresentam espasticidade, problemas de controle e distúrbios sensitivos.[9] É importante que o examinador leia o prontuário do paciente e realize uma anamnese, investigando a existência de qualquer doença ou lesão (passada ou presente) que possa estar causando problemas de marcha.

Observação

Primeiramente, o examinador deve realizar uma avaliação geral da postura do paciente, procurando qualquer assimetria, e, a seguir, deve analisar a marcha do paciente, observando o comprimento da passada, a frequência dos passos, a duração da fase de balanço, a velocidade da marcha e a duração do ciclo completo. Normalmente isso é realizado com o paciente vestindo um calção, sem calçados ou meias. Deve-se usar sempre os mesmos calçados em cada teste quando a marcha é observada com o paciente usando esse item.[59] Um padrão de marcha estável é usualmente estabelecido em três etapas. Ele é iniciado pelo desequilíbrio do corpo, de modo que o paciente seja capaz de elevar um pé do solo para dar o primeiro passo.[60] Após realizar a avaliação geral, o examinador pode observar partes específicas da marcha, em relação às fases e ao que acontece em cada articulação durante essas fases.

Como a marcha se altera constantemente quando o indivíduo para e começa a andar, acelera, anda sem objetivo e anda com outras pessoas, é importante lembrar se os movimentos que o paciente é capaz de realizar são normais e se as velocidades, as fases, as passadas e a duração dos ciclos ocorrem em combinações normais. Além de observar a marcha em uma velocidade normal, as velocidades de marcha lenta e rápida do paciente devem ser examinadas para verificar se essas alterações a afetam. O examinador deve observar os membros superiores e o tronco, assim como a parte lombar da coluna, a pelve, o quadril, os joelhos, os tornozelos e os pés durante essas alterações. As pacientes devem vestir um sutiã e um *short* e os pacientes devem usar um calção, andando descalços. Desse modo, os movimentos dos artelhos, dos pés, dos membros inferiores, da pelve, do tronco e dos membros superiores podem ser adequadamente observados.

O examinador deve solicitar ao paciente que ande do modo habitual, utilizando qualquer auxílio necessário (p. ex., marcha nas barras paralelas, muletas, andador, bengalas). Enquanto o paciente anda, o examinador deve observar a presença de qualquer claudicação ou deformidade evidente.

O examinador deve observar a marcha pela frente, por trás e lateralmente. Em cada situação, ele deve observar da região proximal à região distal, da parte lombar da coluna e pelve até o tornozelo e o pé, e também a partir do pé na direção proximal. Por exemplo, na fase de balanço (cadeia cinética aberta), o movimento inicia proximalmente e move-se distalmente. Na fase de apoio (cadeia cinética fechada), o movimento é invertido, iniciando no pé e movendo-se proximalmente. O examinador deve observar os movimentos do tronco e dos membros superiores, os quais, em geral, ocorrem na direção oposta à dos membros inferiores. Esse método permite dispor de um método de avaliação sequencial completa. O Rancho Los Amigos Medical Center elaborou uma planilha de análise da marcha muito útil (Fig. 14.13). Utilizando essa planilha durante a observação, o examinador pode determinar desvios e seus efeitos sobre a marcha em um método de registro de fácil utilização e fácil memorização. As caixas de cor cinza-escuro indicam o que normalmente deve ocorrer; as

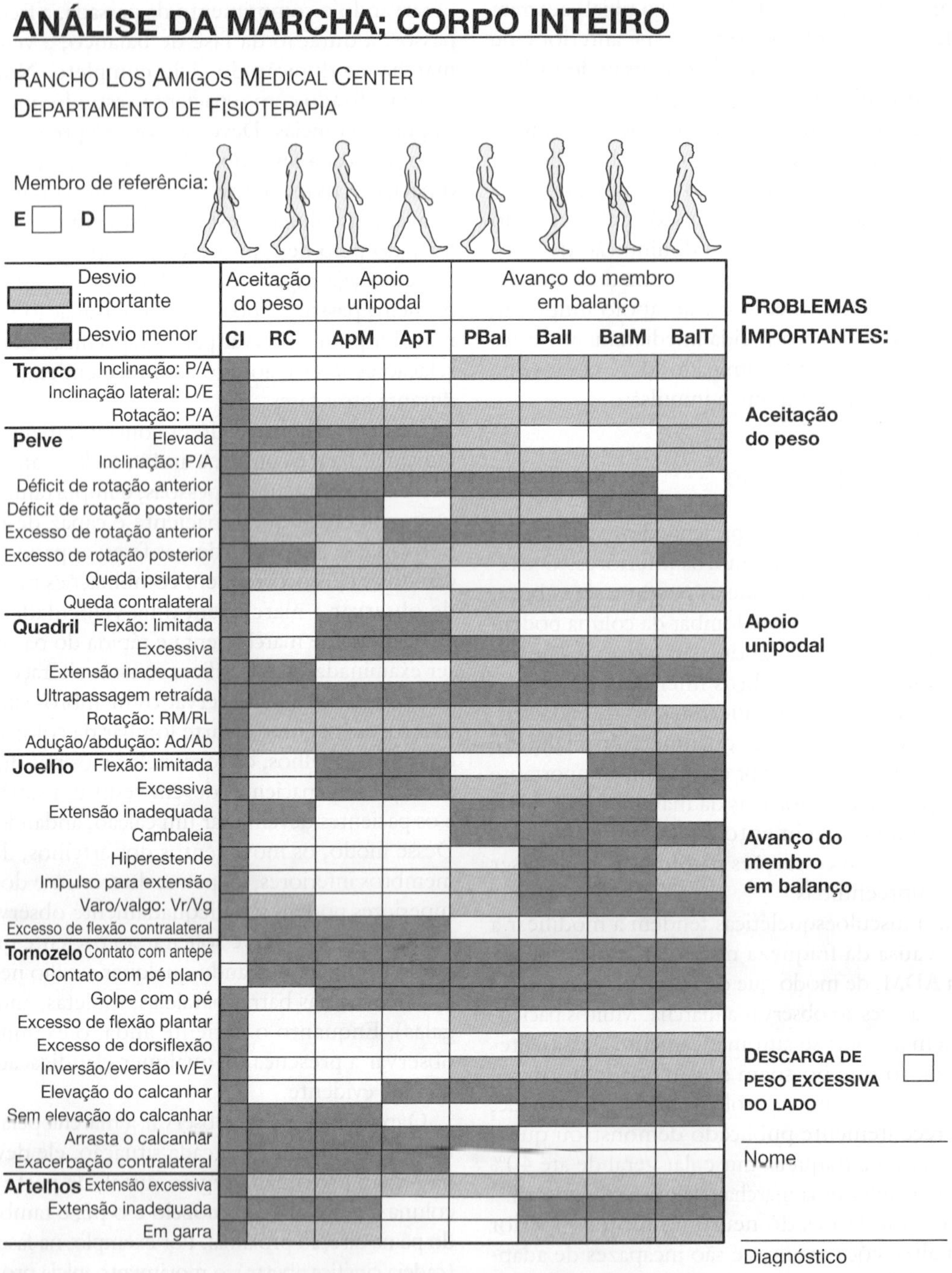

ANÁLISE DA MARCHA; CORPO INTEIRO

RANCHO LOS AMIGOS MEDICAL CENTER
DEPARTAMENTO DE FISIOTERAPIA

Membro de referência: E ☐ D ☐

		Aceitação do peso		Apoio unipodal		Avanço do membro em balanço			
Desvio importante / Desvio menor		CI	RC	ApM	ApT	PBal	BalI	BalM	BalT
Tronco	Inclinação: P/A								
	Inclinação lateral: D/E								
	Rotação: P/A								
Pelve	Elevada								
	Inclinação: P/A								
	Déficit de rotação anterior								
	Déficit de rotação posterior								
	Excesso de rotação anterior								
	Excesso de rotação posterior								
	Queda ipsilateral								
	Queda contralateral								
Quadril	Flexão: limitada								
	Excessiva								
	Extensão inadequada								
	Ultrapassagem retraída								
	Rotação: RM/RL								
	Adução/abdução: Ad/Ab								
Joelho	Flexão: limitada								
	Excessiva								
	Extensão inadequada								
	Cambaleia								
	Hiperestende								
	Impulso para extensão								
	Varo/valgo: Vr/Vg								
	Excesso de flexão contralateral								
Tornozelo	Contato com antepé								
	Contato com pé plano								
	Golpe com o pé								
	Excesso de flexão plantar								
	Excesso de dorsiflexão								
	Inversão/eversão Iv/Ev								
	Elevação do calcanhar								
	Sem elevação do calcanhar								
	Arrasta o calcanhar								
	Exacerbação contralateral								
Artelhos	Extensão excessiva								
	Extensão inadequada								
	Em garra								

PROBLEMAS IMPORTANTES:

Aceitação do peso

Apoio unipodal

Avanço do membro em balanço

DESCARGA DE PESO EXCESSIVA DO LADO ☐

Nome _____

Diagnóstico _____

Figura 14.13 Análise da marcha do corpo inteiro. CI: contato inicial; RC: resposta à carga; ApM: apoio médio; ApF: apoio final; PBal: pré-balanço; BalI: balanço inicial; BalM: balanço médio; BalF: balanço final. (Copyright 1996 LAREI, Rancho Los Amigos Medical Center, Downey, CA 90242; de Pathokinesiology Service and The Physical Therapy Department, Rancho Los Amigos Medical Center: Observational Gait Analysis. Downey, Califórnia, Los Amigos Research and Educational Institute, Inc., 1996, p. 64.)

caixas de cor cinza-claro e branca indicam desvios menores e maiores que o normal, respectivamente. Os desvios menores indicam que a ação funcional da marcha não é afetada. Os desvios maiores indicam que a mecânica da marcha é afetada de modo adverso.[61]

Vista anterior

Ao observar o paciente de frente enquanto ele deambula, o examinador deve verificar se a cabeça se move apenas discretamente, para cima e para baixo. Além disso, durante a marcha, a cabeça não deve mover-se muito na direção lateral. Há marcha em rebote caso haja um movimento superior e inferior excessivo da cabeça durante a marcha. E também deve ficar atento à ocorrência de qualquer inclinação lateral da pelve, oscilação lateral do tronco, de rotação da pelve no plano horizontal, rotação do tronco e do membro superior na direção oposta à pelve e à presença de balanço recíproco dos membros superiores. Em geral, a rotação do tronco e dos membros superiores é de aproximadamente 180° em defasagem com a pelve, isto é, quando a pelve e o membro inferior rodam para um lado, o tronco e o membro superior rodam na direção oposta. Essa ação ajuda a produzir um efeito de equilíbrio e suaviza a progressão do corpo para a frente. O examinador também pode observar os movimentos do quadril (rotação e abdução-adução), do joelho (rotação e abdução-adução) e do tornozelo e do pé (magnitude do desvio lateral ou medial dos artelhos, dorsiflexão-flexão plantar, supinação-pronação). A ocorrência de excessivo desvio em varo ou valgo no joelho pode sugerir um **impulso de extensão em varo**, característico de lesões no canto posterolateral do joelho e que também pode resultar em aumento do ângulo de Fick.[62,63] O examinador deve observar a presença de qualquer arqueamento do fêmur ou da tíbia, rotação medial ou lateral no quadril, no fêmur ou na tíbia e a posição dos pés ao longo do ciclo da marcha (Fig. 14.14).[30,64] Esta vista é utilizada mais adequadamente para examinar o período de descarga do peso no ciclo da marcha. O examinador também deve observar se ocorre qualquer abdução ou circundução do membro inferior na fase de balanço, se existe atrofia da musculatura da face anterior da coxa e da perna e se a largura da base é normal.

Vista lateral

Lateralmente, o examinador deve observar a rotação do ombro e do tórax durante o ciclo da marcha, assim como o balanço recíproco dos membros superiores. A postura da coluna vertebral (p. ex., lordose), a rotação pélvica e os movimentos das articulações dos membros inferiores devem ser observados. O tronco deve permanecer ereto e nivelado. Ele pode compensar uma perda de controle motor no quadril. A presença de uma extensão excessiva do tronco pode ser resultante da fraqueza dos extensores de quadril ou da perda da ADM de flexão do quadril. A inclinação do tronco para a frente pode ser ocasionada por muitos fatores, incluindo (mas não se limitando a) problemas no quadril, no joelho ou no tornozelo; fraqueza dos abdominais; redução da mobilidade da coluna vertebral; e/ou contraturas dos flexores de quadril. Esses movimentos incluem a flexão-extensão no quadril, a flexão-extensão no joelho e a dorsiflexão-flexão plantar no tornozelo. Lateralmente, o examinador também pode observar o comprimento do passo, o comprimento da passada, a cadência e as outras dimensões temporais da marcha (ver Fig. 14.6).[44] Esta vista permite a observação das interações entre a superfície de marcha e as várias partes do corpo.

O examinador deve lembrar-se de que a coluna vertebral pode apresentar alguma compensação em relação à limitação do movimento do quadril. Por exemplo, uma postura com excessiva curvatura da coluna pode aumentar o estresse incidente nas estruturas anteriores do quadril.[65] O profissional de saúde deve determinar se o paciente apresenta uma extensão suficiente do joelho no contato inicial, que é seguida quase imediatamente por uma ligeira flexão até o pé entrar em contato com o solo; se existe controle do joelho levemente flexionado durante a resposta à carga e o apoio médio; e se existe flexão suficiente durante o pré-balanço e o balanço inicial. Além disso, o examinador deve observar a presença de qualquer hiperextensão do joelho durante o ciclo da marcha. Finalmente, ele deve observar a presença de coordenação de movimento entre o quadril, o joelho e o tornozelo; o comprimento uniforme ou desigual da marcha; e a duração uniforme ou desigual dos passos.

Quando o paciente passa do contato inicial à resposta à carga, o pé flexiona imediatamente, e o joelho flexiona até o pé estar por inteiro em contato com o solo. Durante esse período, o quadril também é flexionado. Ao longo do apoio médio, o tornozelo flexiona dorsalmente quando o corpo roda em arco sobre o pé imóvel. Ao mesmo tempo, o quadril e o joelho estendem, alongando o membro inferior. À medida que o paciente passa do apoio terminal para o pré-balanço, o tornozelo flexiona plantarmente para elevar o calcanhar e o quadril, além de flexionar o joelho, enquanto o peso é transferido para o membro inferior oposto.

Durante a fase de balanço inicial, o tornozelo encontra-se em flexão plantar e o quadril e o joelho encontram-se em flexão máxima. Quando o membro inferior progride para o balanço médio, o tornozelo flexiona dorsalmente e o quadril e o joelho começam a estender. Quando o paciente passa do balanço médio para o balanço terminal, o tornozelo permanece na posição neutra enquanto o quadril e o joelho continuam a estender. Quando o membro inferior passa do balanço terminal para o contato inicial do calcanhar, o joelho atinge a extensão máxima; o tornozelo permanece em posição neutra, e não ocorre extensão adicional do quadril nesta fase.

Vista posterior

Ao analisar o ciclo da marcha por trás, o examinador deve observar as mesmas estruturas vistas pela frente. Ele pode observar a rotação dos ombros e do tórax, o

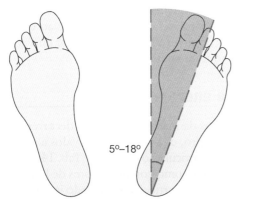

Figura 14.14 Durante a fase de apoio e a marcha, os artelhos desviam lateralmente de 5 a 18° (ângulo de Fick).

1214 Avaliação musculoesquelética

balanço recíproco dos membros superiores e a inclinação e a rotação pélvica, assim como o movimento do quadril, do joelho, do tornozelo e da articulação subtalar. É mais fácil analisar a elevação do calcanhar e a base de suporte (largura da base) posteriormente. Qualquer movimento anormal de abdução ou adução ou desvio lateral de segmentos do corpo deve ser observado. Esta vista é a melhor para examinar a fase de descarga de peso do ciclo da marcha. O examinador pode observar se a elevação dos calcanhares é igual em ambos os pés e se os calcanhares desviam medial ou lateralmente. A análise deve também incluir o movimento lateral da coluna e da musculatura das costas, das nádegas, da face posterior da coxa e da panturrilha.

Calçados

Deve-se solicitar ao paciente que ande com calçados normais e também descalço. O examinador deve despender tempo analisando o calçado do paciente e verificar a presença de qualquer desgaste dos saltos e/ou meias, a condição da gáspea do calçado, sulcos etc. Ele também deve examinar os pés com relação à presença de hiperqueratose, bolhas, calos e joanetes. Calçados diferentes podem modificar a marcha de um paciente e a quantidade de energia necessária para a sua execução. Por exemplo, sapatos de salto alto alteram os movimentos, especialmente ao nível do joelho e do tornozelo, os quais, por sua vez, aumentam a carga vertical.[66]

Exame

A maior parte da avaliação da marcha envolve a observação. No entanto, o examinador deve despender tempo, especialmente quando observar uma marcha alterada, para mensurar a força muscular (movimentos ativos e resistidos) e a amplitude de movimento (movimentos ativos e passivos) de cada articulação envolvida no ciclo da marcha.

Os parâmetros da marcha (ver "Parâmetros normais da marcha") também podem ser mensurados para verificar se existem diferenças entre o ciclo de marcha esquerdo e o direito.[67,68] Discrepâncias de comprimento do membro inferior (sobre a mensuração do comprimento do membro inferior, ver o Cap. 11) também podem afetar a marcha. As crianças tendem a apresentar mecanismos de compensação melhores para discrepâncias de comprimento do membro inferior que os adultos.[69] A Tabela 9.9 apresenta causas funcionais das diferenças de comprimento do membro inferior. As Tabelas 11.15, 12.2 e 13.4 apresentam desalinhamentos que também podem afetar a marcha.

Pontuação da locomoção

Além da avaliação detalhada da marcha, foram desenvolvidos escalas ou sistemas de graduação da locomoção que incluem pontuações subjetivas e objetivas, combinadas para a obtenção de uma pontuação total.[70-73] Wolf et al. descreveram o Perfil de deambulação funcional da Emory e estabeleceram sua confiabilidade e validade.[74,75] Esse perfil mensura diferentes ações e superfícies para pacientes vítimas de acidente vascular cerebral e consegue diferenciar esses pacientes de indivíduos normais. O perfil cronometra ensaios e mensura itens como marcha de 5 metros sobre um assoalho liso ou acarpetado, ação do tipo "ficar em pé e andar", marcha com obstáculos e subida de escadas. A **escala de segurança na marcha (GEM)** foi desenvolvida com o objetivo de medir a capacidade e a segurança da marcha.[16,76] Trata-se de uma escala funcional dividida em nível básico (marcha por curtas distâncias em diferentes direções), nível avançado (marcha e realização de outras atividades, ou marcha em diferentes superfícies) e atividades ao ar livre; a GEM também pode ser usada para testar pacientes que usam dispositivos de assistência à deambulação. As informações são provenientes tanto do paciente (percepção e segurança) como do examinador (avaliador). A Tabela 14.5 relaciona os itens da marcha para cada subescala. A **Escala de eficiência da marcha, modificada (mEEM)** foi projetada para avaliar a confiança durante a marcha nas atividades de vida diária em idosos.[77] Outros testes funcionais incluem o **Teste de levantar e andar (GUG)**,[78] a **Escala de classificação da deambulação funcional**,[79,80] o **Teste da marcha "em 8"**,[81] a **Avaliação funcional da marcha** (avalia a estabilidade funcional durante a marcha em idosos com mais de 60 anos),[82-85] o **Índice dinâmico para a marcha**[86-88] e a **Avaliação do desempenho da mobilidade e equilíbrio orientados (POMA)**.[89]

Mecanismos de compensação

O examinador deve tentar determinar a causa básica dos defeitos da marcha e os fatores de compensação utilizados para a manutenção de uma marcha poupadora de energia. O paciente tenta usar a marcha que mais efetivamente poupe sua energia.[90] A velocidade da marcha também pode modificar muitos dos seus parâmetros normais.[91] Consequentemente, além do padrão da marcha, a velocidade da atividade e seus efeitos devem ser observados. Esse tipo de avaliação permite ao examinador estabelecer objetivos adequados e planejar uma abordagem racional ao tratamento.

Marcha anormal

Os desvios da marcha podem ser decorrentes de três razões. Primeiro, eles podem ser devidos a patologia ou lesão em uma articulação específica (Tab. 14.6). Segundo, podem ocorrer como compensadores de lesão ou enfermidade em outras articulações no lado ipsilateral; e finalmente, como compensadores de lesão ou enfermidade do membro contralateral (Tab. 14.7).[17] Algumas das

TABELA 14.5

Itens da marcha para cada subclasse da Escala de segurança na marcha

Subescala	Itens
Subescala A: Nível básico	A1: Levantar-se de uma cadeira (ou cadeira de rodas) e andar 10 m
	A2: Andar 1 m; em seguida, girar 180° e andar 1 m
	A3: Andar 2 m e virar a cabeça para a direita
	A4: Andar 2 m e virar a cabeça para a esquerda
	A5: Andar 2 m e parar abruptamente
	A6: Andar para trás 1 m
	A7: Andar de lado 1 m para a direita
	A8: Andar de lado 1 m para a esquerda
	A9: Andar 1 m, fazer um S em torno de duas cadeiras e andar 1 m
	A10: Andar 1 m e sentar-se na cadeira (ou na cadeira de rodas)
Subescala B: Nível avançado	B1: Andar 1 m; em seguida sentar em uma cadeira sem descanso para os braços
	B2: Levantar-se de uma cadeira sem descanso para os braços e andar 1 m
	B3: Andar 1 m, andar até a soleira da porta e, em seguida, andar 1 m
	B4: Andar 1 m, pegar um sapato e andar 1 m
	B5: Andar 1 m e abrir e fechar uma porta
	B6: No carpete, andar 5 m
	B7: No carpete, andar 1 m, virar 180° e andar 1 m
	B8: No carpete, andar para trás 1 m
	B9: No carpete, andar 1 m de lado para a direita
	B10: No carpete, andar 1 m de lado para a esquerda
	B11: No carpete, andar 1 m, fazer um S em torno de duas cadeiras e andar 1 m
	B12: Andar 1 m, subir degraus e andar 1 m
	B13: Andar 1 m, descer degraus e andar 1 m
Subescala C: Pré-teste para deambular ao ar livre	C1: Andar 1 m e subir em uma plataforma com 15 cm de altura
	C2: Descer de uma plataforma com 15 cm de altura e andar 1 m
	C3: No carpete, andar 2 m
	C4: No carpete, andar 1 m e, em seguida, virar 180° e andar 1 m
	C5: No carpete, andar 1 m e parar abruptamente
	C6: No carpete, andar para trás 1 m
	C7: Andar 3 m em um aclive
	C8: Andar 3 m em um declive
	C9: Andar 1 m, subir degraus e andar 1 m
	C10: Andar 1 m, descer degraus e andar 1 m

De Kegi C, Boudreau R, Rousseau J et al.: Development of a walking safety scale for older adults. Part 1: content validity of the GEM scale, *Physiother Can* 60:264-273, 2008.

anormalidades mais frequentes da marcha serão discutidas a seguir. Contudo, é conveniente enfatizar que esta lista não é completa.

Marcha antálgica (dolorosa)

A marcha antálgica ou dolorosa é autoprotetora e decorrente de uma lesão no nível da pelve, do quadril, do joelho, do tornozelo ou do pé. A fase de apoio sobre o membro inferior afetado é mais curta do que sobre o não afetado, pois o paciente procura remover o peso que incide sobre o membro inferior afetado o mais rapidamente possível. Por essa razão, a duração da fase de apoio sobre cada membro inferior deve ser observada. A fase de balanço do membro inferior que não é comprometido diminui. O resultado é um menor comprimento do passo no lado não afetado e a diminuição da velocidade da marcha e da cadên-

cia.[44] Além disso, a região dolorida é frequentemente sustentada por uma das mãos, quando ela se encontra ao alcance de alguma estrutura de apoio. O outro membro superior, atuando como contrapeso, é estendido. O paciente também desvia o peso do corpo procurando evitar o quadril doloroso quando a causa do problema é essa. Esse desvio diminui a tração dos músculos abdutores, o que, por sua vez, diminui a pressão sobre a cabeça do fêmur de mais de duas vezes o peso corporal para aproximadamente o peso corporal, em decorrência da aplicação vertical, e não angulada, da carga sobre o quadril. Flynn e Widmann descreveram algumas causas de claudicação antálgica (i. e., dolorosa) em crianças[92] (Tab. 14.8). Nos pacientes com osteoartrite de tornozelo, tanto os homens como as mulheres minimizam a carga sobre o membro inferior afetado, aumentando o tempo da fase de balanço e reduzindo o tempo da fase de apoio nesse lado.[93]

1216 Avaliação musculoesquelética

TABELA 14.6

Desvios da marcha secundários a limitações específicas[a,b]

Desvios da marcha no quadril/pelve/tronco secundários a limitações específicas do quadril/pelve/tronco

Desvio da marcha observado no quadril/pelve/tronco	Limitação provável	Precursores patológicos específicos	Análise mecânica e/ou compensações associadas
Inclinação do tronco para trás durante a **resposta à carga**	Extensores do quadril fracos	Paralisia por poliomielite	Essa ação move a linha de gravidade do tronco para trás do quadril e reduz a necessidade de torque de extensão do quadril
Inclinação lateral do tronco em direção à perna de apoio; visto que esse movimento compensa uma fraqueza, frequentemente ele é denominado marcha de Trendelenburg "compensada" e, quando bilateral, ele é referido como marcha "bomboleante"	Fraqueza acentuada dos abdutores do quadril	Síndrome de Guillain-Barré ou poliomielite	Deslocar o tronco sobre o membro de apoio reduz a demanda nos abdutores do quadril
	Dor no quadril	Artrite	Deslocar o tronco sobre o membro inferior de apoio reduz as forças articulares compressivas associadas à ação dos abdutores do quadril
Queda excessiva da pelve contralateral durante o **apoio** (denominada sinal positivo de Trendelenburg quando presente durante o apoio sobre um único membro)	Fraqueza discreta do glúteo médio do membro inferior de apoio	Síndrome de Guillain-Barré ou poliomielite	Enquanto o sinal de Trendelenburg pode ser observado na posição em pé sobre um único membro de apoio, uma marcha de Trendelenburg compensada geralmente ocorre na presença de fraqueza grave dos abdutores do quadril
Flexão anterior do tronco durante os apoios **médio e terminal**, à medida que o quadril se move acima dos pés	Contratura em flexão do quadril	Osteoartrite do quadril	A inclinação anterior do quadril é utilizada para compensar a ausência de extensão do quadril; a lordose lombar excessiva pode ser uma adaptação alternativa
	Dor no quadril	Osteoartrite do quadril	Manter o quadril em 30° de flexão minimiza a pressão intra-articular
Lordose lombar excessiva na fase de **apoio terminal**	Contratura em flexão do quadril	Artrite	A ausência de extensão do quadril no apoio terminal é compensada pelo aumento da lordose
O tronco balança para trás e para a frente do membro de apoio não acometido da **retirada do calcanhar até o balanço médio**	Fraqueza dos flexores do quadril	Compressão do nervo de L2-L3	A flexão do quadril é gerada passivamente por meio do movimento do tronco para trás
Inclinação posterior da pelve durante a **fase de balanço inicial**	Fraqueza dos flexores do quadril	Compressão do nervo de L2-L3	Os abdominais são utilizados para o avanço do membro de balanço
Circundução do quadril: movimento em semicírculo do quadril durante o **balanço** – combinando flexão e abdução do quadril e rotação anterior da pelve	Fraqueza dos flexores do quadril	Compressão do nervo de L2-L3	Movimento semicircular combinando flexão e abdução do quadril e rotação anterior da pelve

(continua)

Capítulo 14 Avaliação da marcha **1217**

TABELA 14.6 *(continuação)*

Desvios da marcha secundários a limitações específicas[a,b]

Desvios da marcha no joelho secundários a limitações específicas do joelho

Desvio da marcha observado no joelho	Limitação provável	Precursores patológicos específicos	Análise mecânica e/ou compensações associadas
Extensão rápida do joelho (impulso do exten sor do joelho) imediatamente após o **contato inicial**	Espasticidade do quadríceps	Lesão do neurônio motor superior	Dependendo da condição das estruturas posteriores do joelho, podem ocorrer com ou sem hiperextensão do joelho
O joelho permanece estendido durante **a resposta à carga**, mas não há impulso do extensor	Quadríceps fracos	Paralisia do nervo femoral, neuropatia com compressão de L3-L4	O joelho permanece estendido durante toda a fase de apoio. Uma inclinação anterior do tronco associada no início da fase de apoio move a linha de gravidade do tronco, ligeiramente anterior ao eixo de rotação do joelho, que o mantém estendido sem a ação de seus extensores; esse desvio de marcha pode acarretar um estiramento excessivo da cápsula posterior do joelho e eventual hiperextensão do joelho (joelho recurvado) durante o apoio
	Dor no joelho	Artrite	O joelho é mantido em extensão para reduzir a necessidade de atividade do quadríceps e de forças compressivas associadas; pode haver acompanhamento de um padrão de marcha antálgica caracterizado por um tempo reduzido de apoio e menor comprimento do passo
Joelho recurvado (hiperextensão) durante o **apoio**	Fraqueza dos extensores do joelho (ver os dois desvios de marcha descritos anteriormente)	Poliomielite	Secundário ao estiramento progressivo da cápsula posterior do joelho
Impulso varo durante a fase de **apoio**	Frouxidão das estruturas articulares dos ligamentos posteriores e laterais do joelho	Lesão traumática ou frouxidão progressiva	Desvio varo rápido do joelho durante o apoio médio, tipicamente acompanhado por hiperextensão do joelho
Posição flexionada do joelho durante o **apoio** e ausência de extensão do joelho no **balanço terminal**	Contratura em flexão do joelho > 10° (genuflexão); hiperatividade dos posteriores da coxa (espasticidade)	Lesão do neurônio motor superior	Aumento da flexão do quadril e da dorsiflexão do tornozelo associados durante o apoio
	Dor no joelho e derrame articular	Traumatismo ou artrite	O joelho é mantido em flexão, uma vez que essa é a posição da menor pressão intra-articular
Ausência ou redução de flexão do joelho durante o **balanço**	Espasticidade dos extensores do joelho; contratura em extensão do joelho	Lesão do neurônio motor superior; imobilização (gesso, ataduras) ou fusão cirúrgica	Elevação e/ou circundução do quadril compensatória pode ser observada

(continua)

1218 Avaliação musculoesquelética

TABELA 14.6 *(continuação)*

Desvios da marcha secundários a limitações específicas[a,b]

Desvios da marcha no tornozelo/pé secundários a limitações específicas do tornozelo/pé

Desvio da marcha observado no tornozelo/pé	Limitação provável	Precursores patológicos específicos	Análise mecânica e/ou compensações associadas
"Choque do pé contra o solo": a flexão plantar do tornozelo rápida ocorre após o **contato do calcanhar**; o nome é derivado do ruído característico provocado pelo antepé ao tocar o solo	Leve fraqueza dos dorsiflexores do tornozelo	Paralisia do nervo fibular comum e neuropatia periférica distal	Os dorsiflexores do tornozelo possuem força suficiente para dorsiflexioná-lo durante o balanço, mas não o bastante para controlar a flexão plantar do tornozelo após o contato do calcanhar; não ocorrem outros desvios da marcha
"Pé plano": a face plantar total do pé toca o solo no **contato inicial**,[c] acompanhada por dorsiflexão normal, passiva durante o restante da fase de apoio	Fraqueza acentuada dos dorsiflexores do tornozelo	Frequente paralisia do nervo fibular e neuropatia periférica distal	Força suficiente dos dorsiflexores para dorsiflexionar parcialmente, mas não totalmente, o tornozelo durante o balanço; a dorsiflexão normal ocorre durante o apoio desde que o tornozelo apresente uma ADM normal
O **contato inicial** com o solo é realizado pelo antepé, seguido pela região do calcanhar; a dorsiflexão normal passiva do tornozelo ocorre durante o apoio	Fraqueza grave dos dorsiflexores do tornozelo	Paralisia do nervo fibular comum e neuropatia periférica distal	A dorsiflexão ativa do tornozelo não é possível durante o balanço; a dorsiflexão normal ocorre durante o apoio desde que o tornozelo apresente uma ADM normal; provável necessidade de uma excessiva flexão do joelho e do quadril durante o balanço, para que os artelhos não fiquem presos ao solo
O **contato inicial** é realizado com o antepé, mas o calcanhar nunca toca o solo durante o apoio	Dor no calcanhar Contratura de flexão plantar (deformidade tipo pé equino) ou espasticidade dos flexores plantares do tornozelo	Fratura calcânea, fascite plantar Lesão do neurônio motor superior/paralisia cerebral, AVE	Estratégia proposital para evitar a sustentação de peso sobre o calcanhar Para manter o peso sobre o pé, o joelho e o quadril são mantidos em flexão durante todo o apoio, promovendo uma "marcha agachada"; necessidade de passos curtos
O **contato inicial** é realizado com o antepé, e o calcanhar é levado ao solo por um deslocamento posterior da tíbia **na fase de apoio médio**	Contratura de flexão plantar (deformidade tipo pé equino) ou espasticidade dos flexores plantares do tornozelo	Lesão do neurônio motor superior (paralisia cerebral, AVE) Artrodese do tornozelo na posição plantar flexionada	A hiperextensão do joelho ocorre durante o apoio e por causa da incapacidade da tíbia de se mover para a frente sobre o pé; flexão do quadril e inclinação excessiva anterior do tronco durante o apoio terminal ocorrem para deslocar o peso do corpo sobre o pé
Elevação prematura do calcanhar **no apoio médio ou terminal**	Ausência de dorsiflexão do tornozelo	Rigidez muscular adquirida ou congênita dos flexores plantares do tornozelo	Padrão característico de marcha em rebote

(continua)

TABELA 14.6 *(continuação)*

Desvios da marcha secundários a limitações específicas[a,b]

Desvios da marcha no tornozelo/pé secundários a limitações específicas do tornozelo/pé

Desvio da marcha observado no tornozelo/pé	Limitação provável	Precursores patológicos específicos	Análise mecânica e/ou compensações associadas
O calcanhar permanece em contato com o solo no final do **apoio terminal**	Fraqueza ou paralisia flácida dos flexores plantares com ou sem uma posição dorsiflexionada fixa do tornozelo (deformidade pé calcâneo)	Distúrbios do sistema nervoso periférico ou central Alongamento cirúrgico excessivo do tendão do calcâneo	A dorsiflexão excessiva do tornozelo resulta em um contato do calcanhar prolongado, impulsão reduzida e um comprimento da passada mais curto
Posição do pé supinada e sustentação de peso sobre a face lateral do pé durante o **apoio**	Deformidade pé cavo	Deformidade estrutural congênita	Um aumento do arco longitudinal medial é observado com redução da mobilidade do mediopé em todo o balanço e apoio
Pronação do pé excessiva ocorre durante o **apoio** com falha do pé em supinar no apoio médio; arco longitudinal medial normal observado durante o balanço	Retropé varo e/ou antepé varo	Deformidade estrutural congênita ou adquirida	Pronação do antepé excessiva associada ao achatamento do arco longitudinal medial pode estar acompanhada de uma rotação medial generalizada do membro inferior durante o apoio
Pronação do pé excessiva com sustentação de peso sobre a face medial do pé durante o **apoio**; o arco longitudinal medial permanece ausente durante o **balanço**	Fraqueza (paralisia) dos inversores do tornozelo Deformidade pé plano	Lesão do neurônio motor superior Deformidade estrutural congênita	Uma rotação medial excessiva completa do membro inferior durante o apoio é possível
A inversão excessiva e a flexão plantar do pé e tornozelo ocorrem durante o balanço e no **contato inicial**	Pé equinovaro por causa da espasticidade dos flexores e inversores plantares	Lesão do neurônio motor superior (paralisia cerebral, AVE)	O contato com o solo é realizado com a porção lateral do antepé; sustentação de peso sobre a porção lateral do pé durante o apoio
O tornozelo permanece em flexão plantar durante o **balanço** e pode estar associado ao arrasto dos artelhos, tipicamente denominado *pé caído*	Fraqueza dos dorsiflexores e/ou deformidade pé equino	Paralisia do nervo fibular comum	Elevação e circundução do quadril ou flexão excessiva do quadril e joelho do membro inferior de balanço ou exacerbação do membro inferior de apoio pode ser observado para erguer os artelhos do solo e evitar que eles sejam arrastados durante o balanço

[a]Uma limitação é uma perda ou uma anormalidade na estrutura ou função fisiológica, psicológica ou anatômica.
[b]Observação: os termos em negrito indicam quando ocorre o desvio durante o ciclo da marcha.
[c]Contato inicial é frequentemente utilizado em vez de contato do calcanhar para refletir o fato de que com muitos desvios de marcha o calcanhar não é a porção do pé que realiza o contato inicial com o solo.
AVE: acidente vascular encefálico; ADM: amplitude de movimento.
De Simoneau GG: Kinesiology of walking. In Neumann DA. *Kinesiology of the musculoskeletal system*: foundations of physical rehabilitation, 2.ed. St Louis: Mosby, 2010. p. 665, 666, 668.

1220 Avaliação musculoesquelética

TABELA 14.7

Desvios da marcha que tentam compensar um déficit em um membro inferior[a]

Desvios da marcha observados no quadril/pelve/tronco que tentam compensar um déficit no tornozelo ipsilateral, joelho ipsilateral ou membro inferior contralateral

Desvios da marcha observados no quadril/pelve/tronco	Déficit provável	Análise mecânica
Flexão anterior do tronco durante a **resposta à carga**	Fraqueza dos quadríceps	O tronco é levado para a frente para mover a linha de gravidade anterior ao eixo de rotação do joelho, reduzindo, assim, a necessidade dos extensores do joelho
Flexão anterior do tronco durante o **apoio médio e terminal**	Deformidade pé equino	Ausência de dorsiflexão do tornozelo durante o apoio resulta em hiperextensão do joelho e inclinação anterior do tronco para mover o peso do corpo sobre o pé de apoio
Flexão excessiva do quadril e joelho durante a fase de **balanço**	Frequentemente causada pela ausência de dorsiflexão do tornozelo do membro inferior em fase de balanço; também pode ser causada por um membro de apoio contralateral encurtado funcional ou anatomicamente	Utilizada para elevar do solo os artelhos do membro inferior em fase de balanço
Circundução do quadril durante o **balanço**	Ausência de encurtamento do membro de balanço, secundário à flexão reduzida do quadril, flexão reduzida do joelho e/ou ausência de dorsiflexão do tornozelo	Utilizada para elevar do solo o pé do membro inferior em fase de balanço e proporcionar a liberação dos artelhos
Elevação do quadril (elevação da pelve ipsilateral durante a **fase de balanço**)	Ausência de encurtamento do membro de balanço; secundário à flexão reduzida do quadril, flexão reduzida do joelho e/ou ausência de dorsiflexão do tornozelo Perna de apoio funcional ou anatomicamente curta	Utilizada para elevar do solo o pé do membro inferior em fase de balanço e proporcionar a elevação dos artelhos
Rotação horizontal excessiva para trás da pelve sobre o lado do membro inferior de apoio no **apoio terminal**	Fraqueza dos flexores plantares do tornozelo	A fraqueza dos flexores plantares do tornozelo acarreta um contato prolongado do calcanhar e ausência de impulsão; uma rotação horizontal pélvica aumentada é utilizada para alongar o membro e manter o comprimento do passo adequado

Desvios da marcha observados no joelho que tentam compensar um déficit no tornozelo ipsilateral, quadril ipsilateral ou membro inferior contralateral

Desvios da marcha observados no joelho	Déficit provável	Análise mecânica
O joelho é mantido em flexão durante a fase de **apoio** apesar da existência de ADM do joelho normal durante o exame	Limitações do tornozelo e do quadril incluindo uma deformidade com pé calcâneo, fraqueza dos flexores plantares e contratura em flexão do quadril	Dorsiflexão exagerada do tornozelo ou flexão do quadril durante a fase de apoio força o joelho em uma posição flexionada; o membro inferior de balanço contralateral (hígido) mostra uma hiperflexão do quadril e joelho para liberar os artelhos do solo por causa do membro inferior em fase de apoio funcionalmente mais curta
Hiperextensão do joelho (joelho recurvado) **do contato inicial até o pré-balanço**	Contratura em flexão plantar do tornozelo (deformidade pé equino) ou espasticidade dos flexores plantares do tornozelo	O joelho deve hiperestender-se para compensar a ausência de deslocamento anterior da tíbia durante o apoio

(continua)

TABELA 14.7 (*continuação*)

Desvios da marcha que tentam compensar um déficit em um membro inferior[a]

Desvios da marcha observados no joelho que tentam compensar um déficit no tornozelo ipsilateral, quadril ipsilateral ou membro inferior contralateral

Desvios da marcha observados no joelho	Déficit provável	Análise mecânica
Marcha antálgica	Perna de apoio dolorida	Caracteriza-se por um comprimento do passo e tempo de apoio mais curtos sobre o lado do membro inferior dolorido; pode ser acompanhado pela inclinação do tronco ipsilateral; quando ocorre dor no quadril e inclinação do tronco contralateral, há dor no joelho e pé
Flexão do joelho excessiva no **balanço**	Ausência de dorsiflexão no membro inferior na fase de balanço ou membro inferior de apoio curto	Estratégia para aumentar a elevação dos artelhos do membro inferior na fase de balanço em geral seguida por um aumento da flexão do quadril

Desvios da marcha observados no tornozelo/pé que tentam compensar um déficit no tornozelo ipsilateral, quadril ipsilateral ou membro inferior contralateral

Desvios da marcha observados no tornozelo/pé	Déficit provável	Análise mecânica
Exacerbação: mecanismo compensatório demonstrado pela hiperflexão plantar do tornozelo durante o **apoio médio**; acarreta um movimento vertical excessivo do corpo	Qualquer limitação do membro inferior contralateral que reduz a flexão do quadril, a flexão do joelho ou a dorsiflexão do tornozelo durante o balanço	Estratégia utilizada para permitir que o pé de um membro inferior contralateral funcionalmente longa deixe o solo durante o balanço
Ângulo excessivo do pé durante o **apoio** denominado *toeing-out*	Retroversão do colo do fêmur ou rotadores externos do quadril rígidos	O pé encontra-se em *toeing-out* excessiva por causa da rotação lateral excessiva do membro inferior
Redução do tornozelo do pé normal durante o **apoio** denominada *toeing-in*	Anteversão femoral excessiva ou espasticidade dos adutores do quadril e/ou rotadores mediais do quadril	Rotação medial geral do membro inferior

[a]Observação: os termos em negrito indicam quando ocorre o desvio durante o ciclo da marcha.
ADM: amplitude de movimento.
De Simoneau GG: Kinesiology of walking. In Neumann DA. *Kinesiology of the musculoskeletal system*: foundations of physical rehabilitation, 2.ed. St Louis: Mosby, 2010. p.665-670.

Marcha artrogênica (quadril ou joelho rígido)

A marcha artrogênica é consequência de rigidez, frouxidão ou deformidade, e pode ser dolorida ou indolor. Se o joelho ou o quadril for submetido a uma artrodese ou o joelho for removido de um aparelho gessado recentemente, a pelve deve ficar elevada em decorrência da flexão plantar exagerada do tornozelo oposto e da circundução do membro inferior rígido (**marcha com circundução**) para permitir a elevação dos artelhos. O paciente com este tipo de marcha eleva todo o membro inferior mais do que o normal para tirá-lo do solo por causa da rigidez do quadril ou do joelho (Fig. 14.15). O arco do movimento ajuda a diminuir a elevação necessária para tirar do solo o membro inferior afetado. Por causa da perda de flexibilidade do quadril e/ou do joelho, os comprimentos de marcha dos dois membros inferiores são diferentes. Quando o membro rígido sustenta peso, o comprimento da marcha geralmente é menor.

Marcha atáxica

Quando o paciente possui má sensibilidade ou falta de coordenação muscular, existe uma tendência a haver um equilíbrio ruim e a necessidade de uma base ampla (Fig. 14.16). Na deambulação de um indivíduo com ataxia cerebelar, caracteristicamente ocorrem solavancos ou oscilações, e todos os movimentos são exagerados. Os pés de um indivíduo com ataxia sensitiva batem contra o solo porque ele não consegue senti-los. O paciente também observa os pés enquanto anda. A marcha resultante é irregular, espasmódica e ondulante.

TABELA 14.8

Diagnóstico diferencial da marcha antálgica

< 4 anos	4 a 10 anos	> 10 anos
• Fratura da criança de pouca idade (tíbia ou pé) • Osteomielite, artrite séptica, discite • Artrite (artrite reumatoide juvenil, doença de Lyme) • Menisco lateral discoide • Corpo estranho no pé • Tumor benigno ou maligno	• Fratura (especialmente a diafisária) • Osteomielite, artrite séptica, discite • Doença de Legg-Calvé-Perthes • Sinovite transitória • Osteocondrite dissecante (joelho ou tornozelo) • Menisco lateral discoide • Apofisite de Sever (calcâneo) • Navicular tarsal acessório • Corpo estranho no pé • Artrite (artrite reumatoide juvenil, doença de Lyme) • Tumor benigno ou maligno	• Fratura por estresse (fêmur, tíbia, pé, parte interarticular) • Osteomielite, artrite séptica, discite • Deslizamento da epífise da cabeça do fêmur • Doença de Osgood-Schlatter ou síndrome de Sinding-Larsen-Johansson • Osteocondrite dissecante (joelho ou tornozelo) • Condromalácia de patela • Artrite (doença de Lyme, gonocócica) • Navicular tarsal acessório • Coalisão tarsal • Tumor benigno ou maligno

© 2001 American Academy of Orthopaedic Surgeons. Reproduzida do *Journal of the American Academy of Orthopaedic Surgeons*. volume 9(2), p. 89-98.

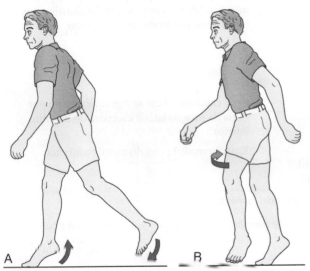

Figura 14.15 Marcha artrogênica (joelho ou quadril rígido). (A) Flexão plantar excessiva. (B) Circundução.

Marchas com contratura das articulações

As articulações do membro inferior podem apresentar contratura quando a imobilização de uma articulação for prolongada ou sua patologia não for tratada de maneira adequada. A contratura em flexão do quadril muitas vezes leva a aumento da lordose lombar e extensão do tronco combinados com flexão do joelho para que o pé entre em contato com o solo. Em uma contratura em flexão do joelho, o paciente apresenta dorsiflexão excessiva do tornozelo desde a fase de balanço final até a fase de apoio inicial sobre o membro inferior não comprometido e início precoce da elevação do calcanhar no lado comprometido no apoio terminal. A contratura em flexão plantar no tornozelo acarreta hiperextensão do joelho (apoio médio do membro inferior afetado) e flexão anterior do tronco com flexão de quadril (da fase de apoio médio até a fase de apoio final do membro inferior afetado). A elevação do calcanhar do membro inferior afetado também ocorre mais cedo.[44]

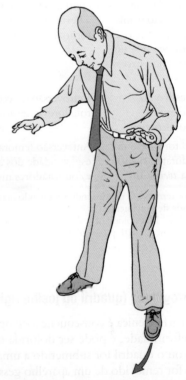

Figura 14.16 Marcha atáxica. (Reproduzida de Judge RD, Zuidema GD, Fitzgerald FT. *Clinical diagnosis: a physiological approach*. Boston: Little, Brown & Co, 1982. p. 438.)

Marcha coxálgica

A marcha coxálgica é uma marcha cuja dor é decorrente da artrite. Nos indivíduos que apresentam esse tipo de marcha, ocorrem guinadas em direção ao lado afetado, enquanto a pelve permanece nivelada ou elevada no lado contralateral (i. e., ausência do sinal de Trendelenburg), em decorrência dos abdutores normais no lado afetado.[94,95] O desvio lateral para o lado afetado durante a fase de apoio diminui as forças exercidas sobre a perna de apoio.

Marcha equina (marcha com apoio nos artelhos)

Esta marcha infantil é observada no *talipes equinovarus* (pé torto congênito) e se caracteriza por um toque do antepé no solo, no início do ciclo da marcha, e por uma prematura flexão plantar na resposta à carga, antes do apoio médio (Tab. 14.9).[96] A sustentação de peso ocorre sobretudo sobre a borda dorsolateral ou lateral do pé, dependendo do grau de deformidade. A fase de sustentação de peso sobre o membro afetado diminui e o paciente apresenta claudicação. A pelve e o fêmur ficam posicionados em rotação lateral para compensar parcialmente a rotação medial da tíbia e do pé.[2]

Marcha do glúteo máximo

Quando o músculo glúteo máximo, que é o principal extensor do quadril, é fraco, o paciente impulsiona o tórax para trás no momento do contato inicial (toque do calcanhar) para manter a extensão do quadril do membro inferior de apoio. A marcha resultante inclui uma queda do tronco para trás, característica deste tipo de deficiência muscular (Fig. 14.17).

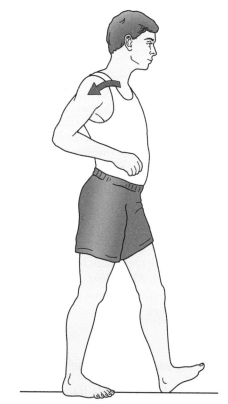

Figura 14.17 Marcha do glúteo máximo.

Marcha do glúteo médio (de Trendelenburg)

Quando os músculos abdutores do quadril (glúteos médio e mínimo) são fracos, seu efeito estabilizador durante a fase de apoio é perdido e o paciente apresenta uma inclinação lateral excessiva na qual o tórax é impulsionado lateralmente para manter o centro de gravidade sobre o membro inferior de apoio (Fig. 14.18).[95] O indivíduo também apresenta o sinal de Trendelenburg positivo (i. e., o lado contralateral cai porque os abdutores do quadril ipsilaterais não se estabilizam ou impedem a queda). Quando existe uma fraqueza bilateral dos músculos glúteos médios, a marcha apresenta um movimento laterolateral que acarreta uma marcha "titubeante". Essa marcha também pode ser observada na luxação congênita do quadril e na coxa vara (ver Tab. 14.9).

Marcha hemiplégica ou hemiparética

O paciente com marcha hemiplégica ou hemiparética balança o membro inferior paraplégico para fora e para

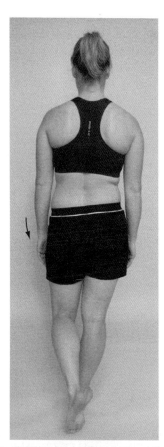

Figura 14.18 Marcha do glúteo médio (de Trendelenburg).

TABELA 14.9

Diagnóstico diferencial de uma claudicação não antálgica

Marcha equina	Marcha de Trendelenburg	Marcha de circundução/marcha arqueada	Marcha escarvante
• Contração idiopática do tendão do calcâneo • Pé torto (residual ou não tratado) • Paralisia cerebral • Discrepância de comprimento do membro	• Doença de Legg-Calvé-Perthes • Displasia congênita do quadril • Deslizamento da epífise da cabeça do fêmur • Distrofia muscular • Paralisia cerebral hemiplégica • Fraqueza do glúteo médio	• Discrepância de comprimento do membro • Paralisia cerebral • Qualquer causa de rigidez do tornozelo ou do joelho	• Paralisia cerebral • Mielodisplasia • Doença de Charcot-Marie-Tooth • Ataxia de Friedreich • Paralisia do nervo tibial

© 2001 American Academy of Orthopaedic Surgeons. Reproduzida do *Journal of the American Academy of Orthopaedic Surgeons.* volume 9(2), p. 89-98.

a frente em um círculo (circundução) ou o empurra para a frente (Fig. 14.19). Além disso, o membro superior afetado é levado através do tronco para auxiliar o equilíbrio. Algumas vezes ela é denominada marcha **neurogênica** ou **flácida**.

Marcha com hiperextensão do joelho

Essa marcha é decorrente da fraqueza do músculo quadríceps femoral, que resulta em hiperextensão do joelho durante a fase de apoio inicial, que ocorre, frequentemente, com o contato inicial de toda a planta do pé (i. e., pé plano). O aumento da extensão do quadril, juntamente com o aumento da flexão plantar no tornozelo, promove a extensão e o avanço do membro inferior afetado durante a fase de apoio.[94,95]

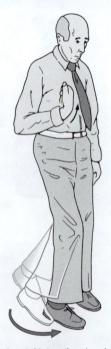

Figura 14.19 Marcha hemiplégica (hemiparética). (Reproduzida de Judge RD, Zuidema GD, Fitzgerald FT. *Clinical diagnosis: a physiological approach.* Boston: Little, Brown & Co, 1982. p. 438.)

Marcha da obesidade

A marcha da obesidade é descrita como uma marcha oscilante, com aumento do deslocamento lateral do tronco. Outras alterações que podem ser observadas nesse tipo de marcha incluem: obliquidade pélvica, circundução do quadril, aumento do valgo de joelho, rotação lateral do pé, pronação excessiva e uma base de apoio muito ampla (os membros inferiores ficam abduzidos além do normal, i. e., apoio mais aberto).

Marcha parkinsoniana

O pescoço, o tronco e os joelhos de um paciente com marcha parkinsoniana ficam flexionados. A marcha é caracterizada pelo arrastar dos pés ou, algumas vezes, por passos curtos e rápidos (*marche à petits pas*). Os membros superiores são mantidos rígidos e não apresentam os movimentos normais característicos (Fig. 14.20). Durante a marcha, o paciente pode inclinar-se para a frente e andar cada vez mais rápido, como se fosse incapaz de parar (**festinação**).[97]

Marcha dos flexores plantares

Quando os músculos flexores plantares são incapazes de desempenhar sua função, a estabilidade do tornozelo e do joelho é enormemente afetada. A perda dos flexores plantares acarreta diminuição ou ausência da impulsão final da passada no ciclo da marcha. A fase de apoio e o comprimento do passo são menores no lado não afetado.[44]

Claudicação do psoas

A claudicação do psoas é observada em pacientes com condições que afetam o quadril (p. ex., doença de Legg-Calvé-Perthes). O paciente apresenta dificuldade na fase de balanço e a claudicação pode ser acompanhada por movimentos exagerados do tronco e da pelve.[44] A claudicação pode ser causada por fraqueza ou inibição reflexa do músculo psoas maior. As mani-

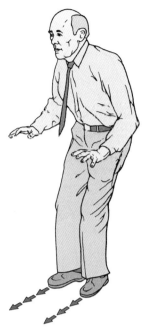

Figura 14.20 Marcha parkinsoniana. (Reproduzida de Judge RD, Zuidema GD, Fitzgerald FT. *Clinical diagnosis: a physiological approach*. Boston: Little, Brown & Co, 1982. p. 496.)

festações clássicas da claudicação são: rotação lateral, flexão e adução do quadril (Fig. 14.21). O paciente exagera o movimento da pelve e do tronco para ajudar a colocar a coxa em flexão.

Marcha de evitação do quadríceps femoral

Quando o músculo quadríceps femoral está lesionado (p. ex., neuropatia femoral, inibição reflexa, traumatismo com distensão de terceiro grau), o paciente compensa com o tronco e a perna. A flexão anterior do tronco combinada com uma forte flexão plantar do tornozelo faz com que o joelho estenda (hiperextensão). O joelho pode ser mantido em extensão pela utilização da banda iliotibial. Quando o tronco, os flexores do quadril e os músculos do tornozelo não conseguem realizar esse movimento, o paciente pode utilizar a mão para estender o joelho.[44]

Marcha em tesoura

Essa marcha é resultante da paralisia espástica dos músculos adutores do quadril, que faz com que os joelhos se movam em conjunto, de modo que os membros inferiores só possam ser levados para a frente com um grande esforço (Fig. 14.22). Isso é visto em indivíduos com paraplegia espástica e pode ser designado como **marcha espástica** ou neurogênica.

Marcha do membro inferior curto

Quando um membro inferior é mais curto que o outro ou quando existe uma deformidade em um de seus ossos, o paciente pode apresentar um desvio lateral para o lado afetado e a pelve se inclina para baixo em direção ao lado afetado, criando uma obliquidade (Fig. 14.23). O paciente também pode apresentar supinação

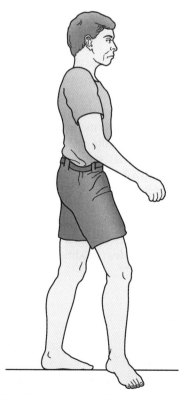

Figura 14.21 Claudicação do psoas. Observe a rotação lateral, a flexão e a abdução do quadril afetado.

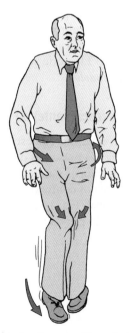

Figura 14.22 Marcha em tesoura. (Reproduzida de Judge RD, Zuidema GD Fitzgerald FT. *Clinical diagnosis: a physiological approach*. Boston: Little, Brown & Co, 1982. p. 439.)

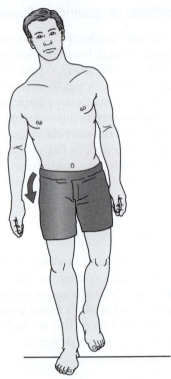

Figura 14.23   Marcha do membro inferior curto.

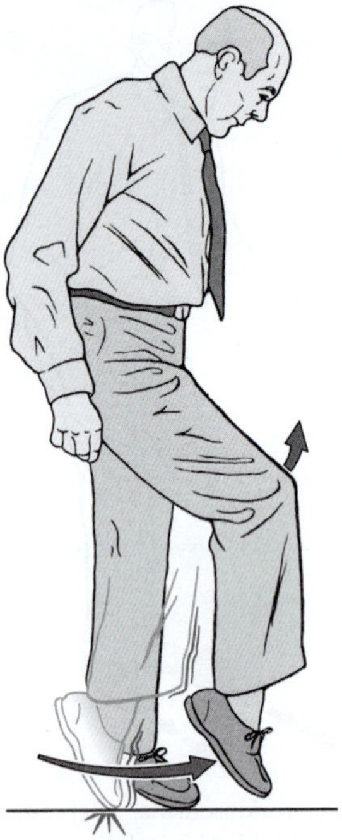

Figura 14.24   Marcha equina ou com pé caído. (Reproduzida de Judge RD, Zuidema GD, Fitzgerald FT. *Clinical diagnosis: a physiological approach*. Boston: Little, Brown & Co, 1982. p. 438.)

do pé no lado afetado, em uma tentativa de "alongar" o membro. As articulações do membro não afetado podem apresentar flexão exagerada ou pode ocorrer elevação do quadril durante a fase de balanço para permitir que o pé se eleve do solo.[44] O período de sustentação de peso pode ser o mesmo para os dois membros inferiores. O modo como o paciente se adapta à diferença do comprimento do membro inferior apresenta ampla variabilidade.[98,99] Com calçados adequados, a marcha pode parecer normal. Ela pode ser também designada *marcha osteogênica indolor*.

Marcha de parada (escarvante) ou do pé caído

O paciente com uma marcha escarvante apresenta fraqueza ou paralisia dos músculos dorsiflexores, acarretando pé caído (*steppage*). Para compensar e evitar o arrastamento dos artelhos contra o solo, o paciente eleva o joelho além do normal (Fig. 14.24). No contato inicial, o pé bate contra o solo por causa da perda de controle dos músculos dorsiflexores decorrente de lesão dos músculos, de sua inervação periférica ou de raízes nervosas que os inervam (ver Tab. 14.9).[100]

Marcha "de gingado"[94]

Essa marcha é decorrente da fraqueza dos músculos do quadril e da porção superior da coxa, como pode ser observado em casos de miopatias. Esse quadro acarreta instabilidade da pelve durante a posição em pé e na marcha. Tendo em vista que o membro inferior não apoiado (i. e., a pelve) "cai" durante a marcha (i. e., um sinal de Trendelenburg bilateral), o indivíduo parece estar "gingando" de um lado para o outro com o uso de uma ampla base de apoio, juntamente com aumento da lordose. Esse tipo de marcha é observado com maior frequência em casos de displasia bilateral congênita do quadril.

A Tabela 14.10 apresenta uma lista contendo as patologias comuns que podem modificar a marcha e a fase na qual o desvio ocorre.[46]

Capítulo 14 Avaliação da marcha **1227**

TABELA 14.10

Patologias comuns da marcha (desvios)

Desvio	Fase	Causa
Pronação excessiva do pé	Do apoio médio até a retirada dos artelhos	Deformidade vara compensada de antepé ou retropé; deformidade valga não compensada de antepé; pé plano; dorsiflexão diminuída de tornozelo; varo tibial aumentado; membro longo; rotação medial não compensada da tíbia ou do fêmur; tibial posterior fraco
Supinação excessiva do pé	Do toque do calcanhar até o apoio médio	Deformidade valga compensada de antepé; pé cavo; membro curto; rotação lateral não compensada da tíbia ou do fêmur; eversão limitada do calcâneo; primeiro raio plantar flexionado; equilíbrio muscular do neurônio motor superior
Eversão do calcâneo excessiva	Do contato inicial até o apoio médio	Tíbia vara excessiva; antepé varo; fraqueza da porção posterior da tíbia; rotação medial excessiva do membro inferior (por causa dos desequilíbrios musculares, anteversão femoral)
Varo excessivo	Do toque do calcanhar até a retirada dos artelhos	Contratura; hiperatividade dos músculos na face medial do pé
Valgo excessivo	Do toque do calcanhar até a retirada dos artelhos	Fraqueza dos inversores; hipermobilidade do pé
Flexão plantar de rebote ou exagerada	Do apoio médio até a retirada dos artelhos	Contratura do tendão do calcâneo; tônus aumentado do gastrocnêmio e do sóleo
Dorsiflexão excessiva	Do toque do calcanhar até a retirada dos artelhos	Compensação para contratura da flexão do joelho; força dos flexores plantares inadequada; encurtamento adaptativo dos dorsiflexores; tônus muscular dos dorsiflexores aumentado; deformidade pé calcâneo
Impulsão insuficiente	Do apoio médio até a retirada dos dedos	Fraqueza de gastrocnêmio e sóleo; ruptura de tendão do calcâneo; metatarsalgia; hálux rígido
Batida com o pé	Do toque do calcanhar até o pé plano no solo	Fraqueza dos dorsiflexores; ausência de sensação no membro inferior
Marcha de parada (*steppage*) (quadril e joelho flexionam-se exageradamente para livrar o pé)	Da aceleração até a desaceleração	Fraqueza ou paralisia dos dorsiflexores; divergência funcional no comprimento dos membros inferiores
Flexão excessiva de joelho	Do toque do calcanhar até a retirada dos dedos	Contratura dos posteriores da coxa; ADM diminuída na dorsiflexão de tornozelo; fraqueza dos músculos flexores plantares; membro alongado; contratura em flexão do quadril
Extensão excessiva do joelho/ flexão do joelho inadequada	Do toque do calcanhar até o pé plano e o balanço	Dor; desvio anterior /inclinação do tronco; fraqueza do quadríceps, a hiperextensão é uma compensação e coloca o vetor do peso corporal anterior ao joelho; espasticidade do quadríceps, mais observada durante a resposta à carga e durante os intervalos do balanço inicial; deformidade articular
Joelho recurvado (hiperextensão do joelho)	Do toque do calcanhar até o apoio médio	Quadríceps femoral fraco ou curto; fraqueza dos posteriores da coxa compensada; contratura do tendão do calcâneo; hábito
Rotação medial anormal do quadril (marcha "*toe-in*") com rotação medial do pé		Encurtamento adaptável da banda iliotibial; fraqueza dos rotadores externos do quadril; anteversão femoral; encurtamento adaptativo dos rotadores internos do quadril
Rotação lateral anormal do quadril (marcha "*toe-out*") com rotação lateral do pé		Encurtamento adaptativo dos rotadores laterais do quadril; retroversão femoral; fraqueza dos rotadores mediais do quadril

(continua)

1228 Avaliação musculoesquelética

TABELA 14.10 *(continuação)*

Patologias comuns da marcha (desvios)

Desvio	Fase	Causa
Adução aumentada do quadril (marcha em tesoura)	Do toque do calcanhar até a retirada dos artelhos	Espasticidade ou contratura dos adutores do quadril ipsilaterais; fraqueza do adutor do quadril ipsilateral; coxa vara
Balanço diminuído do quadril (claudicação do psoas)		Doença de Legg-Calvé-Perthes; fraqueza ou inibição reflexa do músculo psoas maior; dor
Excessiva rotação medial ou lateral do fêmur (torção femoral)	Do toque do calcanhar até a retirada dos dedos	Posteriores da coxa mediais ou laterais encurtados, respectivamente; fraqueza do grupo muscular oposto; anteversão ou retroversão, respectivamente
Base de suporte aumentada (> 10 cm)	Do toque do calcanhar até a retirada dos dedos	Contratura dos músculos abdutores; instabilidade; joelho valgo; discrepância de comprimento dos membros inferiores; medo de perder o equilíbrio
Base de suporte diminuída (< 5 cm)	Do toque do calcanhar até a retirada dos dedos	Contratura dos músculos adutores; joelho varo
Circundução	Da aceleração até a desaceleração	Comprimento aumentado do membro; encurtamento ou excesso de uso dos músculos abdutores; quadril ou joelho rígido
Elevação do quadril	Da aceleração até a desaceleração	Comprimento aumentado do membro; fraqueza dos posteriores da coxa; flexão inadequada do quadril ou do joelho ou dorsiflexão do tornozelo, encurtamento do quadrado lombar
Exacerbação (a liberação de contato com o solo do membro de balanço aumenta quando o indivíduo ascende sobre os artelhos do membro inferior do período de apoio)	Do pé plano até a retirada dos artelhos	Discrepância funcional do comprimento das pernas; exacerbação ocorre sobre o lado do membro mais curto
Flexão inadequada do quadril	Da aceleração até o toque do calcanhar	Fraqueza dos músculos flexores do quadril; encurtamento dos músculos extensores do quadril; aumento do comprimento do membro; artrose da articulação do quadril
Extensão inadequada do quadril (provoca flexão anterior do tronco, lordose aumentada)	Do apoio médio até a retirada dos dedos	Contratura em flexão do quadril; fraqueza dos músculos extensores do quadril; contratura da banda iliotibial; espasticidade do flexor do quadril; dor
Lordose lombar aumentada	Do pé plano até a retirada dos artelhos	Incapacidade de estender o quadril; contratura em flexão do quadril ou anquilose do quadril
Flexão do tronco excessiva para trás (marcha do glúteo máximo)	Do toque do calcanhar até o apoio médio	Fraqueza muscular dos extensores ou flexores do quadril; dor no quadril; ADM do joelho diminuída
Flexão do tronco excessiva para a frente	Da desaceleração até o apoio médio	Fraqueza do quadríceps femoral e do glúteo máximo; dorsiflexão do tornozelo diminuída; contratura em flexão do quadril
Flexão lateral excessiva do tronco (marcha de Trendelenburg compensada)	Do pé plano até a retirada do calcanhar	Fraqueza do glúteo médio; dor no quadril; membros inferiores de comprimento diferente; patologia no quadril; base larga
Queda da pelve	Do pé plano até a retirada do calcanhar	Fraqueza de glúteo médio contralateral; encurtamento adaptativo do quadrado lombar; espasmo do adutor do quadril contralateral
Rotação excessiva da pelve	Do toque do calcanhar até a retirada dos artelhos	Encurtamento/espasticidade adaptativos dos flexores do quadril do mesmo lado; flexão limitada da articulação do quadril

(continua)

TABELA 14.10 *(continuação)*

Patologias comuns da marcha (desvios)

Desvio	Fase	Causa
Cadência mais lenta que o esperado para a idade do indivíduo		Fraqueza generalizada; dor; restrições no movimento articular; controle motor voluntário insuficiente
Fase de apoio menor no lado envolvido e fase de balanço diminuída no lado não envolvido (comprimento da passada mais curto no lado não envolvido, balanço lateral diminuído no membro de apoio envolvido, diminuição de cadência, diminuição de velocidade, utilização de aparelhos auxiliares)		Marcha antálgica resultante de lesão dolorosa no membro inferior e na região pélvica
Fase de apoio mais longa em um lado		Dor; ausência de rotação pélvica e do tronco; fraqueza dos músculos do membro inferior; restrições nas articulações do membro inferior; controle muscular insuficiente; tônus muscular aumentado

ADM: amplitude de movimento.
Adaptada de Giallonardo LM. Gait. In: Myers RS, editor. *Saunders manual of physical therapy practice*. Philadelphia: WB Saunders, 1995. p. 1112; e de Dutton M. *Orthopedic examination, evaluation and intervention*. New York: McGraw-Hill, 2004.

Referências bibliográficas

1. Winter DA. Biomechanics of normal and pathological gait: implications for understanding human locomotor control. J Motor Behav. 1989;21:337–355.
2. Sutherland DH, Valencia F. Pediatric gait: normal and abnormal development. In: Drennan JC, ed. The Child's Foot and Ankle. New York: Raven Press; 1992.
3. Eastlack ME, Arvidson J, Snyder-Mackler L, et al. Interrater reliability of videotaped observational gait-analysis assessments. Phys Ther. 1991;71:465–472.
4. Martin PE, Heise GD, Morgan DW. Interrelationships between mechanical power, energy transfers, and walking and running economy. Med Sci Sports Exerc. 1993;25:508–515.
5. Wall JC, Kirtley C. Strategies for clinical gait assessment. Orthop Phys Ther Clin North Am. 2001;10:35–37.
6. Bowker JH, Hall CB. Normal human gait. Atlas of Orthotics: Biomechanical Principles and Applications. St Louis: Mosby; 1975.
7. Inman VT, Ralston HJ, Todd F. Human locomotion. In: Rose J, Gamble JG, eds. Human Locomotion. Baltimore: Williams & Wilkins; 1994.
8. Sutherland DH, Kaufman KR, Moitoza JR. Kinematics of normal human walking. In: Rose J, Gamble JG, eds. Human Locomotion. Baltimore: Williams & Wilkins; 1994.

9. Adams JM, Perry J. Gait analysis: clinical applications. In: Rose J, Gamble JG, eds. Human Locomotion. Baltimore: Williams & Wilkins; 1994.
10. Koerner IB. Normal Human Locomotion and the Gait of the Amputee. Edmonton: University of Alberta Bookstore; 1979.
11. Koerner I. Observation of Human Gait [videotapes], Health Sciences Audiovisual Education. University of Alberta; 1984.
12. Perry J. Gait Analysis: normal and Pathological Function. Thorofare, NJ: Slack; 1994.
13. Isson EC. Methods of studying gait. In: Smidt GL, ed. Gait in Rehabilitation. New York: Churchill Livingstone; 1990.
14. Shiavi R. Electromyographic patterns in normal adult locomotion. In: Smidt GL, ed. Gait in Rehabilitation. New York: Churchill Livingstone; 1990.
15. Kuo AD, Donelan JM. Dynamic principles of gait and their clinical implications. Phys Ther. 2010;90:157–176.
16. Boudreau HR, Kaegi C, Rousseau J, eds. Grille d'évaluation de la securité à la marche (GEM), Ottawa. Bibliothèque nationale du Canada; 2002.
17. Simoneau GG. Kinesiology of walking. In: Neumann DA, ed. Kinesiology of the Musculoskeletal System: Foundations of Physical Rehabilitation. 2nd ed. St Louis: Mosby; 2010.

18. Adelaar RS. The practical biomechanics of running. Am J Sports Med. 1986;14:497–500.
19. Larish DD, Martin PE, Mungiole M. Characteristic patterns of gait in the healthy old. Ann NY Acad Sci. 1988;515:18–32.
20. Bohannon RW, Williams Andrews A. Normal walking speed: a descriptive meta-analysis. Physiotherapy. 2011;97(3):182–189.
21. Montero-Odasso M, Magee M, Varela C, et al. Gait velocity in senior people: an easy test for detecting mobility impairment in community elderly. J Nutr Health Aging. 2004;8(5):340–343.
22. Mann RA, Moran GT, Dougherty SE. Comparative electromyography of the lower extremity in jogging, running, and sprinting. Am J Sports Med. 1986;14:501–510. 23.
23. Barry-Greb TL, Harrison AL. Posture, gait and functional abilities of the adolescent, pregnant, and elderly female. Orthop Phys Ther Clin North Am. 1996;5:1–21.
24. Biden E, O'Conner J, Collins JJ. Gait analysis. In: Daniel D, Akeson W, O'Conner J, eds. Knee Ligaments: Structure, Function, Injury and Repair. New York: Raven Press; 1990.
25. Hoppenfeld S. Physical Examination of the Spine and Extremities. New York: Appleton-Century-Crofts; 1976.
26. Barry-Greb TL, Harrison AL. Posture, gait, and functional abilities of the adolescent,

pregnant and elderly female. Orthop Phys Ther Clin North Am. 1996;5:1–21.

27. Sutherland DH, Olshen R, Cooper L, et al. The development of mature gait. J Bone Joint Surg Am. 1980;62:336–353.

28. Grabiner PC, Biswas ST, Grabiner MD. Age-related changes in spatial and temporal gait variables. Arch Phys Med Rehabil. 2001;82(1):31–35.

29. Menant JC, Steele JR, Menz HB, et al. Effects of walking surfaces and footwear on temporo-spatial gait parameters in young and older people. Gait Posture. 2009;29(3):392–397.

30. Menz HB, Latt MD, Tiedemann A, et al. Reliability of the GAITRite walkway system for the quantification of temporo-spatial parameters of gait in young and older people. Gait Posture. 2004;20(1):20–25.

31. Subotnick SI. Variations in angles of gait in running. Phys Sportsmed. 1979;7:110–114.

32. Sekiya N, Nagasaki H, Ito H, et al. Optimal walking in terms of variability in step length. J Orthop Sports Phys Ther. 1997;26:266–272.

33. Ostrosky KM, Van Swearingen JM, Burdett RG, et al. A comparison of gait characteristics in young and old subjects. Phys Ther. 1994;74:637–646.

34. Waters RL, Hislop HJ, Perry J, et al. Comparative cost of walking in young and old adults. J Orthop Res. 1983;1:73–76.

35. Levangie PK, Norkin CC. Joint Structure and Function: A Comprehensive Analysis. Philadelphia: FA Davis; 2005.

36. Nuber GW. Biomechanics of the foot and ankle during gait. Clin Sports Med. 1988;7:1–13.

37. Rodgers MM. Dynamic foot mechanics. J Orthop Sports Phys Ther. 1995;21:306–316.

38. Rowe DA, Welk GJ, Heil DP, et al. Stride rate recommendations for moderate intensity walking. Med Sci Sports Exerc. 2011;43:312–318.

39. Bruening DA, Frimenko RE, Goodyear CD, et al. Sex differences in whole body gait kinematics at preferred speeds. Gait Posture. 2015;41(2):540–545.

40. Finley FR, Cody KA. Locomotive characteristics of urban pedestrians. Arch Phys Med Rehabil. 1970;51(7):423–426.

41. Murray MP, Sepic SB, Barnard RJ. Patterns of sagittal rotation of the upper limbs in walking. Phys Ther. 1967;47(4):272–284.

42. Gage JR, DeLuca PA, Renshaw TS. Gait analysis: principles and application with emphasis on its use with cerebral palsy. Inst Course Lect. 1996;45:491–507.

43. Perry J, Hislop HJ. The mechanics of walking: a clinical interpretation. In: Perry J, Hislop HJ, eds. Principles of Lower-Extremity Bracing. New York: American Physical Therapy Association; 1970.

44. Epler M. Gait. In: Richardson JK, Iglarsh ZA, eds. Clinical Orthopedic Physical Therapy. Philadelphia: WB Saunders; 1994.

45. Krebs DE, Wong D, Jevsevar D, et al. Trunk kinematics during locomotor activities. Phys Ther. 1992;72:505–514.

46. Giallonardo LM. Gait. In: Myers RS, ed. Saunders Manual of Physical Therapy Practice. Philadelphia: WB Saunders; 1995.

47. Lyu SR, Ogata K, Hoshiko I. Effects of a cane on floor reaction force and centre of force during gait. Clin Orthop Relat Res. 2000;375:313–319.

48. Rab GT. Muscle. In: Rose J, Gamble JG, eds. Human Locomotion. Baltimore: Williams & Wilkins; 1994.

49. Krebs DE, Robbins CE, Lavine L, et al. Hip biomechanics during gait. J Orthop Sports Phys Ther. 1998;28:51–59.

50. Reiman MP, Thorborg K. Clinical examination and physical assessment of hip joint-related pain in athletes. Int J Sports Phys Ther. 2014;9(6):737–755.

51. Semciw AI, Green RA, Murley GS, Pizzari T. Gluteus minimus: an intramuscular EMG investigation of anterior and posterior segments during gait. Gait Posture. 2014;39(2):822–826.

52. Semciw AI, Pizzari T, Murley GS, Green RA. Gluteus medius: an intramuscular EMG investigation of anterior, middle and posterior segments during gait. J Electromyogr Kinesiol. 2013;23(4):858–864.1.

53. Rutherford DJ, Moreside J, Wong I. Hip joint motion and gluteal muscle activation differences between healthy controls and those with varying degrees of hip osteoarthritis during walking. J Electromyogr Kinesiol. 2015;25(6):944–950.

54. Willson JD, Petrowitz I, Butler RJ, Kernozek TW. Male and female gluteal muscle activity and lower extremity kinematics during running. Clin Biomech. 2012;27(10):1052–1057.

55. Hayati M, Talebian S, Sherrington C, et al. Impact of age and obstacle negotiation on timing measures of gait initiation. J Bodyw Mov Ther. 2018;22(2):361–365.

56. Dillon PZ, Updyke WF, Allen WC. Gait analysis with reference to chondromalacia patella. J Orthop Sports Phys Ther. 1983;5:127–131.

57. Sutherland DH, Cooper L, Daniel D. The role of the ankle plantar flexors in

normal walking. J Bone Joint Surg Am. 1980;62:354–363.

58. van der Krogt MM, Delp SL, Schwartz MH. How robust is human gait to muscle weakness? Gait Posture. 2012;36:113–119.

59. Arnadottir SA, Mereer VS. Effects of footwear on measurements of balance and gait in women between the ages of 65 and 93 years. Phys Ther. 2000;80:17–27.

60. Mann RA, Hagy JL, White V, et al. The initiation of gait. J Bone Joint Surg Am. 1979;61:232–239.

61. The Pathokinesiology Service and the Physical Therapy Department, Rancho Los Amigos Medical Center: Observational Gait Analysis. Downey, CA: Los Amigos Research and Educational Institute; 1996.

62. Noyes FR, Dunworth LA, Andriacchi TP, et al. Knee hyperextension gait abnormalities in unstable knees. Recognition and preoperative gait retraining. Am J Sports Med. 1996;24(1):35–45.

63. Nyland J, Smith S, Beickman K, et al. Frontal plane knee angle affects dynamic postural control strategy during unilateral stance. Med Sci Sports Exerc. 2002;34(7):1150–1157.

64. Holm I, Tveter AT, Fredriksen PM, Vollestad N. A normative sample of gait and hopping on one leg parameters in children 7 to 12 years of age. Gait Posture. 2009;29(2):317–321.

65. Lewis CL, Sahrmann SA. Effect of posture on hip angles and moments during gait. Man Ther. 2015;20(1):176–182.

66. Ebbeling CJ, Hamill J, Crussemeyer JA. Lower extremity mechanics and energy cost of walking on high-heeled shoes. J Orthop Sports Phys Ther. 1994;19:190–196.

67. Coutts F. Gait analysis in the therapeutic environment. Man Ther. 1999;4:2–10. 1126 Chapter 14 Assessment of Gait

68. Wall JC, Devlin J, Khirchof R, et al. Measurement of step widths and step lengths: a comparison of measurements made directly from a grid with those made from a video recording. J Orthop Sports Phys Ther. 2000;30:410–417.

69. Song KM, Halliday SE, Little DG. The effect of limb-length discrepancy on gait. J Bone Joint Surg Am. 1997;79:1690–1698.

70. Larsson SE, Jonsson B. Locomotion score in rheumatoid arthritis. Acta Orthop Scand. 1989;60:271–277.

71. Dutton M. Dutton's Orthopedic Examination, Evaluation and Intervention. 3rd ed. New York: McGraw-Hill; 2012.

Capítulo 14 Avaliação da marcha **1231**

72. Van Swearingen JM, Paschal KA, Bonino P, et al. The modified Gait Abnormality Rating Scale for recognizing the risk of recurrent falls in community-dwelling elderly adults. Phys Ther. 1996;76:994–1002.

73. Wolfson L, Whipple R, Amerman P, et al. Gait assessment in the elderly: a gait abnormality rating scale and its relation to falls. J Gerontol. 1990;45:M12–M19.

74. Wolf SL. A method of quantifying ambulatory activities. Phys Ther. 1979;59:767–768.

75. Wolf SL, Catlin PA, Gage K, et al. Establishing the reliability and validity of measurements of walking time using the Emory functional ambulation profile. Phys Ther. 1999;79:1122–1133.

76. Kaegi C, Boudreau R, Rousseau J, et al. Development of a walking safety scale for older adults. Part 1: content validity of the GEM scale. Physiother Can. 2008;60:264–273.

77. Newell AM, Van Swearingen JM, Hile E, et al. The modified gait efficacy scale: establishing the psychometric properties in older adults. Phys Ther. 2012;92:318–328.

78. Matheis A, Nayak US, Isaacs B. Balance in elderly patients: the "get-up and go" test. Arch Phys Med Rehabil. 1986;67:387–389.

79. Holden MK, Gill KM, Magliozzi MR, et al. Clinical gait assessment in the neurologically impaired: reliability and meaningfulness. Phys Ther. 1984;64:35–40.

80. Holden MK, Gill KM, Magliozzi MR. Gait assessment for neurologically impaired patients: standards for outcome assessment. Phys Ther. 1986;66:1530–1539.

81. Hess RJ, Brach JS, Piva SR, et al. Walking skill can be assessed in older adults: validity of the Figure-of-8 Walk Test. Phys Ther. 2010;90:89–99.

82. Wrisley DM, Kumar NA. Functional gait assessment: concurrent, discriminative and predictive validity in community-dwelling older adults. Phys Ther. 2010;90:761–775.

83. Wrisley DM, Marchetti GF, Kuharsky DK, Whitney SL. Reliability, internal consistency, and validity of data obtained with the functional gait assessment. Phy Ther. 2004;84(10):906–918.

84. Walker ML, Austin AG, Banke GM, et al. Reference group data for the functional gait assessment. Phys Ther. 2017;87(11):1468–1477.

85. Beninato M, Ludlow LH. The Functional Gait Assessment in older adults: validation through Rasch modeling. Phys Ther. 2016;96(4):456–468.

86. Whitney SL, Hudak MT, Marchetti GF. The Dynamic Gait Index relates to self-reported fall history in individuals with vestibular dysfunction. J Vestib Res. 2000;10(2):99–105.

87. Whitney S, Wrisley D, Furman J. Concurrent validity of the Berg Balance Scale and the dynamic gait index in people with vestibular dysfunction. Physiother Res Int. 2003;8(4):178–186.

88. Shumway-Cook A, Taylor CS, Matsuda PN, et al. Expanding the scoring system for the Dynamic Gait Index. Phys Ther. 2013;93(11):1493–1506.

89. Tinetti ME. Performance-oriented assessment of mobility problems in elderly patients. J Am Geriatr Soc. 1986;34:119–126.

90. Gleim GW, Stachenfeld NS, Nicholas JA. The influence of flexibility on the economy of walking and jogging. J Orthop Res. 1990;8:814–823.

91. Murray MP, Mollinger LA, Gardner GM, et al. Kinematic and EMG patterns during slow, free, and fast walking. J Orthop Res. 1984;2:272–280.

92. Flynn JM, Widmann RF. The limping child: evaluation and diagnosis. J Am Acad Orthop Surg. 2001;9:89–98.

93. Hughes-Oliver CN, Srinivasan D, Schmitt D, Queen RM. Gender and limb differences in temporal gait parameters and gait variability in ankle osteoarthritis. Gait Posture. 2018;65:228–233.

94. Pirker W, Katzenschlager R. Gait disorders in adults and the elderly: a clinical guide. Wien Klin Wochenschr. 2017;129(3–4):81–95.

95. Lim MR, Huang RC, Wu A, et al. Evaluation of the elderly patient with an abnormal gait. J Am Acad Orthop Surg. 2007;15(2):107–117.

96. Abel MH, Damiano DL, Pannunzio M, et al. Muscle-tendon surgery in diplegic cerebral palsy: functional and mechanical changes. J Pediatr Orthop. 1999;19:366–375.

97. Scandalis TA, Bosak A, Berliner JC, et al. Resistance training and gait function in patients with Parkinson's disease. Am J Phys Med Rehabil. 2001;80:38–43.

98. 98. Kaufman KR, Miller LS, Sutherland DH. Gait asymmetry in patients with limb-length inequality. J Ped Orthop. 1996;16:144–150.

99. Song KM, Halliday SE, Little DG. The effect of limb-length discrepancy on gait. J Bone Joint Surg Am. 1997;79:1690–1698.

100. Morag E, Hurwitz DE, Andriacchi TP, et al. Abnormalities in muscle function during gait in relation to the level of lumbar disc herniation. Spine. 2000;25:829–833.

CAPÍTULO 15

Avaliação da postura

Desenvolvimento postural

Ao longo da evolução, os seres humanos assumiram uma postura ereta, ou bípede. A vantagem de uma postura ereta é que ela permite que as mãos fiquem livres e os olhos fiquem mais distantes do solo, de modo que o indivíduo pode ver mais longe à sua frente. As desvantagens incluem um aumento da sobrecarga sobre a coluna vertebral e os membros inferiores e dificuldades relativas na respiração e no transporte do sangue para o cérebro.

A postura, que consiste na disposição relativa do corpo em um determinado momento, é um composto de posições das diferentes articulações do corpo naquele momento. A posição de cada articulação tem um efeito sobre a posição das outras articulações. Classicamente, o alinhamento postural ideal (visto de lado) é definido como uma linha reta (linha da força de gravidade) que passa através do lóbulo da orelha, dos corpos das vértebras cervicais, da ponta do ombro, na linha mediana do tórax, através dos corpos das vértebras lombares, ligeiramente posterior à articulação do quadril, discretamente anterior ao eixo da articulação do joelho e imediatamente anterior ao maléolo lateral (Fig. 15.1).[1] A **postura correta** é a posição na qual um estresse mínimo é imposto sobre cada articulação ou em que há um alinhamento ideal do corpo do paciente, que possibilita que o sistema neuromuscular atue com a mínima quantidade de energia para que seja alcançado o efeito desejado.[2-4] Para o ser humano, a postura ereta é a postura em pé normal. Embora a postura ereta permita uma visão mais distante e proporcione liberdade para mover os membros superiores, ela também apresenta desvantagens. Ela impõe maior estresse sobre os membros inferiores, a pelve e a coluna, reduz a estabilidade e aumenta o trabalho cardíaco.[5] Quando a postura ereta é correta, a atividade muscular necessária para manter a posição é mínima.

Qualquer posição estática que aumenta o estresse sobre as articulações pode ser denominada **postura defeituosa**, que pode ser decorrente de vários fatores. Quando um indivíduo possui músculos fortes e flexíveis, posturas ou alinhamentos defeituosos podem não afetar as articulações porque a pessoa tem a capacidade de mudar a posição das articulações prontamente, de modo que os estresses não se tornam excessivos. Contudo, quando as articulações são rígidas (hipomóveis) ou excessivamente móveis (hipermóveis), ou os músculos são fracos, encurtados ou alongados, a postura não pode ser facilmente alterada para corrigir o alinhamento, o que pode acarretar algum tipo de patologia. Conforme Sahrmann[7] enfatizou, a postura como um todo e o alinhamento postural defeituoso podem causar problemas, mas não tão graves quanto o alinhamento defeituoso entre segmentos individuais. Como relatou a autora, a curvatura lombar pode variar significativamente, podendo ou não ocorrer sintomas entre essas variações. Contudo, o alinhamento defeituoso entre segmentos individuais mais provavelmente leva à ocorrência de sintomas. Além disso, o corpo apresenta um grande potencial para a correção de alinhamentos posturais defeituosos por meio de um alinhamento defeituoso corretivo em outra parte do corpo, que compensa um alinhamento defeituoso estrutural em outra parte. Portanto, ao observar a postura do paciente, o examinador deve ficar atento não só ao alinhamento em geral, mas também ao alinhamento dos segmentos, para que possa determinar se o alinhamento defeituoso é funcional e, portanto, "reparável" com o tratamento adequado, ou se é estrutural – que pode ser reparado apenas cirurgicamente.

A patologia pode ser consequência do efeito cumulativo de pequenos estresses (microtraumas) de repetição durante um longo período ou de estresses anormais (macrotraumatismos) constantes durante um curto período. Esses estresses crônicos podem acarretar os mesmos problemas que são observados quando um estresse intenso súbito (agudo) é aplicado sobre o corpo. Os estresses anormais causam desgaste excessivo das superfícies articulares e acarretam a produção de osteófitos e esporões de tração, os quais representam a tentativa do corpo de alterar sua estrutura para se acomodar a esses estresses repetidos. Um estresse excessivo pode enfraquecer, alongar ou traumatizar os tecidos moles (p. ex., músculos, ligamentos). Assim sendo, os desvios posturais nem sempre desencadeiam sintomas, mas com o tempo, isso pode acontecer.[8] A aplicação de um estresse agudo sobre o estresse crônico pode exacerbar o problema e produzir os sinais e sintomas que levam o paciente a procurar auxílio inicialmente.

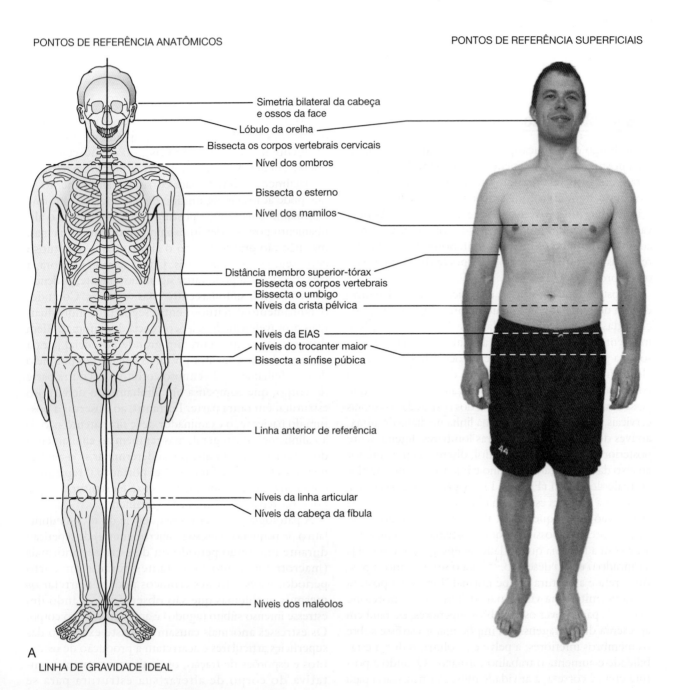

Figura 15.1 Alinhamento postural ideal. (A) Vista anterior. Em um paciente típico (*foto*), observe a diferença na altura dos ombros e na altura dos mamilos, diferença aparente no comprimento dos membros superiores, diferença entre membro superior-tórax e diferença quanto à direção dos artelhos para fora ou para dentro.

(*continua*)

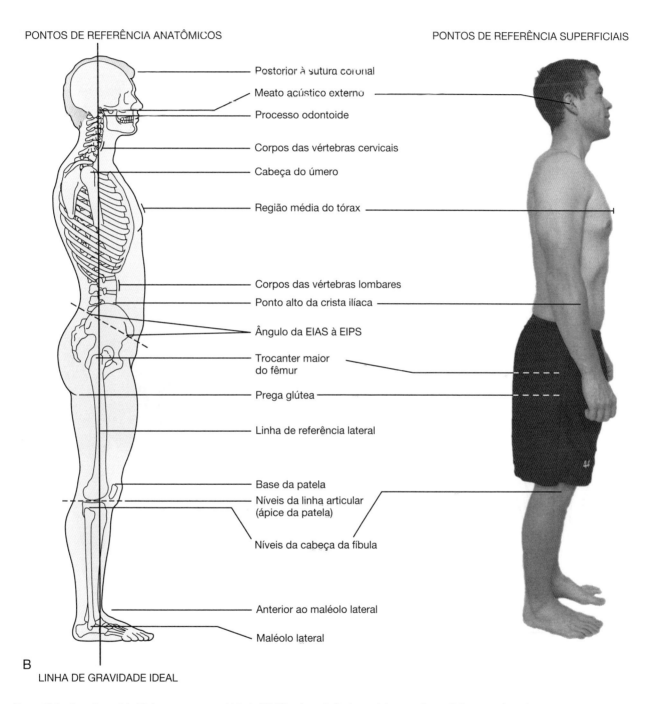

Figura 15.1 (*continuação*) Alinhamento postural ideal. (B) Vista lateral. Paciente típico com bom alinhamento lateral.

(*continua*)

1236 Avaliação musculoesquelética

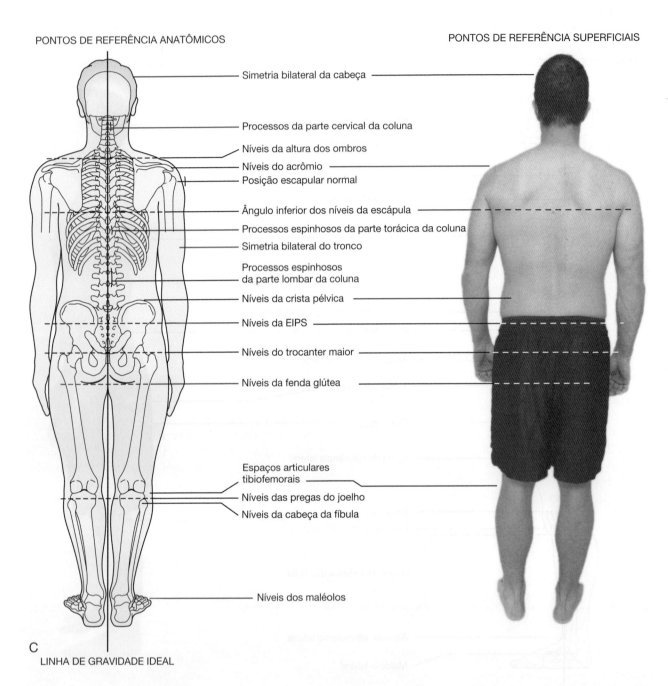

Figura 15.1 (*continuação*) Alinhamento (C) Vista posterior. Em um paciente típico, observe se há diferenças na inclinação dos ombros, na altura dos ombros, na altura dos ângulos inferiores da escápula e na rotação dos membros superiores. Nessa vista, observe também os tendões calcâneos. EIAS: espinha ilíaca anterossuperior; EIPS: espinha ilíaca posterossuperior.

Fatores que afetam a postura correta[6]

- Fatores estruturais (anatômicos):
  - Contornos ósseos (p. ex., hemivértebras).
  - Discrepância no comprimento dos membros inferiores (comprimento dos ossos).
  - Vértebra extra ou ausente (p. ex., lombarização, sacralização)
  - Frouxidão de estruturas ligamentares.
  - Encurtamento fascial ou musculotendíneo (p. ex., tensor da fáscia lata, peitorais, flexores de quadril).
  - Tônus muscular (p. ex., glúteo máximo, abdominais, eretores da espinha).
  - Ângulo pélvico (o normal é de 30°).
  - Posição e mobilidade articulares.
  - Efluxo e influxo neurogênico.
- Idade (p. ex., jovens *versus* idosos).
- Alterações psicológicas (emocionais) (p. ex., humor, evitação por medo).
- Fatores patológicos (p. ex., enfermidade, dor, alinhamento defeituoso).
- Fatores ocupacionais (p. ex., pessoa que realiza trabalhos manuais ou trabalho de escritório).
- Fatores recreacionais (p. ex., prática de diferentes esportes).
- Fatores ambientais ((p. ex., temperatura).
- Fatores socioculturais (p. ex., posição ajoelhada).

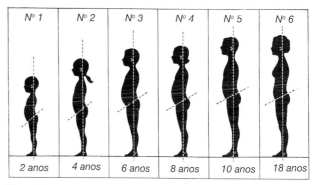

Figura 15.3 Alterações posturais que ocorrem com a idade. A cifose aparente aos 6 e 8 anos é causada pelo alamento das escápulas. (De McMorris RO. Faulty postures. *Pediatr Clin North Am* 1961 8:214.)

Ao nascimento, toda a coluna vertebral é côncava anteriormente ou flexionada (Fig. 15.2). As curvas da coluna vertebral observadas ao nascimento são denominadas **curvas primárias**. As curvas que mantêm essa posição, as da parte torácica da coluna e do sacro, são, por essa razão, classificadas como curvas primárias da coluna vertebral. À medida que a criança cresce (Fig. 15.3), surgem **curvas secundárias**, que são convexas anteriormente ou estendidas. Em torno dos 3 meses de vida, quando a criança começa a levantar a cabeça, a parte cervical da coluna torna-se convexa anteriormente, produzindo a lordose cervical. Na parte lombar da coluna, a curva secundária desenvolve-se um pouco mais tarde (6 a 8 meses), quando a criança começa a sentar e a andar. Na velhice, as curvas secundárias voltam a desaparecer quando a coluna vertebral começa a retornar a uma posição flexionada em decorrência da degeneração discal, da calcificação ligamentar, da osteoporose e do encunhamento vertebral. Essas curvas proporcionam à coluna uma maior flexibilidade e um mecanismo de absorção de impacto para fazer frente à força compressiva axial produzida pelo peso da cabeça e pela gravidade.[9]

Na criança, o centro de gravidade encontra-se no nível da 12ª vértebra torácica. À medida que a criança cresce, o centro de gravidade desce, acabando por se localizar no nível da segunda vértebra sacral nos adultos (um pouco mais alto nos homens). A criança fica em pé com uma base larga para manter o equilíbrio e com os joelhos flexionados. Os joelhos tornam-se ligeiramente arqueados para dentro (joelho varo) até aproximadamente os 18 meses de idade. A seguir, os joelhos tornam-se valgos (joelho valgo) até aproximadamente os 3 anos de idade. Em torno dos 6 anos de idade, os membros inferiores devem tornar-se retos naturalmente (ver Fig. 12.8). A

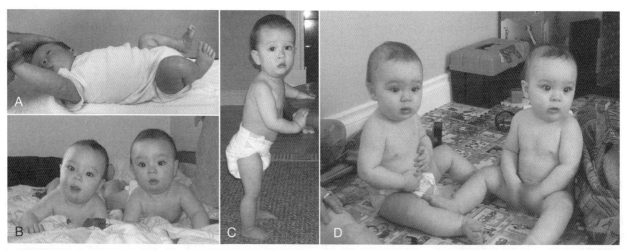

Figura 15.2 Desenvolvimento postural. (A) Postura flexionada de um recém-nascido. (B) Desenvolvimento da curva cervical secundária. (C) Desenvolvimento da curva lombar secundária. (D) Postura sentada.

parte lombar da coluna da criança tem uma curva lombar exagerada (lordose excessiva). Essa curva acentuada é causada pela presença do grande conteúdo abdominal, da fraqueza da musculatura abdominal e da pelve pequena, característica das crianças nessa idade.

Inicialmente, uma criança apresenta ou parece ter pés planos em consequência do desenvolvimento mínimo da área longitudinal medial e do coxim adiposo localizado no arco. À medida que a criança cresce, o coxim adiposo diminui lentamente de tamanho, tornando o arco medial mais evidente. Além disso, à medida que o pé se desenvolve e os músculos tornam-se mais fortes, os arcos dos pés desenvolvem-se normalmente e tornam-se mais evidentes.

Durante a adolescência, a postura muda por causa da influência hormonal no início da puberdade e do desenvolvimento musculoesquelético. Os seres humanos apresentam dois estirões de crescimento, um quando eles são muito jovens e outro, mais evidente, na adolescência. Esse segundo estirão de crescimento dura de 2,5 a 4 anos.[10] Durante esse período, o crescimento é acompanhado pela maturação sexual. As mulheres desenvolvem-se mais rapidamente e mais cedo que os homens. Elas entram na puberdade entre os 8 e 14 anos de idade e ela dura cerca de 3 anos. Os homens entram na puberdade entre os 9,5 e 16 anos de idade e ela dura até 5 anos.[5] É durante esse período que se manifestam as diferenças corporais entre homens e mulheres, com os homens com tendência a apresentar um maior comprimento dos membros superiores e inferiores, ombros mais largos, quadris mais estreitos, maior tamanho esquelético global e maior estatura que as mulheres. Por causa do estirão de crescimento rápido, indivíduos, especialmente os homens, podem parecer desajeitados. Hábitos posturais ruins e alterações posturais podem ocorrer nessa idade.

Fatores que afetam a postura

Várias características anatômicas podem afetar a postura correta. Esses fatores podem ser aumentados ou podem causar problemas adicionais quando combinados com condições patológicas ou congênitas como, por exemplo, síndrome de Klippel-Feil, doença de Scheuermann (cifose juvenil), escoliose ou discopatia.

Causas de má postura

Existem muitos exemplos de má postura (Fig. 15.4). Algumas das causas são posturais (posicionais) e outras são estruturais.

Fatores posturais (posicionais)

O problema postural mais comum é o mau hábito postural, isto é, o paciente não mantém uma postura correta por alguma razão. Esse tipo de postura é frequentemente observado no indivíduo que permanece em pé ou sentado durante longos períodos de tempo e começa

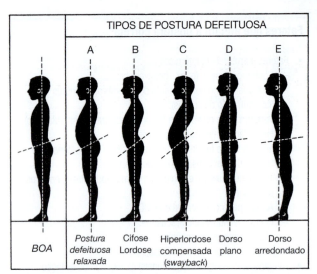

Figura 15.4 Exemplos de postura defeituosa. (De McMorris RO. Faulty postures. *Pediatr Clin North Am* 1961 8:217.)

a encurvar para a frente. A manutenção de postura correta exige músculos fortes, flexíveis e facilmente adaptáveis a alterações ambientais. Esses músculos têm que trabalhar continuamente contra a força da gravidade e em harmonia entre si para manter uma postura ereta.

O conceito de **síndrome cruzada** sugere a existência de um desequilíbrio neuromuscular entre grupos musculares, o que resulta em uma postura defeituosa, diminuição da excitabilidade dos músculos e aumento das cargas incidentes sobre as articulações vertebrais.[11] Os músculos tônicos tendem a ficar encurtados, enquanto os músculos fásicos tendem a enfraquecer. Em geral, os músculos tônicos são precocemente ativados em qualquer movimento, produzindo padrões motores disfuncionais anormais. Estudos em animais que mantiveram músculos em posições de encurtamento pela imobilização por períodos prolongados revelaram uma atrofia acelerada e perda de sarcômeros.[12-14] Janda,[15] e Jull e Janda[11] descreveram duas síndromes cruzadas – superior e inferior. A síndrome cruzada inferior (pélvica) (ver Fig. 9.21) se caracteriza pelo retesamento dos extensores toracolombares posteriormente, que cruzam com o iliopsoas e o reto femoral anteriormente. A fraqueza da musculatura antagonista, que acompanharia esse padrão, inclui os músculos abdominais anteriores profundos e o glúteo máximo posteriormente, além do glúteo médio posterior e lateralmente. A síndrome cruzada superior (ver Fig. 3.17) se caracteriza pelo retesamento dos flexores cervicais profundos anteriores, porção descendente do trapézio e levantador da escápula na região superoposterior das costas, que cruzam com o retesamento dos peitorais maior e menor anteriormente, no tórax. Esses padrões correspondem à fraqueza da musculatura antagonista, que inclui os flexores cervicais profundos anteriores e os grupos musculares do trapézio (porções transversa e ascendente) posicionados posteriormente.

Uma outra causa de mau hábito postural, especialmente em crianças, é não querer parecer mais alto que seus pares. Quando uma criança apresenta um estirão de crescimento rápido precoce, ela pode apresentar uma tendência a encurvar para a frente de modo a não "ficar em evidência" e parecer diferente. Esse estirão também pode acarretar crescimento desigual de várias estruturas e isso pode causar alteração da postura. Por exemplo, o crescimento muscular pode não acompanhar o crescimento ósseo. Esse processo é algumas vezes evidente em adolescentes com posteriores da coxa encurtados.

Outra causa de má postura é o desequilíbrio muscular ou a contratura muscular. Por exemplo, um músculo iliopsoas encurtado aumenta a lordose lombar da coluna vertebral.

A dor também pode causar má postura. A pressão sobre uma raiz nervosa da parte lombar da coluna pode acarretar lombalgia e causar uma escoliose, uma vez que o corpo inconscientemente adota uma postura que diminui a dor. Condições respiratórias (p. ex., enfisema), fraqueza geral, excesso de peso, perda da propriocepção ou espasmo muscular (como o observado na paralisia cerebral ou em casos de traumatismo) também podem acarretar má postura.

A maioria dos defeitos posturais não estruturais é relativamente fácil de ser corrigida após o problema ser identificado. O tratamento envolve o fortalecimento dos músculos fracos, o alongamento de estruturas encurtadas e a conscientização do paciente de que é de sua responsabilidade a manutenção da postura ereta correta na posição em pé, sentada e em atividades de vida diária (AVD).

Fatores estruturais

Deformidades estruturais, as quais são decorrentes de anomalias congênitas, problemas de desenvolvimento, traumatismos ou doenças, podem causar uma alteração postural. Por exemplo, uma diferença importante de comprimento dos membros inferiores ou uma anomalia da coluna vertebral (p. ex., hemivértebra) pode alterar a postura.

As deformidades estruturais envolvem principalmente alterações ósseas e, consequentemente, elas não são facilmente corrigíveis sem cirurgia. Entretanto, os pacientes geralmente conseguem aliviar os sintomas por meio de instruções adequadas relativas ao cuidado postural.

A Figura 15.5 delineia alguns problemas de alinhamento postural/estrutural defeituoso que podem ser observados durante a avaliação postural.

Métodos de avaliação postural[16]

O método mais comumente utilizado para a avaliação postural é a observação visual, em que o examinador observa a postura do paciente a partir de diferentes posições (p. ex., pela frente, ao lado, e por trás), ficando atento a pontos de referência e desvios. Ninguém é perfeitamente simétrico; assim, o examinador deve decidir se o alinhamento defeituoso ou alteração observada está contribuindo para o problema do paciente. Os métodos de observação visual podem ser complementados com a utilização da goniometria ou de um fio de prumo para obtenção de uma referência vertical. Outros métodos usam radiografias ou fotografias.

Deformidades comuns da coluna vertebral

Presume-se que diversas anormalidades e alinhamentos posturais defeituosos (ver Fig. 15.5) produzem estresse excessivo ou em localização anormal sobre superfícies articulares, ou contribuem para a alteração da mecânica muscular, deixando alguns músculos inativos enquanto outros são alongados.[4]

Lordose

A lordose é uma curvatura anterior excessiva da coluna vertebral (Fig. 15.6).[17-21] Patologicamente, trata-se de um exagero das curvas normais das partes cervical e lombar da coluna. As causas de aumento da lordose incluem (1) deformidade postural ou funcional; (2) frouxidão muscular, especialmente dos músculos abdominais em combinação com encurtamento dos flexores do quadril ou os extensores lombares (Tab. 15.1); (3) um abdome pesado, decorrente do excesso de peso ou de uma gravidez; (4) mecanismos compensadores acarretados por outra deformidade como, por exemplo, cifose (Fig. 15.7); (5) músculos encurtados e comumente fortes (ver Tab. 15.1); (6) espondilolistese; (7) problemas congênitos (p. ex., luxação congênita bilateral do quadril); (8) falha da segmentação do arco neural ou de um segmento da articulação facetária; ou (9) moda (p. ex., uso de sapatos de salto alto). Existem dois tipos de lordose exagerada: a lordose patológica e a hiperlordose compensada (*swayback*).

Lordose patológica

No paciente com lordose patológica, podem-se observar frequentemente ombros caídos (protrusão das escápulas e rotação medial dos membros superiores), rotação medial dos membros inferiores e projeção da cabeça para a frente, de modo que ela se encontra à frente do centro de gravidade (Fig. 15.8). Essa postura é adotada na tentativa de manter o centro de gravidade no local em que ele deve estar. O desvio de uma parte do corpo frequentemente acarreta o desvio de outra parte numa tentativa de manter o centro de gravidade e o plano de visão corretos. Esse tipo de lordose exagerada é o desvio postural mais comumente encontrado.

O ângulo pélvico, normalmente próximo de 30°, aumenta na lordose. Na lordose excessiva ou patológica, ocorre um aumento do ângulo pélvico para aproximadamente 40°, acompanhado por uma coluna vertebral móvel

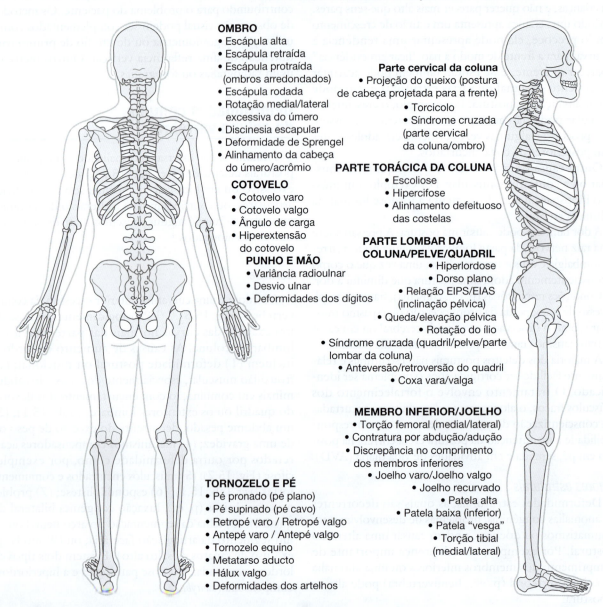

Figura 15.5 Problemas de alinhamento postural defeituoso. EIAS: espinha ilíaca anterossuperior, EIPS: espinha ilíaca posterossuperior.

e uma inclinação pélvica para a frente. A lordose lombar exagerada é geralmente acompanhada por fraqueza dos extensores lombares profundos e encurtamento dos flexores do quadril e contração do tensor da fáscia lata combinado com músculos abdominais fracos (ver Tab. 15.1).[22]

Deformidade do tipo swayback. Em uma deformidade do tipo *swayback*, ou hiperlordose compensada, ocorre um aumento da inclinação pélvica para aproximadamente 40°, e a parte toracolombar da coluna apresenta cifose (Fig. 15.9). Uma deformidade do tipo *swayback* acarreta a flexão aguda para trás da coluna vertebral no nível do ângulo lombossacral. Nessa deformidade postural, toda a pelve desvia para a frente, fazendo que os quadris estendam. Para manter o centro de gravidade em sua posição normal, a parte torácica da coluna flexiona sobre a parte lombar da coluna. O resultado é um aumento das curvas lombar e torácica. Essa deformidade pode estar associada a um encurtamento dos extensores do quadril e dos extensores lombares inferiores e abdominais superiores, com fraqueza dos flexores do quadril, dos abdominais inferiores e dos extensores torácicos inferiores (Tab. 15.2).[1]

Cifose

Cifose é uma curvatura posterior exagerada da coluna vertebral (Fig. 15.10; ver Fig. 8.9).[19,21,23-27] Do ponto de vista patológico, trata-se de um exagero da curva normal observada na parte torácica da coluna. Existem várias

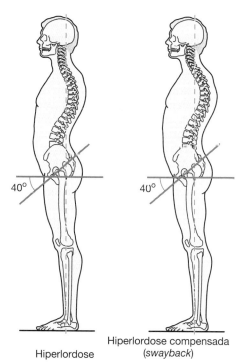

Figura 15.6 Exemplos de lordose.

Hiperlordose

Hiperlordose compensada (swayback)

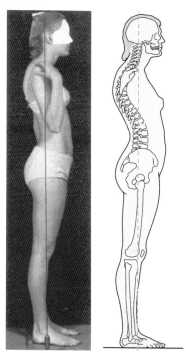

Figura 15.7 Postura defeituosa mostrando lordose e cifose exageradas. (De Kendall FP, McCreary EK. *Muscles: testing and function*. Baltimore: Williams & Wilkins, 1983. p. 281.)

TABELA 15.1

Alterações associadas à hiperlordose lombar patológica

Alinhamento do segmento corporal	Pelve inclinada anteriormente com lordose aumentada Joelhos hiperestendidos Articulações do tornozelo com discreta flexão plantar
Músculos comumente alongados e fracos	Abdominais anteriores Músculos pequenos da parte lombar da coluna (multífido, rotadores) Partes ascendente e transversa do trapézio Posteriores da coxa podem alongar-se inicialmente ou encurtar-se para compensar a postura presente por algum tempo Romboides? Eretor da espinha, parte alta da coluna (torácica e cervical) Músculos hioides
Músculos comumente encurtados e fortes	Eretor da espinha, parte lombar Flexores do quadril Parte descendente do trapézio Peitorais maior e menor Levantador da escápula Esternocleidomastóideo Músculos escalenos Músculos suboccipitais
Articulações comumente envolvidas	Parte lombar da coluna Articulações pélvicas Articulações do quadril Parte torácica da coluna Articulações escapulotorácicas Articulações glenoumerais Parte cervical da coluna Articulações atlantoccipitais Articulações temporomandibulares

?, Pode ou não estar.
Adaptada de Kendall FP, McCreary EK. *Muscles: testing and function*. Baltimore: Williams & Wilkins, 1983. Giallonardo LM. Posture. In: Myers RS, editor. *Saunders manual of physical therapy practice*. Philadelphia: WB Saunders, 1995.

1242 Avaliação musculoesquelética

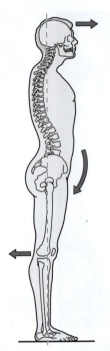

Figura 15.8 Lordose patológica com postura de compensação com a cabeça para a frente.

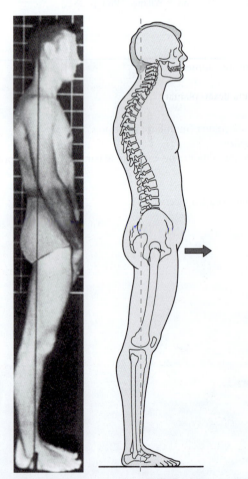

Figura 15.9 Postura defeituosa mostrando hiperlordose compensada (*swayback*). (De Kendall FP, McCreary EK. *Muscles: testing and function*. Baltimore: Williams & Wilkins, 1983. p. 284.)

TABELA 15.2

Alterações associadas à hipercifose compensatória

Alinhamento do segmento corporal	Cifose longa com a pelve como o mais anterior dos segmentos corporais, a articulação do quadril move-se para a frente da linha de postura (parte torácica da coluna móvel para compensar) Parte lombar baixa da coluna plana Pelve neutra ou em inclinação posterior Articulações do quadril e do joelho hiperestendidas Quando o indivíduo se posiciona em pé predominantemente sobre um membro inferior, a pelve inclina-se para baixo no lado não favorecido O membro inferior favorecido parece mais longo apenas na posição em pé
Músculos comumente alongados e fracos	Flexores do quadril de uma articulação Oblíquos externos Extensores da parte torácica baixa Abdominais inferiores Flexores do pescoço Quando um membro inferior é favorecido, glúteo médio (especialmente as fibras posteriores) sobre o lado favorecido
Músculos comumente curtos e fortes	Posteriores da coxa Extensores do quadril Fibras superiores dos músculos oblíquos internos Intercostais internos Musculatura lombar curta, mas não forte Quando um membro é favorecido, o tensor da fáscia lata é forte e o trato iliotibial é curto no lado favorecido
Articulações comumente acometidas	Parte lombar da coluna Articulações pélvicas Articulações do quadril Parte torácica da coluna Articulações escapulotorácicas Articulações glenoumerais Parte cervical da coluna Articulações atlantoccipitais Articulações temporomandibulares

Adaptada de Kendall FP, McCreary EK. *Muscles: testing and function*. Baltimore: Williams & Wilkins, 1983. Giallonardo LM. Posture. In: Myers RS, editor: *Saunders manual of physical therapy practice*. Philadelphia: WB Saunders, 1995.

causas de cifose, incluindo tuberculose, fraturas por compressão vertebral, doença de Scheuermann, espondilite ancilosante, osteoporose senil, tumores, compensação em conjunto com a presença de lordose e anomalias congênitas.[23] As anomalias congênitas incluem defeitos segmentares parciais, como os observados na metaplasia óssea, ou hipoplasia e aplasia centrais.[26,28,29] Além disso, uma paralisia pode levar à cifose por causa da perda da ação muscular necessária para manter a postura correta combinada com a força da gravidade.

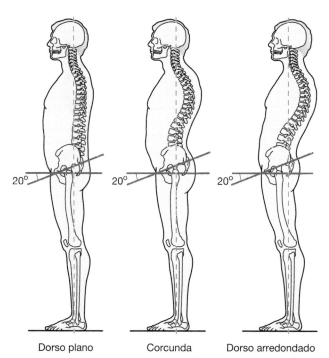

Figura 15.10 Exemplos de cifose.

TABELA 15.3	
Alterações associadas à hipercifose com dorso arredondado	
Alinhamento do segmento corporal	Cabeça mantida para a frente com a parte cervical da coluna hiperestendida Escápulas podem ser protraídas Cifose torácica aumentada Quadris flexionados, joelhos hiperestendidos Em geral, a cabeça é o segmento corporal posicionado mais anteriormente
Músculos comumente alongados e fracos	Flexores do pescoço Eretor da coluna superior Músculos oblíquos externos Quando as escápulas estão protraídas, trapézio médio e inferior Eretor da parte torácica da coluna Romboides
Músculos comumente curtos e fortes	Extensores do pescoço Flexores do quadril Quando as escápulas estão protraídas, serrátil anterior, peitoral maior e/ou menor, trapézio superior, levantador da escápula Músculos abdominais superiores Intercostais
Articulações comumente acometidas	Parte torácica da coluna Articulações escapulotorácicas Articulações glenoumerais

Adaptada de Kendall FP, McCreary EK. *Muscles: testing and function*. Baltimore: Williams & Wilkins, 1983. Giallonardo LM. Posture. In: Myers RS, editor. *Saunders manual of physical therapy practice*. Philadelphia: WB Saunders, 1995.

Condições patológicas como, por exemplo, a osteocondrite vertebral de Scheuermann (ver Fig. 8.67) também podem acarretar cifose estrutural. Nessa condição, ocorre inflamação do osso e da cartilagem em torno da epífise anular do corpo vertebral. A condição frequentemente causa um encunhamento anterior da vértebra. Trata-se de um distúrbio do crescimento que afeta aproximadamente 10% da população, e, na maioria dos casos, várias vértebras são afetadas. A região mais comum da doença é entre T10 e L2. Os quatro tipos de cifose são: dorso curvo, corcunda ou giba, costas chatas e cifose progressiva (corcunda de viúva).

Dorso curvo

O paciente com dorso curvo apresenta uma longa curva arredondada, diminuição da inclinação pélvica (< 30°) e cifose toracolombar. O paciente frequentemente apresenta o tronco flexionado para a frente e diminuição da curva lombar (Fig. 15.10). Ao exame, observa-se encurtamento dos extensores do quadril com flexores do tronco e flexores do quadril e extensores lombares fracos (Tab. 15.3).

Corcunda ou giba

Na corcunda, existe uma angulação posterior acentuada localizada na parte torácica da coluna (ver Fig. 8.10). Comumente, refere-se a uma deformidade estrutural como resultado de uma fratura ou enfermidade.

Costas chatas

Um paciente com costas chatas apresenta diminuição da inclinação pélvica para 20° e parte lombar móvel da coluna (Fig. 15.11). A Tabela 15.4 nomeia as estruturas acometidas.

Corcunda de viúva

A corcunda de viúva é frequentemente observada em pacientes mais velhos, especialmente mulheres. A deformidade geralmente é causada por osteoporose, na qual os corpos vertebrais torácicos começam a degenerar e apresentam um encunhamento na direção anterior, acarretando a cifose (Fig. 15.12; ver Fig. 8.10).

Postura cifolordótica

Em alguns casos, tanto a parte torácica da coluna como a parte lombar podem ser acometidas. A Figura 15.13 e a Tabela 15.5 delineiam as alterações observadas nessa postura.

Escoliose

Escoliose é uma curvatura lateral da coluna vertebral.[23,25,30-36] Esse tipo de deformidade é frequentemente a mais visível deformidade vertebral, especialmente em suas formas graves. O exemplo mais famoso de escoliose é o "corcunda de Notre Dame". Na parte cervical da

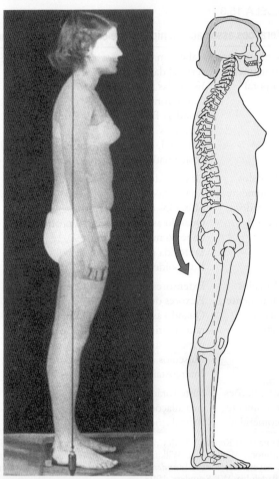

Figura 15.11 Postura defeituosa mostrando costas planas. (De Kendall FP, McCreary EK. *Muscles: testing and function*. Baltimore: Williams & Wilkins, 1983. p. 285.)

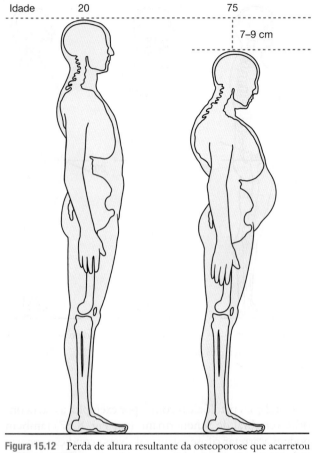

Figura 15.12 Perda de altura resultante da osteoporose que acarretou uma corcunda de viúva. Observe a cabeça flexionada e a protrusão abdominal, as quais ocorrem, em parte, para manter o centro de gravidade em sua posição normal.

TABELA 15.4

Alterações associadas à hipercifose com dorso plano

Alinhamento do segmento corporal	Perda de lordose com a pelve em inclinação posterior Articulações do quadril e dos joelhos hiperestendidas Postura da cabeça para a frente com flexão aumentada na parte torácica alta da coluna
Músculos comumente alongados e fracos	Flexores do quadril de uma articulação Extensores lombares Estabilizadores locais (multífido, rotadores) Protratores escapulares? Intercostais anteriores
Músculos comumente curtos e fortes	Posteriores da coxa Abdominais podem ser fortes com os músculos posteriores ligeiramente alongados Extensores do quadril Retratores escapulares? Eretor da espinha, parte torácica
Articulações comumente acometidas	Parte lombar da coluna Articulações pélvicas Articulações escapulotorácicas? Parte torácica da coluna? Parte cervical da coluna?

?, Pode ou não ser.
Adaptada de Kendall FP, McCreary EK. *Muscles: testing and function*. Baltimore: Williams & Wilkins, 1983. Giallonardo LM. Posture. In: Myers RS, editor. *Saunders manual of physical therapy practice*. Philadelphia: WB Saunders, 1995.

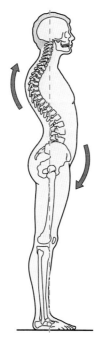

Figura 15.13 Postura cifolordótica.

TABELA 15.5

Alterações associadas à postura cifolordótica

Alinhamento do segmento corporal	Cabeça mantida para a frente com a parte cervical da coluna hiperestendida Escápulas podem estar protraídas Lordose lombar e cifose torácica aumentadas Pelve inclinada anteriormente Quadris flexionados, joelhos hiperestendidos Em geral, a cabeça é o segmento corporal posicionado mais anteriormente
Músculos comumente alongados e fracos	Flexores do pescoço Eretor da espinha, parte superior Músculos oblíquos externos Quando as escápulas estão protraídas, partes transversa e ascendente do trapézio Eretor da espinha, parte torácica Partes transversa e ascendente do trapézio Romboides
Músculos comumente curtos e fortes	Extensores do pescoço Flexores do quadril Quando as escápulas estão protraídas, serrátil anterior, peitorais maior e/ou menor, parte descendente do trapézio Intercostais
Articulações comumente acometidas	Parte torácica da coluna Parte lombar da coluna Articulações escapulotorácicas Articulações glenoumerais

Adaptada de Kendall FP, McCreary EK. *Muscles: testing and function*. Baltimore: Williams & Wilkins, 1983. Giallonardo LM. Posture. In: Myers RS, editor. *Saunders manual of physical therapy practice*. Philadelphia: WB Saunders, 1995.

coluna, uma escoliose é denominada **torcicolo**. Existem diversos tipos de escoliose; alguns são não estruturais (Fig. 15.14) e outros estruturais. A **escoliose não estrutural**, ou **funcional**, pode ser causada por problemas posturais, histeria, irritação de raízes nervosas, inflamação ou compensação causada por discrepância de comprimento de membros inferiores ou contratura (no nível da parte lombar da coluna) (Tab. 15.6).[35] A **escoliose estrutural** envolve principalmente uma deformidade óssea, que pode ser congênita ou adquirida ou é devida a fraqueza muscular excessiva, como observado em um indivíduo com quadriplegia de longa duração. Esse tipo de escoliose pode ser causado por uma vértebra em cunha, uma hemivértebra (Fig. 15.15) ou uma falha de segmentação. Ela pode ser idiopática (genética) (Fig. 15.16); neuromuscular, decorrente de uma lesão do neurônio motor superior ou inferior; ou miopática, decorrente de doença muscular. Ela também pode ser causada por artrogripose, decorrente de uma contratura articular persistente,[29] ou por condições como neurofibromatose, distúrbios mesenquimais ou traumatismos. Pode acompanhar uma infecção, tumores e condições inflamatórias que resultam em destruição óssea. O torcicolo pode ser causado por problemas neuromusculares, congênitos (músculo esternocleidomastóideo anormal), em conjunção com má oclusão das articulações temporomandibulares ou com problemas otológicos (referidos à parte cervical da coluna).

Na escoliose estrutural, o paciente não apresenta uma flexibilidade normal e a flexão lateral torna-se assimétrica. Esse tipo de escoliose pode ser progressivo, e a curva não desaparece com a flexão anterior. Geralmente está localizada nas partes torácica ou toracolombar da coluna. Na escoliose não estrutural, não existe deformidade óssea; esse tipo não é progressivo. A coluna vertebral apresenta limitação segmentar, e a flexão lateral geralmente é simétrica. A curva escoliótica não estrutural desaparece com a flexão anterior. Esse tipo de escoliose é geralmente observado na região cervical, lombar ou toracolombar.

A **escoliose idiopática** representa 75 a 85% de todos os casos de escoliose estrutural. Os corpos vertebrais rodam em direção à convexidade da curva, com os processos espinhosos direcionando-se para a concavidade da curva. Existe uma proeminência rotacional fixa no lado convexo, a qual é mais bem visualizada na flexão anterior no exame da silhueta (*skyline*). Essa proeminência é algumas vezes denominada "coluna do tipo cume agudo de navalha". Os espaços intervertebrais são estreitos no lado côncavo e alargados no lado convexo. Existe deformidade do corpo vertebral e a capacidade vital se encontra consideravelmente reduzida quando a curvatura lateral excede 60°; também ocorrem compressão e posicionamento anômalo de órgãos no interior da caixa torácica. A Figura 8.13 apresenta exemplos de curvas escolióticas.

1246 Avaliação musculoesquelética

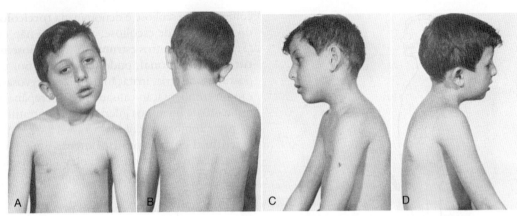

Figura 15.14 Torcicolo congênito à direita em um menino de 10 anos. Observe o músculo esternocleidomastóideo contraído. (A) Vista anterior. (B) Vista posterior. (C) Vista lateral esquerda. (D) Vista lateral direita. (De Tachdjian MO: Pediatric orthopedics, Philadelphia, 1972, WB Saunders, p.74.)

TABELA 15.6
Alterações associadas à escoliose postural

Alinhamento do segmento corporal	Curvas da coluna à esquerda ou à direita
	Pode haver curva simples ou dupla ou uma curva principal e uma ou duas curvas de compensação
	Costelas podem protrair sobre um lado e serem deprimidas (vale paravertebral) sobre o outro lado ("corcunda" e em depressão na flexão anterior por causa da rotação vertebral)
	Pode apresentar membro inferior curto – pelve inclinada lateralmente – lado côncavo alto
	Ombro/escápula podem cair sobre o lado côncavo da curva
Músculos comumente alongados e fracos	Músculos sobre o lado convexo
	Músculos abdutores do quadril sobre o lado côncavo
	Músculos pronadores do pé sobre o lado longo
Músculos comumente curtos e fortes	Músculos sobre o lado côncavo
	Adutores do quadril sobre o lado convexo
	Supinadores do pé sobre o lado curto
Articulações comumente acometidas	Parte lombar da coluna
	Parte torácica da coluna
	Articulações pélvicas
	Articulações do quadril
	Articulações do pé
	Articulações escapulotorácicas
	Articulações glenoumerais
	Parte cervical da coluna (torcicolo)
	Articulações atlantoccipitais
	Articulações temporomandibulares

Adaptada de Kendall FP, McCreary EK. *Muscles: testing and function.* Baltimore: Williams & Wilkins, 1983. Giallonardo LM. Posture. In: Myers RS, editor. *Saunders manual of physical therapy practice.* Philadelphia: WB Saunders, 1995.

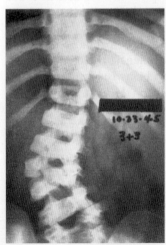

Figura 15.15 Escoliose causada por uma hemivértebra. (De Moe JH, Bradford DS, Winter RB et al. *Scoliosis and other spinal deformities.* Philadelphia: WB Saunders Co., 1978. p. 134.)

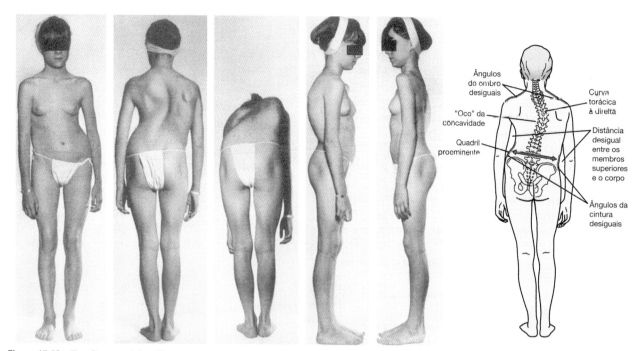

Figura 15.16 Escoliose torácica direita estrutural idiopática. Ilustração mostrando as características principais de uma escoliose. (Fotos de Tachdjian MO. *Pediatric orthopedics*. Philadelphia: WB Saunders Co., 1972. p. 1200.)

Anamnese

Como em qualquer anamnese, o examinador deve certificar-se de que as informações obtidas sejam as mais completas possíveis. Ouvindo o paciente, o examinador pode frequentemente entender o problema. As informações devem incluir uma história do problema, a condição geral e de saúde do paciente e o histórico familiar. Quando o examinado é uma criança, o examinador deve também obter informações sobre os períodos pré e pós-natal, incluindo a saúde da mãe durante a gestação, qualquer complicação ocorrida durante a gestação ou o parto e medicações utilizadas pela mãe durante esse período, especialmente durante o primeiro trimestre, período no qual ocorre o desenvolvimento da maioria das anomalias congênitas.

Deve ser lembrado que é incomum um paciente buscar ajuda apenas por causa de um problema postural. O que faz o paciente procurar uma consulta são os sintomas produzidos pela patologia que estão causando a anormalidade postural. Por essa razão, o examinador deve conhecer as várias condições patológicas subjacentes ao realizar a avaliação da postura.

As seguintes perguntas devem ser formuladas:

1. *O paciente apresenta uma história de lesão?* Em caso afirmativo, qual foi o mecanismo de lesão? Por exemplo, o levantamento de peso frequentemente causa problemas na porção inferior da coluna vertebral, os quais podem acarretar alteração da postura.
2. *Quando existe um antecedente de lesão, o paciente já havia sofrido alguma lesão ou apresentado dor nas costas anteriormente?* Em caso afirmativo, qual foi a causa dessa lesão ou dor? Foi uma postura específica, uma postura sustentada ou a causa foi a repetição de movimentos? Em caso afirmativo, quais foram as posturas e/ou movimentos?
3. *Existem algumas posturas (p. ex., permanecer em pé com um pé apoiado sobre um banquinho baixo, sentar-se com as pernas cruzadas) que dão alívio ao paciente ou aumentam os seus sintomas?*[37] O examinador pode testar essas posturas posteriormente para ajudar na determinação do problema.
4. *A família apresenta algum antecedente de problemas nas costas ou outros problemas especiais?* Condições como hemivértebra, escoliose e síndrome de Klippel-Feil podem ser congênitas.
5. *O paciente apresenta antecedentes de doenças, cirurgias ou lesões graves?*
6. *Ele apresenta algum antecedente de qualquer outra condição que possui uma alta incidência de problemas vertebrais associados, como doenças do tecido conjuntivo?*
7. *O calçado faz alguma diferença em relação à postura ou aos sintomas do paciente?* Por exemplo, sapatos de salto alto frequentemente acarretam uma lordose excessiva.[38]
8. *Qual a idade do paciente?* Muitos problemas da coluna vertebral começam na infância ou são decorrentes de degeneração no indivíduo idoso.
9. *Caso o paciente seja uma criança, ela apresentou um estirão de crescimento?* Em caso afirmativo, quando o estirão começou? Estirões de crescimento frequentemente acarretam contraturas musculares e alterações posturais.

10. *Para as mulheres, quando foi a menarca?* A lombalgia parece estar associada à menstruação? A menarca indica o ponto no qual aproximadamente dois terços do estirão de crescimento na adolescência feminina foram atingidos.
11. *Para os homens, houve alteração da voz? Em caso afirmativo, quando?* Essa questão também fornece uma indicação sobre a maturidade ou o início da puberdade.
12. *Se uma deformidade estiver presente, ela é progressiva ou estacionária?*
13. *O paciente experimenta algum sintoma neurológico (p. ex., sensação de alfinetadas ou dormência)?*
14. *Qual é a natureza, a magnitude, o tipo e a duração da dor?*
15. *Quais posições ou atividades aumentam a dor ou o desconforto?*
16. *Quais posições ou atividades diminuem a dor ou o desconforto?*
17. *Para as crianças, existe alguma dificuldade para ajustar roupas?* Por exemplo, na escoliose, a bainha de um vestido geralmente é irregular por causa da curvatura da coluna vertebral.
18. *O paciente apresenta alguma dificuldade para respirar?* Casos graves de deformidades estruturais (p. ex., escoliose idiopática) frequentemente acarretam problemas respiratórios.
19. *Qual é a mão dominante?* Frequentemente, o ombro do lado dominante é mais baixo e o quadril desvia discretamente para esse lado (Fig. 15.17). A coluna vertebral pode desviar ligeiramente para o lado oposto e o pé oposto se apresenta levemente pronado.[19] O glúteo médio do lado dominante também pode ser mais fraco.
20. *O paciente submeteu-se a algum tratamento?* Em caso afirmativo, qual foi o tratamento? Ele foi bem-sucedido?

Observação

A observação é o método principal da avaliação postural e deve ser incluída em toda a avaliação, buscando alterações assimétricas que possam contribuir ou ser o resultado da postura defeituosa. As seções seguintes descrevem a postura estática, que forma a base da postura dinâmica (p. ex., andar, correr, levantar peso, arremessar).[5]

Para avaliar a postura corretamente, o paciente deve estar adequadamente despido. Os homens devem vestir apenas um calção e as mulheres devem usar um sutiã e um short. O ideal é que o paciente não use calçados ou meias. No entanto, quando ele utiliza auxílios de marcha, suportes, colar ou órteses, o seu uso deve ser anotado e o dispositivo pode ser utilizado após a avaliação do paciente no estado "natural" para determinar o seu efeito.

O paciente deve ser examinado na postura relaxada adotada habitualmente. Frequentemente, o paciente leva

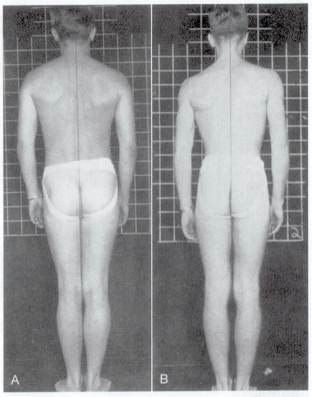

Figura 15.17 Efeito da dominância da mão sobre a postura. (A) Mão direita dominante. (B) Mão esquerda dominante. (De Kendall FP, McCreary EK. *Muscles: testing and function*. Baltimore: Williams & Wilkins, 1983. p. 294.)

um certo tempo para adotar a postura usual por causa da tensão, do desconforto ou da insegurança.

Nas posições em pé e sentada, a observação dos membros superiores e inferiores é a mesma que a realizada em exames de rastreamento das partes cervical e lombar da coluna. A avaliação da postura deve ser realizada com o paciente nas posições em pé, sentada e deitada (decúbito dorsal e ventral). Após o paciente ser examinado nessas posições, o examinador pode optar pela inclusão de outras posturas habituais, sustentadas ou repetitivas assumidas pelo paciente para verificar se elas aumentam ou alteram os sintomas. O paciente também pode ser avaliado usando diferentes calçados para determinar seus efeitos sobre a postura e os sintomas.

Ao observar um paciente em relação às alterações posturais, o examinador investiga a presença de alguma assimetria como possível indicação do que pode estar causando o defeito postural (Fig. 15.18). Alguma assimetria entre os lados esquerdo e direito é normal. O examinador deve ser capaz de diferenciar desvios normais da assimetria causada por uma patologia. Assimetrias funcionais geralmente referem-se às alterações no alinhamento que ocorrem com alterações posturais. Por exemplo, uma escoliose não estrutural pode estar presente na posição em pé por causa de um membro inferior curto, mas desaparece na flexão anterior. Assimetrias anatômicas ou estruturais são decorrentes de alterações estruturais (p. ex., escoliose idiopática).

Capítulo 15 Avaliação da postura **1249**

AVALIAÇÃO DA POSTURA					
NOME:	IDADE:	SEXO:	ALTURA:	PESO:	DATA:

Tipo corporal: Ectomorfo / Mesomorfo / Endomorfo / Constituição leve / Constituição média/ Constituição pesada

Posição em pé incorreta A   Posição em pé correta B (tálus na posição neutra)   Deformidade postural corrigida C

VISTA ANTERIOR — Comentários:
- Cabeça (alinhada, para a frente, flexionada, estendida)
- Mandíbula (posição de repouso, retraída)
- Ombros (nivelados, desiguais)
- Caixa torácica (simétrica, assimétrica)
- Escoliose (esquerda, direita, lombar, torácica, cervical)
- Pelve (em nível, inclinação anterior/posterior)
- Quadris (coxa vara, coxa valga, anteversão, retroversão)
- Fêmures (alinhamento, torção)
- Joelhos (nível, joelho varo, joelho valgo)
- Posição patelar
- Tíbias (alinhamento, torções)
- Tornozelos (inversão, eversão)
- Alinhamento retropé/antepé
- Pés (pé cavo, pé plano, supinação/pronação)
- Pododáctilos (alinhamento, deformidades)
- Comprimento do membro inferior

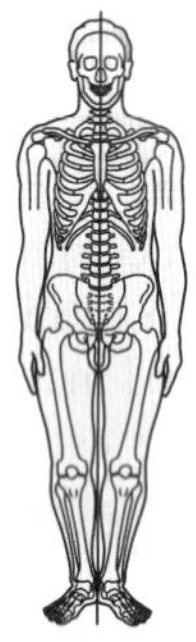

VISTA LATERAL — Comentários:
- Cabeça (para a frente, flexionada, estendida)
- Mandíbula (em repouso, protraída/retraída)
- Escápulas (alamento, elevação/depressão)
- Cifose torácica (aumentada/diminuída)
- Lordose lombar (aumentada/diminuída)
- Pelve (inclinação anterior/posterior)
- Joelhos (hiperextensão/flexão)
- Pés (arco longitudinal)

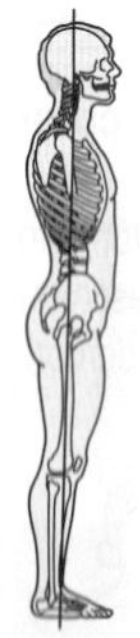

VISTA POSTERIOR — Comentários:
- Cabeça (alinhamento, inclinação)
- Ombros (nível)
- Escápulas (simetria bilateral)
- Coluna C1 ao sacro (rotações, ângulos laterais inferiores)
- Pelve (nível, nível, desiguais)
- Joelhos (nível das pregas/desiguais)
- Membro inferior (alinhamento do retropé)
- Tornozelos (inversão/eversão)
- Posição calcânea (invertida/evertida)

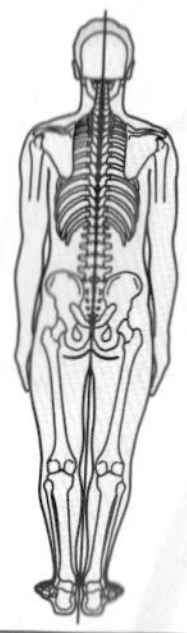

Anamnese médica pertinente:

Achados radiográficos pertinentes/outros testes:

Figura 15.18 Exemplo de formulário para avaliação da postura na posição em pé. A informação é obtida pela observação visual e palpação. (Modificada de Richardson JK, Iglarsh ZA. *Clinical orthopedic physical therapy.* Philadelphia: WB Saunders, 1994.)

Quando o examinador investiga a presença de assimetria, ele também deve observar possíveis causas da mesma. Por exemplo, ele sempre deve verificar a presença de atrofia muscular, aumento de volume de tecidos moles ou ósseos, cicatrizes e alterações cutâneas que possam indicar uma patologia presente ou passada.

Posição em pé

Primeiramente, o examinador deve determinar o tipo corporal do paciente (Fig. 15.19).[37] Existem três tipos corporais: ectomórfico, mesomórfico e endomórfico. O **ectomorfo** é o indivíduo que apresenta uma compleição corporal magra, caracterizada por uma proeminência relativa das estruturas corporais originárias do ectoderma embrionário. O **mesomorfo** apresenta uma compleição corporal musculosa ou robusta, caracterizada por uma proeminência relativa de estruturas originárias do mesoderma embrionário. O **endomorfo** apresenta uma compleição pesada ou gorda, caracterizada por uma proeminência relativa de estruturas originárias do endoderma embrionário.

Tipos corporais

- Ectomorfo.
- Mesomorfo.
- Endomorfo.

Além do tipo corporal, o examinador deve observar o estado emocional do paciente. O paciente parece tenso, aborrecido ou letárgico? O paciente parece saudável, emagrecido ou com sobrepeso? Respostas a essas questões podem ajudar o examinador a determinar o quanto precisa ser feito para corrigir qualquer problema. Por exemplo, quando o paciente apresenta letargia, pode ser necessário mais tempo para se corrigir o problema que o necessário se ele estivesse realmente interessado em corrigi-lo. O examinador deve lembrar-se de que a postura é de muitas maneiras uma expressão da personalidade, do bem-estar e da autoestima do indivíduo.

Na postura em pé normal, em geral o corpo não fica completamente imóvel. A olho nu, a postura em pé pode parecer estática; contudo, uma postura em pé normal será caracterizada com maior precisão por pequenas oscilações, em que o corpo oscila nos sentidos anterior e posterior, de um lado para o outro e, em alguns casos, em padrões circulares. A **oscilação postural** é o movimento do centro de pressão do corpo, o que é diferente do centro de massa (embora tenha relação com esse indicador). O centro de pressão do corpo é o local onde se distribuem as pressões sob os dois pés. Estudos demonstraram que, durante a posição em pé, relaxada e tranquila, o centro de massa e o centro de pressão oscilam no sentido anterior e posterior em até 7 mm; já os movimentos de um lado para o outro são ligeiramente menores.[39-42] Essa teoria básica se fundamenta no modelo biomecânico de um pêndulo invertido simples, no qual o movimento gira em torno do tornozelo (Fig. 15.20A). Evidências coletadas mais recentemente sugerem que esse modelo simplista talvez tenha que ser substituído pela ideia de um pêndulo invertido duplo (Fig. 15.20B), no qual parte do controle postural adicional pode ser proveniente do quadril, mediante uma interação coordenada entre tornozelo e quadril.[43]

Uma segunda maneira de visualizar essas variáveis é pela avaliação dos **limites de estabilidade (LDE)** do indivíduo. O LDE pode ser definido como a inclinação máxima em relação à vertical que pode ser tolerada sem que a pessoa perca o equilíbrio.[44] O LDE anterior e posterior mede aproximadamente 12°, enquanto o LDE de um lado para o outro é de 16°; esses dois LDE apresentam uma distância entre os pés no apoio normal de aproximadamente 10 cm (Fig. 15.21).[44] Deve-se enfatizar que o LDE varia entre indivíduos, dependendo de características antropométricas como a altura, o peso e o tamanho dos pés.

Em evidências obtidas recentemente em uma revisão sistemática de 12 estudos (em que participaram 218 pessoas assintomáticas), foi constatado que a fadiga dos músculos posturais afeta consistentemente o controle postural. Verificou-se sistematicamente que a velocidade de oscilação era afetada pela fadiga.[45] A ocorrência de lesão e cirurgia também promove alterações no controle postural. Foi constatado que as variáveis do controle

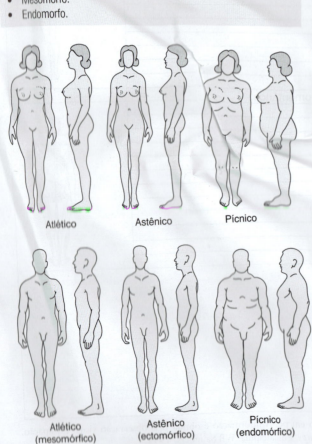

Figura 15.19 Biotipos masculinos e femininos. (De Debrunner HU. *Orthopedic diagnosis*. London: E & S Livingstone, 1970. p. 86.)

Capítulo 15 Avaliação da postura **1251**

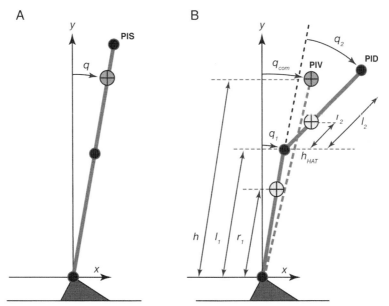

Figura 15.20 Modelos biomecânicos de (A) um pêndulo invertido simples *(PIS)* e (B) um pêndulo invertido duplo *(PID)*. Os dois graus de liberdade no modelo PID são o ângulo de rotação do tornozelo *(q1)* e o ângulo do quadril *(q2)*. *PIV*, pêndulo invertido virtual (Reproduzida de Morasso P, Cherif A, Zenzeri J: Quiet standing: the single inverted pendulum model is not so bad after all. *Plos one*. https://doi.org/10.1371/journal.pone.0213870, 2019.)

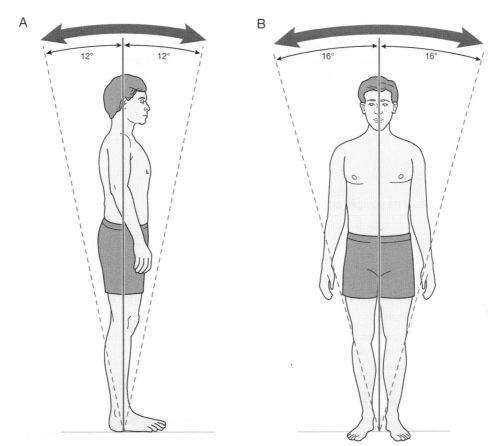

Figura 15.21 Limites de estabilidade. Com frequência, a postura em pé é modelada na forma de um pêndulo invertido, no qual o corpo oscila sobre pés fixos. (A) Anteroposterior. (B) Medial-lateral. (A, Modificada de Oatis CA: *Kinesiology: the mechanics and pathomechanics of human movement*, 2.ed. Philadelphia, 2009, Williams & Wilkins.)

1252 Avaliação musculoesquelética

postural exibem diferenças mais significativas por volta de seis semanas após uma reconstrução do ligamento cruzado anterior; no entanto, observou-se que tais variáveis retornaram aos níveis pré-operatórios em um acompanhamento de dois anos.[46]

Vista anterior

Ao observar o paciente de frente (Tab. 15.7; ver Fig. 15.1A), o examinador deve observar se as seguintes condições são verdadeiras:

1. A cabeça encontra-se bem posicionada sobre os ombros (na linha mediana). O examinador deve observar se a cabeça é mantida habitualmente inclinada para um lado ou rodada (p. ex., torcicolo) (ver Fig. 3.14). A causa da alteração da posição da cabeça deve ser estabelecida. Por exemplo, ela pode ser decorrente de músculos fracos, traumatismo, perda auditiva, problemas da articulação temporomandibular ou uso de lentes bifocais.
2. A postura da mandíbula é normal. Na posição de repouso, a postura normal da mandíbula é quando os lábios se encontram levemente pressionados um contra o outro, os dentes encontram-se discretamente separados (passagem livre) e a ponta da língua encontra-se atrás dos dentes superiores no palato. Essa posição mantém a mandíbula em uma boa postura (isto é, a discreta pressão negativa na boca reduz o trabalho dos músculos). Ela também permite a respiração nasal e a diafragmática.
3. A ponta do nariz está alinhada com o manúbrio do esterno, o processo xifoide e a cicatriz umbilical. Essa linha é a **linha anterior de referência** utilizada para dividir o corpo em duas metades (direita e esquerda) (ver Fig. 15.1A). Se a cicatriz umbilical for utilizada como ponto de referência, o examinador deverá lembrar-se de que ela quase sempre está discretamente descentralizada.
4. A linha da parte descendente do trapézio no pescoço é igual em ambos os lados. O volume do músculo trapézio deve ser igual e a sua inclinação deve ser quase igual em ambos os lados. Uma vez que o membro superior dominante geralmente apresenta uma maior frouxidão por ser um pouco mais baixo, a inclinação no lado dominante pode ser levemente maior.
5. Os ombros encontram-se nivelados. Na maioria dos casos, o lado dominante é discretamente mais baixo.
6. As clavículas e as articulações acromioclaviculares encontram-se niveladas e são iguais. Elas devem ser simétricas e qualquer desvio deve ser observado. Desvios podem ser causados por subluxações ou luxações das articulações acromioclaviculares ou esternoclaviculares, fraturas ou rotação clavicular.
7. Não existe qualquer protrusão, depressão ou lateralização do esterno, das costelas ou das cartilagens costais. Quando existe alguma alteração, esta deve ser anotada.
8. Os ângulos da cintura são iguais e os membros superiores se encontram equidistantes em relação à cintura. Quando existe escoliose, um membro superior pende mais perto do corpo que o outro. O examinador também deve observar se os membros superiores se encontram igualmente rodados medial ou lateralmente.
9. O ângulo de carregação em cada cotovelo é igual. Qualquer desvio deve ser anotado. O ângulo de carregação normal varia de 5° a 15°.
10. Na posição em pé relaxada, as palmas de ambas as mãos se encontram direcionadas para o corpo. Qualquer diferença deve ser anotada e pode ser uma indicação de rotação do membro superior.

TABELA 15.7

Alinhamento normal da postura na posição em pé: vista anterior

Segmento corporal	Localização da linha de gravidade	Observação
Cabeça	Passa pelo meio da testa, nariz e queixo	Olhos e orelhas devem estar nivelados e simétricos
Pescoço/ombros		Ângulos direito e esquerdo entre os ombros e o pescoço devem estar simétricos; as clavículas também devem estar simétricas
Tórax	Passa pelo meio do processo xifoide	Costelas em ambos os lados devem estar simétricas
Abdome/quadris	Passa pelo umbigo	Ângulos direito e esquerdo da cintura devem estar simétricos
Quadris/pelve	Passa sobre uma linha equidistante das EIAS direita e esquerda; passa pela sínfise púbica	As EIAS devem estar niveladas
Joelhos	Passa entre os joelhos equidistante dos côndilos femorais mediais	A patela deve estar simétrica e diretamente direcionada para a frente
Tornozelos/pés	Passa entre os tornozelos equidistante dos maléolos mediais	Os maléolos devem estar simétricos e os pés devem estar paralelos Os artelhos não devem estar curvados, sobrepostos ou desviados para a lateral

EIAS: espinha ilíaca anterossuperior.
De Levangie PK, Norkin CC. *Joint structures and function – a comprehensive analysis*. Philadelphia: F.A. Davis, 2005. p. 498.

11. Os "pontos altos" da crista ilíaca encontram-se na mesma altura em ambos os lados (Fig. 15.22). Em uma escoliose, o paciente pode sentir que um quadril é "mais alto" que o outro. Essa pelve aparentemente alta é decorrente do desvio lateral do tronco. Geralmente, a pelve encontra-se nivelada. A mesma condição pode fazer o paciente sentir que um membro inferior é mais curto que o outro.

12. As espinhas ilíacas anterossuperiores (EIAS) encontram-se no mesmo nível. Se uma delas for mais alta que a outra, existe uma possibilidade de um membro inferior ser mais curto que o outro ou da pelve se encontrar mais rodada ou desviada unilateralmente para cima ou para baixo.

13. Os ossos púbicos encontram-se nivelados na sínfise púbica. Qualquer desvio deve ser anotado.

14. As patelas encontram-se direcionadas para a frente. Algumas vezes, elas estão direcionadas para fora (patelas "em olhos de rã") ou para dentro (patelas "vesgas"). A posição da patela também pode ser alterada pela torção do colo do fêmur (anteversão-retroversão), da diáfise femoral ou da diáfise tibial.

15. Os joelhos são retos. O paciente pode apresentar joelho varo ou joelho valgo (ver Fig. 12.7). Se o paciente aproximar os tornozelos e existir uma distância superior a dois dedos entre os joelhos, considera-se que ele apresenta um certo grau de joelho varo. Quando os pés se encontram afastados e os joelhos se tocam, considera-se que ele apresenta um certo grau de joelho valgo. As mulheres apresentam uma maior tendência ao joelho valgo. O examinador deve observar se a deformidade é decorrente do fêmur e/ou da tíbia. Em crianças, durante os primeiros 6 anos de vida, os joelhos evoluem de joelho reto para joelho varo. A seguir, tornam-se retos novamente e evoluem para joelho valgo, tornando-se retos novamente (ver Fig. 12.8).[25]

16. As cabeças das fíbulas encontram-se niveladas.

17. Os maléolos mediais e laterais dos tornozelos encontram-se nivelados. Normalmente, os maléolos mediais estão localizados discretamente mais à frente que os maléolos laterais, mas os maléolos laterais estendem-se mais distalmente.

18. Existem dois arcos nos pés e eles são iguais nos dois lados. Nessa posição, somente o arco longitudinal medial é visível. O examinador deve observar a presença de pé plano, ou pronado, pé cavo ou supinado ou outras deformidades.

19. Os pés apresentam uma angulação lateral igual (esse ângulo Fick é geralmente, de 5° a 18° [ver Fig. 14.14]). Esse achado significa que as tíbias normalmente apresentam uma discreta rotação lateral (torção lateral da tíbia). A presença de "pés de pombo" geralmente indica rotação medial das tíbias (torção medial da tíbia), especialmente quando as patelas estão direcionadas para a frente. Quando as patelas estão desviadas medialmente (patela "vesga") em presença de "dedos de pombo" ou quando estão desviadas lateralmente, o problema pode estar localizado no fêmur (torção anormal do fêmur ou problemas de retroversão/anteversão do quadril).

20. Não existe qualquer arqueamento ósseo. A presença de qualquer arqueamento pode indicar doenças como osteomalacia ou osteoporose.

21. Os contornos ósseos e de tecidos moles são igualmente simétricos nas duas metades do corpo. Qualquer indicação de atrofia muscular, hipertrofia muscular unilateral ou assimetria óssea deve ser anotada. Essas alterações podem indicar patologia muscular ou nervosa ou podem simplesmente estar relacionadas ao trabalho ou a atividades recreativas do paciente. Por exemplo, um peão de rodeio de touros apresenta hipertrofia de músculos e ossos em um lado (o membro superior que ele utiliza para se firmar sobre o animal).

Além disso, o examinador deve observar a pele do paciente em busca de anormalidades como, por exemplo, áreas pilificadas (p. ex., diastematomielia), lesões pigmentadas (p. ex., manchas café com leite, neurofibromatose), tumores subcutâneos e cicatrizes (p. ex., síndrome de Ehlers-Danlos), todas podendo acarretar ou contribuir para problemas posturais (ver Figs. 9.20 e 9.22). A Tabela 15.8 mostra algumas das posturas com mal alinhamento e seus efeitos.[5,25,47,48] Alterações em um segmento corporal provocam alterações em outros segmentos quando o corpo tenta compensar ou ajustar-se ao mal alinhamento.[5] Posturas de compensação são posturas que representam a tentativa do corpo de normalizar a aparência ou melhorar a função.[5]

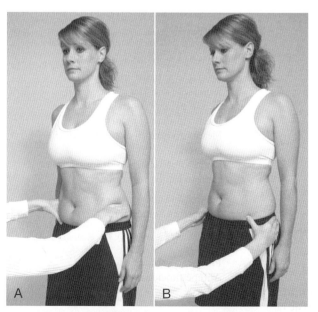

Figura 15.22 Observando a igualdade de altura. (A) Cristas ilíacas. (B) Espinhas ilíacas anterossuperiores.

1254 Avaliação musculoesquelética

TABELA 15.8

Alinhamento normal da postura na posição em pé: vista anterior[5,25,47,48]

Desalinhamento	Possíveis movimentos ou posturas correlacionados	Possíveis movimentos ou posturas compensatórios
Torcicolo	Rotação para o mesmo lado limitada Flexão contralateral limitada	
Escoliose	Flexão lateral para o lado convexo limitada Rotação para o lado convexo limitada Costela côncava sobre o lado convexo	
Inclinação pélvica lateral (queda da pelve – apoio sobre membro inferior direito)	Adução do quadril direito Abdutores do lado direito fracos (sinal de Trendelenburg positivo)	Flexão lateral lombar direita Adutores do lado esquerdo curtos
Inclinação pélvica lateral (puxão pélvico – apoio sobre membro inferior direito)	Abdução do quadril direito Adutores do lado esquerdo fracos	Flexão lateral lombar curta Abdutores do lado direito curtos
Rotação anterior de um ílio sobre o sacro (apoio sobre membro inferior direito)	Rotação medial do quadril direito Patela direcionada para dentro Desvio medial dos artelhos Pronação do pé Membro inferior longo	Rotação lombar esquerda Escoliose – concavidade à esquerda Flexão do joelho
Anteversão excessiva	Desvio medial dos artelhos Pronação subtalar Subluxação patelar lateral Torção tibial medial Torção femoral medial	Torção tibial lateral Rotação lateral no nível do joelho Rotação lateral da tíbia, fêmur e/ou pelve Rotação lombar ipsilateral
Retroversão excessiva	Desvio lateral dos artelhos Supinação subtalar Torção lateral tibial Torção lateral femoral	Rotação medial no nível do joelho Rotação medial da tíbia, fêmur e/ou pelve Rotação lombar contralateral
Coxa vara	Articulação subtalar em pronação Rotação medial do membro inferior Membro inferior ipsilateral curto Rotação pélvica anterior	Supinação subtalar ipsilateral Pronação subtalar contralateral Flexão plantar ipsilateral Joelho contralateral recurvado Flexão do quadril e/ou do joelho contralateral Rotação pélvica posterior ipsilateral e rotação lombar ipsilateral
Coxa valga	Articulação subtalar em supinação Rotação lateral do membro inferior Membro inferior ipsilateral longo Inclinação pélvica posterior	Pronação subtalar ipsilateral Supinação subtalar contralateral Flexão plantar contralateral Joelho ipsilateral recurvado Flexão do quadril e/ou do joelho ipsilateral Rotação pélvica anterior ipsilateral e rotação lombar contralateral
Torção femoral medial	Pronação subtalar excessiva Desvio medial dos artelhos Patela direcionada para dentro ou inclinada (patela "vesga")	Supinação subtalar excessiva Antepé funcional valgo
Torção femoral lateral	Supinação subtalar excessiva Desvio lateral dos artelhos Patela direcionada para fora ou inclinada ("olhos de gafanhoto" ou patela em "olhos de rã")	Pronação subtalar excessiva Antepé funcional varo

(continua)

Capítulo 15 Avaliação da postura **1255**

TABELA 15.8 (continuação)

Alinhamento normal da postura na posição em pé: vista anterior

Desalinhamento	Possíveis movimentos ou posturas correlacionados	Possíveis movimentos ou posturas compensatórios
Joelho valgo	Pé plano Pronação subtalar excessiva Torção lateral tibial Subluxação lateral patelar Adução excessiva do quadril Rotação medial excessiva do quadril ipsilateral Rotação contralateral da parte lombar da coluna	Antepé varo Supinação subtalar excessiva para permitir que a base lateral do calcanhar entre em contato com o solo Desvio medial dos artelhos para diminuir o balanço pélvico lateral durante a marcha Rotação lateral pélvica ipsilateral
Joelho varo	Angulação lateral excessiva da tíbia no plano frontal; tíbia vara Torção medial tibial Rotação lateral do quadril ipsilateral Abdução excessiva do quadril	Antepé valgo Pronação subtalar excessiva para permitir que a base medial do calcanhar entre em contato com o solo Rotação medial pélvica ipsilateral
Torção lateral tibial (maleolar)	Desvio lateral dos artelhos Supinação subtalar excessiva com rotação relacionada ao longo do quarto inferior	Antepé funcional varo Pronação subtalar excessiva com rotação relaxada ao longo do quarto inferior
Torção medial tibial (maleolar)	Desvio medial dos artelhos Metatarso aducto Pronação subtalar excessiva com rotação relacionada ao longo do quarto inferior	Antepé valgo funcional Supinação subtalar excessiva com rotação relaxada ao longo do quarto inferior
Retroflexão tibial inadequada (arqueamento da tíbia)	Alinhamento alterado do tendão do calcâneo acarretando alteração associada do movimento articular	
Deformidade em arco da tíbia (tíbia vara)	Torção medial tibial	Antepé valgo Pronação subtalar excessiva
Tornozelo equino		Hipermobilidade no primeiro raio Pronação subtalar ou mediotarsal excessiva Flexão do quadril ou do joelho Joelho recurvado
Antepé valgo	Hálux valgo Pronação subtalar e rotação relacionada ao longo do quarto inferior	Supinação subtalar ou mediotarsal excessiva Rotação tibial excessiva; tibial e femoral; ou tibial, femoral e rotação lateral pélvica, ou ainda todos com rotação da parte lombar ipsilateral da coluna
Metatarso aducto	Hálux valgo Torção medial tibial Pé plano Desvio medial dos artelhos	
Hálux valgo	Antepé valgo Pronação subtalar e rotação relacionada ao longo do quarto inferior	Rotação tibial; tibial e femoral; ou tibial, femoral e lateral pélvica excessiva, ou ainda todos com rotação da parte lombar ipsilateral da coluna
Desvio medial dos artelhos	Pé em pronação Torção medial tibial Metatarso varo Tálipe varo ou equinovaro Tíbia ou joelho varo Torção femoral medial Anteversão femoral excessiva Rotadores mediais do quadril curtos Displasia acetabular (direcionados para a frente)	

(continua)

1256 Avaliação musculoesquelética

TABELA 15.8 *(continuação)*

Alinhamento normal da postura na posição em pé: vista anterior

Desalinhamento	Possíveis movimentos ou posturas correlacionados	Possíveis movimentos ou posturas compensatórios
Desvio lateral dos artelhos	Tendão do calcâneo curto Tálipe calcaneovalgo Pé plano varo convexo Torção tibial lateral Fíbula hipoplástica (ausência de fíbula) Torção femoral lateral Retroversão femoral anormal Rotadores laterais curtos Rotadores mediais flácidos Displasia acetabular (direcionados para trás)	
Retropé valgo (eversão do calcâneo)	Rotação tibial; tibial e femoral; ou tibial, femoral e pélvica Hálux valgo	

Vista lateral

Observando o paciente de lado, (Tab. 15.9; ver Fig. 15.1B) o examinador deve verificar se as seguintes condições são verdadeiras:

1. O lóbulo da orelha está alinhado à ponta do ombro (processo acromial) e o "ponto alto" da crista ilíaca. Essa linha é a **linha lateral de referência**, que divide o corpo em duas metades (anterior e posterior)

TABELA 15.9

Alinhamento normal da postura na posição em pé: vista lateral

Articulações	Linha de gravidade	Momento externo	Forças passivas de oposição	Forças ativas de oposição
Atlantoccipital	Anterior (anterior ao eixo transverso para flexão e extensão)	Flexão	Ligamento da nuca e ligamentos alares; membranas tectórias, atlantoaxial e atlantoccipital posterior	Músculos retos posteriores maior e menor da cabeça, semiespinais da cabeça e do pescoço, esplênios da cabeça e do pescoço e oblíquos superior e inferior
Cervical	Posterior	Extensão	Ligamento longitudinal anterior, fibras anteriores do anel fibroso e cápsulas articulares zigapofisárias anteriores	Escaleno anterior, longos da cabeça e pescoço
Torácica	Anterior	Flexão	Ligamentos longitudinal posterior, supraespinal e interespinal; cápsulas articulares zigapofisárias posteriores e fibras posteriores do anel fibroso	Ligamento amarelo, longuíssimo do tórax, torácico iliocostal, torácico espinal e torácico semiespinal
Lombar	Posterior	Extensão	Ligamentos longitudinal anterior e iliolombar, fibras anteriores do anel fibroso e cápsulas articulares zigapofisárias anteriores	Reto do abdome e músculos oblíquos externo e interno
Articulação sacroilíaca	Anterior	Nutação	Ligamentos sacrotuberal, sacroespinal, iliolombar e sacroilíaco anterior	Transverso do abdome
Articulação do quadril	Posterior	Extensão	Ligamento iliofemoral	Iliopsoas
Articulação do joelho	Anterior	Extensão	Cápsula articular posterior	Posteriores da coxa, gastrocnêmio
Articulação do tornozelo	Anterior	Dorsiflexão		Sóleo, gastrocnêmio

De Levangie PK, Norkin CC. *Joint structures and function – a comprehensive analysis.* Philadelphia: F.A. Davis, 2005. p. 493.

(ver Fig. 15.1B). Quando o queixo se encontra projetado para a frente, uma lordose lombar excessiva também pode estar presente. Essa alteração compensadora é causada pela tentativa do corpo de manter o centro de gravidade na posição normal.

2. Cada segmento da coluna vertebral apresenta uma curva normal (Fig. 15.23). Músculos glúteos máximos grandes ou o excesso de gordura podem dar a impressão de uma lordose exagerada. O examinador deve observar a coluna em relação ao sacro e não em relação aos músculos glúteos. Da mesma maneira, as escápulas podem dar a impressão de uma cifose torácica aumentada, especialmente se elas forem chatas e o paciente possuir ombros arredondados.

3. Os ombros encontram-se adequadamente alinhados. Considera-se que o paciente apresenta "ombros arredondados" quando eles pendem para a frente (i. e., as escápulas protraem). Esse alinhamento inadequado pode ser causado pelo hábito, por retração dos músculos peitorais ou por músculos estabilizadores da escápula fracos.

4. Os músculos torácicos, abdominais e dorsais apresentam um tônus adequado. A fraqueza ou o espasmo de qualquer um desses músculos pode acarretar alterações posturais.

5. Não existem deformidades torácicas como *pectus carinatum* (peito de pombo; protuberância indevida do esterno) ou *pectus excavatum* (peito de sapateiro; depressão indevida do esterno).

6. O ângulo pélvico (ou inclinação pélvica) é normal (7° a 15°; ver Fig. 10.13). A espinha ilíaca posterossuperior (EIPS) deve ser um pouco mais alta que a EIAS (um a dois dedos mais alta).[49-52]

Os joelhos são retos, flexionados ou recurvados (hiperestendidos). Geralmente, na posição em pé normal, os joelhos encontram-se discretamente flexionados (0° a 5°). A hiperextensão dos joelhos pode causar um aumento da lordose lombar. Um encurtamento dos posteriores da coxa ou dos gastrocnêmios também pode causar flexão do joelho.

A Figura 15.24 ilustra a postura normal e alguns dos desvios anormais vistos durante a observação lateral do paciente. A Tabela 15.10 mostra alguns mal alinhamentos posturais e seus efeitos.[5,47,48,53]

Vista posterior

Ao observar o paciente por trás (Tab. 15.11; ver Fig. 15.1C), o examinador deve observar se as seguintes condições são verdadeiras:

1. Os ombros encontram-se nivelados e a cabeça encontra-se na linha mediana. Esses achados devem ser comparados com os da vista anterior.

2. As espinhas e os ângulos inferiores das escápulas encontram-se nivelados (Fig. 15.25) e as margens mediais das escápulas são equidistantes em relação à coluna vertebral. Quando isso não ocorre, existe uma deformidade rotacional ou de alamento de uma das escápulas? Defeitos (p. ex., deformidade de Sprengel) devem ser anotados (Fig. 15.26).

3. A coluna vertebral é reta ou apresenta uma curva lateral, indicando a presença de uma escoliose. A partir do processo espinhoso da sétima vértebra cervical, o examinador pode soltar um fio de prumo (ver Fig. 8.15).[54] Normalmente, a linha passa pela fenda glútea. Esta linha é a **linha de referência posterior** utilizada para dividir o corpo em duas metades (direita e esquerda posteriormente) (ver Fig. 15.1 C). A distância que vai da linha vertical até a fenda glútea pode ser mensurada. Essa distância é algumas vezes utilizada como uma medida do desequilíbrio da coluna vertebral. O examinador anota se o desvio é para a esquerda ou direita. Quando o paciente apresenta um torcicolo ou uma escoliose cervicotorácica, o examinador deve soltar o fio de prumo a partir da protuberância occipital externa.[23]

4. As costelas protraem ou são simétricas em ambos os lados.

5. Os ângulos da cintura encontram-se nivelados.

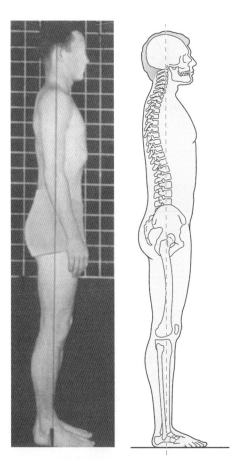

Figura 15.23 Alinhamento postural correto (vista lateral). (De Kendall FP, McCreary EK. *Muscles: testing and function*. Baltimore: Williams & Wilkins, 1983. p. 280.)

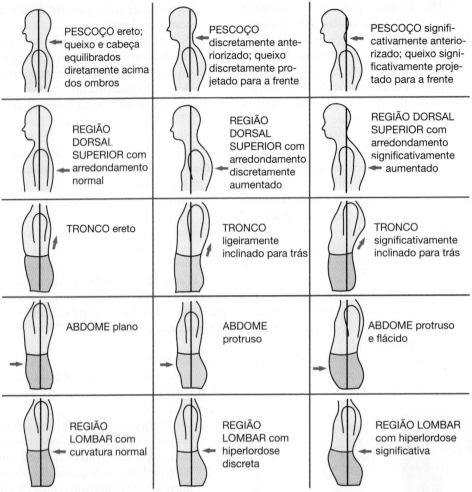

Figura 15.24 Desvios posturais claros observados lateralmente. (Reproduzida de Reedco Research, Auburn, New York.)

TABELA 15.10

Desalinhamentos observados em perfil[5,47,48,53]

Desalinhamento	Possíveis movimentos ou posturas correlacionados	Possíveis movimentos ou posturas compensatórios
Postura da cabeça para a frente	Extensão da parte cervical da coluna Escápula protraída	Cifose aumentada na parte torácica da coluna Lordose aumentada na parte lombar da coluna Úmero rotacionado medialmente
Dorso curvo	Extensão da parte cervical da coluna Escápula protraída	Postura com a cabeça para a frente Quadris flexionados Joelhos estendidos
Costas planas	Inclinação pélvica posterior	Quadris estendidos Joelhos estendidos Postura com a cabeça para a frente
Inclinação dorsal	Pelve neutra ou com inclinação posterior	Deslizamento anterior da pelve Cifose Quadris estendidos Joelhos estendidos

(continua)

Capítulo 15 Avaliação da postura **1259**

TABELA 15.10 *(continuação)*

Desalinhamentos observados em perfil[5,47,48,53]

Desalinhamento	Possíveis movimentos ou posturas correlacionados	Possíveis movimentos ou posturas compensatórios
Lordose patológica	Pelve inclinada anteriormente Flexores curtos do quadril	Joelhos estendidos Flexão plantar dos tornozelos
Inclinação pélvica anterior	Flexão do quadril (flexores do quadril encurtados)	Extensão lombar (lordose aumentada) Joelhos hiperestendidos Protrusão do queixo (extensão cervical) Ombros arredondados (escápula protraída) Cifose torácica Flexão plantar dos tornozelos
Inclinação pélvica posterior	Extensão do quadril	Flexão lombar (costas planas) Quadris estendidos Joelhos estendidos Postura da cabeça para a frente
Rotação posterior de um ílio sobre o sacro (apoio sobre o membro inferior direito)	Rotação lateral do quadril direito Patela voltada para a lateral Desvio lateral dos artelhos Supinação do pé Membro inferior curto	Rotação lombar direita Escoliose – concavidade à direita Extensão do joelho
Joelho recurvado	Flexão plantar do tornozelo Inclinação pélvica anterior excessiva	Inclinação pélvica posterior Postura do tronco flexionada Cifose torácica excessiva
Retroversão tibial excessiva (inclinação posterior do platô da tíbia)	Joelho recurvado	
Retrotorção tibial inadequada (deflexão posterior da tíbia proximal por causa da tração dos posteriores da coxa)	Postura com joelho flexionado	
Retropé em valgo (eversão do calcâneo)	Inclinação da pelve para a frente (bilateral) Inclinação da pelve para o lado (unilateral)	

TABELA 15.11

Alinhamento normal na postura em pé: vista posterior

Segmento corpóreo	Localização da linha de gravidade	Observação
Cabeça	Passa pela porção média da cabeça	A cabeça deve estar reta sem inclinação lateral; os ângulos entre os ombros e o pescoço devem ser iguais
Membros superiores		Os membros superiores devem pender naturalmente de modo que as palmas das mãos fiquem voltadas para as laterais do corpo
Ombros/coluna	Passa ao longo da coluna vertebral em uma linha reta, que deve dividir as costas em duas metades simétricas	As escápulas devem estar planas contra a caixa torácica, ser equidistantes da linha de gravidade e separadas por aproximadamente 10 cm no adulto
Quadris/pelve	Passa pela fenda glútea das nádegas e deve ser equidistante das EIPS	As EIPS devem estar niveladas; as pregas glúteas devem estar niveladas e simétricas
Joelhos	Passa entre os joelhos equidistantes das faces articulares mediais	Verificar se os joelhos estão nivelados
Tornozelos/pés	Passa entre os tornozelos equidistantes dos maléolos mediais	Os tendões do calcâneo devem estar verticais e os maléolos devem estar nivelados e simétricos

EIPS: espinha ilíaca posterossuperior.
De Levangie PK, Norkin CC. *Joint structures and function – a comprehensive analysis.* Philadelphia: F.A. Davis, 2005. p. 499.

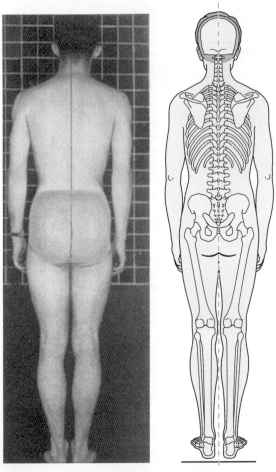

Figura 15.25 Alinhamento postural correto (vista posterior). (De Kendall FP, McCreary EK. *Muscles: testing and function*. Baltimore: Williams & Wilkins, 1983. p. 290.)

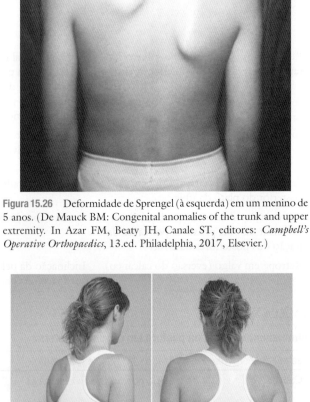

Figura 15.26 Deformidade de Sprengel (à esquerda) em um menino de 5 anos. (De Mauck BM: Congenital anomalies of the trunk and upper extremity. In Azar FM, Beaty JH, Canale ST, editores: *Campbell's Operative Orthopaedics*, 13.ed. Philadelphia, 2017, Elsevier.)

6. Os membros superiores encontram-se equidistantes do corpo e igualmente rodados.
7. As EIPS encontram-se niveladas (Fig. 15.27). Se uma for mais alta que a outra, um membro inferior poderá ser mais curto que o outro ou o paciente poderá apresentar uma rotação da pelve. O examinador deve observar a relação entre a EIPS e a EIAS. Quando a EIAS de um lado e a EIPS do outro lado forem mais altas, existe uma deformidade de torção (anterior ou posterior) da articulação sacroilíaca. Quando a EIAS e a EIPS de um lado forem mais altas que as do outro lado, o paciente pode apresentar um deslizamento ascendente da articulação sacroilíaca do lado mais alto.
8. As pregas glúteas encontram-se niveladas. Fraqueza muscular, problemas de raízes nervosas ou paralisia de nervos podem acarretar assimetria.
9. As articulações dos joelhos encontram-se niveladas. Quando isso não ocorre, pode ser indicativo de que um membro inferior é mais curto que o outro (Fig. 15.28).

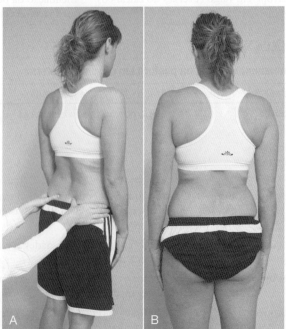

Figura 15.27 Observação da igualdade de altura. (A) Espinhas ilíacas posterossuperiores. (B) Pregas glúteas.

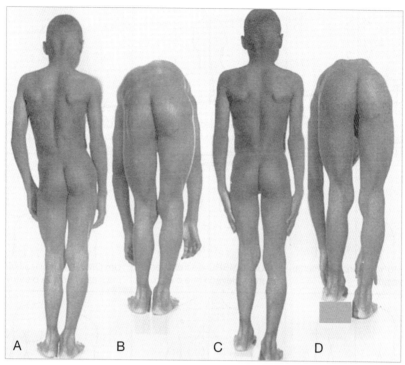

Figura 15.28 (A e B) Escoliose funcional resultante de um membro inferior curto. (C e D) Posição da coluna vertebral com a correção do membro inferior curto. (De Tachdjian MO. *Pediatric orthopedics*. Philadelphia: WB Saunders Co., 1972, p. 1192.)

10. Ambos os tendões do calcâneo descem retos até os calcâneos. Quando eles apresentam uma angulação lateral, pode ser indicação de uma deformidade em pé plano.
11. Os calcanhares são retos ou estão angulados para dentro (retropé varo) ou para fora (retropé valgo).
12. O arqueamento do fêmur ou da tíbia está presente ou ausente.

A Figura 15.29 ilustra a postura normal e alguns dos desvios anormais vistos ao observar o paciente posteriormente. A Tabela 15.12 destaca alguns dos alinhamentos posturais defeituosos e seus efeitos.[5,25,47,48]

Ao observar a postura, o examinador deve lembrar-se de que a pelve é geralmente a chave para a postura adequada das costas. O ângulo pélvico normal é de 30° e a pelve é mantida ou equilibrada nessa posição por músculos. Para que a pelve "assente corretamente" sobre o fêmur, os seguintes músculos têm de ser fortes, flexíveis (móveis) e equilibrados: abdominais, flexores do quadril, extensores do quadril, extensores das costas superficiais e profundos e rotadores, abdutores e adutores do quadril.

Quando a altura do paciente é medida, especialmente em uma criança, a altura focal da criança pode ser estimada pelo uso de uma tabela como a apresentada na Tabela 15.13.[55]

Após a avaliação da postura na posição em pé, o examinador pode avaliar algumas posturas adicionais (p. ex., posicionais, sustentadas ou repetitivas), especialmente quando o paciente tiver se queixado na anamnese de que essas diferentes posições causaram problemas ou sintomas.

Flexão anterior

Após completar a avaliação da postura na posição em pé, o examinador solicita ao paciente que flexione anteriormente no nível dos quadris, com as pontas dos dedos de ambas as mãos unidas de modo que os membros superiores pendam verticalmente (Fig. 15.30). Os pés devem estar juntos e ambos os joelhos devem estar estendidos. Qualquer alteração dessa postura provoca rotação da coluna, dando uma falsa impressão.

A partir dessa posição, usando as vistas de silhueta (*skyline*) anterior e posterior, o examinador pode observar o seguinte:

1. Se existe alguma assimetria da caixa torácica (p. ex., corcunda). Se o paciente apresentar uma corcunda, um nível e uma fita métrica podem ser utilizados para medir a distância perpendicular entre a corcunda e a depressão (Fig. 15.31).[23]
2. Se existe alguma assimetria na musculatura paravertebral.
3. Se existe cifose patológica.
4. Se ocorre retificação ou flexão normal da parte lombar da coluna.
5. Se existe alguma restrição à flexão anterior como a que ocorre na espondilolistese ou no caso de encurtamento dos músculos posteriores da coxa (Fig. 15.32; ver Fig. 8.24).

Quando, na anamnese, o paciente tiver se queixado de que a flexão anterior sustentada provoca sintomas, o examinador deve solicitar-lhe que assuma a postura e a

1262 Avaliação musculoesquelética

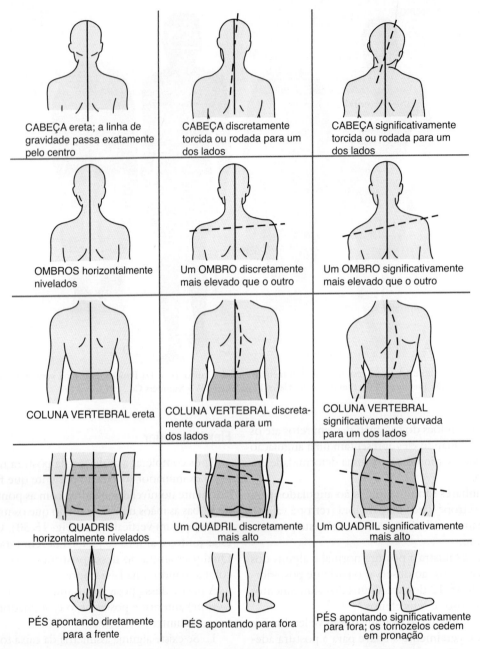

Figura 15.29 Desvios posturais evidentes na observação posterior. (Reproduzida de Reedco Research, Auburn, NY.)

TABELA 15.12

Alinhamentos defeituosos observados posteriormente[a 5,25,47,48]

Desalinhamento	Possíveis movimentos ou posturas correlacionados	Possíveis movimentos ou posturas compensatórios
Escoliose	Flexão lateral para o lado convexo limitada Rotação limitada para o lado convexo Costela côncava sobre o lado convexo	
Retropé varo Supinação subtalar excessiva (calcâneo varo)	Rotação lateral tibial; tibial e femoral; ou tibial, femoral e pélvica	Rotação medial excessiva ao longo do quarto inferior Hálux valgo Com flexão plantar no primeiro raio Antepé valgo funcional Pronação mediotarsal prolongada ou excessiva

(continua)

TABELA 15.12 (continuação)

Alinhamentos defeituosos observados posteriormente[a] [5,25,47,48]

Desalinhamento	Possíveis movimentos ou posturas correlacionados	Possíveis movimentos ou posturas compensatórios
Retropé valgo Pronação subtalar excessiva (calcâneo valgo)	Rotação medial tibial; tibial e femoral; ou tibial, femoral e pélvica Hálux valgo	Rotação lateral excessiva ao longo do quarto inferior Antepé varo funcional
Antepé varo	Supinação subtalar e rotação relacionada ao longo do quarto inferior	Com flexão plantar no primeiro raio Hálux valgo Pronação subtalar ou mediotarsal excessiva ou prolongada Rotação medial tibial; tibial e femoral; ou tibial, femoral e pélvica excessiva ou ainda todas com rotação da parte lombar contralateral da coluna

[a]Muitos dos alinhamentos defeituosos posteriores também são observados anteriormente.

TABELA 15.13

Porcentagem da estatura madura atingida em diferentes idades

Idade cronológica (anos)	PORCENTAGEM DA ALTURA FINAL	
	Meninos	Meninas
1	42,2	44,7
2	49,5	52,8
3	53,8	57,0
4	58,0	61,8
5	61,8	66,2
6	65,2	70,3
7	69,0	74,0
8	72,0	77,5
9	75,0	80,7
10	78,0	84,4
11	81,1	88,4
12	84,2	92,9
13	87,3	96,5
14	91,5	98,3
15	96,1	99,1
16	98,3	99,6
17	99,3	100,0
18	99,8	100,0

De Bayley N. The accurate prediction of growth and adult height. *Mod Probl Pediatr*. 1954 7:234-255.

mantenha durante 15 a 30 segundos para determinar se os sintomas são desencadeados ou aumentam. Foi observado que a flexão diminui o estresse sobre as articulações facetárias, mas pode aumentar a pressão no núcleo pulposo.[56,57] Do mesmo modo, quando a flexão anterior repetitiva ou os movimentos combinados (p. ex., extensão e rotação) provocam sintomas, deve-se solicitar ao paciente que realize os movimentos repetitivos ou combinados. A carga sobre a coluna vertebral produzida ao levantar um objeto também pode causar sintomas e, quando os sintomas não forem muito intensos, isso pode ser investigado.

Posição sentada

Com o paciente sentado sobre um banco com os pés apoiados sobre o solo e as costas sem suporte, o examinador observa a sua postura (Fig. 15.33). Sentar-se sem um suporte para as costas faz que o paciente mantenha a própria postura e aumenta a magnitude da atividade muscular necessária para mantê-la.[56] As posturas sentadas não necessariamente demonstraram aumento da pressão intradiscal, em comparação com as posturas em pé.[58,59] Na verdade, as causas do aumento das pressões intradiscais podem ser a manutenção de uma postura deficiente e períodos prolongados em flexão de tronco. Assim como na posição em pé, essa observação é realizada pela frente, pelas costas e pelos lados. Se o examinador observar qualquer desvio anteroposterior ou lateral da coluna vertebral, ele deverá verificar se tal desvio estava presente durante a observação com o paciente em pé. Ele deve anotar se as curvas da coluna vertebral aumentam ou diminuem quando o paciente se encontra na posição sentada e como elas mudam em diferentes posições sentadas.[60] Na observação pela frente, o examinador pode verificar se os joelhos encontram-se à mesma distância do chão. Quando isto não ocorre, pode ser indicativo de encurtamento da tíbia. Na observação lateral, o examinador pode observar se um joelho é mais proeminente que o outro. Quando isso ocorre, pode ser indicativo de encurtamento do fêmur de um dos lados.

Se o paciente tiver se queixado na anamnese de que a passagem da posição em pé para a posição sentada ou da posição sentada para a posição em pé desencadeia sintomas, o examinador deve solicitar que ele repita essas manobras, contanto que os movimentos não exacerbem muito os sintomas.

1264 Avaliação musculoesquelética

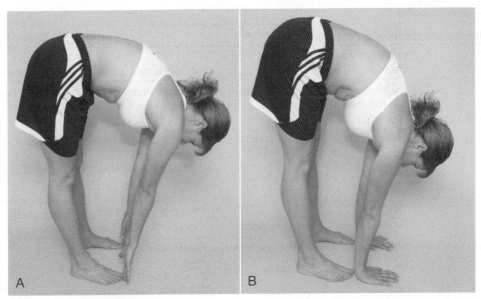

Figura 15.30 Postura em flexão anterior. (A) Amplitude de movimento normal. Observe a inversão da curva lombar. (B) Amplitude de movimento excessiva por causa da mobilidade excessiva do quadril.

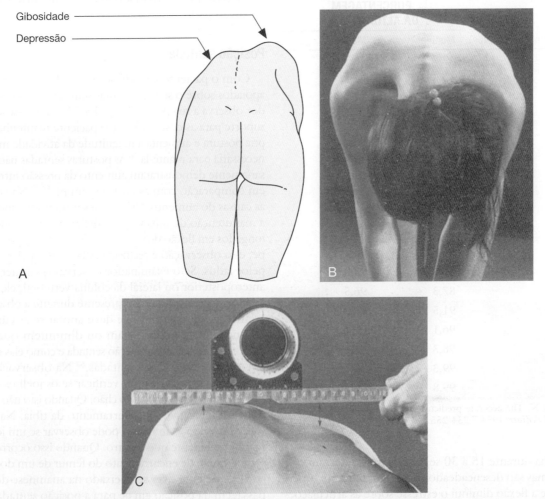

Figura 15.31 Corcunda costal no teste de flexão anterior. (A) Vista posterior. (B) Vista anterior. Os dois lados são comparados. Observe a presença de uma proeminência torácica direita. (C) Mensuração da proeminência. O medidor de nível é posicionado com a marca zero sobre o processo espinhoso palpável na área de proeminência máxima. O nível é horizontalizado e a distância até o ápice da deformidade (5 a 6 cm) é anotada. A distância perpendicular do nível até a depressão é medida na mesma distância a partir da linha mediana. Observa-se uma proeminência torácica direita de 2,4 cm. (De Moe JH, Bradford DS, Winter RB et al. *Scoliosis and other spinal deformities*. Philadelphia: WB Saunders, 1978, p. 17.)

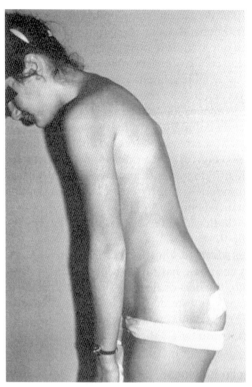

Figura 15.32 Flexão anterior anormal resultante do encurtamento dos músculos posteriores da coxa em uma paciente com espondilolistese. (De Moe JH, Bradford DS, Winter RB et al.: *Scoliosis and other spinal deformities*. Philadelphia: WB Saunders, 1978. p. 19.)

Decúbito dorsal

Com o paciente em decúbito dorsal, o examinador observa a posição da cabeça e da parte cervical da coluna, assim como do cíngulo do membro superior. Ele observa a área torácica em busca de qualquer protrusão (p. ex., *pectus carinatum*) ou depressão (p. ex., *pectus excavatum*).

O examinador deve observar se a musculatura abdominal é forte ou flácida e se os ângulos da cintura são iguais. Como na posição em pé, ele deve observar se as EIAS se encontram niveladas. Qualquer extensão da parte lombar da coluna deve ser anotada. Além disso, o examinador deve observar se a flexão dos joelhos ajuda a diminuir a curva lombar. Quando isso ocorre, pode ser indicação de encurtamento dos flexores do quadril. Os membros inferiores devem descer paralelos à pelve. Quando isso não ocorre ou quando eles não podem ser alinhados paralelamente e perpendiculares a uma linha que une as EIAS, pode ser indicativo de uma contratura do quadril em abdução ou adução.

Quando, na anamnese, o paciente tiver se queixado de sintomas ao passar do decúbito dorsal para a posição em pé ou da posição em pé para o decúbito dorsal, o examinador deve solicitar que ele repita esses movimentos, contanto que eles não exacerbem os sintomas.

Decúbito ventral

Com o paciente em decúbito ventral, o examinador observa a posição da cabeça, do pescoço e do cíngulo do membro superior, conforme previamente descrito. A cabeça deve ser posicionada de modo que não permaneça rodada, flexionada lateralmente ou estendida. Qualquer condição (p. ex., deformidade de Sprengel ou corcunda) deve ser anotada, assim como qualquer desvio da coluna vertebral. O examinador deve determinar se as EIPS se encontram niveladas e deve certificar-se de que os músculos glúteos, posteriores da coxa e gastrocnêmios são normais (ver Fig. 8.26B).

Como no decúbito dorsal, quando a passagem para o decúbito ventral ou a passagem do decúbito ventral para uma outra posição causar sintomas, o examinador deve solicitar ao paciente que repita esses movimentos, contanto que não ocorra piora dos sintomas.

Exame

A avaliação da postura envolve principalmente a anamnese e a observação. Quando, ao completar a anamnese e a observação, o examinador acreditar que um exame direto é necessário, os procedimentos apresentados neste livro para as várias regiões do corpo devem ser seguidos. Além disso, existem mensurações de alinhamento postural como, por exemplo, a régua de flexão da curva e outras medidas que podem ser utilizadas para registrar alinhamentos e alterações posturais.[61] No entanto, como em

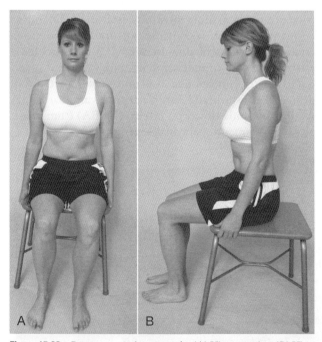

Figura 15.33 Postura na posição sentada. (A) Vista anterior. (B) Vista lateral.

qualquer avaliação postural, o examinador deve realizar dois testes: a mensuração do comprimento do membro inferior[62-65] e o *slump test* ou teste da flexão anterior.

Mensuração do comprimento do membro inferior. O paciente posiciona-se em decúbito dorsal com a pelve equilibrada sobre os membros inferiores (isto é, os membros inferiores posicionados em um ângulo de 90° em relação à linha que une as EIAS). Os membros inferiores devem ficar distantes 15 a 20 cm um do outro e paralelos entre si (Fig. 15.34). Em seguida, o examinador coloca uma extremidade da fita métrica sobre a face distal da EIAS, mantendo-a firmemente contra o osso. O dedo indicador da outra mão é posicionado imediatamente distal ao maléolo medial ou lateral e pressionado contra ele. A unha do polegar é levada ao encontro da ponta do dedo indicador, pinçando a fita métrica entre eles. O examinador realiza a leitura no pinçamento do polegar e do dedo indicador. Uma discreta diferença (de até 1,0 a 1,5 cm) é considerada normal, mas pode ser relevante quando existe uma patologia. Informações adicionais sobre a mensuração do comprimento verdadeiro do membro inferior podem ser encontradas no Capítulo 11.

Slump test *ou teste da flexão anterior*. O paciente senta-se na beirada da maca de exame com os membros inferiores apoiados, o quadril em posição neutra (isto é, nenhuma rotação ou abdução-adução) e as mãos atrás das costas (ver Fig. 9.58). O exame é realizado em várias etapas. Primeiro, o examinador solicita ao paciente que "curve" as costas, flexionando as partes torácica e lombar da coluna. Ele mantém o queixo do paciente na posição neutra para evitar a flexão do pescoço e da cabeça. A seguir, o examinador utiliza um membro superior para aplicar uma sobrepressão transversal sobre os ombros do paciente para manter a flexão das partes torácica e lombar da coluna. Mantendo essa posição, ele solicita ao paciente que flexione ativamente a parte cervical da coluna e a cabeça o máximo possível (isto é, que ele encoste o queixo no tórax). Em seguida, o examinador aplica uma sobrepressão para manter a flexão das três partes da coluna (cervical, torácica e lombar), usando a mão do mesmo membro superior para manter a sobrepressão sobre a parte cervical da coluna. Com a outra mão, o examinador segura o pé do paciente que é posicionado em dorsiflexão máxima. Enquanto mantém essas posições, ele solicita ao paciente que estenda o joelho o máximo possível. O teste é repetido com o outro membro inferior e, a seguir, com ambos os membros simultaneamente. Quando o paciente é incapaz de estender completamente o joelho por causa da dor, o examinador remove a sobrepressão sobre a parte cervical da coluna e o paciente estende ativamente o pescoço. Se a extensão do joelho aumentar ou se os sintomas diminuírem com a extensão do pescoço ou o posicionamento do paciente aumentar os sintomas, o teste será considerado positivo para aumento de tensão no trato neuromeníngeo.[66-68] Informações adicionais sobre o teste de flexão anterior podem ser encontradas no Capítulo 9.

Testes adicionais. Outros testes também podem ser realizados com base nas observações do examinador. Por exemplo, quando os flexores do quadril parecem estar encurtados, o teste de Thomas deve ser realizado (ver Cap. 11). Para uma apresentação detalhada da boa e má postura, consultar a Tabela 15.14.

Avaliação funcional

A avaliação funcional da postura envolve a análise postural estática e a avaliação do equilíbrio, da flexibilidade e do movimento; a observação dos efeitos de um alinhamento defeituoso em função desses quatro parâmetros; e quais medidas devem ser tomadas pelo profissional de saúde para sua correção. Esses procedimentos podem envolver uma avaliação da amplitude de movimento (ADM), força e resistência a diferentes atividades; uma avaliação do equilíbrio em diferentes posições; e determinar se há flexibilidade e força suficientes para que o paciente possa assumir posturas estáticas e dinâmicas enquanto mantém o controle postural e proporciona estabilidade à musculatura do *core*.[69-71] A mensuração da estabilidade do *core* pode ser difícil, pois foi demonstrado que os testes clínicos que avaliam esse parâmetro têm pouca confiabilidade inter e intra-avaliadores.[72] A **Avaliação rápida do corpo inteiro (REBA)** é um exemplo de instrumento para análise postural.[73]

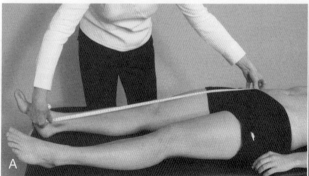 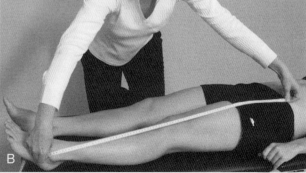

Figura 15.34 Mensuração do comprimento do membro inferior (A) até o maléolo medial; (B) até o maléolo lateral.

Capítulo 15 Avaliação da postura **1267**

TABELA 15.14

Postura boa e defeituosa: resumo

Postura boa	Parte	Postura defeituosa
A cabeça é mantida ereta em uma posição de bom equilíbrio	Cabeça	Queixo alto demais Cabeça protrusa para a frente. Cabeça inclinada ou rotada para um lado
Os membros superiores pendem relaxados nas laterais do corpo com as palmas das mãos voltadas para este. Os cotovelos são levemente flexionados, de modo que os antebraços pendem levemente para a frente Os ombros estão no mesmo nível, e nenhum está mais para a frente ou para trás que o outro quando vistos de lado As escápulas estão de encontro à caixa torácica. Elas não estão nem muito juntas nem muito separadas. Em adultos, uma separação de aproximadamente 10 cm é a média	Membros superiores e ombros	Manutenção dos membros superiores rigidamente em qualquer posição para a frente, para trás ou para o lado. Os membros permanecem voltados com as palmas das mãos direcionadas para trás Um ombro mais alto que o outro. Ambos os ombros se encontram elevados. Um ou ambos os ombros caem para a frente ou inclinam-se. Ombros rotados no sentido horário ou anti-horário Escápulas muito tracionadas para trás. Escápulas excessivamente afastadas. Escápulas muito proeminentes, salientando-se da caixa torácica ("alamento escapular")
Uma boa posição do tórax é aquela em que ele fica levemente para cima e para a frente (enquanto as costas permanecem em bom alinhamento) O tórax parece estar em uma posição a cerca de meio caminho entre uma inspiração completa e uma expiração forçada	Tórax	Tórax deprimido ou "tórax escavado" Tórax elevado e mantido muito alto por causa do arqueamento das costas Costelas mais proeminentes em um lado que no outro Protrusão ou expansão das costelas inferiores
Em crianças até cerca de 10 anos de idade o abdome normalmente salienta-se um pouco. Em crianças mais velhas e adultos, deve ser plano	Abdome	Protrusão de todo o abdome A parte inferior do abdome protrai enquanto a parte superior retrai
A frente da pelve e as coxas estão em uma linha reta. Os glúteos não são proeminentes nas costas, mas, em vez disso, inclinam-se levemente para baixo. A coluna tem quatro curvas naturais. No pescoço e na região inferior do dorso, a curva é para a frente, e na região superior do dorso e na parte mais inferior da coluna (região sacral) ela é para trás. A curva sacral é uma curva fixa, enquanto as outras três são flexíveis	Coluna vertebral e pelve (vista lateral)	A região lombar arqueia demais para a frente (lordose). A pelve inclina demais para a frente. A face anterior da coxa forma um ângulo com a pelve quando essa inclinação está presente. Retificação da curvatura normal para a frente da parte lombar da coluna. A pelve inclina-se para trás e ocorre uma pequena inclinação posterior da linha da pelve em relação à face anterior dos quadris (costas planas) Aumento da curva para trás na porção superior das costas (cifose ou costas arredondadas) Aumento da curva para a frente no pescoço. Quase sempre acompanhada por costas encurvadas e observada como uma projeção da cabeça para a frente Curva lateral da coluna vertebral (escoliose); em direção a um lado (curva em C) ou em direção a ambos os lados (curva em S)
Idealmente, o peso corporal é distribuído uniformemente sobre ambos os pés e os quadris encontram-se nivelados. Um lado não é mais proeminente que o outro quando observados pela frente ou pelas costas, nem um quadril encontra-se mais à frente ou mais atrás que o outro ao serem observados de lado. A coluna vertebral não se curva para a esquerda ou para a direita. (Um discreto desvio para a esquerda em indivíduos destros e para a direita em indivíduos canhotos não deve ser considerado anormal. Além disso, como foi observado que indivíduos destros têm uma tendência a apresentar frequentemente o ombro direito levemente mais baixo e o quadril direito levemente mais alto e vice-versa para os indivíduos canhotos, esses desvios não devem ser considerados anormais)	Quadris, pelve e coluna vertebral (vista posterior)	Um quadril é mais alto que o outro (inclinação pélvica lateral). Algumas vezes, ele não é muito mais alto, mas parece ser porque a oscilação lateral do corpo o torna mais proeminente. (Alfaiates e costureiros frequentemente percebem uma inclinação lateral porque a barra da saia ou o comprimento das calças devem ser ajustados por causa da diferença) Os quadris são rotados, de modo que um encontra-se mais à frente que o outro (rotação horária ou anti-horária)

(continua)

1268 Avaliação musculoesquelética

TABELA 15.14 *(continuação)*

Postura boa e defeituosa: resumo

Postura boa	Parte	Postura defeituosa
Os membros inferiores são retos. As patelas direcionam-se para a frente quando os pés se encontram em boa posição. Olhando os joelhos lateralmente, eles são retos (isto é, não estão flexionados anteriormente nem "bloqueados" posteriormente)	Joelhos e membros inferiores	Os joelhos tocam-se quando os pés estão afastados (valgo) Os joelhos permanecem afastados quando os pés se tocam (joelho varo) O joelho curva-se ligeiramente para trás (joelho hiperrestendido) (joelho recurvado) O joelho flexiona-se levemente para a frente, isto é, ele não é tão reto quanto deveria ser (joelho flexionado) As patelas voltam-se discretamente uma em direção à outra (fêmures rotados medialmente) As patelas direcionam-se ligeiramente para fora (fêmures rotados lateralmente)
Na posição em pé, o arco longitudinal possui a forma de uma meia cúpula Descalços ou com sapatos sem saltos, os pés apresentam um discreto desvio lateral Com sapatos com saltos, os pés ficam paralelos Durante a marcha com calçados com ou sem saltos, os pés permanecem paralelos e o peso é transferido do calcanhar ao longo da borda externa até a parte distal da planta do pé Durante a corrida, os pés permanecem paralelos ou apresentam um discreto desvio medial. O peso é distribuído sobre a face plantar distal dos pés e dos artelhos, pois os calcanhares não entram em contato com o solo	Pé	Arco longitudinal baixo ou pé plano Arco metatarsal baixo, usualmente indicado pela presença de hiperqueratose na região distal da planta do pé Peso distribuído sobre a face medial do pé (pronação). "O tornozelo roda para dentro" Peso distribuído sobre a face lateral do pé (supinação). "O tornozelo roda para fora" Desvio lateral dos pés durante a marcha ou na posição em pé calçando sapatos de salto alto (dedos "espalhados" ou "pés virados para fora") Desvio medial dos pés durante a marcha ou na posição em pé ("pés de pombo")
Os artelhos devem ser retos, isto é, nem curvados para baixo nem flexionados para cima. Eles devem estender-se para a frente, alinhados com o pé, e não devem ser espremidos nem devem se sobrepor	Artelhos	Artelhos flexionados para cima na primeira articulação e para baixo nas articulações média e distal, de modo que o peso seja distribuído sobre as pontas dos artelhos (dedos em martelo). Esse defeito frequentemente é relacionado ao uso de calçados apertados O hálux inclina-se em direção à linha mediana do pé (hálux valgo). Esse defeito é frequentemente relacionado ao uso de calçados muito estreitos e com ponta fina

Modificada de Kendall FP e McCreary EK. *Muscles: testing and function.* Baltimore: Williams & Wilkins, 1983.

Resumo da avaliação da postura[a]

Anamnese
Observação
   Em pé (anterior, lateral e posterior)
   Flexão anterior (anterior, lateral e posterior)
   Posição sentada (anterior, lateral e posterior)
   Decúbito dorsal

Decúbito ventral
Exame
   Medição do comprimento de membros inferiores
   Slump test
Exame funcional
Exame de articulações específicas (ver capítulo específico)

[a]Como em qualquer avaliação, o paciente deve ser advertido sobre a possibilidade de algum desconforto depois do exame e de que esse desconforto é normal. O desconforto depois de qualquer exame deve diminuir dentro de 24 horas. O examinador deve ter em mente que várias articulações podem ser afetadas ao mesmo tempo, como resultado ou como causa da má postura. Por essa razão, o exame da postura pode ser extenso, com observação da postura em geral e de diversas articulações específicas em detalhes.

Referências bibliográficas

1. Kisner C, Colby LA. Therapeutic Exercise: Foundations and Techniques. Philadelphia: FA Davis; 1985.
2. Ayub E. Posture and the upper quarter. In: Donetelli RA, ed. Physical Therapy of Shoulder Pathology. 2nd ed. New York: Churchill Livingstone; 1991.
3. Basmajian JV, de Luca CJ. Muscles Alive: Their Function Revealed by Electromyography. Baltimore: Williams & Wilkins; 1985.
4. Kendall FP, McCreary EK, Provance PG. Muscles, Testing and Function: With Posture and Pain. 4th ed. Baltimore: Williams & Wilkins; 1993.
5. Levangie PK, Norkin CC. Joint Structures and Function — A Comprehensive Analysis. Philadelphia: WB Saunders; 2005.
6. Johnson J. Postural Assessment. Champaign IL: Human Kinetics; 2011.
7. Sahrmann SA. Does postural assessment contribute to patient care? J Orthop Sports Phys Ther. 2002;32(8):376–379.
8. Griegel-Morris P, Larson K, Mueller-Klaus K, et al. Incidence of common postural abnormalities in the cervical, shoulder, and thoracic regions and their association with pain in two age groups of healthy subjects. Phys Ther. 1992;72:425–430.
9. Dalton D. The vertebral column. In: Norkin C, Levangie P, eds. Joint Structure and Function: A Comprehensive Analysis. 5th ed. Philadelphia: FA Davis Company; 2011.
10. Barry-Greb TL, Harrison AL. Posture, gait, and functional abilities of the adolescent, pregnant, and elderly female. Orthop Phys Ther Clin North Am. 1996;5:1–21.
11. Jull GA, Janda V. Muscles and motor control in low back pain. Assessment and Management. In: Twomey LT, Taylor JR, eds. Physical Therapy of the Low Back. New York: Churchill Livingstone; 1987.
12. Goldspink G. The influence of immobilization and stretch in protein turnover of rat skeletal muscle. J Physiol. 1977;264:267–268.
13. Tabary JC, Tabary C, Tardieu C, et al. Physiological and structural changes in the cat's soleus muscle due to immobilization at different lengths by plaster casts. J Physiol. 1972;224(1):231–244.
14. Yang H, Alnaqeeb M, Simpson H, Goldspink G. Changes in muscle fibre type, muscle mass and IGF-I gene expression in rabbit skeletal muscle subjected to stretch. J Anat. 1997;190(4):613–622.
15. Janda V. Muscles and motor control in cervicogenic disorders: assessment and management. In: Grant R, ed. Physical Therapy of the Cervical and Thoracic Spine. New York: Churchill Livingstone; 1994.
16. Singla D, Veqar Z. Methods of postural assessment used for sports persons. J Clin Diagn Res. 2014;8(4):LE01–LE04.
17. Fahrni WH. Backache: Assessment and Treatment. Vancouver, Canada: Musquean Publishers; 1976.
18. Finneson BE. Low Back Pain. Philadelphia: JB Lippincott; 1981.
19. Kendall FP, McCreary EK. Muscles: Testing and Function. 3rd ed. Baltimore: Williams & Wilkins; 1983.
20. McKenzie RA. The Lumbar Spine: Mechanical Diagnosis and Therapy. Waikanae, New Zealand: Spinal Publications; 1981.
21. Wiles P, Sweetnam R. Essentials of Orthopaedics. London: J & A Churchill; 1965.
22. Porterfield JA, DeRosa C. Mechanical Low Back Pain: Perspectives in Functional Anatomy. Philadelphia: WB Saunders; 1991.
23. Moe JH, Bradford DS, Winter RB, et al. Scoliosis and Other Spinal Deformities. Philadelphia: WB Saunders; 1978.
24. McMorris RO. Faulty postures. Pediatr Clin North Am. 1961;8:213–224.
25. Tachdjian MO. Pediatric Orthopedics. Philadelphia: WB Saunders; 1972.
26. Tsou PM. Embryology and congenital kyphosis. Clin Orthop. 1977;128:18–25.
27. White AA, Panjabi MM, Thomas CC. The clinical biomechanics of kyphotic deformities. Clin Orthop. 1977;128:8–17.
28. Hensinger RN. Kyphosis secondary to skeletal dysplasias and metabolic disease. Clin Orthop. 1977;128:113–128.
29. Tsou PM, Yau A, Hodgson AR. Embryogenesis and prenatal development of congenital vertebral anomalies and their classification. Clin Orthop. 1980;152:211–231.
30. Cailliet R. Scoliosis: Diagnosis and Management. Philadelphia: FA Davis; 1975.
31. Figueiredo UM, Mames JIP. Juvenile idiopathic scoliosis. J Bone Joint Surg Br. 1981;63:61–66.
32. Goldstein LA, Waugh TR. Classification and terminology of scoliosis. Clin Orthop. 1973;93:10–22.
33. James JIP. The etiology of scoliosis. J Bone Joint Surg Br. 1970;52:410–419.
34. White AA. Kinematics of the normal spine as related to scoliosis. J Biomech. 1971;4:405–411.
35. Papaioannou T, Stokes I, Kenwright J. Scoliosis associated with limb length inequality. J Bone Joint Surg Am. 1982;64:59–62.
36. Debrunner HU. Orthopaedic Diagnosis. London: E & S Livingstone; 1970.
37. Dolan P, Adams MA, Hutton WC. Commonly adopted postures and their effect on the lumbar spine. Spine. 1988;13:197–201.
38. Opila KA, Wagner SS, Schiowitz S, et al. Postural alignment in barefoot and high-heeled stance. Spine. 1988;13:542–547.
39. Danis CG, Krebs DE, Gill-Body KM, Sahrmann SA. Relationship between standing posture and stability. Phys Ther. 1998;78(5):502–517.
40. Murray MP, Seireg A, Sepic SB. Normal postural stability and steadiness: quantitative assessment. J Bone Joint Surg Am. 1975;57(4):510–516.
41. Panzer VP, Bandinelli S, Hallett M. Biomechanical assessment of quiet standing and changes associated with aging. Arch Phys Med Rehabil. 1995;76(2):151–157.
42. Vuillerme N, Foirestier N, Nougier V. Attentional demands and postural sway: the effect of the calf muscles fatigue. Med Sci Sports Exerc. 2002;34(12):1907–1912.
43. Morasso P, Cherif A, Zenzeri J. Quiet standing: the single inverted pendulum model is not so bad after all. PloS One. 2019. https://doi.org/10.1371/journal.pone.0213870.
44. Nashner L. Sensory, neuromuscular, and biomechanical contributions to human balance. In: Duncan P, ed. Balance, Alexandria. American Physical Therapy Association; 1990.
45. Ghamkhar L, Kahlaee AH. The effect of trunk muscle fatigue on postural control of upright stance: a systematic review. Gait Posture. 2019;72:167–174.
46. Bartels T, Brehme K, Pyschik M, et al. Postural stability and regulation before and after anterior cruciate ligament reconstruction – a two years longitudinal study. Phys Ther Sport. 2019;38:49–58.
47. Giallonardo LM. Posture. In: Myers RS, ed. Saunders Manual of Physical Therapy Practice. Philadelphia: WB Saunders; 1995.
48. Riegger-Krugh C, Keysor JJ. Skeletal malalignment of the lower quarter: cor-

related and compensatory motions and postures. J Orthop Sports Phys Ther. 1996;23:164–170.

49. Herrington L. Assessment of the degree of pelvic tilt within a normal asymptomatic population. Man Ther. 2011;16(6):646–648.

50. Fourchet F, Materne O, Rajeb A, et al. Pelvic tilt: reliability of measuring the standing position and range of motion in adolescent athletes. Br J Sports Med. 2014;48(7):92.

51. Gajdosik R, Simpson R, Smith R, Don-Tigney RL. Pelvic tilt. Intratester reliability of measuring standing position and range of motion. Phys Ther. 1985;65(2):169–174.

52. Sanders G, Stavrakas P. A technique for measuring pelvic tilt. Phys Ther. 1981;61(1):49–50.

53. Pinto RZ, Souza TR, Trede RG, et al. Bilateral and unilateral increases in calcaneal eversion affect pelvic alignment in standing position. Man Ther. 2008;13:513–519.

54. McLean IP, Gillan MG, Ross JC, et al. A comparison of methods for measuring trunk list—a simple plumb line is best. Spine. 1996;21:1667–1670.

55. Bayley N. The accurate prediction of growth and adult height. Mod Probl Pediatr. 1954;7:234–255.

56. Adams MA, Hutton WC. The effect of posture on the lumbar spine. J Bone Joint Surg Br. 1985;67:625–629.

57. Adams MA, Hutton WC. The effect of posture on the role of the apophyseal joints in resulting intervertebral compressive forces. J Bone Joint Surg Br. 1980;62:358–362.

58. Claus A, Hides J, Moseley GL, Hodges P. Sitting versus standing: does intradiscal pressure cause disc degeneration or low back pain? Electromyogr Kinesiol. 2008;18(4):550–558.

59. Wilke HJ, Neef P, Caimi M, et al. New in vivo measurements of pressures in the intervertebral disc in daily life. Spine. 1999;24(8):755–762.

60. Black KM, McClure P, Polansky M. The influence of different sitting positions on cervical and lumbar posture. Spine. 1996;21:65–70.

61. Arnold CM, Beatty B, Harrison EL, et al. The reliability of five clinical postural alignment measures for women with osteoporosis. Physiother Can. 2000;52:286–294.

62. Clarke GR. Unequal leg length: an accurate method of detection and some clinical results. Rheumat Phys Med. 1972;11:385–390.

63. Fisk JW, Baigent ML. Clinical and radiological assessment of leg length. NZ Med J. 1975;81:477–480.

64. Nichols PJR, Bailey NTJ. The accuracy of measuring leg-length differences. Br Med J. 1955;2:1247–1248.

65. Woerman AL, Binder-Macleod SA. Leg-length discrepancy assessment: accuracy and precision in five clinical methods of evaluation. J Orthop Sports Phys Ther. 1984;5:230–239.

66. Maitland GD. The slump test: examination and treatment. Aust J Physiother. 1985;31:215–219.

67. Philip K, Lew P, Matyas TA. The inter-therapist reliability of the slump test. Aust J Physiother. 1989;35:89–94.

68. Butler DS. Mobilisation of the Nervous System. Melbourne: Churchill Livingstone; 1991.

69. Taylor J. Core Stability – Injury Free Performance. Guilford UK: Green Star Media Ltd; 2014.

70. Howell DR, Hanson E, Sugimoto D, et al. Assessment of the postural stability of female and male athletes. Clin J Sports Med. 2017;27(5):444–449.

71. Laviviere C, Boucher JA, Mecheri H, Ludvig D. Maintaining lumbar spine stability: a study of the specific and combined effects of abdominal activation and lumbosacral orthosis on lumbar intrinsic stiffness. J Orthop Sports Phys Ther. 2019;49(4):262–271.

72. Weir A, Darby J, Inklaar, et al. Core stability: inter-and in\traobserver reliability of 6 clinical tests. Clin J Sports Med. 2010;20(1):34–38.

73. Hignett S, McAtamney L. Rapid Entire Body Assessment (REBA). Appl Ergon. 2000;31(2):201–205.

Avaliação do amputado

Nos Estados Unidos, a cada ano, 1,7 milhão de pessoas convivem com a ausência de um membro e todos os anos ocorrem 185 mil novas amputações de membro inferior.[1,2] Amputação é definida como a remoção parcial ou total de um membro ou de qualquer outra excrescência do corpo. As amputações podem ser decorrentes de traumatismo, deformidade congênita, arteriopatia periférica, ou tumores.[3] Se excluirmos as lesões de dedos das mãos e as lesões parciais não mutiladoras das mãos, as amputações de membros inferiores são muito mais frequentes que as de membros superiores.[4] Entretanto, as amputações de membros superiores acarretam uma perda funcional maior porque eles são úteis do ponto de vista funcional e de maneiras muito mais diversas. Também ocorre uma maior perda sensorial quando um membro superior é envolvido. Além disso, amputações do membro superior causam desfiguração mais evidente e maior alteração da imagem corporal, afetando as ações e reações tanto do amputado como das pessoas com as quais ele interage.[4,5] As amputações são consideradas tratamento de última escolha, quando outros métodos (p. ex., revascularização ou reimplante) fracassam ou não são considerados opções de tratamento adequadas.[5-9] A avaliação do paciente amputado pode envolver a avaliação pré-amputação ou a avaliação pós-amputação. No primeiro caso, ela é realizada por um ou mais médicos que decidem sobre a necessidade de tal procedimento e, a seguir, decidem sobre o nível da amputação. Em alguns casos, índices ou pontuações[10-21] podem ser utilizados, apesar de alguns autores[22] questionarem a sua utilidade no resultado final, especialmente no caso de traumatismo.

Existem várias indicações para a amputação.[23] As mais comuns são traumatismos devidos a fraturas expostas, rupturas de vasos sanguíneos, lesões por arma branca ou arma de fogo, lesões compressivas, queimaduras ou lesões pelo frio graves;[24] e doença vascular resultante de problemas sistêmicos como, por exemplo, diabetes, arteriosclerose, embolia, insuficiência venosa ou doença vascular periférica, frequentemente agravada pelo tabagismo.[25] Aproximadamente 75% das amputações em pacientes idosos pertencem a essa segunda categoria.[26] Ao se aventar a possibilidade de uma amputação e se houver suspeita de uma doença vascular, podem-se incluir outros exames além do exame físico. Esses outros exames incluem exames de sangue, radiografias de tórax, eletrocardiograma, Dopplers, arteriografias, flebografias, termografias e leituras transcutâneas da PO_2.[24] Quando a causa é traumática, o objetivo da amputação é restaurar ao máximo o comprimento do membro com uma boa cobertura de tecidos moles.[24] Além disso, amputações podem ser realizadas por causa de infecções, tumores (benignos ou, mais comumente, malignos), distúrbios neurológicos (como membro anestesiado decorrente de, por exemplo, avulsão completa de plexo[27]), deformidade congênita (p. ex., ausência parcial ou total de um membro) e amputações por razões estéticas (p. ex., dedo extra).[27-30] Demonstrou-se que a sepse pré-operatória é um importante preditor para o aumento da taxa de mortalidade em 30 dias após uma amputação de membro inferior de grande porte entre pacientes com arteriosclerose e diabetes.[31] Indivíduos mais jovens tendem a apresentar mais amputações relacionadas a problemas congênitos, neoplasias e traumatismos, enquanto indivíduos mais velhos apresentam múltiplos mecanismos fisiopatológicos, como já previamente mencionado.

Causas de amputação

- Traumatismo.
- Doença vascular.
- Infecção.
- Tumores.
- Distúrbios neurológicos.
- Deformidade congênita.

Quando o examinador tem a oportunidade de realizar a avaliação física pré-operatória do paciente que tem uma amputação programada, ele deve despender tempo para determinar a força muscular, a amplitude de movimento (ADM) e a mobilidade funcional bilaterais disponíveis para ter dados de referência para, caso seja necessário, futuras comparações. Além disso, o nível geral de aptidão ou condicionamento físico dos amputados é um dado extremamente importante, pois eles experimentarão um aumento no gasto energético para atender suas demandas fisiológicas em decorrência da necessidade de compensar a parte corporal perdida. Isso vale sobretudo para os amputados de membro inferior, porque a energia exigida para as atividades de vida diária (AVD) aumenta consideravelmente, proporcionalmente ao avanço proximal do nível de amputação. O tamanho e a posição de qualquer degeneração tissular anormal ou possíveis áreas de pressão devem ser anotados acuradamente e níveis funcionais devem ser avaliados e anotados. Quando for possível nesse período pré-operatório, devem-se fornecer instruções ao paciente sobre a mobilidade no leito, assim como sobre como levantar-se e deitar-se com ou sem suporte. Além disso, o examinador deve certificar-se de que o paciente sabe como cuidar adequadamente de áreas de pressão e como preservar a mobilidade articular para evitar a ocorrência de contraturas. Quando uma amputação de membro inferior é prevista, deve-se ensinar o paciente a utilizar dispositivos auxiliares de deambulação (p. ex., muletas ou cadeira de rodas) de modo que ele possa manter o máximo de mobilidade possível após a amputação.

Níveis de amputação

A cirurgia de amputação, de membro superior ou de membro inferior, pode ser realizada em vários níveis (Figs. 16.1 e 16.2).[32] Em sua maior parte, este capítulo aborda sobretudo a avaliação da amputação de membro inferior porque esse tipo de amputação é mais comum. Entretanto, a perda funcional é geralmente maior para os amputados de membro superior. Por essa razão, a avaliação do amputado de membro superior aborda

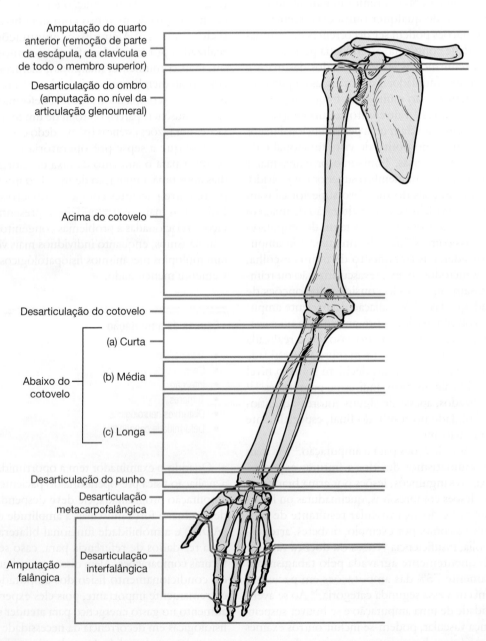

Figura 16.1 Níveis comuns de amputação – membro superior.

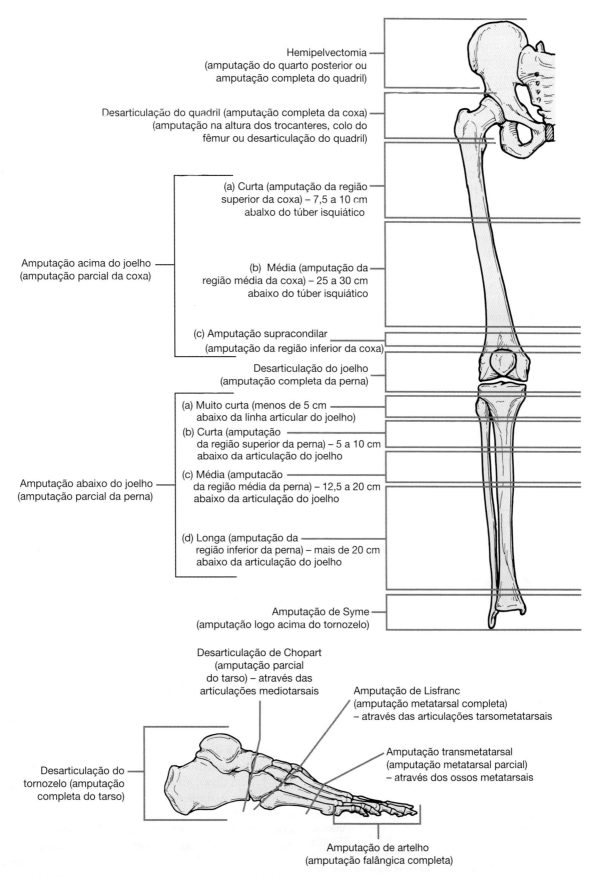

Figura 16.2 Níveis comuns de amputação – membro inferior.

muito mais as diferentes demandas funcionais que a avaliação de membro inferior. A Figura 16.3 apresenta a porcentagem de comprometimento causado por uma amputação de membro superior.[33]

A cirurgia de amputação pode ser de dois tipos – aberta ou fechada. A amputação aberta ou primária é utilizada em casos de infecção. Nesse tipo de amputação a ferida é deixada aberta após a parte amputada ser removida para permitir a eliminação da infecção. Ele exige um segundo procedimento para o fechamento da ferida. A amputação fechada é realizada com mais frequência. Esse procedimento é utilizado quando a viabilidade tissular é a mais normal possível. No momento da amputação, os retalhos cutâneos são fechados, assim como a ferida. Comumente, os retalhos cutâneos são fechados na face posterior e distal do coto uma vez que aderências são menos prováveis e a linha da incisão fica mais afastada do osso, mas, algumas vezes, outros métodos são utilizados.[34] O objetivo da cirurgia de amputação é criar um membro residual dinamicamente equilibrado com um bom controle motor e sensibilidade.[35] O paciente necessita de um coto residual bem cicatrizado, com uma boa forma e um membro com o maior comprimento funcional possível.[35] Quanto mais alto for o nível da amputação, maior será o déficit.[27] No membro inferior, o ajuste imediato da prótese ajuda a obter uma mobilização precoce com padrões de marcha mais normais.[28] Deve-se considerar a amputação como um procedimento reconstrutivo, deixando o paciente com a melhor das alternativas possíveis.[36]

A segunda oportunidade na qual o paciente amputado pode ser avaliado é após a cirurgia. Isso é mais provavelmente realizado pelo cirurgião ou outro profissional da saúde. Nesse caso, o objetivo da avaliação é basicamente determinar quais são os déficits funcionais do paciente, avaliar o ajuste da prótese e observar a presença de complicações. Uma boa avaliação permite ao médico ajudar o paciente na compreensão e no enfrentamento de limitações físicas e sociais específicas acarretadas pela amputação ao seu padrão de vida.[37] É esse segundo quadro que será descrito no restante deste capítulo.

Anamnese[37]

Como em qualquer avaliação, a parte inicial do exame inclui a anamnese e sua relação com a amputação, sua causa e qualquer fator relacionado. É importante tomar conhecimento da ocupação do paciente e se ele pretende retornar ao mesmo trabalho, pois é grande a probabilidade de que ele queira retornar à sua atividade profissional. Um estudo de coorte retrospectivo demonstrou que, em 147 amputados, 69% foram capazes de retornar à sua ocupação profissional prévia.[38] Entrevistas envolvendo 32 amputados adultos – que levaram, em média, um ano para voltar ao trabalho depois da amputação – indicaram que a reintegração desses indivíduos à força de trabalho foi adiada por problemas com o membro residual e, em particular, com a cicatrização da ferida. Muitos desses indivíduos passaram a trabalhar em ocupações com menor demanda física após sua reabilitação.[39] Ao realizar a avaliação do amputado, é importante determinar os antecedentes mórbidos do paciente, sua condição cirúrgica, seu estado ambulatorial pré-cirúrgico, a condição funcional dos membros superiores e inferiores e sintomas pré-operatórios. Como parte desses "antecedentes", o examinador deve investigar as atividades recreativas, a história psiquiátrica (a qual pode incluir informações sobre o uso abusivo de álcool ou drogas), fatores estressantes atuais (incluindo perdas recentes), tolerância à dor, associação prévia com pacientes que apresentam incapacidades e a adesão a tratamentos médicos.[26] Além disso, informações sobre a estrutura familiar e possíveis grupos de suporte, incluindo familiares e amigos, devem ser discutidas. Questões como a situação conjugal, história sexual, papéis familiares, incluindo suporte familiar, pontos fortes e problemas devem ser identificados, pois eles podem ter um enorme impacto sobre o resultado e como o paciente irá se comportar como um amputado.[40,41]

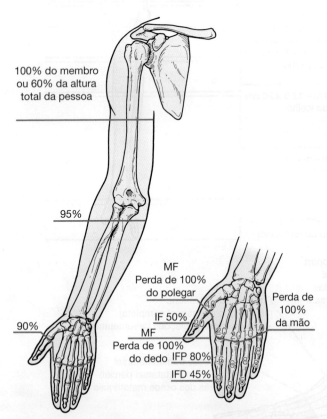

Figura 16.3 Comprometimento da amputação. Porcentagem de comprometimento em relação ao corpo inteiro, membro superior, mão ou dedo. MF: metacarpofalângica; IF: interfalângica; IFP: interfalângica proximal; IFD: interfalângica distal. (Reproduzida de Swanson AB, de Groot Swanson G, Goran-Hagert C: Evaluation of hand function. In: Hunter JM, Schneider LH, Mackin EJ et al., editores. *Rehabilitation of the hand*. St. Louis: CV Mosby Co., 1990. p. 119.)

Informações pertinentes na avaliação do paciente[26]

INFORMAÇÕES RELEVANTES DO PACIENTE
- Nível educacional.
- História ocupacional.
- Atividades extraprofissionais.
- História psiquiátrica, uso de álcool e drogas, problemas legais (é importante a obtenção de uma corroboração objetiva da família).
- Fatores estressantes atuais, incluindo perdas recentes.
- Qualquer tolerância ou sensibilidade à dor.
- Associações prévias com pacientes que apresentam incapacidades.
- Adesão a tratamentos médicos, obstáculos à adesão.

ESTRUTURA FAMILIAR
- Ajustamento conjugal.
- História sexual.
- Papéis familiares; pontos fortes e áreas problemáticas.
- Saúde dos outros.

A PERSPECTIVA DO PACIENTE
- Humor atual.
- Ansiedades e ideias associadas a elas.
- Como o paciente imagina seu futuro, isto é, como a incapacidade irá alterar seu estilo de vida, suas relações sociais, seu futuro vocacional; autoimagem.
- O grau com que a autoestima está relacionada a capacidades psíquicas e físicas.
- Conforto em ser atendido por um psiquiatra/psicólogo.
- Como o paciente acha que o ajuste está indo.
- A preocupação imediata mais premente.
- A compreensão do paciente sobre a causa e a provável evolução da incapacidade.
- O quanto o paciente deseja saber sobre o tratamento à medida que ele progride; como o paciente prefere receber informações sobre a sua situação clínica.

A qualidade de vida costuma ser afetada após cirurgias ou procedimentos clínicos importantes. Demonstrou-se que a amputação de membro inferior é mais comum em pessoas pertencentes a grupos socioeconômicos menos abastados; acredita-se que a condição socioeconômica seja responsável por uma menor qualidade de vida. É importante que essas informações sejam acrescentadas ao prontuário do paciente. Embora Davie-Smith et al.[42] tenham observado uma maior quantidade de amputações de membro inferior em pacientes residentes em áreas de baixa condição socioeconômica, esses autores não foram capazes de concluir se a qualidade de vida pós-amputação foi efetivamente influenciada pelo *status* socioeconômico. Sugeriu-se também que condições de baixa renda ou de falta de seguro de saúde podem aumentar a probabilidade de ocorrência de amputações de grande porte. Nos Estados Unidos, Hughes et al.[43] constataram que indivíduos com cobertura do seguro Medicaid e aqueles sem qualquer seguro de saúde tinham maior probabilidade de amputação e menor probabilidade de arcar com procedimentos muito mais dispendiosos de salvação do membro, como a revascularização. Em et al.[44]

relataram que as amputações de membro inferior em homens comprometiam a função sexual e a qualidade de vida. Além disso, é grande a associação entre disfunções sexuais e o estado emocional, nível de dor, nível de amputação e qualidade de vida do paciente.

O examinador deve determinar e compreender as ansiedades do paciente, as razões pelas quais elas estão presentes, se elas podem ser abordadas pelo examinador ou se um outro profissional da saúde especialista deve ser envolvido, como o paciente imagina o seu futuro e como a incapacidade irá alterar seu estilo de vida, suas relações sociais, seu futuro vocacional e sua autoimagem (Tab. 16.1). Todos esses fatores devem ser considerados se o examinador espera obter um resultado bem-sucedido ao tratamento.

Com relação a história da doença atual, as seguintes questões devem ser formuladas:

1. *Qual é a profissão do paciente*? Ele tem alguma preocupação em relação ao retorno à sua atividade profissional? Em caso afirmativo, quais são os seus planos futuros em relação à sua ocupação? Ele necessita de uma orientação ou de um treinamento ocupacional?

2. *Qual é a condição médica atual do paciente*? Por exemplo, qual foi a razão da amputação? A presença de qualquer doença sistêmica (p. ex., diabetes), problemas cardiovasculares ou respiratórios, articulações artríticas e fatores relacionados ao estilo de vida têm um peso sobre o sucesso do tratamento. Doenças sistêmicas ou traumatismos podem prolongar o processo de cicatrização e a recuperação pode ser retardada.

3. *Há quanto tempo a amputação foi realizada*? Em amputações recentes, a preocupação inicial é a cicatrização do coto e a prevenção de complicações. Se a cirurgia de amputação foi um procedimento de revisão, por que a revisão foi necessária? O problema foi devido à má viabilidade tecidual ou o procedimento foi realizado para permitir ao paciente obter um melhor resultado funcional?

4. *Quando a amputação ocorreu já há algum tempo (3-6 meses ou mais), o paciente apresentou alguma complicação ao longo do período como, por exemplo, solução de continuidade da pele, formação de úlceras ou vesículas*?

5. *Quando o paciente usa uma prótese, o que ele pensa sobre ela, a prótese está bem ajustada, funciona bem*? Há quanto tempo ele usa a prótese (anos, meses)? Ele usa a prótese durante quantas horas por dia? Ele usa a prótese todos os dias? A suspensão é adequada? Ele apresenta alguma escoriação cutânea? Inadequações nessas áreas acarretam frustração e desapontamento no paciente e acabam levando ao desencorajamento do uso da prótese e, inclusive, podem fazer que o paciente não queira mais usá-la. Se a prótese for desconfortável ou muito barulhenta,

1276 Avaliação musculoesquelética

TABELA 16.1

Problemas motivacionais e gerais do paciente

Problema	Causa	Achados	Solução
Paciente desencorajado	O desempenho não corresponde às expectativas	Não usa a prótese Queixas não relacionadas aos achados físicos	Explicação sensível de objetivos realistas razoáveis Treinamento
Falha em manter bons hábitos em relação à prótese	Falta de treinamento Novas situações Pouca motivação	Contratura em flexão do quadril ou do joelho Úlceras de decúbito Mau ajuste do encaixe Padrões anormais de marcha	Retreinamento Encorajamento amigável
Má higiene	Pouca motivação	Dermatite Formação de abscesso Hidradenite (inflamação de glândulas sudoríferas)	Lavar o membro Meias limpas Soquete da prótese limpo Antibióticos Drenagem cirúrgica
Dor ao repouso	Dor/sensação fantasma	Dor no segmento ausente do membro	Prover sensações que distraiam a atenção (a) envolvimento do coto (b) alterações de temperatura (c) atividade com prótese (d) estimulação nervosa transcutânea
	Neuroma Isquemia	Sinal de Tinel positivo Dor tipo cãibra agravada pela atividade	Excisão do neuroma Membro sem peso Interrupção do tabagismo Revisão da amputação

Modificada de Smith AG. Common problems of lower extremity amputees. *Orthop Clin North Am* 1982 13:576.

será improvável que o paciente a use, e se ela for usada será improvável que o paciente a utilize adequadamente. No caso de uma prótese de membro inferior, o paciente pode recusar-se a descarregar o peso sobre a mesma. A estética é outro problema que comumente preocupa o paciente, especialmente as mulheres, e quando a amputação é de membro superior, a extremidade algumas vezes não é coberta por vestimentas. O examinador deve diferenciar o desconforto de utilizar algo novo e o desconforto causado por um defeito específico da prótese. Em alguns casos, um Questionário de avaliação de prótese (QAP)[45] pode ser útil.

6. *O paciente tem cuidado adequadamente do coto, tem mantido uma higiene adequada do coto e do encaixe da prótese?* A dificuldade em fazer isso facilmente acarreta complicações como solução de continuidade da pele, infecções e úlceras (ver Tab. 16.1).[35] O coto de amputação deve ser lavado cuidadosamente com sabonete neutro. A meia do coto deve ser trocada e lavada regularmente e o soquete da prótese também deve ser lavado regularmente com água e sabão neutro.[35]

7. *O paciente era capaz ou se exercitava antes da cirurgia?* Se antes da amputação o paciente estava em más condições físicas e fazia pouca atividade física, isso poderá afetar significativamente sua vida. Em geral, esses pacientes já têm baixos níveis de atividade física em decorrência de alguma enfermidade ou doença vascular periférica e diabetes. Tal situação resulta em baixos níveis de atividade em geral.[46,47] Essa condição antes de uma cirurgia pode representar um grave risco às funções física e psicossocial cotidianas do paciente, prolongar a recuperação no pós-operatório e aumentar o risco de ocorrência de complicações pós-operatórias – todos fatores que limitam a capacidade do paciente de conseguir um funcionamento satisfatório com sua prótese. O resultado é uma diminuição na qualidade de vida, uma incapacidade permanente e um aumento na taxa de mortalidade.[48,49]

8. *O paciente apresenta alguma dor ou sensação anormal?* Qual é a localização da dor ou da sensação anormal? A dor é intermitente ou constante? Qual é a intensidade da dor (uma escala analógica visual pode ser utilizada – ver Fig. 1.2)? Qual é a localização da dor? Qual é o tipo de dor ou da sensação anormal? A **sensação fantasma** é uma sensação anormal que o paciente refere sentir no membro, mas na parte amputada, isto é, na parte que não existe mais.[24,50-52] A sensação de membro fantasma foi descrita primeiramente pelo cirurgião militar francês Ambroise Pare, no século XVI.[53] Essa sensação é uma consequência quase universal da ampu-

tação de membro.[54,55] Ela pode assumir formas variadas, incluindo a sensação de que alguém está tocando o membro amputado, de pressão sendo aplicada sobre a parte inexistente do corpo, frio, umidade, prurido, cócegas, dor ou fadiga. A intensidade dessas sensações pode variar ao longo do tempo. As sensações comumente têm diferentes significados para cada indivíduo. As sensações fantasmas são geralmente sentidas na parte distal do membro amputado porque a parte distal de um membro tende a ser mais inervada.[50]

A **dor fantasma** é descrita como uma sensação dolorosa sentida na parte ausente do corpo no caso de uma amputação, na parte paralisada no caso de uma lesão medular ou após a avulsão de uma raiz nervosa no caso de uma lesão neurológica.[24,50-52,54] Oitenta por cento dos amputados sentem dor fantasma algumas vezes durante o processo de cicatrização. A dor fantasma é relativamente comum, mas é imprevisível em termos de fatores predisponentes, gravidade, frequência, duração ou característica, agravamento por estímulos internos ou externos, ou o tipo de dor sentida.[50] A dor fantasma é mais provavelmente observada no amputado de membro superior que no de membro inferior e tende a ser mais prolongada no membro superior. Alguns pacientes relatam que a dor é de intensidade muito alta, a qual pode ser desencadeada por alguns estímulos externos ou internos, enquanto outros relatam uma dor surda contínua ou do tipo queimação que não parece ser episódica. Muitos amputados descrevem a dor como sendo do tipo facada, queimação, pontada, picada, latejante, cãibra, compressão, "como se alguém estivesse tentando arrancar minha perna" ou algum tipo de fenômeno elétrico (Fig. 16.4).[51,54] A dor fantasma geralmente começa na primeira semana após a cirurgia e, comumente, estabiliza após alguns meses, mas pode ocorrer vários meses ou anos após a amputação. Ela parece diminuir em frequência, duração e intensidade durante os primeiros 6 meses. Mais comumente, a dor fantasma que persiste por mais de 6 meses é de tratamento muito difícil e, geralmente, não muda de características após esse período. Entretanto, alguns indivíduos relatam que a intensidade da dor muda ao longo do tempo. A cicatrização prolongada ou outras complicações (p. ex., fraturas) podem fazer que a dor persista por períodos mais longos.

A **dor do coto** é uma dor que se origina da parte residual do coto em oposição à dor fantasma, a qual é sentida na parte ausente do corpo.[24,50,51,54,55] Geralmente, ela é aguda, do tipo pontada ou pressão que, embora seja difusa, é localizada na extremidade do coto.[51] A dor do coto geralmente possui seis etiologias básicas: originária da prótese, neurogênica, artrogênica, simpatogênica, referida e de tecidos anormais do coto.[50] A causa mais comum da dor do coto é a originária da prótese, o que implica um ajuste inadequado da mesma. O segundo tipo de dor do coto é a dor neurogênica, mais comumente decorrente da formação de um neuroma no local em que

Sensações da dor fantasma[51]

- Tipo facada.[a,b]
- Pontada.[a]
- Aguda.
- Picada.
- Queimação.[b]
- Compressão.[b]
- Latejante.
- Pressão.
- Cãibra.
- Tipo corte.
- Surda.

[a]Mais comum no início.
[b]Mais comum após 6 meses.

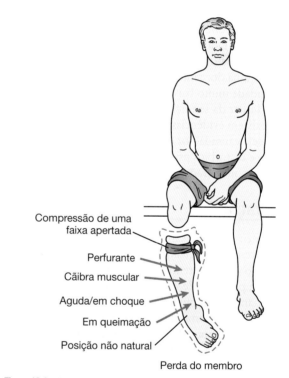

Figura 16.4 Dor no membro fantasma. Algumas das sensações dolorosas típicas que parecem ser originárias do membro ausente. (Reproduzida de Sherman RA. Stump and phantom limb pain. *Neurologic Clin.* 1989 7:250.)

o nervo foi seccionado durante a cirurgia. Geralmente, a dor do neuroma é aguda, penetrante e pode ser desencadeada por uma leve percussão sobre o mesmo (sinal de Tinel). Terceiro, a dor do coto pode ser artrogênica ou originária de uma articulação adjacente ou de tecidos circunvizinhos, geralmente em consequência de estresses variáveis impostos sobre os mesmos ou porque não foi dado tempo suficiente para que os tecidos se adaptassem aos novos estresses aplicados sobre eles. Por exemplo, a lombalgia é inicialmente um achado comum em amputados acima do joelho.[55] Quarto, a dor do coto pode ser simpatogênica ou associada ao sistema nervoso simpático.

Essa dor é, por vezes, denominada *causalgia, distrofia simpática reflexa* ou, como chamada mais recentemente, *dor simpaticamente mantida*. Quinto, a dor pode ser referida. A dor referida não radicular pode originar-se de outras condições articulares, musculares ou miofasciais. Finalmente, tecidos anormais (p. ex., exostoses ósseas, ossificação heterotrófica, aderências cicatriciais ou sepse [infecção]) podem acarretar dor no coto de amputação. Praticamente todos os amputados apresentam dor do coto após a amputação. A dor do coto é consequência normal de uma cirurgia de grande porte. Entretanto, ela é frequentemente um choque para aqueles pacientes que não foram advertidos quanto à possibilidade de sua ocorrência.[54] Comumente, a dor do coto é intensa imediatamente após a amputação e diminui rapidamente durante o processo de cicatrização. Ela tende a ser mais evidente em pacientes que apresentam a dor fantasma que não diminui.[51] Do ponto de vista funcional, aproximadamente 80% dos amputados apresentam episódios significativos de dor fantasma ou dor do coto todos os anos e podem apresentar uma dor fantasma ou do coto quase constante, de intensidade muito baixa, que eles definem como sendo além do limiar da sensação não dolorosa.[54]

Não existem evidências de que a dor fantasma ou a dor do coto seja causada por distúrbios psicológicos, embora o estresse e distúrbios psicológicos possam exacerbá-las.[54] Ambas são consideradas fenômenos fisiológicos.

Observação[37]

Após a cirurgia, o examinador observa o coto, verificando a presença de qualquer aumento de volume e se a cicatrização está ocorrendo adequadamente. A condição da pele e a presença de contraturas articulares, especialmente quando a amputação tiver sido próxima de uma articulação (p. ex., amputação abaixo do joelho), devem ser anotadas. O amputado deve ser observado sem prótese e com prótese. Geralmente, o amputado de membro inferior é observado em três posições enquanto usa a prótese: em pé, sentado e andando.

Para começar a observação do amputado, o examinador primeiramente observa o membro bom remanescente, verificando sensibilidade, pulsos, temperatura e condição da pele. Ele despende tempo para observar o membro remanescente que terá que assumir um maior papel funcional e, muitas vezes, irá suportar maiores estresses por causa da amputação do outro membro. Quando se trata de uma amputação de membro inferior, o membro remanescente terá que suportar uma maior carga durante a marcha. A pele e as unhas estão normais ou existem alterações tróficas evidentes? Existe alguma úlcera ou área aberta? Essas alterações podem indicar comprometimento circulatório. Qual é a cor e a temperatura do membro remanescente? Elas encontram-se dentro dos limites normais? Os pulsos (p. ex., femoral, tibial, dorsal do pé) são normais? O membro apresenta alguma deformidade ou

aumento de volume? O membro remanescente será capaz de suportar o estresse adicional?

O examinador observa se o paciente está usando a prótese ou não. Quando o paciente está utilizando a prótese, o examinador observa como o paciente age na posição em pé, durante a marcha e na posição sentada. Quando o paciente não está utilizando a prótese, o examinador aproveita o período inicial para checar a condição do coto, observando se a ferida está cicatrizando adequadamente ou se existe algum sinal de drenagem de secreção ou exsudação da ferida ou evidências de solução de continuidade da pele.[35] Se o coto estiver coberto por uma faixa elástica para ajudar na diminuição do edema, o examinador deve observar como ela foi aplicada, se ela está bem aplicada ou apresenta rugas e se a aplicação é eficaz na redução do edema. A seguir, ele pode solicitar ao paciente que remova a faixa. Nessa fase, o examinador pode pedir ao paciente que demonstre como ele coloca a faixa (quando é o paciente que a coloca) ou pode deixar para mais tarde.

Com a faixa retirada, o examinador inspeciona o coto, observando sua forma (Tab. 16.2). O coto pode ser classificado como cilíndrico, cônico, ósseo, bulboso ou edematoso. O examinador procura por sinais de padrões incomuns de inchaço (uma indicação de que a faixa foi aplicada incorretamente) (Fig. 16.5), causas de edema do membro residual (Fig. 16.6), presença de abrasões cutâneas, soluções de continuidade da pele ou vesículas (que podem indicar mau ajuste da prótese); ou presença de infecção.[35] O examinador deve observar se o processo de cicatrização está ocorrendo normalmente, se as suturas foram removidas ou se há alguma remanescente. A cicatriz pode ser classificada como não sensível, sensível, invaginada, bem cicatrizada, aberta ou aderente. O examinador deve anotar a localização da cicatriz e se ela afetará o ajuste da prótese. Qualquer imperfeição da cicatriz que possa interferir na prótese também deve ser anotada. A mobilidade da cicatriz, a tensão da pele e sua mobilidade, especialmente sobre a extremidade distal do coto, devem ser observadas. Além disso, a cor e a temperatura do coto devem ser observadas. Qualquer área de suporte de peso possível (p. ex., túber isquiático – amputações acima do joelho; tendão patelar – amputações abaixo do joelho) também deve ser inspecionada uma vez que esses tecidos sofrerão um maior estresse com o uso de uma prótese. A condição das articulações remanescentes e de sua musculatura de suporte (p. ex., atrofiada, volumosa, forte) deve ser anotada.

Quando o paciente utiliza uma prótese, esta é então inspecionada (Tab. 16.3). O examinador deve anotar o tipo de encaixe, o material utilizado em sua confecção e o tipo de suspensão. O examinador deve anotar a qualidade geral da prótese e se ela é satisfatória. Ele deve inspecionar as linhas de corte, os rebites e outros fixadores para ver se eles estão limpos e seguros. Coberturas articulares devem proteger cabeças articulares mecânicas para evitar

TABELA 16.2

Problemas de amputação

Problema	Causa	Achados	Solução
Encolhimento do membro	Encolhimento natural com a atividade Perda de peso	Membro muito profundo no soquete Áreas de pressão sobre proeminências ósseas Pressão sobre a extremidade da amputação Membro muito curto	Adicionar meia de coto Modificar a cobertura do soquete Novo soquete ou nova prótese
Aumento de volume do membro	Edema Ganho de peso Falha em continuar o enfaixamento do membro amputado recentemente Falha em usar a prótese durante período prolongado sem enfaixamento	Membro não bem encaixado no soquete Pressão sobre proeminências ósseas Estrangulamento na extremidade do coto Membro muito longo	Tratar a causa clínica do edema Controle dietético Treinamento do enfaixamento adequado do membro Alívio do soquete Remover meia do coto Usar encolhedor de coto
Contratura articular	Falha do treinamento pré-prótese Falta de cooperação do paciente Paciente não utiliza a prótese	Membro curto Calcanhar da prótese fora do chão Marcha instável Flexão excessiva do joelho e do quadril quando sem prótese	Encorajamento amigável Treinamento Prótese temporária que pode ser ajustada à medida que a contratura diminui

Modificada de Smith AG. Common problems of lower extremity amputees. *Orthop Clin North Am* 1982 13:570.

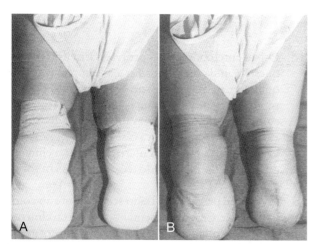

Figura 16.5 O efeito do enfaixamento malfeito. (A) Faixa aplicada incorretamente. (B) Contorno irregular do membro residual produzido pela aplicação incorreta da bandagem. (De Engstrom B, Van de Ven C. *Therapy for amputees*. Edinburgh: Churchill Livingstone, 1999. p. 53.)

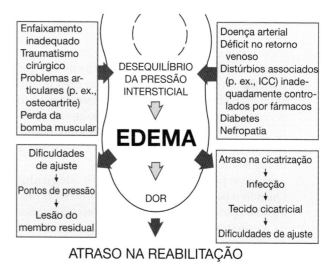

Figura 16.6 Causas de edema no membro residual. ICC: insuficiência cardíaca congestiva. (De Engstrom B, Van de Ven C. *Therapy for amputees*. Edinburgh: Churchill Livingstone, 1999. p. 52.)

que as vestimentas sejam danificadas. Sobre a prótese, não devem existir arranhões ou áreas rugosas. A laminação plástica deve ser uniforme, sem falhas apreciáveis.

A seguir, desde que o paciente se encontre no estágio em que a prótese já foi adaptada (em alguns casos, especialmente de membro inferior, a prótese pode ser colocada logo após a cirurgia e, em outros casos, ela é colocada depois que a cicatrização tissular estiver garantida), é solicitado ao mesmo que coloque a prótese enquanto o examinador observa se o paciente consegue fazê-lo correta e facilmente de modo independente ou com ajuda.

Para o amputado de membro inferior, após o ajuste da prótese, o paciente é primeiramente observado na posição em pé. Como para o paciente não amputado, a postura é avaliada (ver Cap. 15) e o examinador deve determinar se qualquer desvio é estrutural ou decorrente da prótese. Além disso, o examinador deve observar:

1. O paciente parece confortável enquanto permanece em pé com os calcanhares afastados menos de 15 cm como na postura em pé normal?
2. O paciente é capaz de "equilibrar-se" sobre a prótese ao permanecer em pé apoiado sobre os dois membros ou quando ocorre desvio de peso entre os dois membros inferiores? Ao mesmo tempo, o examinador deve observar se o alinhamento ante-

TABELA 16.3

Problemas relacionados à prótese

Problema	Causa	Achados	Solução
Encaixe inadequado no soquete	Fabricação inadequada	Os mesmos que do aumento de volume do membro ou encolhimento logo após a liberação	Alívio do soquete Soquete novo
Alinhamento protético inadequado	Fabricação inadequada Alterações da altura do salto do calçado do paciente Contratura articular	Membro muito longo ou muito curto com bom encaixe no soquete Calcanhar ou dedos dos pés fora do chão Anormalidades da marcha Áreas de pressão sobre o membro	Realinhamento da prótese Coxins para o calcanhar no calçado ou calçados com saltos na altura original do calcanhar Treinamento para corrigir contraturas
Suspensão inadequada	Fabricação inadequada da suspensão	Movimento de pistão do membro no soquete Insegurança em relação ao suporte de peso Escoriações Anormalidade de marcha similar aos achados quando a prótese é muito longa Prótese rodada incorretamente Restrição de movimento articular	Reajuste da suspensão

Modificada de Smith AG. Common problems of lower extremity amputees. *Orthop Clin North Am* 1982 13:574.

roposterior da prótese é satisfatório de forma que o paciente não sinta instabilidade no joelho ou que o joelho esteja forçado para trás, no caso de um amputado abaixo do joelho. Além disso, o médico deve observar se o alinhamento mediolateral é satisfatório com o pé totalmente apoiado sobre o solo. Não deve haver pressão desconfortável sobre a borda lateral ou medial do soquete.

3. A prótese possui um comprimento adequado? Quando o paciente se apoia sobre a prótese, ocorre alguma ação de pistonamento do coto no interior da mesma? Normalmente, o movimento deve ser muito pequeno. As paredes anterior, medial e lateral da prótese possuem altura adequada? As paredes medial e lateral do coto entram em contato com a prótese nos lugares adequados de modo que não haja peso sobre a extremidade da prótese? No caso de uma desarticulação, a sustentação de peso pela extremidade do coto pode ser permitida, pelo menos parcialmente.

4. O tamanho, os contornos e a cor da prótese são similares aos do membro saudável? As "articulações" estão posicionadas similarmente às do membro normal? A prótese deve ser inspecionada pela frente, por trás e pelas laterais. Deve-se questionar ao paciente se ele está satisfeito com a aparência da prótese.

5. Quando presente, a suspensão é adequada e suporta totalmente a prótese durante a sustentação de peso? Se necessário, a suspensão é ajustável?[56]

6. O paciente considera a prótese satisfatória? Essa questão ajuda o examinador a assegurar-se de que qualquer item que passou despercebido poderá receber a atenção da equipe clínica.

A seguir, o paciente é observado sentado usando a prótese. O examinador observa o seguinte:

1. O paciente consegue sentar-se confortavelmente com acúmulo mínimo de tecidos moles em torno da prótese?

2. O soquete permanece fixado seguramente ao coto? O paciente é capaz de sentar-se confortavelmente com ação mínima dos tecidos moles em torno da prótese? Os tecidos moles e as proeminências ósseas estão livres de pressão excessiva? A prótese mantém-se bem alinhada?

A terceira fase da observação do amputado de membro inferior é a observação da marcha do paciente com prótese. Durante a marcha, o examinador deve observar a presença de instabilidade do quadril ou do joelho ou de marcha anormal. Durante essa fase, o examinador observa o seguinte:

1. O desempenho do paciente e a sua marcha sobre uma superfície plana são satisfatórios? Qualquer alteração da marcha que demande atenção deve ser anotada. Alterações da marcha incluem a marcha com abdução ou adução, flexão lateral do tronco, circundução, choque medial ou lateral da prótese, rotação do pé no impacto do calcanhar, elevação desigual do calcanhar, batimento do pé, comprimento desigual do passo e arqueamento. Além

disso, o coto pode ser hipersensível e/ou doloroso. Um coto muito curto pode não prover uma alavanca suficiente para a pelve. Finalmente, um padrão de marcha anormal pode ocorrer por causa de um padrão de movimento habitual.[24,57] Uma prótese alinhada em abdução pode fazer que a base seja ampla e acarrete esse padrão de marcha anormal. O equilíbrio do amputado pode ser difícil quando existe uma contratura em adução. Uma marcha com abdução é caracterizada por uma base muito larga com a prótese mantida sempre distante da linha mediana. Se a prótese for a causa da marcha com abdução, pode ser que ela seja muito grande ou que tenha sido confeccionada com excesso de abdução. Uma parede medial alta pode fazer que o amputado mantenha a prótese na direção oposta para evitar pressão sobre o ramo púbico. A faixa pélvica pode estar posicionada muito distante do corpo do paciente. Essa marcha defeituosa também pode ser causada por uma contratura em abdução ou por um padrão de marcha habitual ruim.[24,57]

A flexão lateral do tronco é caracterizada por flexão lateral excessiva, geralmente em direção ao lado da prótese, a partir da linha mediana. Quando a prótese é a causa, ela pode ser muito curta ou pode ter uma parede lateral com uma forma inadequada que não consegue prover suporte adequado para o fêmur. Uma parede medial alta pode fazer que o amputado incline na direção oposta para minimizar o desconforto.

Uma marcha com circundução é caracterizada por um balanço lateral da prótese em um arco amplo durante a fase de balanço da marcha. Esse defeito pode ser causado por uma prótese muito longa, um excesso de estabilidade de alinhamento ou um atrito no joelho que torna difícil a flexão do mesmo durante a fase de balanço do ciclo da marcha. O amputado pode apresentar uma contratura em abdução do coto, pode não ter confiança para flexionar a prótese de joelho por causa da fraqueza muscular ou pode ter medo de tropeçar. Finalmente, esse padrão de marcha anormal pode ser consequência de um padrão de marcha habitual incorreto.[24,57]

Choques mediais ou laterais são mais bem observados quando o paciente caminha para longe do observador. Um choque medial está presente quando o calcanhar se move medialmente na flexão inicial no começo da fase de balanço do ciclo da marcha, enquanto o choque lateral está presente quando o calcanhar se move lateralmente. Quando ocorre um choque, a prótese é a responsável. Choques laterais são comumente observados por causa da rotação medial excessiva da prótese de joelho. Um choque medial pode ser decorrente da rotação lateral excessiva do joelho. O soquete

pode ser muito justo e, consequentemente, acarretar a rotação do coto. O desvio valgo excessivo da prótese de joelho pode contribuir para esse defeito. Além disso, um mau alinhamento da transição dos dedos de uma prótese de pé convencional pode causar um desvio lateral. Hábitos de marcha defeituosa também podem acarretar choques no amputado.[24,57]

A rotação da prótese de pé no momento do impacto do calcanhar é devida à excessiva resistência à flexão plantar causada pelo amortecimento dos flexores plantares ou ao encunhamento do calcanhar.[24,57] Quando a prótese é confeccionada com muito desvio lateral ou quando o encaixe no soquete é muito frouxo, o mesmo padrão de marcha defeituosa também pode ocorrer. Quando o amputado apresenta mau controle muscular do coto ou quando ele estende o coto muito vigorosamente no momento do impacto do calcanhar, a mesma marcha defeituosa pode ocorrer.

Quando o amputado apresenta balanço dos membros superiores desigual, a marcha alterada pode ser decorrente de mau equilíbrio, de medo/insegurança ou de um padrão habitual ruim.

Um passo longo protético é observado quando o paciente realiza um passo mais longo com a prótese do que com o membro inferior normal. Quando a prótese é defeituosa, o que ocorre geralmente é uma flexão inicial insuficiente do soquete por causa da presença de uma contratura em flexão do coto.[24,57]

O batimento do pé é a descida muito rápida da porção anterior da prótese de pé. Comumente, ele é consequência de a resistência da prótese à flexão plantar ser muito suave ou em decorrência do fato de o amputado impulsionar a prótese com muita força sobre a superfície de marcha para garantir a extensão do joelho.[24,57]

A elevação desigual do calcanhar é caracterizada pelo calcanhar protético subir muito mais ou muito mais rapidamente quando o joelho é flexionado no início da fase de balanço. Quando a prótese é defeituosa, a articulação do joelho pode apresentar atrito insuficiente e pode haver um auxílio de extensão inadequado. O amputado também pode estar utilizando mais potência que a necessária para forçar o joelho em flexão.[24,57]

O *timing* desigual é caracterizado por passos de duração ou comprimento desigual, geralmente com uma fase de apoio no ciclo da marcha muito curta no lado da prótese. Um soquete com ajuste inadequado pode causar dor e um desejo de encurtar a fase de apoio no lado da prótese. Um auxílio de extensão fraco ou um atrito insuficiente da prótese de joelho pode causar elevação excessiva do calcanhar e, consequentemente, acarretar um *timing* desigual por causa da fase de balanço prolongada. A estabilidade do alinhamento também pode ser um fator quando o joelho flexiona muito facilmente. Além disso, o amputado pode ter músculos fracos no coto e pode não desenvolver um bom equilíbrio. O medo e a insegurança também podem contribuir para esse defeito.[24,57]

O impacto terminal na fase de balanço é caracterizado pelo movimento rápido da porção tibial da prótese para a frente, permitindo ao joelho atingir a extensão máxima com uma força excessiva antes de o calcanhar tocar o solo. Quando a prótese possui um atrito insuficiente no nível do joelho ou quando o auxílio de extensão do joelho é muito forte, essa marcha defeituosa pode ser observada. Além disso, o amputado pode estar tentando assegurar-se de que o joelho se encontra em extensão total estendendo deliberada e forçadamente o coto.[24,57]

Quando sente instabilidade na prótese de joelho, o amputado pode desenvolver uma sensação de instabilidade que pode levar ao risco de queda. Nesse caso, a prótese de joelho pode encontrar-se muito adiante da linha CJT (coxa, joelho, tornozelo) e a causa da flexão inicial insuficiente pode ser o soquete. A resistência à flexão plantar também pode ser muito grande, fazendo o joelho flexionar no momento em que o calcanhar toca o solo. A incapacidade de limitar a dorsiflexão pode acarretar um controle incompleto do joelho. Além disso, o amputado pode possuir músculos extensores do quadril fracos ou uma contratura em flexão do quadril grave que acarreta instabilidade.[24,57]

A flexão anterior no final da fase de apoio da marcha é caracterizada pelo movimento descendente do tronco enquanto o corpo move-se para a frente sobre a prótese. A prótese é defeituosa quando existe uma limitação inadequada da dorsiflexão da prótese de pé. O calcanhar do pé tipo SACH (*Solid Ankle Cushioned Heel*) pode ser muito curto ou a transição dos dedos da prótese de pé convencional pode ser muito posterior. O soquete pode ter sido posicionado muito anteriormente em relação ao pé.[24,57]

A extensão excessiva do tronco durante a fase de apoio da marcha, na qual o amputado produz lordose lombar ativa, também pode ser observada em alguns amputados. Quando a prótese é defeituosa, isso pode ser devido a uma parede posterior com forma inadequada que provoca rotação anterior da pelve para evitar a sustentação de todo o peso sobre o ísquio. Também pode ser devido à flexão inicial insuficiente iniciada no interior do soquete. Além disso, o amputado pode apresentar encurtamento dos flexores do quadril ou fraqueza dos extensores do quadril e pode tentar substituí-los pelos múscu-

los eretores da espinha na região lombar. Músculos abdominais fracos contribuem para esse defeito. O desvio pode ser devido ao padrão habitual com o paciente movendo seus ombros para trás em um esforço para obter um melhor equilíbrio.[24,57]

O arqueamento é caracterizado pela elevação sobre os dedos do pé normal para permitir que o amputado equilibre a prótese com pouca ou nenhuma flexão do joelho. Quando a prótese é a causa, ela pode ser muito longa ou a suspensão do soquete pode ser inadequada. A estabilidade do alinhamento excessiva ou alguma limitação da flexão do joelho (i. e., bloqueio do joelho ou auxílio de extensão forte) pode acarretar uma marcha alterada. O arqueamento é um padrão habitual bem frequente apresentado por amputados. O amputado também pode ter medo de tropeçar, o que pode levar a essa marcha anormal, ou pode apresentar algum desconforto na região do coto.[24,57]

Para maiores informações sobre a marcha com prótese, aconselha-se o leitor a consultar Lusardi et al.[57] e Engerstrom e Van de Ven.[24] Normalmente, os amputados abaixo do joelho apresentam menos alterações de marcha e estas são menos perceptíveis que em amputados acima do joelho.

2. O paciente é capaz de subir e descer superfícies inclinadas e escadas satisfatoriamente? Ele é capaz de se ajoelhar, agachar e levantar-se dessas posições?

3. O soquete e os sistemas de suspensão são confortáveis?

4. A prótese é silenciosa? Qualquer ruído oriundo da prótese deve ser observado e a fonte do mesmo deve ser determinada. Ocasionalmente, quando o paciente anda, um sibilo pode ser escutado quando o ar entra e sai do soquete. Isso está associado à ação de pistão causada pela suspensão inadequada e pelo ajuste inadequado do soquete ou por uma má congruência entre o soquete e o revestimento.[35,56]

Após checar a marcha com prótese, esta deve ser removida para se observar o coto, verificando-se a presença de estresse tissular em razão da marcha. Nesse estágio, o examinador observa o seguinte:

1. O coto do paciente parece livre de abrasões, alterações de cor ou perspiração excessiva quando a prótese é removida? Alterações de cor decorrentes da pressão e hiperemia por causa da prótese normalmente devem desaparecer em 10 a 15 minutos. Quando elas persistem, a causa da irritação ou pressão deve ser determinada.

2. A descarga do peso está sendo distribuída sobre as áreas adequadas do coto? Por exemplo, para uma amputação abaixo do joelho com descarga do peso, o tendão patelar, o côndilo tibial medial, as faces lateral distal e posteroproximal do coto devem sustentar o peso. Uma indicação da área de sustentação de peso algumas vezes pode ser obtida

observando-se a impressão da meia do coto sobre a pele do mesmo. Para determinar a concentração e a localização da pressão distal, pode ser desejável a inserção de argila de modelagem na base do soquete. O achatamento da argila indica que está ocorrendo contato distal.

Exame

Antes do exame, o examinador deve ler a descrição cirúrgica para determinar quais músculos foram seccionados e como eles foram estabilizados, juntamente com a amputação. Isso dá ao examinador alguma ideia dos músculos disponíveis para movimentar o membro e a prótese e para prover estabilidade durante a movimentação funcional.

Mensurações relacionadas à amputação

O examinador deve anotar o comprimento e a circunferência do coto, assim como o comprimento da cicatriz. O examinador deve medir a circunferência do membro residual em alturas variadas, a partir de marcas de referências ósseas estáveis. Embora não exista uma lista convencional de pontos de referência, são locais convenientes o acrômio e o epicôndilo medial do úmero para membros residuais transumerais e transradiais, respectivamente; e o trocanter maior e o platô tibial medial para membros residuais transfemorais e transtibiais, respectivamente. O examinador também deve medir novamente a circunferência ao longo do tempo; o ajuste definitivo da prótese deverá ser adiado até que o edema tenha desaparecido e a atrofia tenha alcançado seu máximo. Desse modo, o volume do membro ficará estável e o encaixe da prótese permanecerá satisfatório.[58] Os formulários (Figs. 16.7 e 16.8) apresentam métodos de mensuração de ajuste de prótese. Outras mensurações incluem:

1. Tipo de amputação: curta (10 a 33% do comprimento do lado saudável); média (34 a 67% do comprimento do lado saudável); longa (68 a 100% do comprimento do lado saudável).
2. Mensuração, localização e descrição de úlceras (quando presentes).

Movimentos ativos

Ao avaliar o amputado, o examinador deve determinar a capacidade (força/resistência) dos músculos de moverem as articulações remanescentes no coto e a amplitude de movimento (ADM) ativa disponível nessas articulações. Idealmente, a ADM nas articulações remanescentes deve ser próxima do normal, mas ela pode ser afetada por contraturas e cicatrizes. Isso é particularmente verdadeiro para o quadril e o joelho em amputados de membro inferior. A ADM disponível ajuda a determinar a capaci-

dade de movimentação e de controle da prótese do paciente e também se os músculos são capazes de controlar a ADM disponível e de prover a estabilidade quando o paciente utiliza a prótese. Além disso, a força, a resistência e a ADM do membro oposto saudável devem ser avaliadas, uma vez que um maior estresse será imposto sobre o mesmo, especialmente no amputado de membro inferior. No caso de um amputado de membro superior, se o membro dominante tiver sofrido a amputação, o outro membro se tornará o dominante e ele terá de aprender novas habilidades. Em qualquer caso, uma avaliação detalhada do estado funcional do membro saudável é necessária, além do exame do membro amputado. Os movimentos ativos realizados devem ser os mesmos que os listados para as articulações individuais em outros capítulos deste livro.

Movimentos passivos

Movimentos passivos do membro amputado e do membro normal remanescente são necessários para assegurar que a ADM necessária está disponível e para prevenir contraturas ou para restaurar a ADM após a ocorrência de contraturas. Por exemplo, amputados abaixo do joelho tendem a apresentar contratura em flexão do quadril e do joelho especialmente quando o amputado passa longos períodos sentado no leito ou em uma cadeira de rodas. Os movimentos passivos realizados devem ser os mesmos que aqueles listados para as articulações individuais em outros capítulos deste livro. Os movimentos passivos proveem ao examinador um conhecimento do *end feel* presente de maneira que, caso ocorram contraturas, um tratamento de alongamento adequado seja instituído. Quando houver frouxidão ou instabilidade, o paciente pode ser orientado a realizar exercícios de estabilização adequados.

Movimentos isométricos resistidos

Movimentos isométricos resistidos devem ser realizados com os músculos do membro amputado e também com o membro normal para garantir que o paciente mantenha a força e a resistência (ou tolerância ao exercício) que permitirão o uso da prótese.[59] Movimentos resistidos de todos os músculos das articulações remanescentes, do membro amputado e do membro normal, devem ser testados. Esses movimentos resistidos devem ser os mesmos que aqueles listados para as articulações individuais em outros capítulos deste livro. Em amputações de membro inferior, a checagem dos músculos do quadril e do joelho é particularmente importante. A força e a potência dos músculos glúteos máximo e médio têm correlação com as velocidades de marcha preferidas pelo amputado. Esses músculos devem ser avaliados naqueles com amputações de membro inferior, devendo ser considerados como determinantes para a obtenção

1284 Avaliação musculoesquelética

MENSURAÇÕES PARA PRÓTESE DE MEMBRO SUPERIOR

Nome do paciente_____ Fone _____ Data _____

Endereço _____ Cidade _____ Estado/CEP_____

Masculino ☐   Feminino ☐   Data de nascimento _____ Altura _____ Peso _____

Tipo de prótese _____ Direita _____ Esquerda _____

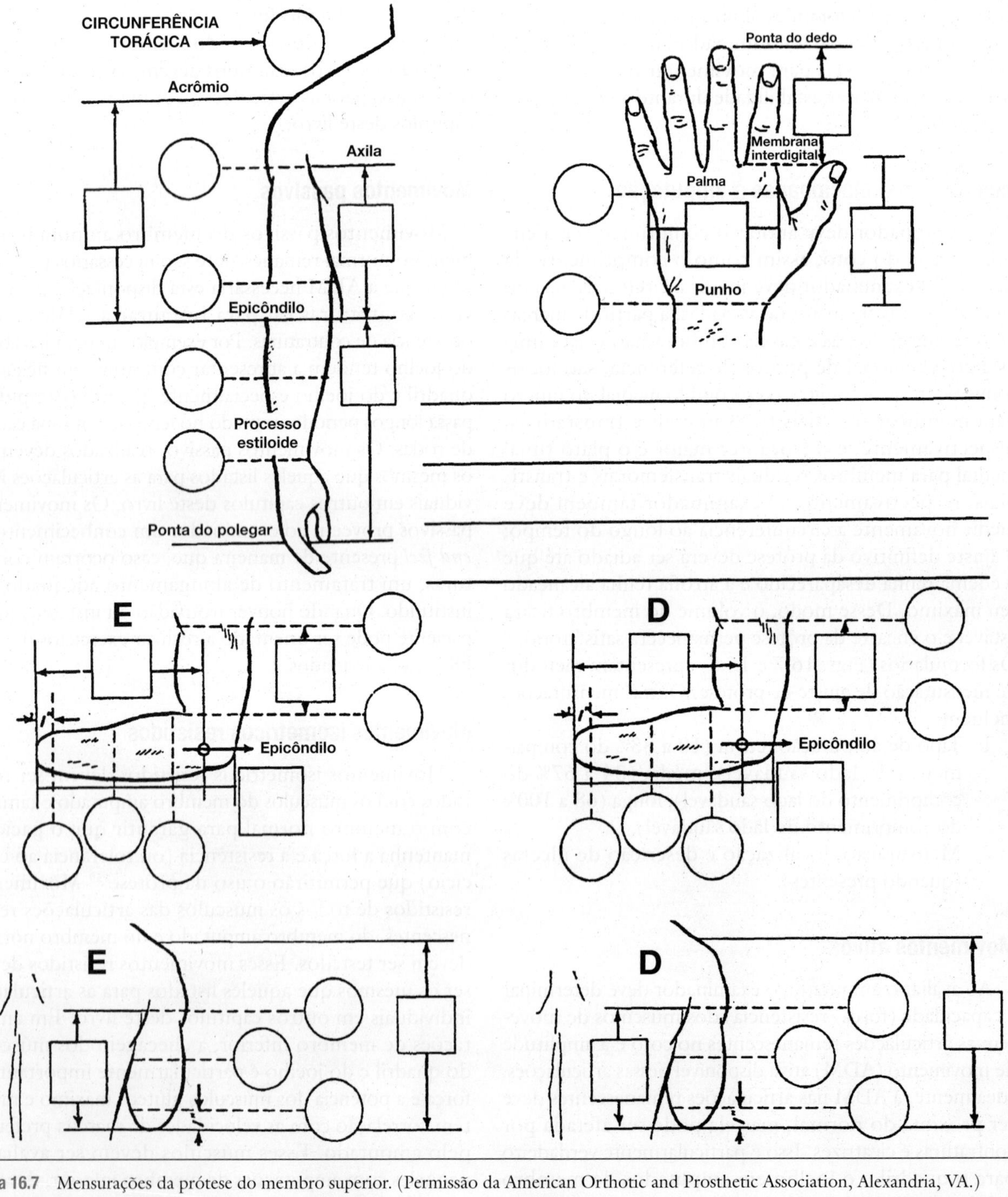

Figura 16.7 Mensurações da prótese do membro superior. (Permissão da American Orthotic and Prosthetic Association, Alexandria, VA.)

MENSURAÇÕES PARA PRÓTESE DE MEMBRO INFERIOR

Nome do paciente _____ Telefone _____ Data _____

Endereço _____ Cidade _____ Estado _____

Idade _____ Altura _____ Peso _____

Tipo de prótese _____ Direita _____ Esquerda _____

Sapato fornecido: um ☐ ambos ☐ nenhum ☐

Abertura do cadarço: superior ☐ inferior ☐

Membro extraleve: ☐

Membro extraforte: ☐

Articulações abaixo do joelho: Tamanho _____ Estilo _____

Ângulo articular: Tamanho _____ Estilo _____

Amarração da coxa de prótese abaixo do joelho:
Ilhoses ☐ Ganchos ☐ Ambos ☐

Altura da amarração da coxa: _____

Tamanho da alça do ombro: _____

Tamanho da cintura _____

Cor: Caucasiano ☐ Negro ☐

Moreno claro ☐ Moreno médio ☐ Moreno escuro ☐

Verificação cinta: Cadarço ☐ Faixa de couro ☐

Mensurado por: _____

Alterações do fornecedor

Aumentar coxa em ____cm. Encurtar coxa em ____ cm.

Aumentar perna em ____ cm. Encurtar perna em ____ cm.

Abertura do cadarço abaixo do joelho: Superior ____ cm. Inferior ____ cm.

Definir amarração nas articulações abaixo do joelho:
Mais alta ____ cm. Mais baixa: ____ cm.

Cabeça articular externa abaixo do joelho:

Ajustar para dentro ____ cm. Ajustar para fora ____ cm.

Cabeça articular interna abaixo do joelho:

Ajustar para dentro ____ cm. Ajustar para fora ____ cm.

Ajuste do pé no sapato: Justo ☐ Folgado ☐ Médio ☐

Fazer palmilha para o calcanhar: Macia ☐ Média ☐ Firme ☐

Alterações especiais: _____

Ajustado por: _____

Membro abaixo do joelho finalizado, centro do joelho ao solo: ____cm.

Membro acima do joelho finalizado, ísquio ao solo: ____ cm.

Peso do membro finalizado: ____ kg ____ cm.

Acabamento do membro: Plástico laminado ☐

Textura de couro cru, esmaltado ☐

Características especiais: _____

Data da finalização: _____

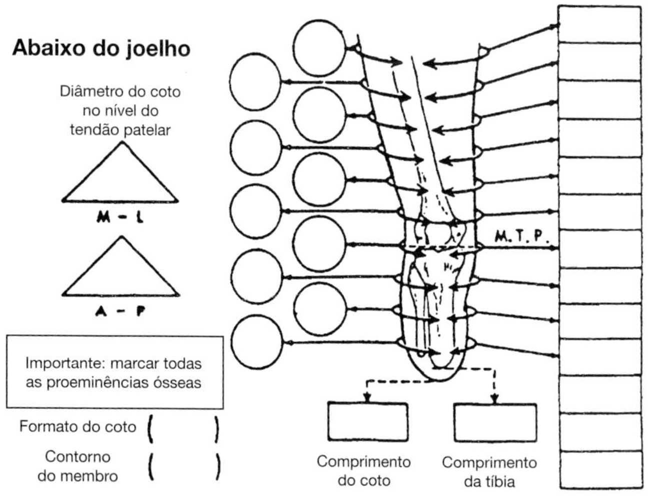

Abaixo do joelho

Diâmetro do coto no nível do tendão patelar

M – L

A – P

Importante: marcar todas as proeminências ósseas

Formato do coto ( )

Contorno do membro ( )

M.T.P.

Comprimento do coto Comprimento da tíbia

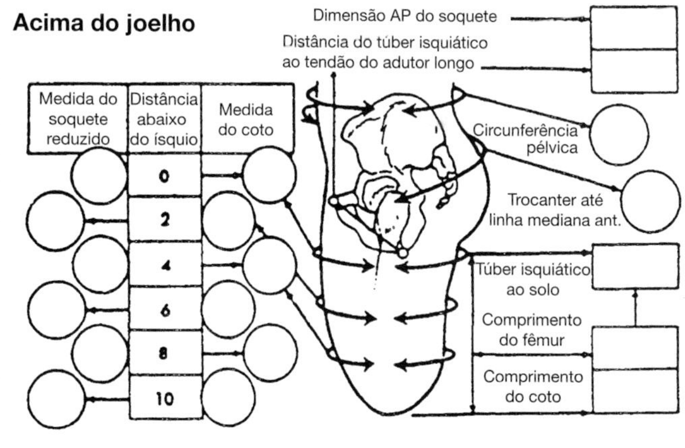

Acima do joelho

Medida do soquete reduzido | Distância abaixo do ísquio | Medida do coto

0 2 4 6 8 10

Dimensão AP do soquete

Distância do túber isquiático ao tendão do adutor longo

Circunferência pélvica

Trocanter até linha mediana ant.

Túber isquiático ao solo

Comprimento do fêmur

Comprimento do coto

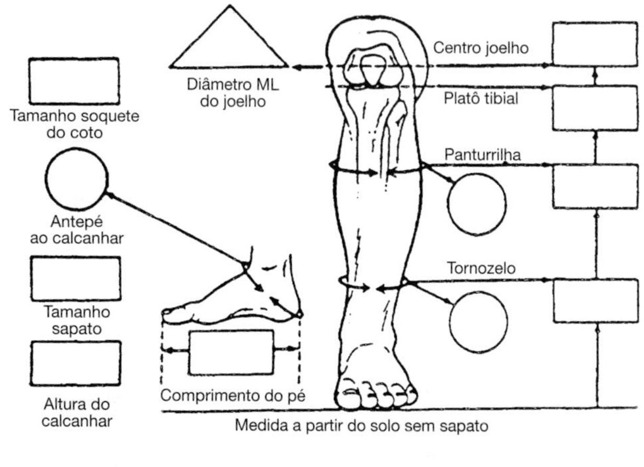

Centro joelho

Platô tibial

Panturrilha

Tornozelo

Diâmetro ML do joelho

Tamanho soquete do coto

Antepé ao calcanhar

Tamanho sapato

Altura do calcanhar

Comprimento do pé

Medida a partir do solo sem sapato

A

Figura 16.8 (A) Mensurações da prótese do membro inferior. MTP: platô medial tibial, é o ponto de referência anatômico para definir a altura da prótese e iniciar as mensurações da circunferência do membro residual amputado.

(continua)

MENSURAÇÕES PARA PRÓTESE DE MEMBRO INFERIOR

Nome do paciente _____

Local da amputação: _____ Direita _____ Esquerda _____

Clínica _____ Médico _____

(Mostrar localização de detalhes do coto, identificar com código de letras)

ABAIXO DO JOELHO

Anterior   Posterior   Medial   Lateral

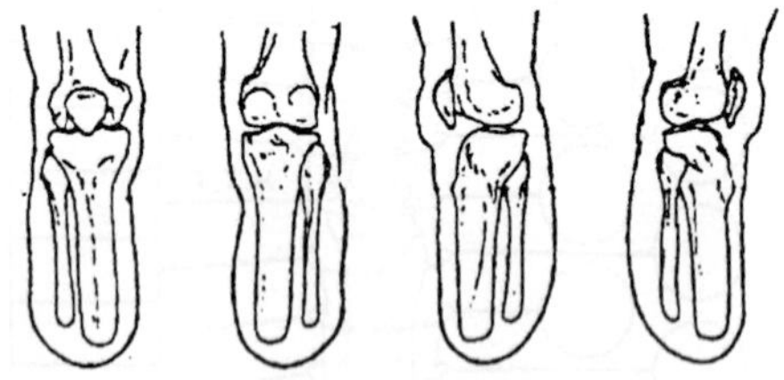

A = abrasão
B = furúnculo ou infecção de pele
Bu = bolsa
Bs = esporão ósseo
D = descoloração
E = edema
I = irritação
M = volume muscular
P = ponto de pressão
R = tecido redundante
S = cicatriz
T = ponto-gatilho

ACIMA DO JOELHO

Anterior   Posterior   Medial   Lateral

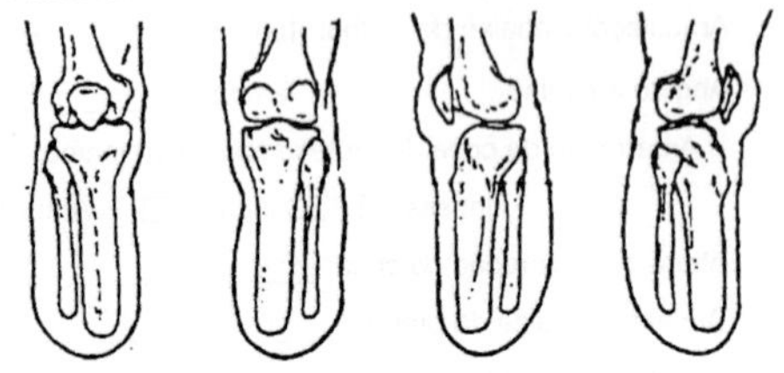

Características do coto abaixo do joelho

Formato do coto: _____ Coxim distal: _____

Tecido subcutâneo: Espesso ☐ Delgado ☐

Tolerância à pressão distal: Nenhuma ☐ Leve ☐ Boa ☐

Condição da musculatura da coxa: Atrofia ☐ Normal ☐

Condição da musculatura do coto: Atrofia ☐ Normal ☐

Estabilidade do joelho: _____

Amplitude de movimento do joelho: _____

Graus de contratura do joelho: _____

Condição de ossos específicos: Tíbia _____ Fíbula: _____

Observações: _____
_____
_____
_____
_____

Características do coto acima do joelho

Musculatura do coto	Macia	Média	Rígida
Geral			
Grupo dos posteriores da coxa			
Grupo dos glúteos			
Reto femoral			
Adutor longo			

Tecido subcutâneo: Espesso ☐ Delgado ☐

Ísquio: Resistente ☐ Sensível à pressão ☐

    Acolchoamento muscular _____

    Proeminente _____

Descarga de peso prévia sobre o ísquio: Sim ☐ Não ☐

Coto lateral: Convexo ☐ Côncavo ☐

Contorno: Para fora ☐ Achatado ☐ Para dentro ☐

Grau de contratura: Flexão de quadril _____

    Abdução _____

Adução do coto_____ Observações: _____

Prescrição para prótese

3 Modelo para complexo do pé	5 Modelo para complexo de joelho	Materiais do soquete	Tipo Symes	6 Modelo para articulação de quadril
4 Modelo para complexo do tornozelo	Tipo de soquete	Materiais da haste	Tipo para desarticulação do quadril	Tipo em suspensão

Figura 16.8 (*continuação*) (B) Informações sobre a prótese do membro inferior. (Permitida pela American Orthotic and Prosthetic Association, Alexandria, VA.)

de velocidades de marcha funcionais.[60] No membro superior, os músculos do ombro, os quais têm um papel importante no posicionamento da prótese, devem ser avaliados. Esses testes permitem ao examinador elaborar um programa de exercício para garantir a máxima funcionalidade do paciente.

Avaliação funcional

Para o amputado, a avaliação funcional pelo **Índice de mobilidade de Rivermead (IMR)**,[61] por exemplo, é de importância fundamental, de modo que o examinador deve determinar o nível funcional e de independência do amputado com e sem a prótese. Essa avaliação pode incluir o cuidado do coto, a capacidade de colocar e remover a prótese e a determinação do nível de atividade previsto para o paciente e se os objetivos de atividade podem ser realmente atingidos considerando-se a deficiência do paciente. Outros métodos de avaliação funcional podem incluir o **Preditor de mobilidade do amputado (PMA)**,[3,62] **QAP**,[3,45,63] e o **Questionário para o perfil da prótese em amputados**.[3,64]

Para um amputado de membro inferior, o examinador deve determinar:

1. A marcha do paciente, a sua resistência durante a marcha e a necessidade ou não de dispositivos de assistência (andador, muletas, bengala). Testes como a Distância percorrida em 6 e 10 minutos, o Teste de "levantar e andar" cronometrado (teste *up and go* [TUG]), o Teste L para mobilidade funcional, o Perfil de ambulação funcional de Emory modificado, e o Preditor de mobilidade do amputado oferecem desfechos confiáveis e válidos para essa população.[65]
2. A mobilidade do paciente ao leito. Isto é, o paciente move-se facilmente no leito ou necessita de assistência? O paciente consegue virar-se no leito, passar da posição deitada para a posição sentada ou posicionar-se em decúbito ventral?
3. A capacidade do paciente de passar da posição sentada para a posição em pé e de passar do leito para uma cadeira de rodas.
4. A capacidade do paciente de se equilibrar na posição sentada e na posição em pé (p. ex., a Escala de confiança no equilíbrio específica para atividades[65]).
5. A capacidade do paciente de sentar-se e levantar-se de diferentes tipos de cadeira.
6. A capacidade do paciente de utilizar dispositivos de auxílio (p. ex., muletas, andador ou bengala) durante o treinamento de marcha. O paciente consegue controlar uma cadeira de rodas?
7. A capacidade do paciente de subir e descer escadas e rampas e sua capacidade de se mover em espaços confinados.
8. A capacidade do paciente de levantar-se e sentar-se ao solo, assim como sua capacidade de ajoelhar, pegar objetos no solo e realizar atividades similares.
9. O paciente está deambulando o suficiente ao longo do dia? Em média, as pessoas com amputações de membro inferior cumprem aproximadamente um terço da meta de passos recomendados por dia; isso pode contribuir para uma grave incapacidade. Miller et al. constataram em seu estudo que a contagem média de passos dos pacientes foi de 1.450 passos/dia. Essa quantidade refletia a categoria mais baixa de comportamento sedentário.[66] Os profissionais de saúde devem descobrir meios de motivar seus pacientes com amputação de membro inferior a continuar funcionais e deambular o máximo possível todos os dias.
10. Em seguida a uma amputação de membro inferior, devem-se mensurar a força e a ADM em flexão, extensão, abdução e adução de quadril, bem como de flexão e extensão de joelho. É difícil medir a rotação medial e lateral de quadril, por causa da inexistência da parte distal do membro inferior. Raramente haverá necessidade de medir a ADM de rotação de quadril nessa população.

Para o amputado de membro superior, o examinador deve observar:

1. Se a parte amputada é do membro dominante ou do não dominante.
2. A capacidade do paciente de executar funções de AVD e atividades instrumentais da vida diária (AIVD).

Testes para sensibilidade

A sensibilidade do coto deve ser testada para verificar a presença da sensibilidade normal. Comumente, podem existir áreas hipersensíveis que devem ser dessensibilizadas. No extremo oposto, algumas áreas podem ser insensíveis e necessitar de proteção. Em ambos os casos, os testes para sensibilidade do coto devem incluir, no mínimo, a pesquisa da sensibilidade ao calor/frio e ao toque suave.

Avaliação psicológica

Quando necessário, uma avaliação psicológica pode ser realizada.[4,67] Alguns indivíduos apresentam pouca dificuldade para se adaptar à ideia da perda de um membro, enquanto outros apresentam uma grande dificuldade de aceitação da perda de um membro. Essa aceitação pode estar relacionada à maneira como o paciente perdeu o membro (subitamente, por causa de um traumatismo; ou por causa de problemas crônicos como, por exemplo, uma doença vascular periférica), quão ativo e independente o paciente era antes da amputação, ou à idade (geralmente, crianças adaptam-se muito melhor à amputação e à prótese que os adultos). Algumas vezes, testes para avaliação psicológica como o Inventário multifásico de personalidade de Minnesota (MMPI), podem ser utilizados para determinar a presença de depressão, ansiedade situacional e possível reação histérica à perda do membro.[54] Estudos demonstraram que, antes da cirurgia de amputação, é muito importante que sejam realizadas avaliações psicológicas e um tratamento precoce dos sintomas de ansiedade. Depois da amputação de um membro, deve-se avaliar o paciente à procura de sintomas de depressão e estresse traumático. É recomendável oferecer apoio social para que sejam promovidos os devidos ajustes à amputação.[68]

Palpação

O examinador deve despender tempo durante o exame para palpar o coto de amputação. Ao palpá-lo, ele deve observar a mobilidade normal dos tecidos remanescentes ou a presença de aderências que podem ser tratáveis,

sensibilidade tissular, condição da pele sobrejacente, tensão e textura da pele e qualquer diferença de espessura tissular, especialmente nas "áreas de desgaste" pressionadas pela prótese. O lado não envolvido também deve ser palpado para comparação.

Diagnóstico por imagem

Embora os exames por imagem não sejam comumente um pré-requisito para cirurgias de amputação, especialmente em casos de traumatismo, eles podem ser utilizados para avaliar o coto de amputação. Nesse caso, o examinador deve observar:

1. O nível da amputação, para determinar se a sustentação de peso final é possível. Por exemplo, uma desarticulação tem maior probabilidade de permitir uma sustentação de peso final.
2. A presença de deformidade, esporões ósseos, ou fragmentos livres.
3. O tamanho e a forma, especialmente da extremidade óssea da amputação.

Resumo da avaliação do amputado[a]

Anamnese
Observação (com e sem prótese)
  Em pé (anterior, lateral, posterior)
  Sentado (anterior, lateral, posterior)
  Andando (anterior, lateral, posterior) (observar
  defeitos de marcha em amputados de membro inferior)
  Exame do coto
  Exame da prótese
Exame
  Mensurações do coto
  Movimentos ativos
  Movimentos passivos

Movimentos isométricos resistidos
Avaliação funcional
Testes para sensibilidade
Avaliação psicológica
Palpação
Diagnóstico por imagem

---

[a]Como em qualquer avaliação, o paciente deve ser advertido sobre a possibilidade de ocorrer algum desconforto após o exame e que esse desconforto é normal. O desconforto após qualquer avaliação deve diminuir em 24 horas.

Referências bibliográficas

1. Owings MF, Kozak LJ. Ambulatory and inpatient procedures in the United States, 1996. Vital Health Stat. 1998;13(139):1–119.
2. Ziegler-Graham K, MacKenzie EJ, Ephraim PL. Estimating the prevalence of limb loss in the United States: 2005-2050. Arch Phys Med Rehabil. 2008;89:422–429.
3. Earle J, Benyaich A, Lowe T et al. Assessment of the amputee. Accessed August 19, 2019 at www.physiopedia.com /Assessment_of_the_ampu tee.
4. Beasley RW. General considerations in managing upper limb amputations. Orthop Clin North Am. 1981;12:743–749.

5. Beasley RW. Surgery of hand and finger amputations. Orthop Clin North Am. 1981;12:763–803.
6. Zhong-Wei C, Meyer VE, Kleinert HE, et al. Present indications and contraindications for replantation as reflected by long-term functional results. Orthop Clin North Am. 1981;12:849–870.
7. Jaeger SH, Tsai TM, Kleinert HE. Upper extremity replantation in children. Orthop Clin North Am. 1981;12:897–907.
8. Burton RI. Problems in the evaluation of results from replantation surgery. Orthop Clin North Am. 1981;12:909–913.
9. Carcelier A, Javierre C, Rios M, Viscor G. Amputation risk factors in severely frost-

bitten patients. Int J Environ Res Public Health. 2019;16(8):1351.
10. Slauterback JR, Britton C, Moneim MS, et al. Mangled extremity severity score: an accurate guide to treatment of the severely injured upper extremity. J Orthop Trauma. 1994;8:282–285.
11. O'Toole DM, Goldberg RT, Ryan B. Functional changes in vascular amputee patients: evaluation by Barthel Index, PUSLES Profile and ESCROW Scale. Arch Phys Med Rehabil. 1985;66:508–511.
12. Spence VA, McCollum PT, Walker WF, et al. Assessment of tissue viability in relation to the selection of amputation level. Prosthet Orthot Int. 1984;8:67–75.

13. McCollum PT, Spence VA, Walker WF. Amputation for peripheral vascular disease: the case for level selection. Br J Surg. 1988;75:1193–1195.

14. Johansen K, Daines M, Howey T, et al. Objective criteria accurately predict amputation following lower extremity trauma. J Trauma. 1990;30:568–573.

15. Gregory RT, Gould RJ, Peclet M, et al. The mangled extremity syndrome (M.E.S.): a severity grading system for multisystem injury of the extremity. J Trauma. 1985;25:1147–1150.

16. Lange RH, Bach AW, Hansen ST, et al. Open tibial fractures with associated vascular injuries: prognosis for limb salvage. J Trauma. 1985;25:203–208.

17. Howe HR, Poole GV, Hansen KJ, et al. Salvage of lower extremities following combined orthopedic and vascular trauma — a predictive salvage index. Am Surg. 1987;53:205–208.

18. Fairs SL, Ham RO, Conway BA, et al. Limb perfusion in the lower limb amputee — a comparative study using a laser Doppler flowmeter and a transcutaneous oxygen electrode. Prosthet Orthot Int. 1987;11:80–84.

19. McCollum PT, Spence VA, Walker WF. Circumferential skin blood flow measurements in the ischemic limb. Br J Surg. 1985;72:310–312.

20. Helfet DL, Howey T, Sanders R, et al. Limb salvage versus amputation—preliminary results of the mangled extremity severity score. Clin Orthop Relat Res. 1990;256:80–86.

21. Johansen K, Daines M, Howey T, et al. Objective criteria accurately predict amputation following lower extremity trauma. J Trauma. 1990;30:568–573.

22. Bonanni F, Rhodes M, Lucke JF. The futility of predictive scoring of mangled lower extremities. J Trauma. 1993;34:99–104.

23. Gottschalk F. Transfemoral amputation — biomechanics and surgery. Clin Orthop Relat Res. 1999;361:15–22.

24. Engerstrom B, Van de Ven C. Therapy for Amputee. Edinburgh: Churchill Livingstone; 1999.

25. Lind J, Kramhoft M, Bodtker S. The influence of smoking on complications after primary amputation of the lower extremity. Clin Orthop Relat Res. 1991;267:211–217.

26. Fitzpatrick MC. The psychologic assessment and psychosocial recovery of the patient with an amputation. Clin Orthop Relat Res. 1999;361:98–107.

27. Baumgartner RF. The surgery of arm and forearm amputations. Orthop Clin North Am. 1981;12:805–817.

28. Pandian G, Kowalske K. Daily functioning of patients with an amputated lower extremity. Clin Orthop Relat Res. 1999;361:91–97.

29. Aitken GT, Frantz CH. The child amputee. Clin Orthop Relat Res. 1980;148:3–8.

30. Lamb DW, Scott H. Management of congenital and acquired amputation in children. Orthop Clin North Am. 1981;12:977–994.

31. Otsuka T, Arai M, Sugimura K, et al. Pre-operative sepsis is a predictive factor for 30-day mortality after major lower limb amputation among patients with arteriosclerosis obliterans and diabetes. J Orthop Sci. 2019. https://doi.org/10.1016/j.jos.2019.05.017.

32. Kay HW, Newman JD. Relative incidence of new amputations. Orthotics and Prosthetics. 1975;29:3–16.

33. Swanson AB, de Groot Swanson G, Goran-Hagert C. Evaluation of hand function. In: Hunter JM, Schneider LH, Mackin EJ, et al., eds. Rehabilitation of the hand. St Louis: Mosby; 1990.

34. Smith DG, Fergason JR. Transtibial amputations. Clin Orthop Relat Res. 1999;361:108–115.

35. Smith AG. Common problems of lower extremity amputees. Orthop Clin North Am. 1982;13:569–578.

36. Beasley RW, de Bese GM. Upper limb amputations and prostheses. Orthop Clin North Am. 1986;17:395–405.

37. Postgraduate Medical School — Prosthetics and Orthotics. Lower limb prosthetics. New York: New York University Medical Centre; 1988.

38. Journeay WS, Pauley T, Kowgier M, Devlin M. Return to work after occupational and non-occupational lower extremity amputation. Occup Med. 2018;68(7):438–443.

39. Bruins M, Geertzen JH, Groothoff JW, et al. Vocational reintegration after a lower limb amputation: a qualitative study. Prosthet Orthot Int. 2003;27:4–10.

40. High RM, McDowell DE, Savrin RA. A critical review of amputation in vascular patients. J Vasc Surg. 1984;1:653–655.

41. Helm P, Engel T, Holm A, et al. Function after lower limb amputation. Acta Orthop Scand. 1986;57:154–157.

42. Davie-Smith F, Paul L, Stuart W, et al. The influence of socioeconomic deprivation on mobility, participation, and quality of life following major lower extremity amputation in the west of Scotland. Eur J Vasc Endovas Surg. 2019;57(4):554–560.

43. Hughes K, Mota L, Nunez M, et al. The effect of income and insurance on the likehood of major leg amputation. J Vasc Surg. 2019;7. https://doi.org/10.1016/j.jvs.2018.11.028.

44. Em S, Karakoc M, Sariyildiz MA, et al. Assessment of sexual function and quality of life in patients with lower limb amputations. J Back Musculoskelet Rehabil. 2019;32(2):277–285.

45. Legro MW, Reiber GD, Smith DG, et al. Prosthetic evaluation questionnaire for persons with lower limb amputations: assessing prosthesis-related quality of life. Arch Phys Med Rehabil. 1998;79:931–938.

46. Bragaru M, Kekker R, Geertzen JH, Dijkstra PU. Amputees and sports: a systematic review. Sports Med. 2011;41(9):721–740.

47. Chin T, Sawamura S, Fujita H, et al. Physical fitness of lower limb amputees. Am J Phys Med Rehabil. 2001;81(5):321–325.

48. Davidoff GN, Lampman RM, Westbury L, et al. Exercise testing and training of persons with dysvascular amputation: safety and efficacy of arm ergometry. Arch Phys Med Rehabil. 1992;73(4):334–338.

49. Dekker R, Hristova YV, Hijmans JM, Geertzen JH. Pre-operative rehabilitation for dysvascular lower-limb amputee patients: a focus group study involving medical professionals. PLos One. 2018;13(10):e0204726. https://doi.org/10.1371/jouirnal.pone.0204726.

50. Davis RW. Phantom sensation, phantom pain and stump pain. Arch Phys Med Rehabil. 1993;74:79–91.

51. Jensen TS, Krebs B, Nielsen J, et al. Phantom limb, phantom pain and stump pain in amputees during the first six months following limb amputation. Pain. 1983;17:243–256.

52. Omer GE. Nerve, neuroma, and pain problems related to upper limb amputations. Orthop Clin North Am. 1981;12:751–762.

53. Kaur A, Guan Y. Phantom limb pain: a literature review. Chin J Traumatol. 2018;21(6):366–368.

54. Sherman RA. Stump and phantom limb pain. Neurol Clin. 1989;7:249–264.

55. Smith DG, Ehde DM, Legro MW, et al. Phantom limb, residual limb and back pain after lower extremity amputations. Clin Orthop Relat Res. 1999;361:29–38.

56. Kapp S. Suspension systems for prostheses. Clin Orthop Relat Res. 1999;361:55–62.

57. Lusardi MM, Berke GM, Psonak R. Prosthetic gait. Orthop Phys Ther Clin North Am. 2001;10:77–116.

58. Edelstein JE. Amputations and prostheses. In: Cameron MH, Monroe LG, eds. Physical Rehabilitation: Evidence-Based

Examination, Evaluation, and Intervention. St. Louis: Saunders; 2007.

59. Cruts HE, de Vries J, Zilvold G, et al. Lower extremity amputees with peripheral vascular disease: graded exercise testing and results of prosthetic training. Arch Phys Med Rehabil. 1987;68:14–19.

60. Crozara LF, Marques NR, LaRoche DP, et al. Hip extension power and abduction power asymmetry as independent predictors of walking speed in individuals with unilateral lower-limb amputation. Gait Posture. 2019;70:282–288.

61. Franchignoni F, Brunelli S, Orlandini D, et al. Is the Rivermead Mobility Index a suitable outcome measure in lower limb amputees? A psychometric validation study. J Rehabil Med. 2001;35:141–144.

62. Gailey RS, Roach KE, Applegate EB, et al. The Amputee Mobility Predictor: an instrument to assess determinants of the lower-limb amputee's ability to ambulate. Arch Phys Med Rehabil. 2002;83(5):613–627.

63. Boone DA, Coleman KL. Use of the Prosthesis Evaluation Questionnaire (PEQ). J Prosth Orthotics. 2006;18(6):P68–P79.

64. Gauthier-Gagnon C, Grise M-C. Prosthetic profile of the amputee questionnaire: validity and reliability. Arch Phys Med Rehabil. 1994;76(12):1309–1314. Chapter 16 Assessment of the Amputee 1179

65. Stevens P, Fross N, Kapp S. Clinically relevant outcome measures in orthotics and prosthetics. Advancing orthotic

and prosthetic care through knowledge. Am Acad Orthotists Prosthetists. 2009;5(1):1–14.

66. Miller MJ, Cook PF, Kline PW, et al. Physical function and pre-amputation characteristics explain daily step count after dysvascular amputation. PM R. 2019. https://doi.org/10.1002/pmrj.121221.

67. Pinzux MS, Graham G, Osterman H. Psychologic testing in amputation rehabilitation. Clin Orthop Relat Res. 1988;229:236–240.

68. Pedras S, Vilhena E, Carbalho R, Pereira MG. Psychosocial adjustment to a lower limb amputation ten months after surgery. Rehabil Psychol. 2018;63(3):418–430.

CAPÍTULO **17**

Avaliação inicial da saúde

Nos últimos 30 anos, a atenção primária à saúde, sua definição e os papéis dos diversos profissionais da saúde no atendimento aos pacientes vêm passando por uma constante evolução.[1] Em 1978, a Organização Mundial da Saúde estabeleceu uma definição de atenção primária à saúde durante a Conferência Internacional sobre Atenção Primária à Saúde (*International Conference on Primary Health Care*).[2] Embora seja ideal que um médico da família, que conheça a história do paciente e de sua família, realize as avaliações iniciais de sua saúde, visto que ele está ciente de qualquer problema congênito ou de desenvolvimento, do estado de imunização e qualquer lesão ou doença recente do paciente e, consequentemente, pode dar continuidade ao tratamento,[3-5] muitos indivíduos hoje não dispõem desse profissional. À medida que ocorrem alterações nos cuidados com a saúde, mais e mais profissionais ficam envolvidos na avaliação de pacientes que os procuram como profissionais da saúde de primeiro nível. Isso pode envolver estagiários de enfermagem, assistentes médicos e outros profissionais da saúde, bem como médicos em instalações para avaliação inicial da saúde, fisioterapeutas com acesso direto na prática privada, médicos em instalações destinadas às avaliações iniciais de saúde e profissionais especializados em medicina esportiva, que trabalham e viajam com os atletas.[6-10] Esse não é um conceito inteiramente novo. O uso de fisioterapeutas na triagem e tratamento de pacientes com distúrbios musculoesqueléticos nas instituições de atenção primária à saúde está amplamente disseminado em países que contam com sistemas universais de atendimento à saúde e também no âmbito dos sistemas de saúde das Forças Armadas e no Departamento de Assuntos dos Veteranos dos Estados Unidos.[7,11-18] Portanto, é importante que os médicos sejam capazes de avaliar e reconhecer o potencial dos problemas de saúde , que tanto podem ser uma doença sistêmica como um fator isolado ou uma doença mascarada como disfunção muscular e necessite de encaminhamento para um profissional especializado.[19,20] A avaliação inicial da saúde do paciente é uma forma de triagem em que o médico decide se o problema, ou os problemas, está no âmbito de sua prática clínica ou se o paciente em questão deve ser encaminhado a outros profissionais de saúde.[21-25]

O papel do fisioterapeuta nas instituições de atenção primária à saúde vem evoluindo rapidamente; os fisioterapeutas com experiência específica no tratamento de pacientes com problemas neuromusculares estão bem situados para assumir essa função. Isso é particularmente verdadeiro diante da prevalência de problemas neuromusculares, sobretudo nos Estados Unidos, país em que a quantidade de consultas na atenção primária à saúde por problemas neuromusculares varia entre 20 e 30%.[26-31]

Uma avaliação inicial da saúde do paciente é, de muitas formas, semelhante ao exame de pré-participação utilizado para práticas esportivas, visto que ambas as avaliações ajudam na prevenção de certos problemas do paciente que possam afetar sua atividade. Além disso, oferecem um mecanismo para que os problemas possam ser encaminhados ao profissional da saúde apropriado.[32-39] Esse processo envolve a compreensão da doença bem como a capacidade de distinguir qual sistema pode estar envolvido por meio de anamnese, observação e exame detalhados, e de um entendimento dos diferentes níveis da capacidade de relato do paciente.[19,40] O profissional de saúde também deve conhecer suas próprias limitações, o âmbito da prática da profissão que escolheu e o motivo que levou o paciente a procurá-lo. Por exemplo, qual é a queixa do paciente? Ela está relacionada a como ele se sente? Está relacionada a determinada população, idade ou sexo?[34,41,42]

Quando o paciente apresenta sintomas, várias questões relacionadas aos sintomas precisam ser esclarecidas:[43]

1. Qual a localização do sintoma? Existe irradiação?
2. Como o sintoma é percebido?
3. Qual a gravidade do sintoma?
4. Onde o sintoma começou?
5. Com que frequência ocorre o sintoma?
6. O que desencadeia o sintoma?
7. Ao surgir, por quanto tempo o sintoma persiste?
8. O que torna o sintoma melhor ou pior?
9. Há outros sintomas associados?

Uma vez que essas questões, bem como outras discutidas sob sistemas diferentes (como será relatado mais adiante neste capítulo), são respondidas, o examinador pode decidir tratar o paciente ou encaminhá-lo a outro profissional, geralmente um médico. Goodman e Snyder[44] descrevem claramente casos em que o encaminhamento ao médico é necessário (Tab. 17.1). Este capítulo não se destina a incluir todas as condições e os sistemas que

1292 Avaliação musculoesquelética

TABELA 17.1

Encaminhamento para o médico

Atenção médica imediata	Paciente com dor anginosa não aliviada em 20 minutos
	Paciente com angina que apresenta náusea, vômitos, sudorese profusa
	Paciente diabético demonstrando sinais de confusão, letargia ou alterações de função e agilidade mentais
	Paciente com incontinência intestinal ou urinária e/ou anestesia em sela secundária à lesão de cauda equina
	Paciente em choque anafilático
Atenção médica necessária	*Sistêmica geral*
	Causa desconhecida
	Ausência de sinais e sintomas neuromusculoesqueléticos objetivos significativos
	Ausência de progresso esperado com o tratamento fisioterápico
	Desenvolvimento de sintomas constitucionais ou sinais e sintomas associados no transcorrer do tratamento
	Descoberta de HMA significativo desconhecido do médico
	Alterações no estado de saúde que persistem 7 a 10 dias além do tempo esperado
	Paciente ictérico que não foi diagnosticado ou tratado
	Alterações quanto a tamanho, forma, sensibilidade e consistência de linfonodos em mais de uma região, persistindo por mais de 4 semanas; linfonodomegalia indolor
	Para o sexo feminino
	Sintomas lombares, no quadril, na pelve, na região inguinal ou no sacroilíaco sem etiologia conhecida e na presença de sintomas constitucionais
	Sintomas correlacionados com menstruação
	Qualquer hemorragia uterina espontânea após a menopausa
	Para gestantes: hemorragia vaginal, pressão arterial elevada, aumento das contrações de Braxton-Hicks durante atividades físicas
	Sinais vitais (comunicar esses achados)
	Elevação ou queda persistente da pressão arterial
	Avaliação da pressão arterial em qualquer mulher que faz uso de anticoncepcionais (deve ser examinada constantemente por seu médico)
	Amplitude da pulsação que enfraquece na inspiração e torna-se forte na expiração
	Aumento da pulsação em mais de 20 batimentos/minuto por mais de 3 minutos após repouso ou mudança de posição
	Diferença entre as mensurações sistólica e diastólica de mais de 4 mmHg na pressão de pulso
	Febre persistente (alta ou baixa) associada especialmente aos sintomas constitucionais, mais comumente suores
	Cardíaco
	Angina ao repouso
	Dor anginosa não aliviada em 20 minutos
	Mais de três tabletes de nitroglicerina sublingual necessários para obter alívio
	Nitroglicerina não alivia dor anginosa
	Repouso não alivia angina
	Aumento progressivo da intensidade da angina após a eliminação do estímulo (p. ex., frio, estresse, esforço)
	Alterações no padrão da angina
	Dor torácica anormalmente intensa
	Paciente apresenta náusea, vômito
	Dor anginosa irradia-se à mandíbula ou ao membro superior esquerdo
	Porção superior dorsal apresenta-se anormalmente fria, suada ou úmida ao toque
	Paciente tem dúvidas quanto à sua condição
	Câncer
	Sinal ou sinais iniciais de advertência de câncer: sete sinais iniciais de advertência mais dois sinais adicionais pertinentes ao exame fisioterápico: fraqueza muscular proximal e alteração nos reflexos do tendão profundo
	Todo aumento de volume de tecido mole que persiste ou cresce, doloroso ou indolor
	Qualquer mulher que apresente dor torácica, na mama, na axila ou no ombro de etiologia desconhecida, especialmente na presença de uma anamnese positiva (própria ou familiar) de câncer
	Dor óssea, especialmente durante a sustentação de peso, que persiste mais de uma semana e piora à noite

(continua)

Capítulo 17 Avaliação inicial da saúde **1293**

TABELA 17.1 *(continuação)*

Encaminhamento para o médico

Atenção médica necessária	***Pulmonar***
	Dor no ombro que se agrava em decúbito dorsal
	Dor no ombro, peito (tórax), que diminui com a autoimobilização (em decúbito sobre o lado acometido)
	Para o paciente com asma: sinais de asma ou atividades brônquicas durante o exercício
	Geniturinário
	Constituintes urinários anormais, p. ex., alteração de cor, odor, quantidade e fluxo urinário
	Qualquer sinal de sangue na urina
	Musculoesquelético
	Sintomas que parecem fora de proporção da lesão, ou sintomas que persistem além do tempo esperado para a natureza da lesão
	Lombalgia crônica ou intensa acompanhada por sintomas constitucionais, especialmente febre
Precauções/ contraindicações à terapia	Insuficiência cardíaca crônica descontrolada ou edema pulmonar
	Miocardite ativa
	Frequência cardíaca ao repouso > 120 ou 130 batimentos por minuto[a]
	Frequência sistólica ao repouso > 180 a 200 batimentos por minuto[a]
	Frequência diastólica ao repouso > 105 a 110 batimentos por minuto[a]
	Tontura moderada, próxima à síncope
	Dispneia acentuada
	Fadiga incomum
	Inquietação
	Perda de pulso palpável
	Dor pós-operatória na porção posterior da panturrilha
	Para o paciente com diabetes: níveis de açúcar no sangue cronicamente instáveis devem ser estabilizados (normal: 80-120 mg/dL; "seguro": 100-250 mg/dL)

[a]Inexplicada ou pouco tolerada pelo paciente.
HMA: história médica anterior.
De Goodman CC, Snyder TE. *Differential diagnosis in physical therapy*. Philadelphia: WB Saunders, 1995. p. 18-20.

podem necessitar de encaminhamento. A avaliação de sistemas completos é deixada a outras fontes.[43,44]

McKeag[45] delineou cinco populações específicas nas quais áreas especiais de possível preocupação devem ser incluídas no exame. Para o paciente pré-púbere (6 a 10 anos de idade), as avaliações devem incluir a investigação de anormalidades congênitas que podem não ter sido diagnosticadas previamente. Para o paciente na puberdade (11 a 15 anos de idade), o exame deve incluir uma avaliação da maturidade física e da prática de bons hábitos de saúde. O grupo pós-púbere ou adulto jovem (16 a 30 anos de idade) apresenta a mais ampla variedade de habilidades, níveis e motivação. Para esse grupo, antecedentes de lesões prévias e quaisquer problemas específicos para o esporte ou para a atividade praticada são particularmente importantes. Para a população adulta (30 a 65 anos de idade), a prevenção de lesão (p. ex., uso excessivo), padrões de lesões prévias e o condicionamento físico devem ser incluídos no exame. O grupo final consiste nos pacientes idosos (65 anos de idade ou mais), que requerem um exame baseado nas necessidades individuais, pois muitos desses indivíduos passam a se exercitar ou aumentam a atividade física após terem sofrido alguma doença e frequentemente se apresentam com alguma comorbidade.[36] Alterações relacionadas à idade e suas possíveis consequências são delineadas na Tabela 17.2.

Características dos sintomas sistêmicos

- Sem causa conhecida ou de etiologia desconhecida.
- Início gradual com curso progressivo, cíclico (pior/melhor/pior).
- Persistente além do tempo esperado para a condição.
- Constante.
- Intenso.
- Sintomas bilaterais (p. ex., edema, alterações do leito ungueal, baqueteamento, entorpecimento ou formigamento, fraqueza, alterações na pigmentação cutânea ou exantema).
- Sem alívio dos sintomas com repouso ou alteração de posição.
- Quando aliviado pelo repouso ou alteração de posição, com o passar do tempo mesmo esses fatores de alívio não reduzem mais os sintomas.
- Os sintomas não se adaptam aos padrões mecânicos ou neuromusculoesqueléticos esperados; os sintomas são desproporcionais para a lesão.
- Os sintomas não podem ser alterados (provocados, reproduzidos, aliviados, eliminados e agravados) durante o exame.
- Sintomas constitucionais, especialmente febre e sudorese noturna.
- Alívio desproporcional da dor com ácido acetilsalicílico (bandeira vermelha para neoplasia óssea).
- Dor noturna.
- Dor descrita como perfurante, incômoda, profunda, cólica, dolorida.
- Padrão de dor "indo e vindo" como espasmos

De Goodman CC, Snyder TE. *Differential diagnosis in physical therapy*. Philadelphia: WB Saunders, 1995. p.16.

TABELA 17.2

Alterações selecionadas relacionadas à idade e suas consequências

Órgão/sistema	Alteração fisiológica relacionada à idade[a]	Consequência da alteração fisiológica relacionada à idade	Doença (não considerando a idade)
Geral	↑ Gordura corporal	↑ Volume de distribuição pwara fármacos solúveis em gordura	Obesidade
	↓ Água total do corpo	↓ Volume de distribuição para fármacos solúveis em água	Anorexia
Olhos e orelhas	Presbiopia	↓ Acomodação	Cegueira
	Opacificação da lente	↑ Suscetibilidade em olhar fixamente	Surdez
	↓ Acuidade de alta frequência	Dificuldade de distinguir palavras na presença de ruído de fundo	
Endócrino	Tolerância insuficiente à glicose	↑ Nível de glicose em resposta à doença aguda	Diabetes *mellitus*
	↓ Liberação (e produção) de tiroxina	↓ Dose de T_4 necessária para hipotireoidismo	Disfunção da tireoide
	↑ HAD, ↓ renina e ↓ aldosterona	—	↓ NA⁺, ↑ K⁺
	↓ Testosterona	—	Impotência
	↓ Absorção e ativação de vitamina D	Osteopenia	Osteoporose
			Osteomalácia
Respiratório	↓ Elasticidade pulmonar e ↑ rigidez da parede torácica	Ventilação/perfusão desequilibrada e ↓ PO_2	Dispneia
			Hipoxia
Cardiovascular	↓ Flexibilidade arterial e ↑ PA sistólica → HVE	Resposta hipotensiva à ↑ FC, depleção de volume ou perda da contração atrial	Síncope
	↓ Responsividade beta-adrenérgica	↓ Débito cardíaco e resposta da FC ao estresse	Insuficiência cardíaca
	↓ Sensibilidade barorreceptora e ↓ automaticidade do nódulo SA	Resposta diminuída da pressão arterial ao posicionamento em pé, depleção de volume	Bloqueio cardíaco
Gastrintestinal	↓ Função hepática	Metabolismo retardado de alguns fármacos	Cirrose
	↓ Acidez gástrica	Absorção de ↓ Ca⁺ no estômago vazio	Osteoporose
			Deficiência de vitamina B12
	↓ Motilidade colônica	Constipação	Impactação fecal
	↓ Função anorretal	—	Incontinência fecal
Hematológico/ sistema imunológico	↓ Reserva da medula óssea (?)	—	Anemia
	↓ Função da célula T	Resposta de PPD falso-negativa	—
	↑ Autoanticorpos	Fator reumatoide falso-positivo, anticorpo antinuclear	Doença autoimunológica
Renal	↓ Taxa de filtragem glomerular	Excreção de alguns fármacos diminuída	↑ Creatinina sérica
	↓ Concentração/diluição da urina (ver também Endócrino)	Resposta retardada à restrição ou sobrecarga de sal ou líquido; noctúria	↑↓ Na⁺
Geniturinário	Atrofia da mucosa da uretra/vagina	Dispareunia	Infecção sintomática do trato urinário
	Aumento da próstata	Bacteriúria	Incontinência urinária
		↑ Volume de urina residual	Retenção de urina
Musculoesquelético	↓ Massa corporal magra, músculo	—	Menor capacidade funcional
	↓ Densidade óssea	Osteopenia	Fratura do quadril
Sistema nervoso	Atrofia cerebral	Esquecimento senescente benigno	Demência
	↓ Síntese do catecol cerebral	—	Delírio
	↓ Síntese dopaminérgica cerebral	Marcha mais rígida	Depressão
	↓ Reflexos posturais	↑ Balanço corporal	Doença de Parkinson
	↓ Estágio 4 do sono	Despertar cedo, insônia	Quedas
			Apneia do sono

[a]Alterações geralmente observadas na saúde de indivíduos idosos, livres de sintomas ou doença detectável no sistema estudado. Em geral, as alterações são importantes apenas quando o sistema está estressado ou outros fatores são acrescentados (p. ex., fármacos, doença ou desafio ambiental); de outra forma, raramente resultam em sintomas.

A tabela mostra alterações selecionadas que ocorrem normalmente com a idade e suas consequências fisiológicas. Alterações devidas a doença e não à idade estão listadas na última coluna.

FC: frequência cardíaca; HAD: hormônio antidiurético; HVE: hipertrofia ventricular esquerda; PA: pressão arterial; PPD: proteína purificada derivada; SA: sinoatrial; T4: tiroxina.

De Resnick N. Geriatric medicine. In: Isselbacher KJ, et al., editores. *Harrison's principles of internal medicine*. 13.ed. New York: McGraw-Hill, 1994.

Uma avaliação inicial da saúde pode variar de um exame médico ou físico mínimo para descartar possíveis problemas sistêmicos até um exame muito mais amplo envolvendo testes laboratoriais, teste de esforço, perfilização, radiografias e outros protocolos especiais.[46] A anamnese, bem como o exame físico, exerce um papel importante.[47-49] Ao ser solicitado ao paciente que realize atividades extenuantes como parte do seu programa de tratamento, vários sistemas (p. ex., cardíaco, pulmonar) precisam ser avaliados para garantir que o paciente é capaz de realizar a atividade.[50]

Objetivos da avaliação

As avaliações de atenção primária à saúde possuem muitos objetivos úteis.[3,19,46,51,52] Entretanto, o examinador deve se lembrar que o principal objetivo do exame é determinar o problema de saúde do paciente e tratá-lo ou encaminhá-lo ao profissional de saúde apropriado.[3,19] Como parte do exame, podem ser estabelecidos **valores de base** para o paciente. Esses valores podem ser comparados aos valores normais da literatura ou utilizados para determinar uma alteração futura. Em outras palavras, a avaliação não deve consistir em questões que exigem respostas simples do tipo "sim-não". Ao contrário, ela deve ser bem detalhada, de modo que sejam estabelecidos níveis basais adequados.

Objetivos da avaliação inicial da saúde

- Determinar se há enfermidades presentes.
- Descobrir problemas preexistentes.
- Determinar problemas não suspeitados corrigíveis.
- Determinar o estado de saúde.
- Prevenir lesões.
- Evitar interpretações errôneas de achados.
- Estabelecer valores de referência.
- Atuar como um processo de rastreamento.
- Estimular bons hábitos de saúde.
- Estabelecer uma relação com o paciente.
- Estabelecer normas.
- Desenvolver um perfil musculoesquelético.
- Aconselhar o paciente.
- Classificar o paciente.
- Satisfazer exigências legais e de seguro.
- Determinar se o encaminhamento é necessário.

A avaliação de atenção primária à saúde deve ser utilizada para determinar o estado de saúde do paciente. Além disso, ela ajuda na prevenção de lesões por meio da identificação de qualquer anormalidade, inadequação física ou mau condicionamento que possa colocar o paciente em risco.[53,54] O exame pode identificar a presença de condições não suspeitadas previamente que possam ser corrigidas ou que possam impedir a participação na atividade desejada. Similarmente, a avaliação ajuda a evitar interpretações errôneas de achados que parecem ser novos mas que existiam previamente. Por essa razão, e se for possível, uma revisão do prontuário médico também faz parte da avaliação inicial da saúde.

A avaliação inicial da saúde também é útil para garantir que tratamentos corretos precedentes tenham sido realizados e que condições previamente diagnosticadas tenham sido tratadas adequadamente. Dessa maneira, a avaliação atua como um processo de rastreamento para assegurar que o tratamento de condições clínicas e cirúrgicas potencialmente graves seja devidamente realizado. Ela também ajuda a eliminar condições potencialmente graves ou ameaçadoras que podem temporariamente impedir a participação do paciente no trabalho ou nas atividades recreativas. Por exemplo, no caso de mononucleose infecciosa, esportes de contato devem ser proibidos por algum tempo porque o baço do paciente está aumentado de volume e pode ser mais facilmente lesionado ou rompido.

A avaliação também oferece ao profissional de saúde uma oportunidade de estimular boas práticas de saúde e promover o condicionamento físico e a saúde ideais. A avaliação permite aos profissionais da saúde fornecerem orientações adequadas relacionadas à saúde e determinarem o estado geral de saúde do paciente.

A avaliação representa também uma oportunidade para que o examinador estabeleça uma boa relação profissional com o paciente. O examinador pode ficar sabendo o que motiva o paciente e, ao mesmo tempo, ajudar a estabelecer a confiança do paciente na equipe de saúde. O exame também pode ser utilizado para estabelecer as bases de condutas para o paciente e a equipe de saúde sobre questões de saúde, segurança e cuidados. Além disso, representa uma oportunidade para aconselhar o paciente.

Anamnese na atenção primária à saúde

Em um exame inicial na atenção primária, a anamnese tem um papel muito importante para garantir que questões relacionadas com os diversos sistemas sejam formuladas. Geralmente, uma anamnese detalhada consegue identificar 60 a 75% dos problemas que afetam o paciente.[38,46,55] Em sua maioria, as informações diagnósticas essenciais são levantadas na entrevista inicial realizada pelo médico durante a anamnese.[56,58] Uma consulta típica, incluindo o exame físico, demora entre 3 e 74 minutos.[59-61] Em um contexto de atenção primária à saúde, a duração média da consulta de médicos de família, internistas e pediatras é de 13 minutos, 19 minutos e 13 minutos, respectivamente.[60] Para o indivíduo jovem ou o paciente com problemas de comunicação, tanto o paciente quanto um de seus genitores ou o seu responsável devem relatar a história para garantir que nenhuma informação foi omitida. O restante da avaliação depende das informações obtidas na anamnese. A anamnese fornece detalhes relativos a problemas de saúde

1296 Avaliação musculoesquelética

e lesões e permite aos examinadores centrarem a atenção em qualquer anormalidade mencionada.[46] Geralmente a anamnese é completada por um questionário do tipo "sim-não" preenchido pelo paciente (ver Apêndice 17.1 *on-line* – utilizar o QR code no final deste capítulo). Utilizar tal formulário minimiza a chance de o paciente esquecer alguma informação.[40] As respostas "sim" são, então, investigadas mais profundamente em outras partes da avaliação (ver Apêndice 17.2 *on-line* – utilizar QR code no final deste capítulo). No entanto, é importante que a exatidão das respostas "não" também seja checada quanto à precisão. De modo ideal, as anamneses orais (i. e., aquelas nas quais o profissional de saúde faz as perguntas) são mais acuradas. Geralmente, no entanto, por causa das limitações de tempo, isso não é possível. A anamnese deve incluir os antecedentes mórbidos do paciente, assim como dos familiares, para descartar qualquer possível problema congênito ou hereditário, ou qualquer lesão. É importante que a história clínica do paciente seja completa, pois pacientes frequentemente menosprezam ou omitem informações que possam impedi-los de tomar parte na atividade desejada, ou por causa de possíveis vantagens secundárias.[55]

Inicialmente são formuladas questões gerais que possam ser utilizadas para cruzamento com questões formuladas em áreas específicas da avaliação:[46]

1. *Alguma vez você foi atendido em hospital, serviço de emergência ou clínica?*
2. *Você já consultou um médico por causa de uma lesão ou doença?*
3. *Você já realizou alguma radiografia?*
4. *Você já foi submetido a uma cirurgia?*
5. *Atualmente, você está fazendo uso de alguma medicação?*
6. *Você tem alguma alergia (a medicamentos, insetos, alimentos ou outras coisas)?*
7. *Qual foi a sua última vacinação e contra o quê?*
8. *Alguma vez você ficou incapacitado de trabalhar ou de participar de exercícios ou esportes?*
9. *Você já teve dor no peito, dispneia ou síncope durante o trabalho, exercício ou atividade?*
10. *Você já teve convulsão?*
11. *Você já foi informado de ter pressão alta?*
12. *Você já foi informado de ter colesterol alto?*
13. *Você tem problemas respiratórios ou tosse durante ou após a atividade?*

Essas questões gerais cobrem áreas amplas, e as partes específicas da avaliação devem levar em conta as respostas dadas. Além disso, o examinador deve considerar o papel de aspectos psicossociais tanto em relação aos pacientes quanto aos sintomas mencionados. Haggman et al.[62] acreditam que duas questões são úteis para rastrear sintomas de depressão:

1. *Durante o mês passado, você se sentiu frequentemente entediado, deprimido ou sem esperanças?*
2. *Durante o mês passado, você se aborreceu em realizar tarefas de pouco interesse ou prazerosas?*

Se a resposta a ambas as questões for positiva, uma investigação psicológica mais detalhada pode se justificar.[63,64] Waddell e Main[64] relataram sobre o comportamento na enfermidade, um comportamento normal e racional que é o que os indivíduos fazem e dizem para comunicar que estão enfermos. O examinador deve sempre ter em mente o papel que questões psicossociais possam ter em qualquer indivíduo que busca ajuda inicial aos profissionais de saúde.

As seções da avaliação que serão apresentadas a seguir delineiam questões pertinentes a sistemas orgânicos específicos que podem levar a exames ou testes mais detalhados e possíveis preocupações ou questões que devem ser monitoradas quando o paciente vai participar de uma atividade específica. O examinador pode querer abordar todos os sistemas ou apenas os que parecerem pertinentes ao problema.

Exame

O exame médico deve ser não apenas detalhado como também aplicável ao trabalho, à atividade, ao exercício ou ao esporte ao o indivíduo espera poder retornar ou participar. Profissionais da saúde devem sempre estar alertas em relação a simulação, negação ou invenção de problemas por parte do paciente.

Partes do exame inicial de atenção primária da saúde

- Anamnese.
- Sinais vitais
  - Temperatura.
  - Pressão sanguínea.
  - Frequência cardíaca.
  - Peso.
- Exame craniofacial.
- Exame neurológico e distúrbios convulsivos.
- Exame musculoesquelético.
- Exame cardiovascular.
- Exame pulmonar.
- Exame urogenital.
- Exame gastrintestinal.
- Exame dermatológico (tegumentar).
- Exame de doenças causadas pelo calor/frio.
- Testes laboratoriais.
- Perfil de condicionamento físico
  - Composição corporal.
  - Índice de maturidade.
  - Flexibilidade.
  - Força, resistência e potência.
  - Agilidade, equilíbrio e tempo de reação.
  - Condicionamento cardiovascular.

Sinais vitais

A parte inicial do exame é realizada para estabelecer parâmetros fisiológicos de referência e sinais vitais do paciente (ver Cap. 1, Tab. 1.7), incluindo pulso ou frequência cardíaca, frequência respiratória, pressão arterial (sistólica e diastólica), peso e temperatura (normal: 37°C). Essa parte do exame pode ser realizada por qualquer profissional de saúde que possua conhecimento técnico e é parte de qualquer exame de atenção primária.[65,66]

A Tabela 1.8 (ver Cap. 1) apresenta orientações para a mensuração da pressão arterial.[67] Valores elevados da pressão arterial devem ser checados várias vezes, em intervalos de 15 a 30 minutos, com o paciente repousando entre as mensurações para determinar se os valores altos são exatos ou são causados por ansiedade ("síndrome do jaleco branco") ou por alguma razão similar. Quando três leituras consecutivas resultarem em valores altos, considera-se que o paciente apresenta hipertensão arterial (ver Cap. 1, Tab. 1.9). Quando as leituras permanecem altas, uma investigação mais aprofundada é justificável.[3,67,68] A Tabela 17.3 delineia os fatores de risco para hipertensão.

Complicações da hipertensão

- Doença cardiovascular.
- Insuficiência cardíaca.
- Hipertrofia ventricular esquerda.
- Acidente vascular encefálico.
- Hemorragia intracerebral.
- Insuficiência renal crônica.
- Doença renal.

As seguintes seções de exame podem ser parte do exame inicial da saúde do paciente, dependendo do que foi achado a partir da anamnese e dos sinais vitais. Normalmente somente as seções consideradas relevantes pelo examinador ou as áreas de preocupação são investigadas.

TABELA 17.3

Fatores de risco da hipertensão

Primários	Secundários
• Um ou ambos os pais com hipertensão	• Doença renal
• Ingestão elevada de sal	• Contraceptivos orais
• Consumo excessivo de álcool	• Síndrome de Cushing
• Obesidade	• Síndrome da apneia do sono
• Raça (negros são mais comumente acometidos)	• Endócrino (condições da tireoide, paratireoide)
• Traços de personalidade (tenso, hostil)	• Coarctação da aorta
• Tabagismo	• Doença renovascular
• Diabetes	• Disfunção do córtex suprarrenal
• Inatividade física	
• Colesterol > 6,5 mmol/L ou lipoproteína de baixa densidade colesterol > 4 mmol/L	

Problemas médicos gerais

Existem problemas sistêmicos gerais que o examinador deve sempre manter em mente ao realizar uma avaliação. Algumas das questões médicas gerais (sistêmicas) incluem:[23,44,69]

1. Você já foi diagnosticado com uma doença sistêmica (p. ex., diabetes)?
2. Você já foi diagnosticado com uma doença progressiva (p. ex., distrofia muscular, esclerose múltipla)?
3. Você já foi informado de ter neoplasia?
4. Você já teve algo similar ao que apresenta agora? Com que frequência?
5. Qual a localização exata da sua dor? Qual é a qualidade, frequência e padrão da dor?[70] O que você tentou fazer para aliviá-la? Em uma escala de 1 (ausência de dor) a 10 (pior dor possível), como você classifica o nível da sua dor?
6. Você apresenta outros sintomas?
7. Você já teve quadros infecciosos? Como foram tratados?
8. Você apresenta fadiga inexplicável?
9. Você já apresentou fraqueza inexplicável?
10. Você se fere facilmente?
11. Você vem mantendo um peso estável ou ele aumentou ou diminuiu no último ano? Uma perda súbita de peso em um curto período e sem razão aparente pode sugerir a presença de um tumor. A obesidade pode ter efeito adverso nos sistemas cardiovascular, musculoesquelético e em outros sistemas do corpo.[71]

A presença da doença sistêmica (p. e.x, diabetes) não impede o trabalho ou a atividade, mas o examinador deve assegurar-se da existência de um bom controle pelo uso de medicamento ou de que a doença não causará risco indevido ao paciente ou ao seu bem-estar. Além disso, deve-se determinar se a extensão ou a intensidade da atividade que o paciente precisa realizar impõe uma ameaça significativa a sua condição física.[72] Problemas como infecção aguda, malignidade e doenças progressivas (p. ex., esclerose múltipla) também devem ser considerados pelo examinador.

Enfermidades agudas tendem a ser autolimitantes e geralmente exigem apenas que o paciente se afaste temporariamente do trabalho ou da atividade, em geral para evitar a disseminação a outros indivíduos.[46] A desidratação piora com a doença febril, que pode, em certas circunstâncias, acarretar distúrbios de intermação.

Cabeça e face

Exame oftalmológico

O exame da acuidade visual é usualmente realizado com o auxílio da escala optométrica de Snellen ou de outra escala comum. A visão periférica e a percepção de

1298 Avaliação musculoesquelética

Efeitos adversos da obesidade

- Aumento na resistência à insulina
  - Intolerância à glicose.
  - Síndrome metabólica.
  - Diabetes *mellitus* tipo 2.
- Hipertensão arterial.
- Dislipidemia
  - Elevação do colesterol total.
  - Elevação dos triglicerídeos.
  - Elevação do colesterol LDL.
  - Elevação do colesterol não HDL.
  - Elevação do colesterol VLDL.
  - Diminuição do colesterol HDL.
  - Diminuição da apolipoproteína-A1.
- Geometria anormal do ventrículo esquerdo
  - Remodelagem concêntrica.
  - Hipertrofia do ventrículo esquerdo.
- Disfunção endotelial.
- Aumento da inflamação sistêmica e do estado protrombótico.
- Disfunção sistólica e diastólica.
- Insuficiência cardíaca.
- Doença coronariana.
- Fibrilação atrial.
- Apneia obstrutiva do sono/respiração alterada no sono.
- Albuminúria.
- Osteoartrite.
- Neoplasias.

HDL: lipoproteína de alta densidade; LDL: lipoproteína de baixa densidade; VLDL: lipoproteína de muito baixa densidade.

De Lavie CJ, Milani RV, Ventura HO: Obesity and cardiovascular disease: risk factor, paradox, and impact of weight loss, *J Am Coll Cardiol* 53(21):1926, 2009.

profundidade também podem ser testadas. As questões relativas ao exame oftalmológico incluem:[46,73]

1. Você já apresentou algum problema de visão ou nos olhos?
2. Você já sofreu alguma lesão ocular?
3. Você usa óculos, lentes de contato ou tampão ocular?
4. Você é daltônico?
5. Você apresenta problema de visão periférica?
6. Você já utilizou medicações para um problema ocular?
7. Você já sofreu uma infecção ocular?

Qualquer anormalidade encontrada ou resposta positiva pode exigir um exame mais detalhado. Defeitos de refração inferiores a 20/40 metros devem ser mais investigados.[51] Uma perda visual de 20/50 significa que o paciente consegue ler a 6 metros de distância o que a média dos indivíduos consegue ler a uma distância de 15 metros. O profissional da saúde deve observar problemas que podem impedir a participação no trabalho ou na atividade ou no esporte escolhido ou afetar a segurança do paciente. A visão monocular acarreta falta de percepção de profundidade, o que pode ser prejudicial em determinadas situações. Pacientes com visão monocular devem participar de trabalhos específicos ou de atividades físicas somente quando têm noção dos perigos inerentes e aceitam os riscos. Esses pacientes não devem trabalhar ou participar de esportes nos quais não existe uma proteção ocular adequada.

Exemplos de condições oftálmicas ou sinais e sintomas que exigem exame mais detalhado

- Perda repentina de visão.
- Perda visual maior que 20/40.
- Visão monocular apenas.
- Miopia grave.
- Descolamento da retina.
- Laceração da retina.
- Abrasão da córnea.
- Irite.
- Conjuntivite.
- Proptose (protrusão) do olho.

Quando o paciente usa óculos, o profissional da saúde deve certificar-se de que as lentes são de plástico, policarbonato ou tratadas termicamente (para segurança) para evitar que estilhacem durante o trabalho ou atividade.

A miopia deve ser anotada no prontuário. Pacientes míopes apresentam maior probabilidade de sofrer degeneração de retina, o que aumenta a possibilidade de descolamento de retina. Pacientes com descolamento de retina são algumas vezes excluídos de esportes de contato ou de trabalhos muito árduos. Indivíduos com laceração de retina podem participar de competições em atividades extenuantes somente quando autorizados pelo clínico geral ou pelo médico especialista e devem apresentar um documento permitindo sua participação no trabalho.

O diâmetro das pupilas também deve ser avaliado. Alguns pacientes apresentam pupilas evidentemente de tamanhos diferentes (**anisocoria**). Essa diferença deve ser anotada para o caso de o paciente ser avaliado por causa de um traumatismo cranioencefálico que venha a ocorrer em uma data posterior.[74] A avaliação ocular é mostrada no Capítulo 2.

Exame odontológico

Perguntas que devem ser formuladas sobre o registro odontológico do paciente incluem:[73]

1. Quando foi a sua última visita ao dentista?
2. Você já teve algum problema dentário ou de gengivas?
3. Você já sofreu impacto nos dentes, lesão ou extração?
4. Você utiliza um protetor bucal?
5. Você fuma ou masca tabaco?
6. Você já sofreu alguma lesão na face ou mandíbula?

Na investigação de problemas odontológicos, geralmente realizada por um dentista, é importante determinar quantos dentes o paciente possui e a última vez que consultou um dentista.

Exame auricular

As seguintes questões devem ser realizadas em relação aos problemas auriculares:

1. Você tem algum problema de audição?
2. Você tem dor de ouvido? (Início? Está piorando?)
3. A dor de ouvido está associada a resfriado, gripe ou traumatismo?
4. Há alguma secreção de líquidos na orelha?

Problemas na orelha são comumente encaminhados ao clínico geral ou ao otorrinolaringologista. Avaliações do ouvido estão descritas no Capítulo 2.

Exame nasal

As seguintes questões devem ser realizadas em relação aos problemas nasais:

1. Você tem algum problema nasal?
2. Você consegue respirar pelo nariz?
3. Você apresenta alguma secreção pelo nariz (p. ex., sangue, muco)?
4. Você utiliza algum medicamento no nariz (gotas nasais, *spray* nasal)?
5. Ambas as narinas estão acometidas?

Avaliações nasais estão descritas no Capítulo 2. Problemas no nariz, exceto resfriados, são comumente encaminhados ao otorrinolaringologista.

Exame neurológico e distúrbios convulsivos (incluindo traumatismo craniano)

O exame neurológico é muito importante, especialmente em atividades que envolvem contato ou colisão ou quando há suspeita de traumatismo craniano. Algumas das perguntas mais comumente formuladas no exame neurológico incluem:[23,46]

1. Você já foi nocauteado ou perdeu a consciência?
2. Você já sofreu algum traumatismo craniano?
3. Você já sofreu ou sofre de dores de cabeça intensas ou frequentes?
4. Você já apresentou dor tipo ferroada ou queimação?
5. Já houve um episódio em que você teve um ou mais de seus membros adormecidos durante a atividade?
6. Você já desmaiou (síncope)?
7. Você já teve um de seus membros paralisados?
8. Você já perdeu a sensibilidade ou controle muscular de seus membros superiores ou inferiores?
9. Você já sofreu alguma crise convulsiva?
10. Você já sofreu algum acidente automobilístico ou uma queda com traumatismo craniano?

Uma resposta positiva a qualquer uma dessas questões pode ter um impacto significativo sobre o que o paciente pode fazer, e se terá permissão para retornar ao trabalho ou para participar de atividades que envolvem contato ou colisão.

No exame neurológico, o examinador pode avaliar a condição de uma lesão craniana (ver Cap. 2), realizar uma avaliação de nervos cranianos (ver Cap. 2) e uma investigação sumária da sensibilidade e avaliar diferentes reflexos (ver Cap. 1) quando houver suspeita de algum problema. O examinador deve investigar a presença de concussões ou de paralisias nervosas. Qualquer sinal e/ou sintoma neurológico positivo detectado durante o exame (p. ex., concussões recorrentes ou paralisias nervosas) deve impedir a participação em atividades extenuantes até que uma maior investigação seja realizada por um especialista para que seja dada a liberação para o retorno do paciente às atividades que previamente praticava.

Exemplos de problemas neurológicos ou sinais e sintomas que exigem um exame mais detalhado

- Mais de uma concussão.
- Síndrome pós-concussão.
- Qualquer antecedente de traumatismo cranioencefálico.
- Lesão intracraniana expansiva.
- Qualquer antecedente de crise convulsiva.
- Sintomas neurológicos de causas indeterminadas.
- Qualquer antecedente de dor tipo ferroada, queimação ou neuropraxia.
- Fraqueza persistente, entorpecimento ou dor nos membros superiores ou inferiores.
- Qualquer antecedente de quadriplegia transitória.
- Sintomas de lesão do neurônio motor superior.
- Qualquer antecedente de paralisia de causa neurológica.

Em relação a distúrbios convulsivos, o examinador precisa conhecer a frequência dos episódios, como e se o distúrbio é controlado, uso de medicações de rotina, qualquer circunstância desencadeadora de convulsões, e se o paciente conhece o distúrbio, seus riscos e os fatores predisponentes. Deve-se desencorajar pacientes epilépticos a participarem de atividades como esqui, mergulho, paraquedismo e alpinismo por causa dos perigos inerentes.[46] Quando o evento envolve esportes aquáticos (p. ex., nadar sozinho, mergulhar), corridas automobilísticas ou qualquer atividade na qual traumatismos cranianos recorrentes ou quedas inesperadas podem causar lesões graves (p. ex., escalada de montanhas, trabalho em alturas), deve-se desaconselhar a participação ao paciente com distúrbio convulsivo. Pacientes que devem ter suas atividades restringidas incluem aqueles que apresentam crises convulsivas diárias ou semanais, aqueles que apresentam formas incomuns de epilepsia psicomotora e aqueles cujo estado pós-comicial é prolongado ou inclui um comportamento marcadamente anormal. É importante saber se a medicação utilizada consegue controlar bem a condição do paciente não apenas em situações cotidianas, mas também em situações de estresse. Por exemplo, a hiperventilação pode desencadear uma crise convulsiva e crises convulsivas tendem a ocorrer após exercício, não durante sua realização. Além disso, é importante saber se a magnitude ou a intensidade da participação representa uma ameaça importante para a integridade física do paciente.

1300 Avaliação musculoesquelética

Se o examinador está tratando o paciente por alguma cefaleia, dor na face ou na articulação temporomandibular, sempre deverá ter em mente a possibilidade de meningite, tumor cerebral primário ou hemorragia subaracnóidea.[75] A meningite é uma infecção rara que afeta as meninges, provocando edema cerebral, sangramento e morte em 10% dos casos.[76]

Exame musculoesquelético

Assim como o exame neurológico, discutido anteriormente, frequentemente o exame musculoesquelético é uma parte muito importante de uma avaliação. As perguntas da anamnese relacionadas a esse exame incluem:[48,77-81]

1. Você já distendeu ou machucou algum músculo?
2. Você já lacerou ou distendeu algum ligamento?
3. Você já subluxou ou luxou uma articulação ou teve um osso que saiu da articulação?
4. Você já quebrou (fraturou) um osso?
5. Alguma de suas articulações já inchou?
6. Você já teve dor nos músculos ou nas articulações durante ou após uma atividade, um exercício ou um esporte (Tab. 17.4)?
7. Você já teve rigidez matinal prolongada regularmente (> 30 minutos)?
8. Você já teve exantemas, infecções oculares, diarreia associada com dor articular e/ou inchaço?
9. Você já teve fraqueza proximal, cãibra excessiva ou fasciculação muscular?

Uma resposta positiva a qualquer uma dessas questões requer maior investigação.

TABELA 17.4

Comparação das dores articulares sistêmica e musculoesquelética

Sistêmica	Musculoesquelética
• Desperta à noite	• Diminui com o repouso
• Dor profunda, palpitação	• Aguda
• Reduzida pela pressão	• Cessa na interrupção de ação estressante
• Constante ou em ondas/ espasmo	• Sinais e sintomas associados
• Icterícia	• Normalmente nenhuma
• Artralgias migratórias	• Pontos-gatilho podem ser acompanhados por náusea, sudorese
• Exantema cutâneo	
• Fadiga	
• Perda de peso	
• Febre de grau baixo	
• Fraqueza muscular	
• Sintomas cíclicos, progressivos	
• História de infecção (hepatite, estreptococose, mononucleose, sarampo)	

De Goodman CC, Snyder TE. *Differential diagnosis in physical therapy.* Philadelphia: WB Saunders, 1995. p.526.

O exame musculoesquelético começa com a observação da postura do paciente (ver Cap. 15), procurando a presença de qualquer assimetria. A assimetria, combinada com a anamnese, pode levar o examinador a realizar uma avaliação detalhada de uma articulação específica (ver Caps. 3 a 13). Quando nenhum problema é observado, o examinador pode realizar um **exame de rastreamento dos membros superior e inferior** para checar a presença de possíveis problemas e movimentos anormais (p. ex., hipomobilidade, hipermobilidade, padrões capsulares, fraqueza, padrões de movimentos anormais ou movimentos compensatórios).[65,82]

Exame de rastreamento superior e inferior

- Parte cervical da coluna: flexão, extensão, flexão lateral, rotação.
- Elevação (encolhimento) do ombro (pode ser adicionada resistência).
- Ombro: elevação por meio de abdução, flexão anterior e o plano da escápula; rotação medial e lateral (pode ser adicionada resistência).
- Cotovelo: flexão, extensão, supinação, pronação.
- Punho: flexão, extensão, desvio radial e ulnar.
- Dígitos e polegar: abertura ampla das mãos, cerramento forte do punho.
- Partes torácica e lombar da coluna: flexão (toque dos dedos dos pés, joelhos estendidos – observar movimento da coluna vertebral *versus* movimento do quadril), extensão, flexão lateral, rotação.
- Quadríceps encurtado (força e simetria do quadríceps).
- Teste da contração dos posteriores da coxa.
- Quadril, joelho, tornozelo e pé: agachamento e salto, marcha no calcanhar e nos dedos dos pés.

Quando for observado algum desvio, fraqueza ou anormalidade ou quando o paciente relata lesão prévia de uma articulação, um exame mais detalhado deve ser realizado para avaliar movimentos ativos, movimentos passivos, movimentos isométricos resistidos, testes especiais, testes funcionais, reflexos, sensibilidade, miótomos, jogo articular e palpação da articulação afetada ou de articulações relacionadas.

Exemplos de condições musculoesqueléticas ou sinais e sintomas que exigem maior investigação

- Instabilidade articular ou da coluna vertebral (estática e dinâmica).
- Aumento de volume articular.
- Lesão muscular ou ligamentar não recuperada (especialmente de 3º grau ou quando há suspeita de avulsão).
- Possíveis fraturas ou luxações/subluxações.
- Fratura consolidada ou não.
- Doenças degenerativas.
- Doenças inflamatórias.
- Hipermobilidade ou hipomobilidade incomum.
- Fraqueza muscular.
- Distúrbios de crescimento ou maturação.
- Distúrbios de estresse repetitivo.
- Miopatia.
- Doença metabólica.

Durante a investigação de problemas musculoesqueléticos, é importante que seja levado em consideração se o trabalho do paciente ou a atividade proposta exacerbará uma doença ou lesão existente, aumentará uma deformidade existente ou provocará maior dano ósseo ou articular. Ao investigar problemas musculoesqueléticos, o examinador pode observar a flexibilidade, a força e a resistência do paciente, assim como sua estabilidade estática e dinâmica. A instabilidade da coluna vertebral (especialmente a instabilidade das partes cervical ou lombar da coluna) ou a espondilolistese pode impedir que o paciente participe de algumas atividades. A maturação também deve ser levada em conta ao avaliar pacientes que ainda estão em fase de crescimento, assim como lesões prévias, problemas congênitos e anormalidades do crescimento nesse grupo etário.

Exame cardiovascular

O exame cardiovascular deve ser realizado em uma área silenciosa por causa da necessidade da auscultação. Nesta parte da avaliação, o examinador busca identificar anormalidades cardíacas sutis mas significativas para reduzir a incidência de morte súbita durante a prática esportiva ou incidentes similares no trabalho.[4,49,83-88] Em alguns casos, a realização de eletrocardiograma (ECG) ou ECG de esforço pode ser adequada.[89] Mais de 90% das mortes súbitas durante a prática de exercício e esportes entre participantes com menos de 30 anos de idade envolvem o sistema cardiovascular.

Na anamnese, as seguintes perguntas em relação ao sistema cardiovascular devem ser formuladas:[19,23,44,46]

1. Você já sofreu um ataque cardíaco?
2. Você utiliza marca-passo ou outro aparelho para auxiliar o coração?
3. Alguma vez você passou por uma cirurgia cardíaca?
4. Você sofre de episódios frequentes de azia?
5. Alguma vez você sentiu tontura, desmaio durante ou após atividade, exercício ou esporte?
6. Alguma vez você sentiu dor torácica, tensão, sensação de esmagamento, aperto ou pressão no peito no trabalho ou durante ou após atividade, exercício ou esporte (Tabs. 17.5 e 17.6)?
7. Você se cansa mais rapidamente que os outros realizando as mesmas coisas durante ou após algum trabalho, atividade, exercício ou esporte?
8. Alguma vez você apresentou pressão alta?
9. Você já sentiu seu coração "disparar" ou "falhar"?
10. Alguma vez foi dito a você que você tem sopro cardíaco?
11. Alguém em sua família teve problemas cardíacos ou morreu por essa causa?
12. Alguém em sua família morreu subitamente antes dos 50 anos?
13. Você apresentou infecção viral grave (miocardite, mononucleose) no último mês?

TABELA 17.5

Causas da dor torácica

Causas sistêmicas	Causas neuromusculares
• Pulmonar – Embolismo pulmonar – Pneumotórax espontâneo – Hipertensão pulmonar – Cor pulmonale – Pleurisia com pneumonia • Cardíaco – Isquemia do miocárdio (angina) – Pericardite – Infarto do miocárdio – Aneurisma aórtico dissecante • Epigástrico/GI superior – Esofagite – Índice do GI superior • Mama – Tumor de mama – Abscesso – Mastite – Problemas de lactação – Mastodinia – Ponto-gatilho • Outras – Doenças reumáticas – Ansiedade	• Síndrome de Tietze • Costocondrite • Xifoide hipersensível • Síndrome da costela deslizante • Pontos-gatilho • Mialgia • Fratura de costela • Distúrbios da parte cervical da coluna • Neurológico – Síndrome do desfiladeiro torácico – Neurite – Cobreiro (herpes-zóster) – Irritação da raiz nervosa dorsal

GI: gastrintestinal.
De Goodman CC, Snyder TE. *Differential diagnosis in physical therapy.* Philadelphia: WB Saunders, 1995. p. 532.

14. Você teve sua participação em alguma atividade negada ou restringida por um médico por causa de problemas cardíacos?
15. Seus tornozelos e/ou pernas incham?[90]

Se a resposta a qualquer uma dessas questões for positiva, o examinador deve considerar a possibilidade de cardiomiopatia, distúrbios de condução, arritmias cardíacas, problemas valvares, defeitos coronarianos e problemas pulmonares ou relacionados.[91] Quando houver suspeita da existência de um problema cardiovascular, o examinador pode realizar testes adicionais (p. ex., ECG, teste de esforço em esteira e testes laboratoriais)[92] para detectar anormalidades cardíacas.

Ao investigar problemas cardiovasculares, o examinador deve estar atento aos seguintes achados anormais e incomuns:

1. Frequência cardíaca superior a 120 bpm ou taquicardia não justificada para uma determinada atividade.
2. Arritmias cardíacas ou batimentos irregulares.[93]
3. Cliques mediossistólicos, indicando insuficiência valvar ou prolapso da valva mitral.
4. Sopros grau 3 ou mais.

TABELA 17.6

Características da dor torácica cardíaca

Angina	Infarto do miocárdio (IM)	Prolapso da valva mitral	Pericardite
1-5 min	30 min a horas	Horas	Horas a dias
Intensidade moderada	Grave (pode ser indolor)	Raramente grave	Varia; leve a grave
Rigidez, desconforto torácico	Dor esmagadora, intolerável (pode ser indolor)	Pode ser assintomática; diferente da angina em qualidade ou quantidade	Assintomático; varia; pode simular IM
Diminui com repouso ou nitroglicerina	Ausência de alívio com o repouso ou nitroglicerina	Ausência de alívio com repouso ou nitroglicerina	Alívio ao se ajoelhar sobre os quatro membros, inclinação para a frente ou sentar-se com as costas retas
Dor relacionada ao tônus de artérias (espasmo)	Dor relacionada a isquemia cardíaca	Mecanismo de dor desconhecido	Dor relacionada a processo inflamatório

IM: infarto do miocárdio.
De Goodman CC, Snyder TE. *Differential diagnosis in physical therapy.* Philadelphia: WB Saunders, 1995. p.94.

Exemplos de problemas cardiovasculares ou sinais e sintomas que exigem um exame mais detalhado

- Dor torácica.
- Tontura com a atividade ou vertigem.
- Batimentos cardíacos anormais (frequência, ritmo).
- Hipertensão arterial (lábil ou orgânica).
- Sopro cardíaco.
- História familiar de problemas cardíacos.
- Cardiomegalia hipertrófica.
- Distúrbios de condução.
- Arritmias cardíacas.
- Miocardite.
- Problemas valvares.
- Coarctação da aorta.
- Síndrome de Marfan.
- Cardiomegalia (coração de atleta).
- Aterosclerose (índice tornozelo-braquial [ITB] positivo).
- Insuficiência mitral.
- Anemia.
- Esplenomegalia.
- Fadiga sem explicação.

A intensidade dos **sopros sistólicos** é graduada de 1 a 6, sendo que o grau 1 indica sopro muito fraco, que exige concentração para ser ouvido. Sopro grau 2 é um sopro fraco, mas imediatamente ouvido após o estetoscópio ser colocado sobre o tórax. O grau 3 indica sopro intermediário mais alto que o sopro grau 2. Os sopros mais significativos do ponto de vista dinâmico em seres humanos são, no mínimo, de grau 3. O grau 4 indica um sopro alto, frequentemente associado a uma sensação palpável (frêmito). Sopro grau 5 é um sopro muito alto, mas que ainda exige que pelo menos a borda do estetoscópio permaneça em contato com o tórax. O sopro grau 6 é um sopro audível com o estetoscópio assim que ele estabelece contato com o tórax.[94] Os **sopros diastólicos** são graduados de 1 a 4. O grau 1 indica o sopro mais fraco e o grau 4 indica o sopro mais alto. O sopro funcional benigno ou o prolapso da valva mitral não impedem a prática de exercício ou esporte, mas isso deve ser avaliado de acordo com o indivíduo.

O examinador deve conhecer as cardiopatias congênitas como a coarctação da aorta (estenose da artéria), que pode ser revelada por uma diferença entre os pulsos braquial e femoral. Neste caso, a atividade extenuante é contraindicada. Como outro exemplo, 90% dos pacientes com síndrome de Marfan (condição autossômica dominante) apresentam anormalidades cardíacas. O examinador deve estar informado a respeito de defeitos do septo atrial (uma comunicação anormal entre as câmaras do coração), dextrocardia (coração posicionado no lado direito do tórax) e taquicardia paroxística supraventricular (aumento anormal da frequência cardíaca durante curtos períodos de tempo). Pacientes com essas condições devem ser liberados por um especialista, antes que possam participar de qualquer atividade extenuante por causa da possibilidade de desmaio em uma situação estressante. Além disso, o examinador deve ter conhecimento da dilatação cardíaca ("coração de atleta"). Essa condição não impede necessariamente a atividade, mas, quando detectada, deve ser investigada mais profundamente. Quando alguma dessas anormalidades tiver sido corrigida cirurgicamente, o indivíduo deve ser avaliado por um especialista para determinar se ele pode participar da atividade proposta.

A miocardiopatia hipertrófica é a causa mais comum de morte súbita entre atletas, seguida pela ruptura da aorta associada à síndrome de Marfan, anomalias coronarianas congênitas e coronariopatia aterosclerótica.[46,95] Quando uma dessas condições estiver presente, a atividade extenuante é impedida.

Outros problemas cardiovasculares incluem a doença tromboembólica, irregularidades de pulso, problemas valvares (p. ex., insuficiência mitral ou prolapso da valva mitral) e uma pressão arterial anormalmente elevada (hipertensão). A pressão sistólica de 140 mmHg em mensurações repetidas é considerada anormal (ver Cap. 1, Tab. 1.9).[85] Além disso, pacientes com hipertensão arterial lábil (condição instável caracterizada pela alteração livre e rápida da pressão arterial) ou com hipertensão arterial orgânica causada por problemas estruturais devem ser investigados mais profundamente. Esses pacientes devem ter avaliados todos os fatores de risco coronarianos. A hipertensão arterial leve não impede a prática de exercício ou esportes, mas essa anormalidade discreta deve ser anotada e avaliada individualmente.[46] Ao mensurar a pressão arterial, é importante que o manguito do esfigmomanômetro possua um tamanho adequado para garantir uma leitura acurada. Quando a leitura inicial for alta, a leitura deve ser repetida duas ou três vezes após o paciente permanecer em decúbito dorsal durante 20 a 30 minutos. Somente quando a pressão arterial for elevada após a terceira leitura é que o paciente deve ser considerado hipertenso.

Detecção de riscos cardíacos durante o exame: achados físicos-chave da avaliação cardíaca pelo médico

Frequência cardíaca superior a 120 bpm.

- Quando os resultados de testes repetidos em um segundo momento estão elevados, sugerir um monitoramento e registro da pulsação em domicílio por um parente treinado ou enfermeiro.
- Testes de recuperação do pulso após exercícios que incluem saltos ou pulos são rotinas inúteis exceto para extrassístoles múltiplas ou arritmias.

Extrassístoles múltiplas ou arritmias. Realizar a verificação após pular ou saltar 20 vezes para assegurar-se de que as arritmias aparecem ou desaparecem.

Pressão sanguínea aferida em repouso superior a 130/80 mmHg para estudantes com idade de 6 a 11 anos, 140/90 mmHg para estudantes com idade entre 12 e 18 anos.

- Para validade, certifique-se de que o manguito de pressão cubra no mínimo 2/3 da porção superior do braço, do cotovelo ao ombro (manguito de adulto = 30 x 13 cm, manguito pediátrico = 22 x 10 cm; manguito de obesos = 39 x 15 cm).
- Quando a medida for alta, repetir o teste 3 vezes e tirar a média.

Todos os sopros sistólicos de grau 3 a 6 ou mais elevados em qualquer localização; todos os sopros diastólicos de qualquer intensidade, em qualquer localização; ou qualquer sopro contínuo. O coração deve ser auscultado em quatro locais do peito.

- Área pulmonar (segundo espaço intercostal à esquerda da borda esternal).
- Área aórtica (segundo espaço intercostal à direita da borda esternal).
- Área tricúspide (quarto espaço intercostal à esquerda da borda esternal).
- Área mitral (quarto espaço intercostal à esquerda da linha mioclavicular).

Palpar rotineiramente os pulsos femoral e braquial. Observar se existe ausência ou grande discrepância entre eles.

Modificado de Schell NB. Cardiac evaluation of school sports participants: guidelines approved by the Medical Society of New York. *NY State J Med* 1978 78:942-943.

Detecção de riscos cardíacos durante o exame: fatos-chave da anamnese obtidos de estudantes, pais e registros escolares de saúde

- Doença cardíaca cianótica no Início da vida
- Sopro no início da vida baseado no diagnóstico anatômico do *shunt* esquerdo a direito ou estenose pulmonar ou aórtica.
- Doença cardíaca reumática.
- Episódios de desmaios (síncope).
- Dores abdominais ou torácicas (não diagnosticadas de outra forma).
- Dispneia ao esforço.
- Cirurgia cardíaca.
- Cardiomegalia.
- Distúrbios do ritmo cardíaco.
- Doença cardíaca familiar[a] ou distúrbios do ritmo.
- Sopro funcional ou inofensivo com quatro anos ou mais de duração.

[a]Hipertensão, acidente vascular encefálico precoce (antes dos 50 anos) ou coronariopatia precoce (antes dos 50 anos) em parentes próximos.

Modificado de Schell NB. Cardiac evaluation of school sports participants: guidelines approved by the Medical Society of New York. *NY State J Med* 1978 78:942-943.

Outra condição que o examinador deve conhecer é a **anemia**. Quando houver suspeita de anemia, a concentração de hemoglobina (pigmento que transporta oxigênio no sangue humano) é dosada. Anemia é mais provavelmente observada em mulheres durante a menstruação, e anemia falciforme é mais comum em indivíduos da raça negra. Em alguns casos, a anemia é causada por um aumento do volume sanguíneo, o qual diminui a concentração de células vermelhas do sangue. Neste caso, o indivíduo possui uma quantidade normal de eritrócitos, mas parece anêmico.

No caso de suspeita de uma doença cardiovascular ou cardiopulmonar, um teste ergométrico (i. e., teste de esforço) é frequentemente recomendado.[51,96] A Figura 17.1 apresenta o fluxo de considerações que devem ser feitas antes da realização desse teste. Cerca de 20 a 35% daqueles com doença cardíaca apresentam um teste ergométrico normal, de modo que é importante lembrar que qualquer teste de esforço só é válido para a carga com que o coração foi estressado durante a sua realização. Quarenta e cinco por cento dos corredores com mais de 40 anos de idade apresentam resultados anormais em seus ECG. Além disso, diferentes tipos de atividades (p. ex., estáticas ou dinâmicas) acarretam estresses diferentes sobre o coração.

O **índice tornozelo-braquial** (**ITB**) também pode ser utilizado na triagem à procura de doença aterosclerótica (cardiovascular).[97,98] Trata-se da proporção entre a pressão sistólica do tornozelo e do braço quando mensurada utilizando um aparelho de ultrassom Doppler.[97] Quanto mais baixo o ITB, maior o risco da doença.[98]

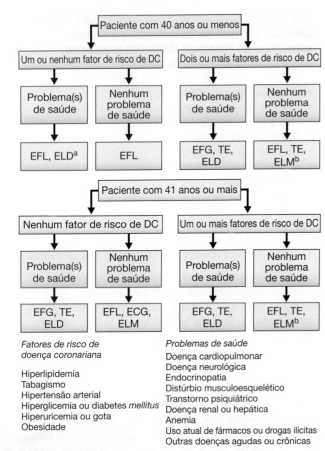

Figura 17.1 Fluxograma da avaliação pré-exercício. DC: doença coronariana; ECG: eletrocardiograma em repouso; EFG: exame físico geral; EFL: exame físico limitado; ELD: exames laboratoriais diagnósticos; ELM: exames laboratoriais mínimos; TE: teste de esforço. (Reproduzida de Taylor RB. Pre-exercise evaluation: which procedures are really needed?. Consultant, April:94-101, 1983.)

Contraindicações para o teste ergométrico

- Incapacidade física de andar sobre a esteira.
- Angina instável ou novas alterações do ECG em repouso.
- Pericardite, miocardite e endocardite agudas.
- ICC descompensada, galope diastólico (S3), estertores.
- Estenose aórtica grave.
- Cardiomiopatia hipertrófica.
- ACEP conhecida ou estenose equivalente.
- Paciente não cooperativo.
- Outro(s) problema(s) médico(s) grave(s).

ACEP: artéria coronariana esquerda principal; ECG: eletrocardiograma; ICC: Insuficiência cardíaca congestiva.
De Cavell RM: The exercise treadmill test for diagnosis and prognosis of coronary artery disease. *J La State Med Soc* 1995 147:198.

Causas comuns de testes ergométricos falso-positivos

- Doença cardíaca congênita e valvar.
- Digoxina.
- Anormalidades eletrolíticas.
- Ausência de jejum.
- Síndromes pré-excitação, síndrome Wolff-Parkinson-White.
- Bloqueio do ramo do feixe.
- Prolapso da valva mitral.
- Hipertrofia ventricular esquerda.
- Hiperventilação.

De Cavell RM. The exercise treadmill test for diagnosis and prognosis of coronary artery disease. *J La State Med Soc* 1995 147:198.

Indicações para o término do teste ergométrico

- Solicitação do paciente.
- Alcance do esforço máximo.
- Presença de arritmia grave, CVP multifatorial, *triplets,* TSV rápida.
- Queda na PA sistólica diante do aumento da carga de trabalho.
- Dor anginal progressiva.
- Sintomas do SNC, tontura, ataxia.
- Sinais de perfusão insuficiente, palidez, cianose, extremidades frias.
- Mais de 0,3 mV de depressão horizontal ou declive da ST.
- Perda técnica da capacidade de monitorização.

CVP: contração ventricular prematura; PA: pressão arterial; SNC: sistema nervoso central; TSV: taquicardia supraventricular.
De Cavell RM. The exercise treadmill test for diagnosis and prognosis of coronary artery disease, *J La State Med Soc* 147:198, 1995.

Exame pulmonar

O exame pulmonar frequentemente é realizado juntamente ao exame cardiovascular em uma área silenciosa. As perguntas relacionadas ao sistema pulmonar podem incluir:[23,44,49]

1. Alguma vez você apresentou problemas respiratórios?
2. Alguma vez você apresentou uma doença pulmonar?
3. Você utiliza algum dispositivo de auxílio respiratório?
4. Você já realizou um raio X do tórax? Quando?
5. Você já apresentou períodos longos de tosse intermitente?
6. Você expele alguma coisa quando tosse? Você apresentou tosse produtiva recentemente (p. ex., esputo, sangue; qual a coloração)?
7. Você já apresentou tosse no trabalho ou durante ou após atividade, exercício ou esporte? Que tipo de trabalho ou atividade estava sendo realizado?
8. Você já apresentou dispneia ou chiado de peito no trabalho ou durante ou após atividade, exercício ou esporte? Tem alguma alergia?
9. Quando teve início a sua dispneia?
10. A dispneia começou subitamente ou de maneira lenta, com o passar do tempo?

11. Você acorda subitamente com dispneia (dispneia noturna paroxística)?
12. Você tem ideia de quando começou sua dispneia?
13. Sua dispneia é constante?
14. Sua dispneia ocorre apenas aos esforços? Em repouso, ou apenas em certas posições?
15. Sua dispneia está relacionada a alguma coisa (p. ex., exercício, pólen, emoção)?
16. Você sofre de asma? Em caso afirmativo, qual o tratamento?
17. Você já quebrou o nariz?
18. Você sofre de irritação crônica dos seios da face ou de coriza nasal?
19. Você tem história de trombose venosa profunda (TVP)?[99]

Sinais e sintomas de trombose venosa profunda

- Dor torácica.
- Tontura.
- Dispneia.
- Dor à palpação nas pernas (com rubor e calor).
- Pernas inchadas.
- Sinal de Homan positivo (mas apenas na presença de outros sinais clínicos).

O examinador realiza a ausculta, observando a presença de sons respiratórios claros, e observa a simetria da excursão diafragmática.[46] Os sons respiratórios anormais audíveis sem estetoscópio incluem os estridores e os sibilos. **Estridor** é um som agudo causado por uma obstrução da laringe ou da traqueia. **Sibilo** também é um som agudo causado pela obstrução parcial da via respiratória. Os sibilos podem ser resolvidos pela ampliação da via respiratória, ou por seu estreitamento.[100] Qualquer medicação de controle necessária deve ser anotada no prontuário. Os ouvidos, o nariz e a boca também podem ser examinados durante essa fase da avaliação. Quando são encontradas anormalidades, o examinador pode solicitar provas da função pulmonar apropriadas ou dos gases sanguíneos arteriais (Tab. 17.7).[101] Quando houver preocupação sobre uma doença ativa, o examinador pode solicitar uma radiografia do tórax.

Problemas respiratórios como tuberculose, asma não controlada, asma de esforço, broncoespasmo induzido pelo exercício, insuficiência respiratória decorrente de um colapso pulmonar ou asma brônquica devem ser checados e discutidos com o paciente.[51,102,103] A **tosse** pode ser um sinal de problema pulmonar ou cardiovascular. A tosse noturna pode estar associada à insuficiência cardíaca, ou ser um efeito colateral de bloqueadores seletivos do canal de cálcio.[104] A causa mais comumente observada para a tosse é a irritação brônquica causada pelo tabagismo. Entretanto, há outras causas, como a coriza decorrente do resfriado comum ou de alergias. Outros problemas mais graves que podem se manifestar com tosse incluem distúrbios como asma brônquica, pneu-

---

TABELA 17.7

Valores de gases sanguíneos arteriais

Valores normais

pH	7,35–7,45
PCO_2 (pressão parcial de dióxido de carbono)	35–45 mmHg
HCO_3 (íon bicarbonato)	22–26 mEq/L
PO_2 (pressão parcial de oxigênio)	80–100 mmHg
Saturação de O_2 (saturação de oxigênio)	95–100%

Valores críticos

pH	< 7,25 ou > 7,45
PCO_2	< 20 ou > 60 mmHg
HCO_3	< 15 ou > 40 mEq/L
PO_2	< 40 mmHg
Saturação de O_2	< 75%

De Goodman CC, Snyder TE. *Differential diagnosis in physical therapy*. Philadelphia: WB Saunders, 1995. p. 151. Adaptada de Pagana D, Pagana T. *Mosby's diagnostic and laboratory test reference*, Mosby-Year Book, St Louis, p.104, 1992.

---

monia, neoplasias e insuficiência cardíaca. Esses problemas mais graves podem ser detectados em pacientes com tosse crônica com duração de três semanas ou mais.[105]

Exemplos de problemas pulmonares ou sinais e sintomas que exigem um exame mais detalhado

- Tosse anormal.
- Dificuldade respiratória anormal.
- Ruídos respiratórios anormais (p. ex., sibilos, roncos, estertores).
- Asma (não controlada ou de esforço).
- Broncoespasmo induzido pelo exercício.
- Insuficiência respiratória.
- Alergias graves.
- Desvio ou oclusão nasal.
- Sinusite crônica.

Exame gastrintestinal

O exame gastrintestinal (GI) envolve a avaliação do sistema digestório, dos hábitos alimentares e da nutrição. No trato GI superior, são muitos os distúrbios que podem causar a perda do controle da deglutição (i. e., disfagia) pelos músculos da boca e pelo sistema digestório alto. Algumas dessas condições incluem a miastenia grave, a esclerose múltipla, a esclerose lateral amiotrófica e a doença de Parkinson. Além disso, podem ocorrer obstruções mecânicas no trato GI superior em decorrência de tumores, bócio tireoidiano, osteófitos na parte cervical da coluna vertebral e aneurismas aórticos.[106] Algumas perguntas que podem ser formuladas incluem:[23,44,107]

1306 Avaliação musculoesquelética

1. Você tem problemas com suas evacuações (p. ex., diarreia, constipação)?
2. Você tem problemas ao mastigar ou engolir alimentos?
3. Você tem vomitado ultimamente?
4. Você apresenta dor ao comer?
5. Suas fezes parecem normais (ou são sempre negras ou cor de alcatrão)?
6. Você acha que se alimenta regularmente e que sua dieta é bem balanceada?
7. Existem certos grupos alimentares que você não consome?
8. Você já realizou alguma dieta?
9. Você se considera muito magro, muito obeso ou apenas normal?
10. Você já tentou controlar o peso? Em caso afirmativo, como?
11. Você já teve azia excessiva ou indigestão?
12. Você teve azia ou dispepsia após a utilização de anti-inflamatórios?

Uma resposta positiva a qualquer uma dessas questões exige maior investigação.

Exemplos de problemas gastrintestinais ou sinais e sintomas que exigem um exame mais detalhado

- Visceromegalia (p. ex., fígado e baço aumentados).
- Anorexia.
- Bulimia.
- Tríade da mulher atleta (anorexia/bulimia, amenorreia, osteoporose).
- Úlceras.
- Sangue nas fezes.

O examinador deve palpar o abdome em busca de massas ou visceromegalia.[3] E deve certificar-se de que não existe inflamação do fígado (hepatite, hepatomegalia) ou esplenomegalia, especialmente se o paciente estiver envolvido em esportes de contato ou de colisão.

Em alguns casos é aconselhável que o estado nutricional do paciente seja checado, sobretudo quando parece haver uma tendência para distúrbios alimentares (p. ex., bulimia e anorexia).[108] Isto é mais bem realizado solicitando-se ao paciente que anote sua ingestão alimentar durante pelo menos 3 dias e submetendo as anotações à análise de um nutricionista, que pode, então, calcular a ingestão diária em relação ao nível de atividade do paciente. Isso também provê uma oportunidade para determinar quais suplementos o paciente está utilizando e se eles contêm alguma substância proibida. Sugere-se que seja utilizado o **Questionário de baixa disponibilidade de energia em mulheres (LEAF-Q)** para determinar se há baixa disponibilidade de energia. O questionário pode ser usado para triar mulheres em risco de **tríade da mulher atleta** (i.e., baixa disponibilidade de energia na presença, ou não, de distúrbio alimentar, disfunção menstrual e baixa densidade óssea).[109-111]

Pode-se determinar a saúde do trato GI inferior considerando a condição das fezes do paciente. É importante que o examinador questione o paciente sobre o funcionamento intestinal, levando em conta aspectos como incontinência, constipação, diarreia ou dificuldade em iniciar os movimentos de evacuação. Do mesmo modo, uma mudança na forma ou calibre das fezes é um achado potencialmente significativo. O achado de fezes com a espessura de um lápis, ou que sejam achatadas e semelhantes a uma fita, sugere a presença de uma massa ocupadora de espaço, que pode ser um carcinoma anal ou da região distal do colo. Outras preocupações podem surgir com a presença de sangue nas fezes. Em geral, o sangue vermelho vivo nas fezes tem sua origem no lado esquerdo do colo ou na região anorretal.[112] Fezes negras ou cor de alcatrão indicam sangramento gástrico e no trato digestório alto, que pode ser decorrente de uma úlcera. Nesse caso, o examinador deve também perguntar sobre fármacos em uso ou estresse; esses dois fatores podem causar úlceras.

Exame urogenital

Dependendo do sexo do atleta, o exame é modificado para satisfazer as necessidades individuais. Por exemplo, para mulheres, o examinador pode investigar a história menstrual (p. ex., Quando a menstruação começou? Quando foi a última menstruação? A paciente apresenta alguma anormalidade menstrual?) ou sobre problemas ginecológicos. Para os homens, pode ser realizado um exame genital em busca de anormalidades, hérnias ou ausência de um testículo.[46] Questões comuns a ambos os sexos relativas ao sistema urogenital incluem:

1. Você já apresentou algum problema renal ou vesical?
2. Houve alteração na frequência com que você urina diariamente?
3. Ao urinar, você apresenta problemas no início, na continuidade ou na interrupção?
4. Você já foi tratado para alguma doença venérea?
5. A sua urina é clara ou descorada? A presença de sangue na urina pode ser uma manifestação de praticamente todas as doenças do trato geniturinário.[113] Também é importante ter em mente que nem sempre uma coloração avermelhada na urina significa uma emergência clínica. A ingestão de corantes vegetais, beterraba (em boa quantidade) e certos medicamentos podem fazer com que a urina tenha uma coloração avermelhada.
6. Alguma vez já foi diagnosticada a presença de açúcar, albumina ou sangue em sua urina?
7. Você sentiu algum aumento de volume na região inguinal, testículo ou abdome?
8. Você sentiu alguma massa dura e indolor em seu testículo (indicação de triagem para câncer testicular)?
9. Você teve alguma vez secreção uretral ou disúria?

O examinador deve verificar a presença de hérnias, problemas renais, albuminúria (excesso de proteína na urina) e doenças venéreas quando se suspeita de um problema do sistema urogenital.[114] Geralmente, pacientes que possuem apenas um rim devem ser advertidos quanto ao risco dos esportes de contato, especialmente quando o rim encontra-se em uma posição anormal ou está doente.[115] Nos homens, o examinador deve ter em mente a possibilidade de não deiscência, atrofia ou torção de um testículo. Um exame de urina deve ser realizado quando houver suspeita de diabetes ou nefropatia. Essas condições não impedem a realização de uma atividade ou a prática de exercícios ou esporte, mas elas podem ser tratáveis; e o paciente deve ser conscientizado sobre os riscos potenciais causados por essas condições.

Exemplos de problemas urogenitais ou sinais e sintomas que exigem um exame mais detalhado

- Hérnia (femoral, inguinal, abdominal, esportiva).
- Ausência ou não deiscência de um testículo.
- Protuberância testicular.
- Presença de apenas um rim ou rim doente.
- Albuminúria.
- Hemoglobinúria.
- Nefroptose.
- Hematúria.
- Amenorreia da atleta.
- Diabetes.
- Doenças sexualmente transmitidas.

Desidratação, pseudonefrite atlética, hemoglobinúria, nefroptose e hematúria são problemas possíveis do sistema urogenital. A desidratação pode se tornar grave, manifestando-se na forma de sede e xeroftalmia, hipotensão postural, taquipneia, taquicardia, confusão mental, irritabilidade, letargia e cefaleia. Deve-se prosseguir com uma hidratação apropriada, mesmo nos casos em que o paciente não sente sede. No caso de mulheres atletas, é importante determinar se elas apresentam regularidade menstrual e padrão menstrual normal, por causa da preocupação em relação à amenorreia da atleta e sua relação com a densidade óssea e a osteoporose.[51,116]

Exame dermatológico (tegumentar)

O exame inicial da saúde do atleta é um bom momento para detectar qualquer problema dermatológico em evolução e aqueles que podem ser tratados. Geralmente as questões relacionadas ao exame dermatológico são:[23]

1. Você já apresentou algum problema de acne?
2. Você já apresentou alguma erupção cutânea ou prurido, especialmente em áreas cobertas por vestimentas, equipamentos ou calçados?
3. Você tem história de infecções por fungos?
4. Observou outras alterações na pele relacionadas com a coloração, sinais, ferimentos, erupções ou calombos?
5. Observou alterações nas unhas, como descoloração, espessamento, presença de cristas, fendas ou separações do leito ungueal?
6. Observou alterações nos cabelos/pelos, como queda ou aumento na quantidade de cabelos/pelos, mudança na espessura ou distribuição dos cabelos/pelos?
7. Observou algum tipo de prurido?
8. Observou alguma mudança na quantidade de suor ou no ressecamento da pele?

As respostas a essas questões dão ao examinador alguma ideia sobre as condições dermatológicas, com possibilidade de fácil tratamento para a maioria delas.

Exemplos de problemas dermatológicos ou sinais e sintomas que exigem um exame mais detalhado

- Acne grave.
- Dermatite (p. ex., de contato, vestimentas).
- Herpes (p. ex., simples, zóster).
- Infecção por fungo (*Tinea capitis* ou *T. corporis*).
- Furúnculos.
- Verrugas.
- Impetigo.
- Molusco contagioso.
- Psoríase.

O examinador deve certificar-se de que o paciente tem o seu problema dermatológico sob controle, pois muitas dessas condições são contagiosas, incluindo infecções bacterianas, fúngicas ou virais (p. ex., herpes simples, herpes gladiatorum, furúnculos, impetigo e verrugas); e dermatite de contato.

Exame para distúrbios causados pelo calor (hipertermia)

O exame para distúrbios causados pelo calor deve ser incluído quando a atividade, o exercício ou o esporte forem realizados em local de alta temperatura, alta umidade ou uma combinação dos dois (p. ex., temperatura moderada e umidade alta) ou quando há suspeita de possível lesão por calor.[117-123] Essas são frequentemente as condições que levam a distúrbios causados pelo calor. Na anamnese, as questões relacionadas a distúrbios causados pelo calor incluem:

1. Você já sofreu um distúrbio causado pelo calor?
2. Você já apresentou cãibras musculares?
3. Você já participou de atividade, exercício ou esporte em um ambiente de alta temperatura e alta umidade?
4. Você já desmaiou ou sentiu tontura no calor?
5. Você está usando alguma medicação ou ingere muita bebida cafeinada ou usa estimulantes?
6. Você perdeu muito peso recentemente em um curto período?

Exemplos de distúrbios causados pelo calor ou sinais e sintomas relacionados ao calor que exigem um exame mais detalhado

- Exaustão pelo calor.
- Choque térmico.
- Cãibras musculares excessivas no calor.
- Desidratação excessiva.

O uso de anti-histamínicos ou o consumo excessivo de cafeína, assim como a pouca ingestão de líquidos e/ou metabólitos, pode aumentar o risco de distúrbios causados pelo calor. Quando um paciente apresenta uma história de distúrbio relacionado ao calor, o problema deve ser investigado detalhadamente, pois pode levar a situações potencialmente letais.

Exame para distúrbios causados pelo frio (hipotermia)

O exame para hipotermia deve ser incluído quando o trabalho, a atividade, o exercício ou o esporte do paciente envolve trabalhar ou desempenhar atividades em locais de baixa temperatura (abaixo da temperatura de congelamento), locais com ventos frios significativo, alta umidade (ou paciente usando vestimentas úmidas) ou uma combinação dos três.[120,122,124-129] Qualquer um desses itens pode acarretar problemas ambientais como hipotermia aguda (imersão), crônica (exposição) ou urbana. Questões na anamnese relacionadas aos distúrbios hipotérmicos (frio) podem incluir:

Fatores que aumentam a suscetibilidade ao frio

- Geral: infância, idade avançada, má nutrição, exaustão.
- Uso de drogas: álcool, sedativos, meperidina, clonidina, agentes neurolépticos.
- Sistema endócrino: hipoglicemia, hipotireoidismo, insuficiência suprarrenal e diabetes.
- Sistema cardiovascular: doença vascular periférica, uso de nicotina.
- Sistema neurológico: neuropatia periférica, lesão da coluna vertebral, neuropatia autônomica e doença hipotalâmica.
- Traumatismo: quedas (cabeça ou lesão espinal), fratura causadora de imobilização.
- Infecção: sepse (diaforese, disfunção hipotalâmica).

De Biem J, et al. Out of the cold: management of hypothermia and frostbite. *Can Med J* 2003 168:306.

1. Você já congelou as orelhas ou os dedos dos pés ou das mãos?
2. Por quanto tempo você se expôs ao frio? (Observação: isso pode ocorrer em um recinto frio, não apenas externo.)
3. Você esteve trabalhando ou participando de atividade, exercício ou esporte em um ambiente de baixa temperatura, com ventania e/ou úmido?

4. Você esteve com a saúde comprometida nos últimos 6 meses?
5. Você tem se alimentado bem?
6. Você consumiu alguma droga ou álcool nas últimas 24 horas?
7. Você fuma?

As questões de 4 a 7 são formuladas por seus efeitos nos sistemas circulatório e neurológico. Frequentemente o paciente com hipotermia apresenta-se apático, letárgico e com tremores, podendo demonstrar incapacidade de realizar tarefas simples.

Exames laboratoriais

Geralmente, exames laboratoriais são incluídos na avaliação inicial da saúde do indivíduo. Se o examinador suspeitar de algum problema para o qual exames laboratoriais possam ser diagnósticos, ele pode solicitá-los. Por exemplo, quando existe suspeita de cardiopatia ou quando uma população mais velha está sendo avaliada, dosagens séricas de colesterol, triglicerídeos ou HDL-colesterol podem ser solicitadas (Tabs. 17.8 a 17.11).

Testes laboratoriais comuns

- Hematócrito.
- Urinálise.
- Química sanguínea (glicose, creatinina, eletrólitos).
- Perfil de lipídios em jejum.
- Eletrocardiograma.

A incidência de anemia ferropriva entre mulheres atletas que já apresentaram menarca (primeira menstruação) é de até 15%. A ferritina plasmática pode ser utilizada para mensurar a condição do ferro. Nos homens, a anemia pode ocorrer durante o estirão de crescimento, com dietas inadequadas ou em casos de úlcera péptica. A hemoglobina é frequentemente verificada quando existe suspeita de anemia falciforme (frequente em indivíduos da raça negra). O nível pré-púbere da hemoglobina é de aproximadamente 11,5 g/dL de sangue, e o valor pós-púbere é de 14,5 g/dL de sangue para os homens e de 12 g/dL ou mais para as mulheres.

Diagnóstico por imagem

O diagnóstico por imagem também pode ser parte da avaliação inicial da saúde do atleta, mas não deve ser utilizado indiscriminadamente.[130] De modo geral, o diagnóstico por imagem deve ser utilizado seguindo normas determinadas e para confirmar um diagnóstico clínico. O tipo de imagem depende da informação que está sendo procurada. Informações mais detalhadas sobre diagnóstico por imagem podem ser encontradas no Capítulo 1 e em outras referências.[131-133]

TABELA 17.8

Níveis de colesterol sanguíneo

Idade (anos)	Valores (mg/dL)
< 25	125–200
25–40	140–225
40–50	160–245
50–65	170–265
> 65	< 265

De Goodman CC, Snyder TE. *Differential diagnosis in physical therapy.* Philadelphia: WB Saunders, 1995. p.134.

TABELA 17.9

Níveis de triglicérides

Idade (anos)	Valores (mg/dL)
Mulheres adultas	
20–29	10–100
30–39	10–110
40–49	10–122
50–59	10–134
> 59	10–147
Crianças do sexo feminino	
1–19	10–121
Homens adultos	
20–29	10–157
30–39	10–182
40–49	10–193
50–59	10–197
> 59	10–199
Crianças do sexo masculino	
1–19	10–103

De Goodman CC, Snyder TE. *Differential diagnosis in physical therapy.* Philadelphia: WB Saunders, 1995. p.134.

TABELA 17.10

Níveis de eletrólitos séricos

Teste	Valores normais
Potássio sérico	3,5–5,3 mEq/L
Sódio sérico	136–145 mEq/L
Cálcio sérico	8,2–10,2 mg/dL (4,5–5,5 mEq/L)
Magnésio sérico	1,8–3 mg/dL (1,5–2,5 mEq/L)

Adaptada de Chernecky C, et al. *Laboratory tests and diagnostic procedures.* Philadelphia: WB Saunders, 1993.

TABELA 17.11

Análise da urina (urinálise)

	Teste	Resultado normal
Mensurações gerais	Coloração	Amarelo-âmbar
	Turvação	Limpo
	pH	4,6–8,0
	Densidade específica	1,01–1,025
Outros componentes	Glicose	Negativo
	Corpos cetônicos	Negativo
	Sangue	Negativo
	Proteína	Negativo
	Bilirrubina	Negativo
Sedimento	Hemácias	Negativo
	Leucócitos	Negativo
	Cilindros	Ocasional
	Filamentos de muco	Ocasional
	Cristais	Ocasional

De Goodman CC, Snyder TE. *Differential diagnosis in physical therapy.* Philadelphia: WB Saunders, 1995. p.258. Valores normais são obtidos de Kee J. *Laboratory and diagnostic tests with nursing implications,* 3.ed. Norwalk, Conn: Appelton & Lange, 1991.

Perfil do condicionamento físico (avaliação funcional)

Em alguns casos, é importante que o examinador estabeleça um perfil do condicionamento físico para o paciente, para determinar se ele pode tolerar os estresses do trabalho ou do esporte ou para determinar seu nível funcional.[134] Basicamente, o estabelecimento do perfil consiste na coleta de informações sobre os atributos físicos do participante.[135] O estabelecimento do perfil ajuda a determinar se o indivíduo tem os atributos, as habilidades e as capacidades necessários para trabalhar ou participar em várias atividades e se supre as demandas do trabalho ou atividade. O estabelecimento do perfil deve ser direcionado à atividade, ao exercício ou ao esporte específico (Tab. 17.12).[135-141] Ele deve ser elaborado para estressar o corpo de modo que qualquer fraqueza ou patologia existente torne-se evidente. Dessa maneira, ele pode ser utilizado como um **instrumento de rastreamento** para prevenir lesões.[135,142] O perfil também fornece **dados de referência** para o caso de uma lesão ou para demonstrar a necessidade ou o efeito do condicionamento físico exigido para a participação na atividade. Um perfil do condicionamento físico envolve muitos parâmetros ou aspectos, incluindo força, resistência, flexibilidade, condicionamento cardiovascular e maturação. Para ser eficaz, o programa ou teste deve analisar várias características.[143]

Triagem de movimentos funcionais.[144-146] Essa triagem foi desenvolvida pelo Move2Perform para determinar se o indivíduo testado apresenta padrões de movimento insatisfatórios ou se tem algum comprometimento do movimento preexistente. A triagem para movimentos funcionais (TMF) consiste em sete testes de movimento que avaliam

TABELA 17.12

Parâmetros utilizados para determinar o condicionamento atlético para esportes específicos[a]

	Velocidade	Força	Resistência muscular	Potência	Rapidez e agilidade	Tempo de reação	Flexibilidade	Resistência cardiorrespiratória	Equilíbrio	Resistência anaeróbica	Composição corporal	Percepção cinestésica
Futebol americano	X	X	—	X	X	X	X	—	X	X	X	X
Basquetebol	X	—	X	X	X	—	X	X	X	X	X	X
Beisebol	X	—	—	X	—	X	X	—	—	X	—	—
Atletismo												
Corredores velocistas	X	X	—	X	—	X	X	—	—	X	X	—
Arremessadores	—	X	—	X	X	—	X	—	X	X	X	X
Saltadores	X	X	—	X	—	—	X	—	X	X	X	X
Corredores fundistas	—	—	X	—	—	—	X	X	—	—	X	—
Voleibol	—	—	X	X	X	X	X	—	X	X	X	X
Futebol	X	—	X	—	X	—	X	X	X	—	X	X
Rodeio	—	X	—	X	X	X	X	—	X	—	—	X
Tênis	—	—	X	X	X	X	X	—	—	X	X	X
Golfe	—	—	X	—	—	—	X	X	X	—	X	X
Esqui	—	X	X	X	—	—	X	X	X	—	X	X
Luta	—	X	X	X	X	—	X	X	X	—	X	X
Ginástica	X	X	X	X	X	—	X	—	X	—	X	X

[a]Os X indicam áreas de condicionamento físico que são mais necessárias em cada esporte.

Exemplos de testes:

Velocidade: corridas de 18, 36 e 91 m.

Força: 1 repetição máxima.

Resistência muscular: 100 kg ou 130 kg no teste supino no banco, abdominais, elevação em barra fixa, elevações em barra paralelas, flexão-extensão dos braços.

Potência: salto vertical, salto a distância, lançamento de *medicine ball* com as duas mãos.

Agilidade: corrida de 18 m (ida e volta), teste de agilidade de Semo, teste T.

Tempo de reação: Dekan Auto Performance Analyzer.

Flexibilidade: teste de sentar e alcançar, teste de rotação do ombro.

Resistência cardiorrespiratória: corrida de 2.400 m, corrida de 12 minutos.

Equilíbrio: teste de equilíbrio de Nelson.

Resistência anaeróbica: teste de potência do membro inferior de Margaria-Kalamen, teste de tiros de corrida repetida de 36 m.

Composição corporal: medidas de pregas cutâneas.

Percepção cinestésica: salto de percepção de distância.

De Bridgman R. A coach's guide to testing for athletic attributes. *National Strength Conditioning Assoc J* 1991 13:35.

o equilíbrio, a mobilidade e a estabilidade. Cada teste recebe uma pontuação de 0 (incapaz de realizar) a 3 (capaz de realizar sem nenhum movimento compensatório nem dor). Se as pontuações forem diferentes entre os lados, existe desequilíbrio. Kiesel et al.[144,145] demonstraram que, se o TMF do indivíduo foi igual ou inferior a 14, há um aumento de 15 para 51% na probabilidade de ocorrência futura de uma lesão grave. A mesma empresa desenvolveu o **Teste Y de equilíbrio** (ver Figs. 2.53 e 2.54), que usa um teste de excursão em Y para medir o controle e o equilíbrio de membros superiores e inferiores. Os valores obtidos podem ser utilizados para determinar quando o paciente está pronto para retornar às suas atividades. O Teste Y de equilíbrio é particularmente útil para indivíduos ativos.[147-151]

Características do perfil de condicionamento físico

- As variáveis testadas devem ser relevantes para a atividade, o exercício ou o esporte.
- O teste deve ser confiável e válido.
- Os protocolos do teste devem ser o mais específicos possível para o trabalho, a atividade, o exercício ou o esporte.
- O teste deve ser padronizado e controlado.
- Os direitos do paciente e a confidencialidade devem ser respeitados.
- O teste pode ser repetido em intervalos regulares quando o objetivo é demonstrar a eficácia de um programa de treinamento.
- Os resultados devem ser transmitidos ao paciente de uma maneira que ele possa compreender.

Triagem de padrões de movimento funcional[144-146]

- Agachamento profundo (mobilidade bilateral, funcional e simétrica).
- Passo com barreira[a] (mecânica da passada).
- Afundo em linha[a] (estabilidade e flexibilidade de membros inferiores).
- Mobilidade do ombro[a] (incluindo estabilização da escápula).
- Elevação ativa do membro inferior estendido[a] (flexibilidade dos posteriores da coxa e estabilidade pélvica).
- Flexão de braços para avaliar a estabilidade de tronco (estabilização do tronco durante a realização de movimento de membros superiores).
- Estabilidade rotacional[a] (estabilidade multiplanar do tronco durante a realização de movimentos de membros superiores e inferiores).

[a]Testar ambos os lados, direito e esquerdo.

Força

A força muscular é um dos atributos comumente examinados para determinar o perfil de condicionamento físico. O modo pelo qual o examinador determina a força muscular depende da ocupação, atividade, exercício ou esporte do paciente; dos equipamentos disponíveis; e das demandas da atividade. Existem relatos de que a força

---

diminui em 1% por ano após os 30 anos de idade.[152] As mensurações de força podem envolver a realização de teste isométrico, isotônico ou isocinético, atividades funcionais, levantamento de pesos livres ou, em alguns casos, apenas um teste para força de preensão da mão.[153,154] Ocasionalmente, a tipagem das fibras musculares pode ser incluída. Quando um conhecimento geral da força é desejado, o teste de força do aperto de mão é relativamente fácil e testes padronizados podem ser utilizados (ver Cap. 7). Para a população idosa, testar a força dos flexores plantares, abdutores do quadril e extensores do quadril é importante.[155] Testes funcionais de força são frequentemente utilizados por serem fáceis de deter e por fornecerem resultados comparáveis.[3] No entanto, o examinador deve realizar esses testes da maneira mais específica possível em relação ao trabalho ou atividade.

Exemplos de testes funcionais de força

- Supino deitado no banco, *leg press*.
- Agachamentos.
- Flexões de braço (rosca).
- Flexões no solo.
- Força de preensão.

Métodos mais sofisticados podem ser utilizados, especialmente quando o paciente se apresentar com uma história de lesão das articulações ou músculos específicos (ver as seções sobre o teste funcional nos Caps. 3 a 13). O teste isocinético (i. e., Cybex, KinCom, Biodex) tende a ser utilizado para articulações específicas, buscando potenciais discrepâncias entre os lados direito e esquerdo, agonistas *versus* antagonistas e diferenças de força e resistência. Entretanto, é importante ter em mente que muitos desses testes geralmente não são realizados em modos ou posições funcionais e específicas do trabalho ou da atividade.

Potência

A potência é a capacidade de mover um peso ao longo de uma distância. O peso pode ser um objeto ou o corpo humano. Dependendo do trabalho, da atividade, do exercício ou do esporte, a potência pode ser incluída como parte do perfil do condicionamento físico. Como em todos os parâmetros do perfil, mensurações da potência devem estar relacionadas ao trabalho, à atividade, ao exercício ou ao esporte que será objeto de participação pelo paciente.

Flexibilidade e amplitude de movimento

A flexibilidade é um item muito importante ao se estabelecer o perfil de um paciente para um trabalho ou atividade específica.[156,157] Em alguns casos, menos flexibilidade é melhor que o excesso, mas em algumas atividades há necessidade de uma flexibilidade excessiva

Exemplos de atividades de potência

- Arremesso de *medicine ball* (de peso equivalente ao que o paciente arremessaria na prática do trabalho).
- Levantamento de peso posicionando-o em um nível superior.
- Subida de escada ou corrida.
- Subir e descer escadas.
- Levantamento terra.
- Salto em altura (teste do salto vertical).
- Salto com os dois membros inferiores.
- Salto a distância com um único membro inferior.

(frouxidão) para alcançar o sucesso. Por essa razão, o teste para flexibilidade deve ser específico para o trabalho ou atividade de que o paciente deseja participar ou pode ser específico para determinada posição. Por exemplo, em atividades de corrida, a flexibilidade do membro inferior (especialmente dos flexores do quadril, posteriores da coxa, reto femoral, trato iliotibial e gastrocnêmio) é da maior importância, enquanto na natação a flexibilidade dos membros superiores (especialmente a abdução do ombro e as rotações interna e externa) é mais importante, da mesma forma como ocorre com os trabalhos que envolvem muitos movimentos acima da cabeça. Em algumas atividades (p. ex., balé, ginástica e nado sincronizado), a flexibilidade global é essencial. No beisebol, os arremessadores frequentemente necessitam de maior flexibilidade de ombro, quadril e tronco, em comparação com os outros jogadores.[34] A flexibilidade pode ser mensurada com o auxílio de aparelhos como um goniômetro, um flexômetro ou uma fita métrica.[157]

Determinantes da amplitude de movimento[158]

- Forma do osso e da cartilagem.
- Potência e tônus muscular.
- Volume muscular.
- Frouxidão ligamentar e da cápsula articular.
- Extensibilidade da pele e do tecido subcutâneo.
- Raça (os indianos são mais flexíveis que os negros, que são mais flexíveis que os brancos).
- Sexo (as mulheres são mais flexíveis que os homens).
- Idade (a ADM diminui com a idade).
- Constituição genética.
- O membro dominante tende a ser menos móvel (redução da ADM) que o não dominante.
- Estresses cotidianos sobre a articulação.

ADM: amplitude de movimento

Ao considerar a amplitude de movimento (ADM), o examinador deve ter em mente que a existência de hipermobilidade ou frouxidão em uma articulação ou em uma direção do movimento articular não significa necessariamente hipermobilidade em todas as articulações ou em todas as direções. Similarmente, os gráficos de ADM

normal frequentemente não são válidos tratando-se de indivíduos que, por causa de sua atividade (p. ex., balé, ginástica, nado sincronizado), são hipermóveis. Valores considerados normais para esses tipos de atividade devem ser indicativos de hipermobilidade ou anormais para a população geral. Além disso, é importante ter em mente que a hipermobilidade (frouxidão) e a hipomobilidade não são necessariamente condições patológicas. Em condições patológicas, a hipermobilidade pode levar à instabilidade e, geralmente, é devida ao fato de o indivíduo ser incapaz de controlar o movimento (por meio da força, da resistência, de estabilizadores passivos, e do estímulo neurológico) na ADM disponível (ver Cap. 1). A ADM disponível pode ser resultado da constituição genética ou de estresses impostos sobre articulações individuais. Indivíduos com contração articular tendem a ser mais suscetíveis a distensões musculares, síndromes de pinçamento nervoso e paratendinite por estresse excessivo. Indivíduos com hipermobilidade ou frouxidão articular são mais suscetíveis a distensões ligamentares, dor crônica nas costas, prolapso discal, espondilolistese, pé plano, derrame articular e paratendinite causada pela falta de controle do movimento da articulação. No indivíduo hipermóvel, quando a força e a resistência não se encontram no nível adequado para suportar as articulações, estas são frequentemente instáveis ou ficam sujeitas a cargas potencialmente lesivas.

Vários critérios podem ser utilizados para determinar a frouxidão articular generalizada de um paciente. Entretanto, os pontos previamente mencionados devem ser mantidos em mente ao buscar esses valores generalizados. Carter e Wilkinson[159] elaboraram um sistema de 5 pontos. Quando o paciente satisfaz todos os critérios, ele é considerado portador de hipermobilidade articular generalizada. Beighton e Horan desenvolveram um sistema de 9 pontos (ver Cap. 1) que é uma modificação dos critérios de Carter e Wilkinson.[160,161] Nesse caso, considera-se que o paciente que obtém pontuação igual ou superior a 4 apresenta hipermobilidade articular generalizada.

Nicholas[162] estabeleceu critérios para determinar se um paciente apresenta hipomobilidade (contração) articular. No entanto, deve-se ter em mente que, sob esses critérios, a maioria da população norte-americana atualmente seria classificada como hipomóvel!

Critérios de Carter e Wilkinson para a frouxidão (hipermobilidade) ligamentar generalizada[159]

- Aposição passiva do polegar sobre a face flexora do antebraço.
- Hiperextensão passiva dos dedos das mãos, de modo que eles fiquem paralelos à face extensora do antebraço.
- Capacidade de hiperestender os cotovelos pelo menos 10°.
- Capacidade de hiperestender os joelhos pelo menos 10°.
- Dorsiflexão passiva excessiva do tornozelo e eversão.

Critérios de Nicholas para a hipomobilidade[161]

- O paciente é incapaz de tocar o solo com as palmas das mãos flexionando os joelhos com a cintura estendida.
- O paciente é incapaz de sentar-se confortavelmente na posição de lótus.
- O paciente apresenta menos de 20° de hiperextensão dos joelhos quando se encontra em decúbito ventral com os membros inferiores pendentes na borda da maca de exame.
- O paciente é incapaz de posicionar os pés a 180° na posição em pé e com os joelhos flexionados em 15 a 30°.
- O paciente não apresenta frouxidão de membro superior na flexão do ombro, hiperextensão do cotovelo ou hipersupinação do antebraço.

É importante conhecer os princípios da hipermobilidade e da hipomobilidade. Quando um indivíduo é hipermóvel, ele deve evitar mais alongamentos e proporcionar suporte para a articulação mediante a realização de programas de musculação (exercícios concêntricos e excêntricos) e de resistência. O posicionamento adequado deve ser ensinado ao paciente, e, quando ele apresenta articulações hipermóveis, provavelmente deve haver articulações hipomóveis próximas que devem ser mobilizadas. É essencial certificar-se de que esses pacientes são possuidores da força, resistência, velocidade de reação muscular apropriadas e que praticam atividades equilibradas para ajudar a dar apoio às articulações hipermóveis.

Quando um indivíduo é hipomóvel, ele pode ser tratado por meio da mobilização ou da manipulação das articulações afetadas na direção da contratura. Estruturas de suporte contraídas também devem ser alongadas e exercícios ativos devem ser prescritos para manter a ADM restaurada. Nesses pacientes, é importante treinar seu sentido cinestésico de modo que eles possam manter e controlar a ADM adquirida.

Velocidade

A velocidade é frequentemente considerada um componente importante de um perfil de condicionamento físico, dependendo do trabalho, da atividade, do exercício ou do esporte. É uma função da distância percorrida por unidade de tempo.[3]

Exemplos de testes funcionais de velocidade

- Tempo cronometrado de mudança de objetos de um local a outro.
- Tempo para montar "alguma coisa".
- Corrida ou caminhada cronometrada de 40 m.
- Corrida ou caminhada cronometrada de 100 m.
- Corrida ou caminhada cronometrada de 400 m.

Condicionamento e resistência cardiovascular

Como quase todas as atividades envolvem estresses impostos sobre o coração e o sistema vascular, é importante saber o nível dos estresses produzidos e se o sistema cardiovascular consegue responder a eles. Considera-se que o condicionamento aeróbico reduz 9% por década em adultos sedentários após os 25 anos de idade.[163] Por essa razão, o sistema cardiovascular deve ser avaliado para determinar como ele responde a essas cargas ou a cargas equivalentes.[164,165]

Existem muitos métodos que podem ser utilizados para determinar o condicionamento cardiovascular (aeróbico), mas o método escolhido deve estar relacionado ao trabalho, à atividade ou à população específica.[166,167] Por exemplo, jogadores de hóquei no gelo que são testados em uma bicicleta ergométrica podem revelar um condicionamento cardiovascular muito bom. No entanto, quando eles vão para a pista e patinam, seu condicionamento cardiovascular pode não ser tão evidente porque eles estão sendo testados em um tipo diferente de atividade.

Exemplos de testes de resistência comuns

- Teste do degrau de Harvard.
- Marcha-corrida de 12 minutos.
- Corrida de 2,4 km.
- Teste ergométrico submáximo.
- Teste em esteira rolante.

O teste do degrau de Harvard é um dos testes gerais de condicionamento cardiovascular mais comuns realizados para a elaboração do perfil de condicionamento físico. Ele é relativamente simples, fácil de ser realizado e rápido. Para o teste, é utilizada uma plataforma de 45 cm. O paciente é orientado a subir com ambos os pés na plataforma em uma velocidade de aproximadamente 30 vezes por minuto (um metrônomo é utilizado para a cadência). O paciente sobe e desce do degrau durante 3,5 minutos no ritmo de 2 segundos por subida e, a seguir, ele realiza o movimento o mais rápido possível durante 30 segundos (tempo total: 4 minutos). Em seguida, o paciente senta-se imediatamente em uma cadeira e relaxa durante 3 minutos enquanto seu pulso é determinado. O pulso é controlado 30, 60, 120 e 180 segundos após o exercício. A fórmula do índice do pulso é:

$$\text{Índice} = \frac{\text{Duração do exercício (em segundos)} \ 3 \times 100}{2 \times \text{a soma de três contagens de pulso}}$$

Quanto mais alto for o índice, melhor o condicionamento do indivíduo. Quando o índice é inferior a 65, o paciente não está apto para participar de atividades em alto nível. Cooper[168,169] elaborou um método indireto de mensuração do condicionamento utilizando um teste de marcha-corrida de 12 minutos. A partir da distância percorrida em 12 minutos, ele elaborou tabelas para homens e mulheres que revelam a categoria do condicionamento do paciente. Mais tarde, ele utilizou um método similar para atividades como natação e ciclismo, fazendo que o teste fosse mais específico para a atividade. Para indivíduos

1314 Avaliação musculoesquelética

mais velhos, o **Teste de recuperação do pulso de Kasch**[36,170] pode ser utilizado (Tab. 17.13).

Outros testes aeróbicos e anaeróbicos mais detalhados podem ser realizados, incluindo o teste de quociente respiratório (método direto), o nomograma de Astrand (método indireto), o teste Sjostrad PWC_{170} (método indireto) e os testes do ioiô (ver discussão mais adiante).[171]

Embora não sejam normalmente realizados, exceto em esportes de alto nível, testes máximos são necessários para a obtenção de dados diagnósticos mais completos da resposta ao exercício de um paciente. Isso é importante porque metade das anormalidades cardíacas não é detectada quando o teste é interrompido a 85% da frequência cardíaca máxima prevista, o que os testes simples tendem a fazer.[172] Mesmo quando um teste máximo é realizado, 10 a 15% da população normal pode apresentar uma resposta anormal.[172] Deve ser lembrado que testes cardiovasculares liberam o paciente para a frequência cardíaca na qual ele foi testado. Na maioria dos casos, o teste máximo não é realizado, mas, quando um indivíduo apresenta uma anormalidade, o teste máximo pode ser realizado como um segundo procedimento diagnóstico. Contudo, esses testes devem ser realizados em condições muito bem controladas e em locais que contem com instalações apropriadas que possam dar assistência a emergências cardíacas.

Embora o condicionamento anaeróbico não esteja diretamente relacionado ao sistema cardiovascular, ele é testado por meio de seus efeitos sobre esse sistema. Quando o trabalho, a atividade, o exercício ou o esporte do paciente for basicamente anaeróbico, deve-se aventar a possibilidade de inclusão dessa mensuração como parte do perfil.[173] Testes anaeróbicos podem ser divididos em testes de curta duração (10 segundos ou menos), testes de duração média (20 a 50 segundos) e testes de longa duração (60 a 120 segundos). Provavelmente o teste aeróbico mais comum utilizado atualmente em condições de estudo ou clínicas é o Teste de Wingate de 30 segundos.[174]

Agilidade, equilíbrio e tempo de reação

Para atividades que exigem agilidade, equilíbrio e bom tempo de reação, o perfil de condicionamento físico deve incluir esses itens. O teste de equilíbrio é especialmente importante para a população idosa.[155] O'Brien[155] indica o teste de Romberg intensificado, o teste funcional de alcance anterior, o teste de "levantar-se e ir" cronometrado (ver Caps. 2 e 11) e a ferramenta de avaliação de Tinetti para equilíbrio e marcha. O teste funcional de alcance anterior consiste na extensão anterior do paciente (como para alcançar algo) o mais distante possível, sem cair para a frente ou dar um passo, enquanto o examinador mensura uma linha horizontal para determinar a distância. A ferramenta de avaliação de Tinetti tem duas partes. A primeira parte mensura o equilíbrio estático e dinâmico do paciente na posição sentada e em pé (Tab. 17.14), enquanto a segunda parte avalia a marcha (Tab. 17.15).[175] Idealmente, o teste deve estar relacionado à atividade específica. **Agilidade** é definida como a capacidade de mudar rapidamente de direção ao se mover em alta velocidade.[3] Testes de agilidade e de equilíbrio são frequentemente mensurados pelo tempo ou pela acurácia (p. ex., dois testes corretos em um programa de três testes).[3,176]

TABELA 17.13

Como administrar o teste de recuperação do pulso de Kasch

1. Medir a frequência de pulso em repouso
2. Solicitar ao paciente que suba e desça (com ambos os pés) um degrau de 30 cm, 24 vezes por minuto, durante 3 minutos
3. Medir a frequência de pulso 1 minuto após o teste
4. Determinar o nível de condicionamento do paciente na seguinte escala:

Nível de condicionamento	BATIMENTOS POR MINUTO APÓS O EXERCÍCIO	
	Idade 56-65	Idade + de 66
Homens		
Excelente	72–82	72–86
Bom	89–97	89–95
Acima da média	98–101	97–102
Médio	105–111	104–113
Abaixo da média	113–118	114–119
Ruim	122–128	122–128
Muito ruim	131–150	133–152
Mulheres		
Excelente	74–92	73–86
Bom	97–103	93–100
Acima da média	106–111	104–114
Médio	113–117	
Abaixo da média	119–127	117–121
Ruim	129–136	123–127
Muito ruim	142–151	135–151

De Goodman CC, Snyder TE. *Differential diagnosis in physical therapy*. Philadelphia: WB Saunders, 1995. p.258. Valores normais são obtidos de Kee J. *Laboratory and diagnostic tests with nursing implications*, 3.ed. Norwalk, Conn: Appelton & Lange, 1991.

Testes de agilidade e equilíbrio

- Carioca.
- Exercícios de corrida e parada.
- Corrida ao contrário e arremesso contra um alvo imóvel ou móvel.
- Chutar um alvo imóvel ou móvel (distâncias diferentes).
- Exercícios de rotação de um membro superior.
- Exercícios de propulsão.
- Exercícios de rotação.
- Exercícios de bloqueio.
- Corrida em "8".
- Saltos de frente para trás e saltos laterais.
- Testes de subida lateral em um degrau.
- Testes de marcha sobre trave (*beam-walking*).

TABELA 17.14

Avaliação do equilíbrio orientada pelo desempenho[a]

Manobra	RESPOSTA		
	Normal	Adaptada	Anormal
Equilíbrio na posição sentada	Parado, estável	Segura-se em uma cadeira para se manter ereto	Inclina-se e desliza na cadeira
Levantar-se da cadeira	Capaz de levantar-se em um único movimento sem utilizar os membros superiores	Usa os membros superiores (sobre cadeira ou andador) para levantar-se ou empurrar; e/ou move-se para a frente na cadeira antes de tentar erguer-se	Múltiplas tentativas necessárias ou incapaz sem ajuda de alguém
Equilíbrio imediatamente depois de levantar (primeiros 3-5 s)	Parado sem segurar-se em um andador ou outro objeto de apoio	Parado, mas utiliza andador ou outro objeto para suporte	Apresenta sinal de instabilidade[b]
Equilíbrio na posição em pé	Parado, capaz de levantar-se com os pés juntos sem segurar-se em objeto de apoio	Parado, mas não pode juntar os pés	Qualquer sinal de instabilidade independentemente de apoio ou de busca de um objeto para segurar-se
Equilíbrio com os olhos fechados (com os pés o mais próximos possível)	Parado sem segurar-se em qualquer objeto com os pés juntos	Parado com os pés separados	Qualquer sinal de instabilidade ou necessidade de busca de um objeto para segurar-se
Equilíbrio ao girar (360°)	Sem se segurar ou cambalear; sem necessidade de segurar-se em qualquer objeto; os passos são contínuos (o giro é um movimento fluente)	Os passos são descontínuos (o paciente coloca um pé completamente sobre o solo antes de levantar o outro)	Qualquer sinal de instabilidade ou necessidade de busca de um objeto para segurar-se
Pressão no esterno (paciente em pé com os pés o mais próximos possível, examinador empurra o esterno com discreta pressão homogênea por 3 vezes; reflete habilidade, capacidade para suportar o deslocamento)	Parado, capaz de suportar a pressão	Precisa mover os pés, mas capaz de manter o equilíbrio	Começa a cair ou o examinador tem que ajudá-lo a manter o equilíbrio
Rotação do pescoço (é solicitado ao paciente que gire a cabeça de um lado a outro e olhe para cima enquanto permanece em pé com os pés o mais próximos possível)	Capaz de girar a cabeça no mínimo meio caminho de um lado a outro e capaz de inclinar a cabeça para trás e olhar para o teto; sem cambalear, apoiar-se ou apresentar sintomas de tontura, instabilidade ou dor	Capacidade diminuída de girar de um lado a outro para estender o pescoço, porém sem cambalear, apoiar-se ou apresentar sintomas de tontura, instabilidade ou dor	Qualquer sinal de instabilidade ou sintomas ao girar a cabeça ou estender o pescoço
Equilíbrio na posição em pé em apoio unipodal	Capaz de ficar em pé sobre um membro por 5 s sem segurar-se em um objeto de apoio		Incapaz
Hiperextensão da coluna vertebral (pedir ao paciente que se incline para trás o mais distante possível, sem segurar-se em um objeto, se puder)	Boa extensão sem segurar-se em objeto ou cambalear	Tenta estender-se, porém apresenta ADM diminuída (em comparação a outros pacientes da mesma idade) ou precisa apoiar-se em um objeto para tentar estender-se	Não há tentativa ou nenhuma hiperextensão observada; ou cambaleia

(continua)

1316 Avaliação musculoesquelética

TABELA 17.14 *(continuação)*

Avaliação do equilíbrio orientada pelo desempenho[a]

Manobra	RESPOSTA		
	Normal	Adaptada	Anormal
Alcance (solicitar ao paciente que tente remover um objeto de uma prateleira alta o suficiente para exigir alongamento na posição ou em pé sobre os artelhos)	Capaz de pegar um objeto sem precisar segurar-se em outro objeto para apoio e sem tornar-se instável	Capaz de pegar um objeto, mas precisa firmar-se apoiando-se em alguma coisa	Incapaz ou instável
Flexão anterior de tronco (o paciente é solicitado a pegar pequenos objetos, como uma caneta, do chão)	Capaz de curvar-se e pegar um objeto e de levantar-se facilmente em uma única tentativa sem a necessidade de ajuda dos membros superiores	Capaz de pegar um objeto e posicionar-se ereto em uma única tentativa, mas precisa erguer-se com os membros superiores ou apoiar-se em alguma coisa	Incapaz de flexionar-se ou incapaz de voltar à posição anterior após flexionar-se, ou realiza várias tentativas para ficar ereto
Sentar-se	Capaz de sentar-se em um movimento mais fácil	Precisa usar os membros superiores para guiar-se à cadeira ou não é um movimento fácil	Cai na cadeira, calcula mal as distâncias (senta-se fora do centro)

[a]O paciente começa sua avaliação sentado em uma cadeira dura, de encosto reto, sem braços.
[b]Instabilidade definida como segurar-se a um objeto para apoio, apresentar cambaleios, mover os pés ou balanço do tronco superior ao mínimo.
ADM: amplitude de movimento.
De Tinetti ME. Performance oriented assessment of mobility problems in elderly patients. *J Am Geriatr Soc* 1986 34(2):119–126.

TABELA 17.15

Avaliação da marcha orientada para o desempenho[a]

Componentes[b]	OBSERVAÇÃO	
	Normal	Anormal
Início da marcha (o paciente é solicitado a iniciar a marcha pelo corredor)	Início imediato da marcha sem hesitação observável; iniciação da marcha com movimentos simples e suaves	Hesitação, múltiplas tentativas; início da marcha sem fácil movimentação
Altura do passo (início da observação após os primeiros passos: observar um pé e a seguir o outro; observação da lateral)	Pé de balanço desprende-se totalmente do solo, mas não por mais de 2,5 a 5 cm	Pé de balanço não está totalmente desprendido do solo (pode-se ouvir ruído de arrasto) ou está erguido muito alto (> 2,5 a 5 cm)[c]
Comprimento do passo (observação da distância entre os dois passos do pé de apoio e calcanhar do pé de balanço; observação da lateral; não considerar os primeiros ou últimos passos; observação de um lado por vez)	No mínimo o comprimento do pé do indivíduo entre o artelho do pé de apoio e o calcanhar do pé de balanço (geralmente o comprimento do passo é mais longo, mas o comprimento do pé proporciona base para observação)	Comprimento do passo inferior ao descrito como normal[c]
Simetria do passo (observação da parte média do caminho, não considerar os primeiros ou últimos passos; observação da lateral; observação da distância entre o calcanhar de cada pé de balanço e do artelho de cada pé de apoio)	Comprimento do passo igual ou quase igual em ambos os lados para a maior parte dos ciclos do passo	Variação do comprimento do passo entre os lados ou paciente avança com o mesmo pé a cada passada
Continuidade dos passos	Início com levantamento do calcanhar de um pé (artelhos liberados do solo) à medida que o calcanhar do outro pé toca o solo (batida do calcanhar); sem paradas ou interrupções durante a passada; manutenção do comprimento dos passos na maior parte dos ciclos	Coloca todo o pé (calcanhar e artelhos) sobre o solo antes de começar a erguer o outro pé: ou para completamente entre passos; ou variação do comprimento dos passos nos ciclosc

(continua)

TABELA 17.15 (continuação)

Avaliação da marcha orientada para o desempenho[a]

Componentes[b]	OBSERVAÇÃO	
	Normal	Anormal
Desvio do caminho (observação de trás; observação de um pé em várias passadas; observação em relação à linha sobre o solo [p. ex., ladrilhos] quando possível; difícil de avaliar quando o paciente utiliza andador)	Pé posiciona-se próximo a uma linha reta à medida que o paciente avança	Pé desvia de um lado a outro ou para uma direção[d]
Estabilidade do tronco (observação de trás; o movimento do tronco de um lado a outro pode apresentar um padrão de marcha normal, necessidade de diferenciar isso da instabilidade)	Ausência de balanço do tronco; joelhos ou dorso não flexionados; os membros superiores não estão abduzidos no esforço de manter a estabilidade	Qualquer um dos achados anteriores presente[d]
Apoio da marcha (observação de trás)	Pés devem quase se tocar quando um passa o outro	Pés separados nas passadas[e]
Giro durante a marcha	Ausência de cambaleios; giro contínuo na marcha; passos são contínuos ao girar	Cambaleios; parada antes de iniciar giro; ou passos são descontínuos

[a]O paciente se posiciona em pé com o examinador no final do corredor, que está livre de obstáculos. Ele utiliza seu aparelho usual de ajuda para caminhar. A seguir, o examinador solicita ao paciente que caminhe ao longo do corredor em seu passo habitual. O examinador observa um componente da marcha por vez (análogo ao exame cardíaco). Para alguns componentes, o examinador caminha atrás do paciente; para outros, ele caminha próximo ao paciente. Pode haver a necessidade de várias excursões para completar o teste.
[b]Também, o examinador solicita ao paciente que marche a um passo "mais rápido que o usual" e observa se qualquer ajuda para a marcha é usada corretamente.
[c]O achado de marcha anormal pode refletir um problema neurológico ou musculoesquelético primário diretamente relacionado ao achado ou refletir uma manobra de compensação para outro problema mais remoto.
[d]A anormalidade pode ser corrigida com um aparelho de auxílio para caminhar, como bengala; observar a marcha com e sem o uso do auxílio, quando possível.
[e]Geralmente um achado anormal é uma manobra de compensação, e não um problema primário.
De Tinetti ME. Performance oriented assessment of mobility problems in elderly patients. *J Am Geriatr Soc* 1986 34(2):119-126.

Teste de Romberg intensificado[152,155]

1. Com os olhos abertos, posicionar-se em pé com os pés juntos durante 10 segundos.
2. Repetir a etapa 1 com os olhos fechados.
3. Com os olhos abertos, colocar um pé meio caminho à frente do outro durante 10 segundos.
4. Repetir a etapa 3 com os olhos fechados.
5. Com os olhos abertos, colocar um pé diretamente à frente do outro durante 10 segundos.
6. Repetir a etapa 5 com os olhos fechados.

Maturação e crescimento

A avaliação do estado de amadurecimento é um método de determinação de quanto o paciente progrediu em relação à sua maturidade física. A avaliação também ajuda a identificar períodos de crescimento rápido.[174,177,178] Isso é especialmente importante nos casos em que há a possibilidade de aplicação de menor estresse a uma placa de crescimento que, comumente, é o "elo fraco" da lesão traumática. Ou seja, durante o período do estirão de crescimento rápido, a placa de crescimento é mais fraca e mais suscetível a lesão que os ligamentos e/ou a cápsula. O perfil da maturação não deve ser utilizado para forçar crianças para atividades específicas, exceto se elas as escolherem; e não deve ser utilizado para excluir uma criança da prática de atividades específicas, exceto quando evidências documentadas demonstram um risco inaceitável para a criança.[179] Em adolescentes, os padrões de crescimento podem ter efeito sobre a participação em atividades, exercícios e esportes e podem afetar os tipos de lesão. Por exemplo, para um ginasta, um estirão de crescimento pode afetar de modo adverso o equilíbrio e a flexibilidade. O crescimento púbere contribui com 20 a 25% da estatura adulta final, e o ganho ponderal púbere representa 50% do peso corporal ideal do adulto.[107]

O desenvolvimento esquelético é geralmente mensurado por meio de radiografias dos punhos, utilizando o *Radiographic Atlas of Skeletal Development of the Wrist and Hand*, de W. W. Greulich e S. U. Pyle,[180] para a interpretação.

O método mais utilizado para a mensuração da maturação física para ambos os sexos é a escala de Tanner.[45,174,181]

Os cincos estágios da escala de Tanner baseiam-se em padrões picturais da genitália e da pilificação púbica para os homens e do desenvolvimento mamário e da pilificação púbica para as mulheres (Figs. 17.2 a 17.4 e Tab. 17.16). Alguns recomendam que não seja permitida a participação de meninos em esportes que envolvem colisão até eles atingirem o nível 5 de desenvolvimento. Para o sexo feminino, o início da menstruação é outro índice adequado para definição da maturidade e da maturação.

Composição corporal e antropometria

O estabelecimento do perfil da composição corporal destina-se a prover uma análise relativamente detalhada das massas muscular, adiposa e óssea do indivíduo.[178,182]

A antropometria pode ser utilizada para determinar o tipo corporal do indivíduo (mesomórfico, endomórfico e ectomórfico) para determinar se ele é adequado para a atividade, o exercício, o esporte ou para a posição a ser ocupada no esporte desejado.

A antropometria também inclui mensurações da gordura corporal, por exemplo, medida das pregas cutâneas ou pesagem subaquática.[183] Das duas, a medida das pregas cutâneas é mais comum por ser mais fácil de ser realizada e mais rápida. Sete locais de mensuração da prega cutânea são comumente utilizados (Fig. 17.5), embora alguns acreditem que a mensuração em três locais seja suficiente (i. e., três locais diferentes para homens e mulheres).[183] A maioria dos homens apresenta menos de

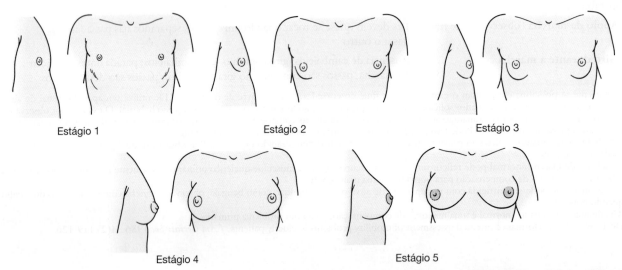

Figura 17.2 Desenvolvimento das mamas em meninas. O desenvolvimento das mamas pode ser dividido em 5 estágios: No estágio 1, somente o mamilo é proeminente, acima do nível da mama (como na criança). No estágio 2, a fase de brotamento, ocorre uma elevação da aréola semelhante a um botão. À palpação, pode-se sentir um botão bastante duro, o qual possui uma forma de disco ou de cereja. A aréola aumenta de diâmetro e a área circunvizinha é discretamente elevada. No estágio 3, ocorre uma maior elevação das mamas; o diâmetro areolar aumenta ainda mais e a forma das mamas é visivelmente feminina. No estágio 4, ocorre aumento dos depósitos de gordura e a aréola forma uma elevação secundária, acima da elevação da mama. Essa elevação secundária ocorre em aproximadamente metade de todas as jovens e, em alguns casos, ela persiste na idade adulta. No estágio 5, o estágio adulto, a aréola usualmente retorna ao nível da mama e apresenta uma forte pigmentação. (Reproduzida de Halpern B, Blackburn T, Incremona B, et al. Preparticipation sports physicals. In: Zachazewski JE, Magee DJ, Quillen WS, editores. *Athletic injuries and rehabilitation*. Philadelphia: WB Saunders Co., 1996. p. 855.)

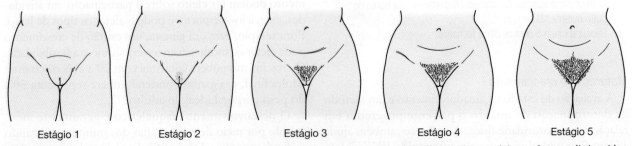

Figura 17.3 Desenvolvimento de pelos púbicos nas mulheres. No desenvolvimento dos pelos púbicos, cinco estágios podem ser distinguidos. No estágio 1, não existe qualquer crescimento de pelo púbico. No estágio 2, presença dos primeiros pelos púbicos pouco pigmentados, especialmente ao longo dos lábios. No estágio 3, presença de pelos púbicos visivelmente pigmentados, escuros e encaracolados nos lábios. No estágio 4, pelos do tipo adulto, mas não em extensão. No estágio 5, ocorre disseminação lateral da pilificação (o tipo e a distribuição dos pelos são do adulto). (Reproduzida de Halpern B, Blackburn T, Incremona B, et al. Preparticipation sports physicals. In: Zachazewski JE, Magee DJ, Quillen WS, editores. *Athletic injuries and rehabilitation*. Philadelphia: WB Saunders Co., 1996. p. 855.)

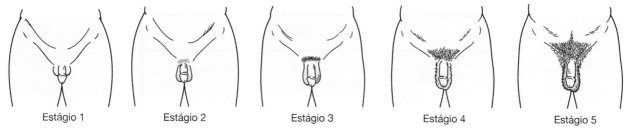

Figura 17.4 Desenvolvimento genital e de pelos púbicos nos homens. O desenvolvimento da genitália externa e de pelos púbicos pode ser dividido em cinco estágios. No estágio 1, os testículos, o escroto e o pênis possuem o mesmo tamanho e a mesma forma que na criança pequena e não há qualquer crescimento de pelos púbicos (os pelos da área púbica não são diferentes daqueles do resto do abdome). No estágio 2, ocorre aumento do escroto e dos testículos. A pele do escroto torna-se mais vermelha, mais fina e enrugada. O pênis não cresce ou cresce discretamente. Os pelos púbicos apresentam uma leve pigmentação. No estágio 3, ocorre aumento do pênis, especialmente de comprimento, maior aumento dos testículos e a deiscência do escroto. Surge a presença de pelos púbicos escuros definitivamente pigmentados e encaracolados em torno da base do pênis. No estágio 4, o pênis continua a crescer e a glande assume sua forma característica, com aumento da pigmentação do escroto. Esse estágio é algumas vezes descrito como não totalmente adulto. Os pelos púbicos são definitivamente do tipo adulto, mas ainda não estão totalmente distribuídos (não vão além da prega inguinal). No estágio 5, o estágio adulto, o escroto é amplo e o pênis quase atinge a sua base. Os pelos púbicos disseminam-se para a face medial das coxas, mas não na direção ascendente. Em 80% dos homens, os pelos disseminam-se ao longo da linha alba. (Reproduzida de Halpern B, Blackburn T, Incremona B, et al. Preparticipation sports physicals. In: Zachazewski JE, Magee DJ, Quillen WS, editores. *Athletic injuries and rehabilitation*. Philadelphia: WB Saunders Co., 1996. p. 855.)

TABELA 17.16

Orientações para o estadiamento da maturidade

Meninos: estágio	Pelos púbicos	Pênis	Testículos	Meninas: estágio	Pelos púbicos	Mamas
1	Nenhum	Pré-adolescente (infantil)	—	1	Pré-adolescente (nenhum)	Pré-adolescente (ausência de botão germinativo)
2	Discretos, longos, pigmentação leve	Discreto aumento	Aumento do escroto, rosa, discreto enrugamento	2	Esparsos, levemente pigmentados, lisos, borda medial dos lábios	Mamas e papilas elevadas como montículos; aumento do diâmetro areolar
3	Mais escuros, começam a encaracolar, pequena quantidade	Mais longo	Maior	3	Mais escuros, começam a encaracolar, aumento da quantidade	Aumento das mamas e aréolas; ausência de separação do contorno
4	Grossos, encaracolados, tipo adulto, mas em menor quantidade	Aumento do tamanho da glande e da largura do pênis	Maior, escroto escuro	4	Grossos, encaracolados, abundantes, mas em menor quantidade que no adulto	A aréola e as papilas formam um montículo secundário
5	Do tipo adulto, disseminam-se para a face medial das coxas	Adulto	Adulto	5	Triângulo feminino adulto e disseminação para a superfície medial	Maduras, protrusão dos mamilos, as aréolas salientam-se do contorno geral da mama

De Tanner JM. *Growth and adolescence*. Oxford: Blackwell Scientific, 1962.

12 a 15% de gordura corporal. Atletas de resistência (corredores, ginastas e lutadores) frequentemente apresentam menos de 7%. Jogadores de futebol americano, beisebol e futebol apresentam uma média de 10 a 12%.[184] Ninguém deve apresentar menos de 5% de gordura corporal. Geralmente, quando a porcentagem de gordura corporal é maior que o limite normal superior (14% para homens e 17% para mulheres), o paciente deve ser colocado em um programa de perda de peso ou em um treinamento com peso para aumentar a massa corporal magra. Novamente, isso depende da atividade de que o paciente deseja participar.

Outros métodos de mensuração da composição corporal incluem mensuração da cintura, mensuração do diâmetro ósseo, mensuração ultrassonográfica e mensuração por uma radiografia do membro superior.[182]

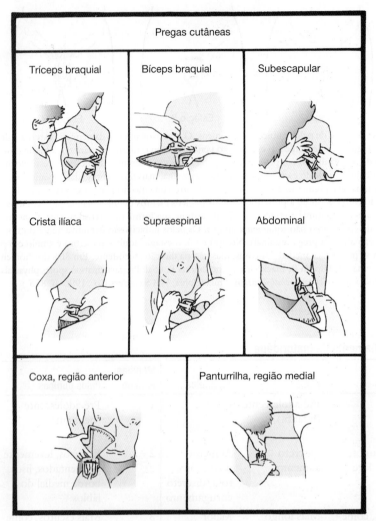

Figura 17.5 Locais das pregas cutâneas utilizadas para mensurar a gordura corporal. (Reproduzida com a permissão de Ross WD, Marfell-Jones MJ. Kinanthropometry. In: MacDougal JD, Wenger HA, Green HJ, editores. *Physiological testing of the high performance athlete*, 2.ed. Champaign, Ill: Human Kinetics, 1991. p. 238)

Testes pós-lesionais para retorno à atividade

É importante que os testes para retorno às atividades repliquem a atividade à qual o paciente está retornando. Esses testes devem ser funcionais – inclusive testes de parâmetros como força, resistência, flexibilidade e propriocepção –, com o objetivo de diminuir a probabilidade de ocorrência de uma nova lesão. É mais comum que tais testes sejam aplicados nos indivíduos que estejam retornando às atividades esportivas, mas eles devem ser modificados de modo a testar o nível funcional individual. Para as pessoas menos ativas, podem ser aplicados testes de carga ou com um *timing* diferente. No caso de pessoas mais sedentárias, pode-se optar por escalas de pontuação numérica ou testes que envolvam marcha (ver Cap. 11). Os testes descritos a seguir são simplesmente exemplos de testes funcionais aplicáveis àquele paciente que pretende retornar à atividade.

Teste de descida de degrau para a frente.[185] Este teste é utilizado para determinar a força muscular excêntrica, ao baixar o corpo até o chão. Caso seja usada uma placa de força, a observação de um escore para impacto vertical superior no lado afetado é indicativo de perda do controle motor, coincidindo com a debilidade dos extensores do joelho. Pede-se ao paciente que desça de um degrau com 20 cm de altura. Durante esse movimento, o examinador deve ficar atento a detalhes como a queda do quadril contralateral, elevação do quadril ipsilateral, aumento do joelho em valgo e aumento da flexão plantar (alcance) – que podem sugerir desequilíbrios ou fraquezas.

Teste do ioiô para resistência (também conhecido como teste do apito) e teste do vaivém progressivo, ou corrida de vaivém de Léger). Trata-se de um teste de campo que tem como objetivo avaliar tanto a capacidade física como o preparo físico dos membros inferiores. Para a realização do teste, o examinador posiciona dois marcadores ("torres") distanciados 20 m um do outro; além disso, utiliza um metrônomo para o controle da velocidade, que vai sendo paulatinamente aumentada com o passar do tempo (i. e., um apito ocorre a intervalos pré-determinados, quando a pessoa testada deve ter alcançado o marcador), até o momento em que não seja possível manter determinada velocidade (Fig. 17.6A). O teste consiste em uma corrida contínua entre os dois pontos afastados 20 m, enquanto o intervalo entre os apitos sucessivos vai diminuindo – o que força a pessoa a aumentar sua velocidade durante o teste, até que ela não mais possa permanecer sincronizada com o apito; ou seja, a pessoa deve chegar a cada torre junto com o apito, correr em torno da torre e retornar caminho da outra torre. Normalmente a gravação é estruturada com a previsão de 23 "níveis", e o tempo necessário para completar cada intervalo varia entre 68 e 61 segundos (i. e., para completar os 20 m). O nível mais elevado alcançado antes que a pessoa testada deixe de manter o padrão é registrado como a pontuação do teste. Os resultados desse teste demonstram que a distância coberta pode ter relação com a atividade específica à qual o indivíduo testado pretende retornar. Normalmente o teste é completado em 5 a 15 minutos.

Teste do ioiô para resistência intermitente.[185] Este teste se desenvolve conforme já foi descrito anteriormente, mas o paciente faz repetidos exercícios intermitentes intensos (Fig. 17.6B). O teste também pode ser direcionado para a atividade específica à qual o paciente está retornando. O teste se prolonga por 10 a 20 minutos e envolve atividade durante intervalos de 5 a 18 segundos, intercalados com períodos de repouso de 5 segundos. O teste avalia a capacidade do paciente em realizar intervalos repetidos de atividade ao longo de determinado período. Trata-se de um teste do sistema aeróbico, sendo válido para esportes como tênis, futebol, hóquei e basquete.

Teste do ioiô para recuperação intermitente (teste 1R2 do ioiô).[185] Este teste é programado conforme descrição anterior e tem uma duração que vai de 2 a 15 minutos; seu objetivo é testar o sistema anaeróbico e determinar a capacidade de recuperação do paciente logo após um exercício físico intenso. Entre cada sessão de exercício (5 a 15 segundos), o paciente descansa por 10 segundos. O número de repetições é medido e pode ser equiparado às repetições na atividade que será praticada pelo paciente, ao retornar às suas atividades específicas. O teste é aplicável a esportes como futebol americano, futebol e hóquei.

Participação nos esportes

Em qualquer avaliação inicial da saúde, o médico é o árbitro final. Qualquer decisão sobre se alguém deve ser liberado para participar de uma atividade, ou sobre o nível funcional do paciente, deve ser baseada no diagnóstico acurado do problema, no conhecimento do processo patológico do problema, no conhecimento do trabalho

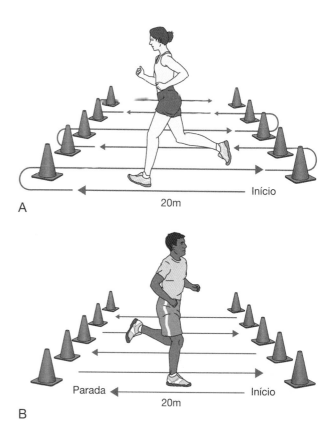

Figura 17.6 Teste do ioiô ou do apito. O indivíduo sincroniza a corrida de modo que chegue ao cone de sinalização ao soar o apito, faz a volta e corre de volta para o outro cone, repetindo o processo até que não consiga mais acompanhar o apito. (B) Teste intermitente do ioiô ou do apito. O indivíduo sincroniza as corridas de modo a chegar ao cone de sinalização ao soar o apito, e tem um período de repouso de 5 segundos antes de correr de volta ao outro cone, repetindo o processo até que não consiga mais acompanhar o apito. O examinador então diminui o tempo para completar o intervalo conforme o teste progride; o período de repouso permanece igual.

ou do esporte, no conhecimento das necessidades físicas do paciente e da atividade e na avaliação direta do indivíduo.[134] O examinador também deve ter em mente os direitos do indivíduo com deficiência e os limites do consentimento informado. Embora sejam fornecidos padrões para a participação, o examinador deve concluir tomando sua decisão final analisando caso a caso, preocupando-se principalmente com a saúde e a segurança do paciente.

Qualquer indivíduo que tenha apenas um órgão em vez de dois (p. ex., olho, rim ou testículo) não deve participar de esportes de contato, especialmente quando o órgão é anormal. Crianças devem ser dirigidas para esportes em que não haja contato. Atletas de alto nível ou mais velhos conhecem as regras e devem tomar suas próprias decisões. A Tabela 17.17 apresenta uma lista de condições que são contraindicações para tipos de atividades específicas e o nível dessas atividades que pode ser extrapolado a estresses físicos das atividades diárias.[5,45]

1322 Avaliação musculoesquelética

TABELA 17.17

Problemas que comumente desqualificam um indivíduo para a participação em esportes

Problemas	TIPO DE ESPORTE			
	Colisão[a]	Contato[b]	Sem contato[c]	Outros[d]
Oculares				
Ausência de um olho	??	??	—	—
Glaucoma congênito	X	X	—	—
Descolamento da retina	X	X	—	—
Miopia grave	?	?	—	—
Musculoesqueléticos				
Condições inflamatórias agudas	X	X	X	X
Instabilidade da coluna vertebral	X	X	?	?
Anormalidades congênitas ou desenvolvimentais que são incompatíveis com as demandas do esporte	X	X	X	—
Problemas crônicos ou não curados (exceto quando permitido pelo médico)	X	X	X	X
Neurológicos				
Distúrbio convulsivo não controlado	X	X	X	?
Distúrbio convulsivo controlado	?	?	?	?
Concussões repetidas	X	X	—	—
Traumatismo cranioencefálico grave	X	X	—	—
Cirurgia prévia da cabeça	X	X	—	—
Quadriplegia transitória (exceto quando liberado pelo médico)	X	X	—	—
Cardiovasculares				
Infecção aguda	X	X	X	X
Cardiomegalia	X	X	X	X
Esplenomegalia	X	X	—	—
Distúrbios hemorrágicos	X	X	X	X
Anormalidades cardíacas (exceto quando liberado pelo cardiologista)	X	X	X	X
Hipertensão orgânica	X	X	X	X
Cirurgia cardíaca prévia (exceto quando liberado pelo cardiologista)	X	X	X	X
Pulmonares				
Infecção aguda	X	X	X	X
Insuficiência pulmonar	X	X	X	X
Asma não controlada (exceto quando liberado pelo pneumologista)	X	X	X	X
Urogenitais				
Ausência de um rim	??	??	—	—
Infecção aguda	X	X	X	X
Hepatomegalia	X	X	—	—
Hérnia (inguinal ou crural, exceto quando liberado pelo médico)	X	X	—	—
Nefropatia	X	X	X	X
Ausência ou não deiscência de testículo (exceto quando liberado pelo médico)	??	??	—	—
Gastrintestinais				
Icterícia	X	X	X	X
Dermatológicos (tegumentar)				
Infecção aguda (p. ex., furúnculos, herpes simples, impetigo)	X	X	?	?
Doenças gerais ou sistêmicas				
Infecção ou doença sistêmica aguda	?	?	?	?
Diabetes não controlado	X	X	X	X
Imaturidade física (em relação ao nível da competição)	X	X	—	—

[a]Os exemplos incluem boxe, futebol americano, hóquei (gelo e campo) e rúgbi.
[b]Os exemplos incluem artes marciais, basquetebol, beisebol, futebol, lacrosse, luta, rodeio, voleibol.
[c]Os exemplos incluem dança, esqui, natação, remo, *squash*, tênis, trilha, *cross-country*.
[d]Os exemplos incluem arco e flexa, atletismo, boliche, golfe e tiro.
? = Depende do caso individual e da liberação médica; ?? = O atleta pode competir se conhecer os riscos e se assinar um consentimento informado (pode necessitar de equipamento de proteção); X = participação proibida; – = participação permitida.
Adaptada do Committee on Medical Aspects of Sports: Medical evaluation of the athlete: a guide. American Medical Association, © 1966.

Conteúdo complementar

Este capítulo possui apêndice em uma plataforma digital exclusiva.

Para ingressar no ambiente virtual, utilize o QR code abaixo, faça seu cadastro e digite a senha: magee7

O prazo para acesso a esse material limita-se à vigência desta edição.

Referências bibliográficas

1. Johnson MP, von Nieda K, Greathouse DG. Primary Care: physical therapy models. In: Boissonnault WG ed. Primary care for the physical therapist. Examination and triage. 2nd ed. St. Louis: Elsevier; 2011.
2. Declaration of Alma-Ata. International Conference on Primary Health Care. Vol. 2009. Geveva: World Health Organization; 1978.
3. Sanders B, Nemeth WC. Preparticipation physical examination. J Orthop Sports Phys Ther. 1996;23: 144–163.
4. 4. American Academy of Orthopaedic Surgeons. Athletic Training and Sports Medicine. Rosemont, IL: The Academy; 1991.
5. Harvey J. The preparticipation examination of the child athlete. Clin Sports Med. 1982;1:353–369.
6. Clyne ME, Forlenza M. Consumer-focused preadmission testing: a paradigm shift. J Nurs Care Qual. 1997;11(3):9–15.
7. Daker-White G, Carr AJ, Harvey I, et al. A randomized controlled trial: shifting boundaries of doctors and physiotherapists in orthopedic outpatient departments. J Epidemiol Community Health. 1999;53:643–650.
8. 8Hattam P, Smeatham A. Evaluation of an orthopedic screening service in primary care. Clin Perform Qual Health Care. 1999;7:121–124.
9. Breen A, Carr E, Mann E, et al. Acute back pain management in primary care: a qualitative pilot study of the feasibility of a nurse-led service in general practice. J Nurs Manage. 2004;12:201–209.
10. Moore JH, Goss DL, Baxter RE, et al. Clinical diagnostic accuracy and magnetic resonance imaging of patients referred by physical therapists, orthopedic surgeons and nonorthopedic providers. J Orthop Sports Phys Ther. 2005;35:67–71.
11. Belthur MV, Clegg J, Strange A. A physiotherapy specialist clinic in paediatric orthopaedics: is it effective? Postgrad Med J. 2003;79(938):699–702.
12. Hettam P, Smeatham A. Evaluation of an orthopaedic screening service in primary care. Clin Perform Qual Health Care. 1999;7(3):121–124.
13. Hendriks EJ, Kerssens JJ, Nelson RM, et al. One-time physical therapist consultation in primary health care. Phys Ther. 2003;83(10):918–931.
14. Maddison P, Jones J, Breslin A, et al. Improved access and targeting of musculoskeletal services in northwest Wales: targeting early access to musculoskeletal services (TEAMS) programme. BMJ. 2004;329:1325–1327.
15. Murphy BP, Greathouse D, Matsui I. Primary care physical therapy practice. J Orthop Sports Phys Ther. 2005;35(11):699–707.
16. Pinnington MA, Miller J, Stanley I. An evaluation of prompt access to physiotherapy in the management of low back pain in primary care. Fam Pract. 2004;21(4):372–380.
17. Rymaszewski LA, Sharma S, McGill PE, et al. A team approach to musculoskeletal disorders. Ann R Coll Surg Engl. 2005;87(3):174–180.
18. Weale AE, Bannister GC. Who should see orthopaedic outpatients – physiotherapists or surgeons? Ann R Coll Surg Engl. 1995;77(suppl 2):71–73.
19. International Olympic Committee. Lausanne Recommendations: Sudden Cardiovascular Death in Sports — Preparticipation Screening. The Committee; 2004.
20. Hall K, Zalman B. Evaluation and management of apparent life-threatening events in children. Am Fam Physician. 2005;71:2301–2308.
21. Harrington JT, Dopf CA, Chalgren CS. Implementing guidelines for interdisciplinary care of low back pain: a critical role for pre-appointment management of specialty referrals. Jt Comm J Qual Improv. 2001;27:651–663.
22. Lynch JR, Gardner GC, Parsons RR. Musculoskeletal workload vs. musculoskeletal clinical confidence among primary care physicians in rural practice. Am J Orthop. 2005;34:487–492.
23. Eathorne SW. Medical problems in a sports medicine setting. Med Clin North Am. 1994;78:479–503.
24. Vlek JF, Vierhout WP, Knottnerus JA, et al. A randomized controlled trial of joint consultations with general practitioners and cardiologists in primary care. Br J Gen Pract. 2003;53:108–112.
25. Moore MN. Orthopedic pitfalls in emergency medicine. South Med J. 1988;81:371–378.
26. Johnson MP, Metrauz S. The prevalence of musculoskeletal conditions among the adult U.S. population: consider-

ations for physical therapists. HPA J. 2009;9(2):1–8.

27. Lubeck DP. The costs of musculoskeletal disease: health needs assessment and health economics. Best Pract Res Clin Rheumatol. 2003;17(3):529–539.

28. National Center for Health Statistics. Summary Health Statistics for U.S. Adults: National Health Interview Survey, 2004. Hyattsville, MD: National Center for Health Statistics; 2006.

29. Yelin E, Herrndorf A, Trupin L, Sonneborn D. A national study of medical care expenditures for musculoskeletal conditions: the impact of health insurance and managed care. Arthritis Rheum. 2001;44(5):1160–1169.

30. Yelin E. Cost of musculoskeletal diseases: impact of work disability and functional decline. J Rheumatol Suppl. 2003;68:8–11.

31. Woolf AD, Pfleger B. Burden of major musculoskeletal conditions. Bull World Health Organ. 2003;81(9):646–656.

32. Superko HR, Bernauer E, Voss J. Effects of a mandatory health screening and physical maintenance program for law enforcement officers. Phys Sportsmed. 1988;16:99–109.

33. Binda C. Precamp physical exams: their value may be greater than you think. Phys Sportsmed. 1989;17:167–169.

34. Gurry M, Pappas A, Michaels J, et al. A comprehensive preseason fitness evaluation for professional baseball players. Phys Sportsmed. 1985;13:63–74.

35. Metzel JD. The adolescent preparticipation physical examination — is it helpful? Clin Sports Med. 2000;19:577–592.

36. Kligman EW, Hewitt MJ, Crowell DL. Recommending exercise to healthy older adults – the preparticipation evaluation and exercise prescription. Phys Sportsmed. 1999;27(11):42–62.

37. Glover DW, Maron DJ, Matheson GO. The preparticipation physical examination— steps toward consensus and uniformity. Phys Sportsmed. 1999;27:29–34.

38. Peltz JE, Haskell WL, Matheson GO. A comprehensive and cost-effective preparticipation exam implemented on the world wide web. Med Sci Sports Exerc. 1999;31:1727–1740.

39. Pedraza J, Jardeleza JA. The preparticipation physical examination. Prim Care. 2013;40(7):791–799.

40. Scheitel SM, Boland BJ, Wollan PC, et al. Patient-physician agreement about medical diagnoses and cardiovascular risk factors in the ambulatory general medical examination. Mayo Clin Proc. 1996;71:1131–1137.

41. Tanji TL. The preparticipation exam: special concerns for the Special Olympics. Phys Sportsmed. 1991;19: 61–68.

42. Hudson PB. Preparticipation screening of Special Olympics athletes. Phys Sportsmed. 1988;16: 97–104.

43. Bickley LS. Bates' Guide To Physical Examination And History Taking. Philadelphia: Lippincott Williams & Wilkins; 1999.

44. Goodman CC, Snyder TE. Differential Diagnosis In Physical Therapy. Philadelphia: WB Saunders; 1995.

45. McKeag DB. Preparticipation screening of the potential athlete. Clin Sports Med. 1989;8:373–397.

46. Hunter SC. Preparticipation physical examination. In: Griffin LY, ed. Orthopedic knowledge Update: Sports Medicine. Rosemont, IL: American Academy of Orthopaedic Surgeons; 1994.

47. Woolf AD. History and physical examination. Best Pract Res Clin Rheum. 2003;17:381–402.

48. Yazici Y, Gibofsky A. A diagnostic approach to musculoskeletal pain. Office Rheum. 1999;2(2):1–10.

49. Cayley WE. Diagnosing the cause of chest pain. Am Fam Physician. 2005;72:2012–2021.

50. Committee on Sports Medicine. Recommendations for participation in competitive sports. Pediatrics. 1988;81:737–739.

51. Stanley K. Preparticipation evaluation of the young athlete. In: Stanitski CL, DeLee JC, Drez D, eds. Pediatric and Adolescent Sports Medicine. Philadelphia: WB Saunders; 1994.

52. Smilkstein G. Health evaluation of high school athletes. Phys Sportsmed. 1981;9:73–80.

53. Heidt RS, Sweeterman LM, Carlonas RL, et al. Avoidance of soccer injuries with preseason conditioning. Am J Sports Med. 2000;28:659–662.

54. Tirabassi J, Brou L, Khodaee M, et al. Epidemiology of high school sports-related injuries resulting in medical disqualification: 2005-2006 through 2013-2014 academic years. Am J Sports Med. 2016;44(11):2925–2932.

55. Carek PJ, Futrell M, Hueston WJ. The preparticipation physical examination history: who has the correct answers? Clin J Sports Med. 1999;9:124–128.

56. Duffy FD. Dialogue: the core clinical skill. Ann Intern Med. 1998;128(2):139–141.

57. Goodman CC, Snyder TE. Differential Diagnosis in Physical Therapy. 3rd ed. Philadelphia: WB Saunders; 2009.

58. Simpson M, Buckman R, Stewart M, et al. Doctor-patient communication: the Toronto consensus statement. BMJ. 1991;303:1385–1387.

59. Rosenstein AH, O'Daniel M. Disruptive behavior and clinical outcomes: perceptions of nurses and physicians. Am J Nurs. 2005;105(1):54–56.

60. Rosenstein AH, O'Daniel M. A survey of the impact of disruptive behaviors and communication defects in patient safety. Jt Comm J Qual Patient Saf. 2008;34(8):464–471.

61. Roter DL, Hall JA, Kern DE, et al. Improving physicians' interviewing skills and reducing patients' emotional distress. A randomized clinical trial. Arch Intern Med. 1995;155(17):1877–1884.

62. Haggman S, Maher CG, Refshauge KM. Screening for symptoms of depression by physical therapists managing low back pain. Phys Ther. 2004;84:1157–1166.

63. Grotle M, Brox JI, Veierod MB, et al. Clinical course and prognostic factors in acute low back pain: patients consulting primary care for the first time. Spine. 2005;30(8):976–982.

64. Waddell G, Main CJ. Illness behavior. In: Waddell G, ed. The Back Pain Revolution. New York: Churchill Livingstone; 1998.

65. Farnell S, Maxwell L, Tan S, et al. Temperature measurement: comparison of non-invasive methods used in adult critical care. J Clin Nurs. 2005;14:632–639.

66. Carroll M. An evaluation of temperature measurement. Nurs Standard. 2000;14:39–43.

67. Kaplan NM, Deveraux RB, Miller HS. Systemic hyperextension. Med Sci Sports Exerc. 1994;26:S268–S270.

68. Zabetakis PM. Profiling the hypertensive patient in sports. Clin Sports Med. 1984;3:137–152.

69. Staats PS, Argoff CE, Brewer R, et al. Neuropathic pain: incorporating new consensus guidelines into the reality of clinical practice. Adv Stud Med. 2004;4:S550–S566.

70. Potter RG, Jones JM. The evolution of chronic pain among patients with musculoskeletal problems: a pilot study in primary care. Br J Gen Pract. 1992;42:462–464.

71. Lavie CJ, Milani RV, Ventura HO. Obesity and cardiovascular disease: risk factor, paradox, and impact of weight loss. J Am Coll Cardiol. 2009;53(21):1925–1932.

72. Nelson MA. The child athlete with chronic disease. In: Stanitski CL, DeLee JC, Drez D, eds. Pediatric and Adolescent Sports Medicine. Philadelphia: WB Saunders; 1994.

73. Bonci CM, Ryan R. Preparticipation Screening in Intercollegiate Athletics: Postgraduate Advances in Sports Medicine. Philadelphia: University of Pennsylvania Medical School and Forum Medicum; 1988.

74. Halpern B, Blackburn T, Incremona B, et al. Preparticipation sports physicals. In: Zachazewski JE, Magee DJ, Quillen WS, eds. Athletic Injuries and Rehabilitation. Philadelphia: WB Saunders; 1996.

75. Godges J, Wong MS, Boissonnault WG. Symptoms investigation, Part I: chief complaint by body region. In: Boissonnault WG. Primary Care for the Physical Therapist. Examination and Triage. 2nd ed. St. Louis: Elsevier; 2011.

76. Bruce M, Rosenstein N, Capparella J, et al. Risk factors for meningococcal disease in college students. JAMA. 2001;286:688–693.

77. Wall EJ. Practical primary pediatric orthopedics. Nurs Clin North Am. 2000;35:95–113. 78.

78. Barth WF. Office evaluation of the patient with musculoskeletal complaints. Am J Med. 1997;102(suppl 1A):3S–10S.

79. Calkins E. Rheumatic diseases in the elderly — finding a way through the maze. Prim Care. 1982;9:181–195.

80. Davis AE. Primary care management of chronic musculoskeletal pain. Nurse Pract. 1996;21:74–82.

81. Pimentel L. Orthopedic trauma: office management of major joint injury. Med Clin North Am. 2006;90:355–382.

82. Gomez JE, Landry GL, Bernhardt DT. Critical evaluation of the 2-minute orthopedic screening examination. Am J Dis Child. 1993;147:1109–1113.

83. Strong WB, Steed D. Cardiovascular evaluation of the young athlete. Pediatr Clin North Am. 1982;29:1325–1339.

84. Huston TP, Puffer JC, Rodney WM. The athletic heart syndrome. N Engl J Med. 1985;313:24–32.

85. McGrew CA. Clinical implications of the AHA preparticipation cardiovascular screening guidelines. Athletic Ther Today. 2000;5:52–56.

86. Fuller CM. Cost effectiveness analysis of screening of high school athletes for risk of sudden cardiac death. Med Sci Sports Exerc. 2000;32:887–890.

87. Maron BJ, Pollac DC, Kaplan JA, et al. Blunt impact to the chest leading to sudden death from cardiac arrest during sports activities. N Engl J Med. 1995;333:337–342.

88. Potera C. AHA Panel outlines sudden death screening standards. Phys Sportsmed. 1996;24(10):27–28.

89. Fuller CM, McNulty CM, Spring DA, et al. Prospective screening of 5,615 high school athletes for risk of sudden cardiac death. Med Sci Sports Exerc. 1997;29:1131–1138.

90. Blankfield RP, Finkelhor RS, Alexander JJ, et al. Etiology and diagnosis of bilateral leg edema in primary care. Am J Med. 1998;105:192–197.

91. Salem DN, Isner JM. Cardiac screening in athletes. Orthop Clin North Am. 1980;11:687–695.

92. Keffer JH. The cardiac profile and proposed practice guidelines for acute ischemic heart disease. Am J Clin Pathol. 1997;107:398–409.

93. Heger JJ. Ventricular arrhythmias: guidelines for primary care management. J Indiana St Med Assoc. 1983;76:819–822.

94. Pflieger KL, Strong WB. Screening for heart murmurs: what's normal and what's not. Phys Sportsmed. 1992;20:71–81.

95. Braden DS, Strong WB. Preparticipation screening for sudden cardiac death in high school and college athletes. Phys Sportsmed. 1988;16:128–144.

96. Cavell RM. The exercise treadmill test for diagnosis and prognosis of coronary artery disease. J La State Med Soc. 1995;147:197–201.

97. Shinozaki T, Hasegawa T, Yano E. Ankle-arm index as an indicator of atherosclerosis: its application as a screening method. J Clin Epidemiol. 1998;51:1263–1269.

98. Newman AB, Siscovick DS, Manolio TA, et al. Atherosclerosis: ankle-arm index as a marker of atherosclerosis in the cardiovascular health study. Circulation. 1993;88:837–845.

99. Hirsh J, Lee AY. How we diagnose and treat deep venous thrombosis. Blood. 2002;99(9):3102–3110.

100. Boissonnault WG. Review of systems. In: Boissonnault WG. Primary Care for the Physical Therapist. Examination and Triage. St. Louis: Elsevier; 2011.

101. Belman MJ, King RR. Pulmonary profiling in exercise. Clin Sports Med. 1984;3:119–136.

102. Ross RG. The prevalence of reversible airway obstruction in professional football players. Med Sci Sports Exerc. 2000;32:1985–1989.

103. Rundell K W, Wilber RL, Szmedra L, et al. Exercise-induced asthma screening of elite athletes: field versus laboratory exercise challenge. Med Sci Sports Exerc. 2000;32:309–316.

104. Goldman L. Cardiovascular diseases. In: Goldman L, Bennett JC, eds. Cecil Textbook of Medicine. 21st ed. Philadelphia: Saunders; 2000.

105. Goroll AH, Mulley AG. Primary Care Medicine: Office Evaluation and Management of the Adult Patient. 5th ed. Philadelphia: Lippincott Williams and Wilkins; 2006.

106. Swartz MH. Textbook of Physical Diagnosis. 5th ed. Philadelphia: Saunders; 2006.

107. Johnson MD. Tailoring the preparticipation exam to female athletes. Phys Sportsmed. 1992;20:61–72.

108. Slavin JL. Assessing athletes' nutritional status: making it part of the sports medicine physical. Phys Sportsmed. 1991;19:79–94.

109. Joy E, De Souza MJ, Nattiv A, et al. 2014 Female Athlete Triad coalition consensus statement on treatment and return to play of the Female Athlete Triad. Curr Sports Med Rep. 2014;13(4):219–232.

110. Committee on Adolescent Health Care. Committee Opinion No. 702: Female Athlete Triad. Obstet Gynecol. 2017;129(6):e160–e167.

111. Melin A, Tornberg AB, Skouby S, et al. The LEAF questionnaire: a screening tool for the identification of female athletes at risk for the female athlete triad. Br J Sports Med. 2013;48(7):540–545.

112. Richter JM. Evaluation of gastrointestinal bleeding. In: Goroll AH, ed. Mulley AG: Primary Care Medicine: Office Evaluation and Management of the Adult Patient. 5th ed. Philadelphia: Lippincott Williams and Wilkins; 2006.

113. Fang LS. Evaluation of the patient with hematuria. In: Goroll AH, ed. Mulley AG: Primary Care Medicine: Office Evaluation and Management of the Adult Patient. 5th ed. Philadelphia: Lippincott Williams and Wilkins; 2006.

114. Khosla RK. Detecting sexually transmitted disease — a new role for urinalysis in the preparticipation exam? Phys Sportsmed. 1995;23(1):77–80.

115. Dorsen PJ. Should athletes with one eye, kidney or testicle play contact sports? Phys Sportsmed. 1986;14:130–138.

116. Lombardo JA. Preparticipation physical evaluation. Prim Care. 1984;11:3–21.

117. American Academy of Pediatrics. Climatic heat stress and the exercising child. Phys Sportsmed. 1983;11:155–159.

118. Henry C. Heatstroke. Crit Care Update. 1983:30–35.

119. American College of Sports Medicine Position Statement. Prevention of heat injuries during distance running. Am J Sports Med. 1975;3:194–196.

120. Bota DP, Ferreira FL, Melot C, et al. Body temperature alterations in the critically ill. Intensive Care Med. 2004;30:811–816.

121. Poumadere M, Mays C, LeMer S, et al. The 2003 heat wave in France: dangerous climate change here and now. Risk Anal. 2005;25:1483–1494.

122. Moran DS. Potential applications of heat and cold stress indices to sporting events. Sports Med. 2001;31:909–917.

123. Tripp BL, Eberman LE, Smith MS. Exertional heat illnesses and environmental conditions during high school football practices. Am J Sports Med. 2015;43(10):2490–2495.

124. Claremont AD. Taking winter in stride requires proper attire. Phys Sportsmed. 1976;4:65–68.

125. Nelson WE, Gieck JH, Kolb P. Treatment and prevention of hypothermia and frostbite. Athletic Training. 1983:330–332.

126. Roach JJ. Coping with killing cold. Phys Sportsmed. 1975;3(6):35–39.

127. Sherry E, Richards D. Hypothermia among resort skiers: 19 cases from the Snowy Mountains. Med J Aust. 1986;144:457–461.

128. Biem J, Koehnecke N, Classen D, et al. Out of the cold: management of hypothermia and frostbite. Can Med J. 2003;168:305–311.

129. Mallet ML. Pathophysiology of accidental hypothermia. Q J Med. 2002;95:775–785.

130. Twomey P. Making the best use of a radiology department: an example of implementation of a referral guideline within a primary care organization. Qual Prim Care. 2003;11:53–59.

131. McKinnis LN. Fundamentals of Musculoskeletal Imaging. Philadelphia: FA Davis; 2005.

132. Johnson TR, Steinbach LS. Essentials of Musculoskeletal Imaging. Rosemont, IL: American Academy of Orthopedic Surgeons; 2004.

133. Resnick D, Kransdorf MJ. Bone and Joint Imaging. Philadelphia: Elsevier; 2005.

134. O'Brien K. Getting around: a simple office workup to assess patient function. Geriatrics. 1994;49(7): 38–42.

135. Nicholas JA. The value of sports profiling. Clin Sports Med. 1984;3:3–10.

136. Feinstein RA, Soileau EJ, Daniel WA. A national survey of preparticipation physical examination requirements. Phys Sportsmed. 1988;16:51–59.

137. Marino M. Profiling swimmers. Clin Sports Med. 1984;3:211–229.

138. Sapega AA, Minkoff J, Valsamis M, et al. Musculoskeletal performance testing and profiling of elite competitive fencers. Clin Sports Med. 1984;3:231–244.

139. Bridgman R. A coach's guide to testing for athletic attributes. National Strength Conditioning Assoc J. 1991;13:34–37.

140. Gleim GW. The profiling of professional football players. Clin Sports Med. 1984;3:185–197.

141. Skinner JS. Exercise Testing and Exercise Prescription for Special Cases: Theoretical Basis and Clinical Application. Philadelphia: Lea & Febiger; 1993.

142. Hershman E. The profile for prevention of musculoskeletal injury. Clin Sports Med. 1984;3:65–84.

143. MacDougal JD, Wenger HA. The purpose of physiological testing. In: MacDougal JD, Wenger HA, Green HJ, eds. Physiological Testing of the High Performance Athlete. Champaign, IL: Human Kinetics; 1991.

144. Kiesel K, Plisky PJ, Voight ML. Can serious injury in professional football be predicted by a preseason functional movement screen? North Am J Sports Phys Ther. 2007;2:147–158.

145. Kiesel K, Plisky PJ, Butler R. Functional movement test scores improve following a standardized off-season intervention program in professional football players. Scand J Med Sci Sports. 2011;21:287–292.

146. Teyhen DS, Schaffer SW, Lorenson CA, et al. The functional movement screen: a reliability study. J Orthop Sports Phys Ther. 2012;42:530–540.

147. Gribble PA, Hertel J, Denegar CR. Chronic ankle instability and fatigue create proximal joint alterations during performance of the Star Excursion Balance. Int J Sports Med. 2007;28:236–242.

148. Hale SA, Hertel J, Olmsted-Kramer LC. The effect of a 4-week comprehensive rehabilitation program on postural control and lower extremity function in individuals with chronic ankle instability. J Orthop Sports Phys Ther. 2007;37:303–311.

149. Herrington L, Hatcher J, Hatcher A, et al. A comparison of Star Excursion Balance Test reach distances between ACL deficient patients and asymptomatic controls. Knee. 2009;16:49–52.

150. Plisky PJ, Rauh M, Kaminski T, et al. Star Excursion Balance Test as a predictor of lower extremity injury in high school basketball players. J Orthop Sports Phys Ther. 2006;30:911–919.

151. Kiesel KB, Plisky PJ, Kersey P. Functional movement test score as a predictor of time-loss during a professional football team's preseason. Med Sci Sports Exerc. 2008;40(5):S234.

152. Guccione AA. Geriatric Physical Therapy. St Louis: Mosby; 1993.

153. Marino M, Gleim GW. Muscle strength and fiber typing. Clin Sports Med. 1984;3:85–100.

154. Sale DG. Testing strength and power. In: MacDougal JD, Wenger HA, Green HJ, eds. Physiological Testing of the High Performance Athlete. Champaign, IL: Human Kinetics; 1991.

155. O'Brien K. Getting around: a simple office workup to assess patient function. Geriatrics. 1994;49:38–40.

156. Corbin CB. Flexibility. Clin Sports Med. 1994;3: 101–117.

157. Hubley-Kozey CL. Testing flexibility. In: MacDougal JD, Wenger HA, Green HJ, eds. Physiological Testing of the High Performance Athlete. Champaign, IL: Human Kinetics; 1991.

158. Kibler WB, Chandler TJ, Uhl T, et al. A musculoskeletal approach to the preparticipation physical examination: preventing injury and improving performance. Am J Sports Med. 1989;17:525–531.

159. Carter C, Wilkinson J. Persistent joint laxity and congenital dislocation of the hip. J Bone Joint Surg Br. 1969;46:40–45.

160. Remvig L, Jensen DV, Ward RC. Are diagnostic criteria for general hypermobility and benign joint hypermobility syndrome based on reproducible and valid tests? A review of the literature. J Rheumatol. 2007;34(4):798–803.

161. Juul-Kristensen B, Rogind H, Jensen DV, et al. Inter-examiner reproducibility of tests and criteria for generalized joint hypermobility and benign joint hypermobility syndrome. Rheumatology. 2007;46:1835–1841.

162. Nicholas JA. Risk factors, sports medicine and the orthopedic system: an overview. J Sports Med. 1975;3:243–259.

163. American College of Sports Medicine. Recommended quantity and quality of exercise for developing and maintaining cardio-respiratory and muscular fitness in healthy adult. J Cardiopulmon Rehab. 1990;10:235–245.

164. Squires RW, Bove AA. Cardiovascular profiling. Clin Sports Med. 1984;3:11–29.

165. Morrison CA, Norenberg RG. Using the exercise test to create the exercise prescription. Prim Care. 2001;28:137–158.

166. Wasserman K, Hansen JE, Sue DY, et al. Principles of Exercise Testing and Interpretation. Philadelphia: Lea & Febiger; 1994.

167. Thoden JS. Testing aerobic power. In: MacDougal JD, Wenger HA, Green HJ, eds. Physiological Testing of the High Performance Athlete. Champaign, IL: Human Kinetics; 1991

168. Cooper KH. The New Aerobics. New York: Bantam Books; 1970.

169. Cooper KM. A means of assessing maximal oxygen intake. JAMA. 1968;203:201–204.

170. Kasch FW, Phillips WH, Ross WD, et al. A comparison of maximal oxygen uptake by treadmill and step test procedures. J Appl Physiol. 1966;21:1387–1388.

171. Astrand PD, Rodahl K. Textbook of Work Physiology. Toronto: McGraw-Hill; 1977.

172. Kowal DM, Daniels WL. Recommendations for the screening of military personnel over 35 years of age for physical training programs. Am J Sports Med. 1979;7:186–190.

173. Bouchard C, Taylor AW, Simoneau JA, et al. Testing anaerobic power and capacity. In: MacDougal JD, Wenger HA, Green HJ, eds. Physiological Testing of the High Performance Athlete. Champaign, IL: Human Kinetics; 1991.

174. Caine DJ, Broekhoff J. Maturity assessment: a viable preventive measure against physical and psychological insult to the young athlete. Phys Sportsmed. 1987;15:67–80.

175. Tinetti ME. Performance oriented assessment of mobility problems in elderly patients. J Am Geriatr Soc. 1986;43:119–126.

176. Tippett SR, Voight ML. Functional Progressions for Sports Rehabilitation. Champaign, IL: Human Kinetics; 1995.

177. Whieldon D. Maturity sorting: new balance for young athletes. Phys Sportsmed. 1978;6:127–132.

178. Ross WD, Marfell-Jones MJ. Kinanthropometry. In: MacDougal JD, Wenger HA, Green HJ, eds. Physiological Testing of the High Performance Athlete. Champaign, IL: Human Kinetics; 1991.

179. Goldberg B, Boiardo R. Profiling children for sports participation. Clin Sports Med. 1984;3:153–169.

180. Greulich WW, Pyle SU. Radiographic Atlas of Skeletal Development of the Wrist and Hand. Stanford, CA: Stanford University Press; 1959.

181. Tanner JM. Growth and Adolescence. Oxford, England: Blackwell Scientific, 1962.

182. Katch FI, Katch VL. The body composition profile: techniques of measurement and applications. Clin Sports Med. 1984;3:31–63.

183. Jackson AS, Pollock ML. Practical assessment of body composition. Phys Sportsmed. 1985;13:772–790.

184. Coleman AE. Skinfold estimates of body fat in major league baseball players. Phys Sportsmed. 1981;9:77–82.

185. Cates W, Cavanaugh J. Advances in rehabilitation and performance testing. Clin Sports Med. 2009;28:63–76.

186. Léger L, Lambert J. A maximal multistage 20m shuttle run test to predict VO2 max. Eur J Appl Physiol. 1982;49:1–5.

187. Stratford PW, Spadoni GF. Assessing improvement in patients who report small limitations in functional status on conditions-specific measures. Physiother Can. 2005;57:234–239.

CAPÍTULO 18

Avaliação de emergências esportivas

Este capítulo é apresentado com a finalidade de capacitar o profissional de saúde a avaliar imediatamente um paciente antes da instituição de primeiros socorros ou do transporte até um hospital. Essa avaliação deve ser dividida em duas partes. A primeira parte refere-se ao exame, ou avaliação inicial, geralmente realizado no local em que o paciente é encontrado, para assegurar que situações potencialmente letais sejam controladas imediatamente. A segunda parte da avaliação é realizada quando o examinador tem mais tempo e o paciente não apresenta uma ameaça imediata de morte ou de incapacidade permanente.

Preparação pré-evento

Antes de qualquer evento esportivo, o examinador deve estabelecer e praticar um **plano de ação de emergência (PAE)** e **protocolos de emergência**, bem como revisar os **procedimentos realizados à beira do campo**.[1-5] Quando um atleta experimenta uma lesão aguda e necessita de tratamento no campo, a equipe médica deve seguir um algoritmo preestabelecido para a avaliação completa do atleta lesionado (ver Fig. 18.15). Tais procedimentos minimizam a possibilidade de deixar passar uma lesão mais grave e que represente risco à vida.[6] Essa preparação inclui a designação de pessoal para tarefas específicas e o estabelecimento de trajetos e entradas de ambulâncias de emergência. O examinador e os auxiliares devem conhecer a localização de outros serviços de assistência médica, equipamento de emergência (p. ex., prancha estabilizadora de coluna, suportes para o pescoço, sacos de areia, macas, cobertores, estojos de primeiros socorros) e um telefone. Os equipamentos devem ser compatíveis com as necessidades, o tamanho e a idade dos atletas e com os equipamentos utilizados por outros profissionais de saúde. Perto do telefone, o examinador deve manter números de telefones de emergência (p. ex., ambulância, médico, dentista), nome e endereço da instalação esportiva, entrada a ser utilizada e qualquer ponto de referência de fácil localização, pois, em situação de estresse, o indivíduo que realiza o chamado pode se esquecer de fornecer informações ou fornecer informações inadequadas (Fig. 18.1). Na preparação, deve estar incluído um plano de comunicação relativo a lesões ocorridas na área de competição ou na instalação esportiva. Este plano pode incluir sinais de mão preestabelecidos (p. ex., braços cruzados: envie um médico; mão acima da cabeça: envie uma ambulância ou o pessoal do serviço médico de emergência [SME]) ou o uso de intercomunicadores (*walkie-talkies*) para a comunicação com pessoas que se encontram nas linhas laterais do campo.[7]

Protocolo de emergência

- Pessoal designado.
- Vias de acesso para veículos de emergência.
- Localização de equipamentos de emergência.
- Localização do telefone.
- Plano de comunicação.

O examinador deve despender tempo na realização da **checagem de segurança** da instalação esportiva, observando os possíveis riscos, colocando-se de acordo com a equipe médica da equipe visitante, se estiver presente.[4,5] As equipes visitantes também devem ser informadas sobre os protocolos de emergência. Além disso, situações e protocolos de emergência devem ser praticados repetidamente para assegurar que, em uma emergência, a conduta adequada seja instituída.

Avaliação inicial

Após a ocorrência de uma lesão, o examinador deve primeiramente assumir o controle da situação e assegurar-se de que o paciente não sofra danos adicionais. O exame inicial, cuja duração é de 30 segundos a 2 minutos, com o tempo máximo despendido no local devendo ser de 10 minutos, é realizado com pouca ou nenhuma movimentação do paciente.[8] O exame tem por finalidade determinar se existem lesões potencialmente letais, a gravidade da lesão e como o paciente pode ser movido. No caso de lesões graves, a taxa de mortalidade tende a ser maior quanto mais longo for o tempo despendido na avaliação. Quando, a qualquer momento, um achado clínico indicar a presença de uma

1330 Avaliação musculoesquelética

Números de telefones de emergência

Ambulância _____ Fogo/Inalador _____

Unidade de emergência (aquele que receberá seus atletas)

_____

Protocolo de emergência

Ao chamar a ambulância, informe:

1. Seu nome

2. "Ocorreu uma suspeita de _____
   (*insira a lesão*)

   no _____ (*local*).

   Por favor, enviem uma ambulância para _____
   (*indique a localidade*)

   "Vou estar neste local quando a ambulância chegar."

3. Pergunte o tempo estimado até a chegada (TEC).

4. Forneça seu número de telefone.

5. NÃO DESLIGUE ATÉ A OUTRA PARTE FAZÊ-LO!

Obervação: se esta informação não puder ser mantida no telefone, ela deve ser mantida em seu *kit* de primeiros socorros com um cartão telefônico para o caso de você ter de fazer a chamada de um telefone público.

Rota da ambulância
Desenhe um mapa da rota da ambulância até o local onde você está e o local de encontro designado.

Figura 18.1 Protocolo de telefone de emergência (a ser colocado próximo dos telefones de emergência ou digitado no telefone celular). (Modificada de Sports Physiotherapy Division Newsletter. Canadian Physiotherapy Association. Julho/agosto 1991. p. 3.)

TABELA 18.1

Prioridades na conduta diante de lesões: atenção à possibilidade de lesão da parte cervical da coluna

Prioridade máxima

1. Comprometimento respiratório e cardiovascular: lesões na face, no pescoço e no tórax.
2. Hemorragia: externa, grave.

Prioridade alta

3. Lesões retroperitoneais: choque, hemorragia.
4. Lesões intraperitoneais: choque, hemorragia.
5. Lesões cranioencefálicas e medulares: abertas ou fechadas, observação.
6. Queimaduras graves: feridas extensas de tecidos moles.

Prioridade baixa

7. Trato geniturinário inferior: hemorragia, extravasamento.
8. Lesões vasculares periféricas, nervosas, locomotoras: abertas ou fechadas.
9. Lesões faciais e do pescoço: exceto as prioridades 1 e 2.
10. Exposição ao frio.

Especiais

11. Fraturas, luxações: imobilização.
12. Profilaxia contra o tétano.

De Steichen FM. The emergency management of the severely injured. *J Trauma* 1972 12:787.

▼ Avaliação de emergência

• Avaliação das vias aéreas (A):	5 a 7 segundos
• Checagem da respiração (ventilação) (B):	5 a 8 segundos
• Circulação/frequência cardíaca (C):	20 a 30 segundos
• Perda sanguínea:	20 a 30 segundos
• Lesão neurológica:	10 a 20 segundos
• TEMPO TOTAL:	60 a 95 segundos

---

lesão importante (Tab. 18.1), o processo de avaliação deve ser interrompido para assegurar que o paciente receba tratamento mais qualificado. Isso é feito por meio da chamada de uma ambulância ou de um SME. O examinador é designado como a **pessoa responsável** ou em controle da situação. Ele assume o controle, não permitindo que o paciente seja movido até que algum tipo de avaliação tenha sido realizada, a coluna vertebral seja imobilizada da melhor forma possível e, quando necessário, seja obtido auxílio.

Para a realização da avaliação inicial de emergência, o examinador deve chamar pelo menos uma pessoa para proporcionar assistência imediata, transmitir mensagens e obter ajuda adicional, quando necessário. Essa pessoa – responsável pelos chamados telefônicos – deve conhecer a localização do telefone mais próximo (um telefone celular é o ideal) e quais são os números de telefone que

devem ser utilizados em emergências específicas. Essas informações podem ser afixadas no aparelho telefônico ou mantidas junto ao mesmo (ver Fig. 18.1). Ao telefonar, o responsável pelos chamados deve se identificar, identificar o número do telefone que está sendo utilizado, descrever exatamente a emergência (tipo de lesão), o grau de urgência e a localização exata da instalação esportiva; solicitar uma estimativa de tempo até a chegada do socorro; e explicar para o pessoal que virá prestar o socorro qual a melhor entrada para chegar ao local. Conforme a necessidade, outros indivíduos (até 6 ou 7) podem ser chamados para atuar como transportadores ou para ajudar na mobilização do paciente.

Informações que devem ser fornecidas na solicitação de um serviço de emergência

- Identificação de quem está realizando a ligação.
- Número do telefone que está sendo usado.
- Tipo de emergência.
- Grau de urgência.
- Localização exata da emergência.
- Via de acesso para o veículo de emergência.
- Tempo estimado de chegada.
- Melhor entrada.

Durante a avaliação inicial, o examinador deve ter em mente que seis situações podem imediatamente colocar em risco a vida do paciente: obstrução das vias aéreas, insuficiência respiratória, parada cardíaca, lesão grave causada pelo calor, traumatismo craniano (cranioencefálico) e lesão à parte cervical da coluna.[9] São para essas situações, juntamente com um sangramento grave, que o examinador deve estar mais preparado, porque são as situações emergenciais potencialmente letais mais comuns. Somente a prática pode assegurar uma conduta adequada frente a uma emergência.

Situações emergenciais potencialmente letais

- Obstrução das vias aéreas.
- Insuficiência respiratória.
- Parada cardíaca.
- Lesão grave causada pelo calor/frio.
- Traumatismo cranioencefálico.
- Lesão medular cervical.
- Sangramento grave.

Inicialmente, o examinador **estabiliza e imobiliza** a cabeça e a parte cervical da coluna do paciente, caso ele tenha sofrido uma lesão na parte cervical (Fig. 18.2).[10] No caso de o paciente ter sofrido um traumatismo localizado acima das clavículas, deve-se considerar que ele sofreu uma lesão da parte cervical da coluna até prova em contrário.[11] Simultaneamente, o examinador **fala com o paciente**. Quando o paciente responde com uma voz normal e suas respostas às questões formuladas são lógicas, o examinador pode supor que as vias aéreas estão permeáveis e que a perfusão cerebral é adequada. O examinador pergunta ao paciente o que aconteceu para determinar como a lesão ocorreu (mecanismo de lesão). Ele solicita ao paciente que descreva os sintomas (p. ex., dor, hipoestesia) e o quão grave ele acredita que seja a lesão. A seguir, o examinador explica ao paciente o que ele irá fazer e o tranquiliza.[12] Quando o paciente estiver incapaz de falar ou inconsciente, o examinador interroga testemunhas sobre o que aconteceu. Quando o paciente estiver inconsciente ("atleta em colapso"), o examinador deve agir supondo que tenha ocorrido uma lesão cervical até prova em contrário.[13]

Procedimentos emergenciais realizados em campo

- Estabilizar a cabeça e a coluna vertebral (não mover o paciente).
- Conversar com o paciente para determinar o seu nível de consciência.
- Mover o paciente somente quando ele apresentar insuficiência respiratória ou cardíaca.
- Checar a permeabilidade das vias aéreas, ou criar uma via aérea artificial.
- Checar os batimentos cardíacos/frequência cardíaca/pulso.
- Checar a presença de sangramento, choque, líquido cerebrospinal.
- Checar as pupilas.
- Checar a presença de lesão medular (monitoração neurológica).
- Posicionar o paciente.
- Checar a presença de traumatismo cranioencefálico.
- Verificar a presença de lesão causada pelo calor.
- Avaliar os movimentos.

Enquanto conversa com o paciente, o examinador deve observar se ele se move, permanece imóvel ou apresenta uma crise convulsiva. Quando o paciente se move, isto significa que ele se encontra pelo menos parcialmente consciente, não apresenta uma disfunção neurológica aparente e possui alguma função cardiopulmonar. Quando o paciente permanece imóvel, isto significa que ele está inconsciente, apresenta alguma disfunção neurológica ou alguma outra insuficiência sistêmica importante. Uma crise convulsiva indica disfunção neurológica, sistêmica ou psicológica. O examinador também deve observar a posição do paciente (p. ex., normal, deformidade) e deve verificar a presença de alteração do alinhamento articular (p. ex., fratura, luxação), aumento de volume ou alteração de cor.[7] No caso de uma lesão medular, o paciente deve ser mantido na posição original até que a natureza e a gravidade da lesão sejam determinadas, exceto nos casos de insuficiência respiratória ou cardíaca. Caso haja suspeita de traumatismo cranioencefálico e o atleta for capaz de realizar movimentos, o examinador pode utili-

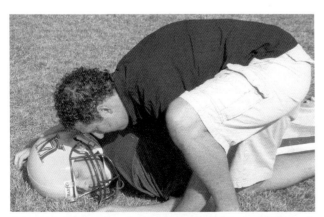

Figura 18.2 Estabilização da cabeça e do pescoço do paciente antes da avaliação inicial.

zar a **Ferramenta de avaliação da concussão esportiva 5** (Fig. 18.3) à beira do campo para determinar se ocorreu, ou não, uma concussão.[14,15] Pode-se realizar uma avaliação rápida do **encéfalo e da medula espinal** solicitando ao paciente que realize movimentos simples como mostrar a língua[16] (ver a seção "Avaliação à procura de lesão medular", apresentada mais adiante). Em caso de suspeita de concussão, deve-se realizar uma avaliação no campo ou em sua lateral (ver quadro mais adiante).[17] Deve-se ter em mente que a concussão é uma lesão muito comum e desafiadora em termos de seu diagnóstico, porque seu conjunto de sinais e sintomas pode evoluir ao longo de horas ou mesmo dias após o evento deflagrador.[18] Portanto, se houver suspeita de concussão, o paciente deverá ser monitorado continuamente e jamais deixado sozinho.

Nível de consciência

O examinador deve determinar rapidamente se o paciente está consciente. Durante a avaliação inicial, em nenhum momento devem ser utilizados inalatórios à base de amônia para acordar o paciente. Eles devem ser utilizados apenas depois que o examinador estiver absolutamente seguro de que não houve lesão da coluna vertebral, pois os vapores podem causar um abalo reflexo da cabeça, o que pode complicar uma possível lesão cervical.[11] Nesse estágio inicial, o examinador determina simplesmente se o paciente está alerta (completamente consciente), confuso (sonolento), delirante, obnubilado (sensibilidade embotada, especialmente à dor e ao toque), estuporoso ou comatoso. O paciente é considerado **alerta** quando ele é capaz de manter uma conversação adequada, sem atrasos, e mantém a orientação temporal, espacial e pessoal. Ver Capítulo 2 para uma explanação dos níveis de consciência.

O nível de consciência ou de alerta deve ser determinado por meio da conversação com o paciente e não por sua movimentação. Esse estágio é algumas vezes denominado estágio do "balançar e chamar", no qual o examinador tenta despertar o indivíduo inconsciente balançando-o delicadamente (sem permitir a movimentação da cabeça e do pescoço) e gritando em ambas as orelhas. Quando o paciente não responde a esse estímulo verbal, o examinador pode, pelo menos inicialmente, considerar que ele está inconsciente ou não se encontra totalmente consciente e pode prosseguir a avaliação baseado nessa suposição. A avaliação neurológica mais detalhada é postergada para quando o examinador estiver

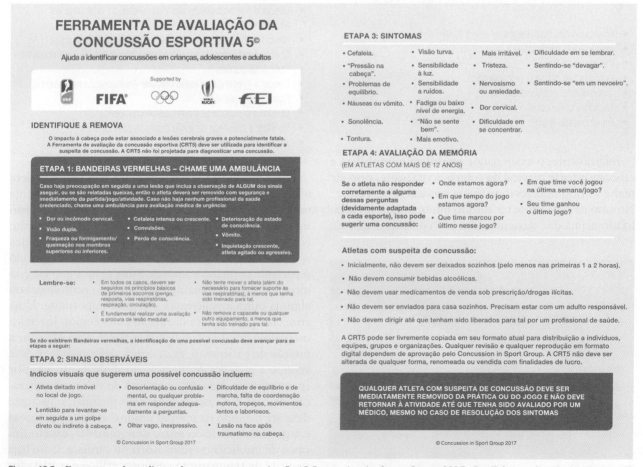

Figura 18.3 Ferramenta de avaliação da concussão esportiva 5. (©Concussion in Sport Group 2017. De Echemendia RJ, Meeuwisse W, McCrory P, et al.: The Concussion Recognition Tool 5.ed. (CRT5): background and rationale, *Br J Sports Med* 51[11]:872, 2017.)

Avaliação para concussão aguda no campo ou em sua lateral

Se o atleta exibir qualquer característica de concussão (ver Tab. 2.11):

A. O atleta deve ser avaliado no local por um médico ou por outro profissional de saúde credenciado. Para tanto, devem ser postos em prática os princípios padronizados para atendimento de emergência, com especial atenção à exclusão de uma lesão medular.

B. O profissional de saúde responsável pelo atendimento deve determinar para onde e em que momento o atleta deve ser encaminhado. Se não houver um profissional de saúde presente, o atleta deverá ser removido com segurança da prática ou do jogo, organizando-se com urgência um encaminhamento para que receba atendimento médico.

C. Tão logo tenham sido providenciadas as ações de primeiros socorros, deve-se realizar uma avaliação da lesão concussiva à beira do campo. Para tanto, utiliza-se o SCAT5 (ver Fig. 2.49) ou outro instrumento de avaliação apropriado.

D. Em seguida à lesão, o atleta não deve ser deixado sozinho e é essencial que se realize um monitoramento repetido nas primeiras horas depois da lesão para determinar se há deterioração.

E. Não se deve permitir que o atleta com diagnóstico de concussão retorne à prática esportiva no dia da lesão.

SCAT5: Ferramenta de avaliação da concussão esportiva – à beira do campo – 5ª edição.

De McCrory P, Meeuwisse W, Dvorak J, et al.: Consensus statement on concussion in sport – the 5th International Conference on Concussion in Sport, Berlim, outubro de 2016. *Br J Sports Med* 51(11):1-10, 2017.

seguro de que o paciente apresenta permeabilidade das vias aéreas, respira normalmente e apresenta batimentos cardíacos. Quando o paciente está consciente, o examinador deve tranquilizá-lo, informando que a ajuda chegou. Ele deve explicar ao paciente o que está sendo feito e o que deverá ser realizado em termos de exame e de movimentação. Independentemente do estado de consciência do paciente, ele não deve mover-se ou ser movido até o examinador ter oportunidade de examiná-lo.

À beira do campo, o examinador pode fazer o exame utilizando a **Ferramenta de avaliação da concussão esportiva – à beira do campo – 5ª edição (SCAT5)** (ver Cap. 2) e iniciar o **monitoramento neurológico** mantendo o paciente sob monitoração recorrente (ver discussão mais adiante), já que pode haver uma lesão cranioencefálica de gravidade progressiva (i. e., deterioração progressiva dos sinais e sintomas). Além disso, o examinador pode fazer um teste de equilíbrio com o uso do **Sistema de pontuação para erros de equilíbrio (BESS)**.[19] Trata-se de um teste quantificável simples que necessita tão somente de um cronômetro e um pedaço de espuma de densidade média. O examinador solicita ao atleta que assuma três posições diferentes (apoio bipodal, apoio unipodal e em tandem) duas vezes em duas superfícies diferentes (no chão e sobre o pedaço de

espuma) (ver Fig. 2.51). O atleta deve fazer um total de seis tentativas. O teste tem início com o atleta na postura solicitada, com as mãos nas cristas ilíacas; enquanto parado e imóvel, o examinador lhe pede que feche os olhos durante 20 segundos. Durante a postura de apoio unipodal, o atleta fica apoiado sobre o pé não dominante, sendo solicitado a manter o membro inferior contralateral – que não está sustentando peso – a 20° a 30° de flexão de quadril e a 40° a 50° de flexão de joelho. No caso da posição em tandem, o pé não dominante fica posicionado atrás do pé dominante. Se o atleta demonstrar perda do equilíbrio, poderá fazer qualquer ajuste necessário, devendo retornar à posição de teste o quanto antes. A pontuação para o atleta consiste no acréscimo de um ponto para cada erro cometido (ver Tab. 2.25). Se não for possível manter a postura desejada por um mínimo de 5 dos 20 segundos do teste, o atleta terá fracassado. A pontuação máxima de erros para atletas normais é 10.

Indicações para encaminhamento do atleta ao pronto atendimento

- Cefaleia de intensidade crescente.
- Muito sonolento ou incapaz de ser despertado com facilidade.
- Incapacidade de identificar pessoas ou lugares.
- Apresenta náuseas ou vômito significativos.
- Comporta-se de maneira incomum; mais confuso ou irritável.
- Presença de convulsões.
- Fraqueza ou dormência em membros superiores ou inferiores.
- Fala enrolada ou instabilidade na marcha.

Modificado de Putukian M, Raftery M, Guskiewicz K, et al.: Onfield assessment of concussion in the adult athlete. *Br J Sports Med* 47:285-288, 2013.

Estabelecer as vias aéreas

Enquanto aguarda a chegada do auxílio, o examinador pode começar imediatamente a verificar se o paciente apresenta respiração anormal ou parada respiratória, pulso anormal ou ausência de pulso, sangramento interno ou externo e choque.[20] Essa avaliação inicial é denominada o **ABC** (do inglês *airway* [via aérea]; *breathing* [respiração]; *circulation* [circulação]) da ressuscitação cardiopulmonar (RCP). Novas orientações também incluem o uso, quando necessário, de desfibriladores automatizados.[21] A primeira prioridade é a manutenção da permeabilidade das vias aéreas, da ventilação normal e da estabilidade hemodinâmica (ver Tab. 18.1).[22,23] Além disso, o sangramento evidente deve ser controlado por meio da compressão.

Com a parte cervical da coluna protegida e imobilizada, o examinador, por meio da observação, da escuta e do toque, checa a presença de respiração espontânea e avalia rapidamente a permeabilidade das vias aéreas.[8,11] O examinador pode determinar os movimentos respiratórios pela observação dos movimentos da caixa torácica, sentindo a respiração do paciente em sua bochecha ou ouvindo o ar mover-se para dentro e para fora (Fig. 18.4). A frequência respiratória normal em repouso é de 10 a 25 respirações por minuto para os adultos e de 20 a 25 respirações por minuto para as crianças. Atletas ou alguém que realizou um esforço antes de sofrer uma lesão podem apresentar uma frequência respiratória mais alta. Se o paciente não estiver respirando e não apresenta batimentos cardíacos, a sua morte clínica pode ocorrer em 0 a 4 minutos (Fig. 18.5). Se a respiração e os batimentos cardíacos não forem restaurados em 4 a 6 minutos, é provável que ocorra lesão cerebral. Quando o paciente apresenta parada respiratória e cardíaca durante 6 a 10 minutos, ocorre morte biológica e o dano cerebral é provável.[24]

Se o paciente respirar sem qualquer dificuldade, a frequência e o ritmo das respirações e suas características devem ser observados. A respiração de Cheyne-Stokes e a respiração atáxica estão frequentemente associadas ao traumatismo cranioencefálico.[25] A Tabela 18.2 mostra alguns dos padrões de respiração anormais que podem ser encontrados em um paciente em uma situação emergencial.

Quando o paciente consciente apresenta respiração anormal ou parada respiratória (asfixia), o examinador deve procurar as possíveis causas.[26] As causas incluem compressão da traqueia; recolhimento da língua para trás, bloqueando as vias aéreas; presença de corpo estranho (p. ex., protetor bucal, goma de mascar, fumo de rolo); edema tissular (p. ex., choque anafilático consequente à picada de abelha); presença de líquido nas vias aéreas; presença de gases ou fumaças nocivos; traumatismo pulmonar e torácico; e sufocação.[26,27]

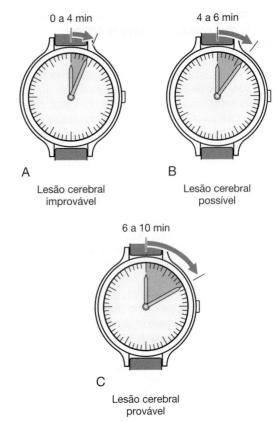

Figura 18.5 Quando o cérebro fica privado de oxigênio por 4 a 6 minutos, a ocorrência de lesão cerebral é possível. Após 6 minutos, ela é extremamente provável.

Causas de asfixia

- Compressão da traqueia.
- Língua bloqueando as vias aéreas.
- Corpos estranhos (p. ex., goma de mascar, protetor bucal).
- Edema tissular.
- Líquido nas vias aéreas.
- Gases ou fumaças nocivos.
- Sufocação.

O recolhimento da língua para trás é a causa mais comum de obstrução das vias aéreas após uma lesão esportiva, especialmente no paciente inconsciente. Normalmente, o tônus dos músculos da língua assegura a permeabilidade das vias aéreas. Entretanto, no indivíduo inconsciente, especialmente no decúbito dorsal, ocorre a perda do tônus muscular e a língua se recolhe para trás, podendo acarretar obstrução. Quando a língua é a causa da obstrução, o examinador pode simplesmente puxar o queixo para a frente com uma **manobra de elevação do queixo** ou de **impulsão na mandíbula** para restaurar a via aérea, cuidando para movimentar a parte cervical da coluna o mínimo possível. A probabilidade de a manobra de elevação do queixo vir a comprometer a parte cervical é menor.[28,29] Ambas as manobras tracionam a musculatura retrofaríngea para a frente e, consequentemente, abrem a via aérea.[26]

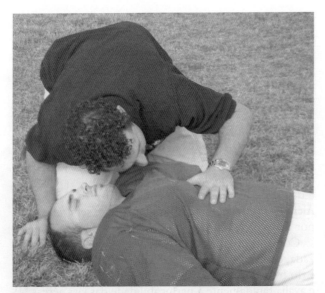

Figura 18.4 Posicionamento do examinador para determinar a respiração do paciente. O examinador consegue sentir a respiração na bochecha, ouvir a respiração e ver o movimento torácico.

TABELA 18.2

Padrões respiratórios anormais

Termo	Descrição	Localização de possíveis lesões neurológicas
Hiperpneia	Aumento anormal da profundidade e da frequência dos movimentos respiratórios	
Apneia	Períodos de ausência de respiração	Ponte
Respiração atáxica (respiração de Biot)	Padrão respiratório irregular, com respirações profundas e superficiais aleatórias	Medula oblonga
Hiperventilação	Hiperpneia prolongada e rápida, acarretando diminuição do nível sanguíneo de dióxido de carbono	Mesencéfalo, ponte
Respiração de Cheyne-Stokes	Períodos de hiperpneia alternados regularmente com períodos de apneia, caracterizada pela aceleração e desaceleração regulares da profundidade da respiração	Cérebro, cerebelo, mesencéfalo, ponte
Respiração em salva	As respirações se sucedem em uma sequência desordenada, com pausas irregulares entre elas	Ponte, medula oblonga

Adaptada de Hickey JV. *The clinical practice of neurological and neurosurgical nursing.* Philadelphia: J.B. Lippincott Co., 1986. p. 138.

Quando o examinador consegue ver um objeto obstruindo a via aérea, ele pode utilizar uma pinça de boca ou de língua para removê-lo. A boca deve ser mantida aberta com a pinça de boca ou um dispositivo similar e o examinador pode usar um dedo para retirar resíduos da boca (p. ex., dentes quebrados, prótese dentária, protetor bucal, goma de mascar, fumo de rolo). Quando a mandíbula não é mantida aberta e impedida de fechar, o examinador deve colocar os dedos na boca do paciente com cautela. Quando a causa do bloqueio é outra coisa que não a língua (p. ex., corpo estranho), o examinador solicita ao paciente, caso ele esteja consciente, que tussa. Quando o paciente tosse e não expele o objeto, o examinador deve realizar a manobra de Heimlich até o paciente eliminar o objeto. Quando o paciente está inconsciente, ele deve ser colocado em decúbito dorsal e o examinador deve tentar a ventilação. Quando ela não é bem-sucedida, o examinador realiza 6 a 10 compressões abdominais subdiafragmáticas. Esta sequência de ventilação e compressões abdominais subdiafragmáticas é repetida até a chegada de um médico ou da equipe de SME para que seja realizada uma laringoscopia.[30] Outras causas de asfixia podem ser tratadas com epinefrina (caso de anafilaxia) ou intubação.[30] Quando o examinador estiver preocupado com a manutenção de uma via aérea permeável, ele pode utilizar uma cânula orofaríngea. Como último recurso, ele pode inserir uma agulha de grosso calibre (18 ou mais) na traqueia para garantir uma via aérea permeável.[26]

Se o paciente não estiver respirando, a ventilação artificial (ressuscitação boca a boca) deve ser instituída imediatamente, usando-se a parte respiratória das técnicas de RCP ou um método de ventilação artificial semelhante.

Se o paciente estiver consciente, mas apresentar uma insuficiência respiratória e/ou cardíaca evidente, o examinador deve abordar a situação imediatamente (Tab. 18.3). Quando o paciente não apresenta uma via aérea permeável,

TABELA 18.3

Obstrução das vias aéreas

Atleta consciente	Atleta inconsciente
1. Quando o paciente estiver respirando ou tossindo, deixá-lo sozinho, mas manter a vigilância	1. Quando não houver suspeita de lesão da parte cervical da coluna, inclinar a cabeça
2. Quando não há entrada ou saída de ar dos pulmões, realizar quatro compressões abdominais (manobra de Heimlich); alguns também aplicam quatro golpes nas costas	2. Ausência de resposta – tentar ventilar
	3. Fracasso – reposicionar a cabeça e tentar ventilar novamente
3. Repetir até o paciente conseguir respirar independentemente ou perder a consciência	4. Se fracassar, realizar quatro compressões abdominais (manobra de Heimlich), alguns também aplicam quatro golpes nas costas
	5. Limpar rapidamente a boca
	6. Se fracassar, repetir os passos 1 a 5 até eliminar a obstrução ou até a chegada de ajuda especializada. Quando a obstrução persiste, pode ser realizada traqueostomia

Adaptada de American Academy of Orthopaedic Surgeons. *Athletic training and sports medicine.* Park Ridge, Illinois, 1984, AAOS. p. 454.

é necessário o estabelecimento de uma via aérea, como foi descrito. Se o paciente estiver se movendo em uma tentativa de "conseguir ar", o examinador pode supor que é menos provável que tenha ocorrido uma lesão cervical grave. Entretanto, ele deve manter o movimento da cabeça em relação à parte cervical da coluna ao mínimo. Tendo em mente a possibilidade de uma lesão cervical, o examinador deve posicionar o paciente de modo que a liberação da via aérea e a ressuscitação possam ser facilmente realizadas. Essa mudança na posição deve ser executada com muita cautela para assegurar que o movimento da parte cervical da coluna seja o mínimo possível. Quando o paciente se encontra razoavelmente confortável em decúbito lateral ou ventral e não apresenta qualquer problema cardíaco ou respiratório, não há necessidade de colocá-lo em decúbito dorsal.

Após o estabelecimento de uma via aérea permeável, seja por uma cânula, pelo posicionamento adequado da cabeça ou da mandíbula, pelo uso da pinça de língua ou por uma traqueostomia, o examinador deve assegurar-se de que a via aérea permaneça permeável e de que o paciente continue a respirar. Quando a respiração não for espontânea, a ventilação assistida (p. ex., boca a boca, uso de Ambu) deve ser instituída. A ventilação suplementar e o uso do ventilador manual (Ambu) aumentam as taxas de saturação em atletas com comprometimento respiratório; tais opções devem estar disponíveis.[4] A ventilação pode ser comprometida por um tórax instável ou pneumotórax (de tensão ou aberto).[11,27] A intubação endotraqueal é necessária quando sangramento nasofaríngeo, traumatismo laríngeo, secreções ou aspirações impedem a manutenção de uma via aérea ou ventilação final adequada.[22,26,31] A ventilação transtraqueal é tratamento de escolha para pacientes com problemas respiratórios causados por lesão cerebral, da parte cervical da coluna ou maxilofacial. Uma cânula endotraqueal pode causar esforço intenso e hipertensão venosa, acarretando aumento do edema cerebral. A extensão da cabeça e do pescoço em uma tentativa de abrir as vias aéreas superiores pode agravar uma lesão da parte cervical da coluna. Além disso, hemorragia em lesões maxilofaciais impede o uso eficaz de uma máscara de ventilação e não permite a visualização adequada.[23]

Estabelecer a circulação

Enquanto o examinador determina se a respiração é normal, ele deve checar a circulação durante 10 a 15 segundos utilizando o pulso carotídeo (preferido), braquial, radial ou femoral (Fig. 18.6). Para um adulto sedentário, a frequência cardíaca normal é de 60 a 90 batimentos por minuto. Para as crianças, ela é de 80 a 100 batimentos por minuto. Para atletas altamente treinados de ambos os sexos, a frequência pode ser baixa, de até 40 batimentos por minuto. Com a atividade, a frequência cardíaca será maior e, ao verificar a frequência de pulso, o examinador deve levar este fato em consideração. No indivíduo com bom condicionamento físico, dependendo do tipo e do nível de atividade, a frequência cardíaca deve reduzir para um pouco acima dos valores normais em 5 minutos. O examinador deve observar se o pulso está ausente, se ele é rápido e forte ou se ele é fraco.

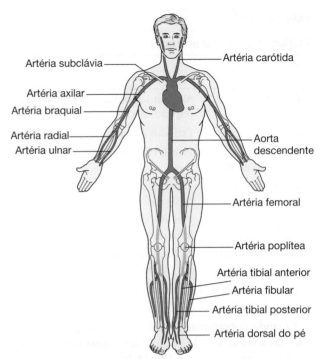

Figura 18.6 Principais artérias do corpo. A pressão aplicada sobre qualquer uma das artérias *(pontos de pressão)* pode diminuir o sangramento quando aplicada proximalmente ao sangramento.

Critérios para avaliação rápida da circulação

1. Cor da pele.
2. Pulso carotídeo palpável (pressão arterial sistólica ≥ 60 mmHg).
3. Pulso femoral palpável (pressão arterial sistólica ≥ 70 mmHg).
4. Pulso radial palpável (pressão arterial sistólica ≥ 80 mmHg).

Modificado de Driscoll P e Skinner D. Initial assessment and management: I. Primary survey. *Br Med J* 300:1266, 1990.

Mais comumente, o pulso é checado na artéria carótida por ela ser grande e facilmente identificada. Por essa razão, o examinador tem menor chance de não localizar o pulso e não precisa se mover da área da cabeça do paciente para realizar a palpação. Quando a detecção de um pulso é impossível, o examinador deve considerar que o paciente não apresenta batimentos cardíacos e deve instituir a RCP, seja por métodos manuais, seja com o auxílio de um desfibrilador externo automatizado. O uso do desfibrilador aumenta a chance de sobrevivência em uma parada cardíaca.[32] Embora a parada cardíaca seja rara em atletas, a morte súbita ou a *commotio cordis* (agito do coração) decorrente do trauma de baixo impacto são sempre possíveis em esportes.[33] Ao avaliar o pulso, o examinador deve estimar a sua frequência, sua força e seu ritmo para obter uma indicação sobre o débito cardíaco. A suficiência circulatória também pode ser determinada comprimindo-se o leito ungueal ou a eminência hipotenar. Considera-se que existe um atraso do **enchimento capilar** quando o leito ungueal ou a eminência hipotenar não recupera a cor rósea dentro de 2 segundos após a liberação da pressão.[34] Quando o paciente apresenta hipotermia, a compressão da eminência hipotênar é um melhor indicador.

O pulso também pode ser utilizado para se determinar a pressão arterial do paciente. Quando o pulso carotídeo pode ser palpado, a pressão arterial sistólica é de 60 mmHg ou mais. Quando o pulso femoral é palpável, a pressão arterial sistólica é de 70 mmHg ou mais. Quando o pulso radial é palpável, a pressão arterial sistólica é de 80 mmHg ou mais.[16,25,34] Assim como a frequência cardíaca, a pressão arterial deve retornar a níveis quase normais nos 5 minutos que sucedem o término do exercício.

Um **pulso fraco** ou **rápido** geralmente indica choque, exaustão causada pelo calor, hipoglicemia, desmaio ou hiperventilação. Um **pulso lento** é algumas vezes observado quando existe um aumento acentuado da pressão intracraniana, o qual usualmente indica uma compressão grave da porção inferior do tronco encefálico.[35] Um pulso **forte e rápido** é frequentemente consequência da hipertensão arterial, do pânico, de uma lesão causada pelo calor ou da hiperglicemia.

Se a frequência do pulso começar a diminuir, o paciente poderá estar entrando em **choque** (Fig. 18.7). O choque é caracterizado por sinais e sintomas que ocorrem quando o débito cardíaco é insuficiente para encher a árvore arterial e o sangue encontra-se sob uma pressão insuficiente para prover um fluxo sanguíneo adequado aos órgãos e tecidos. No entanto, deve ser observado que os pacientes que mantêm a pele rosada, especialmente na face e nas extremidades, raramente apresentam hipovolemia após a lesão. Quando a pele da face ou das extremidades se torna acinzentada ou branca, geralmente é indicação de uma perda sanguínea de pelo menos 30%.[11] A Tabela 18.4 apresenta os tipos comuns de choque e suas causas. Um paciente que está entrando em choque torna-se agitado e ansioso. Lentamente, o pulso torna-se fraco e acelerado e a pele torna-se fria e úmida, frequentemente viscosa. A sudorese pode ser profusa. Inicialmente, a face torna-se pálida e, a seguir, cianótica (azul) em torno da boca. A respiração pode ser superficial, laboriosa e rápida, ou pode ser irregular e ofegante, especialmente quando o paciente sofreu uma lesão torácica. Geralmente, o olhar torna-se embotado e sem brilho e as pupilas dilatam cada vez mais. O paciente pode queixar-se de sede e sentir náusea ou vomitar. Quando o choque evolui rapidamente, o paciente pode perder a consciência. Para evitar ou retardar a ocorrência de choque, o examinador pode cobrir o paciente, elevar seus membros inferiores ou tentar eliminar a causa do problema.

Sinais e sintomas do choque

- Taquicardia e pulso fraco.
- Pele pálida, fria e viscosa.
- Aumento da frequência respiratória e respiração superficial.
- Sudorese profusa.
- Aumento da sede.
- Agitação e ansiedade.
- Alteração do nível de consciência.
- Dilatação pupilar.
- Náusea ou vômito.

O colapso circulatório em pacientes traumatizados é causado principalmente pela perda sanguínea por causa de uma lesão vascular ou fratura, ou **choque hipovolêmico**, mas o examinador deve lembrar-se de que choque no indivíduo traumatizado também pode ser causado por pneumotórax de tensão, lesão do sistema nervoso central ou tamponamento pericárdico (compressão do

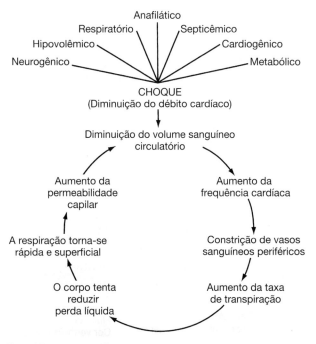

Figura 18.7 O ciclo do choque.

TABELA 18.4

Tipos de choque e suas causas

Tipo	Causa
Hemorrágico (hipovolêmico)	Perda sanguínea
Respiratório	Suprimento sanguíneo inadequado
Neurogênico	Perda do controle vascular pelo sistema nervoso
Psicogênico	Desmaio comum
Cardiogênico	Bombeamento insuficiente de sangue pelo coração
Séptico	Infecção grave e lesão de vasos sanguíneos
Anafilático	Reação alérgica
Metabólico	Perda de líquido do organismo

coração em razão do acúmulo de sangue no pericárdio) – todas condições consideradas emergenciais que exigem intervenção médica.[36] Quando o choque hipovolêmico torna-se evidente, a perda sanguínea ocorrida pode ser de até 20 a 25%. A faixa normal da pressão arterial é de 100 a 120 mmHg (pressão sistólica) e de 60 a 80 mmHg (pressão diastólica). No choque, a pressão arterial diminui gradualmente. Quando a pressão arterial pode ser medida, o melhor é considerar que um paciente adulto traumatizado está evoluindo para o choque quando sua pressão arterial sistólica é de 100 mmHg ou menos.

Se o examinador estiver cuidando de um indivíduo com a pele escura, pode ser difícil determinar pela observação se ele está evoluindo para choque. Um indivíduo sadio com pele escura geralmente possui uma cor avermelhada e uma cor rósea saudável nos leitos ungueais, lábios, mucosa oral e língua. Entretanto, um paciente com pele escura em choque apresenta pele acinzentada em torno do nariz e da boca, especialmente quando apresenta choque respiratório. A mucosa oral, a língua, os lábios e os leitos ungueais apresentam uma coloração azulada. Quando a causa do choque é a hipovolemia, a mucosa oral e a língua não se tornam cianóticas, apresentando uma palidez acinzentada, cérea.[37]

Quando o examinador não consegue identificar qualquer pulso, a parte cardíaca das técnicas de RCP deve ser iniciada. Equipamentos esportivos como proteções de ombro ou de costelas devem ser removidos, pelo menos a sua parte anterior, para permitir ao examinador o livre acesso à parede torácica anterior. A RCP provê apenas cerca de 25% do débito cardíaco normal e, por essa razão, é imperativo que seja executada adequadamente por indivíduos experientes.[38] A RCP é mantida até o paciente se recuperar ou até a chegada da equipe do SME. Quando existe suspeita de lesão da parte cervical da coluna, a RCP deve ser feita com cautela, porque a compressão cardíaca pode causar flexão-extensão repetida da parte cervical da coluna.[23]

Avaliação do sangramento, perda de líquido e choque

O examinador deve verificar a presença de qualquer sinal de sangramento externo ou hemorragia (Tab. 18.5). Os tipos de feridas em que se pode observar sangramento externo ou hemorragia são incisões, as quais são cortes regulares, ou lacerações, as quais possuem bordas irregulares. Uma contusão pode produzir sangramento interno, enquanto uma punção ou abrasão também pode provocar sangramento ou exsudação superficial. Lesões traumáticas maiores, como fraturas (p. ex., pelve, fêmur), podem causar muito sangramento interno importante. Dos cinco tipos de feridas, a ferida puntiforme é provavelmente a mais difícil de ser tratada, pois é a que apresenta maior probabilidade de infecção. O examinador deve observar se o paciente apresenta sangramento pulmonar, gástrico, do intestino superior e inferior, renal

TABELA 18.5

Características do sangramento e sua origem

Origem	Características do sangramento
Artéria	Fluxo vermelho-vivo em jato ou pulsátil
Veia	Vermelho-escuro, fluxo constante
Capilar	Fluxo lento e uniforme
Pulmões	Vermelho-vivo, espumoso
Estômago	Vômito "em borra de café"
Porção superior do intestino	Fezes negras do tipo piche
Rins	Urina turva vermelha
Bexiga	Urina vermelha, dificuldade miccional
Abdome	Sangue não visível; rigidez abdominal, dor, dificuldade respiratória

ou da bexiga. Quando ocorre lesão de fígado, baço ou rim, o paciente pode apresentar sangramento interno grave. Nesses casos, o sangue não é visível por acumular-se no interior da cavidade abdominal. Neste caso, o paciente pode apresentar rigidez abdominal, dor e dificuldade respiratória (pressão sobre o diafragma).

Ao inspecionar uma estrutura que está sangrando, o examinador deve observar o tipo de vaso afetado. Por exemplo, uma artéria apresenta um sangramento em jato, enquanto uma veia apresenta um sangramento uniforme. Os capilares tendem a exsudar sangue vivo (Fig. 18.8).[24] Como o sangramento arterial é o mais preocupante, o examinador deve conhecer os pontos de pressão do corpo (ver Fig. 18.6) para que saiba onde deverá aplicar o tratamento adequado. Ele escolhe o ponto de pressão mais próximo da área de sangramento e aplica pressão sobre a artéria para diminuir ou impedir o sangramento. Torniquetes devem ser utilizados apenas com extrema cautela e em casos selecionados (p. ex., amputação acidental de um membro, sangramento muito grave de uma artéria importante ou necessidade da realização de RCP

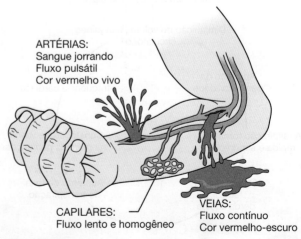

Figura 18.8 Características do sangramento.

sem auxílio disponível) e apenas com pressão suficiente para interromper o sangramento. Quando um torniquete é utilizado, o momento de sua aplicação deve ser cuidadosamente anotado para evitar lesão tissular desnecessária. A estabilidade hemodinâmica é mais bem mantida pela aplicação de uma pressão direta sobre uma ferida aberta, mantendo-se o paciente deitado e reduzindo-se a frequência de sua mobilização.[22]

Quando o paciente apresenta sinais e sintomas de choque mas o sangramento visível é mínimo, o examinador deve suspeitar de sangramento oculto no interior do abdome, do tórax ou das extremidades.[25,39] Quando existe suspeita de sangramento abdominal, o examinador deve palpar a parede abdominal, verificando sua forma e a presença de distensão. Para checar a existência de sangramento torácico ou nas extremidades, o examinador deve investigar a presença de deformidades (p. ex., fraturas). Ele pode usar os dedos das mãos para realizar a percussão da região torácica, verificando perda do som "oco", como auxílio na localização de acúmulo de líquido ou sangue. A hipossonoridade pode indicar um órgão sólido ou a presença de líquido ou sangue. A hipersonoridade geralmente indica espaços cheios de ar ou gás.[25]

Após a avaliação e o controle das vias aéreas e dos sistemas respiratório e circulatório (sistema ABC), o examinador pode passar para o restante da avaliação inicial. Ele deve checar as orelhas e o nariz, observando a presença de líquido cerebrospinal. Quando o paciente apresenta perda de sangue ou de líquido cerebrospinal através da orelha, pode ser indicação de uma fratura de crânio. Para facilitar a drenagem, o examinador deve inclinar a cabeça do paciente na direção do lado afetado, exceto se houver suspeita de lesão cervical. Ele pode colocar uma compressa de gaze na orelha ou no nariz, no local do sangramento, para coletar o líquido na gaze (Fig. 18.9). O examinador deve observar a formação de um "halo laranja" na compressa (ver Fig. 2.34). O halo é de líquido cerebrospinal, cuja presença representa uma forte indicação de fratura de crânio.[40]

Parada cardíaca súbita

Em atletas, a parada cardíaca súbita é rara. Sua incidência é de 0,75 por 100 mil atletas/ano;[41-43] no entanto, a parada cardíaca súbita tem importância extrema como primeiro sintoma.[44] O examinador deve estar ciente de que a mais elevada incidência de parada cardíaca súbita ocorre em atletas praticantes do futebol e, em seguida, futebol americano, basquete, hóquei no gelo e beisebol.[45] Esse problema pode ocorrer no participante que está aparentemente saudável e que não exibia sintomas prévios.

Dois distúrbios cardíacos que podem acarretar morte cardíaca súbita são a **cardiomiopatia arritmogênica do ventrículo direito (CAVD)** e **cardiomiopatia hipertrófica (CMH)**. CAVD é um distúrbio hereditário; nas

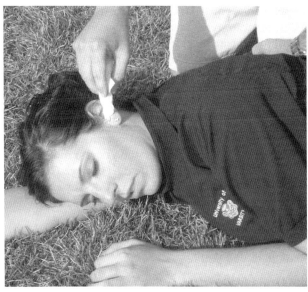

Figura 18.9 Verificação da presença de sangue ou líquido cerebrospinal na orelha.

pessoas com esse problema, o miocárdio é substituído por tecido cicatricial e por tecido adiposo, o que leva a ritmos anormais e fraqueza do coração. O atleta com CAVD pode relatar a ocorrência de desmaios em seguida à prática de atividade física.[44] A CMH é outro distúrbio congênito causado pelo espessamento anormal do ventrículo esquerdo. A CMH ocupa o primeiro lugar entre as causas de morte cardiovascular em atletas.[46] Essa situação resulta em problemas de condutividade e de arritmia, que causam fibrilação ventricular.[44] Os sintomas podem incluir tontura, dor torácica, desmaios, dispneia e fadiga.[47] Surpreendentemente, 55 a 80% dos atletas são assintomáticos; isso contribui para a dificuldade de uma detecção precoce, até que venha a ocorrer um evento catastrófico.[48]

Por último, a *commotio cordis* (expressão latina para "agitação do coração")[49] resulta habitualmente de um golpe direto à parede torácica. A *commotio cordis* pode ocorrer pelo impacto violento (por uma bola de beisebol, disco de hóquei, capacete ou qualquer outro objeto rombo) na parede torácica ou região do esterno do atleta. Mais comumente, o impacto ocorre na área precordial esquerda, e o traumatismo envolvido depende da velocidade e força do impacto. Tal acidente é mais comum em homens jovens com esqueletos e desenvolvimento físico imaturos, com idades entre os 5 e 15 anos. Os adolescentes têm um diâmetro anteroposterior do tórax mais estreito e maior complacência; acredita-se que tal situação contribua para uma maior transmissão de força ao coração.[50] O traumatismo causador da *commotio cordis* ocorre 15 a 30 milissegundos antes do pico da onda T durante a repolarização cardíaca, o que resulta em significativo desarranjo elétrico e em arritmias cardíacas.[50] A *commotio cordis* responde por quase 20% das mortes cardíacas na juventude.[51-53] A arritmia que ocorre pode

1340 Avaliação musculoesquelética

ser refratária às medidas comuns de reanimação, inclusive a desfibrilação. A taxa de sobrevivência nessa lesão é de aproximadamente 15%.[54] Acima de um determinado limiar de traumatismo/impacto também podem ocorrer danos estruturais ao coração, o que é conhecido como **contusion cordis**.[54,55] Pode-se tentar prevenir a ocorrência de *commotio cordis* com o uso de um protetor de tórax. No entanto, mesmo nos atletas que usam esse dispositivo, casos fatais podem ocorrer e têm ocorrido.[56] Evidências obtidas recentemente com o estudo de um modelo animal demonstraram que o uso de uma proteção de espessura modesta à parede torácica pode ser eficaz em prevenir a ocorrência de fibrilação ventricular no campo esportivo.[57]

Avaliação das pupilas

O examinador deve avaliar as pupilas do atleta em casos de suspeita de alguma lesão cranioencefálica. Essa é uma recomendação extremamente importante; ao que parece, mesmo entre profissionais de saúde especializados em medicina esportiva que atendem com regularidade casos de concussão, poucos sabem que as concussões podem levar a alterações no rastreamento do movimento ocular. Snegireva et al.[58] constataram que 77% dos profissionais de saúde que atendem pacientes com lesões esportivas dispensavam o uso de qualquer instrumento para avaliação do movimento ocular além de sua própria avaliação clínica. Os autores também relataram que metade dos entrevistados foram inspecionados por menos da metade dos profissionais de saúde que eventualmente os atenderam.

O examinador checa as pupilas, verificando a forma e a resposta ao estímulo luminoso com o auxílio de uma lanterna de bolso ou cobrindo o olho do paciente com uma das mãos e removendo-a em seguida. Normalmente, a pupila reage à intensidade da luz ou à distância focal. As pupilas dilatam em um ambiente escuro ou com uma distância focal longa e contraem em um ambiente claro ou com uma distância focal curta. Usualmente, as pupilas apresentam uma dilatação igual ou quase igual (variação do diâmetro, 2 a 6 mm; média de 3,5 mm), mas uma lesão do sistema nervoso central (p. ex., traumatismo cranioencefálico) pode causar dilatação pupilar desigual. Alguns indivíduos apresentam normalmente pupilas com tamanhos diferentes e os profissionais da saúde devem ter em mente essa possibilidade. Em um indivíduo totalmente consciente e alerta que sofreu uma pancada perto do olho, uma pupila com dilatação fixa é mais provavelmente consequência de um trauma de nervos ciliares curtos daquele olho e não de uma compressão do terceiro nervo craniano causada por uma herniação cerebral.[22] Drogas e certos medicamentos também podem afetar o tamanho da pupila. Por exemplo, drogas opiáceas causam constrição pupilar (pupilas puntiformes), enquanto anfetaminas podem causar dilatação pupilar.[25]

Para testar a reação pupilar, o examinador mantém uma de suas mãos sobre um olho do paciente e, a seguir, a remove rapidamente ou emite o feixe de luz de uma lanterna de bolso sobre o olho, observando a reação pupilar ao estímulo luminoso (reação normal: constrição) ou quando o estímulo luminoso é removido (reação normal: dilatação). O examinador testa o outro olho da mesma maneira e compara os resultados. A **reação pupilar** é classificada como rápida (normal), lenta, não reativa ou fixa. Uma pupila ovoide ou levemente oval ou uma pupila dilatada e fixa indica aumento da pressão intracraniana.[25] Se ambas as pupilas apresentarem tamanho e posição médios e forem não reativas, geralmente é indicação de uma lesão mesencefálica. A fixação e a dilatação de ambas as pupilas representam um sinal terminal de anóxia e isquemia cerebral.[25,59]

Avaliação à procura de lesão medular

As lesões medulares podem ter consequências neurológicas catastróficas e irreversíveis; assim, a identificação imediata deste problema é essencial.[60] Se o atleta sai do campo antes de notificar à equipe médica a existência de uma possível lesão cervical, deverá ser examinado com uma avaliação cervical de rotina (ver Cap. 3). Se o atleta parece ter experimentado uma lesão cervical, ou se comunica essa impressão ainda no campo, ou, ainda, se ocorreu perda da consciência, então a equipe de atendimento deve presumir que há uma possível lesão cervical ou cranioencefálica. Nesse caso, o atleta deverá ser tratado pelos procedimentos indicados mais adiante. A avaliação cervical deve ser modificada, de modo que boa parte do exame (dentro do possível) seja realizado com o atleta imóvel. Em seguida ao exame, o atleta será imobilizado e transportado para o hospital.[61]

Pelo menos inicialmente, deve-se suspeitar de uma lesão da medula espinal em sua porção superior quando o paciente apresenta dor no pescoço; quando a posição da cabeça do paciente for assimétrica ou anormal; quando o paciente apresenta dificuldade respiratória, especialmente quando ele não apresenta movimento torácico (ausência de respiração abdominal ou diafragmática); quando o paciente apresenta priapismo (ereção peniana); ou quando ele encontra-se inconsciente após uma queda ou uma atividade de contato. No paciente consciente, outras indicações de lesão neurológica incluem hipoestesia, formigamento ou sensação de queimação, especialmente abaixo das clavículas; fraqueza muscular; espasmos musculares; ou paralisia dos membros superiores e/ou inferiores, especialmente quando apresenta paralisia bilateral (paralisia flácida).[25]

O examinador pode solicitar ao paciente que mostre a língua, movimente os dedos dos pés, mova os pés ou os braços ou aperte os dedos de sua mão (do examinador).[16] Este teste rápido permite uma avaliação rápida do cérebro e da medula espinal, demonstrando se o paciente é capaz de seguir instruções e executar as ações solicitadas.

Situações em que se deve suspeitar de lesão medular cervical até prova em contrário

- Dor ou rigidez cervical.
- Espasmo muscular cervical.
- Posição nooimétrica ou anormal da cabeça.
- Dificuldade respiratória (ausência de movimento da caixa torácica).
- Priapismo.
- Inconsciência.
- Hipoestesia, formigamento ou sensação de queimação.
- Fraqueza muscular ou paralisia.
- Perda de controle intestinal ou vesical.

Se o paciente se encontrar inconsciente (Tab. 18.6), o examinador deve reavaliar, se possível, o seu nível de inconsciência e tratá-lo como se ele tivesse sofrido lesão medular. No paciente inconsciente, o examinador deve observar a presença de movimentos espontâneos dos membros, especialmente após a aplicação de um estímulo doloroso, pois o movimento indica que é menos provável que o paciente tenha sofrido lesão cervical grave.[25] Além disso, o examinador deve observar se o paciente apresenta uma postura tônica indicadora de lesão craniana grave. No momento do impacto, pode ocorrer uma **resposta de esgrima**, na qual ocorre extensão de

TABELA 18.6

Algumas causas comuns de inconsciência em pacientes

Categoria	Problema	Causa	Fisiopatologia	Conduta
Geral	Perda de consciência	Lesão ou doença	Choque, traumatismo cranioencefálico, outras lesões, diabetes, arteriosclerose	Necessidade de RCP, triagem
Doença	Coma diabético	Hiperglicemia e acidose	Uso inadequado de açúcar, acidose	Tratamento complexo da acidose
	Choque insulínico	Hipoglicemia	Excesso de insulina	Açúcar
	Infarto do miocárdio	Lesão miocárdica	Débito cardíaco insuficiente	Oxigênio, RCP, transporte
	Acidente vascular encefálico	Lesão cerebral	Perda de suprimento arterial ao cérebro ou hemorragia intracerebral	Suporte, transporte atraumático
Lesão	Choque hemorrágico	Sangramento	Hipovolemia	Controle do sangramento externo, reconhecimento do sangramento interno, RCP, transporte
	Choque respiratório	Insuficiência de oxigênio	Paralisia, lesão torácica, obstrução das vias aéreas	Desobstrução das vias aéreas, suplementação de oxigênio, RCP, transporte
	Choque anafilático	Contato agudo com um agente ao qual o paciente é sensível	Reação alérgica	Epinefrina intramuscular, suporte, RCP, transporte
	Contusão cerebral, concussão ou hematoma	Traumatismo cranioencefálico fechado	Sangramento intra ou extracerebral, efeito da concussão	Manutenção das vias aéreas, suplementação de oxigênio, RCP, monitorização rigorosa, transporte
Emoções	Choque psicogênico	Reação emocional	Queda súbita do fluxo sanguíneo cerebral	Colocar o paciente em decúbito dorsal, deixá-lo confortável, observar a presença de lesões
Meio ambiente	Insolação	Calor excessivo, incapacidade de transpiração	Lesão cerebral por causa do calor	Resfriamento imediato, suporte, RCP, transporte
	Choque elétrico	Contato com corrente elétrica	Anormalidades cardíacas, fibrilação	RCP, transporte, não tratar até a corrente ser controlada
	Hipotermia sistêmica	Exposição prolongada ao frio	Diminuição da função cerebral, arritmias cardíacas	RCP, transporte rápido, aquecimento no hospital
	Afogamento	Oxigênio, dióxido de carbono, suspensão da respiração, água	Lesão cerebral	RCP, transporte
	Embolia gasosa	Ar intravascular	Obstrução do fluxo sanguíneo arterial por bolhas de nitrogênio	RCP, recompressão
	Doença da descompressão	Nitrogênio intravascular	Obstrução do fluxo sanguíneo arterial por bolhas de nitrogênio	RCP, recompressão

(continua)

1342 Avaliação musculoesquelética

TABELA 18.6 *(continuação)*
Algumas causas comuns de inconsciência em pacientes

Categoria	Problema	Causa	Fisiopatologia	Conduta
Agentes injetados ou ingeridos	Álcool	Ingestão excessiva	Depressão cerebral	Suporte, RCP, transporte
	Drogas	Ingestão excessiva	Depressão cerebral	Suporte, RCP, transporte (levar a droga)
	Venenos vegetais	Contato, ingestão	Efeito tóxico direto sobre o cérebro ou outros efeitos tóxicos	Reconhecimento, suporte, RCP, identificação da planta, cuidado da ferida no local, transporte
	Venenos animais	Contato, ingestão, injeção	Efeito tóxico direto sobre o cérebro ou outros efeitos tóxicos	Reconhecimento, suporte, RCP, identificação do agente, cuidado da ferida no local, transporte
Neurológica	Epilepsia	Lesão cerebral, cicatriz, predisposição genética, doença	Foco excitável de atividade motora no cérebro	Suporte, proteção do paciente, transporte com o paciente em estado de mal epiléptico

RCP: ressuscitação cardiopulmonar.
De American Academy of Orthopaedic Surgeons. *Athletic training and sports medicine*. 2.ed. Park Ridge, Illinois, AAOS, 1991. p. 618-619.

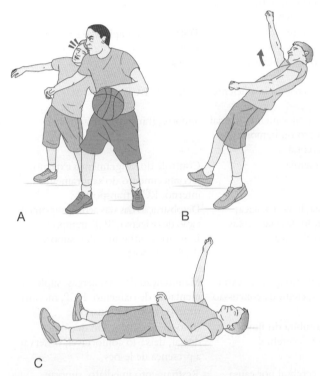

Figura 18.10 Resposta de esgrima durante um nocaute. (A) O atleta recebe um golpe na cabeça. (B) Em seguida ao golpe traumático na cabeça, o atleta inconsciente exibe imediatamente extensão em um dos membros superiores e flexão contralateral, enquanto cai ao solo. (C) Durante a prostração, a rigidez dos membros superiores estendido e flexionado fica preservada durante alguns segundos; a flacidez retorna gradualmente.[62]

um dos membros enquanto o outro membro flexiona, independentemente da posição do paciente ou da força da gravidade (Fig. 18.10).[62] A **rigidez de descerebração** é caracterizada pela extensão das quatro extremidades (ver Fig. 2.48B). Na **rigidez de decorticação**, ocorre extensão dos membros inferiores e flexão dos membros superiores (ver Fig. 2.48A).

Avaliação à procura de traumatismo cranioencefálico (monitoramento neurológico)

Em seguida, reavalia-se o nível de consciência do paciente. Se há suspeita de concussão, o atleta NÃO tem permissão de retornar ao campo. Ver Capítulo 2 para mais informações sobre concussão. O Capítulo 2 também delineia alguns testes vestibulares que, em caso de necessidade, podem ser aplicados à beira do campo. Em nenhum momento o atleta deverá ser deixado sozinho, devendo ser checado em intervalos regulares para garantir que as vias respiratórias permanecem desobstruídas, a respiração esteja normal e a frequência cardíaca esteja dentro dos limites normais, além de observar qualquer indicação de deterioração mental resultante da concussão.[20] O examinador deve, então, iniciar um monitoramento neurológico (Fig. 18.11) ou uma observação similar para detectar a ocorrência de qualquer alteração ao longo do tempo. Inicialmente, o monitoramento neurológico deve ser realizado a **cada 5 a 15 minutos**, porque ele também facilita a monitorização dos sinais vitais do paciente.[25] Após a estabilização do quadro do paciente, os registros do monitoramento neurológico podem ser realizados a **cada 15 a 30 minutos**.[35] Quando possível, a reavaliação realizada pelo mesmo examinador permite a detecção de alterações sutis.

O exame deve incluir a avaliação da expressão facial do paciente; a determinação da orientação temporal, espacial e pessoal do paciente; e a presença tanto de amnésia pós-traumática quanto de amnésia retrógrada. Os sinais e sintomas que exigem ação emergencial em um paciente que sofreu um golpe na cabeça são: aumento da cefaleia, náusea e vômito, desigualdade pupilar, desorientação, comprometimento progressivo ou súbito da consciência, aumento gradual da pressão arterial e diminuição da frequência de pulso.

Quadro de monitoramento neurológico

Unidade		Tempo 1 ( )	Tempo 2 ( )	Tempo 3 ( )
I. Sinais vitais	Pressão arterial Frequência respiratória Frequência cardíaca Temperatura			
II. Consciente e	Orientado Desorientado Inquieto Combativo			
	Inconsciente			
III. Fala	Clara Incoerente Complicada Ausente			
IV. Desperta com	Nome Agitação do corpo Dor leve Dor forte			
V. Reação não verbal à dor	Apropriada Não apropriada "Descerebrado" Nenhuma			
VI. Pupilas	Diâmetro à direita Diâmetro à esquerda Reage à direita Reage à esquerda			
VII. Capacidade de movimentar-se	MS direito MS esquerdo MI direito MI esquerdo			
VIII. Sensibilidade	Lado direito (normal/anormal) Lado esquerdo (normal/anormal) Dermátomo afetado (especificar) Nervo periférico afetado (especificar)			

Figura 18.11 Gráfico de monitoramento neurológico. (Modificada de American Academy of Orthopedic Surgeons: *Athletic training and sports medicine*, Park Ridge, Illinois, 1984, AAOS, p. 399.) MI: membro inferior; MS: membro superior.

Sinais e sintomas emergenciais do traumatismo cranioencefálico

- Aumento da cefaleia.
- Náusea e vômito.
- Desigualdade pupilar.
- Desorientação.
- Alteração do nível de consciência.
- Aumento da pressão arterial.
- Diminuição da frequência de pulso.
- Diminuição da reação à dor.
- Diminuição ou alteração dos valores na planilha de monitoramento neurológico ou da ECG.

ECG: escala de coma de Glasgow.

A reação à dor e o nível de consciência podem ser determinados com a utilização de estímulos físicos e verbais. Quando não há lesão cervical, os estímulos verbais podem incluir chamar o paciente pelo nome, sacudi-lo e falar em voz alta com ele. Os estímulos físicos (ver Fig. 2.47) incluem compressão do tendão do calcâneo, compressão do músculo trapézio, compressão dos tecidos moles pinçados na região entre o polegar e o dedo indicador do paciente, compressão de um objeto (caneta ou lápis) entre os dedos das mãos do paciente, compressão de uma polpa digital ou pressão com o nó de um dedo contra o esterno (isto deve ser realizado, com cautela porque pode causar equimose). Em pacientes comatosos, uma resposta motora a um estímulo doloroso em uma extremidade pode indicar uma percepção intacta da dor daquele local, especialmente quando acompanhada por uma resposta mais distante como uma careta ou uma alteração da respiração ou do pulso.[22]

A **Escala de coma de Glasgow (ECG)** permite uma melhor avaliação do nível de consciência (ver Tab. 2.5).[63-65] Quanto mais cedo o paciente for testado com essa escala, melhor, pois a avaliação inicial pode ser usada como base para que o examinador possa determinar a melhora ou a deterioração do quadro do paciente. A ECG é frequentemente utilizada em conjunto com o monitoramento neurológico. Para uma descrição do teste, ver Capítulo 2.

A deterioração da consciência pode ser decorrente de muitas condições, como aumento da pressão intracraniana por causa de uma lesão intracraniana expansiva, hipóxia (a qual pode agravar o edema cerebral e aumentar a pressão intracraniana), epilepsia, meningite ou embolia gordurosa. O examinador sempre deve procurar sinais de lesões intracranianas expansivas (ver Cap. 2) especialmente quando o paciente está consciente. Essas lesões são condições emergenciais que devem ser tratadas imediatamente por causa da sua alta taxa potencialmente elevada de mortalidade (de até 50%).

Quando o paciente apresenta perda de consciência ou parece ter alteração dos sentidos, vê estrelas ou cores, apresenta tontura, alucinações auditivas ou cefaleia intensa, ele não deve ser deixado sozinho nem deve ser permitido que ele retorne à atividade esportiva (Tab. 18.7). Além disso, o examinador deve ser levado à mesma conclusão quando o paciente apresenta náusea, vômito, letargia, aumento da pressão arterial, alteração do olfato ou diminuição do pulso. A amnésia, a hiperirritabilidade, a presença de uma ferida aberta, a desigualdade pupilar ou a perda de líquido cerebrospinal ou de sangue pelas orelhas ou pelo nariz também são indicativas de uma condição emergencial. A hipoestesia em um lado do corpo ou a presença de uma grande contusão na área da cabeça também devem levar o examinador a manipular o paciente com cuidado. Quando a área frontal do cérebro é afetada, o paciente pode apresentar lapsos de memória, alterações de personalidade ou comprometimento do julgamento. Quando o lobo temporal

TABELA 18.7
Indicações para a remoção imediata da atividade esportiva

Áreas de lesão	Indicações para a eliminação imediata da atividade
Olho	Trauma fechado, dificuldade visual, dor, laceração, deformidade evidente
Cabeça	Perda de consciência, alteração da percepção sensitiva, paciente referindo que está vendo estrelas ou cores, tontura, alucinações auditivas, náusea, vômito, letargia, cefaleia intensa, aumento da pressão arterial, distúrbio do olfato, diminuição do pulso, amnésia, hiperirritabilidade, grande contusão, feridas abertas, pupilas desiguais, perda de líquido cerebrospinal ou de sangue pelas orelhas ou pelo nariz, hipoestesia de um lado do corpo
Coluna vertebral	Deformidade evidente, limitação de movimentos, fraqueza da extremidade, dor ao movimento, sensibilidade localizada, hipoestesia da extremidade (pinçamento de nervo), parestesias
Extremidades	Deformidade evidente, crepitação, perda da amplitude de movimento, perda da sensibilidade, derrame, dor à movimentação, instabilidade articular, feridas abertas, grande sensibilidade, aumento de volume significativo
Abdome	Tontura ou síncope, náusea, palidez persistente, vômito, antecedente de mononucleose infecciosa, sede anormal, defesa muscular, sensibilidade localizada, dor no ombro, distensão, pulso rápido, pele fria e úmida e sudorese

Reproduzida com permissão do New York State Journal of Medicine, direitos de reprodução da Medical Society of the State of New York. Adaptada de Greensher J, Mofenson HC, Merlis NJ: First aid for school athletic emergencies. *NY State J Med* 1979 79:1058.

é afetado, o paciente pode apresentar sensação de irrealidade, *déjà vu* ou alucinações olfatórias, auditivas ou visuais ou distúrbios visuais como macropsia (ver objetos maiores do que são na realidade) ou micropsia. A literatura indica que o traumatismo cranioencefálico não depende apenas da magnitude e da direção do impacto e das características estruturais e reações físicas do crânio, mas também do estado da cabeça/do cérebro no momento do impacto.[9,66,67] Quando o paciente sofre um traumatismo cranioencefálico e é examinado por um médico que decide que não é necessário enviá-lo a um hospital, o médico deve certificar-se de que o paciente e as pessoas de seu convívio têm noção do que observar em termos de sinais e sintomas que possam indicar um aumento da gravidade do quadro do traumatismo. A Figura 2.29 apresenta orientações típicas relativas aos cuidados domiciliares.

Avaliação de lesões causadas pelo calor

Entre as enfermidades relacionadas com o calor, pode-se citar a cãibra de calor, a exaustão pelo calor e a insolação; todas constituem uma preocupação comum para os profissionais de saúde que trabalham na medicina esportiva.[68] Em sua maioria, as mortes relacionadas com o calor estão associadas à prática de futebol americano, luta, esqui *cross-country* e atletismo.[69] Se o examinador suspeitar de uma lesão causada pelo calor sem lesão cervical, somente a exaustão pelo calor e a insolação devem ser consideradas como potencialmente letais.[13,70] A **fadiga** ou **exaustão pelo calor** ocorre quando um indivíduo é exposto a alta temperatura ou umidade ambiente e transpira excessivamente sem reposição de sal ou líquido. A **insolação** pode ocorrer quando um indivíduo não aclimatado é subitamente exposto a alta temperatura ou umidade ambiente. O mecanismo de regulação térmica falha, a transpiração cessa e a temperatura corporal aumenta. Uma temperatura corporal oral superior a 42°C acarreta lesão cerebral e, possivelmente, morte, caso não tenham sido instituídas medidas emergenciais. Os principais achados diagnósticos nessa situação são a **temperatura corporal elevada** e a **ausência de sudorese**. Os sinais iniciais de lesão causada pelo calor incluem cãibras musculares, fadiga ou fraqueza excessiva, perda de coordenação, diminuição do tempo de reação, cefaleia, diminuição da compreensão, tontura e náusea e vômito.

Sinais de lesão causada pelo calor

- Cãibras musculares.
- Fadiga ou fraqueza excessiva.
- Perda de coordenação.
- Cefaleia.
- Diminuição da compreensão.
- Tontura.
- Náusea e vômito.
- Diminuição do tempo de reação.

A temperatura corporal varia de acordo com o local no qual a mensuração é realizada. A temperatura corporal oral é de 37°C. Quando mensurada na axila, a temperatura é de 36,4 a 36,7°C e, quando mensurada no reto, ela é de 37,3 a 37,6°C. Tendo em vista que as mensurações oral, axilar, timpânica e na testa não avaliam com precisão a temperatura central em atletas,[71] recomendações recentes sugerem que o modo mais confiável para avaliar a temperatura central seja pela aferição da temperatura retal. Além disso, essas recomendações reafirmam que as equipes de medicina esportiva estejam preparadas e desejosas de implementar o procedimento.[72] Caso haja suspeita de lesão pelo calor, o modo mais rápido e fácil de resfriar o atleta consiste em imergi-lo em água gelada.[73]

O examinador pode palpar a pele para ter uma ideia da temperatura externa do corpo e da presença de uma possível patologia (Tab. 18.8). A pele quente e seca é frequentemente causada por insolação, febre alta ou hiperglicemia. A pele fria e viscosa é causada por hipoglicemia, choque, desmaio ou hiperventilação. A pele fria e úmida é comumente causada pela exaustão pelo calor, enquanto a pele fria e seca é causada pela exposição ao frio.

A cor da pele também tem um papel importante. A palidez, ou pele "branca", indica distúrbio circulatório ou diminuição da circulação e está mais frequentemente associada ao traumatismo e ao choque. A cianose, ou pele azulada, indica sofrimento respiratório, assim como a pele acinzentada. A hiperemia indica aumento do fluxo sanguíneo em decorrência da febre, insolação ou exercício.

Avaliação do movimento

Durante a avaliação inicial, o examinador também deve considerar como o paciente será movido e imobilizado (p. ex., autodeambulação, maca, prancha de imobilização da coluna vertebral) dependendo da gravidade da lesão e de o paciente ser capaz de movimentar-se por conta própria ou depender de terceiros para fazê-lo.[74]

Se o paciente ainda não tiver feito, o examinador solicita que ele mova os membros para reavaliar a presença de uma lesão da parte cervical da coluna, devendo ficar atento à possibilidade de um trauma maior (p. ex., fratura, luxação, distensão de terceiro grau, entorse de terceiro grau). Ao mesmo tempo, o examinador pode palpar as áreas nos quais pode ter ocorrido lesão, observando a presença de dor, alinhamento ósseo ou articular anormal, aumento de volume, áreas hipersensíveis ou hipossensíveis ou defeitos palpáveis (distensão de terceiro grau).[7] Quando o movimento é relativamente normal, o examinador checa rapidamente os miótomos da porção superior ou inferior do corpo em busca de um possível envolvimento ou comprometimento motor. Alterações da força dos membros podem ser causadas por uma lesão do tecido contrátil,

uma lesão neurológica ou uma lesão intracraniana expansiva, que se manifesta sob a forma de fraqueza progressiva do membro superior ou do membro inferior contralateral.[35] A diminuição da potência do membro também pode ser causada pela inibição reflexa decorrente de lesão do membro não reconhecida previamente. Nesses casos, as contrações são fracas e dolorosas. Esses tipos de lesões são classificados no grupo de baixa prioridade (ver Tab. 18.1) porque representam uma ameaça à integridade do membro e não uma ameaça à vida do paciente.[23]

Posicionamento do paciente

Normalmente, um paciente é mantido na posição na qual ele foi encontrado até o término da avaliação inicial. Entretanto, quando ele apresenta dificuldade respiratória ou não apresenta pulso, deve ser colocado na posição adequada para a realização da RCP. Quando o paciente consciente se encontra em decúbito ventral e apresenta dificuldade respiratória, o examinador, com o auxílio de terceiros, deve **rolar** o paciente como um tronco de árvore (Fig. 18.12) para colocá-lo sobre uma prancha de imobilização da coluna vertebral, de modo que possa ser feita uma tentativa de restaurar a permeabilidade das vias aéreas. Durante qualquer movimento do paciente, o examinador deve aplicar uma tração de aproximadamente 4,5 kg à parte cervical da coluna para manter a estabilidade. O paciente deve ser tranquilizado de que os outros irão movê-lo com cuidado enquanto ele permanece imóvel. Antes de qualquer movimento ser tentado, o paciente e aqueles que auxiliarão o examinador devem ter noção do que ele planeja fazer e quais são as funções de cada um. Isto exige a prática frequente dos procedimentos de emergência. A sequência de movimentos e o posicionamento das extremidades e do corpo do paciente devem ser pensados previamente, de modo que todos saibam o que vai acontecer e em qual ordem. O procedimento adequado para se mover o paciente deve ser praticado frequentemente para assegurar a competência.

Para rolar o paciente, pelo menos três auxiliares são necessários. Deve ser mantida uma comunicação bidirecional entre o examinador e o paciente durante todo o tempo, para que o nível de conforto do paciente e os sinais neurológicos sejam avaliados continuamente. Os auxiliares devem pôr a prancha de imobilização da coluna vertebral ao lado do paciente e, a seguir, devem se ajoelhar ao lado da prancha e do paciente (ver Fig. 18.12A). Eles devem se aproximar e segurar o ombro, o quadril e os joelhos do paciente (ver Fig. 18.12B). Sob o comando do examinador, os auxiliares rolam o paciente em sua direção enquanto ele estabiliza a cabeça (ver Fig. 18.12C), até que o paciente fique em decúbito dorsal sobre a prancha de imobilização da coluna vertebral (ver Fig. 18.12D). O paciente deve apenas ser rolado e não levantado. Com o paciente em decúbito dorsal, técnicas adequadas de RCP podem ser aplicadas ou o seu trans-

TABELA 18.8

Alterações cutâneas e suas causas

Alteração cutânea	Causa
Pele quente e seca	Insolação, febre alta, hiperglicemia
Pele fria e úmida	Desmaio, hipoglicemia, hiperventilação, choque
Pele fria e úmida	Exaustão pelo calor
Pele fria e seca	Frio
Palidez	Diminuição da circulação
Cianose (palidez azulada)	Dificuldade respiratória
Palidez avermelhada	Febre, insolação, inflamação, exercício

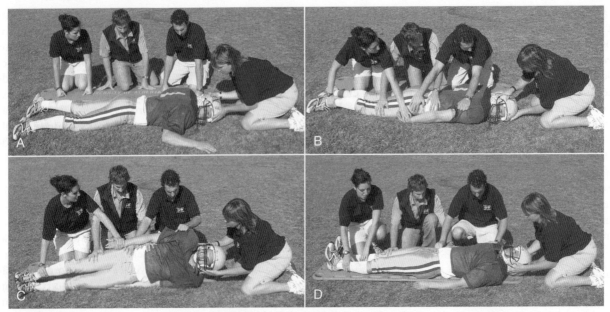

Figura 18.12 Mobilização de um paciente para o decúbito dorsal após a lesão. Observe que a cabeça e o pescoço são estabilizados durante toda a movimentação. (A) Paciente em decúbito ventral, o examinador estabiliza a cabeça e orienta os auxiliares. (B a D) O paciente é rolado como um tronco de árvore (em bloco) e posicionado sobre a prancha de imobilização da coluna vertebral.

porte pode ser realizado. Além disso, para a manutenção do calor, o paciente pode ser coberto com um cobertor.

Quando existe suspeita de lesão medular e o paciente consciente encontra-se em decúbito ventral e respira sem dificuldade, ele é rolado como um tronco de árvore (em bloco) a meio caminho na direção aos assistentes enquanto um outro assistente desliza a prancha de imobilização da coluna vertebral o mais próximo possível ao lado do paciente. A seguir, o paciente é rolado diretamente sobre a prancha na posição de decúbito ventral. Similarmente, quando existe suspeita de uma lesão medular e o paciente encontra-se em decúbito dorsal e respira normalmente, ele é rolado em direção aos assistentes enquanto um outro assistente desliza a prancha de imobilização o máximo possível sob o paciente. Em seguida, o paciente é rolado de volta para cima da prancha e é mantido em decúbito dorsal. Se há suspeita de lesão medular e o paciente encontra-se em decúbito lateral, o paciente é rolado diretamente para cima da prancha e posicionado em decúbito dorsal. Em qualquer das situações, o examinador controla a cabeça, aplica tração e orienta os auxiliares. A seguir, a cabeça do paciente é estabilizada e imobilizada com sacos de areia, com um imobilizador ou com faixas triangulares e o paciente é imobilizado sobre a prancha com cintos de segurança. Quando um colar cervical for utilizado para estabilizar a coluna, o examinador deve mantê-lo estável tanto durante o movimento quanto durante períodos em que o paciente permanece imóvel; não deve dificultar o acesso ao pulso carotídeo, não deve comprometer a permeabilidade das vias aéreas, nem impedir a execução da RCP; deve ser de fácil montagem e colocação; deve ser adaptável a pacientes de todas as idades e tamanhos; e deve permitir a realização de exames radiológicos sem ser removido.[75,76] Qualquer lesão maior (p. ex., traumatismo cranioencefálico, lesão medular, fratura) exige uma manipulação apropriada e cuidados lentos, objetivos e criteriosos, além de transporte adequado para prover um resultado satisfatório. Essas técnicas devem ser praticadas repetidamente.

Se for possível e o tempo permitir, especialmente quando os assistentes não estão acostumados a trabalhar juntos, deve ser realizada uma simulação do rolamento e do transporte do paciente com um indivíduo não traumatizado antes de o paciente ser movido para se garantir que todos os envolvidos sabem o que estão fazendo em termos de posicionamento do paciente, da sequência de movimentos e da manipulação específica (p. ex., cabeça, mãos, pés), de modo que qualquer transferência ou movimentação do paciente seja eficaz e organizada.

Durante a avaliação de emergência, quando o paciente apresenta náusea, vômito ou elimina líquido pela boca, e contanto que a respiração e a circulação estejam normais, ele deve ser colocado na **posição de recuperação** (Fig. 18.13) desde que não exista suspeita de lesão da coluna vertebral. O decúbito lateral permite a monitorização contínua do paciente (vias aéreas, respiração, circulação – sistema

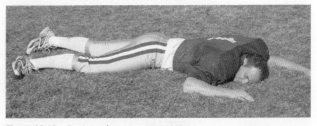

Figura 18.13 Posição de recuperação.

ABC) e que qualquer alteração do quadro seja facilmente detectada enquanto é aguardada a chegada da equipe de emergência. A cabeça do paciente deve ser posicionada para manter a permeabilidade das vias aéreas e para permitir a drenagem da garganta e da boca. Quando ocorre diminuição do fluxo sanguíneo para o coração e o cérebro, a circulação pode ser melhorada pela elevação dos membros inferiores, desde que a mudança de posição possa ser realizada sem aumentar a dor, causar problemas respiratórios ou agravar uma lesão. Quando o paciente apresenta dificuldade respiratória ou traumatismo torácico ou tiver sofrido infarto do miocárdio ou acidente vascular encefálico, pode ser desejável a redução da pressão arterial nas partes lesionadas por meio da elevação discreta da parte superior do corpo, contanto que a mudança de posição possa ser realizada sem aumentar a dor nem causar problemas respiratórios.

Quando o paciente se encontra inconsciente e as funções cardíaca e circulatória não estão comprometidas, ele deve ser deixado na posição original até recuperar a consciência. Entretanto, quando ele está inconsciente e em decúbito dorsal, o examinador deve sempre ter em mente a possibilidade de o paciente "engolir" a língua e obstruir as vias respiratórias. Além disso, um paciente inconsciente perde o reflexo de tosse e, caso ele vomite ou apresente sangramento, as vias aéreas podem ser invadidas e obstruídas pelo vômito, muco ou sangue. Por essa razão, o examinador pode optar por colocar o paciente na posição de recuperação.

Se o paciente se encontra inconsciente e apresenta insuficiência respiratória ou cardíaca, o examinador deverá avaliá-lo rapidamente e tentar restaurar as funções respiratória e cardíaca. A seguir, o paciente é tratado da mesma maneira que o paciente consciente.

Se o paciente apresentar rotação ou flexão da coluna vertebral e sentir-se razoavelmente confortável, ele deverá ser estabilizado nessa posição até que seja descartada a possibilidade de lesão da coluna vertebral. Se o paciente apresentar perda da função respiratória ou cardíaca, o examinador deverá corrigir cuidadosamente a deformidade, colocar o paciente em decúbito dorsal e instituir as medidas adequadas para solucionar o problema.

Quando a vítima de traumatismo da parte cervical da coluna tiver 7 anos de idade ou menos, o examinador deve ter em mente que crianças desta faixa etária possuem uma cabeça proporcionalmente maior em relação ao resto do corpo. Quando a criança é posicionada sobre uma prancha de imobilização da coluna vertebral sem modificação, o seu pescoço fica forçado em ligeira flexão. Para evitar este problema, a prancha deve possuir um recorte para o posicionamento da cabeça, ou deve ser colocado um coxim para o tórax ou para o resto do corpo para elevá-lo em relação à cabeça.[77]

Quando o paciente se encontra imerso na água e inconsciente, ele deve ser recuperado o mais rapidamente possível. O salvador não deve saltar na água, pois esta ação cria ondas que podem balançar a cabeça da vítima e acarretar graves consequências caso o paciente tenha sofrido uma lesão cervical. O examinador deve colocar-se próximo da cabeça do paciente e colocar um membro superior estendido sob o meio das costas do paciente mantendo a cabeça do mesmo em sua axila. A seguir, ele segura o bíceps do paciente com o antebraço em torno da testa, eleva lentamente o braço e vira a face do paciente para cima. O antebraço do examinador bloqueia a cabeça do paciente em sua axila durante o movimento de rotação. Com o paciente em decúbito dorsal, o examinador, com ambos os membros superiores, suporta a cabeça e a coluna vertebral do paciente na água. A seguir, um auxiliar coloca a prancha de imobilização da coluna vertebral sob o paciente que ainda se encontra na água e imobiliza a sua cabeça com toalhas. Em seguida, o paciente é imobilizado na prancha com faixas de contenção e é removido da água.[78] Quando não houver uma prancha de imobilização disponível e existir suspeita de uma lesão cervical, o paciente deve ser suportado na água até a chegada da equipe de emergência.

Em alguns esportes, como hóquei no gelo, *lacrosse*, corridas automobilísticas ou de motocicletas e futebol americano, são utilizados capacetes. A remoção do capacete para a instituição de procedimentos de emergência é uma questão polêmica e frequentemente depende do tipo de treinamento (SME *versus* terapia esportiva) e da experiência dos profissionais da saúde.[2,74,79-82] Geralmente, quando o paciente se encontra inconsciente, o capacete não deve ser removido, exceto se o examinador tiver absoluta certeza de que não houve uma lesão cervical. No caso de um paciente que usa capacete e protetores de ombros, ambos devem ser mantidos porque ajudam a manter o alinhamento sagital da parte cervical da coluna próximo do normal. Idealmente, o capacete e os protetores de ombros devem ser removidos em um ambiente controlado como, por exemplo, um setor de emergência.[2,83,84] Capacetes devem ser removidos somente quando a máscara facial ou o visor impede uma ventilação adequada;[83,85] quando a máscara facial interfere na capacidade do médico de restaurar a permeabilidade das vias aéreas adequadamente;[83,85] quando o capacete é muito folgado e não provê imobilização adequada da cabeça quando ela é fixada à prancha de imobilização da coluna vertebral;[83,85] quando uma hemorragia potencialmente letal sob o capacete não pode ser controlada;[83,85] quando, em crianças, o capacete é excessivamente grande e, quando utilizado como parte da imobilização, ele provoca flexão do pescoço;[77,83,85] ou quando a desfibrilação cardíaca é necessária. Neste último caso, as proteções de ombros devem ser removidas, de modo que o capacete seja removido para manter a posição da coluna vertebral.[7] Quando o paciente apresenta dificuldade respiratória, máscaras faciais geralmente podem ser facilmente removidas com o auxílio de uma faca do tipo *X-Acto* ou ferramenta similar para cortar as correias restantes enquanto a máscara é mantida na posição.

Se, por alguma razão, for decidida a remoção do capacete, o pescoço e a cabeça do paciente devem ser mantidos o mais fixos possível. Por essa razão, pelo menos duas pessoas são necessárias – uma para estabilizar a cabeça e o pescoço e outra para remover a máscara facial. Primeiramente, uma pessoa, em geral o auxiliar, aplica tração direta (em linha) sobre o capacete para garantir a estabilidade inicial. Uma segunda pessoa, geralmente o examinador, coloca-se ao lado do paciente e aplica uma força de tração em linha através do queixo e do occipício do paciente. O auxiliar para de tracionar e, quando se trata de um capacete de futebol americano, remove primeiramente os coxins de bochechas deslizando um objeto plano (p. ex., cabo de tesoura) entre o coxim e o capacete, rodando o objeto para desencaixar o coxim. Após a remoção dos coxins, o auxiliar aplica uma expansão bilateral ao capacete, para que as orelhas do paciente sejam liberadas enquanto remove o capacete.[7] Após a remoção do capacete, o auxiliar volta a tracionar a cabeça em linha e o examinador deixa de tracionar e continua o exame inicial.[67] Caso deseje, o examinador pode colocar um colar cervical (p. ex., colar Stifneck) no paciente, mas deve fazê-lo com cautela, porque os colares cervicais não eliminam totalmente a movimentação da parte cervical da coluna.[86]

Se o capacete for removido e o paciente estiver usando protetores de ombro, a pessoa que estiver segurando a cabeça deve se certificar de que esta não estenda para trás, e uma modificação na prancha de imobilização da coluna vertebral deve ser realizada. Os protetores de ombro devem ser removidos apenas quando isso for impossível ou quando a desfibrilação for necessária.

Se o paciente estiver consciente e parece não apresentar qualquer lesão cervical ou alguma lesão grave, ele poderá ser movido para outra área para ser submetido a uma avaliação secundária mais adequada e completa. Se a lesão for localizada no membro superior e a parte lesionada for imobilizada, inicialmente o paciente poderá ser passado do decúbito dorsal para a posição sentada ou ajoelhada. A seguir, ele é passado dessa posição para a posição em pé sustentada, para a posição em pé não sustentada e, finalmente, lhe é permitido que caminhe para fora do campo. Durante essas mudanças de posição, o examinador ou os auxiliares posicionam-se para prover sustentação e auxílio no caso de o paciente apresentar tontura ou instabilidade. Quando a lesão for localizada no membro inferior, o atleta pode ser ajudado a sair do campo pelos companheiros de equipe, em uma maca ou em um carro de transporte. As lesões da coluna vertebral exigem um maior cuidado e o uso de uma prancha de imobilização da coluna vertebral e de um colar cervical com suporte. Novamente, o auxílio pode ser necessário, e todos os envolvidos, inclusive o paciente e os auxiliares, devem conhecer a sequência de movimentos antes de realizarem uma tentativa.

Gravidade da lesão

Durante a avaliação inicial, o examinador deve usar algum método para determinar a gravidade da lesão.

Sequência de movimentos para remover do campo o atleta consciente e que mantém a mobilidade

Decúbito dorsal.
↓
Posição sentada (com apoio).
↓
Posição ajoelhada (com apoio, 4 pontos → 2 pontos).
↓
Posição em pé (com apoio).
↓
Posição em pé (sem apoio).
↓
Marcha para fora do campo (auxílio para atendimento preparado).

Existem várias escalas que podem ser utilizadas para avaliar a gravidade da lesão ou realizar a triagem de pacientes, incluindo o Teste de Orientação e Amnésia de Galveston,[87] o qual testa amnésia pós-traumática, a Escala de lesão abreviada;[88] a Pontuação de gravidade da lesão;[88-90] a Pontuação do traumatismo;[91] o Índice de triagem;[92,93] a Escala CRAMS (*Circulation, Respiration, Abdomen, Motor, and Speech* [Circulação, Respiração, Abdome, Motor e Fala])[94,95] e o Índice de traumatismo.[96] Dentre eles, a Pontuação do traumatismo ilustra a facilidade de pontuação (Fig. 18.14) e as probabilidades de sobrevivência (Tab. 18.9) que podem ser esperadas em pacientes traumatizados. Essa ferramenta fornece uma pontuação dinâmica que monitora as alterações da condição do paciente e é útil para a tomada de decisões de triagem. A escala CRAMS apresenta um padrão de pontuação semelhante (Tab. 18.10).

Avaliação secundária

O examinador pode passar para a avaliação secundária quando o paciente estiver consciente, for capaz de responder de modo coerente, não apresentar ou apresentar dificuldade respiratória mínima e apresentar uma circulação normal. Entretanto, o examinador deve ter em mente que o paciente ainda pode ter sofrido uma lesão catastrófica (p. ex., lesão da parte cervical da coluna) que, embora não seja potencialmente letal no momento, pode acarretar problemas. Na maioria das vezes, a realização da avaliação secundária depende de o paciente estar clinicamente estável.[11]

Quando o paciente se encontra consciente, o examinador deve tranquilizá-lo constantemente para reduzir sua ansiedade. No início da avaliação secundária, o examinador já deve ter descartado qualquer condição potencialmente letal e pode concluir a avaliação da lesão. No caso de uma lesão súbita, o examinador deve lembrar-se de que o paciente não teve tempo para preparar-se psicologicamente ou objetivamente para a

Pontuação do trauma

Pontuação do trauma		Valor	Pontos	Pontuação
A. Frequência respiratória		10-24	4	
Número de respirações em 15 s, multiplicado por quatro		25-35	3	
		> 35	2	
		< 10	1	
		0	0	A. _____
B. Esforço respiratório		Normal 1	0	
Superficial – diminuição acentuada do movimento torácico ou da troca de ar		Superficial ou retrativo		
Retrator – uso de músculos acessórios ou retração intercostal				B. _____
C. Pressão arterial sistólica		> 90	4	C. _____
Pressão sistólica com manguito – em qualquer membro superior; auscultar ou palpar		70-90	3	
		50-69	2	
		< 50	1	
Ausência de pulso carotídeo		0	0	
D. Enchimento capilar				
Normal – recuperação da cor da testa, da mucosa labial ou do leito ungueal em 2 s		Normal	2	
Atraso – mais de 2 s para o enchimento capilar		Retardado	1	
Nenhum – ausência de enchimento capilar		Nenhum	0	D. _____

E. Escala de coma de Glasgow (ECG)

		Pontuação total da ECG	Pontuação
1. Abertura dos olhos		14-15	5
Espontânea	_____ 4	11-13	4
Ao estímulo verbal	_____ 3	8-10	3
Ao estímulo doloroso	_____ 2	5-7	2
Nenhuma	_____ 1	3-4	1

E. _____

2. Resposta verbal
- Orientada _____ 5
- Confusa _____ 4
- Palavras inadequadas _____ 3
- Palavras incompreensíveis _____ 2
- Nenhuma _____ 1

3. Resposta motora
- Obedece a comando _____ 6
- Movimento voluntário (dor) _____ 5
- Retração (dor) _____ 4
- Flexão (dor) _____ 3
- Extensão (dor) _____ 2
- Nenhuma _____ 1

Pontuação total da ECG (1 + 2 + 3) _____

Pontuação do trauma
(Pontos totais A + B + C + D + E): _____

Figura 18.14 Pontuação do trauma (ver Tab. 18.9 para taxa de sobrevivência com base na pontuação para traumatismo). (De Champion HR, Sacco W J, Carnazzo AJ, et. al.: Trauma score. *Crit Care Med* 1981 9:673.)

lesão. Consequentemente, a lesão pode representar uma mudança súbita e assustadora da condição física do paciente. Outras preocupações apresentadas pelo paciente podem estar relacionadas ao trabalho, à situação financeira, à família ou ao prognóstico, e essas preocupações, abruptamente aumentadas, podem afetar o comportamento do paciente, especialmente nas avaliações subsequentes ou à beira do campo.

A avaliação secundária consiste em um exame físico rápido completo (i. e., da cabeça aos pés)[97] e pode ser realizada após o examinador ter se certificado de que não existe qualquer ameaça à vida do paciente. Para o examinador realizar adequadamente a avaliação secundária, o paciente deve estar consciente. Essa avaliação envolve um exame completo do corpo para detectar outras lesões que possam acarretar complicações graves ou impedir o retorno à atividade. O paciente deve ser orientado a não se mover, exceto quando solicitado pelo examinador, o qual também deve explicar o que está sendo feito durante a realização do exame. É importante que a comunicação com o paciente seja mantida durante todo o exame. Durante este tempo, o examinador verifica a presença de possíveis lesões da coluna vertebral, fraturas, luxações ou lesões de tecidos moles. Deve-se utilizar de cautela para que as lesões não sejam negligenciadas.[98]

Lesões musculoesqueléticas não identificadas com frequência durante a avaliação emergencial[98]

- Lesões fechadas de tendões da mão.
- Lesões de ossos do carpo.
- Fraturas ocultas do cotovelo.
- Fraturas do colo femoral.
- Luxações da porção posterior do ombro.
- Lesões da placa epifisária.
- Fraturas do ramo púbico.
- Ruptura do tendão patelar.
- Fraturas tarsometatarsais (Lisfranc).
- Síndromes do compartimento.

1350 Avaliação musculoesquelética

TABELA 18.9

Pontuação do trauma e probabilidade de sobrevivência baseada na pontuação

Pontuação do trauma	Probabilidade
16	0,99
15	0,98
14	0,95
13	0,91
12	0,83
11	0,71
0	0,55
9	0,37
8	0,22
7	0,12
6	0,07
5	0,04
4	0,02
3	0,01
2	0
1	0

De Champion HR, Sacco WJ, Carnazzo AJ, et al. Trauma score. *Crit Care Med* 1981 9:674.

Durante a avaliação secundária, o examinador deve analisar a possibilidade ou não de o paciente retornar à atividade. Ele deve decidir se há necessidade de uma avaliação mais detalhada no local ou se o paciente deve ser removido para um outro local (p. ex., sala de treinamento, hospital). Além disso, o examinador deve ter em mente a possibilidade da necessidade de monitorização domiciliar e, portanto, deve verificar se existe uma pessoa em casa que possa observar modificações de sinais e sintomas do paciente (ver Fig. 2.29).

O examinador deve continuar o monitoramento neurológico ou a ECG durante a avaliação secundária e deve

TABELA 18.10

Escala CRAMS

Circulação	*Pontuação*
2: Enchimento capilar normal e PA sistólica acima de 100 mmHg	
1: Enchimento capilar retardado ou PA sistólica entre 85 e 99 mmHg	
0: Ausência de enchimento capilar ou PA sistólica inferior a 85 mmHg	_____

Respiração

2: Normal	
1: Anormal (difícil, superficial ou frequência respiratória superior a 35)	
0: Ausente	_____

Abdome

2: Abdome e tórax insensíveis	
1: Abdome ou tórax sensível	
0: Abdome rígido, tórax instável ou lesão abdominal ou torácica penetrante e profunda	_____

Atividade motora

2: Normal (obedece a comandos)	
1: Responde somente ao estímulo doloroso – ausência de postura patológica	
0: Postura patológica ou ausência de resposta	_____

Fala

2: Normal (orientada)	
1: Confusa ou inadequada	
0: Ausência de sons ou sons ininteligíveis	_____

Total

(A pontuação igual a 6 ou inferior indica que deve ser providenciado o encaminhamento do paciente a um serviço de traumatologia.)	_____

CRAMS: acrônimo de circulação, respiração, abdome, atividade Motora e fala; PA: pressão arterial.
De Hawkins ML, Treat RC e Mansberger AR: Trauma victims: field triage guidelines. *South Med J* 1987 80:564. Reproduzida com permissão do Southern Medical Journal.

Níveis de decisão no cuidado de emergência

1. A lesão é potencialmente letal?
2. Qual tratamento (primeiros socorros) deve ser instituído no local ou "no campo"?
3. O paciente pode e deve ser movido?
4. Quando o paciente precisar ser removido, qual é a melhor maneira?
5. Quais são as etapas que devem ser realizadas antes da mobilização do paciente? Prancha de imobilização da coluna vertebral? Imobilização? Instrução?
6. Quando houver necessidade de remoção do paciente, para onde ele será transportado? Para a beira do campo? Para o vestiário? Para a sala de treinamento? Para o hospital?
7. Como o paciente vai ser transportado? De ambulância? No automóvel de seus pais?
8. Quando a lesão não é suficientemente grave para exigir a remoção do paciente para um hospital, quais protocolos devem ser seguidos para o seu retorno à atividade?
9. Quando o paciente é proibido de retornar à atividade esportiva, quais protocolos devem ser seguidos?

Adaptado de Haines A: Principles of emergency care, *Athletic J* 26:66-67, 1984.

observar a ocorrência de sinais de uma lesão intracraniana expansiva ou de outras complicações. O edema cerebral progressivo pode reduzir ainda mais a perfusão de um hemisfério já lesionado e a compressão de tratos motores descendentes pode reduzir a força dos membros. Além disso, o nível de consciência do paciente pode revelar um déficit previamente obscurecido por outras evidências de lesão cerebral grave.

Durante a avaliação secundária, há tempo disponível para a realização de uma avaliação mais completa para traumatismo cranioencefálico ou de outros testes além do monitoramento neurológico e da ECG. Após uma concussão, a capacidade do paciente de assimilar informação e agir em uma fração de segundo estão mais provavelmente comprometidas que a força e a resistência. Quando existe suspeita de um traumatismo cranioencefálico, é importante determinar a capacidade de raciocínio e de processamento do paciente (ver Cap. 2).

O examinador também checa a coordenação ou função neurológica motora.[99] Ao testar a função neurológica adequada, o examinador deve palpar o pescoço e as costas do paciente, verificando a presença de dor ou sensibilidade.[100] Existem vários testes de coordenação olho-mão (ver Cap. 2). O examinador pode testar o equilíbrio e a coordenação motora determinando se o paciente é capaz de manter o equilíbrio na posição em pé sem apoio, com o teste de Romberg, se ele é capaz de permanecer em pé com os olhos fechados, de ser empurrado de um lado a outro, de equilibrar-se sobre um membro inferior ou de caminhar normalmente. A função neurológica motora é testada por meio da avaliação da força de preensão do paciente ou de vários miótomos.

A coordenação ocular e a visão periférica podem ser checadas solicitando-se ao paciente que acompanhe os dedos do examinador para cima e para baixo, de um lado a outro, diagonalmente e em círculos, observando-se a presença de qualquer movimento ocular errante. Para testar distúrbios visuais, o examinador solicita ao paciente que leia ou observe algo a uma curta distância (p. ex., tabela de acuidade visual, quantos dedos o examinador mantém visíveis). Para testar a visão distante, o examinador pode solicitar ao paciente que diga a hora fixada no relógio de contagem de tempo para pontuação, por exemplo.

Após o teste da função cerebral, o restante da avaliação secundária é semelhante ao das avaliações de "liberação" ou de triagem das partes cervical ou lombar da coluna. O examinador "libera" as diferentes áreas do corpo, de modo que uma avaliação de articulações ou de estruturas especificamente traumatizadas possa ser realizada. Nesta fase, a avaliação segue o mesmo protocolo básico da avaliação detalhada de articulações específicas, i. e., o examinador obtém uma história mais detalhada da lesão, observa se o paciente apresenta problemas evidentes ou prováveis e examina rapidamente todo o corpo em busca de alguma lesão. A seguir, realiza um exame detalhado das estruturas especificamente

lesionadas, incluindo movimentos ativos, passivos e isométricos resistidos, testes especiais, testes de reflexos e da distribuição sensitiva cutânea, testes de movimento do jogo articular (quando aplicáveis) e, finalmente, a palpação e outros testes e exames diagnósticos (p. ex., diagnóstico por imagem e exames laboratoriais) (ver Caps. 3 a 13).

Como o examinador é uma das primeiras pessoas a falar com o paciente, ele provavelmente ouvirá a história mais acurada. Ele deve formular questões simples e que não induzam a respostas, e as informações obtidas devem ser esclarecidas na tentativa de descobrir o que aconteceu e qual tipo de lesão ou de lesões o paciente acredita ter sofrido. Em outras partes deste livro, o leitor pode encontrar questões adequadas relacionadas a articulações ou a áreas específicas do corpo. O paciente frequentemente pode fornecer o diagnóstico ao examinador se este ouvi-lo atentamente. Após o paciente ser questionado minuciosamente, testemunhas do acidente ou da lesão também podem ser interrogadas para completar a história. A conversa informada com outras pessoas ajuda algumas vezes na detecção de um comportamento anormal não percebido inicialmente. Quando o paciente possui um prontuário médico anterior, a revisão de seu conteúdo pode ser útil no que diz respeito a condições preexistentes, traumatismos anteriores e medicamentos utilizados.

Enquanto obtém a anamnese do paciente, o examinador continua a observá-lo e anota seu nível de consciência, o desenvolvimento de sintomas, os padrões de dor e alterações de suas capacidades funcionais. Além disso, ele deve observar atentamente o surgimento de sinais e sintomas de uma lesão intracraniana expansiva, verificando alterações da expressão facial, das pupilas e do nível de consciência e realizando várias vezes o monitoramento neurológico e a ECG. A observação básica é a mesma que a realizada durante a avaliação das articulações e inclui a observação dos contornos ósseos e dos tecidos moles, a presença de cicatrizes e deformidades, a capacidade de movimentação e o alinhamento do corpo.

A parte seguinte da avaliação secundária é o exame de triagem, no qual, por meio da observação, o examinador rastreia rapidamente o corpo inteiro com uma observação atenta, solicitando ao paciente que execute determinados movimentos (de acordo com a região suspeita de ser o local da lesão) e testando miótomos, dermátomos e reflexos. Durante esta fase, o examinador deve explicar ao paciente o que está sendo feito e a razão, não apenas para tranquilizar o paciente, mas também para garantir a sua cooperação e o seu relaxamento. Esta parte do exame pode ser realizada sem que as vestimentas do paciente sejam removidas, apesar de ser melhor removê-las, pois elas podem impedir a visão da região lesionada. Entretanto, quando o exame é realizado na presença de outras pessoas, a remoção das vestimentas deve ser realizada posteriormente, ou o paciente deve

1352 Avaliação musculoesquelética

ser removido para um local mais adequado. Quando a remoção das vestimentas for necessária, o examinador deve notificar o paciente, especialmente se ele estiver em um lugar público, e deve esforçar-se ao máximo para preservar a dignidade do paciente.

Após determinar a área ou as áreas específicas lesionadas por meio do exame de triagem, o examinador pode realizar uma avaliação detalhada das partes adequadas do corpo, como especificado em outros capítulos. A não realização de um exame adequado pode ter como consequência uma avaliação falha e uma maior quantidade de problemas do que havia sido previsto.

O paciente deve ser enviado imediatamente a um hospital ou serviço de traumatologia quando apresentar alguns dos seguintes sinais em qualquer momento da avaliação inicial ou secundária: anormalidade pupilar ou dos movimentos extraoculares, fraqueza facial ou de extremidade, amnésia, confusão mental ou letargia, alteração sensitiva ou de nervo craniano, sinal de Babinski positivo, assimetria dos reflexos tendíneos profundos ou crises convulsivas pós-traumáticas.[59,101] O cuidado adequado do paciente deve sempre ser prioritário para o examinador.

Sinais que indicam a necessidade de transporte imediato a um hospital

- Anormalidade pupilar[a] ou de movimentos extraoculares.
- Aumento da fraqueza facial ou de extremidade ou paralisia flácida.
- Amnésia, confusão mental ou letargia.
- Anormalidade sensitiva ou de nervo craniano.
- Diminuição da pontuação na ECG.
- Sinal de Babinski positivo.
- Assimetria de reflexos tendíneos profundos.
- Crises convulsivas pós-traumáticas.

[a]Assume que o examinador sabe se o atleta, normalmente, apresenta pupilas bilateralmente de igual diâmetro. ECG: Escala do coma de Glasgow.

Após o término da avaliação e após o paciente ser estabilizado, ter retornado à competição ou ter sido removido por uma ambulância para cuidados médicos adicionais, o examinador deve certificar-se de documentar o ocorrido e os cuidados subsequentemente instituídos, anotando qualquer possível dificuldade. Essas anotações, quando realizadas à beira do campo esportivo, devem ser transferidas para o prontuário médico do paciente o mais rapidamente possível.

Resumo da avaliação de emergências esportivas

A sequência a ser cumprida para a avaliação de uma lesão aguda é apresentada na Figura 18.15.

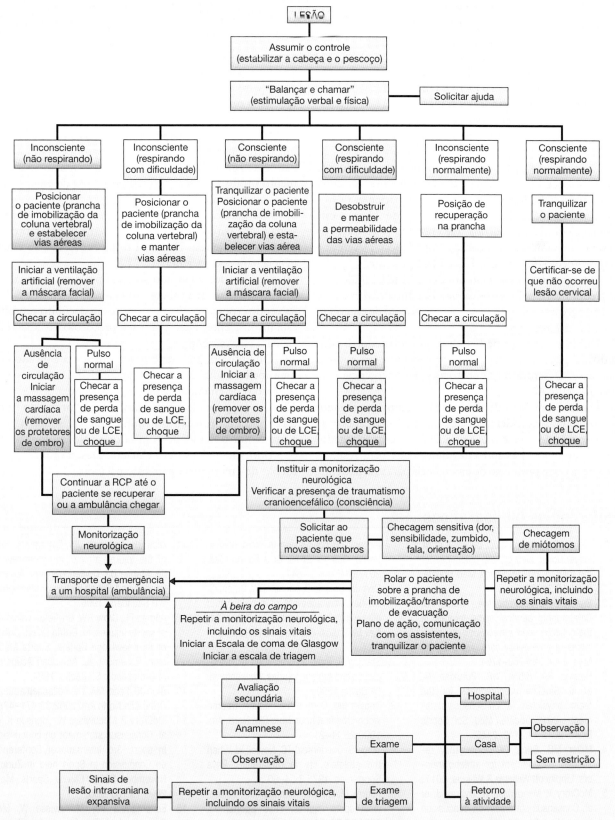

Figura 18.15 Sequência da avaliação após uma lesão aguda. RCP: ressuscitação cardiopulmonar; LCE: líquido cerebrospinal.

Estudo de casos

Ao rever ou praticar este estudo de casos, o examinador deve delinear por escrito o protocolo necessário para lidar com as situações descritas. O examinador pode desenvolver diferentes roteiros, dependendo do grau de gravidade de lesão. Esses roteiros, incluindo a avaliação e a movimentação do paciente, devem ser praticados com frequência, de modo que o examinador tenha total conhecimento do que fazer e de como enfrentar situações de emergência.

1. Um mergulhador calcula erroneamente o seu salto de uma plataforma de 10 metros e bate com a cabeça na plataforma de concreto, caindo inconsciente na piscina. Durante a queda, ele apresenta rigidez de decorticação. Descreva o seu protocolo de emergência para esse paciente.

2. Durante uma partida, um jogador de *squash* é atingido próximo do olho pela raquete de seu oponente. Descreva o seu protocolo de emergência para esse paciente.

3. Um jogador de basquete profissional de 22 anos está participando de uma partida. Ele encontra-se embaixo da cesta e subitamente cai e perde a consciência. Descreva o seu protocolo de emergência para esse paciente.

4. Durante uma corrida em um dia quente e úmido, um corredor de 10 mil metros cai na pista durante o evento e permanece imóvel. Descreva o seu protocolo de emergência para esse paciente.

5. Durante um jogo de beisebol, um rebatedor é atingido no peito por uma bola arremessada e cai sobre a sua base. Descreva o seu protocolo de emergência para esse paciente.

6. Durante um jogo de futebol americano, um jogador de defesa consegue derrubar um atacante, mas, apesar de consciente, ele não se move enquanto os outros jogadores se levantam. Ele apresenta dificuldade para respirar. Descreva o seu protocolo de emergência para esse paciente.

7. Um jogador de rúgbi bate a cabeça durante uma disputa de bola. Ele cai inconsciente, para de respirar e não apresenta pulso. Descreva o seu protocolo de emergência para esse paciente.

8. Um jogador de hóquei no gelo sofre acidentalmente um corte profundo no pescoço causado pela lâmina do patim de um outro jogador. Ele apresenta um sangramento profuso. Descreva o seu protocolo de emergência para esse paciente.

9. Uma ginasta sobre uma trave de equilíbrio falha na saída e cai, batendo a cabeça, o pescoço e os ombros, e perde a consciência. Descreva o seu protocolo de emergência para essa paciente.

10. Um lutador é lançado ao chão próximo do final do primeiro assalto. Ele cai com toda força, batendo a face e torcendo o pescoço. Ele permanece em decúbito ventral e está inconsciente. Descreva o seu protocolo de emergência para esse paciente.

11. Durante um jogo de futebol, um atleta é picado por uma abelha e sofre um choque anafilático. Descreva o seu protocolo de emergência para esse paciente.

12. Um jogador de hóquei no gelo é "prensado" por trás contra a proteção do ringue. Ele cai sobre o gelo e apresenta dificuldade respiratória. No momento do ocorrido, ele mascava um chiclete. Descreva o seu protocolo de emergência para esse paciente.

Referências bibliográficas

1. Kleiner DM, Almquist JL, Bailes J, et al. Player down: step by step guidelines for the injured athlete. Sports Med Update. 2001;16:34–38.

2. Banerjee R, Palumbo MA, Fadale PD. Catastrophic cervical spine injuries in the collision sport athlete: part 2—principles of emergency care. Am J Sports Med. 2004;32:1760–1764.

3. Herring SA, Kibler WB, Putukian M, et al. Sideline preparedness for the team physician: a consensus statement—2012 update. Med Sci Sports Exerc. 2012;44:2442–2445.

4. Miller MG, Berry DC. Emergency response management for athletic trainers. Lippincott Williams & Wilkins; 2011.

5. McCrory P, Meeuwisse W, Dvorak J, et al. Consensus statement on concussion in sport – the 5th international conference on concussion in sport held in Berlin, October 2016. Br J Sports Med. 2017;51(11):838–847.

6. Carr JB, Chicklo B, Altchek DW, Dines JS. On-field management of shoulder and elbow injuries in baseball athletes. Curr Rev Musculoskelet Med. 2019;12(2):67–71.

7. Starkey C, Ryan J. Evaluation of Orthopedics and Athletic Injuries. Philadelphia: FA Davis; 1996.

8. Beaver BM. Care of the multiple trauma victim: the first hour. Nurs Clin North Am. 1990;25:11–21.

9. Torg JS, Quedenfeld TC, Newell W. When the athlete's life is threatened. Phys Sportsmed. 1975;3:54–60.

10. Fourré M. On-site management of cervical spine injuries. Phys Sportsmed. 1991;19:53–56.

11. Dick BH, Anderson JM. Emergency care of the injured athlete. In: Zachazewski JE, Magee DJ, Quillen WS, eds. Athletic Injuries and Rehabilitation. Philadelphia: WB Saunders; 1996.

12. Allman FL, Crow RW. On-field evaluation of sports injuries. In: Griffin LY, ed. Orthopedic Knowledge Update: Sports Medicine. Rosemont, IL: American Academy of Orthopaedic Surgeons; 1994.

13. Blue JG, Pecci MA. The collapsed athlete. Ortho Clin North Am. 2002;33:471–478.

14. McCrory P, Meeuwisse W, Johnson K, et al. Consensus statement on concussion in sport, 3rd International Conference on Concussion in Sport held in Zurich, November 2008. Clin J Sports Med. 2009;19:185–200.

15. Echemendia RJ, Meeuwisse W, McCrory P, et al. The Concussion Recog-

15. nition Tool 5th Edition (CRT5): background and rationale. Br J Sports Med. 2017;51(11):870–871.

16. Driscoll P, Skinner D. Initial assessment and management: I. Primary survey. Br Med J. 1990;300:1265–1266.

17. McCrory P, Meeuwisse W, Dvorak J, et al. Consensus statement on concussion in sport – the 5th International Conference on Concussion in Sport held in Berlin, October 2016. Br J Sports Med. 2017;51(11):1–10.

18. Sahler CS, Greenwald BD. Traumatic brain injury in sports: a review. Rehabil Res Pract. 2012;2012:659652. 10.1155/2012/659652.

19. Guskiewicz KM. Balance assessment in the management of sport-related concussion. Clin Sports Med. 2011;30:89–102.

20. Colbenson K. An algorithmic approach to triaging facial trauma on the sidelines. Clin Sports Med. 2017;36(2):279–285.

21. Rubin A, Araujo D. Advanced cardiac life support. Phys Sportsmed. 1995;28(8):29–35.

22. Hugenholtz H, Richard MT. The on-site management of athletes with head injuries. Phys Sportsmed. 1983;11:71–78.

23. Steichen FM. The emergency management of the severely injured. J Trauma. 1972;12:786–790.

24. American Academy of Orthopaedic Surgeons. Emergency Care and Transportation of the Sick And Injured. Chicago: AAOS; 1981.

25. Ward R. Emergency nursing priorities of the head injured patient. AXON. 1989;11:9–12.

26. Veenema KR, Swenson J. Laryngeal trauma: securing the airway on the field. Phys Sportsmed. 1995;28(8):71–75.

27. Erickson SM, Rich BS. Pulmonary and chest wall emergencies: on-site treatment of potentially fatal conditions. Phys Sportsmed. 1995;23:95–104.

28. Hochbaum SR. Emergency airway management. Emerg Med Clin North Am. 1986;4:411–425.

29. Vegso JJ, Lehman RC. Field evaluation and management of head and neck injuries. Clin Sports Med. 1987;6:1–15.

30. Profera LM, Paris P. Managing airway obstruction. Phys Sportsmed. 1991;19:35–40.

31. Stackhouse T. On-site management of nasal injuries. Phys Sportsmed. 1998;26(8):69–74.

32. Rubin A, Roberts WO. Automated external defibrillators: selection and use. Phys Sportsmed. 2000;28(3):112–114.

33. Vincent GM, McPeak H. Commotio cordis: a deadly consequence of chest trauma. Phys Sportsmed. 2000;28(11):31–39.

34. Keitz JE. Emergent assessment of the multiple trauma patient. Orthop Nurs. 1989;8:29–32.

35. Hayward R. Management of Acute Head Injuries. Oxford: Blackwell Scientific; 1980.

36. Erickson SM, Rich BS. Pulmonary and chest wall emergencies: on-site treatment of potentially fatal conditions. Phys Sportsmed. 1995;23:95–104.

37. Hafen BQ, Karren KJ. First Aid and Emergency Care Skills Manual. Englewood, CA: Morton; 1982.

38. Jackson RE, Freeman SB. Hemodynamics of cardiac massage. Emerg Med Clin North Am. 1983;1:501–513.

39. Rose CC. Radiologic triage of the multiply-injured patient. Emerg Med Clin North Am. 1985;3:425–436.

40. Booher JM, Thibodeau GA. Athletic Injury Assessment. St Louis: Mosby; 1989.

41. Drezner JA, Courson RW, Roberts WO, et al. Inter-association task force recommendations on emergency preparedness and management of sudden cardiac arrest in high school and college athletic programs: a consensus statement. J Athl Train. 2007;42(1):143–158.

42. Casa DJ, Guskiewicz KM, Anderson SA, et al. National Athletic Trainers' Association position statement: preventing sudden death in sports. J Athl Train. 2012;47(1):96–118.

43. Casa DJ, Almquist J, Anderson SA, et al. The Inter-association task force for preventing sudden death in secondary school athletics programs: best-practices recommendations. J Athl Train. 2013;48(4):546–553.

44. Landry CH, Allen KS, Connelly KA, et al. Sudden cardiac arrest during participation in competitive sports. N Engl J Med. 2017:1943–1953.

45. Redhead J, Gordon J. Emergencies in Sports Medicine. New York: Oxford University Press; 2012.

46. Maron BJ. Hypertrophic cardiomyopathy. In: Zipes DP, Libby P, Bonow RO, Braunwald E, eds. Braunwald's Heart Disease: a Textbook of Cardiovascular Medicine. ed 8. St. Louis: WB Saunders; 2007.

47. Maron BJ, Thompson PD, Ackerman MJ, et al. Recommendation and considerations related to preparticipation screening for cardiovascular abnormalities in competitive athletes: 2007 update: a scientific statement from the American Heart Association Council on Nutrition, Physical Activity, and Metabolism: endorsed by the American College of Cardiology Foundation. Circulation. 2007;115(12):1643–1655.

48. DeWitt J, Salsbery M. Emergency Sport Examination. In: Reiman MP, ed. Orthopedic Clinical Examination. Champaign Il: Human Kinetics; 2016.

49. Farrokhian AR. Commotio cordis and contusio cordis: possible causes of trauma-related cardiac death. Arch Trauma Res. 2016;5(4):e41482.

50. Rosenberg EM, Rosenberg W. Abdominal and thorax injuries. In: Starkey C, ed. Athletic Training and Sports Medicine. an Integrated Approach. 5th ed. Burlington, MA: American Academy of Orthopaedic Surgeons; 2013.

51. Harmon K, Asif IM, Klossner D, Drezner JA. Incidence of sudden cardiac death in National Collegiate Athletic Association athletes. Circulation. 2011;123(15):1594–1600.

52. Maron BJ, Maron MS, Lesser JR, et al. Sudden cardiac arrest in hypertrophic cardiomyopathy in the absence of conventional criteria for high risk status. Am J Cardiol. 2008;101(4):544–547.

53. Madias C, Maron BJ, Weinstock J, et al. Commotio cordis– sudden cardiac death with chest wall impact. J Cardiovasc Electrophysiol. 2007;18(1):115–122.

54. Maron BJ, Gohman TE, Kyle SB, et al. Clinical profile and spectrum of commotio cordis. JAMA. 2002;287(9):1142–1146.

55. Maron BJ, Estes NA. Commotio cordis. N Engl J Med. 2010;362(10):917–927.

56. Doerer JJ, Haas TS, Estes NA, et al. Evaluation of chest barriers for protection against sudden death due to commotion cordis. Am J Cardiol. 2007;99(6):857–859.

57. Kumar K, Mandleywala SN, Gannon MP, et al. Development of a chest wall protector effective in preventing sudden cardiac death by chest wall impact (commotio cordis). Clin J Sports Med. 2017;27(1):26–30.

58. Snegireva N, Derman W, Patricios J, Welman KE. Awareness and perceived value of eye tracking technology for concussion assessment among sports medicine clinicians: a multinational study. Phys Sportsmed. 2019. 1080/00913847.2019.1645577.

59. Mahoney BD, Ruiz E. Acute resuscitation of the patient with head and spinal cord injuries. Emerg Med Clin North Am. 1983;1:583–594.

60. Schouten R, Albert T, Kwan BK. The spine-injured patient: initial assessment and emergency treatment. J Am Acad Orthop Surg. 2012;20:336–346.

61. Kepler CK, Vaccaro AR. Injuries and abnormalities of the cervical spine and

return to play criteria. Clin Sports Med. 2012;31:499–508.

62. Hosseini AH, Lifshitz J. Brain injury forces of moderate magnitude elicit the fencing response. Med Sci Sports Exerc. 2009;41:1687–1697.

63. Teasdale G, Jennett B. Assessment of coma and impaired consciousness: practical scale. Lancet. 1974;2:81–83.

64. Menegazzi JJ, Davis EA, Sucov AN, et al. Reliability of the Glasgow Coma Scale when used by emergency physicians and paramedics. J Trauma. 1993;34:46–48.

65. Durand P, Adamson CJ. On the field management of athletic head injuries. J Am Acad Orthop Surg. 2004;12:191–195.

66. Gerberich SG, Priest JD, Grafft J, et al. Injuries to the brain and spinal cord: assessment, emergency care and prevention. Minnesota Med. 1982:691–696.

67. Vegso JJ, Bryant MH, Torg JS. Field evaluation of head and neck injuries. In: Torg JS, ed. Athletic Injuries to the Head, Neck and Face. Philadelphia: Lea & Febiger; 1982.

68. Howe AS, Boden BP. Heat-related illness in athletes. Am J Sport Med. 2007;35(8):1384–1395.

69. Casa DJ, Armstrong LE, Kenny GP, et al. Exertional heat stroke: new concepts regarding cause and care. Curr Sports Med Rep. 2012;11(3):115–123.

70. Casey EB. Heat emergencies. Athletic Ther Today. 2006;11:44–45.

71. Casa DJ, Becker SM, Ganio MA, et al. Validity of devices that assess body temperature during outdoor exercise in the heat. J Athl Train. 2007;42(3):333–342.

72. Becker JA, Stewart LK. Heat-related illness. Am Fam Physician. 2011;83(11):1325–1330.

73. Glazer JL. Management of heatstroke and heat exhaustion. Am Fam Physician. 2005;71(11):2133–2140.

74. Haight RR, Shiple BJ. Sideline evaluation of neck pain: when it is time for transport? Phys Sportsmed. 2001;29(3):45–62.

75. Karbi OA, Caspari DA, Tator CH. Extrication, immobilization and radiologic investigation of patients with cervical spine injuries. Can Med Assoc J. 1988;139:617–621.

76. Chandler DR, Nemejc C, Adkins RH, et al. Emergency cervical spine immobilization. Ann Emerg Med. 1992;21:1185–1188.

77. Herzenberg JE, Hensinger RN, Dedrick DK, et al. Emergency transport and positioning of young children who have an injury of the cervical spine. J Bone Joint Surg Am. 1989;71:15–22.

78. Richards RN. Rescuing the spine-injured diver. Phys Sportsmed. 1975;3:67–71.

79. Patel MN, Rund DA. Emergency removal of football helmets. Phys Sportsmed. 1994;22:57–59.

80. Waninger KN. On-field management of potential cervical spine injury in helmeted football players: leave the helmet on!. Clin J Sports Med. 1998;8:124–129.

81. Peris MD, Donaldson WF, Towers J, et al. Helmet and shoulder pad removal in suspected cervical spine injury: human control model. Spine. 2002;27:995–999.

82. Waninger KN. Management of the helmeted athlete with suspected cervical spine injury. Am J Sports Med. 2004;32:1331–1350.

83. Zachazewski JE, Geissler G, Hangen D. Traumatic injuries to the cervical spine. In: Zachazewski JE, Magee DJ, Quillen WS, eds. Athletic Injuries and Rehabilitation. Philadelphia: WB Saunders; 1996.

84. Veenema K, Greenwald R, Kamali M, et al. The initial lateral cervical spine film for the athlete with a suspected neck injury: helmet and shoulder pads on or off? Clin J Sports Med. 2002;12:123–126.

85. Heckman JD. Emergency Care and Transport of The Sick and Injured. Rosemont, IL: American Academy of Orthopaedic Surgeons; 1993.

86. Aprahamian C, Thompson BM, Finger WA, et al. Experimental cervical spine injury model: evaluation of airway management and splinting techniques. Ann Emerg Med. 1984;13:584–587.

87. Davidoff G, Jakubowski M, Thomas D, et al. The spectrum of closed-head injuries in facial trauma victims: incidence and impact. Ann Emerg Med. 1988;17:27–30.

88. Baker SP, O'Neill B, Haddon W, et al. The injury severity score: a method for describing patients with multiple injuries and evaluating emergency care. J Trauma. 1974;14:187–196.

89. Baker SP, O'Neill B. The injury severity score: an update. J Trauma. 1976;16:882–885.

90. Greenspan L, McLellan BA, Greig H. Abbreviated injury scale and injury severity score: a scoring chart. J Trauma. 1985;25:60–64.

91. Champion HR, Sacco WJ, Carnazzo AJ, et al. Trauma score. Crit Care Med. 1981;9:672–676.

92. Champion HR, Sacco WJ, Hannon DS, et al. Assessment of injury severity: the triage index. Crit Care Med. 1980;8:201–208.

93. Lindsey D. Teaching the initial management of major multiple system trauma. J Trauma. 1980;20:160–162.

94. Hawkins ML, Treat RC, Mansberger AR. Trauma victims: field triage guidelines. South Med J. 1987;80:562–565.

95. Clemmer TP, Orme JF, Thomas F, et al. Prospective evaluation of the CRAMS scale for triaging major trauma. J Trauma. 1985;25:188–191.

96. Kirkpatrick JR, Youmans RL. Trauma index: an aid in the evaluation of injury victims. J Trauma. 1971;11:711–714.

97. Hugenholtz H, Richard MT. Return to athletic competition following concussion. Can Med Assoc J. 1982;127:827–829.

98. Moore MN. Orthopedic pitfalls in emergency medicine. Southern Med J. 1988;81:371–378.

99. Guskiewitz KM. Assessment of postural stability following sport-related concussion. Curr Sports Med Rep. 2003;2:24–30.

100. Topel JL. Examination of the comotose patient. In: Weiner WJ, Goetz C, eds. Neurology for the Non-Neurologist. Philadelphia: JB Lippincott; 1989.

101. Jones RK. Assessment of minimal ead injuries: indications for in-hospital care. Surg Neurol. 1974;2:101–104.

Índice remissivo

A

Abdome 674
Abdução e adução dos artelhos 1119
Abertura
  ativa completa 284
  ativa da boca 286, 288
  funcional 284
Abóbada craniana 81
Abrasão do epitélio corneano 125
Ação(ões)
  das costelas 636
  de alça de balde 636
  de alça de bomba 636
  de compasso 636
  de par de força 43
  musculares durante o ciclo da
    marcha 1210
Acetábulo 834, 910, 912, 926
Achados
  "bandeira vermelha" na anamnese 2
  do tipo "bandeira amarela" na
    anamnese do paciente 3
  durante os testes para movimento
    43
  físicos 547, 1303
  físicos da mão 549, 550
  laboratoriais em doenças ósseas 52
  principais da Avaliação simplificada
    de maturação óssea de
    Tanner-Whitehouse-III 64
  radiográficos na patela 1044
  radiológicos anormais na incidência
    oblíqua 258
Acrômio 310
Acuidade visual 125
Aderência no espaço articular
  superior 277
Afundo 1118

Agilidade, equilíbrio e tempo de
  reação 1314
Alamentos da escápula 330, 346, 347
Alcance pelo pescoço 344
Alinhamento(s) 1236
  antepé-calcanhar 1133
  auricular 113
  defeituosos 1262, 1263
  do membro inferior 957
  dos dedos 535
  perna-calcanhar 1133
  postural 1234, 1252-1260
Alterações
  associadas à escoliose postural 1246
  associadas à hipercifose com dorso
    arredondado 1243
  associadas à hipercifose com dorso
    plano 1244
  associadas à hipercifose
    compensatória 1242
  associadas à hiperlordose lombar
    patológica 1241
  associadas à postura cifolordótica
    1245
  cutâneas 1345
  posturais que ocorrem com a idade
    1237
  selecionadas relacionadas à idade e
    suas consequências 1294
Amnésia retrógrada 104
Amplitude de movimento (ADM) 4,
  184, 206, 1209, 1124
  ativa (ADMA) 16
  do cotovelo 483
  do ombro 341, 355
  média da parte torácica da coluna
    648
  no quadril 859
  passiva (ADMP) 16

Amplitude média de movimento da
  parte lombar da coluna 706
Amputação 1271, 1272
Análise
  da marcha do corpo inteiro 1212
  da urina (urinálise) 1309
Anamnese 1, 2, 86, 187, 274, 315, 477,
  534, 636, 690, 793, 837, 950,
  1087, 1247, 1274
  na atenção primária à saúde 1295
Anatomia
  aplicada 81, 183, 271, 305, 475, 633,
    685, 789, 833, 947, 1083
  da articulação radioulnar distal 531
  das raízes nervosas 771
  do quadril 834
  normal do disco em uma tomografia
    computadorizada 769
  normal do tornozelo e do pé 1179
  óssea e ligamentar da articulação
    esternoclavicular 311
Anel
  fibroso 186, 687
  pélvico 789
  torácico 652
Anestesia
  em luva de ópera 548
  em sela 690
Angiografia 453
Angiograma da artéria subclávia
  454
Angiorressonância magnética 261
Ângulo
  de carregação 476, 479, 480
  de Ferguson 826
  de Fick 1097
  de Hilgenreiner 912
  de torção do quadril 865
  diafisário tibiofemoral normal 957

1358 Avaliação musculoesquelética

do quadríceps ou ângulo patelofemoral 1029
entre o tubérculo e o sulco 1031
Anisotropia 71
Anomalias
anatômicas comuns na coluna lombossacral 759
facetárias (tropismo) 686
Anormalidades (ou tropismos) 685
Antebraço 529, 536
Antepé 1086, 1087
valgo 1105
varo 1106
Aparelho(s)
bicipital 308
de ultrassonografia diagnóstica 70
lacrimal 84
para realização de testes ligamentares 1009
Apoio
bipodal 1200
terminal (elevação do calcanhar) 1207
unipodal 1201
Aproximação escapular passiva 663
Aralisia de Erb-Duchenne 246
Arco(s) 609
axilar de Langer 327
de movimento médio de pronação e supinação 489
doloroso do ombro 336
do pé 1101, 1102
do punho 612
glenoumerais dolorosos 336
longitudinal e transverso da mão 533
transverso distal 533
transverso proximal 532
zigomático 109
Área(s)
cervicobraquial 183, 184
cervicoencefálica 183
cutâneas (dermátomos) 669
pélvica 819
triangular 481
Artelho
cruzado 1104
enrolado 1104
Artéria(s) 1336
carótidas 250
cervical 198

vertebrais 186
Articulação(ões)
acromioclavicular 311, 427, 439, 440, 443
apofisárias individuais 672
apofisárias ou facetárias 634
atlantoaxiais 184
atlantoccipitais 183
calcaneocubóidea 1086
carpometacarpais 533
costocondrais 633
costotransversárias 633
costovertebrais 633
cubitais 475
cuboideonavicular 1086
cuneocubóidea 1086
cuneonavicular 1086
do antepé 1087
do cotovelo 217, 517
do joelho 959
do pé e do tornozelo 721
do quadril 721, 833, 847
do retropé 1083
do tornozelo 1172
dos dedos 603
dos joelhos 721
e ligamentos das vértebras torácicas e das costelas 634
escapulotorácica 311
esternoclavicular 311, 427
esternocostais 633
facetárias 184, 635, 650, 767
glenoumeral 305-310, 350, 434, 439
intercarpais 531
intercuneiformes 1086
interfalângicas 534, 1087
intermetacarpais 533, 602
intermetatarsais 1087
mediocarpais 532
metacarpofalângicas 533, 603
metatarsofalângicas 1087
patelofemoral 948
periférica 217
pisopiramidal 531
pivô (trocoide) 184
planas 184
radiocarpal (do punho) 529, 530
radioulnar distal 529
radioulnar média 477
radioulnar superior 476, 477
sacrococcígea 793

sacroilíaca 721, 789-791, 819, 821, 905
sinoviais (diartrodiais) 184
talocalcânea 1083, 1086
talocalcaneonavicular 1086
talocrural (tornozelo) 1083-1085
tarsometatarsais 1086, 1087
temporomandibular 271, 250, 272, 297
tibiofemoral 947
tibiofibular 950, 1083
umerorradial 476
umeroulnar ou troclear 475, 476
uncovertebrais 185, 186
zigoapofisárias 634
Artrite
da articulação carpometacarpal 546
do quadril 914
sacroilíaca 829
Artrocinemática da abertura da boca 272
Artrografia 64, 438, 516, 616, 922, 1049, 1170
computadorizada (artrotomografia computadorizada) 64
de um cotovelo normal 517
normal 65
normal do quadril 923
Artroscopia 1049
do joelho 1054
Artrotomografia computadorizada 65, 448
Asfixia 1334
Aspecto
anterior 250, 512, 674, 754, 822
lateral 250, 514
medial 514
posterior 249, 514, 674, 755, 823, 903
Ataque isquêmico transitório 198
Atenção primária à saúde 1295
Atitude 700
Atividade(s)
de potência 1312
de vida diária (AVD) 489, 529, 1272
esportiva 97
funcionais da perna, dos tornozelos e do pé 1124
laborativa 47
Atleta(s) 840, 1090, 1333

Atrofia do músculo interósseo dorsal I da mão 600
Ausculta da articulação temporomandibular esquerda 290
Avaliação
à procura de lesão medular 1340
à procura de traumatismo cranioencefálico (monitoramento neurológico) 1342
clínica da articulação do quadril 847
da cifose torácica 650
da concussão aguda 127
da escoliose 649
da marcha 1197, 1316, 1317
da postura 1233, 1249
da rotação medial ativa 340
das pupilas 1340
de bandeiras amarelas psicossociais na dor lombar aguda 699
de emergência 1329, 1330
de lesões causadas pelo calor 1344
dinâmica do comprimento do membro inferior 1143
do amputado 1271
do equilíbrio 147, 149, 1315, 1316
do movimento 1345
do nervo ulnar 521
do paciente 1275
do sangramento, perda de líquido e choque 1338
emergencial 1349
funcional 43, 220, 288, 354, 487, 558, 657, 725, 810, 859, 974, 1124, 1266, 1287, 1309
inicial 1291, 1329
musculoesquelética total 1
padronizada da concussão 130
para concussão aguda no campo ou em sua lateral 1333
psicológica 1287
secundária 1348
Axila 430

B

Bainha da raiz nervosa 259
Balanço
inicial 1208
médio 1208

talar 1155
terminal (desaceleração) 1208
Bandeiras
psicológicas 12
vermelhas da parte torácica da coluna e da caixa torácica 637
Baqueteamento ungueal 541
Barreira
anatômica 33
fisiológica 32
Bíceps braquial 518
Bíceps femoral 1061
Biomecânica do desvio de eixo (*pivot shift*) 1001
Biotipos masculinos e femininos 1250
Bloqueio 9
aberto 278
agudo da articulação temporomandibular 298
elástico 36
fechado 278
Boca 296, 297
Bolsa(s)
em torno do joelho 954
suprapatelar 1039
Bossa carpal (carpometacarpal) 541
Bruxismo 277
Bucoversão 281
Bulbo do olho 109
Bunionette (joanete do alfaiate) 1104
Bursite
olecraniana 481
pré-patelar 960

C

Cabeça 108, 202
do fêmur 911, 914
do rádio 513
do úmero 306
e face 81, 1297
Cadeia cinética 312, 314, 846
Cadência
da marcha 1204
normal 1203
Calçados 1113, 1214
Calcâneo 1159
Calcanhar 71, 1117
Camada profunda 661
Campo visual 122
Canal(is)

ou arcada de Frohse 510
semicirculares 85
ulnar 600
Capuz dorsal 533
Características
do perfil de condicionamento físico 1311
dos grupos musculares postural e fásico 43
dos sintomas sistêmicos 1293
radiográficas principais da displasia e do impacto femoroacetabular 915
Carga
patelar com atividade 948
sobre o pé durante a marcha 1097
Cartilagem(ns)
articular da patela 970
costais 428, 674
patelar 1054
tireóidea 250, 293
Casos agudizados 6
Cefaleias 102, 103
Centralização
da dor 696
dos sintomas 5
Centro(s)
de gravidade 1203
de ossificação da mão 615
Cérebro 1334
Choque 1337, 1338
Cicatriz(es)
cirúrgicas torácicas e abdominais comuns 645
umbilical 754
Ciclo
da marcha 1197-1199
do choque 1337
Cifose 651, 1240, 1243
Cinemática
da extensão craniocervical 207
da flexão craniocervical 207
da flexão lateral craniocervical 208
da rotação axial craniocervical 209
escapular 338
Cíngulo do membro inferior 741, 747
Cíngulo do membro superior 217
Cintilografia óssea 67, 928, 1182
de corpo inteiro 68
Circulação 1336

1360 Avaliação musculoesquelética

Cisto(s)
de Baker 1061
meniscal lateral 964
meniscais 1040
poplíteos (de Baker) 963
sinovial ou pequeno inchaço cístico
no dorso da mão 539
Classificação
da hipertensão por idade 19
das lesões nervosas segundo Seddon
28
de pacientes com dor cervical 189
de Quebec da gravidade dos
distúrbios associados à lesão
em "chicote" 193
e padrões clínicos do distúrbio
temporomandibular recorrente
primário 276
metatarsal 1098
patológica das lesões encefálicas
traumáticas agudas 87
Claudicação 73
do psoas 1224, 1225
Clavícula 427, 674
Coalizão ou barra calcaneonavicular
1169
Cobertura acetabular 921
Cóccix 755, 823, 824, 825
Colo do fêmur 907
Comorbidades com sinais e sintomas
parecidos aos da concussão 94
Comparação entre as fases dos ciclos
da marcha e da corrida 1200
Complexo fibrocartilaginoso
triangular 529, 614, 622
Complicações
da hipertensão 1297
relacionadas às reações dolorosas
694
Comportamento que evidencia a dor
14
Composição corporal e antropometria
1318
Compressão 902
do nervo mediano sob o ligamento
de Struthers e na síndrome do
pronador 509
osteoporótica 680
Comprimento(s)
da amputação 1274
da fáscia toracolombar 817

da passada 1202
do membro inferior na posição em
pé 882
do passo 1201
funcional do membro inferior 1028
funcional dos músculos posteriores
da coxa 817
neurometabólico 92
verdadeiro do membro inferior 879
Conceito circular da instabilidade 10
Concussão(ões) 87, 89, 96
na fase aguda 116
simples e complexas 97
Condicionamento e resistência
cardiovascular 1313
Condições
agudas 6
musculoesqueléticas 1300
oftálmicas 1298
subagudas 6
Côndilos femorais 1050
Condromalacia da patela 1024, 1062
Conduta diante de lesões 1330
Contato inicial (toque do calcanhar)
1206
Contração capsular 345
Contraindicações para o teste
ergométrico 1304
Contranutação (desbloqueio sacral)
797
Contratura
de Dupuytren 541, 544
isquêmica de Volkmann 548
Controle neurológico 115
Contusão da testa 108
Corcunda 641
costal no teste de flexão anterior
1264
de viúva 1243
Corda oblíqua 477
Correlação das classificações de
Seddon e Sunderland para
lesões nervosas 28
Corrida 967, 1200
Costas chatas 1243
Costela(s) 251, 428, 634, 644, 674
deprimida 654
elevada 654
falsas 636
flutuantes 636
verdadeiras 636

Cotovelo 475, 481, 597
luxado 516
Coxim adiposo 520
Crânio 81, 168, 281, 297
Crenças de evitação-medo 191
Crista ilíaca 755, 822, 902, 904, 1253
Cristalino 81
Critérios
clínicos para o diagnóstico de
cefaleia cervicogênica 197
de baixo risco do estudo NEXUS
para radiografias
cervicais208,209 253
de Carter e Wilkinson para a
frouxidão (hipermobilidade)
ligamentar generalizada 1312
de Nicholas para a hipomobilidade
1313
de Nova Orleans 91
de pontuação do Índice de
hipermobilidade de Beighton
33
diagnósticos de Brighton 34
diagnósticos de Budapeste para a
síndrome da dor regional
complexa 539
para avaliação rápida da circulação
1336
Curva(s)
de força-deslocamento de joelhos
1011
escolióticas 643
lombar 706
primárias 1237
secundárias 1237
Curvaturas normais do plano sagital
através das regiões da coluna
vertebral 187

D

Decúbito
dorsal 1265
ventral 1265
Dedo(s)
de Jersey 584
de turfa 1113
em garra 541, 543, 548, 1104
em gatilho 544
em malho 1109
em martelo 541, 544, 1108

Definições 1197
operacionais para os testes de controle dos movimentos da parte cervical da coluna 242, 243
Deformidade(s)
cifósicas 641
comuns da coluna vertebral 1239
comuns das mãos e dos dedos 541
de cúbito varo 481
de Sprengel 332, 1260
dinâmicas 14
do antepé 1106
do extensor *plus* 541
do punho caído 541, 543
do tipo *swayback* 1240
dos artelhos 1105
e desvios e lesões comuns 1104
em "Z" do polegar 546, 547
em botoeira 541, 543
em degrau 704
em flexão fixa do joelho 961
em garfo de jantar 541
em mão de bispo ou mão de bênção (sinal de Duchenne) 541, 543
em mão símia 541, 543
em pescoço de cisne 544, 546
estruturais 14
funcionais 14
rotacionais 871
torácicas 644, 646
Degeneração
discal crônica 765
do manguito rotador 316
Deglutição e posição da língua 287
Densidade radiográfic 60
Dentes 274, 293
maxilares anteriores 279
Dentição 274
Depressão
da patela 1038
do ombro 326
Dermátomos
da cabeça 291
da mão 597
da parte cervical da coluna 246
lombares 751
na região do cotovelo 508
sacrais posteriores 818
Derrame articular na articulação do joelho 1020

Desalinhamento(s)
do quadril 871
observados em perfil 1258, 1259
Descarga de peso em flexão 1052
Descrição(ões)
da dor e estruturas relacionadas 8
dos graus morfológicos da unidade do disco intervertebral segmentar funcional humano 688
Descritores ou parâmetros da marcha que devem ser observados pelo examinador 1202
Desenvolvimento
das mamas em meninas 1318
de pelos púbicos nas mulheres 1318
genital e de pelos púbicos nos homens 1319
postural 1233, 1237
Desequilíbrio escapular 346
Desfechos clínicos e funcionais 46
Deslizamento 672
agudo da epífise da cabeça do fêmur 919
anterior da parte cervical da coluna 248
anterior e posterior 247, 1154
ascendente 799
caudal 901
caudal-anterior-medial 293
cefálico longitudinal e anterior 292
com tração 248
lateral 247, 1156
lateral da mandíbula 292
lateral da parte cervical da coluna 248
lateral das articulações dos dedos 604
lateral do punho 602
medial da mandíbula 292
patelar 960
por tração da parte cervical da coluna 248
posterior da mandíbula 292
Deslocações
pélvicas no movimento da parte lombar da coluna 795
pélvicas no movimento do quadril 796
Deslocamento(s)
medial e lateral da patela 1036

posterior do disco 260
Desvio(s)
da marcha que tentam compensar um déficit em um membro inferior 1220, 1221
da marcha secundários a limitações específicas 1216-1219
lateral da mandíbula 288
lateral lombar 708
lateral ou excursão da mandíbula 286
medial e desvio lateral dos artelhos em crianças 1095
ocular 126
pélvico 1202, 1203
pélvico vertical 1202
posturais 1258, 1262
ulnar 540, 545
Determinação do intervalo da prega bicipital 496
Determinantes da amplitude de movimento 1312
Diagnóstico(s)
diferencial da claudicação intermitente 750
diferencial da dor no quadril 933
diferencial da lombalgia 692, 697
diferencial da marcha antálgica 1222
diferencial de uma claudicação não antálgica 1224
diferencial entre a espondilite ancilosante e a estenose espinal torácica 681
diferencial entre a espondilose cervical e a disfunção da articulação temporomandibular 300
diferencial entre claudicação e estenose vertebral 73
diferencial entre concussão e lesão intracraniana 172
diferencial entre distensão muscular lombar e hérnia de disco lombar posterolateral em L5-S1 778
diferencial entre distúrbios neurológicos da parte cervical da coluna e do membro superior 196, 197
diferencial entre espondilose

1362 Avaliação musculoesquelética

cervical, estenose espinal e herniação discal 188

diferencial entre instabilidade e luxação anterior traumática do ombro 361

diferencial entre lesão da raiz nervosa cervical e do plexo braquial 193

diferencial entre lesão do disco cartilaginoso do punho e osteoartrite degenerativa 624

diferencial entre neurite ulnar e epicondilite medial 525

diferencial entre patologias de tecido contrátil (músculo) e de tecido inerte (ligamento) 73, 74

diferencial entre síndrome facetária cervical, lesão de raiz nervosa e síndrome do desfiladeiro torácico 263

diferencial entre tecido contrátil, tecido inerte e tecido nervoso baseado no alongamento ou na tensão 229

diferencial entre tecido doença da artéria carótida interna, doença da artéria vertebrobasilar e instabilidade da parte cervical alta da coluna 232, 233

funcional 13

por imagem 59, 167, 251, 293, 430, 515, 610, 675, 756, 824, 905, 1041, 1160, 1288, 1308

Dial test do quadril (teste de rotação lateral da tíbia) 866

Diferença(s)

funcional do comprimento dos membros inferiores 702

na percepção da dor 670

Dimensão(ões)

cronológicas do ciclo da marcha 1201

da dor 4

vertical 275

Dinâmica da elevação bilateral do membro inferior estendido 738

Dinamômetro de Jamar 563

Direção da pressão durante os movimentos do jogo articular 672

Diretrizes escandinavas para lesão cranioencefálica 130

Discinesia escapular 330, 331

Discografia 772

lombar 775

normal mostrando a pasta de bário 68

Disco(s)

humanos 688

interpúbico 793

intervertebrais 186, 775

Disfasia 105

Disfunção

articular 55

costal 655

da articulação temporomandibular 300

do controle do movimento cervical 204

do disco temporomandibular 278

Displasia congênita do quadril 913

Dissociação escafossemilunar 614

Distensão

da raiz do primeiro nervo torácico 663

muscular 31

Distração lateral 902

Distribuição

das artérias carótida interna, basilar e vertebral via círculo arterial do cérebro 198

dos nervos sensitivos ao redor do cotovelo 508

motora dos nervos radial e axilar 323

Distúrbios

causados pelo calor 1308

temporomandibulares 275

Divisão(ões)

da face (dimensão vertical) 280

funcional dos grupos musculares 42

Doença(s)

de Legg-Calvé-Perthes 909

de Osgood-Schlatter 964, 1047

de Scheuermann 641, 678

do punho 535

ósseas 52

Dor

aguda 5

articulares sistêmica e musculoesquelética 1300

constante 7

crônica nos membros inferiores de atletas 1090

de origem nervosa 8

em queimação e sensação de picada 247

episódica 7

fantasma 1277

lombar aguda 699

muscular 8

na região do quadril 841

na região inguinal 840

no extremo da ADM 43

no membro fantasma 1277

no membro inferior dominante 690

no quadril 839, 933, 934

óssea 8

periódica ou ocasional 7

psicogênica 10

radicular ou irradiada 25

referida 5, 9

referida ao cotovelo 509

referida no tórax e no peito 670

sistêmica e musculoesquelética 6

somática 9

torácica 1301

torácica cardíaca 1302

vascular 8

Dorsiflexão 1115

Dorso curvo 641, 1243

E

East Riding Elbow Rule (ER2) 502

Edema

cerebral 93

no membro residual 1279

Edentulismo parcial 279

Efeito(s)

adversos da obesidade 1298

da dominância da mão sobre a postura 1248

do enfaixamento malfeito 1279

Eixo de rotação do cotovelo 480

Elevação

bilateral dos membros inferiores estendidos 737

do membro inferior estendido 735

dos braços 338

Emergências esportivas 1329

Encaminhamento para o médico 1292, 1293

Encéfalo 87, 170
Encefalopatia traumática crônica 93
Encunhamento de um corpo vertebral 758
Encurtamento
  aparente ou funcional 880
  do latíssimo do dorso, peitoral maior e peitoral menor 413
  do peitoral menor 410
  dos rotadores do quadril 894
  muscular 484
End feel(s) 34
  anormais 35
  normal e anormal 35
  normal nas articulações temporomandibulares 288
  normais clássicos 35
Enfermagem domiciliar 117
Enfermidades do ombro 317
Entorse
  acromioclavicular 435, 458
  de tornozelo 1099
  de tornozelo de West Point 1088
  ligamentar 31
Epicôndilo
  lateral 514
  medial 482
Epífise 918
Equilíbrio e propriocepção 1129
Equimose
  ao redor do cotovelo 479
  em torno do joelho 15
  periorbitária 109
Escala(s)
  CRAMS 1350
  da função cognitiva do Rancho Los Amigos 117
  da lombalgia de Aberdeen 725
  de Ashworth para mensuração do tônus muscular137 36
  de atividade do paciente 975
  de atividades de vida diária 978
  de Borg do esforço percebido 163
  de coma de Glasgow 89, 90, 128, 1343
  de D'Aubigné e Postel para graduação funcional do quadril 860
  de depressão, ansiedade e estresse (DASS-21) 201
  de graduação da crepitação para

patela com danos à cartilagem 1025
  de graduação da dor do tipo "termômetro" 7
  de graduaçao de Kellgren e Lawrence para osteoartrite do quadril 914
  de segurança na marcha 1215
  de sintomas da síndrome do túnel do carpo com seis itens 599
  de sintomas pós-concussão 98
  de Tardien 35
  funcional específica para o paciente 658
  modificada de Ashworth 35
  para lesão cranioencefálica 130
  visual analógica para dor 7
Escápula 329, 394, 430, 664, 674
Esclerótomos do corpo 27
Escoliose 642, 1243
  congênita 703
  estrutural 676, 702
  funcional 702, 1261
  idiopática 642-644, 678
  postural 1246
  torácica direita estrutural idiopática 1247
Escore
  de desempenho do cotovelo de Mayo 488
  de movimentos funcionais do braço 355
  de Roles e Maudsley 8
Espaço(s)
  articulares sacroilíacos 825
  discal intervertebral 770
  disponível para a medula 257
  livre ou espaço interoclusal 284
Espasmo muscular 35
Espasticidade 35, 57
Espectro de sinais e sintomas clínicos 13
Espessura cortical 63
Espinha(s)
bífida oculta 759
  da escápula 430
  ilíaca anterossuperior 902
  ilíaca posterossuperior 801, 904
Espondilite
  ancilosante/anquilosante 677, 829
Espondilólise 685, 764

Espondilolistese 685, 762, 764
  degenerativa 766, 772
Espondilose cervical 300, 316
Esporões talotibiais 1166
Esportes 1321
Estabilidade ligamentar 979
Estabilização da cabeça e do pescoço do paciente antes da avaliação inicia 1331
Estágios
  da fase de apoio 1198
  da preensão 561
  de gravidade da lesão concussiva 96
Estalido
  do quadril 842
  recíproco 277
  único 276
Esterno 427, 674
Estímulo digital *(Scratch collapse test)* para os nervos ulnar e mediano (teste de MacKinnon) 506
Estiramento da raiz do primeiro nervo torácico 663
Estresse 12
  em valgo 987, 1045
Estruturas
  anteriores 427
  ósseas e cartilaginosas do nariz 86
  posteriores 430
  que limitam o movimento nos diferentes graus de abdução 309
Estudo de casos 171, 172, 262, 300, 456, 457, 524, 624, 682, 777, 828, 932, 1064, 1184, 1354
Eventos do ciclo da marcha 1199
Exame(s) 16, 114, 204, 283, 332, 482, 548, 646, 704, 800, 846, 965, 1114, 1214, 1265, 1283, 1296
  auricular 1299
  cardiovascular 1301
  da cabeça 114, 116
  da face 118
  da simulação de atividades diárias 567
  de articulações específicas 30
  dentário 127
  de rastreamento 183, 217
  de rastreamento das articulações periféricas 217, 720
  de rastreamento sensorial 220

1364 Avaliação musculoesquelética

de rastreamento superior e inferior 1300
dermatológico (tegumentar) 1307
de triagem 17-20
do nariz 126
do olho 121
dos dentes 127
facial 119
funcional do punho e da mão 561
gastrintestinal 1305
inicial de atenção primária da saúde 1296
laboratoriais 1308
musculoesquelético 1300
nasal 126, 1299
neurológico e distúrbios convulsivos (incluindo traumatismo craniano) 1299
ocular 122
odontológico 1298
oftalmológico 1297
para distúrbios causados pelo calor (hipertermia) 1307
para distúrbios causados pelo frio (hipotermia) 1308
pulmonar 1304
radiográfico normal 432
ultrassonográfico 298, 827
urogenital 1306
vestíbulo-oculomotor para concussão 157
Exercícios gradativos pós-concussão 160
Exostose (esporão ósseo) 1105
Expansão costovertebral 652
Extensão 207, 649
e flexão dos artelhos 1118
e rotação medial passivas do ílio sobre o sacro 807
longitudinal 1154
torácica em decúbito ventral 651

F

Face 81, 108
lateral do joelho 1057
posterior do joelho 1057
Facetas articulares das vértebras cervicais 250
Falanges 608
Fáscia

palmar 609
toracolombar 792
Fascite plantar 1153
Fase(s)
de apoio da marcha 1197, 1200, 1204, 1213
de balanço 1197, 1198, 1200, 1208
do arremesso 318
do arremesso e a cadeia cinética 313, 314
Fatores
de risco da hipertensão 1297
de risco para as artérias carótida e vertebral 231
de risco para fraturas vertebrais 756
estruturais 1239
posturais (posicionais) 1238
prognósticos para resultado positivo com tratamento conservador para hérnia de disco lombar 691
que afetam a postura 1237, 1238
que aumentam as probabilidades de recuperação de um episódio de dor cervical 190, 191
que aumentam a suscetibilidade ao frio 1308
que diminuem a probabilidade de se ter um novo episódio de dor cervical 194
Fechamento
da boca (elevação ou oclusão) 288
por força 790
por forma 790, 796
Fêmur 835, 836, 838, 865, 881, 912, 964, 1003
Fenômeno de comprimento constante 37
Ferramenta de avaliação da concussão esportiva 5 (SCAT5) 1332, 1333
Fibras
de Sharpey 687
nervosas 55
Fixação sacroilíaca 721
Flacidez 57
Flexão 205
anterior 647, 1261, 1265
do cotovelo 489
do joelho 961
do punho 552

e extensão e flexão lateral 752
e rotação lateral passivas do ílio sobre o sacro 807
excêntrica do quadril 884
lateral 208, 651, 708
lateral passiva da parte torácica da coluna 657
macroscópica 555
plantar 1115
Flexibilidade e amplitude de movimento 1311
Fluoroscopia 70
Fluxograma da avaliação pré-exercício 1304
Fluxo sanguíneo dos dedos 592
Força 1311
de preensão 562
média do pinçamento lateral por atividade 565
média do pinçamento polpa com polpa por atividade 565
média do pinçamento polpa com polpa por quirodáctilos separados 565
musculares isométricas relativas 354
sobre o quadril 837
Fossa
cubital 512
supraclavicular 251
Fraqueza
de distensão ou fraqueza posicional 39
do abdutor curto do polegar 584
do trapézio 413
muscular 40
patológica 39
posicional 39
Fratura(s)
agudas do joelho 950
de colo do côndilo 112
do processo coronoide com hemartrose 516
do punho – fratura de Colles 611
do tornozelo 1088
Le Fort 120
maxilares e zigomáticas 114
no aspecto distal do rádio 543
por estresse 930
por estresse da tíbia 68
por explosão 169
por explosão (*blowout*) do assoalho

orbitário 122
típica do arco zigomático 114
Frênulo da língua 282
Frequência cardíaca máxima 163
Frouxidão 9
do ligamento colateral ulnar 579
Funções do pé 1083

G

Gastrocnêmio 1210
Geladura da orelha 113
Genuflexão japonesa 966
Genu
  recurvatum 955, 960
  valgo 955, 960
  varo 955
Glândula(s)
  lacrimal 81
  parótidas 250
Gordura corporal 1320
Graduação
  da dor à palpação 58
  do reflexo do tendão profundo 54
  do teste de força muscular 39
Graus de translação glenoumeral
    anterior 367
Gravidade da lesão 1348
  cranioencefálica 90, 104
Grupo
  muscular superficial anteroposterior
    795
  superficial anteroposterior 791

H

Hálux 1107
  rígido 1106
  valgo 1106
Hâmulo do hamato 537, 620
Hematoma auricular 113
Hemivértebra 760, 1246
Hemorragia e laceração conjuntival
    110
Herniação discal 690, 698, 709
Hérnia esportiva 842
Hiato sacral 755, 823
Hifema traumático 111
Hiperalgesia
  primária 5
  secundária 5

Hipercifose 640, 1244
  com dorso arredondado 1243
  compensatória 1242
  grave da parte torácica da coluna
    641
Hiperextensão normal do cotovelo 482
Hiperfrouxidão 347
Hiperlordose lombar patológica 1241
Hipermobilidade 9
  não patológica 9
Hiperostose esquelética idiopática
    difusa 675
Hiperpressão 205
  sobre toda a parte cervical da coluna
    212
Hipertensão 1297
Hipertermia 1307
Hipomobilidade
  das articulações sacroilíacas 804
  patomecânica 34
  pericapsular 34
Hipotermia 1308
Hospital 1352

I

Igualdade de altura 1253
Ílio 808
Iliopsoas 924
Imagem(ns)
  bilateral dos músculos reto do
    abdome 768
  craniana em incidência
    submentovértice 297
  de/por ressonância magnética 69,
    169, 298, 446, 772, 925, 1058,
    1178
  de ultrassonografia diagnóstica
    1170
  diagnósticas por ultrassonografia
    516
  do paciente na posição em pé 701
  oblíquas coronais de ressonância
    magnética 69
  por radionuclídeo (cintilografia
    óssea) 758
  T1 por ressonância magnética da
    cabeça e do encéfalo 170
  ultrassonográficas diagnósticas 258,
    295, 758, 826, 923, 1049
Imobilização do punho 551

Impacto
  anterolateral do tornozelo 1089
  extra-articular no quadril 851
  femoroacetabular 849, 850, 915, 916
  subespinal 850
Impressões plantares 1101
Impulso de extensão em varo 1213
Incidência(s)
  aberta ou odontoide 257
  anteroposterior 675
  anteroposterior da parte cervical da
    coluna 253
  anteroposterior da parte torácica da
    coluna 677
  anteroposterior da pelve 825
  anteroposterior das articulações
    temporomandibulares 296
  anteroposterior e lateral do cotovelo
    515
  anteroposteriores da parte cervical
    da coluna 252
  de Ferguson 826
  de Judet 826
  do nadador 440
  em perfil 675
  em perfil da parte cervical da coluna
    253
  em perfil da parte lombar da coluna
    758
  oblíqua 257
  oblíqua da parte torácica da coluna
    679
  pilar 257
  radiográficas comuns da parte
    lombar da coluna 756
  radiográficas comuns da parte
    torácica da coluna 675
  radiográficas comuns da perna, do
    tornozelo e do pé, dependendo
    do problema 1161
  radiográficas comuns da região
    pélvica 825
  radiográficas comuns das
    articulações
    temporomandibulares 295
  radiográficas comuns do antebraço,
    punho e mão 610
  radiográficas comuns do ombro 430
  radiográficas comuns para o
    cotovelo (dependendo da
    doença) 515

1366 Avaliação musculoesquelética

radiográficas do joelho 1042
radiográficas dos dedos 611
radiológicas comuns para a parte
cervical da coluna 252
transcraniana 297
Inclinação
escapular 329
lateral 1155
pélvica 702, 797
talar 1139
Inconsciência em pacientes 1341, 1342
Indicações
de enfermidade espinal grave 700
para a remoção imediata da
atividade esportiva 1344
para encaminhamento do atleta ao
pronto atendimento 1333
para o término do teste ergométrico
1304
Índice
acetabular 915
atlas-odontoide ou intervalo
atlanto-odontoide 256
de escala funcional 658
de hipermobilidade de Beighton 33
de incapacidade de Oswestry 725
de incapacidade do pescoço 658
de mobilidade de Rivermead 1287
de postura do pé 1122
tornozelo-braquial 1303
Infecção na articulação do joelho
1020
Instabilidade(s) 257
anatômica 10
ao redor do joelho 985
atraumática 316
cervical 236
e impacto de pseudofrouxidão 359
em torno do joelho 982
funcional 10
involuntária 10
rotatória anterolateral 999
voluntária 10, 317
Instrumento de avaliação para
concussão no esporte – 5ª
edição (SCAT5) 130, 139
Insuficiência
arterial vertebrobasilar 199
vertebrobasilar 198
Interferência oclusal 282
Interlinha articular tibiofemoral 1040

Interpretação de radiografias simples
de quadril 905
Intervalo
acromioumeral 434
atlanto-odontoide 257
da prega bicipital 495
rotador 309
Inventário
breve de sintomas 128
de depressão de Beck 201
de sintomas de concussão 128
multifásico de personalidade de
Minnesota 1288

J

Joanete(s) 1107
de alfaiate 1105
Joelho 947, 956, 968, 980, 1044, 1210
Jogo articular
da cabeça do rádio 513
das articulações
temporomandibulares 292
ou movimento acessório 55
Junção
cervicobasilar 256
cervicotorácica 679

L

Lábio
do acetábulo 833, 929
glenoidal 447
Laceração(ões)
da pálpebra 108, 123
do lábio do acetábulo 928
do lábio superior de anterior para
posterior (SLAP) 453
do ligamento colateral medial 522
do manguito rotador 450
do manguito rotador 451
labial 448
meniscal 1053, 1059
Largura da base (do passo) 1201
Legenda para classificação de testes
especiais 49
Lesão(ões) 1330, 1346
aguda 1353
agudas do joelho 1042
cranioencefálica 90, 105, 117
da raiz nervosa C7 29

da sindesmose 1164
de Bankart 452
de menisco 1065
de nervo periférico misto (neurônio
motor inferior) 27
de nervos periféricos 751
de nervos periféricos ao redor do
ombro 322
de nervos periféricos da perna, do
tornozelo e do pé 1150
de nervos periféricos em torno do
joelho 1033, 1035
de nervos periféricos ao redor
cotovelo 92-94
de nervos periféricos ao redor da
pelve 818
de nervos periféricos ao redor do
quadril 897
de nervos periféricos da parte
lombar da coluna 750
de nervos periféricos da perna, do
tornozelo e do pé 1147
de nervos periféricos do antebraço,
do punho e da mão 598
de nervos periféricos próximos ao
ombro 422
de polia causadas pela preensão em
crimpagem 563
dentária 112
do escafoide 538
do joelho 951
do ligamento colateral medial
1060
do nervo mediano no cotovelo 29
do neurônio motor superior 40
do plexo braquial na parte cervical
da coluna 1 246
encefálica 87
expansiva intracraniana 116
extra-articulares 37
labiais do ombro direito 385
medular 1340
medular cervical 1341
meniscais 1012
musculoesqueléticas 1349
nervosas (neuropatias) em torno do
punho e da mão 599
nervosas ao redor do cotovelo 488
nervosas da cabeça e da face 164
nervosas periféricas ao redor do
quadril 899, 900

óssea por luxação-relocação patelar 1059

por contragolpe 87

por uso excessivo do membro inferior 1089

tendínea 31

Ligamento(s)

anular 514

calcaneofibular 1171

colaterais 979

colaterais e cruzados 979

colateral lateral (fibular) 980

colateral lateral (radial) 514

colateral medial 521, 1039

colateral medial (ulnar) 514

colateral ulnar 519

colateral ulnar no aspecto medial do braço 519

cruciforme do atlas 184

cruzados 980, 1049

da parte lombar da coluna 687

da pelve 790

da porção superior da parte cervical da coluna 185

deltóideo 1085

do complexo fibrocartilaginoso triangular 578

do cotovelo 477

do punho 532

do retropé e mediopé 1084

do sacro, do cóccix e de parte da parte lombar da coluna 687

glenoumerais 400

inguinal 903

sacrotuberal 824

talofibular 1171

temporomandibular ou lateral 273

transverso 184, 240

Limites de estabilidade 1250

Linfonodos 250, 822

da região inguinal 904

Linha(s)

bipupilar, ótica e oclusiva 281

de Beau 547

de Feiss 1141

de Nélaton 869

de Schoemaker 920

de Shenton 914

de referência da área torácica 674

pélvicas 907

Líquido

cerebrospinal 1339

sinovial 52

Lista para verificação dos fatores psicológicos e comportamentais 279

Lombalgia(s) 692

dominantes 690

mecânica 695

Lombarização da vértebra 760

Lordose 651, 1239, 1241

patológica 1239, 1242

Luxação

acromioclavicular 324

congênita do quadril 917

de ombro 325

do cotovelo 515

funcional do disco com redução 277

posterior do úmero 441

M

Magnificação do sintoma 10

Maléolo 1177

Mandíbula 119, 250, 293

Manguito rotador 307

Manobra(s)

da dorsiflexão 1137

de Adson 418, 665

de agitação das mãos ou dos punhos 586, 587

de alternância 71

de descida lateral de degrau 886

de desvio lateral do eixo 998

de elevação do piramidal 579

de flexão bem-sucedida 707

de Freiberg 885

de Halstead 418, 665

de ordenhar 493

de Pace 891

de Valsalva 738, 739

de Weber-Barstow 880

do calcanhar-joelho contralateral 886

do estresse meniscal em "4" 1014

ou teste de Dix-Hallpike 154, 236

para comprimir e pressionar o plexo braquial na interface pescoço-ombro 223

pélvica de Mazion 814

Mão 529, 538

da mielopatia 544

de "contar dinheiro" 548

fechada 617

Má oclusão 282

dentária 120

Mapeamento do movimento temporomandibular 287

Má postura 1238

Marcas cutâneas 703

Marcha(s) 700, 963, 1097, 1197

anormal 1214

antálgica (dolorosa) 1215

artrogênica 1221, 1222

atáxica 1221, 1222

com circundução 1221

com contratura das articulações 1222

com hiperextensão do joelho 1224

coxálgica 1223

da obesidade 1224

de evitação do quadríceps femoral 1225

de gingado 1226

de parada (escarvante) ou do pé caído 1226

do glúteo máximo 1223

do glúteo médio (de Trendelenburg) 1223

do membro inferior curto 1225

dos flexores plantares 1224

em tesoura 1225

equina (marcha com apoio nos artelhos) 1223

hemiplégica ou hemiparética 1223

parkinsoniana 1224, 1225

Maturação e crescimento 1317

Maturidade esquelética 63

Mau alinhamento ao redor do pé e do tornozelo 1096

Maxila 119

Meato acústico externo 85

Mecanismo(s)

da discinesia escapular 338

da dor musculoesquelética 694

da lesão 4

de compensação 1214

de lesão em um polegar de esquiador 537

de lesão para patologia do plexo braquial 194

1368 Avaliação musculoesquelética

Medidas
de amplitude de movimento ativa nas articulações temporomandibulares por idade e sexo 284
do movimento da parte torácica da coluna 648
Mediopé (articulações mediotarsais) 1086
Medula
espinal 20, 25
óssea 927, 1180
Membrana interóssea 477
Memória imediata 105
Menisco 947
Mensuração(ões)
da expansão torácica 653
da massa muscular 1028
da prótese do membro inferior 1285
da prótese do membro superior 1284
da rotação lateral do ombro 339
da rotação medial 340
do ângulo escafossemilunar no punho normal 617
do comprimento do membro inferior 817, 1028, 1266
do tornozelo em "8" para a tumefação 1141
em forma de "8" para inchaço 592
mandibular 287
radiográficas 906, 921
relacionadas à amputação 1283
Meralgia parestésica 818, 819
Metatarsalgia de Morton 1109
Metatarso aducto 1109
Método(s)
de avaliação 114
de avaliação postural 1239
de Cobb para mensuração de uma curva escoliótica 679
de graduação do estado funcional do quadrila 860
sequencial 1
Mielografia(s) 65, 259, 758
com metrizamida mostrando um disco herniado 765
da parte cervical da coluna 66, 260
da parte lombar da coluna 66
Mielopatia cervical 195, 196
Miopatia (doença muscular) 40
Miosite ossificante traumática 1048

Miótomos 24, 721
cervicais 218
das partes lombar e sacral da coluna 722
do membro inferior 724
do membro superior 218
Mobilidade 1348
Mobilização individual dos ossos do carpo de Kaltenborn 602
Modelos biomecânicos 1251
Modificação(ões)
de Bonar da classificação de Clancy para tendinopatias 41
do teste de distensão dural 734
do teste de flexão de joelho em decúbito ventra 731
para o teste de elevação da perna estendida 736
Monitoramento neurológico 1333, 1342
Mononeuropatia 28
Mordida cruzada 281
Movimentação do joelho 952
Movimento(s)
acoplado 184, 708
anatômicos 33
anteroposterior da cabeça da fíbula sobre a tíbia 1038
articular durante a marcha normal 1209
articulares e das forças durante a fase de balanço 1208
articulares no quadril, joelho, tíbia, pé e tornozelo durante a fase de apoio da marcha normal 1205, 1206
ativos 30, 204, 283, 333, 482, 551, 647, 705, 800, 846, 966, 1114, 1115, 1283
ativos combinados 710
ativos da articulação temporomandibular 286
ativos da parte cervical da coluna 205, 206, 283
ativos da parte lombar da coluna 705
ativos da parte torácica da coluna 647
ativos da perna, do tornozelo e do pé sem sustentação de peso 1114
ativos da perna, do tornozelo e do pé com sustentação de peso 1114

ativos das articulações temporomandibulares 283
ativos do antebraço, do punho e da mão 553
ativos do complexo do cotovelo 482
ativos do complexo do joelho 966
ativos do complexo do ombro 333
ativos do quadril 847, 848
ativos que estressam as articulações sacroilíacas 800
combinado 208, 709
costal 654
da mão em leque 556
das costelas 650, 654
de concordância 205
de deslizamento ou translação 271
de jogo articular 600
de jogo articular da mão 601
de lançamento de dardo 554
de rotação ou de dobradiça 271
do complexo do ombro 335
do jogo articular 55, 165, 247, 291, 424, 511, 670, 750, 819, 901, 1152
do jogo articular da parte cervical da coluna 247
do jogo articular da parte lombar da coluna 752, 753
do jogo articular da parte torácica da coluna 670
do jogo articular da perna, do tornozelo e do pé 1153
do jogo articular das articulações sacroilíacas 819, 820
do jogo articular do complexo do cotovelo 512
do jogo articular do complexo do joelho 1035
do jogo articular do complexo do ombro 424
do jogo articular do quadril 901
escapular 331
forte e doloroso 41
forte e indolor 41
fraco e doloroso 41
fraco e indolor 41
funcional normal do côndilo e do disco 273
funcional normal do punho 536
intervertebrais fisiológicos passivos 211

intervertebrais passivos 247
isométrico resistido 39
isométricos contrarresistência no quadril 856
isométricos resistidos 38, 211, 288, 351, 483, 556, 657, 809, 855, 971, 1283
isométricos resistidos da parte cervical da coluna 217
isométricos resistidos da parte lombar da coluna 712
isométricos resistidos da parte torácica da coluna 657
isométricos resistidos da perna, do tornozelo e do pé 1121
isométricos resistidos das articulações temporomandibulares 288
isométricos resistidos do antebraço, do punho e da mão 558
isométricos resistidos do complexo do cotovelo 487
isométricos resistidos do complexo do joelho 971
isométricos resistidos do complexo do ombro 351
isométricos resistidos do punho 557
isométricos resistidos do quadril 855
isométricos resistidos para os músculos que controlam a articulação temporomandibular 288
isométricos resistidos que estressam as articulações sacroilíacas 810
limitado indolor 38
mandibular 285
passivos 33, 208, 288, 347, 483, 554, 655, 710, 805, 854, 968, 1119, 1283
passivos da parte cervical da coluna e *end feel* normal 210
passivos da parte lombar da coluna e *end feel* normal 712
passivos da parte torácica da coluna e *end feel* normal 656
passivos da perna, do tornozelo e do pé e *end feel* normal 1121
passivos de flexão/extensão da parte torácica da coluna 656
passivos do antebraço, do punho e

da mão e *end feel* normal 555
passivos do complexo do cotovelo e *end feel* normal 483
passivos do complexo do joelho e *end feel* normal 968
passivos do complexo do ombro e *end feel* normal 348
passivos do joelho 969
passivos do quadril e *end feel* normal 854
passivos do tornozelo 1120
posteriores e anteriores da tibia sobre o fêmur 1035
repetitivos 208
umerais anormais 345
Músculo(s)
ao redor do ombro 353, 354
axilopeitoral 325, 326
contraído 35
da articulação temporomandibular 285, 294
da face 121
da face plantar do pé 1126
da mão 559
da parte cervical da coluna 213-215, 248
da parte lombar da coluna 713, 714
da perna, do tornozelo e do pé 1123-1125, 1149
da região do cotovelo 486
da região do ombro 352
da região do quadril 858
da respiração 646
do antebraço, do punho e da mão 557, 597
do assoalho pélvico 793, 794, 805
do cotovelo e dor referida 509
do joelho 973, 1035
do manguito rotador 428
do olho 84
do ombro e dor referida 422
do quadril 857, 898
do tórax e abdome 658, 659
e respectivos padrões de dor referida 247
e suas ações no punho 557
fásicos 42
inseridos na pelve 791
intrínsecos 609
localizados ao redor do cotovelo 486

lombares e padrão de dor referida 752
multífidos 766, 767
multífidos do lombo 767
oculares 121
peitoral maior 327
piriforme 891
posteriores da coxa 886
posteriores da parte torácica da coluna/tórax, parte lombar da coluna e pelve 660
posturais ou tônicos 42
quadríceps 1039
reto do abdome 768
temporomandibulares e dor referida 292
torácicos e dor referida 670
tríceps 514

N

Nariz 86
externo 86
Nasofaringe 86
Nervo(s)
acessório espinal 424
axilar (circunflexo) 422
cranianos 81, 83, 84
espinal 21
facial de House-Brackmann 165
femoral 900, 901
fibular comum 1033
fibular profundo 1147
fibular superficial 1150
glúteo superior 900
ilioinguinal 819
interósseo anterior 510
interósseo posterior 511
isquiático 755, 897, 899, 1151
mediano 507
musculocutâneo 323, 423
obturatório 900, 901
periféricos 25, 347
periféricos ao redor do quadril 897
periféricos comuns e raízes nervosas de origem 22
periféricos na mão 595
pudendo 897
radial 511
safeno 1034

1370 Avaliação musculoesquelética

sinovertebral ou meníngeo recorrente 185
supraescapular 423
tibial 1151
torácico longo 424
ulnar 510, 514
Neurobiomecânica 727
Neurofibromatose com escoliose 704
Neuroma de Morton 1181
Níveis
comuns de amputação – membro inferior 1273
comuns de amputação – membro superior 1272
de amputação 1272
de atividade de Tegner para o joelho 979
de colesterol sanguíneo 1309
de consciência 88, 1332
de decisão no cuidado de emergência 1350
de eletrólitos séricos 1309
de triglicérides 1309
que podem ser utilizados na avaliação da função em um paciente 44, 45, 46
Nódulos
de Bouchard 540
de Schmorl 688
Nota clínica 92, 93
Núcleo pulposo 186, 687
Nutação 16 796
sacral 802

O

Obesidade 1298
Objetivos da avaliação 1295
inicial da saúde 1295
Observação(ões) 14, 107, 201, 280, 321, 479, 538, 639, 700, 843, 954, 1093, 1211, 1248
clínica 636
da igualdade de altura 1260
do examinador ao avaliar uma radiografia 61
do examinador durante os movimentos ativos 32
Obstrução das vias aéreas 1335
Occipício 211

Oclusão
cêntrica 271
da artéria braquial 66
dental normal 281
Olécrano e bolsa do olécrano 514
Olho 83, 84, 85, 109, 110, 281
externo 81
Ombro 65, 305, 324, 366, 375, 431
congelado 316
Orelha 85
externa 85
interna 85
Orientações
para mensuração da pressão arterial 18
para o estadiamento da maturidade 1319
para o retorno às atividades escolares 100
Oscilação postural 1250
Ossículos comuns do pé 1170
Osso(s) 71
acessórios do tarso 1173
cuboide 1159
da cabeça e da face 82
do calcanhar 1167
do carpo 607
do tornozelo e do pé 1157
e complexo fibrocartilaginoso triangular 530
hioide 293
metacarpais 608
púbicos 799
sesamoide 1047
Osteíte púbica 825
Osteoartrite 1042
de quadril 843, 862
Osteoartrose cervical 254
Osteocondrite dissecante 1032, 1045
do tálus 1164
Osteoporose 1244
de imobilização e desuso 62
Outros métodos para avaliação funcional 564

P

Paciente 2
Padrão(ões)
capsulares 36, 37

da lesão do tecido contrátil e do tecido nervoso 41
da lombalgia 692
de dor 638
de dor referida para a articulação temporomandibular e dela para os dentes, a cabeça e o pescoço 291
de dor referida sugeridos na patologia das articulações apofisárias (facetárias) 197
de lesões de tecido inerte 38
de limitação ou restrição 36
de pesquisa ABCD para interpretação de imagens radiológicas 61
de pesquisa de ABCD 61
não capsulares 36
normal da marcha 1204
respiratórios 646, 1335
Palpação 57, 165, 167, 249, 293, 427, 512, 605, 673, 754, 822, 902, 970, 1024, 1038, 1156, 1288
anterior com o joelho estendido 1038
anterior com o joelho flexionado 1040
anterior com o pé do membro inferior em teste apoiado sobre o joelho oposto 1040
anterior e anterolateral 1159
anterior e anteromedial 1156
ao redor do cotovelo 513
da articulação sacroilíaca direita 823
da face 166
de fratura maxilar 167
do ancôneo 514
do cóccix 756
do hâmulo do hamato 608
do processo estiloide da ulna 607
do punho 605
e correção dos anéis anulares torácicos 653
na espinha ilíaca posterossuperior 803
posterior 1040, 1160
Pálpebra 81, 123
Parada cardíaca súbita 1339
Paralisia
causada por mochila (PCM) 189
de Klumpke 246

do plexo braquial do neonato 247

do trapézio 331

Parâmetros

da marcha que apresentam diminuição significativa em mulheres versus homens 1202

de testes isocinéticos comumente utilizados para o joelho 974

normais da marcha 1201

utilizados para determinar o condicionamento atlético para esportes específicos 1310

Paratendinite do supraespinal 458

Parede abdominal 767, 768

Pares de forças 43, 849

sobre o ombro 334

Parestesia 55

Parte

cervical da coluna 183-186, 255, 293

lombar da coluna 685, 686, 764

torácica (dorsal) da coluna 633

Participação nos esportes 1321

Pata de ganso 1039

Patela(s) 948, 949, 962, 1025, 1047, 1051, 1053

durante a flexão de joelho 967

vesgas 961

Patologia(s)

comuns da marcha (desvios) 1227, 1228, 1229

da parte lombar da coluna 763

ungueais 542, 543, 558

Patomecânica de "alamento clássico" da escápula 333

Pé 954, 1083, 1165, 1168, 1173, 1210

cavo 1109, 1111

chato 1112

de Morton 1109

diabético 1092

em "cadeira de balanço" 1112

equino (tálipe equino) 1105

largo 1112

plano (pé chato ou pé móvel) 1110

torto 1104

torto congênito 1103

Peito

de pombo 645

de sapateiro 645

Pelve 660, 697, 798, 799, 835, 838, 908, 909, 958

em posição neutra 15

neutra 797

Perda

auditiva 127

do controle escapular 346

Perfil(is)

do condicionamento físico (avaliação funcional) 1309

faciais 282

Periferização dos sintomas 5

Permeabilidade das vias nasais 126

Perna, pé e tornozelo 1083

Pescoço 202, 259

Pesquisa ABCD para interpretação de imagens radiológicas 62

Pinçamento normal 505

Placas

palmares 533

terminais vertebrais 774

Plexo braquial 21, 259

Plica patelar medial 1060

Polegar 476

Polidactilia 544, 545, 1112

Polineuropatia 28

Ponto(s)

de Baer 822

de McBurney 822

de referência da parte torácica da coluna 673

de referência do joelho 1038

de referência do quadril 902

de referência ósseos da parte lombar da coluna 754, 755

Pontuação

da locomoção 1214

do teste do degrau excêntrico (descida lateral) 1023

do trauma e probabilidade de sobrevivência 1350

Porcentagem da estatura madura atingida em diferentes idades 1263

Posição

com sustentação de peso 1093, 1100

de congruência máxima das articulações 57

de Crass, 446

de esfinge 707

de imobilização 551

de recuperação 1346

de repouso (frouxa) das articulações 56

de repouso normal da língua 279

do brinde com champanhe 404

do osso hioide, da cartilagem tireóidea e da cartilagem cricóidea 295

do quadrante 350

em pé 1250

frouxa (repouso) 56

funcional da mão 551

neutra do tálus 1130, 1131

sem sustentação de peso 1102

sentada 1263

Posicionamento

do paciente 1345

para a realização de movimentos isométricos resistidos 485

para movimentos isométricos resistidos da parte lombar da coluna 712

para o teste de Bunnel-Littler 583

para o teste de Hautant 233

para testar os miótomos 219

Postura(s) 711, 956, 1233

boa e defeituosa 1267, 1268

cifolordótica 1243, 1245

correta 1233

da cabeça e do pescoço 201

de anteriorização da cabeça 273

defeituosa 1233, 1238, 1241, 1244

do pé torto congênito e do tálipe equinovaro 1104

em flexão anterior 1264

ereta normal 14

na posição sentada 1265

normal 640

para o teste Sistema de pontuação para erros de equilíbrio 148

sentada 645

sustentadas 208

total da coluna vertebral 700

Potência 1311

Prática esportiva 101

Pré-balanço (elevação dos artelhos) 1207

Preditor de mobilidade do amputado 1287

Preensão de precisão 562, 563

Pregas 1320

cutâneas da mão e do punho 609

cutâneas de flexão 609

glútea 798, 1260

Preparação pré-evento 1329
Pressão vertebral 248
  central, unilateral e transversa 754
  sobre a parte cervical da coluna 249
  transversa 671
  unilateral posteroanterior 671
  unilateral posteroanterior 249
Princípios 16
  do exame 17
  e conceitos 1
Problemas
  cardiovasculares 1302
  de alinhamento postural defeituoso 1240
  de amputação 1279
  dermatológicos 1307
  do quadril 860
  gastrintestinais 1306
  médicos gerais 1297
  motivacionais e gerais do paciente 1276
  musculoesqueléticos 841
  neurológicos 1299
  que comumente desqualificam um indivíduo para a participação em esportes 1322
  relacionados à prótese 1280
  urogenitais 1307
Procedimentos emergenciais realizados em campo 1331
Processo(s)
  coracoide 427
  coronoide 513
  espinhosos 250, 635
  espinhosos da parte lombar da coluna 755
  espinhosos da parte torácica da coluna 675
  espinhosos das partes cervical baixa e torácica da coluna 430
  mastoides 250, 293
  psicológicos 11
  transversos das vértebras cervicais 250
Proeminência na ulna discal 538
Prognatismo 281, 282
Pronação do pé 1096
Prótese 1280
Protocolo
  de emergência 1329
  de retorno gradativo à prática

esportiva 101
  de telefone de emergência 1330
Protração
  e retração do crânio 203
  escapular 343
Protrusão
  acetabular 910
  da mandíbula 286
  discal 689
  lingual 282
Protuberância occipital externa 249
Pseudoartrose da cintura do escafoide 613
Pseudobloqueio 9
Pulso(s) 608
  aórtico abdominal 674
  circulatórios 59
Punho 529, 601, 620
  com ulna neutra 529
Pupila 109

Q

Quadríceps femoral 973
Quadril 833, 837, 924, 1209
Quadro de monitoramento neurológico 1343
Queda súbita 199
Questionário
  de dor de Dallas 725
  de incapacidade de Roland-Morris 725
  para o perfil da prótese em amputados 1287
Questões de Maddocks 130
Quirodáctilos 602

R

Radiculopatia cervical 195
Radiografia 59, 61, 757, 763
  anteroposterior do crânio 168
  da articulação temporomandibular direita 295
  de nódulos de Schmorl 689
  do escafoide normal 612
  do joelho 1052
  do ombro no plano do tórax 435
  lateral da parte lombar da coluna 761
  lateral do crânio 296

panorâmica odontológica 296
  pré-operatórias 613
  simples 60, 167, 251, 293, 430, 515, 610, 675, 756, 824, 905, 1041, 1160
  transoral 257
Raízes nervosas espinais lombares 691
Razões para solicitar exames de imagem diagnósticos 59
Reações
  ao estresse 12
  dolorosas 693
Realização de teste de coordenação 152
Rebordo osteofítico 962
Rechaço costal 672
Recuperação de uma concussão 92
Reflexo(s)
  abdominal superficial 750
  ao redor do cotovelo 508
  braquiorradial com resposta invertida 245
  comuns verificados na avaliação da parte cervical da coluna 245
  corneano 164
  cremastérico 750
  cutâneos superficiais 53
  da parte lombar da coluna 748
  de Babinski 245
  do membro inferior 749
  e distribuição cutânea 51, 164, 241, 291, 420, 507, 593, 669, 747, 818, 1033, 1146
  mandibular 291
  patológicos 53
  tendinosos profundos comuns 52, 896
Região(ões)
  anterior e posterior do quadril 898
  inguinal 754, 911
Regra
  canadense para tomografias computadorizadas da cabeça 91
  canadenses da parte cervical da coluna 252
  de Berna para o tornozelo 1161
  de decisão clínica ou pontuações de risco 47
  de Leiden para o tornozelo 1161

de Mennell para o teste do jogo articular222 56

de Ottawa para radiografias do tornozelo 1161

de Pittsburgh para o joelho 1042

de predição clínica para a síndrome do túnel do carpo 599

de predição clínica para impacto anterolateral do tornozelo 1089

de previsão clínica para envolvimento das articulações facetárias (zigoapofisárias) 743

de prognóstico clínico 47

entre o posicionamento da cabeça e o fluxo sanguíneo para a cabeça e a função neurológica 235

para minimizar erros na obtenção de radiografias240 60

Relações anatômicas da parte cervical baixa da coluna 214

Respiração 644

do paciente 1334

Resposta

à carga 1207

de esgrima 1341

de músculos posturais e fásicos a doenças produzindo "síndromes cruzadas" 43

Ressonância magnética 259, 521, 621, 680

das partes cervical e torácica alta da coluna 260

Restrição de movimentos e possíveis causas 209

Resumo da avaliação

da articulação temporomandibular 299

da cabeça e da face 171

da parte cervical da coluna 261, 262

da parte lombar da coluna 776

da perna, tornozelo e pé 1183

da postura 1268

de emergências esportivas 1353

do antebraço, punho e mão 623

do cotovelo 523

do joelho 1063

do ombro 455, 456

do quadril 931

Retina 81

Retração escapular 343

Retrognatismo 281, 282

profundo ou superposição vertical 282

Retrolistese 685

Retropé 1083

valgo (valgo subtalar) 1108

varo (varo subtalar) 1108

Retrusão da mandíbula 286

Rigidez 57

em descorticação 129

Riscos cardíacos 1303

Ritmo escapuloumeral 337

Romboides 411

Rotação 208, 651, 1155

axial da coluna 635

das articulações dos dedos 604

do joelho 969

do tronco 652

lateral ipsilateral do quadril 845

lateral passiva do quadril 808

pélvica 1203

vertebral na escoliose 680

Ruptura do tendão 622

patelar 1058

S

Sacralização unilateral da quinta vértebra lombar 761

Sacro 755, 797, 801, 823, 824, 835

Saliência

da cabeça da ulna 544

muscular 42

Sangramento 1338

Sangue 120, 1339

SCAT5 131, 1332, 1333

para crianças 139

Scratch collapse test (estímulo digital)

isométrico com estímulos digitais aos nervos ulnar e medial 506

para o nervo axilar 416

para o nervo mediano ou ulnar 589

para o nervo radial 506

para o nervo torácico longo 416

Segmento de movimento 685

Seios

nasais 83

paranasais 251

Sensações da dor fantasma 1277

Sensibilização

central 5

periférica 5

Sequência

de movimentos para remover do campo o atleta consciente e que mantém a mobilidade 1348

de posturas no slump test 732

spin echo 774

Serviço de emergência 1331

Simetria

bilateral de sua face 114

do olhar 124, 125

facial 280

Sinal(is)

comportamentais (não orgânicos) confiáveis encontrados na parte cervical da coluna e critérios para um teste positivo 200, 201

da abrasão 402

da campainha 224, 225

da corda de arco 728

da corda de arco de Forestier 651

da corda frouxa 917

da defasagem (*lag*) do quadril 886

da gaveta 990

da gaveta posterolateral ativo 1005

da gaveta posteromedial e posterolateral de Hughston 1003, 1007

da inversão (*flip sign*) 729

da lágrima 917

da maleta 319

da nádega 747, 893

da queda do braço 404, 405

da siesta 319

DALT 497, 498

de "alavanca de câmbio" 872

de André-Thomas 584

de Battle 110

de Beevor 745

de Bikele 229, 230

de Bohler 1012

de Bragard 1013

de Childress 1013

de Clarke (teste da compressão patelar) 1022

de Drehmann 866

de Egawa 586

de extensão do quadril de McCarthy 868

de flexão dos dedos 586

1374 Avaliação musculoesquelética

de Frund 1023
de Galeazzi 878
de Gilchrest 405
de Gower 747
de Heuter 406
de Hoffmann 245
de Homans 1142
de Kehr 669
de Kromer 1016
de Laguere 814
de lesão causada pelo calor 1344
de Lhermitte 205, 230, 231
de Lindburg 584
de Murphy 574
de Ortolani 878
de Paxinos 399
de percussão do olécrano-manúbrio 419
de percussão patelar-púbica 876
de Piedallu 814
de Pitres-Testus 544
de Pollock 588, 589
de Popeye 487
de Radulescu 1030
de rechaço torácico 670
de Rust 201
de Schepelmann 666, 667
de Segund 1045
de Spurling reverso 225
de Steinberg 576
de Tinel no cotovelo 507
de Tinel no ombro 417
de Tinel no punho 589
de Tinel no tornozelo 1145
de Tinel para lesões do plexo braquial 227
de Tinel para o nervo ulnar, no cotovelo 507
de Trendelenburg 709, 818, 895
de Waddell 699
de Walker-Murdoch 581, 582
de Wartenberg 507, 511
de Zohler 1026
do abaulamento posterior 995
do afastamento do ventre 403
do braquiorradial invertido 245
do camelo 961
do escape do dedo ou sinal de Wartenberg 195
do "excesso de dedos" 1135
do impacto reverso 382, 384

do *lag* em extensão do deltoide 404
do ombro do polegar 544
do "papel" de Froment 587
do ponto (teste do dedo de Fortin) 793
do punho cerrado 585
do punho quadrado 589
do "rebote" com rotação lateral 407
do tocador de clarim 406
do triângulo 414
do tripé 895
e sintomas agudos e tardios (retardados) da concussão 96
e sintomas cranioencefálicos crônicos 99
e sintomas de alerta para distúrbios graves da parte cervical da coluna 192
e sintomas de doença vascular relacionados com as artérias carótida interna e vertebral 232
e sintomas oculares que exigem cuidado especializado 109
e sintomas provenientes de enfermidades da parte cervical da coluna 189
e sintomas que podem indicar problemas de artéria vertebrobasilar 231
lift-off (teste de Gerber) 408
ou teste da gaveta 994
poplíteo de Cabot 1013
que indicam a necessidade de transporte imediato a um hospital 1352
vitais 17, 18, 1296
Sindactilia 544
Síndrome(s)
compartimental da perna 1185
cruzada 1238
cruzada da pelve 703
cruzada superior 204
da cauda equina 689
da dor glútea profunda 839
da dor no trocanter maior 839
da dor patelofemoral 1022
da hipermobilidade articular benigna 33
da plica patelar medial 1065
de descondicionamento 693

de impacto de ombro primária e secundária 321
de Klippel-Feil 203
de Pellegrini-Stieda 1043
do desfiladeiro torácico 204, 320, 417
do duplo esmagamento 29
do impacto do ombro 449
do impacto subacromial externo 434
do nervo interósseo anterior do antebraço 510
do quadril-coluna 851
do segundo impacto 115
do túnel do carpo 553, 598
do túnel do tarso 1153
do túnel isquiático 852
do túnel lombossacral 750, 752
dos posteriores da coxa 853
glúteas profundas 852
ilioinguinal 819
radiculares lombares 722
Sínfise púbica 755, 793, 822, 903
Sintomas
oculares comuns e condições da doença 106
oculares não visuais comuns e condições da doença 106
referidos da parte cervical para regiões da coluna vertebral, da cabeça, do cíngulo do membro superior e do membro superior 247
sistêmicos 1293
Sistema(s)
de classificação da dor na região inguinal em atletas 840
de graduação do deslizamento de Meyerding na espondilolistese 762
de pontuação de Katz 538
de pontuação numérica 47
de pontuação para erros de equilíbrio 118, 147, 148
lateral 791
longitudinal posterior profundo 791
muscular lateral do grupo externo 792
muscular longitudinal profundo do grupo externo 792
muscular oblíquo posterior do

Índice remissivo 1375

grupo externo 792
nervoso autônomo 21
oblíquo anterior 791
oblíquo posterior superficial 791
Situações emergenciais potencialmente letais 1331
Slump test ou teste da flexão anterior 1266
Sobrecarga em valgo aplicada ao cotovelo 478
Sobreposição de dentes maxilares anteriores 281
Sóleo 1210
Subfase(s)
da fase de balanço 1198
de apoio médio (apoio unipodal) 1207
Subluxação
atlantoaxial 256
do atlas à flexão do pescoço 238
Sulco
bicipital 327
intercondilar do fêmur 950
sacral 823
Superfície
anterior 608
dorsal 605
umeral 520
Supinação
do pé 1096
em cadeia aberta 1094
em cadeia fechada 1093
e pronação 1117
Suporte lateral horizontal dinâmico 719

T

Tabaqueira anatômica 605, 606
Tálipe equinovaro 1103
Tamanho pupilar 111
Tecido(s)
adiposo 454
contrátil 30, 40
inerte 30, 38
moles 770, 926, 999
nervosos 30
neurológico da medula espinal 27
Tendão(ões) 7, 608
do bíceps braquial 442, 444
do calcâneo 1176, 1180

do iliopsoas 842
do subescapular 445
do supraespinal 450
do tríceps braquial 520
extensor comum 518, 521
patelar 981, 1055
Tendinite 320
calcificada do supraespinal e infraespinal 433
e epicondilite laterais em uma imagem por ressonância magnética 522
Tendinopatias 41
Tendinose 320
Tensão neural 29
Tensor da fáscia lata 1039
Teste(s)
abdominal isométrico 716
abdominal isométrico de McGill 716
adicionais 1266
auditivos 160
calcanhar-joelho 152
cinético ipsilateral em decúbito ventral 806, 807
clínicos do tempo de reação 158
clínicos progressivos de Aspinall para patologia da artéria vertebral 235
com aplicação de estresse sobre o ligamento transvers 239
com estresse para os ligamentos alares com flexão lateral 236
com estresse para os ligamentos alares com rotação 237
com martelo de reflexos 666
com martelo de reflexos sobre os processos espinhosos da parte torácica da coluna 667
comuns de estresse das articulações sacroilíacas 805
comuns para lesão cranioencefálica 105
da abdução (sinal de Hart) 877
da apreensão de Fairbanks 1026
da batida (*clunk test*) 388
da batida no calcanhar 1138
da bicicleta de van Gelderen 745
da compressão abdominal 402
da compressão de Noble 890, 1029
da compressão ou pinçamento

escapular isométrico 396
da contratura em abdução 882
da "corda de arco" (teste de Cram ou sinal da pressão poplítea) 727
da corda de arco para patela 1018
da esteira de Buffalo para concussão 161
da esteira rolante 746
da estrela de excursão da perna para equilíbrio 150
da flexão de braços em decúbito ventral 494
da flexão de braços na cadeira (ou em pé) 491
da flutuação 1020
da função do cotovelo 490
da gaveta anterior do ombro 361
da gaveta anterior do tornozelo 1135
da gaveta anterior-posterior 568, 570
da gaveta ativo 989, 994
da gaveta de rotação posterolateral 493, 494
da gaveta em flexão-rotação de Noyes 1002
da gaveta posterior para o ombro 372
da inclinação para a frente 746
da inclinação patelar passiva 1025
da lixa de unha 588
da membrana atlantoccipital posterior 237, 238
da mobilidade da costela em relação à vértebra torácica 656
da mudança do decúbito dorsal para a posição sentada 815
da palpação da parte anterior da perna 1140
da perna cruzada 1136
da ponta da escápula para trás 412
da ponte em decúbito dorsal 745, 746
da ponte em decúbito ventral 745
da posição ativa do quadríceps femoral 1009
da posição de cegonha 845
da prancha 859
da queda 812
da queda do membro superior 404
da queda dos joelhos flexionados 855

da reação das pupilas à luz 124
da recuperação-estalido 568
da regra dos nove 505
da retirada ou retração do menisco 1017
da retração escapular 396
da "sacudidela" carpal 568
da silhueta glútea 729
da síndrome costoclavicular (braçadeira militar) 665
da subida de degrau 1025
da sudorese com ninidrina 588
da tração lateral 1023
da translação fibular 1138
da unha do polegar 59
da velocidade de manipulação de Minnesota 567
da voz sussurrada 160
das "teclas de piano" 574
de abaixamento das duas pernas estendidas 718
de abaixamento dos membros inferiores estendidos 717
de abdução 986
de abdução ativa do quadril 701, 702, 798
de abdução do ombro (de Bakody) 226
de abdução e rotação lateral de quadril 806, 807
de abdução forçada do ombro e flexão do cotovelo 389
de abdução, extensão e rotação lateral 862
de adução (estresse em varo) 988
de afastamento 806
de afastamento em decúbito ventral (teste de Hibb) 808
de agarrar e soltar 195, 230
de agilidade e equilíbrio 1314
de Allen 591
de alongamento do piriforme 893
de Anderson do atrito mediolateral 1012
de aperto dos adutores 883
de Apley 1012
de apreensão (crank test) 399
de apreensão (crank test) para luxação anterior do ombro 362
de apreensão anterior 863
de apreensão ao movimento da

patela para instabilidade lateral da patela 1029
de apreensão da rotação posterolateral 493, 494
de apreensão do cotovelo com desvio posterolateral do pivô 492
de apreensão na posição em pé 1008
de apreensão óssea 365
de apreensão ou de estresse posterior 372
de apreensão para deslocamento dorsal do capitato 571, 572
de apreensão posterior 870
de aproximação (estresse posterior transverso) 806
de Aspinall para o ligamento transverso 239
de assistência escapular 396
de Babinski 727
de Barlow 877
de Barré 233
de Boyes 583
de Brudzinski-Kernig 728
de Buerger 1140
de Bunnel-Littler 583
de Burns 746, 747
de caixa e blocos 567
de carga axial 568
de carga e desvio 365, 370
de carga no bíceps braquial 388
de carga no complexo fibrocartilaginoso triangular (teste de Sharpey) 579
de Castagna 364
de cavilhas com nove orifícios 567
de cerrar os dentes com separação 289, 290
de Chvostek 289
de circundução 369
de cisalhamento acromioclavicular 398
de cisalhamento anterior ou de estresse sagital 236
de cisalhamento de Kleinman 572
de cisalhamento de Mayo 389
de cisalhamento femoral 806
de cisalhamento labial dinâmico 389
de cisalhamento lateral (transverso) 237

de cisalhamento lateral atlantoaxial 237
de cisalhamento para cotovelo de tenista (teste medial) 500
de cisalhamento posterior 741
de coativação para os músculos quadríceps femoral e posteriores da coxa 1026
de coçar de Apley 344
de compressão 728, 729
de compressão do polegar 578
de compressão (de cisalhamento) pisopiramidal 574, 575
de compressão articular 289
de compressão ativa de O'Brien 386
de compressão carpal 585
de compressão cervical máxima 225
de compressão da articulação umerorradial para plica 501
de compressão da perna 1139
de compressão de forame 225
de compressão de Jackson 226
de compressão de Linscheid 572, 573
de compressão de membro superior 223, 226
de compressão do bíceps braquial 496
de compressão do escafoide 576
de compressão do forame 224
de compressão do plexo braquial 223
de compressão do tríceps braquial 497, 498
de compressão esternal 666, 667
de compressão na dorsiflexão 1137
de compressão passiva 391
de compressão por flexão do cotovelo para o nervo ulnar 505
de compressão radiocapitelar ativa 502, 503
de compressão semilunopiramidal 573
de compressão tripla 1145
de contratura do peitoral maior 410
de controle neurológico – membro inferior 127
de controle neurológico – membro superior 127

de coordenação do vasto medial 1025

de Cotton 1136

de Craig 864

de cruzamento acromioclavicular, cruzamento do corpo ou adução horizontal 398

de Dejour 995, 996

de DeKleyn-Nieuwenhuyse 235

de Dellon para discriminação de dois pontos móveis 585

de depressão do ombro 226

de descida de degrau para a frente 1320

de desempenho físico 975

de deslizamento anterior 387

de deslizamento dorsal ulnomeniscopiramidal 581

de deslizamento escapular lateral 394, 395

de deslizamento lateral de McKenzie 743

de desrotação lateral 885

de destreza com pequenas partes de Crawford 567

de destreza manual de Purdue 567

de desvio do eixo ativo 997

de desvio do pivô da articulação mediocarpal 575

de desvio do pivô da articulação mediocarpal para instabilidade da articulação mediocarpal 575

de desvio do pivô lateral do cotovelo 491

de desvio posteromedial do eixo 1004

de desvio radioulnar 576

de discriminação de dois pontos de Weber 590

de distensão dural na posição sentada (*slump test*) 663-665, 731, 733

de distração 224

de distração da articulação umerorradial 502, 503

de distração da espinha ilíaca posterossuperior 815

de distração da fóvea 866

de distração de Pettman 240, 241

de dorsiflexão-eversão para síndrome do túnel do tarso 1140

de Duchenne 1140

de Dugas 365

de Ege 1013, 1014

de elevação ativa da perna estendida em decúbito dorsal 812

de elevação ativa da perna estendida em decúbito ventral 801

de elevação da perna estendida modificado 737

de elevação da perna estendida unilateral 736

de elevação das mãos 587

de elevação das mãos para o nervo mediano 587

de elevação do membro inferior estendido 811

de elevação do membro inferior estendido e suas modificações 735

de elevação do membro inferior estendido (teste de Lasègue) 733, 811

de elevação do membro inferior estendido 90-90 ,745, 887

de elevação do membro inferior estendido modificado 737

de elevação dos braços 668

de elevação provocativa 418

de elevação sobre os braços da cadeira 570

de Ely 884

de EMIE 90-90 para o encurtamento dos músculos posteriores da coxa 817

de empurrão da cabeça 156

de empurrar-puxar 373

de encarceramento do bíceps braquial 404

de equilíbrio 130

de equilíbrio da excursão em estrela 151

de equilíbrio em quatro estágios 147

de equilíbrio em Y 151

de "esmagamento" 809

de estabilidade 740

de estabilidade da articulação radioulnar distal 570, 571

de estabilidade da marcha com dupla tarefa 147

de estabilidade lateral da parte lombar da coluna 740

de esteira de Buffalo para concussão 160, 164

de estimulação do pisiforme 574

de estresse da torção 809

de estresse de Norwood para instabilidade posterior 371

de estresse dos ligamentos alares em flexão lateral 237

de estresse em valgo com movimento 493, 494

de estresse em varo com auxílio da gravidade 491

de estresse para nervo mediano encarcerado 589

de estresse para o ligamento transverso 240

de estresse rotacional dos ligamentos alares 238

de estresse sagital anterior 237

de estresse superoinferior da sínfise púbica 809

de estresse ulnocarpal 580, 581

de extensão ativa do quadril em decúbito ventral 801

de extensão do dedo 571, 572

de extensão do joelho flexionado para os posteriores da coxa proximais 884

de extensão do quadril em decúbito ventral 741

de extensão lombar com apoio sobre um membro inferior 744

de extensão lombar passiva 739

de extensão modificado 707

de extensão passiva da parte lombar da coluna 741

de fadiga de Biering-Sorensen 717

de Fajersztajn de elevação da perna saudável 738

de Feagin (teste de estabilidade inferior em abdução 374

de Finkelstein (de Eichhoff) 583

de flexão-adução 866

de flexão baixa 401

de flexão contra a parede 398

de flexão craniocervical 222

de flexão de braços em decúbito ventral 494

de flexão de joelho 730

de flexão de joelho em decúbito ventral (de Nachlas) 730, 810

de flexão do cotovelo (teste de flexão de Wadsworth) 503
de flexão do cotovelo com rotação medial do ombro 504
de flexão do cotovelo para patologia de nervo ulnar 504
de flexão do quadril resistido de Stinchfield 870
de flexão dos joelhos 881
de flexão e rotação cervical 240
de flexão/extensão 289
de flexão-extensão com estresse em valgo 998
de flexão na cadeira 491
de flexão na posição em pé 801
de flexão para avaliação da aponeurose bicipital 496
de flexão-rotação cervical 208, 241
de flexão-rotação medial 875
de flexão sacral 802
de fricção do quadril (scour test) 866
de Gaenslen 812, 813
de gaveta anterior em decúbito ventral 1138
de Gillet 803, 813
de Godfrey (da força da gravidade) 994, 995
de Goldthwait 813
de Gower 748
de Hautant 233
de Helfet modificado 1016
de hiperabdução 376
de hiperabdução ou teste de estresse com os braços elevados 666
de hiperextensão-rotação medial 376
de hiperflexão do punho e abdução do polegar 584, 585
de Hoffa 1142
de Hoover 747
de impactação (cisalhamento) ulnar 579
de impacto anteroposterior 871
de impacto da borda lateral 872
de impacto da plica 500, 501
de impacto da rotação na força de preensão 571
de impacto em extensão 501, 502
de impacto isquiofemoral 872, 873
de impacto posteroinferior 874

de impulso da cabeça 155
de indentação 1020
de iniciação da flexão 497
de instabilidade ligamentar em valgo, modificado 493
de instabilidade ligamentar para dígitos 572
de "inversão" (flip) da mão 151
de Jakob 1007
de Kaplan 498
de Kaplan com cinta para cotovelo de tenista 499
de Kim 389
de King-Devick 156, 157
de Lachman 991-993
de Lachman reverso 995, 996
de lag em elevação ativa 402
de Lelli (sinal da alavanca) 994
de Lennie 328
de levantamento em supinação 576, 577
de liberação de Cyriax 665
de Lippman 409
de Losee 1001
de Ludington 409
de manutenção excêntrica 395
de Martens 1002
de Matles 1143
de Maudsley (teste do dedo médio) 505
de McConnel para condromalácia da patela 1023
de McMurray 1016
de Milgram 744
de Miniaci para subluxação posterior 371
de miótomos 723
de mobilidade da primeira costela 244
de mobilidade para os ossos do tarso 1156
de Montreal para cotovelo de crianças 502
de Morton 1143
de movimentos isométricos resistidos 351
de Naffziger (compressão das veias jugulares) 234, 730
de Nakajima 1002
de O'Donohue 1017
de Ober 745, 890

de Okutsu 588
de ombro 419
de Oppenheim 730
de organização sensorial 150
de palpação dos movimentos 970, 1023
de parada no ponto desejado 152, 159
de Passler do atrito rotacional 1017
de Patrick 814, 869
de Payr 1017
de pegar objetos de Moberg 567
de percussão de Murphy 669
de percussão do calcanhar 747
de percussão patelar 1021
de Phalen (flexão do punho) 588
de Phalen reverso (da prece) 588
de Pheasant 740, 741
de Phelps 891
de pivot shift no joelho com deficiência no ligamento cruzado anterior 999
de Polk 500
de Porcellini 392
de pressão 289
de preensão com pinçamento 505
de preensão para lesão SLAP 392
de pressão sobre o ápice do sacro 808
de Protzman para instabilidade anterior 367
de provocação com impactação do piramidal e processo estiloide da ulna 579, 581
de provocação de dor 391
de provocação de impacto 872, 873
de provocação do plexo braquial 223, 224
de provocação sacroilíaca 806
de Puranen-Orava 892
de realocação de Derby 570, 571
de realocação de Prosser 575
de recarga 289, 290
de recuperação do pulso de Kasch 1314
de relocação com apoio em maca 495
de relocação dinâmica 342
de relocação e de apreensão 363
de resistência à flexão em decúbito dorsal 393

de resistência comum 1313
de resistência para os flexores profundos do pescoço 223
de respiração profunda e flexão 666
de Rinne 159
de Rockwood para instabilidade anterior 368
de Romberg 149, 230
de Romberg intensificado 1317
de Roos (teste de estresse com os braços elevados) 419, 665
de rotação anterior ipsilateral 813, 814
de rotação com compressão 388
de rotação com compressão de Ellman 399
de rotação lateral 875
de rotação lateral em decúbito ventral 870
de rotação lateral em supinação resistida 392
de rotação medial cinética 394
de rotação medial em decúbito dorsal 1004
de rotação sacral 802
de Rowe para instabilidade anterior 369
de Rowe para instabilidade multidirecional 377
de ruptura 410
de sacudir a cabeça 155
de salto 976
de Schober 744
de Schwabach 159
de seguir os números 152
de sentar com as mãos apoiadas 568
de sentar e levantar sobre um membro inferior 724
de sentar-levantar 810
de Sharp-Purser 238
de Sharp-Purser para subluxação do atlas sobre o áxis 239
de sinergia do extensor ulnar do carpo 583
de Slocum 1003
de Slocum para a instabilidade rotatória anterolateral 1003
de sobrecarga em valgo em extensão 495
de sobrepressão em rotação medial 867

de *speed* 412
de Steinberg positivo 577
de Steinman da dor localizada móvel 1017
de Stroop de dupla tarefa com obstáculo 149
de subluxação posterior 373
de supinação-pronação 497
de supinação-pronação para o bíceps braquial 498
de Swain 988
de Tandem para andar ou ficar em pé 127
de temperatura (calórico) 236
de tempo de reação com régua 158
de tempo de reação com régua em queda 159
de tensão do bíceps braquial 388
de tensão do nervo femoral 896
de tensão do plexo braquial 229
de tensão labial 389
de Thessaly 1018
de Thomas 745, 894
de Thompson 1144
de "tirar os sapatos" 894
de tontura 235
de torção de Farfan 738, 739
de torção específica da parte lombar da coluna 743
de torque 870
de tração-desvio (de cisalhamento) do polegar 579
de tração do nervo femoral 729
de Trendelenburg e da raiz nervosa 711
de Trendelenburg modificado 709, 725
de triagem de desempenho funcional do membro inferior 974
de Underburg 234
de Valsalva 229
de varo-valgo 989
de verificação dos interósseos dorsais 586
de Waldron 1025
de Watson 581, 582
de Weber 160, 161
de Wechsler de memória de dígitos 153
de Whipple 415

de Wilson 1032
de Yeoman 744, 815, 816
de Yergason 415
de Zaslav 381
dedo polegar 151
dinâmico da resistência abdominal 712
dinâmico da resistência para os extensores 715, 716
dinâmico de suporte lateral horizontal (ponte lateral) 719
do "rebote" 1012
do abaixador de língua 290
do abalo (teste de Jahnke) 370
do abalo de Hughston (*jerk test*) 998
do abalo de Lemaire 1001
do abraço de urso 402
do afastamento 807
do agachamento 874
do alisamento (da pincelada) 1020
do ângulo neutro do quadríceps de Daniel 1026
do arremesso 393
do atrito patelar ativo 1022
do balanço para subluxação tibiotalar posterior 1144
do balanço sacroilíaco 808
do bloco de Coleman 1133
do braço em barra (teste de impacto posteromedial) 501
do braço em barra para impacto posterior 502
do comprimento funcional dos posteriores da coxa e do ligamento sacrotuberal 817
do comprimento tibial posterior de Patla 1143
do cruzamento de Arnold 998
do degrau excêntrico 1022
do deslizamento lateral da cabeça 155
do deslizamento lateral de McKenzie 744
do deslizamento posterior-anterior da parte cervical média da coluna 239
do desvio posterior dinâmico 1005
do edema na parte anterior da perna 1140
do empurrão da cabeça 155
do enrugamento da pele 591

do equilíbrio em apoio unipodal 1138

do estalido labial (*crank test*) 389

do estresse com rotação lateral 1137

do estresse em varo com auxílio da gravidade 491

do fulcro do quadril 876

do gancho 497

do impacto 381

do impacto de Hawkins-Kennedy 380

do impacto de Neer 381

do impacto em decúbito dorsal 382

do impacto sinovial 1144

do impulso cefálico 155

do impulso da coxa 809

do ioiô para recuperação intermitente 1321

do ioiô para resistência 1320

do ioiô para resistência intermitente 1321

do joelho recurvado com rotação lateral 1006

do joelho-ombro 377

do ligamento escafossemilunar 576, 577

do ligamento redondo 868

do ligamento transverso de Aspinall 239

do membro superior levantado em decúbito ventral 667

do moinho de vento 568

do molinete 1145

do ponto 1138

do punho pendente 583

do quadrante 744

do quadrante para a parte lombar da coluna 745

do quadríceps femoral neutro 1009

do rechaço (*ballottement*) semilunopiramidal 573

do rechaço costal 666

do reflexo corneano 164

do reflexo mandibular 291

do rolamento 868

do salto 1129

do salto com um membro superior 357

do salto em escada 977

do sinal da fóvea ulnar (tabaqueira ulnar) 579

do sinal da nádega 817

do sistema vestibular 153

do soco (*uppercut*) 415

do supraespinal 412

do tamborilar com os dedos 151

do tique-taque do relógio 159

do toque do calcanhar 876

do toque do calcanhar com passada longa 887

do toque leve com o estesiômetro de pressão de Semmes-Weinstein 596

do torniquete 589

do volume da mão 593

dos dedos cruzados 585

dos ligamentos do CFCT 577

dos oblíquos internos/externos do abdome 718

dos passos estáticos em 10 segundos 226, 230

dos rotadores lombares/multífido 719

em 30° de flexão 1009

em decúbito ventral para contratura do trato iliotibial 892

epicondilite medial (cotovelo de golfista) 499

ergométrico 1304

ergométricos falso-positivos 1304

especiais 47, 49, 50, 127, 221, 289, 356, 358, 359, 489, 567, 663, 726, 810, 862, 1010, 1012, 1130, 1131

específico de torção da parte lombar da coluna 742

essenciais realizados na parte cervical da coluna, dependendo da doença suspeitadaa 222

estáticos para a artéria vertebral 234

Fabre lateral 868

Fadri 872

funcionais de força 1311

funcionais de velocidade 1313

funcionais para o quadril 859, 961

funcionais sequenciais para o joelho 975

funcional da extensão ativa de quadril ou elevação da perna estendida 803

funcional da mão de Jebson-Taylor 567

funcional de abertura com os "nós" dos dedos 286

funcional de elevação ativa do membro inferior estendido em decúbito dorsal 811

funcional do hálux *limitus* 1141

funcional do joelho 976

funcional do ombro 357

funcional do punho e da mão 566

funcional para a força da parte cervical da coluna 221

funcional para contusão do quadríceps femoral 1028

funcional para o comprimento do membro inferior 815

funcional para o pé e o tornozelo 1128

fundamentais realizados no quadril, dependendo do problema suspeitado 863

gerais para dor no punho 568

índex-nariz 151

isométrico do extensor 717

isométrico dos oblíquos abdominais internos/externos 719

laboratoriais comuns 1308

lateral de Jobe 406

mão-coxa 151

na posição sentada com o membro superior levantado 668

neurodinâmico (de tensão) do membro superior 228, 417, 664

neurodinâmico e funcional para os membros superiores e para os anéis torácicos 665

neurodinâmicos 223

neurodinâmicos (de tensão) do membro superior 227, 228

neurofisiológicos 94, 95

ocular de confrontação 123

ou manobra de Beatty 883

ou manobra de Wright 419, 666

ou manobra do flamingo 812

ou sinal de alongamento ativo do piriforme 882

ou sinal de Trendelenburg 818

para a artéria vertebral (quadrante cervical) 234, 236

Índice remissivo **1381**

para a articulação do ombro 398

para a circulação e inchaço 591

para a contratura do joelho em extensão 1031

para a falha de transferência de carga (instabilidade da cadeia cinética ou perda do controle do movimento 667

para a fratura da maxila 119

para a frouxidão ou instabilidade do ligamento colateral ulnar do polegar 578

para a instabilidade anterior do ombro 360

para a instabilidade ligamentar em torno do joelho 982, 983

para a instabilidade rotatória posterolateral de Loomer 1007

para a plica mediopatelar 1018

para a posição neutra do tálus 1130

para a raiz na posição sentada 730

para a simulação 746

para a síndrome do desfiladeiro torácico 241, 417

para alinhamento 1132

para articulações temporomandibulares 217

para as articulações costotransversas 673

para audição 159

para avaliar a função neurológica 416

para claudicação intermitente 745

para concussão 127

para contração dos ligamentos retinaculares (colaterais) 577

para contração ou encurtamento muscular 745

para contratura do reto femoral 893

para contratura dos músculos posteriores da coxa 886

para contratura em adução 883

para contratura ou patologias musculares 882

para coordenação 151

para cotovelo de tenista 499

para derrame articular 1019

para derrame peripatelar 1021

para detectar sintomas neurológicos 223

para discinesia escapular 396, 397

para disfunção articular 502, 743

para disfunção muscular 745

para disfunção neurológica 503, 584, 727

para disfunção no controle dos movimentos 240

para disfunção patelofemoral 1021

para doença ligamentar e capsular 399

para elevação passiva do cíngulo do membro superior 419

para encurtamento do bíceps braquial 404

para envolvimento da parte torácica da coluna e do esterno 666

para epicondilite 498

para epicondilite lateral (cotovelo de tenista ou de Cozen) (Método 1) 499

para epicondilite lateral (cotovelo de tenista ou teste de Mill) (Método 2) 499

para epicondilite lateral (cotovelo de tenista, teste de Maudsley ou do dedo médio) (Método 3) 499

para estabilidade escapular (discinesia escapular) 394

para estabilidade H e I 739

para estabilidade lateral da parte lombar da coluna 739

para força de pinçamento 564

para força de preensão 563

para força muscular cervical 222

para fraqueza do abdutor curto do polegar 585

para fraqueza do latíssimo do dorso 408

para fraqueza do serrátil anterior 412

para fraqueza dos romboides 411

para fratura da mandíbula 119

para fraturas 502

para fraturas por estresse do colo do fêmur 876

para função cognitiva 152

para "gagueira" da plica 1018

para impacto 871

para impacto posterior 501

para impacto posterior interno 382

para instabilidade anterior (teste de Leffert) 362

para instabilidade anterior da parte lombar da coluna 742, 743

para instabilidade anterior de Andrews 360

para instabilidade anterior em decúbito ventral 367

para instabilidade anterior uniplanar 989

para instabilidade cervical (testes para rastrear a presença de instabilidade) 236

para instabilidade inferior do ombro 378, 379

para instabilidade inferior e multidirecional do ombro 374

para instabilidade lateral uniplanar 988

para instabilidade ligamentar 489, 1135

para instabilidade ligamentar dos dígitos 572

para instabilidade ligamentar em valgo 491

para instabilidade ligamentar em vara 492

para instabilidade lombar 738

para instabilidade medial uniplanar 986

para instabilidade óssea, ligamentar, capsular e articular 568

para instabilidade posterior da parte lombar da coluna 742, 743

para instabilidade posterior do ombro 369

para instabilidade posterior uniplanar 994

para instabilidade rotatória anterolateral 997

para instabilidade rotatória anteromedial 995

para instabilidade rotatória posterolateral 1004

para instabilidade rotatória posteromedial 1003

para instabilidade segmentar em decúbito ventral 742

para instabilidade segmentar em decúbito ventral 741

para laceração labial anterior 875

para laceração labial posterior 875

para lacerações labiais 382

1382 Avaliação musculoesquelética

para lesão meniscal 1010

para lesão muscular (distensão de terceiro grau) 495

para lesões da plica 1018

para lesões do neurônio motor superior (mielopatia cervical) 230

para lesões expansivas intracranianas 127

para lesões labiais 874

para ligamentos de joelho 986

para ligamentos retinaculares 577

para luxação do tendão do fibular 1144

para mobilidade da primeira costela 241

para mobilidade da região cervical alta 240

para mobilidade das costelas 666

para mobilidade tarsal de Kaltenborn 1156

para o comprimento do membro inferior 815, 879

para o comprimento dos músculos extensores e flexores longos do punho 556

para o comprometimento da articulação sacroilíaca 812

para o comprometimento neurológico 810

para o encurtamento dos músculos posteriores da coxa 1031

para o envolvimento neurológico 663

para o infraespinal 406

para o ligamento coracoclavicular 399

para o ligamento glenoumeral posteroinferior 401

para o ligamento transverso da C1 239

para o movimento passivo na parte cervical da coluna 210, 211

para o piriforme 891

para o redondo menor 413

para o reto femoral 745

para o sinal da nádega 817

para os ligamentos colaterais do cotovelo 492

para os ligamentos do joelho 980

para os músculos oblíquos interno/

externo do abdome 718

para os nervos cranianos 287

para os rotadores posteriores/ multífido 720

para patologias do quadril 862

para patologias musculares ou tendíneas 402

para plica 500

para plica de Hughston 1018

para propriocepção 159

para reflexos do membro superior 244

para retesamento capsular posterior 349

para ruptura do capuz extensor 584

para sensibilidade 1287

para sensibilidade cutânea 595

para sinais vasculares (testes de "desobstrução" vascular) 230

para síndrome costoclavicular (braçadeira militar) 418

para síndrome do desfiladeiro torácico 664

para síndrome do estresse tibial medial 1140

para síndrome do impacto 378

para síndrome do pronador redondo 507

para síndrome dos posteriores da coxa 886

para tendões e músculos 583

para torção tibial 1134

para verificação clínica 669

para vertigem e tontura 235

pediátricos para patologias do quadril 876

pós-lesionais para retorno à atividade 1320

posicional provocativo 231

principais realizados na parte lombar da coluna, dependendo do problema suspeitado 726

principais realizados na parte torácica da coluna 663

proprioceptivo do movimento 159

proprioceptivo espacial 159

proprioceptivo índex-nariz 159

rápido 709, 710

realizados no antebraço, no punho e na mão, dependendo da doença sob suspeita 569

realizados no cotovelo, dependendo da doença suspeitada 490

STart da Universidade Keele de triagem para a região dorsal 725

THIRD (rotação medial do quadril com distração) 875

up and go (TUG) cronometrado 896

usados no exame de atividades simuladas de vida diária 48

vertebral 73

vestibular/oculomotor 158

visual de Stroop 152

Tipo corporal 700, 1250

Tomografia computadorizada 65, 67, 167, 169, 257, 446, 621, 680, 769, 925, 1058, 1178

Tontura 104

Topografia de superfície do abdome 675

Tórax em barril 645

Torção

do sacro 799

femoral 865

lateral da tíbia 965

medial da tíbia 966

tibial 965, 1134, 1135

umeral 305

Torcicolo congênito 202, 1246

Tornozelo 1083, 1163, 1174, 1210

Transferência não ideal de carga 652

Translação(ões)

anterior da C1 sobre a C2 em flexão em decorrência da laceração do ligamento transverso 239

anteroposterior do ílio sobre o sacro 821

medial e lateral da tíbia sobre o fêmur 1036

superoinferior da sínfise púbica 821

superoinferior do ílio sobre o sacro 821

Transtornos pós-concussão 162

Trapézio 330

Trauma 1349, 1350

Traumatismo

craniano 1299

cranioencefálico 1342, 1343

no quadril 916

Tremor de instabilidade 706

Tremulação pélvica 844

Trespasse horizontal ou superposição horizontal 282
Triagem
de movimentos funcionais 1309
de padrões de movimento funcional 1311
Triângulo
de Bryant 863
femoral 903
Trifalangismo 544
Trocanter maior 902, 904
Trocanter menor 851
Tróclea 1050
Trombose venosa profunda 1091, 1305
Túber isquiático 755, 823, 904
Tuberosidade
da ulna 477
do rádio 477, 513
Tumefação 58
Túnel
cubital 504, 516
do carpo 618
do carpo ou axial 617

U

Ulna
curta 529
negativa 529

Ultrassom 827
Ultrassonografia
diagnóstica 70, 438, 616
do aspecto anterior distal do cotovelo 518
dos músculos abdominais 767
transversa na região supraclavicular 260
Úmero 428, 436
Unhas em forma de colher 540
Unidade funcional segmentar 687
Uso(s)
da imagem por ressonância magnética 70
estimado de preensões para atividades diárias 562

V

Valores
de gases sanguíneos arteriais 1305
de referência do coeficiente de correlação intraclasse 50
normais da força combinada da preensão das mãos direita e esquerda por faixa etária e sexo 564
normais de testes laboratoriais utilizados na medicina ortopédicaa 51

Variabilidade dos dermátomos 26
Variância ulnar 545
Variância ulnar
clínica 546
Varredura por radionuclídeo 67
Velocidade 1313
Verificação do fluxo sanguíneo nos dedos 593
Vértebra 644
em borboleta 759
lombar 686
torácica 635
transicional 634
Vias aéreas 1334, 1335
Visão
geral e anamnese 1211
periférica 122
Vista
anterior 323, 1212, 1252
lateral 1213, 1256
posterior 325, 1213, 1257

X

Xerografia 521
do cotovelo 523
Xerorradiografia 71, 72, 261, 1059
da parte cervical da coluna 261
do joelho 1062